第3版

实用检验医学

上册

PRACTICE OF
LABORATORY MEDICINE

3 EDITION

总主编 丛玉隆

上册主审 周 新 童明庆

下册主审 王金良 涂植光 熊立凡

上册主编（按姓氏笔画排序）

王鸿利 邓新立 吕建新 仲人前 郑 芳 徐英春

下册主编（按姓氏笔画排序）

马筱玲 尹一兵 李晓军 胡晓波

副主编（按姓氏笔画排序）

王 琪 王也飞 王传新 王昌富 毛远丽 吕时铭
任健康 华文浩 刘 勇 刘根焰 闫惠平 孙续国
李 莉 李永哲 李绵洋 杨启文 张 彦 张时民
陆金春 陈 瑜 欧启水 府伟灵 胡成进 胡志东
饶贤才 贺学英 章 尧

人民卫生出版社

·北 京·

图书在版编目（CIP）数据

实用检验医学．上册 / 丛玉隆总主编．—3 版．—
北京：人民卫生出版社，2023.8
ISBN 978-7-117-34060-1

Ⅰ. ①实… Ⅱ. ①丛… Ⅲ. ①医学检验 Ⅳ.
①R446

中国版本图书馆 CIP 数据核字（2022）第 219030 号

实用检验医学
Shiyong Jianyan Yixue
上册
第 3 版

总 主 编：丛玉隆
出版发行：人民卫生出版社（中继线 010-59780011）
地　　址：北京市朝阳区潘家园南里 19 号
邮　　编：100021
E - mail：pmph @ pmph.com
购书热线：010-59787592　010-59787584　010-65264830
印　　刷：北京盛通印刷股份有限公司
经　　销：新华书店
开　　本：889 × 1194　1/16　　印张：85
字　　数：3607 千字
版　　次：2009 年 4 月第 1 版　　2023 年 8 月第 3 版
印　　次：2023 年 9 月第 1 次印刷
标准书号：ISBN 978-7-117-34060-1
定　　价：428.00 元
打击盗版举报电话：010-59787491　E-mail：WQ @ pmph.com
质量问题联系电话：010-59787234　E-mail：zhiliang @ pmph.com
数字融合服务电话：4001118166　E-mail：zengzhi @ pmph.com

编　委（按姓氏笔画排序）

丁春明　温州医科大学
于若飞　大连医科大学附属第二医院
万海英　上海市同济医院
马筱玲　中国科学技术大学附属第一医院 / 安徽省立医院
王　琪　大连医科大学附属第二医院
王　辉　北京大学人民医院
王小中　南昌大学第二附属医院
王也飞　上海交通大学医学院
王艾丽　中国人民解放军东部战区总医院
王兰兰　四川大学华西临床医学院
王成彬　中国人民解放军总医院第一医学中心
王传新　山东大学齐鲁医院
王昌富　上海兰卫医学检验所
王金良　天津市公安医院
王治国　国家卫生健康委员会临床检验中心
王学锋　上海交通大学医学院附属瑞金医院
王莺燕　大连医科大学
王鸿利　上海交通大学医学院附属瑞金医院
毛远丽　中国人民解放军总医院第五医学中心
尹一兵　重庆医科大学检验医学院
邓明凤　长江大学附属荆州医院
邓垂文　中国医学科学院北京协和医院
邓新立　中国人民解放军总医院第二医学中心
石炳毅　中国人民解放军总医院第八医学中心
卢兴国　杭州迪安医学检验中心
归巧娣　陕西省人民医院
史轶超　常州市第二人民医院
白　洁　北京秦镜科技有限公司司法鉴定中心
丛玉隆　中国人民解放军总医院第二医学中心
乐家新　中国人民解放军总医院第一医学中心
兰小鹏　中国人民解放军联勤保障部队第九〇〇医院
吕时铭　浙江大学医学院附属妇产科医院
吕建新　杭州医学院附属人民医院 / 浙江省人民医院
朱　贞　中国疾病预防控制中心病毒病预防控制所
朱自严　上海市血液中心
朱庆义　广州金域医学检验中心
朱宇宁　浙江大学医学院附属妇产科医院
仲人前　中国人民解放军海军军医大学附属长征医院
任健康　广州金域医学检验中心
华文浩　北京大学人民医院
向　东　上海市血液中心
刘　勇　中国医科大学附属盛京医院
刘文静　中国医学科学院北京协和医院
刘松梅　武汉大学中南医院
刘根焰　南京医科大学第一附属医院
闫惠平　首都医科大学附属北京佑安医院
许　洋　浙江大学客座教授
孙长贵　中国人民解放军联勤保障部队第九〇三医院
孙可歆　吉林医药学院检验学院
孙尔维　南方医科大学第三附属医院
孙自镛　华中科技大学同济医学院附属同济医院
孙续国　天津医科大学
苏建荣　首都医科大学附属北京友谊医院
李　艳　武汉大学人民医院
李　莉　上海市第一人民医院
李　倩　长江大学附属荆州医院
李　健　中国人民解放军总医院第一医学中心
李　萍　晶实（北京）医药研究有限公司
李文美　广州万孚生物技术有限公司
李永哲　中国医学科学院北京协和医院
李伟华　首都医科大学附属北京佑安医院
李芳秋　中国人民解放军东部战区总医院
李连青　广州金域医学检验中心
李若瑜　北京大学第一医院
李京华　中日友好医院
李美星　上海交通大学医学院附属新华医院
李晓军　中国人民解放军东部战区总医院
李绵洋　中国人民解放军总医院第一医学中心
李琳芸　长江大学附属荆州医院
杨　芳　吉林大学第一医院
杨　滨　福建医科大学附属第一医院
杨再兴　温州医科大学附属黄岩医院
杨启文　中国医学科学院北京协和医院
吴文鹤　温州医科大学
吴晓林　上海交通大学医学院
吴淞航　福建医科大学附属第一医院
邱雪平　武汉大学中南医院
何　吉　浙江省血液中心
何　昕　大连医科大学附属第一医院
谷海瀛　宁波大学医学院附属医院
邹　雄　山东大学齐鲁医院
汪运山　济南市中心医院
沈卫章　吉林大学第二医院
沈立松　上海交通大学医学院附属新华医院

沈佐君　安徽省立医院
沈继龙　安徽医科大学
宋宇秀　厦门市中心血站
张　丽　中国医学科学院北京协和医院
张　杰　四川省人民医院
张　彦　重庆医科大学检验医学院
张　勇　中国疾病预防控制中心病毒病预防控制所
张　峰　中国人民解放军联勤保障部队第九四〇医院
张　铁　中日友好医院
张远春　北京燕化医院
张时民　中国医学科学院北京协和医院
张利伟　上海交通大学医学院附属瑞金医院
张利侠　陕西省人民医院
张惠林　济南市中心医院
陆金春　东南大学附属中大医院
陈　辉　重庆医科大学附属第一医院
陈　瑜　浙江大学医学院附属第一医院
陈文祥　国家卫生健康委员会临床检验中心
陈伟琴　上海中医药大学附属龙华医院
陈英剑　中国人民解放军联勤保障部队第九六〇医院
林宇岚　福建医科大学附属第一医院
欧启水　福建医科大学附属第一医院
周　新　武汉大学中南医院
周小棉　广州市第一人民医院
周道银　中国人民解放军海军军医大学附属长海医院
府伟灵　中国人民解放军陆军军医大学第一附属医院
郑　芳　武汉大学中南医院
郑　磊　南方医科大学
郑铁生　厦门大学公共卫生学院
孟冬娅　中国人民解放军北部战区总医院
赵　虎　复旦大学附属华东医院
赵　辉　首都医科大学附属北京地坛医院
胡冬梅　中国合格评定国家认可中心
胡成进　中国人民解放军联勤保障部队第九六〇医院
胡志东　天津医科大学总医院
胡忠义　同济大学附属上海市肺科医院
胡晓波　上海中医药大学附属龙华医院
胡继红　国家卫生健康委员会临床检验中心
段宝华　上海交通大学医学院
饶贤才　中国人民解放军陆军军医大学
姜　傥　中山大学附属第一医院
洪叶挺　杭州医学院
贺学英　北京市医疗器械检验研究所
秦绪珍　中国医学科学院北京协和医院
袁小澎　深圳市人民医院
耿红莲　上海中检医学检验所
夏欣一　中国人民解放军东部战区总医院
顾鸣敏　上海交通大学医学院
钱士匀　海南医学院
侯　敢　广东医科大学
倪安平　中国医学科学院北京协和医院
倪语星　上海交通大学医学院附属瑞金医院
徐元宏　安徽医科大学第一附属医院
徐英春　中国医学科学院北京协和医院
唐元艳　长江大学附属荆州医院
唐古生　中国人民解放军海军军医大学附属长海医院
涂植光　重庆医科大学检验医学院
黄　俊　长江大学附属荆州医院
黄文方　四川省人民医院
黄宇烽　中国人民解放军东部战区总医院
黄君富　重庆松山医院
黄雅萍　浙江大学医学院附属妇产科医院
黄晶晶　中国医学科学院北京协和医院
康可人　广州万孚生物技术有限公司
章　尧　皖南医学院
梁　艳　中国人民解放军海军军医大学附属长征医院
童明庆　南京医科大学第一附属医院
谢小兵　湖南中医药大学第一附属医院
虞　伟　南京大学医学院附属泰康仙林鼓楼医院
路秀文　天津市公安医院
詹思延　北京大学公共卫生学院
窦红涛　中国医学科学院北京协和医院
蔡晓红　上海交通大学医学院附属瑞金医院
熊立凡　上海交通大学医学院附属仁济医院
鞠少卿　南通大学医学院
魏玉香　中国人民解放军总医院第八医学中心
濮　阳　上海腾程医学科技信息有限公司

其他编写人员（按姓氏笔画排序）

于文彬　马　彦　马立艳　马纪平　马晓波　王　贺　王　晗　王　瑶　王　瞳
王明恒　王贵宇　王前明　王爱平　王端礼　井　然　毛镭篥　邓　君　叶　薇
宁雅婷　朱　波　刘亚丽　孙　伟　孙志强　苏　敏　李　金　李　晋　李红东
李厚敏　杨　钢　杨　娜　肖　盟　吴新忠　何於娟　余　进　张　戈　张　磊
张京家　张晓莉　陈万新　陈文贵　陈保德　陈德余　林　粼　罗进勇　金星姬
周梦兰　郑港森　赵　虎　赵　娜　赵元勋　胡　斌　洪　炜　洪　强　姚春艳
徐邦牢　徐含青　高　莉　郭莉娜　浦　春　黄　庆　黄　宇　黄　彬　崔雪萍
康　巍　阎东辉　逯晓辉　尉秀娟　彭才年　彭俊华　程小欢　程敬伟　楼筱婷
窦红涛　缪　琼　黎四维　薛文成

总主编简介

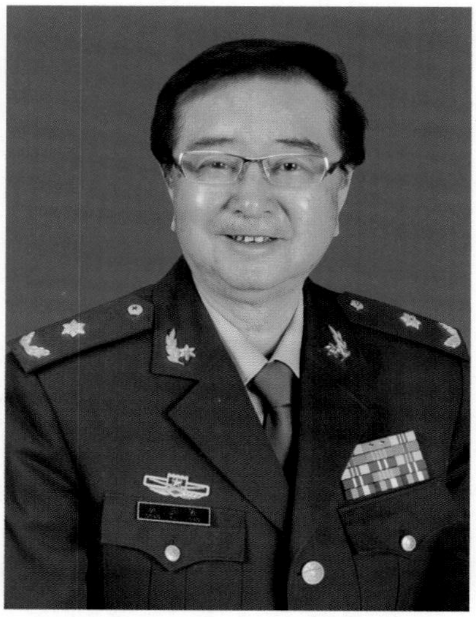

丛玉隆，主任医师、教授、博士研究生导师，原中国人民解放军总医院临床检验科主任、全军检验学质量控制中心主任，中央保健委员会会诊专家，中国老年保健医学研究会院士专家顾问团成员。1993年起享受国务院政府特殊津贴。先后任中华医学会检验医学分会第五届、第六届主任委员、第七届前任主任委员，中国医师协会检验医师分会第一届、第二届会长，《中华医学检验杂志》第四届、第五届编委会总编辑，《实用检验医师杂志》第一届、第二届主编，解放军检验医学专业委员会第七届、第八届主任委员，全军计量科学技术委员会医用标准物质专业委员会第一届、第二届主任委员，全国医学实验室及体外诊断系统标准化委员会第三届、第四届主任委员，中国合格评定国家认可委员会（CNAS）实验室技术委员会医学专业委员会第一届、第二届主任委员。2013年以来分别创建了中国医学装备协会检验医学分会、中国老年医学学会检验医学分会、中国老年保健医学研究会检验分会并分别担任第一届主任委员。

丛玉隆教授在医疗、科研、教学、保健等方面都取得了突出的成绩。曾获第九届中国医师奖、北京医科大学和解放军总后勤部优秀教师、中华医学教育奖、中央保健委员会保健先进个人、解放军总医院名师。先后获得中华医学科技奖二等奖、三等奖，解放军科技、医疗、教学奖二等奖、三等奖，省部级科技成果奖一等奖、二等奖等共16项。第一主编专著30部，发表文章200余篇。主编教材3部。其中作为总主编的大型系列丛书《检验与临床诊断》（共30个分册，900多万字）被纳入国家“十一五”重点图书，主编的《实用检验医学》被中国书刊发行协会评为“2010年度全行业优秀畅销书”，主编并由科学出版社出版的《检验医学装备大全》（四部5册达900多万字）被纳入“十二五”国家重点图书出版规划项目。荣获个人三等功3次（其中2013年荣获的三等功由中央军委主席习近平签发）。

第3版前言

《实用检验医学》自出版以来，受到了更多医学界各领域同仁的关注、欢迎和赞誉，曾被中国书刊发行协会评为“2010年度全行业优秀畅销书”。近些年来，第四次工业革命的到来，互联网、大数据、物联网、云计算、5G技术、人工智能使检验医学的发展进入了新的时代。检验方法规范化、标准化、自动化、数字化、即时化、信息化方面取得了卓越成就；检验医学越来越关注在个性化诊断、治疗和监测等方面的应用；循证医学、转化医学、实验经济学的理念深入到检验医学的各个环节；ISO 15189引领的医学实验室质量管理，使检验医学进入了新阶段。检验医学已成为临床医学的重要支撑，在医疗、教学和科研中发挥了不可替代的作用。

第3版编写团队遵照本书“实用”“前瞻”“全面”“严谨”的宗旨，以及“可读性”“创新性”“时效性”内容的原则，对第2版内容作了较大修整。为了既保证原有内容特色，又能更新知识，各篇分别删去了上版中三分之一的内容，同时补充更新了各领域的新理念、新技术、新思维、新标准(指南、专家共识)，使之与时俱进，更能跟上学科发展的步伐。在新增的内容中，加强了生物安全管理的阐述以满足各界同道在抗击新发突发传染病中的需要。在创新技术方面也对近几年来的进展进行了较大补充，丰富了各种组学技术(基因组学、蛋白质组学、转录组学、代谢组学、糖组学与脂类组学、环境基因组学)与转化医学、个体化医学中的检验医学、血液循环中的DNA和RNA、移植与再生医学、纳米技术与检验医学等，反映了学科发展潮流。为了满足我国医学实验室认可工作快速发展的需求及追赶国际实验室管理先进水平，第3版对第一篇“医学实验室全面质量管理系统”以最新版国标ISO 15189、ISO 15190内涵为依据进行了重新改写，以近几年颁发的6个实验室认可国标为基础、以建立全面质量管理为核心、以过程控制与流程管理为主线，阐述医学实验室质量管理体系的概念、组成、建立与持续改进；临床检验分析系统与分析质量指标以及信息化管理、生物安全管理。为了保证实验室检验程序标准化、规范化、国际化和可溯源性，该篇还编写了临床检验方法标准目录和医学实验室质量相关法规及标准两章。前者介绍了近十年我国和美国临床实验室标准化委员会颁布的临床检验方法相关行业标准；后者分六节分别介绍了GB/T22576(ISO15189)、GB/T19702(ISO15193)、GB/T19703(ISO 15194)、GB/T21919(ISO15195)、GB/T21415(ISO 17511)等国际实验室管理标准及我国相应等同采用/编制的国家标准，相信这些标准将对读者在实验室质量管理及实验室认可工作中有所裨益。

纵览检验医学群书，迄今未见如本书这般涵盖基础理论、检验技术、临床应用、前沿进展、标准和指南以及管理科学等多方位、多视角、多专业，全面实用又具有前瞻性的大型检验医学参考书籍。本书的编写对于笔者和编写团队是一次新的尝试。尽管我们在编写过程中是认真的、努力的，但由于我们的知识有限，时间匆忙，书中难免有不足之处，敬请同道们批评指正。

在本书第3版即将出版之际，本人向编写团队中来自全国近20个省市百余名专家表示由衷的感谢！正是他们，特别是各篇的主编和副主编，四年来不懈地努力和辛苦耕耘，我们才能向读者交上这份答卷。他们的渊博知识以及求真务实、精益求精、一丝不苟的工作作风时时感动着我！同时，我还要感谢参与本书编写的各位编辑、出版人员，感谢检验医学界的前辈、专家和同仁对本书的出版给予的关爱、支持和帮助！

丛玉隆

2023年7月

目 录

第一篇 医学实验室全面质量管理系统

第三篇 临床生物化学篇

第四篇　临床免疫学篇

第五篇 临床微生物学篇

第一篇
医学实验室全面质量管理系统

PRACTICE OF
LABORATORY MEDICINE

第一章
医学实验室质量管理体系

第一节　医学实验室质量管理体系的概念和组成

一、质量管理体系的概念

国家标准《质量管理体系标准》对质量管理体系进行了定义："在质量方面指挥和控制组织的管理体系"，它对管理体系的定义是："建立方针和目标并实现这些目标的体系"，它对体系的定义是："相互关联或相互作用的一组要素"，综合起来，医学实验室质量管理体系是指挥和控制实验室建立质量方针和质量目标并实现质量目标的相互关联或相互作用的一组要素。国家标准《检测和校准实验室能力的通用要求》对质量体系进行了定义："为实施质量管理所需的组织结构、程序、过程和资源。"对医学实验室而言，两者的含义是一致的，前者着重于质量管理体系的精确含义，而后者更侧重于质量管理体系的组成。医学实验室主要工作是为临床诊断和治疗提供实验数据，最终成果主要体现在检验报告上，因此，能否向临床提供高质量（准确、可靠、及时）的检验报告，得到患者和临床的信赖与认可，满足患者和临床的要求，始终是医学实验室质量管理体系的核心问题。

二、质量管理体系的构成

按照国家标准《检测和校准实验室能力的通用要求》对质量管理体系的定义，质量管理体系由组织结构、程序、过程和资源四部分组成。

（一）组织结构

是指一个组织为行使其职能，按某种方式建立的职责权限及其相互关系。组织结构的本质是实验室职工的分工协作关系，目的是为实现质量方针、目标，内涵是实验室职工在职、责、权方面的结构体系。

（二）程序

为进行某项活动所规定的途径称之为程序。实验室为了保证组织结构能按预定要求正常进行，除了要进行纵横向的协调设计外，程序或管理标准的设计也非常必要。程序性文件是实验室人员工作的行为规范和准则。明确规定与某一程序文件对应的工作应由哪个部门去做，由谁去做，怎样做，使用何种设备，需要何种环境条件下去做等。凡是形成文件的程序，称之为"书面程序"或"文件化程序"。编制一份书面的或文件化的程序，其内容通常包括目的、范围、职责、工作流程、引用文件和所使用的记录、表格等。建立程序文件时，应实事求是，不要照搬其他实验室的文件，必须能客观反映本实验室的现实和整体素质。程序性文件既然作为客观工作的反映，就应对实验室的人员有约束力，任何涉及某一工作领域的人员均不能违反相应的程序。

（三）过程

是指将输入转化为输出的一组彼此相关的资源和活动。从过程的定义可以理解为，任何一个过程都有输入和输出，输入是实施过程的依据或基础，输出是完成过程的结果，完成过程必须投入适当的资源和活动。过程是一个重要的概念，有关实验室认可的国际标准化组织（International Organization for Standardization，ISO）标准或导则都是建立在"所有工作是通过过程来完成的"这样一种认识的基础之上的。

（四）资源

资源包括人员、设备、设施、资金、技术和方法。衡量一个实验室的资源保障，主要反映在是否具有满足检验工作所需的各种仪器、设备、设施和一批具有丰富经验、有资历的技术人员和管理人员，这是保证具有高质量检验报告的必要条件。检验科为了维持、发展和提高学术素质与技术水平必须做好六个方向工作，即全面管理、人才培养、仪器装备、全面质量保证、创新和特色建设及临床意识（即不断地将实验室与临床工作相结合）。

前已述及，质量体系分为组织结构、程序、过程和资源，彼此间是相对独立的，但其又有互相依存的内在联系。

三、组织结构的确定和资源配置

(一) 组织结构的确定

实验室应明确各个组成部分(部门),并对各个部分(部门)的隶属、管理关系进行清晰的描述。例如,某医学实验室由若干个专业实验室构成,各个专业实验室负责各自专业领域的检验;实验室还设有技术管理层和质量管理层,那各个专业实验室应接受这两个部门的管理;技术管理层和质量管理层也存在协调统一的关系等。实验室上述组织结构可以用结构图并辅以文字说明来描述。在图中,可用方框表示各种管理职务或相应部门,用箭头表示权力的指向,通过箭头线将各方框连接,可标明各种管理职务或部门在组织结构中的地位以及它们之间的关系,下级(箭头指向)必须服从上级(箭头发出)领导。在这里要着重指出的是,实验室的组织结构应能满足服务的全过程的需要,也就是说从样品采集前到检验结果报告发出后的全过程,以及相关的技术管理、质量管理、器材采购、培训再教育等过程,均应有相应的机构对之负责。

其次,还要明确实验室的隶属关系,例如,医院所属的实验室,要接受所在医院人事、财务、器材等部门的管理。这种关系也可以用结构图来进行描述。要求结构图能确定实验室在母体组织(如医院)中的地位,描述清楚实验室与母体组织中各个机构的关系。如果结构图不能完整描述,就应辅以文字说明。除此之外,医学实验室还可能与其他机构发生关系,例如,国家或地方规定的实验室质量控制部门、计量校准部门,如实验室与这些机构发生关系,就应对这种关系进行明确规定。

第三,实验室还应对内部所有成员关系进行规定。这就要求对所有实验室成员进行岗位描述,这种描述层次可从上至下进行,如先描述质量主管,然后再描述质量管理小组各成员;先描述专业实验室组长,再描述专业实验室成员。各岗位职责描述,要求简单明确地指出该岗位的工作内容、职责和权力、与组织中其他部门和职务的关系。这里要着重指出的是,岗位不能漏人,即实验室设立了该岗位,却没有相应的人员设置。当然,一个人可同时负责多个岗位。当然,实验室应该规定各岗位的任职条件,如岗位要求的基本素质、技术知识、工作经验等条件,并对成员的资质进行评定,没有一定的资质就不能委任相应的职务。

另外依据国家实验室认可的准则《医学实验室质量和能力的专用要求》,实验室还必须(非全部)设置的职能单位有:

1. 应设立负责培训及其监督的管理者(或机构)　实验室成员的培训在此标准中占有十分重要地位。负责成员培训和监督的人员应具备相当的资质。标准规定他们应熟悉相关检验目的、程序和检验结果评价。

2. 应设立技术管理层　技术管理层应该由多名在实验室某个专业领域内在基本知识、基本技能、学术研究等方面领先的人员组成。他们的主要职责是对实验室的运作和发展进行技术指导,并提供相应的资源。

3. 实验室管理层应任命一名质量主管(也可以采用其他名称)　质量主管应有明确的职责和权力,拥有一定的实验室资源,以保证他能监督实验室整个质量管理体系的有效运行;质量主管直接对实验室管理层(者)负责,其工作不受实验室内其他机构和个人的干扰。

(二) 资源配置

资源包括人员、设备、设施、资金、技术和方法。资源是实验室建立质量管理体系的必要条件。例如,医学实验室要建立血常规分析管理体系,管理者就应该配备有能力进行血常规分析的人员和相应的仪器设备,提供一定的设施和环境以保证血常规分析能正常运行,还应给予一定的资金支持,此外,血常规分析还必须有符合标准的技术和方法。但是资源的配置应以满足要求为目的,不可造成浪费。

第二节　医学实验室质量管理体系的建立

医学实验室建立质量管理体系首先是一种自我认识、自我评价的过程,然后才是引进国际先进管理经验,提高管理水平,不断发展的过程。

一、医学实验室质量管理体系建立的依据及基本要求

(一) 医学实验室质量管理体系建立的依据

医学实验室质量管理体系建立的依据应该是相应的国家或国际标准,国际标准 ISO 15189(2012 版)《医学实验室质量和能力的专用要求》对管理要求和技术要求均作出了详细的规定,医学实验室可遵照执行。

(二) 医学实验室建立质量管理体系应符合以下要求

1. 注重质量策划　策划是一个组织对今后工作的构思和安排。没有好的策划,建立质量管理体系是不可能的;有效的质量管理体系也不是偶然能达到的,往往需要经过精心的策划和周密的计划安排。事实上,质量管理体系的任何一项活动,要取得成功,第一步就是要做好质量策划。

2. 注重整体优化　质量管理体系是一种体系,是相互关联或相互作用的一组要素组成的整体。研究体系的方法是系统工程,系统工程的核心是整体优化。实验室在建立、运行和改进质量管理体系的各个阶段,包括质量管理体系的策划、质量管理体系文件的编制、协调各部门和各要素质量活动之间的接口,都必须树立总体优化的思想。

3. 强调预防为主　预防为主,就是将质量管理的重点从管理"结果"向管理"因素"转移,不是等出现不合格才去采取措施,而是恰当地使用来自各方面的信息,分析潜在的不合

格因素，将不合格消灭在形成过程中，做到防患于未然。

4. **一切以满足患者和临床医护部门的要求为中心** 满足患者和临床医护部门的要求是医学实验室建立质量管理体系的核心，所建立的质量管理体系是否有效，最终应体现在能否满足患者和临床医护部门的要求上。

5. **强调过程概念** 将活动和相关的资源作为过程进行管理，可以更高效地得到期望的结果。任何利用资源并通过管理，将输入转化为输出的活动，都可视为过程。

6. **重视质量和效益的统一** 质量是医学实验室生存的目的，效益是实验室生存的基础。一个有效的医学实验室质量管理体系，既要能满足患者和临床医护部门的要求，也要能充分实现实验室本身的利益。实验室应在考虑利益、成本和风险的基础上使质量最佳化。

7. **强调持续的质量改进** 所有的有关质量管理体系的国家或国际标准都特别重视质量改进，不能得到持续改进的质量管理体系不能长期维持。当然，持续改进也是实验室生存、发展的内在要求。

8. **强调全员参与** 全体员工是医学实验室的基础。实验室的质量管理不仅需要管理者的正确领导，还有赖于全员的参与。在质量管理体系中，要特别强调团队精神。

二、质量管理体系的策划与准备

质量管理体系的策划与准备是成功建立质量管理体系的关键，尤其在我国现阶段，质量管理体系对大多数医学实验室来说是新事物，从管理层到一般工作人员对质量管理体系的概念、依据、方法，甚至目的都缺乏了解，更没有建立质量管理体系的经验，所以医学实验室质量体系建立过程中的策划与准备就显得尤为重要。

首先要对实验室全员进行教育培训。让每个成员对质量管理体系的概念、目的、方法、所依据的原理和国际标准都有充分的认识，同时要让他们认识到实验室的质量管理现状及其与先进管理模式之间的差异，认识到建立先进质量管理体系的意义。对决策层，要在对有关质量管理体系国际标准的充分认识上，明确建立、完善质量体系的迫切性和重要性，明确决策层在质量体系建设中的关键地位和主导作用；对管理层，要让他们全面了解质量管理体系的内容；对于执行层，应主要培训与本岗位质量活动有关的内容。

质量方针是由实验室的最高管理者正式发布的该实验室总的质量宗旨和质量方向，它是指引实验室开展质量管理的大纲，是建立质量管理体系的出发点。质量方针是实验室质量管理文件中必不可少的部分。标准规定，质量方针应涵盖以下内容：实验室计划提供的服务范围，如检验、咨询等；实验室管理层制定的服务标准以及相应的向服务对象的承诺；质量管理体系的中长期目标，一般为3~5年（年度目标属短期目标，可不在质量手册中出现，而在年度计划中出现）；所有的实验室成员熟悉并遵守该实验室质量管理体系文件规定的承诺；实验室保证具有良好的职业规范、合格的检验质量以及所有活动符合质量管理体系规定的承诺等。如上所述，质量方针包括的内容较多，但应尽可能简明扼要，因为它是以“口号”的形式来表述的。当然，为了便于员工理解，可以在质量手册中加以适度的解释说明。所有实验室成员必须熟记质量方针，并落实到自己的本职岗位上。

质量目标是质量方针的具体化，为在一定的时间范围内或限定的范围内，实验室所规定的与质量有关的预期应达到的具体要求、标准或结果。质量目标是与质量有关的目标，它是围绕质量方针来展开的，与质量无关的实验室目标不应写进质量目标中；质量目标应尽量量化，具有可测量性。

质量管理体系都有其方针和目标，但每个实验室的具体情况不同，质量方针和目标也不同，质量目标要符合实验室的实际情况，不可过高或过低，是实验室预期能达到的，且能反映实验室的能力。依据国际标准建立的质量管理体系最终受益的将是三方：实验室本身、服务对象及实验室资源供应方。不同的医学实验室，应根据自己的具体情况，也就是根据与自己相关的以上三方的具体情况，来制定质量管理体系。质量管理体系方针和目标的制定应考虑以下四个方面的内容：①实验室的服务对象和任务：以检测为主，还是以校准为主；以服务临床患者为主，还是科研为主；综合性医院的实验室还是专科医院实验室；是否服务疑难危重患者；是否服务特殊患者等。一般而言，科研的医学实验室要求实验结果的准确性和精确性，临床实验室还应考虑患者的满意度；综合大医院要求实验项目齐全，社区小医院则具备一般实验项目即可。实验室的服务对象和任务不同，其质量方针和目标肯定不同。②实验室的人力资源、物质资源及资源供应方情况。不同规模、不同实力的实验室所能达到的质量是不一样的，质量方针和质量目标既不可偏高，也不可偏低。③要与上级组织保持一致，实验室的质量方针和目标应是上级组织的质量方针和目标的细化和补充，绝对不能偏离。④各个实验室成员能否理解和坚决执行，不能理解和执行的方针和目标是毫无意义的。

质量管理体系的建立来源于对实验室的现状调查和分析，调查分析的目的是合理地选择质量体系的要素。调查和分析的具体内容包括：实验室已有的质量体系情况、检测结果要达到何种要求、实验室组织结构、检测设备、人力资源等。经过调查和分析后，确定要素和控制程序时要注意：是否符合有关质量体系的国际标准；是否适合本实验室检测 / 校准的特点；是否适合本实验室实施要素的能力；是否符合相关法规的规定。

三、过程分析与过程管理

系统地识别和管理实验室所有的过程，特别是这些过程之间的相互作用，就是“过程方法”；识别出过程中的各个环节及其相互作用，即为过程分析，它是质量管理考虑问题的一种基本思路，是过程管理的前提。质量管理体系是通过一系列过程来实现的，质量策划就是要通过识别过程，确定输入和输出，确定将输入转为输出所需的各项活动、职责和义务，所需的资源、活动间的接口等。

在检验科所进行的每一项标本的检查或分析过程就是一组相互关联的与实施检测有关的资源、活动和影响量。资源包括检测人员、仪器（包括试剂）、程序（包括各项规章制度、操作手册）、检测方法等。影响量是指由环境引起的，对测量结果有影响的各种因素。检测过程的输入是被测样品，在一个测量过程中，通常由检测人员根据选定的方法，校准的仪器，经过溯源的标准进行分析，检测过程的输出为测量结果，即向临床发出的检验报告。我们用测量结果和其不确定度是否符合预先规定的要求来衡量测量过程的质量。根据过程的大小不同，一个过程可能包含多个纵向（直接）过程，也可能涉及多个横向（间接）过程，当逐步或同时完成这些过程时才能完成一个全过程。在检验科日常工作中，每一项检验报告都要经历：医生申请检查项目、标本采集与运送、标本编号、检测、记录、发生报告、实验数据准确地运用于临床等多个过程，这些过程的集合形成全过程。上一过程质量控制完成后即作为下一过程的输入，下一过程得到上一过程的输入结果，经过质量控制再将结果输入给它的下一过程。如此传递，并涉及过程相关的横向过程，从而形成完成检验报告的全过程。在医学检验中，经常将这一过程分为3个阶段，即分析前质量控制、分析中质量控制和分析后质量控制。分析前质量控制主要包括2个过程，第一是医生能否根据患者的临床表现和体征，为了明确诊断和治疗，从循证医学的角度选择最直接、最合理、最有效、最经济的项目或项目组合申请检测。第二是标本在采集过程、保存与运送方向的质量控制措施，这一点非常重要。如果医护人员不能及时送检标本，标本还没有检测，已经就有了使实验结果不准确的因素了。分析中的质量控制主要涉及人员素质、仪器校准、量值溯源、方法选择、试剂匹配等多方面因素。这些都应以实验室有完整的质量体系和标准化、规范化管理为基础。分析后质量控制方面涉及实验结果的再分析、再确认，保证合格的实验结果报告发给临床，临床医生能合理地分析报告并正确地将数据用于诊断和治疗，这需要检验科经常地与临床科室进行信息交流和学术往来。可以看出在这个全过程中，只有每个过程的输出均能满足下一个过程的质量要求时，才能确保全过程输出的质量要求。因此，在检验报告形式的全过程中，任何一个小过程或相关过程的输出质量都会影响全过程的最终输出结果。所以要对所有质量活动过程进行全面控制，即全面质量管理体系。

过程分析一般采用先主干后分支的方法来进行，如实验室对试剂的管理先可分析成以下主干（图1-1）：

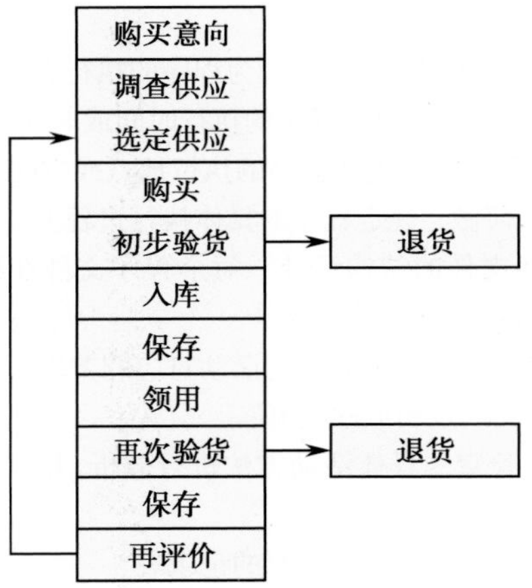

图1-1　试剂管理过程

当然，在进行过程分析时，会遇到一些困惑，如人员管理，多数人认为人员管理是一件事，并非一个过程。这就要求过程分析人员树立一个观念，即任何事物均有一个发展的过程，事物的发展过程即为“过程”，所以质量管理体系中各要素均可分析为一个过程。如人员管理可分析如下（图1-2）：

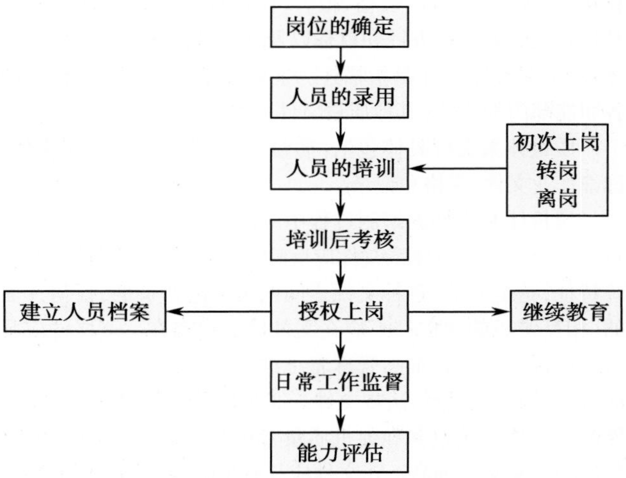

图1-2　人员管理过程

然后对主干中各分支进行分析，还可能对分支的分支进行分析，如岗前培训（图1-2）可分为：初次上岗、长期离岗、转岗等情况；转岗又可分为专业内转岗和专业间转岗。当然，从事新的岗位前，必须经过相对应的专业技能培训和质量管理培训。上述的专业内转岗，在医学实验室也比较常见，例如，某位员工原先在免疫实验室从事检测工作，但现在要从事检验结果的确认和检验报告的审核工作，这种情况下，也应经过培训。

对过程进行详细分析后，得出主干、分支中的各环节、各要素，然后对各环节、各要素进行规定。环节、要素的规定要满足四个条件：什么人负责或做这件事，怎么做这件事，在什么时限内做这件事，做完这件事后要留下什么记录。如图1-3中，在对检验结果修改这一环节进行分析时，可分析出检验结果修改可发生在检测完毕后、数据传输或输入、确认结果后、检验报告发出后、回顾性分析的几个时段；在各个时段修改检验结果要明确修改的权限、如何修改、修改完后要留下何种记录等。

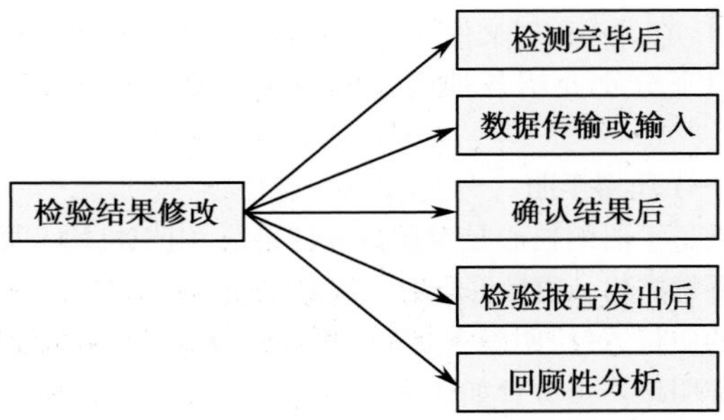

图1-3　检验结果修改各环节分析

四、质量体系文件的编制

编制质量体系文件是建立标准化的质量管理体系的过程中的一项重要工作。质量体系文件是质量体系存在的基础和依据，也是体系评价、改进、持续发展的依据。

质量体系文件一般分为三个层次：质量手册、质量体系程序、其他质量文件（表格、报告、作业指导书等）。质量手册是指按规定的质量方针和目标以及适用的国际标准描述质量体系；质量体系程序是指描述为实施质量体系要素所涉及的各职能部门的活动；其他质量文件是指详细的作业文件。

质量体系文件具体包括：质量手册、质量体系程序文件、详细作业文件、表格和记录。

质量体系文件的编制过程中应注意以下问题：①文件应具有系统性。质量体系文件应反映一个实验室质量体系的系统特征，是全面的，各种文件之间的关系是协调的，任何片面的、相互矛盾的规定都不应在文件体系中存在。②文件应具有法规性。文件经最高管理者批准后，对实验室的每个成员而言它是必须执行的法规文件。③文件应具有增值效用。文件的建立应达到改善和促进质量管理的目的，它不应是夸夸其谈的实验室装饰品。④文件应具有见证性。编制好的质量体系文件应可作为实验室质量体系有效运行的客观证据，这也是文件的重要作用之一。⑤文件应具有适应性。质量体系决定文件，而不是文件决定质量体系，质量体系发生变化，文件也应作相应变化。

体系文件编制的基本步骤：

1. 根据准则确定适用的质量管理体系文件要求；

2. 通过各种手段，如问卷调查和面谈，收集有关现有质量管理体系和过程的数据；

3. 列出现有适用的质量管理体系文件，分析这些文件以确定其可用性；

4. 对参与文件编制人员进行文件编制以及适用的质量管理体系标准或选择的其他准则的培训

5. 从运作部门寻求并获得的其他源文件或引用文件；

6. 确定拟编制文件的结构和格式；

7. 编制覆盖质量管理体系范围中所有过程的流程图；

8. 对流程图进行分析以识别可能的改进并实施这些改进；

9. 通过试运行，确认这些文件；

10. 在实验室内使用其他适宜的方法完成质量管理体系文件；

11. 在发布前对文件评审和批准。

以下分别介绍各种质量体系文件的具体含义及编制要领。

（一）质量手册

质量手册的核心是对质量方针目标、组织机构及质量体系的要素描述。质量手册中“质量方针目标”章节，应规定实验室的质量方针，明确实验室对质量的承诺，概述质量目标。还应证明该质量方针如何为所有员工熟悉和理解，并加以贯彻和保持。“组织机构”章节应明确实验室内部的机构设置，可详细阐明影响到质量的各管理、执行和验证职能部门的职责、权限及其接口和联系方式。“质量体系要素”章节应明确规定质量体系由哪些要素组成，并分别描述这些要素。

质量手册通常包括如下内容：

1）标题、引言和范围：通常情况下，实验室的质量管理体系如未涉及某些专业，则应在适用范围内说明，如“本质量管理体系不适用分子生物学专业”。

2）目次。

3）评审、批准和修订：即质量手册的文件控制信息。

4）授权书：包括实验室母体组织法人对实验室负责人的授权书。

5）医学实验室简介，资源以及主要任务。

6）实验室公正性声明：包括实验室保证员工公正、诚实的声明以及遵守有关标准、准则的声明。

7）质量方针和质量目标。

8）组织、职责和权限。

9）质量管理体系的描述。

10）质量管理体系文件构架的描述。

11）附录：支持性文件附录、程序文件汇总表、作业文件汇总表、检验项目一览表、记录汇总表、其他。

（二）质量体系程序文件

质量体系程序文件是对完成各项质量活动的方法所作的规定。其含义可从如下方面加以理解：①对影响质量的活动进行全面策划和管理，规定的对象是“影响质量的活动”；②包括质量体系的一个逻辑上独立的部分；③不涉及纯技术性的细节，这些细节应在作业指导书中加以规定；④不是工作程序文件，是质量管理的程序文件。程序文件是质量手册的核心内容，是质量手册的支持性文件，是质量手册中原则性要求的展开与落实。因此，编写程序文件时，必须以手册为依据，符合手册的规定和要求。程序文件应具有承上启下的功能，上接质量手册，下接作业指导书，控制作业文件，并把手册纲要性的规定具体落实到作业文件中，从而为实现对报告/证书的有效控制创造条件。

程序文件的结构和内容应遵循“5W+1H”原则：

why（目的）：即执行程序文件的目的、执行程序文件要达到什么目的；

what（做何事）：即程序的主要内容，执行程序文件要做什么事；

who（何人做）：规定哪些人为程序的执行者；

when（何时做）：规定程序的执行时间或时间顺序；

where（何地做）：规定程序的执行地点或空间顺序；

how（如何做）：规定程序的具体执行过程。

1. 程序文件的结构设计 每个程序文件在编写前应先进行结构的设计，设计的方法是：

1）列出每个程序中涉及的活动对应的要求；

2）按活动的逻辑顺序展开；

3）将实验室的具体活动方法进行分析，并写入相应的结构内容中；

4）考虑运作程序时应保存的记录。

2. 程序文件编写的基本方法

1）根据类似的程序文件结构的流程图进行展开；

2）流程图中内容作为文件中主要考虑的大构架即大条款；

3）根据构架增加具体的内容细则即结构内容，将结构内容作为大条款中的分条款；

4）结构内容中应主要描述谁实施这些工作，如何实施的步骤及实施后应保存的记录等。

3. 程序文件的内容

1）标题：标题应能明确识别程序文件。

2）目的：程序文件应规定其目的，说明为什么开展该项活动，即为什么做（why）。

3）范围：程序文件应描述其适用范围，活动涉及的（产品、项目、过程、活动等），包括适用和不适用的情况。

4）职责和权限：程序文件应明确人员和/或实验室职能部门的职责和权限，即谁、做什么（who 和 what）。

5）活动的描述：对活动描述的详略程度取决于活动的复杂程度、使用的方法以及从事活动的人员所必需的技能和培训的水平。不论其详略程度如何，适用时，对活动的描述应考虑以下方面：

a. 明确实验室及其顾客和供方的需要；

b. 以与所要求的活动相关的文字描述和/或流程图的方式描述过程；

c. 明确做什么、由谁或哪个职能、为什么、何时、何地以及如何做；

d. 描述过程控制以及对已识别的活动的控制，即描述影响质量的因素的控制：人、机器、材料、方法、测试、环境、信息、溯源、抽样、样品等；

e. 明确完成活动所需的资源（人员、培训、设备和材料）；

f. 明确与要求的活动有关的文件；

g. 明确过程的输入和输出；

h. 明确要进行的测量。

实验室可以决定将上述部分内容在作业指导书中加以描述是否更为适宜。

6）记录：在程序文件中的该部分或其他相关部分应规定所涉及活动的记录，适用时应明确这些记录所使用的表格，应规定记录的填写、归档以及保存的方法。

7）附录：在程序文件中可包括附录，其中包含一些支持性的信息，如图表、流程图和表格等。

8）评审、批准和修订：应明确程序文件的评审和批准以及修订的状态和日期。

（三）表格和记录

制定和保持表格是为了记录有关的数据，以证实满足了质量管理体系的要求。表格包括标题、标识号、修订的状态和日期。表格应被引用或附在质量手册、程序文件和/或作业指导书中。表格要具有自明性，用填空、选择方式或有填写说明，即不用看程序、作业文件等也可操作填写；表格还要具有简便性，能画勾的就不写数字，能写数字的就不写字母，能写字母的就不写汉字，能写汉字的就不做简答题，能做简答题的就不做论述题，简洁为上。宜用电子记录。

记录是质量管理的一项重要基础工作，是质量体系中的一个关键要素。记录的定义是：阐明所取得的结果或提供所完成活动的证据的文件。它为可追溯性提供文件，是实验室活动结果的表达方式之一，是活动已经发生及其效果的证据性文件。如实验室对所有仪器进行了校准并形成记录，那么仪器校准这一活动的结果就可在记录上表达出来，仪器校准这一活动就可追溯，如果没有记录，所有活动的可追溯性就无从谈起。它是记载过程状态和过程结果的文件，是一种客观证据，可证实实验室的质量保证。它可为采取预防措施和纠正措施提供依据。实验室采取纠正措施、预防措施，此过程如何、达到何种效果，都可以通过相应的记录得到验证。记录还是信息管理的重要内容，离开及时、真实的质量记录，信息管理就没有实际意义。

实验室不但要建立足够和符合要求的记录，而且要对记录进行严格的管理。实验室应建立记录管理程序，对下述方面进行规范：记录应有唯一标识，便于识别；记录的采集，即如何进行记录，应包括记录的方式与形式（实验室有各种各样的活动，产生各种各样的结果，记录的方式和形式自然有所不同）；实验室应对记录有统一管理，建立记录目录或索引；规定记录查取的方式和权限；规定记录保存的方式、责任人及持续时间；记录的维护以及安全处理，如记录出现破损怎么办，如何防止记录的丢失、盗用等。

记录应清晰，不能字迹模糊；记录的内容和表达要明确，不得模棱两可，以便于检索者查阅和准确理解。记录的存放形式，特别是实验室中有重要意义的医疗记录，要符合国家、地区或当地法规的要求。记录的存放要注意安全，防止丢失或被人盗用；要有一个适宜的环境，以防损毁、破坏。

（四）作业指导书

详细的叙述见下一节。

五、质量管理体系文件的管理

1. 实验室应建立文件控制程序，对文件的制定、批准、唯一识别、发布、使用、保存、修订、废止等进行详细规定　实验室应对制定质量文件所依据的文件和信息（内源性和外源性信息）进行控制，以保证文件的正确性和有效性。例如，实验室在制定红细胞计数的作业指导书时，可能要参考某些标准和科研资料，那么，在引用时，就要对这些标准和科研资料进行详细的审核，以保证正确引用。所有文件均应有副本。文件的原版在交付使用部门使用后，副本用于保存。实验室负责人应规定每一文件副本的保存时限。文件保存的时限、方式要遵循国家、地区的相关规定。

2. 文件的管理过程中应注意以下问题

1）文件在发布前，必须由获授权人员对之进行审核并签字批准后方可投入使用，以保证现行文件的权威性和有效性。

2）记录文件现行版本的有效性是指标明文件的审核人、批准人及批准时间；文件的发行情况是指文件的发布部门、已发布到哪些部门、发布时间、接收文件者的姓名等。编制文件控制记录，目的是便于查阅、管理，避免使用失效或作废的文件。

3）在使用的部门文件应是现行的、经审核和签字批准的文件版本，禁止使用未经批准的、废止的或已过文件使用时限的文件版本。

4）实验室应根据各种文件的内容和具体情况，定期对文件进行评审、修订，修订后的文件须经被授权人签字批准后方可再投入使用。

5）无效或废止的文件不可再存放在所有使用部门，任何部门和个人不得使用无效或废止的文件。

6）保留或存档的被废止文件必须有明显标志，如标有“作废”字样。

7）文件的手写修改需注意以下问题：①实验室的文件控制程序允许对该文件进行手写修改，并经被授权人签字后可有效使用；②实验室的文件控制规定中有该文件手写修改的程序和授权；③手写修改之处必须有签字和时期，修改的内容必须书写清楚（不得字迹潦草，难以辨认）；④实验室应尽快对已手写修改的文件进行再版重新发布，不应长期使用手写修改的文件。

8）计算机系统中运行的文件的更改和控制具有一定的特殊性，实验室应制定程序对之进行控制。如设置计算机中文件可供所有实验室成员浏览、仅可被授权者修改等。

3. 文件的唯一标识 其标识内容应包括标题、版本号（如已修订，应加上修订号）、发布日期（如已修订，应加上修订号）、总页数及每页的页码、文件发布部门、来源的标识。

第三节 临床检验的操作规程

操作规程是一种作业指导书，规定某项工作的具体操作程序的文件。也就是检验科室常用的“操作手册”。

一、临床实验室操作规程的作用和意义

操作规程是保证过程质量的最基础的文件，为开展纯技术性质量活动提供指导，也是质量体系程序文件的支持性文件。

二、操作规程的分类

医学实验室的操作规程大致可以分为四类：方法类、设备类、样品类、数据类。

1. 按发布形式分类 书面操作规程、口述操作规程。

2. 按内容分类

1）用于操作、检验、安装等具体过程的作业指导书。

2）用于指导具体管理工作的各种工作细则、计划和规章制度等。

3）用于指导自动化程度高且操作相对独立的标准操作规范。

三、操作规程的编写和要求

1. 基本要求

1）内容应满足：

a. 满足5W1H原则，任何操作规程都须用不同的方式表达出：在哪里使用此操作规程；什么样的人使用该操作规程；此项操作的名称及内容是什么；此项操作的目的是干什么；如何按步骤完成操作。

b.“最好，最实际”原则：最科学、最有效的方法；良好的可操作性和良好的综合效果。

2）数量应满足：

a. 不一定每一个工位，每一项工作都需要成文的操作规程。

b.“没有操作规程就不能保证质量时”才用。

c. 描述质量体系的质量手册之中究竟要引用多少个程序文件和操作规程，就根据各组织的要求来确定。

d. 培训充分有效时，操作规程可适量减少。

e. 某获证企业质量手册中引用的操作规程清单。

3）格式应满足：以满足培训要求为目的，不拘一格；简单、明了、可获唯一理解；美观、实用。

2. 编写步骤

1）操作规程的编写任务一般由具体部门承担。

2）明确编写目的是编写操作规程的首要环节。

3）当操作规程涉及其他过程（或工作）时，要认真处理好接口。

4）编写操作规程时应吸收操作人员参与，并使他们清楚操作规程的内容。

3. 操作规程的管理

1）操作规程的批准：操作规程应按规定的程序批准后才执行，一般由部门负责人批准；未经批准的操作规程不能生效。

2）操作规程是受控文件：经批准后只能在规定的场合使用；严禁执行作废的操作规程；按规定的程序进行更改和更新。

四、操作规程编写的具体内容

（一）标本采集作业指导书

标本采集作业指导书是对原始样品采集进行规定的一类重要文件，ISO 15189对其内容进行了详细的规定，主要包括两部分内容：

实验室对采集前活动的指导应包括以下内容：

a. 申请单或电子申请单的填写；

b. 患者准备（例如：为护理人员、采血者、样品采集者或患者提供的指导）；

c. 原始样品采集的类型和量，原始样品采集所用容器及必需添加物；

d. 特殊采集时机（需要时）；

e. 影响样品采集、检验或结果解释，或与其相关的临床资

料(如用药史)。

实验室对采集活动的指导应包括以下内容:

a. 接受原始样品采集的患者身份的确认;

b. 确认患者符合检验前要求,例如:禁食、用药情况(最后服药时间、停药时间)、在预先规定的时间或时间间隔采集样品等;

c. 血液和非血液原始样品的采集说明、原始样品容器及必需添加物的说明;

d. 当原始样品采集作为临床操作的一部分时,应确认与原始样品容器、必需添加物、必需的处理、样品运输条件等相关的信息和说明,并告知适当的临床工作人员;

e. 可明确追溯到被采集患者的原始样品标记方式的说明;

f. 原始样品采集者身份及采集日期的记录,以及采集时间的记录(必要时);

g. 采集的样品运送到实验室之前的正确储存条件的说明;

h. 采样物品使用后的安全处置。

(二) 检验程序文件

检验程序文件的内容应包括以下内容:

a. 检验目的;

b. 检验程序的原理和方法;

c. 性能特征;

d. 样品类型(如:血浆、血清、尿液);

e. 患者准备;

f. 容器和添加剂类型;

g. 所需的仪器和试剂;

h. 环境和安全控制;

i. 校准程序(计量学溯源);

j. 程序性步骤;

k. 质量控制程序;

l. 干扰(如:脂血、溶血、黄疸、药物)和交叉反应;

m. 结果计算程序的原理,包括被测量值的测量不确定度(相关时);

n. 生物参考区间或临床决定值;

o. 检验结果的可报告区间;

p. 当结果超出测量区间时,对如何确定定量结果的说明;

q. 警示或危急值(适当时);

r. 实验室临床解释;

s. 变异的潜在来源;

t. 参考文献。

当实验室拟改变现有的检验程序,而导致检验结果或其解释可能明显不同时,在对程序进行确认后,应向实验室服务的用户解释改变所产生的影响。

实验室负责人应负责保证检验程序内容的完整和现行有效,并定期进行全面评审。

第四节 质量管理体系的运行

质量管理体系运行的准则为质量管理体系建立所依据的国际或国家标准。由于质量体系文件是组织根据相关国际或国家标准和组织本身的具体情况编制而成,所以质量体系文件应是质量管理体系运行的依据。当然,在质量管理体系的运行过程中,有时需要随时根据具体情况对文件进行修改,特别是在质量管理体系运行的初期。

一、质量管理体系运行

质量管理体系运行的第一步是质量管理层对所有成员进行质量体系文件的宣贯。由于质量管理体系文件是质量管理体系运行的依据,所以实验室成员必须熟悉并准确理解与自己有关的所有文件。如前所述,质量体系文件具体包括质量手册、质量计划、质量体系程序文件、详细作业文件、质量记录等。质量手册是质量方针目标、组织机构及质量体系所有要素的描述,所以所有的成员都必须认真学习,掌握实验室质量管理体系的基本构成,并准确理解实验室的质量方针和质量目标。对于程序文件,因为它是“为进行某项活动或过程所规定的途径”,它可能与实验室所有成员有关,也可能仅与部分或个别实验室成员有关,其宣贯针对有关部门和人员进行即可。作业指导书主要与具体的操作者有关,其宣贯针对全部操作者即可。质量记录是一类源于上述文件执行过程中的文件,所以在上述文件的宣贯过程,附加宣贯即可。

二、质量管理体系运行的影响因素

质量管理体系的运行要注意以下几个问题。首先,要充分注意实验室的具体实际情况。实验室质量管理体系建立所依据的国际或国家标准是通用标准,实验室在执行过程中符合其要求即可,而满足其要求的形式可以是多种多样的。例如 ISO 15189《医学实验室质量和能力的专用要求》规定检验申请表中患者应具有唯一标识,但患者的唯一标识可采用多种形式,例如,患者所住医院名称加上患者所住病房的名称,再加上患者在此病房的床号,即可构成患者的唯一标识(因为在一定时刻,某医院某病房的某病床上只可能有一个患者);患者的身份证号码;患者所在医院的名称及其门诊号;患者所在医院的名称及其住院号等。其次,运行过程中要准确及时地收集反馈信息。任何一件事情的成功都需要经过反复实践,质量管理体系的成功运行也不例外。质量管理体系文件通过试运行必然会出现问题,实验室管理层应根据出现的问题进行全面分析,及时提出纠正措施,使质量管理体系得以逐步完善。再次,质量管理体系的运行过程中要注意协调各方面、各部门的工作。质量管理体系是一个系统，各方面的工作是相互关联的，某个方面出现问题有可能跟多个方面、多个部门有关，所以，要注意综合处理问题。最后，要加强监督作用。由于在质量管理体系运行初期，实验室成员往往习惯于根据以往的工作经验行事，就可能出现不自觉地违背质量管理体系文件的行为，实验室管理层应严格进行监督，并及时纠正。

质量管理体系运行一段时间后，要及时进行内部评审、检验程序评审、管理评审，并采取预防措施、纠正措施，使质量管理体系能成功运作。

第五节　质量管理体系的持续改进

依据国家、国际标准建立质量管理体系是实验室提高管理水平的一种有效途径，但仅仅建立是不够的，还要保证它有效运行，并使质量管理体系得到持续改进。所以质量改进在质量管理体系的运行中占据重要地位。

国家标准《质量管理体系标准》对持续质量改进活动进行了描述，大致为：

- 分析和评价组织的现状，识别需改进的领域；
- 确定改进目标；
- 寻找可能达到质量改进目标的解决办法；
- 评价这些解决方法并作出选择；
- 实施选定的解决方法；
- 测量、验证、分析和评价实施的结果，确定质量改进目标是否实现；
- 正式采纳质量改进的措施。

上述途径可以大致概括为找到需要改进的领域、寻找并确定改进方法加以实施、对实施结果进行评价并确定改进措施。以下，笔者将按照GB/T 19001—2016《质量管理体系标准》和实验室认可的国家标准的有关规定，重点介绍与医学实验室的质量改进有关的活动。

一、收集外部信息，识别需改进的领域

要能识别实验室质量管理体系中需改进的领域，收集相关的信息是至关重要的。实验室认可的国家标准规定："实验室管理层应建立质量指标，用于系统性监控、评价实验室在患者医疗护理方面的功效。"标准中提到的质量指标系统，可包括多个方面，既包括内部的信息，也包括外部的信息。前者如质量体系的内部审核、实验室检验程序的全面评审、管理评审等，后者如实验室面向患者和临床部门的实验室服务质量问卷调查、参加的外部质量评价、参加的实验室间的比对等，这样的系统非常有利于实验室发现质量改进的机会。现针对我国医学实验室的情况，对有关质量改进的外部信息的收集进行简单介绍。

1. 实验室可以建立与外部交流的程序，规范、加强实验室和患者、临床医护部门、供应商等进行的交流，收集关于实验室的意见与建议，提高服务质量。

我国医学实验室在日常工作中接触最频繁的是临床医护部门及其他有关人员，因此，实验室应定期召开与临床医护部门的交流会议，会议内容可包括实验室服务中涉及临床医护部门的全部内容，例如检测项目的应用范围是否合适、检测项目是否出现新的局限性、检验申请单的书写格式是否需要变动、检测项目所需样品的采集方式是否合适、样品运送中存在的问题、检测结果的报告方式是否合适、检验报告的发放时间、检测结果的正常参考范围是否合适、检测方法的干扰因素、检验过程的安全性等。当然，实验室与临床医护部门的交流方式还有很多，如实验室参与的查房、病例讨论、临床医护部门直接向上级组织反映的关于实验室的意见和建议等，实验室可以通过这些交流，从临床医护部门那里获取质量改进的信息。

实验室与患者交流的方式也多种多样。但在我国，大多数实验室与患者交流的方式多是被动接受患者的投诉，这很重要，但远远不够。实验室应更主动地从患者那里获取有关质量改进的信息，如对一定群体的患者进行问卷调查、在医疗服务过程中征求患者的建议、在提供解释咨询服务中征求患者的建议等。

实验室可以建立与供应商的交流沟通机制，从供应商那里获取新产品、新技术的信息，要求供应商提供更好的服务，从供应商那里获取仪器、试剂使用的经验和技术支持，等。

2. 实验室可以建立满意度监测的程序，及时掌握实验室的服务质量情况　由质量管理小组定期进行调查，调查内容可包括：工作人员的服务态度、工作人员医德医风表现、患者的就诊环境是否合适、实验室检测结果与患者的临床情况的符合度、医师和患者对实验室提供的医疗咨询是否满意、检验报告单的书写是否正确规范、检测报告单发放是否及时、检测报告单是否存在丢失现象、不满意的人和事、满意的人和事以及对科室的建议等。

这种针对实验室满意度的调查，范围要广，应覆盖所有的服务对象。质量管理小组应对调查结果进行集中统计，上报管理层。

3. 外部组织对实验室质量的评价　这种评价对实验室的质量改进是至关重要的。这种评价可包括多个方面，例如第三方对实验室质量体系的评审、实验室参加的权威实验室组织的室间质量评价活动等。这种外部组织的评价不但能直接指出实验室问题的所在，且往往带有指导意义。

值得指出的是，实验室收集的外部信息，也是通过实验室的自身评审并制定相应措施，来进行质量改进。

二、实验室的自身评审及相应的质量改进

国家标准 GB/T 22576.1—2018《医学实验室　质量和能力的要求　第 1 部分：通用要求》指出，实验室管理层应根据质量管理体系的规定，定期对所有的运行程序进行系统评审，以识别任何潜在的不符合项来源，或质量管理体系或技术操作的改进机会。从外部获取质量改进的信息往往是有限的，实验室持续改进的主要途径是通过定期对所有运行程序进行的系统评审。现简单介绍实验室认可的国家标准中强调的质量体系内部审核（以下简称内部审核）和管理评审。

（一）内部审核

内部审核对实验室质量管理体系的改进和服务质量的提高都具有重要的作用。内部审核的依据一般应包括实验室的质量管理体系文件、认可准则及其认可准则在特殊领域的应用说明、国家实验室认可委员会的其他认可要求等。实验室也可以根据审核的目的的不同，来决定审核的依据。

实验室管理者应认真研究如何建立内部审核的组织机构，确定其职责和制定其工作方针，其中最重要的是任命负责内部审核的管理者代表，或称内部审核组组长。内部审核组组长负责组建内部审核小组，建立内部审核的组织和程序，培训人员，制订计划，实施内部审核和审批审核报告。当审核组和被审部门发生争执时，应由他或通过他报请实验室管理者来进行仲裁。同时，他也是实验室的各部门和职工就质量管理问题向实验室管理者反映各种意见的重要渠道。实验室管理者还应该认识到，内部审核是一项长期的正规的工作，需要有一个常设机构来负责进行，而不能由一个临时性机构来从事此项工作。内部审核需要一批合格、称职的审核员，因此培训审核员是一项重要的工作。应在实验室选择一批熟悉实验室业务、了解质量管理的基本知识、有一定的学历或职称及工作经验、有交流表达能力和正直的人员进行培训，使之成为质量体系内部审核员。内审员的培训：可以派遣到国家培训中心或认证机构的培训班去学习，也可以请教师到实验室进行讲课。内审员应有一定的数量，足以应付例行的和特殊的内部审核任务，还要尽量保证其独立于被审核的部门和活动，即内审员应与受审部门和活动没有责任关系，以确保内部审核的独立性和公正性。

实验室应建立并保持实验室内部审核的书面程序。内部审核程序是实验室内部审核各项活动总的指导和规定，其内容通常包括：目的、范围、职责、内部审核的组织、内部审核的基本要求、内审员的确定与职责、内部审核计划、内部审核的基本步骤、方法和要求、内部审核结果的分析与记录、内部审核报告的编写、跟踪审核等。

1. 审核策划　内部质量审核应在质量体系建立并试运行一段时间之后进行。质量管理小组负责策划和制订年度内部质量体系审核计划。该计划需规定审核的准则、范围、频次和方法等，应确保覆盖全科质量体系的内部质量审核每年不少于一次，两次审核的间隔不超过 12 个月。该计划经内部审核小组组长审核、实验室管理者批准后实施。

各专业实验室内部质量体系审核：各专业实验室在与全科内部质量体系审核年度计划不冲突的前提下，可根据本实验室质量情况、工作状况等，自行策划和制订审核计划，并经各实验室负责人批准后，自行组织实施。

2. 审核准备

1）编制实施计划：内部质量体系审核组组长指定其成员制订具体的《内部质量体系审核实施计划》，并对其审批，质量管理小组备案。该计划内容应包括：审核的目的、范围、依据、类型和方法、审核组成员分工、审核日程安排等内容，经质量主管批准后发至受审单位。审核员不能审核本单位的工作。

2）编写检查表：内部质量体系审核组成员在审核实施前，应熟悉相关文件和资料，对照标准和质量管理体系文件的要求，结合受审核部门的特点，编制被审核部门的《内部质量体系审核检查表》。

3）通知受审核部门：内部质量体系审核组应在审核实施 3 天前，与受审核部门负责人沟通，确定审核具体事宜，包括审核的具体时间、受审核部门的陪同人员。

3. 审核实施

1）首次会议：由审核组组长主持召开首次会议，审核组成员、受审核部门负责人及质量管理小组等相关人员参加。会议内容应包括：介绍审核组成员，重申审核的范围和目的，介绍实施审核的程序、方法和时间安排，确立审核组和被审核方的正式联系，确认审核工作所需设备、资源已齐备，确认审核期间会议安排，澄清审核计划中不明确的内容等。会议应有专人负责记录，并存档保存。

2）现场审核：审核组组长控制审核全过程，即控制审核计划、进度、气氛和审核结果等，严格执行纪律，确保审核客观公正。审核人员按照《内部质量体系审核实施计划》以及《内部质量体系审核检查表》对受审核部门实施现场审核，并做好审核记录。

现场审核注意事项：首先抽样要做到随机、分层、均衡；其次证据的收集要做到问、听、看相结合，现场观察和文件、记录的查阅相结合。要确保证据的真实性、客观性、可追溯性，要认真做好记录。

3）填写不合格报告：审核员发现不合格后，应做好记录。经审核组确定的不合格项，由主审核员填写《内部质量体系审核不合格报告》。

4）审核结果汇总分析：审核组长召开审核组全体会议，依据审核员提交的《内部质量体系审核不合格报告》，进行汇总分析，评价受审核部门质量体系的符合性和有效性，拟定审核结论。审核组要在末次会议前，与受审核部门负责人就不合格项进行沟通、确认，以达成共识。如争论确实难以协调，应提请实验室管理者解决。

5）末次会议：现场审核结束后，召开末次会议，由审核组组长主持，审核组全体成员、受审核部门负责人或其委派的代表以及质量管理小组相关人员参加，必要时可扩大参加人员的范围。

末次会议上，审核组组长报告审核结论，审核结论应包括受审核部门在确保整个组织的质量体系的有效运行、实现总的质量目标和部门质量目标的有效性、对该部门质量工作的优缺点等方面作出客观公正的评价。然后，按重要程度依次

宣布不合格报告的数量和分类，要求受审核部门负责人在不合格报告上签名认可，并在规定期限内制订出措施、计划。审核组组长还应澄清或回答受审核部门提出的问题，并告知审核报告发送的日期。会议由专人负责记录，并存档保存。

6）审核报告的编写与发放：内部质量体系审核后，由审核组组长编写《内部质量体系审核报告》，向实验室管理者报告，并由内部审核小组发至受审单位。

审核报告的内容应包括：审核的目的和范围，审核组成员、受审核部门名称及其负责人、审核日期，审核的依据文件，不合格项的观察结果（全部不合格报告作为附件），审核结论，审核报告的发放清单。

《内部质量体系审核报告》及其附件等应存档保存。

4. 纠正、预防和改进措施 措施的制定：内审中提出的不合格项，由受审核部门调查分析原因，有针对性地提出措施，以及完成纠正措施的期限。措施提出后应进行评价，目的是确保措施实施的有效性。措施应满足以下要求：针对性强，具体可操作，时间、分工要合理、明确；便于实施，能经济有效地解决问题，不会产生其他负面效应；解决问题有一定深度，能较好地消除和预防问题的发生。

5. 跟踪审核 跟踪审核是对被审核方采取的纠正、预防和改进措施进行评审、验证，并对措施的有效性和实施情况进行判断和记录。审核组进行跟踪审核，如纠正措施不落实，及时与受审核部门负责人沟通，并向审核组长报告。纠正措施完成后，审核组应及时验证，验证内容包括各项纠正措施落实情况、完成时限及纠正效果。纠正、预防和改进措施的验证应形成记录并保存。

（二）管理评审

管理评审是一项重要的质量活动，是实验室最高层次的对质量体系的全面检查。国家标准《质量管理体系标准》对管理评审进行了定义："由最高管理者就质量方针和目标，对质量体系的现状和适应性进行的正式评价。"它与内部审核不同，是针对实验室质量管理体系及实验室全部的医疗服务（包括检验及咨询工作）而言的，内部审核是针对实验室整个质量管理体系而言，内部审核的结果是管理评审的内容之一。国家标准《质量管理体系标准》、实验室认可的国家标准都要求实验室建立内部审核的书面程序，但对管理评审却不作要求，因为管理评审可能涉及质量体系以外的内容。现对管理评审的大致内容介绍如下。

1. 评审的依据 一般应包括实验室的质量管理体系文件、认可准则及其认可准则在特殊领域的应用说明、国家实验室认可委员会的其他认可要求、有关的行业标准和法规、临床和患者的需求。

2. 评审频次 管理评审至少每年进行 1 次，如实验室质量体系发生重大变化或出现重要情况可随时增加管理评审的次数。

3. 评审内容应至少包括 上次管理评审的执行情况；质量方针和质量目标的实施情况，质量方针是否适宜，质量目标是否适宜、实际；质量管理体系是否适宜、充分并有效实施；实验室的组织结构是否合适，各部门及人员的职责是否明确；实验室的人员、设备、设施、资金、技术和方法配置是否充分；满意度情况及患者投诉处理情况；纠正和预防措施的实施情况；质量管理体系是否有改进的机会和变更的需要；管理人员或监督人员的报告；近期内部审核的结果；外部机构的评审结果；实验室间比对的结果；用于监测实验室在患者保健工作中的服务质量指标系统是否有效；不符合项；检验周期监控；持续改进过程的结果；对供应商的评价。

4. 管理评审会议 管理评审以会议的形式进行，由实验室管理者负责制定管理评审计划，明确评审会议的时间、议程、参加人员和各实验室应准备的评审资料、计划。

会议由实验室管理者主持，参加人员包括科室部门领导、各实验室负责人、质量管理小组成员、技术管理层人员、教育与培训管理层人员、安全管理人员等。

参加会议的人员根据会议议程对评审内容进行评审，对出现的问题制定相应的纠正、预防和改进措施，并形成会议记录。

5. 管理评审报告 实验室管理者根据会议记录组织编写《管理评审报告》，然后发至各部门执行。管理评审报告应妥善保存。管理评审报告中决定的事项，由各有关部门负责实施。实验室管理层负责组织监督检查和验证，直到符合要求。

当然，实验室质量改进可能还有更多的方法和途径，实验室管理者应致力于经常寻找改进的机会，不断使实验室质量体系更加完善。

（邓新立 丛玉隆）

第二章 医学检验质量的过程管理

第一节 医学实验室分析前质量管理

一、生物学因素的影响及其控制

1. 生物属性

(1)年龄:人在出生后,青春期和老年等不同的人生阶段,有些实验室检验的结果也是不同的。新生儿的红细胞计数和血红蛋白含量比成人高很多,刚出生的几天里,血氧的升高刺激红细胞降解,从而造成血液中胆红素的升高。新生儿的肝功能尚未健全,不能将升高的胆红素全部代谢,因此新生儿血中的胆红素水平较高。

新生儿的尿酸水平和成人接近,但是出生后的头几天,其尿酸水平会有突降,均值由大于300μmol/L降至100μmol/L左右。碱性磷酸酶的含量提示骨细胞活性,在生长旺盛的青春期会有一个高峰,由500U/L左右升至750U/L左右,18岁以后降至200U/L以下,而随着年龄的增长,胆固醇和低密度脂蛋白-胆固醇含量逐渐增长,55岁时两者的水平比15岁时高1.5倍。

(2)人种:因为美国黑人粒细胞数量比美国白人低,其白细胞计数也明显比白人低。相反,血红蛋白,血细胞比容及淋巴细胞计数两者相同。黑人ATP肌酸磷酸酶转移酶水平明显比白种人或黄种高,这种差异不是由于年龄、身高或体重造成的,这种差异或许可以部分解释黑人的运动天赋。其他具有显著人种差异的还有维生素B_{12}(黑人比白人高3.5倍),脂蛋白(a)[Lp(a)](黑人比白人高)等。

(3)性别:除了大体性征和性别特异激素的差异外,性别的差异还表现在多种血液学和生化指标上。因为男性的肌肉组织比例较高,所以其与肌肉组织有关的指标都比女性高。按差别由高至低排序,男性比女性高的常见指标有:甘油三酯,三磷酸腺苷(ATP),肌酸磷酸转移酶,胆红素,转氨酶,肌酸酐,肌红蛋白,尿酸,尿素,氨,天门冬氨酸氨基转移酶,血红蛋白,酸性磷酸酶,红细胞计数,氨基酸,碱性磷酸酶,胆碱酯酶,铁,葡萄糖,低密度脂蛋白-胆固醇,白蛋白,IgG,胆固醇和总蛋白等。按差别由高至低排序,女性比男性高的常见指标有:高密度脂蛋白-胆固醇,铜,载脂脂蛋白和网织红细胞等。

(4)妊娠:妊娠期由于胎儿生长发育的需要,在胎盘产生激素的参与下,母体各系统发生一系列适应性生理变化。

建议:以上这些生物学影响因素是不可避免的,医生在评价患者检验结果时,一定要结合患者年龄,人种,性别等生物学特征;对于妊娠患者一定要考虑其孕周。

2. 起居习惯

(1)饮食:饮食可影响很多生化指标。一顿标准餐后,甘油三酯增加50%,天门冬氨酸氨基转移酶增加20%,胆红素,无机磷和糖增加15%,谷丙转氨酶和钾增加10%,尿酸,总蛋白,白蛋白,尿素,钙,钠和胆固醇增加5%左右。其他一些指标的变化在5%以下,没有临床意义,采血时无需严格要求禁食。饮食结构的不同,对上述指标的影响也是不同的。高脂肪饮食会使甘油三酯大幅度升高,高蛋白饮食会使氨,尿酸和尿素值升高较多。

(2)运动:运动时由于出汗和剧烈呼吸,体液的量及分布都发生了改变。运动消耗体内储存ATP及通过有氧和无氧代谢产生ATP,同时通过神经体液的调节,人体处于与静止时完全不同的状态。举一个极端的例子,比较马拉松运动员跑完一个马拉松全程5分钟后及比赛前一天的血样,发现钾,钠,钙,碱性磷酸酶,白蛋白,糖,无机盐,尿酸,尿素,胆红素,天门冬氨酸氨基转移酶均升高1倍以上,ATP肌酸磷酸转移酶升高4倍以上。

建议:为了避免对实验室检验结果的误读,将避免剧烈运动,禁食12小时后的采血作为标准。

3. 刺激物和成瘾性药物 刺激物和成瘾性药物通过各种复杂机制对人体产生多种影响,表现为多种实验室检验指标的升高或降低(表2-1)。

表 2-1 刺激物和成瘾性药物对一些血浆检验指标的影响

刺激物或药物	影响
咖啡因	升高：血糖，脂肪酸血管紧张素，儿茶酚胺
烟草有效成分	升高：一氧化碳结合血红蛋白，硫氰酸盐，脂肪酸，肾上腺素，甘油，醛固酮，肾上腺皮质激素
酒精	升高：乳酸，尿酸，乙酸，醛固酮，肾上腺素，去甲肾上腺素
	降低：血糖，低密度脂蛋白 - 胆固醇
安非他命	升高：游离脂肪酸
吗啡	升高：淀粉酶，脂肪酶，谷草转氨酶（GOT），谷丙转氨酶（GPT），胆红素，碱性磷酸酶，胃泌素，促甲状腺激素（TSH），催乳素
	降低：胰岛素，去甲肾上腺素，神经紧张素，胰多肽
海洛因	升高：二氧化碳分压（$PaCO_2$），胆固醇，钾
	降低：氧分压（PaO_2），白蛋白
大麻	升高：钠，钾，氯，尿素，胰岛素
	降低：肌酐，血糖，尿酸

表 2-2 检验指标的昼夜变化

检验指标	峰值期 /h	低值期 /h	增加幅度 /%
促肾上腺皮质激素（ACTH）	6~10	0~4	150~200
肾上腺皮质激素	5~8	21~3	180~200
睾酮	2~4	20~24	30~50
TSH	20~2	7~13	5~15
四碘甲状腺原氨酸（T_4）	8~12	23~3	10~20
催乳素	5~7	10~12	80~100
醛固酮	2~4	12~14	60~80
血管紧张素	0~6	10~12	120~140
肾上腺素	9~12	2~5	30~50
去甲肾上腺素	9~12	2~5	50~120
血红蛋白	6~18	22~24	8~15
嗜酸细胞	4~6	18~20	30~40
铁	14~18	2~4	50~70
钾	14~16	23~1	5~10
磷酸盐	2~4	8~12	30~40

建议：医生应嘱咐患者采血前 4 小时勿喝茶或咖啡，勿吸烟饮酒；尽量了解患者对刺激物（烟，酒，茶或咖啡）和成瘾性药物的接触史，供评价其检验结果时参考。

二、采血因素的影响及其控制

1. **采血时间** 时间对人的影响可以大致分为线性和周期性两种。最主要的线性时间影响是年龄（具体讨论见前），主要的周期性时间影响有季节循环，月经周期和昼夜节律。季节循环对人的影响在实验室检验中通常是可以忽略的。但是有报道，三碘甲状腺原氨酸（T_3）夏天比冬天低 20%；而 25- 羟基维生素 D_3 夏天比冬天高。月经周期对有些指标也有一定影响，醛固酮在排卵期比卵泡期高 2 倍，血管紧张素在排卵前也有升高；而胆固醇，无机磷和铁含量在经期下降。很多指标受昼夜节律影响，医生应有所了解。昼夜变化较大的指标见表 2-2。

2. **采血与进餐及诊治手段的时间的安排** 饮食对检验指标有很大影响，一些检验项目和治疗方法也对检验指标有影响，如手术，输液，输血，穿刺，活检，透析，放疗等。有些药物的治疗浓度与中毒浓度很接近，使用这些药物时要进行治疗药物监测。由于血药浓度根据一定曲线规律衰减，为进行药物监测而采血时，应遵循以下两条原则：①要了解药物的长期效应，应在药物的稳定期采血，各种药物的稳定期不同（参见有关药物手册），但通常都在药物 5 个半衰期左右；②要了解药物的峰值效应，应在药物分布期结束以后监测，通常在药物输液结束 1~2h 后采血（除地高辛和毛地黄毒苷要 6~8h 后）。

建议如下：

（1）采血尽可能在上午 9 时进行。如果不得不在其他时间急查一些项目，评价检验结果时应注意上述昼夜节律影响。

（2）采血前患者应禁食 12h。

（3）采血尽量安排在其他检查和治疗之前进行。

（4）药物监测时，要根据药物浓度峰值期和稳定期采血。

（5）一定要在化验单上注明采血时间。

3. **采血姿势和止血带的作用** 对于有些检验指标来说，卧位采血与坐立位采血结果是有区别的。坐立位与卧位相比，静脉渗透压增加，一部分水从心血管系统转移到间质中去。正常人直立时血浆总量比卧位减少 12% 左右。血液中体积 >4nm 的成分不能通过血管壁转移到间质中去，使其血浆含量升高 5%~15%。常见的受采血体位影响的指标有：血红蛋白，白细胞计数，红细胞计数，血细胞比容；总钙，天门冬氨酸氨基转移酶，碱性磷酸酶，IgM，甲状腺素，IgG，IgA，白蛋白，总蛋白，载脂蛋白 B，胆固醇，低密度脂蛋白 - 胆固醇，甘油三酯，载脂蛋白 A Ⅰ。静脉压的改变又进一步导致血管活性物质的释放，直立位时，醛固酮，肾上腺素，血管紧张素和去甲肾上腺素都有 7%~70% 的升高。

止血带的使用也会改变静脉压力，从而引起与体位改变类似的检验指标改变。文献表明，使用止血带 1min 以内，血样中各检验指标（包括凝血因子）没有明显变化。当患者浅表静脉不明显时，医护人员往往鼓励患者反复攥拳以运动上臂，使静脉暴露更明显，在检验血钾值时，这种习惯是应该禁止的。文献表明，在静脉采血时，这种运动会使血钾值上升 0.8mmol/L。如果运动强度很大或从深静脉采血时，上升幅度会更大。实验证实，止血带压力过大或止血时间长，可使血管内皮细胞释放 T-PA，使纤溶活性增强或加速血小板的激活及血小板第 4 因子（platelet factor 4，PF4）的增加。

建议如下：

（1）采备时，应尽量统一采血姿势；比较检验结果时，要考虑到姿势的影响。

（2）应尽量在使用止血带 1min 内采血；采血时，勿让患者做反复攥拳运动；看见回血，马上解开止血带。

（3）当需要重复使用止血带时，应使用另一上臂。

4. 避免溶血 血液由血浆和细胞成分组成。很多指标在血细胞中的浓度比在血浆中高很多，特别乳酸脱氢酶，血红蛋白，转氨酶和钾等；而在配血试验中，血样溶血严重干扰对结果的测定，无法肯定溶血是抗体 - 抗原反应还是血样本身造成的。为了得到可靠的检验结果，必须尽量避免发生溶血

溶血通常被定义为"血细胞成分释放到血浆 / 血清中"。溶血常常是由于血样离心后，出现或深或浅的红颜色而被发现的，这种红色是由红细胞中的血红蛋白释放出来造成的，这种溶血称显性溶血。通常血红蛋白只有等于或大于 300mg/L 时才能被肉眼看见，而血小板和白细胞溶解时并没有血红蛋白释放，这些肉眼不可见的溶血称非显性溶血。

溶血对于检验结果的影响很复杂，可以大致分为三类：

（1）血细胞成分的释放：血细胞成分的释放可以发生在体内，采血时，以及检验前的各个阶段，而很多指标在血细胞中的浓度比在血浆中高很多。

（2）血红蛋白的颜色造成的光学影响。影响的方向和程度与溶血的程度，使用的波长，标准品及试剂有关。

（3）血细胞成分对检验方法的影响。血细胞成分可能对检验过程产生化学，生化及免疫学的各种影响。如从血细胞释放出的腺苷酸激酶几乎影响所有 ATP 肌酸磷酸转移酶标准检验方法。

实验室发现显性溶血标本后，应与患者的主管医生联系，结合临床情况和 / 或对触珠蛋白等敏感标记物的检测，排除体内溶血的可能。如果排除了体内溶血，应将溶血标本弃置，建议重新采血。如果不可能重新采血，应在检验报告中注明"标本发生溶血"，以及溶血对此项检验可能产生的影响。当肉眼未见溶血，但是乳酸脱氢酶，血红蛋白，转氨酶或钾等值异常增高时，也应警惕是否发生了非显性溶血。

采血时的一些不良习惯和传统采血器具的限制会造成溶血，如：将血从注射器中推到试管中，血细胞受外力而溶血；采血时定位或进针不准，针尖在静脉中探来探去，造成血肿和血样溶血；混匀含添加剂的试管时用力过猛，或运输时动作过大；从一根已有血肿的静脉采血，血样可能含有已溶血的细胞；相对试管中的添加剂来说采血量不足，由于渗透压的改变发生溶血；静脉穿刺处用酒精消毒，酒精未干即开始采血，可以发生溶血；注射器和针头连接不紧，采血时空气进入，产生泡沫，发生溶血；皮肤穿刺时，为增加血流而挤压穿刺部位或从皮肤上直接吸血，都可以造成溶血；盛血的试管质量粗糙，运输过程中挤压血细胞造成溶血。

建议：已发生溶血的标本不能使用；为了避免溶血，应规范采血步骤，改正一些可能造成溶血的不良习惯；为避免溶血，推荐使用真空采血系统。

5. 采血量 多数情况下，静脉血样的质量取决于血液和抗凝剂的比例，但是使用针头 - 注射器 - 试管采血抗凝剂的配制，添加，采血的多少都很难严格控制，所以血液和抗凝剂的比例也很难准确。血液和抗凝剂的比例过高或过低都会影响血样的质量。

血液比例过高时，由于抗凝剂相对不足，血浆中出现微凝血块的可能性增加。微凝血块可能阻塞检验仪器，影响一些检验指标。采血相对过多时，试管里空间少，采血后混匀血液和抗凝剂变得更加困难；而充分混匀血样，使之达到均匀一致是得到准确血液学检验结果的前提。传统采血，使用针头 - 注射器 - 试管，试管通常不配管盖，系统开放，采血多的试管几乎无法保证混匀血液和抗凝剂，必然影响很多检验指标。

血液比例过低，抗凝剂相对过剩，对很多检验会造成严重影响。对于血液凝固试验来说，当血液和 0.129M 或 0.105M 枸橼酸钠的比例由 9∶1 降至 7∶1 时，APTT 试验的结果就会有显著的延长；降至 4.5∶1 时，PT 试验结果就会有显著变化。

用含有 EDTA 的管子采血后，白细胞的形态会发生改变，这种改变和时间及 EDTA 浓度有关。EDTA 的最佳浓度是 1.5mg/ml，如果血少，EDTA 的浓度达到 2.5mg/ml，中性粒细胞肿胀，分叶消失，血小板肿胀，崩解，产生正常血小板大小的碎片，这些改变都会使血常规检验和血细胞计数得出错误结果。这一点在用自动血细胞分析仪时尤为重要。对于血培养而言，采血过少可降低培养的阳性率。

推荐使用真空采血系统。其预先定量添加抗凝剂，利用真空控制采血量，保证了血液和抗凝剂的最佳比例。

6. 采血部位 可以从静脉，动脉，毛细血管和静脉导管等不同部位进行采血。具体操作请遵照 NCCLS（美国临床实验室标准化委员会，National Committee for Clinical Laboratory）等有关规定。

（1）静脉采血：通常，人们习惯在双侧前臂窝附近的头静脉，贵要静脉或正中静脉中选择一根比较明显的作静脉穿刺。如果这几根静脉都不明显，可以考虑用带翼采血器在手臂静脉采血。但是在有些情况下问题没有这么简单，比如重症监护病房中垂危患者的采血。

重症监护病房中的患者通常胳膊上有一个或多个静脉输液装置。首先应考虑在静脉输液装置的对侧采血，这样血样受静脉输液稀释的影响最小。如果双臂都有静脉输液装置或静脉输液装置的对侧不适合穿刺（血管太细或有血肿）可以从静脉输液装置的远端采血，这样可以减少血样被稀释的可能。此法应注意避免采血部位距离静脉输液装置太近。如果采血部位与静脉输液装置同在一条胳膊并且靠近它，那么血样会被稀释，检测指标（特别是电解质）将受影响，而且还会出现一些别的问题，如绑止血带的位置与静脉输液装置离得太近，造成静脉压过大，可能会形成血肿。

但是对于某些患者找到一个适合静脉穿刺，并且在输液装置远端的位置常常是很困难的。一些人认为，应提倡从脚采血，因为静脉输液装置通常不会在脚上。但是只有在征求过患者主管医生后，才能在患者脚或踝部采血。危重患者常常四肢血供不足，足或踝部采血可造成危险后果，如糖尿病患者

会发生严重的伤口感染，也可能形成血栓，造成肢端循环不良。

建议：决不能在输液装置的近心端采血。

(2) 动脉和导管采血：有些情况下（如做血气分析时）需要从动脉采血。常用于采血的动脉有股动脉，肱动脉和桡动脉。对于婴儿，可以从头皮动脉采血；24~28h 的新生儿，可以从脐动脉采血。采血后，马上使动脉血与空气隔离，阻止血气交换。

血样也可以通过留置在体内的静脉或动脉导管采取。应保证导管腔内无凝块，多次采样中间用肝素冲管。有文献表明，从导管采血，发生溶血的可能比从静脉采血高 4 倍左右。溶血的发生与导管直径负相关，直径越大，溶血越少。

建议：为了防止抗凝剂污染，从导管采血时，相当于导管 1~2 倍体积的前几毫升血液应弃之。

(3) 毛细血管采血：对于儿童，严重烧伤患者，极度肥胖患者，出血倾向严重的患者和癌症晚期静脉必须为治疗保留的患者，不宜或不能进行静脉采血，可以考虑从手指和足部的毛细血管采血，进行血生化和血气分析。随着医学科技的进步，医学界关于毛细血管采血的要点逐渐统一，各大医疗器械公司也先后推出了自己的一次性使用毛细血管采血系统。

毛细血管采血得到的血样实际上是多种成分组成的，包括动脉血，静脉血，毛细血管血，组织间液和细胞内液。但是很多文献表明，除 TSH 值等少数指标外，使用毛细血管采血的血样进行生化和血气分析，所得结果与使用静脉血样没有显著性差异。

但是，绝大多数专家建议，血常规检验时特别是应用血细胞分析仪，使用静脉血取代仍在有些医院流行的手指血标本。有研究表明，手指血和静脉血的血常规检验结果有显著差异，指血血样的准确性和可重复性差：白细胞计数明显升高（+8%）而血小板计数明显低（-9%）。白细胞的增高可能与刺破小动脉导致的血液流变学因素有关，血小板的降低可能与吸附于皮肤穿刺处形成微血块有关。另外，使用静脉血做血常规还可以很大程度上避免交叉感染、医源感染，减轻患者的痛苦，减少微血块阻塞仪器等血细胞分析仪故障。

建议：为了避免伤及骨骼，禁止从婴儿手指进行毛细血管采血；为了防止足底骨骼损伤，在足底进行毛细血管采血时，穿刺深度严禁超过 2.4mm；应用全自动血细胞分析仪检验血常规时，推荐尽可能使用静脉血，而不用指头血。

三、血液标本的运输存储及预处理

1. 血样运输 采血完成后，应尽量减少运输和贮存时间，尽快处理，尽快检验，时间耽搁得越少，检验结果的准确性越高。很多过程影响标本质量，如：血细胞的代谢活动，蒸发作用和升华作用，化学反应，微生物降解，渗透作用，光学作用，气体扩散等。

如果实验室就在附近，血样的运送并不构成很大困难。但是血样是具有生物危险性的物品，即使是从病房或门诊运送血样到检验科，也应该小心血样外溅。试管往往没有管盖，使用传统针头 - 注射器 - 试管采血的医疗机构更应该注意运送中的危险。

如果血样必须送到远处的实验室，也应该在采血后 1h 内离心，制成血浆或血清；血涂片必须在采血后 2h 内准备。运送血清或血浆时，应严格按照有关规定严密包装，特别是标本需要邮寄时。较长距离运输血液标本的原则是，运输时间越短，运输时标本温度越低，标本到达时的质量越好。注意：血钾例外。由于在室温下 Na^+，K^+-ATP 酶的活性低，所以从红细胞中释放钾入血浆的效应小；温度低于 4℃或高于 30℃时，Na^+，K^+-ATP 酶的活性增强，血钾可假性升高。

建议：为了减少血液运送过程中的危险，建议使用封闭的真空采血系统。

2. 血样贮存 当必须贮存血样时，应遵循以下原则。

(1) 为了防止蒸发，血样应贮存在封闭的容器中。即使贮存在冰箱里，蒸发的危险性依然存在。

(2) 血样贮存的温度越低，血样保存的时间越长。注意，对于有些检验指标，血样不能深冷冻。如：做血液形态学检验的 EDTA 抗凝全血，做脂蛋白电泳的血清或血浆，测载脂蛋白 A Ⅰ及 B，脂蛋白 X 及低密度脂蛋白 - 胆固醇的血清或血浆。纤维蛋白单体阳性血浆等。

(3) 惰性分离介质能够提高血清和血浆的产量，而且可以让血清保留在原管中。

(4) 血样保存时应竖直放置，以加快凝血。

(5) 避免晃动血样，产生溶血。

(6) 贮存中应避光，尽量隔绝空气。

(7) 血样深冷冻再溶解后，应重新混匀几次，防止检测物质分布不均。

(8) 推荐贮存期限：生化检验，4℃冰箱贮存 1 周；免疫学检验，4℃冰箱贮存 1 周；血液学检验，室温 2 天；血液凝固检验，4℃冰箱贮存 1 天；毒理检验，4℃冰箱贮存 6 周。

3. 血样预处理 通常未加抗凝剂的血液在 30~60min 内凝血，析出血清。血凝完全后，应在 1 000~1 200r 下离心 10~15min。对于血液凝固检验，应在 2 000r 下离心 15min。制成的血清或血浆不可以再次离心，毛细血管血样可以用微量离心机离心，通常在 6 000~15 000r 下离心 90s 即可。

血样离心后，理想情况下，分析仪的探针直接刺入管子的管盖，吸取血样，从而最大程度上减少了被血液污染的危险（如 BD 公司 SST 管内含惰性胶体，离心后在血细胞和血清间形成隔离层，可以直接上机，实现一管操作）。但是，多数实验室还必须将血清或血浆分到其他管中，这时应注意血源性感染的危险。

建议如下：

(1) 由于血液的潜在危险性，尽量减少血清或血浆从一个容器到另一个容器的移动。凝血因子和血小板功能检查对血液标本的采集，保存，运输等要求更高，其质量好坏对实验结果影响更明显，有关此方面的质量控制在第十六章有较详细的论述，本节不再赘述。

(2) 检验可以粗略地分为检验前，检验中和检验后三个阶段。研究表明，检验前阶段所占时间占全部时间的 57.3%。从取得标本到标本送达实验室，检验前阶段的质量控制是整个检验质量控制中一个容易被忽视却非常重要的环节。

(3) 必须慎始敬终，认真对待每一个环节。如同一个链条的强度取决于它最脆弱的一环，一项检验的最终质量取决于误差最大的那个环节，标本从患者到实验室，环节众多，头绪繁复，必须步步谨慎。

(4) 应树立“以人为本”的原则。以人为本，要求临床医生熟悉患者的各种情况（病情、年龄、性别等），要求检验人员对各种影响检验的因素有全面系统的了解，要求采血人员操作规范化，完善制度，使用安全性更好的用品，保护医务工作者和患者的安全。只有这样，才能保证高质量的标本，高质量的检验和对检验结果的准确评价。这些是任何先进仪器所不能替代的。

在“以人为本”的前提下，尽可能完善设备。不只是购买先进的大型自动化检验仪器，还包括使用先进的采血用品，提高血液标本的质量和采血的安全。

第二节　分析阶段质量控制

分析阶段指的是从标本合格验收到分析测定完毕的全过程。这个阶段应该做好标本的验收和预处理，建立稳定可靠的测定系统，实施完善的室内质控和室间质评程序。为此还要做好大量的质量管理层面和技术管理层面的准备工作。

一、质控品的选择和应用

(一) 质控品的定义和种类

国际临床化学和检验医学学会（IFCC）对质控品的定义为：专门用于质量控制目的的标本或溶液，不能用作校准。选择什么类型的质控品是质控工作首先要解决的问题。质控品有多种分类方法，若根据血清物理性状可分为冻干质控血清、液体质控血清和冷冻混合血清；根据有无靶值可分为定值质控血清和非定值质控血清；根据血清基质的来源可分为含人血清基质的质控血清、动物血清基质的质控血清、人造基质的质控血清等。市场上有各种进口或国产的质控品可供挑选，实验室可根据自己的实际情况认真选择。

(二) 质控品选择使用时应注意的几个问题

1. 质控品的基质效应　在对某一分析物进行检验时，处于该分析物周围的其他成分的组合是该分析物的基质。由于这些组合成分的存在，对分析物的检验可产生“基质效应”。质控品一般为来自人或动物的血清经过处理，添加了无机或有机化学品、生物体的提取物、防腐剂等制备而成。它对分析来说，就是“基质”，能产生“基质效应”。

(1) 理想的情况下，质控品应与患者标本具有相同的基质状态，这样，质控品与患者标本具有相同的表现。若从基质差异考虑，强调用人血清。从价格和来源考虑，则选用动物血清。而从检验人员自身防护免受来自质控品内传染性病原体的危害考虑，近来又重视使用动物血清。

(2) 质控品的生产加工处理过程可以改变基质的性质：如为了达到特定的浓度而加入的添加物的来源和性质与人血清标本的差异，添加的稳定剂本身也是改变基质的原因之一，将产品制备成冰冻或冻干状态又使质控品在物理和化学表现上发生变化。

(3) 某些检验方法可影响对质控品的选择：例如用染料结合法测定人血清清蛋白，无论是溴甲酚绿或溴甲酚紫，都对人白蛋白有强烈的特异性，但与牛血清白蛋白结合却很差，特别是溴甲酚紫。因此，使用溴甲酚紫的实验室就不能选用牛血清为基质的质控品。

2. 质控品的稳定性　严格地讲，任何质控品都会有变化，是不稳定的。所谓不变化、稳定只是相对的。认为质控品很稳定，是因为它的变化很缓慢，甚至用检验手段无法反映出其变化。生产定值质控品的厂商在其产品说明书上提供的预期范围很宽，其实是包含了质控品的缓慢变化使实测值有偏离初始均值的倾向。好的质控品应该在规定的保存条件下，至少稳定 1~2 年。

3. 质控品定值与非定值

(1) 正规的定值质控品在其说明书中有被定值的各分析物在不同检测系统下的均值和预期值范围，用户可从中选择与自己相同检测系统的定值作为参考。但须注意不能误将其预期值范围当作控制的允许范围。

(2) 不定值质控品的质量与定值质控品并无不同，只是生产厂商没有邀请一些实验室为其产品作定值。从用户的角度讲，不定值质控品要比定值质控品便宜许多。

(3) 不论是定值还是不定值质控品，在使用时，用户必须用自己的检测系统确定自己的均值与标准差。只是定值质控品有一个预期范围供用户参考，但即使用户的均值与厂商提供的均值相似，并不说明用户的检测结果准确，不相似也不说明用户的准确度有问题。

4. 质控品的瓶间差

(1) 日常工作中，质控品检验结果的变异是检测不精密度和更换各瓶质控品间差异的综合反映。只有将瓶间差异控制到最小，才能使检验结果间的变异真正反映日常检验操作中的不精密度。

(2) 良好的质控品在生产时极其注意均匀混合，并用称量法控制分装时的重复性。用户对冻干质控品复溶时要严格控制操作的标准化，尽可能避免和减少操作不当造成的瓶间差。

(3) 已有市售的液体质控品，它消除了分装和复溶时引入的瓶间差。只是这类产品价格较高，且含有防腐剂类添加物，可能对某些检验方法会引起基质差异的误差。但液体质控品的稳定期长，消除了瓶间差和复溶时的操作误差，已为不少实验室采用。

5. 质控品的分析物水平（浓度）　日常工作中若只做一个水平的质控品检测，其反映的质量是整个可报告范围中的“一点”的表现，只说明在该控制值附近的患者标本检验结果符合要求，难以反映较高或较低分析物水平的患者标本是否也符合要求。若能同时做 2 个或更多水平的质控品检测，则所反映的质量是一个范围内的水平，其效果更好。因此，在选择质控品时，应该有 2 个或更多水平的控制物。通常挑选的是医学决定水平的、可报告范围的上下限值的质控品浓度。

（三）质控品应具备的特性

作为理想的生化检验质控品，至少应具备以下特性。

1. 人血清基质。

2. 无传染性。

3. 添加剂和抑菌剂（防腐剂）的含量尽可能少。

4. 瓶间变异小，酶类项目的瓶间 *CV*（变异系数）应小于 2%，其他分析物 *CV* 应小于 1%。

5. 冻干品复溶后的稳定性，2~8 ℃时不少于 24 小时，−20℃时不少于 20 天。某些不稳定成分（如胆红素、碱性磷酸酶）在复溶后的前 4 小时的变异应小于 2%。

6. 到达实验室的有效期应在 1 年以上。

（四）质控品的正确使用与保存

有了合格的质控品，在使用时应注意以下几点。

1. 严格按质控品说明书操作。

2. 冻干质控品复溶时要确保溶剂（试剂水）的质量。

3. 冻干质控品复溶时，所加溶剂的量要准确，并尽量保持每次加入量的一致性。

4. 冻干质控品复溶时应轻轻地摇匀，使内容物完全溶解呈均一态，切忌剧烈振摇。有些质控品瓶塞不紧，为防止瓶口泄漏，也不宜颠倒混匀。

5. 冻干质控品复溶后宜在室温放置半小时，待其内容物稳定后再开始使用。

6. 质控品应严格按使用说明书规定的方法保存，不能使用超过保质期的质控品。

7. 质控品应与患者标本在相同的条件下进行测定。

二、质控图的选择和应用

室内质控的目的是监测测定过程中出现误差时，能有适当的质控方法警告检验人员。通常采用的方法是将质控品与患者标本放在一起测定，将质控品测定结果标在质控图上，然后观察质控品测定结果是否超过质控限来判断该批患者标本的结果是在控还是失控。可供应用的质控图有多种，如 Levey-Jennings 质控图、Z- 分数图、Youden 图、Westgard 质控图、Monica 质控图、累计法质控图等，可根据需要选用。这里分别介绍常用的 5 种质控图。

（一）Levey-Jennings 质控图

此图即通常所称的常规质控图、$\bar{x}$–s 质控图。20 世纪 50 年代由 Levey 和 Jennings 引入临床检验中，60 年代以后被普遍应用。其方法是建立在单个质控品做双份测定值的均值（$\bar{x}$）和极差（R）的基础上。此图的优点是可以观察批内误差（R）和批间误差（$\bar{x}$ 的变化），在问题出现以前去发现预示性迹象，便于尽早采取措施以防止发生误差。目前大家所熟悉的 Levey-Jennings 质控图是经 Henry 和 Segalove 修改了的图。它以 20 次单份质控品的测定结果计算均值和标准差，定出质控限（以 $\bar{x} \pm 2s$ 为警告限，$\bar{x} \pm 3s$ 为失控限），每天随患者标本测定质控品 1 次，将所得的质控品测定结果标在质控图上。这个经过修改的图就是单值质控图。制作方法如下。

1. 数据收集和处理 选择合格的质控品，测定其在最佳状态下的变异（*OCV*）和常规条件下的变异（*RCV*）。以 *RCV* 所得均值、标准差制图。目前生化实验室广泛应用自动分析仪，因而 *OCV* 与 *RCV* 的区别已经不明显。目前的做法是，对新批号的质控品，在常规条件下测定 20 天或更多天（批），作统计处理，剔除超过 $3s$ 的数据后得出均值和标准差。此均值作为暂定均值，也即为质控图上的中心线（暂定中心线）。暂定均值和标准差作为下 1 个月室内质控图的均值和标准差进行室内质控，1 个月结束后将该月在控结果与前 20 个质控品测定结果收集在一起，重新计算均值和标准差，此为累积均值和标准差，以此累积均值和标准差作为下 1 个月的质控图的数据。重复上述操作，连续 3~5 个月。这 3~5 个月的累积均值和标准差即可作为质控品有效期内的常规均值（常规中心线）和标准差，并以此作为有效期内室内质控图中的数据。对个别在质控品有效期内其浓度水平容易变异的项目，则需视具体情况对均值进行多次的调整。准备更换新批号质控品时，应在旧批号质控品用完之前，将新批号与旧批号质控品同时进行测定，重复上述过程，建立新批号质控品均值和标准差。在确定均值和标准差后，如果测定方法处于稳定状态，就能对其后的观察值（患者标本测定值）的范围作出统计学上的预测。“稳定”是指均值和标准差保持基本恒定。若均值偏移或标准差增大，就可能来源于额外的测定误差，说明实际测定已偏离了原有的稳定状态。质控方法应该能够检出这些额外的测定误差。质控品预期值范围的确定建立在置信区间概念的基础上。假定均值代表质控品的“真值”，标准差可用来表示实际测定值的正态分布，可接受的预期值范围可用均值加减标准差的若干倍数的方式表示。通常规定 95% 或 99%（实际上应为 95.45% 或 99.73%）作为统计学上的可接受置信区间，相当于质控测定值应落在 $\bar{x} \pm 2s$ 或 $\bar{x} \pm 3s$ 的范围内。在此范围内，则应认为该批测定在控。

2. 制图 取一张 Levey-Jenings 质控图，在图上方的各项目中填上单位、日期、试验项目、测定方法等有关内容，仔细填上均值（或靶值）、标准差，同时在图的纵坐标 $\bar{x}$ 及 $\pm 1s$、$\pm 2s$、$\pm 3s$ 等处标上相应具体的数值。用蓝笔在 $\bar{x} \pm 2$s 处划线，为警告线；用红笔在 $\bar{x} \pm 3$s 处划线，为失控线。

3. 应用 质控图制好后，可以开始将日常工作中该质控品每天（批）测定结果值点于图中，并将相邻的点用线连接。画上连线是增强视觉效果，便于观察，容易发现问题。在图的下方逐日记录日期、校准液吸光度、质控血清吸光度和操作者标志，如有特殊情况可记录在备注栏中。每个项目只做一个数据，并逐日将各个质控点以直线相连，形成质控曲线图。应每天及时将质控数据点到图上，而且要注意观察有无发生失控的情况，如果质控结果提示有失控的情况，即应进入处理失控的程序，并正确处理临床检测结果报告单的签发。在 1 个月末，应及时对本月的质控情况作出小结，统计出当月的 $\bar{x}$、s 和 *CV*，对本月的质控情况作一简要明确的回顾，分析与记录所有值得重视的情况，对失控及采取的措施、采取措施后的效果等情况也应在小结中记录。

（二）Z-分数图

日常工作中如果每天使用高低不同浓度水平的几个质控品，要在同一个质控图上点出这些质控品的测定结果就有所不便。可采用各个质控品测定值的“Z-分数”的方法解决这个问题。某质控品的“Z-分数”是该质控品的某次测定值与其均值之差，除以该质控品的标准差：

$$Z\text{-}分数=\frac{x_i-\bar{x}}{s} \qquad 式 2\text{-}1$$

例如，某质控品均值为140，标准差为5，某次测定值为145，则Z-分数=（145−140）÷5=+1；若测定结果为130，则Z-分数=（130−140）÷5=−2。因此，Z-分数质控图中的值和正负号表示的是质控品值偏离其均值的标准差的倍数和方向。Z-分数质控图的刻度一般从−4到+4，其间为±1、±2、±3的质控限。

（三）Youden 图

1967年Youden提出了此质控图。这是双值质控图，同时测定低值及高值两个质控品，将结果点入图内，可以区分系统误差和随机误差，也可以应用于室间质量评价的统计分析。

（四）Westgard 质控图

Westgard质控图的图形本身基本上和Levey-Jennings质控图十分相似，不同之处，主要在于Levey-Jennings质控图仅在图上考虑“单个”质控规则，而Westgard质控图考虑的是“多个”质控规则（详见Westgard多规则质控程序）。

（五）Monica 质控图

Monica质控图是另一类被许多实验室常用的质控图，采用定值质控血清和以选定变异系数（choose coefficient of variance，*CCV*）为控制线。因此Monica质控图制作方便，启用新批号质控品时可以立即开始进入质控程序，平行重复的2个质控值可以反映操作的精密度，又因使用定值质控血清，一般认为也可反映准确度。原来认为还有另一个优点是本法使用*CCV*为控制限，所以可以将室内质控的情况与室间质量评估联系起来。但目前认为*CCV*的性质是反映众多实验室在室间调查时所有结果的离散度与评价准确度的指标，将*CCV*作为室内质控中的允许误差显然是不妥的。以定值质控品的定值数据直接作为室内质控的靶值，不经过实验室自己定值，也不太适宜。

三、室内质控方法的设计和质量评价

室内质控（IQC）不单纯是操作方法，也是质量管理中的一个内容，临床实验室要保证质量，应该实施总体质量管理（TQM）原则。开展室内质控先要有一个质量计划，定出一个试验的质量要求，在确定分析方法的不精密度和不准确度的同时，确定质控方法（规则），以保证达到预期的质量要求。实验室采用何种质控方法不是随意决定的，应使质控有效，能真正达到控制的目的，而且所用的质控方法是最经济的。

所有不同的分析项目由于其方法的不精密度与不准确度不同，若采用同一种质控规则，所起到的控制作用不一致，即所达到的控制质量不同。从质量管理要求来说，这个新的观点更加全面，将方法的不精密度和不准确度都与质量控制（QC）相联系，全面考虑这三个关键因素的相互关系。

质控方法本身也应有质量指标。评价质控方法质量的指标主要为误差检出概率和假失控概率，这也是选择质控方法或规则时的依据，或是预先确定的质量目标。

因此，检测项目选择质控方法不能随意决定，要有一定依据，事先经过仔细地选择，并经常对质控方法进行质量评价。每个项目的质控方法或控制规则不一定都是统一的，而应该在简便适用、确保质量的基础上实施个案化的质控方法。

功效函数图和操作过程规范图是室内质控方法设计和评价的工具，两者相比，后者简化了设计质控方法的过程，不需要计算临界误差并减少了不必要的操作，只要将测定方法的不精密度和不准确度标记在操作过程规范图上，就能直接选择合适的质控方法，保证质控工作的质量。下面介绍操作过程规范图。

（一）操作过程规范图的简介

操作过程规范（operational process specifications，OPSpecs）图的基础概念是对某项操作不仅应知道做什么，还要知道做得好不好。OPSpeces图可用于证实当前所用的统计质控方法是否合适，或选择新的控制方法是否能达到分析质量要求。

一张OPSpecs图包含了质量要求类型、实际质量要求、不同质控方法所允许的不精密度和不准确度等信息，还包括控制规则及质控测定数目，以及质控方法的误差检出率和假失控率等信息。

1. **标题** 表明本项目的分析质量要求是：以医学决定水平的10%为允许的总误差（TEa），能达到90%的误差检出率P_{ed}作为分析质量保证（AQA）。

2. **坐标轴** ①y轴是允许的不准确度，以偏差%表示；②x轴是允许的不精密度，以标准差（*s*）%表示，等同于变异系数（*CV*）。“操作点”表示一种测定方法的实际操作，根据方法的偏差和*CV*定出坐标。

3. **控制线** 表示不同质控方法的控制限：①图中最高的斜线表示测定方法非常稳定时的控制限，相当于以bias+2*s*为总误差，方法的初次评价或确认时常以此作为可接受的标准；②其他的线对应一定的控制规则和质控测定的数目。

4. **右边方框列出各个质控方法的细节** 方框中的第一列是控制规则，缩写为A_L，A是规则符号或控制测定的数目，L是控制限。第二列是假失控概率P_{fr}，这一指标如小于0.05是理想的，使质控的假报警降至最低。N是每一分析批次中质控测定的总数，N=2可以是一个质控测定2次，也可是2个不同质控物各测定1次。R是应用控制规则的批次的数目，一般是1批，但在多规则质控中有的规则如4_{1s}和$10_{\bar{x}}$分别要在连续几个批次中应用。

（二）OPSpecs 图的应用步骤

以胆固醇测定为例。

1. **确定质量目标** 这是设计质控方法的起点。质量目标可以用允许总误差（TEa）表示。根据美国临床实验室改进修正法案’88（CLIA’88）能力验证计划的评价限，概括了常用检验项目的允许总误差、不精密度、不准确度，供设计过程中应用（表2-3）。表中胆固醇的TEa为10%。

表 2-3 常用检验项目的允许总误差、分析不精密度、不准确度

项目	单位	允许总误差（TEa）/%	不精密度（CV%）	不准确度（Bias%）
葡萄糖	mmol/L	10	1.29	0.68
尿素	mmol/L	9	2.01	0.09
尿酸	mmol/L	17	1.32	0.61
肌酐	μmol/L	15	2.12	3.83
总蛋白	g/L	10	0.84	0.01
白蛋白	g/L	10	1.19	2.91
钙	mmol/L	7.5	2.09	0.03
胆固醇	mmol/L	10	1.82	0.25
甘油三酯	mmol/L	25	2.74	1.42
GPT	U/L	20	2.16	1.66
GOT	U/L	20	2.39	0.04
乳酸脱氢酶（LDH）	U/L	20	2.20	4.50
肌酸激酶（CK）	U/L	30	1.68	1.19

2. **确定质控的质量要求** 即误差检出能力，一般选用 90% AQA，并先要选用 N 数较小的质控方法，使质控成本降低。

3. **根据方法实际的不精密度和不准确度，在图上标出操作点** 即以标准差或 CV% 为 x 坐标，以偏差 % 为 y 坐标。标准差或 CV 的数据可来源于室内质控或 RCV，偏差的数据可来源于室间质评。

4. **确定实验室的首选质控方案** 在操作点上方的控制线所代表的质控方法均可以采用，选一种最简便有效的。

如果所有的线均在操作点的下方，说明这些质控方案均不能满足质量要求，应该选另外的 OPSpecs 图，有较高的 N 或较低的误差检出率[如 50% AQA（SE）]，或改用其他精密度和准确度更好的方法，重新定操作点。

如果应用 OPSpecs 图软件，上述操作就十分方便，输入有关的数据后，自动生成 OPSpecs 图，随意选择质控规则用来观察和比较。

（三）OPSpecs 图评估分析质量改进的作用

每当测定方法改变后都应重新检查质控计划，如果方法改进了，就有可能减少质控测定数目，采用较简便的质控方法，如果方法恶化，就有必要增强质控，或是增加 N 数，或是改变质控的规则，采用多规则质控。

在上面胆固醇测定的例子中，如果偏差从 2.0% 降低为 0.0%，CV 仍为 2.0%，在 OPSpecs 图上画出新的操作点，可以看到由于准确度的提高，可以采用 N 数为 2（原来 N=4）的 $1_{2.5s}$ 单规则质控，或 $1_{3s}/2_{2s}/R_{4s}$ 的多规则质控。

如果 OPSpecs 图表明现有的质控方法可以达到 90% 误差检出率，实验室只要严格执行统计学质控就可以保证质控的效率。如现有的方法只能达到 50% 误差检出率的目标，则同时还需加强非统计学质控的方法，包括仪器的维护、操作人员的培训等，即通过加强全面质量管理，保证检验的质量。

四、质控规则

（一）Levey-Jennings 质控图的质控规则

1. 一般将 ±2s 线作为警告线，±3s 线作为失控线。因为质控测定值的分布是符合正态分布规律的，所以有 95% 的结果应落在 $\bar{x}\pm 2s$ 范围内，有 5% 的结果可在 x±2s 外，但在 x±3s 内，不应有数值落在 x±3s 以外。因此当质控值超过 ±2s 但< ±3s 时要引起注意，但不作为失控处理。质控值超过 ±3s 提示失控，暂时不能发出临床检测结果报告，进入失控处理程序。本规则主要是发现随机误差。

2. 当质控图形出现某种规律性或趋势性情况时，应分析是否发生了系统误差。因为在正态分布中均值两侧的数据分布几乎相同，不应有连续 5 次以上结果在均值的同一侧，或 5 次以上数值渐升或渐降，不应有连续 2 次结果在 $\bar{x}\pm 2s$ 以外。如质控曲线出现向上或向下的“漂移”现象（有明显分界的位移），则提示存在系统误差，准确度发生了突然的向上或向下的改变；出现渐进性走高或走低（向上或向下的趋向）的趋势性变化，表明检测的准确度发生了逐渐的变化。出现上述情况时，纵使质控值还在 ±3s 的范围之内，也应引起注意，分析原因，采取正确的措施，使质控值恢复到符合统计原理的随机分布状态。

3. 如采用 ±2s 为失控线，虽然提高误差检出概率，但假失控概率亦较大，需要经过仔细评价。若以 ±2.5s 为控制线常可获得较好的控制效果。

4. 室内质控主要是控制精密度，所以如果采用的是定值质控血清，并且 $\bar{x}$ 与该定值（靶值）有较大差异时，应以本室的 $\bar{x}$ 标图，对质控效果不会有不良影响。否则可能会出现质控值分布在均值线一边的情况。

5. 按照 Levey-Jennings 质控图的原意，使用 2 个控制品时以 1_{3s} 为失控规则，只要有质控值超出 $\bar{x}\pm 3s$ 的，就定为失控；使用 1 个控制品时，以 1_{2s} 为失控规则，只要有质控值超出 $\bar{x}\pm 2s$ 的，就定为失控。若仅以 1_{3s} 为控制规则，对误差识别的灵敏度不够；因此，这两种规则无论单独使用或联合使用时，均应小心判断。

6. R_{4s} 只用于每批做 2 个或 2 个以上水平质控品时。在一批内，一个质控品的测定值超出了 $\bar{x}$+2s 限值；另 1 个质控品测定值超出了 $\bar{x}$–2s 限值，是失控规则。这个“范围”规则对分布宽度的变化很敏感，所以对检测系统的精密度变化或随机误差的增大，有很好的指示作用。

（二）Westgard 多规则质控程序

临床检验中最简单和最常用的是 Levey-Jennings 质控方法，其质控规则主要为单独的 1_{2s} 或 1_{3s}（即以 $\bar{x}\pm 2s$ 或 $\bar{x}\pm 3s$ 作为控制限）来判断该批测定在控或失控。它方便易行，却相对较简单粗糙。生化检验进入自动化阶段后，面对众多控制结果，原先的手工绘图和单规则质控方法显得落后了。Westgard 于 1980 年提出的多规则程序是针对各个控制规则的特性，将它们组合起来，以计算机作逻辑检索，借此提高控制效率的一种质控方法。Westgard 多规则控制程序（以下简

称多规则）要求受控项目每次使用2个水平的质控品，1个水平的质控品亦可以，但观察误差的敏感性就差。手工绘制多规则质控图的基础仍是Levey-Jenings质控图，只是控制的规则变了。Westgard多规则的主要特点是：①它在Levey-Jennings方法的基础上发展起来，很容易与Levey-Jennings质控图进行比较并涵盖了Levey-Jennings图的结果；②具有低的假失控或假报警概率；③失控发生时能确定产生失控的测定误差的类型，以帮助确定失控的原因，便于寻找解决问题的办法。也可以认为Westgard多规则是第二代的质控方法。常说的Westgard多规则即1_{2s}、1_{3s}、2_{2s}、R_{4s}、4_{1s}、$10_{\bar{x}}$共6个质控规则，用$1_{2s}/1_{3s}/2_{2s}/R_{4s}/4_{1s}/10_{\bar{x}}$表达。分述如下：

1. 1_{2s}　为警告规则，不是失控规则。若本批控制结果没有超出±2s限值线，表示本批结果没有问题，在控，可以发出报告。若本批检验有一个控制结果超出（不包括正好在限值线上的结果）±2s，表示本批结果可能有问题，是一个警告，但不能肯定是失控，需要作进一步分析，若再符合以下任何一条规则，才能判为失控。

2. 1_{3s}　如这个控制值不仅超出±2s限值线，还超出了3s控制线，判为失控。

3. 2_{2s}　可有2种表现，同批2个质控品结果同方向超出+2s限值；或同一控制品连续2次控制结果同方向超出–2s限值。后者要将连续2次的质控结果结合分析。这一条属系统误差失控。

4. R_{4s}　在同一批测定中，两个控制结果极差超出4s范围，例如其中有一个超出了+2s限值，另一个超出–2s限值，或一个超出了+2.5s，另一个超出了–1.5s时，属随机误差过大，属失控。

5. 4_{1s}　有2种表现：①同一质控品连续前3次结果和本次结果在同方向超出1s范围；②2个质控品的前1次结果和本次结果，均同方向超出+1s或–1s范围。属系统误差表现，失控。

6. $10_{\bar{x}}$　本次结果与前4次结果连续分析，2个质控品5次结果连续在均值的同一侧。或一个质控品连续10次结果在均值的同一侧。属系统误差表现，失控。但是，若出现1_{2s}警告结果的这个控制品，仅是这一次在均值的某一侧，正好另一个控制品有连续9次结果在均值的同一侧，这不是$10_{\bar{x}}$的表现；若出现1_{2s}警告结果的这个控制品，连续共有9次在均值的某一侧，另一个控制品这一次也在同侧，但前一次在另一侧，这亦不是$10_{\bar{x}}$的表现。

上述由6个规则组合的多规则，是1980年Westgard提出的经典的Westgard多规则。其他常用的规则还有如$8_{\bar{x}}$规则、$12_{\bar{x}}$规则、$2/3_{2s}$规则、$6_{\bar{x}}$规则、$9_{\bar{x}}$规则、7_T规则等。

7. **多规则质控检索逻辑**　以1_{2s}规则作为警告规则启动$1_{3s}/2_{2s}/R_{4s}/4_{1s}/10_{\bar{x}}$系列质控规则的逻辑示意图。如果没有质控数据超过$\bar{x}\pm2s$控制限，则判该批结果在控，可以报告该批患者检测的结果。如果一个质控测定值超过$\bar{x}\pm2s$，则由1_{3s}、2_{2s}、R_{4s}、4_{1s}和$10_{\bar{x}}$质控规则来进一步检验质控数据。如果没有违背这些规则，表示这次1_{2s}的出现也许是属于正常的波动，不是失控，不要进行任何失控处理，可以报告患者结果。如果违背其中任何规则，说明确实为失控，不发患者报告。在实践中1_{3s}或R_{4s}规则常检出随机误差，而2_{2s}、4_{1s}、$10_{\bar{x}}$质控规则是检出系统误差。当系统误差非常大时，也可由1_{3s}质控规则检出。

（三）真失控和假失控

研究质量控制方法的性能时着重在两个方面，即真失控检出的可能性和假失控误报的可能性。每个控制规则都有检出2种误差的可能性。对真失控检出的可能性大了，假失控误报的可能性也增加了；反之，真失控检出的可能性减小了，假失控误报的可能性也小了。只是每个质控规则的真失控检出可能性和假失控误报可能性可随规则而变化，所以在使用单个控制规则做质量控制时，更要注意对控制规则的选择。各实验室应重视和熟悉各个质控规则的特性，结合实验室自身要求或临床的允许误差要求，制订出自己的分析过程的控制方案，即设计本实验室的质控方法，并不断提高质控效率。

五、失控后的处理

对失控情况采取正确的措施也是质控工作的一项重要内容。分析阶段质量控制的工作流程，是在患者标本检测前和检测中测定质控品，记录控制值绘制于质控图中。控制值在控，患者标本可以检测和报告；控制值失控，停止患者标本的检测，拒发检验报告，寻找原因，解决问题，再重新开始检测，并对失控时的患者标本重做。目前不少实验室的质量控制常常不遵守这个流程。先前对失控（即出现失控信号）时的纠正措施指导意见常常建议先重做质控品或再试一个新的质控品，以查明是否人为误差或偶然误差，或者查明是否“质控品坏了”。有观点认为，失控后简单地重测质控品或再试一个新的质控品以判断究竟是否失控或失控是否因为质控品的问题，是不正确的做法。因为不分析误差的原因就机械地重测质控品，无论测定的结果是在控还是继续失控实际上对失控的判别意义不大，反而可能延误了解决误差的时机，把问题留给了以后。问题既有可能是因假失控概率加大而表现的失控，也有可能因降低误差检出概率而使得严重的系统误差情况均不能检出。所以不应提倡在分析失控原因之前就复测质控品，而应先分析失控原因。对失控原因的分析和排除是质控程序中最关键的，但又没有固定的模式，大概的方法参阅下面所述。

（一）失控处理程序

发生失控情况后，立即向专业组长、科室和质量负责人报告，该分析批的患者标本结果报告暂时不发，根据失控表现仔细分析原因并作纠正和排除后，再复测质控品直至回到控制状态，必要时复测部分或全部待测标本，然后发出正确的检验报告。以上整个过程应有详细文字记录并保存。

（二）失控原因分析和排除

失控信号的出现受多种因素的影响，这些因素包括操作上的失误，试剂、校准物、质控品的失效，仪器维护不良以及采用的质控规则、控制限范围、一次测定的质控标本数等。失控信号一旦出现就意味着同批测定的患者标本检验结果可能作废，但也可能没有发生真正的误差而仅是一种假失控。因此，首先要尽量查明导致失控的原因，采取适当措施，消除后，再随机挑选出一定比例（如 5% 或 10%）的待测标本进行重新测定，最后根据既定标准判断先前的测定结果是否可接受，对失控作出恰当的判断。如判断为真失控，应该对相应的所有失控待测标本和质控标本进行重新测定，并且质控标本结果应该在控。如失控信号被判断为假失控时，常规测定报告可以按原先测定结果发出，不必重做。无论是真失控或假失控都应该记录分析原因的全过程。一般可以采用如下步骤寻找原因：

1. **检查质控图或控制规则以确定误差类型** 区分是随机误差还是系统误差，不同的控制规则有不同的检测误差类型的能力（敏感度）。例如 1_{3s} 和 R_{4s} 规则通常指示随机误差，2_{2s}，4_{1s} 和 $10_{\bar{x}}$ 规则通常指示系统误差，检查质控图上的质控点的分布情况也可提供类似的信息，质控曲线的突然变化或较大幅度的波动应多考虑随机误差，而趋向性的现象多为系统误差。

2. **认识与误差类型有关的一些因素** 由于随机误差和系统误差有不同的原因，因此从不同的误差类型较易追查有关误差来源的线索。导致系统误差的因素比引起随机误差的因素多见，一般也较容易解决。引起系统误差常见原因有：试剂批号改变、校准物批号改变、校准物定值错误、不适当配制试剂、试剂变质、校准物变质、试剂或校准物的不适当贮存、由于移液管的误调或未校准引起标本或试剂的体积变化、孵育箱和反应盒的温度变化、分光光度计的光源老化以及操作人员的更换等。

随机误差的常见原因有：试剂和试剂通道中的气泡、混合试剂不恰当、温度和孵育不稳定、不稳定的电压以及在吸量、定时方面的个体操作变异等因素。

3. **对于手工法操作的项目** 应认真回顾操作的全过程，有无换人，有无操作及结果计算上的失误，然后依次确认标准品、试剂、反应温度、比色计等是否正常。

4. **对于生化自动分析仪测定者** 首先应该分析在质控品失控之前有无改变分析系统的状态，如分析仪硬件的更改（包括光路部件的更换），化学反应参数的更改，标准品的变更、试剂的变更，质控品变更等。对于更改过的部分应仔细确认其更改的正确性。同时区分是个别项目质控品失控还是多数项目失控。个别项目失控，可以基本确定分析仪工作是正常的。重点确认该项目的试剂有无受污染、久置变质、位置错位，确认校准品是否正常，确认质控品中该项目是否分解失效，如葡萄糖、某些不稳定的酶、胆红素等。多项目失控，处理问题的步骤首先应针对这些试验的共同因素，如都是一些脱氢酶反应的项目（谷丙转氨酶、己糖激酶法葡萄糖测定等）失控，共同的特点是都以 340nm 为测定波长，就很有可能比色灯泡 340nm 光能量明显下降或该波长滤色片损坏；如都是一些氧化酶反应的项目（葡萄糖、三酰甘油、总胆固醇、尿酸等）失控，则最有可能受到维生素 C、胆红素等物质的污染和干扰，或是 500nm 光路有异常。找不出明显共同因素的多项目甚至是全部项目的失控，很可能是仪器的故障、质控品变质等所致。

5. **分析与新近的改变有关的原因** 系统误差大多数常与试剂或校准问题有关。突然漂移通常由更换试剂、新的校准或校准品批号改变所引起。当查找漂移的原因时，操作者应检查试剂、校准，并且做好记录，以便为解决问题提供线索。

趋向性的问题可能比单纯的漂移难解决，因为趋向性发生与发展的过程较长，常见的原因有试剂逐渐变质、校正值漂移、仪器温度改变、滤光片或灯泡老化等，查找时应逐个分析确认。

查找和解决导致随机误差增加的问题更为困难，因为随机误差不易分析或量化。

如果上述几个步骤均未能得到在控结果，可能是仪器或试剂的内在原因，只有与仪器试剂厂家联系，请求他们的技术支援。

6. **解决问题并记录处理结果** 检查出问题的原因后，针对这个原因采取纠正措施，这时可以重新测试所有的质控品，一旦在控，应将失控批次的待测标本部分或全部重新测定。另外，应该将失控事件以及具体的处理过程详细记录下来。

六、室内质控数据的管理

室内质控是长期的日常工作，要将每天累积下来的大量数据，除了在每月结束时作小结和分析外，应该作为实验室重要的资料予以长期妥善保存。

（一）每月室内质控数据统计处理

1. 每月结束时，应将各个分析项目的质控数据进行回顾分析，观察每一张质控图的总体情况是否正常，所有的异常情况尤其是数据连续分布在均值一侧、渐进趋向性的现象等是否已作处理等。也要注意质控图的细节，如操作者的标志是否完整，数据点的标记是否规范，所有发生的事件的记录是否完整等。在回顾性分析质控图中发现的问题也应作记录，并告知有关的人员，或在科室业务讨论中通报，以期不断地提高全科的质控意识和工作质量。

2. 统计计算每张质控图的当月 $\bar{x}$、s 和 CV，并与以前的数据进行比较，尤其是与本室的 OCV 与 RCV 进行比较。如整个控制系统没有大的变动，这三个数据也应呈一定的稳定性，任何一个数据出现明显的波动一定是有原因的，一定要仔细分析。

3. 室内质控应用电脑越来越普遍，每月的统计小结可由电脑自动完成，但上述两点中的分析和讨论不能省去。

（二）每月室内质控数据的保存

1. 每月的室内质控数据和资料，包括质控图、失控情况记录、失控处理措施、每月分析小结等，都应装订成册，加上标志明显的封面，由质控负责人归档保存。

2. 应用电脑的实验室，可以将上述室内质控数据和资料以电子档案的形式作出备份，备份可以放在专用电脑的硬盘中，也可以光盘或其他电子存贮介质保存，可以适当加密以保证资料保存的可靠性。

3. 地区临检中心有要求时，可随时将每月的质控资料上报给临检中心。

4. 关于质控数据的取舍与修改问题。室内质控是监测日常工作质量的一种手段，出现失控情况完全是正常的，质控图有时不很漂亮也不能据此认为质控做得不好，实验室如果为了追求形式上的效果，将失控的数据不作记录，或将数据进行人为的修饰，拿出无可挑剔的质控图，是毫无意义的，对室内质控工作只有害处而无任何帮助。重要的是使质控真正发挥控制的作用，切实起到促进和提高实验室技术和管理水平的效能。

七、室间质量评价

在临床实验室质量管理体系中，室间质量评价（简称室间质评，EQA）是重要的组成部分。室间质量评价是由多家实验室测定同一个样品并由外部独立机构收集和反馈各参与实验室上报的测定结果，来评价实验室检测水平的过程。室间质量评价也被称作能力验证，根据 ISO/ 国际电工委员会（IEC）导则 43 ：1997 的定义，能力验证是通过实验室间的比对，判定实验室的校准 / 检测能力的活动。它是为确定某个实验室某些特定校准 / 检测能力以及监控其持续能力而进行的一种实验室间比对。

国际上实验室间的质量评价可以追溯到 20 世纪 30 年代，我国的室间质评则起始于 20 世纪 70 年代末。经过多年的发展，已在全国范围内形成一个临床检验质控网络，为推动我国检验医学的进步和发展作出了贡献。

（一）室间质评的目的和作用

室间质评作为质量控制的手段可帮助参与实验室提高质量、改进工作、减少差错、避免可能出现的医疗纠纷和法律诉讼，建立各实验室间检验结果的可比性，最终使参与实验室能作出准确的检验结果。

1. **识别实验室间差异，评价实验室检测能力** 室间质量评价报告可以帮助实验室发现其与其他实验室检测水平的差异，客观地反映该实验室的检测能力。

2. **识别问题并采取相应改进措施** 室间质评结果可帮助实验室发现问题和采取相应措施。如果本实验室结果与靶值有显著差异，就需要认真分析找出原因并加以改进。常见的原因如检测仪器未经校准或缺少维护、试剂质量不稳定、检验人员能力不能达到要求、未做室内质控或室内质控失控、对调查样品处理不当、调查样品本身存在质量问题、上报检验结果时计算或抄写错误或者质评组织者确定靶值不准等。

3. **改进分析能力和实验方法** 如果实验室拟改变实验方法和选购新仪器时，可以通过室间质评的资料的综合分析找到更准确、更可靠、更稳定或者更适合本实验室的实验方法或仪器。

4. **实验室质量的客观证据** 室间质评结果可以作为实验室质量稳定与否的客观证据。新的医疗事故处理条例实施后，实验室可以以获得满意的成绩证明自己检测系统的可靠性。即使成绩不理想，但已根据质评结果找出原因，有了改进并有文字记录，也可以作为质量保证举证的有利证据。

5. **增加实验室用户的信心** 多次满意的室间质评成绩可以鼓励实验室（实验数据）的用户即医生和患者充分信任实验室提供的数据信息，应用于诊断和治疗。

6. **支持实验室认可** 室间评价结果可以作为实验室认可的重要依据，ISO 15189《医学实验室——质量和能力的专用要求》提到的“能力验证”就包括室间评价。

7. **实验室质量保证的外部监督工具** 我国虽然尚未出台类似美国 CLIA’88 的相关法律，但室间质评成绩可作为卫生行政主管部门和医院管理者对实验室质量实施监督管理的重要工具。

8. **确定重点投入和培训需要** 室间质评可以帮助实验室确定哪个项目需要重点投入和加强培训。如哪些项目、哪些环节的成绩不理想，问题较多，就需要医院和实验室给予更多的关注和投入，以期尽快扭转局面。

（二）室间质评调查样品的检测

1. 室间调查样品必须按实验室常规工作，与待测患者样品同样的方式，用实验室常规检验方法，由进行常规工作的检验人员检验。

2. 检测调查样品的次数必须与检测患者样品的次数一样。

3. 在规定回报调查样品检测结果给质评组织机构截止日期之前，不得进行关于调查样品检测结果的实验室之间的交流。

4. 不能将调查样品或样品的一部分送到另一实验室进行检测。

5. 实验室对调查样品进行检测时，应将处理、准备、方法、审核、检验的每一个步骤和结果报告及有关人员签字等作好完整记录，形成文件化格式，并妥善保存。

（三）室间质评成绩评价方法

1. **调查样品的定值** 确定调查样品的定值非常重要。定值准确才能对各参与实验室提高准确度起指导作用，如果定值不当反会影响全局。目前确定靶值常用 2 种方法。

（1）由各个参考实验室用参考方法将调查样品的各种成分进行定值，作为靶值，参考实验室可在质评活动中发现和培育。

（2）将所有参与实验室的结果按测定方法不同算出总均值，反复剔除$>\pm 3s$的数据后再算出方法均值（$\bar{x}_m$）作为靶值。参与的实验室越多，所得结果越趋向于正态分布，则 $\bar{x}_m$ 也越接近真值。

2. **变异指数得分法评价** 变异指数得分（VIS）是目前常采用的方法，由 Whitehead 教授提出，并被 WHO 推荐。计算方法：

$$\mathrm{V}=\frac{|x-T|}{T}\times 100 \qquad \text{式 2-2}$$

式中：V 为测定值与靶值偏离百分数（变异百分率）

x 为实验室测定值

T 为靶值，若 $x=T$，则 V=0

再计算变异指数（VI）：

$$\mathrm{VI}=\frac{V}{CCV}\times 100 \qquad \text{式 2-3}$$

式中：CCV 为选定的变异系数

1985 年，卫生部临床检验中心召开的质控会议确定将上述公式修改为：

$$\mathrm{V}=\frac{x-D}{D}\times 100 \qquad \text{式 2-4}$$

式中：D 为靶值

$$VI=\frac{V}{CCV}\times 100 \quad 式 2-5$$

表 2-4 为国家卫生健康委员会临床检验中心选用的部分生化检验项目的 *CCV* 值。当 VI ≤ 400 时，VIS=VI；当 VI > 400 时，VIS=400，主要目的是防止出现因个别过大的偶然误差造成对检测水平全面评价的假象。VIS 在计算时只计整数，且不带正负符号。

我国的评分标准：VIS ≤ 80 为优秀，VIS ≤ 150 为及格，一般认为 VIS>200，表明结果中有临床上不允许的误差。

3. **偏差 % 评分方法评价** 以测定结果偏离靶值的距离确定每一分析项目的正确结果，即对每一项目确定了靶值后，通过使用基于偏离靶值的百分偏倚的固定准则或标准差进行评价。国家卫生健康委员会（原卫生部）临床检验中心推荐使用的准则是美国 CCIA'88 中的能力比对试验（PT）对分析质量的要求（表 2-5）。

具体地说，某项目的测定值距离靶值的偏倚 % 若在可接受范围内，则 PT 得分为 100，若超出可接受范围，则 PT 得分为 0。

表 2-4 国家卫生健康委员会临床检验中心选用的部分生化检验项目的 *CCV* 值

测定项目	*CCV*/%	测定项目	*CCV*/%
钾	2.9	谷草转氨酶	12.5
钠	1.6	碱性磷酸酶	15.5
氯	2.2	淀粉酶	11.5
钙	4.0	肌酸激酶	18.5
磷	7.8	乳酸脱氢酶	13.2
葡萄糖	7.7	胆固醇	7.6
尿素氮	5.7	三酰甘油	10.0
肌酐	8.9	胆红素	12.0
尿酸	7.7	谷丙转氨酶	17.3
总蛋白	3.9	高密度脂蛋白胆固醇	10.0
白蛋白	7.5		

表 2-5 美国 CLIA'88 能力比对检验的分析质量要求

分析物或试验	可接受范围
谷丙转氨酶	靶值 ±20%
白蛋白	靶值 ±10%
碱性磷酸酶	靶值 ±30%
淀粉酶	靶值 ±30%
谷草转氨酶	靶值 ±20%
胆红素	靶值 ±20% 或靶值 ±6.84mmol/L（取大者）
血气 PO_2	靶值 ±3*s*
血气 PCO_2	靶值 ±8% 或靶值 ±5mmHg（取大者）
血气 pH	靶值 ±0.04
钙	靶值 ±0.25mmol/L
氯	靶值 ±5%
胆固醇	靶值 ±10%
高密度脂蛋白胆固醇	靶值 ±30%
肌酸激酶	靶值 ±30%
肌酸激酶同工酶	CK-MB 升高（存在或不存在）或靶值 ±3*s*
肌酐	靶值 ±26.5μmol/L 或 ±15%（取大者）
葡萄糖	靶值 ±0.33mmol/L 或 ±10%（取大者）
铁	靶值 ±20%
乳酸脱氢酶	靶值 ±20%
乳酸脱氢酶同工酶	LDI/LD2（+ 或 -）或靶值 ±30%
镁	靶值 ±25%
钾	靶值 ±0.5mmol/L

续表

分析物或试验	可接受范围
钠	靶值 ±4mmol/L
总蛋白	靶值 ±10%
甘油三酯	靶值 ±25%
尿素氮	靶值 ±0.71mmol/L 尿素或靶值 ±9%(取大者)
尿酸	靶值 ±17%

CK-MB:肌酸激酶同工酶;1mmHg=0.133kPa

第三节　分析后质量管理

分析后质量管理是全面质量控制的进一步完善和检验工作服务于临床的延伸。主要指的是患者标本分析后检验结果的发出直至临床应用这一阶段,这一阶段的质量保证主要有两个方面:①检验结果的正确发出;②咨询服务,即检验结果合理解释及其为临床医师应用的过程。

一、分析后质量保证的概念

在完成样本检测后,为使检验数据(或检验报告)准确、真实、无误并转化为临床能直接采用的疾病诊疗信息而确定的质量控制措施和方法,称分析后质量保证。顾名思义,分析后质量保证就是指全面质量控制过程中的最后质量把关和提升检验数据在临床上的有效利用。这一环节的疏漏将有可能使前期的分析前、分析中质量保证有始无终,甚至前功尽弃。

二、检验结果确认的原则

随着临床实验室管理的日益规范,加之对过去所发生的差错或事故的不断反思和总结,我们可以通过对检验全过程每一环节的质控分析,从而确认和保证检验结果的真实性和可靠性。还必须:一要有强烈的责任感;二要有扎实的理论基础和过硬的检测技术。这样才能提高检验人员的自信心,其检验报告也会获得医生和患者的信任。应该说明的是室内质控和/或室间质评成绩不能完全代表该实验室所有检测结果都真实可靠,质控工作只是手段,目的仍然是归结于保证用于疾病诊疗的样本检测结果的准确性。

1. 首先被检测样本的采集和送检合乎要求,否则其结果无意义也无必要加以确认。在某些特殊情况下,样本不符合要求而又进行了检测,则必须加以说明,不管结果正常与否,原则上仍应将样本退回重采。

2. 样本处理得当,没有干扰测试的因素,否则会影响检验结果。如血细胞分析时血液未充分混匀,血清分离时纤维蛋白去除不彻底等。

3. 分析仪器运转正常,检测系统的不确定度确定且在可接受范围内,同时应对仪器进行定期校准,以发现系统误差及其漂移并加以修正,校准时应注意量值的溯源性。

4. 检测试剂无质量问题,且在有效期内。

5. 检验人员技术熟练,操作正规无差错,没有其他突发干扰因素。

6. 该批次检测的室内质控"在控",结果计算准确无误。

在上述各点均得到肯定时,则基本上可以确认该批/次检测结果是准确可靠的。

三、结果的审核与发出

检验结果是临床医师开展诊疗活动的重要信息,而检验报告就是这些信息的传递载体,所以必须重视这一环节的质量保证。检验结果通常通过以下形式报告给临床医师:发送检验报告单或通过医院内计算机网络系统将结果发送给临床医生。由于后一种形式可以提高效率和减少传递差错,现已成为各大医院检测结果发送的主要形式。无论何种形式,发出的检验报告必须保证"完整、准确、及时"。

(一)正确判断检验结果是否可以发出

除了保证报告单的基本信息符合要求外,判断检验结果是否可以发出的重要依据是室内质控是否合格。如室内质控结果"在控"时,报告可发出;"失控"时必须寻找原因,结果不宜发出。但它是总体上的判断,并不能完全代替某一出现异常结果样本或特殊样本的复核或复查。检验医师在应用室内质控结果来解释患者结果是否准确时,必须充分注意这一点。

(二)建立制度保证检验结果的正确审核

1. **严格的报告单签发、审核制度**　一份完整的检验报告应包含以下内容:医院名称、实验室名称、报告题目、患者姓名、出生日期(年龄)、性别、科室、病床号、申请医生姓名、样本种类、样本采集时间、实验室接收时间、报告时间、检测项目、检测结果(包括单位)、参考区间及异常提示。检验报告单发出前,除操作人员签字外,还应由另一位有资格的检验人员核查并签名,最好由本专业室负责人核查签名。但在危急情况下或单独一人值班时(如夜班)除外。审核的基本内容有:临床医师所申请的检测项目是否已全部检测、是否漏项；检验结果填写清楚、正确；有无异常的、难以解释的结果；决定是否需要复查等。

2. 异常结果、危重疑难患者等检验结果的复核或复查制度 检验科应规定哪些情况下的检测结果应与以前的检测结果进行比较，观察当前检测的结果及其变化是否符合规律，可否解释，必要时可与临床医生取得联系。建立实验室信息系统（LIS）时，软件应有自动对历史结果的回顾与提示功能。

3. 建立危急值（critical value）紧急报告制度 实验室应规定危急值的报告制度，其中含结果的复核、结果报告的方式（电话报告、病房来取，通过 LIS 系统报告，向主管医生发手机短信等）及规定结果报告时间；因为一些检测项目，如血钾、钙、糖、血气（血 pH、PO_2、PCO_2 等）结果过高、过低，都可能危及患者生命。实验室必须迅速将结果报告临床，并记录报告时间，报告人及结果接收者。

4. 特殊项目的检验报告及一些关系重大的检验报告 如抗 HIV 抗体阳性的报告单、诊断为白血病及恶性肿瘤的报告单、发现罕见病原体的报告单等，需检验科主任或由科主任授权的人员，复核无误并签名后尽早把结果发给临床。

5. 建立检验报告单发送的签收制度 医院应建立这方面的规章制度，患者取报告单应有相应的凭据，一方面可以避免拿错报告单，另一方面可以保护患者的隐私。同时加强医护人员责任心，防止检验报告单的丢失或发错科室。

6. 检验数据管理 实验室应管理好检验相关数据，所有检验报告和原始记录应保存一段时间。通常检验申请单应至少保存 2 年，检验结果数据至少保存 2 年，质控和能力验证记录至少保存 2 年，仪器维修和状态记录保留到仪器使用终身。实验室信息系统的数据要拷贝至少 3 份并保存在不同地方，以防火灾等灾难性事件带来损失。以上所有数据在特殊情况下，应提供以便于临床查找及核对。

四、检验后标本的储存

标本的储存是指对检测完毕后的样本进行必要的一定时间的备查性保留。分析前，样本保存时间要尽可能短；分析后，根据样本种类及检测指标的不同保存时间可长可短，其原则是保存后的样本检测结果与初次检测结果仍有可比性。

1. 样本储存的目的 临床上对每一个标本的检测项目只作一次测定，所以样本储存的最主要目的就是备查。检测结果也只能代表该次样本的某项指标水平，换言之，每份检测报告仅对送检样本负责。所以，当临床对检测结果提出疑问时，只有对原始样本进行复检，才能说明初次检测是否有误。此外，样本储存也有利于在科研工作中开展回顾调查。

2. 样本储存的原则 首先应有样本储存的专门规章制度，最好专人专管，敏感或重要样本可加锁保管；其次在样本储存前要进行必要的收集和处理，如分离血清、添加防腐剂等。另外，应作好标志并有规律存放，最好将样本的原始标志一并保存。最后，对储存样本要定期清理，以减少不必要的资源消耗。

3. 储存样本的种类及条件 临床检验样本虽有多种多样，但最常见的仍以血液、尿液、粪便为主。除非必要，尿液及粪便很少进行保存，且保存价值亦不大。血液的保存因检验内容的不同，其保存条件、保存时间会各不相同。而作为细胞学分析的骨髓片、各种积液细胞涂片样本等，则需要以档案片的形式进行长期保存和 / 或电子版保存。

五、咨询服务与投诉处理

临床检验除了尽可能满足临床需要，及时、准确、经济地提供检验信息外，对于检验人员尤其是检验医师来说还应全方位地面向临床医师和患者提供检验医学咨询服务。这种咨询不仅仅是在医师或患者得到检验之后被提出来，也可以是在检验开始之前或不作检验仅为了解检验医学动态或常识而提出咨询，这就对检验人员提出了更高的要求。通过检验咨询服务，可以提高临床实验室的总体服务水平，充分发挥检验医学在疾病诊治中的巨大作用。

（一）咨询服务

咨询服务的主题是检验结果的解释及临床处理意见或建议。这是目前检验人员回答最多的问题，这种咨询主要来自患者，也来自其他医护人员。分析后对检验结果的解释及其相应的咨询服务非常重要，它关系到检验数据能否被临床有效利用。但是也要注意几个问题。

1. 标本质量问题 当检测结果异常或检测结果与临床不符时，应考虑标本质量问题，应检查标本采集、保存、送检情况，有无溶血、乳糜血、还应考虑药物影响，如有这种可能，应暂停药或排除这些原因后再进行复查。

2. 传染性疾病“窗口期”（window phase）的问题 在病毒性感染的疾病中比较明显，即使感染了某种病毒，其标志物的检测在一定时间内可能还是阴性，遇此情况，要注意病程，并可采取间隔一定时间后再进行复查予以核实。

3. 采取标本时间及患者状态 如输液后立即抽血检查血糖及 K、Na、Cl 等电解质显然是不适当的。

4. 患者检验结果的解释 常遇到的另一个问题是这次检验结果与上次结果有差异时如何判断；在除外标本采集错误或不合格的情况下，主要考虑有两种情况：①病情确实有了变化；②实验误差引起。室内质控的 Delta 检查在区分这两种情况会有所帮助，但有时仅凭两次检查很难区别，可以多次检查后，从检验结果变化趋势作出判断。

（二）投诉处理

1. 临床检验的投诉 通常是指临床医师、患者或其他方面对实验室的服务不满意时所作出的各种形式的表述，包括投诉或质询等。在实际工作中，最常见的是来自患者和送检医生的投诉。

2. 投诉的内容 无论投诉是来自临床医师还是来自患者，其主要内容不外两个方面，一是服务态度的问题，二是服务质量的问题，这里主要讨论因检验质量问题而引起的投诉及其处理。

3. 对投诉的处理 在医学检验的质量保证体系中，抱怨的处理应是一个重要的组成部分。因为抱怨在所难免，通过正确的抱怨处理可以帮助检验人员查找导致质量问题的原因或影响因素，在整改的过程中不断积累经验，从而改进和提高检验质量，同时也就不断地减少抱怨。

六、实验室与临床科室的沟通

实验室与临床科室的信息沟通在分析后的质量保证中具有重要作用。从严格意义上讲，检验报告所提供的结果绝大多数属于数据资料，而非信息，信息是经过解释的数据，即数据经过分类、整理、分析才成为信息。

1. **信息沟通的内容**　一方面检验人员应将实验室所开设项目的相关信息主动告知临床，这些信息包括检验项目的临床意义，检测方法的影响因素和不精密度，检测值的正常参考范围，以及需要临床配合的患者准备、样本采集、运送要求和注意事项等。甚至包括该项目检测的成本核算、收费标准。在分析后的质量保证中，来自临床的信息主要是检验质量的反馈信息，这对实验室来说非常重要，因为无论实验室质控工作做得有多好，最终仍要看是否满足了临床需要，尽管这种反馈信息有时是以质量投诉的形式出现，实验室也必须正确对待。

2. **信息沟通的途径和方式**　最常用的沟通方式就是电话联系，召开医技 - 临床对话会是一种较好的方式，或者是全院性的工作会议交流，即使是提意见也是一种沟通。其实方式方法也可多种多样的，例如开展检验医学专题讲座、编印检验信息发放到临床科室、实验人员到临床参与查房或会诊、通过医院信息管理系统（HIS）在网上进行实验室与临床的信息交流等。

3. **临床咨询应注意的问题**　样本的质量是检验报告准确的关键，检验人员首先要检查样本采集、保存、运送过程中是否存在影响检验质量的因素；对于感染性疾病需要考虑病程的变化，如病毒性感染的“窗口期”；两次检验结果差异较大时，除外分析前影响因素后，主要考虑室内质量控制情况，检查室内质量控制是否符合要求。此外检验人员应掌握循证检验医学的规律，正确评价诊断性试验，对检验项目的方法学及临床应用进行评估，优选所应用的检验项目，为临床咨询积累必要的资料。

（邓新立　丛玉隆）

第三章
临床检验质量指标

检验科作为临床科室的重要辅助科室,其提供的结果可直接影响患者的医疗决策。从开出检验申请单到标本的采集运输,从结果发放到报告解释,临床检验中的每个环节都可能产生差错,而这些差错可能对患者产生重大影响。除了造成诊断错误、住院时间延长、治疗成本增加、治疗决策错误等后果,检验科的差错甚至可能威胁患者的生命安全。例如,在输血之前,如若发生交叉配血结果错误,将会导致输血错误,进而发生急性溶血等严重后果。此外,在危急值报告中的任何延误都可能错过及时治疗,危害患者健康。因此,我们有必要及时地监测和纠正差错。质量指标正是国内外多个临床实验室管理机构和组织所推荐的,并在国外有良好应用背景的质量管理工具。

第一节　质量指标的基本概念

一、质量指标的定义

质量指标(quality indicators,QI)是一组内在特征满足要求的程度的度量。质量的测量指标可表示为,例如产出百分数(在规定要求内的百分数)、缺陷百分数(在规定要求外的百分数)、百万机会缺陷数(DPMO)或六西格玛级别等。质量指标可测量一个机构满足用户需求的程度和所有运行过程的质量。例如,若“要求”为实验室接收的所有尿液样本未被污染,则收到被污染的尿液样本占收到的所有尿液样本(此过程的固有特性)的百分数就是此过程质量的一个度量。美国临床和实验室标准协会(Clinical and Laboratory Standards Institute,CLSI)指南 GP35 也对质量指标进行了定义,指一种为了提供一个体系的质量信息有关的系统性测量过程,是强调实验室如何更好地满足客户需求的一种测量过程。美国医学会(Institute of Medicine,IOM)对质量指标的定义为:“能够使使用者通过与标准对比来定量其所选择的医疗质量的工具。”此处的医疗质量是指“个人和群体的医疗卫生服务增加期望的健康的可能性及与目前专业知识一致的程度”。质量指标是一项能够评估 IOM 所规定的医疗卫生关键领域量度,包括有效性、效率、公正性、以患者为中心、安全性和及时性六个方面。质量指标正是基于与这些领域相关的证据,并且随时间改变用一种持续的可比较的方式来完成的。此外,国内外临床实验室质量管理相关组织对于质量指标有明确的确定,美国临床实验室改进修正法案(Clinical and Laboratory Improvement Amendment,CLIA’88)、CLSI 的其他文件(GP26-A3 和 GP33-P)、我国《医院管理评价指南》《综合医院评价标准》《患者安全目标》及《医疗机构临床实验室管理办法》等,都对质量指标进行了详细的描述和规定。简言之,质量指标就是可被监测用来观察临床检验质量变化,从而及时进行质量改进的有效工具。临床检验质量指标为医疗体系质量指标中的一个重要组成部分,其能提供与医疗保健过程中其他要素相关的完整信息。例如,微生物实验室的数据可以衡量医院感染控制情况。

二、质量指标的分类

理想的质量指标应该能够客观而规律地监测实验室分析全过程中的各个方面。因此,其应包括检验前、检验中和检验后三个阶段中的重要指标。除了关键性过程指标外,完整的质量指标体系还应该包括全局性和支持性指标。

(一)关键性过程质量指标

1. 检验前　检验前过程是指从医生开出检验申请单到开始检测标本之前的过程。包括如下几个方面的指标:

(1)检验项目的申请是否适当有效:申请医生的身份不明确率、申请科室信息错误率、申请单上患者信息错误率;

(2)患者和标本信息标识：住院患者腕带识别错误率、标签不合格率、患者信息录入错误率；

(3)采样操作符合规范要求：每 100 000 次采血中的采血人员被针刺的次数、采集时间错误的标本率、采集量不足的标本率、采集标本类型错误率、采样容器错误的标本率；

(4)标本运输与接收：运输途中丢失的标本率、运输途中损坏的标本率、运输时间不合格的标本率、运输条件不合格的标本率、实验室接收到不合格标本率、微生物检验中不合格的标本率。

(5)标本性状：凝血的标本率、溶血的标本率、血培养污染率。

2. **检验中**　检验中的质量指标是目前我国临床实验室关注最多、发展最完善、监测最频繁的指标。包括：不精密度、偏倚、室内质控失控率、室内质控失控处理率、实验室内部比对、实验室内部比对合格率、分析设备故障数、能力验证 / 室间质评结果可接受性、能力验证 / 室间质评结果不合格处理率、实验室信息系统（LIS）各级授权不符合要求数、是否通过《医疗机构临床实验室管理办法》要求的安全审核。

3. **检验后**

(1)结果报告的及时性：常规报告周转时间（TAT）符合率、急诊报告周转时间（TAT）符合率、常规标本接收到报告发放（实验室内）时间符合率、急诊标本接收到报告发放（实验室内）时间符合率；

(2)结果报告的正确有效：未检验的标本率、错误的报告率、错误报告的纠正率、报告的修改率；

(3)危急值报告及时有效：住院患者危急值结果的报告率、门诊患者危急值结果的报告率、急诊患者危急值结果的报告率、临床与实验室危急值记录核对一致性；

(4)实验室服务满意：患者对采样服务的满意度、临床对实验室服务的满意度、检验账单的准确性、实验室投诉 / 抱怨数、实验室与临床沟通数、实验室员工对实验室流程的满意度；

(5)实验室信息系统（LIS）性能符合规范要求：LIS 故障次数、LIS 传输准确性验证符合率、累计故障时间中位数、数据处理网络相关事件的发生数；

(6)实验室人员的能力满足要求：技术人员的差错数、非技术人员的差错数、实验室工作人员定期接受培训次数、实验室技术人员从事相关专业的资质符合率；

(7)实验室的成本效益比科学合理：新增检验项目的业务量、是否达到财政预算目标；

(8)实验室废物处理符合规范要求：实验室废物处理是否严格遵守《医疗废物管理条例》。

(二) 全局性质量指标

1. **目标达到率**　该指标是指实验室达到的目标数占设定的总目标数的百分率。实验室的目标可能包括危急值结果报告率需达到 100%，应记录从病房采样到实验室接收标本的运输时间、在手册中详细描写实验室安全程序等。实验室间的目标可能有所不同。

2. **委托试验百分率**　即送往实验室外的检验数占总检验数的百分率。委托试验本身存在潜在误差，例如在运输至其他实验室时出现样本丢失、分析物稳定性受损或者样本污染等问题。

(三) 支持性质量指标

1. 患者与临床医生对实验室的满意度、患者对采血服务的满意度、临床对实验室服务的满意度及账单的准确性。

2. 实验室计算机的性能。计算机故障次数、累计故障时间中位数及数据处理网络相关事件。

3. 实验室人员的能力。计数人员的差错率、非计数人员的差错率及是否对实验室工作人员定期进行培训。

4. 实验室的成本效益比。是否达到既定的合理利润目标、增加收费的检验项目业务量及达到财政预算目标。

5. 基础设施维护数。是指 1 年内对基础设施维护的次数。

6. 购买和储存。这个过程关注的对象是仪器、试剂及其他材料或者服务的供应商。对于不合格的供应商，这项指标的计算是根据不满足由实验室和供应商达成一致的要求（例如产品特征、交付时间）的事件来计算的，以正式的书面投诉来表达。

第二节　质量指标的建立与发展

临床实验室可参照 CLSI 文件 GP35 中质量指标体系的建立原理来制订适合自身的质量指标，制订指标对应的质量规范（quality specifications），并采用质控图、帕累托图等质控工具形象地观察质量趋势，及时发现和解决问题。质量指标的建立包括了计划（质量指标的选择）、发展、完成、解释和行动五个部分。

一、质量指标的选择

质量指标的选择包括如下三个步骤：建立指标检测原理、确定待测量的概念（指标的类型）以及选择特定的指标。

(一) 建立测量原理

建立过程性能检测原理是计划 - 实施 - 检查 - 行动（Plan-Do-Check-Action，PDCA）环质量改进周期中的第一步。临床实验室应重点考虑首要测量因素、采集和分析数据、性能靶值的建立以及报告的使用和解释方面。根据 IOM 的规定，质量指标能测量的领域包括安全性、有效性、以患者为中心、及时性、效率、公平性、适当性、可得性及医疗持续性等方面。此外，测量原理还应贯穿于整个医院质量评估中临床实验室的责任范围。实验室不仅应该选择在实验室质控中直接评估的关键过程性能质量指标，还应选择与临床共同承担的评估过程。尽管当质控点和责任从实验室延伸到其他部门时测量过程性能要更困难，但是当有明确的质量标准时，这项活动会更有效地促进过程改进。功能交叉的测量过程性能需要阐明角色和责任，明确任何可能的竞争优先权或对缺乏标准化贡献的责任。

（二）确定待测概念

待测概念的识别是有战略性的并且是可操作的，并且是实验室希望或需要监测的指标类型。各种组织、规则、共识标准和 / 或合同性的安排都可能影响实验室选择的质量指标概念。CLIA'88 中要求实验室监测工作流程中的所有方面（检验前、检验中和检验后），但临床实验室实施起来有一定的难度。通常情况下，实验室对自己管辖范围内的质量指标的监督是可以做到位的，而实验室以外的监督工作则需要临床与实验室共同合作。例如，临床医生满意度这个指标需要临床医生反馈其对实验室的意见。尽管监测所有实验室过程是很理想的，但却很不现实。因此，每个实验室都必须识别特定的指标来实现自身独特的目标。

（三）选择特定的指标

在选择质量指标时，需要确定一项能被准确测量且有显著预测价值的项目，以便为促进差错检出提供早期警报系统。

当决定选择一项特定的质量指标时，实验室必须考虑监测这项特殊概念的理由。它是否为关键的检测？它是不是有很多活动或传递的复杂过程？它是否为高度自动化的系统？它是否有已知的缺陷？它是否对实验室资源存在有限制的问题？它是否对实验室资源有特定的要求？它是否为质量改进指标？

实验室质量指标的选择通常包括 PDCA 环中各个阶段的信息指标，这包括对医疗功效和成本效果、患者和工作人员安全及机构风险有显著影响的实验室关键服务指标和检验全过程中的关键过程指标。工作人员根据反馈的监测结果，可以决定补救措施和计划执行纠正或预防措施。

（四）可能的质量指标

以下列出了能够作为质量指标的特殊项目的一些实例。

关键的服务指标：通过监测高风险的诊断和基于实验室信息文件记录干预的有效性就可以评价涉及提供关键服务的实验室。实验室指标，因干预而不同，形成监测医疗效力和实验室信息的成本有效性。例如：监测由床旁检测并未经过实验室方法确认所提供的关键血糖水平的干预。

关键过程指标：监测近来已被改变来确保所有关键控制点仍然足够用来对质量进行评估的过程。分析监测结果来提供反馈给工作人员、决定补救措施和计划执行纠正或预防措施。例如：检测前过程指标：患者识别；样本申请（电子和 / 或手工）是完整而准确的；样本适当地采集和标记；样本适当储存和运输。检测中过程指标：监测质量控制性能和纠正措施；监测能力验证（PT）性能和纠正措施。检测后过程指标：检验报告（电子和 / 或手工的）是完整和准确的；解释信息（如参考区间）与实际标准是一致的且提供足够的解释检测结果的信息；计算结果的准确性周期性的验证。

二、质量指标的建立

一旦选择了特定的指标，实验室管理者就需要清楚地定义所选择的指标，并制订收集数据计划。包括如下三个步骤：为每个指标制订可操作性定义、发展数据采集和分析的策略以及设定靶值或行动阈值。

（一）指标的可操作性定义

质量指标的可操作性定义除了要确保履行与选择特定指标相关的目的外，还应确保数据收集的持续性。对每个所选择的质量指标建立可操作性的定义，负责追踪每个指标的人员要共同处理以下项目：

指标的确认：测量的名称或参考数量（如，"急诊钾的周转时间"）。

指标的目的：为什么要作出这样的测量？如何描述它与顾客或社会需求，组织的价值，或组织的利益相关者的优先权之间的相关性？为什么要收集这些特定的数据？收集这些数据而不是其他类型的数据的原理是什么？这些数据的收集和分析会怎样为质量改进努力增加价值？它所试图定义的目标是什么？一项指标可能与一个以上的目标有关联。

范围：描述特定的活动和被测量的分界线和任何被排除的活动。

权力：在谁的权力下进行监测？实验室的主任？部门经理？实验室的所有者？

指标强调的领域：有些组织发现将指标和质量体系基本要素（QSEs）（如，"供应商"）或其他一些分类法譬如组织的单元（如，"血液学"）或检验的阶段（如，"检验前"）对应起来是有用的。这种对应关系有助于确保指标集合测量广泛的多种属性。

（二）数据收集的记录过程

每个实验室应用文件记录每项指标的特定数据收集计划，包括上述所建立的可操作性定义、被监测活动的明确范围及其与组织的相关性。需要考虑如下项目：

负责收集数据的成员：谁来采集数据？（大多数的小组忽视了这个基本的问题）也该考虑收集数据所需的时间以及目前的责任。

测量的频率：收集数据将需要多久一次（频率）和多长时间（持续时间）？

数据来源：如何收集数据？（是否要用数据表格来记录原始的观察和测量？是否要用到调查、焦点组讨论、电话采访或这些方法的联合？）能否从已存在的报告或作用于信息系统的项目中提取数据？是否考虑到了分层对指标可能影响？是否有必要在数据收集过程中对数据进行编码、编辑和 / 或验证？

所需数据的类型：数据通常能被分为两类：计数数据和计量数据。计数数据能被作为分散项目或事件的计数，如不可接受样本的数量。当进行计数时，确定是否只需绝对值或是否相对测量更好。例如，如果选择不可接受的样本为一项指标，是否在特定的时期内简单地计算一下不可接受的样本个数就足够了？是否也计算同一时期内被采集的样本总数？用这两部分数据，就能计算出特定时期内不可接受的样本与可接受的样本之间的百分数。计量数据能在一个连续的刻度(如,时间、体积、重量或长度)内进行测量及绘制图形。

抽样计划:抽样包含了仅小部分事件的测量或观察,然后它们能用于预测总体性能。是否要用抽样?如果是,抽样该如何进行?是否随机?是否要测量每个发生事件的序数?这个样本中要包含多少测量或观察?

确认研究:描述用来提取数据的计算机程序已执行确认研究。

外部参考文献:描述抽样计划或数据处理方法。

目标和阈值:这项指标目前的基线是什么?是否已建立靶值及目标?预试验的使用:在数据收集之前,是否在组织内的一个合适的地点已执行预试验?

数据收集计划也应包括如下部分:

计算和数据处理:数据将是由手工还是计算机制表和分析?数据有必要编码、编辑和验证吗?

表达的格式:如何表达指标数据(如图、表、质控图)?对传播数据收集的结果是否已制订计划?

接受者:什么样的个人、委员会或团体应该接受监测的结果?报告的时间框架和格式及分发的途径是什么?

在执行数据收集计划之前也该考虑如下的问题:

收集这些数据的成本(金钱加时间成本)是多少?

收集数据是否会对患者或工作人员有任何负面的作用?

将如何使用这些数据来改进患者结果?

(三) 靶值的设定

对于每个质量指标而言,需建立监测目标及基于实验室质量计划目标的性能改进的基准。建立性能目标的步骤如下:

1. 确定当前的性能(建立基线数据)。是否当前的数据表明有改进的机会?是否存在能被行动阈值确定的性能差距?

2. 在实验室或组织性能目标的基础上建立合适的目标。量度是否与获得和维持改进的战略和目标相均衡?有无这个目标驱动性能?

3. 这个目标对患者安全性、临床有效性、服务质量或成本利益的改进有多关键?

4. 这个目标应该是可行的。其他的组织是否完成了类似的目标?实验室有没有资源来获得过程中小的或是显著的变化?实验室能伸展来获得 10%、20% 或 50% 的改进吗?

5. 调查行业标准和 / 或发表的数据。是否有循证基准?

在建立指标的目标之前,实验室可考虑上述的每一步骤;然而,并非每项指标都有相关的研究,而且行业基准可能与实验室目标不符合。在某些情况下,来自外界来源或研究的基准可能并不是实验室想获取的东西。实验室应收集所有可得的数据并且据此设定一个最佳性能目标。

国家卫生健康委员会临床检验中心根据相关文献和文件,基于我国国情,分别于 2012 年、2013 年组织专家讨论会,并四次在全国范围内广泛征求意见,以此制定了包含 28 项质量指标的临床实验室质量指标体系,其中检验前 12 项,检验中 8 项,检验后 5 项,支持过程 3 项。参见 WS/T 496—2017 临床实验室质量指标。

三、质量指标的执行

(一) 预试验

一个简单的预试验可以确定质量指标是否客观、独特并达到实验室的基本要求。在数据采集时,前瞻性的信息更好,但不排斥使用回顾性信息。预试验中任何程序的变化都应记录在新版本的指标发展程序文件中。而具有修正注解的旧版本也应该被保存下来,以防止同样错误的发生。除此之外,预试验中还应考虑数据表达的方式,采用图表来形象地展示信息。

(二) 收集指标数据

一旦预试验完成并修订数据收集计划(如果需要),实验室就能着手进行数据收集。所有涉及数据收集的人员都应该熟悉并严格遵守数据收集程序。

四、质量指标数据的分析和表达

(一) 数据分析方法

有效的数据分析能够帮助实验室准确指出变异方向。实验室应根据自身情况选择正确的测量工具,这些工具可用于确定改进的靶值,并且显示性能是否达到了质量规范。最好采用数据过程控制(SPC)的分析方法。实验室差错检查表和帕累托图可以准确地指出过程性能中最有问题的一个或两个独立变量。大部分实验室人员熟悉使用控制图,能将分析仪的质量控制数据绘制为图(Levy-Jennings 图)。同样类型的质控图可适用于质量指标信息的分析。质控图展示了过程是如何随时间变化的。通过将目前的数据与图中的质控上限、均值和下限进行比较,实验室管理者就能得出关于过程变异的结论。图 3-1 展示的是以质控图的形式来观测实验室血培养污染率的情况。以每个月污染率超过 2% 为行动阈值,当实验室污染率超过该阈值时,应立即分析原因,采取行动。

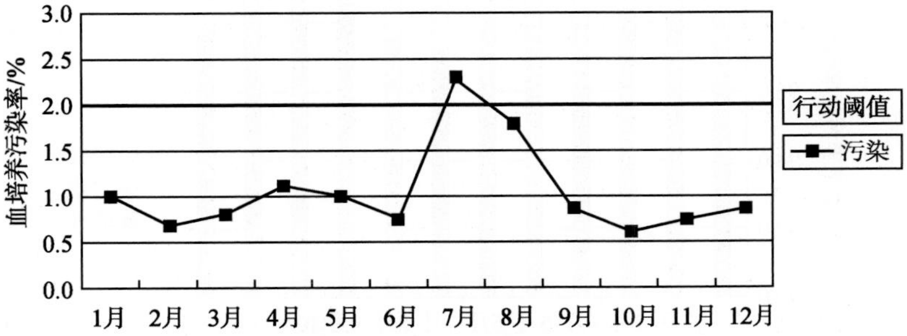

图 3-1　血培养污染率图

一旦选择了正确的质控图，完整的质控图能够准确指出进程中变异的类型，包括特殊原因变异或通常原因变异。特殊原因变异是不可预料的，包括人员差错、仪器功能异常和电力波动，其在质控图上的表现有异常值、偏移、趋势和锯齿波。通常原因变异是系统的差错，如仪器性能不佳、设计不合理或缺乏清楚定义的标准操作规程、未达到标准的试剂、培训不充分等。此时，质控图上的数据在控制限内上下波动。通常原因变异的出现表明需要基本的过程改进，而特殊原因变异的出现则表明需要过程控制。

质控图显示了一个过程随时间的表现，而直方图能够提供直观的数据频数分布的图形。它允许对不是展示典型的钟形曲线的分布的检出。直方图的展示对于总结一段时期采集而来的过程数据是有用的，且能形象地以条形展示频数的分布。它常用在计量数据中，且需要 50~100 个数据点。为了评估一个直方图，使用者该检查如下：

集中：过程是否集中在指标的靶值上？或者它是否过高或过低？

变异：这些数据的散布是什么样的？它是否太易变了？

形状：是否为正常的钟形分布？是正偏还是负偏？是否有双峰顶点？

散点图用来显示两种变量之间是否有相关性。例如，实验室可能会用散点图来展示增加的周转时间和人员可得性的相关性。

（二）指标数据的表达

指标数据应清楚地以数据的形式表现出来，最好以表格形式进行描述，也可用直方图、散点图等图形方式描述出来，具体实例如下。

一个临床实验室定义血培养质量指标为可能污染的套数，因为这个数值在某方面反映了血培养的采集质量。在一系列的仅含有皮肤或环境菌群（凝聚酶阴性的葡萄球菌或白喉棒状杆菌，或杆菌属）的多瓶中，由于污染原因出现单个阳性瓶，在临床条件下这样的阳性结果与临床表现不相符。阳性结果定义为存在细菌生长并且不是可能的污染。实验室定义一个月的污染超过 2% 表明污染需要关注。在如下的表 3-1、表 3-2 及图 3-2 中表示收集的数据。

在这个例子中，每种数据表达的形式都提供了相同的数据，但强调的是不同的方面。对于这套数据给出的证据是，在夏天的七月和八月中升高的污染率在表格形式和条形图中被隐藏了（表 3-1、表 3-2 及图 3-2）。线图（图 3-3 和图 3-4）显示了与阳性率和阈值率的对比，突出了升高的污染率。

表 3-1　以表格形式的数据表达（绝对值）

	一月	二月	三月	四月	五月	六月	七月	八月	九月	十月	十一月	十二月
阴性	1 574	1 580	1 573	1 566	1 574	1 594	1 506	1 489	1 577	1 605	1 574	1 568
污染	16	11	13	18	16	12	36	28	14	10	12	14
阳性	10	14	12	16	12	14	8	8	9	10	14	16
合计	1 600	1 605	1 598	1 600	1 602	1 620	1 550	1 525	1 600	1 625	1 600	1 598

表 3-2　以表格形式的数据表达（百分数）

	一月	二月	三月	四月	五月	六月	七月	八月	九月	十月	十一月	十二月
阴性	98.4	98.4	98.4	97.9	98.3	198.4	97.2	97.6	98.6	98.8	98.4	98.1
污染	1.0	0.7	0.8	1.1	1.0	0.8	2.3	1.8	0.9	0.6	0.8	0.9
阳性	0.6	0.9	0.8	1.0	0.8	0.9	0.5	0.5	0.6	0.6	0.9	1.0
合计	1 600	1 605	1 598	1 600	1 602	1 620	1 550	1 525	1 600	1 625	1 600	1 598

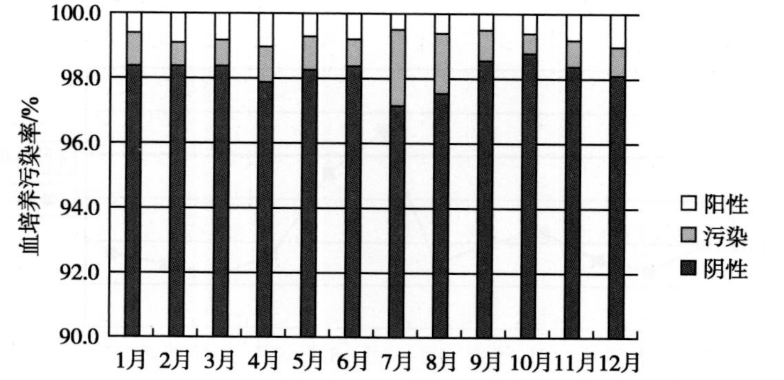

图 3-2　以图形方式的数据表达（条图）

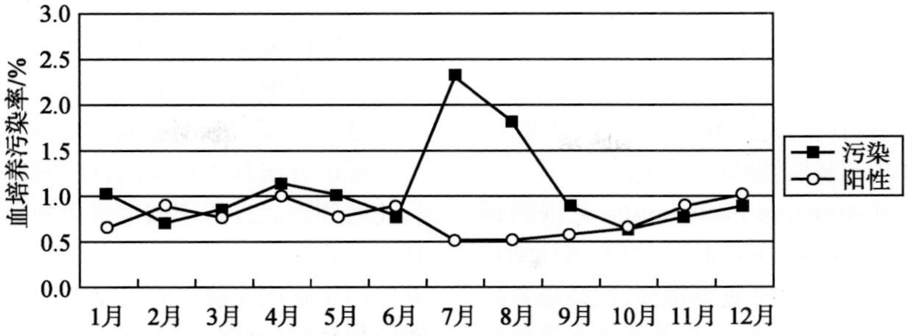

图 3-3　以图形方式的数据表达（线图）（阳性 / 污染）

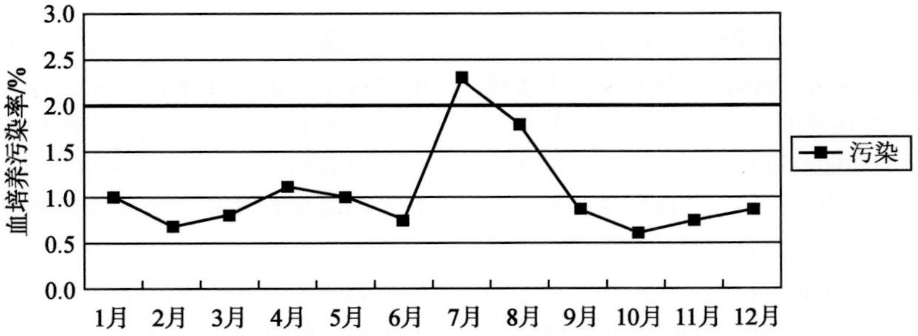

图 3-4　以图形方式的数据表达（线图）（污染 / 行动阈值）

（三）针对质量指标数据的行动

继续监测指标，包括确定改进机会、实施补救行动、进行根源分析、实施校正行动、发展质量改进战略、修正靶值或行动阈值及报告给客户、认可委员会和公共机构；或者停止监测指标。

在报告数据时，应该包括以下信息：采集的数据、时间、采集方法、数据解释、局限性以及需要的行动和干预。有些认可机构要求报告特定的质量指标，如报告回报时间。某些情况下，以其他形式递交数据可能效果会更好。每次与特定采集和报告模式的偏差都可能导致模糊和误差。

第三节　质量指标在临床检验中的应用

一、应用目的

有效的质量指标可用于以下四种情况之一或更多：

1. **监测那些可能导致检测失败和对实验室产品质量有重要影响的功能**　以血库冰箱温度定期监测为例。此类质量指标构成了质控的一部分。充当质控功能的指标涉及重复的测量，有定义好的行动阈值，并且当超过行动阈值时，停止生产直到纠正偏差的原因。质控指标对于监测潜在的不能立刻被观察者观察到的微小变化很适合。

2. **监测涉及多种输入或多重连续活动的复杂过程**　以急诊检查中下医嘱到审核报告的回报时间为例。此类指标也应定义好行动的阈值。其可能关注的是工作流程途径中的关键交叉点。因为复杂的过程受到多重因素的作用，因此性能差别的原因经常不清楚，且结果偏差也不能确定。在此类质量指标中，对超过行动阈值的性能偏差更常见的做法是进一步调查，而非立刻停止生产过程。

3. **监测操作中计划改进的有效性**　质量改进应以回应客户所关注的或重大的事件，来完成一所医院的战略计划，或是更好地满足目标如 IOM 的六个质量领域。在“平衡记分卡”中的大部分指标都是此类，质量改进指标通常没有经典的行动阈值。当质量指标被用在 PDCA 质量循环中的检查阶段时，性能的目标水平可能由领导者根据经验设定，或观察者可能对任何有统计学意义的改进满意。

4. **探索潜在的质量危险**　对于大部分差错，领导者可能不确定哪一种质量问题存在或哪几种因素有责任。几种测量方式可能用于测量实验室服务的某些方面，在这之后性能将会与行业基准相比或是进行其他类型的分析。这种探索性评估的结果可能会或不会导致更多的监测或建议，是某些特殊的质量改进的第一步。

二、应用现状

质量指标概念提出之后，在全球范围内引起了广泛重视，很多临床实验室都将其作为质量监测和改进的重要工具。早在 1989 年，CAP（College of American Pathologists，美国病理学家协会）就开始开展了质量探索（Q-Probes）计划，该计划在开展的十年内建立了多个临床实验室质量指标，包括患者标识准确率、医嘱准确性、标本可接受性、血培养污染率等检验前质量指标，危急值、报告周转时间（TAT）、临床满意度调查等检验后质量指标。Q-Probes 计划使得参与的几百家临床实验室获益匪浅，尤其是连续参与的实验室，其质量水平有显著的提升。1998 年，由 CAP 发起的质量跟踪（Q-Tracks）计划在 Q-Probes 计划的经验基础上选择了包括腕带标识、标本可接受性等 12 个重要的指标进行连续的纵向监督，该计划的参与实验室在参与期间有明显的性能改进趋势。国际上对临床实验室管理有重要影响的另一组织——国际临床化学和检验医学学会（IFCC）也成立了专门的"实验室差错与患者安全工作小组"，该小组由意大利 Mario Plebani 教授牵头下发起了质量指标模型（model of quality indicators，MQI）计划。该计划召集了全球多个实验室参与，其中我国也有 40 几家实验室参与调查，通过采集质量指标相关数据和各国专家意见，不断改进质量指标模型，实现质量指标的全球一致化。除此之外，其他国家也已通过连续监测质量指标取得了持续性临床实验室质量改进的成效。由此可见，质量指标在临床实验室中的成功应用可以有效地改进其性能和质量。

在过去的 30 年里，我国在临床实验室质量改进方面取得了长足的进步，检验结果的准确性有了很大的提高，甚至有些方面可以达到世界先进水平。但是，因为多年来对临床实验室检验中质量的强调，目前在实验室中发展较为成熟的只有检验中阶段的质量指标，包括不精密度和偏倚，检验前和检验后质量指标被忽视了。而调查研究表明，在临床实验室检测活动中，检验前和检验后过程恰是临床实验室产生差错的主要阶段。除了质量指标选择与监督中存在局限性外，我国临床实验室还存在质量指标定义不一致的问题。调查表明，临床实验室间对报告周转时间（TAT）的定义不同，有的 TAT 起点定义为实验室接收标本的时间，而有的则定义为临床开始下医嘱的时间。其他质量指标也存在同样的问题。这是由于目前国内缺乏对质量指标建立方法的纲领性文件，大多数建立了部分质量指标的临床实验室所选择的指标及建立指标的方法都不尽相同，这为我国实验室间质量指标的数据比对和检验过程中的差错识别带来了困难。因此，有必要建立一套能够识别出检验全过程差错的质量指标体系，并将其应用于临床实验室的实际工作中。2015 年，国家卫生计生委组织麻醉、重症医学、急诊、临床检验、病理、医院感染 6 个专业国家级质控中心，制定了相关专业的质控指标（国卫办医函〔2015〕252 号），并要求各省级卫生计生行政部门加强对辖区内质控中心和医疗机构的培训指导，加强指标应用、信息收集和反馈工作。国家卫健委（原国家卫生计生委）临床检验中心也已经开展 15 项质量控制指标的室间质量评价活动。国家卫健委发布的临床检验质量控制指标共 15 项，其中检验前 6 项、检验中 6 项、检验后 3 项。此 15 项质量控制指标的发布和在全国的宣贯加速了医学检验质量指标的普及。

临床实验室质量指标的应用中，最为关注的是质量规范的设定。自 2011 年 3 月开始，国家卫生计生委临床检验中心开始开展质量指标的室间质评调查。目前已陆续开展调查的指标包括危急值、报告周转时间（TAT）、标本可接受性、血培养污染率及检验报告适当性。这些指标相应的初步规范基于国内相关实验室管理文件和室间质评回报结果来设定，实验室再根据自身情况进行调整，纵向监测数据，并确定最终的质量规范。切不可盲目搬用国外文献中的质量规范，应先对其科学性和适用性进行考察。

实验室可参照上文所描述的指标建立原理，选择合适的指标，设定质量规范，采用质控图等形象的工具进行趋势观察，看是否需要对规范进行调整，积极采取纠正措施，从而达到质量改进的目的。

笔者根据上述原则，参考相关文献，组织多轮专家讨论，最终制定了如下包含检验全过程三个阶段和支持过程共 28 项质量指标以供临床实验室参考，其中检验前 12 项，检验中 8 项，检验后 5 项，支持过程 3 项。各项指标的定义、公式及单位详细信息见表 3-3~ 表 3-6。

表 3-3 检验前质量指标

质量指标	计算方法
标本标签不合格率	标签不合格的标本数 / 标本总数 ×100%
标本类型错误率	类型错误或不适当的标本数 / 标本总数 ×100%
标本容器错误率	采集容器错误的标本数 / 标本总数 ×100%
标本量不正确率	量不足或过多（抗凝标本）的标本数 / 标本总数 ×100%
标本采集时机不正确率	采集时机不正确的标本数 / 标本总数 ×100%
血培养污染率	血培养污染标本数 / 血培养标本总数 ×100%
标本运输丢失率	丢失的标本数 / 标本总数 ×100%
标本运输时间不当率	运输时间不合理的标本数 / 标本总数 ×100%

续表

质量指标	计算方法
标本运输温度不当率	运输温度不合理的标本数 / 标本总数 ×100%
抗凝标本凝集率	凝集的标本数 / 需抗凝的标本总数 ×100%
标本溶血率	溶血的标本 / 标本总数 ×100%
检验前周转时间	标本采集到标本接收时间中位数（min）和第 90 位百分数（min）

表 3-4　检验中质量指标

质量指标	计算方法
分析设备故障数	每年分析设备故障导致检验报告延迟的次数
实验室信息系统（LIS）故障数	每年 LIS 故障导致检验的次数
LIS 传输准确性验证符合率	LIS 传输准确性验证符合数 /LIS 传输结果总数 ×100%
室内质控项目开展率	开展室内质控项目 / 检验项目总数 ×100%
室内质控项目变异系数	室内质控项目变异系数值
室间质评项目覆盖率	参加室间质评项目数 / 已有室间质评项目总数 ×100%
室间质评项目不合格率	每年参加室间质评不合格项目数 / 参加室间质评项目总数 ×100%
实验室间比对率（无室间质评计划项目）	实验室间比对的项目数 / 无室间质评计划项目总数 ×100%

表 3-5　检验后质量指标

质量指标	计算方法
实验室内周转时间	实验室标本接收到报告发送的时间中位数（min）和第 90 位百分数（min）
检验报告错误率	实验室发出的不正确报告数 / 报告总数 ×100%
报告召回率	召回的报告数 / 报告总数 ×100%
危急值通报率	已通报危急值数 / 需要通报危急值总数 ×100%
危急值通报及时率	危急值通报时间（从结果确认到与临床医生交流的时间）满足规定时间的检验项目数 / 需要危急值通报的检验项目总数 ×100%

表 3-6　支持过程质量指标

质量指标	计算方法
医护满意度	医生或护士对实验室服务满意的人数 / 调查的医生或护士总数 ×100%
患者满意度	患者对实验室服务满意的人数 / 调查的患者总数 ×100%
实验室投诉数	实验室收到的投诉数

（王治国）

第四章
基于风险分析质量控制计划

CLSI EP18-A2《识别和控制实验室差错来源的风险管理技术》描述了厂家如何执行风险分析，EP23-A《基于风险管理的实验室质量控制》描述了医学实验室如何利用这些信息来建立质量控制计划。这些文件是针对美国医护医疗服务中心（Centers for Medicare&Medicaid Services，CMS）/CLIA 提倡的“等效质量控制”而建立的，“等效质量控制”允许实验室实施非传统或替代质控机制。

关于风险管理和实验室质量控制的指南文件 ISO 14971、ISO 15198 和 CLSI C24 中推荐的部分原理和实践也出现在新 CLSI 指南中的风险分析在实验室质量控制计划的应用部分。CLSI 文件是医学实验室将 ISO 的高层次指南转化成更详细、更实际的指南。其实之前 CLSI 还提议了 EP22——将厂家风险缓解信息呈现给 IVD（体外诊断产品）用户，作为 EP18 和 EP23 文件的链接桥梁，但是该文件未通过批准。EP22 文件中提供给实验室的很多风险分析信息形式可在 EP23 的例子中见到。

这些文件的目的都是为 IVD 厂家和实验室解决风险管理问题。EP18 提供了风险管理活动的指南，包括风险分析［失效模式和效应分析（FMEA）］、故障树和风险监测［故障报告、分析和纠正措施系统（FRACAS）］，这些文件主要针对 IVD 厂家。EP23 描述了利用国际共识的风险管理原理建立和维持医学实验室检测的良好实验室实践。该文件主要指导实验室理解合理有效的质量控制程序。

尽管对医学实验室而言 EP23 是关键的文件，但 EP18 文件中的相关内容对理解 EP23 有很大的作用，下文将简单对其进行介绍。这些文件由不同的委员会撰写，虽然两者有共同的成员，但这两个指南仍存在很多不一致，就像 CLSI 和 ISO 标准间也存在不一致。

第一节 体外诊断器械厂家风险评估指南

一、概述

该文件大概为 80 页，前面的 25 页主要为应用 FMEA、FTA/FRACAS 的指南，附录 A8 页，为 IVD 的可能失效模式，附录 B15 页，为厂家 FMEA 例子，剩下的附录 C 为 FMEA 的扩展，包括实验室预防、检测和恢复计划。该文件主要介绍了三种工具——FMEA、FTA 和 FRACAS，其定义分别为：

1. FMEA（**失效模式和效应分析**） 系统地审核仪器系统或过程来检测问题如何影响仪器系统或过程。FMEA 包括识别潜在失效模式、明确每个问题的后果及审核控制措施以预防或检测问题；如果估计失效和危害的风险为分析的一部分，则该技术称为失效模式、影响和危害度分析（FMECA）；FMEA 可视为“由下至上”的分析。

2. FTA（**故障树分析**） 从假设一个主要的系统故障，明确其可能原因开始，系统地审核仪器或系统来识别故障的可能来源。FTA 可视为“由上至下”的分析；分析故障事件和人为故障时 FTA 比 FMEA 更有效；FTA 和 FMEA 通常结合使用，以由上至下和由下至上地对复杂的系统进行全面的风险分析。

3. FRACAS（**故障报告和纠正措施系统**） 识别和分析故障并采取纠正措施的过程。

该指南主要指导 FMEA 厂家过程设计及医学实验室对过程选择和确认的应用。FRACAS 主要用于监测实验室已出现故障的过程。对 FMEA 来说，厂家主要预测故障的概率，而在 FRACAS 中，厂家主要采集故障频率的数据。风险分析时必须考虑故障的预期概率或实际发生频率和严重度。FTA 是一个补充性的工具，在 EP23 中未进行讨论，但已推荐应用于医学领域中。

虽然 EP18 主要面向厂家，但对想学习风险管理技术和过程的临床实验室主管或监管者也是一个很重要的指南，但由于与 ISO 14971、ISO 22367，甚至与 EP23 之间存在的差异，它的应用受到了限制。如果厂家已经遵循 ISO 14971，并根据 ISO 风险分析模型建立了实施工具，也会对 EP18 产生疑惑。

二、风险模型

EP18 风险模型包括两个因素，即发生概率和损害严重度，但 EP18 采用的等级模式有所不同，ISO 推荐定性的 3 × 3 或半定量的 5 × 5 矩阵模型，而 EP18 推荐 4 × 4 矩阵模型，如下所示：

1. 严重度等级

4 级：严重引起死亡或灾难性的伤害；

3 级：重大伤害；

2 级：中等伤害；

1 级：很小的伤害。

2. 发生概率等级

4 级：频繁，即刻或短期内出现（1 年几次）；

3 级：偶尔，很可能出现（1~2 年几次）；

2 级：罕见，可能出现（2~5 年中有时出现）；

1 级：微乎其微，几乎不可能出现（5~30 年中有时出现）。

该等级模式参考了美国退伍军人管理局（VA）国家患者安全中心建立和采纳的医疗失效模式与效应分析（health failure node and effect analysis，HFMEA），与 ISO 14971 指南不同。将严重度和概率等级相乘，可得到“危险度”：对失效模式的影响及发生频率的相对测量。注：结合严重度及发生概率也称为“风险”。

EP18 6.4.6 部分描述了危险度在风险排序中的用途：危险度是严重度乘以概率（FMEA）或频率（FRACAS）得到的值。危险度（风险）可用于制作帕累托图，后者是将危险度排序的表或图，它是根据重要性对事件进行降序排序的分类图表，其思想是大部分问题（80%）都由小部分（20%）关键原因产生。

危险度与 VA HFMEA 模型的危险分数一致，VA HFMEA 也有一个危险矩阵表，而 EP18 中称为危险度矩阵表，如表 4-1 所示。

与 ISO 14971 风险可接受性矩阵表相比，危险度矩阵表有两个不同点：一是数字分类系统不同，EP 18-A2 采用 4 个等级水平；二是严重度排列顺序不同。因此，两者的解释也不同：ISO 14971 没有数字计算，不可接受风险从右上角开始，而 EP18 从左上角开始。如果理解了两者的原理，这些差异无太多影响，但如果是第一次遇到时可能会混淆，这就会增加风险管理模型和工具在医学实验室中的应用难度。

表 4-1　EP18-A2 中的风险等级矩阵（HFMEA）

概率	严重度			
	灾难性（4）	重大（3）	中等（2）	较小（1）
经常（4）	16	12	8	4
偶尔（3）	12	9	6	3
不常见（2）	8	6	4	2
罕见（1）	4	3	2	1

EP18 附录 B 列举的 FMEA 中包含了危险度，即首先估计严重度和发生概率的等级，然后将两者相乘得到危险度数值。危险度数值越高的风险越重要，但不能仅用危险度来排列风险。如果风险影响很严重，即使发生概率很低，也应重视。EP18 对这种情况进行了如下处理：如果高严重度 × 低概率的事件与低严重度 × 高概率的事件排在一个等级，甚至有相同的危险度数值，这显然是不合理的。可以对严重度进行加权，但加权因子也很难确定。或者我们可以利用巢式帕累托分析，即先按照严重度降序进行排列，再对同样严重度的事件按照发生概率的降序进行排列。这就意味着优先度首先由严重度决定，其次是发生概率。所有高严重度等级的事件都应视为重要的，必须采取措施降低其风险。

EP18 文件对医学实验室的主要价值是附录 A 中的失效模式列表，该列表提供了调查潜在失效模式时应该考虑的很多因素，它将 IVD 潜在失效模式分为标本采集、标本递呈、仪器试剂、结果 / 原始数据、结果预审及纳入病历等。这些失效模式同 EP18 第一版中的差错来源列表类似。

三、应用举例

EP18 主要为厂家如何利用 FMEA、FTA 及 FRACAS 工具执行风险分析提供指南。该风险评估方法同 ISO 14971 及 EP23 推荐的不同，它采用了一个 4 等级分类模式，并利用发生频率和严重度相乘计算得到危险度。表 4-2 中的潜在失效模式可作为厂家和实验室用户审核分析方法或系统的核对表指南。

表 4-2　潜在失效模式及其特定原因列表

潜在故障来源	原因
1. 标本采集	1.1 污染：酒精、其他清洗剂、静脉输液和混入其他体液
	1.2 标本量不足：循环不好、血管充盈不好、采集不足和采集过量
	1.3 溶血
	1.4 采血患者不正确
	1.5 不恰当的标本：动脉 / 静脉 / 毛细血管血、全血 / 血浆、容器不当、空腹 / 非空腹、标本凝集和采集时间
	1.6 患者状况不当：血细胞比容过高或过低，氧含量过低或不稳定、医学干扰、脂血和尿液过稀
	1.7 患者准备不当

续表

潜在故障来源	原因
2. 标本处理	2.1 程序或技术不当，污染
	2.2 标本递呈、标本类型、标本稀释、标本温度和标本储存不当
	2.3 标本采集到分析时间过久
	2.4 标本混匀不足
	2.5 标本与试剂混匀不足
	2.6 标本检测量不当
	2.7 气泡
	2.8 输入不正确的患者身份标识号（ID）
3. 仪器 / 试剂	3.1 不良的环境条件：温度、湿度、振动、静电、无线电频率、电磁干扰、灯光强度、气压和预热时间
	3.2 试剂过期
	3.3 试剂运输不当
	3.4 试剂储存不当
	3.5 试剂制备不当
	3.6 试剂使用不正确
	3.7 试剂污染
	3.8 试剂时间过久而变质
	3.9 批间变异
	3.10 样本相关的试剂故障：干扰物、分析物浓度过高（钩状效应）、异常 pH、异常黏度和异常悬浮粒子
	3.11 电子模拟故障
	3.12 质控品运输不当
	3.13 质控品储存不当
	3.14 质控品混匀不充分
	3.15 校准不正确
	3.16 精密度不足
	3.17 正确度不足 / 偏倚、干扰
	3.18 不正确的分析模式：质控品与患者样本，选择分析物不正确，程序参数不正确
	3.19 样本携带污染
	3.20 仪器机械故障
	3.21 仪器性能故障：软件计算、漂移、校准缺失、电压不稳定、读取设备故障和数据丢失
	3.22 仪器试剂性能未验证：初始确认、仪器维修 / 保养、电池变化、试剂批号改变和常规使用
	3.23 不合理的仪器功能未取消
	3.24 不正确的功能仪器 / 保养：光学设备污染、刮痕、雾化和仪器故障
	3.25 使用患者个人设备
	3.26 复杂的程序
	3.27 不正确的技术
4. 结果 / 数据读取 / 原始数据	4.1 肉眼误读
	4.2 测量单位设置不当
	4.3 模式设置不当：新生儿 VS 全血 VS 血浆 VS 尿液、质控品 VS 患者标本和不正确的编程

续表

潜在故障来源	原因
5. 初审	5.1 质控结果解释不正确 5.2 未识别离群值或无意义值 5.3 未识别线性范围外的结果 5.4 未识别警告值 5.5 未识别需要确认的结果 5.6 未识别检验前变量的影响 5.7 未识别仪器故障 5.8 未识别干扰
6. 纳入 / 报告 / 图表	6.1 无结果记录 6.2 结果记录于不正确的患者病历中 6.3 记录信息不当,日期、时间和结果 6.4 信息无法读取 6.5 无临床解释的相关信息:参考范围、警报值和先前患者结果 6.6 图表中报告位置不一致 6.7 报告延迟暂时无结果

第二节　医学实验室建立质量控制计划指南

一、概述

EP23 是一份期待已久的文件。该文件在制定质控程序方面提供了更多的灵活性来适应特定 IVD 和特定医学实验室环境,用以解决“需要多少质控”的问题,后者可追溯至 1990 年 CMS 定义即时检测(point-of-care testing,POCT)的可接受质控程序的难题。当时 CMS 暂时允许某些使用设备采用“电子质控”,并解释该问题将在 CLIA 最终法规得以解决[注意 CLIA 最初要求食品药品监督管理局(Food and Drug Administration,FDA)审核厂家质控说明作为厂家上市声明豁免的一部分]。但最终质控豁免还是被取消了,取而代之的是 CMS 提出的“等效质量控制”(EQC)选择,它能降低小实验室和 POCT 执行质控的难度。总之,EQC 是 CMS 对实验室不能满足每天两个水平的最低质控要求的反应。但是 CMS 推荐的确认方法没有科学依据,鉴于厂家和实验室的反对,CMS 提议采用 CLSI 作为建立科学合理替代质控程序的导则。该 CLSI 风险管理新文件致力于在可能替代 EQC 的质控机制和实践上达成一致。

对医学实验室而言,根据试验临床应用质量要求和方法性能特征执行正确的质控是很重要的。C24 提供了传统质量控制(SQC)指南,而 EP23 的主要目的在于最小化 SQC,用其他控制机制进行替代,即使这些替代控制机制事实上更难确认。鉴于 EP23 的费用,该文件用于医学实验室存在被质疑的可能。CLIA 册子中关于 EQC 所需了解的仅有 8 页,并可在 CMS 网站上免费下载,所以实验室购买 EP23 文件的可能性“相当低”,如果进一步考虑人员有限以及实验室研究该文件和实施风险管理导则所需的时间,其概率应降为“微乎其微”,如果再加上理解风险管理应用所需的技术背景,则概率几乎为“不可能”。如果实验室正在执行 EQC,可能会继续目前的实践标准,除非 CMS 要求 EQC 程序的科学确认。

然而,EP23 和风险分析将作为应用质控计划代替传统质控的基本原理。质控计划在这里指用于监测特定分析设备、方法或检测程序的预期失效模式的控制程序,包括传统 SQC、仪器内置质控、功能检测、性能试验和患者数据规则等。质控计划应明确每个质控机制的频率、解释质控结果的规则、纠正措施及提供给用户的安全信息。

二、应用风险分析建立质量控制计划

应用风险分析建立质量控制计划的过程见图 4-1,注意该图总结的信息可见于其他出版材料中,但 EP23 导则的最终版本可能在过程步骤中有一定的改动。

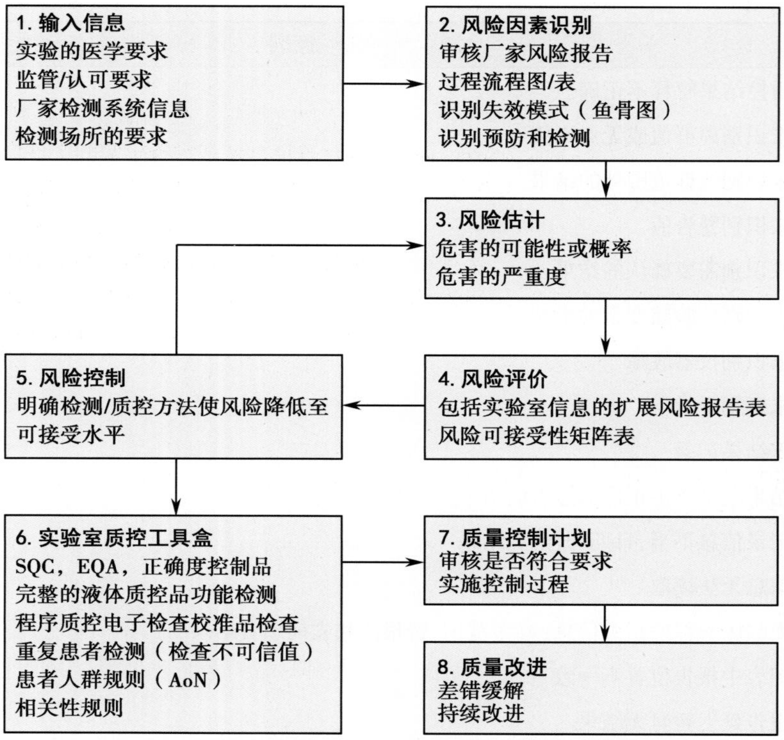

图 4-1 基于风险管理建立质量控制计划的过程

1. **输入信息** 实验室必须采集试验的医学要求、监管认可要求、厂家的安全信息、安全使用说明及医院和实验室特定要求相关的信息。明确临床用途是必要的，但在该过程中没有相关的步骤能定量地定义这些要求，也没有导则表明如何将其用于方法性能确认和合适质控程序的选择。正如之前已指出，医学实验室应在建立分析质量控制计划的早期完成预期用途目标的定义、方法选择、方法确认及 SQC 的设计。

2. **风险因素识别** 理想情况下，厂家将提供一个风险报告或风险总结表供实验室检查和审阅。厂家应提供以下信息：①失效模式，哪里可能出错；②设备特征或推荐措施，如何能降低风险；③设备特征或措施的预期功能，该设备如何实现风险缓解；④已知的局限性，设备特征或推荐的功能不起作用的情况；⑤已知局限性所需的措施，医学实验室该如何降低剩余风险；⑥验证研究，验证风险缓解措施有效性的总结研究。然后实验室可扩展厂家的风险总结来处理以下问题：①厂家的自动控制措施有效吗？②实验室质量控制计划需要另外的质控机制吗？③剩余风险可接受吗？

如果厂家未提供详细的风险信息，实验室需要自己执行风险分析。此时，实验室需要：①绘制过程流程图以识别各个步骤中的关键点；②检查每个步骤以识别所有可能的故障，可利用原因结果图（鱼骨图）；③明确预防危害和检测故障的机制。从头开始执行风险分析对很多医学实验室来说是不现实的，因此能获得厂家提供的良好的风险信息对风险分析是至关重要的。

3. **风险估计** 两个因素的风险模型包括发生概率和损害严重度。相对于还包括检测度的 3 个因素的工业模型，CLSI 方法显得过于简便，尤其是为建立质控机制和质量控制计划时。但是两个因素的模型及分类等级尺度与 ISO 14971 导则一致。发生概率的等级模式如下：频繁 = 每周 1 次；可能 = 每月 1 次；偶尔 = 每年 1 次；很少 = 几年 1 次；不可能 = 整个使用期间 1 次。严重度等级模式如下：可忽略 = 临时不适；很小 = 临时伤害，不需要专业的医学干预；严重 = 需要专业的医学干预的伤害；危急 = 永久的或危及生命的伤害；灾难性 = 引起患者死亡。

4. **风险评价** 同 ISO 一样，EP23 也利用可接受性矩阵表对剩余风险进行评价。表 4-3 为基于 ISO 评分模式建立的 5×5 风险可接受性矩阵表，不同于 EP18 的 4×4 表。另外，该表中有 3 个单元格 CLSI 导则为可接受性能，而在 ISO 14971 中为不可接受性能。这也进一步表明，风险评价是一种定性和相当主观的判断。

表 4-3 风险可接受性矩阵表

危害概率	危害严重度				
	可忽略	很小	严重	危急	灾难性
频繁	不接受	不接受	不接受	不接受	不接受
可能	接受	不接受	不接受	不接受	不接受
偶尔	接受	接受	接受	不接受	不接受
稀有	接受	接受	接受	接受	不接受
不可能	接受	接受	接受	接受	接受

5. **风险控制** 如果风险为不可接受，应采取额外的控制措施来预防危害或检测故障。对每个不可接受的失效模式执行该过程直到风险控制措施足以降低所有的风险。

6. 实验室质量控制工具箱　每个实验室可采用不同的质控措施和机制，这些选择有赖于分析系统的程序性检测及分析系统的数据分析程序、计算机工作站、实验室信息系统。工具可分为分析系统校验、稳定的质控品和患者数据分析。

(1)分析系统校验：包括内置的液体质控品、校准验证、标本完整性指标、组分稳定性、程序性功能(时间、温度和量等)及电力稳定性。这些能力主要依赖于厂家使用的控制机制。

(2)稳定的质控品：有时也称"替代标本质控""参考标本质控"或"实验室内部质控"指医学实验室最常用的传统统计质量控制(SQC)。C24 文件提供了建立和维持有效的质控策略的相关信息。此外，该分类还可包括定值参考材料，作为正确度质控品进行周期性分析。能力验证和 EQA 提供了类似的质控机制，用于监测准确度或偏倚。

(3)患者数据分析：包括很多质控机制，如重复检测患者标本，不同分析系统间的患者标本比对，监测不可信值或极值检测，个体患者长时间的差值检验、同一患者的相关检测规则(如阴离子间隙)和监测患者群体的正态均值法等。这些方法的使用可能同 SQC 差不多，但其有效性还有待考究。

目前没有关于如何评估每个工具满足医学质量要求能力的相关指南，也没有关于实验室如何验证控制措施有效性的相应讨论。也就是说这些质控措施相当于控制质量，但同 SQC 一样，它们的质量依赖于正确地执行正确的质控。设计这些类型的质控程序来保证达到临床质量要求和正确地使用这些质控程序是很复杂的，证明这些措施的有效性也是很困难的。

7. 质量控制计划　质量控制计划是解决潜在故障所需的预防措施、质控机制和质控程序的总和。可适于查阅厂家风险报告表以识别需要额外控制措施的所有故障，总结如下：①实验室 QCP(质量控制计划)组分；②厂家建议或法规要求；③ QCP 计划修订。纠正措施及安全使用说明应包含在质量控制计划中。质量控制计划应提供实验室标准操作规程的完整描述。

8. 质量改进　在常规操作中必须监测质量控制计划的有效性，以识别任何剩余故障和需要的纠正措施。这些故障也代表了分析检测过程的差错缓解和持续改进的切入点。而且该步骤也为风险管理更广泛地用于检验前和检验后过程提供了机会。

三、厂家质控信息

Koshy 教授已证实风险分析及 EP18 和 EP23 导则在为床旁检测设备建立质量控制计划中的应用。他完整地描述了风险分析的过程、风险分析所需的各种工具、FMEA 表格的建立和合理控制措施的确立。有意思的是他在风险模型中引入了检测度的概念和风险优先指数(RPN)的计算，这遵从了工业实践原理，而不是 ISO/CLSI 导则。

设备厂家需要提供很多质量控制特征信息：设备风险缓解特征的详细描述、每个缓解措施的靶失效模式、风险缓解特征或推荐措施如何实现其预期功能的描述、风险缓解特征或推荐措施的已知局限性、验证特征或推荐措施达到预期目的的研究等。所以厂家采用类似工业模型是合理的。

但风险分析在医学实验室中的应用却较困难。厂家会提供其质控特征和验证质控机制性能研究的必要信息吗？既然厂家提议拒绝采纳 EP22 导则——厂家为体外诊断设备用户提供风险缓解信息，就无法要求甚至建议让他们这么做。如果这些信息未在设备标签和文件中给出，实验室需要对厂家提出特定的要求，要求其提供风险报告。

基于风险管理建立质量控制计划首先依赖于厂家提供的信息。如果厂家没有提供必要的风险分析信息，实验室需要自己执行风险分析。识别潜在失效模式很多有用的工具，包括过程流程图、鱼骨图。评价剩余风险可接受性的矩阵表是定性主观甚至是武断的。实验室有很多可利用的质控工具，但目前还没有充分的指南可确保其能检出医学重要的差错。质量控制计划的思想对实验室理解如何结合各种质控机制和措施作为全面保证质量的方法学是很有用的。尽管建议风险分析时应考虑预期用途和临床要求，但目前并没有指南说明如何确定质量目标或要求。厂家可通过风险分析建立质量控制计划，以证明医学实验可利用替代质量控制程序。厂家有这个资源和技术来执行，而且 ISO 14971 也要求厂家在新分析系统的设计和建立时执行风险分析。EP23 为医学实验室如何利用厂家风险信息和质控建议提供了指南。

CLSI 文件(EP18/EP23)是风险管理的良好开端，但还不能为医学实验室提供足够的实践指南来优化质控程序。目前的风险评价指南是定性的、主观的，不能满足医学实验室管理分析质量对定量方法和工具的需求。

毫无疑问厂家在设计和开发新产品时应执行风险分析，EP18 提供了相关指南。但厂家是否会提供实验室管理必需的剩余风险相关信息仍然是个公认的问题。如果没有风险信息，EP23 对大部分实验室而言是不现实的。即使有厂家的风险分析信息，EP23 对那些小实验室来说也是相当困难的。

对小实验室而言，可能会选择继续实施 CMS 的等效质控，虽然缺乏科学依据，但 EQC 较风险管理要简单得多，因此也更受欢迎。这使得风险分析的预期用途很难定义。是为了那些 SQC 已很成熟的大实验室？如果这样，其最需要的应该是质控频率。如果这是 CLSI 委员会最初的任务，那么该指南也不需要持续至今。我们需要理解风险管理如何解决该问题。

回到现实，我们不能忘记分析质量管理的基本要素。实验室应明确试验的预期用途，确定定量的目标，然后评价现有方法的性能，确保其满足质量目标。继而设计质控程序来监测性能(在常规操作及验证检测结果达到预期质量时)。

我们推荐在优化质控时先执行这些基本步骤，这也和 ISO 14971 的风险管理原理和首先进行安全设计确保方法性能满足要求，然后再增加预防控制措施的建议是一致的。分析质量管理的基本要素也是风险管理的基本要素。我们应将风险管理整合至既有的质量实践中，而不是用风险质控替代统计质量控制。

对风险管理在医学实验室中的更广泛地应用可参考 ISO/TS 223677《医学实验室通过风险管理和持续改进减少过失》。该指南为风险管理在医学实验室中的应用提供了更广阔的视角。

(王治国)

第五章 计量学溯源性和测量不确定度

临床检验结果准确，具有跨时空的可比性，是医疗卫生工作的需要，也一直是临床检验领域的工作目标。多数临床检验是定量检验，属测量范畴，其质量保证遵循计量学原理。按现代计量学理论，实现检验结果准确可比，需使检验结果具备两个基本属性，一是计量学溯源性，二是合适（足够小）的测量不确定度。本章介绍临床检验结果计量学溯源性和测量不确定度有关概念、原理和现状。

第一节 主要术语定义及有关概念

一、量和量值及有关术语

临床检验领域很少使用“量”（quantity）这一词汇，但它是一个重要的计量学概念。它的定义为现象、物体或物质可定性区别和定量确定的属性。

量可分为“广义量”（quantity in a general sense）和“特定量”（particular quantity）。广义量在化学（包括临床化学）界常称“量类”（kind-of-quantity），未规定条件的量类只是量的种类，是不可测量的，如质量、物质量、体积分数等。而规定了一定条件的量类称为特定量，是可以测量的，故又称“可测量的量”（measurable quantity），很多情况下简称为量。

特定量的描述原则上需要三要素，即系统（system）、组分（component）和量类。“系统”在临床检验领域可简单理解为样品物质，如血液、血清、尿液等；“组分”指样品中的被测物质成分。如“24 小时尿液（系统）中葡萄糖（组分）的物质量（量类）”是一个特定量。待测的特定量称为“被测量”（measurand）（被测量的量），被测量中的组分称“分析物”（analyte），如上例中的整个短语为一被测量，其中的葡萄糖为分析物。

值得指出的是上述“物质量”（amount of substance）是一个重要的基本量类［国际单位制（SI）七个基本量中的一个］，其单位是摩尔（mol），目前凡是化学定义明确的物质的多少都建议用物质量这一基本量类来表示，因此目前许多小分子临床检验项目都用 mol/L 或其十进分数单位（如 mmol/L）表示其结果。以 mol/L 或其十进分数单位表示的量称物质量浓度（amount-of-substance concentration），在不致造成混淆时可简化为物质浓度或浓度。

“量值”（value of a quantity）是指一般由一个数乘以测量单位表示的特定量的大小，量值常可简称为“值”（value）。

“真值”（true value）是与给定的特定量的定义一致的值。理论上真值只有通过完美的测量才能获得，现实中难以获得。

在实际工作中经常使用的是“约定真值”（conventional true value），它是一个特定量的赋予值，对于给定的目的具有适当的不确定度，因而被接受为真值。通常约定真值是用不确定度符合要求的测量程序多次测量的平均值。约定真值有时也称为定值或赋值（assigned value）、最佳估计值（best estimate of the value）、约定值（conventional value）或参考值（reference value）。

二、标准和参考及有关术语

“标准”（standard）有时指书面标准或标准文件，有时指测量标准。“书面标准”（written standard）是通过公议而建立、由特定机构批准的文件，它提供以达到规定情况下的理想秩序为目的、供经常和重复使用的关于活动或其结果的规则、指南或特征。书面标准的例子有 ISO 标准、欧洲标准、我国的国家和行业标准等。

“测量标准”（measurement standard）是为了定义、实现、保存或复现量的单位或一个或多个量值，用作参考的实物量具、测量仪器、参考物质或测量系统。测量标准分一级测量标准（primary measurement standard）和二级测量标准（secondary measurement standard），一级测量标准在我国又称测量基准，是指定的或公认具有最高计量学特性的测量标准，其值不用参考相同量的其他标准而被承认。二级测量标准是通过与相同量的一级测量标准相比较而确定其量值的测量标准。

对于检验医学领域的定量检验，测量标准在多数情况下是指较高级别的参考物质。

“参考”（reference）一词在临床检验标准化或计量学溯源中经常使用，如上文中的测量标准是一种参考，还有参考物质、参考方法等，其意义应理解为参比或比照标准等，通过与之比较，而达到校准或验证准确性的目的，故我国也经常将“参考”与“标准”同用，如我国有标准物质、标准样品等称谓。

三、测量方法和测量程序

方法一词人们都非常熟悉，而程序则是一个较新的概念，两者有一定区别。在测量相关国际标准中主要使用“测量程序”一词。测量方法（method of measurement）是一般描述的测量操作逻辑次序，测量程序（measurement procedure）则是用于特定测量的、根据给定的测量方法具体描述的一组操作。一般一个测量程序可使操作者直接进行相应特定量的测量，无须提供另外的说明，测量方法则不能。测量方法，由于它是一般描述的，不具备具体的性能参数；而测量程序则对测量操作的每一个细节进行了规定，因此它有相对固定的性能指标。一个测量程序一般只是在一种情况下，针对一个特定量，而一个测量方法则可以产生出多个测量程序，每个测量程序的性能也可能有所不同。测量程序有时也称为分析方案（analytical protocol）或标准操作程序（standard operating procedure，SOP）。

四、溯源性和不确定度及有关术语

“计量学溯源性”（metrological traceability）的定义是，测量结果通过经论证的连续的校准链与一定的参考标准相联系的属性，每步校准都贡献测量不确定度。首先，溯源性是测量结果的属性，严格讲，不应用于描述测量、测量方法或程序。在临床检验等化学测量中，校准链由计量学级别由低到高的、交替出现的测量程序和校准物组成。校准链也称溯源链。关于溯源性及有关问题详见本章第二节。

“测量不确定度”（uncertainty of measurement）的定义是，与测量结果相关的参数，表征可合理地赋予被测量的值的分散性。关于不确定度及有关问题详见第三节。

五、参考测量系统及有关术语

在临床检验领域，“参考测量系统”（reference measurement system），有时简称为“参考系统”（reference system），是由“参考物质”（reference material）、“参考测量程序”（reference measurement procedure）和“参考测量实验室”（reference measurement laboratory）组成的测量系统。

参考物质是一种材料或物质，其一种或多种特性值足够均匀并被良好确定，用于校准测量系统、评价测量程序或为材料赋值。对于定量临床检验，参考物质主要包括“校准物质”（calibration material）和“正确性控制物质”（trueness control material）。校准物质又称“校准物”（calibrator），在校准函数中其值被用作自变量的参考物质（校准测量系统或为材料赋值），正确性质控物质是用于评价检验程序给出结果的正确度的参考物质。可见参考物质有校准和评价检验程序两个主要功能。一种参考物质在一个测量程序中既可以用作校准物质，也可以用作正确性质控物质，但不可以同时用作校准物质和正确性质控物质。

参考物质是一个较宽的概念，起实现SI单位作用的一级校准物（见第二节）是参考物质，试剂盒中的校准物也是参考物质，但一般情况下参考物质是指较高级别的参考物质，是“有证参考物质”（certified reference material）。有证参考物质是附有证书的参考物质，其一种或多种特性值用可建立溯源性的程序确定，使之可溯源至准确复现的表示该特性值的测量单位，每种确定的特性值都有给定置信水平的不确定度。还有一类重要参考物质是“国际约定校准物质”（international conventional calibration material），它们的量值不能溯源至SI单位，但是国际约定的，因而也被广泛承认。

参考测量程序，有时简称参考方法（但方法和程序有不同含义，见上文），是经过充分研究的测量程序，给出的值的测量不确定度适合其预期用途，尤其是评价测量相同量的其他测量程序的正确性和相关参考物质定值方面的用途。在临床检验领域参考测量程序可按其计量学作用分为一级参考测量程序（primary reference measurement procedure）和二级参考测量程序（secondary reference measurement procedure）。一般提到的“参考方法”在多数情况下指的是二级参考测量程序。它们被称作“二级”，只是计量学上的分级，因需一级参考物质校准。“二级”并不意味着性能低于“一级”，相反它们是高度特异、精密，适合于复杂生物样品分析的方法，而一级参考测量程序在不少情况下只适合于一级参考物质（纯物质）的鉴定，不适合生物基质样品的分析。

与参考物质类似，也有一类国际约定参考测量程序（international conventional reference measurement procedure），它们得出的结果不能溯源至SI单位，但被广泛承认。

在有的国家，将高度准确的、经充分论证的参考测量程序称为决定方法（definitive method），它们是采用同位素稀释质谱分析原理的方法。对某些检验项目，还有一类方法，原理或性能逊于参考方法，但起参考方法作用，称为指定比对方法（designated comparison method，DCM），主要用于尚无公认参考方法或参考方法过于复杂的检验项目的标准化。

参考测量实验室，可简称为参考实验室，是运行参考测量程序、提供有给定不确定度的测量结果的实验室。参考实验室有特定的管理和技术要求，往往需要通过一定程序才能成为参考实验室。对于同一检验指标，参考实验室最好形成国际网络，并定期进行测量比对，以保证参考测量的有效性。

六、互通性和基质效应及有关术语

互通性（commutability），或称互换性、替换性等，是参考物质的重要属性，是指用不同测量程序测量该物质时，各测量程序所得的测量结果之间的数字关系，与用这些测量程序测量实际临床样品时测量结果的数字关系的一致程度。

互通性是指参考物质基质和分析物的理化性质与实际临床样品的接近程度。造成互通性问题的原因是制备参考物质时，出于调整浓度、便于贮存和运输等目的，对原料所进行的成分调整（如添加外源性的替代分析物等）和加工（如冻干等）。

包括我国在内的有些国家过去常用“基质效应”一词描述上述参考物质与新鲜样品的性质差异，但近年ISO标准中用互通性表示参考物质与患者样品的性质接近程度，对基质效应（matrix effect）的定义则是，被测量以外的某种样品特性对测量因而对被测量的值的影响，如用火焰发射分光光度法测量人血浆钙离子物质量浓度时，样品中的磷酸盐浓度和样品黏度可能会影响测量结果。

一种明确的基质效应的起因是一种“影响量”（influence quantity），即被测量以外的影响测量的量。影响量的作用有两种情况，一种是影响量本身不产生测量信号，但它增大或减小被测量的测量值，这种作用称为“分析干扰”（analytical interference）；另一种情况是影响量本身产生测量信号，这种作用是由测量程序的非特异性造成的。测量程序的“分析特异性”（analytical specificity）是指该程序只测量它想要测量的被测量的能力。

可见基质效应主要是非特异性和干扰易感性问题，是使参考物质缺乏互通性的原因之一。参考物质缺乏互通性的另一个主要原因是参考物质中的分析物与实际样品中的分析物性质不同。

第二节 计量学溯源性

一、概述

如上所述，溯源性是测量结果与公认标准相联系的属性。在临床检验领域，所谓计量学溯源可简单理解为使常规检验与参考系统相联系的过程。溯源原理是包括临床检验在内的各种（物理、化学等）测量质量保证的基本原理，其应用贯穿临床检验标准化的发展史。如美国疾病控制与预防中心（CDC）的血脂标准化计划始于20世纪50年代，其基本工作方案是，制备胆固醇纯物质参考物质和建立胆固醇参考方法，为血清胆固醇参考物质定值，将血清参考物质分发到不同实验室，用于当地实验室方法校准或评价；20世纪80年代末CDC又建立胆固醇参考方法实验室网络（CRMLN），通过此网络将常规方法用新鲜样品直接与参考方法进行对比，以达校准或评价的目的。这些标准化计划在国际血脂标准化中产生巨大影响，目前仍在发挥重要作用。同样具有广泛国际影响的美国糖化血红蛋白标准化计划，基本采用CRMLN工作方式，迄今也已有十几年的历史。欧美国家的其他机构或组织，尤其是计量机构，也于20世纪60到70年代开始建立临床检验参考方法和参考物质。我国于20世纪80年代开始研究胆固醇测定参考方法和参考物质问题。

以计量学溯源为核心的临床检验标准化工作过去主要以重要疾病的预防和控制为导向（如上述血脂标准化计划和糖化血红蛋白标准化计划主要针对心血管病和糖尿病的预防和控制），溯源性作为一个计量学概念在临床检验领域很少受到关注。溯源性用于临床检验结果的质量描述并在国际上受到广泛重视，主要是由于欧盟于1998年签署体外诊断器具的指令（Directive 98/79/EC）（法律文件，2003年生效），该指令要求“体外诊断器具的校准物质和/或质控物质定值必须通过参考测量程序或参考物质保证溯源性”。

为实施上述指令，规范临床检验计量学溯源活动，欧洲标准化委员会1999年开始制定有关标准，后被国际标准化组织（ISO）采用，于2002—2003年出版。这些标准包括，ISO 17511（2003）“体外诊断医学器具——生物样本中量的测量——校准物质和质控物质定值的计量学溯源”，ISO 18153（2003）“体外诊断医学器具——生物样本中量的测量——酶催化浓度校准物质和质控物质定值的计量学溯源”，ISO 15193（2002）“体外诊断医学器具——生物样本中量的测量——参考测量程序的表述”，ISO 15194（2002）“体外诊断医学器具——生物样本中量的测量——参考物质的描述”和ISO 15195（2003）“临床检验医学——参考测量实验室要求”。我国有关标准委员会近年已将上述标准转化为我国行业标准或国家标准。

临床检验计量学溯源的另外一个推动因素是实验室认可。实验室认可近年来在临床检验领域逐渐受到重视，作为国际实验室认可准则的ISO 17025（1999）“检测和校准实验室的通用要求”和ISO 15189（2003）“医学实验室——质量和能力的具体要求”均提出溯源性要求。我国实验室认可机构等同采用上述标准进行实验室认可工作。

溯源作为提高和保证检验结果准确性的重要手段，已逐渐被广泛接受，检验结果的溯源性已成为检验试剂生产和临床实验室检验中的重要质量指标。

二、溯源性的建立

溯源性是检验结果的属性，检验结果由检验程序获得，故检验程序的建立者负责溯源性的建立。目前绝大多数临床检验常规检验程序（体现为试剂、校准物、仪器、操作参数等）由厂家建立，故临床检验结果的溯源性主要由厂家建立。上述关于体外诊断器具的欧盟指令及关于临床检验计量学溯源的ISO

标准（ISO 17511 和 ISO 18153）所针对的对象也主要是厂家。

关于临床检验结果的溯源性建立，ISO 17511 和 ISO 18153 提出原则说明和要求，ISO 17511 介绍临床检验计量学溯源的基本原理，ISO 18153 专门针对临床酶活性测量。

建立溯源性，需首先定义被测量。定义内容包括，被测量在医学决定中的预期用途、样品系统（如人血清）和有关组分（如钠离子）、量类（如物质量浓度）及测量单位。量的定义是计量学的重要问题，定义不足，可以造成溯源困难，也是测量不确定度的重要来源。这一问题对于临床检验可能尤为突出，因有些检验项目高度复杂，有时可能很难明确定义。这时出于标准化的需要，可能需要必要的国际约定。

根据 ISO 17511，常规检验结果的溯源性通过不间断的交替出现的测量程序和测量标准（校准物）而建立，这些程序和校准物通常具有不断降低的测量不确定度。计量学溯源链应以相反方向的降序校准等级描述，即从最高计量学参考到最终用户结果。涵盖各种可能情况的广泛的临床检验量值溯源链的结构如图 5-1 所示。

如图 5-1 所示，SI 单位是计量学溯源的理想终点，计量学溯源性应尽量指向 SI 测量单位（基本或导出单位）。溯源链的下一级是一级参考测量程序。一级参考测量程序是基于特异、不需同量校准物而能溯源至 SI 单位、低不确定度的测量程序。一级参考测量程序一般由国际或国家计量机构或国际科学组织批准，一般在国际或国家计量机构或经认可的校准实验室内运行。一级参考测量程序的作用是鉴定一级校准物或为一级校准物定值。

一级校准物是测量单位的实物体现，具有最可能小的测量不确定度。一级校准物应直接用一级参考测量程序定值，或通过用适当的分析方法测定物质杂质间接定值。一级校准物一般是高度纯化的分析物，一般是有证参考物质。一级校准物的鉴定通常在具有最高计量学能力的实验室内进行，如国际或国家计量机构。一级校准物主要用于二级参考测量程序的校准。

二级参考测量程序是由一级校准物校准的可靠测量程序。二级参考测量程序一般在国家计量机构或经认可的参考测量实验室内建立和运行。

二级校准物按一种或多种二级参考测量程序定值，通常附有证书。二级校准物通常是基质与常规测量程序所测量的人源样品相似的物质。

厂家选定测量程序是由一种或多种可获得的一级或二级校准物校准的测量程序，可以是一个二级参考测量程序。厂家工作校准物应按一种或多种厂家选定测量程序定值。厂家常务测量程序是由一种或多种厂家工作校准物或更高级别的校准物校准的测量程序，可以是原理与常规测量程序相同的测量程序，但需有较低的不确定度。厂家产品校准物应按厂家的常务测量程序定值，用于最终用户常规测量程序的校准。用户常规测量程序是通常由厂家提供的、由一种或多种厂家产品校准物校准的测量系统。

以上是涵盖各种可能情况的临床检验量值溯源链结构，在实际工作中可以根据情况省略某些中间环节（程序 / 校准物对），而且理论上溯源链宜尽量短，溯源链越短，最后结果的不确定度越小。

如上（第一节）所述，溯源链中较高级别的测量程序和校准物（参考物质）及从事参考测量的实验室称为参考系统。ISO 15193、ISO 15194 和 ISO 15195 分别对临床检验参考测量程序、参考物质和参考测量实验室作出说明和要求。显然，参考系统是临床检验量值溯源的基础。

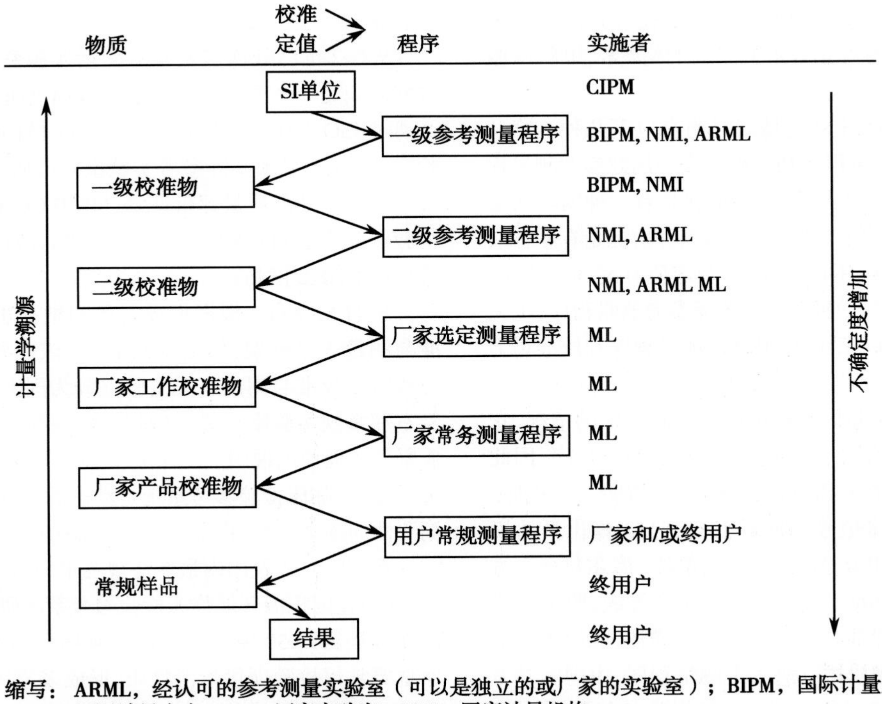

缩写：ARML，经认可的参考测量实验室（可以是独立的或厂家的实验室）；BIPM，国际计量局；CIPM，国际计量大会；ML，厂家实验室；NMI，国家计量机构。

图 5-1　广泛的临床检验量值溯源链结构

计量学溯源的前提是较低级别的测量程序具有足够的分析特异性，所测量的量与参考测量程序所测量的量应尽量保持一致，至少应密切相关。分析特异性问题是免疫分析程序中典型问题，不同测量程序中所用的抗体可能对被测抗原表型的反应活性不同，或作为试剂的抗原可能对被测抗体的反应活性不同。分析特异性问题也是某些化学原理常规检验方法的常见问题。对于某些临床检验项目的测定，同时实现简便和特异尚十分困难，分析特异性仍是目前常规检验中比较突出的问题，也是影响临床检验标准化的主要因素之一。

临床检验量值溯源中的另一个重要问题是校准物的互通性，各级别校准物必须对于两个有关测量程序具有互通性。检验互通性的方法是用两种程序同时测定此校准物和一定数量的实际样品。

建立的溯源性需经过确认。最可靠的溯源性确认方式是用常规测量程序和参考测量程序同时足够数量的、有代表性的、分别取自不同个体的实际新鲜样品，可用线性回归的方法分析两种方法所得结果的接近程度是否可以接受。此种方式既可验证常规方法校准的可靠性，又可验证常规方法的特异性。理论上，溯源性是指全测量范围内的溯源性，而不是"单点"溯源性；是测量范围内各点的溯源性，而不是平均值的溯源性。溯源性确认也可采用其他方式，尤其在缺乏参考方法或参考方法不可及的情况下，可采用与另种可靠常规比较及分析适宜参考物质等方式。

不同检验项目的计量学溯源水平取决于计量学可能性。目前临床检验项目至少有数百种，不是所有项目都已有参考系统，有参考系统的项目，其计量学级别又有不同。计量学溯源的理想情况是可溯源至国际单位制（SI）单位。要溯源至 SI 单位，须有一级参考测量程序。目前能满足这一条件的检验指标仅有几十种定义明确的小分子化合物或无机离子（如某些电解质、代谢产物和底物类、甾体激素、甲状腺激素等）。

测量结果不能溯源到 SI 的情况目前有以下几种。第一种是有国际约定参考测量程序和一种或多种用此参考测量程序定值的国际约定校准物质；第二种情况是有一种国际约定参考测量程序，无国际约定校准物质；第三种情况是有一种或多种国际约定校准物质（用作校准物）及定值方案，但无国际约定参考测量程序；最后一种情况是既无参考测量程序，也无用于校准的参考物质，厂家建立"内部"测量程序和校准物为其产品校准物定值。

酶催化浓度测量是临床检验中的一种较特殊的情况，它是活性测量，不是物质测量，测量结果依赖于测量程序，因此酶催化浓度不能单用数字和单位描述，还需指明测量程序。关于酶催化浓度检验量值溯源问题 ISO 18153 作出具体说明，其溯源链与图 5-1 相似，规定 SI 导出单位"摩尔每秒立方米"（$mol \cdot s^{-1} \cdot m^{-3}$ 或 kat/m^3）为溯源链的最高等级，要求一级参考测量程序的各步骤都有明确的定义和描述，能给出标准不确定度。一级参考物质用一级参考测量程序，由国际参考实验室网络定值。IFCC 已组织多家国际实验室合作，对过去的 IFCC 酶催化浓度测量程序进行了修改和优化（包括谷丙转氨酶、谷草转氨酶、淀粉酶、肌酸激酶、γ- 谷氨酰基转移酶、乳酸脱氢酶、碱性磷酸酶等），并对原参考物质重新定值，这些测量程序和参考物质目前公认的国际一级参考测量过程和一级参考物质。

三、临床检验参考系统

如上所述，参考系统是临床检验溯源的基础，欧盟指令也要求"校准物和 / 或质控物的定值，必须通过现有的较高级别的参考测量程序和 / 或参考物质保证其溯源性。"一个重要的问题就是哪些参考测量程序和参考物质是国际公认的"较高级别的参考测量程序和参考物质"。为此，国际计量委员会（CIPM）、国际临床化学和检验医学学会（IFCC）和国际实验室认可合作组织（ILAC）成立检验医学溯源联合委员会（JCTLM），其秘书处设在国际计量局（BIPM）。

JCTLM 设立两个工作组（WG-1 和 WG-2），WG-1 的任务是建立程序，按一定标准（ISO 15193 和 ISO 15194 等）对现有参考测量程序和参考物质进行鉴别和评审，并公布符合要求的参考测量程序和参考物质。WG-2 的主要任务是收集现有候选参考测量实验室信息，鼓励和促进按检验项目分类的参考测量实验室网络的形成，按 ISO 15195 评审并公布参考测量实验室。

WG-1 已开展多轮参考测量程序和参考物质评审工作，并于 2004 年 4 月开始公布临床检验参考测量程序和参考物质，详细列表见 BIPM 网站。这些项目主要是化学定义明确或由国际公认参考测量程序定义的检验项目，JCTLM 称之为列表Ⅰ，包括电解质类、酶类、药物类、代谢产物和底物类、非肽激素类和部分蛋白质类检验项目。不能溯源至 SI 单位，也无国际公认参考测量程序的检验项目的参考物质，包括凝血因子类、核酸类和另外一部分部分蛋白质类检验项目，被称为列表Ⅱ。

WG-2 也已开展多轮参考测量实验室评审工作，参考实验室需满足 3 个要求：①使用 JCTLM 公布的参考测量程序；②通过 ISO 17025 校准实验室和 ISO 15195 医学参考测量实验室认可；③参加国际参考实验室外部质量评价计划。国际参考实验室外部质量评价计划已由 IFCC 和德国临床化学与检验医学学会（DGKL）于 2003 年建立，每年进行一次，详细信息见 DGKL 网站。

JCTLM WG-2 根据溯源需要归纳提出临床检验医学校准与测量等级框架，如图 5-2 所示。该框架从计量学角度将检验医学校准与测量有关实验室分为国家计量机构、参考实验室和常规实验室三级，并对各级实验室应具备的能力及主要服务职能作出说明。

显然，临床检验参考系统是动态的、发展的。随着人们对溯源性的逐渐重视，将会出现更多临床检验参考系统。

在国际形势及国内最新法规要求和行业发展需求的推动下，近年我国积极开展临床检验参考系统研究和建立工作，已建立并运行约 30 项重要常规检验项目参考方法，研制约 40 项重要常规检验项目参考物质，形成多家医学检验参考测量实验室，陆续开展参考系统应用工作。

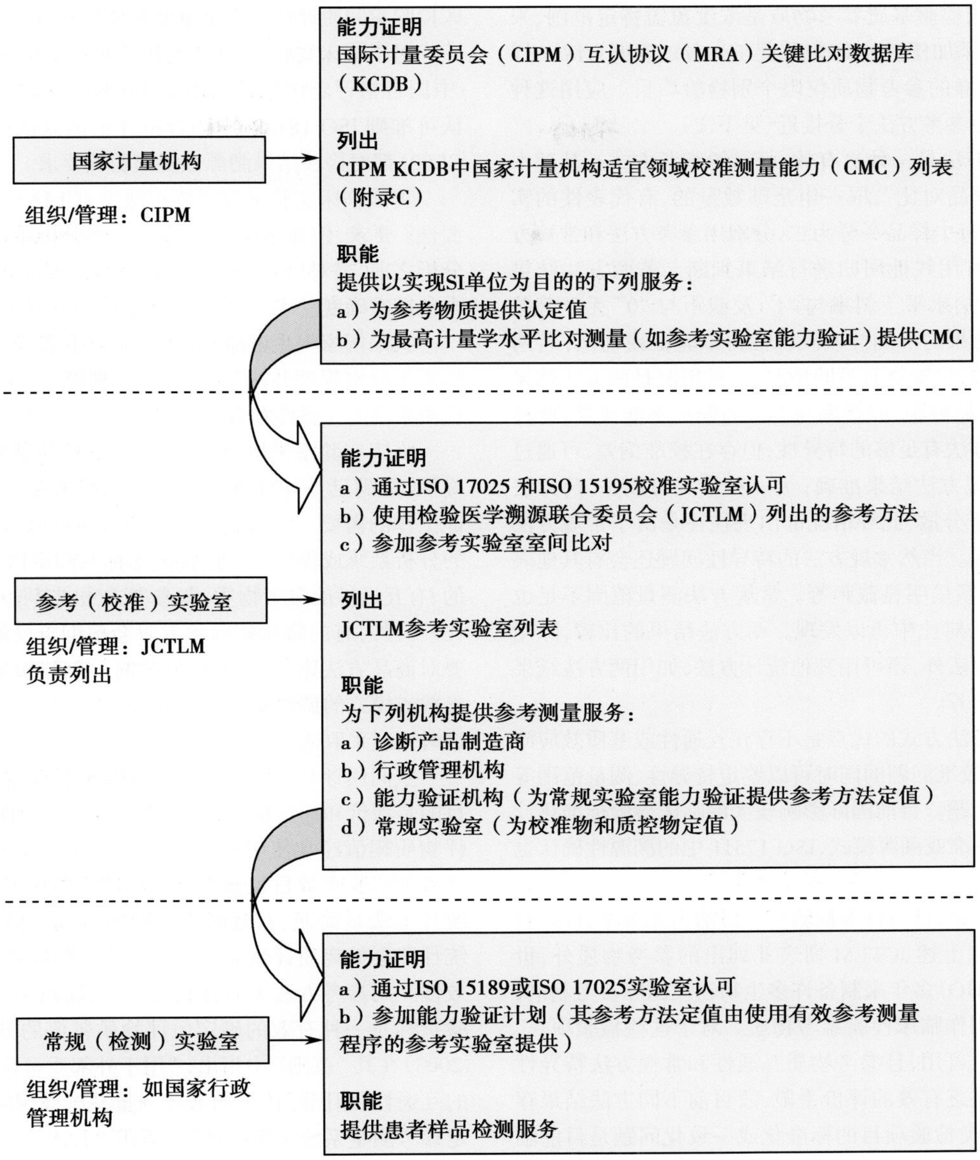
国家计量机构
组织/管理：CIPM
能力证明
国际计量委员会（CIPM）互认协议（MRA）关键比对数据库（KCDB）
列出
CIPM KCDB中国家计量机构适宜领域校准测量能力（CMC）列表（附录C）
职能
提供以实现SI单位为目的的下列服务：
a）为参考物质提供认定值
b）为最高计量学水平比对测量（如参考实验室能力验证）提供CMC
参考（校准）实验室
组织/管理：JCTLM负责列出
能力证明
a）通过ISO 17025 和ISO 15195校准实验室认可
b）使用检验医学溯源联合委员会（JCTLM）列出的参考方法
c）参加参考实验室室间比对
列出
JCTLM参考实验室列表
职能
为下列机构提供参考测量服务：
a）诊断产品制造商
b）行政管理机构
c）能力验证机构（为常规实验室能力验证提供参考方法定值）
d）常规实验室（为校准物和质控物定值）
常规（检测）实验室
组织/管理：如国家行政管理机构
能力证明
a）通过ISO 15189或ISO 17025实验室认可
b）参加能力验证计划（其参考方法定值由使用有效参考测量程序的参考实验室提供）
职能
提供患者样品检测服务

图 5-2　临床检验校准与测量等级框架

四、临床检验参考系统应用

本节第二部分介绍临床检验溯源的一般原理和有关情况。对于临床检验，计量学溯源可简单理解为参考系统应用过程，即参考方法或参考物质的应用过程。对于化学定义明确的检验项目，亦即有参考方法的检验项目，既可以应用参考方法，也可应用参考物质。

应用参考物质相对方便，参考物质也更容易获得，但应用参考物质需对参考物质种类、性质和作用有足够了解。目前定义明确的检验项目的国际现有参考物质，如上述 JCTLM 列表中的参考物质，可大致分为两类，即纯物质参考物质和基质参考物质。基质参考物质又大致分为冻干物质和冰冻物质，其中大部分为冻干物质。冰冻参考物质的多数是个别水平（多数为 1 水平或 2 水平）的混合物质（来自多个体的生物物质的混合物），极少数是血清组参考物质（分别来自不同个体的多水平血清组）。出现上述不同参考物质，一方面是由于不同的预期应用，另一方面是出于制备、鉴定、贮存和运输的方便。

在考虑应用参考物质时需充分考虑参考物质的互通性。目前认为，未添加人工物质的新鲜冰冻血清对于多数常规方法一般具有足够的互通性，纯物质（一级参考物质）溶液和冻干血清的互通性可能会因检验项目和方法而异，存在互通性问题的可能性较大，除非经过论证，一般不宜直接用于常规方法的校准或准确性判断。对于目前现有参考物质的应用，较一致的意见是，纯物质参考物质主要用于参考方法校准，冻干基质参考物质主要用于参考方法的质量控制，只有新鲜冰冻基质参考物质可用于常规方法的校准或评价。

除互通性问题外，多数现有基质参考物质还有另外一个局限性，即其浓度水平和其他代表性有限，应用这些参考物质仅能解决校准问题，不能论证或揭示方法的特异性和测量范围等其他分析质量问题。

理想的临床检验基质参考物质是浓度覆盖特定范围、来自不同个体、不添加任何人工物质、足够数量的新鲜（冰冻）样品组，但目前这样的参考物质仅限个别检验项目。应用这种参考物质与应用参考方法十分接近（见下文）。

应用参考方法是一种更有效、可靠的溯源方式。其基本做法是"分割样品对比"，取一组足够数量的、有代表性的实际新鲜样品，将每个样品一分为二，分别用参考方法和常规方法进行分析。可用线性回归进行结果判断。若两方法结果一致（在一定置信水平下斜率与"1"及截距与"0"无显著差异），常规方法结果的准确性或溯源性得以验证或确认；若两方法结果不一致，可能会有不同情况，一种情况是两方法结果关系密切，无明显截距，但斜率与"1"的偏离不能接受，此种情况说明常规方法有足够的特异性，但存在校准偏差，可通过调整校准使常规方法结果准确；另一种情况可以是，两方法结果的关系过于分散，此种情况的出现往往是由于常规方法存在特异性问题。当然常规方法的特异性问题还会有其他表现，如两方法关系呈明显截距等。常规方法测量范围不足也会在与参考方法对比中得以发现。两方法结果的比较，除用上述线性回归方法外，还可用其他统计方法，如用两方法结果之差对浓度作图等。

应用参考方法方式的优点是不存在互通性或基质效应问题，而且在解决校准问题的同时可以鉴定特异性、测量范围等其他分析质量问题。目前国际影响较大的临床检验标准化计划均采用这种校准或溯源模式，ISO 17511 中的溯源性确认也采用这种方式。

值得指出的是，还有许多检验项目目前尚无参考方法，只有参考物质。除上述 JCTLM 列表Ⅱ列出的参考物质外，世界卫生组织（WHO）多年来制备许多生物物质国际参考制剂，其中有些可以用作临床检验参考物质。对于这些检验项目，因只有参考物质可用，且参考物质互通性和常规方法特异性在不同程度上缺乏有效的评价手段，故目前不同方法结果存在较大差异，这类检验项目的标准化或一致化问题是目前临床检验领域的重要课题。

五、临床实验室及室间质评机构与溯源性

临床检验计量学溯源是临床检验分析质量保证的重要组成部分。除厂家（检验程序建立者）外，临床实验室（检验程序使用者）是临床检验质量保证的另一个主要环节。另外，临床检验室间质评计划也是重要的质量保证活动。

对于临床实验室，作为通用实验室认可准则的 ISO 17025（中国合格评定国家认可委员会 CNAS-CL01）和医学实验室认可准则 ISO 18189（中国合格评定国家认可委员会 CNAS-CL02）都对检验结果溯源性提出明确要求。

美国临床实验室改进修正法案（CLIA）法规，虽未提"溯源性"要求，但要求临床实验室在将分析系统用于患者标本分析之前，需对厂家提供的分析系统的性能指标进行验证，其中包括准确度。

我国国家卫生健康委员会（原卫生部）颁布的"医疗机构临床实验室管理办法"也未使用"溯源性"一词，但要求保证检测系统的完整性和有效性。

临床实验室采取适当措施，保证检验结果的溯源性或准确性，是满足上述标准或法规要求的需要，也是日常质量保证工作的需要。实现这一目的的方法可以包括：了解所采用的分析系统或程序（原理、性能指标及溯源情况等）；分析适当的、有互通性的参考物质；与参考方法或其他可靠方法进行对比。另外，有的临床实验室有时会根据自己的经验或工作需要对商品方法作一定调整，如试剂 - 校准物的重新组合、分析参数或模式的调整等，这在某种意义上相当于建立新的方法，这时更应采取适当措施，保证检验结果的准确性。

室间质评计划是重要的临床检验质量保证计划，其中心目的是评价和提高检验结果的准确性和室间可比性。室间质评物质靶值经常使用总体或同方法组均值（或其他统计值）。当参加实验室数目足够大且各实验室结果符合特定分布时，统计方法是简便、有效的确定靶值方法。但在某些情况下，统计值会偏离质评物质的真正靶值，影响室间质评计划的有效性。用参考方法为质评物质定值，起码对于某些小分子检验指标是一种有效的确定质评物质靶值的方法。ISO 17511（2003）在其"范围"中指出，"用于外部质量评价，具有被证实的互通性，用国际认可的参考测量系统或国际认可的国际约定参考测量系统定值的样品，适用本标准。"亦即室间质评样品的靶值应具有计量学溯源性，但前提是质评物质有已知的互通性。互通性或基质效应一直是室间质评计划中的一个重要技术问题，但目前关于何种检验项目的何种检验程序对于何种质评物质，有无互通性或有无明显的基质效应，目前尚缺乏足够的信息。这一问题的解决有赖于参考方法在室间质评计划中的应用。

第三节 测量不确定度

一、概述

测量不确定度是一个代表测量结果质量的参数，其基本含义是对测量结果的"怀疑"。一个测量结果只是某特定被测量的值的估计（真值是不可知的），估计有好有坏，因此一个测量结果需伴有说明其质量的参数，否则，给出的结果就不够完整，结果使用者无法判断结果的可靠性，结果间也很难进行比较。

测量不确定度是一个较新的概念。测量领域曾一直使用"误差"概念描述测量结果的可靠性。误差分随机误差和

系统误差。按定义，随机误差是测量结果与无限次测量的结果的均值之差，系统误差是无限次测量的结果的均值与真值之差，误差是随机误差与系统误差之和，是测量结果与真值之差。理论上误差是不可知的，因真值不可得，无限次测量也无法实现。通过实验得到的结果均值的标准差及偏倚，经常被称为"随机误差"和"系统误差"，但按误差定义，它们不是随机误差和系统误差，而是由随机效应和修正系统效应不完善引起的测量结果的变异性或不确定性。不确定度概念的提出大概与此有关。

一般认为，测量不确定度是经典误差理论发展的产物。测量不确定度概念于 20 世纪 60 年代就已提出，但直到 90 年代才就不确定度评定和表示形成较一致的意见。1993 年 ISO 与 7 个其他有关国际机构（包括 IFCC）合作出版"测量不确定度表示指南"（简称"GUM"），对测量不确定度评定与表示的一般规则作出规定和说明。1995 年和 2008 年对 GUM 做简单修改。我国 1999 年根据 GUM 提出国家计量技术规范 JJF 1059"测量不确定度评定与表示"。

测量不确定度首先在世界各国的计量领域得到广泛应用，测量不确定度出现在临床检验领域也和近年本领域的计量学溯源活动和实验室认可活动有关。

测量不确定度与溯源性关系密切，在某种意义上不确定度代表溯源性的好坏，溯源性的建立必然伴随不确定度评定。在关于临床检验溯源的 ISO 17511 和 ISO 18153 及关于临床检验参考系统的 ISO 15193、ISO 15194 和 ISO 15195 中，有关参考物质（校准物、正确性质控物）定值及测量结果的要求或描述，都包含测量不确定度内容。

在临床检验领域，参考测量实验室需评定并给出测量结果的不确定度，已无异议。但对临床实验室检验结果的测量不确定度的评定与报告，目前意见尚不十分统一，有关国际组织或机构正在起草有关指南性文件。

二、不确定度评定的一般规则与方法

GUM 是不确定度评定与表示的通用指南。GUM 中描述的不确定度评定的一般思路是，将测量模型化以鉴别不确定度来源，对各种来源的不确定度（不确定度分量）进行评定和量化，最后将各不确定度分量合成。

（一）不确定度来源

测量不确定度有多种可能来源，GUM 中指出下列不确定度可能来源：

1. 被测量的定义不完整；
2. 被测量定义的复现不完善；
3. 取样的代表性不足，即被测的样品不能代表所定义的被测量；
4. 对环境条件的影响认识不足或不佳环境条件；
5. 读取仪器信号的个人偏差；
6. 仪器分辨或区别能力有限；
7. 测量标准或参考物质的值的不确定性；
8. 引用的常数或其他外部参数的值的不确定性；
9. 测量方法和测量程序中引入的近似和假设；
10. 在相同条件下的重复观察结果的变异性。

上述来源，有些各自独立，有些可能相互关联，如第 10 项可能与某些其他来源相关。不同不确定度之间是否相关，需在不确定度评定与合成中予以考虑。

上述来源的不确定度有的属于随机效应，有的属于系统效应。不确定度评定在已知显著系统效应已被修正的情况下进行，修正的不确定度记入总不确定度。

（二）测量模型化

测量模型化即将测量用数学模型表示，其目的是鉴别不确定度来源以及为选择不确定度分量合成方式提供依据。

对某被测量（Y）的测量，通常不是直接测量此被测量，而是通过 N 种其他量（$X_1,X_2,\ldots,X_N$）及特定的函数关系（f）确定的。函数关系通常称为测量方程，其一般表达式为：

$$Y=f(X_1,X_2,\ldots,X_N)$$

被测量 Y 可称为输出量，其他量 $X_1,X_2,\ldots,X_N$ 可称为输入量。根据上述方程，输出量的估计值（输出估计值）（y），与输入量的估计值（输入估计值）（$x_1,x_2,\ldots,x_N$）有如下关系：

$$y=f(x_1,x_2,\ldots,x_N)$$

输出估计值亦即测量结果，输入估计值可以是测量信号值或引用值。

测量方程以测量结果计算公式为基础。但影响测定结果的不仅仅是公式中所含变量，还有其他因素，测量方程中还应包括影响测量的其他主要因素。

（三）不确定度的 A 类评定

A 类评定是指通过实验和适当的统计处理，对某估计值的不确定度进行评定。最简单也是最常用的方法是在测量条件下对输入量 X_i 进行 n 次测量或观察，计算观察值的平均值（$\bar{x}_i$）和标准差［$s(x_{ik})$］。若实际测量中用一次观察的值（x_{ik}）作估计值，则该输入估计值的不确定度即为其标准差：$u(x_i)=s(x_{ik})$。

若用多次观察的均值（$\bar{x}_i$）作估计值，则该估计值的不确定度为该均值的标准差（有时称标准误），即：

$$u(x_i)=s(\bar{x}_i)=s(x_{ik})/\sqrt{n} \qquad \text{式 5-1}$$

（四）不确定度的 B 类评定

B 类评定是利用其他信息对估计值的不确定度进行评定。这些信息包括：

1. 以前的观察数据；
2. 对有关材料或仪器的了解或使用经验；
3. 制造商提供的技术指标；
4. 校准证书或其他报告中给出的数据；
5. 手册或其他资料中的参考数据的不确定度。

利用上述信息进行不确定度评定的方法主要有以下几种。

若某输入值 x_i 取自制证书、手册或其他技术资料，给出的不确定度是标准差的倍数，此时，将给出的不确定度除以倍数即得该估计值的不确定度 $u(x_i)$。

有时资料中给出的不确定度不是标准差的倍数，而是一定置信水平（如 95%）下的区间。在这种情况下，可按正态分布处理，将置信区间的半宽除以相应的因子（如与 95% 置信水平对应的因子为 1.96）计算不确定度。

在有些情况下，只能获得或估计某输入量 X_i 的上下限（a_- 到 a_+），无法获得关于 X_i 估计值在此区间内分布情况的任何信息，这时只能认为 X_i 会落在此区间内任何一点，且概率相等（均匀分布或矩形分布），其最佳估计值 x_i 是此区间的中点，即 $x_i=(a_++a_-)/2$。若 $a=(a_+-a_-)/2$，则 $u(x_i)=a/\sqrt{3}$。均匀分布是缺乏估计值分布信息或对其分布无把握时的通用假设分布，用这种分布评定的不确定度较大，故较为“安全”，但当评定的不确定度是不确定度显著分量时，宜获得进一步信息，作出更确切的评定。

实际上呈均匀分布的情况较少，更多的情况是估计值在区间中点附近的可能性较大，分布于两端的可能性较小，这时可采用三角分布，这时 $u(x_i)=a/\sqrt{6}$。

（五）不确定度的合成

输出估计值 y 的不确定度来源于各输入估计值的不确定度 $u(x_i)$。评定各不确定度分量后，将各分量合成得 y 的合成标准不确定度［$u_c(y)$］。各分量以方差的形式合成，合成不确定度为合成方差［$u_c^2(y)$］的正平方根。合成方差的计算方法如下。

若各输入量 X_i 是彼此独立的，或不相关，则按下式计算合成方差：

$$u_c^2(y)=\sum_{i=1}^{N}\left[\frac{\partial f}{\partial x_i}\right]^2 u^2(x_i) \quad \text{式 5-2}$$

当 X_i 不是彼此独立的，按下式计算合成方差：

$$u_c^2(y)=\sum_{i=1}^{N}\left[\frac{\partial f}{\partial x_i}\right]^2 u^2(x_i)+2\sum_{i=1}^{N-1}\sum_{j=i+1}^{N}\frac{\partial f}{\partial x_i}\frac{\partial f}{\partial x_j}u(x_i,x_j) \quad \text{式 5-3}$$

上述两式称不确定度传播律，式中 f 对 x_i 的偏导数（$\partial f/\partial x_i$）称为灵敏系数，描述的是 y 随 x_i 的变化而变化的程度。

上述合成方差计算公式有些复杂，但在多数实际测量中，X_i 是彼此独立的（或可在评定不确定度时设法避免彼此相关的输入量），而且多数测量的测量方程是如下形式或可分解为如下形式，即加减形式和乘除形式：

$$Y=a_1X_1+a_2X_2\cdots+a_NX_N \quad \text{式 5-4}$$

$$Y=\frac{X_1X_2\cdots X_i}{X_{i+1}X_{i+2}\cdots X_N} \quad \text{式 5-5}$$

在这种情况下，上述方差合成公式可以分别简化为易于理解和计算的下列形式：

$$u_c^2(y)=u^2(x_1)+u^2(x_2)\cdots+u^2(x_N) \quad \text{式 5-6}$$

$$u_c^2(y)=y^2\left[\left(\frac{u(x_1)}{x_1}\right)^2+\left(\frac{u(x_2)}{x_2}\right)^2\cdots+\left(\frac{u(x_N)}{x_N}\right)^2\right] \quad \text{式 5-7}$$

（六）扩展不确定度

可直接用合成不确定度表示测量结果的不确定性，但在很多情况下更需要一个区间，测量结果的大部分将分布于此区间内，或有较大把握认为被测量 Y 将落在此区间内。定义此区间的不确定度指标为扩展不确定度（U），扩展不确定度由合成不确定度 $u_c(y)$ 乘以一包含因子（k）而得，即：

$$U=ku_c(y) \quad \text{式 5-8}$$

一般 k 值的大小取决于所需要的置信水平，通常 k 值在 2~3 范围内。$u_c(y)$ 实际上是 y 的标准差，当 $k=2$，U 所定义的区间的置信水平约 95%；当 $k=3$，置信水平约 99%。

测量结果一般可用 $y\pm U$ 表示，注明 k 值。

不确定度也可用相对不确定度表示，相对不确定度为不确定度除以相应量的估计值，如相对扩展不确定度：

$$U_r=\frac{U}{|y|}(y\neq 0) \quad \text{式 5-9}$$

三、不确定度评定有关问题及临床检验中的测量不确定度

以上根据 GUM 介绍不确定度评定基本原理和步骤。关于不确定度评定，还有以下问题需作说明。

不确定度评定注意事项之一是不遗漏主要的不确定度来源或分量，也需避免不确定度分量的重复评定。对不确定度来源的全面、准确鉴别，有赖于对测量及测量方法的充分了解。

评定不确定度也需针对主要不确定度来源。考虑不确定度来源的细致程度取决于测量的性质，如在精密化学分析中可能需考虑有关物质分子量的不确定度，但在一般分析中就不需考虑。

对各有关输入量也需进行分析，以选择合适的评定方式。有的输入量可能又是由几种“亚输入量”的函数，可以直接评定该输入量的不确定度，也可以分别评定各“亚输入量”的不确定度。与之相似，有时也可将几种输入量的不确定度合并评定，而且这种综合不确定度比分别评定再合成的不确定度可能更为可靠。

对于某输入量，其不确定度评定很多情况下既可选择 A 类评定也可选择 B 类评定。一般 A 类评定更接近自己实验室的实际情况，具有较高的可靠性，但有些 A 类评定显得缺乏可行性和必要性。B 类评定不见得逊于 A 类评定，尤其当 A 类评定中重复观察的数目及代表性不足时。

不确定度评定的原则同样是努力与目的相适应，应避免不成比例的时间和资源花费。实验室质量控制（内部和外部）数据和方法研究或验证数据等是重要的不确定度信息来源。在实际工作中，只要可能，一般不通过额外实验进行不确定度评定。

不确定度评定的一般原则是首先对影响测量的各种因素作出分析，以鉴别主要不确定度来源，因此不确定度评定与表示也是鉴别主要质量问题和改进测量质量的重要手段。

GUM 是不确定度评定与表示的通用指南，预期适用于各领域的各种测量情况。不同专业情况的不确定度评定可能有其特点。以化学测量溯源为任务的网络性组织欧洲分析化学中心（Eurachem）根据 GUM 提出分析化学测量不确定度评定指南（QUAM）。QUAM 将不确定度评定分四个步骤，即定义被测量、鉴别不确定度来源、量化不确定度分量及合成不确定度。QUAM 鼓励利用质量控制 / 保证和方法验证实验数据进行不确定度评定。

临床检验与分析化学有些相近，尤其是临床检验参考测量。临床检验参考测量完全可以也应该按 GUM 或 QUAM 进行不确定度评定，但临床实验室常规检验更为复杂，也有很多特点。

有些学者、组织或机构开始尝试根据 GUM 或 QUAM 对

常规临床检验结果进行不确定度评定，但可能还有些有待澄清的问题，例如，分析前因素的考虑，是否包括生物学变异，对GUM要求的鉴定并修正系统效应的理解，以及检验报告中是否需要给出不确定度等。

一般来讲，临床检验的主要不确定度来源可能包括溯源情况或校准因素、方法精密度因素、样品因素及方法特异性等其他因素，评定这些来源的不确定度可用的信息可以包括，厂家提供的校准物定值的溯源性和不确定度报告，室内质控和室间质评数据，方法验证实验结果，文献报告的分析前变异及干扰或特异性实验结果等。

（陈文祥）

第六章 实验室生物安全

随着生物、医疗、卫生事业的快速发展，在生物病毒研究、实验室诊断、生物技术发展、遗传基因工程等领域的生物安全问题也越来越突出。美国炭疽事件的发生，炭疽等生物材料感染事件引起的恐慌，使生物安全的问题成为各国关注的焦点。近几年，新发或新认识的病原体的出现［严重急性呼吸综合征新型冠状病毒 2（severe acute respiratory syndromes coronavirus 2，SARS-COV-2），甲型 H1N1 流感病毒，甲型 H7N9 流感病毒，寨卡病毒，马尔堡病毒，埃博拉病毒（Ebola virus，EBOV），中东呼吸综合征冠状病毒（Middle East respiratory syndromes，MSARS）病毒，肠出血性大肠埃希菌等］以及一些传染性疾病（结核，手足口病，炭疽，鼠疫等）的再度暴发，使得实验室的生物安全工作成为安全管理工作的重点，由于从事临床诊断，研究的实验室会涉及各种已知或未知的病原微生物，工作人员会受到潜在微生物感染的威胁，如果病原微生物从实验室泄漏，还可以在实验室及其周围，甚至更广的范围内造成疾病传播或流行，因此，加强实验室的生物安全是病原生物安全研究的需要，是传染病预防和控制的需要，是医院感染控制的需要，也是国防安全的需要。本章主要介绍实验室的主要危害，实验室的生物安全，生物安全防护及实验室其他安全等，使从事实验室工作的人员能熟悉生物安全的基本知识，了解生物安全的法律法规，掌握实验室的生物安全防护及操作规范。

第一节 实验室的设计和环境要求

实验室一般由主实验室、其他实验室和辅助用房组成。实验室的设计及工作区域的划分以生物安全为核心，确保实验人员的安全和实验室安全。在建造实验室时，应遵循我国《生物安全实验室建筑技术规范》（GB 50346—2004）的要求。实验室的环境应适合其所从事的工作，应采光，通风良好，有良好的供能，供水利于废弃物处置。实验室应制定相应程序，用于检查其环境因素是否可能影响检验结果的质量，实验室应监测、控制并记录环境条件。应特别注意微生物、灰尘、电磁、温度、湿度、电压、声音及振动等环境因素的影响，适当的时候应该考虑相关的技术活动以排除环境干扰。

一、临床实验室的平面与空间设计

（一）实验室的平面设计

1. 实验室的位置 可共用建筑物，但应自成一区，宜设在建筑物一端或一侧，与建筑物其他部分可相通，但应设可自动关闭的门，新建的实验室应离公共场所一定距离。

2. 工作区域划分 工作空间的大小应保证最大数量的工作人员在同一时间工作。应将有效的空间划分为清洁区（办公室、休息室、学习室）、缓冲（储藏区、供给区）、污染区（工作区、洗涤区、标本存储区）。工作区应包括工作人员所占面积和来回走动的空间。工作空间和走动空间应转化为在地板上占用的面积大小。

（二）实验室的空间设计

实验室的建设和改造是一项系统工程，涉及土建、配电、给排水、通风、生物和消防安全、医疗垃圾处理以及配套设施的安装等诸多方面，应严格遵循相关法规的要求。在实验室设计中，空间是保证实验室检测质量和工作人员安全的基础。空间不足会造成实验室的安全隐患，并影响实验室的工作质量。在其空间设计上应注意以下几个方面：

1. 空间的合理化分配 根据放置设备的需要决定空间的合理化分配。同时，用发展的眼光确定实验室空间，以便在较长时间内能容纳新添置的仪器和设备，保证高效、安全地完成临床工作。空间分配既要使工作人员感到舒适，又不产生浪费，需综合考虑工作人员的数量、检测方法和仪器大小等因素。

2. 空间的可扩展性　应将实验室设计为可向外扩展或可移动，以满足实验室发展的需要。

3. 空间计划的制订

(1)空间评估：在制订空间分配计划前，应对仪器设备、工作人员数量、工作量、实验方法等因素进行全面分析。在仔细分析各种因素后，对空间标准的要求进行评估，并计算区域的净面积和毛面积，特殊功能的区域，根据其功能和活动情况决定其分配空间。

(2)空间计划：在整个空间计划过程中应有一名具有实验室工作经验的工作人员和一位建筑师。在计划阶段，管理者、计划者和建筑师应反复商榷，并编写一份能说明空间合理性的计划书，列表说明每一个空间的用途、不同空间的相互联系。

(3)节能和冗余：实验室的设计在满足工作要求、安全要求的同时，应充分考虑节能和冗余。

(4)物理防范措施：应根据生物材料、样本、药品、化学品和机密资料等被误用、被盗和被不正当使用的风险评估，采取相应的物理防范措施。

(5)警示功能：实验室应根据房间或实验间在用、停用、消毒、维护等不同状态时的需要，采取适当的警示和进入限制措施，如警示牌、警示灯、警示线、门禁等。

二、临床实验室的用房与功能分区

临床实验室的用房面积应能满足功能分区的需要，平面与空间要设计舒适合理，要符合标本采集、处理和检验流程的需要，要利于进行实验室安全管理。实验室的功能分区通常有三部分：门诊实验室、急诊实验室和检测中心。如果门诊和急诊紧靠在一起，可在急诊与门诊的接合部安排门急诊实验室，同时服务于门诊和急诊，这种安排比较节省人力、物力和财力。应该指出这种门急诊合一的安排保证急诊优先，以不影响急诊在尽可能短时间内发报告为前提。检测中心是临床实验室的主要功能区，除了要设立各种实验室(包括无菌室、生物安全实验室)外，还需试剂配制室、(高压)消毒室、更衣室等。一些临床实验室还有恒温室(代替小的恒温箱)、冷藏室(代替小冰箱)。实验室内原则上不应设办公桌。确有必要时，办公区要与操作区以半截板墙隔开。实验室的分区设计应有利于控制无关人员进入或使用会影响检验质量的区域，有利于保护样品及资源的安全，防止无关人员接触。

三、临床实验室的环境要求

在设计实验室和安排某些类型的实验工作时，对于可能造成安全问题的情况要特别关注，这些情况包括：①气溶胶的形成；②处理大容量和/或高浓度微生物；③仪器设备过度拥挤和过多；④啮齿类动物和节肢动物的侵扰；⑤未经允许人员进入实验室；⑥工作流程：一些特殊标本和试剂的使用。

1. 实验室的通用设计要求　在考虑新建实验室或计划对已建的实验室进行结构改造时，应遵守我国《生物安全实验室建筑技术规范》(GB 50346—2004)。

(1)实验室的设计应保证对技术工作区域中微生物、化学、放射和物理危害的防护水平控制与经过评估的风险程度相适应，并且为关联的办公区域和邻近的公共空间提供安全的工作环境，以降低周围社区的风险，通向出口的走廊和通道应无障碍。

(2)实验室的设计应保证将采血区(当采血区位于实验室区域内时)样本接收区、管理区和分析区域明确分开。每个区域都应有适于区内开展工作的受控环境以及设施、家具、工作面和地面。应有足够的无障碍空间来保证安全工作，包括大型设备周围应有空间便于维护操作。应在实验室工作区邻近(但应安全隔开)设计以及用于垃圾和特定的实验室废物在处置前的存放。

(3)应在所有处理生物源性材料的区域内安装专用洗手池。只要可能，应将手动水龙头替换为自动的，或用肘部、膝部或足部操作。处理生物源性材料的区域内安装的洗手池下水系统应无阻碍地排水(即池内不设存水塞)，所供应热水的温度应使手放在水流中时感到舒适，以45℃为宜。

注：如果使用手动龙头，建议开关时垫上纸巾或类似材料以防手被污染。

(4)医学实验室通风系统的设计应考虑污染区彼此之间的有效隔离。每个区域应有各自的通风系统。

2. 实验室的物理环境要求

(1)照明：实验室的采光或人工照明应适合安全的工作，要尽可能减少强光和反射光。

(2)温度：应将产生过多热量或冷气的设备与普通工作区隔离，应提供个人防护装备，包括隔温手套和服装，保证人员的安全与舒适。实验室的室温尽可能控制在使实验室工作人员舒适的温度。

(3)通风

1)应将可能产生过多烟雾、热量、蒸汽、气味或有害物质的所有设备与普通工作区隔离并安装适当的防风罩。如果做不到，则应为工作人员提供特别的安排，保证其工作的舒适。

2)对可能产生不良气味的操作过程可采用局部的自然或人工通风。

3)实验室的室内湿度和换气应使实验室工作人员舒适和安全。

4)应对空气的流动速度进行定期监测以保证足够的通风，并在工程上防止潜在的感染因子和有害气体扩散。

5)通风管应与普通工作区隔离，以防止空气传播的感染因子或气味向其他工作区扩散。

(4)噪声：应防止实验室工作区噪声水平过高。在选择和安置设备时应考虑其本身的噪声水平和其对工作区域总噪声的影响。应采取措施将噪声降至最低或减少其产生。

(5)工效学因素：实验室的活动、工作空间和设备(座椅、实验室的工作台、计算机键盘和显示器)，以及发生振动和超声波的设备等，应在设计或就位时减少因工效学缺陷或事故导致的风险。

(6)从事活病原体工作的设计：所有从事病原体工作的实验室应有专门的设计，适用于防护对个体有中度到高度风险的微生物。拟从事生物危害水平Ⅲ级或更高风险等级的微生物工作的实验室应有更高防护水平的专门设计。

(7)门标：实验室的每个出口和入口应可分辨，紧急出口应有标志与普通出口区别。标志应包括国际或国家通用的危险标志(如生物危险标志、火灾标志和放射性标志等)以及其他有关的规定标志。

(8)实验室安防：实验室入口应有可自动锁闭的门，门锁应不妨碍紧急疏散。进入实验室应仅限于获得授权的人员。房间内的门根据需要安装门锁，正在检验高风险样本时应有进入限制。存放或供应高风险样本、培养物、化学试剂还需采取其他安全措施，如可锁闭的门、冷冻箱、特殊人员的进入限制等。应评估生物材料、样本、药品、化学品和机密资料被偷盗和被不正当使用的危险，并采取相应措施防范其发生。

第二节 实验室的主要危害源

在实验室中，主要危害源有病原微生物或感染性物质、危险化学品、电离辐射，除此之外，还存在火、辐射以及噪声等危害源，这些危害源可分为生物危害源、化学危害源和物理危害源等几类。

一、生物危害源

实验室的生物危害源主要是微生物，尤其是病原微生物引起的。这些病原微生物主要包括细菌、病毒、真菌及寄生虫等。

在实验室工作中，经常会遇到各种高危操作，工作人员会直接接触各种病原微生物(已知或未知的)，人为的失误和不规范的操作有可能导致实验室相关感染的发生。实验室相关感染是指在实验活动中工作人员和有关人员发生的病原微生物的感染。造成实验室相关感染的原因很多，如锐器刺伤、吸入气溶胶、被动物咬伤或抓伤、感染性材料的清除污染和处理不当等，都会使工作人员和实验室环境面临生物危害源的危害。随着实验室条件改善，药物治疗及预防接种等措施的实施，实验室生物危害有所改善，但尚不能完全排除，有效的生物安全防护是预防实验室感染、差错和事故的重要举措，更是防止病原生物从实验室泄漏疾病传染和流行的关键。

二、化学危害源

化学危害源主要指在实验室的操作过程中所使用的危险化学品。主要包括易燃性化学品、腐蚀性化学品，强碱性化学品、有毒性化学品和有害性化学品等，人们可能通过下列方式暴露于危险性化学品中：①接触；②食入；③针刺；④通过破损皮肤。

在操作某些化学品或吸入它们的蒸气时会对人体健康产生不良影响。除了众所周知的毒性物质以外，已知许多化学品都有不同的毒性作用，可能对呼吸系统，消化系统、泌尿系统、血液系统以及其他器官和组织造成不良影响或严重损害，而有些化学品具有致癌性或致畸性，有些可溶性蒸气在吸入后是有毒性作用的。

除了上面所提到的许多严重影响外，发生暴露时还可能导致一些不能被立即识别的对人体健康的损伤，其中可能包括与协调性相关的、嗜睡及类似的症状，并使出现事故的可能性增大。长期反复接触许多液态有机溶剂可能造成皮肤损害，这可能是由于有机溶剂的去脂效果，另外还可能出现过敏和腐蚀症状。

危险化学品与人体皮肤黏膜接触还可造成烧伤事故。其原因是在短时间内在人体接触表面发生化学反应，造成明显的破坏。腐蚀品包括酸性腐蚀品、碱性腐蚀品和其他不明显酸碱性腐蚀品。

鉴于危险化学品的危害，实验室生物安全管理制度中应包括危险化学品的使用和管理制度。在实验室中，对危险化学品的存放、处理、使用及处理规定和程序均应符合化学实验室的行为标准。可以从化学品生产商和/或供应商那里得到有关的物质安全资料卡(material safety data sheets，MSDS)或其他有关化学危害的资料。在使用这些化学品的实验室中，应可方便查阅上述资料，可以将其作为安全手册或操作手册的一部分，并且应按照相关标准在每个容器上标明产品的危害性质和风险性，同时在其使用的各个环节中也应清楚标明。

对化学危害应有足够可行的控制措施。定期对这些措施进行监督以确保其有效可用，保存监督结果记录，应要求所有人员认真执行安全操作规程，包括使用被认为适用于所从事工作的安全装备或装置。实验室内所用的每种化学制品的废弃和安全处置应有明确的书面程序，包括相关法规及详细说明，以保证完全符合要求，使这些物质安全及合法地脱离实验室控制。

三、物理危害源

实验室中物理危害源主要是指电离辐射、电及噪声的危害等。

(一) 电离辐射伤害

1. 对身体的影响 暴露人员可以观察到临床症状。辐射对身体的影响包括癌症(例如白血病、骨癌、肺癌以及皮肤癌)，并可能在辐射暴露后许多年后才发生。对身体不很严重的影响包括轻度的皮肤损伤、脱发、贫血、胃肠系统损伤以及白内障。

2. 对遗传的影响 可以在暴露人员的后代中观察到症状，生殖腺辐射暴露对遗传的影响包括染色体损害或基因突变，生殖腺的生殖细胞在受到高剂量辐射时能引起细胞死亡，从而造成生育能力损害，对女性还造成月经紊乱、发育期胎儿(特别是8~15周龄胎儿)暴露时，可能增加先天畸形的危险，或增加以后发生精神损害或辐射诱发癌症的危险。

为了限制电离辐射对人体的有害影响，应该控制使用放射性核素，并遵守相应的国家标准。辐射防护的管理需要遵守以下4项原则：

(1)尽可能减少辐射暴露的时间。

(2)尽可能增大与辐射源之间的距离。

(3)隔离辐射源。

(4)用非放射测量技术来取代放射性核素。

(二) 电的危害

在实验室中，电的主要危害是引起火灾，主要包括：

1. 超负荷用电。
2. 电器保养不良，例如电缆的绝缘层破旧或损坏。
3. 供气管或电线过长。
4. 仪器设备在不使用时未关闭电源。
5. 使用不是专为实验室环境设计的仪器设备等。

因此，在实验室中，所有电器设备都必须定期检查和测试，包括接地系统。在实验室电路中要配置断路器和漏电保护器。断路器不能保护人，只是用来保护线路不发生电流超负荷，从而避免火灾。漏电保护器用于保护避免触电，实验室的所有电器均应接地，最好采用三相插头，实验室的所有电器设备和线路必须符合国家电气安全标准和规范。

(三) 噪声

长期受过度噪声影响对人体是一种隐患，有些类型的实验室仪器(例如某些激光系统以及饲养动物的设施)能产生显著噪声，造成工作人员的暴露，可以通过噪声检测来确定噪声的危害。在资料显示噪声能控制达标的地方，可以考虑采用工程控制(例如在嘈杂仪器周围或在嘈杂区域与其他工作区域之间采用隔音罩或屏障的方法)。在不能控制噪声水平的地方，以及在常规实验室工作人员会有过度噪声暴露的地方，就要制订听力保护方案(包括在噪声危害区域工作时的听力保护)以及用于确定噪声对工作人员影响的医学监测方案。

第三节 实验室生物安全

在实验室工作中，经常会遇到各种高危操作，工作人员会直接接触各种病原微生物(已知或未知的)，人为的失误和不规范的操作会导致实验室相关感染的发生。实验室相关感染是指在实验活动中工作人员和有关人员发生的实验因子的感染，造成实验室相关感染的原因很多，如被锐器刺伤、吸入气溶胶、被动物咬伤或抓伤、感染性材料的污染和处理不当等，都会使工作人员和实验室环境面临着生物污染的危害，有效的生物安全防护是预防实验室感染，差错和事故的重要措施，更是防止病原微生物从实验室泄漏造成疾病传播和流行的关键。

一、生物安全的基本知识

(一) 生物安全及实验室生物安全的含义

1. **生物安全** 是指人们对于由动物、植物、微生物等生物体给人类健康和自然环境可能造成不安全的防范，目的在于防其弊、用其利，生物安全是一个系统的概念，即从实验室研究到产业化生产，从技术研发到经济活动，从个人安全到国家安全，都涉及生物安全性问题。生物安全又是一个广义的概念，它包括了从外来物种迁入导致对我国生态系统的不良改变，到破坏、人为造成的环境剧烈变化危及生物的多态性以及在科学研究开发生产和应用中经遗传修饰的生物体和危险的病原体等可能对人类健康、生存环境造成的危害等，都属于生物安全的范畴。

2. **实验室生物安全(laboratory biosafety)** 是指在从事病原微生物实验活动的实验室中，采取措施避免病原微生物对工作人员和相关人员造成危害，对环境造成污染和对公众造成伤害，保证实验研究的科学性并保护被实验因子免受污染。其措施包括强化工作和管理人员生物安全意识，建立法治化、规范化和日常化的管理体系，加强人才的建设、培训，配备必要的物理、生物防护设施、设备，掌握规范的微生物操作技术和方法等。

(二) 生物因子风险程度分级

GB 19781—2005、ISO 15190 :2003《医学实验室安全要求》中根据生物因子对个体和群体的危害程度将其分为4个风险等级。

1. **Ⅰ级风险(个体低风险，群体低风险)** 不会使健康工作者或动物致病的微生物(如细菌、真菌、病毒)和寄生虫(如非致病性生物因子)等。

2. **Ⅱ级风险(个体中风险，群体有限风险)** 能引起人类或动物发病，但一般情况下对健康工作者，群体，家畜或环境不构成严重危险的病原体(如金黄色葡萄球菌，单核细胞增生李斯特菌)，实验室暴露很少引起致严重性疾病的感染，具备有效治疗和预防措施，并且传播风险有限。

3. **Ⅲ级风险(个体高风险，群体低风险)** 能引起人类或动物严重性疾病，或造成严重经济损失，但通常不能因偶然接触而在个体间传播，或能使用抗生素，抗寄生虫药治疗的病原体(如伤寒沙门菌，朊病毒)。

4. **Ⅳ级风险(个体高风险，群体高风险)** 能引起人类或动物非常严重的疾病，一般不能治愈，容易直接或间接或因偶然接触在人与人，动物与人，人与动物，动物与动物间传播的病原体(天花病毒)。

处理Ⅲ级和Ⅳ级风险传染因子的医学实验室应符合其他要求以确保安全。

(三) 病原微生物分类

我国《病原微生物实验室生物安全管理条例》中根据病

原微生物的传染性，感染后对个体或者群体的危害程度，将病原微生物分为4类。

1. **第一类病原微生物（相当于危害等级Ⅳ）** 是指能够引起人类或者动物群严重疾病的微生物，以及我国尚未发现或者已经宣布消灭的微生物。

2. **第二类病原微生物（相当于危害等级Ⅲ）** 是指能够引起人类或者动物严重疾病，比较容易直接或者同在人与人，动物与人，动物与动物间传播的微生物。

3. **第三类病原微生物（相当于危害等级Ⅱ）** 是指能够引起人类或者动物疾病，但一般情况下对人，动物或者环境不构成严重危害，传播风险有限，实验室感染后很少引起严重疾病，并且具备有效治疗和预防措施的微生物。

4. **第四类病原微生物（相当于危害等级Ⅰ）** 是指在通常情况下不会引起人类或者动物疾病的微生物。

第一类、第二类病原微生物统称为高致病性病原微生物。

（四）风险评估及风险控制

风险评估是指评估风险大小以及确定是否可容许的全过程。

1. 实验室应建立并维持风险评估和风险控制程序，以持续进行危险识别，风险评估和实施必要的控制措施，实验室需要考虑的内容包括：

（1）当实验室活动涉及致病性生物因子时，实验室应进行生物风险评估，风险评估应至少包括（但不限于）下列内容：

1）生物因子已知或未知的特性，如生物因子的种类，来源，传染性，传播途径，易感染性，潜伏期，剂量效应（反应）关系，致病性（包括急性与远期效应），变异性，在环境中的稳定性，与其他生物和环境的交互作用，相关实验数据，流行病学资料，预防和治疗方案。

2）适用时，实验室本身或相关实验室已发生的事故分析。

3）实验室常规活动和非常规活动过程中的风险（不限于生物因素），包括所有进入工作场所的人员和可能涉及的人员（如合同人员）的活动。

4）设施，设备等相关的风险。

5）适用时，实验动物相关的风险。

6）人员相关的风险，如身体状况，能力，可能影响工作的压力等。

7）意外事件，事故带来的风险。

8）被误用和恶意使用的风险。

9）风险的范围，性质和时限性。

10）危险发生的概率评估。

11）可能产生的危害及后果分析。

12）确定可容许的风险。

13）适用时，消除，减少或控制风险的管理措施和技术措施，及采取措施后残余风险或新带来风险的评估。

14）适用时，运行经验和所采取的风险控制措施的适应程度评估。

15）适用时，应急措施及预期效果评估。

16）适用时，为确定设施 / 设备要求，识别培训需求，开展风险控制提供的输入信息。

17）适用时，降低风险和控制危害所需资料，资源（包括外部资源）的评估。

18）对风险、需求、资源、可行性、实用性等的综合评估。

（2）事先对所有从事活动的风险进行评估，包括对化学、物理、辐射、电气、水灾、火灾、自然灾害等的风险进行评估。

（3）风险评估应由具有经验的专业人员（不限于本机构内部的人员）进行。

（4）应记录风险评估过程，风险评估报告应注明评估时间、编审人员和所依据的法规、标准、研究报告、权威资料和数据等。

（5）应定期进行风险评估或对风险评估报告复审，评估的周期应根据实验室活动和风险特征而确定。

（6）开展新的实验室活动或欲改变经风险评估过的实验室活动（包括相关的设施、设备、人员、活动范围和管理等），应事先或重新进行风险评估。

（7）当发生事件、事故等时应重新进行风险评估。

（8）当相关政策、法规和标准等发生改变时应重新进行风险评估。

（9）原则上，风险控制措施宜首先考虑消除危险源（如果可行）。

（10）危险识别，风险评估和风险控制的过程不仅适用于实验室，设施设备的常规运行，而且适用于对实验室，设施设备进行清洁，维护或关停期间。

（11）除考虑实验室自身活动的风险外，还应考虑外部人员活动，使用外部提供的物品或服务所带来的风险。

（12）实验室应有机制监控其所要求的活动，以确保相关要求及时并有效地得以实施。

2. 实验室风险评估和风险控制活动的复杂程度决定于实验室所存在危险的特性，适用时，实验室不一定需要复杂的风险评估和风险控制活动。

3. 风险评估报告应是实验室采取风险控制措施，建立安全管理体系和制订安全操作规程的依据。

4. 风险评估所依据的数据及拟采取的风险控制措施，安全操作规程等应以国家主管部门和世界卫生组织、世界动物卫生组织、国际标准化组织等机构或行业权威机构发布的指南及标准等为依据，任何新技术在使用前应经过充分验证，适用时，应得到相关主管部门的批准。

5. 风险评估报告应得到所在机构生物安全委员会的批准，对未列入国家机关主管部门发布的病原微生物名录的生物因子的风险评估报告，适用时，应得到相关主管部门的批准。

举例：人类免疫缺陷病毒实验风险评估

一、人类免疫缺陷病毒的一般生物学特性

人类免疫缺陷病毒（HIV）是20世纪80年代新发现的一种病毒，属于逆转录病毒（retrovirus）科，慢病毒（lentivirus）亚科。HIV分两型，即HIV1型及HIV2型，分别发现于1983年和1985年。HIV世界范围内的流行主要由HIV1型所致，HIV2型仅在西非如几内亚等呈地方性流行。

二、人类免疫缺陷病毒在外界环境中的稳定性

HIV对外界的抵抗力较弱，对热和一般的化学消毒剂都很敏感。在室温（22~27℃）液体环境下HIV可存活15天以

上；56℃ 30 分钟、-70℃不加稳定剂均可使病毒失去感染力；如果保存于 35% 山梨醇或 50% 胎牛血清中，病毒可在 -70℃存活 3 个月。HIV 对紫外线不敏感，常用的化学消毒剂有苯扎溴铵、84 消毒剂、5% 甲醛、75% 乙醇、2% 戊二醛等。

三、人类免疫缺陷病毒的致病性和感染数量

人类对 HIV 普遍易感，感染人体后发病缓慢，潜伏期较长，平均为 7~9 年。HIV 进入人体后，首先侵入免疫系统的指挥者 CD4 T 淋巴细胞内，或侵入其他细胞，如巨噬细胞、树突状细胞等，并产生大量病毒，由此引起强烈的免疫反应。人体免疫系统与病毒进行搏斗，并将大量病毒消灭。

四、人类免疫缺陷病毒的传播途径及暴露的后果

HIV 可存在于感染者和艾滋病患者体内多种组织和体液内，如：血液、精液、唾液、阴道分泌液、乳汁、尿液等，其传播途径主要包括三种：性接触传播、血液传播及母婴传播。在实验室 HIV 主要经破损皮肤感染，HIV 感染者的标本都具有传染性。

目前，尚无有效疫苗预防 HIV 感染，抗病毒药物治疗能将体内 HIV 降到检测水平以下，但不能彻底根除。半年至数年后 HIV 病毒便猖狂、活跃起来。借助人体大量复制并释放出的病毒，侵袭 CD4 T 淋巴细胞乃至整个免疫系统。人体内总的 CD4 细胞约有 1 000 亿，艾滋病患者中约有 250 亿 CD4 细胞被 HIV 感染。在他们体内每天可产生 10 亿 ~20 亿病毒颗粒，也产生相当数量的 CD4 细胞。他们体内的免疫系统和病毒进行持续的殊死搏斗，最终由于人体免疫系统全线崩溃，严重的“机会性感染”和肿瘤随之发生，如卡氏囊虫肺炎、卡波西肉瘤、肺结核等，最终因免疫功能崩溃而死亡。

五、预防、诊断和治疗

1. 预防　加强宣传教育，预防咨询，谨慎评估职业暴露等问题。

2. 诊断　包括临床诊断和实验室诊断（血清抗体检测、免疫印迹法检测、抗原检测、核酸检测等）

3. 治疗　早期诊断及适时有力的治疗是防治艾滋病的重要环节。抗病毒化学治疗可以最大限度及持久地抑制病毒复制，恢复与保持机体免疫功能，改善感染者生活质量，降低 HIV 相关疾病的发生率及病死率；目前免疫治疗也在被逐渐使用。

六、人类免疫缺陷综合征病毒的宿主范围

灵长类动物。

七、实验室实验活动及其危险性与预防措施

HIV 的实验室危害主要来自以下几个方面：

1. 具有感染性的物质主要是人体血液、血清标本。

2. 实验操作过程中发生的任何皮肤损伤和黏膜接触都可能导致实验人员的感染。

3. 实验室工作环境的污染　由于操作不当或消毒不彻底造成实验室环境不同程度污染，实验人员接触受污染的任何物品如实验仪器的表面、冰箱、移液器、实验台和门把手等都可能被污染。

4. 生物有害物质　指在实验操作过程中含有感染性的废弃物质，如血液离心去除掉的红细胞凝块、实验操作中丢弃的吸液尖和试管、运送标本的包装材料等。

八、工作人员素质

1. HIV 实验室工作人员须经专业技术培训，达到合格标准方可开展工作。

2. HIV 实验室工作人员须被告知实验室工作的危险性并接受实验室安全教育，自愿从事实验室工作。

3. HIV 实验室工作人员须遵守实验室的所有制度、规定和操作过程。

九、实验室的生物安全防护等级的推荐

HIV 血清标本的实验操作必须在生物安全水平 2 级（biosafety level，BSL-2）实验室进行，病毒的分离培养必须在 BSL-3 级实验室进行。

（五）生物安全防护水平分组及适用范围

根据所操作的生物因子的危害程度和采取的防护措施，将生物安全防护水平分为 4 级，一级防护水平最低，四级防护水平最高，分别以 BLS-1、BLS-2、BLS-3、BLS-4 表示，与危害程度等级相对应的生物安全水平、操作和设备选择见表 6-1。

表 6-1　与风险等级相对应的生物安全水平、操作和设备

危害等级	生物安全水平	实验室类型	实验室操作	安全设施
Ⅰ级	BSL-1	基础教学、研究	微生物学操作技术规范（GMT）	不需要，开放实验台
Ⅱ级	BSL-2	初级卫生服务、诊断、研究	微生物学操作技术规范（GMT）、防护服、生物危害标志	开放实验台，此外需要生物安全柜（biosafety cabinet，BSC）用于防护可能生成的气溶胶
Ⅲ级	BSL-3	特殊的诊断、研究	在二级生物安全防护水平上增加特殊防护服、进入制度，定向气流	BSC 和 / 或其他所有实验室工作所需要的基本设备
Ⅳ级	BSL-4	危险病原体研究	在三级生物安全防护水平上增加气锁入口，出口沐浴，污染物品的特殊处理	Ⅲ级或Ⅱ级 BSC 并穿着正压服，双开门高压灭菌器（穿过墙体），经过滤的空气

1. BSL-1 实验室 实验室结构和设备、安全操作规程、安全设备适用于对健康成年人已知无致病作用的微生物，如用于教学的普通微生物实验室等，BSL-1 适合于非常熟悉的致病因子，对实验人员和环境潜在危险小。实验室没有必要和建筑物中的一般活动区分开，一般按照标准的操作规程，在开放的实验台面上开展，不要求，一般也不适用特殊的安全设备和设施，实验人员在实验流程方面受过特殊训练，普通的微生物实验室，对外人的进入不特别禁止，也不需使用生物安全柜。

2. BSL-2 实验室 实验室结构和设施，安全操作规程，安全设备适用对人或环境具有中等潜在危害的微生物，适合于对任何环境具有中度潜在危险的致病因子。与 BSL-1 的区别在于，实验人员均接受过致病因子处理方面的特殊培训，并由有资格的工作人员指导。进行实验时，限制进入实验室。对于污染的锐器，要特别注意；某些可能产生传染性气溶胶或飞溅物的过程，应在生物安全柜中进行。作为医疗机构中的临床实验室，其主要职能为接收、处理和检测临床样本，临床样本均具有不同程度的潜在传染性。一般情况下，针对血液途径传播的病原体的操作（如 HIV、HBV、HCV 等），建议在 BLS-2 实验室进行。BSL-2 实验室强调避免皮肤、黏膜接触感染性物质，可能发生液体溅洒、溢出的操作以及可能产生感染性气溶胶的操作（如结核分枝杆菌），应在生物安全柜中进行。BSL-2 实验室应配置生物安全柜和高温消毒灭菌装置。如果涉及化学致癌物质、放射性物质和挥发性溶剂，应在Ⅰ级、Ⅱ级 B 型生物安全柜中进行。

加强型生物安全二级实验室（enhanced biosafety level 2 laboratory）：在普通型生物安全二级实验室的基础上，通过机械通风系统等措施加强实验室生物安全防护要求的实验室。加强型 BSL-2 实验室应包含缓冲间和核心工作间。缓冲间可兼作防护服更换间。必要时，可设置准备间和洗消间等。缓冲间的门宜能互锁。如果使用互锁门，应在互锁门的附近设置紧急手动互锁解除开关。实验室应设洗手池；水龙头开关应为非手动式，宜设置在靠近出口处。采用机械通风系统，送风口和排风口应采取防雨、防风、防杂物、防昆虫及其他动物的措施，送风口应远离污染源和排风口。排风系统应使用高效空气过滤器。核心工作间内送风口和排风口的布置应符合定向气流的原则，利于减少房间内的涡流和气流死角。核心工作间气压相对于相邻区域应为负压，压差宜不低于 10Pa。在核心工作间入口的显著位置，应安装显示房间负压状况的压力显示装置。应通过自动控制措施保证实验室压力及压力梯度的稳定性，并可对异常情况报警。实验室的排风应与送风连锁，排风先于送风开启，后于送风关闭。实验室应有措施防止产生对人员有害的异常压力，围护结构应能承受送风机或排风机异常时导致的空气压力载荷。核心工作间温度 18~26℃，噪声应低于 68dB。实验室内应配置压力蒸汽灭菌器，以及其他适用的消毒设备。

3. BSL-3 实验室 实验室结构和设施、安全操作规程、安全设备适用于主要通过呼吸途径使人感染上严重的甚至是可危及生命的致病微生物以及毒素，通常已有预防感染的疫苗。人类免疫缺陷病毒的研究（血清学实验）实验室由有双重门或气闸室与外部隔离的实验区域组成，非实验室工作人员禁止入内。必须配置生物安全柜，高温灭菌锅等设备。实验室的送风必须经过三级过滤，室内空气也必须经过初、中、高三级过滤后高空排放到室外大气中，禁止使用循环回风，实验室的排风必须独立设置，并采取有效措施保证排风系统的平衡，保证各个实验区域之间的负压要求。设有自控、监视与报警系统。实验室自动化控制系统应由计算机中央控制系统、通信控制器和现场执行控制器等组成。应具备自动控制和手动控制的功能，应急手动应有优先控制权，且应具备硬件联锁功能。实验室自动化控制系统应保证实验室防护区内定向气流的正确及压力压差的稳定。实验室通风系统联锁控制程序应先启动排风，后启动送风；关闭时，应先关闭送风及密闭阀，后关排风及密闭阀。通风系统应与Ⅱ级 B 型生物安全柜、排风柜（罩）等局部排风设备连锁控制，确保实验室稳定运行，并在实验室通风系统开启和关闭过程中保持有序的压力梯度。当排风系统出现故障时，应先将送风机关闭，待备用排风机启动后，再启动送风机，避免实验室出现正压。当送风系统出现故障时，应有效控制实验室负压在可接受范围内，避免影响实验室人员安全、生物安全柜等安全隔离装置的正常运行和围护结构的安全。应能够连续监测送排风系统高效空气过滤器（high efficiency particulate air filter，HEPA）的阻力。应在有压力控制要求的房间入口的显著位置，安装显示房间压力的装置。中央控制系统应可以实时监控、记录和存储实验室防护区内压力、压力梯度、温度、湿度等有控制要求的参数，以及排风机、送风机等关键设施设备的运行状态、电力供应的当前状态等。应设置历史记录档案系统，以便随时查看历史记录，历史记录数据宜以趋势曲线结合文本记录的方式表达。中央控制系统的信号采集间隔时间应不超过 1 分钟，各参数应易于区分和识别。实验室自控系统报警应分为一般报警和紧急报警。一般报警为过滤器阻力的增大、温湿度偏离正常值等，暂时不影响安全，实验活动可持续进行的报警；紧急报警指实验室出现正压、压力梯度持续丧失、风机切换失败、停电、火灾等，对安全有影响，应终止实验活动的报警。一般报警应为显示报警，紧急报警应为声光报警和显示报警，可以向实验室内外人员同时显示紧急警报，应在核心工作间内设置紧急报警按钮。核心工作间的缓冲间的入口处应有指示核心工作间工作状态的装置，必要时，设置限制进入核心工作间的连锁机制。实验室应设电视监控，在关键部位设置摄像机，可实时监视并录制实验室活动情况和实验室周围情况。监视设备应有足够的分辨率和影像存储容量。实验室通信系统：实验室防护区内应设置向外部传输资料和数据的传真机或其他电子设备。监控室和实验室内应安装语音通信系统。如果安装对讲系统，宜采用向内通话受控、向外通话非受控的选择性通话方式。实验室应有门禁管理系统，应保证只有获得授权的人员才能进入实验室，并能够记录人员出入。实验室应设门互锁系统，应在互锁门的附近设置紧急手动解除互锁开关，需要时，可立即解除门的互锁。当出现紧急情况时，所有设置互锁功能的门应能处于可开启状态。

移动 BSL-3 实验室：以机动灵活、反应迅速为特点的移动 P3 实验室适用于检测致病微生物或其毒素，这些微生物主要通过呼吸途径传播，具有传染性、致命性，因此实验室对空气质量、压力、湿度、温度都有较高的要求。整个实验室系统由自装卸运输车、主实验舱和保障舱组成。主实验舱和保障舱之间通过密封型软连接通道实现对接，并形成“通道隔离间”；保障舱通过快速接插的方式实现与主实验舱的电路、气路、水路和通风等连接。在总体布局上实现了“三区两缓”，即在污染区和半污染区之间、半污染区与清洁区之间分别设置了自净传递窗，在工作流程上实现了对人、物、气、水“四流”的科学控制。该实验室按能适应我国严寒地区、寒冷地区、夏热冬冷地区、夏热冬暖和温和地区 5 个典型地区的环境温、湿度设计，即工作环境温度为 –41~46℃，存储极限温度为 –55~70℃。舱内微环境温湿度、压力梯度、噪声、照明、换气次数、洁净度等参照 GB 50346—2011《生物安全实验室建筑技术规范》规定的要求设计。实验室采用全新风通风空调系统，排风经过两级高效过滤，过滤效率 ≥ 99.995%；送风经初、中、高效三级过滤，过滤效率>99.995%。操作完成后可进行舱内消毒和污物、污水处理；设置室内熏蒸消毒旁路系统，在排风机动力作用下，熏蒸消毒气体在室内和管道系统中循环，实现对室内、过滤器及管道系统的彻底消毒。P3 实验室曾在援助塞拉利昂抗击埃博拉病毒中发挥了强有力的作用。

4. **BSL-4 实验室**　实验室结构和设施、安全操作规程，安全设备适用于对人体具有高度的危险性，通过气溶胶途径传播或传播途径不明，目前尚无有效的疫苗或治疗方法的致病微生物及毒素。与上述情况类似的不明微生物的研究，也必须在四级生物安全防护实验室中进行；有些危险的外源性致病因子，具备因气溶胶传播而致实验室感染和导致生命危险疾病的高度个体风险，有关工作应在 BLS-4 实验室中开展。和 BSL-4 致病因子有相近或特定抗原关系的致病因子，也应在该级别实验室中开展。实验室成员应在处理特别危险的传染源方面受过特殊和全面的训练，应了解标准和特殊操作中生物安全柜的作用，安全设备、实验室设计性能。实验应由在有关致病因子方面受过训练并有工作经验的、有资格的工作人员监督。实验室负责人应对进入 BLS-4 实验室的人员进行严格控制，实验室采用独立的建筑物或建筑物内独立的隔离区域，不得设在城市商业区或居民小区内，应远离公共场所。根据相应的隔离等级使室内保持负压，实验操作应在Ⅱ级 B2 型生物安全柜或在Ⅲ级生物安全柜中进行，对于某些实验，工作人员必须穿着特制的正压防护服，非实验室工作人员禁止入内。

二、生物污染的原因和种类

实验室的生物污染可由不同种属的致病因子造成，包括细菌、病毒、真菌及寄生虫等，这些由实验室病原微生物引起的实验室人员感染称为实验室感染。自 19 世纪中叶人类认识到细菌的致病性以来，发现从事病原微生物检验的实验室人员感染病原微生物的危险性明显高于普通人群，同时，实验室的病原微生物也可能感染非实验室人员。

（一）临床实验室感染的原因

1. 多种实验操作可使含病原微生物的液体合成气溶胶，并随气溶胶扩散，通过吸入气溶胶引起实验室人员感染。容易产生气溶胶的操作有使用接种环，划线接种平板，移液，制作涂片，打开培养物、采集血液标本、离心等。

2. 在实验室内进餐、吸烟、将污染的物品或手指放入口腔内，用嘴吸移液管及液体意外洒入口腔等，可引起病原微生物经消化道途径的传染。

3. 实验室工作人员因粗心或操作错误引起的意外事故，如针尖刺伤，破碎玻璃割伤，动物咬伤等。

4. 处理血液以及其他有潜在感染性的材料及感染性材料的清除污染和处理不当造成的人员感染。

5. 实验室人员的免疫状况、微生物的危害性等与实验室感染的发生有关。免疫功能低下者易发生感染，遗传、年龄、性别、妊娠、手术、长期疲劳以及一些慢性病，如糖尿病等均可影响机体对病原体的抵抗力，另外，那些易传播，致病性强，病情严重且无有效防治方法的病原微生物，如埃博拉病毒、马尔堡病毒等，导致实验室感染的危险性最大。

此外，实验室室内布局不合理和实验室楼层设置不合理，也可导致实验室感染的发生，1978 年西班牙发生一起布鲁氏菌实验室感染暴发事件，该实验室共 164 名工作人员，感染率为 17.1%，而在其实验室排气管上方的实验室人员感染率高达 39.5%，因此，建议从事易形成气溶胶并经呼吸道传播的微生物工作的实验室最好设在最高层。

《湖北电力》在 2020 发表文章《生物安全与核安全比较探究》，该研究将实验室感染事件（国外）分为 6 类：人为实验失误、人为破坏、人为重大事故、人为自然引发、人为无知引发及自然引发。《军事医学》在 2017 年发表的文章指出，2000 年以来具有典型意义的美国生物实验室事故类别分为：人员感染、样本丢失、样本泄漏及样本处理不当。

（二）实验室生物污染的种类

根据生物污染的对象可将临床实验室的生物污染分为空气污染、水污染、人体感染及物体表面污染等。

1. **空气污染**　实验室平面布局及气流方向不合格，实验区内无效空间过大等因素可导致实验室内空气污染，在临床实验室的工作中，不可能完全避免气溶胶的产生，当气溶胶不能被安全有效地限定在一定范围时，便可导致实验室内空气污染。

2. **水污染**　在临床实验过程中会产生大量污水，污水中可能不同程度地含有细菌、病毒和寄生虫卵等致病微生物，实验过程中产生的污水必须经过严格的消毒灭活处理，达到排污标准后方可进行排放。如不经处理或处理不彻底而直接排入江河，池塘或直接用于灌溉，可严重污染环境和水源。当人们接触或是食用了含有致病因子的污水或食物时，就可能使人致病或引起传染病的暴发流行。

3. **人体感染**　病原微生物可通过呼吸道、消化道和皮肤黏膜进入人体而引起感染，主要见于工作接触、气溶胶的吸入及实验室意外事故。

4. **物体表面污染**　在临床实验室活动中，感染性物质的溢出和溅出后处理不当、实验室内及仪器设备清洁或消毒不彻底、穿用污染的工作服和鞋等可造成实验室物体表面的污染，包括墙壁、地面、台面、仪器和其他物体表面的污染。

三、实验室获得性感染的途径

实验室获得性感染的途径主要有以下几个方面：

1. **病原微生物可呼吸道途径进入人体引起感染** 如气溶胶的吸入。

2. **病原微生物可通过消化道途径进入人体引起感染** 常见于进食、吸烟、将污染的物品放入口腔等一些不良的习惯和操作等。

3. 病原微生物还可通过皮肤黏膜进入人体引起感染。

4. **另一种感染途径是病原微生物直接接种** 多见于针头和玻璃等锐器误伤，被实验动物或昆虫咬伤等。

病原微生物实验室相关感染途径见表 6-2。

表 6-2 病原微生物实验室相关感染的途径

病原微生物	感染途径			
	皮肤接触或黏膜接触	吸入	食入	接触动物
细菌				
炭疽杆菌	+	+	?	+
百日咳杆菌	+	+	?	?
疏螺旋体属	+			+
布鲁氏菌属	+	+	?	+
弯曲菌属	+		+	+
衣原体属	+	+		?
贝纳柯克斯体	+	+		+
土拉弗菌	+	+	+	+
钩端螺旋体属	+	+	+	
结核分枝杆菌	+	+		
类鼻疽假单胞菌		+		
立克次体属	+	+		+
伤寒杆菌	+		+	
沙门菌属其他菌	+		+	+
梅毒螺旋体	+	+		
霍乱弧菌	+		+	
弧菌其他菌	+		+	+
鼠疫耶尔森菌	+	+	+	+
病毒				
汉坦病毒	+	+	+	+
肝炎病毒（乙肝、丙肝）	+			
单纯疱疹病毒	+			
疱疹病毒	+			+
人类免疫缺陷病毒	+			
拉沙病毒	+	+	+	+
淋巴细胞性脉络丛脑膜炎病毒	+	+	+	+
马尔堡病毒	+			+

续表

病原微生物	感染途径			
	皮肤接触或黏膜接触	吸入	食入	接触动物
埃博拉病毒	+			+
细小病毒属		+		
狂犬病病毒	+			
委内瑞拉马脑炎病毒	+	+		+
水疱性口炎病毒	+	+		+
真菌				
皮炎芽生菌	+	?		
厌酷球孢子菌	+	+		
新型隐球菌	+	?		+
荚膜组织胞浆菌	+			
分枝孢菌	+			+
皮真菌	+			+
寄生虫				
利什曼(原)虫属	+			+
疟原虫属	+			
鼠弓形体	+			+
鼠虫属	+	+	+	

？代表不确定

四、生物安全防护

个人防护内容应包括防护用品和防护操作程序。所有实验人员必须经过个人防护培训并考核合格后方可进入实验室工作，实验操作并严格遵守个人防护原则。

(一) 个人防护用品

1. 实验室防护服　实验室应确保具备足够的与风险水平相应的洁净的防护服(如外衣和长罩服)，可供实验室工作人员或来访者使用，当具有潜在危险的物质有可能碰到工作者或来访者时，需要使用塑料围裙或防液体的长罩服，在这种工作环境中，可能不要求穿戴其他的个人防护用品，如手套、防护镜、面具、头面部保护罩等。

2. 护目镜、安全眼镜和面罩　在处理危险材料时应有经过标准评估的安全眼镜、面部防护罩或其他的眼部面部防护装置可供使用。要根据所进行的操作来选择相应的个人防护用品，从而避免因实验物品飞溅对眼睛和面部造成危害。制备密光眼镜或平光眼镜配以专门镜框，将镜片从镜框前面装上，这种镜框用可弯曲的或侧面有护罩的防碎材料制成(安全眼镜)。安全眼镜即使侧面带有护罩也不能对喷溅提供充分的保护。护目镜应该佩戴在常规视力矫正过的接触镜(对生物学危害没有保护作用)的外面，以对飞溅和撞击提供保护。面罩/面具采用防碎塑料制成，形状与脸型相配，通过头戴或帽子佩戴。在处理含有潜在微生物的样本的过程中如可能产生气溶胶，应在生物安全柜中操作。护目镜、安全眼镜或面罩均不得带离实验室区域。

3. 手套　在实验室工作时应有可使用的手套，以防化学品、生物危险物、辐射污染、冷和热、产品污染、刺伤和擦伤等造成的危害。

手套应按所从事操作的种类符合舒服、合适、灵活、握牢、耐磨、耐扎和耐撕的要求，并应对所涉及的危险提供足够的防护。实验室提供未扑粉的手套和/或可替代材料，供对天然橡胶、滑石、淀粉或乙烯基过敏和有其他反应的工作人员使用。

应对实验室工作人员进行手套选择、佩戴和摘除的培训。

手套使用注意下列事项：①在佩戴前应检查是否存在漏损；②戴好后完全遮住手及腕部，如适用，可覆盖实验室长罩服或外衣的袖子；③在撕破、损坏或怀疑内部受污染时需要重新更换手套；④为工作专用，即仅在接触有潜在感染性材料时使用，在工作完成或中止后应摘掉并按照安全规范进行相应处置；⑤在接触参考资料，电话和键盘等之前应摘掉污染的手套。

4. **鞋** 鞋应舒适，鞋底防滑，不露脚趾。推荐使用皮质或合成材料的不渗液体的鞋类。在从事可能出现漏出的工作时可穿一次性的防水鞋套。

对实验室常规工作推荐使用符合人类工效学的舒适平底鞋。在实验室的特殊区域，包括感染防护等级的区域，可能要求使用专用鞋（例如一次性或橡胶靴子）。在接触大量化学品、从事危险活动、日常使用刀或利器的组织病理区要求使用经过核准的安全鞋。

5. **呼吸装置** 呼吸防护装备（如面具、个人呼吸器）应按照作业指导书及培训的要求使用，应安排工作场所监控，核准评价和对呼吸器使用者的监督以确保始终正确使用设备，可要求对呼吸器进行个体适合性测试，呼吸器不能充分保护蓄须者。

6. **急救设备** 实验室内应确保有下列用于急救和紧急程序的设备可供使用，一个急救箱，急救设备，眼部冲洗设备，实验室所用有毒化学品的解毒药物及其使用说明，实施急救的人员使用的护眼及安全设备。医疗救助呼叫及需要时立即送医院的设备等。

7. **洗眼装置** 应位于使用酸、苛性碱、腐蚀剂和其他危险化学品、危险生物材料或放射性材料附近的地方。洗眼装置应是经核准的固定设施或是经核准的以软管连接于水源或等渗盐水源的简易喷淋性装置。在存在喷溅风险而无水管可用的地方，连接于供应充足且开启方便的无菌水容器的简易喷淋型装置也是可接受的替代装置。应每周测试与水供应连结的装置以确保其功能正常并冲掉积水。

8. **紧急喷淋装置** 应有可供使用的紧急喷淋装置并安装在使用苛性碱和腐蚀性化学品附近的地方。定期测试喷淋装置以保证其功能正常，其数量依实验时的复杂程度和规模而定，应尽可能提供舒适的水温。地面排水通常应设在紧急喷淋装置附近。

（二）各级实验室人员的防护要求

1. BSL-1 和 BSL-2 实验室

(1)在实验室工作时，任何时候都必须穿着工作服或隔离服。

(2)在进行可能直接或意外接触到血液、体液以及其他具有潜在感染性的材料或感染性动物的操作时，应戴上合适的手套，手套用完后应先消毒再摘除，随后必须洗手。

(3)在处理完感染性实验材料和动物后，以及在离开实验室工作区域前，都必须洗手。

(4)为了防止眼睛或面部受到泼溅物、碰撞物或人工紫外线辐射的伤害，必须佩戴安全眼镜、面罩（面具）或其他防护设备。

(5)严禁穿着实验室防护服离开实验室（如去餐厅、咖啡厅、办公室、图书馆、员工休息室和卫生间）。

(6)不得在实验室内穿露脚趾的鞋子。

(7)禁止在实验室工作区域进食、饮水、吸烟、化妆和处理接触镜。

(8)禁止在实验室工作区域储存食物和饮料。

(9)在实验室内使用过的防护服不得和日常服装放在同一柜子内。

2. **BSL-3 实验室** 实验室人员的防护要求除了满足 BSL-1 和 BSL-2 实验室的要求外，还要满足下列要求：

(1)实验室防护服必须是正面不开口或反背式的隔离衣、清洁服、连体服、带帽的隔离衣，必要时穿着鞋套或专用鞋。前系扣式的标准实验服不适用，因为不能完全罩住前臂。实验室防护服不能在实验室外出穿着，且必须在清除污染后清洗。当操作某些微生物因子时（动物感染性因子），可以允许脱下日常服装换上专用实验服。

(2)开启各种潜在感染性物质的操作均必须在生物安全柜或其他基本防护设施中进行。

(3)有些实验室的操作或在进行感染了某些病原体的动物操作时，必须配备呼吸防护装备。

3. **BSL-4 实验室** 除满足 BSL-3 级实验室的防护要求外，需配备下列之一的或几种组合而成的、有效的基本防护系统。

(1)Ⅲ级生物安全柜型实验室，在进入有Ⅲ级生物安全柜的房间（安全柜房间）前，要先通过至少两道门的通道，在该类实验室结构中，由Ⅲ级生物安全柜来提供基本防护。更衣室携带进出安全柜型实验室的材料、物品，应通过双门结构的高压灭菌器或熏蒸室送入。只有在门外安全锁闭后，实验室内的工作人员才可以打开内门取出物品。高压灭菌器或熏蒸室的门采用互锁结构，除非高压灭菌器运行了一个灭菌循环或已清除熏蒸室的污染，否则外门不能打开。

(2)防护服型实验室：自带呼吸设备的防护服型实验室，在设计和设施上与配备Ⅲ级生物安全柜的四级生物安全水平实验室有明显不同，防护服型实验室的房间布局设计成人员可以自更衣室和清洁区直接进入操作感染性物质的区域。必须配备清除防护服污染的淋浴室，以供人员离开实验室时使用。还需另外配备内外更衣室的独立防护服。防护服的空气必须有双倍用气量的独立气源系统供给，以备紧急情况下使用。人员通过装有密封门的气锁室进入防护服型实验室。必须为在防护服型实验室内工作的人员安装适当的报警系统，以备发生机械系统故障或空气供给故障时使用。

（三）实验室操作规范

1. **实验室运行规范**

(1)BSL-1 和 BSL-2 实验室

1)实验室进入

A. 在处理危险度Ⅱ级或更高危险度级别的微生物时，在实验室门上应标有国际通用的生物危害警告标志。

B. 只有经批准的人员方可进入实验室工作区域。

C. 实验室的门应保持关闭。

D. 儿童不应被批准或允许进入实验室工作区域。

E. 进入动物房应当经过特别批准。

F. 与实验室工作无关的动物不得带入实验室。

2)人员操作规范

A. 严禁用口吸移液管。

B. 严禁将实验材料放入口内，禁止舔标签。

C. 所有的技术操作要按尽量减少气溶胶和微小液滴形成的方式进行。

D. 应限制使用注射针头和注射器，注射针头和注射器不能用于移液或用于其他用途。

E. 实验室应制订并执行处理溢出物的标准操作程序，出现溢出、事故以及明显或可能暴露于感染性物质时，必须向实验室负责人报告，实验室应如实记录有关暴露和处理情况，保存相关记录。

F. 污染的液体在排放到生活污水管道以前必须清除污染（采用化学或物理学方法），根据所处理的微生物因子的危险度评估结果准备专门的污水处理系统。

G. 只有保证在实验室内没有受到污染的文件纸张才能带出实验室。

(2) BSL-3 实验室，除下列原因以外，应采用 BSL-1 和 BSL-2 实验室的操作规范。

1）张贴在实验室入口门上的国际生物危害警告标志，应注明生物安全级别以及管理实验室出入负责人姓名，并说明进入该区域的所有特殊条件，如免疫接种状况。

2）实验室防护服必须是正面不开口的或反背式的隔离衣、清洁服、连体服、带帽的隔离衣，必要时穿着鞋套或专用鞋，前系扣式的标准实验服不适用，因为不能完全罩住前臂，实验室防护服不能在实验室外穿着，且必须在清除污染后再清洗，当操作某些微生物因子时（如农业或动物感染性因子），可以允许脱下日常服装换上专用的实验服。

3）开启各种潜在感染性物质的操作均必须在生物安全柜或其他基本防护设施中进行。

4）有些实验室操作，或在感染了某些病原体的动物操作时，必须配备呼吸防护装备。

(3) BSL-4 实验室，除下列原则以外，应采用 BSL-3 实验室的操作规范。

1）实行双人工作制，任何情况下严禁任何人单独在实验室内工作。

2）在进入实验室之前以及离开实验室时，要求更换全部衣服和鞋子。

3）工作人员要接受人员受伤或疾病状态下紧急撤离程序的培训。

4）在四级生物安全水平的最高防护实验室中的工作人员与实验室外面的支持人员之间，必须建立常规情况和紧急情况下的联系方法。

2. 实验室操作规范

(1) 血清分离操作规范

1）只有经过严格培训的人员才能进行这项工作。

2）操作时应戴手套以及眼睛和黏膜的保护装置。

3）规范的实验操作技术可以避免或尽量减少喷溅和气溶胶的产生，血液和血清应当小心吸取而不能倾倒，严禁用口吸液。

4）移液管使用后应完全浸入适当的消毒液中，移液管应在消毒液中浸泡适当的时间，然后再丢弃或灭菌清洗后重复使用。

5）带有血凝块等的废弃标本管在加盖后应当放在适当的防漏容器内高压灭菌和 / 或焚烧。

6）应备有适当的消毒剂来清洗喷溅和溢出的标本。

(2) 标本操作规范

1）标本容器：可以是玻璃的，但最好使用塑料制品，标本容器应当坚固，正确地用盖子或塞子盖好后应无泄漏。在容器外部不能有残留物，容器上应当正确地粘贴标签以便识别。标本的要求或说明书不能够卷在容器外面，而是要分开放置，最好放置在防水的袋子里。

2）标本在设施内的传递：为了避免意外泄漏或溢出，当使用盒子等二级容器，并将其固定在架子上，使装有样本的容器保持直立，二级容器可以是金属或塑料制品，应该可以耐高压灭菌或耐受化学消毒剂的作用，密封口最好有一个垫圈，要定期消除污染。

3）标本接收：需要接收大量标本的实验室应当安排专门的房间或空间。

4）接收或打开标本的人员应当了解标本对身体健康的潜在危害，并接受过如何采用标准防护方法的培训，尤其是处理破碎或泄漏的包装时更应如此，标本的内层容器要在生物安全柜内打开，并准备好消毒剂。

(3) 样本运送规范

1）所有样本应以防止污染工作人员，患者或环境的方式运送到实验室。

2）样本应置于被批准的、材质安全、防漏的容器中运输。

3）样本在机构所属建筑物内运送应遵守该机构的安全运输规定。

4）样本、培养物和其他生物材料在实验室间或其他机构间的运送方式应符合机构的安全规定，我国和国际上关于道路、铁路和水路运输危险材料的法规相互适用。

5）按照国家或国际标准认为是危险货物的材料拟通过国内或国际空运时，应按现行国家或国际法规或要求的规定包装、标记并提供文件资料。

6）运送第一类、第二类病原微生物菌（毒）种或样本，应按照国家卫生健康委员会可感染人类的高致病性病原微生物菌（毒）种或样本运输管理规定进行运输。

(4) 感染性物质操作规范

1）避免感染性物质污染的操作规范

A. 为了避免被接种物洒落，微生物接种环的直径应为 2~3mm 并完全封闭，柄的长度应小于 6cm 以减小抖动。

B. 使用封闭式微型电加热消毒接种环，能够避免在酒精灯的明火上加热所引起的感染性物质爆破，最好使用不需要再进行消毒的一次性接种环。

C. 干燥液体标本时要注意避免生成气溶胶。

D. 准备高压灭菌和 / 或被处理的废弃标本和培养物应当放置在防漏的容器内（如实验室废弃物袋），在丢弃到废弃物容器中以前，顶部要固定好（如采用高压灭菌胶带）。

E. 在每一阶段工作结束后，必须采用适当的消毒剂消除工作区的污染。

2）避免感染性物质食入或与皮肤、眼睛接触的操作。

A. 微生物操作中释放的较大粒子和液滴（直径大于 5μm）会迅速沉降到工作台面和操作者的手上，实验室人员在操作时应戴一次性手套，并避免触摸口，眼及面部。

B. 不能在实验室内饮食和储存食品。

C. 在实验室内，嘴里不应有东西，如钢笔、铅笔、口香糖。

D. 不应在实验室化妆。

E. 在所有可能产生潜在感染性物质喷溅的操作过程中，操作人员应将面部、口和眼遮住或采取其他防护措施。

3）避免感染性物质注入的操作

A. 通过认真练习和仔细操作，可以避免破损玻璃器皿的刺伤所引起的接种感染，应尽可能用塑料制品代替玻璃制品。

B. 锐器损伤（如通过皮下注射针头、巴斯德玻璃吸管以及破碎的玻璃）可能引起意外注入感染性物质。

C. 以下两点可以减少针刺损伤：①减少使用注射器针头（可用一些简单的工具打开瓶塞，然后使用吸管取样不用注射器针头）；②在必须使用注射器和针头时，采用锐器安全装置。

D. 不要重新给用过的注射器针头戴护套，一次性物品应丢弃在防 / 耐穿透的带盖容器中。

E. 应当用巴斯德塑料吸管代替玻璃吸管。

(5) 消毒和灭菌操作规范

1）消除局部环境的污染：需要联合应用液体和气体消毒剂来消除实验室空间、用具和设备的污染。消除表面污染时可以使用次氯酸钠溶液，含有 1% 有效氯的溶液适于普通的环境卫生设备，但是当处理高危环境时，建议使用高浓度溶液（5g/L）溶液，用于消除环境污染时，含有 3% 过氧化氢的溶液也可以作为漂白剂的代用品。

可以通过加热多聚甲醛或煮沸甲醛溶液所产生的甲醛蒸气熏蒸来消除房间和仪器的污染。这是一项需要由经过培训的专业人员进行的，非常危险的操作，产生甲醛蒸气前，房间的所有开口（如门窗等）都应用密封带或类似物加以密封，熏蒸应当在室温不低于 21℃且相对湿度在 70% 的条件下进行。

清除污染时气体需要与物体表面至少接触 8 小时，熏蒸后，该区域必须彻底通风后才能允许人员进入，在通风之前需要进入房间时，必须佩戴适当的防毒面具，可以采用气态的碳酸氢铵来中和甲醛。

2）清除生物安全柜的污染：清除Ⅰ级和Ⅱ级生物安全柜的污染时，要使用有让甲醛气体独立发生、循环和中和的设备，应当将适量的多聚甲醛（空气中的氨浓度达到 0.8%）置于电热板上面的长柄平锅中（在生物安全柜外进行控制），然后将含有比多聚甲醛多 10% 的碳酸氢铵置于另一个长柄平锅中（在生物安全柜外进行控制），在柜外将该平锅旋转到第二个加热板上，在安全柜外将电热板接上插头通电，以便需要时在柜外通过开关电源插头控制盘子的操作，如果相对湿度低于 70%，在使用强力胶带（如管道胶带）密封所有开口前，不要在安全柜内部放置一个开口的盛有热水的容器。如果前部没有封闭板，则可以用大块塑料布粘贴覆盖在前部开口和排气口以保证气体泄漏进入房间。同时电线穿过靠封闭板的穿透孔须用管道胶带密封。

将盛有多聚甲醛平锅的加热板插上插头接通电源，在多聚甲醛完全蒸发时拔掉插头以断电，使生物安全柜静置至少 6 小时。然后给放有第二个平锅的加热板插上插头通电，使聚酸甲醛铵蒸发，拔掉电插头，接通生物安全柜电源 2 次，每次约 2 秒让碳酸氢铵气体循环，在移去前封闭板（或塑料布）和排气口罩单之前，应使生物安全柜静置 30 分钟。使用前应擦掉生物安全柜表面上的残渣。

3）消除手部污染：处理生物危害性材料时，须佩戴合适的手套，但是这并不能代替实验室人员需要经常彻底洗手，处理完生物危害性材料和动物后以及容器前均必须洗手。大多数情况下，用普通的肥皂水彻底冲洗对于清除手部污染就足够了。但在高度危险的情况下，建议使用消毒杀菌肥皂。手要完全抹上肥皂，搓洗至少 10 秒，用干净水冲洗后再用干净的纸巾或毛巾擦干（如果有条件，可以使用暖风干手器）。

推荐使用脚控或肘控的水龙头。如果没有安装，应使用纸巾或毛巾来关上水龙头，以防止再度污染洗净的手。如果没有条件彻底洗手或洗手不方便，应该用酒精擦手来清除双手的轻度污染。

4）热力消毒和灭菌，加热是最常用的消除病原体污染的物理手段，“干”热没有腐蚀性，可用来处理实验器材中许多可耐受 160℃或更高温度 2~4 小时的物品。燃烧或焚化也是一种干热方式，高压灭菌的湿热法则最为有效。

煮沸并不一定能杀死所有的微生物或病原体，如果其他方法（化学杀菌、清除污染、高压杀菌）不可行或没有条件时，也可以作为一种最起码的消毒措施。灭菌后的物品必须小心操作并保存，以保证在使用之前不会再被污染。

5）高压灭菌：压力锅和蒸汽灭菌（高压灭菌）是对实验材料进行灭菌的最有效和最可靠的方法，对于大多数目的下列组合可以确保正确装载的高压灭菌器的灭菌效果：①134℃，3 分钟；②126℃，10 分钟；③121℃，15 分钟；④115℃，25 分钟。应由经过良好培训的人员负责高压灭菌器的操作和日常维护。

(6) 血液、体液、组织及排泄物的操作规范

1）标本的收集、标记和运输

A. 始终遵循标准防护方法，所有操作均要戴手套。

B. 应当由受过培训的人员采集患者或动物的血样。

C. 在静脉抽血时，应当使用一次性的安全真空采血管取代传统的针头和注射器，因为这样可以使血液直接采集到带塞的运输管和 / 或培养管中，用完后自动废弃针头。

D. 装有标本的试管应置于适当容器中运至实验室，在实验室内部转运也应如此。检验申请单应当分开放置。

E. 接收人员不应打开这些袋子。

2）打开标本管和取样

A. 应当在生物安全柜内打开标本管

B. 必须戴手套，并建议对眼睛和黏膜进行保护（护目镜或面罩）。

C. 在防护衣外面再穿上塑料围裙。

D. 打开标本管时，应用纸或纱布抓住塞子以防止喷溅。

3）玻璃器皿和“锐器”

A. 尽可能用塑料制品代替玻璃制品，只能用实验室级别（硼硅酸盐）的玻璃，任何破碎或有裂痕的玻璃制品均应丢弃。

B. 不能将皮下注射针作为移液管使用。

4）用于显微镜观察的盖玻片和涂片，用于显微镜观察的血液、唾液和粪便标本在固定和染色时，不必杀死涂片上的所有微生物和病毒。应当用镊子拿取这些物品，妥善储存，并经

消除污染和/或高压灭菌后丢弃。

5）自动化仪器（超声处理器、涡旋混合器）

A. 为了避免液滴和气溶胶的扩散，这些仪器应采用封闭型。

B. 排出物应当收集在封闭的容器内进一步高压灭菌和/或丢弃。

C. 在每一步完成后应根据操作指示对仪器进行消毒。

6）组织

A. 组织标本应用甲醛溶液固定。

B. 应当避免冷冻切片，如果必须进行冷冻切片，应当罩住冷冻机，操作者要戴安全防护面罩，清除污染时，仪器的温度要升至20℃。

7）清除污染：建议使用次氯酸盐和高级别的消毒剂来清除污染。一般情况下，可使用新鲜配制的含有效氯1g/L的次氯酸盐溶液。处理溢出的血液时，有效氯浓度应达到5g/L戊二醛才可以用于消除表面污染。

(7）实验室废弃物处理规范：实验室废弃物处理应符合国务院颁布的《医疗废物管理条例》及国家卫生健康委员会（原卫生部）颁布的《医疗卫生机构废物管理办法》的相关规定。实验室废物管理的目的：①将操作、收集、运输、处理废物的危险程度降到最低；②将其对环境的有害作用降至最小。具体要求如下：

1）所有不再需要的样本，培养物和其他生物材料应弃置于专门设计的、专用的和有标记作用的用于处置危险废物的容器内。生物废物容器的装量不能超过其设计容量。

2）利器（包括针头、小刀、金属和玻璃）应直接弃置于耐扎的容器内。

3）实验室管理者应确保由经过适当培训的人员采用适当的个人防护处理危险废物。

4）不允许积存垃圾和实验室废物，已装满的容器应定期从工作区运走，在去污染或最终处置之前，应存放在指定的安全地方，通常在实验室区内。未被试剂或体液污染的实验室垃圾和日常垃圾可按非危险废物处理，每天至少适当且安全地处置1次。

5）所有弃置的实验室微生物样本，培养物，和被污染的废物在从实验室区取走之前，应使其本质上达到生物学安全（可通过高压消毒处理或其他批准的技术或包装在适当的容器内实现）。

6）只要包装和运输方式符合相应法规要求，可允许运送未处理的废物至指定机构。

7）对已知未受污染的实验室废物可以按非危险废物操作并处理。

五、生物安全相关的法律法规

近年来，实验室生物安全在我国受到越来越多的重视，从2002年起，相继颁布了有关生物安全的法律法规，这些法律的颁布，对于进一步加强实验室生物安全管理，指导实验室工作人员在实验室中采取有效的防护措施，进一步规范实验操作行为，避免和减少实验活动或其他相关活动中感染性或潜在感染性生物因子对工作人员、环境和公众造成危害等具有十分重要的意义。

（一）国际发展概况

20世纪50年代，欧美国家开始关注实验室生物安全问题，主要是针对实验室意外事故感染所采取的对策。世界卫生组织（World Health Organization，WHO）认为生物安全是一个重要的国际性问题，为了指导实验室生物安全，减少实验室事故的发生，颁布了相应的法规。WHO在1983年出版了《实验室生物安全手册》（第1版），鼓励各国接受和执行生物安全基本概念，指导病原微生物实验室制定生物安全操作规范，并于1993年出版了该手册的第2版，由美国、加拿大、俄罗斯、瑞典、英国、澳大利亚以及WHO的生物安全专家和官员编写。2004年WHO正式发布了《实验室生物安全手册》（第3版），继续发挥其在国际生物安全领域的指导作用，全面阐述了我们所面临的生物安全和生物安全保障问题，始终强调工作人员个人责任心的重要性，并在第二版的基础上，增加了危险度评估、实验室生物安全的保障、重组DNA技术的安全利用以及感染性物质运输等方面的内容。

（二）我国生物安全的法律法规和标准

20世纪90年代后期，一些专家开始建议制定我国实验室生物安全的准确规范。2002年12月，卫生部批准颁布了《微生物和生物医学实验室生物安全通用准则》，开创了我国生物安全领域的新篇章。

1. 我国有关的生物安全的法律法规

(1)《中华人民共和国传染病防治法》：本法规定我国流行的传染病分为甲类、乙类、丙类三种并实行分类管理，修订后的法律增加了防止传染病病原体的扩散，加强了病原微生物菌种的管理及卫生监督等有关生物安全的管理要求。

(2)《病原微生物实验室生物安全管理条例》：本条例对于中华人民共和国境内从事病原微生物的实验室及其相关实验活动作出明确规定，同时也明确了国务院卫生主管部门、国务院兽医主管部门以及其他有关部门的生物安全监督职责。

(3)《医疗废物管理条例》：本条例对医疗卫生机构和医疗废物集中处置单位建立健全医疗废物管理责任制、加强从事医疗废物工作的人员培训和管理、加强医疗废物的登记管理以及防止医疗废物的扩散和泄漏等方面进行了明确的规定，目的在于加强医疗废物的安全管理，保护环境和公共健康。

(4)《中华人民共和国生物安全法》：本法共计十章八十八条，聚焦生物安全领域主要风险，完善生物安全风险防控机制体制，着力提高国家生物安全治理能力。

(5)《中华人民共和国人类遗传资源管理条例》：采集、保藏、利用、对外提供我国人类遗传资源，应当遵守本实施细则。为临床诊疗、采供血服务、查处违法犯罪、兴奋剂检测和殡葬等活动需要，采集、保藏器官、组织、细胞等人体物质及开展相关活动，依照相关法律、行政法规规定执行。人类遗传资源包括人类遗传资源材料和人类遗传资源信息。人类遗传资源材料是指含有人体基因组、基因等遗传物质的器官、组织、细胞等遗传材料。人类遗传资源信息是指利用人类遗传资源材料产生的人类基因、基因组数据等信息资料。

2. 我国有关实验室生物安全的标准和规范

(1) 中华人民共和国国家标准《实验室生物安全通用要求》(GB 19489—2008)：此标准对不同级别的生物安全实验室或动物实验室的布局、设置要求、安全设备要求、个人防护、实验室生物安全标准操作规程及实验室其他安全等做了详细的描述。

(2) 中华人民共和国国家标准《医学实验室安全要求》：本标准规定了在临床实验室建立并维持安全工作环境的要求，主要包括临床实验室的管理、安全设计、实验室标准操作程序、职业性疾病及意外事故的报告、职工培训、个人职责、防护措施及临床实验室其他的安全要求，适用于目前已知的临床实验室服务领域。

(3) 中华人民共和国国家标准《生物安全实验室建设技术规范》。

(4) 中华人民共和国国家标准《微生物和生物医学实验室生物安全通用准则》。

(5) 中华人民共和国国家卫生健康委员会(原卫生部)颁布的《人间传染的病原微生物名录》：名录中对已知的 380 种病原微生物的危害程度以及运输包装进行了分类，明确其实验活动所需的生物安全实验室级别，可作为实验室从事相应实验活动的依据。

(6) 中华人民共和国国家卫生健康委员会(原卫生部)《可感染人类的高致病性病原微生物菌种样本运输管理规定》，适用于可感染人类的高致病性病原微生物菌种或样本的运输管理。

(7) 中华人民共和国生态环境部(原国家环境保护总局)令《病原微生物实验室生物安全环境管理办法》：本法适用于中华人民共和国境内的实验室及其从事实验活动的生物安全环境管理。

(8) 国家市场监督管理总局中国国家标准化管理委员会发布《生物样本库质量和能力通用要求》GB/T 37864—2019/ISO 20387：2018：本标准适用于所有从事生物样本保藏机构，包括研究和开发、保藏多细胞有机体(如人、动物、真菌和植物)及微生物的生物样本库。

(9) 中华人民共和国国家卫生和计划生育委员会发布《病原微生物实验室生物安全标识》WS 589-2018：本标准适用于从事与病原微生物菌(毒)种、样本有关的研究、教学、检测、诊断、保藏及生物制品生产相关活动的实验室。

(10) 中华人民共和国国家卫生和计划生育委员会发布《病原微生物实验室生物安全通用准则》WS-233(2017)。

(11) 中国工程建设标准化协会标准发布《医学生物安全二级实验室建筑技术标准》(2020)：本标准共 10 章。

六、实验室生物安全警示标志

临床实验室中存在感染物质、危险化学品、电离辐射等潜在的危害，对于各种危害通过贴警示标志的形式进行危险性识别、向实验室工作人员传递安全信息。实验室管理者应负责定期评审和更新危险标志系统，以确保其适用现有已知危险。应使实验室工作人员范畴以外的维护人员、合同方、分包方知道其作用并严格遵守，以预防和减少各种危害的发生，达到保障安全和健康的目的。

(一) 生物危害标志

国际通用的生物危害警告标志，其使用如下：

1. **实验室入口** 在处理危险度为 2 级或更高危险度级别的微生物时，在实验室的入口处应贴有生物危害警告标志。

2. **生物安全设备** 在生物安全柜、离心机等生物安全设备外面也应贴有生物危害标志。

(二) 感染性物品标志

在保存、运输、处理含有感染性物质的物品外包装上应贴有感染性物品标志。

(三) 电离辐射标志

如实验室区域存在电离辐射危险时，应在门上贴有“当心电离辐射”的警示标志。

(四) 危险化学品警示标志

除了感染性物质，临床实验室的工作人员还随时可能受到危险化学品的侵害，因此应将这些化学品进行分类并通过标志明确其危险性。应严格执行化学品操作规程，这对于杜绝使用危险化学品而造成的实验室事故至关重要。在临床实验室中会用到的危险化学品主要有：

1. **易燃液体** 如乙醛、丙酮、苯、甲醇、环辛烷、氯苯、苯甲醚等。

2. **氧化剂** 如氯酸铵、高锰酸钾等。

3. **腐蚀品** 包括酸性腐蚀品，如硫酸、硝酸、盐酸等；碱性腐蚀品，如氢氧化钠等。

实验室的每个出口和入口应可分辨，入口处应有标志，标志包括国际通用的危险标志(如生物危险标志、火险标志和放射性标志)以及其他有关规定的标志。应设紧急出口并有标志以和普通出口区别。紧急撤离路线应有在黑暗中也可明确辨认的标志。

第四节 实验室生物安全设备

生物安全柜是在操作原代培养物、菌毒株以及诊断性标本等具有感染性的实验材料时，用来保护操作者本人、实验室环境以及实验材料，避免暴露于上述操作过程中可能产生的感染性气溶胶和溅出物而设计的，根据气流及隔离屏障设计结构分为Ⅰ、Ⅱ、Ⅲ共 3 个等级，对于直径 0.3mm 的颗粒，其高效空气粒子过滤器可以截留 99.97%，而对于更大或更小的颗粒则可以截留 99.99%，表 6-3 中介绍了各种安全柜所能提供的保护。

表 6-3 不同保护类型生物安全柜的选择

保护类型	生物安全柜的选择
个体防护，针对危险度 1~3 级微生物	Ⅰ级、Ⅱ级、Ⅲ级生物安全柜
个体防护，针对危险度 4 级微生物，手套箱型实验室	Ⅲ级生物安全柜
个体防护，针对危险度 4 级微生物，防护服型实验室	Ⅰ级、Ⅱ级生物安全柜
实验对象保护	Ⅱ级生物安全柜，柜内气液是层流的Ⅲ级生物安全柜
少量挥发性放射性核素 / 化学品的防护	Ⅱ级 B1 型生物安全柜，外排风式Ⅱ级 A2 型生物安全柜
挥发性放射性核素 / 化学品的防护	Ⅰ级、Ⅱ级 B2 型、Ⅲ级生物安全柜

（一）生物安全柜介绍

1. **Ⅰ级生物安全柜** 室内空气通过前窗操作口流过工作台表面，并且通过排风管排出。操作者的手臂可从生物安全柜的前门伸到柜子里，并且通过观察窗观察工作台面，窗子可完全抬起，以便清理工作台。从生物安全柜排出的气体通过一个 HEPA 过滤器后，有三种方式排放：①进入实验室，然后通过建筑物的排风系统排到建筑物外面；②通过建筑物的排风系统排到建筑物外面；③直接排到外面。Ⅰ级 BSC 可提供对人员及环境的保护，不对产品进行保护，保证对危险度 1、2 和 3 级的生物因子操作的生物安全，也能应用于放射性核和挥发性有毒的化学药品。

2. **Ⅱ级生物安全柜** Ⅱ级 BSC 分为 A1、A2、B1、B2 共四种类型，其进风的方式是只允许 HEPA 过滤过的（无菌的）空气流经工作台表面。用于操作危险度 1 级、2 级和 3 级的生物因子，如病毒繁殖的细胞培养和组织培养以及其他用途的培养，在有正压服的情况下，也可用于操作危险度 4 级的传染性因子。可对人员和环境提供保护，也可保护工作台面的材料免受室内空气的污染。

(1) Ⅱ级 A1 型生物安全柜：内置的风扇通过前窗操作口吸入室内空气到达前面的进风网栅，气流在前窗操作口的流速至少应达到 0.40m/s，进来的空气先通过一个 HEPA 进风过滤器，然后向下流向工作台。下降气流为安全柜的部分流入气流和部分下降气流的混合气体，经过高效过滤器过滤送至工作区。工作台面上产生的任何气溶胶都立即被向下流的气流所捕捉，带到前面或后面的排风网栅，提供最高级别的产品保护。70% 的空气通过进风过滤器再循环回工作区，30% 流经排风过滤器进入房间或排到外面。A1 型 BSC 用于操作危险度 1 级、2 级和 3 级的生物因子，不能用于挥发性有毒化学品和挥发性放射性核素的实验。

(2) Ⅱ级 A2 型生物安全柜：气流在前窗操作口的流速至少应达到 0.50m/s，下降气流为部分流入气流和部分下降气流的混合气体，经过 HEPA 过滤器后送至工作区。所有废气必须经 HEPA 过滤器过滤后排出室外。安全柜内所有污染部位均处于负压状态或者被负压通道和压力通风系统环绕。A2 型 BSC 用于操作危险度 1 级、2 级和 3 级的生物因子，也可用于进行以少量挥发性有毒化学品和痕量放射性核素为辅助剂的微生物实验，但必须连接功能合适的排气罩。

(3) Ⅱ级 B1 型生物安全柜：气流在前窗操作口的最低平均流速为 0.50m/s，下降气流大部分由流入气流循环提供，经过 HEPA 过滤器过滤后送至工作区。经 HEPA 过滤器过滤后的 70% 的垂直气流通过专用风道排出室外。安全柜内所有污染部位均处于负压状态或者被负压通道和压力通风系统包围。B1 型 BSC 用于操作危险度 1 级、2 级和 3 级的生物因子，可用于操作有微量挥发性有毒的化学物质或痕量放射性核素，但对这些化学性物质或放射性核素的处理应在安全柜的垂直排风区内，或者当垂直气流循环时。

(4) Ⅱ级 B2 型生物安全柜：气流在前窗操作口的最低平均流速为 0.50m/s，下降气流来自实验室或室外空气（即安全柜排出的气体不再循环使用）。所有的吸入气流和垂直气流经 HEPA 过滤器过滤后排入大气，不再进入安全柜循环或返回实验室。所有污染部位均处于负压状态或者被直接排气（不在工作区循环）的负压通道和压力通风系统包围。B2 型 BSC 用于危险度 1、2、3 级的生物因子的操作，可用于操作有挥发性有毒化学物质和痕量放射性核素为辅助剂的微生物实验。

3. **Ⅲ级生物安全柜** 所有可渗漏部位都密封成“气密”型，是完全密闭的、不露气的通风安全柜。进风是经过 HEPA 过滤器的，排风要经过两个 HEPA 过滤器。人员通过与安全柜连接的密闭手套实施操作。安全柜内对实验室的负压应不低于 120Pa。下降气流应经 HEPA 过滤器过滤后进入微生物安全柜内。排出气流应经两道 HEPA 过滤器过滤或通过高效过滤器过滤再经焚烧或化学灭活处理。当连接的手套脱落时，与柜体连接口气流流速不低于 0.70m/s。Ⅲ级 BSC 有一个附属的通道盒，可灭菌且排风经 HEPA 过滤。也可连接到一个双开门的高压灭菌器，用于净化拿入或拿出 BSC 的所有物品。Ⅲ级 BSC 适用于三级和四级生物安全防护实验室，提供最高级别的个体防护，用于操作危险度 1、2、3、4 级的生物因子。

（二）生物安全柜的使用要求

1. **摆放位置** 空气通过前面开口进入生物安全柜的速度大约为 0.45m/s，这样速度的定向气流是极易受到干扰的，包括人员走近生物安全柜所形成的气流、打开窗户、送风系统调整以及开关门等都可能造成影响。因此，BSC 最好放在远离人员通道及有潜在的干扰气流的位置，柜子的后面及两侧各留出 30cm 的空隙，以便在保养时检修人员容易通过，在柜子的顶部有 30~35cm 的空隙，以便准确测量通过 HEPA 高效过滤器的气流速度和更换 HEPA 高效过滤器。

2. **操作** 只有经过培训和指导后的工作人员才能操作该设备。生物安全柜如果使用不当，其防护作用就可能大大受到影响。操作者在移动双臂进出安全柜时，需要小心维持前面开口处气流的完整性，双臂应该垂直地缓慢进出前面的开口。手和双臂伸入到生物安全柜中等待大约 1 分钟，以使安全柜调整完毕并且让里面的空气“扫过”手和双臂的表面以后，才可以开始对物品进行处理。要在开始实验之前将所有必需的物品置于安全柜内，以尽可能减少双臂进出前面开口的次数（图 6-1）。

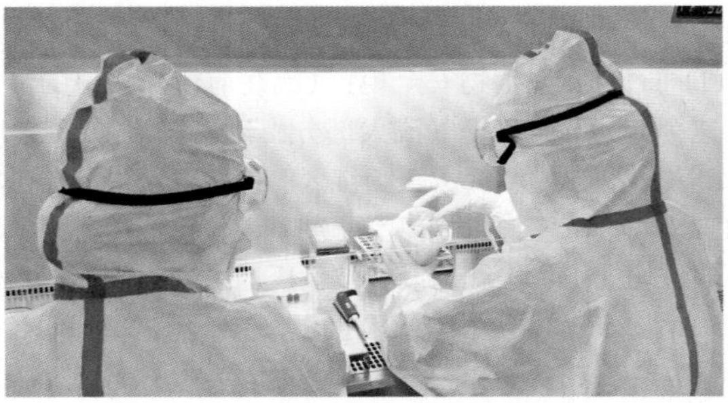

图 6-1 工作人员生物安全柜操作

3. **物品摆放** Ⅱ级生物安全柜前面的进气格栅不能被纸、仪器设备或其他物品阻挡。放入安全柜内的物品应采用 70% 酒精来清除表面污染。可以在消毒剂浸湿的毛巾上进行实验，以吸收可能溅出的液滴。所有物品应尽可能地放在工作台后部靠近工作台后缘的位置，并使其在操作中不会阻挡后部格栅。可产生气溶胶的设备（例如混匀器、离心机等）应靠近安全柜的后部放置。有生物危害性的废弃物袋、盛放废弃吸管的盘子以及吸滤瓶等体积较大的物品，应该放在安全柜内的某一侧。在工作台面上的实验操作应该按照从清洁区到污染区的方向进行。

耐高压灭菌的生物危害性废弃物袋以及吸管盛放盘不应放在安全柜的外面，否则在使用这些物品时双臂就必须频繁进出安全柜，这样会干扰安全柜空气屏障的完整性，从而影响对人员和物品的防护。

4. **操作和维护** 大多数生物安全柜的设计允许整天 24 小时工作。研究人员发现，连续工作有助于控制实验室中灰尘和颗粒的水平。向房间中排风或通过套管接口与专门的排风管相连接的Ⅱ级 A1 型及Ⅱ级 A2 型生物安全柜，在不使用时是可以关闭的。其他如Ⅱ级 B1 型和Ⅱ级 B2 型生物安全柜，是通过硬管安装的，就必须始终保持空气流动以维持房间空气的平衡。在开始工作以前以及完成工作以后，应至少让安全柜工作 5 分钟来完成“净化”的过程，亦即应留出将污染的空气排出安全柜的时间。

生物安全柜的所有维修工作应该由有资质的专业人员来进行。在生物安全柜操作中出现的任何故障都应该报告，并应在再次使用之前进行维修。

5. **紫外灯** BSC 中不需紫外灯。如有紫外灯，必须每周清理任何有可能影响杀菌效果的灰尘和污垢。当安全柜重新检测时，紫外线的强度也要检查，以确保有适当的光发射量。实验室内有人时紫外灯应关闭，以防皮肤和眼睛无意中暴露在紫外线下受到损伤。

6. **明火** BSC 里应避免使用明火，它会破坏定向气流的方向，而且当使用挥发性的、易燃的化学品时，会造成危险。接种环灭菌可使用微型炉或“电炉”，其效果优于明火。

7. **溢出** 溢出物处理的程序应有明文规定并张贴在显要的位置，每个实验室人员都要阅读并理解其中的内容。如果在 BSC 内部发生了生物危险材料的溢出，应在安全柜处于工作状态下马上清理，并应该使用有效的消毒剂尽可能地减少气溶胶的产生。所有接触溢出物的材料都应消毒或高压灭菌。

8. **清洁和消毒** 由于剩余的培养基可能会使微生物生长繁殖，因此在实验结束时，包括仪器设备在内的生物安全柜里的所有物品都应清除表面污染，并移出安全柜。在每次使用前后，要清除生物安全柜内表面的污染。工作台面和内壁要用消毒剂进行擦拭，所用的消毒剂要能够杀死安全柜里可能发现的任何微生物。在每天实验结束时，应擦拭生物安全柜的工作台面、四周以及玻璃的内外侧等部位来清除表面的污染。在对目标生物体有效时，可以采用漂白剂溶液或 70% 酒精来消毒。在使用如漂白剂等腐蚀性消毒剂后，还必须用无菌水再次进行擦拭。

建议将安全柜一直维持运行状态。如果要关闭的话，则应在关机前运行 5 分钟以净化内部的气体。

9. **清除污染** 生物安全柜在移动以及更换过滤器之前，必须清除污染。最常用的方法是采用甲醛蒸气熏蒸。应该由有资质的专业人员来清除生物安全柜的污染。

10. **个体防护装备** 在使用生物安全柜时应穿着个体防护服。在进行一级和二级生物安全水平的操作时，可穿着普通实验服。前面加固处理的反背式实验隔离衣具有更好的防护效果，应在进行三级和四级生物安全水平（防护服型实验室除外）的操作时使用。手套应套在隔离衣的外面，可以戴加有松紧带的套袖来保护研究人员的手腕。有些操作可能还需要戴口罩和安全眼镜。

11. **警报器** BSC 可安装一种或两种警报，工作窗警报仅限于有推拉窗的柜子，可纠正窗子不正确的高度。气流警报预示着柜内正常的气流模式受到干扰，对操作者和产品可能造成直接危险。当听到气流警报时，应立即停止工作，并向实验室负责人或生物安全员报告。

12. **检测** BSC 在安装、移机、维修后均应进行检测，按照国家标准至少每年对其性能和完整性进行检测。检测应由授权的部门及专业人员来进行。

（三）生物安全柜操作规范

1. 只有经过培训和指导的实验室工作人员才能操作此设备。
2. 生物安全柜运行正常时才能使用。
3. 生物安全柜在使用中不能打开玻璃观察挡板。
4. 安全柜内应尽量少放置器材或标本，不能影响后部压力排风系统的气流循环。
5. 安全柜内不能使用酒精灯，否则燃烧产生的热量会干扰气流并可能损坏过滤器。允许使用微型电加热器，但最好使用一次性无菌接种环。
6. 所有工作必须在工作台面的中后部进行，并能够通过玻璃观察挡板看到。
7. 尽量减少操作者身后的人员活动。
8. 操作者不应反复移出和伸进手臂以免干扰气流。
9. 不要使实验记录本、移液管以及其他物品阻挡空气格栅，因为这将干扰气体流动，引起物品的潜在污染和操作者的暴露。

10. 工作完成后以及每天下班前，应使用适当的消毒剂对生物安全柜的表面进行擦拭。

11. 在安全柜内的工作开始前和结束后，安全柜的风机应至少运行 5 分钟。

12. 在生物安全柜内操作时，不能进行文字工作。

(四) 安全生物柜检测要求

生物安全柜在安装完毕、位置移动后、每次检修后及至少每年都应对生物安全柜的运行性能和完整性进行检验，生物安全柜的检测应由有资质的单位进行。生物安全柜防护效果的评估包括安全柜的完整性、人员、产品及交叉污染保护、HEPA 过滤器的泄漏、向下气流的速度、正面气流的速度、负压 / 换气次数、气流的烟雾模式、警报和互锁系统、电气安全和光照度等。还可以选择紫外线强度、噪声水平、振动性、集液槽泄漏、柜体稳定性等性能的测试。

1. 人员、产品及交叉污染保护试验

(1) 人员保护试验：Ⅱ级生物安全柜用 1×10^4~8×10^4 的枯草杆菌芽孢进行试验 5 分钟(微生物试验)。从全部撞击采样器收集的枯草杆菌菌落形成单位(CFU)数量应不超过 10CFU。狭缝式空气采样器培养皿中枯草杆菌计数应不超过 5CFU，对照培养皿应呈阳性(当培养皿菌落计数大于 300CFU 时，则该培养皿呈“阳性”)。重复试验 3 次，每次试验均应符合要求。Ⅰ级、Ⅱ级生物安全柜也可采用碘化钾法测试，前窗操作口的保护因子应不小于 1×10^5。

(2) 产品保护试验(Ⅱ级生物安全柜适用)：用 1×10^4~8×10^4 的枯草杆菌芽孢进行试验 5 分钟后，在琼脂培养皿上的枯草杆菌芽孢应不超过 5CFU，对照培养皿应呈阳性(当培养皿菌落计数大于 300CFU 时，则该培养皿呈“阳性”)。重复试验 3 次，每次试验均应符合要求。

(3) 交叉污染保护试验(Ⅱ级生物安全柜适用)：本系统用 1×10^4~8×10^4 的枯草杆菌芽孢进行试验 5 分钟后，有些从试验侧壁到距此侧壁 360mm 范围内的琼脂培养皿检出枯草杆菌，并用作阳性对照。距被检测侧壁 360mm 外的琼脂培养皿的菌落计数应不超过 2CFU。生物安全柜的左侧和右侧均应各重复试验 3 次，每次试验结果均应符合要求。

2. 柜体泄漏试验　生物安全柜加压到 500Pa，保持 30 分钟后气压不低于 450Pa，或保持生物安全柜内气压在 500Pa ± 10% 的条件，压力通风系统的外表面的所有焊接处、衬垫、穿透处、密封剂密封处在此压力条件下应无皂泡反应。方法如下：

(1) 压力衰减法

1) 封好生物安全柜的前窗和排气孔，使生物安全柜成为一密封系统。

2) 必要时，移开装饰嵌板和通道上的其他障碍物，将要测试的压力通风系统暴露出来。

3) 在测试区连接压力计或压力传感器系统以显示内压。

4) 给生物安全柜增加到 500Pa，封闭加压空气 30 分钟后测定压力。允许初始压力下降 10%。

(2) 肥皂法

1) 封好生物安全柜的前窗和排气孔，使生物安全柜成为一密封系统。

2) 必要时，移开装饰嵌板和通道上的其他障碍物，将要试的压力通风系统显露出来。

3) 在测试区连接压力计显示内压。

4) 对生物安全柜用空气增压，使其压力持续实测值为 500Pa ± 10%。

5) 沿生物安全柜压力通风系统的所有焊缝、衬垫、套接处和封口处的外表面喷或涂刷检漏肥皂液体(25g/L)，小的泄漏会出现气泡，如果从孔中吹出检测液体而未形成气泡，则可能发生大的泄漏，可通过轻微的气流感觉和声音发现。

3. HEPA 过滤器泄漏试验　用邻苯二甲酸二辛酯(DOP)或与之相当的液体试剂，采用线性或对数刻度的气溶胶光度计及气溶胶发生器来测定生物安全柜过滤器的安全性。可扫描检测过滤器在任何点的漏过率，应不超过 0.01%；不可扫描检测过滤器检测点的漏过率不超过 0.05%。

4. 下降气流流速测试

(1) 均匀下降气流生物安全柜，按下列方式在工作区上方高于前窗操作口上沿 100m 的水平面上确定测量点位置，多点测量穿过该平面的下降气流流速：

1) 测量点等距分布，形成的正方形栅格不大于 150mm × 150mm，测试点最少应有 3 排，每排应有 7 个测量点。

2) 测试区域边界与安全柜的内壁及前窗操作口的距离应为 150mm。

用夹具将风速仪探针准确定位在各测量点进行测量。记录所有测量点的测量值并根据测量值计算出平均值。Ⅱ级生物安全柜的下降气流平均流速应在 0.25~0.50m/s 之间。

(2) 非均匀下降气流安全柜：在工作区上方高于前窗操作口上沿 100mm 的水平面上多点测量穿过该平面各区域的气流流速，各区域由测试机构验证。按照厂商的使用说明的区域界限，对每一区域的测量点数和所用等间距栅格的大小进行测试。对生物安全柜运行不重要的可拆卸元件(可选择的部件)应在设置标称值前拆除。用夹具将风速计探针准确定位在各测量点进行测量。记录所有测试点的测量值并根据测量值计算出各区域的平均值。Ⅱ级生物安全柜的下降气流平均流速应在 0.25~0.50m/s 之间。

5. 流入气流流速测试　用风量计法直接读取前窗操作口流入气流流量，计算平均流入气流流速，确认生物安全柜在标称值风速运行。流入气流流速测定后，再用生产厂商推荐的计算或测定流入气流流速的替代方法测量。另外可采用风速仪对不同型号的生物安全柜测量流入气流流速：测量排气气流流速确定流入气流流速的方法适用于Ⅱ级 A1、A2 型生物安全柜；限制前窗操作口开启高度测量流入气流流速的方法适用于Ⅱ级 A1、A2 和 B2 型生物安全柜；测量前窗操作口流入气流流速确定平均流速的方法适用于Ⅱ级 B1 型生物安全柜。去掉Ⅲ级生物安全柜的一个连接口的手套，用热式风速仪在连接口中心测量气体流速。当手套全部连接上且生物安全柜内处于至少 200Pa 的负压时，测定和计算排气流量。

Ⅰ级生物安全柜的流入气流平均流速应在 0.70~1.00m/s 之间；Ⅱ级 A1 型生物安全柜的流入气流平均流速应不低于 0.40m/s，前窗操作口流入气流工作区每米宽度的流量应不

低于 $0.07m^3/s$；Ⅱ级 A1、A2 和 B2 型生物安全柜流入气流平均流速应不低于 0.50m/s，工作区每米宽度的流量应不低于 $0.1m^3/s$；Ⅲ级生物安全柜应保证生物安全柜内每立方米容积的供气流量不低于 $0.05m^3/s$，去掉单只手套后手套连接口的气流流速应不低于 0.70m/s。

6. **气流烟雾模式测试（Ⅱ级生物安全柜）** 采用烟雾发生装置及烟雾剂，通过可视烟雾来观察生物安全柜的气流模式。

(1) 下降气流模式测试：烟雾沿着工作表面的中心线，在前窗操作口顶端以上 100mm 的高度，从安全柜的一端到另一端。Ⅱ级生物安全柜工作区内气流应向下，应不产生旋涡和向上气流且无死点。气流应从生物安全柜中逸出。

(2) 观察窗气流测试：烟在观察屏后 25mm、前窗操作口顶端以上 150mm 高度从生物安全柜的一端到另一端。Ⅱ级生物安全柜工作区内气流应向下，应不产生旋涡和向上气流且无死点。气流应从生物安全柜中逸出。

(3) 前窗操作口边缘气流测试：烟在安全柜外大约 38mm 处沿着整个前窗操作口的周边经过，特别应注意角落和垂直边缘。Ⅰ级和Ⅱ级生物安全柜前窗操作口整个周边气流应向内，无向外逸出的气流，Ⅱ级生物安全柜的前窗操作口流入气流应不进入工作区。

(4) 滑动窗密闭性测试：烟在滑动窗内从距生物安全柜侧壁和工作区顶部 50mm 经过，气流应不从生物安全柜中逸出。

7. **噪声** 采用声级计测试生物安全柜在其气流流速在标称值 ±0.15m/s 范围内运行时的噪声，生物安全柜的总噪声水平应不超过 67dB。

8. **照度** 采用照度计来测试生物安全柜工作台面的照度。生物安全柜平均照度应不小于 650lx，每个照度实测值应不小于 430lx。

9. **振动** 采用振动仪测试生物安全柜气流流速在标称值 ±0.15m/s 范围内运行时的振动。在频率 10Hz 至 10kHz 之间的净振动振幅不超过 5μm（rms）。

举例：生物安全柜出现正压

报警系统发出声响，提示出现故障，应被视为房间有实验因子污染并对实验人员危害较大，应立即关闭生物安全柜前挡风，并立即关闭安全柜电源，停止工作。缓慢撤出双手，离开操作位置，避开从生物安全柜溢出来的气流。在保持房间负压和加强个人防护的条件下进行消毒处理，撤离实验室。进入缓冲间，脱掉最外层防护服、手套，喷雾消毒，锁住或者封住缓冲间的外门。对污染区进行消毒，个人消毒后进入缓冲间。在缓冲间进行消毒净化处理，用肥皂水洗澡，离开实验室，锁住或封住实验室入口，并标示实验室污染。填写意外故障记录，报告科室负责人和安全保卫处进行检修。

（五）其他常用安全设备

1. **高压灭菌器** 设计需经批准，具有有效的加热灭菌功能，应确保感染性物质在废弃或重复使用时的安全。还应按期检查和验证，以确保符合要求。

2. **离心机** 应带有防气溶胶的密封盖或在安全罩里使用。

3. **移液辅助器** 实验室进行吸取操作通常使用移液辅助器，采用移液器可以避免操作人员吸入病原体。选择移液器的原则：应满足实验设计和使用，不应该产生其他的感染性危害，同时易于灭菌和清洁。在生物安全柜中操作可以防止吸入产生的气溶胶。

4. **超声清洗器** 要求在密闭设备里操作，清洗效率高，噪声小。

5. **匀浆器、摇床、搅拌器和超声处理器** 应该使用专为实验室设计的，结构上可以最大限度地减少或避免气溶胶释放的仪器设备。当用均浆器处理危险度 3 级的微生物时，通常应该在生物安全柜中装样及重新开启。

超声处理器可能释放气溶胶，应该在生物安全柜中操作，或者在使用期间用防护罩盖住。在使用后应该清除护罩和超声处理器的外部污染。

6. **微型加热器、微型接种环、一次性接种环** 微型加热器配有硼硅酸玻璃或陶瓷保护罩，从而减少接种环灭菌时感染性物质的飞溅和散布，但由于微型加热器会扰乱气流，因此应置于生物安全柜中靠近工作台表面后缘的地方。一次性接种环可在生物安全柜中使用，无须灭菌，使用后应置于消毒剂中，按照医疗废弃物进行处理。

举例：在可封闭的离心桶（安全杯）内离心管发生破裂

所有密封离心桶都应在生物安全柜内装卸。如果怀疑在安全杯内发生破损，应该松开安全杯盖子并将离心桶高压灭菌。另外也可将安全杯进行化学消毒。在没有密闭离心桶的离心机里，离心机运行过程中装有潜在危险物的离心管发生了破裂或怀疑发生破裂时，应关闭电源并且保持离心机盖子关闭 30 分钟。如果在仪器停止运行后发生了破裂，离心机盖应立即关闭并保持 30 分钟，并及时通知本实验室生物安全监督员。随后清理时，如果有必要，应在一次性手套外再戴一双结实的手套（如厚橡胶手套），夹取碎片需使用镊子。所有打破的离心管（桶）、玻璃碎片、套管及转轴都应放到对该种微生物有效的无腐蚀性的消毒剂里，放置 24 小时后进行高压灭菌处理，未破损的有盖离心管可单独放到含有消毒剂的容器里消毒，60 分钟后再开盖。离心杯应使用适当浓度的消毒剂浸泡过夜后再进行擦拭，并用水清洗干净后干燥。清理用的所有物品都应以污染废弃物对待。在密闭的桶里（安全杯）管子破裂的，所有密闭的离心桶都应在生物安全柜里装卸，如怀疑离心桶内有管子破裂，应打开盖子，在生物安全柜内做必要处理后送高压灭菌处理。

（华文浩　赵　辉）

附　　录

附　　录

（资料性附录）

病原微生物实验活动风险评估表

附表 6-1　病原微生物实验活动风险评估表

单位名称			
课题负责人			
课题名称			
实验活动简述			
实验室级别	BSL-1 □；BSL-2 （普通型□　加强型□）；BSL-3 □；BSL-4 □ ABSL-1 □；ABSL-2 □；ABSL-3 □；ABSL-4 □		
病原微生物特征			
病原微生物名称			
未知病原微生物	是□　否□		
危害程度分类	一类□；二类□；三类□；四类□		
预防和治疗措施	治疗药物□　疫苗□　特异抗血清□		
对人感染剂量			
传播途径	呼吸道□　消化道□　血液传播□　媒介□　接触□　母婴传播□　性传播□		
环境中的稳定性	稳定□；较稳定□；不稳定□		
消毒、灭菌方法	化学法：有效消毒剂　1________；2________； 物理法：压力蒸汽灭菌器□；干热灭菌□；紫外线□； 其他：		
人兽共患病原体	是□　否□		
涉及遗传修饰生物体（GMOs）	是□　否□		
实验室感染报道	有□　无□		
病原微生物实验活动的评估			
实验活动标准操作程序	有□　无□	应急预案	有□　无□
样品类型	纯培养物：□ 临床样品：血液□；体液□；咽拭子□；组织标本□ 环境样品：□ 灭活材料：□ 其他：		
感染因子的浓度	高□；较高□；低□；		
一次操作最大样品量	<10mL □；10mL~5L □；≥ 5L □		

续表

<table>
<tr><td>感染性物质</td><td colspan="3">分离□；培养□；鉴定□；制备□；其他：</td></tr>
<tr><td>易产生
气溶胶的操作</td><td colspan="3">离心□；研磨□；振荡□；匀浆□；超声□；接种□；冷冻干燥□；其他：</td></tr>
<tr><td>气溶胶防范措施</td><td colspan="3">有□；无□</td></tr>
<tr><td>溢洒风险</td><td colspan="3">有□；无□</td></tr>
<tr><td>锐器使用</td><td colspan="3">是□；否□；如使用，锐器标准操作规程：有□；无□</td></tr>
<tr><td>动物感染实验</td><td colspan="3">涉及□　不涉及□
如涉及，实验动物名称：　　　　数量：
有无下列风险：
a. 抓伤、咬伤：有□；无□
b. 动物毛屑、呼吸产生的气溶胶：有□；无□
c. 解剖、采样、检测：有□；无□
d. 排泄物、分泌物、组织 / 器官 / 尸体、垫料处理：有□；无□
e. 动物笼具、器械、控制系统等可能出现故障或失效：有□；无□
f. 动物逃逸风险：有□；无□
g. 是否涉及无脊椎动物：有□；无□</td></tr>
<tr><td>废物处理程序</td><td colspan="3">有□；无□</td></tr>
<tr><td>危险化学品</td><td colspan="3">有□；无□</td></tr>
<tr><td colspan="4">设施设备因素评估</td></tr>
<tr><td>实验室</td><td colspan="3">实验室符合标准要求：是□；否□</td></tr>
<tr><td>生物安全柜</td><td colspan="3">年检□ 年检周期：____　不确定□</td></tr>
<tr><td>压力蒸汽灭菌器</td><td colspan="3">年检□ 年检周期：____　不确定□
灭菌效果验证：化学指示卡□；生物监测法□；热力灭菌验证□</td></tr>
<tr><td>离心机</td><td colspan="3">普通离心机□；超速离心机□；生物安全型离心机□</td></tr>
<tr><td rowspan="9">个体防护装备</td><td>手防护装备</td><td colspan="2">乳胶手套□　特殊手套□</td></tr>
<tr><td>躯体防护装备</td><td colspan="2">医用白大衣□　手术服□　连体服□　隔离衣□</td></tr>
<tr><td rowspan="2">呼吸防护（自吸过滤式）</td><td>装备类型</td><td>医用防护口罩□
半脸式面罩□
全脸式面罩□</td></tr>
<tr><td>适合性检验</td><td>合格□　不合格□</td></tr>
<tr><td>眼面部防护装备</td><td colspan="2">眼镜□　护目镜□　防护面罩□</td></tr>
<tr><td>足部防护装备</td><td colspan="2">防护鞋□　鞋套□</td></tr>
<tr><td rowspan="2">正压防护装备</td><td>外源送风式</td><td>全身□　头面部□</td></tr>
<tr><td>过滤送风式</td><td>全身□　头面部□</td></tr>
<tr><td colspan="3" style="display:none"></td></tr>
<tr><td>压缩气体</td><td colspan="3">有□　无□</td></tr>
<tr><td>液氮使用</td><td colspan="3">有□　无□</td></tr>
</table>

续表

其他设施、设备	a. 摇床、培养箱等：合格□；不合格□ b. 废物、废水处理设备：合格□；不合格□ 适用时，包括： c. 防护区的密闭性，压力、温度与气流控制：合格□；不合格□ d. 互锁、密闭门以及门禁系统：合格□；不合格□ e. 与防护区相关联的通风空调系统及水、电、气系统等； 合格□；不合格□ f. 安全监控和报警系统：合格□；不合格□ g. 动物饲养、操作设施、设备：合格□；不合格□ h. 菌(毒)种及样本保藏设施、设备：合格□；不合格□ i. 防辐射装置：合格□；不合格□ j. 生命支持系统、正压防护服、化学淋浴装置等：合格□；不合格□
生物安保措施	合格□；不合格□；其他：
人员评估	
实验活动 人员及维保人员	a. 专业及生物安全知识、操作技能：合格□；不合格□ b. 对风险的认知：合格□；不合格□ c. 心理素质：合格□；不合格□ d. 生物安全培训考核：合格□；不合格□ e. 意外事件 / 事故的处置能力：合格□；不合格□ f. 健康状况：合格□；不合格□ g. 对外来实验人员安全管理及提供的保护措施：有□　无□
知情同意书	签订□；未签订□；
评估结论	
评估意见	风险在可控范围内□　风险在不可控范围内□
评估人(签字)	年　月　日
室主任意见	同意开展实验活动□ 不同意开展实验活动□ (签字)： 年　月　日
生物安全委员会意见	同意开展实验活动□ 不同意开展实验活动□ (签字)： 年　月　日
法人意见	同意开展实验活动□ 不同意开展实验活动□ (签字)： 年　月　日

第七章
医学实验室质量相关法规及标准

随着对医学实验室质量的关注度不断提高，近10多年来医学实验室管理和体外诊断系统国际标准化组织（ISO/TC 212）推出了多个相关标准，我国对口ISO/TC 212工作的全国医用临床实验室和体外诊断系统标准化技术委员会（SAC/TC 136）等同转化相关国际标准为我国的国家标准或行业标准，同时国家卫生健康委员会临床检验标准专业委员会也在参照其他国外相关技术文件制定医学实验室质量相关的标准，这些标准对指导规范中国的医学实验室起着重要的作用；并且随着医学实验室质量管理的不断发展，相关的标准和技术规范还会不断丰富。

我国对医学实验室的质量非常重视，在推出多个质量标准的基础上，卫生部于2006年2月27日颁布了《医疗机构临床实验室管理办法》，以法规的方式加强医疗机构临床实验室管理，提高临床检验水平，保证医疗质量和医疗安全，本章将分十节概述相关法规和标准。

第一节 《医疗机构临床实验室管理办法》

于2006年6月1日起实施的《医疗机构临床实验室管理办法》（以下简称《管理办法》）共分总则、医疗机构临床实验室管理的一般规定（第二章）、医疗机构临床实验室质量管理（第三章）、医疗机构临床实验室安全管理、监督管理和附则六个章节。其中第二章和第三章的内容是针对医疗机构临床实验室质量管理的规定，共有二十七条内容，从第六条到第三十二条。本节概要介绍相关条款的内容，详细条款及法规其他章节请参阅法规文本。

一、医疗机构临床实验室管理的一般规定

《管理办法》第二章第六条到十四条、第十九条及第二十一条对临床实验室的法律地位、合法开展检验工作及环境设施，人员能力等做了相应规定。

第十五条对分析前质量保证提出了要求，应制定包括患者准备、标本采集、标本储存、标本运送、标本接收等标准操作规程。

第十六条针对分析后临床检验报告发放的这一重要环节，规定需有制度以保证临床检验报告的准确、及时和信息完整，保护患者隐私，并在第十七、十八条中规定临床检验报告内容及规范要求。

第二十条还明确临床实验室应当提供临床检验结果的解释和咨询服务。

二、医疗机构临床实验室质量管理

《管理办法》的第三章内容主要是针对分析中的质量控制作出了规定。

《管理办法》第二十二条到二十四条明确了：医疗机构应当加强临床实验室质量控制和管理，并应当制定并严格执行临床检验项目标准操作规程和检验仪器的标准操作、维护规程。临床实验室使用的仪器、试剂和耗材应当符合国家有关规定，并应当保证检测系统的完整性和有效性，对需要校准的检验仪器、检验项目和对临床检验结果有影响的辅助设备定期进行校准。

《管理办法》第二十五条到第三十一条对临床实验室的室内质量控制和室间质量控制的原则进行了规定。

有关室内质量控制的法规内容有：实验室应当对开展的临床检验项目进行室内质量控制，绘制质量控制图。出现质量失控现象时，应当及时查找原因，采取纠正措施，并详细记录。室内质量控制主要包括质控品的选择，质控品的数量，质控频度，质控方法，失控的判断规则，失控时原因分析及处理

措施，质控数据管理要求等。室内质量控制标准按照《临床实验室定量测定室内质量控制指南》（GB/T 20468）执行。

有关室间质量控制，《管理办法》中规定临床实验室应当参加经国家卫生健康委员会（原卫生部）认定的室间质量评价机构组织的临床检验室间质量评价。实验室参加室间质量评价应当按照常规临床检验方法与临床检验标本同时进行，不得另选检测系统，保证检验结果的真实性。医疗机构临床实验室对于室间质量评价不合格的项目，应当及时查找原因，采取纠正措施。室间质量评价标准按照《临床实验室室间质量评价要求》（GB/T 20470）执行。在法规中还特别提到了“医疗机构应当对床旁临床检验项目与临床实验室相同临床检验项目常规临床检验方法进行比对。”

《管理办法》的第三十条针对尚未开展室间质量评价的临床检验项目，规定实验室应与其他临床实验室的同类项目进行比对，或者用其他方法验证其结果的可靠性。临床检验项目比对有困难时，医疗机构临床实验室应当对方法学进行评价，包括准确性、精密度、特异性、线性区间、稳定性、抗干扰性、参考区间等，并有质量保证措施。

《管理办法》还规定：临床实验室应当建立质量管理记录，包括标本接收、标本储存、标本处理、仪器和试剂及耗材使用情况、校准、室内质控、室间质评、检验结果、报告发放等内容。质量管理记录保存期限至少为 2 年。

第二节 GB/T 22576（ISO 15189，IDT）的主要内容

自从国际标准化组织 2003 年颁布了第 1 版 ISO 15189—2003《医学实验室 质量和能力的专用要求》（medical laboratories-particular requirements for quality and competence）以来，ISO 15189 已经于 2007 年及 2012 年两次修订。ISO 15189 蕴涵了有关医学实验室的国际先进质量管理理念，是医学实验室能力认可的工作基础，可被医学实验室用于建立质量管理体系和评估自身能力。实践 ISO 15189，医学实验室可使其质量管理标准化、国际化，有利于提高检验质量。

国家标准《医学实验室 质量和能力的专用要求》（GB/T 22576—2018）等同转化自 ISO 15189 :2012，于 2018 年 12 月 28 日发布，于 2019 年 7 月 1 日实施。

标准 ISO 1589 :2012 共分为五个部分：前言、引言、标准正文、附录、参考文献。其中标准正文又分为范围、引用标准、术语和定义、管理要求、技术要求五个部分，核心部分为管理要求和技术要求，这两个要求基本上对应了标准所规定的质量和能力的要求，该节主要介绍这两方面的内容。

一、管理要求

1. **组织和管理责任** 医学实验室或其所在组织应具有明确的法律地位。在我国，实验室可分为两种情况：一种是实验室本身就是一个独立法人单位，如私营医学实验室、外资或合资的医学实验中心等；大多数情况下，我国医学实验室本身不是独立法人单位，而是某个母体组织（大多数为医院，部分为研究所、院校等）的一部分，母体组织的法定代表人必须正式书面授权实验室，为医学实验室提供的服务活动承担法律责任。

实验室管理层负责设计、实施、维持及改进质量管理体系。体系应为实验室人员提供适当的权力和资源以履行其职责；保证管理层和员工不受任何可能对其工作质量不利的、不正当的内外部的、商业的、财务的或其他方面的压力和影响；并确保机密信息受到保护、避免卷入任何可能降低其在能力、公正性、判断力或运作诚实性方面可信度的活动；明确实验室的组织和管理结构，以及实验室与其他相关机构的关系；规定所有人员的职责、权力和相互关系，有适宜的沟通机制；由有资质的人员依据实验室人员的职责对其进行适当培训和相应监督；实验室的技术管理层全面负责技术运作；应确保实验室服务包括适当的解释和咨询服务，能满足患者及实验室服务使用方的需求；指定一名直接向管理层报告的质量主管监督所有的活动以遵守质量管理体系的要求；实验室应指定所有关键职能的代理人，在小型实验室一人可能会同时承担多项职责。

2. **质量管理体系** 实验室应建立、文件化、实施并维持质量管理体系并持续改进其有效性。质量管理体系应整合所有的过程，以符合其质量方针和目标要求并满足用户需求和要求。实验室应确定质量管理体系所需的过程并确保在整个实验室内应用；确定过程的顺序和相互关系；确定确保过程的运行和控制有效的标准和方法；确保具备所需的资源和信息以支持过程的运行和监控；监控和评价过程；实施必要措施以达到预期结果并持续改进过程。

标准要求建立起来的实验室质量管理体系是文件化的管理体系，实验室的政策、过程、计划、程序和指导书均应形成文件。实验室制定的文件是行动的依据，首先要求执行文件者能接收到并充分理解文件。标准中提出文件要传达到相关人员，并不要求所有文件传达到所有的人。

质量管理体系文件应包括：质量方针声明和质量目标；质量手册；程序和记录；实验室为确保有效策划、运行并控制其过程而规定的文件和记录；适用的法规、标准及其他规范文件。

一般而言，实验室质量体系的文件可分为三个层次：质量手册、程序文件、作业指导书，质量手册位于质量体系文件的顶层。质量手册的内容包括：质量方针或将其作为引用文件；质量管理体系范围；实验室组织和管理结构及其在母体组织中的位置；确保符合本标准的实验室管理层（包括实验室主任和质量主管）的作用和职责；质量管理体系中使用的

文件的结构和相互关系；对质量管理体系进行规定的文件化政策并说明支持这些政策的管理和技术活动。所有实验室员工应能够获取质量手册及其引用的文件并接受培训，以使用和应用这些文件。

3. **文件控制** 实验室应制定文件并对构成质量文件的所有文件和信息（来自内部或外部的）进行控制。所有与质量管理体系有关的文件均应能唯一识别，包括：标题、版本或当前版本的修订日期或修订号、页数、授权发行、来源识别等。应存档每一受控文件的复件，并由实验室负责人规定其保存期限。受控文件可以任何适当的媒介保存，并遵守国家、地方有关文件保留的法规。

应有相应程序保证文件受控，如：文件的审核、批准，有效版本识别发放记录及使用，废止文件的标识管理，文件修改的规定及保存在计算机系统中文件的更改和控制。

4. **服务协议** 实验室应制定文件化程序用于建立提供医学实验室服务的协议并对其进行评审。实验室收到的每份检验申请均应视为协议。医学实验室服务协议应考虑申请、检验和报告。协议应规定申请所需的信息以确保适宜的检验和结果解释。

这些程序应保证充分明确各项要求；所选的检验程序满足协议要求和临床需要；实验室的能力及资源可满足要求；对协议的任何偏离均应通知客户和用户。实验室应评审协议的所有内容，工作开始后如需修改协议，应再次进行同样的协议评审过程，并将所有修改内容通知所有受影响方。

5. **受委托实验室的检验** 实验室应建立相应的选择和评审程序，在征求用户意见的基础上，对委托实验室的能力和资源进行评审，并对其检验过程实行监控，以保证所委托检验的质量。实验室应定期评审与委托实验室的协议并按规定保存评审记录。

委托实验室（而非受委托实验室）应负责确保将受委托实验室的检验结果提供给申请者，除非协议中有其他规定。报告中应包括受委托实验室或顾问报告结果的所有必需要素，不应做任何可能影响临床解释的改动，但不要求原字原样地抄写，报告应注明本次检验由受委托实验室或顾问实施。

6. **外部服务和供应** 实验室应制定文件化程序用于选择和购买可能影响其服务质量的外部服务、设备、试剂和耗材。实验室应按照自身要求建立选择标准，选择和批准有能力稳定供应外部服务、设备、试剂和耗材的供应商，并评估经批准的设备、试剂和耗材供应商清单，监控供应商的表现以确保购买的服务或物品持续满足规定的标准。

7. **咨询服务** 实验室中适当的专业人员应就选择何种检验及服务提供建议，包括检验重复的次数以及所需的样品类型等。适当情况下，还应提供对检验结果的解释。

有关专业人员应定期与临床医生交流，讨论如何利用实验室服务，并就学术问题进行咨询，这些交流应记录归档。有关专业人员应参与临床查房，对总体和个体病例的疗效发表意见。

8. **投诉的解决** 实验室应制定文件化的程序用于处理来自临床医师、患者、实验室员工或其他方的投诉或反馈意见；应保存所有投诉、调查以及采取措施的记录。

9. **不符合项的识别和控制** 实验室管理层应该制定政策和程序，保证不符合项能够得到识别与控制。不符合检验或活动可出现在不同方面，并可用不同的方式识别，包括医师的投诉、质量控制指标、设备校准、消耗品检查、员工的意见、报告和证书的检查、实验室管理层的评审以及内部和外部审核等。

当发现检验过程中有任何不符合其程序、质量管理体系的要求或临床医师的要求时，实验室管理层应有相应的程序以确保：解决问题的责任落实到个人；规定应采取的应急措施；确定不符合的程度；明确应采取的措施并立即采取纠正措施；评估出现不符合的检验结果的意义，必要时，通知临床医师，收回或适当标识已发出的结果或终止检验，停发报告；明确规定授权恢复检验的责任。记录每一个不符合项，实验室管理层应按规定的周期对其评审，以发现趋势并采取预防措施以识别、消除不符合检验出现的根本原因。

10. **纠正措施** 实验室应建立纠正措施控制程序，以保证能及时对不符合项进行原因分析，和采取有效的纠正措施。纠正措施程序应包括调查过程以确定问题产生的根本原因，通常还应制定预防措施。纠正措施应与问题的严重性及所遇风险的程度相适应，管理层应注意其对操作程序的改变以及监控措施的有效性。

当不符合项的识别或纠正措施的调查过程对政策、程序或质量管理体系的符合性质疑时，管理层应按要求在适当的活动范围内进行审核，并且对纠正措施的结果进行评审。

11. **预防措施** 无论是技术的、还是质量管理体系方面的不符合项均应识别其来源并探知所需的改进，必要时，应按计划采取预防措施并加以监控，以减少类似不符合项的发生，同时改进工作。预防措施是事先主动识别改进可能性的过程，而不是对已发现的问题或投诉的反应。

12. **持续改进** 实验室管理层应根据质量管理体系的规定对所有的操作程序定期进行系统地评审，以识别所有潜在不符合项的来源、对质量管理体系或技术操作的改进机会。适用时，应制定改进措施的实施方案。

应将采取改进措施结果提交管理层再次进行评审，以评价所采取措施的成效并落实对质量管理体系所有必要的改变。

13. **记录控制** 实验室应建立并实施对质量及技术记录进行识别、收集、索引、访问、存放、维护及安全处置的程序。所有的记录应易于阅读，便于检索；记录可存储于任何符合法规要求的适当媒介；应为记录提供适宜的存放环境，以防止其损坏、变质、丢失或未经授权访问。

记录的类型多样，包括：检验记录、审核记录、仪器维护、供应品信息及人员培训及能力等。

实验室应有文件规定各种记录的保留时间，保存期限应根据检验的性质或每个记录的特点而定。

14. **评估和审核** 实验室应策划和实施评估和内部审核过程，来证实检验前、检验、检验后以及支持性过程按照满足用户要求的方式实施；且确保符合质量管理体系要求；并持续改进质量管理体系的有效性。评估和改进活动的结果应输入到管理评审。

要对检验申请、程序和样品要求适宜性进行定期评审；对用户的反馈进行评审；对员工的建议进行评估，实施合理建议并向员工反馈。

内部审核是对实验室的质量管理体系中管理及技术的所有要素进行的全面审核，应定期进行。内部审核虽是全面审核，但也要注意重点对患者护理有重要影响的方面。内部审核应由质量主管或被指定的有资格人员进行策划、组织并实施；审核应交换部门进行，员工不能审核自己的工作。如果发现不足或改进机会，实验室应采取适当的纠正或预防措施，在规定的时间内完成整改。一般地，宜每 12 个月对质量管理体系的主要要素进行一次内部审核。内部审核的结果是管理评审的重要输入。

实验室应进行风险评估，并对风险进行管理。实验室应评估工作过程的影响以及影响患者安全的检验结果的潜在失败，并应修改过程以减轻或消除识别出的风险，并记录采取的决定和措施。实验室应建立质量指标以监测和评估检验前、检验和检验后过程关键环节的表现。实验室还会接受一定频次的外部机构评审，如认可评审、监督部门的检查，以及卫生和安全检查等。

15. **管理评审**　实验室管理层应定期评审质量管理体系，以确保其持续的适宜性、充分性和有效性以及对患者医疗的支持。评审结果应列入含目标、目的和措施的计划中。一般每 12 个月开展一次管理评审，在质量体系建立初期，评审间隔可缩短，以及时识别质量管理体系或其他活动的不足并及早采取应对措施。尽可能以客观方式监测与评价实验室对客户提供服务的质量。记录管理评审的发现及提出的措施，将评审发现和决定告知实验室人员。管理层应确保所提出的措施在适当的约定时间内完成。

管理评审至少应包括：申请、程序和样品要求适宜性的定期评审；用户反馈的评审；员工建议；内部审核；风险管理；质量指标；外部机构的评审；参加实验室间比对计划（PT/EQA）的结果；投诉的监测和解决；供应商表现；不符合的识别和控制；持续改进的结果（包括纠正措施和预防措施的状态）；前期管理评审的后续措施；承担的工作量及范围，以及影响质量管理体系的条件的变化；包括技术要求在内的改进建议。

二、技术要求

1. **人员**　实验室应有文件化的程序，进行人员管理和维持所有人员满足要求的记录。实验室管理层应将每个岗位的人员资质要求文件化。该资质应反映适当的教育、培训、经历和所需技能证明，并且与所承担的工作相适应。应对所有人员的岗位进行描述，包括职责、权限和任务，新员工入职前要有相应的程序进行指导。

实验室应为所有员工提供质量管理体系、工作程序、伦理、保密、健康安全等全面的培训并对员工进行技术能力和工作表现的评估，必要时应再培训并给员工提供继续教育计划。

实验室应保持全体人员相关教育和专业资质、培训、经历和能力评估的记录。全部人员的相关教育背景、专业资格、培训、经验、能力以及健康状况等均应有记录，并随时可供调用。

2. **设施和环境条件**　实验室应分配开展工作的空间。其设计应确保用户服务的质量、安全和有效，以及实验室员工、患者和来访者的健康和安全。对实验室主场所之外进行原始样品采集和检验，也应提供类似的条件。

实验室及相关办公设施应提供与开展工作相适应的环境，以确保满足以下条件：对进入影响检验质量的区域进行控制；保护医疗信息、患者样品、实验室资源，防止未授权访问；能源、照明、通风、噪声、供水、废物处理和环境条件能保证检验的正确实施；通信系统与机构的规模、复杂性相适应，以确保信息的有效传输；提供安全设施和设备，并定期验证其功能，危险品的储存和处置设施应与物品的危险性相适应。

实验室应有足够的洗手间、饮水处和储存个人防护装备和衣服等员工工作设施。患者样品采集设施应有隔开的接待 / 等候和采集区，样品采集设施应配备并维护适当的急救物品。

实验室应保持设施功能正常、状态可靠，工作区应洁净并保持良好状态，应监测、控制和记录环境条件以保证样品、结果质量和 / 或员工健康。应关注与开展活动相适宜的光、无菌、灰尘、有毒有害气体、电磁干扰、辐射、湿度、电力供应、温度、声音、振动水平和工作流程等条件，以确保这些因素不会使结果无效或对所要求的检验质量产生不利影响。相邻实验室部门之间如有不相容的业务活动，应有效分隔，应制定程序防止交叉污染。

3. **实验室设备、试剂和耗材**　实验室设备包括仪器的硬件和软件，测量系统和实验室信息系统。试剂包括参考物质，校准品和质控品；耗材包括培养基、移液器吸头、载玻片等。实验室设备是指仪器设备、参考物质、消耗品、试剂和分析系统。

实验室应配置服务所需的全部设备；若实验室需要使用租借设备，也应确保其符合要求。

设备应能够达到规定的性能标准，并且符合相关检验要求的规格。设备应始终由经过培训的授权人员操作，实验室应有计划地对直接或间接影响检验结果的设备进行校准，记录校准标准的计量学溯源性和设备的可溯源性校准、校准状态，修正因子等，并有安全防护措施以防止因调整和篡改而使检验结果失效。

实验室应制定文件化的预防性维护程序，该程序至少应遵循制造商说明书的要求，以保障设备处于安全的工作条件和工作顺序状态，由设备直接引起的不良事件和事故，应按要求进行调查并向制造商和监管部门报告。

应保存影响检验性能的每台设备的记录。这些记录至少应包括：标识；制造商名称、型号、序列号或其他唯一性识别；供应商或制造商的联系方式；接收日期和投入使用日期；放置地点；接收时的状态（如新设备、旧设备或翻新设备）；制造商说明书；证明设备纳入实验室时最初可接受使用的记录；已完成的保养和预防性保养计划；确认设备可持续使用的性能记录；设备的损坏、故障、改动或修理。其中性能记录应包括所有校准和 / 或验证报告 / 证明的复件，包含日期、时间、结果、调整、接受标准以及下次校准和 / 或验证日期。

实验室应制定文件化程序用于试剂和耗材的接收、贮存、验收试验和库存管理。当实验室不直接接收试剂和耗材时，要核实接收地点具备充分的贮存和处理能力，并按制造商的说明贮存试剂和耗材。当试剂盒的组分或试验过程改变、使用新批号试剂前，均应进行性能验证；影响检验质量的耗材也应在试用期进行性能验证。实验室应建立试剂和耗材的库存控制系统，以区分不同状态的试剂和耗材。由试剂和耗材引起的不良事件和事故，应调查并向制造商和监管部门报告。

对影响检测性能的试剂和消耗品应保存其记录，记录包括但不限于以下内容：试剂或消耗品的识别；生产商和批号；供应商和生产商的联系方式；接收日期，失效期，使用日期和（适用时）停用日期；接收时的状态（如：合格或损坏）；生产商说明书；试剂或消耗品最初使用合格的记录；证实试剂或消耗品使用的持续可接受性的运行记录。当实验室使用配制试剂或自制试剂时，记录除以上内容外，还应包括制备人和制备日期。

4. **检验前过程** 检验前过程的质量管理是医学实验室质量管理的重点和难点，主要涉及提供给患者和用户的信息、检验申请、原始样品采集和处理、运送、接收及储存等。

实验室提供给患者和用户的信息至少应包括：地址；临床服务的种类；工作时间；提供检验的信息，如包括样品所需的信息、原始样品的量、特殊注意事项、周转时间（可在总目录或检验组合中提供）、生物参考区间和临床决定值；检验申请的指导说明；患者准备的说明；患者自采样品的说明；样品运送的说明；患者知情同意的要求；接收和拒收样品标准；对检验性能或结果解释有重要影响的因素的清单；检验申请和检验结果解释方面的临床建议；保护个人信息的政策及处理投诉的程序。

检验申请单应包括足够的信息以识别患者和申请者，同时应提供患者的临床资料。检验申请单或电子申请单一般包含的内容有：患者的唯一标识；申请者的唯一标识及报告目的地；原始样品的类型和采集解剖部位；检验项目；患者的相关临床资料；原始样品采集日期和时间；样品接收的日期和时间等。

实验室应有正确采集和处理原始样品的文件化程序。文件化程序应可供负责原始样品采集者或不是采集者的实验室工作人员使用。其内容包含了与原始样品采集有关的患者的准备、申请者的指导、申请单的填写、采集方法及注意事项、原始样品的保存等一系列内容。

实验室对采集后活动的指导说明应包括运送样品的包装。实验室应制定文件化程序监控样品运送，确保样品运送符合时限、样品完整、安全的要求。

原始样品应可追溯到具体的个体，通常通过检验申请单和标识来进行，如前所述"患者唯一标识"的内容，并保证取自原始样品的部分样品可以追溯至最初的原始样品。

实验室应制定原始样品接受或拒收的准则并形成文件。对样品接受的过程、原则以及样品拒收的原则、过程、处理进行详细规定。如果实验室接受了不合格的原始样品，并对之进行了检验，那就应该在检验报告说明问题的性质，在解释检验结果时阐明具体情况，同时也应明确此过程中的责任。

实验室应有处理特殊紧急标记的原始样品的程序文件。程序应包括对申请表和原始样品上特殊标记的详细说明、原始样品送达实验室检验区的机制、快速处理模式和特殊报告标准。

5. **检验程序** 实验室应选择预期用途经过确认的检验程序。首选体外诊断医疗器械使用说明中规定的程序，公认/权威教科书、经同行审议过的文章或杂志发表的，国际公认标准或指南中的，或国家、地区法规中的程序。应用前实验室应进行检验程序的独立验证，验证结果应由适当的授权人员审核并记录审核过程。如实验室采用非标方法、实验室自行设计或建立的方法、超预期范围使用的标准方法、修改过的确认方法，实验室应对检测程序进行确认。

实验室应为检验过程中用于报告患者样品被测量值的每个测量程序确定测量不确定度。实验室应规定每个测量程序的测量不确定度性能要求，并定期评审测量不确定度的评估结果。实验室在解释测量结果量值时应考虑测量不确定度。需要时，实验室应向用户提供测量不确定度评估结果。

实验室应规定生物参考区间或临床决定值，当改动检测程序或分析前程序、不再适用服务的人群时且适用时，实验室应审核相关的参考区间和临床决定值。

实验室的所有检验程序均应形成文件并易于被相关人员获得，并且应采用可被实验室工作人员理解的语言。在有完整手册可供参考的前提下，检验程序可以采用卡片文件或其他便于在工作台上快速查阅的方式，这些文件均应受控。检验程序可基于符合上述要求的制造商提供的使用说明书制定。这些程序文件（可以使用电子手册）应涵盖检验程序中原理、具体操作方法、质量控制、结果解释、安全防护等全面的内容。

若实验室拟更改检验程序并可能导致结果及解释出现明显差异，在对程序进行确认后，应向实验室服务的用户解释改变所产生的影响。

6. **检验结果质量保证** 实验室应在规定条件下进行检验以保证检验质量，应贯穿整个检验前、检验中和检验后过程。

实验室应有内部质量控制体系以验证检验结果达到预期的质量标准，实验室应使用适宜质控品，质控品对检测系统的反应尽量接近于患者样品。应定期检验质控品，并应制定程序以防止在质控失控时发出患者结果。

实验室应积极参加实验室间的比对活动，实验室管理层对参加外部质量评审的结果进行监控，当未达到控制标准时，还应参与实施纠正措施。实验室间比对计划应符合 GB/T 22576.1 的要求。

当无实验室间比对可用时，实验室应建立其他方式并提供客观证据证明检验结果的可接受性。这些机制应尽量利用适宜物质：有证标准物质；以前检验过的样品；细胞或组织库中的物质；与其他实验室的交换样品；实验室间比对计划中日常测试的控制样品。

当同样的检验应用不同程序或设备，或在不同地点进行，或以上各项均不同时，应有确切机制以验证在整个临床适用区间内检验结果的可比性，实验室应对比较的结果进行整理、记录，适当时，迅速采取措施。应对发现的问题或不足采取措施并保存实施措施的记录。

7. **检验后过程**　实验室应制定程序确保检验结果在被授权者发布前得到复核，有时需要对照室内质控、可利用的临床信息及以前的检验结果对本次检验结果进行评估。

实验室应按规定保存原始样品及其他实验室样品，样品的安全处置应符合地方法规或有关废物管理的建议。

8. **结果报告**　实验室应按照规定的报告格式和介质（电子或纸质）及其发出的方式，依据检验程序的特定说明，准确、清晰、明确地报告检验结果。实验室应制定程序以保证检验结果正确转录，报告中应包括解释检验结果所必需的信息，当检验延误可能影响患者医疗时，实验室应有通知检验申请者的方法。

检验结果报告应包含：清晰明确的检验标识，适当时还包括测量方法；发布报告的实验室的标识；由受委托实验室完成的检验的识别；患者的唯一性标识和地点，如可能，注明报告的送达地；检验申请者的姓名或其他唯一性标识和申请者的地址；原始样品类型、采集的日期，当可获得并与患者有关时，还应有采集时间；以SI单位或可以溯源至SI单位的单位报告结果（如适用）；生物参考区间（如适用）；结果的解释（如需要）和其他注释如警示性或解释性注释；报告中应区别出作为开发新方法的、其测量性能还没有完全确定的那部分检验，需要时，应有检出限和测量不确定度资料供查询；报告授权发布人的标识；报告发布的日期和时间；页码数及总页码数（例如，第1页共5页，第2页共5页等）。

9. **结果发布**　实验室应建立发布检验结果的文件化程序，包括结果由谁发布及发给何人的详细规定。程序应保证满足以下条件：如果所收到的原始样品质量不适于检验或可能影响检验结果，应在报告中说明；当检验结果处于规定的“警示”或“危急”区间内时，应立即通知有关医师，应保留采取措施的记录，包括日期、时间、负责的实验室员工、通知的人员及在通知时遇到的任何困难；结果转录清晰无误，并报告给授权接收和使用信息的人；若检验结果以临时报告形式传送，还应向检验申请者发送最终报告；应有过程以确保经电话或其他电子方式发布的检验结果只能送达被授权接收者；口头报告检验结果应随后提供书面报告，应有所有口头提供结果的记录。

如果实验室运行自动选择和报告结果的系统，则应建立文件化的程序以保证：自动选择和报告的标准应被定义清楚、并经批准、可被工作人员直接获取并理解；使用前应确认标准能正确执行功能并在系统发生有可能影响功能的变化后进行验证；有显示可能对结果产生影响的样品干扰（如溶血、黄疸、脂血）的过程；适用时，有过程将分析警示信息从仪器导入自动选择和报告的标准中；审核发出前应能识别自动选择出的可自动报告的结果，包括日期和时间；应有快速暂停自动选择和报告的过程。

当原始报告被修改后，应有关于修改的书面指南以便：清晰地识别出修改后的报告并包括提及原报告的日期和患者身份；使用者能识别修改后的报告；修改记录显示出更改的时间、日期及负责更改者的姓名；当（报告）被修改后，原始报告应保留在记录中；已用于临床决策的检验结果应与对其的修改一同保留在随后累积的报告中，并可清楚地识别出其已被修改；如果报告系统不能显示修改、变更或更正，应保存修改记录。

10. **实验室信息管理**　实验室应能访问数据和信息以提供满足用户需要和要求的服务。实验室应有文件化的程序以保证始终能保持患者信息的保密性。标准对信息系统管理的权力和责任、数据的安全等进行了规定。

三、GB/T 22576与《医疗机构临床实验室管理办法》的联系

GB/T 22576基本涵盖了《医疗机构临床实验室管理办法》（以下简称《管理办法》）中关于实验室质量的条款。《管理办法》中的第二章一般规定的内容在GB/T 22576中见于管理要求及技术要求中分析前及分析后章节中；第三章重点对质量控制作出规定，其核心内容与GB/T 22576关于检验程序和质量控制的内容一致。

GB/T 22576对医学实验室的质量和能力做了全面的、细致的规定；《管理办法》关于实验室质量管理的核心内容基本来自GB/T 22576。但是标准作为技术文件不具有强制性，而《管理办法》作为国家卫生健康委员会（原卫生部）颁布的法规具有强制性，无论是否申请进行ISO 15189（GB/T 22576）的认可，医疗机构的临床实验室均应执行《管理办法》中的规定。

四、ISO/DIS 15189：2021内容的变化

ISO 15189：2012已运行十年，该标准将于近两年改版。该标准草案已出，现将之与前一版标准的变化作一简介。标准草案的结构依据ISO/IEC17025：2017进行了改写，内容按照结构重新进行了归并。

1. **结构变化**　与ISO 15189：2012相比，ISO/DIS15189的结构发生很大变化，除第1章范围、第2章规范性引用文件和第3章术语定义外，其余章节条款均重新进行了编排。主体内容由2012版的“4管理要求”和“5技术要求”两个部分共25个要素，变更为“4通用要求”“5结构和管理要求”“6资源要求”“7过程要求”“8管理体系要求”共五章，并对25个要素进行了改写和重新归类。

2. **适用范围**　ISO/DIS15189明确规定“包括即时检验（POCT）的要求”，在正文中则明确阐述为“在实验室管理范围内的POCT”。这意味着如果实验室同时开展POCT检测，应将POCT相关要求纳入实验室管理体系。此外，新标准发布后，ISO 22870《医学实验室POCT的要求》将废止。

自ISO15189：2012发布至今10年时间里，被该标准引用的诸如ISO 15190：2020医学实验室安全要求等10余个国际标准也陆续发生变化，涉及实验室安全、风险管理、POCT、溯源、测量不确定度、能力验证、信息安全等多个方面，本次也均进行了更新，实验室在相关活动中应注意更新并执行。

3. **术语定义**　草案中术语定义共25个，删除了原版中一些常识性术语定义，增加了一些新版标准中应用的术语定义。其中，保留了2012版标准术语定义中的13个，删除12

个，修改2个，新增10个。需注意的是，ISO/DIS15189中“医学实验室”定义中不再罗列各专业领域，但在“引言”中仍明确可用于影像医学、生理学等其他医疗服务领域，因此只是简化表述，并非缩小范围。

4. **通用要求** ISO/DIS 15189第4章为“通用要求”。此章中，“4.1公正性”和“4.2保密性”是ISO对此类标准的固定格式要求。与2012版相比，这2项内容的要求更加具体。除此之外，4.3条款“与患者相关的要求”是医学专业特色内容，进一步强化“增进患者福利”（引言），专门明确了9条具体与患者诊疗相关的要求。

5. **结构和管理要求** ISO/DIS 15189第5章“结构和管理要求”，内容包含了2012版中的“4.1组织和管理责任”“4.2质量管理体系”和“4.7咨询服务”3个条款内容。主要变化为：概述“实验室主任”的职责而不再罗列具体要求；取消了“质量主管”称谓，但仍规定了其相关职责；不再要求必须编制“质量手册”，弱化管理体系文件的形式要求。实验室可延续习惯的质量管理体系文件层级架构，但不再作为强制要求；强调“风险管理”相关要求，强化风险管理在整体组织管理中的作用。

6. **资源要求** ISO/DIS 15189第6章“资源要求”，包括员工、设施、设备、试剂和耗材、支持服务等的要求，内容包含了2012版中“4.4服务协议”“4.6外部服务和供应”“5.1人员”“5.2设施和环境条件”“5.3实验室设备试剂和耗材”等五个条款内容，主要变化体现在以下两个方面：

第一，校准和溯源（6.5设备校准和计量学溯源）。该条款分为两个子条款，区分规定了“6.5.1设备和方法的计量学溯源”以及“6.5.2测量结果的计量学溯源”，两项校准实施方式、主体和校准参数不同，共同确保测量结果的准确性。这也更符合我国医学实验室通常将“校准”分为“设备校准”和“项目校准”的习惯。

第二，服务协议（6.7协服务协议）。专门对由实验室提供支持的POCT活动的协议进行了规范，即“实验室与其母体组织（如医院）的其他部门之间的服务协议应确保对各自的职责和权限进行规定并传达，并可由多学科组织的POCT委员会管理此类服务协议”。其余条款要求没有实质性变化。

7. **过程要求** ISO/DIS15189第7章“过程要求”，包括检验前、中、后过程，内容包含了2012版中“4.8投诉的解决”“4.9不符合的识别和控制”“5.4检验前过程”“5.5检验过程”“5.6检验结果质量的保证”“5.7检验后过程”“5.8结果报告”“5.9结果发布”“5.10实验室信息管理”9个条款的内容。这些内容除了格式调整之外，内容无明显变化，但增加1个“连续性和应急准备计划”条款，针对实验室遇到紧急情况时的措施和要求，确保实验室能够及时恢复正常工作。

8. **管理体系要求** ISO/DIS15189第8章“管理体系要求”，内容包含了2012版中“4.2质量管理体系”“4.3文件控制”“4.10纠正措施”“4.11预防措施”“4.12持续改进”“4.13记录控制”“4.14评估和审核”“4.15管理评审”8个条款的内容。取消了“预防措施”要素，将其作用纳入新增的“风险和改进措施”条款中，再次突出风险管理要求，由此，标准中有“5.6风险管理”和“8.5应对风险和机遇的措施”2个单独条款规定风险管理的要求，而整个标准中有近20处提及风险管理，可见对风险管理的重视。

第三节 WS/T 250的主要内容

WS/T 250《临床实验室质量保证的要求》修改采用了《美国临床实验室改进修正法案88》中的部分章节，本标准规定了对临床实验室质量保证的要求，适用于一切从事医疗活动的临床实验室。

临床实验室必须建立并遵守质量保证（QA）的政策和程序，以监测和评价整个检验过程（分析前、分析中、分析后）的质量。

以下简述本标准对质量保证规定的16个方面的要求，这些要求在GB/T 22576（ISO 15189）中均已涵盖。

1. **患者检验的管理** 临床实验室必须采取措施对患者从准备、标本采集、标记、保存、运输及结果报告均应采取措施进行管理。

2. **标本的提交和处理程序** 建立文件以保证标本的完整性和唯一性。

3. **检验的申请** 实验室应在收到书面的、电子的申请时才能进行标本检测；这些申请至少保存2年。申请单上要有患者信息、申请人信息（必要时包括紧急联系人信息）、检测的项目、标本采集日期等。

4. **检验记录** 实验室必须有措施以保证可靠地识别患者的标本，检验记录应包括患者的信息、实验室接受标本的时间、不符合接受标准标本的情况描述及检测工作人员。这些记录至少保存2年。

5. **检验报告** 检验报告必须能及时准确及保密地送达申请者，报告信息至少保存2年。检验报告中必须有检测实验室的信息、检测项目、结果（测量单位），提供参考区间的信息；实验室还应建立危急值报告程序。

6. **分包** 实验室必须分包检验时，应选择具有权威并能高质量进行检测的实验室。分包实验室不能修正检验结果；分包实验室也需妥善保存报告的复印件。

7. **患者检验管理的评估** 实验室必须有措施以经常监测和评估对患者的管理，包括患者准备，标本采集、标识、贮存、运输，检验申请信息，评价拒收标本标准的恰当与否，检验结果的解释，结果报告是否按优先顺序进行及是否有准确可靠的报告系统等。

8. **质量控制（QC）的评估** 实验室必须有措施评估质量

控制工作的有效性，根据评估结果，必须对无效的QC政策和程序进行复审。

9. **室间质评(EQA)的评估**　必须评估对“不合格”的室间质评结果所采取的纠正措施的有效性。

10. **检验结果的比较**　如果同一检验项目采用不同检验方法或仪器或在不同地点进行检验，实验室必须建立系统以评估这些检验结果之间的关系，一个实验室的同一检验项目必须有相似的结果。参加室间质评或建立确认系统以保证结果的可比性。

11. **患者检验结果和患者信息的关系**　实验室应有措施以识别检验结果是否与下列因素不符：年龄、性别、临床提供的诊断资料、结果的分布、与其他检验结果的关系。

12. **人员的评估**　实验室有措施以评估人事政策和程序的有效性。

13. **交流**　实验室必须保证实验室同申请或接受检验的个人和单位进行有效联系，并记录发现的问题、解决问题和减少交流不够所采取的措施。

14. **投诉调查**　实验室必须有措施保证记录所有对实验室的投诉和问题，必要时进行调查，并制定纠正程序。

15. **与工作人员共同审核质量保证(QA)**　实验室必须将QA活动中发现的问题与工作人员共同讨论，并记录该活动，为防止再次发生，实验室必须采取纠正措施。

16. **质量保证记录**　实验室必须记录所有质量保证(QA)活动。

第四节　GB/T 20468 的主要内容

GB/T 20468《临床实验室定量测定室内质量控制指南》修改采用了美国临床和实验室标准学会(CLSI)C24-A2文件。本标准规定了对临床实验室定量测定室内质量控制的目的、计划、分析区间、质控品、质量控制应用和室内质量控制数据实验室间比对。本标准适用于开展临床检验服务的医疗卫生机构的临床实验室的定量测定。以下简要介绍标准的内容。

质量控制的目的是用来监测检验方法的分析性能，警告检验人员存在的问题。

质量控制的计划包括规定质量要求，确定方法性能(不精密度、偏倚)，制定质量控制策略，预测质量控制的性能，设定质量控制的性能及选择合适的质量控制规则。

对特定的分析系统规定适当的分析区间(分析批)，并在此区间内检测质控品；质控品的成分应与检测患者样本的基质相似或一样，并应均一、稳定，特别指出的是质控品不能作为校准品用。

质量控制应用是本标准的核心内容。实验室应规定：①使用的不同浓度质控品的种类；②每个质控品测定次数；③质控品的位置；④决定分析性结果可接受的判断规则。质控结果应以质控图形式表示，并需设定质量界限，监测失控情况。

如多个实验室使用同一批的质控品时，可组织一个实验室间比对计划，以确定实验室内和实验室间的不精密度、实验室间同一方法间的偏倚等。

第五节　GB/T 20470 的主要内容

GB/T 20470《临床实验室间质量评价要求》修改采用了《美国临床实验室改进修正法案88》中的部分章节。本标准规定了对临床实验室间质量评价申请和标本检测，各专业和亚专业室间质量评价计划的一般要求，各专业和亚专业室间质量评价计划的具体要求；本标准适用于开展临床检验服务的医疗卫生机构的临床实验室。以下简述本标准的内容。

实验室应在规定的时间内向室间质量评组织者申请参加某项室间质量评价计划；需更换质评计划时应提前通知组织者。实验室应把室间质评的标本应作为常规检测样品进行独立检验，不能送至其他实验室进行检验，也不能进行实验室间交流。

一般地，每次活动实验室某一检验项目未能达到至少80%(血型为100%)可接受结果则称为本次活动该检验项目室间质量评价成绩不合格；每次活动实验室所有检验项目未达到至少80%(血型为100%)可接受结果则称为本次活动该实验室室间质量评价成绩不合格。实验室应按照计划要求报告检验结果，对不合格的质评项目应采取纠正措施。

本标准的附录中给出了各专业室间质量评价常见检验项目及可接受性能准则，具体内容参见标准文本。

第六节 GB/T 19702（ISO 15193，IDT）的主要内容

GB/T 19702—2021《体外诊断医疗器械——生物源性样品中量的测量——参考测量程序的说明》等同转化自 ISO 15193：2002，ISO 15193：2009（体外诊断医疗器械 生物源性样品中量的测量 参考测量程序的表述和内容的要求）的转化工作由 SAC/TC 136 于 2016 年底完成，2021 版国家标准于 2021 年 3 月 9 日发布，于 2022 年 4 月 1 日开始实施。本节将简要介绍 2021 版国际标准的主要内容。具体要求请阅读该标准。

本标准规定了体外诊断医疗器械和医学实验室使用的参考测量程序内容的要求，适用于检验医学各个学科分支中，需要编写参考测量程序文件的所有个人、机构或研究所。

在科学、技术和常规服务工作中，为了获得有效且可靠的测量结果，必须有参考测量系统做支持，以使其具有可比性并且可溯源至最高计量学水平的测量标准。在这样一个计量系统中，分析用参考测量程序起到了很重要的作用。

参考测量程序至少应包含表 7-1 中的要素，表中所列的要素次序可以更改，在适当的时候还可以添加附加要素，如摘要。

标准规定了对差示值或比例量值所产生量的参考测量程序的要求，这些值可以表示为一个数字形式的值乘以其测量单位。但对于序量和名义特性的非量参数不能以数字形式乘以其测量单位表达，这些非量的参数可以通过全面研究的参考程序进行检查，而不是测量。

对于序量和名义特性的非量参数的参考程序的说明应尽可能符合本标准对参考测量程序内容的要求，但要有相应的改变，如“量”可表示为“类”，“测量”改为“检验程序”等，并注意不能对名义特性进行校准。

表 7-1 参考测量程序的要素

要素	类型[1)]	标准中的条号
标题页	M	/
目录	O	/
前言	O	/
警告和安全性注意事项	M	4.2
引言	O	4.3
标题	M	/
范围	M	4.4
规范性引用文件	O	/
术语、定义、符号和缩略语	O	4.5
测量原理和方法	M	4.6
核查表	O	4.7
试剂	M	4.8
仪器	M	4.9
采样和样品	M	4.10
测量系统和分析部分的准备	M	4.11
测量系统的操作	M	4.12
数据处理	M	4.13
分析可靠性	M	4.14
特殊事项	O	4.15
实验室间比对确认	M	4.16
报告	M	4.17
质量保证	M	4.18
参考资料（附录）	O	4.19
发布和修订日期	M	4.20

[1)]M 表示必备要素；O 表示可选要素

第七节 GB/T 19703（ISO 15194，IDT）的主要内容

GB/T 19703—2020《体外诊断医疗器械 生物源性样品中量的测量 参考物质的说明》等同转化自 ISO 15194：2009。通过时间、距离和不同的测量程序而获得溯源至最高计量学水平的物质即为参考物质，可以被分类为原级测量标准和次级测量标准，其作用是作为参考测量程序的校准品或质控物质。一个指定的参考物质应有一个支持性文件，其中应包括说明、测量结果、使用说明、稳定性资料和贮存条件，本标准规定了支持性文件的内容和格式；本标准还规定了证书格式；未规定参考物质的生产过程。

以下扼要介绍该标准的概要内容，具体要求请阅读该标准。

一、参考物质的分类和命名

参考物质都有其自身的特性，每个特性都应以系统、相关

成分(如纤维蛋白原、乳酸脱氢酶等)、量的类(如质量、物质浓度等)对其进行说明,如果特性是可以测量的,还应以一个数字乘以一个测量单位来表示。

参考物质的分类可以根据其功能分为校准物质、控制物质;根据应用范围和授权可分为国际、区域、国家等;根据在参考测量系统中的等级位置可分为一级测量标准、二级测量标准等。

参考物质命名需考虑参考物质的特性,如起始物质的来源和性质(如无机的、有机的、天然的、合成的等),基质、被分析物和参考物质的物理状态;所含成分;量的类;数字值(选择有效数字位数);测量单位等要素;通常参考物质的命名有包含要素全面的系统名称和省略一些不必要元素的通俗名称。

二、有证参考物质的定值

定值报告中的信息应至少包括表 7-2 所列的必须要素。

三、非量值物质特性的表述

本标准规定了对较高级参考物质的要求。以差示标度或比例标度为基础的每一个量值,均以一个数值乘以一个测量单位表示,并且有测量不确定度信息。

其他非量值,如顺序或名义标度的特性也可以被定义或由物质重现,但所赋的值不能以一个数值乘以一个测量单位表示。

对于顺序标度来说,表达相应特性的标度可以是字段或数字;这些值可以用于分级,但标度的差值和比例值没有比较的含义,如分 5 级水平给出尿蛋白浓度的试纸控制液。

对于名义标度来说,与相应特性的量级无关的值可以是字段或术语(名称)。可以以方便的或常用的次序对这些值进行排列,如描述血型的一组值。

表 7-2　有证参考物质定值报告中的主要要素(条款)

要素	类型 1)	章条号
标题页	M	—
目录	O	—
序言	M	—
警告和安全性注意事项	M	6.4.2
引言	O	6.4.3
报告标题	M	—
有证参考物质应用范围	M	6.4.4
术语和定义	M	—
符号和缩略语	M	—
术语	O	6.4.5
一般特性	M	4.1,6.4.6
具体特征	IM	4.1,6.4.7
定值	M	6.4.8
预期用途	M	6.4.9
使用说明	M	6.4.10
研制机构	M	6.4.11
参考文献	O	6.4.12
附录	M	6.4.13
发布和修订日期	M	6.4.14

1) 标准中要素类型的符号:M 表示必备要素,O 表示可选要素

对于基于顺序标度或名义标度而赋值的较高水平参考的特性的描述应尽可能满足本标准中对参考物质量值的要求,但有术语方面和部分技术性的改变。

第八节　GB/T 21919(ISO 15195,IDT)的主要内容

GB/T 21919—2008《检验医学　参考测量实验室的要求》等同转化自 ISO 15195 :2003。GB/T 27025 规定了检测和校准实验室能力的通用要求,本标准则规定了检验医学领域中校准实验室的特定方面的要求(不包括以名义标度或顺序标度报告结果的特性的测量),在该领域中,校准实验室通常被称为参考测量实验室。参考物质、参考测量程序和参考测量实验室组成实现检验结果溯源性的参考系统。

参考测量实验室宜加入由国际临床化学和检验医学学会(IFCC)和国际计量委员会(CIPM)等组织的国际(全球)网络。

参考测量实验室的工作条件必须保证可以溯源至现有的最高级计量学水平和具有低于常规实验室的测量不确定度。GB/T 22576/ISO 15189 中规定了从事常规测量的医学实验室的专用要求,本标准不适用于常规医学实验室。

以下介绍检验医学参考测量实验室的特殊要求。

一、管理要求

1. **组织和管理**　实验室的组织和运作应确保其判断的独立性和完整性不受商业、财务或其他利益的影响。

对所有通过管理、实施、审核和批准而对参考测量质量工作产生影响的人员,实验室管理层应规定其责任、权力和相互关系。

实验室管理层应指定一个质量负责人及其代理人,代理人在负责人缺席时代理其工作。

2. **质量管理体系**　实验室应以质量手册的形式建立并保持质量管理体系。质量手册应对质量目标、质量方针和质

量控制程序等进行描述，后者可以使实验室确保参考测量结果的质量，该测量结果带有规定水平的不确定度。

质量手册的内容应便于实验室的相关人员获得并予以实施。

在质量手册中描述的质量管理体系要素应包括：①引言；②实验室法律地位的说明；③质量方针；④可在机构内部识别实验室的机构图；⑤实验室内部组织及实验室负责人和员工职责分配的说明；⑥实验室条件、服务和环境控制的说明；⑦所有的安全要求；⑧使用的参考物质清单；⑨实验室主要设备及其维护和验证程序的说明；⑩实验室可以提供参考测量的量的清单；⑪实验室应用的按 GB/T 19702/ISO 15193 要求所描述的参考测量程序文件；⑫内部质量控制和外部质量评价程序的说明；⑬实验室提供的计量学服务声明；⑭避免卷入不当活动的政策和程序，这些活动可能降低对其能力、公正性、判断或操作完整性的信任；⑮检测到有不符合项或错误发生时所应遵循的反馈、纠正措施和报告程序；⑯对与批准的测量程序产生的偏离进行说明的程序；⑰处理抱怨和记录采取的措施的程序；⑱保护客户机密和正当权力的程序；⑲内部审核和管理评审程序；⑳文件控制和维护程序；㉑遵守行政部门要求的情况；㉒认可状态和认可机构声明；㉓证书签字时遵守的程序。

3. **人员** 参考测量实验室的管理层应负责确定并提供针对实验室员工的一般和特殊技能及培训要求的文件清单。

参考测量实验室的负责人或代理负责人应具备相关的理论教育、培训和充足的经验，以保证参考测量程序能被正确地执行。实验室员工应具备参考测量技术相关领域的适当的理论知识背景和足够的实践经验，接受过良好的训练；这些人员了解实验室政策和运作，熟悉建立计量学溯源性和不确定度所需科学仪器及材料，掌握所有校准和质量控制程序；并且这些人员宜由认可机构在能力方面进行评定，由实验室管理层依据程序批准后才能进行参考测量操作。

实验室管理层应确保对员工的培训保持及时更新；保留所有技术人员的专业资格和培训的记录。

4. **测量文件和记录** 参考测量实验室应建立和维护包括质量手册、相关安全法规以及对参考测量和校准程序进行说明的文件系统。所有文件都应经实验室管理层批准并且易为实验室人员获得。所有文件都应有唯一标识并按照规定的方案定期评审，必要时还应进行修订。

实验室记录本和工作单上的项目应可持久保存并方便检索，并由分析员进行标识。其中应包括测量日期、分析员、量、样品标识、测量前或测量中观察到的特殊情况、质量控制数据、原始数据和结果计算。更正不正确的项目应进行标记识别并注明日期。按照权威部门的法规或客户的要求，以能够保存较久并易于检索的形式保留记录。

应建立审核程序以识别影响结果不确定度的因素。

5. **合同** 在签署合同之前，应由实验室管理层对每一个来自客户的参考测量程序赋值的申请进行检查，以保证实验室具备相应的能力和资源满足客户的要求，符合约定的不确定度水平并在约定的时间内完成测量。

如需要进行分包，本标准定义的参考测量实验室应负直接责任并应保证分包方有能力进行相关工作并至少符合本标准的要求。实验室应将分包情况通知客户。

二、技术要求

1. **基础条件和环境条件** 实验室设施及环境条件应能保证正确执行参考测量程序。

应与进行不相容活动的相邻区域采取有效的隔离措施，例如预防交叉感染。

适用时，应对影响测量结果和不确定度的环境条件进行控制、监测并进行记录。

2. **样品处理** 实验室应有书面程序对参考测量实验室需进行测量的样品的识别（适用时包括保管链）、登记和标记以及分样品的操作进行规定。

应有文件程序和适当的贮存设施以避免在由参考测量实验室负责的运输过程中造成的样品变质或损坏。

3. **设备** 实验室应具备对所列参考测量程序进行正确操作所需的全部设备。测量涉及的全部设备都应达到所需的准确度要求，全部设备都应进行常规检查并由授权人员进行维护，应建立对设备功能的校准和验证程序，应保持相关环境条件，设备的操作手册应及时更新并易于获取。每台设备都应有唯一标识，应将每台主要设备的使用和维护记录在日志中。如设备不能使用（如计划废弃或进行修理），则应在上面贴警告性注意事项的标签。

对于基本量如质量、体积和温度，实验室应具备经校准的仪器或对天平和容积测定设备进行自校。每台仪器的校准均应链接到由国家计量研究院规定的国家标准（SI 单位的复现）。应在要求的测量不确定度水平上进行校准并予以记录。

4. **参考物质** 参考测量实验室应使用适当的参考物质。应尽量按照 GB/T 19703/ISO 15194 的要求对参考物质进行说明。

一个给定的参考物质可以被用作校准物质或控制物质，但在一个给定实验室内的规定条件下，同一参考物质不宜同时用于以上两种用途。

应按照参考物质证书的说明对其进行正确的标识和贮存。

5. **参考测量程序** 通常情况下，参考测量程序比较复杂。一般是由某个实验室建立和发布，由国际专业科学组织或国家计量研究机构与国际计量委员会（CIPM）合作进行批准。一种程序要被接受为参考测量程序，应进行合理设计、描述及应用，使其测量结果可以溯源至更高级参考程序或更高级参考物质，并带有符合要求的测量不确定度。

应按照 GB/T 19702/ISO 15193 的要求对参考测量程序进行说明。

在将参考测量提供给客户之前，实验室应通过适当方式（例如认可），证明其能够正确运行参考测量程序并且所使用的设备和试剂是适当的。

6. **计量学溯源性 - 测量不确定度** 参考测量实验室应证明其测量结果可以按照 GB/T 21415/ISO 17511（详见第九节）和 YY/T 0638/ISO 18153（详见第十节）的规定通过不间断的比较链溯源至现有最高级水平的参考物质或参考测量程序。

应对测量和校准进行正确设计和操作以保证测量结果尽可能溯源至以 SI 表示的单位。如不能以 SI 单位表达溯源性，则溯源链终止于较低水平的计量学等级。

每一个报告的测量结果都应附有不确定度说明。

7. **质量保证**　应按照客户的要求明确分析目标并应考虑适当的计量学水平以满足医学要求。应形成质控规则评价符合性的方法文件，通过测量分析系列中的足够数量的基质质控样品来进行室内质量控制，宜使用基质与被研究样品的基质相似的有证参考物质。

除室内质量控制外，实验室还应通过参加由国家计量机构、认可机构或国际科学机构组织的(最好在参考测量实验室网络之中)的实验室间比对，以作为对室内质量控制的补充。

8. **报告结果**　参考测量实验室出具参考测量结果应以报告或证书的形式、经参考测量实验室的授权人员及负责人或其代理人签字后发布，至少包括以下要素：①文件名称；②发布机构名称和地址；③认可机构(适用时)；④收到的材料类型和来源；⑤材料的唯一标识和序列号；⑥所研究的分样品数；⑦客户名称和地址；⑧合同号；⑨报告或证书的页数；⑩报告或证书的日期；⑪应用的测量程序；⑫单个测量结果；⑬报告的参考测量值；⑭报告的值或证明的值的溯源性声明；⑮依据测量不确定度表达指南表达的不确定度；⑯报告或证明文件有效的国家或区域信息。

如适用或客户有请求，技术报告或证书还应包括：合法性声明、结果解释、用于校准或确认的值、对于结果的其他用途的专业判断及版权限制等。

三、与 GB/T 27025(ISO 17025)的联系

GB/T 27025(ISO 17025)是检测和校准实验室的通用要求，本标准是医学参考实验室基于 GB/T 27025 的特殊要求，两个标准的联系见表 7-3。

表 7-3　GB/T 21919 和 GB/T 27025 的联系

GB/T 21919 的章和条号	GB/T 27025(ISO 17025)的章和条号
1	1
2	2
3	3
4.1	4.1
4.2	4.2
4.3	4.1.5，5.2
4.4	4.3
4.5	4.4，4.5
5.1	5.3
5.2	5.8
5.3	5.5，5.6.1，5.6.2.1
5.4	5.6.3
5.5	5.4
5.6	5.4.6，5.6
5.7	5.9
5.8	5.10

第九节　GB/T 21415(ISO 17511，IDT)简介

GB/T 21415—2008《体外诊断医疗器械——生物样品中量的测量——校准品和控制物质赋值的计量学溯源性》等同转化自 ISO 17511：2003。本标准规定了对以建立或确认测量正确度为目的的、校准品和控制物质赋值的计量学溯源性进行确认的方法。由国际公认的参考测量系统或国际公认的约定参考测量系统赋值的、已证实具有互换性(互通性)的室间质量评价样品适用于本标准。

本标准不适用于：①没有赋值及只用于评价一个测量程序的精密度，即其重复性或重现性的控制物质(精密度控制物质)；②用于实验室内质量控制的控制物质，此类物质具有建议的可接受结果值区间，此区间由不同实验室针对某具体测量程序协议制定，其限值无计量学溯源性；③在相同的计量水平下，测量相同量的两个测量程序的测量结果具相关性，但是这样的“水平”相关不提供计量学溯源性；④以不同计量水平的两个测量程序结果间的相关作校准，但是测量的量的分析物特性不同；⑤常规结果可溯源至产品校准品的计量溯源性及其与医学判断限值的关系；⑥与名义标度有关的特性，即无量级的特性(例如血细胞分类)。

本标准的具体内容参见本书第一篇第三章。

第十节 YY/T 0638（ISO 18153，IDT）的主要内容

YY/T（推荐性行业标准）0638—2008《体外诊断医疗器械——生物样品中量的测量——校准品和控制物质中酶催化浓度赋值的计量学溯源性》等同转化自 ISO 18153：2003。在 ISO 17511 的基础上，本标准规定了确保酶催化浓度校准品和控制物质赋值的计量学溯源性的方法。

一、计量学溯源链和校准等级

计量学溯源链和校准等级原则同 GB/T 21415（ISO 17511，IDT）。

二、计量学溯源性的确认

酶学测量的正确度传递应确保所有相关的测量程序具有基本相同的分析特异性，并且校准品应具有足够的互换性。

1. **测量程序的分析特异性** 首先，按照现有的资料，应完整描述候选测量程序的性质，说明测量程序测量的有可能是相同的量；其次，应证明纵向校准等级中的所有测量程序，本质上具有相同的分析特异性；应使用典型的终端用户的系列人体样品，样品值的范围分布于测量区间。

为表明两个测量程序在本质上具有相同的分析特异性，两个程序对每个样品得到的值的比，应在常见测量区间内和规定实验不确定度下是恒定的。

2. **校准品的互换性** 制造商工作校准品的互换性，应同时使用参考测量程序和常规测量程序，测量制造商工作校准品和有关的人体（常规）样品作评估。

若以参考测量程序测量结果为 x，常规测量程序测量结果为 y，两个程序对人体样品测量结果的数学关系与制造商校准品测量结果的数学关系间在统计上没有显著性差异，则证明校准品的互换性。

制造商产品校准品的有效性，应由参考程序和校准过的常规程序，对本用于常规测量程序测量的一组实际标本进行测量结果的比较予以证明。

这些样品应最好是单一供体、未添加其他物质的人体样品，它们的值应尽可能分布于被测量特定测量区间的整个范围。

只有含添加物质的样品与实际样品相似，才允许添加分析物。

3. **控制物质的互换性** 如果控制物质赋值采用的测量程序和常规测量程序不同，应采用和校准物质同样的方法对其互换性进行研究。

三、国际临床化学和检验医学学会（IFCC）一级参考测量程序

IFCC 确认并推荐的酶学一级参考测量程序有 7 个，分别为：

1. 谷丙转氨酶（GPT）酶催化浓度测定方法；
2. 谷草转氨酶（GOT）酶催化浓度测定方法；
3. γ- 谷氨酰转肽酶（GGT）酶催化浓度测定方法；
4. 碱性磷酸酶（ALP）酶催化浓度测定方法；
5. 肌酸激酶（CK）酶催化浓度测定方法；
6. 乳酸脱氢酶（LDH）酶催化浓度测定方法；
7. α 淀粉酶（AMY）酶催化浓度测定方法。

四、酶学有证参考物质列表

本标准中列出的酶学有证参考物质见表 7-4。

表 7-4 酶学的有证参考物质

物质号码	说明
BCR-299	肌酸激酶 BB（CK-BB） 部分纯化物，来源于人胎盘
BCR-319	γ- 谷氨酰转肽酶（γ-GT） 部分纯化物，来源于猪肾
BCR-371	碱性磷酸酶（ALP） 部分纯化物，来源于猪肾
IRMM/IFCC 453	人乳酸脱氢酶（LDH）同工酶 1
BCR-426	谷丙转氨酶（GPT） 部分纯化物，来源于猪心
BCR-608	肌酸肌酶 MB（CK-MB） 来源于人心

（贺学英 胡冬梅）

第八章
临床检验方法标准目录

第一节　我国颁布的临床检验标准

为了提高检验质量和规范管理、推进临床检验标准化建设，1982 年成立了卫生部临床检验中心（临检中心），对几项临床常用的检验项目提出了推荐方法。1997 年 2 月成立了卫生部全国临床检验标准委员会（简称临检标委会），隶属于全国标准化委员会，下设生化、免疫、微生物、血液、分子生物学、管理、临床准则应用、肿瘤标志物等 8 个专业组。此后，在各专业组的努力下，陆续出台了数十项临床检验行业标准，并由卫生部颁布，取得了初步成果。迄今已颁布临床检验标准 129 项，根据方法、技术和临床应用进展，其中的 38 项标准先后被废止，2010 年 4 月《中华检验医学杂志》与国际权威临床检验标准制定机构临床和实验室标准化研究所（Clinical and Laboratory Standards Institute，CLSI）就在中国翻译并使用 CLSI 相关检验标准及操作规范一事达成协议。根据协议，《中华检验医学杂志》将获得 CLSI 相关检验标准的中文翻译权及中文标准在中国境内的永久使用权。同时，中华医学会也成为 CLSI 的机构会员。按照该协议，《中华检验医学杂志》将首先从 CLSI 引进包括：① M100-S20，performance standards for antimicrobial susceptibility testing（抗菌药物敏感性试验的实施标准）；② M2-A10：performance standards for antimicrobial disk susceptibility tests（抗菌药物纸片法敏感性试验的实施标准）；③ M7-A8：methods for dilution antimicrobial susceptibility tests for bacteria that grow aerobically（需氧菌抗菌药物稀释法敏感性试验方法）；④ M11-A7：methods for antimicrobial susceptibility testing of anaerobic bacteria（厌氧菌抗菌药物敏感性试验方法）；⑤ M47-A：principles and procedures for blood cultures（血培养的原则及步骤）；⑥ M35-A2：abbreviated identification of bacteria and yeast（细菌及酵母样真菌的鉴定方法简本）的 6 个临床微生物检验标准和操作规范，由《中华检验医学杂志》负责组织翻译、校对、审核和发表。时任《中华检验医学杂志》总编辑、中国人民解放军总医院丛玉隆教授说，“这是我国首次比较系统地从 CLSI 引进的临床微生物检验多项标准”，“同时，这一举措在引进国际权威标准方面开辟了一个新渠道。”目前，由我国临床检验标委会制定，国家卫生健康委员会（原卫生部）标委会颁布的临床检验方法行业标准达到 129 项，除外已废止的 38 项，更新代替 42 项，现行有效 87 项，根据涉及的相关专业领域可以分为检测技术相关标准 25 项、临床检验项目参考区间相关 15 项、实验室及其质量管理与性能验证相关标准与指南 35 项。技术相关标准涉及血液体液学检验 13 项（包括 1 项更名和替代的）、临床化学检验 8 项、临床微生物检验 12 项、临床免疫学检验 2 项、临床分子和遗传学检验 2 项。临床实验室检验项目参考区间是在 WS/T 402—2012（临床实验室检验项目参考区间的制定）的标准指导下，我国临床检验工作者以严谨的态度，求真务实，付出了极大的努力，制定了 15 项参考区间文件，涵盖了中国儿童常用（28 天 ~18 岁）18 项生化检验项目和血细胞分析；中国成人（≥ 18 岁）生化检验项目 24 项、免疫学检验项目 10 项以及血细胞分析在内的共计 54 个项目的参考区间及其应用，极大地提高了国人检验项目的实用价值和适用性。具体内容可登录国家卫生健康委员会网站查询和下载。卫生健康委员会行业标准的代码是由汉语拼音（Wei Sheng）的开头两个字母 WS 加数字代码组成，WS 为强制性行业标准代号，WS/T 为推荐性行业标准代号。下面主要将 2002 年迄今颁布和实施的临床检验相关行业标准作简单介绍，以供读者使用时参考。

一、临床血液和体液学检验相关标准

目前在运行的临床血液和体液学检验技术相关标准有 13 项，具体介绍如下：

1. WS/T 244—2005 **血小板计数检测参考方法**（reference method for platelet counting）　2005 年 5 月 18 日颁布，2005

年12月1日实施。

该标准的制定依据是国际血液学标准化委员会（ICSH）颁布的《血小板计数的参考方法》，规定了血小板（platelet，PLT）计数参考方法的技术要求，适用于血小板计数参考方法的建立。其总则规定该标准采用间接法计数血小板，即用异硫氰酸荧光素标记的CD41和CD61抗体标记血小板膜糖蛋白Ⅱb/Ⅲa复合物。荧光标记PLT后流式细胞仪检测PLT和红细胞（red blood cell，RBC）时，使用前向角散射光的log值（log FSC）和荧光信号（488nm激发于528nm处的荧光强度）的log双参数，进而从噪声、碎片和RBC中识别出血小板；同时用单通道阻抗原理的半自动细胞计数仪准确计数RBC，用RBC数除以RBC和PLT的比值R（R=RBC/PLT），计算出PLT值。为了保证参考方法检测结果的精密度和准确性，标准要求建立参考方法的实验室必须进行比对。标准还规定使用符合要求的塑料材质注射器或真空采血系统采集静脉血标本，采集后置于18~22℃室温条件下、取血后4小时之内完成检测。同时对容器和器皿提出了严格要求，在标本检测的整个过程中必须使用聚丙烯或聚苯乙烯容器，不得使用玻璃容器和器皿，以防止血小板活化，干扰检测结果。并对半自动、单通道、阻抗原理的细胞计数仪的小管孔径和长度也作了明确规定。在此基础上，还详细规定了试剂的配制和使用、荧光标记和检测过程以及流式细胞仪检测时最低检测信号数、血小板最低浓度等。标准要求血小板检测结果的不精密度（CV）≤3%。

2. WS/T 245—2005 **红细胞和白细胞计数参考方法**（reference method for the enumeration of erythrocytes and leucocytes） 2005年5月18日颁布，2005年12月1日实施。

该标准在参考国际血液学标准化委员会（ICSH）-1994红细胞和白细胞计数参考方法的基础上起草。标准规定了建立红细胞和白细胞计数参考方法的技术要求，适用于红细胞和白细胞计数参考方法的建立。总则规定要求使用单通道、阻抗原理的半自动电子计数仪建立红细胞和白细胞计数的参考方法，为了保证参考方法检测结果的精密度和准确性，建立参考方法的实验室之间必须进行比对。在红细胞和白细胞计数参考方法的一般技术要求中，对血液标本（采集、抗凝剂种类及其比例、温度条件、检测时间限制的要求与血小板计数相同）、加样器不准确度、容量瓶材质及其不准确度、计数杯质量要求、仪器性能、检测试剂（包括稀释液、溶血剂、冲洗液）的制备和要求等均进行了明确规定。标准详细描述了红细胞计数方法的要求，包括冲洗、重叠计数校正的稀释要求、稀释液标本移入计数杯的步骤、计数过程、阈值的验证、重叠计数的校准方法。并详细描述了白细胞计数的标准。采用同样原理计数白细胞，为保证检验结果的一致性，红细胞和白细胞计数标本需制备双份稀释样本，为确保红细胞完全溶解、红细胞残骸不至于被计入白细胞，在白细胞计数检测的样本中先加入溶血剂，利用红白细胞对溶血剂的抵抗性的时间差，在溶血剂对白细胞计数发生影响之前进行白细胞计数。标准还对与红细胞计数有区别的主要技术要求进行了明确规定，包括阈值的验证、重叠校准、样本误差、输送过程的误差和计数误差等。标准规定红细胞和白细胞计数的最大允许偏倚分别为2.0%和4%，细胞计数参考方法的不精密度应小于1%。

3. WS/T 246—2005 **白细胞分类计数参考方法**（reference leukocyte differential count method） 2005年5月18日颁布，2005年12月1日实施。

该标准修改采用了美国临床实验室标准化委员会（NCCLS）颁布的《白细胞分类计数参考方法和仪器评价方法》标准（H20-A），本标准总则规定采用手工目视显微镜计数法作为白细胞分类计数的参考方法，适用于白细胞分类计数参考方法的建立。标准规定了建立白细胞分类计数参考方法中有关样本采集，血涂片制备方法及其要求、血涂片染色及染料的性能、血涂片有核细胞检查的步骤、对检验人员的要求和考核等内容。为了保证参考方法检测结果的精密度和准确性，推荐建立参考方法的实验室必须进行比对。标准特别明确了需分类的外周血中性分叶核粒细胞、中性杆状核粒细胞、淋巴细胞、异型淋巴细胞、单核细胞、嗜酸性粒细胞和嗜碱性粒细胞等有核细胞，并在附录A中详细描述了外周血中正常白细胞的形态。因为白细胞分类计数是一项主观性很强的工作，检验人员的工作态度、动机、技术水平、经验和专心程度是关键因素，因此，标准对检验人员的要求（包括检验人员的经验、态度）和考核（包括考核样本、检验人员考核）进行了明确规定，并对考核结果的判断、分析依据作了详细解释。在附录B中规定了考核的计算公式，在附录C中介绍了用本参考方法对自动白细胞分类计数进行性能评价的方法（包括性能评价内容、样本制备、实验操作、数据采集、临床性能研究、数据统计学分析等）。

4. **凝血因子活性测定技术标准**（technical standard for coagulation factor activity assay） WS/T 220—2021代替WS/T 220—2002。2021年8月27日发布，2022年1月1布实施。

与WS/T 220—2002相比，主要技术内容变化如下：①将“总则”更改为“技术标准”，细分了原则，并将2002年版的有关内容精简更改后纳入（见2002年版11.1、11.2、11.3、11.4）；②调整技术标准内容框架结构，根据检测流程进行技术指标分层细化；③增加了对检测项目室内质控和室间质评的技术指标参数设定（见2021年版5.6.1、5.6.2、5.6.3、5.6.4、5.7.1、5.7.2，2002年版10.1、10.2、10.3、10.4）；④增加了两种新的测定方法（见2021年版5.1.1.2、5.1.1.3，2002年版8.1）；⑤增加了性能验证技术指标设定（见2021年版5.4.1、5.4.2、5.4.3、5.4.4）。标准规定了用一期法检测凝血因子（Ⅱ、Ⅴ、Ⅶ、Ⅷ、Ⅸ、Ⅹ、Ⅺ、Ⅻ）活性测定的技术要求，根据方法学，该标准不涉及纤维蛋白原检测和凝血因子ⅩⅢ的检测。规定了全血中活化的部分凝血活酶时间测定（activated partcial thromboplastin time test，APTT）和凝血酶原时间测定（prothrombin time test，PT）两个项目的定义。将2002年版参考曲线（reference curve）和参考血浆（reference plasma）修改为定标曲线（calibration curve）和定标血浆（calibration palsma），对定标曲线、定标血浆、乏因子血浆（factor-deficient）质控血浆（control plasma）、缓冲液（buffered plasma）和检测系统逐一作了定义。在检验前过程规定了标本采集（依照WS/T 359的要求）、运送、处理和保存、标本拒收标准，描述了误差的8个来源。在检验过程中详细规定了检测系统包括检测方法原理、一期法检测、二期法检测、发色底物法检测、检测系统选择。在试剂和耗材中规定了APTT试剂、PT试剂、乏因子血浆、定标血浆，介绍了试剂误差来源，定标曲线制作（包括正常值定标曲线、低值定标曲线）。性能验证中关于性能验证一般要求、重复性、期间精密度的正确度的要求。检测程序规定了设计标准操作程序的建立与实施、检测方法的选择、待测血浆标本的稀释要求，并给出了检测系统误差的8个来源以指导检测系统误差的分析和查找，对室内质量控制、室间质量评价和检验结果的比对也做了明确规定。通过对参考区间、报告结果和结果判读误差的来源三个方面完善了检验后过程的技术要求。通过实例详细介绍了因子分析曲线制备步骤。标准还明确了样本收集包括抽血人员要求、患者准备、采血针、采血管、抗凝剂要求及其比例、运输与贮存的条件和技术要求。标准规定了测定中所用试剂和材料包括APTT试剂、凝血活酶、乏因子血浆、定标血浆和氯化钙浓度，并规定基于PT检测的凝血因子：因子Ⅱ、Ⅴ、Ⅶ、Ⅹ，基于APTT检测的凝血因子：因子Ⅷ、Ⅸ、Ⅺ与Ⅻ，适用于因子Ⅷ/Ⅸ活性检测的二期止血法和检测因子Ⅷ的发色底物法。以因子Ⅷ活性检测为例，介绍了二期止血法检测的原理，以附录A的形式详细示例说明手工法或半自动血液凝固分析仪检测时，根据不同比例稀释标本的PT或APTT检测结果与对应的稀释比例在半对数或双对数坐标纸上手工绘制定标曲线的方法。为开展凝血因子活性检测的医学实验室，提供了检测过程和质量控制的相应规范标准。

5. WS/T 341—2011 **血红蛋白测定参考方法**（reference methods for hemoglobinometry in human blood） 2011年9月30日颁布，2012年4月1日实施。

该标准参照GB/T 1.1—2009给出的规则起草。规定了血红蛋白（hemoglobin，HGB/Hb）、氰化高铁血红蛋白和参考方法的术语和定义。标准中的总血红蛋白是指正常存在人循环血中的所有血红蛋白衍生物，包括脱氧血红蛋白、氧合血红蛋白、硫化血红蛋白、碳氧血红蛋白和高铁血红蛋白。明确定义，参考方法是一种可清楚和准确描述的、用于特定检测的技术，该技术要有依据，可提供足够准确和精密的实验数据以评价其他实验方法检测结果的有效性。若有决定性方法，参考方法的准确性必须与该决定性方法进行比较。标准对检测原理的描述为：标准中全血血红蛋白测定的方法为氰化高铁血红蛋白（HiCN）测定法，即将血红蛋白转化成氰化高铁血红蛋白，氰化高铁血红蛋白在波长540nm处的吸光度达最大，HiCN的吸光度严格遵循朗伯-比尔定律，即HiCN在波长540nm的吸光度值与HiCN浓度成正比。标准规定了包括设备、试剂、血标本的采集在内的一般技术要求和测定步骤，以及血红蛋白结果的表达方式。在测定步骤中对样本稀释、血红蛋白浓度检测、血红蛋白浓度计算的方法做了详细规定。为建立并运行血红蛋白测定参考方法的实验室提供了血红蛋白测定参考方法的技术要求。

6. WS/T 342—2011 **红细胞比容测定参考方法（红细胞比容测定参考方法** reference method for hematocrit） 2011年9月30日颁布，2012年4月1日实施。

该标准按照GB/T 1.1—2009给出的规则起草。本标准规定了红细胞比容测定参考方法的技术要求。规定了红细胞比容测定参考方法的技术要求，适用于建立并运行红细胞比容测定参考方法的实验室。标准定义红细胞比容是一定体积的全血中红细胞所占容积的相对体比例。标准还定义了参考方法、微量比容法（microhematocrit method）、相对离心力（relative centrifugal field，RCF）。在一般要求中规定了包括微量比容测定离心机、红细胞比容测定参考方法专用毛细管规格、显微镜、密封剂、毛细管固定架及血液标本的采集在内的设备与器具。在测定步骤中详细描述了标本检测的具体过程及结果的表达方式。还分析了常见误差来源，对标本采集误差、毛细管产生的误差和读数误差等做了分析描述。

7. WS/T 229—2002 **尿液物理学、化学及沉渣分析**（physical，chemical and microscopic examination of urine） 2002年4月20日颁布，2002年7月1日实施。

该标准规定了尿液物理学、化学及沉淀分析的测定方法，相关的材料和装置及其质量控制，适用于临床实验室的常规检验。标准明确定义了尿试条和时段尿液标本的概念，对测定方法中所使用的材料（包括收集容器、离心试管、移液管、尿沉渣板、尿试条）、仪器（包括显微镜、尿试条结果判读仪器、离心机）、尿液化学分析的质控物提出了明确要求。在尿液标本的收集和运送要求中详细描述了随机尿、导管尿收集的人员，对患者自己取尿的指导，晨尿、时段尿和婴幼儿尿液标本的收集方法和要求。对尿液标本收集的添加剂，尿液标本的运送方法及要求、标本接收和保存的要求都做了明确规定。尿液的物理学检查应包括异常的颜色、浑浊度、气味以及尿比重（尿比重测定可采用折射仪方法、谐波振动方法、干化学比色法）；尿液的化学检查可采用试条法，其主要分析内容包括：酮体、白蛋白、葡萄糖、白细胞酯酶、血红蛋白、亚硝酸盐、酸碱度、胆红素、尿胆原；尿沉渣检查主要内容包括：细胞成分（红细胞、白细胞、吞噬细胞、上皮细胞等）、管型（透明管型、细胞管型、颗粒管型等）、结晶（无定型结晶、磷酸盐结晶等）、细菌、寄生虫、精子等，标准对以上内容的操作规程进行了规定。

8. WS/T 343—2011 **红细胞沉降率测定参考方法**（reference method for the erythrocyte sedimentation rate，ESR） 2011年9月20日发布，2012年4月1日实施。

该标准按照GB/T 1.1—2009给出的规则起草。标准规定红细胞沉降率（简称血沉，英文简称ESR）的定义为：在规定条件下，离体抗凝全血中的红细胞自然下沉的速率。在总则中要求，为了保证参考方法测定结果的准确性，建立参考方法的实验室应与其他参考实验室进行结果比对。在一般技术要求中对器具包括血沉测定管规格、血沉测定架规格、血液标本采集以及采血容器、抗凝剂、采血量和标本从采集到测定的时间间隔以及对应标本放置温度做了规定。描述了血沉测定步骤相关的血液标本的准备、测定方法步骤和结果的报告方式。从标本采集、标本的放置时间与温度相关的影响因素，包括器具采血管、血沉管的直径、血沉管的材料器具影响因素，HCT的影响、温度控制、振动性和垂直性等在测定过程中产生的影响因素几方面论述了测定影响因素。标准通过对红细胞沉降率测定参考方法的技术要求的描述，为建立并运行红细胞沉降率测定参考方法的实验室提供了操作标准。

9. WS/T 344—2011 **出血时间测定要求**（guideline for the bleeding time test） 2011 年 9 月 30 日发布，2012 年 4 月 1 日实施。

该标准规定了出血时间测定的技术要求以及适用于开展出血时间测定操作的医疗机构。本标准列出了 8 个采集所需器具（模板式出血时间测定器、秒表、血压计、无菌滤纸、酒精棉签、蝶形绷带和较大的绷带、一次性剃须刀或其他剃须器具、手套）和 12 步具体详细的测定操作步骤，也阐明多种影响因素（切口方向、切口数目、切口深度、环境温度、维持压力的水平、年龄和性别、药物、红细胞比容、血小板减少症，以及其他影响因素）对结果的影响。本标准提出出血时间测定的参考范围大约为 6.9min ± 2.1min。

10. WS/T 346—2011 **网织红细胞计数的参考方法**（reference method for reticulocyte counting） 2011 年 9 月 30 日发布，2012 年 4 月 1 日实施。

本标准规定了网织红细胞计数参考方法的技术要求，适用于建立并运行网织红细胞计数参考方法的实验室。本标准提出计数原理为采用显微镜对新亚甲蓝活体染色后制备的血涂片进行网织红细胞计数，确定网织红细胞与红细胞的比值后，使用参考方法（ICSH，1994）计数红细胞，网织红细胞比值乘以红细胞计数结果，即为网织红细胞的绝对数。对血液标本的要求、染料和染液的配置以及操作计数步骤进行了详细的说明，列出了在变异度（*CV*）为 2%、5% 和 10% 的情况下，需要计数的红细胞个数。

11. WS/T 477—2015 **D- 二聚体定量测定**（quantitetive D-dimer assay） 2015 年 11 月 6 日发布，2016 年 5 月 1 日实施。

该标准规定了 D- 二聚体检测的质量控制要求以及适用于开展 D- 二聚体检测的临床实验室条件。规定了标本采集和处理的要求，并且提出 4 种分析方法（双抗体夹心定量检测法、微粒凝集定量检测法、微粒凝集半定量检测法、床旁检测）。对该测定方法性验证能提出验证步骤和 D- 二聚体定量测定参考区间以及参考区间的验证，提出 D- 二聚体检测结果用于静脉血栓栓塞症（VTE）排除诊断的要求，最后规定了结果的报告形式。

12. WS/T 662—2020 **血液体液检验技术要求**（Technical requirements for clinical body fluids analysis） 2020 年 3 月 26 日发布，2020 年 10 月 1 日实施。

标准规定了脑脊液、浆膜腔积液、关节腔积液、粪便、精液和阴道分泌物等体液标本临床检验的技术要求。对各种体液标本的采集转运和贮存、理学检查、化学免疫学检查、细胞学检查和病原学检查 5 个方面进行详细的解释和说明。描述了脑脊液病原学检查包括涂片、抗原检测和 PCR 等分子生物学测定的场景和条件。以表格形式清晰明了说明了浆膜腔积液标本采集要求包括检查的项目、对应的抗凝剂选用以及推荐的标本采集量。关节腔积液细胞检查还包括结晶检查。对于粪便检验而言，除了上述 5 个方面的说明，粪便隐血试验检测方法有化学法和免疫法，不同方法的灵敏度和特异性存在差异。在精液检验中对利用计算机辅助精液分析（computer-assisted sperm assay，CASA）提出了具体要求。阴道分泌物检测则针对化学、细胞学和病原学检测。附录则提出使用血液分析仪的体液细胞分析功能进行体液细胞自动化检验要求，在表格中简明扼要地规定了阴道分泌物涂片清洁度判断标准。为临床实验室开展脑脊液、浆膜腔积液、关节腔积液、粪便、精液和阴道分泌物等体液标本检验提供了技术操作依据。

13. WS/T 806—2022 **临床血液与体液检验基本技术标准**（Basic technical standard for clinical hematology and body fluid analysis） 2022 年 11 月 2 日发布，2023 年 5 月 1 日实施。

这是国家卫健委最新发布的 3 项技术标准之一。标准对医学实验室在临床血液与体液检验领域的基本技术，包括血液一般检验、血栓与止血检验、流式细胞分析、体液检验常用检测项目的基本技术要求进行了规定。引用了 WS/T 的 13 项规范文件和 1 项 JJF 文件。对人员（相关专业、不同资质、不同岗位）、设施与环境条件、实验室设备及试剂与耗材（包括检测系统选择、性能验证与确认，设备校准和计量学溯源）、复检程序的建立与验证、检验前过程（包括标本采集、标本接收、标本的处理与储存）、检验过程中的特殊要求、参考区间或临床决定值、室内质量控制（包括不同类别检测项目的要求、质控数据）、实验室间结果比对、实验室内部检验结果的可比性和结果报告均作了详细说明和规定，为医学实验室开展血液与体液检验提供了规范指导。

二、临床化学检验相关标准

1. WS/T 781—2021 **便携式血糖仪临床操作和质量管理指南**（Guidelines for clinical operation and quality managementofportable blood glucose meters） 2021 年 4 月 19 日发布，2021 年 10 月 1 日实施。本文件代替 WS/T 226—2002《便携式血糖仪血液葡萄糖测定指南》。

该标准规定了便携式血糖仪在医疗机构应用（不包括患者自我监测）的性能要求和用其监测血糖的质量管理要求。在性能要求中指出，新品牌、新型号的便携式血糖仪首次进入医院正式用于临床前，需对仪器和试剂进行性能验证，评价指标至少包括：精密度、与生化分析仪的可比性、测量区间、抗干扰性能，文件对这些性能评价做了详细规定。文件特别指出，信息化功能需要满足院内患者血糖监测和质量管理的需求，需与医院 HIS 和 LIS 连接，或配专用管理软件，实时监控全院室内质控、试纸开瓶有效期。便携式血糖仪宜具有远程锁定功能，保证操作人员、试纸、质控等影响结果准确性的情况时由管理人员锁定。文件在院内血糖监测质量管理建议中详细规定了成立院内 POCT 管理机构、制定便携式血糖仪血糖监测相关的文件和记录、人员培训考核与授权、建立便携式血糖仪质量控制体系、与生化分析仪的比对、室间质量评价（EQA）/能力验证试验（PT）等内容。附录 A 规定了消毒、采血、检测、检测结果记录、异常结果处理的标准化操作规范；附录 B 规定了便携式血糖仪精密度评价方案的验证方法和结果判断；附录 C 明确规定了便携式血糖仪与生化分析仪的比对方案，包括标本准备（抗凝剂选择、浓度要求、标本来源、标本预处理）、仪器选择和判断标准。

2. WS/T 225—2002 **临床化学检验血液标本的收集与处理**（collection and processing of blood specimens for clinical chemistry） 2002 年 4 月 20 日批准，2002 年 7 月 1 日实施。

该标准是为保证临床化学检验质量，防止实验前误差，确保检验结果的可靠性，加强对临床化学检验标本的管理而制订的，国家卫生健康委员会（原卫生部）颁布。标准从我国临床化学检验的现状和我国国情出发，并参考了美国临床实验室标准化委员会提出的有关标准（H18-A）而制定。该标准规定了临床化学检验实验室使用的血液标本的收集和处理过程及其原则。适用于检验医学临床实验室及研究室。标准对临床化学检验血液标本、静脉或动脉穿刺血液标本、皮肤穿刺血标本、血清和血浆分离物质、相对离心力，离心前阶段、离心阶段和离心后阶段进行了明确定义。标准对标本采集（包括采血途径、标本类型、标本收集管、采血环境、预防感染和采血管标记及采血记录）、全血处理为血清或血浆标本（包括离心前阶段、离心阶段和离心后阶段）、血清和血浆分离物质进行了详细说明和规定，并且在附录中列出了常用抗凝剂和常用抗凝剂保存剂。

3. WS/T 617—2018 **天门冬氨酸氨基转移酶催化活性浓度参考测量程序**（reference procedure for the measurement of catalytic activity concentration of aspartate aminotransferase） 2018年8月20日发布，2019年3月1日实施。

该标准规定了在临床医学应用中，天门冬氨酸氨基转移酶催化活性浓度的参考测量程序，可用于我国临床常规方法测量结果的溯源。标准从测量前试剂和仪器准备、测量前采样和样品准备和测量过程等方面对试剂配置、仪器的校准、标本的采集、实验室操作做出具体详细的步骤规范，并规定此测量程序采用偶氮反应原理，根据测量的吸光光度值进行计算获得结果，需通过实验室内结果正确度评估和实验室间比对进行结果确认。该酶不仅是室内质控定值项目，检验医学国际权威学术组织（IFCC）也将此酶的检测作为室间质量评价 / 能力验证的比对项目。在标准的前4个附录中对试剂详细信息和活性测定提出具体说明，在附录5中介绍IFCC 37℃参考测量程序与30℃参考测量程序的比较。为参考实验室开展天门冬氨酸氨基转移酶催化活性浓度测量的溯源、与酶催化活性浓度检验有关的试剂仪器生产企业的溯源，也为有关认可监督管理单位及质量管理部门应用提供了依据。

4. WST 417—2013 **γ- 谷氨酰基转移酶催化活性浓度测定参考方法**（reference procedure for the measurement of catalytic concentration of γ-glutamyltransferase） 2013年7月16日发布，2013年12月1日实施。

该标准参照GB/T 1.1—2009规则并参考国际检验医学溯联合委员会（JCTLM）批准的《IFCC在37℃酶催化活性浓度测定原级参考方法第6部分 γ- 谷氨酰基转移酶催化浓度测定参考方法》完成。标准规定了在临床医学应用中，测定γ- 谷氨酰基转移酶（γ-GT）催化活性浓度的参考方法。本标准详细介绍了测定原理和方法、所用试剂及分光光度计和辅助仪器，特别强调了危险品氢氧化钠的使用，并对测定仪器的校准明确了实验操作，规范γ-GT催化测定的条件（包括温度、波长、带宽、孵育时间及测定时间等）和实验操作步骤及数据计算。本标准还指出此参考方法的精密度、检出下限、线性范围、参考区间以及国际临床化学与检验医学联合会（IFCC）提出γ-GT的37℃和30℃参考方法操作步骤，表明该酶的测定也成为室内质量控制和室间质量控制测定项目之一。

5. WST 361—2011 **乳酸脱氢酶催化活性浓度测定参考方法**（reference procedure For the measurement of catalytic activity concentration of lactate dehydrogenase） 2011年12月14日发布，2012年6月1日发布。

本标准按照GB/T 1.1—2009给出的规则，参考了JCTLM批准的《IFCC 37℃ 酶催化活性浓度测定原级参考方法第3部分：乳酸脱氢酶催化浓度测定参考方法》和ISO 15193：2009《体外诊断器具—生物源样品中量的测定—参考测定程序的表述》。标准规定了在临床医学应用中，测定乳酸脱氢酶（LDH）催化活性浓度的参考方法。本参考方法采用乳酸脱氢酶催化乳酸生成丙酮酸，同时在339nm下，监测氧化型β烟酰胺腺嘌呤二核苷酸（NAD）的还原速率，吸光度的上升速率与LDH催化活性浓度成正比。对实验试剂、实验器材、采样标准、测定步骤和结果计算做出详细阐述，明确实验室操作流程。对本测定方法的精密度、检出下限、参考区间进行说明。在20世纪70年代，IFCC经过实验和讨论，公布了30℃测定本酶的参考方法，并应用于临床。鉴于临床生化分析仪广泛应用37℃、IFCC在2002年颁布了取代30℃的37℃的LDH原级参考方法，于2002年得到JCTLM批准成为正式国际参考方法，并将LDH作为国际参考实验室能力比对计划（RELA）比对项目，也是室内质控和室间质评的评价指标。在本标准附录中对试剂详细信息、37℃和30℃本酶测定方法进行了详细展示。

6. WST 349—2011 **α- 淀粉酶催化活性浓度测定参考方法**（reference procedure for the measurement of catalytic activity concentration of α-amylase） 2011年9月30日发布，2012年4月1日实施。

本标准出台的依照和参考标准同WS/T 361—2011和WS/T 471—2011，规定了测定α- 淀粉酶（AMY）催化活性浓度的参考方法。标准详细阐述了测定原理和方法，对配置试剂、仪器使用和检测进行方法规范、采集样本提出要求，并对实验室检测操作步骤详细说明，特别强调了对于危险品氢氧化钠和氯化钙的使用、保存方式、防护措施以及急救措施。还提到本检测方法的精密度和检测下限。并且IFCC在2002年颁布了取代30℃的37℃的α- 淀粉酶原级参考方法，于2002年得到JCTLM批准成为正式国际参考方法，此酶也成为室内质控和室间质控指标项目。在本标准的附录中，对测定参考方法中涉及的酶和试剂进行详细解释，并对30℃和37℃下的检测方法进行比较。

7. WST 351—2011 **碱性磷酸酶（ALP）催化活性浓度测定参考方法**（reference procedure for the measurement of catalytical activity concentration of alkaline phosphatase（ALP） 2011年9月13日发布，2012年4月1日实施。

本标准修改采用由JCTLM批准的《IFCC 37℃酶催化活性浓度测定原级参考方法第9部分：碱性磷酸酶催化浓度测定参考方法》，并参考ISO 15193：2009《体外诊断器具 生物源样品中量的测定参考测定程序的表述》适当增加内容。规定了在临床医学应用中，测定碱性磷酸酶（ALP）催化活性浓度的参考方法。本标准详细描述了测定原理和方法，介绍了所有测试试剂和仪器，对 3 种较危险的试剂进行了详细的说明，对测定操作步骤和数据计算结果提供标准参考，也指出该测定方法的精密度、线性范围、检出下限和初步参考区间。早在 20 世纪 70 年代，IFCC 经过实验和讨论，公布了 30℃测定本酶的参考方法并应用于临床，鉴于临床生化分析仪广泛应用 37℃，IFCC 在 2002 年确定了 37℃的 ALP 原级参考方法，此酶也成为室内和室间质控的项目。在本标准附录中，对试剂详细信息和两种温度下（30℃和 37℃）的检测方法进行了详细介绍。

8. WS/T 804—2022 **临床化学检验基本技术标准**（Basic technical standard for clinical chemistry laboratory） 2022 年 11 月 2 日发布，2023 年 5 月 1 日实施。

该标准依据 GB 19489（实验室生物安全通用要求）、YY/T 0654（全自动生化分析仪）和 11 项 WS/T 规范文件，规定了医学实验室在临床化学检验领域包括人员、设施与环境（布局设计、安全防护、温度湿度、应急电源）、设备（设备选择、设备档案、校准与检测检定、维护与维修）、试剂与耗材（商品试剂、自配试剂、校准物、真空采血管和实验用水）、检验前过程（标本采集指南，包括血液、尿液、脑脊液、浆膜腔积液、关节液和唾液等类型标本的采集与处理和标本拒收与处理）、检验过程（检验程序确认、检验程序性能验证、复检和参考区间）、质量控制（包括室内质量控制、室间质量评价 / 能力验证、实验室内检测结果的比对）和结果报告（报告单信息、结果审核、报告发放和危急值报告）的基本技术要求。为开展临床化学检验的医学实验室提供了操作性强的技术标准。

三、临床免疫学检验相关标准

与临床免疫学检测项目直接相关的标准涉及临床常用肿瘤标志物检测的临床应用和质量管理及流式细胞术检测外周血淋巴细胞亚群指南两项。

1. WS/T 459—2018 **常用血清肿瘤标志物检测的临床应用和质量管理**（common used serum tumor marker tests: clinical practice and quality management） 2018 年 12 月 11 日发布，2019 年 6 月 1 日实施。

本标准对肿瘤标志物和糖类抗原的概念进行了定义。标准规定了常用血清肿瘤标志物检测的临床应用和质量管理要求，主要包括甲胎蛋白（AFP）、癌胚抗原（CEA）、神经元特异性烯醇化酶（NSE）、鳞状细胞癌抗原（SCC）、细胞角蛋白 19 片段（CPFRA2H）、胃泌素释放肽前体（ProGRP）、糖类抗原 125（CA125）、糖类抗原 15-3（CA15-3）和糖类抗原 19-9（CA19-9）在内的 9 个肿瘤标志物。标准分别从这 9 个肿瘤标志物的定义、血清检测值参考区间、筛查人群、临床辅助诊断、预后评估、疗效和复发监测进行了详细的介绍。明确了每个肿瘤标志物的辅助诊断和作为随访检测指标的价值。标准提出同一肿瘤或不同类型肿瘤可有一种或几种血清肿瘤标志物浓度异常，同一血清肿瘤标志物可在不同肿瘤中出现。因此可进行肿瘤标志物联合检测，有助于肿瘤标志物的辅助诊断和随访检测，但联合检测的指标须经科学分析、严格筛选。标准明确了肿瘤标志物检测的影响因素：标本溶血、标本污染、标本热处理、反复冻融、被采集人的生理变化、疾病状况、不良嗜好和药物治疗。提出血液标本采集和保存的注意事项：①血液标本采集应在临床诊疗操作前进行；②应尽快分离血清或血浆，并置 2~8℃冰箱冷藏，冷藏不超过 24h，不能在 24h 内检测的标本，应贮存于 −20℃冰箱内，需长期贮存的标本应置于 −70℃冰箱。标准对肿瘤标志物检测的注意事项和质量控制提出了 8 点要求并推荐了参考方法，包括检测方法、检测试剂、检测仪器、检测批内和批间变异系数、检测干扰因素、室间质量控制、室内质量控制，以及分析系统性能验证。同时，标准指出了检测后报告的注意事项。该标准建立了肿瘤标志物临床检测的评价体系，同时介绍了临床检测特异性问题，推荐了参考方法。适用于临床实验室以及研制和生产肿瘤标志物试剂的单位。

2. WS/T 360—2011 **流式细胞术检测外周血淋巴细胞亚群指南**（guidelines for peripherai iymphocyte subsets by flow cytometry） 2011 年 12 月 14 日发布，2012 年 6 月 1 日实施。

本标准规定了流式细胞术检测外周血淋巴细胞亚群（T 细胞、B 细胞、NK 细胞、$CD4^+$T 细胞和 $CD8^+$T 细胞）的技术要点，包括试剂、标本采集和运输、免疫荧光染色技术、流式细胞仪检测和分析、结果报告和审核等方面。对分化抗原、前向散射光、侧向散射光、荧光强度、自发荧光、颜色补偿、设门、双平台方法和单平台方法的概念进行了定义。标准列出了淋巴细胞亚群鉴定所用的试剂包括 6 个荧光素标记的抗体、溶血素和定量微球，并对这些试剂的性质、反应性和要求做了详细描述。标本的采集和处理过程中，对生物安全、标本标识、抗凝剂和采集容器的选择、标本的质量、标本运送均进行了详细的介绍，确保标本的正确采集处理和质量。标准介绍了两种细胞绝对计数方法——单平台方法和双平台方法，并指出单平台方法是首选方法，它减轻了室间变异并避免了多台仪器间的系统误差。标准列出了免疫荧光染色的抗体组合方案：联合 CD45 的四色方案、联合 CD45 的三色方案和双色方案，并指出使用 7-AAD 复染进行细胞活力的评估。对免疫荧光技术的步骤进行了详细介绍：标本与抗体孵育、裂解红细胞、离心、染色后标本保存。同时对对照标本的设置进行了描述：同型对照、针对方法学的阳性对照和评价试剂的阳性对照，并说明了对照的使用目的、种类和使用频率。免疫荧光技术检测时，最重要的环节是流式细胞仪的质量控制，需要操作者对流式细胞仪有熟练的掌握。标准规定了流式操作的步骤和要求：光路及规范化光路的验证和调整、荧光分辨率的调整和荧光补偿的调整，并对流式细胞仪检测的准确度、特异度、灵敏度、精密度进行性能评估，同时与多台流式细胞仪的检测结果进行比对，建立仪器质控和维护日志。标准提出了标本采集时需验证可接受的标本活力，验证检测样本的取样代表性，联合 CD45 和 SSC 设门确定淋巴细胞群。在荧光散点图中，计算 $CD4^+$T、$CD8^+$T、B、NK 和 $CD3^+$T 细胞群占 CD45/SSC 细胞群的百分比。采用双平台和单平台法计算淋巴细胞亚群的绝对计数。并且指出 $CD4^+$T 细胞、$CD8^+$T 细胞、$CD4^+$T/$CD8^+$ 比值的增多和减少的临床意义，有助于临床的辅助诊断。最后对结果报告、审核内容和参考范围都提出了明确要求。根据临床和实验室要求，数据至少保存 2 年，每个月至少进行一次室内质控检测同时进行室间质量评价和人员培训。将四色抗体组合方案进行淋巴细胞亚群分析的示意散点图以附录(附录 A)的形式举例说明。

四、临床分子和遗传学检验相关标准

分子和遗传学检验逐渐进入临床,并成为临床检验进展最快的领域,但相关技术、临床意义和质量管理体系还在成熟中。目前国家颁布的相关标准有两项。

1. WS/T 230—2002 **临床诊断中聚合酶链反应(PCR)技术的应用**[guidelines for use of polymerase chain reaction (PCR) technique in clinical diagnosis] 2002 年 4 月 20 日颁布,2002 年 7 月 1 日实施。

该标准适用于各级、各类的医疗、卫生、保健机构应用 PCR 技术进行临床诊断。标准对聚合酶链反应(PCR)、引物、模板、变性、退火、延伸、污染、遗留污染、内对照、Taq DNA 聚合酶、抑制物 / 干扰物、脱氧核苷三磷酸(dNTP)和热循环仪的概念进行了定义。明确了 PCR 的主要用途是用于病原菌的过筛实验、诊断实验、验证实验,并对该 PCR 技术用于该三项试验的意义作了解释。对目前已有稳定、可靠、能够较快速明确诊断的微生物学和免疫学方法检测的疾病或病原体,不推荐应用 PCR 进行检测。标准规定了 PCR 技术的应用准则以及 PCR 的方法学要求,详细描述了引物序列的选择、常规 PCR 实验方案(包括:材料、扩增反应)以及包括凝胶电泳法、点杂交法、微孔板夹心杂交法和 PCR-ELISA 法在内的 PCR 扩增产物的分析。详细介绍了样品的收集:样品收集的时间、收集场所的准备、样品的类型和数量、样品的质量、样品收集 / 运送装置和样品核对的要求。PCR 产物的运输和处理包括靶核酸的释放、分离和靶核酸的质量、处理过程的复杂性和样品的生物安全性以及 PCR 产物的存放。污染的预防和控制包括操作区的划分、试剂分装、实验操作的改进、阴阳性对照的设立、环境污染和扩增产物的灭活及污染的处理均进行了规定。在质量控制中分别对扩增反应的质量控制;如何进行样品准备的质量控制,内对照、外对照和平行对照组以及样品稀释的设立方法及其意义;抑制因子和干扰物的质控中对不同检验标本中含有的干扰和抑制因子以及设立同源和异源内对照的方法和意义:PCR 中使用的加样枪、水浴箱、酶标仪和热循环仪的质量控制以及校正测试都作了详细说明。最后在结果的判读、报告和解释中,对于 PCR 检测需要考虑的与临床相关的问题、不能确定的结果产生的原因和处理方法、结果报告相关的问题、结果回报时间以及对不合格样品的处理都做了说明,提出了明确要求。另外增加了附录 A——定量 PCR 技术,对当时常用的竞争性聚合酶链反应量化检测核酸技术、自动化荧光检查法、固相杂交酶免疫法检测核酸扩增产物、液相杂交酶免疫法检测核酸扩增产物四种技术方法的原理、检测特性做了解释和说明。基于此,标准还强调必须进行方法的优化。标准还增加了附录 B——对生产厂商的要求和建议。在对 PCR 试剂盒研究和生产厂商的要求中规定了每一个商品化 PCR 试剂盒的操作说明书应包括的内容,也对 PCR 试剂盒研究和生产厂商提出了具体的建议。

2. WS/T 785—2021 **人类白细胞抗原基因分型检测体系技术标准**[technical standard for human leukocyte antigen (HLA) genotyping] 2021 年 12 月 27 日发布,2022 年 1 月 1 日实施。

该标准由国家卫生健康标准委员会临床检验标准专业委员会负责技术审查和技术咨询,由国家卫生健康委医管中心负责协调性和格式审查,由国家卫生健康委医政医管局负责业务管理、法规司负责统筹管理。标准拟建立适用于我国国情的 HLA 基因分型检测技术体系的规范及要求,旨在提高我国 HLA 基因分型实验室的技术水平,更有效地服务于与 HLA 相关的临床诊疗工作。标准适用于所有开展人体标本 HLA 基因分型检测,提供与临床疾病的诊疗、预防、用药监测或者移植以及人体健康评估相关报告的检测实验室,也适用于开展捐献者 HLA 基因分型数据入库的检测实验室和对 HLA 检测进行质量控制的实验室。标准定义了 IPD-IMGT/HLA 数据库[immuno-polymorphism database (IPD)-international ImMunoGeneTics project (IMGT) /HLA database]、基于直接测序的基因分型(sequence based typing, SBT)、基于序列特异性寡核苷酸杂交的基因分型(sequence-specific oligonucleotide, SSO)、基因型(genotype)、基因座(locus)和擦拭检测(wipe test)等 6 项术语。详细阐述了环境、试剂耗材的采购和储存以及样本的采集和处理的要求,设施方面要求依据 IPD-IMGT/HLA 数据库的更新,至少每年一次对本地 HLA 数据库进行更新,并针对更新后的数据库进行性能评估。标准定义了 HLA 基因分型检测的三种方法:聚合酶链反应 - 序列特异性引物(polymerase chain reaction-sequence specific primer, PCR-SSP)方法,聚合酶链反应 - 序列特异性寡核苷酸杂交(polymerase chain reaction-sequence specific oligonucleotide, PCR-SSO)方法和基于直接测序法(sequence-based typing, SBT)。详细介绍了每种 HLA 基因分型检测方法的基本原理、检测设备及引物设计、结果分析、常见问题的可能解决方法和检测方法的局限性。标准规定实验室开展的检测项目应至少参加一项能力验证 / 室间质量评价(proficiency testing/external quality assessment, PT/EQA)项目,如果没有 PT/EQA 组织机构能够提供对该项目的室间质量评价,实验室应与其他实验室建立平行检测比较,至少每 6 个月 1 次。标准在质量控制方面作了详细的介绍,包括人员检测能力考核评估、试剂质量控制、探针质量控制、设备的维护和校准、处理 PT/EQA 项目的注意事项、DNA 污染的控制、扩增产物的灭活方法和擦拭检测监控实验室污染(附录 A 中有规范性擦拭检测污染的检测体系说明)。最后对检测报告、记录管理和问题纠正措施作了介绍,其中要求实验室应保留检测报告至少 5 年,与家系有关的遗传检测的重要记录通常至少应保存一代(20 年),实验室的电子记录和纸版记录应保存 5 年以上。

五、临床微生物学检验相关标准

国家标准就微生物检验所涉及的标本采集、细菌培养、真菌培养、药物敏感性试验和病原体感染抗体检测制定并现行有效的标准共 12 项。

1. WS/T 639—2018 **抗菌药物敏感性试验的技术要**

求（technical specification on antimicrobial susceptibility tests） 2018年12月11日发布，2019年6月1日实施。

该标准为WS/T 125—1999《纸片法抗菌药物敏感试验标准》和WS/T 248—2005《厌氧菌的抗微生物药敏感试验方法》的替代版本，整合了以上两个标准的内容，变化在：①增加了常规药敏试验报告原则和报告格式；②增加了稀释法、梯度扩散法和自动化仪器法等其他药敏试验检测方法；③增加了少见菌药敏判定标准和商品化药敏试验检测系统的性能验证；④修改了常见菌特殊耐药表型检测和质量控制要求。定义了22项名词，包括抗微生物药物敏感性试验（antimicrobial susceptibility testing）、最低抑菌浓度（minimal inhibitory concentration，MIC）、折点（breakpoint）、敏感（susceptible，S）、中介（intermediate，I）、剂量依赖型敏感（susceptible-dose dependent，SDD）、耐药（resistant，R）、非敏感（nonsusceptible，NS）、流行病学界值（epidemiological cutoff value，ECV）、野生型（wild-type，WT）、非野生型（non-wild-type，NWT）、效价（potency）、基本一致性（essential agreement，EA）、分类一致性（categorical agreement，CA）、极重大误差（very major error，VME）、重大误差（major error，ME）、小误差（minor error）、常规药敏试验（routine test）、补充（非常规）药敏试验[supplemental（not routing）test]、筛选试验（screening test）、替代药物试验（surrogate agent test）和等效药物试验（equivalent agent test）。

2. WS/T 573—2018 **感染性疾病免疫测定程序及结果报告**（algorithm and report of immunological testing for infectious diseases） 2018年4月27日发布，2018年11月1日实施。

3. WS/T 503—2017 **临床微生物实验室血培养操作规范**（operating procedures of blood culture for clinical microbiology laboratory） 2017年9月6日发布，2018年3月1日实施。

4. WS/T 499—2017 **下呼吸道感染细菌培养操作指南**（performance guideline for bectierial culture of lower respiratory tract infections） 2017年1月15日发布，2017年7月1日实施。

5. WS/T 498—2017 **细菌性腹泻临床实验室诊断操作指南**（performance guideline for clinical laboratory diagnosis of bectierial diarrhea） 2017年1月15日发布，2017年7月1日实施。

6. WS/T 497—2017 **侵袭性真菌病临床实验室诊断操作指南**（performance guideline for clinical laboratory diagnosis of invasive fungal diseases） 2017年1月15日发布，2017年7月1日实施。

7. WS/T 491—2016 **梅毒非特异性抗体检测操作指南**（guideline of test method of non-specific antibodies for treponemal pallidum infection） 2016年7月7日发布，2016年12月15日实施。

8. WS/T 491—2016 **尿路感染临床微生物实验室诊断**（laboratory diagnosis of urinary tract infrction） 2016年7月7日发布，2016年12月15日实施。

9. WS/T 421—2013 **抗酵母样真菌感染临床微生物药物敏感性试验肉汤稀释法**（antifungal susceptibility testing of yeasts-Broth dilution method） 2013年7月16日发布，2013年12月1日实施。

10. WS/T 411—2013 **抗丝状真菌感染临床微生药物敏感性试验肉汤稀释法**（antifungal susceptibility testing of filamentous fungi-Broth dilution method） 2013年6月3日发布，2013年12月1日实施。

11. WS/T 30224—2013 **刚地弓形虫试验临床应用**（clinical use of tests for *Toxoplasma gondii*） 2013年12月31日发布，2014年12月1日实施。

12. WS/T 805—2022 **临床微生物检验基本技术标准**（Basic technical standard for clinical microbiology laboratory） 2022年11月2日发布，2023年5月1日实施。

本标准依据GB 19489实验室生物安全通用要求和3项WS/T 442/639/497文件起草。对无菌操作及消毒灭菌技术要求、标本处理及制片技术要求（包括标本处理的技术要求、制片的种类与技术要求和固定）、染色技术要求、显微镜（包括革兰染色、抗酸和弱抗酸染色、乳酸酚棉蓝染色和不染色的普通光学显微镜、荧光显微镜和暗视野显微镜）检查技术要求、接种（包括微生物不同接种方式、微生物接种通用的、初次分离用培养基的选择及接种）技术要求、培养技术要求（包括微生物主要培养方式以及尿液和支气管肺泡灌洗液定量培养微生物定量培养）、鉴定技术要求（包括微生物鉴定通用的技术要求，手工法鉴定、微生物分析仪鉴定、质谱仪器法鉴定、血清凝集法鉴定的技术要求）、分子检测技术要求、免疫学检测技术要求和微生物检验过程质量保证，包括质量管理通用的技术要求，标本选择、采集、储存和运标本接收和周转时间相关的检验前技术要求，标本质量评估、检验方法、结果准确性评价相关的检验中的技术要求，结果报告、菌种保存和标本保存与废弃处置相关的检验后的技术要求。标准结合图表和精炼的语言，清晰而全面地对临床微生物检验基本技术标准进行了规范解释，为医学实验室开展临床微生物检验提供了有据可依的指导。

六、质谱技术检测项目相关标准

质谱技术主要用于药学、化学、化工、环境、食品等领域，进入我国临床实验室的时间不长，目前尚未有相关的质谱检测的质量控制、性能验证、设备校准、试剂质量评估等相关的标准文件。国家卫生健康委员会标准委员会发布的标准有如下两项：

1. WS/T 478—2015 **血清25-羟微维生素 D_3 检测操作指南—同位素稀释液相色谱串联质谱法**（operating guidline for measurement of serum 25-hydro xyvitamin D3-isotype dilution liguide chromatography tendem mass sepctrometry） 2015年11月6日发布，2016年5月1日实施。

2. WS/T 413—2013 **血清肌酐测定参考方法—同位素稀释液相色谱串联质谱法**（reference measurement method for serum cretinine-）isotype dilution liguide chromatography tendem mass sepctrometry） 2013年6月3日发布，2013年12月1日实施。

七、临床检验项目参考区间相关标准

我国临床检验历经几十年发展，特别是近30年获得了长足进展，开展的检验项目越来越多，质量管理体系业已基本完善，然而，检验项目的参考区间却一直沿用手工法、半自动仪器检测时建立的或借用国外的或使用企业在产品性能验证时建立的。2012年中华医学会检验医学分会主任委员尚红教授带领分会同仁，首先建立了《临床实验室检验项目参考区间的制定》标准（WS/T 402—2012），指导几十家临床实验室，历经9年，建立了中国成人和儿童的54个常用检验项目的参考区间，解决了国人缺乏自己的检验项目参考区间的难题。以下对这15个文件、54个项目的参考区间做一概述。

1. **WS/T 402—2012 临床实验室检验项目参考区间的制定**（define and determine the reference intervals in clinical laboratory） 2012年12月24日发布，2013年8月1日实施。

该标准依据GB/T1.1的规则起草。对参考个体、参考人群、参考样本组、参考值、参考分布、参考限、参考区间等术语做了定义。详细介绍了参考个体的筛选和分组、参考个体选择的标准和要求。通过对分析前准备内容、参考个体的状态、样本数量、样本采集、样本处理与储存等内容的描述，详细规定了参考样本分析前的准备，以表格形式列举了分析前的考虑因素。在参考值数据的检测、要求和分析中指明了检测系统的要求、参考值数据检测包括检测数据离群值的判断、分布图绘制的要求和分析。通过参考值的划分、参考限的置信区间两部分描述了参考值分析的要求。参考区间的验证涉及直接使用、小样本验证和大样本验证的方法。通过参考区间的统计方法包括正态分布统计、偏态分布统计以及参考区间分组，规定了参考区间确定的方法。文后的附录A补充了参考区间描述和临界值（医学决定界限）等参考区间相关问题。还以附录B给出了参考个体调查问诊表。为临床实验室检验项目参考区间制定方法和规则提供了依据，并指导我国临床实验室制定了中国人临床检验项目参考区间54项。

2. **WS/T 405—2012 血细胞分析参考区间**（reference intervals for blood cell analysis） 2012年12月25日发布，2013年8月1日实施。

该参考区间的制定依据GB/T1.1—2009的规则，在WS/T 347—2011血细胞分析的校准指南、GB/T 402—2012临床实验室检验项目参考区间的制定、WS/T 406—2012临床血液学检验常规项目分析质量要求、CLSI EP9-A2用患者样本进行方法比较和偏差估计：批准指南-第二版等规范文件的指导下完成。参考区间建立的参考样本组，选自我国华北、东北、西北、华东、华南和西南六地区城乡居民。入组参考个体720人，每十岁年龄段的参考个体数至少120人，男女等比例，年龄范围20~79岁。遵循自愿和知情同意的原则，通过调查问卷、体格检查、实验室检查和影像检查等筛选参考个体。给出了血细胞分析中白细胞、红细胞和血小板的计数，中性粒细胞、淋巴细胞、嗜酸性粒细胞、嗜碱性粒细胞和单核细胞的绝对值，中性粒细胞、淋巴细胞、嗜酸性粒细胞、嗜碱性粒细胞和单核细胞的百分数，血红蛋白含量，以及红细胞比容、平均红细胞容积、平均红细胞血红蛋白量、平均红细胞血红蛋浓度共计18个参数的参考区间。并叙述了该参考区间应用的一般原则，参考区间评估、验证和使用，参考区间未通过验证时的处理程序。为我国医疗机构实验室血细胞分析检验结果的解释和有关厂商的应用提供了依据。附录A提供了参考区间建立过程的相关信息，为理解、应用和验证该参考区间提供参考依据。在附录B中增加了白细胞计数、红细胞计数、血红蛋白、血细胞比容和血小板计数的溯源。

3. **WS/T 779—2021 儿童血细胞分析参考区间**（reference intervals of blood cell analysis for children） 2021年4月19日发布，2021年10月1日实施。

该文件按照GB/T 1.1—2020起草，依据国家卫健委推荐标准WS/T 347、WS/T 402、WS/T 405、WS/T 406及WS/T 661静脉血液标本采集指南建立。除了定义了参考区间还定义了末梢血（capillary blood）、穿刺（puncture）、末梢采血器（skin puncture device）、末梢采血管（container for capillary blood specimen collection）和末梢采血吸管（microhematocrit tubes）。参考区间建立的参考样本组选自我国东北、华北、西北、西南、华中、华南、华东7个地区城乡居民，年龄范围为28天~18岁。每地区入组参考个体约1 800人，28天~<1岁的参考个体数至少120人，男女等比例。入选建立参考区间的参考个体共计21 938人，其中静脉血12 487人，末梢血9 461人。给出的参考区间参数同WS/T 405—2 012《血细胞分析参考区间》，每参数分28天~<6月龄、6月龄~<1岁、1岁~<2岁、2岁~<6岁、6岁~<13岁和13岁~<18岁6个年龄段，均包含静脉血和末梢血。考虑到年龄这一重要因素，该标准对参考区间评估、验证和使用，参考区间未通过验证的处理方法都做了详细规定。在附录A中对参考区间建立过程中参考样本组和参考个体的选择方法与规则、静脉血和末梢血样本的采集方法、参考值处理及参考区间建立过程中的离群值检查及处理以及分组判断方法、数据来源等特殊情况均作了详细说明。为我国医疗卫生机构实验室儿童血细胞分析检验结果的报告和解释以及有关体外诊断厂商的使用提供了依据。

4. **临床常用生化检验项目参考区间** 该标准从2012年至2019年历时7年，涉及23个临床常用生化检验项目参考区间，共10个文件：2012年12月25日发布，2013年8月1日实施的WS/T 404.1—2012 第1部分 血清丙氨酸氨基转移酶、天门冬氨酸氨基转移酶、碱性磷酸酶和γ-谷氨酰基转移酶；WS/T 404.2—2012 第2部分 血清总蛋白、白蛋白和WS/T 404.3—2012 第3部分 血清钾、钠、氯。2015年4月21日发布，2015年10月1日实施的WS/T 404.6—2015 第6部分 血清总钙、无机磷、镁、铁；WS/T 404.7—2015 第7部分 血清乳酸脱氢酶、肌酸激酶和WS/T 404.8—2015 第8部分 血清淀粉酶。2018年4月27日发布，2018年11月1日实施的WS/T 404.4—2018 第4部分 血清总胆红素、直接胆红素；WS/T 404.9—2018 第9部分 血清C-反应蛋白、前白蛋白、转铁蛋白、β2-微球蛋白。2018年12月12日发布，2019年6月1日实施的WS/T 404.5—2015 第5部分 血清尿素、肌酐。值得特别强调的是2021年4月9日发布2021年10月1日实施的WS/T 780—2021儿童临床常用生化检验项目参考区间。对儿童分成出生 28 天 ~<1 岁、1 岁 ~<2 岁、2 岁 ~<13 岁、13 岁 ~18 岁 4 个年龄段，对血清丙氨酸氨基转移酶(ALT)、血清天门冬氨酸氨基转移酶(AST)、血清 γ- 谷氨酰基转移酶(GGT)、血清碱性磷酸酶(ALP)、血清总蛋白(TP)、血清白蛋白(Alb)、血清球蛋白(Glb)、白蛋白 / 球蛋白比值(A/G)、血清钾(K)、血清钠(Na)、血清氯(Cl)、血清尿素(Urea)、血清肌酐(Crea)、血清钙(Ca)和血清无机磷(IP)等 15 个项目(ALT 和 AST 含 5′- 磷酸吡哆醛参考方法)在内的生物参考区间进行了规定，部分项目还区分了性别。对参考区间应用的一般原则、参考区间评估、验证和使用、参考区间未通过验证的处理方法都做了说明。为医疗卫生机构实验室儿童临床常用生化检验项目结果的报告和解释，有关体外诊断厂商也参照使用提供了科学依据。

八、临床检验质量相关标准

自 2012 年以来，国家卫生健康委标准委员会共发布与临床检验相关质量标准 28 项，涉及样本采集 4 项、性能验证和评价 7 项、质量技术标准 16 项、分析后 1 项。分别如下：

(一) 样本采集相关标准

1. WS/T 661—2020 **静脉血液标本采集指南** Guidelines of venous blood specimen collection） 2020 年 3 月 26 日发布，2020 年 10 月 1 日实施。

2. WS/T 225—2002 **临床化学检验血液标本的收集与处理** 2022 年 4 月 20 日发布，2022 年 7 月 1 日实施。

3. WS/T 640—2018 **临床微生物学检验标本的采集和转运**(Specimen collection and transport in clinical microbiology） 2018 年 12 月 11 日发布，2019 年 6 月 1 日实施。

4. WS/T 359—2011 **血浆凝固实验血液标本的采集及处理指南**(Collection and processing of blood specimens for testing plasma-based coagulation assays） 2011 年 12 月 14 日发布，2012 年 6 月 1 日实施。

(二) 性能验证和评价相关标准

1. WS/T 224—2018 **真空采血管的性能验证(代替 WS/T 224—2002**，Performance verification of vacuum tubes for venous blood specimen） 2018 年 4 月 27 日发布，2018 年 11 月 1 日实施。

2. WS/T 505—2017 **定性测定性能评价指南**(Guidline for evaluation of qualitative test performance） 2017 年 9 月 6 日发布，2018 年 3 月 1 日实施。

3. WS/T 492—2016 **临床检验定量测定项目精密度与正确度性能验证**(Verification of performence for percision and trueness of quantitative measurements in clinical laboratories） 2016 年 7 月 7 日发布，2016 年 12 月 5 日实施。

4. WS/T 514—2017 **临床检验方法检出能力的确立和验证**(Establishment and verification of detection capability for clinical laboratory measurement procedure） 2017 年 1 月 15 日发布，2017 年 7 月 1 日实施。

5. WS/T 408—2012 **临床化学设备线性评价指南**(Guide to linearity evaluation of clinical chemistry analyzers） 2012 年 12 月 25 日发布，2013 年 8 月 1 日实施。

6. WS/T 407—2012 **医疗机构内定量检验结果的可比性验证指南**(Guideline for comparability verification of qualititative results within one health care system） 2012 年 12 月 25 日发布，2013 年 8 月 1 日实施。

7. WST 356—2011 **基质效应与互通性评估指南**(Guideline for evaluation of matrix effects and commutability） 2011 年 12 月 14 日发布，2012 年 6 月 1 日实施。

(三) 质量技术相关标准

1. WS/T 644—2018 **临床检验室间质量评价**(External QualityAssessment/Proficiency Testing in Clinical Laboratory） 2018 年 12 月 12 日发布，2019 年 6 月 1 日实施。

2. WS/T 493—2017 **酶学参考实验室参考方法测定不确定度评定指南**(Guide to the estimation of the measurement uncertainty of reference methods in enzymology reference laboratories） 2017 年 9 月 6 日发布，2018 年 3 月 1 日实施。

3. WS/T 641—2018 **临床检验定量测定室内质量控制**(Internal quality control for quantitative measurement in clinical laboratory） 2018 年 12 月 11 日发布，2019 年 6 月 1 日实施。

4. WS/T 574—2018 **临床实验室试剂用纯化水**(Purified reagent water in the clinical laboratory） 2018 年 4 月 27 日发布，2018 年 11 月 1 日实施。

5. WS/T 494—2017 **临床定性免疫检验重要常规项目分析质量要求**(Guideline for performence characteristics of immunologicalqulitative test） 2017 年 9 月 6 日发布，2018 年 3 月 1 日实施。

6. WS/T 496—2017 **临床实验室质量指标**(Quality indicators in clinical laboratories） 2017 年 1 月 15 日，2017 年 7 月 1 日实施。

7. WS/T 415—2013 **无室间质量评价时实验室检测评估方法**(Assessment of laboratory tests when proficiency testing is not avaliable） 2013 年 6 月 3 日发布，2013 年 12 月 1 日实施。

8. WS/T 414—2013 **室间质量评价结果应用指南**(Guideline for application of results from external quality assessment） 2013 年 6 月 3 日发布，2013 年 12 月 1 日实施。

9. WS/T 409—2013 **临床检测方法总分析误差的确定**(Estimation of total analytical error for clinical laboratory methods） 2013 年 6 月 3 日发布，2013 年 12 月 1 日实施。

10. GB/T 20470—2006 **临床实验室室间质量评价要求**(Requirements of external quality assessment for clinical laboratories） 2006 年 9 月 1 日发布，2007 年 2 月 1 日实施。

11. GB/T 20469—2006 **临床实验室设计总则**(General guideline of the clinical laboratory design） 2006 年 9 月 1 日发布，2007 年 2 月 1 日实施。

12. GB/T 20468—2006 **临床实验室定量测定室内质量控制指南**(Guideline for internal quality control for quantitative measurements in clinical laboratory） 2006 年 9 月 1 日发布，2007 年 2 月 1 日实施。

13. WS/T 442—2014 **临床实验室生物安全指南**(Guideline for clinical laboratory biosafety） 2014 年 7 月 3 日发布，2014 年 12 月 5 日实施。

14. WST 416—2013 **干扰实验指南**（Guide to interference testing in clinical chemistry） 2013年7月1日发布，2013年12月1日实施。

15. WS/T 221—2002 **免疫沉淀分析标准有关应用材料的评价**（Guidelines for immunoprecipitin analysis-Procedure for evaluating the performance of materials） 2002年4月20日发布，2002年7月1日实施。

16. WS/T 227—2002 **临床检验操作规程编写要求**（Requirement for the technical procedure manual in clinial laboratory） 2002年4月20日发布，2002年7月1日实施。

（四）分析后相关标准

WS/T 573—2018 感染性疾病免疫测定程序及结果报告（Algorithm and report of immunological testing for infectious diseases 于2018年4月27日发布，2018年11月1日实施。

第二节 临床和实验室标准协会所制订的标准

美国是制定临床检验方法行业标准和指南最早的国家。1967年美国国会通过的《临床实验室改进法案》（Clinical Laboratory Improvement Act 1967，简称CLIA67）为临床实验室的管理和行业标准的制定提供了法律基础。在此基础上，美国成立了国家临床实验室标准协会又称国家临床实验室标准化协会（National Committee for Clinical Laboratory Standards，NCCLS），制定了大量的医学检验行业标准和指南，为临床医学检验的标准化作出了卓越的贡献。在《临床实验室改进法案》实施20年后，1988年美国国会又通过了《临床实验室改进法案修正案》（Clinical Laboratory Improvement Amendment88，CLIA'88），这进一步促进了临床实验室标准协会标准化工作的开展。随着临床实验室标准委员会的不断发展和实际工作的需要，其服务范围不断扩大，不再局限于临床检验，服务范围扩大至临床监测、临床评估等。因此，从2005年1月NCCLS更名为临床和实验室标准协会（Clinical and Laboratory Standards Institute，CLSI），成为临床和实验室标准研究的国际性组织。迄今为止，CLSI为临床实验室已提供近200项标准和指南。通过登录CLSI官方网站可查询某项行业标准和指南，具体内容下载需要支付版权费用。在网站"SHOP"栏下可查询临床化学和毒理学（clinical chemistry and toxicology）、血液学（hematology）、免疫学和配体分析（immunology and ligand assay）、微生物学（microbiology）、分子生物学（molecular biology）等专业相关的检验方法行业标准和指南的条目。CLSI颁布的文件按专业分类（与检验相关的专业代号见附表），文件类型可分为批准（approved）文件，编号为A；如果文件在2个水平上达成一致，即提议，此类文件为提议（proposed）文件，文件编号为P；有时部分文件根据评价或数据收集的需要，介于批准文件与提议文件之间，此类文件为暂定（tentative）文件，文件编号为T；还有一类委员会报告，则是尚未通过一致化过程的文件，编号为R。根据使用和完善程度，R、T、P、A可被逐级替换，而标准文件将被不断升级，其升级版本使用A后面的阿拉伯数字标示，专业领域及其代码如表8-1。

表8-1 CLSI文件的专业领域及其代号

专业分类	包含专业/（附属文件专业）	代码/文件数 （附属文件代码/文件数）
自动化与信息学 （automation and informatics）	/（实验室管理）	Auto/14 （GP/1）
	实验室自动化和信息系统 （laboratory information system） /（实验室管理）	LIS/2 （GP/1）
临床化学和毒理学 （chemistry and toxicology）	/（评估程序）	C/23 （EP/10）
	毒理学	T/1
评估程序 （evaluation protocol）	/（免疫）（分子方法）	EP/17，C/8 （ILA/1）（MM/1）
血液学 （hematology）	/（分子方法）	H/13 （MM/1）
	凝血（coagulation）	H/10
	流式细胞（flow cytometry）/（免疫学）	H/4 （ILA/1）

续表

专业分类	包含专业 /（附属文件专业）	代码 / 文件数（附属文件代码 / 文件数）
国际标准化组织文件［international organization for standardization（iso）documents］		ISO/24
免疫学和配体筛查（immunology and ligand assay）		ILA/15
	新生儿筛查（newborn screening） /（免疫学）	NBS/8（ILA/5）
微生物（microbiology）（包括对甲氧西林耐药金黄色葡萄球菌，MRSA）		M/40，X/2，
	抗真菌药敏试验（antifungal susceptibility）	M/7
	抗生素药敏试验（antimicrobial susceptibility）	M/14，ATB/1
	兽医微生物学（veterinary microbiology）	M/4
分子方法（molecular methods）	/（免疫学）（微生物学）	MM/18（ILA/1）（X/1）
床旁检测（point-of-care testing）		POCT/14（AST/1）（C/1）（H/2）
统计学处理（statispro）		STATISPRO/3
质量系统和实验室管理规范（quality system and laboratory practices）	/（化学）（血液学）（微生物学）（床旁检测）	EP/3，GP/15（C/3）（H/2）（M/）（POCT/2）（X/1）
	细胞学与组织学（cytology and histology）	GP/2
	质量保证 / 质量控制与性能验证（quality assurance/quality control and proficiency testing）/（免疫学）（分子方法）（要素 the key to quality）	GP/3（ILA/2）（MM/1）（K/2）
	质量管理系统（quality management system）	GP/16，HS/5（POCT/1）（X/1）
	标本收集和运送（specimen collection and handling）/（化学）（床旁检测）（自动化）（血液学）（新生儿筛查）（分子方法）	GP/3（C/5）（POCT/1）（AUTO/1）（H/8）（LA/2）（MM/1）（X/1）

CLSI 的标准文件更新较慢，大多是版本更新，使用者执行后可以保持较长期稳定。自动化与信息学（automation automation and informatics）专业进展较快，2008 年后新增了 AUTO12-A（Specimen Labels：Content and Location，Fonts，and Label Orientation，1st Edition），AUTO15（Autoverification of Medical Laboratory Results for Specific Disciplines，1st Edition）和 AUTO16（Next-Generation In Vitro Diagnostic Instrument Interface，1st Edition）3 个标准。临床化学和毒理学（chemistry and toxicology）新增最多，由 13 项增至 23 项，主要有 C56-A（Hemolysis，Icterus，and Lipemia/Turbidity Indices as Indicators of Interference in Clinical Laboratory Analysis，1st Edition）、C57（Mass Spectrometry for Androgen and Estrogen Measurements in Serum，1st Edition）、C58（Assessment of Fetal Lung Maturity by the Lamellar Body Count，1st Edition）、C62（Liquid Chromatography-Mass Spectrometry Methods，1st Edition）、C63（Laboratory Support for Pain Management Programs，1st Edition）和 C64（Quantitative Measurement of Proteins and Peptides by Mass Spectrometry，1st Edition）。免疫学和配体筛查（immunology and ligand assay）撤回了 I/LA24-A、I/LA29-A 和 I/LA27-A 这 3 个文件，将新生儿筛查（newborn screening）文件名由 LA 变更为 NBS。将原来的 LA 3 项文件修改并增加至 8 个文件，分别为：NBS02（Newborn Screening Follow-up，2nd Edition）、NBS03（Newborn Screening for Preterm，Low Birth Weight，and Sick Newborns，2nd Edition）、NBS04（Newborn Screening by Tandem Mass Spectrometry，2nd Edition）、NBS05（Newborn Screening for Cystic Fibrosis，2nd Edition）、NBS06（Newborn Blood Spot Screening for Severe Combined Immunodeficiency by Measurement of T-cell Receptor Excision Circles，1st Edition）、NBS07（Newborn Blood Spot Screening for Pompe Disease by Lysosomal Acid α-Glucosidase Activity Assays，1st

Edition)、NBS08(Newborn Screening for Hemoglobinopathies, 1st Edition)、NBS09(Newborn Screening for X-Linked Adrenoleukodystrophy, 1st Edition)。微生物(microbiology)专业由抗菌药物敏感试验小组委员会[Antimicrobial Susceptibility Testing(AST)Subcommittee, 下设7个工作组]、抗真菌小组委员会(Antifungal Susceptibility Testing Subcommittee, 下设3个工作组)和兽医抗菌药物敏感性试验小组委员会(下设)组成,分别负责细菌和真菌的药物敏感性测试以及从动物体内分离的细菌的体外抗菌药物敏感性测试的性能标准和解释的方法学、标准等的建立以及标准文件的制定。旨在促进准确的抗真菌药敏试验和适当的报告以及为临床医生选择合适的抗细菌抗真菌治疗提供建议。根据抗生素及其耐药和临床应用变化及时更新,其中M100抗菌药物药敏试验的性能标准(Performance Standards for Antimicrobial Susceptibility Testing)近年几乎每年更新, 2022年已更新至32版。分子方法(molecular methods)新增了MM19(Establishing Molecular Testing in Clinical Laboratory Environments, 1st Edition)、MM20(Quality Management for Molecular Genetic Testing, 1st Edition)、MM21(Genomic Copy Number Microarrays for Constitutional Genetic and Oncology Applications, 1st Edition)和MM22(Microarrays for Diagnosis and Monitoring of Infectious Diseases, 1st Edition)4项标准。随着床旁检测(point-of-care testing)的应用增加,方法学和临床实践的日臻成熟,CLSI对于POCT的标准文件也做了修订,文件数由原来的7项增至14项,是CLSI文件中变化最大的专业,主要增加的是:POCT06(Effects of Different Sample Types on Glucose Measurements, 1st Edition)、POCT07(Quality Management: Approaches to Reducing Errors at the Point of Care, 1st Edition)、POCT09(Selection Criteria for Point-of-Care Testing Devices, 1st Edition)、POCT10(Physician and Nonphysician Provider-Performed Microscopy Testing, 2nd Edition)和POCT15(Point-of-Care Testing for Infectious Diseases, 1st Edition)。

下面简单介绍其中的临床常用方法学标准。

一、凝血与血栓检测相关方法学标准

CLSI发布的凝血相关的指南和标准包括样本采集、运送和处理标准H21-A5(Collection, Transport, and Processing of Blood Specimens for Testing Plasma-Based Coagulation Assays and Molecular Hemostasis Assays,《基于血浆的凝血测定和分子止血测定的血液样本的采集、运输和处理》,第5版)及技术方法相关文件。

1. H30-A2 Procedure for the Determination of Fibrinogen in Plasma, 2nd Edition. Nov. 2001(血浆中纤维蛋白原测定程序,第2版)。作为临床实验室进行纤维蛋白原检测的一般指南,还包括结果报告以及可能对检测结果产生影响的体内和体外条件,建议与H21-A3文件共同使用。

2. H47-A2 **PT和APTT一步法实验,批准指南**[H47-A2 one-stage prothrombin time(PT) test and activated partial thromboplastin time(APTT) test; approved guideline] 2008年5月30日颁布的为第2版,第1版H47-A颁布于1996年。

这是一个由H28-T和H29-T两个推荐指南合并后形成的批准指南,是一系列血液凝集方法学指南的一部分,建议与H54-A和H57-A共同使用。指南描述了采用柠檬酸盐抗凝血浆进行一步法PT和APTT常规检测技术操作的原理和必要规程。实际上,这两项实验都是测定的激活测试血浆后形成纤维蛋白凝块的时间。因为其化学反应复杂,指南特别提醒实验结果易受分析前和分析变量的影响。PT和APTT对于疑有凝血功能异常的患者是实验室评价的一项重要筛选实验,包括临床应用抗凝治疗的患者。PT反映的是凝血系统的外源性或组织因素的作用,可用于抗凝治疗的监测;APTT反映的是内源性凝血通路,用于监测患者的肝素化治疗。该指南的目的是希望通过检测技术的标准化,提高实验的重复性,并通过建立绩效目标来确保与临床的符合性。指南强调了通过应用国际标准化比值(international normalized ratio, INR)进行PT国际化标准的作用。

3. H54-A INR确认过程和PT/INR系统的实验室校准,批准指南(H54-A procedures for validation of INR and local calibration of PT/INR systems; approved guideline)。2005年8月19日颁布,是H54-P的升级文件。

该批准指南是一系列凝血实验方法学指南的一部分,目的是对负责报告患者INR结果的生产厂商和临床实验室的操作人员提供指南。该文件描述了应用定标血浆增强PT/INR系统实验的作用,复习了当厂商的国际敏感指数(international sensitivity index, ISI)未经实验室验证或校准而应用时INR系统的局限性,并为当临床需要PT校准时推荐进行实验室敏感指数(local ISI)验证提供了理论依据。该指南分为两部分,第一部分定义了校准曲线、定标血浆、通用国际敏感指数、国际标准化比率、国际参考品(international reference preparation, IRP)等的概念,并对校准过程、材料选择、精密度、不准确度等做了详细、广泛的描述。其最初的目的是给试剂生产厂家、用于PT/INR系统的仪器设备厂家和定标血浆等材料制备厂家提供标准。第二部分是应用于临床实验室的缩写版本,适用于负责PT分析工作的专业实验室。指南提供了计算实验室ISI的方法,并包括了确定直接INR的校准曲线的建立过程。在扩大的指南中,还对定标血浆准备的方法和INR值确定方法进行了描述。指南提出了一个INR推荐范围,要求定标血浆需覆盖这个范围,并建议实验室ISI校准要用多个定标血浆,同时进行PT系统校准的操作步骤。本标准还附有三个附件可供参考,附件一为几何平均正常凝血酶原时间的确定;附件二为实验室ISI确定和直接INR校准曲线的计算方法;附件三为INR验证、ISI校准和直接INR校准曲线准备。

4. H58-A 聚集仪检测血小板功能实验,批准指南(H58-A platelet function testing by aggregometry; approved guideline), 2008年11月24日颁布。

这是一个由CLSI颁布的批准指南。该指南提供了应用聚集仪评价患者标本和样品血小板聚集功能的具体操作过程,其目的是在该指南的指导下使血小板功能检测的实验室的检测结果能够取得进一步的统一。标准对光透射聚集仪（light transmission aggregometry，LTA）、全血阻抗聚集仪（whole blood impedance aggregometry）、流体切变技术（shear-flow technologies）的原理、操作细则、注意事项进行了描述，以便新、老使用者在其实验室建立一致的、可重复的血小板功能实验规程。指南对采用低和高流体切变技术，应用集合光度计检测血小板功能过程中的样本收集、检查前准备、患者准备、样本运输贮存过程、实验操作过程以及与血小板功能实验相关的质量控制提出了特别要求。其中包括抗凝、样本贮存和运输的温度、样本的不同收集方法、参考范围的建立、结果的报告、结果分析、有效性分析以及疑难解释。该指南适用于临床和参考实验室、生产厂家和管理机构。

5. H59-A　排除静脉血栓栓塞性疾病的 D- 二聚体的定量分析，批准指南（H59-A quantitative D-dimer for the exclusion of venous thromboembolic disease；proposed guideline），2011 年 3 月 31 日颁布。

D- 二聚体是纤维蛋白溶解的产物，它的升高可导致血管内栓塞、弥散性血管内凝血，特定条件下还可导致纤维蛋白生成。D- 二聚体检测是评估患者潜在静脉血栓栓塞（venous thromboembolism，VTE）的有效方法。该文件提供了关于 D- 二聚体的定量分析在排除静脉血栓栓塞性疾病中的应用指南。包括 VTE 预测可能性临床决定值的描述、标本的正确收集和处理、D- 二聚体的检测、排除 VTE 阈值的确定、实验结果的解释以及管理和认可方面的要求。该指南概述了静脉血栓栓塞症的背景、D- 二聚体检测及其问题，详细叙述了 D- 二聚体检测的方法，包括定量三明治分析、定量微粒子凝集方法、半定量微粒子凝集方法、床旁监测方法等。指南适用于临床实验室、实验室主管、试剂生产厂家、临床医生和管理机构。

6. H48-A　临床实验室、实验室主管、试剂生产厂家、临床医生和管理机构。床旁 exclusion of venous thromboembolic disease；proposed guidelinees and Mole（使用一期凝血试验测定凝血因子活性，第 2 版），此为 1997 年第 1 版的替代版。

主要变更在于，增加了用于诊断凝血障碍的辅助因子的术语，加强了检验前、检验和检验后活动以及抗凝抑制剂对因子反应物和反应性应答的错误识别和报告影响的来源等内容。为使用确定一期止血凝血因子活性和因子测试参考实验室提供指导。标准包含优化因子测试在内的指南，以最大限度地减少变异对检验前、检验和检验后过程的影响。本指南涉及操作程序、试剂性能验证、参考区间、稳定性、质量保证和质量控制问题相关实验室规范。适用于实验室和 / 或实验操作者、医师（例如血液学医师、检验医师）对结果的解释、外部质量评估计划制定和因子检测试剂与检测系统的制造商。

7. H60　Laboratory Testing for the Lupus Anticoagulant；Approved Guideline，1st Edition 抗狼疮凝血物的实验室测试；批准的指南，第 1 版，于 2019 年 9 月已经过审查和确认。

该指南提供了关于标本收集和处理的指导和建议；筛查和确认试验以及用于确定狼疮抗凝物（LA）的混合测试的应用场景和局限性；cut-off 值的确定、方法学相关变异的计算以及 LA 检测组合解释等的方法与标准。

二、血液学检测相关方法学标准

血液学相关标准和指南包括方法学标准（详见下文）和样本采集、运送与处理。

1. H20-A2　白细胞分类计数的参考方法和仪器评价方法，批准指南；H20-A2 reference leukocyte（WBC）differential count（proportional）and evaluation of instrumental methods；approved standard-second edition，第 2 版，2007 年 1 月 18 日颁布。

白细胞分类计数参考方法指南 H20-P 最早出版于 1981，1992 年 H20-A 出版，该批准指南为 H20-A 的升级版，指南评价了自动和半自动血液分析仪进行白细胞分类计数的能力。标准以血涂片中发现的白细胞为中心，详细描述了人工镜检白细胞分类计数的方法，并以此方法作为评价白细胞分类计数仪的参考方法，评价的具体步骤包括实验设计、样本准备、数据收集和临床敏感性研究。为了能够确定性能验证中质和量的异常，该指南还进行了相关统计学方法的概述。本文件描述的人工镜检方法是一项费时、费力的工作，一般不被最终应用实验室所接受，其目的是希望白细胞分类系统生产厂家能够用此标准建立厂家的仪器的性能特性。该指南还有一些简化版本，应用简化方法所需标本少，统计过程简单。但如果应用任一简化方法，都需得到该实验室主任的认可。该标准还同时描述了一个白细胞分类计数的推荐参考方法，即流式细胞仪分类计数参考方法，该方法适合于基础校准程序。为便于成千上万白细胞分类计数的流式细胞仪参考方法与目前应用的血液学仪器方法比较，文件提供了一个创新的统计学方法。该方法利用单克隆抗体和多参数流式细胞仪技术，可以识别不同的白细胞亚群和有核红细胞，从而进一步提高检查的准确性和时效性。多色流式免疫分型更适合于识别出现频率低或形态学特殊的细胞亚群，如嗜碱性粒细胞和树突状细胞。此方法不受细胞识别主观影响。

2. H15　Reference and Selected Procedures for the Quantitative Determination of Hemoglobin in Blood，3rd Edition，Dec.2000。规定了参考和标准化血红蛋白测定的原则，材料和程序，包括二次血红蛋白氰化物（hicn）标准的规范。

3. H26　Validation，Verification，and Quality Assurance of Automated Hematology Analyzers，2nd Edition.Sep.2016（自动血液学分析仪的验证，检定和质量保证）。这是一个为制造商、最终用户临床实验室、认证组织和监管机构的自动化多通道血液分析仪进行校准、检定、验证、质量保证和质量控制提供的指南。指导终端用户临床实验室建立临床可报告范围以及检测系统的检验前和检验过程的质量保证。

三、免疫学检测相关方法学标准

免疫学检测相关的标准或指南，包括检测性能、质量保证和方法学几部分。主要有，I/LA02（核抗原自身抗体实验室测试的质量保证：显微镜间接荧光分析和微量滴定酶免疫分析方法），I/LA21Clinical Evaluation of Immunoassays，2nd Ed.（免疫测定的临床评价），I/LA23 Assessing the Quality of Immunoassay Systems：Radioimmunoassays and Enzyme，

Fluorescence，andLuminescence Immunoassays，1st Ed.（免疫测定系统质量的评估：放射免疫测定和酶、荧光和发光免疫测定），I/LA25 Maternal Serum Screening，2nd Ed.（产妇血清筛查），I/LA26 Performance of Single Cell Immune Response Assays，2nd Edition（单细胞免疫反应测定的性能），I/LA30Immunoassay Interference by Endogenous Antibodies，1st Ed.（内源性抗体对免疫测定的干扰），I/LA33 Validation of Automated Systems for Immunohematological Testing Before Implementation，1st Ed.（实施前免疫血液学测试自动化系统的验证），I/LA34 Design and Validation of Immunoassays for Assessment of Human Allergenicity of New Biotherapeutic Drugs（用于评估新生物治疗药物的人体过敏性的免疫测定的设计和验证），I/LA28A2QG Comparison of the Characteristics of Immunoassays Such as Enzyme-Linked Immunosorbent Assay andImmunohistochemistry Quick Guide（酶联免疫吸附法和免疫组织化学快速指南等免疫测定的特性比较），I/LA28 Quality Assurance for Design Control and Implementation of Immunohistochemistry Assays，2nd Ed.（免疫组织化学检测设计控制和实施的质量保证），NBS02Newborn Screening Follow-up，2nd Ed.（新生儿筛查随访）。下面就方法学相关标准作简要介绍：

1. I/lA02-A2（ILA02-A2） 抗核抗体实验室实验质量保证：①显微镜间接荧光分析；②微量滴定法酶免疫分析方法。批准指南，第 2 版，2006 年 3 月 22 日颁布（I/lA02-A2 quality assurance of laboratory tests for autoantibodies to nuclear antigens：indirect fluorescence assay for microscopy and microtiter enzyme immunoassay methods；approved guideline-second edition）。

抗核抗体（antinuclear antibody，ANA）与许多免疫性疾病有关，而且是系统性风湿病的基本标志。该批准文件为从事免疫荧光实验检测抗核抗体的实验室科学工作者和厂家提供了工作指南。标准指出间接免疫荧光实验和免疫酶标实验是 ANA 筛查常用的方法。该批准指南主要分三部分。第一部分：抗核抗体的间接免疫荧光实验（IF-ANA），主要描述了 IF-ANA 实验的原理、患者标本的收集过程、底物（更推荐用 HEp-2 上皮细胞，尤其是 SS-A/Ro 抗体检测）、固定液种类及其原理、荧光标记物、工作液稀释以及显微镜光学系统要求。第二部分：酶免疫分析实验（ELISA-ANA），该方法是抗核抗体检测的半定量检测方法。主要介绍了 ELISA-ANA 实验必需品的要求，主要包括几个关键的试剂和材料：吸附抗原的固相物质（如微滴定板）、酶标记的检测抗体、校准液、洗液、底物、终止液、阴性和阳性对照等，实验的分析验证（厂家和实验室）及 ELISA 检查方法。第三部分主要描述了抗体的定量、实验结果的参考区间和报告以及实验室内质量控制。同时还介绍了 ANA 实验的参考准备（包括 AF/CDC 细胞核抗原、核内抗原自身抗体参考血清等的准备）。

2. I/lA30-A 内源性抗体对免疫分析干扰的分析；批准指南，第 1 版，2008 年 5 月 25 日颁布（I/lA30-A immunoassay interference by endogenous antibodies；approved guideline）。

免疫分析在很大范围内分析物测定中具有较高的敏感性和特异性，是一项重要的临床诊断工具。然而，由于患者样本中循环内源性抗体的干扰，会导致分析结果的假性增高或降低。本文件介绍了循环内源性抗体的起源、实质及其普遍性，揭示了其产生免疫分析干扰的机制。通过阐明认识和分析干扰特点的方法，制定和评估了排除干扰的方法。本文件所涉及的分析干扰仅限于内源性抗体干扰，不包括其他类型的干扰（如红细胞溶解、交叉反应物质和药物干扰）。该文件将推荐给分析免疫试剂生产监督管理部门、生产厂家和实验工作者作为指导。嗜异抗体（感染性因素引发）、抗动物抗体和自身免疫性抗体可导致免疫分析干扰，报道的免疫分析干扰的发生率范围为小于 1%~40%，干扰抗体可以模拟检测抗原、试剂抗体或两者都有与部分检测体系结合，有些干扰抗体虽不与抗原或抗体结合，但与抗原 - 抗体复合物结合，从而影响实验结果。抗体干扰常规筛选不能对分析干扰发出警告，因此该文件描述了评价免疫分析干扰的具体方法。分析干扰导致的错误结果虽然与患者的临床表现不一致，但将这一结果确定为假性结果是不易的，这将导致更进一步的实验检查和治疗，为此文件列举了常用免疫分析中常见的干扰现象。同时详细描述了排除干扰的具体方法，包括免疫分析的设计、实验过程要求、干扰的预防、认识和排除的责任（管理机构的责任和使用者的责任）。

3. I/lA20-A3 人免疫球蛋白 E 抗体（IgE）和特定过敏原特异性免疫学分析的分析性能特点和临床应用；批准指南，第 3 版，2016 年 10 月 24 日颁布（I/LA20-A3 Analytical Performance Characteristics，Quality Assurance，and Clinical Utility of Immunological Assays for Human Immunoglobulin E Antibodies of Defined Allergen Specificities，3rd Edition）。

特异性抗原 IgE 抗体的免疫学分析方法正迅速发展，但以往缺乏使用者、生产厂家和管理机构意见统一的文件，使该项技术缺少了试剂验证、质量控制、分析校准和整体质量保证的标准。为了制定一个统一的标准指南，由实验室工作人员和 IgE 抗体分析试剂生产厂家共同编写了该文件。该指南总结了检测 IgE 抗体技术的现状。描述了临床 IgE 抗体免疫分析概况（包括 IgE 抗体的生物学活性和人过敏状态的评价）、常规实验标本要求（患者标本的类型、运输、贮存和质量控制）以及试剂评价的认可方法（包括人 IgE 抗体和过敏原抗体，并对认可批准过程进行了描述）。重点强调了评价抗原分析试剂和人特异性 IgE 免疫学试剂特异性的科学术语和方法。该指南推荐使用免疫学方法，并对血清总 IgE 抗体分析和过敏原特异性 IgE 抗体分析提出了具体要求，同时对实验的分析精密度、准确度、敏感性、平行比较（稀释 - 回收实验）以及干扰、IgE 抗体分析校准系统进行了介绍。指南还讨论了供应商验证、质量保证、实验室内质量控制、实验室工作人员熟练程度测试。并分别对过敏原特异性 IgE 抗体分析试剂盒生产厂家和诊断过敏原实验室提出了特别的推荐意见。最后，指南以附录的形式介绍了六方面内容可供参考：①过敏原名称附录（科学名称和过敏原编码）；②稀释 - 回收分析（平行比较）；③采用直接结合稀释分析方法和竞争抑制免疫分析方法对抗人 IgE 试剂的认证；④过敏原试剂的认证；⑤ IgE 抗体分析的精密度实验；⑥ IgE 抗体分析检测的局限性确定。I/LA-20A 的补充文 I/LAsupplement ILA37，为该数据库提供了 IgE

抗体检测制造商目前使用的过敏原代码的统一列表。

四、流式细胞仪表型分析及其血液病分型方法学标准

流式细胞仪相关的方法学标准有以下三项：

1. H42-A2 流式细胞仪免疫细胞群计数；批准指南，第2版，2007年5月22日颁布（H42-A2 enumeration of immunologically defined cell populations by flow cytometry; approved guideline-second edition）。

随着针对各种细胞类型特异性单克隆抗体的不断出现，能够更加高效自动分析更多数据的流式细胞仪成为临床实验室免疫血细胞分型的首选方法。H42-A2批准指南强调了流式细胞仪的临床应用程序和质量保证等问题。此标准的目的是帮助临床实验室建立质量保证程序和标准基础，从而使各不同实验室的实验结果可以进行比较。指南主要分三部分。第一部分：概述，文件首先概述了外周血淋巴细胞免疫学分型的基本目标、质量控制程序、样本准备、试剂要求、样本分析过程、数据的分析和解释。描述了生物安全注意事项，包括样本收集、安全防护服、生物安全柜、样本容器、离心机、移液器、锐利器具、血液溅出物处理、废物处理和样本灭活、样本贮存、未固定样本的要求、设备灭菌等。介绍了流式细胞仪绝对细胞计数的方法，包括双平台（dual-platform，DP）方法，单平台（single-platform，SP）方法：基于流量分析的单平台方法和基于计数微球的单平台方法。特别强调了单平台技术有效性的验证，包括异常淋巴细胞计数的注意事项和对滴定技术精密度和准确度的要求（包括移液器精密度、准确度的验证、滴定过程等）；第二部分：淋巴细胞亚群计数，包括样本收集（患者信息和样本标记、静脉穿刺技术、抗凝的选择）、样本运输、样本准备、免疫标记（淋巴细胞免疫分型试剂的要求、最优的标记程序）、样本质量控制程序、样本分析过程、数据分析、数据保存和数据报告及解释、参考范围确定等的具体要求；第三部分：$CD34^+$造血干细胞（stem cells）和祖细胞（progenitor cells）的计数，在描述样本收集、免疫标记、样本质量控制程序、样本分析过程、数据分析、数据报告及解释等基础上，还重点强调了在这些细胞绝对数测定中仪器的设定过程（包括双参数直方图即散点图、设门、取数等）。该批准指南还有四个附件。附件一：仪器的设定和仪器性能的质量保证；附件二：$CD4^+T$细胞亚群免疫标记可供选择的方法；附件三：$CD4^+T$细胞计数可供选择的技术方法；附件四：罕见免疫学细胞亚群的计数。

2. H43-A2 恶性造血系统淋巴瘤细胞的临床流式细胞仪分析；批准指南，第2版，2007年4月23日颁布（H43-A2 clinical flow cytometric analysis of neoplastic hematolymphoid cells; approved guideline-second edition）。

免疫学分型对于血液淋巴瘤患者诊断和治疗的重要性决定了需要发展临床实验室诊断技术的恰当性能标准指南。H43-A2是1998年颁布的H43-A的升级版，该批准指南以H42-A2（流式细胞仪免疫细胞群计数）批准指南为基础，强调了流式细胞仪淋巴瘤免疫分型应用中的生物安全、样本的收集和运输、样本准备、免疫标记、仪器合理设置、仪器质量控制、取数和数据保存等问题。在此基础上，重点描述了血液淋巴瘤样本的细胞表面蛋白和细胞内蛋白或核抗原免疫荧光标记过程，介绍了对不同淋巴瘤免疫荧光试剂的要求，包括急性淋巴瘤免疫学分型细胞膜蛋白标记试剂（主要与B细胞反应的表型标记试剂：CD19、CD20、CD22；主要与T细胞反应的表型标记试剂：CD2、CD3、CD5、CD7；主要与骨髓细胞反应的表型标记试剂：CD13、CD117、CD14、CD41、CD61；多种细胞的表型标记试剂：CD10、CD34、CD58等）、慢性淋巴瘤白血病、慢性淋巴瘤和浆细胞白血病免疫分型中应用的试剂（主要与B细胞反应的表型标记试剂：除上述外还有CD37、CD10、CD23、CD25、CD138等；主要与T细胞反应的表型标记试剂：除上述外还有CD4、CD8；主要与NK细胞反应的试剂：CD16、CD56、CD57等）、急性白血病免疫学分型中细胞内试剂（包括CD3、CD22、CD79a等）等。提出了最优的标记操作方案。同时对不同白血病的流式细胞仪免疫学分型进行了解释，包括急性白血病（包括前体B细胞急性淋巴系统白血病、前体T细胞急性淋巴系统白血病、急性浆细胞白血病、界限不明的急性白血病以及急性白血病治疗后少量残留细胞分析等）、成熟淋巴性恶性肿瘤（成熟B细胞肿瘤、成熟T细胞肿瘤、成熟NK细胞肿瘤以及治疗后成熟淋巴细胞肿瘤残留细胞的检测等）、骨髓增生异常综合征等。最后附有一附录：仪器的设置和仪器性能的质量控制。

3. H52-A2 Red Blood Cell Diagnostic Testing Using Flow Cytometry, 2nd Edition（基于流式细胞仪的红细胞的诊断性检测，第2版，2014年3月）。

该指南强调使用基于荧光技术的流式细胞仪平台，作为诊断性红细胞的检测，包括胎儿出血检测、阵发性夜间性血红蛋白尿筛查实验、遗传性血细胞增多症的膜缺陷性贫血试验和有核核红细胞计数等的实验程序。从实验室检验技术人员、诊断测试开发者和监管机构的角度讨论了优选的检测方法、方法学评估、质量控制的关键环节以及结果解释的注意事项。

五、基因诊断相关方法学标准

基因检测相关标准有20项，与方法学有关的15项，其中两项分别同时有网络版和文件正式版，故为13项文件，下面就新方法标准简要介绍：

1. MM17-A2 多重核酸分析的检定和验证；批准指南，第2版，2018年5月31日颁布（MM17-A2 Validation and Verification of Multiplex Nucleic Acid Assays, 2nd Edition）。

多重核酸分析是在同一PCR反应体系里加上两对以上引物，同时扩增出多个核酸片段的PCR反应，它允许在同一个样本中检测两个或多个分析成分的存在并区分这些成分。随着商业可供应用的多重分析仪器数量的迅速增多，多重分析实验室也日益增多，但分析技术和分析平台各种各样。这对实验室运用该项技术时进行恰当的实验鉴定和有效性验证，特别是恰当的质量控制和参考物获取提出了挑战。与单重PCR的单一结果相比，多重分析的数据分析和结果报告要复杂得多。MM17-A批准指南阐明了定性分析的分析鉴定和有效性验证以及半定量多重核酸分析，但未对定量分析的

鉴定和有效性验证进行说明。该文件描述了多重核酸分析的样本准备（包括样本类型、手工核酸提取、完整性要求、纯度要求和自动核酸提取技术）、多重方法和技术的一般性讨论［包括靶向扩增技术、基于颗粒的单重检测技术、单相扩增技术、生物电子阵列DNA和RNA杂交检测（bioelectronics array detection of DNA and RNA hybrid）］、参考和定性质控物质（包括内源性核酸、全基因扩增、非基因型参考物质、内控制物）、分析鉴定和有效性验证（包括试剂成分的特点和作用、标准技术操作程序、应用软件和计算方法、分析有效性验证等）、数据分析和结果报告（包括实验类型及其数据要求、基因型命名、分析研究结果的分析、临床研究结果的分析以及可能的局限性），并重点复习了临床有效性。由于多重核酸分析方法应用范围广，因此，该指南未能给出特别的鉴定和有效性验证方案，仅是基于目前的指导性文件，对如何进行分析鉴定和有效性验证提出了建议。

2. MM01-A3 基因遗传性疾病的分子学诊断方法；批准指南，第2版，2012年5月18日颁布（MM01-A3，Molecular Methods for Clinical Genetics and Oncology Testing，3rd Edition），其前身为MM1颁布于2000年（MM01-A2 molecular diagnostic methods for genetic diseases；approved guideline-second edition）。

目前分子遗传学已成为临床实验室医学遗传学第三大主要分支，其发展比生物化学、遗传学和细胞遗传学更加迅速。该批准指南描述了与遗传性疾病相关的基因突变的临床检测的分子生物学技术的应用。此方法可用于诊断、母体筛选、新生儿筛选、产前筛选或症状发生前/先天性实验检查。与遗传性疾病有关的基因突变可以认为是与谱系相关的，这与由肿瘤、感染和环境污染引起的染色体DNA变化是有区别的，虽然对后者检查的许多实验室技术相同或近似的，但对遗传性疾病实验的应用、结果、解释却存在很大不同。该文件描述了分析提取和/或DNA扩增技术，未涉及在完整细胞或染色体上的分子学分析（例如：原位杂交荧光分析）。文件适用于临床分子遗传实验室作为参考。MM01-A2批准指南为分子遗传诊断实验室的各项操作提出了总的建议。文件简单介绍了分子遗传学的诊断应用、伦理考虑和保密规定，描述了人基因突变谱系和名称的命名法则、实验室安全（包括常规预防措施、生物危险、化学危险、放射危险、紫外线危险和电的危险）和“前期”准备工作，如信息收集、样本区分和登记（包括样本类型、样本区分、申请表格、拒绝样本的标准、登记样本、样本的运输和贮存、核酸贮存和样本保留等）、样本准备。并重点说明了分子遗传分析技术［包括突变检测和特点、southern分析、核酸扩增技术（PCR、RT-PCR）、依赖FEN-1 DNA聚合酶的扩增技术、寡核苷酸连接反应分析、寡核苷酸杂交、四引物扩增耐火突变系统-PCR（Tetra-primer amplification refractory mutation system-polymerase chain reaction，tetra-primer ARMS-PCR）和全序列特异等位基因延长的多重基因型分析（multiplex genotyping by ASPE on universal arrays）］、实验有效性和特点、质量保证（包括实验试剂质量的控制程序、设备校准和维护、内部和外部质量控制、阳性结果的控制）、结果报告（保密/隐私和记录）和参考实验室选择。该文件还对分子遗传理论和实践中的常用术语的定义进行了说明。并对出生前胎儿的分子生物学检查提出了具体要求。

3. MM12-A 诊断性核酸微阵列芯片分析；批准指南，第1版，2006年5月30日颁布（MM12-A diagnostic nucleic acid microarrays；approved guideline）。

诊断性核酸微阵列分析是最近由较传统的分子诊断方法派生出来的新的技术方法，它可以同时迅速地对个体的多位点基因变异或单一疾病的多个不同基因突变进行检测。MM12-A批准指南强调了DNA序列和基因表达分析中阵列为基础的变异检测，包括遗传变异、染色体变化、甲基化加工修饰，抗生素耐药分析的病原体加工修饰、基因剂量/竞争基因杂交（CGH）。该文件对微阵列分析过程的不同方面提出了推荐意见，包括方法学概论（固相支持技术、探针合成与黏附、信号发生和检测）、分析方法（核酸提取技术、基因化学、杂交技术、后杂交技术、信号产生和检测、现代实验室的微阵列分析等实验方案）、准备、操作、基因物质的评价以及结果的解释和报告。并说明了质量控制方法、分析和临床有效性。本指南适用于与临床目标相关的分析，不包括组织和蛋白微阵列分析、非核酸微阵列分析或者微阵列的研究应用。文件分析了微阵列分析的优势和不足，说明了微阵列分析的伦理、法律、社会等问题，讨论了应用微阵列技术进行诊断的特殊问题。并对基因资料分析和基因表达资料分析进行了论述。

4. MM03 感染性疾病的分子诊断方法，第3版（Molecular Diagnostic Methods for Infectious Diseases.3rd Ed.Feb.2015）。该指南提供了涉及临床应用的感染病原体的分子诊断检测的指导性建议，包括扩增和非扩增的核酸检测方法、核酸序列的选择和质量、建立和评估检测性能参数、抑制剂和干扰物质的评价、假阳性控制、结果报告和解释、质量保证、加强监管、日常运行和实验室管理。

5. MM06 传染病的定量分子方法，第2版（Quantitative Molecular Methods for Infectious Diseases，2nd Ed.Nov.2010）。本指南用于指导定量分子方法如核酸探针和针对特定微生物的目标序列的核酸扩增技术的开发和使用，并提出了关于质量保证、能力测试和结果解释的建议。

6. MM07-A2 临床实验室荧光原位杂交方法，第2版（Fluorescence In Situ Hybridization Methods for Clinical Laboratories，2nd Ed，Aug.2013）。文件强调指南所指荧光原位杂交方法，主要用于医学遗传测定、染色体异常的鉴定和基因扩增。对探针设计、方法建立、操作、资质、确认、验证、仪器要求、质量保证和结果评估等方面给出了建议。

7. MM09-A2 用于诊断的实验核酸测序，第2版（Nucleic Acid Sequencing Methods in Diagnostic Laboratory Medicine，2nd Ed.Feb2014）。该标准用于指导使用全自动毛细管测序仪和高通量测序仪进行诊断性测序的实验室。对标本收集和处理、核酸分离和提取、模板的制备、序列扩增、比对和组合、校准与验证、持续质量保证和结果报告一一作了明确说明和规定。

8. MM11 菌株分型的分子学方法，第1版（Molecular Methods for Bacterial Strain Typing，1st Ed.Apr.2007）。本指南

规定了对菌株分型背后的生物学特性的检测，对菌株特征的分析和分型系统的验证。特别关注脉冲场凝胶电泳（pulsed-field gel electrophoresis，PFGE）和多位点序列分型（multilocus sequence typing，MLST）的方法。

9. MM12 诊断性核酸微阵列芯片，第 1 版（Diagnostic Nucleic Acid Microarrays，1st Ed。发布于 2006 年 5 月）。诊断性核酸微阵列指南为微阵列核酸检测方法的许多方面提供了建议。指南给出了相关方法的概述，核酸提取，遗传物质制备、处理和评估，质量控制，分析验证以及结果的解释和报告等技术要求和方法学指导。

10. MM18 通过靶向 DNA 测序对细菌和真菌进行检测、识别的解释标准，第 2 版（Interpretive Criteria for Identification of Bacteria and Fungi by Targeted DNA Sequencing，2nd Ed.2018）。该指南包括了目前通过靶向 DNA 测序进行微生物分类的最新信息，特别强调了结果的解释和报告。MM21 Genomic Copy Number Microarrays for Constitutional Genetic and Oncology Applications，1st Ed.，该指南提供了用于细胞遗传学应用的核酸微阵列的鉴定、验证、性能和解释的建议，用于测量拷贝数不平衡和异质性的损失。应解决宪法和肿瘤学应用问题。

11. MM23 实体肿瘤（非血液学肿瘤）的分子诊断方法，第 1 版（Molecular Diagnostic Methods for Solid Tumors（Nonhematological Neoplasms），1st Ed.Apr.2015）。本指南旨在为对具有实体肿瘤特征的分子诊断技术提供指导，涵盖了指南完成时的一系列临床应用包括诊断、预后、治疗反应预测、临床可及的药物和仍在临床试验中的药物，以及监测、预测和遗传易感性检测的具体方法标准、建议和指导。

12. MM24 感染性病原体基因分型和菌株分型的分子学方法，网络版（Molecular Methods for Genotyping and Strain Typing of Infectious Organisms）。本指南第一版于 2021 年 9 月发布。网络版是根据 Sherry A.Dunbar，PhD，MBA and Ted E.Schutzbank，PhD，D（ABMM）在网络研讨会上的讲话录音整理而成。文件提供了学习分子基因分型和菌株分型背后的生物学和技术基础，介绍了感染微生物基因分型和菌株分型的鉴定和验证各种系统的实验室方法，解释了基因分型和菌株分型系统建立的设计与验证的考虑标准，以及确定这些系统的临床效用的要求和条件。

六、临床化学检验方法学标准

CLSI 在临床化学中以 C 命名的标准有 12 项，与方法学直接相关的只有 3 项。

1. C49-A2 临床化学中的体液分析；批准指南，2018 年 11 月 13 日颁布（C49-A Analysis of Body Fluids in Clinical Chemistry，2nd Edition）

该指南提出了对羊水、脑脊液、浆膜腔积液、滑膜液临床化学分析的方法标准，不包括血清、血浆、全血或液体等常规样本的检查。文件强调了最常规的实验室条件（状态）、在不扩大方法验证情况下对异常体液进行分析物检测的检测程序、生物学因素和分析变化因素对结果解释的影响以及不同仪器测定所得可比结果的变化性。该指南描述了基质作用对临床实验室检测的影响，说明了各种体液（羊水、脑脊液、浆膜腔积液、滑膜液）的组成和致病机制，解释了体液检查成分的临床意义，包括肌酐、淀粉酶 / 脂肪酶、总蛋白 / 白蛋白、甘油三酯、胆固醇、肿瘤抗原 / 标志物、电解质和 pH 等。

2. C61-AE 血清铁、总铁结合力和转铁蛋白饱和度的测定，第 1 版（Determination of Serum Iron，Total Iron-Binding Capacity and Percent Transferrin Saturation，1st Ed），该文件提供了血清铁和总铁结合力的测定方法；介绍了血清铁浓度和转铁蛋白的百分位饱和度的测量。文件发布于 1998 年，相对于目前的检测系统和检测方法适用性较低。

3. C46-A2 血液气体和 pH 分析以及相关测量；批准指南，第 2 版，2009 年 2 月 24 日颁布（C46-A2 blood gas and pH analysis and related measurements；approved guideline-second edition）

血 pH 检查和血气分析结果直接影响到患者的监护和救治，因此，其在实验室检查中更具有特殊性和重要性。C46-A2 批准指南是六个 NCCLS 文件（C12-A、C21-A、C25-A、C27-A、C32-P、C33 等文件）综合合并后形成的文件。指南首先概述了血 pH 和血气分析的概念和相关定义，包括：pH、CO_2 和 O_2 分压、血浆 CO_2 pK 值（pK′）、血浆总 CO_2 浓度、碳酸氢盐浓度、细胞外液非碳酸氢盐缓冲物的显性缓冲值（βecf）、细胞外液碱剩余、血碱剩余、总血红蛋白浓度、血红蛋白“饱和度”和血红蛋白分数（如总血红蛋白氧化血红蛋白分数）、血红蛋白氧容量、血总氧浓度、血红蛋白 50% 氧饱和度时氧分压（P50）等。说明了分析前准备及注意事项。描述了一般分析干扰情况。并对血气分析仪的校准及血气分析的质量控制提出了要求。

七、其他方法学标准

1. H56-A 细胞成分的体液分析；批准指南，第 1 版，2006 年 7 月 10 日颁布（H56-A body fluid analysis for cellular composition；approved guideline）

H56-A 批准指南中所指的体液包括脑脊液、浆液（胸膜、腹膜、心包膜产生的液体）、支气管肺泡灌洗液和滑膜液等。文件描述了对这些体液采集、运输、贮存、检查和报告方法，以期发现炎症、感染、肿瘤和免疫等病症。指南介绍了体液细胞成分的手工和自动化计数方法（包括试剂、仪器、操作步骤等）。并对细胞成分的形态学检查以及报告解释进行了详细说明，包括：红细胞系列、髓系（包括嗜中性粒细胞、嗜酸性粒细胞、嗜碱性粒细胞、肥大细胞）、淋巴系（包括淋巴细胞、反应性淋巴细胞、浆细胞）、单核吞噬细胞系（包括单核细胞、巨噬细胞）、衬细胞（包括脑室衬细胞、脑脊膜细胞、间皮衬细胞、间皮细胞）、恶性细胞（包括胚细胞、淋巴瘤细胞、非造血系恶性细胞）、混杂细胞（包括鳞状上皮细胞、内皮细胞、软骨细胞、神经组织 / 神经元、胚胎基质细胞）等，并附有彩图可供参考。该指南进一步描述了不同体液（脑脊液、浆液、滑膜液、支气管肺泡灌洗液）肉眼和显微镜下检查的程序。同时介绍了一些新的检查方法，包括免疫细胞检查、流式细胞仪检查和细胞基因分析等。并对质量控制、质量保证、操作熟练程度测试、继续教育和训练等提出了要求。最后，该文件还附有三个附件：试剂配方；细胞类型说明；参考区间。

2. C50　临床实验室质谱检测：一般原则和指南，第1版（Mass Spectrometry in the Clinical Laboratory: General Principles and Guidance, 1st Ed.Oct.2007）。该指南对质谱的一般理解、临床实验室应用质谱的建议和原则。该指南提供的指导、建议和质量保证指标，能够帮助实验室正确实施和运行质谱系统，完成不同用途的检测。指南还提供了有关保持最佳性能的指导、提高准确性和精确度的方法，方法学确认、仪器使用和测试的质量控制，仪器故障处理，样本准备，结果解释和技术的局限性。

第三节　IFCC和检验医学溯源联合委员会颁布的临床检验相关标准

国际临床化学和检验医学学会（International Federation of Clinical Chemistry and Laboratory Medicine，IFCC）成立于1952年，与CLSI相同，是对世界临床检验方法相关行业标准做出巨大贡献的组织。其宗旨是为提高全世界的临床化学实践和科研水平，建立、鼓励和培养高专业水准的临床化学和检验医学人才，促进全世界临床检验标准化水平，发起和支持国际临床化学大会，为全世界的临床化学家和检验医学专家提供一个相互联系和自由交流专业信息的平台。其主要贡献是制定并颁布了酶测定总论以及谷丙转氨酶、谷草转氨酶、γ-谷氨酰基转移酶、碱性磷酸酶、肌酸激酶、乳酸脱氢酶、酶催化浓度的参考方法等八个正式标准。关于酶的标准，重点强调了37℃下检测酶催化活力浓度，这是在手工方法基础上建立的。虽然当时得到各国的学术会议的同意，并成为酶检测产品生产公司、实验室发展和推出检测酶催化浓度方法或试剂的标准化方法，但后来随着自动化仪器的广泛应用，人们逐渐发现自动化结果和IFCC方法的手工操作结果不尽一致，长期实践经验证明，两者很难统一。经过不断探索，人们认识到，使用校准的方法实现酶标准化是可行的。除此之外，IFCC还与CLSI合作，制定颁布了近10项临床检验方法标准，需要时可登录其官方网站，点击进入IFCC-Clinical and Laboratory Standards Institute选项，即可进行相关查询。若查询IFCC颁布的临床检验方法相关标准，可登录国际临床化学和检验医学学会的官方杂志《临床化学和实验室医学》（*Clinical Chemistry and Laboratory Medicine*）的网站，首先登录IFCC官方网站，点击进入Clinical Chemistry and Laboratory Medicine选项，选择Online Conten，即可进入《临床化学和实验室医学》电子版杂志进行查询。

（李　莉　丛玉隆）

第九章 实验室信息系统

科学技术的发展以及随着我国与世界信息高速公路的接轨，实验室自动化发展的同时伴随着计算机技术的发展而展开。自动化使临床常规实验室的大部分手工工作自动化，如通过自动传输系统将标本从采集站自动运达检测站，只在向仪器装入样品或取出样品时需手工操作；信息化使得传统的以手工操作处理数据、报告结果的方式得到彻底改变，如患者信息及医嘱信息的网络传输、条形码标本流程的使用、自动化检测后数据的自动传输、非理想数据的各类警示的自动提示、中间件（报告规则软件）的使用，能实现使 70% 以上的标本通过"一键审核"，大大缩短了标本周转时间，提高了报告的及时率。然而实验室信息系统（laboratory information system，LIS）在实验室自动化中的作用远比硬件设备更为重要，如果将自动化的实验室比作一个人，LIS 就是一个人的大脑和各种感觉器官，接受各种外界的信息，经分析处理后反馈给肢体和各个器官。计算机技术的发展直接推动了实验室的检测工作从低级低效发展到了高级高效，我们的医学实验室已逐步进入了信息化、网络化的新时代。随着实验室信息化建设被关注程度的日益高涨，市场上不断涌现出诸多实验室信息化产品，从标本采集中的信息化自动处理系统到全实验室自动化的信息管理系统；从自动化仪器的主控信息系统到单机版 LIS、局域性 LIS、区域性 LIS；从单一的 LIS 发展到多样化专业化，如微生物信息管理系统、输血信息管理系统、标本采集自动化信息管理系统等。

第一节 信息系统

一、实验室信息系统概述

（一）什么是信息系统

信息系统（information system）是由计算机硬件、网络和通信设备、计算机软件、信息资源、信息用户和规章制度组成的以处理信息流为目的的人机一体化系统。它是一门新兴的科学，其主要任务是最大限度地利用现代计算机及网络通信技术加强企业的信息管理，通过对企业拥有的人力、物力、财力、设备、技术等资源的调查了解，建立正确的数据，加工处理并编制成各种信息资料及时提供给管理人员，以便进行正确的决策，不断提高企业的管理水平和经济效益。企业的计算机网络已成为企业进行技术改造及提高企业管理水平的重要手段。

（二）信息系统具有五个基本功能

1. **输入功能** 信息系统的输入功能决定于系统所要达到的目的及系统的能力和信息环境的许可。

2. **存储功能** 存储功能指的是系统存储各种信息资料和数据的能力。在海量信息的储存中，一方面要求信息系统具有足量的信息存储空间，另一方面大量存储的信息往往可能导致系统检索、数据处理的困难，降低了系统的服务效率。信息系统的存储功能就是要寻求合理的协调方案以便处理好上述矛盾。

3. **处理功能** 这是一个数据信息处理工具，大量的信息存储之后必须进行加工处理以便为用户提供有用的信息。信息的处理是信息系统内部的生产过程。信息系统处理信息数据的能力取决于信息系统的功能和技术设备的硬件水平，基于数据仓库技术的联机分析处理（OLAP）和数据挖掘（DM）技术。

4. **输出功能** 信息系统的各种功能都是为了保证最终实现最佳的输出功能。输出的信息就是信息系统的最终产品，信息系统对环境所产生的效益，用户对信息系统满意度的评价，都是通过信息系统的输出功能来实现的。

5. **控制功能** 对构成系统的各种信息处理设备以及对整个信息加工、处理、传输、输出等环节通过各种程序进行控制和管理。任何失去控制的系统，不但不能达到预期的目的，还可能造成损失。信息系统的控制功能表现在两个方面，一是通过程序对诸如计算机、网络系统、存储设备等信息处理设备进行控制；二是对整个系统的组织管理，处理好系统内部各要素之间的结构、关系和流程，从而实现系统的功能。

（三）信息系统的类型

从信息系统的发展和系统特点来看，可分为数据处理系统（data processing system，DPS）、管理信息系统（management information system，MIS）、决策支持系统（decision sustainment system，DSS）、专家系统：人工智能（AI）的一个子集、办公自动化与虚拟办公室（office automation，OA）。

网络环境下信息系统的体系结构：国际标准化组织 ISO 在 1979 年提出了用于开放系统体系结构的开放系统互联（open system interconnection，OSI）模型。这是一种定义连接异种计算机的标准体系结构。OSI 参考模型有物理层、数据链路层、网络层、传输层、会话层、表示层和应用层七层，也称七层协议。单个信息系统存在具有一般意义的层次模型：物理层、操作系统层、工具层、数据层、功能层、业务层和用户层。信息系统的结构模式有集中式的结构模式、客户机 / 服务器（C/S）结构模式和浏览器 / 服务器（B/S）结构模式三种。

（四）信息系统的开发

1. **计算机硬件技术** 计算机硬件是人类处理运算与储存资料的重要元件，在能有效辅助数值运算之前，计算机硬件就已经具有不可或缺的重要性。最早，人类利用类似符木的工具辅助记录；腓尼基人使用黏土记录牲口或谷物数量，然后藏于容器妥善保存；米诺斯文明的出土文物也与此相似，当时的使用者多为商人、会计师及政府官员。

辅助计数工具之后逐渐发展成兼具记录与计算功能，诸如算盘、计算尺、模拟计算机和近代的数字电脑。即使在科技文明的现代，老练的算盘高手在基本算术上，有时解题速度会比操作电子计算器的使用者来得快，但是在复杂的数学题目上，再怎么老练的人脑还是赶不上电子计算机的运算速度。

2. **计算机软件技术** 软件是指为管理、控制和维护计算机及外设，以及提供计算机与用户界面的软件，分为系统软件和应用软件。是各种语言和它们的汇编或解释、编译程序计算机的监控管理程序（monitor），调试程序（debug），故障检查和诊断程序库和数据库管理程序的操作系统（OS）。

3. **计算机网络技术** 计算机网络是用通信介质把分布在不同的地理位置的计算机、计算机系统和其他网络设备连接起来，以功能完善的网络软件实现信息互通和网络资源共享的系统。计算机网络包括网络介质、协议、节点、链路。

计算机网络拓扑结构：网络的链路和节点在地理上所形成的几何结构，并用以表示网络的整体结构外貌，同时也反映各个模块之间的结构关系。按照通信系统的传输方式，计算机网络拓扑可分为点对点传输结构和广播传输结构两大类。计算机网络根据通信距离可分为局域网和广域网两种。

4. **数据库技术** 数据库管理系统是为管理数据库而设计的电脑软件系统，一般具有存储、截取、安全保障、备份等基础功能。数据库管理系统可以依据它所支持的数据库模型来作分类，例如关系式、XML；或依据所支持的电脑类型来作分类，例如服务器群集、移动电话；或依据所用查询语言来作分类，例如 SQL、XQuery；或依据性能冲量重点来作分类，例如最大规模、最高运行速度；抑或其他的分类方式。不论使用哪种分类方式，一些 DBMS（数据库管理系统，database management system）能够跨类，例如，同时支持多种查询语言。按类型可分为：关系型数据库，非关系型数据库以及键值（key-value）数据库。数据库的模型则可分为：

（1）对象模型；

（2）层次模型（轻量级数据访问协议）；

（3）网状模型（大型数据储存）；

（4）关系模型；

（5）面向对象模型；

（6）半结构化模型；

（7）平面模型（表格模型，一般在形式上是一个二维数组）如表格模型数据 Excel。

实体联系模型是对现实世界的一种抽象，它抽取了客观事物中人们所关心的信息，忽略了非本质的细节，并对这些信息进行了精确的描述。

数据库设计的步骤包括用户需求分析、数据库逻辑设计、数据库物理设计、数据库的实施和维护四个阶段。关系的规范化理论是数据库设计过程中的有力工具。范式，是指关系满足一定的条件。

（五）实验室信息系统

实验室信息系统（laboratory information system，LIS），是根据临床实验室的工作流程或者称为标本流程而开发的医学实验室专用信息系统。

其主要功能是收集医院信息系统（hospital information system，HIS）的指令信息，如检验医嘱的申请信息以及标本采集信息（有时该功能包含在 LIS 中，既由 LIS 提供标本采集时的录入功能），将其中的检测信息发送给各类检测仪器并将仪器传出的检验数据包括手工检测后录入的数据快速、准确整合成合格的生化、免疫、临检、微生物、骨髓、输血等检验报告（包括各种类型的结果报告模式，如数字、文字、符号、参考值或范围、足够的患者信息、标本类型、申请者、检验者、审核者、申请时间、采集时间、接收时间、报告时间等），根据检验者的指令将检验结果传输到医生和护士工作站，使临床医生、护士或患者能够在终端电脑阅读检验结果或直接打印检验结果报告单。系统中的所有信息以及传递信息过程中的每个节点均能够被实时记录且可供相关人员查询。根据检验者的需求还能够提供质量控制及各类检验数据的分析与统计功能。

由于实验室管理工作的需求，在 LIS 中增加各类日常工作的管理功能模块，形成的实验室信息管理系统（laboratory information management system，LIMS），例如：在 LIS 基本功能的基础上包含工作人员的指纹考勤模块、文件管理模块、人员培训及档案管理模块、试剂与设备管理模块、成本核算模块、标本流程监控模块、各类警示模块，甚至还包括了智能审核模块以及专家分析模块等，为实验室提供科学便捷的管理路径以及实现办公自动化。这些模块可以与 LIS 是同一数据库成为LIS的一部分,也可以是独立的系统而通过数据接口程序与LIS相连接。无论怎样,在日常使用中,虽然该LIMS中有如此多的管理功能模块,实际上人们还是习惯将此系统称之为LIS。

二、国内外实验室信息系统的发展简史

(一) 国外的LIS发展

技术最早出现在20世纪60年代末,真正的起步是20世纪70年代某些全自动分析仪器的出现,才开始使用微处理器进行控制和记录;进入20世纪80年代便有了第一代商品化LIS,它是在1978年由惠普公司的一位员工自组公司后开始开发,于1982年正式推出了商品化的LIS并获得了成功,首先在石油、化工、制药、冶金等大型企业中得到应用;至80年代末90年代初随着计算机和网络技术的发展便产生了第二代LIS,人们称其为部门级LIS;至90年代中期以后基于局域网开发出了第三代LIS;至90年代末期及1995年后基于INTERNET的第四代LIS诞生。

作为实验室监测,数据流转成了LIS核心。自动分析仪器接受样本编程、样本结果的传输,以及数据校验与回传给类似HIS第三方系统,这些资源的整合与运转都是通过LIS完成,于是LIS变成了高效智能的实验室检验信息系统。起初,LIS是作为HIS一个子模块进行管理,后期由于检验行业的专业性与复杂性,LIS逐渐脱离形成单独的中大型系统整合科室内所有的检测信息。

与此同时,条形码的技术也应用广泛,通过每个样本贴码进行唯一识别,自动分析仪通过识别试管的条码就能得知检测的项目而完成相应的检验结果。

由于HIS与LIS的交互,以前患者自身通过传递纸质申请单告知采血护士进行采集信息的方式已经得到改进,患者不用再麻烦,LIS系统发展已经让检验流程高度精益,而患者只需采样、再根据采样回执领取检验报告,甚至可以直接由网络传输回门诊医生,最后开药,患者刷卡付费领药即可。第一代LIS特征:各用户自行在小型机上开发或定制,再由计算机编程人员编程实现其功能,主要解决手工抄写数据、报告登记和结果查询等问题。它提供了数据的自动记录功能和整齐格式的报告,提高了检验工作的效率,受到检验工作者的普遍欢迎。缺点是所提供的需求不可能全面,以及无法满足用户不断变化的需求。

第二代LIS特征:开发商基于终端/服务器(T/S:terminal/server)或客户端/服务器(C/S:client/server)集成了用户需求开发出了商品化的LIS产品,其优点是能满足用户的不断变化的需求,升级操作简便,使用寿命长。缺点是在安装后需要大量用户化工作,即编写一些程序满足用户的特殊需求,且需求经常改变,需随时编写相关程序,这样的成本巨大,使用效率低下。从本质上来讲,属于半定制性质的LIS软件系统。

第三代LIS特征:此时的LIS已无需用户化,只需进行简单的设置就可将系统正式投入使用。不需要编程,只需要配置,点击鼠标即完成操作,简化了用户化的工作。国际市场上的代表性产品有英国实验室信息系统公司的(Themo Lab System)Nantilus LIMS。

第四代LIS特征:先后出现了基于Intranet和基于Internet的LIS,实现了分布式管理结构。无论何时何地,用户都可以访问LIS开展工作。

(二) 国内的LIS发展

国内真正应用LIS始于20世纪90年代,是随着医学实验室进口的全自动化仪器设备的引进,即设备自带的单机版LIS软件的使用开始。同时由于其自带的软件使用的语言多为英语,故促使国内诞生了一批LIS生产产业,即起源于当时英文操作系统的汉化。

从单机版、多机联网、与医院信息系统(HIS)集成后的局域网、基于Internet的互联网等模式运行的LIS软件系统,经历了20多年,得到了飞速的发展。

国内医院的大多数检验仪器都是进口的,从20世纪80年代后期,大多数仪器就都采用了计算机进行数据的处理,但多数是单片机,输出对象主要是微型打印机,用微机处理的很少。进入90年代,随着计算机价格的下降和技术的发展,用微机处理数据的检验仪器逐渐多了起来,即使不用微机处理的,也为微机提供输出接口。那个时候还是单工,即单向传输结果,到了90年代中期,逐渐出现了可以支持双向通信的大型检验仪器,即支持计算机下发指令给仪器并将结果进行回传。

随着医院计算机管理的发展,一些医院开始考虑到建设LIS,但是开始多数只是把单个仪器进行联机,或者几台仪器连在一起,并没有实现系统。在一些医院,LIS的运转大大提高了临床实验室的工作效率,成了临床实验室的重要工具。而少数医院的LIS已经成为了实验室不可或缺的系统,并以子系统进入HIS,实现了资源共享,在医院中起着举足轻重的作用。

在这些医院LIS不仅减轻了检验人员的劳动强度、提高了工作效率、提高了数据的准确性,而且增加和提高了临床实验室人员对计算机应用的知识和技能。

这些LIS也是目前市场上正在被使用的主流产品。功能也从原始的单机DOS模式、FoxPro或Visual FoxPro数据库的中文报告系统,发展到目前WINDOWS操作系统、PowerBuilder等可视化编程语言以及SQL Server或Oracle大型数据库的使用,实现了与HIS或其他信息系统间(如体检、GCP、病案)数据采集和信息发布的自动化、全程条码标本流程监控、自动化仪器与LIS以及检验医嘱的下达到收获检测结果报告的双向通信。

国内信息化的建设和软件技术的发展客观上促进了LIS的应用和推广。在加入世界贸易组织(World Trade Organization,WTO)后,国外先进的管理思想传入国内,比如近年来医学实验室通过ISO 15189《医学实验室质量和能力认可准则》(ISO 15189 accreditation criteria for the quality and competence of medical laboratories,ISO 15189)的认可,使得医学实验室可以按照国际化准则中质量管理体系的思路,改进工作流程。不仅LIS的概念得到了普及,而且大大推动了LIS功能的不断推陈出新。国外的最为先进的自动化检测设备的快速引进,使得目前国内的LIS软件系统水平基本与国际化进程接轨,甚至有些功能优于国际同类产品,如标本预置条码信息流程的LIS系统,100%支持自动化仪器的双向通信

功能，上机操作时无退管和误码，操作简便且无需配置条码打印机，使用成本最低。

随着 LIS 功能需求的日益增大，对于某些专业的特殊要求已无法满足，由此而诞生了输血 / 血站实验室信息系统，其特点是对于采供血双方的信息严格对应的管理流程；微生物信息管理系统，其主要特点在于各类标本的培养、菌种鉴定、药敏鉴定流程与报告方式，尤其 CLSI 的定期更新、细菌的耐药性监控、院内感控数据的提供等完全有别于检验科的其他专业。随着全实验室自动化的建立，即检验人员只需将处理后的标本放入传送带，分析仪器就可根据检测项目自动从传送带上取到待测样品进行检测，这样的检测系统有着独立的信息管理系统，智能化地管理着样本从进入到检测以及检测完毕后的标本保存工作，甚至包括了仪器状态信息的管理。除了上述专业性极强的实验室信息软件外，还有标本采集自动化信息管理系统软件。上述这些系统软件将在我们以下的章节中做详细的描述。

三、实验室信息系统的意义

建立实验室信息系统可以高效率处理数量快速增长的实验数据，充分发挥各种自动化仪器快速、准确的优势，缓解自动化仪器测定的高速度与手工报告结果的低效率之间的矛盾，为临床提供整洁、统一格式的中文报告，甚至可以统一报告结果的审核规则，最大程度减少人为差错和误差的有效措施。

实验室信息系统是使检验科从繁琐的、凌乱的手工报告检验结果走向简便的计算机报告结果，提高工作效率的需要；是建立测定过程中质量控制的实时监测、分析、预警系统，提高检验工作质量的需要；是建立规范、统一的报告单，尽可能减少分析后误差，提高结果可靠性的需要；是加快检验结果向临床的反馈速度，提高对危重患者救治水平的需要；是集中管理检验信息、便于查找问题、分析原因、改进工作、加强全过程质量管理的需要；是检验科由经验管理向科学管理、规范化管理发展，提升管理水平的需要；是建立完整的医院信息系统，实现检验信息全院实时共享的需要；是检验学科提高自身素质，尽快适应信息化社会发展，实现检验信息社会化共享的需要。

四、实验室信息系统的展望

较之传统的 LIS 系统，新一代的 LIS 系统应更加注重系统的决策能力，这也是未来 LIS 的发展方向。通过引入在制造工业中近似的技术，过去许多由检验人员或实验室主任所作的决定的，现在都可以由软件决定了，这种决策生成软件也被称作进程控制软件，它是对样品处理流程和相应的信息流进行控制。例如它可以引导样品进入分析过程或分析仪器，下载检测申请，根据检测结果决定是否重复检测或是添加其他相关的检测项目等。

另外，人工智能诊断也是一大热点。通过对以往病例的统计分析，系统可以自动对检测样品给出更具诊断性的评价。

实验数据的双向处理模式使得 LIS 既能够从分析现场实时采集数据，又能将审核后的结果反馈回医院病房、社区医院（家庭病房、妇幼保健站等），甚至可直接传送到患者家里。因此，对大量数据的处理能力将是衡量 LIS 系统功能的一个重要指标。

在未来，随着自动样品处理和自动信息处理技术的发展，LIS 将会发展成为一种动态的系统知识库，它能够根据特殊情况和可确定的发展情况进行自我改变和自我调整。这将使实验室自动化过程中由过去的硬件推动发展到软件推动，最终实现虚拟实验室（virtual laboratory），通过部署在实验室内的大数据仓库，利用数据引擎和规则应用分析，从而推动并整合实验室整体运营管理。

第二节　技 术 规 范

一、质量管理体系对 LIS 的管理要求

当前，临床实验室主要的质量管理体系有 ISO 15189：2012《医学实验室质量和能力的要求》、CAP Checklist《美国临床病理学家协会检查列表》、国际医疗卫生机构认证联合委员会（JCI）《国际医疗卫生机构认证联合委员会临床实验室评审标准》、卫生健康委员会（原卫生部）《医疗机构临床实验室管理办法》（卫医发〔2006〕73 号）等。这些质量管理体系均对实验室信息系统（LIS）有专门的章节或条款进行规范化、标准化的要求，内容涉及计算机软硬件、检验数据全过程管理、信息安全性和保密性等。按质量管理体系要求，建立并不断完善适合实验室的自身特点和现状的实验室信息系统，对提高临床检验的质量和效率具有积极的促进作用。

（一）职责和权限

规定 LIS 的职责和权限，可保证软件的安全性、可靠性和适用性，有利于信息数据的保密性、完整性和可用性。LIS 的运行和维护涉及开发商、信息科和实验室，各自承担不同的职责。LIS 开发商负责其软件各项功能的开发和完善，编写使用手册和维护文档。LIS 开发商得到实验室主任和信息科的许可和授权后，在指定时间和管理人员陪同下，才能对可能影响患者医疗的信息系统进行维护、修改和功能更新。信息科负责计算机软硬件的安装、维护、升级以及网络安全的管理。实验室各专业组负责计算机系统的日常保养和维护，收集计算机软硬件的使用意见和建议，反馈给信息科和 LIS 开发商进行处理。

LIS 系统的权限由实验室主任来分配，授权进入 LIS 的人员应维护所有计算机和信息系统中患者信息的保密性。实

验室普通员工负责检测数据的采集、处理、记录，负责将计算机系统使用过程中存在的问题反馈给信息科。对实验室员工按岗位职责进行逻辑分组，并设置其可操作的功能权限，如数据库操作权限、检验结果修改权限、不能跨专业组修改患者或结果数据，可提高数据操作的简便性和安全性。专职或兼职LIS管理员负责实验室信息系统的运行保障，包括日常管理与维护、系统可靠性管理、网络性能监视、系统备份与恢复、客户机管理等。

（二）计算机设备管理

计算机设备主要包括：①计算机及其外部设备，如服务器、工作站、打印机、条形码打印机、刷卡器、条形码阅读器等；②网络设备，如交换机、路由器、集线器等；③辅助设备，如备份机、空调等。计算机设备所在环境要求通风、电压稳定、配有灭火器和电流保护。键盘应加盖保鲜膜，定期消毒并更换。需定期对计算机设备进行预防性维护并记录。计算机除安装工作相关的程序和软件外，不得非法安装软件。因工作需要，必须安装某个应用软件时，须经实验室主任批准同意，由信息科技术人员进行安装。

任何系统硬件或软件的改动都要验证其适用性，确认所有改动是可行的，并详细记录所有增加或修改的信息。建立有效的备份措施，在每次系统备份或恢复数据文件后，详细检查系统有无意外改变并予以记录，同时验证操作系统、应用程序和数据库的完整性。

（三）信息系统管理

1. 信息系统一般要求 信息系统在使用前、调整后，均需进行确认和验证，内容包括：LIS和其他系统，如实验室设备、医院患者管理系统及基层医疗系统之间的接口是否正常运行。外部信息系统从实验室直接接收的检验结果、相关信息和注释的正确性也需经过验证。初次安装新的系统或对系统进行重要更新时，应对系统的使用者进行足够的培训，或发布详细的操作说明。说明文档要尽可能详尽地说明程序的目的、工作方式以及和其他程序的交互作用，以便支持故障的排查、系统调整或增加程序。

2. 信息系统接口 LIS可通过接口与电子病历相连，将患者的检测结果及时传达给主管医生。引入信息系统接口初期需验证传输结果的一致性，之后应定期验证确保患者结果包括参考范围、说明性文字、患者结果、报告形式等信息能准确地从录入数据端传输到其他计算机系统或输出设备。在适用的情况下，应将每个测试的参考范围、测量单位和患者结果一起通过接口传输。如果，LIS与其他系统通过中间件进行连接，要确保在其他系统处于部分停止工作、完全停止工作和恢复时，能不受其影响。

3. 信息系统维护 实验室指定专人对所有计算机硬件进行定期检测和维护，建立有效的备份措施防止因硬件或软件故障导致的患者数据丢失。对于系统备份期间检测到的错误以及所采用的纠正措施，应予以记录并报告。规定备份周期及保存期限，定期检查备份的有效性。监控计算机报警系统（通常是主计算机的控制台，监控硬件和软件性能）并定期检测确保其正常运作。实验室需制定针对计算机系统突发事件的书面处理方案，如对计算机出现的故障、故障的原因采取纠正措施制定专门的文件。对于定期维护、服务和维修的记录文档应进行管理，以便操作人员追踪到任何计算机所做过的工作。建立程序文件规定关闭和重新启动全部或部分系统的要求，确保数据的完整性以及重启后系统的正常运行，最大程度减少对实验室提供服务的影响。

（四）数据输入和检验报告

实验室定期审核并记录计算机处理患者数据的过程及结果，采取措施保证数据的准确性。主要措施包括：定期核查LIS内的最终检验报告结果与原始输入数据是否一致，防止数据在传输过程中发生错误；定期核查数据在处理及存储过程中是否出现错误，如电子病历中的数据与LIS系统的数据是否一致；对于以手工或自动方法输入计算机或信息系统的数据，在计算机最终验收及报告前，需核对数据的正确性；当同一数据存在多个备份（如同时存放在LIS及HIS内的参考区间表）时，应定期对这些设备进行比较，保证所使用的各备份之间数据的一致性；能识别及记录接触或修改过患者数据、控制文件或计算机程序的人员信息，便于追踪。

LIS在发布结果前，能自动发现不合理或不可能的结果并予以处理。例如发现危急值结果，实时发出预警，通过相关程序及时通知临床（如医师或护士工作站闪屏、短信），并记录临床收到危急值结果的日期和时间、危急值结果、危急值结果接收者、通知者和通知的日期和时间等内容。LIS系统在患者数据修改后应能显示其原始数据，同时能显示患者的历史数据，以备实验室工作人员在审核报告时对检测数据进行比较。

（五）数据检索和保存

实验室应提供患者一定时期内的数据“在线”检索，包括检验结果、参考区间、检验报告的报告备注、样品备注、技术备注等数据。在计算机系统最终接收和报告患者结果之前，无论是人工测试结果还是自动测试结果都要进行校验。每两年或当系统变化影响患者计算值时，需对患者结果报告的计算值进行审查。为保证数据的安全性，防止恶意篡改数据，系统应能标识所有输入和/或修改患者数据或控制文档的人员。数据库数据的维护、存储和备份应由LIS开发商和信息科进行处理。

（六）自动审核

实验室的自动审核程序必须经过实验室主任批准才能使用。首次引入自动审核程序需经过验证，没有发现问题后才可使用，之后每年测试一次。当系统发生可能影响自动审核逻辑的变更时，需测试自动审核程序。为确保自动审核程序的有效性，在使用前实验室应对可接受范围内结果值进行人工审核和自动审核结果的比对，并检查所有允许的结果标记或警告，以免结果不能通过自动审核，而需要人工审核。在使用过程中，实验室需确保所有进行自动审核的检测项目其质控在合适的时间检测，并且结果是可接受。如果是不可接受的质控结果或质控不是在要求的时间间隔里运行时，允许实验室工作人员手动禁用自动审核。自动审核程序包含Delta校检，实验室要检查验证，要确保人工审核结果和自动审核结果一致。当检测方法、分析仪器或自动审核程序出问题时，实验室工作人员可通过界面按钮暂停检测结果的自动审核。自动审核程序应对通过自动审核的测试结果进行标记，并确定自动审核的日期 / 时间，以便测试结果能够被追踪和辨识。

二、国外 LIS 相关标准和规范

国外已有一些应用较为普遍的 LIS 标准和规范，如：临床和实验室标准协会（Clinical and Laboratory Standards Institute，CLSI）中的 AUTO8、AUTO10、AUTO11、GP19、LIS01 至 LIS09 等文件，已经被美国食品和药物管理局评估和确认，作为满足监管要求的批准级别的共识指南。HL7（health level seven）是医疗信息交换标准，包含实验室信息化和信息系统的内容。IHE（integrating the healthcare enterprise）基于 HL7 技术提供了若干临床实验室领域的集成技术框架。LOINC（logical observation identifiers names and codes）是实验室检验项目和临床观测指标的编码标准，对于系统间进行信息识别互认非常重要。这些标准均可作为 LIS 技术指导或开发指南，促进实验室信息化和标准化的发展。

（一）CLSI

CLSI 是一个全球性的、非营利性的标准制定组织，是在临床实验室领域最具影响力、产量最高的组织。与 LIS 有关的标准主要有：

1. LIS01-A2　临床实验室仪器和计算机系统之间传递信息底层协议的标准规范；
2. LIS02-A2　临床仪器和计算机系统之间信息传递的标准规范；
3. LIS03-A　临床实验室信息管理系统选择标准指南；
4. LIS04-A　临床实验室计算机系统文件标准指南；
5. LIS05-A　在独立计算机系统之间传递临床观察的标准规范；
6. LIS06-A　临床实验室信息系统报告可靠性标准实践；
7. LIS07-A　临床实验室标本管使用条码的标准规范；
8. LIS08-A　临床实验室信息管理系统功能要求标准指南；
9. LIS09-A　在电子卫生记录环境和网络结构内临床实验室服务协调标准指南；
10. AUTO8-A　实验室自动化——LIS 的有效性和管理；
11. AUTO10-A　实验室检验结果的自动审核标准指南；
12. AUTO11-A　体外诊断仪器和软件系统的互联网技术（information technology，IT）安全；
13. GP19-A2　实验仪器和数据管理系统：用户接口软件及确认、运作和监控的终端用户软件系统设计。

（二）HL7 和 IHE

HL7 是从事医疗服务信息传输协议及标准研究和开发的非营利性组织，已成为医疗信息系统之间交换信息的权威标准，是获得美国标准学会（ANSI）认可并拥有标准发展组织（SDOs）资格的医疗健康信息系统之一。

“Health Level Seven” 直译为健康第七层，原意指在国际标准化组织（ISO）的开放系统互联（open system interconnection，OSI）的网络七层模型中，HL7 作为第七层即应用层的相关标准，它也是模型的最高层。应用层关注定义数据的交换，互换的同步和检查应用程序通信的错误，还支持如安全检查、参与者身份的识别、可用性检查、交换机制协商和最重要的数据交换结构等功能。

HL7 标准侧重于描述不同系统之间的接口；采用消息传递方式实现不同软件模块之间的互联。不同格式的应用程序数据。

IHE 最初由一些医疗机构和医疗卫生 IT 厂商在北美放射协会（RSNA）和医疗健康信息与管理系统协会（HIMSS）的赞助下共同发起，其目的是为推动放射影像 IT 应用系统之间基于工业标准的互操作性。IHE 提供了各领域的技术框架，来帮助选择医疗信息系统、集成医疗信息系统，但 IHE 本身并不是标准。它是对现有标准的应用、执行过程及实施方式等进行规范与合理定义。即定义一个共同的语言来帮助人们讨论怎样集成不同类型的信息系统，并主要通过提升已经建立的工业标准（如 HL7，DICOM）的协调使用水平，来明确指定对患者的最佳诊疗和处理。

如今，IHE 被广泛认为医疗 IT 领域中最成功的标准组织之一，拥有全球赞助者如北美放射学会（RSNA）、医学信息和管理系统委员会（HIMSS）、美国心脏病协会（ACC）。IHE 集成规范已经成为许多医疗 IT 开发项目中应用的关键方法，从医院内部的系统集成架构到区域性甚至国家级数字医疗信息计划中的电子健康记录（electronic health record，EHR）蓝图。通过开发解决这些问题的集成规范，IHE 对医疗机构在业务流程整合中最急迫的需求作出回应。同时，在解决这些问题的过程中，IHE 也逐步把它的领域从放射学扩展到了 IT 基础设施、临床检验、患者照管协调、医疗质量。

与检验密切相关的是 IHE 在 2004 年发布的检验信息技术框架 LAB-TF（laboratory technical framework），该文档中讨论了 4 个整合大纲：实验室确定工作流、实验室患者信息事后同步、床旁检验、院际间检验。目前 LAB-TF 已修订到第 2.1 版，涵盖了体外标本测试的大部分专业，如生化、微生物和血库测试，但不包括解剖病理学和血库内部实现的输血工作流程。

LAB-TF 利用 HL7、ASTM、IETF、ISO、CLSI、OASIS 和 W3C 等标准，集成各种与实验室相关的医疗信息产品，改善了临床检验工作流程，促进医疗机构间的实验室报告共享。LAB-TF 中定义的消息类型和文档类型（报告电子文档）的事务，分别遵循 HL7 V2.5 和 V3 CDA R2 标准。

1. **工作流程集成模式**　LAB-TF 集成模式包括实验室测试工作流程、实验室设备自动化、即时检验、实验室代码集分配、实验室标本条形码标签、实验室预定工作流程、实验室信息协调，但未涉及检验收费流程。

2. **内容集成模式**　提出了检验结果文本共享内容规范（XDS-LAB），限定文本格式为一类从医学概述共享交换（XDS-MS）导出的 CDA R2L2 文本，并加入 CDA R2L3 的编码内容模板作为可选项。该 CDA R2 文本用来表达临床检验结果报告。LAB-TF 的共享操作需要通过 ITI-TF 中的文档共享模式实现，分别是跨医疗机构的文本共享 XDS（cross-enterprise document sharing）、医疗机构间通过存储介质的文本交换 XDM（cross-enterprise document media interchange）或医疗机构间可靠的文本交换 XDR（cross-enterprise document reliable interchange）。此外，还包括了对即时检验结果数据的集中管理。

（三）LOINC

LOINC（logical observation identifiers names and codes）是由一些医学信息学者和临床医生在美国 Regenstrief 医疗研究所协调下开发而成，旨在促进临床观测指标结果的交换与共享。Regenstrief 医疗研究所负责维护和发展该标准，并拥有对它的版权。该标准被美国病理学家学会（College of American Pathologists，CAP）认可和美国国家医学图书馆（National Library of Medicine，NLM）收录，在国际方面被很多国家接受为标准并使用。

当前大多数实验室及其他诊断服务部门在标识检验项目或观测指标时采用的是自己内部独有的代码，这样临床医疗护理系统也只能采用结果产生和发送方的实验室或观测指标代码，否则，就不能对其接收到的这些结果信息加以完全的"理解"和正确的归档；而当存在多个数据来源的情况下，除非花费大量的财力、物力和人力将多个结果产生方的编码系统与接受方的内部编码系统加以对照，否则上述方法就难以奏效。因此 LOINC 数据库提供了一套通用名称和标识码（约 33 918 条标准的检验项目名称与代码），用于标识实验室检验项目和临床观察指标的医嘱和结果概念，来解决上述问题。LONIC 在数据库表之外建立了 4 万多条有关概念的首选术语以及 4 万多条相关术语，实验室部分所收录的术语涵盖了化学、血液学、血清学、微生物学（包括寄生虫学和病毒学）以及毒理学等常见类别或领域；还有与药物相关的检测指标，以及在全血计数或脑脊髓液细胞计数中的细胞计数指标等类别的术语。

LOINC 概念的核心部分主要由 1 条代码、6 个概念定义轴以及简称等组成。

1. **成分（component；或称为分析物）** 如钾、血红蛋白、丙型肝炎抗原。

2. **受检属性（property）** 如质量浓度、酶的催化活性。

3. **时间特征（timing）** 也就是说，一项检测指标是某个时刻或短时间的观测结果，还是在更长时间段内的观测结果，如 24 小时尿标本。

4. **样本类型（sample）** 如尿、静脉血。

5. **标尺类型（scale）** 即结果属于定量型、等级型、名义型（如金黄色葡萄球菌），还是叙述型（如显微镜检查的诊断意见）。

6. **方法（method）** 是指在获得试验结果或其他观测结果时所采用的方法。

（四）ASTM

目前用于临床计算机系统和检验仪器通信的国际标准主要是美国材料与试验协会（American Society for Testing and Materials，ASTM）颁布的 E1381 和 E1394 规范。

ASTM E1381 是临床仪器和计算机系统之间传送消息的低级协议规范，包含了对通信物理层和数据链路层的规定。通信物理层规定包括仪器和计算机之间传输信息的电子参数、电缆连接，数据链路层规定包括传输连接的建立与释放，数据帧的分隔与同步，帧识别，顺序控制、错误检测和错误恢复等过程。ASTM E1394 是临床仪器和计算机系统之间的信息交换规范，具有一定的灵活性，允许对现有记录类型增加字段或创建新的记录类型，以适应新的测试和报告方法。ASTM E1394 定义了消息的表示格式，可以让两个系统以标准的、可解释的形式建立基于通信文本的逻辑连接，主要用于临床仪器和计算机系统之间进行远程请求和结果双工数字传输，即由临床仪器发出或向临床仪器发送信息。

ASTM 标准通信可以用层次方式描述，如图 9-1 所示通信实现分为四层：

1. **物理连接层** 采用 EIA RS-232 串行口连接，通信双方需要设置参数相同；

2. **数据链路层** 遵循 ASTM E1381，实现通信连接建立、消息传输和连接解除；

3. **表示层** 遵循 ASTM E1394，解析来自低层的消息，或将业务数据封装后提交给低层发送；

4. **应用层** 通过 DCOM 连接访问远程服务组件，实现结果数据的存储和测试任务获取。这里着重讨论数据链路层、表示层和应用层的实现。

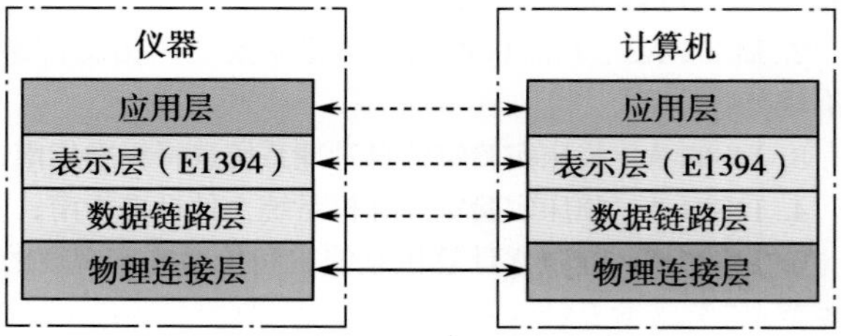

图 9-1 基于 ASTM 的通信层次模型

数据链路层遵循 ASTM E1381，使用面向字符协议在直接相连的系统间发送消息（message），对消息内容中允许出现的字符有所限制，因此软件在打包发送前需要检测文本中字符的合法性。消息由一个或多个帧（frame）组成，传输的时候消息通常分为若干帧发送。为了避免数据缓冲溢出，ASTM E1381 规定每一帧包含最多 247 个字符（包括帧协议头），将超过 240 个字符的消息分为两个或多个帧。每个帧尾部添加两个校验字符，对应于和校验的两位十六进制数。

ASTM E1394 规定了消息由记录（record）组成，每条记录（record）包含若干个字段（field，一般用"|"字符分隔），有时字段还可以有重复信息内容（一般用"&"字符分隔），字段也可以进一步分为多个分量（component）。在检验仪器通信中，最常用的记录类型有：H（消息头）记录、O（项目申请）记录、P（患者信息）记录、R（结果）记录、Q（查询）记录和 L（结尾）记录。因此每个消息必须包含一条 H 记录和 L 记录。

LIS 可以通过联机来要求检验仪器对指定的项目进行测试，此时消息中必须包含两部分内容：

1. **患者信息** 包括患者姓名、性别、生日等内容，确定了标本的来源，用P类型记录表示；尽管LIS中有完整的患者资料，但并不是必要的，可根据需要传送部分给仪器，也可不传送；

2. **测试信息**　包括标本的编号、架号、位置号、类型、稀释倍数、测试项目选择等，说明了标本ID，以及需要做哪些测试，用O类型记录表示。

三、国内LIS相关标准和规范

我国深化医疗卫生体制改革以来，国家卫生健康委员会为配合推进医药卫生信息化建设，组织开展了一系列卫生信息标准研制及试点应用工作。现阶段我国已初步建立了较为完整的国家卫生信息标准体系，基本实现与国际卫生信息标准的接轨，极大地提高了我国在卫生信息标准国际化中的地位和作用。目前，国内LIS开发商众多，标准不统一，功能参差不齐，易形成信息孤岛，难以实现资源共享。

（一）卫生信息相关行业标准简介

近年来，我国相继成立了中国卫生信息学会卫生信息标准专业委员会、中国HL7研究会、中国电子病历研究会等标准化研究的学术团体，在标准研制等方面取得了以下成果：国家卫生健康委员会卫生信息标准专业委员会共颁布了102项数字卫生标准，如WS/T 449—2014《慢性病监测信息系统基本功能规范》、WS/T 450—2014《新型农村合作医疗管理信息系统基本功能规范》、WS/T 451—2014《院前医疗急救指挥信息系统基本功能规范》等；中国标准化研究院主持制定并已报批的标准还有：《健康信息学　患者健康卡数据　第7部分：药物数据》《健康信息学　护理参考术语模型集成》《健康信息学　健康受控词表　结构和高层指标》《健康信息学　消息传输与通信标准中的互操作性和兼容性　关键特性》《健康信息学　用于安全性、通信以及专业人员及患者标识的目录服务》《健康信息学 HL7 V3 参考信息模型》《健康信息学国家标识符标准》《健康信息学　用于个人健康信息跨界传输的数据保护指南》；其他单位主持制定的部分数字卫生标准如下：GB/T 18848—2002《育龄妇女信息系统（WIS）基础数据结构与分类代码》、DB33/T 855—2011《临床疾病分类与代码》、GB/T 15657—2021《中医病证分类与代码》、GB/T 16751—1997《中医临床诊疗术语》、GB/T 17857—1999《医用放射学术语（放射治疗、核医学和辐射剂量学设备）》、GB/T 16432—2016《康复辅助器具　分类和术语》。

信息系统的安全体系应能够满足GB/T 22239—2019《信息安全技术网络安全等级保护基本要求》，在客户应用上建立安全的管理组织机构机制。

（二）实验室信息行业标准

卫医发〔2007〕180号《医疗机构临床检验项目目录》和中国合格评定国家认可委的CNAS-AL09《医学实验室认可领域分类》都对检验项目进行了规范。《医疗机构临床检验项目目录》主要用于收费和项目准入，但一般不用于检验结果报告；《医学实验室认可领域分类》是按专业领域进行编码，对申请ISO 15189认可的实验室和评审活动中项目的规范管理。

（三）数字卫生医学实验室类标准

2013年12月31日，浙江省质量技术监督局正式批准并发布以下四个标准。

1. **临床实验室试验项目分类与编码（主编）**《DB33_T 903—2013临床实验室试验项目分类与编码》标准旨在实现不同临床科室、不同信息系统乃至不同医疗机构之间的信息交换和文档共享，能提高检验质量和临床诊断水平，该标准吸收借鉴了美国《观测指标标识符逻辑命名与编码系统（LOINC）》，具有前瞻性、科学性和可操作性，适用于各级、各类医疗机构临床实验室。

标准对6328项试验项目进行分类与编码，涵盖生物化学、免疫学、微生物学、分子生物学、血液学、体液学等临床检验学科，包括国际上认可并有大量文献支持的一些新项目。标准采用主题优先法，依据实验室的专业属性进行层次分类。对于已存在的一般意义或习惯上的分类方法，遵循优先原则，对检查项目的功能和意义在分类时给予足够的重视，避免产生与其矛盾的分类方法。标准采用数字字符编码。第1层是大类编码，表示试验项目的大类编码名称，占两位字符。第2层是小类编码，表示在大类下某类试验项目的子分类编码，占三位字符。第3层是序列号，用于区别小类下的具体试验项目，占三位字符。编码如图9-2所示：

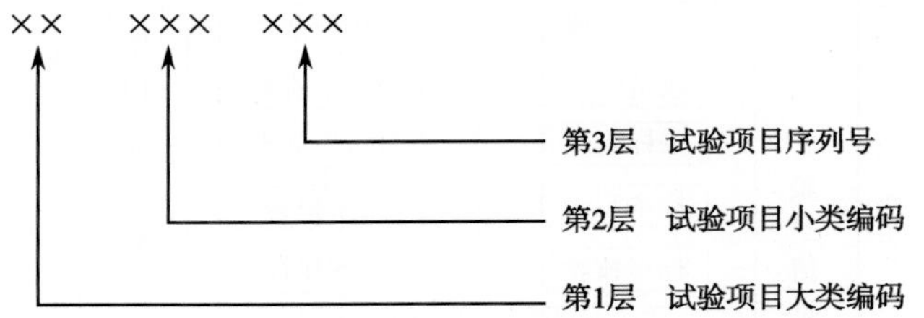

图9-2　编码结构图

标准中试验项目的命名遵循如下规则：

（1）除约定俗成的英文缩写外，中文试验项目名称一般不使用英文缩略语。

（2）微生物检验结果的细菌名和抗生素名作为试验项目名称编码，抗生素不同浓度作为同一个试验项目。罕见细菌的各种抗原或抗体检测，只作为一个细菌+抗原或抗体的编码。

（3）对于不同的样品和分析方法但相同检测意义的检验项目，应尽可能划分同一类编码。看似相同但检测目的或意义不同的检查项目给予各自适合的分类。

（4）对试验项目的定性或定量，试验项目名称中不做区分。另外，还引入临床特殊实验项目和标本特性这两种描述性类别，在一些特殊试验项目以及数据交换和信息共享中用于描述试验项目的方法、标本特性、采样时间等信息。

标准中试验项目排序依据其常规开展情况及临床使用频度而定，个别项目的顺序有调动。为满足临床实验室技术发展而不断增加的试验项目种类与数量，在各个类别及试验项目之间均留有充足的空白码段，见图9-3。

编码	中文名称	英文名称
10	临床化学	Clinical chemistry
10010	蛋白质	Protein
10010010	总蛋白	Total Protein
10010020	白蛋白	Albumin
10010030	球蛋白	Globulin
10010040	白蛋白/球蛋白	Albumin /globulin
10010050	前白蛋白	Prealbumin
10010060	α1-球蛋白	Alpha 1 globulin
10010070	[illegible]	Alpha 1 antitrypsin
10010080	[illegible]	Alpha-1-Acid glycoprotein
10010090	α1-微球蛋白	Alpha-1-Microglobulin
10010100	α2-微球蛋白	Alpha-2-Microglobulin

空余码段，便于扩展

图 9-3 试验项目分类与编码

图 9-5 条形码规范

2. **临床实验室信息系统基本功能规范** 《DB33_T 893.1—2013 临床实验室信息系统第 1 部分：基本功能规范》以促进不同软件系统或单位及区域之间的数据交换，实现数据共享，消除或减少“信息孤岛”现象为目标，规定了临床实验室信息系统的功能框架（图 9-4）和软件基本功能要求，使不同实验室、不同 LIS 开发商在软件功能上达成基本一致。标准适用于各级医疗机构的临床实验室信息系统的设计、开发、建设和管理，可作为软件功能的测试、评价标准。标准已经在浙江省得到推广应用，可推动临床检验领域的信息化建设的良性发展，有效地提高实验室自动化程度和服务质量。

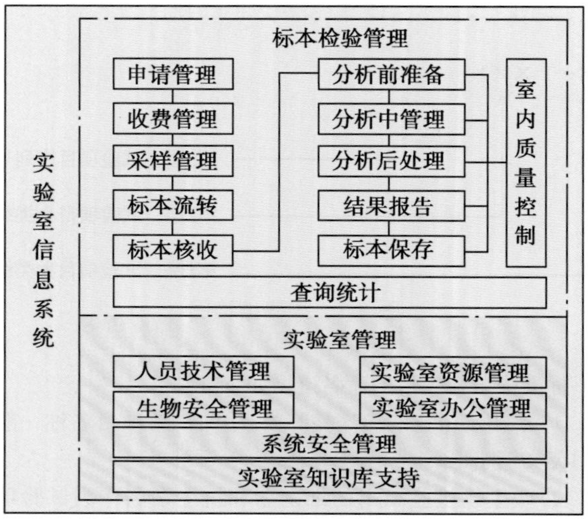

图 9-4 LIS 功能框架

标准吸收借鉴了美国临床实验室标准化协会的 LIS3、LIS7、LIS8、AUTO10 等相关标准，主要内容包括：规范了标本检验管理，即从申请、收费、采样、标本流转、核收、分析前准备、质量控制、分析过程、结果报告、查询、标本处理等关键流程中每个步骤需实现的功能以及具体细节的要求；依据现有实验室的管理需要，对实验室的人、财、物管理进行了细化和功能说明，强调了系统安全、环境监控和检验知识库的支持；提出自动审核的概念，实验室信息系统建立结果审核的标准、规则和处理逻辑；提出实验室解释和知识库支持需求；对条码标识、标本号、标本流转、自动审核、临床审核等新概念进行明确的定义；提出以条形码作为标本的唯一性标识，并对标本标签的条形码类型、规格、内容、附加信息等内容进行规范，建议采用现场打印带患者资料的条形码，见图 9-5。

3. **临床实验室信息系统工作流程规范** 《DB33_T 893.3—2013 临床实验室信息系统 第 3 部分：工作流程规范》旨在对临床实验室信息系统软件产品所实现的临床检验过程进行科学化管理，从而提高临床检验质量和服务水平。标准适用于各级医疗机构实验室信息系统的设计、开发、建设和管理。标准的制定基于 ISO 15189《医学实验室质量和能力的专用要求》、美国病理学家协会（College of American Pathologists，CAP）、国家卫生健康委员会发布的《医疗机构临床实验室管理办法》等当前权威、公认的质量体系要求，同时考虑当前我国临床检验领域信息化现状和未来发展趋势。

标准提供了检验工作流程规范的基础框架，涉及申请、采样、流转、分析、审核、报告和管理共 7 个核心流程，检验申请、标本送运、自动审核、检验报告等 23 个次级工作流程，明确了人员的分工协作和处理环节之间的有机联系，同时规定了每个次级流程的最佳实践要求。其中管理流程部分参考了美国临床实验室标准化协会的标准，如 LIS03-A 临床实验室信息管理系统选择标准指南，LIS04-A 临床实验室计算机系统文件标准指南。

4. **临床实验室信息系统数据传输与交换** 《DB33_T 893.2—2013 临床实验室信息系统 第 2 部分：数据传输与交换》标准规定了临床实验室信息系统与其他医疗系统的数据传输与交换协议，包括 LIS 和检验仪器、电子病历、健康档案、其他 LIS 间的检验结果数据的交换与共享。标准实现了不同实验室检验内容的数据集中或交换，在互认纸质检验结果的基础上，可互认电子版的检验结果，从而为医疗服务机构内部各部门之间的数据交换和区域服务机构之间的资源共享奠定基础。标准的制定主要参照了 *HL7 messaging standard version 2.6* 和 *IHE Laboratory Technical Framework Revision 2.1* 的内容，并采用国际标准的代码取值，对于传输中涉及的字段或表的取值，如果有国际标准或推荐规范，则首先采用。如果没有相关标准，则提出我国实验室实际情况的取值列表。标准对复杂、繁多的 HL7、IHE 内容进行简化，以最简单的方式提供符合 HL7 要求的传输与交换标准。

标准整理和规范了与实验室相关的事件、消息、段等内容，规定了采用哪些内容和数据格式进行本地化，并从宏观的、系统集成的角度确定实验室信息系统内部软件产品之间、实验室信息系统与其他医疗系统之间进行数据传输与交换所需要的 HL7 标准子集，为实际应用提供有益的参考。主要技术内容如下：

（1）术语与定义：对通信、触发事件、消息、段、字段、消息分隔符等概念进行明确定义。

(2) 数据传输与交换：涉及的数据包括患者资料、检验申请、检验结果，以及与检验设备有关的质控数据、标本状态等信息交互。

1) 硬件和底层协议：采用 TCP/IP 和最小底层协议，消息以<SB>dddd<EB><CR>的格式传输。

2) 消息：本标准使用的 HL7 消息并定义了消息的章节结构和构建规则。

3) 段：用于描述某种段的表格将包括序号、长度、数据类型、元素名称、用法和基数。本标准涉及的段对每个段的字段进行说明，并对取值列表进行定义和说明。

(3) 实验室技术集成规范：参与集成的角色、角色间的事务、申请者医嘱管理、执行者医嘱管理、医嘱结果管理、工作医嘱管理、检验项目结果管理。

5. 四个 LIS 标准的相互关系　医学实验室类标准由 4 个标准组成，其相互关系见图 9-6。第 1 个标准是临床实验室试验项目分类与编码，试验项目可以说是临床实验室的核心，仪器、设备、人员、标本等围绕试验项目进行配置，是临床实验室数字化的基础，也是数据共享和交换的基础。第 2 个标准是临床实验室信息系统工作流程规范，因为临床检验涉及医生、护士、患者、检验等多个人，涉及多个不同部门，这个标准就是用来规范检验工作中，谁做什么、怎么做以及做的前后次序，规范临床实验室的操作。第 3 个标准是临床实验室信息系统基本功能规范，对软件的功能框架和基本需求进行详细说明，主要规范软件开发商的软件开发。第 2 个和第 3 个标准是相辅相成的关系，如：基本功能要求有标本接收功能，但是实验室的工作流程中没有标本接收这一环节，没有标本接收的人员，没有去执行这一功能。换句话说，LIS 软件代表国际领先水平，工作流程不够科学或不完善，还是不能发挥软件的功能。同样，实验室的管理达到国际标准，但 LIS 软件功能非常差，还是不能说是这个实验室是一个信息化实验室。第 4 部分是临床实验室信息系统数据传输与交换，主要实现检验结果数据的共享和交换，达到信息互联互通。总的来说，这四个标准各自之间既是比较独立的关系，又是一个整体，作用于数字卫生医学实验室的不同部分，缺一不可。

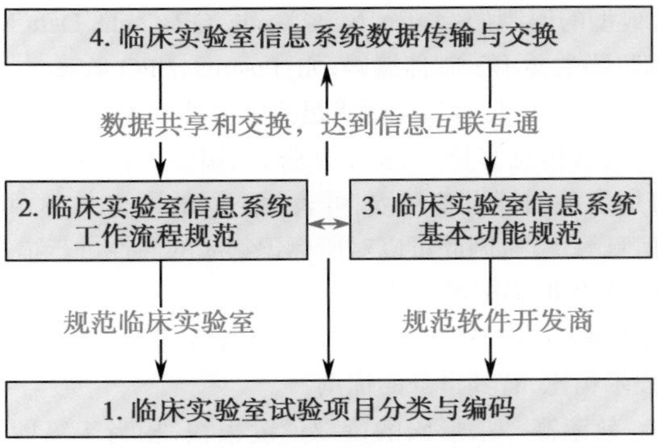

图 9-6　四个 LIS 标准间的相互关系

第三节　标本采集及自动化信息管理系统

在信息系统早期，相当部分数据的处理尤其是标本采集信息都是通过手工录入。这样，不仅数据量十分庞大，劳动强度大，而且数据差错率极高。为了解决这些问题，一方面人们研究和发展了各种各样的自动识别技术，在重复又十分不精确的手工操作流程中融入自动识别技术，提高了系统信息的实时性和准确性；另一方面随着医院信息化、自动化技术的不断发展，以及 ISO 15189 实验室的认可，对标本采集过程提出了更高质量管理要求，标本采集人员对标本采集信息系统的要求从最初采血信息管理也升级到了标本采集全过程的综合自动化管理系统。这就是基于自动识别技术建立的一套综合管理自动化软件，即标本采集自动化信息管理系统（blood collection management system）。

一、条形码自动识别技术

自动识别技术是一种高度自动化的信息或者数据采集技术，就是应用一定的识别装置，通过被识别物品和识别装置之间的接近活动，自动地获取被识别物品的相关信息，并提供给后台的计算机处理系统来完成相关后续处理的一种技术。自动识别技术近几十年在全球范围内得到了迅猛发展，初步形成了一个包括条码技术、磁条磁卡技术、IC 卡技术、光学字符识别、射频技术、声音识别及视觉识别等集计算机、光、磁、物理、机电、通信技术为一体的高新技术学科。由于篇幅的关系，本节中仅以医院及实验室中常用的条码自动识别技术为例进行简单的功能介绍。

（一）条形码的概念

条形码（barcode）是将宽度不等的多个黑条和空白，按照一定的编码规则排列，用以表达一组信息的图形标识符。常见的条形码是由反射率相差很大的黑条（简称条）和白条（简称空）排成的平行线图案。这些条和空可以有各种不同的组合方法，构成不同的图形符号，从而产生了各种不同的条码体系，也称为不同的条码码制，适用于不同的场合。全世界现在大约有 250 多种不同码制的条码，常见的大约有二十多种码制。条形码可以标出物品的生产国、制造厂家、商品名称、生产日期、图书分类号、邮件起止地点、类别、日期等许多信息，因而在商品流通、图书管理、邮政管理、银行系统等许多领域都得到了广泛的应用。在目前检验科所使用的大型全自动检测仪器（具有条码识读功能）中，生产厂商提供的说明书中基本已明确标识该仪器所能识别的条码的编码类别以及长度

(即编码位数，如 10~15 位)，供仪器与实验室信息系统接口，以及给标本标签编制和应用条码时参考。

按条码的维度可分为：一维条码和二维条码。一维条形码只是在一个方向(一般是水平方向)表达信息，而在垂直方向则不表达任何信息，其一定的高度通常是为了便于阅读器的对准。一维条码本身不表示该产品的描述性信息，它只是给某物品分配一个代码，代码以条码符号的形式粘贴或印刷在物品的表面上，用来标识该物品以便自动扫描设备对其进行自动化识读。常见的一维条码 Interleaved 2-of-5(交叉 25 码)、Code 3 of 9(39 码)、Code 128(128 码)、Codabar(库德巴码)等。二维条码是可以在二维方向上表示信息的条码，包括线性堆叠式，典型的码制如：Code 16K、Code 49、PDF417 等；矩阵式，典型的码制如：Aztec、Maxi Code、QR Code、Data Matrix 等；邮政码主要用于邮件编码，如：Postnet、BPO 4-State。它是在一维条码的信息容量无法满足实际应用需求的情况下产生的。它具有信息容量大、安全性强、纠错能力强、印制要求不高、可用多种阅读设备阅读、可表示不同的语言文字、可表示图形信息等优点，因此可以对所标识物品的属性进行描述。

(二) 条形码技术优点

条形码技术与键盘手工输入及光学字符识别等其他自动识别技术相比，有其自身的优点：

1. **效率高** 条形码的读取速度很快，相当于每秒 40 个字符。与键盘输入相比，一般熟练人员键盘录入资料速度每分钟可达 100~200 字符之间，而利用条码扫描录入信息的速度相当于是键盘录入的 20 倍左右，能实现“即时数据输入”。

2. **可靠性强** 有资料显示熟练的专职打字员用键盘输入平均误码率为三百分之一，利用光学字符识别技术，误码率约为万分之一，而采用条码扫描录入方式误码率仅有百万分之一，如果条码加上校验位则出错率只有千万分之一甚至更低。PDF417 二维条码具有 9 级纠错机制，级别越高纠错能力越强。在高级别纠错情况下，条码即使出现局部破损、污渍仍然可以正确识别所含信息。所以美国国防部采用 PDF417 条码制作军人身份证，将照片、紧急医疗信息等军人的相关信息均编入条码中。

3. **采集信息量大** 利用传统的一维条形码一次可采集几十位字符信息，二维条形码可携带数千个字符信息。

4. **灵活方便** 条形码符号作为一种识别手段既可以单独使用，也可以和有关设备组成自动化识别系统，还可和其他控制系统联系起来实现整个系统的自动化管理。条形码识别设备的构造简单，使用方便。而且在没有自动识别设备时，也可通过条码标签上供人识别的字符实现手工键盘输入条码信息。

5. **经济实用** 与其他自动化识别技术相比较，条形码技术所需费用较低。比如制作智能卡第二代身份证的成本为 20 元，如果用二维条码技术制作，成本只需要 3 元。条形码扫描器结构简单，可分为笔式、固定式、坐式、手持式几种，容易操作，不需要进行专门训练。

6. **条码识别过程自由度大** 识别装置与条形码标签相对位置的自由度要比 OCR(光学字符识别)大得多。比如采用多条交叉扫描线的条码阅读器，可以在任意角度对条码标签进行扫描识别。

7. **条码标签容易制作且成本低** 可以用专门的条码打印机或者是普通的针式打印机、喷墨打印机进行打印，也可以进行工业化印刷，而且对印刷技术设备和材料没有特殊要求。所以条码又被称作“可印刷的计算机语言”。与其他自动化识别技术相比较，条形码技术仅仅需要一小张贴纸和相对构造简单的光学扫描仪，成本相当低廉。

8. **条码标签具有不可更改性** 条码标签一旦制作完成便不可更改，要改变相关信息必须重新制作条码，因此条码具有比磁卡、智能卡和射频卡更好的安全性。

二、采集标本通过手工关联医嘱的信息化管理系统

在检验过程中，标本的唯一号码(条形码)对于检验质量是至关重要的，它所带的医嘱都是通过这个唯一号而区别于其他标本的。目前有两种模式将医嘱与标本信息转换成标本的条码信息标签。

(一) 实时制备条码标签的标本信息管理系统

标本采集前通过读卡器读取医嘱信息，由信息系统生成唯一号，然后转换成条形码打印成标签粘贴到标本上，成为该标本的条码信息标签(图 9-7)。该操作系统主要由读卡器、条码打印机(或下面介绍的智能采血自动化装置)、条码阅读器、终端电脑组成。

图 9-7 现场打印的条码信息标签示意图

需注意的是现场一般打印一种尺码样式的条码标签，若标本容器体积太小或直径太小时，就无法使用，如直径仅 1cm(查)的血沉专用管、微型的 1.5ml 离心管等。

(二) 预置条码容器的标本信息管理系统

将医嘱信息与容器上预置的条形码通过信息系统相关联，此时的条码即带有该患者的医嘱信息。具体的步骤是：容器上条形码标签是由生产采集管厂家或者实验室按照标本类型(抗凝剂、专业组等)提前制作并粘贴(可以手工或自动化批量粘贴)的。此条码号为流水号，仅代表此容器的唯一性，通常人们称其为预置条形码标签。例如 10 位数条码标签及容器(图 9-8、图 9-9)及所包含的信息(表 9-1)，它在没有与医嘱关联时只代表空管的唯一号。该操作系统主要由读卡器、条码阅读器、终端电脑组成。

操作人员在采样时，可根据电脑提示的颜色方便、准确、快速地选取采样容器，不需要往管子上粘贴标签，而且不会拿错容器和对错项目。例如采集血常规管时，应拿取条形码前缀为“01”的紫色标签 / 管帽的管子，将其条码扫入电脑。如果拿错了，电脑不会将“01”以外其他前缀号码扫入，同时报警提示工作人员“拿错管子了”。

图 9-8　带有副标签的预制条形码标签示意图

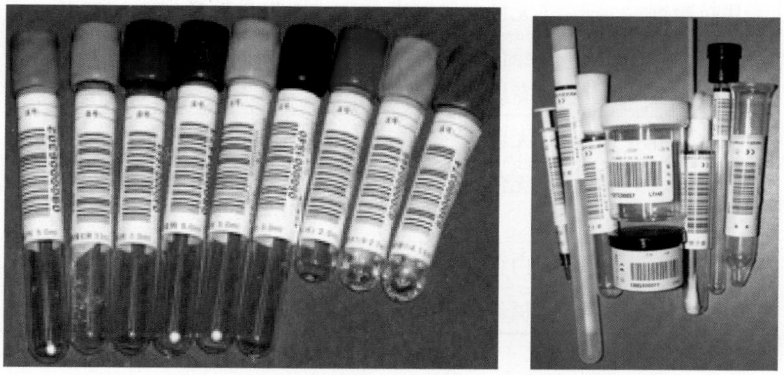

图 9-9　预制条形码标签的标本采集容器

表 9-1　条形码信息标签含义

标签名称	标签或试管帽色标	容量	规格	条码前缀	用途	使用专业组
静脉血 EDTA-K2（乙二胺四乙酸二钾）	紫色	2.0ml	13 × 75	01	血常规	临检组
指末血 EDTA-K2	无色	80μl	1.5ml 离心管	019	血常规	临检组
1∶9 枸橼酸钠	浅蓝色	2.7ml	13 × 75	02	血凝常规 / 血小板聚集	临检组
EDTA-K2	黑色	2.0ml	13 × 75	03	血沉、CD 系列、HLA-B27	临检组
肝素锂	墨绿色	3.0ml	13 × 75	04	急诊生化电解质	临检组
肝素钠	浅绿色	5.0ml	13 × 100	05	血流变	临检组
草酸钾 / 氟化钠	灰色	3.0ml	13 × 100	06	血糖	生化组
促凝剂或无添加剂	橘红色	5.0ml	13 × 100	07	生化	生化组
促凝剂或无添加剂	大红	5.0ml	13 × 100	08	免疫	免疫组
促凝剂或无添加剂	粉红	5.0ml	13 × 100	09	免疫	免疫组
体液标本管	浅黄色	12ml	15ml 锥底管	10	体液	临检组
粪便盒	深蓝色			11	粪便	临检组
痰杯	咖啡色		ф35 × 55	12	微生物标本（痰杯）	微生物组
其他	无色 专用抗凝	3ml	13 × 75	13	醛固酮	免疫组
					细胞培养	临检组
促凝剂或无添加剂	红帽黄圈	5.0ml	13 × 100	14	免疫手工	免疫组
肝素抗凝动脉血	无色		专用管	15	血气	临检组
静脉血	无添加剂	4ml	13 × 100?	16	血液杂项	临检组
1∶9 枸橼酸钠	白色	2.7ml	13 × 75	17	血小板相关免疫球蛋白	临检组
指末血	专用抗凝剂	40UL	专用管	18	微量元素	生化组
EDTA-K2	红帽白圈	3.0ml	13 × 75	19	降钙素原、B 型钠尿肽（BNP）	临检组
厌氧血培养	无色	8~10ml	培养瓶	20	血培养	微生物组

续表

标签名称	标签或试管帽色标		容量	规格	条码前缀	用途	使用专业组
专用抗凝剂	无色		5.0ml	13×100	21	血管紧张素	免疫组
肝素抗凝	绿色 专用抗凝剂		2~3ml	13×75	22	真菌 G、内毒素	微生物组
需氧血培养	无色		8~10ml	需氧培养瓶	23	血培养	微生物组
无添加剂	无色		8~10ml	胸腹水、尿培养	26	胸腹水、尿培养	微生物组
无添加剂	白色			白色盒子	27	粪便培养	微生物组
EDTA-K2	橘红色		2ml	13×75	28	血儿茶酚胺	生化组

工作人员还可根据标签的颜色迅速将标本分发至各检验工作站，无需核对姓名号码或化验单，提高了标本采集与传递速度。

标签中的副联号码还可以撕下来，粘贴到化验单上，供核对用（此举适用于还未实现“电子检验申请单”，即还没有实现网上开医嘱，仍采用手工开化验申请单）。另一作用是转管时可将此副标签粘贴到需要保存的标本容器上，例如：对于某些检测后的标本需要将血清在 -30℃保存 2 个月时，只要将原管上的副联号码揭下直接粘贴到转移管上即可冷冻保存。避免了号码书写时易出错，或保存后号码看不清等事件发生。还可以根据标本容积预制各种尺寸的条码标签，使所有不同性状、规格的标本容器均带条码标签（图 9-9），有利于实现全院检验标本无纸化转运，以及大大提高自动化检测设备双向通信功能的识别效率。

三、采集标本通过自动化装置关联医嘱的信息化管理系统

（一）定义及应用范围

标本采集自动化信息管理系统是一套为标本采集科室提供工作流程管理、患者管理、员工管理、相关设备管理等全过程的信息整合及质量管理系统，能完全达到实验前标本流程的相关质量要求。

1. **工作流程管理** 科学定义标本采集工作各个环节，明确这些环节的业务需求，设计满足这些环节质量管理要求的信息、自动化辅助功能，使标本流程满足质量管理要求（例如：在质量管理要求的采集、核对环节提供信息支持并记录操作过程，为实验前标本追溯提供数据支持；与医院收费系统连接，杜绝漏费）。

2. **患者管理** 通过采血窗口上方的显示屏信息、电视信息、语音播报等手段提供患者必要的知情权，指导待采集标本患者有序等待，提供人性化服务。

3. **员工管理** 通过实时数据指导标本采集工作安排，医务工作人员工作安排更加科学有序，提供对护士采血量，平均采血时间的统计，为绩效考核提供依据。

4. **采集设备管理** 提供多种类型的智能设备接口（条码自动化设备、试管分拣自动化设备、电视、LED 显示设备、语音设备等），提供实时数据交互，医疗机构根据自身需求选择智能设备辅助标本采集工作。

（二）基本功能（案例）介绍

采集自动化信息管理系统（BCMS）主要通过以下功能单元实现工作流程管理、患者管理、员工管理、设备管理（图 9-10）。

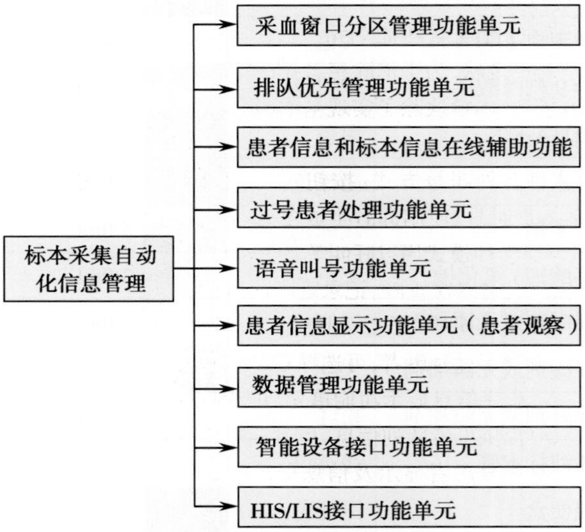

图 9-10 标本采集自动化信息管理系统（BCMS）单元组成

主要功能单元及基本功能说明如下：

1. **采血窗口分区管理功能单元** 门诊采血中（亦称集中采血）按照各个医疗机构对于患者的分类，不同类型的患者标本采集形式和内容可能存在区别［例如：常规采血、功能采血（糖代谢）］，需要将患者分配到不同的区域，以满足特殊性需求。该模块的主要功能即在于此，其主要业务需求：

（1）根据采血场地大小和自身业务的特点，将门诊采血分割成各自独立的区域，BCMS 自动分配采血患者到不同的区域就诊；

（2）在各分区之间灵活转移患者。

2. **排队优先管理功能单元** 目前几乎所有的医疗机构为了体现以人为本的服务理念，为特殊患者都提供了特需、优先服务，该模块主要为满足此类需求：提供优先规则设置功

能。例如：预先设定急诊患者、军人、孕妇等享受优先采血的服务。

3. **患者信息和标本信息在线辅助功能单元** 医务人员标本采集时，按照临床实验室质量管理制度中标本采集前的基本核对要求，必须提供患者以及标本信息辅助护士完成必要的核验工作：

(1) 显示患者的基本信息和所需采集的标本项目，显示其他提示信息(例如特殊患者就诊时所需注意的防护)；

(2) 采血护士逐一扫描标本容器上的条码完成验证，当出现采集项目遗漏时，系统将提示护士该患者的标本采集项目没有完成，保障了零出错率；如出现标本采集错误，系统报警；

(3) 上述验证步骤同时完成采集时间记录；

(4) 提供患者或者患者标本采集项目应急处理方法(患者或患者个别项目因为特殊原因取消标本采集)。

4. **过号患者处理功能单元**

(1) 本系统提供了过号患者(呼叫后未及时到指定位置采集标本患者)管理功能；

(2) 显示过号患者信息；

(3) 提供过号计时报警功能；

(4) 支持从过号列表中直接调入患者和标本信息。

5. **语音叫号功能单元** 目前几乎所有大型医院均存在人满为患现状，为了消除患者排队疲劳，大部分医院均使用了语音模块，本模块除了实现基本叫号功能，还提供了一些用户的特殊需求：

(1) 多种叫号方式：按钮叫号、标签叫号(使用叫号标签时)、试管叫号(使用即时生成条码时)、自动呼叫(使用辅助设备时)等多种模式用以呼叫等待采血的患者；

(2) 支持多次重呼，记录重呼次数和时间；

(3) 提供预呼叫设置，让患者提早做好准备；

(4) 对于过号患者，可选择自动模式或手动模式重呼。

6. **患者信息显示功能单元(患者观看)**

(1) 提供患者队列信息，患者随时查看队列信息；

(2) 过号患者显示及信息提示(例如：过号患者就诊窗口信息)。

7. **数据管理功能单元** 本模块主要实现的功能是完成对门诊(或标本集采科室)在实验室前 TAT 环节全面的信息化管理，主要包括以下功能：

(1) 提供终端实时显示等待患者人数、已完成人数等流量信息，以便护理人员调整工作节奏；

(2) 提供实时统计数据：护理工作管理者可迅速作出决策，调整服务窗口数量，合理调配人员；

(3) 提供就诊患者信息、采血项目信息、采血量信息等内容的查询；

(4) 提供患者人数、采血工作量、耗材使用量的统计信息；提供按照时间、区间等因素的分析报表；

(5) 提供采集员工出勤率和工作量报表，为管理人员编制安排及绩效考核提供依据；

(6) 提供实验室前 TAT 各个环节时间记录，为流程的科学管理提供支持；

(7) 提供标本追溯功能，结合回收装置、标本分拣系统可实现检验标本的核发；

(8) 向实验室提供各种标本采集的实时数据，准确预测下一时段接收标本数量，帮助实验室管理人员安排工作计划。

8. **设备接口功能单元** 标本采集全自动信息管理系统是适用于实验前标本数据管理综合平台，其包括设备接口模块：

(1) 支持串口、TCP/IP 通信协议接入自动化设备(外置打印机、语音叫号系统、信息显示系统、智能采血自动化系统等)及相关外围设备；

(2) 支持与接入的智能设备建立安全可靠的通信和数据传输(标准协议或者硬件厂家标准协议)；

(3) 提供对各种设备运行状况和服务事件进展的实时监控(需要设备厂家提供 API 接口)，发现异常情况及时通知系统管理员。

9. **HIS/LIS 接口功能单元** 标本采集全自动信息管理系统是实验室信息管理系统(LIS)一个更为细化的功能划分。因此它必然包含 HIS/LIS 接口模块：

(1) 快速链接医院信息系统，支持和基于 Oracle、SQL Server 等数据库的对接；

(2) 简单灵活的接口方式：中间文件、中间数据库、web service 等。

四、全自动医院智能采血管理系统

随着工作量的不断增加，一些超大型医院血液检验标本的采血量激增。目前各大医院采血流程各环节仍以手工作业为主，对于自打印条码粘贴试管标签的情况，普遍存在"漏用采血管""患者无意中开塞""标签粘贴不整齐""贴错标签""用错采血管型""采集现场无秩序"等各种现象。采血过程存在的问题及其解决的方案见表 9-2。

表 9-2 采血的问题及解决方案

序号	问题	解决问题的方向	解决方案
1	漏用采血管	保证不漏用采血管	用机器实现按检验项目智能选管
2	患者无意中开塞	不让患者接触采血管	设计一个不让患者接触采血管的流程或设备
3	标签贴不整齐	保证标签粘贴整齐	用机器代替手工贴标
4	贴错标签	保证贴标正确	用机器按患者信息、检验项目信息、智能选择的采血管自动贴标
5	用错采血管	保证采血管类型与检验项目匹配	用机器实现按检验项目智能选管
6	采集现场无秩序	创建一个有序的采血环境	建立一个封闭式智能排队系统

第四节 国内外主流实验室信息系统介绍

近年来，检验医学快速发展，新技术的涌现彻底改变了临床实验室传统的手工登记、手工报告、热敏打印等工作模式，工作人员在大大减小劳动强度的同时，却必须每天面对浩如烟海的实验室信息。大量的信息需要被收集、存储、加工、监督和管理，传统工作模式已远远跟不上检验医学的发展。得益于计算机和网络技术的快速发展，实验室信息系统应运而生，它对临床实验室内种类众多的设备的检验数据进行合理使用、监督、质控和统一管理，并对临床实验室工作流程进行管理控制。实验室信息系统的发展主要经历如下几个阶段：

第一代计算机临床实验室系统（20 世纪 80 年代末）：DOS 平台和 FoxPro 数据库；单机运行为主；接收仪器结果 / 中文报告 / 简单的查询统计。

第二代计算机临床实验室信息系统（20 世纪 90 年代中期）：Windows 平台；SQL（结构化查询语言）等大型数据库；CS 结构；单机与网络模式并行运用；加强科室内部管理；利用大型数据库优势；检验流程的控制管理。

第三代计算机临床实验室信息系统（20 世纪 90 年代后期）：编程语言改进；强调流程的电子化信息化程度；加强信息的共享程度；引入条形码技术等；结合 internet 技术。

第四代计算机临床实验室信息系统（近十几年）：以全流程化质量控制为目标进行重新规划和设计 LIS 系统；以机器人技术及全流水线一体化检验设备为依托建立和仪器交流更加紧密的 LIS；采用现代统计技术加强 LIS 质控的分析能力。利用数据挖掘及商业智能技术开辟 LIS 的新的科研渠道。

国外发展状况：国外的 LIMS 技术最早出现在 20 世纪 60 年代末，美国一些高等院校、研究所以及化学公司开始研究和使用大型计算机和局域网络系统处理分析化学数据，可以认为是 LIMS 的雏形。其主要是开发供自己内部使用，注重实验室内部数据处理过程的流程性、能否节省工作时间以及资源有效利用等方面，使实验室的数据采集和报告处理过程更加规范和顺畅，以便节省大量的时间和资源。

20 世纪 70 年代，出现了一些专门为客户构建的 LIMS，这些系统往往都是一次性的解决方案，只符合某个实验室的具体要求，并不是商品化的产品。受计算机软硬件条件的限制，这一时期的 LIMS 系统多是在小型机上构建的，采用分级、独立的数据结构，不仅价格昂贵、界面不友好，也不便与 LIS 系统外部的设备进行数据交换。随着质量管理概念的提出，相应标准规范陆续制定与实施，对 LIMS 提出了专业化、标准化、规范化的要求。

20 世纪 80 年代虽然出现了最初的商品化 LIMS 解决方案，但实施时仍旧需要很多客户化工作。计算机硬件、网络、操作系统及数据库技术的蓬勃发展，客观上给 LIMS 的发展提供了肥沃的土壤。实验室对数据分析和处理也已经更多地由手工操作向计算机自动处理的方向发展。这一时期推出的 LIMS 一般是以 Foxbase 2.X 开发的单机系统，只能在小型计算机上运行，负责对一些基于微处理器的分析仪器进行控制和记录，以及对检验数据进行存储和简单分析，可提供大部分的实验室管理以及报告功能。这种系统通常被称为第一代实验室信息管理系统（laboratory information system，LIS）。如 1982 年推出的 1G LIS，将实验室功能模块放置在一个简单的小型机上，提供了较好的实验室性能和效率以及最初的自动记录功能。在 20 世纪 80 年代后期，虽然大部分检验仪器都采用了计算机进行数据处理，但多数仍是单片机，输出对象也主要是微型打印机，用微机来处理的很少。

20 世纪 90 年代，随着个人计算机系统的不断发展，特别是网络通信和数据库技术的日趋成熟，LIMS 技术的应用进入了一个崭新的阶段，由封闭的商品化软件转向强调用户灵活配置的开放性系统。用微机处理数据的检验仪器逐渐多了起来，不用微机处理的，也为微机提供输出接口。但是这种接口通常为单向的，即只能够把检验结果输出到微机中。

国内发展状况：国内的医疗信息化建设相对国外起步较晚，LIS 也是在近几年才有很大的发展，不过国内医疗市场的多样化，反而更加刺激 LIS 的进步，这也是近几年 LIS 供应商迅速增多的原因。更多公司参与进来也对 LIS 系统有了更高的改进。

国内医院的大多数检验仪器都是进口的，从 20 世纪 80 年代后期，大多数仪器就都采用计算机进行数据的处理，但多数是单片机，输出对象主要是微型打印机，用微机处理的很少。进入 90 年代，随着计算机价格的下降和技术的发展，用微机处理数据的检验仪器逐渐多了起来，不用微机处理的，也为微机提供输出接口。那个时候还是单工，即单向传输结果，到了 90 年代中期，逐渐出现了可以支持双向通信的大型检验仪器，即支持计算机下发指令给仪器并将结果进行回传。

随着医院计算机管理的发展，一些医院开始考虑到建设 LIS，但是开始多数只是把单个仪器进行联机，或者几台仪器连在一起，并没有实现系统。在一些医院，LIS 的运转大大提高了临床实验室的工作效率，成了临床实验室的重要工具。而少数医院的 LIS 已经成为了实验室不可或缺的系统，并以子系统进入 HIS，实现了资源共享，在医院中起着举足轻重的作用。

在这些医院 LIS 不仅减轻了检验人员的劳动强度、提高了工作效率、提高了数据的准确性，而且增加和提高了临床实验室人员对计算机应用的知识和技能。

进入 21 世纪，大多数医院 HIS 已经完成基础建设，对

LIS 需求进入了一个高潮，市场的抢占成了重头戏。由于医院的检验仪器 80% 都可以支持双向通信，这样在完成基础的需求上，医院要求数据能共享到网络上，这样就使得从事 LIS 的供应商注意力都集中在仪器接口上，忽视了 LIS 作为 HIS 的基本功能，体现在质控与 LIS 系统集成较差，没有做到真正意义上的互动。

当下，医疗事业单位越来越重视信息化建设，早已普及了 HIS 工程的建设，为医院进一步的信息化打下了基础。医院检验科的信息化工作也由原先的原始状态（完全纯人工填写结果签发报告）经过初级阶段（未联网的单机版本，虽然各仪器能自带或另配软件程序来实现结果的收发功能，但是部分没有数据输出接口的设备不得不用手工填写报告的原始模式，并无法实现与 HIS 系统的信息交换）的发展，逐步进入了中级阶段（检验科实现内部联网，并与 HIS 相连通，完成了数据信息的交互式共享。多媒体发布帮助患者掌握病情及检验结果；医生能在第一时间得到原始检验报告；科室及时有效地进行截流堵住了漏费缺口；院方实现了全院信息化进程中的关键一步，宏观掌控管理使服务效率提高，更加自动化、人性化、特色化、品牌化）。

未来检验医学的发展也将随之呈现五种趋势：管理方面将向标准化、规范化方向发展；技术将向自动化发展；检验将向量知数源方向发展；人员分工向细分化方向发展；独立实验室也将成为重要的发展方向。

自动化是检验医学技术发展总趋势，而分子生物学必是其未来发展的一个亮点。随着物理、化学的进步，尤其是分子生物学技术的进步和引入，检验界在不久的将来会使疾病诊断由现在的事后检验向前瞻性转变，提高早期诊断比重，针对性指导用药，优化治疗效果。

显然，标准化、自动化、信息化、人性化和临床化正是实现检验医学的基础，而检验科与实验室也随之深化提纯，形成新型的开放式综合实验室，这也就是目前检验科信息化在检验医学大背景下的发展途径。

一、单机实验室信息系统

单机实验室信息系统是指不调用网络数据，通过单台电脑连接单台分析仪器，将多台分析仪器的结果汇总在一起，最终通过打印纸质报告单的方式出具检验报告。单机实验室信息系统是目前广泛被一些中小医院检验科采用的信息管理系统，与医院信息管理系统无缝连接，拥有强大的数据采集功能和严格的数据校验功能。同时，提供个性化的打印报告单和分类明晰的多样查询。优秀的图像处理功能是针对拥有图像处理功能的仪器专业设计的。强大的系统安全体系可以为检验人员减少不必要的麻烦。

（一）发展历史

国外的 LIMS 技术最早出现在 20 世纪 60 年代末，美国一些高等院校、研究所以及化学公司开始研究和使用大型计算机和局域网络系统处理分析化学数据，可以认为是 LIMS 的雏形。主要是开发供自己内部使用，注重实验室内部数据处理过程的流程性、能否节省工作时间以及资源有效利用等方面，使实验室的数据采集和报告处理过程更加规范和顺畅，以便节省大量的时间和资源。20 世纪 70 年代，出现了一些专门为客户构建的 LIMS，这些系统往往都是一次性的解决方案，只符合某个实验室的具体要求，并不是商品化的产品。受计算机软硬件条件的限制，这一时期的 LIMS 系统多是在小型机上构建的，采用分级、独立的数据结构，不仅价格昂贵、界面不友好，也不便与 LIS 系统外部的设备进行数据交换。且随着质量管理概念的提出，相应标准规范陆续制定与实施，对 LIMS 提出了专业化、标准化、规范化的要求。20 世纪 80 年代虽然出现了最初的商品化 LIMS 解决方案，但实施时仍旧需要很多客户化工作。计算机硬件、网络、操作系统及数据库技术的蓬勃发展，客观上给 LIMS 的发展提供了肥沃的土壤。实验室对数据分析和处理也已经更多地由手工操作向计算机自动处理的方向发展。这一时期推出的 LIMS 一般是以 Foxbase 2.X 开发的单机系统，只能在小型计算机上运行，负责对一些基于微处理器的分析仪器进行控制和记录，以及对检验数据进行存储和简单分析，可提供大部分的实验室管理以及报告功能。这种系统通常被称为第一代实验室信息系统（laboratory information system，LIS）。如 1982 年推出的 1G LIS，将实验室功能模块放置在一个简单的小型机上，提供了较好的实验室性能和效率以及最初的自动记录功能。在 20 世纪 80 年代后期，虽然大部分检验仪器都采用了计算机进行数据处理，但多数仍是单片机，输出对象也主要是微型打印机，用微机来处理的很少。20 世纪 90 年代，随着个人计算机系统的不断发展，特别是网络通信和数据库技术的日趋成熟，LIMS 技术的应用进入了一个崭新的阶段，由封闭的商品化软件转向强调用户灵活配置的开放性系统。用微机处理数据的检验仪器逐渐多了起来，不用微机处理的，也为微机提供输出接口。但是这种接口通常为单向的，即只能够把检验结果输出到微机中。

而国内受到经济水平和硬件条件的限制，20 世纪 70 年代末的 LIMS 仅限于完成简单数据处理的单机模式。20 世纪 80 年代以来，我国引进过几套 LIMS，但由于管理模式差异、汉字处理功能较弱，使得系统的大部分功能无法利用。只有极少数单位建立了单机模式的中文报告系统，来解决手工抄写数据、报告登记和结果查询这类问题。虽然我国的 LIMS 研究和应用虽然比国外滞后了 10 多年，但是经过近些年的努力，LIMS 工程的实施和应用已取得了一定的经验和成果，并且对实验室的规范管理有很大的促进作用。

（二）采用的技术

从 20 世纪 60 年代末到 80 年代中期，LIMS 主要采用集中式结构，多以 IBM（国际商业机器公司）大型机和 DEC 超小型机为中央主机，通过 RS-232 连接多台终端或通过 DEC 小型机采集仪器数据，应用软件和数据库均在中央机上运行。主要功能是管理与控制仪器、收集和处理数据、打印分析结果。

20 世纪 80 年代中期到 90 年代，由于 PC 机和局域网络技术的发展，这一时期推出了基于客户机 / 服务器分布式结构体系的 LIMS。使用的计算机有 PC、DEC Micro VAX、ALPHA、IBM RS-6000、HP-9000、SUN 工作站。使用的网络有 Novell、Ethernet、Windows NT、OS/2。操作系统有

DOS、UNIX、OPEN VMS、HP-UX。数据库为Oracle、Sybase、Informix、Ingres、SQL Server等。此时期的LIMS增加了系统管理、工作计划安排、数据统计分析、图形软件、状态跟踪、审计、仪器管理功能。

（三）主要功能

单机实验室信息系统可提供方便的数据采集，可以单串口或双串口同时进行接收作业，当中无需人员控制；简便的数据分类，可根据不同的要求根据不同的仪器自由设置测试项目名称；理想的数据校验，可根据用户需要设置结果的参考值，参考值自动校对；卓越的图形处理，对于支持的仪器数据结果部分可以用图形表示；强大的打印方式，提供了最常用的打印报告单形式，并且可以通过修改达到各种不同的要求；灵活的查询统计，提供了多种方式的查询功能；精确的分类统计，预定了常用的数据统计表；完善的质量控制，提供了分类项目的质控查询；统一的操作界面，方便于工作人员的岗位调动，更有利于程序的移植；安全的系统策略，使用户的授权功能可以控制每一个使用者的使用范围，确保系统安全。

1. 系统设置

(1)常用代码设置：是对一些项目的基本信息的设置，基本信息分为：患者类别、年龄类别、性别设置、送检病区、临床诊断、报告类型、测试类型、样本类型、送检医生、结果单位、结果描述、免疫时段、测试项目类别。设置了这些基本信息后，以后所有的相关信息只在其中选择。

(2)测试项目设置：设置所有测试项目的基本信息，如项目名称、英文缩写、测试费用、测试成本、打印顺序及报告类型。

(3)结果范围设置：对各测试项目设定年龄范围、样本类型、性别、上下限、单位及是否为默认值的设置。

(4)打印报表设置：对报表的修改、导出及导入。

(5)试剂代码转换：把各仪器所做测试的"通道号"与相应的中文名称及英文缩写相关联。

2. 数据操作

(1)样本登记：对被检验者进行资料登记。

(2)手动输入：自由录入，对某一样本号进行手动输入测试项目及其结果；模板录入，给样本设置一固定的模板，方便录入并对其进行各测试项目结果的设定或描述结果的设定。

(3)结果确认：对所做的样本进行确认。

(4)批量操作：对样本号所做测试项目进行批量录入；对样本的某一测试项目进行相同的偏差修改；所做的样本按要求进行批量删除；批量录入样本，且支持锁定样本号，已锁定的样本号只能为锁定者所用，他人不得录入。

(5)前后核对：能让操作者对该患者所做的前后几次检验数据进行对照。

(6)样本高级处理：把一样本复制到另一样本，分为复制样本信息、复制测试结果、删除源样本的样本信息和测试信息、删除源样本的测试信息。并将选定的样本合并到已指定的样本。

(7)数据备份：保证数据安全性，以免在使用过程中发生误操作等引起的数据丢失现象。一般与清除历史数据结合使用。

(8)清除历史数据：清除历史数据，保持数据库的数据容量。

3. 数据统计

(1)工作量统计：可以分别按仪器、科室、检验师、样本类型、项目组合、送检病区、送检医生及详细统计八种统计方式统计在某一段时间段内的工作量。

(2)收费统计：可以分别按仪器、科室、检验师、样本类型、项目组合、送检病区、送检医生及详细统计八种统计方式统计在某一段时间段内的收费。

4. 样本查询

(1)快速查询：对患者信息及所作测试的快速查询所要的查询条件比较简单，只需要送检日期、仪器、患者姓名以及病历号。

(2)详细查询：与快速查询的功能、操作相似，区别在于查询条件不一样，详细查询的查询条件更详细齐全。

(3)单项查询：按测试项目的相应条件查询，所得到的是此测试项目所有样本的信息。操作与快速查询相似。

(4)结果浏览：根据送检日期、仪器查看样本的信息。

(5)历史数据查询：在备份数据库中查询数据。

（四）应用情况

目前国内主流的LIMS产品是普通型LIMS系统，使用关系型数据库，一般为C/S结构，包含了检测流程、报告管理、资源管理及相应的安全设置，国内外各主要LIMS供应商都提供此类型LIMS软件，基本占到国内LIMS软件的80%以上的市场。

当前，在一些基层医疗机构或私人诊所，使用单机LIS用于单个检验仪器数据的管理，主要功能包括患者资料手工输入、检验数据接收、质量控制、结果查询和统计、代码字典等。单机LIS以厂家自带或配送为主，同一家机构可能存在不同品牌的单机版LIS。

二、域网实验室信息系统LIS

（一）与实验室信息系统有关的工作站

在相对传统的工作模式下，即便使用了自动化分析仪器以及建立了检验科内部的实验室信息系统局域网，但如果没有实现全院网络化和标本管理条码化，医生要获得一份检验报告，检验项目申请、标本采集传送、相关的患者信息以及检验项目信息都是处于各自独立的孤岛状态，工作流程还是比较复杂，大致包括：医生开检验申请单、护士准备标本容器并在容器上贴检验单标签、采集标本、通知卫生勤务人员收标本、卫勤人员取标本并传送至实验室、检验人员签收标本、分类、处理标本、检查标本状态、分杯及标记、准备试剂、校准仪器、质量控制、检查质控结果、在仪器上录入检测项目、仪器测定、在实验室信息系统录入患者资料、系统自动接收仪器测定数据、部分项目复查、确认并审核结果、报告打印、签发、传送、医生收到检验报告等二十多个步骤。

如今，随着计算机网络技术的发展和普及，特别是实验室信息系统和标本条码化管理的应用得到各级部门和领导的重视，国内许多大医院特别是经济发达地区的大医院，比较普遍地实现了全院性的检验标本条码化管理系统，使得在临床医师、护理、标本传递和检验实验室之间形成了一个完整的标本物流与相关信息流紧密结合的网络系统，从而使得实验室的管理和检验报告的质量实现了一个质的飞跃。

在这个完整的系统中，一般来说至少包括三个相对独立又紧密联系的重要环节或站点，即医生工作站、护士工作站和检验工作站。

1. 医生工作站 医生工作站实际上包含了许多重要的功能，检验项目的预约申请、报告查询和打印等功能仅仅是医生工作站众多功能中的一部分。

(1) 检验项目的预约申请：医生在工作站对检验项目或组合的预约申请，必须基于检验科已经开展并发布到 HIS 上的电子化检验项目或组合申请单，对于检验科没有开展的项目，不可能在工作站由医生自由预约申请。

为方便医生申请，检验科发布的制式申请单，可预先根据功能和病种设置多种组合，也可以允许医生根据自己所在科室的专业特点预先设置不同的组合，但能够选取的项目必须是检验科已经开展并发布到 HIS 的项目。

(2) 急诊检验的选择：为便于对危急重症患者的诊治，检验项目预约申请系统必须提供标识明显的急诊检验选择功能，例如用红色粗体字突出“急”，便于医生选择。但必须强调的一点是，急诊检验项目应该由检验科和临床人员在充分协商的基础上，确定一份少而精的项目清单，医生严格按照清单内容申请急诊检验，不可随意将检验科开展的所有检验项目全部列为急诊检验项目，否则，急诊标本或急诊项目多了，会打乱检验正常的工作流程，加重检验人员的负担，达不到急诊急报的目的。

要做到这一点，比较好的做法是，首先建立急诊检验的项目清单，然后用软件在 LIS 和 HIS 上根据清单内容对急诊检验项目作出必要的技术限制，医生只能在清单范围内选择申请急诊检验项目，从而保证急诊检验能够优先执行并优先报告。

(3) 检验预约申请的作废：临床上总是可能有各种原因导致医生下达医嘱后不再执行的情况发生，检验项目的预约申请同样存在这种情况，因此，医生工作站应该提供对已经生成的检验项目预约申请予以取消或作废的功能，以免由于存在未执行的医嘱导致后续过程发生紊乱。

(4) 危急值报告的接收和处理：传统方法的危急值报告一般通过检验人员向护理站电话报告结果，然后由护士通知师生根据结果对患者进行相应处理。根据要求，该过程需要检验人员和护理人员对报告的危急值及其过程进行登记，耗时费力，而且往往存在人为因素的影响。

依据现代通信、网络和信息技术建立的危急值自动报告模式，完全实现了经审核后的危急值报告通过网络直报，在医师工作站、护士工作站弹窗提示，强制阅读，确认后自动记录阅读者和阅读时间等相关信息，历史记录随时可查，具有传统方式不可比拟的优点。

(5) 检验报告的查询和打印：实现全院联网的信息系统，结合电子签名技术的应用，检验报告可以实现完全的电子化，一旦检验人员审核并发送电子化的检验报告之后，临床医生可以方便快捷地在工作站随时查询、阅读、打印电子化的检验报告，具有实时、快速、准确、安全、环保、避免丢失等许多优点。

2. 护士工作站

(1) 检验医嘱的提取和执行：护士通过标本采集工作站提取医生下达的预约检验申请，一般分为常规和急诊两种模式。对于常规检验申请，标本采集程序一般可提取三天内的检验预约申请信息，通常可通过调节日期区间，提取更长时间内医生所下达的预约申请检验信息；对于急诊，一般来说应该即时处理。

(2) 条码标本容器的准备：提取检验预约申请信息后，需要关联条码化标本容器，使每一条检验申请信息与每个条码标本容器具有唯一性。这个环节一般存在两种不同的处理方式。

1) 预置条码方式：根据使用单位要求，到工厂定制各种规格含有条码标签的标本容器，标签上除了条码外，一般可留空填写相关的科别、姓名等患者基本信息(实际工作中可以不填写)。在使用过程中，由护士提取检验申请信息后，逐份扫描标本容器，使其与具体的检验申请信息关联起来而具有唯一性。

2) 自打印条码方式：护士通过专用程序，提取检验申请信息，用条码打印机在不干胶标签纸上打印条码，标签内容除条码外，还可包含患者基本信息以及相关的检验项目信息，然后由护士将标签粘贴到各种标本容器上。

3) 两种条码标签方式的比较：预置条码方式与自打印条码方式各自具有表 9-3 所列的特点，使用单位可根据需求进行选择。

从表 9-3 的比较我们不难看出，如果追求条码标签含有肉眼可识别的患者信息甚至检测项目信息，护理人员愿意承担相应的条码打印和粘贴标签的工作，而且单位不怎么需要考虑硬件成本，那么选择由护士自打印条码的方式更为合适，但条码粘贴不规范导致在自动化仪器中识别困难的问题仍然难以避免；如果追求操作的便利性和相对较低的成本，而且不太需要考虑条码标签具有肉眼识别的具体患者信息，那么选择预置条码方式更为合适。

条码技术本身是一种自动识别技术，应用条码系统的目的就是要简化工作流程、减低劳动强度、减少人为差错、提高自动化程度和工作效率，从这样的初衷出发，笔者认为选择预置条码试管具有更多的优势。因为只要护理人员严格执行查对制度，认真按照流程操作就不会发生搞错条码标本的事件，只要源头不出错，后续流程就可以通过扫描标签上的条码查到每一份标本的来源。反过来，如果护士不严格执行查对制度，不按照流程操作，即使条码标签上打印了相关的患者信息和检测项目信息，照样可能抽错标本而且无法追踪标本的真正来源。笔者所在单位于 2006 年规划建设的条码标本管理系统，就是采用厂家根据我们规划要求制作的预置条码标本容器，现在所有的检验标本容器全部实现了条码化，已经成功应用数年，取得非常好的效果。

对于实验室信息系统来说，最好能够同时支持预置条码和自打印条码，以满足不同单位用户的需求。

表 9-3 预置条码与自打印条码的特点比较

应用模式	预置条码试管	自打印条码贴试管
硬件成本	直接采用工厂生产的预置条码试管，每支条码试管比普通试管增加成本不超过 0.1 元；不需要条码打印机及其配套的标签纸和碳带	每个护理单元需配置一台条码打印机，以每台 2 500 元计算，一所有 30 个护理单元的综合性医院的打印机费用就需要 7.5 万元。而且，与之配套的条码标签纸和碳带需要长期消耗，每支试管的标签耗材费也接近 0.1 元
操作的便利性	直接扫描标本容器的预置条码标签，操作简便，不增加护士的工作量	需护士打印条码，然后贴条码标签到标本容器上，增加护士的工作量
条码标签的可读性	工厂机器印刷或喷码，条码清晰易读，机器粘贴标签，整齐美观，扫描识别率高，极少发生误读	检验科使用条码双向检测设备时，约 10% 的条码不被仪器识读。可能由于条码标签贴歪，导致标本管进入自动化仪器时出现扫描识别困难；可能由于碳带等问题使条码打印不清晰，导致标签无法扫描识别；还可能由于打印机故障，导致无法打印条码而影响工作
条码标签的信息量	只有条码和一串数字，肉眼可读信息少	除条码外，还可打印相关的患者信息甚至检测项目信息供肉眼识别

如果采用自打印条码，则必须配备条码打印机。条码打印机又称为标签打印机，是一种专门用于快速打印不干胶标签、PET 标签等的专用打印设备。一般有热敏型和热转印型打印方式，使用专用的标签纸和碳带。需要特别指出的是，一般的激光打印机不适宜打印不干胶纸条码标签，因为激光打印机在打印过程中发热很厉害，往往导致不干胶纸软化并从底纸上脱落黏到打印机的硒鼓上。

条码标签打印方式一般分为热转印和热感印。热转印是指通过热压印结合的过程将碳带墨色转印到纸、膜等材料上的打印技术。碳带热转印的主要特点是迅速、便捷，能及时为各种产品或服务提供清晰、准确的印签，并广泛用于各类型材质。在实际应用中，可以考虑采用热转印方式的小型条码打印机。

条码标签一般采用不干胶标签。

不干胶标签由离型纸、面纸及作为两者黏合的黏胶剂三部分组成。

离型纸俗称“底纸”，表面呈油性，底纸对黏胶剂具有隔离作用，所以用其作为面纸的附着体，以保证面纸能够很容易从底纸上剥离下来。底纸分普通底纸和哥拉辛（GLASSINE）底纸。普通底纸质地粗糙，厚度较大，按其颜色有黄色，白色等，一般常用不干胶底纸为经济的黄底纸；哥拉辛（GLASSINE）底纸质地致密、均匀，有很好的内部强度和透光度，是制作条形码标签的常用材料。

面纸是条码标签打印内容的承载体，按其材质分铜版纸、热敏纸、PET、PVC 等几类。面纸背部涂的就是黏胶剂，它一方面保证底纸与面纸的适度粘连，另一方面保证面纸被剥离后，能与粘贴物具有结实的粘贴性。

标本采集的确认：护士可根据准备好的条码标本采集清单，经核对后给患者采集标本，然后在护士工作站对已经采集的标本进行确认，系统自动记录标本采集者及采集时间等相关信息，作为分析前标本质量监控的重要时间节点，成为分析前、中、后整个过程最重要的源头。

如果单位的资金较为充裕，可采用专门的 PDA（personal digital assistant，个人数字助理，又称为掌上电脑）设备，由护士在患者床头逐份扫描条码标本容器后再抽血，可以实时记录标本的采集时间，为后续的质量保证提供更准确的时间信息。

标本的传送：不管医院的规模多大，分工的细化产生了专门的标本转运岗位，一般由专门的卫生勤务人员从临床科室收集采集后的各种标本并转运到实验室，这个过程一般可称为标本的传送。完整的流程控制一般应包括标本传送过程的监控，在勤务人员到临床收集标本时，须逐份扫描标本的条码标签，系统自动记录收集者及收集时间。

标本收集后须及时送往实验室。

3. 检验工作站

（1）检验标本的送达：卫生勤务人员将标本送到实验室后，一般应在检验工作站逐份标本执行“送达扫描”操作，系统自动记录送达者及送达时间。认真执行这个过程有助于监控标本在转运环节所消耗的时间，以利于针对薄弱环节提出改进措施，同时还可以监控标本在这个环节是否发生丢失等情况，有利于明确责任，减少意外事件的发生概率。

（2）检验标本的分类与接收：这个过程一般由实验室人员完成。根据不同类别条码标本试管帽的颜色，标本接收人员可实现不同类别标本的快速分类，然后对同类型的标本可逐份扫描签收，并将标本的信息分配到具体的仪器上，这个过程同时将患者信息、医生预约申请的标本检测项目信息下载到 LIS 上，保存上述信息的同时，完成对住院患者相关检验项目的自动计费。

（3）检验标本的处理和测定：检测的项目不同，标本的处理方式不同。比如生化、免疫、凝血检测的标本需要离心，血常规标本则直接上机测定，在这个过程中，实验室人员一般需要逐份检查标本的外观质量，如抗凝血是否有凝块？血量与抗凝剂比例是否满足要求？标本是否够量？血气标本中是否有气泡？是否用错标本容器？等。对于合格的标本，处理后直接上机，分析仪扫描标本条码，与 LIS 实时通信，查询并下载标本对应的检测项目信息，然后自动进行测定，结果出来后直接将数据发送到LIS,与对应的患者信息组成一份报告,经检验人员审核后发送到医生工作站和各种终端,供查询、打印。

在标本的处理过程中,一旦发现有不合格标本,一般不主张迁就进行测定,应该回退标本并要求重送,以保证不因标本的原因而影响检验结果的质量。

(4)不合格标本的回退:传统的标本回退方法一般是通过电话通知临床科室,实现全院信息系统联网的实验室,则可以在LIS上通过标本回退功能,将不合格标本信息实时反馈给护士工作站,护士工作站能够弹出提示窗,实时接收标本回退信息,包含患者姓名、标本类别、不合格原因等。这个过程,除了有特定时限要求的标本外,相关的检验预约申请信息不需要作废,护士确认标本回退信息后,只需按照前述流程重新准备条码标本容器,重新采集标本送检。

检验工作站除了标本接收处理以外的其他功能,详见下节。

(二)实验室信息系统的主要功能

卫生部于1997年首次印发并于2002年修订颁发的《医院信息系统基本功能规范》,可以看作是我国官方对实验室信息系统的基本要求。该规范文件共二十四章,其中第六章为临床检验分系统功能规范(以下简称:临床检验分系统),可以看作是我国对实验室信息系统的官方要求。它的定义是:临床检验分系统是协助检验科完成日常检验工作的计算机应用程序。其主要任务是协助检验师对检验申请单及标本进行预处理,检验数据的自动采集或直接录入,检验数据处理、检验报告的审核,检验报告的查询、打印等。系统应包括检验仪器、检验项目维护等功能;实验室信息系统可减轻检验人员的工作强度,提高工作效率,并使检验信息存储和管理更加简捷、完善。临床检验分系统必须符合国家、地方有关法律、法规、规章制度的要求。

临床检验分系统基本功能包括:预约管理、检验单信息、登录功能、提示查对、检验业务执行、报告处理功能、检验管理功能、检验质量控制功能以及统计功能等九个部分。临床检验分系统运行要求:

输入数据和信息:提供多种输入格式和内容,提高录入速度。

权限控制功能:录入者及审核者具有不同权限控制。审核者对医嘱进行审核、校对后才能提供执行,并对审核后医嘱的正确性承担责任。对未经审核的医嘱可提供修改和删除的功能。

由病历号/处方号自动生成检验单号,并保证由检验单号查询唯一检验结果。

仪检仪器能够提供自动数据采集的接口,镜检仪器能够提供手工录入的接口,并对两者提供相关的核准操作手续。

每次检查的检验单号必须与患者在院资料相对应。

每次检验的数据都要经过严格核准后方可生效。

检验数据具备图形显示功能。

查询和修改:提供多种格式的单项和多项查询显示,对未存档数据可提供修改。

网络运行:提供数据和信息快速准确可靠。

经过二十多年的发展,国内的LIS经历了单机版、实验室内部局域网络版、与HIS(hospital information system,医院信息系统)联网的全院性局域网络版、通过VPN(virtual private network,虚拟专用网络)等技术与互联网连接的第三方实验室管理信息系统的发展历程。对于一个LIS而言,以下的基本功能是必须具备的:

1. 资料录入　中国合格评定国家认可委员会于2013年11月发布的CNAS—CL02《医学实验室质量和能力认可准则》(第三版,等同ISO 15189—2012,以下简称CNAS—CL02)规定,申请单或电子申请单应留有空间以填入下述(但不限于)内容:

(1)患者身份识别,包括性别、出生日期、患者地址、详细联系信息、唯一标识;

注:唯一识别可包括字母和/或数字的识别号,例如住院号或个人保健号。

(2)医师、医疗服务提供者或其他依法授权的可申请检验或可使用医学资料者的姓名或其他唯一识别号,以及报告的目的地和详细联系信息。

(3)原始样品的类型,以及原始解剖部位(相关时)。

(4)申请的检验项目。

(5)与患者和申请项目相关的临床资料,用于检验操作和解释检验结果目的;

注:检验操作和解释检验结果需要的信息可包括患者的家系、家族史、旅行和接触史、传染病和其他相关临床信息,还可包括收费信息、财务审核、资源管理和使用的审核。患者宜知晓收集的信息和目的。

(6)原始样品采集日期,采集时间(相关时)。

(7)样品接收日期和时间。

对于没有与HIS联网的LIS而言,资料录入依靠人工完成。

在整个系统中,无论是HIS还是LIS,都必须保证患者信息的唯一性,这样才能满足系统的规范化管理需求。关于患者的唯一标识,通常是患者在首次门诊挂号时,由HIS分配一个不重复的ID号作为唯一标识,患者身份的相关信息由挂号处录入到HIS的该ID号下面,患者看门诊或者住院,均可通过该ID号方便快捷地调取与其相关的信息。

对于没有与HIS联网的LIS,通过在一个医院内部具有唯一性的患者ID号,在LIS中首次成功录入该ID的资料之后,再次录入同一患者的资料时,只需通过ID号即可实现快速录入。在系统中查询相关信息,均可通过ID号实现快速查询。

对于与HIS联网而且实现标本条码化管理的LIS而言,资料的录入简单得多。只需逐份扫描接收条码标本,在保存信息的同时,将条码标本所对应的患者基本信息和检测项目信息从HIS下载到LIS,同时完成住院患者相关检测项目的自动计费。

2. 数据接收　LIS在应用过程中,除了用户所接触到的工作站操作界面外,还有一个重要的功能就是数据通信,该功能由LIS与实验室仪器设备进行数据通信的程序来实现,它包括接收仪器发送出的结果数据(单工)和应答仪器下载检验项目的请求（双工）的功能。

一般的系统包括单机版检验报告系统都具有与实验仪器联机并接收仪器发送数据的功能，要实现条码化标本进入仪器后自动识别和自动测定，则通信程序必须实现双工（又称双向通信）的功能。这是 LIS 与 HIS 中其他的如医师工作站、护士工作站、药局工作站等程序一个本质的区别，其他的程序一般都没有这种与仪器设备进行实时数据采集和双向数据通信的功能。同时它也是衡量 LIS 开发者水平的一个重要指标：一是数据通信程序运行是否稳定可靠，不会发生数据的丢失、错位；二是看能否解决全双工的问题。

由于不同实验室拥有的生化、免疫、血液、体液、微生物检测的仪器设备可能来自不同的国家、品牌且具有不同的型号，情况千差万别，对于数据的接收，一般的 LIS 基本都能够解决，但对于全双工的问题，不少的 LIS 开发者就显得束手无策，可能解决了某个品牌某种型号仪器的双工问题，使 LIS 与仪器可以实现双向数据传输，但可能解决不了另一个品牌或另一种仪器的双工问题。这个问题如果解决不好，就不能认为开发 LIS 的该厂商有很强的实力，这也是实验室在选择 LIS 时必须认真考察的一个重要方面。

数据接收必须保证稳定和可靠。一般可以考虑采用通用软件模块配备可修改的参数配置文件，以适用于不同厂家、不同品牌、不同型号、不同类别仪器设备的实时双向通信，实现结果数据的自动接收和对仪器请求信号的自动应答。

真正有能力的开发商所建立的 LIS 几乎能够连接所有类型的分析仪器设备，能够接收各种品牌和型号的生化分析仪、化学发光分析仪、血气分析仪、电泳仪、凝血分析仪、细胞计数仪、尿液分析仪、酶标仪、酶免分析仪、特定蛋白分析仪等各种仪器发送出来的数据。对于各种新型的仪器设备，只要具有标准的 RS232 接口，而且仪器能够提供相应的数据通信的技术资料，经编写特定的数据接收程序后，LIS 就可以实时接收任何仪器发送出来的测定数据，用户也可以随时在系统中添加新的检测项目。

国内的 LIS 接收仪器设备测定数据的模式，早期有两种情况，一种是采用数据采集器的硬件方式，用专用数据采集器作为仪器设备与 LIS 之间的中间体，一台数据采集器可接收多台仪器的数据，但由于硬件成本和配置的局限性，这种方式基本已被淘汰；另一种就是采用专用通信程序接收仪器设备数据的软件方式，是 LIS 起步直至现在的接收数据的主要方式。这种数据通信程序一般采用自启动方式，即计算机开机后通信程序即自动启动，以便随时接收仪器设备送出的数据。

仪器设备一般是通过仪器本身的 RS232 端口和特定的数据连接线与 LIS 工作站的 RS232 端口实现联机和数据传输，还可以通过 TCP/IP 方式实现仪器设备与 LIS 之间的数据通信。

现在有相当多的实验室自动化分析仪器的数据传输支持 ASTM（American Society for Testing and Materials，美国材料与试验协会）标准协议，遵守 ASTM 数据通信协议的仪器设备对于实验室信息系统的数据接收程序的开发具有更多的优势。

对于没有联机的测定数据或者手工操作所获得的结果，系统应该提供数据录入窗口，便于人工录入数据，并与患者基本信息组成一份完整的报告。

3. **质量控制** LIS 应能够自动接收仪器测定的质控数据并支持手工录入质控数据，具备对质控数据强大的统计能力，可对当月、逐月和累计的质控数据进行原始和在控数据分析，计算质控数据的均值、标准差和 CV% 等数据，方便实验室对质控数据进行全方位统计分析，并可以将相关数据导出为 Excel 表格，同时能够根据相应的质控规则显示和打印诸如 Levey-Jennings、Youden、Monica、PDM 等质控图，具有失控报警、提示等功能，便于操作者更加直观地从多角度对质控数据进行分析。

有的 LIS 甚至可以提供失控锁定审核功能，一旦出现项目失控且没有得到纠正，系统自动关闭相关报告的审核功能，直到失控项目得到纠正为止。

4. **报告审核** 检验报告是实验室提供给临床医生进行疾病诊断与治疗的直接或间接依据，报告的审核是检验结果的最终质量控制关口，因此报告的审核必须由具有相关知识和技能以及资质并获得授权的专业技术人员进行操作。报告的审核要尽可能保证数据结果的正确性和有效性，以满足报告的质量要求。

对于报告的固定格式的内容，可参照 CNAS—CL02 对报告内容的要求。审核报告时，一般应注意审核以下方面的内容：

（1）患者基本信息的完整性；

（2）检测项目的完整性。避免发生漏报项目、多报项目的情况；

（3）注意超出参考区间的项目结果；

（4）特别注意出现危急值项目的结果；

（5）计算值是否有错误；

（6）是否有违反相关项目的逻辑关系的结果；

（7）注意当前结果与最近的历史记录的差值；

（8）结果数值后面是否有仪器发送过来的特殊符号。如果有，可能是仪器监测到异常情况（如超出检测的线性范围），此时往往需要查看仪器的状态或反应曲线；

（9）发现有疑问的结果，首先检查标本的状态，必要时复查相关项目。

实际上，对于每个检验项目，从检测到报告都有一定的专业质量要求，报告的审核也有一定的规律可循，例如国内血细胞分析复检标准制定协作组制定的复检规则等。虽然报告的审核可以制定一些统一的规则，但由于报告审核人员的责任心、经验、所掌握的专业知识水平和技能的差异，人工进行日常报告审核时的质量往往参差不齐，因此，利用软件进行报告的自动审核成为目前 LIS 的一个发展方向。

目前，一些仪器设备的厂家往往提供配套的自动审核的中间件软件，如 DM2、LABOMAN 等（详见本章第五节中间件软件），也有的 LIS 厂家自行开发了自动审核程序，利用审核规则实现软件对检验结果的自动初审筛查。

LIS 的自动审核规则目前大致可分以下几类：

第一类为范围确认类：设置项目的检测性能参数，即分析范围和检出限；项目的医学决定水平或在临床诊疗中有关键指导意义的检测值；与临床确定危及生命的重要指标的

"危急值"范围。

第二类规则为联合判断类：这类规则主要是根据检测项目之间的相关性来建立的，包括运用计算公式，或者由仪器自身IP报警信息联合计数结果设置。

第三类规则为历史审核类：根据检测指标本身代谢的生理特性，结合临床诊疗周期设置。

第四类规则为特殊病区标本审核规则：这类规则主要是根据患者特殊年龄、特殊病种设置。

5. **检验报告的数字签名**　目前，大多数LIS均可实现流程节点信息的远程监控以及结果报告信息的远程共享，但存在着数据往来的身份鉴别、难以预防篡改及防抵赖等一系列数据存储过程中的安全性问题。电子签名技术的引入及其在电子医疗文书中的应用，无疑为这些问题的解决提供了一条新的思路。

电子签名是能够在电子文书中识别签名人身份，保证数据存储安全，并起到与手写签名或盖章同等法律意义的电子技术方法，即通过密码技术对电子文书的电子形式签名。

电子签名等效于手写签名或盖章，可识别签名者身份，确认文书真实性，表明签名者认可主文书中的内容，具备法律效力。

电子签名的原理：利用一对互相匹配的密钥对电子文书进行加密、解密，它属于非对称加密体系。其中密钥被分解成一对，即一把公开密钥（加密密钥）和一把专用密钥（解密密钥）。非对称加密体系中任何一把密钥均可作为公开密钥（公钥），以非保密方式向某组用户公开，另一把则作为专用密钥（私钥）由签名人保存且不公开。私钥用于对文书进行加密，加密过程是一个不可逆过程，只有私钥才能解密。

电子签名具有以下特征：

（1）完整性：可证实文书和签名的完整性并未被改动；

（2）非否认性：把个人与签名相联系，防止签名者否认是签名的所有人或签过电子文书、应用过电子签名；

（3）安全性：拥有私钥的人能保障密钥的安全，防止他人使用；

（4）唯一性：签名必须是唯一的签署者，不会与他人存在同样的签名密钥；

（5）校验性：用密钥解密加密了的哈希并与原文书的哈希比较，以验证签名与所签内容是否对应。

哈希（Hash）又称为"哈希算法"，主要用于信息安全领域中加密和解密，它把一些不同长度的信息转化成杂乱的128位的编码，这些编码值就叫作Hash值，也可以说，Hash算法就是找到一种数据内容和数据存放地址之间的映射关系。

哈希通过校验将单向数学函数应用到任意数量的数据所得到的固定大小的值是否变化，来判定数据的真实性。如果输入数据有变化，则哈希也会发生变化，反之，发现哈希变化也就说明数据发生了变化。

应用电子签名技术对检验报告实行电子签名，需在具有资质的第三方认证机构进行检验人员的身份备案，由认证机构颁发内含数字证书的U-KEY（是一种通过USB直接与计算机相连、具有密码验证功能、可靠高速的小型存储设备）给已备案人员。U-KEY中包含有个人有限时间内的密钥，以供使用者LIS审核检验报告时，对签名的检验报告数据信息进行加密与解密。

有别于LIS传统的检验报告审核采用"账号＋密码"确认的方式，电子签名对与检验报告有关的患者信息、标本信息、检验结果、操作人员等数据信息进行加密签名，保证报告的完整性和不可否认性，并提交到数据库保存，通过解密方可查看，但不可更改，保证检验报告的真实性。

6. **危急值报告**　检验医学中的所谓危急值（critical value），是指当出现某种检验结果时，表明患者可能正处于有生命危险的边缘状态，临床医生需要及时得到相关的检验结果信息，并依据这些结果迅速对患者采取有效的干预或治疗措施，从而挽救患者生命或使其脱离危险状态，否则就有可能出现严重后果，甚至可能失去对患者的最佳抢救机会。由此可见，危急值报告对于临床危急重症患者的救治具有十分重要的意义。

通过完善实验室信息系统的功能，一些单位建立了如图9-11所示的智能化危急值自动报告系统，从而实现了临床危急值的自动报告和自动记录，为解决上述电话报告危急值过程存在的问题找到了一条行之有效的途径。

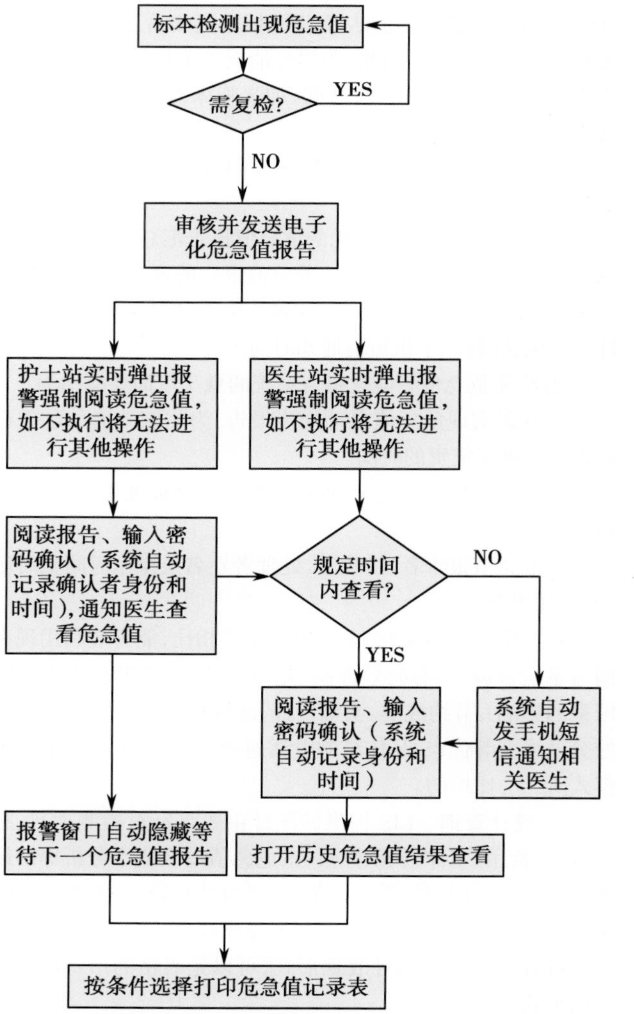

图9-11　智能化危急值自动报告系统流程图

⑴临床危急值智能化报告系统流程包括以下几个过程：

1）检测标本出现危急值时，系统自动提示检验人员尽快审核报告，如有疑问时需复查后再审核。

2）经审核后，实验室信息系统自动将危急值电子报告同时发送到临床医师工作站和护士工作站。

3）临床医师工作站和护士工作站自动弹出危急值警示窗且无法关闭，必须进行阅读并确认后才能自动隐藏于任务栏。

4）办公护士在工作站上查看危急值报告并输入其本人账户及口令进行阅读确认，系统自动记录该护士姓名及确认时间，办公护士阅读后第一时间通知主管医师查看危急值报告。

5）主管医师看到窗口提示或接到护士通知后，在工作站上查看危急值报告并输入其本人账户及口令进行阅读确认，系统自动记录该医师姓名及确认时间。此时警示窗口可以最小化于任务栏，处于等待新的危急值报告的状态。

6）如果在设定时间（如10分钟）内上述危急值信息仍未得到医师的确认，实验室信息系统自动通过“短信猫”发送危急值短信到主管医生手机，提示其尽快处理，系统自动记录发送短信的时间。

为确保危急值报告能够被临床人员在规定时间内阅读，比较保险的做法是，HIS在收到电子化危急值报告并且监测到在规定时间内临床人员没有阅读的情况下，能够自动向LIS发送相关通知，检验人员获得相关通知后通过电话再次通知临床相关人员。当然，为尽可能提高工作效率，为救治危急重症患者赢得更多宝贵时间，加强临床人员对危急值报告阅读的管理显得尤为重要。

7）在检验工作站和临床工作站可以随时查看危急值报告的历史记录。

8）可以定期打印标准化的危急值报告汇总报表存档。汇总报表的内容包含患者信息、危急值报告的项目和结果、报告者及报告时间、阅读确认护士姓名及确认时间、阅读确认医生姓名及确认时间、手机短信通知时间等。

⑵临床危急值智能化报告系统的意义可简要概括为：

1）真正实现危急值自动同步报告，为临床救治危急重症患者赢得更多宝贵的时间。

2）相关信息自动记录，资料完整、统一、标准化，有利于存档及回查。

3）危急值报告者、接收者、处理者姓名及操作时间实时记录，责任明确。

4）与传统电话通知、手工记录模式相比，能有效利用现有网络系统资源，具有时效性高、差错率低（几乎没有人为差错因素的影响）、节约成本、明确责任，减轻检验人员和临床人员的劳动强度等优点，是传统的电话通知、手工记录危急值报告模式所无法比拟的。

7. 统计查询 LIS提供的统计主要是针对检测项目、报告数量、费用、工作量、阳性报告、危急值以及成本分析等的统计，可以按天、周、月、季或是年，还可以按仪器、专业组、病区、医生、检验者、患者种类、疾病类型等统计。

统计的结果有两种表现形式，可以是表格的形式或是图形的形式。

8. 费用管理 LIS提供自动计费功能主要针对住院患者。

对于门诊患者标本，由于调取的医嘱信息是经门诊收费工作站收过费的检验信息，所以不存在计费问题，但在提取门诊患者的检验项目信息时，标本采集系统需要具备自动核查门诊患者缴费信息的功能，以避免漏费。

对于住院患者的标本检测项目的计费模式，可以在医生完成检验医嘱单、护士采集标本后、检验科收到标本并验收合格后或检验报告审核后等环节进行检验项目的自动计费。一般认为在检验科各专业组核收标本并验收合格的环节中进行计费比较合适，这样可以避免由于各种原因退费造成的麻烦。

还需要设置核查机制避免漏收、错收或重复收费。系统应能自动记录上述操作过程以便监督。

9. 开放式接口 LIS一般应具备开放式的接口功能，包括但不限于：

(1)支持与HIS无缝接口的能力；

(2)支持与各类自动化仪器接口实现双向通信的能力；

(3)支持与微信的移动互联网链接的能力，实现微信查阅报告的功能；

(4)支持云计算和云服务管理功能链接的能力，实现管理信息的移动互联网化；

(5)与其他功能模块（如智能审核模块、中间件、其他管理功能模块）以及其他网络（如地区性质控网络）链接的能力。

10. 系统安全管理 LIS的安全体系应能够满足《信息系统安全等级保护基本要求》(GB/T 22239—2019)等有关标准的要求，建立安全的管理组织机构和相应的工作机制，包括但不限于：

(1)分级管理权限：必须设置用户名和密码，并根据用户等级设置不同的操作权限，权限不同在系统中的应用功能范围也不同。任何人都必须凭户名和密码才能登录系统，否则无法对系统进行任何操作。

不同级别的登录者具有不同操作功能的权限，以保证系统和数据的安全。系统应允许用户可以随时更改自己的密码。

(2)对于LIS服务器应有合适的备份，并且监控服务器的运行以及备份情况，定期进行必要的维护，专人负责，做好相应的记录。

(3)对于用于LIS局域网中的所有联网电脑，均应有安全防护措施确保其安全性，如定期杀毒、定期更新杀毒软件，屏蔽光盘、U盘，限制外来文件的进入等措施，并做好维护管理的记录。

⑷为避免服务器宕机等极端事件影响急诊检验，较为稳妥的方法是为主要的自动化分析仪器配备单机版LIS，尤其是用于急诊检验和快速报告的检测系统，同时还应配备报告单打印机。由于许多医院目前均已实现报告单终端打印或集中打印，所以为急诊检验和快速报告的检测系统配置单机版LIS和打印机是一种有效的应急安全保障措施。

(5)LIS的服务器和相应的仪器设备应配备不间断电源，以保证数据不会因为突然断电受到损坏或丢失。

（三）实验室信息系统的运行模式

实验室信息系统一般采用C/S和B/S两种运行模式工作。

1. C/S 模式　C/S 模式即客户 / 服务器（client/server）模式。相对来说，医院的实验室信息系统还是属于规模较小、用户较少、单一数据库且在安全、快速的封闭式局域网环境下运行的系统，所以大多采用这种 C/S 结构的模式。服务器（server）通常采用高性能的专用服务器，并采用 SQL Server、Oracle、Sybase、Informix 等大型数据库系统；所有工作站均需要安装专用的实验室信息系统客户端（client）软件。C/S 模式目前仍然是实验室信息系统的主流工作模式。

C/S 的优点是客户端响应速度快，能充分发挥客户端 PC 的处理能力，很多工作可以在客户端处理后再提交给服务器。缺点主要是：工作站需要安装专用的客户端软件，首先涉及安装的工作量大；其次任何一台电脑出问题，如病毒、硬件损坏，都需要重新进行软件的安装或维护；还有，系统软件升级时，每一台客户机需要安装升级版，维护工作量大。但是，现在有的实验室信息系统已经可以通过专门的升级程序让工作站自动完成系统的升级。

随着软件系统的规模和复杂性的增加，传统的 C/S 模式已经难以适应实验室信息系统发展的需要，随着网络技术的普及和用户需求的进一步提高，三层 C/S 模式应运而生。

三层结构的客户 / 服务器模式（以下简称三层模式）是在传统两层模式的基础上，增加了新的一级。这种模式在逻辑上将系统功能分为三层：客户显示层（应用层）、业务逻辑层、数据层。客户显示层是为客户提供应用服务的前台图形界面，有助于用户理解和操作；业务逻辑层位于显示层和数据层之间，专门为实现系统的业务逻辑提供了一个明确的层次，在这个层次建立了与系统关联的应用模型，并把客户显示层和数据库代码分开，这个层次提供客户应用程序和数据服务之间的联系，主要功能是执行应用策略和封装应用模式，并将封装的模式呈现给客户应用程序；数据层是三层模式中的最底层，它用来定义、维护、访问和更新数据并管理和满足应用服务对数据的请求。

三层模式的主要优点为：

（1）良好的灵活性和可扩展性：对于环境和应用条件经常变动的情况，只要对应用层实施相应的改变，就能够达到目的。

（2）可共享性：单个应用服务器可以为处于不同平台的客户应用程序提供服务，在很大程度上节省了开发时间和资金投入。

（3）较好的安全性：在这种结构中，客户应用程序不能直接访问数据，应用服务器不仅可控制哪些数据被改变和被访问，而且还可控制数据的改变和访问方式。

（4）三层模式成为真正意义上的"瘦客户端"，从而具备了很高的稳定性、延展性和执行效率。

（5）三层模式可以将服务集中在一起管理，统一服务于客户端，从而具备了良好的容错能力和负载平衡能力。

2. B/S 模式　B/S 模式即浏览器 / 服务器（brower/server）模式。这种模式只需要将实验室信息系统安装在服务器上，所有的客户机通过浏览器（browser），如 Internet Explorer 等登录服务端，服务器安装 SQL Server、Oracle、Sybase、Informix 等数据库，工作站通过浏览器与服务器的数据库进行数据交互。

B/S 最大的优点就是网络上的任何一台工作站只要安装了浏览器，就可以与实验室信息系统服务器联机并进行相关操作，客户端几乎不需要进行软件的维护，系统升级时只要升级服务器端就可以了。它的不足是，所有的任务处理都是通过服务器完成，对服务器硬件要求较高，服务器的运载负荷大，在相同硬件配置的情况下，工作站的响应速度可能比 C/S 体系结构稍慢。

目前，有部分实验室信息系统开始采用 B/S 结构模式，但应用还不够普遍。

三、区域网实验室信息系统 LIS

（一）背景和典型应用

目前我国医疗存在资源配置体系不合理，部分医疗资源利用效率不高的问题。据统计近八成的医疗资源分布在城镇，这八成大部分集中在大医院，小医院及社区卫生中心的卫生资源相对缺乏且利用率不高。通过整合区域卫生资源，可实现资源的有效利用，有效降低医疗成本，同时缓解老百姓看病难、看病贵的问题。在医疗机构产生的各种临床诊疗信息中，临床检验数据是最为常用的，也是诊疗过程和决策的重要依据，因此区域检验信息的集成与共享也是区域协同医疗信息化建设的一个重要组成部分。当前医学检验存在冷僻项目检验难、特殊检验项目成本高、检验结果不能互认共享等问题。如果能建立区域医学检验管理系统，实现区域内检验报告一单通，控制不必要的重复检查，减轻患者经济负担，真正做到"以患者为中心，以提高医疗质量为主题"；合理分配及协调区域内医学检验机构（医院实验室、省市检验中心、第三方检验等）的仪器、设备、人员、技术等资源，各医学检验机构可以根据各自检验条件的差异，充分利用对方的优质检验资源为本院患者提供检验服务，实现现有资源的最大化利用。如何做到跨系统集成区域内医学检验机构现有的各种检验和信息系统，实现区域检验信息的集成及共享是非常关键的问题。

区域性实验室信息系统是协助一个区域内所有临床实验室相互协调并完成日常检验工作，并在区域内实现检验数据集中管理和共享，通过对质量控制的管理，最终实现区域内检验结果的互认，为区域医疗提供临床实验室信息服务的计算机应用程序。典型的区域 LIS 是以县区级医疗机构的检验为中心，覆盖所属区域内的基层医疗。目前国内已建成多个区域临床检验中心，并取得了很好的反响。如：2013 年，浙江某地区在建成区域卫生信息平台基础上，通过对全区医疗机构临床实验室资源整合，建成覆盖全区医疗机构的区域临床检验中心。该中心可实现检验数据及检验仪器全区共享，有效开展临检质控。系统的建成极大地提高了临床检验质量，避免了重复检查，减轻了群众就医负担。区临检中心设立于区人民医院，目前已覆盖全区 6 家社区卫生服务中心。社区卫生服务中心除保留三大常规和急诊检验项目外，其他生化、免疫和微生物三大类检验项目逐步集中到临检中心。检验标本由物流统一上门收取，检验结果通过信息化平台实时回传到社区卫生服务中心，同时可以在全区任何一家医院的医生工作站进行调阅，实现检验资源共享。2014 年，广州某地区建立了区临床医学检验中心，依托区临床医学检验中心检验能力，运用全区 LIS（实验室信息系统）系统，联网全区所有医疗机构之间所有分析仪器、计算机，实现村、站、中心、检验中心四级分层检验。目前，全区 9 个镇（街道）卫生院（社区卫生服务中心）、57 家社区卫生服务站、18 家一体化村卫生室全部实现异地采血、上传、检验、打印等一站式服务，患者在家门口就能验血检查，不仅缓解了居民特别是偏远地区居民费时费力跑大医院排队挂号、等化验结果等难题，也为及时诊治疾病赢得了宝贵时间。

（二）系统功能

区域实验室信息系统包括检验数据中心、临床检验中心（检验所）信息系统、检验信息交互平台、临床实验室信息系统、LIS 应用中心服务、LIS 应用终端等六大部分。检验数据中心的架构按照省级、地市级、区县级三级中心部署，LIS 应用中心服务一般以区县为单位部署。

1. **检验申请** 在委托机构与受托机构使用同一个区域化的 LIS 情况下，委托机构可直接在系统中选择有条件进行委托检验的机构，并将检验申请单转化为委托申请单，自动传送给受托机构。申请单包括患者基本资料（如：姓名、性别、年龄、科室、诊断等）和检验项目信息（如价格、检验部门、注意事项、采样及相应的报告时间、委托实验室等）。

2. **标本的物流管理** 具备标本实验室内外部流转的管理功能，能完整记录标本从采集、送检、到达确认、检验检查、报告发布整套流程中每个交接环节的时间与操作信息，提供各种形式的清单，并有专门的模块可供查询；具有标本的分发功能，可对流转超时的标本进行报警提醒，并在流程中对标本进行监控，防止标本遗失。在区域检验的模式下，实验室检验标本的流转主要有以下模式：①常规和急诊的检验标本在医疗机构内部流转及检查；②需外送的检验样本，由医院实验室或社区中心实验室进行采集再经物流送至省市检验中心或第三方检验。如果遇到样本不合格的情况，受委托机构可执行拒收，并将样本编号、拒收原因、操作者及操作日期和时间返回委托机构。

3. **实验室管理模块** 根据实验室质量管理要求，提供人事档案、试剂管理、文件管理等多项功能。试剂管理内容包括申请、入库、领用、库存超限、有效期报警、厂商与供应商信息、订购未到试剂等。根据实际检测情况自动核算试剂，统计各类汇总表，如耗材库存、损耗试剂、耗材入库领用情况。文件管理系统对电子版的文档提供文档管理功能，如预览、打印、记录阅读者，可以对电子文档提供添加、修改、删除功能和版本控制。对文档生命周期进行管理，从起草开始，经过批准、使用，最后销毁的整个过程，包括起草、审核、批准、使用、修订、再次批准、作废、销毁等。系统提供添加、修改、删除用户，以及设定、更改用户权限的功能，提供模板管理、日志管理和数据备份等功能。

4. **质量控制中心** 要实现检验报告互认的一个重要前提是保证检验结果的可靠性、可比性，而区域内实验室存在检测的质量水平差异较大的问题，因此需建立区域质量控制中心，制定完善的、切实可行的室内质控和室间质评制度，对实验室质量控制活动进行监控和分析，实现每一环节均留有痕迹，保证检验数据的准确性。卫生行政部门可通过质量控制中心集中各实验室的室内质控数据，监测实验室开展室内质控的频度、在控和失控情况、失控后的处理过程以及日常质控测定中精密度和准确度的改变状况，以决定相应实验室是否具备上传检验报告的资格，从而为结果的互认打下坚实的基础。同时，各实验室上报的质控数据也将是举证倒置的最有力的证据。

质量控制中心提供实验室室内质控方法、规范质控活动以及实验室之间比对分析，以达到对区域检验系统的全面质控；具有强大的数据统计能力，可对当月、逐月和累计的质控数据进行原始和在控数据分析，计算质控数据的均值、标准差和 CV% 等数据；方便实验室对质控数据的全方位统计分析，并可以将相关数据进行导出。通过应用质控规则，并集合 Levey-Jennings 质控图、Z- 分数图、Youden 图、频数分布图等，实验室可以更加直观地从多角度对质控数据加以解读。以上图形可以进行打印或导出等处理。实验室可以选择任意多的规则进行失控判断，并对失控点在图形中进行标识，可以进行失控点记录。支持从室内质控检验模块获取相应数据，实现使用相同质控品的实验室之间的实时比对，并将分析结果形成各种室间质量对比报表和图形。

5. **数据交换中心** 构建区域的卫生数据交换中心，借助专用线路实现与区域内各医疗机构的网络连接，为检验报告的共享提供了方便快捷的技术手段。建立基于区域内的 EMPI（患者主索引库），保证区域内各医院的异构的临床检验信息系统能安全地实现患者身份互认。制订信息共享规则，各直属医院需实时向数据中心上传患者的检验报告，辖区内其他医院在对同一患者就诊时，能依据患者的 ID 从数据中心调阅其在不同医疗机构的检验检查结果，避免不必要的检验检查。

区域 LIS 数据中心的信息交换内容有：临床检验相关的检验申请项目、检验申请项目组合、检验报告项目、标本种类、微生物名称、药敏试验药物名称等基础数据的统一管理；临床实验室外送标本的检验申请信息；检验结果信息；临床实验室室内质量控制数据；临床实验室室间质量控制数据等。

6. **接口规范** 互操作信息接口包括数据传输和信息识别两个层面内容。在数据传输层面，可选择采用数据导入 / 导出、移动存储拷贝、Email、WEB 服务接口等离线或在线的方式，实现医院实验室信息系统与委托实验室信息系统之间的数据交换。在信息识别层面，接口必须有统一的编码转换机制，或直接采用标准编码，以便能够使双方系统能够识别对方的标本、申请项目、测试项目等内容。

（三）区域 LIS 的特点

区域 LIS 整合了区域内医疗机构原本独立的各个单一系统，构建了具有资源共享、协同作业等特性的完整的产业链系统。

1. 对检验资源的集中化管理弥补了乡镇卫生院、社区服务中心的检测项目的不足及检验水平的差异问题，减少了检验设备、人员和试剂的投入，降低了整体医疗的成本，为患者提供价格更低廉的医学检验服务环境。

2. 系统的远程提取，让患者可以在第一时间知道自己的检验结果，实现真正意义上的结果互认，充分发挥区域设备、技术、人才优势，提高检验效率。将室内质量控制与室间质量控制结合起来，且提高了质控数据的真实性和实时性，为各单位检验结果互认互通创造了基本的技术条件，解决技术水平差异问题。实现系统跨平台作业，同时不具备 LIS 的医院能用本系统替代其部分功能；有助于普及、推广政府与社会公益检验项目，如新生儿遗传性疾病的筛查，有利于提高国家人口素质。

四、独立实验室信息系统

（一）概述

医学独立实验室又称为第三方实验室，在法律上，它们属于独立的经济实体，有资格和能力进行独立的经济核算并承担相应法律责任，在管理体制上独立于医疗机构，能站在公正的立场上提供第三方医学检验服务的医学检验实验室。

20 世纪 60 年代，美国出现了一些小型的医学独立实验室，为医疗机构提供一定的医学检验技术服务，但并未形成规模。到了 90 年代中期，随着计算机技术、自动化分析技术、网络技术、信息技术等技术手段的不断发展，现代临床实验室设备越来越自动化，不但可以同时检测大量样品，而且所需样品量和耗材越来越少，一份样品可以检测的项目越来越多，为医学独立实验室的发展奠定了良好的物质和技术基础。医学独立实验室可以使标本进行集中诊断，大大节省费用，而且可以提高诊断效率和质量，降低诊断的错误发生率，是当前发达国家的医学诊断服务行业发展的重要方向之一。

当前，医学独立实验室营运的特点有：①服务客户众多，地域分布广泛。客户的服务要求多、专业化程度高、个性化需求大。②实验室的规模化、标准化建设：检验设备种类多，生产厂家多，采用的技术平台多，自动化程度越来越高，设备速度越来越快，通量越来越大，多项项目集中在一台设备上完成检验。③互联互通，信息共享：存在于各种不同的系统的异构互联的需求，包括合作共建实验室、托管医院实验室。基于上述的特点，要求信息系统具备以下的功能：

1. **以客户为导向**　与医院进行资源的整合，真正地做到对患者的一站式服务。

2. **标准化体系建设**　在地区与地区之间，在国家与国家之间，将采用更加统一的标准与规范，检验的结果将可以在全球通用。

3. **个性化和专业化导向**　未来的医学实验室将更多地开展针对包括健康、亚健康以及患者的个性化医疗，对于客户的个性化的诊疗将伴随着个体一代一代延续下去。未来的学科发展分类将越来越多，也将更加精细化、专业化。

4. **支撑专业物流体系**　满足多种多样的结算要求。

未来第三方医学检验 IT 展望：主要解决跟上移动互联网、大数据的、云等 IT 新的发展方向的问题。

5. **移动互联网**　目前第三方医检企业 / 实验室，主要的服务对象是医疗机构、政府等，基本没有面向病患的服务。第三方医检将逐步为最终端的病患或普通人群提供服务，非医学专业人士使用的，与健康和检验相关的移动互联网的平台预计将会蓬勃发展。

6. **大数据**　集团化、连锁化的第三方医检企业，基本都拥有大量的检测数据。应用大数据理念和技术了解这些数据，对疾病的发病趋势，不同人群的健康状况等，将会产生巨大的影响。

7. **探索检验行业的 O2O（在线离线 / 线上到线下）的发展模式**　随着移动互联网技术成熟和广泛的使用，以及医检科技的发展，部分检查项目开始朝着床边检查（POCT），个人客户自主要求检测等方向发展。目前很多医院开始尝试利用移动互联网技术改造医院的流程，包括面对病患的前端服务和后端营运。

（二）单独第三方独立实验室信息系统功能

规模化、集团化的独立医学实验室的不断发展，对实验室信息系统提出了更高的要求。经过十多年的发展，以国内独立实验室业务需求为导向，并参考国外 Quest、Labcorp、SRL 等著名第三方实验室的运作模式，经过流程重组及系统开发所建立的第三方独立实验室管理信息系统（LIR，lean integration real），形成了区别于医院内部局域网性质的区域性实验室信息管理系统。这种区域性实验室信息系统既可以集中部署，也可以分布式部署，能够适应集团化，跨地域连锁实验室的管理、生产、服务的需求。典型的工作流程见图 9-12。

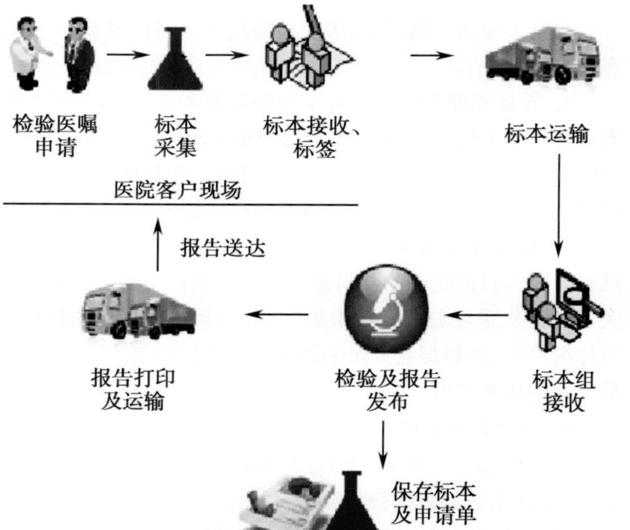

图 9-12　单独第三方医学实验室的工作流程

如果独立医学实验室的客户已经使用实验室信息系统，LIR 可以采用双向对接的模式与客户的系统对接，直接从客户端获取标本所对应的患者基本信息和检验项目信息，完成检验后可以向客户端直接传输结果和报告。如果客户没有合适的系统对接，则在收集标本时采用手持终端收集标本相关信息，通过互联网提供检验报告的远程查询和下载打印。系统模块包括：现场物料、市场管理、耗材管理、实验室管理、财务管理、客服管理系统、配送系统、质量管理、报表管理等模块，能够为独立医学实验室的流程运作及管理提供支持与帮助。

1. **市场管理模块** 以企业的合作及潜在的客户为中心，通过拜访及学术推广等营销手段发展和促进企业的业务量。该模块对营销手段的管理以信息的完整、严密和实效为主。通过对实际业务的分析，结合客户关系维护，可以总结和分析企业的有效营销手段，从而能够更好地为企业开拓市场提供强有力的决策支持。

2. **配送管理模块** 配送模块根据业务需要，分别实现对配送人员排班、配送车辆设置、配送人员工作清单、配送线路、配送线路医院、报告单远程打印等信息化管理。该模块为标本收取与报告单派发的工作开展提供了便捷，省去了配送人员回公司拿报告单的工作，减少了报告单分发、派送过程的出错率，提前了客户医院收到患者结果的时间，提高了客户满意度。

3. **实验室管理模块** 实验室管理模块根据业务需要，分别实现了临检、染色体、细菌、骨髓、组织病理、细胞病理等业务的信息化。管理内容类似于医院实验室的专业功能模块。

4. **财务管理模块** 该模块实现了从客户结算、发票管理及应收账款管理的全程信息化，为财务人员日常工作的开展提供了方便，提高了财务结算的及时性、准确性。

5. **客服管理模块** 该模块实现了患者结果查询、客户项目更改、病理借片、标本收取、项目咨询、结果复查、耗材登记及投诉与建议受理与结果跟进的信息化，为其他部门的工作开展提供了快速反馈机制，极大地提高了部门管理水平、提高客户满意度。

6. **质量管理模块** 该模块根据业务需要，实现了对实验室质控计划的管理，实现了对标本流程的跟踪，以及对质控结果的分析与统计。质量控制人员亦可将过程数据导出进行分析与统计，为管理的进一步提升提供科学依据。

7. **耗材管理模块** 这里的耗材是指向客户供应的贵重耗材。因为目前企业的耗材是向客户免费供应的，所以，企业关注的是贵重耗材在市场上的库存，以及哪些客户的耗材浪费情况严重，以督促业务员采取一定的手段控制贵重耗材，降低企业的成本浪费。

8. **现场物料管理模块** 该模块实现了对实验室设备、实验室物料的信息化管理，通过物料盘点及科学计算生成采购清单，实现从物料到货验收至物料不合格退货的全程跟踪、管理。通过设置物料标准耗用，记录、核算物料实际费用为实验室管理人员提供物料消耗统计，为企业进一步降低成本提供了科学化、数据化的控制手段。

9. **双向对接模块** 随着客户与第三方医学检验合作规模逐年提高，客户送检的单日标本量越来越大。单纯依靠人工来录入患者资料、检测项目不但会耗费大量的人力、时间，而且导致标本在分析前的滞留时间增加，阻碍了检测结果时效性的提升。同时，人工方式录入数据所产生的差错难以杜绝。双向对接模块是指利用计算机接口技术，采用协商一致的传输协议和数据格式，通过开发接口程序来实现医院系统（HIS、LIS、体检系统等）与 LIR 系统之间的数据交换，交换的内容主要是医院向第三方实验室传输患者资料、外送检验项目，第三方实验室将检验结果、报告单传输回医院，见图 9-13。

（三）连锁第三方医学检验 LIS 系统

集团型连锁第三方实验室，通常的形式是采用统一的品牌和标准，在不同的区域建立达到统一技术、质量、规范化的要求的实验。根据实验室所处的位置，可以分为核心实验室、特殊学科特检实验室、区域中心实验室、快速反应实验室、托管实验室、共建实验室等。集团型连锁第三方实验室对比单实验室，特点在于：地域覆盖面跨度更大，需要适应不同地区的法律法规，客户的要求更多样化个性化，各地的经济发展状况不一致。对内部管理来说，各实验室之间需要项目协助，资源需要共享，管理的难度更大。因此，集团型的第三方实验室对 IT 系统的要求除了与单实验室一致以外，会重视以下几个方面：检测项目、质量、对客户的需求的响应速度、成本控制、内部外包、样本远距离运输（含冷链）、数据分析服务等，典型系统架构图见图 9-14。

1. **系统概述** LIR 系统可以集中部署，也可以分布式部署，适应集团化，跨地域连锁实验室的管理、生产、服务的需求。如客户已经使用实验室检验管理系统（LIS 系统），则采用双向对接的模式对接，直接传输病患数据和检验项目，检验后直接传输结果和报告；如无系统对接，则采用手持终端收集数据，提供远程查询报告和下载打印报告。信息系统对医生和病患，提供移动互联网查询报告；LIR 系统中病理信息系统提供数字化远程专家会诊。

2. **核心功能简介** LIR 是一套面向集团型连锁第三方医学检验实验室的检验信息管理系统。LIR 采用多种检验信息的显示，包括检验结果，相关的图形及仪器对于标本的提示信息，并按照用户设定的检验项目参考范围及警戒值对检验结果自动进行检查。用户可通过 LIR 查看同一患者的前次结果及过往历史结果，并根据需要跨检验小组查看其他种类的检验结果以进行参照。LIR 具备设置自动预警提醒规则的功能，配合质控系统，实现对结果的提醒、预警、自动审批等功能。LIR 具备完善的质量控制子系统，覆盖质量规划、质量执行、质量回顾等质量体系全过程。用户可通过 LIR 打印多种格式的检验报告，进行质控管理，查询患者报告，批量添加标本信息，批量添加或修改检验结果。可通过该系统统计工作量；并可进行试剂管理，设备管理，财务结算和财务管理等实验室管理工作。LIR 采用条形码来管理从标本采样到报告打印的整个检验流程。并为细胞病理和组织病理检验、微生物、血液、理化、遗传、基因等各科室定制可配置的关键点检测管控流程。同时，LIR 还融入了客户关系管理系统，实现了独立实验室销售、市场、服务与独立实验室内部生产、财务等部门全面的信息集成共享和协同响应。外勤物流人员使用手持终端，实时服务客户和跟踪标本和物品的传递。申请单、报告单、病理片等全面数字化管理，检测全生命周期的全面数字化、影像化。通过互联网、云技术，可全球远程会诊，具有中英文双语界面，方便不同国家医生会诊及交流。第三方实验室和医院的数据交换流程和功能，包括从医院获取检验申请及标本信息，结果数据的发布及导入医院系统等。

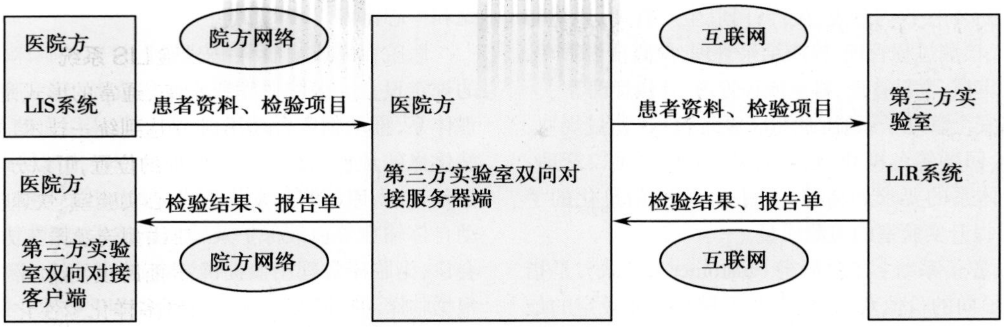

图 9-13　医院与第三方实验室检验数据交接模式

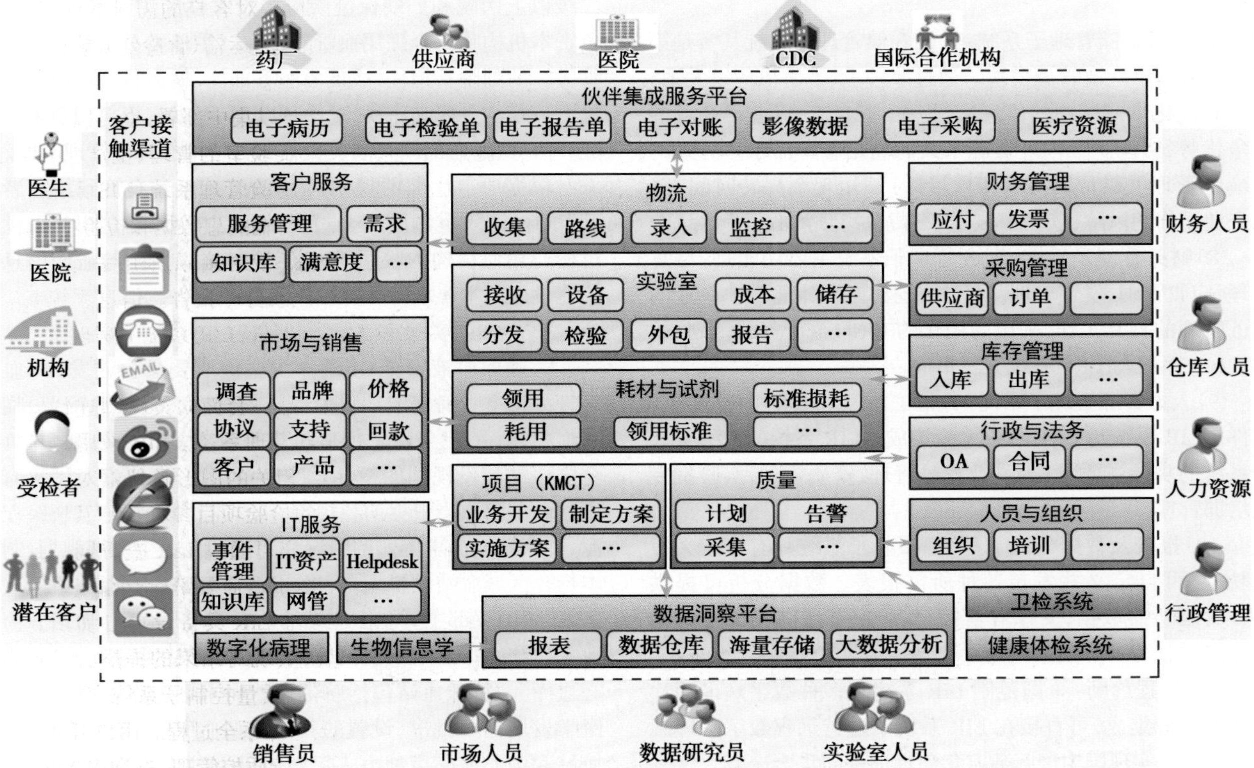

图 9-14　典型系统架构图

系统的核心功能包括 10 个子系统：业务开发与客户关系管理、研发管理、外勤管理、实验室运营管理、质量与安全、客户服务、采购仓储、财务管理、人力资源管理、报表与数据分析等。

（1）业务开发与客户关系管理子系统：业务开发与客户管理子系统，也称为 CRM 系统，主要的作用是从寻找客户、转化客户、提供客户服务或销售、维护客户关系等提供相应的 IT 工具。能够经过对客户信息的深度发掘、剖析，来制定出合适客户的需求和决策；同时定期跟客户或者潜在客户沟通，拉近企业与客户的间隔；企业据此赢得客户，并且留住客户，让客户满意。

（2）研发管理子系统：随着现代医疗科技，特别是医学检验技术的发展，仪器、试剂、方法学都日新月异，为让第三方医检始终处于检测技术的前列，每年都需要发展上百种的新的检测项目，在新项目的研发过程中，还必须依据严谨的质量体系的要求和医学规范。因此，非常有必要通过 IT 系统来提供检验的研发管理。研发管理子系统，通过研发立项、研发物料管理、研发过程管理、方法学验证、项目评审及发布等，管理新项目的研发和验证工作。

（3）外勤管理子系统：外勤作为第三方医检实验室的核心业务，对客户服务、TAT（周转时间）、样本的缺陷、开展的检测项目等都会有重大的影响。外勤管理子系统，结合手持终端、影像化、条码、RFID（射频标签）、GPS（全球定位系统）、GIS（地理信息科学）、互联网、应用软件、即时通信等信息技术，提供现场服务、客户自助服务、线路规划、运输管理、耗材管理、冷链运输监控、报告单管理等功能。保证能迅速收取标本，按要求快速安全运输，全程监控，实时自助服务。

（4）实验室营运管理子系统：实验室运营管理子系统包括：

检测项目管理、标本接收与分发、生产计划、生产管理、环境与事件、标本管理、检测过程管理、检测结果管理、检测报告管理、自动预警、自动审核、学科管理、科室流程管理、外包管理等。

(5)质量与安全管理子系统：质量子系统包括：质量规划、质量执行、质量回顾等各模块、法规合规、实验室质控管理。通过贯彻质量体系的要求和精神，通过自动化、信息化的手段，长期保持并提升实验室的检测质量。

(6)客户服务子系统：客户服务(customer service)，是指一种以客户为导向的价值观，它整合及管理在预先设定的最优成本——服务组合中的客户界面的所有要素。采用移动互联网的技术，采用客户服务网站、微信、APP 等技术和手段，结合传统呼叫中心，为客户提供一站式、随时随地、多种形式的服务。

(7)采购仓储管理子系统：采购仓储管理子系统其实是第三方医检的供应链管理模块。通过改善上、下游供应链关系，整合和优化供应链中的信息流、物流、资金流，以获得企业的竞争优势，协调企业内外资源来共同满足客户需求。有效的供应链管理可以帮助实现四项目标：缩短现金周转时间；降低企业面临的风险；实现盈利增长；提供可预测收入。

(8)财务管理子系统：财务管理子系统主要功能是：结算管理、应收管理、发票管理、财务系统接口、成本管理。企业的财务管理的日常工作，采用商用化的 ERP(企业资源计划)软件。LIR 系统与 ERP 系统无缝集成。

(9)人力资源管理子系统：日常工作可采用商用化的 ERP 软件。LIR 系统与 ERP 系统无缝集成。LIR 系统的人力资源子系统的功能主要是：人员及账号管理，资质管理，实验室专业培训管理。

(10)报表及数据分析子系统：报表子系统具有自定义报表功能，可自定义并发布各种所需报表。数据分析可提供各种管理所需数据，支撑对营销、实验室等所需相关性查询统计。

(11)远程诊断：全国范围 LIR 系统和多种数字病理阅片服务器进行集成，可直接在 LIR 系统中进行远程数字病理阅片和诊断。实现国内国际数字化病理远程同步会诊。

(12)移动互联网、云平台、大数据：通过 APP 和微信，支持两大主流的手机操作系统，随时随地提供：检验结果查询、检验项目查询、检验知识库、医学知识库、服务申请、条码扫描和数据统计等功能。

(13)对外合作：一般的合作模式为：合作共建、托管。合作共建检验科的模式比较多，一般来说会采用医院自己选购的 LIS 系统，或采用单个独立实验室适用的 LIS 系统。直接使用第三方医检企业的集团版 IT 系统，独立配置流程和质量管控要求，采用标准化试剂、耗材、设备管理，并能与第三方医检的业务和实验室共同为客户提供服务。

五、血站与血库信息系统

国内对于血液管理的机构可以分为各级血站(血液中心)、医院血库或输血科、临床用血管理委员会三个层次。

血站：是采供血机构，负责采集、储存血液，并向临床或血液制品生产单位供血的医疗卫生机构，分为血站、单采血浆站和中心血库。

医院血库或输血科：按照《医疗机构临床用血管理办法》的规定设立。医院血库或输血科负责：建立临床用血质量管理体系，推动临床合理用血；制订临床用血储备计划，根据血站供血的预警信息和医院的血液库存情况协调临床用血；血液预订、入库、储存、发放工作；输血相关免疫血液学检测；推动自体输血等血液保护及输血新技术；特殊输血治疗病例的会诊，为临床合理用血提供咨询；临床用血不良事件的调查；根据临床治疗需要，开展血液治疗相关技术；承担医疗机构交办的有关临床用血的其他任务。

临床用血管理委员会：按照《医疗机构临床用血管理办法》规定，医疗机构法定代表人为临床用血管理第一责任人，二级以上医院和妇幼保健院应当设立临床用血管理委员会，负责本机构临床合理用血管理工作。主任委员由院长或者分管医疗的副院长担任，成员由医务部门、输血科、麻醉科、开展输血治疗的主要临床科室、护理部门、手术室等部门负责人组成。医务、输血部门共同负责临床合理用血日常管理工作。

根据原卫生部的规划，建立从“献血者血管到用血者血管”的血液采集和应用全过程的跟踪体系，建立相关采供血机构与用血机构的联网信息交换平台，是血站与血库信息系统建设的基本要求。

（一）血站实验室信息管理系统

为确保血液安全，由国家卫生健康委员会颁发的《血站管理办法》明确规定：“卫生部根据全国医疗资源配置、临床用血需求，制定全国采供血机构设置规划指导原则，并负责全国血站建设规划的指导”“省、自治区、直辖市人民政府卫生行政部门应当根据前款规定，结合本行政区域人口、医疗资源、临床用血需求等实际情况和当地区域卫生发展规划，制定本行政区域血站设置规划，报同级人民政府批准，并报卫生部备案”“卫生部主管全国血站的监督管理工作”“血站分为一般血站和特殊血站”“一般血站包括血液中心、中心血站和中心血库”“特殊血站包括脐带血造血干细胞库和卫生部根据医学发展需要批准、设置的其他类型血库”“血液中心、中心血站和中心血库由地方人民政府设立”以及“血站的建设和发展纳入当地国民经济和社会发展计划”。上述规定说明国家对血液的管理非常重视，《血站管理办法》《血站质量管理规范》和《血站实验室质量规范》等血液行业管理的规范性文件，于 2006 年起由卫生部先后颁布实行，全国采供血行业的管理进入了一个新的阶段。血液管理的信息化建设从“普及和实现采供血基础业务的信息化管理”阶段，进入到“通过信息技术优化采供血工作流程，提升血液质量安全”的新阶段，对加强和规范血站质量管理，确保血液安全起到了至关重要的作用。

纵观国内血液信息化管理的发展历史，大致可以分为以下几个阶段：

第一、二代血液信息化管理系统：比较简单的计算机程序替代容易出错的人工操作，包括简单的检验信息管理、献血者档案管理等。

第三代血液信息化管理系统：具有比较全面的管理功能，联通各种信息孤岛，开始借鉴 ERP(enterprise resource planning，企业资源计划）系统的概念，全方位实现血液的业务管理。系统涵盖献血者管理、血液采集管理、成分制备管理、检验管理、库存管理、财务管理、后勤管理等几大功能。

这个时期，国家对血液的管理更加规范，并开始引进ISBT（International Society of Blood Transfusion，国际输血协会）、AABB（American Association of Blood Banks，美国血液银行协会）等国际化规范，血站开始实现与医院输血科的联网功能，逐步实现"从血管到血管"的管理过程。

第四代血液信息化管理系统：建立规范化、平台化的关键业务系统。随着《血站管理办法》《血站质量管理规范》《血站实验室质量管理规范》等一法两规的正式颁行，全国采供血业务系统全面规范化。

此时的血液管理信息系统全面支持小型机和主机系统，成为真正的关键任务（mission critical）系统，并逐步实现基于Internet的跨区业务协同。

第五代血液信息化管理系统：业务系统已经成熟，关注点从用血安全转向供血安全，包括了数据分析、决策支持；引入CRM（customer relationship management，客户关系管理）等概念，建立社会化招募平台，注重对献血者的招募和服务，数字化血站、移动化血站逐步建立。

目前，比较有代表性的血液信息化管理系统是Spring安全输血标准化系统，实际上，它是一种具备对血站的采供血和医院（输血科）用血等功能统一进行管理的血液信息化管理系统。

1. **Spring系统的核心设计流程**　包括建立采供血全过程的严格质量控制体系，全面实现对献血者的管理和招募过程的优化，建立一套完善的采供血生产协调系统和血液决策支持系统。

2. **Spring系统的主要工作机制**

（1）献血者筛查淘汰机制和控制过程：对献血者实现全局性的黑名单管理控制以及预约采血机制和工作流程。

（2）血袋质量控制过程：包括成品化过程和规则控制，成品出库的控制规则，血液调拨过程的质量控制、血袋预报废机制和报废工作流程以及血袋交接单机制和工作流程；成分制品的工艺流程定义和材料核算。

（3）医院等用户的订单管理机制和工作流程以及财务结算过程。

（4）血站内部实验室检验项目自定义以及对献血者和血液制品的约束。

（5）实验室样本交接机制和工作流程以及原辅材料的质量控制。

（6）数据的安全管理授权机制以及系统的应急锁定机制。

3. **Spring系统的构成**　详见图9-15。

4. **Spring系统的功能模块**　Spring的功能由下列子系统联合实现，包括：

（1）献血服务系统：该子系统包括献血者服务，献血政策管理两个主要模块。

主要实现保护献血者隐私，全程强化信息屏蔽和授权，建立志愿献血者和稀有血型献血者数据库，用于紧急招募；建立献血者评价系统，对献血者的联络响应进行评价，区分优秀献血者用于优先招募；建立无偿献血者联络系统和改进客户关系体验管理系统，优化献血者服务；实现广域的不合格献血者控制献血系统，有效阻止不合格献血者再次献血，避免资源浪费；多路径联络系统的建立：自动电子邮件群发系统、自动短信群发系统、IVR（Interactive voice response，自动语音应答系统）、信函自动印刷系统，提高献血者服务效率；建立自动化的献血政策业务办理流程。

（2）采供血过程控制系统：该子系统涵盖整个血液采集供应链条全过程的信息化管理。包括血液采集、成分制备、血液成品化包装、库存管理、血液发放管理、质量控制等功能。

该系统主要建立完善生产协调系统，血站生产计划管理模型，优化生产次序，提高生产效率，并建立完善的"逐单位控制"的安全机制。

（3）血液检测管理系统：该子系统分为血液检测综合管理系统（blood testing integrated management system，BTS）及实验室管理系统（LIS）两个模块。

BTS负责实验室工作组织管理、检测报告发布、检测结论历史回溯、CDC（centers for disease control，疾病控制中心）送检、献血者缓招判定、血液制品控制等"上层"业务。

LIS负责具体实验工作，包括实验仪器、试剂、设备、方法管理，实验室室间质控管理，检验原始数据管理，检测项目结论判定等"底层"实验室业务。

考虑到血液检测管理系统的特殊性，该子系统的LIS能够独立运行在实验室的局域网络（内网），通过BTS，将检测结论发布到业务系统（外网）中，实现内外网结合管理。这种内外网结合的系统，体现了以下的特点：

1）数据安全性的要求：血液检验检测是用血安全的最重要保障，因此严格保护检验检测的数据源头LIS免受攻击；对其进行单独的网络隔离控制，是保护实验室数据安全的最有效措施。

2）信息隔离的要求：检验数据关系到献血者隐私，整个血站只有少数几个特殊岗位的工作人员能同时访问献血者个人信息与检测信息，内外网信息分离能最大程度保护献血者隐私信息不被泄露。

3）容灾能力的要求：在发生重大灾难的情况下，需要快速建立或重建有效的血液安全筛查检测控制机制，此时可能没有足够的资源或时间来重新部署整套采供血系统。因此，在采供血信息系统的整体设计里，LIS必须保持其能够独立部署和独立运行的能力。

4）血液MRP系统：MPR是指物料需求计划（material requirement planning），按照血站技术操作规范2012版的要求，该子系统对关系到用血安全的关键设备、关键物料进行跟踪管理，确保设备正常运行和物料安全可靠，建立血液制品和主料及辅料等原材料的需求控制系统，平衡仓储管理，为血站的正常运作提供有效的物质基础。

5）集中化检测系统：根据世界卫生组织的血液安全战略和发达国家21世纪初在血液工作中的经验，采供血机构对医疗用血实行集中化检测，可以实现资源整合，减少重复投资，可以集中力量增强血液检测质量，同时也是《血站管理办法》对采供血机构的要求。

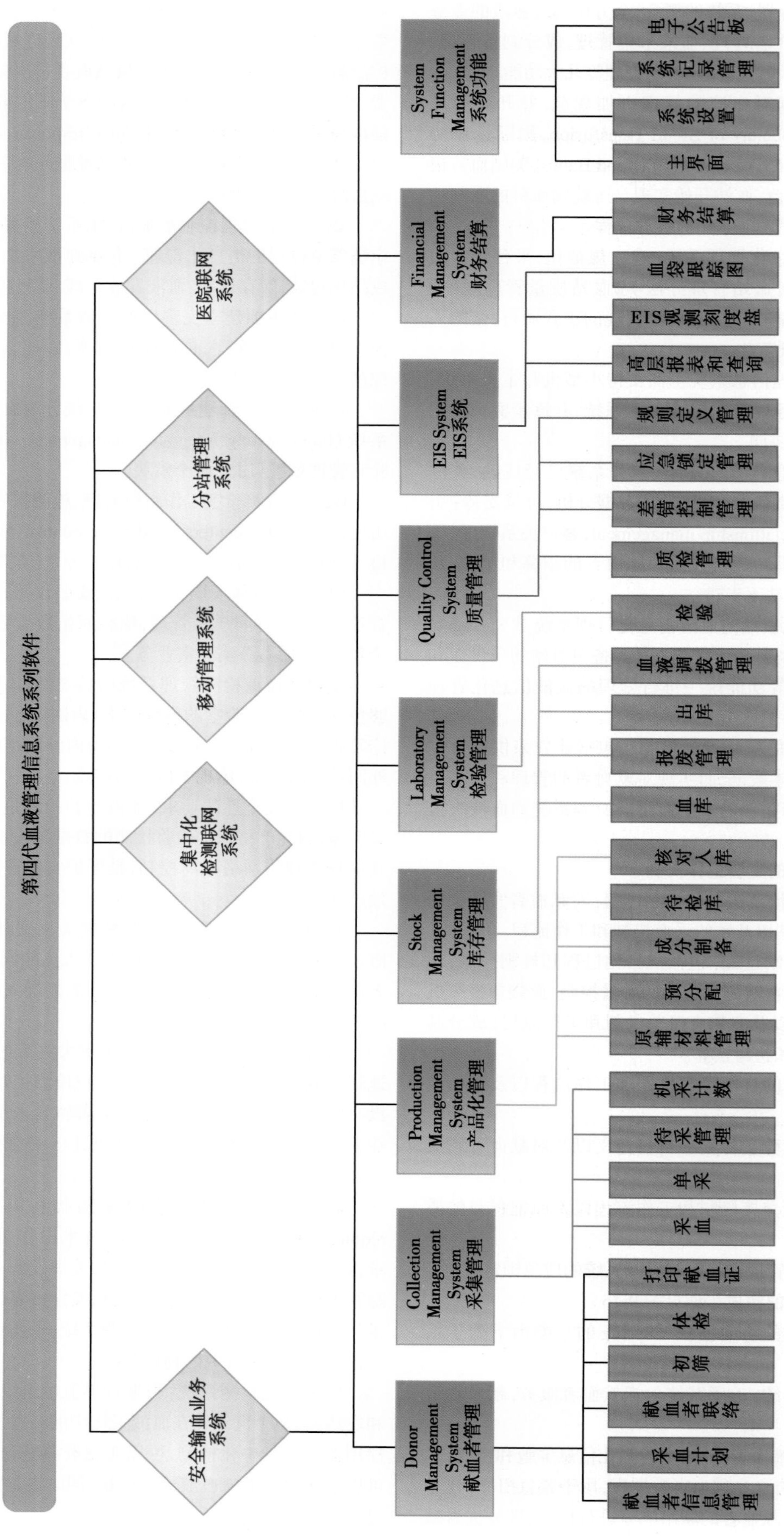

图 9-15 Spring 系统的构成示意图

集中化检测系统的功能包括样本的交接和追溯、样本信息、检测报告的联网共享等主要功能。为提高检验的效率和准确性，本系统同时支持"分布式检测"模式，即多个检测中心可协调完成同一个样本检测。协调模式包括按项目分布式检测：不同实验室做不同项目；按试剂分布式检测：同一个项目在两个检测中心分别使用不同的试剂或方法进行检测，最后综合判定得出结论。

6）献血者关系管理与招募系统：该子系统将CRM的概念引入到献血者招募管理中，通过"目标招募人群筛选模型"，"招募任务管理模型"和"效果评估、持续改进管理模型"，形成闭环的管理系统。

7）EIS决策分析系统：EIS又称为决策信息系统（executive information system），它主要是建立采供业高层管理者和卫生行政主管部门的信息监控系统，强化采供血平衡的实时监控，避免临时性的供血紧张。

该子系统包括三个层面的功能：建立血站采供血业务的指标系统，提供给管理者清晰和明确的管理指针，提高管理效率；建立库存平衡预警系统；向各级管理部门提供清晰、准确、实时的综合管理报表。

8）信息服务系统：该子系统是确保系统安全、高效运行的一系列维护、监控服务软件，功能包括：

规划服务：机构与人员设定，业务流程规划，SOP（标准操作规程）辅助服务；信息服务：安装调试服务，配置管理系统，运行日志监控管理，电子公告板，自动升级管理，自动备份系统等；整体数据迁移；短信管理平台；计划任务管理平台。

9）配套模块：包括移动采血管理；财务管理；OA（office automation，办公自动化）系统接口等辅助管理模块。

（二）血库与输血实验室信息管理系统

关于血库的信息化管理，卫生部于1997年首次印发，2002年修订颁发的《医院信息系统基本功能规范》的"第七章 输血管理分系统功能规范"有如下规定：

第一条《输血管理分系统》是对医院的特殊资源——血液进行管理的计算机程序。包括血液的入库、储存、供应以及输血科（血库）等方面的管理。其主要目的是，为医院有关工作人员提供准确、方便的工作手段和环境，以便保质、保量地满足医院各部门对血液的需求，保证患者用血安全。

第二条《输血管理分系统》必须符合国家、地方有关法律、法规、规章制度的要求：《中华人民共和国献血法》；卫生部《医疗机构临床用血管理办法》；卫生部《临床输血技术规范》；《血站管理办法》（中心血库）；《血站基本标准》（中心血库）；

第三条《输血管理分系统》基本功能：

入库管理：录入血液制品入库信息，包括：储血号、品名（如：全血、成分血等）、血型、来源、采血日期、采血单位、献血者、包装、数量等。

配血管理：自动获得临床输血申请单并完成配血信息处理，并提供备血信息提示；

发血管理：根据临床输血申请单和配血信息进行核实，按照《临床输血技术规范》的附录八打印输血记录单，完成发血操作。

报废管理：提供报废血液制品名称、数量、经手人、审批人、报废原因、报废日期等信息。

自备血管理：自备血入库、发血、查询，打印袋签等；

有效期管理：根据《临床输血技术规范》第五章第二十二条的规定提供有效期报警，并有库存量提示；

费用管理：完成入库、血化验（定血型、Rh检验、配血型等）、发血等过程中的费用记录，并与住院处联机自动计费。

查询与统计：入、出库情况查询、科室用血情况查询；费用情况查询；科室工作量统计与查询等。打印日报、月报、年报及上级所需报表等；

第四条《输血管理分系统》运行要求：

能够实时读取其他分系统的相关数据；运行速度快，显示信息直观。操作方便。

应该说，这个功能规范的发布，对于促进我国血站和输血的信息化管理系统的发展起了不小的作用。

关于医院血库的管理，国内大概有两种模式，一是成立独立的输血科，相关业务与检验科完全脱钩，二是血库隶属于检验科，完全由检验科管理。

国内的实验室信息系统关于血库管理系统的功能，有整合在检验系统一起的，也有独立为血库管理系统的。

对于独立的输血科而言，其管理信息系统一般包括血液的入库管理、输血管理、交叉配血管理、血液出库管理、贮存式自体输血管理、库存管理、血液预订管理、统计查询报表、系统管理、费用管理、质量控制管理、输血不良反应管理、与医院HIS及LIS的连接以及与血液中心的联网等功能。

1. 血液的入库管理　血液的入库管理主要包括血液入库和退血。

（1）血液入库：主要接收血站的发血单，医院对照发血单对血袋逐袋进行扫描核对入库或进行批量入库。

（2）血液退血：血库操作员将出给临床的血液退回到血库，或者是将出库到非联网小医院的血液退回。

2. 输血管理

（1）输血申请单登记、修改、查询：输血申请主要是将要输血人的主要信息由血库人员输入系统中，如果系统与HIS联网，则直接从HIS提取医生申请的相关信息。

登记的内容包括输血性质，主治医生，申请医生，病案信息（包括病案号，患者姓名，性别，年龄，病区，科室，床号），血型鉴定信息（包括血型，Rh血型，鉴定者，正反鉴定方法以及结果），用血信息（预定输注的血液品种以及用量），实验室对Hb（血红蛋白）、GPT（谷丙转氨酶）、HBsAg（乙型肝炎表面抗原）、anti-HIV（艾滋病抗体）、anti-HCV（丙肝抗体）等项目的检查结果信息。

（2）血型鉴定结果登记、修改：记录患者每次输血申请所做的血型鉴定信息。包括血型，Rh血型，血型备注信息，正反血型结果以及鉴定方法等。

3. 交叉配血管理

（1）交叉配血登记、查询：将准备给患者输注的血袋与患者的血样进行配血实验，并将配血后的结果进行登记。

（2）交叉配血修改日志查询：可以查询交叉配血修改的详细过程，包括修改前的内容以及修改后的内容。

(3)交叉配血血液情况查询：可查询到医院当前血库库存中已做过交叉配血的血袋情况。详细列出每一袋血交叉配血的时间、对应的受血者、病案号、血型、Rh血型、有效期，以及显示出此血袋从交叉配血时间到当前的时间间隔。

4. 出库管理

(1)血液出库到临床：各科室到医院血库提取血液，给患者进行输注。系统会调出输血申请单信息以及对应的交叉配血单信息，血库操作员对出库血袋进行核对后，确认提交，并打印出输血科检测记录单（单上明确记录患者的病案信息，血型鉴定信息，所输注的血袋信息以及每袋血对应的交叉配血结果）以及输血不良反应回报单。

(2)血液退回血站：将医院血库中的血液由于某种原因（如血站对血液进行调配，或医院发现血站发过来的血液有出现溶血的情况等）退回给血站。

(3)撤销退血单：将退回血站的退血单撤销掉，方便医院将误退回血站的血袋重新调回医院库存中。

5. 贮存式自体输血管理

(1)自体输血入库：提供自体输血血液的入库管理，可根据申请单进行多次采血入库。

(2)自体输血出库：提供自体输血的出库管理，根据单据号进行患者的自体输血血袋出库给临床。

(3)自体输血申请单管理：可查询自体输血申请单的列表以及详细信息。

6. 库存管理

(1)血液库存浏览：主要是查询医院血库库存量以及库存明细，方便工作人员查找血袋，以及制订向血站预订血液的数量。

(2)血液库存警戒监测：实时监测医院血库各个血液品种各种血型的库存量是否处于正常的范围。如果出现高于警戒最高值或低于警戒最低值，则会在此功能里面用不同的颜色显示出来，同时在程序的主界面下方的状态栏中会有滚动提示信息显示，方便血库工作员及时发现异常情况。

(3)过期血液查询：可以查询出医院库存中已经过期的血袋，且可以批量进行报废登记。

7. 预订管理

(1)联网预订血液：医院血库可以根据当前用血情况以及库存量，通过联网预订功能，向血站预订血液。血站可以及时了解医院的用血需求，并向医院供血。

(2)联网查询血液预订单：医院血库可以在系统上及时查询、了解向血站预订的血液是否已得到响应。

8. 统计查询报表 包括以下一系列功能：

(1)血袋出入库查询以及汇总查询。

(2)血型不一致操作日志查询：针对不同血型输血信息的查询，返回的信息包括操作员，操作时间，单号，患者的血型及Rh血型、血袋的血型及Rh血型、是哪个工作人员确认可以进行输血的详细记录。

(3)患者用血查询：可以查询到患者详细的输血记录，以及患者用血的汇总信息。

(4)血袋出入库汇总表：统计本医院发血给临床用血的出库，本医院发血给其他联网医院或非联网医院的出库，本医院退血回血站的数据；统计从血站发血给医院，科室退血给血库，以及其他医院退血给本医院血库的数据。

(5)库存交接单报表：统计各种血型品种血液的入库数量和出库数量，以及医院当前库存的数量。

(6)各医院用血统计表：统计本医院发血给其他联网医院和非联网医院的数据。

(7)各科室用血统计表：统计本医院发给各科室的用血情况。

(8)申请医生实际用血量统计表：根据发血时间、病案号、科室、申请医生，统计医生申请的输血成分以及输血量。

(9)用血统计表按输血性质统计：按输血性质进行分类统计本医院用血出库的情况。

(10)血型鉴定方法统计表：根据血型鉴定方法统计血型鉴定的数量。

9. 系统管理

(1)各种字典的设置：主要字典包括库存警戒线字典，有效期警戒线字典，医院字典，病区字典，证件字典，输血性质字典，不良反应字典，血型鉴定者字典，交叉配血结果字典，不规则抗体筛选字典，血型鉴定方法字典。

(2)操作人员和授权管理：设置操作人员账号密码以及对应的操作权限。

10. 费用管理 发血费用自动计费：通过HIS接口，发血过程中涉及的血液费用信息可以实时回传到医院HIS系统中实现自动计费。

11. 质量控制管理

(1)血袋回收和查询：将临床输血完毕后的空血袋进行回收登记，备查。查询回收过的血袋信息，主要有血袋号，回收时间，操作员，出库单号，申请单号以及出库时间。

(2)血液制品报废：对医院血库中由于某种原因（如破袋，过期等）只能报废的血液进行登记。

(3)库存血液加锁：凡是发现医院库存中有异常情况的袋血，在情况未查明前，可以通过血袋加锁功能，先将可能有问题的血袋进行程序加“锁”，使其无进行出库操作，防止此血袋误出库到临床。此功能进一步保证了临床用血的安全性。

(4)库存血袋解锁：针对被程序加“锁”的血袋进行解锁的操作。血袋解锁后，就可以进行正常的出库操作了。

(5)血液质量定时监控：将医院库存中的血袋信息与血站的血袋信息进行同步，保证医院库存中血袋信息是最新的，如果发现某袋血因为某种原因被血站锁定了，此时通过血袋信息同步，医院库存中对应的血袋也会被程序“锁”定，此血袋就无法进行出库操作，从而进一步保证临床用血的安全。

12. 输血不良反应管理

(1)输血反应信息上报：当患者输血过程或完毕后出现输血反应，可将患者输过的血袋号以及不良反应的症状进行登记，以备可以查明出现不良反应的原因，减小下一次输血出现不良反应的概率。同时可以将输血不良反应信息向血液中心进行上报。

(2)输血反应信息查询：用于查询患者出现过的输血不良反应信息。

13. 与医院HIS、LIS联网 联网后，自动获取HIS或

LIS 中的患者的基本信息、血型鉴定信息以及实验室相关检测包括 Hb、WBC(白细胞)、HCT(红细胞比容)、GPT、PLT(血小板)、抗 HIV1/2、梅毒、抗 HCV、HbsAg 等项目的结果信息。

六、微生物实验室信息系统发展

(一) 微生物实验室自动化与信息化发展

随着生化和免疫检验的自动化流水线的进展和成熟，临床微生物检验也进入了全面自动化的阶段。日趋严格的管理法规和日益迫切的临床需求，使微生物检验成为三甲医院发展的热点和亮点之一。微生物实验室需要建设综合检验平台，为临床诊疗、院感控制和抗菌药物管理提供全面而深入的支持(图 9-16)。2012 年卫生部 84 号令的颁布施行，对微生物的发展提出了更进一步的要求，带来了难得的发展机遇。

微生物自动化平台建设主要包括：

1. **全自动快速微生物质谱检测系统** 基于蛋白组学的基质辅助激光解吸飞行时间质谱仪，已经进入临床诊断，使微生物鉴定实现了突破性地以分钟计时。质谱仪提供了最为广泛的微生物鉴定数据库，覆盖 750 种临床致细菌，酵母样真菌、丝状真菌、分枝杆菌等，并可进一步实现用于科研的超过 2 000 菌种的鉴定数据库。与此同时，高自动化高通量的质谱仪可大幅提升微生物实验室样本处理能力，并大幅降低鉴定耗材试剂成本。引进微生物质谱检测系统，可带来微生物实验室检验水平和自动化水平的飞跃。

2. **标本前处理自动化** 标本前处理占用了微生物实验室人力资源和时间的 60%~70%，以重复性的手工操作为主，不能完全满足标准化和可追溯管理的要求。引进全自动平板接种仪和智能孵育系统，可以实现微生物标本接种与培养的标准化与自动化，提高菌落培养的分离率，通过智能化图像处理加快培养报阳时间，自动处理阴性标本。标本前处理工作的自动化，使得微生物室能够将有限的人力资源能够转移到疑难标本，临床沟通和科研等高附加值的工作上来。

3. **数字化平台与精益管理** 数字医院和移动医疗已成为潮流趋势。通过引进先进的微生物专用数字管理平台，可全线连接微生物自动化仪器，实现标准化可追溯的标本工作流程，实时而全面的信息管理，以及移动终端的报告发布与临床沟通，为院感信息系统和抗菌药物管理平台提供数据入口。通过工作流程优化与精益六西格玛方法，提升微生物实验室管理水平，提高微生物检验的工作效率与综合效益。

实验室信息系统(laboratory information system，LIS)是指通过计算机对实验室的各种信息进行全方位管理的计算机软、硬件系统。LIS 实质上是把实验室各种检验仪器设备通过计算机连接而组成的专业局域网络，是实现实验室网络化管理的基础。作为医院信息系统(hospital information system，HIS)的组成部分，LIS 与 HIS 间可无缝连接，实现对医嘱生成，标本采集、运送和接收、计费、检测以及发布结果等过程的监控。通过 LIS，实验室可以达到自动化运行、信息化管理和无纸化办公的目的，对实验室提高工作效率、降低运行成本起到至关重要的作用。

微生物检验与其他如生化、免疫检验过程有很大的不同，其检验周期长，结果是检验者主观判读(如镜检结果)和仪器自动化检验相结合；结果报告复杂，涉及各种涂片镜检的主观描述结果、细菌培养的细菌名称、药敏实验结果等；这些都决定了微生物检验在 LIS 系统中的特殊性，也决定了微生物 LIS 模块必须与其他检验模块有所不同。临床微生物检验的手工操作和记录最为繁杂，检验程序有别于一般检验，尤其微生物检验周期时间较长，有潜在院内感染风险。微生物实验室中仪器繁多，比如接种仪、培养箱、鉴定药敏分析仪、质谱仪、保存冰箱等仪器，而目前各个仪器之间都是孤立存在的，只能靠手工记录传递信息，增加了工作量和信息传递错误的风险，迫切需要新的微生物管理系统将各个仪器串联在系统中，实现信息的双向通信和记录保存。微生物检测流程繁琐、环节众多，检测后的结果数据需要进行专业的统计分析，并且按照国家的管理规范与要求分报到各个相关组织机构。国内微生物信息化技术发展受制于此，也大多停留在手工填写报告发布报告这一初级阶段。

微生物检验特别是培养，需要连续记录几天的培养情况。那么就必须有一个记录单来记录每天对应操作和实验情况，以前用专门的记录本手工记录非常麻烦且容易出错。我们在 LIS 中设置接收标本的同时根据项目自动打印记录单，记录单提前在系统中根据项目不同详细设计，如培养记录单会

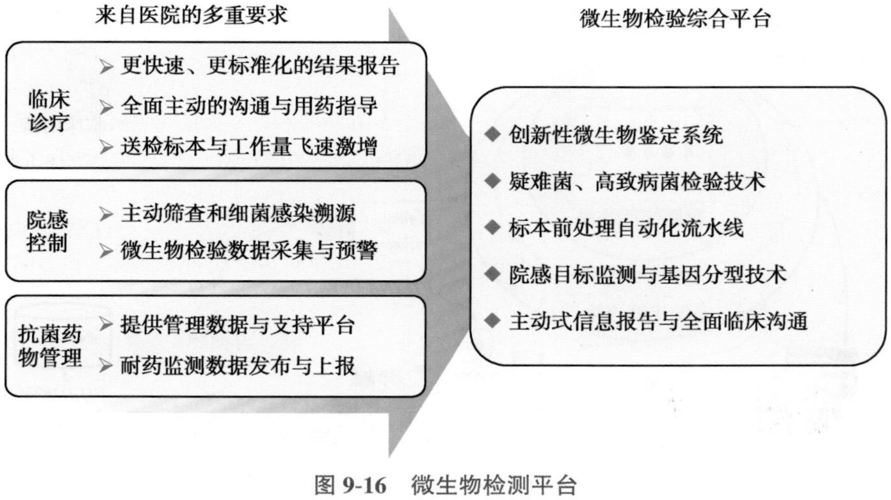
来自医院的多重要求
微生物检验综合平台
临床诊疗
➢ 更快速、更标准化的结果报告
➢ 全面主动的沟通与用药指导
➢ 送检标本与工作量飞速激增
院感控制
➢ 主动筛查和细菌感染溯源
➢ 微生物检验数据采集与预警
抗菌药物管理
➢ 提供管理数据与支持平台
➢ 耐药监测数据发布与上报
◆ 创新性微生物鉴定系统
◆ 疑难菌、高致病菌检验技术
◆ 标本前处理自动化流水线
◆ 院感目标监测与基因分型技术
◆ 主动式信息报告与全面临床沟通

图 9-16 微生物检测平台

自动打印出标本编号、患者姓名、年龄、住院号、科别、床号、诊断、接收日期等信息，还有以下可填写栏目：接种的培养基、菌落的大小、颜色、溶血情况、其他一些常见生化情况、进行的操作，药敏情况、最终培养结果以及操作人签名栏等；这样的记录单既能详细记录整个检验过程，而且通过设计好的记录单进行简单的填写减少了以前手工描述记录的繁杂工作，大大提高了效率。特别重要的是因为记录单的上对每个过程的详细记录和签名对于检验过程中任何一个环节错误都能准确地查找出，为检验中质量控制提供了依据。

近年来，国内外微生物厂家和软件公司相继开发推出了微生物实验室信息管理系统，下面对主要的产品进行介绍。

（二）Myla 微生物数字化管理平台

Myla 是由微生物专家和 IT 专家共同为微生物实验室设计。Myla 采用目前先进的 IT 设计理念和推送技术，实现了图形化操作界面和移动设备应用。Myla 可以通过可追溯性的样本流程管理，优化微生物实验室运作，提高工作效率。同时，Myla 可以加快微生物实验数据发到临床医生的速度，以便医生更快速更有效的采取对患者更有效更有利的治疗措施。Myla 全程分析见图 9-17，主要功能包括：

1. **样本工作流程管理** 对微生物标本的全流程可追溯式管理，移动控制平台，改进实验室工作管理流程，实现高效化和标准化。

2. **仪器全线无缝连接** 将微生物实验室的自动化仪器整合集成于 Myla 管理平台，并与 LIS/HIS 实现无缝全线连接。

3. **实验数据分析发布** 实验结果数据和信息的高效流动和直观呈现，远程结果发布和预警，具有实时化定制化的临床报告和流行病学报告功能。

分析后期的自动化与前期，分析期紧密相关。出报告、对耐药和抗生素敏感性结果的解读和报告和利用实验室信息系统和临床信息系统出报告等步骤，也可与有效的信息系统相连，有助于远程监测和报告。连接到智能中介仪来促进数据连接和即时流程的管理。图 9-18 为 Myla 主要功能和界面。

血培养报阳，多重耐药菌等微生物危急值也可以通过移动平台发送到临床医生信息端（图 9-19）。

（三）EpiCenter 微生物信息系统

EpiCenter 为其设备提供唯一的界面连接实验室信息系统（LIS），支持内部多工作站和外部实验室的手工数据输入，数据管理和报告，进行患者统计处理（图 9-20、图 9-21）。主要功能如下：

1. **信息录入** 可实现 LIS/HIS 信息导入功能，自定义的涂片、KB 法（纸片扩散法）、MIC（最低抑菌浓度）法结果输入。

2. **结果报告** 药敏结果可以打印专家规则、药物分组。

3. **资料检索** 可以实现自定义的 SQL 语言检索，预设各种数据查询功能，可以实现多种格式的数据导出。

4. **统计报表** 包括 Whonet（细菌耐药性监测数据处理软件）可以实现的各种统计功能，数据报表可以实现多种格式的导出。

5. **专家系统** 预设各种专家规则，完全自定义的各种规则，实现智能报告。

（四）临床微生物实验室信息管理平台

该平台实现了微生物标本管理与临床报告，院感数据分析与耐药监测数据平台等功能，并进一步集成更丰富全面的专业知识及专家经验，采用文字，图像与多媒体的方式，提供规范的、专业的、标准的专家指导与咨询功能，为微生物科和临床的诊疗提供更好的平台工具。集成中间软件系统 Myla，采用新型先进的数据接口通信方式。实现微生物检测信息的全面采集与传送，与临床医生和感控部门的数据及时传送与交互，并根据院内的实际细菌分布情况与抗生素的敏感率提供更专业准确的决策支持信息（图 9-22）。

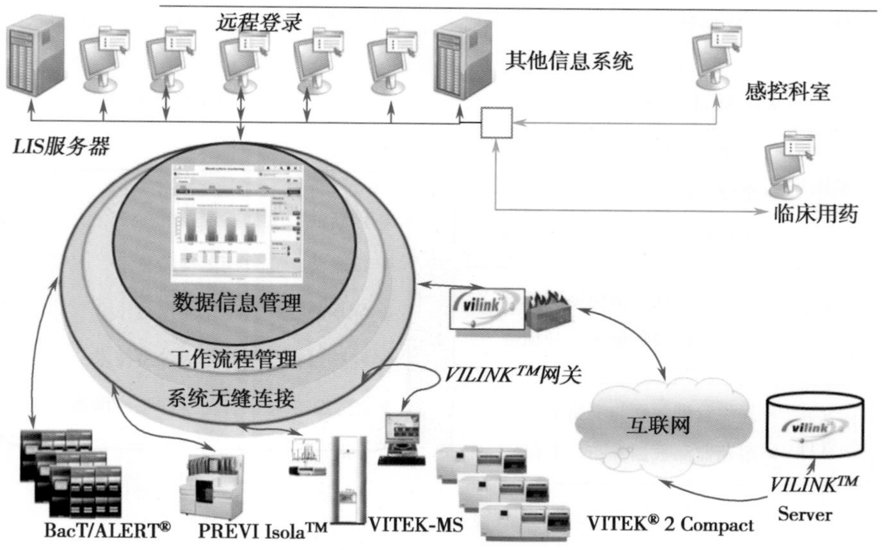

图 9-17 Myla 全程分析

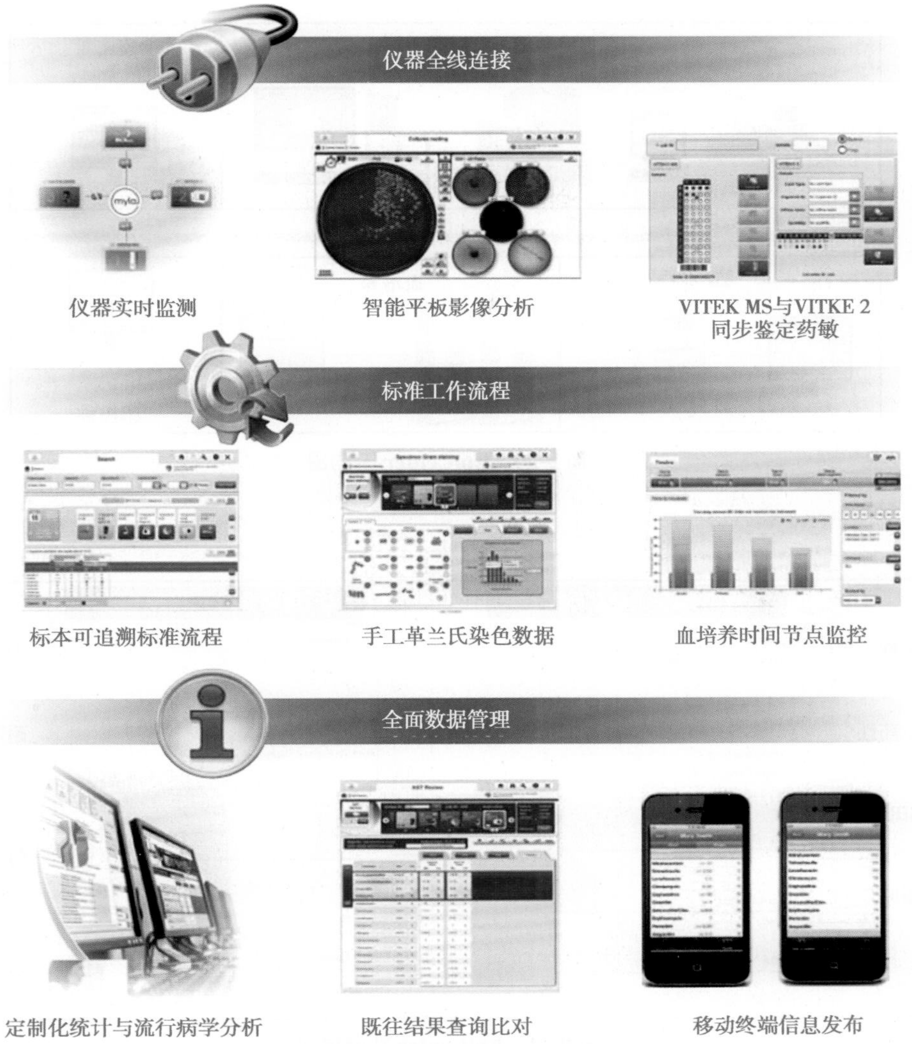

图 9-18　Myla 主要功能和界面

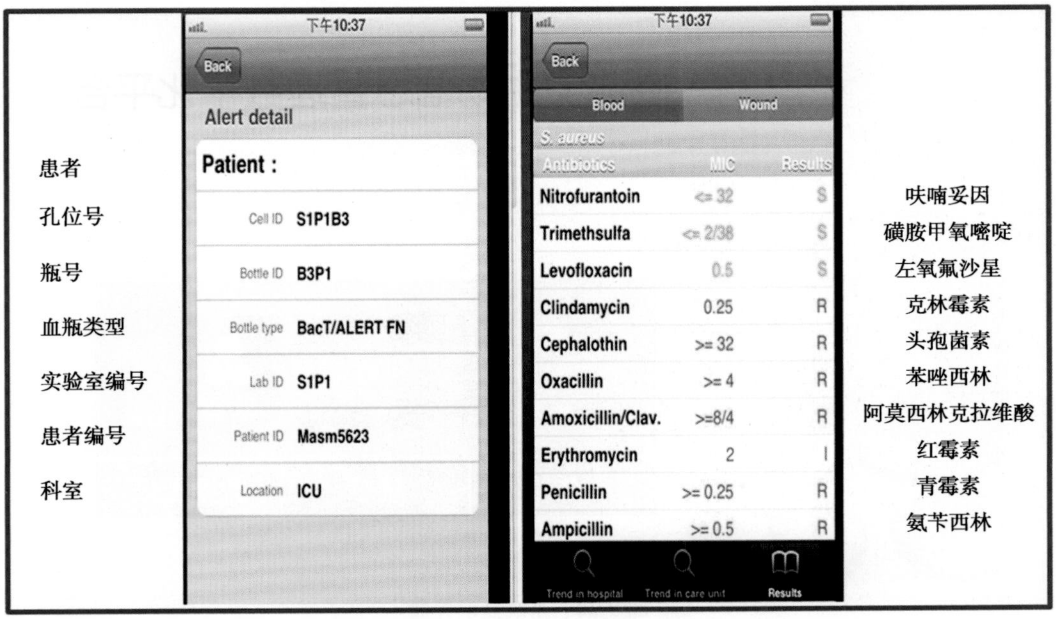

患者
孔位号
瓶号
血瓶类型
实验室编号
患者编号
科室
下午10:37
Back
Alert detail
Patient :
Cell ID S1P1B3
Bottle ID B3P1
Bottle type BacT/ALERT FN
Lab ID S1P1
Patient ID Masm5623
Location ICU
下午10:37
Back
Blood
Wound
S. aureus
Antibiotics MIC Results
Nitrofurantoin <= 32 S
Trimethsulfa <= 2/38 S
Levofloxacin 0.5 S
Clindamycin 0.25 R
Cephalothin >= 32 R
Oxacillin >= 4 R
Amoxicillin/Clav. >=8/4 R
Erythromycin 2 I
Penicillin >= 0.25 R
Ampicillin >= 0.5 R
Trend in hospital
Trend in care unit
Results
呋喃妥因
磺胺甲氧嘧啶
左氧氟沙星
克林霉素
头孢菌素
苯唑西林
阿莫西林克拉维酸
红霉素
青霉素
氨苄西林

图 9-19　危急值报告界面

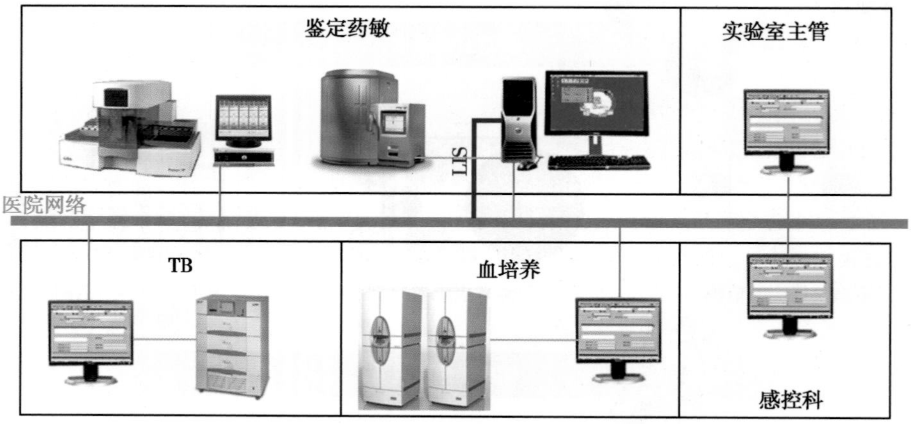

图 9-20　EpiCenter 架构图

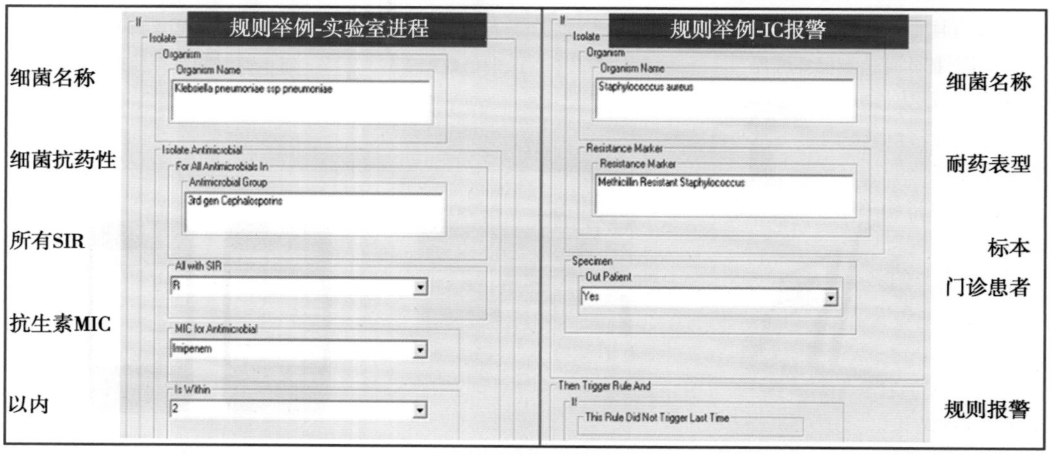

图 9-21　EpiCenter 功能界面

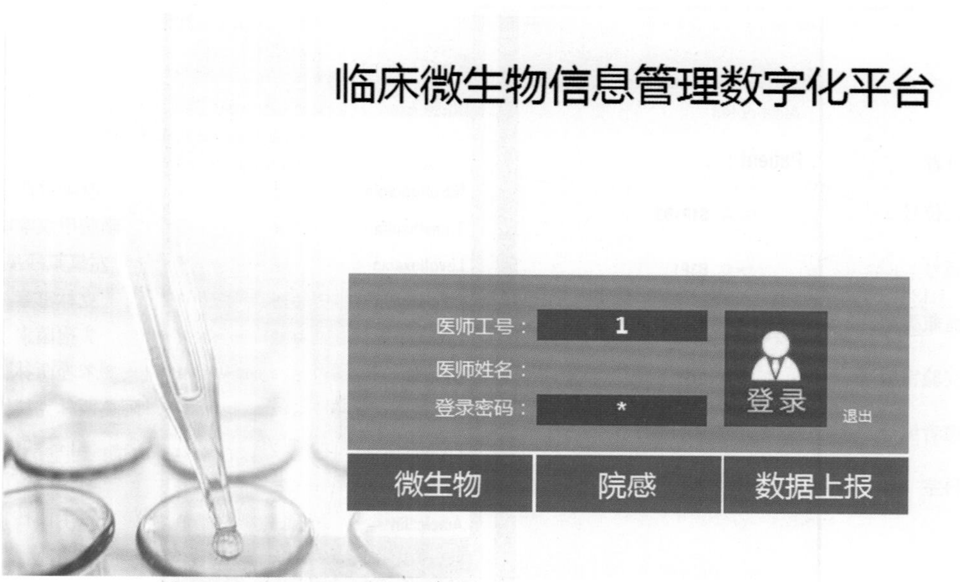

图 9-22　系统登录界面

1. 微生物信息管理数字化平台流程　见图 9-23。

样本接收流程：在样本送达到微生物室进行核收时，微生物信息管理数字化平台(以下简称：系统)通过扫描标本上的检验申请条码获取患者基本信息和检验申请信息，对无效的检验申请及时在系统中进行记录并给出提醒，系统自动核实该样本的采样时长(用来确认标本是否在有效时间内送达，并提出处理规则建议)，系统定期给出标本核收汇总情况为持续改进标本的采集流程提供准确有效的数据支撑。

样本接种与培养流程：痰、尿等样本接收后直接送到自动接种仪上进行快速接种，系统将核收后的患者基本信息与检验项目信息通过通信程序直接发送到自动接种仪上，自动接种仪将通过设备自身的控制系统完成快速接种工作。检验人员只需要检查设备是否正常运转即可，极大地提高了接种的效率和接种质量。

血培养仪的标本直接通过扫描血瓶上的条码信息与系统进行数据交换，完成培养结果与样本的关联，系统通信程序实时接收血瓶的培养信息，当有阳性结果报出时，系统自动将结果发送到检验者的手中，同时通知到临床实现血培养的三级报告。

鉴定与药敏管理流程：完成培养的标本在符合鉴定 / 药敏上机条件的情况下，进行上机操作，系统将标本的相关信息直接发送到全自动鉴定仪器上，等待检测仪器的最终结果，检验者同时可以在系统中将相关的操作过程 / 评价进行记录保存。系统自动接收鉴定 / 药敏结果。系统支持检验者手工加做药敏试验，支持检验者选择药敏结果发布。对于药敏的折点范围的判定，既支持自动设备传输出来的折点范围，同时也允许用户自行设定 CLSI 的相关标准，并以此为判定标准。

结果报告发布管理流程：系统采用分级审核制度，对结果报告进行预审，全部结果通过审核后才能进行发布。系统在完成所有的鉴定 / 药敏结果后自动提示该标本已经完成检测，请检验者对结果报告进行审核，如果超过规定时间没有进行审核发布的，标本系统会再次自动提示。以上系统管理流程既提高了检验者的工作效率，有效地避免了检测结果的漏报与误报。

细菌形态捕捉管理流程：系统与电子影像系统连接(数码相机 / 电子显微镜等)对培养中的培养皿进行拍照，对显微镜下的细菌形态进行捕捉并以数字方式存入到系统中。系统中也内置标准细菌图谱，可以供检验者调阅参考。针对细菌生长情况进行分析，可以对检验操作人员进行持续培训教育从而提高检验者的综合业务能力。

辅助检测管理流程：系统同时支持 PCT(降钙素原)/ 内毒素检测，系统可以自动采集相关仪器的检测结果并转化成系统中数据显示模式，同时将得到的结果与系统中培养 / 鉴定 / 药敏结果相关联起来，可以实现历史数据的图形方式的比对展示，为鉴定药敏结果提供有力的支撑。

菌种保存管理流程：系统中完成最终检测结果的标本，可以选择进行菌种保存，系统中自动划定与实验室菌库相似的保存空间，当选择菌种保存后自动指定菌株存放位置并生成相关信息，管理者只需要将最终的菌株放到指定位置即可，菌株信息可以随时查阅与打印并记录出入菌库的相关信息。

2. 微生物信息管理数字化平台接口

(1) 院内系统接口：系统支持与院内系统的数据交互，采用 WEB SERVICE 数据接口，方便灵活调用，便于发现接口中存在的问题。数据的实时性与安全性得到了充分的保障，同时该模式也是接口技术的发展趋势。系统不仅将检测结果发送给临床医生站，同时也将检测结果发送到院内感染监控系统中。

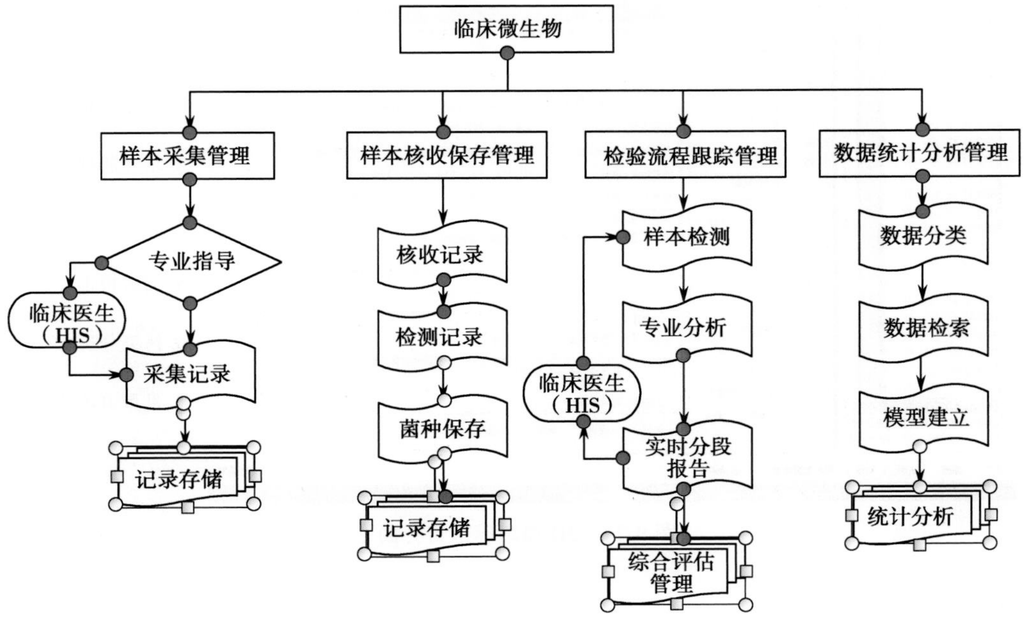

图 9-23　微生物信息管理数字化平台流程图

(2) WHONET 软件数据接口：作为国际上专业的微生物数据分析软件，系统提供了一个标准的接口，检验者可以选择导出检验结果的内容，并自动生成一个标准的 WHONET 软件数据文件，用户可以直接在 WHONET 中打开分析相关结果。

(3) 仪器通信标准接口：系统采用自己开发的通信接口组件，支持 WEB SERVICE 通信协议、RS 232 通信协议、TCP/IP 通信协议，可以与 Myla，BacT/Alert 3D 血培养仪、VITEK 2 Compact，VITEK MS，PREVI Isola，VIDAS 全自动接种仪进行双向通信，完成对仪器工作指令的传递与下达，并且采集仪器工作中发出的各类信息。

3. **危急值处理** 通过血培养中间软件与 LIS 系统连接，可整合血培养标本的临床信息与培养涂片结果。将血培养阳性初级报告结果，发送到 LIS 和医生操作界面，提高初级报告的时效性和准确性。

本软件可自动生成初级报告内容(图 9-24)：×× 科，姓名 ×××，病历号 ×××，标本号 ×××，经过 ××× 小时培养，结果为 ××，涂片结果为 ××× 菌。方便通过口头电话报告与 LIS 发送报告。

用户可自定义，选择性地发布 24、48、72 小时血培养预阴报告，提高临床沟通效果，改进 TAT 时间。对于最终阴性结果，可以选择自动审核或批量审核，节省阴性瓶处理时间。

定义：同一患者，同一医生，同一标本类型，在微生物室设定的时间范围内送检的血培养标本，被定义为同一组。送检单套和双套血培养瓶可以提高标本阳性率。本软件可统计不同科室，不同标本类型在不同送检方式(单瓶，单套，双套等)时的血培养阳性率。为推动临床送检套瓶，进行临床沟通和教育，提供真实而具体的来自用户医院的数据。使传统污染监控方法变得更加自动化与智能化：根据标本套瓶送检情况进行相关污染提示，通过与系统血培养疑似污染菌数据库比对，对疑似污染进行提示，用不同科室，套瓶送检方式等进行血培养污染率统计。

微生物信息管理数字化平台采用全新的开放式的网络协议，采用框架式技术，为微生物检验业务的优化与发展提供了坚实的技术基础，为今后实现网络数据的交互与共享提供了拓展空间。

(五) 微生物实验室信息化展望

微生物信息管理数字化平台应用是现代微生物检验医学发展的必然趋势，为微生物检测技术与发展提供必要的技术支持与保障，为优化微生物检验流程提供准确的数字依据，更好地为微生物专业提供信息化服务(图 9-25)。完善的微生物信息系统，应当实现快速微生物分步报告，实现以下微生物实验室和医院的综合效益。

1. **临床诊疗** 微生物检验结果回报时间(TAT)从传统的平均 4~5 天提升到 2~3 天；提高疑难菌及高危致病菌的检验水平，支持临床进行循证用药；提高治愈率，缩短患者平均住院时间，提升病床周转率和综合效益。

2. **院感控制** 为感染控制提供快速决策支持，缩短预警与响应时间；实现目标监测和主动筛查；进行细菌基因分型与感染溯源，实时追踪多重耐药菌。

3. **抗菌药物管理** 为抗菌药物管理领导小组提供支撑平台，发布实时而全面的细菌耐药监测数据。

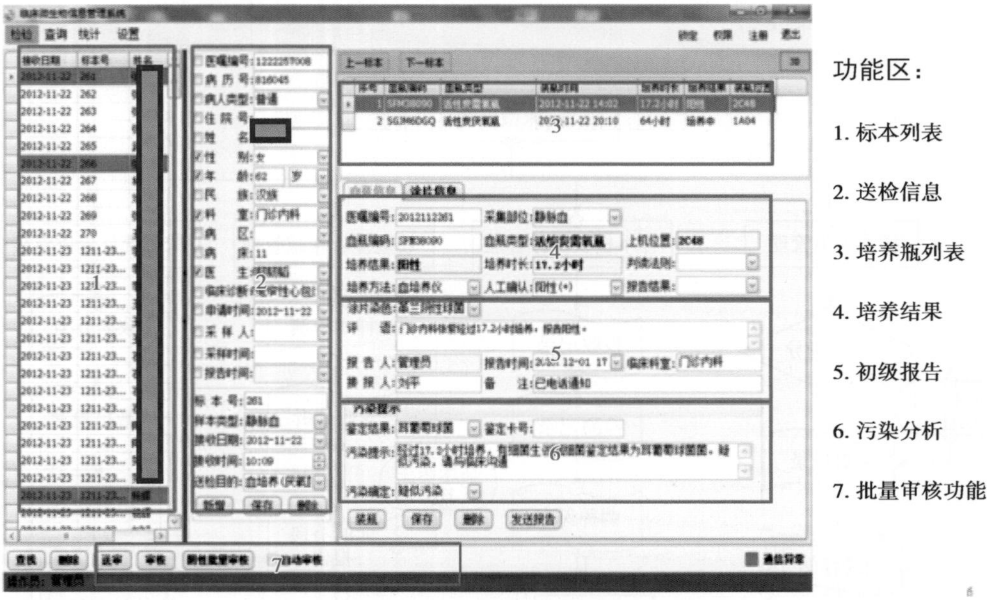

图 9-24 3D 血培养报告界面

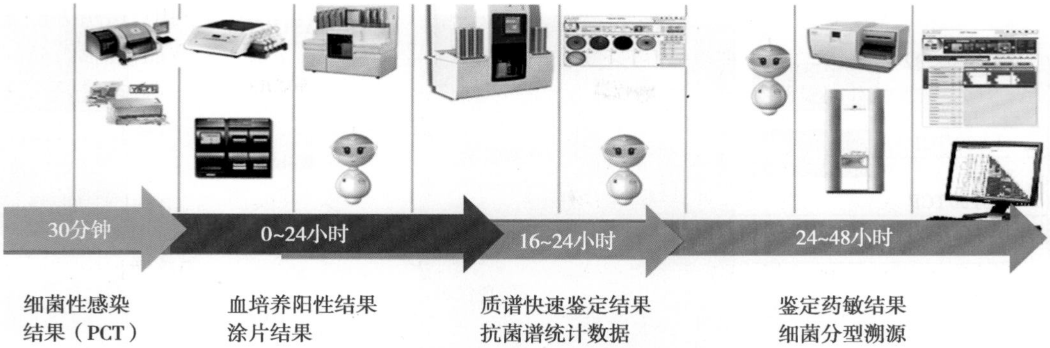

图 9-25　微生物信息化、数字化平台

第五节　实验室中间件软件

所谓中间件软件(middleware)，是基础软件的一大类，属于可复用软件(将已有的软件成分用于构造新的软件系统，可以被复用的软件成分即称作可复用构件)的范畴。顾名思义，中间件软件处在操作系统软件与用户应用软件的中间层，其从上至下的层次结构为应用软件、中间件、操作系统以及网络和数据库(图 9-26)。

互联网数据中心(internet data center，IDC)对中间件的定义：中间件是一种独立的系统软件或服务程序，分布式应用软件借助这种软件在不同的技术之间共享资源，中间件位于客户机服务器的操作系统之上，管理计算资源和网络通信。

IDC 对中间件的定义表明，中间件是一类软件，而非一种软件；中间件不仅仅实现互联，还要实现应用之间的互操作；中间件是基于分布式处理的软件，最突出的特点是其网络通信功能。

中间件软件总的作用是为处于自己上层的应用软件提供运行与开发的环境，帮助用户灵活、高效地开发和集成复杂的应用软件。

目前国内市场上常见的与相应自动化仪器设备以及医学实验室用户的 LIS 配套的中间件性质的软件有：

一、流水线信息系统

流水线信息系统(instrument manager，IM)是 2011 年发布的一款集流水线管理和检验仪器智能管理于一体的信息化管理系统。该系统是介于传统的 LIS 和轨道(或仪器)之间的系统软件，属于典型的“中间件”软件。

(一) IM 的核心价值

通过对仪器的高效连接和样本一体化管理，以及智能自动审核方案，把检验人员从枯燥重复的脑力劳动中解放出来，改善 TAT(标本周转时间)，提高检测结果准确率，增加实验室标本吞吐量，最终帮助客户打造一个高效，智能，安全的先进实验室。

(二) IM 的基本功能

1. **仪器连接 IM**　可以根据实验室的类型不同，拥有不同的连接方案。对于一个实验室来说，往往拥有各个厂家的不同种类的仪器，为了实现信息的共享和快速的传递，需要信息系统与各个仪器相连方能最大程度地实现信息的高效传递和共享，IM 软件拥有国际通用的 HL7 和 ASTM 标准协议，可以与其他符合该通用协议的软件，硬件直接相连，安全快速。

IM 的连接方式包含以下几种：从软件角度，可以连接 HIS，LIS 或其他中间件软件；从仪器角度，可以连接仪器和自动化轨道；从网络角度，可以连接多个实验室，尤其适用于多站点的独立实验室。

2. **数据管理是 IM 软件的一个基本的功能**　它包含了以下基本特征：简易的数据管理界面、散点图下载、在线细胞计数器、自定义报表、不同操作权限分配、移动均值和仪器对比分析。

3. **自动审核**　IM 可以提供自动审核功能，通过建立审核规则来帮助自动发放常规检测报告，这样做的好处一方面可以降低操作人员工作强度，将节省出来的时间更多用于专业的临床操作，另一方面可以提高审核的一致性和准确性。

IM 的自动审核规则主要考虑以下方面的内容：

1）参考值范围；
2）危急值；
3）多次结果比对；
4）拦截等待确认；
5）复检；
6）质控；
7）仪器异常。

4. **可靠性**　IM 考虑到可能发生的风险，通过以下的措施以最大程度降低风险的发生概率。

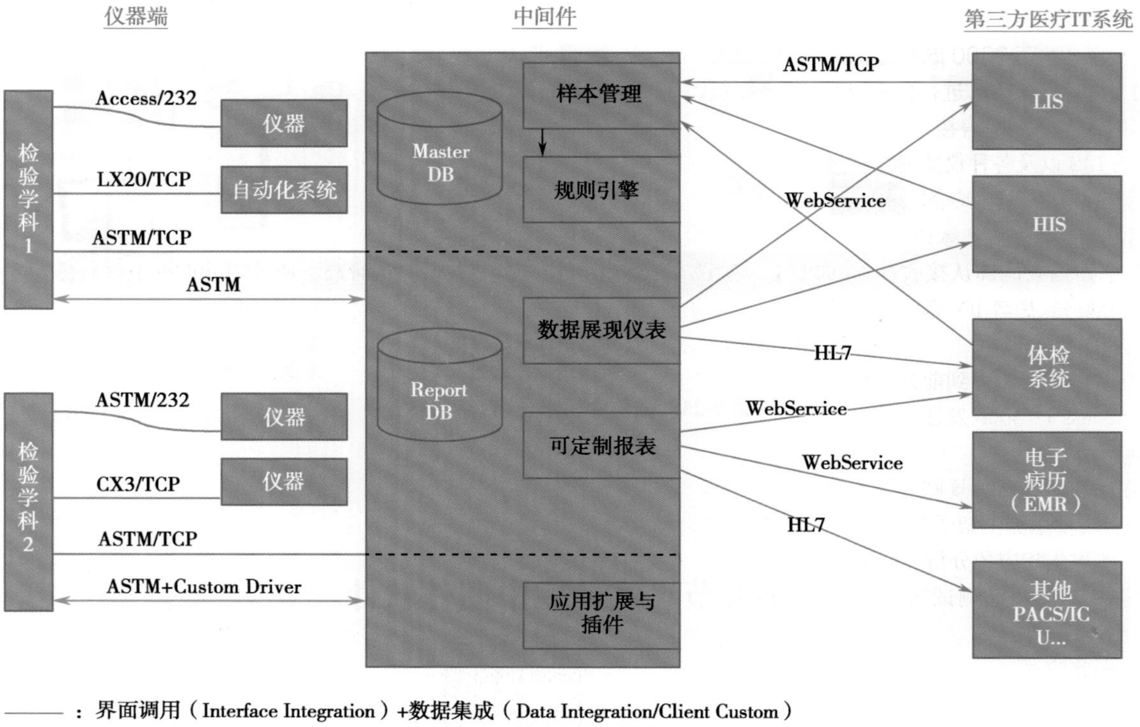

图 9-26　中间件与其他软件结构的相互关系

1）服务器热备份：①当 LIS 宕机时，IM 可作为 LIS 的备用系统使用；②当 IM 主服务器宕机时，IM 备份服务器可实现 IM 主服务器功能；③当 LIS 服务器恢复正常时，系统支持数据同步。

2）其他性能支持：①简单易用；②标准和开放的硬件环境；③相关工业标准认证。

二、DM2 信息系统

DM2 是实验室中间件软件产品，它可以将自动化分析仪器和 LIS 联系起来，提供实验室更全面的自动化、智能化 IT 解决方案。

DM2 专注于检验流程的标准化，帮助实验室分析检测结果中包含的信息，确保检验结果的真实可靠。

（一）DM2 的应用范围

1. 拥有全自动流水线的实验室；
2. 开设检测项目多或仪器类型多的实验室；
3. 样本量大，需要智能审核辅助的实验室；
4. 有复检（重做、推染片）标准的实验室。

（二）DM2 的特点

1. **全面流程监控**　样本管理一体化，简化工作流程；

2. **自动化智能复查**　强大的智能规则提高样本自动复查的处理效率；

3. **专业化实时提醒**　大屏幕扩展模块，实时通知检验者需手工或紧急处理的样本；

4. **人性化操作界面**　友好的人机互动界面，让操作过程变得简单易用；

5. **自动化智能审核**　减少人为错误并更好地保证患者和检验操作者的安全；

6. **智能化质控管理**　智能化质控管理流程，全面控制检测质量。

（三）DM2 的功能

1. 基础设置

（1）测试项目参数设置：包括危急值范围、参考范围、可报告范围等信息；

（2）仪器设置；

（3）规则设置：自动结果合并、复查、审核、报警等。

2. 质量控制

（1）质控规则设置；

（2）质控参数设置；

（3）质控图形及数据；

（4）仪器比对；

（5）自动化；

（6）样本状态：根据样本的位置节点、测试状态分类展示；

（7）仪器通信；

（8）第三方通信；

（9）线下项目管理。

3. 统计分析

（1）样本跟踪时间统计；

（2）错误统计；

（3）测试量统计。

4. 系统维护

（1）数据库维护；

（2）用户及权限设置。

三、cobas IT 3000

cobas IT 3000 是一套定位于 LIS 和自动化分析仪器之间

的中间件软件。

(一) cobas IT 3000 的特点

可连接样本前处理，进行样本流程管理，采用基于 ASTM 或 HL7 国际标准的通信接口协议，方便与 LIS 进行数据交换，实现同 LIS 以及各种仪器的无缝连接。

(二) cobas IT 3000 的业务流程

1. 实验室收到从临床或者第三方送来的试管样本，然后在 LIS 中扫描条码确认接收标本，同时 LIS 发送 Order（命令）消息（条码号、患者 ID、患者姓名、测试项目等）给 cobas IT 3000。

2. 样本离心处理后到前处理仪器上，前处理扫描样本条码同时向 cobas IT 3000 发送请求，后者返回样本对应的测试项目给前处理。

3. 根据事先设定的规则将样本分配到对应的试管区域，此时前处理会发送分类架子位置信息给 cobas IT 3000。

4. 样本进入相应的分析仪器中，仪器向 cobas IT 3000 发送请求信息，后者返回测试项目信息，仪器自动对样本进行分析。

5. 仪器将测试结果信息发送给 cobas IT 3000，后者审核后将信息发送给 LIS。

6. 样本重新回到前处理上进行归档处理，前处理发送存档位置信息给 cobas IT 3000，后者自动打印归档架条码，最后将样本封存，放入冰箱存放。

(三) cobas IT 3000 的功能

1. **样本追踪**　通过“样本总览”界面查询样本的当前状态，包括所处仪器、试管架中的位置，正在检测的项目，测试结果和时间等。方便用户在大样本量的检测环境下迅速、准确地查找样本，排除异常状况，提高实验室工作效率。同时还可以将仪器的信息同测试结果一起传入 LIS，方便实验室规范管理和查找问题。

2. **TAT 实时监控**　根据医院具体情况，可以为不同类型的样本（门、急诊以及生化、免疫等）设置各自的 TAT 目标值。软件可以在界面中实时监控样本的 TAT 时间，对于已超出 TAT 目标值的样本用红色标记出来，方便用户及时发现超出 TAT 时间的样本。

3. **跨平台的质控管理**　可以对各种仪器、各个模块以及各个测量池作质控比较。通过设置不同的查询条件，来筛选出需关注项目的质控数据区间。除了支持常规定量质控分析外，还可进行定性和半定量的质控数据分析，例如“阴性”“阳性”或“+++”。软件对于失控的质控点用黄色警告标记出来，以引起用户的注意。

4. **浮动中值**　可以实时监控仪器和试剂在患者样本测试过程中是否稳定。

(1) 通过大样本量计算设定参考中位数以及高、低截断值；

(2) 对每一个新测量结果计算前 200 个值的中位数；

(3) 与参考中位数做比较，画出实时的浮动中值监控图。

5. **统计功能**

(1) 分析项目统计：针对各个测试项目分不同仪器做中位数、均值等统计；

(2) 工作量统计：计算实验室日常工作量；

(3) 性能统计：针对日常标本分布情况，分析样本 TAT 时间，发现实验室瓶颈。

6. **结果自动审核**　根据具体规则，通过设置参数，程序进行结果的自动审核。日常 65%~70% 的结果均会由系统自动审核并发送到 LIS，剩下违反规则的结果会自动截留并提醒操作人员进行人工审核。

7. **血清指数管理**　通过前处理系统中的影像拍照功能，初步判断血清质量：正常、溶血、脂血或黄疸。对于受影响的样本则根据用户预先设定的规则，确定是否要将样本送入错误出样区，即退回标本重新采血；或加做血清指数，并将血清指数结果发往临床。

四、Centralink 数据管理系统

Centralink 用于连接 LIS 与各种自动化检验测仪器设备，可集中管理数据，自动处理手工流程。Centralink 的功能介绍如下。

1. 减少错误，提高检测报告的质量

(1) 集中管理检测报告：在网络中的任意工作站就可将从所有连接的仪器所得到的检测报告进行合并集中，实验室技术人员可将精力集中于真正需要随访复查的检测报告；

(2) 降低错误率，提高处理能力：标准化的结果复审过程，自动处理容易出错的手工任务，减少需要人工复审的检测报告的数量；

(3) 重点关注重症患者：实验室工作人员有时间去重点关注 25% 的重要检测报告；

(4) 降低成本，减少复查：根据参考范围、Westgard 多规则质控检查、历史数据回顾或差值检查（Delta check）以及仪器报警信息，对结果进行筛查，尽可能减少复查。

2. 更快提供高质量检测报告

(1) 快速获取质控结果信息：一次点击，即可选择出一项检测报告，直接获取质控信息，便于及时发现问题。可连接第三方如 Unity 质控软件，便于和同等级别的实验室实时比对质控结果；

(2) 根据质控结果的趋势识别影响检测报告的因素，避免发出错误报告；

(3) 节约时间，改善工作流程：自动创建不同批次的质控参数，减少重复劳动。

3. 提高处理能力

(1) 利用 Aptio 自动化系统或 ADVIA 自动化系统的动态通信功能，随时跟踪正在处理的样本状态，以及可能将样本分配过去的仪器的状态，实现对样本管进行智能分配，将检测项目发送到最为空闲的仪器，有效平衡仪器负荷；

(2) 通过动态管理系统，可根据仪器状态使检测自动进行或终止，实现工作流程合理化，提高工作效率。

五、LABOMAN 检验数据管理软件

LABOMAN 是细胞计数仪流水线数据管理的中间件软件。LABOMAN 的特点如下：

1. **智能规则，智能审核**

（1）特有的 Rerun，Reflex，推片规则：自动对符合规则的标本进行复查或推片染色；

（2）Delta Check 规则：通过检测不同时间结果的差值，确定复查的项目；

2. **规则统计分析** Laboman 通过对规则不定期进行回顾统计分析，并适当修改，为用户优化规则提供依据。

3. **质控功能**

（1）内置 WestGuard 规则：检验者可以根据不同项目进行相应的规则设置。工作过程中软件会自动根据规则进行失控判断并提示用户。

（2）质控未完成提示：可以自行设置报警提示，在质控未完成或者未通过规则的情况下进行报警，防止标本结果在质控不符合要求的情况下进行报告。

第六节 自动化设备主控信息系统

随着医学实验室自动化技术在我国的深入发展与推广，其应用广度与深度结合实验室的管理水平的不断提高，亟须在智能化、风控以及流程改善方面与之相得益彰的可高效应用信息系统。按应用属性和过程来划分，主要包括了：单机主控信息系统，自动化轨道运转信息管理系统以及流水线信息管理系统。在不同的应用场景内，这些信息系统通过灵活的参数配置、数据交互的设置以及与大医疗 IT 的整合，实现数据的互联互通，进而实现应用的集成联合效应。通过与检验自动化轨道系统的结合，形成一个作业过程、质量管理以及检验分析等日常检验样本和管理的高度自动化的工作环境。

本节围绕在单机主控信息系统，自动化轨道运转信息管理系统以及流水线信息管理系统的基本内容与定义、应用范围和案例等方面展开，提供行业内的通用应用基础参数，并对应用案例进行一定的分析与评价。

一、单机主控信息系统

1. **系统设置**

（1）常用代码设置：是对一些项目的基本信息的设置，基本信息分为：患者类别、年龄类别、性别设置、送检病区、临床诊断、报告类型、测试类型、样本类型、送检医生、结果单位、结果描述、免疫时段、测试项目类别。设置了这些基本信息后，以后所有的相关信息只在其中选择。

（2）测试项目设置：设置所有测试项目的基本信息，如项目名称、英文缩写、测试费用、测试成本、打印顺序及报告类型。

（3）结果范围设置：对各测试项目设定年龄范围、样本类型、性别、上下限、单位及是否为默认值的设置。

（4）打印报表设置：对报表的修改、导出及导入。

（5）试剂代码转换：把各仪器所做测试的“通道号”与相应的中文名称及英文缩写相关联。

2. **数据操作**

（1）样本登记：对被检验者（患者）进行资料登记。

（2）手动输入：自由录入，对某一样本号进行手动输入测试项目及其结果；模板录入，给样本设置固定的模板方便录入并对其进行各测试项目结果的设定或描述结果的设定。

（3）结果确认：对所做的样本进行确认（注意：确认后的结果是不能再做任何改动的）。

（4）批量操作：批量录入，对样本号所做测试项目进行录入（就是对样本的某一测试项目进行设定其结果）；批量修改，对样本的某一测试项目进行相同的偏差修改；批量删除，对样本的某一测试项目进行相同的偏差修改；批量录入样本，锁定样本号，所锁定的样本号只能为锁定者所用，他人不得录入。

（5）前后核对：能让医生对该患者所做的前后几次检验数据进行对照。

（6）糖耐量合并：把一个患者不同时段所做的血糖检验结果合并到一个样本中。

（7）样本高级处理：样本复制，把一样本复制到另一样本，分为四种复制方法：复制样本信息；复制测试结果；删除源样本的样本信息和测试信息；删除源样本的测试信息。样本合并，将选定的样本合并到已指定的样本。

（8）数据备份：保证数据安全性，以免在使用过程中因发生误操作等引起的数据丢失现象。一般与清除历史数据结合使用。

（9）清除历史数据：清除历史数据，保持数据库的数据容量（与数据备份结合使用）。

3. **样本查询**

（1）快速查询：对患者信息及所做测试的快速查询所要的查询条件比较简单，只是送检日期、仪器、患者姓名（可以模糊查询）以及病历号。

（2）详细查询：与快速查询的功能、操作相似，区别在于查询条件不一样，详细查询的查询条件更加详细齐全。

（3）单项查询：按测试项目的相应条件查询，所得到的是此测试项目所有样本的信息。操作与快速查询相似。

（4）结果浏览：根据送检日期、仪器查看样本的信息。

（5）历史数据查询：在备份数据库中查询数据。

专用或较高性能的微机，运行 DOS 或 WINDOWS 9X/NT 操作系统。不管是采用硬件方式还是软件方式接收数据，保证接收过程数据不丢失或出现错误，是建立 LIS 首先要解决好的技术问题，否则就不是一个成功的 LIS，缺乏实际的应用价值。

系统运行的稳定性：在硬件能满足要求的前提下，应尽量对程序进行优化，以保证系统能够稳定运行。

系统的安全性：针对每个操作者对系统功能掌握的熟练程度，设置不同级别的操作权限，防止不熟练者误操作而对系统造成损害。

屏幕保护：对于长时间不关闭系统的 LIS 用户：DOS 平台，可启用 Pctools 等软件的 Screen Blanker（屏幕保护）功能，如果在一定时间内不操作系统，电脑即可自动关闭屏幕，以延长显示器的使用寿命。

二、自动化轨道运转信息管理系统

1. 自动化轨道控制信息管理系统的基本内容　自动化轨道控制信息管理系统从流水线信息管理系统得到样本试管运行指令，根据指令控制样本试管在自动化轨道上的运行，并同时将轨道上的样本位置和状态及错误信息返回给流水线信息管理系统。此外，为了用户能够第一时间清晰地了解到目前轨道、仪器及各模块的运转情况，自动化轨道控制信息管理系统使用不同的颜色区块来表达不同的状态信息。

2. 自动化轨道控制信息管理系统的主要功能　自动化轨道控制信息管理系统是由计算机控制的适用于医院内部全自动流水线系统轨道控制、检验室样本传输位置监管的软件系统。它通过接收流水线管理系统的运行指令来控制流水线轨道的运行，并将流水线轨道上产生的信息及问题反馈给流水线信息管理系统作为样本下一步传送方向的依据。

通过自动化轨道控制信息管理系统的界面可以直观地使用图形样式了解到整个自动化流水线轨道的状态，包含流水线轨道上目前连接的仪器设备和模块、连接的状态、加载的样本数量等信息。并且通过每一个模块所显示的颜色，可以直接判断出该模块目前所处的状态，例如蓝色为正常运行状态、红色为有错误产生等。为了使用户能够实时掌握目前流水线上的状态，自动化轨道控制信息管理系统可以进行实时刷新界面，以便及时掌握流水线轨道的信息及错误等问题。目前自动化流水线轨道会根据各临床检验室的仪器设备特点、场地要求等采用个性化的轨道连接方式，以达到最优的样本传送和最高的检测效率。配合自动化轨道控制信息管理系统，可以方便地控制每台仪器及每条轨道的运转。尤其当某台仪器或流水线轨道发生故障时，可以及时通过系统的检测查询到问题并关闭仪器或轨道以便做后续处理。

对于目前比较大型的医院检验室来说，每天需要处理的测试类型相对较复杂，每一个测试类型需要完成的测试步骤也不尽相同。所以在整个检测过程中，自动化轨道控制信息管理系统需要与流水线信息管理系统相配合来完成整个流程。当测试样本进入到流水线系统后，通过轨道及仪器上的传感器系统监控样本流转位置。当样本需要进行下一步操作时，自动化轨道控制信息管理系统会依据目前的样本位置信息传输给流水线信息管理系统，并通过流水线信息管理系统的判断并发出下一步动作的指令。自动化轨道控制信息管理系统会依据每一步的指令来完成操作，并实时回传当前的轨道及样本状态等信息。

除此之外，对于一些对检验需求相对单一的检验室来说，自动化轨道控制信息管理系统也可以独立完成整个检测流程的控制。用户可以在系统中设置从样本进入流水线后、分类、离心、分杯到分析后进入试管架的整个检验流程，样本试管可以根据所设定的流程分步进行检测。当然这样的设置只适合进行一些单一的检测项目或者检验流程相同的检测项目，对其他需要设置不同规则来判断的检测流程，还是需要流水线信息管理系统共同配合来完成。

三、流水线信息管理系统

1. 流水线信息管理系统的基本内容　流水线信息管理系统是为实验室自动化流水线系统开发定制的一款流程控制软件。它通过与各硬件系统的配合，从而自动对患者样本进行处理及管理。通过前处理系统的配合，目前流水线信息管理系统可以支持处理血清、尿液以及其他的样本类型的处理。

流水线信息管理系统计算机包含有一套为实验室自动化流水线定制的软件。它通过实验室信息系统接受样本编程信息，其中包含样本编号、患者信息、样本信息等，进入到流水线信息管理系统后，经过软件前期设置并判断，将样本所需的流转信息传送到自动化轨道运转信息管理系统中，进而完成整个测试处理过程。整个过程均由软件自动控制来完成，如无特殊情况发生，无需人工参与其中。

目前产品的主要技术特点：

(1) 样本处理能力最高可达到每小时 1 200 个试管；

(2) 通过串口或 TCP/IP 方式与实验室信息系统或中间件连接；

(3) 从实验室信息系统或中间件获取样本编程信息；

(4) 支持达最多一个主杯进行 9 次分杯；

(5) 支持最多 4 台专业离心机；

(6) 支持连接最多 16 台分析仪器；

(7) 提供动态接口给生化分析仪器以及免疫分析仪器，这种双向通信方式支持实时上传信息到分析仪器，如可测试的项目，试管是否进入仪器，试管测试完成等；

(8) 支持非动态仪器的连接，例如细胞分析仪、血凝分析仪以及其他非动态仪器；

(9) 支持最大 2 个出口架，最多 80 个分区放置各类样本，每个分区可以设置不同的用途；

(10) 支持样本路径规划和样本处理工作量的动态平衡，包含当样本已进入到存储模块后追加测试项目等情况；

(11) 支持样本试管重排功能；

(12) 支持通过分样本体积分析计算直接分杯；

(13) 支持连接最多 4 个 5 000 管或 3 000 管容量的常温或冷冻样本存储模块。

2. 流水线信息管理系统的主要功能　流水线信息管理系统在每一个界面上都显示控制面板区域、主菜单区域、工作区域、功能键区域以及状态栏区域。其中工作区域和功能键区域在工作区域的底部可通过界面的选择来切换（图 9-27）。

(1) 控制面板：控制面板是流水线信息管理系统里面显示系统状态及警告等信息的地方，在控制面板区域可以看到系统状态以及状态按钮。可以很直观地从图形及颜色变化来判定目前系统所处的状态，目前状态分为 4 种：开机状态、就绪状态、运行状态以及关机状态。另外控制面板上还包含的控制按钮，分别是用于控制加样暂停、系统警报、样本警报、通信

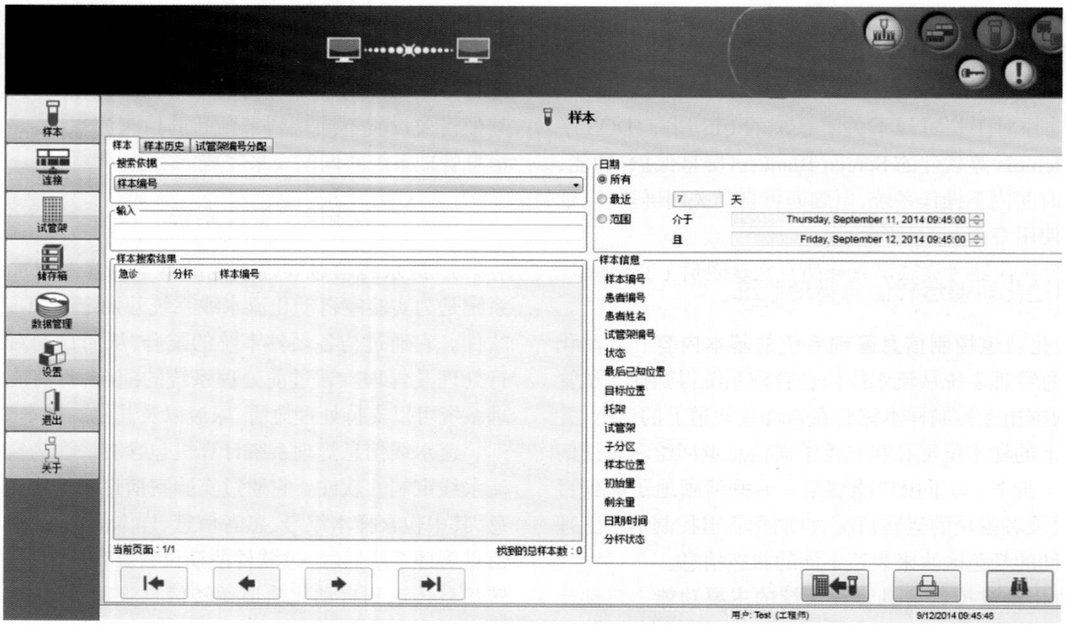

图 9-27 流水线信息管理系统界面

警报、事件日志查询以及用户登录窗口。根据用户设置的警报提示的严重程度，警报状态会呈现不同的颜色提示。当界面只包含有信息类的提示时，按钮会显示灰色。如果界面里面包含了警示性的提示时，按钮会呈现黄色。当界面中产生了非常严重的错误提示时，按钮会转变为红色。用户可根据自身的使用需求来设置各类警报的启用和级别：

1）系统警报：当出现系统需要重新启动的情况、试管架信息丢失、仪器连接模式状态改变以及需要更换出样区试管架时，会在系统警报中出现相应的提示。

2）样本警报：从实验室信息系统或中间件下发现样本错误、样本分杯出现错误、急诊样本在出口架超时、错误通道出现警告时，会在样本警报中出现相应的提示。

（2）主菜单：主菜单位于整个界面的左侧，包含了所有流水线信息管理系统的主要功能。其中包含了样本界面、连接界面、试管架界面、存储界面、数据管理界面、设置界面、退出界面以及关于界面。

（3）工作区域及功能键：工作区域用来显示流水线信息管理系统的所有独立的信息及功能部分。通过工作区域底部的功能键来控制当前页面或特定页面的显示、功能信息的确认、数据查询、数据导入及导出、数据筛选以及数据打印等功能。

（4）状态栏：流水线信息管理系统底部的状态栏显示了系统提示信息、用户信息以及日期和时间。

流水线信息管理系统作为一款自动化流水线控制软件，主要用于监控样本在流水线上的流转情况以及位置的追踪。通过样本的追踪，让用户可以直观地了解到样本的状态、样本的所在位置、样本所需的目的地以及样本在仪器或轨道中产生的错误信息。由于采用全自动化的管理技术，实验室人员只需要通过自动化流水线信息管理系统搜索相关样本，即可从流水线信息管理系统中得到所需的样本信息，从而减轻了实验室检验人员的工作量。流水线信息管理系统主要功能模块如下：登录，各模块设置，样本监测功能，连接管理功能，试管架管理功能，样本存储管理功能，数据管理。

1）登录：用户通过不同的用户名及密码进行登录后，可以自动判断每个用户的权限等级，不同的权限等级对应不同的系统权限。

2）系统设置：

a. 未处理样本超时设置：用户可以在系统设置界面设定系统保存样本的小时数。通过这样的功能设置，用户可以快速的查询到超时样本的位置并从样本警报界面查询到具体超时的原因。

b. 已存储样本超时清理设置：用户可以在系统设置界面设定已经从存储单元或代用试管架移出的样本的保存天数。设置的时间必须与存储的试管时间相同或更长。

c. 急诊样本超时设置：用户可以设置急诊样本在系统产生警告之前进入出样区等待的时间，同时也可设置待测试的急诊样本在存储模块的等待时间，如超过设置时间，样本会进入待测试试管架中。通过这样的设置，用户可以第一时间发现急诊样本的状态，避免造成检验的延误。

d. 样本优先级设置：当测试样本中包含了高优先级别的测试项目以及较低优先级别的测试项目，如果较高优先级别的测试项目无法进行的情况下，系统可以允许较低级别的测试项目先进行处理。

e. 重检模式设置：流水线信息管理系统可允许用户选择手动或自动完成测试样本重检。

f. 试管架编号分配设置：用户可通过此功能的设置，在样本从存储模块或代用试管架移出后，用户可以手工给此批试管的试管架分配一个编号。

g. 凝血样本存储设置：用户可以在系统设置凝血样本直接发送到常温存储模块或常温代用试管架，自动为用户省去了凝血样本的分拣及查询时间。

h. 事件日志保存设置：用户可以设置事件日志保存的天数，使系统能够自动清理到期的事件日志，保持系统维持正常的数据空间。

3）仪器设置：用户可以通过进样平衡方式的选择来配置样本试管进样的最优化选择，进样平衡方式可分为通过试管架尺寸设置实现的进样平衡和通过倍数比例实现的进样平衡。

如果系统在仪器上加载试管架而不是从轨道上直接吸取样本，则可以选择通过试管架尺寸设置实现进样平衡。选择这个配置方法，对使用相似处理速率但是不同测试菜单的仪器的用户来说可以很好地控制样本进样的效率。使用试管架尺寸来控制进样平衡无需考虑连接超时问题，样本试管填满一个试管架后再接着进入到下一个试管架。如果用户拥有至少 2 台处理样本速率不同的仪器，可以使用倍数比例实现进样平衡。通过设置仪器上的倍率，流水线信息管理系统会根据设置的倍率来发送样本试管到各台仪器中。这样的配置方法同样也适用使用相似处理速率但不同测试菜单的仪器。

另外通过仪器的设置，用户还可以完成其他方面的仪器监控。首先用户可以通过描述或自定义名称来区别不同仪器。如果用户同时使用分杯模式，则系统可设置每台仪器的无效量来控制测试所需最低的样本量。

同时流水线信息管理系统为用户提供了非常智能的急诊样本首选仪器设置功能。当用户使用超过 2 台常规样本的仪器，可以设置其中一台或多台仪器作为急诊首选的仪器。当系统接收到急诊样本的指令，流水线管理系统会优先将急诊样本送入急诊首选的仪器。如果用户有多台急诊首选仪器，则系统依据情况来自动判断并发送样本。当没有急诊首选仪器可以用来运行样本或非急诊首选仪器能够运行更多的样本试管的情况下，系统会优先安排急诊样本进入到可被执行的仪器中。同时流水线管理系统可预先设置急诊首选仪器的常规样本最大阈值，来控制进入到急诊首选仪器的常规样本试管数量。通过这样的设置，实验室可自动化地分散超过可容纳范围的急诊样本的压力，并有效的缓解因此而造成的仪器冲突，使整个实验室样本测试工作更有效率。

4）出样区设置：流水线信息管理系统支持 2 个出样区，每个出样区支持最多达 40 个分区。这些分区依据不同的图形颜色来代表不同的试管架类型，用户可通过系统来配置试管架以及每个试管架的分区以便管理不同的存放目的。

当用户选择不同的试管架类型后，流水线信息管理系统会根据系统的测试项目的配置情况分配到不同的试管架类型。目前系统支持的试管架类型有离线试管架、待测试试管架、细胞待测试试管架、凝血待测试试管架、取回试管架、分杯管存储试管架、分杯错误试管架、常温代用试管架以及冷藏代用试管架。用户还可通过系统设定每个试管架的位置描述以及分杯所需最少样本量等信息。

5）测试项目设置：在测试项目设置界面，用户可单独或批量增加、修改或删除一个测试项目。每一个测试项目都会跟随一个相关的仪器类型，不同的仪器类型选择会自动影响测试项目的后续运作，如离心、拔盖或者存储条件等。通过这样的预先设置，可大大减少后续对测试项目的手工操作，系统会根据每一个测试项目的设置来自动判断后续所需的分析流程。另外对每一个测试项目，系统可分别设置它的非动态连接模块、出样区子分区位置、测试优先级、测试所需测试量、分杯情况、存储超时的时间以及存储量等测试信息，从而彻底使用自动化的管理来代替人工对测试项目的判断，能够更有效更精确的得到测试结果。

6）分杯模块设置：为保证原始试管测试量，设置分杯时用户可通过设置原始试管的优先级别来控制分杯的顺序。除了上述方法，流水线信息管理系统也可设置让所有的测试仪器共享同一个原始试管而无需重新建立一个分杯试管。这样不仅能满足测试的需求，也可避免一些分杯造成的测试量不足等问题。另外用户也可选择性地给分杯加以标签诠释，例如原始试管编号、患者姓名、采样日期等。

7）主机设置：用户可设置系统所使用的通信协议，目前流水线信息系统可通过 TCP/IP 及串口的通信类型并使用 ASTM 或 CX7 协议与实验室信息系统或中间件进行连接。同时可以设置样本追踪功能，发送当样本进入仪器或到达进样区等待重新排列等位置信息给中间件系统，以便能够实时追踪到样本。

8）警告设置：用户在警告设置页面可以根据自己的使用需求来启用不同的警告内容，另外可同时设置警告的提示级别让用户明确相关操作的合理性。警告的不同提示也以不同的颜色来显示，如提醒警告使用黄色、严重警告使用红色，可以让用户更直观地了解到当前问题的严重程度。

9）样本管理功能：样本监测是全面管理测试样本在流水线信息系统中的信息及状态的主要界面，目前主要功能有搜索样本、取回样本试管、获取样本信息、样本历史功能及分配试管架编号。

样本搜索可通过样本编号、试管架编号、样本状态、样本位置、样本目标位置及待测试试管架原因来完成样本信息的搜索。用户使用样本搜索后，可以通过界面直观地得到样本搜索的结果及样本具体信息。为了使搜索结果能够更直观地展现出来，在急诊和有分杯的样本处有相应的图标来显示。选取某个样本，还可得到包括样本编号、患者编号、患者姓名、试管架编号、样本状态、样本最后已知位置、目标位置、托架、试管架、子分区、样本位置、初始量、剩余量、日期 / 时间以及分杯状态等详尽信息。通过这样的实时定位查询，让用户可以在第一时间跟踪了解到目前样本的状态、位置及发生的错误等信息。如需人工干预排除故障，也可以通过系统所查询到的信息及时发现问题的根源，大大缩短了以往找寻排查问题的时间。另外用户也可通过设置时间段来查询样本信息，即得到一个时间段内样本的数量及相关信息等。

流水线信息管理系统除了可以查询进行中或已完成的样本信息，另外也可以在测试过程中取回样本试管。当一个或多个样本已经进入到流水线轨道并开始进行项目测试后，如果用户需要及时调用该样本，则可使用取回样本试管的功能完成。样本试管取回后，系统会自动将样本试管带到取回试管架或者待测试试管架。

用户可以在做试管架更换时，给在该试管架上的所有样本分配一个试管架编号，然后离线存放在冰箱或其他存储空间。这样系统会对已离线的试管架有个记录，便于之后用户对已离线存放的试管架进行后续管理。

10）连接管理功能：流水线信息管理系统可同时管理最多16台仪器，仪器类型可包含生化、免疫、血常规、凝血等多种动态和非动态仪器。系统通过图形界面显示仪器连接的状态，能够帮助用户更及时清晰地了解到目前仪器连接的状态。通过与动态仪器的连接，可在仪器弹出界面显示实时更新的目前仪器可用的测试项目，并且可以得到仪器的基本信息，如是否为急诊优先仪器、仪器状态以及该仪器测试所需的无效量等信息。另外对于非动态仪器来说，也可在仪器弹出界面显示指定给该仪器的测试项目，同时也可以获得该仪器的相关基本信息。通过连接功能的界面，用户可以从一个界面得到该台仪器设备的所有相关信息及状态，并且可以从中了解到目前仪器可接受的测试项目，使用户可以从多界面的操作中解放出来，用最少的时间得到最多的仪器信息。

11）试管架管理功能：流水线信息管理系统支持最多2个出样区，通过系统配置每个出样区最多可包含有8个试管架位置及40个试管架分区。为了使用户能清晰地了解到每一个试管架分区的分类和用处，系统使用不同的颜色区分不同的试管架。系统通过界面显示出目前该试管架中样本试管的存放情况，如需得到该试管架中存放情况的详细信息，用户也可进入到该试管架的页面进行查询。在详细页面中，用户可得到目前该试管架中所有保存的样本以及该样本是否为急诊样本、样本编号和样本位置等信息。通过试管架的管理，用户可以从一个界面得到试管架目前的分配情况及饱和情况，以及试管架中样本试管的位置。节省了用户在多界面操作的时间，也可让用户从多角度了解到样本试管的信息。

12）存储管理功能：流水线信息管理系统可以配置最多4个存储单元（冷藏或常温存储），每一个存储单元可另外配置9或16个存储试管架（根据配置的存储单元大小不同）。用户通过存储单元界面窗口可以预先了解到存储单元的名字以及存储单元的最大样本试管容量，同时还可以实时了解到每个存储试管架中的样本试管数量。为了避免样本试管信息的混乱以及试管架中位置的顺序混乱，流水线信息管理系统可以智能地记录之前被使用过的试管架位置。当用户从存储试管架中将样本试管取出后，系统仍会保留其所占用的位置，直到用户进行试管架更换。系统有这样的设置是为了让用户能够直观地了解到存储试管架中已经被占用的空间数量而不是简单地从目前试管架中的样本试管数量来判断，避免造成后续样本试管的流入冲突而造成仪器报错等问题。同时用户也可从弹出的存储试管架界面中查询到样本所在的位置、是否为急诊样本、样本编号以及样本状态等信息，便于用户了解目前存储单元内的样本试管信息。

13）数据管理：流水线信息管理系统具有备份和还原系统数据库信息的功能，它允许用户保存所有的日志信息以及测试设置等信息到USB（通用串行总线）中，并从其中还原到系统。由于实验室内部操作人员较多，不同的操作人员操作方法及操作习惯不同，极有可能将计算机病毒带入到控制电脑中或者因为某些操作使得软件内部的数据库瘫痪或数据缺失。因此会导致流水线信息管理系统无法正常运行，致使整个流水线乃至实验室无法进行正常检验流程，所以定期进行数据管理显得尤为重要。

软件提供两种备份选项可供用户进行备份操作，系统设置信息及系统日志文件信息。当用户系统出现无法正常运行或需要查询以上历史数据信息时，可通过已备份数据恢复现有的设置和日志数据。定期进行数据库的备份，有助于系统的正常运行，并且定期将一些历史数据信息释放出来，也可帮助系统的性能维持最优化，同时避免一些因为历史数据的堆积而造成的数据库性能异常问题等现象。

第七节　标本自动传输与分拣的信息化管理

检验过程的各个阶段管理都日渐成熟，但是在标本的运输及分拣的前处理过程中仍然难以管控，矛盾也愈加突出。诸如：

1. 物流过程缺少监控，造成检验结果报告（TAT）延迟　运输存在的运送时间长、周期不可控、效率不高的情况，标本“不确定的到达”时间，直到实验室人员收到时才将标本移到下一个处理步骤。报告延迟导致诊断和治疗的延迟。

2. 检验工作分散，不利于集中管理　由于采血点布局分散，为保证结果快速获取，采用POCT等方式建立多个检验工作站，不利于集中的质量管理和结果解释。

3. 潜在的生物危害接触风险　标本运输过程使相关人员暴露在具有感染和身体危害的风险中。

4. 潜在的医疗差错　标本运输过程中易发生标本丢失或标本质量受到影响的现象，造成无检验结果或误报的风险。

5. 医务人员劳损　标本运输工作涉及科室多、工作量大，要由标本运送人员甚至医务人员承担运输工作过程重复操作，造成损伤。

为解决上述问题，方便标本运送的管理，建设集中检验管理机制，避免生物危害接触风险，提高工作效率，需要应用现代自动化设备结合信息化控制流程，及时准确地完成标本运输过程。建设一套自动化的血液标本传输系统，实现临床科室或采血中心的点对点标本自动化运输，是现代数字化医院临床检验的重要任务和职责，也满足实验室和数字化医院战略发展的需要。采集后标本的传输和分拣是医院标本检验前的质量控制的重要环节，物流传输系统和自动分拣系统（automatic sorting system）具有很高的分拣效率和物流配送效率，目前已经成为发达国家大中型物流中心不可缺少的一部分，在我国也已成为医院管理中最为先进的配送中心所必需的设施条件之一。

自动传输系统分为气动物流传输系统、轨道式物流传输系统、AGV自动导引车传输系统和高架单轨推车传输系统四个种类，用于医院内部各种日常医用物品的自动化快速传送。这些传输系统均受信息系统的主控，能准时准点按照预先的设计完成各项指令。自动分拣机是按照预先设定的计算机指令对物品进行分拣，并将分检出的物品送达指定位置的机械。随着激光扫描、条码及计算机控制技术的发展，自动分拣机在物流中的使用日益普遍。本篇选择了TEMPUS600标本传输和ASP SortPro自动化分拣系统的信息化控制系统进行简单介绍。

一、TEMPUS600气动管道传输系统

（一）系统设计

TEMPUS600是专为传输标本而设计的气动管道传输系统，由丹麦设计和生产，具备全球技术专利（国际发明专利号：WO 2011/038739 A）。

1. TEMPUS600是血液标本运送设计的专用自动化系统，快速的同时，保证血液质量。

2. 一键式的物流运送系统。

（1）它利用空气动力科技，将血样从临床发送点，通过密封的专用管道，自动地传输到实验室标本接收点；

（2）血液标本的试管无需额外包装与卸载，比通用型的物流系统（如大管道气动系统和轨道车系统）都要更快速、操作更简便。

3. “点对点”的标本运输专线。

（1）连接临床采血点和检验科的管道是一条点对点的专线；

（2）专线专用，标本运输过程中没有延迟、碰撞或误送。

（二）构成

TEMPUS600由发送端、传输管道、接收端、核心控制组件及连接装置等主要部件构成（图9-28）。

1. **发送端**　发送端通过气压将标本试管经由传输管道发往接收端；发送端可安装在需要传送血样的临床科室，安装仅占用墙面不足$2m^2$。操作方便，标本试管放入TEMPUSE600发射架内，TEMPUSE600会自动将试管发射出去，即送即达，无需等待，无需额外人工操作。

2. **传输管道**　传输线路包含了一根连接TEMPUS600发送端到接收端的管道。TEMPUS600的管道采用标准的PE材质、全封闭。管道会被直接敷设在建筑物上或特殊的装置内，使其固定在已有的装置中，实现点对点等速实时传输，享受快速通道专线，完全排除误送、丢失风险。

3. **接收端**　血液标本试管会被输送到TEMPUS600接收托盘中，也可以被自动输送进入用户的分拣设备中，通常被称作批量装载器，可将标本放入架子或者直接放入分析仪器。

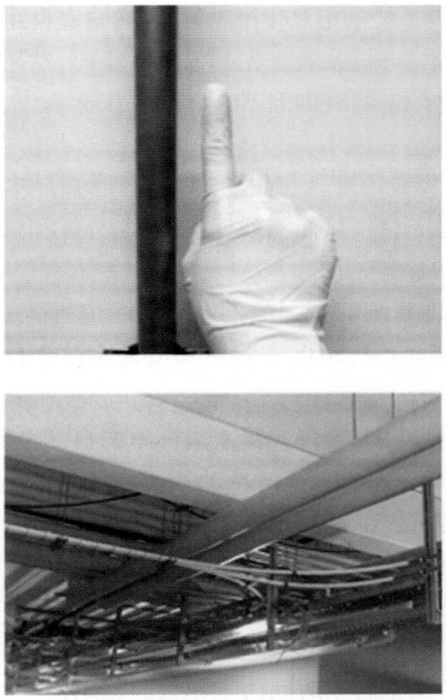

图9-28　TEMPUS600的构成

二、ASP SortPro自动化分拣系统

ASP SortPro TubeSorter是血液标本的自动化分拣系统，负责将到达实验室的血液标本根据不同需求完成分拣的前处理过程。该系统由德国设计和制造，可以直接与标本传输系统TEMPUS600连接，具备自动核收样本、分拣方式多样化、体积紧凑和可靠性高的特点。

1. 经由TEMPUS600发送到达的标本直接进入分拣系统的待拣仓，或者将标本直接投入到待拣仓；

2. 分拣系统读取标本的条形码，或者识别管盖颜色，或者检索LIS中该标本的申请项，同时自动样本核收到LIS；

3. 分拣系统按用户预先设定的分拣规则分拣样本至拣出仓；

4. 实验室操作人员从分拣系统的拣出仓获取样本进行分析。

三、信息化控制

自动化的标本传输和分拣系统离不开信息化系统的控制，同时，通过信息系统将自动化标本传输系统TEMPUS600和血液标本自动分拣系统ASP SortPro进行整合，形成了适合客户需求的整体解决方案。

智能化的信息系统为检验工作提供更加有效的系统支持。通过减少人工操作的方式来实现信息转移，减少在运送、送达、分拣工作过程中人工记录的步骤，避免工作中可能会出现的人为误差，为标本查询提供更有效的方法，节省了管理信息所需的索引时间和精力。

标本传输系统TEMPUS600与标本分拣系统ASP SortPro连接时，通过配备传输分拣核收的中间件系统实现标本传输、分拣和核收的信息化控制。该中间件系统在连接TEMPUS600和标本分拣系统ASP SortPro的同时，与实验室信息系统LIS连接。

该中间件系统的信息化控制方式：实验室收到 TEMPUS600 送达检验标本，分拣系统首先扫描标本条码，然后通过网络通知 LIS 核收标本，同时询问 LIS 以获取该标本信息（例如测试项目、来源科室和患者类型等），LIS 返回这些信息后，中间件系统根据实验室管理人员设置的规则，通知标本分拣系统分拣至对应的拣出仓，从而实现标本传输、分拣和核收过程的自动化（图 9-29）。

该中间件系统（图 9-30）的主要功能包括：

提供规则引擎，帮助实验室人员设定符合自身特点的分拣和核收规则；

利用规则控制，实现实验室内标本的自动分拣；

提醒标本到达实验室，自动核收标本：可以通过声光装置提醒标本到达实验室，通知 LIS 自动核收标本，提醒检验技师及时处理标本，减少等待；

监控已采样的标本数量：可以让实验室人员了解已采样的标本数量，结合已送达实验室和未送达实验室标本的数据统计，实现对未来若干时间内工作量的预期；

标本未及时送达的预警：实验室人员可以设定标本延迟的预警时间，本系统将未及时送达的标本相关信息告诉实验室管理人员，以便及时联络临床采血点，实现物流过程的主动式管理；

帮助识别错误：识别无测试项或无法读取条形码的标本，减少条码问题对分析仪器或自动化流水线的影响。

血液标本传输与分拣系统可实现用最少的时间完成从标本采集至标本分拣的周转过程，有效解决当前实验室标本运输和分拣过程效率不高、不可控的难题。

本系统通过自动化硬件和软件系统的整合，特别是与医院信息化工作流程的结合，建立起一套自动高效的标本运输、分拣核收的作业流程。对于实验室、医院和社会的效益主要表现在：

1. 医院为患者提供更快的诊疗 高效的运输和分拣将每一个标本 TAT 提高 30~60 分钟，意味着临床医生可以更快地获得检测结果，更快地诊疗；尤其对于紧急和危重的患者，节省的是诊断和抢救时间。

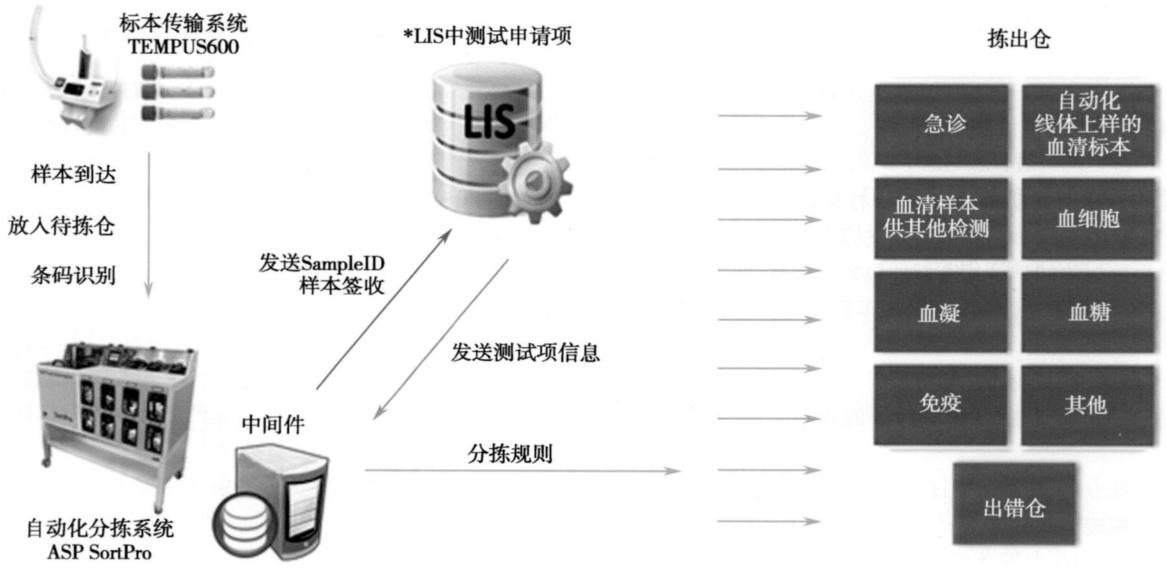

图 9-29 标本的自动核收和分拣的信息化控制

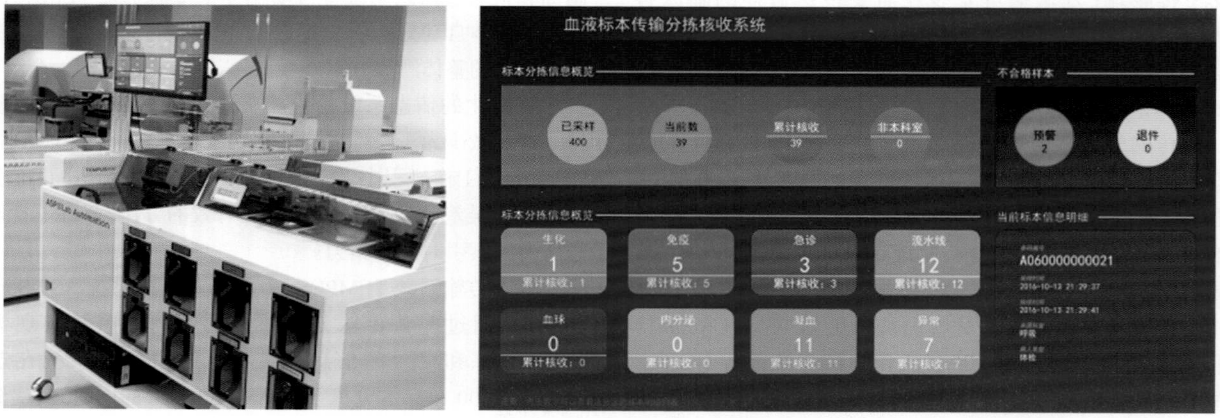

图 9-30 中间件系统（ASP SortPro）的控制界面

2. **提高患者和临床医师满意度**　检验结果更早地拿到，意味着患者就诊体验度提高；医师更早地拿到报告，更快地作出诊断，意味着临床医生满意度提升；原来等待报告而滞留医院的患者将减少，意味着医院可以更多接纳患者，服务社会。

3. **释放医院物流资源**　物流人员可以投入到更多的病患护理中去，检验人员可以专注于为临床提供更专业的检验医学服务。

4. 全自动运输，无须人为干预，避免生物危害和交叉感染。

血液标本传输与分拣系统可以与标本采集系统、自动化分析和数据信息管理系统实现完美的整合，实现检验前工作的自动化、标准化、规范化，减少了大量人工干预步骤，使得实验室的日常工作更加简化、高效和降低差错，是真正意义上的推动实验室向智能、信息、自动化实验室迈进的重要工具。

第八节　实验室试剂耗材物流信息智能管理系统

近年来，无论来自检验内部或外部对检验管理能力的需求不断增加，如《医疗器械使用质量监督管理办法》的颁布、以 ISO 15189《医学实验室质量和能力认可准则》进行的实验室认可以及各级政府、医院管理层对实验室管理要求的不断增加，使得 LIS 远远不能满足这些需求或不能提供检验过程中详细的数据客观评价实验室的质量和能力表现。例如管理部门无法通过 LIS 获取单个检测项目、单台检测设备或单个部门实时的检测成本、实验室的试剂耗材从请购、审核、存贮到消耗全过程的质量不能管控等。

按照《医疗器械使用质量监督管理办法》以及 ISO 15189《医学实验室质量和能力认可准则》对试剂耗材的质量管理要求，建立请购、审核、存贮到消耗全过程的质量管控流程；使用 PDA（个人数码助理）、温控转运箱与温度检测仪、温度记录与打印等技术和工具（图 9-31），将上述流程通过软件编程、融入质量节点控制的智能化操作。

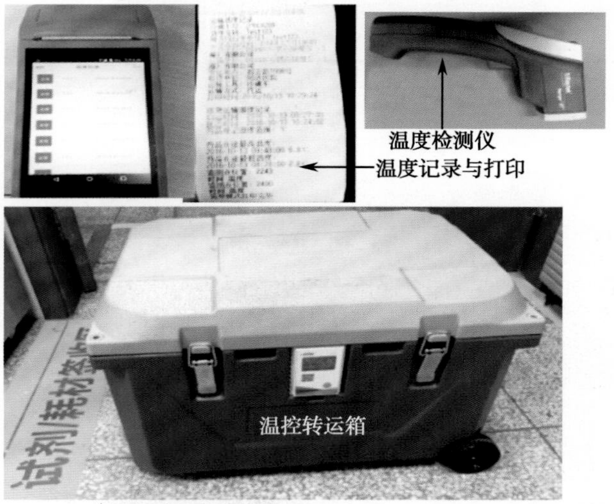

图 9-31　温控转运箱与温度检测仪、温度记录与打印等工具

1. 医学实验室内部使用的能自由定义多级仓储的实验材料物流平台信息系统（platform of logistics in experiment material information system，PLEMIS），以及以 PLEMIS 为核心能直接与上游厂家信息系统、下游与院内的物资供应系统实现无缝对接的医学实验室试剂耗材物流信息化网络（图 9-32），其显著的特点是：当院内发起订单信息时，厂商或供应商能在第一时间内获取相关信息，及时备货；与 LIS 对接能实时监控运转成本；与院内物资管理系统对接能信息共享，例如货物自身的属性、从采购申请到出入库流程、发票信息以及人员授权管理等；实验材料的出入库实现全过程二维码管理（图 9-33）。另外，在整个网络内除了院内实验材料的信息可以实现共享外，网络内实验材料的所有信息，如合规性的证照包括生产厂商的证照均可在网络内共享，并受到合规性监控。

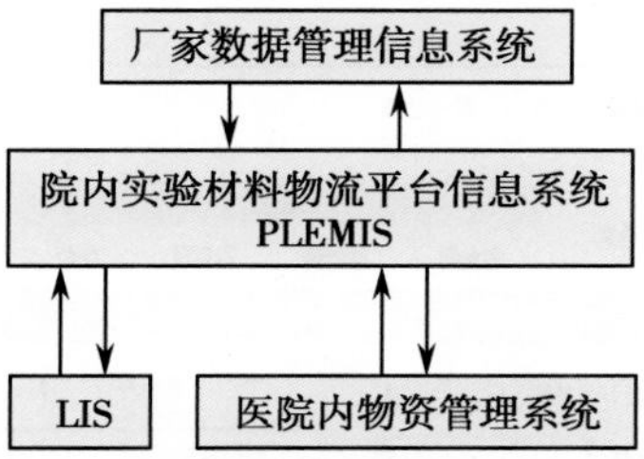

图 9-32　医学实验室试剂耗材（实验材料）物流信息化网络

2. **智能化采购系统**　试剂耗材申请采购系统，不仅能设置不同级别的采购和存储仓适应医院下属不同科室、科室内部设置不同班组、班组下属不同岗位的分级管理，而且在采购数量上由系统根据以往的采供量以及使用趋势自动推送给申请者，并能实时提醒和控制异常采购量；按照授权范围将申请采购信息自动向审核者推送，并实时报警提示审核者。

3. **实时提醒和记录质量控制数据**　如运输过程与到货时的环境温度、外包装（图 9-34）、批内效期与开瓶效期以及实时输出开瓶后信息标签（图 9-35）、批间比对数据与验证结论（图 9-36）、参考区间验证数据与结论、批检证书、厂商的合规性证件（图 9-37）与采供数据等的实时存储、报警与评价。

无缝链接的二维码采供链，不仅实现采供源头与使用终端的物料、证件、采购数据和票据等信息共享，彻底杜绝过程中的信息不对称甚至是错误，还提高了采供货效率，降低了人力成本和人为差错；试剂耗材采购申请与审核流程的智能化操作以及采供流程中质量点的控制与实时记录和报警，不仅方便操作者智能化使用(无需任何说明书)，而且准确的出入库数据为实验室的全成本核算、产品质量与供应商评价奠定了坚实基础。

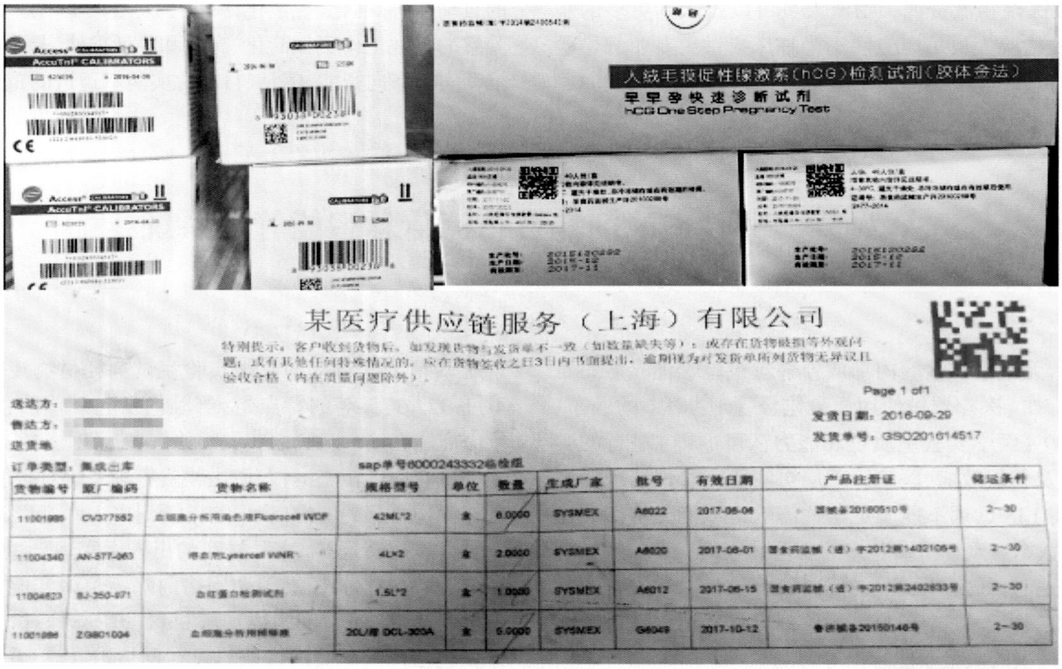

图 9-33 试剂盒与供货凭证中的二维码标识

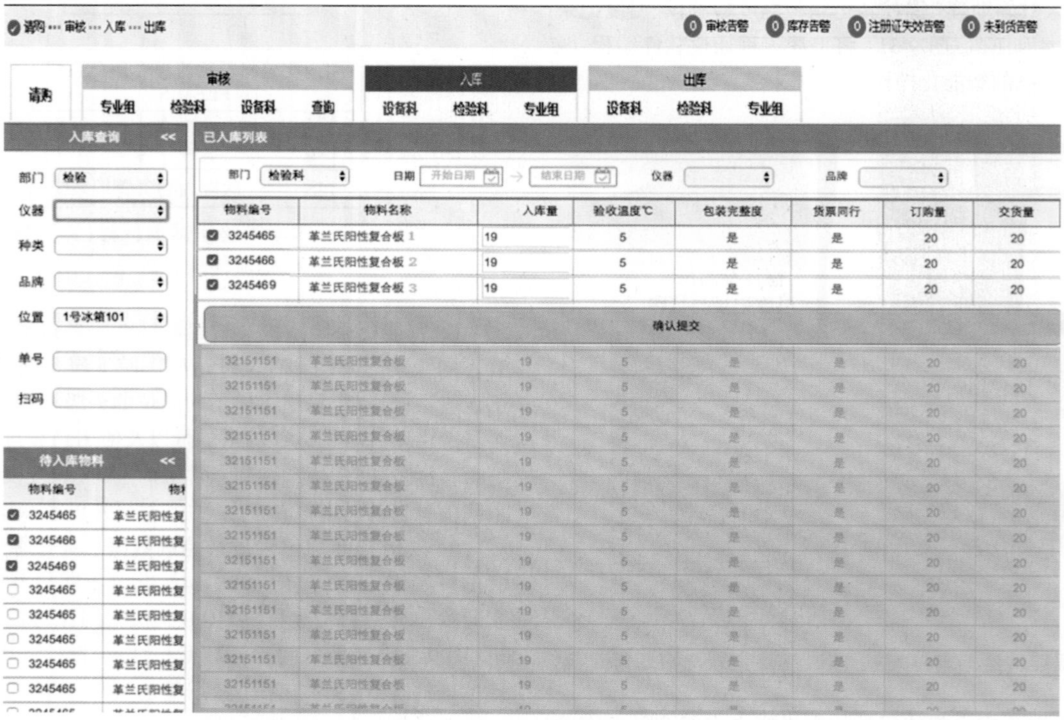

图 9-34 试剂到货时的实时验收记录

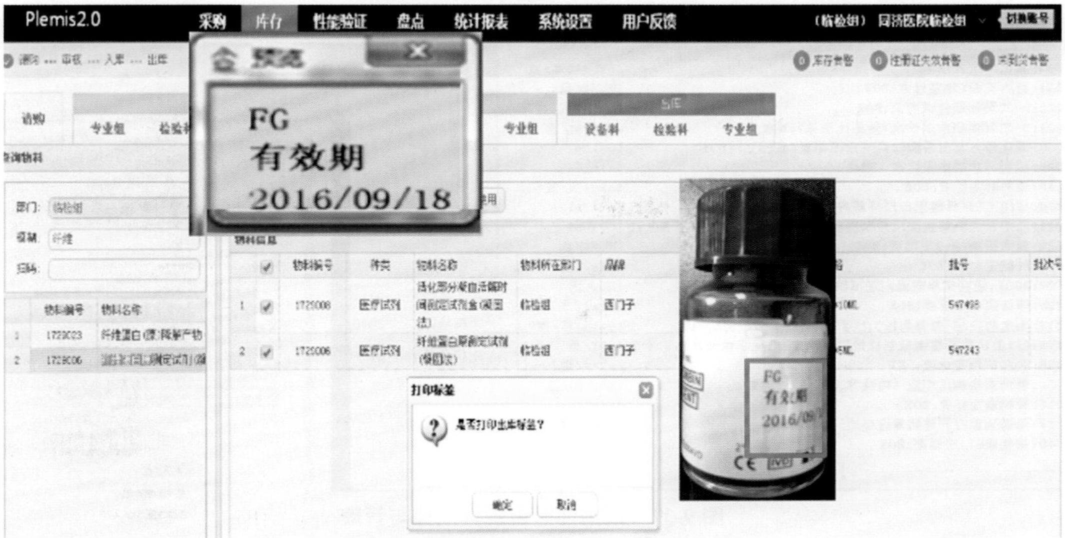

图 9-35　开瓶后使用效期的控制流程

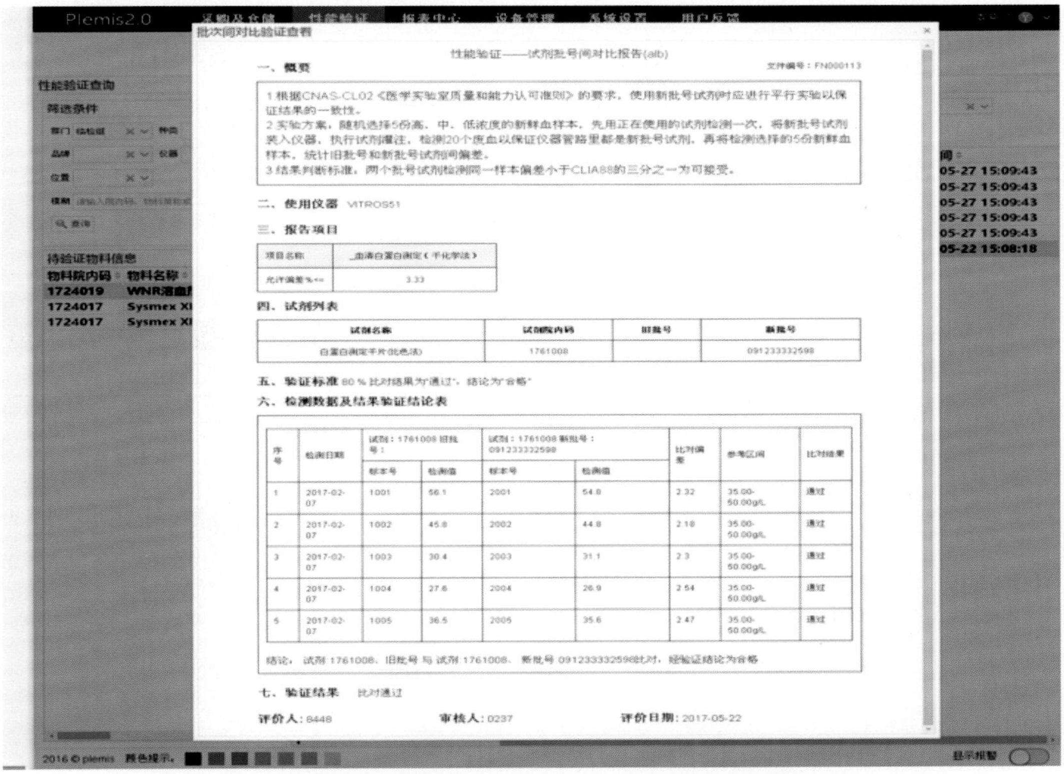

图 9-36　更换批号的试剂批间性能验证的实时提醒、控制与记录

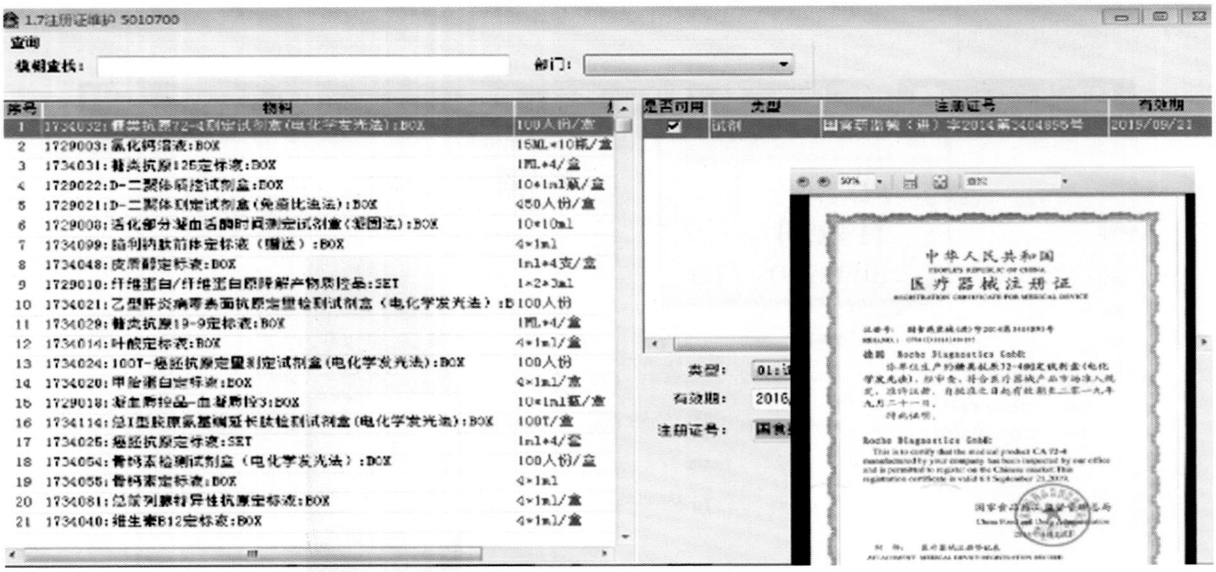
查询
模糊查找：
部门：
序号
物料
是否可用
类型
注册证号
有效期
试剂
2 1729003:氯化钙溶液:BOX 15ML*10瓶/盒
3 1734031:糖类抗原125定标液:BOX 1ML*4/盒
4 1729022:D-二聚体质控试剂盒:BOX
5 1729021:D-二聚体测定试剂盒(免疫比浊法):BOX
6 1729008:活化部分凝血活酶时间测定试剂盒(凝固法):BOX 10*10ml
8 1734048:皮质醇定标液:BOX
9 1729010:纤维蛋白/纤维蛋白原降解产物质控品:SET
10 1734021:乙型肝炎病毒表面抗原定量检测试剂盒（电化学发光法）:B 100人份
11 1734029:糖类抗原19-9定标液:BOX 1ML*4/盒
12 1734014:叶酸定标液:BOX 4*1ml/盒
13 1734024:100T-癌胚抗原定量测定试剂盒(电化学发光法):BOX 100人份
16 1734114:总I型胶原氨基端延长肽检测试剂盒(电化学发光法):BOX 100T/盒
17 1734025:癌胚抗原定标液:SET
18 1734054:骨钙素检测试剂盒（电化学发光法）:BOX 100人份/盒
19 1734055:骨钙素定标液:BOX 4*1ml
21 1734040:维生素B12定标液:BOX 4*1ml/盒
类型：
有效期：
注册证号：
中华人民共和国
医疗器械注册证
Roche Diagnostics GmbH
图 9-37　试剂证照合规性监控与管理

（万海英）

第十章 智能临床实验室信息系统的展望

智能临床实验室旨在针对现代化实验室信息管理的特点，集合样本、数据、项目等方面进行综合管理与控制，以实验室信息管理系统为主干，集成高级质量控制系统、试剂耗材管理系统、库位管理系统、设备管理系统、人员管理系统、文件管理系统等，利用大数据、互联网、人工智能等新兴技术，协助管理层对整个实验室的把控和管理，增强整个实验室的技术水平和质量，提升管理效率与增益。

自动化和智能化的管理步伐正在实验室内外不断地加快，智能采血系统、运输系统、分拣系统和自动化流水线将自动化管理流程覆盖到样本完整的生命周期。高度集成的自动化系统、智能的信息系统和更精益的业务流程管理，将推动新一代的智能实验室的蓬勃发展。

第一节　临床实验室质量管理

一、高级质量控制（QC）

1. 根据实验室自定义的质控规则，系统一旦发现失控结果，将实时主动提示质控操作人员。

2. 自动接收数据，自动分析、自动确认数据、自动记录质控事件及产生日志；

3. 失控监视界面中反馈当天实验室失控提示，纠正操作及数据，手工确认过程，操作人员大部分的时间只需关注该界面即可。

4. 提供用户快速添加失控原因，纠正措施的操作平台，并且系统自动记录数据操作的详细日志；

5. 系统自动捕捉多种质控事件并显示在质控图上，提供操作者查找失控原因的信息，为操作者查找失控原因提供更全面的信息支持。

6. 对实验室内使用不同仪器，不同批号质控品以及试剂得到的质控结果进行质控分析，帮助实验室提高仪器及质控品质量控制的一致性和稳定性。

7. 种类丰富的报表功能，提供实验室管理人员各种报表方案。如：失控报告、质控事件汇总、质控完成情况汇总等帮助管理人员全面快速了解实验室质控水平。

二、质控处理

1. 可以从 LIS 接收数据，也可单独连接仪器并实时自动接收仪器发出的原始质控数据，支持超过 300 种的仪器接口。

2. 可以由用户自由定义规则，并可按照预先设置的规则和靶值进行自动分析。

3. QC 系统自动捕捉多种质控事件并显示在质控图上，为操作者查找失控原因提供更全面的信息支持。

4. 对实验室内使用的不同仪器，不同批号质控品以及试剂之间进行比对，帮助实验室提高仪器及质控品质量控制的一致性和稳定性。

（1）可以通过多种方式查看项目质控图形和相应的数据结果。

（2）可自由定义设置规则和靶值进行自动分析。

（3）添加所有和质控有关的事件，如定标、更换试剂、仪器维护等，并协查原因。

（4）通过“批次数据”功能查看单个项目在不同批号质控品之间所有的质控结果。

（5）生成对某个质控品在不同仪器上使用后的结果比对表。

（6）生成同一质控品不同仪器的结果数据比对图形。

三、失控处理

1. 与 LIS 连接时需要将失控的质控数据提醒实验室操作人员，可由实验室人员决定是否停发患者结果报告。

2. 失控监视界面中反映当天实验室失控提示，纠正操作及数据手工确认过程。

3. 操作人员大部分的时间只需关注失控监视界，无需多界面来回切换监控。

4. 失控信息可以根据仪器组分类，提示相关操作人员及时采取恰当的措施。

5. 提供用户快速添加失控原因，纠正措施的操作平台，并且系统自动记录数据操作的详细日志。

(1)在控的结果被自动确认，失控的结果需要根据实际情况进行分别处理。

(2)填写失控原因和纠正措施。

(3)能直观地显示当天的质控状态，特别是失控状态。

(4)失控信息可按仪器所属工作组分类，并提示相关人员处理。

(5)失控原因输入要简单快速，要能进行失控纠正，并有日志备查。

四、质控管理

1. 数据自动上传至监管部门，包括室间质评和室内质控数据，免去手工输入的工作量，提高数据可靠性。

2. 结合实验室质控管理的需要，系统创新地定义了不同的角色对质控数据进行操作和管理。

3. 可将结果数据自动上传到临检中心并实时获取临检中心的汇总比对结果。

4. 可定义不同的角色对质控数据进行操作和管理。

五、统计分析

1. 可分析绘制多种质控图及汇总表。包括 L-J 图，L-J 叠加图和 Youden 图等多种质控图。

2. 操作者可采用多种质控方法评估质控管理。

3. 种类丰富的报表功能，提供客户各种报表方案。如：失控报告，质控事件汇总，质控完成情况汇总等，帮助管理人员全面而快速了解实验室质控水平。

4. 符合标准的 XML 数据格式，支持多种质控数据的导入导出 Excel 文件。

(1)支持分析绘制 L-J 图、L-J 叠加图等多种质控图及汇总表。

(2)质控事件汇总，质控完成情况汇总等，等报表。

(3)打印失控报告。

(4)汇总月度质控数据总结。

第二节　临床实验室试剂管理

一、试剂耗材管理系统

试剂管理是一套以库存为核心的试剂管理信息系统模块，针对实验室日常管理部分中的试剂耗材管理而设计，依据“订购申请 - 审批 - 订购 - 到货 - 付款 - 领用”一套进销存的完整流程，实现最常用的试剂、耗材等产品的便捷、规范化管理。此模块系统包含用户对采购计划、物资入库、物资领用、领用查询、采购、领用等辅助功能进行科学的管理。

二、试剂业务流程

试剂的整个业务流程：用户发起申报请求，医院内部审核该申报，如果审核通过则生成订单，通知联系供应商进行供货，供应商确认后进行试剂供货入库，医院内部审核入库的试剂是否符合要求，如果不满足则回退给供应商，如果满足则记录到库存。用户根据库存进行试剂领用申请，申请得到审批后进行正式领用登记，使用者确认领用的试剂，最后被领到科室内部仓库供使用。

其中过程也包括对试剂的管理，例如：试剂库存盘点与报损一系列针对试剂分析功能。

有了试剂管理系统会带来如下好处：减少手工管理工作量；跟踪及追溯物资；减少差错率的风险。

三、试剂管理功能及规则

1. 有试剂申报和审核流程；

2. 申购可以生成订单，发送给供应商，入库时可根据供应商的订单文件导入入库；

3. 有试剂申领审核流程；

4. 支持总仓 / 分仓模式；

5. 支持条码化的入库、库转、领用等操作；

6. 试剂领用可以指定到具体仪器、具体人员等；

7. 试剂出库自动采用先进先出的原则；

8. 支持大小包装自动转换功能；

9. 对试剂有效期以及试剂库存量（最小库存、最大库存）进行监控并主动提醒；

10. 有库存盘点和异常出入库功能。

四、试剂申报管理

1. 申报流程定义；

2. 试剂申报；

3. 申购处理；

4. 申领流程；

5. 申领审核；

6. 申领反馈；

7. 申领操作。

五、试剂出入库管理

1. 试剂入库；
2. 试剂库转；
3. 试剂领用；
4. 根据送货单入库；
5. 入库确认；
6. 库转确认；
7. 异常出入转。

第三节　临床实验室库位管理

一、库存与查询

1. 定期盘点；
2. 盘点确认；
3. 库存查询；
4. 过期查询；
5. 出入记录查询。

二、用户权限管理

1. 用户管理；
2. 权限配置；
3. 库位配置；
4. 数据字典；
5. 库位分组。

三、库位管理系统

根据工作流程所反映出的各种问题，进行针对性的流程设计处理：样本出入库管理，样本定位与查询，库存量、有效期与设备故障应急问题与数据管理和溯源这四大类情况，可以解决如下问题：

1. 样本入库需大量的人工分拣和抽插试管操作；
2. 临时出库样本容易忘记原来放置位置；
3. 当病患对报告结果有争议时，不能定位样本所在位置，无法快速获取样本进行重检；
4. 样本需要临时出库时，无法定位样本所在位置；
5. 入库后只能在冰箱中以逐个查找的方式，查询在库样本；
6. 无法简单地获取样本库存数量与使用情况；
7. 无法获知样本过期或即将过期数量；
8. 冰库发生硬件故障时，无法简单有效的获取样本移库并库信息；
9. 样本下机后到样本销毁前的所有操作都无所控，无所查；
10. 库存销毁后无账可查，无法溯源。

四、库位业务流程

人工取出样本盒→送至冷库样本处理工作点→单个扫描条码→按序插入冰库架→放入冰箱→需要测试时出库测试→测试完毕再次入库

五、库位主要功能

1. **基本功能**　样本入库、样本出库、样本查询。

2. **特色功能**　库位概况、样本定位、样本移库、库存与有效告警。

3. **其他功能**　日志溯源。

六、库位概况

1. 可监控库存样本的有效期，可进行预警及告警提示。
2. 可监控库存空间容量，显示样本数、空闲数、空间使用率。
3. 可直接对过期 / 即将过期样本进行后续操作。
4. 空间使用率可定位到对应冰箱库位进行后续操作。

七、样本出入库

1. **手工扫描条码入库**

(1) 可扫描（或输入）本地 LIS 条形码，自动获取患者姓名、样本编号、样本状态、测试日期、仪器组、样本类型、检测名称、单据类别、检验目的至库位系统完成入库。

(2) 可指定起始位入库，扫描依次按顺序从左至右（或从上至下）连续入库。

(3) 可输入样本入库量、有效期、备注。

(4) 可设定样本为永久保存样本。

(5) 扫描条码时可动态显示当前样本进入的位置。

(6) 入库后，可修改样本信息。

(7) 可由条码查询到样本信息并定位。

(8) 系统可记录样本入库及修改日志。

2. **手工输入入库**　可手工输入，条形码、患者姓名、样本编号、样本状态、测试日期、仪器组、样本类型、检测名称、单据类别、检验目的至库位系统中，系统自动完成入库。

3. **临时出库**

(1) 可对已入库样本进行临时出库，系统可记录出库人、出库原因。

(2) 临时出库样本，库位位置系统被锁定、位置显示颜色，且其他样本不可入库此位置。

(3) 临时出库样本，使用完后可进行入库，并且记录使用后入库量。

(4) 系统可记录临时出库、临时入库等操作日志。

4. **部分出库**

(1) 样本部分出库，出库后库存剩余样本依然在原有位置

(2) 可用于微生物“转种出库”等。

(3) 可记录出库量、使用人、出库原因。

(4) 系统可记录部分出库操作日志。

5. **出库**

(1) 可单个出库，系统记录：出库人、出库原因，出库后库位位置被清空。

(2) 可整库、整层、整架批量出库，出库后库存位置被清空。

(3) 可在一个冰箱（或冰库）中任意选择层、架、位进行批量出库。

八、样本移库

1. **样本移库**

(1) 单个样本移位；

(2) 同一冰箱（或冰库）任意架层位，批量移位、整层、架、库等的移位（如：1 层；1-1 层，1-2 层，1-3 层；1-2 层，1-3 层）；

(3) 系统可记录移库操作日志。

2. **移库规则（单选规则）**

(1) 原位移库：按照样本的源位置，按源位置的前后顺序移动样本到同等形状的目标位；

(2) 顺序移库：在所选的目标起始位置后，按源位置的前后顺序逐个移动样本到目标位；

(3) 补满移库：在所选架中，按源位置的前后顺序逐个移动样本到目标位，先补入空闲间隔位，满后按顺序移库。

九、库存查询

1. 按姓名、样本号、条码号、细菌名称进行模糊查询；

2. 样本状态、标本类型、操作人、仪器组、单据类别、永久性等条件组合查询；

3. 可快速查询即将过期、已过期库存样本；

4. 可对库存样本进行出库、临时出库、部分出库等批量操作；

5. 空位查询，并可按位批量入库；

6. 临时出库查询，并可后续操作入库；

7. 部分出库查询，显示余量并可后续操作；

8. 可打印、导出库存样本清单。

十、定位功能

1. 库存样本中可由位置信息定位到库位管理界面；

2. 库位概况可由过期 / 即将过期数切换到库存样本界面；

3. 库位概况可由使用率切换到库位管理界面。

十一、库存日志

1. 所有操作都被记录到系统日志中；

2. 可根据操作类型、条码号等进行快速查询；

3. 可对日志信息进行多条件组合模糊查询；

4. 可导出、打印库存日志清单。

十二、用户权限管理

1. **用户管理**

(1) 可手动新增库位用户；

(2) 可手动从 LIS 数据库中同步用户；

(3) 可对登录用户的用户信息进行管理；

(4) 可设定登录用户的初始密码及密码修改。

2. **权限配置**

(1) 设定库位样本修改权限；

(2) 设定用户信息删除权限；

(3) 设定系统功能模块权限；

(4) 设定系统配置权限模块；

(5) 设定角色对应的用户集。

3. **库位配置**

(1) 可自定义冰箱（或冰库）级数、架层位数量与位置，调整库容空间结构；

(2) 可定义冰箱（或冰库）、层、架名称，并可修改或取消名称；

(3) 可定义冰箱（或冰库）名称、描述；

(4) 可设定入库方向（横向、纵向）；

(5) 可设定入库条码是否允许重复；

(6) 可设定样本入库默认入库量；

(7) 可设定样本默认保存时间；

(8) 可设定样本默认入库量的单位；

(9) 可设定样本入库是否默认永久保存；

(10) 可对仓库未使用空间结构进行调整。

4. **库位分组**

(1) 可设定冰箱（或冰库）每一结构定义权限集；

(2) 可设定权限集对应的多人；

(3) 根据用户配置其所能使用的库位范围；

(4) 根据各用户的权限显示库位概况、库位管理、库存样本、库存日志信息。

5. **数据字典**

(1) 标本类型、单据类别、单位可从 LIS 同步获取或手动设置；

(2) 所有字段均可手工设置；

(3) 出库原因、检验目的能自动添加入下拉表。

十三、接口

1. 库位系统账号可通过 LIS 账号同步获取；

2. 可从 LIS 账号直接进行登录库位系统；

3. 系统的样本信息、医嘱信息通过 WEB Service 从 LIS 中读取；

4. 标本类型、单据类别、单位可从 LIS 同步获取；

5. LIS 系统中点击库位位置信息，可定位到库位样本准确位置。

（濮 阳）

参考文献

1. CLSI EP18A3. Risk Management Techniques to Identify and Control Laboratory Error Sources. Clinical Laboratory Standards Institute, Wayne, PA, 2009.
2. CLSI EP23A. Laboratory Quality Control Based on Risk Management. Clinical Laboratory Standards Institute, Wayne, PA, 2011.
3. International Organization for Standardization. In Vitro Diagnostic Medical Devices—Measurement of Quantities in Samples of Biological Origin—Metrological Traceability of Values Assigned to Calibrators and Control Materials. ISO 17511, 2003.
4. International Organization for Standardization. In Vitro Diagnostic Medical Devices—Measurement of Quantities in Samples of Biological Origin—Metrological Traceability of Values for Catalytic Concentration of Enzymes Assigned to Calibrators and Control Materials. ISO 18153, 2003.
5. International Organization for Standardization. In Vitro Diagnostic Medical Devices—Measurement of Quantities in Samples of Biological Origin—Presentation of Reference Measurement Procedures. ISO 15193, 2003.
6. International Organization for Standardization. In Vitro Diagnostic Medical Devices—Measurement of Quantities in Samples of Biological Origin—Description of Reference Materials. ISO 15194, 2003.
7. International Organization for Standardization. Clinical Laboratory Medicine—Requirements for Reference Measurement Laboratories. ISO 15195, 2003.
8. International Organization for Standardization. General Requirements for the Competence of Testing and Calibration Laboratories. ISO 17025, 1999.
9. International Organization for Standardization. Medical Laboratories—Particular Requirements for Quality and Competence. ISO 15189, 2003.
10. Dybkaer R. Vocabulary for use in measurement procedures and description of reference materials in laboratory medicine. Eur J Clin Chem Clin Biochem 1997; 35: 141-173.
11. International Organization for Standardization. Guide to the expression of uncertainty in measurement. Geneva: ISO, 1995: 101pp.
12. EURACHEM/CITAC. Quantifying Uncertainty in Analytical Measurement, 2nd ed., Eurachem (2000), http:// www. eurachem. bam. de.
13. 中华人民共和国生态环境部 . 病原微生物实验室生物安全管理条例 .(2018-03-19[2022-09-05]. https://www. mca. gov. cn/ article/zt_gjaqr2021/flfg/202104/20210400033249. shtml.
14. 全国认证认可标准化技术委员会 . GB19489—2008 实验室生物安全通用要求 . 北京 : 中国标准出版社 , 2010.
15. 世界卫生组织 . 实验室生物安全手册 . 3 版 . 日内瓦 : 世界卫生组织 , 2004.
16. 国家环保总局 . 病原微生物实验室生物安全环境管理办法 . (2006-03-08) [2022-09-05]. https://www. mee. gov. cn/ gkml/zj/jl/200910/t20091022_171837. htm.
17. 中华人民共和国国务院 . 医疗废物管理条例 .(2003-06-16) [2022-09-05]. http://www. gov. cn/gongbao/content/2003/ content_62236. htm.
18. 全国认证认可标准化技术委员会 . GB19781-2005/ ISO1519: 2003 医学实验室——安全要求 . 北京 : 中国标准出版社 , 2005.
19. 中华人民共和国建设部 . GB50346-2004 生物安全实验室建筑技术规范 . 北京 : 中国建筑工业出版社 , 2004.
20. 中国疾病预防控制中心 . WS233-2002 微生物和生物医学实验室生物安全通用准则 . 北京 : 中国标准出版社 , 2004.
21. 中华人民共和国卫生部 . 人间传染病原微生物名录 .(2006-01-11)[2022-09-05]. http://www. ahwsjd. cn/ebook/crbfz/ html/001/064. html.
22. 中华人民共和国卫生部 . 可感染人类的高致病性病原微生物菌 (毒) 种或样本运输管理规定 .(2005-12-28)[2022-09-05]. http://www. nhc. gov. cn/cms-search/xxgk/getManuscriptXxgk. html.
23. 国家卫生健康委员会 . 医疗卫生机构医疗废物管理办法 .(2003-08-04)[2022-09-05]. http://www. gov. cn/gongbao/ content/2004/content_62768. html.
24. 全国医用临床检验实验室和体外诊断系统标准化技术委员会 . YY0569-2005　生物安全柜 . 北京 : 中国标准出版社 , 2005.
25. 祁国明 . 病原微生物实验室生物安全 . 北京 : 人民卫生出版社 , 2005.
26. 中华人民共和国国家卫生和计划生育委员会 . WS 233—2017 病原微生物实验室生物安全通用准则 . 北京 : 中国标准出版社 , 2017.
27. 中华人民共和国卫生部 . 医疗机构临床实验室管理办法 .(2006-03-06)[2022-09-05]. http://www. nhc. gov. cn/yzygj/ s3577/200804/d3281df051d44badbd45cf12fe95a28e. shtml.
28. 全国医用临床检验实验室和体外诊断系统标准化技术委员会 . GB/T 22576-2021 医学实验室 - 质量和能力的要求 . 北京 : 中国标准出版社 , 2021.
29. 中华人民共和国卫生部 . WS/T 250-2005 临床实验室质量保证的要求 . 北京 : 中国标准出版社 , 2005.
30. 中华人民共和国卫生部 . GB/T 20468-2006 临床实验室定量测定室内质量控制指南 . 北京 : 中国标准出版社 , 2006.
31. 中华人民共和国卫生部 . GB/T 20470—2006 临床实验室间质量评价要求 . 北京 : 中国标准出版社 , 2006.
32. 全国医用临床检验实验室和体外诊断系统标准化技术

委员会 . GB/T 19702-2021 体外诊断医疗器械—生物源性样品中量的测量—参考测量程序的表述和内容的要求 . 北京 : 中国标准出版社 , 2021.

33. 全国医用临床检验实验室和体外诊断系统标准化技术委员会 . GB/T 19703-2005 体外诊断医疗器械—生物源性样品中量的测量—参考物质的说明 . 北京 : 中国标准出版社 , 2005.
34. 全国医用临床检验实验室和体外诊断系统标准化技术委员会 . GB/T 21919-2008 检验医学参考测量实验室的要求 . 北京 : 中国标准出版社 , 2008.
35. 全国医用临床检验实验室和体外诊断系统标准化技术委员会 . GB/T 21415-2008 体外诊断医疗器械—生物样品中量的测量—校准品和控制物质赋值的计量学溯源性 . 北京 : 中国标准出版社 , 2008.
36. 国家食品药品监督管理局 . YY/T 0638-2008 体外诊断医疗器械—生物样品中量的测量—校准品和控制物质中酶催化浓度赋值的计量学溯源性 . 北京 : 中国标准出版社 , 2009.
37. 中华人民共和国卫生部 . 临床基因扩增检验实验室管理暂行办法 .(2002-09-11)[2022-09-05]. http://www. xzwsjd. com/news/show-2699. html.

第二篇
临床检验篇

PRACTICE OF
LABORATORY MEDICINE

第十一章
红细胞疾病检验诊断

第一节 概 述

红细胞疾病可划分为贫血和红细胞增多症两大类。贫血使血液的携氧能力减低，其直接后果便是组织缺氧。红细胞增多症产生的不良后果则与血液的黏度增大及血容量增加有关。红细胞疾病可以是造血系统的原发性疾病，也可继发于其他系统的疾病或外来因素。

临床中，红细胞疾病以贫血多见。贫血是指外周血单位容积内血红蛋白量、红细胞数和/或血细胞比容低于参考范围。一般都以血红蛋白（hemoglobin，Hb）量低于参考范围的95%的下限作为贫血的诊断标准。血红蛋白浓度的降低一般都伴有相应红细胞数量或血细胞比容的减少，但也有不一致的情况。个别轻型缺铁性贫血或珠蛋白生成障碍性贫血（地中海贫血）可仅有血红蛋白的减少，而红细胞数量或血细胞比容都在正常范围内。

单位容积血液中血红蛋白量因地区、年龄、性别以及生理血浆容量的变化而异。婴儿及儿童的血红蛋白量约比成人低15%。男女之间的差异在青春期后才逐渐明显。妊娠时血容量增加，血红蛋白和红细胞数可因被稀释而相对减少。男性65岁以后血红蛋白测定值较65岁前为低，但女性无明显差异。

对于如何界定贫血，国外对于诊断贫血的血红蛋白标准较统一，都以1972年WHO制订的诊断标准为依据。在海平面地区，血红蛋白低于以下水平可诊断为贫血：6个月到6岁儿童110g/L，6~14岁儿童120g/L，成年男性130g/L，成年女性（非妊娠）110g/L。国内诊断贫血都参照下述标准：在海平面地区，成年男性血红蛋白低于120g/L，成年女性低于110g/L，孕妇低于100g/L。选用某一血红蛋白值来划分有无贫血，要做到非常合理是相当困难的，因为正常人群血红蛋白分布曲线和贫血人群血红蛋白分布曲线之间有重叠。

决定患者是否贫血时尚需注意血红蛋白测定的标准化及采血的部位，指端血、耳垂血及静脉血其测定值可略有不同。WHO规定的标准方法为静脉氰化高铁血红蛋白法；1996年，北京市7家大医院联合应用电阻抗法血细胞分析仪对北京市区健康成人抗凝静脉血的血细胞参数进行了检测，其中红细胞系统参数的参考范围为：RBC $(5.08 \pm 0.40) \times 10^{12}$/L（男），$(4.47 \pm 0.36) \times 10^{12}$/L（女）；Hb (158.32 ± 10.77) g/L（男），(136.23 ± 10.01) g/L（女）；HCT 0.459 ± 0.030（男），0.397 ± 0.039（女）。新的方法测定的血红蛋白范围增加，因此血红蛋白值有所增高。此外，血容量的病理变化，如肝硬化腹腔积液、低蛋白血症和心力衰竭患者，因血浆容量增加，血液被稀释，血红蛋白下降，可误认为是贫血；失水或大量使用利尿剂后血液浓缩，血红蛋白可上升，即使有贫血，检测值也可正常。还需要注意的是，因生理差异，不同个体血红蛋白水平有一定的变异范围，对于某一个体的贫血的诊断，有时需要对该患者本身血红蛋白水平进行纵向比较。

贫血按严重程度可分为4级：①极重度贫血：Hb≤30g/L；②重度贫血：Hb 31~60g/L；③中度贫血：Hb>61~90g/L；④轻度贫血：Hb>90g/L。

但是，并非所有患者的临床症状严重程度都与贫血程度相一致。因为贫血症状的有无及其轻重取决于：①产生贫血的原因及原发病；②贫血发生的快慢；③血容量有无减少；④血红蛋白减少的程度；⑤心血管代偿的能力（老年人心血管功能不好，症状比年轻人重）等。不同类型的贫血，临床症状既有相似的一面，也有各自不同的特征。贫血患者的临床表现主要如下：

1. **一般表现** 如皮肤、黏膜、指甲苍白。有的患者毛发干燥、脱落，自觉全身无力。严重贫血时患者有低热，体温一般不超过38℃，输血后可使体温降至正常。

2. **呼吸循环系统** 呼吸加速、加深，心率加快，患者感觉心悸、气短，活动时尤甚。

3. **神经系统** 头痛、眩晕、晕厥、耳鸣，尤以体位变换时为甚；思想不易集中且易激怒。

4. **消化系统**　食欲缺乏、恶心、呕吐、腹胀、消化不良、腹泻或便秘。营养不良性贫血时患者舌乳头萎缩，发炎，且感觉舌痛；缺铁性贫血时吞咽时可沿食管疼痛。

5. **泌尿生殖系统**　患者尿中偶有蛋白，女性月经出血过多或过少，不规则，或停经。

6. 缺铁性贫血时有反甲，指甲干燥、脆裂；营养不良性贫血时皮肤有水肿；溶血性贫血时常有黄疸、脾大；急性溶血性贫血时可有高热、循环衰竭、急性肾功能不全、血红蛋白血症、血红蛋白尿等。

在贫血的诊断中，特征性的临床表现常可以提供诊断及鉴别诊断的线索和依据。除了临床症状不同，各类贫血的发病机制也各异。了解贫血的发病机制及过程，也有助于贫血的诊断与鉴别诊断。已知红细胞的生成可分为两类：①正常红细胞生成：即一个红系定向干细胞分化来的原始红细胞经 4 次分裂，最后生成 16 个成熟红细胞；②无效造血：据估计，正常生理情况下，红细胞无效造血不超过总造血的 10%，但在某些贫血，如巨幼细胞性贫血、地中海贫血、铁粒幼细胞贫血、阵发性睡眠性血红蛋白尿症（paroxysmal nocturnal hemoglobinuria，PNH）等病理状态时，红细胞存在不同程度的形态改变，无效造血明显增多。有的疾病还存在染色体异常及克隆性异常。某些物理、化学因素损伤了多能造血干细胞（CFU-S），或使干细胞赖以生存的微环境遭到破坏，使干细胞衰竭或不能向红系分化所致的贫血称为再生障碍性贫血。近年来大量临床及实验室资料表明，免疫功能障碍及细胞因子分泌紊乱参与再生障碍性贫血的发病，大部分再生障碍性贫血患者 T 淋巴细胞亚群比例异常、B 淋巴细胞亚群绝对数量减少。再生障碍性贫血骨髓微环境的紊乱可诱使造血干细胞某些抗原（如 Fas）表达发生改变，使造血干细胞易发生凋亡，而造成再生障碍性贫血的发生。某些髓系肿瘤（白血病、骨髓病）、骨髓纤维化等，使红系祖细胞没有条件进一步成熟而造成骨髓病性贫血，红系祖细胞受损或因子缺乏（如肾脏损伤）均可导致贫血。以上病因作用使细胞分化减少，并未影响细胞的增殖和成熟过程，故红细胞形态呈正细胞正色素性。慢性病性贫血或慢性炎症性贫血则是由于炎症过程中白介素 -1（IL-1）、TNF-α 和 IFN-γ 水平升高，既抑制红系造血，又促进骨髓基质细胞分泌粒细胞 - 巨噬细胞集落刺激因子（GM-CSF），导致贫血和白细胞增高。造血原料缺乏或抗肿瘤（抗代谢）药物的使用，造成细胞成熟发育欠佳，导致大细胞性或小细胞性低色素性贫血等。正常的成熟红细胞生存时间为 120 天，衰老时红细胞内己糖激酶、磷酸葡萄糖异构酶和三磷酸腺苷等逐渐失去活力，使依赖这些酶和三磷酸腺苷的代谢过程发生障碍。磷酸己糖旁路的衰竭也导致血红蛋白结构与功能的改变。衰老的红细胞膜表面碳水化合物丢失，导致渗透性增强，变形性能减弱，形态上逐渐由盘状变成球形，最后在肝、脾等脏器被单核巨噬细胞所吞噬、破坏。由此可见，红细胞生命期与红细胞膜的结构、内酶系统和血红蛋白的结构等有着密切的关系。如膜结构异常导致的球形、椭圆形、口形，血红蛋白的异常使红细胞呈靶形或镰形等，均可形成溶血性贫血。红细胞生成与调控理论有助于进一步理解贫血的发生机制。

第二节　红细胞造血与调控

人成熟红细胞的结构比较简单，无细胞核，缺乏合成蛋白质、脂质的能力，其活动所需能量依靠葡萄糖的酵解供给。红细胞具有多种重要的生理功能，除携带氧气和运输二氧化碳外，对维持体内平衡起着重要作用。红细胞生存期间在循环体系中约穿行 500km，多次挤过比自身小得多的血管和孔隙，在心脏内还得经受心内涡流约 50 万次的冲击，可见红细胞必须具有良好的韧性和变形能力。红细胞膜不但起维持红细胞正常双凹盘形形态的作用，生命现象中许多基本问题，如物质转运、信息传递、细胞免疫、细胞衰亡等都离不开膜系结构。对红细胞膜研究的结果使对某些血液病，特别是溶血性贫血的发病机制和治疗提出了新的见解。

一、红细胞发生与分化成熟

（一）造血干细胞及祖细胞

造血干细胞及造血祖细胞是造血细胞最早期细胞。

1. **造血干细胞**　多能造血干细胞（CFU-S）是骨髓中从卵黄囊全能间叶细胞分化来的最原始的造血细胞，它具有高度自我更新或自我复制能力，并有进一步分化为各系祖细胞的能力。造血干细胞经有丝分裂后，正常稳定状态下约半数子细胞仍保持干细胞的全部特性，称为自我更新。通过自我更新，使干细胞池的大小维持不变，且这种功能可一直保持到正常健康机体的生命终了。另一方面，干细胞在有丝分裂过程中，可能发生基因重排或易位，使细胞特征发生改变而走上逐渐分化的途径。干细胞的这种向各系祖细胞分化的功能，维持了机体的正常造血，保证了机体在生命过程中对各类细胞的需要。

造血干细胞由胚胎干细胞而来，它是所有血细胞的原始的起源细胞，具有 3 个重要特征：①高度自我更新或自我复制的能力；②进一步分化为各系祖细胞的能力；③绝大多数可长期维持在非增殖状态。这些特征随着干细胞的分化逐渐减弱和消失。造血干细胞通过不对称性分化，由一个变为两个，其中一个仍然保持它自己的一切生物学特性，从而保证体内干细胞数量不变，即自我更新；而另一个则分化为早期的造血祖细胞进入增殖池，后者在骨髓基质细胞和细胞因子等的调控下进一步增殖分化为各系造血祖细胞、前驱细胞和成熟细胞，它们释放入血后执行各自的功能，直至衰老、死亡。由此可见，血细胞的生成实际上是一个从造血干细胞连续增殖分化的“瀑布”样放大的过程。

2. **造血祖细胞** 造血干细胞在分化为形态上可以识别的幼稚血细胞之前，还经历了一个发育的中间阶段，即造血祖细胞阶段。在这个阶段中的细胞(早期)部分甚至(晚期)全部丧失了造血干细胞所具有的自我更新和自我维持能力，也逐步限制了多向分化能力，它们只能朝着有限的方向或者一个方向分化，在调控因子的作用下进行有限的细胞增殖，并在这个过程中进一步发育、成熟，直至分化到终末而最终走向凋亡。在整个造血祖细胞阶段，早期仍具有多向分化能力的，称为多向祖细胞(multipotential progenitor cell)，晚期只能向特定系分化的称为定向祖细胞(committed progenitor cell)。

多向祖细胞在一定条件下可分化成特定的各系祖细胞，包括粒-巨噬细胞系祖细胞(CFU-GM)、红系祖细胞(BFU-E、CFU-E)、巨核细胞系祖细胞(CFU-Meg)、嗜酸性粒细胞系祖细胞(CFU-Eo)、嗜碱性粒细胞系祖细胞(CFU-Bas)等，前T淋巴细胞和前B淋巴细胞分别生成各淋巴细胞亚群。

(二) 红系祖细胞

红系祖细胞在向红系细胞分化的过程中，经历了一个受促红细胞生成素(erythropoietin，EPO)作用的阶段，这个阶段中的细胞称为红系祖细胞，EPO可以影响这些细胞的增殖活动，刺激血红蛋白的合成，并推进向骨髓原始红细胞的分化。红系祖细胞分为早期红系祖细胞，即红细胞样爆发形成单位(burst forming unit-erythroid，BFU-E)和晚期红系祖细胞，即红细胞样集落形成单位(colony forming unit-erythroid，CFU-E)。两者是红系祖细胞分化过程中不同阶段的细胞亚群，仅在性能上有所不同。

1. **早期红系祖细胞(BFU-E)** BFU-E是唯一定向朝红系分化的最早祖细胞，由骨髓造血干细胞或多向祖细胞产生。BFU-E中绝大部分细胞处于静止期，仅30%~40%处于细胞周期中。因此可以认为，BFU-E代表红细胞的储备。BFU-E又可分为原始的BFU-E和成熟的BFU-E，后者更靠近晚期红系祖细胞(CFU-E)。BFU-E增殖的正性调节因子主要包括爆式促进活性因子(burst promoting activity，BPA)、IL-3、EPO、GM-CSF等。BPA为BFU-E存活所必需的。IL-3影响BFU-E各阶段的增殖。上述正性调节因子分别通过BFU-E上的相应受体起作用。BFU-E上的BPA受体数量随着细胞的发育由逐渐增加到不断减少，继而出现了EPO受体。故BPA与EPO同时存在时才有利于红系集落的形成。BFU-E增殖的负性调节因子包括TGF-β和α干扰素，负性调节因子可能阻碍BFU-E进入细胞周期的S期。

2. **晚期红系祖细胞(CFU-E)** 这是一类进一步分化的祖细胞。CFU-E中的大部分细胞(60%~80%)处于细胞周期中。CFU-E对促红细胞生成素很敏感，缺乏EPO几小时就不能存活。EPO通过其受体(EPOR)调控CFU-E的分化。EPOR数目在CFU-E或原红细胞阶段最多，随细胞的分化、成熟，其数目进行性减少。在网织红细胞阶段，检测不出EPOR。红系祖细胞还有大量转铁蛋白受体，在CFU-E和红系前体细胞阶段达峰值水平，网织红细胞转铁蛋白受体减少。

(三) 促红细胞生成素及其受体在红细胞分化成熟中的作用

红细胞造血分化从CFU-S开始，在造血诱导微环境的影响下，分化为定向干细胞，体液因子(主要是EPO，由肾脏或胎肝产生)对造血干细胞的增殖和分化起着特殊的作用(图11-1)。随着红系细胞的成熟，促红细胞生成素受体密度明显下降，这些受体在较成熟的红细胞中缺乏，转铁蛋白受体数目明显增多，反映了血红蛋白合成中铁需要量的增多，纤维结合素受体的丢失预示着网织红细胞向成熟红细胞转变，网织红细胞成熟时间约需24~48小时。但一些网织红细胞在失去纤维结合素受体后仍有黏附性，并暂时被脾脏阻滞。

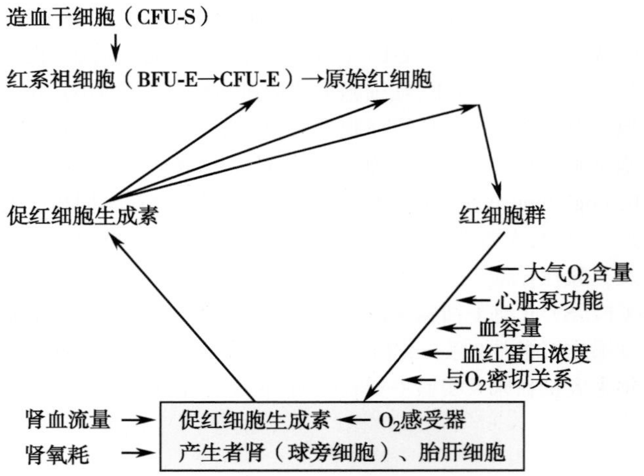

图11-1 红系造血规律及反馈模式

1. **促红细胞生成素(EPO)** EPO由肝脏产生，但更多地产生于缺氧的肾脏，血液EPO水平与血氧携带能力相反，也与贫血的程度有关。EPO基因位于7q11，3′端结构区含有缺氧诱导元件，由50个核苷组成构式单元。EPO基因缺氧诱导元素提供一个3分子复合物形式的平台，由缺氧诱导因子-1(hypoxia-inducible factor-1，HIF-1)、肝核因子-4(hepatic nuclear factor-4，HNF-4)和一般转录因子激活物P300组成；基因5′端结构区也含有重要的转录序列，为117个核苷以上的启动子，在肝细胞缺氧时可适度诱导。这个结构区包括HNF-4蛋白的结合基，潜在地为基因3′端增强子与启动子区之间提供桥梁作用。EPO 90%由氧感受敏感的肾小管周围间质细胞合成。对其他细胞，肾细胞氧传感器也许是一个亚铁脯氨酰羟化酶，需要分子氧作为缺氧诱导因子羟化特异脯氨酸残基的辅底物，而许多红细胞生成基因，如EPO、铁转运蛋白受体(transferrin receptor，TfR)，以及血管内皮生长因子(vascular endothelial growth factor，VEGF)，是HIF的靶点。当HIF与EPO基因的低氧应答元件(hypoxia-response element，HRE)结合时，即可提高转录、增加EPO的合成(图11-2)。在缺氧刺激的应答中，其他EPO产生的肾小管附近细胞补充间质细胞合成EPO，当缺氧刺激消除时，细胞恢复原来的非分泌状态。

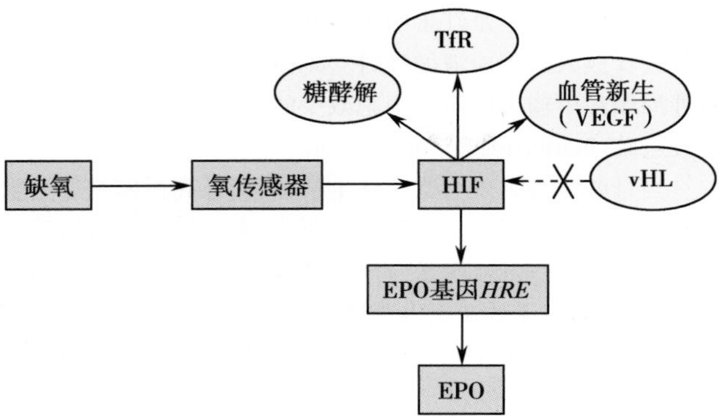

图 11-2　EPO 合成调控

HIF：缺氧诱导因子；TfR：铁转运蛋白受体；vHL：Hipel；HRE：低氧应答元件；VEGF：血管内皮生长因子

HIF 是细胞缺氧反应的关键调节物，它由 2 个亚单位组成异二聚体转录因子，其 β 亚单位表达不依赖组织氧，α 亚单位（是脯氨酰羟化酶的靶）则受细胞缺氧刺激的影响。在缺氧状态下，HIFα 水平增加而使脯氨酰羟化酶活性降低。随之形成 HIFα β 二聚体，导致靶基因的转录激活，上调 EPO、VEGF、无氧酵解产生 ATP 等。

EPO 促进红系祖细胞增殖和生存，主要有以下 4 个作用：①刺激骨髓发育区域释放成熟阶段幼红细胞；② EPO 能增加每一个幼红细胞合成血红蛋白的量；③刺激早中期红系祖细胞和晚期红系祖细胞扩增；④最后一个作用，也是 EPO 最重要的作用，是维持细胞生存而抑制红系造血前体细胞程序性死亡。EPO 血中水平减低见于肾性贫血、新生儿贫血和类风湿病性贫血。再生障碍性贫血、缺铁性贫血、地中海贫血和巨幼细胞性贫血，血中 EPO 正常或升高，真性红细胞增多症 EPO 减低或正常，属于例外。幼红细胞 EPO 受体表达障碍、受体减少的贫血，用 EPO 治疗无效。

2. 促红细胞生成素受体（EPOR）　EPO 为远距离调控因子（主要是体液性调节），调节红系造血是通过它的受体（EPOR）介导的。人 *EPOR* 基因位于染色体 19p，编码一个约 55kD 的细胞表面蛋白，由于糖基化程度和结合激素不同，有多种分子量形式（64kD、66kD、70kD 和 78kD），在功能上还可与 C-KIT 受体和 IL-3 受体的 β 链相互作用。EPOR 细胞因子超家族成员，最先表达于晚期 BFU-E（每个细胞约 <300 个受体），CFU-E 和原始红细胞提高到约 1 100 个。其后，幼红细胞表达 EPOR 数量减少，网织红细胞 EPOR 几乎缺失。总之，红系细胞表达 EPOR 为低水平，也是这一受体家族的特征。表达 EPOR 受体的幼红细胞也受 EPO 的调节，撤退 EPO 可使幼红细胞表达 EPOR 提高 3 倍。

二、红细胞膜结构与功能

（一）红细胞膜的组成

人红细胞膜由蛋白质、脂质、糖类及无机离子等组成。其中蛋白质占 49.3%、脂质占 42%、糖类占 8%，蛋白质与脂质比约为 1∶1。膜中蛋白质和脂类的比值变化常与膜的功能密切相关。

1. 膜糖类　胞膜上的糖类很多，其组成除中性糖（葡萄糖、半乳糖、甘露糖）外，含量较多的是氨基糖类；膜上的糖都与蛋白质或脂质结合以糖蛋白或糖脂形式存在，这些糖大多数存在于伸展在膜外的多肽链的两侧，与多种功能有关，如受体反应、抗原性、红细胞老化和信息传递等。

2. 膜脂质　与其他细胞相比，红细胞膜含脂质较多，膜脂包括 3 种成分，即磷脂、胆固醇和糖脂。其中磷脂占 60%，胆固醇和中性脂肪占 33%，其余为糖脂。

3. 膜蛋白　按蛋白质在膜中存在的位置和是否容易与膜分离，通常把膜蛋白分为外在蛋白和内在蛋白两类。

（1）外在蛋白：外在蛋白又称外周蛋白，在维持细胞形态和调节膜功能过程中起重要作用。

（2）内在蛋白：内在蛋白由于其分子内部亲水性和疏水性氨基酸残基分布不均一，使分子内形成亲水和疏水的区域。

带 3 蛋白（band 3 protein）是红细胞膜中含量最多的一种含糖内在蛋白，占膜蛋白总量的 25%，在膜内多以二聚体形式存在。带 3 蛋白由于能转运阴离子（Cl^-、HCO_3^-），所以又称为"阴离子通道"。除了转运阴离子，带 3 蛋白还具有转运单糖、水、乳酸和丙酮酸等多种物质的功能，带 3 蛋白构象的改变可使红细胞膜抗原性发生改变。

血型糖蛋白（glycophorin，GP）在红细胞膜中含量很多，分 4 种，分别称为 GPA、GPB、GPC 和 GPD。GPA 含量最高，约占 GP 总量的 85%。

（二）红细胞膜的结构

红细胞膜的结构与其他细胞膜结构相似，以脂质双层构成膜的支架，蛋白质镶嵌在脂质双层中。

1. 红细胞膜的不对称性　红细胞膜的不对称性是指红细胞膜脂双层中的内外两层脂类分布的不均一及其物理性质的不同；膜蛋白在膜内外两侧分布的不对称性。

2. 膜流动性　膜流动性与红细胞形态和功能密切相关，如去除胆固醇或降低 C/P 比值（碳磷比），膜流动性升高，此时红细胞形态转为口形。膜流动性还能影响红细胞中一些酶和受体的活性。膜骨架蛋白的变化是影响膜流动性的主要原因，膜骨架在维持红细胞正常形态和磷脂不对称性分布方面起重要作用。

3. 红细胞膜骨架　膜骨架对维持红细胞正常形态、变形性、稳定性和膜流动性起重要作用。如果膜骨架有异常，红细胞容易破溶。某些溶血性贫血，如遗传性球形红细胞增多症、椭圆形红细胞增多症等，红细胞膜骨架蛋白缺失或有异常，导致膜骨架稳定性被破坏，红细胞形态发生改变、膜变形性降低、膜脆性增加和红细胞寿命缩短。

（三）红细胞膜的功能

红细胞膜在红细胞生活过程中起重要作用，除了维持红细胞的正常形态外，还与外界环境发生的一切联系和反应有关。

1. 物质运输　红细胞内外物质交换需要通过膜，红细胞内外无机离子、糖等浓度差别很大，许多物质的转运都有各自的机制。红细胞依赖 ATP 酶的作用以维持细胞内外渗透压的平衡，使红细胞不致破溶。

2. 红细胞膜的抗原性

（1）血型抗原：红细胞膜上的抗原性物质是由遗传基因决定的，其化学组成为糖蛋白或糖脂。ABO 抗原之间的差别只在于寡糖链末端糖基组成的不同。

(2) 老化抗原：已知衰老或有病变的红细胞的清除主要通过其通过脾脏时被巨噬细胞吞噬。近来的研究认为，这些异常红细胞膜表面出现了称为老化抗原（senescent cell antigen，SCA）的新抗原，SCA 可被血浆自身抗体识别并结合于其上，巨噬细胞外有 Fc 受体，可以识别结合在异常红细胞上的 IgG，从而将这些异常红细胞吞噬。

3. **红细胞膜的变形性** 胞膜变形性与红细胞的功能、寿命密切相关。红细胞的变形性有助于机体对衰老和异常红细胞的清除。膜变形性也有利于防止未成熟红细胞进入血液循环。此外，红细胞膜的变形性还可影响血黏度，如变形性好，可降低全血黏度，从而使血流通畅。

三、红细胞衰老与血红蛋白降解

衰老红细胞被单核 - 巨噬细胞系统识别并吞噬，或在微血管内被挤撞而碎裂，释放出血红蛋白，血红蛋白分子降解为珠蛋白和血红蛋白，血红蛋白中大部分铁由单核 - 巨噬细胞系统细胞加工处理后再重新返回循环血液中，参与铁的代谢。卟啉为体内非结合胆红素的重要来源，白蛋白与非结合胆红素结合形成复合体，随血流至肝，经肝细胞膜受体摄入，在葡萄糖醛酸基转移酶的作用下，形成单和双葡萄糖醛酸胆红素，即结合胆红素。红细胞每天生理性的破坏约占总量的 0.8%~1%。

（一）衰老红细胞的特点及破坏机制

1. **膜特性发生改变** 红细胞日龄超过 80 天表现出渗透压溶血敏感性增加，这与膜骨架蛋白网络结构的完整性受到破坏有关。老化红细胞总体脂质减少，酶的代谢也出现某些变化，某些红细胞酶活性取决于红细胞日龄。

2. **衰老红细胞的识别** 衰老红细胞易被吞噬，而年轻的红细胞则否。衰老红细胞的辨认标志可能为存在于红细胞膜上的糖结合系统，或与膜表面抗原有关。

3. **红细胞破坏部位** 衰老红细胞主要在肝、脾和骨髓中被破坏，并由单核 - 巨噬细胞清除。脾脏是破坏衰老红细胞、清除受损伤红细胞、制约网织红细胞的重要器官。

（二）红细胞有效造血和无效造血

在某些状态下，一部分红细胞的生成属无效生成，表现为在骨髓内红细胞即被破坏，或红细胞释放到血液循环后即被迅速破坏。

1. **有效红细胞生成** 正常状态下，红细胞生成是有效性生成，即绝大部分生成的红细胞具有生活能力，表现出健康的生存潜力和正常的生命周期。

欲估计红系造血的有效性，最简单的方法是测定网织红细胞。该计数可以表达为网织红细胞的百分率；也可表达为每升全血中，循环网织红细胞的总数目（网织红细胞百分率 × 红细胞数）。一般而言，网织红细胞在血液中的生存期为 2 天左右；若红细胞生成加速，未成熟的网织红细胞释放入血增加，此时网织红细胞血中生存期可被计算约为 4 天，这意味着一个增高的网织红细胞计数将导致对红细胞实际生成速率的过高估计。为了纠正网织红细胞提前释放引起的计算偏差，有作者提出用网织红细胞指数进行校正。

2. **红细胞在造血组织骨髓内的成熟过程** 由于营养因素或先天性膜、酶、血红蛋白结构异常等因素，在有核红细胞阶段或释放入周围血液循环时立刻破裂或溶血，从而使骨髓向外周循环中输出成熟红细胞减少的现象，称为原位溶血或无效造血（ineffective erythropoiesis）。

当骨髓检查表现为红系增生活跃，而外周血网织红细胞计数正常或仅轻度增高，则应考虑是否有红系无效造血。研究证实，在恶性贫血、珠蛋白生成障碍性贫血、铁粒幼细胞贫血状态，骨髓的无效造血占总体红系造血的大部分。随着人们对骨髓增生异常综合征（MDS）研究的深入，已证明骨髓无效造血是 MDS 的主要特征之一。

3. **髓外造血**（extramedullary hematopoiesis） 当急慢性失血、贫血或其他原因时，骨髓外器官，如脾、肝、淋巴结执行代偿性造血功能，这些器官出现增大，造血干细胞可以在上述器官内增殖分化。多见于婴幼儿时期，亦可见于成人，并常见于珠蛋白生成障碍性贫血、遗传性非球形红细胞贫血及骨髓纤维化等。除贫血外，末梢血可出现幼红细胞及粒细胞，鉴别诊断时值得注意。

（三）血红蛋白降解

1. **珠蛋白的降解** 血红蛋白的分解，其珠蛋白部分在体内水解过程和其他组织蛋白降解相似，是由一系列蛋白酶和肽酶完成的。珠蛋白分解为其氨基酸组分（内源性氨基酸），与食物蛋白质经消化而被吸收的氨基酸（外源性氨基酸）混在一起，进入氨基酸代谢，可再参与合成蛋白质和多肽或转变成某些其他含氮物质。

2. **血红蛋白的分解** 血红蛋白在单核 - 巨噬细胞系统细胞微粒的血红蛋白加氧酶作用下，其原卟啉环Ⅸ上的 α 次甲基桥的碳原子的两侧断裂，形成胆绿素，后者是一个线性四吡咯。在胞质中，线性四吡咯的胆绿素Ⅸ的中心次甲基桥在胆绿素还原酶的作用下，还原成胆红素Ⅸ，还原剂仍是 NADPH。青肿伤痕变色正是这些降解反应的表现，肉眼很容易看到。

在生理 pH 条件下，胆红素呈现亲脂、疏水性质，所以在单核 - 巨噬细胞系统细胞内生成的胆红素（非结合胆红素或游离胆红素）透出细胞，进入血液后即与血浆蛋白结合形成复合物，被运输到肝脏，这种结合增加了胆红素在血浆中的溶解度，有利于运输，同时这种结合又限制了胆红素自由透过各种生物膜，使其不致对组织细胞产生毒性作用，但过多的非结合胆红素可扩散入组织细胞。当肝胆系统有炎症或其他病变时，患者血浆中总胆红素浓度增高，高浓度胆红素容易进入脑组织并产生中毒症状，婴儿可出现胆红素脑病（核黄疸）。

胆红素与血浆清蛋白（白蛋白）结合后被运输到肝脏，在那里进行进一步代谢。在肝血窦中，非结合胆红素与结合蛋白分离后，迅速被肝细胞摄取。在肝脏葡萄糖醛酸基转移酶的作用下，胆红素与葡萄糖醛酸以酯键结合，生成胆红素葡萄糖醛酸一酯。因胆红素有 2 个自由羧基，故可和 2 个分子的葡萄糖醛酸结合，主要生成胆红素葡萄糖醛酸二酯，其溶解度增加，这种胆红素称为结合胆红素，被分泌入胆汁。

结合胆红素比非结合胆红素脂溶性弱而水溶性强，故能通过肾脏随尿液排出。由于结合胆红素脂溶性弱，不易透过细胞膜而形成毒性作用，但在肝细胞中却能有效排到胆汁中去。结合胆红素随胆汁排出，进入十二指肠后进入回肠，在肠道细菌的作用下，先脱去葡萄糖醛酸，再逐步被还原成无色的胆素原族化合物，即中胆素原、粪胆素原及尿胆素原等。大部分胆素原族化合物随粪便排出体外，称为粪胆素原。一小部分可被肠道回吸收入肝脏，再随胆汁排出，称胆素原的肠肝循环。胆汁中的胆素原有一小部分则逸入大循环，自尿液中排出，称尿胆素原。粪胆素原、尿胆素原与空气接触后，可被氧化生成粪胆素和尿胆素。尿中胆红素、尿胆素原与尿胆素，在临床上称为“尿三胆”。正常人尿中不应出现胆红素，若出现则是黄疸，表明胆色素代谢出现了障碍。胆色素代谢正常时，血清中胆红素含量很少，其总量不超过 17μmol/L，其中非结合胆红素约占 80%，余为结合胆红素。血清胆红素增高称为高胆红素血症，其产生的主要原因是胆红素来源增多，如红细胞大量破坏、去路不畅（胆结石或胆道阻塞）或肝脏疾病（肝炎、肝硬化或肝癌），此三种不同原因引起的胆红素浓度增高，临床上分别称为溶血性黄疸、胆汁淤积性黄疸和肝细胞性黄疸，与红细胞系统有关的主要是溶血性黄疸。

第三节　实验室检查及其评价

一、细胞形态学检查

（一）贫血患者血液红细胞参数特点

目前临床实验室使用血细胞分析仪检查红细胞时可得出红细胞计数（RBC）、血红蛋白定量（Hb）、血细胞比容（HCT）、平均红细胞容积（MCV）、平均红细胞血红蛋白量（MCH）、平均红细胞血红蛋白浓度（MCHC）、红细胞体积分布宽度（RDW）等参数，依据以上参数对贫血进行分类及进行相关诊断的鉴别。血细胞分析仪的内容及其参数的意义将在相关章节进行详细介绍。

（二）红细胞形态检查

外周血红细胞形态在贫血的检查中具有重要作用，甚至成为诊断的关键。在制片、染色良好的血涂片上，正常红细胞形态较为一致，直径为 6.7~7.7μm，染成淡红色，中央着色较边缘淡（图 11-3）。在实际工作中有时制片或染色等因素可造成人工假性红细胞病理形态，需要注意鉴别。

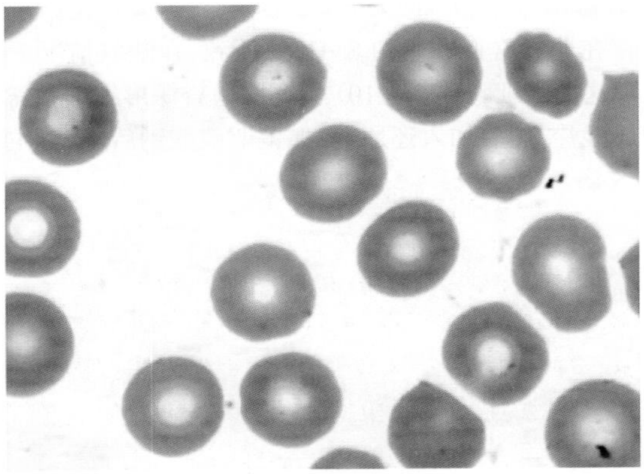

图 11-3　正常红细胞

各种病因作用于红细胞生理过程的不同阶段引起相应的病理变化，导致某些类型的贫血，红细胞产生特殊的形态变化，可以从染色的血涂片上红细胞的大小、形态、染色等方面反映出来。观察外周血红细胞形态是贫血诊断与鉴别诊断最基本的检查方法。国际血液学标准化委员会（ICSH）于 2015 年发表关于外周血细胞形态学特征的分类标准，其中对红细胞异常形态进行了较详细的阐述。

1. 红细胞大小异常

（1）小红细胞（microcyte）：直径＜6μm，正常人偶见。如果血涂片中出现较多染色过浅的小红细胞，提示血红蛋白合成障碍，可能由于缺铁引起，或者是珠蛋白异常引起的血红蛋白病（图 11-4）。遗传性球形红细胞增多症的小红细胞，其血红蛋白充盈良好，生理性中心浅染区消失。

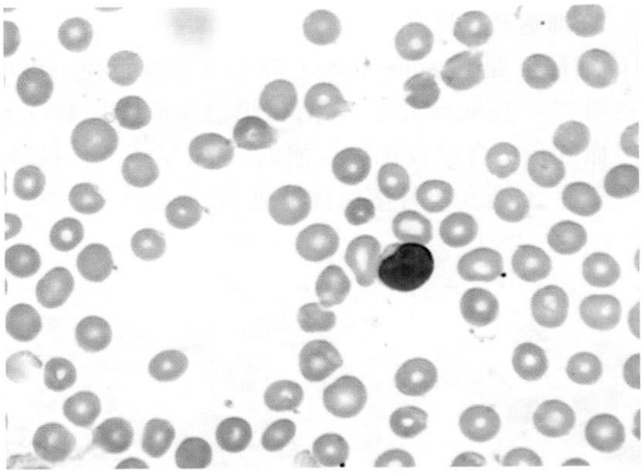

图 11-4　小红细胞

（2）大红细胞（macrocyte）：指直径＞10μm 的红细胞，见于溶血性贫血及巨幼细胞性贫血（图 11-5）。

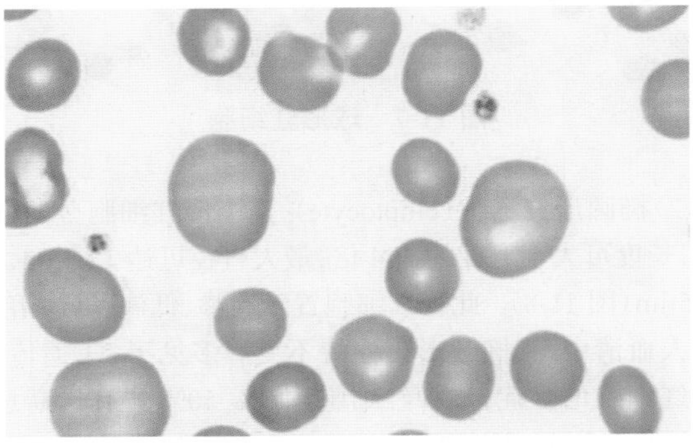

图 11-5　大红细胞

(3)巨红细胞(megalocyte)：直径>15μm，最常见于维生素 B_{12} 及叶酸缺乏所致的巨幼细胞性贫血。其胞体之所以增大，是因为缺乏上述因子，幼红细胞内 DNA 合成不足，导致其不能按时分裂。当这种幼红细胞脱核后，便成为巨红细胞(图 11-6)。如果涂片中同时存在分叶过多的中性粒细胞，则巨幼细胞性贫血可能性更大。

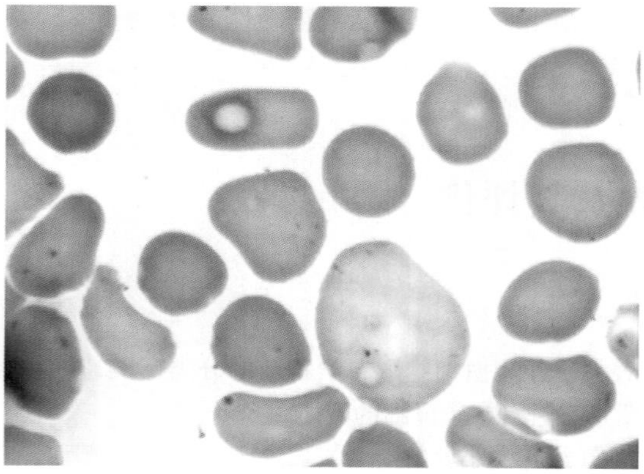

图 11-6 巨红细胞

(4)红细胞大小不均(anisocytosis)：是红细胞直径之间相差 1 倍以上而言。常见于严重的增生性贫血血涂片中，而在巨幼细胞性贫血时特别明显，这与骨髓造血功能紊乱有关。

2. **红细胞形态异常**

(1)球形红细胞(spherocyte)：球形红细胞直径小于正常，厚度稍增加，>2μm，无中心浅染区，形似球形(图 11-7)。细胞中心区血红蛋白含量较正常红细胞多，常见于遗传性球形红细胞增多症、自身免疫性溶血性贫血、异常血红蛋白病(HbS、Hb 病等)。

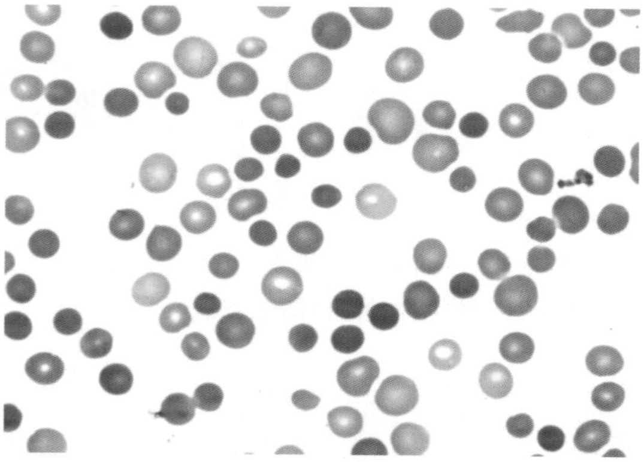

图 11-7 球形红细胞

(2)椭圆形红细胞(elliptocyte)：椭圆形红细胞呈卵圆形、杆形，长度可大于宽度的 3~4 倍，最大直径可达 12.5μm，横径为 2.5μm(图 11-8)。此种红细胞置于高渗、低渗、等渗溶液或正常人血清中，其椭圆形可保持不变。多见于：①遗传性椭圆形红细胞增多症，该种红细胞>25%~50% 才有诊断意义；②大细胞性贫血，可达 25%。

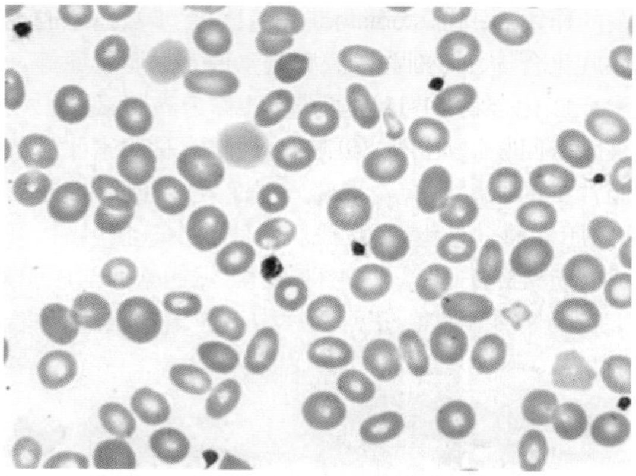

图 11-8 椭圆形红细胞

(3)靶形红细胞(target cell)：靶形红细胞直径比正常红细胞大，厚度变薄，中心部位染色较深，其外周为苍白区域，细胞边缘又深染，形如射出之靶(图 11-9)。靶形红细胞常见于：①地中海贫血及严重缺铁性贫血；②一些血红蛋白病(如 HbC、HbD、HbE 病等)；③肝病、脾切除后及胆汁淤积性黄疸等。

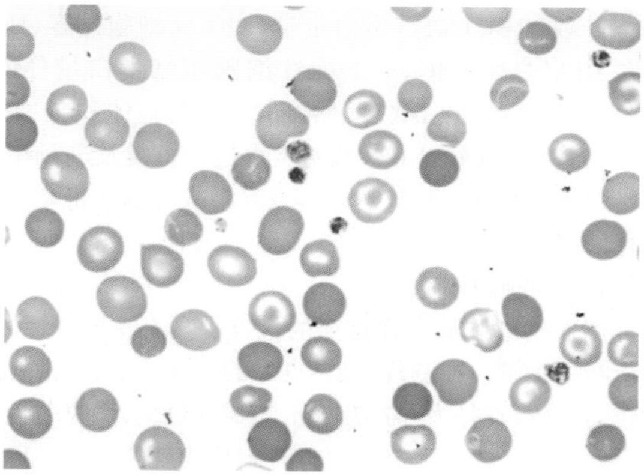

图 11-9 靶形红细胞

(4)镰形红细胞(sickle cell)：形如镰刀形，这是由于红细胞内存在着异常血红蛋白 S(HbS)所致，在缺氧情况下也可以出现这类红细胞(图 11-10)。因此，检查镰形红细胞需将血液制成湿片，然后加入还原剂，如偏亚硫酸钠后观察，主要见于 HbS 病。

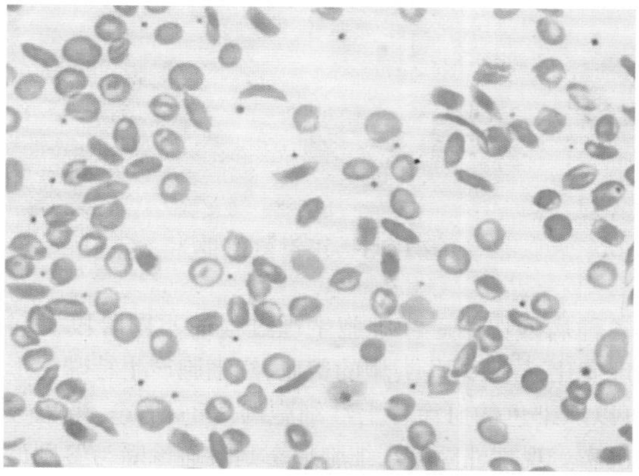

图 11-10 镰形红细胞

(5) 口形红细胞(stomatocyte)：红细胞中央有裂缝，中心苍白区呈扁平状，周围深染，犹如一个微张开口的嘴形或鱼口，正常人偶见(图 11-11)。增高见于：①遗传性口形红细胞增多症；②急性乙醇中毒；③少量见于弥散性血管内凝血。

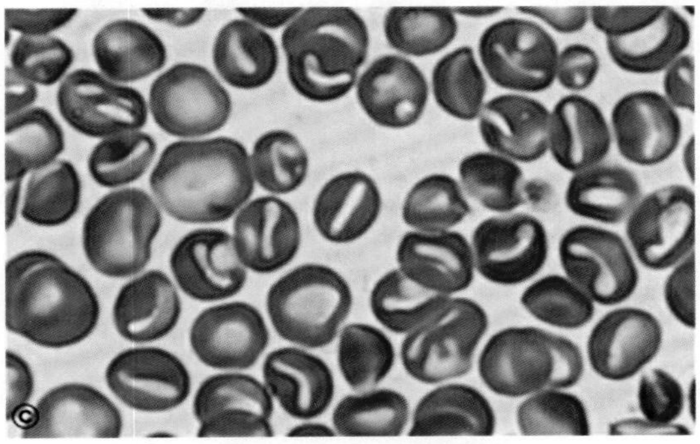

图 11-11　口形红细胞

(6) 棘形红细胞(acanthocyte)：一种带棘状的红细胞，棘呈针刺状或尖刺状，通常有 2~20 个不规则间隔的突起或针刺，其长短及大小不一(图 11-12)。见于：①棘细胞增多症(遗传性吐血浆 β 脂蛋白缺乏症)，可高达 70%~80%；②严重肝病或制片不当。

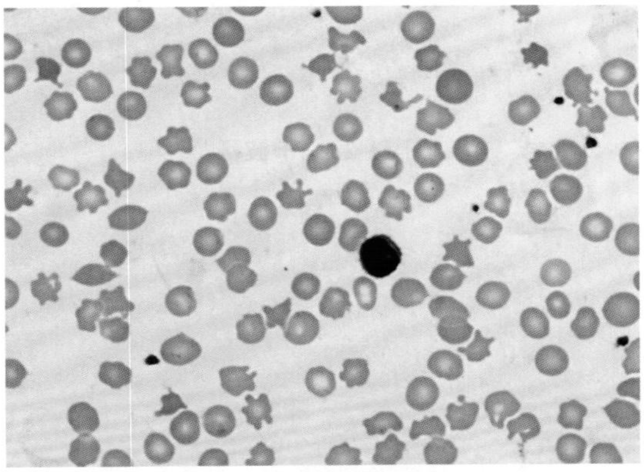

图 11-12　棘形红细胞

(7) 锯齿红细胞(crenated cell，echinocyte，burr cell)：也称毛刺细胞，形态和皱缩红细胞相似，是失去了圆盘形状，并覆盖着 10~30 个相当规则的短而钝或尖的突的红细胞(图 11-13)。主要见于尿毒症、微血管病性溶血性贫血、丙酮酸激酶缺乏症、阵发性睡眠性血红蛋白尿症(PNH)等。

(8) 裂红细胞(schistocyte)：为红细胞碎片或不完整的红细胞，大小不一，外形不规则，有各种形态，如棘形、盔形、三角形、扭转形等(图 11-14)。正常人血片中裂片红细胞小于 2%。增多见于弥散性血管内凝血、微血管病性溶血性贫血和心源性溶血性贫血等红细胞破碎综合征，其他见于化学中毒、肾功能不全、血栓性血小板减少性紫癜等。

(9) 泪滴形红细胞(dacrocyte)：红细胞呈泪滴形或梨形(图 11-15)。增多见于骨髓纤维化、地中海贫血、髓外造血等。

(10) 水泡细胞(blister cell)：红细胞中血红蛋白回缩到细胞的半边形成致密胞质，细胞其余部分则仅剩空的胞膜(图 11-16)。常见于葡萄糖 -6- 磷酸脱氢酶(G6PD)缺乏症(药物诱导的溶血)。

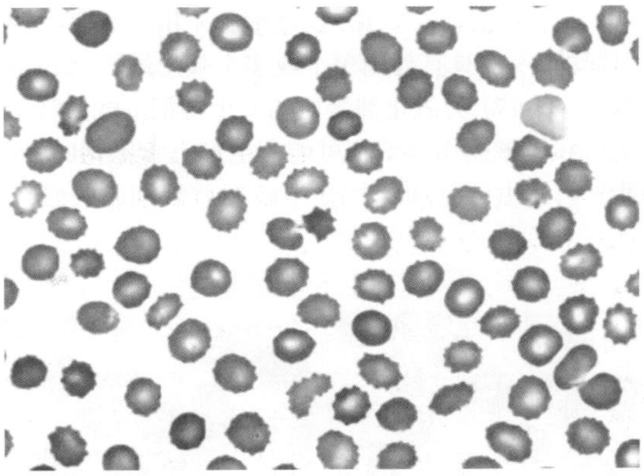

图 11-13　锯齿红细胞

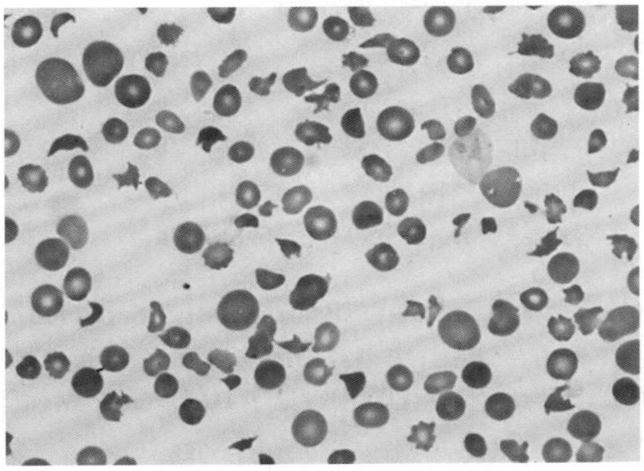

图 11-14　裂红细胞

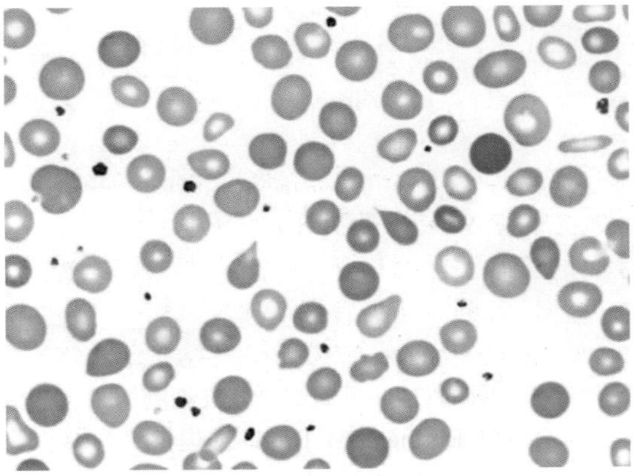

图 11-15　泪滴形红细胞

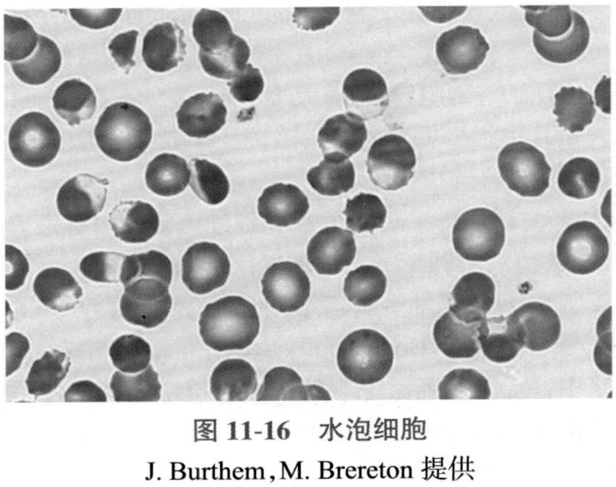

图 11-16　水泡细胞
J. Burthem，M. Brereton 提供

（11）咬痕细胞（bite cell）：咬痕细胞是由于脾脏去除海因小体引起的，一种具有外围单个或多个弧形缺失（被咬掉）的红细胞（图 11-17），为氧化剂溶血的一个特征。微血管病性溶血性贫血和机械损伤红细胞可能产生形态学上相同细胞（有角细胞），这是由于外周假性空泡破裂后红细胞膜融合而形成的。

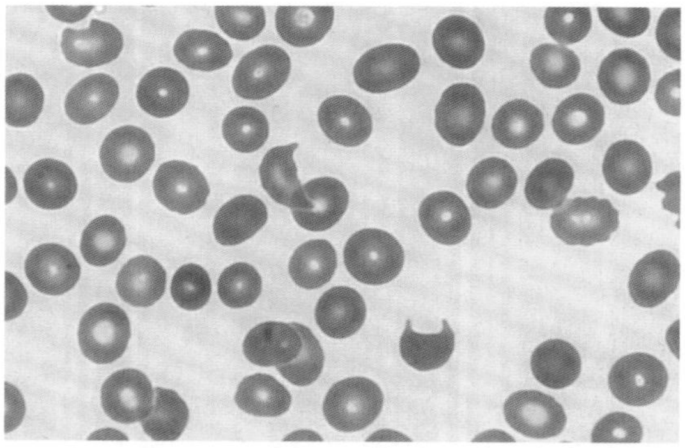

图 11-17 咬痕细胞
J. Burthem，M. Brereton 提供

（12）不规则收缩红细胞（irregularly contracted cell）：是小而浓染的红细胞，中央淡染区缺乏，但与球形红细胞相比，其形状不规则（图 11-18）。见于 G6PD 缺乏症、血红蛋白病。

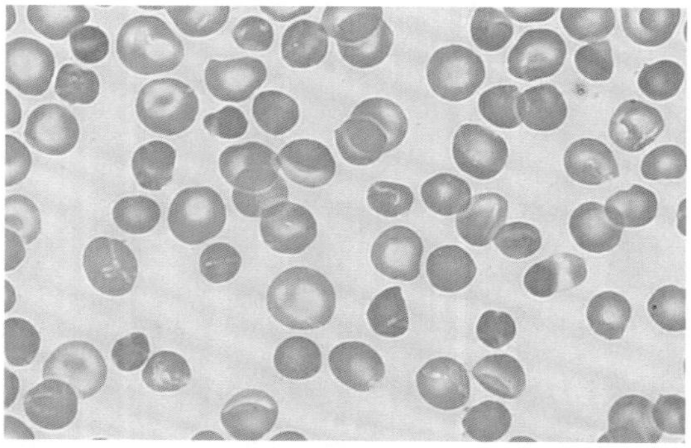

图 11-18 不规则收缩红细胞
J. Burthem，M. Brereton 提供

3. 红细胞结构异常

（1）嗜碱性点彩红细胞（basophilic stippling cell）：指在瑞氏染色条件下，胞浆内存在嗜碱性蓝黑色颗粒的红细胞，属于未完全成熟的红细胞，其颗粒大小不等、多少不均（图 11-19）。正常人血片中很少见到，在铅、铋、汞、锌中毒时增多，常作为铅中毒的诊断筛选指标。

（2）卡波环（cabot's ring）：成熟红细胞胞浆内有染成紫红色的细线性环，呈圆形或扭曲的 8 字形（图 11-20），可能是残留核膜所致，见于恶性贫血、溶血性贫血、铅中毒等。

（3）豪 - 焦小体（Howell-Jolly body）：位于成熟或幼稚细胞的胞浆中，呈圆形，直径约 1~2μm，紫红色，可为一个至数个，有可能是残留的核染色质微粒（图 11-21）。见于增生性贫血、脾切除后、巨幼细胞性贫血、恶性贫血等。

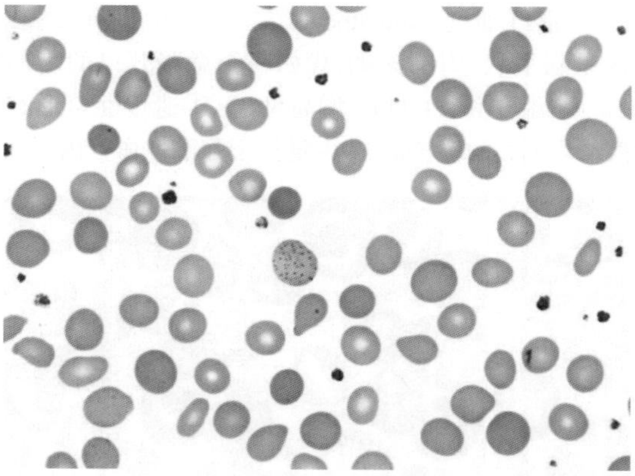

图 11-19 嗜碱性点彩红细胞

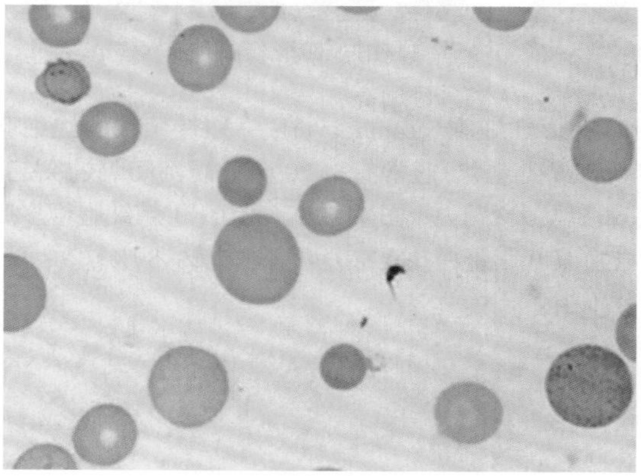

图 11-20 卡波环

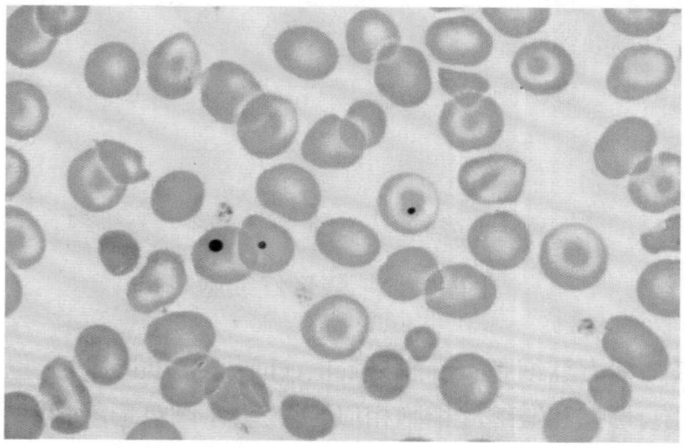

图 11-21 豪 - 焦小体

（4）有核红细胞（nucleated erythrocyte）：即幼红细胞（图 11-22），正常存在于骨髓中，外周血中不能见到。在溶血性贫血、急慢性白血病、红白血病时常见。

4. 红细胞内血红蛋白含量异常

（1）正常色素性红细胞（normochromic）：正常红细胞在瑞氏染色的血片中为淡红色圆盘状，中央有生理性淡染区，通常称为正色素性。除见于正常外，还见于急性失血、再生障碍性贫血和白血病等。

（2）低色素性红细胞（hypochromic）：红细胞的生理性中央浅染区扩大，甚至成为环圈形红细胞，提示其血红蛋白含量明显减少，常见于缺铁性贫血、地中海贫血、铁粒幼细胞贫血，某些血红蛋白病也常见到。

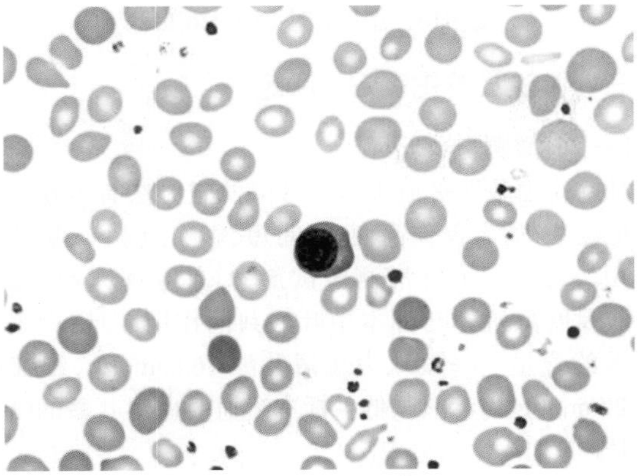

图 11-22　有核红细胞（中幼红）

(3) 高色素性红细胞（hyperchromic）：指红细胞内生理性中央浅染区消失，整个红细胞均染成红色，而且胞体也大，其平均红细胞血红蛋白量增高，但其平均红细胞血红蛋白浓度仍多属正常。最常见于巨幼细胞性贫血，也可见于球形红细胞增多症。

(4) 嗜多色性红细胞（polychromatic）：属于尚未完全成熟的红细胞，故细胞较大。由于胞浆中含有多少不等的碱性物质 RNA 而被染成灰蓝色。嗜多色性红细胞增多提示骨髓造血功能活跃，在增生性贫血时，尤其是溶血性贫血时最为多见。

二、铁代谢检查

（一）骨髓铁染色

缺铁性贫血患者骨髓单核 - 巨噬系统细胞的含铁血黄素多少可表明贮存铁的状况，骨髓穿刺后的骨髓小粒经普鲁士蓝染色染成蓝色颗粒，为细胞外铁，一般认为它是判断铁缺乏症的“金标准”。缺铁性贫血患者绝大多数细胞外铁表现为阴性。有核红细胞内蓝色铁颗粒为细胞内铁，缺铁性贫血患者细胞内铁明显减少或缺如，这种含铁颗粒的铁粒幼红细胞内铁颗粒数目甚少，体积较小。骨髓铁染色是诊断缺铁性贫血的一种直接而可靠的实验室检查方法。

缺铁性贫血经铁剂治疗后，细胞外铁增多，因此铁染色可作为诊断缺铁性贫血及指导铁剂治疗的重要方法。另外在铁粒幼细胞贫血、骨髓增生异常综合征时，可出现较多环铁粒幼红细胞，含铁粒幼红细胞也增多，其所含铁颗粒的数目也较多，颗粒也粗大，有时还可见铁粒红细胞。

参考范围：细胞内铁：铁粒幼红细胞 19%~44%；细胞外铁：(+)~(++)，大多为 (++)。由于各实验室的实验条件不同，参考范围也可有差异，应建立本实验室的正常值。

临床意义：

1. 缺铁性贫血时，骨髓细胞外铁明显减低，甚至消失；铁粒幼红细胞的百分率减低。经有效铁剂治疗后，细胞外铁增多。因此铁染色可作为诊断缺铁性贫血及指导铁剂治疗的重要方法，有人认为骨髓铁染色是缺铁性贫血诊断的“金标准”。

2. 铁粒幼细胞贫血时，出现较多环铁粒幼红细胞，铁粒幼红细胞也增多，其所含铁颗粒的数目也较多，颗粒也粗大，有时还可见铁粒红细胞。因此铁染色可作为诊断铁粒幼细胞贫血的重要方法。

3. 骨髓增生异常综合征时，铁粒幼红细胞的百分比可增高，其所含铁颗粒的数目可增多，环铁粒幼红细胞常见。在铁粒幼细胞难治性贫血，环铁粒幼红细胞在 15% 以上。

4. 非缺铁性贫血，如溶血性贫血、营养性巨幼细胞性贫血、再生障碍性贫血和白血病，细胞外铁正常或增高，细胞内铁正常或增高。

5. 感染、肝硬化、慢性肾炎或尿毒症、血色素沉着病及多次输血后，骨髓细胞外铁增加。

（二）血清铁蛋白测定

血清铁蛋白（SF）含量也能准确反映体内贮存铁情况，与骨髓细胞外铁染色具有良好的相关性，甚至血清铁蛋白反映体内贮存铁可能比后者更准确。血清铁蛋白减少只发生于铁缺乏症，单纯缺铁性贫血患者的血清铁蛋白一般在 10~20pg/ml 以下，而伴有慢性感染、活动性肝病、恶性肿瘤、组织破坏、甲状腺功能亢进或铁剂治疗后血清铁蛋白可正常或增高。血清铁蛋白的测定是诊断缺铁性贫血最敏感、可靠的方法。目前临床测定血清铁蛋白常用的方法是竞争性放射免疫法，血清铁蛋白商品试剂盒的质量是测定结果准确性的关键。

参考范围：正常成人为 14~300μg/L，小儿低于成人，青春期至中年，男性高于女性。

临床意义：

1. **降低**　见于缺铁性贫血早期、失血、营养缺乏和慢性贫血等。

2. **增高**　见于肝脏疾病、血色素沉着病、急性感染和恶性肿瘤等。

（三）红细胞碱性铁蛋白测定

红细胞碱性铁蛋白（EF）是幼红细胞合成血红蛋白后残留的微量的铁蛋白，与铁粒幼红细胞数量呈良好的平行关系。红细胞碱性铁蛋白对缺铁性贫血的敏感性低于血清铁蛋白，但红细胞碱性铁蛋白较少受某些疾病因素的影响。缺铁性贫血患者伴发慢性感染时血清铁蛋白正常或增高，而红细胞碱性铁蛋白则明显降低。红细胞碱性铁蛋白测定方法与血清铁蛋白类似，但测定影响因素相对较多，临床应用受到限制。

（四）血清铁、总铁结合力及转铁蛋白饱和度测定

1. **血清铁（SI）测定**　缺铁性贫血患者的血清铁明显减少，总铁结合力增高，转铁蛋白饱和度减低。血清铁、转铁蛋白饱和度受生理、病理因素影响较大，其敏感性、特异性均低于血清铁蛋白；总铁结合力较为稳定，但反映贮存铁变化的敏感性也低于血清铁蛋白。临床上这三项指标同时检测，对鉴别缺铁性贫血、慢性疾病引起的贫血和其他贮铁增多的贫血仍有价值。

参考范围：成年男性 11~30μmol/L，女性 9~27μmol/L。

临床意义：

(1) 血清铁均值为 20μmol/L，上限为 32μmol/L。初生 1 个月为 22μmol/L，比成人略高；1 岁后小儿时期约为 12μmol/L。血清铁经常变化，单项测定意义不大。

(2) 血清铁降低见于缺铁性贫血、失血、营养缺乏、发炎、感染和慢性病。

(3)血清铁增高见于肝脏疾病、造血不良、无效增生、慢性溶血、反复输血和铁负荷过重。

2. 血清总铁结合力测定 测定总铁结合力(total iron binding capacity，TIBC)需先测定血清铁，再于血清内加入已知过量铁溶液，使其与未饱和的转铁蛋白结合，再加入吸附剂，如轻质碳酸镁，去除多余的铁。按此法测定总铁结合力，再减血清铁，则为未饱和铁结合力(UIBC)。

参考范围：血清总铁结合力 48.3~68.0μmol/L。

临床意义：

(1)降低或正常见于肝脏疾病、恶性肿瘤、感染性贫血、血色素沉着病和溶血性贫血，显著降低见于肾病综合征。

(2)增高见于缺铁性贫血、红细胞增多症。

3. 转铁蛋白饱和度测定 转铁蛋白饱和度简称铁饱和度，可由计算得出：

$$\text{转铁蛋白饱和度(TS)(\%)} = (\text{血清铁} / \text{总铁结合力}) \times 100\% \quad \text{式 11-1}$$

参考范围：20%~55%(均值男性为 34%，女性为 33%)。

临床意义：

(1)降低见于缺铁性贫血(TS<15%)、炎症等。

(2)增高见于铁利用障碍，如铁粒幼细胞贫血、再生障碍性贫血；铁负荷过重，如血色素沉着病早期，贮存铁增加不显著，但血清铁已增加。

4. 转铁蛋白测定 转铁蛋白(serum transferrin)测定可采用多种方法，如免疫散射比浊法、放射免疫法和电泳免疫扩散法。免疫散射比浊法利用抗人转铁蛋白血清与待检测的转铁蛋白结合，形成抗原 - 抗体复合物，其光吸收和散射浊度增加，与标准曲线比较，可计算出转铁蛋白值。

参考范围：免疫散射比浊法 28.6~51.9μmol/L。

临床意义：

(1)降低见于肾病综合征、肝硬化、恶性肿瘤、炎症等。

(2)增高见于缺铁性贫血、妊娠。

5. 红细胞游离原卟啉(FEP)测定 缺铁性贫血患者由于铁缺乏，血红蛋白合成减少，造成红细胞内 FEP 蓄积，所以 FEP 可以间接反映铁的缺乏。FEP 对缺铁性贫血的敏感性仅次于血清铁蛋白和红细胞碱性铁蛋白(EF)，但是铅中毒、红细胞生成性卟啉病、骨髓增生异常综合征(MDS)等可见 FEP 增高，而红细胞游离原卟啉 / 血红蛋白的比值变化对诊断缺铁性贫血的敏感性比红细胞游离原卟啉高。红细胞游离原卟啉与锌离子结合生成锌原卟啉(ZPP)，缺铁性贫血患者锌原卟啉增高。红细胞内绝大部分原卟啉与锌离子络合成锌原卟啉(ZPP)，测定时 ZPP 可变成 FEP，两者意义相同。

参考范围：男性：FEP (0.78 ± 0.22) μmol/L [(43.4 ± 12.3) μg/dl] 红细胞；女性：(1.0 ± 0.32) μmol/L [(55.7 ± 17.0) μg/dl] 红细胞。

临床意义：

(1)FEP 或 ZPP 增高见于缺铁性贫血、铁粒幼细胞贫血，特别是铅中毒时增高显著，可能与铁络合酶被抑制，阻滞了铁的转运有关。另见于先天性铁络合酶缺陷症、无效造血和吡多醇缺乏症。

(2)FEP/Hb 比值更敏感，可作为鉴别参考。缺铁性贫血时 FEP/Hb>4.5μg/gHb；铅中毒时 FEP/Hb 更高。

三、叶酸及维生素 B_{12} 测定

(一) 叶酸测定

对巨幼细胞性贫血患者的叶酸测定方法有生物学法和放射免疫法，后者操作简便、时间短、影响因素少，更适合临床应用。有专门的叶酸测定试剂盒，其原理为用 ^{125}I 标记的叶酸及叶酸抗体与标本中叶酸共同作用，即用竞争法测定叶酸的含量。一般认为血清叶酸<6.8nmol/L，红细胞叶酸<227nmol/L 为叶酸减低。标本溶血对血清叶酸的结果影响较大。

必须注意的是，要同时测定血清和红细胞的叶酸，因为红细胞叶酸不受当时叶酸摄入情况的影响，能反映机体叶酸的总体水平及组织的叶酸水平。

参考范围：血清叶酸 13.6~47.5nmol/L(6~21ng/ml)，红细胞叶酸 226~1 359nmol/L(100~600ng/ml)。

临床意义：

1. 患者血清和红细胞的叶酸水平下降，红细胞与血清的叶酸浓度相差几十倍。身体组织内叶酸已经缺乏，但尚未发生巨幼红细胞贫血时，红细胞叶酸测定对于判断叶酸缺乏与否尤其有价值。

2. 在维生素 B_{12} 缺乏时，红细胞叶酸亦降低。

(二) 维生素 B_{12} 测定

维生素 B_{12} 测定方法与叶酸相似，常用竞争性放射免疫法。血清维生素 B_{12} 测定的影响因素较多，其特异性不及叶酸测定，应结合临床及其他检查综合分析判断是否存在巨幼细胞性贫血。

参考范围：78.3~738pmol/L(100~1 000pg/ml)。

临床意义：血清维生素 B_{12}<73.8~103.3pmol/L(100~140pg/ml)，见于巨幼细胞性贫血、脊髓侧束变性、髓鞘障碍症。

(三) 诊断性治疗试验

本法简单易行，准确性较高，对不具备进行叶酸、维生素 B_{12} 测定的单位可用以判断叶酸或维生素 B_{12} 的缺乏情况，从而达到诊断巨幼细胞性贫血的目的。方法是给患者小剂量叶酸或维生素 B_{12}，使用 7~10 日，观察疗效反应，若 4~6 天后网织红细胞上升，应考虑为相应的物质缺乏。本试验须注意饮食的影响。

小剂量叶酸对维生素 B_{12} 缺乏的巨幼细胞性贫血无效，而用药理剂量的叶酸有效，但同时可加重患者的神经系统症状，因为此时增加了造血系统对维生素 B_{12} 的利用，使维生素 B_{12} 更加缺乏。因此本试验不仅可用于诊断叶酸缺乏，还可与维生素 B_{12} 缺乏进行鉴别。

目前叶酸、维生素 B_{12} 检测已比较普及，所以诊断性治疗已经较少使用，而应该在治疗前进行检测，避免造成对诊断的干扰。

(四) 叶酸或维生素 B_{12} 吸收试验

叶酸、维生素 B_{12} 吸收试验用于检测患者对叶酸或维生素 B_{12} 的吸收功能，用核素 ^{3}H 标记的叶酸 40μg/kg，一次口服后肌注无标记叶酸 15mg，测定尿粪中的放射性，反映叶酸的吸收。给患者口服放射性核素 ^{57}Co 标记的维生素 B_{12} 0.5μg，

2小时后肌注未标记的维生素 B_{12} 1mg，收集24小时尿测定 ^{57}Co 排出量，反映维生素 B_{12} 的吸收。

参考范围：正常人从尿液中排出口服叶酸剂量的32%~41%；排出维生素 B_{12}>7%。

临床意义：叶酸吸收障碍者从尿液中排出<26%，粪中排出>60%。巨幼细胞性贫血者维生素 B_{12} 排出<7%，恶性贫血者<5%。

需要说明的是，由于目前叶酸、维生素 B_{12} 检测已比较普及，所以诊断性治疗、吸收试验均已较少使用。

四、显示溶血的一般检验

溶血性贫血有多种分类方法，根据起病的缓急和病程的长短分为急性型溶血性贫血和慢性型溶血性贫血；根据溶血发生的场所分为血管内溶血性贫血和血管外溶血性贫血；根据病因及发病机制分为红细胞内在因素异常引起的溶血性贫血和红细胞外在因素异常引起的溶血性贫血，前者多由先天遗传所致，后者为后天获得，因此也可分为先天性溶血性贫血和后天性溶血性贫血。溶血性贫血实验室检查可以分为两类：①反映红细胞过度破坏的指标；②反映代偿性红细胞生成加速的指标。

（一）细胞形态学检验

溶血性贫血外周血象特征为血红细胞数及血红蛋白量减少，网织红细胞明显增多，常至5%~25%，重者可达75%以上。因网织红细胞比成熟红细胞大，故MCV增高。血片上可出现幼红细胞、多染性或嗜碱性红细胞，红细胞内含豪-焦小体（H-J小体）、卡波环等。骨髓象表现为增生性特征，红系显著增生，粒红比值减低。红系增生以中幼红和晚幼红细胞为主，原红和早幼红细胞亦增多。幼红细胞比正常同阶段者稍大，此点与缺铁性贫血不同，但无巨幼红细胞。再生障碍危象者骨髓增生低下，全血细胞减少。

某些溶血性贫血在血涂片可见到特定的红细胞形态学改变（球形红细胞、靶形红细胞、裂片红细胞等）。

（二）血红蛋白释放检验

显示红细胞破坏后血红蛋白释放入血浆（血管内溶血），包括以下检验。

1. 血浆游离血红蛋白检测　红细胞在血管内破坏后，释放出的血红蛋白游离于血浆中，血浆呈粉红色，血浆游离血红蛋白定量增高。

参考范围：10~50mg/L（<50mg/L）。

临床意义：血管内溶血时血浆游离血红蛋白增高，如阵发性睡眠性血红蛋白尿症、阵发性寒冷性血红蛋白尿症、冷凝集素综合征、温抗体型自身免疫性溶血性贫血、行军性血红蛋白尿、微血管病性溶血性贫血、黑尿热等。血管外溶血时血浆游离血红蛋白正常，如遗传性球形红细胞增多症。

2. 血清触珠蛋白检测　血清触珠蛋白（Hp）是肝脏合成的一种α2-球蛋白，约占血浆总蛋白的1%。Hp减低是一个很敏感的血管内溶血的指标。血浆中一旦出现游离血红蛋白，立即与Hp结合成Hp-Hb复合物，此复合物分子大，不能由肾脏排出，迅速被带至肝脏间质细胞而被清除。急性溶血时Hp暂时（3~5天）减低，慢性溶血时Hp持续减低。

参考范围：700~1 500mg/L（200~1 900mgHb/L）。

临床意义：各种溶血都有血清Hp减低，严重者甚至测不出。肝病、传染性单核细胞增多症、先天性无触珠蛋白血症等亦有Hp减低。感染、创伤、肿瘤、红斑狼疮、类固醇治疗、肝外胆汁淤积性黄疸等可有Hp升高，此时如Hp正常，不能排除溶血。

3. 血浆高铁血红蛋白白蛋白检测　与Hp结合后血浆中剩余的游离血红蛋白可转变为高铁血红蛋白（MHb）。MHb再分解为高铁血红蛋白和珠蛋白，前者与血浆白蛋白结合形成高铁血红蛋白白蛋白（MHbAlb）。血中的MHbAlb是血管内溶血后在血浆中停留最久的来自血红蛋白的色素，持续存在数日，最后由肝细胞摄取、消除。它的出现表示严重的血管内溶血，只在Hp消失后出现。

正常结果：阴性。

临床意义：阳性表示严重血管内溶血，此时Hp已消耗殆尽。

4. 血浆血红蛋白结合蛋白减低　血红蛋白结合蛋白（Hx）是一种β1-球蛋白，由肝脏合成，可与溶血后形成的MHb结合成Hx-血红蛋白复合物，结果使Hx减低。Hx-血红蛋白复合物由肝脏间质细胞清除，其清除速度比Hp-Hb复合物慢。

5. 尿血红蛋白测定　如血浆中的游离血红蛋白超过肾阈（1.3g/L），血红蛋白可出现于尿中，形成血红蛋白尿。血红蛋白尿呈樱红色，酸性尿时，部分血红蛋白氧化为MHb，使尿呈棕黑色。血红蛋白尿通常只见于急性血管内溶血发作后1~2次尿中。尿镜检不见红细胞，但隐血试验阳性。

6. 尿含铁血黄素试验　血浆中的游离血红蛋白经过肾小管时被重吸收，在肾小管上皮细胞内分解成为含铁血黄素，尿沉渣内含有三价铁的含铁血黄素颗粒的上皮细胞，应用普鲁士蓝反应（Rous试验），使含铁血黄素的铁在酸性条件下与亚铁氰化钾形成蓝色的亚铁氰化铁。它是慢性血管内溶血的有力证据。急性溶血的最初几天可呈阴性，数日后转为阳性。

正常结果：阴性。

临床意义：血管内溶血，特别是慢性血管内溶血呈阳性，并持续数周。阴性不能排除血管内溶血；溶血初期，肾小管上皮细胞尚未充分将吸收的血红蛋白转变成含铁血黄素，并形成足够大的颗粒（直径>1μm才能在光镜下被看到）；含有含铁血黄素颗粒的上皮细胞需要一个衰老脱落的过程，因此溶血初期可呈阴性。

（三）胆红素代谢异常检验

1. 血清胆红素测定　红细胞被破坏后，血红蛋白经单核-巨噬细胞系统摄入、降解成珠蛋白和血红蛋白，血红蛋白再降解为一氧化碳、铁和胆绿素，后者再还原为胆红素，离开单核-巨噬细胞系统进入血液。胆红素与白蛋白结合成胆红素-白蛋白复合体，此即非结合胆红素。此种胆红素不能从肾脏排出，不出现于尿中，呈凡登白间接反应。当非结合胆红素流经肝脏时，被肝细胞摄取，复合体分离，胆红素部分与葡萄糖醛酸等结合成为葡萄糖醛酸胆红素，此即结合胆红素。此种胆红素经胆道排入肠中，如因胆道或肝内梗阻而反流入血，则呈凡登白直接反应。

急性溶血时，大量非结合胆红素不能被肝脏充分处理，血清胆红素增高，凡登白间接反应呈强阳性；慢性溶血时肝脏可以充分处理胆红素，胆红素增高不如急性明显或不增高。因此，血清胆红素增高不是溶血性贫血的敏感指标，不增高不能排除溶血，因健全的肝脏可以处理4倍于正常量的胆红素。原来有严重贫血的患者发生溶血时，胆红素产量明显低于无贫血者，可能及时被肝脏所处理而不出现血清胆红素增高。

2. 粪、尿中的尿胆原、尿胆素测定 结合胆红素经胆道进入肠道，还原为尿胆原。尿胆原大部分由粪便排出（每日67~472μmol，即40~280mg），尿胆原小部分重吸收入血后，一部分经肝脏处理（肠肝循环），另一部分由尿排出（0~6μmol，即0~3.5mg）。尿胆原无色，与空气接触氧化后变为橘黄色的尿胆素。

急性溶血时，由粪、尿排出的尿胆原增多（可达5~10倍或更多）；慢性溶血时，肝脏可以充分处理重吸收入血的尿胆原，致使尿胆原不增高。粪中的尿胆原的增高要比尿中尿胆原增高为早，且较为恒定，但受肝脏和消化道功能及肠内菌群（应用抗生素等）的影响。

（四）其他检验

1. 红细胞寿命测定 正常红细胞寿命为120天，用放射性铬（^{51}Cr）标记红细胞的半衰期（$T_{1/2}$）为22~30天，溶血性贫血的$^{51}Cr\ T_{1/2}<14$天。

2. 血浆乳酸脱氢酶 红细胞破坏时，红细胞内的LDH1、LDH2释放入血，使血浆乳酸脱氢酶增高。

五、自身免疫性溶血检验

（一）抗球蛋白试验

温抗体型自身免疫性溶血性贫血患者血清用多抗性抗球蛋白抗体进行抗球蛋白试验（Coombs test）。

原理：抗球蛋白试验是诊断自身免疫性溶血性贫血最重要的试验。抗球蛋白试验分为直接试验（直接反应）和间接试验（间接反应）。直接试验的目的是检查红细胞表面的不完全抗体。表面附有相应抗原的红细胞与不完全抗体结合之后称为致敏红细胞。经盐水洗涤过的致敏红细胞在盐水介质中不发生凝集，加入抗球蛋白血清后出现凝集，此即抗球蛋白直接试验阳性。间接试验的目的是检查血清中存在游离的不完全抗体。先用Rho（D）阳性O型（或与被检者血型同型）的正常人红细胞吸附血清中存在的游离不完全抗体（亦称致敏红细胞），致敏红细胞经盐水洗涤后加入抗球蛋白血清，如出现凝集，即为抗球蛋白间接试验阳性。

正常结果：直接、间接试验均呈阴性。

临床意义：抗球蛋白直接试验阳性证明红细胞上有不完全抗体或补体，间接试验阳性证明血清中存在不完全抗体或补体。抗球蛋白试验阳性见于自身免疫性溶血性贫血、药物免疫性溶血性贫血及同种免疫性溶血性贫血。

对于自身免疫性溶血性贫血，若用特异性抗体，IgG和补体C3d都出现阳性的病例有67%，单独IgG或C3d出现阳性的病例分别有20%或13%。本病患者的血清常有低滴度的游离抗体，其中80%的免疫球蛋白是IgG，也有的含有IgA、IgM和补体。补体和免疫球蛋白一起协同作用，引起红细胞溶解。事实上，溶血的严重程度同补体和IgG的浓度直接相关。虽然在常规试验中，不检测IgA、IgM，但它们是实际存在的，只要应用合适的试剂，它们是可以被检测出来的。当然，本病的血清学检查还存在许多问题，例如，被自身抗体包被的患者红细胞，可受到来自自身抗原表达的干扰；血清中的自身抗体可能被误认为是一种基本的异常抗体。

抗球蛋白试验的半定量测定（自身抗体的滴度积分）是红细胞致敏程度的半定量指标。它与疾病严重程度的关系在个体间无比较意义，但在同一个体随访中有自身对照价值，可作为随访病情变化的参考指标。

间接抗球蛋白试验检测患者血清中有无游离抗体或补体，可以间接估计体内抗红细胞抗体或补体的数量，似与预后有关。诊断价值不如直接抗球蛋白试验。应用胰蛋白酶或菠萝蛋白酶处理正常人O型红细胞，再与患者血清进行凝集试验，可提高阳性率。

实际上，对于直接试验阳性并有溶血者，其间接试验有可能呈阴性，这是由于抗体与红细胞亲和力强，无多余的抗体游离于血清中。直接试验阳性者不一定发生溶血，这是由于抗体数量少，不足以引起溶血。

（二）冷凝集试验

冷凝集素综合征患者血清中存在冷凝集素（IgM），在低温（0~4℃）时使自身红细胞、O型红细胞或受检者同型红细胞发生凝集，当温度上升（37℃）后，凝集现象消失。

由于抗体IgM与之发生反应的I或i血型抗原在不同个体的红细胞上多少不一，进行此试验时，同一患者的血清与不同正常人的O型红细胞做混合试验，所得的抗体效价可以不一样，故重复冷凝集试验时，每次最好都用同一正常人的红细胞作为抗原。

临床意义：稀释血清在4℃观察凝集效价，正常人效价一般为1∶16~1∶8，效价<1∶64。冷凝集素的效价大多很高，常>1∶1 000，可高达1∶100 000以上。原发性和继发于慢性淋巴细胞白血病、淋巴瘤、系统性红斑狼疮等冷凝集素综合征患者的冷凝集素效价可高达1∶500 000，甚至更高。并发支原体肺炎者的冷凝集素效价常较低，最高不超过1∶4 000~1∶1 000。正常血清的冷凝集素效价一般<1∶40。4℃时冷凝集素效价高不一定提示有溶血反应，如果30℃效价仍较高，则有更大的临床意义。对有明显的红细胞冷凝集和溶血而冷凝集素效价较低者，应进行不同温度（4℃、室温、32℃、37℃等）下的冷凝集素效价测定。低效价的本病患者血清在较高温度，甚至37℃仍有凝集红细胞作用。

六、珠蛋白合成异常实验室检查

（一）血红蛋白电泳

血红蛋白电泳（hemoglobin electrophresis）是利用各种血红蛋白（包括正常和异常血红蛋白）等电点不同的原理，在一定pH缓冲液中各带不同电荷及总电荷，缓冲液pH大于等电点，则血红蛋白带负电荷，反之则带正电荷。将去除杂质（细胞膜、基质蛋白及脂溶性物质）的血红蛋白液点于浸在特定缓冲液中的支持介质上，置电泳仪内，经一定电压和时间电泳，各种血红蛋白的泳动方向和速度不同，有可能分出各自的区带。采用不同的缓冲液、支持介质、电泳仪和方法的分辨力不同。

参考范围和临床意义：

1. pH 8.5 TEB **缓冲液醋酸纤维膜电泳**　适合检出 HbA（血红蛋白 A）、HbA_2（血红蛋白 A2）、HbS、HbC（血红蛋白 C）、HbF（胎儿血红蛋白）不易与 HbA 分开，HbH（血红蛋白 H）与 Hb Bart 快速泳向阳极，应再选择 pH 6.5 缓冲液醋酸纤维膜电泳进行鉴别。在 pH 8.6~9.0 碱性缓冲液电泳中，泳速快的血红蛋白带在前，从阴极泳向阳极。正常人参考范围 HbA 96%~98%，HbA_2 1.2%~3.5%，HbF 1%~2%。

2. pH 6.5 **磷酸盐缓冲液醋酸纤维膜电泳**　特别适合用于分离 HbA 与 Hb Bart 和 HbH。现常用 pH 6.0~6.2 枸橼酸盐缓冲液琼脂电泳，可以区分 HbS 与 HbD 和 HbG，HbC 与 HbE 和 O-Arab。

（二）抗碱血红蛋白检测

抗碱血红蛋白检测，又称碱变性试验（alkali denaturation test），胎儿血红蛋白（HbF）具有抗碱和抗酸作用。待检的溶血液与 NaOH 溶液混合，加半饱和磷酸铵，过滤去除变性血红蛋白，取上清液于 540nm 处检测 HbF 浓度，并计算其百分率。

参考范围：2 岁以后至成人<2.5%。

临床意义：

1. 地中海贫血 HbF 增加，持续性胎儿血红蛋白症 HbF 高至 100%。

2. 某些疾病时 HbF 相对增加，包括恶性疾病，如放射治疗后骨髓纤维化、恶性肿瘤骨髓转移、急性或慢性白血病、浆细胞瘤、再生障碍性贫血、纯红细胞再生障碍性贫血、阵发性睡眠性血红蛋白尿症（paroxysmal nocturnal hemoglobinuria，PNH）、未治疗恶性贫血等。

3. 孕妇和新生儿期 HbF 增加是生理性的。

（三）HbF 酸洗脱法检测

胎儿血红蛋白具有抗碱和抗酸作用，其他血红蛋白则不能。将血片与酸性缓冲液孵育 5 分钟，流水冲洗，待干后，用 0.5% 伊红液染色，含 HbF 的红细胞呈红色，含其他血红蛋白的红细胞呈苍白色，计数 500 个红细胞中染成红色细胞的百分率。

参考范围：成人含 HbF 的红细胞约占 1%，新生儿占 80%~90%。

临床意义：

1. 重型地中海贫血大多数红细胞染成红色，轻型只有少数。

2. 胎儿向母亲输血，母血中含 HbF 的红细胞增多。

3. 遗传性胎儿血红蛋白持续综合征染成红色的细胞占 100%。

（四）异丙醇沉淀试验

在含有异丙醇（isopropanol）的 0.1mol/L 的 Tris/HCl pH 7.4 缓冲液中，不稳定血红蛋白珠蛋白肽链容易解裂，不稳定血红蛋白在 10 分钟内出现混浊，20 分钟开始出现绒毛状沉淀，同时进行对照试验。

结果：正常人呈阴性。

临床意义：不稳定血红蛋白（包括 HbH）于 20 分钟内沉淀逐渐增加，甚至呈絮状或粗颗粒状，但血液中含有 HbF 和 HbE 可出现假阳性。

（五）热变性试验

又称热不稳定试验（heat instability test），用以检测不稳定血红蛋白。先洗涤红细胞，制备溶血液，于磷酸盐缓冲液中 50℃孵育约 1 小时，不稳定血红蛋白容易裂解沉淀，计算其沉淀率，同时进行对照试验。

参考范围：正常<1%。

临床意义：同异丙醇沉淀试验。

（六）红细胞包涵体试验

红细胞包涵体试验（Heinz body forming test）用以检测不稳定血红蛋白，其变性珠蛋白肽链沉淀成包涵体。血片用 1% 甲基绿或 1% 煌焦油蓝染色，在 37℃孵育 2 小时，计算含包涵体的红细胞数。包涵体散布在红细胞膜上，分别似紫红色或蓝绿色小点。

结果：正常人呈阴性。

临床意义：

1. 不稳定血红蛋白的变性珠蛋白肽链沉淀成包涵体，在多数红细胞中查见。

2. HbH 病的 α 珠蛋白肽链合成不足，β 珠蛋白肽链形成四聚体沉淀成包涵体，30% 以上红细胞可查出。包涵体还见于因 α 珠蛋白肽链形成包涵体的重型 β 地中海贫血、G6PD 缺陷和化学药物中毒者。

（七）HbA_2 微柱层析试验

血红蛋白有不同的等电点，在 pH 7.0 中性溶液中，血红蛋白带正电荷，被微柱的阴离子交换树脂 DEAE 纤维素吸附，利用不同的洗脱液对不同的血红蛋白组分依次洗脱。不同的 pH、离子强度洗脱液、柱体交换剂、样品的容积、微柱的尺寸、流速都会影响分辨结果。目前常用 Tris/HCl 缓冲系统和甘氨酸缓冲系统。

参考范围：HbA_2 占 1.2%~3.5%。

临床意义：

1. 轻型 β 地中海贫血 HbA_2 常增高，HbA_2 微柱层析法比光密度法、电泳洗脱法准确，醋酸纤维膜电泳法和微柱层析法不能分辨 HbC 与 HbA_2，当出现地中海贫血时，要采用不同的缓冲液系统电泳，或特别的层析分离技术。

2. 利用层析法可提纯某种血红蛋白。

（八）肽链分析

血红蛋白珠蛋白肽链经尿素或对氯汞苯甲酸（PCMB）破坏空间结构改变，前者可使血红蛋白中的二硫键还原，后者与珠蛋白肽链中的半脱氨酸的—SH 基结合，裂解成肽链亚单位，通过电泳分别查出不同肽链。

参考范围：HbA 裂解后可泳出 4 条带，分别为 β、HbA、HbA_2、α 带。

临床意义：

1. 电泳出现异常条带，提示存在异常血红蛋白。

2. 肽链合成速率检测对地中海贫血的诊断具有参考价值。

3. 肽链结构分析用酶法裂解肽段，经层析或高压电泳得出肽图，与正常对照，用氨基酸自动分析仪测定其氨基酸序列。

4. 限制性内切酶片段长度多态性（RFLP）从病者白细胞、妊娠 8~10 周绒毛滋养细胞或羊水细胞中提取 DNA，用一种或几种限制性内切酶消化，与核素探针杂交自显影，取得 RFLP 图谱，发现其变异。

5. 聚合酶链反应（PCR）扩增结合等位特异寡核苷酸（ASO）探针杂交诊断法是目前采用的最常用的诊断 α 地中海贫血或 β 地中海贫血的方法。

七、补体敏感性增高试验

（一）酸化血清溶血试验

酸化血清溶血试验（acidified-serum hemolysis test），又称 Ham 试验（Ham test），是诊断阵发性睡眠性血红蛋白尿症（paroxysmal nocturnal hemoglobinuria，PNH）的最基本的试验。可采用去纤维蛋白、肝素、草酸盐、枸橼酸盐或 EDTA 抗凝血，患者红细胞于 37℃与正常或自身的酸化后的血清（pH 6.5~7.0）作用，发生溶血，血清中补体致敏的患者，红细胞能被酸化后血清所溶解，特异性强。

结果：正常人呈阴性。

临床意义：

1. 只有酸化血清溶血试验阳性，PNH 的诊断才能成立，具有特异性，是国内外公认的 PNH 的确诊试验。但会产生假阴性，应强调方法标准化，要与阴性对照。用光电比色法，一般 PNH 患者的溶血度在 10% 以上，阳性率为 78%~80%。本试验加入氯化镁后，进一步激活补体，使试验的敏感度增加。

2. 红细胞生成障碍性贫血（CDA 型）可有酸化血清溶血试验阳性。溶血的原因是在酸化血清的情况下，多数红细胞膜上有与抗原和补体相结合的 IgM 抗体。

3. 球形红细胞在酸化血清内可呈假阳性。

（二）蔗糖溶血试验

蔗糖溶血试验（sucrose lysis test）为简易重要的筛选试验，选用等渗的蔗糖溶液，加入与 PNH 患者同血型的新鲜血清和患者的红细胞混悬液，经孵育后，患者红细胞膜存在缺陷，容易被补体激活，蔗糖溶液加强补体与红细胞的结合，发生程度不同的溶血（溶血率为 10%~80%）。

结果：正常人呈阴性。

临床意义：PNH 患者试验为阳性。本试验对 PNH 的敏感性最高，但特异性稍差，白血病、骨髓硬化也可出现假阳性。溶血度>10% 才肯定属阳性。

（三）热溶血试验

原理同酸化血清溶血试验，利用患者自身血清中的补体和葡萄糖，经孵育使糖分解酸化，使补体敏感细胞溶解。

结果：正常人呈阴性。

临床意义：阳性见于 PNH。但本试验敏感性较差，且缺乏特异性，除 PNH 患者外，酶缺乏性溶血性贫血和遗传性球形红细胞增多症患者亦可呈阳性，故该试验可作为 PNH 的初筛试验。

（四）蛇毒溶血试验

蛇毒因子通过某种血清因子可在液相激活中经替代途径激活补体。蛇毒溶血试验（venom hemolysis test）多采用纯化眼镜蛇毒。PNH 患者的红细胞补体系统经蛇毒激活后，促使溶血发生，出现阳性结果。可作为筛检试验。

结果：正常人呈阴性。

临床意义：本试验的阳性率与酸化血清溶血试验结果近似，在一定程度上更能反映 PNH Ⅲ型细胞的多少。本试验的阳性率与酸化血清溶血试验相似，为 78%~80%。

（五）补体溶血敏感试验

观察患者红细胞被溶解所需要的补体量，从而测得受检红细胞对补体的敏感程度，并进行 PNH 红细胞分群研究。周凤兰等先后报道正常人红细胞补体溶血敏感性（CLS）为 6.3~8.3，并认为观察Ⅰ型细胞与Ⅱ型或Ⅲ型细胞的 CLS 比值更有意义。

1989 年，国内学者进一步将每型红细胞所占百分比与 CLS 试验结果结合考虑，提出补体溶血敏感性分值（CLSS）的计算公式，并按 CLSS 的多少将 PNH 分为 3 组：第 1 组 CLSS>300 分，全部是频发型与偶发型；第 2 组 CLSS 为 200~300 分，多为偶发型，也有少数频发型；第 3 组 CLSS<200 分，均为不发型。CLSS 可作为患者血红蛋白尿发作情况及病情的观察指标，也可作为药物治疗的疗效评价指标。

（六）免疫学标记

PNH 患者细胞的主要缺陷是糖磷脂酰肌醇（GPI）连接蛋白的缺失，可用特异性强的抗体（常常是单克隆抗体）与之结合。现多用荧光标记，可直接检测这类胰蛋白的多少，也有助于诊断方法的改进，如用流式细胞仪分析 CD55、CD59、FLAER。

PNH 患者的红细胞做补体溶血敏感试验，同时用流式细胞仪分析红细胞表面的 PI 连接蛋白的量，可以看出两者有较好的平行关系，对补体最敏感的Ⅲ型细胞膜蛋白缺失最严重或完全缺失，补体敏感性接近正常的Ⅰ型细胞则膜蛋白没有明显减少，补体敏感性介于中间的Ⅱ型细胞的膜蛋白量居中。用本法不仅可以查出胰蛋白的缺失程度，而且也能得知某种缺失程度的细胞所占的百分数。用补体溶血敏感试验查不出膜蛋白缺陷的 PNH 患者，用本法可以检出，因此认为本法是更为敏感的检测手段。应用本法需注意的是：① PI 连接蛋白的缺失不一定总是与补体敏感性同步；②红细胞的 DAF 在正常情况下也为数不多，因此，若抗体不强，则不易区分 DAF 是正常还是减少（特别是轻度减少）；③有个别 PNH 患者的红细胞及中性粒细胞上的人衰变加速因子（DAF）及乙酰胆碱酯酶（AchE）均正常。故应用本法时，最好能检测几种 PI 连接蛋白，特别要包括 MIRI 及淋巴细胞因子抗原 -3（LFA-3）。

八、红细胞膜缺陷检验

（一）红细胞渗透脆性试验

红细胞渗透脆性试验（osmotic fragility test）是测定红细胞在不同浓度的低渗盐水溶液内所能承受的吸水膨胀能力，主要受红细胞表面积与体积比值的影响。盐水溶液中 NaCl 的浓度为9.0g/L、7.5g/L、6.5g/L、6.0g/L、5.5g/L、5.0g/L、4.0g/L、3.5g/L、3.0g/L、2.0g/L和1.0g/L。根据溶血百分率，反映红细胞表面积与体积的比值，比值越大，抵抗力越大，脆性越降低，反之则越增高。

参考范围：正常红细胞开始溶血的浓度为0.44%~0.42%（NaCl溶液），完全溶血的浓度为0.34%~0.32%（NaCl溶液）。与正常对照相差（提高）0.4g/L（NaCl）以上即为阳性，表示渗透脆性增大。

临床意义：遗传性球形红细胞增多症（hereditary spherocytosis，HS）的红细胞表面积/体积比值低，因此，渗透脆性增高。HS的红细胞开始溶血的浓度多为0.52%~0.72%。典型的HS球形红细胞的渗透脆性增高，但20%~25%的HS没有大量的典型球形红细胞，渗透脆性试验可以正常或只轻度增加。另外，观察渗透脆性曲线形态也有帮助，HS红细胞常呈曲线左移或曲线出现拖尾现象。

细胞渗透脆性的增高程度与球形红细胞的数量成正比，与血红蛋白浓度无关。再生障碍性贫血危象或合并缺铁时，脆性也相应降低。极少数典型HS渗透脆性试验正常，原因可能与球形红细胞显著脱水有关，处于脱水状态的红细胞渗透脆性降低。

渗透脆性增高也见于椭圆形红细胞增多症。脆性降低见于胆汁淤积性黄疸、珠蛋白生成障碍性贫血、靶形红细胞增多症、缺铁性贫血和脾切除术后。

（二）红细胞渗透脆性孵育试验

原理与红细胞渗透脆性试验相似，但以磷酸盐缓冲系配成pH 7.4系列低渗盐水溶液。所用血液标本量少（血：试剂＝1：100），以减少血液对渗透压和离子强度的影响，并经37℃孵育24小时，以消耗红细胞的ATP和能量。此后再与系列低渗盐水混合，经定温、定时后，选540nm光电比色，绘制曲线，得出中间脆性（50%溶血度）。

参考范围：曲线呈乙字形，上下对称。中间脆性为0.465%~0.590%（4.65~5.90g/L NaCl溶液）。

临床意义：红细胞经孵育后再做渗透脆性试验可以提高敏感性。

1. 遗传性球形红细胞增多症和椭圆形红细胞增多症中间脆性增加在6.0g/L（NaCl）以上。本法较敏感，结合自身溶血试验对轻型者尤有价值。

2. 丙酮酸激酶缺乏症等酶缺陷性溶血性贫血者孵育脆性亦增加。

（三）酸化甘油溶血试验

当甘油存在于低渗溶液氯化钠磷酸盐缓冲液时，酸化甘油溶血试验（acidified glycerol lysis test）可延迟水分子进入红细胞出现溶血的时间。与渗透脆性试验相同，溶血率容易被测定，系按光密度减至50%所需时间（AGLT50）计算，正常与球形红细胞易于区别。

参考范围：正常成人、新生儿和脐血AGLT50>30分钟。

临床意义：

1. 遗传性球形红细胞增多症AGLT50为25~150秒。

2. 肾衰竭、慢性白血病、自身免疫性溶血性贫血或妊娠期妇女AGLT50亦出现减少。

（四）自身溶血试验及其纠正试验

本试验原理与红细胞渗透脆性孵育试验相似，常作为溶血性贫血有用的筛选试验。不加低渗盐水，观察加纠正物和不加纠正物（以生理盐水代替）的红细胞在自身血浆中的溶血度。红细胞对阳离子的转运常需能量，经孵育后的红细胞消耗能量，ATP储备量减少，钠离子在细胞内储积，细胞体积增大而易于破裂。

参考范围：48小时内不加纠正物的溶血度<3.5%，加葡萄糖溶血度<1.0%，加ATP溶血度<1.0%。

临床意义：

1. 正常血液37℃孵育24~48小时，无溶血或甚少溶血，但有膜缺陷的患者糖代谢消耗增加，钠离子经细胞膜而积聚，除非加纠正物，自身溶血增加。

2. 戊糖旁路代谢缺陷，如G6PD缺乏症者血标本不加葡萄糖，自身溶血仅轻度增加，并能被葡萄糖纠正。

3. 获得性溶血性贫血或自身溶血试验的结果常各有不同，对诊断无多大帮助。自身免疫性溶血性贫血标本未加葡萄糖，自身溶血轻度增加，加葡萄糖无预示价值。阵发性睡眠性血红蛋白尿本试验通常在正常范围。

4. 在药物中毒或红细胞代谢有还原缺陷时，Heinz小体或高铁血红蛋白增加，自身溶血试验可出现阳性结果，正常红细胞孵育48小时产生高铁血红蛋白<4%，无Heinz小体出现，但不稳定血红蛋白症高铁血红蛋白和Heinz小体都增加。

红细胞自身溶血及纠正（加糖或ATP）试验既往被认为是诊断HS的一个敏感方法，现在认为它并不比红细胞渗透脆性孵育试验敏感。其他的试验，如酸化甘油溶血试验等目前临床也较少应用。

九、红细胞酶缺陷检验

（一）高铁血红蛋白还原试验

亚硝酸盐作用于红细胞可使血红蛋白变成高铁血红蛋白（MetHb），MetHb在NADPH作用下通过亚甲蓝的递氢作用还原为亚铁血红蛋白（红色）。G6PD缺乏的红细胞由于NADPH生成减少，MetHb不被还原或还原速度显著减慢，仍保持MetHb的褐色。通过颜色的变化来反映红细胞G6PD活性。

结果判断：G6PD活性正常，还原率在75%以上（脐血在78%以上）；中间缺乏值：31%~74%（脐血为41%~77%）；严重缺乏值：30%以下（脐血为40%以下）。

此试验简单易行，筛查G6PD缺乏敏感性。但特异性稍差，如果存在血红蛋白H、不稳定血红蛋白病、NADH-MetHb还原酶缺乏、高脂血症、巨球蛋白血症或标本不新鲜等，可出现假阳性结果。

（二）荧光斑点试验

G6PD在催化G-6-P生成6-PGA的同时，使NADP转变为NADPH，反应形成的NADPH在长波紫外光下可发出可见的荧光，G6PD缺乏时则上述反应速率减慢或不能进行，NADPH生成量减少或缺如，因此出现荧光延迟或不出现荧光。

结果判断：G6PD活性正常：10分钟内出现荧光；中间缺乏值：10~30分钟之间出现荧光；严重缺乏值：30分钟仍不出

现荧光。此方法是国际血液学标准化委员会（ICS）推荐用于筛查G6PD缺乏的方法，具有较好的敏感性和特异性。缺点是对试剂的要求较高，目前国内已有试剂盒供应。

（三）氮蓝四唑纸片法

NADPH通过1-甲氧吩嗪二甲基硫酸盐（M-PMS）的递氢作用，使浅黄色的氮蓝四唑（NBT）还原成紫色的物质。G6PD缺乏的红细胞由于NADPH生成不足，NBT不能还原，故可根据颜色的变化判断G6PD活性。

结果判断：G6PD活性正常：滤纸片呈紫蓝色；中间缺乏值：滤纸片呈淡紫蓝色；严重缺乏值：滤纸片仍呈红色。此方法的敏感性和特异性也较好，且试剂易得，但靠肉眼辨色判断结果，影响因素较多。

（四）红细胞G6PD活性定量测定

1. WHO推荐的Zinkham法通过测定NDAP还原为NADPH的速率，可换算出G6PD的活性。由于G6PD催化所生成的6-PGA（6-磷酸葡萄糖酸）在6-PGD（6-磷酸葡萄糖脱氢酶）催化的反应中被进一步氧化，使未被还原的NADP进一步被还原。此法又有所谓“一步法”之称，即此法并非仅仅测定G6PD本身的活性，它同时还包括了6-PGD活性，因此，此法测定的G6PD结果同时受6-PGD的影响，但由于遗传性6-PGD极罕见，测出的结果基本上可代表G6PD活性，故临床上仍可应用此法检测G6PD活性。

正常值：37℃，(12.11 ± 2.09) IU/gHb。

2. **ICSH推荐的Glock法与McLean法** 此法又有“二步法”之称，原理与WHO推荐的方法大致相同，与“一步法”不同的是，同时测定总酶活性及6-PGD活性。G6PD活性是通过总酶活性减去6-PGD活性后得到的，是真正的G6PD活性。但此法也有缺点，如果患者的G6PD活性极低，则“二步法”就不如“一步法”。

正常值：37℃，(8.34 ± 1.59) IU/gHb。

实际在检测红细胞G6PD活性时，经常碰到的一个问题是急性溶血期由于年轻红细胞增多，G6PD活性可能有假性增加，而不能真实反映红细胞的G6PD活性。在急性溶血期，如G6PD活性正常而高度怀疑为G6PD缺乏所致，应采用下列方法以确定有无G6PD缺乏：①全血高速离心沉淀后，取底层红细胞测G6PD活性，如受检者底层红细胞G6PD活性明显低于正常对照的底层红细胞，则可诊断为G6PD缺乏；②低渗处理红细胞，测低渗处理后的溶血液G6PD活性，如明显降低，亦可诊断为G6PD缺乏；③急性溶血后2~3个月复查G6PD活性，反映患者真实的G6PD活性，如在急性溶血期G6PD活性正常，而在溶血后两三个月复查G6PD活性降低，亦可诊断为G6PD缺乏。

（五）变性珠蛋白小体（Heinz小体）试验

G6PD缺乏，红细胞易氧化变性，变性珠蛋白在红细胞内沉淀，用结晶紫活体染色或相位差显微镜检查，可见红细胞上有蓝色颗粒。正常人红细胞一般不具有Heinz小体，但Heinz小体对G6PD缺乏的诊断并不具有特异性，它也可见于其他原因引起的溶血。

第四节 贫血的分类及诊断原则

一、贫血的分类

引起贫血的病因十分广泛，为了便于鉴别诊断，学者们根据血液检查结果，从多个角度对贫血进行了分类，目前大致有4种分类法。当然，由于分类角度不同，同一种贫血可有多种不同的名称。

（一）按病因分类

贫血从病因学可分为红细胞生成不足及消耗过多两大类（表11-1）。

（二）按骨髓病理形态分类

1. **增生性贫血** 如缺铁性贫血、急慢性失血性贫血、溶血性贫血、继发性贫血。

2. **巨幼细胞性贫血** 如缺乏叶酸、维生素B_{12}；某些无效性红细胞生成伴有巨幼样红细胞贫血。

3. **增生不良性贫血** 如原发性及继发性再生障碍性贫血。

（三）按红系病理变化分类

1. **红细胞膜异常** 多为溶血性贫血，多有形态异常，如遗传性球形红细胞增多症、遗传性椭圆形红细胞增多症。

2. **红细胞胞质异常**

（1）铁代谢异常，如缺铁性贫血。

（2）血红蛋白的异常：如高铁血红蛋白血症、硫化血红蛋白血症。

（3）珠蛋白合成异常：如珠蛋白生成障碍性贫血、异常血红蛋白病。

（4）酶的异常：如丙酮酸激酶缺乏症、葡萄糖-6-磷酸脱氢酶缺乏症，多为溶血性贫血。

3. **红细胞核代谢异常**

（1）叶酸、维生素B_{12}缺乏，导致巨幼细胞性贫血。

（2）病态红细胞生成，多核红细胞，且为奇数核，一个红细胞内的多个核大小不均、成熟程度不同，巨大红细胞等，表明DNA复制紊乱，多见于恶性疾病，如骨髓增生异常综合征（MDS）、各种白血病。

（四）按红细胞指数分类

现代血细胞分析仪可以同时给出平均红细胞容积（MCV）、平均红细胞血红蛋白量（MCH）、平均红细胞血红蛋白浓度（MCHC）及红细胞体积分布宽度（RDW），按这几个指标及红细胞的形态可以将贫血分为不同的类型。

1. 根据成熟红细胞大小分类，如表 11-2。

2. 根据 MCV 和 RDW 的密切关系，用 MCV 和 RDW 来确定贫血的类型（表 11-3）。

3. 根据红细胞的形态确定贫血的类型。制备完整的染色良好的血涂片，镜下认真观察红细胞的形态，并进行相应计数，可判断出贫血的类型（表 11-4）。

表 11-1　贫血的病因分类

	病因	疾病
红细胞生成不足		
	造血原料缺乏	铁或维生素 B_6 缺乏 叶酸、维生素 B_{12} 缺乏
	骨髓造血功能衰竭	原发性再生障碍性贫血 继发性再生障碍性贫血
	继发性贫血	慢性肝脏疾病 慢性肾脏疾病，如肾性贫血、缺乏促红细胞生成素（EPO）的贫血 恶性肿瘤，如各种白血病、恶性肿瘤致骨髓病性贫血 内分泌疾病，如垂体、肾上腺、甲状腺等疾病 慢性感染、炎症
红细胞消耗过多		
	丢失过多	急性失血，血容量减少 慢性失血，多为缺铁性贫血
	破坏过多（溶血性贫血）	
	红细胞内在缺陷	膜缺陷性溶血性贫血，如遗传性球形红细胞增多症 红细胞酶缺乏，如 G6PD 缺乏症 珠蛋白合成异常，包括量异常（地中海贫血）和质异常（异常血红蛋白病） 阵发性睡眠性血红蛋白尿症
	红细胞外来因素	免疫性溶血性贫血 机械性溶血性贫血 其他原因引起的溶血性贫血

表 11-2　根据成熟红细胞大小的贫血分类

贫血的类型	MCV/fl	MCH/pg	MCH/%	病因
正细胞贫血	80~94	26~32		失血、急性溶血、再生障碍性贫血、白血病
小细胞低色素贫血	<80	<26	<31	缺铁性贫血、慢性失血
单纯小细胞贫血	<80	<26	31~35	感染、中毒、尿毒症
大细胞贫血	>94	>32	32~36	维生素 B_{12}、叶酸缺乏

表 11-3　根据 MCV 和 RDW 的贫血分类

RDW（参考值 11.5%~14.5%）	MCV/fl		
	［增加、大细胞（>94）］	正常（80~94）	［降低、小细胞（<80）］
增加	巨幼细胞性贫血 铁粒幼细胞贫血 骨髓增生异常综合征 化疗后	早期缺铁 免疫性溶血 骨髓病性贫血 混合型贫血	缺铁性贫血 红细胞碎片
正常	骨髓增生异常综合征 再生障碍性贫血 肝脏病	急性失血 酶缺陷 急性溶血	骨髓增生低下 地中海贫血

表 11-4 根据红细胞形态确定贫血的类型

形态异常	主病	其他疾病
小细胞低色素红细胞	缺铁、珠蛋白生成障碍性贫血	慢性病贫血、铁粒幼细胞贫血
大红细胞	叶酸及维生素 B_{12} 缺乏	骨髓纤维化、自身免疫性溶血
粒细胞分叶过多症	叶酸及维生素 B_{12} 缺乏	肾衰竭、缺铁、慢性粒细胞白血病、先天性粒细胞分叶过多症
泪滴状红细胞（有核）	骨髓纤维化	肿瘤骨髓转移、巨幼细胞性贫血、重型珠蛋白生成障碍性贫血
小球形红细胞	自身免疫性溶血、遗传性球形红细胞增多症	微血管性溶血性贫血、低磷酸盐血症
靶形红细胞	珠蛋白生成障碍性贫血、HbC 危病、肝脏病	缺铁、脾切除术后
椭圆形红细胞	遗传性椭圆形红细胞增多症	缺铁、骨髓纤维化、巨幼细胞性贫血
棘形红细胞	肾衰竭	丙酮酸激酶缺陷

二、贫血的诊断原则

贫血诊断的过程中，必须遵循：①确定有无贫血；②贫血的严重程度；③确定贫血的类型和原因。因为贫血是许多疾病的一种症状，原因较为复杂。因此，对任何贫血患者的诊断，病因学诊断尤为重要，只有纠正或治疗引起贫血的基本疾病，才能解决根本问题。贫血的严重性主要取决于引起贫血的基本疾病。基本疾病重要意义远超过贫血的程度。早期的结肠癌或白血病患者的贫血可能是轻度的；钩虫病或痔出血引起的贫血可能是重度的，但对患者来说，前者的严重性远远超过后者。

（一）确定有无贫血

通常根据 RBC、Hb 和 HCT 以确定有无贫血，其中又以 Hb 和 HCT 最常用，并应参照公认的贫血诊断标准。

成人诊断标准：男性成人 Hb<120g/L 或 125g/L；女性成人 Hb<100g/L 或 Hb<110g/L，孕妇 Hb<100g/L 或 105g/L。同时，成年男性 HCT<0.4，成年女性 HCT<0.35，可作为诊断贫血的标准。

中华儿科学会血液学组于 1982 年制订并经 1988 年修改的小儿贫血诊断标准为：出生 10 天内新生儿 Hb<145g/L，10 天 ~3 个月婴儿因生理贫血等因素影响，贫血难以确定，暂以 3 个月 ~ 不足 6 岁小儿 Hb<110g/L，6~14 岁 <120g/L，作为诊断贫血的标准。

（二）确定贫血严重程度

1. 成人贫血严重程度标准 极重度<30g/L；重度 30~60g/L；中度 60~90g/L；轻度 90~120g/L。

2. 小儿贫血严重程度的标准 极重度 Hb<30g/L，红细胞 $<1\times10^{12}$/L；重度 Hb 30~60g/L，红细胞 $(1\sim2)\times10^{12}$/L；中度 Hb 60~90g/L，红细胞 $(2\sim3)\times10^{12}$/L；轻度 Hb>90~120g/L（6 岁以上），90~110g/L（6 岁以下），红细胞 $(3\sim4)\times10^{12}$/L。

（三）确定贫血类型

根据 RBC 计数、HCT、Hb 计算出红细胞指数 MCV、MCH 及 MCHC，结合 RDW 及红细胞形态确定贫血的类型。

在实际工作中，染色良好的血涂片，镜下认真观察红细胞的形态，常常对于初步判断贫血的类别具有重要的意义（表 11-4）。

（四）寻找贫血的病因

1. 深入了解病史和仔细进行体格检查，包括饮食习惯史、药物史、血红蛋白尿史、输血史、家庭成员贫血史、地区流行性疾病（甲状腺功能减退、葡萄糖 -6- 磷酸脱氢酶缺乏症、疟疾史）等，体格检查中注意肝、脾、淋巴结肿大、紫癜、黄疸等。

2. 根据 MCV、MCH、MCHC 和 RDW 等指数，结合血涂片中血细胞的形态学改变，可得出诊断线索。结合病史，多数贫血诊断并不困难。

3. 骨髓检验。骨髓检验对了解贫血发生的原因和机制很有必要，如骨髓造血功能状况是增生或下降，各系统有核细胞百分率、粒红比例是否正常，有核细胞是否减少，淋巴细胞、组织细胞、浆细胞、嗜酸性粒细胞或嗜碱性粒细胞百分率是否正常，有无异常细胞出现等。除骨小粒涂片外，最好从骨髓不同部位同时取病理活检，并根据需要进行特殊组织化学染色。

4. 特殊检测。根据需要选择某些确诊试验，如了解铁的贮存，血清铁蛋白检测和骨髓涂片进行铁粒染色较为重要。诊断地中海贫血可选用血红蛋白电泳检测，但要分析病理基因，则应选择分子生物学方法；怀疑自身免疫性溶血性贫血，应选择抗球蛋白试验等。

5. 其他检查。贫血常可由非血液系统疾病，如消化系统或泌尿系统肿瘤引起，虽然贫血不重，但病情可能很严重，需要慎重选择其他检查。

总之，贫血诊断的病因学是建立在正确的贫血分类的基础上的。根据贫血的分类原则，常采用图 11-23 的诊断思路进行贫血的检查与诊断，首先以网织红细胞为鉴别点，高者多属于各类溶血性贫血或伴溶血的其他疾病，网织红细胞未明显增高的可以按照红细胞的参数分为大细胞性、正细胞性及小细胞性贫血，再结合相关贫血检查进一步进行诊断与鉴别诊断。

对于溶血性贫血，则需要进行溶血性质的鉴别及溶血病因的诊断：

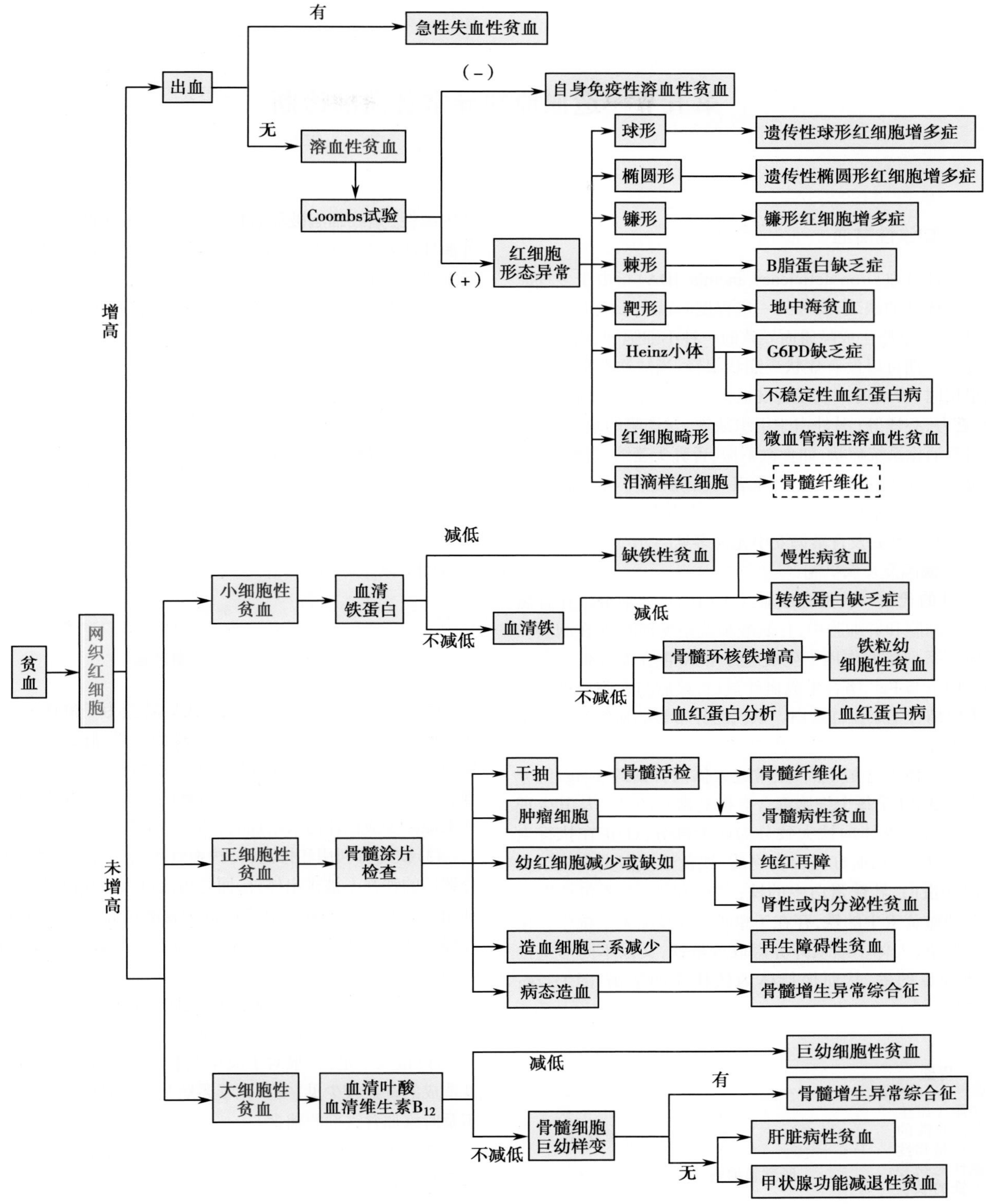

图 11-23　贫血分类及诊断思路

1. **确定有无溶血性贫血**　溶血性贫血是由于先天性或获得性因素使红细胞过早地破坏，存活期缩短，并经单核吞噬细胞系统被清除。先天性溶血性贫血者红细胞本身膜、酶和血红蛋白有缺陷，引起红细胞破坏；获得性溶血性贫血者，由于红细胞外在因素，如免疫性、药物性、生物性和阵发性睡眠性血红蛋白尿症等导致红细胞被破坏。

2. **确定血管内或血管外溶血**　两者鉴别有时相当困难，严重的溶血两者常同时存在，血管外溶血比血管内溶血更为常见。

3. **寻找溶血的原因**　病史要注意患者的性别、年龄、种族、职业、病史、饮食和药物史、家族遗传病史、妊娠史、旅行史等。体检中注意贫血的程度、黄疸及肝、脾的大小等。

第五节 造血原料异常贫血的诊断

一、缺铁性贫血

缺铁性贫血（iron deficiency anemia，IDA）指由于多种原因造成人体铁的缺乏，发展到一定程度时就会影响血红蛋白的合成，使红细胞生成障碍而导致的一种小细胞、低色素性贫血。贫血早期可以没有症状或症状很轻，当缺铁严重或病情进展很快时，可出现一般慢性贫血症状，如皮肤和黏膜苍白、头晕、乏力、心悸等；另外由于组织缺铁、含铁酶的缺乏，临床上可出现消化系统症状，如食欲不振、舌乳头萎缩、胃酸缺乏、异食癖，以及神经系统症状，严重者可出现反甲。缺铁性贫血是贫血疾病中最常见的一种，可发生于各年龄组，女性多于男性，在婴幼儿、孕妇及育龄妇女中尤为多见。

（一）病因及发病机制

1. 铁的代谢 铁是合成血红蛋白的重要成分。在骨髓的有核红细胞和肝细胞中，甘氨酸和琥珀酰辅酶 A 在胞质和线粒体一系列酶的作用下生成原卟啉Ⅸ，再在血红蛋白合成酶的作用下与 Fe^{2+} 络合生成血红蛋白，最后与在胞质中合成的珠蛋白结合生成血红蛋白。铁代谢异常影响血红蛋白的正常合成过程。

铁在人体内含量不高，正常成人体内含铁约 3~4g，但分布极为广泛，几乎每个细胞都含有极其微量的铁。从其生理功能角度可以把体内铁大致分为两大部分：①正在执行生理功能的铁：包括血红蛋白类物质、铁黄素蛋白类物质以及血浆转铁蛋白、乳铁蛋白中的铁；②贮存铁：主要包括铁蛋白和含铁血黄素中的铁，存在于单核 - 巨噬细胞系统中。在正常情况下，人体不断从外界摄取少量铁，又以不同形式排出大致等量的铁，从而保持体内铁代谢的平衡（图 11-24、图 11-25）。

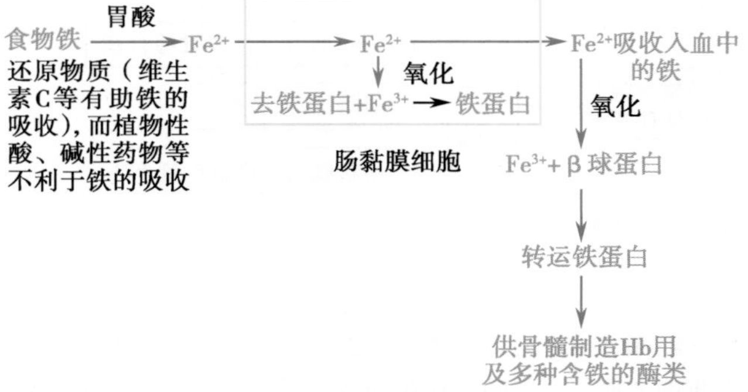

图 11-24 铁吸收与转运

（1）铁的来源与吸收：在正常情况下，体内代谢的铁有两个来源：①外源性：一般成人每日从食物中吸收约 1mg 的铁；②内源性：是红细胞破坏后释放的铁，被人体循环利用，约为外源性铁的 15~20 倍。由食物来源的铁主要在十二指肠和空肠上端以二价铁离子的形式被主动吸收。维生素 C 和许多还原剂有助于铁的吸收，而植物性酸、碱性药物等不利于铁的吸收。

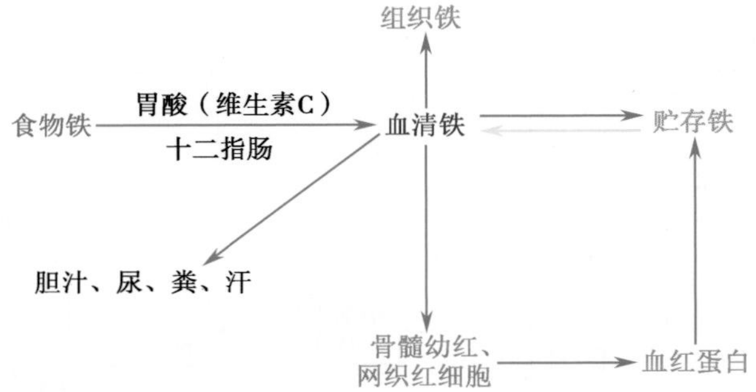

图 11-25 铁代谢过程

（2）铁的运输及利用：铁被吸收后转变为三价铁离子，与血浆转铁蛋白结合，经血液循环运送到骨髓、肝、脾及其他需铁组织，用以合成血红蛋白及多种含铁酶类，多余的铁在肝、脾、骨髓等处以铁蛋白和含铁血黄素的形式贮存起来，当人体铁来源减少或机体需求增加时，即可动员利用。

（3）铁的再利用和排泄：体内血红蛋白等含铁类物质代谢分解后的铁并不被排出体外，而是再次进入铁代谢过程，循环利用。只有少量的铁随衰老脱落的胃肠道黏膜上皮细胞、胆汁经粪便排出体外，经皮肤、尿液等途径也可以丢失极少量的铁，妇女由月经排出较多的铁。

2. 病因 缺铁的原因很多，大体归属摄入不足、吸收不良、需要增加和丢失过多 4 个方面。

（1）摄入不足：一般对于成年人来说单纯由于食物中缺乏铁造成的贫血较少见，主要见于婴幼儿，长期母乳或人工喂养不及时添加含铁剂的辅食。

（2）铁吸收不良：包括胃肠道手术和吸收不良综合征，肠道吸收不良也是缺铁的常见原因。

（3）需要增加：主要包括青少年和孕妇，此期间由于生长发育，铁的需要量增加，饮食中摄入的铁可能不足。

（4）丢失过多：主要为男性胃肠道的慢性失血、女性月经过多丢失。成人最常见的胃肠道出血的原因包括溃疡、裂孔疝、胃炎、钩虫病、痔疮或胃肠道肿瘤。尽管多数情况下失血量较小，但日积月累就可以造成缺铁性贫血。

3. 发病机制 缺铁性贫血是体内慢性渐进性缺铁的发展结果。体内的这种慢性缺铁称为铁缺乏症，按病程可以分为三个阶段（表 11-5）：①贮存铁减少期：是铁缺乏的早期阶段，此时仅有贮存铁减少，血红蛋白和血清铁正常；②缺铁性红细胞生成期：除了贮存铁减少或缺乏，随着缺铁加重，骨髓、肝、脾等贮铁器官中的铁蛋白和含铁血黄素消失，血清铁开始下降，转铁蛋白饱和度降低，但仍无贫血；③缺铁性贫血期：骨髓幼红细胞可利用铁减少，红细胞数下降，开始多呈正细胞正色素性贫血，表现为轻度贫血，为早期缺铁性贫血；随着骨髓幼红细胞可利用铁缺乏，红细胞及血红蛋白进一步下降，各种细胞含铁酶亦渐减少或缺乏，同时骨髓代偿性增生，出现明显的小细胞低色素性贫血，即典型的缺铁性贫血，此时血清铁明显降低，甚至缺如，转铁蛋白饱和度也明显下降，表现出相应的贫血症状和体征。

表 11-5　铁缺乏症分期铁代谢特点

分期	骨髓内铁	骨髓外铁	SF（血清铁蛋白）	SI（血清铁）	TIBC（总铁结合力）	TS（转铁蛋白饱和度）	FEP（红细胞内游离原卟啉）	贫血	小细胞低色素
储存铁减少期	正常	减少	↓	正常	正常	正常	正常	无	无
缺铁性红细胞生成期	减少	减少	↓	↓	↑	↓	↑	无	无
缺铁性贫血	缺乏	缺乏	↓	↓	↑	↓	↑	轻～中度	有

（二）临床表现

缺铁性贫血发生一般是一个慢性过程，由于机体的代偿能力可以掩盖症状。最常见的临床表现为乏力、心悸、易怒及头痛。某些症状可能是因为含铁的酶或蛋白的功能障碍引起，如头痛、感觉异常及舌烧灼感等。异食癖是缺铁性贫血的典型表现，嗜食异物，如土块、食盐、纸板等。缺铁性贫血的常见体征有面色苍白、舌炎、口腔炎等，也可见反甲，少数患者可出现脾脏轻度肿大。

（三）实验室检查

1. 细胞形态学检查

(1) 血象：患者贫血程度不一，轻者可为正细胞正色素性贫血，重者呈典型的小细胞低色素性贫血，MCV、MCH、MCHC 均下降，且血红蛋白浓度的减少较红细胞计数的减少更为明显。

血涂片染色检查，红细胞体积偏小、大小不均、着色较浅、中心浅染区扩大（图 11-26），贫血严重者仅见红细胞胞质边缘一圈红色，呈环形；可以见到椭圆形红细胞、靶形红细胞及形状不规则的红细胞。引起小细胞低色素性贫血的机制有人认为是血红蛋白合成减少和幼红细胞的异常额外分裂所致，而红细胞大小不均及形态异常在缺铁性贫血早期正细胞正色素性贫血时即可出现。除了红细胞呈小细胞低色素性外，还可出现中性粒细胞增多、血小板较小而数量多等特点。

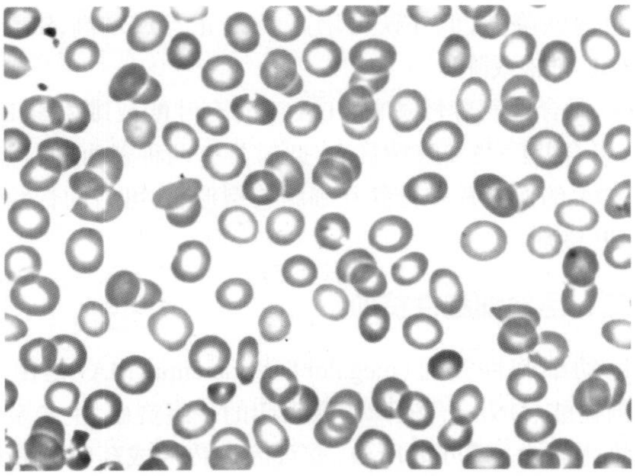

图 11-26　缺铁性贫血红细胞形态

红细胞体积分布宽度（RDW）是反映红细胞大小不均一性的指标，可以用于缺铁性贫血的诊断、鉴别诊断及疗效观察；现代血细胞分析仪可直观显示红细胞大小的分布情况，IDA 直方图特征为曲线波峰左移，峰底变宽，显示小细胞不均一性。

(2) 骨髓细胞形态学检查：缺铁性贫血患者呈增生性贫血骨髓象，增生程度和粒红比例差异较大，严重缺铁时骨髓各阶段的幼红细胞较正常小，浆量变少且边缘不完整，呈“核老质幼”型（图 11-27）。骨髓铁染色对 IDA 的诊断更为重要，骨髓外铁即含铁血黄素减少或缺如是其特点，是诊断 IDA 的敏感可靠的指标。需要注意治疗予以的铁剂可以影响检测结果。IDA 的骨髓 PAS 染色（糖原染色）可以呈现一定程度的弱阳性，需要注意与 MDS 鉴别。

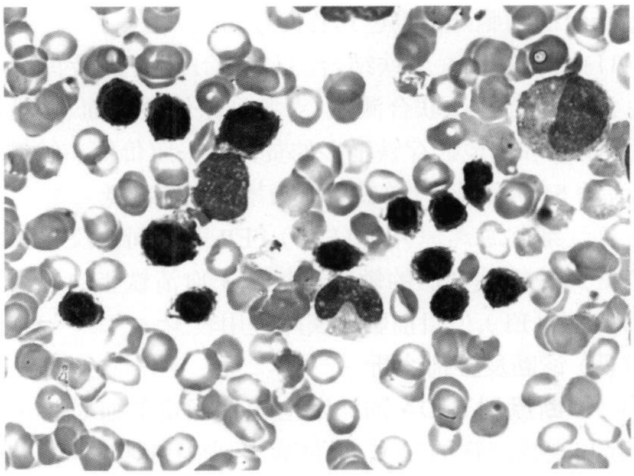

图 11-27　缺铁性贫血骨髓象

(3) 骨髓活检：HGF（苏木素 - 姬姆萨 - 酸性品红）染色下骨髓切片示增生明显活跃，以红系细胞增生为著，粒红比例降低或倒置。中、晚幼红细胞增生明显增加，常成簇、成片存在。红系发育异常的红细胞表现为幼红细胞体积小、核染色质紧密、多核、核畸形、固缩，胞浆少而蓝，边缘不规则，易与淋巴细胞混淆，但淋巴细胞核染色质较均匀、核圆、胞浆嗜碱性。

粒细胞和巨核细胞系统无明显改变。在钩虫导致的缺铁性贫血患者中嗜酸性粒细胞比例可达20%以上，甚至可见轻度基质水肿，呈胶状变性，考虑与营养不良导致的动用骨髓内脂肪有关。网状细胞中含有一些细胞碎片，说明有无效红细胞生成。一般Gomori（骨型碱性磷酸酶）染色及Masson染色阴性，细胞内外铁染色阴性。

但是由于骨髓活检切片中细胞不像涂片那样展开，所以观察红系细胞形态改变并没有骨髓涂片那样细致，但铁染色更能反映骨髓的真实情况。

2. 铁代谢检查

(1) 骨髓铁染色：细胞外铁染色一般认为是判断铁缺乏症的"金标准"，缺铁性贫血患者绝大多数细胞外铁表现为阴性。缺铁性贫血患者细胞内铁明显减少或缺如（图11-28）。经铁剂治疗后，细胞外铁增多，因此铁染色可作为诊断缺铁性贫血及指导铁剂治疗的重要方法。

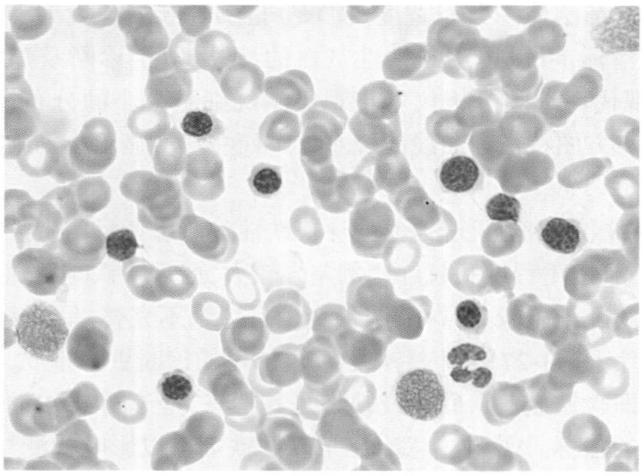

图 11-28 缺铁性贫血骨髓铁染色

(2) 血清铁蛋白（SF）：SF含量也能准确反映体内贮存铁情况，与骨髓细胞外铁染色具有良好的相关性。

(3) 血清铁（SI）、总铁结合力（TIBC）及转铁蛋白饱和度（TS）：这些指标往往联合测定，对鉴别缺铁性贫血、慢性疾病引起的贫血和其他贮存铁增多的贫血有一定价值。缺铁性贫血患者的SI明显减少，总铁结合力增高，TS减低。

(4) 红细胞游离原卟啉（FEP）：FEP可以间接反映铁的缺乏，FEP对缺铁性贫血的敏感性仅次于血清铁蛋白和红细胞碱性铁蛋白（EF），但目前临床实际应用较少。

（四）诊断及鉴别诊断

1. 诊断原则 IDA的诊断应包括确定贫血是否是因缺铁引起和查找缺铁的原因，根据病史、临床症状、体征及相关的检验，IDA诊断并不困难。总的一条原则就是患者为小细胞低色素性贫血，又有铁缺乏的证据，即可诊断为IDA。临床工作中诊断原则包括以下几点：

(1) 贫血为小细胞低色素性贫血：红细胞形态有明显低色素小细胞的表现，可参照血涂片细胞形态学以及血液分析仪的参数进行分析。

(2) 有明确的缺铁的病因：如铁供给不足、吸收障碍、需要量增多，儿童应注意寄生虫病，妇女应注意月经情况。

(3) 缺铁指标阳性：排除其他小细胞低色素性贫血。

(4) 诊断困难可考虑用铁剂试验性治疗。

2. 诊断标准 关于缺铁性贫血的诊断标准，除小儿患者外，目前国内还没有完全统一的诊断标准。一般参照以下标准进行：

(1) 国内诊断标准：①贫血性质为小细胞低色素性：Hb：男性<120g/L，女性<110g/L，孕妇<100g/L；MCV<80fl，MCH<27pg，MCHC<0.32；红细胞形态可有明显小细胞低色素表现。②有相应的临床表现及明确的缺铁病因。③ SI<8.95μmol/L（50μg/dl），TIBC>64.44μmol/L（360μg/dl）。④ TS<0.15。⑤骨髓铁染色，细胞外铁阴性，细胞内铁铁粒幼红细胞<0.15。⑥ FEP>0.9μmol/L，或血液ZPP>0.96μmol/L，或FEP/Hb>4.5μg/gHb。⑦ SF<12μg/L。⑧血清可溶性铁蛋白受体（sTfR）浓度>26.5nmol/L（2.25mg/L）。⑨铁剂治疗有效。

符合上述①和②~⑨中任意2条以上者可诊断为IDA。临床工作中常采用血象、骨髓象、两种以上铁指标联合检查，以提高诊断的准确率。

(2) 国外诊断标准：患者为低色素性贫血，伴有缺铁因素且符合下述铁代谢指标中的任意3项，即可诊断为缺铁性贫血：① SI<8.95μmol/L（50μg/dl）；② TS<0.15；③ SF<12μg/L；④ FEP>1.26μmol/L（70μg/dl）；⑤血清可溶性铁蛋白受体（sTfR）浓度>2.2mg/L；⑥ RDW≥0.14，MCV≤80fl。

如果有炎症性疾病，如类风湿关节炎伴有缺铁，则可将血清铁蛋白的标准定为<50μg/L或60~50μg/L。

3. 鉴别诊断 缺铁性贫血的鉴别诊断主要包括形态学表现为小细胞低色素性的贫血，包括铁粒幼细胞贫血、地中海贫血、慢性病性贫血等，虽然基本都是小细胞性贫血，但是它们常常具有不同的临床特征和实验室检查（表11-6）。还应注意临床工作中常遇见胃肠道因素造成的混合性营养性贫血，同时存在小细胞性和大细胞性贫血的因素，常造成细胞形态学特征的不典型性，容易漏诊。

(1) 铁粒幼细胞贫血：因血红蛋白不能正常合成致铁利用障碍，血涂片中可见特征性的双形红细胞，骨髓内见大量铁粒幼红细胞。SF升高，SI升高，TIBC降低。

(2) 地中海贫血：血红蛋白电泳异常，血涂片中可见大量靶形红细胞，RDW多在正常水平，骨髓铁染色增高。

(3) 慢性病性贫血：主要包括慢性感染性贫血，多为小细胞正色素性贫血，骨髓或血涂片粒细胞有感染中毒改变，骨髓铁染色内铁降低，但外铁可增高。SF正常或增高，SI、TS降低，TIBC正常或降低。

(4) 混合性营养性贫血：IDA同时有叶酸或维生素B_{12}缺乏者，可合并巨幼细胞性贫血，此时具有两种贫血的特点，可掩盖IDA的血涂片和骨髓片细胞典型形态，可借助骨髓铁染色和SF鉴别。

二、巨幼细胞性贫血

巨幼细胞性贫血（megaloblastic anemia，MA）是由于脱氧核糖核酸（DNA）合成障碍所引起的一组贫血，主要系体内缺乏维生素B_{12}或叶酸所致，亦可因遗传性或药物等获得性DNA合成障碍引起。

表 11-6　小细胞低色素性贫血的鉴别诊断

	缺铁性贫血	铁粒幼细胞性贫血	地中海贫血	慢性病性贫血
发病年龄	中、青年女性	中老年	幼年	不定
病因	铁缺乏	铁失利用	珠蛋白合成障碍	慢性炎症、感染及肿瘤等
网织红细胞	正常 / ↑	正常 / ↑	略↑ / 正常	正常
血清铁蛋白（SF）	↓	↑	↑	正常 / ↑
血清铁（SI）	↓	↑	↑	↓
总铁结合率（TIBC）	↑	↓	正常	正常 / ↓
未饱和铁结合率	↑	↓	↓	↓
转铁蛋白饱和度（TS）	↓	↑	↑	↓
骨髓外铁	↓	↑	↑	↑
骨髓内铁	↓	环形铁粒幼细胞＞15%	↑	↓
鉴别诊断关键	铁代谢检查	铁染色检查	血红蛋白分析	有确切原因存在

（一）病因及发病机制

1. 维生素 B_{12} 缺乏　维生素 B_{12} 为含钴的维生素，化学名钴胺（cobalamin），仅由某些微生物合成，人体所需的维生素 B_{12} 主要从动物性食物，如肉类、肝、鱼、蛋和乳制品等中摄取。成人每天需要量约为 2.5μg，一般饮食中的供给量已远超过需要量。正常成人体内含维生素 B_{12} 总量约为 2~5mg，其中约 2mg 贮存在肝内，因此单纯因食物中含量不足而导致缺乏者极为罕见。

具有代谢活性的钴胺有两种，即甲基钴胺和腺苷钴胺。药用维生素 B_{12} 系氰钴胺，它必须在体内转变为活性形式才能被组织利用。甲基钴胺系蛋氨酸合成酶的辅酶，蛋氨酸系体内合成蛋白质的必需氨基酸，且 S- 腺苷蛋氨酸又是体内许多重要酶反应的甲基提供者。腺苷钴胺是 L- 甲基丙二酰辅酶 A 变位酶的辅酶，促使 L- 甲基丙二酰辅酶 A 转变成琥珀酰辅酶 A（图 11-29）。

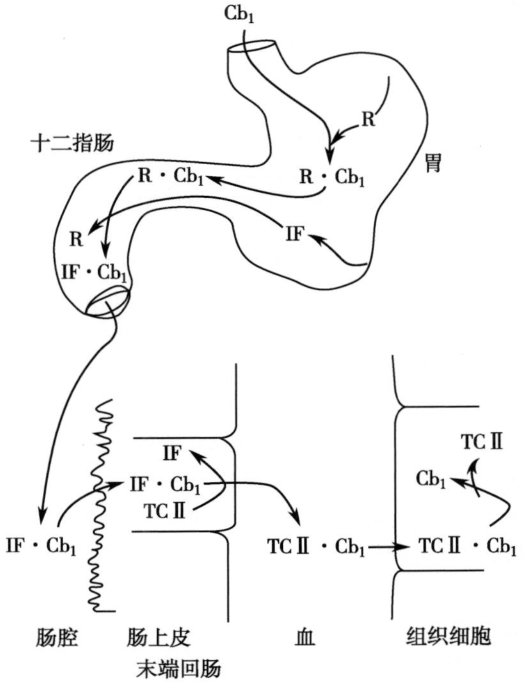

图 11-29　维生素 B_{12} 吸收图解

Cb_1：钴胺；IF：内因子；R：结合蛋白；TC Ⅱ：运钴胺蛋白Ⅱ

维生素 B_{12} 缺乏主要见于以下情况：

（1）摄入不足，需要量增加：单纯摄入不足引起者甚罕见，仅见于长期严格素食者。需要量增加见于妊娠、婴幼儿、溶血性贫血、感染、甲状腺功能亢进及恶性肿瘤等。

（2）吸收障碍：系维生素 B_{12} 缺乏症的主要原因，主要由以下因素造成：①缺乏内因子：见于恶性贫血，患者存在内因子抗体，影响维生素 B_{12} 的吸收；还见于胃全部或大部切除及胃黏膜腐蚀性破坏。②小肠疾病：如小肠吸收不良综合征、口炎性腹泻、克罗恩病、回肠切除后、小肠淋巴瘤及系统性硬化症等；小肠病变常同时有叶酸和铁的吸收减少。③某些药物：如对氨基水杨酸钠、新霉素、苯妥英钠等，影响小肠内维生素 B_{12} 的吸收。④胃泌素瘤和慢性胰腺炎可引起维生素 B_{12} 吸收障碍，是维生素 B_{12} 与内因子结合发生障碍所致。

（3）利用障碍：如 TC Ⅱ缺乏或存在异常的维生素 B_{12} 结合蛋白及应用一氧化氮，均可影响维生素 B_{12} 的转运和利用。

2. 叶酸缺乏　叶酸是一种水溶性 B 族维生素，化学名为蝶酰谷氨酸。叶酸在新鲜绿叶蔬菜中含量最多，肝、肾、酵母和蘑菇中也较多。食物烹调、腌制及储存过久等均可破坏叶酸，尤其是加水煮沸，损失量尤大。食物中的叶酸以蝶酰多聚谷氨酸的形式存在，要经过胆汁和小肠中的 γ- 谷氨基羧肽酶（γ-glutamyl carboxypeptidase）水解成蝶酰单谷氨酸和二谷氨酸方能吸收，吸收部位主要在近端空肠。吸收的叶酸以 N5- 甲基四氢叶酸的形式存在于血中，和白蛋白疏松结合运输，通过叶酸受体被摄取进入细胞内，在维生素 B_{12} 依赖的蛋氨酸合成酶作用下形成四氢叶酸而发挥作用（图 11-29）；亦可再度成为多谷氨酸盐储存，后者可避免叶酸逸出细胞外。成人每日需叶酸 50~200μg，储存于肝细胞内，储存量仅

5~10mg，因此营养性巨幼细胞性贫血主要由叶酸缺乏引起。

四氢叶酸在体内转移“一碳基团”，包括甲基（$—CH_3$）、甲酰基（—CHO）、甲烯基（$—CH_2$）、次甲基（—CH）及羟甲基（$—CH_2OH$）等的过程中起辅酶作用。丝氨酸是一碳基团的来源，它和四氢叶酸作用形成N5，10-甲烯基四氢叶酸和甘氨酸；另一来源系在组氨酸分解代谢中的亚氨甲酰谷氨酸和四氢叶酸作用生成N5-亚氨甲酰四氢叶酸和谷氨酸。这些辅酶型叶酸携带各种一碳基团，从而参与体内一些重要的生化反应，如参与胸腺嘧啶核苷酸和嘌呤的合成，尿嘧啶脱氧核苷酸（dUMP）和N5，10-甲烯基四氢叶酸形成胸腺嘧啶核苷酸（dTMP）和二氢叶酸。dTMP是合成DNA的重要原料：①参与嘌呤环中碳2及8的合成；②参与蛋氨酸的合成，系将N5-甲基四氢叶酸的甲基转移到同型半胱氨酸，形成蛋氨酸（图11-30）。

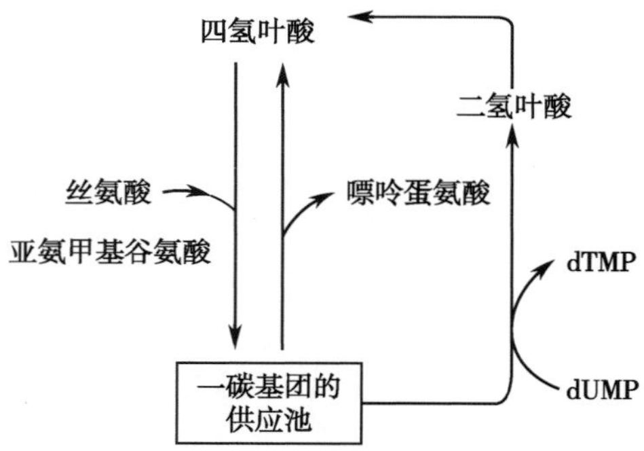

图11-30　叶酸代谢图解

叶酸缺乏主要有以下因素：

（1）摄入不足，需要量增加：见于婴儿、儿童及妊娠期妇女。一些疾病，如骨髓增殖性疾病、恶性肿瘤等叶酸的需要量增加，酗酒或慢性肝病影响叶酸的摄入。

（2）肠道吸收不良：如小肠吸收不良综合征、热带口炎性腹泻、短肠综合征、小肠疾病及某些药物作用（抗癫痫药如苯妥英钠、扑米酮等，及口服避孕药等）。

（3）利用障碍：叶酸对抗物，如氨甲蝶呤、乙胺嘧啶和甲氧苄啶都是二氢叶酸还原酶抑制剂，导致叶酸利用障碍。

（4）丢失过多：如在血液透析过程中丢失。

维生素B_{12}和叶酸是细胞合成DNA过程中的重要辅酶，维生素B_{12}和叶酸缺乏，导致DNA合成障碍。维生素B_{12}缺乏导致DNA合成障碍是通过叶酸代谢障碍引起的，维生素B_{12}缺乏，细胞内N5-甲基四氢叶酸不能转变成其他形式的活性四氢叶酸，并且不能转变为聚合形式的叶酸以保持细胞内足够的叶酸浓度。维生素B_{12}和叶酸缺乏，胸腺嘧啶核苷酸减少，DNA合成速度减慢，而细胞内尿嘧啶脱氧核苷酸（dUMP）和脱氧三磷酸尿苷（dUTP）增多。胸腺嘧啶脱氧核苷三磷酸（dTTP）减少，使尿嘧啶掺入DNA，使DNA呈片段状，DNA复制减慢，核分裂时间延长（S期和G1期延长），故细胞核比正常大，核染色质呈疏松点网状，缺乏浓集现象，而胞质内RNA及蛋白质合成并无明显障碍。随着核分裂延迟和合成量增多，形成胞体巨大、核浆发育不同步、核染色质疏松，所谓“老浆幼核”改变的巨型血细胞。这种异常常导致贫血或全血细胞减少。

维生素B_{12}还参与神经组织的代谢。维生素B_{12}缺乏，蛋氨酸合成减少，后者导致胆碱和含磷脂的胆碱合成障碍，并且由于腺苷钴胺缺乏，导致大量甲基丙二酰辅酶A及其前身丙酰辅酶A的堆积，合成异常脂肪酸进入神经脂质，从而导致脱髓鞘病变，轴突变性，最后可导致神经元细胞死亡。神经系统可累及周围神经、脊髓后侧索及大脑。

（二）临床表现

1. 症状与体征 维生素B_{12}和叶酸缺乏的临床表现基本相似，都可引起巨幼细胞性贫血、白细胞和血小板减少，以及消化道症状，如食欲减退、腹胀、腹泻及舌炎等，以舌炎最为突出，舌质红、舌乳头萎缩、表面光滑，俗称“牛肉舌”，伴疼痛。维生素B_{12}缺乏时常伴神经系统表现，如乏力、手足麻木、感觉障碍、行走困难等周围神经炎、亚急性或慢性脊髓后侧索联合变性，后者多见于恶性贫血，小儿和老年患者常出现精神症状，如无欲、嗜睡或精神错乱。叶酸缺乏可引起情感改变，补充叶酸即可消失。维生素B_{12}缺乏尚可影响中性粒细胞的功能。

2. 主要临床类型

（1）营养性巨幼细胞性贫血：以叶酸缺乏为主，我国以西北地区较多见，主要见于山西、陕西、河南诸省，常有营养缺乏病史，新鲜蔬菜摄入少，又极少食用荤食，加上饮食和烹调习惯不良，因此常伴有复合性营养不良表现，如缺铁、缺乏维生素B_1、维生素B_2、维生素C及蛋白质。本病好发于妊娠期和婴儿期。1/3的妊娠期妇女有叶酸缺乏，妊娠期营养不良性巨幼细胞性贫血常发生于妊娠中末期和产后，感染、饮酒、妊娠期高血压疾病以及合并溶血、缺铁及分娩时出血过多均可诱发本病。婴儿期营养不良性巨幼细胞性贫血好发于6个月到2岁的婴幼儿，尤其应用山羊乳及煮沸后的牛奶喂养者，母亲有营养不良、患儿并发感染及维生素C缺乏易发生本病，维生素C有保护叶酸免受破坏的作用。

（2）恶性贫血：系原因不明的胃黏膜萎缩导致内因子分泌障碍，维生素B_{12}缺乏。好发于北欧斯堪的纳维亚人。多数病例发生在40岁以上，发病率随年龄而增高，但也有少数幼年型恶性贫血，后者可能和内因子先天性缺乏或异常及回肠黏膜受体缺陷有关。恶性贫血的发病可能和自身免疫有关，90%左右的患者血清中有壁细胞抗体，60%的患者血清及胃液中找到内因子抗体，有的可找到甲状腺抗体，恶性贫血可见于甲状腺功能亢进、慢性淋巴细胞性甲状腺炎、类风湿关节炎等，胃镜检查可见胃黏膜显著萎缩，有大量淋巴细胞、浆细胞的炎症性浸润。本病和遗传也有一定关系，患者家族中患病率比一般人群高20倍。脊髓后侧索联合变性和周围神经病变发生于70%~95%的患者，也可先于贫血出现。胃酸缺乏显著，注射组胺后仍无游离酸。

（3）药物性巨幼细胞性贫血：这组药物包括前述干扰叶酸或维生素B_{12}吸收和利用的药物以及抗代谢药等。药物性巨幼细胞性贫血可分两大组：一组是用叶酸或维生素B_{12}治疗有效者，另一组是应用上述药物无效者。

（三）实验室检查

1. 血象 巨幼细胞性贫血血象具有以下特点：①大卵圆形红细胞增多，MCV常大于100fl，MCH常大于32pg；②中性粒细胞核分叶过多：5叶以上的中性粒细胞超过5%，或找到6叶以上的中性粒细胞超过1%，或计算100个中性粒细胞的核叶平均数超过3.5，或5叶以上和4叶以下中性粒细胞的比率超过0.17，均具有诊断价值；③重症病例常呈全血细胞减少，网织红细胞减少(图11-31，图11-32)。

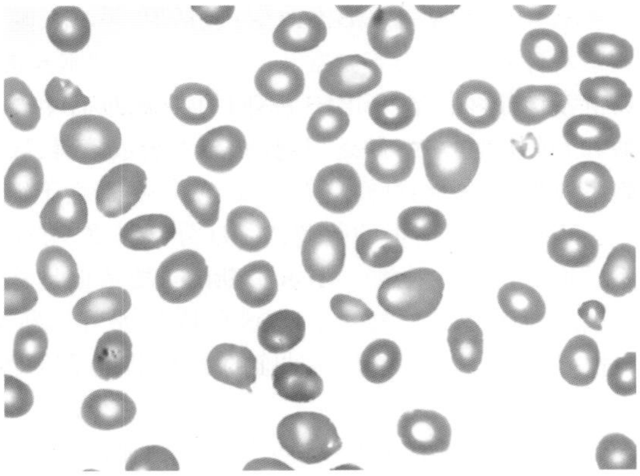

图11-31　巨幼细胞性贫血红细胞形态

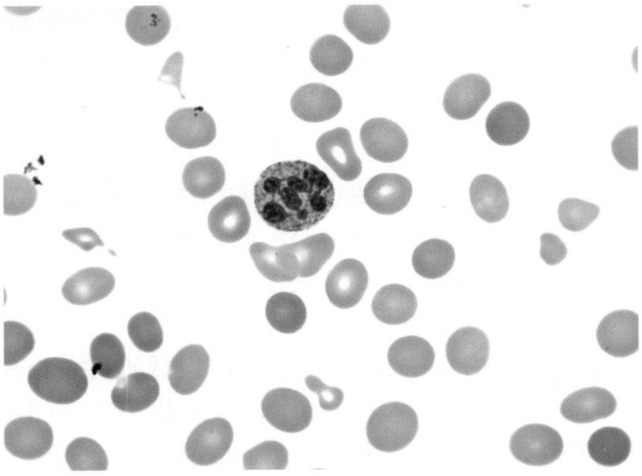

图11-32　巨幼细胞性贫血中性粒细胞核分叶过多

2. **骨髓象**　叶酸或维生素B_{12}缺乏，细胞内DNA合成速度减慢，致使细胞核变大、核质疏松，但胞浆内RNA及蛋白质的合成不受影响，造成RNA与DNA的比例失调，结果形成胞体巨大而核发育较幼稚，呈"核幼浆老"改变的巨型细胞(图11-33)。

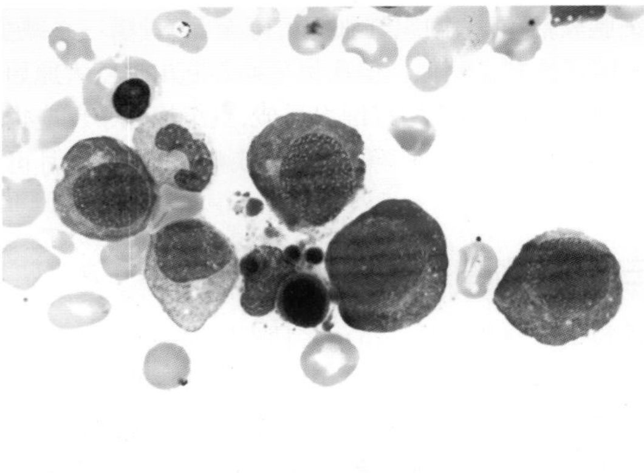

图11-33　巨幼细胞性贫血骨髓象

骨髓三系细胞均可出现巨幼改变，但以红系最为明显，具有特征性，称巨幼红细胞，占骨髓细胞总数的30%~50%，其中巨原红及巨早幼红细胞可达半数以上。巨幼红细胞形态巨大，核染色质疏松，呈点网状结构。巨原红细胞核仁大而蓝，巨晚幼红细胞核染色质浓集差，核常靠边缘，可呈分叶状，浆内充满血红蛋白。成熟红细胞巨大而厚，常呈卵圆形，缺乏中心苍白区，并伴大小不等、嗜多色性或含有嗜碱性点彩、卡波环或豪-焦小体等。

粒系和巨核系的巨幼改变以晚幼粒和杆状核更显著，成熟粒细胞出现分叶过多。巨型改变也见于粒和巨核细胞系列，尤以晚幼粒细胞为突出。晚幼粒和杆状核粒细胞形态巨大，核形肿大，畸形，核染色质疏松，胞质中颗粒较粗，称巨晚幼粒和巨杆状核粒细胞。分叶核分叶过多，常在5叶以上，甚至达16叶，称巨多叶核粒细胞。巨核细胞体积也增大，核分叶过多，并且核间可不相连接。血小板生成障碍，可见巨大和形态不规则的血小板。

由于粒细胞生存期短、转换快，所以形态学改变先于红系细胞，但粒系巨幼变在治疗后恢复要迟于巨幼红细胞。需注意在维生素B_{12}或叶酸治疗开始6~24小时后即找不到典型巨幼红细胞。

3. **叶酸及维生素B_{12}测定**

(1) 血清及红细胞内叶酸测定是诊断叶酸缺乏的可靠指标。血清叶酸正常为6~15ng/ml，叶酸缺乏者常低于3ng/ml；正常红细胞叶酸浓度为150~600ng/ml，低于100ng/ml表示缺乏。红细胞叶酸可反映体内贮存情况，不受叶酸摄入量的影响，因此诊断价值较大。

(2) 血清维生素B_{12}测定是诊断维生素B_{12}缺乏的最有效证据。维生素B_{12}的正常值为150~1 000pg/ml，低于100pg/ml诊断为维生素B_{12}缺乏。

4. **胆红素代谢**　巨幼细胞性贫血表现为无效性的红细胞、粒细胞和血小板生成，巨幼细胞和大型红细胞的生存期均较正常为短，出现原位溶血，因此可出现血清胆红素增高、触珠蛋白降低、乳酸脱氢酶增高，特别是后者的增高提示溶血存在。

5. **其他**　Schilling试验有助于判断维生素B_{12}缺乏的原因。脱氧尿核苷抑制试验有助于疑难病例的诊断。胃液分析恶性贫血呈真性缺乏，营养性叶酸和维生素B_{12}缺乏在有效治疗后胃酸可恢复正常。营养性巨幼细胞性贫血患者NAP(中性粒细胞碱性磷酸酶)活性明显降低。

(四) 诊断及鉴别诊断

1. **诊断原则**　由于巨幼细胞性贫血骨髓细胞巨幼变常表现为显著性和典型性，而且这种形态学异常极少出现于或不见于其他病理情况，故形态学诊断简便易行。因此，巨幼细胞性贫血形态学诊断要点有两条：①大细胞高色素性或大细胞正色素性贫血(血红蛋白几乎都<90g/L，甚至<20g/L，MCV>100fl，MCH>27pg)；②骨髓细胞巨幼变，骨髓造血旺盛，细胞巨幼变具有显著性和典型性(细胞群体性质异常)，通常以幼红细胞变化为主，也可以粒系细胞显著生成和巨幼变为主。以上两条又以第2条最重要，因第1条是第2条的结果。

形态学确诊巨幼细胞性贫血后，临床上常需确定病因，是叶酸缺乏还是维生素 B_{12} 缺乏，是单纯营养不合理性还是其他疾病所致，则需进一步做其他检查。

2. **诊断标准** 对于巨幼细胞性贫血的诊断标准，目前尚无统一的规定，参照国内相关文献如下。

具有以下临床表现：①贫血；②消化道症状；③神经系统症状，主要为脊髓后侧束变性，表现为下肢对称性深部感觉及振动感消失，严重的可有平衡失调及步行障碍；也可同时出现周围神经病变及精神抑郁。

具有以下实验室检查特征：

(1) 大细胞性贫血，MCV>100fl，多数红细胞呈大的卵圆形。网织红细胞常降低。

(2) 白细胞和血小板也常减少，中性粒细胞核分叶过多(5 叶者 ≥ 5%，6 叶者 ≥ 1%)。

(3) 骨髓增生明显活跃，红细胞系统呈典型的巨幼细胞变，巨幼红细胞>10%。粒细胞和巨核细胞系统也有巨幼变，特别是晚幼粒细胞形态改变明显，核质疏松、肿胀，巨核细胞有核分叶过多，血小板生成障碍。

(4) 生化检查

1) 血清叶酸测定（放免法）<6.91nmol/L（3ng/ml）；或维生素 B_{12}<74~103nmol/L（100~140ng/ml）。

2) 红细胞叶酸测定（放免法）<227nmol/L（100ng/ml）。

具备上述生化检查 1)、2) 项，诊断为叶酸或维生素 B_{12} 缺乏，这类患者可同时伴有临床表现。若具有临床表现的①、②项，加上实验室检查(1)、(3) [或(2)] 者，则诊断为叶酸缺乏的巨幼细胞性贫血；若具有临床表现的①、②、③项 [或仅有(3)]，加上实验室检查(1) 及(3) [或(2)] 者，则诊断为维生素 B_{12} 缺乏的巨幼细胞性贫血。

恶性贫血的诊断，除了与维生素 B_{12} 缺乏的巨幼细胞性贫血相似的临床症状和细胞形态学表现外，还需要满足以下特殊检查，尤其确诊需要维生素 B_{12} 吸收试验阳性：

(1) 血清维生素 B_{12}<29.6nmol/L（40ng/ml）。

(2) 血清内因子阻断抗体阳性。

(3) 维生素 B_{12} 吸收试验（Schilling Test）：24 小时排出量<4%，加服内因子后可恢复正常，判断为阳性。

3. **鉴别诊断** 巨幼细胞性贫血的骨髓呈特征性形态改变，外周血呈大细胞性贫血，甚至是全血细胞减少，因此需要与相似形态或特征的疾病进行鉴别，主要包括白血病、MDS、一些神经系统疾病、全血减少性疾病以及引起大细胞性贫血的一些其他疾病。需要注意的是，巨幼细胞性贫血常与营养缺乏有关，如合并缺铁性贫血，其红系的巨型改变可被掩盖而不典型，周围血液可见两种类型的红细胞，称为“双向性贫血”，但此时粒系的巨型改变不易被掩盖，可资鉴别。

(1) 急性失血或溶血性贫血所致的大细胞性贫血：急性失血或溶血性贫血，大量红细胞丢失或破坏，刺激骨髓红系造血功能代偿性增生，使尚未完全成熟的红细胞，即网织红细胞大量进入血液，使贫血呈现大细胞性，因此也需要与巨幼细胞性贫血鉴别。鉴别并不困难，两者的临床表现、全血细胞分析、骨髓象表现以及其他生化检测指标都有所不同。但是需要注意的是，巨幼细胞性贫血时因无效造血可存在一定程度的溶血表现，甚至可以并发溶血性贫血，此时需要结合患者的综合情况考虑，尤其是叶酸、维生素 B_{12} 水平的测定等。

(2) 骨髓增生异常综合征（MDS）：巨幼细胞性贫血与 MDS 在临床上均可出现大细胞性贫血及全血细胞减少，骨髓检查中两者均可出现三系形态改变（包括原、早、中、晚幼红细胞核浆发育不平衡，形态异常及巨核细胞、粒细胞异常），两者容易混淆。但两者是两组本质不同的疾病，前者主要是由于叶酸和 / 或维生素 B_{12} 缺乏引起的 DNA 合成障碍，导致骨髓细胞系列改变的一组良性贫血。后者是一种造血干细胞疾病，属恶性细胞克隆增生的范畴，WHO 分型已将 MDS 归类为髓系造血系统恶性肿瘤。MDS 诊断的重要依据是骨髓病态造血现象，但病态造血又并非 MDS 所特有，故在诊断 MDS 时，要进一步排除其他可能病态造血的疾病，特别是巨幼细胞性贫血（MA）。

(3) 急性红白血病（AML-M6）：是急性白血病的一种，急性红白血病也伴有红细胞巨幼样变，但骨髓原始细胞增多、细胞形态畸变，依据骨髓象和免疫分型可鉴别。

(4) 再生障碍性贫血（AA）：再生障碍性贫血是由于生物、化学、物理等因素导致造血功能减退或衰竭而引起全血细胞减少，临床表现为贫血、出血、感染等症状的一系列综合征。但再生障碍性贫血患者骨髓形态截然不同，故骨髓检查是主要的鉴别方法。

(5) 阵发性睡眠性血红蛋白尿症（PNH）：典型病例有血红蛋白尿发作，易鉴别。不典型病例，临床主要为慢性贫血，外周血液中三系血细胞减少。但 PNH 出血、感染均较少、较轻，网织红细胞比例多大于正常，骨髓多增生活跃，幼红细胞增生较明显。蔗糖溶血试验、酸化血清溶血试验（Ham test）和蛇毒溶血试验（CoF）可呈阳性，尿含铁血黄素试验（Rous 试验）可呈阳性。红细胞微量补体溶血敏感试验（mCLST）可检出 PNH 红细胞，中性粒细胞碱性磷酸酶（N-ALP）减少，血浆及红细胞胆碱酯酶明显减少。骨髓或外周血 CD55（-）、CD59（-）细胞增多。

(6) 急性造血功能停滞：本病常在溶血性贫血或感染发热的患者中发生，如遗传性球形红细胞增多症、镰状细胞贫血、PNH、自身免疫性溶血性贫血等。少数病例也可发生在缺铁性贫血、营养不良性贫血和妊娠贫血等。上述疾病患者因某些诱因，如感染，尤其是病毒感染，使外周血三系细胞，尤其是红细胞骤然下降，网织红细胞可降至零，骨髓三系减少，故与再生障碍性贫血相似。但病程早期骨髓出现巨大原始红细胞，其形状结构均与原始红细胞相似，且组织化学反应也与原始红细胞一致。本症是一种自限性疾病，约经 1 个月可自然恢复。

三、铁粒幼细胞贫血

铁粒幼细胞贫血是一组由多种不同原因引起血红蛋白合成障碍和铁利用不良的疾病，其特点是骨髓里有大量环形铁粒幼细胞生成，组织中铁也显著增加，血中可出现比例不等的低色素性红细胞。该病可为获得性，也可为遗传性。获得性铁粒幼细胞贫血可能是肿瘤性的，即一种可以进展为急性白血病的克隆性疾病，也可能因某些药物、毒物引起或与其他肿瘤、炎症性疾病伴发。

(一) 病因及发病机制

铁粒幼细胞贫血的发病主要是铁代谢障碍，导致其在线粒体内异常堆积，从而引起机体的生化代谢损害及贫血等症状。虽然不同病因的铁粒幼细胞贫血产生的机制不尽相同，但从血红蛋白的合成过程(图 11-34)可以理解这些贫血的产生。

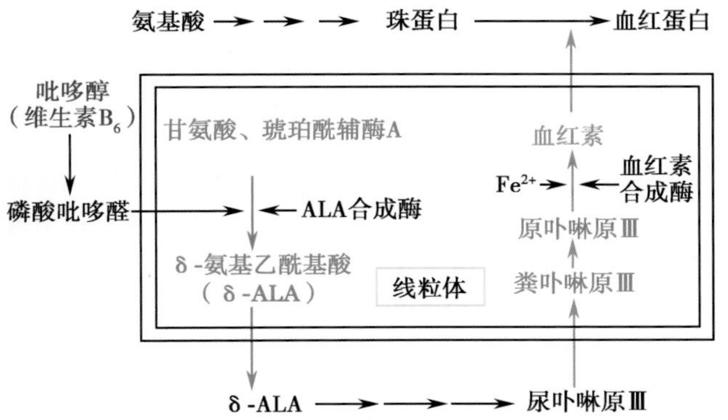

图 11-34 血红蛋白合成过程

1. **血红蛋白合成障碍** 铁粒幼细胞贫血骨髓红细胞δ-氨基乙酰丙酸(ALA)合成酶缺乏已在遗传性铁粒幼细胞贫血和某些获得性铁粒幼细胞贫血的患者中得以证实，除了酶合成减少外，酶结构变异破坏了其整体结构或磷酸吡哆醛结合部位的结构。有的患者存在其他酶的缺乏，如粪卟啉脱羧酶、血色素合成酶等；线粒体内铁负荷过大对酶活性存在抑制作用，使血色素合成酶活性降低。酒精中毒是继发性铁粒幼细胞贫血的常见原因，在各个步骤抑制血红蛋白的合成。

2. **吡哆醇代谢异常** 缺乏吡哆醇出现典型的铁粒幼细胞贫血，提示吡哆醇在发病中的可能作用。铁粒幼细胞贫血可由药物引起，可能是因为药物降低了血中磷酸吡哆醇的水平，或影响 ALA 合成酶的活性，采用大剂量吡哆醇治疗有效。磷酸吡哆醛是粪卟啉合成初期一个必要的辅酶，在 ALA 合成酶介导下缩合甘氨酸和琥珀酰辅酶 A 形成 ALA。

3. **无效造血是贫血产生的主要原因** 血红蛋白合成障碍导致红系的无效造血，铁负荷过重是结果，也是进一步加重的原因。当无效造血程度较轻时，功能正常的骨髓容易代偿。实验表明，铁进入血红蛋白、新合成的血红蛋白进入血液均受到抑制，红细胞存活寿命可明显缩短。

(二) 临床表现

1. **遗传性铁粒幼细胞贫血** 遗传性铁粒幼细胞贫血极为少见，文献报道可能包括几种遗传类型和治疗效应不相同的贫血，因此是异质性的。其中 X 连锁病例较常染色体遗传为多，最近认识到是由于红细胞系统特异性δ氨基γ酮戊酸合成酶 2(*ALAS 2*)基因突变所致，*ALAS 2* 基因定位在 X 染色体上，并已获得克隆，为该病采用基因治疗的策略提供了可能性。

患者男性居多，生后数月或数年贫血即很明显，甚至出生前即可出现贫血，贫血为小细胞低色素性；性连锁的女性携带者，可见明显的双形性红细胞群。红细胞大小不等及异形常很明显，红细胞渗透脆性参差不齐，脆性增加和减低的细胞均存在。白细胞数通常正常或轻度减少。大多数病例均有脾肿大，脾切除术后白细胞数可明显增加。

2. **原发性获得性铁粒幼细胞贫血** 原发性获得性铁粒幼细胞贫血不属于特定的维生素或矿物质缺乏，对已知的补血药无效。它是一种多能干细胞缺陷性疾病，骨髓幼红细胞在成熟前即遭破坏，发生原位溶血，引起红细胞无效生成，红细胞寿命正常或轻度缩短。其他系统的细胞仅有轻度成熟障碍。

本病多见于 50 岁以上患者，男、女患病比例相等，主要表现为贫血的症状和体征。面色苍白、易疲劳、衰弱、活动后呼吸困难及心悸。肝脏可轻度肿大，少数患者脾脏轻度肿大。大部分患者呈轻度至严重的大细胞性贫血，血涂片常包括一群低色素性细胞，红细胞呈双形性；红细胞大小不等，嗜碱性点彩，也可见轻度异形红细胞等。贫血一般呈中度，但偶可低至 30g/L。白细胞和血小板计数一般正常，但也可以轻度异常，包括白细胞数减少、血小板增加或减少。骨髓红系增生，异常形态如空泡、小细胞、大细胞或双核原始红细胞可见，普鲁士蓝染色均显示病理性铁粒幼细胞，可为大量环形铁粒幼细胞或铁颗粒数量增加；1/3 的患者粒系病态造血，如颗粒减少、获得性 Pelger-Huet 异常、多分叶核或颗粒异常，或巨核系病态造血，如小巨核、大的分叶状巨核等可见。存在病态造血者在形态学分类中属于 MDS-RARS 范畴。

3. **继发性获得性铁粒幼细胞贫血** 某些药物和嗜酒可引起铁粒幼细胞贫血。最常见的药物是异烟肼、吡嗪酰胺和环丝氨酸，均为吡哆醇拮抗药。继发于药物的贫血可以很严重，但予吡哆醇治疗或撤停有关药物，贫血很快改善。红细胞为低色素性，外周血片常表现为双形性，可区分出两类红细胞，网织红细胞计数低或正常。少数情况下，当应用吡哆醇治疗过程中贫血继续发展，此时应怀疑该患者另有基础的骨髓增生异常综合征或骨髓增殖性疾病。

也有文献报道存在一类获得性难治性铁粒幼细胞贫血，骨髓细胞遗传学异常为该病的克隆特征提供了证据，常涉及 8 号、11 号及 20 号染色体。女性获得性铁粒幼细胞贫血 X 染色体(一个断裂点在 Xq13)改变，需要与 X 染色体连锁的遗传性铁粒幼细胞贫血相鉴别。

(三) 实验室检查

1. **血细胞形态** 铁粒幼细胞贫血的红细胞大小呈不均一性，可以为小细胞性贫血，但大部分患者呈轻度至严重的大细胞性贫血。血涂片常包括一群低色素性细胞，红细胞呈双形性，即部分红细胞为低色素性，而另一部分为正色素性(图 11-35)。

2. **骨髓细胞形态学** 铁粒幼细胞贫血骨髓细胞呈增生性贫血，红细胞系明显增生，可有一些形态异常，如核固缩、空泡、核畸形等。骨髓铁染色显示外铁增多，环形铁粒幼细胞增多，或在其胞质中普鲁士蓝颗粒的数量增加。一般粒系和巨核系无明显改变，但在 MDS 基础上发生的原发性铁粒幼细胞贫血，粒系或巨核系可出现病态造血(图 11-36)。

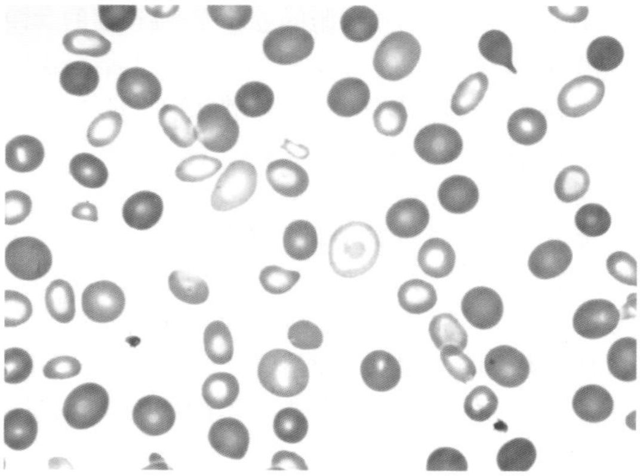

图 11-35 铁粒幼细胞贫血红细胞形态

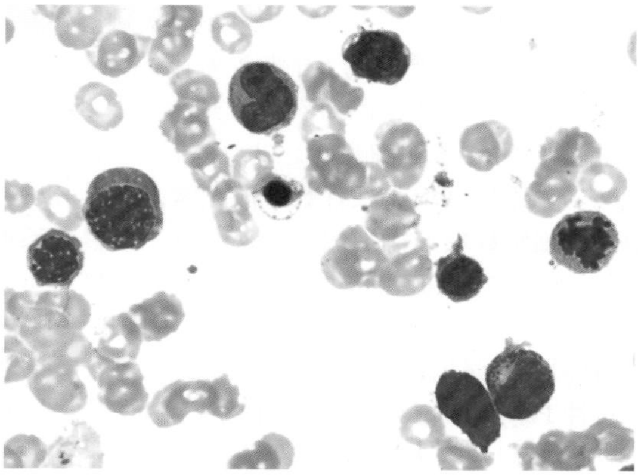

图 11-36 铁粒幼细胞贫血骨髓象

铁粒幼细胞是指幼红细胞中含有非血红蛋白形式的铁聚集体，在光镜下呈现一个或多个普鲁士蓝染色阳性的颗粒；而含铁的颗粒围绕核周呈环状病理分布，称为环形铁粒幼细胞，电镜检查显示光镜下的颗粒体是负荷铁的线粒体结构。病理性环形铁粒幼细胞中含大量铁颗粒，沉积在线粒体嵴之间，铁负荷的线粒体变形、肿胀、嵴模糊。因为幼红细胞的线粒体绕核分布，因此当线粒体铁过负荷时出现形态上的环核铁颗粒分布。一般认为幼红细胞铁颗粒在 6 个以上，且绕核周分布 1/2 以上者，形态学描述为环形铁粒幼细胞（图 11-37）。WHO 标准关于环形铁粒幼细胞描述为沉积于胞质铁粒 ≥ 10 颗，环核周排列 ≥ 1/3 者。国际 MDS 形态学工作组的标准为铁粒 ≥ 5 颗、环核周排列 ≥ 1/3。

（四）诊断及鉴别诊断

1. 诊断 铁粒幼细胞贫血的诊断主要根据血象特点、骨髓铁染色以及其他铁代谢的特征；因为铁粒幼细胞贫血是一类异质性疾病，治疗策略也不同，因此有必要对贫血的性质和原因进行进一步鉴别。

（1）首先确定是否为铁粒幼细胞贫血：主要根据血细胞形态初步筛查，呈小细胞低色素或呈双相性贫血。铁代谢检查呈铁蛋白、血清铁、转铁蛋白饱和度增高，总铁结合力减低等特点。骨髓细胞学检查是否存在较多的环形铁粒幼细胞，如果骨髓中环形铁粒幼细胞大于有核红细胞的 15% 应考虑诊断。

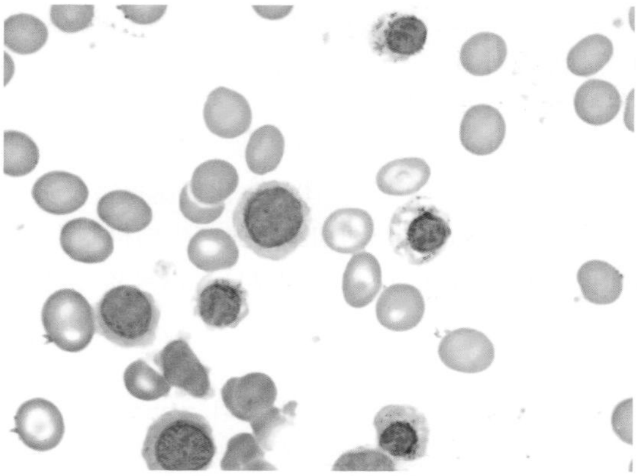

图 11-37 环形铁粒幼细胞

（2）其次为确定铁粒幼细胞贫血的类型：需要结合临床特征及患者病史、家族史等进行甄别。一般遗传性铁粒幼细胞贫血多有家族史，骨髓细胞学检查铁颗粒主要沉积于晚幼红细胞阶段，而获得性铁粒幼细胞贫血则各个阶段都可以出现。进一步进行染色体及分子生物学检查以确定是遗传性还是后天获得性。

（3）确定铁粒幼细胞贫血的原因：对于获得性铁粒幼细胞贫血，部分是在 MDS、白血病或 MPD 基础上发生的，或者是伴随发生的。对于继发性的，常常在去除继发因素，补充必要的维生素 B_6 后病情可以得到缓解。因此需要注意患者是单纯贫血，还是多系异常或全血减少，还要注意患者有无家族史、饮酒史及用药史等。注意低温环境、早产儿伴营养不良、胃切除及长期肠外营养而没有补充铜、摄入过多锌等导致铜缺乏，也可以出现铁粒幼细胞贫血。

2. 鉴别诊断

（1）遗传性铁粒幼细胞贫血与获得性铁粒幼细胞贫血的鉴别：如前所述，前者有特定的家族史，染色体及分子生物学检查有助于遗传性铁粒幼细胞贫血的确诊。

（2）非 MDS 基础的原发性铁粒幼细胞贫血与难治性贫血伴环形铁粒幼细胞贫血（MDS-RARS）的鉴别：MDS-RARS 常呈全血细胞减少，骨髓两系以上的病态造血，可出现原始细胞增多，甚至在少数 AML-M6、MPD 中也可以出现环形铁粒幼细胞；而非 MDS 基础的原发性铁粒幼细胞贫血主要表现为贫血，骨髓其他两系一般无明显的病态造血。两者主要鉴别点见表 11-7。

（3）遗传性铁粒幼细胞贫血与原发性血色素沉着病鉴别：两者均有铁负荷过重及组织内铁沉积的特征。从红细胞形态学来看，遗传性铁粒幼细胞贫血红细胞形态多为低色素性，形态呈双形性；而血色素沉着病一般很少有环形铁粒幼细胞存在。

（4）铁粒幼细胞贫血与红细胞生成性原卟啉病鉴别：卟啉病是一种较为常见的常染色体显性遗传性疾病，主要表现为皮肤光敏性皮炎，血细胞及血浆中卟啉水平增高，一般无特征性的环形铁粒幼细胞。因此原卟啉的检测及骨髓细胞学检查是鉴别的主要方法。

表 11-7　两类铁粒幼细胞贫血的鉴别要点

		非 MDS 基础的原发性铁粒幼细胞贫血	MDS-RARS
外周血	Hb	↓	↓
	WBC	正常，可↓	↓
	PLT	正常	↓
骨髓	环铁幼	>30%	<30%
	红系异常	+	+
	粒系异常	−	+
	巨核系异常	−	+
CFU-GM		正常	异常
病程		平稳	进行性
3 年转白		0	10%
3 年存活		80%	40%
核型		正常，偶有单一异常	常异常，多为复杂异常

第六节　再生障碍性贫血检验诊断

一、再生障碍性贫血

再生障碍性贫血（aplastic anemia，AA）是由多种原因引起的骨髓造血干细胞及造血微环境的损伤，以致骨髓造血组织被脂肪代替，引起造血功能衰竭的一类贫血。其特点是全血细胞减少、进行性贫血、出血和继发感染。患者以青壮年居多，男性多于女性。

按发病原因，再生障碍性贫血可分为先天性再生障碍性贫血和获得性再生障碍性贫血，先天性再生障碍性贫血少见，主要类型有 Fanconi 贫血；获得性再生障碍性贫血又可分为原发性和继发性，前者原因不明，后者有明确的病因。

（一）病因及发病机制

1. 再生障碍性贫血的病因及危险因素

（1）药物及化学物质：药物及化学物质是引起再生障碍性贫血最常见的原因，报道最多的是氯霉素，早期的研究近一半的患者可能与该药物有关。在引起再生障碍性贫血的化学物质中，苯及其化合物最为常见，长期从事鞋业或长期接触汽油者容易发生再生障碍性贫血。

（2）电离辐射：电离辐射除了可诱发急性放射损伤，如白细胞减少或白血病外，还可以诱发再生障碍性贫血，原因可能是电离辐射导致细胞染色体畸变，使干细胞受损。

（3）病毒感染：病毒性肝炎与再生障碍性贫血之间的关系是明确的，再生障碍性贫血是病毒性肝炎严重的并发症之一，常常发生于疾病的恢复期或临床治愈后，临床表现呈急进性，预后不良。

其他，如妊娠、PNH 等也可以继发再生障碍性贫血。

2. 再生障碍性贫血的发病机制　各种致病因素作用于机体，导致造血功能衰竭，其机制复杂，往往是多方面作用的结果，目前公认的有造血干细胞受损、造血微环境的缺陷及细胞免疫机制异常，即所谓的“种子”“土壤”“虫子”学说。

（1）造血干细胞受损：应用细胞培养技术发现 AA 患者的造血干细胞数量减少，或者有分化成熟障碍。体外研究表明，再生障碍性贫血患者的造血干祖细胞长期培养形成集落的能力明显低于正常的干祖细胞，而且对于细胞因子的反应性也降低。

（2）造血微环境的缺陷：少数患者骨髓体外细胞培养生长良好，但移植给患者的干细胞却不能很好增殖，对这种患者进行骨髓基质移植能使患者骨髓生长，据此认为这些患者有造血微环境的缺陷。再生障碍性贫血患者血清中造血调节因子，如集落刺激因子、促红细胞生成素活性增加，有学者认为这些因子不能被运输至骨髓，而有人认为这是患者的继发性代偿反应。少数患者造血负调控因子，如 INF、IL-2、PGE 水平增高。

（3）细胞免疫机制异常：部分患者存在 T 细胞介导的免疫抑制。一部分患者抑制性 T 细胞活性增强，抑制自身或正常人骨髓造血细胞的增殖，有人认为 AA 患者 CD4/CD8 细胞比例无明显失衡，其骨髓抑制作用主要与活化的细胞毒性 T 淋巴细胞（CTL）有关。用免疫抑制剂或 ATG（抗胸腺细胞球蛋）治疗可取得较好的疗效。其他，如单核细胞的抑制作用，第二信使 cAMP 水平下降，也被认为与 AA 发病有关。

（二）临床表现

再生障碍性贫血的临床分型对于治疗及预后有重要意义。1976 年 Camitta 根据血象及骨髓象特征将再生障碍性贫血分为重型再生障碍性贫血（severe aplastic anemia，SAA）、轻型再生障碍性贫血（moderate aplastic anemia，MAA）。我国根据再生障碍性贫血的临床病程、血象与骨髓象等特点，将再生障碍性贫血分为慢性再生障碍性贫血（chronic aplastic anemia，CAA）和急性再生障碍性贫血（acute aplastic anemia，AAA）。

1. **急性再生障碍性贫血（AAA）** 多见于儿童，起病急骤；发病早期贫血常不明显，后呈进行性加重；感染和发热多见且难以控制；体表和内脏均有出血。

2. **慢性再生障碍性贫血（CAA）** 成人多于儿童，常起病缓渐；多以贫血发病，贫血是慢性过程；合并感染者较少，出血倾向很轻。

比较国外与国内的分型差异，急性再生障碍性贫血基本都包括在 Camitta 的重型之内，但也发现有些慢性再生障碍性贫血病程中病情的变化、临床、血象及骨髓象特征与重型再生障碍性贫血相似，因此也包括在 Camitta 的重型之内。因此我国还将急性再生障碍性贫血称为重型再生障碍性贫血Ⅰ型（SAA-Ⅰ），严重的慢性再生障碍性贫血称为重型再生障碍性贫血Ⅱ型（SAA-Ⅱ）。这样分型基本可以覆盖绝大多数的病例。

（三）细胞形态学检查

1. **血象** 全血细胞减少为最主要的特点，但早期三者不一定同时出现，并且减少的程度也不一定呈平行关系。

（1）AAA：正细胞正色素性贫血，Hb 10~50g/L，多在 30g/L 左右。早期患者贫血可不明显，网织红细胞减低，多低于 0.01，甚至为 0。白细胞减少，多在（1.0~2.0）$\times 10^9$/L，可低至 0.5×10^9/L，主要为中性粒细胞减少，而淋巴细胞比例相对增高，大部分为小淋巴细胞。血小板减少，多数低于 10×10^9/L，体积偏小，突起和颗粒减少，形态可不规则。

（2）CAA：贫血为正细胞性或轻微的大细胞性，Hb 多在 50g/L 上下（20~100g/L），网织红细胞多大于 0.01。白细胞多在（2.0~3.0）$\times 10^9$/L，淋巴细胞比例增高。

血小板平均容积（MPV）对 AA 患者疗效观察具有一定的意义。正常人血小板计数（BPC）与 MPV 呈非线性负相关，BPC 越低，MPV 越大，而 AA 患者 BPC 越低，MPC 越小。疗程中 MPV 明显增大，待病情稳定后，MPV 又逐渐变小，并且 MPV 增大的出现比骨髓及血象恢复早。所以 MPV 是预示骨髓恢复的指标，MPV 大小还可以预示有无出血倾向。

2. **骨髓象** 骨髓象特点为造血细胞减少，脂肪增多。骨髓穿刺涂片时见较大量的油滴，以致片膜不易干燥，油滴之间的细胞局部堆积，不易着色辨认。

（1）AAA：绝大多数病例多部位穿刺增生不良。粒红两系细胞明显减少，粒系以成熟细胞最多见；有核红以晚幼红细胞为主，可见炭核样细胞。淋巴细胞、浆细胞、肥大细胞及网状细胞比例增高，有所谓的非造血细胞团，有人认为非造血细胞团就是 AA 的骨髓小粒。巨核细胞一般找不到（图 11-38、图 11-39）。

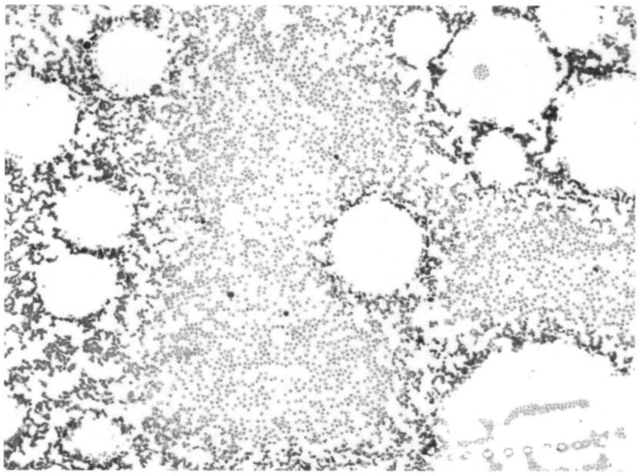

图 11-38 AA 骨髓增生不良

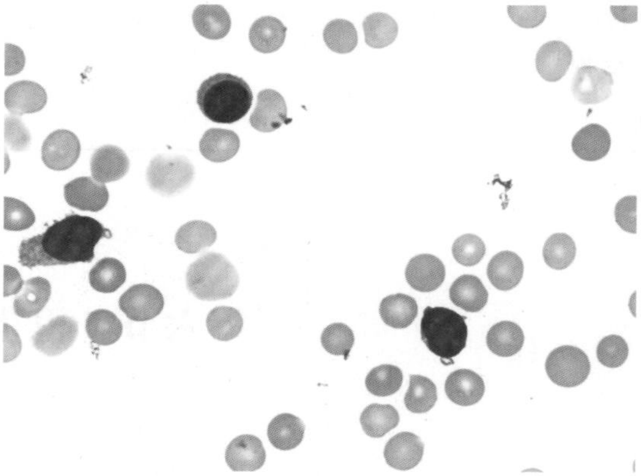

图 11-39 AA 淋巴细胞增多

（2）CAA：髂骨多增生减低，而胸骨和棘突多增生活跃。由于骨髓呈灶性造血，若穿刺在增生灶上，髂骨也可增生活跃。增生不良部位似 AAA 表现，仍然可见浆细胞、肥大细胞、网状细胞等，但常不及 AAA 明显；增生良好部位，粒系正常或低于正常，红系可增多，巨核细胞减少，后者有助于与增生性贫血或 MDS 相鉴别。外周血 NAP 染色结果仍然多偏高。

3. **细胞化学染色**

（1）中性粒细胞碱性磷酸酶（NAP）：AA 患者 NAP 值升高，随病情改善而下降。

（2）糖原染色（PAS）：AA 患者中性粒细胞 PAS 反应比正常人显著增强。

（3）铁染色：AA 患者骨髓铁染色偏高，骨髓外铁常在（++）~（+++）。

4. **骨髓活检** AA 患者的骨髓病理改变特征为造血主质急剧减少，以致增生减退，主要成分由脂肪组织构成（图 11-40），其间有淋巴细胞、浆细胞、肥大细胞、网状细胞分布于疏松水肿的间质中（图 11-41）；巨核细胞显著减少也是 AA 骨髓切片特异性表现之一。骨髓活检有 AA 的组织学典型改变，患者不需多部位穿刺即可确诊，因此骨髓活检对 AA 的诊断具有重要价值。

（1）造血总面积明显减少，红髓被脂肪组织所替代或间质水肿，切片内红系生成组织和窦状隙减少，残存的幼红细胞岛，即所谓“热点”（hot spot），往往局限于静脉窦附近。只有骨髓活检能检测“造血热点”，这种造血“热点”的存在对于预后的判断有一定意义。幼红细胞可呈炭核样改变，这本身也是造血细胞萎缩的一种表现。

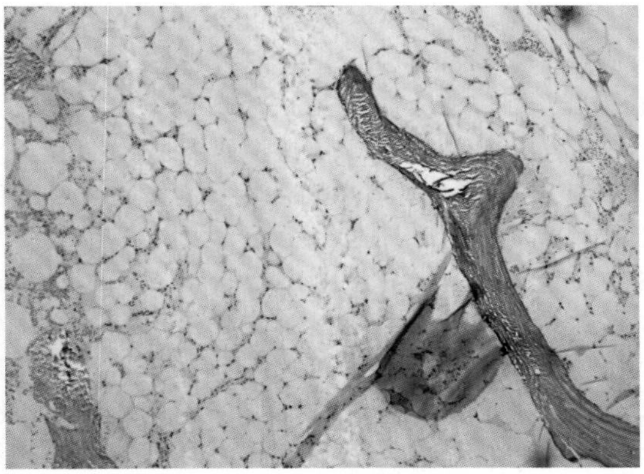

图 11-40　脂肪组织增多

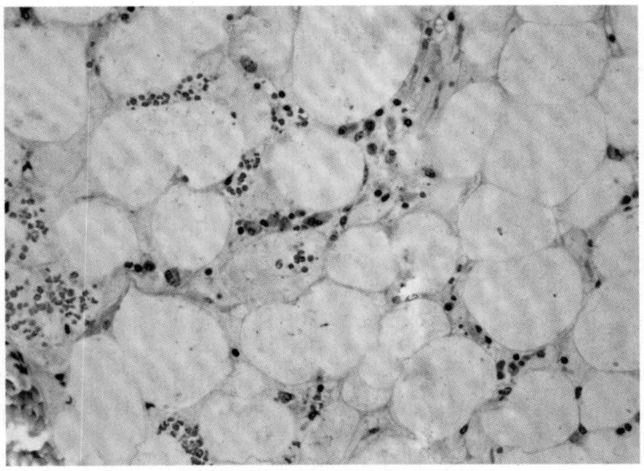

图 11-41　非造血细胞增多

（2）单位面积内的造血细胞数目减少，巨核系统甚至缺如。巨核细胞的存在对预后是一个有意义的指标。

（3）基质水肿、出血、红细胞外溢，小动脉或毛细血管数量正常或稍多。

（4）脂肪组织比例明显增多，可见液性脂肪坏死细胞。

（5）非造血细胞相对增加，如淋巴细胞、浆细胞、网状细胞、组织嗜碱性粒细胞，有时也可见非造血细胞岛。淋巴细胞增生、浆细胞增生和基质损伤是一种不良的预后指标。

（6）组织化学染色：铁染色可见细胞内外铁增加，病程越长，输血越多，铁沉积越重，纤维细胞增加者很少见，Gomori染色、Masson染色均呈阴性。再生障碍性贫血骨髓活检的塑料包埋切片质量往往不很理想。由于造血组织的减少及脂肪组织的增加使骨小梁间失去支撑的物质，切片膜易脱落、折叠。有时正常造血细胞成分消失，找不到红、粒、巨核三系造血细胞，仅见切片染色混浊，脂肪组织框架，也称浆液性脂肪萎缩（serous fat atrophy）。有时在大片脂肪组织间，散在一些非造血细胞。淋巴细胞及浆细胞增多的病例预后不良。

5. 其他实验室检查

（1）骨髓造血总容量：用放射性核素扫描技术，放射性核素进入患者体内，被骨髓单核 - 巨噬细胞系统细胞吞噬而成像，证实AA的造血髓系总容量减少。

（2）骨髓细胞培养：再生障碍性贫血属于造血干细胞异常疾病，通过CFU-GM、CFU-E、CFU-TL培养来观察干细胞的异常。AA的CFU-GM集落数明显减少或为零，丛形成亦减少，但丛 / 集落比值明显高于正常。BFU-E和CFU-E培养产率都减少甚至为零。

（3）细胞遗传学：常规核型分析、荧光原位杂交［del（5q33）、del（20q）等］以及遗传性疾病筛查（儿童或有家族史者推荐做染色体断裂试验）。

（4）流式细胞术检测骨髓$CD34^+$细胞数量、阵发性睡眠性血红蛋白尿症（PNH）克隆（CD55、CD59、Flaer）。

（5）免疫相关指标检测：T细胞亚群（如$CD4^+$、$CD8^+$、Th1、Th2、Treg等）及细胞因子（如IFN-γ、IL-4、IL-10等）、自身抗体和风湿抗体、造血干细胞及大颗粒淋巴细胞白血病相关标志检测。

（6）EPO、血清铁蛋白、叶酸和维生素B_{12}水平、HbF测定等：其中CAA患者EPO显著升高，但多数贫血患者EPO均升高；CAA HbF升高，一般认为HbF升高的AA患者预后较好。

（7）肝、肾、甲状腺功能，其他生化，病毒学［包括肝炎病毒、EBV、CMV（巨细胞病毒）等］及免疫固定电泳检查。

（8）心电图、肺功能、腹部超声、超声心动图及其他影像学检查（如胸部X线或CT等），以评价其他原因导致的造血异常。

（9）有条件的医院可开展骨髓造血细胞膜自身抗体检测、端粒长度及端粒酶活性检测、端粒酶基因突变检测、体细胞基因突变检测等。

（四）诊断标准

血液表现为全血细胞减少，特别是伴有出血、发热、感染的患者，而脾不肿大，均应考虑再生障碍性贫血的可能。AA的诊断要考虑：①全血细胞减少，有一些不典型的AA有一两系先后或同时减少，最后发展为全血细胞减少；②骨髓多增生低下，CAA增生灶处可活跃。疑为AA患者，应提倡进行骨髓活检，有条件的可以进行全身放射性核素扫描。③确诊AA后，进一步确定其类型，并尽可能查明原因。

1. 国内标准　1987年第四届全国再生障碍性贫血学术会议修订了再生障碍性贫血的诊断标准，2010年中华医学会血液学分会红细胞疾病（贫血）学组制定了《再生障碍性贫血诊断治疗专家共识》，并于2017年再次进行了修订。AA诊断标准如下：

（1）血常规检查：全血细胞（包括网织红细胞）减少，淋巴细胞比例增高。至少符合以下三项中两项：HGB<100g/L；PLT<50×10^9/L；中性粒细胞绝对值（ANC）<1.5×10^9/L。

（2）骨髓穿刺：多部位（不同平面）骨髓增生减低或重度减低；小粒空虚，非造血细胞（淋巴细胞、网状细胞、浆细胞、肥大细胞等）比例增高；巨核细胞明显减少或缺如；红系、粒系细胞均明显减少。

(3) 骨髓活检(髂骨)：全切片增生减低，造血组织减少，脂肪组织和/或非造血细胞增多，网硬蛋白不增加，无异常细胞。

(4) 除外检查：必须除外先天性和其他获得性、继发性的全血细胞减少和骨髓低增生的其他疾病，包括低增生性MDS/AML、自身抗体介导的全血细胞减少、霍奇金淋巴瘤或非霍奇金淋巴瘤、原发性骨髓纤维化、分枝杆菌感染、神经性厌食或长期饥饿、原发免疫性血小板减少症(ITP)、MonoMac综合征等。

国内对AA还进一步分为急性或慢性AA，近年来应用已较少。简述如下：

(1) 急性再生障碍性贫血(亦称重型再生障碍性贫血Ⅰ型)的诊断标准

1) 临床表现：发病急，贫血呈进行性加重，常伴严重感染、内脏出血等。

2) 血象：除血红蛋白下降较快外，还要具备下述诸项中的两项：①网织红细胞<0.01，绝对值 $<15\times10^9/L$；②中性粒细胞 $<0.5\times10^9/L$；③血小板 $<20\times10^9/L$。

3) 骨髓象：①多部位(包括胸骨骨髓)增生减低，三系造血细胞明显减少，非造血细胞相对增多；②骨髓小粒中造血细胞相对增多。

(2) 慢性再生障碍性贫血(包括非重型再生障碍性贫血和重型再生障碍性贫血Ⅱ型)的诊断标准

1) 临床表现：发病较急性再生障碍性贫血缓慢，贫血、感染、出血相对较轻。

2) 血象：血红蛋白下降速度较慢，网织红细胞、中性粒细胞及血小板减低，但达不到急性再生障碍性贫血的程度。

3) 骨髓象：①三系或两系减少，至少一个部位增生不良，如增生活跃，则淋巴细胞相对增多，巨核细胞明显减少；②骨髓小粒中非造血细胞(如脂肪细胞)增加。

4) 病程中如病情恶化，临床、血象及骨髓象与急性再生障碍性贫血相同，则可诊断为SAA-Ⅱ型。

2. **国外标准** 国外关于再生障碍性贫血诊断的标准也有所不同，最经典的当属Camitta提出的标准，再生障碍性贫血分为轻型和重型，也是国内AA共识中疾病严重程度的分类标准。

(1) 重型再生障碍性贫血的诊断标准

1) 骨髓：细胞增生程度<正常的25%；若<正常的50%，则造血细胞应<30%

2) 血象：须具备下列3项中的2项：①粒细胞 $<0.5\times10^9/L$；②校正的网织红细胞指数<1%；③血小板 $<20\times10^9/L$。若中性粒细胞 $<0.5\times10^9/L$，则为极重型再生障碍性贫血。

(2) 轻型再生障碍性贫血的诊断标准

1) 骨髓增生减低；

2) 全血细胞减少。

(五) 鉴别诊断

多种疾病具有与AA相似的全血细胞减少，故需与AA相鉴别。

1. PNH PNH是AA患者首要鉴别的疾病，此病伴全血细胞减少，且AA患者中偶尔也可出现对补体敏感的红细胞，因此这两种疾病可混淆。但PNH是溶血性贫血，患者有黄疸、网织红细胞轻度增高、酸化血清溶血试验阳性，发作时有血红蛋白尿，骨髓红系增生活跃等，AA患者多没有这些特点。

AA与PNH均属于造血干细胞发育异常疾病，少数病例可相互转化，即先表现为AA后出现PNH的实验室检查特征，或先表现为PNH后出现慢性骨髓造血功能低下，称为AA-PNH综合征。有人认为一部分AA的本质是PNH的前期状态，而AA-PNH综合征只是这些患者的发展过程。

2. MDS MDS的血象和临床症状有时与AA很相似。临床工作中常遇到的情况是增生度较活跃的患者需要鉴别是MDS无效造血，还是AA增生灶或AA对治疗的反应；还有低增生的MDS也要与AA相鉴别。MDS患者除可有原始细胞不同程度的增多外，主要是其细胞形态的畸形，巨核细胞多不减少，可有小巨核细胞，骨髓病理检查有助于鉴别。此外，NAP也有助于鉴别。有人认为某些AA病程中可出现细胞的异常克隆，因此可以向MDS或AL转化。

3. **急性白血病** 非白血病性白血病可表现为全血细胞减少，尤其外周血中原始细胞很少时，容易与AA混淆，骨髓检查即可鉴别。但有些低增生性白血病与AA鉴别就较为困难，此时应多部位复查或进行骨髓活检。

4. **其他** 还要与营养性巨幼细胞性贫血、特发性血小板减少性紫癜(ITP)、脾功能亢进、粒细胞缺乏症、骨髓病性贫血等相鉴别。

二、单纯红细胞生成障碍性贫血

单纯红细胞生成障碍性贫血(pure red cell aplasia，PRCA)，是指因红系祖细胞受损衰竭而致骨髓中单纯红细胞减少或缺如的红系造血功能障碍性贫血。这是一组异质性疾病，临床上分为先天性和获得性两类，获得性又分为一过性PRCA(急性造血功能停滞)和慢性获得性PRCA。

(一) 单纯红细胞生成障碍性贫血的分类

1. **先天性PRCA** 又称Diamond-Blackfan贫血，是一种罕见的慢性贫血，婴幼儿时期发病，部分患儿合并先天畸形。本病可能为遗传性疾病，患者有免疫机制障碍。近年研究表明，红系细胞生成障碍是因为：①一些患者造血多能干细胞向红系祖细胞分化有障碍；②红系祖细胞对EPO敏感性明显下降。还有人认为血清中存在抑制血红蛋白生成的物质。

2. **急性造血功能停滞** 急性造血功能停滞又称急性自限性PRCA，常常与感染有关，在感染诱因的作用下，骨髓红系造血功能障碍，贫血急剧加重，而粒细胞和巨核细胞系一般很少受累。感染多为病毒感染，如微小病毒B19，如果患者免疫功能正常，很快能够自愈，如果免疫功能缺陷，则可能转变为慢性PRCA。某些药物也可以诱发本病，如苯妥英钠、利福平等，可能是因为药物的自身毒性或介导的免疫反应。若原发疾病是溶血性贫血，感染后发生PRCA，称为溶血危象。

3. **慢性获得性PRCA** 慢性获得性PRCA部分为原发性，原因不明；但继发性更多，原因包括病毒感染、胸腺瘤、药物、淋巴系统增殖性疾病和其他自身免疫性疾病。文献报道在PRCA中，有15%的患者伴发胸腺瘤，而在胸腺瘤患者中有4%可发生PRCA，PRCA可以与胸腺瘤伴发，也可以在胸腺瘤药物或手术治疗后3~8年发生。

大部分PRCA患者均证实疾病与自身免疫有关，血浆中存在IgG型抗幼红细胞抗体，可抑制幼红细胞生成和破坏已生成的幼红细胞。少数患者EPO水平很低，并且存在EPO抗体或抑制物，但大多数原发性PRCA的EPO增高；也有人认为与细胞免疫异常有关，患者抑制性T细胞增多。

（二）实验室检查

1. 血象　血红蛋白及红细胞呈进行性下降，但细胞形态正常。网织红细胞减少或缺如。白细胞及血小板一般正常或轻度减少。

2. 骨髓象　骨髓增生活跃或轻度减低，但红系细胞极度减少或罕见，粒/红比值增高达(10~100)∶1。残存的幼红细胞有成熟障碍，一过性者可见少量早期的幼红细胞，形态有类巨幼样改变。粒系、巨核系增生活跃，形态一般无明显改变，或出现感染反应性改变，小淋巴细胞比例可增高。

3. 骨髓活检　PRCA骨髓切片中典型的幼红细胞造血岛消失，或仅见孤立性的单个(偶尔2~3个)幼红细胞散布于主质内(图11-42)。粒系细胞、巨核细胞、浆细胞、肥大细胞的生成基本正常。脂肪细胞仅轻至中度增加，常可见局限性的淋巴浸润现象。铁染色可见基质内广泛的含铁血黄素沉积现象。

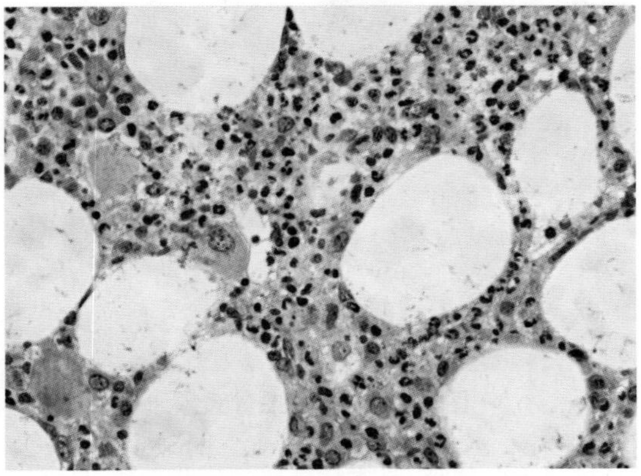

图11-42　PRCA有核红细胞少见

4. 化学染色　骨髓铁染色铁增高，NAP可明显增高。

5. 其他实验室检查　血清铁增高，血及尿中EPO增多，IgG可增高，抗核抗体阳性或有狼疮细胞，还可出现冷凝集素、冷溶血素、温凝集素、异嗜性抗体阳性等。这些指标出现与原发病的性质有关。骨髓细胞培养BFU-E及CFU-E减少。

（三）诊断标准

1. 国内标准　PRCA是一种少见的疾病，对于无法解释的单纯贫血要考虑本病的可能，诊断主要是血象和骨髓象红细胞系统明显减少。

(1)临床表现：①有贫血的症状和体征，如心悸、气短、苍白等；②无出血、发热；③无肝脾肿大。

(2)实验室检查：①血常规：血红蛋白低于正常值，网织红细胞<1%，绝对值减少，呈正细胞正色素性贫血；白细胞和血小板一般正常。②骨髓象：单纯红细胞系统增生低下，幼红细胞应少于5%，粒细胞和巨核细胞系统在正常范围，比例可相对增加；一般无病态造血。③进行溶血检查以除外溶血性贫血。④注意患者的临床情况，如发病年龄、有无畸形以除外先天性PRCA，注意有无原发病或诱因以确定是否为继发性。

中华医学会血液学分会红细胞疾病(贫血)学组在广泛征求国内多位专家意见的基础上，在2015年发表了我国获得性PRCA诊断与治疗专家共识，认为继发性PRCA继发于多种不同疾病，机制复杂，尚不十分明确，这也给诊断带来了困难。

2. 国外标准　国外诊断PRCA，其临床表现、血象、骨髓象标准基本与国内一致，另外还有一些诊断条件：

(1)骨髓细胞培养，BFU-E及CFU-E减少。

(2)检测微小病毒。

(3)血清铁水平增高，总铁结合力基本饱和。

(4)EPO升高，与疾病严重程度呈负相关。

(5)血清中可有多种抗体，如冷凝集素、温凝集素、冷溶血素、异嗜性凝集抗体、抗核抗体和狼疮因子等。

（四）鉴别诊断

原发性PRCA的先天畸形须注意与Fanconi贫血相鉴别，获得性PRCA应注意其原发病的特殊临床表现。有些PRCA最终可向白血病转化。还有少数MDS以PRCA形式出现，如5号染色体异常，但是PRCA不具备MDS病态造血的形态异常。某些儿童急性淋巴细胞白血病早期以PRCA形式出现，需要注意疾病的追踪观察。

某些急性造血功能停滞也可以表现为三系受累，表现为全血细胞减少及骨髓增生不良，但可以出现少量巨大的早期红细胞。需要与AA鉴别，结合临床表现、血象的变化及对治疗的反应可以鉴别。

第七节　溶血性贫血检验

一、自身免疫性溶血性贫血

自身免疫性溶血性贫血(autoimmune hemolytic anemia，AIHA)系免疫识别功能紊乱，或红细胞表面抗原变异，或因某些微生物具有与红细胞相似的抗原成分，使机体产生针对自身红细胞的抗体，并与红细胞膜表面抗原结合，活化补体，导致自身红细胞破坏增速，或是自身抗体促进补体与红细胞的结合，使红细胞寿命缩短，从而发生溶血性贫血的一组疾病。

AIHA 是获得性溶血性贫血中最常见的一种。从婴幼儿到老年人均可发病。根据致病抗体作用于红细胞时所需温度的不同，AIHA 分为温抗体型和冷抗体型两种。根据病因的不同又分为两大类，即原发性 AIHA 和继发性 AIHA。

为规范我国 AIHA 的诊治，中华医学会血液学分会红细胞疾病学组于 2017 年发表了《自身免疫性溶血性贫血诊断与治疗中国专家共识》，提出 AIHA 诊断诊断标准主要包括：①血红蛋白水平达贫血标准；②检测到红细胞自身抗体；③至少符合以下一条：网织红细胞百分比>4% 或绝对值>120×10^9/L；结合珠蛋白<100mg/L；总胆红素≥17.1μmol/L（以非结合胆红素升高为主）。

（一）温抗体型自身免疫性溶血性贫血

1. 病因及发病机制 温抗体型自身免疫性溶血性贫血（warm autoimmune hemolytic anemia，WAIHA）为 AIHA 最常见的一种类型，占 AIHA 的 70%，WAIHA 主要由 IgG 抗体，少数由 IgM 抗体介导，它们为不完全抗体，其最适反应温度为 37℃，在 90% 的 WAIHA 病例中，红细胞是由 IgG 和补体或 IgG 单独致敏的，仅 7% 的病例是补体单独致敏的。WAIHA 中的绝大多数溶血为通过脾巨噬细胞发生的血管外溶血，部分膜被破坏，可形成球形红细胞。尽管破坏红细胞并不需要补体的参与，但若红细胞膜上同时存在抗体和补体，则吞噬作用被加强，引起比较严重的溶血。但直接由补体介导的与 IgM 抗体相关的血管内溶血在 WAIHA 中极少见。

原因不明的原发性 AIHA 占 39.7%~58.7%，女性多见，约占 58%~64%。继发性 AIHA 的病因有：①感染，特别是病毒感染；②结缔组织病，如系统性红斑狼疮、类风湿关节炎、溃疡性结肠炎等；③淋巴增殖性疾病，如慢性淋巴细胞白血病、淋巴瘤、骨髓瘤等；④药物，如青霉素、头孢菌素、甲基多巴、氟达拉滨等。

2. 临床表现 原发性 AIHA 中最常见的临床症状为与贫血相关的症状，常见进行性虚弱、眩晕及黄疸。在继发性 AIHA 中，原发病的症状和体征常能掩盖溶血性贫血的特征。多数温抗体型 AIHA 起病缓慢，数月后才发现贫血，表现为虚弱及头晕。体征包括皮肤黏膜苍白、黄疸；半数以上患者有轻中度脾大；1/3 中度肝肿大。急性型多发生于小儿伴病毒感染者，偶也见于成人。起病急骤，有寒战、高热、腰背痛，呕吐，严重时有休克、昏迷。

3. 实验室检查

（1）血象：常见中至重度正细胞正色素性贫血，在代偿良好者，贫血可为轻度或无贫血，仅是 DAGT（直接抗人球蛋白试验）阳性和网织红细胞增加。外周血涂片常见多色性红细胞、有核红细胞、球形红细胞、口形红细胞及其他异形红细胞（图 11-43）。AIHA 中的球形红细胞常比遗传性球形红细胞增多症中所见的球形红细胞更具异质性，偶可见红细胞被吞噬的现象。白细胞计数常正常，溶血发作时可见白细胞增加，若存在免疫性白细胞的破坏增加，则可见白细胞减少。血小板计数常正常或轻度下降，若 WAIHA 伴发严重的血小板减少，则被称为 Evans 综合征。

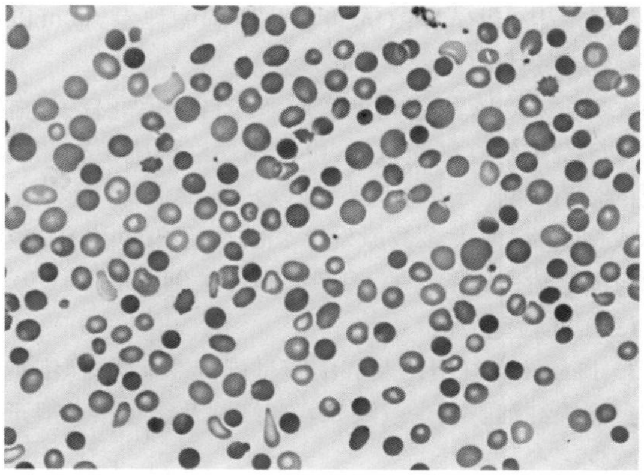

图 11-43 AIHA 外周血涂片

（2）骨髓象：骨髓检查对诊断 WAIHA 并非必要，骨髓可显示红系增生（图 11-44），可见巨噬细胞对红细胞的吞噬现象。若同时伴发叶酸缺乏，则骨髓代偿反应不良，幼红细胞巨幼变。若患者接触与骨髓抑制相关的病毒，则可能伴发威胁生命的再生障碍性贫血危象。Evans 综合征的患者骨髓中还同时存在巨核细胞系明显增生伴成熟障碍的现象。

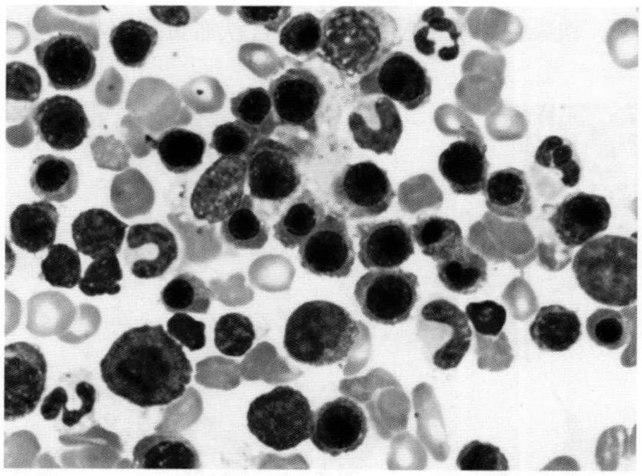

图 11-44 AIHA 骨髓象

（3）抗球蛋白试验：是本病重要的诊断方法，最好同时进行直接和间接试验，其中直接法的意义更大，具有半定量测定价值，可作为病情程度变化和随访的指标。直接法是测定吸附在红细胞膜上的不完全抗体和补体较敏感的方法，根据加入的抗球蛋白不同，可鉴别使红细胞致敏的是 IgG 抗体还是 C3。间接法则可测定血清中游离的 IgG 或 C3。临床上常分为三型：①抗 IgG 及抗 C3 型，占多数，预后差，治疗困难；②抗 IgG 型；③抗 C3 型，占少数，预后好。抗 IgA 型偶见。约有 10% 的患者临床类似自身免疫性溶血性贫血，但抗球蛋白试验阴性，遇可疑结果应重复检测。

4. 诊断标准 一般当贫血、脾肿大、网织红细胞增高和易见球形细胞时，应疑及本病，建议进一步检查（如 Coombs 试验）。AIHA 诊断标准如下：

（1）临床表现：原发者女性居多，除溶血及贫血外无特殊症状，半数有脾肿大，1/3 有黄疸和肝大；继发者有原发疾病的临床表现。

（2）实验室检查：①贫血程度不一，有时很重，容易暴发急性溶血危象，血片中可见多数球形红细胞及数量不等的幼红细胞，网织红细胞增多；②骨髓涂片呈幼红细胞增生象，偶见红细胞系统轻度巨幼样变；③再生障碍危象时，网织红细胞减少，骨髓再生障碍，全血细胞减少；④ Coombs 直接试验阳性，间接试验阴性或阳性。

(3) 诊断依据：①近 4 个月内无输血或特殊药物服用史，如直接抗球蛋白试验阳性，结合临床表现和实验室检查，可确立诊断；②如抗球蛋白试验阴性，但临床表现较符合，肾上腺皮质激素或切脾术有效，除外其他溶血性贫血（特别是遗传性球形红细胞增多症），可诊断抗球蛋白试验阴性的自身免疫性溶血性贫血。

5. **鉴别诊断**　注意排除各种继发性 AIHA 的可能，无病因查到者诊断为原发性 AIHA。继发性 AIHA 必须明确引起溶血的诱发疾病，可依据原发病的临床表现和有关实验室检查加以鉴别。

(1) 阵发性睡眠性血红蛋白尿症：慢性溶血性贫血伴血红蛋白尿，酸化血清溶血试验阳性，尿含铁血黄素阳性，Coombs 试验阴性，肾上腺皮质激素治疗无显著效果。有的可有一过性抗球蛋白试验阳性，复查后很快转阴性。

(2) 红细胞酶缺陷性疾病：多有自幼发病史或用药史，实验室红细胞酶筛选或定量测定都缺乏。

(3) 遗传性球形红细胞增多症：主要与直到中年才发病的 AIHA 相鉴别，有家族史，一般血片中球形红细胞比 AIHA 多，红细胞渗透脆性增加，红细胞自溶试验增强，并为葡萄糖明显纠正，Coombs 试验阴性。

(二) 冷凝集素综合征

1. **病因及发病机制**　冷凝集素综合征（cold agglutinin syndrome，CAS）又名冷凝集素病，发病年龄较大，多在 40 岁左右，女性稍多于男性，分特发性和继发性，继发性见于感染（如支原体肺炎或传染性单核细胞增多症）及恶性病，与温抗体型相比，CAS 较少见。引起 CAS 的自身抗体称冷凝集素，多为 IgM 型完全抗体，少数为 IgG 或 IgA。

体外研究发现，冷凝集素在 0~5℃结合于红细胞膜上，使红细胞发生凝集。由于人体四肢末端的体温受环境温度的影响较大，当环境温度降低时，循环中的红细胞即发生凝集，从而使血流受阻，引起手足发绀、周围血管收缩等现象。当升温至 20~25℃时，补体被激活。补体损伤红细胞的机制有两种：①直接溶解：通过经典途径形成 C5-C9 膜攻击复合物，直接在血管内溶血；②补体被激活，吸附在红细胞膜上，红细胞易被肝和脾巨噬细胞吞噬破坏。前一种情况常引起严重的血管内溶血，出现血红蛋白尿和血红蛋白症，但较少见。最常见的是后一种情况，导致红细胞在肝或脾中被吞噬或仅部分胞膜被吞噬，使红细胞变成球形，变形能力下降，脆性增加，在血液循环中遭到破坏而引起血管外溶血。

2. **临床表现**　CAS 在临床上分为急性和慢性。慢性型较平稳，轻度贫血，以血管外溶血为主。急性型者主要继发于支原体肺炎及传染性单核细胞增多症等上呼吸道感染后。临床表现有 3 类：

(1) 遇冷后冷凝集素性 IgM 可直接在血液循环凝集红细胞，导致血液高黏滞而发生雷诺现象，如四肢末端及暴露部位，如耳、指（趾）等部位发绀，受暖后消失。

(2) 溶血综合征：遇冷后冷凝集素性 IgM 可直接在血液循环发生红细胞凝集反应，导致血管内溶血。急性型可有发热、腹痛、腰背痛、血红蛋白尿、急性肾功能不全，慢性型表现为贫血、黄疸、肝脾轻度肿大。

(3) 原发病的表现：继发性者除了有高黏滞血症和溶血表现外，还可有原发病表现。

3. **实验室检查**

(1) 血象：贫血程度与寒冷接触密切与否有关，多为轻中度贫血，严重者血红蛋白可降至 50~60g/L，网织红细胞计数升高，血片中可见球形红细胞和有核红细胞。红细胞可呈缗钱状及自身凝集现象（图 11-45）。

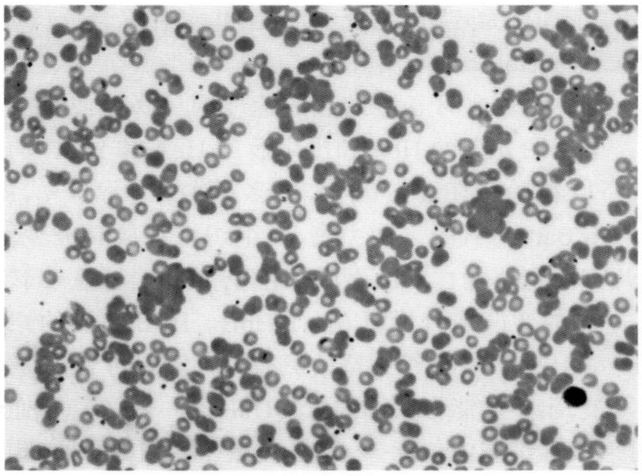

图 11-45　红细胞轻度冷凝集

(2) 骨髓象：骨髓有核细胞增生活跃，幼红细胞增生显著。

(3) 冷凝集试验：阳性，效价可高至 1∶16 000~1∶1 000。

(4) 其他检查：①血清胆红素轻度升高，常<51.3μmol/L，以非结合胆红素为主，部分有血红蛋白尿及含铁血黄素尿等；②直接抗球蛋白试验阳性；③部分患者酸化血清溶血试验可为阳性，但需注意的是，由于健康人和患者血清内都可存在冷凝集素，在寒冷季节或配血环境温度不当时可干扰配血，出现假阳性或假阴性。

4. **诊断及鉴别诊断**　冷凝集试验阳性，效价较高（>1∶40），结合临床表现及其他实验室检查，可诊断冷凝集素综合征。如有酸化血清溶血试验阳性者，应与 PNH 相鉴别，PNH 冷凝集素效价正常，血细胞 CD59、CD55 阴性。

二、地中海贫血

地中海贫血（thalassemia）亦称海洋性贫血、珠蛋白生成障碍性贫血，是指由于遗传性珠蛋白基因缺陷，血红蛋白中一种或一种以上珠蛋白链合成缺如或不足所导致的一组遗传性贫血。本病分布于世界许多地区，东南亚沿海地区是高发区之一，国内广东、广西、四川较多见，北方则少见。

(一) 病因及发病机制

1. **α 地中海贫血**　人类血红蛋白由 4 条血红蛋白单体聚合而成。胚胎期最早合成的血红蛋白是 Hb Gower Ⅰ($\zeta_2\varepsilon_2$)、Hb Gower Ⅱ($\alpha_2\zeta_2$) 和 Hb Porland($\gamma_2\delta_2$)，在妊娠第 10~11 周被 HbF($\alpha_2\gamma_2$) 取代。出生前开始合成 HbA($\alpha_2\beta_2$) 和 HbA_2($\alpha_2\delta_2$)。足月

新生儿含有较多的 HbF，在 70%~80%，少量 HbA 和 HbA_2。在出生后 HbA 逐渐成为主要的血红蛋白，大约在出生后第 12 个月达到成人水平，HbA>95%，HbF 约 2%，HbA_2<3%。

大部分 α 地中海贫血是由于 α 基因缺失所致，少数为点突变或碱基缺失，影响了 RNA 加工、mRNA 翻译或导致合成的 α 珠蛋白链不稳定，最终引起 α 珠蛋白链缺乏。α 基因位于 16 号染色体的短臂上，每条染色体上有 2 个 α 基因，即正常人自父母双方各继承 2 个 α 珠蛋白基因（αα/αα），如果 4 个 α 基因仅缺失 1 个（α–/αα），患者无血液学异常表现，称为 α^+ 地中海贫血静止型；若 4 个 α 基因缺失 2 个（α–/α– 或 ––/αα），红细胞呈低色素小细胞性改变，称为 α^+ 地中海贫血标准型；若 4 个 α 基因缺失 3 个（––/α–），有代偿性溶血性贫血表现，为 α^0/α^+ 双重杂合子，即 HbH 病；若 4 个 α 基因完全缺失，无 α 珠蛋白生成，为 α^0/α^0 纯合子，即胎儿水肿综合征（hydrops fetalis），又称 Hb Bart 病。

α 地中海贫血时 α 链的合成速度明显降低或几乎不能合成。由于胎儿期的 HbF 和出生后的 HbA 和 HbA_2 均含有 α 链，所以在胎儿期 α 链减少，过多 γ 链聚合形成 γ_4，即 Hb Bart。Hb Bart 与氧的亲和力高，在组织中释放氧极少，常导致胎儿宫内窒息死亡。出生后，由于 γ 链的合成逐步转化为 β 链，过多的 β 链聚合形成 β_4，即 HbH。HbH 与氧的亲和力是 HbA 的 10 倍，在组织中释放氧减少。但因为 HbH 一般在 30% 以下，出生后能存活和成长。HbH 是一种不稳定血红蛋白，可形成红细胞内包涵体，并易沉积在红细胞内，细胞变性能力降低；同时这种红细胞膜的通透性增高，红细胞膜易破碎，使红细胞的生存时间明显缩短，由此导致慢性溶血性贫血的各种临床表现与骨髓造血增生的改变。由于红细胞内血红蛋白的化学成分变化及铁代谢异常，导致形成靶形红细胞。

2. **β 地中海贫血** 大多数 β 地中海贫血是由于 β 珠蛋白基因突变影响到了基因表达和调节所致。β 地中海贫血是常染色体显性遗传。β 基因位于 11 号染色体的短臂上，每条染色体上有一个 β 基因，即正常人自父母双方各继承 1 个正常 β 珠蛋白基因，若从父母一方继承 1 个异常 β 基因，从另一方继承 1 个正常 β 基因，患者则为杂合子，即 β^+ 地中海贫血，有约半量 β 链合成，病情减轻。若自父母双方各继承 1 个异常 β 基因，则患者为纯合子，即 β^0 地中海贫血，没有或极少有 β 链生成，病情严重。

β 地中海贫血时，β 链的合成减少或缺如。导致含 β 链的 HbA（$\alpha_2\beta_2$）显著减少或几乎不存在，导致 HbF（$\alpha_2\gamma_2$）、HbA_2（$\alpha_2\delta_2$）代偿增多。HbF 的氧亲和力高，在组织中释放氧减少。同时由于 β 链的不足或缺失，未与 β 链配对的过多的 α 链是不稳定的，会发生沉淀，在幼红细胞和红细胞中形成 α 链包涵体，附着于红细胞膜，使红细胞僵硬，部分细胞尚未成熟就在骨髓被破坏，导致无效造血；部分成熟的病变细胞进入外周血液循环后，由于缺乏变形性，通过脾窦时易被破坏和撕裂；红细胞对钾离子的通透性也增加，能量代谢能力降低，生存期缩短。出现慢性溶血性贫血和骨髓造血代偿性增加。

（二）临床表现

1. **α 地中海贫血**

（1）轻型 α 地中海贫血：分为静止型和标准型，静止型仅有轻度 α 链合成减少，无临床症状。仅在采用 α 基因探针及限制性内切酶图谱法的情况下可作出基因诊断。标准型有轻度贫血或其他临床表现，如红细胞大小不均、低色素性、靶形红细胞增多、渗透脆性轻度减低，MCV、MCH、MCHC 减低，偶见包涵体。血红蛋白电泳无异常发现。

（2）血红蛋白 H 病：属中间型 α 地中海贫血，任何年龄均可发病。出生时可有轻度贫血，血中 Hb Bart 可占 25%。发育中 Hb Bart 为 HbH 替代。1 岁以后 Hb Bart 减少，HbH 增多，贫血呈轻到中度，伴肝脾肿大和黄疸，继发感染或药物中毒时加重 HbH 的不稳定，促发溶血。红细胞低色素性明显，靶形红细胞可见，多少不一。血红蛋白电泳出现 HbH 及 Hb Bart 带，红细胞温育后煌焦油蓝染色可见大量含包涵体细胞，热不稳定试验和异丙醇沉淀试验均呈阳性，红细胞半衰期明显缩短。

（3）血红蛋白 Bart 病：又称胎儿水肿综合征，由于无 α 链生成，正常胎儿 HbF（$\alpha_2\gamma_2$）缺乏，γ 链自行聚合形成 Hb Bart（γ_4）。Hb Bart 向组织释放氧很少，胎儿大多在 30~40 周时死于宫内，或早产或流产，有的出生后数小时内死亡。胎儿一般全身水肿、皮肤苍白、黄疸、心脏肥大、肝脾肿大、体腔积液，可有器官畸形。母亲有流产史或死胎史。

2. **β 地中海贫血** 由于患者可从父母继承 1 个或 2 个异常 β 基因，β 链合成减少或不能合成，从而导致了本病的以下不同类型。

（1）轻型 β 地中海贫血：又称静止型或微型 β 地中海贫血。多数无贫血或其他临床症状，常在普查时才被发现。少数患者可有贫血，脾轻度肿大，轻度小细胞低色素性贫血，靶形红细胞和网织红细胞增多，红细胞渗透脆性轻度减低。血红蛋白电泳 HbA_2 定量轻度增高（4%~8%），HbF 正常或轻度增加（一般<5%）。

（2）重型 β 地中海贫血：患者出生时接近正常，但 6 个月后症状逐渐出现，贫血进行性加重，有黄疸、肝脾肿大、发育迟缓、特殊面容（因骨髓代偿增生，髓腔变宽，骨皮质变薄，导致患儿出现额部、顶部隆起，头颅增大，面颊隆起，鼻梁塌陷的面容）。患儿易发生感染，常并发心肌炎、胆结石、下肢溃疡性损害，容易夭折。血红蛋白 20~60g/L，呈小细胞低色素性贫血。靶形红细胞在 10%~35%。骨髓红系细胞极度增生。血红蛋白电泳 HbF 可高达 90%，HbA 多低于 40% 甚至 0%。红细胞渗透脆性明显减低。

（3）中间型 β 地中海贫血：多在 2~5 岁时出现贫血，症状介于轻重两型之间，贫血呈中度，脾肿大。可见靶形红细胞，红细胞呈小细胞低色素性，HbF 10%。少数有轻度骨骼改变、性发育延迟。

（三）实验室检查

1. **血象** 贫血轻重不一，外周血成熟红细胞大小不一，部分细胞中央淡染区扩大，可见靶形红细胞（图 11-46），红细胞中心部位染色较深，其外围为苍白区域，而细胞边缘有深染，形同射击之靶，有的中心深染区呈红细胞边缘延伸的半岛状；还可见盔盖形、畸形、红细胞碎片。嗜碱性点彩红细胞增多、网织红细胞增高。用煌焦油蓝染色，红细胞内 HbH 包涵体呈灰蓝色圆形颗粒状。

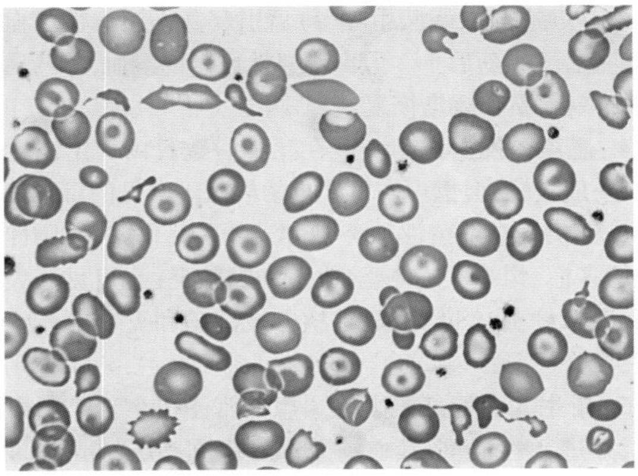

图 11-46　地中海贫血外周血涂片

2. **骨髓象**　骨髓增生极度活跃，粒/红比值显著倒置，呈无效性增生和原位溶血。红系以中晚幼为主，可见幼红细胞体积偏小、浆少，双核、母子核。成熟红细胞大小不一，部分细胞中央淡染区扩大，可见靶形、椭圆形、泪滴形、盔盖形、畸形、嗜碱性点彩红细胞，多见嗜多色性红细胞。粒系、巨核系增生活跃。铁染色外铁、内铁增多。

3. 红细胞渗透脆性显著减低。

4. **血红蛋白电泳**　可检查出各种血红蛋白成分及各类异常血红蛋白的相对含量，无论是对珠蛋白肽链合成量异常，还是肽链结构异常的诊断均有重要意义。β 地中海贫血者可见 HbA_2 增加（>3.8%）、HbF 增加（>30%），α 地中海贫血者可见 HbH 和 Hb Bart 增加。

5. **其他特殊试验**　采用体外珠蛋白比率分析、基因探针及限制性内切酶图谱法、聚合酶链反应（PCR）、特异性寡核苷酸杂交法、DNA 芯片技术、DNA 序列分析、变性高效液相色谱技术等进行基因分析，可进一步作出基因诊断，以查出基因突变的类型，有利于婚前指导、产前检查、骨髓移植和基因治疗的研究。

（四）诊断及鉴别诊断

1. **诊断**　地中海贫血主要有 α 地中海贫血和 β 地中海贫血两大类。它们有相似的表现：生长发育差、症状轻重不一、多有脾肿大；血象以均一性小细胞低色素性和靶形红细胞改变为特点，可见有核红细胞、异形红细胞和裂片红细胞，网织红细胞增高；骨髓中幼和晚幼红细胞增多（幼红细胞无效生成和组织缺氧刺激 EPO 生成增加），可见环形铁粒幼细胞。因此，当遇有这些特征的患者时，应疑诊地中海贫血。地中海贫血的确诊常需由血红蛋白电泳提供依据，因血红蛋白电泳可查出各种血红蛋白成分及各类异常血红蛋白的相对含量。除了根据临床表现和上述实验室检查结果进行表型诊断外，基因诊断能在 DNA 水平、转录（mRNA）和转录后（蛋白）水平上对地中海贫血提出诊断意见。

中华医学会儿科学分会血液学组参考了国际地中海贫血联盟（TIF）的诊疗建议和有关文献，于 2010 年发表了《重型 β 地中海贫血的诊断和治疗指南》，β 地中海贫血诊断标准如下。

（1）临床表现：典型的临床特征。

（2）血液学改变：①外周血血红蛋白（Hb）<60g/L，呈小细胞低色素性贫血。红细胞形态不一、大小不等，中央淡染区扩大，出现靶形红细胞和红细胞碎片，网织红细胞正常或增高。脾功能亢进时，白细胞和血小板减少。②骨髓象呈红细胞系统增生明显活跃，以中、晚幼红细胞占多数，成熟红细胞改变与外周血相同。③红细胞渗透脆性明显降低。④首诊时血红蛋白电泳显示 HbF 显著增高，一般达 30%~90%，是诊断重型 β 地中海贫血的重要依据。HbF 不增高应排除近期输血的影响，可在输血后 3 个月左右复查。

（3）区域及家系调查：区域调查示患儿来自地中海贫血高发区域。患儿父母亲外周血象呈小细胞低色素性贫血，血红蛋白电泳呈 HbA_2 含量升高（3.5%~6.0%）；有条件者应进一步通过分子生物学的方法检查证实为 β 地中海贫血基因杂合子。

（4）基因诊断：有条件者应进行基因诊断。可采用限制性内切酶片段长度多态性（RFLP）连锁分析、PCR- 限制酶切法、PCR-ASO 点杂交、反向点杂交（RDB）和 DNA 测序等方法检测 β 地中海贫血基因缺陷的类型和位点。

目前世界范围已发现 200 多种 β 珠蛋白基因突变类型，中国人中已发现 34 种，因此 β 地中海贫血的遗传缺陷具有高度异质性，但其中 5 种热点突变：CD41/42（−TTCT）、IVS-2-654（C → T）、CD17（A → T）、TATA 盒 28（A → G）和 CD71/72（+A），约占突变类型的 90%。

指南建议在我国地中海贫血高发地区应推广专项婚前检查。如夫妇双方均为 β 地中海贫血基因携带者（β 地中海贫血杂合子），可于妊娠第 8~12 孕周吸取绒毛，妊娠第 16~20 孕周抽羊水分离脱落细胞，妊娠第 20 孕周后抽取脐带血，按上述基因诊断方法检测胎儿是否获得了 β 地中海贫血缺陷基因。

2. **鉴别诊断**

（1）缺铁性贫血：轻型地中海贫血多表现为小细胞低色素性贫血，肝脾肿大不显著，易误诊为缺铁性贫血。缺铁性贫血有缺铁的病因及实验室缺铁的依据（如血清铁减低、转铁饱和度和铁蛋白水平减低、骨髓铁减少等），无溶血表现及血红蛋白电泳的异常。

（2）葡萄糖 -6- 磷酸脱氢酶（G6PD）缺乏症：G6PD 缺乏症在地中海贫血高发病区常与地中海贫血同时存在。G6PD 缺乏症常有诱因（食物或药物）诱发急性血管内溶血，实验室检查 G6PD 含量减少及无血红蛋白异常可资鉴别。

（3）遗传性球形红细胞增多症：遗传性球形红细胞增多症与地中海贫血同为小细胞性贫血。主要以涂片中球形红细胞增多、红细胞渗透脆性增加及血红蛋白电泳正常进行鉴别。

（4）其他血红蛋白异常症：如不稳定血红蛋白症等，临床症状多较轻，与轻度地中海贫血的鉴别主要靠血红蛋白电泳的分析。

三、红细胞葡萄糖 -6- 磷酸脱氢酶缺乏症

红细胞酶缺陷性溶血性贫血是多种酶由于基因突变，导致酶活性或酶性质的改变引起的一组先天性溶血性贫血，也称为红细胞酶缺乏症或红细胞酶病。这些酶往往与红细胞的葡萄糖代谢有关，影响红细胞能量代谢，导致红细胞膜功能的

缺陷或形成异常物质，从而使红细胞遭到破坏。

在这组疾病中，最常见的是红细胞葡萄糖-6-磷酸脱氢酶缺乏症。葡萄糖-6-磷酸脱氢酶（glucose-6-phosphate dehydrogenase，G6PD）缺乏系临床上最多见的红细胞内戊糖磷酸途径的遗传性缺陷，红细胞葡萄糖-6-磷酸脱氢酶缺乏症是一种红细胞G6PD活性降低和/或酶性质改变，从而引起以溶血为主要临床表现的疾病。如果仅有G6PD活性降低和/或酶性质改变，而无溶血等临床症状，则为红细胞G6PD缺乏或缺陷。以下主要介绍G6PD缺乏所致的溶血性贫血。

（一）病因及发病机制

G6PD缺乏症是一种全球性疾病，以地中海沿岸国家、东南亚、印度以及非洲和美洲黑人等发病率最高，北美少见。国内以南方各省人群中多见。

G6PD基因位于X染色体长臂2区8带，基因突变是引起酶活性降低导致溶血的原因，G6PD缺乏症是X连锁不完全显性遗传性疾病，男性半合子（X染色体上带有突变基因）和女性纯合子（两条X染色体上均带有突变基因）均表现为G6PD活性缺乏或显著降低，有临床症状，为疾病患者，而杂合子女性因两条X染色体中一条随机失活，细胞G6PD的表达很不一致，可从正常到明显缺乏不等。

G6PD活性降低，使细胞的还原能力（还原型烟酰胺腺嘌呤二核苷酸和还原型谷胱甘肽）缺乏，这是保护细胞免受氧化损伤的重要生理基础。G6PD缺乏症患者一旦受到氧化剂的作用，因G6PD的酶活性减低，还原型烟酰胺腺嘌呤二核苷酸磷酸（NADPH）和还原型谷胱甘肽（GSH）等抗氧化损伤物质缺乏，有被氧化可能的物质，如血红蛋白的亚铁离子、血红蛋白和其他结构蛋白的巯基被氧化而损伤，导致高铁血红蛋白和变性珠蛋白包涵体Heinz小体（Heinz body）生成。使红细胞变得僵硬，易被脾脏脾索阻滞和肝脏中的巨噬细胞破坏而导致溶血。

（二）临床表现

G6PD缺乏症临床分为以下5种类型：

1. **先天性非球形红细胞性溶血性贫血（congenital nonspherocytic hemolytic anemia，CNSHA）** 这是一组红细胞G6PD缺乏所致的慢性自发性血管外溶血性贫血。患者在新生儿期即可有黄疸和贫血。溶血无明显诱因。药物和病毒感染可加重溶血。一般是轻到中度的贫血，间歇性黄疸，网织红细胞10%~15%，少数患者有脾肿大。临床表现与发病年龄有关，发病年龄越小，症状越重。

2. **葡萄糖-6-磷酸脱氢酶缺乏症** 葡萄糖-6-磷酸脱氢酶缺乏症（蚕豆病）是指G6PD缺乏的患者食用蚕豆、蚕豆制品或接触蚕豆花粉后引起的急性溶血性贫血。蚕豆中含有蚕豆嘧啶核苷和异戊氨基巴比妥酸葡萄糖苷，在β-糖苷酶作用下分别生成蚕豆嘧啶和异戊巴比妥酸，两者是导致G6PD缺乏红细胞溶血的主要物质。该病在国内多见于广东、四川、云南等省（自治区），多发于小儿，以男性为主。患者食蚕豆后数小时或数天内发生急性溶血，母亲食用蚕豆也可以通过哺乳而使婴儿发病。解除诱因溶血可呈自限性，溶血持续1~2天或1~2周左右。

3. **药物诱发溶血** 此型临床特点为服用了具有氧化性的药物（呋喃唑酮、磺胺甲唑等）后引起急性溶血性贫血。一般起病急，于用药后1~3天出现急性血管内溶血，停药后红细胞破坏减慢，贫血逐渐恢复。

4. **感染诱发溶血** 一般在感染后数日内可出现血管内溶血，一般较轻，但也可诱发严重的溶血。常见的可诱发溶血的感染性疾病有细菌性肺炎、病毒性肝炎、伤寒、传染性单核细胞增多症、钩端螺旋体病、水痘和腮腺炎；也可见于大肠埃希菌、变形杆菌、β链球菌、结核分枝杆菌和立克次体感染的其他疾病。

5. **新生儿高胆红素血症** 患儿常于出生后1周内出现黄疸，并进行性加重，其血清总胆红素在205.2μmol/L以上，以非结合胆红素为主，可发生核黄疸。

（三）实验室检查

1. **细胞形态学** 本症的细胞形态学有变化，如正细胞性贫血，发作时贫血、黄疸、网织红细胞增多等；急性发作时血象及骨髓象都显示红系明显代偿性增生。

2. **红细胞G6PD缺乏的筛选试验** 本症血液生化等检查异常，尤其是红细胞G6PD活性改变较细胞形态学变化更有诊断意义。

（1）高铁血红蛋白还原试验：G6PD活性正常者还原率在75%以上，杂合子中等缺陷者在31%~75%；纯合子或半合子严重缺陷者小于30%。本试验简便，适用于过筛试验或群体普查。但敏感性低，特异性较差，如果存在HbH、不稳定血红蛋白、高脂血症或标本不新鲜，可出现假阳性结果。

（2）G6PD荧光斑点试验：G6PD活性正常，10分钟出现荧光；中等缺乏者，10~30分钟出现荧光，严重缺乏者，30分钟仍不出现荧光。此法是国际血液学标准化委员会（ICSH）推荐用于筛查G6PD缺乏的方法，具有较好的敏感性和特异性。缺点是对试剂的要求较高。

（3）硝基四氮唑蓝试验（NBT）纸片法：G6PD酶活性正常者滤纸片呈紫蓝色；中等缺乏者滤纸片呈淡蓝色；严重缺乏者滤纸片仍为红色。此法敏感性和特异性都较好，试纸也易得，但靠肉眼辨色判断结果影响因素较多。

（4）变性珠蛋白小体（Heinz小体）生成试验：含5个以上Heinz小体的红细胞>30%。G6PD缺乏时红细胞易氧化变性，变性的珠蛋白在红细胞内沉淀，用结晶紫活体染色或相差显微镜检查时可见红细胞上有蓝色颗粒，但因Heinz小体亦可见于其他原因引起的溶血性贫血，因而Heinz小体对G6PD缺乏的诊断并不具有特异性。

3. **红细胞G6PD缺乏的确证性试验**

（1）红细胞G6PD活性定量测定：酶活性定量测定能准确可靠地反映酶活性，是主要的诊断依据。溶血高峰期及恢复期，酶的活性可以正常或接近正常。通常在急性溶血后2~3个月后复测可以比较正确地反映患者的G6PD活性。

（2）分子生物学法：核苷酸序列分析可确诊基因的酶缺陷型，也可用于找出突变位点。

（四）诊断及鉴别诊断

1. **诊断** 本症的细胞形态学有变化，但缺乏特异性，而其临床特征常明显于形态学改变。因此，在日常工作中形态学需要密切结合临床特征作出疑似性诊断，明确诊断则需要血液生化等检查。

红细胞G6PD缺乏症的诊断主要依靠检测红细胞G6PD活性的实验室检查。临床符合上述任何一型，加上以下各项中任何一项者均可诊断：①一项筛选试验活性属严重缺乏者；②一项筛选试验活性属中间缺乏值，加上Heinz小体生成试验阳性（有40%的红细胞含Heinz小体，每个红细胞有5个以上Heinz小体）并排除其他溶血病因；③一项筛选试验活性属中间缺乏值，伴有明确的家族史；④两项筛选试验活性均属中间缺乏值；⑤一项G6PD活性定量测定其活性较正常平均值降低40%以上。

2. **鉴别诊断**

(1) 免疫性溶血性贫血：多数急性起病，但病程迁延反复。G6PD缺乏所致溶血多在1周左右自然恢复。实验室检查有免疫学证据（如Coombs试验阳性），G6PD活性在正常范围。

(2) 红细胞丙酮酸激酶（PK）缺陷：为慢性溶血性贫血，但可因感染等因素激发而发生溶血危象。实验室检查PK活性降低，而G6PD活性正常。

(3) 新生儿同种免疫性溶血病：此病母婴有ABO或Rh血型不合，Coombs试验阳性，母亲可检出有关抗体。

(4) 遗传性球形红细胞增多症：为慢性溶血性贫血，可见球形红细胞增加，渗透脆性增加。CNSHA Ⅰ型虽然也是慢性溶血，但无球形红细胞增多，渗透脆性增高，G6PD活性降低。

(5) 血红蛋白病：血红蛋白电泳可见异常区带。

四、微血管病性溶血性贫血

微血管病性溶血性贫血是微小血管病变引起红细胞破碎而发生的溶血性贫血综合征。其特点是外周血中出现形状各异的裂片红细胞和球形红细胞。它是伴有微小血管病变的多种疾病的一种病理生理状态和表现。

（一）病因及发病机制

1. **病因**　多种疾病可伴发微血管病性溶血性贫血，如表11-8。

表11-8　可发生微血管病性溶血性贫血的疾病

微血管病变
溶血尿毒症综合征、血栓性血小板减少性紫癜
弥散性血管内凝血（DIC）
感染
恶性肿瘤
转移性腺癌，如胃癌、乳腺癌、肺癌、胰腺癌等
免疫机制异常所致血管炎
系统性红斑狼疮、结节样多小动脉炎、硬皮病、Wegener肉芽肿、肝移植排斥反应、急性肾小球肾炎、系统性淀粉样变
妊娠及高血压相关
先兆子痫和子痫、产后溶血尿毒症综合征、恶性高血压
先天性异常
肝血管内皮细胞瘤（Kasabach-Merritt综合征）、巨大血管瘤

2. 发病机制　微小血管损伤是发生本症的关键机制。受损微小血管因纤维蛋白沉积、血栓形成或其他因素而使血管径狭窄，红细胞流经时在血液循环的压力作用下强行通过，或阻挂在纤维蛋白丝上而被压碎、割裂，发生血管内溶血。有的受损红细胞被脾脏、肝脏等组织、器官内的单核-巨噬细胞吞噬，发生血管外溶血。这一发病机制是上述多种疾病发生微血管病性溶血性贫血的共同点。这些疾病在损伤微血管、导致纤维蛋白沉积和血栓形成的具体过程上有所不同。

激活凝血系统在本症的发生上往往有重要作用。实验表明，给动物注射内毒素或凝血酶可以引起微血管病性溶血，如果事先给动物肝素，则可避免，而抑制纤维蛋白溶解的药物可使之加重。血管完全为致密的血栓阻塞时，因红细胞不能通过，也不会发生溶血。疏松的纤维蛋白网有一定的缝隙；红细胞依靠血液循环压力和变形性能进入纤维蛋白网，并被阻挂在纤细的纤维蛋白丝上，如果血液循环压力较大，压迫红细胞通过纤维蛋白丝时则可被割裂。因此，压力也是造成红细胞破坏的一个条件。

还有一些疾病，有弥散的或局部的微血管病，但看不到类似弥散性血管内凝血的凝血异常，可见于海绵状血管瘤、肾移植排斥反应、恶性高血压、子痫、某些血管炎（如立克次体感染、结节性动脉周围炎、韦格纳肉芽肿）和某些广泛转移癌。溶血程度可轻可重。

（二）临床表现

溶血多急性发生，出现较严重的血红蛋白尿和贫血。除此之外，还有原发病的表现。

（三）实验室检查

1. **血象**　外周血涂片中找到畸形的裂片红细胞是本病的典型所见（图11-47），这些破碎的红细胞形如盔形、棘形、三角形、不规则形。还可以见到较小的红细胞和球形红细胞。溶血严重者外周血中可出现有核红细胞。网织红细胞增多。白细胞计数常有轻中度升高，但形态正常。可有血小板减少和凝血指标的异常。

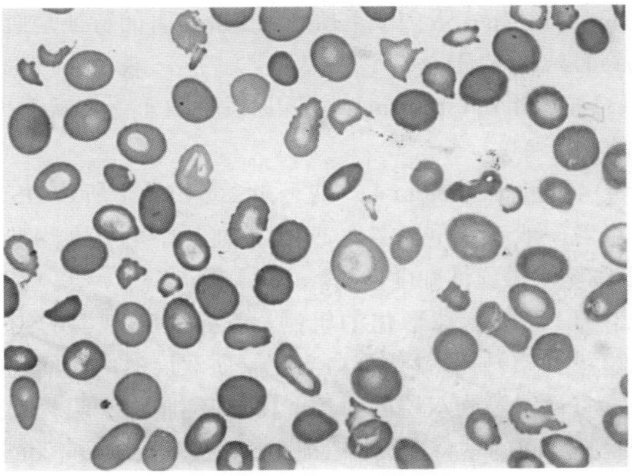

图11-47　裂片红细胞

2. **骨髓象**　示红细胞系增生活跃，巨核细胞系也可增多。

3. **其他检查**　血清中游离血红蛋白增多，触珠蛋白降低。尿隐血阳性或有肉眼可见的血红蛋白尿。慢性者可有含铁血黄素尿。

（四）诊断及鉴别诊断

1. **诊断** 依据上述表现和实验室检查结果，诊断本症并不难。但关键在于原发病的诊断及各种可伴有本症的疾病之间的鉴别，这也是正确、及时治疗本症的前提。

2. **鉴别诊断**

（1）阵发性睡眠性血红蛋白尿症：无引起巨幼细胞性贫血、溶血性贫血的原发病表现，酸化血清溶血试验和/或蔗糖溶血试验阳性，外周血涂片中无红细胞碎片。

（2）G6PD 缺乏所致溶血性贫血：可有家族史，常幼年发病，慢性溶血者有明显的肝脾肿大。急性血管内溶血发作前有服用氧化药物或食用蚕豆，或有感染等诱发因素。实验室检查可发现 G6PD 活性降低、高铁血红蛋白还原率降低、荧光斑点试验和硝基四氮唑蓝试验等提示 G6PD 缺乏。血涂片中无裂片红细胞。

五、遗传性球形红细胞增多症

遗传性球形红细胞增多症（hereditary spherocytosis，HS）是一种红细胞膜蛋白基因异常导致的家族遗传性溶血性疾病。

（一）病因及发病机制

多数 HS 呈常染色体显性遗传，有 8 号染色体短臂缺失。但约有 1/4 的 HS 患者缺乏明显的家族史，可能与基因突变有关，呈隐性遗传。基本病理变化是红细胞膜骨架蛋白基因的异常。

1. **HS 分子病变**

（1）锚蛋白（ankyrin）缺乏：30%~60% 的 HS 有锚蛋白缺乏，由于没有足够的锚蛋白将血影蛋白连接于带 3 蛋白，从而导致血影蛋白的丢失。锚蛋白及血影蛋白缺乏的程度与球形红细胞的形成率、红细胞渗透脆性的增高幅度、溶血的严重度及对脾切除的反应性呈正相关。

（2）带 3 蛋白（band 3 protein）缺乏：15%~40% 的 HS 有带 3 蛋白缺乏，仅见于显性遗传，特点是带 3 蛋白轻度缺乏引起轻度的溶血。带 3 蛋白缺乏所致 HS 最显著的特征是血片中可见到蘑菇状红细胞。

（3）血影蛋白（spectrin）缺乏：原发性血影蛋白缺乏少见，发生率低于 5%。

（4）4.2 蛋白（protein 4.2）缺乏：4.2 蛋白缺乏所致 HS 较罕见。患者一般有中重度溶血，光镜下血片中可见到巨型红细胞，红细胞渗透脆性中度增高。

2. **HS 红细胞球形化的机制** 正常红细胞膜的内表面 60% 由膜骨架衬托，骨架蛋白与膜脂质双层的内层间的微弱结合具有稳定膜脂双层的作用。HS 红细胞由于膜骨架蛋白和细胞膜之间的垂直连接存在缺陷，导致双层脂质不稳定，未被膜骨架支持的膜脂质以出芽形式形成囊泡而丢失，使红细胞表面积减少，表面积和体积比例降低，细胞遂变成球形。

3. **溶血机制** 脾脏是 HS 红细胞破坏的主要场所。HS 红细胞破坏的两个基本条件是：

（1）红细胞内在缺陷，使膜面积减少而呈球形。

（2）脾脏结构完整：脾脏对 HS 红细胞的作用有：①加速球形细胞形成：可能与滞留于脾脏中的红细胞内外环境的改变，如葡萄糖利用受限、ATP 减少、乳酸积聚、pH 下降等有关；②扣留并破坏球形细胞：这类球形细胞通过脾脏时被截留，并在巨噬细胞内被破坏而发生溶血。

（二）临床表现

贫血、黄疸和脾肿大是 HS 患者最常见的临床表现，三者可同时存在，也可单独发生。HS 在任何年龄均可发病，2/3 为成年发病。临床表现轻重不一，从无症状至危及生命的贫血均可出现。25% 的 HS 症状轻微，虽然有溶血，但由于骨髓红系代偿性增生，可无贫血，黄疸轻或无，脾肿大轻或无，这类患者往往仅在家族调查或由于感染、重体力活动增加脾脏血流量等诱因加重红细胞破坏时才被发现。大约 2/3 的 HS 患者有轻中度贫血、间歇性黄疸（黄疸在新生儿期是最常见的临床表现），脾一般中度肿大，肝一般无肿大。青少年者生长迟缓。常有胆囊结石（50%），其次是踝以上腿部慢性溃疡，常迁延不愈。此外尚有先天畸形，如塔形头、鞍状鼻及多指（趾）等。

患者可并发再生障碍性贫血危象（aplastic crisis），常为短小病毒（parvovirus）感染或叶酸缺乏所致。患者表现为发热、腹痛、呕吐、网织红细胞减少，严重时全血细胞减少，一般持续 10~14 天。贫血加重时并不伴黄疸加深。

（三）实验室检查

1. **血象** 血涂片中成熟红细胞大小不一，球形红细胞增加（图 11-48），大多在 10% 以上，可高达 60%~70%；其直径为 6.2~7.0pm，大小比较均一，厚度增加（2.2~3.4pm），染色后细胞着色较深，中央淡染区消失，简易滚动试验阳性。网织红细胞增加（5%~20%），MCHC 增高。扫描电镜检查可较为直观地观察到病变红细胞的形态学改变。

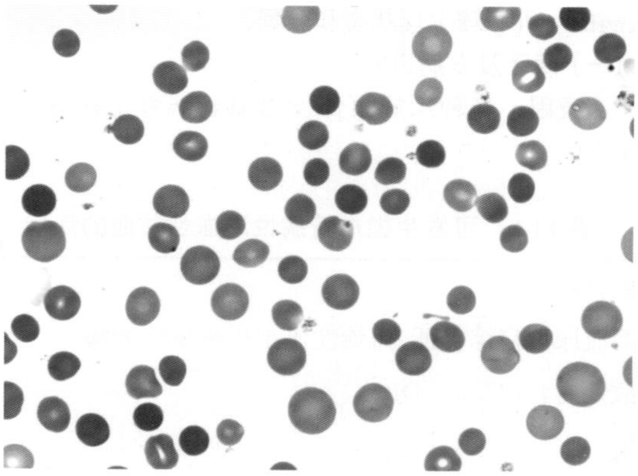

图 11-48 球形红细胞

2. **骨髓象** 骨髓增生明显活跃，红细胞系增生明显活跃，有核红细胞高达 25%~60%。粒系、巨核系增生未见明显异常。铁染色骨髓外铁、内铁不少。

3. **渗透脆性试验** HS 患者的红细胞渗透脆性增加，约 20%~25% 的 HS 由于没有大量的球形红细胞，故渗透脆性试验可以正常或仅轻度增加，红细胞孵育后再进行渗透脆性试验可提高敏感性，加葡萄糖或 ATP 均可纠正。

4. **自身溶血试验及纠正试验** HS 患者的溶血度大于 5%，加 ATP 可纠正或减轻溶血。

5. **酸化甘油溶血试验**　HS 的酸化甘油溶血试验（AGLT）50<150 秒。

6. **特殊试验**　通过红细胞膜电泳分析、红细胞膜蛋白定量测定及分子生物学技术，发现膜蛋白缺乏及检出膜蛋白基因的突变位点。

（四）诊断及鉴别诊断

HS 的诊断需要结合病史、临床表现和实验室检查进行综合分析。诊断标准如下：

1. **临床表现**

（1）贫血轻重不等，于再生障碍性贫血危象或溶血危象时加重，多为小细胞高色素性贫血。

（2）黄疸或轻或重，或呈间歇性。

（3）脾脏可轻至中度肿大，多同时有肝肿大，常有胆囊结石。

（4）半数以上病例有阳性家族史，多呈常染色体显性遗传。

2. **实验室检查**

（1）具备溶血性贫血的实验室检查的特点，红细胞 MCHC 增高。

（2）外周血涂片中胞体小、染色深、中央淡染区消失的球形细胞增多（10% 以上），但有约 20% 的患者缺乏典型的细胞形态。

（3）红细胞渗透脆性试验阳性：多于 0.50%~0.70% NaCl 溶液中开始溶血，0.40% NaCl 溶液中完全溶血，或高于对照管 0.08% 以上也有诊断意义；若红细胞渗透脆性试验正常，孵育渗透脆性增加，开始溶血浓度较正常高 0.08% 以上也有诊断意义。

（4）自溶试验（48 小时）：溶血>5%，温育前加入葡萄糖或 ATP 可明显减少溶血。

（5）酸化甘油溶血试验（AGLT50）：阳性（150 秒以内）。

（6）红细胞膜蛋白电泳分析：部分病例显示收缩蛋白等膜骨架蛋白缺少。血涂片和阳性家族史有决定性诊断价值。若小球形红细胞大于 10%，渗透脆性增加，有阳性家族史，无论有无症状，遗传性球形红细胞增多症的诊断即可成立。

本病鉴别诊断主要需除外其他伴球形红细胞增多的疾病：

1. **自身免疫性溶血性贫血**　常伴有球形红细胞增多，只是数量较少，红细胞渗透脆性试验正常并常伴有基础疾病，抗球蛋白试验阳性。

2. **新生儿溶血性黄疸**　有导致溶血的病因（母婴间血型不合），无家族史，红细胞渗透脆性及自溶试验正常。

3. **肝脏疾病**　HS 因有黄疸、脾肿大，部分有肝肿大，常被误诊为黄疸型肝炎、慢性肝炎等肝脏疾病。自幼发病，有溶血性贫血的实验依据及红细胞渗透脆性试验增高可以鉴别。

4. **其他获得性球形细胞增多症**　许多因素可致球形红细胞增多，如烧伤、新生儿 ABO 溶血、败血症等。以上情况多有各自的疾病特点，自身溶血试验不能被葡萄糖纠正。

六、阵发性睡眠性血红蛋白尿症

阵发性睡眠性血红蛋白尿症（paroxysmal nocturnal hemoglobinuria，PNH）是一种获得性造血干细胞克隆缺陷性疾病。由于红细胞膜有缺陷，红细胞对激活补体异常敏感。临床上表现为与睡眠有关、间歇发作的慢性血管内溶血和血红蛋白尿，可伴有全血细胞减少或反复血栓形成。

（一）病因及发病机制

PNH 是由于红细胞膜上缺乏抑制补体激活及膜反应性溶解的蛋白质所致。该类膜蛋白共有十余种，均通过糖磷脂酰肌醇（glycosyl phosphatidyl inositol，GPI）连接蛋白锚连在细胞膜上，统称为 GPI 锚定膜蛋白，本病的造血干细胞的糖化磷脂酰肌醇 - 锚基因突变，导致 GPI 锚磷脂合成障碍，多种调节细胞对补体敏感性的蛋白（如 CD59、CD55）都属于 GPI 锚定蛋白，需 CPI 锚磷脂才能连接于细胞膜上，CD55 在补体激活的 C3、C5 转化酶水平起抑制作用，CD59 可以阻止液相的补体 C9 转变成膜攻击复合物。PNH 时，由于 GPI 锚磷脂缺乏，CD59 和 CD55 等补体调节蛋白不能连接于细胞膜上，使细胞对补体的敏感性增加。这种补体敏感的异常细胞不断增殖、分化，形成一定数量的细胞群时即发病，表现为血管内溶血。由于是干细胞的病变，同时影响到粒细胞和血小板，CD55 及 CD59 部分或全部丧失可同时发生在红细胞、粒细胞、单核细胞及淋巴细胞上，常见全血细胞减少。根据对补体的敏感性，PNH 红细胞分为 3 型：Ⅰ型对补体的敏感性正常；Ⅱ型对补体中度敏感；Ⅲ型对补体高度敏感。补体敏感细胞的多少决定了临床表现的差异和血红蛋白尿的发作频率。

（二）临床表现

该病发病隐袭，病程迁延，病情轻重不一。发病高峰年龄在 20~40 岁之间，男性显著多于女性。

1. **血红蛋白尿**　1/4 的患者以血红蛋白尿为首发症状。尿液外观为酱油或红葡萄酒样；伴乏力、胸骨后及腰腹疼痛、发热等。轻型血红蛋白尿仅表现为尿隐血试验阳性。因为补体作用最适宜的 pH 是 6.8~7.0，而睡眠时呼吸中枢敏感性降低，酸性代谢产物积聚，所以血红蛋白尿一般在早晨较重，下午较轻，常与睡眠有关。此外，感染、月经、输血、手术、情绪波动、饮酒、疲劳或服用铁剂、维生素 C、阿司匹林、氯化铵、苯巴比妥或磺胺类药物等，也均可诱发血红蛋白尿。

2. **血细胞减少**　几乎所有的患者都有不同程度的贫血。中性粒细胞减少及功能缺陷可致各种感染，如支气管、肺、泌尿生殖器等感染。血小板减少可有出血倾向，严重出血是本病致死的另一个主要原因。有的患者全血细胞减少，称 PNH-再生障碍性贫血综合征。

3. **血栓形成**　血栓形成与溶血后红细胞释放促凝物质及补体作用于血小板膜，促进血小板聚集有关。肝静脉血栓形成（Budd-Chiari 综合征）较常见，出现剧烈腹痛、肝肿大、腹腔积液、黄疸等，其次为肠系膜静脉、门静脉血栓形成。我国患者血栓形成相对少见。

（三）实验室检查

1. **血象**　中到重度贫血，血红蛋白常低于 60g/L，若血红蛋白尿频繁发作，尿铁丢失过多，可呈小细胞低色素性贫血，合并血管内血栓形成时，血片中可见红细胞碎片，粒细胞通常减少，血小板计数中度减少，约半数有全血细胞减少。

2. **骨髓象**　半数以上患者表现为三系细胞均增生活跃，

尤以幼红细胞为甚。不同患者或同一患者的不同时期内，增生程度可有差异，有时呈增生低下或再生障碍。

3. **溶血检查** 血清游离血红蛋白可升高，触珠蛋白可降低，提示存在血管内溶血。

4. **尿液检查** 血红蛋白尿发作期出现蛋白尿、红细胞阴性，但尿隐血试验阳性，患者尿含铁血黄素试验（Rous 试验）可持续阳性。

5. **特异性血清学试验**

（1）酸化血清溶血试验（Ham 试验）：患者红细胞与含 5% 盐酸的正常同型血清混合，pH 6.4，37℃孵育 2 小时，溶血明显。本试验特异性高，敏感性略差，是诊断 PNH 的重要依据。

（2）蔗糖溶血试验：依据在低离子强度溶液中补体增强的机制，PNH 患者红细胞在蔗糖水溶液中孵育后被溶解破坏，而正常红细胞不发生溶解。本试验较酸化血清溶血试验敏感，但特异性较差，可用于初步筛选。

（3）热溶血试验：PNH 患者红细胞在自身血清中（含补体）孵育后，由于葡萄糖分解，使血清酸化而导致溶血，本法可作为简单的筛选方法，但特异性不强。

（4）蛇毒溶血试验：蛇毒因子能通过补体交替途径，使补体敏感的红细胞发生溶血，本试验特异性强，敏感性优于酸化血清溶血试验。

6. **流式细胞术检测** 2013 年，中华医学会血液学分会红细胞疾病学组发表的《阵发性睡眠性血红蛋白尿症诊断与治疗中国专家共识》强调了流式细胞术检查在 PNH 诊断与鉴别诊断中重要价值，主要包括以下两个方面。

（1）检测外周血成熟红细胞和成熟粒细胞 CD55 和 CD59 有无缺失，也可以检测骨髓的成熟粒细胞、有核红细胞、淋巴细胞、单核细胞 CD55 和 CD59 有无缺失。目前已经发现了 20 余种蛋白在 PNH 患者血细胞表面表达缺乏，如衰变加速因子（DAF，CD55）、反应性溶血膜抑制物（MIRL，CD59）、C8 结合蛋白（HRF）、内毒素受体（CD14）、低亲和力 Fc 受体（CD16）及尿激酶型纤溶酶原激活剂受体（uPAR，CD87）等。应用流式细胞术检测 GPI 锚定蛋白缺失细胞数量是诊断 PNH 最直接、最敏感的方法。PNH 克隆累及造血细胞依次为粒细胞、单核细胞、红细胞、淋巴细胞，骨髓 PNH 克隆出现比外周血早，网织红细胞略早于成熟红细胞。建立 PNH 诊断至少有一系细胞的两种 GPI 锚定蛋白缺失。CD59 敏感度要高于 CD55，CD59- 粒细胞可最早被检出，有早期诊断价值，且不受输血影响。对 PNH 克隆锚定蛋白的不同缺失程度进行量化，可以对 PNH 进行分型，以便进一步了解并监测病情进展及疗效。例如将 PNH 红细胞根据 CD55、CD59 的缺乏程度可以分为三型：Ⅰ型（补体敏感度正常）、Ⅱ型（中度敏感）、Ⅲ型（高度敏感），临床溶血程度主要取决于Ⅲ型红细胞多少。

少数（5%）患者严重溶血期后，GPI 缺乏的红细胞可能会减少，甚至可能下降到检测限以下，因此只能检测到粒细胞 PNH 克隆。如果患者有严重的再生障碍性贫血（AA），可能导致粒细胞数量减低，不足以检测分析。鉴于这些情况且由于 PNH 的异常细胞起源于造血干细胞，当外周血尚无 $CD59^-$ 细胞时，骨髓中可能已经有 $CD59^-$ 细胞，因此从疾病早期诊断的角度考虑，骨髓中 $CD55^-$、$CD59^-$ 细胞检测比外周血更有意义。且骨髓中的有核红细胞不受输血和溶血的影响，可避免漏诊。故建议贫血性疾病早期诊断应作骨髓有核红细胞、粒细胞和单核细胞的 CD55、CD59 检查，能有效提高 PNH 诊断的特异性和敏感性。

（2）检测气单胞菌溶素前体变异体（Flaer）：Flaer 是 Alexa-488 标记的无活性气单胞菌溶素前体的变异体，它同野生型气单胞菌溶素前体相似，可特异地结合于 GPI 锚定蛋白，但并不形成细胞通道，不引起细胞溶血，因此不会导致细胞死亡。该标志类似于荧光素，可在一定条件下被激发出荧光，可以通过流式细胞术进行检测，并区分 GPI^- 和 GPI^+ 细胞。Flaer 作用于所有 GPI 蛋白，不会因细胞表达 GPI 蛋白种类和数量的不同造成误差。因此通过流式细胞术检测 Flaer 是诊断 PNH 更敏感、特异的方法。同传统的检测 CD55、CD59 相比，Flaer 对检测微小 PNH 克隆非常敏感，且不受输血和溶血的影响，对一些临床上高度怀疑但 CD55、CD59 检测不能确诊的病例，可以结合 Flaer 检查，获得明确诊断；应用 Flaer 分析方法诊断并监测 PNH 患者，可精确分出Ⅱ、Ⅲ型细胞，为判断病情轻重提供依据，有助于 PNH 患者疾病进展和疗效的判断；对于长期应用免疫抑制治疗的血细胞减少患者，尤其是 AA、骨髓增生异常综合征（MDS）等疾病，可监测其是否发生克隆性改变以及尽早发现病情变化；应用 Flaer 直接检测 GPI 蛋白，有助于真正的 PNH 和部分免疫性血细胞减少症患者的鉴别，明确真正的 GPI^- 细胞，而非自身抗体覆盖细胞膜锚定蛋白的假性 PNH 克隆，即可用于“真、假”锚定蛋白缺失的鉴别

（四）诊断及鉴别诊断

1. **诊断原则** 本病虽称阵发性睡眠性血红蛋白尿症，但并非都有血红蛋白尿，即使有，也不一定是发作性，也不一定是在睡眠时出现。只有少数患者以血红蛋白尿为首发表现。多数是以贫血或贫血并出血为最初表现，经过相当一段时间才出现血红蛋白尿，甚至从无肉眼可见的血红蛋白尿。同时由于合并症和疾病的转化等原因，临床表现多种多样，致使 PNH 患者常常不能得到及时诊断，易漏诊、误诊。对于有血红蛋白尿或有长期慢性贫血的患者，特别是伴有白细胞和 / 或血小板减少而骨髓又增生活跃者，都应在鉴别诊断中想到本病。

此外，在血细胞形态学检查中，有下列所见时应疑及 PNH：成年男性，贫血或血细胞减少（血红蛋白加血小板和 / 或白细胞），网织红细胞增高，红细胞呈轻度低色素性和 / 或轻度小细胞性（也可为正细胞性）。骨髓增生（可类似不典型缺铁性贫血形态学表现）或增生减低（类似再生障碍性贫血），并可见轻度病态造血（类似 MDS 样病变），中性粒细胞碱性磷酸酶积分不增高，细胞外铁和内铁减少（也可正常）。出现以上情况应进行蔗糖溶血试验和酸化血清溶血试验等检查。

2. **诊断标准** PNH 的诊断条件包括以下几个方面：

（1）临床表现符合 PNH。

（2）实验室检查

1）酸化血清溶血试验（Ham 试验）、蔗糖溶血试验、蛇毒溶血试验、尿隐血试验（或含铁血黄素检查）中，符合下列 A、B 任何一种情况即可诊断：

A.2 项以上阳性。

B.1 项阳性，但具有下列条件：① 2 次以上阳性，或只有 1 次阳性，然而结果可靠（操作正规 / 有阳性及阴性对照、即时重复仍阳性）；②有肯定的血红蛋白尿发作或有血管内溶血的直接或间接证据；③能除外其他溶血，特别是遗传性球形红细胞增多症、自身免疫性溶血性贫血、G6PD 缺乏、阵发性冷性血红蛋白尿症等。

2）流式细胞仪检测发现外周血红细胞或中性粒细胞 CD55 和 CD59 阴性者>10%。外周血中粒细胞或单核细胞 Flaer 阴性率高达 70% 以上。PNH- 再生障碍性贫血综合征包括下列 4 种情况：①再生障碍性贫血 -PNH：指原有肯定的再生障碍性贫血（而非未能诊断的 PNH 的早期表现），之后转变为 PNH，而再生障碍性贫血的表现已不存在；② PNH- 再生障碍性贫血：指原有肯定的 PNH（而非下述的第 4 类），之后转变为再生障碍性贫血，而 PNH 的表现（包括实验室检查）已不存在；③ PNH 伴有再生障碍性贫血的特征：指临床及实验室检查均说明病情仍以 PNH 为主，但伴有一处或一处以上骨髓增生低下、巨核细胞减少、网织红细胞数不高等再生障碍性贫血表现；④再生障碍性贫血伴有 PNH 的特征：指临床及实验室检查均说明病情仍以再生障碍性贫血为主，但出现 PNH 的异常血细胞。

3. 鉴别诊断

（1）再生障碍性贫血：PNH 患者部分有全血细胞减少，容易与再生障碍性贫血混淆。鉴别要点是再生障碍性贫血骨髓增生减低，而 PNH 骨髓增生活跃（特别是红系），骨髓缺铁现象、有溶血表现及 PNH 的特异检验异常有助于 PNH 的诊断。若骨髓增生减低而又能查出类似 PNH 的异常红细胞，或是有 PNH 的临床及实验室所见，但骨髓增生低下，应怀疑是否有疾病的转化或是兼有两病（属 PNH- 再生障碍性贫血综合征）。

（2）骨髓增生异常综合征（MDS）：骨髓中可见病态造血，无 PNH 的特异检验异常。个别 PNH 患者骨髓涂片中亦可见到病态造血或少量原始粒细胞，但多为一过性。

（3）自身免疫性溶血性贫血：患者直接抗球蛋白试验呈阳性。个别 PNH 患者可有暂时的直接抗球蛋白试验阳性，经过复查后可转为阴性，肾上腺皮质激素治疗有效。

（4）阵发性冷性血红蛋白尿症：血红蛋白尿常由于寒冷而诱发，持续时间短暂。冷热溶血试验阳性。

（5）缺铁性贫血：PNH 因长期反复血红蛋白尿而失铁，可伴有缺铁现象，但 PNH 补铁后不能使贫血得到彻底纠正。

第八节　红细胞增多症检验诊断

红细胞增多症（erythrocytosis）是指单位体积的外周血液中红细胞数、血红蛋白与血细胞比容高于正常，但不包含白细胞和血小板数的多少。红细胞增多症是一组症状，凡是由于任何原因可以使红细胞增多的，均属此症。它与贫血一样，并不是一个诊断性疾病名称。

一、红细胞增多症的分类

红细胞增多症大致可分为相对性与绝对性两大类。前者是血浆容量减少，使红细胞容量相对增加，因而单位体积的红细胞数增多，而全身红细胞总容量并无明显改变。凡可使血浆容量减少而不减少红细胞容量的情况，如多次腹泻、连续呕吐、出汗过多、烧伤、休克等血液浓缩的情况均属此范围。此外，情绪激动、肥胖、高血压、吸烟、饮酒等因素也可能引起相对性红细胞容量增多，血浆容量减少，称为“应激性”红细胞增多症。

绝对红细胞增多症是由于红细胞生成增多，红细胞容量增多，总血容量也增多。这又可分为继发性与原发性两种。前者可由于缺氧、肿瘤及遗传因素等引起；后者又称为真性红细胞增多症。

1. 相对性红细胞增多症

（1）血液浓缩：腹泻、呕吐、出汗过多、休克、烧伤、服利尿剂等。

（2）“应激性”红细胞增多症。

2. 绝对性红细胞增多症

（1）继发性：①组织缺氧：新生儿红细胞增多症、高原性红细胞增多症、慢性肺脏疾病（肺气肿、支气管扩张、慢性支气管炎、支气管哮喘、肺源性心脏病、Ayerza 综合征等，肺换气不良综合征）、心血管疾病（先天性发绀性心脏病、动静脉瘘）、血红蛋白病等；②肾脏疾病：肾盂积水、多囊肾、肾动脉狭窄、肾移植等；③肿瘤：肾癌、肾母细胞瘤、小脑性血管细胞瘤、子宫肌瘤、嗜铬细胞瘤等；④家族性红细胞增多症。

（2）原发性：即真性红细胞增多症。

二、真性红细胞增多症

见第十二章第六节。

（丛玉隆　李绵洋）

第十二章 白细胞疾病检验诊断

第一节 概 述

白细胞疾病是血液系统疾病中种类最多的一组疾病。按照疾病受累细胞来源的不同,可分为髓系及淋系疾病两大类;按照疾病良、恶性程度,可分为恶性疾病及非恶性疾病两大类。

一、恶性白细胞疾病

白细胞疾病分类的重点是恶性血液病的分类,其中最常见的恶性血液病是白血病。传统的白细胞疾病分类主要依据组织病理和细胞形态学。1994 年起,WHO 组织欧美国家的血液病学及病理学专家结合细胞形态学、免疫表型、细胞遗传学及分子生物学特征对造血系统和淋巴组织肿瘤进行了更全面的分类,1997 年发表了草案,2001 年正式出版,覆盖了所有的造血系统和淋巴组织肿瘤性疾病,为人们广泛接受,最新修订的第 5 版已于 2021 年发行。疾病的分类有两层含义:制定分类系统和将某种疾病归属于某类别。造血系统及淋巴组织恶性肿瘤的分类根据形态学、免疫表型、细胞遗传学及临床表现特征,界定了某一种疾病实体,只根据目前对每种疾病性质了解的程度,故分类没有"金标准"。其中,形态学检查很重要,有些疾病可能仅根据形态学特征就能作出诊断。免疫表型能为准确分型提供可靠信息,避免了形态学的主观性。细胞遗传学改变也可成为某些类型恶性血液病的特征。新的 WHO 分类在科学性上有很大进步,将恶性血液病分为髓系、淋系及组织 / 树突状细胞系恶性肿瘤。随着我国实验室检验技术的开展和提高,WHO 分类标准也在国内为临床医生所接受。

(一) 髓系肿瘤

见表 12-1。

表 12-1 髓系肿瘤分类

骨髓增殖性肿瘤(MPN)
慢性髓(粒)细胞白血病,BCR/ABL 阳性(CML)
慢性中性粒细胞白血病(CNL)
真性红细胞增多症(PV)
原发性骨髓纤维化(PMF)
原发性骨髓纤维化,纤维化前期 / 早期阶段
原发性骨髓纤维化,纤维化明显期
原发性血小板增多症(ET)
慢性嗜酸性粒细胞白血病,非特指(CEL,NOS)
骨髓增殖性肿瘤,不能分类(MPN,U)
肥大细胞增多症
髓系 / 淋系肿瘤伴嗜酸性粒细胞增多和 PDGFRA、PDGFRB 或 FGFR1 基因异常,或伴 PCM1-JAK2
髓系 / 淋系肿瘤伴 PDGFRA 基因重组
髓系 / 淋系肿瘤伴 PDGFRB 基因重组
髓系 / 淋系肿瘤伴 FGFR1 基因重组
暂定种类:髓系 / 淋系肿瘤伴 PCM1-JAK2

续表

骨髓增生异常 / 骨髓增殖性肿瘤（MDS/MPN）
慢性粒单细胞白血病（CMML）
不典型慢性髓细胞白血病，BCR-ABL1 阴性（aCML）
幼年型粒单细胞白血病（JMML）
骨髓增生异常综合征 / 骨髓增生性肿瘤伴环状铁粒幼红细胞和血小板增多（MDS/MPN-RS-T）
骨髓增生异常综合征（MDS）
伴单系发育异常的 MDS
伴有环状铁粒幼细胞的 MDS（MDS-RS）
单系发育异常的 MDS-RS
多系发育异常的 MDS-RS
伴有多系发育异常的 MDS
伴有原始细胞过多的 MDS
伴有单纯（5q）缺乏的 MDS
MDS，不能分类（MDS，U）
暂定种类：儿童难治性血细胞减少（RCC）
骨髓肿瘤伴生殖细胞倾向
急性髓系白血病（AML）及相关的髓系肿瘤
伴有重现性遗传学异常的 AML
AML 伴 t（8；21）（q22；q22.1）；RUNX1-RUNX1T1
AML 伴有 inv（16）（p13.1 q22）或 t（16；16）（p13.1；q22）；CBFB-MYH11
AML 伴 PML-RARA
AML 伴 t（9；11）（p21.3；q23.3）；MLLT3-KMT2A
AML 伴 t（6；9）（p23；q34.1）；DEK-NUP214
AML 伴 inv（3）（q21.3q26.2）或 t（3；3）（q21.3；q26.2）；GATA2，MECOM
AML（巨核细胞）伴 t（1；22）（p13.3；q13.3）；RBM15-MKL1
暂定种类：AML 伴 BCR-ABL1
AML 伴 NPM1 突变
AML 伴 CEBPA 等位基因突变
暂定种类：AML 伴 RUNX1 突变
急性髓系白血病伴骨髓发育异常相关改变
治疗相关的髓系肿瘤
AML，非特指（AML，NOS）
AML 伴微分化型
AML 伴未成熟型
急性粒单核细胞白血病
急性单核细胞白血病
纯红系白血病
急性原巨核细胞白血病
急性嗜碱性粒细胞白血病
急性全髓增殖症伴有骨髓纤维化
髓系肉瘤
Down 综合征相关的髓系增殖症
短暂性异常髓系增生
Down 综合征相关的髓系白血病
原始浆细胞样树突状细胞肿瘤
急性白血病：系列不明
急性未分化白血病
急性混合型白血病，伴有 t（9；22）（q34；q11.2）；BCR-ABL1
急性混合型白血病，伴有 t（v；11q23.3）；KMT2A 重排
急性混合型白血病，B- 髓系，非特指
急性混合型白血病，T- 髓系，非特指

PDGFRA：血小板源性生长因子受体 α；PDGFRB：血小板源性生长因子受体 β；FGFR1：成纤维细胞生长因子 1 型受体；Down 综合征：唐氏综合征

(二) 淋巴系肿瘤

见表 12-2。

表 12-2 淋巴系肿瘤分类

前体淋系肿瘤	
	B 淋巴母细胞白血病 / 淋巴瘤，非特指
	B 淋巴母细胞白血病 / 淋巴瘤伴有重现性遗传学异常
	T 淋巴母细胞白血病 / 淋巴瘤
成熟 B 细胞肿瘤	
	慢性淋巴细胞白血病 / 小淋巴细胞淋巴瘤
	单克隆 B 细胞增多症
	B 细胞幼淋细胞白血病
	脾边缘区淋巴瘤
	毛细胞白血病
	脾 B 细胞淋巴瘤 / 白血病，不能分类的
	脾弥漫性红髓小 B 细胞淋巴瘤
	毛细胞白血病—变异型
	淋巴浆细胞淋巴瘤
	WaldenstrÖm 巨球蛋白血症
	意义未明的单克隆丙种球蛋白血症（MGUS），IgM
	重链病
	意义未明的单克隆丙种球蛋白血症（MGUS），IgG/A
	浆细胞骨髓瘤
	孤立性骨浆细胞瘤
	骨外浆细胞瘤
	单克隆免疫球蛋白沉积病
	结外边缘区黏膜相关淋巴组织淋巴瘤（MALT 淋巴瘤）
	结内边缘区淋巴瘤
	滤泡淋巴瘤
	原位滤泡肿瘤
	十二指肠型滤泡淋巴瘤
	儿童型滤泡淋巴瘤
	伴 *IRF4* 重排的大 B 细胞淋巴瘤
	原发性皮肤滤泡中心淋巴瘤
	套细胞淋巴瘤
	原位套细胞肿瘤
	弥漫大 B 细胞淋巴瘤（DLBLC），非特指
	生发中心 B 细胞型
	活化 B 细胞型
	T 细胞 / 组织细胞丰富的大 B 细胞淋巴瘤
	原发性 CNS DLBCL
	原发性皮肤 DLBCL，腿型
	EBV 阳性的 DLBCL，非特指
	EBV 阳性的黏膜与皮肤溃疡
	慢性炎症相关的 DLBCL
	淋巴瘤样肉芽肿
	原发性纵隔（胸腺）大 B 细胞淋巴瘤
	血管内大 B 细胞淋巴瘤
	ALK 阳性大 B 细胞淋巴瘤

续表

成熟 B 细胞肿瘤	浆母细胞淋巴瘤 原发渗出性淋巴瘤 HHV-8 阳性的 DLBCL，非特指 Burkitt 淋巴瘤 伴 11q 异常的 Burkitt 样淋巴瘤 B 细胞淋巴瘤，不能分类的，具有 DLBCL 和经典霍奇金淋巴瘤中间阶段的特征
成熟 T 细胞和 NK 细胞肿瘤	
	T 细胞幼淋巴细胞白血病 T 细胞大颗粒淋巴细胞白血病 慢性 NK 细胞增殖性疾病 侵袭性 NK 细胞白血病 儿童系统性 EBV 阳性 T 细胞淋巴瘤 种痘样水疱病样淋巴增殖性疾病 成人 T 细胞白血病 / 淋巴瘤 结外 NK/T 细胞淋巴瘤，鼻型 肠道 T 细胞淋巴瘤 单形性亲上皮性肠道 T 细胞淋巴瘤 胃肠道惰性 T 细胞淋巴增殖性疾病 肝脾 T 细胞淋巴瘤 皮下脂膜炎样 T 细胞淋巴瘤 蕈样真菌病 Sezary 综合征 原发性皮肤 CD30 阳性 T 细胞增殖性疾病 原发皮肤 γδ-T 细胞淋巴瘤 原发性皮肤 CD8 阳性侵袭性嗜表皮性细胞毒性 T 细胞淋巴瘤 原发性皮肤肢端 CD8 阳性 T 细胞淋巴瘤 原发性 CD4 阳性小 / 中 T 细胞淋巴增殖性疾病 外周 T 细胞淋巴瘤，非特指 血管免疫母细胞 T 细胞淋巴瘤 滤泡 T 细胞淋巴瘤 结节性外周 T 细胞淋巴瘤伴 TFH 表型 间变性大细胞淋巴瘤（ALCL），ALK 阳性 间变性大细胞淋巴瘤（ALCL），ALK 阴性 隆胸相关间变性大细胞淋巴瘤
霍奇金淋巴瘤	
结节性淋巴细胞为主型霍奇金淋巴瘤	
经典型霍奇金淋巴瘤	结节硬化型经典型霍奇金淋巴瘤 混合细胞型经典型霍奇金淋巴瘤 淋巴细胞丰富型经典型霍奇金淋巴瘤 淋巴细胞消减型经典型霍奇金淋巴瘤
移植后淋巴增殖性疾病（PTLD）	
	浆细胞性增生 PTLD 传染性单个核细胞增多症样 PTLD 高度滤泡增生 PTLD 多形性 PTLD 单形性 PTLD（B 和 T/NK 细胞型） 经典霍奇金淋巴瘤 PTLD

续表

组织细胞和树突状细胞肿瘤	
	组织细胞肉瘤
	朗格汉斯细胞组织细胞增生症
	朗格汉斯细胞肉瘤
	不确定性树突状细胞肿瘤
	交错突树突状细胞肉瘤
	滤泡性树突状细胞肉瘤
	成纤维细胞性网状细胞肿瘤
	弥散性幼年型黄色肉芽肿
	Erdheim-Chester 病

表中斜体字为暂定种类

二、良性白细胞疾病

（一）粒细胞疾病

此类疾病以细胞数量改变为多，包括中性粒细胞增多、嗜酸性粒细胞增多、中性粒细胞减少和中性粒细胞功能异常。

（二）单核/巨噬细胞系统异常疾病

此类疾病比较复杂，可大致归类如下（表 12-3）。

表 12-3　单核/巨噬细胞系统疾病分类

炎症反应性组织细胞增多症	
	原发性噬血细胞性细胞增生症
	①家族性；②散发性
	感染相关性噬血细胞性组织细胞增生症
	肿瘤相关的噬血细胞性组织细胞增生症
	药物相关的噬血细胞性组织细胞增生症
	黄色肉芽肿 ①幼年型；②成年型
	窦性组织细胞增生症伴巨大淋巴结
脂质贮积病	
	戈谢病
	尼曼 - 皮克病
	神经节苷脂贮积病
	海蓝组织细胞增生症
	岩藻糖苷贮积病
	其他脂质贮积病
克隆性组织细胞增多症	
	朗格汉斯细胞组织细胞增生病 ①局限性；②系统性
	肿瘤性组织细胞增生症（组织细胞肉瘤）
单核/巨噬细胞功能异常	
	α_1 蛋白酶抑制剂缺乏
	Chédiak-Higashi 综合征
	慢性肉芽肿病
	播散性皮肤黏膜念珠菌病
	糖皮质激素治疗后
	川崎病
	软化斑
	分歧杆菌综合征
	创伤后
	脓毒血症性休克
	实体瘤
	吸烟
	Whipple 病

（三）淋巴细胞和浆细胞疾病

对淋巴细胞系统疾病分类进展较快，对病因中原发性和获得性的认识也逐步清晰，目前大致归类如下（表 12-4）：

（四）其他

还有一些传统上比较常见的白细胞疾病，很多与传染性疾病和微生物感染有关，如各种类型的类白血病反应、传染性单核细胞增多症和传染性淋巴细胞增多症等。

表 12-4　淋巴细胞和浆细胞疾病分类

原发性疾病	
B 细胞缺陷或功能异常	γ- 球蛋白缺乏症 选择性球蛋白缺乏症 IgM、IgA 或 IgM 并 IgA 缺乏 高 IgA 血症 高 IgD 血症 高 IgE 血症 伴 IgM 升高的免疫缺陷病 X 连锁淋巴细胞增殖性疾病
T 细胞缺陷或功能异常	Digeorge 综合征等
T 细胞和 B 细胞联合免疫缺陷	伴胸腺瘤的免疫缺陷
获得性疾病	艾滋病（AIDS） 反应性淋巴细胞增多症或浆细胞增多症，如 EBV 所致的传染性单核细胞增多症，其他病毒感染所致的淋巴细胞增多症，药物性淋巴细胞增多症，多克隆性淋巴细胞增多症，炎症性浆细胞增多症 全身性疾病所致 T 细胞功能异常，如慢性淋巴细胞白血病（CLL），霍奇金淋巴瘤，系统性红斑狼疮（SLE）等

第二节　白细胞造血与调控

对造血基因调控的复杂机制了解不多，但造血干、祖细胞增殖分化的各个环节都肯定受到基因调控，并且是多基因的作用。特别是原癌基因和抑癌基因的表达产物及信号转导途径参与调控作用是公认的。细胞增殖分化过程受正、负信号调节；原癌基因为正信号、显性；抑癌基因为负信号、隐性。造血调控是多因素的组合协作，细胞因子起重要作用，但其发挥作用必须依赖于造血微环境的完整性。造血细胞与细胞外基质的黏附才能使造血细胞生存，只有在一定的细胞外基质中各种细胞因子的特异信息才能得以传导。所以，微环境中细胞外基质的大分子物质除对造血细胞有黏附、定位、营养、迁移等支持生存作用外，同时也介导细胞与细胞、细胞与基质的各种物理、化学信号传递，从而影响细胞因子、生长因子、转移因子的能力及抑制诱导凋亡基因的表达。所以，细胞外基质也参与调控造血细胞的增殖、分化，发育、成熟、生化功能及凋亡；没有细胞外基质，造血细胞的功能则不能顺利进行。

一、造血与调控

造血涉及造血器官及其产生的血细胞，而调控涉及基因和机体外部环境。造血器官是指能够生成并支持造血细胞分化、发育、成熟的组织器官。造血器官生成各种血细胞的过程称为造血。骨髓是人体最大的造血器官，是出生后正常情况下唯一的产生红系、粒系和巨核系三系细胞的场所，同时也能生成淋巴细胞和单核细胞。造血干细胞是具有高度自我更新能力和多向分化能力的一群异质性的细胞群体，所有血细胞均起源于造血干细胞。正常白细胞包括粒细胞、单核细胞、淋巴和浆细胞系统。

（一）白细胞造血特点

与红细胞等其他血细胞造血类似，白细胞造血也起自胚胎期，出生后主要在骨髓完成。但有所不同的是，白细胞造血在出生前要晚于红细胞，并且主要在胸腺、淋巴结和脾先开始，再涉及肝脏和骨髓。一般而言，胸腺造血的发生约始于人胚第 6 周，在其皮质产生淋巴细胞，髓质产生少量粒细胞，在胚胎后期造血干细胞在胸腺内经诱导和分化为前 T 细胞。淋巴结造血的发生约始于人胚第 7~8 周，淋巴结产生红细胞的时间很短，自人胚第 4 个月在胎肝、胸腺和骨髓发育成熟的 T、B 淋巴细胞迁入其中，使其终身只产生淋巴细胞和浆细胞。脾脏造血的发生约始于人胚第 9 周，胎肝的造血干细胞经血流入脾，在此增殖、分化和发育，此时主要产生红细胞和粒细胞，第 5 个月后，又产生淋巴细胞和单核细胞，同时出现破坏血细胞的功能，此后脾脏制造红细胞和粒细胞的活动减少，并逐渐消失，而生成淋巴细胞的功能可维持终生。

当然，随着骨髓腔的形成，胎肝的造血干细胞随血流进入骨髓，在长骨骨髓中已开始造血。骨髓的造血细胞大部分来源于肝脏，部分来源于脾脏。人胚5个月以后骨髓造血已高度发育，髓腔中呈现密集的造血细胞灶且各系造血细胞均可见到，从此肝、脾造血功能减退，骨髓造血迅速增加，并成为造血中心。骨髓造血为第三代造血，此时骨髓是产生红细胞、粒细胞和巨核细胞的主要场所。同时骨髓也产生淋巴细胞和单核细胞，因此骨髓不仅是造血器官，也是一个中枢淋巴器官。

（二）白细胞造血调控特点

造血的调控是一个涉及多因素、多水平的复杂的调控，包括基因水平调控、微环境中的细胞因子、细胞因子受体、细胞黏附分子、细胞外基质及细胞信号转导等的调控，它们以不同的方式共同调控造血细胞的增殖、分化、成熟、归巢和凋亡等过程，以达到维持正常造血平衡的目的。

1. 基因调控 尽管目前对造血基因调控的复杂机制了解不多，但可以肯定造血干、祖细胞增殖分化的各个环节都受到多基因的调控。该调控的完成主要是通过细胞内、外的一些信号传递、启动或关闭一系列相关基因，正、负调节基因表达产物参与对造血的正向和负向调控。研究表明从胚胎期到成人的造血过程一直都存在着造血调控基因按限定顺序的开、关的表达，特别是原癌基因和抑癌基因的表达产物及信号转导途径参与调控作用是公认的。细胞增殖分化过程受正、负信号调节；原癌基因为正信号、显性；抑癌基因为负信号、隐性。

（1）原癌基因：目前研究较多的原癌基因如：c-myc基因、ras相关基因、c-abl基因、bcl-2基因、c-kit基因等是细胞基因组的正常成员。原癌基因编码的产物可为：细胞因子、细胞因子受体、细胞内蛋白激酶、细胞内信号传递分子及转录因子等。如：P^{-onc}基因编码的生长因子及其受体调节细胞的生长和增殖；int-2基因编码的$P30^{int-2}$与FGF受体结合后能够促进细胞的增殖。各种产物以不同的方式参与DNA复制和特定基因的表达，促进造血细胞的增殖和调控细胞的发育。正常时原癌基因不表达或低表达但不引起细胞恶变。原癌基因在化学、物理、生物等因素作用下，通过点突变、染色体重排、基因扩增等途径引起结构改变可转化为癌基因，导致细胞增殖失控和分化停滞。

（2）抑癌基因：抑癌基因的产物对细胞生长、增殖起负调控作用，并能抑制潜在的细胞恶变。如P53基因、WT1基因、NF1基因、PRB基因、DCC、RB基因等。抑癌基因编码的蛋白质产物可以是正常细胞增殖的负调节因子，抑制细胞增殖、诱导分化、维持基因稳定、调节生长及负性生长因子的信号转导、诱导细胞凋亡等。如：P53基因具有转录因子的作用，可与抑制细胞增殖基因的DNA结合加强其基因的转录和表达；还能抑制与细胞增殖有关的基因如c-myc基因。

（3）信号转导的调控：基因转录是细胞生命活动的一种重要调控方式，由一类被称为基因编码的蛋白质进行调节，这些蛋白质称为转录因子。转录因子将各种细胞外信号向细胞内传递并引起细胞发生相应反应的过程就是信号转导。原癌基因编码一些转录因子如erbA、ets、fos、jun、myb、myc等参与细胞内信号转导。这些核蛋白因子能够识别并与特定DNA序列相互作用来调节转录或特定基因的表达。细胞信号转导也受正、负因素的调节，不同强度的信号作用会发生不同的转录活动。如果信号转导过程中出现紊乱，就会对血细胞的增殖、分化、发育及其相应的生物化学功能产生影响。体内有很多细胞信号转导途径，如G蛋白偶联受体信号转导通路、腺苷酸环化酶-cAMP-PKA信号转导通路、PLCβ/IP3/DG信号转导通路、酶偶联受体信号转导通路等；它们形成复杂的信号网络，并与转录因子相互作用、相互协调，使细胞在特定信号作用下基因转导作出专一性表达来诱导或抑制细胞增殖与分化。

2. 体液调控 造血细胞增殖、分化、成熟、凋亡等过程受到许多因素的调控，其中细胞因子对造血的体液调控显得尤为重要。造血的体液调控因子一般可分为两大类：即造血正向调控因子和造血负向调控因子，目前已经明确的影响造血的正、负向调控因子至少有30余种。

（1）干细胞因子（stem cell factor，SCF）：是癌基因c-Kit产物的配体，即Kit-Ligand（KL），又称为钢因子（steel factor）。SCF作用于较早期的干/祖细胞，其参与造血调控的作用有：①与IL-3或IL-2协同刺激$CD34^+$ Lin^-干细胞生长；②与IL-7协同刺激前B细胞生长；③与G-CSF协同刺激CFU-G生成；④与IL-3协同刺激造血祖细胞的生长；⑤与GM-CSF、IL-3或IL-6协同刺激原始细胞；⑥与IL-3、GM-CSF/IL-3融合蛋白协同提高脐血中$CD34^+$细胞的量。SCF能与G-CSF或GM-CSF协同促进粒细胞生长，使外周血粒细胞增加。

（2）FLT-3配体（Flt3 ligand，FL）：FL的体外造血调控作用主要是：①与IL-3、G-CSF、GM-CSF、SCF协同作用可促进骨髓及脐血$CD34^+$细胞形成粒-单细胞集落、粒细胞或单核细胞集落；②FL单独或与SCF协同作用可促进B淋巴系祖细胞增殖和分化；③FL与IL-3或IL-6协同可明显促进$CD34^+CD38^-$细胞的体外扩增；④FL可促进处于G_0期的HPC进入细胞周期，同时能维持HPC在体外的长期增殖。体内实验表明，FL可动员造血干/祖细胞由骨髓进入外周血，可有效地提高外周血$CD34^+$细胞和DC细胞数量，提示FL可在临床上用作造血干细胞动员剂。一般认为FL主要调节早期造血干/祖细胞的增殖和分化，对定向或成熟的造血细胞几乎没有作用。

（3）粒-巨噬细胞集落刺激因子（granulocyte-macrophage colony-stimulating factor，GM-CSF）：GM-CSF是一种能刺激红系、粒系、单核系、巨核系及嗜酸系祖细胞增殖、分化并形成集落的多集落造血生长因子。其造血调控作用主要是：①可刺激骨髓细胞生成由粒系和单核巨噬细胞组成的集落，促进粒细胞和单核细胞祖细胞增殖、分化、成熟；②应用GM-CSF可使AIDS患者体内剂量依赖的中性粒细胞、嗜酸性粒细胞和单核细胞产生增加，并能抑制化疗患者中性粒细胞的下降。

（4）粒细胞集落刺激因子（granulocyte colony stimulating factor，G-CSF）：G-CSF是一种能刺激粒细胞集落形成的造血生长因子，其造血调控作用主要包括：①促进粒系祖细胞的增殖和分化；②诱导早期造血干 / 祖细胞从 G_0 期进入 G_1~S 期；③与 IL-3、GM-CSF 或其他因子协同促进血细胞的增殖与分化；④诱导某些白血病细胞株分化成熟。G-CSF 的体内作用主要表现在剂量依赖的中性粒细胞的增加，同时伴有单核细胞、淋巴细胞及血小板的增加。

(5) 单核细胞集落刺激因子（macrophage colony-stimulating factor，M-CSF）：单核细胞集落刺激因子，又称 CSF-1，它对造血的调控作用主要有①促进单核巨噬细胞生长和分化；②在体外琼脂培养中可以诱导生成巨噬细胞集落；③体内 M-CSF 具有增加中性粒细胞水平的作用。

(6) 多系集落刺激因子：多系集落刺激因子又称白细胞介素 3，对造血调控的主要作用是①能刺激多系细胞集落生长，所形成的集落中可含有不同分化程度的幼红细胞、粒细胞、单核细胞和巨核细胞等；②可促进肥大细胞生长；③能够诱导巨噬细胞表达 M-CSF；④与 CSF-1、GM-CSF、G-CSF 或 IL-1 协同作用能促进 HPP-CFC 的生长；⑤与 IL-2 协同作用可促进 T 细胞的生长；⑥在体外能促进 BFU-E 和髓系白血病细胞的增殖。IL-3 在细胞发育的早期作用于造血细胞，刺激其生长和分化，在人体内 IL-3 能提高中性粒细胞、单核细胞、淋巴细胞、嗜酸性粒细胞。

(7) 白细胞介素（interleukin，IL）：又称淋巴因子，是一类由活化白细胞产生的信号分子，其不仅在免疫细胞间传递信息，同时也参与造血调控。目前已正式命名 IL-1~IL-20。他们主要是对 T、B 细胞的成熟、活化及其生物学功能的调节起作用；IL 与其他造血因子构成复杂的网络，在造血及免疫调节中起协同或互相促进作用。

(8) 白血病抑制因子（leukemia inhibitory factor，LIF）：白血病抑制因子（LIF）主要作用是：①单独或与 IL-6、GM-CSF、G-CSF 联合应用可抑制人白血病细胞 HL60 和 U937 集落的形成；②可促进胚胎干细胞的增殖。

(9) 造血负向调控因子：造血的负向调控主要是通过造血抑制因子的作用来完成。这类因子如 TGF-β、TNF-α 等被称为造血负调控因子，他们通过减弱造血正向调控中细胞因子的生成或调控其功能机制来实现造血负向调控作用。如：转化生长因子 β（TGF-β），它对血细胞生长的抑制作用是阻止细胞进入 S 期，对造血祖细胞的增殖具有高度的选择性抑制作用；瘤坏死因子，包括 TNF-α 和 TNF-β，能与其他因子协同抑制造血，能抑制 CFU-GEMM、CFU-GM、BFU-E 和 CFU-E 的生长，引起相应细胞生成减少，破坏增加，且这种作用是不可逆的。干扰素 α、β、γ，是一组具有抗病毒，影响细胞生长、分化和调节免疫功能等活性的蛋白质，在造血调控中的作用同 TNF。这两类因子可能是造血生成过程的主要负调控因子，研究表明 TNF-α 和 IFN-γ 可通过诱导 Fas 抗原而对造血起负调控作用；趋化因子是造血负调控因子的主要成员，其对造血细胞的调控作用可通过不同途径实现，可抑制 HSC 进入细胞周期，可以抑制 HSC 形成的 CFU-S、CFU-CEMM、BFU-E、CFU-GM 集落的增殖，使造血干细胞处于 G_0 期，但并不影响肿瘤细胞的细胞周期；其他造血抑制因子还包括 PGI2，抑制 CFU-M、CFU-GM、CFU-G；乳酸铁蛋白，可抑制单核细胞释放 CSF 和 IL-1，从而抑制 CFU-GM；H-subunit- 铁蛋白，抑制 BFU-E、CFU-GM、CFU-GEMM 等。

3. 血细胞凋亡　对多细胞生物而言，细胞的死亡主要有两种方式，即细胞坏死与细胞凋亡。细胞坏死，是细胞在生理过程中意外死亡，常见于各种因素对细胞的侵袭使细胞损伤，是一种被动死亡过程。细胞凋亡是细胞死亡的一种生理形式，是细胞本身在一定的生理或病理条件下，按照自身的程序主动性、生理性的死亡过程，是在相关基因调控下细胞自主而有序的死亡过程，也可称为程序性细胞死亡。它是一个多步骤，涉及一系列基因的激活、表达以及调控作用，是一个井然有序的过程，并不是病理条件下的损伤现象，而是为更好地适应生存环境而主动争取的一种死亡过程。

20 世纪 70 年代初，澳大利亚的病理学家 Kerr 等提出并将细胞的主动性死亡命名为细胞凋亡。1980 年由 Wyllie 等证实了细胞凋亡特殊的生物学过程，至此人们对凋亡的认识才逐渐深入。在随后的几十年里，对细胞凋亡的研究受到科学家们的广泛关注。进入 20 世纪 90 年代，对细胞凋亡的研究更是飞速发展，获得了许多重大突破。目前研究凋亡的实验动物模型不断更新，检测方法已从单纯的形态学检查发展为生物化学、免疫化学及分子生物学检测。研究已经证明细胞凋亡有复杂的分子调控机制，其与临床许多疾病的病理生理机制密切相关，人们对凋亡的发生机制及其与疾病的关系已经有了比较全面清晰的认识，这些对重新认识疾病的发生发展机制具有划时代的意义。

二、功能与特点

（一）粒细胞功能

1. 趋化功能　即细胞向着某一化学物质刺激的方向移动。对中性粒细胞起趋化作用的物质，称为中性粒细胞趋化因子。中性粒细胞膜上有趋化因子受体，受体与趋化因子结合，激活胞膜上的钙泵，细胞向前方伸出伪足，使细胞移向产生趋化因子的部位。目前已发现的中性粒细胞趋化因子主要有：炎症组织的代谢降解产物、激肽释放酶、血小板活化因子（PAF）、C3a、C5a、白三烯、细菌毒素及其产物和纤维蛋白的降解产物等。中性粒细胞对炎症刺激能产生定向运动，集中到炎症损伤部位，这就是趋化因子的作用。

2. 黏附功能　中性粒细胞发挥功能的场所主要是各种组织内，循环血流中快速运动的中性粒细胞是不能穿过血管壁进入组织的。在免疫球蛋白类、选择素类、整合蛋白类等黏附分子介导作用下，中性粒细胞与血管内皮细胞黏附，由于炎症组织的代谢产物可以使血管的通透性增强，黏附于内皮细胞上的中性粒细胞更易于穿越血管，进入组织，在趋化因子作用下通过趋化运动到达炎症部位。

3. 吞噬功能　中性粒细胞的吞噬作用分为表面吞噬和调理吞噬。表面吞噬作用是当中性粒细胞游移到炎症病灶处，遇到细菌颗粒时，多个中性粒细胞都伸出伪足向颗粒周围延伸、包绕，在细菌与中性粒细胞表面受体间形成吞噬体。吞噬体进一步与胞质中的颗粒发生膜融合，形成吞噬 - 溶酶体或称为消化泡，在消化泡内酸性蛋白酶、过氧化物酶和各种溶酶体酶都能充分地发挥作用将细菌消化。被吞噬的异物裹有抗体和补体时，与中性粒细胞膜上的相应受体结合，而加强了细胞对它的吞噬作用，称为调理作用。

4. **杀菌功能** 中性粒细胞的杀菌作用有非氧杀菌和依氧杀菌两类。非氧杀菌：在吞噬体移动时，中性粒细胞内的特异性颗粒迅速移向吞噬体并与之融合成消化泡，该颗粒在细胞质内消失，此过程称为脱颗粒作用。依氧杀菌：依氧杀菌的主要环节是呼吸爆发作用及活性氧（ROS）生成。免疫系统的吞噬细胞如中性粒细胞、嗜酸性粒细胞、单核细胞、巨噬细胞及B淋巴细胞等都可产生活性氧。

已证实中性粒细胞嗜天青颗粒中有氧化氮合酶（NOS），中性粒细胞在代谢过程中能产生氮自由基即NO。NO有明显杀菌作用。由于NO能抑制中性粒细胞的呼吸爆发，因此其杀菌作用可能是中性粒细胞正常的非氧杀菌或MPO系统有缺陷时作为一种替补作用出现。

5. **杀伤细菌和寄生虫** 嗜酸性粒细胞具有吞噬多种异物的作用，如细菌、真菌、致敏红细胞、抗原抗体复合物、肥大细胞以及惰性颗粒等，并以脱颗粒作用进行氧化分解反应杀伤吞噬体。嗜酸性粒细胞是体内专门针对寄生虫的特异免疫系统成员。

6. **调节超敏反应** 在超敏反应中，补体与免疫复合物的反应可生成对嗜酸性粒细胞有趋化作用的物质导致其颗粒内容物释放，如释放出组胺酶、芳香硫酸酯酶，溶血磷脂酶、磷脂酶B、磷脂酶D等。这些物质能灭活组胺、5-羟色胺、钝化过敏反应的慢反应物质而限制嗜碱性粒细胞在Ⅰ型超敏反应中的作用，还能钝化PAF、钝化趋化性肽等，阻止超敏反应的发展。

7. **嗜碱性粒细胞功能** 嗜碱性细胞在结缔组织和黏膜上皮内时称肥大细胞。嗜碱性粒细胞与肥大细胞在形态和功能上比较相似，突出的特点是参与Ⅰ型超敏反应。嗜碱性粒细胞的颗粒内含有组胺、酸性黏多糖（肝素）、慢反应物质（SRS-A）、嗜酸性粒细胞趋化因子、血小板活化因子等活性物质。组胺能使小动脉和毛细血管扩张，并增强其通透性；也可使支气管及其他平滑肌收缩；促进腺体分泌及引起瘙痒、荨麻疹、哮喘发作等。肝素有抗凝血作用，过敏性慢反应物质是一种脂类分子，能引起平滑肌收缩。机体发生过敏反应与这些物质有关。嗜碱性粒细胞对各种血清因子、细菌因子、补体和激肽释放酶等物质有趋化作用，嗜碱性粒细胞还具有胞饮作用，该作用与细胞脱颗粒有关。

（二）单核-巨噬细胞功能

该系统是机体防御系统和免疫系统的重要组成部分，其主要生理功能如下：

1. **趋向性** 在内、外源性趋化因子的作用下，单核细胞和巨噬细胞向因子源方向定向移动称为趋向性，在炎症感染或免疫反应部位迅速聚集，发挥其吞噬、杀菌等多种生物功能。近年发现，单核-巨噬细胞存在一氧化氮合成酶系统，作用于L-精氨酸末端胍基氮，产生高活性氮中间体如一氧化氮（NO）等，具有强烈的杀伤效应和免疫系统的调节作用，对微生物或肿瘤有较强的细胞毒作用，肿瘤坏死因子协同作用时产生更强的杀伤作用。此外，单核细胞在转变为巨噬细胞的过程中，胞质内溶酶体颗粒增多，并参与吞噬、杀死、消化微生物及清除受损伤和衰老血细胞。

2. **吞噬功能** MPS（单核-巨噬细胞系统）细胞具有较强的吞噬能力，能将病原微生物、衰老损伤的细胞和异物颗粒等物质，通过吞噬或胞饮作用摄入细胞内形成吞噬小体，并与溶酶体融合成吞噬溶酶体，进而发生脱颗粒现象。巨噬细胞依赖胞内高活性的过氧化物酶和NO，或通过调理作用吞噬细菌及有机异物。此外，在单核-巨噬细胞及其他吞噬细胞的吞噬溶酶体或溶酶体中存在的许多酶或非酶蛋白质，当pH发生改变时，可以产生不依赖于活性氧和活性氮的杀伤作用。

3. **诱导及调节免疫反应**

（1）正调节功能：巨噬细胞分泌的活性物质如IL-1、IL-3、IL-6、干扰素-α（IFN-α）、干扰素-γ（IFN-γ）等因子，具有激活免疫细胞增殖、分化、成熟及增强免疫效用。

（2）负调节功能：巨噬细胞受到某些刺激信号，如脂多糖LPS、分枝杆菌成分或肿瘤抗原持续、过度地激活，转成抑制性巨噬细胞，分泌多种可溶性抑制物如前列腺素及其衍生物、活性氧分子等，直接对免疫应答起负调控作用。

4. **对肿瘤和病毒感染等靶细胞的杀伤作用** 活化巨噬细胞分泌的肿瘤坏死因子α（TNF-α）及其胞内溶酶体，能诱导肿瘤或病毒感染等靶细胞发生凋亡，使靶细胞发生损伤和破坏，从而杀伤肿瘤细胞。此外，在抗肿瘤和病毒特异性抗体的参与下，通过抗体依赖性细胞介导的细胞毒作用杀伤肿瘤细胞。

5. **分泌作用** 巨噬细胞在淋巴因子、细菌、代谢产物或炎症因子的刺激下，分泌50余种因子：主要有酸性水解酶、中性蛋白酶（纤维蛋白溶酶原活化因子等）、溶菌酶、补体成分、凝血因子、血管生长因子、红细胞生成素（erythropoietin，EPO）、成纤维细胞生长因子、肿瘤坏死因子（tumor necrosis factor，TNF）、花生四烯酸代谢产物等，分别执行不同的功能。

6. **调节白细胞生成** 单核-巨噬细胞产生CSF，诱导骨髓祖细胞CFU-GM分化成粒细胞、单核细胞或巨噬细胞。而巨噬细胞通过产生前列腺素（如PGE1）抑制CFU-GM的分化，与CSF共同参与维持白细胞生存的平衡。此外，成熟粒细胞产生的乳铁蛋白，可抑制巨噬细胞产生CSF，并产生抑素，抑制其祖细胞的增殖。

（三）淋巴细胞、浆细胞系统功能

淋巴细胞种类繁多、分工极细，是具有不同分化阶段和功能表现的一个细胞群体。在其发生初期，淋巴细胞并未产生表面抗原受体，因此对抗原无应答性。随着淋巴细胞的成熟而开始表达抗原受体，对抗原刺激产生应答，并发育成为不同功能类别的淋巴细胞及其亚群。T细胞主要参与细胞免疫，B细胞主要参与体液免疫。T、B细胞同时分泌多种不同功能的淋巴因子，参与调节人体的免疫功能。浆细胞来源于B细胞，在抗原刺激下逐渐分化增殖，形成一种不再具有分化增殖能力的终末细胞。浆细胞具有合成、贮存免疫球蛋白的功能，参与机体的体液免疫反应。

1. **分类及介导细胞免疫反应** 根据T细胞膜表面分子和执行功能的不同，可划分不同的细胞亚群，TCRαβ、CD3和CD2是T淋巴细胞各亚群的共同表面标志。根据TCR受体类型分类：分为TCRαβT细胞（TCR-2T细胞）和TCRγδT细胞（TCR-1T细胞）。TCRαβT细胞根据CD4和CD8的表达

情况分为 $CD4^+T$ 细胞和 $CD8^+T$ 细胞两大亚群。$CD4^+T$ 细胞主要功能是辅助或诱导免疫反应，在抗原识别过程中受 MHC Ⅱ类抗原复合物分子限制；$CD8^+T$ 细胞主要为细胞毒性 T 细胞，识别抗原时受 MHC Ⅰ类分子限制。$CD4^+T$ 细胞分为辅助性 T 细胞（TH 细胞）和诱导抑制性 T 细胞（suppressor inducer T cell，TI 细胞）。Th 细胞能促成 T 细胞和 B 细胞的免疫反应，根据 $CD4^+TH$ 细胞所分泌的细胞因子不同，将其分为 TH_1 和 TH_2 两种类型。TH_1 与相应抗原作用后，可释放 IL-2、IFN-γ 和 TNF-β 等细胞因子，引起炎症反应和迟发型超敏反应。TH_2 细胞可释放 IL-3、IL-4、IL-5、IL-10 和 IL-13 等细胞因子，诱导 B 细胞增殖分化，合成抗体，引起体液免疫或速发型超敏反应。辅助 T 细胞分泌的细胞因子也可修复和激活炎症细胞，是特异性 T 细胞免疫和先天性免疫的效应机制之间的重要联系分子。TI 细胞能诱导 $CD8^+T$ 细胞中细胞毒功能和抑制 T 细胞功能。

2. **免疫调节作用**　执行免疫调节功能的 T 细胞主要为 TH 和 TS 细胞。Th 能够辅助 B 细胞产生抗体和辅助细胞毒性 T 细胞（TC）功能，分别由 TH_1 和 TH_2 亚群完成。$CD4^+T$ 亚群中的 TI 细胞能诱导 $CD8^+T$ 的细胞毒功能和抑制性 T 细胞功能。TS 是一类具有负调节作用的 T 细胞亚群，它对 B 细胞合成和分泌抗体、Th 细胞介导的细胞免疫和迟发性变态反应以及 TC 介导的细胞毒作用都有抑制作用。其功能低下，可使机体出现过高免疫反应，造成组织损伤。TS 还可分为不同亚群，特别是其中反抑制性 T 细胞亚群活化后，可分泌反抑制性 T 细胞因子（TCSF），直接作用于 TH 细胞，解除 TS 对 TH 的抑制作用，使 Th 细胞恢复辅助活性。总之 TH 和 TS 细胞在免疫调节中起着十分重要的作用，尤其是 TS 细胞介导的负性调节尤为重要。TC（或 CTLs）细胞是介导细胞免疫的效应 T 细胞，经抗原致敏后可特异性杀伤携带致敏抗原的靶细胞，如肿瘤细胞和受感染的组织细胞。TS 细胞具有抑制体液和细胞免疫的功能，可通过分泌抑制性细胞因子阻止 $CD4^+$ 幼稚 TH 细胞的活化。

另外，激活的 B 细胞能产生大量细胞因子，B 细胞通过与其他细胞的接触及产生细胞因子参与免疫调节过程。如 IL-1α、IL-1β、IL-2、IL-4、IL-6、IL-8、IL-10、IL-12、IL-13、INF-γ、INF-α、TNF、TGF-β 等，共同参与免疫调节、炎症反应及造血过程。现已证明 B 细胞可通过抑制作用和抗原递呈作用两种方式参与免疫调节作用。

3. **体液免疫**　细胞介导体液免疫，可由胸腺依赖抗原或非胸腺依赖抗原引起。TI 抗原（非胸腺依赖性抗原）可直接激活 B 细胞产生抗体。多数情况下，TD 抗原（胸腺依赖性抗原）在辅助性 T 细胞作用下，激活 B 细胞，分化为浆细胞，合成、组装并分泌抗体。这些抗体参与直接效应、激活补体、ADCC（抗体依赖的细胞介导的细胞毒性作用）等多种多样的效应，达到清除抗原的目的。另外，少数 B 细胞转变为记忆性 B 细胞，在再次免疫应答中发挥重要作用。

4. **抗原递呈作用**　在免疫应答的早期阶段，B 细胞可通过其表面的 B 细胞抗原受体（B-cell receptor，BCR）结合可溶性抗原，通过内吞和加工后，以抗原肽 -MHC 分子复合物的方式将抗原递呈给 T 细胞，从而对免疫应答进行调节。

5. **NK 细胞功能**　①抗感染和抗肿瘤作用：NK 细胞借助低亲和性 IgG Fc 受体（CD16）结合并杀伤被 IgG 包被的靶细胞，此即 ADCC。此外，NK 细胞还能够非特异溶解各种病毒感染的细胞和肿瘤细胞而不受 MHC 分子限制。②免疫调节作用：NK 细胞可抑制 B 细胞的增殖分化，对骨髓干细胞也有一定的抑制作用。此外，活化的 NK 细胞能合成和分泌多种细胞因子，如 IL-2、INF- 和 TNF 等，对机体免疫功能进行调节，增强机体早期抗感染免疫能力和免疫监视作用。

第三节　实验室检查的临床应用与临床评价

白细胞的实验室检查是以血液学的理论为基础，以检验学的实验方法为手段，以临床血液病为工作对象，创建了一个理论 - 检验 - 疾病相互结合、紧密联系的体系，且在实践过程中不断发展、完善和提高。医学分子生物学的进展全面推动了血液分子细胞生物学的发展，血细胞的分子和细胞学结构的研究及其在发病中的作用原理对血液疾病的理论和实践有了更深入的认识；在方法学上，聚合酶链反应等分子生物学研究方法在血液学检验和临床诊断中已广泛应用，使认识和诊断疾病从原来的细胞水平上升到亚细胞水平，把血液学检验提高到崭新的分子水平。在此，主要对白细胞涉及的外周血检查、骨髓涂片检查和细胞相关免疫标记检查作出阐述。

一、外周血检查

白细胞疾病的外周血检查，除单纯的反应性疾病外，都不能用于相关疾病的确定诊断，甚至对疾病的评估也是不全面的。一般而言，原发造血系统的疾病，骨髓病理检查以及相关细胞核分子水平检测是疾病诊断和评估的关键；淋巴结和淋巴组织疾病以淋巴系统病理诊断为主。虽然，上述两种疾病都会影响外周血，但往往不同步或缺乏特征性。因此，无论是否存在外周血白细胞数量改变和 / 或形态改变，都不足以诊断或排除相关白细胞疾病存在。但是，外周血白细胞数量和形态的变化，可为疾病的诊断和评估提供必要的线索（见本书下册“第二章第三节白细胞检验技术”）。

值得注意的是，随着流式细胞技术和共聚焦显微镜技术开展，通过对外周血白细胞膜蛋白和细胞骨架蛋白的分析，可为一些先天性和获得性白细胞功能缺陷疾病诊断提供依据。这些检查虽然采用外周血标本，但已经不是传统意义上的外周血检查。

二、骨髓形态学检查

骨髓检查在血液系统疾病的诊断、鉴别诊断及治疗中占有相当重要的地位，它包括骨髓细胞形态学检查、骨髓组织病理检查、血细胞免疫标记技术、造血干 / 祖细胞培养、血细胞染色体及分子生物学检查等，其中骨髓细胞形态学检查是骨髓检查中的最常用、最基本的方法，而以形态学、免疫学、细胞遗传学和分子生物学为基础发展起来的其他血液学技术则进一步拓宽了骨髓检查的研究范围，把骨髓检查的研究推向一个新阶段，使血液病的诊断和治疗更准确、更科学。在此，重点介绍骨髓细胞形态学检查（包括骨髓常规检查及细胞化学染色）。

（一）骨髓涂片检查

涂片有多种染色方法，目前提倡使用国际标准化委员会（ICSH）推荐的罗曼诺夫斯基染色法（Romanowsky stain）为标准染色法，其主要成分为天青 B 和伊红 Y，并要求天青 B 含量在 80% 以上，由于天青 B 价格高，故该法在各国难以普及。我国多采用从罗氏染色演变过来的瑞特染色（Wright stain）、瑞 - 吉混合染色法（Wright-Giemsa stain）等。

1. 临床应用 骨髓常规检查是诊断血液系统疾病的最重要手段，其主要适应证见表 12-5。骨髓常规检查的绝对禁忌证很少，下列几种情况应注意：①由凝血因子严重缺陷引起的出血性疾病应禁忌；②穿刺部位有炎症或畸形应避开；③晚期妊娠妇女应慎重。

表 12-5 骨髓常规检查主要适应证

适应证	临床应用广泛，当临床上出现下列情况时，应考虑做骨髓检查
(1)	不明原因外周血细胞数量及成分异常：如一系、二系或三系减少，一系、二系或三系增多，一系增多伴二系减少，外周血中出现原始细胞、幼稚细胞、异常细胞等
(2)	不明原因发热、肝肿大、脾肿大、淋巴结肿大等
(3)	不明原因骨痛、骨质破坏、黄疸、紫癜、肾功能异常、血沉明显增加等
(4)	血液系统疾病定期复查、化疗后的疗效观察
(5)	其他：骨髓活检、骨髓细胞表面抗原测定、造血干 / 祖细胞培养、血细胞染色体核型分析、电镜检查、骨髓移植、微量残留白血病测定、微生物培养（如伤寒、副伤寒、败血症）及寄生虫学检查（如疟疾、黑热病）等

临床上骨髓常规检查主要应用于：①诊断或协助诊断血液系统疾病，可以确诊的疾病包括各种白血病、再生障碍性贫血、巨幼细胞性贫血、尼曼 - 匹克病、戈谢病、多发性骨髓瘤、骨髓转移癌等，协助诊断的包括缺铁性贫血、溶血性贫血、特发性血小板减少性紫癜、恶性淋巴瘤骨髓浸润、骨髓增生异常综合征等，并可提高某些疾病的诊断率如疟疾、黑热病等；②血液系统疾病的疗效观察及病情判断，通过复查可作出骨髓象完全缓解、部分缓解、改善、复发、退步等意见。

骨髓细胞增生程度分级和有核细胞计数：在涂片取材满意的情况下，观察有核细胞的多少能反映出骨髓造血的增生程度和间接了解骨髓中有核细胞的数量，目前国内较多的是将骨髓增生程度分为 5 个等级（表 12-6）。

表 12-6 骨髓增生程度分级

增生程度	红细胞：有核细胞	有核细胞 /L	有核细胞 /HP
增生极度活跃	(1~1.8)∶1	$(205\sim1\,156)\times10^9$	>100
增生明显活跃	(5~9)∶1	$(36\sim573)\times10^9$	50~100
增生活跃	(20~27)∶1	$(36\sim124)\times10^9$	20~50
增生减低	(50~90)∶1	$(6.6\sim62)\times10^9$	5~20
增生极度减低	(100~200)∶1	$(5.1\sim15)\times10^9$	1~5

骨髓有核细胞分类计数和骨髓粒红比例：骨髓有核细胞分类计数的数量应视骨髓增生程度而定，通常为计数 200~500 个左右，特殊需要可再行增减；涂片先在低倍镜下观察取材，选择细胞分布均匀，染色满意的部位计数；由于骨髓抽取的部位不同，各区域人群种族的关系，出生年龄的大小等因素，骨髓有核细胞分类计数的比值和粒红比例存有一定的差异，见表 12-7。

2. 临床评价 骨髓细胞学检查是对各种血液系统疾病诊断或辅助诊断所必不可少的项目之一。检查工作的特点是对血液细胞数量与质量作客观的、准确的评价，并作相应的结论，提供临床有价值的信息。

（1）有核细胞的多少可反映骨髓增生程度：目前应用的五级分类法可简单地了解骨髓的造血功能，增生的程度往往与疾病的类别和性质有很大的关联。增生极度活跃，常见于各种类型急、慢性白血病，增生明显活跃常见于各类型白血病、增生性贫血、原发性血小板减少性紫癜、脾功能亢进等。增生活跃除正常造血以外尚可见部分类型的增生性贫血、淋巴肉瘤早期、多发性骨髓瘤等疾病。增生减低可见于再生障碍性贫血和部分低增生型白血病。各种恶性肿瘤、白血病等在化疗过程中骨髓增生被抑制。增生极度减低，常见于再生障碍性贫血。

（2）骨髓粒红比例反映出粒红两系各自增生的程度：若比例增大，表明粒细胞系增多或红细胞系减少，常见于各类型白血病、纯红再生障碍性贫血、类白血病反应等；若比例减少说明红细胞系增多或粒细胞减少，常见于粒细胞缺乏症、白细胞减少症、各种增生性贫血、脾功能亢进、真性红细胞增多症、骨髓异常增生综合征（MDS）等，除此以外，尚有许多疾病粒红比例无明显改变。如，再生障碍性贫血、多发性骨髓瘤、恶性组织细胞病、骨髓瘤转移、淋巴肉瘤等。

（3）血液细胞质量改变：包括细胞形态学、细胞组织化学、细胞组织免疫化学、细胞超微结构、细胞生物遗传及分子生物学等。对细胞形态学的观察和分析是一项最基本且较实用的项目，目前尚无法用其他手段替代。在观察时应根据细胞的形态、大小、胞浆、胞核等对其进行仔细的分析和比较。

表 12-7　骨髓有核细胞分类计数的比值和粒红比例

细胞类型	出生1个月内	出生1个月	出生18个月	20岁	成人（>40岁）
始粒细胞	–	–	–	1.2（0~3）	2（0.3~5）
早幼粒细胞	0.79 ± 0.91	0.76 ± 0.65	0.64 ± 0.59	1.8（0~4）	5（1~8）
中幼粒细胞	3.95 ± 2.93	2.50 ± 1.48	2.49 ± 1.39	4.2（0~4）	–
中性中幼粒细胞					12（5~19）
嗜酸中幼粒细胞					1.5（0.5~3）
嗜碱中幼粒细胞					0.3（0~0.5）
晚幼粒细胞	19.37 ± 4.84	11.34 ± 3.59	12.42 ± 4.15	23（14~34）	22（13~22）
杆状核粒细胞	28.89 ± 7.56	14.10 ± 4.63	14.20 ± 5.63	–	
中性分叶核细胞	7.37 ± 4.64	3.64 ± 2.97	6.31 ± 3.91	12.9（4.5~29）	20（7~30）
嗜酸分叶核细胞	2.70 ± 1.27	2.61 ± 1.40	2.70 ± 2.16	–	2（0.5~4）
嗜碱分叶核细胞	0.12 ± 0.20	0.07 ± 0.16	0.10 ± 0.12	–	0.2（0~0.7）
淋巴细胞	14.42 ± 5.54	47.05 ± 9.24	43.55 ± 8.56	16（5~36）	10（3~17）
单核细胞	0.88 ± 0.85	1.01 ± 0.89	2.12 ± 1.59	–	–
浆细胞	0.00 ± 0.02	0.02 ± 0.06	0.06 ± 0.08	–	0.4（0~2）
原始红细胞	0.02 ± 0.06	0.10 ± 0.14	0.08 ± 0.13	0.5（0~1.5）	4（1~8）
早幼红细胞	0.24 ± 0.25	0.34 ± 0.33	0.50 ± 0.34	1.7（0~5）	
中幼红细胞	13.06 ± 6.78	6.90 ± 4.45	6.97 ± 3.56	18（5~34）	
晚幼红细胞	0.09 ± 0.73	0.54 ± 1.88	0.44 ± 0.49	2.7（0~8）	
巨核细胞	0.06 ± 0.15	0.05 ± 0.09	0.07 ± 0.12	–	
粒／红	4.4∶1	4.4∶1	4.8∶1	2.9∶1（1∶1~5∶1）	3∶1~4∶1

（4）细胞大小与形态异常：较正常细胞体积大的病理改变为巨幼细胞性贫血、骨髓增生异常综合征、白血病和白血病化疗期间、重症感染等；反之细胞体积变小的疾病有：缺铁性贫血、骨髓增生异常综合征、白血病等，细胞外形变化可见伪足形、手镜形、多毛形、不规则形以及成熟红细胞的椭圆形、球形、靶形、滴形、棘形等。胞浆异常主要体现在染色性、颗粒、空泡等。染色性异常可见于：缺铁性贫血、遗传性球形红细胞增多症、巨幼细胞性贫血、急性白血病中常见的内外浆、多发性骨髓瘤、传染性单核细胞增多症、各种严重病毒感染。颗粒异常可见于：感染、类白血病、急性髓系白血病 AML-M1、M2、M3、M4、M5、M6 中的粒细胞，或粒细胞减少和缺乏症、重金属中毒、白血病化疗期间、MDS、脾亢、各种类型贫血。空泡异常可见于：中毒、感染、灼伤、ITP、MDS、ALL-L3、AML-M3、AML-M5、淋巴瘤等。

（5）胞核的变化：主要体现在核形和成熟度，常见核形异常的疾病：感染、中毒、溶血性贫血、巨幼细胞性贫血、MDS、白血病和白血病化疗期间、淋巴瘤、恶性组织细胞瘤、多发性骨髓瘤等。核成熟度异常可见于病毒感染、巨幼红细胞性贫血、MDS、慢性感染、先天性 Pelger-Huet 畸形、脾亢、白血病、多发性骨髓瘤等疾病。

增生减低型骨髓象依据形态学结合临床，外周血检查、细胞化学染色、骨髓病理活检等，可对再生障碍性贫血作出诊断。结合临床，外周血检查、同位素标记、血浆溶菌酶等检测，可对白细胞减少和粒细胞缺乏症作出诊断。结合临床，细胞化学染色、免疫表型检测、细胞遗传学、分子生物学等检测，可对各型低增生型白血病作出诊断和分型。

（二）细胞化学染色

细胞化学染色（cytochemical stain）是细胞学和化学相结合的一种技术。它以细胞形态学为基础，结合运用化学反应的原理对血细胞内的各种化学物质（包括酶类、脂类、糖类、铁等）作定性、定位、半定量分析的方法。以前又称为组织化学染色，简称组化。

1. 临床应用　细胞化学染色临床上主要用于：①辅助判断急性白血病的细胞类型。因为不同细胞系列，其所含的化学物质成分、分布及含量各有不同；且随着细胞的逐渐成熟，化学物质的成分、含量等发生相应的变化。因此根据细胞化学染色结果不同，可推断细胞系列，如过氧化物酶染色、非特异性酯酶染色、特异性酯酶染色等；②辅助血液系统等疾病的诊断和鉴别诊断。因为血细胞在病理情况下，其化学物质成分及含量会发生改变，如中性粒细胞碱性磷酸酶染色、铁染色等。所以，细胞化学染色是诊断血液系统等疾病不可缺少的手段之一。

2. **临床评价** 细胞化学染色方法有许多种,结果的显示也不尽相同,有时即使是检测同一物质,因采取的方法不同,其结果有可能存在一定的偏差,另外由于方法学上本身的缺陷,其结果也可能产生误差,所以我们应注意选择结果稳定、方法简便(操作步骤越繁复,结果出现误差的可能性就越大),阳性显示明显的细胞化学染色方法或者采用同工酶组合观察(非特异性酯酶类),如果条件允许可与细胞免疫化学、细胞遗传学、分子生物学等相结合,使细胞化学染色发挥最大、最准确的作用。

(1) 过氧化物酶(peroxidase,POX):正常血细胞中的过氧化物酶主要为髓过氧化物酶(myeloperoxidase,MPO)。在血液和骨髓细胞中,粒细胞系和单核细胞系的嗜苯胺蓝颗粒("A"颗粒)内的溶酶体中存在有过氧化物酶。中性粒细胞呈均匀颗粒状蓝黑色阳性;嗜酸性粒细胞呈均匀粗大颗粒状蓝色阳性;单核细胞呈弥散细颗粒状蓝色阳性。

酶活性增高可见于再生障碍性贫血、急性淋巴细胞性白血病、放射病、嗜碱性粒细胞在慢性粒细胞性白血病时可出现阳性。酶活性减低可见于某些肿瘤、急性髓细胞性白血病、MDS、链球菌感染、风湿热等。酶活性缺乏可见于:① MPO缺乏引起中性粒细胞和单核细胞 POX 呈阴性,仅在涂片中见少数早幼粒细胞呈弱阳性反应;②过氧化物酶缺乏引起的嗜酸性粒细胞 POX 呈阴性。

POX 染色在对各种类型急性白血病的分型中极具意义:①通常将其染色阳性率 3% 作为淋与非淋的分界标准。但需注意在淋巴细胞白血病时原始粒和单核细胞有时也会超过 3%,此时应慎重考虑,结合形态和免疫标记反复观察。②若 POX 染色阳性且强度较高可结合细胞化学染色、细胞免疫表型检测,遗传学和分子生物学检测对各种急性髓性白血病进行分型或亚型间的区别,特别有助于 M1 与 M5a、M0、M7,M2b 与 M3、M4 型亚型的鉴别。③若 POX 染色呈阴性反应,必须结合其他细胞化学染色、细胞免疫表型,遗传学和分子生物学,首先分清淋和非淋系统的恶性增生,或者是双表型及干细胞型。另外需鉴别 M0、M5a、M7、L2 等白血病,特别需搞清的是 M0 与 L3、M5a 与 L2、干细胞与 L3 等之间的区别。

(2) 中性粒细胞碱性磷酸酶(neutrophil alkaline phosphatase,NAP):在 pH 9.2~9.8 环境中,能水解磷酸萘酚钠,释放出萘酚并与重氮盐偶联,生成不溶性的有色沉淀,定位于细胞质酶活性所在之处。NAP 存在于中性成熟粒细胞中,阳性结果为胞质内出现有色的颗粒状或弥散状沉淀。在油镜下计数 100 个中性成熟粒细胞,并记录分级情况:(–)、(+)、(++)、(+++)、(++++),分别为 0、1、2、3、4 分。100 个细胞中阳性细胞总数即为阳性率,100 个细胞中阳性细胞的分数总和即为积分。中性粒细胞碱性磷酸酶活力正常范围 2%~56%,积分(20~80)分 /100 个成熟阶段中性粒细胞。

中性粒细胞碱性磷酸酶是中性粒细胞中的特异性颗粒("S"颗粒)所释放的一种酶,存在于细胞浆内的三级颗粒中,呈不规则形的管状结构,该酶的活力与积分受到体内许多因素的影响。如中性粒细胞的成熟程度、HbF、内分泌功能等均能使 NAP 的积分产生一定的差异,但正常人群中性粒细胞的阳性程度一般很少达到 3 分,绝对达不到 4 分。NAP 积分增高多见于:①细菌感染,凡革兰氏阳性球菌感染、NAP 活力显著升高;②真性红细胞增多症,NAP 活力持续增加,且治疗后未见能恢复正常;③再生障碍性贫血,NAP 活力持续增加,经治疗缓解时可有下降趋势;④类白血病,由化脓性球菌引起的类白血病反应,NAP 活力明显升高,⑤急性淋巴细胞性白血病可见 NAP 中度增加,而多发性骨髓瘤则活力显著提高,⑥其他类型如烧伤、中毒、手术后、外伤等均可使 NAP 活力升高。NAP 积分降低见于:①粒细胞缺乏症、脾功能亢进等疾病时 NAP 活力下降;②感染,由革兰氏阴性杆菌、结核分枝杆菌、病毒、立克次体病等 NAP 活力可明显或重度减低;③白血病,单核细胞和粒细胞系统白血病,特别是慢性粒细胞白血病 NAP 活力明显减低甚至消失。

若配合染色体检查及分子生物学诊断技术可提高慢性粒细胞白血病的诊断;配合酸溶血试验,尿含铁血黄素试验可提高 PNH 的诊断及有利于 PNH 与再生障碍性贫血的鉴别;配合其他细胞化学染色可辅助鉴别急性淋巴细胞性白血病与急性非淋巴细胞性白血病。

(3) 非特异性酯酶:常用非特异性酯酶包括 α 醋酸萘酚酯酶(α -naphythyol acetate esterase,α-NAE);醋酸 AS-D 萘酚酯酶(naphthol AS-D chloracetate esterase,NAS-DAE);α 丁酸萘酚酯酶(α-naphythyol butyrate esterase,α -NBE)染色等。在单核细胞、吞噬细胞中此类酶的含量较多且多数受到氟化钠(NaF)抑制;粒细胞、淋巴细胞等含量较少(表 12-8)。

表 12-8 阳性细胞反应

名称	α-NAE	α-NBE	NAS-DAE
粒细胞系	弱阳性	阴性	阳性
单核细胞	阳性	阳性	阳性
红细胞系(幼红)	少数弱阳性	阴性	阴性
巨核细胞	阳性	阴性	弱阳性
淋巴细胞	弱阳性	阴性	部分弱阳性
吞噬细胞	强阳性	强阳性	强阳性

非特异性酯酶由于具有较多的同工酶,且不同种类的细胞内存有的同工酶也不尽相同,所以此类酶除了在单核 - 巨噬系统反应较强烈以外,其他细胞系统也可呈现出不同程度的阳性,所以对细胞中非特异性酯酶如能组合检测比单一检测更具价值和意义。非特异性酯酶染色的主要意义在于结合细胞形态,结合细胞免疫表型检测,为临床急性非淋巴细胞性白血病的分型和亚型确定提供重要的依据。

α 丁酸萘酚酯酶(α-NBE)在单核 - 巨噬细胞系统中反应强烈,亦被视作单核 - 巨噬细胞系统所特有的标志酶,同时此反应也能被 NaF 所抑制,在急性粒细胞性白血病中,M3 可出现强阳性,但不被氟化钠所抑制。

非特异性酯酶染色若结合 POX 染色,能将 POX 染色与一种非特异性酯酶联合显示于一张标本片上,这比分别染色效果要更好，对 M4 的分型尤为突出。

将特异性酯酶 NAS-DAE 染色与一种非特异性酯酶染色同显示于一张标本片上，即双酯染色，可使单核细胞和粒细胞系分辨得更为清楚，并且能发现在同一个细胞上同时存在二种酯酶呈阳性反应，为粒单细胞白血病的诊断提供了有力依据。

(4) 酸性磷酸酶：血细胞内的酸性磷酸酶(acid phosphatase，ACP)在酸性(pH 5.0)条件下水解基质液中的磷酸萘酚 AS-BI，释放出萘酚 AS-BI，后者与基质液中的重氮盐偶联形成不溶性的有色沉淀，定位于细胞质内酶所在的部位。有些细胞中的酸性磷酸酶耐酒石酸，故抗酒石酸酸性磷酸酶染色有助于某些疾病的诊断及鉴别诊断。ACP 主要用于疾病的诊断和鉴别诊断。①诊断毛细胞白血病：毛细胞常呈阳性且强，阳性不被 *L*- 酒石酸抑制；慢性淋巴细胞白血病和恶性淋巴瘤细胞时也可呈阳性，但可被 *L*- 酒石酸抑制。②鉴别戈谢细胞和尼曼 - 匹克细胞：前者阳性，后者阴性。

酸性磷酸酶在 T 淋巴细胞异常增多时都具较强的活性，特别在急性 T 淋巴细胞白血病时最为显著，但对 L(+)酒石酸敏感受其抑制，在 B 淋巴细胞异常增生时，多数为阴性或弱阳性反应。而多毛细胞性白血病可呈较强的阳性反应，且不被 L(+)酒石酸所抑制，因含独特的同工酶 5，所以酸性磷酸酶对多毛细胞白血病的诊断具重要价值。在急性非淋巴细胞白血病中，单核细胞系统反应比粒系细胞系统较强。多发性骨髓瘤细胞、浆细胞均可呈强阳性反应。另对戈谢细胞和尼曼匹克细胞的鉴别有较重要价值，通常戈谢细胞呈强阳性反应而尼曼匹克细胞呈阴性反应。ACP 与其他检测结合的意义在于：结合电镜超微结构检查，可对多毛细胞性白血病作出诊断。结合细胞免疫表型检测，有助于区别各种 B 细胞克隆增生性疾病，如慢性淋巴细胞白血病与毛细胞白血病、B-ALL 与血病与毛细胞白血病。

三、免疫标记检查

血细胞的免疫标记技术是围绕着白血病的分型诊断建立起来的一种常用免疫学检验方法，其主要目的是鉴别白血病细胞类型、确定白血病的免疫学分型。1999 年 WHO 提出的造血与淋巴组织肿瘤分类方案，进一步推进了细胞免疫标记技术在造血系统肿瘤诊断中的应用。

(一) 临床应用

将免疫学的基本原理和技术应用到组织学领域，使组织和细胞能够作为抗原，与其相应的特异性抗体产生抗原抗体结合反应，并借助荧光色素、酶联反应及胶体金、铁蛋白等显示系统，在被测组织和细胞所相应的位置显示出来。抗原抗体系统具有高度的敏感性和特异性，能够把细胞形态学和功能代谢紧密地结合起来进行观察和分析，有利于我们对细胞的种类、细胞的结构、细胞的起源、细胞的增殖分化等进行研究和分析，为疾病尤其是各种类型的肿瘤诊断、鉴别诊断提供了强有力的依据。临床上主要用于：

1. **造血干、祖细胞研究**　目前 CD34 已成为识别造血干 / 祖细胞的重要标志，$CD34^+$ 细胞的分离、鉴定对于造血干 / 祖细胞研究、造血干 / 祖细胞移植研究有十分重要的意义。

2. **白血病的分型诊断**　由于白细胞分化停滞于某一阶段及克隆性异常增殖的结果，形成白血病的不同亚型。髓系白血病(M0~M5)的白细胞分化到不同阶段出现不同的细胞表面标记，由此可以对其进行免疫分型。结合形态学、细胞遗传学和分子生物学可提高对血细胞的识别能力，对白血病的分型诊断的准确性从 60%~70% 提高到 97%。目前对髓系白血病免疫分型常用的抗原是 CD13、CD33、CD15、CD45、HLA-DR、CD34、CD7、CD3 及抗髓过氧化物酶(MPO)，MPO 对髓系白血病 M0~M5 的诊断具有重要价值。CD45 是白细胞的共同抗原，其细胞表面的表达量与细胞的分化程度有关，原、幼细胞的表达量比成熟细胞低，由此可鉴别出原、幼细胞的数量，再结合其他免疫标志共同分析有利于白血病亚型的正确诊断。在急白 M0 型时至少表达一个髓系抗原，MPO 比 CD13、CD33 更敏感。CD13 在原始粒细胞胞质内表达比膜上早，这在急性髓性白血病(AML)的诊断上有重要意义；相当一部分急性白血病 M2 患者表达 CD15；约 90% 的 AML 白血病细胞表达 CD117。

T 细胞亚群检验：用 CD4 和 CD8 单克隆抗体可将外周血和淋巴器官的 T 细胞分为 $CD4^+$、$CD8^-$(Th)和 $CD4^-$、$CD8^+$(Ts)两个亚群。临床上常测定全 T(CD3)、Th(CD4)和 Ts(CD8)和计算 Th/Ts(CD4/CD8)比值作为了解机体免疫状态、诊断某些疾病和病情分析、治疗检测、预后判断的指标。此外，细胞免疫标记还可用于微量残留白血病的检测、某些血小板异常疾病的诊断等。

(二) 临床评价

利用抗人白细胞分化抗原 CD 系列单克隆抗体、多色荧光染料和流式细胞仪的联合应用来进行血细胞免疫标记检测，已成为研究造血细胞免疫表型，分化发育、激活增生，生物学功能以及造血细胞分离纯化的主要手段。

目前以 CD 系列命名的单克隆抗体已达 200 种以上，其中有很大一部分单克隆抗体与血液细胞有关。随着免疫组化技术的不断改进和更新，新的单克隆抗体逐步问世，血液细胞免疫分型工作将得到更进一步的完善和发展。免疫标记技术对骨髓中细胞进行分型，其单克隆抗体的选择至关重要。因骨髓细胞种类较多，而且同一种类细胞由于分化发育阶段不同，免疫表型表达可不同，也可由免疫标记受体的部分随细胞分化程度而不同。所以要选择一部分适合骨髓细胞常用的单克隆抗体，以利于对骨髓中各种类型的细胞进行准确的鉴定和分型(表 12-9)。

血细胞免疫标记作为多参数免疫学分析，无论是对细胞鉴定、疾病诊断、肿瘤细胞残留或是细胞分选，都是十分关键的技术，为保证质量，多次反复检测是十分必要的；而确定一种细胞，往往需要多个抗体的协同工作，有时不达到相当数量的细胞分析(如 1 万 ~5 万个或涂片上观察 400 个以上)，将不能得出准确结论。但从造血系统恶性疾病免疫学分型分析，细胞标记还是大有可为的(表 12-10~ 表 12-12)。

表 12-9 骨髓细胞中常用白细胞相关抗体（CD）

	其他名称	主要细胞分布
CD1a	T_6^P Leu6	皮质胸腺细胞
CD2	T_{11} leu5 ok T_{11}	T 细胞、NK 细胞
CD3	T3 ok T3leu4	全 T 细胞
CD4	T4A、ok T4leu3	辅助 T/ 诱导 T 细胞
CD5	T1B、leu1、ok T1	T 细胞
CD7	Leu9	T 细胞
CD8	Leu2T8A ok T8 okT5	细胞色素 / 抑制 T 细胞
CD10	抗 CAUA、T5	干细胞、生发中心细胞
CD11b	抗 Mac-1	粒细胞、单核细胞
CD13	My7	粒细胞、单核细胞
CD14	My4	单核细胞、粒细胞
CD15	半抗原 ×My1	粒细胞、上皮细胞、Hodgkins 细胞
CD19	leu12B4	全 B 细胞、浆细胞前的 B 细胞
CD20	leu18B	BB 细胞、前 B 后期浆细胞、前恶性 B 细胞
CD22	leu14RFB4	B 细胞、前 B 细胞的早期至浆细胞前
CD24	leu20	部分 B 细胞、粒细胞
CD30	Ri-1、K-24	活化 T 细胞、R-S 细胞、B 细胞、Hodgkin Ⅱ 细胞
CD33	My9、LIB2	早期反祖髓样细胞
CD34	M_{10}BI3C5	部分髓样细胞
CD38	T_{10}、T_{16}4K T_{10}	生发中心细胞、浆细胞、活化 T 细胞
CD41a	T_{15}、P_2P_4	血小板、巨核细胞
CD42b	gp Ib	血小板、巨核细胞
CD56	NCAN leu19P	自然杀伤细胞、单核细胞
CD57	HNK-1、LEU7F	自然杀伤细胞
CD68		巨噬细胞、单核细胞、粒细胞
CD71	TFR T9	增殖细胞、激活细胞
HLA-DR		粒细胞、单核细胞、B 细胞、巨核细胞
Mac387		单核细胞、巨噬细胞、组织细胞
MPO		中性粒细胞
TdT		胸腺 T 细胞、前 B 细胞
CIg		前 B 细胞
SmIg		B 细胞
EMA		上皮细胞膜

表 12-10 AML 的免疫表型

	阳性多见	阴性多见
原粒细胞	CD11，CD13，CD15，CD33，CD117，HLA-DR	CD14，CD10，(cALLa)，CD20
原单细胞	CD11，CD13，CD14，CD15，CD32，CD33，HLA-DR	CD10，CD20
原红细胞	血型糖蛋白，红细胞膜内蛋白，ABH 抗原，碳酸酐酶 I，HLA-DR	CD10，CD20
早幼粒细胞	CD11，CD13，CD15，CD33	CD14，HLA-DR，CD10，CD20
单核细胞	CD11，CD13，CD14，CD33，HLA-DR	CD10，CD20
原始巨核细胞因子	CD34，CD41，CD42，CD61，von willebrand	CD10，CD20

表 12-11　ALL 免疫表型及特点

亚型	典型的标记	发生率 /%		相关特点
		儿童	成人	
祖 B 细胞	CD19^{+},CD22^{+},CD79a^{+},cIg$^{\pm}$sIgμ^{-},HLA-DR^{+}			
前 - 前 B 细胞	CD10^{-}	5	11	婴儿或成人组,白细胞数高,开始时有中枢神经系统白血病,假二倍体,MLL 重组,预后差
早前 B 细胞	CD10^{+}	63	52	良好的年龄组(1~9 岁),白细胞数低,超二倍体>50 染色体
前 B 细胞	CD10$^{\pm}$,cIg^{+}	16	9	白细胞数高,假二倍体
B 细胞	CD19^{+},CD^{22},CD7a^{+},cIg^{+},sIgμ^{+},sIgκ^{+},或 slgλ^{+}	3	4	男性多见,开始时中枢神经系统白血病,腹部包块,同时常常有肾脏受累
T 系	CD7^{+},cCd3^{+}			
T 细胞	CD2^{+},CD1$^{\pm}$,CD4$^{\pm}$,CD8$^{\pm}$,HLA-DR^{-},TdT$^{\pm}$	12	8	男性多见,白细胞数过高,髓外疾病
前 T 细胞	CD2^{-},CD1^{-},CD4^{-},CD8^{-},HLA-DR$^{\pm}$,TdT^{+}	1	6	男性多见,白细胞数过高,髓外疾病,预后差

表 12-12　淋巴肿瘤免疫表型及其特点

淋巴细胞肿瘤	形态学	免疫学	细胞与分子遗传学
B 细胞肿瘤			
前体 B 细胞肿瘤			
淋巴母细胞白血病	中到大细胞,细小的点彩染色质,细胞质少	TdT^{+},sIg^{-},CD10^{+},CD19^{+},CD34$^{+/-}$,CD79a^{+}	t(1 ;19),t(9 ;22) 和 11q- 与预后差有关
淋巴母细胞淋巴瘤	大细胞,细胞核 / 质比例高	同上	同上
成熟 B 细胞肿瘤			
慢性淋巴细胞白血病 / 小淋巴细胞淋巴瘤	小圆细胞,致密核	sIg$^{+/-}$,CD5^{+},CD10^{-},CD19^{+},CD20$^{+/-}$,CD23^{+}	IgR,+12,13q-,11q-
幼淋巴细胞白血病	≥ 55% 幼淋巴细胞	sIg^{+},CD5$^{-/+}$,CD19^{+},CD22^{+}	IgR,+12
毛细胞白血病	小细胞,细胞质突出	sIg$^{+/-}$,CD5$^{-/+}$,CD10^{-},CD19^{+},CD20^{+},CD22^{+},CD103^{+},CD25^{+}	IgR
淋巴浆细胞淋巴瘤	有浆细胞样特点的小细胞	cIg^{+},CD5^{-},CD10^{-},CD19^{+},CD20^{+}	IgR,包括 PAX-5 的 t(9 ;14)
Waldenström 巨球蛋白血症	浆细胞样细胞	CD5$^{+/-}$,CD10$^{+/-}$,CD19^{+},CD20^{+},CD22^{+},CD38$^{+/-}$	IgR,混合核型常见
套区细胞淋巴瘤	小细胞至中细胞	sIgM/IgD^{+},CD5^{+},CD10^{-},CD19^{+},CD20^{+},CD23$^{-/+}$	IgR,包括 BCL1 的 t(11 ;14)
滤泡型淋巴瘤	有分裂核的小、中或者大细胞	sIg^{+},CD5^{-},CD10^{+},CD19^{+},CD20^{+},CD23^{-}	IgR,包括 BCL2 的 t(14 ;18)
黏膜相关淋巴组织结外边缘区淋巴瘤(MALT 淋巴瘤)	小或大单核细胞样细胞	sIgM^{+},sIgD^{-},cIg^{+},CD5^{-},CD11c$^{+/-}$,CD19^{+},CD20^{+},CD23^{-},CD43$^{+/-}$	IgR,+3 和 / 或 t(11 ;18) 常见
淋巴结边缘区淋巴瘤	同上	同上	同上
脾边缘区 B 细胞淋巴瘤	小至大单核细胞样和 / 或绒毛状的淋巴细胞	sIgM^{+},sIgD^{-},CD5^{-},CD19^{+},CD20^{+},CD23^{-}	IgR

续表

淋巴细胞肿瘤	形态学	免疫学	细胞与分子遗传学
弥漫性大 B 细胞淋巴瘤	大的、不规则细胞，与中心母细胞、免疫母细胞、多叶状细胞，或甚至 RS 样细胞相似	sIgM^{+}，sIgD$^{+/-}$，CD5$^{+/-}$，CD10$^{+/-}$，CD19^{+}，CD20^{+}	IgR，3q27 包括 BCL 不正常或包括 BCL2 t(14；18)
原始纵隔大 B 细胞淋巴瘤	同上	sIg^{-}，CD5^{-}，CD19^{+}，CD20^{+}，CD22^{+}	同上
Burkitt 淋巴瘤	中等、圆形细胞，有丰富的胞浆	sIgM^{+}，CD5^{-}，CD10^{+}，CD19^{+}，CD20^{+}，CD23^{-}	t(8；14) t(2；8)或包括 C-MYC 的 t(8；22)
Burkitt 样淋巴瘤	中等、圆形细胞，有丰富的胞浆	除 sIg^{-}，cIg$^{+/-}$ 和 CD10^{-} 以外其他同上	除 30% 有 BCL-2 重排外其他同上
浆细胞肿瘤			
浆细胞骨髓瘤	偶尔可见浆母细胞的浆细胞	sIgM^{+}，CD5^{-}，CD19^{+}，CD20^{+}，CD22^{+}，CD38^{+}，CD138^{+}	IgR，混合核型常见
浆细胞白血病	浆母细胞，核仁明显	同上	同上
Hodgkin 淋巴瘤			
结节性淋巴细胞为主型	L/H 细胞	CD15^{-}，CD30^{-}，CD20^{+}，CD79a^{+}，CD45^{+}	
经典型	R-S 细胞及变异细胞	CD15^{+}，CD30^{+}，CD45^{-}	IgR，异倍体和多倍体常见
T 细胞肿瘤			
前 T 细胞肿瘤			
淋巴母细胞白血病	中到大细胞，有细小的点彩染色质和少量的细胞质	CD2$^{+/-}$，cCD3^{+}，CD5^{+}，CD7^{+}，CD10$^{+/-}$，CD4^{+}/CD8^{+} 或 CD4^{-}/CD8^{-}	在 14q11（TCR-α），7q34（TCR-β）或 7q15（TCR-γ）的 TCR 异常和 t(9；17)（q34；q23）
淋巴母细胞淋巴瘤	同上	同上	同上
成熟 T 淋巴肿瘤			
幼 T 淋巴细胞白血病	小细胞，胞核明显和胞浆丰富	TdT^{-}，CD2^{+}，CD3^{+}，CD5$^{+/-}$，CD7^{+}；CD4^{+}/CD8^{-} 比 CD4^{+}/CD8^{+} 常见	α/βTCR 重排，inv14(q11，q32)
大颗粒淋巴细胞白血病	丰富胞浆和嗜天青颗粒	TdT^{-}，CD2^{+}，CD3^{+}，CD8^{+}，CD16$^{+/-}$；CD56^{-}，CD57$^{+/-}$	α/βTCR 重排
T 细胞淋巴瘤，鼻和鼻型（血管中心淋巴瘤）	血管中心和血管破坏性生长	CD2^{+}，CD3$^{+/-}$，CD5$^{+/-}$，CD56^{+}，cCD3^{+}	α/βTCR 重排改变，EBV 存在
皮肤 T 细胞淋巴瘤	小到大细胞，脑质样胞核	TdT^{-}，CD2^{+}，CD3^{+}，CD4^{+}，CD5^{+}，CD7$^{+/-}$，CD25^{-}	α/βTCR 重排
蕈样真菌病	同上	同上	同上
Sezary 综合征	同上	同上	同上
血管免疫母细胞 T 细胞淋巴瘤	灰白染色的小免疫母细胞		少见不完全 IgR 的 α/βTCR 重排，+3、+5
外周 T 细胞淋巴瘤	高度可变	CD2^{+}，CD3^{+}，CD5^{+}，CD7^{-}，CD4^{+}>CD8^{+}>CD4^{+}/CD8^{+}	常见不完全 IgR 的 α/βTCR 重排
皮肤下脂膜炎 T 细胞淋巴瘤	染色过深的中等的非典型细胞，不规则	CD2^{+}，CD3^{+}，CD5^{+}，CD7^{-}，CD4 或 CD8^{+}	α/βTCR 重排

续表

淋巴细胞肿瘤	形态学	免疫学	细胞与分子遗传学
肠 T 细胞淋巴瘤	小到大的非典型淋巴细胞	$CD2^+$,$CD3^+$,$CD5^+$,$CD7^-$,$CD4^-$/$CD8^-$,或 $CD4^-$/$CD8^+$,$CD103^+$	βTCR 重排
肝脾 γ:δT 细胞淋巴瘤	小到中等的细胞,致密的染色质和圆形核	$CD2^+$,$CD3^+$,$CD4^-$,$CD5^+$,$CD7^-$,$CD8^{+/-}$	γ/δTCR 重排,7q 等臂染色体
成人 T 细胞淋巴瘤	多叶核明显改变	$CD2^+$,$CD3^+$,$CD5^+$,$CD7^-$,$CD25^+$,$CD4^+$,$CD8^-$	α/βTCR 重排和 HTLV-1 整合
恶性大细胞淋巴瘤	大的原始多形细胞,有"马靴"核,明显胞核和丰富嗜碱性细胞浆	TdT^-,$CD2^+$,$CD3^+$,$CD5^+$,$CD7^{+/-}$,$CD25^{+/-}$,$CD30^+$,$CD45^{+/-}$	TCR 重排,t(2;5)(p23;q35)导致 uncleophosmin- 恶性淋巴瘤激酶融合蛋白
原始皮肤 CD30 阳性淋巴瘤	在皮肤结节中有同上的原始大细胞	TdT^-,$CD2^+$,$CD3^+$,$CD5^+$,$CD7^{+/-}$,$CD25^{+/-}$,$CD30^+$	TCR 重排,无 t(2;5)(p23;q35)
自然杀伤细胞肿瘤			
大颗粒淋巴细胞白血病	丰富的胞浆和嗜天青颗粒	TdT^-,$CD2^+$,$CD3^-$,$CD8^{+/-}$,$CD16^+$,$CD56^+$,$CD57^{+/-}$	无 TCR 重排
侵袭性自然杀伤细胞淋巴瘤	同上	同上	无 TCR 重排,EBV 存在
自然杀伤细胞淋巴瘤,鼻和鼻型(血管中心淋巴瘤)	血管中心和破坏血管生长	$CD2^+$,$CD5^{+/-}$,$CD56^+$,胞 $cCD3^+$	无 TCR 重排,EBV 存在

第四节　粒细胞数量功能异常的检验诊断

白细胞系统的主要功能是防御机体被异性物质入侵。白细胞的排异功能可分为吞噬作用和免疫反应两种。粒细胞、单核细胞、巨噬细胞均具有吞噬异物的功能;而淋巴细胞、浆细胞则与免疫功能有关。其中任何一种细胞出现数量异常或功能障碍都可导致机体发病。本节对粒细胞数量功能异常从病因、临床表现、检验与诊断等方面进行阐述。

一、中性粒细胞增多

中性粒细胞增多是指中性粒细胞绝对值比平均参考值多 2 个标准差以上。中性粒细胞增多最常见的原因是炎症或感染,但实体瘤偶尔可引起此反应。当中性粒细胞计数很高时,可把它称为类白血病反应。慢性髓细胞白血病中罕见的中性粒细胞型也可出现中性粒细胞显著增加。细菌感染常常导致中性粒细胞增加,而病毒感染时,中性粒细胞计数不增加或轻度增加。中性粒细胞不进入边缘池或从大骨髓池快速释放可暂时增加血液中性粒细胞数。持续的增加需要中性粒细胞生成增加。中性粒细胞增多有利于炎症反应和抗微生物作用。

(一) 中性粒细胞增多的原因

正常情况下中性粒细胞按一定顺序从骨髓到血液中再进入被利用的组织。中性粒细胞增多由以下几种机制所致:细胞产生增多,细胞加速从骨髓释放到血液中,从边缘池转入到循环池细胞增多,从血液进入组织减少或上述机制的共同作用。边缘池与循环池之间的迁移仅需花费几分钟。中性粒细胞从骨髓进入血液约需数小时。

1. 急性中性粒细胞增多　剧烈运动和剧烈体力活动、情感刺激都能在几分钟之内增加血液中性粒细胞的数量。此反应类似注射肾上腺素和其他儿茶酚胺可增加心率和心输血量,是由于边缘池的细胞转向循环池所致,因此常被称为"去边缘池"。在人类此反应部分取决于脾脏中性粒细胞的释放,并且血管中性粒细胞的重新分布,特别是肺血管极其重要。引起"去边缘池"反应时,除中性粒细胞增多外,淋巴细胞、单核细胞也升高,有助于区别感染、长期刺激或使用糖皮质激素所致的中性粒细胞增加。在这些情况下,中性粒细胞数增加而淋巴细胞和单核细胞数一般减少。

急性中性粒细胞增多也可发生于中性粒细胞从骨髓贮存池即骨髓中性粒细胞贮存的释放。此机制发生于对炎症和感染反应时的急性中性粒细胞增多。骨髓贮存池主要由分叶、杆状中性粒细胞组成;除非特别情况,晚幼粒细胞并不释放至血液中。有丝分裂池后的骨髓中性粒细胞池的体积大约是血液中性粒细胞池的 10 倍,并且 1/2 的细胞是杆状和分叶核中性粒细胞。中性粒细胞生成障碍性疾病、慢性炎症性疾病、恶性肿瘤和肿瘤化疗后，其中性粒细胞池体积减小及生成中性粒细胞能力受到损害。当血液接触异物表面如血液透析膜时，激活补体系统，引起短暂的中性粒细胞减少，随后由于骨髓中性粒细胞释放而致中性粒细胞增多。集落刺激因子（即G-CSF和GM-CSF）通过动员骨髓贮存细胞及刺激中性粒细胞生成而引起急性和慢性中性粒细胞增多（表12-13）。

2. **慢性中性粒细胞增多** 慢性中性粒细胞增多发生于持续刺激中性粒细胞前体细胞增殖后。可通过反复给予一定剂量的内毒素、糖皮质激素或集落刺激因子的实验得到证实。尽管产生慢性中性粒细胞增多的详细发病机制和介质未完全明白，但对这个反应的总图解已被广泛接受。细胞分裂受刺激后有丝分裂前体细胞池内细胞生成增多，即早幼粒细胞和中幼粒细胞的分裂。紧接着有丝分裂池的体积增加。这些变化导致骨髓粒/红比率的增加。人类慢性感染时，中性粒细胞生成率增加几倍；在真性红细胞增多症、慢性髓细胞白血病及非血液恶性肿瘤反应的类白血病反应、使用外源性造血生长因子如G-CSF所致的白血病反应时，其中性粒细胞可显著增加，至少一周达到最高峰。

血管外渗出减少所致的中性粒细胞增多并不常见。一种典型的中性粒细胞CD11a/CD18缺乏膜缺陷的患者可用这种机制解释。其中性粒细胞通常不黏附于毛细血管内皮，但细胞生成及骨髓释放显然正常。由于这些患者发生感染时不能动员中性粒细胞到炎症部位，因此可观察到中性粒细胞显著增加。每次给予一定剂量糖皮质激素可产生类似的反应，血液中性粒细胞至少会短暂地升高，感染治愈的患者，其“组织需要”中性粒细胞减少，中性粒细胞增多仍存在可能是由于同样机制所致。慢性髓细胞白血病中比正常血液半衰期长的中性粒细胞积累是由于极度升高的中性粒细胞部分扩增所致。中性粒细胞增多主要原因见表12-13。

（二）临床表现

因病因不同而异。

急性中性粒细胞增多也可发生于孕妇尤其是分娩时、全身或硬膜外麻醉、各种类型手术、其他急性情况如癫痫发作、胃肠道出血、蛛网膜下腔出血或其他内出血。

癌症或心脏病相关的中性粒细胞增多：如肺和胃肠道恶性肿瘤，特别当它们转移至肝脏和肺脏时。已发现一些肿瘤细胞可产生集落刺激因子，其直接刺激骨髓可能导致中性粒细胞增多，肿瘤坏死和重复感染是其他可能的机制。脑肿瘤、黑色素瘤、前列腺癌和淋巴系恶性肿瘤，其中性粒细胞增多不常见。

表12-13 中性粒细胞增多主要原因

状态	原因
急性中性粒细胞增多	物理刺激 寒冷、热、运动、痉挛、疼痛、分娩、麻醉、手术 情感刺激 恐惧、愤怒、过度紧张、抑郁 感染 局部和全身急性细菌、真菌、立克次体、螺旋体及一些病毒感染 炎症或组织坏死 烧伤、电休克、创伤、梗死、痛风、血管炎、抗原抗体复合物、补体激活 药物、激素和毒素 集落刺激因子、去甲肾上腺素、本胆烷醇酮、内毒素、糖皮质激素、吸烟、疫苗、毒液
慢性中性粒细胞增多	感染 导致急性中性粒细胞增多的持续感染 炎症 大多数急性炎症反应如结肠炎、皮炎、药物过敏反应、痛风、肝炎、肌炎、肾炎、膜腺炎、牙周炎、风湿热、风湿性关节炎、血管炎、甲状腺炎、Sweet综合征 肿瘤 胃、支气管、乳腺、肾、肝、膜腺、子宫及鳞状细胞癌；在霍奇金淋巴瘤、脑部肿瘤、黑色素瘤及多发性骨髓瘤中很少见 药物、激素和毒素 持续性接触能引起中性粒细胞增多的物质如锂；对其他药物反应很少见 代谢和内分泌疾病 惊厥、甲状腺危象、ATCH分泌过多 血液病 粒细胞缺乏症或巨幼细胞性贫血治疗后恢复，慢性溶血或出血、无脾、骨髓增殖性疾病、慢性特发性白细胞增多 遗传和先天性疾病 Down综合征，先天性

中性粒细胞增多可以是许多疾病发生或严重性的标志。中性粒细胞增多与非吸烟相关冠心病的高发生率和严重性有关。同样，白细胞计数的增加与无吸烟史的癌症高死亡率有关。在癌症、蛛网膜下腔出血或其他严重炎症时，其中性粒细胞增多提示预后不良。

药物相关的中性粒细胞增多：许多药物可引起中性粒细胞减少，但药物反应所致的中性粒细胞增多不常见，除了众所周知的去甲肾上腺素、其他儿茶酚胺及糖皮质激素外，锂盐可导致持续的中性粒细胞增多。当停用药物后其计数恢复正常。药物可升高集落刺激因子水平。雷尼替丁和奎尼丁引起中性粒细胞增多的病例已有报道，但这种反应很少见。

（三）实验室检查

血液分析仪或光学显微镜加计数板的实验室检查是本病的主要检查手段，而白细胞总数增高合并中性粒细胞绝对值增高是显而易见的，必要时可以加做骨髓涂片检查，以初步确定中性粒细胞增多的原因。

其他实验室检查途径和结果参见各种发病因素时的变化。

（四）检验诊断

根据中性粒细胞增多定义，血液中性粒细胞绝对计数比正常人群平均值增加2个标准差以上即可诊断。但各年龄有一定差别。满月或较大儿童和各个年龄段成人杆状和成熟中性粒细胞水平大约为 $7.5\times10^3/\mu l$（$7.5\times10^9/L$）。出生时平均中性粒细胞数为 $12\times10^3/\mu l$（$12\times10^9/L$），但可高达 $26\times10^3/\mu l$（$26\times10^9/L$）。2个标准差大约是 $3.7\times10^3/\mu l$（$3.7\times10^9/L$）左右。简单的血液分析仪或光学显微镜加计数板就可确定。

二、嗜酸性粒细胞增多

由于嗜酸性粒细胞在哮喘中的潜在作用，已经引起研究人员的极大注意。已有许多详尽的证据阐明其作用，嗜酸性粒细胞在抗蠕虫感染中对机体起保护作用，但它不适当活化时，则引起组织损伤。有些嗜酸性粒细胞增多并不与Th2细胞介导有关，如内源性哮喘、嗜酸性粒细胞增多综合征（HES）、肠道炎症性疾病。已经明确多种炎症反应可刺激IL-5和其他嗜酸性粒细胞介质的产生。

如其他白细胞一样，嗜酸性粒细胞亦产生促炎症介质，其特异性颗粒蛋白对哺乳动物细胞和寄生虫幼虫有毒性作用。嗜酸性粒细胞产生的细胞因子增加了其潜在的功能，如通过产生转化生长因子（TGF）-α使伤口愈合。TGF-β的产生可解释嗜酸性粒细胞相关的纤维化反应的特性，如心内膜纤维化、HES的特点、纤维化肺泡炎。总之，嗜酸性粒细胞增多现已备受关注。

（一）嗜酸性粒细胞数增多的原因

根据嗜酸性粒细胞增多出现的频率和程度可对嗜酸性粒细胞增多原因进行分类。嗜酸性粒细胞增多最常见的原因为蠕虫感染，其常引起嗜酸性粒细胞数目大幅度地增高。在工业化国家，嗜酸性粒细胞增多的最常见原因是特异反应性过敏性疾病，季节性和长期性鼻炎、特异性反应性皮炎和哮喘。过敏性疾病通常导致嗜酸性粒细胞数轻微增加。在哮喘患者中，中度或高度嗜酸性粒细胞数增加可能会引起Churg-Strauss综合征或过敏性支气管肺泡曲霉病等并发症。嗜酸性粒细胞增多原因见表12-14。

表12-14 嗜酸性粒细胞增多原因

疾病	嗜酸性粒细胞增多频率	嗜酸性粒细胞增多程度
感染		
寄生虫疾病	广泛，常见	中至高度
细菌	罕见	
分枝杆菌	罕见	
真菌	罕见	
立克次体感染	罕见	
酵母	罕见	
病毒感染	罕见	轻度
过敏性疾病		
过敏性鼻炎	广泛，常见	轻度
特异反应性皮炎	不定	不定
荨麻疹/血管性水肿	常见，尤其儿童常见	轻度
哮喘	常见	轻度
药物反应		
多种药物	不常见	轻至高度
肿瘤		
嗜酸性粒细胞白血病	罕见	高度
髓细胞白血病	不常见	中至高度
淋巴瘤	不常见	中度
组织细胞增多症X	罕见	轻度
实体瘤	不常见	轻至高度
肌肉骨骼		
类风湿关节炎	罕见	轻至高度
筋膜炎	罕见	高度
胃肠道		
嗜酸性粒细胞胃肠炎	罕见	轻至高度
炎症性肠病	不常见	正常
呼吸道		
呼吸道（哮喘见过敏性疾病）	罕见	轻至高度
Churg-Strauss综合征	罕见	中至高度
肺嗜酸性粒细胞增多症	不常见	轻至高度
支气管扩张/囊性纤维化	不常见	轻度
皮肤病		
皮肤病（特异反应性皮炎见过敏性疾病）	不常见	中度
大疱性类天疱疮	不常见	轻至高度

续表

疾病	嗜酸性粒细胞增多频率	嗜酸性粒细胞增多程度
其他原因		
IL-2 治疗	罕见	中至高度
嗜酸性粒细胞增多综合征（HES）	罕见	高度
心内膜纤维化	罕见	高度
高 IgE 综合征	罕见	中至高度
嗜酸性粒细胞增多 / 肌痛和毒油综合征	罕见	高度

（二）临床表现

1. 哮喘和肺嗜酸性粒细胞增多症的部分可逆组织损害、伤口的组织修复。

2. 死于哮喘的患者中，其支气管内及周围有大量的嗜酸性粒细胞和单核细胞，且其支气管组织含有大量的髓鞘碱性蛋白（myelin basic protein，MBP）。在特异反应性与非特异反应性慢性哮喘患者，其血液中嗜酸性粒细胞轻度增加。

3. 嗜酸性粒细胞能杀死许多被调理过的寄生虫，包括新出生的旋毛形线虫幼虫、巴西日本圆线虫幼虫、鼠中的肠寄生虫、肝吸虫幼虫，曼氏血吸虫幼虫。在寄生虫病中嗜酸性粒细胞增多更明显，推测可能是由于寄生虫病是全身性的，而哮喘和过敏性疾病是局部、单器官性的。蠕虫也分泌嗜酸性粒细胞趋化因子。

4. **特发性嗜酸性粒细胞增多综合征** 临床特点是开始起病常有明显厌食、体重减轻、疲劳、恶心、腹痛、腹泻、非排痰性咳嗽、痒疹、发热伴有盗汗。肝脾常肿大，有坠积性水肿。几乎所有的病例均累及心脏，大部分有充血性心力衰竭，新心脏杂音或心电图异常，包括传导缺陷或心律不齐，可发生间质性肺浸润或胸膜渗出。神经系统功能障碍明显，包括意识障碍、妄语、昏迷、痴呆。可出现视力模糊、言语不清或外周神经炎。少数患者有红斑或丘疹。易出现静脉血栓。

（三）实验室检查

1. **一般检查** 外周血白细胞计数多显著增加，常大于 $20 \times 10^9/L$，一般不超过 $50 \times 10^9/L$，也有少数病例白细胞不增多。不同类型的白细胞呈现形态异常如胞质中出现中毒颗粒、核固缩、空泡等。红细胞和血红蛋白无明显变化，血小板正常或增多。

2. **特殊检查** 特发性嗜酸性粒细胞增多综合征大部分患者的血细胞比容低于正常，贫血与慢性炎症相似。血小板数通常正常，也可降低。主要特点为白细胞数增高，特别是嗜酸性粒细胞数显著增多，通常大于 $1.5 \times 10^9/L$，少数可高达 $100 \times 10^9/L$。骨髓检查除嗜酸性粒细胞增高外，无其他特异的异常。在疾病进展过程中多于一半的患者嗜酸性粒细胞渐增多，多为 $50 \times 10^9/L$ 或更多。常有循环中的免疫复合物、IgE 增多或高球蛋白血症发生。

（四）实验诊断

白细胞计数 $>20 \times 10^9/L$，嗜酸性粒细胞显著增多，超过 20%，甚至达 90%，但基本上均为成熟型嗜酸性粒细胞。骨髓中嗜酸性粒细胞增多和核左移，多有嗜酸性中幼粒和晚幼粒比例增高。常由寄生虫病、变态反应性疾病所致（表 12-14）。

三、中性粒细胞减少

中性粒细胞减少可以是遗传的，在儿童时期很明显（如先天性中性粒细胞减少症），但获得性中性粒细胞减少更多见。药物的副作用是导致中性粒细胞减少的最常见原因。一些病例可找不到明显的病因。中性粒细胞减少的预后与血液中性粒细胞计数减少的程度、减少的速度及持续时间有关。由于缺乏针对炎症部位的趋化性或杀灭微生物的能力，许多中性粒细胞疾病易出现感染。

（一）中性粒细胞减少原因

引起粒细胞减少的病因和发病机制是：①粒细胞生成减少和成熟障碍：生成减少主见于某些致病因素（如化学药物、电离辐射、严重感染等）引起的骨髓损伤；成熟障碍主见于维生素 B_{12} 或叶酸缺乏、骨髓增生异常综合征、急性粒细胞白血病等的早期粒细胞发生成熟障碍而在骨髓内死亡，骨髓分裂池细胞可以正常或增多，但成熟池细胞则减少，因此也称为无效增生。粒细胞生成减少和成熟障碍是临床上中性粒细胞减少最常见的原因。②粒细胞破坏或消耗过多：包括各种原因引起的脾功能亢进，粒细胞破坏过多；粒细胞在抗感染中消耗或破坏过多以及免疫性机制的破坏。③粒细胞分布异常：大量粒细胞由循环池转移到边缘池，造成假性粒细胞减少；粒细胞滞留于肺血管内，如血液透析开始后 2~15 分钟，粒细胞暂时性减少；粒细胞滞留于脾，如脾功能亢进。④粒细胞释放障碍：粒细胞不能由骨髓正常释放进入血液循环。此类型极罕见，见于惰性白细胞综合征（lazy leukocyte syndrome）。由病因可对中性粒细胞减少作出分类（表 12-15）。

表 12-15 中性粒细胞减少分类

1. 中性粒细胞生成减少
a. 先天性中性粒细胞减少症（Kostmann 综合征及相关疾病）
b. 网状组织发育不良（先天性白细胞减少）
c. 中性粒细胞减少并胰腺外分泌功能障碍（Schwachman-Diamond 综合征）
d. 中性粒细胞减少并免疫球蛋白异常
e. 中性粒细胞减少并细胞免疫疾病（软骨，毛发发育不良）
f. 中性粒细胞减少并精神发育迟缓及异常（Cohen 综合征）
g. 中性粒细胞减少并 X 连锁心肌骨髓肌病（Barth 综合征）
h. 先天性骨髓粒细胞缺乏症
i. 先天性中性粒细胞减少并粒细胞生成障碍
j. 新生儿中性粒细胞减少和母亲高血压
k. 慢性低增生性中性粒细胞减少
l. 急性发育不良中性粒细胞减少
m. 慢性特发性中性粒细胞减少
2. 中性粒细胞破坏增加
a. 异体免疫新生儿中性粒细胞减少
b. 自身免疫中性粒细胞减少
3. 中性粒细胞分布异常
a. 假性中性粒细胞减少

（二）临床表现

1. **感染** 中性粒细胞减少患者的感染，在不经过其他处理时，最可能是革兰氏阳性球菌引起，且感染部位常常比较表浅，包括皮肤、咽喉部、气管、肛管或阴道。尽管如此，任何部位均可出现感染，而且可出现革兰氏阴性菌、病毒或条件致病菌感染。中性粒细胞计数可迅速或逐渐减少。药物引起的中性粒细胞减少因发病急骤易区分。这种急骤发生的中性粒细胞减少大多出现严重症状。如果中性粒细胞数减少至零（粒细胞缺乏），由于脓毒血症可出现高热、寒战、疼痛性口腔溃疡并坏死（粒细胞缺乏咽峡炎）和衰竭。

2. **皮肤软组织病变** 慢性特发性（症状性）中性粒细胞减少常常与儿童脓皮病、中耳炎有关。前者常由金黄色葡萄球菌、大肠埃希菌和假单胞菌引起，后者常常因肺炎球菌或铜绿假单胞菌所致。难以解释的慢性牙龈炎也可以是慢性中性粒细胞减少的临床表现之一。中性粒细胞减少期间患者可出现不适、发热和口腔、唇、舌溃疡及颈部淋巴结肿大，疖、痈、蜂窝织炎、感染伤口的淋巴管炎、慢性牙龈炎和腋窝或腹股沟脓肿也可以发生。

（三）实验室检查

1. **血象** 外周血白细胞呈不同程度减少，白细胞数常在 2.0×10^9/L 以下，严重者可低于 0.5×10^9/L，粒细胞尤其是中性粒细胞百分率极度减少，淋巴细胞相对增多，有时单核细胞及浆细胞亦相对增多。中性粒细胞重度减少时，其细胞核常固缩，胞质内出现空泡，中性颗粒染色不显或出现粗大颗粒。当恢复期，血涂片中可出现中幼或晚幼粒细胞。感染时，粒细胞可出现中毒颗粒或空泡。红细胞、血红蛋白及血小板大致正常。

2. **骨髓象** 骨髓检查是必要的，对确定诊断和明确病因有重要意义。其主要表现为粒系细胞明显减低，缺乏成熟阶段的中性粒细胞，可见原粒及早幼粒细胞，表明粒细胞系成熟障碍，同时幼粒细胞可伴退行性变化。淋巴细胞、浆细胞、网状细胞可相对增加。红细胞系及巨核细胞系多正常。当病情恢复时，所缺乏的粒细胞相继恢复正常。

3. **其他检验**

（1）粒细胞储备池检验：有以下几种方法（表 12-16）。其中氢化可的松试验是较为常见的测定骨髓粒细胞储备功能的方法。

表 12-16 中性粒细胞储备池检验方法与正常升高值

促释放剂	每次剂量	应用途径	中性粒细胞上升高峰时间 /h	中性粒细胞正常升高值 /（$\times 10^9$/L）
内毒素				
伤寒杆菌	0.5ml	皮下	24	>1.0
Lipexal	0.1ug	静脉	3~5	>2.0
Piromen	8ug	静脉	3~5	>2.0
本胆烷醇酮	0.1mg/kg	肌肉	14~18	>2.0
伤寒杆菌脂多糖	5ug	皮下	24	>1.0
肾上腺类固醇				
泼尼松	40mg	口服	5	>2.0
氢化可的松	200mg	静脉	3~6	>5.0

按上述方法检验患者外周血中性粒细胞的数值，检验结果若低于中性粒细胞正常升高值，则提示骨髓储备功能低下。

（2）粒细胞边缘池的检验：一般采用皮下注射 0.1% 肾上腺素溶液 0.1ml，中性粒细胞从边缘池进入循环池，其作用持续时间 20~30 分钟。粒细胞上升值一般低于（1~1.5）$\times 10^9$/L，若超过此值或增加一倍，则提示患者粒细胞分布异常，即边缘池增多，循环池减少，如无脾大，则可考虑为“假性中性粒细胞减少”现象。此试验用以了解粒细胞分布是否异常。

（3）粒细胞破坏增多的检验 患者血清中溶菌酶浓度和 / 或溶菌酶指数，是反映粒细胞破坏是否增加的指标，其临床意义见表 12-17。但本法假阳性和假阴性较多，故临床较少应用。

（4）中性粒细胞特异性抗体测定

1）白细胞聚集反应：主要测定中性粒细胞同种抗体，此法难以标准化，特异性差。

表 12-17 血清溶菌酶及溶菌酶指数检测的意义

粒细胞减少类型	血清溶菌酶浓度	溶菌酶指数
单纯生成不良	↓	正常
粒细胞破坏增加骨髓代偿	↑	↑
骨髓再生不良	正常或↓	↑

2）免疫粒细胞抗体测定法（immunofluorescent granulocyte assay）：用荧光标记抗免疫球蛋白血清及流式细胞仪测定，此法较精确。

3）^{125}I 葡萄球菌 A 蛋白结合法（binding of ^{125}I-staphylococal protein A）：葡萄球菌 A 蛋白能与 IgG 亚型 1、2、4 的 Fc 段结合，从而可对粒细胞结合的 IgG 抗体进行定量测定。

4）其他：依赖抗体的淋巴细胞介导粒细胞毒（antibody-dependent lymphocyte-mediated granulocyte toxicity）测定等。

(5)骨髓 CFU-GM 培养及粒细胞集落刺激活性(CSA)测定：可鉴别干细胞缺陷或体液因素异常。

(6)$DF^{32}P$(放射标记异氟磷)标记中性粒细胞［或用^{3}H-TdR(氚-胸腺嘧啶核苷)标记］测定：可了解中性粒细胞的细胞动力学，测定各池细胞数、转换时间及粒细胞寿命，有助于粒细胞减少的发病机制分析及病因诊断。

(四) 实验室诊断

粒细胞减少症的诊断标准为成人外周血白细胞绝对值低于 $4.0\times10^9/L$，儿童≥10 岁者低于 $4.5\times10^9/L$，<10 岁者低于 $5.0\times10^9/L$；成人外周血中性粒细胞绝对值低于 $2.0\times10^9/L$，儿童≥10 岁者低于 $1.8\times10^9/L$，<10 岁者低于 $1.5\times10^9/L$ 为中性粒细胞减少症；外周血中性粒细胞绝对值低于 $0.5\times10^9/L$ 为中性粒细胞缺乏症。

由于白细胞数的生理性变异较大，在白细胞或粒细胞降低不显著时，应定期反复检查血象方能确定有无白细胞的减少。采血部位及采血时间要固定，手工或自动细胞计数器应每天进行质量标准检查。骨髓检查可观察粒细胞增生程度，以除外其他血液病。

中性粒细胞减少程度与感染的危险性呈负相关。中性粒细胞数在 $(1.0\sim1.8)\times10^3/\mu l$ $(1.0\times10^9/L\sim1.8\times10^9/L)$ 的个体几乎没有感染的危险。一般来说，中性粒细胞数在 $(0.5\sim1.0)\times10^3/\mu l$ $(0.5\times10^9/L\sim1.0\times10^9/L)$ 之间有中等程度感染危险。中性粒细胞计数少于 $0.5\times10^3/\mu l$ $(0.5\times10^9/L)$ 的个体感染的危险性非常大，但感染的频率变化较大，取决于中性粒细胞减少的原因及持续时间。

四、中性粒细胞功能异常

中性粒细胞功能取决于中性粒细胞对内皮黏附、移动、对趋化性物质反应、摄取微生物及杀灭吞噬病原体的能力。这些功能的任何缺陷易导致感染。现在已能区分中性粒细胞参与炎症反应每一步的功能缺陷。胞质收缩蛋白、颗粒合成或内容物或细胞内酶的缺陷为中性粒细胞运动、摄取或杀灭功能缺陷的根本原因，这些缺陷可以是先天性或获得性的。前者的病例如慢性肉芽肿病和 Chediak-Higashi 病。获得性疾病中性粒细胞功能缺陷来源于细胞外，如糖尿病、酗酒或过量使用糖皮质激素患者的中性粒细胞移动、趋化性或吞噬功能缺陷。获得性内源性功能缺陷疾病常常是干细胞疾病的表现如白血病前期。中性粒细胞功能异常就是中性粒细胞质的病变。

(一) 中性粒细胞功能异常的原因

中性粒细胞功能异常的原因有：①缺乏调理微生物所必需的抗体或补体成分，这种调理作用提供趋化信号；②胞质运动异常改变趋化反应，或导致浆膜异常累及细胞内在调节运动的能力；③杀灭微生物能力缺陷。中性粒细胞功能异常疾病分类见表 12-18。

(二) 临床表现

中性粒细胞质异常的患者临床表现与抗体或补体异常的患者相类似。一般来说，对于出现下列至少一个临床特点的患者，应判断是否存在吞噬细胞疾病：①两个或多个系统的细菌感染；②频繁而严重的呼吸系统感染如肺炎或鼻窦炎，或者频繁的细菌感染，如蜂窝织炎、卡他性中耳炎或淋巴结炎；③出现在特殊部位的感染(肝或脑部脓肿)；④特殊病原体相关感染如曲霉性肺炎、弥散性念珠菌病，或者枯草沙雷菌属、诺卡放线菌属及洋葱伯克霍尔德菌(Burkholderia cepacia)相关感染。功能的严重缺陷如慢性肉芽肿病，常导致金黄色葡萄球菌、克雷伯杆菌、大肠埃希菌及其他过氧化氢酶阳性细菌感染。可发生化脓性淋巴结炎、肺炎、皮炎、肝脓肿、骨髓炎、口腔炎，这些部分的慢性肉芽反应以其相应的名字命名疾病。中性粒细胞功缺陷疾病可以很严重如慢性肉芽肿，死亡率高。功能缺陷不严重的疾病相对不易感染且对抗生素反应好。

表 12-18 中性粒细胞功能异常疾病分类

1. 中性粒细胞黏附缺陷
细胞黏附蛋白缺乏
药物所致
2. 运动和趋化功能缺陷
惰性白细胞综合征
肌动蛋白聚合作用异常
青少年牙周炎
新生儿中性粒细胞增多
Leiner 病
高剂量白细胞介素 -2
3. 吞噬作用缺陷
4. 杀死微生物功能缺陷
慢性肉芽肿病
髓过氧化物酶缺乏
高免疫球蛋白 IgE 综合征
葡萄糖 -6- 磷酸脱氢酶缺乏
大面积烧伤
糖原 Ib 累积病
酒精中毒
肾病终末期
5. 多种或混合疾病
6. 中性粒细胞细胞器或细胞核结构异常
遗传性巨大多核细胞
遗传性中性粒细胞分叶过多
特异颗粒缺乏
Pelger-Huet 异常
Alder-Reilly 异常
May-Hegglin 异常
Chediak-Higashi 病

(三) 实验室检查

1. **脱粒异常** 白细胞计数约 2 500/μl $(2.5\times10^9/L)$。这些中性粒细胞尽管吞噬粒子和活性氧代谢正常，但杀灭微生物相对缓慢。这个延迟反映了水解酶从大颗粒向吞噬体稀释量的缓慢而不协调地释放，造成宿主易于发生细菌感染。此综合征中单核细胞同中性粒细胞一样有功能紊乱。

2. **特异性颗粒缺乏(SGD)** 血片中性粒细胞缺乏特异性颗粒，但含有嗜苯胺蓝颗粒。电镜所见的小的髓过氧化物酶阴性囊泡可能代表空的特异性颗粒。若存在乳铁蛋白或维

生素 B_{12} 结合蛋白严重不足，也可确立诊断。获得性 SGD 可见于热灼伤患者或骨髓增生异常患者。

3. **黏附异常**　用针对 CD11b 的单克隆抗体来通过流式细胞术的方法检测刺激或未刺激的中性粒细胞表面的 CD11b 大多数很容易进行诊断。检测中性粒细胞和单核细胞的黏附性、聚集性、化学趋化性、C3bi 介导的吞噬作用和胞毒作用一般可看出直接与分子缺乏有关的明显异常。

4. **中性粒细胞肌动蛋白功能紊乱**　中性粒细胞 CD11b 表达增高，中性粒细胞形态学上表现膜呈薄的丝状突起，反映了细胞骨架结构异常。后者纯化出了一个 47kD 的蛋白，可在体外抑制肌动蛋白的多聚化。进一步的生化研究揭示，患者中性粒细胞肌动蛋白多聚化明显缺陷，同时伴有严重的 89kD 蛋白缺乏和 47kD 蛋白水平增高。

5. **中性粒细胞运动性疾病检测**　急性发作期间可出现白细胞增多(在 30 000/ml 以上)，血沉加快。发作期间血细胞计数正常。

现在基因的克隆提供了可靠的诊断试验。通过使用一系列多聚酶链式反应(PCR)引物，就可以识别与此病有关的突变。三个主要突变出现在 85% 的携带者染色体中。若携带者基因频率是 1/8，98% 的患者将携带一或两个突变，只有 2% 的患者携带未识别的突变。

6. **高免疫球蛋白 E 综合征的检测**　所有患者血清 IgE 水平均超过 2 500IU/ml。高免疫球蛋白 E 综合征患者有针对金葡菌的血清 IgE 抗体，而不像也有类似高水平 IgE 的特应性患者。患者通常 IgG、IgA 和 IgM 浓度正常；有显著的血和痰嗜酸性粒细胞增多；异常低的记忆性抗体反应；抗体和细胞的肿瘤抗原反应差。患者的中性粒细胞和单核细胞有严重的趋化缺陷，部分患者的血清也表现出抑制正常对照中性粒细胞的趋化作用。

7. **杀菌活性缺陷**　缺陷最好是通过测量对可溶性和特殊刺激反应产生超氧化物或过氧化氢来决定。一种试验是用二氢罗丹明 123 荧光用流式细胞术来进行。二氢罗丹明荧光检测氧化产物是由于它氧化时荧光增加。多数患者两种刺激(可溶性刺激反应和特殊刺激反应)都不能检测出超氧化物或过氧化氢的产生。而在一种变异型 CGD(儿童慢性肉芽肿病)，超氧化物产生的可为正常对照的 0.5%~17%。更高级的试验步骤可识别潜在的分子缺陷。细胞色素 b 含量可通过分光光度计分析去污剂破坏中性粒细胞后的抽提物来测量。测量患者膜和胞质在无细胞氧化酶系统的活性可用来与免疫印迹一起检测一个细胞色素 b 亚单位和胞质氧化酶成分以示 X 连锁特性，从而与常染色体隐性方式区分开。产前诊断可用 NBT 试验检测经胎儿镜或经皮脐带取样获得的胎儿血液来确立。羊膜液细胞或绒毛膜活检含有胎儿 DNA，可用来进行更早期的产前诊断。限制性片段长度多态性已成功用来诊断报告家庭的 $gp97^{Phox}$ 和 $p67^{Phox}$ 缺乏。在其他家庭若知道家族特异性突变，PCR 技术可用来分析婴儿 DNA。

(四) 实验室诊断

参见上述实验室检查部分。

第五节　急性髓系白血病检验诊断

急性髓系白血病(acute myeloblastic leukemia，AML)或称急性非淋巴细胞白血病(acute non-lymphocytic leukemia，ANLL)，是多能干细胞或已轻度分化的前体细胞发生体细胞突变所形成的一类疾病，是一种最主要的髓系肿瘤，约占急性白血病(acute leukemia，AL)70%。人群接受大剂量放射线或长期接触苯可增加这类疾病的发病率。淋巴瘤或非造血系统恶性肿瘤患者接受强烈化疗后发病率呈逐渐上升趋势，与正常干细胞相比，突变细胞在生长和 / 或存活方面更具有优势。经过扩增，突变细胞的子代数目可以千万来计算，从而抑制正常造血过程，使红细胞、粒细胞和血小板数量下降。患者随之出现相关症状，如由于贫血引起的倦怠、活动受限、苍白，由于血小板减少引起的自发性出血(通常见于皮肤)，由于粒细胞和单核细胞减少引起的伤口愈合不良、容易罹患感染等。诊断初期患者一般不会发生严重的感染，但随着病程进展，如果没有进行治疗，或者治疗过程中由于化疗药物导致中性粒细胞和单核细胞受损，细胞数量进一步减少时，患者就可以出现严重的感染了。根据血细胞计数、骨髓和血液细胞的形态学检查以及是否存在原始细胞即可作出诊断。当利用细胞化学方法对原始细胞进行髓过氧化物酶活性检测，或对原始细胞表面特异性分化抗原 CD(如 CD11、CD33)抗原进行检测时，可提高急性髓系白血病的诊断率。白血病干细胞的分化和成熟能力存在一定缺陷，其克隆中含有的细胞除具有原粒和早幼粒细胞的特征外，还具有原红细胞、巨核细胞、单核细胞、嗜酸性粒细胞甚至嗜碱性粒细胞的形态学和免疫表型方面的特征。当某一系细胞数量占绝对优势时，白血病就可相应称作急性原红细胞白血病、急性巨核细胞白血病和急性单核细胞白血病等。细胞遗传学方面的改变很常见，包括：t(8；21)，t(15；17)，16 号染色体倒置，三体性 8 号染色体，5 号或 7 号染色体全部或部分缺失；其中 t(15；17)是导致急性早幼粒细胞白血病的特征性改变。急性髓系白血病患者一般用阿糖胞苷和蒽环类抗生素进行治疗，但对预后差、难治性或者复发的患者，可以加上其他化疗药物或用别的药物替换。对复发的病例和单用化疗极易复发的病例，可以考虑在大剂量化疗后进行自体干细胞输注或异基因干细胞移植。疾病缓解率在儿童是 75%，老年患者则不到 25%。大约 35% 的儿童可以治愈，但老年患者治愈的可能性几乎为零。

一、FAB 分类诊断

急性白血病的正确分型对白血病的诊断、治疗方案的制订、疗效与预后的判断十分重要。传统的分类方法主要根据白血病细胞在光学显微镜下的形态学特征及化学染色将急性白血病分为急性淋巴细胞白血病（acute lymphocytic leukemia，ALL）和急性非淋巴细胞白血病，两者可进一步分为若干亚型。而目前仍在广泛使用的 FAB 分类正是这种形态学分类的国际标准化指导原则。FAB 分类是 1976 年法（F）、美（A）、英（B）三国协作组（FAB 协作组）制定的急性白血病的分型及诊断标准，几经修改，已得到了普遍的公认与广泛的应用。

FAB 分型是目前应用最广泛的一种急性白血病的分型方法，其主要依据是骨髓细胞形态学和细胞化学特征，尤其是原始细胞的数量和形态，规定原始细胞 ≥ 30% 为急性白血病的诊断标准，并将急性白血病分为急性淋巴细胞白血病和急性非淋巴细胞白血病或称急性髓系白血病两大类，其中急性淋巴细胞白血病有 3 个亚型（L1，L2，L3），急性非淋巴细胞白血病有 8 个亚型（M0，M1，M2，M3，M4，M5，M6，M7）。我国于 1986 年在天津召开的全国白血病分类、分型讨论会，根据 FAB 分型方法补充，明确原粒细胞根据其形态学特点分为Ⅰ型和Ⅱ型原粒细胞，强调分型的原始和幼稚细胞的百分比是相对的，并将我国首次提出的亚急性髓系白血病列为急性髓系白血病部分分化型的另一亚型，即 M2b，已被一些国外学者认可并应用；另一个不同点是我国将 M3 分为 M3a 和 M3b，而 FAB 无 M3a 和 M3b 之分却增加了 M3 变异型（即 M3v）。急性髓系白血病 FAB 分型见表 12-19。

（一）病因和发病机制

目前急性白血病发病的确切病因尚未完全清楚，但许多因素被认为与 AL 发生有关，如病毒、电离辐射、化学毒物、药物和遗传因素等。急性髓系白血病的发生与其他肿瘤一样是多病因参与的过程。急性髓系白血病是起源于造血干细胞的克隆性疾病，是其肿瘤性造血干细胞分子遗传学异常（如染色体断裂、易位等）的结果。

表 12-19 急性髓系白血病 FAB 分型

类型	分型依据
M0 急性髓系白血病微分化型	原始细胞 ≥ 30%，无 T、B 淋巴系标志，至少表达一种粒细胞抗原，免疫细胞化学或电镜髓过氧化物酶（MPO）阳性
M1 急性髓系白血病未成熟型	骨髓中原粒细胞 ≥ 90%（非红系细胞），早幼粒细胞很少，中幼粒细胞以下阶段不见或罕见
M2 急性髓系白血病部分分化型	M2a：骨髓中原始粒细胞占 30%~89%（非红系细胞），早幼粒细胞及以下阶段粒细胞 > 10%，单核细胞 < 20%；M2b：骨髓中原粒细胞及早幼粒细胞明显增多，以异常中性中幼粒细胞为主 ≥ 30%，此类细胞核浆发育明显不平衡，其胞核常有核仁
M3 急性早幼粒细胞白血病	骨髓中异常早幼粒细胞 ≥ 30%（非红系细胞），胞质内有大量密集甚至融合的粗大颗粒，常有成束的棒状小体（Auer body）。M3v 为变异型急性早幼粒细胞白血病，胞质内颗粒较小或无
M4 急性粒单核细胞白血病	按粒系和单核细胞系形态不同，包括下列 4 种类型：① M4a：原始和早幼粒细胞增生为主，原、幼单核和单核细胞 ≥ 20%（非红系细胞）；② M4b：原、幼稚单核细胞增生为主，原始和早幼粒细胞 > 20%（非红系细胞）；③ M4c：原始粒细胞既具粒细胞系，又具单核细胞系形态特征者 > 30%（非红系细胞）；④ M4Eo：除上述特点外，骨髓非红系细胞中嗜酸性粒细胞 > 5%，这些嗜酸性粒细胞较异常，除有典型的嗜酸颗粒外，还有大的（不成熟的）嗜碱颗粒
M5 急性单核细胞白血病	根据细胞分化成熟程度分为两种亚型：① M5a（未分化型）：骨髓中原始单核细胞 ≥ 80%（非红系细胞）；② M5b（部分分化型）：骨髓中原始和幼稚单核细胞（非红系细胞）> 30%，原单核细胞 < 80%
M6 急性红白血病	骨髓中红系细胞 > 50%，且常有形态学异常，骨髓非红系细胞原粒细胞（或原始 + 幼稚单核细胞）Ⅰ + Ⅱ型 > 30%；若血片中原粒细胞或原单核细胞 > 5%，骨髓非红系细胞中原粒细胞或原始 + 幼稚单核细胞 > 20%
M7 急性巨核细胞白血病	急性巨核细胞白血病：骨髓中原巨核细胞 ≥ 30%，电镜下血小板过氧化酶（PPO）阳性，外周血中有原巨核（小巨核）细胞，血小板膜蛋白Ⅰb、Ⅱb/Ⅲa 或 vWF 相关抗原（vWF）阳性

原始细胞：指不包括原始红细胞及小巨核细胞，原始细胞包括Ⅰ型和Ⅱ型，Ⅰ型为典型原始细胞，Ⅱ型胞质可出现少许细小嗜天青蓝颗粒。核质比例稍低，其他同Ⅰ型原始细胞

（二）临床表现

急性髓系白血病具有白血病共同的一些特点：贫血、发热、出血和器官浸润。其中出血最明显的为急性早幼粒细胞白血病且易导致弥散性血管内凝血（disseminated intravascular coagulation，DIC），其次为急性单核细胞白血病和急性粒单核细胞白血病；皮肤、口腔和鼻咽部黏膜的浸润以急性单核细胞白血病和急性粒单核细胞白血病最为明显，表现为牙龈或牙周的浸润和口腔脓肿、喉阻塞及皮肤斑疹、丘疹、疱疹、脓疱等；约 1/3 患者肋下可触及肝或脾大，巨脾罕见；淋巴结肿大及中枢神经系统的浸润在 AML 很少见（除单核细胞白血病）；由于骨髓中白血病细胞大量增生，大多数患者常有胸骨下段压痛。有的 AML（多数为 M1、M2，少数为 M4、M5）可出现粒细胞肉瘤，多见于儿童及青年人，典型者好发于骨膜（尤其眼眶），可与 AML 同时或之后或之前出现，之前出现称为原发性或孤立性粒细胞肉瘤。由于大多数的肉瘤中含有丰富的髓过氧化物酶，在空气中切面呈绿色，故又称为绿色瘤。

（三）急性髓系白血病各亚型的特征及诊断

急性髓性白血病的实验室检查包括血常规检查、骨髓常规检查、细胞化学染色、细胞免疫学分型、细胞遗传学检查、分子生物学检查、细胞超微结构检查、骨髓活检等，其中最重要的是骨髓检查。

1. 原始粒细胞白血病　急性原始粒细胞白血病，其骨髓细胞绝大多数为白血病原始细胞。急性原始粒细胞可分成两类，即 M0 和 M1 型。两个类型的原始粒细胞都未发育成熟，骨髓被单一的原始细胞群所占据。

（1）急性髓细胞白血病微分化型（M0）：患者的年龄分布、白细胞计数、细胞遗传学异常没有明显差异。这种类型的白血病预后差。

1）血象：白细胞数常较低，可低达 0.6×10^9/L，也可高达 100×10^9/L 者，分类原始细胞比例较低，形态似原始淋巴细胞，未见 Auer 小体，多伴有贫血及血小板减少。

2）骨髓象：有核细胞增生明显活跃或极度活跃，原始细胞 ≥ 30%，可达 90% 以上。其细胞形态多数较小，较规则，染色质细致，核仁 1~2，大而清楚，胞质量少，大多呈透亮或中度嗜碱，无嗜天青颗粒及 Auer 小体，易误诊为 ALL-L2 型。红系、巨核系有不同程度的增生减低。

3）细胞化学染色：POX 及 SBB（苏丹黑 B）染色阴性或阳性率<3%；PAS 染色呈阴性。

4）细胞免疫学和电镜检测：白血病细胞表达髓系标志 CD13 和 / 或 CD33，可表达无系列特异性未成熟标志 CD34、TdT、HLA-DR，不表达 T、B 系特异性抗原。电镜检测髓过氧化物酶抗体反应多呈阳性。

5）细胞遗传学和分子生物学检测：大多有染色体异常，但无特异性核型，常见核型（5–，7q–），提示预后不良，多药耐药糖蛋白（p170）的表达水平可增高。

实验室诊断要点：骨髓中原始细胞 ≥ 30%，胞质大多透亮或中度嗜碱，无嗜天青颗粒及 Auer 小体，细胞化学染色 POX 及 SBB 阳性率<3%，PAS 染色呈阴性。单纯依靠骨髓细胞形态学及细胞化学特点作出诊断比较困难，应结合免疫表型分析确诊，其白血病细胞常表达 CD34 和 CD13 或 CD33，而不表达淋系抗原；电镜髓过氧化物酶（MPO）阳性对本型诊断有重要意义。

（2）急性粒细胞白血病未成熟型（M1）

1）血象：多数患者白细胞升高，多在（10~50）$\times 10^9$/L，原始粒细胞占 30%~60%，有时高达 90% 以上，可见畸形原始粒细胞。贫血显著，大多数患者血红蛋白<60g/L，可见幼红细胞，血小板中度至重度减少。

2）骨髓象：有核细胞增生极度活跃或明显活跃，少数病例可增生活跃甚至减低。原始粒细胞（Ⅰ型＋Ⅱ型）≥ 90%（NEC），以Ⅰ型原始粒细胞为主，其细胞形态与淋巴细胞相似，胞质量较少，无颗粒，呈深蓝色，一般无 Auer 小体，胞核较规则，呈圆形，核染色质细致，核仁 1~3 个，清楚，可有伪足。早幼粒细胞少，中幼粒细胞及以下各阶段粒细胞罕见或不见而呈白血病裂孔现象。少数病例原始粒细胞内可见 Auer 小体，核分裂细胞较多见。红系、巨核系增生明显受到抑制，淋巴细胞显著减少。

3）细胞化学染色：原始粒细胞 POX 及 SBB 染色阳性率 ≥ 3%，呈（+）~（++）。

4）免疫学检查：至少表达髓系抗原 CD13、CD33、CD117 和 / 或 MPO 中 2 种，CD34 常阳性，一般不表达 CD11、CD15，淋系抗原阴性。CD33 阳性者完全缓解（complete response，CR）率高，CD13 阳性、CD33 阴性者 CR 率低。

5）细胞遗传学与分子生物学检查：部分可检测到费城染色体、BCR/ABL 融合基因阳性，均不具有特异性。

实验室诊断要点：原始粒细胞（Ⅰ型＋Ⅱ型）≥ 90%（NEC），早幼粒细胞及以下各阶段粒细胞或单核细胞<10%，POX 及 SBB 染色阳性率 ≥ 3%，本型根据骨髓细胞形态学及细胞化学特点可基本确诊。

（3）急性粒细胞白血病部分成熟型（M2）：在许多原始粒细胞白血病中，粒细胞可部分分化成熟（FAB 分类中的 M2 型）。这种类型白血病可占急性髓系白血病病例的 25%。故急性原始细胞白血病未分化型或部分分化型占了急性髓系白血病病例的 50% 以上。8 号和 21 号染色体易位 t（8；21）（q22；q22），其在男性中常伴有 Y 染色体丢失，在女性中常伴有 X 染色体丢失，与此种表型白血病的发病密切相关，并且发生在年轻患者（平均年龄大约 30 岁）。细胞遗传学改变含有 t（8；21）的患者容易发生粒细胞肉瘤。

1）血象：M2a 患者白细胞数多增高，以原始粒细胞及早幼粒细胞为主，其细胞形态异常、多变；中度或重度贫血，血小板中至重度减少，个别患者早期可见血小板正常或增多。M2b 患者多表现为全血细胞减少，易被误诊为再生障碍性贫血。

2）骨髓象：有核细胞增生多为极度活跃或明显活跃，M2a 原始粒细胞占 30%~89%（NCE），早幼粒细胞以下阶段至中性分叶核粒细胞>10%，单核细胞<20%，30%~60% 的骨髓粒细胞由幼稚粒细胞和分叶的中性粒细胞组成，后者常继发 Pelger-Huet 畸形。该畸形存在于单叶或双叶中性粒细胞中。其白血病细胞的特征是形态变异及核质发育不平衡，表现为细胞大小异常，形态多变，胞体畸形有瘤状突起，核形畸变，

呈凹陷、折叠、扭曲、肾形等，其胞质出现少数嗜苯胺蓝颗粒，约半数患者可见 Auer 小体。有些病例出现小原始粒细胞，易误认为原始淋巴细胞。M2b 以异常的中性中幼粒细胞为主，比例 ≥ 30%（NEC），原始粒细胞及早幼粒细胞也增多（不一定>30%）；其白血病细胞形态明显异常，胞体较大，胞质丰富，有较多细小而分布较密集的特异性中性颗粒，易见空泡；Auer 小体少见。胞核发育明显落后于胞质，核不规则，染色质细致、疏松，可有 1~2 个核仁，在核凹陷区常有一淡染区。红细胞系及巨核细胞系增生均减低。

3）细胞化学染色：原始细胞的组化检查和表面标志鉴定符合典型的原始粒细胞白血病，单核细胞的标志缺乏或少见。POX 染色呈阳性反应，PAS 染色示多数原始细胞呈阳性反应，早幼粒细胞多数为弱阳性反应，醋酸 AS-D 萘酚酯酶（naphthol AS-D chloro acetate esterase，NAS-DAE）染色多数阳性，且不被 NaF 抑制，NAP 积分明显降低。

4）免疫学检验：M2a 至少表达髓系抗原 CD13、CD15、CD33 中的一种，CD11b、MPO、HLA-DR 亦可阳性。M2b 表达 HLA-DR、MPO、CD11b、CD13、CD33 和 CD34，成熟的髓系抗原 CD15 和 CD11b 阳性率较 CD33、CD13 高。

5）细胞遗传学与分子生物学检查：M2a 可见异常核型如 t/del（12）（p11~13）或 t（9；22）（q34；q11）。M2b 患者 t（8；21）（q22；q22）染色体检出率高达 90% 以上，其易位导致 AML1 基因重排形成的 AML1/ETO 融合基因，可作为 M2b 的特异性遗传学标志。常伴有性染色体丢失，也可伴有其他核型异常，如 -9、-15、-18 等。

实验室诊断要点：M2a 患者骨髓中原始粒细胞占 30%~89%（NEC），其他粒细胞>10%，单核细胞<20%；M2b 患者骨髓中异常的中性中幼粒细胞 ≥ 30%（NEC），原始粒细胞及早幼粒细胞增多不一定>30%，细胞化学染色如 POX、SBB 均呈阳性反应，NAS-DAE 染色呈阳性反应，且不被 NaF 抑制。

2. 早幼粒细胞白血病 早幼粒细胞白血病类型在 FAB 分类中是 M3 型，任何年龄均可发病，约占急性髓系白血病病例的 10%。几乎所有急性早幼粒细胞白血病和慢性粒细胞白血病转变而来的急性早幼粒细胞白血病病例都存在 17 号染色体与其他染色体之间的易位，而其他类型急性髓系白血病则没有这种染色体异常，其中以 t（15；17）最常见（占 95% 以上）。其他异常如 5 号或 11 号染色体与 17 号染色体易位、17 号等位染色体以及相对少见的一些表现也有报道。有些病例仅作细胞遗传学分析是不够的，还需要作 DNA 印迹法或 PCR 分析来鉴定是否有 RARα 基因的重排。

（1）血象：外周血白细胞数常为（3.0~15.0）$\times 10^9$/L，大多<5.0 $\times 10^9$/L。WBC 数 ≥ 10 $\times 10^9$/L 称为高白细胞症，治疗风险大，预后较差。高白细胞数主要见于 M3v 型患者，一般为（50.0~100.0）$\times 10^9$/L。外周血涂片可见较多的异常早幼粒细胞和一些其他阶段的幼稚粒细胞，合并 DIC 时可发现红细胞碎片。

（2）骨髓象：有核细胞增生极度活跃，以异常早幼粒细胞增多为主，比例 ≥ 30%（NEC），其细胞胞体大小不一，外形多不规则，胞核相对较小，常偏位，核形不规则，常有凹陷、折叠或分叶，染色质细致，核仁 1~3 个，胞质丰富，淡蓝色，含有大量、密集的不典型嗜苯胺蓝颗粒，常位于核的另一端，有些细胞可见内质、外质，内质含大量颗粒，外质呈透明蓝色而无颗粒，常形成伪足状或瘤状突起，Auer 小体易见，可见含数 10 根 Auer 小体呈柴捆样排列的细胞，称为“柴捆细胞”（faggot cell），是本病形态学的主要特征之一。根据胞质中颗粒的大小又将 M3 型分为 2 种亚型：①M3a（粗颗粒型）：颗粒粗大，密集或融合，呈深紫色，可掩盖核周围甚至整个胞核；②M3v（细颗粒型）：胞质中嗜苯胺颗粒密集而细小，核扭曲、折叠等，易与急单白血病混淆。

（3）细胞化学染色：POX 染色及 SBB 染色呈强阳性反应，NAS-DAE 染色呈强阳性，不被氟化钠抑制。

（4）免疫学检查：典型的免疫表型呈 CD13、CD33 阳性，CD34、HLA-DR 阴性，故以髓系标志为主而 HLA-DR 为阴性者 M3 型的可能性大。CD34 阳性者细胞颗粒小而少，易出现外周血白细胞数增高，预后差。

（5）细胞遗传学与分子生物学检查：约 70%~90% 的 APL 具有特异性的染色体易位 t（15；17），是 APL 特有的遗传学标志，t（15；17）使 17 号染色体上的维甲酸受体 α（RARα）基因发生断裂，与 15 号染色体上的早幼粒细胞白血病基因（PML）发生融合，形成 PML-RARα 融合基因，此类白血病细胞可被全反式维甲酸（all trans retinoic acid，ATRA）诱导分化成熟。还可见异常核型如 +8、i（17q-）等。PML-RARα 融合基因是 APL 最特异的基因标志。

实验室诊断要点：骨髓中异常早幼粒细胞 ≥ 30%（NEC），胞质中嗜苯胺蓝颗粒粗大，密集或融合，“柴捆细胞”易见者为 M3a，而颗粒密集而细小者为 M3b。细胞化学染色如 POX、SBB 呈阳性反应，NAS-DAE 染色呈强阳性，不被氟化钠抑制。不典型 M3v 易被误诊为急单急性单细胞白血病，可结合细胞化学、细胞遗传学及分子生物学检查进一步分型和确诊。

3. 粒单细胞白血病 粒单细胞白血病具有表达单核系细胞和粒系细胞的能力，最早由 Naegeli 提出，有人建议用“Naegeli 型”替代粒单细胞白血病。大约 20% 的急性髓系白血病患者是这种类型。这种类型急性髓系白血病在 FAB 分类中是 M4 型。3 号染色体易位与该种类型白血病的发病紧密相关。在粒单细胞白血病的一个特殊类型中，骨髓嗜酸性粒细胞增多（10%~50%），存在 Auer 小体，16 号染色体发生倒置和重排。嗜酸性粒细胞体积异常增大，含有大的嗜碱性颗粒。可见到吞噬有 Charcot-Leyden 晶体的巨噬细胞存在。这种类型的急性髓系白血病在 FAB 分类中命名为 M4Eo。急性粒单细胞白血病还有一个亚类，其骨髓中嗜碱性粒细胞增加，6 号和 9 号染色体易位 t（6；9）（p23；q24）。这种类型的急性髓系白血病多发生在年轻患者，预后差，可出现三系细胞形态异常和环形铁粒幼细胞。

（1）血象：患者白细胞计数多增高，亦有正常或减少者，可见粒及单核两系早期细胞，原单核和幼单核细胞有时可达 30%~40%，且有较活跃的吞噬现象，粒系各阶段细胞均可见，个别患者异常嗜酸性粒细胞增多。常伴有中至重度贫血，血小板重度减少。

（2）骨髓象：有核细胞增生极度活跃或明显活跃，粒、单核两系同时增生，其原始粒细胞形态类似 M1，原始、幼单核细胞胞体一般较原始粒细胞大，核呈圆形、椭圆形或不规则，胞核多不规则，呈扭曲、凹陷、折叠等，染色质疏松、细致，核仁有 1 个至多个，大而清楚；胞质丰富，呈灰蓝色，原始单核细胞胞质一般无颗粒，幼稚单核细胞胞质可出现细而小颗粒，有的可见空泡，部分细胞可见到 Auer 小体。红系、巨核系增生均受抑制。M4Eo 患者骨髓除有原始和幼稚粒、单核细胞增多外，多有嗜酸性粒细胞增多，一般占 30%，有时<5%。骨髓中各阶段嗜酸性粒细胞均可见到，有时因密集的嗜酸性颗粒分布而使细胞形态难以辨认。嗜酸性粒细胞胞质内多有大而圆的异常嗜酸性颗粒，主要见于幼稚的早幼粒和中幼粒细胞，且常有粗大的嗜碱颗粒。异常嗜酸性颗粒在较成熟的嗜酸性粒细胞则不易见到。

(3) 细胞化学染色：①POX、SBB 染色：原、幼粒细胞呈阳性或强阳性反应，而原单及幼单细胞呈阳性或弱阳性反应；②NAS-DAE 染色：原始和幼稚细胞呈阳性反应，其中原粒细胞不被氟化钠（NaF）抑制，而原单细胞可被 NaF 抑制；异常嗜酸性粒细胞的 NAS-DAE 染色呈弱阳性；③酯酶双重染色：M4a 和 M4b 骨髓片中可见两群细胞，一群为特异性酯酶阳性细胞，另一群为非特异性酯酶阳性细胞；M4c 只见一细胞群，同一细胞可见特异性和非特异性酯酶阳性，此方法对 M4 的分型具有重要意义。

(4) 免疫学检查：白血病细胞主要表达粒、单系抗原，如 MPO、HLA-DR、CD33、CD13、CD14、CD15 等。

(5) 细胞遗传学与分子生物学检查：常累及 11 号染色体长臂的异常，包括易位和缺失，前者以 t(9；11)(p21；q23) 多见。M4E0 有 16 号染色体的倒置和其他异常表现，主要为 inv(16)、del(16) 和 t(16；16) 三种类型，伴 inv(16) 的 M4E0 患者完全缓解率较高。

(6) 其他检查：血清和尿液溶菌酶可增高。

实验室诊断要点：骨髓中粒、单核两系同时增生，根据其增生细胞的形态特征及其所占比例，将其分为四个亚型。①M4a：骨髓中以原始、早幼粒细胞为主，幼稚及成熟单核细胞>20%(NEC)；②M4b：以原始单、幼单核细胞为主，原始粒、早幼粒细胞>20%(NEC)；③M4c：既具有粒细胞又具有单核细胞形态特征的原始细胞>30%(NEC)；④M4Eo：除以上特点外，嗜酸性粒细胞占 5%~30%(NEC)，其胞质中存在粗大而圆的嗜酸性颗粒及着色较深的嗜碱性颗粒。本病结合细胞化学染色一般可作出诊断，不典型者可结合细胞免疫学、细胞遗传学及分子生物学检查作出诊断。

4. 单核细胞白血病　1913 年首次报道了单核细胞白血病。该病大约占了急性髓系白血病病例的 8%，是 FAB 分类的 M5 型。大部分患者白细胞总数增高，高白细胞病例更常见（大约 35%）。

(1) 血象：大多数患者白细胞数偏低，分类原始单核细胞和幼单核细胞增多，血红蛋白和红细胞数中度至重度减少，血小板明显减少。

(2) 骨髓象：有核细胞增生极度活跃或明显活跃，原始单核细胞（Ⅰ型 + Ⅱ型）+ 幼单核细胞 ≥ 30%。M5a 原始单核细胞 ≥ 80%(NEC)，M5b 原始单核细胞<80%(NEC)。其白血病细胞形态学特点有：原始单核细胞及幼单细胞体积较大，形态变化多端，胞核相对较小，不规则形，呈扭曲、折叠、凹陷，常偏一侧，核仁清楚，多为 1 个，核染色质疏松，着色较淡；胞质丰富，常出现内外双层胞质，有明显伪足突出，边缘清晰，颗粒的粗细及数量不一，外层胞质呈淡蓝色，透明，无或很少颗粒，内层胞质呈灰蓝色并略带紫色，不透明，似有磨玻璃样感。胞质内常有空泡或被吞噬的细胞，可见 Auer 小体，较细长。

(3) 细胞化学染色：①POX 和 SBB 染色，原单核细胞呈阴性或弱阳性，而幼单细胞多数为阳性；②NAS-DAE 染色，原单及幼单核细胞多数呈阳性或强阳性反应，能被 NaF 抑制。

(4) 免疫学检验：白血病细胞常表达 CD11、CD13、CD14、CD15、CD33、CD34、HLA-DR，以 CD14 最明显。

(5) 细胞遗传学与分子生物学检查：无特异性遗传学异常，t(9；11) 易位致 MLL-AF9 融合基因及 t(11；19) 易位致 MLL-ENL 融合基因多见，部分患者可见 t/del(11)(q23)。11 号染色体易位，尤其是 11q23 区域，与单核细胞白血病的形成存在某种联系。有时白血病单核细胞存在着 t(9；11) 和 t(11；17)。

(6) 其他检查：血清和尿液溶菌酶活性明显增高。

实验室诊断要点：骨髓中原始单核细胞 + 幼单核细胞 ≥ 30%，POX 和 SBB 染色原始单核细胞呈阴性或弱阳性，而幼单细胞多数为阳性，NAS-DAE 染色原始单核细胞和幼单细胞呈阳性反应，能被 NaF 抑制，根据细胞形态及细胞化学特点一般均可作出形态学诊断。

5. 红白血病　红白血病占了急性髓系白血病病例的 5%，在 FAB 分类中命名为 M6 型。有人报道过家族性白血病的发生。在疾病的早期阶段或某些病情不太严重的病例中，主要表现为红细胞增多的骨髓组织增生，而粒细胞生成和血小板生成可能仅仅轻度异常。严重的红细胞异常增生阶段可持续一段时间，但迟早会进入下一阶段，这时原粒细胞占绝大多数，出现严重的中性粒细胞减少和血小板减少，患者进入红白血病阶段。病程进一步发展，可转变为多原始细胞急性髓系白血病。在红细胞增多的骨髓组织增生阶段和红白血病阶段，红细胞无效生成显著，但仍保持着一定的正常效应，这是由于大量输血降低了促红细胞生成素水平，异常的红细胞生成也随之下降。白血病红系克隆自发生长是该病的特征之一。如果用比光镜更加灵敏的手段检测红系分化抗原，会发现红白血病的发病率进一步增加。这些抗原包括血型糖蛋白 A、红细胞膜内蛋白、碳酸酐酶Ⅰ、ABH 血型抗原，以及表达在早期红系前体细胞上的抗原。抗血红蛋白抗体和抗人类红白血病细胞系抗体一般阳性。

(1) 血象：贫血轻重不一，随疾病的进展而加重，可见各阶段的幼红细胞，异常中幼、晚幼红细胞为主，可见嗜碱点彩、靶形及巨幼样变等；白细胞数可偏低或正常或升高，可见到原粒及早幼粒细胞；血小板常随着病程的发展而减少。

(2) 骨髓象：有核细胞增生明显活跃或极度活跃，红系异常增生为主，或红系和粒系（或单核系）同时呈恶性增生。红细胞系 ≥ 50%，伴有形态异常，原始粒细胞或原始单核细胞 + 幼单核细胞 ≥ 30%(NEC)。大多数患者红系以中、晚幼红细胞为主，也可见原、早幼红细胞占优势者，幼红细胞常有明显的形态异常，如巨型多核、核发育幼稚、核分叶等，粒系细胞可有巨幼样变和形态学改变，应与骨髓增生异常综合征（MDS）、巨幼细胞性贫血鉴别。

（3）细胞化学染色：POX、SBB 染色原始粒细胞呈阳性反应；几乎所有病例幼红细胞 PAS 呈阳性反应，有的强阳性，红色颗粒呈块状、环状分布，淋巴细胞 PAS 反应增强。

（4）免疫学检查：原始粒细胞常表达 CD13、CD33、CD117、MPO，幼红细胞可表达血型糖蛋白 A，抗血红蛋白抗体和抗人类红白血病细胞系抗体阳性。

（5）细胞遗传与分子生物学检查：无特异性改变，可见 5q-/-5、7q-/-7、-3、dup（1）、+8 等异常核型。

实验室诊断要点：骨髓中红系异常增生 ≥ 50%，或红系和粒系（或单核系）同时呈恶性增生，伴有形态异常，原始粒细胞或原始单核细胞 + 幼单核细胞 ≥ 30%（NEC），PAS 染色幼红细胞呈阳性或强阳性反应，POX、SBB 染色原始粒细胞呈阳性反应。

6. **原始巨核细胞白血病** 1963 年报道了这样一类患者，他们全血细胞减少，原始细胞所占比例低，骨髓纤维化表现严重但无泪滴状红细胞，脾大，白细胞和血小板增多，具有原发性骨髓纤维化的一般特征。这类综合征被命名为“恶性骨髓硬化症”。类似的病例随之不断地被报道，有些人称之为“急性骨髓纤维化”。随着原始巨核细胞表型检测手段的不断发展，人们认识到这类疾病是急性髓系白血病的亚型，而不是骨髓纤维化，命名为“急性巨核细胞或急性原始巨核细胞白血病”，在 FAB 分类中是 M7 型，大约占急性髓系白血病病例的 5%。在伴有唐氏综合征或纵隔肿瘤患者中，这种类型的急性髓系白血病尤其多见。

在光镜下，虽然凭经验可以判断哪类细胞有可能是原始细胞，如含有丰富的幼稚胞质，具有淋巴细胞样外表，但是很难将白血病原始巨核细胞和普通原始巨核细胞区别开来。尤其是骨髓干抽时，因为骨髓活检会发现骨髓纤维化明显。最初进行诊断时需要用高分辨率的组化染色检测血小板过氧化物酶，用透射电镜鉴定膜系统的边界。现在可用抗 von Willebrand 因子（vWF）抗体或抗糖蛋白Ⅰb（CD42b）、Ⅱb/Ⅲa（CD41）或Ⅲa（CD61）的抗体鉴定非常原始的巨核细胞。其他类型的急性髓系白血病可能也会存在少量原始巨核细胞，但在巨核细胞白血病中原始巨核细胞占绝大多数（>10%），是主要的白血病细胞。而且，一般伴有该病的重要特征，尤其是重度骨髓纤维化。

若要证明它们是原始巨核细胞，需要进行 von Willebrand 因子的免疫细胞学研究和 CD41、CD42b 或 CD61 的免疫反应性检测。血浆乳酸脱氢酶极度增高，与在其他粒细胞系增殖性疾病中看到的模式不同，它是另外一种类型。婴幼儿发生的原始巨核细胞白血病与 t(1；22)（p13；q13）有关。3 号染色体异常与以巨核细胞表型为主的克隆性血液病的发病有关。在由原发性骨髓纤维化或原发性血小板增多症转变而来的急性髓系白血病中就有急性巨核细胞白血病这种类型。

（1）血象：常见全血细胞减少，血红蛋白减低，呈正细胞正色素性贫血。白细胞数大多减低，少数正常或增高，可见到类似淋巴细胞的小巨核细胞，血小板减少，少数病例正常，易见到畸形和巨型血小板，亦可见到有核红细胞。

（2）骨髓象：由于骨髓重度纤维化，骨髓穿刺一般失败（干抽）。有核细胞增生活跃或明显活跃，巨核细胞系异常增生，原始巨核细胞 ≥ 30%，小巨核细胞易见，该细胞体积小，多数直径约 10μm，胞体圆形，边缘不整齐，呈云雾状或毛刺状，胞质量少，着深蓝色，不透明，无颗粒，周围可有伪足样突起，染色质较粗，核仁多不清楚，偶尔可见原始细胞中小堆状分布。幼稚巨核细胞也增多，巨核细胞分裂象多见，成熟巨核细胞少见，粒系及红系细胞增生均受抑制。骨髓活检可见过小或过大的原始细胞，有时两者均存在。前者核质比例高，染色质浓集，核仁明显，类似于原淋细胞，可被误诊为急性淋巴细胞白血病。较大的原始细胞具有某些成熟巨核细胞的特征，如胞质内无颗粒，胞膜突出，与血小板类似的结构成簇存在，胞膜呈泡状脱落。

（3）细胞化学染色：原始细胞过氧化物酶阴性，容易发生聚集。在较成熟的巨核细胞中 PAS 反应阳性，呈大小、粗细不等的阳性颗粒；α-NAE 染色呈阳性反应，不被氟化钠抑制；α- 丁酸萘酚酯酶染色阴性。

（4）免疫学检查：原始巨核细胞特异性表达 CD41（Ⅱb/Ⅲa）、CD61（Ⅲa）或较成熟的血小板相关标记 CD42（Ib），CD34、CD45 和 HLA-DR 常阴性。

（5）细胞遗传与分子生物学检查：无特异性改变，可见 inv(3) 或 del(3)、+8、+21 异常核型，t(1；22) 者，常伴骨髓纤维化。

（6）电镜检查：原始巨核细胞呈血小板过氧化物酶（PPO）阳性反应。

实验室诊断要点：骨髓中原始巨核细胞 ≥ 30%，根据细胞形态及其细胞化学特点一般只能作出提示性诊断意见，本病的确诊需结合免疫学检查或电镜 PPO 阳性。骨髓活检，可发现原始巨核细胞增多，网状纤维增加。

二、WHO 分类诊断

白血病传统的 FAB 分型是基于细胞形态学的特征，目前仍在临床上应用。1994 年起，WHO 组织欧美国家的血液病学及病理学专家结合细胞形态学（M）、免疫表型（I）、细胞遗传学（C）及分子生物学（M）特征对造血系统和淋巴组织肿瘤进行了更全面的分类。

造血和淋巴组织肿瘤的 WHO 分类强调各种粒细胞系肿瘤均是独立的疾病实体，每种粒细胞系肿瘤须由其形态特征、免疫表型、遗传学特征及临床特征共同确定，是对白血病等造血组织肿瘤 MICM（形态学、免疫学、细胞遗传学和分子生物学）分类的全球标准化原则。与 FAB 和其他分类另一不同点是 WHO 分类将 FAB 分类中 ≥ 30% 的原始细胞数改为原始细胞数>20% 即可诊断为急性髓系白血病，因近来的研究表明，有 20%~30% 原始细胞数的患者，其预后与>30% 者完全相同。WHO 分类 2016 年急性髓系白血病分型见表 12-20，比形态学分型更为全面、合理，对治疗的选择与预后判断有更大的指导意义，但对每例白血病均要进行遗传学和分子生物学检验，全面普及目前有一定难度。

表 12-20　急性髓系白血病 WHO 分型（2016 年）

1. 伴重现性遗传学异常（recurrent genetic abnormalities）的 AML （1）AML 伴 t（8；21）（q22；q22.1），RUNX1-RUNX1T1 （2）AML 伴 inv（16）（p13.1；q22）或 t（16；16）（p13.1；q22），CBFβ-MYH11 （3）APL 伴 PML-RARα （4）AML 伴 t（9；11）（p21.3；q23.3），MLLT3-KMT2A （5）AML 伴 t（6；9）（p23；q34.1），DEK-NUP214 （6）AML（原巨核）伴 t（1；22）（p13.3；q13.3），RBM15-MKL1 （7）AML 伴 inv（3）（q21.3；q26.2）或 t（3；3）（q21.3；q26.2），GATA2，MECOM （8）AML 伴 BCR-ABL1（暂定） （9）AML 伴有 NPM1 突变 （10）AML 伴有 CEBPA 双等位基因突变 （11）AML 伴 RUNX1（暂定）
2. AML 伴骨髓增生异常相关改变（AML-MRC） （1）有 MDS 或 MDS/ 骨髓增生性肿瘤（MPN）病史 AML （2）有 MDS 相关细胞遗传学异常 AML （3）多系病态造血 AML
3. 治疗相关性髓系肿瘤
4. AML 不特定分类（NOS） （1）AML 微分化型 （2）AML 未分化型 （3）AML 部分分化型 （4）急性粒单细胞白血病 （5）急性单核细胞白血病 （6）纯红白血病 （7）急性巨核细胞白血病 （8）急性嗜碱性粒细胞白血病 （9）急性全髓增殖伴骨髓纤维化
5. 髓系肉瘤
6. Down 综合征相关性髓系肿瘤 （1）短暂性异常髓系增生 （2）Down 综合征相关性 AML
7. 原浆细胞样树突状细胞肿瘤
8. 系列未明 AL （1）急性未分化白血病 （2）急性混合型白血病，伴有 t（9；22）（q34；q11.2）；BCR-ABL1 （3）急性混合型白血病，伴有 t（v；11q23）；MLL 重排 （4）急性混合型白血病，B- 髓系，非特指 （5）急性混合型白血病，T- 髓系，非特指

表 12-20 中所列的 WHO 特殊髓系白血病分型分别是对免疫表型、染色体分析和基因检测的综合应用（表 12-21~表 12-23）。

（一）伴重现性遗传学异常的 AML

伴重现性遗传学异常（recurrent genetic abnormalities）的 AML 有：

1. AML 伴 t（8；21）（q22；q22）；（AML1-ETO）　本病为具有特征性 t（8；21）或 AML1-ETO 融合基因的 AML。白血病细胞起源于多能造血干细胞或有粒系分化潜能的造血干细胞，细胞分化阻滞于较成熟的粒系阶段。t（8；21）占 AML 的 5%~12%。近 50% 的 AML-M2 具有这一特殊的细胞染色体易位。患者的发病年龄较轻，中位发病年龄为 20~30 岁，儿童和老年 AML 中较为少见。男女发病无明显差异，可能存在地域差异。

表 12-21 急性髓系白血病免疫学标志与 FAB 分型

	M0	M1	M2	M3	M4	M5	M6	M7
HLA-DR		+	+	−	+	+	+/−	+/−
CD34		+	+/−	−	+/−	+/−	−	+/−
CD33	+	+	+	+	+	+	+/−	+/−
CD13	+	+/−	+	+	+	+	−	未报告
CD14		−	+/−	−	+	+	−	未报告
CD15		−	+	+/−	+	+	+/−	未报告
血型糖蛋白 A		−	−	−	−	−	+	−
血小板 GP Ⅰb/ 或Ⅱb/Ⅲa		−	−	−	−	−	−	+

表 12-22 急性髓系白血病常见染色体分析

核型	发生率（%）	FAB 分型	MIC 建议名称
t（8；21）（q22；q22）	12	M2	M2/t（8；21）
t（15；17）（q22；q12）	10	M3、M3v	M3/t（15；17）
t/del（11）（q23）	6	M5a（M5b；M4）	M5a/t（11q）
inv/del（16）（q22）	5	M4Eo	M4Eo/inv（16）
t（9；22）（q34；q11）	3	M1（M2）	M1/t（9；22）
t（6；9）（p23；q34）	1	M2 或 M1 伴嗜碱性粒细胞增多	M2/t（6；9）
inv（3）（q21；q26）	1	M1（M2，M4，M7）伴血小板增多	M1/inv（3）
t（8；16）（p11；p13）	<0.1	M5b 伴吞噬细胞增多	M5b/t（8；16）
t/del（12）（p11~13）	<0.1	M2 伴嗜碱性粒细胞增多	M2Baso/t（12p）
+4	<0.1	M4（M2）	M4/+4

表 12-23 急性髓系白血病 MICM 分型及分子标志

FAB 免疫分型	核型	分子标志	MIC 建议名称
AML-M1	t（9；22）（q34；q11） inv（3）（q21；p26）	BCR-ABL（RNA）	M1/t（9；22） M1/inv（3）
M2a	t（9；22）（q34；q11） t（6；9）（p24；q34） t/del（12）（p11-13）	BCR-ABL（RNA） DEK-CAN（RNA）	M2/t（6；9） M2Baso/t（12p）
M2b	t（8；21）（q22；q22）	AML1-MTG8（RNA）	M2/t（8；21）
M3	t（15；17）（q22；q12） t（11；17）（q23；q21） t（5；17）（q13；q21） t（11；17）（q13；q21）	PML-RARα（RNA） PLZF-RARα（RNA） NPM-RARα（RNA） NuMA-RARα（RNA）	M3/t（15；17）
M4Eo	inv/del（16）（q22）	CBFβ-MYH11（RNA）	M4Eo/inv（16）
M4	t（6；9）（q23；q34） +4	DEK-CAN（RNA）	M4/+4

续表

FAB 免疫分型	核型	分子标志	MIC 建议名称
M5	t(11；19)(q23；p13)	MLL-ENL(RNA)	
M5a	t(9；11)(p22；q23) t/del(11)(q23)	MLL-AF9(RNA) MOZ-CBP(RNA)	M5a/t(11q)
M5b	t(8；16)(p11；p13)	MLF1-NPM(RNA)	M5b/t(8；16)
M6	t(3；5)(q25；q34)		
M7	inv/del(3)		

(1)病因和发病机制：绝大多数患者的病因不明。少数患者发病前曾有放射线接触或接受过拓扑异构酶Ⅱ(Topo Ⅱ)抑制剂的治疗，个别患者源于慢性粒细胞白血病(CML)的急性变。已有证据表明，吸烟可增加 t(8；21)AML 的发生危险。t(8；21)使 AML1(acute myeloid leukemia 1 gene，亦称 RUNX1)和 ETO(eight twenty one gene)基因发生交互性重排，形成的 AML1-ETO 融合基因是致病的主要因素。AML1-ETO 融合蛋白能募集 N-CoR、SMRT、mSin3 等核辅助转录抑制因子，并与组蛋白脱乙酰化酶(HDAC)形成转录抑制复合物，抑制了粒系分化所需的相关基因的转录表达，在致病中起重要作用。

(2)临床表现：t(8；21)AML 多见于年轻患者；常有髓外浸润，形成粒细胞瘤。

(3)实验室检查和诊断：此类 AML 在 FAB 分型大多为 AML-M2，少数患者也可为 M1、M4 或 MO。详述同 FAB 分类诊断。

2. inv(16)或 t(16；16)AML　inv(16)/t(16；16)AML 是一类具有 16 号染色体倒位或易位的 AML，染色体重排形成 CBFβ-MYH11 融合基因。患者白血病细胞起源于有粒、单细胞分化潜能的造血干细胞。骨髓形态一般表现为急性粒 - 单核细胞白血病(AMML)，骨髓中常有异常的嗜酸性粒细胞增多。本病占 AML 的 10%~12%。约 23% 的 AML-M4 患者有 inv(16)/t(16；16)。发病于各年龄阶段，中位发病年龄为 35~40 岁。

(1)病因和发病机制：病因和导致 CBFβ、MYH11 基因重排的机制现在还不清楚。曾有 ALL 复发后发生 inv(16)AML 的报道，提示与化疗有关。有证据表明一些患者的 CBFβ-MYH11 融合基因阳性克隆起源于胚胎发育阶段。CBFβ-MYH11 的致病机制还不十分清楚。白血病细胞胞质内高水平表达的融合蛋白与 AML1 蛋白结合，并可借 MYH11 的 α 卷曲螺旋结构形成大分子多聚体，将 AML1 扣留在胞质内，使之不能进入核内发挥转录调节功能。但 AML1/CBFβ-MYH11 复合物仍保留有与 DNA 特异序列结合的能力。已发现融合蛋白含有的 MYH11 C 末端能募集 mSin3A 和 HDAC8 等转录辅助抑制因子，因此它可能在 DNA 结合的局部通过染色体重构而干扰转录过程。

(2)临床表现：患者可有轻、中度肝脾肿大。少数患者还可有粒细胞瘤，但较 t(8；21)AML 少见。一些复发患者粒细胞瘤是复发的唯一表现。

(3)实验室检查和诊断：FAB 将这类 AML 称为 M4Eo，形态上除表现为 M4Eo 外，还可为 M2、M5 或 M1。详述同 FAB 分类诊断。

3. t(15；17)及其变异型 AML　APL 是一类具有 t(15；17)(q22；q21)或 RARα 基因变异易位的 AML，白血病细胞起源于有粒系分化潜能的髓系干细胞，分化阻滞于早幼粒细胞阶段，形态上表现为 M3 或 M3v 型。占 AML 的 5%~8%。各年龄阶段均可发病，但以 20~50 岁患者居多，儿童和老年人患者较为少见。

(1)病因和发病机制：大多数患者病因不明。约 5% 的 APL 患者发病前有其他肿瘤或放、化疗史。我国也曾报道乙双吗啉可致 APL。有人认为拓扑异构酶Ⅱ(Topo Ⅱ)抑制剂(VP-16 和蒽环类药物)可致 APL，患者发病潜伏期较短，无“白前”期。但多数报道未能肯定烷化剂、Topo Ⅱ抑制剂、联合化疗或放疗在 APL 致病中的作用。当前也未发现与 APL 发病有关的环境和职业因素。

在 APL 中已发现 5 种 RARα 基因的重排类型，分别是 t(15；17)(q22；q21)、t(11；17)(q23；q21)、t(5；17)(q35；q21)、t(11；17)(q13；q21)形成相应的融合基因，依次为 PML-RARα、PLZF-RARα、NPM-RARα、NuMA-RARα 以及因基因间染色体 DNA 缺失所形成的 Statb5-RARα 融合基因。融合基因在 APL 发病中起重要作用，且与全反式维甲酸(ATRA)的疗效有关。PML-RARA 融合基因可产生于除 t(15；17)(q22；q21)以外的复杂基因重排。因此，为强调 PML-RARA 融合基因的重要性，2016 年 WHO 将“APL 伴 t(15；17)(q22；12q)；PML-RARA”重命名为“APL 伴 PML-RARA”。

(2)临床表现：患者主要为青壮年，病情较为凶险，易于在病初或诱导化疗时出现皮肤、黏膜下或内脏出血，发生率高达 70%~85%。ATRT 应用之前，10%~30% 的患者死于疾病早期的严重出血。随着 ATRA 等的应用，出血致死率已降到 10% 以下。M3v 型患者易有高白细胞症，临床进展更为迅速。患者的胸骨压痛较为明显，肝脾、淋巴结肿大较少见，且程度轻。

(3)实验室检查和诊断：详述同 FAB 分类诊断。

4. 伴 11q23/MLL 基因异常的 AML　伴 11q23/MLL 基因异常的 AML 是一类具有 MLL 基因易位或内部部分串联重复突变的 AML，临床上常表现为急性单核细胞白血病或急性粒 - 单细胞白血病。患者的白血病细胞起源于多潜能的造血干细胞。伴 11q23/MLL 基因异常的 AML 占 AML 的 5%~6%，主要见于婴儿 AML，也常见于拓扑异构酶Ⅱ抑制剂治疗相关 AML，少数原发性儿童及成人 AML 也有 11q23/

MLL 基因异常，老年 AML 中 11q23/MLL 基因异常罕见。

（1）病因和发病机制：本病的病因与发病机制尚未完全明了。部分患者与接触或使用拓扑异构酶Ⅱ抑制性药物或食物有关。MLL 基因又称为 ALL1、HRX 或 Htrxl，因该基因异常所致的白血病常共表达髓系和淋系抗原而得名。MLL 蛋白在人类胚胎发育阶段呈现高表达，因此推测在人类 MLL 蛋白也是一种转录因子，所调节的靶基因与人类的发育和细胞分化有关。AML 中 11q23 易位最常见的类型主要有 t（9；11）（p22；q23）、t（11；19）（q23；p13.1）或 t（11；19）（q23；p13.3）和 t（6；11）（q27；q23），分别形成 MLL-AF9、MLL-ELL 和 MLL-AF6 融合基因。

（2）临床表现：本病患者髓外浸润较为多见，可表现为髓外单核细胞肉瘤、牙龈肿胀或皮肤浸润性包块等。单核细胞肉瘤的发生率约为 1.9%，主要见于儿童，常见于皮肤、腹腔、眼眶或胸腔等处。一些患者可合并 DIC。

（3）实验室检查和诊断：骨髓形态一般表现为 FAB-M5a、M5b 或 M4 型，少数 MLL 基因重排的患者骨髓形态表现为 MO、M1、M2、M6 或 M7 型。MLL 基因内部串联重复突变的患者常为 M1 或 M2，仅少数为 M4、M5 或 M6。患者常表达 CD13、CD33 等髓系抗原。11q23 易位 AML 的抗原表达无特异性，共表达 CD3、CD2 和 CD7 等淋系抗原并非 MLL 基因重排 AML 患者的明确特征。单核细胞分化程度低的患者 CD34 常为阴性。可有 CD14、CD4、CD11b、CD11c、CD64、CD36 和溶菌酶的表达。具有 MLL 内部串联重复突变的患者则常表达 HLA-DR、CD34、CD15、CD33 及 CD13 等干细胞和髓系抗原。详述同 FAB 分类诊断。

（二）AML 伴骨髓增生异常（MD）相关改变（AML-MRC）

AML/MD 是 WHO 造血和淋巴组织肿瘤分类方案新界定的一个 AML 亚型。本病是一种起源于造血干细胞阶段的、骨髓或外周血原始细胞大于或等于 20% 和大于或等于 2 系别髓系细胞（一般都累及巨核细胞）大于或等于 50% 的细胞有发育异常的急性白血病。患者可以是原发或在明确的 AML 开始之前，先患有证据确凿的 MDS 或骨髓增生异常 / 骨髓增殖性肿瘤（MDS/MPN）。

1. 临床表现 有别于其他非 AML/MD 的主要特点是本病见于老年患者，约 50% 以上的患者年龄>60 岁，儿童少见。

2. 实验室检查

（1）细胞形态学和细胞化学：粒系发育异常的形态学特征是胞质无 / 少颗粒、低分叶核（假性 Pelger-Huet 异常）或异型分叶核的中性粒细胞。红系发育异常的形态学特征包括巨幼红细胞核、核碎裂、核碎片或多核，环形铁粒幼红细胞，胞质空泡和 PAS 染色阳性。巨核系发育异常的形态学特征是小巨核细胞［小巨核细胞的定义是直径<25μm 或面积<800μm²，有 1~3 个小细胞核，胞质已充满颗粒（胞质成熟）或多个分散核的巨核细胞］和单圆核或多圆核正常大小或大的巨核细胞。由于 AML/MD 主要是从形态学来定义的，因此必须用治疗前染色良好的血片或骨髓片来判定发育异常的形态学特征，必须≥2 系别髓系细胞（一般都累及巨核细胞）≥50% 的细胞有发育异常方可确诊 AML/MD。AML/MD 主要见于 FAB 分型的 M2 和 M4，M3 罕见。

（2）免疫表型：原始细胞常 CD34+ 和表达全髓抗原（CD13，CD33）。异常表达 CD56 和 / 或淋系相关抗原 CD7 也较常见。高表达多药耐药糖蛋白。

（3）染色体核型：染色体异常与 MDS 相似，常表现为染色体数量异常，如 −7/del（7q）、−5/del（5q）、+8、+9、+11、del（11q）、del（12p）、−18、+19、del（20q）、+21。染色体易位有 t（2；11）、t（1；7）和累及 3q21、3q26 的染色体易位，如 inv（3）（q2lq26）、t（3；3）（q21；q26）或 ins（3；3）。

3. 诊断与鉴别诊断 多系发育异常的形态学证据是确认这一亚型的最能普遍获得的标志，AML/MD 的诊断标准是治疗前外周血或骨髓中原始细胞比例至少达 20%，且髓系中至少两系大于或等于 50% 的细胞有发育异常。

主要鉴别诊断是急性红系白血病（M6），特别是急性红系 / 粒单系白血病（M6a），其定义是红系前体细胞至少占骨髓全部有核细胞的 50%，原始粒细胞至少占非红系细胞的 20%，相当于 FAB 分类的 AML-M6 型。在这一型中有些病例也同时符合 AML/MD，若存在这种情况，建议诊断为“AML 伴多系发育异常，急性红系 / 粒单系白血病型”。

（三）治疗相关性髓系肿瘤

治疗相关性急性髓系白血病（treatment-related acute myeloid leukemia，t-AML）是指细胞毒性化学治疗和 / 或放射治疗所致的 AML。WHO 淋巴和造血组织肿瘤分类方案中将 t-AML 分为 3 类：①烷化剂 / 放疗相关 t-AML 和 t-MDS：这种类型通常出现于接触这类致突变剂后 4~7 年内发生，患者中 2/3 为 MDS，1/3 为伴多系发育异常 AML；②拓扑异构酶Ⅱ抑制剂相关 AML：这类患者通常无先期骨髓增生异常阶段，最常是一开始就表现为急性白血病，往往以单核细胞成分为主，从拓扑异构酶Ⅱ抑制剂治疗开始到白血病出现之间的潜伏期为 6 个月到 5 年不等，中位时间 2~3 年。该类型最常见染色体 11q23 或 21q22 的平衡易位，其他染色体易位包括 inv（16）（p13；q22）、t（15；17）（q22；q12）也有报道。③其他。

1. 临床表现 主要表现是乏力、呼吸困难、出血和感染等血细胞减少相关的症状。仅有 5% 的患者有肝脾、淋巴结肿大。

2. 实验室检查

（1）血象：示大细胞性贫血、血小板减少、单核细胞增多、嗜碱性粒细胞增多，中性粒细胞减少较少见，可见幼粒细胞或幼红细胞。造血干细胞受损的早期标志是红细胞体积（MCV）不断增大，霍奇金淋巴瘤的回顾性研究发现大红细胞增多与高危发生 t-AML 相关，且此发现比白血病发病早 3~4 年。因此，在高危发生 t-MDS/AML 患者中若发现红细胞体积逐渐增大应密切随诊其血液系统变化。

（2）骨髓象：骨髓涂片 1/3~1/2 的患者为高度增生，约 1/3 的患者为增生减低，可伴有轻至重度的骨髓纤维化。由于 t-AL/MDS 其克隆常起源于早期造血干细胞，因此骨髓形态常表现为粒系、红系和巨核细胞系三系病态造血，但以红系病态造血最为显著。红系异常包括环形铁粒幼红细胞比例增高、可见原幼红细胞、核出芽、核碎裂和双核红细胞；巨核系统表现为多核小巨核细胞较易见；中性粒细胞减少并由此导致中性粒细胞碱性磷酸酶积分较低，核分叶过少，可见获得性

Pelger-Huet 样异常。原始粒细胞和不成熟髓系细胞比例增高，仅只有 5% 的患者可见到 Auer 小体。t-AL/MDS 的骨髓另一显著特点是约 50% 的患者其骨髓形态按现行国际通用急性白血病、MDS 分型标准难以进行分型诊断。继发于烷化剂的患者形态学常为 M6/M7，而继发于拓扑异构酶抑制剂的患者则常为 M4/M5。大部分 t-AL 为 AML，而 ALL 则少见，约占 t-AL 的 5%~10%。

3. **诊断与鉴别诊断**　根据患者有肯定的导致继发性白血病因素，综合分析临床特点及血象、骨髓象等实验室结果不难作出诊断。

（四）AML 不特定分类（NOS）

表 12-20 所列的不特定分类 AML 中前 7 种的特征和诊断同 FAB 分类诊断中所述。

1. **急性嗜碱性粒细胞白血病**　急性嗜碱性粒细胞白血病（acute basophilic leukemia，ABL）是新近 WHO 淋巴组织和造血组织肿瘤分类方案中提出的一个 AML 独立亚型，AML 患者中 ABL 的比例小于 1%，在 1906 年首次被报道。大多数病例由慢性粒细胞白血病的慢性期转变而来，但原发性急性嗜碱性粒细胞白血病［其细胞不含有费城（Philadelphia）染色体］也可以发生。有些与 t（6；9）（p23；q34）有关的急性粒单细胞白血病，骨髓中嗜碱性粒细胞可能会增高，但血液中不存在嗜碱性粒细胞。t（6；22）（q34；q11）病变的慢性粒细胞白血病和 t（6；9）病变的慢性粒细胞白血病在 9 号染色体上有同样的断裂点（q34），都与骨髓中嗜碱性粒细胞增多密切相关，这提示 9 号染色体断裂点区域的某个基因或某群基因与嗜碱性粒细胞的生成有关联。

（1）临床表现：临床表现除贫血、出血和感染等 AML 的常见症状外，由于嗜碱性粒细胞嗜碱颗粒中含组胺和肝素，有些患者在起病时或接受细胞毒药物治疗后可出现高组胺血症的相关症状，如皮肤症状有瘙痒、水肿、荨麻疹样皮疹和色素沉着，消化系统症状有恶性、呕吐、腹泻、消化不良、腹部肿胀或溃疡，肝素可导致出凝血功能异常。

（2）实验室检查

1）血象：白细胞计数一般增多，相当一部分细胞是嗜碱性粒细胞。

2）骨髓象：骨髓增生旺盛，以原粒细胞和嗜碱早幼、晚幼粒细胞为主。原始细胞胞体中等大小，核浆比例高，核呈卵圆形或圆形或双分叶，染色质弥散，有 1~3 个明显的核仁，胞质中度嗜碱，含有数量不等的、粗的嗜碱性颗粒。

3）细胞化学染色：用甲苯胺蓝、甲基紫罗兰或亚甲蓝染色阳性，颗粒染成砖红、灰红或淡黄色。大部分患者酸性磷酸酶染色强阳性。

4）免疫学检查：原始细胞表达髓系抗原，如 CD11b、CD13 和 CD33，以及早期造血干细胞标志 CD34 和 HLA-DR、CD9 和 CD17 也常阳性，部分患者 TdT 阳性，但淋巴系特异性抗原阴性。

5）细胞遗传学与分子生物学检查：尚未发现特异性染色体核型异常。慢性粒细胞白血病 ABL 变患者 t（9；22）（q34；q11）阳性。

6）电镜检查：细胞内的颗粒具有嗜碱性粒细胞和肥大细胞的超微结构特征。有些病例中细胞内嗜碱颗粒在光镜下不明显，与 M0 型难以区分，需要用电镜进行鉴别。

（3）诊断和鉴别诊断：结合细胞形态，特别是电镜可见到嗜碱性粒细胞特征性颗粒，细胞化学染色甲苯胺蓝阳性，免疫表型髓系抗原阳性且 CD34 和 HLA-DR 阳性，ABL 一般不难确诊。

ABL 主要与急性肥大细胞白血病进行鉴别。当嗜碱性早期粒细胞被错认为早幼粒细胞时，嗜碱性粒细胞白血病可被误诊为早幼粒细胞白血病。但嗜碱性粒细胞白血病中很少见凝血时间延长、血管内凝血、出血等表现，而在早幼粒细胞白血病中则很常见。

2. **急性全髓增殖症伴有骨髓纤维化**　急性全髓增殖症伴有骨髓纤维化（acute panmyelosis with myelofibrosis，APMF）是 WHO 造血和淋巴组织肿瘤分类方案新界定的一个 AML 亚型，其特征是合并骨髓纤维化的急性全髓增殖。以前文献报道的急性骨髓硬化症、急性骨髓纤维化症、急性骨髓增生异常症伴有骨髓纤维化以及恶性骨髓硬化症都指的是 APMF。主要见于成年人，儿童也有报道。可以是原发或继发于接受烷化剂化疗和 / 或放射治疗患者。

（1）临床表现：常见临床症状是疲劳和乏力，无或轻微脾脏肿大，临床过程常呈快速进行性。

（2）实验室检查

1）血象：显著的全血细胞减少很常见。成熟红细胞无或轻度异形，一定程度的大小不均，有数量不等的大红细胞和少量有核红细胞。偶见包括原始细胞在内的幼粒细胞，粒细胞常有发育不良的形态学改变。可见不典型血小板。

2）骨髓象：骨髓穿刺常为"干抽"。骨髓活检示骨髓有核细胞增多，红系祖细胞、粒细胞和巨核细胞均有不同程度增多，散布有不同程度的幼稚细胞（包括原始细胞）细胞灶，巨核细胞增多，而且常有发育不良的形态学改变，网状纤维显著增多，可有胶原纤维但不常见。

3）免疫表型检查：原始细胞表达一个或多个髓系抗原：CD13、CD33、CD117 和 MPO。骨髓病理切片用髓系抗体 MPO 和溶菌酶、巨核细胞抗体 CD41、CD61 和因子Ⅷ、红系抗体血型糖蛋白 A 等，经免疫组化染色可确认各髓系细胞组分。

4）细胞遗传学检查：常为复杂染色体核型异常，多累及 5 号染色体和 / 或 7 号染色体。

（3）诊断与鉴别诊断：APMF 的诊断要点是：①主要见于成人，可有放 / 化疗史；②临床过程常呈快速进行性；③无或轻微脾脏肿大；④外周血常显著全血细胞减少，可有少数幼红 / 幼粒细胞；⑤骨髓抽吸困难或干抽；⑥骨髓活检示：骨髓有核细胞增多，红系祖细胞、粒细胞和巨核细胞均有不同程度增多，散布有不同程度的幼稚细胞（包括原始细胞）细胞灶，巨核细胞增多，而且常发育不良的形态学改变，网状纤维显著增多，可有胶原纤维。

需与 APMF 相鉴别的疾病有急性巨核细胞白血病、其他类型急性白血病伴骨髓纤维化、骨髓转移瘤伴促结缔组织生成反应和慢性原发性骨髓纤维化（CIMF）。APMF 的某些形态学特点与 AML 伴多系发育异常合并骨髓纤维化相同，尚不清楚两者是否是同一疾病的两种不同临床表现。一般来说，如果以某一系细胞（如原粒细胞）增生为主且同时伴有骨髓纤维化，该患者应诊断为某一亚型AML合并骨髓纤维化，如果用免疫组化染色确认是粒、红、巨三系均增生，则诊断为APMF。CIMF与APMF的鉴别诊断要点是CIMF患者常有显著的脾脏肿大且大部分巨核细胞核染色质凝集并核显著扭曲。

（五）髓系肉瘤

髓系肉瘤（myeloid sarcoma，MS）是发生于骨髓外或骨骼的原始粒细胞或未成熟粒细胞形成的一种瘤团。早在1811年Buhns就报道了这类病例，文献上曾用病名有“绿色瘤（chloroma）”“粒细胞肉瘤（granulocytic sarcoma）”“原始粒细胞瘤（myeloblastoma）”“髓系细胞瘤（myelocytoma）”“粒细胞性白血肉瘤（granulocytic leukosarcoma）”“绿色骨髓瘤（chloromyeloma）”和“皮肤白血病（leukemia cutis）”等。1893年Dock首次报道本病与白血病相关，随着细胞染色技术的不断进步，证实本病主要与AML密切相关，随后研究发现本病亦见于MPN和MDS。MS可以作为上述疾病的首发表现或同时出现，也可是完全缓解（CR）AML复发的早期表现。其中所谓孤立性MS是指无AML、MPN和MDS病史，骨髓活检无AML、MPN和MDS证据存在，且在确诊后30日内未发展为AML的MS，迄今文献仅报道150余例。AML患者MS的发生率为2.9%~3.1%。

1. 临床表现 MS常表现为生长快、固定的结节性团块，好发于头颅、鼻窦、胸骨、肋骨、脊椎骨和盆腔等骨膜下，淋巴结和皮肤也较常见，皮肤损害最常见于躯干、头皮和脸，MS可为单个、多个和播散性。

2. 实验室检查

（1）形态学：最常见的MS是粒细胞肉瘤，根据细胞成熟程度可分为3种类型：①原始细胞型，主要成分是原粒细胞；②幼稚细胞型，主要成分是原粒细胞和早幼粒细胞；③分化细胞型，主要成分是早幼粒细胞和更成熟的中性粒细胞。其次为原单核细胞肉瘤，这种MS其主要成分通常是原单核细胞，可在急性原单核细胞白血病出现前或与之同时发生。慢性MPN急性变时可出现粒、红、巨核3系或主要是红系祖细胞或巨核细胞的MS。

（2）细胞化学染色：粒系细胞MS其MPO染色阳性，特异性酯酶也阳性，原单核细胞MS其非特异性酯酶染色可呈阳性。

（3）免疫表型检查：用抗MPO、溶菌酶和氯醋酸酯酶等单克隆抗体进行病理切片的免疫组化染色是确诊MS的主要手段。粒细胞肉瘤的原粒细胞免疫表型与AML的白血病细胞表型相似，表达髓系相关抗原，如CD13、CD33、CD117和MPO，原单核细胞肉瘤的原单核细胞抗原表达谱与急性单核细胞白血病的原单核细胞相同，表达CD14、CD116、CD11c、CD68和溶菌酶，大部分MS表达CD43。当一个起源不明的肿瘤其瘤细胞$CD43^{+}$、$CD3^{-}$时应考虑MS的可能，应进一步检测MPO、溶菌酶和CD61表达。

（4）细胞遗传学检查：粒细胞肉瘤可有t(8；21)(q22；q22)、inv(16)(p13；q22)或t(16；16)(p13；q22)等异常，原单核细胞肉瘤可有累及11q23的染色体易位。

3. 诊断与鉴别诊断 结合临床表现、细胞形态、细胞化学染色及病理切片免疫组织化学染色，大部分MS可得以确诊，但孤立性MS的误诊率约50%，常误诊为淋巴瘤、组织细胞淋巴瘤、肉瘤（如横纹肌肉瘤、Ewing肉瘤、叶状囊状肉瘤、软组织肉瘤）、未分化癌、乳腺浸润性导管癌和类癌等。

（六）系列未明AL

指原始细胞的形态学、细胞化学和免疫表性特征无足够证据确认其属髓系或淋系起源（急性未分化白血病，acute undifferentiated leukemia，AUL）或证实原始细胞同时具有髓系和淋系或同时具有B细胞系和T细胞系形态学和/或免疫表型特征（急性双系列白血病，acute bilineal leukemia；急性双表型白血病，acute biphenotypic leukemia）的白血病。约占AL的4%。与其他亚型AL相比，无特殊临床表现。

1. 实验室检查

（1）形态学检查：AUL其白血病细胞无任何细胞分化特征。急性双表型白血病和急性双系列白血病其白血病细胞表现为AML、ALL或未分化细胞的形态特征。

（2）免疫表型检查

1）急性未分化白血病：白血病细胞常表达CD34、CD38和HLA-DR，也可表达CD7和TdT，不表达髓系标志（如CD13、CD33、MPO、CDw65、CD117、CD41、CD61和血型糖蛋白）和淋系标志（如CD19、CD22、CD10、CD79a和CD3）。免疫球蛋白重链基因和T细胞受体基因重排阳性不能除外诊断，AUL的确诊必须有包括有胞质CD79a、CD3、CD22和CD13的检测。

2）急性双系列白血病：有两个原始细胞群且每个细胞群表达某一特定系列的抗原，如髓系和淋系或B细胞系和T细胞系。

3）急性双表型白血病：指同一白血病克隆同时表达两个系列标志（常为淋巴系和髓系），白血病免疫学特征欧洲协作组（European Group for the Immunological characterization of leukemias，EGIL）一般按积分系统来加以诊断（表12-24），各系别积分达2分可以确认该系别。

表12-24 EGIL免疫学标志积分系统（1998）

积分	B淋巴系	T淋巴系	髓系
2	CyCD79a CyIgM CyCD22	CD3（m/cy） 抗TCR	MPO
1	CD19 CD20 CD10	CD2 CD5 CD8 CD10	CD117 CD13 CD33 CD65
0.5	TdT CD24	TdT CD7 CD1a	CD14 CD15 CD64

（3）细胞遗传学检查：85%以上的患者有染色体核型异

常，常见异常依次为 t(9；22)、累及 11q23 的染色体易位和复杂染色体异常。

2. 诊断和鉴别诊断　免疫表型分析结合细胞形态学和细胞化学染色特征这些患者不难确诊。髓系积分必须 2 分，淋系 >1 分才能诊断急性混合细胞白血病。一个细胞同时表达髓系和淋系标志为双表型；如细胞分别表达髓系和淋系标志则为双系列。

（七）嗜酸性粒细胞白血病

急性嗜酸性粒细胞白血病是一种少见类型的白血病。FAB 和 WHO 的 AML 分型中均未列出。骨髓中嗜酸性粒细胞增多而血液中嗜酸性粒细胞不增多时，常会认为它是急性粒单细胞白血病的一种亚型，伴有 inv16 或 16 号染色体的其他异常，而不是急性嗜酸性粒细胞白血病。该病在 1912 年首次被报道，是一种原发性急性髓系白血病，嗜酸性粒细胞在血液和骨髓中达到 50%~80%。有些急性髓系白血病病例血液或骨髓中可辨认的嗜酸性粒细胞很少或缺乏，可以用一种特殊的组化反应——氰化物抵抗的过氧化物酶来鉴别向嗜酸性粒细胞分化的白血病原始细胞的存在，从而诊断是否为急性嗜酸性原始细胞白血病。嗜酸性粒细胞增多，没有形成恶性克隆，可作为急性髓系白血病患者的一个特征。某些病例中，特发性嗜酸性粒细胞增多（高嗜酸性粒细胞综合征）是一种单克隆疾病，代表了从慢性或亚急性嗜酸性粒细胞白血病到进展中的急性白血病。急性嗜酸性粒细胞白血病也可由高嗜酸性粒细胞综合征慢性类型的患者转变而来。

（1）临床表现：有白血病临床表现。由于白血病嗜酸性粒细胞可分泌多种细胞因子和介质，患者可发生哮喘、纤维性肺泡炎、心内膜纤维化，神经系统有神志改变、谵妄、痴呆、昏迷、视力障碍、言语迟钝及外周神经炎等。

（2）实验室检查

1）血象：外周血嗜酸性粒细胞明显增多，且有形态异常（颗粒粗大，分布不均，有的颗粒呈灰褐色类似嗜碱颗粒，胞质中可有空泡，核分叶增多或不分叶），有幼稚嗜酸性粒细胞。

2）骨髓象：骨髓中异常嗜酸性粒细胞增多和各阶段幼稚嗜酸性粒细胞，以原粒和幼稚嗜酸性粒细胞为主（原始细胞 >20%）。

3）细胞化学染色：氰抗氧化物酶阳性。

4）细胞遗传学与分子生物学检查：无 Ph/BCR-ABL 和 inv（16）/CBFβ-MYH11。

第六节　骨髓增生异常综合征和骨髓增殖性肿瘤检验诊断

骨髓增殖性肿瘤（myeloproliferative neoplasm，MPN）是一系或多系骨髓细胞不断地异常增生所引起的一组疾病的统称，系 2008 年 WHO 将原慢性骨髓增殖性疾病（CMPD）改称而来。2008 年的 WHO 髓系肿瘤分类包括以下五大类疾病：骨髓增殖性肿瘤（Myeloproliferative neoplasms，MPN），伴有嗜酸性粒细胞增多和 PDGFRA、PDGFRB 或 FGFR1 或 PCM1-JAK2 异常的髓系和淋系肿瘤，骨髓增生异常 / 骨髓增殖性肿瘤（MDS/MPN），骨髓增生异常综合征（myelodysplastic syndrome，MDS）和急性髓系白血病（AML）。2016 年做了进一步更新，表 12-25 包括急性和慢性各类髓系肿瘤。骨髓增殖性肿瘤临床有一种或多种血细胞质和量的异常以及脾大、出血倾向、血栓形成及髓外化生（extramedullary metaplasiaextramedullary metaplasia）。

本组疾病发病的原因不明，推测骨髓的多能干细胞在向不同方向细胞分化过程中，受原因不明刺激而产生的失控性的、持续性的增殖病变，其发病、临床表现、病情转归有某些共同特征：①病变发生在多能造血干细胞；②各病以骨髓某系细胞恶性增生为主，同时均有不同程度累及其他系造血细胞的表现；③各病症之间可共同存在或相互转化，如真性红细胞增多症可转变为骨髓纤维化；④细胞增生还可发生于肝、脾、淋巴结等髓外组织，即髓外化生；⑤病变都可能转变成急性白血病；⑥作为慢性骨髓增生性疾病，可能都存在阵发性睡眠性血红蛋白尿症样的血细胞膜上的缺陷。

一、骨髓增生异常综合征

骨髓增生异常综合征（myelodysplastic syndrome，MDS），这是一种造血干细胞克隆性疾病，骨髓出现病态造血，外周血血细胞减少。其特点主要有贫血，且对一般抗贫血药物治疗无效，呈慢性进行性，有时有感染和出血现象，血象显示全血细胞减少，或任一、两系血细胞减少，骨髓增生活跃或明显活跃，少数患者增生低下，常有一系或以上的形态异常，如病态血小板生成等病态造血。

MDS 多发生于中、老年人（50 岁以上者占大多数），偶见于青年及儿童。大多数患者为原发性 MDS；少数患者常与烷化剂、放射性核素及含有机溶剂等密切接触有关，为继发性 MDS，多为年轻人。主要症状是不明原因的难治性贫血，少数患者有反复感染或皮肤紫癜，或其他出血现象，发热、乏力者较多，部分患者有肝、脾大，胸骨压痛，少数患者有关节疼痛。1/3 以上的患者在数月至数年或更长时间转化为 AL（绝大多数为 AML，少数为 ALL）。

（一）MDS 原因

本病的致病因素与 AML 很相似。苯、化学药物、部分烷化剂以及拓扑异构酶抑制剂、射线接触等都能增加这类惰性克隆性血液病的危险因素。它们可引起 DNA 的损伤，损害 DNA 需要的酶，导致染色体的完整性丢失。那些容易转变成 AML 的疾病，如 Fanconi 综合征和阵发性睡眠性血红蛋白尿症，也可发展成克隆性粒细胞系血液病。MDS 中年龄因素也是重要环节，40 岁以上发病率呈指数上升。

表 12-25 髓系肿瘤（除外 AML 及相关的髓系肿瘤）WHO 分类（2016 年）

骨髓增殖性肿瘤（MPN）
慢性髓（粒）细胞白血病，BCR/ABL 阳性（CML）
慢性中性粒细胞白血病（CNL）
真性红细胞增多症（PV）
原发性骨髓纤维化（PMF）
原发性血小板增多症（ET）
慢性嗜酸性粒细胞白血病，非特指（CEL，NOS）
骨髓增殖性肿瘤，不能分类（MPN，U）
肥大细胞增多症
伴有嗜酸性粒细胞增多和 PDGFRA、PDGFRB 或 FGFR1
异常的髓系和淋系肿瘤
伴有 PDGFRA 重排的髓系和淋系肿瘤
伴有 PDGFRB 重排的髓系和淋系肿瘤
伴有 FGFR1 重排的髓系和淋系肿瘤
暂定种类：伴 PCM1-JAK2 重排的髓系和淋系肿瘤
骨髓增生异常 / 骨髓增殖性肿瘤（MDS/MPN）
慢性粒单细胞白血病（CMML）
不典型慢性髓细胞白血病，BCR/ABL 阴性（aCML）
幼年型粒单细胞白血病（JMML）
伴有环形铁粒幼细胞和血小板增多的 MDS/MPN（MDS/MPN-RS-T）
MDS/MPN，不能分类（MDS/MPN，U）
骨髓增生异常综合征（MDS）
伴单系发育异常的 MDS
伴有环状铁粒幼细胞的 MDS（MDS-RS）
单系发育异常的 MDS-RS
多系发育异常的 MDS-RS
伴有多系发育异常的 MDS
伴有原始细胞过多的 MDS
伴有单纯（5q）缺乏的 MDS
MDS，不能分类（MDS，U）
暂定种类：儿童难治性血细胞减少（RCC）
骨髓肿瘤伴生殖细胞倾向

（二）临床表现

MDS 以贫血为主要症状，可兼有发热或出血。部分患者可由于感染、出血、瘀斑、进行性乏力、气短就诊。但也有相当一部分患者在实验室检查中意外发现有贫血、血小板或白细胞一系或多系下降，而无相应的临床表现。既往病史中常有放射线、化疗药物、苯等物质接触史，而 MDS 病程的长短取决于患者的分期和其异常的生物学特性。有 1/3 的患者发生感染，这是由于白细胞的下降，或粒细胞功能缺陷的缘故；血小板减少引起的出血，可表现为牙龈出血或散在瘀点，有<10% 的患者可表现为严重的出血，如胃肠道出血、血尿、视网膜 / 中枢神经系统的出血；10%~20% 的患者表现为轻度的脾脏肿大，但在慢性粒 - 单核细胞白血病（CMML）患者中，30%~50% 的患者的脾大明显，甚至可引起脾栓塞，病情严重时必须行脾切除术；5%~25% 的患者肝脏肿大，淋巴结肿大不明显，只见于 5%~15% 的 MDS 患者。MDS 少见的临床表现包括皮肤疾病，如发热性中性粒细胞皮炎（Sweet 综合征）、坏疽性脓皮病，而皮肤浸润一般较少发生。其他非特异性的症状包括胃纳减退、体重减轻等。

（三）实验室检查

1. 血象

（1）红细胞：50%~75% 有全血细胞减少，约 1/3 患者两系血细胞减少，多为红细胞、血红蛋白，合并白细胞减少或血小板减少，白细胞合并血小板减少者较少，单一系血细胞减少者则更少见，多为红细胞减少。与此相对应的，贫血多为 MDS 患者初诊时的常见表现，80% 的患者的血红蛋白<100g/L，红细胞形态正常或形态异常，如巨大红细胞，但是在环形铁粒幼细胞难治性贫血（RARS）亚型中，可表现为小细胞性红细胞，并出现点彩红细胞、有核红细胞，网织红细胞数下降，小于 1%。由于红细胞生成障碍，可导致不同的代谢异常，可出现胎儿血红蛋白（HbF）、血红蛋白 H 及细胞膜的抗原改变，但没有诊断意义。

（2）白细胞：通常正常，白细胞减少可见于 25%~30% 的 MDS 患者、40% 的 RARS 和 80% 的转化中的原始细胞过多难治性贫血（RAEB-T）患者，并伴随骨髓原始细胞的增多，近 2/3 的慢性粒 - 单核细胞白血病患者白细胞可升高到 100×10^9/L，粒细胞可见假 Pelger-Huet 现象，外周血涂片中可见不同比例的原始细胞，粒细胞可表现细胞生化异常，如过氧化酶活性降低、碱性磷酸酶活性明显下降、粒系和淋巴系细胞的表面标志异常。由于 MDS 是一克隆性疾病，所以有时也会影响淋巴细胞的分化成熟，造成 MDS 中的淋巴细胞减少，$CD4^+$ T 细胞下降，$CD8^+$ T 细胞正常或轻度上升，T4/T8 比值降低，自然杀伤细胞（NK cell）数和活性下降；1/3 的 MDS 患者的血清免疫球蛋白水平升高，近 12% 的 MDS 患者出现原因不明的单克隆球蛋白。

（3）血小板：$(11\sim220) \times 10^9$/L，血小板减少者常见，可发生在 40% 的环形铁粒幼细胞难治性贫血和 65% 的难治性贫血（RA）、原始细胞过多难治性贫血、转化中的原始细胞过多难治性贫血患者，但多不严重，慢性粒 - 单核细胞白血病少见，只占 25%，血小板有形态和功能的异常。个别患者血涂片出现淋巴样小巨核细胞或单圆核小巨核细胞。

2. 骨髓检查 骨髓增生明显活跃，只有约 5% 的 MDS 患者（多指继发性 MDS）出现骨髓增生低下的骨髓象。骨髓的重要发现为病态造血。但是必须指出的是，MDS 的特征是病态造血，但单一病态造血绝不等于就是 MDS，它可见于其他的多种疾病，如 AML、慢性粒细胞白血病、原发性血小板增多症、多发性骨髓瘤、恶性淋巴瘤、转移瘤等都有三系血细胞的病态造血。

（1）病态红细胞生成：红系增生，红系前体细胞增多，伴成熟停滞，可见到多核、核碎裂及分叶现象和巨幼样变，表现为细胞核数目增多，2~8 个核，而且细胞核呈不同的成熟度，有早期或晚期，晚幼红细胞的核常不规则，可呈花瓣样、碎裂样或溶解状。有的有核红细胞质着色不均，偶见点彩、Howell-Jolly 小体，有的胞质中有空泡。成熟红细胞大小不一，可见巨大红细胞、多嗜性红细胞、点彩红细胞，常见 Howell-Jolly 小体，个别有 Cabot 环。另外，多见各种异常形态的红细胞，如球形、卵圆形、靶形或泪滴形红细胞，接受多次输血的患者，巨噬细胞中铁含量增加，而在环形铁粒幼细胞难治性贫血患者中的铁染色显示铁粒幼红细胞增多。

电镜观察也发现细胞多核、巨幼样变等。此外发现线粒体嵴间有铁沉淀，这是由于某些酶的缺乏以致原卟啉不能与铁结合，血红蛋白不能生成，而生成含水氧化铁。原始红细胞及早幼红细胞的胞质内高尔基区特别发达，其附近有成堆的细小颗粒，此颗粒属微过氧化物酶体，正常时数量少，但在 MDS 中明显增多。有的细胞胞质中有电子密度增高的蜘蛛样的结构，外面无界膜包绕，推测是异常血红蛋白的沉淀。

(2) 病态粒细胞生成：不同的骨髓增生异常综合征分期，出现不同程度增多的不成熟粒系细胞，在转化中的原始细胞过多难治性贫血的病例中，原始细胞出现 Auer 小体，胞质、胞核发育不均衡，以中幼粒细胞最为明显，表现为胞质充满粉红色的中性颗粒，而核表现幼稚，即染色质疏松，核仁明显。各阶段的粒细胞都出现双核，且双核粒细胞的胞体较正常的大一倍，在分叶核细胞胞质内有两种分叶核，或呈环状，或呈分叶过少，成熟细胞中可见 Pelger-Huet 核异常，有的染色质凝集呈块状，胞质中的颗粒也减少。有的粒细胞外形不很规则，也有的成熟粒细胞胞质着色不均，有较多的颗粒变化，如颗粒过少，或颗粒较小但均匀，或颗粒粗大但大小不均衡等。MDS 涂片中，可发现三个或多于三个的原始粒细胞组成的原始细胞簇。增生程度愈高，粒 / 红比愈大，原始细胞百分比愈高者，原始细胞簇数愈多。而在慢性粒 - 单核细胞白血病中，单核细胞数增多，大于正常骨髓象。

电镜下，也有胞核、胞质发育不平衡的现象以及 Pelger-Huet 核异常，有些分叶核粒细胞胞质中有吞噬细菌形成的次级溶酶体，使得这些患者的抗感染能力下降。

(3) 病态巨核细胞生成：巨核细胞正常或减少，形态改变，出现淋巴样小巨核细胞、单圆核小巨核细胞、大单圆核巨核细胞、多圆核巨核细胞、多分叶巨核细胞及巨大血小板。

电镜下，淋巴样小巨核细胞有一大而明显的核仁，此外，胞质常有指状和泡状突起；胞质中的膜性结构丰富（内质网丰富，高尔基区域发达，线粒体较多，常有微丝等），但无分界膜；胞质中常有成簇或散在的糖原颗粒；胞核于近胞膜处有一层薄薄的异染色质，类似一个“壳”。靠这些特点我们能把大多数淋巴样小巨核细胞识别，而且血小板过氧化物酶阳性（存在于巨核细胞核膜及内质网处）。

(4) 骨髓活检：多数病例骨髓造血组织过度增生，有原粒、早幼粒细胞的异常定位。正常人骨髓原粒和早幼粒细胞常单个散在定位于小梁旁区，当 3~5 个以上聚集成簇，位于小梁间区和中央区时，称为幼稚前体细胞异常定位（abnormal localization of immature precursor，ALIP）。亦可见巨核系病态造血、网状纤维增生等改变。

(5) 骨髓铁染色：细胞外铁丰富（+++），铁粒幼红细胞多在 50% 以上，少数病例可见环形铁粒幼细胞。

3. **染色体检查**　染色体异常的发生率为 26%~80%，其中数目的异常约 30%。染色体变化的研究表明骨髓增生异常综合征发病主要是由于某种原因导致一个遗传性不稳定的多能干细胞增殖，再进一步使其子代发生核型异常所致。研究证实，约有 50% 的原发性 MDS 和 90% 的治疗相关性 MDS 患者存在染色体异常。每种染色体异常的发生率各不相同，复杂的染色体异常暗示 MDS 患者的预后不良。主要的染色体异常表现为染色体的部分或完全丢失（7q−，20q−，11q−，−Y）及获得（+8），而不是染色体结构的重排，这与白血病中的染色体平衡移位不同，因此，MDS 患者常缺乏特异性的基因异常或有标志意义的基因出现。原发性或继发性 MDS 的染色体变化也不同，前者易发生典型的单个染色体改变，而后者多个染色体异常改变。其中常见的染色体改变见表 12-26。

表 12-26　原发性 MDS 的染色体异常及其发生率

染色体丢失或获得 /%	染色体易位 /%	染色体部分缺失 /%
7(15)	t(1 ;3) (1)	5q−(27)
+8(19)	t(1 ;7) (2)	7q−(4)
	t(3 ;3) (1)	11q−(7)
	t(6 ;9) (<1)	12q−(5)
		13q−(2)
		20q−(5)

4. **其他检查**

(1) 细胞培养：MDS 患者的祖细胞集落形成减少，RA 及 RARS 亚型的集落、集簇生长正常或减少；而原始细胞过多难治性贫血及转化中的原始细胞过多难治性贫血亚型中集簇 / 集落增加或集落和集簇都不生长。前两者的生存期较后者长，而后两者易演变为 AML。

(2) 细胞凋亡与增殖的检测：铁代谢研究证实，骨髓无效造血伴有髓性前驱细胞过早死亡是 MDS 的重要特征。有学者利用流式细胞术检测 102 例不同亚型的 MDS 患者和 30 例正常对照者的 $CD34^+$ T 细胞的凋亡、增殖指标和 Bcl-2 相关蛋白的表达。结果显示，RA/RARS 和原始细胞过多难治性贫血患者的凋亡指数分别较正常对照者高（56.9%∶51.2%∶16.7%，$P<0.001$），在 RA/RARS，凋亡指数比增殖指数高，两者之比 2.08；对于原始细胞过多难治性贫血，由于增殖指数上升，所以凋亡指数与增殖指数之比下降为 1.14；而当 MDS 发展为转化中的原始细胞过多难治性贫血或 AML 时，凋亡指数明显下降至 22.3%，凋亡指数与增殖指数之比为 1.69；RA/RARS 中的 Bax 与 Bcl-2 之比值高于正常者，而当 MDS 进展到后期时，Bcl-2 表达升高，Bax 与 Bcl-2 的比值明显下降，预示疾病预后不良。Raza 等发现，MDS 细胞中 IL-1β 和 Fas 表达增加，T 细胞生长因子 β（TGFβ）和肿瘤坏死因子 β（TNFβ）高于正常，而粒单细胞集落刺激因子（GM-CSF）较低，这些可部分解释 MDS 患者细胞凋亡增加的原因。临床使用造血生长因子（单独或联合应用）可纠正部分患者的粒细胞减少或血色素

下降。

（四）诊断和鉴别诊断

1. **形态学FAB协作组诊断与分类** 根据骨髓中原始细胞的多少及外周血中原始细胞的有无将骨髓增生异常综合征分为5个类型，即难治性贫血（refractory anemia，RA），环形铁粒幼细胞难治性贫血（refractory anemia with ringed sideroblast，RARS），原始细胞过多难治性贫血（refractory anemia with excess blasts，RAEB），转化中的原始细胞过多难治性贫血（RAEB in transformation，RAEB-T），慢性粒-单核细胞白血病（chronic myelomonocytic leukemia，CMML）（表12-27）。

2. **WHO分类诊断** 2008年世界卫生组织（World Health Organization，WHO）对原有的FAB分类作了修订，2016年再次作了更新（表12-28）。

表12-27 FAB协作组对MDS分类诊断

类型	原始细胞/%		Auer小体	环形铁粒幼细胞（>15%）	单核细胞（$>1\times10^9/L$）
	骨髓	外周血			
RA	<5	<1	-	-	-
RARS	<5	<1	-	+	-
RAEB	5~20	<5	-	±	-
CMML	≤20	<5	-	±	+
RAEB-T	21~29	≥5	±	±	±

表12-28 WHO对MDS分类及其标准（2016年）

类型	外周血	骨髓
伴单系发育异常的MDS	一系或两系血细胞减少	一系中发育异常的细胞≥10%，原始细胞<5%
伴有环状铁粒幼细胞的MDS（MDS-RS）	贫血，无原始细胞	环状铁粒幼细胞≥15%，或存在SF3B1突变者环状铁粒幼细胞≥5%
伴有多系发育异常的MDS	血细胞减少（两系减少或全血细胞减少），单核细胞<$1\times10^9/L$	髓系中≥2个细胞系中发育异常的细胞≥10%，原始细胞<5%，环状铁粒幼细胞 ±15%
伴有原始细胞过多的MDS-1（MDS-EB-1）	血细胞减少，原始细胞≤2%~4%，单核细胞<$1\times10^9/L$	一系或多系发育异常，原始细胞5%~9%，无Auer小体
伴有原始细胞过多的MDS-2（MDS-EB-2）	血细胞减少，原始细胞5%~19%，单核细胞<$1\times10^9/L$	一系或多系发育异常，原始细胞10%~19%，有或无Auer小体
MDS，不能分类（MDS-U）	血细胞减少，至少2次存在 ±1%原始细胞	一系发育异常或无异常但伴MDS的细胞遗传学异常，原始细胞<5
MDS伴单纯del（5q）	贫血，血小板计数正常或增高	单纯红系发育异常，原始细胞<5%，单纯del（5q）
儿童难治性血细胞减少（RCC）	血细胞减少，原始细胞<2%	多系发育异常，原始细胞<5%

与FAB的形态学分类诊断相比，WHO分类诊断与其中不同点主要有：①诊断急性髓系白血病标准中外周血或骨髓原始细胞比例由30%减低至20%，故删除了FAB分类中转化中的原始细胞过多难治性贫血型，WHO认为转化中的原始细胞过多难治性贫血与急性髓系白血病的临床反应和预后相似；②新增了难治性血细胞减少症伴有多系发育异常（RCMD）这一亚型；③将转化中的原始细胞过多难治性贫血按骨髓原始细胞的比例分为两个亚型；④将5q-综合征确认为一个独特的狭窄的病种；⑤将慢性粒-单核细胞白血病归纳入骨髓增生异常综合征/骨髓增殖性疾病（MDS/MPD）。2016 WHO对髓系肿瘤分类的更新中，将MDS的7个亚型全部予以了新的名称（有些整合了分子），分别是：①MDS伴单系病态造血（MDS-SLD）；②伴环形铁粒幼细胞的MDS（MDS-RS）2个亚型：SLD、MLD；③伴多系病态造血的MDS（MDS-MLD）；④伴原始细胞增多的MDS（MEB）：MDS-EB-1和MDS-EB-2；⑤伴5q-MDS；⑥MDS-U；⑦RCC（暂定种类）。

骨髓增生异常综合征/骨髓增殖性肿瘤初诊时骨髓同时具有发育不良和异常增殖特点，但归入骨髓增生异常综合征或骨髓增殖性疾病类都比较困难的一类髓系疾病，主要包括：①慢性粒-单核细胞白血病；②不典型慢性粒细胞白血病（aCML）；③幼年型单核细胞白血病（JMML）；④骨髓增生异常综合征/骨髓增殖性肿瘤伴环状铁粒幼红细胞和血小板增多（MDS/MPN-RS-T）；⑤MDS/MPN，不能分类（MDS/MPN，U）。

少数不典型病例或病态造血不很明显的病例有时诊断会遇到困难，进一步追踪观察很有必要。因骨髓增生异常综合征为进行性慢性经过，故病态造血持续存在会逐渐恶化。细胞化学、骨髓活检、细胞遗传学、体外造血祖细胞培养等检查也很有诊断价值。

二、慢性髓细胞白血病

慢性髓细胞白血病包括经典的慢性粒细胞白血病、慢性粒单细胞白血病、青少年粒单细胞白血病及慢性中性粒细胞白血病。发生在儿童和年轻人中的急性髓系白血病，其缓解率和治愈率要远远高于发生在儿童或成人中的慢性或青少年粒单细胞白血病。经典的慢性粒细胞白血病表现为贫血，粒细胞显著增多，其中成熟中性粒细胞占大部分，嗜碱性粒细胞绝对计数增多，血小板计数正常或增多，常常有脾大，骨髓增生明显活跃，细胞遗传学分析 90% 以上的患者出现 Ph 染色体。通过分子诊断分析，99% 的患者可以发现 22 号染色体的 BCR 基因发生了重排。该病对羟基脲、干扰素、阿糖胞苷一般敏感，平均存活率已超过 6 年。但不可避免的是患者接下来会进入加速期，正如急性白血病中常出现的终末期，此时治疗往往无效，生存期只有数周或数月。异基因干细胞移植可治愈该病，尤其是在慢性期早期应用。有些急性白血病在 9 号与 22 号染色体之间也有易位，这种分子改变与经典的慢性粒细胞白血病相似，染色体易位导致基因融合，翻译出一种与经典慢性粒细胞白血病大小相似的肿瘤蛋白。

慢性粒细胞白血病有各种各样的临床表现。贫血可伴有轻到中度的白细胞增高，单核细胞总数增多，血小板数可减低、正常或增多，可有脾大，虽然存在细胞遗传学异常，但无特异性的疾病基因标志。青少年粒单细胞白血病可发生在婴儿或儿童的极早期。

（一）慢性粒细胞白血病的原因

接触大剂量电离辐射的人群与对照组相比慢性粒细胞白血病的发病率明显增高。日本广岛和长崎受原子弹袭击后完全暴露于射线中的日本人，英国强直性脊柱炎接受脊柱放射治疗的患者，以及接受放疗的宫颈癌妇女，他们患慢性粒细胞白血病及急性白血病的概率明显高于无射线辐射史的人群。进行放射治疗的脊柱炎患者，其发病的平均潜伏期约为 4 年，其中 20% 的白血病为慢性粒细胞白血病；宫颈癌患者中平均潜伏期为 9 年，30% 为慢性粒细胞白血病；日本原子弹袭击幸存者中潜伏期约为 11 年，其中 30% 为慢性粒细胞白血病。已证实在急性髓系白血病中导致白血病的化学物质（如苯和烷化剂）致病力呈剂量依赖性增加，但尚未证明它们也可导致慢性粒细胞白血病。DNA 拓扑异构酶抑制剂可能是慢性粒细胞白血病的病因，人们发现它可导致 9 号与 22 号染色体易位。

慢性粒细胞白血病患者中出现人类白细胞抗原（HLA）CW3 和 CW4 的概率很高，提示 CW3 和 CW4 可能为白血病的易感基因。但是家族中发生多个白血病者非常罕见，也有个别报道家族性白血病的。但总体来讲，遗传因素在慢性粒细胞白血病发病中所起的作用要比慢性淋巴细胞白血病等疾病小得多。

（二）临床表现

约 70% 的患者诊断时症状已很明显，最常见的症状包括易疲劳、不适、对劳累的耐受下降、食欲减退、腹部不适、体重下降以及多汗。症状没有特异性，且发生缓慢（数周或数月）。

查体可发现面色苍白，约 90% 的患者可有脾大，但随着医疗保健的发展，早期即可发现脾大，诊断时脾大的发生率已下降。胸骨压痛，尤其是胸骨下部压痛很常见，患者偶尔可以自己注意到。少见的症状有严重的高代谢表现（盗汗、怕热、体重下降），刺激性甲状腺毒素增多，急性痛风性关节炎，可能部分与高尿酸血症有关。阴茎异常勃起、耳鸣、晨倦等症状是由于白细胞总数严重升高引起白细胞阻滞所致。出现脾梗死或脾周围炎时可引起左上腹及左肩痛。可出现加压素反应性糖尿病，与高组胺血症有关的痤疮样荨麻疹。可发生急性发热性中性粒细胞皮肤病（Sweet 综合征），即真皮中有中性粒细胞浸润至周围血管，其特征为发热伴有躯干、手臂、腿及面部疼痛的紫色丘疹结节样损伤剧痛。

（三）实验室检查

1. 血象

（1）白细胞：白细胞数显著增高，初期一般为 $50\times10^9/L$，多数在（100~300）$\times10^9/L$，分类以粒细胞系为主，常 >90%，出现大量未成熟粒细胞，以中性中幼粒及晚幼粒细胞增多为突出，杆状和分叶核粒细胞也增高，尤其是嗜碱性粒细胞可高达 10%~20%，是慢性粒细胞白血病的特征之一，有助于其诊断且是与其他粒细胞增多的疾病相鉴别依据之一。淋巴细胞和单核细胞的比率降低，少数患者单核细胞也增高。随着病期进展，原始粒细胞可增多，加速期可 >10%，急变期可 >20%。

（2）红细胞和血红蛋白：在疾病早期，红细胞数正常或增多，以后逐渐出现贫血，一般为正细胞性贫血，可有红细胞大小不均和异形、嗜多色性或点彩红细胞和有核红细胞。

（3）血小板：初期诊断病例血小板正常或增多，有时可高达 $1\,000\times10^9/L$，加速期及急变期，血小板可减少。血小板形态可发生变异，偶见巨核细胞碎片或裸核。

2. 骨髓象　骨髓有核细胞增生明显至极度活跃，以粒细胞为主，红系细胞相对减少或受抑制，粒、红比值可高达（10~50）：1。主要是中性中幼、晚幼及杆状核粒细胞明显增多（原始粒细胞 <10%），嗜酸、嗜碱性粒细胞增多。巨核细胞正常或增多，晚期减少。

本病的晚期可发生急性变（慢粒急变），又称原始细胞危象（blast crisis）。大多数病例发展为急粒变，约占 50%~60%，其次为急淋变，约占 20%~30%，少数患者可急变为单核细胞、红细胞、巨核细胞等类型急性白血病。此时的骨髓象特点为原始细胞明显增高，因慢性粒细胞白血病急变时可发展成为任何类型急性白血病，故骨髓中原粒细胞（Ⅰ型 + Ⅱ型）或原淋 + 幼淋，或原单 + 幼单等相应类型的原始和幼稚细胞增高，≥30%，嗜碱性粒细胞增高，红系、巨核系细胞均受抑制或减少。

骨髓活检病理切片见骨髓组织几乎完全为白血病细胞所浸润，而无脂肪组织。在疾病后期，部分病例出现局灶性骨髓纤维化。

3. 细胞化学染色　NAP 阳性率及积分明显减低，甚至为 0 分。慢性粒细胞白血病合并感染、妊娠及急变期，NAP 积分可升高。治疗获得完全缓解时，若 NAP 活力恢复正常，提示预后较好。

4. **免疫学标志** 慢性粒细胞白血急变后免疫标志表达较复杂，慢性粒细胞白血髓细胞变多表现为CD33、CD13、CD15、CD14及HLA-DR阳性，淋巴细胞变有CD3、CD7、CD2、CD5、CD10、CD19、CD20、CD22及HLA-DR阳性，巨核细胞变可出现CD41a、CD41b及血小板过氧化物酶（PPO）阳性。

5. **血液生化** 血清及尿中尿酸浓度增高，血清钾亦增高，主要是化疗后大量白细胞破坏所致。血清维生素B_{12}浓度及其结合力显著增加，且与白血病细胞增多程度成正比。血清乳酸脱氢酶、溶菌酶亦增高。

6. **染色体及分子生物学检验** 细胞遗传学发展，90%以上的慢性粒细胞白血病患者的血细胞中出现Ph染色体，Ph染色体是Nowell和Hungerford 1960年首次在美国费城（Philadelphia，Ph）发现的，他们发现慢性粒细胞白血病粒细胞中有特征性的染色体，这是在人类发现的第1个肿瘤标志染色体。1973年Rowley证实Ph染色体系第9号与22号染色体长臂末端相互易位后所形成。Ph染色体不仅出现于粒细胞，也出现于幼红细胞、幼稚单核细胞、巨核细胞及B细胞，小部分急性淋巴细胞白血病患者中也可出现，这表明本病的病变起源于多能干细胞，是干细胞克隆发生突变和肿瘤转化所致。

分子生物学研究证明，发生于9号染色体长臂q34带的断裂使得细胞中原癌基因C-abl转移到22号染色体q11带上一个被称为断裂点丛集区（breakpoint cluster region，bcr）基因的位点，bcr基因断裂点在不同患者中可有所不同，但在同一患者的所有细胞中完全相同。这两种基因的断裂序列相遇，产生一种新的嵌合（或称融合）基因（bcr/abl）。此嵌合基因表达一种8.5kb的新的转录的杂合mRNA，进而编码翻译出一种新的分子量为210kD（P210）的融合蛋白，且有增强的酪氨酸激酶活性，可能具有触发慢性粒细胞白血病细胞增殖失常而致病的作用。

约有5%的慢性粒细胞白血病患者细胞遗传学检测为Ph（-），此时若仍怀疑为慢性粒细胞白血病，则必须寻找bcr/abl融合基因存在的分子生物学依据，因有约一半的Ph（-）慢性粒细胞白血病患者可检出bcr/abl融合基因，从而确诊为Ph（-）、bcr/abl（+）的慢性粒细胞白血病。在慢性粒细胞白血病慢性期，出现新增加的染色体异常［如2Ph、i（17q）、+16、+8、+19、+21等］常预示急性变，核型改变可以在临床急性变前2~4个月甚至18个月之前出现，并发现急性变类型与bcr断点亚区有关，bcr断点亚区2多见于急粒变，断点亚区3多见于急淋变。有报道降钙素（CT）基因甲基化异常同慢性粒细胞白血病的进展有关。

（四）诊断和鉴别诊断

根据特征性粒细胞增多、白细胞计数异常、嗜碱性粒细胞绝对计数增高、脾大、伴有Ph染色体或其变异型（95%的患者）或22号染色体上有bcr重排（99%以上的患者）可作出慢性粒细胞白血病的诊断。对慢性粒细胞白血病进行准确的诊断有助于估计疾病的预后、治疗方法的选择及决定特殊治疗（如干细胞移植）的时间。其诊断和临床分期见表12-29。

表12-29 慢性粒细胞白血病诊断与临床分期标准

分期	诊断标准
慢性期	具下列4项者诊断成立： （1）贫血或脾大 （2）外周血白细胞≥30×10^9/L，粒系核左移，原始细胞（Ⅰ型+Ⅱ型）<10%。嗜酸性粒细胞和嗜碱性粒细胞增多，可有少量有核红细胞 （3）骨髓象：增生明显活跃至极度活跃，以粒系增生为主，中、晚幼粒和杆状细胞增多，原始细胞（Ⅰ型+Ⅱ型）≤10% （4）中性粒细胞碱性磷酸酶积分极度降低或消失 （5）Ph染色体阳性及分子标志bcr/abl融合基因 （6）CFU-GM培养示集落或集簇较正常明显增加
加速期	符合下列至少1项血液学/细胞学指标或酪氨酸激酶抑制剂（TKI）治疗响应条件，可考虑为本期： （1）白细胞计数持续性增加（>10×10^9/L），且治疗无效 （2）持续性脾肿大，且治疗无效 （3）持续性血小板增多（>$1\,000\times10^9$/L），且治疗无效 （4）持续性血小板减少（<100×10^9/L），且与治疗无关 （5）外周血嗜碱性粒细胞比例≥20% （6）外周血或骨髓中原始细胞比例10%~19% （7）诊断时Ph+细胞克隆性染色体异常 （8）治疗期间Ph+细胞新发克隆性染色体异常 暂定的TKI治疗响应条件 首次使用TKI后出现血液学耐药现象（或未能实现血液学完全改善） 二类序贯TKI治疗后出现任何血液学、细胞遗传学或分子生物学耐药现象 或TKI治疗期间BCR-ABL1出现至少两处基因突变
急变期	具下列之一者可诊断为本期： （1）原始细胞（Ⅰ型+Ⅱ型）或原淋+幼淋，或原单+幼单在外周血或骨髓中≥20% （2）外周血中原始粒+早幼粒细胞≥30% （3）骨髓中原始粒+早幼粒细胞≥50% （4）有髓外原始细胞浸润 此期临床症状、体征比加速期更恶化，CFU-GM培养呈小簇生长或不生长

三、原发性血小板增多症

原发性血小板增多症（primary thrombocytosis，PT）又称特发性血小板增多症（essential or idiopathic thrombocythemia，ET或IT），属于发病原因不明以骨髓巨核细胞异常增生伴血小板持续增多、血小板功能异常并伴有其他造血细胞轻度增生的骨髓增生性疾病，临床上可有反复自发性出血及血栓形成，约半数以上患者有脾脏肿大。原发性血小板增多症是骨髓增生性疾病的一种，也称为“出血性血小板增多症”或“真性血小板增多症”，系克隆性多能干细胞疾病。原发性血小板增多症与其他骨髓增生性疾病可互相转化。

（一）原发性血小板增多症的原因

原发性血小板增多症的发病病因不明，可能与多种因素（如病毒、化学物质、放射及遗传等）综合作用有关，发病与慢性骨髓增生性疾病直接相关，如骨髓纤维化中的原因不明性髓样化生、真性红细胞增多症及慢性粒细胞白血病。Singal等以G6PD同工酶为克隆标志，发现患者的非造血细胞如成纤维细胞G6PD同工酶呈杂合性，既有A型又有B型，而造血细胞红细胞、粒细胞及血小板则仅有一种同工酶，因而认为原发性血小板增多症为起源于多能造血干细胞的疾病，并认为与X染色体遗传有关。血小板增多的机制为：①骨髓巨核细胞增生，使血小板产生为正常的2~15倍。有学者对患者的外周血及骨髓进行无血清的体外培养，发现患者巨核系自发异常增生，所形成的集落形态较正常大并伴有细胞核内染色体异常。由此认为，原发性血小板增多症患者骨髓巨核细胞增生与患者血液中巨核集落刺激因子无关。目前还未明了患者的巨核系增生过度及血小板增多是否与患者对集落刺激因子如IL-3等的敏感性增强或患者的血小板生成抑制因子如TGF-β1减少及血液微环境中辅助细胞的缺乏有关。②巨核细胞释放血小板过多；③髓外造血；④血小板过多从脾及肺中释放入血。增多的血小板多为幼稚型，其超微结构中可见致密颗粒，α颗粒减少，血小板形成的前列腺素（PG）减少，血小板膜蛋白α颗粒中的vWF、纤维蛋白原、血小板源性生长因子（platelet-derived growth factor，PDGF）、血小板第4因子（platelet factor 4，PF4）及β-血小板球蛋白（β-thromboglobulin，β-TG）的含量均降低，血小板的脂氧化酶、前列腺素D2受体减少但血栓烷A_2（TXa_2）的形成增多，血小板的寿命缩短。

最近，有学者对原发性血小板增多症患者外周血及骨髓中的血小板生成素浓度进行了检测并同时检测了患者骨髓基质细胞中血小板生成素mRNA含量，发现与正常对照组相比无显著差异。另外，患者$CD34^+$细胞及巨核细胞中血小板生成素转录及蛋白质含量也未见明显增高，这与骨髓造血细胞体外培养的结果相符。由此可见，原发性血小板增多症患者造血组织中巨核细胞过度增生并非由于血小板生成素过度刺激所致。

（二）临床表现

原发性血小板增多症为少见的出血血栓性疾病，发病率低，多见于50~70岁成年人，发病的中位年龄为60岁，也可见于儿童（6周~18岁）及青少年，男女性发病比例为19∶23。本病起病缓慢，约有1/3患者早期无明显的临床症状，常因常规检查发现外周血血小板增多或脾大（44%患者可有脾大）进一步检查而确诊。确诊后经9个月~10年（中位数为48个月）随访，患者的首发症状往往为严重栓塞、大出血、鼻出血、挫伤及头痛。一般来说，原发性血小板增多症的临床症状为头晕、头昏及乏力、出血或栓塞。

1. **出血**　发生率为20%~35%，以胃肠道出血最多，约20%患者可伴有消化道溃疡，其次可表现为瘀斑、鼻出血、牙龈出血、血尿、咯血及手术后出血，严重者常需输血治疗。

2. **栓塞**　为常见现象，较出血更为常见（发生率为20%~80%）并且动脉栓塞较静脉更常见。有文献提出当外周血血小板计数大于$400\times10^9/L$时便为血栓形成的危险因素。由于血管内血小板激活而发生微血管血栓形成，其中肢体的末端血管血栓形成更为常见，常为此病的首发症状，可出现于确诊前1~5年。脑部发生微血管血栓形成而引起短暂性脑缺血发作，冠状动脉血栓形成导致各种类型的缺血性心脏病表现，视动脉血栓形成引起突发短暂的视力受损如视觉模糊、一过性失明、视物出现盲点等，症状持续数秒至数分钟。另外，可有血管性头痛、头晕、肠系膜静脉血栓形成、肝静脉血栓形成、婴儿脐静脉血栓形成、肢体末端麻木、红斑性肢痛（表现为灼痛感，多见于脚掌、脚趾、手掌及手指，活动及热敷后加重，冷敷后疼痛症状可有所减轻，进一步发展可有手足发绀、溃疡及坏疽）。当血小板计数介于$(1\,000\sim2\,000)\times10^9/L$时，可有红斑性肢痛伴发出血表现。

（三）实验室检查

1. **血象**　血小板计数多在$(1\,000\sim3\,000)\times10^9/L$，有的可高达$20\,000\times10^9/L$。血小板形态一般正常，但有巨大型、小型及畸形，常自发聚集成堆。白细胞计数多在$(10\sim30)\times10^9/L$，偶可达到$(40\sim50)\times10^9/L$，分类以中性分叶核粒细胞为主，偶见幼粒细胞。中性粒细胞碱性磷酸酶积分增高。血红蛋白一般正常或轻度增高，但可因出血导致低色素性贫血。

2. **骨髓象**　骨髓有核细胞增生活跃或明显活跃，巨核细胞系增生尤为显著，原始及幼稚巨核形态异常，核质发育不平衡，颗粒稀缺，空泡形成，核分叶过多，血小板生成增多。红细胞和粒细胞系统亦增生明显，幼稚粒细胞和幼稚红细胞增多，但无白血病细胞浸润现象。

3. **细胞化学染色**　小巨核细胞在光学显微镜下不易辨认，细胞化学染色有重要的鉴别意义，常用的方法有5′-核苷酸酶、非特异性酯酶、酸性磷酸酶、糖原染色等（表12-30）。

表12-30　巨核细胞细胞化学染色方法及意义

染色方法	巨核细胞	
	成熟型	幼稚型
过氧化物酶	（-）	（-）
糖原	（+），弥漫红色	（+），深红色
α-醋酸萘酚酯酶	（+），棕黑色颗粒	（+），深棕色颗粒
酸性磷酸酶	（+），浅棕色/褐色颗粒	（+），深棕黑色
5′-核苷酸酶	（+），浅棕色	（+），深棕黑色

4. **血小板功能检测**

（1）血小板聚集功能试验：60%~80%的患者血小板缺乏对肾上腺素和腺苷二磷酸的聚集反应。45%~72%的患者有自发性血小板聚集性增高，其原因不明。

（2）获得性贮存池病：患者血小板致密体颗粒减少，其内含物如ADP、ATP、5-羟色胺（5-HT）的摄取和贮存量减少；α

颗粒中β-TG、PF4、TSP的含量也减少，但血浆中的浓度增高。

(3) 获得性vWF：患者血浆中vWF活性减低，大分子量vWF多聚体减少或消失，而小分子量vWF多聚体相对增多。

(4) 血小板膜受体异常：患者血小板膜α-肾上腺素能受体及前列腺素D2（PGD2）受体减少或缺如，致使cAMP生成减少，血小板聚集活性可以增强。

(5) 花生四烯酸代谢异常：约有40%的患者缺乏脂氧酶，而环氧酶代谢途径增强，导致TXA2增多，cAMP减少，易诱发血栓形成。

5. 血栓止血试验 出血时间正常或稍延长，凝血时间延长。可有活化部分凝血活酶时间（APTT）和凝血酶原时间（PT）延长，凝血因子Ⅴ、Ⅶ、Ⅷ、Ⅸ活性减低，纤维蛋白原含量正常。90%患者的血栓弹力图最大振幅增高。

6. 其他检查 血清钙、磷、钾、酸性磷酸酶均增高，血尿酸、乳酸脱氢酶及溶菌酶可升高。超微结构细胞化学染色血小板过氧化物酶（platelets peroxidase，PPO）阳性。染色体核型分析示大部分核型正常，少数出现Ph染色体、超二倍体、亚二倍体等。

（四）诊断和鉴别诊断

主要标准：①血小板计数 $\geqslant 450 \times 10^9/L$；②骨髓活检发现以大而多分叶的成熟巨核细胞增生为主，未见嗜中性粒细胞增生或核左移，或红细胞增生和网状蛋白轻度增多（1度）；③不符合WHO关于BCR-ABL1+CML，PV，PMF，骨髓增生异常综合征或其他骨髓肿瘤的诊断标准；④JAK2，CALR或MPL突变阳性。次要标准：克隆标志物阳性或反应性血小板增多阴性。诊断时需要满足全部4项主要标准或前3项主要标志加1项次要标准。

原发性血小板增多症与继发性血小板增多症鉴别见表12-31。

四、原发性骨髓纤维化

原发性骨髓纤维化是指骨髓造血组织被纤维组织所代替，从而导致造血功能呈病理状态，并在脾、肝及淋巴结出现髓外造血。原发性骨髓纤维化是起源于造血干细胞克隆性增殖的恶性疾病。由于异常巨核细胞局部释放大量的细胞因子导致反应性纤维组织增生，骨髓纤维化形成。本病按原因可分为原发性及继发性；按病变进展缓急、病情轻重及起病年龄等特点，又可分为急性型、慢性型及儿童型等。特发性慢性骨髓纤维化是有血液学变化及髓外造血表现而原因不明的骨髓纤维化；继发性骨髓纤维化则可由多种原因所致，有些疾病（如骨髓炎、纤维性骨炎、肾性骨营养不良、变形性骨炎、氟中毒骨病等）虽可并发骨髓纤维化，但其病理变化不足以产生明显的造血功能障碍，亦无髓外造血的表现。

原发性骨髓纤维化病程长短不一，可长期保持稳定或急速进展恶化，表现为脾脏迅速增大等。有的患者可转变为急性髓系白血病。平均中位生存时间为5年。

（一）原发性骨髓纤维化的原因

1. 克隆性血液病 通过对一组G6PD同工酶杂合子女性患者的研究得出本病起源于造血干细胞的结论，该组患者的血细胞只存在一种G6PD同工酶，而其他组织细胞的检查却存在两种同工酶A和B，提示本病起源于单一的造血干细胞，对本病造血祖细胞集落的染色体检查也发现有幼红细胞、中性粒细胞、巨噬细胞、嗜碱性粒细胞及巨核细胞内克隆的异常存在。

骨髓粒系和巨核系增生常为疾病的早期表现，外周血白细胞和血小板增高；随着病情进展，逐渐出现无效造血或骨髓增生低下，粒细胞、血小板数目减少。部分病例可以溶血为主。

2. 纤维组织增生 人体共有5种主要类型的胶原，正常骨髓组织含有其中的4种：Ⅰ型胶原存在于骨髓，Ⅱ型胶原位于血管壁，Ⅲ型和Ⅳ型胶原主要位于基膜。正常骨髓组织中的网硬蛋白主要由Ⅱ型胶原组成，可通过银染着色，但不能通过三色染色法观察到。Ⅰ型胶原较粗大，与Ⅱ型胶原不同，不能用银染法观察到，但可被三染色法着色。原发性骨髓纤维化患者骨髓中嗜银纤维含量明显高于正常骨髓，说明Ⅱ型胶原增多。此外，无论特发性或继发性骨髓纤维化，均伴有血清脯氨酸羟化酶及血清和骨髓中纤维结合素含量增多。

表12-31 原发性与继发性血小板增多症鉴别

鉴别点	原发性血小板增多症	继发性血小板增多症
病因	原因未明	感染、肿瘤、脾切等
病期	持续性	常为暂时性
血栓和出血	常见	不常见
脾肿大	80%肿大	常无
血小板计数	$>1\,000 \times 10^9/L$	$<1\,000 \times 10^9/L$
血小板功能和形态	多不正常，血小板巨大、伴巨核细胞碎片	均正常，但脾切除后血小板黏附性增高
白细胞计数	90%增高	正常
巨核细胞总数	明显增多	轻度增多
巨核细胞体积	明显增大	正常或减小
急性时相反应物：IL6、CRP、Fg	通常正常	常明显增高
骨髓网状纤维	可见	无
细胞遗传学异常	可有	无

异常巨核细胞的增生与原发性骨髓纤维化直接相关，甚至在纤维增生、红系造血组织残存无几的骨髓纤维化区域，仍然广泛分布着相当数量的巨核细胞。

巨核细胞 α 颗粒中含有许多纤维相关生长因子，包括血小板源性生长因子和成纤维生长因子等。这些因子的释放可促进骨髓Ⅰ型和Ⅲ型胶原纤维增生。骨髓中其他细胞产生的肿瘤坏死因子等均可刺激成纤维细胞增殖。由巨核细胞同时产生的血小板第 4 因子可抑制胶原酶的作用而导致胶原累积，虽然研究结果显示血浆血小板第 4 因子含量与骨髓纤维化之间缺乏明显相关性。此外，骨髓纤维化患者尿液中排出的大量血小板衍化钙调蛋白也可促进纤维组织形成。至于成纤维细胞释放的生长因子对骨髓纤维化的发病作用尚不明确。通常体外试验的结果只是在某种特定情况下的表现，例如转化生长因子，对成纤维细胞的生长具有双向调节作用，但在某一特定环境中，究竟是促进还是抑制纤维组织最后取决于环境中其他因素的影响。

纤维组织的形成与髓窦的大小和数量、内皮细胞的数量、骨髓中血管容量及血流量的增加有关。而这些因素又与骨髓中Ⅴ型胶原增加、内皮细胞生成的层粘连蛋白相一致。成纤维细胞含有 G6PD 两种同工酶，没有克隆性染色体的异常。因此，现认为原始成纤维细胞和其他造血细胞不是来源于同一造血干细胞。成纤维细胞的增生和胶原合成的增多是异常造血的继发结果，而不是异常造血本身的一部分。

（二）临床表现

约四分之一患者就诊时无症状，偶因常规体检结果异常而被发现。本病的主要症状为虚弱、乏力、心悸、气促等，但无诊断特异性。常有体重减轻，但厌食、盗汗等症状少见。由于脾大，可引起左上腹不适、沉重感和餐后过早饱胀感等。若伴有脾栓塞或脾周炎，可导致剧烈左上腹及左肩痛。偶有意外出血报道。极少病例出现剧烈骨痛，特别是下肢骨痛。

特殊临床表现还有：

1. 髓外造血组织纤维瘤　髓外造血灶好发于肾上腺、肾脏、淋巴结，临床可检测到相应的肾上腺 / 肾被膜下及淋巴结的造血组织纤维瘤。肿瘤主要由造血组织构成，逐渐出现纤维化，可发生于身体各部位，如肠道、乳房、肺门、纵隔、胸膜、皮肤、滑膜、胸腺、甲状腺、前列腺、肾脏及尿道等。

颅内或脊髓内硬膜外的髓样造血灶可引起严重神经系统并发症，如硬膜下出血、谵妄、颅内压增高、视盘水肿、昏迷、运动感觉障碍、脊椎压缩、肢体瘫痪。骨髓内造影可进行定性、定位诊断。

浆膜表面的造血灶可在胸膜、腹膜及心包膜等部位引起局部渗液甚至大量渗液。渗出液中常含巨核细胞、未成熟粒细胞，偶有幼稚红细胞。脾脏切除术后有时会出现软组织、体腔或浆膜等部位的髓外造血灶，这可能与切脾后循环血液中造血前体细胞增加以及失去脾脏对血细胞的过滤功能有关。在个别病例，髓外软组织的巨核细胞瘤与粒细胞系白血病的粒细胞瘤非常相似。

2. 门静脉高压和静脉曲张　原发性骨髓纤维化患者脾门血流量增加，肝血管顺应性降低或肝静脉血栓形成，上述情况均可引起严重的门静脉高压、腹水、食管胃底静脉曲张、胃肠道出血及肝性脑病。窦周纤维组织形成及纤维化、窦周隙（肝淋巴间隙）胶原环形成及造血灶的出现，均使肝窦顺应性降低。门静脉血栓形成是原发性骨髓纤维化的并发症之一，有时可作为首发症状出现。

3. 免疫学改变　约半数以上患者存在免疫功能异常。这些异常的免疫产物有抗红细胞抗体、抗血小板抗体、抗核抗体、抗 C3d 抗体、抗 γ 球蛋白抗体、抗磷脂抗体、组织器官特异性抗体、循环免疫复合物以及免疫复合物沉积、间质中免疫球蛋白沉积、骨髓浆细胞样淋巴细胞增多和淀粉样变性Ⅰ型等。骨髓纤维化与红斑狼疮、静脉炎、结节性多动脉炎、硬皮病之间的关系时有报道，糖皮质激素可引起急性可逆性骨髓纤维化，这证明某些情况下免疫机制在骨髓纤维化的发病中起着重要作用。

4. 骨髓改变　多数患者可发展为骨髓硬化症，放射性核素检查或骨髓活检示四肢长骨近端、骨盆、椎骨、肋骨、颅骨等多处骨密度增高。X 线片表现与转移性癌肿引起的骨反应相似。溶骨样损害少见，可有粒细胞瘤样表现。伴发骨膜炎者可引起疼痛。

（三）实验室检查

1. 血象　早期少数患者有轻度红细胞数增高，1/3~1/2 患者在初次就诊时已有轻度或中度正细胞正色素性贫血，晚期可出现重度贫血。血片中成熟红细胞常呈现大小不一及畸形，有时见到泪滴状、椭圆形、靶形或多嗜性红细胞。外周血片出现泪滴状红细胞、幼红细胞、幼粒细胞及巨大的血小板是本病外周血实验室特征之一。由于部分红细胞在脾脏内被破坏，因而可出现溶血现象，但红细胞抗人球蛋白试验为阴性。在脾脏已切除的病例中，有核红细胞显著增多。网织红细胞轻度增高至 3%~5%。在一些病例，由于长期大量红细胞增殖，可出现叶酸缺乏而致巨幼细胞性贫血。

白细胞总数正常或轻、中度增加，诊断时多在（4~10）$\times 10^9$/L，约有半数病例白细胞可增高到（10~20）$\times 10^9$/L，虽有个别的白细胞总数高达 100×10^9/L，但一般极少超过（60~70）$\times 10^9$/L，部分病例，约 15%~25% 的患者在诊断时白细胞总数正常，少数白细胞总数减少。约 70% 病例外周血发现中幼及晚幼粒细胞，甚至 1%~5% 的原粒细胞，但如短期外周血及骨髓中原粒细胞迅速显著增多，则应警惕慢性骨髓纤维化已转为急性白血病。部分患者的血嗜酸性粒细胞或嗜碱性粒细胞增高，少数病例的白细胞出现 Pelger-Huet 核异常。

血小板计数高低不一，早期病例血小板数可增高，个别高达 $1\,000 \times 10^9$/L，但随病情发展而减少。血小板大而畸形，偶见到巨核细胞碎片，患者血小板的功能可能有缺陷。

急性型骨髓纤维化的外周血以全血细胞减少或白细胞数偏低伴显著贫血或血小板减少者居多，网织红细胞数多偏低，一般见不到泪滴状红细胞，可不出现幼红细胞，但也可出现较多的原始细胞、早幼粒细胞或幼红细胞，酷似急性白血病。骨髓多呈增生减低或干抽。有报道骨髓活检或超微结构可见到原巨核细胞明显增多。

儿童型患者外周血白细胞偏高者居多，血小板数则大多偏低。

2. 组织化学染色　约 2/3 慢性病例的粒细胞碱性磷酸酶

积分异常增高，少数正常，个别减低，因而有时可以此点和慢性粒细胞白血病相鉴别，而急性型病例的积分大多正常。如慢性骨髓纤维化已合并或转化为白血病，则其粒细胞可呈相应类型白血病的组织化学染色表现。如患者骨髓出现的原始细胞呈现血小板过氧化物染色阳性，抗血小板糖蛋白Ⅱb/Ⅲa或Ⅰb的单克隆抗体阳性，则说明已转化为巨核细胞白血病的可能。

3. **骨髓涂片检查** 骨髓干抽现象是本病典型表现之一。在病变早期，骨髓的造血细胞特别是巨核细胞仍见到增生，但随着骨髓纤维化病变加重，骨髓除巨核细胞有时仍可增生外，其他的造血细胞就趋向增生低下。当转为急性白血病时，骨髓的原始细胞显著增多。

4. **骨髓活检** 具有典型的骨髓病理变化，是确诊本病的重要依据，似乎所有病例的骨髓网状纤维及胶原纤维均可见增多，取材良好的骨髓活检切片中，纤维组织占 1/3 以上，严重的还可见骨质增生。但应注意在病变早期可能仅见到散在梭形纤维细胞而还没有明显的胶原纤维组织，有时连梭形细胞也难找到，如单用苏木精 - 伊红或吉姆萨染色，网状纤维就不易显色，但加用银染色能显示网状纤维显著增多。在骨髓纤维化早期骨髓的有核细胞数、粒细胞及巨核细胞均增生，红系细胞则增生正常或减低，除巨核细胞可见到畸形外，粒细胞的核可能有过多或过少分叶、获得性 Pelget-Hüet 异常、核质发育不同步等现象。

5. **染色体检查** 约 70% 的骨髓纤维化患者的骨髓细胞有核型异常，最常见的为 13 号、20 号染色体长臂的缺失［del(13q)，del(20q)］及 1 号部分三体型异常；除个别的报道认为典型的骨髓纤维化曾出现过费城染色体外，大多数作者认为骨髓纤维化病例没有费城染色体。1994 年 Reilly 报道认为如在诊断时就出现染色体异常，可提示预后不良。

6. **X 线检查** 30%~70% 病例行 X 线检查有骨质硬化的征象；典型的 X 线表现是骨质致密度呈现不均匀性地增加，并伴有斑点状透亮区，形成所谓"磨玻璃样"现象。可见到骨小梁变粗或模糊，骨髓腔狭窄、边缘不规则，骨膜呈不规则样增厚等。骨质硬化、骨小梁表面新骨形成及纤维基质钙化，可能是造成 X 线骨质致密度增加的原因，至于透亮区，可能与骨髓纤维化纤维组织增多有关。病变好发于胸骨、肋骨、锁骨、股骨上端、肱骨、脊柱或骨盆，但范围很少超过肘关节及膝关节的远端，颅骨偶尔也可见到骨髓纤维化病变的侵蚀。

7. **放射性核素骨髓扫描** 用 ^{99}mTc- 硫胶体、^{99}mTc- 植酸钠能满意显示骨髓的单核巨噬系，正常人躯干骨、长骨远端、脾脏及肝脏均能显影，在骨髓纤维化患者可见脾及肝脏等髓外造血部位积聚了大量 ^{99}mTc 而膝关节部位因骨髓纤维化病变仅见微弱显影，在躯干及长骨近端则不能显影。有学者主张应用纳米胶体（nanocolloid），一种直径 $<0.1\mu m$，称纳米蛋白或纳米胶体的蛋白颗粒进行骨髓显像，正常情况下躯干骨、中轴骨近端及肝脏可见放射性浓聚，而骨髓纤维化患者由于躯干骨的骨髓被纤维组织取代，放射性浓集减少，显影不良，如患者出现四肢远端放射性蓄积，则提示四肢远端有造血的扩张现象。^{59}Fe、^{111}In- 氰化铟，用作骨髓显像也可显示正常人的造血系统，放射性铁主要分布于中轴骨架，肝、脾则仅有少量放射性蓄积，如脾区放射分布提高，则提示有髓外造血可能。^{111}In- 氰化铟在肝、脾内浓聚较少，但可清晰显示胸椎图像，有助于该部位放射性分布状况的判别。

8. **祖细胞培养** 以体外半固体培养基培养，发现部分骨髓纤维化患者外周血中 CFU-G、CFU-MG、CFU-GEMM 的生成数可能增高。

9. **其他的实验室检查** 部分骨髓纤维化患者血清尿酸、血及尿溶菌酶含量可能增高，血清维生素 B_{12}、维生素 B_{12} 结合蛋白值亦可见增高，基础代谢率增高，红细胞沉降率可轻度增快。

（四）诊断和鉴别诊断

原发性骨髓纤维化的诊断以临床诊断和病理诊断为依据。就病理诊断而言，主要表现为骨髓纤维化及肝脏、脾脏、淋巴结等部位的髓外造血。骨髓的纤维发生异常持续性、进行性增生，因而导致网眼蛋白、纤连蛋白等组成胶原组织沉着，同时骨小梁增粗并有新骨形成。在慢性骨髓纤维化病变早期，骨髓中各系列的造血细胞特别巨核细胞仍呈现增生活跃。骨髓纤维化病变发展的规律一般是先从躯干及四肢骨髓近端造血活跃的脊柱、肋骨、锁骨、骨盆、股骨的近端骨骺开始，逐渐向四肢骨骼远端及长骨发展。病变由少到多，由局限到弥漫，造血细胞由多到少，从弥漫增生到局限于四肢骨骼远端。当骨髓纤维化病变尚局限而轻时，巨核细胞、粒细胞、红细胞同时也有增生现象；当骨髓纤维化病变广泛而严重时，造血细胞随之也逐渐消失。在骨髓纤维化病变发展过程中，髓外部位的造血现象也可能由少到多，髓外造血程度由轻到重，但随着骨硬化加重，临床的贫血显得更为严重。

1. **骨髓** 本病的骨髓病理特征表现为骨髓间质及基膜糖蛋白，如Ⅰ、Ⅱ、Ⅲ及Ⅳ型胶原、纤维结合素、玻基结合素、层粘连蛋白及细胞黏合素沉积增多从而使骨髓纤维细胞、网状纤维、胶原纤维增多，最终形成骨硬化，导致造血细胞逐渐减少直至消失；另外，巨核细胞在髓外病变的各阶段均有可能见到，但随着骨髓纤维化加重，巨核细胞的增多可能逐渐减少，并有可能发现多形性、巨核、微核、裸核、核质早熟解离、坏死，发育障碍等巨核细胞形态的异常，有时骨髓窦见到扩张血管内的造血现象。骨髓纤维化早期主要为Ⅲ型胶原增多，晚期则主要为Ⅰ型胶原纤维增多。虽大多数病例的骨髓普遍呈现不同程度的纤维化，但骨髓各部位病变的分布并不均匀。Rosenthal 根据患者骨髓纤维组织增生的情况，将本病骨髓病理的表现分为三种类型：①骨髓纤维化伴骨髓一或多系造血细胞增多；②骨髓纤维化，造血细胞增生正常或增多，并可见到有发育及成熟异常；③骨髓纤维化伴骨髓再生障碍或增生低下。2016 年 WHO 髓系肿瘤分类中对骨髓纤维化的分级：MF-0，网状蛋白呈线性分散，未交叉，与正常骨髓一致；MF-1，网状蛋白呈松散网状，多处交叉，尤其是血管周区域更为明显；MF-2，网状蛋白密集，呈弥漫性，广泛交叉，偶见胶原纤维束和 / 或局灶性骨硬化；MF-3，大量弥漫性网状蛋白，广泛交叉伴粗细不等的胶原纤维束，骨硬化明显。

2. **脾脏** 病理特征为出现脾脏的髓样化生，典型病例的镜检下可见到明显增多的巨核细胞、较多的幼红细胞及中等量较成熟的粒细胞等与骨髓相似的造血细胞，但也有可能只见到一系列的造血前身细胞。脾脏的髓样化生现象大多分布较广泛，但亦可能只见到小量散在分散的造血现象，脾脏有时见到梗死灶及纤维组织增多的现象。有报道在扫描电镜下可见到血窦内皮细胞膨大，向窦腔凸起，由于内皮细胞间隙明显狭窄，以致红细胞难以通过，在脾循环挤压后呈泪滴状或破裂。

3. **肝脏**　在肝血窦及门管区内亦有可能见到原红细胞、巨核细胞及幼粒细胞等造血细胞。

4. **淋巴结**　大小正常或增大，可见到造血灶。

5. **其他髓外造血部位**　除脾、淋巴结、肝的常见髓样化生部位外，尚有肾上腺、肾、腹膜、胃肠、胸膜、肺、胸腺、纵隔、心脏、肠系膜、后腹膜、脂肪、乳房、卵巢、泌尿道、附睾、硬脑膜、脊柱、皮肤等部位的髓样化生。髓样化生的造血细胞可聚集成结节状或肿瘤状，有时伴纤维组织增多形成"髓外的纤维造血肿瘤"。此"肿瘤"可压迫髓外及邻近组织脏器的部位而产生相应的压迫症状。

髓外造血的原理推测是骨髓纤维化患者骨髓正常的超微结构破坏，引起幼红细胞和幼粒细胞过早地从骨髓释放，经过外周血液循环，进入脾脏和肝脏等髓外组织并"播散"形成髓样化生灶出现了髓外造血的现象。

慢性骨髓纤维化常需和慢性粒细胞白血病、继发性骨髓纤维化、各种不同病因引起的巨脾相鉴别（表 12-32）。

表 12-32　慢性骨髓纤维化与慢性粒细胞白血病鉴别

鉴别点	慢性骨髓纤维化	慢性粒细胞白血病
年龄 / 岁	>40	20~40 多见
白细胞数 / ($\times 10^9$/L)	<50	可达 100 以上
脾大小与白细胞数	不成正比	成正比
外周血象	中幼粒、晚幼粒、有核红细胞多，有泪滴状红细胞	中、晚幼粒显著增多，有核红细胞少
骨髓象	有核细胞正常或减少，活检见大量纤维组织	中，晚幼粒显著增多
干抽	约有 30%	少
NAP 积分	↑↑	↓↓
X 线检查	骨密度增高伴斑点状透明区	大多正常，少数溶骨病变
费城染色体	阴性	阳性

2016 年 WHO 髓系肿瘤分类，将骨髓纤维化分为纤维前 / 早期原发性骨髓纤维化（prePMF）和显性原发性骨髓纤维化（PMF）。prePMF 的诊断主要标准：①巨核细胞增生和不典型性，网状纤维化 ≤ 1 度，伴骨髓细胞增殖，常见红细胞生成功能障碍；②不符合 WHO 关于 BCR-ABL1+CML，PV，PMF，骨髓增生异常综合征或其他骨髓肿瘤的诊断标准；③ JAK2，CALR 或 MPL 基因突变阳性，或基因突变阴性，而其他克隆标志物阳性，或轻度反应性骨髓网状纤维化阴性。次要标准：表现为下列至少 1 项，且经 2 次连续检查证实：①非共患病所引起的贫血；②白细胞增多（≥ 11×10^9/L）；③脾明显肿大；④乳酸脱氢酶（LDH）高于正常水平上限。诊断时满足 3 项主要标准，和至少 1 项次要标准。PMF 的诊断，主要标准：①巨核细胞增生和不典型性，伴网状纤维化和 / 或 2 度或 3 度胶原纤维化；②不符合 WHO 关于 BCR-ABL1+CML，ET，PV，PMF，骨髓增生异常综合征或其他骨髓肿瘤的诊断标准；③JAK2，CALR 或 MPL 基因突变阳性，或基因突变阴性，而其他克隆标志物阳性，或轻度反应性骨髓网状纤维化阴性。次要标准：表现为下列至少 1 项，且经 2 次连续检查证实：①非共患病所引起的贫血；②白细胞增多（≥ 11×10^9/L）；③脾明显肿大；④乳酸脱氢酶（LDH）高于正常水平上限；⑤骨髓病性贫血。诊断时需要满足全部 3 项主要标准，和至少 1 项次要标准。

五、真性红细胞增多症

真性红细胞增多症（polycythemia vera，PV）是一种起源于造血干细胞的以红细胞异常增生为主的慢性骨髓增殖性疾病。本病除红细胞系显著增生外，常有粒细胞系及巨核细胞系异常增生，红细胞容量和全血总容量绝对增多。临床特征为皮肤黏膜红紫，脾大。该病病程缓慢，生存期多在 10 年以上。

（一）病因与发病机制

本病病因及发病机制尚未明了。PV 为造血干细胞疾病，发病与 EPO 无密切关系，患者血清 EPO 水平往往明显降低或缺如。但 90%~95% 患者可发现 *JAK2V617F* 基因突变。研究发现，正常情况下，无 EPO 时，促红细胞生成素受体（EpoR）与野生型 JAK2 结合，形成无活性二聚体，不产生信号，红系祖细胞不增生。存在 EPO 时，EPO 与 EpoR 结合，诱导其发生构象变化，促使 JAK2 和 EpoR 胞质尾部发生磷酸化，继而导致 EpoR 信号通过 JAK2STAT 等组成的通路进行传导，红系祖细胞随之增生。*JAK2V617F* 突变导致 JAK2 激酶活性增强，发生自我磷酸化激活，进而激活信号转导及转录激活因子等下游信号转导途径，即使无 EPO 时上述信号转导也能持续增强而发生 PV。

（二）临床表现

多见于中老年人，男性多于女性，临床特征为皮肤、黏膜红紫，尤以面颊、唇、舌、耳、鼻、颈部和四肢末端为甚，因血液黏滞度增高，常有头晕、头痛、乏力、眼花、心慌、怕热、多汗、皮肤瘙痒和体重下降，部分患者肝大，脾大，可有不同部位的出血。

病程分为：①多血前期，红细胞轻度增高；②多血期，红细胞明显增多；③多血期后骨髓纤维化期，出现血细胞减少、骨髓纤维化、髓外造血和脾功能亢进。

（三）实验室检查

1. **血象**　血液呈暗红紫色，黏稠。多次检查红细胞数量、血红蛋白含量及血细胞比容均高于正常水平，多数男性血红蛋白>185g/L，红细胞>6.5×10^{12}/L，女性血红蛋白>165g/L，红细胞>6.0×10^{12}/L；成熟红细胞形态大致正常，或有轻度小细胞低色素表现，偶见幼红细胞；网织红细胞百分比正常，而绝对值增高；多数患者白细胞数为(11~30)$\times 10^9$/L，多数不超过 50$\times 10^9$/L。粒细胞核左移，偶见中晚幼粒、嗜碱性粒细胞增多。中性粒细胞碱性磷酸酶积分显著增高，有助于与慢性粒细胞白血病鉴别。血小板数增多，伴巨型和畸形血小板。

2. **骨髓象** 骨髓增生明显或极度活跃。粒、红、巨核三系增生，红细胞增多明显。巨核细胞增生，可成堆出现。各系各阶段有核细胞比值及形态大致正常。骨髓可“干抽”。铁染色显示骨髓细胞外铁减少。骨髓活检显示三系细胞均增生，脂肪细胞为造血细胞所替代，网状纤维增加。

3. **其他检查** 全血容量、红细胞容量均增加，血液比重增加至 1.070~1.080，全血黏度增加，可达正常的 5~8 倍。血沉减慢。血小板黏附、聚集功能可降低或正常。维生素 B_{12} 水平和尿酸水平增高，血清铁正常或减低，未饱和铁结合力正常或增高，铁转换率增加。细胞染色体分析，少数可见染色体核型异常，如非整倍体、超二倍体、多倍体等。分子生物学检查 90%~95% 患者可发现 *JAK2V617F* 基因突变。

（四）诊断与鉴别诊断

目前国内诊断 PV 的标准如下：

1. **主要标准**

(1) 血红蛋白及血细胞比容增加（男性血红蛋白 > 185g/L，女性血红蛋白 > 165g/L）。

(2) 出现 JAK2V617F 或其他功能相似的突变（如 JAK2 第 12 外显子突变）

2. **次要标准**

(1) 骨髓活检：相对高度增生，以红系、粒系和巨核系增生为主。

(2) 血清 EPO 水平低于正常参考区间。

(3) 骨髓细胞体外培养有内源性红系集落形成。

符合 2 条主要标准和 1 条次要标准或第(1)条主要标准和 2 条次要标准则可诊断。

2016 年 WHO 真性红细胞增多症诊断标准需要同时符合下述 3 个主要标准或前 2 个主要标准和 1 个次要标准。

1. **主要标准** ①男性血红蛋白 > 165g/L，女性血红蛋白 > 160g/L，或血细胞比容男性 > 0.49，女性 > 0.48 或血细胞容量超过平均正常预测值 25%。②出现 JAK2V617F 或 JAK2 基因第 12 外显子突变。③骨髓活检示相对于同年龄水平三系过度增殖，包括红系、粒系、巨核系显著增殖。

2. **次要标准** 血清促红细胞生成素水平低于正常。

本病的诊断应注意与继发性红细胞增多症和相对性红细胞增多症鉴别。继发性红细胞增多症主要是缺氧和促红细胞生成素分泌增多所致，常见的原发病有：低氧血症、先天性心脏病，慢性肺部疾病如肺心病，高原病，异常血红蛋白病，某些肿瘤等。相对性红细胞增多症为因大量出汗、严重呕吐、腹泻、休克等引起的暂时性红细胞增多。

第七节 淋巴细胞疾病检验诊断

淋巴细胞疾病可分为三大类：第一类包括淋巴细胞内在缺陷所导致的淋巴细胞疾病，即由于骨髓起源的 B 淋巴细胞的功能异常或胸腺起源的 T 淋巴细胞的功能异常或两者皆有（削弱体液和细胞免疫）。这些疾病主要由淋巴细胞代谢和 / 或受体 / 配体表达中先天的错误所导致。表 12-33 将这些列为“原发性疾病”。第二类是由引起免疫无能的淋巴细胞外在因素所导致的疾病。此类疾病通常是感染病毒或其他病原体的结果，但是也可由药物或非淋巴细胞的全身性疾病引起。表 12-33 将这些疾病列为“继发性疾病”。第三类是淋巴系统肿瘤，包括肿瘤前期和肿瘤性淋巴细胞疾病。在这三类中，包括了淋巴细胞数量或质量异常所致的疾病。淋巴细胞增多症(lymphocytosis)指外周血淋巴细胞绝对值大于 4.0$\times 10^9$/L，有原发性的因素，如淋系白血病所致，也可有反应性的因素，如病毒感染、慢性炎症等所致。淋巴细胞减少(lymphocytopenia)指外周血淋巴细胞绝对值小于 1.0$\times 10^9$/L，由于先天性或后天获得性（如再生障碍性贫血、病毒感染等）所致。

不同类别的淋巴细胞和浆细胞疾病在临床上可能难以鉴别。比如说，淋巴细胞疾病的许多临床表现不仅仅限于免疫系统的细胞。同样，不同的疾病可有相似的临床表现，而且任何一种疾病均可与一系列多变的临床病理学相关。

淋系肿瘤是一类起源于淋巴结及结外淋巴组织、呈高度异质性的恶性肿瘤，广义上，它包括来自免疫系统组成细胞衍生的所有肿瘤，因此，浆细胞瘤、多发性骨髓瘤、组织细胞肉瘤也包括在内。淋系肿瘤通常分为 B 细胞和 T/NK 细胞肿瘤两大类。NK 细胞与 T 细胞部分免疫表型及功能特性相似，故将两者归在一类。B 细胞和 T 细胞肿瘤以正常 B 和 T 细胞各分化阶段作为分类基础。2016 年 WHO 分类见表 12-34。

免疫学表型和遗传学检查足够诊断大多数类型的淋系肿瘤，可是，没有任何一种抗原标志物是某一种肿瘤所特异的，因此，必须将形态学特征和一组抗原标志的检测结合起来才能作出正确的诊断。大多数 B 细胞肿瘤具有特征性的免疫表达谱，有助于分类，而 T 细胞肿瘤缺乏这类特征性的表达谱。同样，遗传学特征在淋系肿瘤分类中的作用日趋重要，多数小 B 细胞淋巴瘤 / 白血病会出现重现性遗传学改变，但对绝大多数 T 和 NK 细胞肿瘤而言，仍未知。

表 12-33　淋巴细胞疾病分类

原发性疾病	
B 淋巴细胞发育缺陷或功能障碍	1. 无丙种球蛋白血症 (1)获得性无丙种球蛋白血症 (2)浆细胞骨髓瘤相关性无丙种球蛋白血症 (3)伴肠道淋巴样小结增生的异常丙种球蛋白血症 (4)Bruton 性连锁无丙种球蛋白血症 2. 选择性无丙种球蛋白血症 (1)IgM 缺陷:Bloom 综合征,孤立性的,Wiskott-Aldrich 综合征 (2)IgA 缺陷:孤立无症状的,脂肪痢的 (3)IgA 和 IgM 缺陷(Ⅱ型异常丙种球蛋白血症) 3. 免疫球蛋白 A 增高 4. 免疫球蛋白 D 增高 5. 免疫球蛋白 E 增高 6. HIV 感染相关的免疫球蛋白 E 增高 7. 伴 IgM 增多的免疫缺陷 8. X 连锁淋巴组织增生病
T 淋巴细胞发育缺陷或功能障碍	1. 软骨 - 毛发发育不全 2. 淋巴细胞功能抗原 1 缺陷 3. 胸腺萎缩综合征(DiGeorge syndrome) 4. 胸腺发育异常综合征(Nezelof syndrome) 5. 胸腺发育不全 6. Wiskott-Aldrich 综合征
T、B 细胞联合缺陷或功能障碍	1. 运动失调 - 毛细血管扩张 2. 联合免疫缺陷综合征 (1)腺苷脱氨酶缺陷 (2)瑞士型常染色体隐性遗传 (3)胸腺淋巴组织发育不全,性连锁隐性遗传 3. 主要组织相容性抗原(MHC)表达缺陷 4. IgG 和 IgA 缺陷以及削弱的细胞免疫(Ⅰ型异常丙种球蛋白血症) 5. 伴胸腺瘤的免疫缺陷 6. 比哆醇(维生素 B_6)缺陷 7. 网状发育不全(先天性白细胞减少) 8. ZAP-70 缺陷
继发性疾病	
获得性免疫缺陷综合征	艾滋病(AIDS)
反应性淋巴细胞增多症或浆细胞增多症	1. 百日咳杆菌淋巴细胞增多症 2. 巨细胞病毒单核细胞增多症 3. 药物诱导的淋巴细胞增多症 4. EB(Epstein-Barr)病毒单核细胞增多症 5. 骨髓炎性(继发性)浆细胞增多症 6. 大颗粒淋巴细胞增多症 7. 其他病毒单核细胞增多症 8. 多克隆淋巴细胞增多症 9. 血清病 10. 伴胸腺瘤的 T 淋巴细胞增多症 11. 兔弓形虫单核细胞增多症 12. 病毒感染性淋巴细胞增多症
系统性疾病相关的 T 淋巴细胞功能障碍	1. B 细胞慢性淋巴细胞白血病 2. 霍奇金淋巴瘤 3. 麻风 4. 红斑狼疮 5. 类风湿关节炎 6. 肉瘤病

表 12-34 淋系肿瘤 WHO 分类(2016)

前体淋系肿瘤	
	B 淋巴母细胞白血病 / 淋巴瘤,非特指
	B 淋巴母细胞白血病 / 淋巴瘤伴有重现性遗传学异常
	T 淋巴母细胞白血病 / 淋巴瘤
成熟 B 细胞肿瘤	
	慢性淋巴细胞白血病 / 小淋巴细胞淋巴瘤
	单克隆 B 细胞增多症
	B 细胞幼淋细胞白血病
	脾边缘区淋巴瘤
	毛细胞白血病
	脾 B 细胞淋巴瘤 / 白血病,不能分类的
	脾弥漫性红髓小 B 细胞淋巴瘤
	毛细胞白血病—变异型
	淋巴浆细胞淋巴瘤
	WaldenstrÖm 巨球蛋白血症
	意义未明的单克隆丙种球蛋白血症(MGUS),IgM
	重链病
	意义未明的单克隆丙种球蛋白血症(MGUS),IgG/A
	浆细胞骨髓瘤
	孤立性骨浆细胞瘤
	骨外浆细胞瘤
	单克隆免疫球蛋白沉积病
	结外边缘区黏膜相关淋巴组织淋巴瘤(MALT 淋巴瘤)
	结内边缘区淋巴瘤
	滤泡淋巴瘤
	原位滤泡肿瘤
	十二指肠型滤泡淋巴瘤
	儿童型滤泡淋巴瘤
	伴 *IRF4* 重排的大 B 细胞淋巴瘤
	原发性皮肤滤泡中心淋巴瘤
	套细胞淋巴瘤
	原位套细胞肿瘤
	弥漫大 B 细胞淋巴瘤(DLBLC),非特指
	生发中心 B 细胞型
	活化 B 细胞型
	T 细胞 / 组织细胞丰富的大 B 细胞淋巴瘤
	原发性 CNS DLBCL
	原发性皮肤 DLBCL,腿型
	EBV 阳性的 DLBCL,非特指
	EBV 阳性的黏膜与皮肤溃疡
	慢性炎症相关的 DLBCL
	淋巴瘤样肉芽肿
	原发性纵隔(胸腺)大 B 细胞淋巴瘤
	血管内大 B 细胞淋巴瘤
	ALK 阳性大 B 细胞淋巴瘤
	浆母细胞淋巴瘤
	原发渗出性淋巴瘤
	HHV-8 阳性的 DLBCL,非特指
	Burkitt 淋巴瘤
	伴 11q 异常的 Burkitt 样淋巴瘤
	B 细胞淋巴瘤,不能分类的,具有 DLBCL 和经典霍奇金淋巴瘤中间阶段的特征

续表

成熟 T 细胞和 NK 细胞肿瘤	
	T 细胞幼淋巴细胞白血病
	T 细胞大颗粒淋巴细胞白血病
	慢性 NK 细胞增殖性疾病
	侵袭性 NK 细胞白血病
	儿童系统性 EBV 阳性 T 细胞淋巴瘤
	种痘样水疱病样淋巴增殖性疾病
	成人 T 细胞白血病 / 淋巴瘤
	结外 NK/T 细胞淋巴瘤，鼻型
	肠道 T 细胞淋巴瘤
	单形性亲上皮性肠道 T 细胞淋巴瘤
	胃肠道惰性 T 细胞淋巴增殖性疾病
	肝脾 T 细胞淋巴瘤
	皮下脂膜炎样 T 细胞淋巴瘤
	蕈样真菌病
	Sezary 综合征
	原发性皮肤 CD30 阳性 T 细胞增殖性疾病
	原发皮肤 γδ-T 细胞淋巴瘤
	原发性皮肤 CD8 阳性侵袭性嗜表皮性细胞毒性 T 细胞淋巴瘤
	原发性皮肤肢端 CD8 阳性 T 细胞淋巴瘤
	原发性 CD4 阳性小 / 中 T 细胞淋巴增殖性疾病
	外周 T 细胞淋巴瘤，非特指
	血管免疫母细胞 T 细胞淋巴瘤
	滤泡 T 细胞淋巴瘤
	结节性外周 T 细胞淋巴瘤伴 TFH 表型
	间变性大细胞淋巴瘤（ALCL），ALK 阳性
	间变性大细胞淋巴瘤（ALCL），ALK 阴性
	隆胸相关间变性大细胞淋巴瘤
霍奇金淋巴瘤	
结节性淋巴细胞为主型霍奇金淋巴瘤	
经典型霍奇金淋巴瘤	
	结节硬化型经典型霍奇金淋巴瘤
	混合细胞型经典型霍奇金淋巴瘤
	淋巴细胞丰富型经典型霍奇金淋巴瘤
	淋巴细胞消减型经典型霍奇金淋巴瘤
移植后淋巴增殖性疾病（PTLD）	
	浆细胞性增生 PTLD
	传染性单个核细胞增多症样 PTLD
	高度滤泡增生 PTLD
	多形性 PTLD
	单形性 PTLD（B 和 T/NK 细胞型）
	经典霍奇金淋巴瘤 PTLD

一、B 细胞肿瘤

（一）前体 B 细胞肿瘤

急性淋巴细胞白血病（acute lymphocytic leukemia，ALL）是恶性疾病，它起源于单个 B 淋巴细胞或者 T 淋巴细胞前体细胞，骨髓原始细胞的增生和积聚引起造血的抑制，之后发生贫血、血小板减少症、粒细胞减少症。原始淋巴细胞髓外积聚出现在不同的部位，特别是在脑膜、性腺、胸腺、肝脏、脾脏以及淋巴结。急性淋巴细胞白血病在儿童期最常见，但是在任何年龄均可发生。

2001 年，WHO 在造血和淋巴组织恶性肿瘤分类中，认为急性淋巴细胞白血病和前体淋巴细胞肿瘤是同一疾病的两种临床表现，形态学的 L1、L2 与免疫表型、遗传学异常和临床特点无明显相关，没有必要继续保留该分类。在骨髓中幼稚细胞>25%时，诊断采用急性淋巴细胞白血病这一名称，如以淋巴结肿大或结外肿块为主要表现，而外周血或骨髓无受累或极少受累，骨髓幼稚细胞≤25%时称为原始淋巴细胞淋巴瘤。根据细胞来源，将急性淋巴细胞白血病分为前体B急性淋巴细胞白血病/原始淋巴细胞淋巴瘤（lymphoblastic leukemia/lymphoma，前体B-ALL/B-LBL）和前体T-急性淋巴细胞白血病/原始淋巴细胞淋巴瘤（前体T-ALL/T-LBL）。将ALL-L3命名为Burkitt淋巴瘤/白血病，归入成熟B细胞肿瘤。目前，临床上逐渐接受和采用WHO分类法。2016年WHO原淋细胞肿瘤分类见表12-35。

表12-35　2016年WHO原淋细胞肿瘤分类

B原淋细胞白血病/淋巴瘤不特定分类（NOS）
B原淋细胞白血病/淋巴瘤伴重现遗传学异常
伴t(9；22)(q34.1；q11.2)，BCR-ABL1
伴t(v;11 q23.3)，KMT2A重排
伴t(12；21)(p13.2；q22.1)，ETV6-RUNX1
伴t(5；14)(q31.1；q32.3)，1L3-IGH
伴t(1；19)(q23；p13.3)，TCF3-PBX1
伴超二倍体
伴亚二倍体
暂定种类：B原淋细胞白血病/淋巴瘤，BCR-ABL1样
暂定种类：B原淋细胞白血病/淋巴瘤，伴iAMP21
T原淋细胞白血病/淋巴瘤
暂定种类：早T细胞前体原淋细胞白血病
暂定种类：自然杀伤(NK)细胞原淋细胞白血病/淋巴瘤

1. 急性淋巴细胞白血病的原因　环境因素，如离子辐射、化学诱变剂在某些患者中可诱发急性淋巴细胞白血病，但是绝大多数患者病因不明。目前的概念是白血病的发生反映了多种环境因素及遗传因素的相互作用，这一模型需要良好设计的人群及分子流行病学研究来证实。目前人们对急性淋巴细胞白血病危险性增高的因素了解较少，少数病例(5%)与遗传、基因易感综合征有关，常常与影响基因稳定性的蛋白质的编码基因和DNA修复的基因有关。各种正常遗传基因多态性可能间接与白血病的危险因素有关，如致癌物代谢、解毒、影响调节免疫反应的重要酶类。

(1)遗传综合征：唐氏综合征的儿童患白血病的危险性增加10~30倍，急性淋巴细胞白血病则多见于大于3岁的患儿，唐氏综合征病例可能患前B-急性淋巴细胞白血病，其白血病细胞缺乏恢复基因异常的能力。染色体脆性增加和易患急性淋巴细胞白血病的常染色体隐性遗传疾病包括共济失调-毛细血管扩张症、Nijmegen染色体断裂综合征和Bloom综合征。共济失调-毛细血管扩张症患者的淋巴细胞和白血病细胞有7p13-p14、7q32-q35、14q11和14q32-染色体基因重排，它们分别是T细胞受体γ、β、α/δ基因和免疫球蛋白重链基因。共济失调-毛细血管扩张症患者的突变可以在V(D)J重组时易位产物大量增多，进而导致急性淋巴细胞白血病易患性增加。其他系统性或获得性免疫缺陷性疾病（如先天性X连锁丙种球蛋白缺乏症、无丙种球蛋白血症和各种免疫缺陷的患者）也易患急性淋巴细胞白血病。虽然在获得性免疫缺陷患者中免疫监视下降使EB病毒有关恶性肿瘤危险性增高，但没有确凿的证据证明免疫缺陷使共济失调-毛细血管扩张症和其他先天免疫综合征的患者易患急性淋巴细胞白血病。

(2)家族性白血病：在同一家族中发现两例或多例白血病患者的报道罕见，表明遗传在急性淋巴细胞白血病发病中起着较小的作用。即使是这样，在10岁以前患儿的异卵双胞和同胞比正常儿童患白血病的危险性增加2~4倍。当双胎之一患白血病时，另一胎患急性淋巴细胞白血病的概率为20%，如果小于1岁的双胎之一患白血病，那么另一胎几乎都患白血病，常在几个月内发病。分子研究已经证明通过共同胎盘循环使双胎之一向另一胎的宫内转移是引起同时发生白血病的原因，年长的双胞胎有同样的转移方式，强调急性淋巴细胞白血病在某些患者有长的潜伏期。学者推断，许多急性淋巴细胞白血病在子宫内就已经发生，但是绝大多数进展期是在婴幼儿和儿童时期。

(3)环境因素：在子宫内接触诊断性X线提高了急性淋巴细胞白血病发生率，并且与接触次数呈正相关。急性淋巴细胞白血病的发生与核沉降污染、职业接触了自然界或宇宙放射线有关，而与受孕前其丈夫的精子接触了放射线无明显关系。根据目前综合研究发现，住宅电力供应和电器产生的低能电磁场的非电离射线不会引起儿童急性淋巴细胞白血病，接触杀虫剂（工作或家庭应用）和怀孕之前或怀孕期间父母吸烟可能引起儿童急性淋巴细胞白血病，其他可能原因包括新生儿应用维生素K、母亲在怀孕期饮酒和饮食中亚硝酸盐含量增高。然而，每一个原因均有争议，在经过仔细对照调查研究后大多数引起白血病的原因都被否决了。另据报道，急性淋巴细胞白血病的高发病例还出现于饮用水被三氯乙烯污染的妇女和60岁以上的吸烟人群中，这还需要进一步考证。

(4)获得性基因突变：所有急性淋巴细胞白血病患者的淋巴细胞具有获得性基因突变，至少2/3是非随机的，并且很可能以多种方式引起白血病细胞克隆的产生和扩增。这些损害包括染色体数目（倍数）和结构的变化，染色体结构的变化包括易位（最多见的异常）、倒位、缺损、点突变、扩增，这些重组影响细胞分化、增生和生存的基因表达。

2. 临床表现　急性淋巴细胞白血病的临床表现不同，症状可能表现比较隐蔽或呈急性，一般反映了骨髓衰竭的程度和髓外传播的范围。约有一半的患者出现由白血病细胞释放的致热因子引起发热，包括白细胞介素1(IL-1)、肿瘤坏死因子等。大约有1/3的患者，发热是由感染引起的，不论何种原因引起的发热，在诱导缓解治疗开始72小时以内，白血病患者的发热症状得到缓解。疲劳和昏睡是急性淋巴细胞白血病患者贫血的常见症状。在年老的患者中，贫血的主要症状有呼吸困难、咽痛和头晕，1/4以上的患者，特别是年幼的儿童表现跛行、骨痛、关节痛或不能行走，这是由于白血病细胞浸润到骨膜、骨或关节以及骨髓腔白血病细胞的过度增生。明显骨痛的儿童其白细胞数常接近正常，容易误诊。少数患者骨髓坏死引起严重的骨痛和触痛、发热，血清中乳酸脱氢酶的水平增高，成人急性淋巴细胞白血病关节痛和骨痛不明显。其他少见的症状和体征包括头痛、呕吐、昏睡、少尿、无尿，偶尔有患者出现危及生命的感染或出血（如颅内血肿）。极少数情况下，白血病患者无任何症状，仅在体检中被发现。

皮肤和黏膜苍白、瘀斑、瘀血，白血病细胞浸润和出血常常压迫骨膜引起骨髓压痛是常见的体征。肝、脾和淋巴结是最常见的髓外受累部位，儿童的内脏肿大较成人明显，10% 的患儿和 15% 的成人患者有前纵隔（胸腺）肿块。巨大的前纵隔肿块压迫大血管、气管，并且可能引起上腔静脉综合征或上纵隔综合征，患者出现咳嗽、呼吸困难、端坐呼吸、吞咽困难。

3. 实验室检查与诊断

（1）血象：多数病例白细胞总数增多，少数患者白细胞数可正常或减少。分类中原始及幼稚淋巴细胞增多，破碎细胞易见，中性粒细胞减少或缺如。大多数患者有不同程度的红细胞数和血红蛋白量的减少，常为正细胞正色素性贫血。血片中偶见红细胞大小不等、嗜碱性点彩或呈多染性，可见到少数幼红细胞。血小板常减少，约半数病例 $<50\times10^9/L$，其大小、形态和染色均可表现异常，亦可有功能异常。

（2）骨髓象：骨髓增生极度或明显活跃，少数病例增生活跃或增生减低，以原始和幼稚淋巴细胞为主（>30%），常伴有形态异常，成熟淋巴细胞较少见。粒细胞系、红细胞系增生受抑，巨核细胞系显著减少或不见。根据其形态学特征，FAB 将急性淋巴细胞白血病分为 L1、L2 和 L3 三个亚型，其具体特征见表 12-36。

（3）细胞化学染色：主要用于协助形态学鉴别各类白血病。常用的白血病细胞化学染色反应见表 12-37。

（4）免疫学标志：急性淋巴细胞白血病的免疫标志检测临床应用较多，常用一线单克隆抗体诊断 T 或 B 系急性淋巴细胞白血病，再用二线单克隆抗体确定急性淋巴细胞白血病各亚型（表 12-38）。

（5）染色体及分子生物学检查：有 70%~90% 的急性淋巴细胞白血病有克隆性核型异常，其中 60% 以上为特异性基因重排，染色体的改变包括染色体数目异常和结构异常（表 12-39）。

表 12-36　ALL FAB 分型的细胞形态学特征

细胞形态学特征	L1	L2	L3
细胞大小	小细胞为主	大细胞为主，大小不均匀	大细胞为主，大小较均匀
核染色质	较粗，结构较一致	较疏松，但结构较不一致，或细而分散，或粗而浓集	呈细点状，均匀一致
核形	规则，偶有凹陷或折叠	不规则，常有凹陷和折叠	较规则
核仁	小而不清楚，少或不见	清楚，1 个或多个，较大	明显，1 个或多个，呈小泡状
胞质量	少	不定，常较多	较多
胞质嗜碱性	轻或中度	不定，有些细胞深染	深蓝
胞质空泡	不定	不定	常明显，呈蜂窝状

表 12-37　急性白血病常用细胞化学染色反应鉴别

	急性淋巴细胞白血病	急性粒细胞白血病	急性单核细胞白血病
过氧化物酶（POX）	（-）	分化差的原始细胞（-）~（+） 分化好的原始细胞（+）~（+++）	（-）~（+）
糖原染色（PAS）	（+）成块或颗粒状	（-）或（+），弥漫性淡红色	（-）或（+）呈弥漫性淡红色或颗粒状
非特异性酯酶（NSE）	（-）	（-）~（+），NaF 抑制不敏感	（+），能被 NaF 抑制
中性粒细胞碱性磷酸酶（NAP）	增加	减少或（-）	正常或增加

表 12-38　急性白血病免疫诊断标志

	一线单抗	二线单抗
B 淋巴系	CD22*，CD19，CD10，CD79a*	CD20，CD42，Cyu，SmIg
T 细胞系	CD3*，CD7，CD2	CD1，CD4，CD5，CD8
非系列特异性	TdT**，HLA-DR	CD34

*胞质表达；**胞核表达

表 12-39 急性淋巴细胞白血病 MICM 分型及分子标志

FAB 免疫分型	核型	分子标志	MIC 建议名称
T 系 -ALL			
早前 -T-ALL（L1、L2）	t/del（9p）		早前 -T-ALL/t 或 del（9p）
T-ALL（L1、L2）	t（11；14）（p13；q11）	RHOM2-TCRδ（DNA）	T-ALL/t（11；14）
	t（1；14）（p34；q11）	TAL1-TCRδ（DNA）	
	t（10；14）（q24；q11）	HOX11-TCRδ（DNA）	
	t（8；14）（q24；q11）	MYC-TCRδ（DNA）	
B 系 -ALL			
早前 -B-ALL（L1、L2）	t（4；11）（q21；q23）	MLL-AF4（RNA）	早前 -B-ALL/t（4；11）
	t（9；22）（q34；q11）	BCR-ABL（RNA）	早前 -B-ALL/t（9；22）
普通型 -ALL（L1、L2）	t（9；22）（q34；q11）	BCR-ABL（RNA）	C-ALL/t 或 del（12p）
	t/del（12p）		
	6q-，近单倍体		
前 -B-ALL（L1）	t（1；19）（q23；p13）	E2A-PBX1（RNA）	前 -B-ALL/t（1；19）
	t（9；22）（q34；q11）	BCR-ABL（RNA）	前 -B-ALL/t（9；22）
	t（5；14）（q31；q32）	IL-3-IgH（DNA）	
	t（17；19）（q23；p13）	E2A-HLF（RNA）	
	t（11；19）（q23；p13）	MLL-ENL（RNA）	
B-ALL（L3）	t（8；14）（q24；q32）	MYC-IgH（DNA）	B-ALL/t（8；14）
	t（8；22）（q24；q11）	MYC-Igλ（DNA）	B-ALL/t（8；22）
	t（2；8）（p11；p12）	Igκ-MYC（DNA）	B-ALL/t（2；8）
	t（12；21）（p13；q22）	TEL-AML1	

（二）成熟 B 细胞肿瘤

成熟 B 细胞肿瘤为不同分化成熟阶段的 B 细胞克隆性增生，占淋巴系肿瘤 85% 以上，以弥散性大 B 细胞淋巴瘤（DLBCL）和滤泡性淋巴瘤（FL）为多见，分别占淋巴瘤中 30.6% 和 22.1%。有的淋巴瘤有特异性细胞遗传学改变，如滤泡性淋巴瘤有 t（14；18）（q32；q21）涉及癌基因 bcl-2，Burkitt 淋巴瘤常有 8 号染色体异常，t（8；14）（q24；q32）、t（8；22）（q24；q11）和 t（2；8）（p12；q24），涉及 C-myc；套区细胞淋巴瘤有 t（11；14）9q13；q32）涉及 bcl-l。

1. **淋巴瘤** 淋巴瘤（lymphoma）是一组起源于淋巴结或其他淋巴组织的恶性肿瘤。淋巴组织遍布全身且与单核 - 巨噬细胞系统、血液系统关系密切，因此，淋巴瘤可发生在身体的任何部位，但以淋巴结为原发病灶者多见。本病可发生在任何年龄，以 20~40 岁居多。发病的原因尚不清楚，迄今较重要的有病毒病因学说。如 1964 年 Epstein 等首先从非洲儿童 Burkitt 淋巴瘤组织传代培养中分离得到 Epstein-Barr（EB）病毒，以后发现 Burkitt 淋巴瘤有明显地方性流行发病规律。人类 T 细胞白血病 / 淋巴瘤病毒（HTLV-Ⅰ）是近年来被证明的某类 T 细胞淋巴瘤的病因，反转录病毒 HTLV-Ⅱ被认为与 T 细胞皮肤淋巴瘤 - 蕈样肉芽肿的发病有关。病理学上将淋巴瘤分为霍奇金淋巴瘤和非霍奇金淋巴瘤两大类。临床上以无痛性淋巴结肿大最为典型，常有肝、脾大，晚期有恶病质、发热及贫血。

（1）淋巴瘤原因

1）霍奇金淋巴瘤（Hodgkin lymphoma，HL）：因为抗原受体基因的构象是 B 细胞淋巴瘤可靠的克隆标志，这些基因被作为霍奇金淋巴瘤病因学研究的线索。然而，在霍奇金淋巴瘤中检测克隆群落更困难，因为 R Hodgkin（RSH）细胞所占比例小于总细胞的 1%~2%，限制了 DNA 印迹法在大多数研究中的应用。对非选择性病例的大多数研究显示了抗原受体基因的种系构象。对 RSH 细胞占比例较大的选择性病例，或在体外浓集 RSH 细胞的研究中，报道存在克隆性免疫球蛋白轻链和重链重排，但其他研究未证实其克隆性。对淋巴细胞为主型的霍奇金淋巴瘤的单个细胞的分析显示了相似的重排的可变基因，但序列分析显示这些基因高度突变。这些有克隆内多样性细胞的单克隆扩增提示 RSH 细胞是生发中心起源的。

在多位点检测及初诊和复发时，免疫球蛋白可变基因重排已被作为克隆标志。初诊和强化治疗后复发发现有相同的克隆，表明 RSH 细胞的恶性增殖性。在两例霍奇金淋巴瘤和非霍奇金淋巴瘤病例也发现有通常所说的 B 细胞前体。

总之,大多数霍奇金淋巴瘤病例中的 RSH 细胞为生发中心的 B 细胞单克隆过度生长,并通过缺陷突变失去了表达抗原受体的能力,然后又通过病毒或调节基因等机制逃避凋亡。

Ⅰ. 癌基因:与 EB 病毒(EBV)相关的转化蛋白在培养的细胞中能上调 BCL2 表达,该现象使人们对 BCL2 表达与霍奇金淋巴瘤之间的关系产生浓厚的兴趣。然而,有约 35%~40% 的病例存在与 BCL2 的相关性,但检测不出 EB 病毒或 EB 病毒相关转化蛋白的表达。另一种说法是,BCL-2 的表达似乎与 EB 病毒感染或 t(14;18) 移位并不相关,某些报道提示 BCL-2 的表达可能与预后相关,这与非霍奇金淋巴瘤一样。在有核污染累积的经典霍奇金淋巴瘤的大多数病例中发现抑癌基因 p53,因为很少发现 p53 基因突变,所以上述发现的意义尚不清楚。在 RSH 细胞中发现了 MDM2 基因过度表达的产物,它是一种 p53 的拮抗剂,在一定比例的 RSH 细胞中存在 p21 的表达,提示 p53 功能的保留。目前,尚无特征性的基因组改变或癌基因的失控,但已经有相关的临床资料。

Ⅱ. 细胞遗传学研究:核型通常为有结构异常的多倍体,但无特征性的染色体异常或特异性缺陷。由于 RSH 细胞比例较少且在培养中生长困难,应用结合技术发现的病例较少。然而,在超过 1/2 的病例中应用细胞遗传学技术发现有染色体数量或结构性异常的克隆群落。

在一个大型系列研究中,最常见的断点(11q23,l4q23,6q11~31 和 8q22~24)在霍奇金淋巴瘤与非霍奇金淋巴瘤中均有,这可支持该病的淋巴起源。已发现有 12 和 13 号染色体短臂的缺失或移位。应用对比基因组杂交技术对分类的 RSH 细胞进行遗传学分析发现,最常见的异常是 16q11~31 的缺失,1p13 及 7q35~36 的获得。在每个研究病例中大量的染色体的改变、获得和缺失说明基因的稳定性在霍奇金淋巴瘤的发病中起重要作用。

Ⅲ. 与 EB 病毒的联系:虽然长期以来人们基于流行病学和血清病学的资料推测 EB 病毒与霍奇金淋巴瘤存在联系,但直到 1987 年怀疑才得到证实。应用高度敏感的原位杂交技术,约有 50% 的霍奇金淋巴瘤病例与 EB 病毒相关,并与单克隆细胞群落相关。EB 病毒在发病机制中的活性作用是通过 EB 病毒阳性的肿瘤细胞表达病毒潜伏膜蛋白(LMP)的推测得到进一步证实。该蛋白在转化试验中有转化潜能,并可上调许多细胞基因。然而,EB 病毒并非非霍奇金淋巴瘤的转化因子,因为只在大约 1/2 的病例中检测到 EB 病毒。EB 病毒基因组的检测与混合细胞组织学、年龄过小、年龄过大、社会经济地位低和人免疫缺陷病毒感染呈正相关。

Ⅳ. 与非霍奇金淋巴瘤的联系:有许多报道发现霍奇金淋巴瘤和非霍奇金淋巴瘤共存,既可按先后发生,也可在相同的部位,称之为混合型。最常见的联系是在以淋巴细胞为主型和大细胞淋巴瘤之间。其他类型的霍奇金淋巴瘤通常与滤泡型淋巴瘤有联系。在一系列的慢性淋巴细胞白血病(CLL)与 RSH 细胞共存的病例中,某些患者随后发展成播散型霍奇金淋巴瘤。这些发现与 RSH 细胞系 B 细胞起源一致,也有研究报道霍奇金淋巴瘤与真菌病及 T 细胞系肿瘤联系较少。

应用显微解剖技术,可发现非霍奇金淋巴瘤 / 白血病和霍奇金淋巴瘤之间的克隆关系。这样的研究也证实了霍奇金淋巴瘤和慢性粒细胞白血病之间的克隆关系。从两例同时有霍奇金淋巴瘤和非霍奇金淋巴瘤患者(一个为滤泡型,另一个为 T 细胞丰富型)得到重排的免疫球蛋白可变链基因,对这些基因组 DNA 进行扩增和测序显示了克隆的同一性。相反,小的非分裂细胞淋巴瘤在同样克隆的 B 细胞中得到,这标志着进展中的霍奇金淋巴瘤。

Ⅴ. 细胞因子:胶原硬化和炎症细胞的相对数量以及恶性增殖的 RSH 细胞的细胞学确定了霍奇金淋巴瘤的组织学亚型。CD40 配体(CD154)、IL-4、IL-6 和 IL-9 可刺激 RSH 细胞的生长。RSH 细胞分泌各种细胞因子可能导致其周围出现围绕它们的特征性的非肿瘤细胞。这些反应细胞产生的细胞因子反过来又可影响 RSH 细胞并进一步影响周围的细胞环境。细胞因子可影响 RSH 细胞表面黏附分子的表达,如 CD54(ICAM1)、LDFA-3、CD40 和整合素家族,包括 CD15 和其他因子。RSH 细胞有 IL-2、CD154 受体阳性。霍奇金淋巴瘤 IL-10 的表达与 EB 病毒感染有关。因为 IL-10 对细胞介导的免疫性有潜在的抑制作用,所以 IL-10 的表达可能抑制了针对该抗原的细胞毒性反应的发展。在霍奇金淋巴瘤中已显示有 IL-9 介导的自分泌环。有趣的是,体内过度表达的 IL-9 可导致胸腺淋巴瘤。

应用基因表达模式分析可发现 RSH 细胞中有 IL-13 的表达升高。应用中和抗体可抑制霍奇金淋巴瘤源性的细胞系增殖,提示调节 IL-13 的信号转导通路可能是未来治疗策略的目标。

霍奇金淋巴瘤的不同类型存在不同数量的细胞因子表达,而且这可能与独特的组织学特征有关。由细胞因子调节的黏附分子影响 RSH 细胞与周围 T 细胞的相互作用,还可能影响疾病的扩展。

Ⅵ. 免疫功能障碍:霍奇金淋巴瘤与异常的细胞免疫性相关。异常包括受损的皮肤延迟高敏反应,自然杀伤细胞的细胞毒性降低,抑制性 T 细胞和抑制性单核细胞活性增强,高水平的循环免疫复合物伴免疫球蛋白产物增加,抗淋巴细胞和抗Ⅰa 抗体的产生,对 T 细胞分裂刺激和淋巴因子产物的增殖受损。这些缺陷在治疗成功后仍可持续几年。尽管对抗原回忆的无能是可逆的,但处于无病状态几年的患者仍存在受抑的对肿瘤抗原的高敏感性。与对照组相比,其对刀豆球蛋白 A 和植物血凝素的反应明显降低。淋巴细胞减少症在进展的霍奇金淋巴瘤较常见,也可看作放疗的结果。治疗主要是减少 $CD4^+$ T 细胞群落,治疗完全结束后该细胞重新增生缓慢。在纵隔放疗的患者,其裸露 CD4 和 CD8 T 细胞的重要缺陷可持续 30 年。

2) 非霍奇金淋巴瘤(non-Hodgkin lymphoma,NHL)

Ⅰ. 环境因素:据报道在与橡胶生产及石棉和砷加工有关的化学家、农民和个人中淋巴瘤的发病率较高。这种发病率的增加是由于与某些物质接触有关,包括苯和杀虫剂。据报道在长崎的原子弹幸存者大约受到 10Gy 或更高的放射性照射,他们的淋巴瘤发病率较高。因强直性脊柱炎而接受射线照射的患者淋巴瘤的发病率增加。接受放疗和化疗的霍奇金淋巴瘤患者其非霍奇金淋巴瘤的发病率也升高。

Ⅱ. 感染性物质：淋巴瘤的病毒病因学最令人注目的证据是成人T细胞白血病／淋巴瘤。从患者中分离出来的一种C型RNA肿瘤病毒命名为人T细胞白血病－淋巴瘤病毒Ⅰ(HTLV-Ⅰ)。HTLV-Ⅰ是一种获得性反转录病毒，与其他已知的反转录病毒无关。HTLV-Ⅰ可使培养的淋巴样细胞不死亡，而受感染的人类宿主则可诱发恶性肿瘤。在地方性流行区HTLV-Ⅰ的感染率很高，但很少有患者发展为成人T细胞白血病(ATL)。HTLV-Ⅰ还可导致神经病变，称为热带麻痹性下肢轻瘫。有证据显示宿主相关的基因因素影响了HTLV-Ⅰ引起的淋巴细胞转化。成人T细胞白血病／淋巴瘤的发展与人T细胞白血病病毒Ⅰ的感染有关。日本和加勒比地区的成人T细胞白血病／淋巴瘤患者的血清标本中发现阳性的人免疫缺陷病毒1(HIV-1)，这些地区是成人T细胞白血病／淋巴瘤的地方性流行区。

有些研究显示宿主的易感性或共同的环境暴露或两者共同作用造成了HTLV-Ⅰ感染。在亲密的家庭成员间HTLV-Ⅰ抗体的流行率是相应的正常人群的3~4倍。在某些病例中，细胞培养显示抗体阳性而临床表现正常的患者可分离到HTLV-Ⅰ。献血员常规检测HTLV-Ⅰ抗体以防止该病毒通过这种途径传播。

某些B细胞淋巴瘤可能由EB病毒(EBV)感染引起。EB病毒是疱疹病毒家族中的一种DNA病毒，最初是在培养的非洲伯基特淋巴瘤患者的成淋巴细胞中发现的。EB病毒可结合B淋巴细胞上的CD21抗原(同时也是补体成分C3d的受体)。它可将B淋巴细胞转化为可在培养基中永久生长的成淋巴细胞。EB病毒存在于超过95%的地方性伯基特淋巴瘤和大约20%的非地方性伯基特淋巴瘤中。EB病毒启动B细胞的多克隆增殖，并进一步刺激B细胞的增殖，转化的B细胞导致8号染色体和2、14、22号染色体中的任何一个特异性往返翻译。

幽门螺杆菌可引起胃的MALT淋巴瘤，并可能是某些分级较高的淋巴瘤的病因，既可能由MALT转化而来，也可能一开始就是大细胞淋巴瘤。螺旋形的革兰氏阴性菌是第一种被发现的可引起人类肿瘤的细菌。

Ⅲ. 免疫抑制：有许多免疫抑制的患者发展为淋巴瘤。器官移植后应用免疫抑制剂的患者可发生许多疾病，包括从EB病毒感染的多克隆B细胞良性增生到有侵袭性的恶性淋巴瘤。淋巴结外受累在移植后淋巴瘤极其常见。淋巴瘤的发病率和发展速度随着免疫抑制药物(如环孢素)和OK13(鼠单克隆抗体)的引入而增加。在配型不合的去T细胞骨髓移植时，受者的淋巴瘤发病率也增加。有遗传性或获得性免疫缺陷的患者也有EB病毒引起的B细胞淋巴瘤。

Ⅳ. 染色体异常：淋巴瘤染色体异常很常见，大约85%的滤泡中心性淋巴瘤携带染色体移位t(14；18)(q32；q21)，在这种移位中的BCL2癌基因与14q32上的Ig重链部位具有连续性，BCL2蛋白的表达增加。因为BCL2蛋白可抑制细胞程序性死亡(凋亡)，所以BCL2蛋白的累积允许寿命长的中心细胞积聚，从而导致细胞更长的寿命。在成人T细胞白血病／淋巴瘤细胞中已报道了几种细胞遗传学异常。最常见的异常是三倍体，或部分三倍体，如3q、6q、14q和倒位14。少见的细胞遗传学异常包括X染色体的丢失，t(9；21)、5q、2q+、17q+和18号染色体的三倍体。在某些研究中，生存率与核型异常相关。

Ⅴ. T细胞淋巴瘤：皮肤T细胞淋巴瘤的病因不清楚。环境、感染和遗传影响可能较重要。接触有毒的化学物质和物理因素，以及在制造业特别是纺织、石化和机器制造业中工作与皮肤T细胞淋巴瘤的发病率增加有关，但这仍有争议。HTLV-Ⅰ在美国最初是从皮肤T细胞淋巴瘤的患者中分离得到的。血清流行病学研究发现HTLV-Ⅰ与成人T细胞白血病／淋巴瘤有关。在美国少于1%的皮肤T细胞淋巴瘤患者有过既往感染HTLV-Ⅰ的血清学证据。有关皮肤T细胞淋巴瘤发病中的遗传因素的证据尚不确凿。皮肤T细胞淋巴瘤在非洲后裔的美国人中较少见。而且，皮肤T细胞淋巴瘤患者的一级亲属中淋巴瘤或白血病的发病率增加。有关家庭成员中皮肤T细胞淋巴瘤的发病率是否增加的资料仍不一致。

(2)临床表现

1)霍奇金淋巴瘤：超过38℃的发热，夜间大汗，就诊前6个月内体重降低超过基线体重10%的患者定为“B”症状。27%的患者就诊时有发热，通常为低热且热型不规则。较少见的是发现持续1~2周的周期性高热，伴同等时间的无热交替。这种经典的周期性发热(Pel-Epstein)通常有诊断意义。全身瘙痒，通常伴明显的皮肤剥脱，可在查体时见到，但无预后意义。饮酒后立即出现受累淋巴结疼痛是一种奇特的主诉，但几乎是霍奇金淋巴瘤的一种特异性表现。它在少于10%的患者中出现，也无预后价值。有广泛胸内病变的患者可表现为咳嗽、胸痛、呼吸困难和少见的咯血。有时患者可表现为骨髓疼痛，包括背部的星状疼痛伴脊髓压迫的症状和体征。

在表浅淋巴结的部位发现异常的肿块或肿胀是最常见的表现。淋巴结病通常无压痛而有橡皮感。多见的是锁骨上或锁骨下及前胸壁区弥漫、胀大的肿胀而不是分散的团块。上腔静脉受压迫导致面部肿胀和颈部及上胸部的静脉怒张不常见。胸部听诊可发现胸腔积液。触诊对于发现腹腔内淋巴结肿大或器官肿大不是敏感的方法，触诊时应针对肝脏、脾脏和上腹膜后区。中枢神经系统的实质或脑膜受累较少见，但发现有几种副癌综合征。患者可有进展性多发性脑白质病、亚急性小脑退化、坏死性脊髓病、亚急性感觉或运动神经病、发作性神经功能障碍、记忆丧失、吉兰－巴雷综合征(Guillain-Barre syndrome)(急性感染性多神经炎)和中枢神经系统的肉芽肿性血管炎等体征。

2)非霍奇金淋巴瘤：原发病灶可在淋巴结，也可在结外的淋巴细胞组织，如扁桃体、鼻咽部、胃肠道、脾、骨髓或皮肤等。典型的受累淋巴结无压痛，有坚实感和橡皮感。应检查喉部以发现是否有口咽部淋巴组织(Waldeyer环)受累。侵袭性淋巴瘤更可能累及淋巴结外部位，如皮肤和中枢神经系统。

Ⅰ. 中枢神经系统：5%~10%有淋巴结表现的淋巴瘤患者可发展为中枢神经系统受累。这些患者骨髓受累的发生率较高，并有典型的侵袭性组织学表现。中枢神经系统的表现包括脊髓压迫、软脑膜扩展和/或颅内占位性病变。典型的脊髓压迫表现为背部疼痛，随后伴四肢虚弱、局部麻痹和瘫痪。软脑膜扩展则可表现为脑神经麻痹和脑膜刺激征。颅内占位性病变可表现为头痛、无力、视神经盘水肿、局部神经体征或癫痫发作。

Ⅱ.眼部：眼部病变最常见的部位是眶周软组织，特别是结膜的黏膜表面和泪腺周围的区域。这些病变通常是低危的，并有黏膜相关的淋巴样组织（MALT）或滤泡中心淋巴瘤的组织学表现。较好的治疗是25~30cGy剂量的放疗，可以治愈大多数患者。可见到双侧受累，特别是MALT淋巴瘤。较少见的是大细胞淋巴瘤累及眶周软组织，治疗应在临床全程进行。

眼内淋巴瘤是眼部淋巴瘤较少见的表现。多数病例是B细胞大细胞淋巴瘤，但它们通常是一种独特的惰性类型。诊断可通过玻璃体摘除术进行。病变是双侧的大约有50%的概率。而且，它通常与脑部或软脑膜受累有关。治疗的主要方法是放疗，但多数患者可出现眼部或脑部的复发。化疗药物通常不能渗透至眼部或脑部。多数患者应用放疗和类固醇激素后病情可缓解，但复发很常见。这些肿瘤的生物学行为很像脑部的大B细胞淋巴瘤，考虑应用更有力的治疗是合理的。

Ⅲ.鼻窦：淋巴瘤可累及上颌窦、额窦、筛窦和蝶窦。这些淋巴瘤通常可累及骨髓，表现为疼痛、上呼吸道阻塞、流涕、面部肿胀和鼻出血。眶周肿瘤可表现为眼球突出和视力丧失。这些淋巴瘤通常是大细胞淋巴瘤。

Ⅳ.皮肤：皮肤T细胞淋巴瘤和成人T细胞白血病/淋巴瘤通常累及皮肤。退行发育的大细胞淋巴瘤也通常累及皮肤。任何淋巴瘤可继发性浸润皮肤。病变通常为微红-微紫的结节，在侵袭性淋巴瘤中更常见，但分级低的淋巴瘤也可浸润皮肤。皮肤的原发性淋巴结外受累在B细胞淋巴瘤中较少见，可能有更有利的预后。

Ⅴ.肺：肺部受累通常不常见，但在疾病的发展中可看到。这通常与肿瘤从肺门和纵隔淋巴结扩展有关，可在大约20%的患者中见到。肺的原发性淋巴瘤较少见，通常其组织学分级较低。胸腔积液较常见，发生在大约25%的患者中，继发于中央淋巴管阻塞或胸膜播散。

Ⅵ.胃肠道：约15%有淋巴结病变的患者也有胃肠道受累，而在活检时大约1/2的患者胃肠道有病变。患者可表现为厌食、恶心、呕吐、腹部肿块和疼痛。邻近的肠系膜淋巴结可能受累并可能出现症状。肠道受累可能是多病灶性的，可能与Waldeyer环有关。其组织学类型通常是侵袭性淋巴瘤的类型。腹水通常只出现在疾病的晚期，最常见的是继发性的。在大约5%的病例可见到胃肠道的原发受累。原发性胃肠道淋巴瘤的最常见部位是胃，随后是小肠、直肠和结肠。胃的淋巴瘤通常引起消化不良，有时为厌食或饱满感。出血不常见，如果出现提示有高分级的淋巴瘤。MALT淋巴瘤非常常见，而弥漫性大B细胞淋巴瘤也可能再发或在MALT淋巴瘤的背景中出现。

Ⅶ.睾丸淋巴瘤：通常出现于老年患者中，以睾丸的无痛性肿大表现多见。大部分是弥漫性大B细胞淋巴瘤。大约2/3病例的临床表现单纯，局限于睾丸及骨盆或腹部淋巴结。其余的病例特别是有广泛转移的患者中睾丸则是肿瘤转移的一个部位。

Ⅷ.肝、脾：继发于门静脉系统的肝受累在低危的淋巴瘤患者中较常见，而在侵袭性淋巴瘤更常见的是肝实质性病变。肝受累可能与脾受累无关，如霍奇金淋巴瘤一样，大约1/3的患者在病程中可出现肝大和黄疸。肝的原发性淋巴瘤非常少见，通常与侵袭性淋巴瘤有关。在大约1/2的患者中可发现脾脏受累。脾脏的原发性受累非常少见，可以发生在淋巴瘤的各个亚型。

Ⅸ.骨骼、骨髓：在有淋巴结表现的患者中骨骼受累较少见，原发性骨骼受累也是如此。通常，这只限于侵袭性淋巴瘤，而病变通常为溶解性的。骨髓受累在低分级的滤泡中心淋巴瘤和小淋巴细胞淋巴瘤中很常见。与骨髓受累有关的侵袭性淋巴瘤包括成淋巴细胞淋巴瘤和小的未分裂细胞淋巴瘤。弥漫性大细胞淋巴瘤在10%的患者中可累及骨髓。骨髓作为淋巴瘤受累的原发部位则比较少见。

Ⅹ.泌尿生殖系统：腹膜后输尿管为淋巴结阻塞最常见的泌尿道位置。这可能在诊断时发现，但更多的是在病程的晚期发现。尸检时通常可发现肾脏受累，但它较少引起明显的临床表现。不常见的表现是肾脏肿大，主要是淋巴瘤累及引起，但它较少有临床表现。肾病综合征不常见，它可能是由于肾静脉闭塞、肾小球肾炎或微小病变性肾小球病引起。肾小球病更常与霍奇金淋巴瘤有关。

（3）实验室检查

1）霍奇金淋巴瘤

Ⅰ.病理学检验：淋巴结穿刺或活检取材制片后，经HE或瑞氏染色，于显微镜下观察细胞形态学。典型病例可找到Reed-Sternberg（R-S）细胞。R-S细胞为巨大的双核细胞，胞体大，直径约30~50μm，最大可达100μm，细胞呈圆形、椭圆形、肾形或不规则形。胞核较大，直径15~18μm，呈圆形，分叶状或扭曲状，多为2个，也有单个或多个者。呈对称性双核者，称为“镜影核”，核膜清晰，核仁一至多个，大而明显，染色质呈颗粒状或网状，胞质较为丰富，染蓝色或淡紫色，有不规则的胞质突起，无或有少数嗜天青颗粒。典型的R-S细胞在霍奇金淋巴瘤的诊断上有重要意义，但若病理组织已证实其他条件符合，而缺乏R-S细胞，结合临床亦可作出霍奇金淋巴瘤的诊断。

Ⅱ.血象：多数患者早期无贫血，小部分患者有轻度到中度的贫血，可为正色素正细胞型，或小细胞低色素型。白细胞、血小板一般正常。疾病晚期，尤其是病变浸润骨髓后，可发生全血细胞减少，也有中性粒细胞、嗜酸性粒细胞及淋巴细胞增多。

Ⅲ.骨髓象：病变早期正常，小部分患者骨髓涂片可找到R-S细胞，骨髓活检发现R-S细胞阳性率高于涂片，达9%~22%。

Ⅳ.其他检验：疾病活动期有血沉增快，血清碱性磷酸酶和血清铁升高，提示骨骼有浸润或破坏；结核菌素试验、淋巴细胞转化或玫瑰花瓣形成试验均可阴性，提示患者免疫功能低下；其他尚有血清$\alpha 2$-球蛋白、触珠蛋白及血清铜浓度增高，晚期有低丙种球蛋白血症和 C3 增高。

2）非霍奇金淋巴瘤

Ⅰ. 病理学检验：病理组织学切片检查是诊断本病的关键性依据，瘤细胞有以下四种类型：①淋巴细胞型：肿瘤性淋巴细胞分化良好，与成熟的小淋巴细胞相似，胞体小，多呈圆形或卵圆形，胞质量少，胞核圆，有凹陷、切迹，不规则。核染色质呈粗颗粒状，分布不均，多无核仁，分化不良者，瘤细胞以原淋及幼淋细胞为主，胞体较大，呈圆形或椭圆形，常有凹陷、切迹、分叶、折叠、结节及花瓣状等畸形，核仁 1~2 个，核染色质常凝集，呈粗颗粒状，分布较均匀，胞质染深蓝色或浅蓝色，胞质量增多。②组织细胞型：即所谓的"网状细胞肉瘤"，以肿瘤性组织细胞为主，其特征是胞体大小不等，直径 15~25μm，呈多形性，如圆形、椭圆形、锤形及不规则形等，核型多样化，胞核有凹陷、切迹、扭曲、折叠、多叶或双核等。核染色质疏松，呈网状分布均匀或不均，核仁一至多个，亦可隐约不显，核分裂象易见，胞质较丰富，着色浅蓝或灰蓝，常不均匀，可有小空泡或紫红色颗粒出现。③混合细胞型：兼有淋巴细胞及组织细胞型特征。④未分化型：瘤细胞形态较为特殊。

Ⅱ. 血象和骨髓象：白细胞数多正常，淋巴细胞可增多，少数晚期患者瘤细胞侵犯骨髓，此时血象及骨髓象类似于白血病，称淋巴瘤细胞白血病。当淋巴瘤细胞侵犯骨髓后，需要从形态学上区别的淋巴瘤和白血病有：①小淋巴细胞型淋巴瘤与慢性淋巴细胞白血病；② Burkitt 型小无裂细胞淋巴瘤与急性淋巴细胞白血病 L3 型；③原淋巴细胞型淋巴瘤与急性淋巴细胞白血病 L1 或 L2 型。

Ⅲ. 免疫学检验

玫瑰花结试验：①绵羊红细胞玫瑰花结形成，提示瘤细胞来源于 T 细胞；②小鼠红细胞玫瑰花结以及 EAC 玫瑰花结形成提示 B 细胞来源。

细胞表面标志检测：应用单克隆抗体技术检测细胞表面的抗原表达，不但可确定细胞来源，而且可确定其亚型（表 12-40）。

Ⅳ. 遗传学检验：部分淋巴瘤患者有染色体的改变，如染色体的畸变、易位等。

Ⅴ. 其他检验：酸性磷酸酶染色有助于 T 细胞淋巴瘤的诊断，少数患者有 Coombs 试验阳性。

（4）实验室诊断

1）霍奇金淋巴瘤：本病的确诊依靠病理组织学检查。通常由临床征象引起注意而进行组织活检。这些临床征象有：①无痛性淋巴结肿大；②不同部位淋巴结肿大引起相应的器官压迫症状；③可伴有发热或不伴发热、消瘦、盗汗、皮肤瘙痒等全身症状；④随着病情进展可侵犯腹膜后淋巴结以及肝、脾、骨髓等结外组织并引起相应症状。有意义的相关实验室检查有：①可有中性粒细胞增多及不同程度的嗜酸性粒细胞增多；②血沉加快及粒细胞碱性磷酸酶活性增高往往反映疾病活跃；③疾病较晚期，骨髓穿刺可能发现典型 R-S 细胞或单个核类似细胞；④少数患者可并发 Coombs 试验阳性或阴性溶血性贫血。总之，病理学检查、临床征象、实验室检查三者中病理学检查为主要诊断依据。霍奇金淋巴瘤的 WHO 分类法和 Rye 分类法比较见表 12-41。

表 12-40 B 细胞与 T 细胞发育过程及各阶段抗原表

发育阶段	恶变时发生的淋巴瘤类型	抗原表达
1. B 细胞系列淋巴干细胞	AUL	Tdt^+，Ia^+ ↓
前、前 B 细胞	CALL	$CAIIa^+$ ↓
前 B 细胞	前 B-ALL	$CAIIa^+$，$CIgM^+$ ↓
B 细胞	B-ALL、Burkitt 淋巴瘤、小细胞淋巴瘤	$B1^+$，$B2^+$，SIg^+ ↓
转化 B 细胞	小裂细胞型淋巴瘤	$B1^+$，SIg^+ ↓
B- 免疫母细胞	大细胞型淋巴瘤，免疫母细胞型淋巴瘤	$B1^+$，SIg^+ ↓
浆细胞样淋巴细胞	Waldenstrom 巨球蛋白血症	$B1^+$，SIg^+ ↓
浆细胞	多发性骨髓瘤	$B1^+$，CIg^+
2. T 细胞系列淋巴干细胞	AUL	Tdt^+，Ia^+ ↓
前胸腺细胞	T-ALL	Tdt^+ ↓
胸腺皮质细胞	淋巴母细胞型淋巴瘤	$CD5^+$，$CD1^+$ ↓
胸腺髓质细胞	同上	$CD5^+$，$CD1^+$ ↓
周围血及淋巴结	周围型 T 细胞淋巴瘤	$CD3^+$，$CD2^+$，Ia^+ ↓
辅助性 T 细胞	同上	$CD4^+$，CD3 ↓
抑制性 T 细胞	同上	$CD3^+$，CD4 ↓
K 及 NK 细胞	同上	CD5，CD3，CD4，$CD57^+$ ↓
激活 T 细胞	同上	$CD5^+$，$CD3^+$，$CD2^+$

表 12-41 霍奇金淋巴瘤 WHO 分类法和 Rye 分类法比较

WHO 分类法	Rye 分类法
结节性淋巴细胞为主型	淋巴细胞为主型：结节性（大多数病例）
经典 HL：富含淋巴细胞的经典型 HL	淋巴细胞为主型：弥漫性（某些病例） 淋巴细胞为主型：结节型（某些病例）
结节硬化型	结节硬化型
混合细胞型	混合细胞型（大多数病例）
淋巴细胞消减型	淋巴细胞消减型
不可分型的经典型 HL	混合细胞（某些病例）

值得注意的是：R-S 细胞并非霍奇金淋巴瘤所特有，某些疾病如传染性单核细胞增多症、EB 病毒感染等亦可能出现 R-S 细胞，但结合临床特点和实验室检查结果全面分析作出诊断并不难。

2）非霍奇金淋巴瘤：本病的诊断依据包括 3 项。①临床表现：以无痛性淋巴结肿大为主，结外病变可侵犯韦氏咽环、胃肠道、骨、骨髓、皮肤、唾液腺、甲状腺、神经系统、睾丸等，分别表现为局部肿块、压迫、浸润或出血等症状。部分患者有发热、体重减轻、盗汗等全身症状。②实验室检查：骨髓受累时，可发生血细胞减少，某些类型易侵犯中枢神经系统，有脑脊液异常、血清乳酸脱氢酶（LD）水平升高可作为预后不良的指标。③病理组织学检查：系确诊本病的依据。其特点为淋巴结正常结构消失，为肿瘤组织所取代；恶性增生的淋巴细胞形态呈异形性，无 Reed-Sternberg 细胞；淋巴包膜被侵犯。根据组织学特征、细胞来源和免疫表型以及预后，可将非霍奇金淋巴瘤分为不同类型（表 12-34）。

2. 浆细胞肿瘤 浆细胞肿瘤为一组终末分化分泌免疫球蛋白的单 -B 细胞克隆，即浆细胞样淋巴细胞或浆细胞的恶性增殖性疾病，分泌单一均质性 Ig 产物称为 M 成分或单克隆成分，可见于血清及尿中。此组疾病的共同特征是：①单克隆浆细胞异常增生；②增生的单克隆浆细胞合成及分泌结构均一的免疫球蛋白或其多肽链亚单位（单克隆免疫球蛋白或单克隆轻链或重链）。WHO 将浆细胞肿瘤分类如下：①意义未明的非 IgM 单克隆丙种球蛋白病；②浆细胞骨髓瘤；③浆细胞骨髓瘤变异型：不分泌型骨髓瘤，冒烟型（无症状）骨髓瘤，浆细胞白血病；④浆细胞瘤：孤立性骨浆细胞瘤，髓外浆细胞瘤；⑤单克隆免疫球蛋白沉积病；⑥伴有副肿瘤综合征的浆细胞肿瘤：POEMS 综合征，TEMPI 综合征。WHO 将 Waldenström 巨球蛋白血症、IgM 型单克隆丙种球蛋白病和重链病归入淋巴浆细胞淋巴瘤，认为其肿瘤细胞并非仅有浆细胞，而是由淋巴细胞和浆细胞共同组成。

（1）浆细胞肿瘤原因

1）遗传：在小鼠中，动物的遗传背景是发展为单克隆 γ 球蛋白病或浆细胞瘤的重要危险因子。大约 60% 的 C57BIJKa 小鼠在 21 个月时可产生 IgM 族的 M 蛋白。而且，大约 40% 的 C3H 和 NZB 小鼠可产生 IgM 族的 M 蛋白。已报道有较高的浆细胞肿瘤发病率的人类家族中未发现有一致的遗传异常。多发性骨髓瘤在该种患者亲属中的发病率比一般人群要高几倍。所有这些发现都提示在哺乳动物中宿主的遗传背景是发展为浆细胞肿瘤的重要危险因素。

在人类，先前的炎症性疾病和随后的浆细胞肿瘤的产生之间没有一致的关系。然而，已有报道发现在有炎症和自身免疫性疾病的患者中单克隆 γ 球蛋白病的发病率增高。

2）染色体异常：在小鼠中，由矿物油诱导产生的小鼠浆细胞瘤中的 90% 可显示一致的染色体异常。在这些小鼠中，其 15 号染色体上的 c-myc 基因可与 12 号染色体上的免疫球蛋白重链位点或 6 号染色体上的 κ 轻链位点融合。与免疫球蛋白重链或轻链位点融合的 c-myc 基因类似在人伯基特淋巴瘤中所见到的典型的染色体异常位。然而，鼠浆细胞瘤和人伯基特淋巴瘤的生物学行为完全不同，而且未报道有病毒（如 EB 病毒）与鼠或人浆细胞瘤有联系。

在多发性骨髓瘤或浆细胞白血病中反复发现肿瘤细胞中一定的染色体异常。在 30%~50% 的多发性骨髓瘤患者中报道有 14 号染色体的附加长臂（14q+）。通常其来源为 11 号染色体，产生 t（11；14）（q13；q32）。大约 50%~70% 的多发性骨髓瘤和浆细胞白血病细胞患者中有 1 号染色体异常。这些异常高度可变，没有发现有一致性缺失、附加或易位。最后，少数患者在 22 号染色体的免疫球蛋白 λ 轻链位点有缺失。有趣的是，在人类未发现有与 2 号染色体上免疫球蛋白 κ 轻链区有关的染色体异常，虽然大约有 2/3 的 M 蛋白表达 κ 轻链。有 6、9 和 17 号染色体三体型的患者倾向于有较长的生存时间，而 13 号染色体的单体型（Rb 缺失）生存时间较短。然而，在多发性骨髓瘤患者中并不经常开展细胞遗传学研究，因为肿瘤细胞或它们的前体细胞分裂相对较慢。

3）细胞因子：IL-6 是浆细胞瘤生长的有力的刺激因子。从多发性骨髓瘤患者新鲜分离培养的骨髓细胞中，IL-6 主要由单核样细胞和成纤维细胞产生。随着培养时间的延长，骨髓瘤细胞本身也可产生 IL-6 转而又可在体外刺激浆细胞的增长。IL-6 在多发性骨髓瘤患者中起重要作用。在一项研究中，注射抗 IL-6 单克隆抗体可在体内明显抑制肿瘤细胞的生长。另外，其他细胞因子，如粒 - 单核细胞克隆刺激因子（GM-CSF）、IL-1 或低剂量的 IFN-α，可在 IL-6 配合下刺激浆细胞瘤的生长。卡波西肉瘤相关病毒（KSHV）已在多发性骨髓瘤患者的骨髓树突状细胞中发现，偶尔也可在意义未明单克隆免疫球蛋白（MGUS）中发现。KSHV 编码的 IL-6 已被发现在这些骨髓树突状细胞中转录，骨髓瘤细胞的恶性前体细胞似乎可黏附在这些树突状细胞上。最后，骨髓瘤细胞中 IL-6 受体基因重排至少在一例患者中有报道。随着肿瘤进展，肿瘤细胞可逃避对 IL-6 的依赖。没有人对细胞因子的作用与多发性骨髓瘤中观察到的染色体异常之间的关系进行研究。IL-1 基因位于 2q 上，IL-4 和 GM-CSF 则在 5q 上，IFN-α 位于 9p 上，IFN-γ 位于 12q 上，IL-6 位于 7p 上。

多发性骨髓瘤的肿瘤细胞也可产生其他对该疾病的发生机制有明显作用的细胞因子。多发性骨髓瘤意味着在骨髓中存在肿瘤破坏，这些病理改变在X线上可表现为骨质破、溶骨改变等。骨质病变导致骨基质减弱，可能导致病理性骨折。这些病变由肿瘤性浆细胞本身分泌的细胞因子激活的破骨细胞引起，因而称为破骨细胞激活因子，现在则认为有关的因子可能是不同细胞因子的联合作用，包括IL-1、TNF-α、IL-5、TNF-γ等。

(2) 临床表现：单个克隆的B细胞过度生成免疫球蛋白会导致原发性单克隆γ球蛋白病。这可能是由B细胞克隆的原发性缺陷，或遭受慢性抗原刺激所致克隆扩增引起。原发性单克隆γ球蛋白病可能是发展为B细胞肿瘤性疾病（如浆细胞骨髓瘤或Waldenstrom巨球蛋白血症）的先兆。生成异常的免疫球蛋白分子或片段，既可导致重链病、轻链病，也可沉积于纤维导致淀粉样变性。总之，异常免疫球蛋白可认为参与机体的炎症过程。免疫球蛋白与自身抗原（如在红细胞膜表面发现的自身抗原反应）可导致系统性自身免疫病。各类浆细胞肿瘤的主要临床特征与意义见表12-42。

表12-42 浆细胞肿瘤主要临床特征与意义

临床特征	异常和解释
难以解释的水肿或腹水	低清蛋白血症
可疑的肝脏疾病	低清蛋白血症，提示肝硬化或慢性活动性肝炎的高球蛋白血症
结缔组织疾病，结节病	多克隆高球蛋白血症
结缔组织疾病，结节病	低或γ球蛋白缺乏症
CLL恶性淋巴瘤	低γ球蛋白血症或少见的/IgG或IgM M蛋白
难以解释的蛋白尿	清蛋白或在泌尿道感染或肾病综合征时发现的所有血清蛋白的混合物，在球蛋白区迁移的同源性尿蛋白通常提示分泌游离轻链或重链的浆细胞肿瘤
浆细胞性骨髓瘤的证据	血清或尿单克隆球蛋白增多，如骨髓疼痛，蛋白，伴正常的免疫球蛋白减少，反复感染，免疫球蛋白和血沉升高，红细胞呈串钱状，低清蛋白血症，蛋白尿，血液高黏滞性；或骨质溶解性病变
周围神经淀粉性变性	血清或尿中经常出现单克隆蛋白
获得性凝血性疾病	M蛋白或淀粉样蛋白结合至某些凝血因子，如凝血因子Ⅰ、Ⅱ、Ⅷ、Ⅸ、Ⅹ、Ⅺ等
获得性神经病变	M蛋白浸润周围神经

(3) 实验室及辅助检查

1) 多发性骨髓瘤

血象：绝大多数患者都有不同程度的贫血，多属正细胞正色素性，贫血随病情的进展而加重。红细胞常呈"缗钱状"排列，血沉加快明显。白细胞数正常或偏低，分类中淋巴细胞相对增多，可占40%~55%。外周血片可见到骨髓瘤细胞，多为2%~3%，若瘤细胞超过20%，绝对值超过2×10^9/L，应诊断为浆细胞白血病。血小板计数正常或偏低。晚期患者有全血细胞减少。

骨髓象：骨髓有核细胞多呈增生活跃或明显活跃，浆细胞异常增生，并有质的异常。当浆细胞在10%以上，并伴有形态异常时，应考虑骨髓瘤可能。瘤细胞在骨髓内可呈弥漫性分布，也可呈灶性、斑片状分布，故有时需多部位穿刺才能诊断。骨髓活检可提高检出率。瘤细胞的大小、形态和成熟程度有明显的异常，其形态特点与分型如下。

形态特点：瘤细胞与浆细胞极为相似，但前者有下列特征：①瘤细胞大小不一，一般较大，形态呈明显的多变性，多呈堆集分布；②瘤细胞呈圆形、椭圆形或不规则形，胞核长圆形，偏位，核染色质疏松，排列紊乱，可有1~2个大而清楚的核仁；③胞质较为丰富，呈中等量，染嗜碱性深蓝色，或呈火焰状不透明，常含有少量嗜苯胺蓝颗粒和空泡；④有些瘤细胞含红色粗大的包涵体（Russel小体）、大量空泡（桑椹细胞）及排列似葡萄状的浅蓝色空泡（葡萄状细胞）；⑤骨髓瘤细胞过氧化物酶染色呈阴性反应。

分型：1957年，欧洲血液学会议将瘤细胞分为四型：Ⅰ型（小浆细胞型）：细胞较成熟，染色质致密，核偏位，胞质较丰富，此型分化良好的形态与正常成熟浆细胞相似；Ⅱ型（幼稚浆细胞型）：胞核染色质较疏松，细胞外形尚规整，核偏位，核/质比例1∶1；Ⅲ型（原始浆细胞型）：核染色质疏松，如网状细胞，核可居中，有核仁，核/质比例显示核占优势；Ⅳ型（网状细胞型）：细胞形态非常多样化，核仁较大、较多，细胞分化不良者则恶性程度高。

透射电镜：在透射电子显微镜下，瘤细胞的显著特征是内质网的增多和扩大，高尔基（Golgi）体极为发达，扩大的粗面内质网内含无定形物、椭圆形小体，这些物质与血清中M蛋白有关。

其他检验：①血清钙、磷和碱性磷酸酶：血钙升高，血磷一般正常，肾功能不全时，血磷可增高。碱性磷酸酶可正常、降低或升高。②血清β2微球蛋白及血清乳酸脱氢酶活力：两项指标均增高，β2微球蛋白增高可作为判断预后与治疗效果的指标，其水平的高低与肿瘤的活动程度成正比，乳酸脱氢酶增高亦与疾病的严重程度相关。③肾功能检查：由于B-J蛋白沉淀于肾小管上皮细胞，蛋白管型阻塞而导致肾功能受累，因此酚红排泄试验、放射性核素肾图、血肌酐及尿素氮测定多有异常，晚期可出现尿毒症。④血液流变学：患者可有血黏滞度增高，一般见于M蛋白明显增高者。⑤白细胞介素-6

(IL-6)及可溶性IL-6受体(sIL-6):多发性骨髓瘤患者血清IL-6及sIL-6受体水平增高。⑥聚合酶链反应(PCR):检测免疫球蛋白重链基因重排作为单克隆B细胞-浆细胞恶性增生的标志,用于本病的诊断及与良性反应性免疫球蛋白增多的鉴别诊断。

X线检查:在本病诊断上具有重要意义。本病的X线表现有下述四种:①弥漫性骨质疏松,脊椎骨、肋骨、骨盆、颅骨常表现明显,也可见于四肢长骨;②溶骨性病变,骨质疏松病变的进一步发展即造成溶骨性病变,呈多发性圆形或卵圆形,边缘清晰锐利似穿凿样溶骨性病变是本病的典型X线征象,常见于颅骨、脊椎骨、肋骨、骨盆,偶见于四肢骨骼;③病理性骨折,最常见于下胸椎和上腰椎,多表现为压缩性骨折,其次见于肋骨、锁骨、骨盆,偶见于四肢骨骼;④骨质硬化,此病变少见,一般表现为局限性骨质硬化,出现在溶骨性病变周围。有骨痛而X线摄片未见异常,应进行CT或磁共振成像(MRI)检查。

2)意义未明的单克隆丙种球蛋白病:见表12-43。

表12-43　意义未明的单克隆丙种球蛋白病与多发性骨髓瘤鉴

	意义未明的单克隆丙种球蛋白病	多发性骨髓瘤
血红蛋白	一般>120g/L	常<120g/L
骨质破坏	无	有
肾衰竭	无	有
本周蛋白	常无	常有
骨髓中浆细胞	<10%,形态正常	>10%,骨髓瘤细胞
血清单克隆免疫球蛋白	IgG<30g/L IgA<15g/L IgM<15g/L 本周蛋白<1g/24h	IgG>30g/L IgA>15g/L IgM>15g/L 本周蛋白>1g/24h
血清清蛋白	正常	降低
正常多克隆免疫球蛋白	正常	降低
血浆黏滞度	正常	增高

3)浆细胞病特殊检查

表面标志:多发性骨髓瘤的细胞标志研究显示有很多细胞系列不一致。肿瘤B细胞可表达早期和晚期B细胞抗原及粒细胞、单核细胞或巨核细胞的特征性抗原。这导致许多研究者认为多发性骨髓瘤的转化细胞可能实质是骨髓干细胞。然而,细胞系列的不一致已在许多肿瘤的标志物研究中发现。这种细胞系列不一致可能是继发于恶性转化的细胞分化抗原的表达失调的反映。但是,很有可能多发性骨髓瘤不是一种成熟浆细胞中发生转化事件的疾病。

区域电泳:

血清:在正常血清中最多的蛋白质是清蛋白。清蛋白的迁移呈尖峰状。除了在少数病例外,所有的清蛋白分子有几乎完全相同的氨基酸序列,因而有相同的电泳移动性。相反,γ球蛋白则包含几百万个不同氨基酸序列的免疫球蛋白和多变的碳水化合物副链。这些蛋白质以一种非常宽的条带进行迁移,通常IgA和IgM在前部(对应β球蛋白),IgG则贯穿整个球蛋白条带,而分泌的IgD和IgE水平通常低,所以用这种方法不能检测。当浆细胞肿瘤产生M蛋白时,其电泳表现将改变。

在球蛋白区域单克隆免疫球蛋白可到处迁移。IgM和IgA的M蛋白倾向于比多数IgG分子迁移得快。为明确区别这些免疫球蛋白族,需要免疫电泳或免疫结合电泳,后文将予以说明。

脑脊液和尿:当游离轻链在尿中出现时,可用磺基水杨酸沉淀、浓缩尿电泳、免疫电泳或免疫结合电泳检测。后两种技术对评价免疫球蛋白轻链是κ、λ或两者均存在很有用。普通的尿测验片依赖于四溴酚蓝,一种可以特异结合至清蛋白上的染料。因此,尿测验片不是一种可靠的本周蛋白检测方法,应采用磺基水杨酸法。

尿电泳是诊断和随访浆细胞肿瘤患者最重要的检测工具中的一种。许多骨髓瘤患者的肿瘤B细胞产生过多的免疫球蛋白轻链或只有轻链。当免疫球蛋白轻链通过肾小球的滤过超过远端肾小管的吸收能力时,游离轻链可分泌至尿中。在固定时间内轻链分泌的量通常与轻链的产生量成比例,而后者与肿瘤细胞的数量成比例。因此,对分泌的免疫球蛋白随时间变化的量进行一系列的检测是随访肿瘤瘤体和治疗效果的方便方法。

然而,检测尿中的免疫球蛋白轻链,并不与免疫球蛋白轻链的产生率相关。免疫球蛋白轻链通常在远端肾小管进行重吸收和代谢。随着肾损害进展,尿中分泌的轻链增加,部分是由于肾功能损害加重。因此,估计多发性骨髓瘤患者的肿瘤细胞数量的最好方法通常是检测血清中的M蛋白。然而,肿瘤细胞的突变可导致分泌免疫球蛋白减少,而患者脱水和肾脏疾病也可影响血清中M蛋白的数量,而不受肿瘤细胞数目的影响。

免疫球蛋白基因重排:确定淋巴增生疾病最特异的方法是免疫球蛋白基因重排的单克隆分析。在实验室中,最常用的技术是流式细胞术,寻找肿瘤细胞的轻链(κ或λ)。因为B细胞免疫球蛋白重链和轻链基因同时重排而产生条形免疫球蛋白基因,用限制性内切酶消化后检测生发中心系列DNA免疫球蛋白片段已成为通用的研究方法。从可疑B细胞肿瘤中分离的DNA基因组用一种或多种限制性内切酶,而每一酶都可在特异的位点剪切DNA。如果在这些靶部位之间的DNA重排后联合固定,而可变区mRNA可被转录,与生发系列序列或DNA编码的任何重链或轻链mRNA相比,DNA的长度将不同。当这样消化的产物在明胶上进行电泳和用特异性DNA探针杂交标记时,可发现单克隆条带。该技术对评价分泌的免疫球蛋白量不足以检测出的B细胞淋巴增生性疾病很有用。免疫球蛋白重链基因重排发生在B细胞发育的早期,即使是在根本不产生M蛋白的细胞中也可检测到。单克隆和寡克隆重排都可用该技术检测到,在免疫缺陷的宿主进行淋巴增生性疾病的检测时特别有价值。

定量免疫球蛋白测定：血清、尿或脑脊液中的免疫球蛋白通常可用悬液计进行测量。该技术建立在观察抗原抗体复合物形成云状沉淀的基础上，这些沉淀可用光电方法进行检测。此方法用特异性针对任何一种不同的免疫球蛋白重链和轻链的抗体稀释成不同浓度进行孵育。在沉淀形成后，沉淀的数量可用与已知浓度的沉淀免疫球蛋白制成的标准曲线进行对比测得。这种即时 - 自动技术已代替了缓慢、费力、半定量的辐射状免疫扩散法。

血清 β2 微球蛋白：β2 微球蛋白是主要组织相容性抗原复合物（MHC）Ⅰ类分子的轻链。Ⅰ类分子在所有有核细胞中出现，包括淋巴细胞和浆细胞。在快速分裂的细胞群，膜翻转可导致许多分子的减少，包括Ⅰ类分子 MHC。

因为 β2 微球蛋白并不共轭结合至它的重链，它可释放至细胞间液和血液中。由于它的分子量小于 12 000，可通过正常的肾小球。然而，β2 微球蛋白在正常的远端肾小管可被重吸收，而不会在尿中大量出现。但是在浆细胞肿瘤患者中，由于增加的肿瘤细胞而使血清中的 β2 微球蛋白增加。而且，当骨髓瘤蛋白诱导的肾损害发生时，肾小球滤过率减低会导致血清中 β2 微球蛋白水平增加。肾小管功能不全进一步增加血清中 β2 微球蛋白水平。因此，血清中 β2 微球蛋白为肿瘤细胞数量、细胞增殖、对肾功能的影响和对治疗的反应提供了另一个参数。

血清黏滞性：大分子如 IgM 五聚物和 IgA 二聚物可明显增加血清黏滞性。某些 IgG 分子，特别是 IgG3 亚族分子，也倾向于积聚和增加血清黏滞性，这可导致体内毛细血管血流淤滞和视觉障碍。其他中枢神经系统异常和某些凝血性疾病实验室中，血清黏滞性可通过与蒸馏水对比穿过标准玻璃试管来测量。该试验通常是在室温下进行，它是高度可变的。如果患者有在 37℃以下凝集增加的冷球蛋白，则测量血清黏滞性应在 37℃时进行以得到临床相关信息。正常血清的相对黏滞性是蒸馏水的 1.8 倍。患者通常在黏滞性为 4 或更小时没有临床症状。

淀粉样变性：与浆细胞肿瘤相关的淀粉样变性是由组织中轻链或轻链片段沉积引起。淀粉样蛋白，意思为“像淀粉一样”，来源于附着于免疫球蛋白轻链或重链分子的多糖。淀粉样蛋白可沉积于任何组织中，有在小血管壁周围和内部沉积的倾向。淀粉样蛋白最好用组织活检检测，通常活检部位为肾、肝、直肠、口腔、心脏或皮肤。组织轻链沉积有固定的顺序，并可结合刚果红或硫黄素 B64。在偏振光下或荧光显微镜下，这些病变有可以确定诊断的特征性表现。淀粉样变性可能严重损害器官功能，是浆细胞肿瘤的一种潜在的严重并发症。应当注意的是，组织淀粉样沉积可干扰止血并使内脏器官的穿刺活检结果复杂化。

(4) 诊断和鉴别诊断：以多发性骨髓瘤为代表的本病诊断，主要根据以下标准：

1）骨髓单克隆浆细胞比例 ≥ 10%，并有异常浆细胞（骨髓瘤细胞）或组织活检证实为浆细胞瘤；

2）血清和 / 或尿出现单克隆 M 蛋白；

3）骨髓瘤引起的相关表现：①靶器官损害表现（CRAB），校正血清钙>2.75mmol/L，肾功能损害（肌酐清除率< 40ml/min 或肌酐>177μmol/L），贫血（Hb 低于正常下限 20g/L 或<100g/L），溶骨性破坏，通过影像学检查（X 线检查、CT 或 PET/CT）显示 1 处或多处溶骨性病变；②无靶器官损害表现，但出现以下 1 项或多项指标异常（SLiM），骨髓单克隆浆细胞比例 ≥ 60%，受累 / 非受累血清游离轻链比 ≥ 100，MRI 检查出现>1 处 5mm 以上局灶性骨质破坏。

诊断活动性（有症状）多发性骨髓瘤，需满足第 1）条及第 2）条，加上第 3）条中任何 1 项。需除外反应性浆细胞增多（reactive plasmacytosis）和意义未明的单克隆丙种球蛋白病（MGUS）。

反应性浆细胞增多见于病毒感染、细菌感染、疫苗接种、结节病、系统性红斑狼疮、肝硬化、转移癌等，患者不仅有其原发病的特点，而且骨髓中浆细胞一般不超过 15% 且无形态异常，免疫球蛋白增多有限，且系多克隆性，也无骨骼损害。原发病控制后，浆细胞比值逐渐恢复至正常。

血清中出现单克隆 IgM 且大于 10g/L 和骨髓中浆细胞样淋巴细胞浸润是诊断原发性巨球蛋白血症的主要依据，结合患者发病年龄大、贫血、出血、神经系统症状和肝脾淋巴结肿大，一般可对本病作出诊断，但需与多发性骨髓瘤、慢性淋巴细胞白血病、意义未明的单克隆丙种球蛋白病等进行鉴别。

3. 淋巴浆细胞淋巴瘤

(1) 原发性巨球蛋白血症

1）血象：绝大多数患者有不同程度的贫血，属正细胞正色素性贫血，白细胞计数正常或减少，分类中性粒细胞减低，淋巴细胞增多，血小板计数正常或减少。血片上可见明显的红细胞缗钱状排列。

2）骨髓象：由于组织液黏稠和骨髓细胞异常增生，骨髓穿刺常干抽，骨髓活检可见细胞高度增生，常见淋巴细胞、浆细胞样淋巴细胞和浆细胞浸润，组织嗜碱（肥大）细胞常增多。典型的浆细胞样淋巴细胞介于浆细胞与成熟淋巴细胞之间，胞质较少呈嗜碱性，糖原染色有球状阳性颗粒，核具有 1~2 个核仁，淋巴细胞主要为小淋巴细胞。电镜检查可见异常淋巴样浆细胞具有丰富的合成和分泌免疫球蛋白的粗面内质网和发达的高尔基体。粒细胞系和巨核细胞系无异常。

3）其他检验：①红细胞沉降率增快；②抗球蛋白试验偶见阳性；③凝血酶原时间延长；④部分患者有高尿酸血症；⑤全血（浆）黏度普遍增高。

(2) 重链病：见表 12-44。

4. B 细胞幼淋巴细胞白血病 幼淋巴细胞白血病（prolymphocytic leukemia，PLL）是慢性淋巴细胞白血病的一种临床和形态学变异型，最早于 1973 年定义，是一种亚急性淋巴细胞白血病。根据细胞免疫表型分为 B-PLL 和 T-PLL，WHO 分类将其分别归入成熟 B 细胞和成熟 T 细胞肿瘤。B-PLL 约占慢性淋巴细胞白血病（CLL）的 10% 左右，占所有淋巴细胞白血病的 1%。诊断时外周血幼淋巴细胞应占 55% 以上。T-PLL 是一种罕见疾病，在 30 岁以上的成人中占淋巴细胞白血病的 2% 左右。

(1) 病因和发病机制

1）病因不明：有几种有关因素，有性别易感性，男女比例为 4∶1。由于 B-PLL 可由 B-CLL 进展而来，与 CLL 发生有关的因素亦可导致 B-PLL 的发生。

表 12-44 γ、α、μ 三种重链病临床和实验室特点

	IgG(γ)型	IgA(α)型	IgM(μ)型
细菌感染	+++	+	++
软腭水肿	有	无	无
骨损害	无	无	可有
淀粉样变	可有	无	有
血象	常见轻中度贫血。WBC 正常,可见异型淋巴细胞、浆细胞和嗜酸性粒细胞增多,少数有血小板减少	可有轻中度贫血,其他无特异性改变	常有贫血,但淋巴细胞增加和血小板减少不常见
血清蛋白电泳	低丙种球蛋白血症,电泳于β1 和β2 区出现类似多克隆球蛋白的宽带	血清清蛋白减少,低丙种球蛋白血症,半数电泳无异常,或在α2 和β区出现不明显的宽带	半数有低丙种球蛋白血症,偶有μ链形成的少量 M 蛋白,位于α2 区或α、β之间
尿本周蛋白	γ重链蛋白一般较少,0.5g/d,个别达 20g/d	尿本周蛋白阴性	多数患者尿中有本周蛋白,多为κ型,少数为λ型
骨髓和/或淋巴结	可见异常淋巴细胞或浆细胞样淋巴细胞增多,但也可无此表现,少数类似骨髓瘤或慢淋骨髓象	不常累及骨髓,故骨髓象正常或见淋巴细胞、浆细胞轻度增生	骨髓内有空泡的浆细胞和幼淋巴细胞增多或为慢淋骨髓象

2)细胞遗传学:许多病例(约 60%)的染色体断裂点涉及 14q32,其中 20% 的患者为 t(11;14)(q13;q32)异常;伴 t(11;14)异常的 B-PLL 应与套细胞淋巴瘤(MCL)的白血病期鉴别。12 号三体异常发生率低于 CLL 患者(有该异常的患者可能由 CLL 发展而来)。6q- 和累及 1、12 号染色体的重排偶尔可见。t(6;12)(q15;q14)异常亦见报道;t(2;13)(q35;q14)是一种儿童横纹肌肉瘤较常见的染色体改变,在 B-PLL 中亦可见到。另外,采用荧光原位杂交(FISH)的方法也证明 11q23 和 13q14 缺失的存在。

53% 的患者可出现 P53 基因异常(异质性消失,P53 蛋白阴性表达和突变)。17pl3.3 的异质性丢失常与 P53 基因的灭活突变有关,可见于 3/4 的受检病例。B-PLL 频发的 P53 突变与 B-CLL 相反,可能与该病对治疗耐药有关。有些 B-PLL 可出现 t(2;8),涉及 C-MYC 基因,这和 Burkitt 淋巴瘤相似。

3)免疫学:80% 的幼淋巴细胞为恶性 B 细胞起源,这些细胞常有单克隆免疫球蛋白基因重排,表达成熟 B 细胞表面抗原(CD19、CD20、CD22、CD79a、CD79b、FMC7)。和 B-CLL 不同,B-PLL 常表达较高浓度的表面免疫球蛋白,一般为 IgM(有或无 IgD);不能与小鼠红细胞形成玫瑰花结。B-PLL 细胞常常携带自身抗体相关的交叉反应位点,提示其免疫球蛋白可变区基因同 B-CLL 细胞相似。然而,序列分析发现约半数患者 B-PLL 细胞表达非突变的可变区基因,其他病例则表达突变的可变区基因。B-PLL 细胞这种体细胞突变的存在说明至少部分患者起源于生发中心后 B 细胞。

(2)临床表现:50% 以上的患者诊断时年龄在 70 岁以上。可无症状,可诉疲乏无力、体重下降、出血趋势(获得性)。2/3 的患者有巨脾,肝脏也常肿大。淋巴结肿大一般不明显。少数病例可有白血病性脑膜炎、胸腔积液或腹腔积液。有些患者由于白细胞过度增多可发生心肺并发症。

(3)实验室检查

1)外周血检查:就诊时患者常有正细胞、正色素性贫血,血红蛋白一般<110g/L;血小板计数常<100×10^9/L。白细胞计数增高,大多数 B-PLL 患者淋巴细胞计数上升迅速,3/4 以上的患者外周血淋巴细胞计数>100×10^9/L,主要为幼淋细胞(>55%,常>90%),细胞中等大小、核圆形、染色质中度聚集、核仁清晰、胞质相对嗜碱。

2)骨髓检查:骨髓为弥漫性幼淋细胞浸润;其他器官也可有累及(如脾脏广泛的红髓和白髓浸润,淋巴结为弥漫的或模糊的结节性浸润)。

3)血清学检查:患者常有低γ球蛋白血症,1/3 的患者血清蛋白电泳显示为单克隆γ球蛋白。

4)免疫表型检查:B-PLL 表达 B 细胞分化抗原:FMC7 强阳性、CD79b 强阳性、CD22 高表达、CD23 阴性。CD5 表达的变异性较大,一般为阴性,从 CD5+B-CLL 进展来的患者可能出现 CD5 的低表达。B-PLL 细胞常表达高水平的膜表面免疫球蛋白,常为 IgM(可同时表达或不表达 IgD)。免疫球蛋白基因呈克隆性重排。

(4)诊断和鉴别诊断

1)国内诊断标准:①临床表现,发病多大于 50 岁,起病缓慢,脾中、重度大,常有肝大;②血象,轻至中度贫血,白细胞增高,也可正常,血小板常减少。涂片中有大量幼淋细胞,可占 2/3(约 60%);③骨髓象(巨核细胞成熟障碍),增生明显活跃,以淋巴细胞系为主,有核仁的幼淋细胞 17%~80%。大量幼淋细胞为确诊的必要条件,免疫学为 B 淋巴细胞表型。幼淋细胞形态:胞体较大,圆形,胞质较丰富,核染色质浓集成块状或粗细不等,尤在核膜周边密集分布。核仁大而明显,与核质发育不同步。扫描电镜下幼淋细胞有小毛状突起,透射电镜下无核糖体 - 板层复合物。细胞化学染色:PAS 阳性,POX 及各种酯酶染色阴性,ACP+、TRAP-。

2）国外诊断标准须符合以下条件：①脾大，而淋巴结不大；②外周血白细胞数增高，常>100×10^9/L，其中幼淋细胞>0.55（55%）；③幼淋细胞形态学为体积较大，胞质嗜碱性，核圆，核仁清晰，染色质浓密，核质比例低；④免疫表型 sIg^+、$CD19^+$、$CD5^-$、CD10、$FMC7^+$，sIg 高表达有鉴别意义；⑤细胞遗传学可见 t（11；14）（q13；q32）或 t（6；12）（q15；q13）。

3）鉴别诊断：应与 B-CLL 的幼淋变区别，有以下几点可区别：①B-CLL 幼淋变有 CLL 病史，BM 幼淋细胞≤10%；②B-CLL 幼淋变，BM 幼淋细胞>15%，与 CLL/PL 混合型鉴别在于 CLL/PL 的幼淋细胞在 PB 中<55%，而 B-PLL 则必须>55%。B-PLL 与套区细胞淋巴瘤白血病期较难区别，不但形态学而且免疫表型也相同，如有 t（11；14）可诊为套区细胞淋巴瘤白血病期。

5. 多毛细胞白血病

（1）病因和发病机制：病因尚不清楚，接触苯、化学杀虫剂或射线与多毛细胞白血病（hairy cell leukemia，HCL）发生可能有关联性。

多毛细胞的免疫表型与前浆细胞阶段的成熟 B 细胞一致，且通过免疫球蛋白基因重排检测，现已确定 HCL 是 B 细胞系恶性肿瘤。典型的 HCL 细胞形态和免疫表型，包括联合表达 CD11c 和 CD22 及抗酒石酸的酸性磷酸酶活性，但是 CD5 的表达不会丢失，且一般不能诱导出 CD25 表达，因此，HCL 细胞表型可能比 CLL 更为成熟。细胞因子在 HCL 中发挥着重要作用。TNF 能够延长 HCL 细胞体外生存时间，HCL 细胞释放的 TNF 通过抑制骨髓造血前体细胞而导致全血细胞减少。HCL 细胞表达 CD25，这是一种位于细胞表面的低亲和力 p55 白细胞介素 -2 受体（IL-2R），HCL 细胞也表达中等亲和力的 p75 IL-2R，具有促进 HCL 细胞增殖的生理作用。CD25 和 TNF 很可能参与了 HCL 自分泌和旁分泌的生长环路。HCL 还表达特异的黏附受体（整合素），使多毛细胞定植和浸润骨髓、肝脏和脾脏。

细胞遗传学研究表明部分 HCL 患者可出现克隆性的染色体异常，有报道约 1/3 的 HCL 患者伴有 5q13，推断这个区域的某种抑癌基因出现缺失。

（2）临床表现：HCL- 般起病缓慢，成年发病，男性多于女性，其比值约为 4.5∶1，中位发病年龄为 52 岁。最常见的症状为脾肿大所致的腹胀、食欲缺乏，及肤色苍白、体重减轻、疲倦乏力，其他症状还有发热、皮肤青紫，出血症状不严重。部分患者同时伴有肝脏肿大，可出现腹膜后淋巴结肿大，但浅表淋巴结肿大罕见。全血细胞减少见于大多数 HCL 患者，使之易发生革兰氏阳性和阴性细菌感染。严重的单核细胞减少亦常见，是 HCL 的特征表现。疾病进展期细胞免疫功能缺陷如单核细胞减少、记忆辅助 T 细胞降低、T 细胞功能障碍、NK 细胞活性受抑及缺乏内源性 α 干扰素导致患者易发生机会性感染，如侵袭性真菌感染、非典型分枝杆菌感染、军团病、李斯特菌病等。HCL 患者还会出现自身免疫性疾病的相关症状，如硬皮病、关节炎、多发性肌炎、结节性多动脉炎等，皮肤受损也可见，如红色斑丘疹、坏疽性脓皮病。

以上这些主要临床表现的发生率分别为脾肿大 70%~80%、肝脏肿大 40%~50%、贫血 70%、血小板减少 80%、中性粒细胞减少（<1×10^9/L）75%、单核细胞减少（<0.1×10^9/L）90%。

（3）实验室检查

1）外周血检查：全血细胞减少较常见，更多仅表现一系或二系减少，如贫血和轻至中度血小板减少，白细胞数减少常见，约 1/3 患者出现粒细胞缺乏（<0.5×10^9/L），但有 10%~20% 患者白细胞数量可增高达（10~20）×10^9/L，同时伴有特征性的单核细胞减少。识别外周血涂片特征性的多毛细胞是诊断 HCL 的第一步。多毛细胞大小不等，常为小淋巴细胞 2 倍左右，核呈卵圆形或凹陷呈肾形，居中或偏心，染色质呈网状比正常淋巴细胞疏松，核仁不清或无，胞质丰富，染淡蓝色，无颗粒，边界不规则，具有特征性的多个毛发样突起，故被称为“多毛细胞”，有时胞质中可见棒状结构，为电镜下的核糖体板层复合物结构（ribosome lamellar complexes，RLC）。外周血毛细胞数量不多，白细胞减少的患者要找到这些细胞更为困难，这时可将抗凝血沉淀后吸取黄色血浆层涂片检测。

2）细胞化学染色：这将有助于 HCL 的诊断。HCL 细胞酸性磷酸化酶 5 型同工酶呈阳性反应，且不被左旋酒石酸抑制，即抗酒石酸酸性磷酸酶（tartrate-resistant acid phosphatase，TRAP）阳性。TRAP 阳性结合骨髓活检可确诊 HCL，但单克隆抗体免疫表型检测的开展使诊断对其依赖减低。若 TRAP 阴性，则提示为变异型 HCL。

3）骨髓检查：尤其是骨髓活检在 HCL 确诊中起主要作用，因为 HCL 骨髓表现出特征性的组织病理学改变。大多数 HCL 患者骨髓增生活跃，但骨髓造血细胞成分减少，粒系比红系和巨核细胞减少更明显，骨髓可见广泛或灶状多毛细胞浸润，多毛细胞形态特征如同外周血涂片，但毛发状突起不如外周血片典型。由于 HCL 细胞浸润所致的网状纤维增多，骨髓大多呈干抽，骨髓活检标本网状纤维纤细，不像骨髓增殖性疾病的束状纤维，多毛细胞呈“煎蛋”样外观，细胞互相交错，核被丰富胞质相隔，使每个细胞间分界清楚，这些特征性外观有助于将 HCL 与其他淋系恶性肿瘤细胞浸润区别开来，后者细胞核之间排列更为紧密。10%~20% 患者骨髓增生低下，特别是粒系明显减低，少量毛细胞被脂肪细胞包围，易与再生障碍性贫血相混淆。这时，要进行 B 细胞抗原免疫组化检测（如用 CD20 抗体和 DBA-44 抗体）以确认毛细胞。

4）电镜超微结构检查：电镜下，多毛细胞胞质突起十分明显，长短不一，胞质中 RLC 可见于半数的患者，也是多毛细胞的一个特征。但这些结构也可见于 CLL，并非 HCL 所特有。

5）免疫表型检查：在多毛细胞内发现免疫球蛋白重链和轻链的重排，证实其属于 B 细胞。应用单克隆抗体可确定多毛细胞表达各种特征性的表面抗原：SmIg 阳性，表达 B 细胞标志抗原 CD19、CD20、CD22、CD79a，还表达 CD11c、CD25、FMC7 和 CD103（黏膜淋巴细胞抗原），但通常 CD5、CD10 和 CD23 阴性。CD11c 在单核细胞也有表达，CD103 可能是 HCL 的敏感标志物，它是整合素家族成员之一，通常表达在上皮内 T 细胞和一些激活的淋巴细胞中，当 CD103 与其他 B 细胞抗原共同表达时，高度提示 HCL。通过针对白细胞共同抗原 CD45 和 B 细胞系单克隆抗体 DBA-44 免疫组织化学方法可判定石蜡包埋骨髓标本中的毛细胞。同时这种方法也用于检测经有效治疗后 HCL 患者的微小残留病。上述单抗用于 HCL 免疫表型检测时，CD11c、CD25、CD103 是 HCL 较特异的表面标志，这些抗原均阳性有助于区分 HCL 与其他 B 细胞肿瘤。

6）细胞遗传学检查：未发现 HCL 特异性的染色体异常。2/3 HCL 患者可见克隆性的细胞遗传学异常，常见为 1、2、5、6、11、19、20 号染色体异常，特别是 5 号染色体异常可出现于 40%HCL 中，如 5 号三体、5q13 等。50%~70% 病例 cyclin D1 高表达。

7）其他：肝功能转氨酶异常（19%）、氮质血症（27%）及高 γ- 球蛋白血症（18%），后者很少为单克隆性。脾脏病理特点是病变侵犯红髓血窦，白髓萎缩，多毛细胞排列成管状，其内充满红细胞，形成假窦道。在肝脏，多毛细胞主要侵犯门静脉系统和肝窦。淋巴结浸润主要表现在副皮质区。

（4）诊断与鉴别诊断：典型的形态学特点，TRAP 阳性，特征性免疫表型使 HCL 易于诊断。但外周血多毛细胞比例低时要诊断 HCL 有一定的困难。大多数 HCL TRAP 阳性，但它对诊断而言不是必需和特异的，其他一些血液系统恶性肿瘤如幼淋巴细胞白血病、Sezary 综合征和成人 T 细胞白血病 TRAP 有时也阳性。免疫表型也无特异性抗原区分 HCL 与其他 B 细胞白血病，因为 CD22、CD11c、CD25、FMC7 也出现在非 HCL 的疾病中。这些表面标志物强阳性，结合 CD103 阳性和形态学特征性改变，对诊断最有价值。

本病鉴别诊断要排除其他亦表现脾肿大的 B 细胞增殖性疾病，如幼淋巴细胞白血病和变异型 HCL 等。明显的周围淋巴结肿大，不典型的形态学特点，TRAP 阴性，异常免疫表型应考虑变异型 HCL 及其他淋巴系统增殖性疾病。

6. 慢性淋巴细胞白血病　慢性淋巴细胞白血病（chronic lymphocytic leukemia，CLL）是一种恶性淋巴细胞增殖性疾病，以小淋巴细胞在血液、骨髓和淋巴组织中不断聚集为主要表现。本病绝大多数为 B 细胞性（约占 95%），T 细胞性者较少。慢性淋巴细胞白血病在欧美各国发病率高，占白血病的 25%，我国较少见，约占成人白血病比例的 3%。慢性淋巴细胞白血病通常是 B 淋巴细胞的恶性增殖性疾病，其特点为外周血大量单克隆的淋巴细胞积聚，并浸润累及骨髓、肝、脾及淋巴结等器官。慢性淋巴细胞白血病好发于老年，发病年龄多在 40~75 岁，其中 90% 在 50 岁以上，罕见于 30 岁的病例。男性易患，男女之比为（2~3）∶1。本病自然病程长，平均生存期 4~14 年。

（1）慢性淋巴细胞白血病的原因：确切的发病机制不明，可能与遗传因素、染色体、细胞癌基因和抗癌基因的改变有关（参见急性髓系白血病和急性淋巴细胞白血病）。

（2）临床表现

1）起病：本病起病隐袭，比慢性粒细胞白血病更缓慢，常拖延数月至数年才就诊，不少病例因其他疾病检查血象时才被发现。症状多不明显，无症状者占 25%。首发症状以淋巴结肿大为最常见，也可因乏力、消瘦、贫血、出血、脾大、感染而至医院就诊。

2）全身症状：可有乏力、发热、出汗、进行性消瘦等，这些症状一定程度上与慢性淋巴细胞白血病的疾病病情进展和分期有关。

3）淋巴结、肝、脾大：此为慢性淋巴细胞白血病患者最常见的临床症状，60%~80% 的慢性淋巴细胞白血病病例可有不同程度的淋巴结肿大，肿大的淋巴结表面光滑，质中，无疼痛或粘连，最常累及颈部、锁骨上淋巴结以及腋窝和腹股沟淋巴结。其他部位如肺门淋巴结、腹腔淋巴结、腹膜后淋巴结肿大并引起相关症状则极少见。扁桃体和胸腺也可明显肿大。慢性淋巴细胞白血病患者多见不同程度的脾大（10%~75%），但脾脏肿大不如慢性粒细胞白血病显著，亦有少数患者只有脾大而无淋巴结肿大。肝大不如脾大多见，但至晚期，肝脏可有明显肿大，伴肝功能损害，表现为黄疸、右上腹疼痛、低蛋白血症，血清碱性磷酸酶、谷丙转氨酶及乳酸脱氢酶升高。本病可因胆道浸润而发生梗阻性黄疸。并发慢性溶血者还可继发胆色素结石，从而出现胆道疾病的表现。腹水不常见。

4）其他表现：皮肤损害较为多见，50% 病例有皮肤病变，非特异性改变包括瘙痒、荨麻疹、湿疹、丘疹、疱疹、带状疱疹等，特异性皮肤损害包括结节和红皮病。其他器官的浸润（如肺实质、胸膜浸润，消化道黏膜浸润等）非常少见。慢性淋巴细胞白血病患者可出现中枢神经系统的症状，多为继发感染引起。骨骼系统可有骨痛、溶骨性改变及骨硬化。20% 患者有蛋白尿、血尿，并可发生肾结石。

（3）实验室检查

1）血象：红细胞和血小板减少为晚期表现，占 10%~20% 的患者可并发自身免疫性溶血性贫血，此时贫血加重。白细胞总数大于 $10 \times 10^9/L$，少数大于 $100 \times 10^9/L$；淋巴细胞 ≥60%，晚期可达 90% 以上；淋巴细胞绝对值 $>5 \times 10^9/L$，其形态与正常小淋巴细胞难以区别；偶见大淋巴细胞，其形态无明显异常。有时可见少量幼淋和原始淋巴细胞，幼淋巴细胞核染色质疏松，核仁较明显。血片中篮细胞（肌上皮细胞）明显增多。

2）骨髓象：骨髓增生明显活跃或极度活跃。淋巴细胞显著增多，占 40% 以上，细胞大小和形态基本上与外周血一致。在疾病早期，骨髓中各类造血细胞都可见到，但至后期，几乎全为淋巴细胞，原淋巴细胞和幼淋巴细胞少见（5%~10%）。粒细胞系和红细胞系都减少，晚期巨核细胞也减少。当发生溶血时，幼红细胞明显增加。

白血病性淋巴细胞形态学特点：以淋巴细胞增生为主，形态异常不明显，胞体略大，易碎，篮细胞易见，核染色质稠密，核仁不明显或无，核可有深裂隙，多数胞质丰富、嗜碱、无颗粒，少数胞质量少，仅在核裂隙或切迹处见到，无 Auer 小体。

3）细胞化学染色：PAS 染色淋巴细胞呈阳性反应或粗颗粒状阳性反应。

4）免疫学检验：大多数为 B 细胞异常增生（B-CLL），少数为 T 细胞异常增生（T-CLL）。B-CLL 主要表达的特异性抗原有 CD19、CD20、CD21、SmIg、HLA-DR。T-CLL 主要表现成熟 T 细胞标志，如 CD2、CD3、CD4、CD6、CD8。慢性淋巴细胞白血病与幼淋巴细胞白血病、毛细胞白血病免疫表型的区别见表 12-45。直接抗人球蛋白试验有 20%~30% 的病例为阳性。

表 12-45 CLL、PLL、HCL 免疫表型

病种	SmIg	CD5	CD10	CD11c	CD19	CD20	CD22	CD23	CD25	CD103
CLL	+/−	++	−	−/+	+	+/−	−/+	++	+/−	−
PLL	++	−/+	−/+	−/+	+	+/−	+	+	−	−
HCL	+/−	−/+	−	++	+	+	++	−/+	+	++

CLL 为慢性淋巴细胞白血病；PLL 为幼淋巴细胞白血病；HCL 为毛细胞白血病

5）染色体与分子生物学检验：约半数 B-CLL 有染色体核型异常，以 12 号三体（+12）检出率最高。单纯 +12 多见于早期，+12 伴额外异常或 14q 多见于晚期，以 t（11；14）（q13；q32）、t（14；18）（q32；q21）和 t（14；19）（q32；q13）三种较多见，14q32 是 IgH 基因位点。20% 的慢性淋巴细胞白血病可见 13q14 异常，13q14 带是 Rb 抑制基因所在位点，提示 Rb 基因可能参与慢性淋巴细胞白血病的发病机制。核型异常和预后及生存期也有关，单纯 +12 者预后较其他异常者好。

T-CLL 特征性染色体异常为 inv（14）（q11；q32），已知 TCRαδ 基因位于 14q11，因而 14q11 或 14q32 受累可决定慢性淋巴细胞白血病的免疫表型是 T 细胞性还是 B 细胞性。

（4）诊断和鉴别诊断：外周血淋巴细胞持续增高 ≥3 个月，其淋巴细胞比例 ≥50%，绝对值 $\geq 5\times10^9$/L，骨髓中淋巴细胞 ≥40%，以成熟淋巴细胞为主，并排除病毒感染、结核、伤寒、传染性单核细胞增多症等其他引起淋巴细胞增多性疾病者，且在较长期连续观察下仍无下降，结合临床、血象、骨髓象和免疫表型及遗传学改变，可诊断。

美国 1988 年美国国立癌症研究所（NCI）慢性淋巴细胞白血病协作组（NCICLL）及 1989 年慢性淋巴细胞白血病国际工作会议（IWCLL）提出的标准：

1）外周血淋巴细胞绝对值增加：$>5\times10^9$/L，经反复检查，至少持续 4 周（NCICLL），或 $>10\times10^9$/L，持续存在（IWCLL）。

2）形态分型：以成熟的小淋巴细胞为主。典型 CLL：不典型淋巴细胞 ≤10%。CLL/PL：外周血中有不同比例不典型淋巴细胞，但幼淋细胞 <10%。

3）B-CLL 免疫分型：SmIg +/−，呈 κ 或 λ 单克隆轻链型；$CD5^+$，$CD19^+$，$CD20^{+/-}$，$CD23^+$，$FCM7^-$，$CD22^{+/-}$。

4）骨髓：至少进行一次骨髓穿刺和活检，涂片显示增生活跃或明显活跃，淋巴细胞 >30%；活检呈弥漫或非弥漫浸润。

就临床分期而言，国际上较多采用的是 Binet 和 Rai 的分期，较为简单实用，且与疾病的预后密切相关。

1975 年 Rai 等的分期：0 期，血液中淋巴细胞增高，$>15\times10^9$/L；Ⅰ期，淋巴细胞增高，伴淋巴结肿大；Ⅱ期，淋巴细胞增高，伴脾大和 / 或肝大；Ⅲ期，淋巴细胞增高，伴贫血（Hb<110g/L）；Ⅳ期，淋巴细胞增高，伴血小板减少（PLT<100×10^9/L）。

1987 年 Rai 修改分期：低危，原来的 0 期；中危，原来的Ⅰ期与Ⅱ期；高危，原来的Ⅲ期与Ⅳ期。

1977 年 Binet 分期：0 期，仅血液中淋巴细胞增高；Ⅰ期，淋巴细胞增高，仅伴淋巴结肿大而无脾大；Ⅱ期，淋巴细胞增高，仅伴脾大而无淋巴结肿大；Ⅲ期，淋巴细胞增高，仅伴淋巴结肿大与脾大；Ⅳ期，淋巴细胞增高，伴贫血（Hb：女<100g/L，男<110g/L）与血小板减少（PLT<100×10^9/L）。

1981 年 Binet 修改分期：无贫血与血小板减少，不超过两个部位的淋巴结区肿大。①无贫血与血小板减少，三个或更多部位的淋巴结区肿大。②有贫血（Hb：女<100g/L，男<110g/L）和 / 或血小板减少（PLT<100×10^9/L），淋巴结区包括颈部、腋下、腹股沟（皆单侧或双侧）、脾及肝五区。

1981 年 IWCLL 建议合并 Rai-Binet 分期系统，将 Binet 分期后再结合 Rai 系统，将后者置于括号中，即 A（0）或 A（Ⅰ）或 A（Ⅱ），B（Ⅰ）或 B（Ⅱ），C（Ⅲ）或 C（Ⅳ）。

二、T 细胞、NK 细胞肿瘤

（一）前体 T 细胞肿瘤

前体 T 细胞 ALL/ 淋巴瘤，同义词亦为 FAB-L1、FAB-L2，形态学与细胞化学与 B-ALL 相同（详述见“前体 B 细胞肿瘤”），但酸性磷酸酶可阳性。免疫表型：TdT^+，不等程度表达 CD1a、CD2、CD3、CD4、CD5、CD7、CD8，以 $CD7^+$ 和 $CD3^+$ 多，以 CD3 为系列特异性，CD4 和 CD8 常共同表达。CD10 可阳性，有的 CD79a 可阳性，少数亦可表达髓系抗原 CD13、CD33、CD117，T-ALL/TLBL 常有克隆性 T 细胞受体（TCR）基因重排，但不是系列特异性。表型与其分化程度有关，最早期表达 cCD3、CD2 和 CD7，随分化成熟表达 CD5、CD1a 最后为膜 sCD3。此型占 ALL 15%，以年长儿童男性多，成人 ALL 25% 为此型。

（二）成熟 T 细胞和 NK 细胞肿瘤

成熟 T 细胞肿瘤为发生于成熟 T 或胸腺后 T 细胞的肿瘤。NK 细胞与 T 细胞密切相关，不但免疫表型有些相同，也有功能的相似；比成熟 B 细胞肿瘤少见，约占 NHL 中 12%，依 T 细胞受体（TCR）结构可分两大类，αβT 细胞和 γδT 细胞，均和 CD3 相关。CD3 有 γ、δ 和 ε 链，NK 细胞没有完整的 TCR 复合体，常表达胞质 CD3ε 链。αβT 细胞分 $CD4^+$ 和 $CD8^+$ 两大亚群，正常淋巴组织和恶性病中，$CD4^+$ 细胞多于 $CD8^+$ 细胞。γδT 细胞为 $CD4^-$/CD8，$CD5^-$ 在 T 细胞中 <5%。NK 细胞除表达 CD3 的 ε 链外有些功能与标志与细胞毒 $CD8^+$ T 细胞相似，可表达 CD2、CD7、CD8、CD56、CD57，还可表达 T 细胞少有的 CD16，NK 细胞与 $CD8^+$ T 细胞表达穿孔素（perforin）、颗粒酶 B（granzyme B）和 T 细胞细胞内抗原（TIA）-1。这些抗原在细胞毒 T 和 NK 细胞恶性病亦表达。T 细胞和 NK 细胞肿瘤一般为侵袭性，对治疗反应差，生存期较短。

1. T 细胞幼淋细胞白血病

（1）病因和发病机制：病因不详，男女比例为 3∶2。人类

T细胞病毒Ⅰ型感染和T-PLL发病的关系尚不肯定，可能和地域有关。T-PLL的细胞遗传学特征也和研究的群体有关。欧美国家T-PLL患者最常见的非随机染色体异常主要为inv(14q)、del(11q)，累及11q23的移位，i(8q)、8q三体、Xq28重排。12号染色体短臂异常亦常见到。应注意的是日本的T-PLL患者14和8号染色体异常较少见，说明T-PLL是一个异质性较大的疾病。

1）共济失调和毛细血管扩张突变基因（ATM）：共济失调和毛细血管扩张（A-T）患者发生T-PLL的危险性很高，这一疾病的致病基因为ATM基因。A-T患者常发生T细胞的克隆性扩增，进而进展为T-PLL，提示ATM基因是T-PLL的易感因素。ATM基因灭活突变在T-PLL（非A-T）患者的两个等位点均常见，且T-PLL相关的ATM基因突变在其他T细胞肿瘤（T-ALL）并不常见，这些均支持ATM基因为T-PLL的肿瘤抑制基因。

2）T细胞白血病I（TCL/）和相关基因：T-PLL最常见的染色体异常为14号染色体倒位（可见于80%的患者），断裂点位于q11［TCRa/(3位点)］和q32。14q32.1异常导致TCRa/(3位点)与TCL1和TCLlb癌基因发生并置。另有10%的患者可有t(14；14)(q11，q32)。t(X；14)(q28；q11)较少见，染色体重排研究确定了另2个与疾病发生有关的基因——MTCP1或TCLl(Xq28)。这些基因编码2个同源蛋白：P13(MTCPI)和P14(TCLl)，两者具有高度相似的三级结构；TCLl和MTCP1基因均有癌基因的作用，在转基因鼠模型中均可诱发T细胞白血病（$CD4^-/CD8^-$）。另外，同继发于A-T的T-PLL相似，克隆性扩增的T细胞也常有这些基因的异常表达和/或TCL1、MTCPl基因定位的染色体易位。P13和P14基因在T-PLL的发生中起重要作用。

8号染色体异常如t(8；8)(p11-12；q12)、8q三体可见于70%~80%的病例。12p13缺失也是T-PLL的一个特点，常需荧光原位杂交（FISH）分析发现。分子学和FISH研究也发现11q23的缺失，该位点涉及ATM基因；突变分析显示ATM基因位点为错义突变丛集区。

(2)临床表现：就诊时症状可有疲乏、体重下降及由于脾肿大引起的上腹饱胀不适。以进行性肝、脾、淋巴结肿大为特征。约1/3的T-PLL患者可有皮肤的白血病细胞浸润，最常见于躯干、上肢、面部。皮肤表现为弥漫的浸润性红斑，红皮病为不能刮除的、非紫癜性的丘疹。有些病例皮肤浸润像蜂窝织炎，对抗生素耐药。

(3)实验室检查

1）外周血检查：T-PLL患者就诊时贫血和血小板减少常见，淋巴细胞计数较高，常在$100\times10^9/L$以上。细胞形态：细胞小到中等大小；胞质嗜碱性、无颗粒；核呈圆形、卵圆形或不规则，核仁清晰。

2）骨髓检查和细胞化学染色：α醋酸萘酚酯酶染色强阳性，呈大颗粒型，在高尔基体呈点样染色。骨髓为弥漫性浸润，但仅靠骨髓组织难以确诊。T-PLL的变异型：小细胞变异型占T-PLL的20%，脑型变异型占5%。超微结构分析有助于T-PLL变异型的诊断。

3）免疫表型检查：T幼淋巴细胞为外周成熟T细胞，TdT、CD1a、HLA-DR阴性，CD2、CD3、CD5、CD7阳性；可与羊红细胞形成玫瑰花结。T-PLL膜表面CD3可以弱表达，但CD3阴性T-PLL并不罕见，$CD3^-CD20^+$的T-PLL也有报道。60%以上的患者白血病细胞为T辅助细胞表型（$CD4^+CD8^-$）；15%的患者细胞为$CD4^-CD8^+$；25%的患者共表达CD4和CD8（是T-PLL独有的特点）。$CD4^+CD8^+$亚型为不成熟表型，细胞较幼稚。这些均说明T-PLL细胞起源于中度分化阶段的T细胞（介于皮质胸腺细胞和外周T细胞之间）。

4）血清学检查：血清免疫球蛋白正常，无M成分。HTLV-I的血清学检查一般为阴性。

5）遗传学检查：白血病细胞基因组DNA分析可发现T细胞受体α和β链编码基因的单克隆重排。

6）活检：红斑性皮肤缺损处活检常表现为血管周围或真皮附件周围的淋巴细胞浸润，浸润的淋巴细胞为幼淋巴细胞。骨髓浸润为间质性，浸润程度可以不同。脾脏组织学示红髓和白髓的致密浸润，淋巴结受累变异性较大，以弥漫性、副皮质区为主，孤立的滤泡受累。

(4)诊断和鉴别诊断：结合临床表现和实验室检查诊断一般不难，T-PLL首先应与其他T细胞增多的淋巴细胞增殖性疾病鉴别，如多克隆T细胞扩增导致的淋巴细胞增多、大颗粒淋巴细胞白血病（LGLL）、成人T细胞白血病/淋巴瘤和蕈样真菌病和Sezary综合征（SS）等。

2. T细胞大颗粒淋巴细胞白血病　T细胞大颗粒淋巴细胞白血病（T-large granular lymphocyte leukemia，T-LGLL）由Brouet于1975年首次报道，形态学特点为外周血及骨髓中大颗粒淋巴细胞克隆性增殖，为T细胞表型，存在TCR基因重排。按照LGL的起源，LGL白血病可分为2个主要亚型：T细胞源性$CD3^+$及NK细胞源性$CD3^-$，WHO将后者单独分型为侵袭性NK细胞白血病（详述见后）。

(1)病因和发病机制：T-LGLL至今无明确病因。克隆性增生可能是受到细胞分子遗传学改变及环境因素的影响，有报道50%的患者血清中检测到HLTV-Ⅰ型抗原。

(2)临床表现：T-LGLL常见于成人，发病中位年龄为55岁，儿童少见。起病隐匿，患者常无症状，因常规体检时血常规发现淋巴细胞增多就诊。39%的患者表现为反复的细菌感染，可有局部症状、发热及全身症状。感染原发灶常在皮肤，鼻窦及直肠周围，偶尔也有深部感染，可发生肺炎或败血症等。真菌、病毒及寄生虫感染少见。查体约半数的患者有轻到中度的肝脾肿大，而浅表淋巴结肿大，皮肤浸润及全身B症状少见。约有28%的患者伴有自身免疫性疾病如类风湿关节炎。

(3)实验室检查

1）外周血检查：外周血涂片检查对T-LGLL的确诊至关重要，表现为典型LGL细胞数量的增加（中数值为$4.2\times10^9/L$）。患者可有中性粒细胞数目减少$<2.0\times10^9/L$、贫血及血小板减少。少数T-LGLL患者发生溶血性贫血（Coombs试验阳性）、再生障碍性贫血、MDS。可有免疫性血小板减少，表现为骨髓中巨核细胞数量较多，外周血中可测及抗血小板抗体。

2）骨髓检查：骨髓象表现为髓系细胞成熟障碍，LGL浸润，浆细胞可增多。活检显示LGL间质性、弥漫性浸润，而结节性少，其间可有反应性B淋巴细胞聚集形成的结节，亦可有纤维化。

3）病理学检查：脾脏红髓及髓索有LGL浸润，浆细胞亦多见，肝脏有肝窦浸润，可累及汇管区。皮肤及淋巴结浸润少见。

4）免疫学检查：常有单克隆高丙球蛋白血症，可为单克隆丙球蛋白血症或低丙球蛋白血症。60%类风湿因子阳性，38%抗核抗体阳性，41%可有抗中性粒细胞抗体或抗血小板抗体。NK细胞明显减少，活性降低。免疫表型多数为$CD3^+$、CD4、$CD8^+$、$CD16^+$、$CD56^-$、$CD57^+$，常有HLA-DR^+、$TCR\alpha\beta^+$、亦可$TCR\gamma\delta$，也有同时表达B细胞标志CD20、PCA-1，有TCRβ和IgH重排，提示此种细胞转化发生在T和B淋巴细胞共同的前体细胞，为T、B混合型，也有$CD3^+$、$CD8^+$、$CD56^+$的T-LGLL。无淋巴结肿大，进展快，根据细胞表型可四种变异型：①$CD3^+$、$CD4^+$、$CD8^-$、$TCR\alpha\beta^+$；②$CD3^+$、$CD4^+$、$CD8^+$、$TCR\alpha\beta^+$；③$CD3^+$、CD4和CD8表达不定，$TCR\gamma\delta^+$；④普通型：$CD3^+$、$CD4^-$、$CD8^+$、$TCR\alpha\beta^+$，80%患者属此。

5）细胞遗传学检查：无特异性核型异常，常表达Fas和Fas配体，但Fas凋亡途径有缺陷，血清可溶于Fas配体（sFasL）增高反映此病的活动性。

（4）诊断和鉴别诊断：国内诊断LGLL标准：①临床表现有反复感染，脾轻度大，可有全身B症状，部分患者症状类似类风湿关节炎；②血象白细胞数中度升高，中性粒细明显减少，淋巴细胞数$>5\times10^9/L$，其他LGL 50%~90%，持续6个月以上；③BM象可见红系增生低下，髓系细胞成熟障碍，LGL呈间质性浸润，散在成团；④免疫表型为：$CD3^+$、$CD8^+$、$CD16^+$、$CD57^+$、$TCR\alpha\beta^+$、HLA-DR^+；$CD4^-$、$CD56^-$。大颗粒淋巴细胞形态学特点：胞质丰富，浅蓝色，含数个或粗或细的嗜天青颗粒，核圆或椭圆，染色质呈块状，核仁不易见到。酸性磷酸酶（ACP）染色强阳性，特异性酯酶染色阳性，非特异性酯酶染色弱阳性或阴性。

国外诊断标准：LGL>40%，绝对值$>2\times10^9/L$，持续6个月以上，如LGL$<2\times10^9/L$应有TCRαβ重排，或有明确的LGL亚型扩增。

正常人血中$CD3^+/CD16^+$的LGL不足5%，如增高无论LGL多少，强烈提示T-LGLL。

诊断LGLL应慎重。有的感染特别是病毒感染如CMV或HIV可致LGL多克隆增生而似LGLL，但一般淋巴细胞$<5\times10^9/L$，而T-LGLL淋巴细胞$>5\times10^9/L$，LGL$>2\times10^9/L$。如CD3+ LGL持续增多不能证实为克隆性，可考虑为原因不明LGL增多症，应密切随访。在自身免疫性血细胞减少中发现有$CD3^+$、$CD8^+$、$TCR\alpha\beta^+$ LGL应注意有潜在的T-LGLL的可能。

目前，强调LGL克隆性TCR重排对诊断有决定意义，不必过于强调LGL数量。有的T-LGLL细胞与CLL成熟样小淋巴细胞相似，但胞质中有嗜天青颗粒，表达T系表型并TCR重排。为提高T-LGLL的检出率，对不明原因的血细胞减少，尤其是中性粒细胞减少，纯红细胞再生障碍性贫血、嗜酸性粒细胞增多等应查LGL，最好作TCR重排。

本病主要与其他引起异常淋巴细胞增多的疾病相鉴别，如病毒感染（EBV、CMV、HIV）。EBV感染者的外周血中出现的异型淋巴细胞不表达CD5；CMV感染者可造成$CD3^+$、$CD57^+$的大颗粒淋巴细胞轻度增多，但无TCR基因重排；HIV感染者$CD16^+$的大颗粒淋巴细胞增多，而这种增多的细胞往往是多克隆性的。

3. 侵袭性NK细胞白血病 侵袭性NK细胞白血病也称大颗粒淋巴细胞白血病NK细胞型，或侵袭性NK细胞白血病/淋巴瘤，是一种非常少见的白血病/淋巴瘤类型。以外周血CD3阴性大颗粒淋巴细胞异常增多为特征，临床呈侵袭性进展，病情凶险。1997年WHO造血与淋巴组织肿瘤分类将其自大颗粒淋巴细胞白血病中拆分出来，为成熟T/NK细胞肿瘤的一个独立亚型。患者多为少年和青年，发病无性别差异。

（1）病因和发病机制：病因未明。目前认为病毒可能参与本病发生。有证据表明，EB病毒感染可能与侵袭性NK细胞白血病发病相关。人类T细胞白血病/淋巴瘤病毒（HTLV）基因tax转基因小鼠可发生NK大颗粒淋巴细胞白血病。NK大颗粒淋巴细胞增殖疾病患者血清常与Ⅰ型HTLV（HTLV-Ⅰ）包膜蛋白P2le的BA21表位反应，表明与BA21表位相同的细胞或反转录病毒蛋白可能在该病发生中起一定作用。

（2）临床表现：多数患者病情凶险，起病急。起病之初即可表现明显全身症状，包括高热、贫血、盗汗、食欲减低和体重减轻。肝脾明显肿大，淋巴结肿大常见。患者白血病脏器浸润症状明显，最常见浸润部位有外周血、骨髓、肝、脾，但任何其他脏器也都有可能受侵。浸润消化系统可出现黄疸和腹腔积液，尚可见中枢神经系统浸润，腹腔积液及脑脊液中可检出大颗粒淋巴细胞。患者可出现凝血异常，表现为皮肤黏膜和内脏出血。皮肤浸润少见。不伴发类风湿关节炎。部分患者可由前期的慢性大颗粒淋巴细胞增多症转化而来，在典型侵袭性NK细胞白血病临床特征出现以前，慢性临床经过可能已持续长达数年。另外，本病与鼻型NK/T细胞淋巴瘤多器官浸润临床表现相似，可能代表了结外NK/T细胞淋巴瘤鼻型的白血病期。

（3）实验室检查：

1）外周血检查：几乎所有患者均表现贫血，中性粒细胞减少见于大约50%患者，常轻度减少，严重粒细胞缺乏少见，75%患者血小板计数减少（$<150\times10^9/L$），部分患者血小板可明显减低，仅$(10\sim20)\times10^9/L$。70%患者初诊时淋巴细胞绝对值即明显增多，并在几周内快速增加至$>50\times10^9/L$。外周血大颗粒淋巴白血病细胞数量多少不一。光镜下NK大颗粒淋巴细胞与T细胞大颗粒淋巴细胞难以区分。白血病细胞较正常大颗粒淋巴细胞体积稍大，细胞核浓染，形态不规则，核仁隐显不一。胞质量多，苍白或轻度嗜碱性，内含粗细不一的嗜苯胺蓝颗粒。

2）骨髓检查：绝大多数患者有白血病细胞浸润，但与一般白血病不同，骨髓中白血病细胞有时并不明显增多。部分患者伴发骨髓纤维化。骨髓白血病细胞浸润程度相差很大，可多数肿瘤细胞广泛浸润，也可仅少数肿瘤细胞局部浸润。肿瘤细胞之间可夹杂组织细胞增多和噬血细胞现象。组织切片中，白血病细胞呈弥漫性或片状浸润，细胞形态较为均一，胞核呈圆形或不规则形，核染质致密，核仁较小。常见凋亡小体。白血病细胞或可侵及血管，病理切片常见组织坏死相。

3）免疫表型检查：通常为$CD3^-$、TCRa/（3位点）、$TCR\alpha\beta^-$、$CD4^-$、$CD8^-$、$CD16^+$、$CD56^+$。CD57一般阴性。

4）细胞遗传学检查：染色体异常类型多种多样，如del（6）（q21；q25）、17p–、duplq、3q重排、–Y、–13、–10等。正常NK细胞及$CD3^-$淋巴增殖性疾病大颗粒淋巴细胞TCRα、β、γ或δ基因不进行重排，因而TCR基因重排不能用于分析NK细胞克隆性。

（4）诊断和鉴别诊断：诊断标准与T-LGLL相似，但NK细胞绝对值≥0.6×10^9/L，为NK细胞表型。侵袭性NK细胞白血病须与慢性NK淋巴细胞增多症鉴别。后者临床表现和淋巴细胞形态学特征与T细胞大颗粒淋巴细胞白血病相似，但呈NK细胞表型特征（膜$CD3^-$，$CD56^{+/-}$，TCR重排阴性），表达CD16、CD57。患者通常无症状，肝脏、脾脏无肿大，无EB病毒感染实验室证据。另外，本病需与其他白血病表现的$CD56^+$淋巴瘤鉴别。

第八节　单核-巨噬细胞疾病检验诊断

由单核-巨噬细胞（原称为组织细胞/吞噬细胞）增生所致的临床疾病可能是由于代谢、炎症或肿瘤性发病机制引起的。吞噬细胞炎症性疾病可侵及骨髓或淋巴结，且与血液学有关。增生相关性疾病可分为三类：炎症性疾病、肿瘤（克隆）性疾病和贮积性疾病。主要累及皮肤的大量组织细胞增生症在此不讨论。主要的单核-巨噬细胞疾病分类见表12-46。

表12-46　单核-巨噬细胞疾病分类

噬血细胞性组织细胞增生症
家族性噬血细胞性组织细胞增生症
感染性噬血细胞性组织细胞增生症（如病毒、细菌、真菌、原虫感染）
肿瘤相关性噬血细胞性组织细胞增生症（如淋巴瘤、癌肿）
药物相关性噬血细胞性组织细胞增生症（如苯妥英）
（肿瘤）克隆性组织细胞增生症（组织细胞和树突状细胞肿瘤）
浆细胞样树突细胞肿瘤
成熟浆细胞样树突细胞增殖
原始浆细胞样树突细胞肿瘤
朗格汉斯细胞肿瘤
朗格汉斯细胞组织细胞增生症
朗格汉斯细胞肉瘤
组织细胞/巨噬细胞肿瘤
幼年型黄色肉芽肿
Erdheim-Chester病
窦性组织细胞增生症伴块状淋巴结病（Rosai-Dorfman病）
ALK相关组织细胞增生症
组织细胞肉瘤
指突状树突细胞肿瘤
不确定性树突细胞肿瘤
指突状树突细胞肉瘤
贮积性疾病

既往界定的恶性组织细胞病（malignant histiocytosis）或组织细胞肉瘤，经过深入研究被重新定义，免疫分型结果显示这种恶性疾病大多是大T细胞偶尔为B细胞的恶性肿瘤。只有很少的病例是组织细胞（吞噬细胞）表型，通常是活化的吞噬细胞（即组织细胞）聚集在组织、骨髓中，这些细胞具有吞噬细胞的功能，如吞噬红细胞，偶尔也有吞噬白细胞、血小板、原红细胞等。这也是某些炎症性组织细胞增多症的特点，诊断时要通过免疫表型识别某些特异性标志来鉴别，炎症性组织细胞增多症是多克隆性，偏向良性；组织细胞肿瘤是单克隆性，为恶性肿瘤。

WHO分类中，组织细胞肿瘤来源于单核-巨噬细胞（巨噬细胞和树突状细胞）或组织细胞。而树突状细胞肿瘤则与具有抗原提呈功能的树突状细胞有关。

一、反应性单核-巨噬细胞疾病

反应性单核-巨噬细胞疾病主要有三种。第一种是家族性噬血细胞性组织细胞增生症（familial hemophagocytic histiocytosis），常见于婴幼儿，约2/3病例发生于同胞兄弟姐妹间。发热，厌食，肝、脾大及淋巴结病常见，黄疸和腹水也可能发生。贫血和血小板减少常见。骨髓或脾抽吸物显示吞噬细胞吞噬血细胞或前体细胞。干细胞移植是最成功的治疗方法。第二种是感染性噬血细胞性组织细胞增生症，不常见，是对病毒、细菌、真菌或原虫感染的严重反应。常出现发热，肌痛，嗜睡，肝、脾大。常见两种或两种以上血细胞减少。在骨髓标本中有大量活化的正在吞噬血细胞或前体细胞的吞噬细胞。可引起全身性疾病，但如果成功地治疗或减轻潜在的感染，可在数周内缓解。第三种是肿瘤和药物相关性噬血细胞性组织细胞增生症，常见于见于恶性肿瘤（如淋巴瘤，尤其是T细胞淋巴瘤/白血病）和使用苯妥英钠后。

（一）反应性单核-巨噬细胞疾病的原因

1. 家族性和散发性噬血细胞性组织细胞增生症　该病男性与女性发病率相同，2/3以上的病例发生于同胞。约1/4病例中，患者父母具有血缘关系，表明是常染色体隐性遗传。

2. 感染和药物等所致的噬血细胞性组织细胞增生症　组织细胞过度增生和活化综合征可侵犯儿童和成人，常被认为与全身性病毒感染有关，偶尔见于细菌、真菌或原虫感染：与EB病毒（Epstein-Barr virus，EBV）、单纯疱疹病毒、巨细胞病毒、水痘-带状疱疹病毒、腺病毒、人类免疫缺陷病毒、登革热病毒、细小病毒、肠道细菌、链球菌、葡萄球菌、立克次体、分枝杆菌、假丝酵母菌、组织胞浆菌、隐球菌、利什曼原虫、巴贝虫感染有关，尤其是EBV。

噬血细胞性组织细胞增生症也可见于Chediak-Higashi综合征加速期。可能与癌症、化疗和营养不良相关的免疫抑制状态、感染易感性增加有关，各种恶性肿瘤患者可出现类似的综合征。这种综合征可出现于淋巴瘤，因为淋巴瘤细胞释放的细胞因子可刺激组织细胞增殖和吞噬细胞增多，患有红斑狼疮、其他自身免疫性疾病（包括Still病）、苯妥英治疗后和其他各种相关性疾病的患者也可产生这种综合征。

3. 窦性组织细胞增生症伴块状淋巴结病（Rosai-Dorfman综合征） 通常是一种病因未明的自限性疾病，可发生于任何年龄，但主要见于20岁以前，可有复发，或进一步发展并导致某些患者死亡。

（二）临床表现

1. 家族性和散发性噬血细胞性组织细胞增生症 婴儿最普遍的症状是发热、厌食、呕吐和易怒。每个病例均有肝或脾大。随病情进展，可出现淋巴结病、黄疸、腹水、水肿。脾脏可发展为巨脾。

2. 感染和药物等所致的噬血细胞性组织细胞增生症 这种疾病的症状和体征包括发热、严重不适、肌痛、嗜睡和常见的肝、脾大。在成人中并不常见。儿童可有巨大淋巴结病。偶见肺浸润。

3. 窦性组织细胞增生症伴块状淋巴结病 典型表现以双侧无痛性颈部淋巴结肿大为特征，它可与全身性淋巴结增大相关或单独出现。这些淋巴结早期可以是分离的，但经常发展致粘连，多结节融合成块，约半数患者可出现腋窝和腹股沟淋巴结肿大。常见发热并可出现体重降低。约1/2患者可出现淋巴结外受累，尤其是头颈部，包括皮肤、软组织、眼眶、眼睑、葡萄膜、泪腺、鼻窦、唾液腺、甲状腺或口腔。呼吸道、乳房、纵隔、胸腺、心脏、肝脏、肾脏、睾丸、滑液、骨髓、脑脊液和脊髓也可受累。

（三）实验室检查

1. 家族性和散发性噬血细胞性组织细胞增生症

（1）血象：大多数患者出现贫血、网织红细胞减少、血小板减少。白细胞减少和中性粒细胞减少并不常见。随病情发展，最终出现各类血细胞减少。

（2）骨髓检查：通常表现正常。噬红细胞组织细胞很少见。随疾病的进展，常显示正常前体细胞减少，吞噬血细胞的巨噬细胞增多（噬血细胞组织细胞）。常在骨髓噬血细胞性细胞增多不明显时，脾脏细针抽吸物显示存在吞噬红细胞和其他血细胞（如中性粒细胞、淋巴细胞或血小板）的吞噬细胞。

（3）脑脊液：中枢神经系统出现脑膜炎、癫痫发作、偏瘫和昏迷。脑脊液常有单个核细胞浓度升高，有时包含吞噬细胞。大多数儿童脑脊液总蛋白水平升高。

（4）血液生化：血清谷草转氨酶（GOT）、谷丙转氨酶（GPT）和胆红素水平可升高。血清铁蛋白和三酰甘油水平常增高。血清清蛋白和纤维蛋白原水平常降低。可出现显著弥散性血管内凝血（DIC）。大多数受累儿童血清干扰素-γ（IFN-γ）和肿瘤坏死因子-α（TNF-α）、可溶性白介素-2受体（sIL-2R）、可溶性Fas配体和可溶性CD8浓度可出现明显升高，而IL-6升高仅出现在1/3儿童中。这些变化表明，疾病的临床表现与细胞毒性T细胞和自然杀伤细胞（natural killer cell，NK细胞）的活化和炎症细胞因子的过度释放密切相关。

2. 感染和药物等所致的噬血细胞性组织细胞增生症

（1）血象：中度以上贫血（<90g/L）、白细胞减少（$<2.5\times10^9/L$）和血小板减少（$<50\times10^9/L$）或两种血细胞同时减少几乎见于所有病例。仔细观察可在血涂片中发现吞噬细胞。

（2）骨髓检查：骨髓常见细胞减少，尤其是粒细胞生成和红细胞生成明显降低。骨髓中巨核细胞数和血小板数正常或略降低。骨髓中吞噬细胞增多是常有的表现。吞噬细胞数可在略显著增多至取代造血组织间变化。吞噬细胞常有空泡形成，内含被摄取的消化各阶段的细胞内物质。常见红细胞和有核红细胞被吞噬，但也可见到血小板和罕见的中性粒细胞被吞噬。淋巴结活检可见噬血细胞性组织细胞增生，而淋巴结结构不受影响。偶尔组织细胞增生可累及脑脊膜、胃肠道、肺或其他部位。

（3）血液生化：在疾病急性期，炎症性细胞因子和急性期反应物血浆浓度升高。像sIL-2R一样，IFN-γ、TNF-α和IL-6水平常明显升高。在由EB病毒所致的噬血细胞综合征中，sIL-2R和$CD3^+$、$HLA-DR^+$细胞在血中显著升高。常见高三酰甘油血症、高铁蛋白血症，血清苯丙氨酸水平升高。血浆纤维蛋白原和纤溶酶原活化物抑制物-1水平常很低，这些变化可反映消耗性凝血病。

（四）实验室诊断

1. 家族性和散发性噬血细胞性组织细胞增生症 肝、脾、淋巴结或骨髓中淋巴组织浸润的活检结果支持这种婴儿临床综合征的诊断。吞噬细胞没有恶性细胞的细胞学特征，但有吞噬的红细胞，偶尔有中性粒细胞、淋巴细胞、血小板或幼稚红细胞。疾病早期，组织细胞明显出现于淋巴结T细胞区和髓质。后来淋巴结副皮质区和脾脏白髓区淋巴组织衰竭具有特征性。

2. 感染和药物等所致的噬血细胞性组织细胞增生症 前驱病毒感染的临床和血清学证据、临床发病背景及缺乏恶性组织细胞增生的细胞学证据和淋巴结结构消失的证据是疾病诊断和可与恶性组织细胞增生症鉴别的主要依据。

二、增殖异常单核-巨噬细胞疾病

增殖异常的单核-巨噬细胞疾病是指（肿瘤）克隆性组织细胞疾病，包括浆细胞样树突细胞肿瘤，朗格汉斯细胞肿瘤，组织细胞/巨噬细胞肿瘤，指突状树突细胞肿瘤。其中，属于朗格汉斯细胞肿瘤之一的朗格汉斯细胞组织细胞增生症（Langerhans cell histiocytosis，LCH）原称为组织细胞增生症X，是一组原因未明的组织细胞增生性疾病，以朗格汉斯细胞（Langerhans cell，LC）组织增生造成多种组织器官损害为特征。组织细胞肿瘤是单核-巨噬系统的恶性增生性疾病，其主要的病理特点是肝、脾、淋巴结、骨髓等器官和组织中出现形态异常的恶性组织细胞的灶性增生，常伴有明显的吞噬血细胞的现象。

该疾病的表现可局限于皮肤、骨骼或其他部位，或广泛分布（几乎包括任何器官）。朗格汉斯细胞肿瘤的诊断需要电子显微镜识别朗格汉斯细胞 Birbeck 颗粒，以及定位于渗透组织细胞上的 CD1a 和 S-100 蛋白。局限形式的疾病，切除活检，观察或局部治疗可能就已足够。在进展或播散期，需要进行多种药物化学治疗或干细胞移植。组织细胞肿瘤是一种不常见的肿瘤，常呈播散性，累及骨髓、淋巴结、肝脏和脾脏，或需要多种药物化学治疗。

（一）增殖异常的单核 - 巨噬细胞疾病的原因

1. 朗格汉斯细胞组织细胞增生症　朗格汉斯细胞组织细胞增生症的病因和性质仍然是一个谜。这种综合征曾被认为是炎症性的，在组织病理损害演变过程中可观察到肉芽肿、黄色瘤或纤维化成分。这些细胞性变化曾被认为是自身免疫进程的表现。尽管高有丝分裂指数并非罕见，但这些细胞并未出现恶性变。感染性病因未得到验证。

2. 组织细胞肿瘤　本病的病因和发病机制尚不清楚。Rappaport 提出了恶性组织细胞增生症这一术语，重点指出了恶性过程的特性，认为是浸润性、进展性、肿瘤性组织细胞增生，主要基于通过光学显微镜所见的类似于组织细胞的增生性细胞。分辨巨噬细胞特征性标志物技术的应用以及免疫球蛋白基因和 T 淋巴细胞受体链基因重排的缺失导致了大多数组织细胞肿瘤病例的重新分类。病变除累及肝、脾、淋巴结和骨髓外，其他许多器官和组织，如肾、胸膜、心、胃肠道、胰、胆囊、皮肤、乳房、神经系统及内分泌腺等也可受累。病变分布呈非常不规则和高度局灶性变化。受累器官和组织中出现异常的肿瘤性组织细胞和巨噬细胞，使大量的血细胞被吞噬。此外，病变的存在形式不一，有的呈单个组织细胞弥漫性浸润，也有的呈局灶性肉芽肿或弥漫性肉芽肿。窦性组织细胞增生症伴块状淋巴结病（Rosai-Dorfman 综合征）通常是一种病因未明的疾病，可发生于任何年龄，但主要见于 20 岁以前，可有复发，或进一步发展并导致某些患者死亡。

（二）临床表现

1. 朗格汉斯细胞组织细胞增生症　疾病表现往往与患者发病年龄有关。

(1) 婴幼儿可出现发热、中耳炎或乳突炎。皮炎，肝、脾、淋巴结肿大常见。一种自限性综合征 - 头部良性组织细胞增生症可发生于 1 岁期间。因组织细胞浸润（活检时）引起的丘疹和斑疹可出现于前额、双耳、面颊，后来可见于其他部位，于数周至数月内可自行消退。

(2) 皮损类似于脂溢性、湿疹性、脓疱性或结节性皮炎，并常累及婴幼儿头皮。局限于皮肤的肿瘤可以是这种疾病的唯一表现。头颈部骨骼或软组织损害可见于 75% 以上的儿童。儿童和青少年头、面、腿、背、胸或腹股沟部的疼痛、压痛和肿胀可以是累及头颅、眼眶、颌骨、股骨、椎骨、肋骨、骨盆的溶骨性损害的唯一证据。可出现突眼。儿童胃肠道受累可出现呕吐、腹泻、溃疡和出血。肝脏受损很罕见。多尿、多饮可表明下丘脑受累和尿崩症发作。约 1/4 病例出现尿崩症，常见于疾病过程中伴有多系统病变的患者，但不是最初的临床表现。

(3) 原发性肺受累主要见于成年男性，儿童罕见。慢性干咳、胸痛、气短、喘鸣是最常见的症状。支气管肺泡灌洗液中存在 5% 以上的 CD1a 阳性细胞，是朗格汉斯细胞组织细胞增生症肺部受累的有力证据。X 线照片最初显示网状阴影，但可发展至囊状改变。尤其是 X 线胸片出现蜂窝状改变时，气胸趋向于发作与复发。其他肺癌的高患病率与肺组织细胞增生症有关。孤立的全身性淋巴结病，成人比儿童常见。朗格汉斯细胞组织细胞增生可偶见于淋巴瘤病变，从而可产生诊断性问题。

(4) 晚期神经综合征（包括小脑性共济失调）可见于无症状多年的患者。尸检表明神经组织的活动性病变而非治疗损害是其常见机制。齿状核受累常较明显。尽管颅内受累常局限于下丘脑，但是可出现罕见的大脑弥散性受累。

(5) 女性生殖道受累常见于年轻女性，可见于儿童期，可累及卵巢、子宫内膜、子宫颈、阴道或外阴。这种病变可以是局限性的，或表现为一个部位的多中心受累。患有朗格汉斯细胞组织细胞增生症的妇女，怀孕出现特殊性问题。最常见并发症是尿崩症发作或恶化。阴道、外阴或骨盆受累可影响正常的阴道分娩。曾有缓解数年后怀孕期间复发的报道。可能由于下丘脑 - 垂体轴受累，导致促性腺激素水平降低和促乳素水平升高，可能出现生殖能力降低。成人受累时，疾病主要累及皮肤、肺、骨骼、垂体和淋巴结，并且常见尿崩症。

总之，临床类型传统可分为三型：①莱特勒 - 西韦病（Letterer-Siwe disease，LSD），多见于儿童，一岁以内为发病高峰，最多见症状为皮疹和发热；②汉 - 许 - 克病（Hand-Schüller-Christian disease，HSCD），以头部肿物、发热、突眼和尿崩症为多见，也可伴有皮疹、肝脾大及贫血；③骨嗜酸性肉芽肿（eosinophilic granuloma of bone，EGB），多表现为单发或多发性骨损害，或伴有低热和继发症状。三种类型在组织学上均为朗格汉斯细胞病理性增生的结果。国际组织细胞协会（Histocyte Society）在 1983 年将朗格汉斯细胞组织细胞增生症分为单系统疾病和多系统疾病两大类型：①单系统疾病，有单部位型（单骨损害，孤立的皮肤病变，孤立的淋巴结受累）和多部位型（多部位骨损害，多部位淋巴结受累）；②多系统疾病，指多器官受累。

2. 组织细胞肿瘤　临床起病急骤，以高热，贫血，肝、脾、淋巴结肿大，全血细胞减少，出血，黄疸和进行性器官功能衰竭为主要特征。病程较短，多在半年内死亡。部分病例可因某一部位的病变特别突出而产生某些特殊的临床表现，如皮下结节、乳房肿块、胸腔积液、胃肠道梗阻、骨质破坏等，由于临床表现多样化，使本病极易造成误诊和漏诊。严重淋巴结病伴窦性组织细胞增生症（sinus histiocytosis with massive lymphadenopathy）的典型表现以双侧无痛性颈部淋巴结肿大为特征，它可与全身性淋巴结增大相关或单独出现。这些淋巴结早期可以是分离的，但经常发展致粘连，多结节融合成块，约半数患者可出现腋窝和腹股沟淋巴结肿大。常见发热并可出现体重降低。约 1/2 患者可出现淋巴结外受累，尤其是头颈部，包括皮肤、软组织、眼眶、眼睑、葡萄膜、泪腺、鼻窦、唾液腺、甲状腺或口腔。呼吸道、乳房、纵隔、胸腺、心脏、肝脏、肾脏、睾丸、滑液、骨髓、脑脊液和脊髓也可受累。

（三）实验室检查

1. 朗格汉斯细胞组织细胞增生症

（1）血象：可一系或全血细胞减少，呈正色素正细胞性贫血，其中多于半数为中度或重度贫血，网织红细胞可见轻度升高；66% 患者白细胞数 $>10\times10^9$/L，少数病例可降低，患者血小板常减少。

（2）骨髓检查：朗格汉斯细胞组织细胞增生症患者大多数骨髓增生正常，少数可增生活跃或减低。

（3）病理检查：此病确诊的关键在于病理检查发现朗格汉斯细胞（LC）的组织浸润，可作皮疹、淋巴结活检或病灶局部穿刺物或刮出物病理检查，含 Birbeck 颗粒的朗格汉斯细胞出现是诊断的主要依据。苏木精 - 伊红染色朗格汉斯细胞在光镜下为单个核细胞，平均直径 12μm，胞体不规则，胞质中有细小的粉红色颗粒，胞质空泡和吞噬现象少见，胞核常有折叠或切迹，或呈多叶状，核染色质不规则，可见 1~3 个核仁。电镜观察，胞质内含有一种特殊的细胞器——Birbeck 颗粒，其在胞质内呈板状，中央有纹状体，有时末端有囊状扩张，呈网球拍样。Birbeck 颗粒为朗格汉斯细胞所特有。

2. 组织细胞肿瘤

（1）血象：可出现全血细胞减少。贫血进行性加重，严重者血红蛋白可低于 20g/L，网织红细胞计数正常或轻度增高。白细胞计数早期高低不一，中、晚期多有减少。血小板多数减少。白细胞分类中少数病例可见中、晚幼粒细胞，部分病例可在涂片尾部找到异常组织细胞和不典型的单核细胞。少数病例在晚期可出现组织细胞性单核细胞性白血病的血象。窦性组织细胞增生症伴块状淋巴结病患者常有慢性炎症表现，如贫血、中性粒细胞增多。

（2）骨髓象：骨髓涂片中大多数仍可见各系正常造血细胞。其中可见到形态异常的组织细胞。这类细胞呈多少不一的散在或成堆分布，由于病变分布不均，故多次多部位骨髓穿刺可提高阳性检出率。窦性组织细胞增生症伴块状淋巴结病患者骨髓检查常无价值且组织细胞增生不常见。

根据肿瘤性组织细胞形态学特征，可有以下五型。

1）异常组织细胞：细胞大小不等，形态奇异。核圆形、椭圆形或不规则形，有时呈分支状，偶有双核者。染色质呈细致网状，核仁显隐不一，有的较大。胞质较丰富，着色深蓝或浅蓝，深蓝者常无颗粒，浅蓝者可有数目不等的小颗粒，并可出现空泡。

2）多核巨细胞：这类细胞与异常组织细胞基本相似，其不同点是体积巨大，直径 50~95μm，外形极不规则。含有多个核或呈分叶状，核仁显隐不一，胞质浅蓝，无颗粒或有少数颗粒。

3）淋巴样组织细胞：大小及外形类似淋巴细胞或内皮细胞。细胞呈椭圆形、圆形、不规则形或窄长弯曲如拖尾状。胞核常偏于一侧，染色质较细致，偶见核仁，胞质浅蓝色，有时可含细小颗粒。

4）单核样组织细胞：形似单核细胞，但核染色质较粗或着色较深，胞质浅蓝色，有时含细小颗粒。

5）吞噬性组织细胞：胞体很大，单个核或双核，核圆形或椭圆形，偏位，染色质疏松，核仁大而清晰。胞质中含有被吞噬的成熟红细胞、幼稚红细胞、血小板、中性粒细胞及血细胞残片，被吞噬红细胞可达 20 余个。

（3）细胞化学染色：中性粒细胞碱性磷酸酶染色的阳性率和积分明显低于正常或完全阴性，苏丹黑 B 和 β- 葡萄糖醛酸酯酶呈阴性反应，恶性组织细胞酸性磷酸酶、非特异性酯酶呈弥漫性中度到强阳性。以醋酸 α 萘酚为基质的特异性酯酶染色，单核细胞和异常组织细胞都为阳性，如改用 As-D 萘酚作为基质，单核细胞可被氟化钠所抑制，而恶性组织细胞非特异性酯酶染色仍为阳性。

（4）免疫学检验：$CD45^+$、$CD14^-$、$CD30^-$、$CD68^+$、Leu-$M3^+$、$63D3^+$，无 T 或 B 细胞的免疫表型和 TCR 及 Ig 基因重排。窦性组织细胞增生症伴块状淋巴结病患者活化的吞噬细胞可呈 S-100 蛋白、CD11c、CD14、CD33、CD68 阳性。

（5）染色体检查：本病的染色体核型变化常以多倍体为著，有较高比例的亚二倍体和超二倍体，有克隆性 5q35，表达 C-fms。可有染色体易位 1p13、17p13、t（8；16）（p11；p13）、t（2；5）（p23；q35）。

（6）病理组织活检：肝、脾、淋巴结及其他受累组织病理切片中可见异常组织细胞的浸润。

（四）诊断和鉴别诊断

1. 朗格汉斯细胞组织细胞增生症 诊断基于受累器官的活组织检查，尤其是皮肤、骨髓、肝或淋巴结。这些部位是最常受累的器官，且最易于活检。骨损害影像研究最能提示此病。关键性的诊断特征是出现病理性朗格汉斯细胞，这些细胞在增生性病损中大量存在或在纤维化、低增生性的病损中罕见。类似破骨细胞的多核巨大细胞是病变特征，但并不来源于朗格汉斯细胞。应用 S-100 蛋白、CD1a，结合花生植物凝集素、腺苷三磷酸酶标志物研究和 Birbeck 颗粒超微结构研究，最终可识别朗格汉斯细胞。

根据对朗格汉斯细胞特有的免疫表型及超微结构的认识，国际组织细胞协会于 1987 年建议将此病的确诊可信度分为三级。Ⅰ级为拟诊，指常规病理检查发现朗格汉斯细胞浸润。Ⅱ级为临床病理诊断，病变组织在光镜下见有组织特征的细胞，并且具有以下两种或两种以上特征：① ATP 酶染色阳性；② S-100 蛋白阳性；③ α-D- 甘露糖苷酶阳性；④病变细胞与花生植物凝集素特异结合。Ⅲ级为最终确诊，需光镜检查阳性，加透射电镜下发现 Birbeck 颗粒和 / 或病变细胞表面 CD1a 抗原阳性。

增生性组织细胞增生症相关的疾病需与朗格汉斯细胞组织细胞增生症鉴别，包括黄色肉芽肿、组织细胞坏死性淋巴结炎（Kikuchi 病）和埃德海姆 - 切斯特病（Erdheim-Chester 病）。有经验的病理学家常能对这些取自不同疾病组织的活检标本进行鉴别。

朗格汉斯细胞可见于实体瘤、霍奇金淋巴瘤、淋巴瘤或慢性淋巴细胞白血病患者活检标本中。朗格汉斯细胞病损的病灶特性及大多数其他癌肿缺乏这些特性，提示它们是淋巴瘤反应。朗格汉斯细胞也可见于为治疗重症肌无力而切除的胸腺和各种皮肤性疾病中。

2. **组织细胞肿瘤**　诊断需要淋巴结、皮肤、肝、肠、骨骼或其他受累部位肿瘤组织的活检以及巨噬细胞表型的免疫组织化学证实，包括某些或大多数下列分子的表达：CD11b、CD11c、CD14、CD15、CD33、CD36、CD68和MAC-387。血液、骨髓晾干标本或组织的微量标本中的细胞出现非特异性酯酶反应而没有过氧化物酶反应。这些细胞不表达多种T或B淋巴细胞标志物，不显示淋巴系基因（免疫球蛋白或T淋巴细胞受体链）重排。与组织细胞肿瘤类似的主要疾病包括退行性和其他巨大细胞性淋巴瘤、霍奇金淋巴瘤、血管外皮细胞瘤和淋巴结炎症性假瘤。

（王也飞）

第十三章
出血和血栓性疾病检验诊断

出血和血栓性疾病临床十分常见，检验诊断在疾病的病因诊断、用药监测、预后估计及鉴别诊断等方面有着不可替代的作用。

第一节　概　　述

出血性疾病和血栓性疾病各由临床表现相似的一组疾病构成，本节就这两大类疾病的分类、病因、临床诊断、检验诊断及其他诊断方法做一简述。

一、出血性疾病

出血性疾病是由于遗传性/获得性原因，导致患者的止凝血功能减低或体内存在抗凝物质、纤溶活性亢进所引起的一大类疾病。临床上以自发性或轻微损伤后出血难止为特征。

该类疾病约占血液病的1/3。

（一）出血性疾病的分类

出血性疾病可分为遗传性和获得性两大类，目前常以血管壁异常、血小板数量减少、血小板功能缺陷、凝血因子缺乏、体内存在抗凝物质、纤溶活性亢进以及复合因素所致出血等进行分类（表13-1）。

（二）出血性疾病的临床诊断

在诊断出血性疾病时，要重视以下几方面：

1. 出血性疾病史　除其他病史外，仔细询问出血性疾病史非常重要。

（1）出血与年龄：①出生和新生儿出血：多见于重型血友病A/B和同种免疫性血小板减少症等；②儿童和青少年出血：多见于血友病、血管性血友病（von willebrand disease，vWD）、原发免疫性血小板减少症（primary immune thrombocytopenia，ITP）、过敏性紫癜等；③成年和老年人出血：多见于肝病、恶性肿瘤、体内存在抗凝物质和药物性出血；④随年龄增长出血症状改善：常见于vWD和血小板无力症等。

（2）出血与性别：①血友病A/B：几乎均见于男性，女性极为罕见；②ITP和抗磷脂综合征（antiphospholipid syndrome，APS）：以年轻女性多见，男性其次；③vWD和其他凝血因子缺陷，多为常染色体遗传，男女均可罹患。

（3）出血与药物：药物可致过敏性紫癜（青霉素类、磺胺类等）、药物免疫性血小板减少症（解热镇痛类、抗生素类、植物碱类等）、药物性血小板减少症（抗肿瘤药、氢氯噻嗪类、雌激素等）、药物影响血小板功能（阿司匹林、P2Y12受体抑制剂等）、药物产生凝血因子抗体（青霉素、链霉素、磺胺类等）、其他药物（抗凝药物、溶栓药物等）所致出血等。

（4）出血与手术、创伤：①微血管创伤或创面（注射部位）渗血难止：多见于血小板数量/功能异常出血等；②延迟性出血：多见于凝血因子Ⅷ/ⅩⅢ缺乏性出血等；③创伤/手术出血：多见于弥散性血管内凝血（disseminated intravascular coagulation，DIC）出血等；④腺体组织出血：多见于原发性纤溶亢进性出血等；⑤大量输血后出血：常见于输血性凝血病等。

（5）出血与既往史：既往有反复的出血史或有因出血而输血史，应特别重视出血性疾病或伴有重症肝病、肾功能不全、血小板数量减少/增多、恶性肿瘤、自身免疫性疾病、冠心病、糖尿病、高血压等。

（6）出血与月经/分娩：①月经量过多、月经持续时间延长，常见vWD；②妊娠合并ITP；③妊娠合并TTP-HUS（溶血性尿毒症综合征）；④妊娠合并HELLP；⑤病理产科并发DIC；⑥急性脂肪肝等。

（7）出血与家族史：①常染色体显性遗传：血管性血友病（vWD）、遗传性出血性毛细血管扩张症、巨大血小板综合征、贮存池病等；②常染色体隐性遗传：血小板无力症、多种遗传性凝血因子缺乏症等；③性联隐性遗传：血友病A/B。

表 13-1　出血性疾病分类

分类	遗传性（先天性）出血性疾病	获得性出血性疾病
血管壁异常	遗传性出血性毛细血管扩张症 艾 - 唐（Ehlers-Danlos）综合征 巨大海绵状血管瘤 家族性单纯性紫癜 弹性血管瘤	血管性紫癜（感染性、营养不良性等） 过敏性紫癜（药物性、免疫复合物病等） 单纯性紫癜（老年性紫癜等） 代谢 / 内分泌性紫癜 生物性 / 物理性紫癜 异常蛋白血症紫癜
血小板数量减少	极为罕见，如 Fanconi 综合征等、血小板生成素（TPO）缺乏症	原发性 / 继发性再生障碍性贫血 白血病、淋巴瘤、PNH、骨髓纤维化等 免疫性血小板减少：ITP、SLE、Evans 综合征、药物免疫性、同种免疫性等 非免疫性血小板减少：TTP/HUS、DIC、脾功能亢进症、体外循环等
血小板功能异常	巨大血小板综合征、血小板无力症、贮存池病、花生四烯酸代谢异常症	肝脏疾病、尿毒症、骨髓增殖性疾病、抗血小板药物、白血病、巨球蛋白血症、淀粉样变、恶性肿瘤、自身免疫性疾病等
凝血因子缺乏	血友病 A/B、血管性血友病、因子Ⅺ缺乏症、低（无）纤维蛋白原血症、其他凝血因子缺乏症等	严重肝脏疾病、肝移植、依赖维生素 K 因子缺乏症、产科出血、输血性性凝血病、抗凝药物治疗等
体内存在抗凝物质		凝血因子抑制物（因子Ⅷ/Ⅸ抑制物）、肝素样抗凝物质、肝素治疗、抗凝药物治疗、狼疮抗凝物质等
纤溶亢进	少见	多见，原发性纤溶亢进、继发性纤溶亢进
复合因素	因子Ⅷ和因子Ⅸ联合缺乏、低（无）纤维蛋白原缺乏伴异常纤维蛋白原血症、其他因子联合缺乏常伴纤维蛋白原缺乏血症、其他因子联合缺乏等	DIC、原发性纤溶症、肝脏疾病、恶性肿瘤、体外循环手术 / 创伤、器官移植、某些药物等

（8）出血与营养 / 食物：①维生素 K 缺乏症可致依赖维生素 K 凝血因子缺乏（FⅡ、FⅦ、FⅨ、FⅩ）；②维生素 C/P 缺乏可致坏血病 / 糙皮病；③食物过敏可致过敏性紫癜等。

2. **出血表现**　出血是出血性疾病的特征性表现，主要的出血特征是：

（1）一期止血缺陷：或称毛细血管 - 血小板型止血缺陷。出血特征：①反复出现皮肤出血点、紫癜、瘀斑；②黏膜出血：如鼻出血、牙龈出血、口腔血疱；③内脏出血（胃肠出血、肺出血、脑出血、肾出血、月经出血等）。出血呈渗血难止，持续时间不长，压迫止血有效，输血或输血浆效果欠佳。

（2）二期止血缺陷：或称凝血障碍 - 抗凝物质型出血缺陷。出血特征：①反复关节、肌肉出血；②浆膜腔出血和内脏出血：消化道、泌尿道、生殖器出血，颅内出血等，呈现延迟性出血、出血时间较长，局部压迫和止血药物效果差，输血或输针对性血液制品效果佳。

（3）纤溶亢进性出血：常见皮肤大片瘀斑，可融合成片状或呈地图样，也可伴内脏出血。多由腺体组织手术、创伤、挤压而触发，创面和注射部位渗血难止，出血凝块易自发性溶解。常见于 DIC 和原发性纤溶症。

一期和二期止血缺陷的比较见表 13-2。

表 13-2　一期和二期止血缺陷的比较

	一期止血缺陷	二期止血缺陷
家族史	较少	多有
性别	常女 > 男	常男 > 女
出血诱因	多为自发性	多有外伤性
出血点、瘀斑	多见，广泛、细小	少见，片状、粗大
深部血肿	少见	特征性
内脏出血	较少见	较多见
关节出血	罕见	特征性
肌肉出血	罕见	特征性
创伤后出血	常见，出血多、持续	出血少 / 深部出血
疾病过程	短暂、反复发作	遗传性者终身发作

3. **辅助检查**　实验室检查，尤其是出凝血检测对出血性疾病的诊断有重要价值。

（1）筛查试验：根据不同情况进行选择。

1）一期止血缺陷：临床见有皮肤和黏膜出血为特征的患

者，首选一期止血缺陷的筛查试验，见本章第三节。

2）二期止血缺陷：临床见有深部组织和内脏出血为特征的患者，首选二期止血缺陷的筛查试验，见本章第三节。此外，肝素治疗中 APTT 可延长，口服华法林治疗中 PT 可延长。

3）纤溶亢进性出血的筛查：可用纤维蛋白（原）降解产物（fibrin/fibrinogen degradation product，FDP）和 D 二聚体（D-Dimer，D-D）作为筛查试验。其中，FDP 和 D-D 均正常可认为患者纤溶系统正常；FDP 和 D-D 均升高可认为患者有继发性纤溶亢进（DIC）；FDP 升高，D-D 正常可认为有原发性纤溶亢进（少见）；FDP 正常，D-D 升高也可认为有继发性纤溶亢进（少见）。

(2) 确诊试验：根据病史、出血表现和筛查试验，进一步应用确诊试验对出血性疾病作出诊断和鉴别诊断，临床主要用于：

1）一期止血缺陷性出血性疾病：应用 vWD 相关试验以确定是否存在 vWD。应用血小板聚集试验（PAgT）和流式细胞术检测血小板膜糖蛋白（GP）Ⅱb/Ⅲa（CD41/CD61）诊断血小板无力症；用单克隆抗体固定特异性血小板抗原，用 P- 选择素（P-selectin）检测诊断血小板功能活化障碍性疾病（血小板 α- 颗粒缺陷症）；用血小板聚集试验（platelet agglutination test，PAgT）和血栓弹力图（TEG）的血小板图检测诊断抗血小板治疗及其抵抗（阿司匹林抵抗）等。

2）二期止血缺陷性出血性疾病：用凝血因子促凝活性检测诊断相应凝血因子缺乏症，例如用 FⅧ:C/FⅨ:C 诊断血友病 A/B；用纤维蛋白原含量检测诊断低（无）纤维蛋白原血症，用凝血酶时间（thrombin time，TT）延长和游离肝素时间筛查肝素（UFH）/ 肝素样物质存在；用普通肝素测定检测 UFH 的治疗，用抗活化因子 X（AFⅩa）试验监测低分子肝素（LMWH）的治疗等。

3）纤溶亢进性出血性疾病：用纤溶酶原（plasminogen，PLG）、组织型纤溶酶原激活剂（tissue type plasminogen activator，t-PA）、纤溶酶原激活抑制剂 -1（plasminogen activator inhibitor-1，PAI-1）、α_2- 抗纤溶酶（α_2-antiplasmin，α_2-AP）和纤维蛋白（原）降解产物（FDP）/D- 二聚体（D-D）鉴别诊断原发性纤溶症和继发性纤溶症等。

弥散性血管内凝血（DIC）：动态观察血小板计数（platelet，PLT）、活化的部分凝血活酶时间（activated partial thromboplastin time，APTT）/ 凝血酶原时间（prothrombin time，PT）、纤维蛋白原（fibrinogen，Fg）含量以及 FDP/ 可溶性纤维蛋白单体复合物（soluble fibrin monomer complex，sFMC）等实验室检测指标，结合病因和临床表现诊断 DIC。

二、血栓性疾病

血栓可以发生在心脏和任何部位的血管内，导致血管内血流完全停止或部分淤滞。临床表现为轻重不一的相应症状。静脉血栓的发生率高于动脉血栓，两者的比例为 4∶1。尸检解剖显示，静脉血栓占 40%~60%，但只有 11%~15% 呈显性表现被临床诊断；在冠状动脉血栓中，冠状动脉被阻塞的发生率为 15%~95%，其中 90% 伴动脉粥样硬化。微血栓在尸检解剖中占 37.6%，以肺、脑、肝、肾为多见。静脉血栓常发生于下肢、肝、盆腔等部位的静脉内，以下肢多见，其中下肢和盆腔静占 90%，上肢静脉占 4%，脏器静脉占 2%~4%。此外血栓性微血管病（TMA）常见于血栓性血小板减少性紫癜症（TTP）、溶血尿毒症综合征（HUS）和移植相关血栓性微血管病（TA-TMA）。

（一）血栓形成的危险因素

临床试验证明，存在危险因素者易形成血栓；无危险因素者也可形成血栓。存在危险因素者不等于必定会出现血栓性疾病，但血栓性疾病患者多有危险因素的存在。血栓形成常由遗传因素（内因）和环境因素（外因）共同构成。

1. **代谢因素** ①高血脂：脂质代谢障碍会引起高脂血症。高血脂可损伤血管壁、促进血小板活化、干扰凝血 - 抗凝血的生理平衡。血浆总胆固醇（total cholesterol，TC）、甘油三酯（triglyceride，TG）、脂蛋白 a（lipoprotein a，LPa）和脂质过氧化物（lipoperoxide，LPO）增高是造成动脉粥样硬化和血栓形成的重要因素之一。②高血糖：高血糖引起糖尿病。糖尿病引起血小板功能亢进，微血管损伤、凝血因子增高、纤溶功能减退和血流变异常，导致血栓形成。此外，高血糖引起血红蛋白 A 产生大量糖化血红蛋白（HbA1c），后者促使组织缺氧和血栓形成。

2. **血流动力学因素** ①高血压：高血压导致血管硬化、内皮细胞损伤、血管痉挛、通透性升高，凝血和抗凝血平衡失调，血小板功能亢进，产生血流动力学异常。血流动力学异常可导致血管破裂出血，也可导致血栓形成，引起心、脑血管和微血管血栓性疾病。②高黏度：指血液黏度升高，血液流动减慢，黏度越高，流动性越慢，越易成血栓和阻塞血管。临床实践证实，许多血栓性疾病的血液流变学异常；全血黏度、血浆黏度、血细胞比容和纤维蛋白原等指标升高，血液流动减慢或淤滞，易发生血栓形成。

3. **恶性肿瘤** 恶性肿瘤是引起血栓形成的独立危险因素，尤其是腺体器官的恶性肿瘤更易诱发血栓形成，例如甲状腺、乳腺，胃肠道、胰腺、前列腺、卵巢等脏器恶性肿瘤诱发血栓形成较非该脏器癌症诱发血栓形成可能性增加 6 倍。若肿瘤伴手术、激素、化疗、放疗、感染、制动等因素更易促成血栓形成。

4. **免疫因素** 机体的免疫系统与凝血系统的关系非常密切，多种免疫，如感染免疫、自身免疫、肿瘤免疫、移植免疫等会产生抗原 - 抗体复合物（Ag-Ab）。这些复合物沉积于血管壁，损伤血管内皮细胞，激活血小板、凝血系统，激活炎症因子，导致血栓形成。

5. **遗传因素** 例如，抗凝因子（抗凝血酶、蛋白 C、蛋白 S）和纤溶成分（纤溶酶原激活抑制剂、纤溶酶原、α2- 抗纤溶酶）的基因缺陷（突变、缺失、插入）可导致遗传性易栓症（thrombophilia）。高血脂、高血糖、高血压等的发病也有遗传因素的参与，常是遗传因素与环境因素共同作用最终导致血栓形成。

6. **其他因素** ①吸烟：几乎所有的研究均指出，吸烟与血栓形成关系密切，是血栓形成独立的危险因子。吸烟可致慢性缺氧、促红细胞生成、激活血小板、损伤内皮细胞、促使血管收缩；吸烟可促使纤维蛋白原与凝血因子水平升高、促使血脂升高。②饮食：在漫长的生命过程中、应防止高胆固醇、高脂肪、高糖和高盐饮食，但是上述物质乃是机体所必需，因此对上述物质，不是严格禁止，而是适当限制，按这一原则养成的习惯无疑是正确的。③肥胖：超过标准体重的20%定义为肥胖。除遗传易感外，肥胖多与“多食少动”有关。肥胖者常伴有高脂血症、高血压、高血糖、高黏度，往往还有凝血活性增加、血小板活化、纤溶活性减低、血液淤滞等，导致血栓危险度增加。④制动：指减少活动。例如经济舱综合征，外科手术，尤其是骨科手术后、围生期妇女和截瘫等患者的活动明显减少，可致使糖代谢、脂肪代谢、血流速度减慢以及凝血功能增加、纤溶功能减退，构成血栓形成的危险因素。⑤医源性因素：许多治疗药物，如口服避孕药、雌激素治疗，凝血因子制品(凝血酶原复合物)，抗纤溶药物(氨甲环酸)和大量输血等；许多诊治措施，如体外循环、血液透析、介入治疗、器械检查等，可导致凝血因子血浆水平升高，损伤血管内皮，激活血小板等，易发血栓形成。

(二) 血栓前状态

血栓前状态(prethrombotic state)或称血栓前期(prethrombotic phase)是指血液有形成分和无形成分的生物化学和血液流变学发生某些病理生理的改变，导致血液有可能形成血栓或血栓栓塞性疾病。由于血栓前状态涉及的因素众多，动态变化性大，故目前尚缺乏公认的确切定义和诊断标准，建议可从以下三个方面进行实验检测，可能有助于血栓前状态的诊断。

1. 筛查试验

(1)活化部分凝血活酶时间(APTT)和/或血浆凝血酶原时间(PT)缩短；

(2)纤维蛋白原含量(Fg)增高；

(3)血小板数量增高和血小板聚集试验(PAgT)增高；

(4)全血和血浆黏度升高；

(5)血栓弹力图(TEG)相关指标异常。

2. 诊断试验

(1)血管性血友病因子抗原(vWF:Ag)和凝血酶调节蛋白(TM)增高，反映血管内皮细胞损伤；

(2)血小板膜糖蛋白(GP)Ⅱb/Ⅲa和P-选择素增高，反映血小板被激活；

(3)可溶性纤维蛋白单体复合物(sFMC)和凝血酶-抗凝血酶复合物(TAT)增高，反映凝血酶生成增加；

(4)生理性抗凝蛋白活性(AT、PC、PS、FⅤ Leiden)减低，反映遗传性易栓症；

(5)纤溶酶原活化抑制剂(PAI)和纤溶酶-抗纤溶酶复合物(PAP)增高反映纤溶功能减低；

(6)抗磷脂抗体相关试验(APA、LA、抗β2-GPI)升高，反映抗磷脂抗体综合征。

3. 常见血栓性疾病的病理和临床分类见表13-3。

(三) 辅助检查

1. 血管多普勒超声检查 利用超声技术可施行肢体动/静脉、颈部动/静脉、腹腔动/静脉，肾动/静脉、肝动/静脉等血栓检查，见表13-4。

2. CT/MR血管成像检查 应用该技术检查颈动脉、肺动脉、胸主/腹主动脉、肾动脉、周围动脉以及门静脉、下腔静脉、髂静脉血栓和下肢DVT等。CT/MR的敏感性和特异性均较高。例如对肺动脉栓塞CT的敏感性和特异性分别为90%~97%和90%~98%。

表13-3 常见血栓性疾病临床和病理分类

临床分类	病理分类	常见疾病
动脉血栓	白色血栓	急性心肌梗死、心绞痛、糖尿病、脑卒中(脑血栓)、高血压、血栓闭塞性脉管炎等
静脉血栓	红色血栓	深静脉血栓、肺栓塞、门静脉/下腔静脉血栓、腋锁静脉血栓、肾/脾静脉血栓、浅静脉血栓；AT缺乏、PC缺乏、PS缺乏、FⅤ Leiden等
动-静脉血栓	混合血栓	自身免疫性疾病(SLE)、抗磷脂综合征、恶性肿瘤、医源性血栓(介入、器械、药物、血液制品所致)、心腔内瓣膜血栓(瓣膜病、人工瓣膜、瓣膜损伤、心房颤动)等
小动脉-微血管血栓	混合血栓/透明血栓	DIC、TTP/HUS、肾炎/肾病综合征、急性呼吸窘迫综合征、视网膜血栓、突发性耳聋等血栓

表13-4 超声检查主要静脉血栓的敏感性和特异性

主要静脉	敏感性/%	特异性/%
下肢大腿深静脉血栓(deep venous thrombosis，DVT)	97	97
下肢小腿DVT	91~100	90~100
上肢DVT	56~100	94~100
门静脉血栓	94~100	96

3. 放射性核素静脉造影检查 应用该技术检查肺动脉栓塞，肺通气/灌注扫描(V/Q)的敏感性为75%~97%，特异性为90%~95%，阴性预测值为91%，阳性预测值为88%。

4. 血管造影检查 是诊断血栓性疾病的“金标准”，但有创伤性损害的缺点和一定的危险性。一般在其他检查不能确诊的情况下，采用血管造影术对心脏血管、脑血管、腹腔/盆腔血管等进行造影检查。

5. 心电图(ECG)检查 对心肌梗死的诊断有特殊价值。

6. 实验室检查 下列检查对某些血栓性疾病具有确诊意义。

(1)遗传性易栓症：对常见的抗凝血酶(AT)缺陷症、蛋白C(PC)缺陷症、蛋白S(PS)缺陷症等遗传性易栓症，它们的抗凝活性减低和抗凝含量减低/正常，结合基因分析，对诊断和确诊有重要价值。

(2) 急性心肌梗死（AMI）：除临床症状和心电图检查外，可辅以肌红蛋白（Mb）、CK-MB 和 cTnI/T 等检测，实验室检测有重要意义，见表 13-5。

表 13-5 急性心肌梗死常用诊断标志物

	超过参考范围上限时间 /h	恢复时间 /h	敏感性 /%	特异性 /%
肌红蛋白（Mb）	0.5~2.0	18~30	29~50	59~77
CK-MB	3.0~8.0	48~72	17~62	92~100
cTnI/T	3.0~6.0	120~168	6~59	74~99

(3) 弥散性管血管内凝血（DIC）：除存在 DIC 的病因和症状外，实验室检测有重要的诊断价值：①血小板计数（PLT）减低 / 进行性减低；②纤维蛋白原（Fg）含量减低 / 进行性减低；③PT/APTT 延长 / 进行性延长；④FDP 和 D-D 增高 / 进行性增高等。

(4) 分子检测：应用核酸检测方法（如 PCR 扩增、测序技术、基因芯片、生物传感技术）以及蛋白质检测方法（如蛋白质芯片、标记免疫分析、质谱技术）对人体 DNA、RNA 和蛋白等物质检测，对各种疾病进行实验诊断或辅助诊断，通过分析基因或蛋白质的存在、变异或变化为疾病提供直接的诊断证据。

（王鸿利）

第二节 生理性止血机制

正常止血机制有赖于血管壁、血小板、凝血系统、抗凝系统、纤维蛋白溶解（纤溶）系统以及血液流变学等结构与功能的完整性以及它们之间的生理性调节和平衡。

一、血管壁的止血机制

（一）血管壁的结构

正常小血管的管壁是由内膜层（内皮细胞、基底膜）、中膜层（弹力纤维、平滑肌、胶原）和外膜层（结缔组织）构成的（图 13-1），以维持血管的功能和血液在血管内的流动。

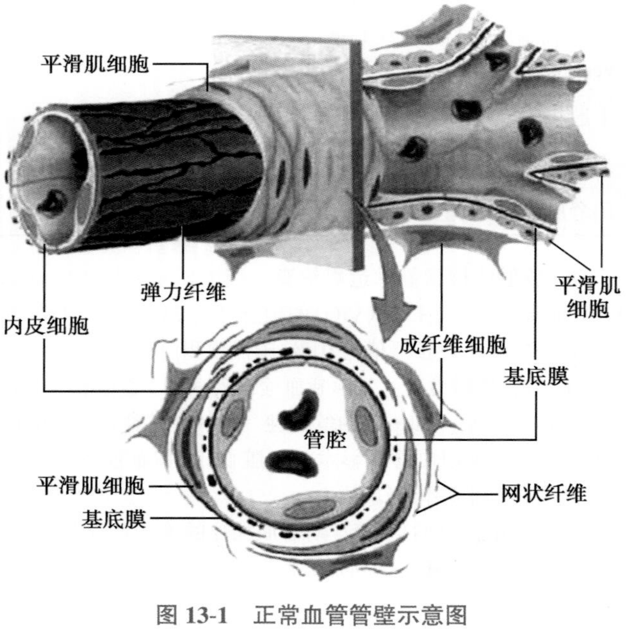

图 13-1 正常血管管壁示意图

（二）血管壁的止血作用

血管受损或受刺激后，含平滑肌多的血管（如小动脉、微动脉等）首先由自主神经发生反射性收缩，使血流减慢或受阻，有利于止血。内皮细胞（endothelium cells，EC）合成和分泌血管性血友病因子（von Willebrand factor，vWF）参与血小板的黏附；被活化的血小板释放血栓素 A2（thromboxane A2，TXA2）、5- 羟色胺（5-hydroxytryptamine，5-HT）以及内皮细胞产生的内皮素 -1（endothelin-1，ET-1）和血管紧张素（angiotensin，AGT）等活性物质加强血管收缩，使受损血管创口更加缩小。与此同时，凝血因子Ⅻ（factor，FⅫ）的激活和组织因子（tissue factor，TF）的释放分别启动内源性和外源性凝血系统，最终生成纤维蛋白（fibrin，Fb），以加强止血作用。若纤溶活性正常，使已形成的血块不易溶解，则起到巩固止血作用。此外，血管壁的止血作用还表现为内皮细胞花生四烯酸（arachidonic acid，AA）代谢产生的前列环素（prostacyclin，PGI2）和内皮衍生松弛因子（endothelium-derived relaxed factors，EDRF）等抑制血小板聚集和扩散血管；内皮细胞表面的凝血酶 - 凝血酶调节蛋白复合物（thrombin-thrombomdulin，T-TM）使蛋白 C（protein C，PC），转变为活化蛋白 C（activated protein C，APC），后者灭活因子Ⅷa 和 FⅤa；内皮细胞表面的抗凝血酶（antithrombin，AT）和类肝素物质（如硫酸乙酰肝素）等可灭活多种活化的凝血因子；组织因子途径抑制物（tissue factor pathway inhibitor，TFPI）也可灭活 FⅦα/TF 复合物和 FXa 等，这些都参与了血管壁损伤后的止血作用（图 13-2）。

二、血小板的止血机制

（一）血小板的结构

正常血小板由血小板膜（糖蛋白、磷脂）、血小板颗粒（致密颗粒、α- 颗粒和溶酶体）、血小板管道系统（开放管道、致密管道）和血小板骨架蛋白（肌动蛋白、微管蛋白）等构成，见图 13-3。

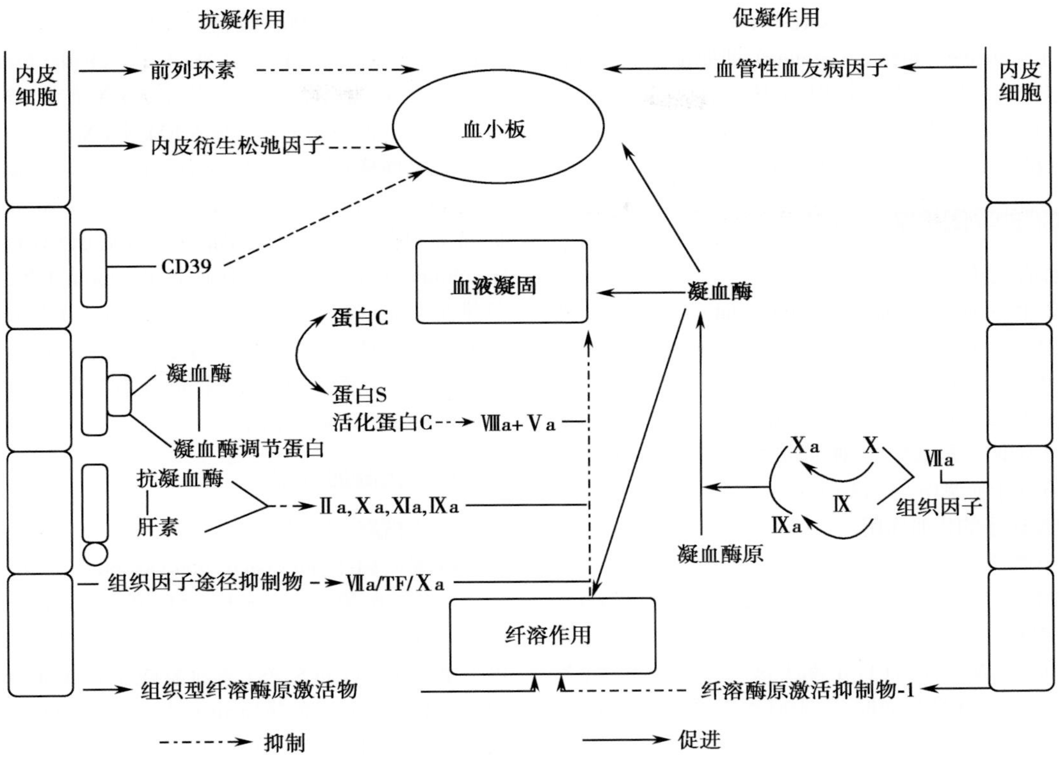

图 13-2　血管壁止血作用机制

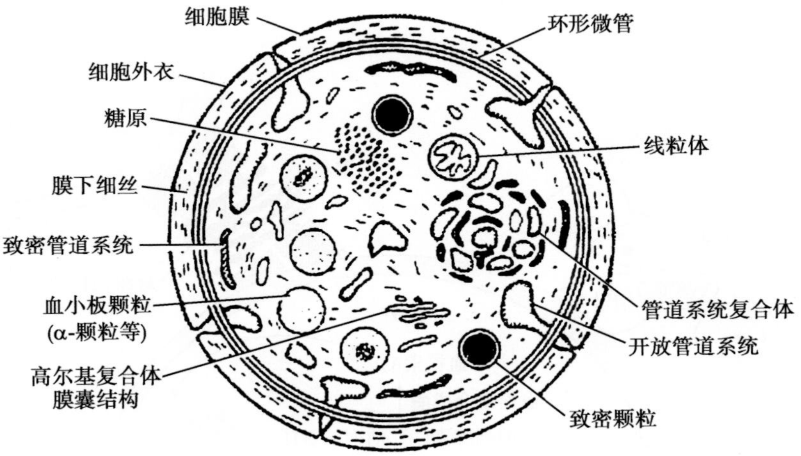

图 13-3　血小板结构

(二) 血小板的止血作用

当血管受损或受刺激时，血小板膜糖蛋白(glycoprotein, GP) Ⅰb-Ⅸ-Ⅴ复合(GP Ⅰb-Ⅸ-Ⅴ)经vWF的介导黏附于暴露的血管内皮细胞下组织，即血小板黏附反应(platelet adhesion reaction)；血小板膜糖蛋白Ⅱb/Ⅲα(GPⅡb/Ⅲα)经纤维蛋白原(Fg)的介导发生聚集，即血小板聚集反应，此为血小板第一聚集相，呈可逆反应；同时，来自红细胞的二磷酸腺苷(adenosine diphosphate, ADP)和已形成的起始凝血酶(thrombin)可使血小板发生释放，即血小板释放反应(platelets release reaction)。血小板内致密体颗粒(dense grabule, DG)释放ADP、三磷酸腺苷(adenosine triphosphate, ATP)、5-HT、抗纤溶酶(antiplasmin, AP)；α颗粒(α-granule)释放血小板第4因子(platelet factor 4, PF_4)、β-血小板球蛋白(β-thromboglobulin, β-TG)、P-选择素(P-selectin)、血小板源性生长因子(platelet-derived growth factor, PDGF)、凝血酶敏感蛋白(thrombin sensitive protein, TSP) Fg、vWF和FⅤ等活性物质，可加速血小板聚集反应，形成不可逆的第二聚集相。此时，血小板膜的磷脂酰丝氨酸(phosphatidylserine, PS)可能是血小板第3因子(platelet factor 3, PF_3)，后者为凝血反应提供催化表面，加速凝血酶原酶(prothrombinase)和凝血酶的形成，即血小板的促凝活性（platelet procoagulant activity，PPA）功能。活化的血小板释放出的TXA2、5-HT，可收缩血管；血小板收缩蛋白（platelet retraction protein），即肌动蛋白（actin）和肌球蛋白（myosin）等的相互作用，可使凝血块的纤维蛋白网发生收缩，使凝血块更为坚固，止血更加完善，即血小板血块回缩功能（platelet clot retraction function）（图 13-4）。

三、血液的凝固机制

（一）凝血因子的特性

包括12个经典的凝血因子（coagulation factor，F）即FⅠ～ⅩⅢ（其中因子Ⅵ已被废除）以及激肽系统的2个因子，即激肽释放酶原（prekallikrein，PK）和高分子量激肽原（high molecular weight kininogen，HMWK）。除FⅣ（Ca^{2+}）为金属离子外，其他均为蛋白质；除因子Ⅲ，即组织因子（tissue factor，TF），其他均存在于血浆中（表 13-6）。

（二）凝血因子的止血作用

分为三条途径，见图 13-5。

1. **外源性凝血途径**（extrinsic coagulation pathway，ECP） 当组织和血管损伤后，释出组织因子（TF）。TF与FⅦ或激活的FⅦa形成复合物（TF-FⅦa），该复合物可激活FⅩ和FⅨ。现认为，病理性凝血时，首先启动外源性凝血途径。一旦TF进入血液可明显促进凝血反应过程。

2. **内源性凝血途径**（intrinsic coagulation pathway，ICP） 当血管壁损伤时，内皮下组织成分（胶原等）暴露，FⅫ被胶原等激活为FⅫa；少量FⅫa与高分子量激肽原（HMWK）结合，使PK转变为K，后者与HMWK可迅速反馈激活FⅫ。激活的因子Ⅻ（FⅫa）再激活FⅪ，FⅪa与钙离子（ionized calcium，Ca^{2+}）再激活FⅨ。FⅨa与Ca^{2+}、FⅧa（被凝血酶激活）、PF_3共同形成复合物，该复合物激活FⅩ，使FⅩ转变为FⅩa。现认为，起始凝血酶可直接激活FⅪ，使FⅪ转变为FⅪa。

3. **共同凝血途径**（common coagulation pathway，CCP） 激活的FⅩa与PF_3、Ca^{2+}、FⅤa（被凝血酶激活）形成复合物，即凝血酶原酶（prothrombinase）。凝血酶原酶使凝血酶原（prothrombin，FⅡ）转变为凝血酶（thrombin，FⅡa）。凝血酶使纤维蛋白原（Fg）转变为可溶性纤维蛋白单体（soluble fibrin monomer，sFM）；凝血酶激活FⅩⅢ为FⅩⅢa使可溶性纤维蛋白单体（sFM）发生分子交联，形成不溶性稳定的纤维蛋白（fibrin，Fb），此时血液凝固。

四、抗凝血机制

（一）抗凝血因子的特性

抗凝血因子（anticoagulation factors）主要由下列成分组成：①抗凝血酶（antithrombin，AT）和肝素辅因子Ⅱ（heparin cofactor-Ⅱ，Hc-Ⅱ）；②蛋白C系统：包括蛋白C（protein C，PC）、蛋白S（protein S，PS）、凝血酶调节蛋白（thrombomodulin，TM）、活化蛋白C抑制物（activated protein C inhibitor，APCI）、蛋白Z（protein Z，PZ）；③组织因子途径抑制物（tissue factor pathway inhibitor，TFPI）；④其他：α_2巨球蛋白（α_2-macroglobuline，α_2M）、α_1-抗胰蛋白酶（α_1-antitrypsin，α1-AT）、活化补体1抑制物（C1-INH）等，见表 13-7。

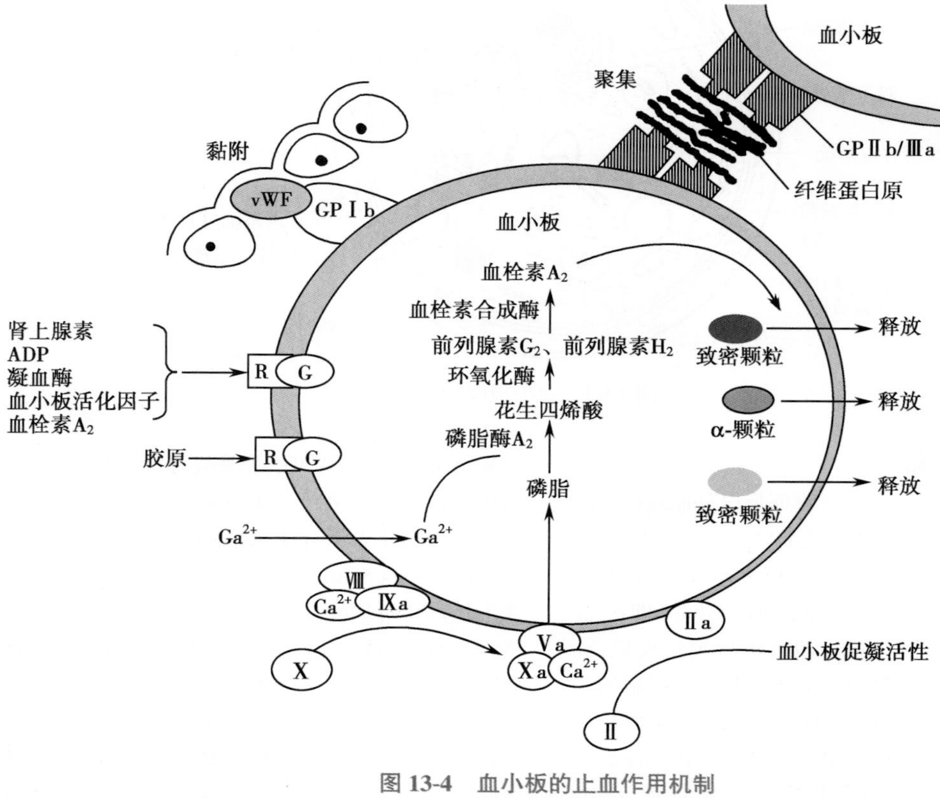

图 13-4 血小板的止血作用机制

表 13-6 凝血因子的特性

因子	名称	合成部位	分子量 /10^4	氨基酸	基因长度 /kb	基因位置	血浆浓度 /($mg \cdot L^{-1}$)	半衰期 /h	功能
Ⅰ	纤维蛋白原	肝脏	34	2 964	50	4q31	2 000~4 000	90	最终底物
Ⅱ	凝血酶原	肝脏	7.2	579	21	11p11-q12	150~200	48~96	蛋白酶原
Ⅲ	组织因子	多种细胞	4.5	263	12.4	1p21-22			辅因子
Ⅴ	不稳定因子	肝脏、血小板	33	2 196	>80	1q23	5~10	12~15	辅因子
Ⅶ	稳定因子	肝脏	5	406	12.8	13q34	0.5~2	6~8	蛋白酶原
Ⅷ	抗血友病球蛋白	肝脏	33	2 332	186	Xq28	0.1	8~12	辅因子
Ⅸ	Christmas 因子	肝脏	5.6	415	34	Xq26.3-q27.1	5	12~24	蛋白酶原
Ⅹ	Stuart-Prower 因子	肝脏	5.9	448	25	13q34	6~8	48~72	蛋白酶原
Ⅺ	血浆促凝血酶原激酶前体	肝脏	16	1 214	23	4q35	4~6	48~84	蛋白酶原
Ⅻ	Hageman 因子	肝脏	8	596	12	5q33-qter	30	48~52	蛋白酶原
ⅩⅢ	纤维蛋白稳定因子	肝脏	32	2 744	>160(a),28(b),	6p24-25(a),1q31-32.1(b)	29	72~120	转糖基酶原
PK	激肽释放酶原	肝脏	8.5,8.8	619		4q35	1.5~5	35	蛋白酶原
HMWK	高分子量激肽原	肝脏	12	626	2.7	3q26-ter	7	144	辅因子

表 13-7 抗凝血因子的特性

名称	分子量 /kD	血浆浓度 /($mg \cdot L^{-1}$)	半衰期 /h	合成部分	功能	基因位置	外显子	基因 /kb	mRNA/kb
PC	62	4	8~10	肝脏	蛋白酶	2q13~q14	8	12	1.8
PS	69	20~25	42	肝脏	辅因子	3	15	80	3.5
AT	58	125	61~72	肝脏,内皮细胞	蛋白酶抑制剂	1q23~q25	7	13.5	1.5
TFPI	42	0.01~0.15	1~2 分钟	肝脏,内皮细胞	蛋白酶抑制剂	2q31~q31.1	9	85	1.4
Hc-Ⅱ	65	33~90		肝脏,内皮细胞	蛋白酶抑制剂	22q11	5	14	2.3
a2-M	7 250	2 000~3 000		肝脏	蛋白酶抑制剂	12p12~p13	36	48	
C1-INH	1 040	170		肝脏	辅因子	20p11.2	17		7
PZ	620	1.8~3.9	60	肝脏	辅因子	13q34			

(二) 抗凝血因子的抗凝作用

1. 细胞抗凝作用 体内巨噬细胞系统和肝细胞等对进入血流的促凝物质和被激活的凝血(抗凝血)因子进行吞噬、清除或摄取、灭活,使它们失去活性。

2. 体液抗凝作用(图 13-6) 包括以下成分:

(1)抗凝血酶作用:①由肝和内皮细胞合成的抗凝血酶(AT),在肝素(heparin)的介导下,灭活凝血酶(FⅡa)、FⅨa、FⅩa、FⅪa 和 FⅫa 等以丝氨酸为活性中心的凝血蛋白酶,这种抗凝作用占体内总抗凝作用的 50%~67%;②由肝合成的 Hc-Ⅱ,主要灭活凝血酶,其次灭活 FⅩa。

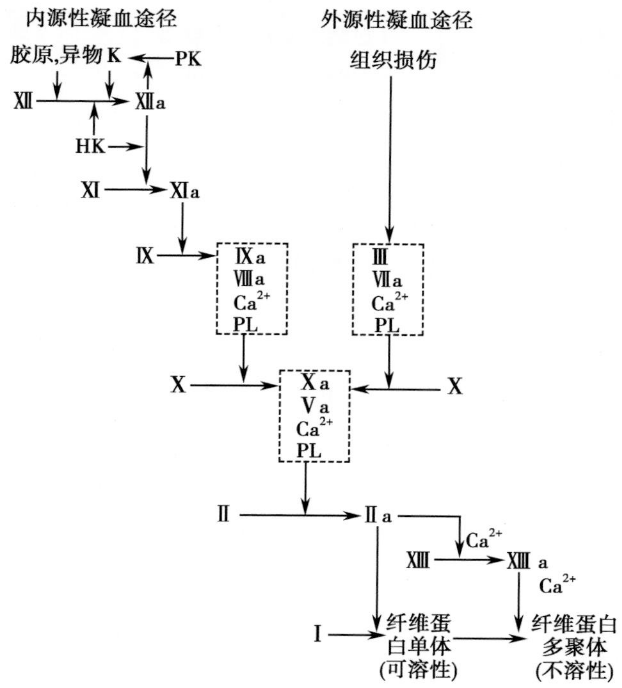

图 13-5　凝血机制

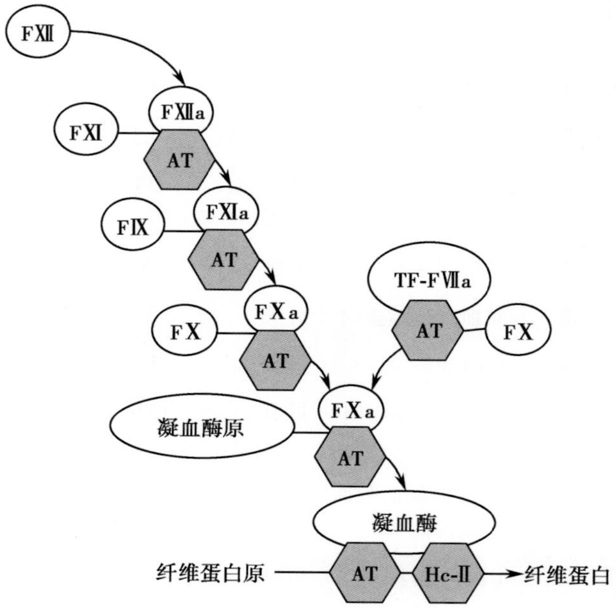

图 13-6　体液抗凝作用

（2）蛋白 C 系统：蛋白 C（PC）、蛋白 S（PS）和蛋白 Z（PZ）是一组由肝细胞合成的依赖维生素 K 的抗凝蛋白，在凝血酶和表达于内皮细胞表面的 TM 复合物（T-TM）的作用下，PC 转变为活化蛋白 C（APC）；APC 在 PS 的协同下，灭活 FⅤa、FⅧa，并增强纤溶活性，但 APC 也受活化蛋白 C 抑制物（APCI）的抑制。PZ 与蛋白 Z 依赖的蛋白酶抑制物（protein z dependent protease inhibitor，ZPI）结合，进一步与 FⅩa 形成 FⅩa-ZPI-PZ 复合物，从而灭活 FⅩa。

（3）组织因子途径抑制物（tissue factor pathway inhibitor，TFPI）：由内皮细胞和肝合成，分为 TFPI-1 和 TFPI-2 两种。前者有抑制 TF-FⅦa 复合物和 FXa 的作用，后者有抑制其他丝氨酸蛋白酶（如纤溶酶等）和胰蛋白酶等的作用。

（4）其他抗凝蛋白：如 a2-M、a1-AT 等作用较弱，确切的临床意义尚不完全清楚。

五、纤维蛋白溶解机制

体内的血栓或体外的凝血块可以被溶解，这是由纤维蛋白溶解（纤溶）系统（fibrinolytic system）来实现的。

纤溶系统主要的生理作用是溶解纤维蛋白或血凝块，从而防止和清除血管内由于纤维蛋白沉着而引起的阻塞现象，具有重要的生理和病理意义。

（一）纤溶系统的组成

纤溶系统主要由下列成分组成：①纤溶酶原激活剂（plasminogen activator，PA）：包括组织型纤溶酶原激活剂（tissue type plasminogen activator，t-PA）和尿激酶型纤溶酶原激活剂（urokinase type plasminogen activator，u-PA）；②纤溶酶原（plasminogen，PLG）和纤溶酶（plasmin，PL）；③纤溶抑制剂（fibrinolytic inhibitor）：包括纤溶酶原激活抑制剂 -1（plasminogen activator inhibitor-1，PAI-1）、纤溶酶原激活抑制剂 -2（plasminogen activator inhibitor-2，PAI-2）、a2- 抗纤溶酶（a2-antiplasmin，a2-AP）和凝血酶激活的纤溶抑制剂（thrombin activator fibrinolysis inhibitor，TAFI）；④纤维蛋白（原）降解产物：如 FDP 和 D-D 等，见表 13-8。

（二）纤溶作用的机制

1. **纤溶作用机制**　包括 3 条途径：①外激活途径：血管内皮细胞合成和释放的组织型纤溶酶原激活剂（t-PA）、肾小球和内皮细胞合成和释放的尿激酶型纤溶酶原激活剂（u-PA）；②内激活途径：内源凝血系统生成的 FⅫa、激肽释放酶（K）和凝血酶；③外源性激活途径：外源性药物，如链激酶（streptokinase，SK）、尿激酶（urokinase，UK）、葡萄球菌激酶（staphylokinase，SaK）和重组 t-PA（recombinant tissue type plasminogen activator，rt-PA），阿替普酶以及前尿激酶（PRO-UK）、替奈普酶（tenecteplase，TNK-TPA）、瑞替普酶（reteplase，r-PA）等。

上述 3 条途径都能使纤溶酶原（PLG）转变为纤溶酶（PL）。但是 t-PA 和 u-PA 又都可被纤溶酶原激活抑制剂 -1（PAI-1）或纤溶酶原激活抑制剂 -2（PAI-2）所灭活；纤溶酶（PL）可被 α2- 抗纤溶酶（α2-AP）和凝血酶激活的纤溶抑制剂（TAFI）所抑制（图 13-7）。

2. **纤溶降解产物**　PL 是一种活性极强的丝氨酸蛋白酶（serine-protease）。它作用于纤维蛋白原（Fg），使 Fg 降解成多种碎片（X、Y、D、E、β1~42）和多种极附属物（A、B、C、H）；PL 可降解未经 FⅩⅢa 交联的可溶性纤维蛋白单体复合物（sFMC），使 sFMC 也产生多种碎片（X′Y′、D、E′、β15~42）和多种极附属物（A、B、C、H）；PL 还可降解结合于凝血块上的纤维蛋白（Fb），使 Fb 产生多种碎片（X′、Y′、D、E′）和 D- 二聚体

(D-D)等多种复合物。纤维蛋白原降解产物(FgDP)和纤维蛋白降解产物(FbDP)总称为纤维蛋白(原)降解产物(FDP)。此外,纤溶酶(PL)还可降解多种凝血因子(FⅧ、FⅨ、FⅩ、FⅪ、FⅫ、FⅩⅢ等)(图13-7);然而PL所降解产生的X(X′)、Y(Y′)、D、E(E′)等碎片具有较强的抗血小板聚集和抗凝血作用。

表 13-8　纤溶系统的分成

因子	分子量/kD	氨基酸	血浆浓度/(mg·L^{-1})	半衰期	染色体	基因/kb	mRNA/kb	外显子
PLG	92	791	200	2.2d	6q26~27	52.5	2.9	19
t-PA	68	530	0.005	4.0min	8P12~P11	32.7	2.7	14
u-PA	54	411	0.002	7.0min	10q24	6.4	2.4	11
PAI-1	52	379	0.01	8.0min	7q22.1	12.2	2.4/3.2	9
PAI-2	46/70	393	<0.005	/	18q22.1	16.5	1.9	8
FⅫa	80	596	30	2~3d	5q33~qter	12	2.6	14
PK	88	619	40	/	4q34~35	22	2.4	15
TAFI	60	410	5	10min	13q14.11	48	1.8	11
α2-AP	70	452	70	3d	17p13	/	2.2	10
HMWK	110	626	70	5d	3q2T	27	3.2	11

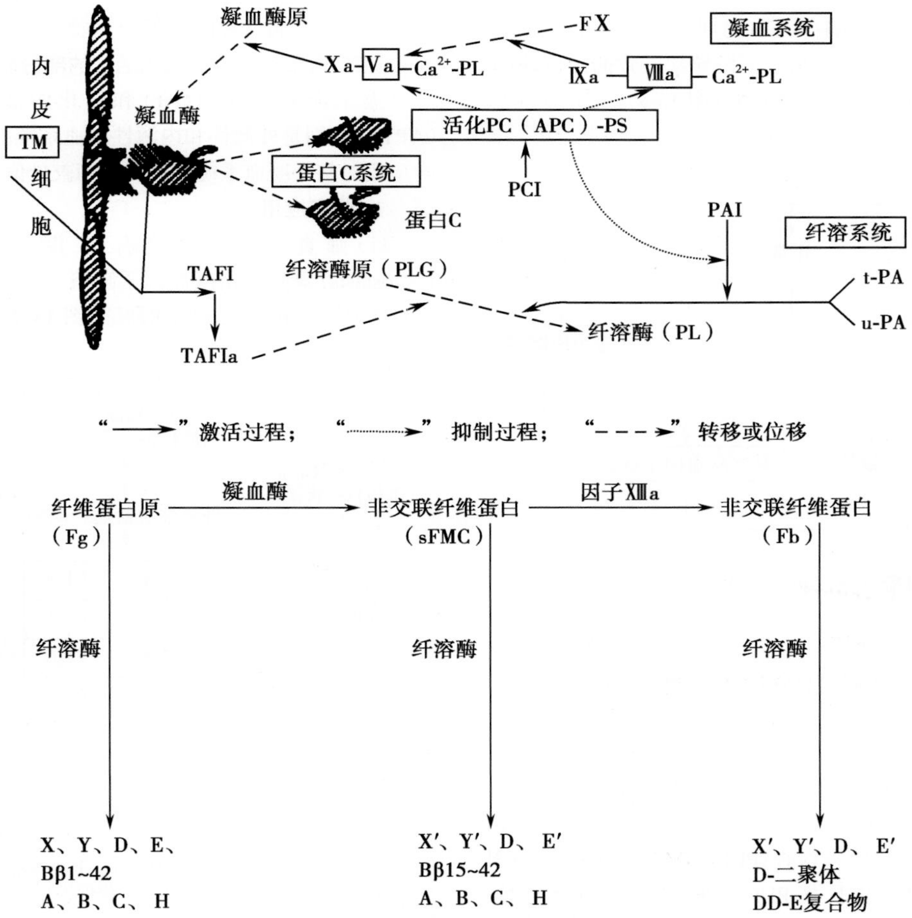

图 13-7　纤溶系统示意图及纤维蛋白(原)降解产物

(王鸿利)

第三节 实验室检查

实验室检查在出血性疾病的诊断中具有重要价值，在血栓性疾病的诊断中价值有限。现就筛查试验以及血管壁、血小板、凝血因子、自然抗凝因子、病理性抗凝物质、纤溶活性和血液流变学等检查的临床应用和评估做一简述。

一、筛查试验

（一）出血时间和 PLT 检测

出血时间（bleeding time，BT）是指皮肤毛细血管被刺破后，从自然出血到自然止血所需的时间（分钟）。反映皮下毛细血管的结构、舒缩功能以及血小板数量、功能等。推荐应的用刀片模板法参考区间为（6.9 ± 2.1）分钟。PLT 是指单位全血（L）中所含血小板的数量（$\times 10^9$/L），仪器检测法和手工计数法的参考区间为（100~300）$\times 10^9$/L。

1. 临床应用

（1）筛查一期止血缺陷：一期（初期）止血（primary phase hemostasis）缺陷是指血管壁和血小板异常所致的出血缺陷，常联合应用 BT 和 PLT 作为筛查试验（图 13-8）。

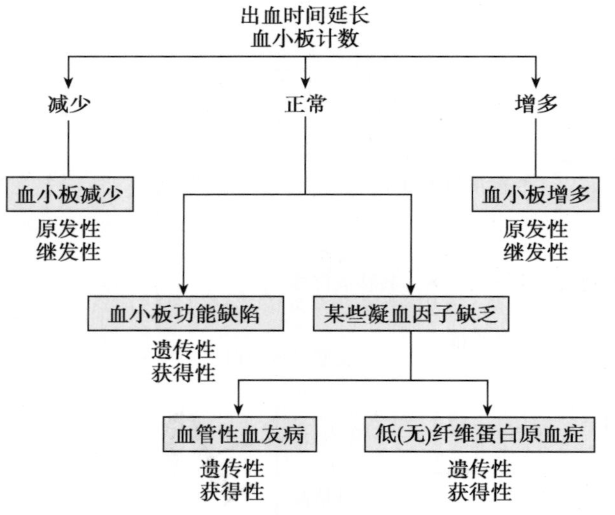

图 13-8 出血时间和血小板计数筛查出血性疾病

（2）手术 / 分娩时血小板计数安全值：若出血症状持续而严重，PLT 需升至 >50 $\times 10^9$/L，甚至 80 $\times 10^9$/L；致命性出血（颅内出血），PLT 需升至 100 $\times 10^9$/L。下列临床过程中，PLT 安全值分别为：仅做口腔科检查：PLT ≥ 20 $\times 10^9$/L；拔牙 / 补牙：PLT ≥ 30 $\times 10^9$/L；小手术：PLT ≥ 80 $\times 10^9$/L；自然分娩：PLT ≥ 50 $\times 10^9$/L；剖宫产：PLT ≥ 80 $\times 10^9$/L。

2. 临床评价

（1）BT：不再采用 Duke 法，采用刀片模板法也有较多的假阳性和假阴性，受多种因素的影响，如受年龄、性别、血型、血细胞比容和皮肤温度、皮肤水肿、皮肤瘢痕的影响；BT 也受药物的影响。BT 缺乏敏感性、特异性，更缺乏质量控制，不能作为高凝状态，术前出血风险和术后出血的评估指标。

（2）PLT：采用仪器法和手工计数法检测的结果基本吻合，临床非常常用。PLT<100 $\times 10^9$/L，称血小板减少。PLT<50 $\times 10^9$/L，临床上有损伤性出血，此时 BT 可延长；<20 $\times 10^9$/L（危急值），临床上有自发性出血，BT 可明显延长，PLT>400 $\times 10^9$/L，称血小板增多。>600 $\times 10^9$/L，BT 也可延长；若并用抗血小板药物（如阿司匹林）、抗凝药（如肝素）和溶栓药（如 rt-PA）等，BT 可明显延长。然而 PLT 过低（<20 $\times 10^9$/L）或过高（>600 $\times 10^9$/L）仪器计数也不易准确，可用手工法计数或流式细胞术法（FCM）复核。

（3）BT 延长、PLT 正常和血涂片上血小板分散不堆集是血小板无力症的筛查试验；BT 延长、PLT 正常和 APTT 延长则是血管性血友病（vWD）的筛查试验。

（二）血浆凝酶原时间和活化的部分凝血活酶时间检测

血浆凝酶原时间（PT）和活化的部分凝血活酶时间（APTT）分别是外源性和内源性凝血系统的筛查试验，两者联合应用对整个凝血系统有重要的筛查价值，临床非常常用。

1. 临床应用

（1）筛查二期止血缺陷：二期止血（secondary phase hemostasis）缺陷是指凝血因子缺陷、病理性抗凝物质增多以及纤溶功能亢进所致的出血缺陷（图 13-9）。

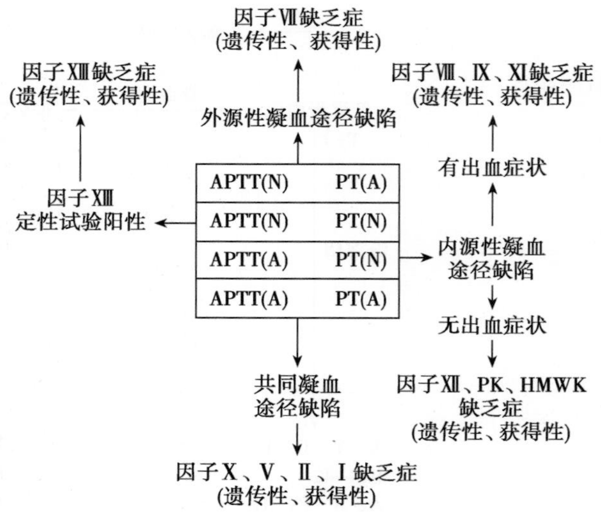

图 13-9 PT 和 APTT 联合筛查应用示意图

（2）筛查凝血因子抑制物：多用于筛查因子Ⅷ/Ⅸ抑制物或狼疮抗凝物（图 13-10）。

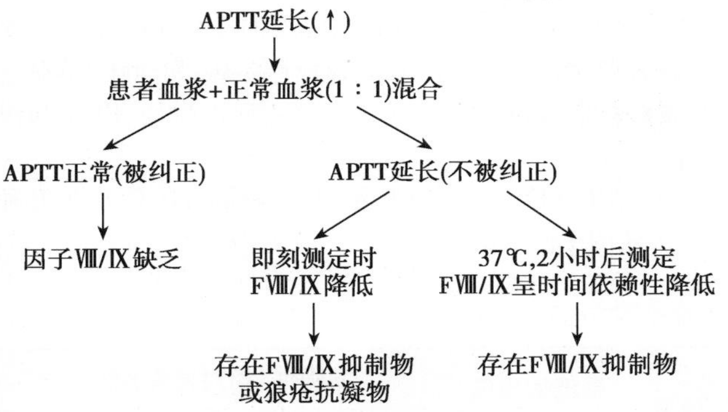

图 13-10　筛查凝血因子抑制物

(3) 监测肝素和口服抗凝剂(华法林)：见本章第六节。

2. **临床评价**

(1) 参考区间：因枸橼酸钠对凝血因子Ⅴ和Ⅷ有一定的保护作用，不受肝素影响。健康成年人，用枸橼酸钠作为抗凝剂，白陶土作为激活剂检测 APTT，手工法检测的参考区间为 31~43 秒。若患者检测 APTT 值较正常对照值延长>7 秒，反映凝血因子水平水在 30%~40%，临床可无自发性出血；若患者检测 APTT 值较正常对照值延长>10 秒，反映凝血因子水平可能降低至<20%~30%，临床可有自发性出血。仪器法检测的参考区间多为 20~25 秒。

健康成人用兔脑(人脑、组织)浸出液作为组织凝血活酶的来源或用基因重组试剂，手工法检测 PT 的参考区间一般为(12 ± 1.0)秒。若患者检测 PT 值较正常对照值延长>3 秒，反映凝血酶原复合物(FⅡ、FⅤ、FⅦ、FⅩ)中的凝血因子水平降低，可能在 30%~40%；若>5 秒，反映凝血酶原复合物中凝血因子的水平可能降低至<20%~30%，临床可见出血症状。

胎龄、出生时体重、早产、宫内发育迟缓均影响凝血因子合成，新生儿仅及健康成人的 70% 左右，故 APTT 和 PT 较正常人偏长。

(2) APTT 和 PT 的敏感性和特异性①APTT 的敏感性较好，可以检出因子Ⅷ活性(FⅧ:C)<25% 的血友病 A/B 患者，但是不及硅管法凝血时间(可以检出 FⅧ:C<45% 的血友病 A/B 患者)。② APTT 对普通肝素(UFH)较为敏感，故是 UFH 治疗中的首选监测试验，其安全范围一般界定于患者 APTT 基线值的 1.5~2.3 倍，<1.5 倍患者血栓形成风险增加，>2.5 倍患者出血风险增加，但当血浆肝素含量>5U/ml 时，不能用 APTT 监测，需要活化凝血时间(ACT)，在体外循环中应用肝素时，使 ACT 维持在 250~350 秒为宜，硫酸鱼精蛋白中和肝素后使 ACT 维持在 80~120 秒。③ APTT 检测中所用的激活剂：白陶土对检测凝血因子敏感；硅藻土对检测肝素敏感；鞣花酸对检测狼疮抗凝物敏感，提示不同情况应该选用不同的激活剂。

PT 延长对筛查遗传性因子Ⅰ、Ⅱ、Ⅴ、Ⅶ、Ⅹ缺乏症以及肝病凝血障碍、DIC 和维生素 K 缺乏(因子Ⅱ、因子Ⅶ、因子Ⅸ、因子Ⅹ)有意义，对监测口服抗凝剂(华法林)等也较敏感。最先和最多减少的是因子Ⅶ，其次是因子Ⅱ和因子Ⅸ，最后和最少减少的是因子Ⅴ、因子Ⅰ；它们减少的程度与 PT 延长的程度成反比。因此，临床上用 PT(秒)或凝血酶原比例[凝血酶原比例 = 患者 PT(秒)/ 正常人 PT(秒)，参考区间为 1.00 ± 0.05]，但临床上多用 WHO 推荐的国际正常化比值(INR)(应用区间为 2.0~3.0)作为华法林的监测试验。然而，由于人种的差异，国人的 INR 安全有效的治疗范围以 2.0~2.5 为宜，不建议>3.0(INR>3.0 出血风险增加)。

必须指出，APTT 和 PT 的特异性较差，若患者的检测值<参考区间的低限，只能看作是患者可能处于高凝状态，但不能提示有血栓形成。

(三) 凝血时间和游离肝素时间检测

在受检血浆中加入标准化的凝血酶溶液(IU/ml)后，血浆凝固所需要的时间(秒)称为凝血时间(thrombin time，TT)，手工法参考区间为 16~18 秒；仪器法参考区间为 10~14 秒，延长的 TT 加入甲苯胺蓝 / 鱼精蛋白溶液后，TT 变为正常或缩短>5 秒称为游离肝素时间(free heparin time，FHT)或称甲苯胺蓝 / 鱼精蛋白纠正试验阳性。

1. **临床应用**　TT 延长超过正常对照值 3 秒为异常，见于受检血浆中的纤维蛋白原含量降低(<1.0g/L)，异常纤维蛋白原血症(可使 TT 延长>正常的 2.5 倍)、血浆中含有肝素(>0.2U/ml)和类肝素物质、FDPs 水平增高 / 溶栓治疗以及用来匹卢定和其他直接凝血酶抑制物进行治疗，筛查路径参考图 13-11。

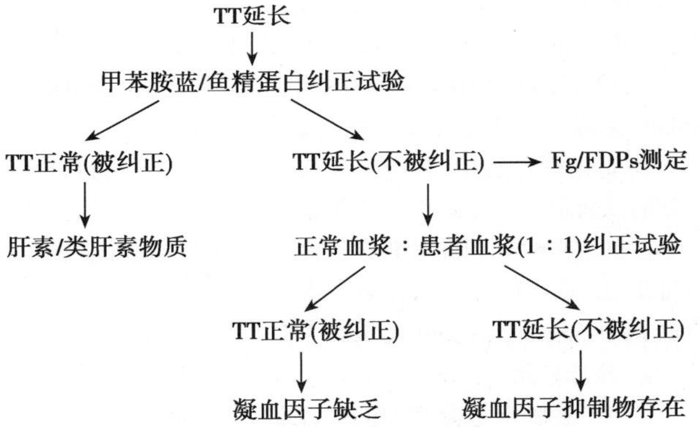

图 13-11　TT 延长筛查路径

2. **临床评价**　① TT 对 UFH(UFH>0.2IU/L)和类肝素物质最为敏感，结合甲苯胺蓝 / 鱼精蛋白纠正试验可以准确筛查 UFH 和类肝素物质的存在；②TT 对纤维蛋白原减少和异常纤维蛋白原也较敏感，结合正常血浆纠正试验 / 纤维蛋白原测定可以准确诊断低 / 无纤维蛋白原血症；③ TT 尚在 FDPs 溶栓治疗时升高(FDPs>50μg/L 时 TT 延长)，做 FDPs 的定性或定量检测可以作出诊断。此外，新生儿的 TT 较正常人偏长，不能用正常人的 TT 参考区间来观察新生儿的 TT；TT 不能对 LMWH 进行监测。

(四) 血浆纤维蛋白检测

在因子ⅩⅢa 的作用下，凝血酶能使可溶性纤维蛋白单体(sFM)转变为不溶性纤维蛋白多聚体(fibrin，Fb)，血液发生凝固。在此过程中，凝血酶时间(TT)与纤维蛋白原(Fg)的浓度呈负相关关系。血浆纤维蛋白原含量检测，目前国内外最常用的是 WHO 推荐的 Clauss 法（凝血酶法），它的参考区间为 2.0~4.0g/L。

1. **临床应用**

（1）纤维蛋白原含量减低：见于先天性纤维蛋白原缺陷症、异常纤维蛋白原血症以及获得性纤维蛋白原缺乏症。后者常见于严重肝病晚期、DIC、原发性纤溶症以及溶栓治疗后等。

（2）纤维蛋白原含量增高：除随年龄增高的老年和孕期延长的妇女外，获得性纤维蛋白原增高多见于代谢综合征、高血压、高血脂、肥胖、血栓前状态、血栓性疾病，如动脉 / 静脉血栓、微血栓等；其他也见于感染、创伤、手术、肿瘤、灼伤、风湿病等。

2. **临床评价** 血浆纤维蛋白原的检测方法有多种，几种常见方法的比较见表 13-9。

表 13-9 血浆纤维蛋白原主要检测方法的比较

方法	与参考方法的相关性			精密度	灵敏度	最低检出值 /(g·L⁻¹)	准确性（相对误差）/%		
	低值	正常	高值	*CV*/%			低值	正常	高值
Clauss 法	好	0.92	好	3.89	高	0.1	好	好	好
双缩脲比色法	差	0.96	差	4.68	低	0.5	差	35.43*	差
免疫法	差	0.995	差	3.71	较高	0.18	差	27.95*	差
PT 衍生法	0.695*	0.815*	0.966*	2.88*	较高	0.6	差	3.59*	好

*：与 CLauss 比较

（五）D- 二聚体（D-D）纤维蛋白（原）降解产物检测

在检测过程中，生成的凝血酶使 Fg 转变为纤维蛋白单体（fibrin monomer，FM）在活化因子XIII（FXIII a）的作用下，FM 转变为交联的 Fb，血液发生凝固；同时，在纤溶酶（PL）生成后，PL 不仅降解 Fg 生成 FgDPs，而且降解 Fb，生成纤维蛋白降解产物（FbDPs），FbDPs 中含有 D-D 和其他碎片。FgDPs 和 FbDPs 总称为纤维蛋白（原）降解产物（FDPs）。

由于病理过程中，会产生多种类型的 D-D，检测 FDPs 和 D-D 的试剂盒和方法有多种，参考区间和临界值不同，敏感性和特异性也显著差异，目前对 D-D 的检测，实质上是对混合 D-D 的纤维蛋白片段进行测定。WHO 推荐用 ELISA 法检测，参考区间 FDPs 为 0~5μg/L，D-D 为 0~0.25μg/L；临界值定 D-D 为 500μg/L。

1. **临床应用**

（1）结合临床危险度（PCP）评估：D-D 用于排除低 / 中 PCP 的静脉血栓（DVT/PE），其敏感性为 82%~100%，特异性为 32%~52%，阴性预测值为 99%~100%。

（2）诊断弥散性血管内凝血（DIC）：应用敏感性、特异性和诊断效率为评估指标，单用 FDPs 分别为 100%、67% 和 87%；单用 D-D 分别为 91%、68% 和 80%；结合 FDPs 和 D-D 分别为 91%、94% 和 95%。

（3）溶栓治疗的监测：FDPs 要求维持在 300~400μg/L；D-D 升高的达峰时间在溶栓后 3 小时，峰值维持时间为 24 小时，开始降低时间在溶栓后 24 小时，因此检测 D-D 的时间点尤为重要。

（4）其他疾病：如恶性肿瘤、肾病、肝病、急性感染、外伤、手术、分娩等 FDPs 和 D-D 也可升高。

（5）鉴别原发性纤溶和继发性纤溶（DIC）：前者 FDPs 显著升高，D-D 一般不升高；后者 FDPs 和 D-D 均升高。

2. **临床评价**

（1）FDPs/D-D 水平增高：见于静脉血栓、动脉血栓、过去 7 天内接受溶栓治疗、过去 4 周内施行过外科大手术 / 创伤、各种临床大出血、恶性肿瘤、败血症、各种感染、围生期 / 妊娠期妇女、肝硬化以及高龄（>75 岁）等。

（2）FDPs/D-D 水平降低：虽有血栓形成史，但见于抗凝治疗（肝素 / 低分子肝素、口服抗凝剂）≥ 24 小时、小血管内血栓形成（小腿远端血栓 / 边缘型肺栓塞）、上肢静脉血栓、幼儿静脉血栓、纤溶活性降低以及 D-D 检测时间与血栓形成的时间间隔过长（>14 天）等。在应用 FDPs 和 D-D 检测结果时，要充分注意上述情况。

（六）血栓弹力图

血栓弹力图（thrombelastography，TEG）是用一种动态检测凝血过程的仪器，所描绘的图像包括由凝血启动到纤维蛋白形成、血小板聚集、纤维蛋白交联和血凝块溶解的全部动态信息。

1. **临床应用**

（1）以白陶士（高岭土）为例的参考区间，参见表 13-10。

（2）TEG 定性分析应用：见表 13-11。

（3）TEG 定量分析应用：见表 13-12。

2. **临床评价** 血栓弹力图（TEG）是应用多个参数反映从血液凝固开始到血凝块形成全过程的凝血状态，又反映血凝块开始溶解到完全溶解的全过程的纤溶状态，且呈动态变化，具有较好的敏感性和特异性。

（1）高凝和低凝状态：Kaufmann 将受检者分为：①高凝状态：需满足如下 ≥ 2 个条件，即 R、K 缩短和 α 角和 / 或 MA 增高；②低凝状态：需要满足如下 ≥ 2 个条件，即 R、K 延长和 α 角值和 / 或 MA 减低；如果 ≥ 2 个指数异常，但结果有矛盾，高凝 / 低凝状态的确定要依靠主要参数 / 显著异常的参数来确定。只有 1 个参数异常或无参数异常均确定为无疾病 / 正常。

表 13-10　TEG 常用参数的参考区间

	R/min	K/min	α 角值（deg）	MA/mm	LY30/%	EPL/%	CI
未枸橼酸化白陶土激活的全血（K 或 KH）	4~9	1~3	59~74	55~74	0~7.5	0~15	
枸橼酸化白陶土激活的全血（CK 或 CKH）	5~10 3.6~8.7*	1~3 0.7~3.4*	53~72 45.9~76.27*	50~70 50.1~70.8*	0~7.5 -3.2~3.9*	0~15	-3~+3 -4.1~3.0*

*：国内检测参考区间；R：凝血反应时间；K：血凝块形成时间；α 角值：凝血块形成速率；MA：最大振幅；LY30 ：MA 后纤维蛋白溶解率；EPL：预测在 MA 值确定后 30min 内血凝块将要溶解的百分比（%）：作用同 LY30 ；CI：凝血指数

表 13-11　TEG 定性分析应用

定性分析	临床应用
R、K、α 角值、MA 都正常	正常健康人
R、K 延长，α 角值、MA 减低	抗凝剂、血友病和凝血因子缺乏
R 正常，K 延长，MA 持续减低	抗血小板治疗
R 正常，MA 持续减低 LY30＞7.5% LY60＜85%	纤维蛋白溶解，包括溶栓剂（UK、SK、rt-PA）的应用
R、K 减低，α 角值、MA 增大	高凝状态

R：凝血反应时间；K：血凝块形成时间；α 角值：凝血块形成速率；MA：大振幅；LY30 ：MA 后 30min 纤维蛋白溶解率；LY60 ：MA 后 60 分钟纤维蛋白溶解率点尤为重要

表 13-12　TEG 定量分析应用

TEG 数值	凝血状态	指导治疗
R＜4min	高凝血因子活性	抗凝治疗
11min＜R＜14min	低凝血因子活性	FFP（8ml/kg）
R＞14min	较低凝血因子活性	FFP（16ml/kg）
46mm＜MA＜54mm	低血小板功能	DDAVP（0.3μg/kg）
41mm＜MA＜45mm	较低血小板功能	输血小板
MA ≤ 40mm	极低血小板功能	输血小板
MA ≥ 73mm	高血小板功能	抗血小板治疗
R＜4min MA＞73mm	高血小板功能和高凝血因子	抗血小板和抗凝治疗
α 角值＜45°	低纤维蛋白水平	冷沉淀 / 纤维蛋白原制剂
LY30 ≥ 7.5%，CI＜1.0	原发性纤溶亢进	抗纤溶治疗
LY30 ≥ 7.5%，CI＞3.0	继发性纤溶亢进	抗纤溶和抗凝治疗
LY30＜7.5%，CI＞3.0	血栓前状态	抗凝和抗血小板治疗

R：凝血反应时间；MA：最大振幅；α 角值：凝血块形成速率；LY30 ：MA 后 30min 纤维蛋白溶解率；CI：凝血指数；FFP：新鲜冰冻血浆；DDAVP：1- 去氨基 -8-D 精氨酸加压素

（2）TEG 的其他检测：①应用肝素酶纠正对比检测：评估肝素 / 低分子肝素疗效；评估鱼精蛋白中和肝素的效果；判断是否存在肝素抵抗；②应用血小板定位图检测：评估抗血小板药物（阿司匹林、氯吡格雷、GPⅡa/Ⅲa 抑制剂）的疗效和抗血小板药物抵抗；评估抗血小板药物的出血和血栓形成的原因；③应用功能性 Fg 检测：评估 Fg 参与血栓形成的功能，测定 Fg 功能；④评估输血 / 血液制品的应用：明确特殊情况下血液制品的使用。

3. **参考区间**　TEG 各参数的正常参考区间目前多数由厂商提供，但是随着年龄、性别、民族、地区等的不同，这些参数也可不同，因此要求各实验室应建立自己的参考区间（国内参考区间见表 13-10）。

（七）PFA 200/100 血小板功能分析仪（PFA200/100）检测

PFA200/100 由毛细血管、标本储存槽和中心有孔洞的生化活性膜（已涂有胶原＋肾上腺素/ADP）组成。当抗凝全血标本由毛红血管被吸入至生化活性膜上，标本中的血小板被胶原＋肾上腺素/ADP 激活，发生黏附、聚集和释放反应，最终出现血小板栓子，阻塞生化活性膜中心处的孔洞，使流动的全血无法通过 PFA200/100 分析仪。测定液注入活性膜后到活性膜中心孔洞被血小板栓子封闭所需的时间，称为闭锁时间（closure time，CT）。

参考区间：临床上常用的生化活性膜试剂盒是胶原＋肾上腺素（CEPI）和胶原＋ADP（CADP）。它们的参考区间分别为 82~150 秒和 62~100 秒（各实验室应建立自己的参考区间）。

1. **临床应用** 多用于筛查血小板功能异常以及评估抗血小板药物的疗效、血小板输注效果和外科手术前检查血小板功能等。由于 vWD 实验检测复杂，Cattaneo 应用 PFA100 对 53 例 vWD 患者进行研究，以敏感性、特异性、阳性预测值和阴性预测值为指标，观察 CADP 试剂盒分别为 88%、95%、96% 和 86%；CEPI 试剂盒分别为 87%、95%、96% 和 84%。作者认为 PFA100 可作为 vWD 的筛查试验。

2. **临床评价** PFA200/100 是一种血小板功能的筛查试验受全血标本质量（含血凝块、空泡、血小板数量、溶血、脂肪等）的影响，也受药物（抗血小板药）等的影响。PFA 200 自动化程度更先进。

二、血管壁检查

血管壁，尤其是血管内皮细胞，是血管性血友病因子（vWF）和凝血酶调节蛋白（TM）的主要合成表达场所。前者有促凝血作用，后者有抗凝血作用，两者对调节血管壁促凝和抗凝机制的平衡有重要意义。

（一）血管性血友病（vWD）的相关检测

vWF 主要由血管内皮细胞和巨核细胞合成，分别储藏于血浆、内皮细胞 Weibel-Palade 小体和血小板 α- 颗粒内。当血管壁受损时，vWF 可以分泌到血液中。完整的 vWF 的蛋白结构和实验检测的关系见图 13-12。

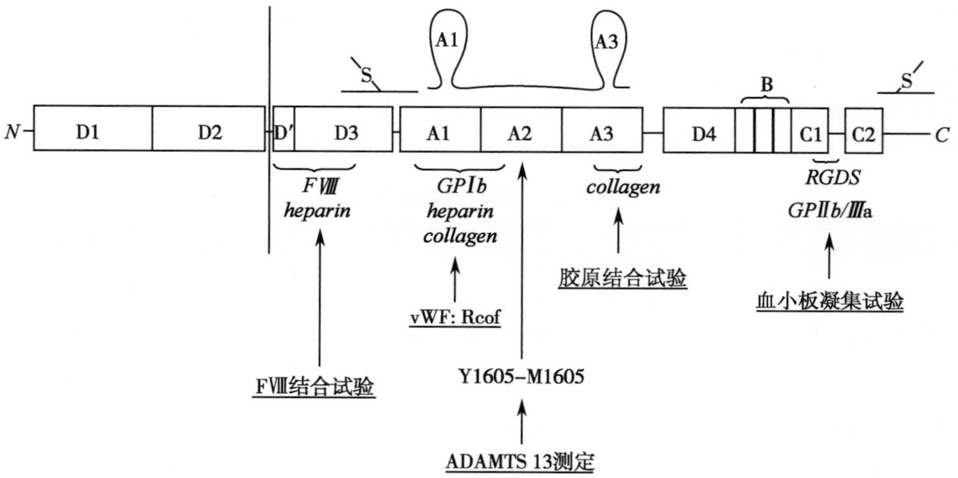

图 13-12 vWF 蛋白结构和实验检测的关系

FⅧ：凝血因子Ⅷ；GPIb：糖蛋白Ⅰb；collagen：胶原；heparin：肝素；vWF：Rcof：血管性血友病因子：瑞斯托霉素辅因子

vWD 的筛查试验是 BT 延长、PLT 正常和 APTT 延长；诊断和分型常用下列试验：

1. **vWD 诊断试验**

（1）vWF 抗原（vWF：Ag）检测：vWF：Ag 多用双抗体夹心 ELISA 法和免疫放射法（IRMA）检测，反映 vWF 蛋白在血浆中的抗原含量参考区间为 70%~150%。正常人血浆中 vWF 抗原（vWF：Ag）为 5 000~20 000U/L。体内 vWF 水平在中午最高，午夜最低。影响 vWF 水平的因素很多包括年龄、血型、应激、甲状腺素水平、炎症、肿瘤和妊娠等。O 型血正常人血浆 vWF 水平较其他血型正常人低 25%，因 vWF 基因及相关基因的多态性调节 vWF 分子糖基化水平、vWF：Ag 的分泌或清除导致。在 1 型 vWD 患者 vWF：Ag 呈中度降低，与 vWF：Rcof 相平行，但敏感性和特异性前法较后法为低。在 vWD 中 vWF：Ag 异常检出率约为 40%。

（2）vWF 瑞斯托霉素辅因子活性（vWF：Rcof）检测：vWF：Rcof 可反映 vWF 与 GPⅠ/Ⅸ-Ⅴ复合物的相互作用，是目前标准的 vWF 活性（vWF：A）检测方法。参考区间为 500~1 500U/L。vWD 患者的异常检出率>50%，其敏感性和特异性较 vWF：Ag 为佳。轻型 vWD：多见于 1 型 vWD，患者 vWF：RCof 300~500U/L，FⅧ：C 40%~70%，需要与低 vWF 水平的正常人相鉴别，个人出血史和出血性疾病家族史对于轻型 vWD 患者的诊断尤为重要。中型 vWD：见于 2B、2M、2N 和部分 1 型 vWD，患者 vWF：RCof 100~300U/L，FⅧ：C 20%~40%。重型 vWD：见于 3、2A 和部分 1 型 vWD，患者 vWF：RCof<100U/L，FⅧ：C<20%。

美国心、肺和血液研究所专家组（2007）提出应用 vWF：Rcof/vWF：Ag 比例为诊断指标，正常人比值>0.5~0.7。vWD 患者：1 型比值>0.5~0.7；2M 型<0.5~0.7；2N 型>0.5~0.7；3 型不用该比值。vWF：RCof/vWF：Ag 有助于 1 型 vWD 和 2 型 vWD 的鉴别；而 FⅧ：C/vWF：Ag 则有助于 2N 型 vWD

与1型vWD的鉴别。2M型vWD患者的vWF:RCo/vWF:Ag<0.4,提示Al区存在突变。

(3)FⅧ促凝活性(FⅧ:C)检测:FⅧ与vWF结合形成复合物,vWF起到保护FⅧ的作用。vWD患者,除vWF水平减低外,FⅧ:C水平也可减低,故FⅧ:C检测也是诊断vWD指标之一。

2. vWD **分型试验**　vWD在临床中分为1型、2型(2A、2B、2N、2M)和3型,分型诊断极为重要。

(1)vWF多聚体检测:vWF由二聚体和多聚体构成,一般采用SDS凝胶电泳法检测,正常vWF多聚体的分布从小到大,随着多聚体分子量的增大,主要蛋白条带呈顺序状分布。每个正常多聚体的完整结构包括1个主要成分和2~4个卫星条带。1型vWD患者血浆中各种不同分子量的多聚体都存在。多数2型(除2M型外)vWD则大(中)分子量多聚体缺如,2B型与大多数2A型突变体可以根据卫星条带的细微差异首先被区分开来,3型则各种分子量多聚体完全缺乏。多聚体检测是vWD分型的重要手段。

(2)瑞斯托霉素诱导血小板凝集试验(ristocetin-inducedPlatelet agglutination,RIPA):由于vWD患者缺乏vWF:Rcof,瑞斯托霉素(1.0~1.2g/L)加入患者富血小板血浆(PRP)中,血小板无凝集反应,故大部分vWD患者(1型、2A型、2M型)的RIPA减低,3型则缺如。但是1型vWD患者(约30%)RIPA可正常;2B型vWD患者用低浓度(0.5g/L)瑞斯托霉素即可致血小板凝集(RIPA)增高。

(3)vWF与胶原结合试验(vWF:CBA):vWF的胶原结合域在A3区,血管受损后vWF与胶原结合(初期止血反应)。该试验是用于ELISA检测vWF与胶原结合的能力,表现为高分子量vWF(功能性vWF)优先与胶原结合的优点。在缺乏高分子量vWD的患者中,本试验反应不佳;计算vWF:Ag/vWF:CBA比值可反映vWF量和质的关系,有助于1型和2A型vWD的分型鉴别(2型的vWF:Ag/vWF:CBA比值)>2.0);在1型和3型vWD中,该法更敏感;对于vWF水平改变,vWF:CBA最为敏感。

(4)vWF与FⅧ结合试验(FⅧBC):vWF的FⅧ结合域在D区、反映vWF与FⅧ的结合能力。该试验是用免疫法检测,参考区间:FⅧBC为(924±216)U/L;FⅧBC/vWF:Ag比值为1.10±0.24。在1型和3型vWD时,FⅧBC/vWF:Ag比值正常,在2N型vWD和轻中型血友病A则降低。

(5)vWF前导肽(vWFpp)/VWF:Ag和去氨加压素(DDAVP)试验:vWFpp/vWF:Ag<0.6提示患者vWF基因存在突变并且导致vWF结构异常,有助于鉴别1型vWD中的1c亚型。1c型vWD患者注射DDAVP后血浆vWF水平迅速增高,但注射后2h即恢复到注射前水平。

3. **临床应用**　vWD是一种由于vWF量/质异常,临床以皮肤、黏膜出血难止为特征的出血性疾病,诊断须依赖实验室检测,见表13-13。

表13-13　vWD实验诊断

检测	1型	2A型	2B型	2M型	2N型	3型
BT/min	↑/N	↑	↑	↑/N	N	↑↑
FⅧ:C/%	↓/N	↓/N	↓/N	↓/N	↓↓	↓↓
WF:Ag/%	↓	↓/N	↓/N	↓/N	↓/N	缺如
WF:Rcof	↓	↓	↓	↓/N	↓/N	缺如
RIPA	↓/N	↓↓	↓	↓	N	无
vWF多聚体						
血浆中	N	缺乏大中多聚体	缺乏大多聚体	N	N	缺如
血小板中	N	同上	N	N/异常	N	缺如
vWF-FⅧ结合					↓	

↑:延长;↑↑:显著延长;↓:降低;↓↓:显著降低;N:正常

4. **临床评价**　BT敏感性低,它作为评估出血状态的意义有限,更不能作为诊断的依据;PFA200/100血小板功能分析仪可以替代BT,但需要重复检测,重复结果不正常可以辅助轻型vWD和2B型vWD的诊断。vWF:Rcof和vWF:Ag是诊断vWD的重要检测,但是在2型vWD诊断中可以减低,也可以正常,对确定1型(减低)和3型(缺如)vWD意义最大。瑞斯托霉素诱发血小板凝集试验(RIPA)中使用的瑞斯托霉素至少用0.5mg/L和1.25mg/L两种浓度,它对诊断2型vWD最有价值(除2N型),对3型也有价值。vWF多聚体分析对诊断1型(正常)、2N型(正常)、2A型(大、中多聚体缺乏)、2B型(大多聚体缺乏)、3型(缺如)最有价值。vWF:Rcof的参考区间随血型不同而异。

(二)血管性血友病因子裂解酶检测

血管性血友病因子裂解酶(vWF cleaving protease,vWF:CP)也称ADAMTS13,是一种金属蛋白酶,由肝星状细胞、血管内皮细胞、巨核细胞等合成,以活性酶形式进入血液。ADAMTS13能水解vWF分子结构A2区842位酪氨酸和843位甲硫氨酸之间的肽链,使vWF降解为无活性的小分子片段,具有介导血小板黏附、白细胞黏附和炎症细胞聚集,以防止血栓形成的作用。ADAMTSl3还具有抑制内皮细胞的迁移、形成管状结构和抑制VEGF诱导的内皮细胞增殖的作用。

正常人 ADAMTS13 的血浆浓度为 0.5~1.0g/L。结合高 vWF:Ag、高 vWF:Ag/ADAMTS13 比值和低 ADAMTS13 三项参数对预测血栓事件有重要意义。在心肌梗死、不稳定型心绞痛、脑血栓、高血压和糖尿病等疾病中，vWF:Ag 水平升高。ADAMTS13 水平降低，vWF:Ag ADAMTS13 比值升高。低 ADAMTS13 是心肌梗死的独立危险因子，每降低 1 个标准差，心肌梗死的危险度增加 27%。

此外，对于血栓性血小板减少性紫癜（TTP），以前是根据临床"三联征"（血小板减少、微血管性贫血和神经系统发生改变）或"五联征"（三联征 + 发热、肾损伤）作出诊断，缺乏特异性；现在可用 ADAMTS13 检测（<5%）作为客观指标，更为准确、特异，故 ADMTS13 是诊断 TTP 的重要实验室检测指标。

（三）凝血酶调节蛋白检测

99% 的凝血酶调节蛋白（thrombomodulin，TM）存在于血管内皮细胞表面，是由 554 个氨基酸残基组成的单链糖蛋白，分子量为 75kD，TM 与凝血酶形成复合物，该复合物特异地使蛋白 C（PC）转变为活化蛋白 C（APC），PC 灭活因子Ⅷa、因子Ⅴa，并增强纤溶活性。采用 ELISA 检测血浆 TM 抗原（TM:Ag）、采用显色底物法（S2366）检测 TM 活性（TM:A），参考区间分别为 20~50μg/L 和（100 ± 13）%。

1. 临床应用 现已发现，血浆 TM 水平与内皮细胞损伤和血栓形成有关。多种累及血管内皮损伤的疾病，如系统性红斑狼疮（SLE）、糖尿病、肾小球疾病、风湿性关节炎、系统性硬化病、DIC、心肌梗死、脑梗死、肺梗死和白血病等，TM 都有增高，且与 vWF 升高呈正相关，提示 TM 作为分子标志物，可能是一种内皮细胞损伤的特异而敏感的指标。TM 水平减低可能与内皮松弛因子，如 NO 有关。

2. 临床评价 血浆 TM 水平升高，反映血管壁损伤的程度，但在 TM 升高的同时，血管内皮细胞分泌的内皮素 -1 和 vWF 也升高，前者起缩血管作用，后者起血小板黏附和聚集作用，它们共同参与血栓形成的过程。

（四）vWF 基因检测

建议用二代测序技术。一代测序技术在 7 例 vWD 患者中检测出 6 种 vWF 基因突变，突变检出率为 64%；采用二代测序技术在 10 例 vWD 患者中检测出 14 种 vWF 基因突变，突变检出率为 91%。因此，有条件时行基因检测。

三、血小板检查

血小板检查主要包括血小板抗体检查和血小板功能检查两部分。

（一）血小板膜糖蛋白（GP）特异性自身抗体检测

血小板和巨核细胞含有大量 GP 分子，主要有 GPⅠb/Ⅸ、GPⅡb/Ⅲa、GPⅠa/Ⅱa、GPⅣ等，它们的分子结构中存在同种异体抗原、自身抗原和药物依赖性抗原等。原发性免疫性血小板减少症（ITP）患者的血小板可以检出 GPⅡb/Ⅲa 或 GPⅠb/Ⅸ特异性自身抗原。

自身抗体可用多种方法（免疫印迹法、免疫沉淀和固定糖蛋白分析法）检测，参考区间不一，各实验室需自行建立。国际推荐的是单克隆抗体固定特异血小板抗原检测（MAIPA）。

1. 临床应用 MAIPA 法检测 ITP 的敏感性和特异性，国外报道分别为 40% 和>90%；山东齐鲁医院报道改良的 MAIPA 法分别为 76.4% 和 96.4%，阳性预测值也增高，而阴性预测值与血小板相关免疫球蛋白检测（PAIg）相仿，可以区分免疫性和非免疫性血小板减少，对 ITP 的诊断具有重要价值，对排除诊断价值较少，也不能确定免疫性血小板减少的原因。本法也适用于检测血小板同种抗体的存在，但由于单克隆抗体和待检抗体的竞争作用、血小板谱细胞难以获得、实验操作要求高、针对血小板抗体的商品化试剂昂贵等原因，MAIPA 和 ACE（抗原捕获 ELISA）/MACE（改良抗原捕获 ELISA）目前只在少数实验室作为研究技术开展。

总之，血小板相关免疫球蛋白（platelet associated Ig，PAIg）与特异性抗体之间存在一定的联系，ELISA 与 MAIPA 的比较见表 13-14。

表 13-14 ELISA 和 MAIPA 对诊断 ITP 的比较

	MAIPA			ELISA	
	PAIgG	PAIgA	PAIgM	GPⅡb/Ⅲa	GPⅠb
阳性率 /%	81	27	22	54	13
敏感性 /%	88	66	60	75	66
特异性 /%	50	75	76	83	94
诊断效率 /%	72	27	22	73	13

2. 临床评价

（1）血小板相关抗体：主要是血小板相关免疫球蛋白（抗体），包括 PAIgG、PAIgA、PAIgM。对原发性免疫性血小板减少症（ITP），这种相关抗体虽然阳性率较高（70%~90%），但缺乏特异性（40%~50%），国外已弃用，国内也少用。目前 Luminex 法被认为对血小板抗体检测的灵敏度和特异性均较高，而且检测快速（<3 小时 /96 个样本），该技术可将各种纯化的 GP 或血小板成分偶联至不同的荧光微球上，可特异性捕获待检样本中的血小板抗体，进行血小板抗体检测。

（2）血小板膜糖蛋白（GP）特异性自身抗体：包括抗 GPⅠb/Ⅸ、GPⅡb/Ⅲa、GPⅠa/Ⅱa、GPⅣ和 HLA-ABC 抗体等，对诊断 ITP 的单个阳性率分别为 20%~40%、15%~30%、10%~25%、20% 和 10%；联合应用总的阳性率为 60%~75%，但其特异性较高（80%~90%），是目前 WHO 推荐应用的方法。国内也开始应用。

（3）药物相关抗体：少数患者在应用某些药物后（如奎尼、奎尼丁、金制剂、青霉素族、氨苄西林、磺胺类、肝素等）可导致药物免疫性血小板减少，血清中可查到药物相关抗体，抗体的检测阳性对诊断价值较大。这种抗体是由于不同个体间血小板抗原特异性的不同，导致同种免疫反应而产生抗体。检测中均设阴性和阳性对照孔，若检测孔的吸光度值与阳性对照孔吸光度值之比>1.5，判断为阳性，再根据阳性的组合情况判断出相应的同种抗原。

（4）同种血小板抗体：对人类血小板抗原（HPA）不合引起的新生儿同种免疫性血小板减少症、输血后紫癜和血小板输注无效的诊断有价值。

(二) 血小板聚集试验(PAgT)

当血管壁受损或血小板激活后,血小板膜 GPⅡb/Ⅲa 通过纤维蛋白原与另一血小板膜 GPⅡb/Ⅲa 连接,发生聚集反应,形成血小板栓,阻塞创口,引起止血反应。血小板聚集可以通过血小板激活后释放的 ADP、5-HT、TⅩa 和血小板活化因子(PAF)而进一步加强。

血小板聚集试验对于早期血栓形成的风险评估有一定意义。临床上多用血小板聚集仪进行检测(比浊法)。常用诱导剂和检测的参考区间如下:11.2μmol/L,ADP 为 70% ± 17%;5.4μmol/L 肾上腺素为 65% ± 20%;20mg/L 花生四烯酸(AA)为 69% ± 13%;20mg/L 胶原为 60% ± 13%;1.5mg/L 瑞斯托霉素为 67% ± 9%。由于实验条件不同,各实验室应建立自己的参考区间。

流式细胞仪(FC)血小板膜糖蛋白分子检测是在分子水平观察血小板聚集功能的新方法。检测血小板早期活化标志物 PAC-1 及后期活化标志物 CD62P 来分析血小板聚集功能。

1. 临床应用

(1) PAgT 减低:①常见先天性血小板疾病:血小板无力症、巨血小板综合征、贮存池病、低(无)纤维蛋白原血症等;②常见获得性疾病:肝硬化、尿毒症、细菌性心内膜炎、血小板抗体、服用抗血小板药物等。血小板功能异常的血小板功能检查见表 13-15。

表 13-15　血小板功能异常的血小板功能检查

血小板功能检查	血小板无力症	巨大血小板综合征	致密颗粒释放障碍	灰色血小板综合征	活化缺陷	尿毒症	骨髓增生性疾病	异常蛋白血症	肝病	免疫性血小板减少	非甾体抗炎药
分子缺陷	GPⅡb/Ⅲa 减少、缺失、结构异常	缺失 GPⅠb、GPⅤ、GPⅨ	致密颗粒及其内容物缺乏	α- 颗粒及其内容物缺乏	环氧化酶、血栓烷 A2 合成缺陷						
功能缺陷	主要为聚集功能缺陷	黏附功能缺陷、不能结合 vWF	对 ADP、胶原、凝血酶释放反应障碍	对凝血酶释放反应障碍	AA 诱导血小板聚集释放障						
黏附试验											
玻璃柱	↓	↓	↓		↓	↓		↓			
内皮下	可 N	↓	↓		N	↓					
聚集试验								↓	↓	可↓	↓
ADP	(-)	N	↓		↓	↓/N	可↓				
凝血酶	(-)	N	N		↓	↓/N	可↓				
肾上腺素	(-)	N	↓		↓	↓/N	可↓				
花生四烯酸	(-)	N	↓		↓	↓/N					
胶原	(-)	N	↓		↓	↓/N	可↓			↓	
瑞斯托霉素		(-)	N		N						
释放反应	(+)	N	↓		↓	可↓	可↓				
致密颗粒成分											
ATP	↓	N	↓	N	N						
5- 羟色胺	N	N	↓	N	N						
α- 颗粒成分											
PF_4	(+)	(+)	(+)	(-)	(+)						
β- 血小板球蛋白	(+)	(+)	(+)	(-)	(+)						
PF_3	↓	N	N	N	N						
TXA_2 合成	(+)/↓	N	(+)	N	N/(-)	可↓	可↓		可↓	可↓	↓

（2）PAgT 增高：常见高血压、糖尿病、高血脂、心肌梗死、脑血栓、静脉血栓、人工瓣膜、口服避孕药、雌激素治疗、吸烟、应急状态等。PAgT 是辅助诊断血栓前状态和血栓性疾病的有效方法之一。

2. **临床评价** 不同种类和不同浓度的诱导剂对血小板聚集反应的结果不同（表 13-16）。

表 13-16 血小板疾病中不同诱导剂所致 PAgT 的特征

	ADP	肾上腺	凝血酶	胶原	瑞斯托霉素	花生四烯酸
GT	O	O	O/ 少数聚集	同左	N/ ↓	O/ 少数聚集
α- 颗粒缺陷	N	N	↓	↓	N	N
δ- 颗粒缺陷	Ⅰ°, N	同左	高浓度	↓ / 高	N	N
	Ⅱ°, ↓ /N	同左	可致	浓度	N	N
	少数 N	同左	全部释放	仍可 N	N	N
ASA 样缺陷	Ⅰ°, N	↓ /N	↓ /N	↓	N	↓
	Ⅱ°, ↓ /O	↓ /N	↓ /N	↓	N	↓
B-S	N	N	N	N	↓	N

Ⅰ：一相聚集；Ⅱ：二相聚集；N：正常；↓：下降

（1）ADP：通常 1×10^{-6}mol/L 的 ADP 诱导的 PAgT 出现双向波形。若 ADP 浓度过低，则无聚集反应波；若只见一相聚集波而无二相聚集波，提示为贮存池病（δ- 颗粒 /α- 颗粒缺陷）；若完全无聚集波，则疑诊为血小板无力症。此是后者的重要诊断依据之一。

（2）肾上腺素：当浓度为 1.2×10^{-5}mol/L 时，发生一相聚集波，随后内源性 ADP 释放后发生二相聚集波。服用阿司匹林后可使二相聚集波消失；骨髓增殖性肿瘤可无一相和二相聚集波。

（3）胶原：在 30~60 秒内出现血小板聚集反应，但无一相聚集波。血小板无力症、释放缺陷症或者贮存池病时，胶原诱导的血小板聚集反应出现异常。

（4）花生四烯酸：通常出现单相聚集波，主要用于环氧化酶途径异常的检测。服用阿司匹林 / 非甾体抗炎药时，花生四烯酸诱导的血小板聚集反应异常，故检测阿司匹林时需要首选花生四烯酸为诱导剂。

（5）瑞斯托霉素：是反映 vWF 与 GP 结合的单相聚集反应，个体差异较大。其诱导的血小板聚集反应的降低见于巨大血小板综合征和 vWD。

（三）P- 选择素检测

血小板被激活后，血小板 δ- 颗粒（ADP、5-HT 等）和 α- 颗粒（β-TG、PF_4、P- 选择素等）内容物释放到血液中。目前临床应用最多的且有代表性的是 P- 选择素，P- 选择素也称血小板 α- 颗粒膜糖蛋白（GMP-140），被释放到血液和表达于血小板膜表面。

检测 P- 选择素的方法有两种：①通过 P- 选择素的单克隆抗体夹心固相酶免疫法定量检测血浆中 P- 选择素的含量，其参考区间为（9.4~20.8）ng/ml；②免疫荧光抗体技术，通过荧光标记的抗 CD62P 的单克隆抗体以流式细胞术（FCM）进行分析，通过检测表达于血小板膜表面的 P- 选择素阳性血小板的百分率反映血小板表达 P- 选择素的数量。

1. **临床应用** 判断病理状态下体内血小板被激活和破坏的程度：P- 选择素血浆水平升高，见于血栓前状态和血栓性疾病等；自身免疫性疾病，如 SLE、ITP 等；代谢性疾病，如糖尿病、高血压、高脂血症等。

2. **临床评价** P- 选择素不仅存在于血小板 α- 颗粒，也存在于血管内皮细胞 Weibel-palade 小体（或称 E- 选择素）。检测血浆 P- 选择素应考虑 E- 选择素的存在，因此它的敏感性较高，但特异性有限。应用 FCM 检测血小板膜 P- 选择素检测是反映血小板活化释放反应的"金标准"。

此外，PAgT、P- 选择素和血小板膜 GP 分析联合应用，可以有价值地反映遗传性 / 获得性血小板膜 GP 异常。

（四）血小板的流式细胞术（FCM）检测

激活后血小板膜上的特异性糖蛋白（抗原）发生了显著变化。用荧光标记的相应特异性单克隆抗体与该抗原发生特异性结合，通过荧光强度和结合荧光单抗的血小板数来反映血小板活化程度。

血小板膜 GP、相应单抗 CD 与功能、相关疾病的关系见表 13-17。

1. **临床应用**

（1）血栓性疾病：血小板膜 GPⅣ表达水平或血浆中 GPⅣ含量，反映血小板活性，血栓性微血管病、缺血性卒中、冠脉性疾病、狼疮肾炎、DIC，血浆 GPⅣ表达水平升高。对于急性心肌梗死和不稳定型心绞痛患者，其血小板 CD62P、CD63 和 CD41/CD61 均有明显增高，反映患者血小板处于活化状态；对于溶栓治疗，在溶栓后 1~6 小时内 CD62P 明显下降，因此 CD62P 可作为溶栓疗效的监测指标。对各种脑血栓、糖尿病伴或不伴微血管病变患者，CD62P 明显升高。此处，对妊娠期高血压疾病、微血管病变、SLE、创伤、灼伤等患者，血小板也被活化。

表 13-17 血小板膜 GP、相应单抗 CD 与功能、相关疾病的关系

血小板膜 GP 受体	单抗 CD	配体	功能	相关疾病
GP Ⅰ b/Ⅸ-Ⅴ	CD42b/CD42aCD42d	vWF	黏附	巨血小板综合征
GP Ⅱ b/Ⅲ a	CD41/CD61	Fg、FN	聚集、活化	血小板无力症
P- 选择素(GP140)	CD62p	α- 颗粒	活化、黏附血小板、内皮细胞	活化标志物
GPⅣ	CD36	胶原	TSP	黏附异常
GP53	CD63	溶酶体	活化	血栓性疾病

参考区间:FCM 法检测 GP Ⅰ b(CD42b)/Ⅸ(CD42a),GP Ⅱ b(CD41)/Ⅲ a(CD61)的阳性血小板百分率为 95%~99%,因此极为敏感和特异;FN:纤维连接蛋白;TSP:凝血酶敏感蛋白

(2)血小板功能缺陷病:例如巨血小板综合征,见 CD42b、CD42a、CD42d 阳性血小板百分率降低或缺如,反映血小板膜 GP Ⅰ b/Ⅸ-Ⅴ有缺陷。血小板无力症,见 CD41/CD61 阳性血小板百分率降低,反映血小板膜 GP Ⅱ b/Ⅲ a 缺陷。贮存池病(α- 颗粒缺陷)见 CD62P 阳性血小板百分率降低(<2%)反映 P- 选择素释放障碍等。

(3)血小板减少症:监测血小板相关 Ig(PAIgG、PAIgA、PAIgM)和网织血小板来判断血小板抗体和血小板生成。当血小板数 $<50\times10^9/L$,网织血小板绝对值正常 / 减低是血小板生成减少的可靠指标。

(4)血液分流术和抗血小板治疗:心肺分流术和血液透析术后血小板 CD62P、CD63 及 CD41/CD61 水平升高,反映血小板被损害和被激活。临床上应用抗血小板药物(阿司匹林、氯吡格雷和双嘧达莫等)都可以抑制血小板的功能,其疗效、有效剂量和出血不良反应等也可通过 FCM 进行监测。

2. 临床评价 血小板 FCM 检测的敏感性和特异性均较好,建议有条件的单位可推广应用。此外,应用 FCM 检测血小板膜 GP 也可用于血小板分型和同种血小板抗原的表达。主要是 GP Ⅰ b(HPA2)、GP Ⅱ b(HPA3)、GP Ⅲ a(HPA1 和 HPA4)、GP Ⅰ a(HPA5),对诊断同种免疫性血小板减少症、输血后紫癜和血小板输注无效有辅助作用。

(五)血小板微颗粒的流式细胞术检测

血小板微颗粒(platelet microparticles,PMP)是血小板被激活后从血小板质膜上脱落进入血液的细小微粒(直径约为 0.1~1.0μm)。由于 PMP 富含多种血小板特异性膜蛋白,如 CD41(GP Ⅱ b)、CD61(GP/Ⅲ a)、CD42a(GPⅨ)、CD42b(GP Ⅰ b)等,并且血小板膜上的受体富含凝血因子,所以 PMP 具有促凝和抗凝双重作用。目前采取流式细胞术(FCM)检测 PMP 的方法有全血法、乏(富)血小板血浆法和内参定位免疫荧光法等。

目前认为,微粒体中含有大量 miRNA 以及 mRNA 分子,MPs 可作为载体介导 miRNA 的转运,携带未成熟和 / 或成熟的 miRNA 穿梭于细胞和组织之间,进行不同细胞 / 组织间遗传物质的交换,最终导致细胞活化、表型修饰以及功能改变。不仅可能诱导炎症、血栓或肿瘤的发生,而且可能在组织修复再生、血管生成、造血以及器官代谢过程中发挥着多重作用。有关 miRNA 在血栓形成中的作用仍然知之甚少。仅有的资料显示,miRNA 可能参与了血小板 mRNA 的翻译影响血小板的功能。MPs 具有促凝活性,参与血栓形成。

临床应用如下:

(1)出血性疾病:无症状的 ITP 患者的 PMP 明显高于有症状者($P<0.05$),也高于正常对照组($P<0.05$)。肝素相关的血小板减少症(HIP)患者的 PLT 明显减低,临床上可无出血症状,但肝素依赖的自身抗体(IgG)水平和 PMP 明显升高。然而 Scott 综合征(一种磷脂酰丝氨酸移位酶缺陷性疾病),血小板对各种诱导剂均不敏感,PAgT 减低,PMP 也显著减少。

(2)血栓性疾病:由于 PMP 表面富含因子Ⅷa 和因子Ⅴa 受体,且为凝血酶原酶复合物(因子Ⅹa-Ⅴa-Ca^{2+})提供催化表面,因此 PMP 的水平在血栓性疾病中普遍升高。常见于一过性脑缺血发作(TIA)、糖尿病、急性冠状脉综合征(ACS)、脑血栓形成;也见于外科手术、肺栓塞、深静脉血栓形成(DVT)、血栓性血小板减少性紫癜(TTP)、DIC、先兆子痫、休克、高血脂、严重创伤等。

(六)血栓烷 B 和 11- 去氢 TXB_2 和 11- 去 TXB_2 检测

血栓烷 B(TXB_2)和 11- 去氢 TXB_2 和 11- 去 TXB_2(11-DH-TXB_2)是血小板膜磷脂释放的花生四烯酸经氧化酶途径代谢的两种产物,其前身为血栓烷 A_2(TⅩa_2)。TXB_2 经肝氧化酶 / 肝脱氢酶作用转化为 11-DH-TXB_2,由尿排出。TXB_2 和 11-DH-TXB,均较稳定,受干扰因素较少,可用免疫学方法进行检测。血 TXB_2 的参考区间为(127±48)ng/L;尿 11-DH-TXB_2 的参考区间为(4.5±2.5)ng/L。

1. 临床应用

(1)血 TXB_2 和尿 11-DH-TXB_2 水平增高:见于动脉粥样硬化、血栓栓塞性疾病、高血压、糖尿病、恶性肿瘤等。

(2)血 TXB_2 和尿 11-DH-TXB_2 水平降低:见于先天性花生四烯酸途径代谢障碍性疾病和服用阿司匹林类非甾体抗炎药等,其中尿 11-DH-TXB_2 是诊断阿司匹林抵抗的有效指标之一。

2. 临床评价 在血小板膜磷脂代谢途径中,在血栓烷 A2(TXA_2)合成酶的作用下,前列腺素 G(PGG_2)/PGH_2 转化成 TXA_2。TXA_2 极不稳定,随即代谢为稳定的 TXB_2。在肝氧化酶 / 肝脱氢酶作用下,TXB_2 又代谢为 11- 去氢 TXB_2(11-DH-TXB_2),后者稳定,由尿排出。检测血中 TXB_2 或尿中 11-DH-TXB_2 水平可以间接反映 TXA_2 的激活。在检测 TXB_2 的同时,最好检测依前列醇(PGI_2)代谢产物 6- 酮 -$PGF_{1\alpha}$,计算 TXB_2/6- 酮 -$PGF_{1\alpha}$ 的比值,该比值的降低反映患者有出血倾向;相反,患者有血栓形成的危险。

(七)遗传性血小板疾病基因检测

相关基因缺陷详见表 13-18。

表 13-18 遗传性血小板疾病相关基因缺陷

疾病	基因缺陷	功能缺陷
血小板无力症	ITGA2B 或 ITGB3 基因突变	血小板膜 GPⅡb/Ⅲa 缺乏或功能异常
巨大血小板综合征	GP Ⅰba 或 GP Ⅰbβ 和 GPⅨ基因突变	血小板膜缺乏 GPⅠb/Ⅸ/Ⅴ复合物
先天性无巨核细胞性血小板减少症	血小板生成素受体 MPL 基因缺陷	TPO 不能促进血小板生成
X 连锁血小板减少	GATA-1 基因突变	不能调控巨核细胞的增殖和分化和阻止原始巨核细胞凋亡
灰色血小板综合征	NBEAL2 基因突变	巨核细胞 a 颗粒形成障碍，血小板形态异常
先天性巨大血小板减少症	ACNTl 基因突变	a 辅肌动蛋白 1 在巨核细胞中弥散分布，骨架结构紊乱，血小板生成减少与体积增大
Scott 综合征	AN06 基因突变	不能合成磷脂酰丝氨酸翻转酶
血小板减少症 2	ANKRD 26 基因的 5′-UTR 突变	抑制巨核细胞的血小板前体细胞形成与释放

四、凝血系统检查

除凝血因子Ⅳ(Ca^{2+})外，其他凝血因子（FⅠ~FⅩⅢ）都是蛋白质，都可分别检查它们的促凝活性（F:C）和抗原含量（F:Ag）。临床常用的凝血因子检查简述如下。

（一）组织因子抗原含量检测

组织因子（tissue factor，TF）有多种存在形式：如单核细胞膜上 TF（monocytesTF，mTF）、游离于血浆中的 TF（plasma TF，pTF）和微粒相关 TF（microparticle TF，mpTF）等，肿瘤细胞释放的 TF 多为 mpTF 形式。单核细胞是血液中 TF 的主要来源。目前多采用 ELISA 双抗体夹心法检测，参考区间为（0.21±0.11）pg/ml。

1. 临床应用 任何形式与来源的 TF 均具有很强的促凝活性。在同年龄对照组中，深静血栓形成（DVT）患者中 mTF 水平显著高于对照组（$P<0.05$），pTF 也显著高于对照组（$P<0.01$）且高出 4.8 倍。Vitira 等（2007）和 Manly 等（2010）发现，存于静脉血栓（VTE）的癌症患者 TF 水平显著高于无血栓的癌症患者。癌症患者的 mTF 水平升高，提示有血栓形成或有血栓风险；血栓前状态（prethrombotic state，PTS）与 mpTF 病理性升高有相关性；活化的 mpTF 水平在血栓患者与未发生血栓的癌症患者有显著差异（$P<0.05$），成为诊断肿瘤血栓危险性的生物学标记。镰刀形细胞贫血（sickle cell disease，SCD）患者血液 TF 水平有所升高，尤其合并股骨坏死的患者。系统性炎症反应综合征（脓毒血症、创伤性休克）、急性呼吸窘迫综合征、DIC 等，均大量分泌肿瘤坏死因子、白介素 -1 等炎症因子，后者可致 TF 含量明显增高。增高的程度与预后相关。

2. 临床评价 mTF 与 pTF 的受试者操作特征曲线（receiver operator characteristic curve，ROC curve）下面的面积显示很高的敏感性和特异性。

（二）凝血因子促凝活性（F:C）检测

通常内源性凝血途径血因子的促凝活性（FⅧ:C、FⅨ:C、FⅪ:C 和 FⅫ:C）用一期法（APTT）检测；外源性凝血途径凝血因子的促凝活性（FⅦ:C、FⅩ:C、FⅤ:C 和 FⅡ:C）用一期法（PT）检测。它们的检测结果用相当于正常对照血浆凝血因子促凝活性的百分率表示。

正常参考区间，一期法为：FⅧ:C 103.0%±25.7%；FⅨ:C 98.1%±30.4%；FⅪ:C 100%±18.4%；FⅫ:C 92.4%±20.7%；FⅦ:C 103.0%±17.3%；FⅩ:C 103.0%±19.0%；FⅤ:C 102.4%±30.9%；FⅡ:C 97.7%±16.7%。

1. 临床应用

（1）凝血因子促凝活性（F:C）减低：通常<50% 有临床价值，①血友病 A/B：根据凝血因子Ⅷ:C/Ⅸ:C 的水平可将血友病 A/B 分为重型（<1%）、中型（1%~5%）和轻型（5%~ 40%）；②血管性血友病（vWD）：1 型 /3 型患者 FⅧ:C 降低，一般在 20%~40%；2 型患者 FⅧ:C 可正常；③其他凝血因子缺陷：包括 FⅪ:C、FⅫ:C、FⅦ:C、FⅩ:C、FⅤ:C、FⅡ:C 和纤维蛋白原（FI）减低，常见于获得性而先天性少见；部分凝血因子Ⅻ缺陷患者可有血栓形成；④维生素 K 依赖凝血因子缺陷：遗传性者常见单个因子（FⅦ:C、FⅨ:C、FⅩ:C、FⅡ:C）缺陷；获得性者多见多个因子联合缺乏，如新生儿脑出血、肝脏疾病、维生素 K 缺乏症、口服抗凝剂（华法林等）和 DIC 等；⑤肝脏疾病：如代偿性肝硬化、中毒性肝损害，可有凝血因子水平降低，但是 FⅧ:C 水平可升高；失代偿时，FⅨ:C、FⅪ:C、FⅫ:C、FⅦ:C、FⅩ:C、FⅤ:C、FⅡ:C 和 Fg 等降低，但是 FⅧ:C 水平可升高；⑥药物影响：天冬酰胺酶治疗后可致 Fg、FⅨ:C、FⅩ:C、FⅫ:C 水平降低，某些头孢类抗生素可致 FⅡ:C、FⅦ:C、FⅨ:C 和 FⅩ:C 水平降低，丙戊酸可致 FⅨ:C 和 FⅫ:C 水平降低等；⑦凝血因子抑制物：FⅧ/Ⅸ抑制物多见于血友病 A/B 和获得性血友病等；⑧ DIC 时可见诸多凝血因子缺乏。

（2）凝血因子促凝活性（F:C）增高：通常>150% 有临床价值。常见于老龄（>70 岁）健康人，妊娠晚期和产褥期妇女；高凝状态和血栓形成，如 DVT/ 肺栓塞，恶性肿瘤、动脉粥样硬化等。不能单凭一个人凝血因子的水平增高来确定高凝状态和诊断血栓形成。

（3）浓缩凝血因子制品治疗的监测：应用浓缩因子 FⅧ/Ⅸ制品治疗血友病 A/B 常用 FⅧ:C/FⅨ:C 监测治疗效果，当 FⅧ:C/FⅨ:C 水平>5% 可明显减少出血的风险，>25% 可进行小型手术，>50%可进行中型手术，>80%可进行大型手术。其他凝血因子缺陷也相同，纤维蛋白原缺陷使血浆纤维蛋白原提升至>(1.0~1.5)g/L，可达到有效止血目的；小手术需达2.0g/L，大手术需达2.0~4.0g/L。

2. **临床评价**　①血液标本采集不当（如血液内混有组织液）和保存不妥（低温保存引起冷激活）等可使凝血因子活性呈假性增高；②凝血因子促凝活性检测中，受肝素、口服抗凝药、纤维蛋白（原）降解产物（FDPs）、凝血因子抑制物（自身抗体）等的影响，使其监测水平降低；③临床需要区别凝血因子合成减少或是结构异常时，可以同时检测凝血因子促凝活性（F:C）和抗原含量（F:Ag），若F:C减低而F:Ag正常，多为促凝活性减低；若F:C与F:Ag均降低，可能为结构异常。④临床需鉴别凝血因子缺乏抑制或其他抗凝物质存在，可进行APTT延长的纠正试验。若延长的APTT能被正常血浆纠正，提示因子Ⅷ、因子Ⅸ、因子Ⅺ、因子Ⅻ缺乏；若延长的APTT不能被正常血浆纠正，提示存在其他抗凝物质（如SLE或凝血因子抑制物）。

（三）凝血酶片段1+2（F_{1+2}）检测

F_{1+2}是凝血酶原受凝血酶原酶（凝血活酶）水解时，其肽键Arg(273)-Thr(274)及Arg(322)-Ile(323)同时裂解，从N端释放出的片段。由273个氨基酸（amino acid，AA）所组成，分子量为35kD。F_{1+2}是凝血酶原被激活的特异分子标志物。F_{1+2}可用RIA法和ELISA法进行检测，参考区间：RIA法为(1.97±0.99)nmol/L，ELISA法为(0.67±0.19)nmol/L，其血浆水平随年龄增加而有所上升。

有血栓形成倾向或血栓前期患者，如遗传性抗凝血酶缺乏症、蛋白C和蛋白S缺乏症等，25%~50%的患者血浆F_{1+2}水平升高。深静脉血栓形成的灵敏度和特异性分别为47%和80%；阳性预测值和阴性预测值分别为50%和78%。DIC患者F_{1+2}血浆水平可高达正常值的3~5倍。急性白血病，尤其是早幼粒细胞白血病患者，血浆F_{1+2}水平增高；化疗后可出现一高峰，然后下降，提示化疗致白血病细胞破坏，可不同程度地诱发高凝状态。

（四）纤维蛋白肽A/B（fibrinopeptide A/B，FPA/B）检测

在纤维蛋白原（Fg）转变为纤维蛋白（Fb）的过程中，凝血酶水解Fg分子中的α(A)链的Arg(16)-Gly(17)肽键，释放出FPA；凝血酶再水解Fg分子中的β(B)链中的Arg(14)-Gly(15)肽键，释入出FPB，FPA和FPB分别由16个和14个氨基酸组成。FPA和FPB可用RIA法、ELISA法和高效液相层析法检测。参考区间：ELISA法测血浆FPA为(19.17±3.42)μg/L；RIA法测24小时尿FPA为(1.67±0.1)μg/L，ELISA法为(3.3~33)μg/ml尿。单次晨尿检测，且以每毫克尿肌酐（mgCr）排量进行标准化，用RIA法检测参考区间为(3.3±1.4)ng/mgCr。国内华中科技大学同济医学院血液研究所用高效液相层析法检测为(25.4±10.3)ng/mgCr。

在缺血性心脏病，如急性心肌梗死和不稳定型心绞痛，血浆FPA水平升高达正常的0.5~2倍，但稳定型心绞痛则不升高，有助于鉴别。此外，在SLE、妊娠晚期、妊娠期高血压疾病、DIC等，血/尿FPA均见显著升高。特别指出，有转移的恶性肿瘤患者95%血FPA升高，无转移者升高仅为27%；然而，治疗缓解者仅9% FPA升高，这有助于鉴别诊断和疗效观察。

（五）可溶性纤维蛋白单体复合物检测

在凝血酶作用下，纤维蛋白原（因子Ⅰ、Fg）由α(A)链和β(B)链先后释放出肽A（FPAI-16）和肽B（FPBI-14），失去肽A和肽B的Fg，分别称为纤维蛋白Ⅰ（FbⅠ）和纤维蛋白（FbⅡ），FbⅠ和FbⅡ可以自行聚合，能溶解于5mol/L的尿素溶液中，称为可溶性纤维蛋白单体复合物（sFMC）。

1. **临床应用**　sFMC血浆水平的增高特异性地反映凝血酶的活性，是反映高凝状态的敏感指标。应用酶免疫分析法（EIA）和放射免疫分析法（IRMA）可以检测血浆sFMC的含量。正常人ELA法为(48.5±15.0)μg/ml，IRMA法为(50.0±26.1)μg/ml。在心肌梗死、脑血栓形成、糖尿病、严重感染、急性早幼粒细胞白血病和DIC时，sFMC水平显著升高。

2. **临床评价**　血浆F_{1+2}的水平直接反映凝血酶原酶（凝血活酶、FⅩa、FⅤa、血小板因子-3、Ca^{2+}）的活性，同时也是凝血酶生成的标志物；FPA/FPB和sFMC是间接反映凝血酶生成和活性的分子标志物，它们对高凝状态和血栓形成的诊断有重要价值。但是，血液采集和保存可直接影响F_{1+2}、FPA/FPB和sFMC的检测水平。目前多采用ELISA法检测，因耗时过长，使临床应用受到限制。

（六）凝血因子缺陷的基因检测

遗传性凝血因子缺陷症是一种单基因遗传病，应用基因检测体系如ACCuCopy、单碱基荧光定量、甲基化分析、染色体微阵列及二代测序等技术，对遗传连锁分析STR位点，使基因诊断率由85%提高至近100%。迄今，上海交通大学医学院附属瑞金医院王学锋教授团队对遗传性凝血因子缺乏症14个病种，1 395个家系进行基因诊断，发现基因突变791种，新突变205种；利用基因诊断和连锁分析，对1 610个血友病家系进行携带者和产前诊断，诊断1 916例血友病携带者，避免173例血友病胎儿出生，经随访准确率为100%。此外，首次报道因子Ⅷ基因大块缺失、因子Ⅸ无义突变及免疫调控因子IL-10基因多态性与血友病抑制物的发生相关，是抑制物产生机制之一。

五、抗凝系统检查

抗凝系统包括天然抗凝蛋白（抗凝血酶、蛋白C、蛋白S等）和病理抗凝物质（狼疮抗凝物、肝素/肝素样抗凝物、凝血因子抑制物、凝血酶-抗凝血酶复合物等）两大类，均可进行实验检测。

（一）血浆抗凝血酶检测

抗凝血酶活性占血浆中总的抗凝血酶活性的50%~70%，当血浆抗凝血酶（antithrombin，AT）与肝素结合后能迅速灭活凝血酶（FⅡa）、FⅩa、FⅦa、FⅨa、FⅪa、FⅫa等；当AT活性缺陷/减低时，可致机体凝血活性增强，易导致静脉血栓形成。参考区间：AT活性（AT:A）为80%~120%（显色底物法）；AT抗原含量（AT:Ag）为(0.19~0.31)g/L（免疫法）。

1. **临床应用**　①遗传性AT缺陷：Ⅰ型患者AT:A和

AT:Ag 均降低,Ⅱ型患者 AT:A 减低而 AT:Ag 正常。AT 缺陷有较高的血栓形成(多为静脉血栓)风险。②获得性 AT 缺乏:见于肝病、肾病综合征、脓毒血症、DIC、先兆子痫、大型手术/严重创伤等。③药物影响:肝素治疗时 AT:A 可降低,甚至仅为正常值的 20%~30%;口服抗凝剂时,AT:A 增高;雌激素治疗/口服避孕药时,AT:A 可轻微减低。④新生儿:见 AT 的合成减低,仅及正常成人的 30%。

2. **临床评价** 由于肝素对 AT 的影响较大,故在检测 AT:A 时应停用肝素 2 周以上或 6 周;AT:A 严重减低而诱导血栓形成时,肝素治疗效果较差。用肝素治疗效果差,出现肝素抵抗时,应首先考虑是否存在 AT 减低,此时需进行 AT:A 检测,并补充抗凝血酶制品或血浆。

(二) 血浆蛋白 C(PC)和蛋白 S(PS)检测

凝血酶生成后,可与血管内皮细胞表面上的凝血酶调节蛋白(TM)结合形成 1:1 的复合物,后者使血浆中的 PC 转变为活化蛋白 C(APC);APC 在 PS 的辅助下,增加 APC 灭活 FⅧa 和 FⅤa 的作用。PC 和 PS 缺陷时,血栓形成(多为静脉血栓)的风险明显增加。

血浆中 60% 的 PS 与补体 4 结合蛋白(C4BP)结合,仅有 40% 的 PS 呈游离状态,只有游离蛋白 S(free protein S, FPS)才能作为 PC 的辅助蛋白发挥抗凝作用,参考区间:PC:A 65%~140%。

1. **临床应用** ①遗传性蛋白 C 缺陷症:Ⅰ型患者 PC:A 和 PC:Ag 减低,纯合子型 PC:A<20%,杂合子型 PC:A<50%;Ⅱ型患者 PC:A 减低,PC:Ag 正常;②遗传性蛋白 S 缺陷症:Ⅰ型患者 TPS、FPS 和 PS:A 均减低;Ⅱa 型患者 TPS:Ag 和 FPS:Ag 减低,Ⅱb 型患者 TPS:Ag 和 FPS:Ag 减低,PS:A 略减低;③其他疾病,肝脏疾病 PC 和 PS 均减低。外伤/脓毒血症所致呼吸窘迫综合征时,PC 和 PS 均减低;④药物影响:口服华法林时,PC 快速减低约 40%~50%;若患者本身存在 PC 缺陷,则易发生血栓栓塞症或出现口服华法林所致皮肤坏死;口服雌激素/避孕药时,PS:A 明显减低。

2. **临床评价** 凝固法检测 PC 时,当 FⅧ:C>150% 或狼疮抗凝物(LA)阳性时,PC 可出现假性减低。临床上出现 PC/PS 减低时,应考虑维生素 K 缺乏/口服抗凝剂的影响,此时应停用口服抗凝剂 2 周以上或 6 周再次测定。显色底物法检测 PC:A 和 PS:A 较为准确。应列为首先选择的监测方法。PC 和 PS 可见同时缺陷,其血栓形成概率增高,需重视同时检测的必要性。

(三) 活化蛋白 C 抵抗检测

在正常人血浆中加入 APC 后、由于 APC 灭活 FⅧa 和 FⅤa,使 APTT 延长;若在受检血浆中加入 APC 后,其 APTT 不延长/延长不明显,则表明出现活化蛋白 C 抵抗(activated protein C resistance, APC-R),出现 APC-R 的原因可能有:①存在 APC 抗体/抑制物;②缺乏 PS;③ FⅤ和 FⅧa 结构异常,不被 APC 灭活等。

参考区间:通常 APC-R 是以 APC 敏感度比值(APC-SR)表示,即 APC-R 为同一份血浆中加入 APC 和未加入 APC 的 APTT 比值。将受检血浆与对照血浆的 APC-SR 相除,可得标准的 APC-R(n-APC-SR)。APC-SR>2.0,n-APC-SR>0.84 为参考区间。

1. **临床应用** APC-SR<2.0 或 n-APC-SR<0.84 表明存在 APC-R,多为 FⅤLeiden 突变,纯合型患者 n-APC-SR<0.4,杂合子型 n-APC-SR 0.4~0.7。此外,PS 缺陷,狼疮抗凝物,FⅡ、FⅧ、FⅩ缺乏,口服抗凝药、血栓形成、妊娠,也可存在 APC-R 现象。

2. **临床评价** 为了克服上述试验的不足,有人改良了 APC-R。即将受检血浆用乏 FⅤ血稀释后,再加入组织因子(TF)、Ca^{2+} 和 APC,测定其加和不加 APC 的凝血酶原时间(PT),并求出其比值,可灵敏地判断 APC-R。此法对 FⅤ Leiden 突变的检测的敏感性和特异性均达 100%。APC-R 的在西方人的概率一般为 2%~3%,在血栓性疾病患者中为 10%~15%,在有血栓性疾病家庭史者可高达 30%,且检出因子Ⅴ Leiden 突变。在东方人虽有 APC-R 阳性,但极少有因子Ⅴ Leiden 突变。

(四) 狼疮抗凝物质(lupus anticoagulant, LA)检测

是一种改良的 Russell 蝰蛇毒稀释试验,包括:① Lupo 试验Ⅱ;② Lucor 试验。参考区间:Lupo 试验Ⅱ为 31~44 秒;Lupo 为 30~38 秒;Lupo 试验Ⅱ/Luco 试验比值为 1.0~1.2。

1. **临床应用** 有 24%~36% 的 LA 阳性患者发生血栓形成,见于自身免疫性疾病(SLE)、病毒感染、骨髓增殖性疾病和自发性流产等。

2. **临床评价** 临床上有 APTT 延长并除外凝血因子缺陷的患者,可能由异常抗凝物质所致,选用 LA 筛查或确诊试验检测 LA。LA 是磷脂成分的抗体,出现和存在于多种自身免疫性疾病患者的血液中,LA 可以干扰依赖磷脂的凝血/抗凝反应,如干扰 FⅫ、FⅨ、FⅩ和 FⅡ的活化,使体内 APTT 和 PT 延长。但是 LA 与磷脂蛋白的复合物可干扰凝血酶调节蛋白(TM)与磷脂结合对 PC 的活化,并与 APC/PS 复合物竞争磷脂表面,使 APC 灭活 FⅧa 和 FⅤa 发生障碍而导致高凝状态;LA 还能增强血小板聚集和抑制纤溶活性,故 LA 阳性患者出现血栓并发症。

(五) 血浆凝血因子抑制物检测

由于多种原因、机制可以产生凝血因子抑制物(如 FⅧ抗体)以灭活 50% 某种凝血因子的活性(如 FⅧ:C<50% 作为 1 个 Bethesda 抑制单位来表示血浆中凝血因子抑制物的含量)。参考区间:正常人为阴性/0 Bethesda 单位(BU/ml)。

1. **临床应用** 常见的是因子Ⅷ抑制物(抗体)。见于反复接受输血和输因子Ⅷ浓缩制品的血友病 A 患者;也见于一些老年人、自身免疫性疾病和妊娠期妇女,称为获得性血友病 A。

2. **临床评价** 不同方法的敏感性不同。目前多用自动凝血分析仪检测和图像分析法,较为简单、快速和灵敏。也可用改良的 Bethesda 法(Nijmegen 法)检测。

(六) 血浆凝血酶 - 抗凝血酶复合物(TAT)检测

凝血酶生成后,血浆中的 AT 能迅速地与凝血酶结合生成 TAT,从而调节凝血反应的强度。血浆 TAT 水平的升高,表明凝血酶的浓度增高,AT 被大量消耗,血液呈高凝状态,增加血栓形成的风险,参考区间为 1.0~4.1μg/L。

1. **临床应用** 血浆 TAT 水平增高见于>90% 的 DIC 患

者，并可用于早期 DIC 的诊断指标。血栓前状态时，TAT 也可呈轻度升高，提示患者血液中有潜在的血栓形成倾向；血栓性疾病（DVT、肺栓塞、急性白血病、恶性肿瘤）时，TAT 也见增高；急性心肌梗死（AMI）时，TAT 可轻度增高，溶栓治疗后 TAT 进一步增高，若溶栓治疗有效，TAT 可迅速减低，溶栓治疗后 2 小时，若 TAT<6μg/L，表明溶栓治疗有效；若溶栓治疗后 36 小时 TAT>6μg/L，提示可能出现再梗死。

2. **临床评价**　TAT 是反映凝血酶生成和抗凝血酶消耗的指标，对 DIC、血栓前状态和血栓性疾病的早期诊断有较高的敏感性，但由于操作复杂、耗时长、临床应用受到限制。

（七）血浆普通肝素（UFH）浓度检测

正常人血浆中的 UFH 浓度极低，可认为是 0，病理情况下，患者体内肝素样物质可以升高；UFH 治疗中，患者体内 UFH 的浓度也明显升高，通过 APTT、TT 和甲苯胺蓝纠正试验可以筛查 UFH/ 肝素样物质的存在，但均为间接方法。直接检测血浆中 UFH 的浓度更具特异性和敏感性。参考区间：UFH 为 0.001~0.009IU/ml。

1. **临床应用**

（1）UFH 治疗监测：血浆 UFH 浓度检测是监测 UFH 剂量的最佳方法，UFH 浓度维持在 0.2~0.4IU/ml 最为适宜，UFH 浓度>0.5IU/ml，出血风险增大。

（2）肝素样物质检测：某些病理情况下，如肝脏疾病 / 肝脏手术、肾上腺皮质肿瘤、多发性骨髓瘤、器官移植、药物不良反应过敏性疾病、自身免疫性疾病、放射病、肾病综合征、出血热等，可导致肝素样物质增多，患者有明显的出血倾向。

2. **临床评价**　UFH 治疗必须用实验监测。实验中所用标准品应与临床使用的肝素相同，才能确保实验的准确性。用 APTT 监测 UFH 较为敏感，简便，但缺乏 UFH 定量的作用。UFH 的浓度>0.5IU/ml，出现风险增大。

（八）抗活化因子Ⅹ（anti-FⅩa）试验

受检血浆中加入过量的因子Ⅹa 试剂，FⅩa 与血浆中的 LMWH-AT 结合形成复合物，从而 FⅩa 失去凝血活性。血浆中剩余的 FⅩa 可使显色底物（spectrozyme-FⅩa）释放出显色基团—对硝基苯胺（para-nitroaniline，pNA）。显色的强度与 LMWH 的浓度呈负相关，可从标准曲线上查得 LMWH 的浓度。参考区间：LMWH 的浓度正常人为 0IU/ml。

1. **临床应用**　预防血栓形成，LMWH 以 0.2~0.4IU/ml 为宜；治疗血栓性疾病，LMWH 以 0.4~0.7IU/ml 为宜。

2. **临床评价**　静脉用较大剂量的 LMWH 需要实验监测。APTT 和 TT 对 LMEH 不明感，不能用它们作为监测指标，而需要用 anti-FⅩa 试验，尤其是肾脏疾病患者。LMWH 浓度>0.8IU/ml，出血风险增大。

（九）遗传性易栓症基因检测

应用分子技术（PCR 和二代测序）对遗传性易栓症（thrombophilia）主要包括抗凝血酶（AT）缺乏症、蛋白 C（PC）缺乏症、蛋白 S（PS）缺乏症和异常纤维蛋白原血症（CD）等作基因检测。迄今，发现 AT 基因突变 269 种，PC 基因突变 328 种，PS 基因突变 238 种和 CD 基因突变 400 种。基因突变主要为错义突变、无义突变、剪切点突变、移位突变、基因缺失、插入，基因重组，碱基替代等。上海交通大学医学院附属瑞金医院对 260 例不能用表型检验诊断的遗传性易栓症患者作二代测序诊断，使>60% 的患者得以确诊。故有条件的单位建议开展基因检测，以提高诊断准确率。

六、纤维蛋白溶解系统检查

体内存在纤维蛋白溶解系统（fibrinolysis system），简称纤溶系统。其功能是溶解凝血过程中产生的纤维蛋白（fibrin，Fb）也可溶解纤维蛋白原（Fg），调节凝血系统与纤溶系统，使其在体内处于动态平衡。纤溶系统包括纤溶酶原激活物［组织型纤溶酶原激活剂（1-PA）、尿激酶型纤溶酶原激活剂（u-PA）］、纤溶酶原（PLG）、纤维蛋白（原）降解产物［FDPs、D- 二聚体（D-D）］和纤维蛋白溶解抑制物［纤溶酶原激活抑制剂（PAI-1）、α_2- 抗纤溶酶（α_2-AP）、凝血酶激活的纤溶抑制剂（TAFI）］等。纤溶系统的功能和调节见图 13-13。

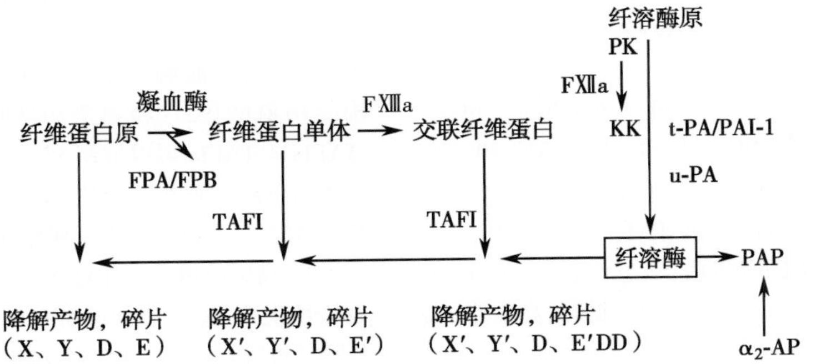

图 13-13　纤溶系统功能及其调节示意图

（一）血浆组织型纤溶酶原激活剂（t-PA）检测

t-PA 由血管内皮细胞合成，存在于各种组织和体液中，是由 530 个氨基酸残基组成的单链糖蛋白，它可被纤溶酶、激肽释放酶（KK）或因子Ⅻa 所激活，在肽链精氨酸（275）- 异亮氨酸（276）处被裂解，形成以二硫链连接的双链 t-PA。t-PA 可游离于血浆或结合在纤维蛋白凝块上。应用显色底物法可以检测 t-PA 活性（t-PA：A），参考区间为 0.3~0.5AU/ml；应用 ELISA 法可以检测 t-PA 抗原含量，参考区间为 1~12μg/L。

1. **临床应用**　血浆中 t-PA 水平增高反映纤溶活性增强、出血风险增加，常见于 DIC 继发性纤溶亢进期；也见于原发性纤溶亢进症。血浆 t-PA 水平减低反映纤溶活性减低，常见于血栓前状态和血栓性疾病，如高血脂、肥胖症、冠心病、动脉血栓、缺血性卒中、口服避孕药等。

2. **临床评价** t-PA释放有昼夜节律性，上午最高，下午最低。t-PA检测应在上午8~10时采血为宜，采血前应休息20分钟以上，止血带结扎不宜过紧、时间过长、尽量减少t-PA的人为释放。t-PA的检测方法较多，缺乏标准化和质量控制，不同实验的报告形式和参考区间有所不同，各实验室应建立自己的参考区间。

（二）血浆纤溶酶原（PLG）检测

PLG是一种主要由肝脏、肾脏合成的单链无活性的丝氨酸蛋白酶原，由t-PA和u-PA于PLG精氨酸(560)-缬氨酸(561)肽键激活成双链的有丝氨酸蛋白酶活性的纤溶酶(PL)。检测血浆中PLG活性(PLG:A)和抗原含量(PLG:Ag)的变化，对纤溶系统亢进/减低导致的出血/血栓形成有重要的临床意义。参考区间:PLG:A为75%~140%(显色底物法)；PLG:Ag为(0.22±0.03)g/L(ELLSA)法。

1. **临床应用** ①肝脏疾病和肝移植：肝合成PLG减少，见于PLG:A和PLG:Ag均减低；②DIC、脓毒血症、溶栓治疗、大型手术/严重创伤、原发性纤溶亢进时，由于纤溶活性亢进，PLG因消耗增多而减低；③某些血栓性疾病、恶性肿瘤和糖尿病时可见PLG增高、反映纤溶活性减低；④异常纤溶酶原血症(dysplasminogenemia)：少见，PLG:Ag一般正常，PLG:A减低，杂合子型PLG:A为40%~50%，纯合子型PLG:A<5%；⑤遗传性PLG缺陷症：极少见，PLG:A和PLG:Ag均明显减低。

2. **临床评价** 由于血浆PLG水平受多种因素的影响，不能敏感地反映纤溶亢进。PLG减低可能是由于消耗增加而减低，也可能由于合成减少所致，此外检测α2-抗纤溶酶(α2-AP)可能更为敏感。

（三）纤溶酶激活抑制剂-1（PAI-I）检测

PAI-1主要由血管内皮细胞合成，释放至血液后迅速与t-PA以1∶1结合形成复合物，致t-PA失活，少量呈游离状态。检测t-PA和PAI-1的活性和含量对了解人纤溶系统的调节有重要意义。参考区间:PAI-1活性(PAI-1:A)为0.1~1.0IU/ml(显色底物法)；PAI-1抗原含量(PAI-1:Ag)为<1.0IU/ml。

1. **临床应用**

(1) PAI-1减少、纤溶呈亢进状态，出血风险增加；相反，PAI-1增加，纤溶呈减低状态，血栓风险增加。30%~40%的DVT患者血浆PAI-1增加；PAI-1升高可增加心肌梗死或再梗死的危险；在不稳定型心绞痛中也见PAI-1水平增高。

(2) PAI-1属于急性时相反应蛋白，在急性感染、炎症、脓毒血症、恶性肿瘤、手术/创伤、肝病、吸烟、肥胖、高血脂、高血压，血浆PAI-1水平可增高。

2. **临床评价** PAI-1释放与t-PA相同，也有昼夜规律性，早晨(8~10时)最高，下午最低。PAI-1的检测方法较多，不同实验室的报告形式和参考区间有所不同，各实验室应建立自己的参考区间。PAI-1与t-PA应同时检测，以更好地反映纤溶系统的平衡状态。

（四）α_2-抗纤溶酶（α_2-AP）检测

纤溶酶原激活后生成纤溶酶(PL)，PL快速与α_2-AP呈1∶1结合形成复合物，α_2-AP灭活PL，使PL失去活性。参考范围:α_2-AP活性(α_2-AP:A)为80%~120%；α_2-AP抗原含量(α_2-AP:Ag)为60~100mg/L。

1. **临床应用**

(1) α_2-AP减低：①肝病时，由于α_2-AP合成减少而导致血浆α_2-AP水平减低；②DIC和大型手术/创伤时、由于α_2-AP与PL结合形成复合物，导致消耗增加而减低；③感染性疾病时，由于白细胞酶类物质的释放可水解α_2-AP，使其减低；④全身性淀粉样变时，可因尿激酶活性增高，使α_2-AP消耗增加而减低；⑤溶栓治疗时，大量PLG转变为PL，α_2-AP由于消耗增加而减低。

(2) α_2-AP增加：可导致纤溶活性减低，可见血栓形成倾向。

(3) 遗传性α_2-AP缺陷症：罕见，系常染色体隐性遗传性疾病，纯合子型出血风险增加，杂合子型出血症状不明显，α_2-AP活性常为35%~70%。

2. **临床评价** 血浆α_2-AP含量较为稳定，若α_2-AP水平减低，可较敏感地反映纤溶亢进，对于一些创口愈合缓慢、出血时间延长，PT、APTT正常的患者，有可能是因为α_2-AP缺乏所致。

（五）纤溶酶-抗纤溶酶复合物检测

纤溶酶原(PLG)被激活后生成纤溶酶(PL)，PL迅速与α_2-AP呈1∶1结合生成纤溶酶-抗纤溶酶复合物(plasmin-anti plasmin，PAP)而被灭活。参考区间:PAP含量为120~700μg/L(ELISA法)。

1. **临床应用** ①DIC时，由于PL与α_2-AP形成复合物，故血浆PAP水平明显升高；②溶栓治疗时，α_2-AP减低，PAP增高；③血栓性疾病、SLE、肾病综合征等血浆PAP也可增高。

2. **临床评价** EISA检测血浆PAP可准确定量，可以较为特异和敏感地反映纤溶亢进，但由于操作复杂，不能作为DIC的快速诊断，临床应用受到限制。然而PAP检测较α_2-AP和PAI-1更为敏感。

（六）凝血酶激活的纤溶抑制剂检测

凝血酶激活的纤溶抑制剂(TAFI)是以酶原形式存在于血浆中，凝血酶-TM复合物和凝血酶可使TAFI肽链结构的精氨酸(92)-精氨酸(93)肽键裂解，变成活化的TAFI(TAFIa)。TAFIa可以抑制PLG转化为PL，也抑制PL降解纤维蛋白(原)的作用。应用ELISA法检测TAFI的参考区间为22%~132%(上海交通大学医学院附属瑞金医院)。

1. **临床应用** ①TAFI水平增高：见于纤溶活性减低，如血栓性疾病、易栓症和肝脏疾病等；②TAFI水平减低：见于纤溶活性亢进，如原发性和继发性纤溶(DIC)。

2. **临床评价** 在较低浓度时，TAFla抑制谷氨酸(Glu)-PLG转化为赖氨酸(Lys)-PLG；在浓度高时，TAFla还可抑制血凝块中PL的活性，阻止纤溶的进程，故其抗纤溶活性较强。

七、血液流变学检查

血液流变是反映血液在心脏、血管内流动的一门科学，对于血栓前状态和血栓形成的发生、发展有重要意义。临床血液流变学检查主要包括血液黏度(bloodviscosity)、血浆黏度(plasma viscosity)、红细胞变形性(erybrocyteDeformability)和聚集性(aggregation)的检查等。由于影响因素较多和质量控制困难,目前临床应用较少。

(一)血液黏度检测

血液属于非牛顿流体,血液黏度为血液流动时所受切变应力(τ)与切变率(r)的比值,常用血液黏度计(viscosimeter)检测。根据公式可以计算出血液黏度(μ)= τ/r、参考区间见表 13-19。

表 13-19　全血黏度检测的参考区间

检测指标	参考区间	
	男性	女性
血液黏度 /(mPa·s)		
$200s^{-1}$	3.84~5.30	3.39~4.41
$50s^{-1}$	4.94~6.99	4.16~5.62
$5s^{-1}$	8.80~16.05	6.65~11.99
血浆黏度 /(mPa·s)	1.12~1.64	
血细胞比容 /%	40.3~50.2	33.6~44.7
红细胞刚性指数(RI)	0.70~1.02	
红细胞聚集指数(AI)	2.32~3.34	1.85~2.90
血液还原黏度	8.63~11.32	
低切相对黏度	8.69~11.98	4.56~8.21

全血黏度检测主要包括血液黏度($200s^{-1}$、$50s^{-1}$、$5s^{-1}$)和血浆黏度,常同时检测血细胞比容(HCT),并可换算出以下指数:

(1)红细胞刚性指数(RI):RI= [(高切血液黏度 / 血浆黏度)$^{0.4}$−1/(高切血液黏度 / 血浆黏度)$^{0.4}$]× HCT。RI 越大,红细胞变形性越差。

(2)红细胞聚集指数(AI):AI= 低切血液黏度 / 高切血液黏度。AI 越大,红细胞聚集率越高。

(3)血液还原黏度:高切血液黏度 /HCT,便于比较不同 HCT 时,红细胞变形性的大小。

(4)低切相对黏度:为低切血液黏度 / 血浆黏度。便于比较不同血浆黏度时,红细胞聚集的大小。

1. **临床应用**　血液黏度可以整体上了解血液在心脏和血管内流动的综合变化。血液黏度增高提示机体处于某种病理状态,即为高黏滞综合征,常见于下列疾病。

(1)冠心病:心肌梗死和心绞痛时,血液黏度可增高,反映心肌缺血的程度,尤其低切变率黏度增高,可出现于心肌梗死之前。

(2)脑血栓形成:可能与红细胞、血小板聚集以及血浆黏度、HCT 增高等有关,降低血液黏度有助于改善脑缺血症状和脑血栓发作的恢复。

(3)红细胞增多症:主要由于 HCT 增高所致,原发性患者的血液黏度极度增高;继发性患者也显著增高,均易导致血栓形成。

(4)白血病:尤其是白细胞增多或白细胞破坏释放大量细胞因子时,可导致血液黏度增高,部分患者也可出现血栓并发症。

(5)异常球蛋白血症:见于多发性骨髓瘤、巨球蛋白血症、血浆黏度可显著增高,红细胞聚集性增高,易诱发血栓形成。

(6)高血压和糖尿病:血液黏度的增高主要是由于红细胞变形性减低,红细胞聚集性增高所致,易促发心、脑血栓性疾病的发生。

(7)高纤维蛋白原血症:在急性感染、外伤、恶性肿瘤、风湿性疾病时,血浆纤维蛋的含量增高,导致血浆黏度升高,易诱发血栓形成。

(8)遗传性红细胞疾病:如遗传性球形、椭圆形红细胞增多症以及不稳定血红蛋白病、阵发性睡眠性血红蛋白尿症(PNH)也可出现微血管血栓栓塞。

2. **临床评价**　血液流变学检查缺乏标准的检测方法和有效的质控措施,故其检测结果差异较大,其敏感性、特异性和诊断效率较差,大大地限制了临床应用。影响血液黏度检测的因素主要有以下几方面。

(1)切变率:血液黏度具有切变率依赖性。切变率高时,由于红细胞聚集体解散和发生变形,会使血液黏度降低;切变率低时,由于红细胞发生聚集而不发生变形,会使血液黏度增高。

(2)温度:15~30℃范围内,温度越低,血液黏度越高;相反,温度越高,血液黏度越低。

(3)HCT:HCT 与血液黏度呈正相关。HCT 增高可致血液黏度增加;HCT 减低可致血液黏度减低。

(4)红细胞变形性:红细胞变形能力增加时血液黏度减低;红细胞变形能力减低时血液黏度增高。

(5)红细胞聚集力:红细胞在大分子量蛋白(如纤维蛋白原)的桥联作用下发生聚集。红细胞聚集性增加时,血液黏度(尤其低切变率)显著增加。

(6)血浆黏度:血浆内的大分子量蛋白,如纤维蛋白原、免疫球蛋白等增加时、血浆黏度增高,从而导致血液黏度也增高。

(二)红细胞变形性检测

红细胞变形性(erythrocyte deformability)是指红细胞在外力作用下发生形状改变的能力。决定红细胞变形性的主要因素是红细胞膜的黏弹性、红细胞的几何形状和红细胞的内黏度。在不同切变力下,用激光衍射仪检测在一定的悬浮介质(如聚乙烯吡咯烷酮)中红细胞被拉长的百分率,即为变形指数(deformation index,DI)可反映红细胞的变形能力,DI 值越小,红细胞变形性越差;DI 值越大,红细胞变形性越佳,参考区间:DI 值 $500s^{-1}$ > 49%;$800s^{-1}$ > 56%。

1. 临床应用 ①血栓前状态和血栓性疾病,红细胞变形性减低,见于 50% 的冠心病患者,30%~50% 的脑梗死患者;也见于高血压、糖尿病、肾病综合征、肝病等。②红细胞疾病,除缺铁性贫血外,红细胞变形性减低,见于镰状细胞贫血、遗传性球形 / 椭圆形红细胞增多症、自身免疫性溶血性贫血、不稳定血红蛋白病等。

2. **临床评价** 红细胞变形性检测有多种方法，其中激光衍射仪法相对较为敏感，然而这些方法均未达到标准化的要求，也缺乏敏感性和特异性，临床应用受到限制。

（段宝华 王鸿利）

第四节 遗传性出血性疾病检验诊断

一、血友病A

血友病A（hemophilia A），亦称凝血因子Ⅷ（FⅧ）缺乏症，是一种由于FⅧ基因突变所引起的伴性隐性遗传性的出血性疾病，也是临床最常见的遗传性出血性疾病，约占先天性出血性疾病的85%。世界卫生组织（WHO）和世界血友病联盟（World Federation of Hemophilia，WFH）的资料显示，血友病A的发病率约为1/10 000，其中重型血友病A的发生率为1/16 000。血友病A或血友病B的发生率没有地域、种族与人种的区别。据WFH的统计，血友病A比血友病B更常见，占总血友病患者的80%~85%。全球血友病患者共有400 000人。近年来，随着生活水平的提高，诊治水平的提升，患者寿命的延长，血友病的发病率有所上升。

（一）发病原因

FⅧ是血浆中大分子糖蛋白，体内生物半衰期约为8~12小时，氨基酸残基数为2 332，碳水化合物含量为5.8%，电泳位置在$\alpha_2\beta$，存在于$BaSO_4$吸附血浆而不存在于血清之中。FⅧ的合成无须维生素K的参与，可能的合成部位有肝脏、肾脏、脾脏、血管内皮细胞等（图13-14）。

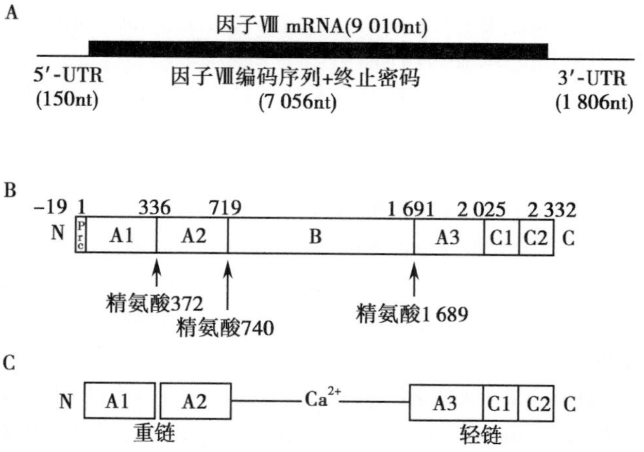

图13-14 正常疑血因子Ⅷ mRNA与蛋白质结构

FⅧ的促凝成分（FⅧ:C）缺乏是血友病A的发病基础。FⅧ:C只占FⅧ复合物的1%，其主要功能是形成内源性凝血活酶。FⅧ的功能是作为FⅨ的辅因子参与FⅨ对FX的激活。但血浆中的FⅧ异二聚体形式无内在活性，它要经过凝血酶或FXa酶解激活后才能转化为活性的辅因子形式——FⅧa，而凝血酶是这个过程的主要激活物。在钙离子存在的条件下，FⅧa与FⅨa在磷脂表面形成复合物，从而能使FⅨa对FX激活的速率大大提高。FⅧa很不稳定，容易被多种因子所灭活。FⅧa生成后可因与FⅨa、磷脂结合而变得稳定，FⅨa可以保护FⅧa免受APC灭活。但另一方面，FⅨa又可裂解FⅧa A1亚单位中第336位精氨酸而使FⅧa灭活，此外FXa也能通过裂解这一位点而灭活FⅧa。血浆中的血管性血友病因子（vWF）与FⅧ结合形成复合物对后者有明显的保护作用。

（二）遗传特点

1. **遗传方式** 血友病A是一种性联隐性遗传性疾病，其遗传基因位于X染色体上（Xq28）。男性患者具有一条含突变基因的X染色体，不能控制FⅧ促凝活性（FⅧ:C）的正常合成，所产生的FⅧ分子结构缺陷或致FⅧ含量减少，临床表现为严重程度不同的出血症状；女性如含有一条含突变基因的X染色体，因其尚有另一条正常的X染色体，故其本身多无出血的临床表现，但其所携带的致病基因可以传给下一代，即为女性携带者（carrier）。若以X0表示血友病A染色体，X0Y表示血友病A患者的染色体，XY表示正常男性的染色体，XX表示正常女性的染色体，X0X表示女性携带者的染色体，X0X0表示女性血友病A患者的染色体。血友病A遗传方式理论上有以下4种可能（图13-15）。

（1）男性血友病A患者与正常女性结婚：其子女中无血友病A患者，但其女儿100%为血友病A携带者。

（2）正常男性与女性血友病A携带者结婚：其儿子发生血友病A的可能性为50%，其女儿携带血友病A的可能性也为50%。

（3）男性血友病A患者与女性血友病A携带者结婚：则其子女中可能有男性血友病A患者、女性血友病A患者、女性血友病A携带者及正常儿子，但这种可能性只有1/100万。

（4）男性血友病A患者与女性血友病A患者结婚：其子女均为血友病A患者，这种可能性更小。

一般来说，女性发生血友病的概率极低。血友病家系中的近亲婚配；双亲中一方是血友病家系成员，另一方的生殖细胞发生突变；极端的Lyon化作用等均可以使子代中出现女性血友病患者。

2. **血友病A携带者** 可以有以下3种情况：

（1）肯定携带者：有3种可能：①血友病患者的女儿；②有2个或更多血友病患儿的母亲；③有1个血友病患儿，在母系亲属中还有1个以上血友病患儿。

（2）可能携带者：在母系方面有血友病亲属，但本身没有患儿，如：①血友病患者的姐妹和她们的女儿；②肯定的或可能性很大的携带者的姐妹和她们的女儿。

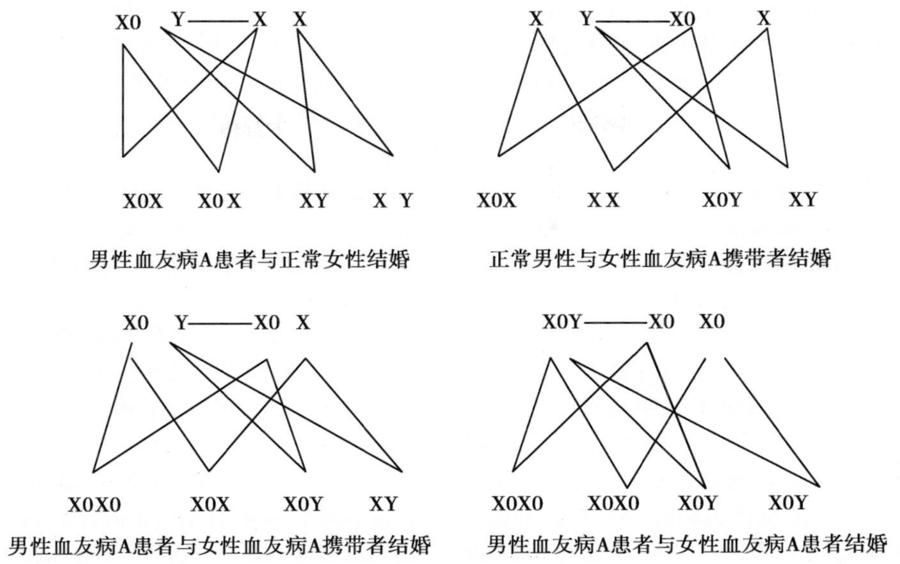

图 13-15　血友病 A 遗传方式

(3)很可能为携带者：一个血友病 A 患者的母亲，但家系中没有人患血友病 A。由于遗传基因可能呈隐匿状态，携带者下一代的男性少，故未表现出来，因此偶见一个血友病 A，呈散发性。文献报道，占血友病 A 总数 30% 的患者的发病是由自发性基因突变所致。

(三) 基因缺陷

上海交通大学医学院附属瑞金医院用长链 PCR 及基于长链 PCR 的 AccuCopy 技术检测了 1 326 例血友病 A 患者，发现 485 例患者为 F8 基因内含子 22 倒位阳性，占血友病患者的 36.6%。该院用 PCR 方法对 1 326 例 HA 患者 F8 基因内含子 1 倒位进行研究，发现该突变的阳性率为 2.71%。表明倒位是引起中国血友病 A 的重要机制。该院还采用核酸直接测序法对 F8 基因各外显子及其侧翼序列进行检测并分析，检测 716 例血友病 A 患者的基因突变，检测出 488 例患者为 F8 基因点突变导致的 HA，288 例患者为 F8 基因小缺失 / 插入导致的 HA。采用 AccuCopy 多重基因拷贝数检测的方法对 F8 基因进行拷贝数检测出 89 例患者为 F8 基因大片段缺失或重复导致的 HA。截至 2012 年 11 月国际互联网血友病 AMSTeRS 网站对血友病 A 患者的统计，除内含子 22 倒位及内含子 1 倒位外，共发现错义突变 983 种，无义突变 208 种，剪切位点突变 158 种，小片段缺失 357 种，大片段缺失 255 种，插入突变 146 种

(四) 临床特征

出血症状是本病的主要临床表现，患者终身有自发的或轻微损伤或手术后长时间的出血倾向，重型可在出生后即发病，轻者发病稍晚。

1. 皮肤、黏膜出血　由于皮下组织、齿龈、舌、口腔黏膜等部位易于受伤，故为出血多发部位。幼儿多见于额部碰撞后出血 / 血肿。但皮肤、黏膜出血并非本病的特点。

2. 关节积血　是血友病 A 患者常见的临床表现，常发生在创伤、行走过久、运动之后，引起滑膜出血，多见于膝关节，其次为踝关节、髋关节、肘关节、肩关节、腕关节等处。关节出血可以分为 3 期：

(1)急性期：关节腔内及关节周围组织出血，导致关节局部发热、红肿、疼痛。继之肌肉痉挛、活动受限，关节多处于屈曲位置。

(2)全关节炎期：多数病例因反复出血，以致血液不能完全被吸收，白细胞释放的酶以及血液中其他成分刺激关节组织，形成慢性炎症，滑膜增厚。

(3)后期：关节纤维化、关节强硬、畸形、肌肉萎缩、骨质破坏、关节挛缩，导致功能丧失。膝关节反复出血，常引起膝屈曲、外翻、腓骨半脱位，形成特征性的血友病步伐。

3. 肌肉出血和血肿　在重型血友病 A 常有发生，多在创伤、肌肉活动过久后发生，多见于用力的肌群，如腰大肌、腹膜后肌群、大腿肌群、臀部肌群、腓肠肌、前臂肌群等。深部肌肉出血时可形成血肿，导致局部肿痛、活动受限；肢体肌肉血肿可引起局部缺血性损伤、纤维变性；在小腿可引起跟腱缩短，在前臂可引起手挛缩，腰肌痉挛可引起下腹部疼痛。

4. 血尿　重型血友病 A 患者可出现镜下血尿或肉眼血尿，多无疼痛感，亦无外伤史。但若有输尿管血块形成则有肾绞痛的症状。

5. 假肿瘤(血友病性血囊肿)　囊肿可以发生在任何部位，多见于大腿、骨盆、小腿、足、手臂与手，也有时发生于眼部。

6. 创伤或外科手术后出血　各种不同程度的创伤、小手术，如拔牙、扁桃体摘除、脓肿切开、针灸或肌内注射等，都可以引起持久而缓慢的渗血或出血。

7. 其他部位的出血　消化道出血可表现为呕血、黑粪、血便或腹痛，多数患者存在原发病灶，如胃、十二指肠球部溃疡；咯血多与肺结核、支气管扩张等原发病灶有关；鼻出血、舌下血肿通常是血友病 A 患者口腔内损伤所致；舌下血肿可致舌移位，若血肿向颈部发展，常致呼吸困难；颅内出血常在颅脑损伤后发生，是最常见的血友病患者致死的原因。

8. 由出血引起的压迫症状及其并发症　血肿压迫神经，

可导致受压神经支配区域麻木、感觉丧失、剧痛、肌肉萎缩等；舌、口腔底部、扁桃体、咽后壁、前颈部出血，则可引起上呼吸道梗阻，导致呼吸困难，甚至窒息而死；局部血管受压迫，可引起组织坏死。

（五）检验诊断

1. 筛选试验 出血时间、血小板计数、凝血酶原时间测定均正常。活化的部分凝血活酶时间（APTT）可延长。APTT：以超过正常对照的10秒为异常。本试验可以检出FⅧ:C<25%的患者。SCT可以检出FⅧ:C>25%~45%的患者。

2. 确诊试验 常用FⅧ的促凝活性（FⅧ:C）及抗原含量（FⅧ:CAg）进行测定。根据FⅧ:C水平的高低，将血友病A分成重型（<1%）、中型（1%~5%）、轻型（5%~40%）。根据FⅧ:C和FⅧ:CAg的检测结果，可将血友病A分成交叉反应物质阳性（CRM^+，即FⅧ:C降低而FⅧ:CAg正常）和阴性（CRM^-，即FⅧ:C、FⅧ:CAg均降低）。CRM^+可能为FⅧ基因发生点突变所致，CRM^-可能为FⅧ合成量减少所致。

（六）基因诊断

随着分子生物学技术的发展，基因诊断不仅可以了解导致血友病A的本质所在，阐明疾病的发病机制；其另一重要用途是可以利用所了解的基因缺陷的本质，进行血友病A家系中相关女性的致病基因携带者的诊断。对确诊为携带者的女性，在其妊娠的早期进行产前诊断，避免患儿的出生。因此，这项工作对优生、优育、提高人口素质有着深远的意义。

根据所采用方法的不同，基因诊断可分为直接基因诊断和间接基因诊断。直接基因诊断主要是检测直接导致疾病发生的基因缺陷，如内含子22及内含子1倒位、F8基因的各种点突变、小缺失/插入、大片段缺失/重复；间接基因诊断则是利用有缺陷的基因内或其旁与其紧密连锁的多态性位点为标记，进行家系的遗传连锁分析。

1. 直接基因诊断 由于近一半的重型血友病A患者存在F8基因内含子22倒位，可以利用这突变，对这一部分家系进行携带者检测和产前诊断。上海交通大学医学院附属瑞金医院目前采用基于长链PCR的AccuCopy技术取代了以往的长链PCR法进行内含子22倒位检测，可快速获得检测结果并可区分Ⅰ型与Ⅱ型内含子22倒位，且不需要使用放射性核素，给临床检测带来极大的方便。同样，内含子1倒位的检测也可以为部分家系提供诊断信息。除两个倒位外，其他患者的分子生物学异常多为F8基因点突变。目前，采用核酸直接测序法对F8基因各外显子及其侧翼序列进行检测并分析及AccuCopy多重基因拷贝数检测的方法对F8基因进行拷贝数检测可为绝大多数家系患者进行基因诊断并提供遗传咨询。

2. 间接基因诊断 间接基因诊断的条件是必须有先证者的DNA，其母亲必须是该分析位点的杂合子。结合PCR的方法可选择：①限制性内切酶片段长度多态性（RFLP）：主要包括外显子18外侧的Bcl Ⅰ，内含子22中的Xba Ⅰ等位点。②可变数目的串联重复（VNTR）：DXS 52（ST14）是位于F8基因外，与F8基因紧密连锁的VNTR。可用PCR方法进行检测，根据该位点不同长度片段进行多态性分析并应用于产前诊断及携带者诊断，但由于该位点离F8基因较远，可发生重组导致遗传连锁分析错误。③短重复顺序（STR）：FⅧ基因内有两个STR，分别位于内含子13及内含子22中，可利用PCR的方法联合对这两个多态标志进行检测。新近，上海交通大学医学院附属瑞金医院根据NCBI server（NCBI服务器）和Genome Database（基因组数据库）选择6个与F8紧密连锁的STR位点，包括2个距F8上游0.3Mb内的STR位点（F8Up226，F8Up146），2个距F8基因下游0.3Mb的STR位点（F8Down48、DXS1073）基因，2个F8基因内的STR位点（F8Int13、F8Int25）及性别诊断位点（牙釉蛋白基因Amelo），一次PCR扩增可以获得较多的遗传信息，已经用于血友病A携带者检测和产前诊断。

目前，上海交通大学医学院附属瑞金医院已经建立起比较完善的血友病A基因诊断体系。对于血友病A家系的遗传咨询，一般采用直接基因诊断及间接基因诊断相结合的方法进行，对绝大多数家系可检测出F8基因的相关突变并进行家系女性成员的携带者及产前基因诊断。对于散发血友病A家系，通过间接诊断的遗传连锁分析确定家系的基因突变来源并对不同来源细胞DNA进行相应突变的嵌合率分析有利于散发家系的基因诊断及遗传咨询。

在诊断某些携带者时没有任何信息的情况下，可以同时检测FⅧ:C与vWF:Ag的比值来判定，若（FⅧ:C）/（vWF:Ag）<0.50，则受检女性是血友病A携带者的概率为91%~99%。在致病基因携带者的产前诊断没有信息，而胎儿又是男孩的情况下，可以尝试脐静脉采血检测FⅧ:C，但此项检查技术要求高，流产的发生率为1%~6%，操作中要尽量避免污染母血。结果可以参考表13-20。

表13-20 不同周龄胎儿筛选试验及FⅧ:C参考范围*

	周龄及例数				
	19~23周（*n*=20）	24~29周（*n*=22）	30~38周（*n*=22）	新生儿（*n*=60）	成人（*n*=40）
PT/s	32.5（19~45）	32.2（19~44）	22.6（16~30）	16.7（12~23.5）	13.5（11.4~14）
APTT/s	168.8（83~250）	154（87~210）	104.8（7.6~128）	44.3（35~52）	33（25~39）
Ⅷ:C/%	34.5（18~50）	35.5（20~52）	50.1（27~78）	94.3（38~150）	101.8（55~170）

*：括号内为检测范围

3. **受精卵着床前基因诊断**　为辅助生殖技术与遗传学诊断技术结合产生的一种新的基因诊断手段，若生育夫妇之一为血友病A患者或致病基因携带者，通过试管婴儿技术使精卵结合，人工培养，在受精卵分裂为4~6个卵裂球时，取其中之一进行基因检测，若其不携带致病基因，则可以将受精卵植入母体子宫内，反之则不再植入。这项措施为遗传高危人群提供了尽可能多的选择，既避免了患儿的出生，也可以防止新的携带者出现。因而，从根本上阻断单基因遗传性疾病的发生。此外，还避免了治疗性流产造成的产妇身心创伤。由于试管婴儿技术已经成熟，这种诊断措施的技术关键在于单细胞的基因诊断工作。国际上在血友病及其他单基因疾病的预防中采用这项技术已使多个健康婴儿诞生。国内这项工作目前已经起步。

（七）诊断标准

1. 男性患者（女性纯合子型极罕见），有或无家族史，有家族史者符合性连锁隐性遗传规律。

2. 有关节腔、肌肉、深部组织或创伤、手术后（包括小手术）出血史等。

3. **实验室检查**　活化的部分凝血活酶时间（APTT）延长，亚临床型者可正常或稍延长；血小板计数、出血时间、血块收缩、凝血酶原时间（PT）正常，FⅧ:C减低，vWF正常或稍高。

4. 应排除继发性因子FⅧ:C减低。

（八）鉴别诊断

血友病A需与血友病B、血管性血友病、FⅪ缺乏症和获得性FⅧ缺乏相鉴别。

1. **血友病B**　本症的遗传特征、临床表现、筛选试验与血友病A相同，但它由FⅨ缺乏引起，故FⅨ:C减低而FⅧ:C正常可资鉴别。

2. **血管性血友病**（vWD）　vWD为常染色体显性或隐性遗传，一般为杂合子，两性均可发病，出血以鼻、齿龈、子宫、胃肠道及泌尿道为主，很少累及关节及肌肉。患者出血时间（BT）延长，阿司匹林耐量试验阳性，血浆中FⅧ:C和FⅧ:Ag含量降低或正常，FⅧ:C/FⅧ:Ag的比例增高或正常，vWF:Ag降低，vWF辅因子活性（vWF:cof）降低，血浆和血小板vWF多聚体结构缺失或正常，瑞斯托霉素诱导的血小板聚集试验（RIPA）减低。血友病A除FⅧ:C减低、FⅧ:Ag减低或正常、FⅧ:C/FⅧ:Ag比例降低外，其他检查均正常，可资鉴别。但不典型vWD的男性患者与轻型血友病A有时较难鉴别。2N型vWD只有通过FⅧ-vWF结合试验才能鉴别。

3. **FⅪ缺乏症**　本病呈常染色体隐性遗传，两性均可发病，杂合子可无出血倾向，自发性出血少见，患者FⅪ:C减低。

4. **获得性FⅧ缺乏**　患者可为身体健康的老年男性，亦可为其他免疫性疾病所致，其出血的临床表现与血友病A基本相同，但出血程度常常较重，且常为软组织出血。复钙交叉试验和APTT交叉试验可以作为获得性FⅧ缺乏的筛选试验，FⅧ:C抗体滴度增高。

二、血友病B

血友病B于1952年由Aggeler等发现，系凝血因子Ⅸ（factor Ⅸ,FⅨ）量的缺乏或质的缺陷所致。血友病B的发病率不到血友病A的1/5，其遗传方式与血友病A完全相同，均系X伴性隐性遗传。

（一）发病原因

F9基因位于Xq26.3-27.2，全长34kb，由8个外显子和7个内含子以及侧翼顺序中调控区域构成。6个主要结构域为：信号肽和前肽区、γ-羧基谷氨酸结构区、2个类表皮生长因子区、活化肽区和催化区。FⅨ mRNA全长2.8kb，具有合成信号肽、前导肽和成熟FⅨ的全部密码，其中编码区长度为1 383bp（30~1 412bp）。FⅨ mRNA编码的FⅨ多肽前体（461个氨基酸），经信号肽酶和蛋白酶切除信号肽和原肽后，并经过糖基化、二硫键形成、N端12个氨基酸羧基化及第1类表皮生长因子区第64位天冬氨酸β羟化等一系列化学修饰，形成成熟的FⅨ（415个氨基酸）。FⅨ在肝脏合成，是维生素K依赖的凝血因子，由415个氨基酸组成，分子量为56 000，含糖量约为17%。成熟的FⅨ可以分为4个区：自氨基末端起的Gla区、2个EGF区和1个催化区。在正常人血浆中，FⅨ是以酶原形式存在的，只有在被FⅪa或FⅦa-组织因子复合物激活后，在Ca^{2+}存在的条件下，才能有效地激活FⅩ（图13-16）。

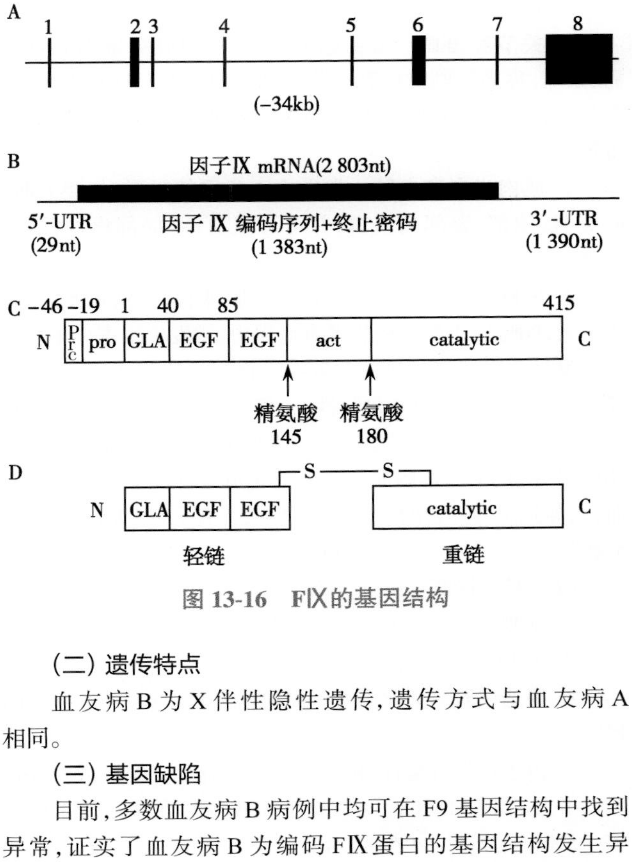

图13-16　FⅨ的基因结构

（二）遗传特点

血友病B为X伴性隐性遗传，遗传方式与血友病A相同。

（三）基因缺陷

目前，多数血友病B病例中均可在F9基因结构中找到异常，证实了血友病B为编码FⅨ蛋白的基因结构发生异常而导致血液中FⅨ含量、结构和生物学特性改变。英国Rallapalli PM等学者收集3 721例HB患者共发现了1 113种突变。包括812个点突变，182个缺失突变，54个多态性，39个插入突变，17个插入缺失突变（Indel），4个重复片段突变，5

个复杂突变。上海交通大学附属瑞金医院对289个HB家系的患者进行基因诊断，发现F9基因点突变为导致HB的最主要突变，230个家系为该类突变，占79.6%，其中19例为剪接位点突变，各外显子的点突变中，F9基因第8号外显子的突变数最多，占48.8%，第3号外显子突变数最少，仅占1.4%。除点突变外，其余突变分别为小缺失性突变27例（9.3%），小插入性突变5例（1.7%），大缺失性突变22例（7.6%），大片段重复突变2例（0.7%），另有3例未找到突变。中国学者对574例血友病B患者进行基因突变检测，发现278例为特别突变型，其余296例为重复突变型。在重复突变型中50%涉及GC二核苷酸，主要是C→T或A，30例血友病B患者在31 008位上C发生这种突变。GC为突变热点，其机制可能为CpG顺序中脱氧胞嘧啶在甲基化酶作用下，大部分被转化为5-甲基化胞嘧啶（20%~90%），由于5-甲基化胞嘧啶很不稳定，在脱氨酶作用下，易转变为T，GC碱基可能发生6次无义突变和14次错义突变，如果突变改变了进化上的保守氨基酸，将发生血友病B。

（四）临床特征

血友病B的临床表现与血友病A类似，其临床分型也相似，但重型血友病B患者较血友病A为少，而轻型较多。此外，女性携带者也有出血倾向。患者的出血程度与FⅨ活性（FⅨ:C）水平有关，严重出血的患者其FⅨ:C在2%以下。

出血的临床表现主要有：

1. **关节腔出血** 最初感觉是关节烧灼感，继而感觉胀痛、紧缩，疼痛加剧时可有关节活动受限。由于反复出血，关节和邻近骨质受破坏，可使关节功能越来越差，重症患者最终可致残。

2. **肌肉出血和血肿** 常发生于负重的肌群，如腰大肌、肱头肌、腿部、臀部的肌群，并可形成血肿，局部疼痛，活动受限。

3. **内脏出血** 可发生于任何内脏器官，特别重要的有：①血尿，90%以上的重型患者有血尿史，常发生于青少年。多为自发性。血尿最常见的并发症是血凝块堵塞尿道，引起肾绞痛。血尿有时可以是自限性的，但如不积极治疗，则可反复发作。②消化道出血，也较常见，表现为呕血或便血。常见的诱因多为胃、十二指肠溃疡或下消化道慢性炎症。③颅内出血，是导致患者死亡的主要原因之一，常有头晕、头痛、呕吐等症状。

（五）检验诊断

1. **常规检查** 出血时间、血小板计数、血块收缩时间和凝血酶原时间等均正常。

2. **筛选试验** 活化的部分凝血活酶时间（APTT）有不同程度的延长。

3. **因子Ⅸ促凝活性（FⅨ:C）测定** 显示FⅨ:C减少或缺乏。根据FⅨ:C的水平，可将血友病B分为重型（<1%）、中型（1%~5%）、轻型（5%~40%）、3型。

4. **因子Ⅸ抗原（FⅨ:Ag）含量测定** 用免疫学方法检测FⅨ:Ag，可将血友病B分为交叉反应物质阳性（CRM^+）及交叉反应物质阴性（CRM^-）两种类型。FⅨ:C和FⅨ:Ag都缺乏者，称为CRM^-型血友病B，约占患者总数的85%；FⅨ:C减低，FⅨ:Ag正常或偏高者称为CRM^+型。CRM^+型表明FⅨ:C结构异常；CRM^-型表明FⅨ合成量减低。

（六）基因诊断

导致血友病B的基因缺陷类型繁多，与血友病A类似，血友病B的基因诊断可以通过直接基因诊断和间接基因诊断相结合的方法进行。

1. **直接基因诊断** 上海交通大学医学院附属瑞金医院采用F9基因各外显子及其侧翼序列直接测序进行F9基因检测并分析，并采用AccuCopy多重基因拷贝数检测的方法对F9基因进行拷贝数检测。

2. **间接基因诊断** 由于血友病B的基因缺陷具有明显异质性，几乎每一个血友病B的家系都存在其独自的缺陷类型，且2/3的患者有明确的家族史。因而利用基因连锁分析间接诊断仍是目前血友病B最行之有效的方法。随着基因诊断技术的不断发展，DNA标志的增多，杂合性增强，诊断率明显上升。对于散发的血友病B家系，利用间接基因诊断进行家系遗传连锁分析可确定家系的F9基因突变来源，为家系的遗传咨询提供依据。

（1）限制性片段长度多态性（RFLP）：目前PCR-RFLP仍是国内外对血友病B携带者进行诊断的主要方法。国内已有多篇报道，利用Ⅷ/TaqI位点的RFLP对血友病B的携带者进行检测及进行产前诊断。

（2）可变数目串联重复序列（VNTR）：中国人已报道了两种VNTR，即int13和DXS52（st14）。其中DXS52在用于HA的基因诊断的同时，也可作为血友病B的遗传标志。

（3）短串联重复序列（STR）：1998年复旦大学遗传研究所利用扩增片段长度多态性（Amp-RFLP）对DXS102座位进行鉴定。发现DXS102位点为二核苷酸（AC）n，并与人FⅨ紧密连锁（连锁度13.6，θ= 0.002）。经证实中国人DXS102座位有8个等位片段，经PCR产物直接克隆测序后，证明其长度在145~161bp，和欧洲人群分布有明显种族差异。DXS102位点核心单位是AC二核苷酸，重复次数13~21次，频率分布在0.013~0.156，杂合度为0.87，多态信息量（PIC）为0.80，是较为理想的血友病B基因诊断的STR标志。2001年，上海交通大学医学院附属瑞金医院首次联合应用距F9基因2cm以内的6个STR位点（DXS1192、DXS1211、DXS8094、DXS8013、DXS1227、DXS102），对12个血友病B家系进行携带者及产前基因诊断，全部获得成功，经随访准确率为100%。虽然这些位点都位于F9基因外，存在重组的危险，但是多个STR位点联合诊断明显地提高了基因诊断的准确性及可诊断率，将诊断重组率减至低于十万分之一，而6个STR位点累计识别能力即诊断率可达到99.99%。

（4）单核苷酸多态性（single nucleotide polymorphism，SNP）：SNP是1996年美国麻省理工学院人类基因组研究中心提出的第三代遗传标志图谱，通过基因组内特定核苷酸位置上存在两种不同的碱基，确定基因组的多态性。SNP是二态遗传变异，尽管在变异程度上不如微卫星和小卫星DNA，但SNP在基因组中数量极大，估计人类基因组中至少存在300万个SNP位点，明显高于STR，故就整体而言是一种具有更加普遍多态性的遗传标志。

由于DNA芯片、微阵列分析和高效液相层析等技术的发展，使得SNP的快速检测成为可能。3~4个相邻的SNP构成的染色体单体型可以有8~16种，相当于一个微卫星标记的多态性，更多个SNP构成的等位片段的数目信息含量更高，这将为遗传性疾病的定位、诊断起到突破性作用。

SNP可广泛应用于血友病B的基因诊断，作为一种碱基替换，大多数为转换，且主要发生在GC序列上，多是C→T，这与血友病B突变热点一致。SNP检测将为血友病B携带者及产前诊断提供广阔前景。

（七）诊断标准

1. **临床表现**　同血友病A。

2. **实验室检查**　①凝血时间、血小板计数、血块收缩及PT同血友病A；② APTT延长，轻型和亚临床型可以正常；③因子Ⅸ:C测定减少或缺乏。

3. **严重程度分型**　同血友病A。

4. 排除因子Ⅸ抗体所致获得性血友病（获得性因子Ⅸ缺乏症）。

（八）鉴别诊断

1. **因子Ⅸ缺乏症**　血友病A、血友病B与因子Ⅺ缺乏症的临床表现有相同之处，男性因子Ⅺ缺乏症患者可以有轻于血友病A的表现，他们的APTT可延长，故需进行鉴别诊断。可靠的鉴别方法还需检测FⅧ:C、FⅨ:C和FⅪ:C及其相应的含量。

2. **获得性血友病**　获得性血友病是由于血液中有抗FⅧ或FⅨ抗体存在所致，其出血的临床表现与血友病相同，但出血程度常常较重。本病往往发生于以往健康者、女性（尤其妊娠期）、老年人以及某些免疫性疾病患者。实验室检查，APTT延长，且等量正常血浆不能纠正的缺陷，检测抑制物（抗FⅧ抗体或抗FⅨ抗体）滴度增高，常用Bethesda方法检测，使鉴别更为准确。

3. **血管性血友病（vWD）**　vWD的特征是出血时间延长、阿司匹林耐量试验阳性、瑞斯托霉素诱导的血小板凝集试验（RIPA）减低，vWF辅因子活性（vWF:cof）减低，vWF:Ag水平降低，血浆中FⅧ:C水平有不同程度的降低，血浆和血小板vWF多聚体结构缺乏或正常。血友病除FⅧ:C/FⅨ:C降低、FⅧ:Ag/FⅨ:Ag降低或正常外，其他检查均正常，可资鉴别。但不典型vWD的男性患者与轻型血友病有时较难鉴别，需动态观察vWD的实验室指标，可能有助于鉴别。

4. 肾病综合征、重症肝病、口服抗凝剂、维生素K缺乏症和戈谢（Gaucher）病时，除FⅨ:C可能降低外，往往还有各自的临床表现及实验室检查特点。

三、血管性血友病

血管性血友病（vWD）是常见的遗传性出血性疾病之一。1926年von Willebrand首先在芬兰Bothnia湾的Aland岛上发现Foglo的一个家族中有几个成员有鼻出血、牙龈出血和拔牙后出血症状，妇女有月经过多症状，而罕有关节出血，男女均可罹患，出血时间延长，血小板计数正常。该病是由于患者体内的vWF基因分子缺陷而造成血浆中vWF数量减少或质量异常所致。较近的流行病学报道，在百万人口中有8 000人的vWF异常，临床发病率高达125/100万人口。根据苏州大学附属第一医院和中国医学科学院血液学研究所报道，在1987年这1年中确诊的vWD分别为15例和10例；而同一年的血友病确诊数为30例和40例。有些轻型患者可能未被发现。随着轻型vWD（包括1型和2型）诊断技术的提高，vWD的发病率明显提高。

（一）发病原因

*vWF*基因定位于12号染色体的短臂末端（12P12-Pter），占12号染色体的1%，长178kb，包括52个外显子和51个内含子，转录9kb的mRNA。28号外显子最大，长达1.4kb，编码包括A1和A2两大重要的功能区域。

vWF由内皮细胞和巨核细胞合成，*vWF*基因编码2 813个氨基酸的前体蛋白，包括22个氨基酸组成的信号肽，741个氨基酸的前体多肽，2 050个氨基酸的成熟亚单位。富含半胱氨酸，vWF的前体蛋白半胱氨酸占8.3%。

近年来的研究表明，vWF的正常生理功能包括：①通过与血小板膜受体糖蛋白GPⅠb和GPⅡb/Ⅲa以及内皮细胞胶原蛋白的结合，在止血过程中起中间桥作用，协助血小板黏附并聚集于损伤血管处。这种功能需要有vWF多聚物的高分子结构存在。②作为凝血因子Ⅷ的载体，结合后能使因子Ⅷ在血浆中保持稳定。

vWD患者由于血浆中vWF含量减少或缺如（如1型和3型vWD），患者的初期止血功能发生障碍，主要表现为血小板黏附功能降低，同时由于因子Ⅷ凝血活性（因子Ⅷ:C）丢失，患者亦可以出现二期止血功能障碍。部分vWD患者是由于vWF质的异常（如2型vWD）而发生止血障碍。这类患者往往由于vWF基因的点突变而产生vWF蛋白的一级结构改变（某一个氨基酸被替代）。这类结构异常若发生在A1区（如2B型），会改变vWF与GPⅠb的结合能力，或发生在A2区而影响vWF多聚体的形成（如2A型），则患者的vWF初期止血功能亦会发生障碍。若这类结构异常发生在D区，影响了vWF与因子Ⅷ的结合能力（如2N型），则患者主要表现为二期止血功能障碍。

（二）遗传特点

血管性血友病的遗传方式多为常染色体显性遗传，3型和2N型vWD呈常染色体隐性遗传，患者为纯合子或复合杂合子。男女均可发病。

（三）基因缺陷

各型vWD的基因缺陷有其各自的特点：1型部分患者存在点突变和移码突变，一些基因外的因素对*vWF*表达的下调也是致病的重要因素；3型vWD的分子缺陷可由于*vWF*基因的全部或部分缺失所致。苏州大学第一附属医院阮长耿等报道了5例2型vWD和1例3型vWD的基因突变，其中1例2A型，2例2N型和1例3型vWD的基因突变为国际首次报道。上海交通大学医学院附属瑞金医院血研所王鸿利等于2006年报道了7例vWD患者，发现国际首次报道的突变6种，其中5310del11突变导致2B型vWD，2040-2A>G、C2327S、外显子6~16缺失、1203insG及Y1456X突变均导致3型vWD。

（四）临床特征

皮肤紫癜、黏膜出血，特别是牙龈出血和鼻出血最为常见，有些患者外伤后出血不止，或因拔牙、扁桃体切除或外科手术后出血不止才发现本病。常有无明显原因的胃肠道出血。女性患者常有月经过多，尤其在月经初潮及青春期，也可发生分娩后大量出血。不同类型的vWD出血症状轻重不一。1型较轻，3型（重型）及2N型患者可发生自发性关节和肌肉出血。vWD预后一般较好。随着年龄的增长，出血症状自行改善，vWF活性亦有回升。即使重型患者，到了成年期出血倾向亦较青少年期减轻。

（五）检验诊断

1. **出血时间测定** 出血时间延长是诊断vWD的重要标准之一。在3型（重型）和大部分2型vWD，出血时间均有明显延长，而在1型vWD则变异较大，出血时间可以正常或接近正常。

2. **活化的部分凝血活酶时间（APTT）和因子Ⅷ测定** vWD患者常有APTT延长和因子Ⅷ缺乏，一般为10%~40%，异常率可达70%左右。在重型患者Ⅷ:C及Ⅷ:Ag可达3%~5%，而不少2型患者因子Ⅷ含量可以正常。

3. **vWF:Ag定量测定** 1型患者为中度降低，而重型vWD患者的vWF:Ag量极低或缺如。vWD的vWF:Ag异常率为40%左右。文献报道血浆vWF含量与血型有关。O型者vWF含量显著低（350~1 570U/L，平均值为750U/L），而A型、B型、AB型者vWF平均值为1 150U/L（560~2 380U/L）。

4. **vWF多聚物分析** 一般采用SDS-凝胶电泳分析。将患者血浆标本先进行SDS-琼脂糖凝胶（1%~1.4%）电泳，然后用^{125}I标记的抗vWF单抗（如SZ-29）进行反应，然后进行放射自显影分析，不同相对分子质量的多聚物区带可以明显分开。本法在vWD的分型诊断中有较大的应用价值。2型（2A型、2B型）vWD患者缺乏高分子多聚物区带。

5. **瑞斯托霉素诱导的血小板凝集试验（RIPA）** vWD缺乏vWF:Rco活性，瑞斯托霉素（1~1.2g/L）加入患者富血小板血浆中，血小板无凝集反应，故大部分vWD患者RIPA减低或缺如，但不少1型患者（约30%）RIPA可以正常。近年报道2B型vWD患者低浓度瑞斯托霉素（0.5g/L）可引起血小板聚集。故对疑有质改变的2型vWD患者还应进行低浓度的RIPA检查。

6. **vWF:Rco测定** 用新鲜或甲醛固定的正常人血小板加上待检血浆和瑞斯托霉素可定量测定vWF:Rco。正常值为500~1 500U/L。大多数vWD患者的vWF:Rco降低，异常率可达50%以上。

7. **胶原结合试验** 用Ⅲ型胶原包被检测患者血浆中vWF与胶原的结合能力。高分子量vWF多聚体优先与胶原结合，所以本试验亦是一个vWF的功能试验，有助于1型与2型（特别是2A型）vWD的分型诊断。

8. **FⅧ结合试验** 酶联法检测患者血浆中vWF与因子Ⅷ的结合能力，是一种2N型vWD的确诊试验。

（六）基因诊断

在22号染色体（22q11-13）上的*vWF*假基因与*vWF*基因外显子23~34及内含子具有97%的同源性。另外，vWD的基因缺陷存在着高度的异质性，使不同类型的vWD具有不同的遗传特征及突变特点，这都给vWD的分子病理机制的研究带来了很大的困难，难以将直接检测基因突变作为常规诊断手段，其基因诊断主要通过基因连锁分析进行。

基因连锁分析是间接基因诊断的一种主要手段，它不是直接检测致病基因的异常，而是利用与致病基因紧密连锁和共同传递的一系列基因组遗传多态标记，通过检测家系先证者与正常个体，明确与致病基因相关的这些遗传标记的特点，进而对家系中其他患者的遗传标记进行检测、作出诊断。

*vWF*基因内微卫星多态性是较好的遗传学标记，其中STR因其在连锁分析中应用最广，具有丰富的多态性、高度的杂合性，因而是一种理想的基因多态性标记。苏州大学研究了71例中国汉族人*vWF*基因40内含子31/1880-1982区域内的（ATCT）n四核苷酸可变数目串联重复序列，其理论杂合率为79.4%。上海交通大学医学院附属瑞金医院采用多重PCR检测部分上海人群*vWF*基因n t2215-2380和n t1890-1990的amp-FL P，在前者检出5种多态性，在后者检出7种，这两个位点等位基因杂合率分别为75%和74%，与国外报道相近，提示这两个位点可能是中国人vWD家系连锁分析较好的遗传标记。目前，上述位点的微卫星多态性已经应用于vWD的基因诊断。

（七）诊断标准与分型

1. **诊断标准**

（1）出血的家族史，大多为常染色体显性遗传，少数为常染色体隐性遗传。

（2）反复自发的出血症状，以皮肤黏膜出血为主，少数患者可有关节腔、肌肉或其他部位的出血现象。

（3）有关的实验室检查结果异常。

2. **分型** 目前将vWD分为1型、2型和3型。2型又分为2A、2B、2N和2M 4型（2M型少见），见表13-21。

（1）1型vWD：为vWF量的缺陷，是vWD的最常见类型，占总病例的70%左右。该型对DDAVP治疗反应良好，用药后血浆中vWF含量升高，止血功能恢复正常。临床表现为轻度的皮肤、黏膜等部位的出血，女性往往表现为月经增多。一般呈常染色体显性遗传，其vWF:Ag和FⅧ:C均成比例轻度下降（20%~50%），瑞斯托霉素诱导的血小板聚集降低（RIPA），瑞斯托霉素辅因子试验（vWF:Rco）降低，血浆和血小板多聚物形态正常。

（2）2型vWD：是指vWF质的异常，占20%~30%。根据遗传特点、临床表现、vWF多聚体结构及分子病理机制的不同，2型vWD又分为2A、2B、2M和2N 4种亚型。

1）2A型：该型患者缺乏vWF的高分子和中分子多聚物，vWF的初期止血功能减低。2A型vWD呈常染色体显性遗传，约占所有血管性血友病病例的10%~15%，为2型vWD的最常见类型，临床表现与1型vWD相似，实验室检查表现为出血时间延长，vWF:Ag及FⅧ:C减少，RIPA、vWF:Rco降低，血浆中大中分子量的多聚体消失。其分子缺陷都是由于在A2区的743~875位氨基酸残基的错义点突变引起。

表 13-21　血管性血友病分型

临床资料	1 型	2A 型	2B 型	2N 型	2M	3 型
出血时间	延长或正常	延长	延长	正常		延长
因子Ⅷ	减低	低或正常	低或正常	明显减低		显著减低
vWF:Ag	低	低	低或正常	正常		缺如
vWF:Rco	低	减低	减低	正常		缺如
RIPA	低或正常	显著减低	增高	正常	降低	无
vWF 多聚物	正常	缺乏大中多聚物	缺乏大多聚物	正常	正常，卫星条带可异常	缺如
发病率 /%	70~80	10~12	3~5	?		1~3
治疗	DDAVP	vWF 浓缩液	vWF 浓缩液	vWF 浓缩液		vWF 浓缩液

?：尚不明确

2）2B 型：该型患者血浆中缺乏大分子 vWF 多聚物。这是由于这类患者分泌的 vWF 分子与血小板 GPⅠb 的亲和力显著增高，自发地与血小板结合而消耗了大分子多聚物。实验室检查可发现 RIPA 反应增高。已报道的 2B 型 vWD 都是由于 A1 区的二硫键环中的 540~578 位氨基酸残基的错义点突变引起。这些氨基酸替代使 vWF 的构型发生变化而促进 2B 型 vWF 与血小板 GPⅠb 的结合反应，结合的 vWF 与血小板快速被清除。上海交通大学医学院附属瑞金医院于 2006 年报道了国内第 1 例 2B 型 vWD，患者表现为血浆 vWF 水平下降、大分子量多聚体缺乏、血小板数量降低以及低浓度（0.5mg/ml）瑞斯托霉素诱导的血小板凝集试验（RIPA）阳性。患者 *vWF* 基因外显子 28 存在 R1308C 杂合突变，该突变位于 *vWF* A1 区。突变基因体外表达显示，R1308C 重组蛋白分泌下降了 40%，但细胞内 *vWF* 并无增加。R1308C 突变引入了新的 Cys，会增加蛋白结构不稳定性。共转染试验发现，R1308C 可呈剂量依赖性导致野生型质粒分泌减少，提示 R1308C 具有显性抑制作用。

3）2N 型：2N 型 vWD 是近年来确认的一种新的 vWD 变异型，其特征是因子Ⅷ缺乏，而 vWD 含量和功能正常，故无明显的初期止血功能障碍，这类患者很容易被误诊为血友病 A。目前发现的 5 种 2N 型 vWD 的分子缺陷都在 D 区，即 *vWF* 与因子Ⅷ结合的部位。苏州大学附属第一医院报道了一种新的 2N 型缺陷，系由于 22 位甘氨酸（Gly）被谷氨酸（Glu）替代引起。2N 型患者主要诊断依据为Ⅷ:C 及Ⅷ:Ag 减少，以及因子Ⅷ与 *vWF* 的结合反应降低。

4）2M 型：该型患者少见，vWF 多聚物结构基本正常，但由于 vWF 质的异常而与血小板 GPⅠb 的亲和力降低，瑞斯托霉素诱发的血小板聚集活性减低，患者有初期止血功能障碍。

（3）3 型 vWD：亦称重型 vWD，为常染色体隐性遗传，患者为纯合子或双重杂合子。临床出血表现严重，有自幼出血史，出血时间显著延长，血浆 vWF（vWF:Ag 和 vWF:Rco）几乎测不出。患者内皮细胞不能合成 vWF，故 DDAVP 治疗无效。这类患者输注冷沉淀或 vWF 浓缩物以后可产生抗 vWF 的同种抗体。

（八）鉴别诊断

1. **血友病 A**　3 型和 2N 型 vWD 可以有深部组织血肿和关节出血，临床症状与血友病 A 类似。三者实验室检查均可有因子Ⅷ减少。鉴别要点：①vWD 大多为常染色体异常；②3 型 vWD 有 BT 延长，vWF:Ag 及 RIPA 减低，皮肤黏膜出血；③2N 型 vWD 与血友病 A 的鉴别主要依靠 vWF 与因子Ⅷ的结合反应，前者降低。

2. **血小板型** vWD　血小板型 vWD 的分子缺陷在于血小板膜 GPⅠb 基因突变，导致血小板与 vWF 的亲和力增强，使血浆中 vWF 减少，类似于 vWD。

3. **巨大血小板综合征**（BSS）　BSS 与 vWD 临床表现相似，以皮肤黏膜出血为主，实验室检查表现为出血时间延长，血小板黏附试验及 RIPA 亦异常，但在 BSS 血涂片有特征性的巨大血小板，血小板轻中度减少，血浆 vWF:Ag 及 vWF:Rco 正常，其基本缺陷为血小板膜 GPⅠb（vWF 受体）缺乏。

4. **获得性** vWD　本病的临床表现及实验室检查与 1 型或 2A 型遗传性 vWD 相似。其主要特点为：常继发于淋巴增生性疾病、肿瘤等，起病晚，既往无出血史，无阳性家族史。

四、血小板无力症

血小板无力症（glanzmann thrombasthenia，GT）是一种遗传性血小板功能缺陷性疾病，其特点是由于血小板膜蛋白 GPⅡb（αⅡb、CD41）和 / 或 GPⅢa（β3、CD61）的数量和 / 或质量异常而引起血小板对多种生理激动剂的诱聚反应缺乏或明显降低。血小板无力症呈常染色体隐性遗传，是遗传性血小板功能异常疾病中最常见的一种疾病。虽然杂合子一般无症状，且血小板功能检查正常，但血小板无力症患者中有 40% 是复合杂合子。

（一）发病原因

GPⅡb/Ⅲa 是血小板膜上最多的糖蛋白，两者组成钙依赖性复合物，存在于血小板膜及血小板内 α- 颗粒膜上。GPⅡb/Ⅲa 复合物由以非共价键相连的 1 个 GPⅡb 分子和 1 个 GPⅢa 分子组成，其中 GPⅡb 由以二硫键相连的 1 条重链和 1 条轻链构成；GPⅢa 是 1 条肽链。GPⅡb/Ⅲa（αⅡbβ3）属于整合素家族。其 α 亚基具有整合素 α 亚基的结构特征，即有重复的 7 个折叠区，第 4 个到第 7 个折叠区是钙离子结合活性区。成熟蛋白由 1 008 个氨基酸组成，有 1 个跨膜区。β 亚基有 762 个氨基酸，也有 1 个跨膜区。

血小板 GPⅡb 和 GPⅢa 分别由 *ITGA2B* 和 *ITGB3* 基因编码。*ITGA2B* 和 *ITGB3* 基因均定位于 17q21-23 共 260kb 的区域并紧密连锁。大部分基因异常累及 GPⅡb 和 / 或 GPⅢa 而引起复合物的膜表达量缺乏或减少。有少数基因异常可能只引起该复合物功能下降而表达量基本正常。基因突变可以引起转录水平异常（提前终止）、转录后剪切异常、前体蛋白转变为成熟蛋白过程异常、糖基化和由合成部位向修饰部位及膜上转运异常、成熟蛋白结构异常（氨基酸缺失或插入或置换），导致 GPⅡb 或 GPⅢa 异常，进而使 GPⅡb/Ⅲa 复合物的数量或质量异常。

（二）遗传特点

血小板无力症呈常染色体隐性遗传，是遗传性血小板功能异常疾病中最常见的一种疾病。

（三）基因缺陷

截至 2017 年 2 月，*ITGA2B* 突变所致血小板无力症有 148 种，其中错义突变 58 种，无义突变 16 种，剪接位点突变 28 种，小片段缺失 25 种，小片段插入 17 种，小片段缺失插入同时存在 1 种，大片段缺失 1 种，基因重组 2 种。*ITGB3* 基因突变所致血小板无力症有 99 种，其中错义突变 56 种，无义突变 8 种，剪接位点突变 7 种，小片段插入突变 4 种，小片段缺失 17 种，小片段缺失插入同时存在 3 种，大片段插入 / 重复 2 种，大片段缺失 1 种，基因重组 1 种。大部分患者的双亲是近亲结婚，患者表现为纯合子。双亲为非近亲结婚的患者多表现为复合杂合子，1 个异常基因来自父亲，另外 1 个来自母亲。

（四）临床特征

患者出血程度差异很大，与血小板功能缺陷程度不成比例。即使基因缺陷类型相同，出血情况也不同。同一患者不同时期的出血程度也不同。说明出血风险与血小板功能缺陷外的其他因素也有关系。月经增多是女性患者最常见的症状，也是许多患者的就诊原因。患儿出生后就可表现为皮肤紫癜，但通常不严重。面部紫癜、黏膜下出血和啼哭可能是新生儿及婴儿的首发表现。鼻出血较为常见，也可是致命性的。一般随着年龄的增长，患者的出血症状可以自行减轻。长期慢性牙龈出血可以引起缺铁性贫血。也可有间断性胃肠道出血，但出血部位常难以确定。关节积血和自发性颅内出血少见。外科手术及分娩后常有出血并发症，但妊娠本身并不增加出血风险。

血小板无力症致病基因携带者常无出血症状，血小板功能检查也正常。但是也有杂合子表现为出血时间延长。

（五）检验诊断

1. 血小板计数一般正常。

2. 出血时间明显延长。

3. **血小板功能检查**

（1）血小板聚集试验：对 ADP、肾上腺素、胶原、凝血酶、花生四烯酸诱聚无反应或反应减低；对瑞斯托霉素诱聚反应正常或减低。

（2）血块回缩试验：绝大部分表现为回缩不良，少数患者也可正常。

（3）血小板释放反应：对肾上腺素和低浓度 ADP 反应减低；对高浓度的凝血酶和胶原反应正常。

（4）血小板玻璃珠滞留试验：缺乏或减低。

（5）血小板促凝活性：表现为不同程度的异常。

（6）体外去内皮血管试验：血小板血栓形成明显异常；高切变力作用下血小板黏附减少。

4. **血小板 GPⅡb/Ⅲa 和 αⅤβ3 受体检测**

（1）GPⅡb/Ⅲa 含量检测：含量减少或缺乏，变异型可正常。基于 GPⅡb/Ⅲa 含量结果可将血小板无力症分为 3 型：<5% 为Ⅰ型；10%~20% 为Ⅱ型；>50% 为Ⅲ型，亦称为变异型，各型所占比例为 75%、16%、9%。上海交通大学医学院附属瑞金医院 2013 年 9 月至 2017 年 2 月共诊断血小板无力症 21 例，其中Ⅰ型血小板无力症 17 例，Ⅱ型血小板无力症 3 例，Ⅲ型血小板无力症 1 例。

（2）αⅤβ3 含量检测：GPⅢa 缺陷引起的血小板无力症时降低；GPⅡb 缺陷时正常或增高。因而检测 αⅤβ3 可以用来判断是否累及 GPⅢa。

（3）纤维蛋白原结合试验：放射标记或荧光标记的纤维蛋白原和其他黏附蛋白可通过 GPⅡb/Ⅲa 结合于血小板，检测标记活性可以了解激活血小板 GPⅡb/Ⅲa 复合物的功能。血小板无力症患者表现为降低或缺乏。血小板纤维蛋白原含量，除一些变异型患者外均明显减少。

（六）基因诊断

1. **携带者诊断** 血小板无力症杂合子通常无出血症状，也检测不到血小板聚集功能缺陷。但是他们的血小板膜上的 GPⅡb/Ⅲa 含量只有正常的 50% 左右，而且有纤维蛋白原结合障碍。通过基因多态性分析检验携带者是近来的研究热点。上海交通大学医学院附属瑞金医院利用单链构型多态性实现了 GPⅡb 和 GPⅢa 突变的快速检测。

2. **产前诊断** Gruel 等发现胎儿在 16 周时血小板 HPA 抗原表达量接近成人。多克隆或单克隆抗体检测 GPⅡb/Ⅲa 含量也接近成人。因而通过检测胎儿 GPⅡb/Ⅲa 或间接检测 HPA 抗原可以对Ⅰ型血小板无力症进行产前诊断，甚至可以检测出杂合体胎儿。但在 GPⅡb/Ⅲa 含量正常或接近正常时需要进行血小板聚集功能和纤维蛋白原结合能力分析。但是对胎儿的操作可能引起胎儿继续出血，导致死亡。

（七）诊断标准与分型

诊断标准如下：

1. **临床表现** 呈常染色体隐性遗传；自幼有出血症状，表现为中或重度皮肤、黏膜出血，可有月经过多、外伤后出血不止。

2. **实验室检查** 血小板计数正常，血涂片上血小板散在分布，不聚集成堆；出血时间延长；血块回缩不良或正常；ADP、肾上腺素、胶原、凝血酶、花生四烯酸均不引起血小板聚集，瑞斯托霉素聚集试验正常或减低；血小板玻璃珠滞留试验减低；血小板膜 GPⅡb/Ⅲa 有量或质的异常。

（八）鉴别诊断

黏膜出血而无关节、肌肉出血有助于血小板功能性疾病与血友病的鉴别。血小板功能缺陷与血小板减少引起的症状相同，两者需要血小板计数进行鉴别。与血管性血友病的鉴别需要对Ⅷ因子、*vWF* 和血小板功能进行检测。无纤维蛋白原血症除了黏膜出血外，可有脐带出血、腹腔内出血、肌肉出血，血浆纤维蛋白原检测可以鉴别。血小板无力症是先天性疾病，出生后或少儿期就发病，有别于获得性疾病。部分灰色血小板综合征有血块回缩不良，但是血小板聚集功能基本正常，且无血小板 α- 颗粒分泌蛋白；致密颗粒缺陷患者的血小板第二相聚集异常，但血块回缩正常，遗传方式为典型的常染色体显性遗传。

五、巨血小板综合征

巨血小板综合征（Bernard-Soulier syndrome，BSS）是一种遗传性血小板功能缺陷性疾病，发病率在 1/1 000 000 以下，特点为血小板减少伴巨大血小板，出血时间延长，凝血酶原消耗不良。在 1948 年 Bernard 和 Soulier 首先描述了此病，故此病又称为 Bernard-Soulier 综合征。1975 年发现 GP Ⅰb、GP Ⅴ和 GPⅨ的缺陷是 BSS 的病因所在。

（一）发病原因

本病的根本原因是基因缺陷导致的 GP Ⅰb/Ⅴ/Ⅸ复合物的异常。GP Ⅰb 由 α 和 β 两条多肽链组成，GP Ⅰb 与 GPⅨ以非共价键结合的异二聚体形式存在于血小板表面，是血小板的主要黏附受体，GP Ⅴ对复合物表达可能起稳定作用。三者出现异常均可以导致血小板的黏附功能缺陷。血小板通过 GP Ⅰbα 的氨基酸末端序列与 vWF 结合而黏附于内皮下组织，所以 BSS 血小板有黏附缺陷，瑞斯托霉素诱导的聚集反应亦减低。

（二）遗传特点

多为常染色体隐性遗传，亦有常染色体显性遗传的病例报道。

（三）基因缺陷

目前发现的分子缺陷有 GP Ⅰbα、GP Ⅰbβ 和 GPⅨ缺陷，但没有发现 GP Ⅴ缺陷。至今发现的 GP Ⅰbα 致病基因缺陷有 20 种，其中错义突变 10 种，无义突变 3 种，插入突变 6 种，缺失突变 1 种，未见剪接位点突变的报道；GP Ⅰbβ 致病基因突变 16 种，其中错义突变 9 种，无义突变 3 种，缺失突变 1 种，插入突变 2 种，启动子区突变 1 种。GPⅨ致病缺陷有 11 种，除 1 种无义突变外，其余 10 种均为错义突变。

（四）临床特征

纯合子常有中重度出血，以自发性皮肤黏膜出血为主。J Bernard 对 54 例患者出血症状进行统计，鼻出血 70%，瘀斑 58%，牙龈出血 42%，月经过多 44%，胃肠道出血 22%，严重的外伤后出血 13%，其中血尿占 7%，脑出血占 4%，视网膜出血占 2%。杂合子尽管有轻度的生物学异常，如血小板 GP Ⅰb/Ⅸ复合物比正常少，血小板体积较大，但可无出血表现。本病的出血程度难以预测，不同患者或同一患者不同时期出血程度差异很大。

（五）检验诊断

1. 血小板中重度减少，但少数患者血小板计数正常，血小板可低至 20×10^9/L。

2. 外周血涂片血小板增大，1/3 以上的血小板直径>3.5μm，有的甚至大于淋巴细胞。

3. 超微结构亦显示异常，如细胞内空泡、表面连接系统、致密管道系统、微管系统及膜复合物增多。

4. 与血小板减少程度不相称的出血时间延长。

5. 瑞斯托霉素、妥布霉素及人或牛 vWF 不能使血小板聚集，加入正常血浆或正常血小板不能纠正，ADP、胶原和肾上腺素诱导的血小板聚集反应正常或增强，低浓度凝血酶诱导的血小板聚集降低及延迟相延长，高切应力情况下不能诱发血小板聚集。

6. 凝血酶原消耗减少，因为血小板对凝血酶产生最大反应依赖于 GP Ⅰb 和受体两者存在。

7. 血小板寿命缩短。

8. 血小板黏附功能降低。

9. 血小板 GP Ⅰb、GP Ⅴ、GPⅨ缺乏或减少，少数的变异型 BSS GP Ⅰb/Ⅸ减少不明显，但因构型改变不能结合 vWF。

10. 血小板凝血活性可升高或减低。

11. 电镜揭示 BSS 血小板膜系统明显异常，细胞内空泡、表面连接系统、致密管道系统、微管系统及膜复合物增多，巨大血小板内蛋白，即致密颗粒也增多，BSS 血小板接近球形，变形性差，寿命短，巨核细胞分界膜系统异常，可能与血小板减少及巨大血小板形成有关。

（六）基因诊断

BSS 由 *GP Ⅰbα*、*GP Ⅰbβ* 基因、*GPⅨ* 基因或 *GP Ⅴ* 基因突变所致，基因缺陷的检测要同时筛查上述 3 种基因是否存在突变。

（七）诊断标准

1. **临床表现** ①常染色体隐性遗传特征；②杂合子无明显出血，纯合子或双重杂合子（GP Ⅰb、GP Ⅴ及 GPⅨ遗传性联合缺陷）患者有出血症状，表现为皮肤、黏膜出血、月经过多，但无关节出血及深部脏器血肿；③出血为轻度，或出生后即有反复皮肤黏膜出血。

2. **实验室检查** ①血小板中度至重度减少，也可正常；②血涂片中血小板体积增大，大小分布不一；③出血时间延长，常超过血小板减少程度；④血小板聚集试验：加 ADP、胶原、肾上腺素，聚集试验正常；加入人的 vWF 和瑞斯托霉素，或单加牛的 vWF 则不聚集；⑤血块收缩试验、血浆 vWF 水平及骨髓象均正常；⑥血小板缺乏 GPIb 为肯定的诊断依据。

（八）鉴别诊断

1. **May-Hegglin 异常** 这是一种罕见的常染色体显性遗传性疾病，表现为血小板增大，不同程度的血小板减少，粒细胞中有 Dohle 小体，血小板功能及血小板膜糖蛋白正常，大多数患者即使有中等程度血小板减少，也无出血症状。

2. **Epstein 综合征** 这是一种常染色体显性遗传性疾病，表现为肾炎及神经性耳聋伴血小板减少和巨大血小板，出血时间延长，部分患者血小板对胶原和肾上腺素反应异常。

3. **灰色血小板综合征** 这是一种少见的常染色体隐性遗传性疾病，表现为轻度血小板减少伴巨大血小板，膜糖蛋白正常，但血小板 α- 颗粒内容物，特别是内源合成的蛋白减少。

4. **其他** 如 Fechtner 综合征、Montreal 血小板综合征及地中海巨大血小板减少症等。本病尚需与其他遗传性血小板功能性疾病相鉴别，特别是血小板无力症，两者临床表现及遗传方式相似。

第五节 获得性出血性疾病检验诊断

一、弥散性血管内凝血

弥散性血管内凝血（disseminated intravascular coagulation，DIC）是在某些严重疾病的基础上，由特定诱因引发的复杂的病理过程。临床上以出血、栓塞、微循环障碍及微血管病性溶血等为突出表现。大多数DIC起病急骤、病情复杂、发展迅猛、预后凶险，如不及时诊治，常危及患者生命。

（一）发病原因

早在19世纪，人们已经观察到与DIC相关的临床和病理生理表现。Dupuy于1834年首次报道，他观察到给实验动物静脉注射脑组织后，前者立即死亡。病理活检显示循环系统广泛凝块形成。这些发现与目前关于DIC发病原因之一是组织因子依赖的全身凝血活化一致。20世纪，由于凝血理论和实验室手段的进步，对DIC的描述及其主要发病机制有了更深的认识。Ratnoff和Seegers分别报道了胎盘早期剥离和羊水栓塞导致孕产妇致命性的出血情况。

易于发生DIC的基础疾病甚多，几乎遍及临床各科，以感染性疾病最为常见，其次为恶性肿瘤、严重创伤及病理产科，上述4种疾病约占DIC发病总数的80%以上。DIC的总发病率为0.2‰~0.5‰，据统计0.1%~1%的重症住院患者可发生DIC，DIC发病率无种族、年龄、性别差异。DIC不同疾病发生率不同（表13-22），一旦发生，死亡率达50%以上，故受到医学基础研究和临床工作者的高度重视。美国1994年约发生18 000例DIC，败血症DIC发生率可达30%~50%，暴发性紫癜并发DIC的死亡率可达18%，梭状芽孢杆菌感染性流产并发DIC的死亡率为50%，大范围损伤发生DIC，可以使死亡率成倍增加。

表13-22 不同疾病DIC的发生率

疾病	发生率/%
严重感染、败血症	58~83
所有恶性肿瘤	1.8
实体瘤	1~6
进展期肺癌	24
急性髓系白血病	62
急性淋巴系白血病	47
HELLP综合征	7~8
HELLP综合征合并胎盘早剥	42~60

（二）临床特征

临床上，按发病的急缓，DIC可以分为：①急性DIC，以严重感染、休克、羊水栓塞、异型输血和急性移植物排斥反应等为常见，可在数小时或1~2天发生，主要临床表现是出血和休克，病情恶化快；②亚急性DIC，可在数天内逐渐发生，临床表现介于急性和慢性DIC之间，常见于恶性肿瘤转移、宫内死胎等；③慢性DIC，发病缓慢，病程较长，临床表现不明显，常以某些实验室检查异常或某脏器功能不全为主要表现，有的病例甚至只在尸检中才被发现有慢性DIC。按机体的代偿情况分型为：①失代偿型，以急性DIC常见，由于凝血因子和血小板消耗过度，机体一时难以充分代偿，患者出现明显的出血和休克，实验室检查则具有血小板、纤维蛋白原显著减少的特征；②代偿型，以轻症DIC多见，此时凝血因子和血小板的消耗与代偿处于动态平衡状态，临床表现为不明显或仅有轻度出血，实验室检查也常无明显异常，使得临床诊断较困难，并可向失代偿型DIC转变；③过度代偿型，主要见于慢性DIC或DIC恢复期。患者因过度代偿，促使凝血因子和血小板的生成超过消耗，临床表现不明显，实验室检查可见纤维蛋白原短暂性升高。若病因性质和强度发生改变，则可转变为失代偿型DIC。

DIC的临床表现相当复杂、多样，但主要的表现有：①出血，为大多数DIC患者（70%~80%）的初发症状，且形式多样，涉及广泛，如皮肤瘀点、瘀斑、紫癜、呕血、黑便、咯血、血尿、牙龈出血、鼻出血等。出血程度轻者创口（手术创面或采血部位）渗血不止，重者多部位大量出血。②休克，常伴发于急性DIC。③多系统器官功能障碍，轻症者造成个别器官部分功能障碍，重症者则可引起多系统器官功能衰竭，甚至死亡。临床表现依受累器官的不同而异。肺小血栓形成，可损害呼吸膜，引发呼吸困难，甚至呼吸衰竭；在肾脏，可导致双侧肾皮质出血性坏死和急性肾衰竭，产生少尿、蛋白尿、血尿等症状；若在肝脏，则可致肝衰竭；若累及中枢神经系统，可出现神志模糊、嗜睡、昏迷、惊厥等症状。上述脏器功能衰竭的临床表现在临床上通常以综合表现的形式存在。④贫血，是DIC患者通常伴有的一种特殊类型的贫血，称微血管病性溶血性贫血。外周血涂片中可见裂体细胞（即为一些形态各异的红细胞碎片），外形呈盔形、星形、新月形等。

（三）检验诊断

常规的筛选试验，如血小板计数（blood platelet count，BPC）、凝血酶原时间（prothrombin time，PT）、活化的部分凝血活酶时间（activated partial thromboplastin time，APTT）、凝血酶时间（thrombin time，TT）和纤维蛋白原定量（fibrinogen，Fg）检测，在50%~70%并发DIC者出现阳性。需要注意的是作为急性时相反应蛋白，纤维蛋白原在DIC的多种基础疾病时可以有不同程度的升高，因此检验指标若在正常范围，不可轻易排除DIC的诊断。

DIC 的诊断,关键在于早期发现。早期 DIC 一旦确诊,经过积极干预,病理生理改变可以逆转。若病理生理改变进入后期,逆转的难度倍增,患者的死亡率显著升高。为提高诊断率,一般联合多项指标进行检测(表 13-23),使 DIC 诊断的敏感性、特异性和诊断效率均有显著提高。纤溶系统的检查,如 D- 二聚体(DD)检查,在本症与原发性纤溶症鉴别时有临床价值。

表 13-23　多个指标在 DIC 实验诊断中的价值

检测指标	敏感度/%	特异度/%	诊断效率/%
单个试验			
PLT	97	48	67
PT	91	27	57
PTT	91	42	57
TT	83	60	70
Fbg	22	100	65
AT	91	40	70
FDP	100	67	87
DD	91	68	80
SC	23	73	51
串联试验(几个试验均为阳性)			
PT+PTT+TT	83	11	51
PT+PTT+Fbg	22	100	65
PT+PTT+FDP	91	71	86
FDP+DD	91	94	95

典型的 DIC 临床表现和实验室检查均有明显改变,诊断比较容易,但此时往往丧失临床救治的最佳时机。由于 DIC 的早期诊断为临床治疗赢得宝贵的时间,系列的止凝血分子标志物相继问世。

1. **凝血酶调节蛋白(TM)**　DIC 早期,TM 明显升高,与正常对照及仅有 DIC 基础疾病而无 DIC 发生倾向者比较有显著性差异,提示其对 DIC 早期诊断可能有重要意义。

2. **组织型纤溶酶原激活剂(t-PA)及纤溶酶原激活抑制剂 -1(PAI-1)**　两者均产生于内皮细胞,t-PA/PAI-1 复合物是诊断 DIC 早期的敏感指标之一。

3. **凝血酶原片段 1+2(prothrombin fragment 1+2,F_{1+2})**　是凝血酶原在凝血活酶的作用下最早释放出的肽片段,它的存在标志着凝血活酶已经形成,凝血酶原的激活已经启动。在 DIC 早期患者,F_{1+2} 明显升高。

4. **纤维蛋白肽 A(FPA)**　FPA 是纤维蛋白原在凝血酶的降解作用下释放的第一个肽片段,可视为纤维蛋白即将形成的早期标志。DIC 早期患者血 FPA 显著升高,对其诊断有重要意义。

5. **可溶性纤维蛋白单体复合物(SFMC)**　纤维蛋白原在凝血酶作用下释放出 FPA 及肽 B(FPB),形成纤维蛋白单体,单体即可与 FDP 结合,形成 SFMC,SFMC 是凝血及纤溶激活的重要标志物。DIC 早期组血浆 SFMC 显著高于非 DIC 组,但低于 DIC 组(P<0.01),其阳性率为 87%,敏感性为 97%,特异性达 83%,阳性结果预测有效性为 87%。

6. **组织因子(TF)及组织因子途径抑制物(TFPI)**　DIC 早期时 TF 显著升高(P<0.01),但 TFPI 水平变化不大,故 TF/TFPI 值增大。

7. **凝血酶 - 抗凝血酶复合物(TAT)**　TAT 是凝血酶按 1∶1 比例与抗凝血酶结合形成的复合物。为凝血酶生成的早期分子标志物。其对前 DIC 的诊断阳性率为 95%~98%,敏感性为 88%,特异性为 63%。有的学者还发现,在非白血病性 Pre DIC 组,TAT 水平更高,认为对非白血病性前 DIC,TAT 更有诊断价值。

8. **D- 二聚体(DD)**　D- 二聚体为交联纤维蛋白的特异性降解产物,在 Pre-DIC 的诊断上具有较大价值。其阳性率为 57%,阳性预测率为 96%,特异性为 97%。

9. **纤溶酶 - 抗纤溶酶复合物(PAP)**　纤溶酶形成后,小部分与纤维蛋白结合,发挥其纤维蛋白降解作用,多数则与 α_2-AP 结合形成 PAP 而被灭活。DIC 早期组 PAP 水平明显高于非 DIC 组。

(四) 诊断标准

在基础疾病存在的情况下,若有相应的临床表现和检验诊断的依据,对 DIC 可以进行诊断。

1. **国内标准**　2017 年中华医学会血液学分会血栓与止血学组修订了 DIC 诊断专家共识。普通 DIC 诊断标准:

(1) 存在易于引起 DIC 的基础疾病,如感染、恶性肿瘤、病理产科、大型手术及创伤等。

(2) 有下列两项以上的临床表现:①多发性出血倾向;②不易以原发病解释的微循环衰竭或休克;③多发性微血管栓塞症状、体征,如皮肤、皮下、黏膜栓塞坏死及早期出现的肾、肺、脑等脏器功能不全;④抗凝治疗有效。

(3) 实验室检查符合下列标准(同时有以下 3 项以上异常):①血小板计数<100×10^9/L 或进行性下降;②纤维蛋白原<1.5g/L 或进行性下降,或>4.0g/L;③3P 试验阳性或 FDP>20mg/L 或 D- 二聚体水平升高(阳性);④凝血酶原时间缩短或延长 3 秒以上或呈动态性变化或 APTT 延长 10 秒以上;⑤疑难或其他特殊患者,可考虑行抗凝血酶、因子Ⅷ:C 及凝血、纤溶、血小板活化分子标志物测定。

2. **肝病合并 DIC 的实验室诊断标准**

(1) 血小板计数<50×10^9/L 或有两项以上血小板活化产物升高(β-TG、PF_4、TXB_2、P- 选择素)。

(2) 纤维蛋白原<1.0g/L。

(3) 血浆因子Ⅷ:C 活性<50%。

(4) 凝血酶原时间延长 5 秒以上或呈动态性变化。

(5) 3P 试验阳性或血浆 FDP>60mg/L 或 D- 二聚体水平升高。

3. **白血病并发 DIC 的实验室诊断标准**

(1) 血小板计数<50×10^9/L 或进行性下降或血小板活化、代谢产物水平增高。

(2) 血浆纤维蛋白原含量<1.8g/L。

（3）凝血酶原时间延长 5 秒以上或呈动态性变化。

（4）3P 试验阳性或血浆 FDP>60mg/L 或 D- 二聚体水平升高。

4. **基层医院 DIC 的实验室诊断参考标准（同时有下列 3 项以上异常）**

（1）血小板计数<100×10^9/L 或呈进行性下降。

（2）血浆纤维蛋白原含量<1.5g/L，或进行性下降。

（3）3P 试验阳性或血浆 FDP>20mg/L。

（4）凝血酶原时间缩短或延长 3 秒以上或呈动态性变化。

（5）外周血破碎红细胞比例>10%。

（6）血沉低于 10mm/h。

5. **国外标准** 国际血栓与止血协会和日本 DIC 委员会各自推荐的 DIC 积分诊断标准如表 13-24、表 13-25 所示。

（五）鉴别诊断

DIC 主要须与原发性纤溶亢进症相鉴别（表 13-26）。一般认为，原发性纤溶亢进症患者凝血系统尚未激活，仅有纤溶系统功能亢进。实验室检查可见血小板计数、3P 试验和抗凝血酶水平正常。由于纤维蛋白未能形成，D- 二聚体的检测值为正常，纤维蛋白原的裂解产物 Bβ1~42 水平增高；而 DIC 时，凝血和纤溶系统均被激活，血小板计数进行性下降、3P 试验阳性和抗凝血酶下降，纤维蛋白原及纤维蛋白的裂解产物 Bβ1~42 和 Bβ15~42 水平均增高。

表 13-24 国际血栓与止血协会推荐的显性 DIC 积分诊断标准

指标	状态	分值
1. 风险评估		
原发疾病	有	2
	无	不适合本标准
2. 申请凝血常规检测		
3. 凝血常规检测		
PLT/（×10^9/L）	>100	0
	<100	1
	<50	2
PT/s	延长<3	0
	<3~6	1
	>6	2
SF/FDP	不升高	0
	中度升高	2
	显著升高	3
Fg/（g·L^{-1}）	>1.0	0
	<1.0	1
4. 计算分值		
5. 判断指标		

分值≥5 分，判为 DIC，每天计算 1 次分值

表 13-25 日本 DIC 委员会标准

指标	分值
致病病因	存在为 1 分，不存在为 0 分
临床表现	
出血	存在为 1 分，不存在为 0 分
器官功能障碍	存在为 1 分，不存在为 0 分
实验依据	
血小板计数 /（×10^9/L）	≤50 为 3 分，51~80 为 2 分，81~120 为 1 分，>120 为 0 分
凝血酶原时间 / 秒	≥20 为 2 分，15~19.9 为 1 分，<15 为 0 分
纤维蛋白原（Fg）	≤1.0 为 2 分，1.01~1.5 为 1 分，>1.5 为 0 分
血清 FDD/（mg·L^{-1}）	>40 为 3 分，20~39 为 2 分，10~19 为 1 分，<10 为 0 分

根据下列要求进行诊断：

肯定诊断：总分≥7 分；5~6 分者，需有 2 个或 2 个以上的确诊试验为阳性才能诊断。确诊试验有下列几种：抗凝血酶减少、纤溶酶原减少、α2- 纤溶酶抑制物减少、3P 试验或乙醇胶试验阳性、3 天内纤维蛋白原减少 50% 以上。肝素治疗有效以及纤维蛋白微血栓阳性。

若致病病因为白血病、再生障碍性贫血或使用抗癌药的其他疾病时，则诊断分数应降低。总分≥4 分，2~3 分者需有 2 个或 2 个以上确诊试验为阳性。

上述计分综合判断法诊断 DIC 的敏感性为 95.5%，特异性为 96.1%，诊断效率为 96%，诊断可用度为 90%

表 13-26 原发性纤溶亢进症特殊试验和与 DIC 的鉴别试验

	原发性纤溶亢进症	急性 DIC
β- 血小板球蛋白（β-TG）	N	↑
血小板第 4 因子（PF_4）	N	↑
P- 选择素（GMP140）	N	↑
凝血酶原片段 1+2（F_{1+2}）	N	↑
纤溶蛋白肽（FPA）	N	↑
可溶性纤维蛋白单体复合物（SFMC）	N	↑
D- 二聚体	N	↑
Bβ1~42 肽	↑	N
Bβ15~42 肽	N	↑

N：正常；↑：增高

二、原发免疫性血小板减少症

原发免疫性血小板减少症（primary immune thrombocytopenia，ITP）是一种原因未明的，主要发病机制是由于患者对

自身抗原的免疫失耐受，导致免疫介导的血小板破坏增多和免疫介导的巨核细胞产生血小板不足。根据临床表现、发病年龄、血小板减少的持续时间和治疗效果，可将其分为急性型和慢性型两型。

(一) 慢性免疫性血小板减少症

慢性 ITP 多发病于 20~50 岁，女性发病率较男性无显著差异，绝大多数慢性 ITP 患者缺乏前驱症状或病因。本病起病隐袭、症状多变，有些病例除发现血小板减少外，可无明显临床症状和体征，多数病例的临床表现为皮肤瘀点和瘀斑。

1. 发病原因 慢性 ITP 起病隐袭，多数患者病因不清，一旦发生感染(细菌或病毒)，血小板计数和出血症状等表现加重。可能与巨噬细胞的吞噬功能有关。感染发生时，巨噬细胞上的 Fc 受体和 C3b 受体数量增多，亲和力增高，使含有血小板相关抗体的血小板更易被破坏。与此同时，细菌毒素可直接损害巨核细胞，使血小板的产生减少。近来有研究表明，幽门螺杆菌感染在 ITP 的发生中起一定作用。近四十多年的研究认为，慢性 ITP 是一种由于抗血小板抗体与血小板表面靶抗原结合，导致血小板破坏而发生的自身免疫性疾病。抗血小板抗体可以与血小板及巨核细胞结合，使之不仅破坏血小板，也通过抑制巨核细胞的增殖 / 成熟而造成血小板的髓内破坏，影响了血小板的生成。此外，体内、体外研究还发现血小板自身抗体能激活补体，通过补体介导的途径引起血小板破坏。

(1) 抗心磷脂抗体(ACA)：是一种自身抗体，血小板脂质中大约 80% 为磷脂，均为带负电的磷脂，可能成为血小板自身抗体的靶抗原，导致 ACA 与之结合，增加单核吞噬细胞系统对血小板的吞噬。自身抗体介导的血小板减少是系统性红斑狼疮(SLE)的一个常见的临床表现。有人认为，慢性 ITP 是 SLE 的一种早期表现，或者是 SLE 的非活动形式。测定 ITP 患者的 ACA 水平，可以从 ITP 中分出一组将来可能发展成为 SLE 或者其他的自身免疫性疾病患者。

(2) 与抗血小板抗体相应的靶抗原：ITP 患者血浆与正常人血小板溶解产物在聚丙烯酰胺凝胶电泳区带上出现二十多条结合部位，如果预先用正常血小板与血浆吸收，则结合带消失，提示能与抗体相合的膜抗原部位相当广泛。患者血清中有抗血小板膜蛋白的自身抗体，包括抗 GPⅡb 抗体(20.7%)、抗 GPⅢa 抗体(12.8%)、抗 GPⅡb/Ⅲa 抗体(32.2%)和抗 GPⅠb 抗体(5.4%)等。

(3) 抗血小板抗体产生的部位：首先在脾脏，骨髓和其他淋巴组织也有产生。

(4) 血小板破坏的场所：血小板抗体与相应抗原特异性结合，使血小板留在脾脏加速破坏。

2. 临床特征 慢性 ITP 一般起病缓慢或隐袭，常表现为皮肤与黏膜出血。出血症状相对较轻，常呈持续性或反复发作，反复发作者，血小板减少；持续发作时，可持续数周或数月。缓解期长短不一，可为 1 个月、数月或数年。皮肤可有紫癜及瘀斑，可发生于任何部位，但四肢远侧端多见。黏膜出血程度不一，以鼻及齿龈出血和月经过多为多见，口腔及黏膜出血次之，血尿及胃肠道出血也可见到。女性多表现为月经过多，本病在搔抓皮肤或外伤后，可发生皮肤瘀斑，但关节和视网膜出血少见。出血症状一般与血小板计数相关，但并不平行。当外周血小板计数小于 $20 \times 10^9/L$，可并发严重的出血症状。在老年患者(大于 60 岁)，在外周血小板计数相同的条件下，其出血严重程度明显高于年轻 ITP 患者。本病出血原因主要为血小板减少，此外，血小板功能障碍也可能起作用。本病一般脾不大，反复发作者脾亦可轻度肿大。

3. 检验诊断

(1) 血象：血小板计数常在 $(30~80) \times 10^9/L$，一般较急性为高。由于血小板减少，故出血时间延长，血块回缩不良，束臂试验(+)。除大量出血外，一般无明显贫血及白细胞减少。在 ITP 诊断中血涂片检查与血细胞计数同样重要，有助于排除假性血小板减少、遗传性血小板病、TTP、DIC、MDS 或恶性肿瘤相关的血小板减少。

(2) 血小板形态及功能：外周血小板形态可有改变。如体积增大、形态特殊、颗粒减少、染色过深等。这些血小板对 ADP、胶原、凝血酶或肾上腺素的聚集反应增强或减弱。血小板第 3 因子的活力减低，血小板的黏附性减低。

(3) 骨髓检查：骨髓中巨核细胞增多，以幼稚型巨核细胞增多明显，细胞胞质中颗粒减少，嗜碱性较强，产生血小板的巨核细胞明显减少或缺乏，胞质中出现空泡、变性。在少数病程较长的难治性 ITP 患者，骨髓中巨核细胞数可减少。

(4) 血小板抗体：血小板膜抗原特异性自身抗体检测：单克隆抗特异性俘获血小板抗原试验(MAIPA)法检测抗原特异性自身抗体的特异性高，直接用于检测抗血小板 GPⅡb/Ⅲa、GPⅠb/Ⅸ的特异性抗体，可以鉴别免疫性与非免疫性血小板减少，有助于 ITP 的诊断。主要应用于下述情况：骨髓衰竭合并免疫性血小板减少；一线及二线治疗无效的 ITP 患者；药物性血小板减少；复杂(罕见)的疾病，如单克隆丙种球蛋白血症和获得性自身抗体介导的血小板无力症。但 MAIPA 不能鉴别特发性血小板减少与继发性免疫性血小板减少，实验方法尚待标准化。

(5) 其他指标：包括网织血小板(RP)、血小板生成素(TPO)、血小板微颗粒(PMP)、幽门螺杆菌(helicobacter pylori，Hp)的检测等。RP 代表新生血小板，同时检测 RP 和 TPO 可鉴别血小板减少的原因。ITP 患者因血小板破坏增多，巨核细胞代偿性增多，TPO 水平无明显升高，而 RP 百分率明显增高。再生障碍性贫血患者，巨核细胞和血小板均减少，血清 TPO 水平升高，RP 显著降低。Sakane 研究发现，血清 TPO 水平高的 ITP 患者治疗反应不佳，因为 TPO 水平升高，提示该患者巨核细胞也存在受抑制现象。PMP 增高伴有大血小板的患者，止血功能较好，出血倾向减少。Hp 的检测简便易行、无创，阳性患者应根除 HP。自身免疫性系列抗体检测(风湿系列、抗磷脂抗体、抗甲状腺抗体等)应作为常规筛查项目。

4. 诊断标准 临床上一般将出血症状、血小板减少、出血时间延长、体检脾不肿大、骨髓巨核细胞增多、成熟障碍、抗血小板抗体增高、排除继发性血小板减少作为本病的主要诊断标准。2016 年中华医学会血液学分会止血与血栓学组 ITP 诊断治疗专家共识发表：

(1) 至少 2 次检查显示血小板计数(BPC)减少，血细胞形态无异常；

(2) 脾一般不增大；

(3) 骨髓检查：巨核细胞数增多或正常、有成熟障碍；

(4) 须排除其他继发性血小板减少症，如假性血小板减少、先天性血小板减少、自身免疫性疾病、甲状腺疾病、药物诱导的血小板减少、同种免疫性血小板减少、淋巴系统增殖性疾病、骨髓增生异常（再生障碍性贫血和骨髓增生异常综合征等）、恶性血液病、慢性肝病、脾功能亢进、血小板消耗性减少、妊娠血小板减少以及感染等所致的继发性血小板减少。

5. **鉴别诊断**

(1) 生成性血小板减少：无巨核细胞性血小板减少性紫癜、再生障碍性贫血、药物引起的巨核细胞生成障碍、维生素 B_{12} 或叶酸缺乏所引起的恶性贫血、阵发性睡眠性血红蛋白尿后期。在这些患者，血小板减少，巨核细胞减少，少数虽可增多，但血小板寿命正常。

(2) 微血管病：使血小板破坏加快，导致血小板减少。见于各种原因引起的小血管炎、海绵状血管瘤及人工心脏瓣膜综合征等。在这些疾病中，血小板减少常伴红细胞破坏所致贫血。此外，尚有原发病或病因的表现。

(3) 脾功能亢进：使血小板在脾内阻留和破坏增多，引起血小板减少。除有脾肿大及血小板减少外，尚有白细胞减少及贫血，且有引起脾功能亢进的原发病。

(4) SLE：系统性红斑狼疮常伴发红细胞和白细胞减少，其中 20% 的患者伴发血小板和巨核细胞减少，大多是由于免疫异常所致。ITP 可作为 SLE 的前驱症状，一定阶段后即呈现典型的 SLE 表现。

(5) Evans 综合征：这是 ITP 伴免疫性溶血性贫血的一种综合征，可以是原发性或继发性，临床上除有血小板减少所引起的出血症状外，尚有黄疸、贫血等征象，Coombs 试验常 (+)，抗核因子阳性率也相当高。

(6) 血栓性血小板减少性紫癜（TTP）：临床特点为微血管病性溶血性贫血、血小板减少性紫癜、神经系统症状。任何年龄均可发病，起病急，有发热、出血症状及神经系统症状，如意识障碍、半身麻木、失语、抽搐等，肾脏病变表现为蛋白尿、血尿，可发生黄疸，有不同程度的贫血。

（二）急性免疫性血小板减少症

急性免疫性血小板减少症（ITP）是儿童中较多见的出血性疾病。无性别差异，发病年龄以 2~6 岁为多，成人少见。通常在冬春季节病毒感染高峰期发病较多。

1. **发病原因** 急性 ITP 的病因未明，一般发病前 1~3 周常有急性上呼吸道感染或其他诱发因素，常见的有病原不明的病毒，如水痘 - 带状疱疹病毒、风疹病毒、麻疹病毒感染以及细菌性感染或新近预防接种等。病毒抗原吸附于血小板表面，使血小板成分的抗原性发生改变，并与由此产生的相应抗体结合；或者是由于免疫复合物与血小板结合，导致血小板破坏，血小板寿命缩短，严重者血小板寿命仅数小时。

2. **临床特征** 急性 ITP 起病急骤，可有发热、畏寒。通常为全身性皮肤黏膜出血。起病时先在肢体出现瘀点和瘀斑，尤以下肢为多见，瘀斑大小不一，分布不均，病情严重者部分瘀斑可以融合成片或形成血疱。瘀斑也可以发生中心坏死性改变。口腔黏膜可发生血疱和出血。其他部位黏膜出血多见于鼻及齿龈；少数患儿可有胃肠道和泌尿道出血，偶见视网膜出血。轻型病例一般仅见皮肤散在瘀点和瘀斑。急性 ITP 并发颅内出血者约占 3%~4%，其中因颅内出血死亡者约占 1%。

3. **检验诊断** 典型的急性 ITP 常见血小板中度至重度减少，一般可低至 10×10^9/L 左右，甚至低至 4×10^9/L。血小板寿命显著缩短，严重者仅数小时，骨髓巨核细胞数量增多。血小板抗体多增高。

4. **诊断与鉴别诊断** 一般起病急骤，病前有感染史。血小板明显减少，伴出血症状。骨髓检查巨核细胞正常或增多，伴成熟障碍。血小板抗体增高。多数患者病情可自行缓解。

急性 ITP 必须与慢性 ITP 鉴别，详见表 13-27。

表 13-27 急性 ITP 和慢性 ITP 鉴别表

	急性型	慢性型
主要发病年龄	小儿，2~6 岁	成人，20~40 岁
性别差异	无	无
发病前感染史	1~3 周前常有感染史	常无
起病	急	缓慢
口腔与舌黏膜出血	严重时有	一般无
血小板计数	常 $<20\times10^9$/L	$(30\sim80)\times10^9$/L
嗜酸性粒细胞增多	常见	少见
淋巴细胞增多	常见	少见
骨髓中巨核细胞	正常或增多，不成熟型	正常 / 明显增多，产生血小板的巨核细胞减少或正常
病程	2~6 周，最长 6 个月	数月至数年
自发性缓解	80%	少见，常反复发作

三、过敏性紫癜

过敏性紫癜（anaphylactoid purpura），又称出血性毛细血管中毒症或舍恩莱因 - 亨诺赫紫癜（Schonlein-Henoch purpura），是一种较常见的毛细血管变态反应性出血性疾病，可能与血管的自体免疫损伤有关。临床特点除紫癜外，常有皮疹及血管神经性水肿、关节炎、腹痛及肾炎等症状。本病多见于儿童和青少年，中年人少见，老年人罕见。发病年龄为 10 个月至 12.5 岁（平均 5.2~5.6 岁），男女之比为 3∶2。

（一）发病原因

由于机体对某些过敏物质发生变态反应而引起毛细血管壁的通透性和脆性增高。过敏可由于多种因素引起，但其直接致病原因往往很难确定。与本病发生有关的因素有：①感染，细菌和病毒感染约占发病的 24%。其中细菌以溶血性链球菌多见，可有急性扁桃体炎和上呼吸道感染；寄生虫感染约占 23%，其中以蛔虫感染居多。寄生虫侵入机体后其代谢产物或死亡后的分解产物都是异性蛋白质，可引起本病。②药物，约占 3.6%。氯霉素、金霉素、青霉素、链霉素、磺胺类、异烟肼、阿托品、奎宁、水杨酸类、丙酸睾酮、乙胺嗪、氢氯噻嗪(双氢克尿噻)等。③食物，鱼、虾、蟹等海鲜以及蛋、牛奶、鸡、野味等异性蛋白质。④其他，如寒冷、外伤、花粉吸入、结核菌素试验、疫苗注射、更年期，甚至精神因素等，都能诱发本病。

以上各种因素引起自身免疫反应，免疫复合物反应损害小血管，发生广泛的毛细血管炎，甚至坏死性小动脉炎，造成血管壁通渗性和脆性增高，导致皮下组织、黏膜及内脏器官出血及水肿。本病主要的病理生理改变有：

1. **速发型变态反应** 由致敏原、IgE 肥大细胞介导的一系列的生物活性物质释放，后者作用于平滑肌，引起小动脉毛细血管扩张，通透性增加，组织器官出血、水肿。

2. **抗原 - 抗体复合物反应** 是本病主要的发病机制。致敏原刺激浆细胞产生 IgG(也产生 IgM 和 IgA)，后者与相应抗原结合形成抗原 - 抗体复合物，其小分子部分属可溶性，在血液中可以逐渐沉淀于血管壁或肾小球基底膜，激活补体系统所产生的 C3a、C5a、C5、C6、C7，可吸引中性粒细胞，后者吞噬抗原 - 抗体复合物，释放溶酶体酶，引起血管炎，累及相应器官。

(二) 临床特征

本病主要见于儿童及青年，6 岁以上占多数。春秋季节好发。起病前 1~3 周有上呼吸道感染史。可有倦怠、乏力、低热、食欲缺乏等前驱症状。

1. **皮肤** 首起症状以皮肤紫癜最常见。多在前驱症状 2~3 天后出现，常对称性分布，以下肢伸侧及臀部多见，分批出现，紫癜大小不等，呈紫红色，略高出皮肤，可互相融合，常伴荨麻疹、多形性红斑及局限性或弥漫性水肿，偶有痒感。严重的紫癜可融合成大疱，发生中心出血性坏死。皮肤紫癜通常约经过 2 周而渐消退。皮肤损害有 4 种类型：①单纯性紫癜常伴天疱疮样皮肤损害；②荨麻疹伴血管神经性水肿；③弥散性红斑，伴或不伴水肿；④皮肤坏死或伴溃疡形成。

2. **腹部** 约 50% 的患者有腹痛，常发生在出疹的 1~7 天，位于脐周或下腹部，呈阵发性绞痛，可有压痛，但无肌紧张，呈症状与体征分离现象。严重者可合并呕吐及消化道出血(呕血、便血等)。由于肠蠕动紊乱，可诱发肠套叠，在小儿多见。肠坏死、肠穿孔者少见。少数患者可误诊为急腹症而进行剖腹探查。

3. **关节症状** 多见于膝、踝等大关节，呈游走性，可有轻微疼痛或明显的红、肿、痛及活动障碍，反复发作，但不遗留关节畸形，易误诊为风湿性关节炎。

4. **肾脏病变** 见于 1/3~1/2 的患者，一般于紫癜出现后 1~8 周内发生，可持续数月或数年，主要表现为血尿、蛋白尿、水肿、高血压。个别严重病例死于尿毒症。根据临床进展，紫癜性肾炎可分为 4 种类型：迁移性肾炎、肾病综合征、慢性肾小球肾炎和急进型肾炎。过敏性紫癜所引起的肾炎与 IgA 肾炎有时无法区别，但单核及 T 细胞浸润只见于前者，而 IgA 肾炎起病常是血尿而无全身症状，多见于青壮年，可助鉴别。肾脏活检显示有节段性或少见的弥散性肾小球增殖，伴毛细血管被纤维蛋白样物质闭塞。

5. **神经症状** 当病变累及脑和脑膜血管时，可出现各种神经系统症状，如头痛、头晕、呕吐、目眩、神志恍惚、烦躁、谵妄、癫痫、偏瘫、意识模糊、昏迷等，但极少见。

6. **其他症状** 病变累及呼吸道时，可出现咯血、胸膜炎症状，临床少见。也有并发心肌梗死、肝肿大及睾丸出血的报道。

根据体征可将本病分为皮肤型(单纯紫癜型)、腹型(Schonlein 型)、关节型(Henoch 型)型，若有两种以上并存时称为混合型。

(三) 检验诊断

1. **一般检查** 白细胞计数正常或轻度升高，有感染时可增高。合并寄生虫感染者嗜酸性粒细胞可增高。红细胞和血红蛋白一般正常或轻度降低。合并内脏出血者可呈中度失血性贫血，血小板计数多数正常。尿常规结果取决于肾脏受累程度。若伴发肾炎，血尿和蛋白尿极为常见，偶尔可见管型尿。大便可找到寄生虫或虫卵，胃肠受累时大便隐血阳性。

红细胞沉降率(血沉)增高见于 2/3 的患者，抗“O”可增高，黏蛋白大多正常。血清循环免疫复合物(CIC)增高。在严重肾型病例，尿素氮及肌酐增高。患者的骨髓检查均正常。划痕试验可以呈阳性。

2. **出凝血机制检查** 30%~50% 的患者束臂试验阳性。甲襞毛细血管镜检查可见到毛细血管扩张、扭曲或畸形，对针刺反应也减弱。其他检查，如出血、凝血时间和血块收缩等均在正常范围。

3. **免疫学检查** 约 50% 的患者血清 IgG 和 IgA 增高。有些患者 IgE 增高，但以 IgA 增高明显，临床无特异性。

4. **皮肤或肾脏活检** 行病理组织学或电子显微镜检查对非典型患者具有重要的诊断价值。

(四) 诊断标准

1. 四肢出现对称分布、分批出现的紫癜，特别以下肢为主。

2. 在紫癜出现前后，可伴有腹部绞痛、便血、关节酸痛、血尿及水肿等。

3. 血小板计数、凝血象检查及骨髓检查等均正常。

(五) 鉴别诊断

1. **皮肤型** 需与药疹或血小板减少性紫癜进行鉴别。药疹有一定的服药史，皮疹常分布于全身，停药后药疹即可消失。血小板减少性紫癜的瘀点和瘀斑可呈不规则分布，皮疹不隆起，无丘疹等皮疹出现，血小板计数减少，出血时间延长，骨髓象有相应改变。

2. **关节型** 需与风湿病鉴别。

3. **腹型** 需与急性阑尾炎、肠梗阻、肠套叠、肠穿孔、急性细菌性痢疾等鉴别。腹痛部位不固定，腹痛虽明显，但局部体征较轻，且多无腹肌紧张。

4. **肾型** 需与急性肾小球肾炎、狼疮性肾炎、肾结核等区别。肾小球肾炎无皮肤紫癜、腹部及关节症状。狼疮性肾炎有多脏器损害、白细胞减少、血沉增快、狼疮细胞阳性及其他免疫指标阳性。

四、病理性抗凝物质增多

循环中的病理性抗凝物质是指直接抑制某一特异性凝血因子或其凝血反应，或与凝血因子非活性部位结合，使其清除率增加；或针对多种凝血因子及不同凝血阶段和途径的获得性凝血因子抑制物。这些物质包括：

1. **特异性凝血因子抑制物** FⅧ、FⅨ、FⅪ、FⅩⅢ、Fg、FⅤ、FⅦ、vWF抑制物。多为遗传性凝血因子缺乏症患者输注血液制品后出现的抗体，称同种（异体）抗体；既往无凝血异常的患者所出现的抗体是一种自身抗体。

2. **非特异性凝血因子抑制物** 有肝素样抗凝物质、狼疮样抗凝物质。

（一）凝血因子抑制物

1. **发病原因** 由各种凝血因子抑制物增多导致的出血，临床上并不少见。其中，FⅧ抑制物是临床最常见的引起出血的凝血因子抑制物。现以FⅧ抑制物为例，介绍其发病原因。

血友病A患者接受含有FⅧ的血液制品替代治疗后产生的特异性抑制物或灭活FⅧ促凝活性的抗体，发生率占HA（血友病A）的20%~30%，95%的抑制物产生在中重型HA患者。抑制物产生的平均时间为暴露于抗原后50天内（中位数5~16天），多发生于儿童（10岁以前）、有阳性家族史、某些种族（如非洲籍）、免疫应答反应强者。近年发现抑制物产生与基因突变有关，大片段基因缺失（约占30%）、无义突变（约占25%）、内含子22倒位（约占20%~30%）引起FⅧ蛋白缺失，抑制物的发生率较高；而小的基因缺失、错义突变、剪切点突变致FⅧ蛋白存在，但活性丧失，这种抑制物的发生率为10%。由此可见，基因突变类型可成为临床预测抑制物发生的危险因素之一。重型患者由于体内基本无FⅧ蛋白的合成与分泌，替代治疗采用的FⅧ则成为异体抗原，诱导免疫反应，产生同种免疫抗体。

非HA患者产生的FⅧ抑制物是一种自身抗体（或称获得性血友病），由于体内多种抗体与FⅧ有交叉反应性而产生。此类抗体发生率为1/100万，男女患病率均等，可自行消失，多在60岁以后发病，50%伴有自身免疫性疾病，如SLE、类风湿关节炎。此外，药物（如青霉素、α-干扰素等）、恶性肿瘤、支气管哮喘、皮肤病、GVHD、妊娠或分娩后，甚至健康老人也可产生。

2. **临床特征**

（1）HA患者：出血症状突然加重，频率增加，对以往治疗无效时应考虑抑制物的产生。

（2）自发获得性FⅧ抑制物：非HA患者突然自发性出血，出血表现类似HA，可表现为广泛皮肤瘀斑、肌肉出血、软组织血肿，泌尿道、胃肠道出血，月经过多、产后出血，甚至颅内出血。与HA患者不同的是很少出现关节出血与畸形，特点为出血程度并不与抗体滴度相关。临床过程可在数月内缓解，也可持续数年，死亡率高达22%。

3. **检验诊断**

（1）筛选试验：PT、TT正常，APTT延长且不能被正常血浆纠正，FⅧ:C随孵育时间呈进行性下降。

（2）FⅧ抑制物定量（Bethesda法）：将患者血浆与正常血浆按一定比例混合，37℃孵育2小时后测定正常血浆中剩余的FⅧ:C。规定能使血浆中FⅧ:C降低50%的抑制活性为1个Bethesda单位（BU），患者血浆稀释倍数的倒数为患者血浆抗体滴度的BU。Bethesda法在孵育时由于pH的影响可能造成非抗体因素引起的FⅧ灭活，因此，建议采用Nijmegen改良法：将患者血浆与缓冲后的正常人血浆共同温育以保证体系pH稳定，并将缓冲后的正常血浆与乏FⅧ血浆做对照，提高准确性，此法适合低滴度抗体的检测。由于非HA患者血浆中有一定量的残存FⅧ，故难以准确测定非HA患者血浆中的抗体。

（二）肝素样抗凝物质增多

1. **发病原因** 肝素是一种由肥大细胞生成的高度硫酸化的葡胺聚糖，可以加速抗凝血酶对多个活化凝血因子的灭活。肝素样物质同样具有葡胺聚糖的理化性质。

肝素样抗凝物质增多见于SLE患者，也可见于肝病、流行性出血热、急性白血病、浆细胞恶性疾病、肿瘤、DIC、移植后、药物、老年等。上述情况由于肝素在肝脏降解降低；血管内皮细胞、肿瘤细胞释放的葡胺聚糖增加；治疗肾上腺肿瘤的药物苏拉明（妥拉唑林）可抑制降解葡胺聚糖的酶；肝脏损害引起葡胺聚糖释放，但降解能力却下降，造成葡胺聚糖增加。结果是加速包括FⅪa、FⅨa、FⅩa、FⅫa、凝血酶等凝血因子的灭活；此外，肝素样抗凝物质对纤溶系统的活化加剧了血液的低凝状态。

2. **临床特征** 患者很少引起出血。但可有瘀斑、黏膜出血、血尿、消化道出血以及注射部位、伤口出血等症状。

3. **检验诊断** APTT、PT、TT均延长且不能被正常血浆纠正，但延长的TT可被甲苯胺蓝、鱼精蛋白纠正。爬虫酶时间检测正常。血浆肝素定量增高。

（三）抗磷脂抗体与抗磷脂综合征

抗磷脂抗体（antiphospholipid antibody，APA）包括抗心磷脂抗体（ACA）和狼疮抗凝物（LA），是两种自身免疫性抗体。在免疫性疾病、炎症或药物反应过程中形成，可以是IgG、IgM或IgA。其作用是针对各种负电荷磷脂或磷脂-蛋白复合物，并非针对某一特定的凝血因子，通过识别不同靶蛋白的抗原性，与各种磷脂-蛋白复合物结合，干扰各种依赖磷脂的凝血和抗凝因子发挥作用。

1. **发病原因** APA最常见于感染，约30%的儿童病毒感染后产生APA，成人分枝杆菌、疟原虫、寄生虫、卡氏肺孢子虫、HIV感染后80%APA呈阳性。感染后或停药后APA持续时间不定，一般并不引起血栓。APA也可见于自身免疫性疾病，SLE时最常见，10%~20%LA呈阳性，30%~50%ACA呈阳性。还可见于干燥综合征、混合性结缔组织病、类风湿关节炎等。多数患者无免疫病证据，虽然APA阳性可发展为SLE，但并没有证明APA是产生胶原血管性疾病的独立危险因素。

LA主要通过结合磷脂复合物及抑制磷脂表面发生凝血反应来干扰依赖磷脂的凝血过程，起抗凝作用。LA形成二价的抗原-抗体复合物，增加与磷脂的亲和力，与磷脂竞争凝血因子的催化表面。由于凝血与抗凝过程均依赖磷脂的参与，因此LA在体外产生抗凝效应，而在体内可促进血栓的形成。

ACA 主要作用于磷脂酰丝氨酸和磷脂酰肌醇。ACA 伴有动、静脉血栓栓塞，反复流产以及血小板减少。抗磷脂综合征（antiphospholipid syndrome，APS）的基本病理改变为血管内血栓形成，各级动 / 静脉血管血栓可引起相应症状，胎盘小血管血栓可引起流产。因此血栓是 APS 最突出的临床表现，故亦称抗磷脂抗体血栓综合征（APL-T），是目前公认的获得性血栓的主要原因。APS 可单独存在，为原发性；也可继发于多种自身免疫性疾病，如 SLE 或其他风湿性疾病，故有作者认为 APS 属免疫性易栓症。现已证实 APA 与 APS 中血栓发生密切相关，涉及血管内皮、血小板、凝血与抗凝、纤溶等多个病理环节。

2. 临床特征　血栓可累及任何脏器，临床症状取决于受累血管的大小、特性以及血栓形成的急慢性过程，血栓形成引起缺血，进一步引起脏器功能衰竭。

（1）静脉血栓栓塞：发生率为 25%~55%，反复深静脉血栓（DVT）是 APS 最常见的临床表现，主要累及下肢静脉、腋静脉、视网膜静脉、肝静脉。约 50% 以上的患者发生肺栓塞（PVE）、肺动脉高压、成人呼吸窘迫综合征。

（2）动脉血栓栓塞：较静脉血栓少，多累及脑动脉，其他部位为肠系膜、视网膜、肾脏、足动脉，引起相应的症状，如蛋白尿、肾衰竭、视力减退。约 50% 以上发生脑梗死、脑卒中、短暂性脑缺血发作（TIA），23% 发生冠状动脉梗死（心肌梗死、缺血）。

（3）心脏瓣膜疾病：约 63% 的 APS 患者经心肌病理检查证实至少有一个瓣膜的病变，二尖瓣和主动脉瓣有纤维蛋白和血小板组成的赘生物，经动脉血管造影证实 5%APA 阳性的 SLE 患者产生赘生物、心肌缺血、梗死。

（4）产科病变：持续性 LA、ACA 阳性与流产有明确的关系，5%~15% 的习惯性流产者 APA 呈阳性，而正常妊娠期妇女中仅 0.5%~2%APA 呈阳性。APA 高滴度持续超过 3~4 个月常发生早孕期自发性流产、胎儿宫内发育迟缓、先兆子痫、早产、死胎。

（5）血小板减少：多呈周期性，急性发作。约 40%~50% 的 APS 患者血小板减少，但很少有出血症状。IgA-ACA 与血小板减少关系较密切。出血往往由于伴血小板功能减低、低凝血酶原血症引起。少数患者可出现自身免疫性溶血性贫血、白细胞减少。

（6）神经系统表现：除脑血栓形成表现外，还可表现为痴呆、注意力不集中、健忘、偏头痛、舞蹈症、癫痫、周围神经炎、重症肌无力等。

（7）皮肤表现：仅少数患者皮肤出血，多数表现为真皮下小血管血栓形成网状青斑、皮肤坏死性血管炎、皮肤缺血、下肢溃疡、坏疽、发绀、疼痛性皮下结节、肢端可触性红斑。

少数患者表现为恶性或称灾难性血管阻塞综合征（catastrophic APS），可在小手术后、产后突然发生。短期内全身（中小动脉）小血管形成广泛的血栓，组织病理证实非炎症性血管阻塞。DIC 发生时多脏器栓塞，造成多器官缺血、坏死、功能衰竭、脑卒中，心、肝、肾、肾上腺、肠道梗死及周围坏疽。急性肾衰竭可作为首发表现，往往伴有血小板减少。严重的脑、肾病变提示血栓性血小板减少性紫癜（TTP），肾衰竭合并溶血提示溶血尿毒症综合征（HUS）。病程进展迅速，如不及时治疗，死亡率极高。

APS 一般不引起出血。出血主要是由于免疫性血小板减少、血小板功能障碍、凝血酶原缺乏所致。

3. 检验诊断

（1）ACA：中高滴度 IgG 和 / 或 IgM 检测，至少 2 次，间隔 6 周以上；依赖 β_2-GP Ⅰ 的 ACA 阳性。ACA-IgG、IgM 结合量用 GPL（1μg/ml 纯化的 IgG 型 aCL 的结合抗原活性）或 MPL（1μg/mL 纯化的 IgM 型 aCL 的结合抗原活性）单位表达，1U= ACA 结合 1μg/ml 来自参考血清亲和 - 纯化的 APA 的活性，结合既反映抗体滴度，也反映抗体的亲和性。多数实验室正常人 ACA-IgG 16GPL（G，IgG；PL，phospholipid）U/ml，ACA-IgM 5MPL U/ml。低滴度抗体 17~40GPL 或 MPL，高滴度抗体 80GPL 或 40MPL。ELISA 法测 ACA 难以标准化，对于诊断 APS 敏感，但特异性差。LA 中约 80% 的 ACA 呈阳性；ACA 阳性者中仅 20%LA 呈阳性。

（2）LA：按照以下步骤检测：①筛选试验：依赖磷脂的凝血筛选试验延长（APTT、KCT、dRVVT、稀释的凝血酶原时间）。由于抗体的异质性，且针对不同的抗原，因此应选用多种试验证实。仅用一种试验测定 LA，仅 60%~70% 可确诊。②混合试验：加入正常的乏血小板混合血浆不能纠正筛选试验的异常结果。③确诊试验：补充外源性磷脂能缩短或纠正延长的筛选试验。④排除其他抗凝物质存在，如 FⅤ、FⅧ抑制物和肝素等。

注意所有试验应尽量去除血小板（2 次离心），以减少血浆中磷脂对试验的干扰。由于上述试验的非特异性，仅是反映凝血生成速度的间接指标，受血浆凝血因子浓度、血小板、抑制物存在的影响。因此，至少要选用 2 种试验，至少间隔 2 个月，2 次检测均阳性才能诊断 LA。LA 弱阳性易被忽视，而轻度凝血因子缺乏易误诊为 LA。由于许多患者表现单一的、一过性或临界值的实验室异常，以及抗凝治疗的影响，加之正常人群中也有 3%~10% 抗体阳性，因此给诊断带来困难。

（3）抗 β_2GP Ⅰ 抗体试验：对 ACA 更特异，与血栓及 APS 的其他症状关系更密切。目前推荐采用 ELISA 法测定依赖 β_2GP Ⅰ 的 ACA（IgG、IgM）抗体。循环中 β_2GP Ⅰ 浓度为 200μg/ml，当结合到具有阴离子的表面时具有抗原性，发生构型改变，暴露隐蔽的抗原或 β_2GP Ⅰ 分子团，从而提供高密度抗原。β_2GP Ⅰ 可能与激活的或凋亡的细胞膜上的磷脂酰乙醇胺结合。

4. 诊断标准

（1）临床标准：具有一种或多种下列表现：

1）血管血栓：一次或多次任何组织、器官的动静脉或小血管血栓，必须经影像学、多普勒或组织病理学证实，且后者证实无明显的血管炎症。

2）妊娠病变：一次或多次妊娠 10 周后经用超声波或直接检查胎儿，证实不能解释的形态正常的胎儿死亡；妊娠 34 周前由于严重先兆子痫或子痫，或胎盘功能不全的形态学正常的早产儿；连续 3 次或 3 次以上不能解释（排除解剖、遗传、激素因素）的自发性流产。

（2）实验室标准：至少 ACA、LA 之一异常。

5. **鉴别诊断** 需要与其他原因引起的各种动静脉血栓、习惯性流产与血小板减少性紫癜鉴别。

五、依赖维生素 K 凝血因子缺乏

维生素 K 的缺乏不仅导致凝血物质（因子Ⅱ、因子Ⅶ、因子Ⅸ和因子Ⅹ）缺陷，同样也影响作为辅因子的某些抗凝蛋白的 γ- 羧基谷氨酸残基（gamma-carbo xyghitamic，Gla）的形成，如蛋白 C、蛋白 S 和蛋白 Z。依赖维生素 K 凝血因子缺乏是临床上最常见的因合成凝血因子成分不足所致的有明显出血倾向的疾病，又是临床上常见的复合性凝血因子缺陷。

（一）发病原因

γ- 羧基谷氨酸是依赖维生素 K 凝血因子或抗凝蛋白所特有的分子结构，可称为 γ- 羧基谷氨酸（Gla）结构区。Gla 是唯一可以与钙离子结合的氨基酸，凝血因子的功能取决于这些 Gla 结构区与钙离子的结合能力，而钙离子在这些 Gla 残基与磷脂结合过程中起到桥梁作用。通常这类依赖维生素 K 因子（蛋白）具有类似的结构。

维生素 K 缺乏的原因不外乎是摄入不足、肠道吸收不佳、肝脏转化不利和内源性维生素 K 生成不足。通常人们每天有一定量的绿叶蔬菜的摄入，即可保证体内的需要。天然食物中的维生素 K 称叶绿醌，即维生素 K1。摄入量不足时，若肠道正常菌群存在，可合成内源性维生素 K。这种来源于微生物、腐败鱼肉、肉合成的维生素 K 也称维生素 K2，是一种含 7 个异戊二烯单位的萘醌衍生物。长期不适当的使用广谱抗生素可使维生素 K2 缺乏。其他人工合成的维生素 K 均为水溶性，属非异戊二烯萘醌类衍生物，可称为维生素 K3。维生素 K3 需在肝细胞微粒体内转变为有生物活性的带有 4 个异戊二烯的维生素 K4，或称甲萘氢醌。可见这种肝脏参与的转化作用很有可能被多种因素破坏而影响最后的依赖维生素 K 的谷氨酸残基 γ 羟基化。

真正肠道吸收障碍导致的维生素 K 缺乏不多，除非是肠瘘、小肠广泛切除和严重的慢性腹泻。肠道阻塞和胰腺疾病导致的胰液不足也有可能影响维生素 K 的吸收。长期服用润滑剂可致脂溶性维生素 K 丢失过多而致吸收减少；长期服用广谱抗生素（如新霉素等）可以抑制或杀灭肠道正常菌群，导致细菌不能合成足量的维生素 K。

严重的肝脏疾病，如重症肝炎、失代偿期肝硬化、中毒性肝病和晚期肝癌，由于肝实质细胞严重水肿、破坏和溶解，并伴有维生素 K 摄入、吸收、代谢和利用过程障碍，致使肝细胞不能合成正常的依赖维生素 K 的凝血因子，代之只能合成一种其谷氨酸残基无或低 γ 羟基化的异常依赖维生素 K 的凝血因子，即维生素 K 缺乏诱导蛋白（protein induced by vitamine K absence，PIVKA）。

常用的维生素 K 拮抗剂是香豆素类抗凝剂。这类抗凝剂的分子结构与维生素 K 相似。在体内，它们以竞争性抑制的方式阻断了维生素 K 的还原反应，从而干扰了有功能的依赖维生素 K 的凝血因子的合成。口服抗凝剂对已合成的依赖维生素 K 的凝血因子并无直接影响，故在体外并无抗凝作用，其在体内也要等待已合成的依赖维生素 K 的凝血因子消耗到一定程度后才会发挥抗凝作用。

出生后 2~7 天龄的新生儿，尤其是早产儿，最易发生由于维生素 K 缺乏所致的出血。本病的发病机制是：①脂溶性维生素 K 不易通过胎盘，出生后 2~4 天龄的新生儿由母体提供的维生素 K 已基本耗尽；②新生儿肠道细菌菌群尚未建立，因而缺乏由肠道细菌合成的维生素 K2；③新生儿肝脏合成蛋白因子的功能尚不完善，即便给予维生素 K，依赖维生素 K 的凝血因子的合成仍然较低，仅及正常人的 30%~50%；④母乳（含维生素 K 5μg/L）喂养较牛奶（含维生素 K 50μg/L）喂养较易导致维生素 K 缺乏；⑤母亲在围生期接受口服抗凝剂、抗癫痫药和苯巴比妥镇静剂时，也易导致新生儿出血。

（二）临床特征

维生素 K 缺乏的临床表现在不同年龄、不同病因略有差异。

1. **成人维生素 K 缺乏** 可以依赖维生素 K 的凝血因子缺乏的程度不同，表现为皮肤瘀斑、黏膜出血（鼻出血、口腔出血）、内脏出血（呕血、黑粪、血尿）等，深部关节和肌肉出血少见。

2. **新生儿出血症（haemorrhagic disease of the newborn，HDN）** 根据发生出血的时间可分为早期 HND、典型 HND 和迟发型 HND 3 种。其中早期 HDN 可以发生在出生的第 1 天，是 HDN 中发生率最高的一种。通常由于母亲长期服用抗惊厥药物，如苯妥英钠等，导致新生儿较严重的颅内、胸腔和腹腔出血。这种早期 HDN 的新生儿有 25%~50% 脐血中维生素 K 水平很低，且非羧基化因子Ⅱ水平较高，大约有 5% 的患儿会发生上述明显的出血。HDN 一般发生在出生后 1~7 天，以消化道、皮肤和鼻黏膜出血为主。母亲怀孕时用药不当或维生素 K 摄入不足是主要原因，新生儿血中可检测出依赖维生素 K 的凝血因子活性下降。迟发型 HDN 主要发生于出生后 2 周至 6 个月，病因与纯母乳喂养有关，再加上小肠吸收障碍或肠道闭锁、急性肝炎等。患儿的出血表现具有多样性，可表现为皮肤、消化道或胸腔内出血。迟发型 HDN 的发生率最低，比例为 $(5\sim20)/10^5$ 新生儿。

（三）检验诊断

1. **筛选试验** 可以选择：①活化的部分凝血活酶时间（APTT）；②血浆凝血酶原时间（PT）。但依赖维生素 K 的凝血因子活性需下降到正常人的 30%~35% 以下才有可能出现 APTT 和 PT 的延长；③凝血酶试验（TTO），在早期或临床前的维生素 K 缺乏就有改变。这个试验类似我国的肝促凝血活酶时间，所不同的是试剂中添加了兔的因子Ⅴ和纤维蛋白原，并使凝血活酶检测标准化。

2. **确诊试验** ①直接检测血浆维生素 K 浓度，本症患者成人 <100ng/L，脐血 <50ng/L；②测定血浆非羧化的因子Ⅱ浓度和尿中 Gla 水平（非羧基化蛋白水平升高，24 小时尿 Gla 水平 <25μmol/24h）；③维生素 K 依赖的蛋白活性降低，如 FⅡ:C、FⅦ:C、FⅨ:C 和 FⅩ:C 均小于 50%，蛋白 C 和蛋白 S 活性均小于 40%。

（四）诊断标准

本症的诊断主要依据病史（患者多有原发病病史，如胆结石和胆管肿瘤导致胆汁淤积性黄疸、术后引流或胆瘘、长期服用广谱抗生素、严重肝病、口服抗凝剂、鼠药中毒、新生儿，尤其是早产儿)、不同程度的出血症状与体征,实验室检查可以有不同程度的筛选与确诊试验的阳性发现。

六、肝脏疾病所致出血

出血是肝脏疾病的常见症状,也是肝脏疾病患者死亡的重要原因之一。据统计,约 85% 的肝脏疾病患者有一项以上的止血血栓试验结果异常,15% 的患者有出血倾向。虽然肝脏疾病出血涉及一期、二期止血和血小板、纤溶异常,但肝脏疾病直接或间接引起的复合性凝血因子缺乏是重要原因。

(一) 发病原因

1. 凝血因子合成障碍　肝细胞是合成与凝血有关的各种因子的重要器官,其中除 vWF 由内皮细胞合成、因子Ⅷ也可由脾脏等肝外器官合成外,其他几乎所有的凝血因子均由肝脏合成。其中依赖维生素 K 的凝血因子在维生素 K 的参与下,在肝细胞微粒体内合成;然而在急慢性肝脏疾病患者血浆中,往往出现 γ- 脱羧基凝血酶原(γ-descarboxprothrombin)含量增高,此时即使给予维生素 K,仍难以减低 γ- 脱羧基凝血酶原的含量。特别是原发性肝癌中,约有 90% 的患者有这种异常凝血酶原,当患者经手术切除肿瘤或经化学药物治疗后,则异常凝血酶原随之消失。

因子Ⅶ是半衰期较短的凝血因子,且非常不稳定,在肝脏疾病患者因子Ⅶ缺乏出现较早。故因子Ⅶ浓度的改变是肝脏疾病的最早和最敏感的指标。

肝脏疾病(包括急慢性肝炎、肝癌和胆汁淤积性黄疸)患者因子Ⅷ含量往往正常或增高。对急性重型肝炎患者曾有人报道因子Ⅷ:C 达很高水平,提示肝细胞以外的器官(脾脏)对因子Ⅷ的合成增强。同样,vWF 含量在肝脏疾病患者也有增高。

严重肝脏疾病和肝炎患者可有因子Ⅺ和因子Ⅻ减低;胆汁淤积性黄疸时,这些因子则为正常或稍增高。肝脏疾病患者有纤维蛋白原量的减少和质的异常改变。肝脏合成纤维蛋白原的能力很大,除很严重的肝病、急性重型肝炎和严重失代偿肝硬化者之外,轻度肝脏疾病患者能够持续合成纤维蛋白原以维持正常的血浆浓度。病情不甚严重的急慢性肝细胞疾病、胆汁淤积性黄疸、肝癌、胆汁性肝硬化和肿瘤肝脏转移患者,血浆纤维蛋白原含量往往正常或可增高。

肝脏疾病患者血浆中异常纤维蛋白原的发生率不一。在急性肝衰竭患者几乎每例均可出现,肝硬化患者约有半数病例出现异常纤维蛋白原。肝脏疾病者异常纤维蛋白原的实验室检查结果与先天性异常纤维蛋白原者有些相似,如凝血酶时间和蛇毒时间均延长,纤维蛋白原含量和 FDP 浓度则正常。肝脏疾病出现异常纤维蛋白原提示肝细胞受累,其特点为纤维蛋白原分子中涎酸含量增多,缺陷多发生在 Aα 链,影响纤维蛋白功能,临床上可无出血症状。胆汁淤积性黄疸的纤维蛋白聚合功能完全正常,其中仅约 8% 的患者的纤维蛋白原有异常改变。

因子ⅩⅢ或称纤维蛋白稳定因子,其 A 链(重链)部分在骨髓和肝细胞中合成。在肝炎、肝硬化和肝癌患者中,约有 30% 的患者因子ⅩⅢ活性减低;胆汁淤积性黄疸患者的因子ⅩⅢ正常,目前对于因子ⅩⅢ减低在肝脏疾病中的临床意义尚未明晰。

2. 纤维蛋白(纤维蛋白原)溶解异常　与纤溶有关的纤溶酶原及 α_2- 抗纤溶酶均在肝脏内合成,肝脏又是清除纤溶激活物的器官。肝脏疾病对纤溶活性的影响并不一致,可因纤溶酶原合成减少而减低纤溶活性;也可以由于纤溶抑制物的减少和清除纤溶激活剂的能力降低而促使纤溶活性亢进。慢性肝脏疾病和肝硬化患者大多数呈纤溶亢进;胆汁淤积性黄疸及胆汁性肝硬化患者则多为纤溶活性降低。

肝脏疾病患者可因纤溶酶活性增强,导致形成 FgDP,表现为原发性纤溶。纤溶酶为丝氨酸蛋白酶家族成员之一,除了对纤维蛋白和纤维蛋白原降解,导致 FDP 增高外,也能水解各种凝血因子,加剧血液的低凝状态。

在肝硬化患者的门脉系统等器官,发现局部 t-PA 含量增高,这可能是门静脉高压导致局部纤溶活性增高的原因,后者则是引起食管和 / 或胃底曲张静脉破裂大出血的诱因之一。

3. 血小板减少和功能异常　约 1/3 以上肝硬化患者有轻中度的血小板减少,此时骨髓巨核细胞数正常。血小板减少的主要原因是血小板在脾脏滞留增多和充血性脾肿大。当肝硬化伴充血性脾肿大时,约 60%~90% 的血小板被滞留在脾脏,从而使外周血血小板减少。其他引起血小板减少症的原因还有肝脏合成血小板生成素减少、酒精性肝病时摄入不足或肝脏代谢减低所致的叶酸缺乏、酒精对巨核细胞增生的直接毒性作用等。肝硬化时血小板生存时间缩短、Fbg 减少,应用肝素后可延长 Fbg 的寿命,但并不增加血小板的寿命,进一步证实肝脏疾病时血小板减少的机制是血小板寿命缩短而非凝血酶介导的血小板消耗增多。有报道慢性肝脏疾病不仅血小板计数减少,血小板形态也有改变。如血小板体积变小,并且随肝脏疾病的进展而加重;巨大血小板的出现及多少与肝损伤的程度相关。出血时间可以反映血小板的数量与质量。和急性肝炎一样,在部分慢性肝病患者,即使无血小板减少或者血小板减少程度很低时,也出现了轻中度的出血时间延长,并发现是和血小板聚集功能异常有关,表现在 ADP、肾上腺素、凝血酶等诱导的血小板聚集减低;但在稳定的肝硬化患者中,这些致聚剂诱导的血小板聚集又往往是正常的;提示出血时间延长除了反映血小板的浓度和功能外,和肝脏疾病的严重性也有关系。血小板聚集功能减低的机制有以下几个方面:①增高的 FDP、异常的高密度脂蛋白和酒精对血小板聚集有抑制作用。②肝脏疾病本身使血小板功能存在缺陷。无论是来自肝硬化患者的血小板,还是肝硬化患者血浆中培养的正常人血小板,体外均有血小板聚集功能降低,证实血小板的异常和肝脏疾病直接相关。③其他导致血小板功能下降的原因有血小板聚集和释放所需的诱导剂减少、血小板腺嘌呤核苷酸的减少(获得性贮存池的缺陷)、血小板胞浆膜胆固醇浓度的增加以及血小板转移膜信号转导机制的减弱。

4. 肝脏移植　作为终末期肝病的有效治疗手段,肝移植术得到日益广泛的应用。由于移植受体的肝功能多有严重损害,术中出血较为显著。肝病的类型与术中出血有着密切的关系:肝炎或肝硬化患者移植术中出血较多,导致其用血量是其他疾病患者的 2 倍。Ozier 等分析了其大出血的多种因素，发现门静脉发育不全是大出血最危险的因素。有腹部外科手术史的患者出血的危险性大于无该病史的患者。肝脏是大多数凝血因子（Fg、FⅡ、FⅤ、FⅦ、FⅨ、FⅫ、FⅩⅢ、PLG、α_2-AP、AT、PC、PS）及其抑制物的重要合成场所，同时也是清除活化凝血因子的重要器官。终末期肝病的患者肝功能严重受损，均存在不同程度的凝血因子合成障碍。文献报道，急性或亚急性肝衰竭患者的凝血状态较胆汁淤积性肝病患者为差。因此，术前检查APTT、PT、PLT、Fg等各项相关凝血指标对于指导术中用血具有重要的临床意义。术前尽可能地纠正这些指标，可明显降低术中用血量。ITP是肝病患者存在的另一种常见的疾病。肝脏是血小板生成素的主要合成场所，由于肝硬化等疾病可导致血小板生成素合成减少，进而导致血小板生成减少；此外，门脉高压导致的脾功能亢进使得血小板的破坏增加，进一步加剧了血小板的减少。

根据手术进程，肝移植过程可分为3个阶段：无肝前期、无肝期（植入供肝到新肝再灌注）、新肝期。上海交通大学医学院附属瑞金医院对原位肝移植术中患者的凝血、抗凝及纤维蛋白溶解进行了系统研究，发现凝血系统OLT（原位肝移植）患者PLT下降，至新肝期达最低点，血管性血友病因子抗原（vWF：Ag）水平显著升高，但手术过程中的差异无统计学意义。APTT、PT、TT逐步延长，新肝期时达到峰值。纤维蛋白原（Fg）血浆浓度逐步减低，在新肝期达到最低值。各阶段多数凝血因子活性较正常对照组显著低下；在新肝期则出现较明显的降低，其中FⅧ：C、FⅫ：C、FⅨ：C、FⅡ：C、FⅩⅩ：C尤为明显。抗凝系统术前抗凝血酶（AT）的活性与血浆浓度均明显低于正常水平，并在手术过程中逐渐下降，新肝期值与术前值相比有差异。凝血酶-抗凝血酶复合物（TAT）值则相应呈梯度上升。蛋白C（PC）、蛋白S（PS）、组织因子途径抑制物（TFPI）的血浆浓度低于对照组，但手术过程中变化不显著。纤溶系统中纤溶酶原（PLG）、α_2-抗纤溶酶（α_2-AP）、纤溶酶原激活抑制剂-1（PAI-1）的血浆水平在术中稳步降低，新肝期达最低值。组织型纤溶酶原激活剂（t-PA）、纤溶酶-抗纤溶酶复合物（PAP）的血浆水平则呈增高趋势，在无肝期及新肝期更显著。D-二聚体（DD）的血浆水平显著升高，并在新肝期达峰值。结论为OLT手术中的止凝血变化非常复杂，表现为凝血、抗凝功能减低，纤维蛋白溶解功能亢进，这种改变在新肝期最为显著。

血管缝合面或吻合术切面的渗血在术后较为常见，主要的原因是纤溶亢进及移植物功能失活。供肝再灌注后其血管内皮细胞释放大量的t-PA，使得约20%的移植受者存在由纤溶亢进而导致的出血；移植物功能失活使得其凝血因子的生成功能未能恢复，从而导致出血。由供者淋巴细胞导致的移植物抗宿主病（graft-versus-host disease，GVHD）也有出血表现，但只发生在术后4~6周左右，通过输注供者红细胞可控制。另一种少见的出血原因是血小板减少性紫癜。

（二）临床特征

肝脏疾病常有出凝血异常，因肝病的严重程度不同，临床表现有较大的差异，常见鼻出血、牙龈出血、皮肤瘀斑、胃肠道出血等，重者伴发弥散性血管内凝血（disseminated intravascular coagulation，DIC）并危及生命。

（三）检验诊断

由于肝脏疾病几乎涉及血栓与止血的各个方面，因此其检测结果的异常比较复杂。只有对其进行综合分析，才能发现其矛盾的主要方面，采取对症治疗措施（表13-28）。

表13-28 主要肝脏疾病血栓与止血检验的结果**

凝血试验	急性肝炎	慢性肝炎	重症肝炎	肝硬化	原发性肝癌	肝叶切除
APTT	N/↑	↑	↑↑	↑/N	↑	↑
PT	N/↑	↑	↑↑	↑/N	↑	↑
TT	N/↑	↑	↑↑	↑/N	↑↑	↑
HPT	N/↓	↓	↓↓	↓	↓	↓
BT	N	N	↑	↑	N	N
凝血因子						
维生素KD因子活性*	N	↓/↓↓	↓↓	↓↓	↓/不定	↓
Fg和FⅤ:C	N/↑	N/↓	↓	↓/↓↓	↓/不定	↓
FⅧ:C	N/↑	↑/N	↑↑	↑↑	↑	↑
vWF:Ag	↑	↑	↑↑	↑↑	↑	↑↑
抗凝试验						
AT	N/↓	↓	↓↓	↓	↑/N	↓
PC和PS	N/↓	↓	↓↓	↓↓	↓/N	
类肝素物质	N	N/↑	↑↑	↑	↑	N/↑
HC-Ⅱ	N/↓	↓	↓↓	↓	↓	↓

续表

凝血试验	急性肝炎	慢性肝炎	重症肝炎	肝硬化	原发性肝癌	肝叶切除
纤溶试验						
ELT	N	N/↓	不定	↓	不定	↓
t-PA	↑	↑	↑↑	↑↑	↑	↑
PAI	↓	↓	↓↓	↓↓	↓	↓
PLG	N	↓	↓↓	↓	↓	↓
α_2-PI	N	↓	↓	↓	↓	↓
FDP	N/↑	N/↑	↑↑	↑↑	↑	↑
DD	N/↑	N/↑	↑	↑	↑	↑/N
血小板试验						
PLT	N	N/↓	↓	↓	不定	↓
血小板功能	N/↓	↓/N	↓	↓/N	↓/N	N
膜糖蛋白	N	↓	↓	↓	↓	?

*: 依赖维生素 K 的凝血因子；↑: 增高或延长；↑↑: 明显增高或延长；↓: 减低或缩短；↓↓: 明显减低或缩短；N: 正常；HPT: 肝促凝血酶原激酶试验；Hc-Ⅱ: 肝素辅因子Ⅱ；**: 大致结果

（四）诊断与鉴别诊断

肝脏疾病出血的诊断与鉴别诊断并不困难。首先临床上存在一个严重肝脏疾病的基础，在肝脏疾病临床表现的基础上存在部位不同、严重程度不等的出血症状。肝脏疾病出血的诊断关键在于明确肝脏疾病的止凝血异常的本质及其严重程度，以利临床采取针对性的治疗措施。这有赖于血栓止血的实验室检查。一般首先检查一些常规指标，包括血小板计数、凝血酶原时间、部分凝血激酶时间、凝血酶时间和纤维蛋白原含量；必要时应检测因子Ⅴ、因子Ⅷ活性含量。目前认为，观察肝脏疾病病情和判断预后有价值的指标是：①因子Ⅶ:C 减低：先于肝功能异常，可作为肝脏疾病早期诊断的指标之一；② Fg 和因子Ⅴ:C 减低：反映肝脏疾病严重，或进入肝硬化阶段；③异常凝血酶原增高：是诊断原发性肝癌的参考指标之一；④因子Ⅷ:C 和 vWF 水平越高，反映肝病越严重，因子Ⅷ:C 降低提示并发 DIC；⑤因子Ⅻa:Ag、AT 的水平低于 35% 或 PLG 的水平低于 20% 提示预后不佳；⑥肝脏疾病时常呈多个凝血因子的联合变化，故需综合分析。

（王学锋）

第六节　遗传性血栓疾病检验诊断

遗传性血栓疾病主要有两种遗传学异常：①遗传缺陷导致基因编码产物不能合成、合成水平较低或不被细胞分泌；②遗传缺陷导致被合成和分泌蛋白的结构和功能异常。抗凝血酶缺陷、蛋白 C 缺陷、蛋白 S 缺陷，是我国 3 种常见的遗传性血栓性疾病；其他遗传性血栓性疾病包括 FⅤ Leiden 基因突变、凝血酶原 G20210A 基因突变、异常纤维蛋白原血症、高半胱氨酸血症和凝血因子浓度增高等。

临床上静脉血栓栓塞患者的一些特殊表现提示有遗传性血栓形成倾向：①特发性或复发性静脉血栓栓塞患者；②年龄小于 50 岁的血栓患者；③有静脉血栓栓塞家族史者，尤其是一级亲属较年轻时发生静脉血栓栓塞者；④特殊部位血栓，如脑、肝、肠系膜或肾静脉血栓；⑤抗凝治疗时发生血栓形成者或皮肤坏死者；⑥新生儿发生内脏血栓、暴发性紫斑、皮肤出血性坏死者；⑦复发性流产超过 3 次者；⑧围产期或口服避孕药、雌性素替代疗法后发生血栓形成者。

一、遗传性抗凝血酶缺陷症

抗凝血酶（AT）是血浆中主要的抗凝血酶抑制剂，并对 FⅨa、FⅩa、FⅪa、FⅫa 和 FⅦa 等丝氨酸蛋白酶都有抑制作用。

遗传性抗凝血酶缺陷症在人群中的发病率为万分之二到万分之五，中国人在静脉血栓栓塞症中抗凝血酶缺陷症的发病率为 5.75%~7.14%。

（一）临床诊断

临床表现主要为静脉血栓形成。发病部位多在下肢深部静脉，其次为髂静脉、肠系膜静脉；约有半数患者发生肺栓塞，少数患者发生脑梗死。动脉血栓并不多见，也有心肌梗死的报道。患者的临床表现差异较大，在遗传性抗凝血酶缺陷症中，约有 60% 的患者发生血栓栓塞症。

抗凝血酶缺陷症的静脉血栓栓塞多为自发的，约为 42%，在抗凝药物治疗条件下，仍有较高的发病率，遗传性抗凝血酶缺陷症在 25 岁以前发病的严重程度较蛋白 C 缺陷症和蛋白 S 缺陷症者重。约 85% 的患者在 50 岁以前至少发生过一次血栓栓塞症，约 2/3 的患者首次发病在 10~35 岁，15 岁以下发病占 10%，血栓栓塞症的发生率存在着随年龄增高的趋势，但是最近的一项研究表明，抗凝血酶缺陷症的血栓发生率存在性别差异，女性的 AT 活性保持稳定，不因年龄增加而改变，而男性的 AT 活性在 50 岁之后出现明显的下降趋势，从而导致抗凝血酶缺陷症的血栓发生率增加。手术、妊娠与分娩、口服避孕药是本症首次发病的常见诱因。联合其他基因突变导致血栓形成的危险性明显增加。

大多数有临床表现的患者均有异常的 AT 基因，在临床上以Ⅰ型杂合子多见，在这类患者中如果氨基酸置换突变仅影响肝素结合能力，大多数患者并无血栓形成的危险。但在纯合子中，肝素结合区的点突变也可以导致静脉血栓或动脉血栓的发生。

（二）实验诊断

本症患者通过下列实验将有助于确诊。

1. **血浆 AT 活性测定（显色底物法）** 受检血浆中加入过量凝血酶，使 AT 与凝血酶形成 1∶1 复合物，剩余的凝血酶作用于显色底物 S-2238，释放出显色基因对硝基苯胺（PNA）。显色的深浅与剩余凝血酶呈正相关，而与 AT 呈负相关，根据受检者吸光度（A 值），从标准曲线中计算出 AT∶A 的水平。参考区间为 102.4% ± 20.4%，范围 78%~120%。

2. **血浆 AT 抗原测定（火箭免疫电泳法）** 受检血浆中 AT 在含 AT 抗血清的琼脂糖凝胶中电泳，抗原和抗体相互作用形成火箭样沉淀峰。沉淀峰的高度与血浆中 AT 的含量呈正相关。从标准曲线中计算出血浆中 AT 抗原（AT∶Ag）的含量，参考区间为 96.3% ± 9.3%，范围 79%~120%。

3. **交叉免疫电泳** 异常蛋白带或泳动速度迟缓在Ⅰ型患者中已有报道，Ⅰ型患者 AT 活性和抗原量平行下降，为正常值的 50%~60%，Ⅱ型患者抗原量正常，但灭活凝血酶因子Ⅹa 的功能及与肝素结合功能出现障碍，通过交叉免疫电泳予以检测。

（三）分型诊断

遗传性抗凝血酶缺陷症为常染色体显性遗传。遗传性抗凝血酶缺陷症分两型（表 13-29）：Ⅰ型缺陷导致基因编码产物不被合成和水平较低，AT 活性与抗原水平平行下降；Ⅱ型缺陷导致被合成和分泌蛋白的结构和功能异常，AT 抗原水平正常，AT 活性下降，如肝素和凝血酶的结合区域异常。

表 13-29　遗传性抗凝血酶缺陷症分型

型别	凝血酶灭活活性	肝素结合活性	AT 含量	交叉免疫电泳
Ⅰ	↓	↓	↓	正常
ⅡRS	↓	↓	正常	正常
ⅡHBS	正常	↓	正常	异常
ⅡPE	↓	↓	↓	异常

ⅡRS 型为丝氨酸蛋白酶反应位点存在缺陷，表现为肝素辅因子活性和凝血酶灭活活性降低，而抗原水平正常；ⅡHBS 型由于肝素不能与突变的 AT 分子结合，表现为肝素辅因子活性下降，而凝血酶灭活活性和抗原水平正常；ⅡPE 型为肝素辅因子活性和凝血酶灭活活性同时下降，而抗原水平也下降。实验室检测结果有助于预示基因缺陷的部位。在ⅡPE 型和ⅡHBS 型中，AT 蛋白分子的电泳行为异常，在含有肝素的琼脂电泳时，正常和ⅡRS 型的 AT 蛋白泳动速度较上述两型为快，这是由于上述两型中的 AT 分子存在肝素结合位点异常，不能正常地与肝素结合，所以 AT 蛋白泳动速度下降。

（四）基因诊断

AT 是一种由肝细胞合成的糖蛋白，其基因定位于染色体 1q23~25，全长为 13 535bp，含 6 个内含子和 7 个外显子。成熟 AT 蛋白的相对分子质量为 58kD，由 432 个氨基酸组成。AT 分子有两个具有重要功能的区域：①与丝氨酸蛋白酶结合的反应中心：位于羧基端 Arg 393~Ser 394 区；②与肝素及内皮细胞表面的硫酸乙酰肝素的作用区，位于氨基端多肽及 helix D 区。这两个功能区的功能存在相互影响。

遗传性抗凝血酶缺陷症发病机制与 AT 基因缺陷有关。表型检测 AT∶A 和 / 或 AT∶Ag 下降，应进行 AT 基因 7 个外显子及其侧翼序列 PCR 扩增，并通过直接测序，判定 AT 基因的遗传学改变。截至 2012 年 12 月，已发现 269 种引起遗传性抗凝血酶缺陷症的基因突变，突变形式包括点突变（错义突变、无义突变）、剪切位点突变、缺失、插入、重组突变。其中，点突变是最常见的突变形式，占已发现的 AT 基因突变的 60%。

（五）鉴别诊断

1. **与遗传性 PC、PS 缺陷的鉴别** 见表 13-30。

2. **与获得性抗凝血酶缺陷症鉴别** 有许多获得性原因可以导致血浆 AT 抗原水平和功能活性下降。譬如肝脏疾病中 AT 合成减少，DIC 和急性血栓形成后期时 AT 消耗过多、肾病综合征或消化道疾病中 AT 排出过多，重大手术和妊娠时也见 AT 下降；某些药物，如肝素、天冬酰胺酶、口服避孕药和已烯雌酚治疗等也能引起 AT 下降；新生儿期存在生理性抗凝血酶低下。从鉴别诊断的目的来看，要确定遗传性抗凝血酶缺陷症，一般应在血栓形成的抗凝剂治疗停止后至少半个月再做检查。

二、遗传性蛋白 C 缺陷症

蛋白 C（PC）是在肝内合成的、依赖维生素 K 的丝氨酸蛋白酶原，与凝血酶调节蛋白（TM）、蛋白 S（PS）和活化 PC 抑制物（APCI）共同组成 PC 系统，在生理性抗凝过程中起重要作用。

人群中无症状的杂合子 PC 缺陷症的发病率为 1/500~1/200，而有症状的杂合子 PC 缺陷症的发病率为 1/32 000~1/16 000。这表明 PC 缺陷症在人群中有相当高的发生率，但可能需要有其他的辅因子缺陷的存在，才能导致血栓形成。新生儿的重度 PC 缺陷症的发病率约为 1/70 万 ~1/50 万。PC 缺陷症患者发生静脉血栓栓塞症的相对危险增加 10~15 倍，在未选择的静脉血栓症患者中，PC 缺陷症的发病率约为 2%~5%；而年龄较轻的患者中，PC 缺陷症有较高的发病率（10%~15%）。

表 13-30　遗传性血栓前状态诊断结果

易栓症			检验结果与分型		
AT 缺陷			AT:A	AT:Ag	肝素结合活性
	Ⅰ型		↓	↓	N
	Ⅱ型	Ⅱa	↓	N	↓
		Ⅱb	↓	N	N
		Ⅱc	N	N	AN
PC 缺陷			PC:A	PC:Ag	(PC:A)/(PC:Ag)
	Ⅰ型		↓	↓	>0.75
	Ⅱ型	Ⅱa	↓	N	<0.75
		Ⅱb	N	N	<0.75
PS 缺陷			PS:A	TPS:Ag	FPS:Ag
	Ⅰ型		↓	↓	↓
	Ⅱ型	Ⅱa	↓	N	N
		Ⅱb	↓	N	↓
抗 APC-FⅤ缺陷			APC SR	诊断值	参考区间
	纯合子		<0.45	<0.70	>0.84
	杂合子		0.45~0.70	<0.70	>0.84
HcⅡ缺陷			HcⅡ:A	Hc:Ag	
	Ⅰ型		↓	↓	
	Ⅱ型		↓	N	
TFPI 缺陷			TFPI:A	TFPI:Ag	
	Ⅰ型		↓	↓	
	Ⅱ型		↓	N	
PLG 缺陷			PLG:A	PLG:Ag	
	Ⅰ型		↓	↓	
	Ⅱ型		↓	N	
PAI 过多	束臂试验		PAI:A	PAI:Ag	t-PA
	前		↑	↑	N
	后		↑↑	↑↑	N/↑
t-PA 缺陷			t-PA:A	t-PA:Ag	
			↓/0	↓/0	
Fg 异常			Fg 含量	APTT/PT	TT
	纯合子		N	↑	↑↑
	杂合子		N	N	↑↑
高同型半胱氨酸血症			同型半胱氨酸含量	注射蛋氨酸后	
	纯合子		↑	↑	
	杂合子		↑/N	↑	
HRG 血症			HRG:Ag	PAI:A	t-PA
			↑	↑	↓/N
因子Ⅻ缺陷		FⅫ:C	FⅫ:Ag	APTT	CRM
	纯合子	<1%	0	>120 秒	Ⅰ型(−)
	杂合子	25%~50%	35%~50%	延长 5%~20%	Ⅱ型(+)
因子Ⅱ20210 突变			FⅡ:C	FⅡ:Ag	
			↑	↑	

（一）临床诊断

本症临床表现差异较大，以静脉血栓形成多见，如下肢深静脉血栓形成、肺栓塞、浅表静脉血栓性静脉炎等，约20%患者发生动脉血栓形成或心肌梗死。血栓形成常无诱因，但手术、创伤、妊娠、分娩或口服避孕药可能诱发血栓形成。50%PC水平正常的杂合子患者多在20岁以后发病，其中50%的患者在30~40岁以前发病，血栓形成的发病率有随年龄增高趋势，余下半数的PC缺乏者可以一直无症状。纯合子型和混合型PC缺陷症相当少见（1/40万~1/20万），患者PC水平在成人中明显下降，仅为正常值的10%~25%，血栓形成的发病年龄在11~45岁，在新生儿中则下降更显著；PC水平几乎测不到的患者常在新生儿出生后立即或头一年中出现暴发性紫癜、重度血栓症、DIC及皮肤坏死，组织学检查可见小血管及毛细血管内有微血栓形成和纤维蛋白沉着。

服用双香豆素药物常引起本症患者发生出血性坏死。其原因是PC的半衰期（8小时）短于其他维生素K依赖的凝血因子（Ⅱ、Ⅸ、Ⅹ）（>20小时），在用药早期，首先出现PC水平的下降，而上述凝血因子含量尚未受到药物的影响，因此产生了高凝状态，引起了微血管内血栓形成，并导致出血性皮肤坏死。

（二）实验诊断

PC缺陷症可以通过PC抗原含量及PC活性测定予以确诊，至少2次检测结果一致才能对本症作出明确诊断，同时应进行家系调查，以免误诊。

1. **血浆PC活性** 可用显色底物法和/或凝固法测定。凝固法是首选的筛选试验。采用APTT原理，即被检血浆与缺乏PC血浆混合后，加入PC活化剂（agkistrodon contortrix）和APTT试剂，孵育后加入$CaCl_2$记录凝固时间。被检血浆的PC水平为0%时，凝固时间为30秒，被检血浆的PC水平为100%时，凝固时间为150秒。此项试验可评估整个PC系统的总体活性，但其APTT在肝素存在时会延长。参考区间：凝固法为102%±25.7%（63.0%~145.0%）。显色底物法的检测结果不受肝素的影响，但仅反映PC蛋白水解活性的缺陷，而不能反映PC灭活FⅤa和FⅧa过程中PC与PS和磷脂表面相互作用的分子缺陷。参考区间：显色底物法为97.2%±14.7%（80.0%~145.0%）。

2. **血浆PC抗原** 可用火箭免疫电泳法或ELISA法测定。正常人血浆PC浓度为4~5mg/L，参考区间：火箭免疫电泳法为72%~139%，4mg/L（3.24mg/L±0.4mg/L）；ELISA法为98.2%±19.8%（62.1%~129.0%）

（三）分型诊断

遗传性PC缺陷症为常染色体遗传性疾病，一般认为是显性遗传，但部分纯合子PC缺陷症患者表现为隐性遗传，分纯合子型与杂合子型。

遗传性PC缺陷症分两型（表13-31）：Ⅰ型，最常见，由于PC合成减少或功能正常的分子稳定性降低，导致PC活性和抗原平行降低；Ⅱ型，由于异常的PC分子合成，导致PC活性较低而抗原正常或前者较后者降低得更多。根据对显色底物法的检测结果，又分Ⅱa型和Ⅱb型。表型的不同与血栓的危险程度无明显关系。

表13-31 遗传性蛋白C缺陷症分型

型别	PC含量	PC活性	
		凝固法	显色底物法
Ⅰ	↓	↓	↓
Ⅱa	正常	↓	正常
Ⅱb	正常	↓	↓

采用两种活性检测方法可以区分Ⅱa型和Ⅱb型。Ⅱb型为外显子8和9的丝氨酸蛋白酶决定簇发生错义突变，而Ⅱa型则与外显子3中编码γ羧基谷氨酸决定簇的核苷酸置换有关，APC活性中心位于该区。此外，前肽（−25→−1）、γ-谷氨酸决定簇（1→45）和类皮肤生长因子决定簇（46→136）缺陷见于Ⅰ型和Ⅱa型PC缺陷症，而不出现在Ⅱb型PC缺陷症；而丝氨酸蛋白酶决定簇（137→419）异常可见于Ⅰ型、Ⅱa型PC缺陷症，在Ⅱb型中也可以见到。

（四）基因诊断

编码PC蛋白的基因位于染色体2q13~q14，其mRNA全长1 790bp，由9个外显子和8个内含子组成。成熟的PC分子含有419个氨基酸，相对分子质量为62kD，由1条轻链与1条重链以二硫键连接而成。Ⅰ型患者PC的抗原水平和活性与正常值有较大的重叠，因此，约有15%杂合子漏诊，5%正常人被误诊。对PC的抗原水平和活性低于正常值的可疑者及其家庭成员可进行基因分析。

遗传性PC缺陷症由PC基因突变引起。目前，在PC基因突变库中登记的突变种类已达328种，突变类型包括单碱基替代、缺失/插入、剪切位点突变和启动子区突变，突变分布于PC基因各区域，其中以错义突变为主。一项中国台湾PC缺陷的病例研究发现，565C>T（Arg147Trp）突变的频率高达43%（9/21），先证者与3位家属的突变位点与其报道一致，提示该突变位点在中国人群中可能较普遍。随着对PC缺陷症研究的深入，我国多家医院先后报道了多个遗传性PC缺陷症家系，其中许多为国际首次报道。PC研究表明，PC基因启动子区的多态性对有该基因突变的患者血浆PC水平有影响。一项对内皮细胞蛋白C受体（EPCR）基因3 936A/G多态性与深静脉血栓形成发生风险的相关性研究结果显示，深静脉血栓患者3 936位点AG基因型分布频率低于正常对照组，差异具有统计学意义，提示EPCR基因3 936AG基因型可能增加血栓发生的风险；在染色体16q23上D16S3106和D16S516位点间的某些基因（如与维生素K代谢有关的NQO1基因）能调节血浆PC水平；对PC缺陷家系Vermont Ⅱ进行的基因扫描发现，在染色体11q23、18p11.2-q11.2和10p12上至少存在一个基因位点与该家系患者的血栓形成有关。因此，PC缺陷的患者是否有静脉血栓形成，除PC基因外，环境危险因素（妊娠、外伤、使用避孕药丸、制动等）和/或许多其他基因位点（FK、FⅤ、AT、PS等）之一的突变等共同在血栓形成过程中发挥作用，必要时可进行其他相关基因检测。

（五）鉴别诊断

1. **与AT、PS缺陷的鉴别** 见表13-30。

2. **与获得性相关血栓性疾病的鉴别诊断**　有许多原因可引起 PC 抗原水平和活性继发性下降，如肝病、肾病、DIC、急性炎症、红斑狼疮、成人呼吸窘迫综合征、华法林、天冬酰胺酶、化疗药、溶栓剂治疗及急性血栓形成后期。但在达那唑或康力龙（stanozolol）治疗时，PC 抗原水平增高。在本症诊断中应排除上述继发因素。

三、遗传性蛋白 S 缺陷症

蛋白 S（PS）是一种维生素 K 依赖性因子，主要在肝细胞内合成，内皮细胞、巨核细胞、单核细胞和成骨细胞中也可少量合成。PS 是蛋白 C 系统的一种辅因子，在 PS 的存在下，活化蛋白 C（APC）增强后者灭活 FⅧa 和 FⅤa 的作用，从而减少凝血酶生成。PS 也作为 PC 的辅因子增强纤溶作用，并通过与其他凝血因子的相互作用直接抑制凝血酶原活化。PS 在循环中有两种形式：约 40%PS 以游离形式存在，称为游离型 PS；其余 PS 则以非共价方式与 C4b 结合蛋白 1∶1 结合，称为结合型 PS。只有游离型 PS 具有活化蛋白 C（activated protein C，APC）辅因子活性。

PS 缺陷症在人群中的发病率为 0.7%~2.3%，而在先天有血栓形成倾向人群中的发生率为 10%。受人种的差异、技术的不同以及性别、年龄、激素水平的多样性等影响，各项研究中 PS 缺陷症在健康人群中发病率有所不同。某项对 150 个遗传性血栓性疾病系谱的研究结果显示，PS 缺陷基因携带者发生血栓形成的终生概率是无缺陷者的 8.5 倍。约 3% 静脉血栓栓塞患者的游离 PS 浓度降低，而正常对照组为 2.1% 与 1.3%，提示游离型 PS 对静脉血栓可能是一个轻度的危险因子，仅使血栓发生的危险性增加 2 倍左右，但可与其他遗传性因素共同起作用，增加血栓形成的概率。

（一）临床诊断

遗传性 PS 缺陷症的临床表现大多为静脉血栓和肺栓塞，且具有复发性。静脉血栓可以发生于股静脉、腓静脉、肾静脉、脾静脉、肝门静脉、锁骨下静脉、肠系膜静脉和大脑静脉等。与遗传性蛋白 C 缺陷症相比，遗传性 PS 缺陷症与动脉血栓相关性更大（20%），包括多发性动脉血栓形成（肠系膜）、心肌梗死及脑血栓形成。PS 缺陷症患者发生血栓栓塞的危险性随年龄增大而增加。有报道指出，在 50% 的 PS 缺陷患者，尽管伴有血栓形成的高危因素，直至 45 岁都没有发生血栓形成。纯合子或复合杂合子的患者一般在出生后表现为暴发性紫癜而死亡。然而，有报道显示 1 例男孩为复合杂合子，在 10 岁时才首次发生血栓，另一例纯合型的患者，在 20 岁的时候才出现首次的血栓形成，而他 23 岁的哥哥，游离 PS 型水平低于 1% 且也是纯合型，则无血栓形成表现。目前的报道显示，PC、PS 联合缺陷会导致严重的血栓症状，发病早且治疗后易复发；但也有 PC、PS 联合缺陷家系的成员尚未发病的病例。

（二）实验诊断

蛋白 S 缺陷症是最难以明确的遗传性血栓性疾病。游离型 PS 水平测定可能是最佳的筛查试验，游离型 PS 抗原及活性降低是本病的特征，疑似患者应做如下检查：

1. **总 PS 抗原（TPS:Ag）**　多采用火箭免疫电泳法或 ELISA 法，应注意避免 C4b-BP 浓度的干扰。参考区间为 98.2% ± 33.4%（59.7%~131.2%）。

2. **游离 PS 抗原（FPS:Ag）**　聚乙二醇 6000 沉淀提取法，血浆标本中加入终浓度为 3.75% 的聚乙二醇（分子量 8 000），于 4℃以下使结合型 PS 沉淀，上层液即含游离型 PS（FPS），然后再加以测定，这种方法对 APC 抵抗的敏感性稍差。参考区间为 92.8% ± 34.2%（55.4%~128.0%）。最近有一种采用抗游离 PS 的特异表型的单克隆抗体以 ELISA 方法直接测定血浆中游离型 PS 含量，无须用聚乙二醇的分离步骤，不受 PS-C4b 结合蛋白干扰，是目前检测 FPS 最好的方法。结果需与正常混合血浆比较并按国际标准校正。

3. **游离型 PS 活性（PS:A）**　PS 抗凝活性的检测方法为凝固法，患者血浆与 FⅩa、PC、磷脂温育，随即加入 $CaCl_2$，记录凝固时间，PS 活性降低则凝固时间缩短。这种测定方法缺乏特异性，在先天性 APC 抵抗（FⅤ Leiden 突变）与获得性 APC 抵抗（如抗磷脂抗体等）时，也会产生 PS 活性降低的假阳性。参考区间为 97.9% ± 29.7%（61.0%~135.0%）。

（三）分型诊断

本病为常染色体显性遗传，患者分纯合子型和杂合子型。遗传性蛋白 S 缺陷症的血浆表型，有两种不同分类法：即 Comp 分型和 Bertina 分型。目前，文献报道的分型方法通常采用 Bertina 分类法（表 13-32）。

表 13-32　遗传性蛋白 S 缺陷症分型

型别	PS 抗原含量		游离型 PS 活性
	总 PS	游离型	
Ⅰ	↓	↓	↓
Ⅱ	正常	正常	↓
Ⅲ	正常	↓	↓

Ⅰ型为量的缺陷，即血浆中总 PS 抗原（TPS:Ag）、游离 PS 抗原（FPS:Ag）及 PS 活性（PS:A）均降低；Ⅱ型为质的缺陷，即血浆中 TPS:Ag 和 FPS:Ag 正常，PS:A 降低，从而导致抗凝血功能的丧失；Ⅲ型可能是 PS 与 C4b-BP 结合增强所致，血浆中 TPS:Ag 正常，但 FPS:Ag 和 PS:A 降低。PS 缺陷症患者约 70% 为Ⅰ型，Ⅱ型、Ⅲ型较少见。

（四）基因诊断

PS 缺陷症是一种基因缺陷病，主要以常染色体显性方式遗传。成熟的蛋白 S 分子量为 71kD，是由 635 个氨基酸组成的单链糖。现已发现两个高度同源的 PS 基因，即 PSα（PROS1）和 PSβ（PROS2），两者具有 96.5% 的同源性，且都定位于 3 号染色体（3p11.1-3p11.2）。其中，PROS1 基因为活性基因，PROS2 基因为假基因。活性基因 PROS1 长约 80kb，含 15 个外显子和 14 个内含子及 6 个重复的 ALU 序列。在循环中的 PS 均是 PROS1 基因的产物。

PS 的基因检测主要是应避免假基因（PROS2）的干扰。由于仅 PROS1 基因转录产生 mRNA，直接有效的方法是对 PS 的 mRNA 进行分析。可以通过表型检测 PS:A 和 / 或 TPS:Ag、FPS:Ag 下降；还可以设计针对 PROS1 的特异性引物，对 PS 基因 15 个外显子及其侧翼序列进行 PCR 扩增，并通过直接测序，判定 PS 基因的遗传学改变。

到目前为止，人类基因突变数据库上更新的 PS 基因突变共有 238 种，大部分为错义突变、无义突变及移码突变，其中错义突变达 150 种之多，移码缺失有 27 种。在日本静脉血栓栓塞（VTE）人群中，196K>E（Lys196Glu）是引起 PS 缺陷最常见的基因突变，在正常人群中的发生率为 0.9%，但在其他国家的研究中并未得到相似的结果。目前，我国多家医院已报道了多个遗传性 PS 缺陷症家系，其中包括多个国际首次报道家系。

（五）鉴别诊断

1. 与遗传性 PC、AT 缺陷鉴别 见表 13-30。

2. 与获得性蛋白 S 缺陷症的鉴别 PS 的水平受许多因素影响，因此获得性 PS 缺陷症较常见，应与遗传性 PS 缺陷症鉴别。在孕期，游离型 PS 的水平最低可由 0.45U/ml 降至 0.26U/ml，这与 C4b-BP 浓度变化及 PS 与 C4b-BP 的亲和力变化相关。然而，PC 水平在整个孕期无变化。在口服避孕药的患者中，结合型 PS 浓度降低，C4b-BP 浓度也降低，游离型 PS 水平不变。PS 缺陷症发生还与一些疾病的发生相关，如肝脏疾病、水痘、大面积血栓形成、华法林的使用、DIC、系统性红斑狼疮（SLE）。在 36 个 SLE 患者中有 9 个患者的 PS 水平低。所有 PS 缺陷的患者都有抗磷脂（APA）抗体，这说明获得性 PS 缺陷有引发血栓形成的倾向。在肾病综合征患者，总 PS 增加，C4b-BP 水平也增加了近两倍，游离型 PS 水平降至正常值的 75%。有报道显示，HIV 感染患者获得性 PS 缺陷症的发病率高，有时伴有血栓形成。

四、其他遗传性血栓性疾病

（一）遗传性活化蛋白 C 抵抗 / 凝血因子Ⅴ Leiden 突变

目前对大部分静脉血栓发生的原因尚不十分清楚，但可以肯定与遗传因素有关，因为 40% 以上的血栓性疾病患者有家族史。然而现已发现的遗传性抗凝因子缺乏症发生频率较低，不足以解释遗传性易栓症的发生机制。1993 年有了历史性的突破，荷兰的 Dahlback 等报道了一种新的遗传易栓症——活化蛋白 C 抵抗（APC-R），并在 1994 年由 Bertian 等证实是由于 FⅤ基因点突变（FⅤR506Q，又称 FⅤLeiden）所致。Arg506 是 APC 分解、灭活 FⅤ的首要位点，突变体 Gln506 对 APC 的分解不敏感，发生 APC-R，使得 FⅤ活性不能被有效抑制，凝血过程持续激活引起病理性血栓形成。

目前的研究显示，FⅤLeiden 变异在白种人普通人群存在的比例为 5%~10%，而在静脉血栓人群存在的比例高达 20%~40%。由 FⅤLeiden 突变所引发的 APC-R 是血栓发生的重要高危因素。FⅤLeiden 杂合子终生处于血液高凝状态，发生静脉血栓的风险为正常基因个体的 5 倍，而纯合子患静脉血栓的风险增加 50 倍之多。与蛋白 C、蛋白 S 或 AT 纯合缺陷比较，FⅤLeiden 纯合子型更能威胁生命。

FⅤLeiden 突变是白种人中最常见的遗传性易栓症的病因，占 40%~50%。而在亚、非、澳、美洲的原居民中较少发现，有明显的种族、地域差异。对中国人群所做的多项调查显示，不能明确 FⅤLeiden 和低 PS 水平、APC-R 之间的关系。

1. 临床诊断 遗传性 APC-R 的临床表现与其他抗凝血因子（PC、PS、AT）缺陷的临床表现相似，深静脉血栓（DVT）最为常见，血栓可发生在不常见部位，如大脑静脉窦和视网膜等，而肺栓塞较少见。其临床血栓发病率的个体差异较大，有些人可能终身不发生血栓，而有些人则从小反复发生严重的血栓，纯合子发病概率高于杂合子；发生血栓的危险性终身存在，并随年龄的增长而增加，但有 25% 的患者在 50 岁以前发生血栓。

此外，遗传性 APC-R 个体发生血栓也与环境因素有关，包括口服避孕药、创伤、外科手术及妊娠，甚至有报道长时间旅行静坐也可能诱发 APC-R 个体发生血栓。在一项对 50 个 APC-R 家系的研究发现，首次发生血栓并与环境诱因相关的占 63%。妇女口服避孕药及妊娠是诱发血栓形成的高危因素，因为在口服避孕药或妊娠期间发生血栓或血栓并发症的妇女中，分别发现有 30% 和 47%~60% 的患者有 APC-R。APC-R 可能是术后血栓形成的主要病理因素之一，有报道膝关节成形术后发生 DVT 患者中有 30% 发现有 APC-R。遗传性 APC-R 若再合并有其他抗凝血因子的缺陷（如 PC），则发生血栓的概率将显著增加。

遗传性 APC-R 与动脉血栓发生的关系似乎不大，尽管有少量病例报道携带 FⅤR506Q 突变的吸烟青年女性心肌梗死的发病概率增加，年轻人或儿童脑梗死的概率增加，但这方面的研究还需进一步深入以阐明两者的关系。

2. 实验诊断 本症诊断以实验室检测结果为依据。

（1）APC-R 试验：以 APTT 为基础，在加入外源性 APC 时，测定血浆再钙化时间，结果以 APC 敏感比率（APC-SR）表示。计算公式为 APC-SR= 不加 APC 的 APTT/ 加 APC 的 APTT。

1）第一代 APC-R 试验：50μl APTT 试剂与 50μl 血浆混合，37℃温育 5 分钟，随后加入 50μl 30mmol/L $CaCl_2$（含或不含 16nmol/L APC），测定再钙化时间。结果以活化蛋白 C 敏感比值（APC-SR）表示。正常人 APC-SR>0.84，低于此值界定为 APC-R。杂合子的 APC-SR 值在 0.45~0.7，纯合子的 APC-SR<0.45。此项试验存在明显的缺点和不足，假阳性率及假阴性率均较高。

2）第二代 APC-R 试验：用乏 FⅤ血浆将患者血浆稀释 4 倍再进行 APC-R 测定，减少了血浆 FⅧ升高对此项试验的影响，大大提高了本症诊断的正确性，其特异性和灵敏度几乎均为 100%。正常人 APC-SR 值为 2.6 ± 0.3（2.0~3.3），杂合子为 1.7 ± 0.2（1.4~2.1），纯合子为 1.2 ± 0.0（1.2~1.2）。

（2）以凝血酶原法测定 APC-SR：正常均值为 12.3 ± 0.38（8.0~20.0），杂合子为 41.9 ± 1.0（35.0~50.0），纯合子为 86.0 ± 0.63（82.0~88.0）。该试验不受抗凝药物和抗磷脂抗体等因素的影响。

3. 分型诊断 FⅤLeiden 突变为常染色体显性遗传，分为纯合子型和杂合子型。

4. 基因诊断 FⅤLeiden 突变阻碍了 APC 对 FⅤ506 位的裂解，使 FⅤ灭活减缓；而 Arg506 突变不影响 FⅤ转变为 FⅤa，FⅤLeiden 凝血活性正常，因此，患者出现高凝状态，有利于血栓形成。在西方人群中 APC-R 患者 90% 以上具有

FⅤR506Q，但FⅤLeiden突变不能解释全部的APC-R现象，在亚洲人群中尤其如此，因此，APC-R还有未阐明的机制。

1998年，分别在中国香港和英国发现了2种Arg306突变——Arg306→Gly和Arg306→Thr。由此，一方面证实了Arg306这一APC切割位点在调节凝血酶原酶复合物中的重要作用，另一方面也提示可能有多种基因突变影响FⅤ的关键位点而导致APC-R。上述两个位点的突变与APC-R发生率及静脉血栓形成的关系，尚需在世界范围内进一步研究。在有APC-R而无FⅤLeiden突变的家系中还发现单倍型FⅤ突变（HR2），HR2与FⅤLeiden共遗传者发生静脉血栓栓塞的危险高于单纯的FⅤLeiden突变者。

我国近年仅有零星几例FⅤ突变的报道。中国香港发现的Arg^{306}→Gly突变可能值得在中国人中进行新的调查研究。

因为APC-SR不能区分遗传性原因抑或获得性原因，所以仍旧需做基因分析来证实FⅤLeiden突变的存在。FⅤLeiden突变能够通过分析外周血单个核细胞中的基因组DNA而被直接检测到。点突变的初步基因检测是利用了如下原理：FⅤLeiden突变可破坏FⅤ基因内的一个限制性内切酶位点。因此，限制性内切酶可以正确地切断未突变患者的DNA，但FⅤLeiden突变杂合子的一半DNA及纯合子的所有DNA不会被切断，导致琼脂糖凝胶上出现不同的带型。基因检测可检测DNA的序列，它不会受到抗凝剂及其他药物的影响。但是，针对FⅤLeiden突变的基因检测不能测出APC抵抗的其他遗传性病因（罕见的）或获得性病因。

5. **鉴别诊断**　APC-R现象在健康人群中有较高发生率，但并不发生血栓形成，当伴有其他基因缺陷存在时，如合并抗凝血酶缺陷、蛋白C缺陷或蛋白S缺陷时，才会增加血栓形成的发生率。因此，在血栓形成患者的APC-R阳性时，应同时对其他引起易栓症的病因进行检查，以免漏诊。

血浆FⅧ浓度增高、狼疮抗凝物质和抗磷脂抗体可引起获得性APC-R。老年与妊娠、恶性肿瘤，含雌激素的避孕药或皮质类激素也使APC-R增加。

（二）凝血酶原G20210A突变

本病是继FⅤLeiden后在西方人群中发现的又一单基因突变所致的遗传性血栓性疾病，呈常染色体显性遗传。人类凝血酶原基因位于11号染色体p11-q12区，长21kb，含14个外显子和13个内含子。1996年Poort首先报道：凝血酶原基因3′端非翻译区的核苷酸20210的转换（鸟嘌呤转换为腺嘌呤）是血栓形成的危险因素，在携带有G20210A等位基因患者中，87%患者血浆凝血酶原（FⅡ）水平升高（>1.15U/mL），血浆凝血酶原浓度增高可促使血栓形成增加，患者血栓形成的危险度比正常人升高3~5倍。凝血酶原G20210A突变的分布存在明显的地理差异，不同研究者得出G20210A基因突变发生率结果不同，可能因研究人群不同所致。白种人该等位基因杂合子比率为0.7%~6.5%，其中西班牙人的携带率最高，静脉血栓形成患者中约为6%，家族性易栓症中约为18%，该突变与FⅤLeiden异常同属西方人群中最常见的易栓症病因。而对中国人群进行的研究结果显示，FⅤLeiden和G20210A的分布频率和位点频率极低，提示这两个位点对中国人静脉血栓易患性的作用较小。尚无中国人凝血酶原G20210A突变所致易栓症的报道。

凝血酶原G20210A突变的携带者静脉血栓栓塞（venous thromboembolism，VTE）发生危险性较非携带者高2~6倍。杂合子突变携带者与非携带者复发率没有差别，而纯合子突变携带者有高的复发率。同时存在凝血酶原G20210A突变和FⅤLeiden突变的患者复发率增加2.6倍。有报道20%的患者凝血酶原G20210A突变与脑静脉血栓形成有关，G20210A突变能够使成人脑静脉血栓形成发生风险增加5倍。凝血酶原G20210A突变或FⅤLeiden突变合并使用口服避孕药（OC），发生血栓形成的概率倍增。

1. **临床诊断**　该病主要是与深静脉血栓形成有关，与动脉血栓形成的关系仍未确定，可见于急性心肌梗死、脑梗死。

2. **实验与基因诊断**　该病遗传学改变为凝血酶原基因3′端21210位核苷酸G→A替换。因此本病诊断主要依赖对凝血酶原的基因分析，目前最常用的方法为PCR产物直接测序分析，或先做PCR扩增有关的片段，用HindⅢ限制性内切酶消化后电泳分析。

（三）遗传性肝素辅因子Ⅱ缺陷症

肝素辅助因子Ⅱ（HC-Ⅱ）是一种单链抗凝血酶糖蛋白，属于丝氨酸蛋白酶抑制剂，由肝脏分泌入血液循环。HC-Ⅱ分子量为65kD，含480个氨基酸，其基因位于第22号染色体。HC-Ⅱ与凝血酶形成1∶1稳定复合物而使凝血酶失去活性。适量的肝素、硫酸皮肤素能增强HC-Ⅱ灭活凝血酶活性1 000倍。但与AT不同，HC-Ⅱ对FⅩa无明显灭活作用。遗传性肝素辅因子Ⅱ缺陷症呈常染色体显性遗传。

HC-Ⅱ缺陷可分为两型，第一型是HC-Ⅱ浓度减少引起的，第二型是由于生成的HC-Ⅱ发生了质的改变。HC-Ⅱ缺陷症在血栓形成性疾病中的发病率<1%。据报道，杂合子个体的肝素辅因子Ⅱ血浆浓度约为正常值的50%。在VTE患者组和对照组，HC-Ⅱ杂合体突变出现的频率是一样的，只有1例与VTE相关的纯合型遗传性缺陷病例被报道，说明杂合缺陷只有在联合发生其他血栓易感因素时才可能成为一种血栓致病因素。

1. **临床诊断**　主要的临床表现为深静脉血栓形成、脑梗死。

2. **实验诊断**　本症患者的HC-Ⅱ含量及活性降低。

（1）HC-Ⅱ含量：可采用多克隆兔抗人HC-Ⅱ IgG抗体进行ELISA法测定，参考区间为0.80~0.13U/ml。

（2）HC-Ⅱ活性：采用显色底物法进行测定，受检血浆中肝素辅因子Ⅱ（HC-Ⅱ）能被硫酸皮肤素（dermatan sulphate，DS）激活。实验中加入过量的凝血酶，凝血酶与肝素辅因子Ⅱ（HC-Ⅱ∶A）形成1∶1的复合物，剩余的凝血酶有酰胺酶活性，能使合成显色底物S2238中的Arg与对硝基苯胺连接处的键断裂，游离出发色基团PNA，显色程度与HC-Ⅱ∶A量呈负相关。参考区间为100%±15.3%。

（四）组织因子途径抑制物（TFPI）缺陷

TFPI为内源性血浆抗凝蛋白和体内唯一的组织因子（TF）特异性抑制剂，调节体内TF依赖的凝血。TFPI来源于血管内皮细胞，基因位于人2号染色体，成熟TFPI是一种相对稳定的糖蛋白，包含276个氨基酸残基，由富含酸性氨基酸的N端、3个串联的Kunitz型结构域（KD1、KD2和KD3）和富含碱性氨基酸的C端组成。现已明确KD1结构域结合FⅦa抑制TF-Ⅶa合成，KD2区抑制FⅩa，KD3区抑制内毒素和CD14结合。TFPI的大小显示高度异质性，在凝胶电泳上显示两个带，大小分别为(45±2)kD和(33±2)kD，两种形式发挥功能均需FⅩa。43kD的形式具有最大的抗凝活性。

人类的TFPI有两种形式：TFPI-1和TFPI-2，通常说的TFPI是指TFPI-1。TFPI-1在体内的分布大致分为3个部分：①结合于内皮细胞腔面，占总流量的50%~80%；②血液中占10%~50%，大部分与脂蛋白结合，小部分以游离形式存在；③血小板中约占8%。总TFPI-1和游离型TFPI-1减少是深静脉血栓（DVT）的危险因素。正常人血浆TFPI-1含量为54~142ng/ml，在体内有肝脏和肾脏负责清除，凝血酶和肝素可改变体内TFPI-1的分布。

TFPI的抑制机制为一个两步负反馈：首先，TFPI的KD2结合活化的FⅩa并将其灭活；随后KD1以FⅩa依赖的方式迅速结合邻近的TF-FⅦa复合物形成FⅩa-TFPI-TF-FⅦa四元复合物，抑制TF-FⅦa复合物的催化活性并阻止进一步激活FⅩ。TFPI本身可作为FⅩa-TFPI-TF-FⅦa复合物的底物占据其活性位点。在肝素存在的情况下，TFPI对FⅩa-TF-FⅦa复合物的抑制作用明显提高。

TFPI可能是血栓形成的一个危险因素。Amini-Nekoo等研究发现，总TFPI水平降低与静脉血栓形成的风险有相关性。应用TFPI可防止所有实验犬股动脉及冠脉溶栓后的再闭塞，这反映了动脉血栓形成与TFPI不足有关。虽然，这些研究支持低TFPI水平是血栓形成性疾病的一个危险因素，但是由于研究中未能对影响凝血的其他因素进行综合分析，这种说法暂时是一种假说。根据TFPI水平评估VTE的风险，尚需要更多关于低TFPI水平与VTE发生风险的研究。

1. **临床诊断** 主要表现为静脉血栓和动脉血栓形成。

2. **实验诊断**

(1) TFPI抗原检测

1) 截短形式抗原检测原理：该法可分别检测所有形式或全长形式TFPI，其差别在于截短形式TFPI含量的不同。两种方法均以抗Kunitz 1结构域单克隆抗体作为捕获抗体。Western印迹分析法证实捕获抗体与天然的或截短形式的TFPI具有专一性，结果有34kD及21kD两条条带，分别对应于完整天然的及截短形式的TFPI。首先将稀释的血浆样品或细胞培养上清液加到预先包被有捕获抗体的微量检测板中并温育，然后以抗Kunitz 1或Kunitz 3结构域多克隆抗体与各种形式或全长形式TFPI反应，继以辣根过氧化物酶（HRP）标记抗体作为第三抗体，HRP催化底物四甲基联苯胺（TMB）反应，结果溶液呈蓝色，并以0.5mol/L硫酸增加敏感度，反应液最后呈黄色，最后置于450nm波长处测反应液吸光度值，并根据全长形式的TFPI标准曲线求得待测样品中的TFPI浓度。参考区间：枸橼酸处理的健康志愿者血浆TFPI浓度为40~85ng/ml，平均浓度为55ng/ml。此外，正常血浆中截短形式TFPI占总TFPI的40%左右。

2) 总抗原检测：总TFPI抗原检测采用酶联免疫双抗体夹心ELISA法，以兔抗人TFIP多克隆抗体作为捕获抗体。本法不仅检测TFPI的完整形式，也可以检测截短形式的TFPI及其与组织因子（TF）、FⅦa形成的三元复合物（TF/Ⅶa/TFPI）。此外，尚可检测到TFPI/Ⅹa及TF/Ⅶa/TFPI/Ⅹa四元复合物，只是敏感度略低，检测的敏感度为0.36ng/ml。参考区间：枸橼酸处理健康志愿者血浆TFPI浓度为75~120ng/ml，平均浓度为89.5ng/ml。

(2) TFPI活性检测：显色底物法进行TFPI活性检测，可反映TFPI对TF/FⅦa复合物激活因子Ⅹ的抑制能力。待测样品用TF/FⅦa和FX温育后，TF/FⅦa复合物的剩余活性可用SPECTROZYME®F Ⅹa来检测。后者是一种高度特异性的显色底物，仅检测由FⅩa裂解出的发色基团——对硝基苯胺（PNA）。测定反应液中PNA在波长405nm处的吸光度值，并与由已知TFPI活性制得的标准曲线比较，得出TFPI活性。参考区间：正常血浆中含TFPI约55ng/ml，或1U的TFPI活性。

3. **基因诊断** TFPI-1的编码基因定位于染色体2q31~2q32，全长70kb，包含9个外显子和8个内含子，外显子1和2编码TPFI mRNA的5′端非翻译区，外显子3编码信号肽及N末端，外显子4、6、8分别编码TFPI的KD1、KD2和KD3，外显子5和7编码KD1、KD2和KD3之间的连接区，外显子9编码C末端和3′端非翻译区。TPFI-1mRNA启动子没有典型的TATA盒和CAAT盒，而是在5′侧区的508和521胞嘧啶上有两个转录起始点。

目前已发现TFPI基因多态性有6种。TFPI基因多态性在某种程度上影响TFPI的结构和功能，或许TFPI基因多态性是血栓形成的一个遗传性危险因素。目前对TFPI基因多态性与血栓性疾病的关系研究结果不尽相同，Kleesiek等发现，P151L多态性的频率在VET患者（342例有4个杂合型）高于志愿者（5 120例有10个杂合型），认为P151L与易栓症显著相关，但P151L等位基因的频率只有0.2%。姜剑军等采用聚合酶链反应-单链构象多态性分析及DNA测序，对DVT患者与正常汉族人进行TFPI基因序列分析，提出TFPI基因可能不是中国汉族人DVT的主要易感基因；刘秀娥等的研究结果表明TFPI-1基因C-3993T多态性与静脉血栓形成易感性有关，纯合突变基因型可能是静脉血栓栓塞的重要危险因素。由于遗传性TFPI导致血栓形成的报道较少，TFPI-1与血栓形成易感性的关系尚需更多的研究论证。

（五）遗传性异常纤维蛋白原血症

纤维蛋白原（Fg）是一种由肝细胞和巨核细胞合成的大分子糖蛋白，其基本功能有：①在循环系统凝血酶的催化作用下，使纤维蛋白原转变为纤维蛋白网，从而发挥其凝血和生理性止血作用；②参与血小板膜糖蛋白Ⅱb/Ⅲa的受体，介导到血小板的活化聚集。此外，Fg还参与动脉粥样硬化以及肿瘤转移等过程。遗传性异常纤维蛋白原血症（congenital dysfibrinogenemia，CD）是由于编码纤维蛋白原的基因（FGA、FGB和FGG）发生突变，导致纤维蛋白原三条肽链结构和功能异常的一种遗传性血栓病。

1. **临床诊断** 遗传性异常纤维蛋白原血症的临床表现

异质性明显，可有出血、血栓或者无任何症状。在超过 250 例患者的统计中，约 53% 无症状，多因术前实验室检查时发现；26% 有出血表现；21% 有血栓形成，其中有些患者血栓形成与出血同时出现。患者也可表现为伤口愈合延迟。仅 0.8% 静脉血栓形成患者有异常纤维蛋白原血症，但在分娩后血栓形成比例较高，并易引起孕妇流产。Koster 等研究发现，血浆 Fg>5g/L 时患 VTE 的相对危险度（OR）是 3.7，证实血浆 Fg 含量升高是 DVT 发生或复发的危险因素之一。

遗传性异常纤维蛋白原血症多样的临床表现和 Fg 基因突变的异质性相关，纤维蛋白肽链释放异常的患者常有黏膜出血，出血多为轻到中度。遗传性异常纤维蛋白原血症杂合子患者出血较轻微，多表现为软组织出血、瘀斑、女性月经过多等，可出现术中或术后出血，一般不会有生命危险；但纯合子患者常有明显症状，如脐带出血、颅内出血等。具有血栓形成倾向的异常纤维蛋白原血症患者中静脉血栓较动脉血栓多见，妊娠与外伤等可诱发血栓形成。患病孕妇可有自发性流产、胎盘早剥等异常严重的产科并发症，该病还可与蛋白 C 缺陷症、蛋白 S 缺陷症、抗凝血酶缺陷症、FⅤLeiden 和凝血酶原 G20210A 突变等合并存在。

2. 实验诊断 CD 患者主要通过临床实验室检测发现其异常凝血指标而被诊断。在异常纤维蛋白原血症中，凝血试验的敏感性取决于基因的特定突变、检测试剂和技术。

(1) 凝血酶时间（TT）和爬虫酶时间（reptilase time）测定：通常 TT 和爬虫酶时间均显著延长，且不能被甲苯胺蓝或鱼精蛋白纠正，极少数的情况下也可表现为正常或缩短。

(2) Fg 活性和 Fg 抗原测定：凝血酶法（Clauss 法）是根据纤维蛋白原与凝血酶作用最终形成不溶性纤维蛋白的原理，以国际标准品为参比血浆制作标准曲线，用凝血酶测定血浆凝固时间，所得凝固时间与血浆中纤维蛋白原浓度呈负相关，从而得到纤维蛋白原的含量。采用免疫比浊法，测定 Fg 抗原含量，它们的参考区间均为 2~4g/L。

(3) 纤维蛋白原对纤溶酶的反应分析：① Fg 还原后的 SDS-PAGE（聚丙烯酰胺凝胶电泳）有助于发现高分子量的异常纤维蛋白原分子带，反映纤维蛋白原对纤溶酶降解作用的反应低下；②可采用纤维蛋白凝块加入纤溶酶的方法进行观察，患者纤维蛋白凝块在 15 酪蛋白单位 /L（0.015 酪蛋白单位 /ml）活性强度的纤溶酶溶液中不能溶解，说明纤维蛋白原对纤溶酶降解作用不敏感；③交叉免疫电泳法，可观察到异常纤维蛋白原有结合白蛋白的能力，因此能与凝胶中抗白蛋白的抗血清发生沉淀弧，而正常纤维蛋白原并无结合白蛋白的功能。

(4) 电镜分析：电镜检查以确定纤维的形状是否异常。

(5) 其他：活化部分凝血活酶时间（APTT）及凝血酶原时间（PT）在杂合子型中往往是正常的，而纯合子型中显示轻度延长。

3. 分型诊断 本症呈常染色体显性或共显性方式遗传，可分纯合子型和杂合子型。

4. 基因诊断 Fg 分子的相对分子量为 340kD，是由 Aα、Bβ 和 γ 链通过 29 对二硫键相连而成的对称性二聚体，其 3 条肽链分布由簇集于 4q28-4q31 约 50kb 内的 3 个独立基因 FGA、FGB 和 FGG 编码，FGA、FGB 和 FGG 分别有 6、8 和 10 个外显子组成。因并非所有患者的实验室检查都很典型，目前的实验室筛查项目，CD 存在误诊或漏诊的可能，因此明确 CD 的基因突变位点才是 CD 诊断、治疗及优生优育的产前诊断的关键。

CD 的发生主要为编码基因 FGA、FGB 和 FGG 上的碱基发生突变所致，目前发现导致 CD 的基因突变种类已约 400 种，其中包括错义突变、无义突变、移位突变，它们主要发生在外显子部分。国内首例报道为先证者纤维蛋白 FGA 基因第 2 号外显子 G1233 → A 杂合碱基改变（密码子 CGT → CAT），导致 Arg16His 错义突变，该突变来源于母系，AαArg16His 错义突变是国际上已知的热点突变；国内第二例为先证者 γ 链 FGG 第 8 号外显子 G5876 → T 杂合突变，导致 Arg275Cys 突变；随后不断发现其他突变形式。由于 Fg 转变为纤维蛋白以及纤维蛋白的随后溶解是个由液相到固相再到液相的变化过程，这个过程发生障碍可导致出血或血栓形成。Fg 异常是纤维蛋白肽释放、纤维蛋白单体聚合、纤维蛋白交联和纤维蛋白凝块纤溶等机制异常所致。

遗传性异常纤维蛋白原血症的确诊需要通过基因分析技术直接确定 Fg 分子缺陷，由于绝大多数遗传性异常纤维蛋白原血症呈显性遗传方式，家系分析有助于排除获得性异常纤维蛋白原血症。

（六）遗传性纤溶酶原缺陷

人纤溶酶原（Plg）是一种由 791 个氨基酸组成的单链糖蛋白，相对分子质量为 84~92kD。天然的 Plg 以谷氨酸纤溶酶原（Glu-Plg）的形式存在于血浆中。Plg 是人体纤溶系统中的关键成分之一，其活化位点在肽链的精氨酸（561）- 脯氨酸（562）处，Plg 在其活化剂 t-PA、u-PA 等作用下转变成纤溶酶，后者不仅具有清除血液中纤维蛋白凝块，防止血栓形成的纤溶作用，而且还参与体内一系列与蛋白质水解有关的生理、病理过程。

由于缺乏 Plg 的个体并不都会发生血栓，因而纤溶酶原缺陷症作为血栓形成的病因目前尚有争论。Prins 和 Hirsh 报道，Plg 缺陷在一般人群中和有血栓的患者中出现概率相同，并且有和没有 Plg 缺陷的患者血栓形成的相对风险也相同。在有纯合缺陷的婴儿临床表现主要为木质状黏膜炎、伤口愈合不良、脑积水和高黏滞性气道分泌物，这些症状都可以通过 Plg 输注得到纠正，但是这些婴儿并未受到 VTE 的影响。敲除 Plg 基因的小鼠也未受 VTE 的影响，这些均不支持 Plg 缺陷作为 VTE 病因。但是在 Kawasaki 等报道的 72 例 DVT 中，有 9 例（12.5%）为本症，并认为本症与血栓形成有关；郝清智等检测了我国 142 例 VTE 患者的 Plg 活性，证实有 10 例为先天性异常纤溶酶原血症，并且认为创伤、长期卧床及制动可能是先天性异常纤溶酶原血症患者诱发 VTE 的主要因素。另有研究报道，无论纯合性还是杂合性 Plg 缺乏，如果同时合并其他遗传缺陷（如因子ⅤLeiden 突变）存在，则可促进血栓形成。

本症在日本人中有较高发病率，约 3%~4%，而在高加索地区罕见。

1. 临床诊断 出生后 1 个月即可发病，但多见于 20~30

岁，也有在56岁首次发病者。

临床表现主要为静脉血栓的反复发作。多见于下肢深部静脉血栓、肺栓塞，其次为脑梗死、肠系膜静脉血栓、视网膜血栓形成及脑矢状窦静脉血栓形成，在妊娠妇女中可以出现流产及胎盘血栓形成，也有股动脉血栓形成的报道。外伤、手术、妊娠及分娩等各种应激状态易诱发血栓形成。

此外也有些少见的临床表现，如在儿科中，可以见到木质状结膜炎（ligneous conjunctivitis）、脑积水和水性囊肿（hydrocele），多见于纯合型缺陷症患儿，并不伴有血栓形成。

2. **实验诊断**

（1）Plg活性测定（显色底物法）：Plg在链激酶的作用下，转变成纤溶酶，显色底物（S-2251）在纤溶酶的作用下释放对硝基苯胺而显色。显色深浅直接随纤溶酶水平高低而变化，而纤溶酶多少又因Plg而波动。可通过计算求得血浆中Plg的含量。参考区间为75%~140%。杂合子患者Plg活性降为参考区间的40%~60%，纯合子的Plg活性仅为5%。

（2）Plg抗原测定：ELISA双抗体夹心法检测。参考区间为（0.22 ± 0.03）g/L。

3. **分型诊断** 本症为常染色体显性遗传。根据Plg量或质的改变将纤溶酶原缺陷症分为两型，Ⅰ型纤溶酶原缺陷症患者体内Plg活性和抗原性平行下降，Ⅱ型患者Plg功能活性异常，而抗原量正常。Ⅰ型纤溶酶原缺陷症患者的主要临床表现为木质化结膜炎，病变多发生于眼部，身体其他部位如口腔、牙龈、呼吸系统也有发生，女性患者还有可能发生生殖器病变。本症较为罕见，全球发病率约为1.6/1 000 000，未见种族特异性。Ⅱ型纤溶酶原缺陷症患者发生静脉血栓的概率比正常人高，并存在一定的种族特异性，该疾病在日本的发病率为3.83%，而在韩国和中国的发病率则分别为1.6%和1.5%。

（七）组织型纤溶酶原激活物（t-PA）缺陷

组织型纤溶酶原激活剂（t-PA）是由527个氨基酸组成的丝氨酸蛋白酶，相对分子量约为68kD，主要在内皮细胞合成，它是溶解血栓的主要启动物质，对防止血栓形成、促进血管内血栓溶解有重要作用。t-PA和其抑制物PAI-1是纤溶系统中互相制约的两个方面，在正常血浆中，大多数t-PA与其抑制剂PAI-1结合成复合物存在，游离的和结合的t-PA均很快与内皮细胞和肝细胞上各种受体（激活受体和清除受体）结合而从循环中清除。t-PA的血液含量及活性能直接反映纤溶系统功能，预测血栓形成的危险度，t-PA缺陷导致的纤溶酶形成减少可产生易栓状态。另有研究显示，t-PA缺陷为内皮细胞释放功能下降所致，这也可能是致血栓形成倾向的原因。本症呈常染色体显性遗传。

1. **临床诊断** 主要表现为静脉血栓形成。

2. **实验诊断**

（1）t-PA抗原检测：根据双抗体夹心法原理，即将纯化的t-PA单克隆抗体包被在固相载体上温育，然后加含有抗原的标本，标本中的t-PA抗原与固相载体上的抗体形成复合物。此复合物与过氧化物酶标记的t-PA单克隆抗体起抗原抗体结合反应，形成双抗体夹心免疫复合物，后者可使邻苯二胺基质液呈棕色反应，其反应颜色深浅与标本中t-PA含量成正比关系。参考区间为1~12μg/L。

（2）t-PA活性检测：在组织型纤溶酶原激活物（t-PA）和共价物作用，激活纤溶酶原转变为纤溶酶，后者使显色底物S2251释放出显色基团PNA，显色的深浅与t-PA:A成正比关系。参考区间为0.3~0.6U/ml。

（八）纤溶酶原激活抑制剂（PAI-1）过多

生理性纤溶酶原激活剂（PA）抑制剂（PAI）有4种：PAI-1、PAI-2、PAI-3和蛋白酶连接素，PAI-1是其中最重要的一种，它的作用占血浆中PAI抑制作用的60%。PAI-1是重要的生理性PA的抑制剂，过多的PAI导致血浆中PA活性下降，从而使血浆纤溶活性降低，而易发生血栓形成。

将人的PAI-1基因转入到小鼠中，发现这种小鼠出血后的血浆PAI-1浓度升高，不久出现静脉血栓形成，表明PAI-1与血栓形成有关。国内外多项研究证实PAI-1水平升高与动静脉血栓的发生有关，现多项研究表明血浆PAI-1水平升高不仅是冠心病的独立危险因素，还是45岁以下急性心肌梗死存活者再发梗死的独立危险因子，且有研究发现血浆PAI-1水平与冠心病的严重程度以及冠状动脉病变狭窄程度呈正相关，可能成为冠心病危险分层及预测冠脉病变程度的血清学指标。遗传性PAI-1过多症在文献上罕见报道。本症呈常染色体显性遗传。

1. **临床诊断** 常为自发性静脉血栓形成，多见于下肢深静脉血栓形成、肺栓塞、脑梗死，部分患者为浅表静脉炎、视网膜血栓形成、心肌梗死。发病年龄在30~50岁，有一例65岁发病。本症可能与其他疾病同时存在，如富组氨酸糖蛋白血症。

2. **实验诊断** 本症患者血浆中PAI的含量与活性增高。

（1）PAI-1抗原测定：采用双抗体夹心ELISA法。参考区间PAI-1:Ag含量为4~43ng/ml［平均（18 ± 10）ng/ml］。

（2）PAI-1活性测定：采用显色底物法。过量的纤溶酶原激活物（PA）加入到待测血浆中，部分与血浆中的纤溶酶原激活抑制剂（PAI）作用，形成无活性的复合物，剩余的PA作用于实验中加入的纤溶酶原，使其转化为纤溶酶，后者水解显色底物S-2251，释放出对硝基苯胺（PNA），显色强度与PAI活性成反比。参考区间为0.1~1.0U/ml。

（3）静脉血流阻滞试验：将束臂带束于上臂，充气后使压力维持在收缩压与舒张压之间，维持20分钟，分别于试验前和束臂20分钟时取同侧静脉血进行t-PA和PAI-1活性及含量测定。患者PAI-1活性和含量在静脉阻滞前均明显高于正常人，阻滞后则更高，而t-PA无明显变化。

3. **基因诊断** PAI-1是由内皮细胞等多种细胞合成的糖蛋白，相对分子量50kD。PAI-1基因位于第7号染色体长臂7q21.3-22，基因长度为12.2kb，含有9个外显子及8个内含子。PAI-1基因主要有三种多态性与血管病变有关：4G/5G插入或缺失多态性、二核苷酸（C-A）n重复序列多态性、Hind-Ⅲ限制性片段长度多态性。PAI-1表达受多种基因调控，现已知PAI-1基因转录起始端上游675bp的一个鸟苷酸插入/缺失多态性（4G/5G），引起PAI-1活性改变，4G/4G基因型者血浆PAI-1水平高于5G/5G和5G/4G基因型者，说明PAI-1的活性与PAI-1基因型有关。但关于4G PAI-1多态性与血栓形成之间的关系存在相矛盾的结论。有研究发现PAI-1基因4G/4G基因型与中国汉族人群冠心病、维吾尔族VTE相关，一项meta分析结果显示，PAI-1基因4G/4G基因型与中国汉族人群缺血性脑卒中相关，携带4G/4G基因型是中国汉族人群缺血性脑卒中发生的危险因素，但也有相反结论存在，有待进一步进行大样本的研究来论证t-PA、PAI-1与易栓症之间的相关性。

（九）凝血酶激活的纤溶抑制剂（TAFI）过多

凝血酶激活的纤溶抑制剂（TAFI）是一种抑制纤溶系统激活的羧基肽酶，由肝脏合成，也存在于血小板内，在血小板激活时释放入血。血浆TAFI的活性仅出现于血液凝固以后。胰蛋白酶、纤溶酶或凝血酶通过在92位的切割作用激活TAFI。凝血酶激活TAFI的效率是很低的，但内皮细胞上的凝血酶受体-凝血酶调节蛋白（TM）可加快此激活反应达1 250倍。TAFI也可被纤溶酶激活，与凝血酶相比，纤溶酶介导的TAFI激活的米氏常数（Km）很低。

在FⅤ Leident的血栓形成倾向研究中发现，升高的TAFI使静脉血栓的危险性轻度增加，这是由于TAFI水平升高，引起低纤溶状态所致。TAFI的升高与动脉血栓也有相关性。Silveira A等对有症状的男性冠心病患者进行研究发现，血浆TAFI浓度与血浆纤维蛋白原和蛋白S的量显著相关，从而推测TAFI可以减弱纤溶作用，导致更稳定的纤维蛋白沉积，进一步增加冠状动脉疾病的危险性。他们在110例因稳定型心绞痛而行冠状动脉旁路移植术（CABG）的男性患者中发现，TAFI的血浆浓度与静脉旁路移植物的早期阻塞亦显著相关。但也有研究得到相反的结论。对123例40~65岁，曾进行冠脉造影的患者进行研究发现，高水平的TAFI能够降低心肌梗死发生的危险性，减少冠状动脉血管发生急性闭塞事件。TAFI与心血管疾病之间的关系仍存在争议。

1. **临床诊断**　临床可表现为静脉和动脉栓塞。

2. **实验诊断**

（1）凝血酶激活的纤溶抑制物抗原含量（TAFI:Ag）测定：采用双抗体夹心ELISA法，以鼠抗人TAFI单克隆抗体包被酶标板，加入标准品或样品后，再加入辣根过氧化物酶标记的抗人TAFI抗体，充分作用后加入邻苯二胺使之显色，颜色深浅与样本TAFI的含量成正比。参考区间TAFI:Ag为77%±28%（21%~133%）（上海交通大学医学院附属瑞金医院）。

（2）凝血酶激活的纤溶抑制物活性（TAFI:A）测定：采用显色底物法，参考区间TAFI:A为（24±5）μg/ml（14~34μg/ml）（上海交通大学医学院附属瑞金医院）。

TAFI在正常个体中的血浓度有很大的个体差异，平均是4~15μg/ml，但在同一个体中其浓度相当稳定，在男性和不用激素治疗的女性中，TAFI浓度与年龄呈正相关，激素治疗包括口服避孕药，会增加TAFI水平，而怀孕则无影响。

3. **基因诊断**　人TAFI基因又称CBP2基因，定位于13号染色体（13q14.11），基因全长48kb，含11个外显子。文献共报道过19个TAFI基因多态性位点，其中10个位于5′端非翻译区，多态性位点通过与转录因子相结合，对TAFI基因转录活性起到调控作用；3个位于3′端非翻译区，与TAFI的抗原水平有关且呈现高度不平衡连锁；6个位于基因编码区，其中2个造成氨基酸置换，与TAFI活性相关，另外4个为沉默突变。由于目前被报道的研究样本数较小，TAFI基因的多态性及与动静脉血栓的相关性文献报道结论不尽一致，尚需要进一步的研究。

（十）遗传性凝血因子Ⅻ（FⅫ）缺陷

凝血因子Ⅻ（FⅫ）主要在肝脏合成，是一个由596个氨基酸残基组成的单链糖蛋白，分子量为80kD。FⅫa的主要功能是激活FⅪ，使其转变为FⅪa，并由此启动内源性凝血途径。FⅫa能使激肽释放酶原（PK）转变为激肽释放酶（K），从而形成接触激活的正反馈放大效应。FⅫa还参与纤溶系统的激活。

FⅫ缺陷时活化的部分凝血活酶时间（APTT）明显延长，但并不引起明显的出血倾向，相反，却有发生血栓形成的危险。遗传性FⅫ缺乏症和血栓形成目前的说法尚不一致。FⅫ水平变化无论对缺血性脑卒中、深部静脉血栓和心肌梗死的报道都是相互矛盾的。一方面文献报道FⅫ缺陷患者血栓形成的危险增加，血栓性疾病患者中FⅫ缺陷的发生率高于正常人群，FⅫ基因46TT多态性与脑梗死的发生有关联，其可导致FⅫ活性明显下降，致使机体的纤溶功能受影响。但也有研究认为启动子区第46位核苷酸TT基因型导致的FⅫ血浆水平降低有减少急性冠状动脉事件发生的作用，这可能是由于FⅫ血浆水平降低，处于适度失活状态，减少了FⅫ被粥样斑块破裂后暴露的带负电荷蛋白活化，减少了导致动脉栓塞的机会。

1. **临床诊断**　临床可表现为静脉和动脉栓塞，也有研究认为可以表现为视网膜静脉阻塞（RVO）。

2. **实验诊断**　FⅫ:C采用一期法测定，受检者稀释血浆分别与缺乏FⅫ:C的基质血浆混合，进行APTT试验。将受检者血浆测定的结果与正常血浆进行比较，计算受检血浆中所含因子FⅫ:C相当于正常人的百分率。参考区间：FⅫ:C 92.4%±20.7%。

3. **基因诊断**　FⅫ基因定位于5号染色体长臂5q33-qter，长度为12kb，由14个外显子和13个内含子组成，呈常染色体隐性遗传，但部分患者可表现为显性遗传。遗传性FⅫ缺陷的突变类型包括错义突变、无义突变、基因缺失、剪接位点突变和5-非翻译区的核苷酸置换、基因突变位点等。遗传性FⅫ缺乏症与血栓形成之间的关系多来源于散发的病例报道，已知的FⅫ缺失突变有近60种，多为国外报道，国内报道的家系较少，两者之间的因果关系尚难确立。FⅫ基因启动子区第46位核苷酸存在一个常见的多态性C→T，与血浆FⅫ的活性和抗原水平有关，携带FⅫ T/T基因型者FⅫ血浆水平明显减低，T/T基因型可能是血栓形成的遗传性危险因素，这表明FⅫ在体内不是一个重要的促凝因子，可能发挥着抗栓和促进纤溶的作用。但至今国内外研究关于FⅫ的46C/T多态性基因型与血栓性疾病间的关系尚存在争议。

（十一）遗传性高同型半胱氨酸血症（MTHFR突变）

1969年在早期描述纯合子的胱硫醚-β-合成酶（CBS）缺陷这种罕见的遗传性疾病时发现，血浆中同型半胱氨酸水平显著增高（>100μmol/L），并被证实与动脉粥样硬化和动脉血栓性疾病相关。随后，有人指出VTE患者血浆同型半胱氨酸水平也有一定程度的增高。本症呈常染色体隐性遗传。

同型半胱氨酸（Hcy）是甲硫氨酸转变成胱氨酸过程中的中间产物，其主要通过两种途径代谢，一种是经转硫途径转化为胱硫醚，此过程需要维生素 B_6 依赖的胱硫醚 -β- 合成酶（CBS）作用；另一种是在甲基四氢叶酸脱氢酶（MTHFR）参与下，经甲基化途径生成甲硫氨酸，该过程叶酸、维生素 B_{12} 起重要作用。以上 2 种酶的缺陷都可导致高同型半胱氨酸血症。纯合子的缺陷可导致罕见的先天性代谢异常，如同型半胱氨酸血症、发育障碍、骨骼畸形、晶状体错位以及血管栓塞性疾病。

1. 临床诊断 高同型半胱氨酸血症是动静脉血栓的危险因素，约占血栓形成发病率的 10%。在临床上以动脉病变和动脉血栓形成为主，发病部位多见于冠状动脉、脑动脉、肾动脉、腓动脉等，其次是静脉血栓形成，有研究发现也可表现为视网膜静脉阻塞。纯合子患者通常在 30 岁以前发生动脉或静脉血栓形成，杂合子表现为心、脑血管及周围动脉血管栓塞症，其中 1/3 患者伴血浆同型半胱氨酸水平增高。

近年来大量的研究结果显示高同型半胱氨酸血症是冠心病、缺血性脑卒中、VTE 的独立危险因素。但关于 MTHFR C677T 突变与血栓性疾病的关系尚存在争议。

2. 实验诊断 血浆中的同型半胱氨酸以游离形式、与蛋白结合形式及胱氨酸形式存在。检测时需将各种形式的同型半胱氨酸还原为同型半胱氨酸，测得的结果代表总同型半胱氨酸水平。同型半胱氨酸检测的方法包括高效液相色谱法（HPLC）、ELISA 法、荧光偏振免疫法和毛细管电泳法等。采用甲硫氨酸负荷试验可以提高本病阳性检出率。其原理是缺乏 CBS 的患者不能利用过多的甲硫氨酸，致使患者注射甲硫氨酸后，血浆中同型半胱氨酸浓度升高。用此法在 14 例杂合子中检出 12 例（85%）。正常人血浆总同型半胱氨酸含量为 5~15μmol/L。15~30μmol/L 为轻度升高、30~100μmol/L 为中度升高、>100μmol/L 为重度升高。

同型半胱氨酸水平明显增高或有明确的家族性血栓性疾病史，需做 MTHFR 或 CBS 基因突变检测。

在临床上可见到急性心肌梗死和脑梗死的发病率随总同型半胱氨酸水平增高而增高，在乳腺癌、胰腺癌和卵巢癌中约有 15% 患者的总同型半胱氨酸水平增高。

3. 基因诊断 尽管 CBS 基因突变是大部分高同型半胱氨酸血症的原因，但是它在人群中出现的概率仅 0.3% 左右。CBS 基因定位在染色体 21q22.3 节段，有 25~30kb 个碱基。目前已发现的 CBS 基因突变位点有 140 余种，较常见的为 T833C、G919A 突变。国内研究显示 CBS 基因突变率为 1%~2% 左右。目前研究认为同一突变点可能存在种族或地区差异，对于 CBS 基因突变与冠心病、脑卒中的关系尚存在争议。纯合子 CBS 突变是遗传性高同型半胱氨酸尿症最常见的原因，伴有遗传表型改变。CBS 突变的杂合子中，遗传表型正常，即患者血浆中的同型半胱氨酸水平正常，但 CBS 活性可以降至正常人的 50% 以下，尚不影响其对同型半胱氨酸的代谢功能。

MTHFR 的编码基因定位于染色体 lp36.3，包含 11 个外显子和 10 个内含子，其 cDNA 全长为 2.2kb。迄今发现 MTHFR 基因突变位点至少有 65 个，最常见的为 C667T 突变。C677T 突变是一种常见的不耐热错义突变，C677T 的 TT 型突变可使正常酶活性降低 70%。MTHFR 基因突变在各个种族中分布是不均衡的，目前国内外关 MTHFR 基因多态性与动静脉血栓的相关性仍存在很大争议。

（十二）家族性富组氨酸糖蛋白血症

富含组氨酸糖蛋白（histidine rich glycoprotein，HRG）是一种由肝脏合成的 α_2 球蛋白，为单链糖蛋白。HRG 相对分子量 67~75kD，由 507 个氨基酸组成，基因长度 11kb，位于 3q14-qter。HRG 羧基端的分子序列类似高分子量激肽原的富组氨酸序列，而其氨基端则类似于抗凝血酶的高亲和性的肝素结合位点。HRG 能可逆地与纤溶酶原结合，从而导致血浆中具有活性作用的游离纤溶酶原浓度下降，降低了纤溶活性。HRG 与肝素的结合降低了血液的抗凝能力。HRG 通过降低纤溶活性与抗凝能力有助于血栓形成。本病呈常染色体显性遗传。

1988 年 Engesser 等在 203 例原发性易栓症患者中发现 HRG 水平增高者 12 例（5.9%），1994 年 Ehrenforth 对 695 例（男性 384 例，女性 311 例，首次检测中位年龄 38 岁，范围 1.2~67.3 岁）易栓症患者的 5 年观察中发现，HRG 浓度升高者 75 例，发病率为 10.8%。一般认为 HRG 的发病率在 6%~9%。

本症患者常伴纤溶活性异常。在 Ehrenforth 报道的 75 例 HRG 升高者中，有 7 例（9.3%）伴有 PAI-1 活性增高，7 例（9.3%）伴有 t-PA 释放缺陷。

1. 临床诊断 患者有反复动脉血栓栓塞症，包括心肌梗死、颈动脉血栓形成、脑梗死、肺栓塞，少数患者存在深静脉血栓形成。

2. 实验诊断

（1）血浆与血小板 HRG 抗原含量检测：采用免疫火箭电泳法，血浆参考区间为 65~159U/ml，均值 99U/ml；血小板参考区间为 237~487ng/10^9 血小板，均值（362 ± 63）ng/10^9 血小板。本病患者血浆 HRG 大于 160U/ml，血小板大于 500ng/10^9 血小板。

（2）HRG 与肝素结合功能

1）亲和层析法：将患者血浆通过一个肝素 -Sepharase 柱（Sepharase CL-6B，Pharmacia），用含有 0~1.5mol/L NaCl 的 20mmol/L Tris 缓冲盐水，pH 7.4，进行蛋白质梯度洗脱，测定收集的各个组分中的 HRG 含量。

2）交叉免疫电泳法：在第一相凝胶中含有 0.5μmol/L 纯化的 Glu- 纤溶酶原或肝素 100 000U/L，在第二相凝胶中含有 0.5%V/V 的抗 HRG 抗血清。凝胶中的 HRG 峰用考马斯亮蓝染色。

在 HRG Eindhoven 型中，HRG 与肝素结合能力下降，在交叉免疫电泳中出现高于正常人 HRG 的峰形，而结合肝素后（第一相凝胶中加肝素），缺乏通常迁移率增快。

（十三）凝血因子Ⅷ升高

FⅧ是一种血浆球蛋白，与 vWF 以共价结构形成复合物，存在于血浆中，为单链糖蛋白，相对分子量为 330 000，含 2 332 个氨基酸，主要合成部位在肝脏，血浆浓度 0.1mg/L。

FⅧ在凝血反应中的作用是FⅨa激活FX过程中的辅因子，促进FⅨa在磷脂表面构成FX酶以激活FX。

FⅧ升高是静脉血栓栓塞症的一个重要病因，与动脉血栓形成也密切相关。FⅧ活性>150%（约10%的人），VTE的风险可增加3倍。FⅧ水平和VTE之间可能存在剂量-反应关系，即FⅧ每增加17%，静脉血栓形成的风险增加10%。

FⅧ升高与血栓形成在我国也已有研究。杨萍等在缺血性脑卒中研究中发现，FⅧ水平超过临界值的发生率高达45.2%。潘学谊等得出在缺血性脑卒中，FⅧ水平超过临界值的发生率高达53%。王旭等对缺血性脑卒中的研究得出，FⅧ水平超过临界值的发生率为56%。薛静的研究发现，初发组缺血性脑卒中的FⅧ水平超过临界值的发生率为37.5%，复发组缺血性脑卒中的FⅧ水平超过临界值的发生率高达73%，均远远超过国外文献报道的19%~25%的发生率，提示凝血活性升高在我国血栓形成的病因学中可能具有重要的潜在意义。

1. **临床诊断** 以静脉血栓形成为主，也有资料报道，在缺血性脑卒中患者中FⅧ升高的发生率增高。与作用于蛋白C、蛋白S、FV Leiden或凝血酶原G20210A突变的遗传性缺陷血栓倾向的患者应用口服避孕药的副作用不同，在FⅧ水平增高的患者中应用口服避孕药并不增加血栓的风险。

2. **实验诊断** FⅧ:C采用一期法测定，受检者稀释血浆分别与缺乏FⅧ:C的基质血浆混合，进行APTT试验。将受检者血浆测定的结果与正常血浆进行比较，计算受检血浆中所含FⅧ:C相当于正常人的百分率。在患者的结果与对照组进行比较时，采用正常对照分布值的第九十百分位为临界值，以患者中超过此临界值的人数的发生率来表示。静脉血栓形成患者其FⅧ:C值超过临界水平的发生率高于19%（对照组为10%）。

3. **基因诊断** FⅧ基因长度186kb，含26个外显子，位于X染色体长臂（Xq28），其编码合成一条肽链，以A1-A2-B-A3-C1-C2的方式排列。

尽管FⅧ水平和VTE之间的关系说明FⅧ可能是一种遗传性易栓因子，但是目前尚未确定FⅧ特异性的突变。目前已知的FⅧ基因改变对FⅧ水平升高均无影响。有可能其他基因（如炎性因子或ABO血型基因）的改变对FⅧ蛋白的血浆水平有影响，如O型血的患者，其FⅧ较其他血型的要低。

（杨 芳）

第七节 获得性血栓性疾病检验诊断

获得性血栓性疾病的种类繁多，常分为动脉血栓、静脉血栓和微血管血栓三类。临床常见的疾病有心肌梗死、脑卒中、深静脉血栓形成、肺栓塞、血栓性血小板减少性紫癜等。以下对重要的获得性血栓性疾病的检验诊断进行简述。

一、心肌梗死

心肌梗死（myocardial infarction，MI）是在冠状动脉病变（动脉粥样硬化）的基础上发生冠状动脉血供急剧减少或中断，使得相应的心肌出现严重而持久的急性缺血，导致心肌坏死的急性冠状动脉综合征。

（一）临床诊断

1. **症状** ①突发性胸痛：发生率高达90%~95%，疼痛多无诱因。典型表现为胸骨后持续性压榨样疼痛，多向左侧臂肩放射，含硝酸甘油片多不能缓解，伴有濒死感；②心律失常：发生率为75%~90%，尤以室性心律失常为多见；③低血压：发生率为20%，部分患者可发生休克；④心力衰竭：发生率为32%~48%，主要是急性左心衰竭；⑤全身症状：有发热（体温一般在38℃左右）和心动过速等。

2. **体征** 心脏可正常或轻度至中度扩大；心率多增快，心尖区第一心音减弱，可出现收缩期杂音、心包摩擦音、心律失常、奔马律，或伴休克、心力衰竭相关体征。

（二）实验诊断

1. **心肌酶谱和心肌蛋白检测** 对诊断急性心肌梗死（AMI）有重要的价值（表13-33）。应着重指出的是，血栓前体蛋白（TpP）是急性心肌梗死的特异性标志物。有人对25例发病6小时以内的急性心肌梗死患者进行观察，TpP增高发生率为92.3%，而肌酸激酶同工酶（CK-MB）、肌钙蛋白Ⅰ（cTnⅠ）和肌红蛋白（Mb）增高的发生率分别为15.4%、23%和23%。有人对53例急性心肌梗死患者动态观察心肌型脂肪酸结合蛋白（H-FABP）的变化，结果认为H-FABP的临界值为10.38μg/L［参考区间为（3.79±3.52μg/L）］，发病2小时诊断急性心肌梗死的敏感性为76.5%，特异性为80.4%，阳性预测值为79.7%，阴性预测值为77.4%。目前已广泛应用的心肌标志物为Mb、CK-MB和cTnI。

2. **其他实验室检测**

（1）血栓与止血检测：心肌梗死时，以下检测指标异常：①血管内皮细胞损伤指标增高：如循环内皮细胞计数（CECC）、vWF、TM、ET_1升高，但6-酮-$PGF_{1\alpha}$降低；②血小板聚集和释放产物增多，花生四烯酸的代谢产物增高：如β-TG、PF4、5-HT、TXB2、P-选择素、血小板微颗粒（PMP）等升高；③凝血因子活化：如TF、F1+2、FPA、TpP升高；④抗凝和纤溶活性减低：如TAT、PCP、PAI、PAP、FDP、D-D升高，但TFPI和t-PA减低；⑤血液和血浆黏度升高。

（2）血脂和其他检测：脂类代谢紊乱伴或不伴糖代谢紊乱是常见的实验室所见。此外，起病24~48小时后白细胞可升高到（10~20）×10^9/L，中性粒细胞增多，嗜酸性粒细胞减少或消失，血沉增快，C反应蛋白（CRP）增高。起病数小时到2天内血中游离脂肪酸增多。

表 13-33 急性心肌梗死心肌酶谱和心肌蛋白的变化

心肌标志物	分子量	参考区间	判断值	发病后		恢复正常时间	升高倍数	灵敏度 /%（0~6h）	特异度 /%（0~6h）
				超过区间上限时间 /h	达峰时间 /h				
Mb	17 800	< 95*	100*	0.5 ~2	5~12	18~30h	5~20	29~50	59~77
CK	86 000	24~195#	200#	3~8	10~36	72~96h	5~25	未报告	未报告
CK-MB	86 000	10~25#	>25#	3~8	9~30	48~72h	5~20	17~62	92~100
MB 亚型	86 000	MB2>2.6# MB2/MB1<1.4	MB2>2.6# MB2/MB1>1.5	1~4	4~8	12~24h	3~5	92~96	94~100
LDH	135 000	100~190#（L → P）a 200~380#（L → P）a	>200（L → P）a >400（L → P）a	8~18	24~72	6~10d	5~10	未报告	未报告
LDH-1	135 000	0.14~0.36 总 LDH LDH1/LDH2<0.75	>0.40 总 LDH LDH1/LDH2>1	8~18	24~72	6~10d	5~10	未报告	未报告
cTnT	39 700	<0.1*	0.1*	3~6	10~24	10~15d	30~200	50~59	74~96
cTnI	22 500	0.5b*	1.5~3.1*	3~6	14~20	5~7d	20~50	6~44	93~99

a：测定反应方向；b：不同方法值不同；*：计量单位 μg/L；#：计量单位 U/L。Mb：肌红蛋白；CK：肌酸激酶；CK-MB：CK 同工酶；LDH：乳酸脱氢酶；cTnT：心肌肌钙蛋白 T；cTnI：心肌肌钙蛋白 I

（三）影像诊断

1. 心电图

（1）ST 段抬高性心肌梗死心电图的特点为：① ST 段抬高呈弓背向上型，在面向坏死区周围心肌损伤区的导联上出现；②宽而深的 Q 波（病理性 Q 波），在面向透壁心肌坏死区的导联上出现；③ T 波倒置，在面向损伤区周围心肌缺血区的导联上出现。在背向心肌梗死区的导联上则出现相反的改变，即 R 波增高，ST 段压低和 T 波直立并增高。

（2）非 ST 段抬高性心肌梗死的心电图特点为：①无病理性 Q 波，有普遍性 ST 段压低 ≥ 0.1mV，但 aVR 导联 ST 段抬高，或有对称性 T 波倒置；②无病理性 Q 波，也无 ST 段改变，仅有 T 波倒置改变。

2. 超声心动图 切面和 M 型超声心动图有助于了解心室壁的运动和左心室功能，诊断室壁瘤和乳头肌功能失调等。若心室壁运动正常，基本可排除心肌梗死。彩色多普勒超声心动图是诊断心肌梗死后二尖瓣反流和室间隔穿孔的方法之一。

3. 多层螺旋 CT（MSCT）冠状动脉成像 MSCT 冠状动脉成像是一项无创、低危、快速的检查方法，一次成像可完成冠状动脉钙化程度分析，冠状动脉狭窄评价及冠状动脉斑块评价以及心脏结构和功能分析。与冠脉造影相比，MSCT 诊断显著冠状动脉狭窄（狭窄 ≥ 50%）的敏感度、特异性、阳性和阴性预测值分别为 90%、94%、89%、95%。不同研究显示其对冠心病患者诊断的敏感性达 80% 以上，特异性可达 90% 以上，且阴性预测值较高，达 94% 左右。

4. 选择性冠状动脉造影 观察左、右冠状动脉及其主要分支的阻塞范围和程度，对胸痛和不典型心绞痛有诊断和鉴别诊断意义。本检查可为腔内血管成形术或旁路移植手术选择适应证。造影可见管壁边缘不光滑或形成的斑块血栓突向管腔造成多样性管腔狭窄或部分阻塞。

（四）鉴别诊断

急性心肌梗死应与心绞痛、急性心脏压塞、急性肺动脉栓塞和急腹症等作鉴别。其中重要的是与心绞痛鉴别，鉴别要点见表 13-34。

（五）诊断标准

根据世界卫生组织（WHO）疾病分类研究的定义，心肌梗死是 3 个特征［缺血的症状（胸痛或胸部不适）；心肌酶学升高；典型心电图表现（包括 Q 波动态变化）］中的任意两个组合。

2012 年 8 月在德国慕尼黑召开的欧洲心脏病学会（ESC）大会上公布了第三版更新的心肌梗死全球统一定义，新版定义的心肌梗死标准为：血清心肌标志物（主要是肌钙蛋白）升高（至少超过 99% 参考区间上限），并至少伴有以下一项临床指标：

（1）缺血症状；

（2）新发生的缺血性 ECG 改变［新的 ST-T 改变或左束支传导阻滞（LBBB）］；

（3）ECG 病理性 Q 波形成；

（4）影像学证据显示有新的心肌活性丧失或新发的局部室壁运动异常；

（5）冠脉造影或尸检证实冠状动脉内有血栓。

急性心肌梗死的诊断策略见图 13-17。

表 13-34　心绞痛和心肌梗死的鉴别诊断要点

鉴别诊断项目	心绞痛	心肌梗死
疼痛		
部位	胸骨上、中段之后	相同，但可在较低位置或上腹部
性质	压榨性或窒息性	相似，但程度更剧烈
诱因	劳力、情绪激动、受寒、饱食等	不常有
时限	短，1~5 分钟或 15 分钟以内	长，数小时或 1~2 天
频率	频繁发作	不频繁
硝酸甘油疗效	显著缓解	作用较差
气喘或肺水肿	极少	可有
血压	升高或无显著改变	可降低，甚至发生休克
心包摩擦音	无	可有
坏死物质吸收的表现		
发热	无	常有
血白细胞增加（嗜酸性粒细胞减少）	无	常有
血红细胞沉降率增加	无	常有
血清心肌坏死物	无	有
心电图变化	无变化或暂时性 ST 段和 T 波变化	有特征性和动态性变化

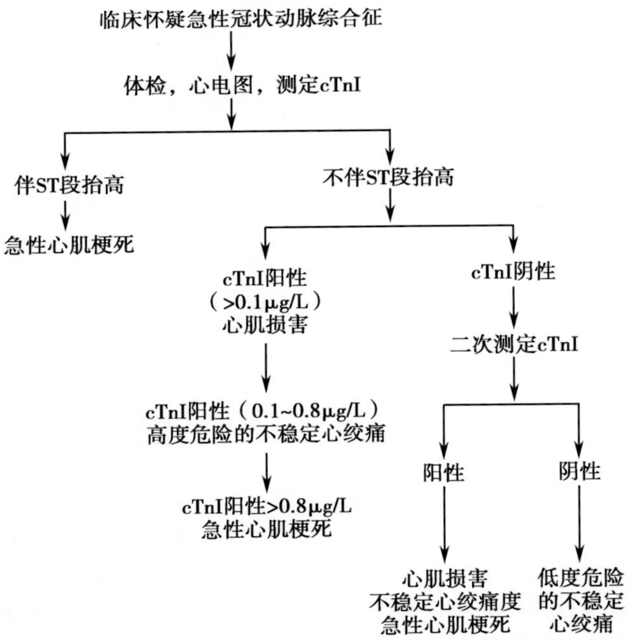

图 13-17　急性心肌梗死的诊断策略图

二、脑血栓形成

脑血栓形成（cerebral thrombosis，CT）是指供应脑部的动脉血管因动脉粥样硬化或类动脉炎等因素造成病理性改变，导致血管的管腔狭窄、闭塞、或在血流缓慢、血液成分改变、血黏度增加等情况下形成血栓，致使血管闭塞，造成脑局部供血部位血流中断，发生脑组织缺血、缺氧、软化、坏死，出现相应的神经系统症状和体征。

（一）临床诊断

1. 常伴有高血压、糖尿病、高脂血症等基础疾病或危险因素。

2. 1/4 患者有短暂性脑缺血发作（TIA）史。

3. 常在安静或睡眠中发病，症状在 1~2 天内达到高峰。

4. 通常意识清楚。

5. 神经系统表现复杂多样，闭塞的动脉不同则表现各异。临床上以颈内动脉分支的大脑中动脉闭塞最为常见，表现为三偏（偏瘫、偏身感觉障碍和偏盲）征群。

（二）实验诊断

1. **血液生化检查**　以了解基础疾病或危险因素的情况，包括血脂、血糖、血黏度和电解质等。脑脊液检测一般压力不高，生化成分无改变，无血性。

2. **血栓与止血标志物检测**　包括①血管皮内细胞损伤的标志物：内皮素 1（ET-1）、血栓调节蛋白（TM）、血管性血友病因子（vWF）等；②血小板活化的标物：β-TG 和 PF4、血小板微颗粒（PMP）、P- 选择素等；③凝血和抗凝血因子及其标志物：TAT、FPA、AT、PC、PS、APCR 等；④纤溶系统活化的标志物：纤溶酶原、t-PA、PAI、PAP、D-D 等；⑤血液和血浆黏度等。

（三）影像诊断

1. **经颅多普勒超声检查（TCD）**　脑动脉狭窄或闭塞可引起特征性经颅多普勒超声改变，主要表现为血流速度和频谱形态的改变，狭窄节段的血流速度加快。

2. **CT 扫描**　在发病 6 小时以内多为正常，脑梗死一般在 24 小时后甚至更长时间才能显示脑组织的低密度改变，造影剂增强扫描也不能为早期诊断提供帮助，故它对早期脑血栓形成的诊断价值有限。

3. **磁共振成像(MRI)** 可较早发现脑梗死，特别是脑干和小脑病灶，大多数可发现CT未能发现的腔隙梗死。临床证明正常血管流空效应消失(T_2像)是早期缺血的MRI表现。

4. **血管造影** 脑血管造影和数字减影血管造影(DSA)可早期精确地显示颈部和颅内大、小血管的阻塞，但不能显示梗死范围和脑组织异常。不过一旦发现大血管阻塞，可立即使用溶栓药物进行动脉超早期溶栓治疗。

(四) 诊断标准

中华神经病学会和中华神经外科学会制定的脑血栓形成的诊断标准：①常于安静状态下发病；②大多数发病时无头痛和呕吐；③发病较缓慢，多为逐渐进展或呈阶梯性进展，多与脑动脉粥样硬化有关，也可见于血液病等；④一般发病后1~2天内意识清楚或轻度障碍；⑤有颈动脉和/或椎-基底动脉系统的症状和体征；⑥腰椎穿刺脑脊液一般不应含血。

(五) 鉴别诊断

脑血栓形成需与脑出血进行鉴别(表13-35)。

表13-35 脑血栓形成和脑出血的鉴别

项目	缺血性脑血管病		出血性脑血管病	
	脑血栓形成	脑栓塞	脑出血	蛛网膜下腔出血
发病年龄	多在60岁以上	多见于青壮年	多见于50~60岁	多见于中老年人
常见病因	动脉粥样硬化	风湿性心脏病	高血压和动脉	同左，动脉瘤，血管畸形
TIA病史	常有	可有	多无	无
起病时状况	多在安静时	起病缓慢不定，常有房颤史	多在活动、激动、血压↑	多在活动、情绪激动时
起病缓急	较缓(小时/天)	最急(秒/分)	急(分/小时)	急(分)
昏迷	常无或轻微	少，短暂	常有，持续，较重	少，短暂，较浅
头痛	多无	少有	常有	剧烈
呕吐	少	少	多	多
血压	正常或增高	多正常	明显升高	正常或升高
瞳孔	多正常	多正常	脑疝时患侧大	多正常或患侧大
眼底	动脉硬化	可有动脉硬化	动脉硬化和视网膜出血	可见玻璃体膜下出血
偏瘫	多见	多见	多见	无
颈强直	无	无	可有	明显
脑脊液	多正常	多正常	压力↑，含血	压力↑，均匀血性
CT检查	脑内低密度灶脑内低密度灶		脑内高密度灶	蛛网膜下高密度灶

三、周围动脉血栓形成

周围动脉血栓形成主要见于血栓闭塞性脉管炎、闭塞性周围动脉粥样硬化和急性动脉栓塞等。

(一) 临床诊断

1. **血栓闭塞性脉管炎**(thromboangitis obliterans, TAO) 好发于男性中青年肢体远端血管，以炎症与血栓形成引起血管闭塞为特征的节段性脉管炎。本病首先由Buerger于1908年报道其病理变化，故又称为Buerger病。

本病与吸烟关系密切，主要临床表现：①局部缺血期：患肢发凉、怕冷、麻木、酸胀，轻度间歇性跛行。受累部位动脉(常见为足背动脉或胫后动脉)搏动减弱，皮肤苍白、温度低，或伴游走性血栓性浅静脉炎。②营养障碍期：患者上述缺血症状加重，间歇性跛行愈来愈频繁。突出症状是患肢持续性疼痛，夜间尤重。受累部位动脉搏动消失，肌肉萎缩，皮肤干燥无汗，趾甲增厚变形。③坏死期：缺血症状显著恶化，突出表现为患者远端坏死，持续性剧痛，若伴有感染，可出现全身毒血症症状。

2. **闭塞性周围动脉粥样硬化** 本病好发于大、中型动脉，发病以中年以上男性为多。患者常有高血压、糖尿病、高脂血症、肥胖、吸烟等危险因素。

本病早期仅感患肢较冷、轻度发麻、活动后易疲乏，逐渐出现间歇性跛行；后期出现静息痛和患肢神经营养改变，股、腘动脉搏动消失。肢端皮肤苍白、发绀、溃疡或坏疽等。

3. **急性动脉栓塞** 以血栓栓塞最常见，多见于风湿性心脏病、二尖瓣狭窄、心房颤动(房颤)、心肌梗死、动脉瘤、动脉硬化、动脉内膜炎、心血管手术、创伤性检查等。

本病可出现以下表现：①无脉(pulselessness)：栓塞远端的动脉搏动减弱或消失，近端的动脉可出现弹跳状搏动；②疼痛(pain)：剧烈疼痛并向远处延伸，活动时加剧；③苍白(pallor)：浅静脉萎瘪，肢体远端苍白、厥冷；④麻木(paraesthesia)：患者肢端麻木，远端袜套状感觉，近端感觉减退，再近端感觉过敏，感觉减退平面低于栓塞平面，可出现不同程度的手足下垂；⑤运动障碍(paralysis)。以上总称为动脉栓塞特征性的5P征。

(二) 血栓与止血诊断

主要是血栓与止血标志物的检测：①血管内皮细胞损伤的标志物：内皮素1(ET-1)、血栓调节蛋白(TM)、血管性血友病因子(vWF)等；②血小板活化的标志物：β-TG和PF4、血小板微粒(PMP)、P-选择素等；③凝血和抗凝因子及其标志物：TAT、FPA、AT、PC、PS、APCR等；④纤溶系统活化的标志物：纤溶酶原、PAI、PAP、D-D等；⑤血液和血浆黏度等。

(三) 影像诊断

1. 无创性诊断

(1) 皮温测定：在20~25℃室温下，肢体温度较正常低2℃，即提示血液供应不足。用热像仪(thermography)可同时显示肢体各部分温度，间接反映组织的血供情况。动脉狭窄、阻塞处和侧支循环不良处，热像图上呈现浅淡阴影。

(2) 节段性肢体血压测定：正常情况下，两侧肢体对称部位所测得的血压相仿，若差异大于20mmHg以上，提示压力低的一侧肢端动脉近端有狭窄或阻塞。下肢节段性测压中，常用的指标为踝/肱指数，正常时≥1.0。

(3) 测压运动试验：正常人下肢运动后，踝部血压下降不明显，并在5分钟内恢复。间歇性跛行患者休息时，下肢血压可正常，但在运动后患肢血压明显下降，且需20分钟以上才能恢复。

(4) 脉波描记：动脉狭窄或栓塞后，波幅变小，波峰变钝。

(5) 超声检查：表现为动脉搏动幅度降低或消失呈一直线，搏动声降低或消失，病变处及远端血管腔不显像。这是标准的非创伤性血管影像技术，但不能提供血管全貌。

(6) 磁共振血流成像(MRA)：二维TOF法(飞行时间法)是目前最常用的下肢MRA检查方法，对评价周围血管疾病与常规动脉造影一样准确；它可显示血管的形态、分布、病变情况和范围，但受湍流影响，常高估血管狭窄程度。

(7) 三维螺旋CT血管成像(CTA)：是一种损伤性很小的血管成像技术。通过肘前静脉注射造影剂，在受检者靶血管内造影剂充盈的高峰期进行容积数据扫描，然后对靶血管进行计算机三维重建，可组成立体的血管树图像。

2. 有创性诊断

(1) 选择性动脉造影：能清晰地看到血管的狭窄性或阻塞性改变，并能看到侧支循环的形成，至今仍是血管成像的最佳方案或"金标准"。

(2) 血管镜检查和血管腔内超声：血管镜可直视血管腔内表面病灶的部位、范围和性质；能评价动脉血栓的成熟度和显示血管造影无法显示的溃疡；血管腔内超声能精确地测算血管腔的狭窄程度，评估血管壁各层的情况和病变侵犯血管壁的深度。

(四) 诊断和鉴别诊断

根据疾病的症状、体征和发病特点，以及影像检查、实验结果和血管造影，周围动脉血栓性疾病的诊断一般不难。血栓闭塞性脉管炎(TAO)、闭塞性动脉粥样硬化、雷诺综合征的鉴别列于表13-36。

表13-36　血栓闭塞性脉管炎、闭塞性动脉粥样硬化和雷诺综合征的鉴别

	TAO	闭塞性动脉粥样硬化	雷诺综合征
发病年龄	20~40岁	50岁以上，糖尿病患者发病可早	20~30岁
性别	绝大多数是男性	两性都有	女性为主
与嗜好关系	重度吸烟者	吸烟关系不明显	与吸烟无关
好发部位	下肢较上肢多见	主要发生在下肢大血管	仅手指和足趾动脉，手指多见
对寒冷的过敏反应	无	无	常有
游走性血栓性静脉炎	占40%病例	无	无
寒冷或情绪激动诱发动脉痉挛症状	少数病例可有	无	主要依据
血脂	正常	大多异常	正常
全身动脉硬化	无	常伴有	无
X线检查	动脉未见钙化现象	动脉可有钙化现象	动脉未见钙化现象
动脉造影	节段性闭塞	动脉扭曲呈波浪状，管壁不规则	无明显改变
病理特点	动静脉均受累，全动脉炎引起血栓形成	动脉内膜变性，不侵犯静脉	大多数无血管变化

四、深静脉血栓形成

深静脉血栓形成（deep venous thrombosis，DVT）是指血液在深静脉腔内不正常地凝结，阻塞静脉管腔，导致静脉回流障碍和功能不全的一种常见性血栓性疾病。据统计美国单纯深静脉血栓形成年发生率为145/10万，肺栓塞（pulmonary embolism，PE）伴有或不伴深静脉血栓形成高达69/10万，因深静脉血栓形成引起肺栓塞而死亡的人数约为20万/年。

（一）临床诊断

深静脉是静脉血液回流的主要通路，一旦因血栓形成阻塞管腔，必然会引起远端静脉回流障碍，出现临床症状。

1. **上肢深静脉血栓形成** ①局限于腋静脉时，主要表现为前臂和手部肿胀、疼痛，手指活动受限；②发生在腋-锁骨下静脉汇合部分时，肿胀范围累及整个上肢，伴有上臂、肩部、锁骨上和患侧前胸壁等部位的浅静脉扩张，在下垂时上肢肿胀和胀痛加重。

2. **腔静脉血栓形成**

（1）上腔静脉血栓形成：大多数起因为纵隔器官或肺的恶性肿瘤。除了有上肢静脉回流障碍的临床表现外，并有面颈部肿胀，球结膜充血、水肿，眼睑肿胀。颈部、前胸壁、肩部浅静脉扩张，往往呈广泛性并向对侧延伸，胸壁的扩张静脉血流方向向下。伴有头痛、头胀及其他神经系统症状和原发疾病的症状。

（2）下腔静脉血栓形成：多系下肢深静脉血栓向上蔓延所致。其临床特征为双下肢深静脉回流障碍，躯干的浅静脉扩张，血流方向向头端。

3. **下肢深静脉血栓形成** 临床最为常见。

（1）中央型：即髂-股静脉血栓形成。起病急骤，全下肢明显肿胀，患侧髂窝、股三角有疼痛和压痛，浅静脉扩张，患侧皮温及体温均升高。左侧发病多于右侧。

（2）周围型：局限于股静脉的血栓形成，多为大腿肿痛，由于髂股静脉通畅，故下肢肿胀往往并不严重。局限在小腿部的深静脉血栓形成，小腿剧痛，行走时疼痛加重；小腿肿胀且有深压痛，作踝关节过度背屈试验可导致小腿剧痛（Homans征阳性）；压迫小腿后方，引起局部疼痛，为Neuhof征阳性。

（3）混合型：即全下肢深静脉血栓形成。全下肢普遍性肿胀、剧痛，股三角区、腘窝、小腿肌层都有压痛感，常伴有体温升高和脉率加速（俗称股白肿）。如病程继续进展，肢体极度肿胀，对下肢动脉造成压迫或动脉痉挛，出现足背动脉和胫后动脉搏动消失，进而小腿和足背出现水疱，皮肤温度明显降低并呈青紫色（俗称股青肿）。

必须指出，48%的深静脉血栓形成患者可以伴发肺栓塞（PE），而50%~70%的肺栓塞伴深静脉血栓形成。因此，深静脉血栓形成与肺栓塞是一种疾病在不同部位的表现，必须同时诊断。

（二）血栓与止血诊断

1. **血管内皮细胞损伤标志物** 如vWF升高等，但6-酮-$PGF_{1\alpha}$降低。

2. **血小板活化标志物** 如β-TG、PF4、P-选择素、TXB_2、5-HT、PMP等升高或正常。

3. **凝血因子活化标志物** 如F1+2、FPA、TpP等升高。

4. **抗凝血因子活化标志物** 如TAT升高，但组织因子途径抑制物（TFPI）减低。

5. **纤溶活化标志物** 如t-PA减低或正常，PAI、PAP、FDP、D-二聚体等升高。

6. **血液和血浆黏度** 可升高。

应特别指出，D-二聚体在静脉血栓形成诊断中具有重要意义，当D-二聚体<500μg/L（ELISA法）时，可以排除静脉血栓形成；当D-D二聚体>500μg/L时，需应用血管彩色多普勒协助诊断。

上述的血栓与止血检测，虽有不少新的检测方法陆续问世，但目前尚缺乏统一、合理的诊断血栓前状态和血栓性疾病的标准，因此不能根据一项或几项实验指标的改变作出肯定或否定的诊断。

（三）影像诊断

1. **血管多普勒超声** 主要用于肢体静脉血栓的诊断。本法简单、迅速、有效，可检查出新鲜和陈旧静脉血栓，对深静脉血栓形成的敏感性为80%~98%，特异性为97%~100%。

2. **静脉加压超声显像（CUS）** 本法是较为理想的无创性检查。诊断下肢静脉血栓形成的直接依据是静脉腔内见到血栓回声，被认为是可靠和特异的诊断标准。若用探头挤压静脉，在静脉腔不被压陷的同时，探头扫描到静脉腔内有血栓的强回声是诊断下肢深静脉血栓形成的最敏感、特异的指标。该法的敏感性为88%~100%，特异性为92%~100%。

3. **螺旋CT和MRI** 静脉注入造影剂后，对疑有血栓部位进行CT扫描，可显示血管内血栓和侧支血管情况。甚至对有些静脉造影不能显示的血栓，采用CT检查可被发现。本法的敏感性为97%，特异性为100%。MRI检查可以见到充盈缺损、中等信号、管腔增粗，本法的敏感性为95%，特异性为100%。

4. **静脉造影术（venogrphy）** 是诊断深静脉血栓形成的参考标准或“金标准”。在具有良好的技术和经验条件下，上行性静脉造影能够显示大多数深静脉血栓形成患者整个下肢的静脉系统，包括髂外静脉和髂总静脉。本法对下肢静脉血栓形成诊断的敏感性、准确性高，但对腓肠肌静脉血栓形成常有假阴性，若用^{99m}Tc红细胞作示踪剂，可以提高诊断率。本法系侵袭性检查，对患者有一定的损伤。

5. **^{125}I纤维蛋白原腿部扫描** 利用血栓形成时需要纤维蛋白原（Fg）的原理，将用^{125}I标记的FG（^{125}I-Fg）注入血液循环中，^{125}I-Fg参与血栓形成，故血栓内含有较高浓度的^{125}I-纤维蛋白原，而周围组织和血液中的含量较少，借其所标的放射性核素在体表扫描计数，局部测定值持续升高24小时以上者，提示该处有血栓形成。该法的优点是操作简便，灵敏度及准确性高，常用作筛选试验（诊断符合率为95%），在10天内形成的血栓其诊断准确性为85%~95%。对下肢静脉血栓形成，本方法与静脉造影的符合率达92%，假阳性率为9%，假阴性率为8%。

（四）诊断策略和诊断标准

1. **诊断策略** 深静脉血栓形成的诊断应结合临床表现，实验检测和影像检查，以D-二聚体测定作为排除诊断，以静脉加压超声显像、螺旋 CT 或静脉造影作为确诊条件。深静脉血栓形成的诊断策略见图 13-18，临床发病的可能性评估采用 Wells 计分法（表 13-37）。

表 13-37　深静脉血栓形成的可能性评估（Wells 计分法）

活动期癌症（治疗期、发病或缓解 6 个月内）	+1
下肢麻痹或因新近下肢关节成形术而制动	+1
新近制动超过 3 日或 12 周内进行过大手术并施行过全身或局部麻醉	+1
沿深静脉分布局部压痛	+1
全腿肿胀	+1
小腿肿胀超过无症状肢体 3cm（从胫骨结节下 10cm 处测量）	+1
症状侧小腿有凹陷性水肿	+1
静脉侧支循环显现（无曲张）	+1
候选诊断比 DVT 的可能性大	−2

临床可能性判断：低：0 分，预试验可能性较低（发病率 5%）；1~2 分，预试验中度可能性（发病率 20%）；≥6 分：预试验可能性高（发病率 66%）

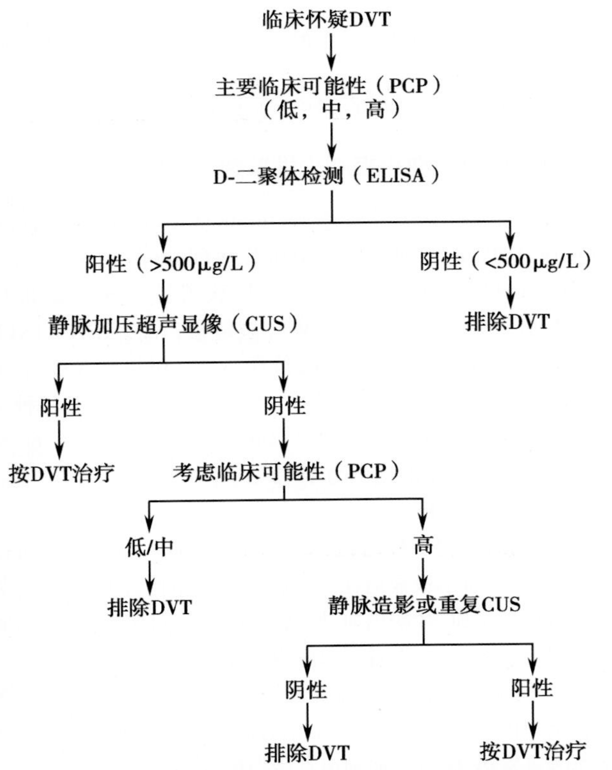

图 13-18　深静脉血栓形成（DVT）的诊治策略图

2. **诊断标准**　美国 Edward K Chung 提出的深静脉血栓形成判断标准：①无症状，有腓肠肌或小腿中部压痛，静脉无创性检测（多普勒超声、体积描记法、静脉血流图法）一项异常（一般为单侧性）；②无症状或有症状，静脉造影显示静脉血栓；③证实有肺血管栓塞，静脉功能无创性检查或静脉造影异常。

五、肺栓塞

肺栓塞是由内源性或外源性栓子阻塞肺动脉引起肺循环和右心功能障碍的临床综合征，包括肺血栓栓塞、脂肪栓塞、羊水栓塞、空气栓塞和肿瘤栓塞等。肺血栓栓塞（pulmonary thromboembolism，PTE）是最常见的急性肺栓塞类型，是由来自静脉系统或右心的血栓阻塞肺动脉或其分支所致，以肺循环和呼吸功能障碍为主要病理生理特征和临床表现，占急性肺栓塞的绝大多数，通常所称的急性肺栓塞即 PTE。本病并非少见，约占美国血栓性疾病年病死率的第三位，务必引起高度重视。

（一）临床诊断

1. **呼吸困难**　是肺血栓栓塞的最常见的症状，占 75%~85%。若出现晕厥、低血压或发绀等症状，是大块型肺梗死（pulmonary infarction，PI）的典型临床表现。

2. **胸痛**　以突发性且与呼吸相关的胸痛为特征，占 65%~75%。多伴咳嗽或咯血，提示较小栓子栓塞；类似心绞痛发作胸骨后疼痛，提示大栓子栓塞，但血压多正常。

3. **胸闷、气促和晕厥**　多见于老年患者和发病前无心肺疾病的患者，常无呼吸困难和胸痛，多伴发绀、烦躁、右心室低动力学改变等。晕厥、惊恐、恶心、呕吐和出冷汗为首发症状，提示病情严重。

4. **肺栓塞四联征**　指心率加快、发热、颈静脉扩张和肺动脉瓣第二心音亢进，部分患者有急 / 慢性右心衰竭和心包积液。此外，双肺可闻及干 / 湿啰音，部分患者可闻胸膜摩擦音 / 心包摩擦音。

5. **下肢深静脉血栓形成（DVT）**　70% 的 PTE 合并 DVT，故诊断 PTE 时必须高度警惕 DVT。

（二）实验诊断

1. **血气分析**　在 20% 的肺血管阻塞时，即可出现明显的氧分压（PaO_2）减低或呼吸性碱中毒，一般动脉血栓栓塞 PaO_2<80mmHg；若 PaO_2>90mmHg，可不考虑血栓栓塞。肺血栓栓塞时可伴有 $PaCO_2$ 的下降和肺泡 - 动脉血压分氧差 %［P(A-a)O_2］的增高。

2. **D- 二聚体（D-Dimer，DD）检测**　DD 是交联纤维蛋白在纤溶酶作用下产生的降解产物，对深静脉血栓形成和肺血栓栓塞的排除诊断有重要意义。Chapman 和 Samuel 等报道，通过肺动脉造影确诊的肺血栓栓塞患者，其 DD 的阳性率为 85%~94%。在诊断急性肺血栓栓塞时，Latex 法检查 DD 的阴性预测值（NPV）为 94%~100%；ELISA 法的阴性预测值为 96%。Brown 等的分析结果显示，如果 DD 检测结果为阴性，可基本排除肺血栓栓塞的可能性，阴性预测值为 92%；如果检查结果为阳性，肺血栓栓塞的诊断率在 17%~85%。因此，DD 检测对肺血栓栓塞的敏感性为 96%，特异性为 45%。

（三）影像诊断

1. **X 线检查**　呼吸困难而 X 线片显示正常或基本正常是肺血栓栓塞的有力证据。肺血栓栓塞时，常见胸部 X 线表现为病变侧横隔升高、肺不张、肺实质浸润和胸腔积液等。

2. **心电图检查**　以右心负荷增大为特征。多数无特异性改变。常见 T 波倒置、ST 段抬高 / 压低，或有肺型 P 波等改变，所以常用 $S_1Q_3T_3$ 来表示肺血栓栓塞的心电图变化。

3. **超声心动图检查** 肺血栓栓塞时以右心受累为主，故超声心电图是右心室和右心房扩大，室间隔左移且运动异常，近端肺动脉扩张，三尖瓣反流增快。若在右心房或右心室发现血栓，诊断价值更大。

4. **超声检查** ①直接征象：肺动脉腔内有异常回声；②间接征象：右心室扩大，室间隔运动异常，肺动脉高压。超声检查诊断肺血栓栓塞的敏感性为 97%，特异性为 88%。此外，常规血管超声检查（CUS）下肢深静脉血栓（DVT）。

5. **放射性核素肺通气 / 灌注扫描** 肺血栓栓塞时，由于肺动脉或其分支被阻塞，放射性核素 ^{99m}Tc 或 ^{131}I 标记的清蛋白颗粒不能抵达毛细血管，呈扫描缺损表现。本法的敏感性为 75%~97%，特异性为 90%~95%，阴性预测值为 91%，阳性预测值为 88%。

6. **CT 肺动脉造影（CTPA）和磁共振肺动脉造影（MRPA）** CT 具有无创、扫描速度快、图像清晰、较经济的特点，可直观判断肺动脉栓塞的程度和形态，以及累及的部位和范围。急性肺栓塞的直接征象是肺动脉内低密度充盈缺损，部分或完全包围在不透光的血流之内的"轨道征"，或呈完全充盈缺损，远端血管不显影；间接征象包括肺野楔形条带状的高密度区或盘状肺不张，中心肺动脉扩张及远端血管分布减少或消失等。CT 肺动脉造影是诊断急性肺栓塞的重要无创检查技术，敏感性为 83%，特异性为 78%~100%。MRPA 可直接显示肺动脉内栓子及急性肺栓塞所致的低灌注区。相对于 CT 肺动脉造影，MRPA 的一个重要优势在于可同时评价患者的右心室功能。既往认为该法对肺段以上肺动脉血栓诊断的敏感性（85%）和特异性（96%）均较高，适用于碘造影剂过敏者，但近期 2 项大规模临床研究（IRM-EP、PIOPED Ⅲ）结果表明 MRPA 敏感性较低，尚不能作为单独检查用于排除急性肺栓塞。

7. **肺动脉造影检查** 可检出 1~2mm 大小的血栓。PIOPED 研究对 755 例可疑肺血栓栓塞患者进行肺动脉造影检查，敏感性为 94%，特异性为 96%，诊断准确率 97%。此检查是目前诊断肺血栓栓塞的"金标准"，但可导致突发性心、肺功能衰竭，过敏反应和创伤损害。

（四）诊断策略和诊断标准

1. **诊断策略** 见表 13-38 及图 13-19。

表 13-38 肺血栓栓塞临床可能性评估的 Wells 计分法（简化版）

临床有深静脉血栓形成的症状和体征（水肿和疼痛）	1
与其他诊断相比，肺血栓栓塞是可能或更可能诊断的诊断	1
固定（除入厕所外，卧床 ≥ 连续 3 天）或 4 周前曾行外科手术	1
曾患深静脉血栓形成或肺血栓栓塞	1
心率 > 100 次 /min	1
咯血	1
癌症活动期（正在治疗，或 6 个月前治疗，或姑息治疗）	1

0~1 分为可能性小，≥ 2 分为可能。

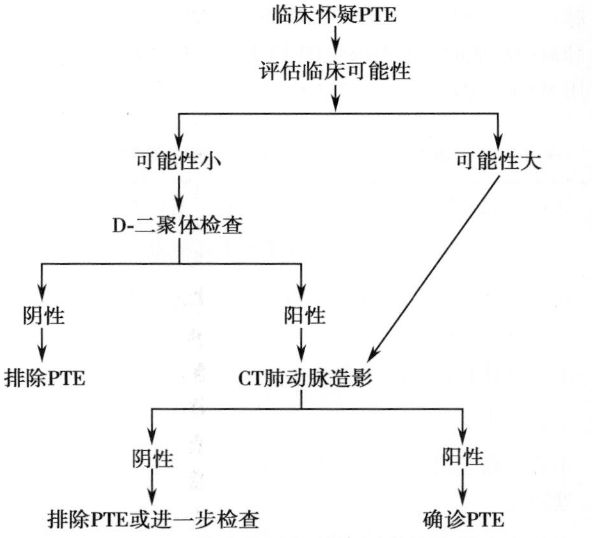

图 13-19 肺血栓栓塞的诊断策略图

2. **诊断标准**

（1）日本诊断标准：见表 13-39

（2）我国诊断要点

1）临床诊断：症状、体征和危险因素；

2）筛选检查：血气分析、D- 二聚体、ECG/ 胸片、心动超声 / 下肢静脉超声；

3）诊断检查：CTPA/MRPA、放射性、V/Q 检查、肺动脉造影。

注意排除呼吸和循环系统其他疾病。

六、血栓性血小板减少性紫癜

血栓性血小板减少性紫癜（thrombotic thrombocytopenic purpura，TTP）是一种血栓性微血管病（thrombotic microangiopathy，TMA）。TTP 分为遗传性和获得性两种。遗传性 TTP 系血管性血友病因子（vWF）裂解蛋白酶（ADAMTS13）基因突变致酶活性缺乏或减低所致；而获得性 TTP 系抗 ADAMTTS13 自身抗体产生的结果。以前认为本病是一种罕见病，据统计美国每年有 500~1 000 例发病，多见于 20~60 岁的中青年人，男：女的比例为 1：(2~3)。

（一）临床诊断

1. **血小板减少性出血** 发生率为 96%~100%。在血栓形成过程中，血小板被消耗。出血以皮肤黏膜为主，表现为紫癜、瘀斑、鼻出血、牙龈出血、眼底出血、月经过多、消化道出血和泌尿道出血等，严重者可致颅内出血。

2. **微血管病性溶血性贫血** 发生率为 96%~100%。多为轻至中度贫血，可伴黄疸、非结合胆红素增高和脾大。急性溶血时可发热、腰背酸痛和血红蛋白尿等。

3. **神经系统异常** 发生率为 63%~92%。特点是变化不定，常为一过性和反复性。表现为头痛、眩晕、失语、轻瘫、感觉异常、定向障碍、惊厥、抽搐、谵妄、嗜睡或昏迷等。

4. **肾脏损害** 发生率为 59%~88%。表现为血尿、蛋白尿、管型尿和血压升高等。可有轻度氮质血症，重者可发生急性肾衰竭。

表 13-39　日本肺血栓栓塞的诊断标准

指标	记分	指标	记分	指标	记分
原发病和相关因素		**体征**		**心电图**	
恶性肿瘤	1	体温>38.5℃	1	右心室肥大	3
血栓性静脉炎	1	呼吸>16 次 /min	2	肺型 P 波	3
心脏病	1	心率>100 次 /min	2	电轴右偏	3
手术	1	收缩压<100mmHg	1	$S_1Q_3T_3$	2
妊娠、妇产科病	1	肺部啰音	2	不完全右束支阻滞	1
长期制动	1	肝大	2	**胸部 X 线**	
症状		**血液检测**		浸润阴影	2
呼吸困难	2	WBC>8 × 10^9/L	1	胸腔积液	1
胸痛	2	PLT<20 × 10^9/L	1	颗粒状、网状阴影	3
咯血	2	胆红素>20.5μmol/L	1	肺门部动脉肥大	3
咳嗽	2	GOT>40U/L	1	膈肌抬高	2
发热	2	GPT>35U/L	1	肺通气 / 灌注扫描	阳性可诊断
心悸	1	LDH>450U/L	1	肺动脉造影	阳性可诊断
水肿	1	CO_2 弥散量<80%	1	螺旋 CT/ 电子束 CT	阳性可诊断
出汗	1	$PaCO_2$<85mmHg	3		
意识丧失	1	Fg<1.5g/L	2		
		Fg>3.5g/L	2		
		血 DD>500μg/L	3		
		AT<280mg/L	1		

本积分标准>22 分可确诊;20~22 分为高度可疑;17~19 分为可疑;15~16 分必须做肺通气 / 灌注扫描或肺动脉造影

5. **发热**　发生率为 24%~98%。大多为中高度发热,可达 38.5~40℃,原因不明。

(二) 实验诊断

1. **血液检测**　不同程度贫血,多为 80~100g/L;血小板计数减少;血涂片上可见红细胞碎片(>1%),网织红细胞计数大多增高;白细胞计数偏高,很少超过 20 × 10^9/L;骨髓象增生,无特异变化。

2. **溶血检测**　呈血管内溶血。血清总胆红素和非结合胆红素升高,血清游离血红蛋白升高,结合珠蛋白减低,出现血红蛋白尿,但 Coombs 试验阴性。

3. **血栓与止血检测**　血块收缩不佳,血管性血友病抗原、凝血酶调节蛋白、内皮素、血小板 P- 选择素、血小板第 4 因子、β- 血小板球蛋白等可升高,但 6- 酮 -$PGF_{1α}$ 降低。APTT、PT 及纤维蛋白原检测多正常,FDP、D- 二聚体轻度升高。

4. **免疫检测**　乳酸脱氢酶(LDH)明显升高,占 100%,是观察病情的重要指标。狼疮细胞阳性(20%~30%),抗核抗体阳性(50%),类风湿因子、免疫复合物升高。

5. **肾功能检测**　有镜下血尿、蛋白尿、管型尿,严重病例血肌酐升高,大多数<2mg/dl。

6. **血浆 ADAMTS13 活性及 ADAMTS13 抑制物检查**　采用残余胶原结合试验或 FRET-VWF 荧光底物试验方法。遗传性 TTP 患者 ADAMTS13 活性缺乏(活性<5%);获得性 TTP 患者 ADAMTS13 活性多缺乏且抑制物阳性。

7. **病理检查**　皮肤、黏膜、骨髓、淋巴结、肌肉、脾等组织病理学所见,主要为小动脉和毛细血管中有透明血栓形成,PAS 染色阳性,可见内皮细胞增生,小动脉与毛细血管交接处动脉瘤样扩张。

(三) 诊断与鉴别诊断

1. **诊断标准(Cutterman)**　有下列 2 项主要表现加上任一项次要表现即可诊断。

(1) 主要表现:①溶血性贫血:血涂片上有红细胞碎片或异形红细胞;②血小板计数减少(<100 × 10^9/L)。

(2) 次要表现:①发热>38.3℃;②神经系统症状:头痛、昏迷等;③肾损害:血肌酐>177μmol/L,或有血尿、蛋白尿、管型尿等。

应着重指出,ADAMTS13 活性显著降低或缺乏(活性<5%)是诊断 TTP 的重要指标。

2. **分型诊断**

（1）遗传性血栓性血小板减少性紫癜：罕见，又叫 Upshaw-Schulman 综合征，系 ADAMTS13 基因纯合或复合杂合突变所致。现已发现超过 75 个 ADAMTS13 的基因突变。

（2）获得性血栓性血小板减少性紫癜：系一种自身免疫性疾病，由抗 ADAMTTS13 自身抗体抑制 ADAMTTS13 活性所致。

3. **鉴别诊断** 临床上本病需与溶血尿毒症综合征（HUS）、弥散性血管内凝血（DIC）、HELLP 综合征、系统性红斑狼疮（SLE）和 Evan 综合征等作鉴别，特别是要与溶血尿毒症综合征鉴别（表 13-40）。

表 13-40 血栓性血小板减少性紫癜与溶血尿毒症综合征的鉴别

	血栓性血小板减少性紫癜	溶血尿毒症综合征
年龄	多见于成人（平均 35 岁）	多见于儿童（平均 7 个月）
男：女	1：(2~3)	无差别
流行性	无	有
继发性	有	有
遗传性	有	无
临床症状		
前驱症状	不常见	有
出血	有	有
溶血	严重	严重
少尿 / 无尿	无	有
高血压	无	有
神经症状	有	无
胃肠道症状	少	多
实验室检测		
血小板减少	明显	不定
溶血试验	阳性	阳性
肾功能损害	轻度	重度
ADAMTS13 活性	<5%	≥5%
血管内溶血	有	可有
补体水平	正常	减低
组织病理学	有	有
玻璃样血栓分布	全身	肾

（沈卫章）

第八节 抗血栓和溶血栓治疗实验室监测

抗血栓治疗是应用抗血栓药物阻止血栓形成的一种治疗方法（包括抗血小板治疗和抗凝治疗）；溶血栓治疗是应用溶血栓药物溶解已形成血栓的一种治疗方法，从而达到防治血栓的目的。临床上，若抗血小板药物、抗凝药物和溶血栓药物的应用剂量过大，便会造成出血风险；若应用剂量不足，也会造成药物的疗效不佳。因此在某些情况下有必要进行实验室监测，以确保、防治血栓的有效性和安全性。本节就抗血栓和溶血栓药物的分类及其药理作用、药物的临床应用以及药物治疗的实验室监测分别做一简述。

一、抗血小板治疗实验室监测

抗血小板药物（antiplatelet drug）是一组能抑制血小板聚集、活化和阻止血小板参与血栓形成的药物。

（一）药物分类及药理作用

1. 药物分类　见表 13-41。

表 13-41　主要抗血小板药物分类

Ⅰ. 环氧化酶阻断剂 阿司匹林（aspirin）
Ⅱ. ADP 受体（P_2Y_{12}）抑制剂 氯吡格雷（clopidogrel）、普拉格雷（prasugrel）、坎格雷洛（cangrelor）、替格瑞洛（ticagrelor）等
Ⅲ. 磷酸二酯酶抑制剂 西洛他唑（cilostazol）、双嘧达莫（dipyridamole）或称潘生丁（persantine）等
Ⅳ. 5- 羟色胺受体 2（5-HT_2）拮抗剂 沙格雷酯（sarpogrelate hydrochloride）或盐酸沙格雷酯等
Ⅴ. 腺苷酸环化酶激活剂 依前列醇（epoprostenol）或称前列环素（prostacyclin，PCI_2）、伊洛前列素（ciloprost、ilomedin）等
Ⅵ. 血小板膜糖蛋白Ⅱb/Ⅲa（GPⅡb/Ⅲa）拮抗剂 阿昔单抗（abciximab）、依替巴肽（eptifibatide）、替罗非班（tirofiban，aggrastat）等
Ⅶ. 凝血酶受体抑制剂（PAR-1） 沃拉帕沙（vorapaxar）

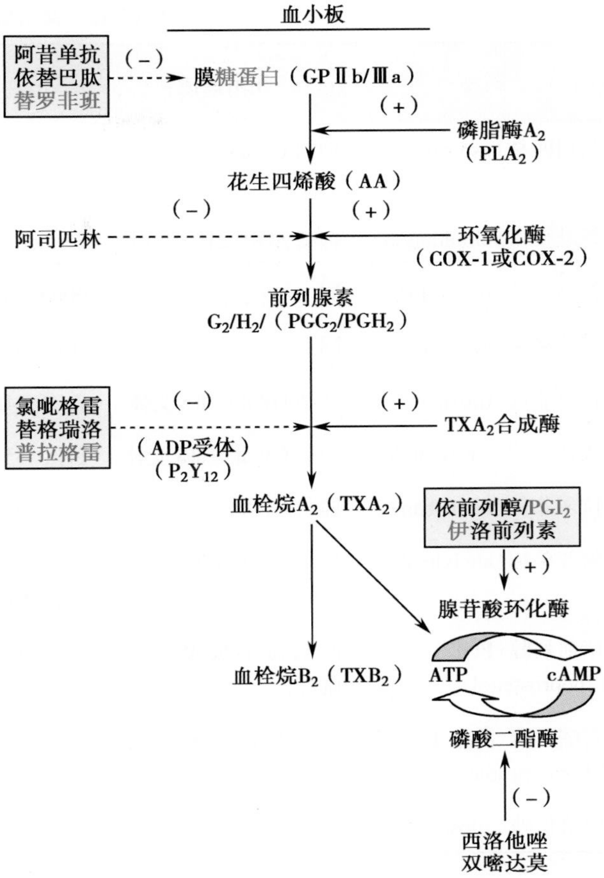

图 13-20　抗血小板药物药理作用示意图

（－）抑制 / 拮抗作用；（+）激活 / 兴奋作用

2. 药物药理作用　抗血小板药物作用于血小板结构和代谢的不同部位，如血小板膜糖蛋白（GPⅡb/Ⅲa）、环氧化酶（COX）、ADP 受体（P_2Y_{12}）、凝血酶受体（PAR-1）和磷酸二酯酶等抑制剂；或激活腺苷酸环化酶的兴奋剂（PCI_2）等，起抗血小板活化的作用（图 13-20）。

（二）常用抗血小板药物的临床应用

1. 常用抗血小板药物　有阿司匹林、氯吡格雷、替格瑞洛、西洛他唑、双嘧达莫、依替巴肽、替罗非班等（表 13-42）。

2. 临床主要适应证　主要用于动脉血栓栓塞症，见表 13-43。

3. 血小板抵抗　目前常见于阿司匹林抵抗和氯吡格雷抵抗。

（1）阿司匹林抵抗（aspirin resistance）：是指常规服用阿司匹林的患者未能对血小板的活化和聚集产生预期的抑制作用，换言之，临床缺血事件的发生率没有减低或反而增高。包括：①服用治疗剂量的阿司匹林不能免除缺血事件的发生；②不能使出血时间延长；③不能在体内抑制血小板聚集或抑制 TXA_2 的生成；④不能在体外抑制血小板聚集。阿司匹林抵抗的发生率报道不一，平均为 5%（范围为 8%~45%）。

1）发生机制：尚未阐明。可能与下列因素有关：①体内诸多部位合成的环氧化酶 -2（COX-2）不能被低剂量阿司匹林抑制；② COX-1、GPⅡa/Ⅲb 受体和 P_2Y_{12} 受体等基因存在基因多态性，改变了阿司匹林活化位点的结构；③阿司匹林剂量不足；④阿司匹林不能阻断异前列烷的促血小板作用。

2）危险因素：主要见于高龄、女性、吸烟、饮食、紧张、手术、介入治疗和合并服用其他药物（吲哚美辛）等。

3）诊断标准：缺乏统一标准。Lev 等提出符合下列 2 项或 2 项以上者：① VerifyNow（维梵纳血小板功能分析仪）阿司匹林评分 ≥500 分；②用 ADP 为诱导剂（10μg/L 或 5μmol/L）时，血小板聚集率仍 ≥70%；③用 AA 为诱导剂（0.5mg/ml）时，血小板聚集率仍 ≥20%。上述检测受多种因素影响，难以做到标准化和规范化，该标准仅作为诊断参考。

（2）氯吡格雷抵抗（clopidogrel resistance）：是指患者服用常规剂量（75mg/d）的氯吡格雷时，临床上仍未能有效地防止血栓事件的发生，且血小板功能检测证实血小板聚集不能被有效抑制，发生率为 5%~44%。

1）发生机制：不详，可能与下列因素有关：①遗传多肽性，CYP_2C_{19} 是氯吡格雷主要代谢酶，存在 27 个单核苷酸多肽性（SNPS），基因多态性发生改变导致氯吡格雷对血小板聚集作用减低 / 无反应；②药物之间的相互作用，如质子泵抑制剂（PPI）与氯吡格雷在肝代谢时发生竞争作用使血小板失去聚集作用；③其他因素，如 ADP、血小板、体重、年龄等增高与女性氯吡格雷抵抗增加有关。

2）诊断标准：以服氯吡格雷前患者血小板聚集（ADP 20μmol/L）水平为基线，服氯吡格雷后血小板聚集率（ADP 20μmol/L）≤10% 定为氯吡格雷抵抗。必须指出，监测药物抵抗的实验检测方法有多种，但没有一种是理想的“金标准”。

表 13-42 常用抗血小板药物的临床应用

药物	作用目标	常用剂量	半衰期	代谢	不良反应	药物抵抗
阿司匹林(aspirin)	抑制 COX-1/COX-2	75~100mg/d，负荷量 300mg	低剂量 2~3h 高剂量 15h	肝	出血，消化道	有
氯吡格雷(clopidogrel)	抑制 ADP 受体(P2Y12)	75mg/d，负荷量 300~600mg	7.2~7.5h	肝	出血	有
替格瑞林(ticagrelor)	同上	90mg，bid，负荷量 180mg	1.5~3.0h	肝	出血	
普拉格雷(prasugrel)	同上	10mg/d，负荷量 60mg	3.7h	肾	出血	
替罗非班(tirofiban)	抑制 GPⅡb/Ⅲa 受体	首次 0.4μg/kg，以后 0.1μg/kg	1~2h	肾	出血	
依替巴肽(eptifibatide)	抑制 GPⅡb/Ⅲa 受体	首次 135μg/kg，以后 0.1μg/(kg·min)	2.5h	肾	出血	
拉米非班(lamifiban)	抑制 GPⅡb/Ⅲa 受体	首次 l80μg/kg，以后 1~2μg/(kg·min)	4.0h		出血	
阿昔单抗(abciximab)	拮抗 GPⅡb/Ⅲa 受体	首次 0.25mg/kg，静脉注射，以后每分钟 0.125μg/(kg·min)静脉滴注	10~30min	肾	出血	
依前列醇(PGI2)(epoprostenol)	抑制血小板聚集、扩血管	首次 5ng/kg，以后 1~2ng/(kg·min)	2~3min			
双嘧达莫(潘生丁)(dipyridamole)	抑制磷酸二酯酶	25~50mg			出血	
西洛他唑(cilostazol)	抑制磷酸二酯酶	l00~200mg/d	24h		出血	

表 13-43 抗血小板药临床主要适应证

Ⅰ. 心血管疾病
一期、二期预防，不稳定型心绞痛，急性心肌梗死，心瓣膜疾病和心瓣膜修复术，经皮冠状动脉内成形术(PTCA)、冠状动脉旁路移植术(CABG)和经皮冠脉介入术(PCI)
Ⅱ. 脑血管疾病
一期、二期预防，脑血栓形成，脑栓塞，一过性脑缺血发作
Ⅲ. 周围血管栓塞症
Ⅳ. 微小血管病变
肾小球疾病，糖尿病视网膜病变
Ⅴ. 静脉血栓症包括房颤，有时与抗凝药物联合应用

4. **出血不良反应** 不同抗血小板药物有各自的不良反应，出血是其共同的严重不良反应。出血多表现为皮肤出血点、瘀斑，黏膜出血，如鼻出血、牙龈出血，妇女月经过多、经期延长，也见黑粪、血尿等，甚至有手术、创伤出血难止等。9 586 例服用阿司匹林和 9 599 例服用氯吡格雷的患者统计，胃肠道出血发生率前者为 2.7%，后者为 2.0%。出血尤其多见于联合用药，例如抗血小板药(阿司匹林)与抗血小板药(氯吡格雷)联合应用；抗血小板药(阿司匹林 / 氯吡格雷)与抗凝药(华法林 / 肝素)联合应用；抗凝药(肝素)与溶血栓药(rt PA)联合应用等。

（三）抗血小板药物的实验室监测

1. **血小板聚集试验(pAgT)(电阻抗法 / 比浊法)** 检测方法是在富含血小板的血浆中加入诱导剂(阿司匹林加花生四烯酸，氯吡格雷加 ADP)，血小板浊度减低，透光度增加。将此比浊度的变化记录于图纸上，形成血小板聚集曲线。根据曲线中透光度的变化可以了解血小板的聚集情况。

对口服阿司匹林和 / 或氯吡格雷的患者，服药后血小板聚集率降低，在未服药前(基础聚集率)的 50% 以上，提示药物治疗有效；若降低不明显，仍 ≥ 70%，提示药物治疗无效或存在血小板抵抗。

2. **流式细胞仪检测(FCM)**（全血法）将全血作免疫标记，用 FCM 检测血小板 P- 选择素(CD62p)和血小板膜 GPⅡb/Ⅲa 受体(CD41/CD61)的表达率，从而指导 GPⅡb/Ⅲa 拮抗剂(阿昔单抗、替罗非班、依替巴肽、拉米非班)的治疗剂量，可预防药物过量所致出血的发生。

冠心病患者口服阿司匹林 100mg/d，连服 7~10 天，用全血 FCM 检测血小板 P- 选择素和血小板表面 GPⅡb/Ⅲa 受体的表达率，结果显示两者均较对照组(未服阿司匹林)明显减低。因此，临床上可采用全血 FCM 方法检测抗血小板药物疗效、预防药物过量所致的出血或发现药物抵抗。

活化血小板 CD 抗原所能识别的血小板膜糖蛋白(GP)主要有 CD36 → GPⅣ；CD41 → GPⅡ；CD42a/42b → GPⅠ；CD61 → GPⅢa；CD62 → P- 选择素；CD63 → GP51；CD41+ CD61 → GPⅡb/Ⅲa。

3. **血小板功能分析仪(PFA 200/100)检测** 在高切变率条件下，吸入枸橼酸钠抗凝全血样本，通过一直径为 l50μm 由 ADP/ 肾上腺素覆盖的微孔，使样本中的血小板活化后形成血小板栓堵塞微孔，堵塞微孔的时间称为微孔闭塞时间(closure

time，CT）（以分钟为单位）。CT 模仿体内血管损伤时止血条件，反映初期止血过程，虽具有简便、快速、样本少的优点，但缺乏特异性。PFA100 虽已广泛应用阿司匹林抵抗和检测血小板 GPⅡb/Ⅲa 受体拮抗剂的治疗，但不推荐用于氯吡格雷的治疗监测；目前 PFA200 优于 PFA100 已应用于临床。

4. **快速血小板功能分析仪（rapid platelet function analyzer，RPFA；或称 Verify Now 试验）** 本法是用花生四烯酸（AA）、二磷酸腺苷（ADP）或凝血酶受体激活肽（TRAP）作为诱导剂，分别评估血小板对阿司匹林、ADP 受体（P_2Y_{12}）抑制剂或 GPⅡb/Ⅲa 受体抑制剂的反应程度，以血小板聚集率作为指标。目前有人应用 Verify Now 试验检测 PCI 术前使用阿司匹林患者的血小板功能或判断患者是否存在阿司匹林抵抗，或预测 PCI 术后血栓事件的发生。本试验操作简便，且与比浊法血小板聚集试验有良好的相关性，由于价格昂贵，尚未广泛应用。

5. **血栓弹力仪血小板图（thrombelastograph platelet mapping assay）检测** 血栓弹力图（TEG）是通过微量血样自动检测和记录凝血启动到纤维蛋白形成、血小板聚集以及血凝块形成到溶解的连续实时的全部信息；此外，也可以通过血小板图检测（platelet mapping assay）对抗血小板药物（阿司匹林、氯吡格雷等）的疗效及其他们的抵抗作出判断。

血小板图的检测结果，服用抗血小板药物后血小板的抑制率（以 AA/ADP 为诱导剂）$<20\%$ 提示药物不敏感或有药物抵抗，$>50\%$ 提示药物有效，$>75\%$ 提示药物有较好的抑制血小板的疗效。

6. **血管磷蛋白磷酸化（VASP-P）** 利用流式细胞术检测 VASP-P，可以特异地反映 P_2Y_{12} 受体抑制剂抑制血小板聚集反应的程度。本试验的 CV 值为 5%，预测 PCI 血管事件的灵敏度为 70%~100%。但临床应用不多。

二、抗凝治疗实验室监测

抗凝药物（anticoagulation drugs）是一组抑制血液凝固，阻止凝血因子活化和参与血栓形成的药物。

（一）药物分类及药理作用

1. **药物分类** 见表 13-44。

2. **药物药理作用** 抗凝药物可以直接/间接抑制凝血过程中的不同凝血因子。直接抑制剂是药物无须结合抗凝血酶（AT）就能发挥抗凝作用；间接抑制剂是药物需要结合 AT 才能发挥抗凝作用。前者如重组来匹卢定、阿加曲班和利伐沙班等；后者如肝素、低分子肝素和磺达肝素等。此外依赖维生素 K 凝血因子抑制剂（华法林）是药物依赖维生素 K 的代谢，使肝脏不能合成凝血因子Ⅱ、Ⅶ、Ⅸ和Ⅹ，使这些因子的血浆水平减低，从而起到抗凝作用，见图 13-21。

表 13-44　主要抗凝药物分类

Ⅰ. 凝血酶的间接抑制剂
普通肝素（heparin，UFH）和低分子肝素（low molecular weight heparin，LMWH）
依诺肝素（enoxaparin）
达肝素（dalteparin）
那屈肝素（nadroparin）
亭扎肝素（tinzaparin）
栓复欣（fluxum）
Ⅱ. 凝血酶的直接抑制剂
重组来匹卢定（r-hirudin）
比伐卢定（bivalirudin）
阿加曲班（argatroban）
达比加群（dabigatran）
抗凝血酶制品（antithrombin，AT）
蛋白 C（protein C，PC）和活化蛋白 C（activated protein C，APC）制品
Ⅲ. 活化凝血因子Ⅹ（FⅩa）直接抑制剂
依度沙班（edoxaban）
阿哌沙班（apixaban）
利伐沙班（rivaroxaban）
Ⅳ. 活化凝血因子Ⅹ（FⅩa）间接抑制剂
磺达肝癸钠（fondaparinux）或称戊聚糖钠（arixtra）
Ⅴ. 依赖维生素 K 凝血因子拮抗剂
华法林（warfarin）等

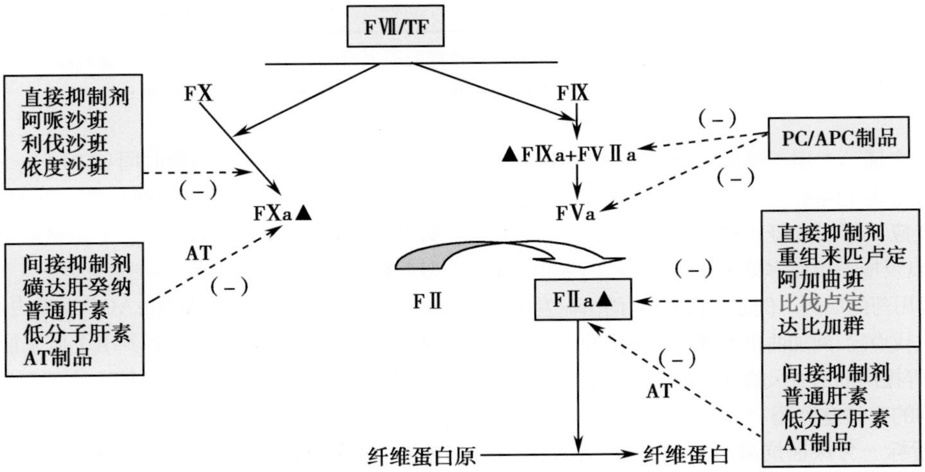

图 13-21　抗凝药物药理作用示意图

（－）抑制/拮抗作用；（+）激活/兴奋作用；▲华法林抑制/灭活的凝血因子

（二）常用抗凝药物的临床应用

1. **常用抗凝药物** 有普通肝素（UFH）、各种低分子肝素（LMWH）和华法林；比伐卢定、阿加曲班、利伐沙班、磺达肝癸钠和达比加群等都已用于临床（表 13-45）。

表 13-45 常用抗凝药物的临床应用

药物	作用目标	常用剂量	半衰期	代谢	不良反应	实验室监测
普通肝素（UFH）	与 AT 结合抑制 FⅡa、FⅩa、FⅨa、Ⅻa 等	80U/kg 负荷量，18U/（kg·h）静脉滴注；或 5 000~15 000U/d 皮下注射	1.0~1.5h	肝	出血	APTT/A FⅩa 试验
依诺肝素（克赛）	同上	4 000~6 000U/d；或 200U/（kg·d）	2~3h	肝	大剂量有出血	抗 FⅩa 试验
达肝素（法安明）	同上	2 500~5 000A FⅩa U/d	2.4~4.0h	肝	同上	同上
那屈肝素（速避凝）	同上	0.4~0.8ml/d 或 40~60U/（kg·d）	2~2.3h	肝	同上	同上
亭扎肝素（tinzaparin）	同上	75mg/（kg·d）	3~4h	肝、肾	出血	同上
华法林（warfarin）	抑制 FⅡ、FⅦ、FⅨ、FⅩ	首日 5~7.5mg，以后 2.5mg/d 口服	24~48h	肝	出血	INR（2~3-）
重组来匹卢定（r-lepirudin）	直接抑制 FⅡa	首剂 0.4mg/kg，以后 0.15mg/（kg·d），静脉滴注	0.5~1.0h	肝、肾	出血	APTT
比伐卢定（bivalirudin）	同上	首剂 1mg/kg，以后 0.2mg/kg，静脉滴注	25min	肝、肾	出血	APTT
阿加曲班（argatroban）	同上	20~30mg/d，静脉滴注	40~60min	肝	出血	APTT
达比加群（dabigatran）	同上	110 或 150mg，2 次 /d，口服	12~17h	肝、肾	出血*	拮抗剂▲ DTT/ECT
利伐沙班	直接抑制 FⅩa	10~20mg/d，口服预防用（10mg/d，口服）	5.7~9.2h	肝、肾	出血	AFⅩa 试验
达肝癸钠（fondaparinux）	间接抑制 FⅩa	2.5mg/d，皮下注射	17h	肾	出血、肝酶，↑	同上
阿哌沙班	直接抑制 FⅩa	5mg，2 次 /d，口服	10~14h	肝、肾	出血	AFⅩa 试验
依度沙班	同上	60mg/d，口服	9~11h	肾	出血	同上

▲DTT，稀释的凝血酶时间（>200ng/ml 或>65s 出血危险↑）；ECT，蝰蛇酶凝固时间（>正常对照值 3 倍出血风险↑）；AFⅩa 试验，用于检测以抑制 FⅩa 为靶点的药物（>0.7IU/ml 出血风↑险）；* 达比加群出血用其拮抗剂 idrucizumab

2. **临床主要适应证** 常用于静脉、动脉血栓栓塞以及微血管血栓（DIC）等，见表 13-46。

3. **出血不良反应** 不同抗凝药物有各自的不良反应，出血是共同的严重不良反应。出血多见于皮肤、黏膜、内脏和手术创面，更多见于联合用药的病例。例如，普通肝素的出血发生率高于低分子肝素；比伐卢定、阿加曲班和磺达肝癸钠的出血率较肝素为低。Samuel 等提出的出血风险评估系统见表 13-47。

（三）抗凝药物的实验室监测

1. **常用监测指标** 为保证抗凝治疗的安全、有效，必须选择敏感、实用实验室指标进行监测。

（1）活化部分凝血活酶时间（APTT）：一般情况下，首次普通肝素负荷量为 2 000~5 000U，然后以 100~150U/kg 皮下注射维持，每 12 小时 1 次，以 APTT 调整剂量，使其维持在正常对照值的 1.5~2.5 倍为宜。

（2）活化凝血时间（ACT）：ACT 反映内源性凝血系统各凝血因子的综合情况。临床上多用于血浆肝素浓度>5.0IU/ml（如体外循环）时，此时由于 APTT 不能反映体内肝素的安全水平，故选用 ACT。ACT 的参考范围为 75~125 秒。体外循环时，ACT 检测值维持在 250~350 秒；硫酸鱼精蛋白中和肝素后，应使 ACT 检测值恢复至参考范围水平。

表 13-46　抗凝药物临床应用适应证

静脉血栓栓塞	以抗凝治疗为主，抗血小板治疗为辅
深（浅）静脉血栓、肺栓塞、腹腔静脉血栓、外科手术血栓（手术前 12 小时停用肝素；手术后 12 小时重新启用肝素）恶性肿瘤血栓	
妊娠期血栓	尽量用肝素、低分子肝素，分娩前 24 小时停用，分娩后 24 小时继续应用；
妊娠前 3 个月和分娩前 1.5 个月停用华法林，可用肝素 / LMWH 作桥联治疗。妊娠期避免使用新型口服抗凝药，也不推荐使用抗血小板药	
医源性血栓	静脉留置插管、心瓣膜修复术、药物 / 血制品所致血栓
遗传性易栓症	如 AT、PC、PS 缺陷症等
动脉血栓栓塞	以抗凝和抗血小板联合治疗为主
急性心肌梗死	急性期
心脏瓣膜疾病及其修复术	多用抗凝治疗
心房颤动	多用抗凝治疗
脑血栓栓塞	慎用抗凝治疗
微血管血栓	根据具体情况而定
弥散性血管内凝血（DIC）	抗凝治疗
肾小球疾病	抗凝 / 抗血小板治疗
TTP/HUS	首选血浆置换

表 13-47　出血风险评估系统

出血风险	评估积分	出血风险	评估积分
近期有严重出血	2	肌酐 >106μmol/L（1.2mg/dl）	1.5
Hb：男<130g/L 女<120g/L	1.5	癌症	1
严重肺栓塞	1	年龄 >75 岁	1

出血风险分级：低风险：0 分；中等风险：1~4 分；高风险：>4 分

（3）凝血酶（凝固）时间［TT（TCT）］：TT（TCT）是反映凝血酶使纤维蛋白原转变为纤维蛋白的时间。肝素治疗中，TT（TCT）检测值为同时检测的正常对照值的 2.0~2.5 倍时，较为安全、有效。

（4）抗活化因子Ⅹ（AFⅩa）试验：本试验是测定血浆中普通肝素含量，浓度为 0.2~0.5IU/ml 较为安全、有效；或者是测定低分子肝素的含量，浓度为 0.4~0.7IU/ml 较为安全、有效；也可用于监测以 FⅩa 为直接抑制靶点的新型口服抗凝剂（如利伐沙班等）。

（5）抗凝血酶活性（AT：A）测定：普通肝素、低分子肝素和间接凝血酶 /FⅩa 抑制剂，在体内必须与 AT 结合才能发挥抗凝作用，故需检测 AT：A。AT：A 参考范围为 80%~120%。若 AT：A<70%，肝素类抗凝剂的效果减低；若 AT：A<50%，则效果明显降低；若 AT：A<30%，则肝素类抗凝剂失去效果，最有效的方法是补充含有 AT 的血浆或 AT 浓缩剂。

（6）血小板计数（PLT）：肝素（尤其是普通肝素）可导致血小板计数减少，其发生率为 1%~24%（平均为 O~5%）。在应用肝素的过程中（2~14 天）必须动态观察血小板计数。若血小板计数减低，可能造成肝素诱导的血小板减少症（HIT），需酌情减少肝素用量，甚至停用肝素；并作相应的处理，严防出血 / 血栓发生。

2. 口服抗凝剂（法华林）监测

（1）凝血酶原时间（PT）的国际标准化比值（international normalized ratio，INR）：WHO 推荐使用 INR 作为口服华法林的监测指标。$INR=PTR^{ISI}$。PTR 为［患者 PT 值（s）/ 正常人 PT 值（s）］比值，ISI 为国际敏感指数（international sensitivity index，ISI）。

WHO 要求检测 PT 所用组织凝血活酶的 ISI 越接近 1.0 越好，实际上 ISI 值<2.0 为妥。目前认为在口服抗凝剂（华法林）过程中，INR<1.5 示为抗凝无效，1.5~2.0 常用于预防血栓形成 / 扩展；2.0~3.0 提示治疗血栓形成安全、有效；>3.0 提示出血事件的发生率增多（表 13-48）。

表 13-48　常用口服抗凝剂（华法林）的 INR 监测范围

疾病	INR 监测范围
预防深静脉血栓形成 / 扩展	1.5~2.0
治疗深静脉血栓形成 / 扩展	2.0~2.5
腰部、股骨骨折和骨科手术	2.0~2.5
肺栓塞	3.0~3.5
反复发作深静脉血栓和肺栓塞	2.5~3.0
急性心肌梗死、人工瓣膜置换、房颤	2.5~3.0

（2）华法林治疗的基因检测：周围动脉血栓检测可选两项。①*CYP₂C9* 基因多态性被公认与华法林出血并发症相关；②*VKORC1* 基因多态性显示对华法林的治疗效果有很大影响。必要时可检测这两个基因，但不作为临床常规检测。

3. 血栓弹力图（TEG）中肝素疗效的监测　应用 TEG 可以监测抗凝药物（如普通肝素、低分子肝素、比伐卢定和华法林）的抗凝治疗或是否存在抗凝药物过量所致出血现象。主要采用含有肝素酶的“肝素酶杯”进行 TEG 检测（KH）；然后与“普通检测杯”的 TEG 检测（K）结果进行对比。

结果所示：①当肝素酶杯（KH）所测 TEG 的 R 值与普通检测杯（K）所测 TEG 的 R 相同（R 值 KH=R 值 K）时，提示没有肝素存在 / 肝素尚未起效；②当 KH 的 R 值<K 的 R 值（R 值 KH<R 值 K）时，提示有肝素存在 / 肝素已起效；③当 KH 的 R 值<K 的 R 值（R 值 KH<R 值 K）时，且 R 值>20 或 K 的 R>KH 的 R 值的 2 倍，提示肝素过量 / 导致出血。

4. 新型口服抗凝药（$NCAC_S$）监测

（1）直接因子Ⅹa（FⅩa）抑制剂：如利伐沙班、阿哌沙班和依度沙班等。监测可选用抗活化因子Ⅹa（AFⅩa）试验，血浆 AFⅩa 药物浓度>25ng/ml 有出血风险。

(2) 直接因子Ⅱa（FⅡa）抑制剂：如达比加群。监测可选用①稀释凝血酶时间（dTT），达比加群浓度>200ng/ml 或 dTT>65 秒有出血风险；②蝰蛇毒凝血时间（ECT）>正常对照值 3 倍，提示有出血风险。

三、溶血栓治疗实验室监测

溶栓药物（fibrinolysis drugs）是一组能溶解新鲜血栓的药物。对于有适应证而无禁忌证的血栓形成或血栓栓塞的患者，可以选用溶血栓治疗，但要注意严重出血和过敏的不良反应。

（一）药物分类及药理作用

1. 药物分类 见表 13-49。

表 13-49 主要溶栓药物分类

第一代药物
链激酶（streptokinase，SK）和重组链激酶（recombinant streptokinase，r-SK）
尿激酶（urokinase，UK）和重组尿激酶（r-UK）
第二代药物
组织型纤溶酶原激活剂（tissue plasminogen activitor，t-PA）和基因重组组织型纤溶酶原激活剂（recombinant t-PA，rt-PA）：单链形式的称阿替普酶（alteplase）或称阿特普酶；双链形式的称度替普酶（duteplase）或称索克洛特
阿尼普酶（anistreplase）
单链尿激酶型纤溶酶原激活剂（single chain urokinase，plasminogen activator，scu-PA）或称尿激酶原（pro-uro-kinase，pro-UK）
第三代药物
基因重组葡萄球菌激酶（recombinant staphylokinase.r-SaK）
阿替普酸（rt-PA）、瑞替普酶（reteplase，r-PA）、Retavase、雷特普酶
孟替普酶（monteplase）或称 Cleactor（E6010）
替奈普酶（tenecteplase，TNKase，TNK-t-PA）
兰提普酶（lanoteplase，nateplase，n-PA）
帕米普酶（pamiteplase，solinase，YM866）

2. 药物药理作用 见图 13-22。

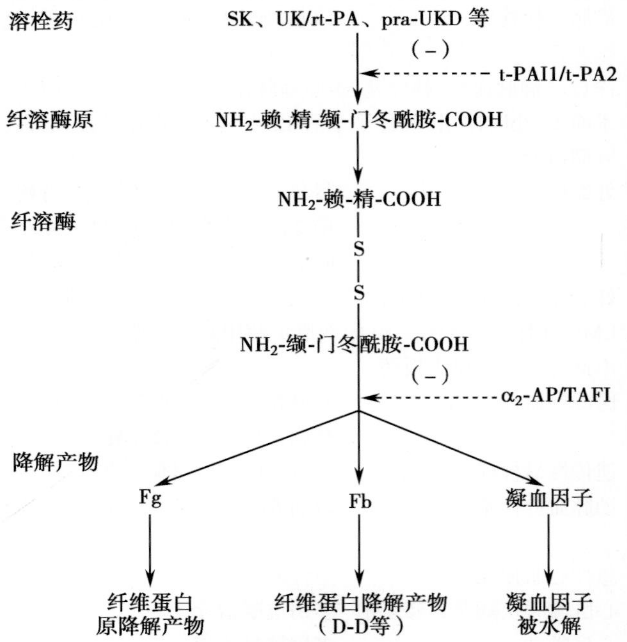

图 13-22 溶血栓药物药理作用

→：激活；(－)⇢：抑制；赖：赖氨酸；精：精氨酸；缬：缬氨酸；Fg：纤维蛋白原；Fb：纤维蛋白；TAFI：凝血酶激活的纤溶抑制物；t-PA2：组织型纤溶酶原激活抑制物 2

（二）常用溶血栓药物的临床应用

1. 溶血栓药物的适应证和禁忌证 见表 13-50。

它们常用于急性心肌梗死、急性周围动脉栓塞、急性脑栓塞、急性深静脉血栓（DVT）和急性肺栓塞等。必须掌握溶栓治疗的适应证和时间窗，急性心肌梗死发病后 6~12 小时，急性脑梗死发病后 3~6 小时，急性 DVT 和肺栓塞发病后 3~7 天（有人用于发病后 7 ~14 天）。国内常用溶栓方案：UK 90 万 U 加入生理盐水内，静脉滴注 2 小时或 rt-PA 50mg 加入生理盐水内，静脉滴注 2 小时。

2. 常用溶血栓药物的临床应用 见表 13-51。

表 13-50 溶血栓药物的适应证和禁忌证（以急性心肌梗死为例）

适应证	禁忌证
(1) 无条件在发病 24h 内行 PCI 治疗 / 转运治疗患者	(1) 有出血性卒中史 / 半年内有缺血性卒中史
(2) 患者就诊早（发病 3h 内不能及时行 PCI）	(2) 近 2 周内有手术 / 创伤史
(3) 对于再梗死患者不能及时（发病 1h 内）行 PCI 治疗，则应给予溶栓治疗	(3) 未控制高血压（BP>180/ 110mmHg）
(4) 有出血性疾病史	(4) 有心肺复苏史
	(5) 有穿壁性心梗史
	(6) 心、肝、肾功能障碍
	(7) 可能 / 确诊主动脉夹层
	(8) 有大血管穿刺史

表 13-51 常用溶栓药物的临床应用

	尿激酶（UK）	阿替普酶（rt-PA）	瑞替普酶（r-PA）	替奈普酶（TNK-t-PA）	尿激酶原（scu-PA 或 pro-UK）
MW/kD	20~30	70	39	70	54
半减期 /min	20	5~8	11~19	90~130	
对 Fb 特异性	++	+	++	+	+
90min 血管再通率 /%	53	73~84	84	85	78.5
TIMI 血流分级 /%	28	54	60	63	60.8
出血（卒中）	++	++	++	++	++
剂量	90 万 U/2h	100mg/90min	10MU/30min × 2 次	30~50mg（最大 50mg）	50mg/30min

3. **出血不良反应** 溶血栓治疗不良反应见于出血、再灌注损伤、过敏反应和溶血栓后血管再闭塞等。其中出血是溶血栓治疗的常见和严重的并发症，每种溶栓性药物都可能引起严重程度不一的出血。例如急性心肌梗死患者，在非介入性治疗中出血发生率一般为 5%~10%，在介入性治疗中为 15%~30%，颅内出血为 0.5%~2.1%，其他部位出血为 4%~13%。出血的严重程度与药物的剂量呈正相关，使用非纤维蛋白特异性药物的出血发生率高，采用肝素 / 阿司匹林联合治疗的出血发生率比单用溶栓药物高。

（三）溶血栓药物的实验室监测

1. **血浆纤维蛋白原（Fg）、凝血酶时间（TT）和纤维蛋白（原）降解产物（FDPs）检测** 应用溶血栓药物，使纤溶酶原（PLG）转变为纤溶酶（PL），后者降解纤维蛋白原（Fg）和 / 或纤维蛋白（Fb），产生大量的 FDPs，使血液呈高纤溶状态，故血浆 Fg 降低、TT 延长、FDPs 升高。血浆 Fg 水平>1.5g/L，TT<正常对照值 1.5 倍，FDPs<300μg/L，提示纤溶活性不足；但是当 Fg 水平<1.0g/L，TT>正常对照值 3 倍，FDPs>400μg/L，临床出血发生率增加 3 倍。因此目前认为，在溶栓治疗过程中，使 Fg 水平维持在 1.0~1.2g/L，TT 为正常对照值的 1.5~3.0 倍，FDPs 维持在 300~400μg/L 最为适宜。Fg 水平是监测溶血栓治疗是否发生出血的首选指标，Fg<1.0g/L 有相当大的出血危险性。

2. **凝血酶 - 抗凝血酶复合物（thrombin-antithrombin complexe，TAT）监测** 体内凝血酶（T）生成后可与抗凝血酶（AT）结合形成复合物（TAT），鉴于 TAT 是凝血系统激活与凝血酶生成的敏感指标，溶血栓后 TAT 水平的升高可反映溶血栓后再梗死的发生。TAT 的参考范围为（2.17 ± 0.34）pg/L。当 TAT 检测值<参考范围的低限，提示凝血酶生成不足；当 TAT 检测值>参考范围的上限，提示凝血酶生成过多。

3. **溶栓治疗评估指标（以 AMI 为例）** ①溶栓后 1~1.5 小时，抬高的 ST 段下降>50%；②心肌损伤标志物峰值前移；③溶栓后 2 小时内胸痛症状明显缓解；④溶栓后 2~3h 出现再灌注心律失常；⑤"金标准"是冠状动脉造影，TIMI 分级达到 2、3 级血流灌注。

（王鸿利）

第十四章
临床输血检验诊断

第一节　概　述

输血是将供者的血液输入受者的循环系统。当手术中失血或外伤所造成大量失血时，输血可挽救生命。临床上也经常通过输血来治疗多种疾病，各类血液病患者常涉及输血，而现在输血的概念已从原来单纯的各种血细胞或血浆的补充，扩大到通过血液中各种成分的分离制备，并在必要时进行进一步的诱导、培养和扩增，以获得对不同疾病有明显疗效的细胞治疗。

如果按血液的来源进行分类，输血可分为两个主要类型：同源异基因输血（即输注血库中的库存血）和自身输血（即注自己的血细胞和 / 或血浆）或使用他人的库存血。

受血者的年龄、疾病的类型与发展过程、血液输注的量等因素也会影响输血的效果。

血型是血液成分中遗传多态性的总称。临床上通常将红细胞膜上的抗原多态性特指为血型。但在其他血细胞上也存在特异性血型，甚至血浆蛋白中也有血型。

输血的风险主要来自两方面，一方面是同种免疫答应对受血者的伤害，另一方面是可经血传播的微生物病原体对受血者的感染。

一、输血目的

在多数情况下，输血主要是针对个体循环系统中血液的不足。对于健康人来说，在 4 分钟内丢失 400ml 血不会引起脉率和血压的变化，而当丢失 1 000ml 血液时，当该个体处于仰卧状态时，其血压可保持不变，但当其坐起时，血压有可能会下降并产生晕厥。而当一个健康者在失去 1 500~2 000ml 血液时，将会导致动脉压下降，心脏每搏输出量减少，人会觉得发冷，有轻微的发绀，并感觉呼吸困难。对失血患者恢复流动性是为了向组织提供充足的氧。氧输送的公式由 Num 和 Freeman 在 1964 年提出：动脉氧输送（ml/min）= 心脏搏出量（ml/min）× 动脉氧浓度；动脉氧浓度（ml/dl）=Hb 浓度（g/ml）× ml 携 O_2/gHb。如果以正常值代入以上的公式，则 70kg 的健康男性的氧输送能力约为 1 000ml/min。其在静息状态时的基础氧耗公式如下：氧耗 = 心脏搏出量 × 动脉氧含量的差额，大约在 250ml/min。证实心脏搏出量与动脉氧饱和是维持在一个正常范围内，贫血时可能会有耐受。当然在急性血容量降低时，氧输送可增强。氧输送能明显提高，可归结于血液黏性下降以及心脏每搏输出量加倍。1998 年 Weiskopf 发现当 Hb 下降时氧输送峰并未上升，并发现氧输送在 Hb 浓度较低时会下降，并且具有早龄与性别依赖性（男 =70g/L；女 =60g/L）。当 Hb 处于低水平时，如果氧含量下降，则需增加对氧的提取以适应对氧的需求，因此混合的静脉氧含量则将下降。在慢性的失血性贫血中较低的动脉氧含量则通过氧离曲线右移来获得补偿。

有些器官比其他器官要从血液中获取更多的氧以供其运行。因此，虽然全身在静息时动脉氧含量差约为 5ml/dl，相对应得提取率约为 25%，但心脏通常可从供其的血液中提取 55% 的氧，脑可提取 35%~40%。所以当出现失血性贫血时，对脑与冠状动脉的供血量增大以维持氧递送。对于人类当血细胞比容（PCV）下降至 0.28 时，脑血流上升。

在医学治疗中，对于大出血和危及生命的贫血症，输血仍是目前唯一有效的治疗方法。红细胞输注在预防贫血并发症和改善贫血导致的缺氧症状上都有应用。对多数患者而言，通常需将血红蛋白维持在 7g/dl 以上，而对有冠状动脉疾病症状的患者，则一般维持在 8g/dl 以上。对于严重遗传性血红蛋白病患者，输血不仅能治疗贫血，还可减少异常红细胞的生成，在某些情况下，能减少病理效应。

二、输血要求

为了减少输血不良反应的发生，血库工作人员通常在输血前采取一系列预防措施。在输血前几小时，有时甚至是几天，工作人员需将供者的血液与患者的血液混合检测血液的相容性，也被称为交叉配血试验。再重复核对血袋标签和患者的相关信息之后，血液开始输给患者。通常输血的速度较为缓慢，大约每袋血1至小时，这是因为多数不良反应发生在输血后15分钟。因此输血的前15分钟须严密观察，然后护士应定期观察患者的输血状态，一旦发现有不良反应则应该立即停止输血。

以前，人们总是认为，当大出血时，没有什么比输全血更好的了，哪怕该全血已在血库中储存了几周。储存几周后的全血2,3-DPG缺乏，红细胞形变能力也降低，对组织中氧的释放能力也下降。现在，多数观点认为长期保存的库血中存在有较多细胞代谢的终产物和中间体，其中有些物质可诱导机体产生强烈的免疫应答。当然，临床上针对大出血时，用全血治疗仍是可行的。但Landsgaard Hansen的调查认为80%用红细胞悬液与改良的凝胶液一同输注对治疗大出血一样有效。

大多数贫血患者在不同程度上都可产生对贫血的耐受。通过输注晶体以调节出血症状也常常十分有效。而当出血十分严重，到了非输注红细胞的时候，输注红细胞加晶体式人造胶体可能比输全血更合适。

目前，从血浆中获得的最常用的制品是白蛋白与球蛋白。白蛋白在临床上的应用范围与用量都较球蛋白大。白蛋白是一种良好的血浆扩容剂。输注的白蛋白90%~95%可留在血管内。正常的胶体渗透压是28mmHg，而白蛋白是21.8mmHg，每克白蛋白可结合18g水。理论上，输500ml 4%的白蛋白可扩容400ml。当然实际上扩容的量还受到水合的状态，内源性白蛋白的储存量以及由疾病本身导致的白蛋白从血管中漏出有关。

在出血时，输血的即刻作用是增加血容量。1919年Bayliss认为用等渗的胶体溶液也可起到血浆蛋白替代血液的作用。血浆是一种含有多种脂质、蛋白、激素和电解质，并具有这些物质的功能。人们已发明了多种血浆的代替品，但是没有一种可完全替代血浆的功能。血浆替代品的主要性能要求是：①输注后能在循环体系中长期保留；②同种免疫反应尽可能小；③不应有副作用，包括凝集或带有传染性因子；④在循环中可完全清除；⑤可有效地长期保存；⑥不能太贵。而人造的所有胶体的问题在于，其皆为多分散的(polydisperse)。混合物的尺寸与分子量皆大小不均。一般认为所制备的混合物如果分子量小于70kD，则会被肾脏快速排出，因此可能分子量需大于250kD。

针对血量减少时处理的基本原则是首先向关键器官提供适当的氧，已证实当心脏每搏输出量可维持时，贫血可适当程度地获得耐受，虽然心脏每搏输出量可维持，而在有些贫血患者中甚至可升高，但血量少的问题还未解决。如果出血是中等或严重的，则应立即补充晶体或胶体以增加循环血量，并在配血后输注血液。如果需要在几分钟甚至更短的时间内输一个单位的血，这种被称为快速输血的方法也可达到与正常输血一样的安全作用。

去白细胞的红细胞输注可减少对人白细胞抗原的同种免疫、巨细胞病毒传播、血小板输注无效、发热性输血反应以及心脏手术后的多器官衰竭。在大多数发达国家，去白细胞已经成为标准操作。但红细胞制品中的白细胞、血小板要去除到什么程度，是一个有争议的问题。

三、输血风险

在临床输血中最为常见的不良反应是由红细胞血型抗原所引起的同种免疫应答。当供者与受者的血型不合时，这种免疫应答可造成立即或迟缓的溶血性输血反应。

（一）输血导致的感染

尽管当今输血传播感染的风险比以往任何时候都低，但是血液制品仍然受到已知和未知的人类病原体的污染。只有通过持续的改进措施和高灵敏的筛查技术，以及有效的病毒灭活方法，才能降低输血传播感染的风险。

1. 细菌感染　细菌感染是目前输血不良反应和输血死亡的主要原因之一。在浓缩血小板(PLT)中，细菌污染比在红细胞制品中更常见，这可能是因为许多微生物可以在血小板储存条件(20~24℃)下存活和繁殖，而红细胞通常是保存在2~8℃度。

降低细菌污染的措施可分为六个方面：

1）献血者选择：为减少无症状的供体菌血症，应排除近期接受牙科治疗，小手术或体温升高的献血者。

2）最佳的血液制品加工，处理和存储：对血站血液采集和制备的工作人员培训和监督。另外，需要保持一致的存储温度(RBC为4℃，PLT为22~24℃)。

3）皮肤消毒：已证明，供体手臂消毒对于减少采血穿刺部位残留细菌的数量至关重要。

4）去除最初的全血采集（转移）：已经证明，从采集袋中去除前30~40ml的全血可以减少皮肤细菌的污染风险。

5）增加对血液制品细菌检测：已研究了在输血之前检测血小板产品中细菌的不同方法，包括自动细菌培养方法，直接细菌染色，细菌内毒素和核糖体测定，核酸检测用于细菌DNA的测定以及O_2消耗或CO_2产生的量。但是，这些检测方法似乎都无法识别所有细菌污染。

6）灭活病原体：减少病原体是一种进一步降低TTI风险的积极方法，已证明对大多数已知和新兴病原体均有效。

2. 病毒感染　在过去的二十年中，人们非常重视预防输血传播的病毒感染，例如HIV-1和HIV-2、丙型肝炎病毒(HCV)、乙型肝炎病毒(HBV)、人T细胞淋巴病毒(HTLV)Ⅰ和Ⅱ。由于在“免疫窗期”内，病毒有可能存在潜在的传播能力，也就是当免疫学试验是非反应性的，但早期传染性已存在，所以人们又建立了基于非血清学的新方法，例如病毒核酸试验(NAT)。由于NAT检测可在“窗口期”中比抗体或抗原测定更早地揭示出病毒因子，因此大大提高了检测被感染血液成分的灵敏度。通过将有效检测时间从22天（仅通过血清学检测）减少到11天（单独进行血清学检测）到HIV的有效检测时间从70天减少到10天，病毒NAT检测的实施，极大地降低了“窗口期”内HCV病毒传播的残留风险。因此，目前艾滋病毒传播风险估计是每百万分之0.14~1.10，HCV为每百分之0.10~2.33。

自从二十世纪七十年代初期引入乙型肝炎表面抗原

(HbsAg)测试以来，欧美国家的TT HBV感染风险一直很低，但是中国有大量HBV感染者，HBV仍然是TT感染的较大风险。主要的筛查目标是HBV表面抗原(HbsAg)。许多国家还在常规筛选中增加了针对HBV核心蛋白(抗Hbc)的抗体筛查，以防止有可能在慢性低病毒血症病毒携带者中漏检HBsAg。

3. **寄生虫感染** 寄生虫是世界范围内常见的感染源，已经证明疟原虫、南美锥虫、巴贝西虫等几种原生动物可通过输血传播的。疟疾是非洲热带和亚热带地区的地方病，每年感染多达3亿例，死亡100万人。它是由四种疟原虫(恶性疟原虫，间日疟原虫，三日疟原虫和卵形疟原虫)之一引起的，它们通过蚊子传播的红细胞内寄生虫，感染肝脏和红细胞(RBC)，引起周期性发热和类似流感的症状，大量溶解红细胞。在低流行国家中，TT疟疾的风险差异很大，在低流行国家中，感染是从外部"输入性"的(例如，来自高流行地区的个人旅行或移民)。在低流行国家中当前的预防TT疟疾的策略基于风险评估，其中包括将低流行地区到高流行国家的旅客的献血推迟4~12个月。

4. **病原体灭活** 血液成分中的病原体灭活是减少已知病原体的残留风险，并有效消除新的但未知的病原体。但是，灭活方法应在不损害血液制品的功效或不引起有害影响的前提下提高血液安全性。目前我国与欧洲使用两种不同的方法，即亚甲基蓝(MB)和溶剂洗涤剂(SD)来处理血浆。MB是吩噻嗪着色剂，在暴露于可见光后会灭活大多数病毒和细菌。尽管它具有可用于单个血浆单位的优势，但其对包膜病毒的效果差，并且与凝血因子可能相互作用，从而大大降低了其功效。SD方法通过破坏目的病原体的包膜蛋白而起作用，从而损害了病原体的完整性并使其无感染性。该技术的局限性在于它对非包膜病原体没有活性，并且某些SD处理方法可能会显著降低凝血因子(如蛋白S)的水平。Amotosalen HCL(S-59)是合成的补骨脂素，当与紫外线A[UVA]照射结合使用时，会在细菌和病毒核酸链中造成永久性交联，从而阻止病原体复制。用Amotosalen和UVA光进行的光化学处理(PCT)可用于FFP(新鲜冰冻血浆)和血小板。这种方法可有效对抗目前已筛选出的所有病原体，包括包膜和非包膜病毒，细菌(革兰氏阳性和阴性)和原生动物(克鲁氏梭菌和恶性疟原虫)。然而，PCT可能会对血小板功能产生负面影响，处理过的血小板体内存活期较短。除了以上这些方法外，目前还有多种灭活病原体的技术：如S-303，是一种合成烷基化制剂；PEN110，是一种与核酸结合的亲电试剂，可抑制病原体的复制；核黄素(维生素B_2)，是一种天然营养素。

（二）输血导致的同种免疫

1. **溶血性输血反应** 溶血性输血反应(HTR)是由于供受者之间血液的免疫不相容所导致输注的红细胞在受者体内溶血或清除。通常按其输血后发生的时间分急性HTR或迟缓性HTR(以24小时为限)。发生急性HTR的频率1∶25 000，而迟缓性HTR的发生率约为1∶1 000。但对于每个患者，由于输血通常有多次或多个单位，因此每个患者输血后HTR的发生率约为1∶1 000。在HTR中，ABO不相容是最常见的(约占急性HTR的30%)，也是临床危险性最大的HTR。SHOT(控制输血严重危害)资料显示1996—2004年间，ABO不合的输血直接导致死亡的案例是7%。

2. **发热非溶血性输血反应** FNHTRS(非溶血性发热性输血反应)在去除白细胞的红细胞悬液输注中的频率约为1.1%，而在去除白细胞的血小板输注中频率在0.06%~2.2%之间，但血液病和肿瘤患者组中的血小板输注后FNHTRS的频率可高达30%以上。主要有二个机制产生FNHTRS。第一种是抗体介导，如白细胞、血小板、红细胞等抗体结合到相应细胞上所产生的。第二种是由血液制品在储存期产生的生物活性物体所诱导的反应，其中主要是IL-1βIL-6，TNFα和PF4。

血液制品在输注后，患者发生发热(通常以比输血前升高1℃为界限)。寒战、疼痛等症状，这些症状通常是在输血中，但也有10%的反应是在输血后1~2小时再出现。说明这种反应具有剂量效应。

3. **输血相关急性肺损伤** TRALI(输血相关性急性肺损伤)是一种输血后急性呼吸道综合征。一般发生在输血后6小时之内，患者立即发生呼吸困难和呼吸急促。有肺裂纹但无充血性心衰和循环过负载迹象，胸片双侧肺水肿但无心衰(非心源性肺水肿)。在大多数TRALI频率报道中，范围在1/50 000~1/1 000，其中以输入带有HLA和HNA抗体的血浆成分和长期储存的血制品较多。在临床上，TRALI多数发生在手术患者、恶性血液病和心血肾疾病患者中。通过筛选HLA、HNA抗体和在输血前检测血制品中的生物活性物质和CD40L是目前的预防TRALI的策略，但目前尚无较好的预判。

4. **输血相关移植物抗宿主病** 虽然发生TA-GVHD的概率很小，但在所有已报道的TA-GVHD病例中，患者的死亡率超过90%，导致TA-GVHD的主要因素是供者的T细胞输入受者后产生供者T细胞植入替换并对受者的正常组织产生攻击，TA-GVHD的临床症状主要是全身红皮疹、腹泻以及肝功能异常。胎儿与新生儿癌症和免疫缺陷患者较易发生TA-GVHD。临床上TA-GVHD比干细胞和器官移植后的急性GVHD来得更迅猛，这是因为移植患者通常在治疗过程中有预防GVHD的措施而输血则没有。目前较为有效的防止TA-GVHD的方法包括γ-射线照射淋巴细胞去除和光化学处理。

(朱自严)

第二节　常用血型

一、红细胞血型

血型抗原是人类红细胞（red blood cell，RBC）表面可遗传，并可以通过免疫产生相应的血型抗体的结构。红细胞血型抗原多数存在于红细胞膜表面的多糖、糖蛋白、糖脂或蛋白结构中。当某人的红细胞上缺乏特定血型抗原，就可能会产生相应的血型抗体。因为这些抗体是针对人类血型抗原的，因此被归为“同种抗体”。血型抗体可由环境抗原刺激（例如食物或微生物）或妊娠、输血免疫产生，前者往往没有明显的免疫刺激过程，也被称为“天然抗体”；后者有明显的免疫过程（妊娠，输血等），因此也被称为“免疫抗体”。

1900 年，人类首先发现了 ABO 血型系统。在所有血型系统中，ABO 血型系统十分特殊。人类红细胞上如果存在 A 和 / 或 B 抗原，其血清中则不会产生抗 A 和 / 或抗 B 抗体；但如果红细胞上不存在 A 和 / 或 B 抗原，则其血清中必定存在抗 A 和 / 或抗 B 抗体。这一规律，被称为兰斯坦纳法则（Landsteiner rule）。ABO 血型通常是终生不会改变，除非因输血、移植或某些血液病才可能造成 ABO 血型的改变。

在发现 ABO 血型系统之后，由于输血、妊娠以及新生儿溶血病的检测，又发现了许多人类血型，如今共发现三百多个血型抗原，其中大多被归属于 36 个血型系统中（2016 年）。大多数血型抗原是由红细胞自身合成的，但有些血型抗原来自血浆。血浆中来自血管壁或一些腺体分泌的化学物质吸附在红细胞膜上，为某些血型抗原的主要来源（例如 Lewis 血型系统的抗原）。有些血型抗原，如 Rh、Kell 只在红细胞上表达，而另一些，如 ABO 抗原，几乎在所有体细胞上都有表达。所有血型均由遗传所决定，而遗传决定血型的方式主要有两种：一种为基因表达的膜蛋白中即包含了血型抗原决定簇，另一种是在基因控制下，产生的糖基转移酶，由该酶将糖基转移至糖蛋白或糖脂上，形成抗原。也有些血型抗原不但取决于膜蛋白，也依赖于该蛋白的糖基化。

糖基决定簇的免疫应答与蛋白决定簇的不同，有时这种不同可直接影响到这种同种抗体是否具有临床意义。今天几乎所有已知的红细胞血型系统，其遗传基础都已经被解释，大部分抗原分子结构也得到了深入的研究，包括对一些具有重要临床意义血型抗原的免疫原性也有了一定程度的了解。

红细胞抗原与抗体的鉴定已成为当前输血前相容性试验和安全输血的基础，并有助于了解胎儿和新生儿溶血性疾病的病因。大量血型与疾病相关性研究已经表明，许多血型抗原的表达，可以抵抗特定病原微生物的感染。例如 Duffy 血型和间日疟；ABO 血型和恶性疟等。但大部分血型和病原微生物的关系并不明显，或许这些血型所针对的病原微生物目前已经消失，也可能仅仅是遗传漂移带来的结果。

（一）ABO 血型系统

ABO 血型系统是临床输血中最为重要的一个血型系统，ABO 血型系统中的主要抗原是 A 和 B 两种糖基结构，它们的底物都是 H 抗原。由 9 号染色体 ABO 基因座位所编码的糖基转移酶具有多态性，它们负责将各自特异的糖基连接到 H 物质所在的寡糖支链上（A 的是 GalNAcα1-3，B 的是 Galα1-3）。ABO 血型系统有 A、B 和 A_1 3 种抗原，如果不区分 A 和 A_1 抗原，ABO 血型系统的表型可分为 A 型、B 型、AB 型和 O 型。O 型是 ABO 血型系统的无效表型，具有该表型的红细胞不表达 A 抗原和 B 抗原。

运用抗 A 和抗 B 定型试剂，可以检测红细胞上是否存在 A 或 B 抗原，从而确定个体的 ABO 血型。用抗体试剂和红细胞相互作用，进行抗原、抗体检测的方法被称为“血清学方法”。在一定范围内，用血清学的方法可以将 ABO 血型系统中所存在的多态性区分为各种亚型，即和 4 种基本 ABO 血型有所不同的变异型 ABO 血型。若增加抗 H、抗 A_1 和抗 AB 等定型试剂与红细胞反应，所获得的凝集反应格局将有助于区分各种 ABO 亚型。吸收和放散试验也常用于检出红细胞上存在少量血型抗原，其灵敏度可比经典试管法鉴定 ABO 血型高约十倍。但是，在临床上还是经常会遇到一些用血清学方法无法作出合理解释的 ABO 定型的问题。在这种情况下，如果患者需要输血，在交叉配合性试验阴性的基础上，通常可以选用 O 型血液，但需要密切观察可能出现的输血反应。

随着分子生物学的发展，很多由血清学所检出的 ABO 多态性都可以从基因水平上加以解释。至 2017 年 3 月，人们已发现 180 种 ABO 血型的等位基因，其中 A 等位基因 71 种，B 等位基因 47 种，O 等位基因 62 种。它们往往是由于基因发生点突变、缺失、重组而使得各种 ABO 糖基转移酶的特异性和反应活性发生了改变。但是，除非遇到这些特殊的问题，在通常情况下所使用的 ABO 定型方法仍是 Landsteiner 在一百多年前所使用的经典试管法。

（二）Rh 血型系统

Rh 血型系是所有血型系统中最复杂的血型系统，它包括从 RH1~RH61 总共 53 个抗原，其中有 8 个已被弃用。Rh 抗原是由位于 1 号染色体短臂上的两个同源及紧密连锁的基因所编码；*RHD* 基因编码 D 抗原，*RHCE* 基因编码 Cc 和 Ee 抗原。*RHD* 和 *RHCE* 基因所编码的 RhD 蛋白（CD240D）和 RhCcEe 蛋白（CD240CE）是一种具有强疏水性的非糖基化蛋白，它们都在红细胞膜上穿膜 12 次。

临床上最为重要，也是该血型系统中首先被发现的抗原是 RhD 抗原。在白种人中 D 抗原在 85% 的个体红细胞上表达，而在非洲和亚洲，表达的频率更高。在远东，D 抗原是高频率抗原，在有些人群中可达 100%。采用常规血型血清学技术，中国人与日本人 D 抗原阳性率都是 99.7% 左右。

尽管对大多数人来说，他们不是 D+，就是 D–，D 抗原是 Rh 抗原中免疫原性最强的抗原。大约 85% 的 RhD– 健康受血者在输入一个单位的 RhD+ 血液后能产生抗 D 抗体。许多报道显示，在患者人群中，输入 RhD+ 血液后产生抗 D 的 RhD– 型患者比例明显少于 85%，在东亚人群中，存在 Del 型个体。这些个体在一般血清学检测中显示为 D– 型，仅在“吸收放散”试验中显示存在极少量的 D 抗原。这些个体绝大部分不会产生抗 D 抗体。在我国汉族地区，这种 Del 血型约占 10%~30%，无论作为患者还是献血者，大部分情况下均作为 Rh 阴性对待，并且通常不会造成临床不良后果。

在胎母血型同种免疫中，由抗 D 所引起的新生儿溶血病是最严重的新生儿溶血病之一。D 抗原还存在许多变异体，有些变异体可导致 D 抗原表达减弱，而有些变异体会出现 D 抗原结构和部分表位缺失（被称为不完全 D 或部分 D 抗原）。这些 RhD+ 的人可能产生针对其缺失表位的抗 D 抗体。

当 C 抗原表达时，D 抗原表达的量就减少；当测定抗 D 效价时，用 DcE/DcE 所测得的效价就要高于用 DCe/DCe 测得的效价。用单克隆和多克隆抗 D 通过流式荧光测得的 D 抗原强度从强到弱依次为 DcE/DcE > DCe/DcE > DCe/DCe > DcE/dce > DCe/dce。

C 和 c、E 和 e 是两对相对应的对偶抗原，它们的多态性是由 *RHCE* 基因所控制的。因为在 D、Cc 和 Ee 之间没有重组，作为单倍型遗传的等位基因可表示为 DCe、DcE、dce 等（其中 d 表示 *RHD* 基因缺失或失活）。血清学的结果一般无法决定一个个体真正的 *RH* 基因型，而表型则只是根据已知的单倍型频率而推断出最有可能的基因型符号。随着 D 抗原在输血前诊断的普及，在目前的临床输血中，抗 E 和抗 Ec 抗体的检出率已超过抗 D 抗体，成为较常见的血型同种免疫性抗体。

（三）红细胞其他血型系统

在人类红细胞上除了 ABO 和 Rh 血型外，还存在许多其他的红细胞血型系统。

1. **Kell 血型系统** 在白种人中十分重要，在欧美国家 K 抗原的鉴定也像 ABO 和 RhD 一样被列为输血前的检测项目。K 抗原也具有较强的免疫原性，抗 K 抗体可造成严重的溶血性输血反应和新生儿溶血病。白种人 K 抗原的阳性率约为 7%，但中国汉族人 K 抗原的阳性率只有 0.07% 左右，因此汉族人被 K 抗原免疫的机会很小。

2. MNS 血型系统、P 血型系统和 Lewis 血型系统 MNS 血型系统、P 血型系统和 Lewis 血型系统的抗体也经常在临床检测中出现，有时在健康献血者血清中也可发现抗 M、抗 P_1 和抗 Le^a、抗 Le^b 等血型抗体，但它们大多是 IgM 抗体，且不具有临床意义。MNS 血型系统中的抗 S，也是较为常见的血型抗体，且大多数为 IgG 型，具有临床意义，可造成中等严重程度的新生儿溶血病。Mia 抗原是 MNS 系统所在糖蛋白 GPA 和 GPB 重组变异产生的一种抗原，其抗体在亚洲人群中常见，可引起溶血性输血反应以及新生儿溶血病。

3. Duffy 血型系统、Kidd 血型系统、Diego 血型系统 Duffy 血型系统、Kidd 血型系统、Diego 血型系统中的血型抗体一般为 IgG 抗体，这类血型系统的抗体可以引起新生儿溶血病和轻度到中度的溶血性输血反应。Duffy 血型糖蛋白也是红细胞膜上的趋化因子受体，Fy（a–b–）表型被认为可阻断疟原虫裂殖子进入红细胞。Kidd 血型糖蛋白是红细胞膜上的尿素通道，JK（a–b–）表型的红细胞可在 2M 尿素溶液中保持一定时间的细胞膜完整性，Kidd 系统抗体在体内存在时间较 Rh 系统抗体明显较短，常常引起严重的输血反应。Diego 血型是位于带 3 蛋白上的一组血型多态性，蒙古人种的 Di^a 抗原阳性频率明显高于其他人种。最近的研究指出，该系统的抗体在中国人群中的发生比例较高。

在临床输血中较为麻烦的是遇到具有稀有血型的患者需要输血。通常的解决方式是向国内或国际稀有血型库寻求帮助，也可在患者的直系家属中开展筛查，因为血型是由遗传获得的，在兄弟姐妹中发现相同的稀有血型的概率较大。

（四）红细胞抗体的临床意义

1. **溶血性输血反应** 具有临床意义的抗体可破坏输入的红细胞，该反应的严重程度随抗体的特性和抗原的密度而变化。

常见可引起即发型血管内溶血的抗体有抗 A、抗 B、抗 JK^a 和抗 JK^b 等。由于 ABO 抗原在红细胞上表达很多，而其抗体结合补体的能力又很强，所以 ABO 血型不合最易引起即发型溶血反应。Kidd 系统抗体常常有结合补体能力，也常常引起即发型溶血反应。Rh、Kell、Duffy 或 Ss 抗原的抗体，通常为 IgG 型，除非抗体效价极高，一般不激活补体，可引发迟发型溶血性输血反应。30℃以下才能和红细胞反应的抗体，以及 IgG2、IgG4 亚类的抗体，溶血能力很弱，或者没有临床意义。

2. **胎儿和新生儿的溶血性疾病** 胎儿和新生儿的溶血性疾病（HDFN）是由母婴之间血型免疫造成的。仅有 IgG 抗体能够通过胎母屏障，造成 HDFN。其中具意义的抗体是 IgG1 和 IgG3，这是能够通过胎母屏障最主要的 IgG 亚类。ABO 血型不合造成的 HDFN 最为常见，但 ABO-HDFN 在临床上发病较为温和，这可能是出生时 ABO 抗原发育并不完全所致。直接针对 D 抗原的抗体可导致严重的 HDFN，当抗 D 效价大于 1∶64 时，需密切监控以防胎儿死亡。其他血型抗体所导致的严重 HDFN 较难预判，例如抗 K，抗 M 不但可造成红细胞溶血，也会抑制红系生成。

3. **自身免疫性溶血性贫血（自免溶贫）** 自免溶贫是由直接针对自身红细胞反应的“温型”或“冷型”自身抗体所致。这类抗体可由疾病、病毒感染或药物引发，使免疫系统针对自身抗原的耐受崩溃；或由外来药物诱导，产生和自身抗原具有交叉反应能力的抗体。理论上自身抗体均具有抗体特异性，但这些特异性往往针对普遍存在的膜成分，难以鉴定。有时，当有自身抗体存在时，其对应抗原的表达会下调。具有自身抗体的患者，在贫血危及生命时可以考虑输血治疗。虽然此时无法做到配合性输注，但一般不会刺激免疫系统发生强烈的免疫反应。自免溶贫患者的输血对保持患者生命体征，配合治疗缓解病症常起到重要作用。

温型自身抗体在 37℃时活性最强，而且通常是 IgG 类的抗体（很少有 IgM 和 IgA 型）。它们多数是直接针对 Rh 抗原，但也有针对 Wrb、Kell、Kidd 和 U 血型特异性的报道。

冷反应性自身抗体主要是 IgM 类抗体。它们一般在低于 25℃的条件下反应良好，但也可在接近 37℃时凝集红细胞和激活补体，导致溶血或在温度低的循环末梢中造成血管栓塞。冷凝集素病患者的红细胞上常有 C3d，这种 C3d 可阻止部分溶血。多数冷反应性自身抗体具有抗 I 活性。冷型自身抗体与 I、H、Pr、P 的反应相对较弱。

阵发性寒冷性血红蛋白尿与具有两阶段反应性的冷反应性 IgG 抗体（Donath-Landsteiner 抗体）有关，这种抗体通常与高频抗原 P 反应。当温度较低时它们结合到红细胞上，而在温度升高前它们已有效地激活了补体。

二、白细胞血型

人类白细胞抗原（human leucocyte antigen，HLA）是由 6 号染色体上的主要组织相容性复合体（major histocompatibility complex，MHC）基因所编码的具有高度多态性的糖蛋白。其生物学功能不仅是在输血、妊娠或移植中作为同种抗原，同时这些分子还在适应性免疫中扮演着肽伴侣分子的重要角色。HLA 主要分为 2 大类，即 Ⅰ 类（A、B、C 位点）和 Ⅱ 类（DR、DQ、DP 位点）。Ⅰ 类抗原几乎在所有有核细胞上均有表达，而 Ⅱ 类抗原主要表达在 B 细胞和其他抗原呈递细胞上，如树突状细胞、内皮细胞和单核细胞。在临床上具有重要作用的还有其他白细胞抗原系统，如中性粒细胞抗原，它们的多态性和引起临床问题的次数都要比 HLA 系统少。针对粒细胞抗原的抗体在自身免疫性中性粒细胞减少症、输血相关急性肺损伤等疾病的发生中具有一定的作用。

（一）HLA 血型的医学应用

1. HLA 与造血干细胞移植　HLA 抗原在造血干细胞移植中起到关键性作用。HLA 配合涉及以下 4 个方面：①充分地配合以容许移植物的植入并防止立即排斥（可通过适当的免疫抑制）；②充分配合使移植物抗宿主反应降到最低；③充分的免疫重建以允许免疫监视；④对肿瘤的过继免疫治疗有足够的能力。在造血干细胞移植中较重要的 HLA 抗原分别是 HLA-A、HLA-B、HLA-DR。临床上通常所要求的 6 位点配合就是指该 3 个 HLA 位座上的 6 个等位基因都相合。而在无完全相同的供者时，也可考虑选用脐带血造血干细胞移植。

2. HLA 与实体器官移植　HLA 在实体器官移植中的作用，虽然重要性稍次，但依然非常明确。在肾移植中，HLA 血型匹配的肾移植存活率较高，特别是在再次肾移植的患者中尤为明显。当肾移植患者血清中存在针对供体肾的 HLA 同种抗体时，常会发生急性排斥反应。因此，在肾移植前进行患者血清与供者 T、B 淋巴细胞的交叉配合试验是有意义的。

3. HLA 与移植物抗宿主病（GVHD）　供体与受体的遗传差异越大，发生 GVHD 的概率就越低，但这样移植物受排斥的概率却升高。因此，移植后使用的免疫抑制药物需平衡好移植物的免疫活性与 GVHD，同时又需尽可能地使移植物不被排斥。

4. HLA 与疾病的关联　HLA Ⅰ 类抗原 B27 与血清阴性脊柱关节病及急性前葡萄膜炎关联，其中强直性脊柱炎（ankylosing spondylitis，AS）与 HLA-B27 抗原有强关联，RR 值可达 300。AS 患者中有 90%~98% 的个体带有 B27 抗原，这使得 B27 抗原的检查成为 AS 的辅助诊断方法之一。与 HLA Ⅱ 类抗原关联的疾病主要有：与 DQ6 关联的发作性睡病（narcolepsy）；与 HLA-DR3 关联的弥漫性毒性甲状腺肿（Graves disease）、重症肌无力和艾迪生病（Addison disease）；与 DR4 关联的类风湿关节炎；与 DQ2 关联的乳糜泻；与 DR2、DQ6 关联的多发性硬化症及与 DR-DQ IDDM 组合关联的 1 型糖尿病。

5. 亲子鉴定与法医学的应用　因为服从共显性规律，一个个体的 HLA 抗原能完整地表达在细胞表面并终身不变，使 HLA 抗原检测成为亲子鉴定中的一个有力工具。近年来采用 PCR 为基础的 HLA DNA 分型，不仅可以直接确定待检者拥有的等位基因，提高了鉴定的科学性和准确性，并可从死亡者极少量的组织标本中进行 DNA 分型，为法医学物证提供了证据。当然，在个体识别中除 HLA 抗原检测外，还常用到数目可变数目串联重复序列（variable number of tandem repeat，VNTR）和短串联重复序列（short tandem repeat，STR）技术。

（二）HLA 抗原与抗体的检测

HLA 抗原的检测可分为蛋白水平分型和基因水平分型两个层面。蛋白水平分型的方法包括微量细胞毒试验、纯合子分型细胞（homozygous typing cell，HTC）分型、预处理淋巴细胞分型（primed lymphocyte typing，PLT）；基因水平分型的方法包括正向或反向聚合酶链反应 - 序列特异性寡聚核苷酸探针（PCR-sequence-specific oligonucleotide probe，PCR-SSOP）、聚合酶链反应 - 序列特异性引物（polymerase chain reaction-sequence-specific priming，PCR-SSP）、聚合酶链反应 - 限制性酶切片段长度多态性（PCR-restriction fragment length polymorphism PCR-RFLP）、聚合酶链反应 - 单链构象多态性（PCR-single strand conformation polymorphism，PCR-SSCP）以及扩增产物直接测序。为适应骨髓库大量样本的 HLA 定型需求，高通量的 HLA 基因分型技术目前已应用于多个筛选实验室。HLA 抗体检测通常有 3 种方法，分别是交叉配型、群体反应性抗体（panel reaction antibodies，PRA）检测和流式细胞仪检测抗体。交叉配型一般采用微量淋巴细胞毒实验及抗人球蛋白 - 微量淋巴细胞毒实验，采用供者的 T、B 淋巴细胞加上患者的血浆进行检测，也可加用患者的 T、B 淋巴细胞加上供者的血浆进行双向检测，移植前一般都应该进行该检测，检测到的抗体不局限于 HLA 抗体，也有可能是抗白细胞上的其他抗原的抗体。PRA 是用一组包含大部分 HLA 抗原的细胞板或抗原板检测是否有对应的抗体存在，计算阳性的结果占总反应的比例。利用流式细胞仪检测出有相应的 HLA 抗体，并不是供者选择的绝对反指征，需要排除冷抗体、IgM、药物交叉抗体等情况。所以该方法一般不单独用于 HLA 抗体筛选。FLOW-PRA 是用流式细胞仪检测 PRA。

（三）临床意义与评估

在输血或妊娠后常可发现 HLA 抗体。当输血时，已经存在的 HLA 抗体可结合到具有相应抗原的细胞，影响这些细胞的功能，最典型的例子是长期输注血小板的患者容易产生 HLA 抗体，导致输注无效；另外储存的血液中可含有脱落的HLA抗原，这些可溶性HLA分子可封闭受血者的T细胞等，造成受者的免疫功能下调；脱落的生物活性物质也可以造成受血者的输血反应等。输血也可带来益处，如肾移植前异体输血，有研究认为可帮助产生免疫耐受，提高移植后的存活率；或改善自身免疫性疾病的症状。

严重的与HLA分子相关的输血反应有输血性移植物抗宿主病（TA-GVHD）、输血性急性肺损伤（TRALI）等，这2种疾病的死亡率分别为95%和15%左右。前者的医疗干预手段主要是预防，对高危患者输注的血液要经过射线照射；后者一般发生于输血后2~6小时，可能输注的血液或受血者体内具有白细胞抗体，包括HLA抗体和HNA（人类中性粒细胞抗原）抗体，防治手段是避免危险因素，危险因素包括含白细胞抗体、血液存放过久等。但有些危险因素是无法避免的，如患者本身具有某种疾病或缺陷。所以更重要的是及时给出正确的诊断，并立刻停止输血，用糖皮质激素或血液透析治疗等。

三、血小板血型

（一）血小板膜糖蛋白多态性

人类血小板表面携带了多种血型抗原，它们包括ABO、Ii、P、Lewis血型抗原，HLA Ⅰ类抗原以及血小板特异性抗原（human platelet alloantigen，HPA）。这些抗原是引起新生儿同种免疫性血小板紫癜和临床上血小板输注无效的重要原因。约有4%~10%的多次输血患者会产生数种抗血小板抗体，其中大多数是针对血小板上的HLA Ⅰ类抗原，但也有少数患者仅产生HPA抗体。因此血小板输注前排除血小板抗体或进行血小板配合性输血对多次输注血小板的患者是有益的。血小板细胞膜表面无Rh，因此血小板输注时一般无须关注Rh血型。

（二）血小板抗原抗体的检测

血小板抗原的鉴定可通过血清学方法或基因诊断的方法进行。由于较难大批量获得针对血小板特异性抗原的同种抗体，所以目前较常见的检测血小板抗原的技术都是基于分子生物学的方法。通过检测点突变而确定受检样本血小板等位基因是当前最常用的技术，而高通量的血小板特异性抗原基因诊断芯片也有商业化产品。

相对于抗原检测，血小板抗体检测更为复杂。目前血小板抗体检测技术是基于测定血小板上结合的免疫球蛋白。其中以血小板免疫荧光试验（platelet imunofluorescence test，PIFT）、酶联免疫吸附分析（ELISA）、混合红细胞黏附分析（mixed red cell adherence assay，MRCAA）（又称固相法技术）和单克隆抗体免疫固定血小板抗原分析（monoclonal antibody immobilization of platelet antigens assay，MAIPA）这4种技术在临床的应用较为广泛。同样，这些技术也是临床上用于输血前血小板相容性配血试验和输血后血小板输血不良反应检测的主要方法。由于在检测血小板抗体时，经常会受到HLA Ⅰ类抗体的干扰，用氯喹预处理血小板20分钟，可使PIFT试验中80%的HLA抗原去除。用MAIPA检测血小板抗体时则不会受HLA抗体的干扰。

检测血小板自身抗体时，通常也使用免疫荧光技术。但受该技术灵敏度的限制，如果需对阳性结果进行进一步特异性确认，则需采用更为敏感的放射免疫分析（radioimmunoassay，RIA）测定血小板上所绑定的Ig同时采用MAIPA试验来确定血小板放散液中自身抗体的特异性。将致敏在血小板上的抗体解离下来的放散方法有乙醚放散法和酸放散法。

（三）临床意义与评估

对于血浆中存在血小板或HLA抗体的患者，几乎所有通过输血前血小板相容性试验的血小板输注，都比随机输血小板的效果好。输注配合的血小板与输注不配合的血小板，患者在输注后1小时和24小时后的血小板计数可相差8倍和30倍。

大多数输血后紫癜（post-transfusion purpura，PTP）发生在经产妇女中，在白种人群体中，抗HPA-1a是最常见的血小板特异性同种抗体，而在黄种人群体中是抗HPA-3a和抗HPA-5b。用PIFT检测不同类型的特发性血小板减少性紫癜（idiopathic thrombocytopenic purpura，ITP）患者，自身抗体的阳性率在30%~90%之间。

四、杀伤细胞免疫球蛋白样受体

（一）KIR结构与基因多态性

人类自然杀伤（NK）细胞的表面主要存在两类结构不同的受体家族：杀伤细胞免疫球蛋白样受体（Killer-cell immunoglobulin-like receptor，KIR）和C型外源凝集素样受体。KIR主要表达于NK细胞和γδT细胞亚群及记忆性和效应性αβT细胞的表面，属于免疫球蛋白样超级家族，具有高度多态性。人类KIR编码基因位于19号染色体q13.4的白细胞受体复合物中，由胞外区、跨膜区及胞内区组成。胞外区含有2~3个免疫球蛋白样结构域，分别称为KIR2D和KIR3D。根据胞质区长短和酪氨酸抑制性基序（ITIM）有无，KIR功能上分为抑制性和活化性两种。长细胞质尾端的受体携带1或2个ITIM，该基序作为转导抑制信号；短细胞质尾端的受体跨膜区有带正电荷的赖氨酸残基，借此能与酪氨酸活化基序（ITAM）的DAP-12同源二聚体分子非共价结合，成为转导活化信号。

目前共发现18个*KIR*基因，即*KIR 1D*、*KIR 2DL1~5*、*KIR 2DS1~5*、*KIR 3DL1~3*、*KIR3DS1*、*Xv*、*X*和*KIR 2DP1*。其中，*Xv*、*X*和*KIR 2DP1*为假基因，*KIR 2DL4*、*KIR3DL2*和*KIR3DL3*为框架基因。

（二）*KIR*基因分型技术

*KIR*基因分型方法主要有PCR-SSP、多重PCR、PCR-SSOP、荧光定量PCR、流式细胞术和直接测序等多种方法。在最初的PCR-SSP技术方法检测*KIR*基因时，人们发现实验结果中经常显示出不同的个体或NK细胞克隆中含有不同数目和种类的*KIR*基因，提示这种方法可能存在漏检和错检。2002年，Gomez-Lozano等人改进了部分SSP引物，使得PCR-SSP分型技术更为可靠了些。但他们设计的扩增产物太大（2kb），对样本基因组DNA要求很高，而某些患者尤其是白血病患者的血液中很难提取到高质量的DNA，因此也影响*KIR*分型的准确度。之后有人又设计了一套扩增产物长度在200bp左右的引物，终于提高了检测准确性。

多重 PCR 技术和 PCR-SSOP 技术都使得 KIR 基因变得更为便捷。而以免疫磁珠作为载体的流式细胞仪检测技术，使 KIR 基因的检测具备了高通量检测的能力。

（三）临床意义与评估

KIR 与 HLA 相互作用，在先天性免疫耐受和后天免疫应答中都发挥着重要作用。当细胞表面的 HLA-I 类分子表达在正常范围时，抑制性 KIR 与之结合，NK 细胞失活；而当细胞表面的 HLA-I 类分子表达异常时，NK 细胞的活性则不能被抑制。因此，KIR 在调节 NK 细胞的功能方面起着重要的作用。KIR 与疾病关系的研究主要集中在病毒感染、移植及自身免疫性疾病等方面。NK 细胞表面 KIR 的表达可能决定病毒感染性疾病以及移植的转归，而特异性的 KIR 则对自身免疫性疾病有影响。

在异基因造血干细胞移植（HSCT）中，国内外近期有多篇文献报道，供受者 *KIR* 基因类型及表达水平与 HSCT 相关。例如：无关供体 HSCT 中，凡 *aKIR* 低表达或 *aKIR* 基因组合少的供者，其移植后存活率较高。当供受者 HLA/KIR 受配体错配后，由于受者靶细胞上缺失或下调 HLAI 类分子的表达，供者的 aKIR 传递的激活信号不再阻抑 iKIR 的抑制作用，供者的 NK 细胞活性被激活后介导 NK 杀伤白血病细胞。

（朱自严）

第三节　实验室检查及诊断评价

输血前必须对受血者和献血者的血液成分进行输血前的血清学检查。输血前检查的目的是选择适用于患者的血液或血液制品，使输注的各种血液成分能在受血者体内有效存活。同时，尽可能保证受血者通过输入血液或血液制品而达到预期的治疗目的。

在进行输血前检测时，应该了解患者的近期病史、输血史和治疗史。患者的不同情况对于输血前检测有不同的要求，例如对于有妊娠可能的女性患者以及可能长期输血的患者，应尽量避免血液的同种免疫。对于有近期输血史的患者更应该非常谨慎，因为此时患者的血样可能无法代表患者的自身情况，某些疾病可能导致患者血型的变化。某些治疗可以改变患者的血液状态，例如药物引起的抗体等。

输血前检测主要包括供者和受者的血型检测、不规则抗体检测，以及主次侧配血三个主要部分。

输血患者的临床特征及发病原因同贫血患者，本节略去。

一、输血前检查

（一）ABO 血型鉴定

1. 临床应用　ABO 定型试验：受血者的 ABO 血型必须在输血前给予确认，这是因为在各类血型系统中，以 A、B 抗原的抗原性最强，而且成人的血清或血浆中，依据红细胞上是否存在 ABO 抗原，规则地存在抗 A、抗 B 抗体，一旦输入 ABO 血型不合的血液，可能造成非常严重的输血反应。因此，在临床上要求 ABO 配合性输血。ABO 配合性输血不等于 ABO 同型输血，根据体内是否会产生免疫反应，可以为患者输入 ABO 血型不相同的血液或血液成分。各种血液成分配合性要求和血型见表 14-1、表 14-2。

表 14-1　ABO 血型血液成分要求

血液成分	受者血型
全血	必须与受者一致
红细胞	必须与受血者血浆配合
粒细胞	必须与受者血浆配合
新鲜冷冻血浆	必须与受者红细胞配合
血小板	首选的是 ABO 血型一致的血小板，也可推荐与受者红细胞配合的成分
冷沉淀 AHF	所有 ABO 血型均可接受。

表 14-2　与受者血浆或红细胞配合的 ABO 血型

受者血型	与受者红细胞配合的供者血浆或血小板血型	与受者血浆配合的供血者红细胞血型
A	A，AB	A，O
B	B，AB	B，O
O	O，A，B，AB	O
AB	AB	AB，A，B，O

2. 检测方法及方法学评价

（1）ABO 血型鉴定平板法：在纸片、玻璃片或瓷片等介质平面上将红细胞和血浆或抗血清混合，经摇动后观察红细胞凝集以判断 ABO 血型。

方法学评价：此方法简单易行，但受环境和经验因素的影响较大，准确性较低，适合作为初筛方法。

（2）ABO 血型鉴定试管法：将红细胞和血浆或抗血清置于试管中，经离心，观察红细胞凝集以判断 ABO 血型。

方法学评价：是最经典的 ABO 定型方法。配合正反定型，确定 ABO 血型的准确性很高。正确使用试管法可以进一步进行 ABO 亚型的检测。

（3）ABO 血型鉴定微柱凝集法：将红细胞和血浆或抗血清置于专用微柱中，经离心，观察红细胞在微柱中的位置以判断 ABO 血型。

方法学评价：该方法准确性较高，结果易于读取，可拍照保存。但对于ABO正反定型来说，检测敏感性略低于试管法，且成本较高。

(4) ABO血型鉴定微量板法：将红细胞和血浆或抗血清置于96孔微量板中，经离心或长时间静置，利用振荡器或手工摇动，肉眼或利用专门设备检测红细胞在微孔中的凝集，以判断ABO血型。

方法学评价：该方法适合于大规模血型检测，机器的调校十分重要。由于受到标本、加样、判读等环节的影响，准确性受到一定的影响。用两次独立检测ABO血型并相互对照的方法可以获得极高的准确度。

（二）Rh血型检测

1. 临床应用 Rh血型是人类的第二大血型系统，抗原复杂，免疫原性强。临床意义较大的Rh抗原有D、E、Ec、DC（即G抗原）、Ce、ce（即f抗原）、c、e等。如果缺乏D抗原，习惯上被称为Rh阴性。对于Rh阴性患者，如果输入了Rh阳性的血液，理论上有85%的个体会被免疫而产生抗D抗体。对于亚洲人群来说，由于Rh阴性人群中会混入一定数量的Del型和弱D型，而这些个体大部分不会产生抗D抗体，因此在中国人群中，Rh阴性个体输入Rh阳性红细胞后实际产生抗D抗体的比例大约为2/3。Rh血型系统中临床意义仅次于D或DC抗原的是E或Ec抗原，再次为Ce或C抗原。Rh血型系统的抗体中，常常出现所谓联合抗体。常见的有抗DC、抗Ec以及抗Ce。

Rh血型抗原是红细胞上特有的抗原，不存在于除红细胞以外任何体细胞及体液中。在临床上，通常对Rh阴性的患者应输注Rh阴性的红细胞，在输注血小板、血浆等血液制品时，一般不需要考虑Rh血型的问题，只有当患者是有生育能力的Rh阴性女性，且没有被D抗原免疫时才需要考虑输注Rh阴性的非红细胞血液制品。

对于E、c、C、e这些Rh抗原，临床上一般不考虑同型输注，只有当患者产生了相应抗体时才需要对供者红细胞的E、c、C、e抗原进行选择。然而对于预期将长期输血的患者以及部分自身免疫性溶血性贫血的患者来说，最好做到D、E、c、C、e抗原的同型输注。

由于Rh抗体绝大多数属于IgG型免疫球蛋白，在初次免疫后大约需要2个月的时间才有可能在患者体内产生相应的抗体。如果已经产生了Rh抗体，在输入不配合的红细胞后会发生迟发型溶血性输血反应。典型的迟发型溶血性输血反应在输血后2~3天出现，其表现是直接抗球蛋白阳性，总胆红素，特别是非结合胆红素升高，血红蛋白明显下降，严重时出现血红蛋白尿。如果患者体内的Rh抗体效价较高（例如>1 024），则患者在接受不配合的红细胞后可能引发急性溶血性输血反应，甚至导致死亡。

2. 检测方法及方法学评价

(1) RhD鉴定盐水法：用IgM抗D与待检红细胞混合，可以通过试管法或微柱凝集法检测RhD血型。如果结果为强阳性，则可确定为Rh阳性；如果结果为阴性或弱阳性，则需要通过Rh阴性确认试验确定Rh阴性或D变异型。

方法学评价：此方法常用于RhD阳性判定及Rh阴性的初筛。通常对于患者，可以不做Rh阴性确认试验，结果为阴性或弱阳性时，患者即作为Rh阴性对待。对于献血者，必须做Rh确认试验来确认Rh阴性以及RhD变异型，RhD变异型献血者可作为Rh阳性对待。

(2) Rh阴性确认试验：使用专用的IgM+IgG抗D试剂，通过抗球蛋白法试验确认Rh阴性。若使用单人份的IgG抗D，为避免漏检不完全D，应使用至少3个不同个体来源的IgG抗D做此试验。此试验阴性可确认Rh阴性，若出现阳性结果，需要确认受检细胞为直接抗球蛋白阴性后才能确认D阳性（D变异型）。如果直接抗球蛋白阳性，则试验无效；如果直接抗球蛋白阴性，则可以确认该血样为RhD变异型。

方法学评价：此方法一般应用于献血者，无论用怎样的试剂都有可能漏检个别RhD变异型。

(3) Rh分型试验（C、c、E、e因子）：使用抗C、抗c、抗E、抗e试剂检测RhCcEe抗原。如果使用IgM类试剂，可在盐水介质中检测，可选用盐水试管法、平板法、微柱凝集法等检测；如使用IgG类试剂，则需要选用抗球蛋白法、酶法、聚凝胺法或微柱凝集法检测。由于E与e、C与c互为对偶抗原，因此E抗原阴性可以推定样本具有e抗原，同样C抗原阴性也可以推定样本具有c抗原，以此类推。Rh分型试验常用于血样中检出RhC、c、E、e抗体时，通过相应红细胞的Rh分型可以确认抗体鉴定的结果。同时，对检出RhC、c、E、e抗体患者的输血，必须选择相应Rh因子阴性的血液。对于长期输血患者以及自身免疫性溶血性贫血患者，也可以考虑选择Rh分型相同的血液输注。

方法学评价：通常使用IgM类Rh分型抗体，在盐水介质中检测。可以使用平板法做筛选，试管法作为确认试验。目前该类商品化试剂的质量很高，但不排除某些商品化抗C、抗c、抗E、抗e试剂会受到直接抗球蛋白阳性的影响，因此在做直接抗球蛋白阳性标本时，需对血样进行预处理或设置好对照。

（三）其他血型鉴定

1. 临床应用 截至2016年，经国际输血协会正式命名的人类红细胞血型系统有36个，包括血型抗原超过280个，然而真正有临床意义的抗原只占少数。在ABO、Rh血型系统之外，临床意义较大的人类红细胞血型系统包括Kell、Kidd、MNS、Lewis、Duffy等血型系统。其他的包括Ii系统中的I、Diago系统中的Di^a、Di^b、GPA和GPB的杂交抗原Mi^a、P1Pk系统的抗Tj^a等抗原，也是常见的有临床意义的红细胞血型抗原。

输血前不需要单独确定这些血型系统的抗原，当患者产生了这些血型系统的抗体时，应该鉴定患者相应血型抗原以确认抗体特异性，如果患者产生某类抗体，理论上不应具有相应抗原。另外在配血时，应该确认供者的相应抗原为阴性。

2. 检测方法及方法学评价

(1) 其他稀有血型定型试验血清学法：指除ABO、RhDCcEe抗原之外的血型抗原的检测。由于各种血型试剂的性质不同，需要根据说明书推荐的方法操作。通常用于检出此类抗体后的相应红细胞抗原的确认、选择配合的血液输注、人群血型筛选等。Kell系统的K、k抗原检测在白种人群中常作为患者及献血者的常规检测项目。个别血型系统抗体，如 MNS、Kidd、Duffy、Lewis 系统的一些抗体，可以用于长期输血患者的同型血液的筛选。

方法学评价：部分稀有抗体，即使使用市售试剂严格按说明书要求操作，仍难以得到明确结果。例如 Leb 抗原，在中国人群中从阴性到强阳性几乎呈连续分布，因此很容易漏检弱的 Leb 抗原。如果使用患者血清作为抗血清，则由于血清中可能存在的冷抗体或抗 A、抗 B，影响因素较多。因此，必须严格设定对照试验。

(2) 其他稀有血型定型试验分子生物学法：选择分子检测试剂盒对相应稀有血型进行检测。通常使用 SSP 方法或测序的方法检测。

方法学评价：分子生物学检测常用于缺乏抗血清的稀有血型的检测，对于一些亚型检测也比较适用。其缺点是步骤繁琐、耗时较多，从抽提 DNA 到扩增、电泳、看结果，一般需要 3~5 小时。如果患者有近期输血史，可能干扰分子生物学检测。

(3) 其他血细胞的血型：白细胞、血小板的血型通常和输血关系不大，然而在研究输血不良反应时可能考虑这方面的因素。例如在血小板输注无效时，患者因体内存在 HLA 抗体和 / 或血小板血型抗体，造成输入的血小板迅速破坏。解决方法之一是选择多个不同个体来源的血小板和患者血样之间进行“盲配”，此时并不需要检测 HLA 或血小板血型。然而如果实施血小板同型输注，则检测 HLA 及血小板血型就成为了关键的步骤。血小板同型输注的方法是预先检测献血者的 HLA 的 a、b 位点以及血小板血型，将这些资料预存起来。当血小板输注无效的患者需要输血时，临时检测患者的 HLA 及血小板血型，然后通过计算机在血小板献血者库中选择配合者。

(四) 直接抗球蛋白试验

DAT（直接抗球蛋白试验）是检测红细胞表面结合的球蛋白，主要针对 IgG 和补体成分。

1. 临床应用　患者与供者红细胞的 DAT 并非输血前的常规检测项目，通常在血型检测、抗体检测以及配血试验中出现问题才需要进行 DAT。

2. 检测方法及方法学评价

(1) 试管法 DAT：将 2%~5% 红细胞悬液 50μl 用生理盐水洗涤 3 次，加入抗球蛋白试剂混匀，离心观察结果：凝集为直接抗球蛋白阳性，不凝集为直接抗球蛋白阴性。抗球蛋白试剂分为“抗 IgG”“抗 C3”以及“多特异性抗球蛋白试剂”。

方法学评价：此为经典方法，检测结果与临床意义较为符合。

(2) 微柱凝集法：根据凝胶试剂盒的说明书操作。

方法学评价：该方法使用的试剂与抗球蛋白法相同，影响微柱凝集方法的因素较多，与试管法相比，有时存在假阳性。

(五) 不规则抗体检测

所谓不规则抗体是指规则出现的抗 A、抗 B 之外的所有红细胞血型抗体。不规则抗体检测包括抗体筛选和抗体鉴定两部分：

抗体筛选：抗体筛选是使用一组抗体筛选细胞与待检血清或血浆反应，一组抗体筛选细胞通常由 2~3 支单人份的 O 型红细胞组成。该组细胞均为已知抗原的红细胞，这些抗原与有临床意义的血型抗体相对应。一组筛选细胞结合起来，应该能覆盖所有常见的有临床意义的血型抗原。如果待检血清或血浆中含有具有临床意义的红细胞不规则抗体，则应至少与其中一支或多支筛选红细胞反应。

抗体鉴定：抗体鉴定试验使用一组抗体鉴定细胞，称为谱细胞（panel cells），通常由 10~20 支左右的 O 型单人份红细胞组成。一组好的抗体鉴定谱细胞应该能鉴别大多数具有临床意义的红细胞血型抗体，即这些抗体和谱细胞中不同的细胞反应时，会出现阴性和阳性的反应格局，而且每一种抗体的格局都有所不同，借此相互区别判定抗体的特异性。

1. 临床应用　在输血前，为患者进行不规则抗体检测很有必要，也可以同时对献血者进行不规则抗体检测。

对患者进行不规则抗体检测主要是发现患者血清或血浆中的可能存在的不规则抗体。一旦发现具有临床意义的不规则抗体，除急性失血等特殊情况外，必须选择配合型的血液输注。对于检出不规则抗体的患者，如果存在输血的可能性，可以进行针对性备血，防止临时备血可能出现的困难。对于难以找到配合型血液的患者，可以改变治疗或手术方案，以预防缺血导致的风险。另外，对患者进行不规则抗体检测是对配血的很好补充，与仅仅靠配血发现不规则抗体比较，该试验可以大大降低错误输血的可能性。

对于献血者进行不规则抗体检测已成为许多发达国家的常规检测项目。该检测的优点是可以免除次侧配血试验，在患者血样不规则抗体检测阴性的前提下，甚至可以免除复杂的非盐水介质配血试验，从而大大加快配血的速度，为临床提供及时的血液供应。

血小板及粒细胞抗体检测通常不作为常规检测项目，仅在输注无效时才需要进行常规抗体的检测及配合性试验。

2. 检测方法及方法学评价

(1) 盐水法：即在盐水介质中完成的不规则抗体检测。盐水法抗体筛选是将待检血清或血浆与筛选细胞分别混合，离心后观察红细胞凝集情况。凝集为阳性，不凝集为阴性。筛选细胞中任何一支出现阳性反应，则为抗体筛选阳性，需要进一步进行抗体鉴定试验以确定该抗体的特异性。

1) 盐水法抗体鉴定：将待检血清或血浆与谱细胞分别混合，离心后观察红细胞凝集情况。凝集为阳性，不凝集为阴性。根据抗体与谱细胞的反应格局，判断抗体的特异性。

2) 方法学评价：盐水法一般仅能检出 IgM 类不规则抗体，常见不规则抗体中仅有“IgG 抗 M”“IgG 抗 N”“IgG 抗 H”才可能在盐水法中被检出。因此此方法会漏检绝大部分 IgG 类不规则抗体，特别是 Rh 系统的大部分抗体。一旦漏检，可能产生致命的输血反应。虽然盐水法仅能检出 IgM 类抗体，却是不能被忽略的抗体检测方法。此方法检测 IgM 抗体的能力高于其他不规则抗体检测方法，而 IgM 类不规则抗体，如 IgM 类 Kidd 系统抗体、Lewis 系统抗体、抗 Tja、抗 Mur 等常常具有高的临床意义。

(2) 间接抗球蛋白法（indirect antiglobulin test，IAT）：即在

抗球蛋白介质中完成的不规则抗体检测，将待检血清或血浆与筛选细胞分别混合，37℃孵育30~60分钟，用盐水洗涤3次，去除未与红细胞结合的球蛋白，加入抗球蛋白试剂，离心后观察红细胞的凝集。出现凝集为阳性，未见红细胞凝集为阴性。以上“筛选细胞”换为“谱细胞”则为抗球蛋白法抗体鉴定试验。

IAT中“37℃孵育30~60分钟”的步骤，可以通过加入低离子强度介质（low iron strength medium，LIM）来缩短孵育时间。最短可将孵育时间缩短至1分钟。

间接抗球蛋白法检测不规则抗体所使用的抗球蛋白试剂通常是多特异性抗球蛋白，其中包括了抗IgG与抗C3特异性抗体。后者主要针对某些有补体致敏能力的抗体，如Kidd系统的某些抗体。有时为了确定不规则抗体的特异性，也可以分别使用抗IgG和/或抗C3分别进行不规则抗体的检测。

方法学评价：间接抗球蛋白法是检测IgG类不规则抗体的“金标准”，其检测的灵敏度适中、特异性好，与抗体的临床意义有较好的一致性。IgM类抗体在间接抗球蛋白法中检测灵敏度较低，其他问题包括：漏检IgA类不规则抗体，以及漏检所谓“唯酶抗体”。“唯酶抗体”是一种罕见的抗体，仅在酶试验方法中被检出，却仍有临床意义。一些由IgG3型球蛋白组成的不规则抗体，即使抗体浓度低于间接抗球蛋白法的检出阈值，也可能有临床意义。另外，间接抗球蛋白法步骤较多、耗时较长，一定程度上限制了其在临床的应用。

（3）酶法（enzyme test）：将待检血清或血浆、酶的应用液以及抗体筛选细胞混合，37℃孵育30分钟，离心观察结果：红细胞凝集为阳性，不凝集为阴性。如果体系中加入LIM，最多可将37℃孵育时间缩短为10分钟。以上“筛选细胞”换为“谱细胞”则为酶法抗体鉴定试验。

常用的酶包括无花果酶、菠萝蛋白酶、木瓜酶。一些试验中也用到链霉蛋白酶、胰蛋白酶、糜蛋白酶以及唾液酸酶等。

方法学评价：酶法操作简单、成本低廉，可以作为大规模抗体筛检的方法，也可以作为实验室进行抗体筛选的简易方法。酶法会漏检部分常见的IgM类不规则抗体（抗M、抗N），因此主要用于IgG类抗体的检测。酶法的另一个重要作用是帮助分析抗体特异性。某些抗体在酶法中被增强，而另一些在酶法中被减弱。将酶法结果与其他方法比较，可以帮助判断抗体特异性。酶法本身有一定缺陷，酶在配制成应用液后容易失效，另外酶法有一定比例的多凝聚现象，即经过酶处理的红细胞可以和一定比例（1%~5%）个体的血清或血浆发生反应，引起这种反应的抗体仅仅和酶处理红细胞结合，没有临床意义。

（4）聚凝胺法（polybrene test）：将待检血清或血浆及抗体筛选细胞混合，加入适量LIM，加快抗原抗体结合速度，室温孵育1分钟，加Polybrene（凝聚胺）试剂，离心，观察红细胞非特异性凝聚，如果出现凝集，则加入重悬液，1分钟内轻摇观察结果。红细胞凝集为阳性，不凝集为阴性。以上“筛选细胞”换为“谱细胞”则为聚凝胺法抗体鉴定试验。

方法学评价：聚凝胺（或称凝聚胺）法操作简单、成本低廉、耗时较短，适合于输血科、血库作为常规检测方法使用。聚凝胺法可以检测IgM类抗体，但不能替代盐水法。此方法对大部分IgG类不规则抗体的检测敏感度较高，特别是针对Rh系统抗体，检出能力明显高于间接抗球蛋白法。在该方法中相对不敏感的Kell系统抗体，在我国临床上极为罕见。聚凝胺法对操作者的技术要求较高，试验容易出现偏差，因此需要设置合理的对照。血液中如含有肝素或酚磺乙胺等药物，会导致试验失败。

（5）微柱凝集法（microcolumn gel test）：将一定浓度的红细胞悬液、待检血清或血浆、LIM分别加入凝胶微柱中，经适当孵育后，在专用离心机中离心，肉眼观察红细胞在微柱中的位置，判断结果。红细胞浮在微柱中的凝胶上端为阳性，沉于凝胶底部为阴性。所用红细胞为抗体筛选细胞则可完成抗体筛选试验，使用抗体鉴定细胞则可完成抗体鉴定试验。

方法学评价：微柱凝集法可以检测IgM及IgG类抗体，对IgM类不规则抗体的检出能力略低于盐水法，而对IgG类不规则抗体的检出能力略高于间接抗球蛋白法。此方法对操作者的要求相对较低，试验结果容易判读及保存，可以实现自动化检测。主要问题是成本较高，可能存在批间、凝胶板间、凝胶孔间的差异。有时检出无临床意义的阳性结果，试验结果和临床意义的一致性不如间接抗球蛋白法。

（六）交叉配血试验

1. 临床应用 作为献血者血液与受血者配合性的试验，是几乎所有输血前必须完成的试验。交叉配血试验（cross-match test）一般指红细胞血型抗原及其抗体之间的配合性试验，因此常规配血试验仅能确保输血后红细胞不发生免疫性溶血反应，并不能保证不发生过敏、发热、非免疫性溶血反应等输血不良反应。广义的交叉配血反应也包括血小板、粒细胞等其他血细胞的输血前配血。

各种配血方法的灵敏度理论上足以避免发生严重的免疫性输血反应，但一些临床特殊情况可能使配血失效。例如对于近期频繁输血的患者，其产生的大部分不规则血型抗体可能被输入的不配合型血液吸收，患者体内的血细胞主要来自输血，这些都可能导致交叉配血无法发现问题。

交叉配血试验阳性并非均有临床意义，对于低于25℃才具有活性的冷抗体、对于无补体致敏能力的低效价IgM抗体、对常见于多发性骨髓瘤患者的蛋白凝集等，这些抗体或蛋白虽可造成交叉配血试验阳性，却没有临床意义。

对于自身免疫性溶血性贫血患者，血液中可能存在较强的自身抗体，造成主次侧配血均不配合。如果能够确认患者体内仅存在自身抗体，而且患者的贫血症状已危及生命，此种情况下，交叉配血试验阳性不能作为拒绝为患者输血的理由。

在一些特定情况下，输血前交叉配血试验可以简化甚至取消。在大量输血时，即在短时间内患者输注了超过自身血容量的血液时，可以取消交叉配血试验而实行ABO、Rh同型输血。当献血者及患者的血样均经过严格的抗体筛选试验，并证明均不含有不规则抗体时，也可以取消交叉配血试验而实行ABO、Rh同型输血，即所谓“电子配血”。

血小板及粒细胞配血通常不作为常规检测项目，仅在输注无效时才需要进行配合性试验。

2. 检测方法及方法学评价 交叉配血试验主要包括针对IgM类抗体的盐水法，以及主要针对IgG类抗体的其他配血方法。目前常用的其他配血方法包括抗球蛋白法、酶法、聚凝胺法、微柱凝集法等。一般选择盐水法和任意一种其他配血方法进行输血前交叉配血试验。由于其他配血方法之间有一定的互补性，所以也可以选择盐水法和两种其他配血方法同时进行交叉配血试验，以增加配血的安全性。

（1）盐水法：在盐水介质中完成的交叉配血试验，包括主侧试验和次侧试验：①主侧试验：是以患者的血清或血浆加献血者的红细胞盐水悬液混合，离心后观察红细胞的凝集；②次侧试验：是以献血者的血浆加患者的红细胞盐水悬液混合，离心后观察患者红细胞的凝集。出现凝集为阳性，未见凝集为阴性。

方法学评价：盐水法主要用于检测 IgM 类血型抗体，特别是抗 A 与抗 B 抗体。当患者与献血者血液的 ABO 血型不合时，该方法能出现阳性结果。因此，盐水法检测是保证 ABO 同型输注的重要试验。另外，Lewis 抗体、Mur 抗体、Tja 抗体、Kidd 系统抗体、MNS 系统等，都可以是具有临床意义的不规则抗体，它们常常以 IgM 抗体的形式存在于患者的血清中。除大量输血（24 小时输注超过人体血液总量的血液）外，均需要在输血前进行盐水法交叉配血试验。该试验无法检测 IgG 类抗体造成的血型不合，因此单独使用盐水法配血不能防止由血型抗体造成的输血反应。

（2）抗球蛋白法：在抗球蛋白介质中完成的交叉配血试验，包括主侧试验和次侧试验：①主侧试验：是以患者的血清或血浆加献血者的红细胞盐水悬液混合，37℃孵育 30~60 分钟，用盐水洗涤 3 次，去除未与红细胞结合的球蛋白，加入抗球蛋白试剂，离心后观察红细胞的凝集；②次侧试验：是以献血者的血浆加患者的红细胞盐水悬液混合，后续步骤同主侧试验。出现凝集为阳性，未见凝集为阴性。

抗球蛋白法配血中“37℃孵育 30~60 分钟”的步骤，可以参照不规则抗体检测加入 LIM 缩短时间，最短可缩短至 1 分钟。

抗球蛋白法配血中使用的抗球蛋白试剂通常是多特异性抗球蛋白，其中包括了抗 IgG 与抗 C3 特异性抗体。后者主要针对某些有补体致敏能力的抗体，如 Kidd 系统的某些抗体。

方法学评价：抗球蛋白法配血是配血的“金标准”，其结果与临床表现的一致性较好，但仍然偶有偏离，如 IgA 造成的问题，以及所谓“唯酶抗体”造成的问题。一些由 IgG3 型球蛋白造成的溶血，即使抗体浓度低于抗球蛋白法的检出阈值，也可能造成有临床意义的溶血反应。

（3）酶法：在酶介质中完成的交叉配血试验，包括主侧试验和次侧试验：①主侧试验：是以患者的血清或血浆加献血者的红细胞盐水悬液，加酶应用液混合，37℃孵育 30~60 分钟，离心后观察红细胞的凝集；②次侧试验：是以献血者的血浆加患者的红细胞盐水悬液混合，后续步骤同主侧试验。出现凝集为阳性，未见凝集为阴性。

酶法配血中“37℃孵育 30~60 分钟”的步骤，可以参照不规则抗体检测加入 LIM 缩短时间，最短可缩短至 10 分钟。

常用的酶包括无花果酶、菠萝蛋白酶、木瓜酶。

方法学评价：酶法操作简单、成本低廉，可以作为批量配血的方法。酶法会漏检部分常见的 IgM 类不规则抗体（如抗 M、抗 N），因此主要用于 IgG 类抗体的检测，不能替代盐水法。酶法本身有一定缺陷，酶在配制成应用液后容易失效，另外酶法有一定比例的多凝聚现象，即经过酶处理的红细胞可以和一定比例（1%~5%）的个体血清或血浆发生反应，引起这种反应的抗体仅仅和酶处理红细胞结合，没有临床意义。

（4）聚凝胺法：以聚凝胺法完成的交叉配血试验，包括主侧试验和次侧试验：①主侧试验：是以患者的血清或血浆加献血者的红细胞盐水悬液，加 LIM 混合，室温孵育 1 分钟，加聚凝胺离心后观察红细胞的凝集，如出现非特异性凝集则加入重悬液，轻摇观察结果，1 分钟内凝集散开则为阴性，反之为阳性；②次侧试验：是以献血者的血浆加患者的红细胞盐水悬液混合，后续步骤同主侧试验。

方法学评价：聚凝胺（或称凝聚胺）成本低廉、耗时较短，适合于输血科、血库作为常规配血方法使用。聚凝胺法会受到冷抗体的影响，出现无临床意义的凝集。因此建议与盐水法平行使用。当盐水法发现冷抗体干扰时，应慎用聚凝胺法配血。此方法对大部分 IgG 类不规则抗体的检测敏感度较高，特别是针对 Rh 系统抗体，检出能力明显高于抗球蛋白法。相对不敏感的 Kell 系统抗体，在我国临床上极为罕见。聚凝胺法对操作者的技术要求较高，试验容易出现偏差，因此需要设置合理的对照。血液中如含有肝素或酚磺乙胺等药物，会导致试验失败。

（5）微柱凝集法：在微柱凝集试验中完成的交叉配血试验，包括主侧试验和次侧试验：①主侧试验：是以献血者的红细胞盐水悬液、患者的血清或血浆以及 LIM 加入凝胶微柱混合，37℃孵育 15 分钟，用专用离心机离心，肉眼观察结果。红细胞浮在微柱中的凝胶上端为阳性，沉于凝胶底部为阴性；②次侧试验：是以患者的红细胞盐水悬液、献血者的血浆加 LIM 混合，后续步骤及结果观察同主侧试验。

方法学评价：微柱凝集法可以检测 IgM 及 IgG 类抗体，对 IgM 类不规则抗体的检出能力略低于盐水法，而对 IgG 类不规则抗体的检出能力略高于抗球蛋白法。此方法对操作者的要求相对较低，试验结果容易判读及保存，可以实现自动化检测。主要问题是成本较高，可能存在批间、凝胶板间、凝胶孔间的差异。有时检出无临床意义的阳性结果，试验结果和临床意义的一致性不如抗球蛋白法。

（6）血小板配血：临床输血中，血小板配血一般不作为常规检测项目，一旦发现血小板输血反应或输注无效，则必须立即寻找原因。如果是由于血小板抗体或 HLA 相关的血小板同种抗体所致，再考虑血小板配血，进行配合性输注。此处以 MASPAT 法检测为例。

单克隆抗体固相血小板抗体试验（monoclonal antibody solid phase platelet antibody test，MASPAT）调整血小板悬液为不低于 0.14×10^8/L，向微孔中加入 50μl 血小板悬液，1 000rpm 离心 5 分子，用 PBS 洗涤 3~6 次，每次洗涤时旋转并轻摇微孔板，然后加入 2 滴 liss 试剂（低离子强度盐水），再加入 50μl 被检血浆，轻摇 10 秒，37℃孵育 30 分钟，用 PBS 洗涤 6 次，立即加 50μl MASPAT 抗人 IgG，并加入 1 滴指示细胞，轻轻振荡，1 000rpm 离心 5 分钟看结果。如果指示红细胞聚集在微孔中部，表示阴性结果，如果指示红细胞结合到血小板层上，表示阳性结果。

方法学评价：MASPAT 可检查出患者血清中血小板同种抗体、HLA 抗体以及血小板自身抗体，和献血者血小板的反应性。对血小板输注有效性的提高以及查找血小板减少或输注无效的原因十分有效。此方法费用较高、操作相对简单。

二、输血后检查

对于输血不良反应，可以通过输血后检查调查输血反应的原因。输血不良反应主要包括发热反应、溶血反应、过敏反应、传染病等。输血反应表现差异很大，有时症状明显，有时症状轻微，甚至难以发现。有时在输血即刻发生，有时至输血后数月才出现症状。有时来势凶险，需要紧急抢救，有时无须治疗干预即可自愈。

通过患者输血反应的症状，可大致判断输血反应的类别，可以根据输血反应的类别选择输血后检查的项目。目前对免疫性溶血、输血传染病、细菌污染有较成熟的检测方法，而对于常见的发热反应及过敏反应，针对性检测方法较少。

（一）输血反应及诊断试验

见表 14-3。

表 14-3 输血反应类型及其诊断试验

类型	频率	病因	症状	诊断试验
溶血	ABO/Rh 不配合：1∶10 000~1∶6 000 致死性 HTRs：1∶600 000~1∶100 000	红细胞不配合	寒战、发热、血红蛋白尿、低血压、肾衰竭少尿、DIC（静脉注射处渗出液）、腰背痛、输血静脉痛、焦虑	核对记录、DAT、目测（游离血红蛋白）、输血前后血样的 ABO 血型、进一步检测可能存在的不配合、进一步检测溶血（LDH、胆红素等）
非溶血性发热	0.1%~1%，伴白细胞下降	血小板中聚集的细胞因子，针对献血者白细胞的抗体	发热、寒战、头痛、呕吐	排除溶血（DAT、检测血红蛋白、复检患者 ABO 血型）、排除细菌污染、白细胞抗体筛选
荨麻疹	1%~3%	抗献血者血浆蛋白抗体	荨麻疹、瘙痒、面部潮红	排除溶血（DAT、检查血红蛋白、复检患者 ABO 血型）
过敏	1∶50 000~1∶20 000	抗献血者血浆蛋白抗体（包括 IgA、触珠蛋白、C4），细胞因子	低血压、荨麻疹、支气管痉挛（呼吸窘迫、哮喘）、局部水肿、焦虑	排除溶血（DAT、检测血红蛋白、复检患者 ABO 血型），抗 IgA、IgA 含量测定
输血相关急性肺损伤	1∶190 000~1∶5 000	献血者的白细胞抗体（偶尔存在于受血者），血液成分中其他白细胞激活因子	血氧不足、呼吸衰竭、低血压、发热、双侧肺水肿	排除溶血（DAT，检测血红蛋白，复检患者 ABO 血型）、排除心源性肺水肿、献血者及患者的白细胞抗体筛选（如果阳性，可能需要做抗原分型）、白细胞配血、X 线胸透
输血相关败血症	根据成分不同而不同	细菌污染	发热、寒战、低血压	革兰氏染色、血液成分培养、患者血样的培养、排除溶血（DAT、检测血红蛋白、复检患者 ABO 血型）
血管紧张素酶相关低血压	根据临床	注射缓激肽后的缓激肽代谢抑制（带负电荷的滤器）或激肽释放酶活化	面部潮红、低血压	排除溶血（DAT、检测血红蛋白、复检患者 ABO 血型）
非免疫性溶血	＜1%	循环过载	呼吸窘迫、强迫坐位呼吸、咳嗽、心动过速、高血压、头痛	X 线胸片、排除 TRALI
非免疫性溶血	罕见	血液的理化损伤（受热、冷冻、药物或血液中添加溶液造成的溶血）	血红蛋白尿、血浆血红蛋白	排除患者溶血（DAT、检测血浆血红蛋白、复检患者 ABO 血型）
空气栓塞	罕见	管道中空气的输入	突发的呼吸急促、急性发绀、疼痛、咳嗽、低血压、心律不齐	X 线检查查找血管内空气

续表

类型	频率	病因	症状	诊断试验
低钙血症（钙离子/枸橼酸中毒）	根据临床	快速枸橼酸输注（大量输注枸橼酸抗凝血，枸橼酸代谢障碍，血浆置换）	感觉异常、手足抽搐、心律不齐	钙离子、心电图中QT间期延长
体温过低	根据临床	快速输注冷血	心律失常	中心体温
红细胞抗原的同种免疫	1∶100（1%）	异体红细胞抗原的免疫反应	血型抗体筛选试验阳性	抗体筛选、DAT
HLA抗原的同种免疫	1∶10（10%）	白细胞及血小板	血小板输注无效、迟发性溶血反应、HDFN	血小板抗体筛选、淋巴细胞毒试验
溶血	1∶11 000~1∶2 500	针对红细胞抗原的免疫回忆反应	发热、血红蛋白降低、抗体筛选试验出现新的阳性反应、轻度黄疸	抗体筛选试验、DAT、溶血试验（目测血浆血红蛋白、LDH、胆红素、尿铁黄素）
移植物抗宿主病	罕见	供者淋巴细胞在受者体内植活并增殖攻击宿主组织	肝炎、全血细胞减少、发热	皮肤活检、HLA定型、嵌合性的分子检测
输血后紫癜	罕见	受者血小板抗体（表现为同种抗体）破坏自身血小板	血小板减少性紫癜、出血，输血后8~10天出现症状	血小板抗体筛选及鉴定
铁超载	典型发生于输注超过100单位红细胞时	在输血依赖性患者中，反复输血造成被动铁超载	糖尿病、肝硬化、心肌梗死	血清铁蛋白、肝酶、内分泌功能检测

DAT：直接抗球蛋白试验；DIC：弥散性血管内凝血；LDH：乳酸脱氢酶；HDFN：新生儿胎儿溶血症

（二）检测方法及方法学评价

1. **直接抗球蛋白试验（DAT）（针对红细胞）**　主要方法有试管法和微柱凝集法，详见本节“（四）直接抗球蛋白试验”。

方法学评价：输血后的DAT试验，因抗体量、输入红细胞的量、出血量以及代谢量的不同，会出现不同的结果。通常微柱凝集法比试管法的敏感度略高。

2. **抗体筛选（针对血清或血浆中的红细胞）**　主要有盐水法、间接抗球蛋白法、聚凝胺法、微柱凝集法等，详见本节“（五）不规则抗体检测”。

方法学评价：输血后的抗体检测有其特殊性，主要由于输入的不配合红细胞会吸收并消耗不规则抗体。因此，如果是在输血后48小时内采集的血样，可能需要使用较敏感的检测方法检测。例如聚凝胺法对Rh、Kidd系统的抗体较为敏感。

（1）IgA含量测定

1）酶联免疫吸附试验（ELISA）：将不同稀释梯度获得的已知浓度的IgA溶液、待检血清标本和已知的阴性标本加入到已包被抗体的微孔板上，并设2孔空白对照；将板放入湿盒中置于37℃水浴温育1小时（或室温下2小时），用300μl 0.05%T-PBS洗板5次，加入100μl/孔辣根过氧化物酶偶联抗体；37℃水浴，加底物显色液TMB，在黑暗环境中反应8~10分钟，加50μl/孔终止液终止反应。在酶标仪下选择450nm波长段读数记录。

A. 方法学评价：精度良好、灵敏度高、特异性强、成本低、无须专门的设备和仪器。适合推广及大规模检测。

B. 参考范围：>50mg/L。

C. 临床意义：当血清IgA<50mg/L时，实验室诊断为相对IgA缺乏；当血清IgA<0.5mg/L时，实验室诊断为绝对IgA缺乏（严重IgA缺乏）。IgA缺乏症受血者输血后易产生抗IgA抗体，后者会导致严重的输血过敏反应。若在输血前对受血者进行IgA含量检测，对IgA缺乏症患者输注IgA（-）的献血者血液，将有助于预防输血超敏反应的发生，保证受血者的输血安全。IgA缺乏症还与多种疾病相关，如呼吸道感染、胃肠道感染、自身免疫性疾病、变异型免疫缺陷症等。

2）颗粒凝胶免疫法：10μl待检血清加入对应微管的反应孔腔中，将指示微粒悬液置于涡旋仪上轻微混匀；在已加入血样标本的微管反应孔加入50μl微粒悬液；将凝胶卡室温（18~25℃）孵育5分钟；离心10分钟；按说明书要求观察和记录结果。

A. 方法学评价：快速、简易、准确，专门用于检测IgA严重缺乏者（<0.5mg/L）。当血清IgA含量>0.5mg/L这一阈值时，该方法判读为阴性。

B. 参考范围：阴性。

C. 临床意义：临床输血前可快速检测严重IgA缺乏

（<0.5mg/L），预防IgA输血过敏反应的发生。

（2）其他血清球蛋白的检测

1）微量血凝抑制试验：以检测Gm（半乳甘露聚糖）为例，将已知同种异型的抗Ig血清（如抗Gm 1）与待检标本混合，若待检血清中有Gm 1型别的Ig，则发生中和反应，抗Gm 1被中和后将不能凝集带有Gm 1 Ig的指示红细胞；反之呈阴性反应，带有Gm 1 Ig的指示红细胞凝集，证明该待检标本不含有Ig Gm 1。

A. 方法学评价：可用于检测Gm、Km、Am、Em型别。

B. 临床意义：临床输血前可快速检测Gm、Km、Am、Em抗体，预防输血过敏反应的发生。

3. **抗体筛选（针对血小板抗体）**

（1）SEPSA法：将抗人IgG抗体致敏的红细胞作为指示剂，用于直接指示血小板抗原抗体反应，从而建立的简易血小板血清学技术。

1）方法学评价：该方法操作较简单、微量，重复性、特异性和敏感性均较理想，成本较低，固相化的血小板及抗IgG指示细胞能长久保存备用，可开展大量样本的检测工作。适宜于广泛开展小板抗体检查、血小板抗原研究、ITP等自身或同种免疫性血小板减少性紫癜的诊断、治疗、发病机制的研究，以及开展配合性血小板输注。但和一些试剂盒方法比较，该试验耗时较长。

2）参考范围：阴性。

3）临床意义：血小板HLA和HPA同种抗体阳性常见于反复输注血小板导致血小板输注无效（platelet refractoriness，PTR）或输血后紫癜的患者以及新生儿同种免疫性血小板减少症（Neonatal alloimmune thrombocytopenia，NAITP）的患儿或母亲血清中。血小板自身抗体阳性常见于ITP患者。

（2）单克隆抗体固相血小板抗体试验（monoclonal antibody solid phase platelet antibody test，MASPAT）在U型板上包被单层单克隆的血小板特异性抗体，该抗体将特异性地与血小板上的抗原反应，使血小板固相化在U型板上。检测时加入患者的血清与血小板进行反应，最后加入鼠抗人IgG和人IgG致敏的指示细胞并离心。阳性反应时，指示细胞覆盖在固定的血小板单层上，呈膜状；阴性反应时，指示细胞聚集在孔底中央，成为细胞扣。

1）参考范围：阴性。

2）临床意义：同SEPSA法的临床意义。

（3）MAIPA法：先制备羊抗鼠IgG包被的多孔板，另外，将鼠抗人血小板糖蛋白单克隆抗体和结合有抗体的血小板共同孵育，再将孵育后的复合物裂解，裂解上清液加入羊抗鼠IgG包被的多孔板，孵育、洗涤，最后加入酶联羊抗人抗体和酶反应底物后显色，测定血小板抗体。

1）方法学评价：此方法敏感度高、特异性强，是检测血小板特异性抗原和抗体的经典方法。采用标准品同时检测，还可以对HPA抗体进行定量。但该法操作时间较长，步骤较繁琐，并且由于固定血小板裂解物的抗体是抗人血小板糖蛋白单克隆抗体，因此不能检测血小板HLA抗体。

2）参考范围：阴性。

3）临床意义：血小板HPA同种抗体阳性常见于PTR或PTP患者以及NAITP患儿或母亲血清中。血小板自身抗体阳性常见于ITP患者。

4. **抗体筛选（针对白细胞）** HLA抗体检测方法多种多样，各有其特点。包括淋巴细胞毒交叉配合试验（lymphocytotoxicity crossmatching testing，LCT）、ELISA和免疫磁珠流式细胞仪法（flow PRA^{TM} beads）。

（1）补体依赖性细胞毒方法（complement-dependent cytotoxicity test，CDC）：被检血清中的抗体与供体淋巴细胞膜表面相应抗原结合后激活补体，引起细胞膜破损，这种抗体称细胞毒抗体。如将含有此抗体的血清与淋巴细胞和补体共同温育，淋巴细胞将被杀死，细胞膜通透性增加，染料得以渗入，使细胞染上颜色。根据着色的死细胞数目，可以估计淋巴细胞毒的强度。

1）方法学评价：具有血清、细胞及补体用量少，适合大样本量检测的优点，但只能检测到补体结合的抗体，且IgM对结果有干扰作用。试验需要活的淋巴细胞，不能确定阳性抗体的特异性。敏感度较低，试验耗时长，且受人为因素影响较大。

2）参考范围：阴性。

3）临床意义：HLA抗体筛选在器官移植中具有重要意义。LCT阳性的供体与受体不可进行器官移植，否则可能发生排斥反应。HLA抗体阳性还与移植物功能延迟、急性排斥反应和移植物存活降低有关。

（2）ELISA法：将纯化的HLA抗原按照相应的分布包被在泰萨奇板上。每例4孔，2孔为Ⅰ类抗原，2孔为Ⅱ类抗原。利用ELISA法原理仪器分析或肉眼判读结果。

1）方法学评价：ELISA法筛选HLA抗体适合于中国汉族人群。ELISA法既可检测到补体结合的抗体，也可检测非补体结合的HLA抗体，而且结果不受IgM的干扰和感染等因素的影响。LATM（聚碳酸酯）可同时检测出混合的HLA Ⅰ类、Ⅱ类IgG抗体，经济实用，价格低廉。但该法只能定性不能定量，也不能分辨抗体的特异性。LAT可同时检测特异性HLA Ⅰ类、Ⅱ类IgG抗体，还可定量和自动分析抗体的特异性，但价格比较昂贵。

2）参考范围：阴性。

3）临床意义：术前筛选HLA抗体具有重要的临床意义，尤其是对再次移植的受者。根据我国的实际情况，推荐采用LATM作为定性筛选，当LATM阳性时，再用LAT进行定性和定量分析，并确定阳性抗体的特异性。

（3）免疫磁珠流式细胞仪法（flow PRA^{TM} beads）：采用单克隆抗体从EB病毒转染的细胞株纯化HLA抗原，包括所有常见的和稀有的HLA Ⅰ、HLA Ⅱ类抗原，抗原分别包被在数十个微粒免疫磁珠上。当加入待检血清室温孵育时，包被不同的HLA抗原的磁珠即与相应的抗体结合，再加入荧光交联的Fab段的羊抗人IgG二抗孵育，终止、固定，通过流式细胞仪检测和分析血清标本中HLA抗体的强度和特异性。

1）方法学评价：是目前最新的HLA抗体筛选技术。可同时筛选出HLA Ⅰ类、Ⅱ类抗体，而且是特异性的IgG抗体。敏感性、特异性和重复性均较好。检测时间短（1.5小时），检测费用低于ELISA法。

2）参考范围：阴性。

3）临床意义：HLA抗体阳性的受者，移植物存活率明显低于抗体阴性的受者。由于抗体的波动性，应定期检测，尤其是对于首次移植失败、术前有输血史和妊娠史的受者。对于抗体阳性受者，需采取适当治疗方法改善机体的免疫状态，待抗体水平降低至允许的范围后再考虑移植。HLA抗体阳性还与TRALI有关。

5. **污染**　少量的细菌污染，如 <10CFU/ml 引起输血反应的概率很小，但临床上仍有个别患者因输注少量细菌污染的血液制品而发病或死亡。由于血小板制品于22℃保存，利于细菌大量繁殖，同时产生大量内毒素，会带来严重后果。有资料显示，由于细菌污染血小板制品而引起的死亡已成为输血反应中的第二大致死原因。

（1）革兰氏染色法：革兰氏染色法是一种简单、快速且成本低的检测方法，如果污染细菌量大，培养之前直接通过染色检查是可行的。然而有许多革兰氏染色为阴性，但培养结果为阳性的案例。因此，革兰氏染色大致有3个缺点：灵敏度低；菌株不同，着色的亮度也有很大区别；用显微镜观察时，存在人为因素的干扰。

（2）间接指标检测法：通过间接指标 CO 的增加、pH的变化、葡萄糖浓度的异常，也可对血小板制品中的细菌污染进行检测。当细菌数目 $\geqslant 10$CFU/ml 时，3个间接指标的测定结果相似。对于阴沟肠杆菌，pH测定不敏感。Burstain等用试纸条测定浓缩血小板制品中的葡萄糖和pH来判定细菌污染，其灵敏度和特异性分别为 $>95\%$ 和 $\geqslant 98\%$。试纸条能检测金黄色葡萄球菌、表皮葡萄球菌、仙人掌杆菌、肺炎克雷伯杆菌、沙雷菌属，方法快速、价格低廉。然而并不是所有的菌株在生长时都会引起pH的变化；而且革兰氏阳性菌无法通过葡萄糖浓度的改变来检测；另外 CO 的释放时间与细菌的种类有很大关系，且该法对嗜血杆菌和奈瑟球菌不敏感。因此，该法灵敏度低，且对某些菌种并不适用，可作为常规检测的一种补充方法。

（3）细菌培养系统：细菌培养系统是一种比较新颖的检测体系，它是对样品进行培养的同时进行细菌检测。自动化细菌培养检测系统是最敏感、最可靠的检测手段，但是这种方法所需时间比较长且造价很高。

（4）分子生物学技术：目前基于DNA的检测方法，市面上有许多的试剂盒可供选择，它扩增的目的基因为细菌的保守序列，如16s rDNA序列。其灵敏性可以精确到1CFU。但试剂盒提取步骤大多繁琐，不便于常规检测，且空气中的细菌易造成污染。缺点包括：无法区分活菌与死菌；存在假阳性，如细菌材料来源的核酸反应物的污染。16s rDNA在细菌死亡48小时后仍没有完全降解，因此并不能作为检测活菌的指标。

实时荧光定量PCR（real-time PCR）技术是一个将扩增和检测合二为一的过程，它扩增的目的基因为细菌的保守序列，如16s rDNA序列，有快速、高特异性和灵敏性等优点，几乎不存在假阳性。与传统PCR及培养方法相比，其灵敏性高出十多倍。

由于mRNA在细菌死亡16小时后就完全降解，对细菌的mRNA进行检测能更好地区分死菌与活菌。

6. **传染病**

（1）谷丙转氨酶（glutamic-pyruvic transaminase，GPT）：血液GPT的检测意义主要是从一个侧面反映整个肝细胞的损害程度，筛除甲至戊型肝炎病毒感染中的任何一种。然而GPT的特异性较差，造成GPT的变化有多方面的因素，随着HBsAg和抗HCV检测试剂灵敏度的提高，GPT对于提高血液安全性的价值越来越小，因而许多国家已将GPT列为非必检项目。

（2）乙型肝炎表面抗原（hepatitis B surface antigen，HBsAg）：我国是乙型肝炎高发区，普通人群血检阳性率占总人口的10%左右，ELISA法和分子检测法是检测HBSAg的常用方法。金标法粗筛HBsAg也已普遍应用，但该法的灵敏度和特异性都与ELISA法和分子检测法存在较大差距。

（3）丙型肝炎病毒抗体：丙型肝炎病毒（HCV）是经血液传播的主要病原之一，抗HCV检测是预防的关键。ELISA法和分子检测法是目前检测HCV的常用方法。

（4）目前多使用ELISA法检测梅毒感染。血液在2~6℃保存72小时后，可有效避免阳性梅毒的感染，确保临床用血安全。

（5）目前多采用ELISA双抗原夹心法或者分子检测法检测抗HIV。

（向　东）

第四节　血液制品种类和用途

一、红细胞制品

（一）全血

全血（whole blood）是将一定量人的血液采集到含一定量保养液的采血袋内所制成的血液制剂。目前输血中全血输注已经很少，而全血输注的主要目的是补充红细胞。因此，此处将全血归入红细胞制品。适用于急性大量出血、体外循环、需要换血的患者。新鲜全血适用于新生儿溶血病的换血。

（二）悬浮红细胞

悬浮红细胞（suspended red blood cells）是将采集到的多联袋内的全血中的大部分血浆在全封闭的条件下分离后向剩余物加入红细胞添加液制成的红细胞成分血。血细胞比容为0.50~0.65。适用于贫血需要补充红细胞的患者，特别是伴有充血性心力衰竭时。与晶体液或胶体液一起应用于急性失血的患者。减少了输注全血后循环负荷过重的危险；又减少了血浆中的抗体或血浆蛋白成分引起的发热和过敏等输血不良反应；分离出的大部分血浆可供临床使用或进一步制备血浆蛋白制品。

（三）悬浮少白细胞红细胞

悬浮少白细胞红细胞（suspended leukocyte-reduced red blood cells）是将采集到的多联袋内的全血中的大部分白细胞、血小板及血浆在全封闭的条件下去除后向剩余物加入红细胞添加液制成的红细胞成分血。血细胞比容为 0.45~0.60。适用于由白细胞抗体引起的输血发热反应、长期输血以及器官移植的患者。在特定情况下用于需减少传播巨细胞病毒风险的患者。

（四）洗涤红细胞

洗涤红细胞（washed red blood cells）是采用物理方式在无菌条件下将保存期内全血、浓缩红细胞、悬浮红细胞血液制剂用大量静脉注射用 0.9% 生理盐水洗涤，去除绝大部分非红细胞部分，并将红细胞悬浮在 0.9% 生理盐水中所制成的红细胞成分血。红细胞回收率 ≥ 70%，白细胞清除率 ≥ 80%，血浆蛋白清除率 ≥ 98%。洗涤红细胞适用于对血浆蛋白有过敏反应或有输血发热反应的贫血患者。洗涤红细胞缺乏抗 A、抗 B，因此 O 型洗涤红细胞可以输给除（类）孟买亚型以外的 ABO 亚型的患者。洗涤红细胞还适用于自身免疫性溶血性贫血患者，缺 IgA 抗原而已产生相应抗体的患者。

（五）冷冻解冻去甘油红细胞

冷冻解冻去甘油红细胞（frozen thawed deglycerolized red blood cells）是采用物理方式在无菌条件下将保存时间在 6 天内的全血、浓缩红细胞、悬浮红细胞血液制剂中的红细胞分离并加入红细胞保护剂甘油于低温（-65℃以下）冷冻保存，此红细胞经过解冻去甘油后加入一定量的静脉注射用 0.9% 生理盐水或同时冻存的分离血浆所制成的红细胞成分血。红细胞回收率 ≥ 80%。适用于稀有血型、自体输血以及有发热或过敏反应的患者。

（六）照射红细胞

为防止淋巴细胞增殖，用 γ 射线辐射过的红细胞制剂为照射红细胞（irradiated red cells）。照射红细胞可有效预防输血相关性移植物抗宿主病，适用于严重免疫功能缺陷或免疫抑制和造血干细胞移植后输血患者。

二、血小板制品

（一）单采血小板

单采血小板（apheresis platelets）是采用血液单采机在全封闭的条件下自动将全血中的血小板分离出并悬浮于一定量血浆内制成的单采成分血。适用于血小板生成障碍引起的血小板减少、血小板功能障碍性疾病以及预防性输注。

（二）浓缩血小板

浓缩血小板（concentrated platelets）是将室温保存的多联袋内的全血于采血后 6 小时内在 20~24℃的全封闭条件下，将血小板分离并悬浮在血浆中所制成的成分血。用途与单采血小板相同，但由于浓缩血小板为多人份混合血小板制品，刺激受者产生血小板抗体的概率高于单采血小板。

（三）单采少白细胞血小板

单采少白细胞血小板（apheresis leukocyte-reduced platelets）是采用血液单采机在全封闭的条件下自动将全血中的血小板分离并过滤去除白细胞后悬浮于一定量血浆内制成的单采成分血。适用于血小板数量减少或功能障碍引起的出血且有输血发热反应以及需要长期或大量输注血小板的患者。

三、血浆制品

（一）新鲜冷冻血浆

新鲜冷冻血浆（fresh frozen plasma，FFP）是在全血采集后 6 小时（全血保养液为 ACD）或 8 小时（全血保养液为 CPD、CPDA-1）内，在全封闭的条件下将血浆分离并冻结制成的成分血。FFP 含有各种凝血因子及白蛋白、免疫球蛋白等。适用于单纯凝血因子缺乏的补充；口服抗凝剂过量引起的出血；肝病患者获得性凝血障碍；大量输血伴发的凝血障碍；抗凝血酶Ⅲ缺乏；血栓性血小板减少性紫癜等。

（二）冷沉淀凝血因子

冷沉淀凝血因子（cryoprecipitated antihemophilic factor）是保存期内的新鲜冷冻血浆，在 1~6℃封闭状态融化后，在 1~6℃无菌条件下分离出沉淀在血浆中的冷不溶解物质并在 1 小时内冻结而制成的成分血。冷沉淀凝血因子主要含有因子Ⅷ、von Willebrand 因子（von Willebrand factor，vWF）、纤维蛋白原（fibrinogen，Fg）、因子ⅩⅢ和纤维结合蛋白。适用于儿童和轻型成人血友病 A、血管性血友病、先天性或获得性 Fg 缺乏症、凝血因子ⅩⅢ缺乏症患者。有时冷沉淀凝血因子还用于手术后出血、DIC、重度创伤等患者的替代治疗。

（三）凝血因子制剂

主要包括因子Ⅷ浓缩剂（低、中、高纯度的 FⅧ浓缩剂，重组人凝血因子Ⅷ）、凝血酶原复合物浓缩剂（prothrombin complex concentrates，PCC）、凝血因子Ⅸ浓缩剂、Fg 制剂，以及 vWF 制剂、猪抗血友病球蛋白制剂、抗凝血酶、蛋白 C 制剂、重组人凝血因子Ⅶa 等其他凝血因子制品。

因子Ⅷ和因子Ⅸ浓缩剂分别用于血友病 A 和血友病 B 的治疗。PCC 含有维生素 K 依赖性凝血因子Ⅱ、Ⅶ、Ⅸ和Ⅹ，因此适用于上述因子缺乏症患者，尤其是血友病 B 患者。Fg 制剂适用于先天性无 Fg 症、先天性 Fg 减少症、先天性 Fg 异常或功能不全、DIC、突发性胎盘早期剥离大出血、死胎、羊水栓塞等。vWF 制剂用于血管性血友病。猪抗血友病球蛋白制剂专用于治疗有抑制物的血友病 A 患者。抗凝血酶适用于先天性和获得性抗凝血酶缺乏患者血栓性疾病的预防与治疗。蛋白 C 制剂对凝血和纤溶起着重要的调节作用，用于治疗 DIC 有显著的疗效。重组人凝血因子Ⅶa 制品适用于有抑制物重组的血友病的治疗以及手术、危及生命或肢体的出血的治疗等。

（四）血浆蛋白制剂

主要包括白蛋白制剂和免疫球蛋白制剂。免疫球蛋白制剂又可分为肌内注射用的正常人免疫球蛋白（丙种球蛋白）、静脉注射免疫球蛋白（intravenous immunoglobulin，IVIG）、特异性免疫球蛋白（抗乙型肝炎免疫球蛋白、抗 RhD 免疫球蛋白、抗破伤风免疫球蛋白等）。

白蛋白可用于补充血管内外的白蛋白缺乏，扩充血容量，治疗出血、肝硬化腹腔积液及急性肝衰竭、烧伤和休克等。正常人免疫球蛋白用于预防某些病毒和细菌感染，如麻疹、传染性肝炎等。抗 RhD 免疫球蛋白用于预防 RhD 新生儿溶血病。抗乙型肝炎免疫球蛋白可用于皮肤或黏膜接触 HBsAg 阳性物质个体的被动免疫和 HBsAg 阳性母亲所生婴儿的母婴垂直阻断。IVIG 适用于免疫缺陷和免疫功能低下的患者的抗感染补充治疗以及自身免疫性疾病的免疫抑制治疗。

四、自体输血

自体输血是指采集患者自身血液，或回收手术野或创伤区无污染的血液，并随后再回输给患者的技术。自体输血的优点在于：避免输血传染病；避免红细胞、白细胞、血小板以及血浆蛋白抗原产生同种免疫反应所致的疾病，如溶血、发热、过敏和移植物抗宿主病等；避免发生输同种异基因血的差错事故；节约同种异基因血源，为无供血条件的边远地区提供用血途径；反复自体输血可刺激骨髓细胞加速增生；为稀有血型患者解决了输血的困难。

（一）储存式自体输血

储存式自体输血是在手术前数周甚至数月前采集和储存自身血液（全血或分离成分）以备手术时使用，也可在某些疾病缓解期采集自身血液成分，以备必要时使用。适用于下列临床情况：心胸外科、血管外科、整形外科、骨科等择期手术者；含有多种红细胞抗体或高频率抗原的同种抗体者（此类患者通常对所有供血不配合）；有严重输血反应者；稀有血型者；预防因输血产生同种免疫抗体。

（二）稀释式自体输血

稀释式自体输血是自体输血中较常用的方式。在手术开始前即刻采集一定量的患者自体血，同时补充足量的晶体液或胶体液以维持血容量；手术期间，血液稀释的患者丢失的血液含相对较少的红细胞；而在手术出血已控制时将所采集的自体血再回输。自体血是新鲜血，含所有的凝血因子和血小板。

稀释式自体输血适用于下列临床情况：术中出血量较大，术前血红蛋白>110g/L，血小板计数>100×10^9/L，无明显肝功能障碍及心肺疾病，凝血酶原时间正常的患者。特别适用于体外循环或深低温下进行心内手术的患者。

（三）回收式自体输血

回收式自体输血是收集从患者伤口、体腔或关节腔流出的血液，处理后再回输给该患者。常用于大手术和外伤的大量失血。将手术和外伤中流出的血液收集和处理后再回输，可节约血液资源，并减少异体血的使用。

回收式自体输血适用于下列临床情况：心血管外科、胸腹外科、整形外科、骨科、妇产科等手术中失血较多者；突然大量出血者，如大动脉瘤破裂、脾破裂、肝移植、宫外孕、股关节置换术、侧弯矫正术、脊椎和脊髓肿瘤摘除术等。

（蔡晓红）

第五节　输血的临床适应证

基于血红蛋白的输血指征，典型情况是血红蛋白 70~80g/L。然而需要考虑多种情况调整输血指征，以下这些因素都可能影响输血治疗的方案。

1. 病史。心肺疾病、先天性或获得性凝血障碍、贫血、外伤类型及严重程度等。
2. 药物史。抗血小板药物、抗凝药物等。
3. 临床症状。活动性呼吸窘迫、心绞痛等。
4. 外科手术。择期还是急诊，腹腔镜还是开刀等。
5. 患者的体重、失血速度以及失血量的估计。

一、急性失血

（一）病因

外伤、烧伤、手术、心脏或大血管以及实质脏器的出血未能迅速制止；心脏损伤或受压导致回心血量下降及搏血障碍；消化道出血、出血性疾病；自然流产、异位妊娠、前置胎盘早剥、子宫破裂、产道裂伤、胎盘滞留或残留等。急性失血对患者造成危害首先来自低血容量。

（二）临床特征

急性失血时，患者的临床表现取决于失血的量和速度，也依赖于患者的代偿能力。由于患者在失血时代偿能力不同，临床表现也不同。表 14-4 中假设成人血容量是 70ml/kg，将低血容量征象分为 4 类。必须强调，患者症状可能和表中任何一类均不同。

（三）实验室检查

一般通过临床症状诊断急性失血患者是否需要输血。由于急性失血患者情况差异较大，实验室检查结果很难作为诊断指标。贫血的主要指标，如血红蛋白水平，在急性失血时由于血容量未能恢复，检测值可能接近正常，随着血容量的恢复才逐渐下降。其他指标，如总蛋白（TP）、白蛋白（ALB）、尿素氮（BUN）、胆碱酯酶（CHE）等，可能伴随血红蛋白的下降而下降，乳酸（LAC）可能有所升高。

（四）检验诊断

可根据失血量预计患者血红蛋白的值，根据该值判断是否需要输血。

1. 当预计血红蛋白浓度>100g/L，一般不需要输血。
2. 当预计血红蛋白浓度介于 70~100g/L 之间，一般不需要输血。但对于贫血耐受能力差的患者，如有心血管或呼吸系统疾病的患者、持续失血或有不可预测的失血可能的患者、有凝血障碍的患者、年老体弱的患者等可以考虑输血。
3. 当预计血红蛋白浓度<70g/L，可考虑输血。

表 14-4 低血容量征象

	第Ⅰ类（轻度）	第Ⅱ类（中度）	第Ⅲ类（重度）	第Ⅳ类（最重度）
血容量 /%	<15	15~30	30~40	>40
70kg 成人失血量 /ml	<750	750~1 500	1 500~2 000	>2 000
脉率	正常	>100	>120	>140
收缩压	正常	正常	下降	显著下降
毛细管再充盈	正常	延长	显著延长	缺失
呼吸速率 /（次·min^{-1}）	正常	20~30	30~40	>45 或叹气样呼吸
神志状态	清醒	焦虑	错乱	昏迷 / 丧失意识
尿量 /（$ml·h^{-1}$）	>30	20~30	5~20	<5

二、慢性贫血

（一）病因

慢性失血（如胃肠道失血）、红细胞和血红蛋白产生减少（如营养缺陷）、红细胞破坏增加（如再生障碍性贫血）。

（二）临床特征

如果患者的代偿功能是有效的，在血红蛋白浓度达到非常低之前，慢性贫血可能只引起少数临床症状或体征。长期贫血的患者，当血红蛋白为 50~60g/L 时，仍然可以不出现明显的临床症状。然而，当有表 14-5 所列情况时，血红蛋白达到 80~100g/L 仍可能出现明显的临床贫血症状，代偿反应能力受限，如较重的心血管或呼吸系统疾病；需氧增加，如感染、发热或运动；氧气供应减少，如失血、手术或肺炎。

表 14-5 贫血的临床评价

贫血的非特异性症状	贫血和临床代偿不全的体征	基础疾病的体征
疲劳、丧失活力	黏膜苍白	体重减轻或对于高年龄而言为低体重
头晕、眼花	快速呼吸	口角炎、指甲扁平甚至反甲（铁缺乏）
呼吸短促	心动过速	黄疸（溶血）
足踝肿胀	颈静脉压升高	紫癜和青肿（骨髓功能衰竭、血小板病）
头痛	心脏杂音	淋巴结肿大、肝脾肿大（感染、淋巴增殖性疾病、HIV 感染）
任何已有的症状恶化，如心绞痛	足踝水肿	小腿下部溃疡（镰状细胞贫血）
	直立性低血压	骨骼畸形（地中海贫血）
		神经学特征（维生素 B_{12} 缺乏）

（三）实验室检查

一般通过临床症状判断慢性失血患者是否需要输血。实验室检查结果很难作为诊断指标。贫血的主要指标，如血红蛋白水平，在慢性贫血的输血诊断中仅作为参考指征。

（四）检验诊断

慢性贫血很少需要输血，只有对贫血代偿不全的患者才需要考虑输血。对于严重代偿不全的贫血患者，尽管针对其贫血的基础病因采取了支持性的治疗措施，仍会出现组织供氧不足的临床特征，见表 14-6。

一旦出现代偿不全，患者缺氧，输血提高患者血液的携氧能力可能是唯一有效的治疗手段。然而须知不恰当的输血或过多的输血可能对患者有害。因此对慢性贫血患者的输血治疗有以下原则：

1. 如需输入超过需要量的血，记住输血的目的是给患者足够的血红蛋白以减轻缺氧。最好输浓缩红细胞，并给予速效利尿剂。严重贫血的患者可能因输血或其他液体而促发心力衰竭。

2. 输血后对患者症状进行再次评估，如重度贫血的症状持续存在，可再次输血。

3. 不需要将血红蛋白浓度恢复到正常水平，达到足以缓解临床症状的水平即可。对于再生障碍性贫血患者，过高的血红蛋白水平可能导致自身造血功能不可逆的损害，对于自身免疫性溶血病患者，过多的红细胞输注可能导致溶血加重。

表 14-6　成人代偿不全性贫血的临床特征

代偿不全的类别	临床特征
急性代偿不全	诱发因素： 1. 需氧增加　感染、疼痛、发热、运动 2. 氧气供应减少　急性失血 / 溶血、肺炎
代偿不全性贫血	如出现发热、感染或血红蛋白水平进一步下降，患者病情可能迅速加重，出现代偿不全的体征
代偿不全的体征	意识状态改变、周围脉搏减弱、充血性心力衰竭、肝肿大、周围血液灌注不足（毛细管再充盈时间大于 2s）

三、凝血障碍

（一）病因

出血性疾病是由于参与止血的三因素（血管、血小板和凝血因子遗传性异常或凝血因子获得性异常）引起的疾病。凝血因子遗传性出血性疾病是由于性染色体或常染色体基因缺陷所致，而凝血因子获得性出血性疾病是伴发于原发病引起止血作用障碍而发生的。

（二）临床特征

出血症状是临床常见的症状，尤其在血液病中，出血是三大症状之一（贫血、发热和出血）。有些血液病患者的第一主诉是出血。出血症状表现为鼻出血、牙龈出血、皮肤出血点、瘀斑、内脏出血、关节出血、肌肉出血等。

临床上有出血表现的不一定是出血性疾病，出血性疾病是由于参与止血作用的相关因素遗传性或获得性异常所致，而止血功能正常发生于血管或组织损伤所致出血者，不是出血性疾病，如食管静脉曲张、胃溃疡、子宫功能性出血等。

遗传性出血性疾病一般有家族史，应该详细询问；对其出血症状的出现和变化也应该了解。轻型血友病患者和血管性血友病患者常是由于手术或外伤发生出血不止来就诊；也有重型血友病患者以关节畸形或关节肿痛为第一主诉就诊，这类患者大多为儿童或青年人。

遗传性出血性疾病中血小板功能缺陷，由于其血小板数正常，若是不能进行血小板聚集试验等血小板功能检测也会被漏诊。

（三）实验室检查

针对凝血障碍可以输注的血液制品包括：浓缩血小板（全血制备或单采术采集）、新鲜冷冻血浆、去低温沉淀物血浆（或普通冷冻血浆）、冷沉淀、凝血因子（浓缩因子Ⅷ制品、凝血酶原复合物、浓缩因子Ⅸ制品）等。

(1) 血小板计数

1）参考范围：低于 5 000~20 000/μl。

2）临床意义：正常人血小板每天有 6%~10% 的波动，血小板计数需要结合患者出凝血表现决定是否予以输注血小板。

(2) 全血凝固时间（CT）测定：离体静脉血与普通玻璃试管接触后，因子Ⅶ和内源性凝血系统被激活，生成纤维蛋白，致使血液凝固，是内源性凝血系统的一种筛选试验。

1）参考范围：普通玻璃试管法需 5~12 分钟，涂硅试管法 15~30 分钟，塑料试管法 10~20 分钟。

2）临床意义：因子Ⅷ、因子Ⅸ和因子Ⅺ血浆水平减低，如血友病 A、血友病 B；部分血管性血友病患者因子Ⅷ减少；严重的凝血酶原、因子Ⅴ、因子Ⅹ和纤维蛋白原缺乏；纤溶活性增强；血液循环中有抗凝物质，如因子Ⅷ或因子Ⅸ的抗体、狼疮抗凝物质等。

(3) 活化的部分凝血活酶时间（APTT）：APTT 测定是内源性凝血系统较为敏感、简便和常用的筛选试验。

1）参考范围：男性（37 ± 3.3）秒；女性（37.5 ± 2.8）秒。受检者的测定值较正常对照值延长超过 10 秒才有病理意义。

2）临床意义：同试管法 CT 测定。

(4) 血浆凝血酶原时间（PT）测定：PT 是外源性凝血系统常用的筛选试验之一。

1）参考范围：平均值为（12 ± 1）秒，男性 11~13.7 秒；女性 11~14.3 秒。超过正常对照值 3 秒为异常。

2）临床意义：PT 延长，先天性见于因子Ⅱ、因子Ⅴ、因子Ⅶ、因子Ⅹ缺乏和无（或低）纤维蛋白原血症；获得性见于弥散性血管内凝血、原发性纤溶症、维生素 K 缺乏、肝脏疾病；血液循环中有抗凝物质，以及抗因子Ⅱ、因子Ⅴ、因子Ⅶ、因子Ⅹ抗体的存在。

（四）检验诊断

输注血小板的临床指征通常是血小板 $(5\sim20)\times10^9$/L（5 000~20 000/μl），但要参考血小板的功能检测，如 APTT、PT 是否出现异常。

四、血浆置换

通过血液细胞分离机或手工分离的方法，去除患者血液中含有病理成分的血浆，同时补充一定量的血浆置换液，机械性去除血浆，降低病理成分，缓解病情的辅助治疗手段。

（一）病因

患者体内存在严重危害健康、影响正常生理功能的物质，如抗原、抗体、免疫复合物、蛋白质、炎症介质、毒素、药物、外源性大分子等有害物质。

（二）检验诊断

血浆置换显示在某些情况下，经严格控制的试验证明了其治疗的价值，而在另一些情况下，可以去除或置换病原血浆成分。只在很少的情况下，血浆置换被证明有明确的益处。在其他情况下，获得了一些血浆置换有益的证据，但由于缺乏对照组，所以无法获得确切的结论。治疗性血浆置换的常见指征见表 14-7。

表 14-7 治疗性血浆置换的常见指征

类别	疾病
血液病(不包括血细胞特异性自身抗体性疾病)	1. 血栓性血小板减少性紫癜
	2. 特发性血小板减少性紫癜
	3. 高黏滞血综合征
	4. 输血后紫癜
	5. 冷凝集素综合征
	6. 凝血因子抑制物
	7. ABO 错配骨髓移植(受者)
同种免疫性疾病	超免疫肾移植排斥中的抗体去除
自身免疫性疾病	1. 冷球蛋白贫血
	2. 风湿性关节炎(免疫吸附、淋巴血浆置换)
	3. 重症肌无力
	4. Lambert-Eaton 肌无力综合征
	5. 古德帕斯丘综合征
	6. 急性吉兰 - 巴雷综合征
	7. 慢性炎症性脱髓鞘性多发性神经病
	8. HIV 相关多发性神经病
代谢性疾病	1. 纯合性家族性高胆固醇血症(选择性吸附)
	2. 雷夫叙姆病(遗传性共济失调性多发性神经病)
其他	药物过量或药物中毒

（向 东）

第六节 输血反应性疾病检验诊断

一、急性溶血

（一）病因

大部分临床急性溶血是由于 IgM 类血型抗体所致，IgM 血型抗体通过致敏补体，造成血细胞在血管内溶血。当 IgG 类血型抗体的浓度非常高时，也可能致敏补体并造成急性血管内溶血。

（二）临床特征

典型情况下，患者有致命反应的焦虑、面色潮红继而发白、发热、寒战，输血部位、腰胁部、脊椎部、头部疼痛，心悸、恶心、呕吐，严重时出现休克及死亡。在急性溶血时，血红蛋白在输血过程中迅速下降，伴血小板、触珠蛋白、纤维蛋白原下降；在 6 小时内血浆血红蛋白、血浆胆红素、尿血红蛋白迅速上升，出现 DIC 症状以及肾功能不可逆的损害。在快速大量输血时(24 小时内接近或超过患者总血量)，由于急性溶血产物迅速排出体外，症状可不明显。

（三）实验室检查

1. **直接抗球蛋白试验** 急性溶血性输血反应会导致补体和 / 或 IgG 抗体致敏于红细胞上，造成直接抗球蛋白阳性。直接抗球蛋白试验包括多特异性抗球蛋白试验以及单特异性抗 IgG、单抗 C3 成分。

1）参考范围：输血前血样直接抗球蛋白阴性，输血后血样直接抗球蛋白 ±～+++。

2）临床意义：单抗 IgG 强阳性提示红细胞上存在大量 IgG 抗体，并造成血管外溶血，罕见情况下也造成急性血管内溶血。单抗 IgG 弱阳性提示红细胞上存在少量 IgG 抗体，红细胞通常会出现非急性血管外溶血。单抗 C3 阳性提示可能存在 IgM 类血型抗体并造成补体介导的溶血反应。

2. **抗体筛选及鉴定** 当有 IgM 类抗体结合补体造成溶血或存在高浓度的 IgG 类血型抗体时，可通过对患者及献血者血清/血浆以及红细胞放散液进行抗体筛选试验以及抗体鉴定试验，确定血清/血浆中游离抗体以及红细胞上结合抗体的存在及特异性。输血前血样中，抗体存在于血清或血浆中，而输血后血样的抗体可能大部分存在于红细胞上，需要通过放散试验检测血型抗体。绝大部分情况下血型抗体来自患者。

1）参考范围：输血前血样，有时包括输血后血样的血清游离抗体筛选试验阳性，抗体鉴定试验检出抗体的特异性。输血后血样的血清及红细胞放散液中检出血型抗体。

2）临床意义：当患者输血后出现急性溶血症状，而输血前患者血清或血浆中检出血型抗体，同时供血者存在对应的血型抗原；或者供血者血液中存在血型抗体而患者具有相应抗原，则高度怀疑由血型抗体引起了急性溶血性输血反应，确认该反应需要抗体特异性的鉴定和效价的检测。如果发现的抗体为冷反应性抗体，或者不结合补体的IgM类抗体，或者低效价的IgG类抗体，这些抗体不能成为判断血型抗体引起的急性溶血性输血反应的依据。输血后48小时之内采集的血样，可能由于抗体随输入的红细胞被破坏或排出体外，而新生的抗体浓度过低以致无法检出。对于输血后48小时内采集的患者血样，其抗体筛选试验结果不能作为最终结果。

3. **交叉配合试验**　通过对输血前患者及供血者血样的交叉配合试验，复核患者与供血者血液的配合性。

1）参考范围：交叉配合试验阳性。

2）临床意义：交叉配合试验与抗体筛选试验的意义有部分重叠，但交叉配合试验可以避免抗体筛选试验可能存在的漏检。抗体筛选试验是否可能出现漏检取决于抗体筛选细胞，通常市售的抗体筛选细胞不可能包含所有的具有临床意义的血型抗原，因此理论上均存在漏检的可能性。交叉配合试验可以弥补抗体筛选试验的这一缺陷。

4. **血浆及尿液血红蛋白检测**　在急性溶血反应中，通常可通过肉眼判断，发现血浆或血清、尿液存在血红蛋白。在采取必要措施的同时，可使用仪器判读血红蛋白的准确数值。

1）参考范围：血浆中>0.5g/L，尿液中>0g/L。

2）临床意义：对于手术麻醉的患者，血浆或尿液中血红蛋白常常是最先发现的急性溶血症状。对于出现明显急性溶血体征的患者，血样或尿样中出现的血红蛋白也是怀疑急性溶血性输血反应存在的有力证据。通常尿液中出现血红蛋白意味着血浆中血红蛋白的浓度已超过1.5g/L。

5. **血清胆红素检测**　应在输血后2~7小时内检测血清胆红素，急性溶血血样中总胆红素升高，特别是血清非结合胆红素明显升高。

1）参考范围：总胆红素>19.0μmol/L，结合胆红素/总胆红素<20%。

2）临床意义：血清总胆红素，特别是非结合胆红素的升高是急性溶血的重要临床指标。

6. **血清触珠蛋白检测**　释放入血浆的血红蛋白与触珠蛋白结合后经肝脏清除，血浆触珠蛋白将减少或消失。

1）参考范围：<1.0g/L。

2）临床意义：由于血浆触珠蛋白浓度易受炎症等因素的影响，输血后浓度应与输血前浓度对比，至少减少50%才有意义。

（四）检验诊断

输血反应后血浆游离血红蛋白及DAT两项检查中任何一项阳性，结合发热、寒战、低血压等临床表现，急性溶血性输血反应的诊断基本成立。但这两项检查均为阴性并不能完全排除免疫性溶血，当输血速度很慢，输血量较大；或者大量输血伴大量出血时，血浆游离血红蛋白以及DAT检测均可为阴性。如不能明确排除急性溶血性输血反应，应进行其他实验室检查，包括对输血前后血样的血型、不规则抗体以及交叉配合试验的复检。

二、迟发性溶血

（一）病因

迟发性溶血性输血反应主要由回忆性免疫应答引起，由初次免疫应答引起者极少见；大多数为血管外溶血，一般发生于输血结束后2~10天之后，部分病例溶血反应发生较迟或症状不明显，数周甚至数月后经血清学检查而明确诊断。

（二）临床特征

迟发性溶血性输血反应通常无明显症状，主要表现是输血后过早出现贫血复发，低热和轻度黄疸比较常见。部分病例显著发热，并出现血红蛋白血症和血红蛋白尿，亦有少数病例发生急性肾衰竭，甚至死亡。输血后10~14日出现发热和贫血，最常见的原因是迟发性溶血性输血反应，但须排除急性移植物抗宿主病或输血相关性疟疾。

（三）实验室检查

1. **直接抗球蛋白试验**　迟发性溶血性输血反应会导致补体和/或IgG抗体致敏于红细胞上，造成直接抗球蛋白阳性。直接抗球蛋白试验包括单抗IgG以及单抗C3成分。

1）参考范围：输血前血样直接抗球蛋白阴性，输血后血样直接抗球蛋白 ±~+++。

2）临床意义：多特异性抗球蛋白试验阳性，提示红细胞上致敏了IgG抗体和/或补体成分，单抗IgG阳性提示存在IgG血型抗体，单抗C3阳性提示可能存在IgM类血型抗体并造成补体介导的溶血反应。红细胞致敏IgG类血型抗体后，大多造成迟发性溶血反应；许多IgG类血型抗体致敏红细胞的同时，伴随少量补体致敏，虽然补体的量一般不足以造成严重的红细胞的血管内溶血，但能介导吞噬细胞对红细胞的吞噬作用，明显加重红细胞在体内的溶血。

2. **抗体筛选及鉴定**　在输血早期，全部的不规则抗体可能附着在不配合的红细胞上，使得血清抗体筛选试验呈阴性；随着不配合血液的破坏，免疫抗体浓度逐渐增加，呈现抗体筛选试验阳性。因此，对于有近期输血史的患者，可能需要使用敏感度高的试验方法检测，或者在停止输血后，待输入的不配合红细胞溶血代谢后，可明确检出造成迟发性溶血性输血反应的抗体。

1）参考范围：输血前血样的血清游离抗体筛选试验阳性，抗体鉴定试验检出抗体的特异性。输血后血样的血清或红细胞放散液中检出血型抗体。

2）临床意义：当患者输血前血清或血浆中检出血型抗体，而供血者存在对应的血型抗原；或者供血者血液中存在血型抗体而患者具有相应抗原，通常可以诊断为由血型抗体引起的溶血性输血反应。没有临床意义的血型抗体包括：冷反应性抗体、不结合补体的IgM类血型抗体。输血后48小时之内采集的血样，可能由于抗体完全吸附在输入的红细胞上而无法检出。在罕见的情况下，IgA类抗体、微量的IgG3型血型抗体、微量的有补体致敏能力的IgM类血型抗体，在常规检测中均可能漏检，但可以造成有临床意义的溶血反应。

3. **交叉配合试验** 通过对输血前患者及供血者血样的交叉配合试验，复核患者与供血者血液的配合性。

1）参考范围：交叉配合试验阳性。

2）临床意义：迟发性溶血性输血反应中，输血反应的发生常常在输血1周以后，输血前血样常常难以获得。如能获得输血前血样，则交叉配合试验仍有意义，详见本节“急性溶血”中交叉配合试验的临床意义。

4. **血清胆红素检测** 应在输血2~10天后怀疑出现迟发性输血反应时检测血清胆红素。迟发性溶血性输血反应血样中总胆红素轻度至重度升高。

1）参考范围：总胆红素>19.0μmol/L。

2）临床意义：血清总胆红素阶段性轻度升高常常被临床忽略，当血清总胆红素重度升高，并伴有血红蛋白尿时，常常作为迟发性溶血性输血反应最初的症状被临床发现。

三、血小板输注无效

（一）病因

引起PTR的主要原因可分为2类，分别为非免疫性因素和免疫性因素。大多数PTR由非免疫性因素引起，如血小板成分制品的质量、脾功能亢进症、弥散性血管内凝血、发热、感染、应用抗生素等。其中发热是引起PTR的独立因素，可引起血小板存活期缩短，特别是革兰氏阴性杆菌败血症，可严重破坏血小板。免疫性因素包括ABO血型不合，抗HLA（人类白细胞抗原）抗体、抗HPA（人类血小板特异性抗原）抗体、自身抗体、药物抗体等。

同种免疫因素：血小板同种免疫相当于红细胞同种抗体产生频率的几十倍。血小板携带的抗原可分为2大类：一类是血小板相关性抗原，包括HLA Ⅰ类抗原，还有ABH、MN、lewis、I、P等。其中，HLA Ⅰ类抗原及ABH抗原在血小板输注中具有临床意义。另一类是血小板特异性抗原（HPA），具有独特的型特异性。HLA Ⅰ类抗体是导致PTR最常见的免疫因素。占所有免疫因素的80%和所有病因的11.7%，由HPA抗体引起的PTR约占所有病因的1.7%。

（二）临床特征

经一定剂量的血小板输注，仍会出现：未见出血倾向的改善；出血倾向恶化；输血后第2天血小板数未见增加。输血后紫癜常在血小板输注后1周左右突然发生，大部分患者有突发性血小板减少和紫癜，主要表现为瘀点和黏膜出血，严重者有内脏和颅内出血等，出现畏寒、发热、败血症、脾肿大、弥散性血管内凝血等症状，可持续2~6周，绝大多数为女性，有输血史或妊娠史。

（三）实验室检查

1. **血小板计数纠正增加指数（CCI）**

$$CCI = \frac{\text{血小板计数增加值}(\times 10^9) \times \text{体表面积}(m^2)}{\text{输入血小板总数}(\times 10^{11})}$$

式14-1

（1）参考范围：根据输注前1小时和输注后1小时（或24小时）患者外周血血小板计数以及输入的血小板数量计算CCI，若1小时CCI<7.5，24小时CCI<4.5可判断为血小板输注无效。

（2）临床意义：是判断血小板输注有效性的常用指标。

2. **血小板恢复百分率（PPR）**

$$PPR = \frac{\text{血小板计数增加值}(\times 10^9) \times \text{全血容量}(L)}{\text{输入血小板总数} \times 2/3} \times 100\%$$

式14-2

（1）参考范围：根据输注前1小时和输注后1小时（或24小时）患者外周血血小板计数以及输入的血小板数量计算PPR，若1小时PPR<30%，24小时PPR<20%可判断为血小板输注无效。

（2）临床意义：是判断血小板输注有效性的常用指标。

3. **抗体检测** 目前常用的血小板相关抗体检测方法包括：单克隆特异性抗体固化血小板抗原试验（MAIPA）、酶联免疫吸附试验（ELISA）、固相红细胞吸附试验（SPRA）、血小板免疫荧光试验（PIFT）、混合被动血凝试验（MPHA）、流式细胞术（FCM）。各种检测方法的特点见表14-8。

表14-8 各种血小板抗体检测方法的特点

方法	特点	检测抗体类别	优缺点
MAIPA	检测细胞毒和非细胞毒抗体	HLA、HPA	耗时长，敏感性一般，特异性强，可鉴定混合抗体特异性，“金标准”
ELISA	检测细胞毒和非细胞毒抗体	HLA、HPA	耗时短，操作简便，敏感性较好，特异性好
SPRA	检测细胞毒和非细胞毒抗体	HLA、HPA	操作相对简便，敏感性较好，特异性一般
PIFT	检测细胞毒抗体	HLA	批量检测，简便，敏感性较好，特异性好，可鉴定特异性
MPHA	检测非细胞毒抗体	HLA、HPA	相对简便，可区分HLA及HPA，敏感性较好，特异性差
FCM	检测细胞毒和非细胞毒抗体	HLA、HPA	需要特殊设备，敏感性好，特异性受试剂中血小板抗原特异性的影响

（四）检验诊断

至少2次ABO血型相合而保存时间少于72小时的血

小板输注后，输注效果不满意，可认为是血小板输注无效。输注效果不满意可根据血小板恢复百分率（PPR）和输注后血小板计数纠正增加指数（CCI）作为量化的判断依据。

当患者出现PTR（血小板输注无效），在排除血小板质量问题后，应首先考虑非免疫性问题，如脾肿大伴脾功能亢进、感染、发热、高血压、药物作用（阿司匹林、肝素、两性霉素）、DIC、血管闭塞性疾病（VOD）、移植物抗宿主病（GVHD）、全身放射（TBI）以及血清中高胆红素、高环孢素水平等。

排除非免疫性因素后再考虑免疫性因素，结合血小板抗体检测结果判断是否存在自身抗体（如ITP患者）以及免疫产生血小板同种抗体（HLA、HPA抗体）。

四、移植物抗宿主病

输血相关性移植物抗宿主病（transfusion associated graft versus host disease，TA-GVHD）是指免疫缺陷或免疫受抑的患者不能清除输入血液中的具有免疫活性的淋巴细胞，使其在体内增殖，将患者的组织器官识别为非己物质，作为靶标进行免疫攻击和破坏引起的一种致命性输血并发症。

（一）病因

在正常情况下，受血者（受体）把输入的供血者（供体）的白细胞视为异物加以排斥，使供体的淋巴细胞在体内不能增殖、分化。因此在一般情况下，输血并不发生TA-GVHD。Gelly K J等提出了发生TA-GVHD的3个条件：①受者的免疫功能低下；②供、受体之间存在组织相容性；③输入血液中含有一定数量的具有免疫活性的淋巴细胞。

（二）临床特征

TA-GVHD是一种免疫反应异常的全身性疾病，临床表现较为复杂，主要受损的靶器官是皮肤、骨髓、肠和肝。于输血后4~30天起病，平均21天：多数在输血后1~2周，初期可见向心性多形性皮疹，在面部、手心、脚心出现皮肤红斑、丘疹或麻疹样皮疹，色泽暗红，略高于皮肤，而后遍及全身，常伴有高热，严重者发生全身红皮病，形成水疱和皮肤脱落；在出现皮疹后，可有恶心、呕吐和腹泻，腹泻为稀便、水样便或血水便。腹泻多伴有腹痛，严重患者可出现肝区不适或疼痛、肝肿大、黄疸，GPT、GOT、LDH等不同程度地增高，多数患者可伴有骨髓造血功能障碍，导致全血细胞减少。本病严重程度与骨髓移植后的急性GVHD Ⅳ期相似，治疗效果差，因此病死率极高，在90%以上。症状一旦出现，进展迅速，大多在1个月内（8~50天，平均21天）死于骨髓、肝脏及消化道等多脏器衰竭、水与电解质紊乱或败血症。

（三）实验室检查

皮疹部位的病理活检对TA-GVHD的诊断很有价值，特点为表皮基底细胞空泡变性，真皮与表皮交界部位淋巴细胞浸润，表皮角化或角化不良。TA-GVHD的确诊需有受者体内测出供者T淋巴细胞植活的证据。目前常用女性患者检出男性Y染色体DNA多态性分析及特异的分子探针杂交等方法来鉴别患者体内的供受者淋巴细胞及皮肤浸润的供受者淋巴细胞。用这些方法证实TA-GVHD有较好的敏感性及特异性。

（四）检验诊断

1. 受血者1个月内出现皮疹，不表现为荨麻疹，亦不表现为非充血性明显隆起皮肤的浸润，此皮疹不能用药物过敏、白血病细胞浸润、感染等原因解释。

2. 受血者1个月内出现水样泻，不能用感染、菌群失调以及放化疗相关的毒副作用解释。

3. 受血者1个月内出现严重的肝功能损害，不能用病毒性肝炎、药物性肝损害解释。

4. 皮肤活检结果提示TA-GVHD。

5. 不能用其他原因或放化疗解释的全血细胞减少。

具备以上1~5项中任意2项者，可认为TA-GVHD诊断成立。

五、输血相关急性肺损伤

输血相关急性肺损伤（transfusion-related acute lung injury，TRALI）与输血有明确的时间关联性，血液或血液组分可携带致病因子，如抗白细胞抗体、白细胞活化物质、生物活性物质和其他未知成分等。此综合征涉及因输全血或成分输血引发的轻度至致命性急性肺损伤（ALI）。对于输血后6~24小时发生的呼吸窘迫，不符合TRALI标准，也排除了输血相关循环过载或输血相关过敏反应，则可归入输血相关呼吸窘迫症。

（一）病因

TRALI的主要病理变化是肺的微小血管通透性增加，含蛋白质的水肿液渗出到肺间质，从而引起肺的弥散功能障碍，导致机体缺氧。TRALI的发病机制并不十分清楚，目前认为，供血者和受血者血浆中的白细胞抗体（主要包括人类白细胞抗原Ⅰ型、Ⅱ型和中性粒细胞特异性抗体）可以引起TRALI。多数情况下，由输入的白细胞抗体与循环中具有相应抗原的白细胞结合，通过补体介导激活白细胞（主要为中性粒细胞），再由活化的中性粒细胞最终导致肺毛细血管内皮损伤、毛细血管渗漏及肺组织损伤。

然而白细胞抗体无法解释11%~39%的病例，这些病例中检测不到白细胞抗体。目前认为这些病例中，患者原先存在的临床基础情况（如脓毒血症、手术、创伤等）导致肺内皮细胞活化，中性粒细胞被预激后黏附聚集于活化的肺内皮细胞，造成对患者的首次打击；当输入的白细胞抗体和/或在血液储存过程中累积的生物反应调节物质进一步活化已被预激的中性粒细胞，可导致TRALI，此为第二次打击（二次打击模型学说）。

（二）临床特征

TRALI典型的临床表现为患者输血过程中或输血后6小时内出现的不能用原发病解释的、与体位无关的、突发的、进行性的呼吸困难，患者表现为呼吸急促、发绀、咳嗽、咳非泡沫样稀水样痰、烦躁、出汗、低血压，甚至发热，迅速出现呼吸衰竭，胸片可见双侧肺浸润。

（三）实验室检查

1. 对症状反应前6小时内输注的供体血液以及患者血液采用粒细胞凝集法、粒细胞免疫荧光法和淋巴细胞毒试验等方法检测HLA（Ⅰ和Ⅱ类）、粒细胞、淋巴细胞或单核细胞的特异性抗体。

（1）参考范围：任何血样中检出HLA抗体均有意义。

（2）临床意义：如果临床特征典型，供体或受体（输血前）的血浆中发现白细胞抗体，则有力支持 TRALI 的临床诊断。

2. 检测血氧分压

（1）参考范围：计算血氧分压/吸入气体氧含量比值（PaO_2/FiO_2）≤300mmHg。

（2）临床意义：诊断 TRALI 的重要参考。

3. 检测肺水肿蛋白含量

（1）参考范围：蛋白含量与血浆蛋白含量比>0.6。

（2）临床意义：诊断 TRALI 的重要参考。

（四）检验诊断

目前 TRALI 的定义更多依赖于临床症状，实验室参数可作为对临床诊断的必要支持。在出现 TRALI 临床症状，胸部 X 线正位片出现双肺浸润时，实验室检测发现供体或受体（输血前）的血浆中存在白细胞抗体，或供者虽无白细胞抗体，但妊娠 4 次以上；供者 PaO_2/FiO_2 ≤300mmHg 或者氧饱和度≤90%；肺水肿蛋白含量与血浆蛋白含量比>0.6，则有力支持 TRALI 的临床诊断。

六、输血过敏反应

从临床表现来分，输血超敏反应基本可分为两类：①无并发症的输血过敏反应（uncomplicated allergic reaction）：发生率高，为 1%~3%；②严重过敏反应（anaphylactic reactions）或类过敏反应（anaphylactoid reactions）：发生率为 0.1%~0.2%，程度较无并发症的输血过敏反应严重。

（一）病因

血浆蛋白的输入可导致严重的输血过敏反应或类过敏反应。IgA 缺乏患者发生的输血类过敏反应是已知病因最为明确的一种，输入的 IgA 与抗 IgA 反应激活补体，释放 C3a、C5a 等致敏物质，引起过敏反应；触珠蛋白缺乏症的患者以类似的机制发生类过敏反应；IgG 和 IgM 同种异型抗体也会导致输血过敏反应的发生。

血小板成分输注引起超敏反应比红细胞成分输注引起超敏反应高出 5 倍，如果受者对如同青霉素等的药物过敏，在输入用过青霉素的供者血液后，也可以通过受者体内的青霉素型特异性 IgE 抗体激活肥大细胞，引起严重的过敏反应。

（二）临床特征

无并发症的输血过敏反应主要表现为局部或广泛性较轻的皮肤瘙痒、皮疹，无发热、寒战；严重过敏反应或类过敏反应多为全身性反应，涉及心血管、呼吸或消化系统等，可出现支气管痉挛、低血压、喉头水肿等临床表现；可伴有寒战和发热。有的患者甚至出现过敏性休克，严重者可致死亡。

（三）实验室检查

输血过敏（类过敏）反应是一种临床综合征，具有不同的发病机制和病因。病因和发生机制并不十分清楚，因此对于大多数输血超敏反应，目前没有非常行之有效的检测方法。

（四）检验诊断

目前输血过敏反应的诊断更多依赖于临床症状。

（向 东）

第十五章
男性生殖系统疾病检验诊断

生殖是人类得以生存繁衍的基础，不育是影响男女双方家庭的全球性问题。21 世纪是生殖健康世纪，世界上几乎所有的国家和地区都认识到了男性生殖健康的重要性。我国男性不育的发病率约为 10%~15%，并有增加的趋势。

男性不育与精液质量密切相关。精液由精浆和精子组成，在射精时由睾丸和附睾的分泌液及悬浮于其中的精子与前列腺、精囊腺和尿道球腺的分泌物混合而成。精液的常规检查包括精液量、液化时间、酸碱度、黏稠度、精子浓度、精子活力、精子活动率和精子形态等。

精液分析是评估男性生育能力的重要方法，也是男科疾病诊断、疗效观察的实验依据，但精液分析的各参数也不是特异的，它并不能完全确定到达受精位置的少数精子的受精能力，因此要正确地评价男性生育能力还需要结合临床进行综合评估。

精液的分析结果易受射精的频度、温度、实验室条件、检验人员的技术熟练程度和主观判断能力等诸多因素影响，其结果易发生偏差。因此，精液采集与分析必须严格按照适宜的标准化程序进行，才能提供受检者临床状况的准确信息。

精液标本可能含有致病菌和病毒，如人类免疫缺陷病毒（HIV）、乙型肝炎病毒（HBV）和单纯疱疹病毒（HSV）等，因此应被视为具有潜在感染性的生物危险品，应该被谨慎对待和处理。实验室工作人员应注意防护，要使用一次性手套，并严格警惕被精液污染的锐利器械所意外伤害，避免开放性皮肤伤口接触精液。实验过程中要采取防止标本溅出的措施，并且采集溅出物，为防止可能产生飞沫或悬浮微粒，最后的几滴标本不必非要排出。当精液标本用于生物测定、宫腔内授精或体外授精时，在处理过程中必须严格使用无菌材料和无菌操作。

精液的采集是精液检查的一个重要步骤，采集规范化是做好精液分析的前提条件，在精液采集前务必详细告知受检者有关精液采集和运送的方法及注意事项。按 WHO 的规定为禁欲 2~7 天，但有报道认为，禁欲 24 小时和 48 小时的精子浓度和精子活动率无显著性差异，且禁欲 24 小时的精液授精能力最强。因此对于精液标本的采集可视具体情况而定，对于体健、性功能正常的中青年，如果本人愿意，禁欲 24 小时以后就可以留取精液进行分析。由于精液分析受多种因素的影响，不能仅凭一次的精液结果作出判断，一般应间隔 1~2 周进行 2~3 次以上的分析，尤其对无精子症的诊断。如果两次的结果有明显的差异，应再次取标本进行分析。

采集精液的最好方法是让患者来精液采集室由本人手淫采集，如果有困难可用仪器辅助。用对精子无毒性作用的广口玻璃杯或塑料容器收集精液，温度保持在 25~37℃，以避免影响精子活力。精液采集一定要完全，不完整的精液不宜进行分析。如果要做微生物学方面的检查，患者要先排尿，并洗净双手和阴茎，用无菌容器收集。避免用性交中断的方法采集精液，因为这种方法很容易造成丢失精液的前一部分而影响分析结果。如手淫取精有困难，可用特制的避孕套进行精液采集，不能用市售乳胶或塑料制品的避孕套来采集精液，因为普通避孕套内含有杀精剂。

精液标本采集后记录采集时间，并注明患者姓名、采集日期和具体时间、禁欲时间、标本采集是否完整、标本采集过程中的困难以及标本从采集到分析的时间间隔等，标本应尽量在 1 小时内检测，不能超过 2 小时检测，液化时间观察应在精液标本采集后就开始。精液标本采集后在实验室存放或在转送过程中，其温度应保持在 25~35℃，温度过高或过低都会影响精子活力。

第一节 精液异常检验诊断

一、精液的外观及物理学检验诊断

（一）精液外观

一般认为刚射出的精液为灰白或淡黄色，自行液化后则为半透明的乳白色或淡黄色。长时间未排精的人射出的精液略带淡黄色或暗黄色。有些药物也可使精液带有颜色。如果精子浓度很低或无精子，精液可显得稀薄，透明清亮的精液常提示无精子症。如果混有大量的红细胞，颜色可为红色，称为血精，大都是精囊炎等生殖系统疾病所致。

（二）精液黏度

精液是半流动液体，有一定的黏度。用玻璃棒挑动黏丝长度3~5cm，倾倒时可成为滴流。黏度过高或过低均反映精液质量不佳。

（三）精液气味

正常精液标本具有刺激性气味，有类似石楠花的特殊腥味，精液的这种气味是由前列腺分泌液产生的。

（四）精液的pH

测定精液pH可用精密pH（5.5~9.0）试纸检测，应在精液液化后立即测定，因为精液放置时间较长会影响pH测定结果。

正常精液的pH通常在7.2~8.0之间。当附属性腺或者附睾有急性感染性疾病时，精液的pH可以大于8.0。而在慢性感染性疾病时，精液pH可以低于7.2。

（五）精液量

精液的量可用锥形底的刻度量筒测定，吸样时不要丢失。也可以将精液直接射于带有刻度的消毒广口瓶中。

精液量通常在2~6ml，中位数为3.7ml。如受检者48小时不排精，一次射出精液量仍少于1.5ml，应视为不正常。精液量过少常见于睾丸分泌雄激素低下、副性腺功能障碍、逆行射精等。有学者将精液量大于8ml/次，称为精液量过多，可能是附属性腺亢进或禁欲时间较长所致。精液量过多，可造成精子浓度下降，同时精液过多可使阴道内的精液大量流出并带出大量精子，干扰精子在女性生殖道内运行而导致不孕。

二、精液异常检验诊断

精液异常包括精子和精浆的异常，精子异常是指数目、形态及功能异常，精浆异常主要是指液化和精浆成分的异常。精液异常主要包括弱精子症、少精子症、畸形精子症、死精子症、精液液化异常和精子凝集等。

（一）发病原因

引起精液异常的病因较多，归纳起来主要有以下几类：

1. **感染** 生殖系统的特异性和非特异性感染均可以影响精子的发生，如附睾、输精管、精囊及前列腺等生殖道或生殖腺体的急慢性炎症都可以引起精液成分发生改变，导致精子数量减少，畸形精子增多，同时降低精子的运动功能。感染的微生物可以对精子发生直接作用，还可以通过产生或释放有害物质影响精子运动。感染时增多的白细胞也会导致精子质量的降低。

2. **免疫因素** 抗精子抗体与精子头部和尾部结合抑制精子的前向运动能力。男性不育抗精子抗体阳性者20%~50%表现出精子数量降低。

3. **内分泌因素** 人体内分泌紊乱，尤其是下丘脑-垂体-睾丸性腺轴系统功能紊乱，常会导致睾丸生精功能障碍，表现为少精子症甚至无精子症。内分泌还影响精子的运动能力。Gonzales等发现精浆中的催乳素与精子活动呈线性关系，它可提高精子对氧的摄取，或通过cAMP系统影响精子活力。血中雌激素升高时，精子的活力降低。精浆中过高的睾酮也可能抑制精子的运动。

4. **遗传因素** 染色体核型异常者约有5%~6%为少精子症，15%为无精子症。Y染色体微缺失的发生率在原发性无精子症患者中大约为15%~20%，严重原发性少精子症男性约为7%~10%。常染色体和性染色体异常除了影响精子的数目外，还影响精子的活动率和前向运动能力。

5. **其他因素** 引起精液异常的因素还有Kartagener综合征（纤毛不动综合征之一）、精索静脉曲张、环境因素和药物因素等。

（二）临床特征

1. **精液液化异常** WHO规定，新采集的精液标本，若超过60分钟仍未液化，则称为精液迟缓液化症或精液液化异常。

2. **畸形精子症**（teratospermia） 正常形态精子百分率低于4%，可诊断为畸形精子症。

3. **少精子症**（oligospermia） 是指精液中的精子数目低于正常具有生育能力男性的疾病。一般认为精子总数少于39×10^6个或精子浓度低于15×10^6/ml时为少精子症。

4. **多精子症**（polyspermia） 诊断标准有争议。Jocl提出精子浓度阈值为120×10^6/ml，多精子症Ⅰ级为$(120 \sim 200) \times 10^6$/ml，多精子症Ⅱ级为$(200 \sim 250) \times 10^6$/ml，多精子症Ⅲ级为$>250 \times 10^6$/ml。

5. **无精子症**（azoospermia） 是指所射精液中没有精子。临床上通常要排除不射精和完全逆行射精，并经过3次离心镜检精液仍未见精子后才可确诊。

6. **弱精子症**（asthenospermia） 是指前向运动精子百分率小于32%。精子运动能力的强弱直接关系到人类生殖，只有正常作前向运动的精子才能确保精子抵达输卵管壶腹部，并与卵子结合形成受精卵。因精子活力低下而导致的男性不育约占 30%。

7. **坏死精子症**（necrozoospermia）　用伊红苯胺黑、伊红 Y 或台盼蓝染色，活精子比例<58% 时可诊断为坏死精子症。

8. **隐匿精子症**（cryptozoospermia）　新鲜精液涂片中无精子，而离心后沉淀中可找到精子。

9. **血精症**（haemospermia）　精液中有红细胞。

10. **白细胞精子症**（leukospermia）　精液中白细胞浓度大于 1×10^6/ml。

临床上少精子症常常与精子活动率低下、前向运动能力差以及精子畸形率高同时存在，此时称为少弱精子症或少弱畸精子症。

（三）实验室检查

1. **精子活力分析**　在精液液化后混匀，取一滴精液置于玻片或专门用于精液分析的计数板（Makler 或 Macro 精子计数板）上，盖好盖玻片，光学显微镜（×400）GH，系统地观察至少 5 个视野，至少对 200 个精子进行分级。WHO 第 4 版将精子活力分为“a、b、c、d”4 级：a 级，快速前向运动（即 37℃时速度不低于 25μm/s，或 20℃速度不低于 20μm/s；25μm 大约相当于 5 个精子头的长度或半个尾的长度）；b 级，慢速或呆滞的前向运动；c 级，非前向运动（小于 5μm/s）；d 级，不运动。WHO 第 5 版将精子活力第 4 版中的 a 和 b 级精子全称为前向运动精子。

当前精液分析已基本为计算机辅助的精液分析（computer assisted semen analysis，CASA）所取代。CASA 分析的精子运动参数如下：①轨迹速度（curvilinear velocity，VCL）（μm/s），也称曲线速度，即精子头部沿其实际行走曲线的运动速度；②平均路径速度（average path velocity，VAP）（μm/s），精子头沿其空间平均轨迹的运动速度，这种平均轨迹是计算机将精子运动的实际轨迹平均后计算出来的；③直线运动速度（straight line velocity，VSL）（μm/s），也称前向运动速度，即精子头部直线移动的速度；④直线性（linearity，LIN）（%），也称线性度，为精子运动曲线的直线分离度，即 VSL/VCL；⑤精子侧摆幅度（amplitude of lateral head displacement，ALH）（μm），精子头实际运动轨迹对平均路径的侧摆幅度，可以是平均值，也可以是最大值；⑥前向性（straightness，STR）（%），也称直线性，计算公式为 VSL/VAP，也即精子运动平均路径的直线分离度；⑦摆动性（wobbly，WOB）（%），精子头沿其实际运动轨迹的空间平均路径摆动的尺度，计算公式为 VAP/VCL；⑧鞭打频率（beat cross frequency，BCF）（Hz），也称摆动频率，即精子头部跨越其平均路径的频率；⑨平均移动角度（average motion degree，MAD）（%），精子头部沿其运动轨迹瞬间转折角度的时间平均值；⑩精子运动浓度：每毫升精液中 VAP>0μm/s 的精子数。

参考范围：WHO 的正常精液精子活力的参考值为射精后 60 分钟内，前向运动精子百分率不少于 32%。

临床意义：临床上只有前向运动的精子才有可能到达受精的位置。不育男性的精子活动力明显低于正常生育男性。

2. **精子浓度分析**　现在常采用 Makler 精子计数板、Microcell 精子计数池、计算机辅助的精液分析（computer-aided sperm analysis，CASA）等来检测。

参考范围：不低于 15×10^6/ml。

临床意义：一般认为精子总数少于 39×10^6 个或精子浓度低于 15×10^6/ml 易导致生育能力低下，甚至不育。

3. **精子存活率分析**　常用的有伊红 Y、伊红苯胺黑或台盼蓝法：取 1 滴精液加等量的 50g/L 伊红 Y 或 20g/L 台盼蓝（0.15mol/L pH 7.4 磷酸盐缓冲液配制）于玻片上混匀，2 分钟后推成薄片，空气中自然干燥片刻。镜下死精子呈红色或蓝色，活精子不着色。判别死活精子还有荧光染色法等，各实验室可根据自身条件选用。

$$精子存活百分率=\frac{计数精子总数-着色的精子数}{计数精子总数}\times100\%$$

式 15-1

参考范围：正常精子存活率不低于 58%。

临床意义：精子存活率评估可用来核查精子活力评估的准确性，因为在计数误差范围内，死精子比例不应超过不动精子比例。活的但不动的精子占很大比例，常常提示精子鞭毛有结构缺陷。在临床上，把精子不活动或大部分不活动就定为死精子症是不准确的。其实死精子固然不动，但不动的精子不一定是死的，可以是处于静止状态或虽然存活但其运动功能有严重缺陷而失去运动能力。

4. **精子顶体完整率分析**　当前大多数实验室采用的是染色方法，主要有瑞 - 吉染色法、巴氏染色法和荧光标记凝集素法。

参考范围：正常男性精子顶体完整率为（90.5±6.1）%，不育男性为（84.8±11.3）%。

临床意义：正常形态精子的顶体结构表现为完整的双层膜性结构，呈平行贴于核表面。精子顶体内富含蛋白水解酶（顶体酶），在精子进入卵子透明带过程中，顶体酶起主要作用。顶体酶能降低宫颈黏液的黏度，提高精子穿过宫颈黏液的能力，而形态异常精子的顶体结构，经常会出现顶体与核膜分离、双层膜性结构消失、顶体反转与核分离现象。这些顶体结构异常的精子完全丧失了受精功能。如大头、小头、尖头、无定形头、圆头等精子由于顶体异常或没有顶体而没有受精能力，精子顶体缺陷与男性不育有着密切的关系。

Schill 等报道了 3 种较典型的顶体缺陷综合征：缺乏顶体的圆头精子综合征、顶体陷入核内的火山口状缺陷综合征和断头精子综合征。提出顶体结构在发育和功能方面的障碍会显著地削弱精子的受精能力。Liu 等在分析了体外授精失败后，结合于卵子透明带的精子头部形态后发现，正常形态精子比异常形状精子的卵透明带结合率高。在异常形状精子中只发现有小头或梨状头的精子与透明带结合，而这两种形态的精子亦有相对正常的顶体区域，因此也提出了只有正常顶体的精子才能完成受精过程。

精子顶体完整率间接反映顶体酶的状况，检测顶体完整率有助于预示精子的受精能力。顶体完整率的检测是判断精子生育力比较有价值的方法，可以作为男性不育精子质量分析的常规项目，以改善和提高不育症诊断及治疗水平。汤洁等报道，顶体完整率与精子速度参数中的曲线速度、直线速度和平均路径速度呈低度相关（R 值分别为 0.13、0.10、0.11）。

说明顶体完整率的高低与精子运动速度具有正相关，在一定程度上说明顶体完整率除从顶体酶方面影响男性不育以外，在影响精子运动功能方面也与男性不育有关。

5. **精子形态学分析** 精子形态学染色主要有巴氏染色法、Shoor染色法和快速染色法等。至少从新鲜精液中涂片一式两份重复评估，以备染色出问题。载玻片要用无水乙醇浸泡后干燥。操作如下：滴一小滴精液于载玻片上，推片，干燥，固定后染色。如果精子浓度超过 20×10^6/ml，取 5μl 精液；如果精子浓度低于 20×10^6/ml，则取 10~20μl 精液。正常与畸形精子形态示意图分别见图 15-1、图 15-2。

参考范围：2010年《世界卫生组织人类精液检查与处理实验室手册》第5版将正常形态精子百分率由第4版的不低于15%调整为不低于4%。

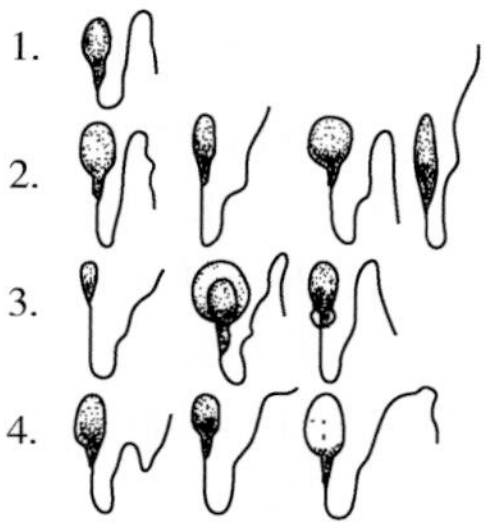

图 15-1 正常生理情况下精子形态

1. 正常精子；2. 正常精子生理变异；3. 幼稚型精子；4. 衰老型精子

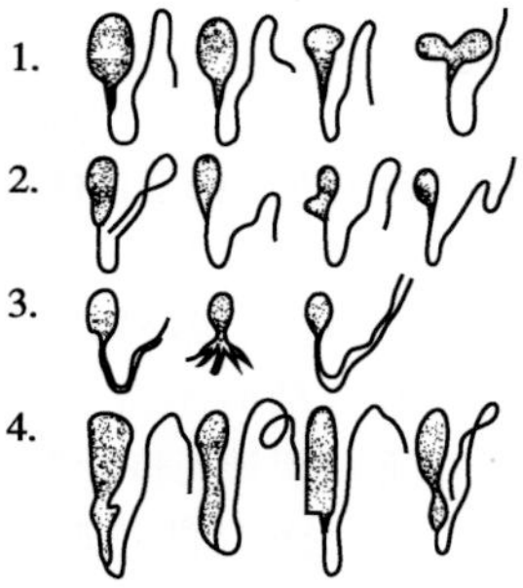

图 15-2 畸形精子形态

1. 头部畸形；2. 体部畸形；3. 尾部畸形；4. 头和体混合畸形

临床意义：在正常精液中形态正常的精子平均占15%。在感染、外伤、睾丸应激、高温、放射线、酒精中毒、药物、激素失调及遗传异常等因素下畸形精子会增加。精子畸形包括头部、体部、尾部和混合畸形四种。

正常精子百分率与顶体完整率、顶体酶活性间呈正相关。De Vos等报道形态异常精子受精率、受孕率明显降低。Wart等报道了形态正常精子百分率对人工授精的影响，形态正常精子百分率在小于4%、4%~14%和大于14%时，受精率分别为11.1%、36.1%和50.0%。研究认为，按照严格标准，进行人工授精时形态正常精子百分率应大于14%，在体外受精（in vitro fertilization，IVF）过程中，如果一次射出的精液中形态正常精子数小于5%，该患者受精失败率较高。精子形态异常是造成体外受精时受精率偏低或不受精的重要因素之一。在单精子卵胞质内注射（ICSI）过程中，如果将畸形精子注入卵细胞，畸形精子染色体非整倍体率较高，不仅使受精率降低，而且可将异常的基因组带至卵母细胞，导致胚胎发育异常。因此在术前要对精子形态作出详细分析，并根据形态分析结果选择相应的辅助生殖技术。

6. **精液液化** 将精液标本置于37℃水浴箱中，观察其液化情况。标本必须在原容器内充分混匀，并不能剧烈摇动。液化过程中充分地混匀可以降低精液浓度测定的误差。

参考范围：WHO规定，新采集的精液标本应在60分钟内发生液化。若超过60分钟仍未液化，则称为精液迟缓液化症。

精液异常检验诊断临床意义：在正常生理情况下精液射出体外即发生凝固，然后很快液化，这一凝固-液化的自然过程，常在30分钟内完成，是由凝固及液化因子共同作用的结果。精液的凝固因子来自精囊蛋白，主要是纤溶酶原激活因子/纤溶酶系统。液化因子来自前列腺，如性腺激肽释放酶族等，以前列腺特异性抗原（PSA）为代表，还有淀粉酶、糜蛋白酶、透明质酸酶、胰蛋白酶和溶菌酶等。正常情况下，两种因子协调作用，一旦这种协调关系被打破，则发生液化异常。如果精液刚射出时就呈不凝固状态，可能是精囊腺、射精管的先天性缺陷或输精管道阻塞等所致。

（四）检验诊断

1. **诊断方法** 精液异常的检验诊断流程参见图 15-3。

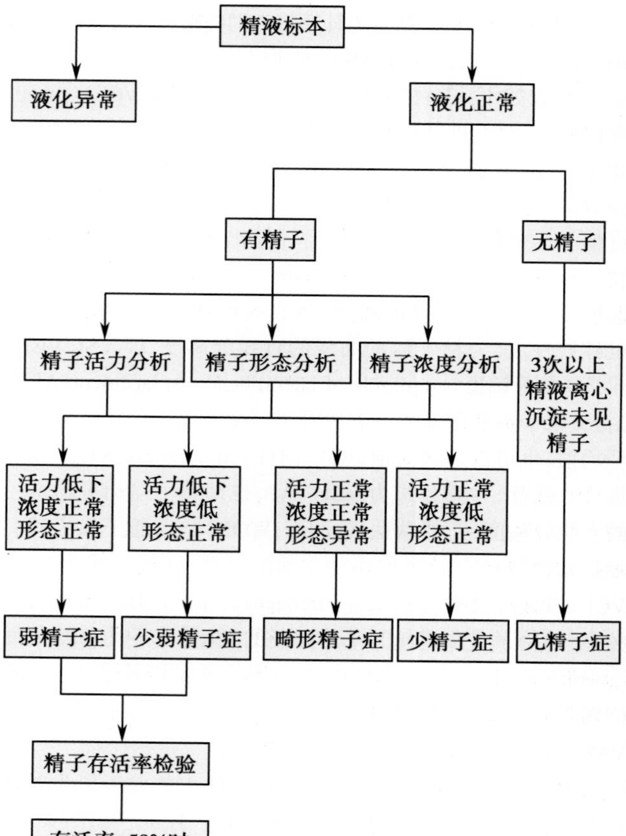

图 15-3 精液异常检验诊断

2. **诊断结果**　精液异常的检验诊断结果见表 15-1。

表 15-1　精液异常检验诊断结果

名称	液化时间	浓度	活力	存活率	正常形态精子百分率
液化异常	>1h				
少精子症		<15×10⁶/ml	PR≥32%		≥4%
弱精子症		≥15×10⁶/ml	PR<32%		≥4%
畸形精子症		≥15×10⁶/ml	PR>32%		<4%
少弱精子症		<15×10⁶/ml	PR<32%		≥4%
少弱畸精症		<15×10⁶/ml	PR<32%		<4%
死精子症				<58%	
无精子症		0			

（黄宇烽　史铁超）

第二节　无精子症检验诊断

在不育男性人群中，无精子症的发生率约 5%。

一、发病原因

按有无输精管道的梗阻或缺如，可将无精子症分为梗阻性无精子症和非梗阻性无精子症两类。

（一）非梗阻性无精子症

1. **遗传因素**　主要有染色体数目异常（如 Klinefelter 综合征等）、染色体结构异常（如染色体易位、缺失等）、Y 染色体无精子症因子（AZF）微缺失、雄激素受体异常及 Kallmann 综合征等。

2. **内分泌异常**　任何损伤下丘脑 - 垂体 - 性腺轴的疾病和因素都会损伤睾丸的生精功能，如 Kallmann 综合征和选择性卵泡刺激素（FSH）缺陷综合征等。

3. **感染**　感染引起的睾丸炎会引起生精小管的损害，严重时可导致生精上皮永久性损伤。如流行性腮腺炎病毒、淋球菌、梅毒螺旋体、大肠埃希菌和链球菌等均可引起睾丸炎。

4. **其他因素**　如某些药物、化学物质（棉酚等）、严重的慢性酒精中毒、物理因素（高温和射线辐射等）、精索静脉曲张及环境因素等。

（二）梗阻性无精子症

1. **先天性发育异常**　包括附睾发育不全、输精管发育不全、前列腺和射精管发育不全等。

2. **后天因素**　生殖道感染、外伤、手术和肿瘤等。

二、临床特征

无精子症是指精液中没有精子（经 3 次以上离心检测沉淀物），常在不育就诊时发现。梗阻性无精子症患者精液量常常少于 1ml，精液呈酸性，射出的精液不经历先凝固再液化的过程。

三、实验室检查

（一）细胞遗传学分析

主要是用染色体 G（Giemsa）式分带技术进行染色体核型分析。

参考范围：正常男性核型为 46，XY，染色体结构无异常。

临床意义：许多生育力低下、无精子、严重少精子，或少、弱、畸形精子综合征患者是染色体数量和结构异常或各种基因突变所致。常染色体异常引起的生精障碍主要有以下 3 种：①唐氏综合征所致的生精障碍，其原因可能是多余的 21 号染色体干扰了联会复合体形成；②3p、9p 部分三体和 13q、10q 部分三体可引起性反转和性腺发育不良，从而引起生精障碍；③1、3、5、6、10 号染色体易位或倒位，可引起不同程度的生精障碍。

性染色体数目异常和结构畸变主要有以下几个方面：①Y 染色体数目异常。通常是 Y 多体的男性综合征，已报道的核型有：47，XYY；48，XYYY；47，XYY/46，XY；49，XXYYY 等。其中以 47，XYY 较多，在男婴中的发生率为 1∶9 000。47，XYY 综合征的患者多数身材高大，性格内向，表现为性功能衰退或性欲减低，生精障碍程度不一，由无精子到可生育，但常伴有流产、死胎或婴儿染色体核型异常。在致密期的精母细胞核中，YY 二价染色体核型发生率显著增高，可达 45%~75%，提示可能是性泡（sex vesicle）形成变形的结果。48，XYYY 和 49，XYYYY 综合征的患者具有包括生殖系统在内的涉及多系统的发育不全，超常数的 Y 染色体可使精子发生因遗传不平衡而受损害，一般不能产生正常的精子。另外还有嵌合体的情况，如核型为47，XYY/46，XY的患者表现的体征较47，XYY轻微，这可能与46，XY细胞系的存在有关，且精子发生的障碍程度与两种核型的嵌合比有关。②Klinefelter综合征。典型核型为47，XXY，约占80%。另外还有一些嵌合体，如47，XXY/46，XY。Klinefelter综合征的主要临床表现为女性型乳房、睾丸萎缩、精子缺乏，大部分患者有正常的智力，但也有患者智力低下及精神障碍。睾丸组织学可见生精小管萎缩或透明变性，有大量的支持细胞和间质细胞，无精子生成，在青春期可观察到FSH的升高。47，XXY/46，XY嵌合体的形成可能是由于受精卵卵裂时出现X染色体不分离所致，两种核型的比例取决于X染色体不分离发生的时间，发生得越早，47，XXY核型越多，反之越少。③真两性畸形。此类患者的性腺可呈两性分化，一侧为睾丸、另一侧为卵巢的大约占40%，一侧为卵巢或睾丸、另一侧为卵睾约占40%，两侧为卵睾的约占20%，患者的外生殖器具有两性特征。第二性征可为男性或女性，核型通常为嵌合型，如46，XX/47，XXY；45，X/46，XY；46，XX/46，XY等。此类患者腹腔内一般有发育不好的睾丸组织，应及早采取措施防止恶变发生。④46，XX男性。1964年Chapelle等首先报道，这是一类具有女性性染色体而表现为男性的综合征。其原因多为Yp11.23的SRY基因易位于X染色体或常染色体，其临床表型取决于Yp11的断裂部位。但也有少数患者没有发现SRY基因易位。通常此类患者表型为男性，社会心理性别为男性特征，行为正常，临床上有很强的异质性。绝大多数患者青春期前无异常，常在青春期后以不育就诊，仅20%以下患者在青春期前得以确诊。患者体形正常，平均身高较正常人低，80%的患者青春期后存在小睾丸（长径小于3cm）、小阴茎、阴囊扁浅、不育和男子女性化乳房，阴毛分布多呈女性型。20%的患者出生时就有外生殖器畸形，典型的表现为阴茎阴囊尿道下裂伴或不伴痛性阴茎勃起。15%的患者隐睾，10%的患者有尿道下裂或外生殖器两性畸形。患者睾酮水平极低或在正常低限，促性腺激素水平显著升高，青春期后精子发生受损，睾丸组织学改变类似47，XXY，生精小管数目少、纤维化或玻璃样变，生精细胞缺少，Leydig细胞增生。⑤X-Y染色体平衡易位。该易位的无精子症患者有正常的外生殖器，但性腺功能低下。这类异常往往出现在减数分裂过程中，因X-Y染色体配对交换出现紊乱而导致联会异常，所以这类异常主要表现为精子发生停滞于精母细胞或精子细胞形成的过程中。⑥Y染色体长臂缺失。因Yp丢失或SRY基因座位易位于常染色体（Y-A易位）。这类染色体异常对精子发生的影响是多种多样的，可波动于无精子和可生育的男子之间，取决于Y染色体断裂点距精子发生基因的远近程度。距离越远，对精子发生影响越小。⑦大Y染色体。Y染色体包括位于Y染色体两端的拟常染区（pseudoautosomal region，PAR）和Y染色体特异区（Y-encoded）。这两个区域在遗传特性方面有着明显的不同，X染色体和Y染色体可以在拟常染区发生同源重组，而Y染色体特异区在减数分裂过程中不发生特异重组，因此Y染色体特异区DNA序列的改变只是由突变引起的，这就构成了人类Y染色体DNA的多态性。Y染色体长臂异染色质区域的串联重复序列DY21的数量造成的正常个体之间Y染色体表现出长度变异，此DNA序列的改变构成了Y染色体特有的遗传多态现象。临床上以Y≥18号染色体作为大Y染色体的标准，Y≤21号染色体为小Y染色体的标准。关于大Y染色体的临床效应一直是有争议的。有人认为大Y染色体属染色体多态变异，无临床意义。有些研究表明，大Y染色体与精子异常、自然流产、畸胎、死胎、儿童智力低下及行为异常等临床表现有关。Yq异染色质DNA过多的重复可能干扰了位于相邻常染色质区与精子生成和发育有关基因的功能正常发挥，从而导致精子形成障碍，大Y染色体多数表现为无精子或精子畸形增多。Y染色体长臂异染色质区延长，能导致性发育障碍、精子发生障碍或身材矮小。Westlake等报道，大Y染色体与胎儿发育之间有某种关联，认为大Y染色体是来自异染色质中DNA过多的重复，造成有丝分裂发生错误或影响基因调节及细胞分化，从而导致不良妊娠。研究表明，大Y染色体与流产频率的增加有关，妻子反复流产的男性其大Y染色体发生率明显高于正常人群，而且这些夫妇的男性后代中大Y染色体频率明显增高。有关小Y染色体引起临床效应的报道极少见，小Y染色体临床主要表现为生育方面异常。⑧Y染色体与常染色体之间的异位，往往导致配偶流产、死胎等。Anderson等研究证明，由于Y染色体与常染色体之间的相互易位，当易位后的Yq的第6区间（Yq11.23）缺失时，患者临床表现为无精子症。

（二）分子遗传学分析

以下简述无精子症因子（AZF）分析。

参考范围：正常男性AZF区域一般没有缺失，但少数AZFc区微缺失者表型正常。

临床意义：大量证据表明，Y染色体在精子发生过程中起着极其重要的作用。尤其是位于Y染色体长臂（Yq11）的无精子症因子（azoospermia factor，AZF），是完成生精过程和维持生精功能必不可少的因子，它的缺失或突变均可导致生精障碍。

AZFa：位于Yq11，缺失时精子发生阻滞在青春期之前，多数表现为唯支持细胞综合征（sertoli cell only syndrome，SCOS）伴睾丸体积缩小，无精子生成。目前在AZFa区域中已发现9个基因，其中*USP9Y*、*DBY*和*UTY*被认为是AZFa的重要候选基因。

USP9Y（ubiquitin specific protease 9，Y chromosome，又称*DFFRY*）是最早发现的AZFa的候选成分。*USP9Y*基因是单拷贝，在X染色体上有同源基因（*USP9X*），位于Yq11或7区分段法的5C/D区，大小为159kb，含有46个外显子。*USP9Y*为广泛表达的一个基因，其编码蛋白为泛素水解酶，这种酶与精子的发生有关。人类USP9Y mRNA主要在成人和胚胎组织中包括睾丸在内的广泛区域均表达。缺失*USP9Y*患者均表现为无精子症，但*USP9Y*缺失发生率较低（1/576~1/143）。*DBY*位于Yq11或5C/D中，其5′端距USP9Y的3′端约有45kb，*DBY*的大小约为1.5kb，含有17个外显子。*DBY*编码RNA水解酶中DEAD box的基序，主要涉及RNA的代谢，*DYB*仅在睾丸组织中表达，DBY的缺失可导致严重的生精障碍，甚至无精子。*UTY*位于*DBY*下游330kb处，含20个外显

子。现已证实 *USP9Y* 和 *DBY* 与生精过程相关，而 *UTY* 与精子生成的关系尚不确定。

AZFb：长度为 3.2Mb，位于 Yq11.23 区域，缺失时精子发生阻滞在青春期减数分裂前或减数分裂期间，表现为具有减数分裂前生精细胞。有 RNA 结合基序（RNA-binding motif, *RMB*）、*CDY*、*XKRY*、*eIF-1A*、*SMCY*、*HSFY* 等基因，主要候选成分为 *RBM* 基因，是第一个被确定为与精子发生有关的基因。*RBM* 基因家族包括约 30 个基因，编码蛋白含 RNA 的识别位点，同时含有以 Ser-Arg-Gly-Tyr 氨基酸为单位的多次重复序列，由于 RNA 的翻译启动因子及其他一些结合蛋白序列中均含有这个重复序列，因此 *RBM1* 基因对精子发生初期过程有重要的调控作用。*RBM* 特异表达在精原细胞和精母细胞，在 X 染色体上也有同源基因 *RBMX*。RBM cDNA 有两个功能性分类，即 RBM1 和 RBM2，它们有 80% 的相同序列。人类 RBM1 仅在睾丸内有特异性表达，且存在于生殖细胞发育的早期，包括精原细胞、初级精母细胞的细线期晚期到粗线期早期，不存在于粗线期中期及其后的分化阶段以及单倍体的精子细胞中。Vogt 发现无精子症、严重少精子症患者存在 *RBM1* 缺失，但 Reijo 却未发现 *RBM1* 基因的缺失。日本学者发现日本男性 *RBM2* 基因均缺失。

AZFc 的候选基因为 *DAZ*（deleted in azoospermia），分子量为 41 253，*DAZ* 与 *RBM* 有相似特征，有 10 个外显子，含 1641bp。该基因在睾丸组织中特异性地表达，主要是在减数分裂前期生殖细胞，特别是精原细胞，它编码一个与减数分裂相关的 RNA 结合蛋白，因此认为 *DAZ* 基因可能在减数分裂前各级生精细胞中起重要的调控作用，*DAZ* 缺失患者出现严重少精子或完全无精子的症状。

AZFd：定位于 SY145~SY221 之间，研究认为在该区域内也有精子发生基因的存在。有学者认为，AZFd 区存在多态性，但至今尚未见关于正常男性存在该区缺失的报道。该区缺失的患者睾丸表型从唯支持细胞综合征到轻度少精子甚至精子数正常均有，一般精子畸形率高。

Krausz 等报道原发性无精子症患者 AZF 缺失率为 10%~15%，少精子症患者缺失率为 5%~10%。Suman 等报道无精子症的缺失率约为 9%，少精子症的缺失率约为 22%。

（三）生殖内分泌激素检测

1. 卵泡刺激素（FSH） 检测生殖激素的方法主要有生物测定法、物理 - 化学测定法、放射免疫测定法、时间分辨荧光免疫分析法、化学发光免疫分析法和电化学发光免疫测定法等。

参考范围：参见表 15-2。

表 15-2　生殖内分泌激素正常参考值

检验项目	正常参考范围
生长激素（GH）	新生儿：15~40μg/L。成人：0~7.5μg/L
催乳素（PRL）	非妊娠女性：<20ng/ml。男性：<15ng/ml
黄体生成素（LH）	成年男性：1.1~8.2U/L。 成年女性：滤泡期：1.2~13.5U/L；排卵期：12~82U/L；黄体期：0.4~19U/L；绝经期：14.0~48U/L
卵泡刺激素（FSH）	成年男性：1.5~11.5U/L。 成年女性：滤泡期：3.2~10U/L；排卵期：7.5~20U/L；黄体期：1.3~11U/L；绝经期：36~138U/L
睾酮（T）	男性青春期前：0.4~0.7nmol/L，成年男性：9.4~37nmol/L，成年女性：0.18~1.78nmol/L
脱氢表雄酮（DHEA）	儿童 1.6~6.6μmol/L，成年男性 5.2~8.7μmol/L， 成年女性 2.1~8.8μmol/L，绝经后 0.3~1.6μmol/L
雌二醇（E_2）	男性：0.129~0.239nmol/L。女性：卵泡期：0.147~0.268nmol/L；排卵期：0.341~1.549nmol/L；黄体期：0.55~1.4nmol/L
抑制素 B（INH B）	报道不尽一致，Ana 等（187 ± 28）pg/ml（n=16）；Eckardstein 等（238 ± 32）pg/ml（n=9）；胡毓安等（126.22 ± 54.16）pg/ml（n=20）
双氢睾酮（DTH）	1.03~2.92nmol/L（免疫荧光法）

临床意义：下丘脑 - 垂体 - 睾丸性腺轴内分泌调控着人体的生殖功能，下丘脑的促垂体神经分泌细胞以脉冲方式分泌促性腺激素释放激素（GnRH），通过垂体门静脉系统 GnRH 进入垂体，与垂体的促性腺细胞的特异受体结合，促进垂体合成和释放 LH 和 FSH，GnRH 对 LH 生成的刺激作用比 FSH 要强，LH 分泌的量，一方面取决于 GnRH 的刺激，另一方面也决定于雌激素对垂体的反馈作用。垂体 LH 和 FSH 的释放也是脉冲式的，正常男性每天可测得 8~10 次 LH 分泌峰，女性比男性的次数要多，FSH 亦有脉冲释放，与 LH 同步，但峰值较小。FSH 是一种由腺垂体嗜碱性细胞分泌的糖蛋白，它在垂体合成后释放入血液循环，然后对靶器官（性腺）产生作用，在男性主要对睾丸发挥作用。

下丘脑 - 腺垂体 - 睾丸性腺轴系统功能能否正常发挥，直接关系到睾丸生精功能。一般认为，精子发生的启动和维持需要垂体分泌的 FSH 和睾丸间质细胞分泌的睾酮协同作用，其中睾酮起关键作用。LH 与睾丸间质细胞（leydig cell）上的受体结合，通过 cAMP 的介导，刺激间质细胞合成和分泌睾酮，提供精子生成的激素环境。而 FSH 则作用于支持细胞（sertoli cell），与其特异性受体结合后，使支持细胞产生雄激素结合蛋白（ABP），后者可与睾酮结合，将其转运至生精小管内以维持管腔内的睾酮浓度，促进各级生精上皮细胞的生长发育。另外，支持细胞本身对各级生精细胞有着支持与营养作用，支持细胞的数量也影响睾丸的生精功能。生精上皮正常时，支持细胞分泌的多肽类激素——抑制素（inhibin，INH）抑制FSH的分泌，使其维持在正常水平。正常生理情况下，机体通过"下丘脑-垂体-生精小管轴"和"下丘脑-垂体-间质细胞轴"的反馈调节，维持机体生精功能的相对稳定，任何环节的功能障碍都将导致睾丸功能紊乱，影响精子的正常生长发育和成熟。

动物试验研究表明，雄性FSH受体基因敲除小鼠血清FSH和LH增加，睾丸抑制素A和B浓度与同一窝正常小鼠相比没有差别。FSH受体基因敲除后发现突变体雄性性成熟延迟，虽可育但睾丸较小，而且部分精子发生受到破坏，精子活力降低。所以FSH对起始精子发生并非必需，但对于维持精子有足够的生存能力及活力是必需的。成年大鼠使用FSH抗体中和FSH，睾丸中圆形精子细胞向长形精子细胞转化的数量减少76%，直接给公猴使用重组人FSH，可促进精原细胞、精母细胞、精子细胞数量增加。LHβ链的无效突变和小鼠相应的α链基因敲除均表明垂体LH对于刺激胎儿睾丸甾类合成及雄性性分化并非必需，小鼠早期睾丸甾类合成不依赖于促性腺激素。相反，在人类早期睾丸甾类合成受胎盘hCG的调节，而垂体LH仅在出生后是必需的。LH受体失活阻断了胎盘hCG的作用，所以抑制了雄性性分化。LH受体激活的突变可引起雄性限制性促性腺激素非依赖性青春期提前。

2. **黄体生成素（LH）** 方法同上。

参考范围：参见表15-2。

临床意义：参见FSH部分。

3. **睾酮（T）** 方法同上。

参考范围：参见表15-2。

临床意义：雄激素主要指睾酮（testosterone，T）及双氢睾酮（dihydrotestosterone，DHT），睾丸间质细胞在LH的作用下连续不断地生成和分泌睾酮。睾酮为血液循环中的主要雄激素，95%是睾丸间质细胞分泌的，其余来自肾上腺皮质。16岁后，血浆睾酮明显升高，一般40岁以后开始下降。60%的睾酮与清蛋白结合，38%与性激素结合球蛋白（SHBG）结合，游离睾酮约占2%。精液中33%的激素呈非特异结合，67%为游离状态，游离睾酮具有代谢活性。约80%睾酮在肝脏灭活，在17-β-羟脱氢酶的作用下转变为类固醇，再与葡萄糖醛酸或硫酸结合，通过肾脏从尿中排出。睾酮在5α还原酶作用下形成5α-双氢睾酮。5α还原酶有1和2两个类型。5α还原酶-1基因敲除雄鼠能正常生育，5α还原酶-2基因敲除雄鼠发生假两性畸形（pseudohermaphroditism），这种小鼠同时具有正常的雄性内部器官和类似雌性外部器官。DHT比T活性更强，与雄激素受体的亲和力更高。睾酮是DHT和E_2共同的前体，其生物作用是靶细胞将其转化为DHT或E_2，5α还原酶抑制剂可阻止睾酮转化为DHT。

睾酮增高见于睾丸间质细胞瘤、垂体功能亢进、先天性肾上腺皮质增生症、真性性早熟、女性男性化肿瘤、畸胎瘤、女性特发性多毛症、多囊卵巢综合征等，降低见于性功能减退、不育、原发性睾丸发育不全、性幼稚、发育迟缓、男性更年期、垂体功能减退、肾上腺皮质功能减退症、甲状腺功能减退、高催乳素血症、隐睾、Klinefelter综合征、Kallmann综合征、男性乳腺发育和损伤造成的睾丸功能低下等。对于男性不育者睾酮水平的改变，各家报道不一。多数认为无精子症与少精子症患者睾酮均比正常对照组降低，也有个别报道差异不显著。DHT增高见于前列腺肥大症、女子多毛症及多囊卵巢综合征，降低见于少精症、弱精症、输精管结扎和女性外阴硬化性苔藓患者。

4. **双氢睾酮（DTH）** 方法同上。

参考范围：参见表15-2。

临床意义：参见睾酮部分。

5. **脱氢表雄酮（DHEA）** 方法同上。

参考范围：参见表15-2。

临床意义：脱氢表雄酮（dehydroepiandrosterone，DHEA）是人体血液循环中最丰富的类固醇激素，主要以硫酸DHEA（DHEAS）的形式进入血液循环，在相关外周组织中转化为雄激素或雌激素而发挥间接的生物学作用。DHEA有广泛的生物学作用，对调节免疫有明确的作用，可以促进辅助性T细胞分泌细胞因子2和γ-干扰素，增强机体抵抗力及应激能力，调整哮喘患者体内的免疫失衡。DHEA可减少共价二烯键和硫巴比土酸反应物（TBARS）的形成，保护内源性维生素E，提高超氧化物歧化酶（SOD）活性。DHEA通过调节血脂，改善胰岛素抵抗，调节免疫功能，降低血细胞凝集性及抗氧化活性而发挥抗动脉粥样硬化作用，也可直接抑制血管平滑肌细胞增殖，保护内皮细胞，抑制泡沫细胞形成。DHEA水平与动脉粥样硬化发生、发展密切相关。DHEA是性激素合成过程的中间产物，主要由肾上腺皮质网状带分泌，少量来自睾丸。DHEA在血浆中主要以硫酸酯（DHEAS）形式存在，其血浆浓度是DHEA的300~500倍。两者在磺基转移酶作用下互相转换，保持浓度的相对稳定，但只有DHEA才具有生物活性。DHEA是肾上腺皮质功能初现的标志物，正常儿童在青春期启动前约2年血浆DHEA开始升高，而其他肾上腺皮质类固醇的水平没有明显变化，称为肾上腺皮质功能初现。两性血浆DHEAS浓度在15~24岁达到高峰，并随年龄稳步下降，大于70岁的老年人，血浆浓度只有青年人的1/3。特发性青春期延迟患者的肾上腺皮质功能初现延迟发生，而Kallmann综合征患者如期发生。如果患者年龄超过6岁，通过测定血中DHEA和DHEAS水平，有可能将这两种情况鉴别开来。

6. **催乳素（PRL）** 方法同上。

参考范围：参见表15-2。

临床意义：催乳素（prolactin，PRL）由腺垂体分泌，与生育功能密切相关。PRL分泌受下丘脑催乳素因子（PIF）调控，多数学者认为PIF即为多巴胺。PRL通过内源性阿片肽介导GnRH的分泌，从而干扰FSH和LH合成。间质细胞上有PRL特异受体，通常PRL能增强LH促进合成睾酮，可刺激精子的发生，促使精母细胞演变为精子。但高水平PRL可抑制LH的分泌，抑制睾酮合成酶的活性及睾酮的合成，进而导致患者出现性欲减退、溢乳、男性乳腺增生和生精障碍。分泌PRL的垂体肿瘤，无论是微腺瘤还是巨大肿瘤，均可导致性欲丧失、阳痿、溢乳、男性乳腺增生和生精障碍。当治疗后PRL下降时，抑制作用减弱或消失，便可恢复生精功能。血清PRL对精子浓度影响报道不一，国外有报道少精子症和无精子症患者出现高水平 PRL，也有报道少精子症和无精子症患者 PRL 水平与正常生育组无显著差异。

7. **雌二醇(E_2)** 方法同上。

参考范围：参见表 15-2。

临床意义：长期以来，雌激素被认为是女性特有的维持女性第二性征的激素。但男性体内亦存在雌激素，睾丸液、附睾液与精液中雌二醇浓度相当高，其中睾丸液中达 250pg/ml，是血清中的 25 倍，高于女性血清雌二醇水平。雌激素可作用于下丘脑 - 垂体 - 睾丸内分泌系统、Sertoli 细胞、Leydig 细胞、生精细胞与附睾等组织器官。雌激素对人精子有一定的激活作用，该作用可能是通过与人精子膜上的雌激素结合位点作用后使胞外 Ca^{2+} 内流而实现的。体外试验表明，雌二醇可引起获能精子顶体反应(AR)率明显增加，使胞内钙离子浓度([Ca^{2+}]i)快速升高，对非获能精子则无明显影响。

随着对雌激素受体(ER)研究的深入，人们发现在男性生殖系统中，包括输精管上皮、附睾、Leydig 细胞、Sertoli 细胞与生精细胞中亦存在 ER。雌激素的大多数作用是通过雌激素受体(ER)来实现的。现已发现 ER 有 α、β 两个亚型，雌激素活性大多由 ERα 实现。ERα 基因敲除(ERKO)后，雌性及雄性小鼠均能发育到成熟期，表现型大体正常，但均不能生育。成年雄性小鼠生育能力下降，交配频率降低，睾丸重量减轻，精子显著减少，精子体外活动力降低。ERKO 雄性的侵略行为降低，野生型雄性小鼠在切去性腺后也发生侵略行为的降低，但注入丙酸睾酮后即可恢复，而 ERKO 雄性性腺切除小鼠中注入睾酮对侵略行为不能恢复，相比之下，在野生型与 ERKO 鼠中雄性的爬跨及插入行为均可恢复。ERβ 基因敲除小鼠两性性行为基本正常，ERα、β 基因敲除小鼠两性生殖道发育正常，但不能生育。

8. **抑制素** B(INH B) 方法同上。

参考范围：参见表 15-2。

临床意义：INH 直接由睾丸分泌，由 α 和 β 两个亚单位组成。FSH 选择性刺激支持细胞分泌 INH B，而 LH 能选择性刺激睾丸间质细胞分泌游离 α 亚基。在男性，INH B 参与垂体功能的调节，并在睾丸生精过程中通过旁分泌的方式调节支持细胞的功能。在成年男性，下丘脑 - 垂体 - 性腺轴是一个完整封闭的反馈调节体系，而抑制素能选择性地抑制垂体合成和分泌 FSH，还可阻断下丘脑刺激引起的垂体 FSH 释放，它对 FSH 的分泌发挥着极强的负反馈作用。它可通过抑制 FSH 而终止精子发生，但不影响间质细胞分泌睾酮。

INH B 能直接反映睾丸的精子发生，可作为临床评价男性生育能力的重要指标。INH B 的检测在男性不育病因诊断，监测放、化疗对男性生精功能的损伤以及儿童隐睾症、精索静脉曲张治疗疗效评估方面有其应用价值。在辅助生殖技术中，INH B 的检测对睾丸精子抽吸的结果有预测作用。INH B 可反映睾丸对下丘脑 - 垂体 - 性腺轴活动的反应，在儿童，抑制素是睾丸支持细胞存在和有功能的直接标志，而在成人，INH B 水平和精子发生紧密相关，INH B 的检测可为男性不育提供有价值的线索。Meachem 等研究发现，INH B 对 FSH 的分泌有负反馈调节作用，INH B 的昼夜分泌规律与睾酮基本相同，且 INH B 水平与总精子数及睾丸体积呈显著相关，在对生育能力低下的男性睾丸活检中，同样发现 INH B 与睾丸活检得分显著相关。手术结果分析显示，INH B 的诊断精确度明显高于 FSH，并足以区分出生精功能是否有损害。青春期前肥胖男童的 INH B、DHEA、硫酸脱氢表雄酮(DHEAS)水平明显高于对照组。血清 INH B 与基础 FSH 不相关，但与 GnRH 刺激后的 FSH 峰值呈负相关，与 T 峰值呈正相关，骨龄也与基础 INH B 显著相关。Yalti 和 Jensen 等均报道 INH B 和 FSH 之间呈显著负相关，和精子数量以及睾丸体积呈显著正相关，并认为 FSH 会受下丘脑及其他甾体激素的影响，而 INH B 将是更直接评价睾丸生精功能的指标。胡毓安等报道，血清、精浆 INH B 水平与血 FSH 均呈显著负相关，血清、精浆 INH B 水平与精子浓度均呈显著正相关，血清 INH B 水平在生育组男性与少精子症组、非阻塞性无精子症(NOA)组男性间，弱精子症组与无精子症组男性间以及少精子症组与无精子症组男性间差异均有显著性，而精浆 INH B 变动范围较大，其水平仅在生育组男性与无精子症组男性间及弱精子症组与无精子症组男性间差异有显著性。精浆 INH B 水平与精浆 α- 葡萄糖苷酶活性呈正相关。血清 INH B 水平与精浆 INH B 水平间无相关性。

INH B 可作为判断经附睾抽吸精子术(testicular sperm extraction，TESE)用于治疗男性不育能否成功的重要指标。Ballesca 等对非梗阻性无精子症、梗阻性无精子症患者及正常人进行实验研究，发现在非梗阻性无精子症患者中，INH B 水平明显降低，FSH 水平则明显提高，TESE 成功者血清 INH B 明显高于未成功者，区别 TESE 成功与否的最佳血清 INH B 值为大于 40pg/ml。

(四) 果糖检测

WHO 推荐的精浆果糖定量检测方法为吲哚法，此方法操作简单，无需特殊仪器，在临床易于推广。间苯二酚法操作简单，无需特殊仪器，特异性好，是临床常用的测定果糖的方法。

参考范围：间苯二酚法：0.87~3.95g/L。吲哚显色法：每次射精不低于 13μmol。

临床意义：精浆果糖含量的测定对临床诊断男性不育、不育症患者的治疗、病情观察和受孕情况的了解都具有十分重要的意义。果糖是精囊分泌功能的重要参数，但弱精子症患者精浆果糖水平不低于精子活力正常者，因此弱精子症患者果糖水平往往不能很好地代表其精囊分泌功能。

精浆中果糖含量降低的原因有：睾酮分泌不足，导致精囊腺不能产生足够的果糖；老年性功能退化；不完全射精或射精过频；精囊腺萎缩、形成，导致不能产生足够的果糖；射精管或精阜阻塞；某些炎症导致精浆中果糖被大量分解、利用等。此外，杨建明等报道，镉接触组的果糖含量显著低于对照组。

测定精浆果糖含量有助于辅助诊断梗阻性无精子症和非梗阻性无精子症。如果无精子症患者精液量少，刚排出体外时精液就呈液化状态，精液 pH 小于 7，精液果糖趋于零，体检发现睾丸体积正常而输精管扪不清，应考虑先天性输精管伴精囊缺如。

由于精囊对雄激素的刺激十分敏感，其分泌量受到雄激素的控制，因此，测定精浆果糖既有助于了解精囊功能，又可作为间接衡量睾丸分泌睾酮的指标。精浆果糖也可作为逆行射精的辅助诊断，射精后取膀胱尿液（含精液）作果糖测定，逆行射精时尿液中果糖含量升高。

（五）精浆中性 α- 葡萄糖苷酶检测

精浆中存在两种 α- 葡萄糖苷酶（alpha-glycosidase）的异构体，其中主要的是中性 α- 葡萄糖苷酶，另外还有少量酸性 α- 葡萄糖苷酶。精浆中的酸性 α- 葡萄糖苷酶主要来源于前列腺，中性 α- 葡萄糖苷酶则几乎完全由附睾分泌，主要在附睾尾部分泌，是定位的附睾功能生化标志物，此酶催化多糖或糖蛋白中糖类分解成葡萄糖，为精子代谢和运动提供能量。精子成熟、获能及受精过程伴有的比较活跃的糖基反应都与此酶活力有关。目前检测精浆中 α- 葡萄糖苷酶的方法主要有麦芽糖法和 WHO 推荐的 PNPG 法。

参考范围：麦芽糖法：35.1~87.7U/L。PNPG 法：每次射精不低于 20mU。

临床意义：国内外研究均显示，不育组精浆中中性 α- 葡萄糖苷酶活性明显低于正常生育组。并且有报道认为，中性 α-1,4 葡萄糖苷酶活性分别与精子浓度，精子活动率，a、b 级精子活力和顶体酶活性存在正相关性。但也有报道认为，中性 α-1,4 葡萄糖苷酶活性与精子浓度存在正相关性，而与 a、b 级精子活力无相关性。

在某些异常情况下，如附睾炎、输精管结扎及其他原因造成的输精管阻塞患者的精浆中该酶活性明显降低，影响精子的能源供应，影响生育。有研究表明，生殖道解脲脲原体（UU）感染对附睾功能有干扰作用，而导致中性 α-1,4 葡萄糖苷酶活性降低。姜永光等报道，精索静脉曲张不育患者精浆中性 α- 葡萄糖苷酶活性明显降低，但中性 α- 葡萄糖苷酶活性和精索静脉曲张程度不相关。另有学者报道，糖尿病患者精浆中性 α- 葡萄糖苷酶含量也明显降低。

α- 葡萄糖苷酶在临床上也可作为区别原发性睾丸生精障碍与输精管阻塞所造成的少精子症及无精子症的一个指标。以前对无精子症诊断主要是依据体检、睾丸活检和卵泡刺激素（FSH）等，但 FSH 水平受众多因素影响，未能反映睾丸的全部功能，睾丸生精功能也不均衡，甚或存在局部性精子发生，睾丸活检受取材限制，结果变异较大，有时不能准确反映睾丸总体功能。检测精浆中 α- 葡萄糖苷酶活性可以作为无创诊断梗阻性无精子症的一个指标。除用于无精子症病因的分析之外，精浆 α-1,4 葡萄糖苷酶还用于输精管结扎术效果评价、再通后的附睾功能检测、新型男性节育术效果评价和人工授精结果的预测等。

（六）生精细胞检查

1. **精原细胞** 人和灵长类动物的精原细胞分为 3 种型（Ad、Ap、B 型），其中 Ad 型精原细胞可能是精子发生的干细胞。Ad、Ap 型精原细胞一般不易离开基膜脱落，精液中见到的常是 B 型精原细胞。B 型精原细胞是对放射线最敏感的细胞。细胞呈圆形，核居中央，较大，染色质呈疏松的细粒状，胞质较少，着不透明蓝色。

2. **初级精母细胞** 这一类型的生精停滞常出现在第一次减数分裂前期的末尾。精液中可以见到偶线期的联会（同源染色体配对）或晚粗线期的去联会（配对的同源染色体片段提前分离）细胞形态。细胞体积较大，直径 15~24μm。

3. **次级精母细胞** 由初级精母细胞增殖分化而来。体积一般较初级精母细胞小，有单核及双核两种类型，双核型的细胞与蜻蜓的头眼相似，胞核染紫红色。

4. **精子细胞** 由次级精母细胞发育成熟而来。精子细胞变成精子的过程包括 8 个不同阶段，形态多样，核较小，着色较深，常呈球形或精子头的雏形。

精液中不仅可以检查出正常生精细胞（生理性幼稚细胞），也可检出异常生精细胞。①胞质破损：胞体变形，胀大或缩小，甚至破碎，形态多样异常，胞质内空泡大小不一，常见有深紫色大小不一的颗粒。有时核裸露，偶见精子穿入生精细胞的胞质内；②胞核变性：是异常生精细胞的主要特征。由于细胞核受损、分化不良，染深紫色，可见到核固缩、溶解、核断裂等形态特征。核固缩，常使核变小，变致密，均匀染色。核溶解，常呈胞核膨胀、疏松，染色质模糊，着色较浅，或核膜破碎，轮廓不清。核断裂，可见胞核断裂或几个核碎片，呈断裂状态，可明显看出着色深浅分明的断裂纹。

参考范围：生育男性的平均值：精原细胞为 0.8%，初级精母细胞为 8.0%，次级精母细胞为 7.0%，精子细胞为 7.0%。一般而言，一份正常精液所含圆细胞不应超过 5×10^6/ml。

临床意义：生精细胞根据细胞核的形态与大小、染色质固缩程度以及核质比例，分为精原细胞、初级精母细胞、次级精母细胞和精子细胞。生精细胞的异常包括存在异常、形态异常、比例异常三种。无论生育与不育男性的精液中均存在着精子和 / 或生精细胞，若精液中找不到精子及其他生精细胞，即为生精细胞存在异常。

由于疾病、高温、药物等原因可致睾丸生精停滞，干扰生精细胞分化过程的任何一阶段，都会影响精子成熟而出现少精子症（部分停滞）或无精子症（完全停滞）的症状，精液中可见不成熟生精细胞。精液中各级生精细胞均可见到形态异常，尤其是胞膜、胞质异常最为明显。精液中存在的四种生精细胞的比例也常常会发生异常，其中一种或一种以上生精细胞的比例超出生育男性的比例范围。最常见的是精母细胞成熟发生障碍（尤其是初级精母细胞的比例增加），其次是精原细胞比例增加、精子细胞比例降低和精子生成减少。

总之，精液中生精细胞的检查能有效地与精液中其他细胞（如白细胞）区别，避免误诊。精液中生精细胞的检查结合精浆附性腺指标测定可鉴别梗阻性无精子症和功能性无精子症，判断梗阻的部位，并可反映睾丸的生精功能，避免睾丸活检带来的创伤、风险和痛苦，是男科学领域中带有创造性的项目。

四、检验诊断

1. **诊断方法** 无精子症的诊断应在详细询问病史和体检后，根据患者症状选择适当的实验室检查，并结合一些辅助检查，如输精管精囊造影、B 超、CT 等，必要时再做一些特殊检查，如阴囊探查和睾丸活检，最后才能作出明确诊断。无精子症的检验诊断参见图 15-4。

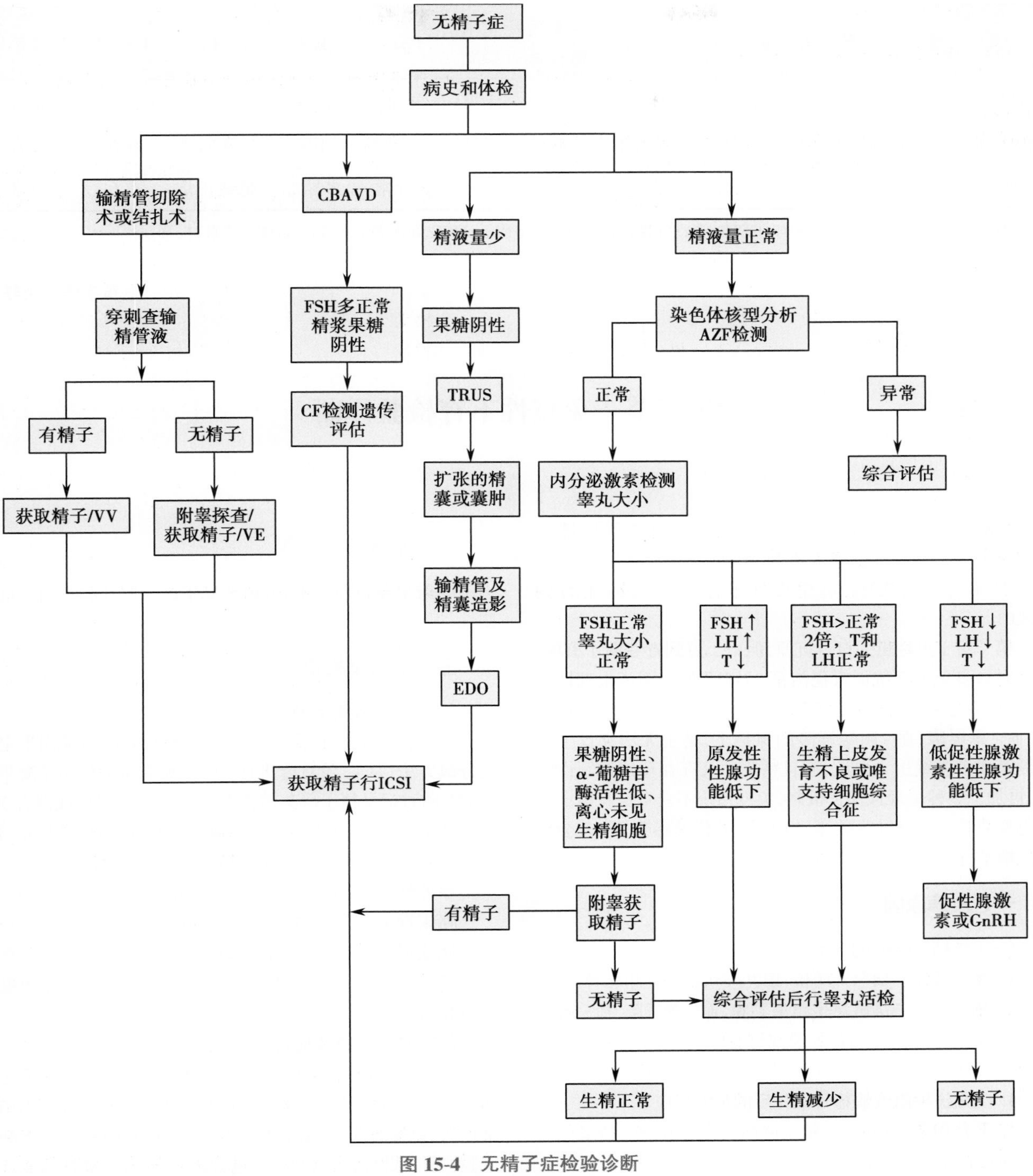

图 15-4　无精子症检验诊断

CBAVD：先天性双侧输精管缺如；CF：囊性纤维化；EDO：射精管梗阻；VV：输精管吻合术；VE：输精管附睾吻合术；TRUS：经直肠超声；ICSI：卵泡浆内单精子注射；AZF：无精子症因子；FSH：卵泡刺激素；LH：黄体生成素；T：睾酮；GnRH：促性腺激素释放激素

2. **诊断结果** 参见表 15-3。

表 15-3 无精子症的诊断结果

分类	输精管	精液量	精液 pH	果糖	α- 葡萄糖苷酶	生精细胞	FSH	LH	T	CFTR	睾丸活检
CBAVD	缺如	少	低	阴性	低	未见	正常	正常	正常	可异常	正常
梗阻性	存在	少	低	多阴性	低	未见	正常	正常	正常	存在	正常
非梗阻性	存在	正常	正常	存在	正常	可见	多异常	多异常	低或正常	存在	异常

CBAVD：先天性双侧输精管缺如；CFTR：囊性纤维化跨膜转导调节因子；FSH：卵泡刺激素；LH：黄体生成素；T：睾酮

（黄宇烽　史轶超）

第三节　免疫性不育检验诊断

1988 年，世界卫生组织（WHO）报道 6 407 例男性不育患者中有 2.9% 为免疫因素所造成。在原发性不育中，免疫性不育约占 2.7%；在继发性不育中，免疫性不育约占 4.0%。

精子对于男性虽为自身抗原，但由于直到青春期才出现，因此对自身免疫系统而言仍然是“异己”的。正常生理情况下，精子为隐蔽抗原，与免疫系统处于隔绝状态。在生殖道黏膜、血 - 睾屏障、血 - 附睾屏障的保护下，精子无法穿过生殖道黏膜或管腔壁进入血液，而且精浆中又存在免疫抑制性物质，再加上多种生理性保护机制，免疫系统不会对自身精子产生免疫应答。一旦屏障破坏（如手术、外伤及感染等），就会导致抗精子抗体（AsAb）的产生。

一、发病原因

（一）抗精子抗体的产生原因

1. **睾丸损伤** 如睾丸活检、睾丸外伤和睾丸扭转等。

2. **感染** 感染会破坏生殖道黏膜、血 - 睾屏障、血 - 附睾屏障，导致精子穿过生殖道黏膜或管腔壁进入血液，从而产生 AsAb。

3. 生殖道梗阻或输精管结扎后的免疫反应。

4. **其他因素** 如隐睾、精索静脉曲张、同性恋、精浆免疫抑制物降低等。

（二）免疫不育的机制

1. 妨碍精子穿过宫颈黏液。

2. 影响精子酶的功能，抑制透明带和放射冠的分散作用。

3. 封闭顶体膜上的透明带识别点，抑制精子对透明带的附着与穿透作用。

4. 妨碍精卵结合。

5. 影响胚胎发育。

二、临床特征

临床主要特征为不育、精子凝集试验阳性和抗精子抗体阳性。

三、实验室检查

（一）精子凝集检测

凝集在测定精子活力时进行评价，检查时可采用半定量的分级方法：从 –（没有凝集）到 +++（所有可动的精子凝集到一起），同时记录精子凝集的类型（头对头、尾对尾或混合型）。不活动精子之间、活动精子与黏液丝之间、活动精子与非精子细胞成分和细胞碎片等粘在一起，不能视为凝集。

参考范围：正常精子一般较少凝集。

临床意义：精子凝集是指活动精子以不同方式，头对头、尾对尾或混合型（如头对尾），彼此粘在一起。凝集的存在提示可能由免疫性因素引起，但不足以说明不育一定是免疫因素引起的。

（二）抗精子抗体检验

AsAb 的检测方法很多，主要有酶联免疫吸附法、荧光抗体法、浅盘微量凝集法、试管玻片凝集法、明胶凝集法、固相酶染色法、免疫洗选法、免疫磁珠法、混合抗球蛋白法、精子制动试验法等。此外，还有一些改进方法和新技术，如抗体夹心竞争 ELISA 法、酶免疫定量法、固相血凝法、快速斑点免疫金渗滤法、间接荧光免疫法和流式细胞计数法等。

参考范围：正常男性精子表面及精浆中均阴性，正常夫妇血清均阴性。

目前为止，未见正常生育男性抗精子抗体参考值的报道。WHO 建议，用免疫珠法检测 AsAb，当大于 10% 的精子结合有抗体时认为是阳性，10%~50% 的精子结合有抗体时被疑为可能不育，50% 以上的精子结合有抗体时则很可能不育。

临床意义：精子抗原包括精子膜表面抗原、精子胞质中的抗原和精子核抗原。精子膜表面抗原可以是二倍体生精上皮的固有成分，也可以是在男性生殖道转运过程中由于表面物质重新组合而得以暴露的精子内部成分和附着在精子表面的生殖道分泌成分。其化学本质主要为膜蛋白或糖蛋白的碳水化合物残基和蛋白质不完全分解产物。膜蛋白是精子膜固有的蛋白成分，精子抗原绝大多数属于这种成分。如卵裂信号-1（cleavage singal-1，CS-1）定位于精子膜上，由精子带入卵子，作为卵裂的初始信号，或作为激活精子所必需的离子通道，促使初始卵裂。糖蛋白的碳水化合物残基和蛋白质不完全分解产物有受精抗原-1（fertilization antigen-1，FA-1）、受精抗原-2（fertilization antigen-2，FA-2）等。精子胞质中的抗原有精子头部胞质中的精蛋白、乳酸脱氢酶-C4（LDH-C4）等，精子破坏时可以暴露胞质抗原。精子核抗原，如鱼精蛋白（protamine），是一种碱性蛋白质，富含精氨酸和胱氨酸残基，可抑制DNA转录，使细胞核结构更稳定，有利于正常受精。精子蛋白按其特异性可分为精子特异性抗原和精子非特异性抗原。精子特异性抗原有FA-1、FA-2、CS-1、LDH-C4、精子/滋养层交叉反应抗原（sperm/trophoblast cross-reacting antigen，STX-10）等，精子非特异性抗原有鱼精蛋白、肌酸磷酸激酶（CPK）、甘露糖配体受体（mannose-ligand receptors，MLR）、C-myc蛋白、C-ras蛋白、G蛋白、膜磷酸酪氨酸蛋白（membrane phosphotyrosine protein，MPP）等。

引起AsAb的原因主要有输精管结扎术、输精管吻合术、生殖道梗阻、损伤、睾丸扭转、隐睾症、生殖道感染、睾丸活检、精索静脉曲张以及哮喘、风湿病、亚甲状腺炎等自身免疫性疾病（由于和人精子存在共同抗原，由此产生交叉反应）。另外，汞、铁、铝、银等重金属、装饰及油漆类化工品、食品添加剂中的亚硝基化合物和食品着色剂等也可促进产生AsAb。有学者报道，在输精管结扎或行其他阻断术后，受术者中约50%~60%的人产生高滴度的AsAb并可持续数年。Vazquez Levin等用免疫珠分析试验检查发现，输精管阻塞的囊性纤维化（cystic fibrosis，CF）成年男性AsAb（IgM）的发生率为75%，有单侧或双侧输精管缺如的患者AsAb发生率为71%。Matsuda等报道，有些不育患者在儿童期行腹股沟疝缝合术后有单侧或双侧输精管阻塞，其中54%血清中有IgG抗体，15%有IgA抗体。炎症会导致生殖道破坏，产生AsAb。Greskovich等用大鼠模型首次显示诱发附睾炎后产生AsAb，及时抗生素治疗可迅速减慢AsAb的反应。精索静脉曲张发生率在普通人群是5%~15%，而在不育男性为30%~40%。睾丸静脉引流受损会导致生精小管的破坏而产生AsAb。Gilbert等用ELISA法测定了84例精索静脉曲张的不育男性，其中27（32%）例存在AsAb，85%有IgA，67%有IgG，85%有IgM。免疫抑制也是产生AsAb的一个机制。Liu等发现，AsAb阳性的男性B细胞比例增加，CD4/CD8比例也增加，而抑制性T细胞功能下降，导致AsAb产生。引起性传播疾病的微生物（如细菌、病毒、真菌等）可能附着在精子外膜，成为抗原或半抗原，引起免疫反应。Witkin等比较了227例无症状不育夫妇男方的血清抗衣原体抗体和AsAb的结果表明，25%的精液样本和15%的血清样本中具有抗衣原体IgA，22%的精液样本和11%的血清样本中具有抗衣原体IgG。在AsAb阳性男子中51.4%有抗衣原体IgG，而AsAb阴性男子中仅16.8%有抗衣原体IgG。说明男子无症状衣原体感染与精子自身免疫相关。

精子的获能部位是在女性的子宫和输卵管。精子只有经过获能才能完成受精。获能的本质在于暴露精子表面与卵子识别位点，解除对精子顶体反应的抑制，从而使精子得以与卵子识别并穿入卵内完成受精作用。AsAb可阻止精子穿过宫颈黏液，干扰精子获能。无论是精液还是宫颈黏液中存在AsAb，抗体与精子接触后均会产生凝集反应，使精子不能进入宫腔，并被补体或细胞介导的杀伤作用损害，能使精子死亡或失去活动能力。此外，AsAb对精子的代谢及精子收缩蛋白功能也有影响，能抑制精子在子宫和输卵管中的运行。精液中的自身抗体不仅影响精子浓度和运动能力，还影响精液对抗体依赖的细胞毒作用（ADCC）的抑制作用，导致对精子的细胞免疫攻击。AsAb能封闭引起顶体反应的位点，抑制顶体酶活性，阻碍顶体反应的发生。AsAb的存在使自由基产生过多，对精子膜的破坏增加，影响精子质膜颗粒的流动性而阻碍其获能。AsAb可以抑制透明质酸酶的释放，阻断卵丘的消散及精子在卵丘细胞上的识别位点，干扰精子与卵丘细胞的黏着，影响精子通过卵丘，从而阻止精子穿过透明带。AsAb不仅阻碍精卵结合，而且影响胚胎发育。AsAb能与受精时转移到卵膜的精子抗原发生反应，干扰受精卵的发育。早期胚胎在发育过程中可暂时获得各种抗原，称为时相特异性抗原或阶段性特异性抗原，其中某些抗原与精子蛋白及畸胎瘤有交叉免疫性，可与AsAb结合从而导致流产或胚胎死亡。AsAb还可以通过介导补体、巨噬细胞和杀伤细胞直接杀伤受精卵和早期胚胎。

Subbi等观察了93例不育夫妇血清抗精子抗体对精子存活率的影响，发现精子的活动率明显下降。Bronson等指出精子自身免疫的程序和精子活动率有密切关系。有学者报道，精液黏度增高时精浆AsAb阳性率明显增高，认为AsAb导致黏度增高的主要原因是局部免疫反应导致性腺功能异常。

AsAb主要有IgA、IgG和IgM三种类型，可存在于男女双方血液或生殖道分泌物中。首先出现的是IgM，随后转为IgG，且可长期存在。血清中以IgG（或IgM）为主。局部体液（如精浆、宫颈黏液）中以IgA为主，且更有临床意义，但精浆、子宫颈黏液AsAb阳性率明显低于血清。Harrison等研究显示，存在于精液和宫颈黏液中的IgA可明显破坏精子顶体结构。

IgA为精子凝集抗体，大多属于局部分泌，在生殖道局部对精子的影响较大。在阻碍精子穿透宫颈黏液方面，IgA类抗体要比IgG、IgM类作用大，并降低精子的存活率而减少受孕机会。表面附有IgA的精子穿透宫颈黏液的能力大大降低，IgA分子的Fc段有效地结合于宫颈黏液微粒，而IgG分子并无此作用。在精子-宫颈黏液接触试验中，精子表面结合的IgA的量与精子摇摆现象成正比。摇摆现象是指虽然精子尾部剧烈摆动，但并不能穿透宫颈黏液。用IgA蛋白酶处理表面附有IgA的精子，精子穿透宫颈黏液的能力增加了，揭示了IgA在不育中的意义。在AsAb致不育作用的机制中，由 IgA 类抗体引起的精子穿透宫颈黏液的能力降低的可能性最大。对于 IgA、IgG 均为阳性者，生育率随 IgA 升高而下降。

IgG 为精子制动抗体，主要存在于血清中。IgG 很少单独出现，更多的是同时出现 IgA 和 IgG。Chiu 等研究显示，从具有高活力的精子中提取的蛋白质成分含有 IgG，这种抗体并不是通过特异的抗原抗体反应结合于精子表面，即并非针对特异的精子抗原，而可能是通过一种非特异性的、Ig Fc 段介导的一种反应。精子与 IgG 结合可能促进精子与巨噬细胞或中性粒细胞 Fc 受体结合，从而介导对女性生殖道内过量精子的杀伤效应。IgG 结合精子的生物学意义尚存在一定争议。有学者报道，在仅仅 IgG 类抗体阳性的男性中，生育率为 85.7%，即使所有精子都结合有 IgG，生育率仍高达 84.6%，认为单纯 IgG 阳性似乎并不影响生育能力。

IgM 可以固定补体，介导细胞溶解，促进精子凝集，从而影响精子功能。精浆中的补体抑制物能抑制 IgM 对精子功能的影响，一旦结合有 IgM 的精子从精浆中洗脱分离出来，将会导致补体依赖的细胞膜破坏作用。

精子死亡率受 IgM 和 IgG 类抗体的影响较为显著，抗体对精子的杀伤作用主要依赖于补体的作用（称为细胞毒作用），被杀伤的精子往往会失去活动能力或被某些染料染上颜色，故此类抗体又称为精子制动抗体。这类抗体多为 IgG 和 IgM，激活补体的能力较强，而正常男性精浆可以控制补体的活性。

另外，抗原和抗体可以形成免疫复合物（IC），一般中等大小的可溶性 IC 能在体内存留较长时间，一旦条件成熟即可在特定部位沉积造成组织损伤。有学者发现，在生精小管严重萎缩时基膜中有 IgG、IgM 或 C3 免疫复合物沉积。正常男性精浆对 IC 形成具有抑制作用，其抑制率与精液质量有十分密切的关系。

AsAb 对于不育的因果关系尚不确定。一般认为，AsAb 对生育的影响与其滴度有直接关系，AsAb 滴度升高时，生育能力随之下降，但由于 AsAb 对生育影响的复杂性，对个体而言，只要存在一定数量的未与 AsAb 结合的游离精子，即使 AsAb 滴度很高，精子也可能与卵子结合而致受孕，而针对在生育过程中起重要作用的抗原的特异性 AsAb，在理论上即使滴度很低也可能导致不育，这可能是由于不同类别抗体的作用方式、部位不同，对应的抗原、发挥效应的途径各异，因而对生育的影响能力亦不相同。因此，检测血清抗精子抗体不同亚型，对临床的病因诊断和治疗以及预后的判断提供了有价值的指标，对免疫性不孕的诊断和治疗在综合其他因素的基础上应个体化。

2000 年 WHO 提出的男性免疫性不育的诊断标准为：性功能及射精功能正常，在至少一份精液标本中，混合抗球蛋白反应或免疫珠试验少于 50% 的活动精子表面被覆抗体。

精子对于女性是一个同种异体抗原，性交活动可视为一个反复注射抗原的过程。正常情况下，由于精浆免疫抑制物和女性自身保护机制的存在，一般不引起女性的免疫应答。当精浆中的免疫抑制物质减少或女性自身的保护机制遭到破坏时，精液中的可溶性抗原可被阴道黏膜吸收，精子及其附着的精浆抗原可被巨噬细胞摄取，经抗原识别，诱发全身或局部的免疫应答。女性产生 AsAb 有很多途径。生殖道黏膜层的机械性或化学性损伤，使之暴露于外来精子抗原而形成 AsAb。另外，通过输卵管进入腹腔的精子也能通过巨噬细胞吞饮作用和 T 细胞引起免疫反应诱导血清 AsAb 形成。女性生殖道感染后局部炎症也可产生 AsAb。Cunningham 等用间接混合抗球蛋白反应试验检测有各种妇科感染的初产妇的血清和宫颈黏液的 AsAb 发生率，46% 有上生殖道感染疾病的妇女血清和宫颈黏液 AsAb 阳性，而下生殖道感染疾病的妇女 AsAb 发生率仅 20%，在原先没有盆腔炎史而腹腔镜证实有盆腔粘连的妇女中 69% 有 AsAb。

AsAb 阳性时进行体外受精，受精率低，受精卵质量差，分裂率低，并且妊娠率低。然而一旦受精发生后，妊娠率在 AsAb 阳性和阴性组并无差别，没有足够的数据支持 AsAb 在反复妊娠流产中的作用。

当精子表面有 AsAb 抑制或减少受精时，利用单精子卵胞质内注射（ICSI）技术将受损精子注入卵胞质可以提高受精率。Nagy 等报道，精液中 AsAb 滴度很高的夫妇用 ICSI 治疗，受精率、胚胎发育和妊娠率不受 AsAb 比例、位置和类型的影响。在男性不育患者，ICSI 后受精率和妊娠率在 AsAb 阳性组和阴性组是相当的。因此，ICSI 可克服 AsAb 对生育的影响。

（三）精浆免疫抑制物检验

目前精浆免疫抑制物（SPIM）的测定方法中，抗体补体法用来检测免疫活性，单向免疫扩散法则用来定量。双抗体夹心 ELISA 法用来检测精浆免疫抑制因子 -DF2。间接荧光法用来定位分析精子表面免疫抑制物。

参考范围：精浆免疫抑制物：抗体补体法，(430 ± 62) U/ml。单向免疫扩散法，(3.0 ± 0.3) g/L。

精浆免疫抑制因子 -DF2：正常生育男性精浆中 DF2 含量为 0.2~3.45g/L，平均为 (1.32 ± 0.72) g/L。

精子表面男性抑制物质（MIM）定位分析：用间接免疫荧光技术对 339 例生育、不育和妻子流产的男性精子进行 MIM 定位分析，并与精浆中游离的 MIM 进行比较，结果认为精子头部 MIM 分布减少可能是造成不育和妻子流产的重要原因。生育、不育和妻子流产的男性精子表面 MIM 定位分布见表 15-4。精浆中 MIM 含量正常（不低于 360U/ml）和偏低（小于 360U/ml）的男性，精子表面 MIM 分布见表 15-5。

表 15-4 生育、不育和妻子流产的男性精子表面 MIM 定位分布

组别	例数	MIM 定位 /%		
		头	颈	尾
生育组	66	69.7 (46/66)	21.2 (14/66)	9.1 (6/66)
不育组	141	51.8 (73/141)*	31.2 (44/141)	10.6 (15/141)
流产组	132	59.8 (79/132)**	29.5 (39/132)	7.5 (10/132)

与生育组比较，*(χ^2=5.9，P<0.05)，**(χ^2=1.8，P>0.05)

表 15-5　精浆中 MIM 含量与精子表面 MIM 分布

MIM 含量 /（U·ml^{-1}）	例数	MIM 定位 /%		
		头	颈	尾
≥360	237	59.9（142/237）	28.2（67/237）	8.0（19/237）
<360	102	42.2（43/102）	27.4（28/102）	7.8（8/102）

临床意义：精浆免疫抑制物具有遮蔽和改变精子抗原以及免疫抑制作用，保护精子免遭抗体参与补体介导的溶细胞反应，维持正常生殖生理过程。SPIM 能抑制补体和多种免疫活性细胞的作用，与某些恶性肿瘤、性传播疾病和 AIDS 致病机制有关。在正常生育过程中，精浆免疫抑制物可通过对补体的抑制作用，防止女方发生抗受精卵免疫反应，有助于孕卵着床。SPIM 活性低下易造成妻子不孕或流产。

目前已证实，SPIM 中的重要成分为酸性磷酸酶（ACP）。精液 ACP 来自前列腺，是前列腺特征性标志物。Mukhopadhyay 等证实了 ACP 的免疫抑制作用。研究发现，不育男性和妻子流产男性的精浆 SPIM 活性明显低于正常生育男性。AsAb 的产生与 SPIM 活性的降低有关。总体上精子浓度、精子活动率与 SPIM 活性呈正相关，而与 AsAb 呈负相关。另有报道，白细胞精子症精浆中 sIL-2R 水平明显高于正常生育或非白细胞精子症的不育症对照组，而 SPIM 明显低于各对照组。同时 sIL-2R 水平和 SPIM 水平之间为负相关关系。

四、检验诊断

免疫性不育的检验诊断方法参见图 15-5。

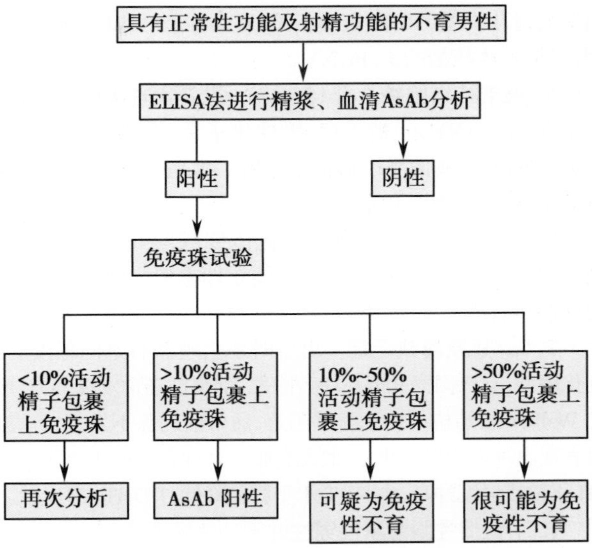

图 15-5　免疫性不育检验诊断

（黄宇烽　史轶超）

第四节　男性生殖内分泌疾病检验诊断

生殖内分泌激素在多层次、多水平上影响精子的生成。男性生殖内分泌的异常会影响男性的性发育和精子生成。睾丸内分泌功能异常，可分为高促性腺激素性男性性腺功能减退症和低促性腺激素性男性性腺功能减退症两种类型，有时临床上还可见上述两类原因同时存在的混合性男性性腺功能减退症。

一、发病原因

男性生殖内分泌疾病的病因众多，按促性腺激素的高低大致可分为两类：

（一）高促性腺激素性男性性腺功能减退症

高促性腺激素性男性性腺功能减退症的原发病在性腺，为睾丸自身的结构和功能异常所致，睾酮的合成和分泌减少，垂体的促性腺激素（LH 和 FSH）反馈性分泌增多，导致外周血中促性腺激素水平增高。主要包括 Klinefelter 综合征、46，XX 男性综合征、46，XY 单纯性性腺发育不全、睾丸退化综合征、唯支持细胞综合征等。

此外，还有原发病不在睾丸的雄激素抵抗综合征、5α- 还原酶缺乏症等。

（二）低促性腺激素性男性性腺功能减退症

低促性腺激素性男性性腺功能减退症为下丘脑 - 垂体功能低下所致，主要由 Kallmann 综合征、生殖细胞瘤、颅咽管瘤、垂体病变等引起。

二、临床特征

（一）高促性腺激素性男性性腺功能减退症

1. **Klinefelter 综合征**　主要临床特征：有女性型乳房、质地坚硬的小睾丸、精子缺乏、不同程度的男性性成熟障碍，身高高于正常，大部分患者智力正常。睾丸组织学可见生精小管萎缩或透明变性，见大量 Sertoli 细胞和 Leydig 细胞，无精子生成。Klinefelter 综合征患者的典型核型为 47，XXY（约占 80%），10% 为 46，XY/47，XXY 嵌合体，另外还有 48，XXXY、49，XXXXY、48，XXXY/49，XXXXY、46，XX/47，XXY、46，XY/47，XXY/48，XXYY、48，XXXY/49，XXXXY/50，XXXXXY 以及 47，XYY、48，XXYY 等。各种染色体核型有两个共同特点：一是至少有一个 Y 染色体，二是比正常男性一般均多一个或一个以上 X 染色体。

2. **XX 男性综合征**　染色体核型为 46，XX，有男性乳房发育、质地硬的小睾丸、生精小管玻璃样变，无精子生成，身高常常低于正常，尿道下裂常见。

3. **46,XY 单纯性性腺发育不全** 又称 Swyer 综合征，完全型为女性表型，不完全型为外生殖器两性畸形，子宫、输卵管和附睾、输精管并存。

4. **睾丸退化综合征（TRS）** 睾丸退化综合征的临床表现与睾丸退化发生的时间密切相关，有女性型、两性畸形和男性型，其染色体核型均为 46,XY。

5. **唯支持细胞综合征（SCOS）** 患者表现为染色体核型为正常的 46,XY，无精子症，男性化正常，无男性乳房增生，睾丸体积正常或偏小。血清 LH 和 T 水平一般升高不明显，而 FSH 水平显著增高。

6. **雄激素抵抗综合征** 染色体核型为 46,XY。临床表型可出现男性化不全、两性畸形或女性表型，某些与 X- 连锁隐性遗传有关。

7. **5α- 还原酶缺乏症** 出生时外生殖器有不同程度的女性化表型，有双侧睾丸但往往为隐睾，剖腹探查常发现有男性化的 Woffian 管结构终止于盲端阴道，通常前列腺不发育，青春期可表现出一定的男性化，一般无乳腺发育现象。血 T 水平正常，LH 正常或轻度升高，血 DHT 水平明显降低，T/DHT>35。

（二）低促性腺激素性男性性腺功能减退症

1. **Kallmann 综合征** 患者在青春期前无小阴茎、隐睾或其他器官或躯体异常，但骨龄往往滞后，大多数患者是因为到了青春期年龄无性发育而求医。嗅觉缺失或嗅觉减退是 Kallmann 综合征的特征。

2. **Prader-Wili 综合征** 是一组包括肥胖、矮身材、智力低下以及肌张力低下综合征的疾病。其发病原因是父亲或母亲 15 号染色体出现双体或丢失。

3. **高催乳素血症** 主要由垂体微腺瘤或大腺瘤所致，可引起继发性睾丸功能减退症，导致男性化减退、性欲低下、阴茎勃起功能障碍和不育。

三、实验室检查

（一）卵泡刺激素（FSH）和黄体生成素（LH）测定

LH 和 FSH 的测定必须每隔 20 分钟连续取 3 个血液样本测定，这是因为它们呈每隔 90~120 分钟的波动性分泌。

参考范围：血清 LH 和 FSH 的水平通常在青春期前<5U/L，在青春后期夜间增加，成年男性 LH 1.1~8.2U/L，FSH 1.5~11.5U/L。

临床意义：成年男性血清睾酮低并有促性腺激素水平增高应怀疑有原发性睾丸病变，促性腺激素正常或降低并有睾酮水平低则表明垂体 - 下丘脑病变。身材矮小青春期发育延迟的儿童睾酮和促性腺激素低水平与青春期延迟相一致。

（二）T、DHT 测定

测定早上 8 时的血清 T 及 DHT。

参考范围：参见表 15-2。

临床意义：测早上 8 时的血清睾酮有助于特发性青春期延迟和 Kallmann 综合征的鉴别，如果睾酮>0.7nmol/L，提示睾丸在 15 个月内开始增大，预示青春期启动将发生，患者可能是特发性青春期延迟。

T/DHT 比值：正常成年男子外周血 T/DHT 比值在 9~15 之间，而成年 5α- 还原酶缺乏症患者的比值可达到 35~84。青春期前的 5α- 还原酶缺乏症患者施行 hCG 兴奋试验可诱发 T/DHT 比值异常。

（三）脱氢表雄酮（DHEA）

参见本章无精子症检验诊断一节。

（四）促甲状腺激素释放激素（TRH）兴奋 PRL 试验

测试对象禁食过夜，次日早上 8 时建立静脉通道，单剂静脉注射 TRH 5μg/kg，最大剂量不超过 200μg，注射前 15 和 0 分钟以及注射后 15、30、45、60 和 90 分钟分别在前臂静脉采血测定 PRL，以 PRL 的反应峰值进行判断。

参考范围：正常成年男子和特发性青春期延迟患者血清 PRL 峰值大于 22μg/L。

临床意义：TRH 是一种 PRL 释放因子，垂体催乳素细胞膜上的 TRH 受体能与 TRH 结合，兴奋 PRL 分泌。Kallmann 综合征患者血清 PRL 峰值小于 22μg/L。

（五）36 小时 GnRH 脉冲治疗前后 GnRH 兴奋试验

促性腺激素释放激素（GnRH）100μg 单次静脉注射，注射前 15 和 0 分钟以及注射后 15、30、45、60 和 90 分钟分别在前臂静脉采血测定 LH 和 FSH。特发性青春期延迟患者 LH 反应峰值高于 Kallmann 综合征患者，但有重叠。FSH 反应峰值无差异。接着通过脉冲泵每 90 分钟皮下注射 GnRH 5μg，连续 36 小时。随后重复 GnRH 100μg 单剂兴奋试验。

参考范围：第二次兴奋试验反应峰值的绝对值在特发性青春期延迟患者大于 3U/L，Kallmann 综合征患者低于 3U/L。

临床意义：第二次兴奋试验特发性青春期延迟患者 LH 反应峰值大于 Kallmann 综合征患者 5 倍。特发性青春期延迟患者 ΔFSH/ΔLH 比值小于 0.55，而 Kallmann 综合征患者 ΔFSH/ΔLH 比值大于 0.55。

（六）氯丙嗪兴奋催乳素试验

试验在早上 8~9 时进行，按 0.33g/L 剂量肌内注射氯丙嗪。注射前 15 和 0 分钟以及注射后 15、30、45、60 和 90 分钟分别在前臂静脉采血测定 PRL。

参考范围：血清 PRL 峰值在青春期早期和正常成年男子都大于 15μg/L。

临床意义：氯丙嗪具有拮抗下丘脑多巴胺能神经元释放多巴胺的作用，解除多巴胺对垂体催乳素细胞的抑制，使 PRL 分泌增多。未经治疗的 Kallmann 综合征患者氯丙嗪兴奋催乳素试验血清 PRL 峰值小于 15μg/L，经过 hCG 或睾酮治疗 6 个月的 Kallmann 综合征患者的 PRL 峰值可达到正常成年男子水平。

（七）人绒毛膜促性腺激素（hCG）兴奋试验

hCG 由胎盘滋养层细胞分泌，是一种糖蛋白激素，与 LH 的生物学作用和免疫效应基本相似，hCG 和 LH 有同样的亚单位结构，因此也能刺激 Leydig 细胞产生睾酮。hCG 兴奋试验用于检查睾丸功能的完整性，成人剂量为 5 000U/m^2 肌内注射，或 1 500U/m^2，连续肌内注射 3 天，分别于注射前和注射后 3 天采血检测，3~4 天后睾酮水平至少提高一倍。

参考范围：注射 hCG 后，男性成人与青春期血浆睾酮平均增加 100%（50%~200%），青春前期无反应或仅轻度增加。

临床意义：因睾丸本身病变或畸形所致的原发性睾丸功能减退者无反应或仅有弱反应，而继发性者则大多有正常反应。隐睾症注射 hCG 后血浆睾酮明显上升，而无睾症则不见上升或上升不明显。

四、检验诊断

（一）诊断方法

男性不育约有 10% 存在内分泌异常，常规的精液检测只能显示精子的一般情况，不能进行定位诊断。通过准确测定生殖激素，有助于评价下丘脑 - 垂体 - 睾丸轴的功能（图 15-6），同时密切结合病史分析和体格检查，对其功能障碍进行精确定位。

（二）诊断结果

常见男性生殖内分泌疾病的激素变化情况可参考表 15-6。

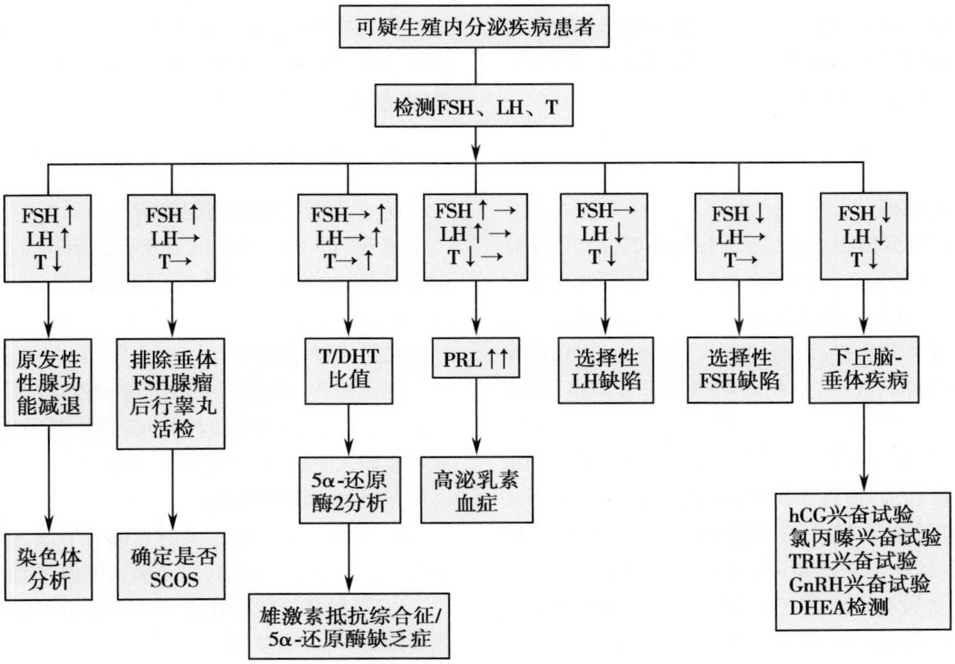

图 15-6　男性生殖内分泌疾病检验诊断

FSH：卵泡刺激激素；LH：黄体生成素；T：睾酮；DHT：双氢睾酮；PRL：催乳素；GnRH：促性腺激素释放激素；hCG：人绒毛膜促性腺激素；TRH：促甲状腺激素释放激素；DHEA：脱氢表雄酮；SCOS：唯支持细胞综合征

表 15-6　男性生殖内分泌疾病的激素变化

疾病名称	FSH	LH	T	E_2	FT	PRL
Klinefelter 综合征	↑	↑	↓	→	→	
46,XX 男性综合征	↑	↑	↓			
唯支持细胞综合征	↑	→	→			
雄激素抵抗综合征	→↑	↑→	↑→			
5α- 还原酶缺乏症	→↑	↑→	↑→	T/DHT>35		
隐睾症、无睾症	↑	↑	↓			
睾丸炎及损伤等	↑	↑	↓			
真性性早熟	↑	↑	↑	↑	↑→	
Kallmann 综合征	↓	↓	↓			
垂体疾病和影响垂体功能的其他疾病	↓	↓	↓			
高泌乳素血症	↓→	↓→	↓→			↑↑
选择性 FSH 缺陷症	↓	→	→			
选择性 LH 缺陷症	→	↓	↓			

↑：增高；↓：降低；→：正常；FSH：卵泡刺激激素；LH：黄体生成素；T：睾酮；DHT：双氢睾酮；FT：游离睾酮；PRL：催乳素；E_2：雌二醇；GnRH：促性腺激素释放激素

（黄宇烽　史轶超）

第五节 性功能障碍检验诊断

男性性功能障碍包括勃起功能障碍、插入障碍和射精障碍。对男性生育有明显影响的主要有严重的勃起功能障碍、插入障碍、严重的早泄、不射精和逆行射精。

一、发病原因

（一）勃起功能障碍

勃起功能障碍的原因很多，一般可分为心因性和器质性两类，但往往很难截然分开。心因性勃起功能障碍常见于精神紧张、忧郁、焦虑和恐惧，阴茎勃起中枢处于压抑状态。器质性勃起功能障碍常见的有：内分泌因素，如睾丸因外伤、炎症引起萎缩，垂体肿瘤、放疗、甲状腺功能亢进或减退；神经性因素：如帕金森病、脊髓外伤、手术或骨盆骨折引起盆神经的损伤、慢性酒精中毒、糖尿病、吸毒等都会引起外周神经病变而致勃起功能障碍；心血管系统疾病、糖尿病、交感神经功能亢进引起平滑肌功能异常、白膜功能受损、阴茎静脉闭合障碍、静脉瘘都会引起勃起功能障碍；许多药物长期服用会导致勃起功能障碍，如抗高血压药、强心药、雌激素、雄激素拮抗剂、H2 受体阻滞剂、抗精神病药、抗胆碱药、免疫抑制剂、可卡因等。

（二）插入障碍

以心因性插入障碍为主，大约占 90%。器质性插入障碍包括男女双方因素。男方自身因素包括先天性尿道下裂、小阴茎和隐匿型阴茎等。女方因素包括先天性无阴道、处女膜闭锁、女性性功能障碍、性唤起障碍和阴道痉挛等。

（三）射精障碍

1. **早泄** 早泄的原因：大都存在心理性异常，如抑郁、不安等精神症状；器质性病变有神经病理性病变（如阴茎感觉过敏性和阴茎感觉神经兴奋性增高）和外生殖器及前尿道疾病（如包皮炎、前列腺炎、精囊炎和尿道炎等）。

2. **不射精** 绝大多数的不射精是由于功能性因素所致，主要有交感神经切除术、前列腺缺如或切除、腹会阴直肠根治术、精囊缺如、糖尿病神经病变、多发性硬化、内分泌疾病以及乙醇、尼古丁、吗啡及用某些治疗高血压、神经病等影响射精能力的药物。另外，也有少数的精神性不射精。

3. **逆行射精** 主要是由于神经损伤和膀胱颈内括约肌功能失调引起，主要因素有膀胱颈手术、交感神经切除术、脊髓损伤、糖尿病性神经源性膀胱炎、先天性膀胱颈异常、膀胱憩室、脊柱裂、先天性尿道瓣膜、严重的尿道狭窄以及服用酚苄明、胍乙啶、利舍平等药物。

二、临床特征

（一）严重的勃起功能障碍

患者阴茎勃起不坚或完全不能勃起而不能完成性生活的过程，因无法将精液射入至阴道内而导致不育。患者的精液往往可以是正常的。

（二）插入障碍

插入障碍是指男子性欲正常，在接受性刺激后，阴茎能充分勃起，并且维持较长时间的勃起状态，但在尝试性交时，阴茎不能插入阴道，时程超过 1 个月。

（三）射精功能障碍

1. **早泄** 早泄的定义一直都有争议，通常是指男子在性交时失去控制射精能力，阴茎插入阴道之前或刚插入即射精。

2. **不射精** 是指在正常性刺激下不能随意射精，也无性欲高潮，但可以有梦遗。

3. **逆行射精** 逆行射精患者的典型表现为性高潮后没有精液射出或极少量精液射出。完全逆行射精是指在性生活过程中，患者有性高潮及射精感，但膀胱颈开放，精液全部自尿道逆向流入膀胱而不从尿道口射出。不完全逆行射精表现为部分精液逆向流入膀胱，其余精液自尿道口排出，由于精液部分丢失而常常表现为参数异常。患者性生活后第一、二次排尿时，尿内可见黏液或白色絮状物排出。

三、实验室检查

（一）常规检查

血常规、尿常规、空腹血糖、胆固醇、高低密度脂蛋白及肝肾功能检查对发现糖尿病、血脂代谢异常和慢性肝肾疾病是必要的。

（二）激素水平检测

参见本章无精子症检验诊断一节。

四、检验诊断

诊断方法：男性性功能障碍的检验诊断参见图 15-7。

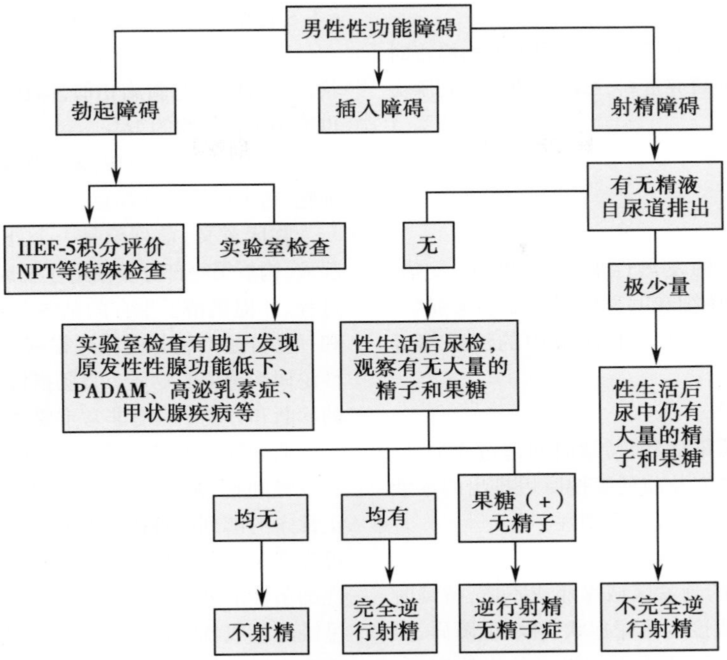

图 15-7　男性性功能障碍检验诊断

IIEF-5：勃起功能国际问卷 -5；NPT：夜间阴茎涨大试验；
PADAM：中老年男子部分雄激素缺乏综合征

（黄宇烽　史轶超）

第六节　前列腺炎检验诊断

前列腺为附属性腺中最大的不成对的实质器官，位于盆腔内。前列腺由腺组织与基质组成，腺组织由 30~50 个管状腺组成，最后汇成 15~30 条导管，直接开口于尿道前列腺部精阜两侧。腺泡上皮为单层柱状或假复层柱状，部分区域可出现单层立方或单层扁平上皮，一般多呈假复层鳞状，由主细胞和基底细胞组成。前列腺的基质由三种成分组成：结缔组织、平滑肌细胞与弹性纤维。各种成分的比例随年龄而不同。前列腺的上皮和导管来自内胚层，基质和平滑肌来自中胚层的间充质。前列腺的生理功能包括外分泌功能、内分泌功能、参与控制排尿和射精功能。

前列腺炎是泌尿男科最常见的炎症性疾病之一。1995 年美国国立卫生研究院（NIH）将前列腺炎分为四型：Ⅰ型为急性细菌性前列腺炎（acute bacterial prostatitis，ABP）。Ⅱ型为慢性细菌性前列腺炎（chronic bacterial prostatitis，CBP）。Ⅲ型为慢性前列腺炎 / 慢性骨盆疼痛综合征（chronic prostatitis/chronic pelvic pain syndrome，CP/CPPS），相当于传统分类方法中的慢性非细菌性前列腺炎和前列腺痛，是前列腺炎中最常见的类型。Ⅳ型为无症状性前列腺炎（asymptomatic inflammatory prostatitis，AIP）。

一、发病原因

（一）Ⅰ型前列腺炎

Ⅰ型前列腺炎相当于传统分类方法中的急性细菌性前列腺炎，病原体感染为主要致病因素，主要有大肠埃希菌、金黄色葡萄球菌、肺炎克雷伯菌、变形杆菌、假单胞菌属等。

（二）Ⅱ型前列腺炎

Ⅱ型前列腺炎相当于传统分类方法中的慢性细菌性前列腺炎，致病因素亦主要为病原体感染，但机体抵抗力较强和 / 或病原体毒力较弱，以逆行感染为主，病原体主要为葡萄球菌属、大肠埃希菌、棒状杆菌属及肠球菌属等。前列腺结石和尿液反流可能是病原体持续存在和感染复发的重要原因。

（三）Ⅲ型前列腺炎

Ⅲ型前列腺炎相当于传统分类方法中的慢性非细菌性前列腺炎和前列腺痛，是前列腺炎中最常见的类型，约占慢性前列腺炎的 90% 以上。其发病机制尚不明确，病因学十分复杂，可能是病原体感染、炎症和异常的盆底神经肌肉活动等的共同作用。

（四）Ⅳ型前列腺炎

Ⅳ型前列腺炎因无临床症状，常因其他相关疾病检查时被发现，缺乏发病机制的相关研究资料，可能与Ⅲ型前列腺炎的部分病因及发病机制相同。

二、临床特征

（一）Ⅰ型前列腺炎

起病急，可表现为突发的发热性疾病，如寒战、发热、疲乏无力等全身症状，伴有持续和明显的下尿路感染症状，尿液中白细胞数量升高，血液或（和）尿液中的细菌培养阳性。

（二）Ⅱ型前列腺炎

有反复发作的下尿路感染症状，持续时间超过3个月，挤压前列腺分泌物（EPS）、精液及前列腺按摩后排出的尿液（VB3）中白细胞数量升高，细菌培养结果阳性。

（三）Ⅲ型前列腺炎

主要表现为长期、反复的骨盆区域疼痛或不适，持续时间超过3个月，可伴有不同程度的排尿症状、性功能障碍、焦虑、抑郁、失眠、记忆力下降等，严重影响患者的生活质量；EPS/精液/VB3细菌培养结果阴性。依据EPS/精液/VB3的白细胞数量，将Ⅲ型前列腺炎分为炎症型（ⅢA型）和非炎症型（ⅢB型）两个亚类：ⅢA型患者的EPS/精液/VB3中白细胞数量升高，ⅢB型患者的EPS/精液/VB3中白细胞在正常范围。

（四）Ⅳ型前列腺炎

无主观症状，通常在有关前列腺方面的检查时发现炎症证据。

三、实验室检查

（一）挤压前列腺分泌物（expressed prostatic secretion，EPS）常规检查

嘱患者排尿后，取胸膝卧位，按摩时手法要轻柔，从前列腺两侧向正中按摩，再沿正中向尿道外挤压，如此重复数次，再挤压会阴部尿道，即可见有白色黏稠性的液体自尿道口流出。用小试管或载玻片承接标本，并及时送检，微生物检测须进行无菌操作。如患者可能患有生殖系统结核、疑似肿瘤、急性感染等前列腺疾病，不宜作前列腺按摩。由于前列腺有许多小房，一次按摩所得前列腺液有一定的偶然性，因此常要重复检查。通常前列腺液是指通过按摩前列腺而收集到的液体，是静态液，不能完全等同于在射精时排到精液中的前列腺刺激分泌液，如精浆酸性磷酸酶在静态液中较低。

由于前列腺液性质黏稠，血细胞分布不均匀，涂片易致厚薄不均，白细胞有成堆的倾向等较多的影响因素，同时按摩手法轻重、深浅对计数也有一定影响，因此白细胞的计数较为困难。目前，前列腺液的白细胞检查主要有湿片法和白细胞计数池计数法。

参考范围：正常的前列腺液呈乳白色稀薄液，有蛋白光泽，炎症时分泌物可变得浓厚，色泽变黄或淡红色，混浊或含絮状物，并可有黏丝。正常前列腺液量约0.1~1.0ml，pH 6.4~6.7，相对密度1.027±0.002。

显微镜下卵磷脂小体≥3+/HP，分布均匀，呈发光圆球状，折光性强，与脂滴相似，体积大小不等，可略小于红细胞，也可小于红细胞的1/4。

脓细胞<10个/HP，无或偶见红细胞，可以有少量的上皮细胞、精子或淀粉样颗粒。

临床意义：前列腺是一个外分泌腺，其功能是分泌前列腺液，构成第一部分精液的主要成分，参与精液的凝固与液化过程，并提供精子生存的某些营养物质。它的生物合成作用和一些分泌产物与受精过程密切相关，它们也提供一些抗男性泌尿系感染的物质。直肠指检获得的前列腺液在前列腺炎的诊断和分类中具有非常重要的作用。

前列腺炎患者前列腺液内的主要炎症细胞是中性粒细胞和巨噬细胞，尤其是富含脂质的巨噬细胞。这些巨噬细胞在正常人的前列腺液内极少见到，在非细菌性前列腺炎患者中可升高8~10倍，在细菌性前列腺炎患者中升高更为显著。急性细菌性前列腺炎时，前列腺液肉眼观察可因含有红细胞而呈淡红色或咖啡色，镜检可见大量的红细胞、白细胞、脓细胞及含脂巨噬细胞。慢性细菌性前列腺炎时，前列腺液肉眼观察可呈现微黄色或乳黄色，也可呈灰白色，涂片镜检可见大量的白细胞、含脂巨噬细胞和红细胞，通常白细胞数量多于10个/HP，镜下卵磷脂小体明显减少。慢性非细菌性前列腺炎时，前列腺液涂片镜检可见大量成团或聚集的白细胞、颗粒细胞，或含脂巨噬细胞增多。真菌性前列腺炎时，前列腺液涂片检查可见大量白细胞或红细胞，并可查见真菌病原体。滴虫性前列腺炎的前列腺液涂片可见大量白细胞或红细胞，并可查见阴道毛滴虫。棘球蚴（包虫）、丝虫或阿米巴原虫感染时，也可发现相应的病原体。前列腺液中白细胞假性升高多见于一些尿道疾病，如尿道炎、狭窄、湿疣和憩室等，在非感染性前列腺结石患者的前列腺液内白细胞计数也明显升高。另外，可以使前列腺液中白细胞计数较实际水平增高的情形还见于性交和射精后数小时内、酗酒后、进食大量刺激性食物后、天气寒冷局部受凉、长时间骑自行车、久坐和按摩前列腺手法粗重等。前列腺液内白细胞的分布特点对判断炎症是否存在也具有重要意义，血细胞的成堆或成簇分布往往提示前列腺的炎症，甚至在白细胞计数低于诊断标准时也不能排除炎症存在的可能。

正常人前列腺液内红细胞极少，往往在炎症时才出现，按摩过重也可人为地引起出血，此时镜检可见多数红细胞。前列腺液中的颗粒细胞常在前列腺炎症时或老年人中多见。按摩时若压迫到精囊腺，前列腺液内可出现精子。

正常男性前列腺液的pH一般在6.4~6.7，随年龄的增长前列腺液pH有增高的趋势。在慢性细菌性前列腺炎时，前列腺液中的炎症细胞渗出得越多，提示前列腺的炎症反应越重，上皮细胞水肿、坏死越明显。一方面，炎症使前列腺的上皮细胞分泌功能受损，枸橼酸分泌减少，使前列腺液pH呈碱性，另一方面，炎症使前列腺的上皮通透性增加，更多的组织液渗透到前列腺腔内，进一步稀释其中的枸橼酸，使前列腺液的pH更接近于组织液或血浆pH，其碱性程度比正常增高约10倍，当pH>7.8时有辅助诊断意义。前列腺炎病情减轻或

治愈时，增高的 pH 可以逐渐恢复至正常。因此有学者认为，前列腺液 pH 的常规测定，可以作为衡量治疗效果的一个指标，来指导临床选择有效的抗生素。

前列腺液中的卵磷脂小体主要作为精子的营养物质，其分泌的减少可以反映前列腺分泌功能的异常。有学者报道，卵磷脂小体少于 1/2 时就会对患者的性功能产生明显的影响。前列腺炎症时卵磷脂小体减少，且有成堆分布倾向，这是由于炎症时的巨噬细胞吞噬大量脂类所致。在炎症治愈后，卵磷脂小体通常可以恢复正常，因此卵磷脂小体的变化也可以作为疗效的参考指标之一。

(二) 尿细菌学分析

1. **四杯法(Meares-Stamey 试验)** 先洗净、消毒阴茎头和包皮，将无菌试管直接放在尿道口收集尿液。检查前充分饮水，收集最初排出的 10ml 尿液(VB1)代表尿道尿液；继续排尿 200ml 后用无菌试管收集中段尿 10ml(VB2)代表膀胱尿液；然后，做前列腺按摩收集前列腺液(EPS)；收集按摩后排出的 10ml 尿液(VB3)代表前列腺和后尿道尿液。最后将收集的 4 份标本分别进行白细胞(WBC)计数和细菌培养。

参考范围：参见表 15-7。

表 15-7 四杯法诊断慢性前列腺炎结果分析

类型	标本	VB1	VB2	EPS	VB3
Ⅱ型	WBC	–	+/–	+	+
	细菌培养	–	+/–	+	+
ⅢA 型	WBC	–	–	+	+
	细菌培养	–	–	–	–
ⅢB 型	WBC	–	–	–	–
	细菌培养	–	–	–	–

临床意义：由 Meares 和 Stamey 所提供的下尿路细菌定位研究已成为诊断和随访前列腺炎的“金标准”，可对前列腺、膀胱和尿道的感染进行准确的定位分析。VB3 菌落数大于 VB1 菌落数 10 倍以上才能诊断为细菌性前列腺炎，如果 VB3 和 EPS 细菌培养阳性，而 VB1 和 VB2 细菌培养阴性，则表明细菌来自前列腺。如果 VB2 菌落数多，则为膀胱炎。如果 VB2 无菌，VB1 中菌落数明显高于 VB3 和 EPS，则应考虑尿道感染。当所有的 4 个标本都无菌时，可考虑为无菌性前列腺炎。

2. **两杯法** 四杯法操作复杂、耗时、费用高，在实际临床工作中通常推荐两杯法获取前列腺按摩前、后的尿液，进行显微镜检查和细菌培养。暴露尿道外口，清洗、消毒尿道外口。嘱患者排尿约 100~200ml，用无菌试管收集中段尿(按摩前尿液)；进行前列腺按摩，随后再嘱患者排尿，收集最初的 10ml 尿液(按摩后尿液)。将收集的 2 份标本分别进行细胞计数和细菌培养。

参考范围：参见表 15-8。

表 15-8 两杯法诊断慢性前列腺炎结果分析

类型	标本	按摩前尿液	按摩后尿液
Ⅱ型	WBC	+/–	+
	细菌培养	+/–	+
ⅢA 型	WBC	–	+
	细菌培养	–	–
ⅢB 型	WBC	–	–
	细菌培养	–	–

临床意义：参见四杯法。

(三) 精液中的补体 C3 水平检测

当前补体 C3 一般用双光径速率散射比浊法进行分析。标本应在 2 小时内分析，否则补体水平会改变。

参考范围：正常男性精液中没有补体 C3 存在。

临床意义：Bleuk 等研究发现，精液中的补体 C3 水平与附属性腺的炎症有关，可在炎症细胞出现之前就升高，是判断前列腺炎的一个很敏感的指标。前列腺痛的一个特征就是 VB3 中的白细胞数量正常，而精液中的补体 C3 水平增高，往往超过 1.5mg/L。

(四) LDH5/LDH1 比值检测

LDH 同工酶采用琼脂糖电泳法进行分析。

参考范围：正常男性前列腺液中 LDH5/LDH1<1。

临床意义：LDH 有 5 种同工酶，LDH5/LDH1 比值可以作为上皮细胞受损程度的参考指标。正常男性前列腺液中 LDH5/LDH1<1，而在前列腺炎时此比值显著升高，并且与前列腺液中的白细胞计数呈正相关。因此，LDH5/LDH1 比值可以作为前列腺炎诊断及治疗的一个判断指标。

(五) 血 WBC 分析

检验方法请参见相关章节。

参考范围：正常成年男性 WBC 在 $(4\sim10)\times10^9$/L。

临床意义：急性细菌性前列腺炎患者急性期血中白细胞明显增高。

(六) 尿常规分析及尿沉渣检查

尿常规分析及尿沉渣检查是排除尿路感染、诊断前列腺炎的辅助方法，其检查方法请参见相关章节。

参考范围：正常男性尿常规中白细胞或脓细胞<3 个 /HP。正常男性尿沉渣中白细胞<11 个 /μl。

临床意义：急性细菌性前列腺炎患者急性期尿液可见大量脓细胞。

四、检验诊断

(一) 诊断方法

前列腺炎检验诊断方法参见图 15-8。

(二) 诊断结果

前列腺炎检验诊断结果请参见表 15-9。

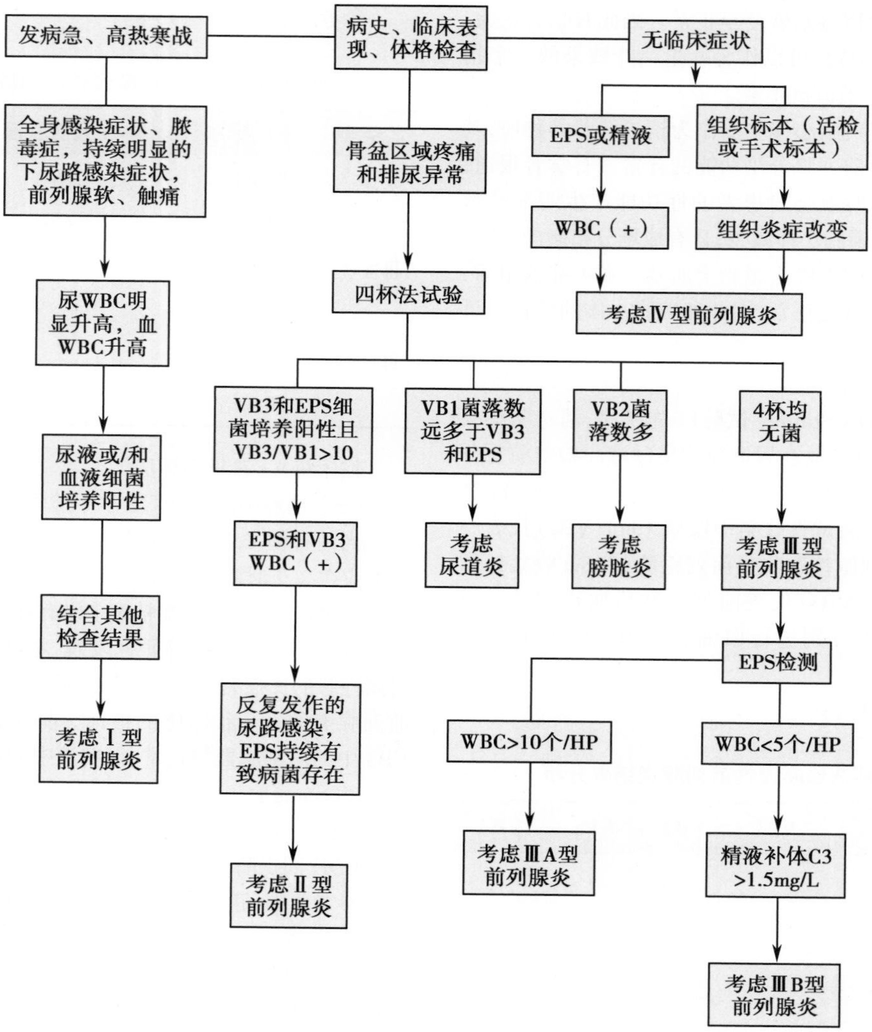

图 15-8 前列腺炎检验诊断

WBC：白细胞；EPS：挤压前列腺分泌物；VB1：代表尿道尿液；VB2：代表膀胱尿液；VB3：前列腺和后尿道尿液

表 15-9 前列腺炎检验诊断结果

分型	发病	WBC				细菌培养				精液补体 C3
		VB1	VB2	EPS	VB3	VB1	VB2	EPS	VB3	
NIH Ⅰ	急	+	+	延期		+	+	延期		
NIH Ⅱ	慢	–	+/–	+	+	–	+/–	+	+	>1.5mg/L
NIH ⅢA	慢	–	–	+	+	–	–	–	–	>1.5mg/L
NIH ⅢB	慢	–	–	–	–	–	–	–	–	>1.5mg/L
NIH Ⅳ	无症状			+						

WBC：白细胞；EPS：挤压前列腺分泌物；VB1：代表尿道尿液；VB2：代表膀胱尿液；VB3：前列腺和后尿道尿液

（黄宇烽 史轶超）

第十六章
女性生殖系统疾病的检验诊断

第一节 概 述

女性生殖系统疾病主要为三类：一是感染性疾病，女性生殖道感染性疾病以局部感染为主，累及全身的少。从阴道至盆腔均可发生感染性疾病，其中各种病原体所致的阴道炎在育龄妇女最常见，多数情况下，检验可直接明确诊断、指导用药，实验诊断临床意义大。二是与生殖相关的卵巢功能性疾病及其相关的生殖内分泌功能紊乱，表现为不孕不育、月经紊乱、闭经等。由于卵巢功能受下丘脑、垂体功能的影响，有时也受甲状腺等其他腺体功能的影响，因此在检测卵巢功能时，有时会涉及垂体、甲状腺等功能的检测。一般情况下，检验诊断在女性卵巢功能与内分泌功能紊乱的诊断中起决定作用。三是妇科肿瘤，包括宫颈癌、卵巢癌、子宫内膜癌，以及妊娠滋养细胞肿瘤等，病理是确诊手段，从检验诊断角度，也就是一些肿瘤标志物的检测，但对妊娠滋养细胞肿瘤而言血清肿瘤标志物 hCG 测定具有极重要意义，hCG 是妊娠滋养细胞肿瘤最重要的肿瘤标志物，不仅用于诊断，也用于治疗随访，具有很高的特异性与灵敏度。宫颈癌易于细胞学普查防治，近年人乳头瘤病毒（human papilloma virus，HPV）与宫颈癌的关系明确，高危型 HPV 的检测也作为宫颈癌防治工作的一部分。卵巢癌是威胁最大的妇科恶性肿瘤，其肿瘤标志物癌抗原 12-5（CA12-5）、HE4 检测的应用参照有关肿瘤标志物测定章节。

第二节 生 殖 生 理

生殖生理的核心是呈现正常的生殖功能。女性性成熟与性成熟期的生殖功能以月经来潮为标志，而各种妇科疾病通常与生殖功能或生殖活动相关。青春期前，生殖系统尚未发育，不具生殖能力也没有相应的性活动，妇科疾病很少。青春期后，规律的月经来潮常预示周期性的排卵，是女性性成熟并具有生殖能力的标志。在卵巢周期的卵泡期，随着卵泡的发育，体内雌激素逐渐升高，约在月经周期的第 14 天前达高峰，继而排卵，排卵期黄体生成素明显升高，可达基础值的数倍。排卵后，随着黄体的发育分泌雌激素（雌二醇）与孕激素（孕酮）并在黄体中期（月经的 21 天左右）达高峰，若未受孕，随着黄体的萎缩，雌孕激素的下降、月经来潮。每个月经周期生殖器官各部及乳房在性激素的作用下发生有利于生殖的周期性变化。性成熟期性活动及生育使得各种妇科疾病高发，此时期不能正常生育，即为不孕不育；排卵功能不正常，可表现为月经紊乱、闭经；性活动又使妇科炎症性疾病易于发生。卵巢功能的衰退始于 40 岁以后，月经开始紊乱，中国妇女平均绝经年龄为 50 岁左右。围绝经期也是各类妇科疾病的好发期，多与激素紊乱、激素水平下降有关。60 岁以后进入老年期，生殖器官萎缩，骨质疏松等。卵巢周期是女性生殖生理变化的基础。卵巢储备，即卵巢的卵泡数量与质量反应女性配子发生及其生成甾体激素的能力，决定了绝经年龄。

一、卵巢周期的调节

卵巢从青春期开始到绝经前，在形态和功能上每月呈周期性变化称卵巢周期（ovarian cycle），临床表现为月经周期。人类卵巢中的卵泡发育始于胚胎时期，新生儿出生时卵巢中大约有200万个卵泡；儿童期多数卵泡退化，近青春期只剩下约30万个卵泡，妇女一生中只有400~500个卵泡发育成熟并排卵。生育期每月发育一批卵泡，经过募集、选择，其中一般只有一个优势卵泡可达完全成熟，进而排卵，随后黄体形成及退化，形成一个月经周期，分别为月经期、卵泡期、排卵期与黄体期。

正常育龄女性以月经周期为特征的生殖生理周期是由于卵巢功能的周期性改变，生殖内分泌激素的周期性变化所致。月经周期的调节是一个非常复杂的过程，受神经和内分泌双重调节，这调节系统由下丘脑、垂体和性腺组成，通常称为"下丘脑-垂体-卵巢轴"（hypothalamic-pituitary-ovarian axis，HPOA）

高级神经中枢分泌神经递质影响下丘脑，下丘脑分泌促性腺激素释放激素（GnRH亦称LHRH），通过调节垂体促性腺激素（LH、FSH）的分泌，调节卵巢功能，启动了整个轴系，作用逐级向下传递，直至靶器官产生生物效应。同时下丘脑、垂体、卵巢分泌的激素对下丘脑-垂体又有反馈调节作用。反馈调节包括长反馈、短反馈、超短反馈，以实现对卵巢周期的调控。对自身的分泌功能的调节为超短反馈：如，下丘脑分泌的GnRH对其本身的合成产生抑制作用；反馈抑制上一级器官的分泌功能为短反馈：如，垂体激素抑制下丘脑GnRH的分泌、抑制素对垂体FSH分泌的抑制；反馈抑制上二级器官的分泌功能为长反馈：如，卵巢分泌的性激素对下丘脑的反馈调节作用。因此在生殖内分泌激素测定结果的分析时要结合考虑反馈作用机制。除外药物、肿瘤等因素，如果性激素与促性腺激素均处于高水平时，可能有一项结果是错误的。

除了下丘脑、垂体和卵巢之间的相互调节以外，HPOA的神经内分泌活动还受到大脑高级中枢的调控。其他内分泌腺和月经周期的调节也有关。

下丘脑（弓状核神经细胞）以脉冲式（成人每60~100分钟一次）释放GnRH，GnRH为一种十肽激素，经垂体门脉系统到达垂体前叶，刺激分泌LH和FSH；LH、FSH亦呈脉冲式分泌，其脉冲的频率和幅度受卵巢激素的影响，雌二醇使脉冲幅度下降，而孕酮使脉冲频率下降，所以在卵泡期LH、FSH脉冲是高频低幅，而在黄体期是低频高幅。LH、FSH的脉冲式分泌是临床上对同一个人在同一天的不同时间采血，其LH、FSH测定值可呈现波动的合理解释。

二、主要的生殖内分泌激素

（一）垂体促性腺激素

垂体分泌的促性腺激素（gonadotropin hormone，GTH）包括卵泡刺激素与黄体生成素。

1. **卵泡刺激素** 垂体前叶合成分泌的糖蛋白激素，M=32 000，由α、β二个链（亚基）组成，其α链与LH、TSH、hCG相同，β链是特异的。但只有整分子具生物活性。FSH通过与卵泡颗粒细胞上的FSH受体结合，主宰对优势卵泡的选择和发育，促进卵泡合成雌二醇。FSH的正常范围为4~40IU/L，是卵泡发育中必不可少的激素，促进卵泡成熟及分泌雌激素，并诱导产生芳香化酶，使雄激素转化为雌激素。FSH值持续升高在40IU/L以上，提示卵巢功能衰退。因此，50~65岁之间的绝经妇女FSH持续在高水平。

2. **黄体生成素** 垂体前叶合成分泌的糖蛋白激素，M=34 000。由α、β二个链（亚基）组成，其α链与FSH、TSH、hCG相同，β链是特异的。但只有整分子具生物活性。LH通过与卵泡内膜细胞及黄体细胞上的LH受体结合，促使卵泡内膜细胞增生发育，产生雄激素，使黄体细胞产生孕激素。LH的正常范围为5~200IU/L，在女性，与FSH协同促进卵泡成熟，在促排卵及黄体发育成熟中起重要作用。一般情况下其值在20IU/L以下，只有在月经中期急骤升高，在促排卵的短时间内（排卵期）可高达200IU/L。继而降到20IU/L以下，促进黄体发育，分泌孕酮。其分泌受下丘脑GnRH的调节与E_2、P的反馈调节。

女性月经周期中FSH和LH在卵泡和黄体期实际上并非一平线，在卵泡期，早高晚低；在黄体期是早、晚高，中间低，临床诊断中应加以考虑。

（二）垂体泌乳素

垂体泌乳素是垂体前叶分泌的另一种蛋白激素，由垂体前叶泌乳素细胞合成和分泌，分子量为22 000。正常状态下，PRL的分泌受下丘脑泌乳素释放抑制因子（PIF，本质是多巴胺）负调控，分泌正常量的PRL，正常时PRL的分泌处于抑制状态。当去除PIF的作用后，PRL分泌即增加。另外下丘脑促甲状腺素释放激素（TRH）可刺激垂体分泌PRL。皮质醇、维生素D_3使PRL分泌减少，而E_2、P促进垂体合成和释放PRL。生理情况下，睡眠、高蛋白饮食、运动、紧张、性交、哺乳均使PRL升高。任何干扰多巴胺（DA）合成代谢和阻断其受体结合的药物（类似于PIF被抑制），均使PRL升高，如抗精神病药，胃动力药，抗高血压药。青春期前PRL<5ng/ml，育龄妇女非孕时为5~30ng/ml。在卵泡期较低，黄体期较高。PRL的分泌呈脉冲式，在一天24小时中的分泌节律大约是夜间的分泌高于白天，早晨8~10点最低为基础分泌状态，中午12点开始升高，下午4点、8点均有分泌高峰。此外PRL的分泌还会因紧张、受刺激等因素而升高。因此，测PRL最好在静息状态下，于早上8~10点采血。

PRL为女性维持正常生殖功能的重要激素之一，PRL促进泌乳的靶细胞则是乳腺组织的槽状细胞，通过与受体结合，促使乳蛋白的合成。除了在妊娠末期促进乳腺腺泡发育与哺乳期间参与泌乳外，PRL在生殖生理中的功能是多方面的，如：在月经周期中增加及维持黄体的LH受体，继而维持较高的孕激素生成。在妊娠期调节羊水成分和容量（保护胎儿），以及抑制纤溶酶原激活剂等。PRL的异常升高可抑制性腺轴功能，是月经紊乱、闭经、不孕不育最常见的原因之一。PRL另可调节水和电解质平衡（经前PRL升高，出现水肿——经前紧张症）等。

（三）雌激素

主要包括雌二醇、雌三醇、雌酮等，在女性不同的生理时期含量有所不同，育龄非孕期主要为雌二醇，妊娠期雌三醇含量很高。

1. **雌二醇** 雌二醇是含18C的甾体激素，在天然雌激素中，其活性最高，育龄女性95%的E_2来自卵泡（颗粒细胞）或黄体，少量来自肾上腺。妊娠早期主要由黄体产生，于妊娠10周后主要由胎儿-胎盘单位合成。男性E_2含量低，主要由睾丸间质细胞合成分泌。育龄女性雌激素的分泌量与卵巢的卵泡发育、排卵等相关，有卵泡的发育即有雌激素的分泌，卵巢分泌的雌激素主要为雌二醇，因此，正常育龄妇女体内主要为雌二醇，循环血中含量67~2 200pmol/L不等，随着月经周期呈周期性改变。在卵泡期初水平最低，可低至100pmol/L以下，在排卵前期最高可达1 800pmol/L以上。绝经后妇女E_2水平持续低于150pmol/L。雌二醇是甾体激素，在血液中绝大部分与蛋白质结合，其生物活性由游离部分所表现，因此任何与之结合的蛋白质的浓度，都能影响其生物活性。E_2在肝脏降解为雌酮(E_1)和雌三醇(E_3)与葡萄糖醛酸或硫酸结合后由尿排出。E_2主要是促使女性生殖器、卵泡和第二性征的发育，参与性腺轴的反馈调节，有轻度的潴水、钠、氮作用，及降脂作用。

2. **雌三醇**　在非妊娠期E_3是E_2和E_1在肝脏内的代谢产物，量很少，甚至在血清中难以测到，生理意义不大。在妊娠期的前3个月，E_3由黄体分泌的E_2代谢而成。3个月后胎盘形成，90%的E_3来自胎儿肾上腺合成的硫酸脱氢表雄酮(DHEAS)，10%来自母亲的DHEAS，在胎儿肝脏和胚盘内转化成E_3并进入母体。胎盘合成的E_3，通过母体血液循环，在肝脏代谢，和硫酸或葡萄糖醛结合形成结合型E_3，从尿排出。雌三醇是检测胎儿、胎盘状态的有用指标。

3. **雌酮**　雌酮(estrone，E_1)，其17位C上的氢被酮基取代，多由雄烯二酮转化而来。E_1和E_2是卵巢分泌的最主要性激素，两者之间可以互相转化，在血中维持动态平衡。在月经周期中E_1和E_2平行上升，但幅度、峰值与LH同时出现，相当于E_2的50%。更年期的妇女体内雌激素以E_1占优势，主要来自肾上腺皮质内雄烯二酮在脂肪、肌肉、肝、肾等处外周转化而成，小部分来自卵巢间质中雄烯二酮在外周转化而来，E_1以E_3作为代谢产物排出体外。E_1在青春前期约41~78pmol/L；育龄女性：111~629pmol/L。

(四)孕酮

非妊娠妇女的孕酮由排卵后的黄体产生，卵巢合成和分泌孕酮。因此，正常育龄妇女排卵前孕酮的水平小于2.0nmol/L，排卵后的水平为>7nmol/L。孕酮水平持续小于5nmol/L往往提示排卵障碍。绝经后孕酮水平持续小于2.0nmol/L。临床上测定循环血中孕酮浓度主要用于判断患者是否有排卵，以及黄体功能是否健全，因此要求在月经前的一周采血。少数病例虽有孕酮水平的升高却无排卵，反映卵泡未破裂但已发生了黄素化，临床上称作卵泡黄素化未破裂综合征。

在妊娠期，前3个月孕酮来自黄体，胎盘形成后，全部来自胎盘，在肝脏降解成孕二醇由尿排出，P的半衰期为5分钟。

孕激素同样主要作用于生殖器官，为受精卵的着床发育做好准备。其主要生理作用是：使E_2作用下的子宫增殖内膜转化为分泌期，为孕卵着床作准备。降低子宫兴奋性，防收缩。促进乳房腺体发育泌乳。兴奋下丘脑体温调节中心，升高体温。

(五)雄性激素

雄性激素是19C甾体激素，有多种分子形式存在，如：睾酮(T)、脱氢异雄酮(DHEA)、雄烯二酮、雄酮、双氢睾酮等，其生理活性的比大约是：睾酮：脱氢异雄酮：雄烯二酮：雄酮=100：16：12：10，双氢睾酮是活性最强的雄激素，其生物活性为睾酮的2~3倍。卵巢、肾上腺和睾丸都是合成雄激素的场所。

1. **睾酮**　在正常育龄女性，卵巢分泌的性激素主要为雌二醇和孕酮，产生的主要雄激素是脱氢表雄酮，睾酮浓度较低。卵巢中雄激素的功能主要是提供合成雌激素的原料，作为卵巢内雌激素合成的前体，当卵巢内雌激素合成有障碍时循环中雄激素水平可升高。女性血液循环中的睾酮主要在肾上腺皮质产生，少量在卵巢产生，可能与性征发育有关。睾酮的合成受垂体LH调节。其生理作用除促进蛋白合成，参与新陈代谢外，尚有促进女性第二特征的发育，并参与下丘脑-垂体促性腺分泌轴的反馈调节。

血液中睾酮60%与性激素结合蛋白结合，38%与白蛋白结合，2%是游离状态，结合的激素无生物活性。睾酮代谢主要在肝内进行，也有相当部分在前列腺、精囊和皮肤中进行。睾酮代谢产生的17-酮类固醇由尿排出体外，而尿中17-酮类固醇只有20%~30%是睾酮的代谢产物，其余17-酮类固醇是肾上腺皮质类固醇的代谢产物，因此，尿17-酮类固醇测定并不能很好地反映睾丸中雄激素的分泌状况。女性总睾酮水平为0.4~3.0nmol/L。女性游离睾酮为：7~42nmol/dl。

2. **双氢睾酮**　双氢睾酮(dihydrotestosterone，DHT)可以由睾丸直接产生，亦可以由末梢组织将雄激素和睾丸及肾上腺皮质产生的雌激素作为前身物质，转变而来，睾酮在5α-还原酶的作用下，也可转变成双氢睾酮。DHT生物活性为睾酮的2~3倍，DHT与细胞质内特异性蛋白(受体)牢固结合，形成双氢睾酮-受体复合物向细胞核移动，在那里产生结构上的变化后与核染色质结合，促使一般DNA转录生成mRNA，后者转入细胞浆翻译生成新蛋白及引起其他改变，产生雄性生理作用。

在女性，DHT不受卵巢周期的影响。DHT的代谢主要通过β-酮类固醇脱氢酶还原成3α-雄烷二醇，再与葡萄糖苷酸结合成雄烷二醇葡萄糖苷酸(3α-did-G)，由尿中排出，故尿中3α-did-G的量能很准确地反映在外周转化成双氢睾酮的情况。双氢睾酮的生理作用主要有：①胚胎期：外生殖器及前列腺的形成有赖于DHT的存在，DHT可促使精子在附睾中的成熟；②青春期：促使前列腺增大，面部胡须、阴毛及腋毛的生长、双颞发际后缩及皮脂腺分泌增多等。女性正常参考值：0.3~1.4nmol/L(10~40ng/dl)。

3. **脱氢表雄酮**　脱氢表雄酮(dehydroepiandrosterone，DHEA)是一种17-氧类固醇激素，一部分是睾酮的产物，绝大部分是由肾上腺皮质网状带合成。在雄激素中，DHEA的活性最弱，DHEA经过碘酰化生成硫酸脱氢表雄酮(DHEAS)，和雄烯二酮。在体内代谢为雄酮，再与葡萄糖苷酸结合，最终由尿液排出。因代谢物为17-酮类固醇(17-KS)，故尿中17-KS的量主要代表DHEAS的量，反映肾上腺素来源的雄激素的情况。血参考值如下：

儿童：3.5~10.4nmol/L(1.0~3.0ng/ml)(RIA法)；成年：6.9~18.0nmol/L(2.0~5.2ng/ml)；绝经后：1.0~15.6nmol/L(0.3~4.5ng/ml)。升高见于：①多毛症妇女，由于雄激素生成过多，致使血DHEA升高；②17β-羟脱氢酶缺陷症，胎儿羊水

DHEA 升高。降低见于：①肾上腺腺瘤，其特征是不分泌雄激素，肾上腺皮质趋于萎缩，血清 DHA 水平降低；②中晚期妊娠妇女血 DHEA 含量下降。

4. **雄烯二酮**（androstenedione，A_2） 主要来自肾上腺皮质，约 30% 来自睾丸或睾酮在周边的转换。A_2 既是睾酮合成的前体又是孕酮的衍生物。后者在 17α- 羟化酶和 17、20-碳链酶的作用下生成 A_2。A_2 在 17- 酮还原酶作用下生成睾酮，经尿排出。正常血浓度参考值：男性：(3.74 ± 0.88) nmol/L (107ng/dl ± 25ng/dl)；女性：2.1~10.5nmol/L (60~300ng/dl)。①女性外阴硬化性苔藓样增生，血中 A_2 含量明显下降；②口服雌激素避孕药，A_2 下降；③男性假两性畸形：由于 A_2 分泌不足。

（六）性激素结合蛋白

性激素结合球蛋白（sex hormone binding globulin，SHBG），又称睾酮 - 雌二醇结合球蛋白（testosterone-estrogen binding globulin，TEBG），分子量 115 000，由两个分子量分别为 53 000 和 46 000 的亚基组成，1966 年首先被发现存在于人血浆中。SHBG 通常形成一个二聚物或与血浆中一个分子量与 SHBG 相同的蛋白质结合存在。SHBG 由肝脏合成并释放入血，与雌、雄激素的亲和力不同，循环中的睾酮，约 85% 与 SHBG 相结合，10%~15% 与白蛋白结合，仅 1%~2% 的睾酮呈游离状态，SHBG 浓度的高低，影响游离睾酮的浓度，从而影响其发挥雄激素的生物效应。

1. **SHBG 的产生与正常水平** ①青春期及青春期前：SHBG 浓度在新生儿体内较低，随着年龄增长而增高。6~10 岁时达到最大值，然后又开始下降。这一阶段中体内 E_2 水平很低，T 则相当稳定。因而 E_2/T 的平衡可能不是这一阶段 SHBG 变化的原因。国外研究表明，大概从 10 岁开始，SHBG 开始下降，男、女性都如此，到 15 岁左右分泌量开始稳定。这可能与雄性激素从 10 岁左右分泌量开始增加有关。但也有研究认为与雄性激素变化无关。男性儿童血浆 T，女性儿童血浆 E_2 在 10 岁左右开始上升。反映游离 T 水平的 T/SHBG 从 10 岁开始急剧上升，其中男性儿童更为明显。在青春期男、女性 SHBG 水平差别不大，当青春期结束时，男、女血浆 SHBG 水平与成人就很接近。②成年女性 SHBG 水平约为男性的 l0 倍。男性从 40~50 岁开始，伴随着年龄增大 SHBG 逐渐升高。女性在排卵功能丧失后，由于体内 E_2 水平下降，SHBG 随之减低。雌激素替代治疗后，SHBG 可以回升。目前认为，衰老过程中体内 SHBG 水平出现的变化是由于体内 E_2/T 改变所致。③月经周期：许多研究表明月经周期血浆 SHBG 水平有变化。从卵泡期、排卵到黄体期逐渐升高。在有生育史的健康妇女的观察表明，排卵前 E_2 分泌达高峰时，即可观察到血浆 SHBG 的升高。④整个妊娠期间孕妇血浆中 SHBG 逐渐升高，最终可以达到正常值的 5~10 倍。由于妊娠期间其他甾体结合蛋白的浓度也升高，有人认为高浓度的结合蛋白在防止母体血液中各种甾体激素进入胎盘中起重要作用。

SHBG 的正常参考值为男：10~73nmol/L 血清；女：16~120nmol/L 血清。

2. **测定 SHBG 的临床意义** ①女性多毛症及男性化：SHBG 水平可下降，仅为正常女性 50%，而游离 T 则几乎增加 90%。国外临床检测 SHBG 应用较多的当属女性多毛症及其他男性化疾病。人们认为游离 T 及 DHT 增加是这类疾病发生与发展的重要原因。在这类疾病中 SHBG 测定不仅可以作为诊断指标，而且可以作为衡量治疗效果的依据。多囊卵巢综合征伴有各种男性化症状时，SHBG 水平可下降 50%，导致游离雄激素水平升高。②男性性腺功能减退：血浆 T 水平正常而 SHBG 水平升高，可使男性性腺功能减退。已经发现部分男性性腺功能减退患者的 SHBG 水平升高到与正常女性相近，而患者的血浆 T 水平往往是正常的，因而对于这类患者监测其血浆 SHBG 水平有很大意义。③肥胖：SHBG 水平偏低。Grass 发现男性肥胖患者血浆 SHBG 及 T 水平都偏低。女性肥胖患者常伴有月经紊乱及多毛症。在肥胖的绝经妇女发现其血浆 SHBG 水平较低，但 T 水平正常。随着体重减轻，SHBG 水平逐渐恢复。部分肥胖伴有多毛症妇女血浆 SHBG 结合容量与其体重呈正相关。这些研究提示当 SHBG 水平作为一个临床指标时，应排除体重因素的影响。④甲状腺功能：有研究表明在甲亢时，血浆 SHBG 水平显著上升，而甲减时正相反。当甲状腺状功能恢复正常时，SHBG 水平也随之恢复。⑤肝脏疾病：肝硬化、慢性肝炎、脂肪肝 SHBG 水平升高，肝脏疾病中以肝硬化影响 SHBG 合成最为明显。不少文献都曾报道肝硬化患者血浆 SHBG 水平升高；也有报道慢性肝炎，脂肪肝患者的血浆 SHBG 升高的。肝脏疾病时 SHBG 升高并非由于肝脏合成 SHBG 增加，而是雌二醇转化为雌三醇的途径受阻。结果导致肝内 E_2 水平升高，E_2/T 的平衡改变，引起 SHBG 升高。雌激素能刺激肝脏合成与释放 SHBG，因此，服用含 E_2 的避孕药可导致 SHBG 升高。

（七）抗米勒管激素

抗米勒管激素（anti-Müllerian hormone，AMH）为二聚体糖蛋白，属于转化生长因子 β（transforming growth factor-β，TGF-β）超家族成员。人类 AMH 基因位于 19 号染色体（19p13.3），主要通过卵泡局部自分泌和旁分泌途径，与其Ⅱ型受体（AMHR Ⅱ）结合发挥生物学效应。在男性，其主要生理功能是参与睾丸的分化和发育。女性胚胎早期卵巢中仅有微量的 AMH mRNA，因此胚胎的米勒管可进一步分化为输卵管、子宫和阴道上段。

1. **AMH 的产生与正常水平** 女性的 AMH 主要由绝经期前的卵巢颗粒细胞分泌：在始基卵泡无表达，初级卵泡的颗粒细胞弱表达，在次级卵泡、窦前卵泡和直径<4mm 的小窦卵泡强表达，而在较大的窦卵泡（直径 4~8mm）中，表达逐渐消失，在直径>8mm 的卵泡中几乎无表达。AMH 在人体内的平均半衰期为 (27.6 ± 0.8) 小时，体内完全清除大约需要 8 天。女性血清 AMH 水平与年龄相关。随年龄增长，卵巢容量每年下降 1.1%，直径>8mm 的卵泡的数量逐渐增多伴随着血清 AMH 浓度降低，血清 AMH 浓度每年下降约 5.6%。青春期前女孩体内较高水平的 AMH 与月经初潮的年龄具有相关性。血清 AMH 水平在正常排卵妇女的整个月经周期中保持恒定，不随着性腺激素的波动而变化。与正常月经周期的妇女相比，使用口服避孕药、月经不规律或妊娠期妇女的 AMH 水平较低。

AMH 的正常参考值：1.4~4.0μg/L

2. AMH测定的临床意义　①卵巢储备评估：AMH主要由女性卵巢窦前和窦状滤泡的颗粒细胞合成并分泌，反映卵巢窦前和窦状滤泡的数目，可以对卵巢储备作出精确评价。卵巢储备系指卵巢内存留的卵泡数量与质量，代表女性配子发生及其生成甾体激素的能力，前者反映女性生育潜能，后者则与女性绝经年龄相关。卵巢储备降低表现为卵巢内存留的可募集卵泡数目的减少和/或卵母细胞质量下降，导致女性生育能力降低或出现过早绝经的倾向。AMH<1.9ng/ml提示卵巢储备功能进入快速衰退期，1.3ng/ml为卵巢低反应性的阈值。在辅助生殖领域，卵巢储备是决定治疗方案成功的关键因素之一，AMH是超排卵方案制订，疗效观察的重要指标。②绝经的诊断，AMH是最早随着女性年龄增长而发生改变的激素，通过检测女性血清AMH水平可以对卵巢储备作出精确评价：女性大约在绝经前5年，体内AMH就检测不到，更具临床价值的发现是血清AMH水平可以预测女性绝经的始动，AMH可以精确预测女性的绝经年龄。③多囊卵巢综合征(PCOS)患者血清AMH水平是正常排卵女性的2~3倍，这与PCOS患者卵泡数量增多2~3倍相一致。PCOS患者血清AMH水平与血清总睾酮、游离睾酮、雄烯二酮及黄体生成素水平呈正相关关系，与患者胰岛素抵抗、肥胖等临床症状也相关；血清AMH水平对于合并高雄激素血症的PCOS患者具有临床诊断意义，而对于不伴有高雄激素血症的PCOS患者的诊断意义不大，可以将AMH作为诊断PCOS的指标之一。④在女性肿瘤患者接受化疗过程中，血清AMH水平可以评价药物引起的卵巢储备变化，为患者制订最有益的治疗方案，以及为调整治疗过程中的治疗策略提供重要依据。⑤AMH与卵巢创伤性功能损伤评估，患者血清AMH出现明显下降，提示患者出现了手术相关的卵巢储备功能下降。⑥鉴别卵巢早衰(POF)与功能性下丘脑闭经(FHA)，16~39岁的卵巢早衰(POF)患者的血清平均AMH水平和自然绝经后妇女一样低，而功能性下丘脑闭经(FHA)患者的血清AMH水平正常或轻度增加。

三、生殖内分泌激素的周期性改变

月经来潮末期，卵泡已得到初步发育，在FSH和LH的协同作用下，卵泡内细胞增生，E_2稳定上升。这时E_2水平不高，对下丘脑及垂体有正反馈作用，刺激FSH和LH生成并积聚在脑垂体储存池中。当E_2进一步上升达峰值时，脑垂体储存池开闸，所积聚的LH和FSH全部释放。所以临床上可见E_2高峰后12~24小时出现LH和FSH高峰。上述过程促使48小时内正常排卵发生。排卵后在少量LH和FSH的协同作用下，破裂的卵泡形成黄体。黄体分泌P和E_2，排卵后7~8天，黄体发育达高峰，P水平达高峰，E_2也达周期中的次高峰，这时FSH、LH下降到最低点。随着黄体萎缩，P和E_2也迅速下降，子宫内膜因得不到激素支持，萎缩脱落，月经来潮。总的来说，正常的月经周期激素变化规律为：周期第1~10天，E_2、FSH、LH均波动于低值，10~14天内之间出现峰值，15~26天之间E_2出现次高峰值，孕酮出现周期中的高峰值。E_2的两次峰值也分别称为排卵峰和黄体峰。

生殖内分泌激素的周期性改变反映了卵巢中卵泡的发育与排卵。卵巢中的初始卵泡要经过三个月经周期才能成熟。在黄体末期黄体溶解，E_2、P都明显下降，在下次月经来潮前2天，FSH开始回升，刺激卵泡中的功能最佳者-优势卵泡迅速发育。一般根据卵泡的发育与激素的水平变化将卵巢周期分为卵泡期、排卵期、黄体期。

（一）卵泡期

由于E_2、P的下降，子宫内膜小动脉收缩引起缺血(出血前4~24小时)，当小动脉舒张后即发生出血——激素撤退性出血，即一个新月经周期的开始，经期一般1~5天。由于在FSH的刺激下，优势卵泡内芳香化酶活性迅速提高，大量合成E_2和部分P，使血中E_2明显上升，子宫内膜进入增殖期(约为经期第4~14天)，同时优势卵泡不断发育长大，直径大于20mm，这一过程称为卵泡期。

（二）排卵期

在卵泡期末(排卵前2~3天)，E_2显著升高，因对垂体的正反馈作用使LH分泌出现高峰，在峰后36小时卵泡破裂——排卵。在此期间FSH与LH同步，但峰值较低。

（三）黄体期

卵子排出后，卵泡转变成黄体，其合成P多于E_2，由于P、E_2和LH的支持，子宫内膜进入分泌期，腺体和间质继续发育，内膜增厚，为孕卵着床做准备。由于P对体温中枢的刺激，使基础体温上升0.3~0.5℃。当受孕成功，胚胎滋养细胞分泌hCG使黄体继续发育，比非孕时大1倍，在3个月后胎盘形成，并分泌各种激素，妊娠黄体萎缩；若未受孕，黄体寿命为14±2天，随后自行退化，启动下一月经周期。

月经周期中激素、卵泡、子宫内膜和基础体温(BBT)呈同步变化。据此，如果激素不发生周期性变化即意味着卵泡的发育或排卵障碍，测定激素可以了解卵泡的发育情况。另一方面为了解卵巢周期，激素测定时样本采集时间的选择(月经周期中的时间段)很重要。

第三节　实验室检查及诊断评价

一、阴道微生态

在健康体检与妇科疾病诊治中，阴道分泌物实验室检查是常规手段，常用显微镜观察阴道分泌物涂片，结合阴道分泌物的酶学检测。检查的内容有阴道乳酸杆菌、白细胞或脓细胞、上皮细胞、阴道分泌物pH、病原体、过氧化氢、唾液酸酶、白细胞酯酶等。常用湿片镜检，也可经革兰氏染色镜检，过氧化氢、唾液酸酶、白细胞酯酶等的酶学检测有助于细菌性阴道病等的检验诊断。正常育龄女性阴道中有 200 多种微生物，95% 以上为阴道原籍菌——乳酸杆菌，尚有念珠菌、支原体、需氧菌、厌氧菌、大肠埃希菌、肠球菌等。多种菌群在阴道表面形成一层保护性菌膜，防止入侵微生物在阴道黏膜上定植。在有临床表现的情况下，实验室检查对阴道炎的病原和阴道的微生态状况有确诊价值。如果没有临床表现（无症状）即使在阴道分泌物中检测到一些细菌等也不能诊断为阴道炎，因为生理状态下阴道内的常驻菌也可被检出。乳酸杆菌，特别是产过氧化氢（H_2O_2）在菌群中的优势地位，是维持阴道微生态平衡的核心，所谓阴道微生态评估本质上就是检测阴道乳酸菌是否仍占据优势，发挥着抑制入侵微生物与条件致病菌的致病作用。

二、生殖激素测定

在辅助生育技术的应用与生殖内分泌疾病的诊治中，生殖激素测定是必不可少的，常用于临床诊断的生殖激素有黄体生成素、卵泡刺激素、雌二醇、孕酮、睾酮、垂体催乳素等。抗米勒管激素用于卵巢储备功能的评价。标记免疫学检测是目前生殖激素测定的主要方法，无论在特异性还是灵敏度方面均能满足临床的需求。激素测定对于青春期、排卵、绝经、卵巢功能、黄体功能等均有诊断价值。无论在生理或在病理状态，这些激素测定的量程均能满足临床需求，但在辅助生育技术作超排卵时检测血清雌二醇，由于大量卵泡的发育，血清雌二醇极高，须作血清稀释方能测定具体值。性激素属于类固醇类激素，虽然用免疫学方法能够满足绝大多数的临床需求，如果要追求更为精准的检测结果需要用质谱方法测定。

三、不孕不育自身抗体

女性不孕不育的原因复杂，当排卵功能检查无异常发现、子宫输卵管无畸形或炎症阻塞时，免疫因素所致不孕通常也是考虑的一个方面。不孕不育自身抗体包括有：抗子宫内膜抗体、抗透明带抗体、抗卵巢抗体、抗绒毛膜促性腺激素抗体等。不孕不育自身抗体测定的方法多种多样，尽管 ELISA 较常用，但尚未形成较统一的测定技术或方法。标记亲和素生物素法（BA-ELISA 法）、放射免疫法、间接免疫荧光试验、被动血凝法等均针对检测不同的自身抗体，也有直接观察生物学效应进行检测的。由于自身抗体本身的复杂性，影响了测定方法的稳定性、可靠性，使其测定方法暂时难以统一，商业化的测定试剂也良莠不齐，难以选择。自身抗体实验室检测的价值取决于方法学与临床的符合率。

第四节 生殖道感染性疾病检验诊断

一、阴道分泌物检查与清洁度评价

在外阴阴道感染性疾病的诊断与治疗中阴道分泌物检查是最方便快捷的检查手段。阴道分泌物主要由阴道分泌，部分由子宫内膜、输卵管等分泌，总称为阴道分泌物，其中混杂着阴道寄生菌群。外阴阴道感染性疾病时阴道分泌物的形状、pH、内容、菌群均发生病理性改变。用显微镜观察阴道分泌物涂片，根据多视野观察到的白细胞（或脓细胞）、上皮细胞、乳酸杆菌、杂菌的多少，将阴道清洁度分成Ⅰ~Ⅳ度，以反映阴道自洁程度，Ⅲ度及以上意味着寄生细菌较多，需排除滴虫或淋球菌等特异性感染，无症状者无需特殊治疗，见表 16-1。

表 16-1 阴道清洁度分级表

清洁度	上皮细胞	白细胞或脓细胞	阴道乳酸杆菌	杂菌
Ⅰ	3+	0~5/HP	3+	无或少许
Ⅱ	2+	6~15/HP	2+	+
Ⅲ	+	16~30/HP	+	2+
Ⅳ	少许	>30/HP	无或少许	3+

二、外阴阴道假丝酵母菌病

（一）简述

外阴阴道假丝酵母菌病（vulvovaginal candidiasis，VVC），又称外阴阴道念珠菌病、念珠菌性阴道炎，为生殖器官皮肤和黏膜常见的感染性疾病，约 50%~75% 的妇女一生中至少患过一次外阴阴道假丝酵母菌病。

1. **病原体** 白色假丝酵母菌（candida albicans）（80%~90%），其他如光滑假丝酵母菌（candida glabrata）、热带假丝酵母菌（candida tropicalis）、近平滑假丝酵母菌（candida parasilosis）等占少数。孢子呈卵圆形，成群或呈链状排列，大小约为 2μm × 6μm，有时见假菌丝。

正常人的口腔、肠道、阴道黏膜，男女外生殖器及其周围皮肤均存在念珠菌，也有致病性念珠菌存在，而不引起症状，但这些部位的念珠菌可以互相传染，当局部环境条件合适时易发病。

2. **临床表现** 外阴、阴道奇痒，严重时患者坐卧不宁、痛苦异常，还可有尿频、尿痛、性交痛等表现。外阴瘙痒和阴道分泌物增多，分泌物如豆渣、奶酪样白色凝块。

（二）标本的采集

1. **分泌物** 灭菌棉拭从小阴唇内侧、阴道壁、后穹窿取分泌物。白色凝块或豆渣样分泌物检出率高。

2. **尿液**　有尿道感染时，收集清晨中段尿10~20ml，以每分钟2 000转离心15分钟后，取沉渣送检。

(三) 标本的运送

湿片直接镜检的标本运送无特别要求，标本用作培养时则需将采集标本的拭子放入盛有1~2ml含氯霉素(500μg/ml)的灭菌生理盐水的小试管内，或接种于Stuart转送培养基，放4℃冰箱保存。尿液标本用灭菌管采集，放4℃冰箱保存。标本应尽早处理。

(四) 检验诊断

1. **生理盐水或10%KOH悬滴法**　菌丝阳性率70%~80%，将阴道后穹隆及侧壁取出的阴道分泌物加入生理盐水后直接镜检，可查到成群的芽孢及假菌丝，10%KOH使正常细胞成分溶解，可提高阳性率。但KOH悬滴法对非白念珠菌不敏感。

2. **涂片法**　取患者阴道分泌物作涂片，革兰氏染色。镜下如找到成群革兰氏阳性浓染的卵圆形孢子，或可见到假菌丝与出芽细胞相连接成链状或分枝状即诊断为念珠菌感染，检出菌丝的阳性率可高达70%~80%；

3. **培养法**　最可靠的方法是进行真菌培养检查，可用于有自觉症状而多次涂片检查为阴性的病例，或用于顽固性反复发作的病例，以了解是否为非白假丝酵母菌感染，检出的阳性率更高，并能同时进行药物敏感试验。常用培养基为尼克森(Nickerson)培养基和沙保(Sabourand)培养基。目前已有大量商品化培养基。用无菌棉签在同一部位取材，将取到的阴道分泌物接种于培养基上，放入25~28℃中培养，24小时后观察菌落形成，取其进行革兰氏染色后镜检，见革兰氏阳性圆形芽孢孢子和菌丝为阳性，3天后仍无菌落形成为阴性。近来，由于光滑球拟酶母菌等非白假丝酵母菌而引起的阴道炎数量正在上升，且该菌先天性对大多数目前常用抗真菌药的敏感性低于白念珠菌，该菌应作为病原菌加以考虑。由于这些菌种对抗真菌药物不敏感，因此病原菌的菌型鉴定是正确治疗的前提。可用常规手工鉴定法(沙保琼脂培养基)、CHRO Mager念珠菌显色培养基培养鉴定法和全自动细菌鉴定仪等方法进行鉴定。

由于部分正常女性的阴道取材，也可培养出念珠菌，因此必须结合临床症状、KOH湿片的检查结果综合判断受检者的感染状况。

三、阴道毛滴虫病

(一) 简述

1. **病原体**　阴道毛滴虫病是一种常见的性传播疾病。病原体是阴道毛滴虫，呈梨形，无色透明似水滴状，只有滋养体而无包囊期。生活力强，在3~5℃生存2天；46℃生存20~60分钟；半干燥环境中生存约10小时；在普通肥皂水中也能生存45~120分钟；在pH 5以下或7.5以上的环境中则不生长(患者的阴道pH通常为5.1~5.4)。

隐藏在腺体和阴道皱襞中的滴虫常在月经前后得以繁殖，引起炎症发作。

2. **临床表现**　患者常有外阴瘙痒和白带增多呈泡沫状，混合感染则是排出物呈脓性。累及尿道时可有尿痛、尿频等症状。男性患者的症状很轻微或不表现任何症状，但阴道毛滴虫可存活于男性尿道并通过性交传染给女性，是导致女性性伴反复感染的原因之一。诊断阴道毛滴虫病应注意弄清是否合并其他性病感染，其中淋病占19%，念珠菌感染占9%，非特异性感染占5%，尖锐湿疣占4%，生殖器疱疹占1%，其他感染因素占4%。

(二) 标本的采集

1. **分泌物**　应使用无润滑剂窥阴器扩张阴道口，用无菌棉拭子、涤纶或藻酸钙拭子从阴道后穹窿处取分泌物。在无窥阴器的条件下，也可用长棉拭子伸入阴道内取材。

2. **尿液**　收集清晨第一次尿的首段10~30ml，经2000转/min离心15~20分钟，取沉渣镜检培养。

(三) 检验诊断

1. **生理盐水湿片镜检**　这是最简单易行的滴虫检出方法，于400倍镜下观察到毛滴虫即可初步诊断。毛滴虫为梨形无色透明虫体，虫体长15~20μm，稍大于白细胞。

2. **涂片染色镜检**　油镜下观察：能见到结构清晰的虫体，有长圆形的细胞核，疏松而有空泡的细胞质以及鞭毛等。

3. **培养**　阴道毛滴虫能在人工培养基中生长。有症状但直接镜检未能发现毛滴虫，通过培养增殖便于发现毛滴虫作出诊断，但临床很少用。

四、细菌性阴道病

(一) 简述

细菌性阴道病(bacterial vaginosis，BV)是妇科最常见的阴道感染性疾病。以往因对其病原的认识不同而曾有许多命名，如嗜血杆菌阴道炎(haemophilus vaginitis)、棒状杆菌阴道炎(corynebacterium vaginitis)、非特异性阴道炎(non-specific vaginitis)、加德纳菌阴道炎(gardnerella vaginitis)和厌氧性阴道病(anaerobic vaginosis)等。直至1984年在瑞典召开的专题国际会议上，才正式命名其为细菌性阴道病。尽管患细菌性阴道病时，阴道内有大量细菌生长繁殖，阴道分泌物增加；然而，却没有临床阴道炎时所表现出的阴道黏膜的炎症症状，局部也无白细胞增多，约50%的患者无症状，故称之为阴道病而不称为阴道炎。

1. **病原体**　至今无法确定引起细菌性阴道病的特异性细菌，故笼统地称之为“细菌性”。主要有加德纳菌、动弯杆菌、普雷沃菌、紫单胞菌、类杆菌、消化链球菌等，且以厌氧菌为主。

2. **临床表现**　细菌性阴道病的患者中有10%~40%无临床症状。有症状者表现为阴道分泌物增多，为均匀一致的稀薄阴道分泌物，灰白色，有鱼腥臭味，这种异味以无保护性房事后更为明显，可伴有轻度的外阴瘙痒或烧灼感。检查发现阴道内灰白色均质分泌物多，附于阴道壁，但黏度低，易擦拭，而阴道黏膜无充血、红斑等炎症表现。

(二) 标本的采集

插入窥阴器后，用棉拭子从阴道壁或后穹隆处取分泌物。涂于干净载玻片上，或放置试管内送检。采集标本时需注意，如果用作直接作嗅试验与pH测定和镜检者，不能接触到宫颈黏液；如果用作细菌培养和DNA分析则应在子宫颈管内取材。

（三）检验诊断

细菌性阴道病的诊断主要是根据下列4个特征中至少具备3个而诊断：①阴道壁上附有稀薄而均质的白色分泌物；②分泌物pH大于4.5；③分泌物加10%KOH后释放鱼腥样氨味；④分泌物湿片镜检查到线索细胞。运用这一标准诊断的患者，检验诊断具有重要临床指导意义。

1. **阴道分泌物pH** 从初潮到绝经，健康女性阴道pH在3.8~4.2之间，在细菌性阴道病时pH高到5.0以上，但缺乏特异性。因阴道内有很多因素可致pH升高，如精液、宫颈黏液、月经和阴道灌洗液的残留等。用于测定阴道分泌物pH的标本，必须从阴道侧壁或后穹窿取材以准确地反映是阴道的pH。

2. **嗅试验** 罹患细菌性阴道病时，阴道加特纳菌和厌氧菌的过度生长抑制了正常情况下占优势的乳酸杆菌。厌氧菌可产生丙酸盐、丁酸盐和大量的胺类如尸胺等，造成阴道分泌物的pH升高。当加入KOH时，可导致游离胺释放，从而产生典型的鱼腥样气味。这种试验被称为"嗅试验"。

3. **湿片镜检线索细胞** 线索细胞是阴道鳞状上皮细胞上覆盖了许多短杆菌和球菌，由于大量细菌的存在以致细胞边缘模糊不清。乳酸杆菌也能吸附于脱落的阴道鳞状上皮细胞上，但很少会使细胞边界模糊，其形态也易于识别。细菌性阴道病约有80%~95%的患者可查到线索细胞。同时有5%的非细菌性阴道病妇女也能查到此细胞。若镜下线索细胞占阴道复层鳞状上皮细胞的比例≥20%，则更具有诊断价值。

4. **染色阴道菌群的检查（革兰氏染色）** 正常阴道的优势菌丛是乳酸杆菌，其为革兰氏阳性杆菌，末端钝圆或平齐，呈单根、链状或栅状排列。阴道加特纳菌和其他厌氧菌为小的革兰氏阴性或革兰氏染色不稳定的球杆菌或弯曲的杆菌。细菌性阴道病时乳酸杆菌很少甚至消失，取而代之的是较多的阴道加特纳菌和其他厌氧菌的混合菌群。

5. **阴道分泌物细菌培养** 尽管阴道加特纳菌能够培养，但用于诊断细菌性阴道病的价值仍尚存疑问。这是因为细菌性阴道病是阴道内乳酸杆菌与其他多种菌群间的平衡失调有关，为阴道乳酸杆菌减少或缺失，加德纳菌及其他厌氧菌大量繁殖引起，因此单一细菌的培养在细菌性阴道病的诊断中意义不大。培养加德纳菌可采用改良的阴道加德纳琼脂选择培养基（哥伦比亚琼脂加蛋白胨、吐温-80、人血）进行接种，该培养基能较好地抑制真菌和其他细菌的生长，杂菌不生长或生长较少。

6. **测定唾液酸酶法** 有研究发现引起细菌性阴道病的细菌能产生唾液酸酶，据此设计了以唾液酸酶底物为主要试剂的酶生物化学检测方法。细菌性阴道病患者阴道分泌物中唾液酸酶活性明显高于正常妇女，主要原因是存在于阴道中的类杆菌属于厌氧杆菌。

7. **阴道加特纳菌致病株的基因诊断方法** 由于阴道加特纳菌不仅在细菌性阴道炎患者中的检出率极高，而且在正常非怀孕妇女中其阳性率也高达16.6%。目前检测G.vag的方法主要有细菌培养、免疫学方法、免疫荧光法、DNA探针等，有研究显示G.vag的致病性与生物分型等有关，而ITS区基因多态性是导致G.vag出现不同生物型的原因之一，而上述方法均不能有效地区分致病性与非致病性生物型的G.vag。而传统的生化反应加镜检方法敏感性又太低，因此有作者试图应用基因诊断方法分辨阴道加特纳菌致病株。

五、支原体感染

（一）简述

支原体（Mycoplasma）一般为细胞膜表面寄生物，它吸附于组织细胞表面，有特殊的宿主组织细胞亲和性，是一类不明显的侵害者，通常与宿主共处和共生，仅偶尔破坏休战状态，宿主才发生疾病。一般潜伏期较长，病原的脆弱性经常掩盖了其毒力。感染后致病机制和免疫反应比较复杂，宿主的免疫应答比其毒力作用要强。

1. **病原体** 支原体是一类细胞壁缺乏微生物，呈高度多形性，能通过滤菌器，是在无生命培养基中能生长繁殖的最小原核型微生物。支原体大小一般在0.3~0.5μm之间，基因组为环状双股DNA，分子量为5×10^8。革兰氏染色为阴性，但一般不易着色。自1898年发现支原体以来，现已知支原体属中有近70个种。其中引起女性生殖道感染，且可在宫颈检出的主要有5种解脲脲原体、人型支原体、生殖道支原体、发酵支原体和M.penetrans支原体，其中解脲脲原体、人型支原体最为常见。

2. **临床表现** 解脲脲原体、人型支原体作为人体正常菌群在一定条件下可致病。这些病原体引起人类尿道炎、宫颈炎、子宫内膜炎、输卵管炎乃至盆腔感染以及相关的不孕不育等。在孕产妇可引起绒毛膜羊膜炎、产后热等。性传播疾病高危人群支原体感染率明显升高。

（二）标本的采集

女性标本采集时需先擦去宫颈表面的黏液或脓液，再将木签拭子插入宫颈口1~2cm，因支原体对热和干燥敏感，取材后宜立即接种，或置于液体培养基中4℃保存，根据所置的培养基和所置的温度不同，保存的时间从5~24小时不同。用作PCR的标本：拭子在宫颈或尿道内留置2秒钟旋转3圈后取出，洗脱于Eppendorf管的生理盐水中，三天内处理者置4℃，否则-20℃或-20℃以下冻存。

（三）检验诊断

1. **直接镜检** 由于支原体无固定形态，染色后且不易与分泌物中的组织碎片等杂物区别，故标本直接涂片染色一般显微镜下观察意义不大。

2. **分离培养** 为确诊支原体感染的可靠方法之一。常用的培养基为尿素-精氨酸肉汤培养基。目前商品化的培养基配方已相当完善，为支原体的培养和鉴定提供了极大的方便。标本接种于培养基后，在(36±1)℃培养24或48小时后，只要根据所处培养基的颜色变化即可对支原体作出初步鉴定。如用尿素-精氨酸肉汤培养基做培养，在24小时观察结果，微管中的培养基从橙色变为红色则为解脲脲原体阳性，解脲脲原体的数量在10^4以上，阴性者培养基由橙色变成黄色；在48小时观察结果培养基由橙色变为红色则为人型支原体阳性，人型支原体的数量在10^4以上，阴性者培养基由橙色变成黄色。

3. **分子生物学方法**　解脲脲原体、人型支原体和生殖道支原体、发酵支原体等均可应用聚合酶链反应（PCR）的方法予以检测，由于最常见的人型支原体、解脲脲原体用培养的方法已能初步鉴定，而对于生殖道支原体则分离培养非常困难，国内至今尚无分离培养成功的报道，故使得生殖道支原体的鉴定尚无“金标准”，直至建立核酸探针及PCR技术后，才使有关生殖道支原体的流行病学研究、致病性及临床治疗等研究得以进一步开展。用多重聚合酶链反应检测生殖支原体感染，选用支原体属中更为保守的16S-rRNA基因序列片段进行PCR扩增，再用生殖道支原体特异结构、功能基因序列进行确证性扩增，具有较好的特异性和敏感性。RNA在病原体中有更多的拷贝数，新型的RNA检测技术：靶标RNA在RT酶作用下逆转录合成一条带T7启动子的双链DNA，T7 RNA聚合酶以这条双链DNA为模板进行转录，以每分钟100~1 000个拷贝的速度不断地合成RNA。合成出的RNA与分子信标结合，发出荧光，可以被荧光检测仪检测到。与此同时，新合成的RNA继续在RT酶和T7 RNA聚合酶的作用下循环逆转录和转录的过程。如此往复，以达到高效扩增的目的。病原体杀灭后，DNA清除有一定的半衰期，而RNA快速降解，因此RNA检测技术有助于临床疗效监测；RNA检测技术灵敏度高、特异性好，假阳性发生率低，便于早期诊断和疗效判愈。

4. **免疫学方法**　免疫荧光法：使用荧光素标记的抗支原体多克隆抗体或单克隆抗体（McAb），以间接法或直接法检测标本中支原体抗原作出诊断。

六、沙眼衣原体感染

（一）简述

沙眼衣原体（chlamydia trachomatis，CT）感染是近年来最常见的性传播疾病之一，男性和女性均可感染，并可导致严重的后遗症，如女性宫外孕、输卵管性不孕以及男性不育等多种疾病。沙眼衣原体感染的诊断取决于病原学检查。

1. **病原体**　沙眼衣原体是一类能通过滤菌器，严格真核细胞内寄生，有独特发育周期的原核细胞型微生物，有一个像革兰氏阴性菌的细胞壁，含有DNA和RNA，通过二分裂增殖，但又像病毒那样在细胞内生长。只能用组织培养才能生长。根据第9版《伯杰细菌学分类手册》沙眼衣原体又可分为3个生物变种：①沙眼生物变种，其下又可分为A、B、Ba、C、D、Da、E、F、G、H、I、Ia、J、K，14个血清型；②淋巴肉芽肿生物变种，其下又可分为L1、L2、L2a、L3，4个血清型；③鼠生物变种。其中A、B、C三个血清型是引起沙眼的主要衣原体，D~K血清型则可以通过性传播途径，引起人类泌尿生殖道感染。

沙眼衣原体在宿主的上皮细胞的包浆内形成包涵体，由密集的原体和始体颗粒组成，原体球形或类球形，具有坚韧的细胞壁，中央有致密物质。始体形状不规则，核质分散。

2. **临床表现**　宫颈是女性CT感染最先侵犯的部位，急性期可出现宫颈水肿、红斑及脆性增加，宫颈及宫颈管内黏液脓性分泌物增多，此时分泌物有异味，宫颈黏液脓性分泌物、宫颈脆性增加是反映女性CT感染的两个重要表现。盆腔炎是女性泌尿生殖道CT感染最为严重的合并症之一，主要是由于宫颈感染未及时诊治，CT由宫颈上行感染至子宫内膜及输卵管黏膜，可出现下腹疼痛、压痛，部分患者可伴有发热、头痛、食欲不振，即急性盆腔炎的症状。慢性持续感染将引起输卵管炎症粘连和阻塞，而致不孕或异位妊娠。

（二）标本的采集

由于沙眼衣原体是细胞内寄生物，所采集的标本必须含上皮细胞。要求用棉拭子擦去子宫颈表面的分泌物后，用另一拭子插入宫颈管内1cm左右，转动数圈，停留半分钟后取出。置于无菌管中或特定缓冲液中送检。

阴道分泌物、尿液、精液、服用抗生素患者的标本和新近用过某些阴道制剂的患者标本都不宜作衣原体培养。

采集用作检测衣原体的标本，如果在24~48小时内检测，应将标本储存在4℃环境中；若48小时后检测，应储存在-70℃环境中。

（三）检验诊断

1. **直接涂片染色镜检**　沙眼衣原体寄生于柱状上皮细胞内形成包涵体，取子宫颈或尿道标本涂片后，通过吉姆萨染色和碘染色等可见细胞内包涵体。

（1）吉姆萨染色法：标本涂片、自然干燥后用甲醛固定5~10分钟，吉姆萨染色液染色1小时后，镜检包涵体进行检验诊断。

（2）碘染色法：标本涂片、自然干燥后用无水甲醇固定5~10分钟，用Lugol碘液或用含5%碘的碘化钾液染色3~5分钟后镜检上皮细胞内的包涵体进行检验诊断。

由于泌尿生殖道中完整细胞较少，以及细胞内的包涵体脆性较大，从而造成敏感性太低。

2. **细胞分离培养法**　由于沙眼衣原体的专性寄生性，只有在活的细胞内才能增殖、复制，常接种于鸡胚卵黄囊、McCoy细胞或Hale-229细胞中作培养，72小时后，取鸡胚卵黄囊膜、McCoy细胞或Hale-229细胞作吉姆萨染色或荧光免疫标记后镜检包涵体进行检验诊断。

3. **免疫学方法**

（1）直接荧光抗体测定：将沙眼衣原体特异的抗体用荧光做标记，与标本涂片中的沙眼衣原体反应，然后洗去未结合的荧光标记物，在荧光显微镜下观察，能见到发荧光的原体即为衣原体感染阳性。

（2）酶免疫测定法：用酶标记抗体检测沙眼衣原体的脂多糖或外膜蛋白，酶反应后生成有色产物，用酶标仪检测。已有市售的专门的试剂盒。其灵敏度从64%~98%不等。

4. **核酸扩增技术**

（1）DNA检测技术：用PCR技术将沙眼衣原体DNA进行扩增后再行检测，显著的放大了被检物中的被检信息，提高了检测灵敏度，也是诊断方法之一。

（2）RNA恒温扩增实时荧光检测技术：以沙眼衣原体特异RNA作体外扩增检测。单个病原体中RNA拷贝量（约10^4）显著高于DNA（1个或几个），且RNA易降解，病原体杀灭后RNA快速降解，不易产生污染与假阳性。此技术特异性好，灵敏度高，可用于临床用药后的疗效监测。

七、淋球菌感染

（一）简述

淋病是由淋病奈瑟菌（Neisseria gonorrheae，NG）所致的泌尿生殖系统化脓性炎性疾病。淋病可以发生在任何年龄，但以 20~30 岁居多，性传播是本病的主要感染途径。间接传染途径主要通过接触染菌的衣物、毛巾、床单、浴盆等物品及消毒不严的检查器械等，以儿童特别是女孩为多见。

1. **病原体** 淋病奈瑟菌简称淋球菌，革兰氏染色阴性，呈球型或肾型，成对排列，两球菌接触面平坦，形似一对黄豆。有的淋球菌有菌毛。最适生长温度为 35℃，在潮湿环境中易于生长，淋球菌的抵抗力极弱，对干燥、寒冷、热，常用消毒剂均敏感，经干燥 1~2 小时或加热 55℃ 5 分钟即可死亡，1% 升汞、1% 石炭酸等均可在 1~10 分钟内可将其杀灭。

2. **临床表现** 在女性：淋球菌主要感染子宫颈和阴道，表现宫颈充血，有黏液脓性或脓性分泌物自宫颈口流出，并常伴有 70%~90% 的尿道感染，出现尿痛、尿频。急性淋病未经治疗或治疗不彻底可发展为慢性淋病。孕妇淋病患者胎膜破裂，继发羊膜腔内感染，可传染胎儿。新生儿可经产道传染。

（二）标本的采集

在女性患者主要感染子宫颈与尿道，因此，宫颈是主要的取材部位。标本采集时，先用一个棉拭子擦拭宫颈以除去表面的黏膜，另用一个拭子插入宫颈管内 2cm，转动数圈后，约 30 秒后取出。

（三）检验诊断

1. **涂片染色显微镜检查** 将标本滚动涂于干净的玻片上，涂片应厚薄均匀，不应用力过猛，待自然干燥后，在火焰上迅速通过 3 次固定，经革兰氏染色后镜检。典型的感染者标本经涂片染色，在中性粒细胞内可找到革兰氏染色阴性的双球菌。虽然此法简便易行，但敏感性不高，据报道在女性患者检出率只有 50% 左右，也不能确诊，因此，WHO 没有推荐用涂片染色法作为淋球菌感染的确诊，主张用分离培养法。

2. **淋球菌培养** 淋球菌培养是确诊淋病的重要手段。目前国内采用巧克力琼脂或血琼脂培养基，培养基内含有抗生素，可选择性地抑制许多其他细菌。一般将已划线接种好的培养基置 36℃，70% 湿度，5%~10%CO_2 孵箱中，培养 24~48 小时。也可将已划线接种好的培养基放入烛缸，烛缸中放入浸水的湿棉球以保持一定的湿度，36℃培养 24~48 小时。阳性者可见典型淋球菌菌落。此外，还须经菌落形态，革兰氏染色，氧化酶试验和糖发酵试验等进行鉴定。由于淋球菌十分脆弱，离体后很快死亡，因此要取材后立刻接种。需有良好的培养基与正确的取材方法，其敏感性与特异性均可达 90%。有条件的实验室，应对分离出来的淋球菌作药敏试验及产生 β- 内酰胺酶的常规试验，以判定其对药物的敏感性及是否为青霉素耐药菌株。

3. **酶联免疫吸附试验（ELISA）** ELISA 试剂盒可用于泌尿生殖器分泌物标本的直接检测，具有快速、操作简便稳定等特点，适用于临床第一线的检测工作。但其结果与淋球菌培养结果的符合性、敏感性、特异性因试剂不同而有所不同。

4. **淋球菌的基因探针诊断** 淋球菌基因诊断中应用的探针有：质粒 DNA 探针、菌毛 DNA 探针、染色体基因探针和 rRNA 基因探针。

（1）质粒 DNA 探针。淋球菌质粒可分为三种：隐蔽性质粒、耐药性质粒和接合性质粒。隐蔽性质粒 DNA 探针：96% 的淋球菌含有 2.6MDa 隐蔽性质粒，其他奈瑟菌则不含有此质粒，因此可用隐蔽性质粒作为特异的 DNA 探针检测淋球菌。有报道应用此探针检测淋球菌可检出 10^2CFU 淋球菌，探针的灵敏度和特异性分别可达到 96% 和 93%，由于并非所有的淋球菌都含有 2.6MDa 隐蔽性质粒，故可有假阴性出现。耐药性质粒 DNA 探针：淋球菌可产生青霉素酶，由此而产生对青霉素耐药。淋球菌产青霉素酶的基因编码多数情况存在于质粒中，称之产青霉素酶质粒。有作者用耐药性质粒 DNA 制作探针用以诊断淋球菌特异性可达 98%。

（2）菌毛 DNA 探针。淋球菌的菌毛在其致病性中起着重要作用。但研究发现淋球菌的菌毛 DNA 探针与其他致病的奈瑟菌即淋球菌与脑膜炎双球菌杂交，尽管脑膜炎双球菌很少会出现在生殖道，但在咽部和直肠部标本中常可见到此菌，因此其应用有局限性。

（3）染色体基因探针。由于淋球菌的 DNA 遗传物质有 95% 与脑膜炎奈瑟菌是同源的，只有从淋球菌染色体中找出特异的 DNA 片段，才具诊断价值。

（4）rRNA 基因探针。细菌的 rRNA 保守性极强，利用特异的 rRNA 序列基因作为探针，可检出特异微生物的存在。rRNA 基因探针的特点是：灵敏度高，可同时检出 rRNA 和 DNA 分子，杂交方法简单、快速，标本不需增菌。

目前已鉴定出了不少淋球菌特异的探针，核酸标记技术也有了长足的发展，已从同位素标记发展到生物素、酶化学发光物质、地高辛、稀土金属类。

5. **核酸扩增法** 包括检测 DNA 的 PCR、LCR 和 RNA 扩增检测技术。PCR 具有快速、敏感、简便等优点，但易受试剂盒、实验条件、操作技术等因素的影响，其敏感性和特异性差别很大，因此 PCR 主要用于性病的研究及某些病原体的分型，可作为涂片染色与分离培养法的补充，而不用于性病的常规诊断。LCR（连接酶链式反应）与 PCR 相比，避免了非特异性扩增现象，有研究表明 LCR 的敏感性和特异性分别为 95% 和 99%，优于核酸杂交的 85% 和 98%，并且没有性别和取材部位的差异。LCR 可以取尿液为标本，减轻了留取标本过程中侵袭性操作给患者带来的痛苦，并且 LCR 快速、灵敏、特异性强，尤其适用于预见培养阳性率低的标本。RNA 扩增检测技术，靶标 RNA 在 RT 酶作用下逆转录合成一条带 T7 启动子的双链 DNA，T7 RNA 聚合酶以这条双链 DNA 为模板进行转录，以每分钟 100~1 000 个拷贝的速度不断地合成 RNA。合成出的 RNA 与分子信标结合，发出荧光，可以被荧光检测仪检测到。与此同时，新合成的 RNA 继续在 RT 酶和 T7 RNA 聚合酶的作用下循环逆转录和转录的过程。如此往复，以达到高效扩增的目的。单个病原体中 RNA 拷贝量（约 10^4）显著高于 DNA（1 个或几个），且 RNA 易降解，病原体杀灭后 RNA 快速降解，与 PCR 和 LCR 相比，只检测病原体 RNA，避免产物污染造成的假阳性，有利于临床用药后的疗效监测。

八、阴道微生态失衡

(一) 阴道微生态

女性阴道内寄生着几十种微生物，主要常驻菌有乳酸杆菌、表皮葡萄球菌、大肠埃希菌、棒状杆菌、B族链球菌、粪肠球菌、支原体、假丝酵母菌、消化球菌和类杆菌等，是一个复杂的微生态系统。阴道微生态平衡的关键是维持乳酸菌特别是产过氧化氢(H_2O_2)乳酸菌在阴道菌群中的优势地位。当产H_2O_2乳酸菌减少，阴道微生态平衡遭破坏，可引起不同病因的阴道感染，其中白假丝酵母菌最为常见，白假丝酵母菌可由酵母相转为菌丝相，在阴道内大量生长繁殖，引起外阴阴道假丝酵母菌病。当然，也有感染了致病病原体导致阴道炎，如阴道滴虫病、淋病等，而阴道微生态失衡则是感染后的次生现象。全身或局部感染等是影响阴道微生态平衡的重要因素。此外，雌激素水平、性生活、生殖道手术、个人生活和卫生行为、经期卫生用品、全身疾病等也会改变阴道内环境。值得注意的是长期使用消毒杀菌类药物洗液作阴道局部清洁也是阴道微生态失平衡的重要因素。

(二) 阴道微生态平衡的作用

阴道微生态平衡在预防下生殖道感染中起重要作用：①生物屏障作用：定植在阴道黏膜上皮的正常菌群，对宿主阴道黏膜起占位性保护作用，使其他致病菌不易黏附于阴道黏膜上皮；②维持酸性环境：乳酸杆菌分解脱落上皮中的糖原形成乳酸，使阴道环境维持弱酸性，抑制许多微生物生长，维持阴道自净作用；③免疫作用：和其他部位正常菌群一样，对宿主的体液免疫和细胞免疫的形成有一定的影响，有利于抵御致病菌的入侵。

(三) 阴道微生态检验诊断

阴道微生态的检验诊断需要多项检验指标检测结果的综合评估。涉及检测的指标有：①菌群染色检测，革兰氏阳性杆菌占95%以上，为优势菌，若作细菌鉴定应为乳酸菌，且为产H_2O_2的乳酸菌，优势菌减少为微生态失衡；②过氧化氢检测，过氧化氢浓度为生态菌指标，阴道乳酸杆菌产生的一种重要杀菌物质，推测阴道的生态菌活力，对防止致病菌的定居、增殖，维持阴道微生态具有重要作用；③白细胞酯酶检测，白细胞酯酶是宿主的炎症反应指标，阳性提示阴道清洁度低、宫颈炎与支原体等各类感染；④唾液酸苷酶活性是反映致病菌指标，阳性提示阴道有引发BV的病原体进居和繁殖；⑤正常阴道分泌物的检验结果是，优势菌：革兰氏阳性杆菌95%以上，病原体：滴虫(-)，真菌：孢子(-)菌丝(-)，pH：小于5。以产过氧化氢乳酸菌为阴道优势菌群的人，患各种生殖道感染的机会为以不产过氧化氢乳酸菌人群的1/10。阴道分泌物中过氧化氢阴性的人，阴道感染的复发率是过氧化氢阳性者10~20倍。⑥如果优势菌明显减少，杂菌生长，过氧化氢、唾液酸酶、白细胞酯酶等阳性，或反复外阴阴道假丝酵母菌病通常存在阴道微生态失衡。

(吕时铭)

第五节　卵巢功能与生殖内分泌素乱检验诊断

卵巢为女性的性腺，其主要功能有两个：①产生卵子并排卵；②合成并分泌甾体激素和多肽激素，这两种功能分别称为卵巢的生殖功能与内分泌功能。这两项功能相互作用，互为因果。在卵泡的发育过程中既受到卵泡刺激素的刺激作用，也同时分泌雌激素，较高水平的雌激素往往是卵泡发育成熟的标志，可促发黄体生成素的分泌高峰，进而促排卵；在卵泡的发育过程中产生与分泌的激素和一些细胞因子又通过自分泌或旁分泌的作用影响着卵泡的发育与排卵。因此，在对卵巢功能的检查中，往往通过激素的测定即能推测卵巢卵泡发育与排卵功能，或者通过检测激素靶器官的一些反应来了解卵巢的功能。

一、激素测定的目的与临床选择

目前临床上常用的激素测定方法均为标记免疫检测技术，一般是利用激素的抗原性测定激素的含量，而不是检测激素的生物学活性。常用方法有①放射免疫分析(radioimmunoassay，RIA)；②酶联免疫吸附试验(enzyme linked immunosorbent assay，ELISA)；③免疫放射分析(immunoradiometric assay，IRMA)；④荧光免疫分析；⑤时间分辨荧光免疫分析(DELFIA)；⑥化学发光法；⑦酶放大化学发光法(IMMULITE)；⑧电化学发光法(ELECSYS)等。标记免疫检测的基本原理参阅本书有关章节。

(一) 卵巢功能的检查

卵巢的功能是产生卵子、排卵与合成并分泌激素，这两项功能相互作用，互为因果，即在卵泡的发育过程中产生与分泌激素及一些细胞因子，这些激素或因子又通过自分泌或旁分泌的作用影响着卵泡的发育与排卵。因此，对卵巢功能的检查往往通过激素的测定即能推测卵巢卵泡发育与排卵功能，或者通过检测激素靶器官的一些反应来了解卵巢的功能。其他检查卵巢功能的方法还有基础体温测定、阴道脱落细胞检查等。

1. **激素的测定**　生殖内分泌激素的测定是了解卵巢功能最好方法。通常于肘静脉采血，常规分离血清。激素测定的方法有RIA、ELISA、化学发光分析法(CIA)、时间分辨荧光免疫分析(DELFIA)、电化学发光分析法(ECL)等。

正常参考值：

(1) 雌二醇：青春期前：<73pmol/L；生育年龄：100~2 000pmol/L，呈周期性变化；绝经后：持续<150pmol/L。

(2) 黄体酮：卵泡期：<2.0nmol/L，黄体期：10~89nmol/L；

(3) 卵泡刺激素：青春期前：<5IU/L；生育年龄：5~40IU/L；绝经后：>40IU/L

(4) 黄体生成素：青春期前：<5IU/L；生育年龄：5~200IU/L（排卵期：~200IU/L）；绝经后：>40IU/L

(5) 垂体泌乳素（PRL）：青春期前：<5ng/ml；生育年龄：5~30ng/ml；

(6) 睾酮（T）：育龄女性：0.4~3.0nmol/L；

(7) 抗穆勒管激素（AMH）育龄女性：1.4~4.0μg/L。

临床应用：

(1) 卵巢储备功能测定：于月经第 3 天采血，测定 LH、FSH，若 FSH/LH<1 提示卵巢储备功能良好；当 FSH/LH>1 时提示卵巢储备功能低下。AMH <1.4μg/L 提示卵巢储备功能低下。

(2) 测 LH/FSH 值：如 LH/FSH>3，有助于多囊卵巢综合征的诊断。

(3) 育龄妇女 LH、FSH 持续高于正常参考值的上限，提示原发性性腺功能低下，见于卵巢功能衰退、更年期综合征、垂体促性激素瘤等。

(4) 育龄妇女 E_2 持续低于正常参考值的下限，提示卵巢功能衰退，见于卵巢功能早衰，绝经期。

(5) 育龄妇女 FSH、LH 降低：继发性性腺功能低下。

(6) 孕酮水平反映是否有排卵和黄体功能状态。孕酮持续低水平，无周期性变化，提示无排卵；孕酮水平低，提示黄体功能不全。

(7) 女性睾酮水平升高，提示有男性化表现可能，见于多囊卵巢综合征，卵巢功能性肿瘤等。

(8) 垂体泌乳素升高，高泌乳素血症，见于垂体泌乳素瘤、闭经溢乳综合征、甲状腺功能减退等，引起卵巢功能障碍，如黄体功能不全、排卵障碍等。

(9) 青春期前，LH、FSH、E_2、PRL 高于正常参考值的上限，性早熟可能。

2. 阴道脱落细胞检查 阴道细胞受雌孕激素的影响，在月经周期中呈周期性变化，通过阴道脱落细胞的检查可以了解卵巢分泌雌孕激素的情况，以判断卵巢功能。

（二）垂体功能检查

1. 垂体促性腺激素（LH、FSH）测定 通常于肘静脉采血，常规分离血清。激素测定的方法有电化学发光分析法（ECL），化学发光分析法（CIA），放射免疫分析法（RIA），时间分辨荧光免疫分析（DELFIA），酶联免疫吸附分析法（ELISA）等。

正常参考值：

LH：卵泡期 5~30IU/L；排卵期 75~200IU/L；黄体期 3~30IU/L；绝经后>30IU/L。

FSH：青春期前<4IU/L；生育年龄 4~25IU/L；绝经后>40IU/L。

临床应用：

(1) 青春期前：FSH>5IU/L，性早熟可能。

(2) 生育年龄 FSH 持续< 4IU/L、LH 持续<3IU/L 提示下丘脑或垂体功能障碍，见于下丘脑性闭经，希恩综合征等。

2. LHRH 垂体兴奋试验 方法：LHRH 100μg 5ml 生理盐水中静脉注射，分别于注射前（0 分钟）以及注射后 15、30、60、120 分钟时，从前臂静脉采血作 LH、FSH 测定，以时间 - 激素值绘制曲线。

正常参考值：

(1) 正常反应曲线：LH 基础值正常或稍低，峰值开始于注射 LHRH 后 15~30 分钟时，女性为基础值的 3 倍以上，男性为基值的 1.5 倍。峰值在 60 分钟之前，提示垂体储备正常，病变在下丘脑。120~180 分钟时可达基础值的 5~6 倍。

(2) 迟缓反应曲线：LH 基础值低于正常，峰值开始于 30 分钟以后。垂体储备功能欠佳。

(3) 低下反应曲线：LH 基础值低于正常，反应低弱，峰值低于基础值的 2 倍，提示垂体储备低下，功能异常定位于垂体。

临床应用：育龄妇女 LH、FSH 值持续低于正常参考值的下限时，应考虑作垂体兴奋试验。正常反应曲线提示 LH、FSH 值下降的原因不在脑垂体；迟缓反应曲线见于青春期迟缓者；而反应低下或无反应，则表明垂体功能损伤。

（三）卵巢功能与生殖内分泌紊乱

生殖内分泌激素紊乱常常表现为月经紊乱、闭经。对月经紊乱、闭经者作 LH、FSH、E_2、P、PRL 测定是必须的。

1. 功能失调性子宫出血 功能失调性子宫出血（dysfunctional uterine bleeding），是指非子宫器质病变而是由于神经内分泌功能失调引起的子宫出血，简称“功血”。功血以无排卵型为最多见，占 80%~90%，主要是青春期和绝经前期。主要临床表现是无规则的子宫出血。

青春期功血：由于性腺轴的周期变化停留在卵泡期，卵泡反复发育，雌激素水平尚不足以达到排卵前高峰诱导 LH 峰，促排卵的水平，雌激素在低水平波动，当低于一定水平，内膜失去支持时便少量出血，出血可淋漓不净，也可有大出血。

通常少女初潮后 5 年，性腺轴尚未完全成熟，第 1 年 80% 的周期无排卵，第 3 年为 50%，第 6 年为 10%。

测定雌二醇，常常水平较低，常在 100~500pmol/L 之间，关键是无明显的雌激素分泌高峰；测定孕酮常常持续低于 5nmol/L，提示无排卵。

测基础体温常常为单相。

更年期功血：由于性腺的逐步衰老，月经失去规律，称为绝经过渡期，平均约四年。因卵巢功能开始衰退，对垂体激素反应差，卵泡发育推迟，出现无排卵不规则月经。测定 E_2、P、FSH、LH，表现为 E_2、P 逐渐下降，FSH、LH 逐渐升高，并失去规律；特别是 FSH 值高于 LH，FSH/LH 大于 1，在 E_2、P 的下降中，P 先于 E_2，这是因为在卵巢功能的衰退过程中，开始是排卵的减少，即有卵泡的发育但数量减少，且并不是每次均排卵，表现为雌激素相对于孕激素为升高，临床表现为功血。

排卵期出血：生育期妇女，月经周期正常，有排卵的子宫少量出血。主要因为排卵前的 E_2 高峰过后下降过低，不足维持子宫内膜而致少量出血。

2. 闭经的激素检查 女性 18 岁尚未行经称原发闭经（amenorrhea）；曾来月经，但已停经 6 个月以上者称继发闭经。

青春前期，妊娠期（E_2、P 升高抑制 GnRH 分泌），哺乳期（PRL 升高，抑制 GnRH 分泌），绝经期（卵巢衰竭）后为生理性闭经。

对妇科内分泌医生来说，治疗闭经必须查明闭经的原因。临床医生必须考虑范围全面，包括不为妇产科医生所熟悉的疾病。内分泌激素检测在追查闭经病因方面起主要的诊断作用。目前临床上常根据月经周期的生理病理将疾病归类于四个不同的器官部位：①子宫性闭经，包括子宫因故切除、子宫内膜切除、子宫腔粘连、子宫内膜遭创伤及感染（如结核）等器质病变破坏等均可导致闭经；②卵巢疾病；③垂体前叶疾病；④中枢神经系统（丘脑）疾病。闭经是一个较为复杂的症候，这种归类法有利于逐一检查，追查病因。其诊断步骤通常是先排除生殖道与子宫原因引起的闭经，常用的内分泌检查与诊断步骤为：

激素第一线检查：闭经或乳溢症患者，排除妊娠可能后，第一线的激素检测是 TSH、PRL 及口服孕酮试验。虽然仅少数闭经患者闭经的病因为甲低而临床症状不明显，但 TSH 检测简单，甲低治疗后恢复排卵的概率极高，乳溢症者治疗后乳溢症状消失（去除甲低对垂体的正反馈作用），所以第一线查 TSH 很值得。口服孕酮试验的目的是初步了解体内雌激素的水平及生殖道通畅与否。如果口服孕酮后未引起子宫撤退性出血，临床上常再给予一定量的雌激素，口服 21 天，后 10 天加用孕激素，以鉴别病因是生殖道异常还是子宫内膜雌激素作用不足。应用雌、孕激素做人工周期，激素撤退后未见出血，除外下生殖道闭锁，即提示子宫内膜对雌、孕激素无反应，为子宫性闭经。反之，有出血即示非子宫性闭经。

激素第二线检查：如果上述第一线检查证实非子宫性闭经，激素第二线检查，诸如血清 FSH、LH 应该于人工周期 2 周后进行，以鉴别病因源于丘脑 - 垂体轴或卵巢。

(1) 卵巢性闭经：没有卵的发育与排卵，伴随着性激素水平的低下，也就没有月经。原发性闭经常见有先天性卵巢发育不全：染色体病，典型的染色体核型为 45，X；继发性闭经常见有卵巢功能早衰：40 岁前卵巢内不再有卵子的发育与排卵。检测激素表现为 PRL 正常范围，E_2、P 持续低水平，如 E_2 小于 73pmol/L，P 小于 2nmol/L，而 LH、FSH 均高于 40IU/L，AMH 小于 0.01μg/L，卵巢功能衰退可能。

(2) 垂体性闭经：①希恩综合征（Sheehan syndrome）由于产后大出血所致，垂体功能低下的，可累及性腺、肾上腺、甲状腺轴及生长激素。检测各有关激素：LH、FSH、PRL、TSH 等均低下。②垂体肿瘤（泌乳素瘤，促性腺激素瘤）、空泡蝶鞍，检测 PRL、FSH、LH 升高。

(3) 下丘脑闭经：Kallmann 综合征，由于 KAL 基因缺乏，造成嗅神经元和 GnRH 神经元不能建立联系，临床表现为无性征发育及嗅觉丢失或低下。

3. 高泌乳素血症及其相关疾病　外周血中 PRL 水平持续高于 30ng/mL，且表现出月经紊乱、闭经、不孕不育等症状时称为高泌乳血症（hyperprolactinemia）。

文献报道高达 30% 的月经紊乱与闭经女性患有高泌乳素血症，高泌乳素血症是一种症状，其中大部分患有垂体微腺瘤，少部分患有垂体巨腺瘤，但也有不少病例虽有血中 PRL 水平的升高但经 CT 或磁共振检查并未发现垂体肿瘤，则可由于甲状腺功能低下等非垂体肿瘤引起。泌乳素水平异常升高也是不孕不育的一个主要原因。腺瘤占位性病变引起的临床症状要在腺瘤已经足够大的情况下方出现，而且也有非垂体肿瘤引起的高泌乳素血症，所以泌乳素检测是一个很重要的早期辅助诊断手段。对患有闭经、不孕或伴有其他提示与垂体功能有关的临床症状者，应同时检查其他有关垂体激素。

病理性高泌乳素血症见于：①垂体疾病，垂体泌乳素瘤，垂体柄阻断，柯兴氏病，空蝶鞍等；②下丘脑疾病（使 PIF 减少），肿瘤（颅咽管痛，神经胶原瘤等），结节病，结核，颅脑放疗；③长期的促甲状腺激素释放激素（TRH）呈高分泌状态的疾病，如原发性甲状腺功能低下；④药物的作用，某些酚噻嗪类等抗癫痫、抗忧郁药，甲氧氯普胺等胃动力药，抗多巴胺药物，利血平等抗高血压药等；⑤其他，肾衰、肝硬化，较重的肝、肾功能损伤使 PRL 清除减少；异位分泌（部分支气管癌，肾上腺样瘤）以及多囊卵巢综合征等。

由于 PRL 亦呈脉冲分泌，且有昼夜变化，入睡前开始升高，至凌晨 4：00 左右为最高，可达基值的 5 倍。蛋白的摄入、运动、紧张、生活规律的改变、采血前挤压乳房、妇科检查等均可使 PRL 升高，故建议在早晨 8~10 点，心情放松且无上述干扰的状态下采血，对有轻度升高者，可在排除生理性干扰后再次采血测定。

高 PRL 血症的诊断：建议对所有疑有生殖内分泌功能失调、不孕不育者均应作 PRL、TSH 测定，于卵泡期上午 8~10 时采血为宜。PRL 升高是不孕不育、生殖内分泌功能失调常见的原因。除了垂体泌乳素瘤以外，PRL 可继发于甲状腺功能低下，此时 TSH 升高。

高 PRL 血症的临床表现：空腹，静态测定 PRL、LH、FSH、E_2、P 测定结果表现为：PRL 升高，同时伴有 E_2、P 水平降低，此为高 PRL 血症引起的卵泡发育与排卵障碍所致。PRL 升高引起的临床表现主要有：

(1) 月经失调或闭经；

(2) 不育：高 PRL 阻断卵巢对 GnRH 的反应，PRL 超过 100mg/ml 即使卵泡闭锁；

(3) 低雌激素状态：潮热，出汗，乳房缩小，性功能低下；

(4) 泌乳：超过 200ng/ml 者几乎均有泌乳，可伴有头痛，视力下降等；

(5) 其他：20%~30% 患者伴有多毛，痤疮（PRL 刺激肾上腺皮质分泌 DHEA）。

PRL 降低：垂体前叶功能减退（希恩综合征、嫌色细胞瘤）、药物（左旋多巴、溴隐亭、多巴胺、去甲肾上腺素、降钙素）引起。

PRL 兴奋试验：将 500μgTRH 溶于生理水 2ml 中，于 30 秒内快速静脉冲入。于注射前（空腹）和注射后 15、30、90 分钟分别抽血，测定 PRL。正常人注射后，在 15~30 分钟出现高峰，男性为基值的 6 倍，女性为 8 倍。垂体泌乳素瘤，基础 PRL 升高，但兴奋后 PRL 升高小于 2 倍。

PRL 抑制试验：口服左旋多巴 500mg，于服药前（空腹）和服药后 1h、2h、3h 分别采血，测定 PRL。正常人 3h 后 PRL 抑制到 4ng/ml 以下，垂体泌乳素瘤为自主分泌，抑制不明显。

4. 多囊卵巢综合征　多囊卵巢综合征（polycystic ovarian syndrome，PCOS）是一种发病多因性、临床表型呈多态性的内分泌综合征，发病原因至今尚未阐明。典型的PCOS以雄激素过多和持续无排卵为临床主要特征。激素检测可协助临床诊断PCOS。一般激素检测项目为：T、LH、FSH、E_2、P、PRL，典型的PCOS激素水平表现为：①T正常上限或轻度增高；②血清SHBG低于正常值；③高LH，低FSH，典型者LH/FSH>3；④AMH高于参考值。

多囊卵巢综合征是青少年和生育期妇女出现高雄激素无排卵现象的常见病症。占闭经患者的1/3，月经稀发患者的90%，无排卵不孕的90%，因内分泌异常，据统计30年内高血压发病率为正常的8倍，糖尿病为正常人的6倍，子宫内膜癌和乳腺癌增加2倍。

PCOS主要的临床表现有：

（1）无排卵月经：20%为功血，30%月经稀发，10%原发闭经，40%继发闭经；

（2）多毛，痤疮；

（3）肥胖，黑棘皮症。典型的PCOS有向心型肥胖，且大多有高血压，糖尿病，高胰岛素血症（胰岛素拮抗）引起黑棘皮症；

（4）基础体温（BBT）呈单相（无排卵）。

卵巢的变化：PCOS者双侧卵巢对称增大，达正常妇女的2~5倍，卵巢皮质内有10个以上2~3mm成串卵泡，而间质细胞增生，有丛状黄体化细胞巢（分泌雄激素）。有人根据激素测定及对克罗米芬治疗的反应，将PCOS分为以下3种类型：

（1）PCOS Ⅰ型：LH/FSH>2.5，部分PRL略高，克罗米芬试验正常。

（2）PCOS Ⅱ型：空腹胰岛素及释放试验均高，肥胖，黑棘皮症。脂肪组织分泌瘦素（leptin）使卵巢分泌E_2下降，使FSH升高，LH/FSH为1~2.5。克罗米芬试验阴性。

（3）PCOS Ⅲ型：T和胰岛素升高，LH/FSH<1，各种症状严重，克罗米芬试验阴性。

克罗米芬试验：子宫出血后第五天口服克罗米芬，每天50mg，共5天。三周后出现双相体温而后来月经，表示垂体卵巢反应正常。

5. 性早熟 青春期前出现第二性征，伴有性激素和促性腺激素的升高，排除肿瘤因素后可诊断为性早熟。

正常情况当夜间出现LH与FSH脉冲分泌即提示性腺轴儿童期的抑制状态解除，进入了青春早期，诱导卵巢分泌雌激素，逐步建立起性腺轴的反馈调节，达到LH、FSH脉冲分泌昼夜一致，引发LH峰，出现排卵和子宫周期出血，即示进入性成熟阶段。经统计，乳房发育8~13岁，阴、腋毛出现8~14岁，月经初潮10~16岁。

性早熟是指性征出现年龄早于正常人群平均年龄二个标准差。平均发病率为0.6%，女性多于男性，约占3/4。女性9岁前乳房发育，10岁前月经来潮视为性早熟。

性早熟从本质上分为两大类，一是真性性早熟，即性腺轴自身提早启动，二是假性性早熟，即性腺轴并未启动，而由于性腺以外的其他原因，引起性激素的增加而出现某些性征。两者病因截然不同，须慎重区分。

真性性早熟，称特发性或体质性性早熟，原因不明的下丘脑提前释放GnRH，启动了性腺轴，或因下丘脑，松果体与生殖有关的细胞瘤，分泌了GnRH。

假性性早熟，原因很多，如外源性的误服雌激素药物，滋补品，误用化妆品。内源性的，卵巢颗粒细胞瘤分泌雌激素，原发甲低，因TRH升高刺激了性腺轴，McCune Albright综合征（为先天性全身性多发性骨纤维性发育不良，伴卵巢囊肿产生波动性雌激素升高）。乳房早熟，与局部靶组织对激素的敏感性升高有关。

测定性激素（E_2、T）和促性腺激素（FSH、LH）：两种早熟，性激素均可升高（单纯乳房早熟，FSH不一定升高，PRL可升高），而区别的主要方法是用GnRH兴奋试验，真性性早熟因性腺轴已启动，故对GnRH能兴奋，而假性性早熟不被兴奋。

6. 卵巢功能早衰与绝经期诊治中的激素测定 女性出生便带着定量的卵子，生理情况下，到50岁左右卵子耗尽，不再有卵子的发育，卵巢雌激素的产生与分泌随之停止，便无月经，连续12个月的非病理性闭经，称绝经。绝经是个较长的生理过程，可早在绝经前8年即出现激素的变化和生育能力的下降，而后开始月经不规则，平均3~8年而后绝经，这一段时期称围绝经期。绝经是卵巢功能衰退的临床表现，但长时间的无月经并不表明一定是卵巢功能衰退。尤其是年龄尚未到更年期的妇女，激素测定对诊断有决定作用。

（1）更年期综合征的诊断：对疑为更年期综合征的患者，有条件的情况应作LH、FSH、PRL、E_2、P直接测定。绝经初期E_2、P持续低水平，而LH、FSH高于正常参考范围，均大于40IU/L，且FSH>LH是绝经的典型表现；AMH小于正常参考范围下限。

（2）早期绝经或卵巢功能早衰的诊断：一般正常更年期年龄范围为45~55岁。在45岁以前因卵巢功能衰退而闭经，临床上称作早期绝经，在40岁以前因卵巢功能衰退而绝经者，临床上常作“卵巢功能早衰”。部分过早绝经的妇女并没有雌激素水平低下的典型临床症状，此时实验室检查起主要的诊断作用，建议间隔2~4周两次测定血液FSH与E_2，FSH持续高于30~40IU/L（不同实验方法学可略有差异），即可诊断。因为E_2的水平在早期绝经时可仍较高，此时测定E_2实用价值不如FSH。AMH测定结果低于参考值下限。

（3）绝经与避孕：据报道，9%的45岁以上的妇女闭经半年后又再恢复月经。虽然临床上有较典型的更年期症状，卵巢却维持间歇性的排卵直到完全绝经。临床上可采用FSH检测方法了解卵巢功能，以判断采取避孕措施的必要性，如果间隔4~8周测定两次FSH、AMH，如果两次FSH水平均>40IU/L，AMH<0.01μg/L，提示卵巢功能已衰竭。

（4）激素替代治疗时的体内激素监测：绝经后由于雌激素下降可产生一系列精神和代谢异常，称为绝经期综合征，及因此而发生的骨质疏松，心血管供血不足等多种疾病。十余年，随着围绝经期诊治学为愈来愈多的临床医生与妇女所了解，围绝经期的诊断、激素替代治疗（HRT）及其随访受到越来越多的重视，激素测定是合理诊治的重要依据之一。HRT时也需要测定体内激素：由于HRT存在潜在的风险，即使是绝经年龄的妇女作HRT前也应做激素测定，首先判定生殖内分泌激素是否如同年龄已经真正处于绝经期，激素测定是决定是否对患者采取激素替代治疗的前提。由于部分保健品等可影响激素的测定，HRT 前的激素测定应停用保健品 3~4 周。一般认为 FSH 水平持续高于 40IU/L，E_2 的水平在 150pmol/L 以下，有围绝经期综合征症状者且没有 HRT 的禁忌证可考虑激素替代治疗。HRT 时有时需要测定体内激素，以判断用药量是否合适。对于药用的雌孕激素测定取决于所用激素的分子结构，如为化学合成的非类固醇类激素，用检测雌二醇的方法不能检测到。

(5) 早期绝经者的激素替代：本组疾病即为传统上定义为"卵巢衰竭"，因为绝经后骨质疏松的危险率与绝经时间成正比，所以，普遍认为早于 45 岁绝经的妇女应是 HRT 的对象。由于长期应用 HRT 有发生并发症的危险，所以测定激素水平协助正确选择对象是十分必要的。一般来说，对<45 岁有明显的围绝经期症状者的妇女，可用 FSH>40IU/L、AMH<0.01μg/l 作为选择 HRT 的对象。但因为绝经前妇女经期紊乱，常有卵泡期过短现象。若没有条件检测 AMH，为排除取血时间正好落在排卵期前的 FSH、LH 峰值的可能，临床上一般同时测定 FSH 及 LH。FSH 及 LH 均升高，但 FSH 明显高于 LH 提示卵巢衰竭。同时测定 FSH 和 LH 还可捕捉临床漏诊的由于 PCOS 引起的月经不调，比如 LH∶FSH>2。

二、不孕不育诊治中的激素测定

具备正常生殖功能的男女，婚后一年内怀孕概率约 60%，二年内约 80%，三年内约 90%，婚后三年不孕占 10%。不孕不育实际为两类疾病，没有受孕能力的称不孕（stertility），能受孕而未能生育下一代者称不育。

婚后从未怀孕称原发不孕，婚后曾孕但未产，此后未能再孕称继发不孕。生育是个复杂的过程，不孕不育原因有许多，归纳起来有器质性、免疫性、精神性和内分泌性四大原因。

不育中有 1/3 原因在男方，所以首先应排除男方原因（检查简单，快速），女方中，器质性约占 40%，内分泌性占 38%，免疫等多种原因占 15%（抗子宫内膜抗体，抗精子抗体阳性），余 7% 原因不明。内分泌病因所致不育病因有：多囊卵巢综合征、高泌乳素血症、黄体功能不全、高 Gn 闭经、其他无排卵情况。在不孕不育的诊治中，激素的测定是必不可少的。

（一）高 PRL 血症的诊断

高 PRL 血症是不孕不育的最常见的原因之一。高 PRL 致不孕的机制可能为：下丘脑多巴胺代谢障碍，导致 LHRH 相对分泌不全，继而 LH 的脉冲式分泌和雌激素的正反馈机制障碍，最终导致卵泡发育不良和排卵障碍。除了垂体泌乳素瘤以外，PRL 可继发于甲状腺功能低下，此时 TSH 升高。鉴于高 PRL 血症是最常见的不孕不育的原因，对所有疑有生殖内分泌功能失调引起不孕不育者均应作 PRL、TSH 测定，于卵泡期上午 8~10 时采血为宜。

（二）卵巢储备功能的检测

AMH 测定是评估卵巢储备功能的可靠方法，且不受月经周期影响，AMH：1.4~4.0μg/L 卵巢储备功能正常。月经的第 3 天采血测定 FSH/LH 的比值也可估计卵巢储备功能。FSH/LH<1 卵巢储备功能好，随着年龄的增长 FSH/LH 值渐增大。35 岁以后卵巢储备功能渐渐下降，FSH/LH 值增大。更年期是卵巢功能进入衰退的时期，FSH/LH 常>1。

（三）了解卵泡发育和排卵情况

疑有卵泡发育不佳、黄体功能不全时可作 E_2 测定，E_2 水平不足反映卵泡发育不佳；同时 E_2 水平不足可使内膜孕激素受体（PR）不足，其结果表现为黄体功能不全。疑有黄体功能不全者，应在月经周期 18~26 天内作 3 次以上的孕酮测定，孕酮峰值的测定有助于黄体功能的评价。LH 峰值的测定有助于排卵的诊断。

（四）无排卵的诊断

一部分患者可有无排卵性月经周期。临床鉴别患者有否排卵的方法除了观察有否双相体温外，月经周期第 21 天血孕酮浓度测定是一个重要的辅助诊断手段。一般来说，血清孕酮水平持续<2nmol/L 为提示无排卵，>5nmol/L 为有排卵性周期。如果患者月经周期紊乱，无法确知周期天数，可间隔 2 周采血测定孕酮，用上述参考值帮助判断患者有无排卵。无排卵是女性不孕最常见的原因，对无排卵应积极寻找病因，其临床症状包括少经、月经不规则、多毛症等。严重长期无排卵的后果不仅仅是不孕不育，子宫内膜癌及乳腺癌的发病概率也明显增高。借助激素检测查找原因，诱导排卵具有重要的意义。其病因除了上述多囊卵巢综合征，高泌乳素血症，卵巢功能障碍，卵巢早衰以外，当激素测定显示 PRL 正常范围，LH、FSH、E_2、P 均低水平（FSH、LH 值均小于 5IU/L），提示下丘脑 - 垂体功能障碍，需作垂体兴奋试验以明确诊断垂体或垂体以上部分功能障碍。

（五）男性不育者的诊断

当 LH、FSH 水平不足时，导致睾丸功能下降。此时测定生殖激素 LH、FSH、T 均明显降低，可诊断为促性腺激素低下的性腺功能低下症，临床上常表现为睾丸体积小，精液质量极差甚至无精症。如果为睾丸本身的功能障碍则表现为 LH、FSH 的显著升高，而 T 则为低水平。假如睾丸体积缩小而 FSH 明显升高，即可判断为睾丸生精功能有明显损害；若同时伴有 T 值或 T/LH 比值的明显降低又可判断为睾丸曲细精管和间质细胞的同时损害。有人认为 T/LH 的比值下降更能说明睾丸的损害程度，有资料表明精子密度大于 2 000 万 /ml，T/LH 比值为 3.13；精子密度（1 000~2 000）万 /ml，T/LH 比值为 2.12；当精子密度小于 1 000 万 /ml，T/LH 则降至 0.85。

三、其他需要测定激素的情况

如男性性功能障碍和女性多毛症等，需要作雄激素测定。女性有高雄激素临床表现时，最好睾酮与性激素结合球蛋白（SHBG）同时测定或者测定游离睾酮（FT），游离睾酮才反映体内的雄激素活性。

多毛症是雄激素对毛囊细胞作用的结果，或是雄激素的分泌量增加或是毛囊细胞对雄激素敏感性增加的结果。临床上大多见于卵巢或肾上腺肿瘤（库欣综合征），先天性肾上腺增生、PCOS、雄激素药物治疗等。血清雄激素明显增高，提示有分泌雄激素的肿瘤的存在。检测 17-OHP（17 羟孕酮）可协助鉴别先天性肾上腺增生。测定尿 24 小时游离可的松，可协助诊断库欣综合征。一般来说，尿中游离可的松>350mol/24 小时，表明肾上腺过度分泌。

四、生殖内分泌检验结果分析中需注意的问题

激素测定的准确与否是实验室的事，但是实验室要发出准确的报告必须结合临床信息对测定获得的结果进行合理性的分析，医生要分析一个结果也要结合临床表现，因此检验报告单上的信息一定要准确，尤其是年龄、月经周期等信息。

患者的年龄是判断性激素，促性腺激素是否正常的重要依据。青春期前性激素，促性腺激素均处低水平，低于正常生育年龄的男女。女性更年期后性激素明显降低，而促性腺激素（LH、FSH）持续高于 40IU/L，而 65 岁以后随着垂体的衰老，LH、FSH 值渐下降。因此，在作激素测定时一定要获取准确的患者年龄信息，如果年龄错误，将生育年龄误作绝经年龄，出现高促性腺激素结果的时候会误作正常生理现象。

月经周期是判断女性性腺轴激素是否正常时需考虑的问题。观察卵巢储备功能要在月经的第 3 天采血；如要考察是否排卵，应在月经中期测定 LH 峰值；观察黄体功能应在经前 1 周左右采血；对月经不规则又想通过激素测定了解是否有排卵者可间隔 2 周采血 2 次测定孕酮等，采血时间必须考虑月经周期中激素的周期性变化。女性性激素，促性腺激素测定的检验单上必须有末次月经时间，以备分析结果时参考。

下丘脑 - 垂体 - 性腺的功能相互调节，相互影响，相互制约，需要几个激素同时测定，联合分析才能得到正确的结果。如雌激素水平持续低于 100pmol/L，究竟是卵巢本身功能障碍还是垂体或下丘脑的问题，只有与 LH、FSH 同时测定才能判定。E_2 水平持续低于 100pmol/L，FSH、LH 水平持续高于 100IU/L，则表明卵巢本身出了问题。而 E_2、FSH、LH 均为低水平则为垂体以上部分功能障碍，进一步的诊断需作垂体兴奋试验。如果出现的结果用一般的生理调节不能解释的时候，需要重复测定或进行其他的检查。如当垂体激素与性腺激素均为高水平的时候，就要考虑是否有使用外源性激素，或者存在肿瘤等情况。

结果判断时需考虑的其他因素有：正用激素类药物或进食含激素食物等将影响测定结果；高脂餐后采血，血脂太高影响脂溶性激素在血液中的分布，在血液的脂质层中激素高，血清中激素减少，同时脂类干扰测定中的免疫（抗原 - 抗体）反应，造成结果偏低。

（吕时铭）

第六节 不孕不育相关自身抗体检验诊断

一、抗子宫内膜抗体

女性体内的抗精子抗体属于同种异体抗体，而抗子宫内膜抗体（anti endometria antibody，EMAb）则是一种以子宫内膜（endometrial）为靶细胞并引起一系列免疫病理反应的自身抗体。抗子宫内膜抗体往往与子宫内膜异位症并存，是子宫内膜异位症的标志性抗体。目前，两者对不孕不育的影响程度及其作用机制尚无定论。

（一）抗子宫内膜抗体的产生

子宫内膜是胚胎着床和生长发育之地，育龄妇女子宫内膜在卵巢激素的调节下，产生周期性的剥脱，随月经流出体外，一般不诱发机体产生自身免疫反应。但当某些病理状态下，如机体免疫环境失调、子宫内膜异位症患者受到异位内膜的刺激、经血倒流等因素导致免疫应答紊乱或人工流产刮宫时损伤和炎症，使巨噬细胞吞噬子宫内膜碎屑，处理提呈给 T、B 淋巴细胞，引起淋巴细胞活化，产生抗子宫内摸抗体。

（二）抗子宫内膜抗体导致不孕的机制

抗子宫内膜抗体的靶抗原主要存在于子宫内膜腺上皮细胞的胞液中，是一种孕激素依赖性糖蛋白，分子量为 26~40kD，富含于分泌期子宫内膜中。当抗子宫内膜抗体与子宫内膜上的靶抗原结合，可沉积于子宫内膜和异位的病灶中，激活补体系统，引起子宫内膜的免疫病理损伤。电镜下可见子宫内膜发育不良，内膜腺体和基底膜出现空泡，纤毛与非纤毛细胞比值降低，子宫内膜呈现分泌不足，从而影响孕卵着床，出现不孕或流产。抗子宫内膜抗体的产生有可能①干扰胚胎着床；②抑制排卵；③干扰精子和卵子的运送；④阻碍精卵结合；⑤影响早期胚胎的发育。

（三）抗子宫内膜抗体的检验诊断

目前最常用的方法为酶联免疫吸附试验与金标免疫斑点法，也有用放射免疫分析法等的。不仅可测定循环血中的抗体，也可测定宫颈局部的抗体。血液循环抗子宫内膜抗体测定：标本为静脉血 2ml，常规分离血清，采用市售 ELISA 试剂盒。也有人测定宫颈局部的抗子宫内膜抗体，采集月经中期的宫颈分泌物，用 5 倍生理盐水稀释，离心后测定上清液中的抗子宫内膜抗体。

二、抗透明带抗体

卵透明带是被覆于卵母细胞及着床前受精卵外的一层基质，由糖蛋白组成。在受精过程中及早期孕卵发育方面具有重要的作用。

（一）抗透明带抗体的作用

研究表明，透明带抗原可诱发同种或异种免疫反应，产生抗透明带抗体，抗透明带抗体可以阻止精子穿过透明带与卵子的结合，从而干扰受精及着床，造成不孕；抗原抗体复合物的沉积还可抑制卵巢功能，导致卵巢衰竭表现为垂体促性腺激素水平升高，卵母细胞数减少，卵泡发育失常，闭锁，黄体功能不全等。抗透明带抗体的检测可作为不孕不育、卵巢功能早衰的辅助诊断。

（二）抗透明带免疫性不孕症的检测

人卵透明带来源有限，很难获取，但人透明带与猪透明带间有交叉抗原性，因此实际工作均用猪透明带代替人卵透明带用于检测人血清中透明带抗体。由于部分正常人血清中存在异种凝集素（主要为 IgM）干扰试验结果，因此检测前需用新鲜猪红细胞处理待测血清。

1. **ELISA 及 BA-ELISA 法**　以猪透明带抗原包被固相载体，另加待测血清、酶标第二抗体及底物，分步培养洗涤，最后根据底物颜色变化情况判断结果。本法所需样本量少，操作简便，能定量测定抗体并确定抗体类型，特异性及敏感性较好。BA-ELISA 具有常规 ELISA 的优点，而其敏感性大为提高。

2. **精子 - 透明带结合或穿透试验**　若存在透明带抗体或抗精子抗体，此法均可阳性。由于试验受培养环境因素影响较大，故对不同实验室的研究结果难以比较。此法可与其他方法配合应用，相互补充，以保证结果的可靠性。

3. **放射免疫法**　用放射性标记的猪透明带抗原与待血清培养后，分离出抗原抗体复合物，测定其放射性。本法可定量，特异性及敏感性较好，但由于放射性损害，且报道不多，其应用价值尚难肯定。

4. **ELISA 及 BA-ELISA 法放射免疫法间接免疫荧光试验**　人抗透明带抗体结合至猪卵表面后，标有荧光素的抗人免疫球蛋白抗体随之结合至透明带表面，在荧光显微镜下呈现明显的卵周荧光。本法的可靠性有赖于其他客观方法证实。

5. **被动血凝法**　用纯化的猪透明带抗原包被其他物种的红细胞为抗原靶标，在存在透明带抗体的情况下，致敏红细胞发生凝集。此法研究报道较少，难以评价其敏感性和特异性。

6. **透明带沉淀反应**　透明带表面结合抗体后，在光镜或暗视野显微镜下呈现折光改变。本法多用于鉴定血清，敏感性较低，难用于临床。

三、不孕不育其他自身抗体

（一）抗卵巢抗体及其检验诊断

卵巢有生殖和内分泌功能，神经内分泌系统对之有调节作用。而免疫功能异常可直接或间接地影响卵泡生长、发育和成熟，使卵巢性激素分泌异常，临床可有月经紊乱，诱发闭经不孕等改变。

卵巢组织中抗原成分复杂，正常机体具有自身免疫调节功能，能产生极弱的抗体，帮助清除体内衰老变性的自身成分。一旦由于感染、手术等原因使其抗原异常表达，导致免疫系统对自身组织产生过度免疫应答，则会发生过强的体液免疫和细胞免疫反应，所涉及的组织免疫活性细胞数量增多，导致抗卵巢抗体（antiovarian antibody，AoAb）产生。抗卵巢抗体是一种靶抗原，是存在于卵巢颗粒细胞、卵母细胞、黄体细胞和间质细胞内的自身抗体。抗卵巢抗体与抗原结合形成的抗原抗体免疫反应可以引起卵巢免疫损伤，影响卵巢的正常发育和功能，并可导致卵巢衰竭或卵泡成熟前闭锁，卵子退化和妨碍细胞分裂，产生抗生育效应。因此，抗卵巢抗体也是女性不孕的主要免疫因素。

随着免疫学的发展，将患者卵巢组织作为抗原而引起的自身免疫反应定义为自身免疫性卵巢炎。自身免疫性卵巢炎是自身免疫性不孕、卵巢早衰等疾病的重要原因之一，为机体体液免疫反应过强导致卵巢卵泡发育障碍、内分泌紊乱。临床表现为患者年龄小于 40 岁，闭经、血 FSH、LH 升高，外周血测得抗卵巢抗体。一些自身免疫性疾病如 Adison 病，甲状腺炎患者体内有抗卵巢抗体存在。

（二）抗心磷脂抗体及其检验诊断

抗心磷脂抗体（anticardiolipin antibody，ACA）主要于组织炎症、损伤及粘连后产生。带负电荷的磷脂如心磷脂是细胞膜的组成部分，抗心磷脂抗体可与之结合而产生一系列不良反应。动物实验证实抗心磷脂抗体可致受孕率降低，胚胎死亡率增高，与不育和流产关系密切。

抗心磷脂抗体导致不孕的机制，主要是抗心磷脂抗体影响母体免疫系统的许多生殖过程。通过阻断磷脂代谢，导致花生四烯酸的释放受阻，从而干扰前列环素（PGI2）的产生，影响正常受精过程。抗心磷脂抗体使前列环素受到抑制，降低 C 反应蛋白活性、抑制抗凝血酶Ⅳ的形成、改变血小板和血管内皮的关系，小血管内有血栓形成倾向，而引起着床部位供血减少，或导致蜕膜或胎盘血流不足而发生病变。同时抗心磷脂抗体可影响细胞内第二信使的产生，改变受体后偶联及信号转导过程，导致胚胎内外环境物质及交换异常，从而影响胚胎的发育，导致早期胚胎丢失反复流产、不孕。病理也证实抗心磷脂抗体阳性者其胎盘的滋养细胞胞浆和绒毛血管壁出现免疫复合物沉积。临床上发现抗心磷脂抗体还与宫内发育迟缓有密切关系。

（三）抗绒毛膜促性腺激素抗体及其检验诊断

绒毛膜促性腺激素（human chorionic gonadotropin，hCG）是合体细胞滋养层分泌的妊娠特有激素，其主要功能是维持妊娠黄体及促使甾体激素分泌。此外，hCG 还可防止胎儿被母体血液中的抗体及免疫活性细胞识别，故对维持早期妊娠，对抗母体对胎儿的排斥起关键作用。人绒毛膜促性腺激素是维持早期妊娠的主要激素，但是有自然流产史的女性，在流产过程中，绒毛膜组织中的 hCG 可能作为抗原刺激母体产生抗 hCG 抗体（anti-hCG antibody，AhCGAb）。曾有报道在做试管婴儿时大量应用绒毛膜促性腺激素，在血液中测不到绒毛膜促性腺激素，或含量极低，经研究后发现患者体内存在抗绒毛膜促性腺激素抗体，使外用绒毛膜促性腺激素进入体内不敏感，从而导致治疗用量无效。在接受过 hCG 注射以治疗功能性子宫出血或促进排卵的妇女中，其体内的抗 hCG 抗体也有可能为阳性，患者可在临床上表现为不孕或习惯性流产。另有动物实验证实，保护胎儿免受母体淋巴细胞的排斥反应主要是通过抑制 hCG 抗体来实现的，若这种抑制被减弱，导致抗体含量增加，则这种保护作用将受到破坏，从而引起不孕。

（四）抗滋养层细胞膜抗体及其检验诊断

胎儿具有来自父方和母方的基因，对孕妇而言，胎儿是一个半非己的同种异体移植物。正常妊娠时胎儿不被母体排斥，主要依赖于母体对胎儿特殊的免疫调节，这种调节可以制止或改变对胚胎不利的免疫因素，以达到新的免疫平衡。胚胎的外层即合体滋养层是直接与母体循环相接触的部分，免疫组化证实合体滋养层不表达任何 HLA 或 ABO 血型抗原，这点被认为是确保胎儿成活的一种保护性机制之一，但是合体滋养层浆膜上有可被母体识别的抗原系统。至于这些抗原的性质尚无统一定论，但它们的存在，影响着孕妇与胎儿之间的免疫平衡。

目前有学者认为，在滋养层表面存在有滋养叶淋巴细胞交叉反应抗原（trophoblast-lymphocyte cross reactive antigen，TLXAg），它是一种同种异型抗原，可产生保护性的封闭抗体，可以通过与胎儿 - 胎盘滋养叶抗原结合或与母体淋巴细胞结合，防止胚胎或胎儿父系抗原被母体免疫系统识别和杀伤。如果 TXL 抗原抗体减少，即可使胎儿细胞特异性抗原暴露，导致免疫性流产的发生。

抗滋养层细胞膜抗原（trophoblast antigen，TA）的检测可作为反复流产患者的免疫因素辅助诊断指标。由于 TXL 是正常妊娠时合体滋养层存在的抗原，因此对其抗体水平的检测很难作出一个有意义的判定。而滋养细胞膜特异性抗体可以准确地检测，且研究已证实抗滋养层细胞膜抗体与具有自身免疫倾向的妇女血中可能存在的抗磷脂抗体、抗核抗体等不存在交叉反应。研究表明在不明原因流产的妇女血清中，抗滋养层细胞膜抗体比正常孕妇明显增高，这种抗体的增高与流产之间有着密切联系，很可能是导致流产的主要因素之一。正常孕妇血清抗滋养细胞膜抗原的水平很低，当其水平达到一定高的程度时，即有可能引起较强的抗原抗体反应，从而导致流产。其机制可能与封闭抗体的减少有关。不过这方面的报道国内尚不多。

（黄雅萍　吕时铭）

第七节　妇科肿瘤的检验诊断

一、子宫颈癌及宫颈上皮内瘤变的临床与病理学背景

子宫颈癌是威胁女性健康的常见恶性肿瘤，宫颈上皮内瘤病变（cervical intraepithelial neoplasia，CIN）是与子宫颈癌密切相关的一组子宫颈病变。用 CIN 描述子宫颈病变便于表达病变的连续过程和指导治疗。

CIN 是一组不稳定的病变，其转归包括①自然消退或逆转；②病情保持稳定；③进一步发展为更高级别的 CIN 甚至浸润癌。CIN 程度越高，逆转为正常的可能性越小，发展为浸润癌的可能性越大；反之，CIN 程度越轻，其逆转的机会越大。流行病学资料显示，CIN 通常发生在 25~35 岁的妇女，子宫颈癌的高发年龄为 50~55 岁，宫颈癌发病前有相当长的阻断时机，了解病因及高危因素、早期筛查诊断与早期防治 CIN 可有效降低宫颈癌的发生率。

（一）病因

CIN 与性生活紊乱、HPV 感染、性生活过早（<16 岁）、吸烟、性传播疾病、免疫抑制等因素相关。高危型 HPV 感染是子宫颈癌的主要病因，宫颈组织的特殊性也与 CIN 和子宫颈癌的发生关系密切。

1. 人乳头瘤病毒（HPV）感染及相关高危因素　接近 90% 的 CIN 和 99% 以上的宫颈癌组织发现有高危型 HPV 感染，其中 70% 与 HPV16 和 18 型相关。早期 HPV 感染时，病变的宫颈上皮变成典型的挖空细胞（koilocystosis）。在这些细胞中可见大量的 HPV-DNA 和病毒壳抗原（capsid antigen）；HPV 不适应在未成熟的细胞中生长，随着 CIN 病变严重，HPV 复制减少，病毒壳抗原消失，但具有转录活性的 HPV-DNA 片段可整合到宿主细胞，导致宿主细胞的恶性转化。

多数 HPV 感染在 8~10 个月内可以被自然清除。HPV 感染能否促使病变进一步发展主要取决于三方面因素：①HPV 的型别、HPV 病毒的负荷量以及首次感染的时间；②宿主的免疫功能、产次、激素影响及营养等；③性行为、重复 HPV 感染，以及性传播疾病如单纯疱疹病毒Ⅱ型感染、衣原体和巨细胞病毒感染等。大量研究表明，生殖道持续性高危型 HPV 感染是子宫颈癌的首要致病因素，在 CIN 发展为子宫颈癌的过程中起决定性作用。

2. 宫颈组织学的特殊性　宫颈上皮是由宫颈阴道部鳞状上皮和宫颈管柱状上皮共同组成，两者交接部位在宫颈外口，称原始鳞 - 柱状交接部。但此交接部并不恒定，青春期后在雌激素影响下，宫颈管柱状上皮可到达宫颈阴道部，使原始鳞 - 柱状交接部外移；在阴道酸性环境或阴道致病菌作用下，外移的宫颈柱状上皮逐渐被鳞状上皮所取代，形成新的鳞 - 柱状交接部，称为生理性鳞 - 柱状交接部。原始鳞 - 柱状交接部和生理性鳞 - 柱状交接部之间的区域称为移行带（transformation zone）。

在移形带区形成过程中，其表面覆盖的柱状上皮逐渐被复层鳞状上皮替代。移形带区成熟的鳞状上皮对致癌物的刺激相对不敏感，但未成熟的化生鳞状上皮代谢活跃，在 HPV 等的刺激下，可发生细胞分化不良，排列紊乱，细胞核异常，有丝分裂增加，形成 CIN，并可能进一步发展为子宫颈癌。

（二）病理学诊断与分级

CIN 分 3 级：

Ⅰ级：即轻度异型。上皮下 1/3 层细胞核增大，核质比例略增大，核染色稍加深，核分裂相少，细胞极性保存。

Ⅱ级：即中度异型。上皮下 1/3~2/3 层细胞核明显增大，核质比例增大，核深染，核分裂相较多，细胞数量明显增多，细胞极性尚存。

Ⅲ级：即重度异型和原位癌。病变细胞几乎或全部占据上皮全层，细胞核异常增大，核质比例显著增大，核形不规则，染色较深，核分裂相增多；细胞拥挤，排列紊乱，无极性。

在目前的宫颈病变病理学描述体系中，既有宫颈细胞学筛查时采用的两个细胞病理描述体系（巴氏五级分类法和 the Bethesda system，TBS 分级），也有宫颈病变组织学诊断时采用的两个组织病理诊断体系（宫颈异型增生和 CIN）。为便于理解病变类型，现将四种体系列于表 16-2，由于分属不同的筛查与诊断体系且采样方法的不同，在临床上某一细胞学筛查描述的具体病例并不一定会有严格对应的组织学诊断描述。

表 16-2　宫颈病变四种描述系统比较

宫颈细胞学筛查描述体系		宫颈病变组织学诊断描述体系	
巴氏五级分类法	TBS（the Bethesda system）	宫颈异型增生	CIN
Ⅰ级	未见上皮内病变（NILM）	正常	正常
Ⅱ级轻度	良性细胞	炎症	炎症
Ⅱ级重度	没有明确诊断意义的不典型鳞状上皮细胞（ASCUS）	轻度异型增生	CIN Ⅰ
Ⅲ级	低级别鳞状上皮内病变（LSIL）	中度异型增生	P16 染色阴性的 CIN Ⅱ
Ⅳ级	高级别鳞状上皮内病变（HSIL）	重度异型增生及原位癌	P16 染色阳性的 CIN Ⅱ及 CIN Ⅲ
Ⅴ级	癌症	癌症	癌症

（三）临床表现

CIN 病变无特殊症状，偶有阴道排液增多，伴或不伴臭味，也可有接触性出血，发生在性生活或妇科检查（双合诊或三合诊）后出血。体征可无明显病灶，宫颈光滑或仅见局部红斑、白色上皮，或宫颈糜烂表现。

早期的子宫颈癌常无明显临床症状，少数晚期患者也可无症状，只是在普查时才发现。浸润性子宫颈癌的最常见症状是阴道不正常出血及阴道分泌物增多，晚期患者因常合并感染表现为阴道排恶臭液体。原发癌灶可位于子宫颈阴道部或宫颈管内。宫颈管下段的癌变通常为外生型，易发现；宫颈管内肿瘤可呈浸润性生长（内生型），病变早期宫颈外观可能正常。

（四）筛查与诊断

早期筛查、诊断是阻断病变发展和治疗的前提和关键。宫颈癌是世界卫生组织唯一建议在全世界范围内开展筛查的恶性肿瘤。根据循证医学，国际肿瘤学术联盟（NCCN）每年更新宫颈癌筛查指南，美国妇产科医师学会（ACOG）也定期发布实践公告，指导临床宫颈癌筛查和治疗。宫颈癌筛查方法主要是宫颈细胞学检查和高危型 HPV 检测，对高危 HPV 阳性和 / 或异常细胞学结果时需要进行阴道镜检作进一步评估；考虑到不发达地区宫颈癌筛查的可行性，国内外也对肉眼观察辅以醋酸白试验和碘溶液试验等简单易行的筛查方法进行了评估。宫颈癌确诊依赖宫颈组织病理学诊断，即采用宫颈活组织检查。

1. 宫颈刮片细胞学检查　宫颈刮片细胞学检查创伤小且可多次重复，是妇女宫颈癌筛查的基础检测方法。巴氏涂片法是最早采用的宫颈刮片细胞学检查方法，自 1943 年 Papanicolaou 发现采取阴道及宫颈脱落细胞制成涂片，经染色可观察细胞的变异，世界各国都将该法（巴氏涂片法）作为宫颈癌筛查的一种手段引入临床诊断，并被许多国家作为常规筛查项目。近半世纪的长期临床实践证明巴氏涂片法简单易行、经济有效，但也逐渐显示出不足。十余年，随着计算机等其他技术的发展，宫颈刮片细胞学检查发生了革命性变化，液基薄层细胞学（liquid-based monolayers cytology，LBC）技术的出现、细胞的识辨阅读系统计算机辅助的断层扫描（CCT）技术的应用，以及新的宫颈 / 阴道细胞学 TBS 描述性诊断报告方式对传统巴氏五级分类报告法的取代，都使宫颈刮片细胞学检测技术有了长足的进步。

（1）传统的巴氏涂片法：选择非经期，用窥阴器暴露宫颈，拭净宫颈表面分泌物后用刮板斜面置于宫颈鳞柱交界处顺逆时针各刮 1 周，涂于刮片上，作巴氏染色后作细胞学分级诊断。

评价：巴氏涂片法简单易行、经济有效，但检测灵敏度低，在用于宫颈癌及癌前病变筛查时可以增加检测频率，以避免漏诊。NCCN 指南推荐，如采用巴氏涂片法，应每年筛查 1 次。

（2）液基薄层细胞学（LBC）技术：传统的巴氏刮片会出现 2%~50% 的假阴性率，除去人眼工作疲劳及所涂细胞不在一个层次（影响诊断）外，涂片上存在着大量的红细胞、白细胞、黏液及脱落坏死细胞等也影响正确诊断。20 世纪 90 年代末期推出了一种制片新技术—液基薄层细胞学，该技术可去掉涂片上的杂质，直接制成观察清晰的薄层涂片，涂片上的细胞没有重叠，背景清晰易于阅片。此细胞涂片属随意样本，理论上异常细胞都有机会选放到涂片上，诊断准确性比传统法涂片高。比较常用的是薄层细胞学检测系统（thinprep cytologic test，TCT），另有液基细胞学检测系统（liquid-based cytologic test，LCT）和计算机辅助细胞检测系统（computer assisted cytologic test，CCT）。

1）TCT：采用特制刮片毛刷插入子宫颈口旋转 3 周，收集宫颈口及颈管的上皮细胞，将脱落细胞洗入放有细胞保存液的特制小瓶中，刮片毛刷在小瓶内搅动数十秒钟，再通过高精密度过滤器过滤后，将标本中的杂质分离，将过滤后的上皮细胞制成直径为20mm薄层细胞于载玻片上，95%酒精固定，巴氏染色、封片，由两名细胞学专家肉眼在显微镜下阅片，按TBS分类法作出诊断报告。

2）LCT：标本采集方法同TCT，将收集的上皮细胞制成直径为13mm超薄层细胞于载玻片上。该系统同时处理48份标本，在全自动制片过程中同时完成细胞染色，也减少了技术员对标本的接触，达到更高质量及更高效率的检测（剩余在保存液的细胞也可同样用于其他检测）。

3）计算机辅助细胞检测系统（computer assisted cytologic test，CCT）：采用液基薄层细胞学（liquid-based monolayer cytology）技术进行制片，运用人工智能"脑神经网络模拟"技术的计算机扫描系统对宫颈涂片进行自动扫描（每百张涂片为一组），对每张涂片选出128个最可疑的异常细胞（包括64个单细胞图像及64个细胞群图像），经过计算机规则系统成像器，将可疑的异常细胞经彩色图像处理并以数字化形式贮存备检，同时照相并将异常细胞精确定位在涂片上。病理专家对异常细胞的数字化图像进行重点观察，并在光镜下复检。按TBS分类法做诊断报告。

评价：以TCT为代表的LBC技术对异常细胞诊断率较传统巴氏法提高了13%，对低度以上病变检出率提高了65%，而且保存液中的剩余细胞还可以用于其他检测。目前在部分发达国家已作为标准初筛方法，在我国条件较好的大医院也逐渐成为主流筛查技术。

2. p16和Ki-67蛋白免疫细胞化学检测 采用抗p16/Ki-67单克隆抗体同时定性检测宫颈细胞学制片中的p16和Ki-67蛋白。正常细胞周期中表达的$p16^{INK4a}$表现出的是抗增殖效应。免疫细胞化学方法通常不能检出终末分化的上皮细胞中的$p16^{INK4a}$，细胞周期调控机制受损后$p16I^{NK4a}$过度表达；Ki-67是一种细胞增殖相关蛋白，只可在增殖细胞的细胞核中检出。因此，特定细胞内同时表达Ki-67和$p16^{INK4a}$可作为相应细胞内细胞周期调控失常的一个指标。在子宫颈细胞学结果为ASCUS或LSIL的患者中、或在高风险HPV检测结果为阳性的患者中，p16和Ki-67蛋白免疫细胞化学检测有助于识别存在高度宫颈上皮内病变的患者。

3. 高危型HPV DNA检测 高危型HPV DNA检测可单独用于宫颈癌筛查或在细胞学检查异常基础上进行。考虑到经济、患者心理、避免过度医疗等因素，NCCN指南和ACOG指南都对高危型HPV筛查的年龄起止、频率、不同背景下的后续处理等作了建议。对于HPV检测应针对高危型，低危型HPV检测对于宫颈癌筛查无意义。HPV的筛查与DNA检测方法详见"宫颈癌与HPV的检验诊断"一节。

4. 肉眼检测 包括醋酸白试验（VIA）和碘染色试验（VILI）。VIA：先用阴道棉签拭擦宫颈分泌物行初步观察，再涂以5%冰醋酸，1分钟后，观察鳞状上皮、柱状上皮及转化区的颜色、形态、血管变化，正常宫颈涂抹醋酸后无明显白色改变，即判为阴性；出现醋白色上皮、边界明显判定为阳性；癌为白色改变表面不规则，厚而脆的肿块，也判定为阳性。

VILI方法：应用碘溶液涂抹宫颈表面，观察宫颈及阴道鳞状上皮颜色变化，着色变深褐色的，称为碘试验阳性，不着色为阴性。碘试验阳性表示上皮无异常改变，阴性表示存在可疑病变。

评价：肉眼检测方法简单易行、价格低廉、结果立即可得和不依赖于实验室条件等优点，已被世界卫生组织推荐作为宫颈癌的筛查方法应用在不发达地区。该方法主观性强，对检查人员专业水平要求高。大样本随机对照研究显示，在对操作人员进行规范化培训和采用有效质量监控情况下，肉眼检测方法仍是宫颈癌筛查的有效手段。

5. 阴道镜检查 可与VIA和VILI配合使用，镜下病变组织主要表现为薄、厚醋白上皮，白斑，粗细点状血管，粗细镶嵌，溃疡，异型血管，碘不染区。可在镜下进行可疑病变的宫颈活检。

评价：该方法可用于宫颈癌筛查和诊断性取材。若细胞学检查巴氏分类Ⅲ级以上或TBS低度鳞状上皮内病变或以上者，应做阴道镜检查。

6. 宫颈活组织检查 任何肉眼可见病灶均应作单点或多点活检。若无明显病变，可选择在宫颈转化区3、6、9、12点处活检，或在碘试验不染色区取材，或在阴道镜下取材以提高确诊率。若需了解宫颈管的病变情况，应刮取宫颈管内组织或用宫颈管刷取材作病理学检查。

评价：宫颈活组织检查是确诊CIN和宫颈癌的最可靠方法。

7. 宫颈锥切术 采用切除、环形电切除（LEEP）或冷凝电刀切除，切除组织作连续病理切片检查。

评价：适用于宫颈刮片多次阳性而宫颈活检阴性者；或宫颈活检为原位癌需确诊者。

二、宫颈癌与HPV的检验诊断

1977年Laverty首次在电镜下观察到宫颈活检组织中存在人乳头瘤病毒（human papilloma virus，HPV）颗粒，之后对于HPV与子宫颈癌的关系进行了大量的研究。目前已明确，HPV感染是子宫颈癌的主要病因。HPV检测已经成为宫颈癌筛查的组成部分。高危型HPV检测和16/18型HPV检测是两种不同的方法，初筛时使用高危型HPV检测，仅检测有无高危型HPV感染，而具体感染的种类并不重要。而当初筛高危HPV结果出现异常时，可采用16/18型HPV检测，以决定如何进行后续处理：对于年龄≥30岁女性，16/18型HPV检测结果阳性时，应行阴道镜检查；16/18型HPV检测结果阴性时，1年后复查细胞学和高危型HPV检测，复查时如细胞学结果异常，不论HPV检测结果如何，均按照相应细胞学异常结果的处理办法进行后续处理。如果联用高危型HPV DNA检测和细胞学检查进行宫颈癌筛查，当两者均未发现异常时，可至少3年后再筛查。2015年的ASCCP（美国阴道镜和宫颈病理协会）过渡期指南首次提出了HPV检测可单独用于宫颈癌的初筛。①当HPV16/18阳性时，应行阴道镜检查；②当HPV检测阴性时，间隔3年复查；③当除了HPV16/18之外的其他高危型别（不区别具体型别）阳性时，使用细胞学进行分流，细胞学结果阴性时12个月后复查，细胞学结果≥ASUUS（意义不明的不典型鳞状细胞）时，应行阴道镜检测。值得注意的是，在该指南出版一年前的2014年，美国FDA首次批准了HPV用于25岁以上女性子宫颈癌的一线初筛。2016 年 10 月，美国妇产科医师学会（ACOG）临床更新发布了宫颈癌的筛查和预防指南，HPV 检测的适应证为：①对细胞学 ASCUS 的女性，决定是否需要行阴道镜检查（分流检查）；②对 30~65 岁以上的女性，作为细胞学的辅助检查（联合筛查）；③HPV 检测用于 25 岁及以上女性宫颈癌的初筛。对年龄小于 21 岁女性不建议进行高危型 HPV 检测，因为此年龄段女性 HPV 感染十分常见，年轻女性通常在阴道性交或其他性行为不久后发生 HPV 感染，几乎所有女性都可以在 1~2 年内依靠自身免疫系统清除病毒而不发生瘤变。青少年发生宫颈癌非常罕见，但是瘤变并不少见，且 CIN 自动恢复可能性很高。对于大于 21 岁女性，高危型 HPV 检测阳性时需行阴道镜检查。HPV 检查较细胞学检查敏感，但特异性较低。2011 年的美国癌症学会（ACS）、美国阴道镜和宫颈病理学会（ASCCP）和美国临床病理学会（ASCP）联合指南及美国预防医学工作组（USPSTF）指南，都不推荐小于 30 岁的女性进行联合筛查，因为这个年龄段性活动活跃的女性高危 HPV 感染率较高，但宫颈癌发生率低。对这部分女性进行联合筛查会发现大量一过性非致癌性的 HPV 感染。

HPV 与宫颈癌病因关系的明确，以及对 HPV 研究的深入，HPV 检测方法也在不断地改进，已经从较早期的细胞学检测，发展到多种形式的分子生物学检测。目前常用的 HPV 检测方法包括：细胞学检查、细胞免疫组化检测、免疫组化检测、荧光原位杂交法、Southern 杂交法、聚合酶链反应法（PCR）、杂交捕获法和基因芯片法等，在临床检验中最常用是基于 HPV 核酸检测的 PCR 法和杂交捕获法。

（一）细胞学检查

在宫颈移行区取材，行巴氏染色，可见由 HPV 引起的挖空细胞，即可诊断。此方法简单易行，无痛苦，经济实用，可用于大规模普查和筛查。但其敏感性低，假阴性率高。近年来，细胞学检测已由传统的巴氏涂片发展成薄层巴氏涂片和涂片自动检测系统，若应用新的收集和制作过程可降低检测的假阴性率。

（二）免疫组化检测

取少量病变组织制成涂片，用特异抗人类乳头瘤病毒的抗体作染色。常用抗过氧化物酶方法（PAP）。PAP 有较好的特异性，还能显示出病毒感染的部位，操作简单，有一定的诊断价值，但是检测率低，敏感性不高，且不能分型。另外，可用抗 P16 抗体进行免疫组化染色，P16 的过度表达提示高危型 HPV 致病活跃，P16 免疫染色检测可作为宫颈癌普查中检测宫颈上皮细胞是否感染高危型 HPV 的可靠简单的方法。

（三）血清学检测

采用酶联免疫吸附测定（ELISA）方法检测血清中 HPV 特异性抗体。但血清中的抗体滴度较低，很难被检测到。该方法应用较少。

（四）HPV 核酸检测

目前，HPV 核酸检测在实验室检测中应用最多，用于 HPV 分型和病毒滴度的定量检测。根据 HPV 致癌的危险性，按核酸序列将 HPV 分成高危型和低危型两大类，常见的低危型 HPV 如 HPV6、11、42、43、44 等，常引起外生殖器湿疣、CIN Ⅰ等良性病变，不用于宫颈癌筛查；高危型 HPV 如 HPV16、18、31、33、35、39、45、51、52、56、58、59、68 等，与宫颈癌及宫颈上皮内高度病变（CIN Ⅱ、CIN Ⅲ）的发生相关，是宫颈癌筛查的主要对象。各国、各地区致癌 HPV 种类有差别，在中国最常见的高危型 HPV 有 HPV16、18 和 33，可作为特异性型别检测用于高危型 HPV 筛查阳性后的进一步评估。

HPV 核酸样本通常来自宫颈部的上皮组织，可以是用于细胞学检查的宫颈刮片或宫颈细胞拭子，也可采用患者的血液或尿液来检测 HPV DNA。宫颈癌到晚期 HPV DNA 才释放到血液，因此血液检测 HPV DNA 无诊断学意义，只作为有无宫颈癌血液转移的参考；此外，宫颈外周的上皮及阴道正常的脱落细胞可进入尿液，当有 HPV 感染时，这些脱落细胞中也会含有病毒基因或毒粒，因此用尿液作为检测生殖性 HPV 感染是一种有用、简单、无创伤性的方法，但有待进一步证实并被采用。

常用检测方法包括 PCR 类检测方法、杂交捕获法和芯片方法，其他方法还有 Southern 杂交法、原位杂交（ISH）等。

1. PCR 类检测方法　聚合酶链反应（PCR）方法是常用的 HPV DNA 检测方法，具有很高的灵敏度，只要标本中病毒基因有 10~100 拷贝 /μl 即可检出，包括特异性亚型检测和广谱检测多种亚型。前者是通过计算机辅助设计 HPV 各亚型引物，特异地扩增相应的亚型，目前临床检测较多的是与宫颈癌关系比较密切的 HPV16、18、31、33、35、39、45、51、52、56、58、59 和 68 亚型，以及引起尖锐湿疣的 HPV 6 和 HPV 11 亚型；后者是使用 HPV 病毒高度保守序列作为 HPV 各型别的通用引物，如 MY09~MY11、GP5/GP6、L1C1/L1C2 等，可用于广谱 HPV 的检测。

直接使用的 PCR 类方法包括：①实时荧光定量 PCR，该方法将普通 PCR 的高灵敏性、DNA 杂交的高特异性和光谱技术的高精确性有机结合，克服了传统 PCR 在许多方面的缺点和局限性，在 DNA 模板定量的准确性与特异性都有很大提高，并具有灵敏度高、无污染及结果重复性好等特点，目前在临床实验室检测中应用较为普遍；新发展的实时荧光定量 PCR 技术在一个体系中能同时检测多种高危型 HPV，如 HPV 定量检测平台通过 PCR 和核酸杂交技术，在同一体系中检测 14 种高危 HPV 亚型（包括 16、18、31、33、35、39、45、51、52、56、58、59、66 和 68），并且特异性地鉴别 HPV 16、18 亚型。②RT-PCR 检测，用于 HPV mRNA 检测，其检测的敏感度高达 100%，特异性为 70%。可以检测 HPV 致癌基因如 E6、E7 的表达水平，在判断疾病的恶化进程上具有一定价值。但 RNA 稳定性差，不宜储存；③多重巢式 PCR（MNP）法：该方法可用于多重 HPV 感染检测；其他还有半巢式 PCR 等。

需要借助其他分析技术的 PCR 类方法还有：①直接测序法：对 PCR 扩增产物进行测序。该法能够对每种已知序列的 HPV 亚型病毒进行分型，灵敏度高，特异性好。但费用高，对多重感染需分次检测。②限制性酶切片段长度多态性分析：对 PCR 扩增产物进行限制性内切酶酶切分析。该法具有分辨率高、重复性好等优点，但操作比较复杂，实验条件要求高，不适合一般实验室使用。③PCR- 酶联免疫测定：该法通过修饰一个引物的 5′ 端使其携带便于 PCR 产物固定的功能基因，而通过另一引物 5′ 端的修饰使产物便于检测，使 PCR 扩增产物可以采用常规 ELISA 计数仪检测，避免了电泳和杂交的步骤，是一种比较便捷的分析方式。

2. **杂交捕获法** 方法学原理：利用对抗体捕获信号的放大和化学发光信号来检测 HPV DNA。

杂交捕获法最早是采用放射性检测，目前已被非放射性检测替代。非放射性检测包括第一代杂交捕获试验（HC-Ⅰ）和第二代杂交捕获试验（HC Ⅱ）。HC-Ⅰ采用试管法，可检测 9 种高危型 HPV（HPV16、18、31、33、35、45、51、52、56 型）和 5 种低危型 HPV（HPV6、11、42、43 和 44 型），其灵敏度类似于巴氏涂片；HC-Ⅱ是采用 96 孔平板法和非放射性 RNA 作为探针，可检测 13 种高危型 HPV（HPV16、18、31、33、35、39、45、51、52、56、58、59、68 型），对于检测 CIN Ⅱ、Ⅲ和浸润癌中的 HPV，其敏感度为 66%~100%，特异度为 61%~96%。

HC-Ⅱ可同时检测 13 种高危 HPV 型别，检测无需扩增，时间 4 小时左右，并具有灵敏度高、特异性好、重复性和客观性强等优点，阴性预测值高，能满足宫颈癌筛查的需求。缺点是该方法没有区分具体的 HPV 型别，无法估计各种型别 HPV 致癌的危害程度。

3. **DNA 芯片检测** HPV DNA 芯片是最近出现的一种新的 HPV 分型方法，它通过大量固化的寡核苷酸探针与生物样品的靶系列进行分子杂交，根据产生的杂交图谱排列出靶 DNA 的序列，可以快速高效对已知序列进行重测序并因此来确定 HPV 型别。HPV 检测分型基因芯片与传统的 HPV 检测及杂交技术相比，具有检测系统微型化、对样品的需求量少、检测效率高、能同时检测多种 HPV 型别等优势，具有较大的临床应用潜力，但目前费用较昂贵，临床应用不多。

另有利用芯片检测类似原理，将具有 HPV 型特异性的核酸探针固定在芯片载体上，通过反式点杂交来检测待测样本基因型别的检测方法。目前此类技术产品已进入临床检测，其方法学要点为：收集宫颈脱落细胞，提取 DNA；通用引物作 PCR 扩增；将 PCR 扩增产物与标记有特异 HPV 基因型寡合苷酸探针的低密度基因芯片杂交；酶标显色，判定结果。该类方法与杂交捕获法有相似的检测灵敏度和特异性，还能够确切分型和检测多重感染，有望在临床获得广泛应用。

4. **Southern 杂交法** 方法要点：用酚氯仿抽提纯化细胞 DNA，通过限制酶消化、电泳、变性、转膜和放射性标记探针杂交进行 HPV 型别鉴定。由于 HPV 型别的鉴定是以杂交片段大小与杂交的严格性为基础的，故其灵敏度与杂交捕获试验类似，但存在耗费人力，试验步骤复杂和使用放射性探针等缺点。

5. **原位杂交（ISH）** 方法要点：对组织细胞进行固定、预杂交，采用放射性或非放射性的 DNA 或 RNA 探针杂交，经过冲洗等一系列步骤，通过放射自显影或非放射性方法显示杂交结果。ISH 是一种敏感、特异的方法，又有细胞定位准的优点，能在亚细胞水平上定位特异性核酸分子序列。使用标记细胞或组织切片，其检测最低限度可达到每个细胞病毒基因 20~25 个拷贝。缺点是耗费人力，实验程序复杂，缺乏正常对照，难以标准化，多用于 HPV 相关的细胞和病理学研究。

HPV 感染作为宫颈癌发生的必要条件，其核酸（主要是 HPV DNA）检测目前在宫颈癌筛查中也处于非常重要的地位，但 HPV 检测有其局限性，临床解读检测结果时必须注意相关情况：

（1）HPV 为女性生殖道最常见的感染病原体，90% 以上感染在无任何干预的情况下可自行抑制，仅 5%~10% 发展为持续感染，而仅持续感染与子宫颈癌的发生有关。高危型 HPV 检测阳性不能提示是一过性感染还是持续感染，容易造成过度检测和过度治疗情况，应根据宫颈癌筛查指南把握筛查年龄起止和频率，以及不同年龄段的随访处理。

（2）样本的收集量、运输和储存的稳定性对检测结果影响也很大，高危型 HPV 检测的假阴性可由于收集细胞量太少或内生的核酸内切酶使其核酸降解所造成。

（3）HPV 病毒量作为识别疾病的危险性的手段目前仍存在争议，大多数研究还不能为每份样本的细胞数定出统一标准，因此 HPV DNA 检测还不具有确切的定量价值。

三、hCG 与妊娠滋养细胞疾病或肿瘤

生理情况下，人绒毛膜促性腺激素（human chorionic gonadotropin，hCG）是女性妊娠时特有的激素，是确诊妊娠和妊娠监测的实验指标。病理情况下 hCG 升高见于妊娠滋养细胞疾病与肿瘤等，是妊娠滋养细胞疾病或肿瘤诊治中可靠的肿瘤标志物。

hCG 具有多种分子存在形式。在正常妊娠血清中，除了作为主要分子形式的规则 hCG（regular hCG）外，还有缺口 hCG（nicked hCG）、游离 α 或 β 亚基、β 亚基羧基末端丢失的 hCG、高糖基化 hCG 等。不同 hCG 分子形式在正常妊娠与妊娠滋养细胞疾病或肿瘤中存在的构成比具有不同的临床诊断意义。

（一）hCG 分子的产生、分布及代谢

hCG 主要由胎盘绒毛滋养层细胞分泌。绒毛滋养层分两层，内层为单个核细胞滋养层，是未分化的干细胞；外层为多核合体细胞滋养层，是成熟分化的细胞层。妊娠早期（4~5 周）主要由细胞滋养层分泌产生 hCG，妊娠 6 周后主要由合体细胞滋养层分泌产生。细胞滋养层分泌的 hCG 与合体细胞滋养层分泌的 hCG 有所不同，细胞滋养层分泌的 hCG 主要是高糖基化 hCG，即侵袭性抗原，这是妊娠早期 hCG 的主要分子形式；合体细胞滋养层分泌的 hCG 主要是规则 hCG，是具有生物活性的 hCG 分子。另外，在滋养层疾病、恶性肿瘤中也存在一些 hCG 分子的异位表达。

合体细胞滋养层产生 hCG 及相关分子并降解代谢的过程一般如下：胎盘绒毛组织表达合成规则 hCG、大分子游离 α 亚基、规则游离 β 亚基，部分规则 hCG 会断裂形成缺口 hCG。缺口 hCG 不稳定，分泌时或分泌到血液后，一部分离解形成规则游离 α 亚基、缺口游离 β 亚基；而规则游离 β 亚基在血液中也部分断裂形成缺口游离 β 亚基。这些分子有一定量经由尿液排泄，其中缺口游离 β 亚基经肾脏排泄时，大部分降解成 β 核心片段。缺口 hCG 和缺口游离 β 亚基极不稳定，它们是 hCG 代谢降解的一种过渡形式。

高糖基化 hCG 的降解途径与规则 hCG 基本相同，但两者的缺口位点数目有所不同，高糖基化 hCG 一般有三个缺口位点，而规则 hCG 只有一个缺口位点，故高糖基化 hCG 可能

比规则 hCG 代谢快。

（二）hCG 检测在妊娠滋养细胞疾病诊断和治疗监测的应用

妊娠滋养细胞疾病是一组包括葡萄胎、侵蚀性葡萄胎、绒癌及胎盘部位滋养细胞肿瘤等的妊娠相关疾病，hCG 是其诊断及治疗监测的主要血清学标志物。一般来说，葡萄胎清除后 84~100 天血清 hCG 降至非孕正常水平，人工流产和自然流产后分别约需 30 天和 19 天，足月妊娠分娩后约需 12 天，异位妊娠后约需 8~9 天。若超过上述时间，血清 hCG 仍未达到正常水平，在排除葡萄胎或妊娠残留物后提示滋养细胞肿瘤可能。

在妊娠滋养细胞疾病诊断和治疗后监测中，hCG 动态测定比单次测定更有意义。若本次测定值高于上周测定值 10%，则为上升；若高或低不足 10%，为持续状态；若降低超过 10%，则为下降。在排除葡萄胎或妊娠残留物的前提下，若 hCG 上升，尤其是持续上升，可诊断为滋养细胞肿瘤。若呈持续状态，如无子宫肌层侵犯和子宫外转移证据，可继续观察 1~2 周；若下降，可继续观察，直到正常。

同时，临床实验室检测进行 hCG 检测时除考虑到定量变化外，还需要注意到所检测到的不同 hCG 分子形式。近年来，游离 β-hCG（F-β-hCG）和高糖基化 hCG 的检测在妊娠滋养细胞疾病或肿瘤中的价值已得到越来越多的临床证据支持。

血中 F-β-hCG 主要由胎盘滋养层细胞直接分泌，小部分由规则 hCG 离解产生。正常妊娠血中游离 β-hCG 所占比例很低，多<1%。当 F-β-hCG 增高时，即使 hCG 在正常范围，往往也提示有病理情况。hCG 血清半衰期 24~36 小时，而 F-β-hCG 血清半衰期仅 12~14 分钟，F-β-hCG 用于滋养细胞肿瘤的治疗监测较 hCG 更敏感。

高糖基化 hCG 是近年较关注的另一种 hCG 分子。有研究者发现，部分有葡萄胎或其他妊娠滋养细胞肿瘤病史但无临床症状的妇女的血清中可检测到持续存在的低浓度 hCG 水平（已排除假阳性情况），这种低水平 hCG 可持续存在几年或十几年。这种低水平 hCG 的存在，可能误导医生的临床诊断并采取不必要的治疗，增加患者的痛苦，并可能导致耐药的发生。Cole 等收集大量有妊娠滋养细胞疾病史但无临床症状的标本，检测到低水平的 hCG，其浓度大多<100IU/L，同时检测高糖基化 hCG 浓度，发现多数患者高糖基化 hCG 水平并没有异常升高；而当高糖基化 hCG 有异常升高时，即出现了疾病的恶化发展。研究者提出，低水平反复波动的 hCG 可能是一些残留的 hCG 裂解物，或是由对化疗不敏感的残留的合体滋养细胞分泌产生，不能反映病情的进展。而高糖基化 hCG 作为一个完整的大分子 hCG，具有独特的侵袭性，它的异常分泌可能直接反映病情的发生和发展，特别在区分病变处于活动期还是静止期时，高糖基化 hCG 水平监测可能具有更高的敏感性。

（三）hCG 检测在其他恶性肿瘤中的应用

在一些非滋养细胞恶性肿瘤，如睾丸癌、胚胎母细胞瘤、乳腺癌、宫颈癌、阴道癌等的血清或尿液标本中能检测到升高的 hCG 值，且也有 hCG 分子形式构成的不同。因此，hCG 也是诊断和监测非滋养细胞恶性肿瘤的肿瘤标志物之一。但是，由于 hCG 主要是由胎盘滋养层细胞表达分泌，诊断和监测非滋养细胞恶性肿瘤的特异性和灵敏度受限制，一般应与其他肿瘤标记物联合使用。

hCG 是一项常用的妊娠滋养细胞疾病或肿瘤的检测的实验室检测指标，并随着相关学科的发展还在不断有新的发现和应用。在临床实验室应用时需要注意，目前临床上许多 hCG 检测盒只能检测到部分的 hCG 分子形式，在进行临床解释时需要考虑到试剂盒检测的局限性，必要时需增加特异 hCG 分子的诊断试剂。

四、其他妇科肿瘤标志物的检验诊断

（一）宫颈癌与鳞状细胞癌抗原

鳞状细胞癌抗原（SCC）存在于鳞状细胞癌的胞浆内，是一种分子量为 48 000 的糖蛋白，属于肿瘤相关抗原 TA-4 的亚段，是一种特异性很好的鳞癌肿瘤标志物，但敏感性较低。血清中 SCC 升高，可见于子宫、子宫颈、肺、头颈部等的鳞癌，且其浓度随病情的加重而增高，可作为这些肿瘤的辅助诊断指标和疗效、预后监测指标，有助于早期发现亚临床的复发，为接受再治疗提供依据。

测定时以标记的单克隆抗体为捕捉抗体，结合反应液中的未知抗原，通过测定抗体上的标记信号来进行定量检测。采用放免法测定，其正常参考值小于 1.5ng/ml；采用电化学发光免疫技术，其参考值小于 1.9ng/ml。

（二）卵巢癌与 CA12-5

常见的上皮性卵巢癌一般会癌抗原 12-5（cancer antigen 12-5，CA12-5）升高，CA72-4 和脂质唾液酰基转移酶 -P（LASA-P）也可升高。约 90% 的晚期上皮性卵巢癌患者 CA12-5 可升高，有人认为 CA12-5 是卵巢癌的标准标志物。

卵巢癌常常难以被影像学发现，所以 CA12-5 是最简单、有效的治疗监测和随访指标；可用于有家族史患者的筛查；目前也正在研究是否可用于正常女性的早期筛查，尚无结论，其重要原因是 CA12-5 也可在其他疾病或癌症时升高；

卵巢恶性肿瘤中发病率位居第二位的是卵巢生殖细胞肿瘤，此时也可出现 hCG 和 / 或 AFP 升高，可用于诊断和随访。

（三）卵巢癌与 HE4

人附睾蛋白 4（human epididymis protein 4，HE4）属于乳清酸性 4- 二硫键核心（WFDC）蛋白家族，具有疑似胰蛋白酶抑制剂的特性。研究表明，HE4 在多个正常组织（包括呼吸道和生殖道）的上皮以及卵巢癌组织中均有所表达。同时也在卵巢癌患者的血清中检测到较高水平的 HE4。在一项关于卵巢癌患者与健康个体及良性疾病患者的对比性研究中，Hellström 等人发现 HE4 检测卵巢癌，当特异性水平为 96% 时具有 67% 的敏感性。在后续对卵巢癌相关的大量生物标志物的评价研究中，HE4 作为单一标志物，具有很高的灵敏度。HE4 也可用于辅助监控上皮性卵巢癌患者复发和病情进展情况。

卵巢癌的症状与附件包块有关，并且通常是模糊的和非特异性的。对附件包块进行诊断评估的主要目的是确定它是良性还是恶性。HE4 与 CA12-5 联合使用比单一使用一种标志物，对上皮性卵巢癌具有更为准确的预测性，其灵敏度和特异性达到 76% 和 95%。

临床表现、血清 CA12-5 和超声及其他影像学检查常是附件包块良恶性诊断的重要依据。研究结果显示，临床表现、血清 CA12-5 和影像学检查的联合使用可达到较高的阳性预测值。为进一步提高对患者的附件包块的良恶性评估，研发了一种将 HE4 与 CA12-5 检测相结合，结合患者是否绝经的卵巢恶性肿瘤风险评估法（risk of ovarian malignancy algorithm，ROMA），作为评估患者上皮性卵巢癌风险的一种辅助手段。

HE4 的参考范围：绝经前<70pmol/L，绝经后<140pmo/L。

ROMA 风险评估卵巢癌的参考值分为绝经前与绝经后：绝经前<7.4% 为低风险，≥ 7.4% 为高风险；绝经后<25.3% 为低风险，≥ 25.3% 为高风险。

（吕时铭　朱宇宁）

第十七章
妊娠与围生期的检验诊断

第一节 概 述

妊娠是母体孕育胚胎和胎儿的发育成长过程，妊娠与围生期的检验诊断主要有以下几个目的。首先，在孕前配合优生优育的需要，须检查遗传性或感染性致畸因素，诸如遗传筛查，TORCH 抗体筛查，甲状腺功能筛查等，目标是发现或排除母体存在的对胎儿发育有潜在不利影响的因素。在早孕期、中孕期进行产前筛查与产前诊断都是为了了解胎儿的健康状态，避免异常儿的出生。第二，整个妊娠过程许多特有的生理指标需要检测，以作妊娠诊断和胎儿生长、胎盘功能评估等，如 hCG、雌三醇测定等。第三，妊娠并发症的诊断，妊娠期肝内胆汁淤积症、HELLP 综合征等的检验诊断。新生儿疾病虽属儿科，但新生儿溶血病在出生后不久发生，新生儿疾病筛查在产后 72 小时须进行，是产科医生需要重点关注的，也在本章讨论。

第二节 妊 娠 生 理

妊娠是女性特有的生理过程，卵子受精是妊娠的开始，胎儿及其附属物从母体排出是妊娠的终止。妊娠全过程平均约 38 周，分 3 个时期：妊娠 12 周末以前称早孕期，第 13~27 周末称中孕期，第 28 周及以后称晚孕期。妊娠期，随着胚胎、胎儿的发育包括生殖系统在内的母体各系统均发生适应性改变，以适合妊娠期胎儿生长发育的需要，包括子宫增大变软、乳腺腺管与腺泡的进一步发育、心脏容积增加、肺每分钟通气量上升、皮肤色素沉着与妊娠纹出现等。血液的稀释、血液成分的改变、高凝等妊娠期变化与检验诊断有关，内分泌激素的改变、糖代谢等变化也须在检验诊断时予以关注。

第三节 实验室检查及诊断评价

一、hCG 测定方法与检验诊断

检测 hCG 作为妊娠试验已有 80 年余的历史，最初使用生物活性试验。20 世纪 70 年代以后，免疫学检测方法替代了生物活性试验，由竞争性放射免疫测定法发展为目前广泛使用的以双抗体夹心免疫反应为基础的标记免疫测定法。化学发光标记免疫检测用于 hCG 的定量检测，是目前的主流技术。在早年(1990s)LH、FSH 增高可出现 hCG 假阳性问题，如绝经后妇女，随着标记免疫检测技术水平的提高，测定 hCG 时与 LH、FSH 的交叉免疫反应已经被克服。目前各厂家提供的检测试剂盒由于采用不同的抗体，对 hCG 的各亚单位检测灵敏度不一，测定结果的具体值可有不同，但总的高低趋势较为一致。建议在治疗跟踪时宜采用同一个方法检测。此外尚有快速尿 hCG 检测试纸条，该检测试纸以胶体金等做标记，具有快速简便的使用特点而被广泛应用，一般以 ≥ 50IU/ml 为妊娠试验阳性。定性测定灵敏度不要求太高，但特异性要高，以避免假阳性。

二、产前筛查

产前筛查通常是指在早孕期和中孕期用母亲血清中多项生化指标的检测结果，结合孕周、母亲年龄等多种因素进行唐氏综合征、18- 三体综合征、先天性神经管缺陷三种疾病的风险评估，将高危人群从普通孕妇人群中分离出来，进而对高危人群进行产前诊断。产前筛查中必须注意：①筛查结果只是一个风险提示并不是确诊，后续的产前诊断是关键，所有开展产前筛查的医疗机构应有能力确保所有被筛查出的高风险孕妇均有机会接受产前诊断；②产前筛查技术要求很严，必须结果稳定、重复性好，要求批内变异 < 3%，批间变异 < 5%，血清学筛查标志物 5% 的变异，将造成风险率 17% 的变异，有可能造成漏检；③筛查结果一定是一个风险评估（以风险值的形式报告），分析软件的数据库是否适用被筛查人群很重要，直接影响筛查结果。没有风险率评估的阳性或阴性检测结果是不能被应用的；④在产前筛查中，假阴性是比假阳性更为严重的问题，意味着一个异常儿出生的可能，要特别重视筛查阴性人群的随访，随访结果对修正产前筛查参数、提升筛查性能具有重要的指导作用。

无创产前筛测（non-invasive prenatal testing，NIPT）是通过孕妇外周血游离 DNA（cf DNA）检测胎儿 21- 三体、18- 三体、13- 三体等胎儿异常。相对于羊膜腔、绒毛、脐血穿刺技术，NIPT 不需要经“有创穿刺”即可获得胎儿遗传物质进行检测分析。NIPT 分析对检测胎儿 21- 三体、18- 三体、13- 三体等目标染色体异常，有很高的特异性和检出率，但仍存在假阳性与假阴性问题，高风险者仍需要进一步产前诊断才能对胎儿进行处置，是一项高精度的产前筛查技术。

三、孕期致畸性感染

除了遗传因素，孕期尤其是早孕期感染是胎儿致畸重要原因之一。孕期致畸性感染涉及多种病原体，主要有弓形虫（toxoplasmosis，T）、风疹病毒（rubellavirus，R）、巨细胞病毒（cytomegalovirus，C）、疱疹病毒（herpes，H）和其他（other，O）病原如微小病毒 19 等，称作 TORCH 感染。这些病原体在早孕期感染可致心脏、颅脑、眼部、耳神经等多处严重畸形或功能障碍，有些在出生后几年才表现出来，造成严重后果。从优生优育需要，建议在妊娠前进行有关病原感染情况的检查，评估机体对有关病原的免疫力，在已获得免疫（如风疹病毒 IgG 阳性）或无感染证据的情况下再怀孕较为合适。由于不少孕期致畸性感染无特异临床表现，外周血特异性抗体（如 CMV-IgG）测定是最常用检验诊断方法。病原特异的 IgM 阳性、IgG 阴性（如 RV-IgM 阳性、IgG 阴性）通常为近期感染。如病原特异的 IgM 阴性、IgG 阳性（如 RV-IgM 阴性、IgG 阳性）通常为既往感染，但 RV-IgG 必须达到一定的量才对风疹病毒有免疫力。近年也遇到 IgM、IgG 均阳性的病例（如 CMV-IgG、CMV-IgM 均阳性），需要进行抗体亲合力测定，抗体亲合力高提示既往感染。

在 TORCH 感染特异抗体检测中，检测方法的灵敏度、特异性非常重要。IgM 的测定须排除类风湿因子等体内 IgM 类似分子的干扰，测定系统需灭活相应的干扰物，同时又要确保其检测灵敏度。通常 IgM 的测定采用抗体捕获法，IgG 的测定直接灭活相应的干扰物。国内尚缺乏对这类检测系统临床应用与随访结果的评价。利用 TORCH 感染病原体的 DNA（RNA）作分子诊断的方法也用于临床，可根据 DNA（RNA）诊断病原体的存在，但不能诊断或评价机体对病原体的免疫力。

第四节　早孕期检验诊断

妊娠是女性的特殊生理时期，伴随着妊娠母体发生一系列适应性改变。而这些变化的启动则源于受精卵的着床，滋养细胞激素的分泌，其中最具特征性的是人绒毛膜促性腺激素（human chorionic gonadotropin，hCG）的大量分泌，许多早孕诊断技术是基于对 hCG 的检测。

一、hCG 及其相关分子

hCG 是一种能刺激黄体激素分泌的糖蛋白激素，包含 α 和 β 两条肽链，共由 237 个氨基酸组成，α 和 β 肽链之间由二硫键结合。目前认为胎盘的朗格汉斯细胞具有分泌 α 亚基的功能，合体细胞则分泌 β 亚基并合成 hCG。人类 FSH、LH、TSH 和 hCG 的 α 肽链结构完全相同，都包含 92 个氨基酸。hCG 的 β 肽链上有 86 个与 LH 完全相同的基团，仅在 C- 端上有 26 个特殊基团。β 肽链上这部分特殊结构是 hCG 检测中赖以确认 hCG 的关键抗体结合靶位。也就是说，检测技术能否达到应有的特异性，取决于所采用的抗体是否专一针对 β 链 C- 端抗原簇。由于不容易取得高度特异性的抗体，早期的 hCG 免疫检测技术与 LH（甚至 FSH 和 TSH）有不同程度的交叉免疫反应。

对 hCG 分子结构的研究表明：以多种形式出现在生物体液中的 hCG，除了规则或完整分子 hCG（regular or intact hCG）以外，主要还有 5 种变体（variants）存在于人血清中，包括：高糖基化 hCG（hyperglycosylated hCG）、游离 hCG-β 亚基（free-subunit）、游离 hCG-α 亚基（free α-subunit），以及各种不同的 hCG 碎片，如缺刻分子 hCG（Nicked hCG）和缺刻的游离 β-hCG（Nicked free-subunit），高糖基化游离 β-hCG（hyperglycosylated free-subunit）以及在尿中检到的游离 β-hCG 核心片段（β-core fragment）等。

二、正常妊娠时的 hCG 分泌

妊娠使 hCG 水平升高，卵子受精后，胚泡植入宫腔内膜的时间一般发生于排卵后的 6~7 天。因此，早在怀孕后的第 6 天，血中就可以发现 hCG，这一时间相当于正常月经周期 LH 高峰后的大约 8~10 天。hCG 一般在排卵后的 7 ~9 天由发育中的胎盘分泌以支持黄体功能。采用现代化高灵敏度检测技术，受精卵在母体发育的 7~9 天，便可检测到血 hCG，至原预计月经期，血清 hCG 可达 100IU/L 以上，随后 hCG 水平迅速上升。在血清浓度小于 1 200IU/L 时，每 1.7~2 天浓度增加一倍，至 1 200~1 600IU/L 时，每 3 天增加一倍，达 6 000IU/L 后，每 4 天增加一倍，约在妊娠的第 10 周时达峰值，约 1 500~200 000IU/L，随后逐渐降低，于妊娠 4 个月末，hCG 稳定，并维持到妊娠结束。胎盘排出后，血清 hCG 逐渐下降直到完全消失。消失速度随测定方法不同而有很大差异。测定的方法越灵敏，则 hCG 消失越慢。终止妊娠后 hCG 下降的速度，因大量的动态观察工作难度很大，目前还没有有关的实验室参数“金标准”。各方法学必须有自己的正常实验室参考数据。因为 hCG 在血中的半衰期为 24 小时，临床也可通过动态观察，比较前后两个标本的 hCG 浓度而判断下降速度正常与否。

早孕期间不同结构 hCG 出现的顺序为：完整 hCG，β-hCG 单链，α-hCG 单链。β-hCG/hCG 在整个早孕期均较稳定。随着妊娠进展可使循环中的残缺 hCG 水平升高，在怀孕的第 2 个月初，检测各种 hCG 仅有 9% 的孕妇其中的残缺 hCG 水平偏高，而在邻近预产期大约 21% 的孕妇残缺 hCG 水平升高。

三、hCG 与早孕及相关疾病的检验诊断

（一）早早孕的诊断

早期确认妊娠在下列情况下是必要与重要的：在不育症的治疗期间；使用未经核准用于怀孕期间的药物疗法；习惯性流产史；身体状况不适合怀孕；需使用抗早孕药物计划生育者；接受放射疗法等。人类卵子受精后 7~9 天左右，发育中的胎盘便开始分泌人绒毛膜促性腺激素，着床后血液中即可检测到 hCG；敏感的尿 hCG 检测也可显示阳性。一般血 hCG 值达 6 000IU/L 时，B 超方能显示胚囊。阴道声像图检查较敏感，一般于血 hCG 浓度达 1 000IU/L 时，便可见到胚囊。可见血液 hCG 检查比超声波检查更早提供怀孕的信息。

（二）评估先兆流产的预后

hCG 的测定对孕 14 周前先兆流产的预后估价有很大的临床应用价值。如果患者的末次月经日期明确，确诊为宫内妊娠的情况下，血清 hCG 水平应与相应的妊娠孕周相吻合。明显低值，提示胚胎 - 胎盘发育异常，妊娠可能难以继续，或者已难免流产，保胎价值不大。伴有阴道出血史，无明显子宫收缩征象，血清 hCG 水平与相应孕周相吻合者，预后好，保胎成功率高。动态观察测定 hCG 过程中，其浓度继续上升，提示妊娠继续的可能性大。相反，如果 hCG 浓度持续下降，则妊娠中止的可能性极高。hCG 的测定已被广泛应用于协助临床医生制订治疗方案。

（三）急腹症的辅助诊断

高特异性的 hCG 检测技术，解决了与 FSH、TSH、LH 等激素的交叉反应问题，为由异位妊娠引起的妇科急腹症和普外急腹症的鉴别诊断提供了可靠的实验诊断依据。急诊检测患者血清 hCG 在正常参考范围内，可排除由异位妊娠引起的妇科急腹症的诊断。

（四）早期诊断异位妊娠

超声诊断技术的进步已使异位妊娠的诊断水平较以往明显提高。尿 hCG 定性检测不能鉴别正常与异位妊娠，测定血清 hCG 浓度，进行动态观察，异位妊娠患者的血清 hCG 递增速度不如正常妊娠，结合超声波检查，常可确诊异位妊娠。随着临床经验的积累，对已确诊的异位妊娠，甚至可以根据患者 hCG 浓度和异位妊娠包块的大小来评估破裂的风险。在超声检查找不到胚囊时，也应高度重视存在异位妊娠等妊娠相关疾病的可能性。孕期 <6 周的早期人工流产，刮宫组织物中未见绒毛者，应动态检测血 hCG，以排除异位妊娠的可能。

（五）异位妊娠保守疗法对象的选择及疗效的监测和预后的估价

国内外妇科临床均积极尝试采用保守疗法治疗异位妊娠。高灵敏度、速度快的血 hCG 检测是保守疗法跟踪疗程进展必不可少的一项检测项目。氨甲蝶呤（MTX）已被广泛应用于终止异位妊娠的保守疗法。国外报道以 β-hCG 2 500IU/L 作为临界值选择终止异位妊娠保守疗法的对象。在异位妊娠药物治疗期间，可根据 hCG 的下降判断疗效，hCG 的动态观察是监测疗效及调节药量的重要手段。采用个体化全身或局部用药的方案治疗异位妊娠，疗程期间应测定 hCG，动态观察患者血清 hCG 水平，不仅监测调节个体化用药量，也是评估预后的重要指标。

（六）不全流产辅助诊断

自然流产，人工流产后，残留胚胎组织可导致子宫收缩不良，阴道出血；自然分娩或剖宫产后部分胎盘留置宫内，导致产后大出血的例子也偶有发生。hCG 在血中的半衰期为 24 小时，肝肾功能正常者，一般自然或人工流产后，血 hCG 每天递减 50%。如果 hCG 降低不明显或继续增高，应高度怀疑仍有活性胚胎组织存在。残留胚胎组织不从体内清除，hCG 可持续检测到，长者达数月。一经清除，半月内应转为阴性。所以，是否为患者刮宫止血，hCG 检测是一项重要的指导指标。

（七）妊娠滋养细胞疾病或肿瘤的辅助诊断

见本书第十四章第七节妇科肿瘤的检验诊断：“hCG 与妊娠滋养细胞疾病或肿瘤”。

第五节 产前筛查与产前诊断

产前筛查通常是指通过母血清标志物的检测来发现某些先天缺陷胎儿，因此也可称作母血清产前筛查（maternal serum screening，MSS），目前筛查的疾病是胎儿21-三体综合征、18-三体综合征与神经管缺陷。21-三体综合征又称唐氏综合征或唐氏综合征（Down syndrome，DS）。产前诊断又称宫内诊断，指在胎儿出生前对胎儿宫内感染和出生缺陷进行诊断，包括免疫学诊断、B超影像学诊断、细胞遗传学诊断和基因诊断等。与产前筛查不同，技术要求更高，要诊断的疾病也复杂，因此，不可能像筛查那样要求人人都做，只适合在一些高风险率的孕妇，有针对性地进行某项诊断性手术与试验。血清学筛查高风险的孕妇必须做产前诊断。采用高通量测序等技术检测母体外周血中的胎儿游离DNA，分析胎儿染色体数目异常的无创DNA产前检测技术（NIPT技术），是一项特异、灵敏的胎儿染色体异常筛查技术，可发现胎儿唐氏综合征、18-三体综合征、13-三体综合征等异常，可以较为准确地筛查检出目标疾病，但尚不是确诊技术，高风险者仍需要进一步产前诊断才能对胎儿进行处置，NIPT的产前筛查应用有自身的优势与一定的局限，应用时，需要孕妇知情选择，NIPT技术有不适合人群。

一、母血清产前筛查的标志物与常用概念

产前筛查中最常用的血清标志物是AFP、游离β-HCG、uE_3（游离雌三醇），以往的实验报告常常是只报告所测血清标志物的浓度值，如AFP报告通常表示为ng/ml。由于AFP等血清标志物在不同的孕周有不同的值，而且孕妇个体间的差异也大，人群中呈非正态分布，用中位数表示集中趋势，所谓的正常范围很大，用测得的绝对值来评价某一孕妇血清标志物水平是否正常显得烦琐。母血清产前筛查已引入MoM概念来评估某一孕妇某一孕周的AFP、free-β-HCG是否异常。

（一）母血清学产前筛查常用概念

1. 中位数值的倍数（multiple of median，MoM） 指在产前筛查中，孕妇个体的血清标志物的检测结果是正常孕妇群在该孕周时该血清标志物浓度中位数值的多少倍。以AFP为例，某孕周测得某孕妇的AFP值为500U/ml（或ng/ml），而该孕周时正常孕妇群的AFP中位数值为250U/ml（或ng/ml），则该孕妇的AFP MoM为500/250=2.0MoM，通常在孕15~22周筛查NTD（神经管缺陷畸形）时测AFP≥2.5MoM即为高风险，MoM的引入使判断更为直观、可靠。

2. 假阳性率（false positive rate，FPR） 指在筛查中为高风险孕妇但在产前诊断中未发现异常的孕妇数在整个参与筛查人群中的比例。

3. 检出率（detect rate，DR） 指通过筛查发现的、经过产前诊断证实的患筛查疾病的异常胎儿占整个孕妇群分娩的患有被筛查疾病出生缺陷的新生儿的比例

（二）常用筛查标志物

1. 甲胎蛋白（alpha-fetoprotein，AFP） 正常孕妇血清中AFP是一种胎儿来源的糖蛋白，由胎儿肝脏和卵黄囊分泌，通过胎儿泌尿系统排泄到羊水中，羊水中AFP可通过血液循环到达母体外周血中，在孕期血清AFP的浓度较非孕期明显增高。不同孕周时，母血清AFP的浓度是不同的。在NTD患儿中，由于神经管不能正常闭合，大量的AFP进入羊水后导致母血清中AFP的浓度升高，可达正常孕妇AFP浓度的2倍以上，在开放性脊柱裂及无脑儿中，甚至可达8倍以上，因此，在NTD的产前筛查中，运用AFP指标即可检出95%~100%的无脑畸形和70%~90%的脊柱裂胎儿（由于AFP的浓度在24周以后个体差异明显增加，在行NTD筛查时，孕15~22周时测得的AFP值更有意义，妊娠期太早，用AFP筛查NTD无效。在筛查NTD时，一般以≥2.5MoM为标准）。

1984年发现DS组母血清AFP值低后，人们便开始用AFP作为指标对DS进行筛查。发现，单独用AFP为0.5MoM值为标准，检出率（detection rate，DR）为20%，假阳性率（False Positive Rate，FPR）为5%；单独用母亲年龄35岁为标准，DR=31%，FPR=7.5%；两者结合后，DR=33%，FPR=5.1%。现一般用AFP≤0.7MoM为临界标准。

必须注意的是：作为DR高风险的界定值，在胰岛素依赖性糖尿病患者（insulin-dependent diabetes mellitus，IDDM）中，AFP浓度较正常值低10%，黑人AFP高，母亲体重高者AFP值低，吸烟者AFP高3%。在母亲肝功能异常的情况下，AFP也会增高。

2. hCG和游离β-hCG（free-β hCG） hCG是胎盘滋养层细胞分泌的，其β亚基是具有特殊性的氨基酸顺序，有不同于其他激素的免疫学特征，检测可避免交叉反应，更能反映胎盘功能及胎儿状况。在怀孕时，母血清free-βhCG的水平是总hCG水平的1%，在妊娠早期，free-βhCG浓度升高很快，孕8周时达最高峰，后逐渐下降，至18周时维持在一定水平。在DS胎儿母血清中hCG和free-βhCG均呈现持续上升趋势，分别为正常孕妇的1.8~2.3MoM和2.2~2.5MoM。结合母亲年龄分别用hCG和free-βhCG作指标进行DS筛查时发现，DR分别为50%和59%，FPR同为5%。因此有报道认为，free-βhCG较hCG在筛查中更有特异性，在孕14~16周时尤佳，而且在早孕筛查时，free-βhCG是一个高特异性的指标。在18三体筛查中，free-βhCG表现为降低异常，一般的≤0.25MoM，作为18-三体的高风险界定值。

3. 未结合雌三醇(unconjugated E_3,uE_3) uE_3 主要由来自胎儿的类固醇前体在胎盘中合成的,是正常胎儿胎盘单位产生的主要雌激素,但多数 E_3 与性激素结合蛋白呈结合状态。母血清中 uE_3 约占总 E_3 的 9%,孕 7~9 周血中 uE_3 水平开始升高,并持续整个妊娠期。在 DS 胎儿母血中 uE_3 表现为降低异常一般为 ≤ 0.7MoM。

4. 妊娠相关血浆蛋白 A(pregnant associated plasma protein A,PAPP-A) PAPP-A 是 1974 年报道的一种妊娠期母体的血浆中逐渐增多的高分子糖蛋白,90 年代初分离出 PAPP-A 亚基。它是由胎盘合体滋养细胞分泌,孕妇血清中可能有因子刺激其合成,非孕妇子宫内膜、卵泡液、黄体、男性精液中也有少量存在或分泌,其基因定位于 9 号染色体长臂 33.1 区。生物学功能属于一种胰岛素样生长因子结合蛋白 4(IGFBP4)相关的蛋白酶,能协调细胞滋养层的增生分化并能影响母体免疫系统,保护胎儿免遭排斥,促进凝血过程,对早期配子发育、受精卵着床、妊娠保持胎儿胎盘生长发育起至关重要的作用。

PAPP-A 在单胎受精后 32 天,双胎受精后 21 天即可在孕妇血清中检出,孕 7 周时血清浓度上升比 hCG 显著,随孕周持续上升,足月时达高峰,产后开始下降,产后 6 周即测不到,整个妊娠期间的胎血中均测不到 PAPP-A,因为 PAPP-A 分子量大而不能透过胎盘屏障进入胎儿血液循环。母血清水平可反映胎儿宫内发育情况,胎盘功能,并对双胎妊娠的早期诊断有帮助。

早孕期胎儿核型异常的孕妇血中,PAPP-A 水平明显低于正常孕妇组,与 free-βhCG 联合应用,检出率达 70% 以上,是早孕期 DS 筛查的可靠指标。如加上胎儿颈部透明度厚(nuchal translucency,NT)将大大提高准确率,再结合年龄因素后 DR 可达 85%~90%,是早期筛查 DS 的最佳组合。

5. 抑制素 A(inhibin A) 抑制素 A 是一个由合胞体滋养层产生的化学物质,研究发现孕妇血清中与胎儿 DS 相关的为二聚体抑制素 A(dimeric inhibin A)。抑制素 A 在孕 10 周时升高,15~25 周保持恒定,期间无孕周差别,这与其他血清标记物不同。1992 年有人开始研究其与胎儿 DS 的相关性,被认为在早孕期和中孕期的 DS 筛查中均有意义,但其单独应用价值尚在争议中,在筛查中加入抑制素 A 后,可提高 DS 的检出率是肯定的。在 DS 患儿母血清标本中,抑制素 A 为正常对照的 1.62MoM 值。

6. CA12-5 和 SP-1(pregnancy-specific beta 1 glycoprotein) CA12-5 是一种大分子量糖蛋白,其作用目前尚有较大争议。有研究显示,这一标记在筛查胎儿 DS 时,其阳性检出率可达 45%。并认为这一标记可用于多项标记的联合筛查。但 Spenser 研究了一组 DS 胎儿的标本,包括 91 例羊水和 106 例血清,发现其中的 CA12-5 水平与对照组无显著差异,因而认为这一标记在用于筛查 DS 时作用不大。因而在各类有关血清筛查的报道中,这一标记被应用的频率并不高。

SP-1 其本质也是由滋养层分泌的一种糖蛋白,是早期检测胎儿 DS 的另一个血清标记。其在早孕期的阳性检出率为 38%,明显高于中期检出率(18%)。但这一标记对 18- 三体不灵敏。目前其使用频率也不高。

(三)血清筛查指标的选择

根据多个实验室的研究,早孕期筛查多采用 PAPP-A+free-βhCG +NT,由于 NT 在早孕期的检查需行阴道 B 超检查较准确,受限于检查者的技术与医疗资源,影响了临床可行性,一般可选择 PAPP-A+free-βhCG 开始筛查。中孕期的选择则每个实验室有差别,根据目前的文献来看,多个实验室采用 AFP+ free-βhCG(或 +uE_3)二联或三联法,两者之间检出率相似。Cuckle 的统计结果表明,在 5% 的阳性率的情况下,中孕期 AFP+ free-βhCG 的筛查 DR 为 62.3%~64.1%,AFP+free-βhCG+uE_3 的 DR 为 65.6%~67.3%。AFP+free-βhCG+uE_3+Inhibin A 的 DR 为 72.0%~73.4%。AFP+ free-βhCG+PAPP-A 的 DR 为 73.7%,PAPP-A+ Free-βhCG 的 DR 为 69.1%。由于各个实验室的报道不尽相同,多数认为在刚开展筛查时,早孕期采用 PAPP-A+free-βhCG +NT 法,中孕期采用 AFP+ Free-βhCG(或 +uE_3)二联或三联法,在积累一定的数据后,根据实验室的检出率来选择恰当的指标较好。

二、影响产前筛查的因素与筛查结果分析

在对各个指标结果进行计算分析之后,风险率以 1/n 的方式来表示,意味着出生某一患儿存在 1/n 的可能性。群体风险率是筛查疾病的发病率,个体风险率则根据孕妇的个人资料计算出的生育患病儿的可能性。在时间分辨免疫荧光法中,风险率的临界值(cutoff value)是 1/350~1/250,如尚未建立自己实验室的临界值时,21 三体筛查可采用 1/270 为临界值;18- 三体筛查一般采用 1/350 为临界值。风险率的临界值可以根据各个实验室不同的高风险率(假阳性率)来调整,一般的高风险率控制在 5% 左右,高风险率越高,临界风险率越低,检出率也可能升高。这是因为如果临界风险率越低,则高风险孕妇在普通孕妇人群中的比例越高,进行产前诊断的孕妇比例也越高,同时检出率也可能越高。

如前胎为 21 三体,则再生育时,风险率要增加 1% 左右,必然为高风险孕妇。对于有自然流产史的孕妇来说,其再孕后胎儿发生染色体异常的风险率较正常人群提高 0.34%,但这个因素尚未被考虑进风险统计中去。

由于双胎或多胎妊娠时其血清标记物浓度比单胎妊娠高,目前尚无足够的双胎或多胎的正常血清标记物水平的资料参考,因此筛查结果不可靠。而患有胰岛素依赖性糖尿病的孕妇,其体内血清标记物浓度相对平均水平要低。

IVF 孕妇群也是一个特殊人群,Frishman 对 69 例 IVF 孕妇进行中孕期产前筛查时发现,阳性率是普通孕妇人群的 2 倍,认为 IVF 孕妇血清指标的中位数值与普通孕妇群不同,其中 AFP 为 0.95MoM,hCG 为 1.22MoM。这可能与 IVF 孕妇在 IVF 过程中多胚胎移植及激素应用等因素有关。由于 IVF 人群的特殊性,产前筛查在该人群中的可行性也有待探讨。

对筛查结果进行评价时,需要了解年龄在风险率计算中的重要性,同样的母血清标志物指标筛查结果,如果孕妇年龄不同,则风险率也不同。

孕周的准确性也是风险率计算中的一个重要环节,由于国外实验室多采用 B 超来确定胎龄,其统计软件的数据库也

是在B超确定胎龄的基础上建立起来的，当LMP（末次月经）和B超示胎龄同时提供给统计软件时，它首先认同B超提供的胎龄。由于我国计算孕周多采用LMP的方法，所以对一些月经不规则的孕妇，最好能用B超确定胎龄后再计算风险率，以免减少孕周的误差引起风险率计算错误。

在筛查中，高风险孕妇的阳性率可能占整个筛查人群中的5%~10%，但其中真正异常的胎儿占高风险孕妇的1%~1.4%，由于筛查方法本身的局限性，并不是100%的异常胎儿均表现为高风险，根据检测方法不同，检出率各有差异，且存在一定的漏检率，因此应告知孕妇产前筛查有漏检的可能，产前筛查应由孕妇知情选择。

除此之外，我们也不能把筛查结果的意义局限在这三种疾病中，应考虑到母血清筛查的各项指标提示了胎儿、胎盘、孕妇自身的多个脏器功能，如筛查中free-βhCG特别高，达20MoM值就应考虑是否有滋养细胞疾病的可能，另外也有一些性染色体异常的染色体病可表现为血清学筛查结果高风险，如45，XO，47，XXY，47，XXX等，因此对于高风险孕妇应在充分被告知、自愿的基础上建议她们进行胎儿染色体检查。

母血清学筛查只是一个初步的筛选，有出生缺陷者的筛查结果也可表现为无异常。不少胎儿出生缺陷如体表畸形和内脏畸形，影像学检查仍是最佳的诊断方式，其胎儿染色体病是在发现胎儿畸形后行羊水胎儿染色体检查才发现的。只有把多种检查和临床表现结合起来，才能真正提高产前筛查的作用，减少有缺陷儿的出生。

三、无创产前筛查

无创产前筛查（non-invasive prenatal testing，NIPT）是通过分析孕妇外周血游离DNA（cell-free fetal DNA，cfDNA），检测分析筛查胎儿21-三体、18-三体、13-三体等胎儿异常。相对于羊膜腔、绒毛、脐血穿刺技术，NIPT不需要经“有创穿刺”即可获得胎儿遗传物质进行检测分析。1997年Lo等发现并证明孕妇外周血中存在胎儿游离DNA，并几乎全部来源于胎盘滋养细胞。在怀孕4周即可检出cfDNA，8周后含量上升并稳定存在，母体外周血中的cfDNA含量在5%~30%之间，孕周越大外周血中胚胎DNA的含量越高。cfDNA片段比较小，长度在7~250bp之间；cfDNA半衰期16.3分钟，2小时后检测不到。这些为cfDNA用于产前检测分析胎儿三倍体奠定了基础。

虽然1997年Lo等已经证实母体外周血存在cf DNA，且其含量与代谢半衰期等适合用于产前检测，直到高通量测序技术的发展与应用才使基于cf DNA的NIPT成为可能。cf DNA经过测序，根据序列比对各片段可定位于不同的染色体，且含量或片段数目与染色体量成比例关系，如果某一号染色体为三倍体，其相应的cf DNA片段就会增加。因此，经生物信息学分析相应检测目标染色体的cf DNA片段数量，可以提示某号染色体三倍体。孕妇外周血可检测到母源性和胎源性DNA分子，如果母体为正常，母血浆DNA分子拷贝数的非整倍体偏差就是胎儿染色体异常所致。母体血清中cfDNA的含量很低，其中定位于目标染色体的胎儿cfDNA的含量更少。母血中胎儿cfDNA的比例是影响NIPT结果准确性的关键因素，胎儿cfDNA的比例越高，NIPT结果准确性越高。准确测定胎儿cfDNA的比例，是准确计算胎儿cfDNA中目标染色体含量的关键。

NIPT应当在妊娠12^{+0}周后进行，适宜检测孕周为12^{+0}~22^{+6}周，以便有足够的时间对高风险人群进行产前诊断和后续处理。尽管有关技术规范对NIPT的应用规定了适用人群，理论作为一种筛查，除外不适用情形，孕妇或其家属在充分知情同意的情况下，均可选择孕妇外周血胎儿游离DNA进行产前检测。

（一）适用人群

1. 血清学筛查显示胎儿常见染色体非整倍体风险值介于高风险切割值与1/1 000之间的孕妇。

2. 有介入性产前诊断禁忌证者 如先兆流产、发热、出血倾向、慢性病原体感染活动期、孕妇Rh阴性血型等。

3. 孕20^{+6}周以上，错过血清学筛查最佳时间，但要求评估21三体综合征、18三体综合征、13三体综合征风险者。

（二）慎用人群

有下列情形的孕妇进行检测时，检测准确性有一定程度下降，检出效果尚不明确；或按有关规定应建议其进行产前诊断的情形。包括：

（1）早、中孕期产前筛查高风险。

（2）预产期年龄≥35岁。

（3）重度肥胖（体重指数>40）。

（4）通过体外受精——胚胎移植方式受孕。

（5）有染色体异常胎儿分娩史，但除外夫妇染色体异常的情形。

（6）双胎及多胎妊娠。

（7）医师认为可能影响结果准确性的其他情形。

（三）不适用人群

有下列情形的孕妇进行检测时，可能严重影响结果准确性。包括：

（1）孕周<12^{+0}周。

（2）夫妇一方有明确染色体异常。

（3）1年内接受过异体输血、移植手术、异体细胞治疗等。

（4）胎儿超声检查提示有结构异常须进行产前诊断。

（5）有基因遗传病家族史或提示胎儿罹患基因病高风险。

（6）孕期合并恶性肿瘤。

（7）医师认为有明显影响结果准确性的其他情形。

除外上述不适用情形的，孕妇或其家属在充分知情同意情况下，可选择孕妇外周血胎儿游离DNA产前检测。

（四）技术局限与发展

运用高通量测序技术等，通过对孕妇外周血中各条染色体对应的cf DNA拷贝数检测，可计算出来源于21号、18号、13号等染色体的cf DNA是否增加，以筛查胎儿是否为三体征。虽然，无论从原理还是现有的测序技术水平以及几十万例的临床检测结果均已证明，外周血胎儿游离DNA分析是对目标染色体数目异常的精准检测技术，但是对胎儿染色体异常的确诊仍需要通过羊膜腔穿刺术、绒毛取材术等获取胎儿细胞作染色体核型分析。与染色体核型相比，该项技术的不足：①假阳性，局限胎盘嵌合型（confined placental mosaicism, CPM)、母体染色体嵌合会导致 NIPT 假阳性；②不是诊断手段，即使是无创 DNA“高风险”，还得进行羊水穿刺或采集绒毛等有创检查进行诊断；③能可靠检测的目标染色体有限，较经典的染色体核型分析而言，目前 NIPT 不能可靠地评估除 21/18/13 三体外的其他染色体数目异常，不能诊断染色体结构异常，可能会在高风险人群中漏掉 20%~30% 的有临床意义的其他染色体异常。技术发展：无疑 NIPT 是一项非常受欢迎的技术，但是“无创技术”要完全替代现有的血清生化标志物筛查与有创诊断尚需时日。原因在于以下几点，①质量控制体系有待完善，检测平台的快速发展，质量体系建设未能及时跟上，以致现有技术没有发挥应有的效能；②胎儿 DNA 的识别、分离，胎儿 DNA 的量是决定 NIPT 成功检测的关键，随着外周血富集 cf DNA 水平的提升，不仅分析准确度有进一步提升，孕妇检测的孕周也有望前移，真正实现早孕（孕 12 周内）检测；③可检测目标疾病的增加，测序深度的增加，临床病例的积累，染色体微缺失 / 微重复的 NIPT 筛查将成为可能。④检测体系的自动化、一体化，实验污染的避免，人为误差的避免，使得更多的实验室可开展 NIPT 项目。

四、产前诊断与产前诊断技术

产前诊断系指在胎儿出生前对胎儿宫内感染和出生缺陷进行诊断，包括免疫学诊断、B 超等影像学诊断、细胞遗传学诊断和基因诊断等。它与产前筛查不同，技术要求更高，要诊断的疾病也复杂，因此，不可能像筛查那样要求人人都做，只适合在一些高风险率的孕妇，有针对性地进行某项诊断性手术与试验。

血清学筛查高风险的孕妇必须做产前诊断。对于产前筛查中 21 三体、18 三体的高风险孕妇，医生应在核对孕周等因素后建议其进行羊水胎儿染色体核型分析，进行产前诊断，以排除染色体病，对于年龄 ≥35 岁的高龄孕妇，由于发病率较普通孕妇明显升高，即使筛查风险率正常，医生也应告知产前筛查和产前诊断的区别，给孕妇提供选择羊水诊断的机会。

对于 NTD 高风险孕妇，应首先用 B 超诊断排除神经系统发育异常的可能性，另外，AFP 升高也与死胎、双胎妊娠、孕妇肝肾功能异常、胎儿内脏畸形（如多囊肾、巨结肠、十二指肠狭窄、食管狭窄、内脏外翻）等有关，对于排除上述异常的孕妇，医生仍应密切观察胎儿发育情况，有些胎儿畸形往往到中晚期才表现出来，在中孕晚期或晚孕期再行相关 B 超检查，有利于排除隐性脊柱裂等胎儿畸形。对于首次 B 超诊断未发现 NTD 的孕妇，还可建议孕妇行羊膜腔穿刺后羊水乙酰胆碱酯酶的检查，以排除闭合性神经管畸形及隐性脊柱裂可能。

产前诊断是细胞遗传学、分子遗传学和医学实践紧密结合的一门学科。二十世纪五十年代中期，羊膜腔穿刺首先用于胎儿性别鉴定及胎儿 Rh 溶血性疾病的诊断。二十世纪六十年代放射显影技术应用于临床诊断胎儿骨骼发育畸形和某些软组织疾病。二十世纪七十年代超声影像技术问世，与传统的放射性诊断相比，它可以诊断出更多更复杂的胎儿结构畸形，而且还避免了放射线的杀伤作用。二十世纪八十年代以来，早孕期绒毛活检及胎儿宫内取血的广泛应用及分子生物学技术的日益发展，又使产前诊断得到了一次突破性飞跃。进入 21 世纪，随着医学伦理学及医学生物学技术的不断完善，更早期、更安全、更准确的产前诊断方法已受到广大产前诊断工作者的关注。以下对目前常用的产前诊断技术作简单介绍。

（一）羊膜腔穿刺术

羊膜腔穿刺术（amniocentesis）是最常用的侵袭性产前诊断技术，羊水细胞培养染色体检查仍为目前基本的产前诊断检查项目，主要用于有医学指征的妊娠 16~21 周的产前诊断。羊膜腔穿刺术主要用于染色体病的产前诊断，也可进行 DNA 突变分析以诊断单基因病、生化测定诊断遗传性代谢病。羊膜腔穿刺术的指征有：①孕妇年龄大于等于 35 岁；②孕妇曾生育过染色体异常患儿；③夫妇一方有染色体结构异常者；④孕妇曾生育过单基因病患儿或遗传性代谢病患儿；⑤母血清生化筛查高风险；⑥超声检查发现胎儿异常等。羊膜腔穿刺术禁忌证：①先兆流产；②体温（腋温）高于 37.2℃；③有出血倾向（血小板 ≤ 70×10^9/L，凝血功能检查有异常）；④有盆腔或宫腔感染征象；⑤单纯性别鉴定。

1. 穿刺时间　在妊娠 16~20 周经腹抽取羊水。孕龄太小，羊水量少、子宫未超出盆腔，穿刺不易成功而且容易出现并发症。孕龄过大，羊水中活细胞较少，不易培养成功。近年来西方不少人提出在 10~14 周时作羊膜腔穿刺，但对其安全性看法不一。早期羊膜腔穿刺所取羊水量根据不同的孕周要求不一，一般认为，妊娠 7~10 周时，安全吸取羊水量为 5ml，妊娠 10 周以后，抽取羊水量可达 10ml 以上。

2. 安全性相关问题　羊膜腔穿刺技术已被广泛应用，总的来说是比较安全的。

（1）穿刺失败：文献报道失败率为 0.5%~1%，与医生经验有密切关系。穿刺失败的原因有以下几点：子宫太小；羊水过少；穿刺部位太低，误穿了膀胱内的尿液；腹壁太厚，进针不够深；或因穿刺了胎盘附着部位，抽出血液后未敢再抽等。

（2）羊水带血：文献报道血性羊水发生率 6%~24%，大部分发生在胎盘附着于子宫前壁的孕妇。如血量多，会影响细胞贴壁，造成培养失败。量少一般不影响培养成功。

（3）流产：因刺伤胎盘造成血肿后致流产，或穿刺后羊水外流，或感染而造成流产。流产率约 0.5%。

（4）对孕妇及胎儿的伤害：极少发生，文献有报道针头刺伤胎儿留下小疤。

（二）绒毛取材术

绒毛取材术（chorionic villi samlping, CVS）主要用于染色体病的产前诊断、DNA 突变分析以诊断单基因病、生化测定诊断遗传性代谢病。

绒毛组织从受精卵发育而成的，位于胚囊之外且又具有和胚胎同样的遗传性，故早孕期绒毛活检被认为是产前诊断的一个突破。获取的绒毛组织可根据需要进行染色体分析或基因及酶代谢的诊断。由于取绒毛可在妊娠早期，所以如胎儿异常要终止妊娠可作电吸术，简便、安全，但取绒毛要求较高的技术，医生的经验是至关重要的。①绒毛取材的时间：以往多在妊娠 9~11 周之间进行。早于这一时期，胎盘绒毛太薄，超声下很难将其与包绕它的蜕膜组织区分开，而不易获取绒毛组织。孕 11 周之后，由于胚胎迅速发育，经宫颈途径导管难以进入胎盘附着部位，但是早于 11 周 CVS 据认为增加活检所致胎儿肢体发育障碍的风险。随着经腹CVS技术的发展，CVS已不受孕期发展的限制，目前倾向于孕11~14周之间进行。②取材途径：有经宫颈CVS与经腹部CVS两种途径。③绒毛活检的并发症：CVS后流产发生率及活检所致胎儿肢体发育障碍是人们最为关注的问题。西方国家报道流产发生率为0~5%，我国报道约为2%。如果取材时进入羊膜腔（吸出羊水或血水）、术前有黄体功能不良及取材次数增加均增加流产的危险性。CVS导致胎儿肢端异常仍存在争议，Firth（1991）曾随诊539例孕56~66天绒毛活检后的妊娠结局，其中5例发生了新生儿肢端发育畸形，认为过早期绒毛活检易导致胎儿肢体发育障碍。而Smith-Jensen等（1992）总结了孕9~12周绒毛活检后妊娠结局时则认为CVS并不会增加肢端障碍的发生率。绒毛取材术指征有：① 孕妇年龄大于等于40岁；②孕妇曾生育过染色体异常患儿史；③夫妇一方有染色体结构异常者；④孕妇曾生育过单基因病患儿或遗传性代谢病患儿史；⑤早孕期母血清生化筛查高风险；⑥ 超声检查发现胎儿异常。绒毛取材术的禁忌证：①先兆流产；②体温（腋温）高于37.2℃；③有出血倾向（血小板 $\leq 70 \times 10^9$/L，凝血功能检查有异常）；④有盆腔或宫腔感染征象；⑤单纯性别鉴定。

（三）经皮脐血穿刺术

经皮脐血穿刺术（cordocentesis）从妊娠17周开始直至足月经超声引导进行脐血管穿刺获取胎血，对胎儿血细胞进行核型分析诊断染色体病，也可对胎儿宫内感染、胎儿血液系统疾病进行产前诊断与风险估计，对胎儿宫内生长迟缓及胎儿宫内状况进行评估，同时可利用胎血管穿刺术对胎儿溶血性贫血进行宫内输血治疗。

直接进入胎儿循环对产前诊断及治疗是非常重要的。1983年由Daffos首先报道在超声引导下成功地进行脐血管穿刺获取胎血产前诊断胎儿先天性疾病，目前，此项技术在我国用于染色体病、某些单基因病、生化测定诊断的遗传性代谢病、宫内感染及胎儿血液性疾病等的产前诊断以及某些宫内治疗，并取得了满意的效果。

1. 经皮脐血管穿刺术指征与禁忌证 经皮脐血管穿刺术指征：①快速胎儿核型分析；②胎儿宫内感染的诊断；③胎儿血液系统疾病的产前诊断及风险估计；④胎儿宫内生长受限的监测与胎儿宫内状况的评估；⑤对胎儿溶血性贫血进行宫内输血治疗。经皮脐血管穿刺术禁忌证：①晚期先兆流产；②体温（腋温）高于37.2℃；③有出血倾向（血小板 $\leq 70 \times 10^9$/L，凝血功能检查有异常）；④有盆腔或宫腔感染征象；⑤单纯性别鉴定

2. 取脐血时间 理论上可从妊娠17周开始直至足月，妊娠18~24周容易穿刺成功，主要用于有医学指征的孕18周以后的产前诊断。

3. 安全性 比较安全可靠。偶有报道穿刺引起脐血管痉挛而引起胎儿心动过缓，甚至死亡。或子宫过度敏感收缩压迫胎盘，使胎儿供血不足而窒息死亡。如果子宫敏感者不要勉强穿刺。文献报道与之有关的流产率仅为1.9%。

4. 脐血检查内容

（1）快速核型分析：胎血细胞培养只需48小时即可进行染色体制备，简便、可靠，可对绒毛及羊水培养出现的假嵌合体或培养失败进行矫正或补救诊断。

（2）胎儿宫内感染的诊断：通过对胎儿血清特异性IgM抗体的测定可对TORCH病原体感染进行宫内诊断，也可应用PCR扩增病原体DNA或RNA来进行各种不同的诊断。胎儿免疫系统到孕21~22周时才发育成熟并发挥功能，故进行胎血免疫抗体的测定应在妊娠22周后进行。

（3）胎儿血液系统疾病的产前诊断与风险估计：如溶血性贫血、自体免疫性血小板减少性紫癜、血友病及α、β地中海贫血等。直接用脐血查第八（或第九）因子及进行血红蛋白电泳进行诊断，可省去复杂的基因诊断。

（4）胎儿宫内生长迟缓的监测及胎儿宫内状况的评估。

（5）可利用胎血管穿刺术对胎儿溶血性贫血进行宫内输血治疗。

（吕时铭）

第六节 妊娠期并发症与合并症检验诊断

一、妊娠期肝内胆汁淤积症

妊娠期肝内胆汁淤积症（intrahepatic cholestasis of pregnancy，ICP）表现为妊娠期皮肤瘙痒和轻度黄疸，也称产科胆汁淤积症，常有家族史或口服避孕药后发生上述症状的病史。是一种以妊娠中晚期出现皮肤瘙痒及黄疸、肝转氨酶升高、脂质代谢异常、血胆汁酸升高、高凝血症等为特点的综合征，多在妊娠28周前后出现。

（一）病因和发病机制

妊娠期肝内胆汁淤积症确切的发病原因尚未十分明确，可能与雌激素升高、地域和种族差异以及遗传因素有密切关系。目前，也有学者提出妊娠期肝内胆汁淤积症可能与抗心磷脂抗体有关系。大量研究显示，由于妊娠期胎盘合成和分泌大量雌激素和孕激素以及代谢负荷增大，可能诱发肝胆系统的变化，使孕妇易患妊娠期肝内胆汁淤积症。当孕妇有妊娠期肝内胆汁淤积症时，肝小叶中央区和毛细血管内有胆汁淤积及胆栓存在、胆汁排泄障碍，导致胆酸在外周循环中堆积，致使血中甘胆酸含量增高，并产生皮肤瘙痒等症状。

（二）临床表现

以妊娠中晚期出现无损伤的皮肤瘙痒、血甘胆酸升高、肝转氨酶升高及高胆红素血症等为特点。发病率为0.8%~12.0%，仅次于病毒性肝炎。主要危害为早产率及围

生儿死亡率高，产后出血增多，特别是不可预测的胎儿突然死亡。

1. 瘙痒 往往是首先出现的症状，常起于妊娠28~32周，瘙痒程度根据各人的敏感性不同，大多数可在分娩后2天消失。

2. 黄疸 20%~50%的患者在瘙痒发生数日至数周内(平均为2周)出现黄疸，部分患者黄疸与瘙痒同时发生，黄疸程度一般为轻度到中度，有时仅角膜轻度黄染，黄疸持续至分娩后数日内消退。孕妇有无黄疸与胎儿预后关系密切。

3. 其他症状 极少数患者可能由于合并严重的高血黏度，发生脑血管内血栓形成，表现出面神经瘫痪、嘴角歪斜而就诊。

(三) 实验室检查

1. 血清总胆汁酸(total bile acid，TBA) 血清胆汁酸水平的测定包括总胆汁酸和甘胆酸。近年许多文献和中华医学会妇产科学分会产科学组公布的妊娠期肝内胆汁淤积症诊疗指南(2015)，明确在ICP诊断及监测中以总胆汁酸水平作为检测指标更合理。

2. 肝酶升高 20%~60%的妊娠期肝内胆汁淤积症患者血清GOT和GPT升高，为正常水平的2~10倍，个别可高达800U/L以上，GPT较GOT更为敏感，且与血清甘胆酸的水平成比例上升，其他肝酶也有不同程度的升高。

3. 胆红素 以结合胆红素升高为主，占50%以上。总胆红素可高于85.5~170.1μmol/L，严重者可高达855.1μmol/L。

4. 血清甘胆酸(cholyglycine，CG) 甘胆酸是妊娠晚期血清中最主要的胆汁酸组分。胆汁酸中的胆酸主要以与甘氨酸及牛磺酸结合的形式存在。其比值为3∶1。临床上可通过检测空腹血清甘胆酸浓度了解血中胆酸水平。

(1) 参考范围：肝炎诊断低限为<318μg/dl；非妊娠期184μg/dl；妊娠期<261μg/dl。

(2) 临床意义：甘胆酸在肝脏合成，由胆囊储藏，在回肠末端被重吸收。经门静脉绝大多数甘胆酸被肝脏摄取，当肝细胞受损伤，肝脏疾病时，引起甘胆酸代谢和循环紊乱，血中甘胆酸含量增加。在妊娠期肝内胆汁淤积症患者血中甘胆酸水平较正常孕妇显著增高，可高达20倍以上，最高者可达30 000μg/dl。如果对甘胆酸轻度增高者进行动态随访，可发现甘胆酸每天增加100μg/dl，并且在临床症状出现或转氨酶升高前2周左右就已经升高。随妊娠期肝内胆汁淤积症患者血清甘胆酸增高，羊水污染率、早产率、胎儿宫内窘迫率及剖宫产率增高。因此，测定甘胆酸是目前用于早期诊断妊娠期肝内胆汁淤积症的最敏感的方法，也是最特异的实验室证据。结合病史，排除其他如肝炎、肝外胆道阻塞，甘胆酸诊断妊娠期肝内胆汁淤积症的敏感性和特异性分别为94.7%和100%。测定空腹血清甘胆酸对判断病情严重程度和及时监护、处理均有重要的参考价值。

(四) 检验诊断

对妊娠期肝内胆汁淤积症的诊断，具体可按以下标准进行：

在妊娠期出现以皮肤瘙痒为主的症状，排除皮肤科疾病、黄疸、肝功能异常疾病，患者一般情况良好，无明显呕吐、食欲不佳、虚弱及其他疾病症状。

1. 血清总胆汁酸测定 是诊断ICP的最主要实验证据，也是监测病情和治疗效果的重要指标。无诱因的皮肤瘙痒和空腹血清TBA>10μmol/L可作出ICP诊断，TBA>40μmol/L提示病情严重。总胆汁酸水平与病情以及围产结局密切相关。

2. 肝功能异常 大多数ICP患者血清GOT和GPT均有轻度到中度升高，约是正常值的2~10倍，其他肝酶也有不同程度的升高。GOT及GPT约达100U/L，也有不少超过200U/L，最高可达800U/L以上。

3. 血清胆红素水平明显升高 患者的血清胆红素水平明显升高，以结合胆红素为主，总胆红素可高于85.5μmol/L。

4. 甘胆酸水平升高 胆酸水平升高，以甘胆酸升高为主，可增高至20倍以上，也可高达100倍以上，正常值为0~260μg/dl，甘胆酸与患者病情呈正相关，可升高到20 000μg/dl以上，并且可早在临床症状出现以前2周左右就有升高。甘胆酸是目前用于早期诊断妊娠期肝内胆汁淤积症的最敏感的指标，结合病史，排除其他，如肝炎、肝外胆道阻塞，甘胆酸诊断妊娠期肝内胆汁淤积症的敏感性和特异性分别为94.7%、100%。

分娩后，瘙痒迅速消退，肝功能亦迅速恢复正常，黄疸自行消退。

上述标准以总胆汁酸升高诊断和监测妊娠期肝内胆汁淤积症更为合理，甘胆酸由于结果可比性和稳定性欠佳，作为较为敏感的参考指标，其升高较早。

在鉴别诊断方面，主要是与妊娠合并病毒性肝炎、溶血、肝酶升高和低血小板计数(HELLP)综合征、急性脂肪肝相鉴别。

二、HELLP综合征

HELLP综合征(hemolysis，elevated liver enzymes，and low platelets syndrome，HELLP syndrome)是妊娠期高血压疾病的严重并发症，本病以溶血、肝酶升高及血小板减少为特点，常危及母婴生命。国内报道重度子痫前期患者HELLP综合征的发病率约为2.7%，国外为4%~16%。HELLP综合征对母婴的预后产生严重影响，病死率高，因此对其的诊断与及时医学干预非常重要。

(一) 病因和发病机制

HELLP综合征的病因和发病机制尚不清楚，其主要病理改变与妊娠期高血压疾病相同。有学者认为，HELLP综合征是妊娠期高血压疾病的一种形式，但发展为HELLP综合征的启动机制尚不明了。多数学者认为，HELLP综合征是由于血小板被激活和微血管内皮细胞受损所致：血管内皮细胞受损，胶原组织暴露，血小板与之接触、黏附并被激活。前列环素(PGI_2)合成减少，血小板激活释放血栓素A_2(TXA_2)，TXA_2/PGI_2比值上升，使血管进一步痉挛、血小板聚集消耗、血小板减少。由于血液黏度增加，血流缓慢，红细胞通过狭窄的微血管时破碎变形，发生溶血；妊娠期高血压疾病，脂质代谢异常，红细胞膜成分改变，也增加了溶血的易感性。肝脏血管痉挛、血管内皮损伤和纤维素沉积，使肝窦内血流受阻，肝细胞肿胀、灶性坏死，细胞内酶释放至血液循环，导致肝酶升高。

（二）临床表现

HELLP 综合征多发生在妊娠中后期，在产前发病者占 70% 以上，产后数日任何时候发病者伴器官功能衰竭和肺水肿者危险性更大。本病临床症状不典型，表现多样化，主要表现为不适感（90%）、右上腹部疼痛（65%），恶心、呕吐（36%），头痛（31%）、视觉异常（10%）、出血（9%）及黄疸（5%）等。HELLP 综合征严重的并发症是由于凝血因子、血流动力学和肝肾功能的严重紊乱所致。有报道，HELLP 综合征的并发症包括 DIC（21%）、胎盘早剥（16%）、急性肾衰竭（8%）、腹腔积液（8%）、肺水肿（6%），常常是高母婴病死率的主要原因。因胎盘供血供氧不足，胎盘功能减退，可导致胎儿生长受限、死胎、死产、早产，围生儿死亡率明显增高

（三）实验室检查

1. 血液分析 血红蛋白、血细胞比容、血小板计数，并进行外周血涂片检查红细胞形态。血小板减少（$<100\times10^9$/L）。

2. 肝酶升高，血清谷丙转氨酶、谷草转氨酶、乳酸脱氢酶均升高，其中乳酸脱氢酶升高出现最早。

3. 凝血功能检查及 D- 二聚体测定。

临床意义：HELLP 综合征患者血管内溶血可见红细胞变形、破碎或见三角形、头盔形红细胞。患者最早出现 LDH 升高，是诊断早期溶血的敏感指标；GOT 和 GPT 升高多出现在血小板下降之前，与血小板减少程度有关；血小板计数和 LDH 水平与该病的严重程度关系密切；溶血在最后才表现出来，血细胞比容可正常或降低，在血细胞比容正常时，触珠蛋白的降低能提示溶血的发生；各种指标的变化常持续到产后第 2 天恢复。D- 二聚体是亚临床凝血功能障碍的敏感指标，如妊娠期高血压疾病患者 D- 二聚体阳性，发生 HELLP 综合征的可能性较大，同时纤维蛋白原<3g/L，应考虑 DIC。

（四）检验诊断和鉴别诊断

1. 诊断 本病多表现为非特异性症状，诊断的关键是对有右上腹或上腹部疼痛、恶心、呕吐的妊娠期高血压疾病患者保持高度警惕，通过实验室检查确诊。

（1）血管内溶血：①外周血涂片见红细胞变形、破碎或见三角形、头盔形红细胞；②血红蛋白 60~90g/L；③网织红细胞>0.015；④总胆红素>20.5μmol/L，以间接胆红素为主；⑤乳酸脱氢酶>600U/L。

（2）肝酶升高：GOT 或 GPT>70U/L。

（3）血小板：$<100\times10^9$/L，根据血小板减少程度将 HELLP 综合征分为 3 级。Ⅰ级，血小板 $\leqslant50\times10^9$/L；Ⅱ级，血小板（50~100）$\times10^9$/L 之间；Ⅲ级，血小板（100~150）$\times10^9$/L 之间。

2. 鉴别诊断 由于 HELLP 综合征的临床症状不典型，表现多样化，在诊断时应注意与 ITP、HUS、妊娠期急性脂肪肝、重症肝炎、SLE、妊娠合并胆囊炎等鉴别。

（1）原发性血小板减少性紫癜（ITP）：是一种自身免疫性疾病，妊娠前即有皮肤黏膜出血史，血小板减少，抗血小板抗体（PAIgG）阳性。

（2）溶血尿毒症综合征（HUS）：是以急性微血管病性溶血性贫血、血小板减少和急性肾衰竭为特征，肌酐明显增高。

（3）妊娠期急性脂肪肝：多在妊娠晚期发病，起病急骤，黄疸进行性加重，消化道症状重，可有出血倾向，血胆红素明显升高，可达 171μmol/L，而尿胆红素阴性，白细胞增高达（20~30）$\times10^9$/L，持续低血糖，B 超可见脂肪波，肝脏密度增加，称亮肝。

（4）重症肝炎：黄疸深，消化道症状重，肝功能明显异常，酶胆分离，血清中能检出肝炎病毒抗原抗体。

（5）系统性红斑狼疮（SLE）肾病型：少见，但其临床表现可有蛋白尿、溶血性贫血及血小板减少，类似 HELLP 综合征，但抗核抗体阳性。

（6）妊娠合并胆囊炎、胆石症：可出现右上腹痛，实验室检查转氨酶、血小板一般正常，B 超可见胆石或炎症表现。

三、妊娠期糖尿病

妊娠合并糖尿病包括两种情况，即妊娠前已有糖尿病和妊娠后才发生或首次发现糖尿病，前者称糖尿病合并妊娠，后者又称妊娠期糖尿病（gestational diabetes mellitus，GDM）。糖尿病孕妇中 90% 以上为妊娠期糖尿病，糖尿病合并妊娠不足 10%。根据 WHO 1980 年和 1985 年提出的糖尿病分类，妊娠期糖尿病为独立的一型。2011 年 ADA（美国糖尿病学会）对 GDM 诊断方法与标准进行了修改，GDM 被定义为在妊娠阶段初发的任何程度的糖耐量异常。GDM 是一种糖耐量异常状态。它既不同于原发性的 1 型糖尿病和 2 型糖尿病，也不等同于继发性糖尿病，所以 GDM 的血糖诊断切点也就不能沿用 1 型糖尿病和 2 型糖尿病的诊断标准。近年来，GDM 的发生率逐年增加，约占妊娠期妇女的 1%~14%。Kim 等分析 1965—2001 年发表的 28 篇相关文章发现，GDM 产后糖尿病的发生率在产后 5 年内上升最快，到产后 10 年达高峰，孕期空腹血糖升高是未来糖尿病发生的危险因素。

（一）病因和发病机制

在妊娠早中期，孕妇血葡萄糖水平随妊娠进展而降低，空腹血糖约降低 10%。系因：①胎儿从母体获取葡萄糖增加；②孕期肾血浆流量及肾小球滤过率均增加，但肾小管对糖的再吸收率不能相应增加，导致部分孕妇排糖量增加；③雌激素和孕激素增加母体对葡萄糖的利用。因此，孕妇空腹血糖低于非孕妇。这也是孕妇长时间空腹易发生低血糖及酮症酸中毒的病理基础。到妊娠中晚期，孕妇体内抗胰岛素样物质增加，如胎盘生乳素、雌激素、孕酮、皮质醇和胎盘胰岛素酶等，使孕妇对胰岛素的敏感性随孕周增加而下降，为维持正常糖代谢水平，胰岛素需求量必须相应增加。对于胰岛素分泌受限或胰岛功能储备不足的孕妇，妊娠期不能正常代偿这一生理变化而使血糖升高，发生 GDM 或使原有糖尿病加重。

（二）临床表现

妊娠期糖尿病孕妇常无自觉症状，而且多数空腹血糖也在正常范围内。妊娠期糖尿病可增加妊娠期高血压疾病、羊水过多、剖宫产、自然流产的发生率，也增加了巨大儿、胎儿发育异常、胎儿宫内窘迫、死胎、死产的发生率；新生儿易发生低血糖症、呼吸窘迫综合征、高胆红素血症、电解质紊乱等。如不及时诊治，产妇及新生儿远期罹患糖尿病的危险性将明显增加。

（三）实验室检查

妊娠期糖尿病实验检查技术包括血糖测定、糖化血红蛋白测定等。GDM孕妇常无自觉症状，而且多数空腹血糖也在正常范围内。因此，常规空腹血糖检查容易造成GDM的漏诊。

1. 血葡萄糖筛查试验　中孕期是妊娠期糖代谢开始出现根本性变化的时期，此期监测有助于妊娠期糖尿病的早期诊断。晚孕期是妊娠期糖尿病最容易发生的时期，这是因为胎盘分泌的多种对抗胰岛素激素于孕24~28周明显增加，至孕32~34周达高峰。GDM的确诊依靠75g口服葡萄糖耐量试验（oral glucose tolerance test，OGTT）或测定空腹血糖（fasting blood glucose，FBG）。2010年国际糖尿病与妊娠研究组（The International Association of Diabetes and Pregnancy Study Groups，IADPSG）建议：在初次产检（<孕24周），所有或具有GDM危险因素的妇女都应当行空腹血糖（FBG）、糖化血红蛋白（HbA1C）和随机血糖（RBG）检查，诊断或鉴别诊断显性糖尿病合并妊娠。在孕24~28周筛查GDM，所有无糖尿病病史的妊娠女性均应行2小时75g口服糖耐量试验（OGTT），或于怀孕早期行GDM筛查。

（1）空腹血糖（FBG）：试验前3天正常饮食，保证每天碳水化合物摄入在150~200g以上，禁食8~14小时后查空腹血糖。空腹血糖是判定糖耐量受损（impaired fasting glucose，IFG）及糖尿病的重要指标，反映非进食状态下胰岛分泌胰岛素的能力，又可用于诊断糖尿病。

尽管定期监测空腹血糖作为评价糖尿病控制指标的作用受到质疑，但2010年IADPSG特别推荐鉴别与诊断孕期血糖异常，空腹血糖仍为重要检查内容之一。妊娠期间显性糖尿病时FBG ≥ 7.0mmol/L；妊娠期糖尿病时FBG ≥ 5.1mmol/L，但<7.0mmol/L。孕妇有GDM高危因素，在孕24~28周检查空腹血糖，FBG ≥ 5.1mmolL可直接诊断GDM，不必做OGTT；FBG ≤ 4.4mmol/L，发生GDM可能很小；≥ 4.4mmol/L，且<5.1mmolL，建议尽早做OGTT。

（2）随机血糖（random blood glucose，RBG）：即时血糖检测能提供某个特定时间点的糖尿病控制情况，反映即刻血糖水平。随机血糖是指无论进食与否，一天中任何时间所测定的血糖值。随机血糖的测定常用于快速发现高血糖患者。实际上随机血糖包括空腹血糖，也包括餐后任意时间点的血糖。随机血糖 ≥ 11.1mmol/L，提示显性糖尿病。

（3）75g葡萄糖耐量试验（75g OGTT）：75g葡萄糖耐量试验被推荐用来检测GDM。试验前3天正常饮食，保证每天碳水化合物摄入在150~200g以上，禁食8~14小时查空腹血糖后，服75g葡萄糖（将75g葡萄糖溶于300ml水中，5分钟内服下），自开始服糖计时1小时、2小时，分别取静脉血，查血糖浓度。GDM的诊断定义为达到或超过下列至少一项指标：FBG 5.1mmol/L，服糖后1小时血糖水平10.0mmol/L和/或服糖后2小时血糖水平8.5mmol/L。

2. 糖化血红蛋白（glycated hemoglobin A1C，HbA1C）　葡萄糖在血液中循环，并可自由扩散通过红细胞膜。糖化血红蛋白就是红细胞中血红蛋白与葡萄糖持续且不可逆地进行非酶促蛋白糖基化反应的产物，其寿命与红细胞的寿命一致。HbA1C是葡萄糖与血红蛋白发生反应形成的主要产物，HbA1C测定是一种评价人体长期（2~3个月）糖代谢情况的方法。在第59届美国糖尿病协会年会上，ADA将HbA1C作为评价糖尿病长期血糖控制水平的“金标准”和糖尿病管理的基石。具有里程碑意义的两大糖尿病临床研究——美国1型糖尿病控制及并发症试验（Diabetes Control and Complication Trial，DCCT）和英国2型糖尿病控制与并发症关系研究（UK Prospective Diabetes Study，UKPDS）均把HbA1C作为糖尿病控制的一个重要的评价指标。微血管病变和神经病变是糖尿病患者中较为独特的病变，与糖尿病状态的相关性最强。研究显示，HbA1C与糖尿病微血管病变密切相关。目前HbA1C作为糖尿病流行病学研究和疗效评价的有效检测指标，在临床中得到了广泛应用。参考范围：HbA1C为4.2%~6.3%，HbA1为5.0%~7.6%。

早孕期HbA1C升高反映胚胎长期受高糖环境影响，胎儿畸形及自然流产率明显增加。血糖轻微升高时，HbA1C维持在正常水平，故不能准确反映孕妇轻微、反复出现的高血糖，所以不能单独测定HbA1C进行妊娠期糖尿病筛查及诊断。对分娩巨大儿，疑有妊娠期糖尿病，但孕期未行血糖检查的孕妇，产后测定HbA1C可了解分娩前8周内的平均血糖水平，有利于产后诊断妊娠期糖尿病。2010年IADPSG推荐在初次产前检查时，HbA1C ≥ 6.5%，提示显性糖尿病。但共识委员会并未推荐以HbA1C水平来筛查GDM。

3. 糖化血清白蛋白测定　葡萄糖与血清白蛋白结合后形成糖化白蛋白（glycated albumin，GA），代表体内白蛋白的糖化水平，由于体内白蛋白稳定，GA水平也比较稳定，白蛋白半衰期为17~19日，因此GA反映患者过去2~3周的平均血糖水平。在评价短期血糖控制效果时，GA是较HbA1C更好的指标。GA的测定不受进食、胆红素、尿酸、肌酐、血红蛋白及维生素C的干扰，尤其是不受肝肾疾病、溶血性贫血和血红蛋白变异体的影响。因此糖化白蛋白与糖化血红蛋白联合应用可以提高对糖尿病诊断、病情监测的准确性。检测结果利用血清糖化白蛋白与血清白蛋白的百分比表示GA的水平，从而去除了血清白蛋白水平对检测结果的影响，因此糖化白蛋白能客观、有效地评价处于低蛋白状态的妊娠期血糖水平，检测与监测GDM患者短期血糖的控制状况。GA的参考范围为11.0%~16.0%。

（四）检验诊断和鉴别诊断

妊娠期糖尿病孕妇常无明显症状，空腹血糖有时可能正常，容易造成漏诊，延误治疗。凡有糖尿病家族史、年龄 ≥ 30岁、体重>90kg、反复外阴阴道真菌感染、孕期尿糖多次检测为阳性，既往妊娠有流产、死胎、分娩畸形儿、巨大儿史，新生儿不明原因死亡、本次妊娠胎儿较正常孕周大、羊水过多为GDM的高危因素。

实验室诊断：关于GDM的诊断，一直没有全球统一的标准。WHO、美国糖尿病协会（American Diabetes Association，ADA）及美国国家糖尿病数据组（NDDG）等组织均推出各自的诊断标准，每种标准各有优缺点。表17-1为不同机构推荐的GDM诊断标准。

表 17-1 不同机构推荐的 GDM 诊断标准

单位：mmol/L

	空腹	1h	2h	3h
O'Sullivan（100g）1964 年	5.0	9.2	8.1	7.0
NDDG（100g）2017 年	5.8	10.6	9.2	8.0
Fernardo（75g）1984 年	5.6	10.5	9.2	8.1
ADA（100g）	5.3	10	8.6	7.8
WHO（75g）	7.0		7.8	
IADPSG（国际糖尿病与妊娠研究组）（75g）2010 年	5.1	10	8.5	
妊娠合并糖尿病诊治指南（75g）中国 2014 年	5.1	10	8.5	

2011 年前，多数学者按下述标准进行确诊：2 次或 2 次以上空腹血糖达到或超过 5.8mmol/L；任何一次血糖 ≥ 11.1mmol/L，且再测定空腹血糖 ≥ 5.8mmol/L，或者 OGTT 中至少 2 项达到或超过标准。多数医院 OGTT 采用 75g 葡萄糖耐量试验 NDDG 标准。

2011 年 1 月，《Diabetes Care》公布的 ADA 指南的第三部分推出了 GDM 新的诊断标准。具有高危风险而未诊断过 2 型糖尿病者，在孕早期按照标准 OGTT 进行诊断筛查；非高危而未诊断过 2 型糖尿病者在孕 24~28 周行一步法（75g OGTT）筛查，任何一点血糖异常即诊断 GDM。妊娠期间诊断显性糖尿病的标准是 FBG ≥ 7.0mmol/L；HbA1C ≥ 6.5%（糖尿病控制与并发症试验 / 英国前瞻性研究规范）；RBG ≥ 11.1mmol/L，并有临床症状。如果检查结果提示显性糖尿病，治疗和随访均应当与既往存在的糖尿病患者一样。如不能诊断为显性糖尿病，而且 5.1mmol/L ≤ FBG ≤ 7.0mmol/L，提示妊娠期糖尿病，需在孕 24~28 周行 2 小时 75g OGTT 确认。新诊断标准为达到或超过下列至少一项指标：FBG ≥ 5.1mmol/L，75g OGTT 服糖后 1 小时血糖 ≥ 10.0mmol/L 和 / 或服糖后 2 小时血糖 ≥ 8.5mmol/L，且确认以前没有显性糖尿病，由原来两点异常诊断 GDM 改为一点异常即可诊断，并省去 OGTT 3 小时血糖切点和 50g 葡萄糖负荷试验，未推荐以 HbA1C 水平来筛查 GDM。中华医学会妇产科学分会与中华医学会围产医学分会写的《妊娠合并糖尿病诊治指南》（2014）也采用了孕 24~28 周行 2 小时 75g OGTT 确认的标准。

总的来说，基于肥胖和糖尿病发病率升高的广泛性担忧，GDM 诊断切点的下降将提高 GDM 的发病率，有利于更多以前没有得到诊断的 GDM 患者得到及时干预，优化妊娠结局。还没有进行任何对照试验来验证血糖的最佳目标。ADA 和 ACOG 建议，空腹或餐前血糖值低于 5.3mg/l，餐后 1 小时血糖低于 7.8mmol/l，2 小时低于 6.7mmol/l，以降低巨大胎儿的风险。所有在孕期诊断为妊娠期糖尿病或显性糖尿病的妇女都应当接受产后血糖检测。

四、妊娠期甲状腺功能异常

妊娠期甲状腺功能异常包括妊娠期甲状腺功能亢进与妊娠期甲状腺功能减退。妊娠期甲状腺功能异常是常见的妊娠合并内分泌疾病，系甲状腺激素分泌过多或不足所致。在妊娠早期胎儿的神经发育主要依赖来自母体的甲状腺激素，游离甲状腺素可透过胎盘。研究表明，即使母亲甲状腺功能在正常范围内，其 T_4 较低也会导致胎儿体腔液体、羊膜腔液体和胎儿血清中 FT_4 水平下降，甲状腺素对胎儿的大脑发育非常重要。妊娠第 10~12 周时胎儿甲状腺可合成与分泌甲状腺激素，到第 15 周后需要有足够的甲状腺激素，否则脑的发育成熟将受到明显影响，这时胎儿主要是依靠自身分泌的甲状腺素促进生长发育。妊娠的最后 3 个月，甲状腺激素的胎盘透过性增加，但此时胎儿已能自主地产生足够的甲状腺激素。

（一）妊娠期甲状腺功能亢进（妊娠甲亢综合征 SGH）

妊娠后在垂体促甲状腺激素（TSH）和胎盘激素的作用下，妊娠期妇女甲状腺处于相对活跃状态，甲状腺组织增生和血运丰富，甲状腺体积增大，甲状腺激素合成和分泌增加，出现高甲状腺素血症。同时，受大量雌激素影响，最早、最特征性的变化是肝脏产生的甲状腺素结合球蛋白（thyroid binding globulin，TBG）增加 2~3 倍，导致血液循环中的总的甲状腺激素（T_4、T_3）增多，多以与甲状腺素结合球蛋白结合的形式存在。这种变化从妊娠 6~10 周开始，并持续妊娠的全过程。从而导致 TT_4、TT_3 的浓度增加，TT_4 可增加 30%~50%。因此妊娠期血清总 T_4 不能反映孕妇循环甲状腺激素的确切水平。妊娠期总的 T_4、T_3 增多，游离 T_4、游离 T_3 在妊娠的头 3 个月轻度升高，妊娠的 7~9 个月时轻度下降，但一般在正常范围内，孕妇通常无甲状腺功能亢进表现。在妊娠时血清绒毛膜促性腺激素（hCG）的浓度逐渐增加，在妊娠 3 个月时达高峰。hCG 与 TSH 有相同的 α 亚单位、相似的 β 亚单位和受体亚单位，所以对甲状腺细胞 TSH 受体有刺激作用，可刺激甲状腺滤泡上皮细胞分泌甲状腺素，血清 hCG 水平与血清 T_4 水平呈直线相关，妊娠早期血清 FT_4 水平较非妊娠时升高 10%~15%。增多的甲状腺激素部分抑制 TSH 分泌，使血清 TSH 水平降低 20%~30%，TSH 水平下限较非妊娠妇女平均降低 0.4mIU/L，20% 孕妇可以降至 0.1mIU/L 以下。一般 hCG 每增高 1 000IU/L，TSH 降低 0.1mlU/L。血清 hCG 水平增加，在妊娠第 8~14 周导致垂体 - 甲状腺轴的抑制，出现 TSH 降低现象，妊娠 10~12 周是下降的最低点。在早孕期，TSH 在低限或低于正常值的 15%，中孕期恢复正常。因为母体对胎儿的免疫耐受作用，甲状腺自身抗体在妊娠后滴度逐渐下降，妊娠 20~30 周下降至最低滴度，降低幅度为 50% 左右。分娩后，甲状腺抗体滴度回升，产后 6 个月恢复到妊娠前水平。

妊娠期间甲状腺功能亢进的发生率为 0.05%~0.2%。病因与非妊娠期间甲状腺功能亢进的病因相同，最常见病因为 Graves 病，其次是毒性结节性甲状腺肿等，妊娠剧吐、葡萄胎、恶性葡萄胎和绒毛膜上皮癌均可出现甲状腺功能亢进，产后更为多见。妊娠期甲状腺功能亢进的症状可以出现在妊娠的任何阶段。甲状腺功能的实验室检查，是诊断甲亢的主要依据。游离 T_4、游离 T_3 的检测可较好地反映孕妇的甲状腺功能。

1. 临床表现 正常妊娠时母体出现一些代谢亢进的表

现，如多汗、怕热、食欲亢进、易激动、脉搏快、甲状腺增大等，临床上均易与甲状腺功能亢进混淆。孕早期早孕反应有呕吐、体重下降等，也有类似甲状腺功能亢进之处。甲状腺功能亢进的症状可以出现在妊娠的任何阶段，起病多缓慢，临床表现轻重不一，典型病例常呈现高基础代谢率症状、甲状腺肿大、突眼症等。这些症状出现先后与程度可不平行，也并不一定同时具有。轻症或经治疗能控制的甲状腺功能亢进病例，通常对妊娠影响不大。重症或经治疗不能控制的妊娠期甲状腺功能亢进，如未治疗，对母体来说会引起一系列并发症，如早产、流产、死胎、胎盘剥离、充血性心力衰竭、甲状腺功能亢进危象、贫血、感染、先兆子痫及新生儿病死率明显升高，流产率高达 26%，早产率达 15%，明显高于正常妇女。孕妇服用硫脲类药物可通过胎盘进入胎儿体内，甲巯咪唑较丙硫氧嘧啶通透性更大，若用药过量，则可引起胎儿甲状腺激素合成障碍，引起胎儿甲状腺功能减退、甲状腺肿及胎儿畸形。在大部分病例的血液中发现有类似促甲状腺激素作用的免疫球蛋白，称长效甲状腺激素，可通过胎盘进入胎儿体内，引起胎儿一过性甲状腺功能亢进，于生后 3~4 周长效甲状腺激素逐渐消失，新生儿甲状腺功能亢进才逐渐消退。若发生先天性甲状腺功能亢进，围生儿病死率明显增高。

2. 实验室检查　甲状腺功能的实验室检查，是诊断甲状腺功能亢进的主要依据。TSH 与 FT_4 检测可较好地反映孕妇的甲状腺功能，妊娠期 TSH 和 FT_4 参考值具有孕龄特异性。

(1) 甲状腺素或称总甲状腺素（TT_4）：包括与甲状腺激素结合蛋白（甲状腺激素结合球蛋白、转甲状腺蛋白及清蛋白）结合的甲状腺素和游离的甲状腺素（FT_4）两部分。甲状腺素测定为诊断甲状腺功能体外试验中最常用、最基本的初筛试验。血清中 TT_4 的正常人群含量为 62.7~150.8nmol/L。因妊娠胎盘产生大量雌激素，血中甲状腺素结合球蛋白（TBG）增高，故血清中 TT_4 也较正常增高。因此妊娠伴甲状腺功能亢进的诊断标准也有所提高，一般血清 TT_4 在 160nmol/L 以上。

(2) 三碘甲状腺原氨酸或称总三碘甲腺原氨酸（TT_3）：也分为结合和游离两部分，为诊断甲状腺功能亢进的敏感指标。血清中的 TT_3 正常含量为 0.89~2.44nmol/L。与 TT_4 相似，其浓度可因血清中 TBG 含量的改变而改变。在妊娠期由于 TBG 含量增高，一般妊娠合并甲状腺功能亢进的诊断标准为 TT_3 达到 3.2nmol/L 以上。

临床意义：甲状腺功能亢进患者血清 TT_3、TT_4 一般均呈平行性升高。TT_3 比 TT_4 升高的幅度更为明显，往往比正常值高 4~5 倍，而 TT_4 仅高于正常值的 2~3 倍。轻型甲状腺功能亢进、早期甲状腺功能亢进及甲状腺功能亢进治疗后复发初期，血清 TT_3 水平比 TT_4 增高出现更早，对甲亢的诊断更为敏感。TT_3 是诊断 T_3 甲状腺功能亢进的特异性指标，此类患者血清 T_4、FT_4 正常，有甲状腺功能亢进的症状和体征。严重肝病及禁食、高热患者可出现“低 T_3 综合征”。而在甲减时，通常 TT_4 降低更明显，早期 TT_3 水平可以正常。因此 TT_4 在甲减诊断中起关键作用。

(3) 游离甲状腺素和游离三碘甲状腺原氨酸（FT_4、FT_3）测定：可以直接了解甲状腺功能亢进的程度，是反映甲状腺功能的灵敏指标。应注意甲状腺素结合球蛋白的增加及清蛋白的降低对免疫测定法的影响。

(4) 促甲状腺激素（TSH）：由垂体分泌，受促甲状腺激素释放激素（thyrotropin-releasing hormone，TRH）和甲状腺激素释放抑制激素调节，也受 T_3、T_4 的负反馈抑制。妊娠期甲亢时 TSH 水平降低，是诊断甲亢的敏感指标，必须选择相应检测平台的妊娠期特异参考值，表 17-2 以浙江汉族孕妇人群为目标人群的中国孕妇 TSH 参考值。

表 17-2　妊娠期特异的血清 TSH 和 FT_4 参考值范围

孕龄 / 周	N	TSH/（$mIU\cdot L^{-1}$）			FT_4/（$pmol\cdot L^{-1}$）		
		中位值	2.5th*	97.5th*	中位值	2.5th	97.5th
孕早期（<6~12）	365	1.22	0.16	3.78	14.05	10.93	17.74
≤6	179	1.41	0.37	3.98	13.51	10.38	17.35
>6~12	186	1.12	0.07	3.38	14.60	11.28	17.84
孕中期（>12~24）	346	1.31	0.34	3.51	12.09	9.29	15.24
>12~18	193	1.24	0.33	3.61	12.62	9.66	15.92
>18~24	153	1.39	0.33	3.51	11.41	8.68	14.16
孕晚期（> 24 至分娩）	480	1.62	0.34	4.32	10.66	7.87	14.08
>24~30	204	1.44	0.31	3.83	10.83	7.92	14.72
>30~36	153	1.71	0.30	4.12	10.24	7.30	13.14
>36 至分娩	123	1.85	0.54	5.03	11.15	8.06	13.79

*95% 置信区间，2.5th 为下限，97.5th 为上限

(5) 抗甲状腺球蛋白抗体（TGAb）：甲状腺球蛋白是由甲状腺上皮细胞产生并贮存在甲状腺滤泡中，在某种因子刺激作用下，进入血液循环形成特异性抗原，产生特异性抗体，即甲状腺球蛋白抗体，TGAb作用于靶器官甲状腺，破坏甲状腺组织。参考值：<4.11IU/ml。

(6) 抗甲状腺过氧化物酶抗体（anti-thyroid-peroxidase antibody，TPOAb）：甲状腺过氧化物酶（TPO）是一种膜结合糖蛋白酶，分子量为107kD左右，在体内作用是碘化酪氨酸，以合成T_3和T_4。与TGAb不同，TPO自身抗体固定补体具有潜在毒性，在自身免疫性甲状腺疾病中可能起致病作用。在多数桥本甲状腺炎、原发性黏液腺瘤和Graves病患者中经常发现甲状腺过氧化物酶自身抗体与TGAb同时存在，TPOAb在多数产后甲状腺炎病例中均可检测到。参考值：<5.61IU/ml。

3. 诊断和鉴别诊断 多数甲状腺功能亢进孕妇孕前有甲状腺疾病史，诊断并不困难。轻症甲状腺功能亢进或妊娠期首次发生的甲状腺功能亢进，有时与正常妊娠时的代谢亢进不易区别。妊娠期间的一些生理变化易与甲状腺功能亢进的症状混淆，加之妊娠期间甲状腺功能的变化使得妊娠期甲状腺功能亢进的诊断较非孕期困难，治疗上亦涉及母体与胎儿的特殊情况，与非孕期不尽相同。

(1) 诊断

1) 临床上可作为甲状腺功能亢进诊断的症状及体征：心悸、休息时心率超过100次/min，食欲良好、进食多的情况下孕妇体重不能按孕周增加，脉压增大>50mmHg，怕热、多汗、皮肤潮红、皮温升高、突眼、手震颤、腹泻。妊娠甲亢综合征（SGH）发生在妊娠前半期，呈一过性，与hCG产生增多，过度刺激甲状腺激素产生有关，临床特点是妊娠8~10周发病，心悸、焦虑、多汗等高代谢症状，血清FT_4和TT_4升高，血清TSH降低或者不能测及，甲状腺自身抗体阴性。本病与妊娠剧吐相关，30%~60%妊娠剧吐者发生SGH。SGH需要与Graves病甲亢鉴别，后者常伴有眼征及TRAb、TPOAb等甲状腺自身抗体阳性。

2) 甲状腺弥漫性肿大伴局部血管杂音和震颤对Graves病的诊断有重要意义，突眼为Graves病重要而较特异的体征之一。

3) 实验室检查是诊断甲状腺功能亢进的重要手段。只有FT_3、FT_4增高，TSH明显降低，且具有甲状腺功能亢进的临床症状，才能诊断妊娠期甲状腺功能亢进。自身抗体[TGAb、TPOAb和TSH受体抗体（TRAb）]的检测有助于妊娠期甲状腺功能亢进的诊断，同时可以预测胎儿甲状腺疾病的发生情况。TRAb包括TSH受体刺激抗体（TSAb）和TSH受体阻断抗体（TSBAb）两种抗体。前者能够引起胎儿甲状腺功能亢进，后者能够引起胎儿甲状腺功能减退。当TSAb≥300%可以预测新生儿发生甲状腺功能亢进。国外报道，Graves病患者TGAb阳性率达63%，Graves病妊娠期妇女的新生儿甲状腺功能亢进的患病率是1%~2%。

(2) 鉴别诊断

1) 桥本甲状腺炎（Hashimoto thyroiditis，HT）：是甲状腺肿大的主要原因之一，常以不明原因心悸、气短、胸闷、四肢无力为主要症状就诊。其甲状腺功能亢进期与本病鉴别极为困难。

2) 亚急性甲状腺炎：为青春期或高龄孕妇妊娠期最常见的甲状腺疾病。患者常有病毒感染史，起病急骤、畏寒发热，最富特征的是甲状腺肿大、疼痛，肿痛可先从一侧开始，继而累及全甲状腺。血沉升高（50~100mm/h）。在甲状腺功能亢进期，患者常有新陈代谢亢进的临床表现，血清TT_4、TT_3、FT_4、FT_3等均有所升高。进入缓解期时，甲状腺肿痛减轻，血清T_4、T_3浓度下降。

3) 妊娠期单纯甲状腺肿大：尤其孕妇为神经质者，其精神情绪方面的表现与甲状腺功能亢进孕妇极为相似，但脉搏<100次/min，脉压<50mmHg（6.7kPa），手心冷，无微小震颤，甲状腺肿大不显著。实验室血清检查各项甲状腺功能指标均在妊娠期正常范围内。

（二）妊娠期甲状腺功能减退

甲状腺功能减退（hypothyroidism）是甲状腺素分泌缺乏或不足而出现的综合征。病因包括：①甲状腺实质性病变，如甲状腺炎、外科手术或放射性核素治疗造成的腺组织破坏过多、发育异常等；②甲状腺素合成障碍，如长期缺碘、长期抗甲状腺药物治疗、先天性甲状腺素合成障碍、可能由于一种自身抗体（TSH受体阻断抗体）引起的特发性甲状腺功能减退等；③垂体或下丘脑病变。根据发病年龄不同，可分为克汀病（cretinism）及黏液性水肿（myxedema）。前者是新生儿或幼儿时期甲状腺功能减退的表现，多见于地方性甲状腺肿病区。甲状腺激素对于母胎健康意义重大，准备怀孕的妇女应在孕前作甲状腺功能检查，对于甲减者应进行甲状腺激素替代治疗。

1. 临床表现 甲状腺功能减退患者不易怀孕，症状典型的患者基础代谢显著低下，并由此引发各器官功能降低，组织间隙中有大量氨基多糖（透明质酸、硫酸软骨素）沉积而引起黏液性水肿。患者开始表现为怕冷、嗜睡，女性患者有月经不规则，以后动作、说话及思维均减慢，出现黏液性水肿。皮肤发凉、粗糙，手足背部及颜面，尤其是眼睑苍白、水肿。氨基多糖沉积在声带，导致声音嘶哑；沉积在心肌，可引起心室扩张；沉积在肠管，引起肠蠕动减慢及便秘等。妊娠期甲状腺功能减退以亚临床甲状腺功能减退为主，无典型的甲状腺功能减退的临床表现。妊娠期甲状腺功能减退会增加妊娠不良结局的风险，损害后代的神经智力发育，增加早产、流产、低体重儿、死胎和妊娠高血压等风险。国内报道的患病率为1.0%。

2. 实验室检查 妊娠期对甲状激素的需求量增加，尤其在妊娠后期，母体基础代谢率增加8%~25%，血清TBG浓度增高，TT_3、TT_4均增高。妊娠期轻度甲状腺功能减退者，T_4、T_3通常无降低或轻度降低，但TSH升高。TSH升高是诊断妊娠期甲状腺功能减退的敏感实验室指标。2012年5月，我国中华医学会内分泌学分会、中华医学会围产医学分会在《中华内分泌代谢杂志》联合公布了《妊娠和产后甲状腺疾病诊治指南》（以下简称《指南》）。《指南》建议有条件的实验室应建立本地区妊娠妇女TSH参考范围；妊娠期参考值的建立方法可依据美国临床生化研究院（NACB）的推荐：①妊娠妇女样本量至少120例；②排除TPOAb、甲状腺球蛋白抗体（TGAb）阳性者（免疫化学发光等敏感测定方法）；③排除有甲状腺疾病个人史和家族史者；④排除可见或者可以触及的甲状腺肿；⑤排除服用药物者（雌激素类除外）。妊娠期 TSH 和 FT_4 参考值具有孕龄特异性。ATA 推荐设妊娠早、中、晚三期特异的参考值，即妊娠早期（Tl 期）孕 1~12 周，妊娠中期（T2 期）孕 13~27 周，妊娠晚期（T3 期）孕 28~40 周。建立妊娠期 TSH 和 FT_4 参考值可以选择 95% 置信区间，即 2.5th 为下限和 97.5th 为上限。《指南》推荐国内 3 个单位建立的 4 个参考值（表 17-3），可依据所在单位采用的检测平台选用。

表 17-3 中国妊娠妇女血清 TSH、FT_4，参考范围（2.5^{th}~97.5^{th}）

试剂公司	TSH/（$mIU \cdot L^{-1}$）			FT_4/（$pmol \cdot L^{-1}$）			方法
	孕早期	孕中期	孕晚期	孕早期	孕中期	孕晚期	
DPC	0.13~3.93	0.26~3.50	0.42~3.85	12.00~23.34	11.20~21.46	9.80~18.20	化学发光
Abbott	0.03~3.60	0.27~3.80	0.28~5.07	11.49~18.84	9.74~17.15	9.63~18.33	化学发光
Roche	0.05~5.17	0.39~5.22	0.60~6.84	12.91~22.35	9.81~17.26	9.12~15.71	电化学
Bayer	0.03~4.51	0.05~4.50	0.47~4.54	11.80~21.00	10.60~17.60	9.20~16.70	化学发光

妊娠期甲状腺激素代谢特点决定了妊娠期血清甲状腺指标参考范围的变化。2017 年 1 月，美国甲状腺学会（ATA）修改了其指南的有关内容。除了建议实验室应建立本地区孕妇人群的参考范围外，ATA 指南推荐的参考范围由以往的妊娠早期 TSH<2.5mIU/L，修改成了 ≤4.0mIU/L，妊娠中期后可参照非孕期的 TSH 水平。

（三）妊娠期亚临床甲减（subclinical hypothyroidism，SCH）

妊娠期亚临床甲减是指孕妇血清 TSH 水平高于妊娠期特异的参考值上限，而 FT_4 水平在妊娠期特异的参考值范围内。妊娠期亚临床甲减增加流产、死胎等不良妊娠结局发生的危险，对胎儿神经智力发育的影响尚不明确。

妊娠期亚临床甲减伴 TPOAb 阳性者应当接受 L-T_4 治疗，治疗方法、治疗目标和监测频度与临床甲减相同。可以根据 TSH 升高程度给予不同剂量 L-T_4 治疗。但是对亚临床甲减 TPOAb 阴性者可以不予治疗。

（黄雅萍 吕时铭）

第七节 早孕期感染和母婴血型不合检验诊断

一、TORCH 感染

许多病原体可在早孕期感染。受到重要关注的是导致胎儿异常的早孕期感染。常见的病原体有弓形虫（toxoplasma，TOXO）、风疹病毒（rubella virus，RV）、巨细胞病毒（cytomegalovirus，CMV）、单纯疱疹病毒（Herpes simplex virus，HSV）等。“TORCH” 就是这数种导致孕妇患病、胎儿宫内感染乃至畸形的病原体首字母的缩略词，其中的 “O，Other” 是指其他病原微生物引起的感染，包括微小病毒 B19、Epstein-Barr 病毒、人免疫缺陷病毒引起的感染及肠病毒感染等，近年来将梅毒、淋病等性传播疾病也列入其中。本节仅对孕期的弓形虫、风疹病毒、巨细胞病毒、单纯疱疹病毒的检验诊断进行介绍，其余参阅本书其他章节。

TORCH 感染多为全身性疾病，其感染途径也较复杂。弓形虫感染多与接触动物有关；风疹病毒感染则常为呼吸道传播；巨细胞病毒感染、单纯疱疹病毒感染则与性接触有关。

TORCH 感染除了有临床症状的显性感染以外，绝大多数可以是无症状或症状极轻的亚临床感染或隐性感染。因此，TORCH 感染的实验诊断具有极重要临床价值。作为一种感染的实验室诊断，一般可从病原学和机体对感染的反应两个层面作出实验室诊断，病原学诊断是诊断感染最直接的证据。病原学诊断虽然有很高的特异性，但检出灵敏度却低，在 TORCH 感染的临床诊断作用有限。血清学诊断是通过检测病原感染人体后产生的免疫球蛋白（IgM、IgG），间接地诊断 TORCH 感染，有较高的检出灵敏度，但病原感染后产生 IgM、IgG 需要一定的时间窗，不能在感染早期诊断疾病，常作为 TORCH 感染的筛查手段。

鉴于 TORCH 感染涉及生物学性状显著不同的多种病原体，不同病原体检测方法存在差异，主要有如下几种：①直接病原体检测，如弓形虫。②血清学抗原检测，弓形虫虫体破裂后特异循环抗原可释放入血液，可通过检测循环抗原来诊断弓形虫感染；其他病原体如 RV、CMV、HSV 等病毒由于生存在细胞内，很少有循环抗原，因此不用该方法检测。③血清学抗体检测，这是最常用的检测方法，对于绝大多数孕妇可通过检测特异性 IgM、IgG 来判断感染状态，但对于有免疫缺陷的孕妇则需要直接检测病原核酸。④病原体核酸的 PCR 检测，PCR 检测具有特异性强和敏感性高的特点，可用于多种病原体的早期诊断和治疗检测。但 PCR 检测不能完全取代血清学抗体检测，血清学抗体检测能反映被感染者的免疫状态。⑤其他方法，包括采用病原体核酸探针作原位杂交、通过电子显微镜观察特异性病毒颗粒、生物芯片检测等方法。

血清学检测的人体的免疫球蛋白，从针对不同的抗原角度，免疫球蛋白种类繁多，是个大家庭，在其中检测出TORCH感染病原相应的IgM，而不产生交叉免疫反应，通常在测定时采用抗体捕获法。抗体捕获法的基本原理及步骤：用抗人IgM的抗体包被微孔板或磁性微珠；加入待测血清，待测血清中含有的IgM抗体与包被在微孔板（或磁性微珠）上的抗体结合；加入特异性抗原，若该血清中存在待测病原体的特异性抗体，则被特异性抗体结合，因特异性抗体的桥接作用而被连接在微孔板（或磁性微珠）上；加入有酶等标记的病原体特异性抗体，与病原体结合再次通过桥接连接于微孔板（或磁性微珠）上；洗去游离的抗原、抗体及标记物，加入底物进行显色反应；测定光密度，确定阳性与阴性或定量测定。整个过程存在一系列的桥连反应，如果待测血清中不存在特异性病原体抗体，则反应中后续的桥接就无法实现，标记物将被洗去，加入底物后呈阴性反应。

抗体捕获法的特点是：①特异性强，用抗体作包被可特异性地捕获IgM、IgG抗体，用抗原作桥接使非特异性的IgM、IgG不被捕获，不易出现假阳性，特异性高；②灵敏度高，酶等标记物参与的后续反应有放大效应；③技术成熟，结果稳定；④操作简便，可以自动化，宜于大批量检测。

（一）弓形虫感染的检验诊断

弓形虫感染是一种动物源性疾病，现已知完全宿主只有猫和其他猫科动物，其无性及有性发育周期都在宿主的肠上皮中完成，卵囊则由粪便排出。人因食入含有弓形虫包囊的肉类、蛋、乳等及被猫粪便中囊合子污染的水和食物等而感染。国外妊娠期弓形虫的发生率约为0.2%~1%，我国报道弓形虫的发生率为4.9%~8.4%，其差异可能与所采用检测方法的灵敏度和特异性不同有关。

在育龄妇女中，80%以上的人对弓形虫易感。弓形虫感染的母婴传播率平均为40%，随孕周而上升。妊娠期前3个月感染率虽低，但胎儿损害严重，常导致胎儿死亡而自然流产。弓形虫感染主要侵犯中枢神经系统，胎儿可出现脑积水、小头畸形、脑钙化、肝脾肿大、腹水、胎儿宫内生长迟缓等；新生儿可有抽搐、脑瘫、视听障碍、智障等，死亡率达72%。由于90%的孕妇感染后无症状，且无特异性征，所以诊断弓形虫病必须靠实验室诊断。特别是单独IgM抗体阳性，多为急性原发感染。筛查时多选用IgM抗体测定，怀孕期初次感染弓形虫的，很可能引起胎儿的感染。

1. 病原体的直接检测 弓形虫的整个生活史中出现5种不同的形态，即滋养体、包囊（在中间宿主）、裂殖体、配子体和囊合子（在终末宿主）。急性患者的体液、腹腔渗出液、羊水、脑脊液等取沉渣作涂片，用姬氏液染色；或组织切片染色后镜检可查到滋养体，是弓形虫感染的直接证据。

2. 特异循环抗原检测 弓形虫破裂后其循环抗原释放入血液，可用常规的放射免疫方法或酶免疫方法测定弓形虫循环抗原，多采用抗弓形虫抗体包被微孔板，通常灵敏度不高，需结合特异抗体测定等其他实验诊断方法。

3. 特异性抗体检测—TORCH感染最常用的检测方法 根据免疫原理，除免疫缺陷者外，在弓形虫感染后人体均会产生一定量的特异性抗体（IgM、IgG等），检测弓形虫特异性的抗体来诊断弓形虫感染，实际上是一种间接诊断法。

（1）标记免疫检测——抗体捕获法：自1983年Meurman等发现类风湿因子（RF）干扰后，经过近10年时间才完善了抗体捕获法技术。目前使用的TORCH特异抗体IgM诊断试剂中，多数厂商的产品用的是抗体捕获法。抗体捕获法检测的特点是：①特异性强，用抗体作包被可特异地捕获IgM、IgG抗体。用抗原作桥接使非检测特异性的IgM和IgG不被捕获，不易出现假阳性，特异性高。②灵敏度高，酶学反应有放大效应。③可以鉴别是初次感染还是再次感染，初次感染时仅IgM升高，再次感染时IgG、IgM均升高。④技术在成熟，结果稳定。⑤操作简单，可以自动化，宜于大批量检测。

（2）结果判读与需注意的问题。

1）结果判读：仅IgM升高提示初次感染；IgG、IgM均升高，感染期或假阳性；仅IgG升高，既往感染。

2）结果判断时需要注意的问题：①感染早期（1周内）抗体测不到，但不能排除已有弓形虫感染。弓形虫感染后IgM抗体的产生于感染后7~8天，在此以前称为窗口期是测不到抗体的，因此无法用于早期诊断。IgM抗体的产生后，可持续4~6个月，但部分患者感染后3周内IgM会降至阴性水平，这些患者应动态检测IgG水平，可能有助于血清学评价。②某些患者初次感染后低水平的IgM可维持多至1年以上，应做IgG抗体测定，以得到血清学评价；③在免疫抑制患者或先天性弓形虫患者可能不产生弓形虫IgM抗体；④在自身免疫性疾病患者中，有可能产生假阳性；⑤血清学检测受检测条件影响可能有假阴性或假阳性；血清血检测虽然应用最为普遍，但其对弓形虫感染的确证价值不如病原学检测。⑥虽然患急性弓形虫病（IgM阳性）的孕妇发生垂直传播的概率较大，但胎儿感染与否的判断还需要其他依据，可以在妊娠20周后通过羊水、脐血、B超等综合性检测来判断。

4. PCR法 数年前曾认为用特异抗病原体的IgM、IgG的检测就可以诊断TORCH的感染。但由于近年AIDS患者的增多，即使感染了TORCH由于免疫缺陷，特异的IgM、IgG仍然呈阴性反应，用DNA分析方法直接检测病原DNA显得日益重要。应用PCR法检测弓形虫感染，可取患者的体液、腹腔渗出液、羊水、脑脊液等经离心沉淀，取沉渣提取DNA，作DNA检测。PCR检测病原体的关键是必须选择该病原体特异且稳定存在的基因片段，在弓形虫检测中靶序列主要选取弓形虫P30基因的一部分，也有选取弓形虫基因组中度重复序列B1基因的内含子下游部分。PCR检测易出现靶序列DNA的污染，出现假阳性结果，另外PCR阳性结果也不能区分胎儿出生后是否出现感染症状。因此，在普通PCR基础上又发展了很多改良PCR法，有套式PCR、半套式PCR、PCR-ELISA、荧光定量PCR法等。

（二）风疹病毒感染的检验诊断

风疹病毒是RNA病毒，经呼吸道传染，是临床上常见的呼吸道感染引起出疹性疾病（有时也无症状）的病原体之一。有报道人群中85%的人在15岁时已获得自然免疫，其余15%~20%在20~30岁时获得免疫。孕妇已获得自然免疫者，即使再次感染风疹病毒，其宫内感染导致胎儿畸形，损害的危险也极小。而孕妇在孕 12 周内初次感染 RV 则造成胎儿损害的可能极大，导致胎儿先天性风疹综合征（congenital rubella syndrome，CRS），表现为先天性心脏病、青光眼、白内障、耳聋、智力低下、小头畸形、黄疸等。因此，建议对于未感染过风疹病毒的育龄妇女注射风疹疫苗免疫，进行主动免疫。风疹病毒感染后抗体的产生：RV 感染后 IgM 在 2 周左右产生，3 周达高峰，6~7 周就不能测出，IgG 在 3 周就能测出，且表明对 RV 获得了免疫力

1. 检验诊断 标记免疫检测技术是检测风疹病毒感染特异性抗体的主要技术，IgM 的检测多采用抗体捕获酶标记免疫法，IgG 的检测用间接法，其原理：将风疹抗原包被于固相载体上，加上待检血清，再用酶标抗体间接检出特异性抗体。风疹病毒感染特异性抗体阳性的意义：

（1）孕前抗 RVIgG 的检测阳性说明已获得免疫力，但 IgG 至少要 15IU/ml 才具保护作用。

（2）在早孕期检测 IgM 抗体，阳性表明有近期感染。RV 感染后 IgM 在 2 周左右产生，3 周达高峰，IgG 是在感染后 3 周能测出。IgM、IgG 检测呈阴性不排除极早期的 RV 感染；另由于 IgM 只持续 6~7 周。第 8 周时 IgG 阳性，IgM 阴性。不能排除近期感染之可能。

（3）有假阳性情况存在。RV 特异性抗体与微小病毒 B19、EB 病毒等发生交叉反应，可引起假阳性反应，使其特异性受到限制。

2. RT-PCR 法 除了上述采用抗体测定法来诊断 RV 的感染以外，RV 的检测包括组织培养直接测定病毒的存在，但是对临床标本的原代培养，细胞病变常常出现很慢，间接肠道病毒干扰测定法又较麻烦，难以满足临床的需要。利用 PCR 技术检测风疹病毒的感染等基因检测技术越来越受到重视。目前采用较多的是逆转录巢式 PCR（reverse transcription nest PCR，RT-nPCR）方法。该方法的标本可用咽拭子、脐血、外周血单核细胞、绒毛膜、羊水等，选择编码糖蛋白 El 的序列中一段保守区域作为靶序列，PCR 产物的特异性分析可用电泳、特异性探针作印迹杂交或直接采用荧光探针做实时定量 PCR 分析。PCR 技术具有快速、灵敏、特异等优点，现已广泛用于 RV 感染的实验室诊断，尤其在早期诊断上具有独特优势。

（三）巨细胞病毒感染的检测诊断

人巨细胞病毒（CMV）属疱疹病毒科，在人群中感染率为 50%~90%，也是宫内感染最常见的病毒。宫内感染巨细胞病毒可造成流产、早产、死胎或出生后死亡，如婴儿存活可出现体重低下、肝脾肿大、黄疸、肺炎、失明、听力丧失、脑畸形、小眼畸形、小头畸形、血小板减少性紫癜、智力低下等多系统损伤。此外，在出生时无表现的先天性感染的婴儿中，约 15% 到学龄前逐步出现耳聋和脑损伤。

巨细胞病毒感染后其特异性 IgG 抗体在体内可长期存在，有一定免疫保护作用，孕期感染巨细胞病毒对胎儿的危害性与孕妇的免疫状态密切相关。据报道，妊娠期原发性 CMV 感染率为 0.7%~4%，其胎儿、新生儿感染率约为 30%~40%；妊娠期复发性 CMV 感染约 1%~14%，但危害小，胎儿、新生儿感染率约为 0.2%~2%。对于巨细胞病毒感染目前尚无有效的治疗方法，即使治疗也会因药物影响胎儿的发育，因此妊娠前应重视检查以控制感染；如果孕前未检查，妊娠期就需要多种检测来判断感染的活动性和胎儿受累状况，以确定胎儿的去留。

主要的检测技术包括病毒学检测、免疫学检测和核酸检测。

1. CMV 感染时抗原、抗体检测与诊断 CMV 感染检验诊断中的重点是区分孕妇初次感染抑或是再次感染、复发感染，以及感染者免疫力的评估。

（1）CMV 感染抗体的产生：初次感染后第 2~3 周开始产生 IgM 抗体，于第 8~9 周时迅速上升，5~6 个月后下降；IgG 于 6~8 周时出现，于第 10 周时迅速上升，IgG 持续较长的时间。再次感染时 IgG 立刻迅速上升，而 IgM 在再次感染时很少升高，甚至很少出现。

（2）CMV 抗体的检测与意义：初次感染后第 3 周时可用酶标记免疫法（抗体捕获法）测到 IgM 抗体，于第 10 周可用酶标记免疫法测到 IgG 抗体，持续较长时间。酶标记免疫法测定 IgM 对于诊断初次感染比较有价值。IgM 阳性往往提示急性感染。测到 IgG 抗体时，血清中 IgM 抗体存在与否有助于判别是初次感染还是再发感染。但需注意：

1）单纯 IgM 抗体阳性结果不能判断感染时间：孕妇血清特异性 CMV 抗体 IgM 在感染后可持续 4~8 个月阳性，约 10% 复发性 CMV 感染者 IgM 可持续 18 个月，因此不能根据 IgM 抗体阳性结果准确确定是原发感染还是继发感染以及感染发生在哪个孕期；

2）判断胎儿感染需要确凿证据：确定胎儿有无 CMV 感染需要进一步行羊膜腔穿刺取羊水或经皮取脐带血进行 CMV IgM、肝功能、血小板等检测，或分离抗原；在孕 20 周后作 B 超观察胎儿有无脑积水、脑钙化、小头畸形、胎儿生长受限、肝脾肿大或腹水等来确诊；

3）若免疫缺陷或免疫抑制患者使用强免疫抑制剂，CMV 抗体产生常延迟或缺乏，影响阳性检出率，出现假阴性结果。

4）IgG 抗体亲合力实验，对 CMV IgG 抗体进行预处理，再进行测定，如抗体亲合力在 50% 以上，认为具有保护作用，导致胎儿畸形的概率显著降低，但也需要更多的研究。

2. CMV 抗原的检测 CMV 抗原的存在提示有急性感染。由于感染后特异的抗体的产生往往出现于第 2~3 周后，无法应用血清特异抗体的测定来早期诊断巨细胞病毒的感染；而免疫缺陷者、新生儿通常不显示免疫应答，也无法应用血清特异抗体的测定来诊断巨细胞病毒的感染。因此抗原的检测可早期诊断 CMV 感染者，或免疫缺陷者。但是如果不结合病史，单独抗原的测定不能区别是初次感染还是再次感染。

（1）酶联免疫吸附实验（enzyme-linked immucno-sobent assay，ELISA）最常用于抗原血症检测的抗原为 pp65，它是 CMV 活动性感染的早期标志性产物，用 ELISA 检测 CMV 抗原可以作为 CMV 活动与否的监测指标。考虑到 RF 因子的影响，IgM 检测采用酶联免疫吸附试验 - 抗体捕获法。

（2）免疫荧光技术（immunofuorescence assay，IFA）：可利用抗 CMV 早期抗原的抗体，通过 IFA 检测组织细胞中 CMV 病毒早期表达的抗原。该方法要求对标本的处理要快，温度

要低，以使抗原的形态变化尽可能地小，不溶解或不变性，在原有位置不扩散或不移位。IFA 具有快速、敏感、特异性高，适于快速检测的特点，但在应用上仍然存在着一些固有的限制：需要昂贵的荧光显微镜；染色标本易受杂质污染而影响判断并且只能做短期观察不能长期保存；荧光强度只随 pH 和荧光染料的比例而改变，易造成判断的主观性等。

(3) 流式细胞术（flow cytometry，FCM）：可用 FCM 检测感染细胞核内的 CMV 极早期抗原，如 CMV 特异性抗原 pp65，来监测 CMV 感染，pp65 阳染细胞的百分比越高与临床 CMV 感染越密切。

3. 病毒的分离培养 从临床标本中分离培养病毒，并使用敏感的细胞培养分离法，这是传统的病毒学诊断方法。尽管此方法相当准确，灵敏度也很高，但实际上几乎不用于常规的临床诊断，原因是标本易受污染，受其他快速生长的微生物的影响，如疱疹病毒（如 HSV）、真菌等。

4. DNA 诊断 随着分子生物学的发展，CMV 的一系列基因序列已被用作基因诊断的探针。Southern 杂交和斑点杂交技术在用尿沉渣和白细胞进行检查时应用得不广；探针主要用于组织标本甚至石蜡切片中的原位杂交。

聚合酶链式反应是通过对病原体 DNA 特异序列的体外扩增以检测病原体的方法。理论上，在 10μg 的 DNA 就有可能检测出 1 个分子的 CMV DNA。只要严格控制技术质量，防止污染是有效灵敏的诊断方法。

性接触是 CMV、HSV 感染（传染）的主要途径。因此，在宫颈拭子或尿沉渣（CMV 常在尿沉渣细胞中存在）提取 DNA，作 CMV 诊断是可靠的病原直接诊断方法。

（四）单纯疱疹病毒感染的检验诊断

单纯疱疹病毒（HSV）为双股 DNA 病毒，可分为 HSV-1 和 HSV-2 两种血清型。HSV-1 型主要感染头面部及躯干上部皮肤，引起单纯疱疹性脑炎、疱疹性角膜炎、口腔疱疹、皮肤疱疹等；HSV-2 型主要感染外生殖器和躯干下部皮肤，引起生殖器疱疹、新生儿疱疹，并认为与宫颈癌的发生有关。但是组织特异性并不是绝对的。HSV-2 偶尔可以从口腔部分离出来，而 5%~10% 的原发性生殖器感染可以是 HSV-1 感染。

HSV-1、HSV-2 均可造成宫内感染，引起胎儿畸形，病栓，流产等。妊娠期 HSV 感染的母婴传播在孕 20 周以前小于 1%，而主要发生在分娩期生殖道原发 HSV 感染及病灶者。新生儿对生殖器疱疹病毒异常敏感，据统计孕妇生殖器疱疹病毒感染后新生儿通过产道时，可有 40%~60% 的机会被感染，出现高热、带状分布的疱疹、肝脾肿大、脑炎或败血症，60% 受染新生儿因此而死亡，痊愈且无后遗症者仅为 15%，因此实际上新生儿 HSV 感染与否主要取决于产道有无病毒。

目前国内外检测单纯疱疹病毒的方法大致可归纳为 4 类：直接检查病毒；病毒分离及鉴定；免疫学检测；基因检测。

HSV 感染后典型的抗体产生情况是：大约在感染后 2 周时 IgM 升高，6 个月左右消失，再次感染再次升高，而 IgG 持续较长时间。IgM 阳性可以诊断近期感染。

1. 直接检查单纯疱疹病毒 常采用疱疹液、皮肤黏膜病灶刮取物、活检组织在免疫电镜下特异性地检查感染细胞和组织标本，可发现细胞内有不成熟的病毒颗粒。也可将标本涂片用吉姆萨染色，于光学显微镜下查多巨细胞和细胞内嗜酸性包涵体。上述方法受取样部位和病变时机的影响，敏感性和特异性不高，不适于临床大规模检测之用。

2. 病毒分离及鉴定 在疱疹出现 24~48 小时后，持续 2~4 天取疱疹液，进行病毒分离，其阳性率达 80%。HSV-1 和 HSV-2 都能产生典型的 CPE（致细胞病变作用）。如镜检发现细胞肿胀、变圆、有巨细胞或融合细胞出现等典型的细胞病变和细胞核内包涵体说明病毒存在。病毒培养是实验室诊断 HSV 感染较为敏感的方法，但该法存在操作较复杂，标本易于污染等问题。

3. 血清 HSV 抗体测定 常用酶联免疫测定法，测 IgM 采用抗体捕获法，于感染后 1 ~2 周可测到 IgM 抗体，抗体最高效价出现于第 3 周，此后慢慢下降，故对诊断有局限性，对复发型患者无意义。对于初次感染过于早期留取的标本 IgM 水平有可能达不到检测水平，在此情况下，应在第三周再次留取测定，以观察抗体的变化。单独一次一份标本的抗体阳性滴度一般不能确定是否现症感染，观察抗体的动态变化（急性期与恢复期），诊断价值较高。在一些初次感染的患者中，可检出低水平 HSV IgM 抗体，维持时间可长达一年。有时测孕妇血清中的特异 IgG 抗体的阳性率可达 70%~80%，这是因为 HSV-1 和 HSV-2 具有许多的共同抗原。妊娠致使孕妇体内的 HSV 病毒活化出现症状的诱发型，出现症状的同时，就可测出高抗体效价的血清特异抗体。新生儿感染者，从脐静脉血清测特异 IgM>22nmol/L 可确诊。

4. 聚合酶链反应方法 检测病毒 DNA，具有快速、准确灵敏度高的特点。近年发展起来的荧光定量 PCR 技术，可在女性生殖器分泌物中检出疱疹病毒 DNA，此方法具有上述 PCR 技术的优点，同时因为具有 DNA 半定量的性质，可用来评价抗病毒药物的疗效。

虽然目前临床上主要还是通过检测 HSV IgM 来确定单纯疱疹病毒的感染，但从对新生儿防护角度来看，从生殖道取标本进行病原学检测和基因检测具有更大的价值。

二、母婴血型不合

母婴血型不合可见于 ABO、Rh、MN、Kell、Duffy 等血型系统，但以 ABO、Rh 血型系统多见。母婴血型不合是新生儿溶血性疾病的重要病因。母亲的血型抗体可透过胎盘进入胎儿，引起胎儿、新生儿红细胞破坏，导致新生儿溶血病（hemolytic disease of the newborn，HDN），这类溶血性疾病仅发生在胎儿与早期新生儿。

ABO 血型基因编码位于第 9 号染色体。ABO 血型不合是我国新生儿溶血病的主要原因，ABO 血型免疫抗体，固然可因母亲与胎儿血型不合引起，但由于 A、B 型抗原物质广泛存在于自然界，故母体可以在妊娠前已存在 IgG 抗 A、抗 B 抗体，妊娠后这类抗体通过胎盘进入胎儿体内可引起溶血，故第一胎即可发病。ABO 血型不合者，大多数母亲为 O 型，父亲为 A 型或 B 型，胎儿亦为 A 型或 B 型。仅少数发生在母子 A-B、A-AB 血型。临床表现较 Rh 血型不合者为轻。

Rh 是人类血型系统中最复杂的一种，Rh 基因位于第 1 号染色体，至少有 45 个表位，有两种 Rh 蛋白由两个高度同源的基因所编码：RHD 编码 D 抗原，RHCE 编码 Cc、Ee 抗原。其中 D 抗原性最强，故临床上将红细胞上具有 D 抗原者，称为 Rh 阳性［Rh(+)］，缺乏 D 抗原者，称为 Rh 阴性［Rh(-)］。我国汉族人中 Rh 阳性者占绝大多数，因此 Rh 血型不合发病率不高。母亲为 Rh 阴性，父亲为 Rh 阳性，其子女有 65% 的可能性为 Rh 阳性，其中约有 10% 可能发生 Rh 溶血病。一般第一胎不受影响，因胎儿红细胞除有偶然情况外，不能通过胎盘进入母体，故母体不产生抗 D 抗体，但是分娩时胎儿红细胞可以进入母体循环而产生抗 D 抗体，因此在第一胎以后的胎次中可以发生溶血。胎次越多，溶血情况越重。此外也偶见母子均为 Rh(+) 而发生本病者，这是由于其他因子如 E、e、C、c 等不合，以致母体产生抗 E、抗 e、抗 C、抗 c 等抗体引起。

本病已确认为母儿间同种免疫所致，故诊断主要依靠实验室的特异抗体检查。凡既往有不明原因的死胎、流产或新生儿重度黄疸史的孕妇，都应检查其血清中有无特异性抗体。

（一）产前检验诊断

1. 血型检查　孕妇及丈夫均需作血型检查。如丈夫为 A 型、B 型，或 AB 型而孕妇为 O 型，可能发生 ABO 血型不合。如丈夫为 Rh 阳性，孕妇为 Rh 阴性，可能发生 Rh 血型不合。对两者血型不合者进一步测母体特异血型抗体。

2. 母体血清抗体检查　目前 ABO 溶血病采用抗 A(B) IgG 定量测定方法，该方法灵敏度较高，能较早发现孕妇体内存在抗体及其变化，目前广泛应用于临床对新生儿溶血病的产前检查。当抗 A(B) IgG 效价 >1∶128，Rh 血型不合 IgG 抗体效价 >1∶32，胎儿可能发生溶血病。不过，抗体效价仅作参考，抗体效价的高低和胎婴儿的发病及病情严重程度并不一定成正比，因为溶血病的发生还取决于：胎盘对抗体通透的屏障作用；胎儿的保护性机制，即胎儿对溶血病的耐受能力等。

可在妊娠 16 周时作第一次抗体测定，作为基础水平，然后于妊娠 28~30 周作第二次测定，以后每隔 2~4 周重复一次，测抗体上升速度。

3. 羊水检查　单靠血型检查和抗体效价的测定诊断母儿血型不合，不一定可靠，在有条件的情况下，可作羊膜腔穿刺，抽取羊水用分光光度计作羊水胆红素吸光度分析。于 450nm 处吸光度差（ΔOD_{450}）0.06 以上是胆红素的危险值，警戒值是 0.03~0.05，安全值是 0.03 以下。也可用化学测定法检测羊水中胆红素含量，一般在妊娠 36 周以后，羊水中胆红素含量仅为 0.3~0.6mg/L，如果增为 2mg/L 以上，提示胎儿有溶血损害。测定羊水中的抗体效价也有一定帮助，如果 Rh 效价为 1∶8 或 1∶16，提示胎儿受溶血损害，1∶32 以上提示病情严重。

4. 检测进入母体血液循环中的胎儿红细胞　孕妇血液循环中胎儿红细胞的绝对数量及胎儿红细胞与母体细胞的概率都可以表示胎母出血的程度，从而预测新生儿溶血病的发生。该技术主要是通过检测胎儿的血红蛋白或红细胞抗原，由此分析母子出血程度，推测进入母体血液循环中的胎儿红细胞的数量。其试验原理是根据成人和胎儿血红蛋白在酸性溶液中溶解度不同而建立的酸洗脱试验（酸溶解试验），但假阳性和中度染色程度细胞偏多始终是个问题。

（二）产后检验诊断

新生儿出生后，需密切观察其临床表现，如贫血、水肿、肝脾肿大，黄疸出现时间及进展情况，若黄疸出现早，进展快而怀疑本病时应作下列检查：

1. 红系计数测定　红系计数测定包括红细胞、血红蛋白、有核红细胞与网织细胞计数、胆红素测定。如发现红细胞及血红蛋白下降，网织红细胞增高（正常新生儿第 1 天网织红细胞可超过 6%），有核红细胞增高（生后 1~2 天外周血可以找到有核红细胞 2~10 个 /100 个白细胞）等，提示患儿可能存在溶血，但不能确诊。出生后诊断的主要依据是血清特异性抗体的检查。

2. 血清特异性免疫抗体检查　新生儿血清特异性免疫抗体检查是诊断本病的主要依据。

(1) 母婴的血型检查：检测母婴的 ABO 及 Rh 血型，确定是否存在血型不合。

(2) 检查婴儿红细胞是否致敏：ABO 新生儿溶血病和非 ABO 系统的新生儿溶血病的标本都要做三项试验。

1) 直接抗球蛋白试验：用以确定婴儿红细胞是否被 IgG 抗体包被。在 Rh 新生儿溶血病常阳性，而 ABO 新生儿溶血病时直接抗球蛋白试验反应常常较弱或阴性，需要用显微镜观察结果。可能的原因有两个：第一，抗原和抗体之间的亲和力较弱，在洗涤过程中抗体被洗脱掉；第二，患儿红细胞上的抗体（IgG）结合较少，不足以和抗球蛋白产生可见的反应，而有足够抗体分子的年轻红细胞大部分已被溶解。因此在 ABO 新生儿溶血病时，直接抗球蛋白试验的结果只起参考作用，而 ABO 系统以外的新生儿溶血病标本的直接抗球蛋白试验结果对临床诊断起决定作用。直接抗球蛋白试验阳性时，会影响红细胞的分型。

2) 游离 IgG 抗体测定：用间接抗球蛋白试验或其他方法检测婴儿血清中是否有游离的血型抗体及其类型。ABO 血型不合可测定患儿血清中有无游离抗 A(B) IgG。检测细胞用三人份混合的 A 型红细胞、B 型红细胞和 O 型筛选用试剂细胞。O 型母亲的 IgG 抗 A，抗 B 和其他血型抗体能通过胎盘进入胎儿血液循环。用 A、B 型红细胞检测可发现：A 型新生儿血清中可有少量抗 A 和较多的抗 B；B 型新生儿血清中可有少量的抗 B 和较多的抗 A。O 型试剂细胞是用来检测 ABO 以外的 IgG 抗体，如果出现阳性，则要用谱细胞测定其特异性，测定时如新生儿的血清不够可用母亲的血清代替。A 型婴儿血清中检出抗 A，B 型婴儿检出抗 B，或检出 ABO 以外的抗体，都是新生儿溶血病的重要证据。在 Rh 血型不合时，用新生儿血清与各标准红细胞（CCDee，CcDEE，ccDee，Ccdee，ccdEe，ccdee）作抗人球蛋白间接试验来检查。

3) 抗体释放试验：已被致敏的患儿红细胞上所结合的抗体，可通过加热将抗体释放到释放液中，此试验阳性对 ABO 溶血病具有诊断价值。ABO 血型不合的新生儿溶血病时用热放散法为好，Rh 系统及其他系统的用乙醚放散法为好，放散液用抗人球蛋白法或其他检测 IgG 抗体的方法检测。A 型患儿红细胞上放散出抗 A，B 型患儿红细胞放散出抗 B，或放散出 ABO 以外的抗体都是阳性指征。

上述三项试验的结果有一定关系，如有游离抗体的，直接抗球蛋白试验应该阳性，放散试验也应该阳性。直接抗球蛋白试验阳性的放散试验也应该阳性，但不一定有游离抗体。直接抗球蛋白试验阴性的，其他两项试验应该是阴性，但ABO系统除外。有时实验结果不完全符合上述分析的情况，一般来说任何一项出现阳性都可以支持新生儿溶血病的诊断。当然也有实验结果与临床症状不完全符合的情况。

（3）母亲血清中有无抗体：母体血清内有Rh血型抗体存在，对新生儿Rh溶血病的诊断有相当参考价值，因为此抗体只能由人类血细胞引起，但确诊必须抗人类球蛋白试验直接法阳性，只有婴儿红细胞被致敏才会发病。母体血清内有抗A（B）IgG存在对新生儿ABO溶血病的诊断价值较小，因为此抗体在未曾接受输血或妊娠者亦可产生。母体血清不含抗A（B）IgG，则可除外ABO溶血病。

（三）宫内胎儿血型鉴定

母儿血型不合是一种同族血型免疫疾病，不管父母是否含有不同的血型抗原，只要胎儿接受到的血型抗原与母体相容合，胎儿一般不会患病。因此，在产前确定宫内胎儿的血型，对诊断胎儿溶血病意义重大。胎儿血型产前诊断是指在胎儿出生前通过各种方法，以绒毛、羊水、脐血及母血等为标本作血型物质及血型基因型的测定来确定胎儿的血型。

1. 利用绒毛测定胎儿血型 血型物质是决定红细胞膜血型特异性的物质，ABO血型物质既存在于红细胞膜上，也存在于组织细胞膜表面，早孕绒毛组织属胚胎组织一部分，能够反映胎儿的遗传性特性。由于绒毛物质中也含有血型物质，有人利用血型物质能特异地同相应的补体结合的特性，测定早孕期绒毛血型物质。也有作者利用绒毛取样获得胎儿DNA后用PCR方法获得胎儿Rh血型。利用绒毛标本在早孕期就可测定胎儿的血型，但该方法技术要求高，孕妇流产率较高，孕9周以前绒毛取样，有胎儿肢体发育障碍的报道。

2. 羊水上清液测定胎儿血型 一般根据唾液中是否分泌ABH分泌型血型物质，将人类血型分为分泌型和非分泌型两类，分泌型占人群75%~80%；非分泌型占20%~25%，非分泌型人体液所含ABH血型物质含量少，不易测出。采用羊水上清液测定血型物质，方法简单、安全，但仅对分泌型适用。羊水中含有A-酶和B-酶，与血型物质一样是确定ABO血型的依据。有研究通过测定羊水中此两种酶来确定胎儿ABO血型，据报道在羊水中较易测出B-酶，当胎儿ABO血型基因型为A型时，羊水中难以检出A-酶，只有当羊水浓缩10倍后或孵育120分钟后才能测到A-酶的存在。

3. 利用羊水细胞测定胎儿血型 羊水中的羊膜细胞和胎儿细胞同样含有胎儿血型物质，Fuchs等人曾采用胎儿羊水细胞与ABO已知红细胞做混合凝集试验来鉴定胎儿ABO血型。但Broussy等认为该凝集反应太弱，易导致错误的结果。有作者采用混合细胞凝集试验测定胎儿的ABO血型，但此方法在羊水细胞中未能测出Rh血型。

4. 用PCR-SSP技术检测羊水中RhD基因 在Carton等阐明了Rh基因的分子生物学基础后，使从DNA水平诊断Rh血型成为可能。DNA血型分析可用于任何细胞类型，包括羊水细胞。Bennell等首先于1993年成功地利用RhD和RhCE基因的同源性作用，PCR法扩增羊水细胞DNA来进行胎儿Rh血型的产前诊断。之后人们又通过改进PCR方法和引物设计来提高诊断的精确度，使之能达到98%左右，RhD基因定型技术已逐渐用于新生儿溶血病的产前诊断中。但是Rh血型的遗传背景存在种族差异，一部分RhD（-）的个体存在正常或部分RhD基因，所以，单凭RhD基因的存在或缺失来断定RhD表型会导致假阳性结果。

5. 经腹取脐血检测胎儿血型 孕中、晚期经腹穿刺脐带，直接采取胎儿全血，可用于宫内诊断一切利用全血可能确诊的胎儿疾病，如胎儿染色体、宫内感染的检测。利用胎儿红细胞可作胎儿ABO/Rh血型的测定，其方法与成人血型检测的方法相同，是一种最直接的检测方法。脐血穿刺适合孕17周至足月的孕妇，早孕期脐带细小，穿刺困难。因此，经脐血检测胎儿血型，不能作早期诊断。

6. 着床前胎儿血型的产前诊断 对配子或移入到子宫腔之前的胚胎进行遗传学分析，去除有遗传缺陷的配子或胚胎，可以有效地避免传统的产前诊断技术对异常的胚胎进行治疗性流产，因而受到广泛关注。随着以体外受精-胚胎移植为代表的辅助生育技术建立，PCR、荧光原位杂交（FISH）等遗传分析技术的发展，着床前胚胎的遗传学研究成为可能。Lgnatia等报道应用PCR技术，用单细胞检测胚胎RhD的方法，准确率为96%，对RhD阴性的妇女可以选择RhD阴性的胚胎植入以防止新生儿溶血病的发生。

（吕时铭）

第八节 新生儿疾病检验诊断

一、新生儿黄疸

新生儿黄疸（neonatal jaundice）是指一组由于各种原因导致胆红素在体内积聚，当血中胆红素超过85μmol/L（成人超过34μmol/L）时，出现肉眼可见的皮肤黏膜黄染的临床综合征。部分高非结合胆红素血症可引起胆红素脑病（核黄疸），严重者病死率高，存活者多留有后遗症。

（一）新生儿胆红素代谢特点

1. 胆红素生成过多（肝前因素） 新生儿每日生成的胆红素为8.8mg/kg，成人仅为3.8mg/kg，其原因有：①胎儿血氧分压低，红细胞数量代偿性增加，出生后新生儿建立呼吸，血氧分压升高，红细胞破坏增多；②肝脏及其他组织中的血红蛋白和骨髓红细胞前体较多；③新生儿红细胞寿命短，早产儿低于 70 天，足月儿约 80 天，而成人为 120 天，并且血红蛋白的分解速度是成人的 2 倍；④使血红蛋白分解为胆绿素的血红蛋白加氧酶活性在出生后 1~7 天最高，使得血红蛋白更易转化成胆红素，故而新生儿产生胆红素的潜力大于成人。

2. 结合胆红素量少 胆红素进入血液循环，与清蛋白结合后形成 δ 胆红素，运送到肝脏进行代谢。δ 胆红素不能透过细胞膜及血脑屏障。早产儿胎龄越小，清蛋白含量越低，其 δ 胆红素的量也越少。刚出生的新生儿常有不同程度的酸中毒，也可减少胆红素与清蛋白的结合。

3. 肝细胞摄取、结合和排泄胆红素能力差 非结合胆红素（unconjugated bilirubin）进入肝细胞以后，与 Y、Z 蛋白结合，在滑面内质网主要通过尿苷二磷酸葡萄糖醛酸转移酶（UDPGT）催化，形成水溶性、不能透过半透膜的结合胆红素（conjugated bilirubin），经胆汁排至肠道。出生时肝细胞内 Y 蛋白含量极微（生后 5~10 天达正常），不能充分摄取胆红素；UDPGT 含量少（生后 1 周接近正常）、活性低（仅为正常的 0~30%），结合胆红素的能力差。此外，肝细胞排泄结合胆红素的能力暂时低下，早产儿更为明显，可出现暂时性肝内胆汁淤积。

4. 肠肝循环（enterohepatic circulation）的特殊性 成人肠道内的结合胆红素被细菌还原成尿胆原及其氧化产物，大部分随粪便排出，小部分被结肠吸收后，通过肾脏排泄和经门静脉至肝脏重新转变为结合胆红素，再由胆道排泄，即胆红素的“肠肝循环”。出生时肠腔内有 β- 葡萄糖醛酸糖苷酶可将结合胆红素转变成非结合胆红素；加之肠道内缺乏细菌，不能还原胆红素，因而导致非结合胆红素的产生和吸收增加。胎粪约含胆红素 80~200mg，若排泄延迟，更使胆红素吸收增加。

（二）病因及发病机制

新生儿时期的胆红素代谢特点决定了新生儿易于出现黄疸，而围生期因素也可导致新生儿黄疸的发生。通常将新生儿黄疸分为生理性和病理性两大类。

1. 生理性黄疸 由于新生儿胆红素代谢特点，大约 50%~60% 的足月儿和 80% 的早产儿出现生理性黄疸。因生理性黄疸是一除外性诊断，必须排除引起病理性黄疸的各种疾病后方可确定。

2. 病理性黄疸 新生儿病理性黄疸的分类与儿童及成人相同，但其病因较多，常有多种病因同时存在，以某一病因为主。

（1）胆红素生成过多：因红细胞破坏过多，使血清非结合胆红素产生增多。

1）同种免疫性溶血：因血型不合造成溶血，常见有 ABO 或 Rh 血型溶血。

2）红细胞酶异常：葡萄糖 -6- 磷酸脱氢酶（G6PD）、丙酮酸激酶、己糖激酶缺陷，影响红细胞正常代谢，致使红细胞膜僵硬、变形能力减弱，易于在单核吞噬细胞系统滞留破坏。

3）红细胞形态异常：遗传性球形红细胞增多症、遗传性椭圆形细胞增多症、遗传性口形红细胞增多症、婴儿固缩红细胞增多症、维生素 E 缺乏和低锌血症等均可使红细胞膜异常，导致红细胞在脾脏破坏增加。

4）血红蛋白病：如 α- 珠蛋白生成障碍性贫血、血红蛋白 Hasharon 和血红蛋白 F-Poole 等，由于血红蛋白肽链数量和质量异常而引起溶血。

5）红细胞增多症：静脉血红细胞 $>6\times10^{12}/L$，血红蛋白 >220g/L，血细胞比容 >0.65。常见于母 - 胎或胎 - 胎间输血、脐带结扎延迟、先天性青紫型心脏病及糖尿病母亲婴儿等。

6）血管外溶血：如皮下血肿、较大的头颅血肿、颅内出血、肺出血和其他部位出血。

7）感染：包括细菌感染、病毒感染等，其中细菌性感染中以败血症黄疸发生率最高，据报道 48.7% 的 G^- 杆菌感染和 28.9% 的 G^+ 球菌感染可引起黄疸。病毒感染以乙型肝炎病毒、巨细胞病毒感染为主，其次为 EB 病毒、风疹病毒及弓形虫感染，它们直接损害肝细胞，使肝细胞功能受损，血中增高的胆红素以结合胆红素为主。另外，宫内感染还可导致胎儿出生后发生胆管炎，胆管纤维化和胆管闭锁，使血中胆红素急剧升高。

（2）肝脏摄取和 / 或结合胆红素功能低下：使血清非结合胆红素增加。

1）窒息、缺氧、低体温、低血糖等，使肝脏 UDPGT 活性受抑制；低蛋白血症可影响与胆红素的结合而使黄疸加重。

2）先天性非溶血性高胆红素血症：如 Crigler-Najjar 综合征（先天性 UDPGT 缺乏症）、Gilbert 综合征（先天性非溶血性黄疸，因肝细胞摄取胆红素功能障碍，部分伴 UDPGT 活性降低）。

3）家族性暂时性新生儿黄疸：即 Lucey-Driscoll 综合征，由于妊娠中后期孕妇血清中存在一种孕激素，通过胎盘到达胎儿体内，抑制 UDPGT 的活性。本病有家族史，新生儿早期黄疸重，2~3 周后自然消退。

4）药物：某些药物，如磺胺、维生素 K3、水杨酸盐、吲哚美辛、毛花苷 C 等，可以与胆红素竞争 Y、Z 蛋白的结合位点。

5）其他：唐氏综合征、先天性甲状腺功能减退和脑垂体功能低下等常伴有血胆红素升高或生理性黄疸，消退延迟。

（3）胆红素排泄异常：肝细胞排泄结合胆红素障碍或胆管受阻，可致高结合胆红素血症，如同时有肝细胞功能受损，也可伴有非结合胆红素增高。

（4）肠肝循环增加：先天性肠道闭锁、先天性幽门肥厚、巨结肠、饥饿和喂养延迟、药物致肠麻痹等均可使胎粪排出延迟，使胆红素吸收增加；母乳喂养儿可能因母乳中 β- 葡萄糖醛酸糖苷酶进入患儿肠内，水解结合胆红素为非结合胆红素，使非结合胆红素重吸收增加和肠肝循环增加。母乳性黄疸虽被化为病理性黄疸，除黄疸外无其他症状、体征，一般 1~3 个月逐渐降至正常。

（三）临床表现

本病主要的体征是皮肤和巩膜发黄、贫血貌和尿色变深、肝脾大多不肿大。贫血和黄疸的程度不成比例，常见轻至中度贫血，中至重度黄疸。在婴儿出生后第 2 周，如果血胆红素还超过 342μmol/L，且持续时间较长，可并发核黄疸。主要表现为全身肌肉强直、角弓反张、肌肉抽搐或全身惊厥，病死率高，或者发生痴呆、下肢强直性麻痹、手及手指震颤等后遗症。

（四）实验室检查

1. 胆红素测定 是新生儿黄疸诊断和治疗监测的重要指标。可用传统的检验方法测定血总胆红素及结合胆红素，也可应用微量血胆红素测定、经皮测胆红素仪，后者只能用于筛查，不能作为临床诊断的指标。血清胆红素足月儿>221μmol/L，早产儿>257μmol/L，或每日上升超过85μmol/L，血清结合胆红素>34μmol/L，可考虑新生儿病理性黄疸。

2. 血清总胆汁酸（total bile acid，TBA）测定 血清中TBA检测是新生儿病理性黄疸较为灵敏的肝实质性损伤指标，在生理性黄疸患儿中TBA只有少数的增高，而病理性黄疸患儿的TBA大多均增高。新生儿黄疸患儿随着其病情变化，有可能存在不同程度的胆汁淤积。

3. 肝功能检查 除胆红素外，谷丙转氨酶是反映肝细胞损害较为敏感的指标，碱性磷酸酶在肝内胆道梗阻或有炎症时均可升高，若同时有5-核苷酸酶、γ-谷氨酰转移酶增高，更有助于诊断。重症肝功能异常时血浆清蛋白降低，凝血酶原时间延长，甲胎蛋白升高。

4. 血常规 是新生儿黄疸的常规检验，有助于新生儿溶血病的筛查。红细胞和血红蛋白低，网织红细胞增多，提示溶血，特别是Rh溶血病时网织红细胞增多可达40%~50%，涂片中有核红细胞可超过10/100个白细胞。若见红细胞形态异常，如中、小球形红细胞增多，无中央淡染区及双凹盘，平均红细胞容积（MCV）减小，提示遗传性球形红细胞增多症；椭圆形红细胞>15%和/或红细胞碎片，提示遗传性椭圆形细胞增多症；口形红细胞>10%则提示遗传性口形红细胞增多症。白细胞计数增加或降低，杆状核/中性粒细胞总数（I/T）≥0.20提示感染，有时可见中毒颗粒及核左移。此外，MCV、平均红细胞血红蛋白量（MCH）、平均红细胞血红蛋白浓度（MCHC）和红细胞体积分布宽度（RDW）也可辅助诊断红细胞形态异常和血红蛋白异常。

5. 血型、致敏红细胞和血型抗体测定 父母及新生儿的血型（ABO和Rh系统）对于新生儿溶血病的诊断特别重要。当有母亲与新生儿血型不合时，须进行致敏红细胞和血型抗体测定以助确诊。

6. 红细胞脆性试验 在排除Rh、ABO溶血病后，怀疑黄疸由溶血引起，可做本试验。

7. 红细胞葡萄糖-6-磷酸脱氢酶（G6PD）缺乏的试验 筛选试验有高铁血红蛋白还原试验、硝基四氮唑蓝（NBT）纸片法和荧光斑点试验。正常人高铁血红蛋白还原率>0.75（75%），中间型为74%~31%，显著缺乏者<30%；NBT纸片法，正常滤纸片呈紫蓝色，中间型呈淡蓝色，严重缺乏者呈红色。这两种方法简易、敏感性高，但特异性较差，可出现假阳性。G6PD荧光斑点试验，正常在10分钟内出现荧光，中间型于10~30分钟出现荧光，严重缺乏者30分钟仍不出现荧光，本试验敏感性和特异性均较高，是目前国外多采用的方法。对筛选出的阳性者须进行G6PD活性测定。采用世界卫生组织（WHO）推荐的Zinkham法（G6PD活性简易测定），其参考区间为10.01~14.19U/gHb。

8. 尿常规 正常尿胆素原阳性，不含胆红素。若尿胆素原升高，提示非结合胆红素增加，常见于溶血性黄疸；尿胆红素阳性提示血清结合胆红素增高，见于肝细胞性黄疸；尿胆红素强阳性，尿胆素原减低甚至消失，常见于先天性胆道闭锁和先天性胆总管囊肿。

9. 血培养 疑为细菌感染所致黄疸，可做血培养。

10. 血清学检查 检查血清特异性抗体（详见本章第四节）。

11. C反应蛋白及血沉 感染时前者明显增高，后者增快。

（五）检验诊断

有以下情况之一时要考虑病理性黄疸：①生后24小时内出现黄疸；②血清胆红素足月儿>221μmol/L，早产儿>257μmol/L，或每日上升超过85μmol/L；③黄疸持续时间，足月儿>2周，早产儿>4周；④血清结合胆红素>34μmol/L；⑤黄疸退而复现。

首先要区分生理性黄疸和病理性黄疸，然后再进行病理性黄疸病因的鉴别诊断。根据黄疸的鉴别步骤和相应的实验室检查，即可作出病因诊断。

二、新生儿溶血病

新生儿溶血病（hemolytic disease of newborn，HDN）是指母婴血型不合引起的新生儿同种免疫性溶血，是新生儿病理性黄疸的主要原因。

（一）病因及发病机制

由父亲遗传而母亲不具有的显性胎儿红细胞血型抗原，导致母婴血型不合，若分娩时胎儿红细胞进入母血，则母亲产生相应的抗体，在怀孕下一胎（胎儿血型与上一胎相同）时，母体不完全抗体（IgG）进入胎儿血液循环，与红细胞表面抗原结合，形成致敏红细胞，在单核吞噬细胞系统被破坏，引起溶血。在已发现的人类26个血型系统中，以ABO血型不合最常见，Rh血型不合较少见，另有极少数MN血型不合而引起溶血。

1. ABO溶血病 约占新生儿溶血的85%，主要发生于母亲为O型，而胎儿为A型或B型者。40%~50%的ABO溶血病发生在第1胎，临床表现较轻。

2. Rh溶血病 约占新生儿溶血病的14.6%。Rh血型系统在红细胞膜上有6种抗原：C、D、E、c、d、e，抗原性强弱依次为D>E>C>c>e，故以RhD溶血病最常见。当母亲红细胞缺乏D抗原（Rh阴性）而胎儿红细胞具有D抗原（Rh阳性）时，母亲产生的抗D-IgG抗体进入胎儿体内后即发生Rh溶血。一般发生在第2胎，第1次怀孕前已致敏者第1胎即可发病，临床表现较重，且随胎次增加而加重。

（二）临床表现

新生儿溶血病的患儿出生后24小时内（Rh溶血病）或2~3天（ABO溶血病）即出现黄疸，有不同程度的贫血、水肿和肝脾肿大，严重病例可发生胆红素脑病（核黄疸），多留下神经系统后遗症。

（三）实验室检查

1. 母婴血型检查 检查母婴ABO和Rh血型，证实有血型不合存在。

2. 血常规　证实溶血的存在。可发现红细胞和血红蛋白减少,早期新生儿末梢血血红蛋白<145g/L 可诊断为贫血;网织红细胞增高(>6%),有核红细胞增多(>10/100 个白细胞)。

3. 致敏红细胞和血型抗体测定

(1)婴儿血中致敏红细胞和血型抗体测定

1)改良直接抗人球蛋白试验:即改良 Coombs 试验,是测定患儿红细胞上结合的血型抗体的确诊试验。用“最适稀释度”的抗人球蛋白血清与充分洗涤后的受检红细胞盐水悬液混合,若有红细胞凝集则为阳性,表明红细胞已致敏。本试验 Rh 溶血病阳性率高而 ABO 溶血病阳性率低。

2)抗体释放试验(antibody release test):是检测致敏红细胞的敏感试验,也为确诊试验。通过加热使患儿血中致敏红细胞的血型抗体释放于释放液中,将其与患儿血型相同的成人红细胞(ABO 系统)或 O 型标准红细胞(Rh 系统)混合后,若有红细胞凝集则为阳性。Rh 和 ABO 溶血病一般均为阳性。

3)游离抗体试验(free antibody test):测定患儿血清中来自母体的血型抗体。患儿血清中加入与其血型相同的成人红细胞(ABO 系统)或 O 型标准红细胞(Rh 系统),再加入抗人球蛋白血清,若有红细胞凝集则为阳性,表明血清中存在游离的 ABO 或 Rh 血型抗体并可能与红细胞结合引起溶血。本试验有助于评估是否继续溶血及换血后的效果,但不是确诊试验。

(2)母亲血清中血型抗体的检测

1)IgG 抗 A 或 B 效价:检测母亲血清中有无 ABO 血型 IgG 抗体及其滴度。母亲血清用巯基乙醇破坏 IgM 后,等倍稀释,分别与 A 型或 B 型红细胞混合,有凝集的记录为盐水滴度 / 积分,未凝集的红细胞洗涤后,加入最适稀释度的抗人球蛋白血清,以红细胞凝集的最高稀释倍数的倒数记为 IgG 抗 A 或 B 效价。盐水滴度 / 积分联合抗人球蛋白滴定积分,根据直角坐标图预计新生儿 ABO 溶血发生的可能性。

2)Rh 血型抗体及其效价滴定:对于 Rh 血型系统的母婴,可用母亲血清,通过盐水介质法、间接酶法或间接抗人球蛋白试验检测血清中的 Rh 抗体,当检出某种 Rh 抗体时,应选择适当的对象红细胞和适当的方法滴定其效价。Rh 效价 ≥1∶64,则其血型不合胎儿的死胎率较高,效价 ≤1∶16 者,其血型不合胎儿的溶血病一般较轻。

4. 血生化检测　患儿血清总胆红素和非结合胆红素明显增加。

5. 葡萄糖 -6- 磷酸脱氢酶活性测定　用于与 G6PD 缺乏症的鉴别诊断。采用 Zinkham 法参考区间为 10.01~14.19U/gHb;采用 Clock 和 McLean 法参考区间为 6.75~9.93U/gHb。本病的 G6PD 活性正常。

(四) 检验诊断

1. ABO 溶血病的诊断依据

(1)出生后 2~3 天出现黄疸,血清胆红素以非结合胆红素升高为主。

(2)血红蛋白<145g/L,网织红细胞>6%,有核红细胞>10/100 个白细胞。

(3)血型:母亲为 O 型,婴儿多为 A 型或 B 型。母血抗 A 或抗 B 抗体 ≥1∶64。

(4)改良直接 Coombs 试验阳性和抗体释放试验阳性可确诊。游离抗体试验阳性可判断是否继续溶血。

2. Rh 溶血病的诊断依据

(1)胎儿有全身水肿、苍白、胸腔积液、腹腔积液、肝脾肿大、心力衰竭。

(2)生后 24 小时出现黄疸,迅速加重,血清胆红素以非结合胆红素升高为主。可有肝脾肿大或胆红素脑病。

(3)血红蛋白<145g/L,网织红细胞>6%,有核红细胞>10/100 个白细胞。

(4)母亲 Rh 阴性,婴儿 Rh 阳性。母亲抗 Rh 抗体 ≥1∶32 或动态上升。

(5)改良直接 Coombs 试验阳性和抗体释放试验阳性可确诊。游离抗体试验阳性可判断是否继续溶血。

本病还需与新生儿贫血和 G6PD 缺乏症相鉴别,前者无溶血的实验室依据,后者 G6PD 活性降低。

三、新生儿疾病筛查相关疾病

我国普遍进行的新生儿疾病筛查的两个疾病是苯丙酮尿症和先天性甲状腺功能减退症。

(一) 苯丙酮尿症

苯丙酮尿症(phenylketonuria,PKU)是一种由于苯丙氨酸代谢途径中酶缺陷引起的代谢缺陷性疾病,属常染色体隐性遗传。其发病率随种族而异,约为 1/25 000~1/6 000,我国约为 1/16 500。本病是少数可治性遗传代谢病之一,也是新生儿筛查的两种疾病之一。

苯丙氨酸(phenylalanine,Phe)是人体代谢过程中必需的氨基酸之一,正常小儿摄入的 Phe 2/3 通过肝细胞中苯丙氨酸羟化酶(PAH)的作用转化为酪氨酸,以供合成肾上腺素和黑色素等,在此过程中还必须有辅酶四氢生物蝶呤(tetrahydrobiopterin,BH_4)的参与,人体内的 BH_4 来源于鸟苷三磷酸(GTP),先后在鸟苷三磷酸环化水合酶(GTP-CH)、6- 丙酮酰四氢蝶呤合成酶(6-PTS)和二氢生物蝶呤还原酶(DHPR)的催化下形成。上述任意酶编码的基因突变都有可能造成相应酶的活力缺陷,致使体内苯丙氨酸发生异常累积,其脱氨基后的苯丙酮、苯乙酸等增加,从尿中大量排出,同时也蓄积在脑、血和各种组织中,以致细胞损害。

本病按酶缺陷不同可大致分为典型和 BH_4 缺乏型两种:①典型苯丙酮尿症是由于患儿肝细胞缺乏 PAH,占苯丙酮尿症的绝大多数;② BH_4 缺乏型苯丙酮尿症是由 GTP-CH、6-PTS 或 DHPR 等酶缺乏所致,仅占苯丙酮尿症的 1% 左右,此型的临床症状较前者重,治疗亦不易。

因体内苯丙氨酸发生异常累积,其脱氨基后的苯丙酮、苯乙酸等增加,从尿中大量排出,同时也逐渐蓄积在脑、血和各种组织中,以致器官功能损害。

1. 临床表现　患儿出生时都正常,通常在 3~6 个月时出现症状,1 岁时症状明显,表现为智能发育落后,毛发、皮肤和虹膜色泽变浅,尿和汗液有特殊的鼠尿臭味。

2. 实验室检查

(1)新生儿期筛查：新生儿喂奶3天后，采集婴儿足跟末梢血3滴，吸在厚滤纸上，晾干后寄送至筛查实验室。苯丙氨酸浓度可以采用Guthrie细菌生长抑制试验半定量测定，其原理是苯丙氨酸能促进已被抑制的枯草杆菌重新生长，以生长圈的范围测定血液中苯丙氨酸的浓度；亦可用荧光分析定量法检测，后者的假阴性率较低。当苯丙氨酸浓度>0.24mmol/L(4mg/dl)，亦即2倍于正常参考值时，应复查或采静脉血定量测定苯丙氨酸和酪氨酸。一般患儿血浆苯丙氨酸可高达1.2mmol/L(20mg/dl)以上。

(2)血苯丙氨酸(Phe)和酪氨酸浓度测定：是筛查阳性患儿的确诊试验，也是本病疗效观察和指导用药的主要试验。采用高效液相色谱-荧光法(HPLG-FLD)测定，正常儿童血清Phe浓度为73.88~111.44μmol/L，酪氨酸浓度为51.04~86.80μmol/L，苯丙氨酸/酪氨酸比值为1.09~1.69。经典苯丙酮尿症患儿生后乳类喂养数日后血Phe持续在1.2mmol/L以上，而血中酪氨酸为正常或稍低。Phe负荷试验(口服Phe 0.1g/kg以后，测定血中Phe和酪氨酸浓度，共3天)可为区分各型苯丙酮尿症提供参考。经典苯丙酮尿症在72小时负荷期间，血中Phe持续在1.2mmol/L以上。

(3)尿蝶呤分析：应用高效液相色谱-荧光法(HPLC-FLD)测定尿液中新蝶呤和生物蝶呤的含量，正常儿童血清新蝶呤0.280~2.600mmol/mol肌酐，生物蝶呤0.350~2.960mmol/mol肌酐，两者之比为0.30~0.94。尿蝶呤分析可以鉴别各型苯丙酮尿症：典型苯丙酮尿症的患儿尿中蝶呤总排出量增高，新蝶呤与生物蝶呤比值正常；DHPR缺乏患儿呈现蝶呤总排出量增加，四氢生物蝶呤减少；6-PTS缺乏患儿则新蝶呤排出量增加，其与生物蝶呤比值增高；GTP-CH缺乏患儿其蝶呤总排出量减少。

(4)酶学诊断：PAH仅存在于肝细胞中，因此其活性检测比较困难，不适宜用于临床诊断。其他3种酶的活性都可采用外周血中红、白细胞或皮肤成纤维细胞测定。

(5)DNA分析：目前对PAH和DHPR缺陷可用DNA分析方法进行基因诊断。但由于基因的多态性，分析结果务须谨慎。

3. 检验诊断 新生儿血苯丙氨酸浓度持续>0.12mmol/L，为高苯丙氨酸血症(HPA)。所有高苯丙氨酸血症者均应进行尿蝶呤谱分析、血二氢蝶啶还原酶(DHPR)活性测定，以鉴别苯丙氨酸羟化酶(PAH)缺乏症和四氢生物蝶呤缺乏症。四氢生物蝶呤(BH4)负荷试验可协助诊断。

(1)苯丙酮尿症：高苯丙氨酸血症排除BH4缺乏症后，Phe浓度>0.36mmol/L为PKU，血Phe≤0.36mmol/L为轻度HPA。

(2)四氢生物蝶呤缺乏症：最常见为6-丙酮酰四氢蝶呤合成酶(PTPS)缺乏症(尿新蝶呤增高，生物蝶呤及生物蝶呤与新蝶呤百分比极低)，其次为DHPR缺乏症(DHPR活性明显降低)，其他类型少见。

本病为少数可治性遗传代谢病之一，应力求早期诊断与治疗，以避免神经系统的不可逆损伤。由于患儿在早期不出现症状，因此，必须借助实验室检测。

(二)先天性甲状腺功能减退症

先天性甲状腺功能减退症(congenital hypothyroidism)，是由于机体合成甲状腺激素不足或作用受阻而引起小儿代谢水平低下、体格和智能发育严重障碍的内分泌疾病。

先天性甲状腺功能减退症按病因分为两大类，即散发性和地方性。①散发性甲状腺功能减退症：是由于先天性甲状腺发育不良或异位、母体服用抗甲状腺药物或存在抗甲状腺抗体、甲状腺激素合成酶缺陷、促甲状腺激素缺乏、甲状腺或靶器官反应低下所致，临床较常见，发生率为1/7 000~1/5 000，女性高于男性。②地方性甲状腺功能减退症：多见于甲状腺肿流行的地区，是由于地区性水、土和食物中碘缺乏所致，随着我国广泛使用碘化食盐作为预防措施，其发病率已明显下降。

由于先天性甲状腺功能减退症发病率高，在生命早期对神经系统功能损害重，且其治疗容易，疗效好，因此早期诊断、早期治疗至关重要。

1. 新生儿筛查 我国1995年6月颁布的《母婴保健法》已将本病列入筛查的疾病之一。TSH升高是先天性甲状腺功能减退症最早的表现，由于出生时体外冷环境的刺激，TSH迅速升高，1天内达高峰。以后迅速下降，2天后降至正常，故多采用出生3天足跟末梢血，与苯丙酮尿症筛查用同一血标本，滴血于专用滤纸上，室温下自然干燥后寄送至筛查实验室。TSH浓度用时间分辨荧光免疫法(time-resolved fluorescence immunoassay，TRFIA)检测，结果≥9mU/L时，或用ELISA法检测，结果≥20mU/L时，再检查血清T_4、TSH以确诊。以上两种方法收集标本简便，假阳性和假阴性率较低，故为理想的筛查试验。

2. 甲状腺功能检查 任何新生儿筛查结果可疑或临床有可疑症状，都应检测血清T_4、TSH浓度。游离甲状腺素(FT_4)和游离三碘甲状腺原氨酸(FT_3)是循环血中甲状腺激素的活性部分，不受血中甲状腺素结合球蛋白(TBG)变化的影响，直接反映甲状腺功能状态，近年来已广泛应用于临床。其敏感性和特异性均明显高于总T_3(TT_3)、总T_4(TT_4)。同时，TT_4或FT_4的变化早于TT_3或FT_3，所以若FT_4或TT_4降低，TSH明显增高，即可确诊为甲状腺功能减退症，FT_3或TT_3可能正常，降低见于甲状腺功能减退症后期或病重者。

3. TRH激发试验 是甲状腺功能减退症病变部位的鉴别诊断之一，用于鉴别下丘脑或垂体性甲状腺功能减退症。静脉注射TRH 7μg/kg，于注射前及注射后30分钟、60分钟、90分钟、120分钟采血，正常时于注射后30分钟TSH上升5~40mU/L，并达峰值，90分钟后恢复基础值。如注射后不出现TSH反应峰，应考虑垂体病变，而TSH反应峰升高或持续时间延长，即提示下丘脑病变。

4. 血常规和血生化 本病有不同程度的贫血、血糖降低，血胆固醇、甘油三酯、乳酸脱氢酶(LDH)升高，基础代谢率降低。甲状腺素结合球蛋白(TBG)测定阳性提示有残存甲状腺存在或TBG合成异常。

5. 其他检查 骨龄测定可见骨骼生长和成熟均延迟；甲状腺放射性核素扫描可判断甲状腺位置、大小、发育状况及其占位性病变，但在儿童较少应用；甲状腺B超可用于了解甲状腺位置、大小、密度分布；心电图可出现低电压、窦性心动过缓，T 波平坦、倒置，偶有 PR 间期延长、QRS 波增宽。这些检查也有助于先天性甲状腺功能减退症的诊断和鉴别诊断。

6. 检验诊断

(1) 先天性甲状腺功能减退症确诊指标：血清促甲状腺素(TSH)、游离甲状腺素(FT_4)浓度。

1) 血 TSH 增高，FT_4 降低者，诊断为先天性甲状腺功能减退症。

2) 血 TSH 增高，FT_4 正常者，诊断为高 TSH 血症。

(2) 甲状腺超声检查、骨龄测定以及甲状腺放射性核素扫描(ECT)等可作为辅助手段。

对新生儿进行群体筛查是发现与诊断本病的重要手段。

(黄雅萍　吕时铭)

第十八章 遗传性疾病检验诊断

第一节 概 述

一、定义

人类遗传性疾病(human inherited disorders,简称遗传病)是指由染色体畸变和基因突变所引起的一大类疾病。这类疾病的群体发病率大多在1/10 000~1/1 000之间,故也被列入罕见病目录。由于此类疾病病种众多(一般估计为6 000~8 000种),故此类疾病总的患者人数并不低。除一些已知的遗传病外,还有不少遗传病的致病基因不易确定,增加了早期检验诊断的难度,因此提高检验诊断能力就显得尤为重要。

二、检验诊断现状

遗传病的检验诊断始于20世纪50年代。Cori LF等(1952)证实糖原累积症Ⅰ型是一种因葡萄糖-6-磷酸酶(glycogen-6-phosphatase,G-6-PC)缺陷所致的遗传性代谢病。Jervis GA(1953)证明苯丙酮尿症是由于苯丙氨酸羟化酶(phenylalanine hydroxylase,PAH)的缺陷所致。Ingram VM(1956)证实HbS珠蛋白β链第6位谷氨酸变为缬氨酸,从而导致电泳行为异常。Lejune J等(1959)发现唐氏综合征(Down综合征)患者的染色体总数为47,多了一条21号染色体;同年,Ford CE发现先天性卵巢发育不全(特纳综合征)患者的染色体总数为45,少了一条X染色体,即性染色体为XO;Jacobs PA等则发现先天性睾丸发育不全(Klinefelter综合征)患者的染色体总数为47,多了一条X染色体,即性染色体为XXY。Kan YW等(1976)采用液相DNA分子杂交技术,在世界上首次完成了对α地中海贫血的基因诊断,接着又第一个对胎儿羊水细胞DNA作出镰形红细胞贫血症的出生前诊断,标志着基因诊断的开始。20世纪90年代以来,串联质谱技术和气相色谱质谱技术被用于临床检验,大大提高了遗传性代谢病诊断的灵敏度和效率。回顾历史不难发现遗传病的检验诊断首先得益于生物化学技术的发展,也得益于细胞遗传学尤其是染色体分析技术的发展,更得益于分子遗传学尤其是基因诊断技术的发展。

进入21世纪以来,遗传病的检验诊断技术又得到了长足的进步,基因芯片技术、外显子组测序及全基因组测序技术、全基因组关联分析技术等相继用于遗传病的基因定位和诊断。目前,国内大部分三级甲等医院均能开展染色体异常和生化遗传病的检验诊断,均能开展部分已知突变基因遗传病的基因诊断。需要指出的是,国内各家大医院遗传病检验诊断的能力差距较大,侧重点也不同,迫切需要各实验室之间加强合作,形成协作网络,以便资源共享。此外,各家大医院遗传病检验诊断的标准也不统一,增加了患者重复检查的次数。为此,建议尽快建立遗传病诊断的标准及质量控制体系。

第二节　分类和发病规律

一、分类

根据受累细胞、染色体或基因的不同，通常把遗传性疾病分为五大类。

（一）染色体病

染色体病（chromosome disorder）是由于染色体的数目畸变或结构畸变所致的遗传病，受累染色体可以是整条增加或减少，也可以是部分增加或减少。由于每条染色体上含有成百上千个基因，故染色体的任何畸变都会影响到基因组的平衡从而引起非常严重的临床表现。目前已发现的染色体病达300余种，分布在人类22条常染色体和2条性染色体上。发生率最高的是唐氏综合征（Down综合征），约为1/800。其次是先天性睾丸发育不全（Klinefelter综合征）和先天性卵巢发育不全（特纳综合征），分别约为1/1 000及1/2 500。

（二）单基因病

单基因病（single gene disorders）是由单个基因突变所致的遗传病。这类疾病通常严格按孟德尔方式遗传，呈特征性的家系传递格局。目前已发现的单基因性状或疾病达26 736种（表18-1），其中列入在线人类孟德尔遗传数据库（Online Mendelian Inheritance in Man）的疾病均有一个MIM编号，本章介绍疾病均已列出相关编号。虽然大多单基因病十分罕见，但仍有一些单基因病的发生率较高且危害性较大。如家族性高胆固醇血症在西方人群中的发生率高达1/500；家族性乳腺癌和遗传性结肠癌的发生率约为1/300；美国黑种人中镰形细胞贫血症的发生率约为1/400。

表18-1　单基因遗传性状及遗传病一览表

类型	常染色体	X连锁	Y连锁	线粒体	总数
基因描述	16 064	760	51	37	16 912
已知序列和表型的基因	27	0	0	0	27
已知表型和分子基础	6 128	370	5	34	6 537
表型描述或定位，分子基础未知	1 393	113	4	0	1 510
其他可疑孟德尔遗传表型	1 645	102	3	0	1 750
总计	25 257	1 345	63	71	26 736

引自在线人类孟德尔遗传数据库（Online Mendelian Inheritance in Man）的统计资料，截至2023年1月1日

（三）多基因病

多基因病（polygenic disorder）也被称为多因子病或复杂性疾病，为由遗传因素和环境因素共同作用所致的一类疾病。该病的遗传因素由多个不连锁的微效作用基因所组成，环境因素则由物理、化学及生物等因素所组成。这类疾病包括成年人容易罹患的糖尿病、哮喘、高血压、精神分裂症等常见病，也包括儿童易患的唇裂、腭裂和先天性心脏病等常见的先天畸形。统计显示，这类疾病约占遗传病的50%。由于该病的影响因素众多，给检验诊断带来不少困难。随着全基因组关联分析（GWAS）技术的日趋成熟，已有将近1 300种疾病的易感基因得到定位。

（四）线粒体基因病

细胞质中的线粒体基因突变也会导致遗传病，即称为线粒体基因病（mitochondrial genetic disorders）或细胞质遗传病。由于线粒体基因突变会随线粒体一起传递，故呈母系遗传或细胞质遗传。线粒体基因病主要影响对ATP需求量较高的组织或器官（如大脑、心脏、神经及肌肉等），并导致相应的疾病。

（五）体细胞遗传病

体细胞遗传病（somatic cell genetic disorders）只发生在特异的体细胞中。体细胞遗传病的最典型例子是癌肿。研究表明癌肿的发生通常与控制细胞增殖、分化的多个原癌基因和肿瘤抑制基因有关，其中原癌基因突变只发生在体细胞中，故不会传给子代；而肿瘤抑制基因突变可发生在各种质细胞中，能传给子代。另外，有些先天畸形也被列入体细胞遗传病的范畴内。

二、发病规律

（一）染色体病的发病规律

染色体病一般为散发性疾病，该病主要是由于亲代的生殖细胞在形成过程中发生染色体不分离或染色体断裂后的错误重接所致，因此再发风险率实际上就是群体发病率。临床上很少见到一个家庭中同时出现2个或2个以上的染色体病患者。然而，少数情况下子代的再发危险率会增高，如双亲之一为14/21平衡易位携带者时，子代约有1/6机会患14/21易位型Down综合征。

（二）单基因病的发病规律

单基因病大多符合孟德尔遗传规律，可分为常染色体显性遗传病（AD）、常染色体隐性遗传病（AR）、X伴性显性遗传病（XD）、X伴性隐性遗传病（XR）和Y伴性遗传病等5种遗传方式。如果所获信息能肯定亲代的基因型，那么子代的再发风险率可按不同的遗传方式直接加以计算。如果所获信息还不足以肯定亲代的基因型，那么子代的再发风险率就要按

Bayes 逆概率定理加以估计。

（三）多基因病的发病规律

多基因病中多个易感基因在世代传递中虽不符合孟德尔遗传规律，但在亲属之间的传递过程中存在回归现象，即亲属发病率随着与先证者亲缘级数的递增而剧减，向群体发病率水平靠拢；在疾病发生中还存在阈值效应，只有当某病的易感基因数及有害环境因素累加起来超过阈值后才会致病。多基因遗传病的再发风险率主要采用群体发病率。只有当某种疾病的群体发病率在 0.1%~1%，遗传度在 70%~80% 时，可采用 Edwards 公式计算，即 $q_r=\sqrt{q_g}$，其中 q_r 为患者一级亲属的发病率，q_g 为群体发病率。

（四）线粒体基因病的发病规律

线粒体基因病也不符合孟德尔遗传规律，其突变基因往往通过卵细胞中的线粒体传递给子代，故呈母系遗传。由于每个细胞中有成百上千个线粒体，每个线粒体中又有 2~10 个序列相同的线粒体基因，因此只有当突变的线粒体基因数超过了线粒体基因病发病的最低限度时才会致病，这种情况也称数量效应。

（五）体细胞遗传病的发病规律

体细胞遗传病尤其是肿瘤的发生为多步骤遗传损伤的结果，其中既需要若干个原癌基因的激活，又需要若干个肿瘤抑制基因的失活，还需要若干个表观基因的甲基化。原癌基因的突变主要发生在体细胞水平，一般不遗传；但肿瘤抑制基因的第一次突变往往发生在各种质细胞 / 生殖细胞中，因此是可以遗传的。需要注意的是，遗传损伤首先发生在单个细胞中，一旦这种遗传损伤积累到一定程度就会使该细胞出现增殖失控、分化受阻和凋亡受限的现象，最终发生癌变和转移。

此外，遗传病的发生还有以下一些共同的特点。①除染色体病外，其他遗传病均有较明显的家族聚集倾向，且家系成员的发病率明显高于群体发病率，同卵双生子的一致率明显高于异卵双生子的一致率，近亲婚配家系中遗传病的发生率也明显高于随机婚配家系的发生率。②同一种遗传病往往具有一些共同的临床表现，而不同的遗传病之间往往有着明显不同的临床表现。③遗传病大多起病于出生前后，但也有一些遗传病发病时间较晚，有的甚至在成年以后得病。

第三节 实验室检查及诊断评价

一、细胞遗传学检查及诊断评价

细胞遗传学检验是在细胞水平对细胞核中的遗传物质进行检测，以此作出评价。间期细胞核中的染色质和有丝分裂期的染色体均为观测对象。由于细胞遗传学检查法直观性强，且诊断的准确率高，故已在国内外多数综合性大医院或专科医院的检验科采用。染色体分析方法得益于美籍华裔科学家徐道觉（1952 年）发现的低渗处理技术和华裔科学家蒋有兴等（1956 年）建立的秋水仙素处理技术，标志着人类细胞遗传学的开始。1960 年，在美国丹佛召开的国际会议上制订了国际人类细胞遗传学命名体制（International System for Human Cytogenetic Nomenclature，ISCN），标志着细胞遗传学开始建立统一的标准并用于临床评价。随后，ISCN 委员会先后多次召开会议，对命名系统进行修订。最近的一次 ISCN 委员会会议于 2014 年在美国圣地亚哥市举行，经过更新的命名系统已以 ISCN 2016 的形式出版发行。该书已成为新的细胞遗传学命名标准。

（一）细胞遗传学检查

1. 标本来源 人类所有有核的活细胞均可作为细胞遗传学检查的对象。然而检验诊断常用的细胞为外周血淋巴细胞，其他还有用于产前诊断的羊水细胞、绒毛细胞和脐血细胞，用于血液系统肿瘤诊断的骨髓细胞，用于实体瘤诊断的肿瘤细胞，用于对嵌合体作出诊断的皮肤成纤维细胞。其中除绒毛细胞、骨髓细胞和肿瘤细胞外，其余细胞均不处于有丝分裂期，需要在细胞培养时加入植物血凝素以促使细胞进入分裂期。

2. 染色质检查 间期细胞核中染色质尤其是异染色质的变化常用于性别的筛选，其中 X 染色质技术和 Y 染色质技术可用于性发育异常患者的性别筛选，其判断标准为：X 染色质的数目 =X 染色体数目 −1；Y 染色质的数目 =Y 染色体数目。高于或低于上述标准均提示受检者存在性染色体异常，必须作染色体检查。

3. 染色体检查 染色体检查包括非显带技术和显带技术，前者不作预处理即在染色后观察染色体的变化，曾用于染色体数目畸变的诊断，因准确性较低而被显带技术所替代。染色体显带技术有很多种，可根据检测需要及实验室条件作出选择。常用的染色体显带技术为 G 显带技术，该技术需要对中期染色体标本作胰酶处理，再用吉姆萨（Giemsa）染液染色后作光镜观察。其他显带技术还有 Q 显带技术、R 显带技术和 C 显带技术，见表 18-2。此外，还有可显示早中期或晚前期有丝分裂细胞染色体的高分辨染色体显带技术、显示端粒的 T 显带技术和显示核仁组织区的 N 显带技术等。

表 18-2 人类染色体主要显带技术

显带技术	技术代号	带型	处理方法	染色方法	条带特点
G 带技术	GTG	G	胰酶	吉姆萨染液	深浅相间的条带
Q 带技术	QFQ	Q	荧光	氮芥喹吖因染液	明暗相间的条带

续表

显带技术	技术代号	带型	处理方法	染色方法	条带特点
R带技术	RHG	R	高温	吉姆萨染液	与G带相反
C带技术	CBG	C	氢氧化钡	吉姆萨染液	只显示着丝粒和Y染色体末端

利用染色体显带技术，可以找到肿瘤、发育缺陷、心血管疾病在染色体的水平原发性改变。通过显带技术，也可以把与此疾病相关的基因定位在一个较小的范围内，以利于进一步检出基因突变。

4. 染色体原位杂交 应用带标记的DNA片段（标记物可为生物素、地高辛、荧光等）与玻片上处于有丝分裂期的染色体或间期核内的DNA或RNA杂交，以分析核苷酸片段的位置和相互关系。目前常用荧光染料标记的生物素亲和蛋白和抗亲和蛋白的抗体进行免疫检测的技术称为荧光原位杂交（fluorescence in situ hybridization，FISH）技术。该技术既可准确检测染色体微小片段的改变，又可进行基因定位，还可直接检测间期细胞核中染色质的变化，标志着分子细胞遗传学的诞生。

5. 比较基因组杂交（comparative genomic hybridization，CGH）技术 利用淋巴细胞有丝分裂中期染色体杂交位点上出现的红、绿荧光信号的差异得出肿瘤基因片段存在异常扩增或缺失的预测，为肿瘤的临床病理诊断提供有力的依据。

（二）诊断评价

染色质检查是一种简单易行的方法，适合遗传病的性别筛选。由于筛查结果常出现统计误差，故不宜用于性别的诊断。

染色体显带技术是诊断染色体数目畸变和结构畸变的"金标准"。注意在对染色体数目畸变进行评价时，计数细胞应大于50个。如遇到嵌合体则应增加皮肤成纤维细胞染色体的核型分析。如为微小的染色体结构畸变则应使用高分辨染色体显带技术加以确诊，染色体显带技术选用举例见表18-3。

此外，荧光原位杂交技术能准确检测染色体微小片段的改变和直接检测间期细胞核中染色质的变化，因此已被作为染色体病检测的常用技术。比较基因组杂交技术能敏感地检测出肿瘤基因片段的异常扩增或缺失，因此已用于某些肿瘤的临床病理诊断。

表18-3 染色体显带技术的选用举例

染色体畸变	Q带	G带	R带	C带	选用理由
X染色体畸变	+	+	+		注意与C组相鉴别，识别异常条带
Y染色体畸变	+			+	Yq明亮荧光区，C带识别异染色质区

续表

染色体畸变	Q带	G带	R带	C带	选用理由
三体性	+	+	+		识别额外的染色体
易位和大的缺失	+	+	+		识别断裂点及异常的染色体
小的末端缺失或易位			+		R带用于识别染色体末端断裂点
异常着丝粒区				+	识别着丝粒区变化
环形和结构异常	+	+	+	+	识别结构异常和着丝粒区变化

二、生化检查及诊断评价

（一）生化检查技术

生化检查技术是检测遗传性代谢病的重要手段之一。由于各种代谢病的遗传缺陷有别，故可选用的生化检查技术也各不相同。

1. 酶学测定技术 测定酶活性主要采用电泳速率、酶动力学、指纹分析和免疫反应等常用技术；

2. 蛋白质测定技术 分析蛋白质异常的方法主要有电泳技术、肽链和氨基酸顺序分析。

3. 串联质谱技术与气相色谱质谱技术 串联质谱技术（tandem mass spectrometry，MS/MS）是通过检测干血滤纸片中氨基酸和酰基肉碱水平，用于诊断氨基酸、有机酸和脂肪酸代谢病。气相色谱质谱技术（gas-chromatography mass spectrometry，GC-MS）主要通过检测尿中有机酸水平，用于诊断不同的有机酸血症，对部分氨基酸和脂肪酸代谢病有提示作用。近年来，这两项技术已广泛应用于遗传性代谢病的诊断和新生儿筛查。

（二）诊断评价

溶酶体酶的活性检测法广泛用于黏多糖累积症（包括Ⅰ、Ⅱ、Ⅲ A~D、Ⅳ A~B、Ⅵ、Ⅶ型）、神经鞘磷脂累积症（如戈谢氏病、Tay-Sach病、Fabry病等）、寡糖累积病（如甘露糖累积症和岩藻糖累积症等）、糖原累积症Ⅱ型以及婴幼儿型神经元脂褐质沉积症。

蛋白质检测技术目前已与各种质谱技术相结合，大大提高了疾病的检测率。其中串联质谱不仅有高的准确性，而且有高的实效性。利用该技术可同时检测包括氨基酸代谢病、有机酸代谢紊乱、脂肪酸氧化缺陷在内的40余种遗传性代谢病。该技术如能结合尿气相色谱质谱有机酸分析、酶活性测定和基因突变分析，将进一步提高代谢病的确诊率。

三、分子遗传学检查及诊断评价

分子遗传学检查技术也称基因诊断，该项技术开始于20世纪70年代。美国加州大学旧金山分校的华裔科学家简悦威（Kan YW）（1976）采用液相DNA分子杂交技术，在世界上首次完成了对α地中海贫血患者的基因诊断，接着又对胎儿羊水细胞中的DNA作出镰形细胞贫血症的出生前诊断，标志着基因诊断的开始。Mullis等（1985）创立了聚合酶链反应（PCR）技术，能利用微量DNA进行体外扩增，扫清了基因诊断的障碍。目前，基因诊断可分为3种类型。一是对已知基因已知突变的检测；二是对已知基因未知突变的检测；三是对未知基因未知突变的检测。

（一）分子遗传学检查

1. 已知基因已知突变的检测 等位基因特异性寡核苷酸（allele-specific oligonucleotide，ASO）探针斑点杂交技术是检测已知突变基因已知突变碱基的简便方法，而突变基因DNA序列分析则是确诊的"金标准"。

2. 已知基因未知突变的检测 目前用于已知基因、未知突变的筛选方法包括PCR结合限制性内切酶片段长度多态性的PCR-RFLP法、PCR结合单链构型多态性的PCR-SSCP法、PCR结合变性梯度凝胶电泳的PCR-DGGE法、PCR结合异源双链的PCR-HA法，此外还有变性高效液相色谱（denaturing high performance liquid chromatography，DHPLC）法和高分辨熔解曲线分析（high-resolution melting analysis，HRM），详见相关章节。尤其DHPLC和HRM因能对双链DNA片段大小及可能的未知SNP和突变进行快速分析和鉴定，已被广泛用于基因诊断。

3. 未知基因未知突变的检测 对于未知基因、未知突变的单基因病或多基因病，需要首先开展家系调查和系谱分析，然后应用微卫星标记（STR）或单核苷酸多态性（SNP）进行基因分型、连锁分析及单倍型分析，或者采取关联分析及连锁不平衡分析，以定位单基因病的致病基因或多基因病的易感基因，最后通过候选基因法找出致病基因或易感基因。近年来，基因芯片技术、外显子组捕获技术和全基因组关联分析技术的应用，大大加快了单基因病致病基因或多基因病易感基因的检测速度，为未知基因、未知突变遗传病的实验室诊断奠定了基础。

（二）诊断评价

等位基因特异的寡核苷酸探针斑点杂交技术虽是诊断已知致病基因、已知突变类型的简便方法，但必须经过DNA序列分析的确认，以提高诊断的准确性。

基因测序技术是目前应用最多的遗传病检测方法，也是迄今为止分子诊断学中基因突变检测的"金标准"，具有技术平台标准化、结果直观、准确率高等优点，可对任意基因进行全序列分析，因此除应用于已知突变基因检测外也适用于新的致病基因的检测。

利用PCR相关技术进行已知致病基因、未知突变位点筛查时，应根据实验室的条件选择其中的1~2种方法，然后根据已报道的突变热点对相关外显子及其两侧约50个内含子进行逐个筛选，一旦发现异常条带即对该外显子进行序列分析，以找出突变碱基。注意突变与多态性之间的区别。一般来说，多态性在群体中出现的频率大于5%，而突变出现的频率小于1%。因此，除了测定家系中所有患者的序列加以明确外，还应测定250个与家系成员无关的对照组成员的序列，以排除多态性的可能。

DHPLC和HRM是近年发展起来的基因突变检测技术，它们基于不同检测原理，但都具有检测快速、判读简易、灵敏度和特异性高、检测成本低等优点，一般而言更适用于特定致病基因或已知突变位点大样本量的快速检测。

基因芯片技术具有高通量、检测程序简单、判读简易、准确性高等优点，故非常适用于常见遗传病热点突变的快速诊断，但成本相对较高，且不能检测到非热点区的基因突变，从而限制了其应用。

外显子组捕获技术主要包括Nimblegen外显子捕获平台和SureSelect平台，这些平台均只需使用家系中2~3个患者和1个正常人的DNA样本，通过全外显子组扫描并结合生物信息分析技术，就有可能找到遗传病患者特有的SNP，经过验证即可发现某种单基因病的致病基因。目前该技术最大的问题是成本太高，不利于临床应用。

全基因组关联分析技术是指在全基因组层面上开展多中心、大样本、反复验证的基因与疾病的关联研究，全面揭示遗传病发生、发展与治疗相关的遗传基因。该技术具有经济、高效的特点而被广泛用于多基因遗传病易感基因的定位。截至2013年底已有1 960余篇采用GWAS方法定位多基因遗传病易感基因的论文发表，成为复杂疾病遗传学研究的首选技术。

第四节 染色体病检验诊断

一、唐氏综合征

唐氏综合征（Down syndrome，Down综合征）（MIM 190685），是英国医生Down在1866年首先报道而得名。法国科学家Lejeune等通过染色体检查发现该征患者多了一条21号染色体，故又称21三体综合征。该病在活产婴儿中的发生率约为1/800~1/600，是人类最常见的染色体病之一。

（一）病因和发病机制

Down综合征的发生与生殖细胞减数分裂时染色体的不分离或染色体断裂后的错误重接相关。研究发现，一些生物因素（如孕妇在孕前或孕早期感染病毒）、母体接触放射线及某些化学物质（如孕前或孕期服用避孕药、解热镇痛药和抗癌药等）均可导致Down综合征。孕妇的年龄也与Down综合征有关，随着孕妇年龄的增大（尤其是35岁以上的孕妇），发生 Down 综合征的风险会成倍增加。

染色体不分离是导致 Down 综合征的主要原因，可导致典型的 21 三体综合征，其染色体核型为 47,XX（或 XY），+21，这种核型约占 Down 综合征的 95%，而且患者多余的 21 号染色体 90% 来自母亲。如果染色体不分离发生在受精卵卵裂过程中，就会形成嵌合型，其常见的染色体核型为 46,XX（或 XY）/47,XX（或 XY），+21，该核型仅占 Down 综合征的 1%~2%。

染色体断裂后的错误重接可导致易位型 Down 综合征。由于易位发生在两条近端着丝粒型染色体之间，其中一条为 21 号染色体，另一条来自 13、14、15、21 或 22 号染色体，易位的结果导致相关染色体的长臂与长臂相接，短臂与短臂相接，而后者又通常会在减数分裂过程中丢失。该种核型在 Down 综合征中约占 3%~4%。对于亲代而言，因易位并未导致遗传物质的丢失，故称为平衡易位携带者。对于子代而言，一旦获得了易位染色体就会成为易位型 Down 综合征患者。下面以临床常见的 14/21 易位为例加以说明。该种平衡易位携带者的核型为 45,XX（或 XY），-14，-21，+t（14q21q），由于将易位的染色体传给了子代，导致子代少了一条正常的 14 号染色体，而多了一条 14 号长臂和 21 号长臂所形成的易位染色体，其核型为 46,XX（或 XY），-14，+t（14q21q）。

分子遗传学研究表明 Down 综合征的复杂表型是由于位于 21 号染色体上的基因剂量不平衡（3 个拷贝基因）所致，其中 21q22.2 为该病的关键区（Down syndrome critical region，DSCR），该区的剂量不平衡决定 Down 综合征的大部分表型。已报道与疾病相关的基因有 *DSCR1~4*、*REST*、*SCG10* 等。

（二）临床表现

Down 综合征患者的主要临床表现为特殊面容、智力低下和体格发育迟缓。特殊面容常表现为睑裂小，眼距宽，内眦赘皮，外眼角上翘，鼻梁低平，外耳小，低位耳，上腭高尖，常张口伸舌，流涎多。智力测试显示患者的智商在 25%~50%；体格发育迟缓常表现为身材矮小，头围小，骨龄落后，出牙延迟且错位，四肢短，手指粗短，小指向内弯曲。肤纹特征有掌纹为猿线（通贯手），手掌轴三角（atd 角）增大，第 4、5 指桡箕增多。此外，约 40% 的患者伴有先天性心脏病等内脏畸形，白血病和早老性痴呆的发生率也比正常人群高 10~30 倍。患者的平均寿命约为 50 岁，易患白血病是患者寿命较短的原因之一。男性患者一般没有生殖能力，而女性患者可以生育。

（三）实验室检查

1. 外周血淋巴细胞染色体检查 该项检查是诊断出生后 Down 综合征患者的必选项目。常见的染色体异常有三种类型：①单纯三体型：核型为 47,XX（或 XY），+21；②易位型：多数核型为 46,XX（或 XY），-14，+t（14q21q）；少数为 46,XX（或 XY），-21，+t（21q21q）。③嵌合型：核型为 46,XX（或 XY）/47,XX（或 XY），+21。

2. 母体血清或羊水甲胎蛋白检查 这是一种筛查项目。母体血清或羊水甲胎蛋白的取样时间在孕后 15~20 周。甲胎蛋白水平超过正常除了提示为神经管缺陷外，也提示可能为 Down 综合征和 Edwards 综合征。上述筛查结果阳性的孕妇应作产前胎儿绒毛或羊水细胞染色体检查。

3. 胎儿绒毛或羊水细胞染色体检查 胎儿绒毛为分裂细胞，不需要细胞培养就可检测染色体异常，取样时间为孕 7~9 周；羊水细胞是胎儿脱落的上皮细胞，需要对羊水细胞进行传代培养，然后才能进行染色体核型分析和产前诊断，通常取样时间在孕 15~18 周。染色体核型分析方法同外周血淋巴细胞。

4. 无创性产前筛查（NIPS） 该法孕妇怀孕 12~24 周时抽取外周血 5~10ml，提取 DNA 后采用高通量测序技术，以筛查胎儿是否有 21 号染色体数目异常。由于该法不需侵入性操作，而且检测时间窗较宽，故已被作为遗传筛查的首选技术。但是羊膜穿刺后的染色体检出技术仍是胎儿诊断的“金标准”。

5. 荧光原位杂交（FISH） 用于羊水细胞的染色体检查。由于 21q22.2 区域为 Down 综合征的关键区（DSCR），故将该区域的序列制成探针，与未经培养的羊水细胞进行荧光原位杂交（FISH）和分析就可检出染色体异常。该法不仅可缩短产前诊断的时间，而且还有操作简便，性能稳定等优点。

6. 超声检查 除了观察胎儿的一般情况（如大小、胎位和胎儿数）外，还可用于观察胎儿有无畸形。同时，超声检查常用于胎儿绒毛或羊水细胞采样时的定位。

（四）诊断和鉴别诊断

患者的临床表现是诊断 Down 综合征的基础，而确诊有赖于外周血、羊水或绒毛细胞的染色体检查和核型分析。

单纯三体型 Down 综合征的实验室诊断应与 Edwards 综合征和 Patau 综合征等加以鉴别，其中 Down 综合征多了一条 21 号染色体，而 Edwards 综合征多了一条 18 号染色体，Patau 综合征多了一条 13 号染色体。易位型 Down 综合征应与由于结构异常所导致的各种染色体病加以鉴别，此时最好采用高分辨显带技术加以确诊，临床诊断时需与 Edwards 综合征和 Patau 综合征加以鉴别，详见后述。

二、Edwards 综合征

Edwards 综合征（Edwards syndrome）又称 18 三体综合征，群体发病率约为 1/3 000，男女之比约为 1∶3，女性患者多于男性患者。

（一）病因和发病机制

Edwards 综合征的发生大多因配子形成过程中 18 号染色体的不分离所致。母亲的生育年龄与 Edwards 综合征有关。如 20 岁孕妇生育 Edwards 综合征患儿的概率为 1/10 000；35 岁时，这种概率上升为 1/2 000；40 岁时又上升为 1/600。

（二）临床表现

该征的临床表现比 Down 综合征严重，主要包括特殊面容，头小而长，枕骨突出，小眼，耳位低，小下颌，唇裂或腭裂。大多胸骨短，乳头小且两乳头距离较远，部分患者有肾脏畸形，如马蹄肾、多囊肾、双输尿管、肾盂积水等。90% 患者有先天性心脏病，如室间隔缺损、房间隔缺损或动脉导管未闭。患者有特殊握拳姿势，手指屈曲，示指叠压中指，小指叠压无名指。足后跟凸出呈摇篮足。患者可有脑发育异常，如胼胝体缺陷、脑膜脊髓膜膨出、脑积水，导致严重的智力低下。此外，患者有生长发育迟缓，骨骼和肌肉发育不良，肌张力升高等。男性患者常有隐睾。嵌合型 Edwards 综合征患者的症状差别很大，从接近正常到出现严重的临床表现不等。

（三）实验室检查

1. 外周血细胞染色体检查 三体型核型为 47,XX(XY),+18；嵌合型核型为 46,XX(XY)/47,XX(XY),+18。其余核型还有四体型核型，如 48,XXY(XXX),+18 等。

2. 胎儿绒毛或羊水细胞染色体检查 胎儿绒毛取样时间为孕 7~9 周；羊水细胞取样时间为孕 15~18 周。染色体检查方法及异常核型同外周血淋巴细胞。

3. 无创性产前筛查(NIPS) 孕妇怀孕 12~24 周时抽取外周血 5~10mL，提取 DNA 后采用高通量测序技术，以筛查胎儿是否有 18 号染色体数目异常。

4. 荧光原位杂交(FISH) 用于羊水细胞染色体检查，将 18 三体探针与未经培养的羊水细胞进行荧光原位杂交和分析，以检出异常染色体。

5. 超声检查 观察胎儿的一般情况（如大小、胎位和胎儿数）及胎儿有无畸形。同时，超声检查常用于采取胎儿绒毛或羊水细胞时的定位。

（四）诊断和鉴别诊断

确诊必须做外周血、羊水或绒毛的染色体检查和核型分析。如果患者为 D 组与 E 组染色体之间的易位或 E 组与 G 组染色体之间的易位所导致的易位型 18 三体综合征，则需要对患者双亲作染色体核型分析，以便检测出携带者的来源。临床诊断时需与 Down 综合征和 Patau 综合征加以鉴别。

三、13 三体综合征

13 三体综合征(trisomy 13 syndrome)又称帕塔综合征(Patau syndrome，Patau 综合征)，是相对少见的常染色体病，群体发病率为 1/7 000~1/5 000。

（一）病因和发病机制

约 75% 的 Patau 综合征患者源于受精后染色体有丝分裂过程中的错误，25% 则是由于双亲中一方为 13 号染色体平衡易位的携带者所致。同样，Patau 综合征的发生率也与母亲的妊娠年龄呈正相关关系，孕妇年龄超过 35 岁风险增高。

（二）临床表现

Patau 综合征的存活率低，多在婴儿期夭折，平均寿命不到 100 天。主要临床表现为严重智力低下，肌张力亢进或极度低下；患者前脑发育差，无嗅脑头部、小头畸形；眼部虹膜缺失，小眼或无眼，内眦赘皮，眼距增宽，低位耳，唇、腭裂。患者还存在各种类型的先天性心脏病。四肢出现各种畸形，如多指、趾，足内翻。肤纹变化有手掌腕部 T 点高位，通贯手，指纹中弓形纹多等。

（三）实验室检查

1. 外周血细胞染色体检查 常见的核型为 47,XX(XY),+13，占 75%~80%；嵌合体 46,XX(XY)/47,XX(XY),+13 约占 10%；易位型三体约占 10%。

2. 胎儿绒毛或羊水细胞染色体检查 患儿母亲再次怀孕时应在孕早期作胎儿绒毛或羊水细胞染色体检查。

3. 分子细胞遗传学技术 应用荧光原位杂交(FISH)技术检测外周血细胞、羊水细胞或绒毛细胞中染色体的变化及间期核中染色质的变化。

4. 无创性产前筛查(NIPS) 孕妇怀孕 12~24 周时抽取外周血 5~10ml，提取 DNA 后采用高通量测序技术，以筛查胎儿是否有 13 号染色体数目异常。

（四）诊断和鉴别诊断

Patau 综合征的确诊必须作染色体检查和核型分析。临床诊断时需与 Down 综合征和 Edward 综合征加以鉴别。

四、猫叫综合征

猫叫综合征(cri du chat syndrome，cat's cry syndrome，CdCS)又称 5p- 综合征，这是由于患儿在婴幼儿期有类似猫叫样的哭声而得名。该征在活产婴儿中的发病率为 1/50 000~1/15 000，没有种族和性别差异。

（一）病因和发病机制

该征是由于生殖细胞形成过程中 5 号染色体短臂 1 区 3 带(5q13)到其末端发生断裂后远端部分丢失所致，其中引起猫叫样哭声的关键区域在 5q15.3。婴儿期猫叫样哭声与喉头部发育异常有关。分子遗传学研究发现与大脑发育相关的 Semaphorin F(*SEMAF*)和 δ-catenin(*CTNND2*)基因位于 5q15.3。此外，定位于 5p15.33 的 telomerase reverse transcriptase 端粒酶反转录酶(*hTERT*)缺失也会引起该病的部分表型。该综合征大部分患者源自新发突变，约 10%~15% 的患者其双亲之一为平衡易位携带者。

（二）临床表现

猫叫综合征患儿的特征性临床表现是婴儿期哭声似猫叫，表现为哭声尖细，音质单调，声波异常似猫叫，这种特殊的哭声随着婴儿的长大而渐渐变得不明显，因而在较大的婴儿会导致诊断的困难。头面部异常有小头，大、小脑萎缩，脑室扩张，圆形脸，眼距宽，眼裂下斜，内眦赘皮，视神经萎缩，白内障，耳位低，鼻梁扁宽等；骨骼方面有脊柱侧凸，肋骨畸形；约 10% 的患者有先天性心脏病，肌张力低下及喂养困难；还有肾畸形等；婴儿期肌张力低下，成年期肌张力亢进；所有患者都有不同程度的智力低下，以严重者居多，可有语言障碍、行为障碍等异常。

（三）实验室检查

1. 外周血细胞染色体检查 由于该征由结构畸变所致，故建议作高分辨染色体检查以明确缺失部位。患者常见的核型为 46,XX(XY),del(5)(p15.1)；其他核型还有：46,XX(XY),r(5)；46,XX/46,XY,del(5)(p13)；46,XX,del(5)(p14)等。

2. 胎儿绒毛或羊水细胞染色体检查 有出生前诊断指征的孕妇应接受绒毛或羊水细胞染色体检查，一旦发现异常应终止妊娠。

3. 分子遗传学检查 应用荧光原位杂交(FISH)技术可检测 *SEMAF*、*CTNND2* 和 *hTERT* 基因是否存在缺失。

（四）诊断和鉴别诊断

该征的确诊需要作显带染色体检查或高分辨染色体核型分析。临床诊断时该征应与 Wolf 综合征(4p- 综合征)加以鉴别，后者没有猫叫样哭声。另外，常有颅骨、颅顶发育不良，虹膜缺损，钩形鼻，男性尿道下裂等。最关键的区别在于后者的染色体缺失发生在 4 号染色体短臂，核心区域为 4p16.3。

五、特纳综合征

特纳综合征（Turner syndrome，Turner 综合征）又称性腺发育不全综合征或先天性卵巢发育不全综合征，是人类常见的性染色体病之一，在活产女婴中的发病率约为 1/2 500。

（一）病因和发病机制

Turner 综合征是由于减数分裂过程中性染色体的不分离所致。性染色体不分离导致两种结果，一是受精卵中 X 染色体为三体性（XXX）；二是性染色体为单体性（XO）。所缺失的 X 染色体可以来自母亲的卵细胞，也可以来自父亲的精子。另外，约 25% 的 Turner 综合征形成于卵裂期的染色体不分离，可导致嵌合体的发生。约 20% 由于 X 染色体断裂后的错误重接所致，可形成多种结构异常，如环形 X 染色体、等臂 X 染色体、部分缺失的 X 染色体等。统计显示，90% 以上的 45，XO 胎儿流产。根据莱昂假说（Lyonization），正常女性的两条 X 染色体中只有一条有活性，另一条会在胚胎发育早期随机失活，这样男女性之间的 X 连锁基因的剂量达到一致。然而，女性被失活的 X 染色体中有部分基因会逃避被失活的命运，继续发挥正常基因的功能。由此推测 Turner 综合征患者是由于完全或部分缺少能逃避被失活的基因而致病。分子遗传学研究发现 X 染色体上的短身材同源盒基因（short stature homeobox，SHOX）与患者的身材矮小、骨骼异常、高腭弓、肘外翻等表型相关。其他候选基因仍在研究中。

（二）临床表现

Turner 综合征患者出生时常表现为足背淋巴水肿，但不易被关注。典型的临床表现出现在青春发育期后。主要表现为身材矮小，成人身高一般不超过 140cm，原发闭经和乳腺不发育等。妇科检查发现卵巢呈条索状，子宫小如蚕豆，外生殖器发育不良，成年后仍保持幼稚状态。其他异常表现有颈蹼、后发际低，盾状胸、乳头间距宽、皮肤多发黑痣、肘外翻畸形，阴毛、腋毛缺如。部分患者并发心、肾、骨骼等先天畸形。另外，糖尿病、缺血性心脏病、脑卒中、高血压等的发生率也比正常群体高。多数患者存在轻度智力低下，某些患者可能存在学习障碍，尤以空间知觉、协调能力和数理分析能力为甚。多数患者无生育能力，只有少数嵌合体患者具有一定的生育能力。

（三）实验室检查

1. 性染色质检查　口腔黏膜细胞 X 染色质检查显示 X 小体阴性，提示为 Turner 综合征。确诊需作染色体检查。

2. 外周血淋巴细胞染色体检查　Turner 综合征的染色体变化较多，常见的染色体核型有：①单体型：45，XO，占 55%；②嵌合型：45，XO/46，XX，占 25%。染色体结构畸变约占 20%，包括 X 长臂等臂，核型为 46，X，i（Xq）；X 短臂等臂，核型为 46，X，i（Xp）；X 短臂缺失核型，核型为 46，X，Xp−；X 长臂缺失核型，核型为 46，X，Xq−；环状 X 染色体，核型为 46，X，r（X）。

3. 性激素检查　血浆促黄体生成素和促卵泡成熟激素增高，尿中缺乏雌激素和孕二醇，17- 酮类固醇常低下。

4. 胎儿绒毛或羊水细胞染色体检查　有出生前诊断指征的孕妇应接受绒毛或羊水细胞染色体检查。一旦发现 X 染色体异常应终止妊娠。

5. 分子遗传学检查　采用 X 染色体特异的荧光原位杂交（FISH）技术能在 24 小时内确认 X 染色体单体。

（四）诊断和鉴别诊断

对临床诊断为 Turner 综合征的患者可先进行 X 染色质检查，如 X 染色质为阴性应高度怀疑此征，必须作染色体检查。该征应与男性假两性畸形和真两性畸形加以鉴别。男性假两性畸形具有女性化表现，外生殖器类似女性，但染色体核型为 46，XY，血浆睾酮正常或偏高，具有单一的男性性腺。真两性畸形患者也具有女性化表现，外生殖器类似女性，且有不发育的卵巢和子宫，但染色体核型通常为 46，XX 或 46，XY。

六、XXY 综合征

XXY 综合征（XXY syndrome），又称克兰费尔特综合征（Klinefelter syndrome，Klinefelter 综合征）或先天性睾丸发育不全综合征。该征在男性群体中的发生率为 1/1 000~1/500，是人类最常见的性染色体病。

（一）病因和发病机制

Klinefelter 综合征的产生与亲代的生殖细胞在减数分裂或卵裂期的染色体不分离有关。来自母源的 X 染色体不分离可发生在第一次减数分裂期，也可发生在第二次减数分裂期；而来自父源的 X 染色体不分离只发生在第一次减数分裂期，因此约 60% 患者的多余 X 染色体来自母亲的生殖细胞，40% 来自父亲的生殖细胞。如果 X 染色体不分离发生在卵裂期，就可产生嵌合体。Klinefelter 综合征患者常见的染色体核型为 47，XXY，多余的一条 X 染色体会被失活，然而被失活的 X 染色体中有部分基因会逃避失活。这些基因的存在导致基因数量的失衡，从而致病。近年来，也有学者认为该病的发生与遗传印迹作用有关，即患者只表达来自父源或母源 X 染色体上的基因。此外，母亲的妊娠年龄与该征的发生呈正相关关系，这可能与高龄孕妇卵巢的老化及更易发生染色体不分离有关。

（二）临床表现

该征在儿童期一般无明显异常表现，而要到青春期后出现异常。主要临床特征为身材高大，四肢细长。外生殖器表现为阴茎短小，睾丸不发育，通常睾丸小如黄豆或出现隐睾，病理检查发现睾丸玻璃样变性。第二性征表现为无喉结，无胡须、无腋毛、阴毛稀少或缺如，而且阴毛分布呈女性化。此外，患者皮下脂肪丰富，皮肤较细嫩；部分患者有男性乳房发育，且易发生乳腺癌。患者通常不育，仅有少数嵌合体患者可有生育能力。

（三）实验室检查

1. 性染色体检查　口腔黏膜细胞 X 染色质检查显示 X 染色质为阳性，可有 1 个或 1 个以上的 X 小体，提示为 Klinefelter 综合征。确诊需作染色体检查。

2. 染色体检查　常见的染色体核型为 47，XXY 和嵌合型 46，XY/47，XXY；其他核型还有 48，XXXY；48，XXYY；

49,XXXXY 等。

3. 出生前染色体检查 有出生前诊断指征的孕妇应接受绒毛或羊水细胞染色体检查。一旦发现 X 染色体异常应终止妊娠。

4. 性激素检查 血浆睾酮值降低，17- 羟孕酮不能转化为雄烯二酮和睾酮；血浆雌二醇正常或增高，雌二醇 / 睾酮比值增高；血浆促性腺激素增高，这是血浆睾酮降低对促性腺激素负反馈作用的结果；尿中促黄体激素增高。

5. 睾丸组织活检 曲细精管萎缩，无生精上皮或生精上皮发育不良；曲细精管基底膜玻璃样变；间质纤维化；无成熟的精细胞。

6. 分子遗传学检查 采用 X 染色体特异的荧光原位杂交（FISH）技术能检测出多余的 X 染色体。

（四）诊断和鉴别诊断

对临床诊断为 Klinefelter 综合征的患者可先进行 X 染色质检查，如 X 染色质为阳性应高度怀疑此征，必须作染色体检查。该征应与先天性双侧无睾症进行鉴别，后者亦呈女性化表现，且阴茎短小，阴囊不发育。但阴囊中摸不到睾丸，经手术探查可证实双侧均无睾丸；此外，性染色质为阴性，染色体核型为 46,XY。

七、超雌综合征

超雌综合征（super X syndrome）又称（Poly X syndrome，Poly X 综合征）又称超雌综合征，是指具有一条或数条额外 X 染色体的女性。在活产女婴中的发病率约为 1/1 000。

（一）病因和发病机制

Poly X 综合征发病原因有两种：其一是由于配子形成过程中 X 染色体不分离，导致配子中有一额外的 X 染色体，这样的配子与正常的配子受精后形成的女性后代，其身体内的每一个细胞都有一条额外的 X 染色体，核型为 47,XXX；另一种情况是由于受精卵在卵裂过程中部分 X 染色体发生不分离，导致嵌合体个体的出现，核型为 46,XX/47,XXX。

（二）临床表现

大部分 Poly X 综合征患者与正常女性相似，只有少数患者出现乳房发育不良，卵巢功能异常，月经失调或闭经。大部分患者性征发育正常，且有正常的生育能力，仅少数患者出现卵巢过早衰竭。少数患者身材较高，可有轻度智力低下和学习障碍，尤其是语言能力发育较慢，可能出现精神异常，如妄想、合作能力差等。

除常见的 47,XXX 核型外，尚有 48,XXXX、49,XXXXX 等核型的患者。患者的临床表现基本相似，但随着 X 染色体数目的增加，症状将越来越严重，可有严重的智力低下和伴有其他畸形，如眼距宽、内眦赘皮、下颌前突、多发性骨骼畸形等。

（三）实验室检查

1. 口腔黏膜 X 染色质检查 根据 X 染色质数 =X 染色体数 -1 的计算公式，核型为 47,XXX 的患者可检出 2 个 X 染色质；核型为 48,XXXX 的患者可检出 3 个 X 染色质；核型为 49,XXXXX 的患者可检出 4 个 X 染色质。

2. 外周血细胞染色体检查 多数患者核型为 47,XXX，嵌合体患者核型为 46,XX/47,XXX。

3. 绒毛或羊水细胞染色体检查 羊水细胞需要进行传代培养才能进行染色体核型分析，绒毛细胞只需要短暂的细胞培养就可进行染色体核型分析。

（四）诊断和鉴别诊断

确诊 Poly X 综合征需要进行染色体检查。如为嵌合体尚需进行皮肤成纤维细胞染色体检查。

八、超雄综合征

超雄综合征（super Y syndrome）又称 Poly Y 综合征（Poly Y syndrome），只累及男性。该征在活产男婴中的发病率约为 1/1 000。

（一）病因和发病机制

Poly Y 综合征的产生原因可能有两种：一是由于精子形成过程中 Y 染色体的不分离，导致精子中有一额外的 Y 染色体，这样的精子与正常的卵子受精后形成的男性后代会多一条额外的 Y 染色体，核型为 47,XYY；二是由于卵裂过程中发生部分 Y 染色体不分离，导致嵌合体的出现，核型为 46,XY/47,XYY。

（二）临床表现

典型的临床特征为身材高大、智力正常或低下，部分患者可有学习障碍。该征患者通常具有攻击性，有暴力倾向。但性功能正常，绝大多数患者具有生育能力。Poly Y 综合征患者在产生精子时，Y 染色体之一是失活的，因此其后代染色体异常的发生率并不高。

多数 Poly Y 综合征患者智力正常，但与其兄弟姐妹相比略低，约 50% 的患者有学习障碍，尤其是语言和阅读能力较差。

（三）实验室检查

Y 染色质检查发现患者的间期细胞中含有 2 个或 2 个以上 Y 小体。染色体核型分析证实该类男性患者多了一条或数条额外的 Y 染色体，如 47,XYY。嵌合体患者的核型通常为 46,XY/47,XYY。

（四）诊断与鉴别诊断

确诊 Poly Y 综合征需要进行染色体检查。如为嵌合体最好附加皮肤成纤维细胞染色体的检查，以明确诊断。

九、脆性 X 综合征

脆性 X 综合征（fragile X syndrome，FraX）（MIM 309550）是人类最常见的遗传性智力低下之一，发病率仅次于 Down 综合征。在男性群体中的发生率约为 1/2 000~1/1 000，男女患者的比率约为 2∶1。通常男性患者的症状重于女性患者。

（一）病因和发病机制

脆性 X 综合征的致病基因为 Fragile X mental retardation（*FMR-1*），该基因位于 Xq27.3，所编码的 FMRP 蛋白与大脑发育有关。约 95% 以上的脆性 X 综合征患者由 *FMR-1* 基因 5′ 端非翻译区的三核苷酸（CGG）重复次数过多所致，只有不到 5% 的患者由 *FMR-1* 基因的点突变或缺失所致。一般而言，CGG 重复的次数在从亲代向子代传递过程中表现为一种不稳定的遗传，CGG 的大量扩增可导致邻近 *FMR-1* 基因的 CpG 岛甲基化，从而抑制该基因的转录和表达。正常人的 CGG 重复次数为 6~40 次之间，平均为 30 次；中间状态的携带者其重复次数为 41~60 次，前突变（pre-mutation）携带者的重复次数为 61~200 次，患者的 CGG 重复次数超过 200 次，为全突变（full mutation），导致 FMRP 蛋白缺乏，表现出脆性 X 综合征症状。近年的研究发现 FMRP 蛋白是一种 RNA 结合蛋白，具有负性调控蛋白合成的功能。正常情况下，FMRP 蛋白通过激活促代谢型谷氨酸受体 1（group 1 metabotropic glutamate receptors，Gp1 mGluRs）合成相应的蛋白质。患者因为 FMRP 蛋白的缺乏导致其下游 mGluR1/5 蛋白合成过量，从而致病，这就是"脆性 X 综合征 mGluR 学说"。

正常女性中前突变携带者的频率为 1/600~1/100，正常男性中前突变携带者的频率约为 1/800。一般情况下，前突变携带者没有典型的脆性 X 综合征的表现，或仅有轻微的智力障碍或行为异常。前突变可在家族内连续传递多代，但在传递的过程中会发生扩增，因此这种前突变携带者的后代发病风险很高，一旦 CGG 重复次数超过 200 次，就会成为全突变而患病。

（二）临床表现

该征在不同年龄和性别患者会有不同的表现，青春期前一般临床表现不典型，青春期患者主要临床特征包括智力障碍、大睾丸、特殊面容、大耳郭、语言障碍和行为异常等。

1. 智力障碍　除少数智力正常的男性携带者外，男性患者大多数表现为中度至重度智力障碍。患者不仅在抽象思维和推理能力方面有明显缺陷，而且概念形成和完成任务的能力也明显低下。女性携带者的表现比较复杂，部分患者表现为长脸及唇厚，智力低下，语言表达能力较差。

2. 巨睾症　男性患者有巨大睾丸和性腺功能低下的表现。睾丸大小可采用卡尺测量法进行。测量时用卡尺分别测量睾丸的长径、宽径、厚径，然后按公式计算。睾丸体积（cm^3）= 长径（cm）× 宽径（cm）× 厚径（cm）× π/6。患者睾丸体积大于同龄最高均值。

3. 特殊面容　面部狭长，前额突出，大嘴唇厚，单耳轮，大耳郭，高腭弓，下颌前突。

4. 语言障碍　患者存在发音缺陷，还出现语言障碍，吐字不清，受刺激后易吼叫等。

5. 行为异常　患者的行为异常可分为两种类型：一类表现为胆怯、忧虑、性情孤僻，但有一定的简单技能；另一类表现为好动，情绪易激动，狂躁，还有破坏行为，常撕破衣物、打碎东西或有突如其来的攻击行为。有的患者对亲人或不相识的人进行突然袭击，导致致命伤害。

6. 神经系统异常　可有四肢运动困难，轮替运动差，伴有笨拙的不随意运动、关节强直以及全身反射亢进等。

（三）实验室检查

1. 细胞遗传学检测　应用缺乏叶酸的培养基进行外周血淋巴细胞染色体分析，在 G 带或 R 带标本上确认 Fra（X）染色体和计数 Fra（X）阳性频率，>2% 即为阳性或 Fra（X）高表达；细胞遗传学检查可以对有明显临床表现，又有 Fra（X）高表达的患者作出诊断，但对 Fra（X）低表达的患者及携带者的诊断有明显的假阳性和假阴性，该法单独用于脆性 X 综合征的诊断易造成误诊和漏诊。

2. 分子遗传学检测　通过 PCR 扩增直接检测 FMR-1 基因 5′端（CGG）n 重复序列，可以检测正常及低重复拷贝的前突变等位基因，但不能检出高重复拷贝前突变及全突变等位基因。

通过 RT-PCR 扩增出 FMR-1 基因 cDNA 的产物，能区分男性嵌合体患者、女性患者、前突变携带者和正常人，但男性全突变患者没有扩增产物。

明确甲基化的状态对于区分临界前突变和全突变十分重要。最有效的检测方法为 DNA 印迹法，可以明确全突变男性及女性患者的甲基化水平。

应用 PCR 技术直接扩增 FMR-1 基因 CGG 重复序列，并联合 RT-PCR 技术扩增 FMR-1 基因 cDNA 序列，可用于脆性 X 综合征的筛查，大部分患者及携带者的诊断及产前诊断，该法简便、快速、价廉，但对于 PCR 扩增只有一条等位基因片段的正常女性及女性患者，应该进一步作 DNA 印迹分析。

3. 携带者检出　若孕妇为携带者，则应采取孕早期绒毛、孕中期羊水细胞或胎儿脐血进行细胞培养或基因产前诊断。

（四）诊断和鉴别诊断

脆性 X 综合征的诊断可采用细胞水平的染色体检查法和分子水平的 CGG 序列测序法。检出携带者是防治该综合征的重要环节，进行产前诊断是防止患儿出生的重要预防手段。此外，该征需要与 Down 综合征进行鉴别诊断，后者核型为 46，XX（XY），+21，而且 X 染色体长臂不存在脆性位点。

十、染色体不稳定综合征

染色体不稳定综合征（chromosome instability syndrome）是指一些疾病或综合征因其 DNA 修复缺陷而致染色体不稳定，易发生断裂或重排，在此基础上易患白血病或其他恶性肿瘤。属于该综合征的疾病包括 Bloom 综合征、Fanconi 贫血和共济失调 - 毛细血管扩张症（ataxia-telangiectasis）。下面以 Bloom 综合征为例介绍该病的检验诊断。

（一）病因和发病机制

Bloom 综合征（MIM 210900）是一种常染色体隐性遗传病，其细胞遗传学改变主要表现为染色体不稳定或基因不稳定，致病基因为 *BLM*。具体表现有：①体外培养的 Bloom 综合征细胞株的染色体易发生断裂并易形成结构畸变，体内 Bloom 综合征细胞（如颊黏膜细胞）在分裂间期常在细胞内出现多个微核结构；② Bloom 综合征细胞的染色体断裂易发生在染色体的同源序列之间，从而出现频发的姐妹染色单体互换（SCE）现象；③不仅在编码序列之间，而且在非编码序列之间也同样存在 Bloom 综合征细胞的染色体断裂性突变；④培养的 Bloom 综合征细胞的染色体中常见四射体结构，尤其常见于短期培养的患者淋巴细胞中，但在正常人的细胞中却罕见。

（二）临床表现

Bloom 综合征患者的主要表现有身材矮小，面部红斑（呈蝴蝶状，因毛细血管扩张所致）、慢性感染、免疫功能缺陷。患者多在 30 岁前发生各种白血病和其他恶性肿瘤（如子宫颈癌和胃肠道癌等）。

（三）实验室检查

1. 外周血细胞培养及 SCE 分析 Bloom 综合征患者姐妹染色单体互换（SCE）率比正常人高 10 倍，这是细胞遗传学诊断依据。

2. 分子遗传学诊断 PCR-SSCP 筛选导致 Bloom 综合征的 *BLM* 基因，发现异常条带后作 *BLM* 基因的序列分析，以检出基因突变。

（四）诊断和鉴别诊断

细胞遗传学需要作 SCE 检查，如患者的 SCE 发生率高于正常人 10 倍提示为 Bloom 综合征。确诊需要通过测序分析检出 *BLM* 的突变序列。该征需与 Fanconi 贫血（Fanconi anemia，FA）（MIM 227650）和共济失调 - 毛细血管扩张征（ataxia-telangiectasis）（MIM 208900）作鉴别。他们的共同表现为染色体不稳定，而且均为 AR 遗传病，都有不同程度的免疫功能缺陷。但 Fanconi 贫血的主要特征是全血细胞减少，还表现为脊柱畸形、脑损害及心脏和胃肠道病变，致病基因至少有 11 种，包括 *FANCA* 到 *FANCM*。共济失调 - 毛细血管扩张征早期表现为行走不稳、笨拙和说话含糊。幼儿期表现为进行性运动障碍和免疫球蛋白生成障碍等缺陷，致病基因为 *ATM*。

第五节 两性畸形检验诊断

两性畸形（hermaphroditism）包括真两性畸形和假两性畸形 2 种类型。

一、真两性畸形

真两性畸形（true hermaphroditism）是指同一个体同时具有卵巢和睾丸两种性腺组织，而外生殖器形态常介于男女两性之间。

（一）病因和发病机制

真两性畸形的发生主要与胚胎发育期的性腺发育异常有关。异常性腺包括一侧为单独的卵巢，另一侧为单独的睾丸；也可以是卵巢与睾丸同在一个性腺内，形成卵睾丸。按照 Himmans 分类法，性腺可分为：①双侧型，两侧均为卵睾丸，约占 20%；②单侧型，卵睾丸位于一侧，另一侧为正常的卵巢或睾丸，约占 40%；③分侧型，一侧性腺为卵巢而另一侧为睾丸，约占 40%。

（二）临床表现

患者外生殖器的发育与同侧性腺有关，若性腺为卵睾丸，无睾丸一侧可发育出输卵管和单角子宫，而没有男性生殖器官，或只有退化的男性生殖器。而有睾丸的一侧可能有附睾、输精管和精囊，而没有子宫、输卵管。外生殖器表现为男性型、女性型或性别不明型。

由于患者体内同时有卵巢和睾丸两种性腺，均有内分泌功能，体内同时有雌激素和雄激素，但常以其中一种激素占优势。外生殖器多为性别特征不明的表型，既可能表现为女性，也可能表现为男性，而第二性征的发育往往根据占优势的激素而定。如体内雌激素占优势，第二性征就倾向于女性；如雄激素占优势，第二性征就倾向于男性。患者外阴的尿道上方常有一较小的阴茎，下方又有两片分开的大阴唇，在两片大阴唇之间有一小的开口，似乎是阴道口，而实际上是尿道口。该病患者如果作为男性，主要表现为不长胡须，阴茎可以勃起，有时会遗精，同时乳房丰满。如果作为女性，阴道浅而小，子宫很小，因此没有生育能力。

（三）实验室检查

染色体检查可确定患者的遗传性别。50% 的患者核型为 46，XX；20% 为 46，XY/45，XO；30% 为 46，XX/46，XY 或其他嵌合类型。患者的性激素水平与性腺的构成相一致。

（四）诊断和鉴别诊断

该病根据患者的临床表现、病理检查以及染色体检查结果可加以确诊。该病应与各种性别不明的疾病（如假两性畸形）加以鉴别。男性假两性畸形的患者外表女性化，但性腺为睾丸（常为隐睾），性染色体为 XY。女性假两性畸形的患者外表男性化，但性腺为卵巢，性染色体为 XX。

二、男性假两性畸形

（一）病因和发病机制

男性假两性畸形主要有睾丸女性化综合征（testicular feminization syndrome）（MIM 300068），患者的核型为 46，XY，而外生殖器性别不明或为女性型。该病是由于雄激素缺乏（睾酮合成障碍）或雄激素受体异常（如雄激素不敏感综合征）所致。

（二）临床表现

男性假两性畸形患者的社会性别为女性，乳房发育良好，阴毛和腋毛缺乏或稀少，外生殖器呈女性，大小阴唇发育幼稚，阴蒂不大，可有较短的盲端阴道，没有月经周期，没有子宫和宫颈；腹部、腹股沟或大阴唇内有睾丸，腹股沟疝的发生率很高，往往有阳性家族史，即姨（姑）妈和祖姨（姑）妈有类似症状。

（三）实验室检查

当疑为男性假两性畸形时，需作染色体检查以明确性染色体的组成。此症的染色体核型为 46，XY。如果雄激素水平高于正常男性者，可判断为雄激素不敏感综合征。为进一步确诊，可进行雄激素受体基因的检测。

（四）诊断和鉴别诊断

根据患者含有隐睾（腹腔内或腹股沟内）的表现及染色体检查结果可确诊该病。该病应与各种真两性畸形加以鉴别。后者含有两种不同的性腺，且性染色体不确定。

三、女性假两性畸形

女性假两性畸形有多种类型，但较常见的为先天性肾上腺增生症（congenital adrenal hyperplasia，CAH）（MIM 201910），呈常染色体隐性遗传，发病率为 1/25 000~1/20 000。

（一）病因和发病机制

女性假两性畸形往往因肾上腺皮质中类固醇生物合成的酶缺陷，引起皮质固醇合成障碍，导致雄性激素合成过多，女孩出现男性化或其他代谢紊乱。因缺乏皮质醇的负反馈，促肾上腺皮质激素分泌增加，致使肾上腺皮质增生肥大。增生的后果虽能增加皮质醇的合成，但亦加剧雄性激素或醛固酮的合成紊乱。通常不同的酶缺陷可导致相关代谢路径的代谢紊乱，并出现相应的临床表现。其中因 21- 羟化酶（21-hydroxylase，CYP21）缺乏或不足可导致明显的男性化，常在出生时即有外生殖器畸形，阴蒂增大甚至类似小阴茎，大阴唇融合而类似男孩的阴囊。尿道似男性尿道下裂，甚至尿道和阴道有一共同开口，即泌尿生殖窦开口。子宫、输卵管、阴道均呈幼稚型。性腺为卵巢，幼儿期结构尚正常，青春期时卵巢中出现较多的始基滤泡，伴稀疏的间质，以后滤泡减少甚至消失，亦有于年长后呈囊性，类似于多囊卵巢综合征。分子遗传学研究发现定位于 6p21.3 的 21- 羟化酶基因由 2 个高度同源的基因构成，其中有活性的基因为 *CYP21A2*（*CYP21B*），无活性的假基因为 *CYP21A1P*（*CYP21A*，*CYP21P*）。约 90% 的患者是由于有活性的 *CYP21A2* 基因与无活性的 *CYP21A1P* 基因发生重组所致。当发生突变的 *CYP21A1P* 基因序列转移到有活性的 *CYP21A2* 基因后，后者不能编码正常的 21- 羟化酶，从而致病。

（二）临床表现

女性假两性畸形的社会性别为男性，主要表现为多毛、痤疮、声调低沉。生殖器显示患者阴蒂肥大类似阴茎，有的因阴唇融合类似阴囊。此外，患者青春期无月经来潮，乳房不发育，无女性第二性征。睾丸决定基因（*SRY*）阳性的女性假两性畸形患者有正常男性的表型，包括身体、生殖器和睾丸，预后良好，智力正常，生存期正常，但均不能生育。值得注意的是，母体在妊娠早期服用雄激素也会引起女性假两性畸形。

（三）实验室检查

1. 细胞遗传学检测　染色体核型为 46，XX。

2. 性激素检测　血清雄激素水平增高，为先天性肾上腺皮质增生所致。

3. *CYP21A2* 和 *CYP21A1P* 基因的检测　测序分析 *CYP21A2* 基因与 *CYP21A1P* 基因有无突变，有助于基因诊断。

4. SRY 基因的检测　某些女性假两性畸形患者睾丸组织中的 *SRY* 基因检测为阳性，而外周血中 *SRY* 基因检测为阴性，这样的患者可能为嵌合体。

（四）诊断和鉴别诊断

根据患者的临床表现及染色体检查结果可确诊该病。该病应与各种真两性畸形加以鉴别。后者含有两种不同的性腺，性染色体可以为 XX、XY 或 XX/XY。

四、性逆转综合征

性逆转综合征（sex reversal syndrome）（MIM 400044），因患者的核型与表型相反，故也称性反转综合征，包括 46，XX 男性和 46，XY 女性两种。群体发病率约 1/20 000。

（一）病因和发病机制

性逆转综合征 46，XY 女性或 46，XX 男性的病因主要有三种：①患者体内存在 XX/XY 嵌合体，但未能检出。原因是目前对染色体检查一般采用的是血液，个别情况用骨髓，很少用皮肤组织。因此，对存在于内、外、中胚层的嵌合体一般难以检出；②一般实验室检查采用光学显微镜，有的易位未能识别，如 Yp 与 Xp 之间的易位、Y 染色体与常染色体之间的易位；③参与性别决定的其他基因突变的结果。

（二）临床表现

46，XX 男性临床症状似 XXY 综合征。睾丸发育不良，隐睾，阴囊发育不良，阴茎有尿道下裂；精子少或无精子；可有喉结、胡须；腋毛稀疏，阴毛呈女性分布。46，XY 女性，身材较高，卵巢为条索状性腺；无子宫，阴道止于盲端；原发性闭经；青春期后外阴仍呈幼稚型；无阴毛、腋毛；乳腺未发育。

（三）实验室检查

1. 细胞遗传学检测　男性性逆转的核型为 46，XX，而女性性逆转的核型为 46，XY。

2. 基因诊断　采用 PCR 法检测 *SRY* 基因，可诊断 46，XX 男性患者。

3. 荧光原位杂交　用 *SRY* 基因探针进行荧光原位杂交，可定位易位染色体发生断裂的部位。

（四）诊断和鉴别诊断

患者的临床表现加上染色体检查和基因检测的结果可以对性逆转综合征作出明确诊断。性逆转综合征中的 46，XX 男性患者的临床症状应与 47，XXY 综合征相似，需通过染色体检查加以鉴别。

第六节　单基因病检验诊断

按受累蛋白质的不同可将单基因遗传病分为血红蛋白病、血浆蛋白病、酶蛋白病、受体蛋白病、膜转运载体蛋白病和结构蛋白病等。

一、血红蛋白病之镰状细胞贫血

人的血红蛋白分子由两条 α 链和两条非 α 链组成，其中

控制 α 链产生的基因主要为 α1 和 α2 基因，控制非 α 链产生的基因主要为 γ 和 β。当这些基因由于单个碱基置换导致错义突变、无义突变及终止密码突变，或由于个别碱基的插入或缺失导致移码突变及密码子的增减，以及由于两种非同源基因的部分片段拼接导致融合基因的产生均可造成血红蛋白的溶解度降低、或对氧的亲和力增减、或形成不能带氧的高铁血红蛋白等，最终产生血红蛋白病。临床上常见的异常血红蛋白病有镰状细胞贫血、Hb M 遗传性高铁血红蛋白血症和 Hb Bristol 不稳定血红蛋白病等。常见的珠蛋白生成障碍性贫血有 α- 地中海贫血和 β- 地中海贫血。下面以镰状细胞贫血为例说明血红蛋白病的检验诊断。

（一）病因和发病机制

镰状细胞贫血（sickle cell anemia）（MIM 603903）是一种常染色体隐性遗传病，该病也是世界上第一个报道的分子病。镰状细胞贫血主要见于非洲黑人群体。该病杂合子携带者占非洲黑人的 20%，美国黑人的 8%，此外也见于中东、希腊、印第安人及与上述民族长期通婚的人群。杂合子之间通婚，其子女有 1/4 机会患镰状细胞贫血。分子遗传学研究发现该病是由于 β 肽链第 6 位的谷氨酸被缬氨酸取代，产生 Hb S 所致。

（二）临床表现

镰状细胞贫血患者一般在出生半年后出现临床症状和体征。由于幼年发病，可导致患者出现生长发育障碍，易发生感染，有贫血、黄疸和肝、脾肿大等表现。心、肺功能常受损，可发生充血性心力衰竭。肾脏受累可表现为等渗尿、血尿、多尿，部分患者发展为肾病综合征、肾衰竭。骨质疏松可导致脊柱变形呈双凹形或鱼嘴形，也可导致股骨头无菌性坏死。眼部症状由视网膜梗死、眼底出血、视网膜脱离等病变引起。神经系统表现有脑血栓形成、蛛网膜下腔出血。下肢皮肤慢性溃疡是常见的体征。

严重的镰状细胞贫血患者可出现多种危象，包括：①梗死型危象：系最常见的一种危象，是由于镰变的僵硬红细胞阻塞小血管。轻者可导致组织缺氧，重者可导致组织坏死；②再生障碍型危象：贫血突然加重，网织红细胞显著减少甚或消失，骨髓增生低下；③巨幼细胞型危象：妊娠患者易发生此型危象，叶酸缺乏是主要原因。严重贫血伴有巨幼细胞性贫血是本型的主要临床特征；④脾滞留型危象：此型危象多见于儿童患者，也可见于脾肿大的成年患者。主要临床表现是血红蛋白浓度的陡然下降，它也成为幼年患儿的致死原因。

（三）实验室检查

1. 外周血检测 血红蛋白为 50~100g/L，危象时进一步降低。网织红细胞计数常在 10% 以上。红细胞大小不均，多染性、嗜碱性点彩细胞增多，可见有核红细胞、靶形红细胞、异形红细胞、Howell-Jolly 小体。镰状红细胞并不多见，若发现则有助于诊断。通常采用“镰变试验”检查有无镰状细胞。红细胞渗透脆性显著降低。白细胞和血小板计数一般正常。

2. 骨髓象 示红系显著增生，但在再生障碍危象时增生低下，在巨幼细胞危象时有巨幼细胞变。

3. 血清胆红素 有轻中度增高，溶血危象时显著增高。本病出现的溶血虽以血管外溶血为主，但也存在着血管内溶血的可能性。

4. 血浆结合珠蛋白 可降低，而血浆游离血红蛋白可增高。

5. 红细胞半衰期测定 显示红细胞生存时间明显缩短至 5~15 天（正常为 28 天 ± 5 天）。

6. 血红蛋白电泳 显示 HbS 占 80% 以上，HbF 增多至 2%~15%，HbA_2 正常，而 HbA 缺如。

7. 基因诊断 基因诊断是确诊镰状细胞贫血的必选方法。可采用 PCR- 直接测序法检出基因突变。

（四）诊断和鉴别诊断

根据种族和家族史、镰变试验阳性、血红蛋白电泳显示主要成分为 HbS，再结合临床表现，即可明确诊断。该病应与 Hb M 遗传性高铁血红蛋白血症、α- 地中海贫血和 β- 地中海贫血等加以鉴别。Hb M 遗传性高铁血红蛋白血症的基因突变主要为 α 链 58 位的组氨酸被酪氨酸替代所致，临床上有组织缺氧但无贫血的表现。α- 地中海贫血和 β- 地中海贫血主要是因为珠蛋白肽链合成不足或不能合成所致，一般并不形成异常血红蛋白。

二、血浆蛋白病之血友病

血浆蛋白是血浆中最主要的固体成分，目前已发现 200 余种。采用功能分类法可将血浆蛋白分为 8 类：包括凝血系统蛋白质、纤溶系统蛋白质、补体系统蛋白质、免疫球蛋白、脂蛋白、血浆蛋白酶抑制剂、载体蛋白以及未知功能的血浆蛋白质。血浆蛋白的结构改变均可导致血浆蛋白病的发生。下面以血友病为例说明血浆蛋白病的检验诊断。

（一）病因和发病机制

血友病（hemophilia）是一种遗传性凝血功能障碍的出血性疾病，遗传方式为 X 伴性隐性遗传病。血友病分为 A 和 B 两种类型，以血友病 A 为多见。临床上，血友病 A 和 B 分别因凝血系统蛋白质中控制抗血友病球蛋白（AHG）（也称Ⅷ因子）和血浆凝血活酶成分（PTC）（也称Ⅸ因子）的基因突变（包括核苷酸取代、缺失、插入和移码）所致。后来又发现了一种 vWF 因子（von Willebrand factor）缺乏的血管性假血友病。

（二）临床表现

血友病 A（MIM 306700）和血友病 B（MIM 306900）具有类似的临床表现，主要表现为出血，其特点是：出血部位广泛且严重，可涉及皮肤、黏膜、肌肉或器官内，且不易止血，出血常持续数小时甚至数周；常有自发性关节积血，并反复发生而引起血友病性关节炎。

1. 皮肤黏膜出血 由于皮下组织、齿龈、舌、口腔黏膜等部位易于受伤，故为出血多发部位。幼儿多见于额部碰撞后的出血 / 血肿，而皮肤、黏膜出血并非本病的特点。

2. 关节积血 这是血友病 A 患者常见的临床表现，常发生在创伤、行走过久及运动之后引起滑膜出血，多见于膝关节，其次为踝、髋、肘、肩、腕关节等处。

3. 肌肉出血和血肿 肌肉出血常发生在重型血友病 A 患者，往往在创伤或肌肉活动过久后发生，多见于用力的肌群。

4. 血尿 重型血友病 A 患者可出现镜下血尿或肉眼血

尿，多无疼痛感，亦无外伤史。但若有输尿管血块形成则有肾绞痛的症状。

5. 假肿瘤 也称血友病性血囊肿，可以发生在任何部位，但多见于大腿、骨盆、小腿、足部、手臂与手，有时也发生于眼部。

6. 创伤或外科手术后出血 各种不同程度的创伤小手术都可以引起持久而缓慢的渗血或出血。

7. 其他部位的出血 消化道出血可表现为呕血黑便、血便或腹痛，多数患者存在原发病灶如胃十二指肠溃疡；咯血多与肺结核、支气管扩张等原发病灶有关；鼻出血、舌下血肿通常是血友病A患者口腔内损伤所致；舌下血肿可致舌移位，若血肿向颈部发展，常致呼吸困难；颅内出血常是血友病患者的死因。

（三）实验室检查

1. 止凝血检查 ①常规检查方法：出血时间、血小板计数、血块收缩时间、凝血酶原时间均正常。②筛选试验：凝血时间（CT）、活化部分凝血酶原时间（APTT）、硅化凝血时间（S-CT）、活化凝血时间（ACT）和复钙时间（RT）可延长。③纠正试验：可显示凝血酶原消耗试验（PCT）、简易凝血活酶生成试验（STGT）和Bigg凝血活酶生成试验（B-TGT）延长，延长的APTT、STGT、B-TGT若被正常吸附血浆纠正而不被正常血清纠正，则可诊断为血友病A；延长的APTT、STGT、B-TGT若被正常血清纠正，而不被吸附血浆纠正，则可诊断为血友病B。④F Ⅷ:C/Ⅸ:C测定：是目前诊断血友病的常用方法。根据F Ⅷ:C/Ⅸ:C的水平，可将血友病分为重型（<2%）、中型（2%~5%）、轻型（5%~25%）、亚临床型（25%~45%）。⑤排除试验：由于血管性血友病（vWD）伴有F Ⅷ:C的减低，故在诊断血友病A时，检测出血时间延长和血管性血友病因子抗原（vWF:Ag）减低，可排除血友病A。

2. 基因诊断 血友病A常见的基因突变包括：①*F Ⅷ*基因内含子22倒位：采用Southern印迹法发现中国人群由于*F Ⅷ*基因内含子22倒位所导致的血友病A约占1/3；②点突变：迄今检测到的点突变以无义突变和错义突变为主，主要位于外显子8、11、14、18、23、24和26；③基因缺失：根据缺失部位的不同可产生无活性的蛋白或活性低下的蛋白，但*F Ⅷ*基因缺失几乎均导致重型血友病A。血友病B基因缺陷的种类包括：①*F Ⅸ*基因点突变：其中错义突变占68%，无义突变占14%；②*F Ⅸ*基因缺失：包括全部缺失、部分缺失和小缺失，缺失范围为1bp至整个基因，但以小缺失为主；③*F Ⅸ*基因插入：插入片段如非3的倍数可造成移码突变。

（四）诊断和鉴别诊断

血友病A和血友病B的诊断依赖患者临床表现、止凝血实验结果以及基因突变检测结果。血友病A需与血管性血友病相鉴别。如发现出血时间延长和血管性血友病因子抗原（vWF:Ag）减低，可排除血友病A。

三、酶蛋白病之苯丙酮尿症

由于遗传性酶缺乏所导致的先天性代谢病称为酶蛋白病，迄今已报道有2 000余种。该类疾病不仅是单基因遗传病中的主要类型之一，也是较易开展实验室检查的一类遗传病。按受累蛋白的不同可将酶蛋白病分为氨基酸代谢病、糖代谢病、脂类代谢病、嘌呤代谢病、卟啉代谢病和尿素循环代谢病等。导致酶蛋白病发生的基因突变包括错义突变、无义突变及因碱基缺失或插入导致的移码突变或密码子改变，还包括基因片段丢失及因染色体不等交换形成的融合基因等，但不同类型代谢病中基因突变的类型常有较大差别，而且常有突变热点。下面以苯丙酮尿症（PKU）为例说明酶蛋白病的检验诊断。

（一）病因和发病机制

苯丙酮尿症（phenylketonuria，PKU）（MIM 261600）是一种常染色体隐性遗传病，其病理机制主要是由于肝脏中苯丙氨酸羟化酶（phenylalanine hydroxylase，PAH）缺乏或活性低下所致。由*PAH*基因突变所致的PKU也被称为经典型PKU，约占90%以上；此外，由于合成苯丙氨酸羟化酶的辅酶——四氢生物蝶呤（tetrahydrobiopterin，BH4）的相关酶（如二氢蝶啶还原酶）缺乏或活性低下可导致非经典型或恶性PKU。苯丙氨酸的代谢障碍可引起酪氨酸、多巴胺及5羟色胺等正常代谢产物减少，而血中苯丙氨酸的含量明显增加，并通过旁路代谢途径生成苯丙酮酸、苯乙酸及苯乳酸等衍生物，对神经系统产生毒害作用，导致神经及精神症状的出现。

（二）临床表现

患儿刚出生时可无明显的临床症状，出生3~4个月起出现呕吐、易激惹、神经发育落后等表型，未经治疗者在4~9个月间出现智力发育障碍等。

1. 神经系统 以智力发育落后为主要表现，约60%达到重型智力低下（IQ低于50%）；还可有精神行为异常，如兴奋不安、多动、攻击性行为。约1/4患者出现癫痫发作，常在出生后18个月内出现。恶性PKU患儿常见肌张力明显减低，软弱无力、抬头困难、嗜睡和难以控制的惊厥。

2. 外貌 约90%患儿在出生数月后因黑色素合成不足而出现毛发、皮肤和虹膜等的色泽变浅。约1/3患儿皮肤干燥，常有湿疹，甚至持续数年。

3. 异味 由于尿液和汗液中排出苯乙酸，故部分患儿有特殊的鼠尿臭味。

（三）实验室检查

本病为少数可治性遗传代谢病之一，应力求早期诊断与治疗，以避免患儿出现不可逆性神经损伤。目前新生儿筛查是早期发现PKU的有效手段。

1. 新生儿期筛查 新生儿喂给奶类3天后，采集其足跟末梢血一滴，吸在厚滤纸上，晾干后即可寄送至筛查实验室检查。血苯丙氨酸浓度可以采用Guthrie细菌生长抑制试验半定量测定。

2. 血苯丙氨酸和酪氨酸生化定量 凡上述筛查结果阳性者都需经过此项检查加以确诊。正常人苯丙氨酸浓度为0.06~0.18mmol/L（1~3mg/dl）。经典型PKU患者生后用乳类喂养数日后，血苯丙氨酸持续在1.22mmol/L（20mg/dl）以上，而血中酪氨酸为正常或稍低。苯丙氨酸负荷试验可供判别各型高苯丙氨酸血症。经典型PKU患者在72小时负荷期间，血中苯丙氨酸浓度持续在1.22mmol/L以上。

3. 尿蝶呤分析 应用高效液相层析法（HPLC）测定尿

液中新蝶呤和生物蝶呤的含量，可用于诊断非经典型或恶性PKU。

4. 基因诊断 该技术近年来已广泛用于PKU诊断、杂合子检出和产前诊断。目前，采用测序分析法发现欧洲人群中约2/3的*PAH*基因突变有6种类型，其中R408W（31%）、IVS12nt1 G→A（11%）、IVS10nt-11 G→A（6%）、I65T（5%）、Y414C（5%）、R261Q（4%）和F39L（2%）。亚洲人群中80%患者的*PAH*基因突变类型为R413P（25%）、R243Q（18%）、E6nt-96 A→G（14%）、IVS4nt-1 G→A（9%）、R111X（9%）和Y356X（8%）。上述结果表明*PAH*基因突变具有种族特异性。

（四）诊断和鉴别诊断

PKU的诊断依赖患者的临床表现、血中苯丙氨酸的含量、尿中生物蝶呤的含量以及基因突变检测结果。PKU智力低下的表现需与Down综合征和脆性X综合征加以鉴别。Down综合征和脆性X综合征除了有智力障碍外，还有染色体异常的表现。PKU的色素减退需与白化病加以鉴别，后者色素减退更明显，但无智力低下的表现。

四、受体蛋白病之家族性高胆固醇血症

细胞的代谢活动在相当程度上是通过细胞的受体蛋白对外界分子的反应来调节的。有调节功能的信号分子都有它们特异的受体，如胰岛素受体、成纤维生长因子受体和低密度脂蛋白受体等。一旦受体蛋白的生物合成发生缺陷都会对复杂的代谢过程产生干扰，从而导致受体蛋白病。家族性高胆固醇血症是研究遗传性受体蛋白缺陷的典型例子。

（一）病因和发病机制

家族性高胆固醇血症（familial hypercholesterolemia，FH）（MIM 143890）是一种常染色体显性遗传病，该病由于低密度脂蛋白受体（low density lipoprotein receptor，LDLR）基因突变所致。LDLR是一种细胞膜表面糖蛋白，负责识别LDL并与之结合，通过内吞作用进入细胞。当LDLR发生改变后，细胞外胆固醇不能进入细胞内，导致细胞外胆固醇水平的显著增高。由于外源胆固醇的减少导致细胞内胆固醇水平降低，从而抑制脂酰辅酶A：胆固醇脂酰转移酶（acyl CoA：cholesterol acyltransferase，ACAT）的活性，使细胞内游离胆固醇停止酯化为胆固醇酯贮存起来。同时，刺激3-羟基-3-甲基戊二酰辅酶A还原酶（3-hydroxy-3-methylglutaryl reductase）即HMG CoA还原酶的活性，促进该酶持续地在内质网上合成胆固醇，导致细胞内胆固醇水平的显著增高。最终，细胞内、外均出现高胆固醇血症。

（二）临床表现

家族性高胆固醇血症的临床表现主要因胆固醇沉积所致。如胆固醇沉积在动脉壁可导致动脉粥样硬化（atheroma），沉积冠状动脉处可导致冠状动脉粥样硬化以及心绞痛和心肌梗死；如果胆固醇沉积在皮肤和肌腱处则形成皮肤黄瘤（xanthoma）或肌腱黄瘤；如胆固醇沉积环绕角膜边缘则形成角膜弓（arcus corneae）或称老人环。该病纯合子患者较罕见，但起病更早，有的儿童时期就发病，病情症状也更严重，很少活到30岁。该病患者多为杂合子，频率为1/500，其血浆胆固醇含量一般超过正常的2倍。

（三）实验室检查

1. 血胆固醇含量测定 杂合子血浆总胆固醇达到7.8~10.4mmol/L（300~400mg/dl）；纯合子血浆总胆固醇达到15.6~31.2mmol/L（600~1 200mg/dL）

2. 基因诊断 被检测的*LDLR*基因突变包括核苷酸的置换、缺失和插入等，其中缺失型最为多见。已知突变位于18个外显子上，无明显的突变热点。

（四）诊断和鉴别诊断

家族性高胆固醇血症的诊断依据包括早发性冠心病、黄瘤和角膜弓等临床表现，还包括血中的高胆固醇水平及检测到*LDLR*基因突变。家族性高胆固醇血症需与一般的高胆固醇血症加以鉴别，后者为多基因遗传病，往往在中年以后起病，体重明显超过人，且*LDLR*基因正常。

五、膜转运载体蛋白病之肝豆状核变性

小分子量物质通过细胞膜进出细胞，有相当程度取决于各种特异性的主动转运系统，在这种主动转运系统中如发生载体蛋白的遗传性缺陷，就将导致膜转运载体蛋白病。下面以肝豆状核变性为例说明这类疾病实验诊断的要点。

（一）病因和发病机制

肝豆状核变性（hepatolenticular degeneration，HLD）（MIM 277900）是一种因铜代谢障碍所致的疾病，呈常染色体隐性遗传。该症由Wilson于1912年首次描述，故又称Wilson病。该症的群体发病率为1/100 000~1/30 000。Wilson病发病的原因在于细胞膜与铜转运有关的*ATP7A*和*ATP7B*基因缺陷导致铜不能从细胞内及时清除。研究发现，欧洲和北美洲人群在*ATP7B*基因的突变热点为H1069Q，而在东南亚人群为R778L。由于铜主要沉积在肝、肾、脑等组织导致这些组织发生变性等病理变化。铜沉积于肝脏引起肝细胞变性、坏死，发展为肝硬化；铜沉积于肾脏，使近曲小管受损而出现氨基酸尿（aminoaciduria）、蛋白尿（proteinuria）等；沉积于脑组织，引起神经系统的毒性反映；沉积于角膜，形成具有诊断意义的角膜外缘绿色环（凯-弗环，Kayser-Fleischer ring）。

（二）临床表现

Wilson病发病多在青少年期，大多在6~20岁之间。40%患者以肝损害为主，多发生在儿童，发病形式类似慢性活动性肝炎，后来发展到肝硬化，伴有蜘蛛痣、黄疸、肝脾肿大、腹水、便血等肝功能不全的症状；约有40%的患者以神经症状为主，多发生在成年患者，有发音和吞咽困难、运动失调、体态异常、僵硬、震颤，偶有癫痫发作等；约有20%患者出现精神症状，有时可被误诊为精神分裂症，也有患者兼有神经损害和肝病表现。

（三）实验室检查

1. 头颅CT检查 最常见者为脑萎缩，其余表现为豆状核低密度灶、脑干萎缩、脑室扩大、小脑萎缩、丘脑软化灶、尾状核低密度灶。头颅CT常是诊断本症有价值的指标。

2. 肝功能检查 肝功能常出现异常，如白球比例倒置，絮浊反应异常，碱性磷酸酶中度增高，凝血酶原时间延长等。如有必要可行肝脏活检，以明确诊断。

3. 肾功能检查 可检测到因近曲小管受损导致的氨基

酸尿、蛋白尿等。

4. 眼科检查　眼科裂隙灯检查发现角膜周缘出现黄绿色环（Kayser-Fleischer 环）。

5. 基因诊断　*ATP7A* 和 *ATP7B* 基因突变的类型包括错义突变、缺失、插入、无义突变和拼接区突变等。

（四）诊断和鉴别诊断

Wilson 病的诊断依据包括临床表现、实验室检查和影像学检查结果。该病的肝损表现需与慢性活动性肝炎加以鉴别，后者往往有肝炎病史，且肝炎抗原或抗体检查呈阳性。该病的肾功能异常需与肾病综合征等加以鉴别，后者根据病理学检查能明确诊断。

六、结构蛋白病之成骨不全症

结构蛋白是构成人类结缔组织和细胞间质的一类蛋白，主要由胶原、弹性蛋白和蛋白多糖组成，借助这 3 种细胞可黏合连接形成组织器官。结构蛋白不仅有维持细胞形态、机械支持和负重的功能，而且在防御、保护、营养和修复方面发挥作用。假如结构蛋白生成障碍，就会导致结缔组织和细胞间质发生异常，由此引起遗传性结构蛋白病，如各种肌营养不良症、成骨不全症等。下面以成骨不全症为例说明检验诊断要点。

（一）病因和发病机制

成骨不全症（osteogenesis imperfecta，OI）（MIM 166200）是一种常染色体显性遗传病，也被称为脆骨病。该症是一种由于间充质组织发育不全，胶原形成障碍而造成的先天性遗传病。该症的临床主要特征为骨质脆弱、蓝巩膜、耳聋、关节松弛等。分子遗传学研究表明 OI 是由于组成Ⅰ型胶原的 α1 或 α2 前胶原（Pro-α1 或 Pro-α2）链的基因（*COL1A1* 和 *COL1A2*）突变，导致Ⅰ型胶原合成障碍，结缔组织中胶原量尤其是Ⅰ型胶原含量下降。由于Ⅰ型胶原是骨骼、皮肤、巩膜及牙本质等组织的主要胶原成分，因而患者在这些部位的病变最为明显。OI 是一个具有遗传异质性的遗传病，迄今已报道的基因突变类型超过 800 种。临床上采用帕米磷酸盐（pamidronate）治疗 OI 对改善症状有一定的功效。

（二）临床表现

OI 以骨骼发育不良，骨质疏松，脆性增加及畸形，蓝色巩膜，听力丧失为特征，但临床差异很大，重症患者在宫内即出现胎儿多发骨折甚至死亡，轻者至学龄期才有症状，并可存活至成年。目前，临床上广泛采用 Sillence 的四型分类法。Ⅰ型为常染色体显性遗传，表现为轻至重度骨脆性，蓝巩膜，早期听力丧失，部分患者出现牙本质发育不全；Ⅱ型为常染色体显性遗传或散发，为极度严重的骨脆性，宫内骨折，呼吸衰竭，可导致新生儿死亡；Ⅲ型为常染色体显性或隐性遗传，中至重度骨脆性，很多病例呈现宫内发育延迟，出生后即出现骨折，临床上出现严重的骨关节畸形，婴儿期表现蓝巩膜，儿童期以后则不显著；Ⅳ型为常染色体显性遗传，巩膜颜色正常，轻中度骨脆性及畸形，部分患者出现牙本质发育不全，虽无宫内发育延迟，但发育速度慢，身材矮小。该病的具体表现为：

1. 骨脆性增加　轻微损伤即可引起骨折，严重的患者表现为自发性骨折。儿童期骨折大多为青枝型，移位少，疼痛轻，愈合快，依靠骨膜下成骨完成，因而常不被注意而造成畸形连接。长骨及肋骨为好发部位。多次骨折所造成的畸形又进一步减少了骨的长度。青春期后，骨折逐渐减少。

2. 蓝巩膜　约占 90% 以上。这是由于患者的巩膜变为半透明，可以看到其下方的脉络膜颜色的缘故。巩膜的厚度及结构并无异常，其半透明是由于胶原纤维组织的性质发生改变所致。

3. 耳聋　常到 11~40 岁出现，约占 25%，可能因耳硬化症，附着于卵圆窗的镫骨足板因骨性强直而固定所致。

4. 关节过度松弛　尤其是腕及踝关节。这是由于肌腱及韧带的胶原组织发育障碍。还可以有膝外翻，平足。有时有习惯性肩脱位及桡骨头脱位等。

5. 头面部畸形　严重的颅骨发育不良者，在出生时头颅有皮囊感。以后头颅宽阔，顶骨及枕骨突出，两颞球状膨出，额骨前突，双耳被推向下方，脸成倒三角形。有的患者伴脑积水。

6. 牙齿发育不良　牙质不能很好发育，乳齿及恒齿均可受累。牙齿呈黄色或蓝灰色，易发生龋齿及早期脱落。

7. 侏儒　这是由于患者发育时间较正常稍短，加上脊柱及下肢多发性骨折畸形愈合所致。

8. 皮肤瘢痕　瘢痕宽度增加，这也是由于胶原组织有缺陷的缘故。

（三）实验室检查

1. 生化检查　患者血钙、磷和碱性磷酸酶（alkaline phosphatase，ALP）一般正常，少数患者 ALP 也可增高，尿羟脯氨酸增高，部分伴氨基酸尿和黏多糖尿。有 2/3 的患者血清 T_4 升高。由于甲状腺素增高，白细胞氧化代谢亢进，可有血小板聚集障碍。

2. X 线表现　关节的主要表现为：①部分患者因骨软化可引起髋臼和股骨头向骨盆内凹陷；②骨干的膜内成骨发生障碍可致骨干变细，但由于软骨钙化和软骨内成骨依然正常，而使组成关节的骨端相对粗大；③部分患者骨骺内有多数钙化点；④假关节形成，这是由于多发骨折，使骨折处形成软骨痂，X 线片上看上去很像假关节形成。骨骼的主要表现为：骨干过细或骨干过粗，骨呈囊状或蜂窝样改变；长骨皮质缺损毛糙；肋骨变细、下缘不规则或弯曲粗细不一；手指呈花生样改变；牙槽板吸收；脊椎侧凸，椎体变扁，或椎体上、下径增高，也可表现为小椎体、椎弓根增长；颅骨菲薄，缝间骨存在，前后凸出，枕部下垂；四肢长骨的干骺端有多条横行致密线；干骺端近骺软骨盘处密度增高且不均匀。早发型与晚发型成骨不全的骨损害表现有所不同。早发型患者多表现为全身长骨的多发性骨折，伴骨痂形成和骨骼变形；晚发型患者有多发性骨折、长骨弯曲或股骨短而粗呈“手风琴”样改变。

3. 基因诊断　迄今已发现 800 多种Ⅰ型原胶原基因的突变类型。由于 *COL1A1* 和 *COL1A2* 基因较大，可先采用 PCR-SSCP、PCR-DGGE 或 PCR-DHPLC 等筛选方法确定突变所在的外显子，然后进行测序分析以检出基因突变。

（四）诊断和鉴别诊断

根据患者的临床特征，并结合 X 线检查，不难作出诊断。

产前诊断则依靠超声检查、放射线检查、羊水及绒毛细胞的基因分析等明确。

OI 有时要与严重的佝偻病相区别。佝偻病表现为骨骺软骨增宽、模糊、干骺端到钙化软骨区不规则，分界不清。干骺端本身呈杯状增宽。此外，其他骨骼的稀疏情况不及成骨不全患者明显。临床上尚应与软骨发育不全、先天性肌弛缓、甲状腺功能减退及甲状旁腺功能亢进等相区别，最终确诊需找到突变基因。

第七节 线粒体病检验诊断

很多人体重要的生化过程都在线粒体中进行，包括三羧酸循环、β- 氧化和部分尿素合成过程等。目前通常将线粒体疾病分为底物转换与利用缺陷、三羧酸循环系统酶活力改变、电子传递链中断和氧化磷酸化失偶联等几种类型。线粒体疾病有着一些特征性的表现：一是遗传方式复杂：由核基因突变所致的线粒体疾病符合孟德尔遗传方式，呈常染色体隐性或显性遗传；而由线粒体基因突变所致的线粒体疾病不符合孟德尔遗传规律，往往呈母系遗传；二是疾病的表现形式复杂，常涉及多个系统或器官。本节主要讨论母系遗传的线粒体基因病。

一、Leber 遗传性视神经病

（一）病因和发病机制

Leber 遗传性视神经病变（Leber hereditary optic neuropathy，LHON）（MIM 535000）是一种罕见的眼部视神经退行性病，因 Leber 医生首先报道此症而得名。线粒体 DNA 突变是 LHON 发病的分子基础。线粒体 DNA 的原发突变（如 ND4 G11778A 突变）在 LHON 发病过程中是必需的，而且只在 LHON 家族中存在。线粒体 DNA 的继发突变（如 $tRNA^{Met}$A4435G）往往与原发突变协同作用而影响 LHON 的发病。继发突变既存在于 LHON 家族，也出现在少数正常人群，但其频率低于 LHON 患者。

（二）临床表现

大多数患者在青年期发病，男性患者多于女性患者。该病的临床表现在急性期和视神经萎缩期有明显的不同。

1. 急性期 患者的早期症状为视力模糊，视力急剧下降和视物颜色改变，约半数患者双眼可同时发病。如果为单眼发病，另一只眼往往在半年内发病。眼科检查可见盲区扩大。80% 的患者视力持续下降直至只能眼前数指。

2. 视神经萎缩期 与其他原因所致的视神经萎缩非常相似，以致无法区别，视力也随着视神经的萎缩而下降，最终视力完全丧失而不再恢复。部分患者可有残留视力并停止恶化。眼底检查可见视盘苍白、凹陷、边缘不清或扩大。

（三）实验室检查

1. 眼科检查 ①视野改变：相对性中心暗点、绝对性中心暗点、周边视野缩窄、双颞侧偏盲表现。②眼电生理改变：视力 ≥ 0.1 者的图形视觉诱发电位显示 P100 波潜伏期延迟及振幅下降或无波形；视力 <0.1 者的闪光视觉诱发电位显示 P100 波潜伏期延迟及振幅下降或无波形。③光学相干断层扫描（OCT）：神经纤维层有局部病变、黄斑中心凹处视网膜神经上皮层无明显改变。④视网膜地形图（HRT）：视盘杯盘比未见改变。

2. 生化检查 主要检测线粒体复合物活力，其中复合物Ⅰ活力可见下降。

3. 分子遗传学检查 中国人群 LHON 的三个原发性线粒体突变为：ND1 G3460A、ND4 G11778A、ND6 T14484C；继发突变为：ND1 T3394C、G3635A、T3866C、ND4 G11696A、ND6 T14502C、$tRNA^{Met}$ A4435G、$tRNA^{Glu}$ A14693G、$tRNA^{Thr}$ A15951G 等。因 mtDNA 多态性的存在，故 mtDNA 继发突变不作为 LHON 临床常规检测项目。

（四）诊断和鉴别诊断

除了临床诊断外，LHON 的最终诊断有赖于线粒体基因诊断。LHON 常需要与常染色体显性视神经萎缩（ADOA）相鉴别。两者有很大的相似性，均表现为家族遗传性视力减退、视野中心暗点、色觉异常及视神经萎缩。但 LHON 为线粒体基因突变所致，呈母系遗传方式；而 ADOA 为常染色体显性遗传。两者在病程上也有显著差异，LHON 为急性或亚急性病程，偶见慢性病程；而 ADOA 多为慢性病程。LHON 早期眼底表现为视盘边界模糊和充血、周围毛细血管扩张，后期表现为苍白萎缩；而 ADOA 眼底主要表现为视盘颞侧苍白，可逐渐发展至整个视盘。LHON 为线粒体 DNA 突变（主要为 ND1 G3460A、ND4 G11778A、ND6 T14484C 的原发突变），而 ADOA 为核 DNA 突变。

二、MELAS 综合征

（一）病因和发病机制

MELAS 综合征又称线粒体脑肌病伴高乳酸血症和卒中样发作（mitochondrial myopathy，encephalopathy，lactic acidosis and stroke-like episodes，MELAS）（MIM 540000），是最常见的母系遗传的线粒体病。该病主要因线粒体基因突变（其中包括 A3243G、T3271C、A3252G）所致。

（二）临床表现

MELAS 患者通常 2~10 岁发病，发病前通常没有明显的发育迟缓，但四肢躯干短小则是常见的表现。最常见的起病症状为阵发性呕吐、癫痫发作和卒中样发作、血乳酸中毒、近心端四肢乏力和运动不耐症等。

癫痫伴随卒中样发作与短暂性失明常反复发作。卒中样发作的后遗症逐渐造成肢体活动障碍，偏瘫，视力下降，失忆等症状。上述后遗症通常在青春期之前就已出现。其他常见症状还有：肌阵挛、共济失调、昏迷、视神经萎缩、心肌病、视网膜色素变性、糖尿病和神经炎等。该病累及器官系统多，表现复杂，病情可从轻微至十分严重，也常与其他线粒体疾病的症状重叠。

（三）实验室检查

对MELAS患者需作全面体检，包括对发育迟缓的评估，听力检测，眼部检查，听力测试，神经系统检查（脑电图、脑部MRI），心血管功能评估及实验室诊断，以期尽早确诊。

1. 生化检测　血液和脑脊液的乳酸和丙酮酸浓度升高，血氨增高。在激烈运动和卒中发作后，上述物质上升尤其明显。脑脊液的蛋白质浓度也可升高。

2. 肌肉活检与酶学分析　可检测线粒体呼吸链功能，患者电子传导链中复合物Ⅰ、Ⅱ、Ⅳ功能均下降，但此项检查结果也可为正常。

3. 组织化学分析　可检测碎红肌纤维。

4. 分子遗传学检查　主要检测三个突变位点，即A3243G、T3271C和A3252G，但是阴性结果不能排除本病。mtDNA全序列检测也在逐步开展，不久将会用于临床。由于mtDNA常同时存在突变与正常共存的情况，这种情况也称mtDNA杂质，故定性检测结果如为阳性还需做定量分析。mtDNA突变纯质患者通常临床表现严重，而mtDNA突变杂质是否得病以及临床表现的严重程度取决于mtDNA突变所占所有mtDNA的比率。

（四）诊断和鉴别诊断

根据家系中母系遗传的特点以及临床及实验室诊断结果可以判断MELAS综合征，但确诊应有基因诊断结果的支持。

三、MERRF

（一）病因和发病机制

MERRF即为肌阵挛癫痫伴破碎红纤维综合征（myoclonic epilepsy with ragged red fiber，MERRF）（MIM 545000）。该病是一种罕见的线粒体基因病，临床上具有多系统受累的特征，表现为肌阵挛性癫痫的短暂发作、共济失调、肌细胞减少、轻度痴呆、耳聋、脊髓神经退化等。破碎红纤维（ragged red fiber）是指大量团块状异常线粒体聚集在肌细胞中，电子传导链中复合物Ⅱ的特异性染料能将其染成红色。

（二）临床表现

MERRF患者通常10~20岁发病。发病之前，约50%的患者发育接近正常，50%可有四肢躯干短小。几乎所有患者的首发症状为阵发性癫痫，伴有进行性神经系统障碍（如智力低下、共济失调和意向性震颤），超过90%的患者肌肉活检有碎红纤维，肌纤维紊乱、粗糙，线粒体形态异常并在骨骼肌细胞中积累，用Gomori Trichrome染色（肌肉特殊染色）显示为红色。

超过半数的患者有阳性家族史，并符合线粒体病母系遗传的特征。突变大多存在异质性，因发病阈值较高，故并非所有mtDNA突变杂质携带者都会发病。脑电图、心电图、肌电图检查常有异常发现。脑部MRI可见退行性病变，脑萎缩，基底神经节钙化。

（三）实验室检查

1. 生化检查　血浆和脑脊液中的乳酸、丙酮酸和蛋白质浓度测定。患者在运动后这些指标可有明显升高。

2. 肌肉活检　阳性破碎红纤维，琥珀酸脱氢酶活力正常，而细胞色素C氧化酶活力低下。

3. 分子遗传学检查　基因突变主要位于mtDNA基因组中赖氨酸转移RNA基因（MT-TK）。常见的突变位点为A8844G、T8356C、G8363A和G8361A，其中A8844G突变占80%，其余三个突变约为10%。mtDNA第8344位点（位于$tRNA^{Lys}$基因处）A→G的碱基置换，破坏了$tRNA^{Lys}$中与核糖体连接的TΨC环，结果影响了OXPHOS（细胞氧化磷酸化）复合体Ⅰ和复合体Ⅳ的合成，造成OXPHOS功能下降，导致患者多系统病变。如果上述4个突变为阴性，可考虑给患者作mtDNA全测序和mtDNA片段缺失突变的检测。

（四）诊断和鉴别诊断

根据患者的临床表现及实验室检查结果可以诊断该病。注意严重的MERRF患者还可能出现类似卒中样发作或进行性眼外肌麻痹，与上述的线粒体脑肌病合并乳酸血症及卒中样发作（MELAS）相似。脑部MRI检查可有类似Leigh综合征的脊髓小脑退行性病变。少数患者呈不典型的腓骨肌萎缩症（Charcot-Marie-Tooth病，CMT）的表现。

第八节　多基因病检验诊断

多基因病既受环境因素的刺激，也受多个易感基因的影响，而且还存在阈值效应，因此目前主要根据临床表现、常规的实验室检查、影像学检查及病理检查结果作出诊断。基因水平只能进行易感基因的定位，尚难作出基因诊断。由于多基因病包括大部分常见病（如糖尿病、哮喘、高血压、精神分裂症等）和先天畸形（如唇裂、腭裂和先天性心脏病等）。为避免与其他章节重复，本节主要介绍冠状动脉性心脏病、帕金森病及强直性脊柱炎的检验诊断。

一、冠状动脉性心脏病

冠状动脉性心脏病（coronary heart diseases，CHDS）（MIM 607339）是指因冠状动脉粥样硬化使血管腔阻塞、狭窄，导致心肌缺血、缺氧而引起的心脏病，它和冠状动脉功能性改变（痉挛）一起，简称冠心病，亦称为缺血性心脏病。

（一）病因和发病机制

研究表明，冠心病的病因非常复杂。多种遗传因素和环境因素是导致该病的共同因素，而高血压、高血脂、糖尿病、吸烟、高凝状态、肥胖、早发冠心病家族史等均与冠心病存在关联。当前，寻找冠心病的易感基因已成为研究热点。迄今已明确的易感基因包括定位于16pter-p13的*CHDS1*基因（MIM 607339）；定位于2q21.1-q22的*CHDS2*基因（MIM 608316）；定位于Xq23-q26的*CHDS3*基因（MIM 300464）；定位于14q32的*CHDS4*基因（MIM 608318）；定位于8p22的*CHDS9*基因（MIM 612030）；定位于3q13的*CHDS5*（MIM 608901），该基因与*KALRN*基因的SNP相关；此外，*CHDS6*与MMP3基因启动子区的多态性相关，*CHDS7*（MIM 610938）与*CD36*基因的常见单倍型相关，而*CHDS8*（MIM 611139）则与位于9p21的SNP相关。

（二）临床表现

1. 症状 胸闷、胸痛为冠心病的临床特征。胸痛（心绞痛）多位于胸骨体上段或中段之后可波及心前区，常放射至左肩、左臂内侧达无名指和小指，或至咽、颈或下颌部。疼痛常为压迫性、紧缩感。疼痛在休息或含服硝酸甘油3~5分钟渐消失。心肌梗死时疼痛程度更重，持续时间更长，休息或含服硝酸甘油不能缓解。患者常伴有烦躁、出汗、恶心、呕吐、腹泻等表现。也可出现快速性或缓慢性心律失常，面色苍白、脉搏细速等休克症状。

2. 体征 大部分心梗患者有发热，是对组织坏死的一种非特异性反应；心绞痛发作时常见心率增快、血压升高，无并发症的心梗患者大部分血压正常。心肌梗死患者心尖区第一心音减弱，除了可出现第四或第三心音奔马律和心尖部收缩期杂音外，少数患者出现心包摩擦音。左心衰竭的急性心梗患者胸部可有湿啰音，严重者有弥漫性哮鸣音。

（三）实验室检查

1. 肌酸磷酸肌酶（CK） 血清CK活力在急性心肌梗死发生后4~8小时内超过正常范围，在2~3天内恢复正常。尽管血清CK升高是检出急性心梗的敏感方法，但还存在假阳性。

2. 肌红蛋白 肌红蛋白从损伤的心肌细胞释放进入循环血液，在心梗发生后几小时即可检测。再灌注发生后，血清肌红蛋白快速上升，可作为成功再灌注及梗死范围大小的指标。

3. 心脏特异性肌钙蛋白 正常情况下心脏肌钙蛋白T和心脏肌钙蛋白I在周围循环中不存在，故只要高于参考值上限即有价值。

4. C反应蛋白（CRP） 正常情况下CRP以微量形式存在于健康人血清中。冠心病发生6~8小时后，CRP迅速升高，48~72小时达高峰，故CRP是冠心病的危险因子，是冠心病严重程度的预测指标。

5. 乳酸脱氢酶（LDH） LDH在急性心梗后24~48小时超过正常范围，3~6天达峰值，心梗后8~14天恢复正常。尽管LDH具有诊断的敏感性，但缺乏特异性。

6. 纤维蛋白D-二聚体 D-二聚体在血清中的浓度变化与机体内血栓溶解密切相关，是急性心肌梗死溶栓、冠脉是否再通的指标。

7. 心电图检查 是临床用得最多的无创伤性检查方法。心绞痛患者约半数在静息状态下无ST段和T波改变等心肌缺血表现。心肌梗死患者应用常规心电图对确定诊断，判定梗死部位和范围及所处病程阶段很有帮助。

8. 冠状动脉内超声检查 该法是早期发现冠脉狭窄及观察病变进展的可靠方法。

9. 选择性冠状动脉造影 该法不仅可观察到冠状动脉粥样硬化的部位、形态和狭窄程度，而且还可了解心室壁的运动情况，被称为诊断冠心病的“金标准”。

10. 冠心病的候选基因 曾经从参与脂蛋白代谢和调节、血压调节、能量代谢、凝血纤溶自稳、血管壁功能、免疫系统成分等诸系统中寻找冠心病的候选基因。这些基因包括凝血因子Ⅴ（*F Ⅴ*）、凝血因子Ⅶ（*F Ⅶ*）、付氧酶（*PON*）、纤溶酶原激活物抑制物-1（*PAI-1*）、血小板受体糖蛋白（*GP Ⅲa*）、血浆纤维蛋白原血管紧张素转换酶（*ACE*）、血管紧张素原（*AGT*）等，目前尚缺乏临床诊断的意义。

11. 已明确的冠心病易感基因 采用DHPLC及测序技术检出上述已明确的冠心病易感基因*CHDS1*~*CHDS9*有助于冠心病的诊断。

12. 寻找未知的冠心病易感基因 已有32篇论文报道了各自课题组应用GWAS技术取得的研究成果，已发现该病与226个基因存在关联，包括*PHACTR1*、*LIPA*、*CELSR2-PSRC1-SORT1*、*PDGFD*、*ADAMTS7*、*KIAA1462*、*PPAP2B*、*CDKN2A-CDKN2B*、*ZC3HC1*、*ZNF259*、*TCF21*、*LPA*、*HHIPL1*、*CXCL12*、*SORT1*、*RASD1*、*MRPS6*、*CYP17A1*、*SMG6*、*LDLR*、*WDR12*、*PCSK9*、*MIA3*、*ANKS1A*、*UBE2Z*、*LCAT*、*SMARCA4*等。然而这些基因与冠心病之间的确切关系尚有待研究。

（四）诊断和鉴别诊断

我国目前的冠心病诊断标准仍采用世界卫生组织所制定的“缺血性心脏病的命名及诊断标准”，该标准将缺血性心脏病分为5类，即原发性心脏骤停、心绞痛、心肌梗死、缺血性心脏病中的心力衰竭和心律失常。冠心病需要与心脏神经官能症、冠状动脉畸形、冠状动脉血管炎、二尖瓣脱垂、肺动脉口狭窄、肥厚型心肌病、主动脉夹层瘤、急性心包炎等疾病进行鉴别诊断。

二、帕金森病

（一）病因和发病机制

帕金森病（Parkinson disease，PD）（MIM 168600）又称震颤麻痹，是一种慢性进行性中枢神经变性疾病。病变主要累及黑质和纹状体。不同种族和地区发病率有较大差异，白种人发病率最高，黄种人次之，黑人最低。遗传因素和环境因素在帕金森病的发病中均起一定作用，约有10%具有家族性发病的特征，已报道有20余个基因与该病的发生相关，其中包括PARK1~PARK23等。

（二）临床表现

家族性帕金森病多在青年期发病，起病隐袭，进展较快，有明确的家族史。患者常在一侧肢体出现抖动、强直、不灵活及乏力，病变累及另一侧时表现为不对称性症状。早期动作笨拙，行走缓慢、下肢拖曳。典型的帕金森病表现为静止性震颤，通常从一侧手开始，呈"搓丸样"动作。随着病变发展，对侧肢体、口唇、下颌及舌部亦可累及。震颤在静止时发生，随意运动时减少，入睡后消失。四肢肌强直，表现为铅管样强直；患者若合并有震颤，呈齿轮样强直。面部肌肉受累时患者表情呆板，呈现"面具脸"。吞咽肌强直表现为吞咽困难和流涎，与言语相关肌肉强直则表现为言语单调而缓慢、声小及重复。日常生活中，患者的主动运动如穿衣、扣纽扣、刷牙、洗脸、系鞋带等动作缓慢、减少，常常呆坐，写字越写越小。行走时两步之间距离缩小，呈慌张步态。患者智力大多正常，偶有痴呆或精神异常。

临床检查发现患者面容刻板，一侧或双侧肢体出现静止性震颤，四肢、躯干肌张力增高呈铅管样或齿轮样强直，姿势反射消失，随意运动减少，走路呈慌张步态，起坐和开步困难，无小脑和锥体束症状。

（三）实验室检查

1. 脑脊液检查　多巴胺及其代谢产物高香草酸（HVA）含量降低，其他常规检查正常。

2. 尿液检查　多巴胺及其代谢产物 HVA 含量降低。

3. PET 或 SPECT 检查　患侧基底节多巴胺转运蛋白明显降低，可作为早期诊断帕金森病的依据。

4. 病理学诊断　大脑和小脑无明显病变，仅中脑黑质颜色较浅，纹状体和苍白球也无改变。黑质和脑干中某些含色素的神经元如黑质的多巴胺神经元、蓝斑的去甲肾上腺素神经元、脑干含 5- 羟色胺神经元和迷走神经背核、下丘脑、苍白球、尾状核等部位的神经细胞变性、形成空泡或严重缺失，胞浆中出现嗜酸性玻璃样同心形包涵体（Lewy 体）。黑质病变最严重，可见神经细胞缺失、黑色素细胞中的黑色素消失，伴不同程度的胶质细胞增生。

5. 致病基因检测　已报道的家族性帕金森病的致病基因至少有 13 个，分别是 *PARK1~PARK13*，遗传方式有常染色体显性遗传和常染色体隐性遗传两种。*PARK1* 的致病基因为 *SNCA*，也称为 *α-synuclein*。该基因的突变方式有错义突变和重复两类，已发现两种错义突变即 Ala 30 Pro 和 Ala 53Try 较常见。*PARK2* 的致病基因为 *Parkin* 基因，该基因的突变类型包括缺失、点突变、插入及重复。在散发性帕金森病患者中也见 *Parkin* 基因突变。此外，已知 *PARK5* 的致病基因为 *UCH-L1*，*PARK6* 的致病基因为 *PINK1*，*PARK7* 的致病基因为 *DJ-1*，*PARK8* 的致病基因为 *LRRK2*，*PARK9* 的致病基因为 *ATP13A2* 和 *PARK13* 的致病基因为 *HTRA2*。近年发现一些新的类型，包括 *PARK14~PARK23*。注意未检测上述基因突变不能排除该病，因为还有一些未被定位克隆的易感基因也在帕金森病的发病中起着一定的作用。

6. 易感基因定位　采用 GWAS 技术，迄今分别有 33 篇论文报道了定位散发性帕金森病易感基因的结果，已发现该病与 213 个基因存在关联，包括 *SNCA*、*MAPT*、*BST1*、*HLA-DRB5*、*LRRK2*、*CCDC62*、*SYT11*、*GAK*、*MCCC1*、*STK39*、*ACMSD*、*HLA-DRA*、*PLEKHM1*、*TAS1R2*、*DBC1*、*DGKQ*、*PARK16*、*MAPT*、*NSF*、*CYP17A1*、*MMRN1*、*STBD1*、*BMP4*、*ITGA8* 和 *C20orf82* 等。然而，这些易感基因的致病作用机制尚需要明确。

（四）诊断和鉴别诊断

可确诊为原发性帕金森病的标准：①静止性震颤表现于双上肢或四肢，震颤的幅度中等以上，持续存在可有间断；②肌僵直表现于颈、躯干、肢体，手的轮替运动缓慢笨拙，小步；③运动徐缓表现为动作缓慢，精细动作障碍（写字越写越小或不能写，扣衣扣、系鞋带困难），日常生活能力障碍，穿衣、洗漱时间长或难以完成；④姿势异常和姿势反射障碍：头、躯干前倾，两手位置上移；当突然向后拉患者双肩时，患者后退，站立不稳甚至跌倒。以上四项明显即可确诊为原发性帕金森病。此外，脑脊液中多巴胺及代谢产物含量降低。正电子断层扫描示纹状体区放射性同位素浓聚减少。

可排除为原发性帕金森病的指标：①脑 CT、MRI 等检查有脑血管疾病、脑肿瘤、炎症等影像学改变者；②有明确滥用抗精神病药物治疗、中毒者；③脑脊液内有明显的常规、生化指标异常者；④有锥体束征、小脑损害症状、眼球活动障碍等神经系统局灶体征者；⑤以明显的痴呆为主，锥体外系症状不突出或不典型者；⑥用抗帕金森病药物治疗无效或疗效不佳者。

三、强直性脊柱炎

强直性脊柱炎（ankylosing spondylitis，AS）是一种类风湿因子阴性、累及脊椎等中轴关节和肌腱韧带骨附着点的慢性炎症性疾病。该病在白种人中的发病率为 1/1 000~3/1 000，在黄种人中的发病率约为 2/1 000，是仅次于类风湿性关节炎的常见关节病变。

（一）病因和发病机制

迄今为止，强直性脊柱炎的病因未明。一般认为该病是由遗传因素和环境因素相互作用所致。流行病学资料表明，大部分病例与 HLA-B27 相关，其中与 B27 的亚型 B2704、B2705 和 B2702 呈正相关关联，而与 B2709 和 B2706 呈负相关关系。除了 B27 外，HLA 区域环境因素一般认为与感染有关，尤其是某些肠道阴性杆菌的感染相关。

发病机制未明。分子模拟学说认为，该病由于病原体如某些肠道革兰氏阴性菌和 B27 分子存在共同的抗原决定簇，免疫系统在抗击外来抗原时不能识别自我而导致自身免疫病。受体学说认为 B27 分子有结合外源性多肽的作用，从而增加机体患病的易感性而致病。

（二）临床表现

该病最常见的症状是早期主诉为下腰背发僵和疼痛，最常见的阳性体征是早期出现骶髂关节和椎旁肌肉的压痛。随病情进展可见腰椎前凸变平，脊柱各个方向活动受限，胸廓扩展范围缩小及颈椎后凸。该病经非甾体抗炎药（NSAID）治疗能迅速缓解症状。

（三）实验室检查

1. X 线检查　AS 最早的变化发生在骶髂关节，该处的 X 线片表现为软骨下骨缘模糊，骨质糜烂，关节间隙模糊，骨密度增高及关节融合。脊柱的 X 线片表现有椎体骨质疏松和方形变，椎小关节模糊，椎旁韧带钙化及骨桥形成，晚期表现为"竹节样脊柱"。

2. 免疫学检查 活动期患者可见血沉增快，C反应蛋白增高及轻度贫血。类风湿因子阴性的患者免疫球蛋白轻度升高。HLA-B27阳性率达90%左右，但无诊断特异性，阴性者有助于排除AS，而阳性者不能作为诊断AS的依据。

3. 病理学检查 骶髂关节病理学检查显示炎症者。

4. 易感基因定位 采用GWAS技术，迄今分别有4篇论文报道了定位AS易感基因的结果，已发现该病与73个基因存在关联，其中与人类主要组织相容性复合体（major histocompatibility complex，MHC）的相关性最高，其他与AS相关性较高的基因依次是*PSMG1*、*B3GNT2*、*IL23R*、*ERAP1*、*ANTXR2*和*IL1R2*等。

（四）诊断和鉴别诊断

AS的诊断大多采用纽约标准（1984年）：①下腰背痛的病程至少持续3个月，疼痛随活动改善，但休息不减轻；②腰椎在前后和侧屈方向活动受限；③胸廓扩展范围小于同年龄和性别的正常值；④双侧骶髂关节炎Ⅱ～Ⅳ级，或单侧骶髂关节炎Ⅲ～Ⅳ级。如果患者具备④并分别附加①～③条中的任何1条可确诊为AS。也有采用欧洲脊柱关节病研究组制定的诊断标准：即炎性脊柱痛或非对称性以下肢关节为主的滑膜炎，并附加以下项目中的任何一项，即：①阳性家族史；②银屑病；③炎性肠病；④关节炎前1个月内的尿道炎、宫颈炎或急性腹泻；⑤双侧臀部交替疼痛；⑥肌腱末端病；⑦骶髂关节炎。

（顾鸣敏 吴晓林）

参考文献

1. Steven HS, Elias C, Stefano AP, et al. The 2016 revision of the World Health Organization classification of lymphoid neoplasms. Blood, 2016, 127 (20): 2375-2390.
2. Daniel AA, Attilio O, Robert H et al. The 2016 revision to the World Health Organization classification of myeloid neoplasms and acute leukemia. Blood, May 2016, 127 (20): 2391-2405.
3. 中华医学会血液学分会血栓与止血学组，中国血友病协作组．血友病诊断与治疗中国专家共识(2017年版)．中华血液学杂志，2016, 37: 364-368.
4. 中华医学会血液学分会止血与血栓学组．成人原发免疫性血小板减少症诊断与治疗中国专家共识(2016年版)．中华血液学杂志，2016, 37: 89-92.
5. Ding Q, Wu X, Lu Y, et al. AccuCopy quantification combined with pre-amplification of long-distance PCR for fast analysis of intron 22 inversion in haemophilia A. Clin Chim Acta, 2016, 458: 78-83.
6. MA Lichtman, K Kaushansky, JT Prchal, et al. Williams Hematology. 9th ed. New YorK: McGrow-Hill, 2017.
7. Rallapalli PM, Kemball-Cook G, Tuddenham EG, et al. An interactive mutation database for human coagulation factor Ⅸ provides novel insights into the phenotypes and genetics of hemophilia B. J Thromb Haemost, 2013, 11 (7): 1329-1340.
8. Ding Q, Shen W, Ye X, et al. Clinical and genetic features of protein C deficiency in 23 unrelated Chinese patients. Blood cells and molecular disease, 2013, 50 (1), 53-58.
9. Ding Q, Wang M, Xu G, et al. Molecular basis and thrombotic manifestations of antithrombin deficiency in 15 unrelated Chinese patients. Thrombosis research, 2013, 132 (3): 367-373.
10. Zhou J, Ding Q, Wu W, et al. Dysfibrinogenemia-associated novel heterozygous mutation, Shanghai (FGA c. 169_180+2 del), leads to N-terminal truncation of fibrinogen Aalpha chain and impairs fibrin polymerization. J Clin Pathol, 2017, 70 (2): 145-153.
11. Neerman-Arbez M, de Moerloose P, Casini A. Laboratory and Genetic Investigation of Mutations Accounting for Congenital Fibrinogen Disorders. Semin Thromb Hemost, 2016, 42 (4): 356-365.
12. Casini A, de Moerloose P, Neerman-Arbez M. Clinical Features and Management of Congenital Fibrinogen Deficiencies. Semin Thromb Hemost, 2016, 42 (4): 366-374.
13. Zhou J, Ding Q, Chen Y, et al. Clinical features and molecular basis of 102 Chinese patients with congenital dysfibrinogenemia. Blood Cells Mol Dis, 2015, 55 (4): 308-315.
14. Casini A, Neerman-Arbez M, Ariens RA, et al. Dysfibrinogenemia: from molecular anomalies to clinical manifestations and management. J Thromb Haemost, 2015, 13 (6): 909-919.
15. Solh T, Botsford A, Solh M. Glanzmann's thrombasthenia: pathogenesis, diagnosis, and current and emerging treatment options. J Blood Med, 2015, 6: 219-227.
16. Nurden AT, Nurden P. Inherited disorders of platelet function: selected updates. J Thromb Haemost, 2015, 13 Suppl 1: S2-9.
17. Nurden AT, Nurden P. Congenital platelet disorders and understanding of platelet function. Br J Haematol, 2014, 165 (2): 165-178.
18. Nurden AT, Pillois X, Wilcox DA. Glanzmann thrombasthenia: state of the art and future directions. Semin Thromb Hemost, 2013, 39 (6): 642-655.
19. 从玉隆，王鸿利．实用检验医学(上册)．2版．北京：人民卫生出版社，2013.
20. 林果为，欧阳仁荣，陈珊珊．现代临床血液学(上册)．上海：复旦大学出版社，2013.
21. 谢幸，苟文丽．妇产科学．8版．北京：人民卫生出版社，2013.
22. 尚红，王兰兰．实验诊断学．3版．北京：人民卫生出版社，2015.
23. 中华人民共和国国家卫生和计划生育委员会．宫颈癌及癌前病变规范化诊疗指南(试行)．中国医学前沿杂志(电子版)，2013, 5(8): 40-49.
24. Shen F, Lu S, Peng Y, et al. Performance of ROMA based on Architect CA 125 II and HE4 values in Chinese women

presenting with a pelvic mass: A multicenter prospective study. Clin Chim Acta, 2017, 471: 119-125.
25. 中华医学会妇产科学分会产科学组 . 妊娠期肝内胆汁淤积症诊疗指南 (2015). 中华妇产科杂志 , 2015, 50 (7): 481-485.
26. 吕时铭 . 产前诊断实验技术的临床选择 . 中华检验医学杂志 , 2015, 38 (8): 505-507.
27. 魏贤达 , 吕卫刚 , 邬玲仟 . 下一代测序技术应用于无创产前检测的现状与未来 . 中华检验医学杂志 , 2017, 40 (7): 489-491.
28. Nussbaum RL, McInnes RR, Willard HF. Thompson & Thompson's genetics in medicine. 8th ed. Philadelphia: Saunders, 2016.
29. The International HapMap Consortium. A haplotype map of the human genome. Nature, 2005, 437: 1299-1320.
30. 陈竺 . 医学遗传学 . 3 版 . 北京 : 人民卫生出版社 , 2015.
31. McGowan-Jordan J, Simons A, Schmid M. ISCN 2016: An international system for human cytogenetic nomenclature. Basel: Karger Publisher, 2016.

第三篇
临床生物化学篇

PRACTICE OF
LABORATORY MEDICINE

第十九章 糖代谢紊乱与检验诊断

糖是机体中重要的能源物质和结构物质，包括单糖、双糖和多糖等。在激素等相关因素的调节下，体内的糖保持相对稳定的状态。血中葡萄糖（血糖）浓度是反映体内糖含量的一个主要指标。糖代谢紊乱主要见于血糖浓度过高（高血糖症）和血糖浓度过低（低血糖症），另外由于糖代谢过程中某些酶的先天性缺陷导致的单糖或糖原在体内的累积，也属于糖代谢紊乱的范畴。引起高血糖症的最常见和最主要的原因是糖尿病，本文就血糖的代谢和调节、糖代谢紊乱和糖尿病的发病机制、几种先天性糖代谢异常以及糖代谢紊乱及其相关疾病的实验室检测指标等做一简要阐述。

第一节 糖 代 谢

人体中的糖具有多种重要的生物学功能，不仅是主要的能量来源，也是构成机体结构物质的重要组成部分。在相关因素的调节下，体内的糖维持与机体相适应的代谢平衡。

一、糖的合成与分解代谢

糖是一大类有机化合物，其本质是多羟酮或多羟醛类以及它们的衍生物和多聚物。在机体的糖代谢中，葡萄糖（glucose）居于主要地位，其他的单糖，如果糖、半乳糖、甘露糖等所占比例很小，且主要是进入葡萄糖代谢途径中代谢。

（一）糖的消化与吸收

食物中的糖一般以淀粉为主，经唾液和胰液中的α-淀粉酶水解，生成寡糖——麦芽糖、麦芽三糖、异麦芽糖和α-临界糊精，在小肠黏膜刷状缘中进一步消化成葡萄糖。小肠黏膜细胞依靠特定的载体［Na^+依赖型葡萄糖转运体（Na^+-dependent glucose transporter，SGLT）］主动吸收被消化后形成的单糖，再经门静脉入肝，进入血液循环。

（二）糖的代谢

要进行体内代谢，首先经葡萄糖转运体（glucose transporter，GLUT）将糖转入细胞中，之后在不同类型、不同状态的细胞中进行复杂的、有所差异的代谢。在氧充足的条件下，葡萄糖进行有氧氧化生成 CO_2 和 H_2O；在缺氧状态下则进行糖酵解生成乳酸；葡萄糖还可进入磷酸戊糖途径等进行代谢。葡萄糖也可以合成代谢聚合生成糖原，储存于肝脏或肌肉组织。一些非糖物质，如丙酮酸、乳酸等，可通过糖异生途径转变成葡萄糖或糖原。

二、血糖及其调节

血糖（blood glucose）是指血液中的葡萄糖。正常情况下空腹血糖浓度相对恒定在 3.89~6.11mmol/L（70~110mg/dl）范围内，这是在激素、神经以及肝脏、肾脏等因素调节下，血糖的来源和去路保持动态平衡的结果，也是肝、肌肉、脂肪组织等各组织器官代谢协调的结果，它对维持组织器官的正常生理活动具有重要的意义（图 19-1）。

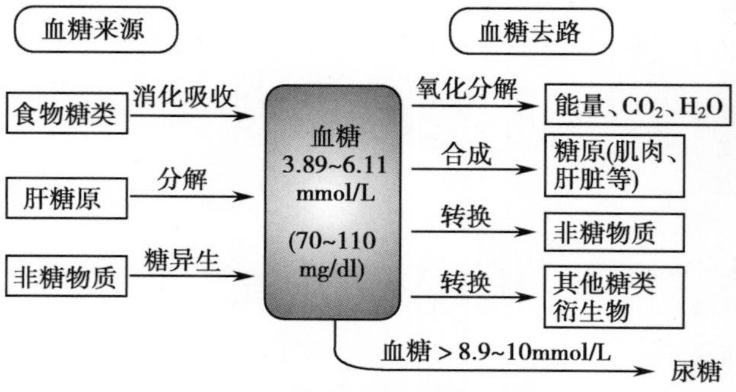

图 19-1 血糖的来源与去路

由于机体的能量需求，血糖处于不断的变化和调节中，但在多种激素的精细调节下，血糖的来源和去路仍保持动态平衡，血糖浓度维持在较窄的范围内。其中降低血糖的激素主要是胰岛素，升高血糖的激素有胰高血糖素、肾上腺素、皮质醇和生长激素等。此外，血糖的浓度也会受到其他各种生理、病理因素的影响。

（一）降低血糖的激素

1. 胰岛素　胰岛素（insulin，INS）是胰岛β细胞产生的多肽激素，主要作用是促进肝、骨骼肌和脂肪组织对葡萄糖的摄取，促进葡萄糖转换成糖原或脂肪储存，同时抑制肝脏的糖异生、刺激蛋白质合成并抑制蛋白质分解，总的效应是降低血糖。

胰岛β细胞粗面内质网的核糖核蛋白体首先合成前胰岛素原（preproinsulin），很快被酶切去信号肽后，生成胰岛素原（proinsulin），储存在高尔基复合体的分泌小泡内，最后被蛋白水解酶水解成活性胰岛素（51个氨基酸残基）和含31个氨基酸残基的无活性的C-肽（C-peptide）。

胰岛素原是胰岛素的前体和主要储存形式，其生物活性仅相当于胰岛素的10%。正常情况下仅少量的胰岛素原（胰岛素的3%）进入血液循环。但肝脏清除它的能力仅为清除胰岛素能力的25%，导致前者的半衰期比后者长2~3倍，约为30分钟，因此在禁食后血浆胰岛素原浓度可达血浆胰岛素浓度的10%~15%。

C-肽分子量为3.6kD，没有生物活性，但对保证胰岛素的正常结构却是必需的。虽然胰岛素和C-肽以等摩尔数分泌入血，但由于C-肽的半衰期更长（约35分钟），因此在禁食后血浆C-肽的浓度比胰岛素高5~10倍。C-肽主要在肾脏中降解，部分以原形从尿液排出。

正常人体中胰岛素呈脉冲式分泌，基础分泌量约1U/h，每天总量约40U。健康人在葡萄糖的刺激下，胰岛素呈两时相脉冲式分泌：静脉注射葡萄糖后的1~2分钟内是第一时相，10分钟内结束，这一时相呈尖而高的分泌峰，代表储存胰岛素的快速释放。第二时相紧接第一时相，持续60~120分钟，直到血糖水平回到正常，代表了胰岛素的合成和持续释放能力。

胰岛素分泌受多种因素的调节，其中葡萄糖、氨基酸、胰腺及胃肠的激素（如胰高血糖素、胃泌素、胰泌素、胰酶分泌素、胃肠多肽等）和药物（如磺酰脲类、β肾上腺素受体拮抗剂等）可以刺激其分泌；生长抑素（来自胰腺δ细胞）和各种药物（如α-肾上腺素受体拮抗剂、β肾上腺素受体拮抗剂、二氮嗪、苯妥英、吩噻嗪类、烟酸等）等能抑制其释放。

胰岛素主要为肝脏摄取并降解，少量由肾小球滤过后在近曲小管重吸收和降解，胰岛素在体内的生物半衰期为5~10分钟。

虽然胰岛素的作用已经明确，但其作用的分子机制尚不十分清楚。普遍认为胰岛素是与细胞膜上特异性受体结合后发挥生理效应的。该受体为两个α亚基和两个β亚基组成的四聚体，α亚基（MW 135kD）位于质膜的外侧，并有胰岛素结合位点，β亚基（MW 95kD）含有酪氨酸蛋白激酶，穿过细胞膜延伸到细胞内。胰岛素首先结合到α亚基，使受体的构象发生改变，β亚基的酪氨酸蛋白激酶磷酸化而激活受体，触发细胞内一系列特异的信号转导，产生相应的生物学效应。

胰岛素的降血糖效应是多方面共同作用的结果：①促进肌肉、脂肪组织等的细胞膜上葡萄糖载体转运葡萄糖入胞；②增强糖原合成酶活性、加强糖原合成，降低磷酸化酶活性、抑制糖原分解；③激活丙酮酸脱氢酶，加速糖的有氧氧化；④抑制磷酸烯醇式丙酮酸羧激酶的合成，促进蛋白质合成，减少糖异生；⑤抑制激素敏感性脂肪酶活性，减缓脂肪动员速度。

2. 胰岛素样生长因子　胰岛素样生长因子（insulin-like growth factor，IGF）是一类结构上类似胰岛素的多肽激素，具有类似的代谢作用和促生长作用，主要包括IGF Ⅰ和IGF Ⅱ。IGF Ⅰ又称生长调节素C（somatomedin C），是细胞生长和分化的重要调节因子之一，主要在肝脏合成，其过程受生长激素的调控，其他一些组织细胞也能产生IGF Ⅰ，但不进入血液循环，仅在局部发挥作用。IGF Ⅱ的生理作用尚不清楚。

血液中的IGF浓度比胰岛素约高1 000倍，绝大部分与特异的蛋白结合，只有约10%的IGF以游离形式存在，因此血液中IGF的活性很低，而胰岛素在血液中全部是游离的。IGF通过特异的IGF受体或胰岛素受体而发挥作用。

IGF在正常糖代谢中的作用尚不清楚，外源性注入可导致低血糖，反之IGF Ⅰ缺乏可引起生长迟缓。胰腺外肿瘤导致IGF的生成过量，患者可出现饥饿性低血糖。测定IGF Ⅰ浓度可评价生长激素的缺乏和过量，监测机体的营养状况。

（二）升高血糖的激素

与胰岛素的生理作用相反，几种激素通过促进肝糖原分解、促进糖异生和抑制葡萄糖的利用来升高血糖。低血糖时，数分钟之内胰高血糖素和肾上腺素就能刺激葡萄糖的释放增加，在随后的3~4小时中生长激素和皮质醇释放，增加葡萄糖的动员并减少血糖的利用。其中胰高血糖素最为重要，当它缺乏时，主要靠肾上腺素起作用，而其他一些激素起的作用较小。

1. 胰高血糖素　胰高血糖素（glucagon）是由胰岛α细胞分泌的一种含29个氨基酸残基的多肽。其主要靶器官是肝脏，通过与特异性受体结合，增加细胞内cAMP和Ca^{2+}的浓度，促进肝糖原分解和糖异生，同时也促进了肝脏生成酮体；次要靶器官是脂肪组织，可促进脂肪的动员。

胰高血糖素的分泌主要受血糖浓度的调节，血糖降低可刺激其分泌，血糖升高则抑制其分泌。长期患糖尿病将降低α细胞对低血糖的反应性，增加低血糖的发生率。应激、运动和氨基酸也可诱导其释放，而胰岛素可抑制胰高血糖素的基因表达，减少其生物合成和释放。若胰岛素不足，又继发胰高血糖素浓度升高，将增加高血糖症和酮症酸中毒发生的危险性。

2. 肾上腺素　肾上腺素（epinephrine，E）是肾上腺髓质分泌的儿茶酚胺类激素，可促进肝糖原分解和降低血糖的利用，从而升高血糖。肾上腺素还可刺激胰高血糖素的分泌，并抑制胰岛素的分泌。肾上腺素在胰高血糖素分泌受损时（如1型糖尿病患者），是上调血糖水平的关键激素。运动或应激可促进肾上腺素分泌，提高血糖水平，为机体供能。肾上腺髓质肿瘤可分泌过量的肾上腺素、去甲肾上腺素，在肝脏有足够的糖原储存时会引起高血糖症。

3. 生长激素 生长激素（growth hormone，GH）是由垂体分泌的一种多肽，能促进糖异生和脂肪分解，并拮抗胰岛素的促组织细胞摄取葡萄糖作用。

4. 皮质醇 皮质醇（cortisol）是在促肾上腺皮质激素（adrenocorticotropic hormone，ACTH）的刺激下由肾上腺皮质分泌，可促进糖异生以及蛋白质和脂肪分解。库欣综合征（Cushing syndrome）患者由于肾上腺皮质的增生或肿瘤，血浆中皮质醇含量增加，可致高血糖症；相反艾迪生病（Addison disease）患者由于肾上腺皮质的萎缩或破坏，皮质醇分泌减少，可致低血糖症（图 19-2）。

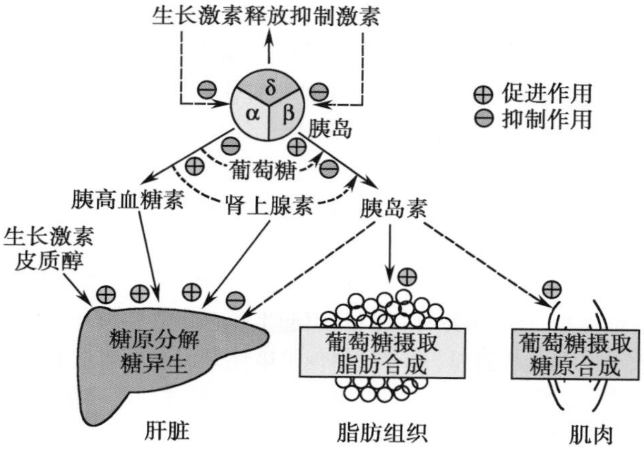

图 19-2 血糖的激素调节

（三）影响血糖的其他因素

除激素外，其他多种生理、病理因素都可以影响血糖的水平。

1. 饮食 有研究认为，摄入过多甜食会使血糖浓度在短时间内迅速升高，刺激胰岛素分泌，但长期的刺激会使胰腺对血糖的刺激不敏感，造成胰腺功能失常，导致糖尿病的发生。酒精可抑制肝脏糖异生，导致血糖下降，酒精还能加强胰岛素和某些口服降糖药物的降血糖作用。过多摄入高油脂食物会使胰岛功能下降，胰岛素分泌不足，导致血糖升高。

2. 黎明现象 每天黎明时，人体会分泌出多种激素，可使人从睡眠中清醒过来，同时这些激素也作用于肝脏，促进肝脏释放储存的葡萄糖，为一天的活动提供能量，并且这些激素也会降低身体对胰岛素的反应，这些都会导致血糖水平在早晨 4~8 点之间显著上升。

3. 运动 适宜的运动可增强胰岛素 β 细胞分泌胰岛素的功能、增强机体对胰岛素的敏感性，而剧烈运动会使血糖降低。

4. 睡眠 研究认为，睡眠时间小于 6 小时或频繁的睡眠不足，会导致糖耐量降低，夜间糖皮质激素分泌增加，交感神经系统兴奋，瘦素分泌减少，同时食欲促进激素分泌增加，瘦素与饥饿激素调节热量需求的能力被改变，在食物充足的情况下会导致热量摄入过多，血糖升高。

5. 月经周期 女性月经周期可使血液中雌激素以及孕激素水平发生周期性变化，故月经时血糖水平会显著升高。

6. 妊娠 妊娠期妇女某些激素的分泌水平增加，使机体组织对胰岛素的敏感性降低，即胰岛素抵抗程度加重，血糖升高。

7. 药物 烟酸、糖皮质激素、甲状腺激素、肾上腺素能激动剂、噻嗪类利尿剂、苯妥英钠等药物均会引起血糖升高。

8. 其他疾病 颅外伤、颅内出血、脑膜炎等致颅内压增高，刺激血糖中枢，使血糖水平升高。呕吐、腹泻和高热等会因脱水而引起高血糖；感冒、麻醉、感染性疾病、毒血症、抽搐、胰腺炎、胰腺癌等情况亦可出现高血糖。

三、葡萄糖以外的糖代谢

体内除了占主要地位的葡萄糖以外，还存在其他一些单糖，如果糖、半乳糖等，它们的代谢虽然在糖代谢中占次要地位，但其代谢异常仍会导致疾病的发生。

（一）果糖代谢

果糖（fructose）是食物糖的重要组成部分之一，主要来自蔗糖（sucrose）。肠道吸收的果糖主要在肝脏中代谢，经果糖激酶作用生成 1- 磷酸果糖，再经醛缩酶 B 裂解生成甘油醛和磷酸二羟丙酮，最后进入糖酵解途径。在脂肪组织中，果糖主要转变为 6- 磷酸果糖，进一步生成 1，6- 二磷酸果糖后，经 3-磷酸甘油醛进入糖酵解途径。

（二）半乳糖代谢

乳糖（lactose）是乳汁中主要的糖，在小肠中水解为半乳糖（galactose），这是半乳糖的主要来源。在肝脏中，半乳糖激酶使半乳糖转变为 1- 磷酸半乳糖，再经 1- 磷酸半乳糖尿苷酰转移酶作用后，生成 UDP- 半乳糖和 1- 磷酸葡萄糖。UDP-半乳糖经 UDP- 半乳糖 -4- 表构酶的作用生成 UDPG，最后经 6- 磷酸葡萄糖进入糖酵解途径。

第二节 糖代谢紊乱

糖代谢紊乱的表现形式有多种，如高血糖症、低血糖症以及先天性异常等。空腹血糖浓度超过 7.0mmol/L 时称为高血糖症（hyperglycemia）。高血糖症有生理性和病理性之分，病理性高血糖症主要表现为空腹血糖受损、糖耐量减低或糖尿病。其中，空腹血糖受损和糖耐量减低是正常糖代谢与糖尿病之间的中间状态，是发展为糖尿病及心血管病变的危险因子和标志。

血糖浓度低于空腹血糖参考水平下限时称为低血糖症（hypoglycemia）。目前对于低血糖症的划分没有统一的界定值，多数人建议空腹血糖参考下限为 2.78mmol/L（50mg/dl），也有学者建议为 3.33mmol/L（60mg/dl）。

除此以外，由于糖代谢相关的酶类发生先天性异常或缺陷，导致某些单糖或糖原在体内贮积，并从尿中排出。这类糖代谢的先天性异常多为常染色体隐性遗传，患者症状轻重不等，可伴有血浆葡萄糖水平降低。

一、糖代谢紊乱的病因及发病机制

糖代谢紊乱的表现形式多样，其中最多见、最主要的是糖尿病，本处简要讨论糖尿病的病因和发病机制。先天性糖代谢紊乱症的发病机制在第三节简述。

糖尿病的发病机制有两种：①机体对胰岛素的作用产生抵抗，最后引起胰腺功能受损；②胰腺β细胞的自身免疫性损伤。多种因素共同作用、共同参与，引起胰岛素分泌的绝对和/或相对不足，导致糖尿病的发生，这些因素包括：

（一）遗传易感性

1. 1型糖尿病　是一种多基因遗传性疾病，已确认的相关易感基因约有十多个，目前认为与6号染色体上的人类白细胞抗原（human leucocyte antigen，HLA）有很强的关联性，绝大多数1型糖尿病患者可表达HLA-DR3和HLA-DR4相容性抗原，而HLA-DQB1能显著降低发病的风险。另外，9号染色体上至少11个位点与本病相关。不同民族、不同地区报道的与1型糖尿病易感性相关联的HLA单体型不尽相同。这些易感基因可能作用于同一或相关的生物学途径。同时，1型糖尿病又存在着遗传异质性，遗传背景不同的亚型在病因和临床表现上也不尽相同。

2. 2型糖尿病　具有明显的遗传倾向和家族聚集性。目前全球已经定位超过100个2型糖尿病（T2DM）易感位点，包括KCNJ11、PPARG，KCNQ1等，在中国人中发现了*PAX4*、*NOSIAp*等T2DM易感基因，与中国人T2DM显著相关的40个易感位点构建的遗传评分模型可用于预测中国人T2DM的发生，并揭示遗传易感性，主要与胰岛β细胞功能减退有关。

（二）环境因素

遗传易感性必须与特殊的环境因素相互作用才能发挥作用。环境因素在糖尿病的发病中也起着重要作用，包括病毒感染、化学毒性物质和饮食因素等。

1. 1型糖尿病　风疹病毒、腮腺炎病毒、柯萨奇病毒、脑心肌炎病毒和巨细胞病毒、肝炎病毒等都与1型糖尿病有关。病毒感染导致胰岛β细胞损伤的机制包括：①直接损伤，可表现为β细胞大量、迅速地被破坏，导致患者死亡，也可表现为慢性过程，病毒长期停留在β细胞中，使β细胞发生细微变化，最终导致细胞数量减少；②启动了胰岛β细胞的自身免疫反应，进一步损伤胰岛β细胞；③诱导胰岛β细胞表达多种抗原及细胞因子，激活B淋巴细胞或T淋巴细胞。胰岛β细胞的损伤最终导致1型糖尿病的发生。

动物实验证实，链佐星、四氧嘧啶、锌螯合物以及灭鼠剂N-3-吡啶甲基N′-P-硝基苯脲可造成胰岛β细胞自身（或非自身）免疫性破坏，但在人类，这类物质诱发糖尿病的重要性可能不是十分明显。流行病学研究发现，儿童食用亚硝基盐（亚硝基化合物）会导致1型糖尿病发病率增高。

不同的1型糖尿病患者的发病机制中，遗传因素和环境因素所起作用的重要性差异很大。

2. 2型糖尿病　环境因素是2型糖尿病的另一类致病因子，可促使和/或加速疾病的显现，主要包括年龄、营养因素、肥胖、缺乏体力活动、宫内发育不良、不良生活习惯（如吸烟和饮酒）和精神压力等。

（1）年龄：随年龄的增加，周围组织对胰岛素的敏感性减弱，胰岛β细胞的功能缺陷亦加重，故40岁以上2型糖尿病的发病率显著上升。

（2）食物热量和结构：会影响血浆脂肪酸水平，其水平升高会加重胰岛素抵抗和β细胞功能损害。

（3）肥胖：常是2型糖尿病的伴随和前导因素。目前认为，肥胖患者是否发生2型糖尿病取决于胰岛素抵抗的程度和β细胞的功能。多采用身体质量指数（BMI）、腰/臀围比值（WHR）、内脏脂肪容积、腹内脂肪层多少等指标预测发病的危险性。

（4）伴有其他危险因子（如高血压、高BMI、糖尿病家族史）的人，其体力活动不足会促进2型糖尿病的发展。

目前认为，胰岛素抵抗（insulin resistance，IR）是2型糖尿病和肥胖等多种疾病发生的主要诱因之一，也是2型糖尿病病理生理的基本组成部分，其特征性表现是降低胰岛素刺激肌肉和脂肪组织对葡萄糖进行摄取的能力，同时也抑制肝脏合成糖原的能力。发生机制为：体内一定数量的生物化学组成成分（如α-2-HS-糖蛋白、PC-1、RAD、TNF-α等）能降低胰岛素在靶细胞上刺激胰岛素受体的生化功能，细胞内糖原、脂肪、蛋白质合成降低，导致葡萄糖转运体（GLUT）向细胞表面的转运不足。简单而言，胰岛素抵抗是指单位浓度的胰岛素细胞效应减弱，即机体对正常浓度胰岛素的生物反应性降低的现象。在胰岛素抵抗状态下，为维持血糖稳定，迫使胰岛β细胞分泌更多的胰岛素进行代偿，导致高胰岛素血症，引发一系列代谢紊乱。胰岛素抵抗是2型糖尿病早期的缺陷，约90%的患者存在胰岛素抵抗，患者对胰岛素生物反应性降低了大约40%。

（三）自身免疫因素

1型糖尿病是一种自身免疫性疾病，涉及体液免疫与细胞免疫的异常。60%~80%新确诊的1型糖尿病患者体内会发现多种自身抗体（后文中有详述）。

二、糖尿病

糖尿病（diabetes mellitus，DM）是一组复杂的代谢紊乱疾病，主要是由于葡萄糖的利用减少导致血糖水平升高所致。在20世纪80年代我国的发病率为6.74‰~9.29‰，到90年代中期已增加到30‰~50‰左右，并呈逐年上升趋势。糖尿病的患病率随年龄而增长，45岁后明显上升，60岁达高峰。在糖尿病中，绝大部分为2型糖尿病，占90%~95%，1型糖尿病为5%~10%，其他型糖尿病仅占较小比例。

（一）糖尿病的定义

糖尿病是一组由于胰岛素分泌不足和/或胰岛素作用低下而引起的代谢性疾病，其特征是高血糖症。

长期的高血糖症将导致多种器官的损害、功能紊乱和衰竭，尤其是眼、肾、神经、心血管系统。糖尿病的典型症状为多食、多饮、多尿和体重减轻，有时伴随有视力下降，并容易继发感染，青少年患者可出现生长发育迟缓现象。糖尿病可并发危及生命的糖尿病酮症酸中毒昏迷和非酮症高渗性昏迷。

（二）糖尿病的分型

根据病因，糖尿病可分为4大类型，即1型糖尿病（type 1 diabetes mellitus，T1DM）、2型糖尿病（type 2 diabetes mellitus，T2DM）、其他特殊类型糖尿病（other specific types of diabetes）和妊娠期糖尿病（gestational diabetes mellitus，GDM）（表19-1）。

表19-1 糖尿病的分型及其病因

类型	病因
1型糖尿病	胰岛β细胞破坏，导致胰岛素绝对不足
免疫介导性糖尿病	
特发性糖尿病	
2型糖尿病	病因不明确，包括胰岛素抵抗伴胰岛素相对不足、胰岛素分泌不足伴胰岛素抵抗等
其他特殊类型糖尿病	
β细胞功能单基因缺陷糖尿病	①成人型糖尿病：12号染色体HNF-1α（*MODY3*）基因突变、7号染色体葡萄糖激酶（*MODY2*）基因突变、20号染色体HNF-4α（*MODY1*）基因突变等；②线粒体糖尿病：由线粒体基因突变引起；③新生儿糖尿病
胰岛素作用单基因缺陷糖尿病	矮妖精貌综合征（leprechaunism）、脂肪萎缩性糖尿病、Rabson-Mendenhall综合征、假性肢端肥大（pseudoacromegaly）等
胰源性糖尿病	胰腺炎、外伤及胰腺切除、肿瘤、囊性纤维化病、血色素沉着病、纤维钙化性胰腺病变等
内分泌疾病所致糖尿病	肢端肥大症、库欣综合征、胰高血糖素瘤、嗜铬细胞瘤、甲状腺功能亢进、生长抑素瘤、醛固酮瘤等
药物和化学品所致糖尿病	吡甲硝苯脲（vacor）、喷他脒（pentamidine）、烟酸（nicotinic acid）、糖皮质激素、甲状腺素、二氮嗪（diazoxide）、β肾上腺素受体激动剂、噻嗪类利尿剂、苯妥英钠（dilantin）、α干扰素等
感染所致糖尿病	风疹病毒、巨细胞病毒、柯萨奇病毒感染等
少见的免疫介导性糖尿病	抗胰岛素受体抗体、Stiffman综合征等
其他可能伴有糖尿病的遗传综合征	唐氏综合征、Turner综合征、Klinfelter综合征、Wolfram综合征、Friedreich共济失调症、亨廷顿舞蹈病、Laurence-Biedel综合征、强直性肌营养不良、Prader-Willi综合征、卟啉病等
妊娠期糖尿病	

空腹血糖受损（impaired fasting glucose，IFG）和糖耐量减低（impaired glucose tolerance，IGT）作为糖代谢正常与糖尿病之间的中间状态，是发展为糖尿病及心血管病变的危险因子和标志。它们作为糖尿病的前期阶段，统称为糖调节受损（impaired glucose regulation，IGR），可单独或合并存在。

（三）糖尿病几种类型的主要特点

1. 1型糖尿病 指因胰岛β细胞破坏导致胰岛素绝对缺乏所引起的糖尿病，按病因和发病机制分为免疫介导性糖尿病和特发性糖尿病。

（1）免疫介导性糖尿病：主要是由于胰岛β细胞的自身免疫性损害，导致胰岛素分泌绝对不足引起，大多数损害是由T细胞介导的，多数患者体内存在自身抗体，在高血糖症出现的数年前，患者血清中存在的自身抗体就可检出。这些抗体见表19-2。

表19-2 免疫介导性糖尿病患者血清中的自身抗体

自身抗体	检出率
胰岛细胞胞质抗体（islet cell cytoplasmic antibodies，ICA）	在70%~80%初诊的1型糖尿病患者中可检出，正常人仅0.5%可出现
胰岛素自身抗体（insulin autoantibodies，IAA）	5岁以下初诊的1型糖尿病患儿检出率超过90%，12岁以上初诊的1型糖尿病患者检出率低于40%，正常人检出率为0.5%
抗65kD谷氨酸脱羧酶抗体（antibodies to the 65-kD isoform of glutamic acid decarboxylase，anti-GAD_{65}）	可于1型糖尿病发病前10年检出，在初诊的1型糖尿病患者中检出率达60%
胰岛素瘤相关抗原IA-2和IA-2β（insulinoma-associated antigens IA-2 and IA-2β）	50%以上初诊的1型糖尿病患者中可检出

特点：①任何年龄均可发病，典型病例常见于青少年；②起病较急；③血浆胰岛素及C-肽含量低，糖耐量曲线呈低平状态；④β细胞的自身免疫性损伤是重要的发病机制，多数患者可检出自身抗体；⑤治疗依赖胰岛素为主；⑥易发生酮症酸中毒；⑦遗传因素在发病中起重要作用，与HLA某些基因型有很强的关联。

（2）特发性糖尿病：显著特点是具有1型糖尿病的表现，如易发生酮症酸中毒、依赖胰岛素生存等，但没有明显的自身免疫反应的证据，也没有HLA基因型的相关特点，这一类患者极少，主要见于非裔及亚裔人群。

2. 2型糖尿病 是一组以空腹及餐后高血糖为主要特征的代谢异常综合征，主要表现为胰岛素抵抗（IR）和胰岛β细胞功能减退（β-cell dysfunction）。胰岛素抵抗干扰了胰岛β细胞的分泌，导致胰岛β细胞的功能减退，不能产生足量的胰岛素，表现为早期胰岛素相对不足和后期胰岛素绝对不足。

特点：①典型病例常见于40岁以上肥胖的中老年成人，偶见于幼儿；②起病较慢；③血浆中胰岛素含量绝对值并不降低，但在糖刺激后呈延迟释放；④胰岛细胞胞质抗体（ICA）等自身抗体呈阴性；⑤初发患者单用口服降糖药一般可以控制血糖；⑥发生酮症酸中毒的比例不如1型糖尿病；⑦有遗传倾向，但与HLA基因型无关。

3. 其他特殊类型糖尿病　往往继发于其他疾病，病因众多，但患者较少，本处仅介绍几种：

（1）β细胞功能单基因缺陷糖尿病：包括成人型糖尿病和线粒体糖尿病。

1）成人型糖尿病：高血糖症出现较早，常在25岁之前发病，称为青年人成年发病型糖尿病（maturity-onset diabetes of the young，MODY），表现为胰岛素分泌的轻度受损和胰岛素作用缺陷。为常染色体显性遗传，目前已被正式命名的MODY亚型共有14个，已明确MODY1变异发生在20号染色体肝细胞核转录因子（HNF-4α）、MODY2是7号染色体葡萄糖激酶基因（GCK）发生变异、MODY3是12号染色体HNF-1α基因发生突变、MODY4是13号染色体IPF-1突变所致、MODY5是HNF-1β突变引起、MODY6是NeuroD1突变导致，等等。

2）线粒体糖尿病：1997年美国糖尿病协会（ADA）将线粒体糖尿病列为特殊类型糖尿病。本病属于母系遗传，也可散发，人群中发病率为0.5%~1.5%，发病年龄多在30~40岁。临床上可表现为从正常糖耐量到胰岛素依赖型糖尿病的各种类型，最常见的是非胰岛素依赖型糖尿病，常伴有轻度至中度的神经性耳聋，患者无肥胖，无酮症倾向。目前已发现20余种线粒体的基因突变与发病有关，如线粒体tRNA3243 A→G突变、*ND1*基因3316 G→A突变等，这些基因的突变导致胰岛β细胞能量产生不足，引起胰岛素分泌障碍而致糖尿病的发生。

3）新生儿糖尿病：出生后6个月内发生的一组异质性单基因遗传性糖尿病，分为2种类型：暂时性新生儿糖尿病和永久性新生儿糖尿病。前者在出生时胰岛素水平很低，随着时间推移逐渐好转，直至停用胰岛素治疗；后者病因多为胰岛发育不全，β/α细胞比例明显降低，该型约2/3为染色体$6q^{24}$区基因过表达所致，其余则多为KATP通道的ABCC8、KCNT11基因突变所致。

（2）胰岛素作用单基因缺陷糖尿病：主要因胰岛素受体变异所致，较少见，一些患者可伴有黑棘皮病，女性患者可有男性化表现和卵巢囊肿。若为儿童患者，胰岛素受体基因的变异可致严重的胰岛素抵抗，称为矮妖精貌综合征。

（3）胰腺外分泌性疾病所致糖尿病：包括胰腺的炎症、肿瘤、感染、纤维钙化性病变、损伤和胰切除、囊性纤维化病、血色素沉着病等，均可引起继发性糖尿病。

（4）内分泌疾病所致糖尿病：当拮抗胰岛素作用的激素（如生长激素、皮质醇、胰高血糖素和肾上腺素）在体内过量产生时可引发糖尿病，如肢端肥大症、库欣综合征、胰高血糖素瘤、嗜铬细胞瘤、甲状腺功能亢进症、生长抑素瘤、醛固酮瘤等。去除导致激素过度分泌的因素后，血糖可恢复正常。

4. 妊娠期糖尿病（GDM）　指在妊娠期间发现的糖尿病，包括任何程度的糖耐量减低或糖尿病发作，不排除妊娠前存在糖耐量异常而未被确认者，无论是否使用胰岛素或饮食治疗，也无论分娩后这一情况是否持续，但已知糖尿病伴妊娠者不属此型。在分娩6周后，按复查的血糖水平和糖尿病的诊断标准重新确定为：①糖尿病；②空腹血糖受损（IFG）；③糖耐量减低（IGT）；④正常血糖。妊娠期糖尿病的发生与很多因素有关，多数妊娠期糖尿病妇女在分娩后血糖将恢复正常水平。

（四）糖尿病的主要代谢紊乱

正常情况下，人体细胞内能量代谢主要由血糖供给，多余的血糖可转化为糖原、脂肪和蛋白质储存起来。患糖尿病后，由于胰岛素的绝对和/或相对不足，机体组织不能有效摄取和利用血糖，不仅造成血糖浓度增高，而且组织细胞内三大营养物质的消耗增加，以满足机体的供能需要。

1. 糖尿病时体内的主要代谢紊乱

（1）在糖代谢上：肝、肌肉和脂肪组织对葡萄糖的利用减少，糖原合成减少，而肝糖原分解和糖异生增多，导致血糖升高。

（2）在脂肪代谢上：脂肪组织摄取葡萄糖及从血浆清除三酰甘油（TG）减少，脂肪合成减少；脂蛋白脂肪酶（LPL）活性增加，脂肪分解加速，血浆游离脂肪酸和三酰甘油浓度升高；当胰岛素极度不足时，脂肪组织大量动员分解产生大量酮体，当超过机体对酮体的氧化利用能力时，酮体堆积形成酮症，进一步发展为酮症酸中毒。

（3）在蛋白质代谢上：蛋白质合成减弱，分解代谢加速，可导致机体出现负氮平衡、体重减轻、生长发育迟缓等现象。

2. 糖尿病并发症时体内的主要代谢紊乱　长期的高血糖可导致多种并发症的发生，尤其是病程长、病情控制较差的糖尿病患者。按并发症的起病快慢，可分为急性并发症和慢性并发症两大类。急性并发症除常见的感染外，还有糖尿病酮症酸中毒昏迷、糖尿病非酮症高渗性昏迷、糖尿病乳酸性酸中毒昏迷等；慢性病变主要是微血管病变（如肾脏病变、眼底病变、神经病变）、大血管病变（如动脉粥样硬化）以及心、脑、肾等的病变和高血压等。

（1）糖尿病酮症酸中毒昏迷（ketoacidosis diabetic coma）：是糖尿病的严重急性并发症，常见于1型糖尿病患者伴应激时。诱发因素为感染、手术、外伤和各种拮抗胰岛素的激素分泌增加。当机体代谢紊乱发展到脂肪分解加速、酮体生成增多、血浆中酮体积累超过2.0mmol/L时称为酮血症。酮体进一步积聚，发生代谢性酸中毒时称为酮症酸中毒，表现为严重失水、代谢性酸中毒、电解质紊乱和广泛的功能紊乱。除尿酮呈强阳性外，血酮体常>5mmol/L、HCO_3^-降低、血pH<7.35，病情严重时可致昏迷，称为糖尿病酮症酸中毒昏迷。

糖尿病酮症酸中毒发病的机制主要是由于胰岛素的绝对或相对不足，拮抗胰岛素的激素（如胰高血糖素、皮质醇、儿茶酚胺及生长激素）分泌增多，肝糖原分解加速，糖异生加强，导致血糖增加，但机体不能很好地利用血糖，各组织细胞反而处于血糖饥饿状态，于是脂肪分解加速，血浆中游离脂肪酸增加，导致酮体生成增加而利用减慢，血酮体累积引起酮症。

（2）糖尿病非酮症高渗性昏迷（hyperosmolar nonketotic diabetic coma）：多见于60岁以上2型糖尿病病情较轻者及少数1型糖尿病患者。常见的发病诱因有：口服噻嗪类利尿剂、糖皮质激素、苯妥英钠，腹膜透析或血液透析，甲状腺功能亢进，颅内压增高使用脱水剂治疗、降温疗法，急性胰腺炎，严重呕吐、腹泻、烧伤、尿崩症、高浓度葡萄糖治疗等，以及各种原因引起的失水、脱水等。

发病机制复杂，未完全阐明。血浆渗透压升高程度远比糖尿病酮症酸中毒明显，加上本症患者有一定量的内源性胰岛素，故在血糖极高的情况下，一般不易发生酮症酸中毒，而且脂肪分解和胰岛素拮抗激素增高不及酮症酸中毒突出。

（3）糖尿病乳酸性酸中毒昏迷（lactic acidosis diabetic coma）：乳酸是糖代谢的中间产物，由丙酮酸还原而成，正常人乳酸/丙酮酸比值为10∶1，处于平衡状态。患糖尿病后，由于胰岛素的绝对和相对不足，机体组织不能有效利用血糖，丙酮酸大量还原为乳酸，使体内乳酸堆积增多。

（4）糖尿病慢性并发症（chronic complication of diabetes）：长期的高血糖会使蛋白质发生非酶促糖基化反应，糖基化蛋白质分子与未被糖基化的分子互相结合交联，使分子不断加大，进一步形成大分子的糖化产物。这种反应多发生在半衰期较长的蛋白质分子上，如胶原蛋白、晶状体蛋白、髓鞘蛋白和弹性硬蛋白等，引起血管基膜增厚、晶状体混浊变性和神经病变等病理变化。由此引起的大血管、微血管和神经病变，是导致眼、肾、神经、心脏和血管等多器官损害的基础。

（五）糖尿病的诊断

1. 糖尿病的诊断标准 目前糖尿病和妊娠期糖尿病的诊断主要取决于生物化学检验结果，其诊断标准参考我国2020年版《中国2型糖尿病防治指南》（表19-3）及中华医学会《妊娠期高血糖诊治指南（2022）》（表19-4）。另外，空腹血糖受损和糖耐量减低作为糖尿病进程中的两种病理状态，也有相应的诊断标准（表19-5）。

在无明确高血糖病史时，应通过重复监测证实诊断标准。

表19-3 糖尿病的诊断标准

典型糖尿病症状
HbA_{1C} ≥ 6.5%
或空腹血糖（FPG）≥ 7.0mmol/L（126mg/dl）
或口腹葡萄糖耐量试验（OGTT）中2小时血浆葡萄糖浓度（2h-PG）≥ 11.1mmol/L（200mg/dl）
或随机血糖浓度 ≥ 11.1mmol/L（200mg/dl）

典型糖尿病症状包括烦渴多饮、多尿、多食、不明原因体重下降

表19-4 妊娠期糖尿病的诊断标准

孕前糖尿病合并妊娠（PGDM） 1. FPG ≥ 7.0mmol/L（空腹8h以上但不适宜空腹过久）； 2. 伴有典型的高血糖或高血糖危象症状，同时任意血糖 ≥ 11.1mmol/L； 3. 妊娠期OGTT 2h -PG ≥ 11.1mmol/L； 4. HbA1c ≥ 6.5%
糖尿病前期 1. IFG：首次产前检查时，FPG ≥ 5.6mmol/L； 2. IGT
妊娠期糖尿病（GDM） 诊断步骤： 一步法：在妊娠24~28周，直接行OGTT检查，空腹、口服葡萄糖后1、2h的血糖阈值分别为5.1、10.0、8.5mmol/L，任何一个时间点血糖值达到或超过上述标准即诊断为GDM。 两步法：第一步进行FPG。①若FPG<5.1mmol/L，则行75g OGTT检查。②若FPG为5.1~5.6mmol/L，则进行第二步。第二步：在妊娠24~28周复查FPG，若FPG ≥ 5.1mmol/L可诊断为GDM；或在妊娠24~28周直接行OGTT检查：空腹、口服葡萄糖后1h、2h的血糖阈值分别为5.1、10.0、8.5mmol/L，任何一个时间点血糖值达到或超过上述标准即诊断为GDM。③ FPG ≥ 5.1mmol/L，早孕期不作为GDM的诊断标准。

表19-5 空腹血糖受损和糖耐量减低的诊断标准

空腹血糖受损（IFG）
空腹血浆葡萄糖浓度在6.1*~7.0mmol/L（110*~126mg/dl）时，即可诊断
糖耐量减低（IGT）
1. 空腹血浆葡萄糖浓度<7.0mmol/L（126mg/dl）
2. 口服葡萄糖耐量试验（OGTT），2小时血浆葡萄糖（2h-PG）在7.8 ~11.1mmol/L（140 ~200mg/dl）。 检测结果同时满足以上两项时，即可诊断

*：2003年美国糖尿病协会（ADA）推荐降低空腹血糖受损诊断标准的下限为5.6mmol/L（100mg/dl）

2. 空腹血糖 空腹血糖（fasting plasma glucose，FPG）是指至少8小时内不摄入含热量食物后测定的血浆葡萄糖。如空腹血糖浓度不止一次高于7.0mmol/L（126mg/dl），可诊断为糖尿病。空腹血糖为糖尿病最常用的检测项目。但应注意在2型糖尿病中，高血糖是相对较晚才产生的，因此仅用空腹血糖这个诊断标准将延误诊断，并对糖尿病的流行估计过低。在临床已诊断的2型糖尿病患者中，有30%已有糖尿病并发症（如视网膜病变、蛋白尿和神经肌肉疾病），说明2型糖尿病

可能至少在临床诊断前 10 年就发生了。因此推荐对有关人群进行糖尿病的筛查(表 19-6)。

表 19-6　建议进行空腹血糖或口服葡萄糖耐量试验筛查的人群

1. 所有年满 45 周岁的人群,每 3 年进行一次筛查
2. 对于较年轻的人群,如有以下情况,应进行筛查:
(1)肥胖个体,体重 ≥ 120% 标准体重或者 BMI* ≥ 27kg/m²
(2)存在与糖尿病发病高度相关的因素
(3)糖尿病发病的高危种族(如非裔、亚裔、土著美国人、西班牙裔和太平洋岛屿居民)
(4)已确诊妊娠期糖尿病或者生育过 > 9kg 体重的婴儿
(5)高血压患者
(6)高密度脂蛋白胆固醇 ≤ 0.90mmol/L(35mg/dl)或三酰甘油 ≥ 2.82mmol/L(250mg/dl)
(7)曾经有糖耐量受损或者空腹血糖减低的个体

*,BMI 为身体质量指数(body mass index),BMI= 体重(kg)/ 身高(m)的平方

3. 口服葡萄糖耐量试验　WHO 标准化的口服葡萄糖耐量试验(oral glucose tolerance test,OGTT):实验前 3 天,每天食物中糖含量不低于 150g,且维持正常活动,影响试验的药物应在 3 天前停用。试验前患者应禁食 10~16 小时,次日晨抽取空腹血测 FPG。坐位取血后 5 分钟内饮入 250ml 含 75g 无水葡萄糖的糖水(水温 40℃),以口服完葡萄糖水开始计时 30 分钟、1 小时、2 小时、3 小时各取血一次,共 4 次。每次抽血时留取尿标本同时送检,OGTT 曲线见图 19-3。

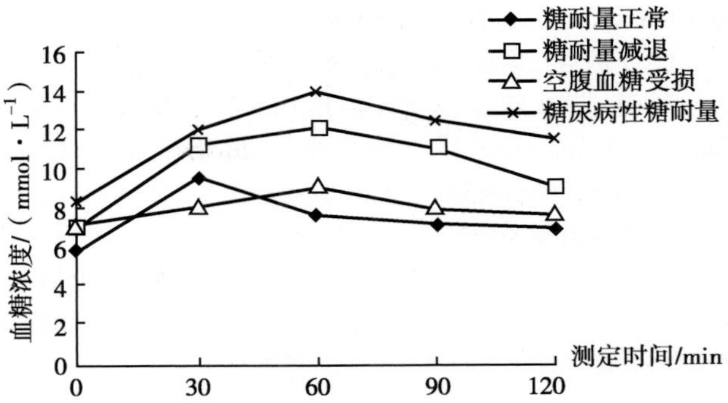

图 19-3　OGTT 曲线

结果判断:

1. 正常糖耐量　FPG<6.1mmol/L;口服葡萄糖 30~60 分钟血糖达高峰,峰值<11.1mmol/L;2 小时血糖基本恢复到正常水平,即<7.8mmol/L;尿糖均为阴性。

2. 空腹血糖受损　FPG 介于 6.1~7.0mmol/L 之间,2 小时血糖水平 ≤ 7.8mmol/L。

3. 糖耐量受损　FPG<7.0mmol/L,2 小时血糖水平在 7.8~11.1mmol/L 之间。

4. 糖尿病性糖耐量　FPG ≥ 7.0mmol/L;峰时延后,常在 1 小时后出现,峰值 ≥ 11.1mmol/L;2 小时不能恢复到正常水平,即>11.1mmol/L;尿糖 +~+++。

OGTT 主要用于下列情况:①诊断妊娠期糖尿病;②诊断糖耐量减低;③有无法解释的肾病、神经系统病变或视网膜病变,其随机血糖<7.8mmol/L,可用 OGTT 评价。在此时如有异常 OGTT 结果,不代表有肯定的因果关系,还应该排除其他疾病。④人群筛查,以获取流行病学数据。

(六)静脉葡萄糖耐量试验

静脉葡萄糖耐量试验(intravenous glucose tolerance test,IGTT)的适应证与 OGTT 相同。对某些不宜进行 OGTT 的患者如不能承受大剂量口服葡萄糖,或胃切除后及其他可致口服葡萄糖吸收不良的患者,为排除影响葡萄糖吸收的因素,应按 WHO 的方法进行 IGTT。

第三节　糖代谢的先天性异常

由于糖代谢相关酶类发生先天性异常或缺陷,导致某些单糖或糖原在体内贮积,并从尿中排出。此类疾病多为常染色体隐性遗传。患者症状轻重不等,可伴有血浆葡萄糖水平降低。

一、半乳糖代谢异常

半乳糖来源于饮食中的乳制品,其结构与葡萄糖相似,但羟基在 C-4 上。半乳糖可由多种酶催化转变为葡萄糖。半乳糖代谢异常(disorders of galactose metabolism)是指任意一种参与半乳糖代谢的酶缺陷所导致的半乳糖血症(galactosemia)。

(一)半乳糖 -1- 磷酸尿苷酰转移酶缺乏

由于乳类中的糖 50% 为半乳糖,半乳糖 -1- 磷酸尿苷酰转移酶(galactose-1-phosphate uridyltransferase)缺乏使半乳糖不能转化为葡萄糖,所以患儿用奶喂养数天后,会出现呕吐和腹泻,随后有生长停滞、肝脏疾病、白内障和精神迟钝等半乳糖血症表现。早期发现和治疗(去除饮食中的半乳糖)可以防止不可逆的病变发生。测定血中的半乳糖和 1- 磷酸半乳糖

水平可提示该疾病，直接测定红细胞中该酶活性可确诊。

（二）尿苷二磷酸半乳糖-4-异构酶缺乏

尿苷二磷酸半乳糖-4-异构酶(uridine diphosphate galactose-4-epimerase)缺乏非常少见，其临床症状与半乳糖-1-磷酸尿苷酰转移酶缺乏相似。

（三）半乳糖激酶缺乏

症状较轻，主要表现为晶状体内半乳糖沉积而导致白内障。若检测到红细胞内半乳糖-1-磷酸尿苷酰转移酶活性正常而无半乳糖激酶(galactokinase)活性，即可诊断。

二、果糖代谢异常

果糖是食物中糖的一部分，在进食水果、蜂蜜和果汁后，尿中可出现果糖。果糖代谢异常为常染色体隐性遗传，由于果糖代谢相关的酶缺乏而导致果糖尿症。

（一）原发性果糖尿症

原发性果糖尿症(essential fructosuria)是由于果糖激酶先天缺乏所致，本型比较罕见而且无害。

（二）遗传性果糖不耐受

遗传性果糖不耐受(hereditary fructose intolerance)为罕见的常染色体隐性遗传性疾病，由1-磷酸果糖醛缩酶缺乏引起。果糖饮食抑制了糖原分解和糖异生，导致患者出现低血糖和肝衰竭。本病的早期诊断很重要，应及早避免摄入蔗糖和果糖。

（三）遗传性1,6-二磷酸果糖酶缺乏

遗传性1,6-二磷酸果糖酶缺乏(hereditary fructose-1,6-diphosphatase deficiency)为常染色体隐性遗传性疾病，由于存在严重的糖异生障碍，患者可出现呼吸暂停、换气过度和低血糖、酮血症、乳酸血症。经肝活检标本确定该酶缺失即可诊断。

三、糖原贮积症

糖原生成和分解的酶系统的先天性缺陷可导致一系列的糖原贮积症(glycogen storage disease)，已发现至少10种罕见的遗传性组织糖原贮积异常病。肝脏和骨骼肌是糖代谢的主要部位，也是糖原贮积症的主要受累器官。肝脏型(Ⅰ、Ⅲ、Ⅳ和Ⅵ型)以肝肿大(肝糖原贮积增多所致)和低血糖(肝糖原不能转化为葡萄糖)为特征。相比之下肌肉型(Ⅱ、Ⅲa、Ⅴ和Ⅶ型)症状较轻，常发生于青年时期，由于不能提供肌肉收缩的能量而使运动受限(表19-7)。

表19-7 糖原贮积症的分型、病因与主要临床表现

分型	酶的缺陷	受累器官	主要临床表现
Ⅰ型(von-Gierke病)	葡萄糖-6-磷酸酶	肝、肾	病情最重，最常见；肝肿大，发育受阻，空腹低血糖，血乳酸浓度增加，高尿酸血症，高三酰甘油血症
Ⅱ型(Pompe病)	α-1,4-葡萄糖苷酶	肌肉、心	肌肉衰弱和心脏肥大
Ⅲ型(Cori病)	淀粉-1,6-葡萄糖苷酶	肌肉、肝	肝肿大，肌无力；临床生化特征与Ⅰ型相似，但不明显
Ⅳ型(Andersen病)	分枝酶	肝、脾	肝硬化腹腔积液，生长迟缓
Ⅴ型(McArdle病)	肌肉磷酸化酶	肌肉	运动后肌肉抽搐，血浆肌酸激酶活性、氨浓度、肌球蛋白浓度增加
Ⅵ型(Hers病)	肝磷酸化酶、磷酸化激酶	肝	少见；不能承受剧烈运动，对葡萄糖无反应性，可发生溶血；高胆红素血症，色素沉着，网织红细胞增多
Ⅶ型	肌肉磷酸果糖激酶	肌肉	类似Ⅴ型，运动后肌肉酸痛、痉挛伴肌球蛋白尿，网织红细胞增多

第四节 糖代谢紊乱相关疾病检测指标及其评价

糖代谢紊乱相关疾病检测指标是实验室诊断的重要技术措施，评价血糖水平和临床症状相结合能对糖尿病进行诊断。临床实验室检测血糖以及血糖调节物，以及并发症相关的其他代谢产物、糖化蛋白等，有利于糖尿病及其并发症的早期诊断、鉴别诊断、指导治疗和评估预后。

一、糖尿病

（一）体液葡萄糖的测定

多种体液、多种分析方法都可用于葡萄糖水平的测定，但诊断糖尿病应使用血浆或血清标本，同时随着检验技术的进步，目前酶法为推荐使用的方法。葡萄糖计和各种微创、无创(如尿糖测定)的方法检测葡萄糖浓度，主要用于患者对血糖自我监控(self-monitoring of blood glucose, SMBG)，以控制饮食和调整用药。

1. 标本的收集和储存 多种体液都可作为葡萄糖测定的标本，不同标本的处理方法也有差异。

(1)血浆标本：临床实验室推荐以血浆葡萄糖浓度为诊断糖尿病的指标。室温下，血细胞中存在的糖酵解会以每小时

5%~7%(0.4mmol/L)的速度使血中葡萄糖减少，当有白细胞增多或细菌污染时，葡萄糖的损失会增加，因此标本采集后，必须分离血浆尽快测定。若不能及时测定，应对标本加以适当处理：标本中加入碘乙酸钠或氟化钠可抑制糖酵解作用，使血葡萄糖在室温下稳定3天。氟化钠通过抑制烯醇化酶而防止糖酵解。氟化物也是一种弱的抗凝剂，但在几小时后可有血液凝集出现。因此建议使用氟化物-草酸盐混合物，如每毫升血液加2mg草酸钾和2mg氟化钠以阻止后期凝血现象。高浓度氟离子会抑制脲酶和某些酶活性，因而标本不宜用脲酶法测定尿素，也不适合于某些酶的直接测定。草酸钾会使细胞水分外渗、血浆稀释，这种标本不能用于测定其他物质。

(2)其他标本：床旁检查用的是便携式血糖计，采用毛细血管全血标本测定，由于受到血细胞比容以及其他非糖还原物质的影响，空腹全血葡萄糖浓度比血浆葡萄糖浓度约低12%~15%。在有葡萄糖负荷时，毛细血管的葡萄糖浓度却比静脉血高2~4mmol/L，因此使用不同的标本应采用不同的参考值(表19-8)。

表19-8 体液空腹葡萄糖浓度参考值

标本	葡萄糖浓度/($mmol\cdot L^{-1}$)	葡萄糖浓度/($mg\cdot dl^{-1}$)
血浆/血清		
成人	4.5~5.9	74~106
儿童	3.5~5.6	60~100
早产新生儿	1.1~3.3	20~60
足月新生儿	1.7~3.3	30~60
全血(成人)	3.5~5.3	65~95
脑脊液(CSF)	2.2~3.9(相当于血浆值的60%)	40~70
尿(24h)	0.1~0.8	1~15

脑脊液中可能含细菌或其他细胞，因此应立即进行测定。如果测定不得不推迟，标本离心后应冷藏于4℃。

收集24小时尿标本前，容器中应加5ml冰醋酸。另外，也可以加入5g苯甲酸钾，或加入双氯苯双胍乙烷+0.1%叠氮钠+0.01%氯化苯甲乙氧胺。在室温下24小时后，尿葡萄糖会丢失40%，故标本应4℃储存。

2. 葡萄糖的测定方法及评价 目前多采用酶法测定血浆葡萄糖，主要用的是己糖激酶和葡萄糖氧化酶，也可用葡萄糖脱氢酶；尿液葡萄糖测定多采用定量或半定量的方法，本书不再详述。

(1)己糖激酶(HK)法：准确度和精密度高，特异性高于葡萄糖氧化酶法，适用于自动化分析，为葡萄糖测定的参考方法。轻度溶血、脂血、黄疸、氟化钠、肝素、依地酸(EDTA)和草酸盐等不干扰本法测定。

(2)葡萄糖氧化酶-过氧化物酶(GOD-POD)法：葡萄糖氧化酶(GOD)高特异性催化β-D-葡萄糖。葡萄糖α和β构型各占36%和64%，要使葡萄糖完全反应，必须使α-葡萄糖变旋为β-构型。某些商品试剂中含有变旋酶，可加速变旋过程，也可延长孵育时间，通过自发性变旋来转化。过氧化物酶(POD)的特异性远低于GOD。尿酸、维生素C、胆红素、血红蛋白、四环素和谷胱甘肽等可抑制呈色反应(通过与H_2O_2竞争色素原受体)，用离子交换树脂过滤可以除去大部分干扰物质。本法线性范围可达19mmol/L，回收率为94%~105%，批内变异系数(CV)为0.7%~2.0%，批间CV为2%左右，日间CV为2%~3%，准确度和精密度都能达到临床要求，操作简便，适用于常规检验。本法也适于测定脑脊液葡萄糖浓度。尿中含较高浓度可干扰过氧化反应的物质(如尿酸)，使测定值出现负偏差，因而本法不能直接用于尿标本测定，可使用离子交换树脂除去尿中干扰物再测定。

(3)采用氧电极直接测定葡萄糖氧化酶法：以第一步反应消耗的氧来进行定量，摒弃特异性不高的第二步反应。结合过氧化氢酶的使用，能有效防止H_2O_2转变为O_2而影响测定结果。该法可用于血浆、血清、脑脊液及尿标本的测定，但由于血细胞会消耗氧气，故不能用于全血标本。

(4)葡萄糖脱氢酶(GD)法：高度特异，不受各种抗凝剂和血浆中其他物质的干扰，商品试剂中含有变旋酶，以加速β-D-葡萄糖的变旋过程。制成固相酶，可用于连续流动分析，也可用于离心沉淀物的分析。

(二)糖化蛋白的检测

血液中的己糖(主要是葡萄糖)可以将糖基连接到蛋白质的氨基酸基团上，生成糖化蛋白(glycated protein)。这个反应是一个缓慢的、不可逆的、非酶促反应，与血糖的浓度和高血糖存在的时间相关，持续高血糖，可增高血液和组织蛋白的糖化比率。血红蛋白、清蛋白、晶状体蛋白、胶原蛋白和基膜蛋白等多种蛋白都可发生糖基化反应。蛋白质与葡萄糖结合后可发生变性，引起机体多种器官的功能障碍，这是引起糖尿病慢性并发症的一个原因。因此，糖化蛋白是十分重要的检查项目，可为较长时间段的血糖浓度提供回顾性评估，而不受短期血糖浓度波动的影响。

1. 糖化血红蛋白的测定 成人血红蛋白(Hb)通常由HbA(97%)、HbA_2(2.5%)和HbF(0.5%)组成。HbA由4条肽链组成，包括2条α链和2条β链。对HbA进行色谱分析发现了几种次要血红蛋白，即HbA1a、HbA1b和HbA1c，统称为HbA1，或快速血红蛋白(因它在电泳时迁移比HbA快得多)或糖化血红蛋白(glycated hemoglobin，GHb)，它们的糖基化位点是β链N末端的缬氨酸残基。糖基化也可以发生在β链的其他位点，如赖氨酸残基或α链上，所生成的糖化蛋白称为HbA0，不能根据电荷不同的方法将其与普通血红蛋白分离(表19-9)。

表 19-9 糖化血红蛋白的命名

名称	组成
HbA	占成人血红蛋白的 97%
HbA0	
HbA1a1	1,6- 二磷酸果糖结合在 HbA 的 β 链 N 末端上
HbA1a2	6- 磷酸葡萄糖结合在 HbA 的 β 链 N 末端上
HbA1a	由 HbA1a1 和 HbA1a2 组成
HbA1b	丙酮酸结合在 HbA 的 β 链 N 末端上
HbA1c	葡萄糖结合在 HbA 的 β 链 N 末端缬氨酸残基上
Pre-HbA1c	HbA1c 中存在不稳定的希夫碱
HbA1	由 HbA1a、HbA1b、HbA1c 组成
总的糖化血红蛋白	HbA1c 及其他所有的血红蛋白 - 碳水化合物复合物

GHb 的形成是不可逆的，其浓度与红细胞寿命（平均 120 天）和该时期内血糖的平均浓度有关，不受每天葡萄糖波动的影响，也不受运动或食物的影响，所以 GHb 反映的是过去 6~8 周的平均血糖浓度，这可为评估血糖的控制情况提供可靠的实验室指标。血浆葡萄糖转变为 GHb 与时间有关。血糖浓度急剧变化后，在起初 2 个月 HbA1c 的变化速度很快，在 3 个月之后则进入一个动态的稳定状态。HbA1c 的半衰期为 35 天。

由于 GHb 的形成与红细胞的寿命有关，在有溶血性疾病或其他原因引起红细胞寿命缩短时，GHb 明显减少。同样，如果近期有大量失血，新生红细胞大量产生，会使 GHb 结果偏低，然而仍可用于监测上述患者，但其测定值必须与自身以前测定值进行比较而不是与参考值比较。高浓度 GHb 也可见于缺铁性贫血患者，这可能与较多的衰老红细胞有关。HbF、HbS 和 HbC 等异常血红蛋白则因血红蛋白病和测定方法的不同，可引起 GHb 的假性升高或降低。

HbA1c 是由葡萄糖与 HbA 的 β 链氨基末端缬氨酸残基缩合而成，先形成一种不稳定希夫碱（前 HbA1c），希夫碱解离或经 Amadori 分子重排而形成 HbA1c。HbA1a 由 HbA1a1 和 HbA1a2 组成，两者分别是由血红蛋白 β 链与 1,6- 二磷酸果糖和 6- 磷酸葡萄糖缩合而成。HbA1b 是由丙酮酸与 β 链氨基末端缬氨酸结合而成。HbA1 的主要成分是 HbA1c，约占 80%。

2010 年美国糖尿病学会（ADA）在最新修订的《糖尿病治疗指南》中首次将 HbA1c 作为新的糖尿病诊断指标，诊断标准定为 6.5%。我国 2013 年版《中国 2 型糖尿病防治指南》中提出：对于采用标准化检测方法，有严格质量控制，正常参考范围在 4%~6% 的医院，HbA1c ≥ 6.5% 可作为诊断糖尿病的参考。GHb 的测定方法有 30 多种，根据反应原理的不同可分为两大类：第一类基于 GHb 与非 GHb 的电荷差异，包括离子交换色谱法、电泳法、等电聚焦法等；第二类基于 GHb 的结构特点，包括亲和色谱法、离子捕获法、免疫法等。临床最常用的是离子交换层析（高效液相色谱 HPLC 法）：由于血红蛋白 β 链 N 末端结氨酸糖化后所带电荷不同，导致 GHb 带的正电荷少于非 GHb，因此经过阳离子交换层析柱时，可以用不同缓冲液在不同时间将血红蛋白洗脱下来，根据峰值面积计算糖化血红蛋白占总血红蛋白的比例。离子 HPLC 法克服了 pH、温度及其他因素的影响，有很好的精密度（CV<1%），达到临床需求的准确性和稳定性。美国糖化血红蛋白标准化计划（NGSP）的参考实验室将此法作为 GHb 检测标准化参考方法。

GHb 测定标本采用静脉血，用 EDTA、草酸盐和氟化物抗凝，患者无须空腹。

全血标本可于 4℃储存 1 周以上。高于 4℃，HbA1a 和 HbA1b 会随时间和温度上升，而 HbA1c 仅轻微变化，−70℃则可保存 18 周以上，一般不推荐 −20℃保存。肝素抗凝标本需在 2 天内完成测定，且不适用于某些方法，故不推荐使用。

GHb 参考范围（表 19-10）的个体差异很小，且不受急性疾病的影响，年龄的影响目前尚无定论。对于控制不良的糖尿病患者，测定值可达参考范围上限的 2 倍或更多，但很少再超过 15%，若超过，应考虑是否存在 HbF 的干扰。

表 19-10 糖化血红蛋白参考范围

糖化血红蛋白种类	平均值 /%	参考范围 /%
HbA1（A1a+b+c）	6.5	5.0~8.0
仅 HbA1c	4.5	3.6~6.0
总糖化血红蛋白（A1+A0）	5.5	4.5~7.0

根据 2010 年 ADA 修订的《糖尿病治疗指南》，HbA1c 水平在 5% 左右表示未患糖尿病，HbA1c 水平 5.7%~6.4% 预示进展至糖尿病前期阶段，HbA1c ≥ 6.5% 则表明已患糖尿病。但对于患有糖尿病的孕妇或存在贫血等血红蛋白异常的患者，不主张做糖化血红蛋白检查，因为异常的血红蛋白可干扰糖化血红蛋白的测定。为达到理想的糖尿病控制，ADA 推荐大多糖尿病患者的目标为 HbA1c 水平 ≤ 7%，这一目标可以有效预防糖尿病相关严重并发症，如肾病、神经病变、视网膜病变和牙龈病变。

糖尿病的治疗目标是将 HbA1c 降至非糖尿病水平（<7%，一些组织建议降为 <6.5%）。对经治疗后血糖控制稳定的糖尿病患者，应将糖化血红蛋白作为常规检测指标，至少每 6 个月 1 次。在某些临床状态下（如糖尿病妊娠、未接受治疗或调整治疗时），应增加检测的次数（每 3 个月 1 次），以及时提供有价值的信息。

2. 果糖胺与糖化清蛋白 除了血红蛋白，葡萄糖也可通过非酶促糖基化反应与其他蛋白（如清蛋白、膜蛋白、晶状体）结合形成酮胺（ketoamine）。

果糖胺（fructosamine）是血浆蛋白酮胺的普通命名。与 GHb 类似，果糖胺测定可反映 2~3 周内血糖的平均浓度。虽然果糖胺测定可自动化，有很高的精密度，并且比测定糖化血红蛋白更便宜，但是对于其临床应用仍存在争议。

由于测定果糖胺监测的是短期血糖的改变，因此果糖胺应与GHb结合应用而不是替代。当患者有血红蛋白异变体（如HbS或HbC）存在时，会使红细胞寿命下降，此时测定糖化血红蛋白的意义不大，测定果糖胺则有价值。

果糖胺的测定方法有多种，如分光光度法、亲和层析法、HPLC法以及单克隆抗体法等，但均不适于常规检测而难以推广。目前应用最广的方法是利用碱性条件下果糖胺的Amadori重排（葡糖胺重排）产物具有还原性而设计的，该法快速、经济，已用于自动化仪器分析，线性可达1 000μmol/L，CV为5.4%左右。红细胞寿命和血红蛋白变异体不影响果糖胺测定结果，但它受血浆总蛋白浓度的影响，血清清蛋白<30g/L或尿中蛋白质浓度>1g/L时，果糖胺的结果不可靠。中度溶血、胆红素和维生素C会干扰测定。

由于所有糖化血清蛋白都是果糖胺，而清蛋白是血清蛋白质中含量最多的组分，虽然测定果糖胺主要是测定糖化清蛋白，但果糖胺反映的是血清中总的糖化清蛋白，在清蛋白浓度和半衰期发生明显改变时，会对糖化清蛋白产生很大影响，故对于肾病综合征（nephrotic syndrome，NS）、肝硬化、异常蛋白血症或急性时相反应之后的患者，果糖胺结果不可靠。此外，果糖胺还容易受到血液中胆红素、乳糜和低分子物质等的影响，而检测糖化清蛋白可以减少血清清蛋白水平的影响，相对于果糖胺而言更准确。目前可采用ELISA法、HPLC法、酮胺氧化酶（KAOD）法等多种方法测定糖化清蛋白，临床多用KAOD法，可结合血清清蛋白含量计算出糖化清蛋白占血清清蛋白的比例，本法可用于自动化生化分析仪，精密度高、准确性好，胆红素对其干扰较小。

由于清蛋白的产生比血红蛋白快（清蛋白半衰期约为20天），所以糖化清蛋白的浓度反映的是近2~3周的血糖情况，在反映血糖控制效果上比糖化血红蛋白更敏感、更及时。非糖尿病患者群果糖胺的参考范围为205~285μmol/L，其中糖化清蛋白为191~265μmol/L。

3. 晚期糖基化终末产物　非酶促作用使葡萄糖与长寿命的蛋白质（如胶原）相连，产生稳定的Amadori早期糖化产物。产物经一系列分子重排、脱氢和断裂反应后，生成不可逆的晚期糖基化终末产物（advanced glycation end products，AGE）。当高血糖得到纠正时，AGE也不会转变为正常物质，而是持续地积累，因此糖尿病患者AGE水平高于健康人群。高血糖产生有害效应的分子机制还不清楚，但有证据显示组织蛋白糖基化起了重要作用：AGE通过对蛋白质和细胞外基质功能的影响，促进糖尿病的微血管病变和大血管并发症的发生。使用AGE抑制剂氨基胍，可防止实验动物糖尿病的几种并发症，并在临床试验中得到初步应用。

AGE的测定方法有多种，早期采用的是相对荧光法，该法受非AGE蛋白的干扰；放射受体法是利用巨噬细胞样肿瘤细胞株表面的AGE受体进行循环血液和组织蛋白中的AGE定量；竞争性ELISA法使用AGE多克隆抗体，用于测量Hb-AGE，并且发现HbA1c和Hb-AGE间存在线性关系。健康人Hb-AGE占循环中血红蛋白的0.4%，而糖尿病患者Hb-AGE水平明显增高。血糖改变后，Hb-AGE水平也改变，但其变化速率比HbA1c低23%。因此，Hb-AGE提供了一种比糖化血红蛋白更长期的糖尿病控制指标。

（三）血糖调节物的检测

血糖的稳定有赖于各种调节激素的正常作用，因此胰岛素及其抗体、胰岛素原、C-肽和胰高血糖素的检测对糖尿病及其并发症的诊断有意义（表19-11），但需注意的是，糖尿病的诊断标准中并不包括激素的检测。

表19-11　血糖调节物检测的临床用途

检测物	临床意义
胰岛素	①评价空腹低血糖症；②评估多囊卵巢综合征的胰岛素抵抗机制；③糖尿病分型；④糖尿病预测；⑤β细胞功能评估；⑥选择最佳糖尿病治疗方案；⑦胰岛素抵抗机制的研究；⑧预测冠状动脉疾病的发展
胰岛素原	①诊断胰腺β细胞肿瘤；②诊断家族性高胰岛素原血症；③确定胰岛素分析的交叉反应
C-肽	①评价β细胞肿瘤所致及药源性空腹低血糖症；②糖尿病分型；③β细胞功能评估；④获取胰岛素泵的保险范围；⑤胰腺切除、胰岛细胞移植术后的监测
胰高血糖素	诊断胰腺α细胞瘤

1. 胰岛素与胰岛素抗体的检测　胰岛素是降低血糖的主要激素，而胰岛素抗体通过与胰岛素结合而拮抗其降血糖效应。

（1）胰岛素检测：目前胰岛素测定还没有高度精确、准确和可靠的方法。放射免疫分析（radioimmunoassay，RIA）、酶联免疫吸附试验（enzyme linked immunosorbent assay，ELISA）、化学发光（chemiluminescence，CL）等都被采用。胰岛素抗体和与它结合的胰岛素被聚乙二醇（PEG）沉淀后，再测定游离胰岛素，用盐酸洗脱抗体结合的胰岛素，PEG沉淀抗体，可测定总胰岛素。测定胰岛素的生物学活性更有生理学意义，但费时费力，难以推广。用外源性胰岛素治疗的患者会产生抗胰岛素抗体，可与免疫法使用的抗体竞争，影响胰岛素检测的结果。胰岛素的参考范围因方法而异，非肥胖健康者空腹胰岛素浓度为2~25μU/ml（12~150pmol/L）。在葡萄糖耐量试验时胰岛素浓度可达200μU/ml。

胰岛素测定最主要的临床用途是：①对空腹低血糖患者进行评估。②确认需进行胰岛素治疗的糖尿病患者，并将他们与靠饮食控制的糖尿病患者分开。如在口服葡萄糖75g后血浆胰岛素水平超过60μU/ml时不可能发生微血管并发症，这时能够靠饮食控制；但如果胰岛素峰值<40μU/ml，则需要胰岛素治疗而且很可能发生微血管病变。③预测2型糖尿病的发展并评估患者的状况，预测糖尿病易感性。④通过测定血胰岛素浓度和胰岛素抗体来评估胰岛素抵抗机制。

葡萄糖刺激胰岛素分泌的动态试验有利于糖尿病类型的鉴别（图19-4）。

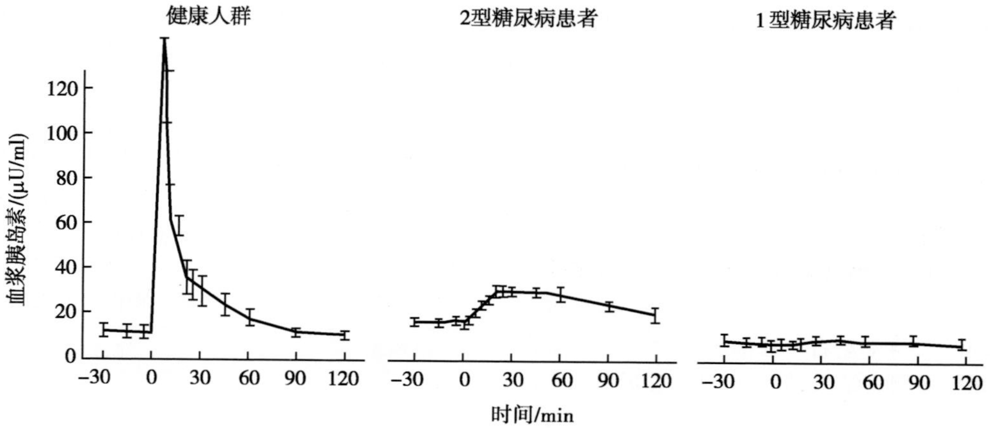

图 19-4 葡萄糖刺激胰岛素分泌的动态试验

随着胰岛 β 细胞功能进行性损害，它对葡萄糖刺激反应的第一时相将丧失，而其他的刺激物（如氨基酸或胰高血糖素）仍能刺激其释放，所以大多数 2 型糖尿病仍保留第二时相的反应。1 型糖尿病患者则基本没有任何反应。

(2) 胰岛素抗体检测：几乎所有使用异源性胰岛素治疗的糖尿病患者都产生胰岛素抗体，一般情况下这些抗体的滴度较低，不会产生抵抗作用。在少数情况下（多是 2 型糖尿病患者）抗体的滴度较高，可导致胰岛素抵抗。改善动物来源胰岛素的纯度和使用重组人胰岛素可减少抗体的产生，但并不能完全消除。未接受异源性胰岛素治疗的患者很少产生这种抗体。检测胰岛素抗体可帮助指导胰岛素治疗。另外，已有人提出存在抗胰岛素受体的抗体，通过与胰岛素受体的结合影响血糖的水平。

胰岛素抗体检测方法均为免疫学方法，如 RIA 法、免疫亲和层析法等。

2. 胰岛素原的检测 作为胰岛素的前体和主要储存形式，胰岛素原的检测仍较困难，其原因是：①血浆中胰岛素原浓度低，难获得纯品，故抗体制备困难；②不易获得胰岛素原参考品；③多数抗血清与胰岛素和 C- 肽有交叉反应（两者浓度都较高），同时胰岛素原转化中间体也会干扰检测结果。目前已开始生产基因重组的胰岛素原，并由此制备单克隆抗体，将提供可靠的胰岛素原标准品和检测方法。

正常人空腹胰岛素原参考范围是 1.11~6.9pmol/L（也有报道为 2.1~12.6pmol/L），各实验室需建立自己的参考值。

胰岛素原浓度增加见于：①胰腺 β 细胞肿瘤，大多数 β 细胞瘤患者都有胰岛素、C- 肽和胰岛素原浓度的增加。因肿瘤使胰岛素原不能转变为胰岛素，部分患者只有胰岛素原升高。尽管胰岛素原生物学活性很低，高浓度胰岛素原仍可能导致低血糖。②罕见的家族性高胰岛素原血症，其原因是胰岛素原转化为胰岛素的能力减弱。③存在可能与抗体起交叉反应的胰岛素原样物质。④在 2 型糖尿病患者，胰岛素原比例和胰岛素原转化中间体都会增加，并且与心血管危险因子关联。⑤妊娠期糖尿病（GDM）有明显高浓度水平的胰岛素原及其裂解产物——32、33 位氨基酸断裂的胰岛素原。最近报道，胰岛素原在胰岛素样物质中所占的比率增加可作为妊娠期糖尿病筛查的预测指标，比年龄、肥胖和高血糖更好。在慢性肾衰竭、肝硬化和甲状腺功能亢进的患者也可见胰岛素原浓度增加。

3. C- 肽的检测 测定 C- 肽比测定胰岛素有更多优点：①由于肝脏的代谢可以忽略，所以与外周血胰岛素浓度相比，C- 肽浓度可更好地反映 β 细胞的功能；② C- 肽不受外源性胰岛素干扰且不与胰岛素抗体反应。

C- 肽的测定均采用免疫法，但不同测定方法间的变异很大。其原因包括不同抗体存在特异性差异，与胰岛素原交叉反应的可变性和作为标准品的 C- 肽类型不同。因此各实验室有必要建立自己的参考值范围。

健康人空腹血清 C- 肽的参考范围为 0.25~0.6nmol/L (0.78~1.89ng/ml)，葡萄糖或胰高血糖素刺激后可达 0.9~1.87nmol/L (2.73~5.64ng/ml)。尿 C- 肽的参考范围为 (25 ± 8.8) μmol/L [(74 ± 26) μg/L]。

C- 肽测定的主要用途：①主要用于评估空腹低血糖：某些 β 细胞瘤患者，尤其是存在间歇性胰岛素分泌过多时，胰岛素检测可正常，但 C- 肽浓度都升高。当注射胰岛素导致低血糖发生时，胰岛素水平会很高而 C- 肽降低，这是因为药用胰岛素中没有 C- 肽存在，且外源性胰岛素会抑制 β 细胞的分泌功能。②评估胰岛素的分泌：基础或刺激性（通过胰高血糖素或葡萄糖）尿和空腹血清 C- 肽水平可用以评价患者的胰岛素分泌能力和分泌速度，并以此来鉴别糖尿病类型。例如糖尿病患者在用胰高血糖素刺激后 C- 肽 >1.8ng/ml，可能是 2 型糖尿病，若 <0.5ng/ml 可能是 1 型糖尿病。但 C- 肽测定对糖尿病患者的常规监测作用不大。③监测胰腺手术效果：在全胰腺切除术后检测不到血清 C- 肽，而在胰腺或胰岛细胞移植成功后其浓度应该增加。当需要连续评估 β 细胞功能或不能频繁采血时，可测定尿 C- 肽。24 小时尿 C- 肽（非肾衰竭者，因肾衰竭可使 C- 肽浓度上升）与空腹血清 C- 肽浓度相关性很好，并与葡萄糖负载后连续取血标本的 C- 肽浓度相关性也很好。C- 肽主要通过肾脏排泄，肾病时，血中 C- 肽浓度会升高，同时尿 C- 肽浓度的个体差异大，限制了其作为评价胰岛素分泌能力的价值。

4. 胰高血糖素的检测 胰腺 α 细胞瘤或胰高血糖素瘤患者血中胰高血糖素水平显著升高，并多伴有体重减轻、高血糖症等。胰高血糖素浓度降低常与慢性胰腺炎和长期使用磺酰脲类药物治疗有关。

胰高血糖素的检测多采用免疫法，即用标记的胰高血糖素与患者样本中胰高血糖素竞争性结合胰高血糖素多克隆抗体，用聚乙二醇（PEG）沉淀结合的胰高血糖素或使用第二抗体将结合型和游离型胰高血糖素分开，测定结合型胰高血糖素的标记信号而定量。

空腹血浆胰高血糖素的参考范围是20~52pmol/L（70~180ng/L）。若超过参考值上限500倍，可能是自主性分泌的α细胞瘤。

（四）胰岛素抵抗的检测

目前认为，胰岛素抵抗是糖尿病等多种代谢紊乱症的病因之一，因此其检测也是当前生命科学领域的研究热点。葡萄糖胰岛素钳夹技术（glucose insulin clamp technique，CLAMP）是公认的评价胰岛素抵抗的"金标准"，即输注胰岛素，使之达到一种特殊的循环浓度，此时利用外源葡萄糖来补充和维持正常血糖浓度（4.48mmol/L）。在血浆胰岛素浓度接近100μU/ml时，若维持正常血糖所需的外源葡萄糖少于150mg/（m^2·min），即为胰岛素抵抗。CLAMP技术避免了内源性胰岛素缺乏和低血糖对胰岛素敏感性的影响，适用于正常糖耐量、糖尿量减低以及糖尿病等各种人群的检测。但本技术需要特殊仪器设备，昂贵费时，方法复杂，限制了它的临床应用。

微小模型技术（minimal model technique，MMT）比CLAMP简便，在静脉葡萄糖耐量试验（IGTT）的同时测定血中胰岛素的反应，根据血糖和胰岛素的动态改变计算出胰岛素的敏感性。本法需要有足够的内源性胰岛素刺激反应才能正确评价胰岛素的敏感性，因此在胰岛素分泌减弱的情况下，结果不准确。本法经改良后与CLAMP法结果相关性良好，但由于取血次数太多，难以被普遍接受。

国内常用的方法是在进行口服葡萄糖耐量试验（OGTT）的同时测定胰岛素，根据胰岛素反应水平或胰岛素曲线下面积判断胰岛素抵抗和胰岛素敏感指数（insulin sensitivity index，ISI），但该方法用于糖耐量减低和糖尿病患者时存在局限性。除此以外，还有胰岛素抑制试验、胰岛素耐量试验、胰高血糖素试验、持续输注葡萄糖模型分析法等多种评价胰岛素抵抗的方法。

葡萄糖代谢清除率（metabolic clearance rate，MCR）来计算的胰岛素敏感指数（ISI=MCR/logMI），是一种简便、粗略评估胰岛素抵抗的方法；采用稳态模型以空腹血糖（FPG）和空腹胰岛素（FINS）为基础建立的胰岛素抵抗评价公式 $ISI=FINS/22.5e^{-lnFPG}$，即 ISI=（FPG×FINS）/22.5，其结果与CLAMP结果相关性良好。目前有20多种指数，这些指数是利用血胰岛素测定、血胰岛素与葡萄糖关系（包括葡萄糖、胰岛素比值或乘积）推定胰岛素敏感性，而无论单纯的胰岛素浓度，还是胰岛素与葡萄糖的关系，都受到胰岛素敏感性及胰岛素是否缺乏的双重影响，因此这些指数只适用于大样本群体的胰岛素抵抗流行病学调查。

（五）糖尿病的其他相关疾病检测指标及其评价

1. 乳酸和丙酮酸的检测 乳酸是糖代谢的中间产物，主要来源于骨骼肌、脑、皮肤、肾髓质和红细胞。血液中乳酸浓度和这些组织产生乳酸的速率以及肝脏对乳酸的代谢速度有关，约65%的乳酸由肝脏利用。乳酸循环是指葡萄糖在外周组织转化为乳酸，而乳酸在肝脏中又转化为葡萄糖。肝外乳酸通过骨骼肌和肾皮质的氧化作用清除。乳酸产物增加会促进肝对乳酸的清除，但当乳酸浓度超过2mmol/L时，肝脏对其的摄取就会达到饱和。剧烈运动时，乳酸浓度可在短时间内明显增加。乳酸性酸中毒没有可接受的浓度标准，但一般认为乳酸浓度超过5mmol/L以及pH<7.25时提示有明显的乳酸性酸中毒。

乳酸性酸中毒在下列两类临床情况下发生：①A型（缺氧型）：常见，与组织氧合作用降低有关，如休克、低血容量和左心室衰竭；②B型：与某些疾病（如糖尿病、肿瘤、肝病）、药物或毒物（如乙醇、甲醇、水杨酸）或先天代谢紊乱（如甲基丙二酸血症、丙酮酸血症和脂肪酸氧化缺陷）有关。机制还不清楚，但推测是线粒体功能缺陷，使氧的利用削弱。乳酸性酸中毒比较常见，住院患者发生率约为1%。病死率超过60%，而如果同时存在低血压，则病死率接近100%。

乳酸性酸中毒另一个不常见且难以诊断的病因是D-乳酸性酸中毒。D-乳酸不由人代谢产生，而是由肠道吸收后在体内积累。D-乳酸可以导致全身性酸中毒，常见于空回肠分流术后，表现为乳酸性脑病（意识模糊、共济失调、嗜睡），并有血浆D-乳酸浓度升高。实际上所有测定乳酸的方法都使用L-乳酸脱氢酶，而不能测定D-乳酸。D-乳酸可用气液色谱法或用D-乳酸脱氢酶测定。

脑脊液（CSF）中乳酸浓度通常与血中乳酸相同。但是当CSF发生生物化学改变时，其乳酸浓度的变化与血中浓度无关。CSF中乳酸浓度上升可见于脑血管意外、颅内出血、细菌性脑膜炎、癫痫和其他一些中枢神经系统疾病。在病毒性脑膜炎，CSF乳酸浓度常不增加。因此，CSF乳酸浓度可用于鉴别病毒性和细菌性脑膜炎。

不同标本的乳酸参考范围见表19-12。

表19-12 不同标本的乳酸参考范围

标本	乳酸浓度	乳酸浓度
静脉血		
静息时	0.5~1.3mmol/L	5~12mg/dl
住院患者	0.9~1.7mmol/L	8~15mg/dl
动脉血		
静息时	0.36~0.75mmol/L	3~7mg/dl
住院患者	0.36~1.25mmol/L	3~11mg/dl
24h尿液	5.5~22mmol	49.5~198mg

测量丙酮酸浓度可用于评价有先天代谢紊乱而使血清乳酸浓度增加的患者。与乳酸/丙酮酸比例增加有关的先天代谢紊乱包括丙酮酸羧化酶缺陷和氧化磷酸化酶缺陷。乳酸/丙酮酸比率升高可作为敏感的指标，用于发现齐多夫定（zidovudine）治疗所致的线粒体性肌肉毒性。乳酸/丙酮酸比率<25提示糖异生缺陷，而比率增加（≥35）时则提示细胞内

缺氧。

丙酮酸很不稳定，在采血后 2 分钟内就可出现明显的下降，应利用高氯酸等制备无蛋白滤液测定丙酮酸。在偏磷酸滤液中，丙酮酸室温下可稳定 6 天，4℃可稳定 8 天。丙酮酸标准物也需新鲜制备。不同标本的丙酮酸参考范围见表 19-13。

表 19-13 不同标本的丙酮酸参考范围

标本	丙酮酸浓度	丙酮酸浓度
安静状态下		
空腹静脉全血	0.03~0.10mmol/L	0.3~0.9mg/dl
动脉全血	0.02~0.08mmol/L	0.2~0.7mg/dl
脑脊液（CSF）	0.06~0.19mmol/L	0.5~1.7mg/dl
24h 尿液	≤ 1mmol	≤ 8.81mg

2. 酮体检测 酮体（ketone bodies）由乙酰乙酸、β- 羟丁酸和丙酮组成，主要来源于游离脂肪酸在肝脏的氧化代谢产物。正常情况下，长链脂肪酸被肝脏摄取，重新酯化为三酰甘油储存在肝脏内，或转变为极低密度脂蛋白再进入血浆。在未控制的糖尿病中，由于胰岛素缺乏，导致重新酯化作用减弱而脂解作用增强，使血浆中游离脂肪酸增加；同时胰高血糖素 / 胰岛素比率增加，使得脂肪酸在肝脏中的氧化作用增强，肝脏酮体生成增加而在外周组织中的代谢减少，导致血液中乙酰乙酸堆积。其中小部分乙酰乙酸可自发性脱羧生成丙酮，而大部分则转变为 β- 羟丁酸。

酮体的 3 种成分相对比例与细胞的氧化还原状态有关。在健康人，β- 羟丁酸与乙酰乙酸以等摩尔的浓度存在，两者基本构成血清中所有酮体，丙酮是次要成分。在严重糖尿病，β- 羟丁酸 / 丙酮的比率可增至 6∶1，这是因为此时机体有大量还原型烟酰胺腺嘌呤二核苷酸（NADH）存在，促进了 β- 羟丁酸的生成。目前大多数试验仅检测乙酰乙酸，这将导致实验检测结果与病情不相符的情况，即当患者最初有酮症酸中毒时，测定酮体可能仅有弱阳性；当治疗后，β- 羟丁酸转变为乙酰乙酸时，临床却表现为酮症加重。

酮体形成过多会导致其在血中浓度增加（酮血症）和在尿中排泄增加（酮尿）。这个过程可发生于糖的来源减少（饥饿或频繁呕吐）或糖的利用下降（如糖尿病、糖原贮积症等）。对于糖尿病酮症酸中毒，血中酮体的半定量比检测尿中酮体更为准确。虽然尿酮体排泄并不总是与血中酮体浓度成比例，但由于尿酮体检测的方便性，已广泛用于 1 型糖尿病的病情监测。

3. 尿清蛋白排泄率（urinary albumin excretion，UAE）试验 糖尿病患者有很高的肾脏损害风险。大约 1/3 的 1 型糖尿病患者最终发展为慢性肾衰竭。2 型糖尿病发展为糖尿病肾病的概率不及 1 型糖尿病，但由于其患者众多，占整个糖尿病肾病患者的 60%。

糖尿病肾病的早期检测依赖于尿清蛋白排泄率（urinary albumin excretion，UAE）试验。UAE 增加提示清蛋白经肾小球滤过增加，是微血管病变的标志。一旦糖尿病肾病发生，肾功能会迅速恶化。此时进行治疗可延缓疾病进程，但不能停止和逆转肾的损害。

对 1 型和 2 型糖尿病患者，UAE 持续 >20μg/min 说明发展为明显肾脏疾病的危险将增加 20 倍；持续性尿蛋白定性阳性（相当于尿清蛋白排泄率 ≥ 200μg/min），提示已有明显的糖尿病肾病。UAE 增加对预测 1 型糖尿病患者发生糖尿病肾病、终末期肾病和增生性眼病都有价值；对于 2 型糖尿病患者，UAE 增加可预测渐进性肾脏疾病、动脉粥样硬化和心血管病死亡率。2 型糖尿病被诊断时，常有 UAE 增加，提示糖尿病已经存在一段时间。

有关 UAE 标本采集和贮存、测定方法见肾功能一章，参考范围见表 19-14。

表 19-14 尿清蛋白排泄率参考范围

	μg/min	mg/24h	校正值（mg/g 尿肌酐）
正常	<20	<30	<30
UEA 增加（微量清蛋白尿）	20~200	30~300	30~300
临床清蛋白尿	>200	>300	>300

4. 糖尿病的分子诊断 糖尿病是在多基因遗传基础上，由于各种因素作用，引起胰岛素分泌不足和 / 或胰岛素作用低下而引起的代谢性疾病，因此，其遗传表型的分子诊断在糖尿病诊断中也具有一定意义。

1 型糖尿病的遗传易感性与人 HLA 复合体的某些等位基因密切相关。目前已知绝大多数 1 型糖尿病患者可表达 HLA-DR3 和 HLA-DR4 相容性抗原，其表达的频率显著高于正常人群，而 HLA-DQB1 能显著降低发病的风险。

2 型糖尿病具有明显的遗传倾向，其与遗传因素的联系较 1 型糖尿病更紧密。2 型糖尿病中发生突变的基因包括胰岛素基因、胰岛素受体基因、葡萄糖激酶基因等。另外，糖原合成酶基因 416 位点 Val 等位基因的多态性也与本型有关，可采用聚合酶链反应 - 单链构象多态性法（PCR-SSCP）等多种分子生物学技术检测基因的突变，辅助诊断糖尿病。

5. 单基因遗传性糖尿病的分子诊断 单基因遗传性糖尿病是发病机制和致病原因相对明确的、单个基因突变引起的特殊类型糖尿病，主要包括新生儿糖尿病（NDM）和青少年的成人起病型糖尿病（MODY）。线粒体基因突变糖尿病和脂肪萎缩性糖尿病比较少见，最常见的是 MODY。单基因遗传性糖尿病易被误诊为 1 型或 2 型糖尿病，明确诊断对患者的治疗选择、预后判断和遗传咨询均有重要意义。诊断包括临床水平的表型诊断、细胞遗传水平的染色体诊断和分子遗传水平的基因诊断。

大部分永久性新生儿糖尿病能检测到染色体 $6q^{24}$ 区基因的异常高表达，其余的基因突变包括 ABCC8、KCNJ11 等，这些基因的改变导致宫内胰岛发育不全。

目前公认的 MODY 致病基因：MODY1 为 HNF-4α（突

变包括 R154X、R127W、V255M、Q268X、E276Q 等 18 个位点)，MODY2 为 GCK(约 130 个无义或错义突变)，MODY3 为 HNF-1α(突变热点包括外显子 4 的 P291fsinsC 移码突变，P447L、P379fsdelCT 等 45 个以上的独立突变)，MODY4 为 IPF-1(突变位点为 Pro63fsdelC 移码突变，Q59L、D76N、C1SR、R197H)，MODY5 为 HNF-1β(突变位点为 R177X、A263fsinsGG、R137-KL61del)，MODY6 为 NeuroD1(R111L、206+C 插入突变)，MODY7 为 KLF11、MODY8 为 CEL、MODY9 为 PAX4、MODY10 为 INS、MODY11 为 BLK、MODY12 为 ABCC8、MODY13 为 KCNJ11、MODY14 为 APPL1。

20 余种线粒体基因的突变与本病相关，其中突变率最高的是线粒体 $tRNA^{leu(uuR)}$ 基因(线粒体转运核糖核酸亮氨酸基因)3243A → G 突变，其余如线粒体 NADH 脱氢酶亚单位 1 基因(ND1)3316G → A 突变、ND4 基因 12026A → G 突变等相对少见。可采用聚合酶链反应 - 限制性片段长度多态性(PCR-RFLP)、PCR-SSCP、DNA 印迹等方法检测。

6. 新指标　目前有关糖尿病及其并发症的新的检测项目很多，但基本上处于实验室研究阶段，用以探讨发病机制或作为早期筛查项目。

(1) 脂联素(adiponectin)：是一个新的脂肪细胞因子家族成员，其正常血浆浓度为 5~30mg/L。脂联素水平降低与 2 型糖尿病有关，并且低脂联素水平与胰岛素抵抗密切相关。

(2) 抵抗素(resistin)：是由脂肪细胞特异分泌的一种肽类激素，目前它与糖尿病的关系存在争议。有学者认为 2 型糖尿病患者空腹血清抵抗素水平明显升高，与 BMI 呈正相关，还与空腹血糖水平和胰岛素抵抗的程度密切相关。但也有学者的研究结果显示它与肥胖和胰岛素抵抗无显著相关性。

(3) 瘦素(leptin)：是由肥胖基因(obese gene)编码的一种蛋白质，主要分布于脂肪组织，通过瘦素受体发挥调节代谢、调节胰岛素分泌以及免疫调节的作用。瘦素水平升高可显著降低胰岛素的分泌，而瘦素缺乏能导致胰岛素抵抗。目前，瘦素的测定仅仅有助于瘦素缺乏的以幼年性肥胖为特征的疑似病例。

另外，内脏素[前 B 细胞克隆增强因子(PBEF)]、可溶性瘦素受体、胰淀粉样肽(amylin)、内源性生长激素促分泌素受体(GHS-Rs)配体以及血脂等都与糖尿病相关，检测它们的水平可以在相应方面了解糖尿病及其并发症的情况。

二、继发性糖代谢紊乱症

对于 1 型糖尿病的诊断而言，除了上述易感基因及自身抗体的检测外，自身免疫性 1 型糖尿病可伴有器官特异性自身免疫疾病，如格雷夫斯(Graves)病、桥本(Hashimoto)甲状腺炎、艾迪生(Addison)病和恶性贫血等。因此，临床发现体内存在这些疾病或其相关抗体，可以作为自身免疫性 1 型糖尿病的佐证。

胰腺外分泌疾病达到一定的严重程度，可影响胰腺的内分泌，造成胰腺 β 细胞分泌功能减退或丧失，导致糖尿病的发生。患者有明确的胰腺疾病史，胰腺形态异常，有特征性病理学改变，如水肿、出血、硬化以及囊肿、纤维化等。

内分泌疾病(如嗜铬细胞瘤、甲状腺功能亢进、皮质醇增多症等)会引起体内升血糖激素水平增高，引起继发性糖尿病，除血糖增高外，还具有其原发疾病的特征改变，随原发疾病的治愈或缓解，糖代谢紊乱会随之改善。

(张　彦　尹一兵)

第二十章 血浆蛋白质氨基酸代谢紊乱与检验诊断

血液除去血细胞等有形成分的部分称为血浆。血浆中含有多种蛋白质，它们在生物体内具有广泛而重要的生理功能。它们不仅是血液的主要化学成分，而且在完成生命活动的各种生理功能中起着关键作用，这些生理功能包括维持血浆胶体渗透压、调节血浆 pH 和酸碱平衡、凝血和抗凝血、免疫作用、感染防御和物质运输等。构成血浆蛋白质的氨基酸共有 20 种，它们的共同点是均含氨基和羧基，不同点是碳骨架各不相同，因此，脱去氨基后各个氨基酸的碳骨架的分解途径也会有所不同。血浆蛋白质和氨基酸的质和量的改变，可能是疾病的原因，也可能是疾病的结果，因此可以通过检测这些蛋白质和氨基酸的异常来诊断疾病。

第一节 血浆蛋白质及其代谢紊乱

血浆蛋白质(plasma protein) 指血液中除血液细胞等有形成分以外的血浆中的蛋白质。它们占血浆重量的 7%~8%，血浆是浓的蛋白质溶液。血浆蛋白质是血浆中最主要的固体成分，含量为 60~80g/L，血浆蛋白质种类繁多，功能各异。

一、血浆蛋白质的种类

(一) 按分离方法分类

用不同的分离方法，可将血浆蛋白质分为不同的种类。最初用盐析法将血浆蛋白质分为白蛋白和球蛋白，后来用分段盐析法可细分为白蛋白、拟球蛋白、优球蛋白和纤维蛋白等组分。用醋酸纤维薄膜电泳法可分为白蛋白、α_1- 球蛋白、α_2- 球蛋白、β- 球蛋白和 γ- 球蛋白 5 条区带，而用分辨力较高的聚丙烯酰胺凝胶电泳法则可分为 30 多条区带。用等电聚焦电泳与聚丙烯酰胺电泳组合的双向电泳分辨力更高，可将血浆蛋白分成一百余种。随着分离技术的提高，用分辨力较高的电泳法(如免疫电泳等)能分离出很多的血浆蛋白质组分，已分离纯化的有 200 多种，有些血浆蛋白质含量很低，其结构与功能还不清楚。目前，临床上较多采用简便、快速的醋酸纤维薄膜电泳法，所获得的血浆蛋白质种类有 5 种：白蛋白、α_1-球蛋白、α_2- 球蛋白、β- 球蛋白、γ- 球蛋白，除 γ- 球蛋白外，基本上均在肝脏合成，见图 20-1。

(二) 按功能分类

血浆蛋白质具有多方面的功能，如果按功能进行分类，则有：①参与物质运输的蛋白质：血清白蛋白、载脂蛋白(运输脂类等)、触珠蛋白(运输血红蛋白)、转铁蛋白(运输铁)等；②参与免疫系统和补体系统的蛋白质：免疫球蛋白、各种补体；③参与血液凝固系统和血栓溶解系统的蛋白质：纤维蛋白原、凝血酶原、血纤维蛋白溶酶系统等；④与炎症有关的蛋白质：激肽酶、激肽释放酶原等。后三类蛋白质多数是酶或功能蛋白质的前体物质和酶的抑制物质等，它们复杂地组合在一起，调节和维持机体的功能(表 20-1)。

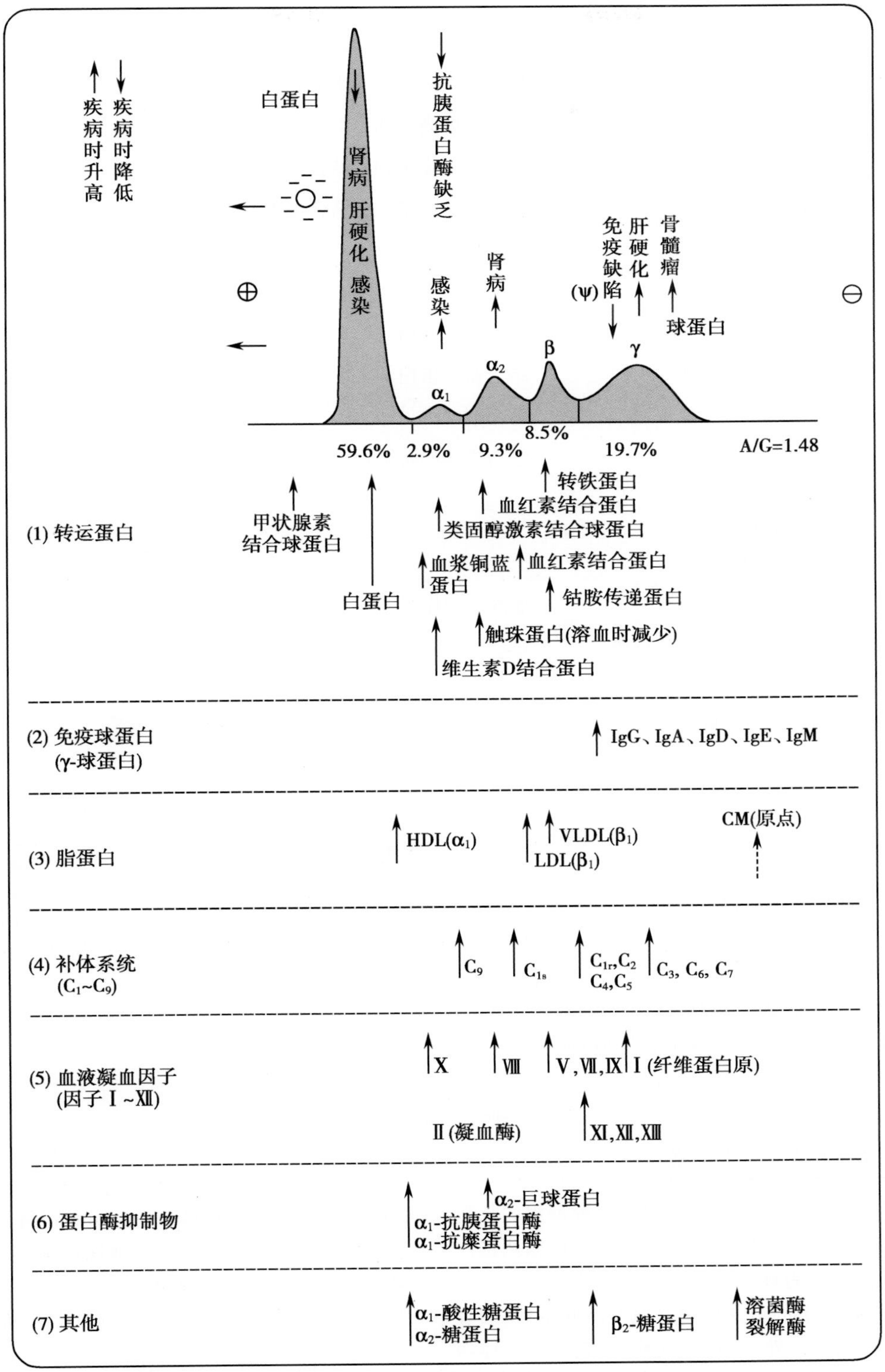

图 20-1　血浆蛋白质电泳图谱

表 20-1 血浆蛋白质的功能分类

功能分类	功能特征
运输载体类	
血浆脂蛋白：包括乳糜微粒、VLDL、LDL、HDL 等	运输甘油三酯、脂肪酸、胆固醇及磷脂
前白蛋白与白蛋白	运输游离脂肪酸、甲状腺素、多种药物（如阿司匹林、巴比妥类、青霉素等）等
甲状腺素结合球蛋白	特异性的高亲和力结合甲状腺激素
皮质素结合球蛋白	特异性的高亲和力结合皮质醇
类固醇激素结合球蛋白	特异性的高亲和力结合类固醇激素
视黄醛结合蛋白	结合视黄醛
转铁蛋白	运输铁
触珠蛋白	结合血红蛋白
血色素结合蛋白	结合血红蛋白
铜蓝蛋白	运输铜
补体系统	参与机体的防御效应和自身稳定
包括至少有 13 种具有酶激活性的蛋白质，C1q、C1r、C1s、C2、C3、C4、C5、C6、C7、C8、C9、C10 脂酶抑制物和备解素等	
凝血系统	血液凝固作用
包括纤维蛋白原在内的 10 种以上蛋白质	
激肽系统	
包括激肽原及激肽酶、释放激肽	
免疫蛋白类	排除外来抗原
包括 IgG、M、D、E、A	
蛋白酶的抑制物	抑制蛋白酶作用
包括 α_1- 抗胰蛋白酶、α_1- 抗糜蛋白酶、α_2- 巨球蛋白等 6 种以上	
具有酶活性的蛋白质	参与代谢
包括血浆固有酶，如 LCAT 等，及来自组织细胞的可溶性蛋白质或由于细胞破裂而进入血液循环的细胞内酶	
具有激素活性的蛋白质	多种代谢调节作用
包括胰岛素、胰高血糖素、生长激素等	

蛋白质种类繁多，结构复杂，迄今没有一种理想的分类方法。从不同的角度分类，就得到不同的结果：例如从蛋白质形状上，可将它们分为球状蛋白质及纤维状蛋白质；从组成上可分为单纯蛋白质（分子中只含氨基酸残基）及结合蛋白质（分子中除氨基酸外，还有非氨基酸物质，后者称辅基）；单纯蛋白质又可根据理化性质及来源分为清蛋白（白蛋白）(albumin)、球蛋白(globulin)、谷蛋白(glutelin)、醇溶谷蛋白(prolamine)、精蛋白(protamine)、组蛋白(histone)、硬蛋白(scleroprotein)等。结合蛋白又可按其辅基的不同分为核蛋白(nucleoprotein)、磷蛋白(phosphoprotein)、金属蛋白(metalloprotein)、色蛋白(chromoprotein)等。

此外，还可以按蛋白质的活性特征将其分为活性蛋白质（如酶、激素蛋白质、运输和贮存蛋白质、运动蛋白质、受体蛋白质、膜蛋白质等）和非活性蛋白质（如胶原、角蛋白等）两大类。

二、血浆蛋白质代谢异常

正常情况下，血浆蛋白质具有相对稳定的含量和功能，但在疾病状态下，它们的含量和功能都会发生变化，通过检测这种变化可以辅助疾病的诊断。首先，介绍生理状态下血浆蛋白质的浓度和生理作用，见表 20-2。

表 20-2　血浆蛋白质各组分的名称、参考范围及生物学活性

名称	符号	参考范围	生物学活性
白蛋白			
前白蛋白	PA	0.28~0.35mg/L	维持血浆胶体渗透压、运输、营养
白蛋白	Alb	35~50g/L	
α_1- 球蛋白			
α- 脂蛋白（HDL）	αLp	21.7~27.0mg/L	磷脂、三酰甘油、胆固醇、脂溶性维生素的运输
α_1- 酸性糖蛋白	AAG	7.5~10.0mg/L	又称乳清类黏蛋白、感染初期活性物质，抑制黄体酮
α_1- 抗胰蛋白酶	AAT	21.0~50.0mg/L	抗胰蛋白酶和糜蛋白酶
运钴胺素蛋白Ⅰ	TCNⅠ		与维生素 B_{12} 结合
运皮质醇蛋白	TSC	0.5~0.7mg/L	运输皮质醇
甲胎蛋白	AFP	0.05×10^{-3}~0.2×10^{-3}mg/L	运输功能、作为生长调节因子的双向调节功能、免疫抑制、T 淋巴细胞诱导凋亡等
α_2- 球蛋白			
α_2- 神经氨酸糖蛋白	C1sⅠ	（2.4 ± 1.0）mg/L	抑制补体第一成分 C1s
C1s 酯酶抑制物	C1INH		酯酶的抑制物
甲状腺素结合球蛋白	TBG	0.1~0.2mg/L	和甲状腺素（T_4）结合
α_2-HS 糖蛋白	α_2HS	?	炎症时被激活
铜蓝蛋白	Cp	2.7~6.3mg/L	有氧化酶活性，与铜结合，参与铜的代谢，急性时相反应物
凝血酶原	PTB	0.5~0.1mg/L	参加凝血作用
α_2- 巨球蛋白	AMG	（20.0 ± 6.0）mg/L	抑制纤溶酶和胰蛋白酶，活化生长激素和胰岛素，也可和其他低分子物质结合，急性时相反应物
胆碱酯酶	ChE	（1 ± 0.2）mg/L	水解乙酰胆碱
触珠蛋白（结合珠蛋白）	Hp	30~190mg/L	和血红蛋白结合
血管紧张素原	AGT		使血管收缩，升高血压，促进醛固酮分泌
红细胞生成素	EPO		肾分泌，促进红细胞生成
α_2- 脂蛋白（VLDL）	α_2-Lp	28~71mg/L（随年龄、性别而异）	运输脂类（主要是三酰甘油）、脂溶性维生素和激素
β- 球蛋白			
β- 脂蛋白（LDL）	β-Lp	219~340mg/L（随年龄、性别而异）	运输脂类（胆固醇、磷脂等）、脂溶性维生素、激素
转铁蛋白	Tf	（250 ± 40）mg/L	运输铁
血红素结合蛋白	Hpx	80~100mg/L	与血红素结合
运钴胺素蛋白Ⅱ	TCNⅡ		与维生素 B_{12} 结合
纤溶酶原	Plg	（30 ± 2）mg/L	有纤溶酶活性
纤维蛋白原	Fib	200~400mg/L	凝血因子Ⅰ，急性时相反应物
γ- 球蛋白			
免疫球蛋白 A	IgA	（247 ± 87）mg/L	抗体活性，分泌型抗体
免疫球蛋白 D	IgD	0.3~40mg/L	抗体活性
免疫球蛋白 E	IgE	0.01~0.13mg/L	反应素活性
免疫球蛋白 M	IgM	（146 ± 56）mg/L	抗体活性
免疫球蛋白 G	IgG	（1 280 ± 260）mg/L	抗体活性
C 反应蛋白	CRP	<1.2mg/L	与肺炎球菌的 C 多糖起反应

以下将重点介绍主要的血浆蛋白质的理化性质、功能与病理状态下的临床意义。

（一）前白蛋白

1. 概述 前白蛋白（prealbumin，PA）分子量为54kD，由肝细胞合成，在电泳分离时，常显示在白蛋白的前方，其半衰期很短，仅约12小时。因此，测定其在血浆中的浓度对于营养不良和肝功能不全的诊断，比白蛋白和转铁蛋白具有更高的敏感性。PA除了作为组织修补的材料外，还可作为一种运载蛋白，可结合T_4与T_3，而对T_3的亲和力更大。

2. 临床意义

(1) 营养不良的指标：200~400mg/L，营养状况良好；100~150mg/L，轻度缺乏营养；50~100mg/L，中度缺乏营养；<50mg/L，严重缺乏营养。

(2) 肝功能不全的指标：PA是在肝细胞中合成的，当肝功能不全时肝脏合成的前白蛋白量减少，表现为血浆中前白蛋白的浓度降低。

(3) 在急性炎症、恶性肿瘤、创伤等任何急需合成蛋白质的情况下，血清PA均迅速下降，PA是负性急性时相反应蛋白。

（二）白蛋白

1. 概述 白蛋白（albumin，Alb）肝细胞合成，半衰期约为15~19天，是血浆中含量最多的蛋白质，占血浆总蛋白的57%~68%。虽然由肝脏合成，但在肝细胞中没有储存，其合成率受食物中蛋白质含量的影响，血浆白蛋白水平反映了人体白蛋白的含量。在所有细胞外液中都含有微量的白蛋白，白蛋白可以在不同组织中被细胞内吞而摄取，其氨基酸可被作为组织修补的原料。

白蛋白是含585个氨基酸残基的单链多肽，分子量为66.4kD，分子中含17个二硫键，不含有糖的组分。在体液pH 7.4的环境中，白蛋白为阴离子，每分子可以带有200个以上负电荷，同时由于白蛋白等电点（pI）为4.7，比血浆其他蛋白组分的pI低，所以在常用的弱碱性电泳缓冲液中所带负电荷多，加之分子量小，故电泳迁移速度快。

2. 生理功能 血浆白蛋白主要有两方面的生理功能：①维持血浆胶体渗透压：因为血浆中白蛋白含量最高，且分子量较小，故血浆中白蛋白的分子数最多，使它在维持血浆胶体渗透压中起主要作用，提供75%~80%的血浆总胶体渗透压；②与各种配体（ligands）结合，起运输功能：许多物质，如游离脂肪酸、胆红素、性激素、甲状腺素、肾上腺素、金属离子、磺胺药、青霉素、双香豆素、阿司匹林等药物都能与白蛋白结合，增加水溶性而便于运输。

3. 检测方法 白蛋白的测定最常使用的方法是利用其与某些染料，如溴甲酚绿（bromcresol green，BCG）或溴甲酚紫（bromcresol purple，BCP）的特异性结合能力而加以定量。在pH 4.2的条件下，BCG可与白蛋白定量、特异地结合，而不受血浆中其他球蛋白的干扰。结合后的复合物在628nm处有特殊吸收峰，并可与游离的染料相区别，这一吸收峰一般不受血浆中可能存在的其他化合物（如胆红素、血红素等）的影响，测定时应控制染料的浓度、反应的pH和时间。正常成人参考值为35~50g/L，如果在直立姿势采血，由于血液浓缩，其值可略高3g/L。

4. 临床意义 血浆白蛋白浓度受饮食中蛋白质摄入量的影响，在一定程度上可以作为个体营养状态的评价指标。>35g/L，正常；28~34g/L，轻度缺乏；21~27g/L，中度缺乏；<21g/L，严重缺乏。当白蛋白浓度低于28g/L时，会出现水肿。

在血浆白蛋白浓度明显下降的情况下，可以影响许多配体在血液循环中的存在形式，包括内源性的代谢物（Ca^{2+}、脂肪酸）、激素和外源性药物。在同样血配体浓度下，由于白蛋白的含量降低，其结合部分减少，而游离部分相对增加，这些游离状态的配体一方面更易作用于细胞受体而发挥其活性作用，另一方面也更易被代谢分解或由于其分子小而经肾脏排泄。检测血浆白蛋白含量变化的临床意义可归纳为以下几点：

(1) 血浆白蛋白水平的增高较少见，在严重失水时，对监测血液浓缩有诊断意义。

(2) 低白蛋白血症在不少疾病时常见，可有以下几方面的原因：

1）白蛋白的合成降低：常见于急性或慢性肝脏疾病，但由于白蛋白的半衰期较长，因此，在部分急性肝病患者，血浆白蛋白的浓度降低可以表现不明显。

2）来源减少：营养不良或吸收不良。

3）遗传性缺陷：无白蛋白血症是极少见的一种代谢性缺损，血浆白蛋白含量常低于1g/L。如果DNA突变发生在白蛋白整条链上的位点靠前，产生框移或提早终止，成熟的蛋白就很少表达；也可能是基因的突变影响了内含子的剪切，无法生成完整的白蛋白；完全缺乏时患者可以不发生严重症状，这是由于球蛋白代偿所致。

4）分解增加：由于组织损伤（外科手术或创伤）或炎症（感染性疾病）引起的白蛋白分解代谢增加。

5）白蛋白的异常丢失：由于肾病综合征、慢性肾小球肾炎、糖尿病、系统性红斑狼疮等，白蛋白由尿中损失。有时每天可以由尿中排出5g以上，超过肝的代偿能力。当溃疡性结肠炎及其他肠管炎症或肿瘤时，也可由肠管损失一定量的蛋白质。当烧伤及渗出性皮炎时，可从皮肤丧失大量蛋白质。

6）白蛋白的分布异常：门静脉高压引起的腹腔积液中有大量蛋白质，是从血管内渗漏入腹腔。

(3) 目前已发现有100种以上白蛋白的遗传性变异，存在60多个位点的氨基酸突变，但携带遗传变异的个体可以不表现临床症状，在电泳分析时血浆蛋白质的白蛋白区带可以出现2条或1条宽带，有人称为双白蛋白血症（bisalbumin emia）。当某些药物大量应用（如青霉素大剂量注射使血浓度增高时）而与白蛋白结合时，也可使白蛋白出现异常区带。

（三）α_1-抗胰蛋白酶

1. 概述 α_1-抗胰蛋白酶（α_1-antitrypsin，AAT），是具有蛋白酶抑制作用的一种急性时相反应蛋白，分子量为5.5kD，pI 4.8，含有10%~12%的糖。在醋酸纤维薄膜或琼脂糖电泳中位于α_1区带，是这一区带的主要组分之一。区带中的另2个主要组分是α_1-酸性糖蛋白和α_1-脂蛋白。α_1-酸性糖蛋白含糖量特别高，α_1-脂蛋白含脂类特别高，因此蛋白质的染色都很浅。AAT作为蛋白酶的抑制物，作用于胰蛋白酶、糜蛋白酶、尿激酶、肾素、胶原酶、弹性蛋白酶、纤溶酶和凝血酶等。AAT占血清中抑制蛋白酶活力的90%左右。AAT的蛋白酶抑制作用受pH影响，在中性和弱碱性环境下有较强的活性，当pH为4.5时其活性基本丧失。

一般认为AAT的主要功能是对抗由多形核白细胞吞噬作用时释放的溶酶体蛋白水解酶。由于AAT的分子量较小，它可透过毛细血管进入组织液与蛋白水解酶结合而又回到血管内，结合了AAT的蛋白酶复合物有可能转移到α_2-巨球蛋白分子上，经血液循环转运而在单核吞噬细胞系统中被降解、消失。

2. 检测方法 检测试剂盒是基于对胰蛋白酶的抑制能力来设计的，但目前已有免疫化学方法。正常参考值为新生儿1 450mg/L~2 700mg/L，成人780mg/L~2 000mg/L。如果排除急性时相反应的存在，正常人血浆浓度<500mg/L提示可能存在变异的表现型，可进一步通过等电聚焦或淀粉胶电泳证实。

3. 临床意义 低血浆AAT可以发现于胎儿呼吸窘迫综合征。AAT缺陷(ZZ型、SS型，甚至MS型，见本章后面)常伴有早年(20~30岁)出现的肺气肿，由于吸入尘埃和细菌引起肺部多形核白细胞的吞噬活跃，引起溶酶体弹性蛋白酶释放，当M型AAT蛋白缺乏时，蛋白水解酶过度作用于肺泡壁的弹性纤维而导致肺气肿的发生。AAT的缺陷，特别是ZZ型的缺陷，可引起肝细胞的损害而致肝硬化，但机制未明。

(四) α_1-酸性糖蛋白

1. 概述 α_1-酸性糖蛋白(α_1-acidglycoprotein，AAG)，又称血清类黏蛋白，分子量约为40kD，含糖量为45%，pI为2.7~3.5，包括等分子的己糖、己糖胺和唾液酸。AAG是主要的急性时相反应蛋白，与免疫防御功能有关，在急性炎症时增高，但详细机制未明。AAG在肝脏和某些肿瘤组织中合成，AAG的分解代谢首先经过唾液酸的降解，而后蛋白质部分很快在肝脏中消失。AAG可以结合利多卡因和普萘洛尔，在急性心肌梗死时AAG作为一种急性时相反应蛋白可以升高，使药物的结合状态增加，游离状态减少，干扰药物剂量的有效浓度。

2. 检测方法 使用AAG的抗体制成免疫化学试剂盒，进行免疫扩散或浊度法检测。正常参考值为500~1 500mg/L，亦可采用过氯酸和磷钨酸分级沉淀AAG后，通过测定蛋白质或含糖量来计算AAG的量。

3. 临床意义 AAG的测定目前主要作为急性时相反应的指标，在风湿病、恶性肿瘤及心肌梗死患者异常增高，在营养不良、严重肝损害等情况下降低。

(五) 触珠蛋白

1. 概述 触珠蛋白(结合珠蛋白)(haptoglobin，Hp)是一种血浆糖蛋白，也是一种急性时相反应蛋白。分子量约为9.0kD。在醋酸纤维电泳及琼脂糖凝胶电泳中位于α_2区带。每分子Hp可以不可逆地结合2分子的血红蛋白(hemoglobin，Hb)。一旦结合后，复合物在几分钟之内转运到肝脏，肝细胞上有特异受体，可以通过受体和配体的方式有效地结合Hb-Hp复合物，并将该复合物转移到肝细胞而被降解，氨基酸和铁可被机体再利用。因此Hp可以防止Hb从肾丢失而为机体有效地保留铁，能与红细胞外血红蛋白(Hb)结合，形成紧密的非共价复合物Hb-Hp。每天降解的Hb约有10%释放入血液循环中，成为红细胞外游离的Hb，Hb与Hp结合成Hb-Hp复合物，分子量可达15.5kD，不能通过肾小球，从而防止游离血红蛋白从肾脏丢失，避免Hb所含铁的丢失，既保证了铁再用于合成代谢，又保护了肾小管免受游离血红蛋白的损伤(图20-2)。

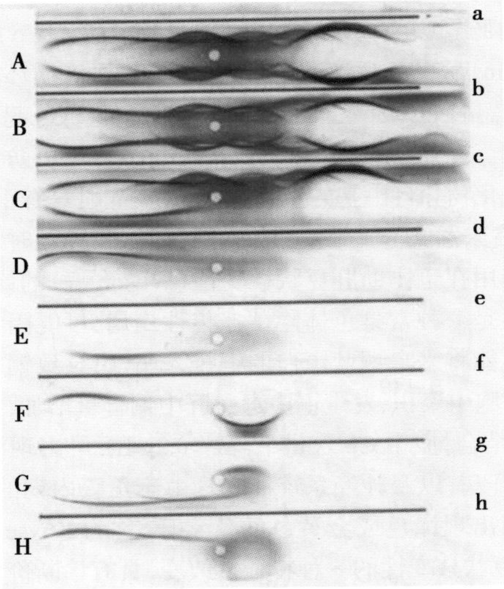

图20-2 α_2球蛋白异常增加的免疫电泳图

2. 临床意义 正常参考值范围较宽，因此一次测定的价值不大，连续观察可用于监测急性时相反应和溶血是否处于进行状态。由于溶血时大量的血红蛋白释出，Hp与游离血红蛋白结合成复合物而被肝细胞摄取、清除，溶血性贫血患者血浆触珠蛋白浓度下降。此外，作为一种急性期蛋白，患各种炎症时其血浆中Hp含量升高。在新生儿期只有成人的10%~20%(50~480mg/L)，6个月后肝脏发育成熟，血浆Hp即达成人水平(300~2 150mg/L)。

(六) α_2-巨球蛋白

1. 概述 α_2-巨球蛋白(α_2-macroglobulin，AMG)是血浆中分子量最大的蛋白质，分子量为652~800kD，含糖量约8%，由4个亚单位组成。AMG在肝细胞与单核吞噬细胞系统中合成，半衰期约5天，但当与蛋白水解酶结合成为复合物后，其清除率加速。AMG最突出的特性是能与多种分子和离子结合，特别是它能与不少蛋白水解酶结合而影响这些酶的活性。这些蛋白水解酶包括纤维蛋白溶酶、胃蛋白酶、糜蛋白酶、胰蛋白酶及组织蛋白酶D等。研究表明，AMG与蛋白水解酶相互作用，可使AMG的分子构象发生变化，从而使这些酶不易作用于大分子底物，若底物为分子量小的蛋白质，即使有其他抗蛋白酶的存在，也能被AMG蛋白酶复合物所催化而水解。因此，AMG起到有选择地保护某些蛋白的作用，这在免疫反应中可能具有重要意义。

2. 临床意义 在低白蛋白血症时，AMG含量可增高，可能系一种代偿机制以保持血浆胶体渗透压。妊娠期及口服避孕药时血药浓度增高。

（七）铜蓝蛋白

1. 概述 铜蓝蛋白（ceruloplasmin，Cp）是一种含铜的α2-糖蛋白，分子量约为120~160kD，正常人体内含铜约100~150mg，主要位于骨、肝脏和肌肉中。血浆中90%的铜由Cp转运，10%与白蛋白结合而输送。成人每日摄取铜2mg，主要在小肠上段吸收，同白蛋白结合输送到肝，即掺入肝细胞合成Cp。部分铜可从胆汁中排出。Cp具有氧化酶的活性，对多酚及多胺类底物有催化其氧化的能力。血清中铜的含量虽有95%以非扩散状态储存于Cp，而有5%呈可透析状态由肠管吸收而运输到肝脏，在肝中渗入Cp载体蛋白（apoprotein）后又经唾液酸结合，最后释入血液循环。肝脏疾病时，铜蓝蛋白合成减少，血浆Cp含量降低。Cp起着抗氧化剂的作用。在血液循环中Cp的抗氧化活力可以防止组织中脂质过氧化物和自由基的生成，特别在炎症时具有重要意义。

2. 临床意义 血浆Cp在感染、创伤和肿瘤时升高。最主要的作用在于协助肝豆状核变性（Wilson病）的诊断，肝豆状核变性是一种常染色体隐性遗传性疾病，可能因为肝细胞溶酶体不能将来自铜蓝蛋白的铜排入胆汁，导致铜在肝、肾、脑及红细胞中聚积，发生铜中毒。肝中铜含量增加，抑制肝外铜和Cp结合，血中Cp含量下降（<0.2g/L），可出现溶血性贫血、慢性肝病，以及神经系统症状。由于角膜内铜的沉着，在角膜周围出现绿色或金黄色的色素环，称为Kayse Fleischer环，是肝豆状核变性的一种特征性改变，具有诊断价值。减少铜摄入，服用D青霉胺螯合铜离子，可对肝豆状核变性进行治疗。

（八）转铁蛋白

1. 概述 转铁蛋白（transferring，Tf）是血浆中主要的含铁蛋白质，属于β-球蛋白。是肝脏内合成的糖蛋白，分子量约为80.0kD。具有高度多态性，目前已发现20多种不同类型的Tf。每分子Tf可结合2分子的Fe^{3+}。转铁蛋白的生理功能是负责运载由消化道吸收的铁和由红细胞降解释放的铁。每天血红蛋白分解代谢，释出25mg左右的铁，游离铁有毒性，Tf与铁结合后不仅铁的毒性降低，而且还将铁运送到需要铁的组织与细胞。铁是许多含铁蛋白质发挥生物活性不可缺少的物质，如血红蛋白、肌红蛋白、细胞色素、过氧化物酶等。因此，任何生长、增殖细胞的膜上都有转铁蛋白的受体。携带Fe^{3+}的Tf与受体结合后经内吞作用进入细胞内，供细胞内合成利用。

2. 检测方法 目前常用免疫扩散或浊度法检测，正常成人参考范围为2.20~4.00g/L。新生儿为1.30~2.75g/L。

3. 临床意义

（1）血浆中Tf水平可用于贫血的诊断和对治疗的监测：在缺铁性低血色素贫血中Tf水平增高（由于其合成增加），但其铁的饱和度很低（正常值在30%~38%）。相反，如果贫血是由于红细胞对铁的利用障碍所致（如再生障碍性贫血），则血浆中Tf正常或低下，但铁的饱和度增高。在铁负荷过量时，Tf水平正常，但饱和度可超过50%，甚至达90%。

（2）Tf在急性时相反应中往往降低，因此在炎症、恶性病变时常随着白蛋白、前白蛋白同时下降。在慢性肝脏疾病及营养不良时亦下降，因此可以作为营养状态的一项指标。

（3）妊娠及口服避孕药或雌激素注射可使血浆Tf升高。

（九）β_2-微球蛋白

1. 概述 β_2-微球蛋白（β_2-microglobulin，BMG）分子量为11.8kD，存在于所有有核细胞的表面，特别是淋巴细胞和肿瘤细胞，并由此释放入血液循环。它是细胞表面人类淋巴细胞抗原（HLA）的β链（轻链）部分（为一条单链多肽），分子内含一对二硫键，不含糖。半衰期约107分钟，可透过肾小球，但尿仅有滤过量的1%，几乎完全可由肾小管回收。

2. 检测方法 常用放射免疫方法测定，正常血浆BMG参考值为1.0~2.6μg/L，尿中0.3~3.7mg/L。

3. 临床意义 在肾衰竭、炎症及肿瘤时，血浆中浓度可升高。临床上主要用于监测肾小管功能，特别用于肾移植后，如有排斥反应影响肾小管功能时，可出现尿中BMG排出量增加。在急性白血病和淋巴瘤有神经系统浸润时，脑脊液中BMG可增高。

（十）C反应蛋白

1. 概述 1941年，在急性炎症患者血清中发现了可以结合肺炎球菌细胞壁C-多糖的蛋白质，命名为C反应蛋白（C-reactive protein，CRP）。CRP含5个多肽链亚单位，非共价的结合为盘形多聚体，分子量为115~140kD，由肝细胞合成。电泳分布在慢γ区带，有时会延伸到β区带。CRP的电泳迁移率易受环境因素的影响，如钙离子和缓冲液的成分。CRP不仅可以和多种细胞、真菌及原虫等的多糖物质结合，在钙离子存在的情况下，还可以结合卵磷脂和核酸。结合后的复合体具有对补体系统的激活作用，作用于C1q，可以引发对侵入细胞的免疫调理作用和吞噬作用，而表现炎症反应。

2. 检测方法 采用免疫化学检测法，包括免疫扩散法、放射免疫法、浊度法，以及酶标免疫测定法。正常值：800~8 000μg/L（免疫扩散法或浊度法）。

3. 临床意义 CRP是第一个被确认的急性时相反应蛋白，在急性创伤和感染时其血浓度急剧升高。作为急性时相反应的一个极灵敏的指标，血浆中CRP浓度在感染、创伤、炎症、外科手术、急性心肌梗死、肿瘤浸润时迅速显著增高，可高达正常水平的2 000倍。CRP的监测结合临床病史，有助于病程随访，特别是炎症性疾病，如风湿病、系统性红斑狼疮等。

（十一）甲胎蛋白

1. 概述 正常情况下甲胎蛋白（alpha-fetoprotein，AFP）主要在胎儿肝脏中合成，分子量为6.9kD，在胎儿13周时AFP占血浆蛋白总量的1/3。在妊娠30周时血浆中甲胎蛋白的浓度达到最高峰，以后逐渐下降，出生时血浆中浓度为高峰期的1%左右，约40mg/L，随后又逐渐上升，最后接近成人水平。

2. 检测方法 根据不同标本可选用不同方法。羊水可采用免疫扩散法或火箭电泳法。一般放射免疫测定标本需先稀释。注意避免胎儿血（AFP浓度比羊水高200倍）的污染。血浆标本可采用放射免疫法或酶标免疫法测定。反向免疫电泳亦用于对肝病患者的筛选试验。在乙型肝炎流行区，AFP的普查可用于肝癌的早期筛选。血清正常参考值，健康成人<30μg/L，新生儿<50mg/L，妊娠母体20周20~100μg/L，羊水（妊娠20周）5~25mg/L。

3. 临床意义 在羊水或母体血浆中的AFP水平可用于胎儿产前监测。在胎儿神经管缺损、脊柱裂、无脑、畸胎瘤，甚至胎儿在宫腔内死亡等情况下，AFP可由开放的神经管进入羊水而导致其在羊水中含量显著升高。AFP可经羊水部分进入母体血液循环，使母亲血浆中的AFP升高。在85%的脊柱裂及无脑儿的母体，血浆AFP在妊娠16~18周可见升高而有诊断价值，但必须与临床经验结合，以免出现假阳性错误。在成人，约80%的原发性肝癌患者血清AFP升高，在生殖细胞肿瘤时AFP阳性率约为50%。在其他胃肠道肿瘤如胰腺癌、肺癌及肝硬化等患者，亦可出现AFP不同程度的升高。

(十二) 其他血浆蛋白

1. α_1-抗糜蛋白酶、间α胰蛋白酶抑制物 α_1-抗糜蛋白酶、间α胰蛋白酶抑制物处于α_1、α_2区带间。前者分子量为68kD，为急性时相反应蛋白之一；后者分子量为160kD，可分裂为碎片，具有抑制蛋白酶的作用。

2. 血红素结合蛋白 血红素结合蛋白(hemopexin，Hpx)分子量为57kD，是单链多肽，含糖量约22%。正常血浆中含量为500~1 000μg/L，与游离血红素特异性结合。它可与触珠蛋白一起对血红蛋白进行处理。血红蛋白可降解为珠蛋白和血红素两部分。血红素不溶于水，可与Hpx结合形成复合物而运输到肝，分子中的铁可被机体重新利用，卟啉环降解为胆红素而由胆管排出。Hpx并不能与血红蛋白结合，仅可与血红素可逆地结合，而在血液循环中反复利用，这是机体有效保存铁的又一种方式，从而避免血红蛋白和血红素从肾排出体外。

3. 溶菌酶 溶菌酶分子量约为15kD，正常存在于细胞内的溶酶体及外分泌液(如唾液)中，有天然杀菌作用。它在颗粒白细胞及单核细胞中产生，而不存在于淋巴细胞，因此在结核和单核细胞白血病中增高，电泳中可出现于γ区带之后。此溶菌酶可从肾小球滤过，但多数被肾小管重吸收而在小管上皮细胞内分解。可用于肾小管功能的检查。正常血清参考值为3.6~7.8mg/L。

4. 癌胚抗原 癌胚抗原为分子量近200kD的糖蛋白。在结肠、肺、胰腺、胃及乳腺恶性肿瘤时，血浆中浓度可升高。特异性不高，但可用于手术后随访监测手术是否清除彻底及复发，亦可用于监测化疗的进展情况。正常血浆浓度<2.5μg/L。

5. 其他蛋白质 一些来源于胎盘的血浆蛋白质，除具有激素作用的人绒毛膜促性腺激素(分子量约为40kD)及胎盘催乳素(lactogen)外，尚有妊娠相关血浆蛋白质(pregnancy-associate plasma protein，PAPP)。PAPP-A分子量为750kD，PAPP-B分子量为1 000kD左右。妊娠特异β-球蛋白(SP)分子量约为90kD，妊娠期升高，可作为妊娠指标及监测胎儿胎盘功能。

三、急性时相反应蛋白

(一) 概述

急性时相反应蛋白(acute phase reactants，APR)包括α1-抗糜蛋白酶、α_1-酸性糖蛋白、触珠蛋白、铜蓝蛋白、C4、C3、纤维蛋白原、C反应蛋白等。其血浆浓度在炎症、创伤、心肌梗死、感染、肿瘤等情况下显著上升。另外有3种蛋白质，即前白蛋白、白蛋白及转铁蛋白则出现相应降低。以上这类蛋白质统称为急性时相反应蛋白，这一现象称为急性时相反应。这是机体防御机制的一部分，其详尽机制尚未十分清楚。

(二) 临床意义

1. 鉴别诊断 用于鉴别急性、亚急性与慢性病理状态和估计病理损伤的性质和范围。当机体处于炎症或损伤状态时，由于组织坏死及组织更新的增加，血浆蛋白质相继出现一系列特征性变化，这些变化与炎症创伤的时间进程相关。

2. 监测 监测患者是否伴随失水及血容量变化的指标。单纯的手术创伤，C反应蛋白及α_1-抗糜蛋白酶在6~8小时内即上升。随后在12小时内α_1-酸性糖蛋白上升。在严重病例，继之可见到α_1-抗糜蛋白酶、触珠蛋白、C4及纤维蛋白原增加，最后C3及铜蓝蛋白增加，2~5天内达到主峰，同时伴有前白蛋白、白蛋白及转铁蛋白相应下降。如未并发感染，则免疫球蛋白可以没有特殊变化，α_2-巨球蛋白亦可无变化。

四、血浆蛋白质正常参考范围的影响因素

上述血浆蛋白质的正常参考范围均是相对的，每个实验室应该根据自己实验室的具体条件建立自己的血浆蛋白质的正常参考范围。同时，血浆蛋白质的正常值受多种因素的影响，包括年龄、性别与个体间的差异，现做以下几点归纳，可供参考。

(一) 年龄组的变异

1. AFP、AMG、AAT浓度在新生儿期显著高于成人。白蛋白(Alb)、纤维蛋白原、IgG在新生儿期与正常成人接近，其他各成分，特别是IgM、IgA及C3、C4补体成分均偏低。

2. Alb在50岁前保持稳定，50岁以后有下降趋势。

3. AAG在男性30岁、女性40岁后有上升趋势。

4. α_1-脂蛋白、AAT在40岁后有上升趋势。

5. Hp随年龄增加而增加。

6. AMG在40岁前随年龄增加而下降，到老年时又略有上升。

7. Tf在男性40岁后有随年龄增加而逐步下降的趋势，女性则在30岁左右达高峰，以后亦逐步下降。

8. IgA在出生前逐步上升，中年期达高峰。

(二) 性别差异

1. 男性成人略高于女性的有Alb、AAG、IgA等。

2. 女性成人略高于男性成人的有α_1-脂蛋白、Cp、AMG。在妊娠期明显增高的有Cp、Tf等。

(三) 个体差异

不同发育时期及个体间血浆蛋白质的浓度也不同。

五、血浆蛋白质电泳图谱的临床分析

血浆蛋白质种类繁多，临床上分离出来的有限区带中含有多种血浆蛋白质，因此给血浆蛋白质电泳图谱的临床分析带来了很大的困难，为了更准确地识别血浆蛋白质的异常，必须了解每一条区带中血浆蛋白质的组成和临床意义。

(一) 正常电泳图形

通常从正极到负极为Alb、α_1-球蛋白、α_2-球蛋白、β-球

蛋白及γ-球蛋白5个区带。电泳图形的5个区带并不是都由单一组分构成，而是分别包括数个成分：① Alb和γ-球蛋白：主要成分分别为Alb和IgG；② α_1-球蛋白：主要成分为α_1-抗胰蛋白酶和α_1-酸性糖蛋白；③ α_2-球蛋白：主要成分为触珠蛋白和α_2-巨球蛋白。④ β区带：包括β_1区带和β_2区带，β_1区带以β-脂蛋白、转铁蛋白和血红素结合蛋白为主；β_2区带主要是C3成分。AFP位于Alb和α_1-球蛋白之间。若样品为血浆，则纤维蛋白原泳动在β-球蛋白和γ-球蛋白之间。

（二）异常电泳图谱的临床分析

在疾病的情况下，血清蛋白质的质或量发生改变，这些改变部分可以在电泳图谱上反映出来，因此可以通过电泳图谱分析，帮助对疾病进行判断，异常血清蛋白质电泳图谱的分型及其特征如表20-3所示。

表20-3 异常血清蛋白质电泳图谱的分型及其特征

血清蛋白质的图谱类型	总蛋白质	Alb	α1-球蛋白	α2-球蛋白	β-球蛋白	γ-球蛋白
低蛋白血症型	↓↓	↓↓	N↑	N	↓	N↑
肝硬化型	↓N↑	↓↓	N↓	N↓	β-γ↑（融合）	
弥漫性肝损害型	↓N	↓↓	↑↓			↑
肾病型	↓↓	↓↓	↓	↑↑	↑	↓N↑
急性炎症或急性时相反应型	N	↓N	↑	↑		N
慢性炎症型		↓	↑	↑		↑
弥漫宽γ-球蛋白血症型	↑	↓N				
高α_2(β)-球蛋白血症型		↓		↑↑	↑	
M蛋白血症型	在α-γ区带中出现M蛋白区带					
妊娠型(高α型)	↓N	↓	↑		↑	N
蛋白质缺陷型	个别区带出现特征性缺乏					

N：正常；↓：降低；↑：升高

急性时相反应型常以α_1区带及α_2区带加深为特征（图20-3A）；妊娠型以α_1区带增高为特征，伴有β区带的增高；以α_2区带增高为特征的图谱常见于风湿病等免疫反应性疾病。其他慢性炎症则同时有α_1-球蛋白、α_2-球蛋白及γ-球蛋白的增加（图20-3B）。在肝硬化及慢性肝炎伴肝硬化可以出现β区带、γ区带融合，形成弥散的宽γ带（图20-3C）。慢性迁延性肝炎、慢性活动性肝炎及慢性反复感染可以出现多条γ区带加深。肾病综合征是一种临床常见病，由于尿中丢失大量低分子量的蛋白质，出现α_1-蛋白的急剧降低，α_2-蛋白增加，β-蛋白增加，γ-蛋白减少（图20-3D）。在恶性肿瘤和营养不良的情况下会出现血浆蛋白水平的普遍降低（图20-3E）。单克隆免疫球蛋白异常症（M蛋白血症）则在α-γ区带中出现一条很深的界限截然的M区带（图20-3F）。上述电泳图谱特征有助于临床疾病的诊断。

（三）几种典型疾病的血浆蛋白质改变

随着电泳技术的进一步发展，可以从血液中分离出更多的条带，在某些蛋白质异常增多的情况下，可出现异常区带。如高浓度的AFP可以在Alb与α_1区带间出现一条清晰的新区带（有人称为肝癌型）；CRP异常增高可出现特殊界限的γ区带；单核细胞白血病可出现由于溶菌酶异常增多的γ后区带等。在大剂量使用青霉素或水杨酸等药物时，由于药物与白蛋白的结合，可导致这部分白蛋白电泳迁移率的加快而出

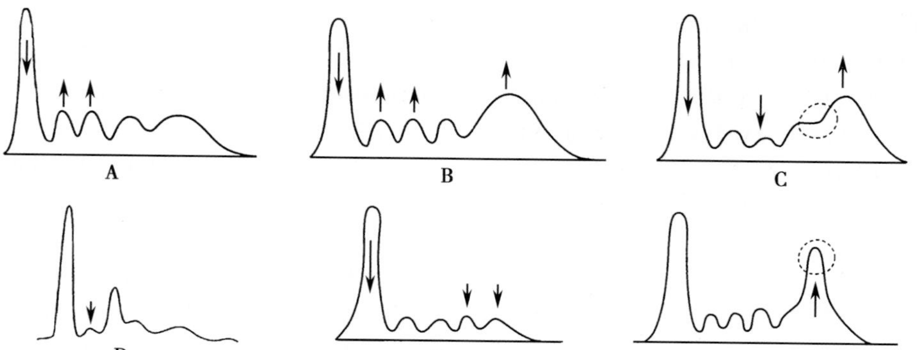

图20-3 异常血清电泳图谱

A：急性炎症；B：慢性炎症；C：慢性肝炎，虚线圈内为β、γ区带融合形成弥散的宽γ带；D：肾病综合征；E：低蛋白血症；F：多发性骨髓瘤，虚线圈内为M区带

现区带的改变。

正常血清蛋白电泳上显示的宽γ区带主要成分是免疫球蛋白，是由多株（克隆）浆细胞产生的。浆细胞病（plasma cell dyscrasia）时，异常浆细胞克隆增殖，产生大量单克隆免疫球蛋白或其轻链或重链片段，患者血清或尿液中可出现结构单一的M蛋白（monoclonal protein），电泳时呈现一条色泽深染的窄区带，此区带较多出现在γ区或β区，偶见于α区。M蛋白有3种类型：①免疫球蛋白型：即为IgM、IgA、IgE或IgD中的一种；②轻链型：由于κ或λ轻链的合成超过重链，使轻链游离于血清中；③重链型：浆细胞只产生免疫球蛋白的重链或有缺陷的重链（图20-4）。

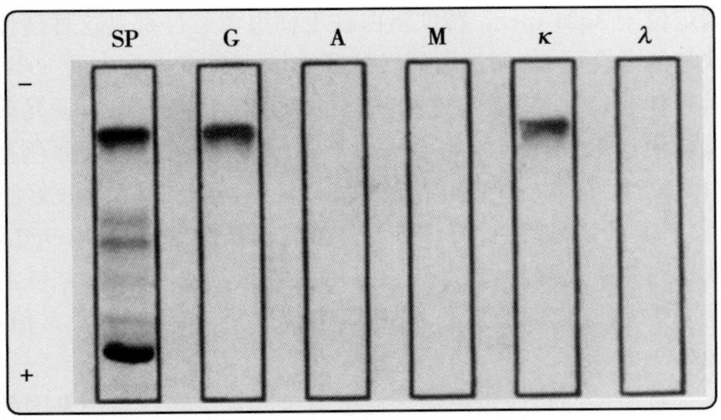

图20-4　M蛋白免疫电泳图

泳道SP：患者血清蛋白电泳图，泳道G：抗人IgG免疫电泳；泳道A：抗人IgA免疫电泳，泳道M：抗人IgM免疫电泳；泳道κ：抗人κ链免疫电泳，泳道λ：抗人λ链免疫电泳

六、与血浆蛋白质有关的常见遗传性疾病的发生与基因诊断

与血浆蛋白质有关的遗传性疾病，主要是由于编码的相应蛋白质基因发生遗传上的突变或缺失，导致相应的蛋白质发生变异或其量的完全缺乏所致。现在已知人类有几千种先天遗传性疾病，其中大多是由于相应蛋白质分子异常或缺失所致。目前已知血红蛋白分子异常有500多种，其中约一半在临床上可引起疾病，现列举一些常见的与血浆蛋白质有关的遗传性疾病。

（一）异常血红蛋白病

异常血红蛋白（abnormal haemoglobin）是指血红蛋白分子化学结构或生物合成的异常，是异常的血红蛋白基因型产生的，往往导致溶血性贫血等临床症状。血红蛋白由4种珠蛋白肽链组成，它们分别是α、β、δ和γ肽链，由它们不同的组合组成各种血红蛋白。除α肽链的基因位于16号染色体外，其余β、δ、γ肽链的基因连锁在11号染色体。正常人红细胞中存在着2种血红蛋白，HbA1占血红蛋白总量的96%，由2个α亚基和2个β亚基组合而成，即α2β2。HbA2占血红蛋白总量的1.5%~4%，由2个α亚基和2个δ亚基组成，即α2δ2。胎儿的血红蛋白主要是HbF，即α2γ2，出生后不久即消失，接着出现HbA1和HbA2。α亚基是由141个氨基酸残基组成的肽链，β、δ和γ亚基各含146个氨基酸残基。血红蛋白异常性疾病是由珠蛋白结构基因的DNA分子结构异常所致，现已知的有一百几十种，归类如下：①构成珠蛋白链的氨基酸残基出现改变，例如镰状细胞贫血（sickle-cell anemia）是Hb的正常β基因第6个密码子为GAG，编译谷氨酸，突变后变为GTG，编译缬氨酸，这种单个氨基酸的替代导致形成HbS。在脱氧状态下，HbS的溶解度为脱氧HbA的1/40，因此可使红细胞僵硬变形，成为镰刀状；②构成珠蛋白的α链、β链、γ链、δ链，其中任何一条链合成不足，均可导致正常血红蛋白不足而引起贫血，例如地中海贫血（thalassemia）；③由4条同一种珠蛋白链构成的血红蛋白，例如Hb Bart（由4条β链构成），α地中海贫血是由于α链合成不足和β链合成过剩产生的；④一个以上的氨基酸残基缺失或过剩的血红蛋白，也有的是2种肽链合成的血红蛋白（Lepore型）。引起珠蛋白结构基因的DNA分子结构异常的机制包括点突变、DNA分子的碱基转换或颠换、终止密码子突变、移码突变、密码子缺失和插入、融合基因。

血红蛋白病可根据临床症状结合实验室检查最终作出诊断。实验室检测包括细胞水平上细胞形态的检测、蛋白质电泳、热稳定试验和基因诊断（详见第三十一章单基因遗传性疾病的基因诊断）等。

血红蛋白病目前尚无根治办法。该病的起因是基因突变，其治疗有待于基因工程技术来矫正基因缺陷，即用基因治疗的方法加以根治。

（二）其他一些与血浆蛋白质有关的遗传性疾病

1. α_1-抗胰蛋白酶（α_1-antitrypsin，AAT）缺乏症　AAT是血清中属于丝氨酸蛋白酶抑制剂家族（serine protease inhibitor，Serpin），是人血浆中最重要的蛋白酶抑制剂，主要由肝脏合成分泌入血，少数也可由肺泡上皮细胞、肠上皮细胞、中性粒细胞和肺泡巨噬细胞合成，由394个氨基酸构成，活性中心是358位的甲硫氨酸，在电泳分离时处于α1的位置

α_1-抗胰蛋白酶缺乏症（α_1-antitrypsin deficiency，AATD）是一种严重的基因紊乱性疾病，为常染色体共显性遗传。最初在北欧高加索人中发现，之后传遍欧洲，然后又通过移民传到美国和其他国家。采用等电聚焦技术分析人类AAT电泳迁移率，发现AAT在人群中存在多态性。目前已发现的导致AAT缺陷的基因变异体有150多种，但大多数无临床意义或很罕见，分别命名为B、C、D、E、F、G、L、M、N、P、S、V、W、X、Z等。各等位基因分别用PiM、PiS、PiZ等表示。纯合子的基因型用PiMM、PiZZ、PiSS等表示，杂合子用PiMZ、PiSZ等表示。以上统称为Pi基因系统。编码AAT的基因定位于14号染色体长臂（14q24.3-32.1）。PiM是具有正常功能的基因，绝大多数正常人（93%）是PiM的纯合子（PiMM），其血清中α_1-AT含量正常，功能也正常，包括M1（Ala213）、M1（Val213）、M2~M5型等。S突变和Z突变相对于M型呈显性遗传，无论是纯合子还是与M型的杂合子，均表现为遗传性血浆AAT水平低下。具有PiZ基因的纯合子PiZZ（约5%）个体血清中AAT含量严重缺乏，仅为正常人的15%左右，这种人常发生阻塞性肺病和幼年型肝硬化。具有纯合子PiSS（约3%）血清中AAT含量中度缺乏，为正常人的60%，这种人亦有患肺气肿和肝硬化的倾向。杂合子PiMZ（为PiMM的

60%）、PiSZ（为 PiMM 的 33%）等个体也有发生肺气肿和肝硬化的倾向。AAT 缺乏症 PiZZ 变异型蛋白肽链中一个谷氨酸被赖氨酸所取代（Glu342Lys），约占临床 AATD 患者的 95%，Z 突变导致 AAT 蛋白折叠异常，只有 10%~15% 能正确折叠后以有活性的单体形式分泌到细胞外，大部分 Z 突变 AAT 蛋白不能正确折叠，形成多聚体滞留在肝细胞内质网中，致使血浆中 AAT 的含量减少，对 NE 活性的调节功能下降，导致肺气肿；同时由于多聚体在内质网内的形成和堆积，诱发肝细胞的损伤和坏死。PiSS 变异型系谷氨酸被缬氨酸所取代（Glu264Va1），蛋白呈轻度聚合，纯合子个体中蛋白呈中轻度分泌减少。

早期的 AATD 的诊断能够帮助患者早期预防和合理治疗，但是目前仍没有理想的诊断方法，AATD 诊断的第一步通常是检测血清 AAT 浓度，比正常减少 10%~15%，对诊断可能有帮助，但不能确诊。发生炎症反应时，C 反应蛋白（CRP）和 AAT 水平会增加，由于 CRP 的敏感性优于 AAT，因此建议同时检测 CRP。当 CRP 检测结果异常时，AAT 检测结果则不予采纳。CRP 结果正常，AAT 水平低于正常值时，则可以通过蛋白表型测定、PCR 或直接测序鉴别突变类型。其中 PCR 技术不仅迅速、敏感性高，而且只需极少量的细胞物质，对确定诊断、人群筛检及出生前诊断等均有用。

2. 触珠蛋白缺乏病 触珠蛋白是一种广泛存在于人类和许多哺乳动物的血清和体液中的 α2 糖蛋白，主要由肝脏合成，Hp 分子结构类似免疫球蛋白，由两条重链（β 链）和两条轻链（α 链）组成四聚体，Hp 的多态性主要是 α 链的遗传变异造成。α 链有 α1 及 α2 两种，α1 又有 α1F 及 α1S 两种遗传变异体［F 表示电泳迁移率相对为 fast（快），S 表示 slow（慢），两种变异体只有一个氨基酸的残基组成不同，即第 54 位的氨基酸：α1F 为赖氨酸，α1S 为谷氨酸］。Hpα1 和 α2 肽链是由一对等位基因 Hpl 和 Hp2 所决定，基因定位于人类染色体 16q22.1，呈共显性遗传，因此可以形成常见的三种基因型 Hpl-1、Hp2-1 和 Hp2-2，以及较罕见的 Hp0-0 型。Hpl-1 型由两条 α 链和两条 β 链组成，Hp2-1 型由一条由 1 条 α1 链、1 条 α2 链和 2 条 β 链组成，Hp2-2 由 2 条 α2 链和 2 条 β 链组成。Hp 各型的人群分布存在着明显的种族差异和地域差异，在人类遗传学、免疫遗传学、法医学等方面被认为是一种极其重要的遗传学标志。

Hp 的三种常见表型与血红蛋白结合的活性不同，Hp1-1 最强，Hp2-2 最弱，Hp2-1 中等。Hp 作为急性时相反应蛋白（acute phase protein，APP），在参与宿主抗感染、损伤组织的修复以及内环境稳定的过程中起重要作用。Hp 的不同基因型是糖尿病患者发生心血管并发症的独立危险因素。其中，Hp2-2 糖尿病患者发生心血管并发症的概率是其他基因型的 2~5 倍，Hp2-2 纯合子个体发生心肌梗死、卒中以及心源性死亡危险性增加。Hp1 基因与某些疾病存在相关，如支气管哮喘、乙型肝炎、肺癌、急性白血病等。

Hp0-0 型个体，一般认为其血清中缺乏 Hp，故又称先天性无结合珠蛋白血症，对个体无明显不良影响，无特殊的临床症状。有关 Hp0 型表型的形成及是否存在 Hp0 基因，目前尚有争论。

临床上 Hp 表型可用简单的电泳法加以检验。其含量可用火箭电泳法（1.0~2.7g/L）、放射免疫扩散法（0.8~2.7g/L）、血红蛋白结合法（0.3~2.0g/L）等测定。

3. 转铁蛋白缺乏病 先天性转铁蛋白缺乏症（congenital atransferrinemia）又叫转铁蛋白缺乏症，是一种很罕见的常染色体隐性遗传性疾病，其发病率小于 20 万分之一。其特点是患者的血浆中缺少或缺乏转铁蛋白，在肝、胰、心肌、脾、肾上腺、甲状腺中均有含铁血黄素沉着和纤维组织增生，而骨髓中几乎没有可利用的铁以合成血红蛋白，因此产生小细胞低色素贫血。

在哺乳动物体内，铁含量几乎完全依赖于通过肠道吸收来调节正常人血清转铁蛋白浓度（200~300g/L）。转铁蛋白基因定位于 3q21-qter。转铁蛋白缺乏症患者父母都是这种遗传缺陷的杂合子，他们的血浆转铁蛋白浓度只有正常人的一半，但不伴有贫血，患者为这种缺陷的纯合子状态。在患者兄弟姐妹中也可发现同样的疾病。患者自幼有慢性贫血，面色苍白，疲乏无力等。肝脏可有轻度肿大。各病例的贫血程度轻重不一，血清铁浓度为 10~38mg/L，血清转铁蛋白浓度 0~39g/L。铁代谢的研究显示，胃肠道对铁的吸收正常或增多，血浆铁清除率正常或中等度加速，铁利用率减少至 7%~55%（正常值：30%~100%）。

对遗传性转铁蛋白缺乏症患者及其双亲转铁蛋白基因外显子及其两侧 DNA 序列分析发现，患者 DNA 存在碱基对缺失和重复序列插入。在高度保守区域发生 G → C 转换，导致 Ala477Pro 发生，这些小片段缺失和插入或点突变可引起的常染色体隐性遗传疾病。

先天性无转铁蛋白血症的诊断根据自幼出现慢性小细胞低色素性贫血，而总铁结合力极低，一般不难诊断。

4. 铜蓝蛋白缺乏病 人类铜蓝蛋白基因定位于 3q22-25，由 19 个外显子组成，长约 45kb，铜蓝蛋白是由 1 046 个氨基酸残基组成的单条多肽链，每分子含 6~7 个铜原子，由于含铜而呈蓝色，含糖约 10%，末端唾液酸与多肽链连接，具有遗传上的基因多态性。铜蓝蛋白中每 3 个铜离子形成一个三核簇状（trinuclear cluster）结构，在酶催化的过程中起着结合氧原子并活化的作用。正常情况下，铜蓝蛋白作为血浆中铁氧化酶，氧化铁离子并将其转运到血浆的前转铁蛋白（apotransferrin），合成的转铁蛋白主要参与红细胞血红蛋白的生物合成。当血红蛋白衰老破坏后铁被释放出来再重新与转铁蛋白前体结合。铜蓝蛋白的缺乏将导致铁离子在网状内皮系统中大量积聚。遗传性铜蓝蛋白缺乏症（aceruloplasminemia）就是一种由铜蓝蛋白基因突变引起的常染色体隐性遗传病，归为脑组织铁沉积神经变性病（neurodegeneration with brain iron accumulation，NBIA）的一种亚型，目前在铜蓝蛋白基因中已发现 6 种以上形式的突变，如基因突变影响到氨基酸正确折叠，变异的铜蓝蛋白将停留在早期分泌途中，无法正常地从内质网运输到高尔基体，甚至突变引起铜蓝蛋白基因的开放阅读框架发生改变，导致羧基端的、决定三核簇状结构的氨基酸链的功能丧失，使铜蓝蛋白无法和铜结合，导致患者铜蓝蛋白的氧化酶活性消失等。

临床上用家系连锁分析包括限制性片段长度多态性（restriction fragment length polymorphism，RFLP）、短串联重复序列（short tandem repeat，STR）和单核苷酸多态性（single nucleotide polymorphism，SNP）进行待检家族成员基因与先证者的遗传标记基因连锁分析。还可用 PCR-SSCP、荧光 PCR 技术、多重 PCR 以及多重扩增阻滞突变系统 PCR（multiple amplification refractory mutation system PCR，M-ARMS-PCR）来检测多种基因的已知点突变。DNA 测序技术和 DNA 芯片技术也应用得越来越广泛。

5. 补体成分缺失 补体系统由近 40 种成分组成，多数组分为糖蛋白，包括：固有成分 13 种，C1q、C1r、C1s、C2~C9、D 因子及 B 因子；调节蛋白 10 种；补体受体 10 种等。

在补体系统的组成成分中，几乎每一种都可有遗传缺陷。大多数补体遗传缺陷属常染色体隐性遗传，少数为常染色体显性遗传，而备解素缺陷则属 X 染色体连锁隐性遗传。补体缺乏常伴发免疫性疾病及反复细菌感染。补体系统成分如 C1、C4 和 C2 缺陷，常伴有免疫复合物性疾病，尤其是系统性红斑狼疮（SLE）；C3、H 因子和 I 因子缺乏可增加患者对化脓性细菌感染的易感性，而备解素、C5、C6、C7 和 C8［与第一号染色体长臂 32 区域的位置（1p32）的基因缺损有关］缺陷的患者不能形成膜攻击复合体（membrane attack complex，MAC），因此不能有效地溶解外来微生物，则易于发生严重的奈瑟菌感染。C9 缺陷时可能没有临床症状，C1 抑制物（C1INH）缺陷可引起遗传性血管性水肿，属常染色体显性遗传。红细胞表面 1 型补体受体（CR1）表达减少可导致循环免疫复合物（immune complex，IC）清除障碍，从而导致某些自身免疫性疾病（如 SLE）的发生。另外，白细胞黏附缺陷（LAD）患者 CR3、CR4 的 β 链（CD18）基因突变，导致 CR3 与 CR4 缺失，临床表现为反复的化脓感染。

采用聚合酶链反应 - 单链构象多态性（PCR-SSCP）方法结合 DNA 序列分析可对补体缺乏中的基因突变和缺陷等进行检测。

6. 免疫球蛋白缺乏 可表现为反复感染，可有一种或多种免疫球蛋白的缺陷，如小儿选择性免疫球蛋白 A（IgA）缺乏症（SIgAD）、特发性迟发性免疫球蛋白缺乏症、无 γ- 球蛋白血症或低 γ- 球蛋白血症，全部免疫球蛋白组分均可降低。

第二节 血浆蛋白质的检测

蛋白质是由氨基酸组成的大分子化合物，其理化性质一部分与氨基酸相似，如两性电离、等电点、呈色反应、成盐反应等，也有一部分不同于氨基酸，如蛋白质的变性、蛋白质的沉淀、胶体性、变性等。正是基于蛋白质的这些性质，才出现了许多蛋白质的检测方法。

血浆蛋白质的临床检测可以概括为以下几个方面：①用化学方法定量测定血浆总蛋白质以及白蛋白；②通过电泳将血浆（或血清）蛋白质初步分离，可以半定量地检测主要蛋白质的组分及其图谱，如 Alb、α_1、α_2、β_1、β_2、γ 等区带，并以相对百分比表示；③特异定量测定个别蛋白质，多采用免疫化学技术，通过制备特异的抗血清（或抗体）测定抗原 - 抗体复合物。

应当指出，在进行化学定量测定血浆总蛋白质含量时，进行了如下假定：①所有血浆蛋白质均是纯的多肽链（糖脂类和金属有机物等均不计在内），其含氮量平均为 16%；②几百种血浆蛋白质其理化性质虽不同，但与化学试剂作用产生的反应（如呈色反应、沉淀反应）是一致的。显然，这是理论上的，事实上前一种情况是不存在的，后一种情况在不同蛋白质之间也有很大的差别，因此采用任何一种化学方法进行血浆蛋白质测定，都是相对的定量。

一、血清总蛋白质的测定

血浆总蛋白质含量的变化主要有两大原因：①血容量的改变（浓缩或稀释）；②个别蛋白质组分明显增加或减少。血浓缩时的高血浆蛋白血症，各个组分成比例的增加。血液稀释时的低血浆蛋白血症亦是相对的，各组分蛋白质仍保持正常的比例。

1. 凯氏定氮法 凯氏定氮法是经典的蛋白质测定方法，根据蛋白质平均含氮量为 16% 计算蛋白质浓度。此法操作复杂，不适合常规检测。但至今凯氏定氮法仍然是建立各个具体方法时采用的参考标准方法。

2. 双缩脲比色法 双缩脲比色法是目前首先推荐的蛋白质定量方法。该方法操作简便，其原理是蛋白质中的肽键（—CONH—）在碱性溶液中能与 Cu^{2+} 离子作用，形成紫红色复合物。双缩脲反应生成的复合物，其吸收峰为 540nm。可采用公认的标准牛血清白蛋白作为标准品，血清用量 100μl，在 10~120g/L 浓度范围内呈良好线性关系，批内 CV<2%。

双缩脲比色法对各种蛋白质呈色基本相同，特异性和准确度较好，方法简便，缺点是灵敏度不高。

3. 酚试剂比色法 基于蛋白分子中含有酪氨酸和色氨酸残基可还原磷钨酸 - 磷钼酸试剂产生蓝色物质的原理而进行总蛋白质定量。由于各种蛋白质分子中上述两种氨基酸的组成比例不同，特别是白蛋白含色氨酸为 0.2%，而 γ- 球蛋白中含量达 2%~3%，导致较大的差异。Lowry 的改良法在酚试剂中加入 Cu^{2+}，集中还原法和双缩脲反应两者的作用，使呈色灵敏度提高。其中 75% 的呈色依赖于 Cu^{2+}。反应产物最佳吸收峰在 650~750nm，方法灵敏度为双缩脲比色法的 100 倍左右。有利于检测较微量的蛋白质。但试剂反应仍易受多种化合物的干扰。

4. 紫外分光光度法 蛋白质分子中存在芳香族氨基酸，芳香族氨基酸含有共轭双键，在 280nm 处有一吸收峰，利用该特性可进行蛋白质的定量定性测定。但该方法的特异性和准确性受蛋白质分子中该种氨基酸的含量比例影响甚大。尿酸和胆红素在280nm附近也有干扰。

紫外区200~225nm是肽键的强吸收峰，在此区域其吸收值为280nm的10~30倍，将血清稀释1 000~2 000倍可以消除干扰物质的影响。

5. 散射比浊法 利用磺基水杨酸、三氯醋酸等与蛋白质结合产生沉淀而设计，此方法甚为简便。技术关键在于：①选择最佳试剂浓度及温度；②混匀技术；③选用的标准；④待测标本中的蛋白质浓度。

6. 染料结合法 蛋白质可与某些染料特异性结合，如氨基黑（amino black）、考马斯亮蓝（Coomassie brilliant blue）等。这一性质除了可以用于电泳后的蛋白质区带染色，亦可用于总蛋白质的定量。缺点是多种蛋白质与染料的结合力不一致。考马斯亮蓝在与蛋白质结合后的吸收峰从465nm移向595nm，球蛋白结合力仅为白蛋白的70%左右。

关于用化学方法测定白蛋白，现多采用特异性的染料（BCG或BCP）结合法，已于第一节中介绍。

二、免疫电泳技术测定血浆免疫蛋白质

免疫电泳（immune electrophoresis）是将琼脂电泳和双向琼脂扩散结合起来，用于分析抗原组成的一种定性方法。检测标本可以是血清、尿液、脑脊液或其他体液。此项技术由于既有抗原抗体反应的高度特异性，又有电泳分离技术的快速、灵敏和高分辨力，是很理想的分离和鉴定微量蛋白质混合物的方法。用于抗原、抗体定性及纯度的测定；正常及异常体液中蛋白质成分的分析，如无丙种球蛋白血症、单克隆免疫球蛋白增殖病、冷球蛋白血症、多发性骨髓瘤、白血病、系统性红斑狼疮、肝病等患者的血清蛋白成分的分析；多发性骨髓瘤血清M蛋白的检测和鉴定。

免疫电泳技术主要有如下几种：

1. 免疫电泳 是区带电泳和双向琼脂扩散相结合的一种免疫化学技术。目前大量应用于纯化抗原和抗体成分的分析及正常和异常体液蛋白的识别等方面。

2. 对流免疫电泳 是将双向琼脂扩散试验与电泳相结合的定向免疫扩散技术。IgG作为蛋白质在电泳中比较特殊，4个亚型有不同的表现。G3和G4与一般蛋白无异，泳向正极；而G1和G2则因其带电荷少，受电渗的作用力大于电泳，所以被水分子携带向负极移动。这就形成了IgG的特殊电泳形式：一部分泳向正极，另一部分泳向负极，在抗体孔两侧皆有抗体存在。

3. 火箭免疫电泳 火箭免疫电泳技术又称作单向电泳扩散免疫沉淀试验，实质上是加速度的单向扩散，是一种有效的抗原蛋白定量技术，可一次同时对多种抗原定量，分辨率较高，有利于各种蛋白组分的比较，对于蛋白质遗传多态性、微小异质性、蛋白质裂解产物和不正常片段等进行定性分析。火箭电泳作为抗原定量只能测定μg/ml以上的含量，如低于此水平则难以形成可见的沉淀峰。加入少量^{125}I标记的标准抗原共同电泳，根据放射自显影火箭峰降低的程度（竞争法）可计算出抗原的浓度。放射免疫自显影技术可测出ng/ml的抗原浓度。

4. 免疫固定电泳 是区带电泳与免疫沉淀反应相结合的技术。血清蛋白电泳中出现的异常条带主要存在于β-球蛋白和γ-球蛋白区域，为鉴别异常条带，可运用免疫固定电泳技术。免疫固定电泳是将蛋白质混合物在固相载体上进行区带电泳，电泳后的蛋白质与相应特异性抗体形成复合物和被固定在相应的位置上，从而检出与抗体结合的相应抗原。免疫固定电泳技术是目前应用最广泛的方法之一。可用于各种蛋白质的鉴定。该法原理类似免疫电泳，不同之处是将血清直接加于电泳后蛋白质区带表面，或将浸有抗血清的滤纸贴于其上，抗原与对应抗体直接发生沉淀反应，形成的复合物嵌于固相支持物中。将未结合的游离抗原或抗体洗去，则出现被结合固定的某种蛋白。区带电泳支持物选用滤纸、醋纤膜、琼脂或聚丙烯酰胺皆可。免疫固定电泳最常用于M蛋白的鉴定。

三、免疫化学法测定个别蛋白质

散射比浊法和透射比浊法由于测定方法简便、快速而被广泛使用。许多试剂盒供应抗血清及标准蛋白质，即可建立此测定法。此技术可以测定抗原-抗体复合物（沉淀颗粒）形成的量（终点法），亦可测定复合物形成的速率（动力学方法，即通过散射浊度计测定抗原-抗体混合反应复合物颗粒形成的时间，即反应速率）。一定条件下，反应速率与反应体系中抗原的含量呈直线相关，可以通过制备标准曲线而计算。

现已有设计完善的应用计算机进行数据处理的散射浊度计和透射浊度计，以免疫化学系统（immuno-chemical system，ICs）来供应。免疫扩散法无须昂贵设备，放射免疫法则需要液体闪烁计数器及应用放射性核素。

第三节 氨基酸代谢紊乱

氨基酸（amino acid）是蛋白质分子的基本组成单位。构成天然蛋白质分子的氨基酸有20种，除脯氨酸为α-亚氨基酸、甘氨酸，不含手性碳原子外，其余氨基酸均为L-α-氨基酸。20种氨基酸按其侧链R结构的不同，在化学中可分为脂肪族、芳香族和杂环氨基酸3大类，分别含15种、2种和3种氨基酸。在脂肪族氨基酸中，3种是支链氨基酸，而大多是直链氨基酸。根据其酸性基团（羧基）和碱性基团（氨基、胍基、咪唑基）的多寡分为酸性氨基酸、碱性氨基酸和中性氨基酸3

类,其中酸性氨基酸含2个羧基和1个氨基,碱性氨基酸含2个或2个以上碱性基团和1个羧基,都属于含有可解离基团的极性氨基酸。中性氨基酸只含有1个羧基和1个氨基,在形成蛋白质分子时都被结合掉,因此根据其侧链R有无极性再分为中性极性氨基酸和中性非极性氨基酸2个亚类,中性极性氨基酸(polar AA)具有亲水性(hydrophilic),中性非极性氨基酸(non-polar AA)具有疏水性(hydrophobic)。

氨基酸的主要功能是合成蛋白质,也合成多肽及其他含氮的生理活性物质。除了维生素之外(维生素PP例外),体内的各种含氮物质几乎都可由氨基酸转变而成。

食物蛋白质经消化吸收,以氨基酸形式进入血液循环及全身各组织,组织蛋白质又降解为氨基酸,这两种来源的氨基酸(外源性和内源性)混合在一起,存在于细胞内液、血液和其他体液中,总称为氨基酸代谢库。

血浆中氨基酸的浓度取决于内源性蛋白质的分解释放与各种组织利用之间的动态平衡。当这种动态平衡被打破,就会出现血浆中氨基酸浓度的改变,表现为氨基酸代谢紊乱。可以通过检测这些异常的氨基酸来辅助诊断疾病。

氨基酸代谢紊乱分为两类:①遗传性氨基酸代谢紊乱;②继发性氨基酸代谢紊乱。遗传性氨基酸代谢紊乱的种类很多,多数是由于氨基酸代谢的相关酶缺乏或者肠道和肾脏某种载体蛋白的缺乏,对氨基酸的吸收障碍所致。遗传性氨基酸代谢异常的疾病多在婴儿中发现,发现得越早,对婴儿的正常生长发育影响越小。继发性氨基酸代谢紊乱主要是由于肝脏或肾脏的氨基酸代谢功能异常所致。

一、苯丙酮尿症

苯丙酮尿症(phenylketonuria,PKU)是先天代谢性疾病的一种,为常染色体隐性遗传性疾病,于1934年由挪威的Folling医师首次报道。本症是由于染色体基因突变,导致肝脏中苯丙氨酸羟化酶(phenylalanine hydroxylase,PAH)缺陷,从而引起苯丙氨酸(phenylalanine,PA)代谢障碍所致。

(一)发病机制

苯丙氨酸是人体必需的氨基酸之一,经食物摄取后,部分被机体合成蛋白质所利用,其余部分经肝脏苯丙氨酸羟化酶的作用转变为酪氨酸,进一步转化为多巴、肾上腺素、黑色素等重要的生理活性物质。正常情况下,苯丙氨酸经苯丙氨酸羟化酶的催化转化为另一种氨基酸,即酪氨酸,并且排出体外。如果编码这一酶的基因发生突变而使这一反应不能顺利进行,那么体内苯丙氨酸堆积,尿中出现苯丙氨酸的氧化产物苯丙酮酸、苯乳酸、苯乙酸和邻-羟苯丙酮酸等异常产物,从而导致苯丙酮尿症;这些在血中堆积的苯丙氨酸对大脑产生毒副作用,引起精神发育迟缓,因此多数患者表现为智力低下。由于正常产物酪氨酸又是黑色素的前体,所以酪氨酸不足使患者毛发和肤色颜色都较浅。

(二)临床表现

多数患者表现为智力低下,在新生儿期常无明显症状,有时可见嗜睡和饮食过少,患儿头发、皮肤、眼睛等颜色较浅。到后来出现不同程度的精神发育迟缓、癫痫发作、恶心、呕吐、攻击或自虐行为、多动和精神病症状等也较常见。由于患儿的尿液和汗液中含有苯乙酸而出现极难闻的特征性的鼠尿味,有助于疾病的鉴别和诊断。

(三)实验诊断

1. 一般诊断 患儿的确诊主要依据血苯丙氨酸的测定,如果苯丙氨酸浓度异常增高和酪氨酸浓度减低,就可以作出早期诊断。患儿血苯丙氨酸多在200mg/L以上。苯丙氨酸浓度的检测包括:①Guthrie法:此法应用最早,是最经济实用的血苯丙氨酸半定量方法;②荧光光度测定法:是苯丙氨酸定量测定方法;③氨基酸层析法:可用手指或足跟血的一种较简单的苯丙氨酸定量方法;④氨基酸分析法:采用氨基酸分析仪进行血氨基酸自动分析的一种定量方法。可以根据苯丙氨酸、酪氨酸等氨基酸定量以及支链与芳香族氨基酸的比例对氨基酸代谢病进行鉴别诊断。氨基酸分析法在区分苯丙酮尿症类型及高苯丙氨酸血症鉴别诊断方面有很重要的意义。⑤苯丙氨酸耐量试验:口服苯丙氨酸100mg/kg,1~4小时后查血中苯丙氨酸含量,如果苯丙氨酸含量增高,而酪氨酸含量降低可确诊。

2. 基因诊断 PKU发病的主要原因是在PAH基因上发生突变。其遗传特点是:①患儿父母都是致病基因携带者(杂合子);②患儿从父母各得到1个致病等位基因,是纯合子;③患儿母亲每次生育有1/4可能为PKU患儿;④近亲婚配的子女发病率较一般人群为高;⑤致病基因在常染色体上,男女发病机会均等。

人类PAH基因位于12号染色体上(12q22-24.1)。人类PAH基因的分子结构已经完全清楚:该基因全长约100kb,共包含13个外显子和12个内含子,PAH基因的各个外显子和内含子大小不同,各内含子大小的差异从1~23.5kb。

人类PAH基因中编码mRNA的部分只有2.4kb左右,因此非编码部分比编码部分大40倍,通过测定PAH基因的限制性片段长度多态性(restriction fragment length polymorphism,RFLP),作为"遗传标记",可以连锁分析检出缺陷PAH基因的携带者,并对PKU胎儿进行产前诊断。

目前发现人类PAH基因的限制酶多态性位点共有10个。这些多态性位点是:①Bgl Ⅱ消化后产生3.6kb或1.7kb特异DNA片段;②Pvu消化后产生19.0或6.0k b片段以及③11.5或9.1kb片段;④Xmn Ⅰ消化后产生9.4或6.5kb片段;⑤Eco.R Ⅰ消化后产生17.0或11kb片段;⑥Msp Ⅰ消化后产生23.0或19.0kb片段以及⑦4.0或2.2kb片段;⑧Eco.R Ⅴ消化后产生30或25kb片段;⑨Hind Ⅲ消化后产生4.0或4.2或4.4kb片段;⑩Sph Ⅰ消化后产生9.7kb或7.0kb片段。

要预防PKU患儿的出生必须在患儿出生前胎儿时期进行诊断,先检测出患儿及患儿父母血细胞中的致病基因突变位点,然后在母亲再次怀孕16~20周时抽取羊水,检测羊水中胎儿的细胞中是否带有2个致病等位基因突变位点,若带有2个致病等位基因突变位点即是PKU患儿。若只带有1个致病等位基因突变位点,即是致病基因携带者。通过这种产前诊断,由父母决定胎儿的去留,预防苯丙酮尿症患儿出生。

低苯丙氨酸饮食疗法是目前治疗经典型苯丙酮尿症的唯一方法,治疗的目的是预防脑损伤。饮食疗法的原则是使苯丙氨酸的摄入量能保证生长和代谢的最低需要量。

二、酪氨酸血症

人体所需的酪氨酸系由饮食或通过代谢苯丙氨酸获得，酪氨酸除了用于合成蛋白质外，它还是多巴胺、肾上腺素和黑色素等物质的前体；多余的酪氨酸则通过其降解途径分解为二氧化碳和水。代谢途径中各步骤酶的缺陷可导致多种临床表现不同的疾病，见图20-5。

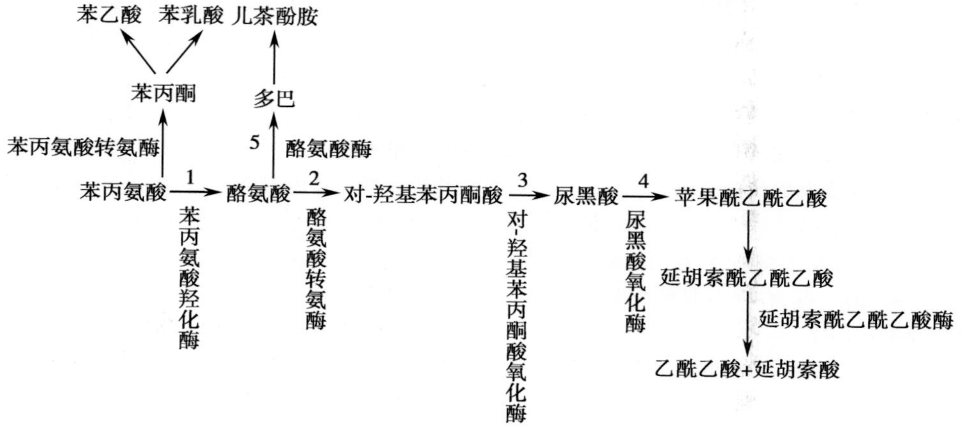

图20-5 酪氨酸代谢途径

酪氨酸一方面经过多重生化反应而生成黑色素，另一方面经过一系列生化反应而成为尿黑酸，后者又进一步分解成为延胡索酸和乙酰乙酸或转变成为一种褐黄色物质。如果基因突变使酪氨酸转氨酶失活，那么反应2便不能顺利进行，于是发生高酪氨酸血症（或称Ⅱ型酪氨酸血症）。患者血液中酪氨酸增多，智能低下。如果对-羟基苯丙酮酸双氧化酶（4-hydroxyphenylpyruvate dioxygenase，HPPD）失活，则反应3不能顺利进行，出现遗传性酪氨酸血症（或称Ⅰ型酪氨酸血症），患者肝肿大、肾功能受损。如果尿黑酸氧化酶失活，则反应4不能顺利进行，发生尿黑酸症，患者的尿液在接触空气后变为黑色，老年时容易由于褐黄色物质在软骨组织中的沉积而引起关节炎。如果酪氨酸酶失活，则反应5不能顺利进行，黑色素不能形成，于是导致白化病。所谓白化病，即人体缺乏酪氨酸酶，黑色素合成障碍，皮肤、毛发等发白。

（一）Ⅰ型酪氨酸血症

1. 发病机制 本病是由于肝、肾组织缺乏延胡索酰乙酰乙酸水解酶（fumarylacetoacetate hydrolase，FAH）所致。该酶缺乏时体内马来酰乙酰乙酸、延胡索酰乙酰乙酸累积，由于它们可以经过旁路代谢途径生成琥珀酰丙酮和琥珀酰乙酰乙酸，它们的累积导致琥珀酰丙酮和琥珀酰乙酰乙酸代偿性增加。后两者可以与蛋白质的—SH基结合，导致肝肾功能损伤；同时由于Ⅰ型酪氨酸血症患者体内的HPPD活力降低，引起患者血液中酪氨酸增高和尿中排出大量对-羟基苯丙酮酸及其衍生物；又由于琥珀酰丙酮能抑制δ-氨基-γ酮戊酸脱水酶（δ-ALA dehydrase）活性，所以影响卟啉的合成代谢，导致患者出现间歇性卟啉病和尿液中大量排出δ-氨基-γ酮戊酸（δ-ALA）。

2. 临床表现 Ⅰ型酪氨酸血症的临床表现多种多样，但无智力发育异常。有急性型和慢性型两种。

(1) 急性型：起病迅速，预后不良，常在数月内死亡。如果在新生儿期发病，多表现为急性型。早期症状与新生儿肝炎相似，如呕吐、腹泻、腹胀、肝脾肿大、水肿、黄疸、贫血、血小板减少和出血症等临床症状和体征，经常导致肝衰竭而死亡。

(2) 慢性型：通常在1岁以后发病，10岁以前死亡，2年以上的存活率约为1/3，以生长发育迟缓和肾小管功能受损、蛋白尿及氨基酸尿等症状为主，经常出现的并发症为肝脏肿瘤，晚期为肝硬化。约40%的患儿在病程中会出现急性末梢神经受累危象，在该危象发生前的症状常表现为轻微感染、食欲不振和呕吐等，随后迅速出现严重的疼痛性感觉，同时伴有自主神经异常症状，如血压增高、心动过速等；约1/3的患儿在危象发作时可出现肌张力降低，甚至瘫痪。少数因呼吸肌麻痹而死亡。

3. 实验诊断 通过定量检测尿液中琥珀酰丙酮的含量和肝组织活检、红细胞或淋巴细胞中延胡索酰乙酰乙酸水解酶活性测定就可以对本病作出明确诊断。目前已对本病开展新生儿期筛查：①联合应用：同时检测血液中酪氨酸和α-胎儿球蛋白或琥珀酰丙酮浓度，对本病进行辅助诊断。开始仅通过Guthrie方法测定血中酪氨酸的量来诊断本病，因为该法诊断阈值难以确定、假阳性率高等缺点，后来为了弥补这些不足，又增加了检测样本中α-胎儿球蛋白或琥珀酰丙酮浓度。②纸片法：用该方法检测样本中的δ-ALA脱水酶活力。

目前已有3种方法用于产前诊断：①测定羊水中的琥珀酰丙酮含量，当羊水中琥珀酰丙酮含量>60nmol/L时判断为异常，在第12孕周即可诊断；②测定羊水细胞或绒毛膜细胞中的FAH活力和进行胎儿肝组织活检；③应用RFLP法检测胎儿FAH位点的基因多态性。

Ⅰ型酪氨酸血症可以应用低酪氨酸、苯丙氨酸和甲硫氨酸的饮食改善患者的临床症状。

（二）Ⅱ型酪氨酸血症

Ⅱ型酪氨酸血症是由Richner及Hanhart在1938年和1947年最早分别报道的，所以又称Richner Hanhart综合征。同时，该病主要表现为眼、皮肤和神经系统异常，故又称为眼、皮肤型酪氨酸血症。

1. 发病机制 该病极少见，是由位于16q22.1-q22.3的酪氨酸氨基转移酶（TAT）编码基因突变所致，为常染色体隐性遗传性疾病。TAT仅在肝细胞中表达，该酶缺陷时酪氨酸在体内大量累积，可以引起智力低下。由于酪氨酸的溶解度极低，易沉积在角膜上皮细胞中形成结晶体，损伤细胞中的溶酶体，影响细胞正常功能的发挥，产生炎症反应；在上皮细胞中则破坏细胞的微结构，引起上皮细胞结构和功能紊乱。

2. 临床表现 该病在临床上主要表现为眼、皮肤和神经系统异常。①眼部：患儿常在出生后1年内出现眼部症状和体征，表现为双眼充血、疼痛、畏光流泪、视力下降，结合膜炎症改变，角膜中央有树突状糜烂，个体的不同严重程度也不同；久病者还可见角膜混浊、屈光异常、斜视、青光眼，甚至白内障、眼球震颤等。②皮肤症状：可出现在新生儿期，以疼痛性皮肤角化斑为主，多见于掌跖部位，肘、膝、踝和足跟等处也常见，并伴有多汗。③神经系统异常：偶见疼痛，约50%的患儿伴有智能低下，少数可有行为异常、癫痫和小头畸形等神经系统异常。患儿血浆酪氨酸水平显著增高，尿中酪氨酸代谢产物对-羟基苯丙酮酸（pHPP）、羟基苯乳酸、羟基苯乙酸等的排出大量增加，这是由于血液循环中大量酪氨酸累积会促使细胞线粒体中的谷草转氨酶（GOT）活力亢进，将酪氨酸转化为pHPP所致。

3. 实验诊断 根据患儿的临床表现和血、尿中氨基酸和有机酸的检测，可以对本病作出诊断，通常无须进行肝细胞中TAT活性检查。

（三）尿黑酸症

尿黑酸症（alcaptonuria）是第一种被确认的常染色体隐性遗传性疾病，是Garrod于1908年在皇家伦敦医学院的题为“先天性代谢缺陷”的著名报道中最早提出的先天代谢异常之一。

1. 发病机制 本病是先天性尿黑酸氧化酶缺乏所致，因而由酪氨酸分解而来的尿黑酸不能进一步分解为乙酰乙酸。过多的尿黑酸由尿排出，并在空气中氧化为黑色。

2. 临床表现 在新生儿期和儿童期，尿黑酸尿是唯一的特点，表现为新鲜尿的颜色正常，但放置在空气中则变为棕色或黑色，患儿并无其他不适。在成人期除了尿黑酸尿以外，由于尿黑酸增多，并且被氧化的尿黑酸在结缔组织中沉着，致使巩膜、鼻、颊等变为褐色或蓝黑色，而导致褐黄病（ochronosis），如果累及关节，则进展为褐黄病性关节炎，可伴有骨关节炎。

3. 实验诊断 初筛试验：患者尿液暴露于空气中变为黑色，加入碱性物质以后颜色更深；而加入强酸性物质以后，则不变为黑色。患者尿液中加入三氯化铁后呈深紫色；而还原物质试验呈黑褐色；加入饱和硝酸银变为黑色。可以通过尿黑酸氧化酶活性测定进行确诊。对于早期诊断的病儿可以通过饮食疗法，减少蛋白质摄入，或者只减少苯丙氨酸及酪氨酸摄入，但要保证其他的营养需要。大量维生素C也有一定的疗效，对于晚期的褐黄病患者目前没有很好的治疗方法。

其他的遗传性氨基酸代谢缺陷症的临床症状和代谢缺陷见表20-4。

表20-4 遗传性氨基酸代谢缺陷症

病名	涉及的氨基酸代谢途径	临床症状	代谢缺陷
精氨酸血症和高血氨症（argininemia and hyperammonemia）	精氨酸和尿素循环	智力迟钝，血中出现精氨酸及氨	缺乏精氨酸代谢酶类
鸟氨酸血症和高血氨症（ornithinemia and hyperammonemia）	尿素循环	新生儿死亡、昏睡、惊厥、智力迟钝	缺乏氨甲酰磷酸合成酶、鸟氨酸脱羧酶
高甘氨酸血症（hyperglycinemia）	甘氨酸	严重的智力迟钝	甘氨酸代谢系统疾病
高组氨酸血症（hyperhistidinemia）	组氨酸	语言缺陷，某些情况有智力迟钝	组氨酸酶欠缺
枫糖尿症（maple syrup urine disease，MSUD）（又称分支链酮尿症）	异亮氨酸、亮氨酸、缬氨酸	新生儿呕吐、惊厥、死亡，严重的智力迟钝	分支链酮酸脱氢酶复合体缺乏
甲基丙二酸血症（methylic academia）	异亮氨酸、甲硫氨酸、苏氨酸及缬氨酸	除血中积累甲基丙二酸外，其他症状同上	缺乏甲基丙二酰-CoA变位酶
异戊酸血症（isovaleric academia）	亮氨酸	新生儿呕吐、酸中毒、昏睡及昏迷，生存者智力迟钝	缺乏异戊酰-CoA脱氢酶
高赖氨酸血症（hyperlysinemia）	赖氨酸	智力迟钝，同时某些非中枢神经系统不正常	缺乏赖氨酸-酮戊二酸还原酶
高胱氨酸尿症（homocystinuria）	甲硫氨酸	智力迟钝、眼部疾病、血栓栓塞、骨质疏松	胱硫醚-β-合酶缺乏
高脯氨酸血症Ⅰ型（hyperprolinemia typeⅠ）	脯氨酸	除临床检验血中含过量脯氨酸外，未发现其他症状	缺乏脯氨酸氧化酶、脯氨酸脱氢酶

三、继发性氨基酸代谢紊乱

（一）肝衰竭和氨基酸代谢异常

体内氨基酸主要来源于3个方面，即食物、蛋白质的分解和体内的直接合成。其去路主要包括在肝内代谢为尿素、合成体内所需的组织蛋白、血浆蛋白和某些特殊化合物，如激素等，还有一部分氨基酸为了生命正常功能的发挥而存在于血液中，即成为血浆氨基酸。

肝脏在人体生命活动中占有十分重要的作用，肝脏是氨基酸代谢的重要场所。当肝脏发生严重损害时，氨基酸代谢出现异常，血浆氨基酸发生较大的变化，主要表现为升高和减少：部分血浆氨基酸升高，可能是由于氨基酸在肝脏代谢减少，或者肝脏释放出的氨基酸增加；部分血浆氨基酸降低，可能是由于肌肉摄取和利用氨基酸增加。

由于各种病因引起肝细胞严重损伤，从而导致肝脏功能出现严重障碍，称为肝功能不全，肝功能不全的晚期表现为肝衰竭，并常伴有肝性脑病。在正常情况下，血液中支链氨基酸/芳香族氨基酸的比值约为3.0~3.5，而在肝脏功能受损时其比值下降，在肝衰竭时其比值约为0.6~1.2。引起该变化的机制较复杂，可以简单地归纳为3种情况：①肝衰竭时芳香族氨基酸分解代谢降低；②肝衰竭时胰高血糖素在肝脏中的代谢增加，使得血液中的含量增加，导致分解代谢；③胰岛素在肝脏中的降解降低，使得其在血液中的含量增加，促进支链氨基酸进入肌肉，导致肌肉利用支链氨基酸增加，所以血液中的支链氨基酸降低。血液中芳香族氨基酸的增加引起通过大脑屏障的芳香族氨基酸也增加，而血液中支链氨基酸的降低，使得通过大脑屏障的支链氨基酸也降低，这种降低进一步促进了芳香族氨基酸通过大脑屏障进入大脑，而芳香族氨基酸可以作为假神经递质引起肝性脑病。肝性脑病分为急性肝性脑病和慢性肝性脑病。在慢性肝病并发肝性脑病时，必需氨基酸中的3种支链氨基酸（亮氨酸、缬氨酸、异亮氨酸）均明显降低，而苯丙氨酸和蛋氨酸升高。在急性重型肝炎并发肝性脑病时，上述3种支链氨基酸多数正常或轻度降低，其他氨基酸则均明显升高，并且血浆氨基酸升高的程度与肝功能障碍的程度呈正相关，两者呈平行关系，尤其是酪氨酸水平与谷草转氨酶。

（二）肾脏疾病和氨基酸代谢紊乱

氨基酸是人体内的必需物质之一，主要用来合成蛋白质。血液中的氨基酸可以自由通过肾小球被滤出到原尿中，大部分又可在近端肾小管被重新吸收回到血液。由于各种原因引起尿中氨基酸排泄总量增加或个别氨基酸排泄显著增多，就导致氨基酸尿。其形成机制有很多，主要包括两类：①遗传性疾病：如苯丙酮尿症、尿黑酸症等多种遗传性氨基酸代谢性疾病；此外，肾性氨基酸尿也可以是遗传性疾病，包括碱性氨基酸尿（胱氨酸尿）、中性氨基酸尿（Hartnup病）、其他氨基酸尿等，是近曲小管转运缺陷所致。碱性氨基酸尿是最常见的氨基酸尿，易形成胱氨酸结石，为草酸盐结石形成提供裸核。②肾脏损害：可因药物、毒物、缺血缺氧等导致肾脏损害，引起肾小管损伤、肾近曲小管功能减退，尿中氨基酸排出增加，从而形成了氨基酸尿。病理性氨基酸尿分为溢出性氨基酸尿和肾性氨基酸尿。前者是由于血液中氨基酸增加超过了肾小管的重吸收能力；后者是由于肾小管病变引起肾小管损伤、肾近曲小管功能减退，导致氨基酸排出增加。

肾病综合征是一种临床常见病，由于尿中丢失大量蛋白质，导致严重低蛋白血症、氨基酸代谢异常及必需氨基酸比例失调，氨基酸代谢异常与慢性肾功能不全时相似，从必需氨基酸和非必需氨基酸角度考虑分为：①血清必需氨基酸含量的变化：血清中缬氨酸、亮氨酸、苏氨酸、组氨酸、酪氨酸含量显著降低，而苯丙氨酸及色氨酸含量显著增高；②血清非必需氨基酸含量的变化：组氨酸、酪氨酸、碘化酪氨酸血清含量降低，而谷氨酸、胱氨酸、3-甲基组氨酸增加，其他的非必需氨基酸无变化。

第四节 氨基酸的检测

检测血液和尿液标本中氨基酸的质和量的变化，可对氨基酸代谢紊乱性疾病进行诊断和治疗监测。氨基酸检测最早是用氨基酸分析仪，现在较多使用HPLC，不过弊端太多，最好的方法是用质谱技术。采用质谱技术，精确度和重复性都有很好的保证，和传统的筛查试验（薄层层析、Guthrie微生物试验）、毛细管电泳法、HPLC法、氨基酸分析仪比较，无论是从精度上、还是检测的范围上和检测结果的准确度上都有了很大的提高和改善。人体内氨基酸的种类繁多，有些氨基酸的检测方法是针对一组氨基酸而非单个氨基酸。

一、吸光度分析

最初，氨基酸检测的比色法是利用氨基酸和茚三酮加热产生显色物质的原理设计，随后荧光法代替了比色法，提高了检测的灵敏度。此外，某些化学物质和特异性的氨基酸起反应可以产生有色物质用于检测，如色氨酸和甲醛缩合，并被三氯化铁氧化，生成荧光物质去甲哈尔曼，用荧光分光光度法进行检测。这一方法和前述比色法的原理相同，只是前者利用的是氨基酸的共性，后者利用的是氨基酸的个性。

二、氨基酸的层析

氨基酸的纸层析和薄层层析。纸层析操作简单，不需要特殊的设备。薄层层析的速度快，分辨力和灵敏度高。层析分为单向和双向两种，单向层析适用于分析一组氨基酸的水平增高，而双向层析可以将全部蛋白质分离开来，作为进一步确诊的参考。

三、氨基酸酶法分析

利用某些氨基酸在特定酶的作用下发生分解或合成反应，伴有 NAD 与 NADH 之间的转化，从而在 340nm 处出现吸光度的变化，或者在酶的作用下，产生可以显色的物质。

如谷氨酰胺在谷氨酰胺酶作用下分解为谷氨酸，后者被谷氨酸脱氢酶催化，产生 NADH；苯丙氨酸的酶法测定中，有两类酶法检测，一方面可以 L- 苯丙氨酸脱氢催化 L- 苯丙氨酸，同时 NAD 被还原成 NADH；用 L- 苯丙氨酸氧化酶氧化 L- 苯丙氨酸，产生的 H_2O_2 与 4- 氨基安替比林和 NN- 二甲苯胺生成醌亚胺，于 550nm 处测定吸光度。

四、高效液相色谱

高效液相色谱（HPLC）是根据样品各组分在流动相与固定相之间多次反复平衡分配的微小差异引起移动速度的不同，而将样品的各组分进行分离和定量的方法。分离后的各组分依次流过检测器进行检测，所有检测信号均由计算机处理器进行统计处理。因其灵敏度高、特异性好，能同时进行分离和定量，从而得到广泛应用，氨基酸的检测便是其中一项较为普遍的临床应用（表 20-5）。

如同型半胱氨酸（Hcy）过去曾用氨基酸分析仪测定，比较复杂且不稳定，20 世纪 80 年代开始应用高效液相色谱技术进行检测，由于质控稳定，敏感度高、特异性好，得到广泛应用。

表 20-5　血尿氨基酸组分与参考范围（HPLC 法）

氨基酸名称	标本	参考范围	单位
天冬氨酸（Asp）	血浆	<3.0	nmol/ml
	尿	<20	μmol/d
羟脯氨酸（Hypro）	血浆	<23	nmol/ml
	尿	痕量	μmol/d
苏氨酸（Thr）	血浆	67~190	nmol/ml
	尿	80~600	μmol/d
丝氨酸（Ser）	血浆	72~160	nmol/ml
	尿	200~1 000	μmol/d
天冬氨酸（Asn）	血浆	45~97	nmol/ml
	尿	60~400	μmol/d
谷氨酸（Glu）	血浆	12~63	nmol/ml
	尿	10~50	μmol/d
谷氨酰胺（Gln）	血浆	420~700	nmol/ml
	尿	200~1 500	μmol/d
脯氨酸（Pro）	血浆	7 8~270	nmol/ml
	尿	痕量	
甘氨酸（Gly）	血浆	150~350	nmol/ml
	尿	600~4 000	μmol/d
丙氨酸（Ala）	血浆	210~520	nmol/ml
	尿	100~800	μmol/d
瓜氨酸（Cit）	血浆	17~43	nmol/ml
	尿	10~60	μmol/d
缬氨酸（Val）	血浆	150~310	nmol/ml
	尿	20~80	μmol/d
半胱氨酸（Cys）	血浆	29~49	nmol/ml
	尿	20~200	μmol/d
蛋氨酸（Met）	血浆	19~40	nmol/ml
	尿	痕量	μmol/d
异亮氨酸（Ileu）	血浆	40~110	nmol/ml
	尿	7~25	μmol/d
亮氨酸（Leu）	血浆	78~180	nmol/ml
	尿	20~90	μmol/d
酪氨酸（Tyr）	血浆	40~90	nmol/ml
	尿	40~300	μmol/d
苯丙氨酸（Phe）	血浆	43~76	nmol/ml
	尿	20~110	μmol/d
组氨酸（His）	血浆	59~92	nmol/ml
	尿	400~3 000	μmol/d
色氨酸（Trp）	血浆	37~75	nmol/ml
	尿	20~150	μmol/d
乌氨酸（Orni）	血浆	30~100	nmol/ml
	尿	7~50	μmol/d
赖氨酸（Lys）	血浆	110~240	nmol/ml
	尿	50~2 000	μmol/d
精氨酸（Arg）	血浆	54~130	nmol/ml
	尿	10~60	μmol/d

五、代谢组学与质谱检验技术

代谢组学（metabolomics）是 20 世纪 90 年代中期发展起来的一门新兴学科，是系统生物学的重要组成部分，研究对象大都是作为各种代谢路径的底物和产物的小分子代谢物（MW<1 000）。其样品主要是血浆或者血清、尿液、唾液，以及细胞和组织的提取液。主要技术手段是磁共振仪（NMR）、液相色谱质谱联用（LC-MS）、气相色谱质谱联用（GC-MS）、色谱（HPLC、GC）等。通过检测一系列样品的谱图，再结合化学

模式识别方法，可以判断出生物体的病理生理状态、基因的功能、药物的毒性和药效等，并有可能找出与之相关的潜在生物标记物（potential biomarkers）。

质谱（mass spectrometry，MS）技术是一种重要的检测分析技术，通过将待测样本转换成高速运动的离子，根据不同的离子拥有不同的质荷比（m/z）进行分离和检测目标离子或片段，然后依据保留时间和其丰度值进行定性和定量。近年来质谱技术发展迅速，通过改进离子源和分离器相继发展了多种类型的质谱仪如电喷雾离子源质谱（ESI-MS）、大气压化学电离离子源质谱（APCI-MS）、四级杆（QQQ）质谱仪、离子阱质谱技术以及各种串联、联用质谱仪等多种类型，极大提高了检测的分辨率和检测范围。质谱技术在临床检验中仍属于一种年轻的检测方法，但自从其在临床检验应用以来，便以其高灵敏度、低检测限、样本用量少、高通量、检测速度快、样本前处理简单的优势显示出巨大的生命力。因为样品非常复杂，质谱本身不能区分质量相同的代谢物，所以分离是代谢组学的重要部分。色谱技术能分离和鉴别异构体，两种最常用的分离色谱技术是气相色谱（GC）和液相色谱（LC）。将分离与质谱结合在一起，形成了一种非常灵敏而快速的方法，可以检测含有几百到几千种化合物的样品。

作为代谢组样品中氨基酸的检测，使用氨基酸分析仪时背景干扰太大；由于氨基酸种类繁多，HPLC 方法检测也很难找到一种合适的衍生试剂，并且当某一氨基酸含量偏低时会造成结果的严重失实；毛细管电泳（CE）的方法稳定性很差，实验结果更难得到认可。质谱技术的发展让氨基酸检测变得容易，质谱检测氨基酸的优越性主要表现在：①精确度、灵敏度高，质谱检测氨基酸以同位素做内标，对氨基酸检测可以精确定量到 0.1μmol，且不受高低含量各组分的影响，对每个氨基酸都能精确测定，减少了氨基酸之间的影响；②稳定性、重复性好，质谱检测可以最大限度地减少检测仪器对实验结果的影响；③运用质谱检测氨基酸可以一次性检测样本中六十多种游离氨基酸的含量，包括常见的二十种基本氨基酸、其他氨基酸及其衍生物等均可精确定性定量，并且检测原理是针对每个氨基酸的结构和分子量进行，有效避免了氨基酸之间的相互干扰，使实验结果更科学化，检测范围更广。

质谱检测氨基酸是目前检测氨基酸范围最广泛、数据更科学、图谱更详细稳定的实验方法。

（侯 敢）

第二十一章
脂代谢紊乱与检验诊断

血浆脂类简称血脂，其含量与血浆有机成分相比只占其小部分，然而其代谢却非常活跃。血浆脂类包括游离胆固醇(free cholesterol，FC)、胆固醇酯(cholesterol ester，CE)、磷脂(phospholipid，PL)、甘油三酯(triglyceride，TG)又称为三酰甘油、糖脂、游离脂肪酸(free fatty acid，FFA)等。血浆中最多的脂质有胆固醇、磷脂和甘油三酯，其中胆固醇包括胆固醇酯和游离胆固醇，称为总胆固醇(total cholesterol，TC)。血浆脂质总量为4.0~7.0g/L。由于脂类不溶或微溶于水，因此无论是外源性或内源性脂类，均以溶解度较大的脂蛋白复合体形式在血液循环中运输。

肠道吸收的外源性食物脂类、肝合成的内源性脂类及脂肪组织贮存的脂肪动员都必须先经血液再到其他组织，因此，血脂水平可反映全身脂类代谢的状态。由于血脂的不断降解和重新合成在正常进行，并保持动态平衡，血脂含量的变动也就稳定在一定的范围内。血脂测定可及时反映体内脂类代谢状况，也是临床常规分析的重要指标。

第一节　血浆脂蛋白种类与结构

脂蛋白因结构及组成的差异，有多种存在形式，属于一类微溶于水的脂类复合物。脂蛋白复合物有许多共同的形态特征。

一、血浆脂蛋白的结构与分类

脂蛋白一般都是以不溶于水的TG和CE为核心，表面覆盖少量蛋白质即载脂蛋白和极性的PL、FFA，它们的亲水基团暴露在表面突入周围水相，从而使脂蛋白颗粒能稳定地分散在水相血浆中(图21-1)。

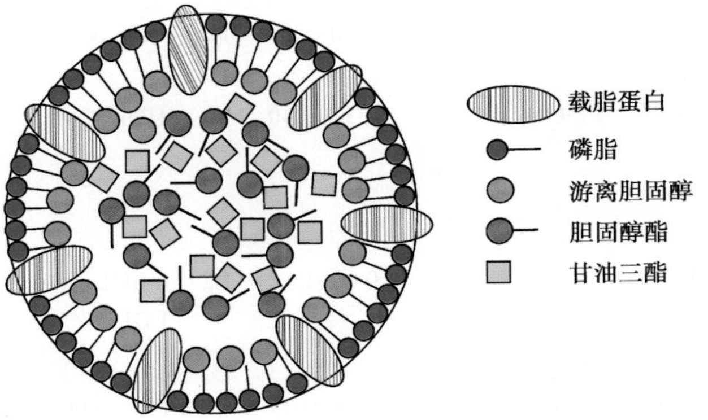

图21-1　脂蛋白结构示意图

血浆脂蛋白的构成不均一，难以按理化性质进行分类。目前主要依据各种脂蛋白的水化密度(hydrated density)及电泳迁移率(mobility)的不同，即电泳法和超速离心法进行分类。

超速离心法是根据各种脂蛋白在一定密度的介质中进行离心时因漂浮速率不同而进行分离的方法。通常可将血浆脂蛋白分为乳糜微粒(chylomicron，CM)、极低密度脂蛋白(very low density lipoprotein，VLDL)、中间密度脂蛋白(intermediate density lipoprotein，IDL)、低密度脂蛋白(low density lipoprotein，LDL)和高密度脂蛋白(high density lipoprotein，HDL)等几类。

由于血浆脂蛋白表面电荷量大小不同，在电场中其迁移速率也不同，从而将血浆脂蛋白分为乳糜微粒、β-脂蛋白、前β-脂蛋白和α-脂蛋白4种。电泳分类法的脂蛋白种类与超速离心法的脂蛋白种类具有相对应的关系。

二、血浆脂蛋白的特征

一般认为，血浆脂蛋白都具有类似的基本结构，呈球状，在颗粒表面是极性分子（如蛋白质、磷脂），故具有亲水性，非极性分子（如甘油三酯、胆固醇酯）藏于其内部。磷脂的极性部分可与蛋白质结合，非极性部分可与其他脂类结合，作为连接蛋白质和脂类的桥梁，使非水溶性脂类固系在脂蛋白中。磷脂和胆固醇对维系脂蛋白的构型均具有重要作用。人血浆脂蛋白的主要特征如表21-1所示。采用分析型超速离心法可以将人血浆脂蛋白亚组分进行分离，各脂蛋白亚组分脂谱分别为：①极低密度脂蛋白（VLDL）分为1、2亚型；②中间密度脂蛋白（IDL）分为1、2亚型；③低密度脂蛋白（LDL）分为1、2a、2b、3a、3b、4a、4b亚型；④高密度脂蛋白（HDL）分为2b、2a、3a、3b、3c亚型。

表21-1 人血浆脂蛋白的主要特征

特征	CM	VLDL	IDL	LDL	HDL	Lp(a)
密度/$(g\cdot ml^{-1})$	<0.95	0.95~1.006	1.006~1.019	1.019~1.063	1.063~1.210	1.040~1.130
电泳位置	原点	前β	β和前β之间	β	α	前β
主要脂质	外源性TG	内源性TG	内源性TG、CE	CE	PL	CE、PL
主要载脂蛋白	AⅠ,B48 CⅠ,CⅡ CⅢ	B100,CⅠ CⅡ,CⅢ E	B100,E	B100	AⅠ,AⅡ D	(a), B100
合成部位	小肠黏膜细胞	肝细胞	血浆	血浆	肝、肠、血浆	肝细胞
功能	转运外源性TG	转运内源性TG	转运内源性TG、CE	转运内源性CE	逆向转运CE	

三、载脂蛋白

脂蛋白中的蛋白部分称为载脂蛋白（apolipoprotein，apoprotein，Apo）。载脂蛋白在脂蛋白代谢中具有重要的生理功能。载脂蛋白构成并稳定脂蛋白的结构，修饰并影响与脂蛋白代谢有关的酶的活性。作为脂蛋白受体的配体，参与脂蛋白与细胞表面脂蛋白受体的结合及其代谢过程。

（一）载脂蛋白的特征

载脂蛋白种类很多，一般分为5~7类，其氨基酸序列大多数已阐明。载脂蛋白种类的命名是按1972年Alaupovic建议的命名方法，用英文字母顺序编码，即ABC顺序，每一大类还有亚类。人血浆主要载脂蛋白特征如表21-2所示。人体除表21-2所列的主要载脂蛋白外，还有ApoBⅣ、ApoD、ApoJ、ApoH等。

表21-2 人血浆主要载脂蛋白的特征

载脂蛋白	分子量	血浆浓度/$(g\cdot L^{-1})$	脂蛋白载体	功能	合成部位	增加	减少
AⅠ	29 016	1.00~1.60(>1.2)	HDL、CM	LCAT辅因子激活其活性	肝、小肠	运动、饮酒、遗传性高HDL血症	肥胖，Ⅰ、Ⅱb、Ⅳ型高脂血症
AⅡ	17 414*	0.30~0.40	HDL,CM	激活肝甘油三酯脂肪酶(HTGL)，抑制LCAT，稳定HDL	肝、小肠	长寿综合征	
B100	512 723	0.60~1.12(<1.2)	VLDL、IDL、LDL	转运TG、TC，识别LDL受体	肝、小肠	Ⅱa、Ⅱb、Ⅳ型高脂血症，肾病综合征	无β-脂蛋白血症
B48	240 800			输运TG			
CⅡ	8 900	0.03~0.05	CM、HDL、VLDL	LPL辅因子激活其活性	肝	Ⅱb、Ⅳ型高脂血症	CⅡ缺乏症
CⅢ	8 800	0.08~0.12	CM、HDL、VLDL	抑制LPL活性	肝	Ⅰ、Ⅱb、Ⅲ、Ⅳ型高脂血症，肾病综合征	低β-脂蛋白血症
E	34 145	0.03~0.06	CM、HDL、VLDL	促进CM残粒和IDL摄取，运输TG	肝、巨噬细胞	Ⅲ型高脂血症、糖尿病	低β-脂蛋白血症
(a)	187 000~662 000	0~1.0	Lp(a)	转运脂质到外周细胞、抑制纤维溶酶活性	肝	遗传性高脂血症家系	

*：二聚体

（二）载脂蛋白基因结构与染色体基因定位

经过近十年的深入研究，对人血浆中载脂蛋白的结构及功能已了解得较为清楚。大部分载脂蛋白的基因和cDNA都已得到分离和确定，对其核苷酸顺序也进行了测定。除ApoA Ⅳ、B、(a)外，它们的共同特点是含有3个内含子(intron)和4个外显子(exon)，其内含子插入外显子的位置大致相同，基本上按照生理功能的不同，将其加以分隔。第一个内含子把5′-末端的非翻译区和翻译区分开，第2个内含子将信号肽(signal peptide)编码区和功能蛋白编码区分开，第3个内含子则把原肽编码区和成熟肽编码区分开。这些基因的第1、2、3外显子的核苷酸数量也相差无几，由于第4个外显子核苷酸数量不同而导致各种载脂蛋白基因长度不同。从生物进化角度考虑，上述载脂蛋白基因结构的相似性提示可能来源于一个共同的祖先，即*apoC Ⅰ*基因。ApoA Ⅳ与其他载脂蛋白基因结构不同，它只含有3个外显子。载脂蛋白基因结构的另一特点是几个基因相距很近，定位于同一染色体的一个位点上或附近，呈紧密连锁状态，形成基因簇。

基因结构和遗传表型的研究是深入了解脂蛋白代谢缺陷症的分子生物学基础。人类几种载脂蛋白基因座与染色体基因定位如表21-3所示。

表21-3　人体载脂蛋白基因的染色体定位表

基因	染色体	染色体区段*	基因座符号
A Ⅰ	11	q23-qter	apoA Ⅰ
A Ⅱ	1	q23-q23	apoA Ⅱ
A Ⅳ	11	q23-qter	apoA Ⅳ
(*a*)	6	q26-q27	apo(a)
B	2	p24-p23	apoB
C Ⅰ	19	q13.2	apoC Ⅰ
C Ⅱ	19	q13.2	apoC Ⅱ
C Ⅲ	11	q23-qter	apoC Ⅲ
D	3	q27-qter	apoD
E	19	q13.2	apoE
H[1]	17	q23-qter	apoH
J[2]	8	p21	CL Ⅰ

*：q代表长臂，p代表短臂；数字代表区段

（三）基因簇的分布

基因簇(gene cluster)是指基因组中以紧密连锁方式有序进行排列而成的一组结构基因，或属于同一个操纵子，或不属于同一个操纵子。人体载脂蛋白基因A Ⅰ、CⅢ、AⅥ、AⅤ在11号染色体上的位置毗邻，它们分布在22 000个核苷酸碱基对之内，排列顺序为A Ⅰ-C Ⅲ-A Ⅵ-A Ⅴ。apoE、C Ⅰ、C Ⅱ基因分布在19号染色体上，相互间距离仅为4 000个核苷酸碱基。这种载脂蛋白基因簇的分布可能反映这些基因在进化的早期比较接近。载脂蛋白基因表达功能受着协同的调控机制，一种基因多态性也可能与其毗邻的载脂蛋白基因的多态性或遗传特征有关。

第二节　脂蛋白受体

脂类在血液中以脂蛋白形式进行运送，并可与细胞膜上存在的特异性受体结合，被摄取进入细胞内进行代谢。迄今为止报道的受体已有很多种，研究最详尽的是LDL受体，其次是清道夫受体，再就是VLDL受体。这3种受体的氨基酸序列、构象以及与配体的结合部位都已阐明，并且已成功地获得cDNA。Brown和Goldstein于1974年研究家族性高胆固醇血症(familial hypercholesterolemia，FH)患者代谢缺陷时，在成纤维细胞膜上发现了LDL受体(LDL receptor，LDLR)的存在。以后相继发现有VLDL受体和清道夫受体。脂蛋白受体在决定脂类代谢途径、参与脂类代谢、调节血浆脂蛋白水平等方面起着重要作用。脂蛋白受体的发现是脂类代谢研究的里程碑，推动了脂蛋白、载脂蛋白的深入研究。

一、低密度脂蛋白受体

最先从牛肾上腺分离出LDLR，以后又分离了编码牛LDL受体羧基末端1/3氨基酸的cDNA，并初步阐明了牛LDL受体的cDNA，推导出人LDL受体的氨基酸序列。

1. LDL受体的结构　LDLR是一种多功能蛋白，由836个氨基酸残基组成36面体结构蛋白，分子量约为115kD，由5种不同的区域构成。从细胞膜内到细胞膜外，其功能结构区域名称依次为：配体结合结构域、小鼠上皮细胞生长因子(epidermal growth factor，EGF)前体结构域、糖基结构域、跨膜结构域和胞质结构域等，各区域有其独特的功能(图21-2)。人LDLR基因长度为45kD，由18个外显子和17个内含子组成。LDLR广泛分布于肝、动脉壁平滑肌细胞、肾上腺皮质细胞、血管内皮细胞、淋巴细胞、单核细胞和巨噬细胞，各组织或细胞分布的LDLR活性差别很大。

2. LDL受体的功能　LDL或其他含ApoB100、E的脂蛋白(如VLDL、β-VLDL)均可与LDLR结合，内吞入细胞使其获得脂类，主要是胆固醇，这种代谢过程称为LDL受体途径(LDL receptor pathway)。该途径依赖于LDLR介导的细胞膜吞饮作用完成(图21-3)。血浆中LDL与细胞膜上有被区域(coated region)的LDLR结合(第1步)，使其出现有被小窝(coated pit)(第2步)，并从膜上分离形成有被小泡(coated vesicles)(第3步)，其上的网格蛋白(clathrin)解聚脱落，再结合到膜上(第4步)，其内的pH降低，使受体与LDL解离

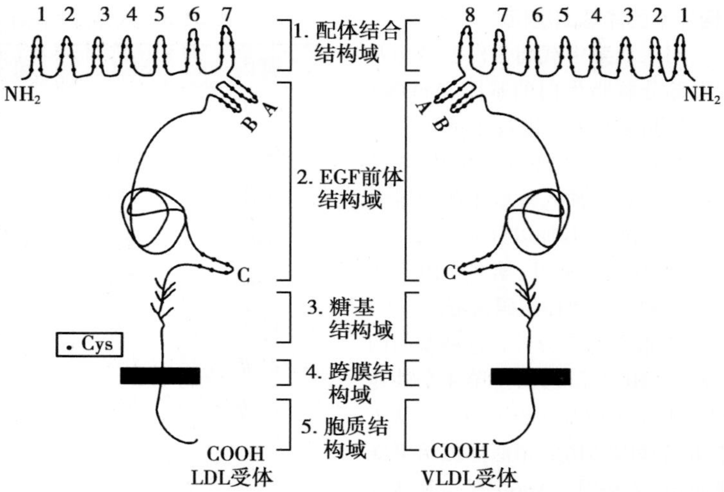

图 21-2 LDL 受体与 VLDL 受体结构示意图

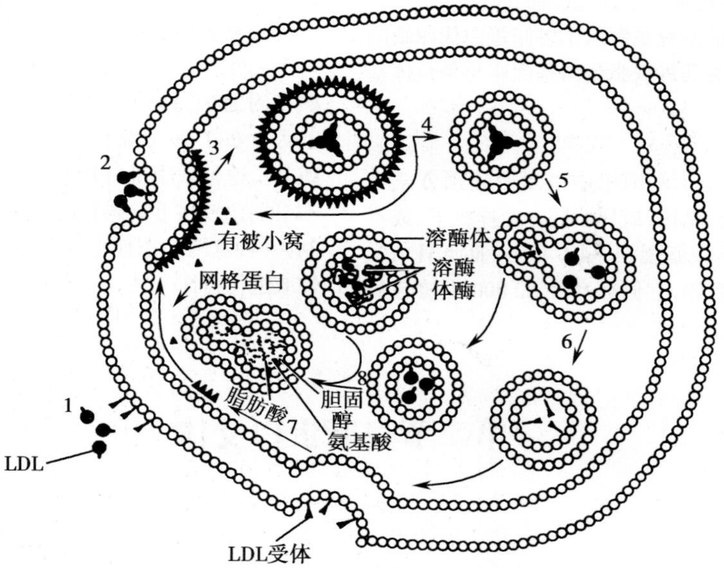

图 21-3 LDL 受体胞吞作用示意图

（第 5 步），LDLR 重新回到膜上进行下一次循环（第 6 步、第 7 步）。有被小泡与溶酶体融合后，LDL 经溶酶体酶作用，胆固醇酯水解成游离胆固醇和脂肪酸，三酰甘油水解成脂肪酸，B100 水解成氨基酸。LDL 被溶酶体水解形成的游离胆固醇再进入胞质的代谢库，供细胞膜等膜结构利用。

细胞内游离胆固醇在调节细胞胆固醇代谢上具有重要作用，若胞内浓度升高，可能出现下述几种情况：①抑制羟甲基戊二酰辅酶 A（HMGCoA）还原酶，以减少自身的胆固醇合成；②抑制 LDL 受体基因的表达，减少 LDLR 的合成，从而减少 LDL 的摄取，这种 LDLR 减少的调节过程称为下调（down regulation）；③激活内质网脂酰基 CoA 胆固醇酰转移酶（acyl-CoA cholesterol acyltransferase，ACAT），使游离胆固醇在胞质内酯化成胆固醇酯贮存，以供细胞的需要。经上述 3 方面的变化，用以控制细胞内胆固醇含量处于正常动态平衡状态。血浆中胆固醇主要存在于 LDL 中，而 65%~70% 的 LDL 是依赖肝细胞的 LDLR 清除。肝的 LDLR 还影响 LDL 的合成速率及 VLDL 的代谢。人则是小于 50% 的 VLDL 转变为 LDL，大部分 VLDL 是以 VLDL 或 VLDL 残粒的形式被肝摄取。VLDL 残粒与肝受体的亲和力比 VLDL 大很多，被肝清除的速率比 VLDL 快，大部分被肝清除，一小部分在肝脂酶作用下水解除去三酰甘油而转变成 LDL。LDLR 还在 CM 代谢中起一定作用。CM 中的 ApoB48 不能识别 LDL 受体，因此肝脏不能清除完整的 CM。另外，CM 中虽有少量 ApoE，因含有丰富的 ApoC，可掩盖 ApoE 而阻碍其与肝的 LDLR 结合，血液中 CM 被脂蛋白脂肪酶水解去除其大部分三酰甘油核心后，同时丧失部分 ApoC、A，转变成 CM 残粒后，因为去除了阻碍 ApoE 与受体结合的因素，其残粒可迅速被肝清除，约有一半通过 LDLR，另一半通过 LDLR 相关蛋白代谢，其半衰期短。

总之，LDLR 主要功能是通过摄取胆固醇进入细胞内，使之用于细胞增殖和固醇类激素及胆汁酸盐的合成等。

二、极低密度脂蛋白受体

在 ApoB100 存在下，LDLR 可以结合 LDL，有 ApoE 存在时，LDL 受体既可结合 LDL，又可结合 VLDL、β-VLDL。与 LDLR 不同，还有一种仅与含 ApoE 脂蛋白结合的特异受体存在。

有以下临床现象及实验结果让人不得不推测还有另一种受体的存在：①纯合子家族性高胆固醇血症患者血中 CM 残粒并不增加；② LDLR 缺陷的遗传性高脂血症模型（WHHL）兔 CM 残粒仍正常地被肝摄取；③ LDLR 下调状态下，CM 残粒可以在肝内异化；家族性高胆固醇血症的 LDLR 缺陷者或 WHHL 兔巨噬细胞不能利用 LDL 使之泡沫化，但可利用含 ApoE 脂蛋白的 CM 残粒及 β-VLDL 使其泡沫化。据此推测，有对 ApoE 特异结合的另一种受体存在。后利用 cDNA 单克隆证明存在 VLDL 受体。

1. 结构特点　VLDL 受体结构与 LDLR 类似，由与 LDL 受体相同的 5 部分组成，即配体结合结构域、EGF 前体结构域、含糖基结构域、跨膜结构域和胞质结构域。然而两者并非完全相同，与 LDLR 比较，配体结合结构域有 55% 的相同性，EGF 前体结构域有 52% 的相同性，含糖基结构域仅有 19% 的相同性，跨膜结构域有 32% 的相同性，胞质结构域有 46% 的相同性。LDLR 对含 ApoB100 的 LDL，含 ApoE 的 VLDL、β-VLDL、VLDL 残粒均有高亲和性。VLDL 受体仅对含 ApoE 的脂蛋白 VLDL、β-VLDL 和 VLDL 残粒有高亲和性，对 LDL 则为显著的低亲和性，广泛分布在代谢活跃的心肌、骨骼肌、脂肪组织等细胞中。

2. 生理功能　LDL 受体受细胞内胆固醇负反馈抑制，VLDL 受体则不受其负反馈抑制；当 VLDL 受体的 mRNA 量成倍增加时，不受 LDL 甚至 β-VLDL 的影响。这是因为 VLDL 的配体关系使 β-VLDL 的摄取不受限制。这一点，对由单核细胞而来的巨噬细胞的泡沫化在早期动脉粥样硬化的斑块形成中有重要意义。VLDL 受体在脂肪细胞中多见，可能与肥胖成因有关。

三、清道夫受体

遗传性 LDLR 缺陷的杂合子是不能摄取 LDL 的，但动脉粥样硬化斑块的巨噬细胞有从 LDL 来的胆固醇酯大量蓄积并泡沫化，其原因不能用 LDL 受体代谢途径进行解释，因为从这条途径不可能摄取过多的脂质。Brown 与 Goldstein 等使 LDL 乙酰化，从而导致不受细胞内胆固醇调节的限制，使过剩脂质也摄入，并出现异常胆固醇蓄积，对此，推测存在一种 LDL 受体途径以外的脂质摄取途径，使巨噬细胞摄取乙酰化 LDL。Brown 等提出这种设想并将其定名为清道夫受体（scavenger receptor，SR），其后许多实验证明了这种推测。现在认为，人体内脂质过氧化反应导致的变性 LDL 可被巨噬细胞无限制地摄取入细胞内，这是因为变性 LDL 分子中带有多种分子的负电荷，可与清道夫受体结合。

1. 清道夫受体结构　1990 年用配体亲和层析和免疫亲和层析，将牛肺巨噬细胞清道夫受体纯化，并由其部分氨基酸序列已克隆得到Ⅰ型（SR-B Ⅰ）、Ⅱ型（SR-B Ⅱ）清道夫受体 cDNA。此后相继有人、兔和小鼠的清道夫受体 cDNA 克隆成功。该受体 C- 末端为半胱氨酸的为Ⅰ型，具有短肽结构的为Ⅱ型。清道夫受体共有 2 种亚基，以三聚体形式存在，是分子量为 220kD 的膜糖蛋白，N- 末端在细胞膜内侧，C- 末端在细胞膜外侧，是内翻外（inside-out）型的受体。在以后的研究中发现，SR 是一个大家族，按照分子结构的差别，SR 至少可分为 SR-A、SR-B、SR-C、SR-D、SR-E 和 SR-F 6 大类，其中 D、E 和 F 类于近年克隆和鉴定，在结构上与 A、B、C 类有明显不同。目前研究最多的是两大类，即 SR-A 和 SR-B。

2. 清道夫受体功能　目前对于清道夫受体的功能还不十分清楚，是人们在研究巨噬细胞转变成泡沫细胞的机制中发现的。近年来大量试验证明，LDL 在巨噬细胞、血管内皮细胞和平滑肌细胞可被氧化成氧化 LDL，并通过清道夫受体被巨噬细胞摄取，使其恢复泡沫化，成为泡沫细胞，从而促进粥样斑块形成。这些研究无疑阐明了巨噬细胞的清道夫受体在粥样斑块形成机制中起重要作用；另一方面，也推测巨噬细胞通过清道夫受体清除细胞外液中的修饰 LDL，尤其是氧化 LDL，是机体的一种防御功能。清道夫受体还具有清除血管过多脂质和病菌毒素等其他多方面的功能。清道夫受体分布于胎盘、肝、脾等单核吞噬细胞系统。清道夫受体不仅在组织巨噬细胞内存在，在单核细胞分化而来的巨噬细胞侵入内皮下的过程中也见有该受体。

第三节　脂代谢有关酶类与特殊蛋白质

参与脂质代谢的酶有脂蛋白脂肪酶（LPL）、肝甘油三酯脂肪酶（HTGL）、卵磷脂胆固醇脂肪酰基转移酶（LCAT）、脂酰基 CoA 胆固醇酰转移酶（ACAT）、羟甲基戊二酰辅酶 A（HMGCoA）还原酶、HMGCoA 合成酶。脂质代谢过程中还有几种特殊的蛋白质，如胆固醇酯转移蛋白（CETP）等。

一、脂蛋白脂肪酶

1. 结构特点　脂蛋白脂肪酶（lipoprotein lipase，LPL）是脂肪细胞、心肌细胞、骨骼肌细胞、乳腺细胞以及巨噬细胞等实质细胞合成和分泌的一种糖蛋白，分子量为 60kD，含

3%~8% 的碳水化合物。活性 LPL 以同源二聚体形式存在，通过静电引力与毛细血管内皮细胞表面的多聚糖结合，肝素可以促进此结合形式的 LPL 释放入血，并可提高其活性。ApoC Ⅱ为 LPL 必需的辅因子，其中的 C- 末端第 61~79 位氨基酸具有激活 LPL 的作用。人类 LPL、HTGL 及胰脂肪酶具有高度相似的氨基酸序列，推测三者可能起源于同一个基因家族，有共同的作用机制。

LPL 基因位于 8 号染色体短臂 8p22，长约 35kb，由 10 个外显子和 9 个内含子组成，编码 475 个氨基酸残基。LPL 基因位点存在多态性，已发现有 60 余种 LPL 基因突变，可引起 LPL 活性降低或失活。

2. 生理功能 LPL 的生理功能目前认为是分解脂蛋白核心成分的 TG，也分解磷脂（如卵磷脂、磷脂酰乙醇胺），并促使脂蛋白之间转移胆固醇、磷脂及载脂蛋白，其代谢产物游离脂肪酸为组织提供能量，或再酯化为 TG，储存在脂肪组织中。另外，LPL 还具有增加 CM 残粒结合到 LDL 受体上的能力，促进 CM 残粒摄取。

二、肝脂肪酶

Hahn 最早观察到，对患高脂血症的犬进行静脉注射肝素，可以使犬血中的混浊血浆变清亮，这是由于一种具有脂解活性的酶从组织的肝素结合位点上释放到血液中所致。据此推测，这种脂肪酶是结合在细胞表面作为肝素受体的蛋白多糖，肝素竞争性地与其结合后，脂肪酶被置换下来进入血液，水解血浆混浊的脂类，使血浆变得清亮，这种具有脂解活性的酶称为肝脂肪酶（hepatic lipase，HL）或者称为肝性 LPL（hepatic LPL），或者称为肝甘油三酯脂肪酶（hepatic triglyceride lipase，HTGL）。

1. 结构特点 经人及鼠 cDNA 克隆的 DNA 序列表明，HL 共有 2 个 N- 连接多聚糖链的糖蛋白，含有 499 个氨基酸残基，分子量为 53kD，基因位于 15 号染色体上。与分解代谢有关的丝氨酸位于 145 位。LPL 和 HL 的基因同属一组基因族，在进化上较为保守。

2. 生理功能 HL 主要作用于 VLDL、β-VLDL 及 VLDL 残粒中的 TG。HDL 中积累的未酯化胆固醇在 HTGL 作用下由肝摄取，在 HDL3 转化为 HDL2 的过程中可防止肝外组织过量胆固醇的积累，其中 HL 起重要作用。

HL 属于与血液循环中内源性 TG 代谢有关的酶之一，与 LPL 在功能上有相似之处，然而却是两种不同性质的酶。其特点是：① HL 活性不需要 ApoC Ⅱ作为激活剂；②十二烷基硫酸钠（SDS）可抑制 HL 活性，而不受高盐浓度及鱼精蛋白的抑制；③主要作用于小颗粒脂蛋白（如 VLDL 残粒、CM 残粒及 HDL），同时又调节胆固醇从周围组织转运到肝，使肝内的 VLDL 转化为 LDL。

三、卵磷脂胆固醇脂肪酰基转移酶

LPL、HL 与卵磷脂胆固醇脂肪酰基转移酶（lecithin-cholesterol acyl transferase，LCAT）是 HDL 代谢中的 3 个关键酶，对 HDL 的产生与转化有重要的作用。

1. 结构特点 LCAT 由 416 个氨基酸残基组成，分子量为 6.3kD，属于糖蛋白，糖链约占 24%，是维持其活性必不可少的组分，富含 Glu、Asp、Gly、Pro 和 Leu。每一酶分子含 4 个 Cys，其中两个连成二硫键。根据与胰脂肪酶序列的同源性比较，推测六肽 I_{178}-G-H-S-L-G_{183} 可能是酶的活性中心。

2. 生理功能 LCAT 在血液循环中使 HDL 变成成熟的 HDL 球状颗粒，有大量的胆固醇从 CM 与 VLDL 中流入，并经 LCAT 的作用，酯化成胆固醇酯。LCAT 由肝合成释放入血液，以游离或与脂蛋白结合的形式存在，是一种在血浆中起催化作用的酶，其作用是将 HDL 中的卵磷脂的 C_2 位不饱和脂肪酸转移给游离胆固醇，生成溶血卵磷脂和胆固醇酯。血浆胆固醇中几乎 70%~80% 是胆固醇酯，均由 LCAT 催化生成。LCAT 常与 HDL 结合在一起，在 HDL 颗粒表面的活性很高并有催化效应；对 VLDL 和 LDL 的颗粒几乎不起作用。LCAT 在磷脂代谢中有重要的意义。

LCAT 除在肝细胞合成外，在小肠、脾、胰、胎盘、肾上腺等组织细胞中也发现有 LCAT 的 mRNA，推测以上部位也可合成 LCAT。

四、HMGCoA 还原酶

1. 结构特点 HMGCoA 还原酶是胆固醇合成的限速酶，是分子量为 97kD 的糖蛋白，存在于内质网，是过氧化物体内的膜结合型酶。HMGCoA 还原酶是由 888 个氨基酸组成的多肽链贯穿内质网 8 次，其结构可分成 3 个区。

人类 HMGCoA 还原酶（*HMGCR*）基因位于 5 号染色体 p13.3-q14，全长超过 21kb，由 20 个外显子和 19 个长度为 68~180bp 的内含子组成。其 cDNA 核苷酸序列由 2 667 个核苷酸组成。*HMGCR* 的外显子 2~10 编码酶的氨基末端，外显子 10~11 编码酶的连接区，外显子 11~20 编码酶的羧基末端。

2. 生理功能 HMGCoA 还原酶催化合成甲基二羟戊酸（mevalonic acid），生成多种代谢产物，称为甲基二羟戊酸途径。细胞内胆固醇水平调节主要依赖于内源性胆固醇合成途径和 LDL 受体摄取细胞外胆固醇的外源性途径。Goldstein 和 Brown 阐明其抑制机制认为，细胞内胆固醇可作为 HMGCoA 还原酶的抑制剂，降低其活性，肝细胞膜上的 LDL 受体增加，从血中摄取胆固醇也增加，从而使血中胆固醇水平降低。设想使 HMGCoA 还原酶活性降低的药物可使血中胆固醇水平下降，尤其是对家族性高胆固醇血症（FH）的杂合子患者，凡能使 LDL 受体数锐减的药物均可起治疗作用。

五、胆固醇酯转移蛋白

早在 1975 年，发现兔血浆无脂蛋白部分含有胆固醇转运的特殊蛋白质，其后从高胆固醇血症兔血中分离得到这种活性蛋白，它能够使 HDL 与 LDL、VLDL 之间进行胆固醇酯（CE）交换。以后的研究中发现，这种蛋白质与动脉粥样硬化（AS）的发生密切相关。这种特殊蛋白质被称为胆固醇酯转移蛋白（cholesterol ester transfer protein，CETP）。

1. 结构特点 从血浆相对密度（d）>1.21g/ml 组分中精制得到 CETP，其蛋白组成中，非极性氨基酸残基高达 45%，是一种疏水性蛋白质，很容易被氧化而失活。CETP 是由肝、小肠、肾上腺、脾、脂肪组织及巨噬细胞合成的疏水性糖蛋白，cDNA 编码的 CETP 含 476 个氨基酸残基，分子量为 53kD。成熟 CETP 含 4 个天冬酰 N- 糖基，分子量为 74kD。基因长度为 20.5kb，包括 16 个外显子和 15 个内含子，位于 16 号染色体（$16q^{13}$）。CETP 活性区位于蛋白羧基端的 26 个氨基酸残基。

2. 生理功能　CETP 是胆固醇逆向转运系统中的关键蛋白质。CETP 催化血浆脂蛋白之间非极性脂质（特别是胆固醇酯）的交换和平衡，关系到各种脂蛋白的颗粒大小和脂质组成，决定 HDL 和 LDL 质和量的变化，在胆固醇逆向转运中起关键作用，并与动脉粥样硬化的发生和发展密切相关。

周围组织细胞膜的游离胆固醇与 HDL 结合后，被 LCAT 酯化成胆固醇酯，移入 HDL 核心，并可通过 CETP 转移给 VLDL、LDL，再被肝脏 LDL 及 VLDL 受体摄取入肝细胞，至此，完成了胆固醇从周围末梢组织细胞经 HDL 转运到肝细胞的过程，称为胆固醇的逆转运（reverse cholesterol transport，RCT）。

目前认为，血浆中各脂蛋白的胆固醇酯主要通过 LCAT 和 CETP 的共同作用生成。血浆中 CE90% 以上来自 HDL，其中约 70% 的 CE 在 CETP 作用下由 HDL 转移至 VLDL 及 LDL 后被清除。CETP 与 LCAT 一样也常与 HDL 结合在一起。

当血浆中 CETP 缺乏时，HDL 中 CE 蓄积 TG 降低，无法转运给 VLDL 及 LDL，出现高密度脂蛋白血症，从而使 VLDL、LDL 中的 CE 减少及 TG 增加。这是因为从 HDL 将 CE 转运到含 ApoB 脂蛋白的途径发生障碍所致。

第四节　脂蛋白代谢

脂蛋白是血液中脂质的运输形式，并与细胞膜受体结合被摄入细胞内进行代谢。脂蛋白代谢均以肝脏为中心，主要关键酶有 LPL、HL、LCAT、HMGCoA reductase（还原酶）；参与脂类代谢的特殊蛋白质有 CETP、LRP、微粒体甘油三酯转移蛋白（microsomaltriglyceride transfer protein，MTP）、胆固醇调节元件结合蛋白（sterol regulatory element binding proteins，SREBP），均参与体内脂类代谢的多个环节包括肝脏、小肠、血浆和各组织细胞重要部位的代谢过程，如图 21-4 所示。

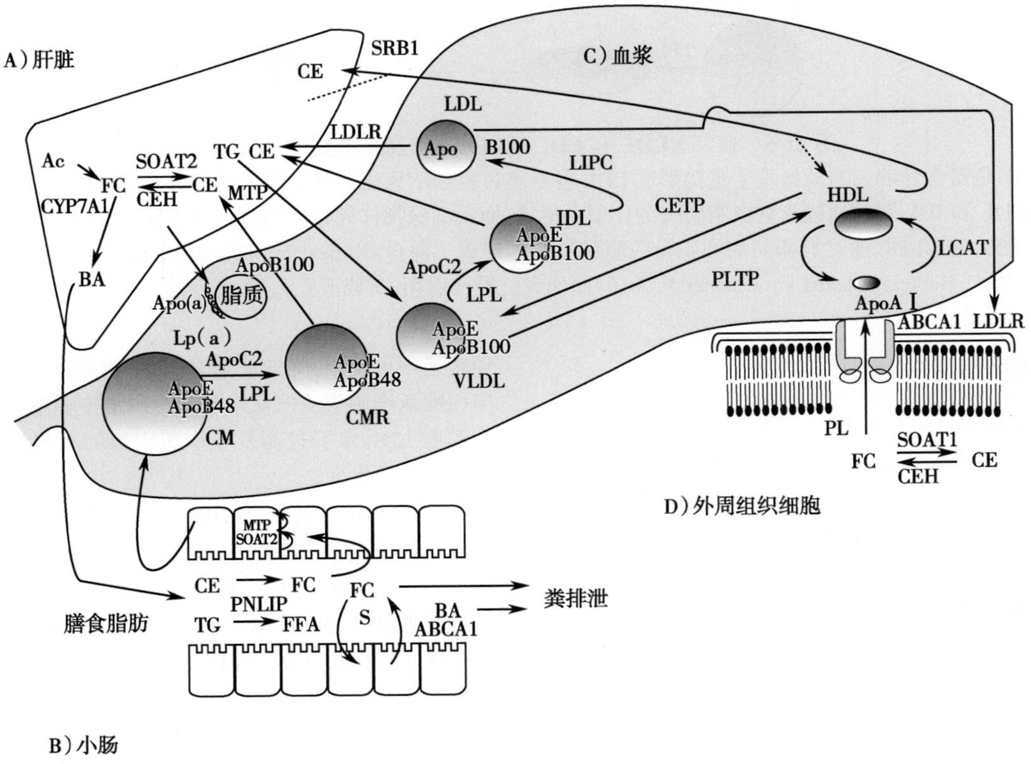

图 21-4　人体脂蛋白代谢示意图

SOAT/ACAT：脂酰辅酶 A 胆固醇酰基转移酶；CYP7A1：胆固醇 7- 羟化酶 1；BA：胆红素；PNLIP：甘油三酯脂酶；CEH：胆固醇酯水解酶；ABCA：ATP 结合盒转运蛋白 A；LIPC：肝脂酶；PLTP：磷脂转运蛋白；S：谷固醇；AC：乙酰基；SRB/SR-B：清道夫受体；虚线为肝脏产生的新生 HDL 进入血液

一、乳糜微粒代谢

从食物中摄取的脂质（主要是 TG），在肠内被胰腺分泌的脂肪酶（lipase）水解成脂肪酸（FFA，主要是长链脂肪酸）和单酰甘油（MG），由肠黏膜吸收进入细胞内，再重组成 TG 及磷脂。这些新产生的 TG 与少量的胆固醇、磷脂、ApoB48、ApoA Ⅰ构成巨大分子 CM，经淋巴管再集中至胸导管进入血液循环。CM 在血液中从 HDL 获取转移的 ApoC 和 ApoE 而变化为成熟型 CM。血液中 CM 的 TG 被微血管上皮细胞分泌的 LPL 水解产生单酰甘油及脂肪酸，被细胞摄取利用或贮存。CM 经 LPL 作用后，剩下的残留物被称为 CM 残粒（CMR），随血液进入肝脏迅速被代谢。CM 是食物来源的外源性脂质进入末梢组织的载体，也可称为外源性脂质代谢。

二、极低密度脂蛋白和低密度脂蛋白代谢

肝脏是脂质代谢的主要器官，也是合成脂蛋白的起始部位。内源性 TG（体内合成）、ApoB100、C、E 等在肝脏合成大分子颗粒脂蛋白 VLDL 释放入血液。VLDL 是内源性脂质进入末梢组织的脂质运输载体，属于内源性脂质代谢。

血液中富含 TG 的脂蛋白（CM、VLDL）的代谢途径基本类同。CM 经 LPL 作用，其内 TG 被水解后变成残粒，由肝细胞的 ApoE（残粒）受体结合摄取进入细胞内代谢。同 CM 一样，VLDL 中的 TG 在血液中经血管壁的 LPL 分解生成脂肪酸被末梢组织利用。失去 TG 之后的 VLDL 转变成 VLDL 残粒（IDL）。IDL 的去向有两条代谢途径：一是直接经肝脏 ApoE 受体结合摄取进入肝细胞代谢；二是再经 HL 作用转变成以 ApoB100 和游离胆固醇为主要成分的 LDL，经末梢组织的 LDL 受体（LDLR）结合进入细胞内或经肝细胞的 LDLR 摄入进行代谢。

人体血浆 VLDL 和 LDL 亚组分特征及其代谢如图 21-5 所示。

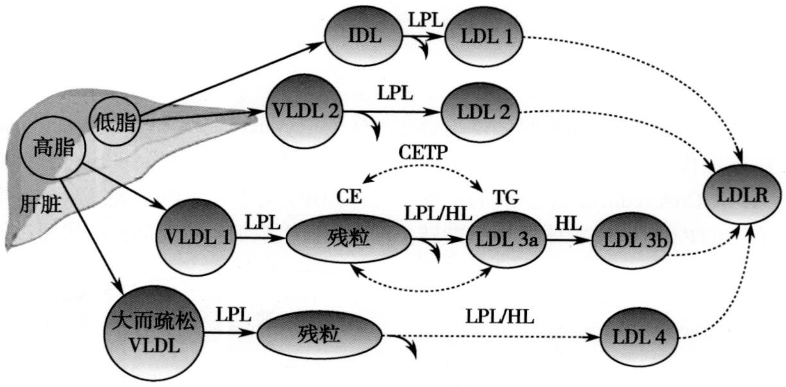

图 21-5 血浆 VLDL 和 LDL 亚组分特征及其主要代谢示意图

本图是富含甘油三酯颗粒发生重构形成 LDL 各亚类过程的示意图。其中较大的 LDL 颗粒是由较小的 VLDL 和 IDL 颗粒通过脂蛋白脂肪酶的作用而形成，而致动脉粥样硬化作用更强的小颗粒 LDL 亚类则是较大的 VLDL 通过肝脂肪酶和脂蛋白脂肪酶作用形成。源自 Clinical Implications Reference Manual（CIRM），Berkeley HeartLab.：chapter 5，2010（原作者已授权引用，有修改）

三、高密度脂蛋白代谢

HDL 是含有 ApoA Ⅰ、A Ⅱ、磷脂和胆固醇的小型 HDL 颗粒，在肝脏和小肠合成，属于未成形的 HDL（nascent HDL）。HDL 在 CM、VLDL 颗粒，经 LPL 作用分解其内部 TG 过程中，获取表层含有的磷脂和 ApoA Ⅰ而产生新生 HDL，再变成圆盘状，又从末梢组织细胞获得 FC，再经结合在 HDL 中的 LCAT 作用，有 ApoA Ⅰ的存在下，生成 CE 进入 HDL 内部形成成熟型 HDL3，然后接受细胞膜 FC 再经 LCAT 作用后生成的 CE 进入内部，变成富含 CE 的球形 HDL2，部分经肝受体摄取；另外，HDL2 还可在 CETP 介导下，与 VLDL、LDL 进行 CE 交换，同时也转运 TG，以 VLDL、LDL 形式经肝脏摄取，最终使末梢组织的 FC 输送到肝脏（胆固醇逆转运）进一步代谢为细胞再利用或转变成胆色素排出体外。HDL2 中的 TG 经肝脏的 HL 作用，再变成 HDL3，这一相互转变（HDL2 ⇄ HDL3），使 HDL 在胆固醇逆转运中再利用，降低血浆 HDL 中游离胆固醇的浓度，构成胆固醇从细胞膜流向血浆脂蛋白的浓度梯度，可防止肝外组织细胞 LDL 水平过高及组织胆固醇的沉积，从而防止动脉粥样硬化的发生。

血浆 HDL 亚型分为 HDL 2b、2a、3a、3b、3c，其中 HDL2b 直接参与胆固醇逆转运，有抗氧化作用，可抑制 LDL 氧化，是抗 AS 作用最强的脂蛋白颗粒。血浆 HDL 亚组分分布特征及其代谢如图 21-6 所示。

以上 VLDL、LDL 和 HDL 代谢也可称为内源性脂质代谢。

四、脂蛋白(a)代谢

脂蛋白(a)［Lp(a)］是 1963 年 Berg 用免疫方法发现的一种新的脂蛋白。Lp(a) 是一种由脂质核（胆固醇酯，甘油三酯）及包裹在表面层（磷脂，游离胆固醇）组成的 LDL 样颗粒。与 LDL 一样，Lp(a) 包含一个 ApoB 的分子，它通过二

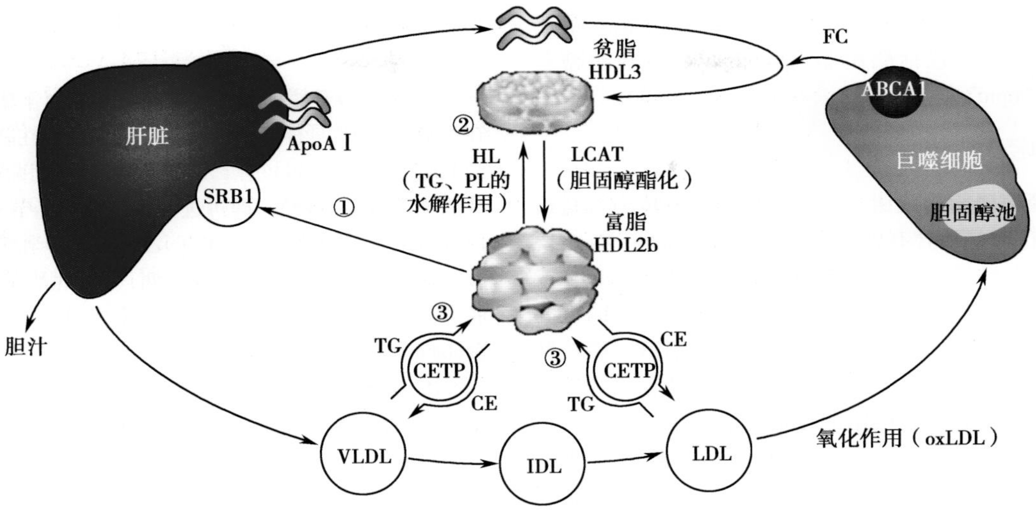

图 21-6　人体血浆 HDL 亚组分分布特征及其代谢示意图

①HDL2b 可以从循环中被肝脏 SRB1 摄入而除去胆固醇酯类；②经 HL 异化水解作用，使富含酯的脂蛋白 HDL2b 转换成小而贫酯的 HDL3，其后又可再返回到外周循环，经 LCAT 酯化游离胆固醇转换到 HDL3 变成 HDL2；③经 CETP 的作用，使 CE 从 HDL2b 转移到 VLDL 或 LDL，以交换血浆中 TGs 和 / 或 PLs。源自 Clinical Implications Reference Manual（CIRM），Berkeley HeartLab.：chapter 4，2010（原作者已授权引用，有修改）

硫键链接到载脂蛋白（a）[Apo（a）]，以 ApoB100-Apo（a）复合体形式包绕在脂质外部。其中 Apo（a）是 Lp（a）的特征性糖蛋白成分，成三环式（kringle）结构，由三对二硫键组成，含有 78~82 个氨基酸残基组成，其结构与纤维蛋白溶酶原极为相似，脂质成分与 LDL 相似，Lp（a）性质不稳定，很容易被蛋白酶降解。Lp（a）浓度升高被认为是心血管事件的独立危险因素，Lp（a）的浓度与其基因多态性（rs3798220，rs10455872，rs9457951）、kringle Ⅳ重复序列以及种族有关。

Lp（a）由肝脏合成分泌到血液。LP（a）与 LDL 不一样，并不是由 VLDL 转化而来，也不能转化为其他脂蛋白，是一类独立的脂蛋白。

Lp（a）的降解代谢途径尚无公认的确切机制，Hoover-Plow J 等报道（2013），Lp（a）的降解代谢途径主要有以下三种：①血浆中的 Lp（a）分解的 Apo（a）在血浆、肝脏或其他组织中，通过弹性蛋白酶降解成碎片，这些碎片通过肾脏排泄到尿液中；② Lp（a）与纤维蛋白原、层粘连蛋白、纤连蛋白、胶原蛋白Ⅳ等蛋白结合，沉积于血管壁；③ Lp（a）特别是 oxLp（a）与 VLDL 受体、纤溶酶原受体结合，被肝细胞、成纤维细胞或巨噬细胞摄取进行代谢。

Apo（a）基因位于 6 号染色体 926-27 区。Apo（a）含有一个疏水信号肽序列，其后为 37 个拷贝数的 kringle4，相继为一个 kringle5 及一个胰蛋白酶样区。由于 Apo（a）分子中的 kringle4 的数目在 15~37 之间波动，因此 Apo（a）有多种异构体。而血浆中 Lp（a）浓度与 Apo（a）分子量呈高度负相关，而 Apo（a）的分子量取决于其分子中 kringle4 的数目多少。在 Apo（a）基因中，每个 kringle4 区有 342 个核苷酸，24 个 kringle4 区的核苷酸序列完全相同，另 4 个 kringle4 区仅有 3 个核苷酸不同，其余的则有 11~71 个核苷核的不同。Apo（a）蛋白的多态性取决于基因的多态性，并进一步有力地影响血浆 Lp（a）水平。

第五节　神经鞘脂代谢

神经鞘脂又称为鞘脂，是不含甘油的一类磷脂，分子结构中，一分子脂酸以酰胺键与鞘氨醇的氨基相连。神经鞘脂主要存在于细胞膜，是其重要化学组分。以下主要介绍与遗传性溶酶体脂质贮积症有关的磷脂代谢紊乱相关内容。

一、磷脂概述

磷脂（phospholipid，PL）是细胞膜的主要结构成分，其合成速率的改变对内膜形态的影响较大，神经元的增长速度也会受到影响。磷脂是含有磷酸的脂类，按组分不同分为以甘油为骨架的磷酸甘油酯（phosphoglyceride）和以鞘氨醇（sphingosine）为骨架的鞘脂（sphingolipid）。鞘脂又称为神经鞘脂，包括鞘磷脂（sphingomyelin）和鞘糖脂（glycosphingolipid），均不含甘油。

二、神经鞘脂代谢

1. 神经鞘磷脂的代谢 神经鞘磷脂是人体内含量最多的神经鞘脂，包括含有神经鞘氨类化合物的脂质，主要存在于脑及神经组织中的含神经鞘氨醇（sphingosine）或其异构体、衍生物或同系物等脂质内，构成生物膜的重要成分，其组成成分为鞘氨醇、脂肪酸和磷酸胆碱。神经鞘磷脂的合成分为三个阶段：①合成鞘氨醇；②合成神经酰胺（ceramide）；③神经鞘磷脂的合成。溶酶体内含有神经鞘磷脂酶（sphingomyelinase）等多种水解神经鞘磷脂的酶，进行分解代谢。若先天性缺乏此类酶，神经鞘磷脂不能被水解而堆积在细胞内，则出现神经鞘磷脂质贮积症（sphingomyelinosis），主要临床表现为肝、脾肿大和智力障碍。神经鞘磷脂大量贮积在细胞内，易形成泡沫细胞，如先天性缺乏神经鞘磷脂酶的尼曼 - 皮克患者，在骨髓细胞中均可见到体积大于红细胞 5~10 倍的泡沫细胞，称为尼曼 - 皮克细胞。

2. 神经节苷脂的代谢 神经节苷脂属于鞘糖脂，主要存在于脑灰质中，是神经鞘的重要组成成分。在脑组织内，以神经酰胺为基础，通过核苷二磷酸，逐步代入葡萄糖、半乳糖、唾液酸和乙酰半乳糖胺，即可进一步合成神经节苷脂。溶酶体内含有水解神经节苷脂的β-N- 乙酰氨基半乳糖苷酶 A（β-N-hexosaminidase A），进行分解代谢，一旦此酶缺乏，神经节苷脂贮积，出现脂代谢紊乱疾病，临床称为泰 - 萨克斯病（Tay-Sachs disease）。

3. 脑苷脂的代谢 脑苷脂属于鞘糖脂类，是神经酰胺的衍生物，神经髓鞘的重要组分。在肝、脑和乳腺内，特异的糖基转移酶（glycosyltransferase）使尿苷二磷酸半乳糖（UDP- 半乳糖）的糖基转移至神经酰胺分子上，合成脑苷脂。溶酶体内含有 β- 葡萄糖脑苷脂酶（β-glucosidase，β-glu），可水解脑苷脂，进行分解代谢。

第六节 脂质异常症

由于脂肪代谢异常使血浆 TC 或 TG 升高，或者是各种脂蛋白水平异常增高称为高脂血症。高脂蛋白血症（hyperlipoproteinemia）是指血浆中 CM、VLDL、LDL、HDL 等脂蛋白有一种或几种浓度过高的现象，高脂蛋白血症实质为高脂血症。高脂血症可引起一系列疾病，涉及人体各个器官和组织，主要引起动脉粥样硬化，导致心脑血管疾病。除高脂蛋白血症外，临床还出现有低脂蛋白血症如低 HDL 血症和无 LDL 血症。高脂血症、高脂蛋白血症和低脂蛋白血症统称为脂质异常症（dyslipidemia），此称谓涵盖临床所见的脂质代谢异常症。

一般根据血浆（血清）外观，血 TC、TG 浓度以及血清脂蛋白含量进行高脂蛋白血症分型。从脂蛋白代谢紊乱的原因分类可分为原发性和继发性两大类：原发性脂蛋白代谢紊乱亦称为原发性高脂血症是遗传缺陷所致，如家族性高胆固醇血症；继发性脂蛋白代谢紊乱亦称为继发性高脂血症是继发于许多疾病所致，如糖尿病、肾病等疾病可继发引起高脂血症。

一、原发性高脂蛋白血症分型

1967 年 Fredrickson 等用改进的纸上电泳法分离血浆脂蛋白，将原发性高脂血症分为五型，即Ⅰ、Ⅱ、Ⅲ、Ⅳ和Ⅴ型。1970 年世界卫生组织（WHO）以临床表型为基础分为六型，将原来的Ⅱ型又分为Ⅱa 和Ⅱb 两型（表 21-4），即 WHO 分型法。这一分型方案，除要求测定血脂指标外，还需要进行血清脂蛋白电泳图谱分析，并将血清置于 4℃过夜后，观察血清混浊程度，再确定分型，主要适用于原发性高脂血症分型，此分型不仅是描述异常脂蛋白表现的一种方法，还有助于临床选择治疗对策。该项经典研究制定的分型，目前还是有临床诊断应用的价值，临床可采用全自动电泳仪检测血脂脂蛋白电泳图，结合现在的基因诊断，对原发性高脂蛋白血症的筛查有重要的临床意义。

表 21-4 高脂蛋白血症分型（WHO 法）及其特征

	Ⅰ型	Ⅱ型		Ⅲ型	Ⅳ型	Ⅴ型
		Ⅱa	Ⅱb			
增加的脂蛋白	CM↑↑	LDL↑	LDL↑ VLDL↑	IDL↑	VLDL↑	CM↑ VLDL↑
血浆脂质	TC 正常或↑TG↑↑↑	TC↑↑↑ TG 正常	TC↑↑ TG↑↑	TC↑↑ TG↑↑	TC 正常或↓ TG↑↑	TC 正常或↑ TG↑↑↑
Ch/TG	<0.2	>1.6	>1.0	~1	>0.6~1.6	<0.6

续表

	Ⅰ型	Ⅱ型		Ⅲ型	Ⅳ型	Ⅴ型
		Ⅱa	Ⅱb			
病因	LPL 缺失 ApoC Ⅱ缺失 （外因性高脂血症）	LDL 受体异常	不明	ApoE 异常（E2/2）等	不明（内因性高脂血症）	LPL 缺失（杂合子，部分）（外因性和内因性混合型高脂血症）
临床所见						
发病时期	儿童期	儿童期～成人		成人	成人	儿童期～成人
症状	肝脾大，腹痛，胰腺炎，视网膜脂血症	肝、脾大，角膜环		肝、脾大（少见），角膜环	肥胖、腹痛、脾大	肥胖，肝脾大，腹痛，胰腺炎，视网膜脂血症
冠状动脉疾病	稀少	发病率最高		发病率高	中等发病率	比较稀少
合并黄色瘤	丘疹	黄色斑块、结节状、腱黄色瘤		手掌条状、结节状发疹		发疹
糖耐量	正常	正常		异常（多见）	异常（多见）	异常（多见）
高尿酸血症	无	无		少见	多见	多见
遗传	隐性遗传	显性遗传		隐性遗传	显性遗传	不明
出现频率	稀少	多见		少见	最多见	稀少
血清静置试验	上层混浊，下层透明	透明，少有混浊		混浊，偶呈乳浊	混浊	上层乳浊，下层混浊

二、高密度脂蛋白血症

血浆 HDL 含量过高导致高高密度脂蛋白血症，也属于病理状态。人们公认 HDL 具有抗动脉粥样硬化作用，然而并非血浆 HDL 含量越高越好。血浆高密度脂蛋白胆固醇（HDL-C）含量超过 2.6mmol/L，定义为高高密度脂蛋白血症。现已查明，高高密度脂蛋白血症是因为有 CETP 和 HL 等活性异常所致。高高密度脂蛋白血症分为原发性和继发性。原发性高高密度脂蛋白血症的病因有以下几种可能：① CETP 缺损；② HL 活性降低；③其他不明原因。继发性高高密度脂蛋白血症病因有：①运动失调；②饮酒过量；③原发性胆汁性肝硬化；④治疗高脂血症的药物引起；⑤其他原因。总之，CETP 及 HL 活性降低是引起高高密度脂蛋白血症的主要原因。若 CETP 缺陷，HDL 内的 CE 蓄积，使 HDL 增多；若 HL 活性降低，HDL 被肝细胞摄取减少并使 HDL2 → HDL3 转换过程减慢而停留在血液中，并使其浓度增加，出现高高密度脂蛋白血症。

高脂蛋白血症分为六型，在临床诊治疾病过程中有重要的意义。从临床实验室诊断方法学考虑，除做脂蛋白检测和电泳分离法分型外，目前可采用载脂蛋白基因分型以弥补按脂蛋白进行分型的不足。载脂蛋白的基因分型对目前研究脂质代谢及探讨动脉粥样硬化发病机制的研究有重要意义。

三、遗传性脂代谢载脂蛋白、受体和酶异常

1. ApoA Ⅰ异常症 Assmann 分析近两万人，发现每 500 人中有 1 例 ApoA Ⅰ结构基因杂合子出现，比野生型多一个或少一个正电荷或负电荷。大多数变异体无明显血脂的变化，仅有 ApoA Ⅰ Marburg 病在 107 位上的 Lys 缺失，引起轻度的 TG 升高。ApoA Ⅰ的 Milano 变异体（Arg 173 → Cys）血浆中 HDL 有所降低，然而冠心病发病率未见增加。ApoA Ⅰ和 ApoC Ⅲ基因重排导致的变异可引起家族性 ApoA Ⅰ和 ApoC Ⅲ缺乏症，用 Ecro Ⅰ限制性内切酶分析 ApoA Ⅰ基因，发现家族性早发性冠心病患者都出现 6.5kb 片段纯合子，正常人为 13kb 纯合子，其杂合子为 13kb/6.5kb，推测纯合子 6.5kb 与动脉粥样硬化发病有关。ApoA Ⅰ与 ApoC Ⅲ缺陷者表现为血 HDL-C 水平降低，易出现早期动脉粥样硬化。有报道 ApoA Ⅰ减少会导致 LCAT 活性降低，使含 ApoC Ⅰ、ApoA Ⅳ的脂蛋白（如 CM）置换发生障碍，从而在体内蓄积。

2. ApoB 异常症 ApoB 缺陷将出现无 β- 脂蛋白血症或低 β- 脂蛋白血症。无 β- 脂蛋白血症是纯合子隐性遗传病，称为 Bassen-Kornzweig 综合征，有脂肪吸收障碍（脂肪泻）、红细胞变形（棘状红细胞症）和运动失调等症状。低 β- 脂蛋白血症为显性遗传病，杂合子者血中 LDL-C 浓度低，与无 β- 脂蛋白血症有区别。经三个家族分析，患者肠黏膜细胞的 ApoB48 合成正常而不能合成 ApoB100，即 ApoB48 外显子以外的 ApoB100 外显子区域异常。由于 LDL 受体区域附近的点突变（Arg3500 → Glu），使 LDL 受体结合能力降低。

3. ApoC Ⅱ异常症 ApoC Ⅱ缺陷导致 LPL 活性降低。因为 ApoC Ⅱ是 LPL 发挥催化作用不可缺少的辅因子。ApoC Ⅱ异常会出现高三酰甘油血症。高乳糜微粒血症的发病率约 1/10 万，现已发现 ApoC Ⅱ有多种变异体的报道。

4. ApoE 异常症 ApoE 是 LDL 受体的配体，其表型不同，与 LDL 受体结合的能力也不同。ApoE4 和 ApoE3 几乎相同，ApoE2 几乎无结合能力。ApoE2 纯合子因为第 158 氨基酸残基突变，CM 残粒或 β-VLDL 滞留导致高总胆固醇血症、高三酰甘油血症以及高脂蛋白血症，易出现早期动脉粥样硬化。典型例子是家族性Ⅲ型高脂血症，ε2 基因纯合子人群分布频率为 1%，家族性Ⅱ型高脂血症发病率为 2/10 000~3/10 000。究其病因，ApoE2 纯合子遗传缺陷因素

是主要的，然而还有环境及生理性因素等的影响，如甲状腺功能亢进、肿瘤以及家族性复合型高脂蛋白血症等。

5. LDL 受体异常 LDLR 异常导致家族性高胆固醇血症发生，属显性遗传，遗传频率约 1/500。杂合子的高低密度脂蛋白血症易导致动脉粥样硬化。家族性高胆固醇血症的 LDLR 基因变异和 LDLR 合成的过程中均可出现异常。LDLR 基因突变根据对受体蛋白表型的影响，可分为五类：①受体合成缺乏型，由于 mRNA 转录障碍导致总体蛋白性质改变，生物学活性降低；②细胞内运输缺陷型，是分子量为 120kD 的受体前躯体异常，从内质网到高尔基复合体运送障碍，富含 Cys 领域阅读框的缺失（in-frame deletion）存在；③配体结合缺陷型，细胞表面的分子量 160kD 的成熟受体数量显著减少，使 LDLR 结合能力下降；④内吞缺陷型，为受体不能局部化使 LDL 无法结合而进入细胞内。这几种变化均与 LDLR 体结构有关；⑤受体循环损害型。LDLR 结构功能异常见图 21-7 所示。

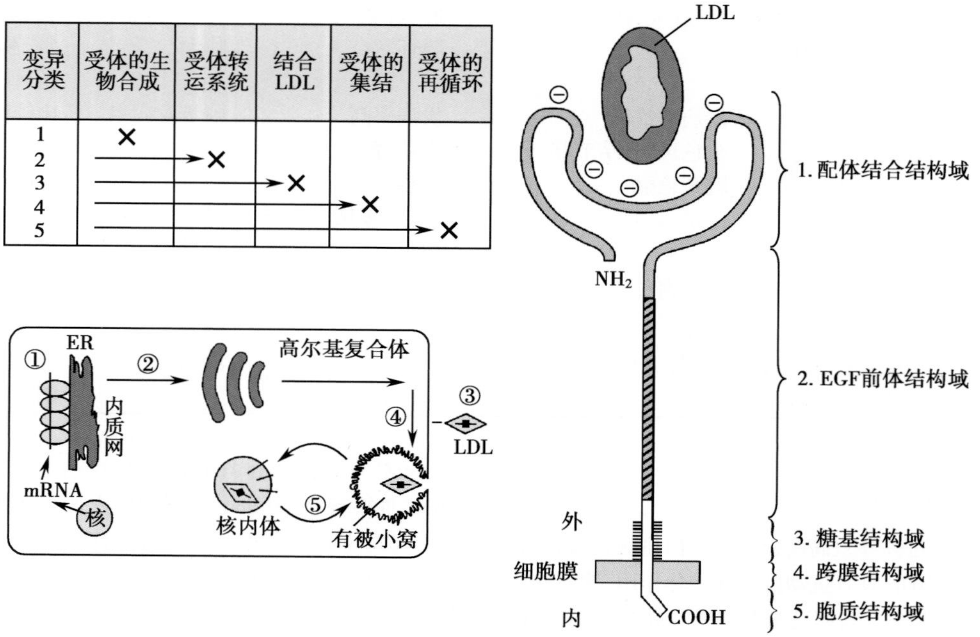

图 21-7 LDL 受体结构功能异常示意图

6. LPL 与 HL 异常症 LPL 与 ApoC Ⅱ异常相同，都是出现高乳糜微粒血症，但是血中 VLDL 并不升高，常伴有胰腺炎产生；HL 缺乏，有与Ⅲ型高脂血症类似的症状，CM 残粒滞留。

7. LCAT 异常症 LCAT 缺乏者，HDL 中 CE 比例增加，使 HDL 处于新生未成熟圆盘状态，与之相反，LDL 的 CE 减少，TG 增多。有角膜混浊、肾损害、溶血性贫血等症状。鱼眼病就是 LCAT 基因突变，使 Cys 替代 Arg 引起 LCAT 活性降低，致使 HDL 结构变化，并使血浆中 ApoA Ⅰ、Ⅱ和 HDL 浓度仅仅是正常人的 20%。

8. CETP 异常症 CETP 缺陷或者活性受到强烈抑制者呈现高高密度脂蛋白血症，血浆 LDL 浓度降低，同时还有可能出现动脉粥样硬化症。

9. 高脂蛋白(a)血症 Lp(a)水平 ≥300mg/L 为高 Lp(a)血症，是冠心病的独立危险因素。其一个家族呈现共同的高脂蛋白(a)血症特性，即家族聚集性，与遗传密切相关。血浆 Lp(a)浓度主要取决于 Lp(a)的合成速率。

四、溶酶体神经鞘脂贮积病

溶酶体（lysosome）是细胞内的一种膜性细胞器，形态大小不一，故也称为异质性细胞器。根据其形成过程不同，可将溶酶体分为内吞溶酶体（endolysosome）和吞噬性溶酶体；依据其功能状态又可分为初级溶酶体、次级溶酶体和三级溶酶体。一旦代谢紊乱则可产生疾病，主要是遗传性疾病。溶酶体内含多种水解酶，可分解多种物质，其中酸性水解酶特别丰富。溶酶体因酶的缺陷或破裂或异常释放等均可导致疾病，如溶酶体水解酶遗传性缺陷，细胞内代谢物不能被分解而贮积于次级溶酶体内，从而引起贮积病（storage disease）。如先天缺乏 β- 葡萄糖脑苷脂酶，则可导致戈谢病的产生，在骨髓细胞中均可见到体积大于红细胞数倍的泡沫细胞，称戈谢病细胞（图 21-8）。

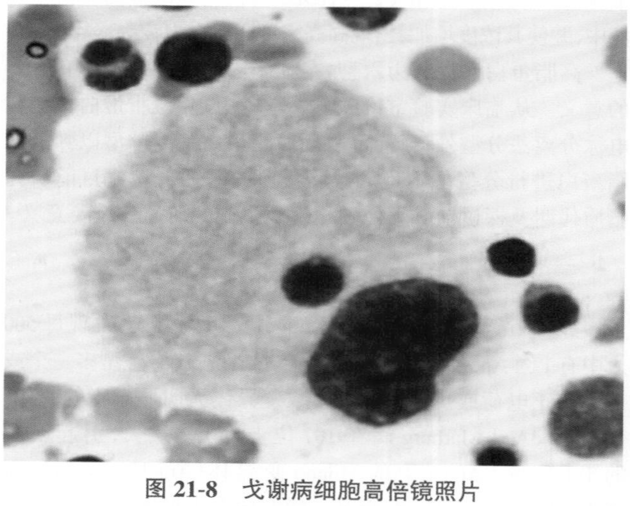

图 21-8 戈谢病细胞高倍镜照片

目前报道的有 60 余种溶酶体酶缺陷病。溶酶体因酶缺陷导致的疾病主要是脂质代谢紊乱的疾病。以神经鞘脂代谢紊乱为特点的脂质贮积病发病率很低，为 1/100 000~1/10 000。我国人口众多，基数很大，虽然发病率低，其病例总数仍然很大。

1. 神经鞘脂的分解代谢途径 各种神经鞘脂的分解代谢途径及其损害见图 21-9。

2. 溶酶体神经鞘脂贮积病 以神经鞘脂代谢紊乱为特点的遗传性溶酶体脂质贮积病如表 21-5 所示。

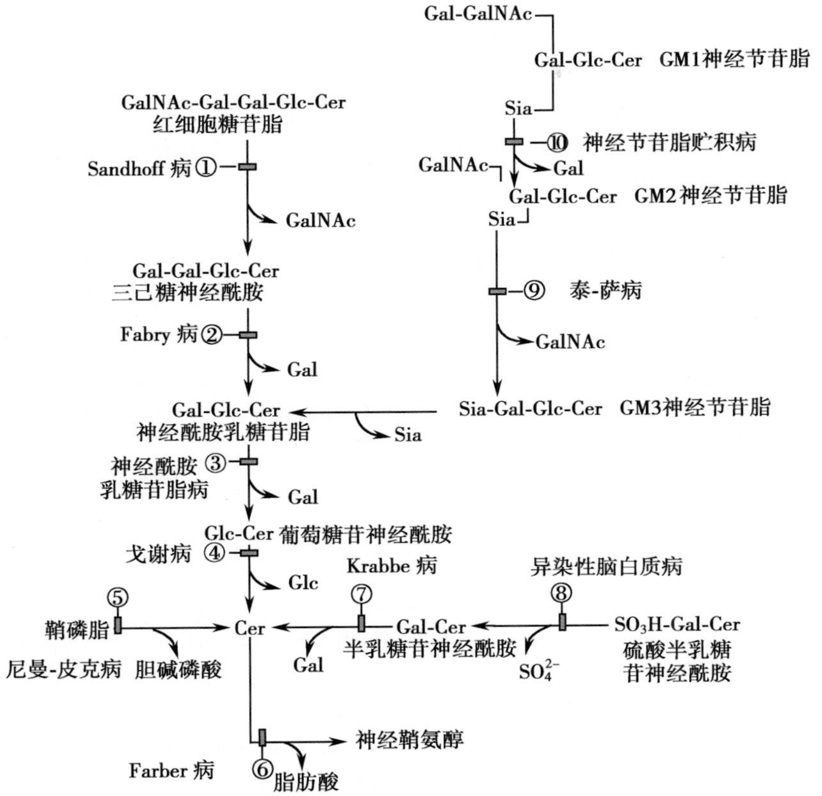

图 21-9 神经鞘脂的分解代谢途径及其损害

注：Gal：半乳糖；GalNAc：*N*- 乙酰氨基半乳糖；Glc：葡萄糖；Cer：神经酰胺；Sia：唾液酸。①～⑩相应疾病见表 21-5

表 21-5 遗传性溶酶体脂质贮积病类型

疾病	缺陷酶	脂质贮积	临床症状
泰 - 萨克斯变种（Sandhoff）病（Tay-Sachs variant disease）[①]	β-N- 乙酰氨基半乳糖苷酶 A 和 B（hexosaminidase A and B） 基因座：3pter-p21 +15q13.1	Cer-Glc-Gal-Gal↓-GalNAc 红细胞糖苷脂 +GM2 神经节苷脂（globoside plus GM2 ganglioside）贮积	同泰 - 萨病，但进展更快
Fabry 病（Fabry disease）[②]	α- 半乳糖苷酶（α-galactosidase） 基因座：Xq21.33 → Xq22	Cer-Glc-Gal-↓Gal 三己糖神经酰胺（trihexosylceramide）贮积	皮疹、肾功能障碍（男性有关所有症状）（X 连锁隐性遗传）
神经酰胺乳糖苷脂沉积病（ceramide lactoside lipidosis）[③]	神经酰胺乳糖苷酶（ceramide lactosidase）	Cer-Glc↓-Gal 神经酰胺乳糖苷脂（ceramide lactoside）贮积	脑部进行性损伤、肝脾肿大
戈谢病（Gaucher disease，GD）[④]	β- 葡萄糖脑苷脂酶（β-glucosidase，β-glu） 基因座：1q21.1	Cer-↓Glc 葡萄糖苷神经酰胺（glucosylceramide）贮积	肝脾肿大、长骨腐蚀，婴幼儿患者精神发育迟缓
尼曼 - 皮克病（Niemann-Pick disease）[⑤]	酸性鞘磷脂酶（acid sphingomyelinase，ASM） 基因座：11p15.1-p15.4	Cer-↓-P- 胆碱 鞘磷脂（sphingomyelin）贮积	肝脾肿大、精神发育迟缓、早年死亡

续表

疾病	缺陷酶	脂质贮积	临床症状
Farber 病（Farber disease）⑥	神经酰胺酶（ceramidase）	Acyl-↓-鞘氨醇神经酰胺（ceramide）贮积	声音嘶哑、皮炎、骨骼变形、精神发育迟缓、早年死亡
Krabbe 病（Krabbe disease）⑦	β-半乳糖苷酶（β-galactosidase） 基因座：14q31	Cer↓-Gal 半乳糖苷神经酰胺（galactosylceramide）贮积	精神痴呆、几乎无髓磷脂
异染性脑白质病（metachromatic leukodystrophy，MLD）⑧	芳基硫酸酯酶 A（sulfatase A） 基因座：10q21.1	Cer-Gal↓-OSO_3 硫酸半乳糖苷神经酰胺（3-sulfogalactosylceramide）贮积	精神痴呆、成年患者心理障碍、脱髓鞘
泰-萨克斯病（Tay-Sachs disease）⑨	β-N-乙酰氨基半乳糖苷酶 A（hexosaminidase A） 基因座：15q13.1	Cer-Glc-Gal（NeuAc）↓-GalNAc-GM2 神经节苷脂（GM2 ganglioside）贮积	精神痴呆、失明、肌无力
神经节苷脂贮积病（generalized gangliosidosis）⑩	GM1-β-半乳糖苷酶（GM1-β-galactosidase） 基因座：3pter-p21	Cer-Glc-Gal（NeuAc）-GalNA-↓Gal-GM1 神经节苷脂（GM1 ganglioside）贮积	精神痴呆、肝肿大、骨骼变形

NeuAc：β-N-乙酰神经氨酸唾液酸（N-acetylneuraminic acid）；Cer：神经酰胺（ceramide）；Glc：葡萄糖（glucose）；Gal：半乳糖（galactose）；Fuc：岩藻糖（fucose）；-↓：酶作用位点。①～⑩见图 21-9 所示

五、继发性高脂血症

某些原发性疾病在发病过程中导致脂质代谢紊乱，进而出现高脂血症，称为继发性高脂血症。引起继发性高脂血症的病因是多方面的，如糖尿病、肾病及某些内分泌紊乱性疾病等。

某些疾病和药物导致继发性高脂血症，原发性疾病治疗取得一定效果后，约有 40% 的高脂血症患者血脂水平可以恢复正常。继发性高脂血症的病因主要有以下几种。

1. 糖尿病 在肝脏由游离脂肪酸合成 VLDL 亢进，胰岛素缺乏的状态下，LPL 活性降低，CM、VLDL 的分解量减少，出现以高 TG 血症和低高密度脂蛋白血症为特征的高脂血症。另外，胰岛素依赖性糖尿病因为胰岛素的严重缺乏，可引起显著的高 TG 血症（11.3mmol/L 以上）。

2. 肥胖 游离脂肪酸增加与抗胰岛素作用促使胰岛素分泌亢进，引起 VLDL 增加。因抗胰岛素原因，出现内脏、脂肪综合征等基础病因。另外，肥胖指标为体重指数（body mass index，BMI），单位为体重（kg）/ 身高 ^{2}（m^2）。根据 WHO 标准，BMI 18.50~24.99kg/m^2 为正常，≥25kg/m^2 属超重，≥30.0kg/m^2 为肥胖。

3. 甲状腺功能减退症 肝脏 LDL 受体减少，出现高胆固醇血症，LPL 和 HTGL 活性降低，使 IDL 升高。

4. 库欣综合征 糖皮质激素促进脂肪分解，使肝脏合成 VLDL 增加，血中 VLDL、LDL 浓度升高，以Ⅱa、Ⅱb、Ⅳ型高脂血症多见。

5. 肾病及肾病综合征 由于低清蛋白血症的原因，使清蛋白、apoB 合成亢进，从而使 VLDL 合成也增加，血中 VLDL 及其代谢产物 LDL 产生增加，多以Ⅱ型高脂血症出现。另外，慢性肾功能不全，因 LPL 活性降低，出现以 VLDL 升高为主的高脂血症，呈现Ⅳ型高脂血症。

6. 药物性高脂血症 多因肾上腺皮质激素用药不当所致。

第七节 游离脂肪酸

血中脂肪酸主要以酯化形式存在，脂肪酸的 45% 与甘油、15% 与胆固醇、35% 以磷脂形式结合成酯，仅 5% 的脂肪酸呈游离状态，即游离脂肪酸（free fatty acid，FFA），主要是长链脂肪酸，又称非酯化脂肪酸（non-esterified fatty acid，NEFA）。FFA 是血液中能直接参与代谢的脂质，被骨骼肌、心肌、脑和其他组织吸收、利用，为供能的物质来源，是最活跃的代谢物，同时参与细胞增殖、炎症反应、激素调控等，也是一种具有多种生理功能的信号分子。正常情况下，FFA 与血中白蛋白结合，在血中运行，半衰期为 1~2 分钟，血中含量极微，而且易受各种生理、病理变化的影响。

自然界存在的脂肪酸分为饱和和不饱和脂肪酸，饱和脂肪酸又按含双键数目分为单及多不饱和脂肪酸。习惯上将含

2 个或 2 个以上双键的不饱和脂肪酸称为多不饱和脂肪酸，这些脂肪酸也同样存在于人体内。

不饱和脂肪酸命名是以系统命名法标示脂肪酸的碳原子数，即碳链长度和双键的位置，从脂肪酸的羧基碳原子起计算顺序，这种编码体系为 Δ 编码体系；若从脂肪酸的甲基碳原子起计算其顺序则为 ω 或 n 编码体系。按 ω 或 n 编码体系命名，哺乳类动物体内的各种不饱和脂肪酸主要分为 4 族，即 ω7、ω9、ω6、ω3 族。

一、FFA 的分类与存在形式

正常人血浆 FFA 主要包括月桂酸（lauric，C12：0）、豆蔻酸（myristate，C14：0）、软脂酸（palmitic，C16：0）、硬脂酸（stearate，C18：0）、软油酸（palmitoleic，C16：1）、油酸（Oleic，C18：1）、亚油酸（linoleic，C18：2）、花生四烯酸（arachidonic，C20：4）、二十碳五烯酸（eicosapentaenoic，C20：5）。从饱和度角度可分为饱和脂肪酸（saturated fatty acid，SFA）（C12：0、C14：0、C16：0、C18：0），不饱和脂肪酸（unsaturated fatty acid，UFA）（C16：1、C18：1、C18：2、C20：4、C20：5）。不饱和脂肪酸又分为单不饱和脂肪酸（mono-unsaturated fatty acid，MUFA）和多不饱和脂肪酸（polyunsaturated fatty acid，PUFA）。PUFA 是指含有 2 个以上双键的脂肪酸，根据双键的位置可分为 4 族。其中较为重要的两类：① ω-3 族脂肪酸；② ω-6 族脂肪酸。根据碳链长度的不同，可将脂肪酸分为短链脂肪酸、中链脂肪酸及长链脂肪酸。在血浆中脂肪酸与白蛋白结合，形成简单的脂蛋白而呈可溶状态。

二、人体 FFA 主要来源

人体 FFA 是脂肪代谢的中间产物，主要来源于两条途径：在禁食或运动状态下，脂肪组织中储存的 TG 分解；或者餐后状态下，CM 和 LDL 中的 TG 经脂蛋白脂酶脂解，人体重要脂肪酸如表 21-6 所示。

表 21-6　人体重要脂肪酸

名称	碳原子数	在人体的功能
豆蔻酸	C14：0	与某些蛋白质共价结合
棕榈酸	C16：0	脂肪酸合成酶的产物
棕榈油酸	C16：1（9）	C_{16}~C_{18} 脂肪酸包含于大部分甘油三酯中
硬脂酸	C18：0	常以甘油酯的形态存在
油酸	C18：1（9）	必需脂肪酸
亚油酸	C18：2（9，12）	必需脂肪酸
亚麻酸	C18：3（9，12，15）	前列腺素和其他类花生酸的前体
花生四烯酸	C20：4（5，8，11，14）	类花生酸物质的前体
木蜡酸	C24：0	富含于鞘脂中
神经酸	C24：1（15）	主要是修复与疏通大脑神经，促进脑细胞生长

三、FFA 的生物学功能

1. 机体供能物质　当组织细胞，如肌肉活动所需能源增多时，体内中性脂肪合成，以 FFA 充当能源物质，直接用于供能。FFA 通过被动和主动转运机制进入细胞质后，长链脂肪酸与脂肪酸结合蛋白（fatty acid-binding protein，FABP）结合，被运送到线粒体基质，以 β- 氧化形式进行氧化分解供能，特别是提供心肌细胞供能的主要物质。

2. 脂肪酸可转变成前列腺素、血栓嘧烷、白三烯等生理活性物质。

3. 合成磷脂的材料　可转变成体内多种磷脂，作为甘油磷脂，包括磷脂酰胆碱（PC，卵磷脂）、磷脂酰乙醇胺（PE，脑磷脂）、磷脂酰丝氨酸、磷脂酰肌醇（主要存在于细胞膜上）及二磷脂酰甘油（是心磷脂的前体，主要存在于线粒体膜和呼吸系统肺泡表面）。

4. 合成鞘糖脂的材料　脂肪酸与鞘氨醇通过酰胺键结合称为鞘脂，含磷酸者称为鞘磷脂，含糖者称为鞘糖脂，是生物膜的重要组分，参与细胞识别及信息传递。

5. 导致氧化应激的物质　FFA 刺激的结果是高活性反应分子性氧簇（ROS）和活性氮簇（RNS）生成增多，从而启动了氧化应激机制，高活性反应分子产生和抗氧化作用之间长期失衡而引起组织损伤。这些活性分子可直接氧化和损伤 DNA、蛋白质、脂类，还可作为功能性分子信号，激活细胞内多种应激敏感信号通路。

四、人体血浆中 FFA 浓度

1. 人体血浆中 FFA 浓度的改变　实验室血浆总 FFA 参考值范围为 400~900μmol/L。血浆 FFA 的变化可见于以下几个方面：①生理性升高，可见于饥饿、运动、情绪激动时；②病理性升高，可见于急性冠脉综合征、甲状腺功能亢进、未经治疗的糖尿病（可高达 1.5mmol/L）、注射肾上腺素或者去甲肾上腺素以及生长激素后，药物如咖啡因、乙醇、肝素、避孕药等；③病理性降低，用胰岛素或葡萄糖后的短时间内，某些药物如阿司匹林、烟酸和普萘洛尔等。

2. 人体血浆中 FFA 亚组分的改变　大量研究报道表明 FFA 不饱和程度及组分比例的改变与疾病的危险性相关。乳腺癌组织的磷脂含量高出正常乳腺组织 3.6 倍，且 UFA，尤其是花生四烯酸的相对含量显著增高，SFA 则相应下降。动脉粥样硬化性冠心病组不饱和脂肪酸 C16：1，C18：1，C18：3 C20：3 含量显著升高，不饱和脂肪酸 C20：5，C22：6 含量则显著下降。高血压患者较正常血压对照者空腹血清 FFA 中，PUFA（主要是 ω-3 类）水平降低，PUFA/SFA（P/S）降低。降低的亚油酸（LA，C18：2）水平、增高的软脂酸（C16：0）和花生四烯酸（AA，C20：4）水平，与高血压发病的高危性有关。代谢综合征（MS）患者 UFA（C18：2、C18：1、C20：4、C22：6、C20：3）高于正常对照组，不饱和脂肪酸 / 总脂肪酸（UFA/TFA）、多不饱和脂肪酸 / 总脂肪酸（PUFA/TFA）、多不饱和脂肪酸 / 饱和脂肪酸（PUFA/SFA）高于正常组。在代谢综合征患者中，ω-6 系多不饱和脂肪酸升高，且在 MS 发病中起重要作用。图 21-10（A、B）为 2 型糖尿病合并高脂血症血清 FFA 亚组分图（HPLC 法）。

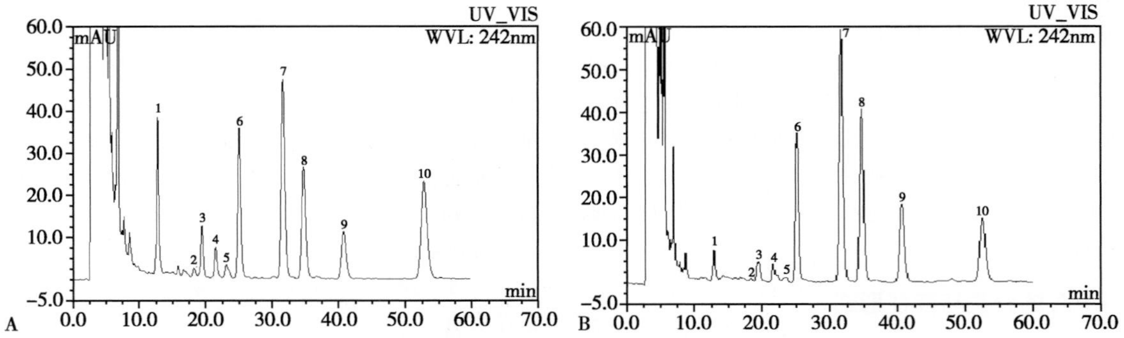

图 21-10　2 型糖尿病合并高脂血症血清 FFA 亚组分图（HPLC 法）

A. FFA 标准品典型色谱峰型图；B. T2DM 合并高脂血症组典型色谱图

图中的峰分别代表的 FFA 依次为：

1：C12∶0（lauric）、2：C20∶5（eicosapentaenoic）、3：C14∶0（myristate）、4：C16∶1（palmitoleic）、5：C20∶4（arachidonic）、6：C18∶2（linoleic）、7：C16∶0（palmitic）、8：C18∶1（oleic）、9：C17∶0（margaric）、10：C18∶0（stearate）

五、参与 FFA 代谢的相关蛋白质与酶

1. 脂肪酸结合蛋白　脂肪酸结合蛋白（fatty acid-binding protein，FABP）是一类分子量较小的蛋白质，对脂肪酸有高亲和力，属于一个超家族成员，广泛存在于动物组织细胞质中，主要存在于心脏（H-FABP）、肝脏（L-FABP）、脂肪（A-FABP）、肠壁（I-FABP）和脑（B-FABP）组织等，参与脂肪酸的摄取、转运和代谢。FABP 分子量为 14~16kDa，有 126~136 个氨基酸残基序列。迄今已发现有至少 9 种类型的 FABP，各种不同类型的 FABP 均有组织特异性。一些类型只存在于一种组织中，其中 H-FABP 型存在许多组织中，如心脏、骨骼肌、主动脉壁、肾脏和脑等。不同类型的 FABP 的氨基酸序列有一定差别，其空间三维结构相似，均有 2 个 α 螺旋和一个 β 折叠结构。FABP 分子中有高亲和力位点，与长链脂肪酸以非共价键结合，通过被动扩散和跨膜转运到细胞内，参与细胞内脂质代谢。人 H-FABP 基因是位于 1 号染色体。

FFA 是心肌细胞氧化供能的主要物质之一。FFA 进入心肌细胞浆后，与 H-FABP 结合再运送到线粒体膜外，被长链脂酰辅酶 A 合成酶作用生成脂酰辅酶 A，进入线粒体基质进行 β- 氧化，释放大量能量供心肌利用。在有氧条件下，心肌所需能量物质约 60%~70% 由脂肪酸提供，其余由糖代谢提供。心肌细胞中含有丰富的 H-FABP，并具高度组织特异性。心肌缺血性损伤出现后，H-FABP 可以早在胸痛发作后 1~3 小时在血液中被发现，6~8 小时达到峰值，在 24~30 小时内恢复正常。检测血浆 H-FABP 浓度对早期诊断急性冠脉综合征（ACS）具有重要的临床意义。

2. G 蛋白偶联受体　FFA 对机体的营养功能及生理调控功能主要通过特异性的受体介导完成。这些特异性受体属于 G 蛋白偶联受体超家族。G 蛋白偶联受体（GPCR）是一种含有 7 个 α 螺旋的跨膜蛋白受体，是细胞表面最大的受体超家族，在信号转导过程中有重要作用。

最近研究表明，中长链饱和脂肪酸及不饱和脂肪酸的内源性受体是 GPR40、GPR120，而 GPR41 和 GPR43 是短链脂肪酸的受体蛋白。GPR40、GPR41 和 GPR43 编码基因定位于人类 19 号染色体长臂（19q13.1），串联排列于 *CD22* 基因的下游。

FFA 通过 G 蛋白偶联受体发挥生理功能，主要表现在以下几个方面：①调控葡萄糖稳态；②影响细胞增殖；③影响白细胞功能。

3. 脂肪酸去饱和酶　在人类有 3 种脂肪酸去饱和酶，即硬脂酰辅酶 A 去饱和酶（stearoyl CoA desaturases，SCD）、Δ6 去饱和酶（delta-6-desaturase，D6D）和 Δ5 去饱和酶（delta-5-desaturase，D5D）。硬脂酰辅酶 A 去饱和酶又称 Δ9 去饱和酶（delta-9-desaturase，D9D），催化合成 MUFA；Δ6 去饱和酶和 Δ5 去饱和酶对于 PUFA 的合成是必需的。由于 UFA 对于维持细胞功能是必不可少的，所以生物体拥有脂肪酸去饱和机制。在许多原核生物中，脂肪酸去饱和性在无氧条件下通过脂肪酸合成途径获得。另一种机制是通过脂肪酸去饱和酶在有氧条件下催化，在脂肪酸上产生双键。

（1）去饱和酶的序列和结构：脂肪酸去饱和酶属于非血红素 - 铁酶家族，它在脂肪酰基链的固定碳原子引入双键。Δ 去饱和酶从脂肪酸羧基末端开始数个的固定位置创建双键，而 omega 去饱和酶则从脂肪酸甲基末端开始数个的特殊位置创建双键（图 21-11）。这种反应需要分子氧、NAD（P）H、电子传递体系［铁氧还原蛋白 -NADPH 还原酶和铁氧还原蛋白或者细胞色素 b5（cytochrome b5，Cytb5）还原酶和 Cytb5］和终止去饱和酶。

（2）酶的去饱和作用：① D9D：PUFA 由饱和脂肪酸通过 D9D 合成。该酶类在从脂肪酸羧基端开始的第 9 和第 10 个碳原子之间引入第 1 个顺式 - 双键。哺乳动物的 D9D 通常指的是 SCD，首先从大鼠的肝脏中纯化出并确认氨基酸序列。② D6D 和 D5D：动物体内的一种前端去饱和酶，催化 HUFA 合成。分别经过 D6D 和延长酶的去饱和和加长作用，D5D 在 20 碳原子脂肪酸 C20∶3n-6 和 C20∶4n-3 的 Δ5 位点引入双键。

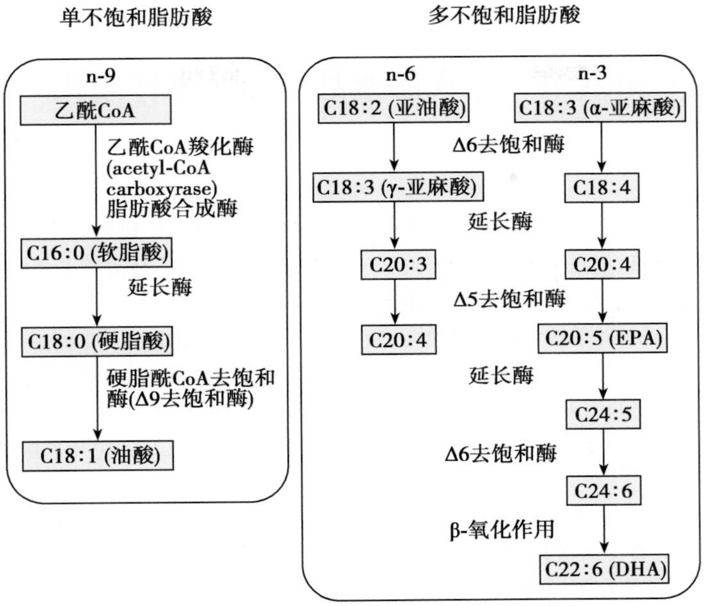

图 21-11　哺乳动物不饱和脂肪酸的合成

MUFA：单不饱和脂肪酸；PUFA：多不饱和脂肪酸；EPA：二十碳五烯酸；DHA：二十二碳六烯酸

六、游离脂肪酸与心血管等疾病有关

1. 急性冠状动脉综合征（ACS） Jouven 等发现血清 FFA 高水平是中年男性心源性猝死的独立危险因素。FFA 在 ACS 的发生、发展过程中的作用机制可能为：高浓度的 FFA 引起内皮细胞形态功能发生变化，细胞皱缩，细胞间隙增大，细胞膜受到损伤，有利于脂蛋白渗透到内膜下，从而促进动脉粥样硬化性心血管病的发生。

目前，关于去饱和酶活性与心血管风险的数据仍不确定。Martinelli 等提出一个动脉硬化的“去饱和酶假说”，为去饱和酶的双面孔的角色提供建议，既是有利的（主要指 ω-3 长链脂肪酸），又是有害的（主要指 ω-6 长链脂肪酸）心血管效应。食用富含 ω-6 PUFA 食物，将增加花生四烯酸（AA）的生物利用率，同时伴随着 AA 衍生物促炎的类花生酸大量合成，最终导致 AS 样的血管损伤。食用富含 ω-3 PUFA 的食物或者补充 ω-3 PUFA 将导致相反的情况。

2. 糖尿病 近年的研究表明，糖尿病血浆 FFA 浓度的升高导致胰岛素抵抗（IR），2 型糖尿病患者常有脂代谢紊乱血浆 FFA 升高，主要是由于饱和脂肪酸升高引起（特别是 C16：0），脂代谢异常又进一步加重糖代谢紊乱，两者互为因果。机体在能量摄入不足时动员其脂肪储备，释放出的 FFA 将被组织利用，作为能量消耗，这种生理性的 FFA 升高可保证机体重要器官在缺乏葡萄糖供能时对能量的需求。病理状态下，因糖代谢紊乱，升高的脂肪酸加速了氧化供能，增加氧的消耗而促进组织缺氧，导致血管内皮细胞损伤易引发动脉粥样硬化。

FFA 影响众多疾病的发展过程，血浆总 FFA 浓度升高导致胰岛素抵抗、糖尿病、冠心病、代谢综合征、糖尿病肾病等。然而 FFA 中的 PUFA 却可以保护这些组织器官，维持机体平衡。因此，严格控制血糖、血压的同时更加严格控制血浆 FFA 的浓度及调整其组成比，可预防和延缓疾病的发生、影响其发展和转归。

七、游离脂肪酸实验室检测方法

血浆中存在的 FFA 的代谢活性极高，易受脂肪代谢、糖代谢及内分泌代谢的影响。FFA 的检测比较复杂，目前用来检测血浆 FFA 的方法包括酶法、酸碱滴定法、气相色谱（GC）法和高效液相色谱（HPLC）法等。

酶法只能检测 FFA 的总量，而检测 FFA 亚组分则必须通过气相色谱法和高效液相色谱法。但是气相色谱法也存在以下局限性：①短链脂肪酸甲酯具有挥发性，容易在酯化的过程中损失；②在转变成甲酯的过程中，可能发生热降解和双键改变；③检测过程毁坏 FFA，不能用于进一步研究。HPLC 法则可以克服以上问题，所以是最佳的检测方法。

HPLC 法是公认最好的检测血浆 FFA 的方法。运用反相高效液相色谱法分离各种 FFA，通过紫外、荧光、化学发光、质谱等检测器，仪器检测的各种脂肪酸的峰面积与浓度成正比，再通过标准曲线法可进行精确定量。

检测血浆 FFA 亚组分结合 FFA 总浓度分析更有临床诊断价值。关于血浆 FFA 亚组分的检测和临床意义，国内外已有报道，但结论尚不一致。

第八节 脂代谢紊乱与动脉粥样硬化

在过去的50年中，流行病学研究发现，动脉粥样硬化(atherosclerosis，AS)的病因非常复杂，它是遗传、环境和年龄、性别等多种因素相互作用的结果。此外，内皮炎症也是重要因素。氧化LDL在血管内膜中堆积，对单核细胞的增生与泡沫细胞的形成也是非常重要的。在动脉粥样硬化形成的多种病因中，脂质异常症是一个极其重要的因素。

一、动脉粥样硬化的危险因素

现在已确认，正常的与粥样硬化的动脉壁的胆固醇均来源于血液中的胆固醇。1940年就有学者关注血浆胆固醇是以何种方式被动脉血管壁摄取并沉积在粥样硬化斑块中的问题，并进行了研究。然而六十多年过去了，动脉粥样硬化的发病机制至今还没有一个较为公认的看法，阐明动脉粥样硬化发病机制任重而道远。

根据对来自动脉粥样硬化的缺血性心脏病、脑梗死等患者生活习惯、生活方式及身体异常状态等方面的调查，提示动脉粥样硬化主要危险因素有：①高脂血症；②高血压；③吸烟；④性别；⑤内分泌因素；⑥遗传因素等。研究发现，上述危险因素中高脂血症、高血压、吸烟是促进动脉粥样硬化发病全过程的三大主要因素。动脉粥样硬化绝非一种因素所致，可能为多种因素联合作用引起。

2013年，美国心脏病学会/美国心脏病协会(ACC/AHA)共同发布《成人降低胆固醇治疗动脉粥样硬化心血管病风险指南》指出，动脉粥样硬化性心血管疾病(arteriosclerotic cardiovascular disease，ASCVD)定义包括：急性冠状动脉综合征(ACS)、心肌梗死(AMI)、稳定或不稳定性心绞痛、冠状动脉血运重建、动脉粥样硬化性卒中或短暂性脑缺血发作(TIA)、外周动脉疾病或外周动脉血运重建。此定义拓宽了降胆固醇预防治疗心血管疾病的管理范围，并进一步确认高胆固醇血症是促使AS性疾病中的最重要的因素。

《中国心血管病报告2016》指出，高血压、吸烟、血脂异常、糖尿病、肥胖、身体活动不足、代谢综合征、大气污染等是心血管疾病的高危险因素。

二、引起动脉粥样硬化的脂蛋白

血清脂蛋白代谢异常，通常是脂蛋白的量和质的改变。高脂血症的异常在动脉粥样硬化斑块形成中起着极其重要的作用。

1. 脂蛋白残粒 富含TG的CM和VLDL经LPL水解生成脂蛋白残粒(CM残粒与IDL)，并转变成富含胆固醇酯和ApoE的颗粒沉积于血管壁。Ⅲ型高脂血症出现异常脂蛋白残粒，即β-VLDL，因为肝脏的残粒(ApoE)受体结合率降低、ApoE2/2和ApoE缺失等，使血中滞留的脂蛋白转变成异常脂蛋白β-VLDL，经清道夫受体介导摄取进入巨噬细胞，产生动脉粥样硬化的增强作用。

2. 变性LDL LDL的蛋白组分经化学修饰，使其正常的立体构象发生改变，生物学活性也有相应的变化，这种经化学修饰的LDL称为变性LDL或修饰LDL(modified LDL)，目前发现的变性LDL，包括乙酰LDL、氧化LDL和糖化LDL。其中乙酰LDL是LDL中的ApoB100赖氨酸残基被乙酰化，产生修饰LDL，激活巨噬细胞，并经清道夫受体介导，使巨噬细胞摄取乙酰LDL而转变成泡沫细胞，促进动脉粥样硬化形成。

3. B型LDL 大量的临床和病理研究表明，血中LDL-C升高、LDL被氧化是动脉粥样硬化发生的前提条件，但有部分冠心病(CHD)患者血清LDL-C在正常范围，如果再分析其LDL亚组分，健康人和冠心病患者可能有差别，因为LDL亚组分组成不同和特性差异，其氧化易感性和被巨噬细胞摄取的量也不同，与冠心病的发生、发展呈高度相关性。LDL一般分为A型和B型亚组分，其中B型是小而密的LDL，是动脉粥样硬化发生的强危险因素。流行病学调查发现，含B型LDL为主的个体较含一般LDL者有3倍发生心肌梗死的危险性，对大批人群随访发现，LDL亚组分不同，冠心病的发病率也不同。小而密的LDL(small dense LDL，SD-LDL)可能与遗传有关。同时TG含量也决定了SD-LDL表型。通常高三酰甘油血症的患者会有高SD-LDL和低HDL的表型，因为血浆中过高的TG会通过CETP转移到LDL和HDL中，成为LPL更好的底物，伴随着LDL中TG不断被水解，LDL颗粒被转化为小而密的LDL。富含TG的小而密的LDL不易通过LDL受体介导途径从循环中清除，在血浆中停留，且抗氧化性弱，更易被氧化，并被巨噬细胞摄取，促进动脉粥样硬化的发生。

4. 高Lp(a)血症 通过家系研究，目前已发现Apo(a)基因位点中至少有26个等位基因多态性与疾病有关，其等位基因至少表达34种Apo(a)异构体。Apo(a)生理功能可能是转运脂质到末梢细胞。Lp(a)是公认的致动脉粥样硬化的独立危险因素，其发病机制还有待更深入的研究。

5. 低HDL血症 HDL一个重要功能是胆固醇逆转运(RCT)的载体，在LCAT和CETP两种酶参与下，完成将外周组织中过多的胆固醇输送到肝脏进行代谢再利用或转变成胆汁酸盐或以粪胆素排出体外，以此达到平衡体内胆固醇正常水平。如肾病综合征、糖尿病等疾病或肥胖、吸烟、缺乏运动的人使血浆HDL水平降低，势必引起脂代谢紊乱如动脉粥样硬化等疾病。

三、高密度脂蛋白的抗动脉粥样硬化功能

人们公认血HDL水平与动脉粥样硬化性心脑血管疾病的发病率呈负相关，主要通过参与体内胆固醇酯逆转运起到抗动脉粥样硬化作用，包括对LDL氧化抑制、中和修饰LDL配基活性以及抑制内皮细胞黏附分子的表达等功能。

HDL的抗动脉粥样硬化功能表现为HDL及ApoA Ⅰ促进细胞胆固醇外流作用。在胆固醇酯逆转运中，HDL与ApoA Ⅰ将来自外周细胞的胆固醇运出，转移给含ApoB的脂蛋白，再运至肝脏，最后胆固醇通过转变为胆汁酸从胆道排出，维持血中胆固醇的正常水平。

HDL具有多种抗氧化成分，能有效防止由高价金属离子和细胞诱导的LDL氧化修饰，使oxLDL产生量减少。一旦HDL被氧化成oxHDL，则失去这种抑制作用。HDL的抗氧化作用还涉及血清中的一种酯酶，即对氧磷酶（paraoxonase），它可以解除具有生物活性的氧化磷脂。

四、代谢综合征

早在1988年就有报道认为动脉粥样硬化与胰岛素抵抗性、糖耐量异常有关。高胰岛素血症、高TG血症、低高密度脂蛋白胆固醇血症和高血压四要素同时出现称为代谢综合征（metabolic syndrome），也称高脂血症并发症，或者称为综合征X等。Kaplan等提出，上半身肥胖、糖耐量异常、高脂血症及高血压等为致死性四重奏（deadly quartet）。这些因素相互作用、相互促进，可加快动脉粥样硬化的形成，单独从某一个因素来考虑则无统计学意义。例如仅有胰岛素抵抗，代谢综合征及致死性四重奏的危险不一定存在。代谢综合征应作为降低冠心病危险性治疗的因素处理。

单纯脂肪组织过剩堆积的代谢紊乱与高脂血症、高血压无直接关系，仅仅属于脂肪分布异常症。只有在胰岛素抵抗出现的前提下，才考虑属于与动脉粥样硬化发生相关的代谢综合征及致死性四重奏。2005年，国际糖尿病联盟（IDF）在综合了来自世界六大洲糖尿病学、心血管病学、血脂学、公共卫生、流行病学、遗传学、营养和代谢病学专家意见的基础上，颁布了新的代谢综合征工作定义，这是国际学术界第一个代谢综合征的全球统一定义，IDF新诊断指标强调中心性肥胖为基本条件，以腰围进行判断。

2002年美国全民胆固醇教育计划（NCEP）成人治疗计划（ATP）Ⅲ提出代谢综合征的诊断标准：符合以下3个或3个以上条件：①中心性肥胖，男性腰围>102cm、女性腰围>88cm；②高TG：≥1.69mmol/L（150mg/dl）；③低HDL-C：男性<1.04mmol/L（40mg/dl），女性<1.29mmol/L（50mg/dl）；④空腹血糖：≥6.1mmol/L（110mg/dl）；⑤高血压，≥130/85mmHg。

2004年中华医学会糖尿病学会提出的中国人代谢综合征诊断标准的工作定义（即CDS）标准为以下5项中具备3项：①男性腰围≥85cm；女性腰围≥80cm（中国健康人群腰围范围尚无公认的参考数值，目前仅有上海和香港的流行病学资料，供参考）；②血压：SBP（收缩压）≥130mmHg和/或DBP（舒张压）≥85mmHg；③血清三酰甘油：≥1.7mmol/L；④高密度脂蛋白胆固醇：<1.04mmol/L；⑤空腹血糖：≥6.1mmol/L（110mg/dl）。

通过冠状动脉造影确认的冠心病患者中观察到，其中约25%为肥胖患者，其内脏几乎都有脂肪过量堆积，并且表现为代谢综合征。代谢综合征个体特征之一是腹部肥胖，与皮下脂肪相同厚度的正常人相比，内脏脂肪面积平均增加了2倍。内脏脂肪细胞中脂肪储存有3条途径：①以乙酰CoA为基质，经乙酰CoA合成酶（ACS）催化合成中性脂肪；②由富含中性脂肪的脂蛋白在LPL参与下提供脂肪酸；③血浆葡萄糖经通道蛋白（channel protein）的葡萄糖转运蛋白（glucose transporter 4，Glu T4）被摄取进入细胞代谢成乙酰CoA，再合成脂肪酸。内脏脂肪组织中，脂肪、糖的摄取、储存过程以及能量代谢等方面更易受遗传因素的影响。

第九节　高脂血症的预防和治疗

肥胖症、高脂血症、糖尿病、高血压使动脉粥样硬化性心脑血管病增多，心脑血管事件致残率、死亡率增高给社会、家庭及个人都带来了非常严重的后果。

动脉粥样硬化的病理进程是一种慢性过程，有可能长达几年或数十年或更长时间，并且是静悄悄地进行。血管的动脉粥样硬化斑块的出现，严重威胁人的生命活动，其斑块可以导致血管堵塞或破裂，个人血管受阻塞的部位不同，造成的疾病不同。我们把斑块比作人体内的“定时炸弹”“隐形杀手”。为此要重视高脂血症的防治，改善生活方式，预防动脉粥样硬化的发生和发展，减少疾病，提高健康素质，延年益寿。

近年来经过大量流行病学调查确认，通过不良生活方式的改变和降脂药物（如减少体内胆固醇合成的HMGCoA还原酶抑制剂）的使用，可使急性心血管事件明显减少。为此，降低血TC、TG、LDL和升高HDL是防治动脉粥样硬化性心脑血管疾病的重要措施。

一、高脂血症的治疗目标值

2016年由国家心血管病中心、中华医学会心血管病分会、中华医学会糖尿病分会、中华医学会内分泌学分会以及中华医学会检验学分会联合发布了《中国成人血脂异常防治指南（2016年修订版）》。其中，血脂危险水平划分标准和治疗目

标值如表 21-7、表 21-8 所示。

表 21-7 中国 ASCVD 一级预防人群血脂合适水平和异常分层标准（2016）

单位：mmol/L

	TC	LDL-C	HDL-C	非-HDL-C	TG
理想		<2.6		<3.4	
合理范围	<5.2	2.6~3.3		3.4~4.1	<1.7
边缘升高	2.5~5.6	3.4~4.1		4.1~4.9	1.7~2.3
升高	≥6.2	≥4.1		≥4.9	≥2.3
降低			≤1.0		

表 21-8 不同 ASCVD 危险人群降 LDL-C、非-HDL-C 治疗达标值

单位：mmol/L（mg/dl）

危险等级	LDL-C	非-HDL-C
低危、中危	<3.4（130）	<4.1（160）
高危	<2.6（100）	<3.4（130）
极高危	<1.8（70）	<2.6（100）

这一方案的实施对于我国提高全民对高脂血症危险性的认识，以及对动脉粥样硬化性心脑血管疾病的防治具有极其重要的作用。

近年来，对于高 TG 血症与动脉粥样硬化关系的研究越来越被重视。前瞻性研究认为，高 TG 血症是冠心病的一个独立危险因素，富含 TG 的脂蛋白（如 VLDL）部分降解成残粒（残粒脂蛋白），因此，通过血 VLDL-C 的检测可了解 VLDL 残粒的脂蛋白含量，从而认为 VLDL-C 可反映降低胆固醇治疗的效果。因此将 LDL-C 与 VLDL-C 之和定义为非高密度脂蛋白（non-HDL），无须单独测定，它等于 TC 减去 HDL-C 值。因为 VLDL-C 正常水平为 0.78mmol/L，因此，高 TG 血症患者为 TG 升高（≥2.25mmol/L）。治疗目标值由原设定的 LDL-C 2.6mmol/L 提高至 3.36mmol/L。ATP Ⅲ中提出这一指标作为第二治疗目标，表明对高 TG 血症的重视。

高 TG 血症划分为 4 种水平，即正常水平为 1.7mmol/L 以下；临界水平为 1.7~2.25mmol/L；高水平为 2.26~5.64mmol/L；极高水平为≥5.65mmol/L。

二、高脂血症的饮食与药物治疗

我国学者一直主张人类饮食应该营养搭配合理，能量摄入应符合要求，避免肥胖，应长期坚持锻炼，让生命永远充满活力。对高脂血症患者，合理膳食、加强体育锻炼尤为重要。高脂血症的治疗方案包括非药物治疗和药物治疗两方面。

1. 国际治疗目标值 为了预防动脉粥样硬化心脑血管疾病的发生，降低发病率，提高健康水平，1989 年制订了美国全民胆固醇教育计划（NCEP），其目的是提高全社会对高胆固醇血症是冠心病的主要危险因素的认识，从降低人群血清 TC 水平入手，达到降低冠心病发病率与死亡率的目的。1988 年发表了成人治疗计划（ATP）Ⅰ，经过 5 年的临床实践，对新出现的问题进行了修正和补充，于 1993 年发布了 ATP Ⅱ，2001 年又发布了 ATP Ⅲ。

通过动物实验、实验室观察、流行病学调查和高胆固醇血症遗传方式的研究，现认为 LDL-C 值的升高是引起冠心病的一个主要原因。最近临床实践表明，降低血液 LDL 的治疗可减小冠心病的危险性。为此，2001 年继续将高 LDL-C 作为降低胆固醇治疗的首选目标。ATP Ⅲ采用的 LDL-C 划定值如表 21-9 所示。

表 21-9 血浆 LDL-C、HDL-C、TC 的评估值

单位：mmol/L

	LDL-C	TC	HDL-C
最适值	<2.6	<5.17	
接近最适值	2.6~3.3		
边缘临界高值	3.36~4.11	5.17~6.18	
高值	4.13~4.89	≥6.20	≥1.55
极高值	>4.9		
低值			<1.0

1993 年实施的 ATP Ⅱ计划中，LDL-C 最适值为 3.36mmol/L 以下，HDL-C 最适值为 0.9mmol/L 以上，经历 8 年之后，2001 年实施的 ATP Ⅲ计划，LDL-C 最适值降至 2.6mmol/L 以下，HDL-C 最适值升至 1.0mmol/L 以上，加大了对 LDL-C 的降低力度，以预防和减少动脉粥样硬化疾病的发生。

多数学者主张冠心病患者 LDL-C 水平降至 2.6mmol/L 作为治疗的目标值。临床研究表明，LDL-C 降得更低，临床患者会获得更大受益，减少急性冠状动脉事件（急性心肌梗死、冠状动脉猝死和不稳定型心绞痛）的发生。近十年来，临床学者认为，对于这一治疗目标值尚待商榷。

2. 改善生活方式 是非药物治疗的重要防治措施。在饮食方面，我国强调减少饱和脂肪酸和胆固醇的摄入，总热量按标准体重（BMI 22.0kg/m^2）1kg 供 25~30kcal，不吸烟、加强身体锻炼、控制体重、控制腰围、减少腹部脂肪。治疗性生活方式改变（therapeutic life style changes，TLC）是最经济有效的降低 LDL-C 的措施，其内容包括：①减少饱和脂肪酸的摄入；②食用植物固醇，增加纤维性食物；③加强运动；④降低体重。总的做法就是合理饮食、加强体育锻炼。

3. 药物治疗 对于某些冠心病短期或长期危险因素较高者，除采用 TLC 治疗外，还需使用降低 LDL 的药物进行治疗，因此药物治疗以降低患者血清 LDL-C，使其达到目标值

为目的。在进行药物治疗的同时，TLC 治疗还应该继续进行。

三、儿童高脂血症的监测

1. 血脂水平　动脉粥样硬化可始发于胎儿。随着我国生活水平的提高，营养状况良好，肥胖儿童逐渐增多，儿童高脂血症要引起全社会的高度关注，对儿童血脂的定期监测应引起足够的重视。在儿童高脂血症管理中，血清 TC 最佳值为<4.4mmol/L，临界值为 4.4~5.1mmol/L，≥5.2mmol/L 属于高值；血清 LDL-C 最佳值为<2.8mmol/L，临界值为 2.8~3.3mmol/L，≥3.3mmol/L 属于高值。

2. 监测方法　有高脂血症（含双亲中有一人血清 TC>6.2mmol/L）或动脉粥样硬化家族史的儿童应从 2 岁开始监测。监测方法：①若血清 TC<4.4mmol/L，5 年内再监测 1 次；②若血清 TC 在 4.4~5.1mmol/L，应间隔 1 周在同一实验室再测定 1 次，求 2 次监测结果的均值；③如 TC≥4.4mmol/L，则应空腹 12 小时再检测血清 TC、HDL-C、LDL-C 等，若 LDL-C<2.8mmol/L，可于 5 年内再检测血清 TC；④若血清 LDL-C 在 2.8~3.3mmol/L，应进行改善生活方式的教育和饮食治疗，若血清 LDL-C≥3.4mmol/L，再继续检测，必要时对其家族全体成员进行血脂监测，查明是继发性还是遗传性的原因，必要时要进行药物治疗，治疗最低目标值为 LDL-C<3.4mmol/L，理想目标值应为 LDL-C<2.8mmol/L。

第十节　高脂血症的检验诊断项目

血浆脂蛋白和脂质测定是临床生物化学检验的常规测定项目，其临床意义主要是早期发现与诊断高脂血症，协助诊断动脉粥样硬化症，评价动脉粥样硬化疾病（如冠心病和脑梗死等）的危险度，监测评价饮食与药物治疗的效果等。

一、血浆脂质检测

1. 血清胆固醇测定　血清中胆固醇包括胆固醇酯（CE）和游离胆固醇（FC），CE 占 70%，FC 占 30%。FC 中 C_3 的 -OH 在卵磷脂胆固醇脂肪酰基转移酶（LCAT）作用下可分别与亚油酸（43%）、油酸（24%）、软脂酸（10%）、亚麻油酸（6%）、花生四烯酸（6%）、硬脂酸（3%）等脂肪酸结合而形成胆固醇酯。血清中胆固醇在 LDL 中最多，其次是 HDL 和 VLDL，CM 最少。血清总胆固醇测定方法分为化学法和酶法两大类。目前常规应用酶法测定，快速准确，标本用量少，便于自动生物化学分析器进行批量测定。

（1）参考范围：按我国血脂异常防治对策专题组 1997 年提出的《血脂异常防治建议》和 2003 年中华检验学会血脂专家委员会公布的《关于临床血脂测定的建议》规定，我国人 TC 在 5.20mmol/L 以下为合适范围，5.23~5.69mmol/L 属于边缘性增高，5.72mmol/L 以上即为升高。

（2）临床意义：血清胆固醇水平除受病理因素影响外，人群间胆固醇水平的高低主要取决于饮食性质、体力劳动的多少和环境因素、性别和年龄等。同样生活条件中青年组男性高于女性；女性绝经后胆固醇水平会明显上升，高于同年龄组男性；新生儿胆固醇很低，哺乳后很快接近成人水平；随年龄增高，胆固醇水平有增高趋势，70 岁后下降，男性似稍明显。

2. 血清甘油三酯测定　TG 又称中性脂肪，由于其甘油骨架上分别结合了 3 分子脂肪酸、2 分子脂肪酸或 1 分子脂肪酸，所以分别存在甘油三酯（TG）、甘油二酯（DG）和甘油一酯（MG）。血清中 90%~95% 是 TG，TG 中结合的脂肪酸分别为油酸（44%）、软脂酸（26%）、亚油酸（16%）和棕榈油酸（7%）。血清 TG 测定方法一般分为物理化学法、化学法及酶法三大类。血清中 TG 的化学组成并不单一，准确求其分子量较为困难。因标准不同，测定结果存在差异。

（1）参考范围：由于测试人群和方法不同，TG 参考值差异较大，为 0.56~1.7mmol/L。

（2）临床意义：受生活条件和饮食方式、年龄、性别等影响，TG 可有生理性变动。如高脂肪饮食后 TG 升高，一般餐后 2~4 小时达高峰，8 小时后基本恢复空腹水平；运动不足、肥胖可使 TG 升高；成年后随年龄上升，TG 水平上升（中青年男性高于女性，50 岁后女性高于男性）。病理性因素所致 TG 升高为病理性 TG 升高。我国关于《血脂异常防治建议》中提出，我国人 TG 合适范围为 TG<1.7mmol/L，TG 升高是指 TG>1.7mmol/L。TG 升高也是动脉粥样硬化和冠心病的危险因素。动脉粥样硬化和冠心病时多有 TG 增高，特别是当高 TG 血症同时伴有 TC、LDL-C 增高，HDL-C 减低，并同时存在冠心病其他危险因子（如冠心病家族史、饮酒、吸烟、肥胖等）时，对动脉粥样硬化和冠心病的诊断更有意义。

低 TG 血症是指 TG<0.56mmol/L。原发性者见于无 β- 脂蛋白血症和低 β- 脂蛋白血症，为遗传性疾病；继发性者见于继发性脂质代谢异常，如消化道疾病（肝脏疾病、吸收不良综合征）、内分泌疾病（甲状腺功能亢进、慢性肾上腺皮质功能不全）、癌症晚期、恶病质及肝素等药物的应用。

3. 血清游离脂肪酸测定　血中 FFA 半衰期极短，为 1~2 分钟。血清中的 FFA 与清蛋白结合进行运输，属于一种极简单的脂蛋白。

正常情况下，FFA 在血中总量极微，而且易受各种生理和病理变化的影响，尤其易受脂代谢、糖代谢和内分泌功能等影响，如饥饿、运动、情绪激动（精神兴奋）、糖尿病及某些内分泌的改变，可使血中总 FFA 水平升高，饭后及用葡萄糖后可使 FFA 减低，故 FFA 总量检测时必须注意各种影响因素，以早晨空腹安静状态采血为宜。正常人血浆中存在 LPL，可使 FFA 升高，因此采血后应注意在 4℃条件下分离血清并尽快进行测定；肝素可使 FFA 升高，故不可在肝素治疗时（后）采血，也不可用肝素抗凝血进行 FFA 测定；不能立即测定时，标本可冷冻保存。FFA 测定方法有酶法、高效液相层析法及气相层析法。

（1）参考范围：0.4~0.9mmol/L。

（2）临床意义：因为血中 FFA 水平容易受各种因素的影响而变动，所以不能凭一次检测结果作出诊断，要对 FFA 的水平进行连续的动态观测。①增高：见于糖尿病、急性冠脉综合征、甲状腺功能亢进、肢端肥大症、库欣病（Cushing disease）、肥胖、重症肝脏疾病、褐色细胞瘤、急性胰腺炎等；②减低：见于甲状腺功能减退、胰岛素瘤、垂体功能减退症、艾迪生病等。

4. 磷脂测定 血液中的磷脂（phospholipid，PL）包括卵磷脂、溶血卵磷脂、神经磷脂、脑磷脂等。磷脂在肝脏合成最活跃，主要由胆汁和肠分泌，自粪便中排出。磷脂是脂肪代谢的中间产物，在血液中并非独立存在，而是与其他脂质一起参与脂蛋白的形成和代谢；另外，磷脂也是构成和维持细胞膜成分和功能的重要物质。磷脂测定有化学（消化）法和酶法，前者适用于常规检测，后者对临床医学研究有实用价值。

（1）参考范围：1.3~3.2mmol/L。

（2）临床意义：血清磷脂与胆固醇密切相关，两者多呈平行变动，高胆固醇血症时也常有高磷脂血症，但磷脂的增高可能落后于胆固醇；TG 增高时磷脂也会增高。临床磷脂增高常见于胆汁淤滞（可能与富含磷脂成分的 LP-X 增高有关）、原发性胆汁性肝硬化、高脂血症、脂肪肝、卵磷脂胆固醇脂肪酰基转移酶缺乏症、肾病综合征等。另外，磷脂及其主要成分的检测对未成熟儿（胎儿）继发性呼吸窘迫综合征的诊断有重要意义。

5. 过氧化脂质测定 过氧化脂质（lipid peroxide，LPO）是指作为脂质成分的多价不饱和脂肪酸在酶和 Fe^{2+} 等触酶的存在下，结合了分子态氧而形成的过氧化脂质。过氧化脂质活性高，反应性强，易造成细胞和组织的氧化伤害，引起各种有关的疾病。因其与动脉硬化、老化及肝脏损伤有关，已引起人们的关注。测定方法有荧光法、比色法及反相离子对色谱法。其中荧光法及比色法较常用，测定标本为清晨空腹静脉血，全血标本室温可保存 24 小时，血浆（清）4~8℃冷藏可保存 3 天，冷冻可保存 1 周。脂血和黄疸血标本不宜检测 LPO，测定结果偏高。

（1）参考范围：荧光法：2~4μmol/L。比色法：男性（4.14 ± 0.78）μmol/L，女性（3.97 ± 0.77）μmol/L。

（2）临床意义：血浆（清）LPO 水平有随年龄增高而增加的趋势，但 60 岁后又有降低的趋势；男性高于女性，此为生理性改变。LPO 病理性增高见于：①动脉硬化、脑梗死、心肌梗死和高脂血症；②急性肝炎、慢性肝炎活动期、脂肪肝、肝硬化等肝脏疾病；③慢性肾炎和肾功能不全；④糖尿病；⑤恶性肿瘤；⑥未熟儿视网膜病等。

6. 脂蛋白相关磷脂酶 A2 测定 脂蛋白相关磷脂酶 A2（lipoprotein-associated phospholipase A2，Lp-PLA2），属非钙离子依赖性磷脂酶 A2，又称血小板活化因子乙酰水解酶（PAF-AH），分子量为 45kD，主要由成熟的巨噬细胞和淋巴细胞合成分泌并受炎性介质调节，80% 与低密度脂蛋白（LDL）结合，可水解 LDL 上的氧化卵磷脂生成促炎类物质因此具有促进炎症和动脉粥样硬化的作用。

Lp-PLA2 是血液中一种水解氧化型磷脂的酶，可引起动脉粥样硬化血管炎症。尤其是伴随动脉粥样硬化的炎症中巨噬细胞与淋巴细胞的积聚，Lp-PLA2 在动脉粥样硬化斑块，特别是复杂斑块中的表达升高。在有或无冠心病表现患者及低 LDL-C 患者中，Lp-PLA2 已被确认为一种强大而独立的卒中和心血管事件预测因子，血中此酶活性升高，表明风险很高。Lp-PLA2 与 CRP 有协同作用，故当两者都升高时，患者风险较大。然而，CRP 为一般炎症的标志物，Lp-PLA2 对血管炎症较特异，且不受肥胖影响。检测血浆中 Lp-PLA2，可以有效地了解动脉粥样硬化斑块损伤程度及稳定性，可用以预测心脑血管栓塞疾病的发生和转归。

Lp-PLA2 已收入美国临床内分泌协会（AACE）血脂异常管理和动脉粥样硬化预防指南（2012）、欧洲心脏病学学会（ESC）和心脏病预防指南（2012）项目中。

二、血浆脂蛋白测定

1. 血浆静置试验 血浆于 4℃静置 16~24 小时，观察血浆混浊程度，称为血浆静置试验（standing plasma test）。若出现奶油样上层，即 CM 增加；若下层混浊，即 VLDL 增加；如果 LDL 增加，血浆仍呈现透明状态。这一试验是粗略判断血中脂蛋白是否异常增加的简易方法。健康人该试验阴性（无奶油样上层）。

2. 血浆脂蛋白胆固醇测定 脂蛋白是一种既有蛋白质，又有胆固醇，还有磷脂的复合体，如何定量尚无一种较为理想的方法。由于脂蛋白中胆固醇含量较为稳定，因而目前以测定脂蛋白中胆固醇总量的方法作为脂蛋白的定量依据，即测定 HDL、LDL 或 VLDL 中的胆固醇，并分别称为高密度脂蛋白胆固醇（HDL-C）、低密度脂蛋白胆固醇（LDL-C）或极低密度脂蛋白胆固醇（VLDL-C）。这类测定方法是目前临床广泛使用的方法，快速并较为准确。

（1）直接测定法：目前临床检验中推荐《中国成人血脂异常防治指南》建议的匀相测定法测定 HDL-C 和 LDL-C。

参考范围：血清 HDL-C：>0.9mmol/L。

血清 LDL-C：成人 2.1~3.1mmol/L；

儿童<2.8mmol/L。

（2）LDL-C 间接计算法：利用血清中 TC、TG 和 HDL-C 含量按公式推算出 LDL-C 的含量。这一方法是 Friedewald 于 1972 年发明的一个经验式：

$$LDL\text{-}C=TC-(HDL\text{-}C+TG\times 1/5) \qquad \text{式 21-1}$$

运用这一公式是有条件的：①空腹血清不含 CM；② TG 浓度在 4.60mmol/L 以下；③Ⅲ型高脂血症除外。间接计算法属淘汰的方法，不宜采用。

（3）non-HDL-C（LDL+IDL+VLDL）值：LDL、VLDL 和 IDL 被称作为 non-HDL-C（LDL+IDL+VLDL）或致 AS 的胆固醇，ATP Ⅲ计划将 non-HDL-C 作为继 LDL-C 之后的治疗第二靶标，仅限于血清 TG 水平升高的患者。由于每分子 LDL、IDL 和 VLDL 只含有 1 分子 ApoB，总的 ApoB 值可反映潜在致

AS 脂蛋白的总量，而 non-HDL-C 给出的是这些同类脂蛋白的胆固醇含量。

2013 年 7 月国际动脉粥样硬化学会（IAS）建议特别关注降低 ASCVD 风险以降低低密度脂蛋白胆固醇（LDL-C）为主要目标，减少心血管病的发生，并认为致 AS 性脂蛋白胆固醇应包括 LDL-C 和 non-HDL-C，因其显著升高，可独立导致早发 ASCVD。

2013 年国际血脂管理指南（IAS）血脂水平分层如表 21-10 所示。

表 21-10 2013 年国际血脂管理指南（IAS）水平分层

单位：mmol/L（mg/dl）

分级	非 -HDL-C	LDL-C	TG
理想水平	<3.40（130）	<2.60（100）	<1.70（150）
高于理想水平	3.40~4.13（130~159）	2.60~3.35（100~129）	
边缘升高	4.16~4.91（160~189）	3.40~4.13（130~159）	1.71~2.50（151~199）
升高	5.00~5.69（190~219）	4.16~4.91（160~189）	2.26~5.64（200~499）
极高	≥5.72（220）	≥5.00（190）	≥5.65（500）
降低	<1.04（40）男性	1.30（50）女性	

2014 年国际血脂管理指南（IAS）血脂水平分层表建议中所列数值为风险值，主要为非 -HDL-C 和 LDL-C；前者优于后者；次要目标为 ApoB；TG ≥ 500mg/L 的目标是用于预防急性胰腺炎；HDL-C 是评估 ASCVD 风险的主要参考因素，非治疗目标值

（4）HDL 亚组分分析：HDL2b 直接参与胆固醇逆转运，含有抗氧化物，可抑制 LDL 氧化，是抗 AS 作用最强的脂蛋白颗粒。研究表明，HDL-C 水平升高不能单纯理解为具有心脏疾病保护效应，增加 HDL2b 颗粒远比升高颗粒中的胆固醇更重要。若血浆 HDL 2b 降低至<10%（男）、<20%（女）有患动脉粥样硬化病参考诊断的临床意义。HDL 亚组分分析的经典方法是超速离心法，国内已有报道采用聚丙烯酰电泳法，或者双向电泳 - 免疫印迹法计算 HDL 亚类相对含量，目前尚无公认的用于临床快速检测方法和参考值。

（5）LDL 亚组分分析：LDL 可分为两大亚组分：大颗粒疏松 LDL（A-LDL，Large LDL），包括 LDL1、LDL2a、LDL2b，以大颗粒为主，直径均大于 25.6mm；小颗粒致密 LDL（B-LDL，sdLDL）：包括 LDL3a、LDL3b、LDL4a、LDL4b，以小颗粒为主，直径均小于 25.6mm。目前认为，冠心病患者体内高水平 oxLDL 主要来自氧化的 B-LDL，LDL 升高及 oxLDL 增加是导致 AS 的关键因素，其中 B-LDL 的 LDL 3a，3b，和 4b，是致 AS 作用最强的脂蛋白颗粒。与不同脂质参数（TC、LDL、HDL、TG、ApoB、ApoA1 和 LDL 颗粒大小）相比，LDL 颗粒大小被确认为 ASCVD 最佳预测因子。临床可检测 A-LDL、B-LDL 作为脂类代谢异常的参考指标。临床常见有血 LDL-C 正常，而 TC 水平升高的冠心病患者，此类患者与 LDL 亚组分颗粒大小有关。另外，sdLDL-C/LDL-C 百分比，健康人<0.54，此百分比不受降脂药影响，可作为评估冠心病患者脂蛋白失衡的新指标，对于预测心血管事件风险具有一定的临床意义。

sdLDL 的化学检测方法包括非均相测定法和均相测定法，其中均相测定法是目前临床检验主要采用的方法，如 sdLDL-C 均相酶法。sdLDL 的检测方法还有多种，其中密度梯度超速离心法是检测 LDL 亚型的“金标准”。其他检测方法包括质子梯度凝胶电泳法、磁共振光谱法、分子筛色谱法、电子显微镜技术、动态光散射法等。

（6）临床意义

1）LDL-C 水平：随年龄增高而上升，青年与中年男性高于女性，老年前期与老年期女性高于男性。中老年男女平均值为 2.7~3.2mmol/L。我国《血脂异常防治建议》规定，LDL-C 合适范围为<3.12mmol/L，边缘升高（危险阈值）为 3.15~3.61mmol/L，升高为>3.64mmol/L。NCEP ATP Ⅲ（2001 年）明确要求，高脂血症患者血 LDL-C 的治疗目标值定为 2.6mmol/L 以下，对于这一目标值临床有争议，尚待进一步观察。

2）血浆 sdLDL-C 水平：sdLDL-C 可作为独立于年龄和性别之外的危险因素，使冠心病患者发生心肌梗死的危险性增加，血浆 sdLDL-C 高水平的个体也使患 2 型糖尿病的风险增加。

陈薇等报道，湖北地区 469 例健康人血清 sdLDL-C 参考区间为 0.121~1.340mmol/L，sdLDL-C/LDL-C 比值（×100）为 9.9%~44.3%。临床观察表明，采用 sdLDL-C/LDL-C 比值更有临床意义，检测经调脂治疗的 1 065 例冠心病患者血清相关指标与健康对照组比较，血清 TC、LDL-C、sdLDL-C 水平无统计学意义，仅 sdLDL-C/LDL-C 比值冠心病患者明显高于健康对照组。

3）低 HDL-C 水平：影响血浆（清）HDL-C 水平调控因素很多，主要有：①年龄和性别，儿童时期男女 HDL-C 水平相同，青春期男性开始下降，至 18~19 岁达最低点，以后男性低于女性，女性绝经后与男性接近；②种族；③饮食；④肥胖；⑤饮酒与吸烟，饮酒使 HDL-C 升高，而吸烟使 HDL-C 减低；⑥运动，长期足够量的运动使 HDL-C 升高；⑦药物；⑧疾病。

LDL-C 增高见于家族性高胆固醇血症（TC 增高，LDL-C 增高，伴有 HDL-C 减低）、Ⅱa 型高脂蛋白血症（TC 增高，LDL-C 增高，TG 正常或轻度增高）。无 LDL-C 血症见于家族性遗传病。

3. 脂蛋白（a）测定 Lp（a）的浓度可以多种方式表示，如总脂蛋白量、Apo（a）、ApoB100 或脂质成分等。常用免疫学方法（酶联免疫吸附试验或免疫比浊分析）和自动生化分析仪检测，但 Lp（a）测定的标准化难度较大，目前尚未解决。

（1）参考范围：健康成人血清<300mg/L（仅供参考）。

（2）临床意义：一般认为 Lp（a）对同一个体相当恒定，但个体间差异很大，波动范围很大。Lp（a）水平高低主要由遗

传因素决定，基本不受性别、年龄、饮食、营养和环境影响；亦有报道女性闭经后 Lp(a)有上升趋势，新生儿为成人水平的1/10，6 个月后达成人水平；妊娠期妇女 Lp(a)出现生理性变动；黑人 Lp(a)水平明显高于白种人和黄种人，但黑人冠心病发病率并不高。

LP(a)水平病理性增高见于：①缺血性心脑血管疾病；②心肌梗死、外科手术、急性创伤和急性炎症，Lp(a)和其他急性时相蛋白一样增高；③肾病综合征和尿毒症；④除肝癌以外的恶性肿瘤。Lp(a)病理性减低见于肝脏疾病(慢性肝炎除外)，因为 Lp(a)合成于肝脏。人群中 Lp(a)浓度个体差异极大，浓度范围可在 0~1 000mg/L，这种差异最主要由 Apo(a)基因位点决定。

4. 脂蛋白电泳分型 以琼脂糖凝胶为支持介质，先用脂类染料将血清进行预染，使血清脂蛋白着色，然后电泳，再用分光光密度计直接扫描测定各区带，计算出 α- 脂蛋白、β- 脂蛋白和前 β- 脂蛋白的相对百分比。最近通过电泳技术的改进，根据脂蛋白的电泳图谱，可对各组分的胆固醇、TG 进行定量测定。脂蛋白电泳分型对高脂血症的诊断有一定的临床意义。

参考范围：α- 脂蛋白占 26%~45%，β- 脂蛋白占 43%~58%，前 β- 脂蛋白占 6%~22%。

5. 脂蛋白 -X 测定 脂蛋白 -X(lipoprotein-X，LP-X)为胆汁淤积时出现的异常脂蛋白，电泳时向负极泳动(与其他脂蛋白泳动方向相反)，是胆汁淤积诊断的重要生物化学指标。检测方法有脂蛋白电泳法、沉淀分离化学测定法和超速离心法等。超速离心法可将脂蛋白 -X 分为两类：LP-X1(其蛋白部分以清蛋白为主，肝外胆汁淤积时增加)和 LP-X2(其蛋白部分除清蛋白外，还有 apoE 等，在肝内胆汁淤积时增加)。组成成分以 PL 和 FC 为特征(PL 占 66%，FC 占 22%，CE 占 3%，TG 占 3%，胆汁酸占 2%，蛋白质占 6%)。蛋白质成分中 40% 为清蛋白，60% 为 ApoC。测定 LP-X 的标本不宜存放，采集送检后应立即测定，因为血液中含有的磷酸酯酶能分解 LP-X，会使测定结果减低。采用琼脂糖凝胶电泳进行检测。

(1)参考范围：定性为阴性；定量<140mg/L。

(2)临床意义：LP-X 是胆汁淤积的灵敏的生化指标，其敏感性及特异性优于总胆红素(TBil)、碱性磷酸酶和 γ- 谷氨酰转肽酶。LP-X 含量与胆汁淤积程度相关，可用于鉴别阻塞类型，肝外性阻塞高于肝内性阻塞，恶性阻塞高于良性阻塞。

三、载脂蛋白测定

目前测定血清中 Apo 含量的方法是利用相应的特异性抗体试剂进行测定。目前有羊抗人 ApoA Ⅰ、A Ⅱ、B100、C Ⅱ、C Ⅲ、E 和(a)等抗体试剂。测定原理是将某一特异性抗体加到待测人血清中，与血清中相应抗原形成抗原 - 抗体复合物，根据复合物的量，即可测出血清中某一 Apo 的含量。例如在人血清中加入抗人 ApoA Ⅰ抗体，即与血清中 ApoA Ⅰ(抗原)结合形成复合物，再定量即可测出血清中 ApoA Ⅰ的含量。方法学包括：①免疫扩散法；②免疫火箭电泳法；③免疫比浊法。

(1)参考范围：由于测定方法不同，加之其测定的标准化工作还未完善，载脂蛋白参考值的报道亦不一致。血清 ApoA Ⅰ 1.0~1.6g/L，ApoB 0.6~1.12g/L。均值：ApoA Ⅰ>1.2g/L，ApoB <1.2g/L。

(2)临床意义：与动脉粥样硬化和冠心病关系最密切的是 ApoA Ⅰ和 ApoB。ApoA Ⅰ随年龄波动较小，女性稍高于男性，但差异不明显；80 岁以后男女 ApoA Ⅰ均下降；ApoA Ⅰ为存在于 HDL 中的主要载脂蛋白，影响其血浆水平的因素同 HDL。ApoB 主要存在于 LDL 中，不论男性或女性，血浆中 ApoB 水平均随年龄增加而上升，至 70 岁以后 ApoB 不再上升或开始下降。正常情况下，ApoB 水平随 TC 和 LDL-C 水平变动，故 50 岁以前男性高于女性，50 岁以后女性高于男性。ApoA Ⅰ和 ApoB 测定直接反映 HDL 和 LDL 的水平，反映 HDL 和 LDL 颗粒的多少。脂蛋白中的胆固醇含量在病理情况下可发生变化，因而 HDL-C 和 LDL-C 测定不能代替 ApoA Ⅰ和 ApoB。一般认为动脉粥样硬化和冠心病时 ApoA Ⅰ下降、ApoB 升高，特别是冠心病时，ApoB 升高比 TC、LDL-C 升高更有意义。脑血管病时，以 ApoA Ⅰ和 HDL-C 下降更为明显，而 ApoB 往往正常，脑出血时 ApoB 还可能偏低。有人主张 ApoB/ApoA Ⅰ比值可以代替 LDL-C/HDL-C 比值作为动脉粥样硬化的指标。

ApoA Ⅰ降低还见于酒精性肝炎、高 α- 脂蛋白血症、丹吉尔(Tangier)病，ApoA Ⅰ升高还见于肝脏疾病、肝外胆道阻塞、人工透析。ApoB 增高还见于Ⅱ型高脂血症、胆汁淤积、肾病、甲状腺功能减退；ApoB 减低还见于肝脏疾病和甲状腺功能亢进。

四、血浆特殊蛋白质与相关酶的测定

1. 血清(浆)CETP 测定 利用 CETP 单克隆抗体进行酶联免疫测定，标本必须是肝素抗凝血浆。以函数纸制作标准曲线再计算。检测方法为免疫透射比浊法，目前尚无公认的检测方法和参考值。

2. 血清(浆)LPL 测定 LPL 的功能是水解由消化道小肠黏膜合成的乳糜微粒(CM)和内源性的肝脏合成的 VLDL 中的 TG。

血清(浆)LPL 缺乏或功能异常易导致Ⅰ型、Ⅳ型、Ⅴ型高脂血症。

测定过程一定要与结构和功能类似的肝甘油三酯脂肪酶(HL)区别。HL 是结合在细胞表面作为肝素受体的蛋白多糖，用注射肝素竞争性地结合到细胞表面的蛋白质多糖分子后，酶可被置换进入血浆。现在可采用 LPL 单克隆抗体的酶免疫方法进行检测，标本为血清或肝素抗凝血浆。

(1)参考范围：136~321mg/L。

(2)临床意义：血浆 LPL 在 40mg/L 以下属 LPL 缺乏症，40~150mg/L 为健康水平。

3. 血浆 LCAT 测定 以往采用放射性核素或气相色谱法，需用特殊仪器，操作繁杂，难以常规检测。现在可采用微脂粒底物法，即微脂粒被血清中 HDL 吸附后，成为 LCAT 底物，在 37℃条件下，经一定时间反应，LCAT 活性值可依据游离胆固醇的减少量进行定量。目前尚无统一参考检测方法。

(1)参考范围：382~512U/L。

（2）临床意义：升高：原发性高脂血症、肝功能受损。

五、脂代谢相关基因检测

高脂血症与动脉粥样硬化均有一定的家族性和遗传性，属于多基因病，是多基因协调作用及环境因素共同作用的结果。因其发生涉及两个以上基因表达调控的改变，在难以获得家系分析的情况下，目前多采用以同胞对或人群为基础的关联分析方法研究候选基因多态性与疾病的关系，其中确定研究样本的代表性是最重要的一步，并应对目标对象进行详细的流行病学调查，通过分子生物学（DNA、RNA、蛋白质水平）、遗传统计学和生物信息学技术，最终确定易感基因。载脂蛋白、脂蛋白脂肪酶和脂蛋白受体等基因缺陷的种类并不是单一的，而是多位点、多类型、多种基因突变。不同种族、不同人群基因缺陷的位点、性质及其突变点可能不一样。目前还不能总结出这些基因变化与动脉粥样硬化形成的确切关系，还未找到引起动脉粥样硬化和高脂血症的关键基因及其关键基因缺陷、位点和性质。动脉粥样硬化有关基因多态性和基因突变分析方法在发病机制探讨和基因诊断方面已有大量的文献报道。

1. 载脂蛋白基因分析　现将较为成熟的 ApoE 基因分析技术做一简介。人群中 ApoE 多态性存在种族差异，不同人群中 ApoE 基因型分布频率不同。欧洲 ApoEε4 等位基因分布频率从北到南呈下降趋势。亚洲 ApoEε4 频率低，相比之下，非洲及巴布亚新几内亚 ApoEε4 频率高。

由于早期观察到 ApoEε2/2 表型的Ⅲ型高脂血症患者在未成年即患冠心病，因而对 ApoE 多态性进行了广泛研究。许多证据认为，ApoE 多态性是动脉粥样硬化早期及发展过程中个体差异的主要原因。大量人群调查发现，ApoEε4 等位基因的一般作用是显著升高健康人的总胆固醇浓度，使之易患动脉粥样硬化。相反，ApoEε2 等位基因的一般作用是降低胆固醇浓度，其降低效应是 ApoEε4 升高胆固醇的 2~3 倍。ApoE 等位基因变异还与血浆 ApoB 浓度、三酰甘油及血管收缩压有关。现认为 ApoEε2 等位基因对冠状动脉硬化的发展有防护作用，经临床研究发现，患心血管疾病（如心肌梗死）的幸存者，或血管造影证明有动脉粥样硬化者，比其对照组的 ApoEε4 等位基因频率高。ApoEε4/3 杂合子比 ApoEε3/2 和 ApoEε3/3 基因型者发生心肌梗死的年龄更小。ApoE 多态性变异还与肾病综合征、糖尿病有关。值得重视的是，ApoE 多态性与阿尔茨海默病（AD）存在相关性。利用基因分析技术进行分型较为简便易行，结果准确可靠。根据湖北人群调查（1 236 例）ApoE 基因型频率分布，ApoEε2/2 型占 0.5%，ε3/2 型占 12.1%，ε3/3 型占 70.4%，ε4/3 型占 15.0%，ε4/4 型占 0.9%，ε4/2 型占 1.3%；等位基因频率分布，ApoEε2 占 8.1%，ε3 占 83.0%，ε4 占 8.9%。在研究高脂血症评定心脑血管疾病的危险因素方面，以 ApoE 多态性为手段进行研究有重要的临床意义。有学者认为，基因型的“坏”ε4 和“好”ε2 的等位基因之间的平衡可作为基因分析应用于医学检验领域，协助临床疾病的诊断。

载脂蛋白 E 不同基因型对饮食和治疗干预措施的影响见表 21-11。

表 21-11　载脂蛋白 E 不同基因型对饮食和治疗干预措施的影响

	ApoE2		ApoE3		ApoE4	
基因型	2/2	2/3	3/3	2/4	3/4	4/4
分布频率	0.5%（1%）	12.1%（10%）	70.4%（62%）	1.3%（2%）	15.0%（20%）	0.9%（5%）
鱼油	↓↓TG↓sdLDL↑HDL		↓TG↓sdLDL↑HDL		↓TG↓↓dLDL ↑↑LDL↓HDL	
适度的脂类饮食	~LDL~sdLDL		↓LDL↓sdLDL		↓LDL↑↑sdLDL	
低脂饮食	↓LDL↑sdLDL		↓↓LDL~sdLDL		↓↓↓LDL↓sdLDL	
适度饮酒	↑HDL↓LDL		↑HDL		↓HDL↑LDL	
高脂血症有效药物	他汀类：阿托伐他汀、普伐他汀、洛伐他汀		他汀类：阿托伐他汀、普伐他汀、洛伐他汀		普罗布考片、辛伐他汀	
老年痴呆	非易患人群	非易患人群	非易患人群，风险低		易患人群，风险高	风险极高早期协助诊断指标
动脉粥样硬化心血管病（ASCVD）	非易患人群，风险低；有患Ⅲ型高脂血症风险（早发冠心病）	非易患人群，风险低；	非易患人群，风险低		易患人群，风险高	

①↓降低；↑升高；~ 正常；②分布频率栏数据，黑字为中国湖北人群，括号内数据为北美人群；③适度脂类饮食（中国营养学会建议每日膳食中由油脂供给的能量占总能量的比例，一般成人以 20%~25% 为宜。日均脂肪含量 44~55g）；④低脂饮食（日均脂肪含量<44g）；⑤适度饮酒（《中国居民膳食指南》建议成年人适量饮酒的限量值是男性一天饮用酒的酒精量不超过 25g，女性不超过 15g）。源自：Clinical Implications Reference Manual（CIRM），Berkeley HeartLab.chapter19：2010（原作者已授权引用，有修改）

2. 脂蛋白受体和相关代谢酶的基因分析 目前研究最多的是 LDLR 和 LPL 的基因结构与功能（有关篇章将有详细介绍）。

3. 微小 RNA 1993 年 Lee 等发现线虫调控基因表达的微小 RNA（microRNA，miRNA）以来，与人类疾病相关的 miRNA 的研究陆续被报道。miRNA 是一类普遍存在于细胞中的长度为 18~25nt 的核苷酸非编码单链小分子 RNA。miRNA 在基因转录后水平上通过与靶 mRNA 互补结合，抑制 mRNA 的翻译或降解 mRNA，发挥对约 30% 人类蛋白的表达调节作用，人类基因组中约有 800~1 000 个。编码 miRNA 基因位于染色体的内含子、基因间区等部位，该基因首先在核内转录形成初级转录本（pre-microRNA），运送到胞质之后，大部分被 Dicer 剪切生成成熟的 miRNA，行使生物学功能。少部分 pre-miRNA 则被多囊体（multivesicular body，MVB）包裹，最终以外排颗粒的形式转运出细胞，进入循环系统。另一种途径是通过与 RNA-binding 蛋白（例如 nucleophosmin 1，NPM1）等的结合，形成核酸 - 蛋白复合体，pre-miRNA 被转运出胞质进入循环系统，研究显示，血液中 90% 的 miRNA 是以核酸 - 蛋白复合物的形式存在。目前认为，miRNA 与临床疾病密切相关。miRNA 的作用方式与靶基因的配对程度有关，若与 mRNA 不完全互补配对，则抑制翻译过程而不影响 mRNA 的稳定性，更不会改变 mRNA 表达的正常蛋白质谱；若 miRNA 与 mRNA 完全互补配对时，则切割或降解 mRNA，造成相应表达的蛋白质合成减少或缺失，从而导致疾病的发生。与动脉粥样硬化相关的胆固醇逆转运、内皮细胞血管新生、血管平滑肌细胞代谢、脂质代谢、氧化应激，以及炎症等与 miRNA 调控密切相关的研究已有报道。

miRNA 的检测方法：① miRNA 芯片，高通量筛选，可以一次检测几百种 miRNA；②荧光定量 PCR，用于检测几种特定 miRNA。可以从新鲜组织、石蜡包埋组织（如肿瘤）、血清或血浆标本中提取并检测 miRNA。

4. 长链非编码 RNA 伴随着高通量测序技术在全基因组和转录组中的应用，现已得出只有不到 2% 的基因组编码蛋白质，至少存在 75% 的基因转录出非编码 RNA。虽然有些非编码 RNA 片段较短，但是其中的大多数都超过了 200 个核苷酸，这一类非编码 RNA 则被称作是长链非编码 RNA（long non-coding RNA，lncRNA）。近几年，随着大量 lncRNA 的发现，这个曾经被认作是“转录噪声”的一类 RNA 成为现今的研究热点，其中大多数由 RNA 聚合酶Ⅱ转录，并且部分有类似 mRNA 的 5′ 端帽子结构和 3′ 端 polyA 尾结构。人类基因中大约有 16 000 个基因共编码出大约 28 000 个不同的 lncRNA 转录本。

LncRNA 的分类较为复杂，根据片段长度、与蛋白编码基因的相对位置、与已知功能的 DNA 片段的关系、是否拥有重复序列、序列与结构的保守性和亚细胞结构等，对 lncRNA 进行不同的分类。根据 lncRNA 在基因组上与编码蛋白基因的相对位置的分类，是 GENCODE 对 lncRNA 进行分类的基础，可以将其分为五类：正义（sense）、反义（antisense）、双向（bidirectional）、内含子（intron）和基因间（intergenic）。这个相对位置的确定，对于 lncRNA 功能的推测有很大的帮助。相比于短链的 RNA，lncRNA 的作用机制较为复杂，可能有 10 种 lncRNA 的基本作用机制。目前主要可以分为以下三点：① lncRNA 能够直接干扰下游基因的表达；② lncRNA 能通过与 mRNA 前体（pre-mRNA）、miRNA 以及蛋白质等物质结合，从而干扰其生物学功能；③ lncRNA 能够进一步加工为短链的 RNA 来发挥作用。现已证实 lncRNA 参与到了许多疾病的发生发展当中，如心血管疾病、中枢神经系统疾病和癌症等。

六、溶酶体疾病实验诊断

遗传性溶酶体脂质贮积病的实验诊断有以下几方面：

1. 体格检查 进行全面的体格检查。

2. 骨髓和外周血细胞学检查 主要观察骨髓细胞的特大泡沫细胞的出现，如 Niemann-Pick 细胞、Gaucher 细胞等，该类细胞比一般红细胞大 5~10 倍，有 1~3 个偏于一边的细胞核，胞质呈桑葚子状，具有诊断价值；采用电镜观察外周血巨噬细胞溶酶体形态的超微结构异常改变。细胞学形态特征仅能确认为溶酶体有关疾病，但属于何种缺陷病无法诊断，更无法精确到何种酶缺陷。

3. 测定常规生化指标 特别是血脂水平、肝功能、肾功能等功能检查。

4. 测定溶酶体的特种酶活性 具有确诊意义的有：①壳三糖苷酶（chitotriosidase，CT）：鉴别诊断溶酶体脂质贮积病，戈谢（Gaucher）病患者血浓度略升高，尼曼 - 皮克（Niemann-Pick）病升高水平可高达健康人的 100 倍之多；②鞘磷脂酶：活性降低或缺乏，是确诊尼曼 - 皮克病的依据之一；③葡萄糖脑苷脂酶：活性降低或缺乏，是确诊戈谢病的依据之一。

5. 采用高效液相色谱技术 对血浆脂质成分进行定性或定量分析和酶的活性测定。

6. 进行物理学检查 如 X 线、CT、ECT 等检查肝、脾、骨骼和脑部位的病理改变。

7. 基因分析 可分别采用聚合酶链反应（PCR）技术、限制性片段长度多态性（RFLP）、多重 PCR、斑点杂交、DNA 芯片技术、克隆和 DNA 测序等分子生物学技术进行基因分析。若经分析确认有基因碱基突变导致氨基酸替换，或核苷酸片段缺失，或插入等，均有确诊价值。血细胞、肌肉细胞、毛球、骨骼可作为检测标本，也可采用孕妇外周血中残留的胎儿 DNA、有核红细胞作为检测标本，或者通过羊水穿刺，取羊水胎儿脱落细胞或绒毛等标本进行产前基因诊断。根据目前的技术水平和条件，溶酶体脂质贮积病完全可以通过基因分析得到准确的诊断。

（周 新 黎四维 杨 钢）

第二十二章 水、电解质代谢和酸碱平衡与血气分析

水、电解质代谢是维持生命活动的重要物质。生命活动中，水、电解质和 pH 的动态平衡总是会因为外部因素（如创伤、海拔高度改变以及有毒食品的摄入等）或内部因素（如正常代谢或疾病状态等）而受到干扰。正常情况下，机体通过缓冲体系、肺、肾的代偿功能维持人体的水、电解质和 pH 的动态平衡，平衡出现紊乱，可导致疾病的产生，甚至危及生命。

第一节　水、电解质的来源与去路

水是维持生命的重要物质之一，婴儿出生时水约占总体重的 70%，1 岁以后至中年逐渐降至 60%，其后男性降至 50%，同样年龄的女性脂肪比男性高，所以体内含水量比男性少 5%。人体细胞内外的各种生命活动均是在水溶液中进行的，包括运输、排泄、交换、体温调节和各种生物化学反应等新陈代谢过程。

一、水的生理作用与代谢

（一）水平衡

1. 水的来源

（1）食物：绝大多数食物都含有水，如生肉含水量大约为 70%，但是食物的含水量随着烹饪方法的不同而改变。

（2）流质：如果摄入固体食物的含水量不够，则所需要的水量必须通过摄入流质或液体来补充。

（3）组织内氧化（内生水）：内生水为脂肪、糖、蛋白质在机体内分解代谢过程中产生的水，每克分别产生 1.0ml、0.6ml、0.5ml，一般每天约产生 300ml。虽然量不大，但在每日液体的补充量中必须扣除这部分水分。

2. 水的排出

（1）肺部：在体温条件下，呼出气体的相对湿度很高。在 37℃的正常体温条件下，以蒸气形式存在的这些水，经过计算相当于每升空气中含有 0.034ml 的液态水，如果吸入空气在 25℃（舒适的环境温度）的条件下湿度为 50%，吸入的空气含有水蒸气的量相当于每升空气中含有 0.01ml 的液态水，呼出空气的含水量减去吸入空气的含水量即从身体中排出的水量。人体每日经肺所排出的水量约为 350ml。

（2）皮肤蒸发和汗液：机体通过皮肤蒸发和汗液（为不显性丢失）排出水分每天大约为 500ml。

（3）尿：正常人在适当的温度条件下，尿排泄量随着身体需要而变化，以维持体液的正常浓度。机体通过 Verney 渗透压感受器调控神经垂体释放抗利尿激素（antidiuretic hormone，ADH）[又称血管升压素（vasopressin，VP）] 来实现对水平衡的调节。正常人每天从肾脏排出尿液为 800~1 000ml，当液体摄入量增加时，成人尿量每小时多达 1.4L。

（4）粪：正常情况下结肠可以从肠腔内容物中吸收水。因此，水在粪便中排泄量比较少，每天从肠道中排泄的水为 100~150ml（表 22-1）。

表 22-1　正常人非工作条件下每天水的出入量

	出水量 /ml			入水量 /ml
	尿	粪	非显性失水	
婴儿	200~500	20~40	75~300	330~1 000
儿童	500~800	40~100	300~600	1 000~1 800
成人（60kg）	800~1 000	100~150	600~1 000	1 800~2 500

（二）水的生理作用

1. 调节体温。

2. 促进和参与物质代谢。

3. 运输作用。

4. 润滑作用。

二、水、电解质代谢

（一）水代谢

1. 水在体内的分布 人体总体水（total body water，TBW）的分布主要是指细胞内液（intracellular fluid，ICF）和细胞外液（extracellular fluid，ECF）的分布状况。根据正常人体液的分析，水的含量介于总体重的45%~75%，该比值在很大程度上取决于个体的脂肪组织，女性及肥胖者含水量较少。体内水主要分布于两大部分，即细胞内液和细胞外液。不同性别和年龄，这些间隙的相对容量有一定的差别。成年男性水约占总体水的60%，其中细胞内液占体重的40%，细胞外液占20%，细胞外液中约25%存在于循环系统（血浆占体重的5%，75%在血管外，组织间液占体重的15%）。其他体内主要组织的含水量依次为脑脊液（99%）、血浆（92%）、汗液（79.5%）、胆汁（86%）、脑脊髓（70%~84%）、肾脏（82%）、结缔组织（60%~80%）、心及肺（79%）、肌肉（76%）、皮肤（72%）、肝（70%）、骨骼（16%~46%）、脂肪（25%~30%）。其中以脂肪含水量最少，为25%~30%，而肌肉为76%。因此，肥胖的人对失水性疾病耐受力差，但能较好地耐受慢性消耗性疾病。肌肉发达的人能够耐受失水性疾病，消瘦的人则对失水和消耗性疾病耐受均差，对创伤、感染等疾病都处于不利状态（表22-2）。

表22-2 体内水的分布（%体重）

人群组	体内总水量	细胞内液	细胞外液	
			血浆	组织间液
婴儿	75	45	4	26
成年男性	60	40	6	15
成年女性	50	35	4	11

2. 水的交换 人体每天补充的水和电解质在体内不断地在各个区间进行交换，其中包括血浆与组织间液、细胞间液与细胞内液之间的交换。前者交换的动力是血浆胶体渗透压与静水压（血压）之差，其中胶体渗透压不仅在血浆与细胞间液之间起主要作用，同时还可以影响细胞外液的总量。细胞间液与细胞内液之间的交换主要靠渗透压，水总是向渗透压高的一侧移动。脑脊液的流动具有一定的方向性，脑脊液的回流（或吸收）主要取决于颅内静脉压和脑脊液的压力差以及血脑屏障间的有效胶体渗透压。正常体液的分布、组成及容量在神经体液等因素的调节下保持动态平衡，以保证机体各生理活动的正常进行。

（二）电解质代谢

1. 电解质的生理功能

（1）参与体内酸碱平衡的调节。

（2）维持神经肌肉的应激性。

（3）保持细胞内外渗透压的平衡。

（4）维持心肌细胞的正常功能。

2. 钾的生理功能与代谢

（1）钾的生理功能

1）维持细胞的新陈代谢：钾是生命必需的电解质之一，钾与细胞新陈代谢、蛋白质代谢、糖代谢及酶的活动密切相关，细胞中多种酶的活动必须有钾的参与，如三羧酸循环中羧化酶与含巯基酶等。合成1g糖原需要0.15mmol钾离子，细胞内合成1g蛋白质需要钾0.45mmol（1g氮需要2.7~3.0mmol钾）。在创伤、感染、应激时，钾释放增加，当组织修复时钾需要量明显增加。

2）调节渗透压、酸碱平衡：细胞内钾（150mmol/L）是维持细胞内渗透压的基础。当输给高渗液时，产生高渗性脱水，细胞内钾及水分转移到细胞外，以调节细胞内外渗透压平衡，钾离子又能透过细胞膜与细胞外 H^+、Na^+ 交换，调节酸碱平衡。

3）保持细胞应激功能：钾的紊乱与肌肉麻痹和心脏的应激功能密切相关，这是临床上钾的重要生理功能之一。神经传导冲动经过神经末梢终端与肌肉交接处释放乙酰胆碱产生电生理活动，横纹肌和心肌细胞的应激性和细胞的静息电位与这种电生理活动有关。细胞内、外钾浓度的比例是产生跨膜静息电位的重要决定因素。静息膜电位主要是细胞内钾顺其浓度梯度扩散到细胞外产生的。静息电位的建立是产生动作电位的基础，而神经与肌肉功能的活动又必须有动作电位发生，所以细胞内外钾浓度的改变可以影响神经肌肉的兴奋性（应激性），这种膜兴奋性以静息电位与阈电位间的电位差来表示。因此，任何能改变其中一种电位的因素都能影响其兴奋性，如果存在严重低钾血症，即可发生迟缓性麻痹，高钾血症时，则降低膜电位的幅度，初期使细胞兴奋，重度时静息电位低于阈电位，因而不发出兴奋而出现肌肉麻痹。如果累及心肌、呼吸肌，则可能发生心搏骤停及呼吸肌麻痹而致命。除骨骼肌改变外，心肌传导纤维也可受累，引起心电图改变和可能致命的心律失常。通常神经肌肉应激性与细胞外钾浓度成正比。

（2）钾代谢

1）钾的分布：钾的分布与器官的大小或器官细胞的数量有关。因此，全身钾总量储积于肌肉者较多，占70%，皮肤或者皮下组织占10%，其余大部分在脑脊髓和大型内脏中（表22-3）。

表22-3 人体器官的含钾量

	重量/kg	钾/($mmol \cdot L^{-1}$)
全身总量	70	3 800
躯干肌肉	30	2 700
皮肤	18	366
骨	12	218
大脑	1.9	150
红细胞	2.4	252
肝脏	1.8	135
心脏	0.3	24
肾脏	0.3	18
血浆	2.6	12

2）影响血钾浓度的因素：①某种原因引起钾由细胞内移出，则血钾升高。相反，某种原因引起钾由细胞外液进入细胞内液，则血钾降低。②细胞外液受稀释时血钾降低，浓缩时血钾增高。③体内钾总量过多，往往血钾过高，钾总量缺乏，则常伴有低血钾。但当细胞外液的钾大量进入细胞内时，或血浆受到过分稀释时，钾总量即使正常，甚至过多时，也可能出现低血钾。若细胞内钾向细胞外大量转移，或血浆明显浓缩时，钾总量即使正常，也可能出现高血钾。④体液酸碱平衡紊乱，必定会影响到钾在细胞内外液的分布及肾排钾量的变化。

3）影响肾脏排钾的因素：①醛固酮能促进各段肾小管对钠的重吸收和钾的排泄；②醛固酮的分泌除受到肾素 - 血管紧张素的调节外，还受到血钾、血钠浓度的影响，当血钾升高而血钠降低时，醛固酮合成增加；③体液酸碱平衡的改变也影响肾脏对钾的排泄，酸中毒时，尿钾增多，碱中毒时，尿钾减少。

3. 钠的生理功能与代谢

（1）钠的生理功能：钠的主要功能在于保持细胞外液的容量，维持渗透压及酸碱平衡，并具有维持肌肉、神经正常应激性的作用。

（2）钠的代谢

1）钠在体内的分布：健康成年男性总钠量平均为60mmol/kg。其中50%存在于细胞外液，40%在骨骼中（骨骼占体重的15%~16%），10%以下在骨细胞内液中。人体内的钠分为可交换钠（Na_e）和不可交换钠（Na_u）两部分，应用放射性核素 ^{24}Na 或长半衰期放射性核素 ^{22}Na 稀释法测得，可交换钠约为42mmol/kg，相当于总钠量的70%。细胞内外液和骨骼中含钠量的近半数都属可交换钠，其余的18mmol/kg钠为不可交换钠，主要与骨骼相互结合，吸附在致密长骨深层的羟基磷石灰石晶体的表面。骨和软骨所含的可交换钠约为8mmol/kg。可交换钠与血浆中的钠进行弥散平衡，血浆钠的范围为137~145mmol/L，约占总体钠的11.2%。组织间隙液和淋巴液钠为140mmol/L，占总体钠的29%。这两部分细胞外液的钠在生理和临床上均具有极其重要的意义。

2）钠浓度的调节：健康人可耐受3~10g NaCl摄入量的变化，相当于51~170mmol钠（1g NaCl含17mmol Na^+）。在某些情况下，每天食入盐过多的人，摄入钠的量为60g，相当于1 042mmol钠，而食用无盐饮食的患者摄入钠的量可低至5g，相当于85mmol钠。在这两种情况下，体内也可无或少有细胞外液钠及体重的改变。钠在体内有较大的波动范围，可通过肾脏对钠的排泄进行调节：①肾小球与肾小管钠平衡：每天经肾小球滤过的钠量很大，但是在正常情况下，滤过钠的99.9%被重吸收，其中的65%以等渗的形式在近曲小管被重吸收，还有一定数量的钠在与肾小管分泌的氢离子相交换的过程中被吸收，在远曲小管有一小部分钠在分泌钾的同时被吸收，至远曲小管又有8%滤过的钠被重吸收，残余的钠沿集合小管被重吸收。因此，肾脏各个节段都对钠进行调节。在一般情况下，滤过量下降25%时，肾小管的重吸收量也相应减少20%左右，反之亦然。这种代偿机制和互相调节现象被称为肾小球 - 肾小管平衡。②肾素 - 血管紧张素 - 醛固酮的调节：当摄钠减少时，最初使细胞外液钠减少，直接或间接通过肾素 - 血管紧张素机制刺激醛固酮的分泌，钠的重吸收增加，直至细胞外液量恢复。

4. 阴离子间隙（anion gap，AG） 是指细胞外液中所测的阳离子总数和阴离子总数之差，计算为：$AG=(Na^++K^+)-(Cl^-+HCO_3^-)$。AG可增高或减低，但是增高的临床意义较大。在疾病的过程中，酸性代谢物增多导致的酸中毒表现为AG增加。AG升高多见于：①肾功能不全导致的氮质血症或尿毒症时，引起磷酸盐和硫酸盐的潴留；②严重低氧血症、休克、组织缺氧等引起的乳酸堆积；③饥饿时或糖尿病患者，由于脂肪动员分解增加、酮体堆积，形成酮血症或酮尿症。

第二节　水、电解质代谢紊乱

水、电解质代谢紊乱既可引起疾病，又是疾病的一种并发症。机体任何疾病均可并发水、电解质代谢紊乱，及时诊断和防治并发症的发生，是临床疾病治疗的重要措施。

一、水代谢紊乱

（一）脱水

脱水（dehydration）是指体液容量的明显减少。脱水按细胞外液的渗透压不同可分为3种类型：以失水为主，称为高渗（原发）性脱水；以失钠为主，称为低渗（继发）性脱水；水、钠各按其在血浆中的含量成比例丢失则称为等渗性脱水。

1. 高渗性脱水（hypertonic dehydration） 以失水多于失钠、血清钠浓度>150mmol/L、血浆渗透压>310mmol/L为主要特征。其原因和特点如下：

（1）单纯失水：①经肺失水：任何原因引起的过度通气都可使呼吸道黏膜的不感蒸发加强，以致大量失水；②经皮肤失水：例如在发热或甲状腺功能亢进时，通过皮肤的不感蒸发每日可失水数升；③经肾失水：中枢性尿崩症时因抗利尿激素（antidiuretic hormone，ADH）产生和释放不足，肾性尿崩症时因肾远曲小管和集合小管对抗利尿激素的反应缺乏，故肾脏可排出大量水分。

（2）失水大于失钠：即低渗液的丧失，见于以下3种情况。①胃肠道失液：呕吐和腹泻时可能丧失含钠量低的消化液；②大量出汗：汗为低渗液，大汗时每小时可丢失水分800ml左右；③经肾丧失低渗尿：如反复静脉内输注甘露醇、尿素、高渗葡萄糖等时，可因肾小管液渗透压增高而引起渗透性利尿，排水多于排钠。在这些情况下，机体既失水，又失钠，但失水不成比例地多于失钠。

(3) 饮水不足：在临床实践中，高渗性脱水的原因常是综合性的，如婴幼儿腹泻时高渗性脱水的原因除了丢失肠液、补水不足外，还有发热、出汗、呼吸增快等因素引起的失水过多。

2. 低渗性脱水（hypotonic dehydration） 以失钠多于失水、血清钠浓度<130mmol/L、血浆渗透压<280mmol/L 为主要特征。其原因和特点如下：

(1) 丢失大量消化液而只补充水分：这是最常见的原因，大多是因呕吐、腹泻，部分是因胃、肠吸引术丢失体液而只补充水分或输注葡萄糖溶液。

(2) 大汗后只补充水分：汗虽为低渗液，但大量出汗也可伴有明显的钠丢失（每小时可丢失 30~40mmol 左右的钠），若只补充水分，则可造成细胞外液低渗，形成低渗性脱水。

(3) 大面积烧伤：烧伤面积大，造成大量体液丢失而只补充水时，可发生低渗性脱水。

(4) 肾性失钠：可见于以下 4 种情况。①水肿患者长期连续使用排钠性利尿剂（如氯噻嗪类、呋塞米等）；②急性肾衰竭多尿期，主要是肾小管液中尿素等溶质浓度增高，故可通过渗透性利尿作用使肾小管上皮细胞对钠、水重吸收减少；③在所谓“失盐性肾炎”的患者，由于受损的肾小管上皮细胞对醛固酮的反应性降低，引起远侧肾小管（近年有人认为是集合小管）细胞对钠重吸收障碍；④艾迪生（Addison）病时，主要是因为醛固酮分泌减少，故肾小管对钠重吸收减少，形成渗透性利尿。对上述经肾失钠的患者，如果只补充水分而忽略了补钠，就可能引起低渗性脱水。

3. 等渗性脱水（isotonic dehydration） 水与钠按两者在正常血浆中的浓度成比例丢失时，可引起等渗性脱水。即使是不按比例丢失，如脱水后经过机体调节，血钠浓度仍维持在 130~145mmol/L，渗透压保持在 280~310mmol/L，亦属等渗性脱水。

(1) 原因：①小肠液丧失：从十二指肠到回盲部的所有小肠分泌液以及胆汁和胰液的钠浓度都在 120~140mmol/L，因而小肠炎所致的腹泻、小肠瘘、小肠梗阻等可引起等渗体液的丧失；②大量胸腔积液和腹腔积液的形成等。

(2) 对机体的影响：等渗性脱水时细胞外液容量减少而渗透压在正常范围，故细胞内外液之间维持了水的平衡，细胞内液容量无明显变化。血容量减少又可通过醛固酮和 ADH 的增多而使肾对钠、水的重吸收增加，因而细胞外液得到一定的补充，尿比重增高。如果血容量减少得迅速而严重，患者也可发生休克，如不予及时处理，则可通过不感蒸发继续丧失水分而转变为高渗性脱水；如只补充水分而不补充钠盐，又可转变为低渗性脱水。三型脱水的比较见表 22-4。

表 22-4　三型脱水的比较

	高渗性脱水	低渗性脱水	等渗性脱水
发病原理	水摄入不足或丧失过多	体液丧失而单纯补水	水和钠等比例丧失而未予补充
发病原因	细胞外液高渗，细胞内液丧失为主	细胞外液低渗，细胞外液丧失为主	细胞外液等渗，以后高渗，细胞内外液均有丧失
主要临床表现	口渴、尿少、脑细胞脱水	脱水体征、休克、脑细胞水肿	口渴、尿少、脱水体征、休克
血清钠 /(mmol/L)	>150	<130	130~150
治疗	补充水分为主	补充生理盐水或 3% 氯化钠溶液	补充偏低渗的氯化钠溶液

（二）水中毒

正常人摄入较多的水时，由于神经 - 内分泌系统和肾脏的调节作用，可将体内多余的水很快经由肾脏排出，故不致发生水潴留，更不会发生水中毒（water intoxication）。但给处在 ADH 分泌过多或肾脏排水功能低下的患者输入过多的水分时，则可引起水在体内的潴留，并伴有包括低钠血症在内的一系列症状和体征，即出现所谓的水中毒。原因如下：

1. ADH 分泌过多 由于 ADH 具有促进肾脏远曲小管和集合小管上皮细胞重吸收水的作用，故各种原因引起的 ADH 分泌过多，均可使水分经肾排出减少，从而使机体易于发生水中毒。

2. 肾功能不全 在急慢性肾功能不全少尿期，肾脏排水功能急剧降低，如果入水量不加限制，则可引起水在体内潴留；严重心力衰竭时，有效循环血量和肾血流量减少，肾脏排水也明显减少，若增加水负荷亦易引起水中毒。

3. 低渗性脱水晚期 由于细胞外液低渗，细胞外液向细胞内转移，可造成细胞内水肿，如此时输入大量水分就可引起水中毒。

4. 其他因素 脑水肿是脑组织对多种致病因素如缺氧、代谢紊乱的一种反应，主要病变是脑细胞内外液体的增加、脑体积不同程度的增大、正常结构拥挤。

二、钾代谢紊乱

钾是人类细胞内液中最重要的阳离子，其浓度约为 140~160mmol/L，细胞内液中的钾离子占总钾量的 90%。其余的钾分布在骨骼、细胞质以及细胞外液中。在血浆中，钾的浓度约为 3.5~5.5mmol/L。由于在血液凝固过程中，血小板和一些血细胞可以释放一定量的钾，故血清钾比血浆中要高 0.5mmol/L 左右。

（一）高钾血症

实验室检查血清钾高于 5.5mmol/L 时为高钾血症，主要由以下原因导致。

1. 钾的摄入过多 一般情况下见于静脉输钾过快或浓度过高，而高钾食物则通常不会造成高钾血症。

2. 钾的排泄障碍　因为钾的排泄 90% 集中在肾脏，故在某些肾脏疾病（如急性肾衰竭少尿期、慢性肾衰竭末期）以及因某些情况导致机体血压下降，使肾小球滤过率降低时，阻碍钾的排出，使血钾升高。

3. 钾的跨细胞分布异常　在酸中毒时，血浆 H^+ 向细胞内转移，使钾向细胞外移增多，这种情况尤其多见于高氯性代谢性酸中毒；由于胰岛素可以降低血钾，所以高血糖合并胰岛素降低时可导致钾离子外移，使血钾升高。另外，某些药物（如洋地黄类、肌肉松弛剂等）也可造成高钾血症。

高钾血症的症状主要体现在神经肌肉方面，主要是各种心律失常，导致心肌的兴奋性升高、传导性下降、自律性降低等，严重者还可导致心脏停搏、心室纤颤甚至危及生命。同时，高钾血症还可导致骨骼肌麻痹，诱发代谢性酸中毒等症状，故临床应给予高度重视。

（二）低钾血症

实验室检查血清钾低于 3.5mmol/L 时为低钾血症，主要由以下原因导致。

1. 钾的摄入不足　常见于神经性厌食患者、慢性消耗性疾病患者，也可见于节食减肥的正常人，这些人群因为进食不足导致低钾血症。

2. 钾的排泄增加　可分为肾性过度丢失和肾外过度丢失，通常利尿剂的应用、肾小管性酸中毒、盐皮质激素过多和镁的缺失可导致肾排钾增多，引起低钾血症，而腹泻、呕吐、胃肠减压、肠瘘等疾病引起消化液丢失，也可导致低钾血症。另外，大量皮肤出汗也可造成低钾血症。

3. 钾的跨细胞分布异常　代谢性碱中毒、静脉输入葡萄糖和胰岛素、应用肾上腺素等药物和钡等食物中毒时，可使血钾降低，造成低钾血症。

低钾血症在临床上常引起心肌的兴奋性降低、传导性下降、收缩性降低等，并且可以导致机体对洋地黄类药物毒性的敏感性增加。同时，它还可以损伤肌细胞，破坏肾髓质集合小管。低钾血症还可诱发代谢性碱中毒。

三、钠代谢紊乱

钠是细胞外液中主要的阳离子，机体中的钠有 50% 集中在细胞外液中，10% 集中在细胞内液，其余的钠结合于骨骼的基质。钠对维持细胞内外液容量、调节酸碱平衡、维持正常渗透压和细胞生理功能有重要意义。水、钠的代谢障碍往往同时发生，并且相互影响，故临床上通常将它们同时考虑。

（一）低钠血症

临床上血清钠低于 130mmol/L 称为低钠血症，可分为低容量性低钠血症、高容量性低钠血症、等容量性低钠血症。

1. 原因和特点

（1）肾性丢失：通常见于肾实质性疾病，肾髓质正常间质的破坏，从而使肾功能受损，导致排钠增多。另外，肾小管酸中毒、肾上腺皮质功能不全、长期连续使用利尿剂均可造成钠排出过多，引起低钠血症

（2）非肾性丢失：因呕吐、腹泻等造成消化液大量丢失，可使血钠降低，因胸膜炎、腹膜炎等而形成大量胸腔、腹腔积液，也可使钠大量丢失。另外，在大量出汗、大面积烧伤时均能导致钠和水的丢失。如果机体对水分摄入过多，则会引起高容量性低钠血症，ADH 分泌异常也可导致血钠降低。

2. 低钠血症症状　通常无症状，除非是急性发生或较为严重。血清钠的急剧下降可致水从血管移至间质间隙中造成脑水肿，此时患者可出现恶心、呕吐、头痛、易激、嗜睡、抽搐、昏迷甚至死亡。抗利尿激素分泌异常（过多）可引起危及生命的低钠血症，临床上见于创伤、颅内压升高、肿瘤、呼吸衰竭等。

低容量性低钠血症可使细胞外液减少，易发生低血容量性休克，同时血浆渗透压降低，使 ADH 分泌减少，肾脏对水的重吸收也减少，导致多尿和低比重尿。高容量性低钠血症则可导致细胞外液增加、细胞水肿，严重者可引发神经系统异常症状，同时伴发脑水肿。

（二）高钠血症

血清钠高于 150mmol/L 称为高钠血症。根据细胞外液量的变化可分为低容量性、高容量性和等容量性高钠血症。其原因如下：

1. 在某些情况下，水摄入减少或者因呕吐、尿崩症、出汗过多等疾病而导致水丢失过多，均可引起低容量性高钠血症。

2. 医源性盐摄入过多或因某种疾病导致醛固酮分泌过多时可引起血容量和血钠均增加，导致高容量性高钠血症。

低容量性高钠血症可导致细胞外液减少，从而使尿量减少、尿比重增高，同时可引起细胞皱缩、血液浓缩等症状，严重者还可导致中枢神经系统功能障碍。

四、氯代谢紊乱

氯的生理功能主要体现在调节和维持酸碱平衡方面，血清氯和碳酸氢根（HCO_3^-）是维持机体酸碱平衡、水分交换和细胞内外渗透压的主要阴离子，血氯的正常参考值为 98~108mmol/L。氯的生理功能体现在调节和维持酸碱平衡方面，如低氯性代谢性碱中毒和高氯性代谢性酸中毒，原因在于机体体液的电中性原理，即细胞外液的阴离子主要为 Cl^- 和 HCO_3^-，两者互为消长，当其中一种离子降低时，必然引起另一种离子浓度的增加。高氯时，HCO_3^- 减少引起代谢性酸中毒；低氯时 HCO_3^- 增加而引起代谢性碱中毒。

（一）高氯血症

原因：

1. 氯的摄入过多　见于使用过多含氯的药物。

2. 氯的排出障碍　肾小管性酸中毒时血氯升高，系肾小管分泌 H^+ 障碍所致，并伴有血钾降低。

3. 酸碱失衡　常见于代谢性酸中毒，血 Cl^- 和 HCO_3^- 两者呈相反的方向变化，为了维持血液阴离子总数为一相对常数，当血 HCO_3^- 下降时，必有血氯的升高。

4. 泌尿系统疾病　如肾炎、尿毒症等。

（二）低氯血症

原因：

1. 消化液丢失　低氯血症常在大量呕吐、胃液损失的情况下发生。

2. 尿中丢失　如大量使用排 Cl^- 性利尿剂，此时血氯下降，为保持阴离子的平衡，肾脏代偿性对 Cl^- 重吸收增加。

3. 酸碱失衡 常见于代谢性碱中毒，碱中毒常合并低氯血症，低氯血症也常引起碱中毒。

4. 其他 见于脱水、慢性阻塞性肺疾病、呼吸性酸中毒以及药物性低氯血症（使用类固醇药物、中药等时引发）。

第三节 酸碱平衡及其调节

体内酸碱物质主要来源于细胞内物质代谢，食物中也含有酸性或碱性物质，但量不多。在普通膳食条件下，酸性物质的产生量远超过碱性物质。

一、酸、碱性物质的来源

1. 人体酸碱及其来源 机体在代谢过程中产生最多的酸性物质是碳酸，摄入的糖、脂肪和蛋白质经机体利用、代谢后，最终产生二氧化碳。二氧化碳与水结合生成碳酸，碳酸可释放出 H^+，这是体内产生最多的酸性物质，称为挥发酸。二氧化碳与水结合为碳酸的可逆反应虽可以自发进行，但主要是在碳酸酐酶的作用下进行的，碳酸酐酶主要存在于红细胞、肾小管上皮细胞、肺上皮细胞以及胃黏膜细胞中。蛋白质分解过程中产生的尿酸、硫酸、磷酸，糖酵解生成的乳酸、甘油酸、丙酮酸，脂肪代谢产生的β-羟丁酸、乙酰乙酸，构成了固定酸，也是体内酸性物质的重要来源。上述物质分解代谢产生的 H^+ 每天有 50~100mmol，与每天产生的挥发酸相比要小得多，固定酸可以通过肾脏进行调节，称为酸碱度的肾性调节。

2. 碱性物质的来源 体内碱性物质主要来源于氨基酸脱氨基产生的氨，这种氨经代谢后产生尿素；肾小管细胞分泌氨以中和原尿中的 H^+；蔬菜、水果等含有机酸盐（柠檬酸盐、果酸盐和草酸盐），这些有机酸盐的摄入均可与 H^+ 起反应，结合生成碱性盐。人体内酸性物质的生成量要远远大于碱性物质的生成量，而机体排泄酸的能力也大于排泄碱的能力。

二、酸碱平衡调节

在正常情况下，人体血浆 pH 平均为 7.4，变动范围很小（pH 7.35~7.45）。机体每日代谢产酸量很大，如非挥发酸可达 50~100mmol，CO_2 可达 400L。这些酸性物质必须及时处理，否则血浆 pH 不能保持正常，这主要靠机体的整套调节机制密切协同来完成。

1. 血液中的缓冲系

（1）血浆碳酸氢盐缓冲系统：[$NaHCO_3$]/[H_2CO_3]=20/1。细胞外液的 pH 主要取决于[$NaHCO_3$]/[H_2CO_3]两者的比值。任何一方的浓度发生改变时，只要另一方作出相应的增减，使两者仍能维持原来的比值，则 pH 仍为 7.40，这种代偿性调节有重要的生理意义。该系统缓冲能力强（比值大），且可通过肺排出 CO_2 和通过肾脏重吸收 $NaHCO_3$ 来维持其含量的相对稳定，从而保持 20/1 的比值，继续发挥缓冲作用。$NaHCO_3$ 主要是中和非挥发性酸而起缓冲作用。由于 H_2CO_3 血浆浓度受肺的呼吸运动控制，二氧化碳分压（PCO_2）与肺泡通气量呈负相关，因此把 PCO_2（H_2CO_3）称为酸碱平衡的呼吸性因素；肾脏必须排出非挥发性酸中的 H^+，同时回收 HCO_3^-，由于血浆 HCO_3^- 浓度主要受固定酸生成和排出的影响，故称其为酸碱平衡的代谢性因素。

（2）磷酸盐缓冲对：$HPO_4^{2-}/H_2PO_4^-$，存在于细胞内外，主要在细胞内发挥作用；在血浆中的缓冲作用较碳酸氢盐系统要小得多。

（3）血浆蛋白系统缓冲对：Pr^-/HPr，主要在血液中起缓冲作用，占全血缓冲能力的 7%。

（4）血红蛋白缓冲对：由 Hb^-/HHb、$HbO_2^-/HHbO_2$ 组成，为红细胞独有的缓冲对，在缓冲挥发酸中发挥主要作用。CO_2 与 Hb 生成氨基甲酸化合物，再电离出 H^+，此种反应不需要酶的参与，产生的 H^+ 由 Hb 缓冲系统缓冲，机体代谢产生的 CO_2，其中 92% 是直接或间接由 Hb 缓冲的。

2. 肺在酸碱平衡中的调节作用 机体在代谢过程中产生的大量 CO_2，必须由肺排出以维持体内的酸碱平衡。肺通过呼吸运动的频率和幅度来改变 CO_2 的排出量，通过调节血浆 H_2CO_3 的浓度，以维持血浆 pH 相对恒定。呼吸运动受到中枢和外周化学感受器的调节。

（1）呼吸运动的中枢调节：延髓的中枢化学感受器对 PCO_2 的改变非常敏感。一定程度的 PCO_2 增高通过对中枢化学感受器的刺激（脑脊液 H^+）可兴奋呼吸中枢，使肺通气量增加，CO_2 呼出量增加，从而降低血中 H_2CO_3 的浓度；但如果 PCO_2 进一步增加至大于 80mmHg，呼吸中枢反而受到抑制，产生“CO_2 麻醉”。

（2）呼吸运动的外周调节：主动脉体，特别是颈动脉体的外周化学感受器，对缺氧、pH 和 CO_2 的改变敏感，PCO_2 升高或 pH 降低时，主要是通过外周化学感受器反射性兴奋呼吸中枢，使呼吸加深、加快，而致 CO_2 由肺排出增多。

正常情况下，中枢化学感受器的调节作用强于外周化学感受器的调节作用。通过中枢或外周的神经反射，肺可以迅速、灵敏地调节血浆碳酸浓度，以维持[$NaHCO_3$]/[H_2CO_3]=20/1

3. 肾脏在酸碱平衡中的调节作用 肾脏主要是通过排出过多的酸或碱来调节血浆中的 $NaHCO_3$ 含量，维持血中正常的 pH。在正常膳食条件下，随尿排出的固定酸量比较多，尿液的 pH 为 6.0 左右。根据体内酸碱平衡的实际情况，尿液的 pH 可降至 4.4 或升至 8.2。肾脏调节体内酸碱平衡主要是通过三方面机制进行的：

（1）H^+ 主动分泌和碳酸氢盐重吸收

1）近端肾单位对 $NaHCO_3$ 的重吸收：肾小球滤过的 $NaHCO_3$ 约有 80%~90% 在近端肾单位重吸收，而对 Na^+ 与

H_2O的重吸收功能不因机体的需要程度而变化，为非调节性重吸收。由于肾小管上皮细胞刷状缘碳酸酐酶的作用，催化H_2O和CO_2结合生成H_2CO_3，H_2CO_3可部分解离出H^+和HCO_3^-，H^+由肾小管细胞分泌到肾小管腔内，Na^+与H^+的重吸收相关联，分泌H^+时需要与管腔中的Na^+交换，而上皮细胞内的pH是膜上H^+-Na^+交换的重要决定因素。肾小管腔内pH和HCO_3^-也影响H^+的分泌和$NaHCO_3$的重吸收。同时，肾小管上皮内形成的HCO_3^-由基侧膜载体Na^+-HCO_3^-被动重吸收到血液循环，因此，肾小管重吸收HCO_3^-的过程中，回流入血的HCO_3^-并不是从肾小球滤过的HCO_3^-，而是在肾小管上皮细胞内生成的。

2）远端肾单位对$NaHCO_3$的重吸收：远端肾单位是由皮质升支粗段的致密斑开始的。远端酸化作用是由集合小管的暗细胞承担，此细胞又称泌氢细胞，根据机体需要对HCO_3^-、H^+、H_2O等进行调节性主动重吸收。H^+是由管腔膜上H^+-ATP酶主动分泌入管腔，而HCO_3^-是由位于基侧膜上的Cl^--HCO_3^-载体转运入血。

（2）磷酸盐的酸化：正常人血浆中Na_2HPO_4/NaH_2PO_4的比值为4∶1，近曲小管管腔中的比值与此相同。随着H^+的排泌，Na_2HPO_4转变为酸性较强的NaH_2PO_4，使这一缓冲系统比值发生变化，甚至可变为1∶99，尿液pH可降至4.8左右，管腔中H^+浓度比管壁细胞中大1 000倍，这是肾脏排泌H^+的一个重要方式。

（3）肾小管上皮细胞泌氨：近曲小管上皮细胞是产NH_3的主要场所，NH_3主要来自谷氨酰胺的水解和谷氨酸、丙氨酸的氧化脱氨。NH_3主要在远曲小管内与肾小管上皮细胞排泌的H^+结合成为NH_4^+，H^+随NH_4^+以NH_4Cl的形式排出体外。因此，凡能增加近曲小管生成NH_4^+或降低尿液pH的因素，都能促进NH_3的排泄。

总之，肾对酸碱度的调节主要是通过肾小管细胞活动实现的。肾小管细胞中的碳酸酐酶高效地催化H_2O和CO_2合成H_2CO_3，由H_2CO_3解离出来的HCO_3^-被重吸收到血浆中，而H^+则通过H^+-Na^+交换分泌到肾小管的滤液中。在近曲小管处分泌的H^+与滤液中的HCO_3^-结合，在刷状缘碳酸酐酶的作用下，滤液中的H_2CO_3全部形成H_2O和CO_2，CO_2弥散入细胞，没有H^+排出，因而肾小管液pH改变不大。在远曲小管和集合小管处，肾小管分泌的H^+首先和HPO_4^{2-}结合，尿pH下降，随着酸中毒的加重，远曲小管分泌氨增加，集合小管分泌氨也增加，并与H^+结合，以NH_4^+的形式排出，可调节尿中的酸碱度，使排氢保碱作用前后呼应，达到相当完善的程度。

4. 组织细胞对酸碱平衡的调节作用

（1）通过离子交换进行缓冲：机体大量组织细胞内液也是酸碱平衡的缓冲池，细胞缓冲作用主要是通过离子交换进行的，如H^+-K^+交换、H^+-Na^+交换，以维持电中性。细胞外液H^+增加时，H^+弥散入细胞内，而K^+交换则移出细胞外，由此引起血钾浓度的变化。同样，当血钾浓度首先发生变化时，K^+-H^+在细胞内外交换，继而引起血液H^+和pH的改变。

（2）骨骼组织的钙盐分解及其他：在持续较久的代谢性酸中毒时，骨骼组织的钙盐分解增多，有利于对H^+的缓冲，肝细胞还可以通过尿素的合成清除NH_3以调节酸碱平衡。

体液缓冲系统、肺、肾及组织细胞共同维持体内的酸碱平衡，但在作用时间和程度上是有差别的，它们之间相互配合及补充，以保持$NaHCO_3/H_2CO_3$的浓度比为20/1。血液缓冲系统反应迅速，但缓冲作用不能持久；肺的调节作用效能最大，缓冲作用于30分钟时达最高峰，但仅对CO_2有调节作用，不能缓冲固定酸；细胞的缓冲能力虽强，约于3~4小时发挥作用，但常可导致血钾的异常；肾脏的调节作用比较缓慢，常在数小时之后起作用，但是维持时间较长，特别是对于保留$NaHCO_3$和排出非挥发性酸具有重要作用。

第四节 血液气体运输

机体代谢过程中需要通过呼吸以提供氧气，组织细胞代谢中产生的二氧化碳也需要呼吸排出体外。氧的进入和二氧化碳的排出过程，实质就是气体在体内的代谢过程，一旦出现代谢紊乱，人体可能发生疾病。

一、氧的存在形式及运输

（一）氧的存在形式

氧（O_2）以物理溶解和化学结合两种形式存在于血液中。正常情况下，血液中98.5%的O_2与红细胞内的血红蛋白（hemoglobin，Hb）结合形成氧合血红蛋白（HbO_2），称为化学结合；仅1.5%的O_2是直接溶解于血浆中，即物理溶解。因此，O_2运输的主要形式是氧合血红蛋白。但物理溶解状态的O_2是O_2进出红细胞的必经形式，血浆中氧分压（PO_2）也是由物理溶解的O_2形成。

气体在溶液中溶解的量与分压和溶解度成正比。温度为37℃时，1个大气压（101.31kPa，760mmHg）下，O_2在100ml血液中溶解的量是2.36ml。按此计算，动脉血PO_2为13.3kPa（100mmHg），每100ml血液含溶解的O_2为（2.36×13.3）/101.31=0.31ml。但是，血液中O_2的实际含量却多得多，以溶解形式存在的O_2所占比例极小。显然，单靠溶解形式来运输O_2是不能适应机体代谢需要的。例如安静状态下人耗氧量为250ml/min，如果只靠物理溶解的O_2来提供，则必须大大提高心排血量或提高肺泡内的PO_2。

（二）溶解方式的氧运输

虽然血液中以溶解形式存在的O_2很少，但也很重要，因为必须先有溶解才能发生化学结合。在肺换气或组织换气时，进入血液的 O_2 都是先溶解在血浆中，提高 PO_2，再出现化学结合；O_2 从血液释放时，也是溶解的先逸出，分压下降，然后结合的 O_2 再分离出来，补充血浆中失去的溶解的气体。

（三）血红蛋白结合方式的氧运输

1. 氧合血红蛋白 O_2 的结合形式是氧合血红蛋白（oxyhemoglobin，HbO_2）。血红蛋白（hemoglobin，Hb）是红细胞内的色蛋白，它的分子结构特征使之成为有效的运 O_2 工具。O_2 与血红蛋白的结合是可逆的。1 个血红蛋白分子由 1 个珠蛋白和 4 个血红素构成。每个珠蛋白分子有 4 条肽链，1 条肽链与 1 个血红素相连构成 1 个亚单位。4 个亚单位之间通过盐键相连接，构成 1 个血红蛋白分子。1 个亚单位可结合 1 个氧分子，因此 1 个血红蛋白分子可结合 4 个氧分子。一旦血红蛋白分子中的某个亚单位与氧分子结合或解离，会导致血红蛋白分子的四级结构发生改变，使其他亚单位与氧分子的亲和力升高或降低。这是血红蛋白氧解离曲线呈 S 形的原因。

血红蛋白分子量为 64~67kD。1mol 血红蛋白能结合 4mol O_2，所以 1g 血红蛋白可结合 1.34~1.39ml 的 O_2。100ml 血液中的血红蛋白所能结合的最大 O_2 量，称为血红蛋白氧容量。血红蛋白氧含量和血红蛋白氧容量的百分比，称为血红蛋白氧饱和度。由于血液中 O_2 的物理溶解量极少，可忽略不计，因此血红蛋白氧含量、血红蛋白氧容量、血红蛋白氧饱和度分别可被看作是血氧含量、血氧容量、血氧饱和度。与 O_2 结合的血红蛋白称为氧合血红蛋白，呈鲜红色。去氧血红蛋白呈蓝紫色。当血液中去氧血红蛋白含量超过 5g/100ml 时，皮肤、黏膜呈蓝色，称为发绀。出现发绀往往意味着机体缺氧。

2. 氧合血红蛋白解离曲线 又称氧解离曲线（oxygen dissociation curve），是表示血液 PO_2 与血红蛋白氧饱和度关系的曲线（图 22-1）。该曲线既表示在不同 PO_2 下 O_2 与血红蛋白的解离情况，同样也反映在不同 PO_2 时 O_2 与血红蛋白的结合情况。

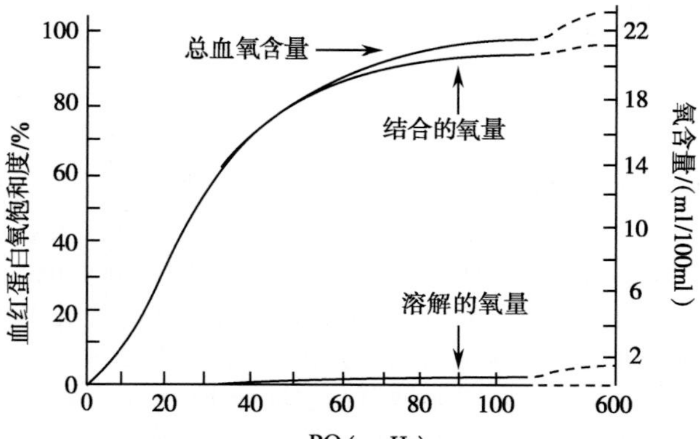

图 22-1 氧解离曲线

血液 pH 7.4，PCO_2 40mmHg，温度 37℃，血红蛋白浓度为 15g/100ml 时测定的氧解离曲线（1mmHg=0.133kPa）

(1) 氧合血红蛋白解离曲线的特点：氧合血红蛋白解离曲线的上段相当于 PO_2 在 8~13.3kPa（60~100mmHg）之间时，血红蛋白的氧饱和度可以认为是反映血红蛋白与 O_2 结合的部分。这段曲线的特点是比较平坦，表明在这个范围内 PO_2 的变化对血红蛋白氧饱和度影响不大。氧合血红蛋白解离曲线的中段较陡，相当于 PO_2 在 5.3~8kPa（40~60mmHg）之间的血红蛋白氧饱和度，是反映氧合血红蛋白释放 O_2 的部分。氧合血红蛋白解离曲线的下段相当于 PO_2 在 2~5.3kPa（15~40mmHg）之间时血红蛋白的氧饱和度，可以认为是反映氧合血红蛋白与 O_2 解离的部分。该段曲线也可反映血液中 O_2 的储备。

(2) 影响氧合血红蛋白解离曲线的因素：血红蛋白与 O_2 的结合或解离可受多种因素的影响，使氧解离曲线的位置发生偏移，使血红蛋白对 O_2 的亲和力发生变化。通常用 P_{50} 表示血红蛋白对 O_2 的亲和力。P_{50} 是使血红蛋白氧饱和度达 50% 时的 PO_2，正常为 3.53kPa（26.5mmHg）。P_{50} 增大，表明血红蛋白对 O_2 的亲和力降低，需更高的 PO_2 才能使血红蛋白氧饱和度达 50%，曲线右移；P_{50} 降低，表示血红蛋白对 O_2 的亲和力增加，血红蛋白氧饱和度达 50% 所需 PO_2 降低，曲线左移。影响血红蛋白与 O_2 的亲和力或 P_{50} 的因素有血液的 pH、PCO_2、温度和有机磷化合物等（图 22-2）。

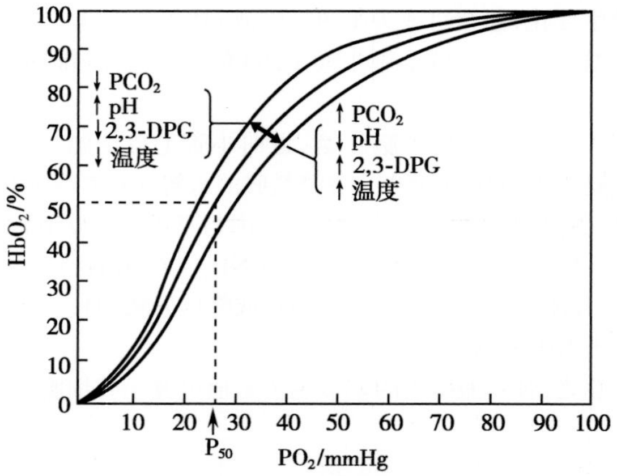

图 22-2 影响氧解离曲线位置的主要因素

1) pH 和 PCO_2 的影响：pH 降低或 PCO_2 升高时，血红蛋白对 O_2 的亲和力降低，P_{50} 增大，曲线右移；pH 升高或 PCO_2 降低时，血红蛋白对 O_2 的亲和力增加，P_{50} 降低，曲线左移。酸度对血红蛋白氧亲和力的这种影响称为波尔效应（Bohr effect）。波尔效应的发生机制主要与 pH 改变时血红蛋白的构型变化有关。酸度增加时，H^+ 与血红蛋白多肽链上某些氨基酸残基结合，促进盐键形成，使血红蛋白分子构型向 T 型转变，从而降低血红蛋白对 O_2 的亲和力；酸度降低时，则促使盐键断裂放出 H^+，使血红蛋白分子向 R 型转变，对 O_2 的亲和力增加。此外，血红蛋白与 O_2 的结合也受 PCO_2 的影响。一方面，PCO_2 改变时，可通过 pH 的改变产生间接效应；另一方面，可通过 CO_2 与血红蛋白结合而直接影响血红蛋白与 O_2 的亲和力，但后一种效应较弱。

2) 温度的影响：温度升高时，氧解离曲线右移，促进 O_2 的释放；温度降低时，曲线左移，不利于 O_2 的释放。温度对氧解离曲线的影响可能与温度变化会影响 H^+ 的活度有关。温度升高时，H^+ 的活度增加，可降低血红蛋白对 O_2 的亲和力。

3）2,3- 二磷酸甘油酸（2,3-diphosphoglycerate，2,3-DPG）：红细胞中含有很多有机磷化合物，特别是 2,3-DPG 在调节血红蛋白与 O_2 的亲和力中起着重要的作用。2,3-DPG 浓度升高时，血红蛋白对 O_2 的亲和力降低，氧解离曲线右移；2,3-DPG 浓度降低时，血红蛋白对 O_2 的亲和力增加，氧解离曲线左移。其机制可能是由于 2,3-DPG 与血红蛋白 β 链形成盐键，促使血红蛋白分子向 T 型转变的缘故。此外，2,3-DPG 可以提高 H^+ 浓度，通过波尔效应影响血红蛋白对 O_2 的亲和力（图 22-3）。

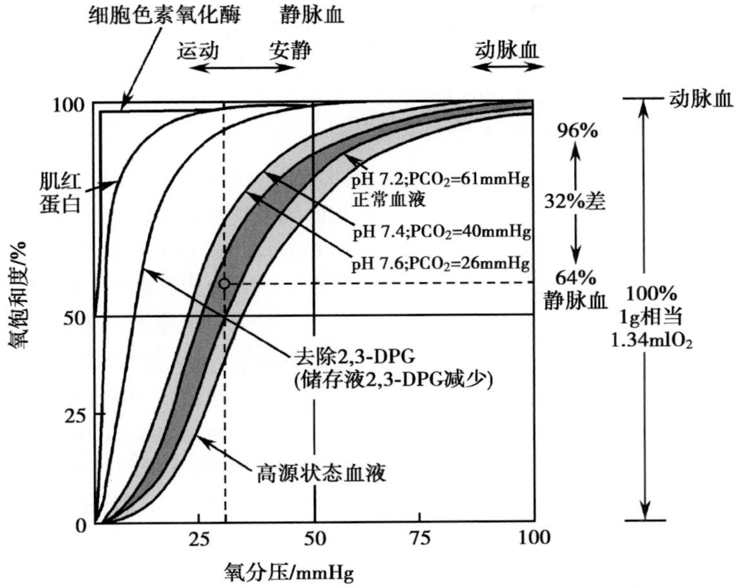

图 22-3　血红蛋白的氧解离曲线与 2,3-DPG 的影响

4）其他因素：血红蛋白与 O_2 的结合还受其自身性质的影响。如果血红蛋白分子中的 Fe^{2+} 氧化成 Fe^{3+}，血红蛋白便失去运 O_2 的能力；胎儿的血红蛋白与 O_2 的亲和力较高，有助于胎儿血液流经胎盘时从母体摄取 O_2；异常血红蛋白运输 O_2 的功能降低。CO 可与血红蛋白结合，占据了血红蛋白分子中 O_2 的结合位点，因此使血液中氧合血红蛋白的含量减少。CO 与血红蛋白的亲和力是 O_2 的 250 倍，这意味着在极低的 PCO_2 下，CO 就可以从氧合血红蛋白中取代 O_2。此外，CO 还有一个极为有害的效应，即当 CO 与血红蛋白分子中 1 个血红素结合后，将增加其余 3 个血红素对 O_2 的亲和力，使氧解离曲线左移，妨碍 O_2 的解离。所以 CO 中毒既妨碍血红蛋白与 O_2 的结合，又妨碍 O_2 的解离，其危害极大。

二、二氧化碳的存在形式及运输

（一）CO_2 的存在形式

血液中的二氧化碳（CO_2）也以物理溶解和化学结合两种形式运输。血液中物理溶解的 CO_2 约占 CO_2 总运输量的 5%，化学结合的占 95%。化学结合的形式主要是碳酸氢盐和氨基甲酰血红蛋白（carbaminohemoglobin，HHbNHCOOH），碳酸氢盐形式占 CO_2 总运输量的 88%，氨基甲酰血红蛋白形式占 7%。

1. 物理溶解方式　静脉血二氧化碳分压（PCO_2）为 46mmHg，CO_2 物理溶解量为 2.7ml/100ml；动脉血 PCO_2 为 40mmHg，CO_2 物理溶解量为 2.4ml/100ml。因此，通过物理溶解方式每 100ml 的血液只能运输 0.3ml 的 CO_2。

2. 碳酸氢盐结合方式　从组织扩散入血液的 CO_2 进入红细胞后，在碳酸酐酶催化下与 H_2O 形成 H_2CO_3，进一步解离为 HCO_3^- 和 H^+。HCO_3^- 通过红细胞膜上的 HCO_3^-、Cl^- 载体扩散入血液（Cl^- 同时进入红细胞），多余的 H^+ 与血红蛋白结合（图 22-4）。

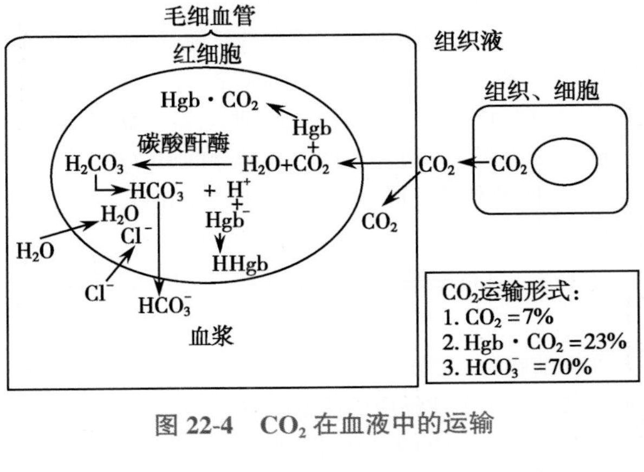

图 22-4　CO_2 在血液中的运输

3. 氨基甲酰血红蛋白结合方式　一部分 CO_2 与血红蛋白的氨基结合生成氨基甲酰血红蛋白：

$$HbNH_2O_2 + H^+ + CO_2 \longleftrightarrow HHbNHCOOH + O_2$$

这一反应是可逆的，且 CO_2 与血红蛋白结合得较为松散。在外周组织 PCO_2 较高，反应向右侧进行；在肺泡中 PCO_2 较低，反应向左侧进行。血浆蛋白与 CO_2 也可以发生类似的反应。在理论上，与血红蛋白和其他血浆蛋白结合运输的 CO_2 可达总运输量的 30%。然而 CO_2 与蛋白质的结合

反应速度比与 H_2O 的结合反应速度慢得多，因此实际上的结合量不超过总量的 20%。

（二）CO_2 的运输

1. CO_2 解离曲线霍尔丹效应（Haldane effect） 血 PO_2 对 CO_2 解离曲线的影响如图 22-5 所示。血 PO_2 升高时，CO_2 解离曲线下移，这是由于 O_2 与血红蛋白结合可促使 CO_2 释放，而去氧血红蛋白则容易与 CO_2 结合，这一现象称为霍尔丹效应。霍尔丹效应的机制是：①血红蛋白与氧结合后酸性增强，与 CO_2 的亲和力下降，使结合于血红蛋白的 CO_2 释放出来；②酸性的氧合血红蛋白释放出 H^+，与 HCO_3^- 结合成 H_2CO_3，进一步解离成 CO_2 和 H_2O。

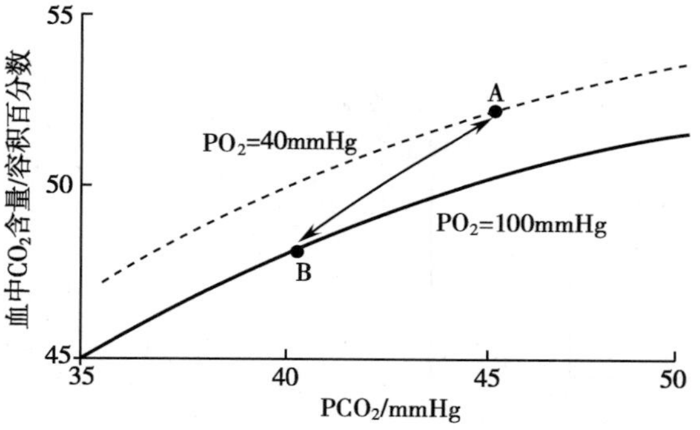

图 22-5 CO_2 解离曲线

2. CO_2 从组织进入血液后的变化过程 从组织扩散进入血液的 CO_2，大部分进入红细胞内与水反应生成 H_2CO_3，H_2CO_3 解离成 HCO_3^- 和 H^+（图 22-4），反应极为迅速并且可逆。红细胞内含有较高浓度的碳酸酐酶（carbonic anhydrase），在其催化下，上述反应可加快 5 000 倍，不到 1 秒即达平衡。在此反应过程中，红细胞内 HCO_3^- 的浓度不断增加，HCO_3^- 便顺着浓度梯度通过红细胞膜扩散进入血浆。红细胞内阴离子的减少须伴有相应量的阳离子向外扩散，才能维持电荷平衡。但是，阳离子不能自由通过红细胞膜，小的阴离子则可以通过，于是 Cl^- 便由血浆扩散进入红细胞，这一现象称为氯转移（chloride shift）。在红细胞膜上有特异的 HCO_3^--Cl^- 交换载体，运载这两种离子进行跨膜交换。这样，HCO_3^- 便不会在红细胞内堆积，有利于下式中的反应向右进行和 CO_2 的运输。

$$CO_2 + H_2O \xrightleftharpoons{\text{碳酸酐酶}} H_2CO_3 \rightleftharpoons HCO_3^- + H^+$$

式 22-1

在红细胞内，HCO_3^- 与 K^+ 结合，在血浆中则与 Na^+ 结合，生成碳酸氢盐。上述反应中产生的 H^+ 大部分与血红蛋白结合而被缓冲。溶解的 CO_2 也与血浆蛋白的游离氨基反应，生成氨基甲酰血浆蛋白，但形成的量极少，而且动脉血与静脉血中的含量很接近，表明它在 CO_2 运输中所起作用不大。

3. 血液流经肺部时 CO_2 的排出过程 在肺部，下式

$$CO_2 + H_2O \xrightleftharpoons{\text{碳酸酐酶}} H_2CO_3 \rightleftharpoons HCO_3^- + H^+$$

式 22-2

的反应向相反方向（向左）进行。因为肺泡气的 PCO_2 比静脉血的低，血浆中溶解的 CO_2 首先扩散入肺泡，红细胞内的 HCO_3^- 与 H^+ 生成 H_2CO_3，碳酸酐酶又加速 H_2CO_3 分解成 CO_2 和 H_2O，CO_2 从红细胞扩散入血浆，而血浆中的 HCO_3^- 便进入红细胞以补充消耗了的 HCO_3^-，Cl^- 则扩散出红细胞。这样，以 HCO_3^- 形式运输的 CO_2 在肺部被释放出来。

在组织中，反应按下式

$$HbNH_2O_2 + H^+ + CO_2 \xrightleftharpoons{\text{在组织}} HHbNHCOOH + O_2$$

式 22-3

向右进行。在肺部，氧合血红蛋白的生成增多，促使 HHbNHCOOH 解离，释放 CO_2 和 H^+，反应向左进行。氧合作用的调节具有重要意义，虽然以氨基甲酰血红蛋白形式运输的 CO_2 仅约占 CO_2 总运输量的 7%，但在肺部排出的 CO_2 中却有 17.5% 是从氨基甲酰血红蛋白释放出来的。

4. CO_2 清除率与呼吸商 机体依靠呼吸功能从外界环境中摄取氧，以满足生理活动的需要，同时将 CO_2 呼出体外。一定时间内机体呼出的 CO_2 的量与吸入的 O_2 量的比值，称为呼吸商（respiratory quotient，RQ）。营养物质在细胞内氧化供能，属于细胞呼吸的过程，因而可根据各种供能物质氧化时产生的 CO_2 量与消耗的 O_2 量计算出它们各自的呼吸商（表 22-5）。严格地说，应该以 CO_2 和 O_2 的摩尔数来计算呼吸商，但由于在同一温度和气压条件下，容积相等的不同气体，其分子数都是相等的，所以通常可以用 CO_2 与 O_2 的容积数（ml 或 L）来计算呼吸商，即：RQ= 产生的 CO_2 量（mol）/ 消耗的 O_2 量（mol）= 产生的 CO_2 量（ml）/ 消耗的 O_2 量（ml）。

表 22-5 三种营养物质氧化时的几种数据

营养物质	耗氧量 / （$L \cdot g^{-1}$）	CO_2 产量 / （$L \cdot g^{-1}$）	氧热价 / （$kJ \cdot L^{-1}$）	呼吸商
糖	0.83	0.83	20.66	1
蛋白质	0.95	0.76	18.93	0.8
脂肪	2.03	1.43	19.58	0.71

5. 影响 CO_2 运输和排出的因素 在相同的 PCO_2 下，动脉血（氧合血红蛋白多）携带的 CO_2 比静脉血少。因为氧合血红蛋白酸性较强，而去氧血红蛋白酸性较弱，所以去氧血红蛋白容易与 CO_2 结合，生成 HHbNHCOOH，也容易与 H^+ 结合，使 H_2CO_3 解离过程中产生的 H^+ 被及时中和，有利于反应向右进行，提高血液运输 CO_2 的量。因此，在组织中，由于氧合血红蛋白释出 O_2 而成为去氧血红蛋白，通过霍尔丹效应可促使血液摄取并结合 CO_2；反之，在肺部，则因血红蛋白与 O_2 结合，霍尔丹效应表现为促进 CO_2 释放。可见，O_2 与 CO_2 的运输不是孤立进行的，而是相互影响的。CO_2 通过波尔效应影响 O_2 与血红蛋白的结合和释放，O_2 又通过霍尔丹效应影响 CO_2 与血红蛋白的结合和释放。

第五节　水盐代谢与酸碱平衡紊乱检验指标与评价

水和无机盐(电解质)是机体的重要组成成分,也是体液的重要组成成分。体液是细胞生命活动的内环境,其恒定的容量、渗透压、酸碱度和适宜的各种离子浓度,对细胞的正常代谢起着重要的保证作用。一旦代谢紊乱,需要及时检测诊断,早治疗、早预防。

一、水盐代谢

水盐代谢紊乱常用检验指标如下:

1. 渗透压　是指高浓度溶液所具有的吸引和保留水分子的能力,其大小与溶液中所含溶质颗粒数目成正比,与溶质的分子量半径等特性无关。血浆渗透压约为313mmol/L。血浆的渗透压主要来自溶解于其中的晶体物质,特别是电解质,另一部分来自蛋白质。由晶体物质所形成的渗透压称为晶体渗透压,晶体渗透压的80%来自 Na^+ 和 Cl^-,与组织液的晶体渗透压基本相等。由蛋白质形成的渗透压称为胶体渗透压,血浆胶体渗透压主要来自清蛋白。血浆胶体渗透压对于维持血管内外的水平衡极为重要。

2. 电解质(钾、钠、氯)　血浆电解质的主要生理功能有维持体液渗透压与酸碱平衡,维持神经肌肉的正常兴奋性,作为激素与酶的组成成分或酶的激动剂。水、电解质和酸碱平衡是维持人体内环境稳定的三个重要因素,它们相互影响,相互制约。因此,对血气酸碱失衡诊断必须参考电解质,方能准确作出判断。

(1)血钠:钠为细胞外液中重要的阳离子,占细胞外液中总阳离子的90%以上,在维持细胞外液容量和渗透压方面起重要作用。临床上根据病因和临床表现的不同,可将低钠血症分为缺钠性低钠血症、稀释性低钠血症、无症状性低钠血症(亦称低渗性低钠血症)和混合性低钠血症4个类型。酸中毒时血钠多在正常范围,原因是升高血钠和降低血钠的因素互相抵消,如酸中毒时肾小管排 H^+ 多,而 Na^+、K^+ 重吸收增加,血钠增高;细胞内 K^+ 与细胞外进行 Na^+-H^+ 交换,血钠增高。碱中毒时肾小管 H^+ 重吸收增加,K^+、Na^+ 从尿中排出增多,故造成 K^+、Na^+ 减少,K^+、Na^+ 向细胞内移,H^+ 向细胞外移,血 Na^+ 降低。碱中毒常同时出现低钠血症,但有时低钠血症严重而无碱中毒。

(2)血钾:钾也是重要的电解质,在维持细胞的新陈代谢方面有重要作用。血钾升高是因为:①细胞内外离子交换。②肾小管 Na^+-H^+ 交换增加,Na^+-K^+ 交换减少。酸中毒时常合并高钾血症。酸中毒时高钾血症是假象,体内总钾量并不一定增高,相反却可能同时存在细胞内缺 K^+,故在纠正酸中毒后应充分补 K^+,以免造成因酸中毒被纠正,K^+ 向细胞内转移,引起低钾血症并诱发心律失常而导致患者死亡。碱中毒与低钾血症关系密切,两者常互为因果,即碱中毒易造成低钾血症,低钾血症可以引起碱中毒。这是因为碱中毒时:细胞内外离子交换,细胞外2个 Na^+、1个 K^+ 与细胞内3个 H^+ 交换,K^+ 向细胞内移动,必然引起低钾血症;肾小管 Na^+-H^+ 交换减少,K^+-Na^+ 交换增加。

(3)血氯:氯的生理功能体现在调节和维持酸碱平衡方面。肾小管性酸中毒,血 Cl^- 增高,由于肾小管分泌 H^+ 障碍所致,但此种酸中毒必然伴有血钾降低,因为此时肾小管排 K^+ 增加。必须牢记:肾小管酸中毒是临床上特有的一种伴高氯血症的酸中毒。碱中毒常合并低氯血症,低氯血症又能引起碱中毒。根据电中性原理,Cl^- 和 HCO_3^- 为细胞外主要阴离子,两者互为消长,血 Cl^- 降低,HCO_3^- 代偿性增高(碱中毒);血 HCO_3^- 升高,血 Cl^- 继发性下降。Cl^- 与 K^+ 关系密切,两者任何一种离子缺乏,都将引起另一种缺乏,临床上常同时缺乏,如低钾低氯性碱中毒等。

原发性低氯血症,如大量使用排 Cl^- 性利尿剂,为保持阴离子平衡,肾脏代偿性对 HCO_3^- 重吸收增强,此时 Cl^- 下降明显。低氯性碱中毒分两种情况:①呼吸性酸中毒:PCO_2 增加,肾代偿性对 HCO_3^- 排出减少,继发性 Cl^- 降低,单纯补 Cl^- 无效;②利尿剂的使用:Cl^- 丢失增加,为原发性低氯血症,HCO_3^- 常继发性增高,即碱中毒,单纯补氯有效。

二、酸碱平衡失调的检测指标

(一)检测指标

1. pH　血液pH易于测定,是表明溶液中酸碱度的简明指标,它反映体液中的氢离子浓度[H^+],其值是以[H^+]的负对数表示。正常成人动脉血液pH比静脉血液高约0.02~0.1,细胞内液pH比细胞外液低,视细胞代谢旺盛程度而不同,其范围约为6.0~7.4,平均为7.0。

血浆的pH主要取决于血浆中[HCO_3^-]与[H_2CO_3]的比值,其间的相互关系可从Henderson-Hasselbalch方程式中看得很清楚。式中 pK_a 是 H_2CO_3 解离常数的负对数值。

$$pH=pKa+\log\frac{[HCO_3^-]}{[H_2CO_3]}=pKa+\log\frac{HCO_3^-}{0.03\times P_{CO_2}} \quad 式22\text{-}4$$

血浆pH低于正常表明有酸中毒,高于正常表明有碱中毒。但只看pH的变化还不能区分是代谢性还是呼吸性酸碱中毒。

2. 二氧化碳分压(PCO_2)　是指物理溶解于动脉血浆中的 CO_2 分子所产生的压力(即张力)。其正常平均值为5.33kPa(40mmHg,范围为33~47mmHg)。PCO_2 是反映呼吸性酸碱平衡障碍的重要指标。由于通气过度,CO_2 排出过多,其值低于正常,为呼吸性碱中毒的变化。由于通气不足,CO_2 排出过少而在体内潴留,其值高于正常,为呼吸性酸中毒的变化。

3. 标准碳酸氢盐（standard bicarbonate，SB）和实际碳酸氢盐（actual bicarbonate，AB） 标准碳酸氢盐是指动脉血液标本在37℃和血红蛋白完全氧合的条件下，用PCO_2为5.33kPa的气体平衡后所测得的血浆[HCO_3^-]。因为这种方法已排除呼吸因素的影响，故为判断代谢性酸碱中毒的指标。正常平均值为24mmol/L，范围为22~27mmol/L。代谢性酸中毒患者SB降低，代谢性碱中毒时则SB升高。

实际碳酸氢盐是指隔绝空气的血液标本，在保持其原有PCO_2和血氧饱和度不变的条件下测得的血浆碳酸氢盐浓度。因此，AB受代谢和呼吸两方面因素的影响。它和二氧化碳结合力的差别主要是AB反映动脉血浆的值，二氧化碳结合力是用静脉血浆测定的。AB的正常值同SB，AB与SB的差值能反映呼吸因素对酸碱平衡的影响。正常人，AB=SB。患者有CO_2潴留时，AB>SB，提示呼吸性酸中毒；患者有CO_2呼出过多，即通气过度时，AB<SB，提示呼吸性碱中毒。

4. 缓冲碱（buffer base，BB） 是指动脉血液中具有缓冲作用的碱性物质的总和，也就是人体血液中具有缓冲作用的阴离子的总和。这些阴离子有HCO_3^-、HPO_4^-、Hb^-、Pr^-等，它们都能结合H^+。“血液缓冲碱总量”一般指全血缓冲碱而言，它是反映代谢性因素的指标，呼吸因素所造成PCO_2升高或降低对它没有明显影响。BB降低提示代谢性酸中毒，BB升高提示代谢性碱中毒。

5. 碱过剩（base excess，BE） 碱过剩是指在标准条件下，即在37℃，PCO_2 5.33kPa，血红蛋白为100%氧饱和的情况下，用酸或碱将人体1L全血滴定至pH 7.4时所用的酸或碱的毫摩尔数。BE值在0附近，正常范围为0mmol/L ± 3mmol/L。

6. 阴离子间隙（anion gap，AG） 是指血浆中的未测定阴离子（undetermined anion，UA）。AG正常值为12mmol/L ± 2mmol/L。AG对于区别代谢性酸中毒的原因有重要作用。

（二）血液酸碱平衡紊乱综合判断

1. 单纯性酸碱失衡

（1）代谢性酸中毒：由原发性体内[HCO_3^-]减少所致，原因：①HCO_3^-直接丢失过多，见于严重腹泻、胃肠道瘘管或引流等；②固定酸产生过多，常见于乳酸性酸中毒、酮症酸中毒；③含氯的成酸性药物摄入过多，如水杨酸中毒；④固定酸排泄障碍，如严重肾衰竭。临床表现：早期无明显症状，重症时有疲乏、眩晕、嗜睡、感觉迟钝、烦躁不安。突出症状：呼吸深而快，呼气中带酮味。可有面部潮红、心率加快、血压下降、休克、昏迷、肌力下降、腱反射下降。血气电解质变化特点：pH下降，通过呼吸代偿，HCO_3^-原发性降低，AB、SB、BB均降低，AB<SB，BE负值增大，PCO_2继发性下降。

治疗原则：对病因的治疗，去除引起代谢性酸中毒的发病原因；针对HCO_3^-原发性减少，治疗的主要措施是补充碱性药物，首选$NaHCO_3$；纠正酸中毒的同时，应注意同时纠正水、电解质紊乱。

（2）代谢性碱中毒：由原发性体内[HCO_3^-]增多所致。原因：①酸性胃液丧失过多，常见于剧烈呕吐及胃液抽吸；②碱性物质摄入过多，常见于消化道溃疡患者服用过多的$NaHCO_3$；③低钾血症时因细胞外液K^+浓度降低，细胞内钾向细胞外移动，同时细胞外H^+向细胞内移动，引起细胞内酸中毒，细胞外碱中毒；④某些利尿药的作用，使H^+经肾大量丢失。临床表现：轻度代谢性碱中毒患者无症状或出现与碱中毒无直接关系的表现，如因细胞外液量减少而引起的无力、肌痉挛、呼吸变浅变慢、谵妄、精神错乱、嗜睡等，严重的代谢性碱中毒可导致脑和其他器官代谢障碍。血气电解质变化特点：pH升高，AB、SB、BB均升高，AB>SB，BE正值增大，代偿主要通过肺，由于呼吸抑制，通气量下降，使PCO_2继发性升高。

治疗原则：纠正代谢性碱中毒的根本途径是促使血浆中过多的HCO_3^-从尿中排出；补充等渗盐水，同时补充Cl^-、K^+；严重时用稀释盐酸或盐酸精氨酸（但应注意避免高钾血症的出现）。

（3）呼吸性酸中毒：原发性PCO_2升高而导致pH下降。原因：引起原发性PCO_2升高而导致酸中毒的原因不外乎环境CO_2浓度过高，吸入CO_2过多，而导致PCO_2升高，但更多见的是由于外呼吸通气障碍而致CO_2排出受阻。①呼吸中枢抑制：如颅脑损伤、脑炎、脑血管意外、呼吸中枢抑制剂以及麻醉剂用量过大或酒精中毒等；②呼吸肌麻痹：如急性脊髓灰质炎、脊神经炎、有机磷中毒、重症肌无力；③呼吸道阻塞：如喉头痉挛和水肿、溺水；④慢性阻塞性肺部疾病：如支气管哮喘、肺泡功能降低，不能充分排出CO_2，使PCO_2增高。临床表现：呼吸困难、换气不足的急慢性缺氧症状；高碳酸血症对中枢神经系统的影响，可出现多种精神神经系统功能的异常，早期症状包括头痛、不安、焦虑，进一步发展可出现震颤、精神错乱、嗜睡，甚至昏迷。血气电解质变化特点：PCO_2原发性升高，pH下降，通过肾等代偿后，代谢性指标继发性增加，AB、SB和BB均升高，AB>SB，BE正值加大。

治疗原则：保持呼吸道通畅，改善通气功能，使用呼吸中枢兴奋剂或人工呼吸机，对慢性阻塞性肺疾病采用控制感染、祛痰、解痉等治疗方法，必要时气管插管、气管切开，切忌过急地使用人工呼吸机使PCO_2迅速下降到正常，因肾对HCO_3^-升高的代偿功能还来不及作出反应，如果又出现代谢性碱中毒，会使病情复杂化。

（4）呼吸性碱中毒（respiratory alkalosis）：由于PCO_2（或H_2CO_3）原发性减少导致的pH升高。原因：①低氧血症：外呼吸障碍，如肺炎、间质性肺疾病、肺水肿以及吸入气氧分压过低，均可因PCO_2降低而引起通气过度；②许多肺部疾病：如肺炎、肺梗死、间质性肺疾病等，其发生机制与低氧血症有关；③呼吸中枢受直接刺激，精神性通气过度，如癔症发作时的过度通气；④人工呼吸机使用不当，常因为通气量过大而引起严重的呼吸性碱中毒。临床表现：基本同代谢性碱中毒，在急性呼吸性碱中毒时易出现手足搐搦；神经系统功能障碍除与碱中毒对脑功能的损伤有关外，还与脑血流量减少有关，低氧血症可引起脑血管收缩，脑组织缺氧进一步加重。血气电解质变化特点：PCO_2原发性降低，血浆HCO_3^-浓度下降，低钾血症。

治疗原则：首先应防治原发病和去除引起通气过度的原因。急性呼吸性碱中毒患者可吸入5%CO_2混合气体，对精神性通气过度患者可使用镇静剂。

2. 混合性酸碱平衡紊乱　由于血气分析在临床上的广泛应用，并有明确的代谢因素指标和呼吸因素指标，因此可以发现有些患者不是单一的原发酸碱失衡，存在两种以上混合性的酸碱失衡。由于酸碱失衡预计代偿公式、潜在 HCO_3^- 和阴离子间隙概念应用于血气酸碱分析领域，使临床上对于酸碱失衡的认识有了进一步深化，特别是对混合性酸碱失衡的认识有了明显的提高。

双重性酸碱失衡有 6 种，有代谢性酸中毒合并呼吸性酸中毒、代谢性酸中毒合并代谢性碱中毒、代谢性酸中毒合并呼吸性碱中毒、代谢性碱中毒合并呼吸性碱中毒、代谢性碱中毒合并呼吸性酸中毒和混合性代谢性酸中毒。

(1) 代谢性酸中毒合并呼吸性酸中毒：急慢性呼吸性酸中毒复合不适当 HCO_3^- 下降或者代谢性酸中毒复合不适当 PCO_2 升高，均可称为代谢性酸中毒合并呼吸性酸中毒。原因：见于严重的肺心病、心搏骤停、严重肺水肿、甲醇中毒及药物中毒等。血气电解质变化特点：① PCO_2 升高、下降、正常均可，若以代谢性酸中毒为主，必须符合 $PCO_2>40-(24-[HCO_3^-])\times1.2+2$；② HCO_3^- 升高、下降、正常均可，以下降、正常为多见，若以慢性呼吸性酸中毒为主，必须符合 $HCO_3^-<24+(PCO_2-40)\times0.4-3$；③ pH 下降；④血钾升高；⑤血氯下降、正常、升高均可；⑥血钠下降或正常；⑦ AG 升高；⑧ PO_2 下降，常低于 60mmHg。

(2) 代谢性酸中毒合并代谢性碱中毒：此型失衡的动脉血气变化复杂，HCO_3^-、PCO_2 均可表现为升高、下降或正常，主要取决于两种原发失衡的相对严重程度。原因：肾衰竭、糖尿病酮症酸中毒或乳酸性酸中毒，严重胃肠炎时呕吐加腹泻并伴有低钾血症和脱水。

血气电解质变化特点：

AG 升高型：① PCO_2、pH 和 HCO_3^- 变化不大或大致正常；② AG 升高，且 AG 升高数大于 HCO_3^- 下降数；③血 Cl^- 下降；④ $\Delta HCO_3^-=\Delta Cl^-+\Delta AG$；⑤血 K^+ 下降多见；⑥血 Na^+ 下降或正常；⑦ PO_2 常正常。

AG 正常型：① PCO_2、pH 和 HCO_3^- 变化不大，主要取决于代谢性酸中毒和代谢性碱中毒相对严重程度；② AG 正常；③血 K^+ 下降；④血 Na^+ 下降或正常；⑤血 Cl^- 主要取决于代谢性酸中毒和代谢性碱中毒相对严重程度，若以代谢性碱中毒为主则 Cl^- 下降，若以代谢性酸中毒为主，则 Cl^- 升高；⑥ PO_2 常正常。

(3) 代谢性酸中毒合并呼吸性碱中毒：原因：糖尿病、肾衰竭或感染性休克及心肺疾病等危重患者伴有发热或机械通气过度；慢性肝病、高氯血症，并发肾衰竭；水杨酸中毒或乳酸性酸中毒，使有机酸增多，水杨酸盐刺激呼吸中枢可发生典型的代谢性酸中毒合并呼吸性碱中毒的混合性酸碱失衡。

血气电解质变化特点：① PCO_2 原发性下降，若以代谢性酸中毒为主，必须符合实测 $PCO_2<40-(24-HCO_3^-)\times1.2-2$；② HCO_3^- 原发性下降，若以呼吸性碱中毒为主，必须符合急性呼吸性碱中毒实测 $HCO_3^-<24-(40-PCO_2)\times0.2-2.5$，慢性呼吸性碱中毒实测 $HCO_3^-<24-(40-PCO_2)\times0.5-2.5$；③ pH 升高、下降、正常均可；④血 K^+ 下降或正常；⑤血 Cl^- 明显升高；⑥血 Na^+ 下降或正常；⑦ AG 升高；⑧ PO_2 下降或正常。

(4) 代谢性碱中毒合并呼吸性碱中毒：原因：常见于临终患者，引起呼吸性碱中毒的原因有机械通气过度、低氧血症、败血症、颅脑损伤、严重的肝病伴呕吐。引起合并代谢性碱中毒的病因有呕吐、胃肠引流、大量输入库存血及服用碱性药物、频繁使用利尿剂等。

血气电解质变化特点：① PCO_2 可下降、正常或升高，但多为下降或正常；② HCO_3^- 升高、下降、正常均可，但多为正常或升高；③ pH 极度升高；④血 K^+ 下降；⑤血 Cl^- 下降或正常；⑥血 Na^+ 下降或正常；⑦ AG 正常或轻度升高；⑧ PO_2 下降，常低于 60mmHg (8kPa)。

(5) 代谢性碱中毒合并呼吸性酸中毒：急慢性呼吸性酸中毒复合不适当升高的 HCO_3^- 或代谢性碱中毒复合不适当升高的 PCO_2 均可诊断为代谢性碱中毒合并呼吸性酸中毒。原因：慢性肺功能不全，在通气未改善之前滥用 $NaHCO_3$，或过急、过度人工通气，或大量使用利尿剂之后。

血气电解质变化特点：① PCO_2 原发性升高，若以代谢性碱中毒为主，必须符合实测 $PCO_2>40+(HCO_3^--24)\times0.9+5$；② HCO_3^- 原发性升高，若以呼吸性酸中毒为主，必须符合实测 $HCO_3^->24+(PCO_2-40)\times0.4+3$，但必须牢记，慢性呼吸性酸中毒最大代偿能力是 HCO_3^- 42~45mmol/L，因此当 HCO_3^- >45mmol/L 时，不管 pH 正常与否，均可诊断为慢性呼吸性酸中毒合并代谢性碱中毒；③ pH 升高、下降、正常均可；④血 K^+ 下降或正常；⑤血 Cl^- 严重下降；⑥血 Na^+ 下降或正常；⑦ AG 正常或轻度升高；⑧ PO_2 下降。

(6) 混合性代谢性酸中毒：此型失衡为高 AG 代谢性酸中毒合并高氯性代谢性酸中毒。其动脉血气特点与单纯性代谢性酸中毒完全相同，pH 下降，HCO_3^- 原发性下降，PCO_2 代偿性下降，且符合 $PCO_2=40-(24-HCO_3^-)\times1.2+2$，因此一旦出现 AG 升高时伴有 $\Delta HCO_3^-\geq\Delta Cl^-$ 或 $\Delta AG<\Delta HCO_3^-$，应想到混合性代谢性酸中毒存在的可能。原因：糖尿病酮症酸中毒可引起高 AG 代谢性酸中毒，合并腹泻时可引起高氯性代谢性酸中毒；肾功能不全，如肾小管功能不全时可引起高氯性代谢性酸中毒，而肾小球损伤时引起高 AG 代谢性酸中毒。因此，肾功能不全时可以出现混合性代谢性酸中毒。

血气电解质变化特点：① PCO_2 代偿性下降，$PCO_2=1.5\times HCO_3^-+8+2$，或 $PCO_2=1.5\times HCO_3^-+8-2$；② HCO_3^- 原发性下降；③ pH 下降；④血 K^+ 升高或正常；⑤血 Cl^- 升高，$\Delta Cl^-<\Delta HCO_3^-$；⑥血 Na^+ 下降或正常；⑦ AG 升高；⑧ PO_2 正常；⑨ $\Delta HCO_3^-=\Delta Cl^-+\Delta AG$。

3. 三重性酸碱紊乱

(1) 三重性酸碱紊乱 (triple acid-base disorders，TABD) 的类型

1) 呼吸性酸中毒型三重性酸碱紊乱：呼吸性酸中毒 + 代谢性碱中毒 + 高 AG 代谢性酸中毒。血气电解质变化特点：① pH 下降、正常均可，少见升高；② PCO_2 升高；③ HCO_3^- 升高或正常；④ AG 升高；⑤潜在 HCO_3^-= 实测 $HCO_3^-+\Delta AG>24+(PCO_2-40)\times0.4+3$；⑥ K^+ 升高或正常；⑦ Na^+ 下降或正常；⑧ Cl^- 下降或正常；⑨ PO_2 下降，常低于 60mmHg (8kPa)。

2) 呼吸性碱中毒型三重性酸碱紊乱：呼吸性碱中毒 + 代谢性酸中毒 + 高 AG 代谢性酸中毒。血气电解质变化特点：

① pH 可升高、正常，少见下降；② PCO_2 下降；③ HCO_3^- 下降或正常；④ AG 升高；⑤潜在 HCO_3^-= 实测 HCO_3^-+ΔAG>24−(40−PCO_2)×0.5+2.5；⑥ K^+ 下降或正常；⑦ Na^+ 下降或正常；⑧ Cl^- 下降、升高或正常；⑨ PO_2 下降，常低于 60mmHg (8kPa)。

(2) 三重性酸碱紊乱的判断：三重性酸碱紊乱，即一种呼吸性失衡，再同时伴有高 AG 代谢性酸中毒和代谢性碱中毒。三重性酸碱紊乱可因并发的呼吸性酸碱失衡不同，分为呼吸性酸中毒型三重性酸碱紊乱和呼吸性碱中毒型三重性酸碱紊乱，前者多见于严重的肺心病、呼吸衰竭伴肾衰竭时；后者见于在呼吸性碱中毒合并代谢性碱中毒的基础上，再合并高 AG 代谢性酸中毒，也可见于呼吸性碱中毒合并高 AG 的基础上，再合并代谢性碱中毒。AG 及潜在 HCO_3^- 是揭示三重性酸碱紊乱存在的重要指标。

三重性酸碱紊乱的判断必须联合使用预计代偿公式、AG 和潜在 HCO_3^-。其判断步骤可分为以下 3 步：①首先要确定呼吸性酸碱失衡的类型，选用呼吸性酸中毒或呼吸性碱中毒预计代偿公式，计算 HCO^- 代偿范围；②计算 AG，判断是否并发高 AG 代谢性酸中毒，三重性酸碱紊乱中代谢性酸中毒一定为高 AG 代谢性酸中毒；③应用潜在 HCO_3^- 判断代谢性碱中毒，即将潜在 HCO_3^- 与呼吸性酸中毒或呼吸性碱中毒预计代偿公式计算所得 HCO_3^- 代偿范围相比。虽然在临床上往往存在不使用潜在 HCO_3^- 而使用实测 HCO_3^- 即可检出三重性酸碱紊乱中的代谢性碱中毒的存在，或必须使用潜在 HCO_3^- 才能检出三重性酸碱紊乱中代谢性碱中毒的存在两种情况，但为了避免漏检三重性酸碱紊乱，主张常规地使用潜在 HCO_3^-。

三重性酸碱紊乱的诊断要求环节较多，必须在充分了解原发病情、临床用药及处置的基础上，结合实验室检查进行综合分析后才能得出正确结论。

（孟冬娅　薛文成）

第二十三章
生物活性化学小分子物质与检验诊断

器官和细胞功能是在无数信号分子，包括脂质、肽、有机和无机分子、代谢中间物等作用下实现的。其中，化学小分子物质在生物体内的功能研究远远落后于其他信号分子。这主要是由于受到技术方法的限制和其他种种原因，许多化学小分子物质在生物体内的功能研究并不像水（water，H_2O）和氧气（oxygen，O_2）一样受人重视。近年来，随着生物体内的化学小分子物质检测技术的突破，越来越多的具有生物活性的化学小分子物质被发现，其在生物体内的各种重要作用逐步被证实，其作用机制也正被逐步阐明。

气体信号分子作为其中重要的成员，对器官和细胞功能的维持起重要作用。一氧化氮（nitric oxide，NO）、一氧化碳（carbon monoxide，CO）和硫化氢（hydrogen sulfide，H_2S）作为“气体分子家族三巨头”，近年来成为科学研究的热点。三者既具有相类似的生物功能，也都具有其各自特有的生物化学特性，三者还可相互作用，对于生物体内生理过程的影响具有多效性。自由基对生物体的毒性效应和损伤也逐步为人熟知，如何清除生物体内的自由基正成为科学界时髦的话题。而作为生命活动过程必不可少的NAD（P）H，更是成为科学家研究生命奥秘的一把利器。

有关这些生物体内具有生物活性的化学小分子物质的研究已经在基础和临床研究中广泛开展，然而目前的研究还十分有限，其在生物体内的可能作用和作用机制尚有待进一步阐明。将这些生物活性化学小分子物质应用于临床，将是今后研究的热点课题，具有重要的理论指导和临床实践意义。本章将分节逐步介绍这些生物活性化学小分子物质的基本性质、生理功能、临床意义和检测方法。

第一节　一氧化氮

一氧化氮（nitric oxide，NO）是迄今为止在体内发现的第一个气体性信息分子，也是体内最重要的信号分子，在各种生理病理过程中发挥重要作用。1992年，NO被*Science*杂志评为年度明星分子。1998年美国的三位科学家Robert F.Furchgott、Louis J.Ignarro和Ferid.Murad通过他们在“一氧化氮作为心血管系统的信号分子”上的发现，获得该年度诺贝尔生理学和/或医学奖。

一、基本性质

一氧化氮是氮的化合物，化学式NO，分子量为30，氮的化合价为+2价。NO在标准状况下为无色无味气体，难溶于水。液态、固态呈蓝色。NO为双原子分子，是由1个氮（N）原子和1个氧（O）原子构成的极性分子，分子结构为直线形（图23-1）。NO是无电荷的自由基分子，既能提供孤对电子，也能接受电子，具有顺磁性，也具有酸碱性。由于NO带有自由基，这使它的化学性质非常活泼，能迅速与氧分子、超氧化阴离子及过氧化氢等反应而失活。当它与氧反应后，可形成具有腐蚀性的二氧化氮（NO_2），产生刺激作用，主要损害呼吸道。

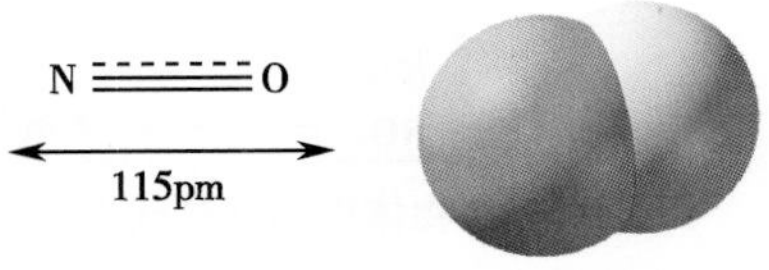

图23-1　NO的二维和三维结构图

二、体内NO的合成与代谢

1. NO的生成　在体内，NO的生成可通过内源性和外源性两种途径。

(1) 内源性途径：内源性 NO 的生成是在一氧化氮合酶(nitric oxide synthase, NOS)的作用下，以 L- 精氨酸(L-arginine, L-Arg)为底物，在钙调蛋白(calmodulin, CaM)/ Ca^{2+} 和氧(oxygen, O_2)的协助下，在辅助因子烟酰胺腺嘌呤二核苷酸磷酸(nicotinamide adenine dinucleotide phosphate, NADPH)、黄素单核苷酸(flavine mononucleotide, FMN)、黄素腺嘌呤二苷酸(flavine adenine dinucleotide, FAD)和四氢生物蝶呤(tetrahydrobiopterin, BH_4)的辅助下，经过一系列的氧化还原反应生成 NO 和 L- 瓜氨酸(L-citrulline, L-Cit)(图 23-2)。

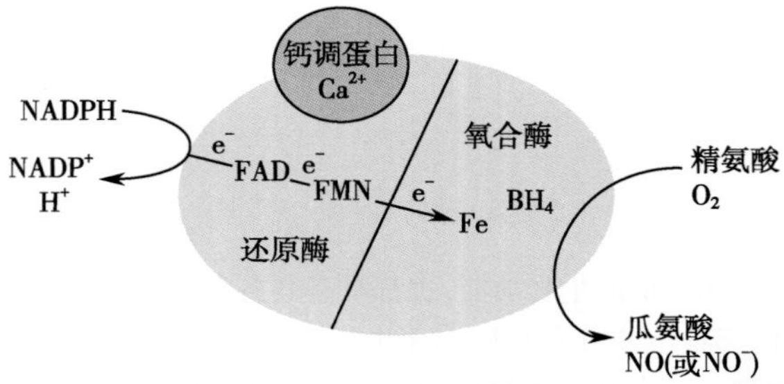

图 23-2 NO 生成的内源性途径

(2) 外源性途径：外源性 NO 的生成是由体内含巯基物质，如半胱氨酸和谷胱甘肽等与某些硝基化合物，如硝酸甘油等反应，产生一种不稳定的 S- 亚硝基硫醇，后者自行分解形成 NO。

半胱氨酸 / 谷胱甘肽 + 硝酸甘油→ S- 亚硝基硫醇→ NO

2. NO 的运输 NO 是一种信号分子，广泛存在于生物体内，由于其分子量小，且具有亲脂性，因而可自由通过细胞膜，迅速扩散到周围细胞，参与各种生理病理过程。

3. NO 的代谢 生物体内生成的 NO 在体液中的半衰期极短，仅 3~5 秒，很快被氧化失去生物活性，以 NO_3^-(硝酸根)和 NO_2^-(亚硝酸根)的形式存在。NO 也可以被快速氧化成高氮原子(NO_x)，结果可使白蛋白、谷胱甘肽和半胱氨酸等含巯基的分子硝基化，这些分子可作为 NO 的载体或以生物形式沉积 NO(图 23-3)。

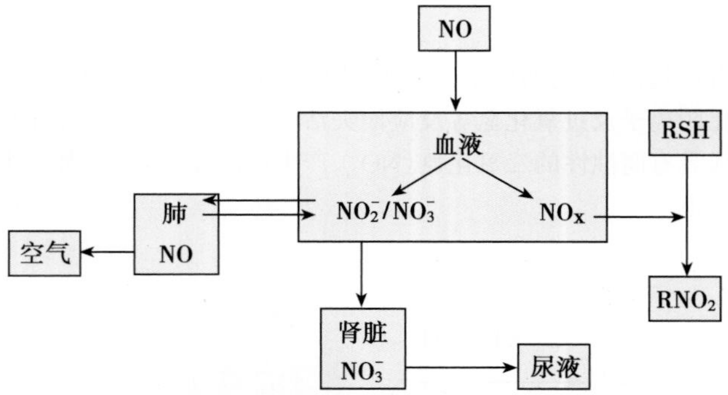

图 23-3 生物体内 NO 的代谢

三、一氧化氮合酶

内源性 NO 的合成需要一氧化氮合酶(nitric oxide synthase, NOS)的催化，因此在内源性 NO 的合成中，NOS 是最重要的限速酶。

NOS 为黄素类蛋白质，是一种与细胞色素 P450 还原酶相似的含铁血红蛋白酶。NOS 为二聚体，由两个相同亚基组成。其单体 N 端为氧化酶区，有 L- 精氨酸、四氢叶酸和血红素结合位点，C 端为还原酶区，有黄素等辅基结合位点。NOS 的酶作用需要 4 种辅助因子，即 NADPH、FAD、FMN 和 BH_4，同时还需要 CaM/Ca^{2+} 协助。

人体内 NOS 有 3 种不同形式：内皮型 NOS(endothelial NOS, eNOS)：分布于多种类型细胞中，在正常血管内皮中催化产生 NO，主要功能为调节血管紧张度、扩张血管、调节血压、抑制血小板聚集、抗平滑肌细胞增殖、改变局部血流；神经元型 NOS(neuronal NOS, nNOS)，为 eNOS 分布于神经系统的特殊形式，主要以递质形式参与神经信息的传导和内分泌的调节；诱导型 NOS(inducible NOS, iNOS)，分布于内皮细胞和巨噬细胞，只有在免疫应答时才被激活，主要参与炎症反应和免疫细胞对病原体的防御反应。

四、NO 发挥生物学效应的分子机制

(一) NO 到达靶分子的方式

生物体内发挥作用的 NO 主要来自细胞自身或邻近细胞，构成自分泌和旁分泌系统。同时由于 NO 可以和其他许多物质，如 NO- 白蛋白、S-NO-t-PA 和亚硝基硫醇等形成复合物，而这些复合物可以通过血液循环运输到远离 NO 产生处的靶组织和器官，释放发挥生物学作用，构成可能的内分泌系统。

由于低分子量和疏水性，理论上 NO 能到达细胞和组织内任何部位，而实际上 NO 与超氧阴离子的快速作用以及其与血红蛋白或血红素的铁中心结合以及与蛋白质的巯基结合限制了 NO 的弥散力。

(二) NO 细胞毒作用的分子机制

各种因素诱导 iNOS 表达后，产生过量的 NO 作用于巯基，使参与能量代谢和抗氧化的酶失活，例如其使非血红素铁 - 硫酶失活，从而抑制线粒体呼吸及能量代谢。同时过量的 NO 可作用于 DNA 合成的限速酶——核苷酸还原酶，使 DNA 合成受抑制。NO 与超氧阴离子反应生成的 ONOO-，使 SOD 的酪氨酸硝基化，使其丧失保护作用。

NO 还可以直接损伤 DNA，其损伤机制包括 DNA 碱基脱氨基、抑制 DNA 修复、DNA 氧化和亚硝胺生成增加，使 DNA 烷化等(图 23-4)。

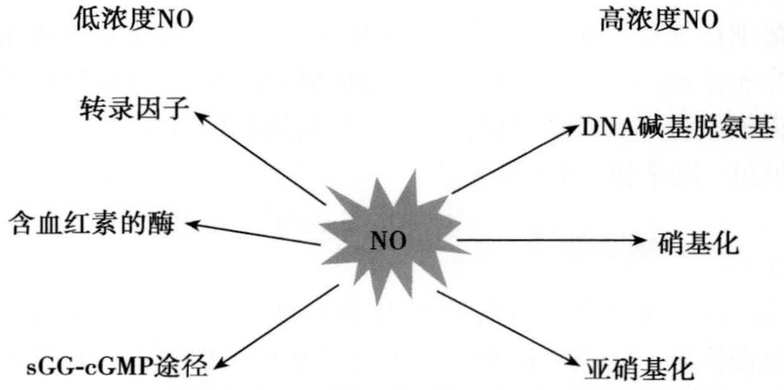

图 23-4 生物体内 NO 的调节作用和细胞毒作用

(三) NO 的信号转导途径

NO 主要通过一氧化氮 / 环鸟苷酸(NO/cGMP)途径参与

神经传递和发挥其他多种生物学效应（图 23-5）。NO 激活可溶性鸟苷酸环化酶（soluble guanylate cyclase，sGC），使细胞内 cGMP 水平升高，在不同类型细胞中 cGMP 通过激活 cGMP 依赖性蛋白激酶、激活 ADP 核糖环化酶、磷酸二酯酶和操纵离子通道等途径发挥生物学作用；cGMP 也可与 cAMP、IP3 等其他信使相互协作，从而发挥作用。NO 的细胞内信号转导途径还包括激活蛋白激酶 C、激活环氧化酶、激活铁调节蛋白、影响转录因子等（图 23-4）。

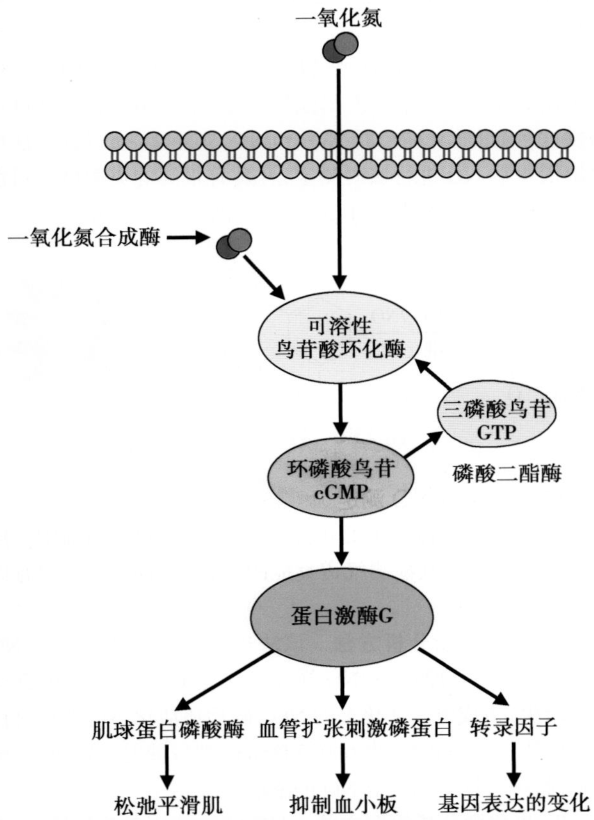

图 23-5　生物体内 NO-sGC-cGMP 信号转导途径

五、内源性 NO 的生理作用

（一）在心血管系统中的作用

在心血管系统中 NO 主要通过 sGC-cGMP 途径发挥作用，主要维持血管张力的恒定和调节血压的稳定性。其具有松弛血管平滑肌、调节血管张力、增加血流量、维持血管和动脉壁的清洁、防止脂肪等沉积物黏附于血管壁、维持健康血压、调节心肌收缩性、减轻心脏负担等诸多功能。

（二）在免疫系统中的作用

研究结果表明，NO 能抑制血小板聚集与黏附、减少白细胞的聚集、防止血栓的形成；还能抑制淋巴细胞增殖、抑制肥大细胞的活性、抑制巨噬细胞的氧化产物；在慢性感染和炎症时，激活多形核白细胞和巨噬细胞产生的大量 NO，参与杀灭细菌、病毒、寄生虫、真菌、肿瘤细胞的作用，以及参与其他一系列的免疫过程，过量的 NO 则可诱导基因突变和肿瘤。

（三）在神经系统中的作用

现已证明，在人体内广泛存在着以 NO 为递质的非肾上腺素能非胆碱能（non-adrenergic-non-cholinergic，NANC）神经系统，它与肾上腺素能、胆碱能神经和肽类神经一样重要，其功能异常就可能引起一系列疾病。

1. NO 作为一种神经信号的传递物质，在中枢神经系统（central nervous system，CNS）中促进递质释放，促进脑部血流量，调节血脑屏障的通透性，参与脑的高级功能活动，如学习和记忆功能，增强大脑记忆，保护脑细胞，同时参与突触可逆性过程，参与视觉、痛觉及嗅觉的气味区分等，NO 还能放大神经细胞中的钙信号，使微弱的、易被忽略的信号放大，而引起细胞内显著的生理变化。高浓度的 NO 具有细胞毒性作用，可以加重缺血性脑组织损害。

2. 在外周神经系统也存在 L-Arg → NO 途径。NO 是 NANC 的递质或介质，参与痛觉传入与感觉传递过程。

3. 研究表明，生理条件下，NO 在胃肠神经介导胃肠平滑肌和括约肌舒张中起着重要的中介作用。在胃肠间神经丛中，NOS 和血管活性肠肽共存并能引起 NANC 舒张，而过量的 NO 则起抑制作用，从而调节胃肠的运动。

（四）在生殖和泌尿系统中的作用

NO 能够增进膀胱肌肉运动及促进勃起功能，增强男性性功能及射精功能。此外，NO 参与肾功能的调节，例如参与对肾脏排钠、肾素释放的调节。

（五）在细胞凋亡方面的作用

NO 既能诱导细胞凋亡，也能抑制细胞凋亡。

六、NO 与疾病的相关性

（一）NO 与心脑血管疾病

心脑血管疾病均是由动脉硬化、高血压、高血脂、高血糖、高黏血症及微循环障碍所致。研究发现，NO 能促进全身的血液循环，预防动脉老化、僵硬，降低血液的黏稠度，减少血块、血栓的形成，恢复血管弹性，降低血压，加强心脏功能，因而能够有效防治心脑血管疾病。

1. 动脉硬化性心血管疾病　动脉硬化的发生涉及血液和血管内皮诸多细胞及其分泌的细胞因子，NO 是这些细胞分泌的信息传递物质之一。冠心病患者血清 NO 含量明显降低。

2. 高血压　NO 对维持正常的血压具有重要的作用。在高血压患者中，由于内皮细胞 eNOS 活性降低，NO 合成减少，反过来又加速了高血压的发生发展。

3. 脑梗死　NO 在脑梗死发病中的作用具有双重性，在低浓度时，起着扩张血管、抑制血小板聚集、抑制细胞浸润和黏附等生理作用，从而保护神经细胞；高浓度时，则产生神经细胞损伤的病理作用。

（二）NO 与呼吸系统疾病

1. 血浆一氧化氮与哮喘　在哮喘发病机制中，一方面，NO 可舒张肺血管、支气管平滑肌，使哮喘症状减轻；另一方面，大量 NO 合成则使其毒性作用加强，引起支气管黏膜充血、水肿，引起气道高反应性和气道炎症，哮喘不仅不能缓解，反而加重。

2. 呼出气一氧化氮与哮喘　呼出气一氧化氮水平增高有助于支气管哮喘的临床诊断，相对于通过症状、体征及气道反应等检查手段而言，呼出气一氧化氮检测在支气哮喘诊断中有着较高的特异性和灵敏度，而且具有无创、可重复性等优点，在支气管哮喘诊治及疗效监测中具有重要作用。

（三）NO与肿瘤

NO参与了肿瘤发生、发展和转移过程。在此过程中NO起着双重作用，一方面，NO通过调节细胞增殖相关基因的表达，促进肿瘤血管形成，而具有促肿瘤作用；另一方面，NO诱导肿瘤细胞凋亡，发挥抗肿瘤作用。这种双重作用与NO生成的来源、肿瘤组织中NO的局部浓度、肿瘤组织类型、肿瘤患者的种属以及肿瘤发展的阶段有关。

（四）NO与生殖系统疾病

NO通过舒张勃起组织内的血管，可使阴茎勃起。根据这一原理，西地那非既可治疗阳痿，也对心脏病有一定疗效。

（五）NO与其他疾病

NO水平高低在一定程度上反映糖尿病血管损伤的程度，最终表现为尿酸水平的改变。检测患者血清NO水平是诊断2型糖尿病并发高尿酸血症的敏感指标。研究表明，重症急性胰腺炎（SAP）时较急性胰腺炎（AP）时产生过量的NO，易导致多器官功能障碍。血浆NO测定结果的大小可作为诊断SAP的参考依据之一，还可作为判断SAP病情变化、治疗效果及其预后的指标。许多研究还表明，阿尔茨海默病患者的脑血管病变、帕金森症（PD）的病理变化均与体内NO的诱导增加存在密切的关系。

七、NO的测定方法

（一）血清NO的测定

由于NO在生物体内半衰期极短，很快就被转变为NO_3^-/NO_2^-的代谢产物，所以临床上一般无法直接测定血清NO含量，而是通过测定血清中其代谢产物含量间接代表血清NO含量。下面就几种目前测定血清NO的方法做简单介绍。

1. 硝酸盐还原酶法（Griess法） NO在体内被氧化成NO_3^-和NO_2^-，可用硝酸盐还原酶（NR）将NO_3^-还原成NO_2^-，再用Griess试剂与NO_2^-反应生成有色偶氮产物，其最大吸收峰在540~560nm处，测定其吸光度值，进而测定NO含量。

$NO_3^- + NADH + H^+ \rightarrow NO_2^- + NAD^+ + H_2O$

$ArNH_2 + NO_2^- + 2H^+ \rightarrow ArN_2^+ + 2H_2O$（Griess法）

2. 改良的Griess法 通过锌粉还原反应将血清中的NO_3^-还原成NO_2^-，正丁醇萃取去除血清中的干扰物质，然后进行Griess显色反应，最终把显色物萃取到正丁醇相中进行比色测定。

3. 镀铜镉振荡还原法 先用$Zn(OH)_2$沉淀血清中的蛋白，再通过镀铜镉颗粒将血清中的NO_3^-还原成NO_2^-，然后通过Griess显色反应进行测定。

4. 催化光度法 先用镀铜镉颗粒将血清中NO_3^-还原成NO_2^-，再根据NO_2^-对溴酸钾氧化还原型罗丹明B生色有强烈催化作用，进行NO_2^-的催化光度法测定。

5. 分光光度法 使用氢氧化铝[$Al(OH)_3$]凝胶清除血清中的有色成分，得到无色透明的血清脱色液后通过对氨基苯磺酸、醋酸钠及α-萘胺溶液使其显色，利用分光光度法与标准管中NO_2^-标准使用液的显色反应进行比较，检测血清中NO_2^-的含量。

6. 鲁米诺法 H_2O_2强烈氧化NO生成的$ONOO^-$可使鲁米诺氧化并在溶液中发出强烈的光（图23-6）。因为NO可激发这一光化学反应，而NO_3^-和NO_2^-则不能，所以该方法可对溶液中的NO进行实时测定，且具有很高的灵敏度。目前临床上呼出气一氧化氮（FENO）的检测采用此方法。

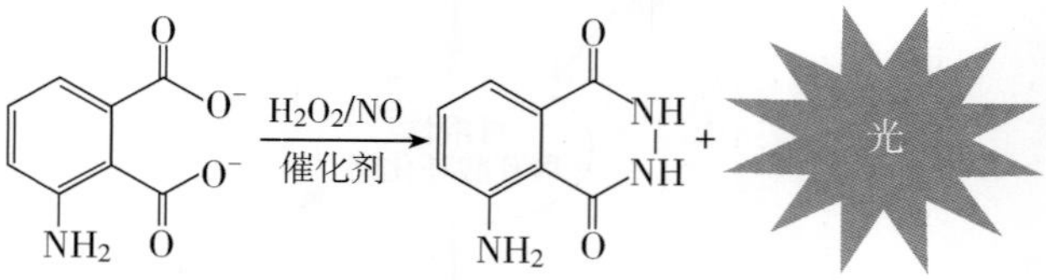

图23-6 鲁米诺反应

（二）呼出气NO测定

呼出气NO（FENO）是国际上首个、同时也是目前唯一用于临床常规的直接检测气道炎症的生物学指标，它主要有以下三种测定方法。

1. 化学发光分析方法 该法也被国际公认为测试NO的“金标准”，其原理为：NO样品与过量O_3反应（O_3由真空设备产生）生成电子活化态的NO_2，随后该活化态阶跃至更稳定的低能量态，同时产生600~3 000nm波段的电磁辐射，测试该辐射，可线性精确反应NO的浓度；

2. 电化学分析检测方法 目前该方法用于手持检测，设备已成功商业化，它的主要测试原理利用电化学传感器来监测NO在传感器上发生电化学反应时电流变化，从而精确判断NO的浓度，据悉石墨烯现为最新研究的电化学传感器方向。

3. 激光分析方法 测试原理为激光源发射出光与NO气体分子作用，利用光学传感器检测在中红外区域（5.1~5.7μm）中间5.3μm处的基本吸收带和最强吸收带，从而得到NO浓度。此类产品的标定不需要已知浓度的标准气体，只需要补偿温度、压力及容积变化的影响，操作更加便捷。

第二节 一氧化碳

长期以来一氧化碳（carbon monoxide，CO）一直被视为一种可以致命的毒性气体。直到20世纪90年代，随着NO作为气体信使分子的研究深入，同为气体小分子的CO才被发现也是一种重要的气体信使分子，两者在作用机制、靶器官效应等诸多方面有着惊人的相似之处，CO同样参与了机体内许多的生理和病理生理过程，在机体内多个系统发挥了重要作用。

一、基本性质

一氧化碳分子式为 CO，分子量为 28.01。纯品为无色、无臭、无刺激性的气体。在水中的溶解度甚低，但易溶于氨水。CO 分子为极性分子，但由于存在反馈电子，分子的极性很弱。分子形状为直线形（图 23-7）。与 NO 不同，CO 没有自由电子，性质相对不活泼。CO 具有还原性。由于 CO 与体内血红蛋白的亲和力比 O_2 与血红蛋白的亲和力大 200~300 倍，而碳氧血红蛋白较氧合血红蛋白的解离速度慢 3 600 倍，所以 CO 进入人体之后会和 O_2 竞争结合血液中的血红蛋白，进而使血红蛋白不能与 O_2 结合，从而引起机体组织出现缺氧，导致人体窒息死亡，因此 CO 具有毒性。

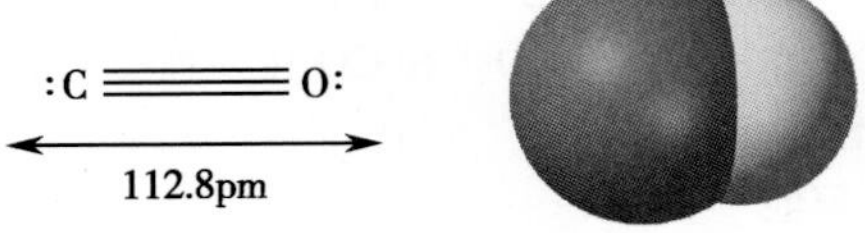

图 23-7　CO 的二维和三维结构图

二、体内 CO 的合成与代谢

（一）外源性 CO 的代谢

外源性 CO 随空气吸入后，通过肺泡进入血液循环，与血液中的血红蛋白（Hb）和血液外的其他某些含铁蛋白质（如肌红蛋白、二价铁的细胞色素等）形成可逆性结合。其中 90% 以上 CO 与 Hb 结合成碳氧血红蛋白（HbCO），约 7% 的 CO 与肌红蛋白结合成碳氧肌红蛋白，仅少量与细胞色素结合。外源性 CO 在体内不蓄积，其中 98.5% 是以原形经肺排出，仅 1% 在体内氧化成 CO_2。

（二）内源性 CO 的来源和代谢

人类和其他哺乳动物体内几乎所有器官组织细胞都能合成和释放内源性 CO。目前已证实，内源性 CO 至少来源于两条途径：其一为 HO/CO 系统，该系统是产生内源性 CO 的最主要的途径（图 23-8）。微粒体内血红素分子经血红素氧合酶（heme oxygenase，HO）和还原型辅酶（NADPH）催化后，其碳桥氧化断裂，降解生成等摩尔数的 CO、胆绿素和铁，胆绿素（biliverdin）进而被胆绿素还原酶（biliverdin reductase），还原为胆红素（bilirubin）。在人类正常状态下，体内 80%~90% 的 CO 由此途径产生。该途径生成的 CO 约 75% 来源于循环中红细胞的分解代谢，18% 来源于肝脏 HO 系统，7% 来源于无效红细胞生成。第二种途径是由有机分子氧化生成少量内源性 CO，这一途径产生的 CO 是否有生理作用，尚不清楚。

HO/CO 系统生成的 CO 与血红蛋白（Hb）结合后以碳氧血红蛋白（carboxyhemoglobin，HbCO）的形式沿血液循环转运到肺，随后 HbCO 分解释放出 CO，随呼气排出。人体在正常情况下，形成 HbCO 的血红蛋白占总血红蛋白（tHb）的 0.4%~0.7%，而吸烟者可占 1.5%~6.5%，一氧化碳中毒者可占 10%~30%，甚至更高。

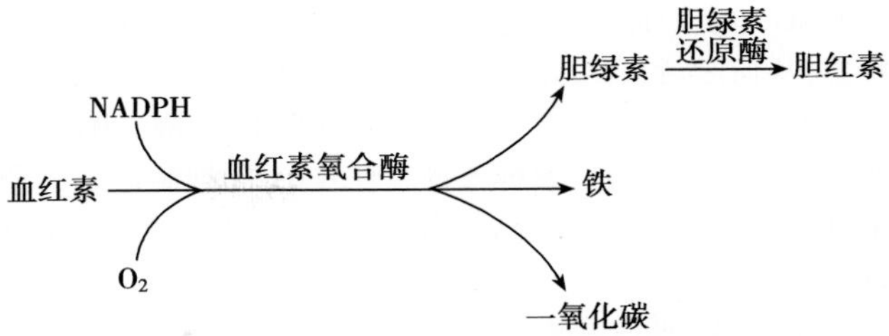

图 23-8　内源性 CO 产生的主要途径

三、血红素氧合酶

血红素氧合酶（heme oxygenase，HO）广泛存在于大多数哺乳动物细胞中，并涉及整个生长发育过程。正常情况下，它能将血浆中大约 1% 的血红素转化成 CO、胆绿素和铁（图 23-8）。HO 是产生内源性 CO 的限速酶，具有 3 种同工酶，即 HO-1、HO-2 和 HO-3，分子量分别为 33kD、36kD 和 32kD。这 3 种同工酶分别由不同的基因转录而来，具有不同的生物学特性。

HO-1 为可诱导型，即热休克蛋白 32（heat shock protein，HSP32）。HO-1 主要分布于血细胞和代谢活跃的器官，如脾脏、肝脏、骨髓和单核 - 吞噬细胞系统，在脑组织中海马区和小脑上也有少量表达，又以脾脏组织的活性最高，主要定位于细胞内的微粒体，在细胞组织病理状态下起保护作用。由于 HO-1 基因序列的启动区域存在多种调节序列，所以 HO-1 可被多种刺激因素所诱导。HO-1 的抑制剂主要是金属卟啉，如锌原卟啉（ZnPP-9）、铜原卟啉（CuPP-9）、锡原卟啉（SnPP-9）。

HO-2 和 HO-3 为结构型，生理状态下即有表达。HO-2 主要分布于大脑和睾丸组织，也表达于其他组织，但表达量很低。HO-2 定位于细胞内的线粒体，主要对细胞正常生理功能起调节作用，同时与 CO 的神经递质功能紧密相关。HO-2 主要是在生理状态下表达，但肾上腺皮质激素和阿片类药物可诱导 HO-2 短时间内表达升高。HO-2 抑制剂主要是 SnPP-9。HO-3 在大脑、睾丸、脾脏、肝脏和胸腺等组织均有少量表达，对血红素催化作用相对较弱，功能不清。由于 HO-2 和 HO-3 基因序列有 90% 相同，且 HO-3 的基因不含内含子，有学者认为 HO-3 是由 HO-2 基因逆转录而获得的。

在受到炎症刺激和氧化应激时，机体内的 HO-2 和 HO-3 可能首先发挥作用，随后 HO-1 迅速上调并强烈表达，对抗进一步的损伤。体内的 HO/CO 系统可能在细胞功能和通信调节中起着非常广泛的信号转导作用。

四、CO 发挥生物学效应的分子机制

内源性 CO 的作用方式类似于 NO，主要有以下途径（图 23-9）：

（一）sGC-cGMP 途径

机体内血红素的 Fe^{2+} 以高自旋形式存在，突出于卟啉环之外；当 CO 与 Fe^{2+} 结合时，Fe^{2+} 采取低自旋形式，进入卟啉环平面内，这一移动导致与血红素以 1∶1 的摩尔比结

合的 sGC 的立体结构发生改变，酶活性中心暴露而呈活化状态，从而激活 sGC，sGC 激活后催化 GTP 转化成 cGMP。cGMP 进一步刺激依赖 cGMP 的蛋白激酶、磷酸二酯酶或通过调节离子通道以发挥各种生理效应，如抑制血小板聚集、松弛血管平滑肌等。这是内源性 CO 在体内的主要作用方式。

（二）离子通道途径

CO 可激活钙依赖性 K^+ 通道，导致细胞内 K^+ 外流增加，使细胞膜超极化，从而关闭电压依赖性 Ca^{2+} 通道，导致 Ca^{2+} 进入细胞减少而产生作用。

（三）蛋白激酶途径

CO 可通过丝裂原激活的蛋白激酶有关的途径抑制炎症介质的释放。

（四）NO 介导的途径

NO 可通过自分泌和旁分泌途径诱导星形胶质细胞和小胶质细胞 HO-1 蛋白的生成。另外 NO 可使巨噬细胞核转移，从而诱导 HO-1 表达增加，而过量表达的 HO-1 又可反馈抑制巨噬细胞过表达 NO。

（五）其他途径

CO 可快速自由地通过各种生物膜，以自分泌 / 旁分泌的方式作用于自身细胞和邻近细胞，产生生物学效应。

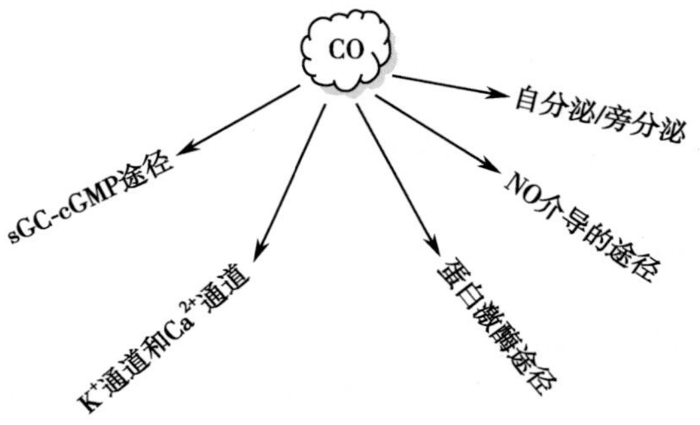

图 23-9　CO 发挥生物学效应的分子机制

五、内源性 CO 的生理作用

研究表明，CO 在心血管、神经、免疫、呼吸、生殖、消化、肝脏及肾脏等系统中扮演重要角色。许多疾病，包括神经退行性变、高血压、心力衰竭、炎症，均被证明与 CO 功能或代谢异常有关。

（一）舒张血管平滑肌

CO 可通过 sGC-cGMP 途径或作用于钙依赖性 K^+ 通道，从而舒张血管平滑肌。

（二）对细胞增殖的作用

在正常状态下，CO 对血管平滑肌细胞增殖不起作用，而在低氧或细胞因子诱导条件下起抑制作用。CO 的这种作用是非内皮依赖性的，它以自分泌或旁分泌的方式直接或间接抑制血管平滑肌细胞的增殖。

（三）抑制血小板的聚集、黏附

CO 激活血小板 sGC，使 cGMP 水平上升，进而抑制血小板的激活、聚集、黏附。实验表明，血管壁来源的 CO 是血小板反应性和血管张力的内源性调节剂。

（四）抗炎作用

HO-1 介导的血红素代谢通路以及产生的 CO，在急慢性炎症中均发挥了细胞保护和抗炎作用。在刺激因素的作用下，一种途径是通过胆红素下调内皮细胞的 P- 选择素的异位，直接减轻白细胞的滚动和黏附；另一种途径则是通过 CO 介导对血小板介导的白细胞黏附的抑制。

（五）发挥神经递质作用

CO 是继 NO 后被发现的第二种具有神经传导作用的气体分子递质。CO 在脑部、血管、胃肠道和肺等组织发挥神经传导作用。

（六）抗凋亡作用

在氧化和炎症刺激下，细胞凋亡和死亡增加，从而使血红素产生增多、细胞损伤加重和炎症加剧，导致 HO-1 的表达迅速上调，CO 含量升高。HO-1 和 CO 在多种类型的细胞中发挥抗凋亡作用。

（七）其他

CO 还能促进中性粒细胞移动、参与嗅觉的形成、参与体温调节、抑制颈动脉体化学感受器的作用；CO 还可与某些酶的铁 - 硫中心结合，导致 Fe^{2+} 释放、抑制酶活性，促进抗肿瘤和抗微生物效应。

六、内源性 CO 与疾病的关系

（一）CO 与心血管系统疾病

CO 可舒张血管平滑肌，扩张血管，因此 CO 可能在维持正常血压和降低高血压中起一定的作用。另外 L- 精氨酸在缺血再灌注心肌的保护作用部分是通过 HO-CO-cGMP 途径调节的，所以认为 CO 可保护缺血再灌注的心肌损伤。

（二）CO 与呼吸系统疾病

CO 可介导肺泡巨噬细胞产生细胞因子而损伤肺泡Ⅱ型细胞，从而参与急性肺损伤的病理生理过程。CO 还可通过刺激 sGC 产生 cGMP，使支气管平滑肌舒张，尤其在缺氧时更明显。因此 CO 可扩张支气管、减少肺通气阻力。CO 有血管舒张作用，可抑制缺氧时的肺血管收缩，有助于肺组织的灌注和氧合，降低肺动脉高压。因而，CO 可能在各种原因造成的肺损伤、哮喘、肺动脉高压中有保护作用。

（三）CO 与新生儿疾病

新生儿生理性黄疸和新生儿 Rh 溶血病中，新生儿 HbCO 水平逐步下降。G6PD 缺乏症和高胆红素血症的唐氏综合征（Down syndrome）患儿中，HbCO 水平升高，而发生胆红素脑病时，HbCO 水平升高更快。因此通过测定 HbCO 水平可以预测高胆红素血症风险，及早干预，以降低胆红素脑病的发病率及死亡率。

（四）CO 与生殖系统疾病

HO/CO 系统可保护睾丸正常的形态和功能，其在阴茎勃起及射精过程中也起着重要作用，将成为治疗性功能障碍的新靶点。

七、CO 的测定方法

由于 CO 在体内主要以 HbCO 的形式存在，因此，测定血中 HbCO 含量可反映机体 CO 生成水平。

（一）HbCO 的测定

1. 气相色谱法（GC） 通过色谱柱将 HbCO 分离后进行测定。本法需血量少，敏感，结果准确且重复性高。样本在 4℃下可储存 2 个月而不影响测定结果。HbCO 水平低于 1.5% 且需精确测定时适用于此法。但因为操作复杂，技术要求较高，不便于临床广泛应用。

2. 分光光度法 血红蛋白共有 5 种衍生物，即碳氧血红蛋白（HbCO）、去氧血红蛋白（deoxyhemoglobin，DeoxyHb）、氧合血红蛋白（oxyhemoglobin，HbO_2）、高铁血红蛋白（methemoglobin，MetHb）和硫血红蛋白（sulfhemoglobin，SHb）。针对血红蛋白及其衍生物有吸收不同波长光波的特点，根据光谱分析原理，经计算机分析，定量测出每一种衍生物。各种衍生物分别用占 tHb 的百分比表示。在无气相色谱法的条件下可作为临床测定 HbCO 的首选方法。在临床中，HbCO 常用分光光度计 CO- 血氧仪测得。本法操作简便：将 CO- 血氧仪连接于血气分析仪，采血方法同血气分析。由于取血量少、创伤小、检测所需时间较 GC 法短，便于动态观察 HbCO 的变化。在 1.5%~10% 的范围内本法与 GC 法具有密切的相关性（r=0.98，p<0.01），但如果 HbCO 浓度<1.5%，其准确性较 GC 法差。

3. 双波长分光光度法 血液中氧合血红蛋白（HbO_2）和高铁血红蛋白（MetHb）经连二亚硫酸钠还原为血红蛋白，而 HbCO 和血红蛋白最大吸收峰分别为 420nm 和 430nm，采用双波长分光光度法，通过解联立方程计算出 HbCO 在血液中的比率，再根据血红蛋白的含量推算出 HbCO 的浓度。

（二）潮气末一氧化碳测定

潮气末一氧化碳（end-tidal carbon monoxide，ETCO）用于肺泡气 CO 的浓度测定。该方法无创、操作简便、装备易携。

第三节　硫　化　氢

曾经也被认为是一种毒性气体和环境污染物的硫化氢（hydrogen sulfide，H_2S），被称为继 NO 和 CO 之后的体内第 3 个气体信号分子。其在哺乳动物组织中大量产生，并且作为调节介质参与神经系统、心血管系统、内分泌及消化系统等多个系统的功能调节，发挥多种生理效应，同时其还兼具细胞毒性效应和细胞保护作用。

一、基本性质

硫化氢是一种无机化合物，化学式为 H_2S，分子量为 34.076。正常情况下，H_2S 是一种无色、易燃的酸性气体，浓度低时带恶臭，气味如臭鸡蛋；浓度高时反而没有气味。H_2S 为极性分子，是硫的氢化物中结构最简单的一种。其分子的几何形状与水分子相似，为弯曲形（图 23-10）。由于其 H-S 键较弱，所以 300℃左右 H_2S 分解。H_2S 能溶于水，0℃时 1 体积水能溶解 2.6 体积左右的 H_2S。其水溶液称为氢硫酸，是一种弱酸，当受热时，H_2S 又从水里逸出。H_2S 是一种急性剧毒，吸入少量高浓度 H_2S 可于短时间内致命；低浓度的 H_2S 对眼、呼吸系统及中枢神经系统都有影响。

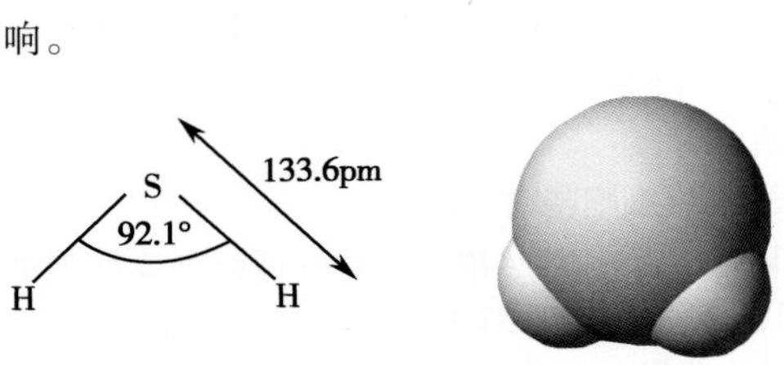

图 23-10　H_2S 的二维和三维结构图

二、体内 H_2S 的合成与代谢

（一）内源性 H_2S 的来源

内源性 H_2S 为体内含硫氨基酸的代谢产物。机体在调节组织中的半胱氨酸、同型半胱氨酸和蛋氨酸的代谢时，H_2S 被催化合成。内源性 H_2S 在机体内生成的途径包括：

1. 在细胞胞浆内，以 L- 半胱氨酸（L-cysteine，L-Cys）为底物，在 5- 磷酸吡多醛依赖性酶，包括胱硫醚 -β- 合酶（cystathionine-β-synthase，CBS）、胱硫醚 -γ- 裂解酶（cystathionine-γ-lyase，CSE）、3- 巯基丙酮酸硫基转移酶（3-mercaptopyruvate sulfurtransferase，3MST）等催化下生成 H_2S（图 23-11）。这是机体内产生 H_2S 的主要途径。

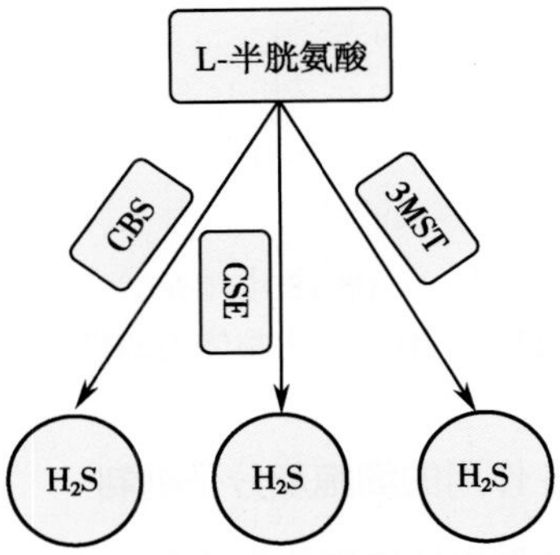

图 23-11　内源性 H_2S 生成的主要途径

2. 在线粒体内，β- 巯基丙酮酸经巯基丙酮酸转硫酶（β-mercaptopyruvate transsulphurase，MPST）的催化产生 H_2S；MPST 是红细胞内源性 H_2S 产生的关键酶，同时红细胞也可经非酶性途径产生 H_2S。

3. 肠道菌丛是内源性 H_2S 的第三个来源。

（二）内源性硫化氢及其酶在体内的存在与分布

1. H_2S 在体内存在两种形式，一种以气体 H_2S 形式存在，另一种以硫氢化钠（NaHS）形式存在。NaHS 在体内可解离成钠离子（Na^+）和硫氢根离子（HS^-），后者与体内氢离子（H^+）结合生成 H_2S，HS^- 还可以进一步解离成 H^+ 和 S^{2+}。体内 H_2S 和 NaHS 形成动态平衡，1/3 H_2S 以气体分子存在，2/3 以 NaHS 形式存在，以此维持 H_2S 在体内的稳定，而且还能维持内环境的 pH 水平。

$$NaHS \rightleftharpoons Na^+ + HS^-$$

$$HS^- + H^+ \rightleftharpoons H_2S$$

$$HS^- \rightleftharpoons H^+ + S^{2+}$$

H_2S 的生理浓度因不同的器官而不同，从 1nmol/g 组织到 100nmol/g 组织。血中 H_2S 浓度约为 10~300μmol/L。另外，H_2S 的脂溶性是其水溶性的 5 倍，因此很容易通过细胞膜。

2. H_2S 生成酶的分布 人体和哺乳动物细胞中 CSE 和 CBS 分布广泛，并且具有组织特异性。CSE 主要存在于心血管系统中，其表达仅限于平滑肌细胞，内皮细胞无 CSE 存在。CBS 主要存在于脑和肝组织，人脐动脉内皮细胞上也有少量 CBS 表达。

3. H_2S 在体内的代谢 H_2S 具体代谢过程尚不清楚，可能包括以下途径（图 23-12）：①线粒体内 H_2S 被快速氧化，生成硫代硫酸盐（$S_2O_3^{2-}$），之后进一步氧化生成亚硫酸盐（SO_3^{2-}）和硫酸盐（SO_4^{2-}）。在生理条件下，硫酸盐是 H_2S 代谢的最终产物。尿液中存在的硫代硫酸盐尽管浓度不到硫酸盐的 1%，但被认为是全身 H_2S 产生的特异性标志。② H_2S 的第二个代谢途径是经硫醇 S- 甲基转移酶（thiol-S-methyltransferase，TSMT）甲基化生成甲硫醇（CH_3SH）和二甲硫醚（CH_3SCH_3）。该反应主要在细胞溶质中进行。③ H_2S 也可与高铁血红蛋白（MetHb）结合生成硫血红蛋白（SHb）。

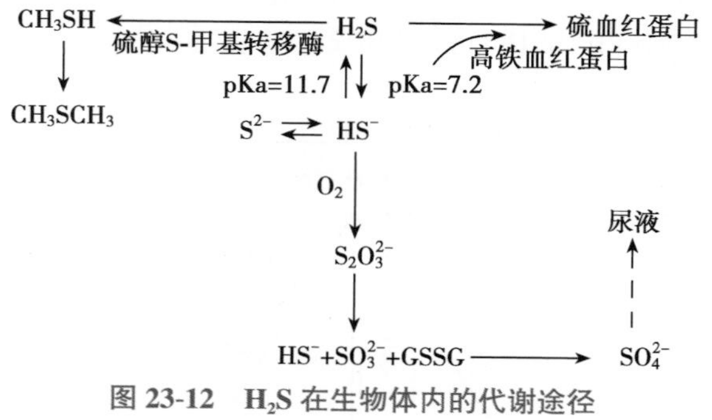

图 23-12 H_2S 在生物体内的代谢途径

三、H_2S 作用的细胞及分子机制

NO 和 CO 作为气体信号分子主要是通过激活平滑肌细胞内的 sGC-cGMP 途径发挥其舒张血管的作用，而 H_2S 则主要是通过兴奋 ATP 敏感的钾离子通道（ATP-sensitive potassium channels，K_{ATP}），增加 K_{ATP} 通道的电流，使细胞超级化而使血管平滑肌舒张。H_2S 的舒张血管作用依赖于功能完整的内皮及细胞外的钙摄入，但与 sGC-cGMP 通路的活化无关（图 23-13）。H_2S 是目前第一个被确定的血管平滑肌细胞上 K_{ATP} 通道的气体开放剂。

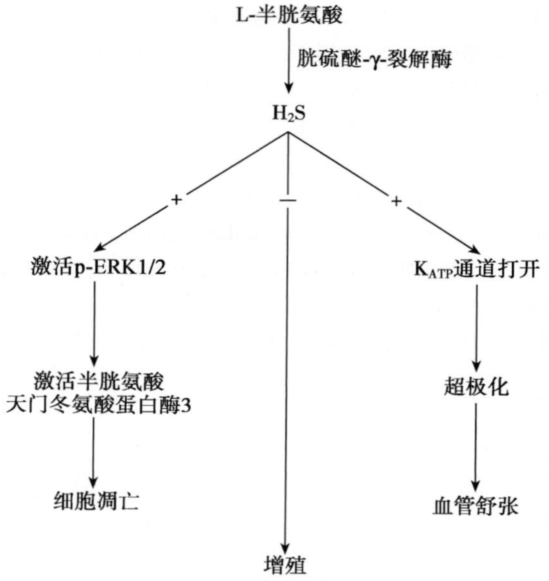

图 23-13 H_2S 发挥生物学效应的分子机制

此外，H_2S 可通过 cAMP 途径作用于神经系统。H_2S 在大脑内通过选择性提高 N- 甲基 -D- 天冬氨酸（NMDA）受体，而影响光谷氨酸盐介导的神经传递，升高胞内 cAMP，从而改变对海马的长时程增强作用的诱导，进而影响大脑发育。

四、内源性 H_2S 的生理学作用

H_2S 能通过与血管平滑肌细胞、心肌细胞、胰腺 B 细胞、神经元、肠胃平滑肌细胞上的 K_{ATP} 通道作用，产生调节血管紧张度、心肌收缩力、胰岛素分泌、激素分泌、神经递质传递、肠胃平滑肌收缩等效应，同时 H_2S 还能通过作用于 K_{ATP} 通道产生抗炎、镇痛等细胞保护作用。此外，H_2S 还具有神经信息分子的生理作用，作用于神经系统，调节部分突触活动。

（一）调节血管作用

H_2S 通过 K_{ATP} 通道介导调节容量血管的舒张作用。目前发现，H_2S 对血管张力的调节结果是双向的，并呈浓度依赖：低浓度的 H_2S 可以舒张血管，而高浓度的 H_2S 却会收缩血管。

（二）抑制血管平滑肌细胞的生长

H_2S 可能通过下调内皮素介导的 MAPK 途径（真核生物细胞信号转导的一种重要途径）的活性而抑制血管平滑肌细胞的增殖。

（三）诱导细胞凋亡

NaHS（H_2S 供体）呈浓度依赖性诱导肺成纤维细胞中的 DNA 损伤，通过稳定 *p53* 基因并促使其下游反应蛋白 P21、Bax 和细胞色素 C 含量的增加，使细胞凋亡。缺氧时，H_2S 可通过抑制细胞中 Bc1-2 蛋白的表达，增加 Fas 和半胱天冬特

异性蛋白酶(Caspase-3)蛋白的表达而诱导肺动脉平滑肌细胞凋亡。

(四) 负性肌力作用

研究表明，H_2S 对于心肌组织具有明显的负性肌力作用。H_2S 对心脏功能的这种调节作用除了与其对心脏的直接作用有关外，还与其扩张动静脉，减少静脉回流和心脏前后负荷有关。

(五) 抗血小板聚集

由 ADP、胶原质、肾上腺素、花生四烯酸、凝血嗯烷类似物及凝血酶等诱导的血小板聚集均可被 NaHS 抑制。推测可能是 H_2S 减少了血小板活化的关键蛋白中二硫键的数目，影响二硫化物的代谢所致。

(六) 抑制血管钙化

氧自由基是血管钙化的重要诱发因子，而 H_2S 可上调细胞色素氧化酶 C 的表达，抑制线粒体呼吸链，使细胞氧自由基产生减少，并增加 $NADPH/NADP^+$ 的比例，提高机体抗氧化能力，从而抑制血管细胞钙化的发生。

(七) 在炎症中的作用

体内试验结果表明，H_2S 可能既有促炎症效应，也同时具有抗炎症效应。在炎症反应过程中会产生过量的 H_2S，主要目的是增强非特异性宿主防御，也可造成炎症反应，引起组织损伤。研究还显示，H_2S 不仅在全身炎症反应中有过量的产生，更多的是在局部炎症中产生。另外，H_2S 是人炎症反应中的介质，同时 H_2S 本身可诱导神经源性炎症。

(八) 抗黏附效应

胃肠道自然产生的 H_2S 可以调节血流或保护肠内壁。非甾体抗炎药可以减少 H_2S 在胃中的产生，从而促进黏膜伤害。H_2S 的抗黏附效应可被 K_{ATP} 通道抑制剂逆转，提示 H_2S 对非甾体抗炎药引起的胃黏膜损伤具有保护作用，机制涉及 K_{ATP} 通道的激活。

(九) 对神经系统的作用

研究表明，生理浓度的 H_2S 在大脑受到某些刺激时可剂量依赖性地易化海马 CA1 区 LTP 的产生。另有研究表明，H_2S 通过提高神经元对谷氨酸盐的反应并诱发星形胶质细胞产生钙波，从而介导神经元细胞和星形胶质细胞之间的信号传递，调节突触活动。同时，生理浓度的 H_2S 对神经系统内的多种氧化性物质都有抑制及清除作用，从而减轻氧化应激，具有神经元保护作用。

五、H_2S 与疾病的相关性

(一) 心血管系统疾病

H_2S 作为新发现的气体信号分子，在心血管功能调节中具有普遍性作用。

1. H_2S 与冠心病 当内源性 H_2S 含量降低时，则出现血管平滑肌舒张功能下降，血管平滑肌细胞增殖被抑制，心脏肌力随之升高，导致冠心病的发生。相关研究发现，冠心病患者的血浆 H_2S 水平不及冠状动脉造影正常者的一半。特别在急性心肌梗死和冠心病重症不稳定型心绞痛患者中，血浆 H_2S 含量急剧下降。另有研究发现，血浆 H_2S 水平的下降可能与冠状动脉血管病变支数和严重程度有关，而且与冠心病的危险因素，如高血压、高血糖、吸烟等密切相关，有望成为冠心病患者新的临床监测指标之一。

2. H_2S 与高血压 实验表明，H_2S 是高血压的生理舒张和调节因子，内源性 H_2S 水平下降可能是高血压形成的重要原因，H_2S 既参与了基础血压的维持，又参与了高血压的发病过程。当体内 H_2S 系统上调时，说明存在正反馈作用，可以认为 H_2S 的上述作用是外源性 H_2S 和通过正反馈产生的内源性 H_2S 共同介导的。

3. H_2S 与缺血/再灌注损伤 有研究表明，外源性 H_2S 对心肌缺血再灌注损伤具有保护作用，K_{ATP} 通道的开放是减少心肌梗死面积的机制之一，并且活化热休克蛋白 72 的表达可能是外源性 H_2S 的心肌保护作用机制之一。内源性 H_2S 的产生对心肌缺血再灌注损伤有一定的保护作用。

(二) 神经系统疾病

1. H_2S 与阿尔茨海默病(AD) 研究发现 AD 患者脑中的 H_2S 含量与年龄匹配的正常人相比明显下降，同时显示 AD 患者脑中的 S- 腺苷蛋氨酸(SAM)含量降低。由此推测，AD 患者脑组织 H_2S 生成减少与由 CBS 的激活剂 SAM 减少导致 CBS 的活性降低紧密相关。研究者推测，H_2S 减少时可引起脑血管张力增加，使脑组织缺血，长期可以引起认知功能的下降。

2. H_2S 与脑梗死 研究者根据半胱氨酸能导致神经元死亡及在脑缺血中其含量升高，推测 H_2S 很可能是脑缺血损伤的一种神经调节分子。因此，抑制 H_2S 的生成可能为治疗急性脑梗死提供一种新的思路。

(三) 消化系统疾病

1. H_2S 与胃肠黏膜损伤 服用非甾体抗炎药(NSAID)易引起胃黏膜损伤，研究发现，同时使用 100μmol/kg NaHS 可使 NSAID 引起的胃黏膜损伤减轻 60%~70%。该研究指出，使用 NaHS 可预防阿司匹林造成的胃黏膜血流下降。研究还表明，H_2S 能通过扩张局部微血管起黏膜保护作用。

2. H_2S 与炎症性肠病(IBD) 临床研究表明，硫酸盐还原菌或其他途径产生的 H_2S 可能参与了 IBD 的致病过程。结果表明，结肠炎致病主要是通过结肠组织中对 H_2S 有解毒效应的硫氰酸酶表达下调实现的，与 CSE 无明显关联。该研究提示，红细胞中硫氰酸酶活性的延迟增强可能作为一种监测 IBD 的指标。

(四) 呼吸系统疾病

研究发现，H_2S 与慢性阻塞性肺疾病(chronic obstructive pulmonary disease，COPD)患者气道阻塞的发病机制相关。COPD 急性发作时，血清 H_2S 水平随着疾病的严重性而明显降低，而且患者血清 H_2S 水平与痰液中的中性粒细胞水平呈明显负相关，而与淋巴细胞和单核细胞水平呈明显正相关。血清 H_2S 水平可作为一种有用的、可行的患者病情活动的监测指标。

(五) 内分泌系统疾病

研究表明，内源性 H_2S 可抑制胰岛素分泌，而 H_2S 下调作用可能使葡萄糖诱导的胰岛素分泌减少。但也有研究表明，H_2S 的作用是抑制葡萄糖的代谢和 ATP 的产生，而不是直接作用于 K_{ATP} 通道。H_2S 的过量产生可抑制胰岛素的分泌。

六、血浆 H_2S 的检测

（一）去蛋白分光光度法

在预先准备好的玻璃试管中加入 0.5ml 1% 醋酸锌后加入 0.1ml 血浆标本，振荡摇匀，再依次加入 0.5ml 20mmol/L 对苯二胺盐酸盐和 0.4ml 30mmol/L 三氯化铁，室温孵育 20 分钟，使之充分显色。加入 1ml 10% 三氯醋酸，用蒸馏水补足体积至 5ml。离心 6 000r/min，5 分钟，吸出上清液，测定上清液在 670nm 波长处吸光度值，根据硫化氢标准曲线计算上清液中硫化氢的含量。

（二）敏感硫电极测定法

0.5ml 血浆 +0.5ml 的抗氧化液（0.5M NaOH + 0.5M EDTA + 0.28M 维生素 C），用离子计测定溶液的毫伏值，用标准曲线计算 H_2S 浓度。

第四节　自　由　基

在有机体内，随着机体各种生化过程和生理反应的发生，自由基无时无刻不在产生。极低浓度的自由基对人体有益，但是过多的自由基就会导致人体正常细胞和组织的损坏，从而引起多种疾病。由于受到技术方法的限制，自由基的研究进展缓慢。近年来，研究短寿命自由基的技术有了新的突破，对自由基的研究也逐步深入，清除体内自由基、抵抗疾病、延长寿命已成为全球科学研究的热点。

一、基础知识

（一）自由基与活性氧

1. 自由基　自由基是指能够独立存在的，外层电子轨道上含有单个不配对电子的离子、原子、原子团和分子的总称。由于自由基中含有未成对电子，具有配对的倾向。它有两个主要特性：①化学反应活性高；②具有磁矩。自由基为机体正常代谢产物，是参与人体内氧化 - 还原反应最重要、最广泛的反应成分。

2. 活性氧　活性氧（reactive oxygen species，ROS）是指氧的某些代谢产物和一些反应的含氧产物。活性氧的特点是化学性质较基态氧活泼，其中有一些是自由基，不配对电子位于氧，称氧自由基，另一些则是非自由基的含氧物（图 23-14）。

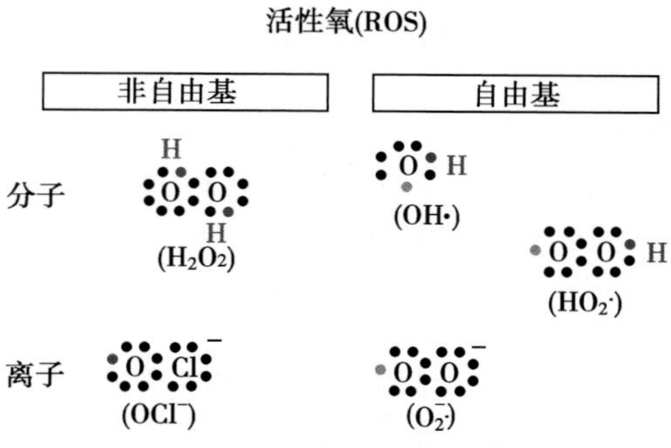

图 23-14　活性氧的种类

（二）自由基的产生

在正常情况下，人体内的自由基是处于不断产生与清除的动态平衡之中。自由基可在细胞的胞液、质膜、细胞核、线粒体以及内质网中经过氧化还原反应产生。此外，外界环境中的阳光辐射、空气污染、吸烟、农药等都会使人体产生更多活性氧自由基（图 23-15）。产生的自由基主要是 HOO·、OH·、H_2O_2、O_2·、ROOH、RO·和 RO_2·等。

（三）自由基的性质

自由基的化学性质非常活泼，在体内存留时间短暂，因此难以发现其存在，更难对其进行研究。自由基除了不成对电子外，其他基团也会影响其化学性质，各种自由基表现出不同的化学特性。自由基可参加许多化学反应，例如化合反应、芳香族取代反应、歧化反应、加成反应和过氧化反应等。

（四）自由基的相互转变

当机体由于各种原因产生了 O_2·以后，O_2·可以连续不断地参与各种反应，诱发机体产生新的自由基或活性氧，而且这些产物之间均可互相转化。自由基往往会产生链式反应（图 23-16），活性氧的生成部位不一定就是作用部位，它可引发其他反应。所以，和活性氧等自由基之间的关系十分密切，相互关联并可相互转化。

二、自由基的生物学作用

（一）参与重要的生物活性物质的合成

体内许多重要物质的合成需要自由基的参与，如凝血酶原的合成、甲状腺素的合成、前列腺素的生成、胶原蛋白的合成以及核糖核苷的还原等都与氧自由基密切相关。

（二）解毒作用

细胞色素 P_{450} 是许多含血红素蛋白质的重要辅基，它与各种电子受体一起参与了许多羟化作用。细胞色素 P_{450} 的专一性较低，各种“外来物质”，如各种麻醉剂、杀虫剂、烷烃系列石油产品、致癌物质、各种药物、毒物都可与之发生羟化反应。羟化作用是肝微粒体进行细胞内解毒作用的基础，超氧阴离子参加了反应，它与细胞色素 P_{450} 连接，是真正能起羟化作用的自由基。

（三）参与机体免疫系统的防御作用

血液和组织的吞噬细胞在防卫微生物入侵中起着极其重要的作用。吞噬细胞能产生有毒的各种活性氧，用来杀死侵入机体的有害微生物。

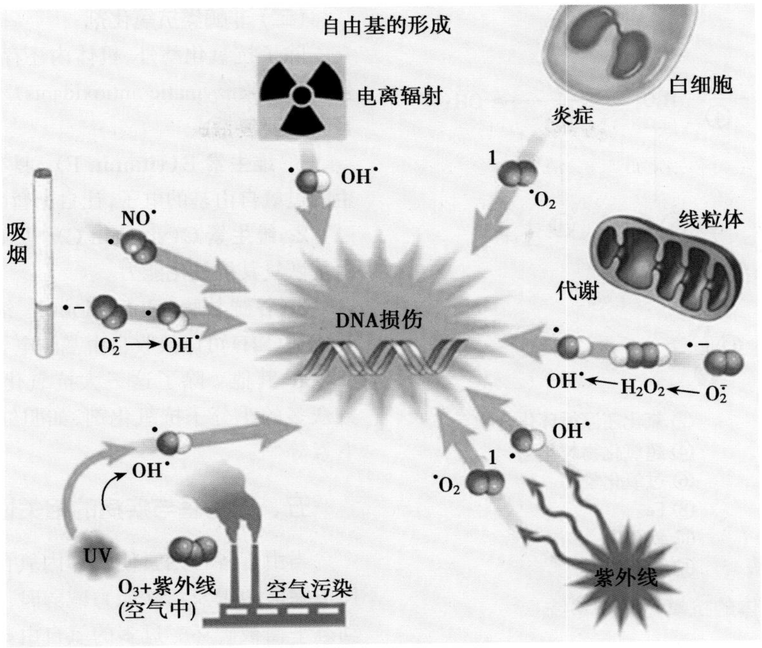

图 23-15　自由基的产生

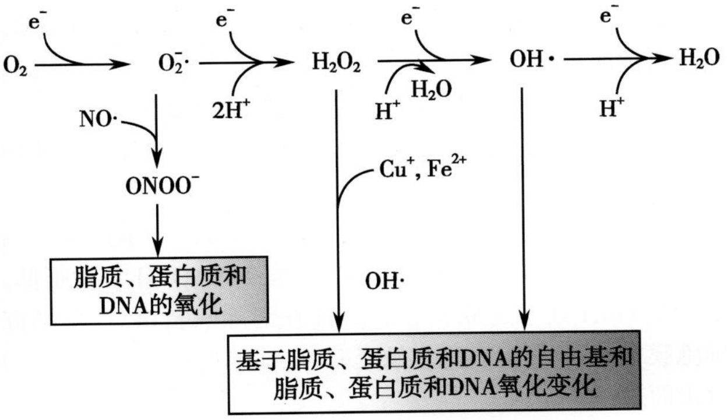

图 23-16　氧自由基的相互转变

1. 呼吸爆发　当吞噬细胞进行吞噬作用时，氧化代谢会突然增长，这一现象称为呼吸爆发。研究结果表明，这些额外氧的消耗大部分是通过 O_2·转变为 H_2O_2，因为在吞噬细胞周围的介质中可测到 H_2O_2。髓过氧化物酶（myeloperoxidase，MPO）的存在，可极大地增加 H_2O_2 的杀菌作用。

2. 羟自由基的作用　多形核白细胞（polymorphonuclear neutrophils，PMN）在进行吞噬作用时可形成 O_2· 和 H_2O_2，两者相互作用产生 HO·。由 HO·引发不饱和脂肪酸降解，最终产生的丙二醛是一种强力杀菌剂，可杀灭细菌。

（四）其他

机体内一些分解的代谢反应需要自由基来催化；血管的舒张和部分神经、消化系统信号的传导要借助自由基（NO）；基因经由自由基的刺激而得以产生突变以更适应环境的变化。

三、自由基对机体的损伤作用

在致病因子的作用下，氧自由基的产生与清除的动态平衡遭到破坏，当氧自由基大量产生超过机体清除限度时，即可引起对机体的损伤。

（一）脂质过氧化作用对机体的损伤

机体产生的氧自由基能对生物膜磷脂中的多不饱和脂肪酸（polyunsaturated fatty acid，PUFA）进行攻击并引发脂质过氧化作用，形成脂氢过氧化物，引起细胞膜和细胞器膜的损伤，同时还可通过脂氢过氧化物的分解产物引起细胞代谢和功能障碍。

（二）蛋白质过氧化作用对机体的损伤

蛋白质很可能是机体内活性氧的初始靶点，自由基与蛋白质巯基或色氨酸残基反应，引起蛋白质分子聚合和交联，导致蛋白质功能或酶活性丧失。

（三）自由基对核酸和染色体的损伤

实验表明，多种自由基参与了 DNA 的损伤，破坏核酸的结构，攻击嘌呤和嘧啶碱基，导致变异的出现与蓄积。

（四）含氮活性小分子的作用

$ONOO^-$ 是一种强氧化剂，其氧化能力是 H_2O_2 的 2 000 倍。生理条件下，NO 是线粒体重要的生理反应剂，产生过量时则形成 $ONOO^-$ 导致线粒体损伤。

四、机体的抗氧化防御系统

生物体在长期的进化过程中，为了防止机体产生的活性氧对机体的毒性效应，逐渐建立起能适应环境的各种保护效能，并形成了一个完整的抗氧化防御系统（图 23-17）。以下介绍常见的抗氧化酶和非酶类抗氧化剂。

（一）抗氧化酶

抗氧化酶（enzymatic antioxidants）在体内分布广泛，在防止活性氧的损伤中具有重要作用。抗氧化酶之间可以相互协同地防止活性氧的损伤，也可以相互保护。

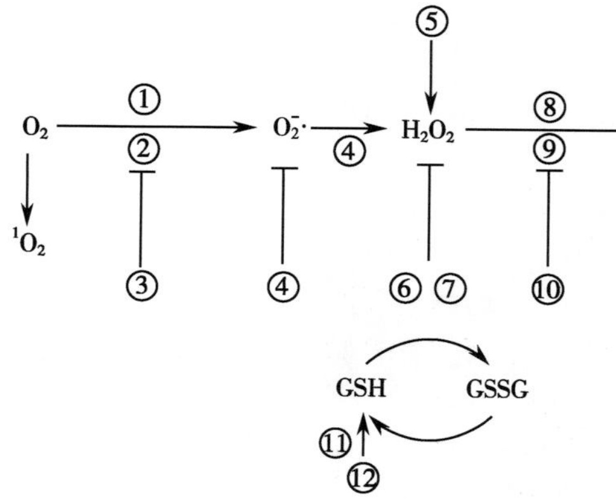

① NADPH氧化酶　② 氧化还原循环化合物
③ 维生素C/E　④ 超氧化物歧化酶
⑤ 单氧酶　⑥ 过氧化氢酶
⑦ 过氧化物酶　⑧ Fe^{2+}
⑨ Fenton反应　⑩ 铁蛋白
⑪ γ-谷氨酰半胱氨酸合酶　⑫ 半胱氨酸

图 23-17　机体的抗氧化防御系统

抗氧化酶种类繁多，主要包括：

1. 超氧化物歧化酶（superoxide dismutase，SOD） SOD 歧化 $O_2^-\cdot$ 为 H_2O_2。人体内 SOD 有三种亚型：胞浆铜 / 锌超氧化物歧化酶（CuZn-SOD），线粒体锰超氧化物歧化酶（Mn-SOD）和细胞外超氧化物歧化酶（EC-SOD）。其中，CuZn-SOD 广泛存在于各类细胞的细胞质和细胞核中，是人体细胞抵御自由基损伤的最重要酶之一；Mn-SOD 主要分布在线粒体基质内；EC-SOD 主要分布于细胞外液、结缔组织细胞外基质及细胞表面，占体内全部 EC-SOD 的 90%~99%。

2. 谷胱甘肽过氧化物酶（glutathione peroxidase，GPX） GPX 利用 GSH 还原氢过氧化物为 H_2O 或醇类化合物。它可以消除机体内的过氧化氢及脂质过氧化物，阻断活性氧自由基清除剂，它以硒代半胱氨酸的形式发挥作用，以谷胱甘肽（GSH）为还原剂分解体内的脂质过氧化物，因而可防止细胞膜和其他生物组织免受过氧化物损伤。GPX 至少有四种同工酶，其中细胞内 GPX（cGPX）主要分布在组织的胞浆和红细胞，它催化还原 H_2O_2 和有机氢过氧化物；磷脂氢 GPX（phGPX）主要分布于胞浆内，部分与膜结合，它除了还原 H_2O_2 外，还可还原磷脂氢过氧化物；血浆 GPX（pGPX）既能还原磷脂氢过氧化物又能还原 H_2O_2；胃肠道 GPX（giGPX）高表达于胃肠道黏膜上皮细胞。

3. 过氧化氢酶（catalase，CAT） CAT 催化 H_2O_2 分解为 H_2O 和 O_2，使得 H_2O_2 不能与 O_2 在铁螯合物作用下反应生成有害的 -OH。它是一类在进化中比较保守的酶，又称触酶，主要存在于红细胞及某些组织细胞的微体（亦称过氧化物酶体）中，它也存在于线粒体、胞浆中。人体的 CAT 至少有存在胞质和过氧化物酶体内两种形式。有文献曾报道，CAT 存在于嗜曙红细胞的胞质颗粒里，但大部分存在于肝的实质细胞和过氧化物酶体细胞以及红细胞的细胞质中，还有一小部分存在于人的脑、骨骼肌和肾以及心肌细胞的线粒体中。

4. 其他 血红蛋白过氧化物酶等，如谷胱甘肽硫转移酶（glutathione-s-transferases，GST）。

（二）非酶类抗氧化剂

除了抗氧化酶外，机体内还存在种类繁多的非酶类抗氧化剂（non-enzymatic antioxidants），保护机体免受自由基的伤害。主要包括：

1. 维生素 E（vitamin E） 具有脂溶性，接收细胞膜上产生的过氧自由基的电子，让自己暂时成为一自由基。

2. 维生素 C（vitamin C） 具有水溶性，可让维生素 E 自由基恢复其抗氧化能力。

3. 谷胱甘肽（glutathione） 细胞内最重要的抗氧化物，其巯基（SH）可以接收自由基的电子。

4. 其他 除了这三大抗氧化剂之外，机体内还存在为数众多的小分子抗氧化剂，如胆红素、尿酸、类黄酮、类胡萝卜素等。

五、自由基与疾病的相关性

当由于各种因素使机体内氧自由基生成过多，或超出机体清除能力以及清除能力减弱时，体内自由基产生与清除的动态平衡被破坏。过多的氧自由基可损伤生物大分子，破坏细胞的结构与功能，促使疾病进一步发展。

（一）氧自由基生成过多引起的病理变化

一些外源性因素，如辐射、吸烟、紫外线等；以及呼吸爆发、创伤、出血与寒冷等，均可以导致机体生成过多的自由基，造成机体的损伤。

（二）清除氧自由基能力减弱引起的病理变化

当抗氧化的一些营养素摄入不足时，引起机体抗氧化能力下降。

由于基因变异或家族遗传，某些酶先天缺陷，如葡萄糖 -6- 磷酸脱氢酶缺乏患者，其红细胞中 NADPH 含量很低，不能使 GSH 处于还原状态。GSH 在清除氧自由基、保护红细胞膜中起重要作用，当它缺乏时，红细胞膜易受到活性氧的攻击而被破坏。

随着年龄的老化，清除活性氧的酶活性降低，酶诱导生成减少，氧自由基的动态平衡也会被打破。

（三）自由基与衰老

自由基衰老理论的中心内容为衰老来自机体正常代谢过程中产生自由基随机而破坏性的作用结果，由自由基引起机体衰老的主要机制可以概括为以下 4 个方面：

1. 脂褐素的形成 过量的·O 和·OH 氧化细胞膜中不饱和脂肪酸，引起脂质过氧化、交联、聚合成脂褐素（一种难以消除的惰性废物），它堆积在细胞内毒害细胞，阻止细胞内物质和信息的传递，可导致皱纹增多、形成老年斑、记忆减退或智力障碍、心脏功能减退以及老年性骨质增生，这些都是衰老的基本特征。

2. 线粒体 DNA 突变 线粒体 DNA（mtDNA）没有内含子，却有部分区域基因重复使用，因此任何突变都可能造成重要功能的病理性变化。自由基使 mtDNA 片段缺失或点突变，可导致机体老化、心肌缺血、老年心力衰竭等老年性心脏疾病的发生。

3. 诱导细胞凋亡 细胞的衰老性死亡就是细胞凋亡。体内的自由基主要产生于具有重要功能、高度活动性、耗氧量高的组织细胞，如脑细胞、神经细胞、心肌及内分泌细胞内，并造成过度堆积，它们通过氧化作用攻击生命大分子物质，导致这些组织细胞内 DNA、蛋白质、脂膜的损伤，诱导细胞凋亡，加速机体老化。

4. 蛋白质合成减少　自由基通过其强氧化作用对核酸进行氧化和交联，使其发生断裂、突变，从而严重影响蛋白质遗传信息的正常转录和翻译，使蛋白质表达量降低甚至消失，或者产生突变蛋白质，而蛋白质合成减少正是老年性记忆减退、智力障碍及肌肉萎缩的重要原因。

（四）自由基与癌症

目前研究认为许多致癌物必须在体内经过代谢活化形成自由基并攻击 DNA 才能致癌，而许多抗癌剂也是通过自由基形成去杀死癌细胞。

在化疗过程中，由于药物的毒性导致细胞内产生大量的自由基，这往往会引起骨髓损伤、白细胞减少，致使化疗减慢、药量减少或被迫停止化疗。若使用自由基清除剂，则可防止骨髓进一步受氧自由基的破坏，加速骨髓和白细胞数量的恢复，有利于化疗的继续。

（五）组织缺血再灌注的活性氧损伤

组织缺血（氧）再灌注（氧合）损伤与一些疾病的发生、发展密切相关。研究表明，仅仅缺血不足以导致组织损伤，而是在缺血一段时间后又突然恢复供血（即再灌注）时才出现损伤。缺血组织再灌注时造成的微血管和实质器官的损伤主要是由活性氧自由基引起的，这已在多种器官中得到证明。在创伤性休克、外科手术、器官移植、烧伤、冻伤和血栓等血液循环障碍时，都会出现缺血后再灌注损伤。在缺血组织中具有清除自由基的抗氧化酶类合成能力发生障碍，从而加剧了自由基对缺血后再灌注组织的损伤。

（六）自由基与炎症

关于机体发生炎症反应的机制，有人认为是由于局部氧量过少或某些外来物质（包括病原菌和能量）引起溶酶体酶的释放，造成细胞死亡，而白细胞由于特殊代谢刺激物的作用而激活。自由基一方面破坏病原菌和病变细胞，另一方面又进攻白细胞本身造成其大量死亡，结果引起溶酶体酶的大量释放而进一步杀伤或杀死组织细胞，造成骨、软骨的破坏而导致炎症。

（七）自由基与动脉粥样硬化

作为 AS 的病因之一，自由基与多种因素协同作用，导致体内脂质氧化修饰，如胆固醇被氧化、脂肪酸被氧化、VLDL 被氧化、LDL 被氧化，既易造成血管壁损伤，又导致这些氧化修饰的脂质和脂蛋白极易沉积于血管壁，促进 AS 的发生与发展。

（八）氧化应激损伤与疾病的关系

机体的氧自由基生成增多，超过体内抗氧化防御能力，使机体处于氧化应激状态，结果造成细胞损伤，也可定义为机体内氧化增强剂 - 抗氧化剂之间的平衡向氧化增强的方向变化，称为氧化应激（oxidative stress）。氧化应激会造成脑的损伤，参与正常衰老和不同的神经退行性疾病过程，是导致神经元凋亡和坏死的毒理机制。氧化应激是阿尔茨海默病和帕金森病发生、发展的重要诱因。

六、自由基的检测

氧自由基的化学性质很活泼，半衰期短，直接测定体内自由基水平极为困难。通过测定几种主要的自由基防御酶和非酶自由基清除剂，间接反映体内自由基的活性则比较容易。

（一）脂质过氧化反应产物（LPO）的检测

脂质过氧化反应可以形成丙二醛、乙烷、共轭二烯、荧光产物以及能产生化学发光的产物。检测这些产物可以确定体内脂质过氧化反应的水平。

（二）谷胱甘肽过氧化物酶活性的测定

在 GSH 的存在下，GPX 可使 ROOH 还原为 ROH，同时 GSH 氧化成为 GSSG。在谷胱甘肽还原酶的作用下，NADPH 再将 GSSG 还原为 GSH，可根据 340nm 光吸收的变化，检测出 GPX 的活性。

$$2GSH + ROOH \xrightarrow{GS} GSSG + ROH + H_2O$$

$$GSSG + NADPH \xrightarrow{GS} GSH + NADP^+$$

（三）超氧化物歧化酶的测定

根据 CuZn-SOD、Mn-SOD 和 Fe-SOD 性质的差异可以鉴别，并分别测定。采用的方法有：黄嘌呤氧化酶法、邻苯三酚自氧化法、化学发光法、极谱氧电极法等。

（1）黄嘌呤氧化酶法：黄嘌呤氧化酶在有氧环境下作用于黄嘌呤底物产生超氧阴离子（$O_2^-\cdot$），氧化羟胺最终反应为亚硝酸盐，后者对氨基苯磺酸及甲萘胺作用下呈现紫红色，用可见光分光光度计测其吸光度。当样本中含有 SOD 时，它对 $O_2^-\cdot$ 有专一性的抑制作用，使得形成的亚硝酸盐减少，测定管的吸光度低，从而可计算出被测样品中的 SOD 活力。

（2）邻苯三酚自氧化法：在碱性工作液中，邻苯三酚会产生自氧化显色反应，在其自氧化过程中不断释放出超氧阴离子自由基（$O_2^-\cdot$），自氧化显色反应强度高时，释放出超氧阴离子自由基浓度就高，自氧化显色反应强度低时，释放出超氧阴离子自由基浓度就低。当 SOD 活性降低时，催化超氧阴离子自由基发生歧化反应被抑制，超氧阴离子自由基浓度升高，从而抑制邻苯三酚的自氧化，其显色反应强度减弱，即样本中邻苯三酚自氧化的显色反应强度与 SOD 的活性呈正相关关系。

（3）化学发光法：黄嘌呤氧化酶在有氧条件下，催化底物黄嘌呤或次黄嘌呤发生氧化反应生成尿酸，与此同时产生超氧阴离子（$O_2^-\cdot$），$O_2^-\cdot$ 进一步与化学发光剂鲁米诺（化学名称为 3- 氨基苯二甲酰肼）反应，产生激发态产物氨基邻苯二甲酸，当其迅速返回基态时，发出荧光，SOD 可消除超氧阴离子，从而使发光强度降低，SOD 浓度与发光率呈一定的线性关系。

（4）极谱氧电极法：超氧阴离子（$O_2^-\cdot$）系统产生 $O_2^-\cdot$ 过程中消耗 O_2，而一定量的 SOD 又会使 $O_2^-\cdot$ 歧化产生 O_2，从而使耗 O_2 量减少，而耗 O_2 量可以用极谱电极仪测出，进而推算 SOD 浓度。极谱氧电极的原理是测试氧气张力的变化，与待测样品的物理状态无关（比如澄清度、是否胶体、悬浊、有无颜色等），尤其适用于各种组织匀浆。

（四）过氧化氢酶的测定

1. 滴定法 其原理是测定未被催化分解的过氧化氢，从而计算出催化分解的过氧化氢量，以此测出过氧化氢酶的活性，常用碘滴定法。

2. 分光光度法 原理与滴定法相同，最简便的是直接测定240nm处的光吸收改变量。

（五）还原型谷胱甘肽的测定

测定GSH的方法很多，主要反应原理大都与硫基有关，主要有二硫代双硝基苯甲酸速率法，在410nm处测定反应产物吸光度值。

第五节 NAD(P)H

NAD(P)H作为生物体内酶促反应中氢和电子的供体，广泛存在于一切动植物的活细胞中，是参与新陈代谢，特别是能量代谢必不可少的重要物质。细胞内NAD(P)H水平直接控制着细胞的衰老、节律、癌变、死亡等重大生命过程，NAD(P)H的研究是与生命过程研究息息相关的热点研究领域之一。

一、NAD(P)H的基本性质

NADH(nicotinamide adenine dinucleotide)，学名烟酰胺腺嘌呤二核苷酸，也称二磷酸吡啶核苷酸（缩写DPN），或辅脱氢酶Ⅰ（codehydrogenase Ⅰ）或还原型辅酶Ⅰ。其分子式为$C_{21}H_{27}N_7O_{14}P_2$，含有5种元素，即C、H、O、N、P。N指烟酰胺，A指腺嘌呤，D是二核苷酸。NAD^+是其氧化形式，用于糖酵解和细胞呼吸作用中的柠檬酸循环。NADPH(nicotinamide adenine dinucleotide phosphate)，学名烟酰胺腺嘌呤二核苷酸磷酸，即还原型辅酶Ⅱ，也称三磷酸吡啶核苷酸(triphosphopyridine nucleotide，TPN)，亦写作[H]，亦称为还原氢。$NADP^+$是其氧化形式。结构见图23-18。

NAD(P)H是维生素衍生的辅酶。NAD(P)H主要作为脱氢酶的辅酶，在酶促反应中起递氢体的作用。依赖于$NAD(P)^+$的脱氢酶通过将底物中的2个电子和1个质子以H-形式转移到$NAD(P)^+$上，使底物氧化并生成还原型NAD(P)H。与NADH不同的是，NADPH通常作为生物合成的还原剂，在还原性生物合成中作为氢和电子的供体，并不能直接进入呼吸链接受氧化，只是在特殊的酶的作用下，NADPH上的H被转移到NAD^+上，然后以NADH的形式进入呼吸链，而NADH则在生物体内呼吸链的电子传递中起主要作用。能量反应中的电子，通常都先被传递至NAD^+，再还原为NADH，经过传递电子至氧并释放能量，氧化磷酸化作用利用这些能量制造ATP。1分子NADH还原产生3分子ATP。在细胞内NADH和NAD^+两者互为依存，互为消长，其典型的反应关系是：

$$NADH + H^+ + 1/2\ O_2 \rightarrow NAD^+ + H_2O$$

……

$$NAD^+ + ADP + P_i \rightarrow NADH + H^+ + ATP$$

二、NAD(P)H的结构特点

NAD(P)H的结构特点是都含有1个连接腺苷2磷酸和烟酰胺单核苷酸(NMN)的磷酸酐键。NADPH与NADH相比，结构上最大的不同在于NADPH的腺苷酸的核糖上联有一个磷酸基团。

由于含有二氢吡啶环，NAD(P)H在340nm处有一吸收峰，$NAD(P)^+$则没有。因此340nm处吸收峰的出现和消失可作为监测与氧化和还原相关的脱氢酶催化反应的指标。因NAD(P)H有较强的自身荧光，而其氧化状态发射的荧光很弱，NAD(P)H的激发光谱和发射光谱分别是340nm和460nm。

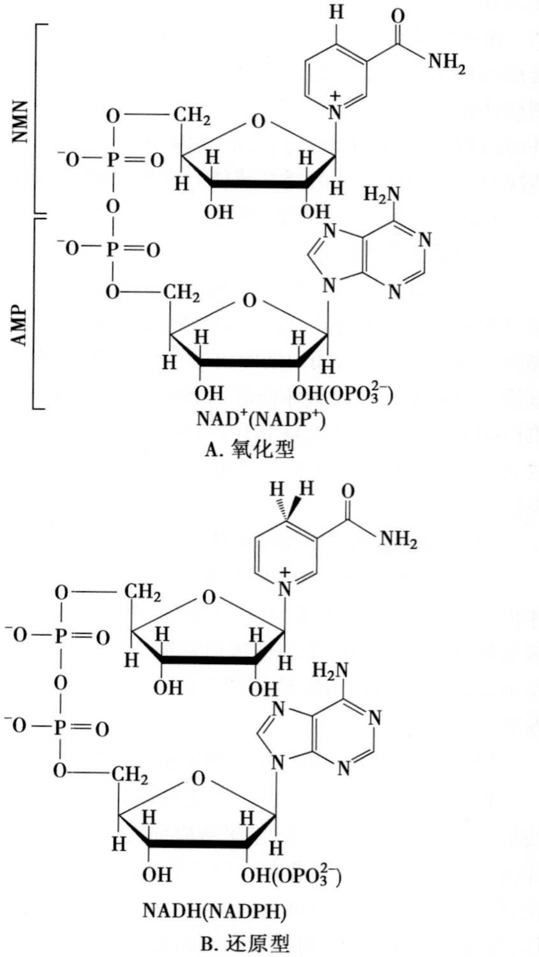

图23-18 NADH和NADPH的氧化型(oxidative)与还原型(reductive)

三、NAD(P)H 的生理功能

NAD(P)H 广泛存在于一切动植物的活细胞中，主要是由生物细胞在代谢过程中产生的，它的基本生理功能是维持细胞的生长、分化和能量的代谢。

其中 NADH 是细胞能量代谢所必需的辅酶。其在维持细胞生长分化和能量代谢中起重要作用。因此细胞内 NAD^+/NADH 比率不仅对细胞内的氧化还原状态具有重要的调节作用，而且常被作为活体内的代谢指标，与细胞的代谢、节律、衰老、病变和死亡等重大生命过程有着极其紧密的联系。

四、NAD(P)H 与疾病的相关性

研究表明，在治疗疾病、延长寿命及基因转录等方面，NADH 都具有极其重要的作用。越来越多的生物实验证实，许多生物体内与代谢紧密相关的重大生命过程与细胞内的氧化还原状态，特别是 NADH 水平密切相关。例如细胞内 NADH 水平在酵母细胞衰老的调控中起着举足轻重的作用。由于 NADH 能够改善健康状况、增加能量、刺激大脑功能，1998 年美国 FDA 批准 NADH 作为营养补充剂进行临床试验，用于治疗免疫功能低下综合征和慢性疲劳。

NADH 还具有修复细胞 DNA 损伤的作用，并能刺激内源性多巴胺和酪氨酸羟化酶的合成，改善帕金森病的症状、促进抑郁症和阿尔茨海默综合征的治疗。有研究发现，恶性增生的肿瘤细胞中 NAD(P)H 的转变速度明显高于正常细胞，因此细胞内 NAD(P)H 水平有作为癌变生化指标的可能。另有研究表明，糖尿病患者对 NADH 水平的调控能力降低。

五、细胞内 NAD(H)水平的检测

(一) 酶法

利用与 NAD(H) 相关的脱氢酶的氧化型和还原型底物的浓度来计算 NAD^+/NADH 比值，即乳酸脱氢酶(lactate dehydrogenase，LDH) 催化的丙酮酸(pyruvic acid)→乳酸(lactic acid) 的转化(图 23-19) 相当于 NADH → NAD^+ 的转化。方程式为：[NAD^+]/ [NADH]= [丙酮酸]/ [乳酸] × 1/ K_1，其中丙酮酸和乳酸的浓度可借助乳酸脱氢酶，利用酶分析法测量 340nm 处吸光度的变化得到，而 K_1 则是乳酸脱氢酶的平衡常数 1 111 × 10^{-4}，通过计算可测得 NAD^+/NADH 比值。

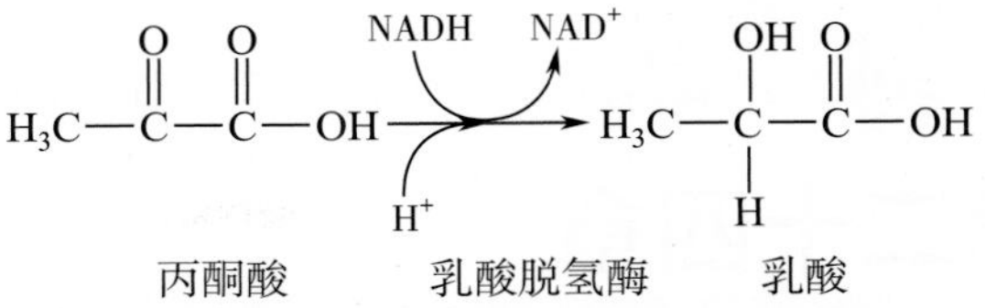

图 23-19 乳酸脱氢酶催化的丙酮酸、乳酸转化

(二) 荧光法

1. 直接测定法 根据公式 NAD^+/NADH =($NADH_{max}$−$NADH_{min}$)/($NADH_{ctrl}$−$NADH_{min}$) 计算 NADH 的水平。$NADH_{max}$ 指 CN^- 存在下，即最大量还原时 NADH 的浓度；$NADH_{min}$ 指 FCCP(三氟甲氧基苯胺羰基氰化物)存在下，即最大量氧化时 NADH 的浓度；$NADH_{ctrl}$ 指控制情况下 NADH 的浓度。此时，仅需测定细胞自身的荧光，即细胞在 340nm 处被激发，从而记录波长为 460nm 处的荧光强度，即可求得 NAD^+/NADH 比值，即 NAD(H)水平。

2. 间接测定法 在心肌黄酶(diaphorase)催化下或吩嗪甲酰硫酸酯(phenazine sulfate formyl)存在时，NADH 可将弱荧光的刃天青(resazurin)还原为强荧光的试卤灵(resorufin)，再测定后者的荧光(图 23-20)。该法可以检测低至 10^{-9}mol/L 的试卤灵，比利用 NADH 自身荧光的直接测定法灵敏度提高 2 倍。该方法改进后利用无荧光的 Amplex Red，可以测定低至 100mol/L 的 NADH。

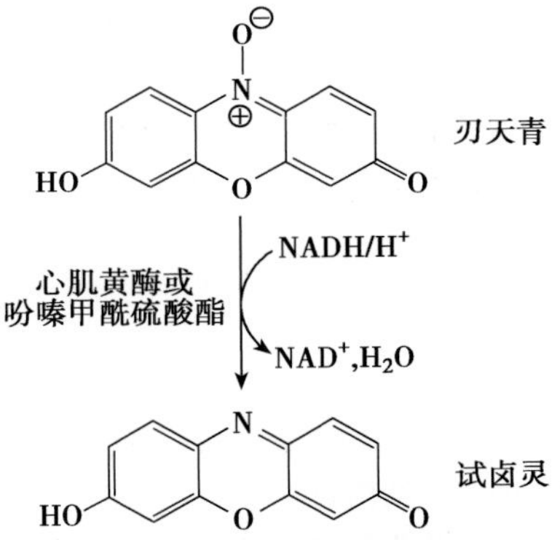

图 23-20 间接测定法测定 NADH

3. 其他方法 其他检测细胞内 NAD(H) 水平的方法包括显微成像术、双光子激发显微术、激光扫描共焦显微术和显微荧光光度术等。

(兰小鹏 邱雪平)

第二十四章
神经系统功能异常与疾病的检验诊断

神经系统分中枢神经系统(central nervous system,CNS)和周围神经系统(peripheral nervous system,PNS),前者包括脑和脊髓,后者包括脑神经、脊神经和内脏神经。神经组织由神经元(neuron)、胶质细胞(neuroglia cell)及其间质构成。神经元是神经系统的基本结构和功能单位,具有感受刺激和传导神经冲动的功能,胶质细胞主要对神经元起支持、保护、分离及营养作用。大脑内的神经元总数估计为 10^{10}~10^{12} 个,胶质细胞数则多 10~50 倍,而 mRNA 的表达比其他器官高 3~5 倍。神经元以神经化学物质传递的方式相互作用,维持中枢神经系统的功能,揭示神经系统的功能的生物化学及分子生物学机制是现代生物医学领域的重大课题之一。各种内外环境的有害因素可致使神经系统结构与功能发生紊乱,从而引发疾病,包括神经系统疾病和精神病。近年来,与神经生物学相关的基础学科(如分子生物学、分子遗传学、免疫学、基因组及蛋白组学等)的迅速发展,极大地促进了神经生物学各分支领域的分子水平研究,同时对神经和精神疾病的分子病理及机制有了更深入的理解,同时也为开辟新的临床诊断、治疗及疾病预防的方法和措施提供了坚实的理论基础。

第一节　概　　述

神经系统具有复杂的生物学功能,这些功能的正常发挥依赖于其特定的组织结构和生物化学代谢。左右大脑半球连接后形成的空腔被称为脑室系统(ventricle),脑室系统中充满了脑脊液,后者为神经系统功能的正常运转提供稳定的内环境,而脑脊液环境的恒定有赖于血脑屏障来维持,脑脊液及血脑屏障的形成使血液与脑脊液分隔开,彼此不能直接流通,脑脊液及血脑屏障对脑和脊髓具有保护、支持和营养等功能;神经细胞间的信号传递由神经递质及其受体共同完成,神经组织具有与其功能相适应的独特的生物化学组成和代谢特点;神经系统在其发生、再生、修复及神经网络构建过程中常需要神经营养因子的作用。在研究、运用神经系统疾病及功能紊乱的实验诊断指标前,对上述知识的充分理解非常重要。

一、血脑屏障与脑脊液

中枢神经系统和其他组织器官一样,其化学组成与血液成分保持动态平衡。然而,血 - 脑之间的物质交换要缓慢得多,这有利于维持中枢神经系统内环境的相对稳定。关于各种染料、毒素、微生物、抗体、药物、无机离子和代谢物质等的大量研究表明,上述物质经循环系统入脑的速度比进入其他器官慢得多,这说明在血 - 脑之间有一种选择性地阻止各种物质由血入脑的“屏障”存在,称为血脑屏障(blood-brain barrier,BBB)。这一屏障将血液与脑细胞间液分隔开,使后两者彼此不能直接流通。但脑细胞间液和脑脊液却连通在一起,故常将脑脊液看成是脑细胞间液的储存库。因此,分析血液和脑脊液中成分的差异,可推知屏障的功能状况。

(一) 血脑屏障

血脑屏障是将脑脊液与血液分隔开的生理学屏障,从而使脑脊液与血液在蛋白质、离子及其他成分的组成上有极大的差别。

1. 血脑屏障的结构　血脑屏障(blood-brain barrier,BBB)由脑内毛细血管的内皮及内皮细胞之间的紧密连接、基膜及神经胶质细胞突起形成的血管鞘构成(图 24-1)。紧密连接的形成主要依靠 3 种膜内在蛋白(紧密连接蛋白 claudin、occludin、连接黏附分子)及其胞浆内的辅助蛋白(ZO-1、ZO-2、ZO-3、cingulin 等)来完成。脑的毛细血管(除脉络丛内血管)不同于其他部位的毛细血管,内皮细胞薄,无窗孔,细胞之间存在着紧密连接,很大程度上限制了蛋白质和离子的通过,内皮细胞带负电荷,因此带负电荷的物质不易由血液进入脑组织。内皮细胞内含有大量的线粒体，约为其他组织的2~3倍，能够为细胞转运物质提供能量。毛细血管内皮的外面有一层基膜，约为内皮细胞厚度的1/4，较其他部位的基膜厚，但它不能阻挡辣根过氧化物酶等的扩散，所以基膜不能起阻挡大分子的屏障作用。脑毛细血管外壁有星形胶质伸出的突起贴附，形成一层胶质膜，电镜下见此胶质只包绕毛细血管基膜的85%，因此只能阻挡一些大分子物质，但星形胶质有主动运输某些物质的功能。目前认为，三层膜中主要由血管内皮细胞和细胞间的紧密连接构成了血脑屏障，基膜和星形胶质对屏障起辅助作用。

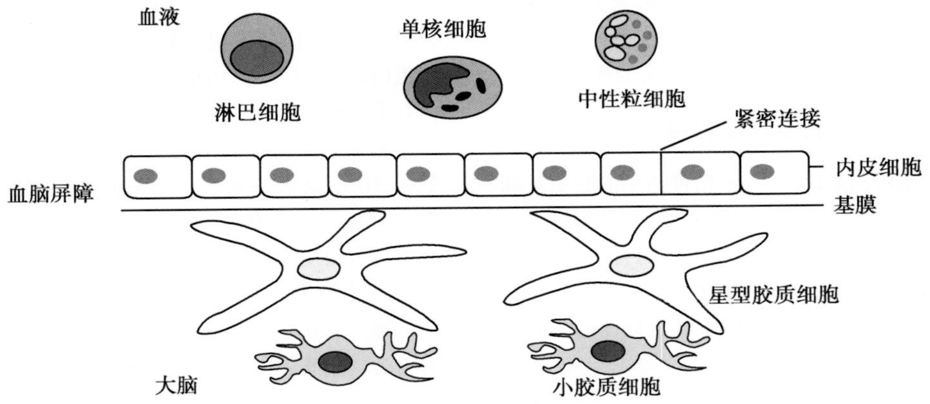

图 24-1　血脑屏障结构示意图

2. 物质经血脑屏障转运方式　血脑屏障被看作是具有类脂膜性质的扩散屏障，其渗透性受流体静压、渗透性梯度、脂溶性、电离程度以及胞膜孔径等影响。血脑屏障具有选择通透性，血液中的溶质通过血脑屏障有以下几种方式：

(1) 被动性扩散：血浆中蛋白质及与蛋白质结合的物质不易通过血脑屏障，如血中与转运蛋白结合的甲状腺激素、金属离子及药物等。乙醇、麻醉剂普鲁卡因和利多卡因、烟碱、安替比林等脂溶性物质则可自由通过。

(2) 载体运输：脑毛细血管内皮细胞膜上存在多种物质转运的载体，多种糖类，尤其是葡萄糖、氨基酸、嘌呤、核苷、激素等物质可通过此途径透过血脑屏障。载体运输是顺浓度梯度转运，不需消耗能量。

(3) 主动转运：K^+、Na^+、Ca^{2+}、Mg^{2+} 等离子物质通过主动转运途径从血液透过血脑屏障进入脑组织。主动转运是逆浓度梯度运输，需消耗能量。主动转运保证维持中枢神经系统代谢所需的物质浓度，并排出有害物质，对维持中枢神经系统内环境稳定极为重要。

(4) 其他：脑毛细血管内皮含有调节运输的特定酶（包括各种氧化酶和水解酶）形成的酶屏障。如单胺氧化酶降解并阻抑5-羟色胺进入脑组织；多巴胺脱羧酶能降解并阻抑L-多巴进入脑组织；γ-氨基丁酸转氨酶能阻止γ-氨基丁酸进入中枢神经系统。

在神经系统炎症、新生血管化、毒素、未成熟神经系统等情况下，可改变血脑屏障的通透性，从而使大分子物质，如清蛋白、青霉素等得以进入脑脊液。

(二) 脑脊液的形成及功能

1. 脑脊液的形成　血液、脑脊液（cerebrospinal fluid，CSF）、中枢神经组织三者之间关系密切，脑室系统及蛛网膜下腔充满了脑脊液，在体脑组织完全被CSF所包围。脑脊液主要由脉络丛（choroids plexus）生成，后者由褶皱的软脑膜血管及上皮共同组成，它突入脑室并不断地分泌脑脊液到脑室中。95%的脑脊液由侧脑室脉络丛产生，经室间孔进入第三脑室中脑导水管、第四脑室，最后经第四脑室流至脑和脊髓表面的脑池和蛛网膜下腔，最后经硬脑膜窦返回静脉系统。供应脑及脊髓的血管走行于软脑膜之中，其中供应大脑的血管在此层中分支，分支的毛细血管广泛地伸入到脑实质中去。研究证明，这些毛细血管在超微结构上有别于脑外血管，血脑屏障功能的实现与此相关联。由于阻塞原因致脑脊液循环障碍导致的脑水肿称为阻塞性脑水肿；由于脑脊液吸收功能障碍导致的脑水肿称为交通性脑水肿。

2. 脑脊液的组成　由于血脑屏障的存在，使得脑脊液的某些化学组成与血浆不同。血浆中化学成分通过血脑屏障进入脑脊液的能力受以下因素影响：分子量、是否与蛋白结合、脂溶性等。脑脊液蛋白来源于血浆，主要通过胞饮作用跨过毛细血管内皮而进入脑脊液。与血浆相比，脑脊液的蛋白质浓度很低，血浆/脑脊液蛋白比值为200/1，每100ml人腰椎穿刺液含31.3~40mg蛋白质。与血浆比较，脑脊液钠与血浆钠接近，在血浆钠变化1小时后，脑脊液钠也发生变化；脑脊液钾比血浆低，但变化幅度不大；脑脊液镁和氯较高。脑脊液葡萄糖浓度为2.5~4.4mmol/L，大约为血糖浓度的60%~80%，血糖浓度发生变化约4小时后脑脊液葡萄糖才与血糖达到动态平衡。正常人脑脊液产生速率为500ml/d（0.3~0.4ml/min），正常成人脑脊液的总容积为100~150ml，每天脑脊液总量约被置换3次或4次。

3. 脑脊液的功能　脑脊液是中枢神经系统的内环境，它与脑及脊髓的细胞间液相互沟通，在脑室及蛛网膜下腔等处互相渗透。因此脑脊液可视为广义的脑细胞外液。

脑脊液具有的重要功能：

(1) 在中枢神经系统内脑脊液循环流动，可运送营养物质至脑细胞，并带走其代谢产物。

(2) 机械支持作用：脑脊液充满蛛网膜下腔，对脑、脊髓产生浮力，可以避免振荡时对脑的冲击。

(3) 脑脊液是触脑脊液神经元感受内环境变化的窗口，亦是其分泌激素的运输通道。触脑脊液神经元具有感受和分泌的功能，如下丘脑第三脑室周围的触脑脊液神经元可将激素（包括垂体激素的促激素和抑制激素）分泌到脑脊液中，通过正中隆起处特化的室管膜细胞，输送到门脉系统，调节垂体前叶激素的分泌。另一方面，触脑脊液神经元的树突又感受脑脊液温度、化学成分的变化，反馈调节下丘脑的功能。有人认为，下丘脑的渗透压感受器、温度感受器、葡萄糖感受器可能就是触脑脊液神经元的受体。

（4）通过脑脊液循环，对颅内压调节有一定的作用。

二、神经组织的生物化学代谢特点

神经组织的生化代谢是研究神经、精神活动的物质基础。任何神经、精神活动，如学习与记忆、情绪与行为以及神经组织的发育与退化等，都与神经系统的能量代谢有关。脑组织的大多数代谢途径与其他组织基本相似，但由于不同脑组织细胞或不同脑组织区域所存在的代谢酶、转运载体的不同，而存在脑代谢的分室现象（compartmentation）。

（一）葡萄糖代谢

无论是在清醒状态下，还是在睡眠状态下，大脑均是代谢率最高的器官，不像其他器官大脑几乎无能量储备，完全依赖于外周不间断地提供葡萄糖及氧气，总的脑血流量占心排血量的15%~20%，但不同区域的血流量有较大差异，灰质血流量为白质血流量的3~4倍。葡萄糖是大脑的最主要的供能物质，主要通过糖的有氧代谢彻底氧化，在脑组织的葡萄糖还存在其他一些代谢途径（图24-2）。神经组织的糖原含量相对较低，每克脑组织仅含约0.9mg糖原，脊髓的糖原含量为2~3mg/g。正常生理情况下，神经元活动所需能量几乎全部来自葡萄糖的有氧氧化，脑内的葡萄糖都存在于细胞外液，但糖原含量很少，经神经元摄取后在线粒体彻底氧化供能。所以，血中葡萄糖的正常水平和通过扩散进入神经组织的少量磷酸己糖是维持脑组织日常功能所必需的。脑缺氧时，神经元的改变早于星形胶质细胞和内皮细胞，ATP的产生依赖于无氧代谢的糖酵解来完成，细胞内氧化磷酸化受阻，导致能量代谢障碍。神经组织中糖代谢具有以下特点：①在氧供给充分的情况下，正常神经组织主要通过糖的有氧氧化产生ATP而供能；②神经组织中磷酸戊糖途径产生的NADH+H$^+$参与还原反应及脂类代谢，该途径在脑组织中很活跃；③通过三羧酸循环途径使脑组织中葡萄糖快速转变为神经递质（如谷氨酸、α-氨基丁酸等），提供脂类物质合成的碳骨架；④合成少量糖原，以提供动态的碳水化合物来源。

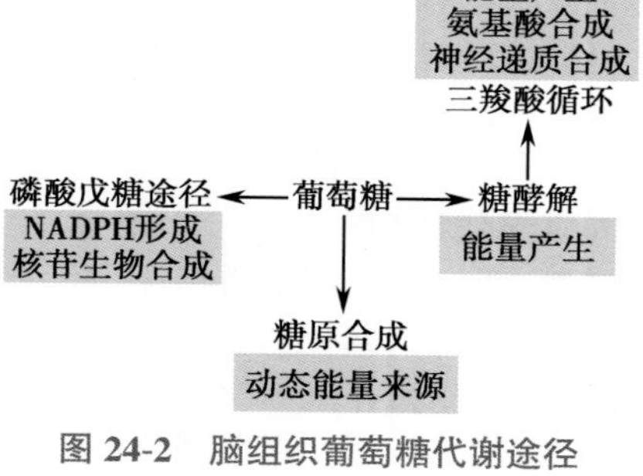

图 24-2 脑组织葡萄糖代谢途径

（二）蛋白质和氨基酸的代谢

蛋白质是脑细胞的重要物质，几乎占人脑干重的一半。灰质较白质富含蛋白质。神经组织的蛋白质常包括白蛋白、球蛋白、核蛋白和神经角蛋白（neurokeratin）等。脑组织中除含有白蛋白、球蛋白、核蛋白外，还含有谷胱甘肽、胱硫醚、磷酸乙醇胺等多种神经系统特有的蛋白质。神经组织中蛋白质含量较恒定，但转换快。脑组织蛋白约85小时更新1次，而体蛋白约74天更新1次，提示蛋白质在神经细胞功能活动中具有重要作用。

脑氨基酸池与其他组织不同。在脑组织中谷氨酸、天冬氨酸、N-乙酰天冬氨酸及相关的氨基酸含量较高（与氨基酸衍生为神经递质有关）。进入脑中的氨基酸可被迅速合成蛋白质。蛋白质的合成主要在细胞体内进行，轴突中亦可合成。

（三）脂类代谢

神经系统中脂质含量丰富，髓鞘质（myelin）、白质和灰质的脂类含量各占其干重的80%、60%和40%。脑组织的脂类以磷脂为主，中性脂肪很少，并含有较多的糖鞘脂和胆固醇。糖鞘脂主要分为两类，即脑苷脂和神经节苷脂，为神经组织的特殊脂。脑脂类中磷脂酰胆碱和磷脂酰肌醇转换较快，大多数脂类代谢缓慢。脑脂肪酸大部分在脑内合成，少量来自膳食。许多长链不饱和脂肪酸脑内不能合成，依赖外源提供。神经系统脂质在神经髓鞘和膜相关物质的合成及能量供应中起重要作用。

尽管大脑是机体中含胆固醇最丰富的器官，但对脑内胆固醇及脂质转运、代谢的详细机制却仍不清楚。CNS的质量仅为体重的2%，却含有机体所有非酯化胆固醇的1/4，胆固醇主要存在于胶质细胞、神经元的浆膜。脑内胆固醇的半衰期大约为6个月，每天大约有0.02%的胆固醇发生转换。由于血脑屏障不允许脂蛋白通过，血液循环中的胆固醇不能转运至中枢神经系统，大脑所需胆固醇几乎全部在脑内原位合成。脑内胆固醇在胆固醇羟化酶的作用下生成氧甾醇。在成人大脑，胆固醇主要在胆固醇24-羟化酶（CYP46，存在于神经元细胞）的催化下生成24-羟基胆固醇（图24-3），后者可通过血脑屏障进入血液循环，从而使CNS的胆固醇水平保持动态平衡。氧甾醇除了是脑内胆固醇降解的中间产物外，还是具有广泛生物学效应的调节分子，包括调节参与脑内胆固醇动态平衡的关键蛋白质的活性。阿尔茨海默病患者血液中的24-羟基胆固醇浓度升高，说明阿尔茨海默病患者脑内胆固醇转换率增加，同时也说明脑内胆固醇稳态失衡也是阿尔茨海默病的发病机制之一。现在已将24-羟基胆固醇作为AD的诊断指标之一，可用放射性核素稀释质谱法测定血浆24-羟基胆固醇浓度。

（四）核酸代谢

脑中RNA的含量特别高，核酸代谢速度的快慢与神经系统所处的功能状态相关，电刺激、光、低强度声等因素，会加速脑组织的核苷酸代谢率。脑中的DNA主要存在于神经细胞核内，成熟神经元内DNA含量相当恒定，部分生长因子，如NGF、生长激素等可促进脑内核酸的合成与更新。

（五）能量代谢

为脑组织提供能量的产能物质通过血脑屏障进入大脑，

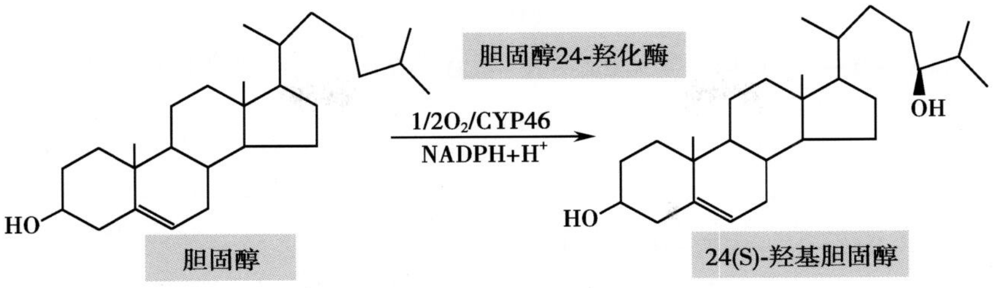

图 24-3　24-羟基胆固醇的合成

葡萄糖是最重要的产能物质，单羧酸物质（乳酸、酮体）也是大脑重要的产能物质。血液中的葡萄糖、单羧酸物质分别主要通过血脑屏障的 GLU1 或 MCT1 转运子转运至脑内。脑中糖原含量相对较少（小于 0.1%），主要以葡萄糖的氧化来供能。在低血糖情况下，可以利用酮体供能。脑组织的活动需要大量能量的及时供应。尽管脑细胞含有完整的糖酵解酶系，己糖激酶活性约为其他组织的 20 倍，但即使最大限度地发挥糖酵解的作用，也不能满足脑组织供能的需要，必须依赖糖的有氧氧化。脑耗氧量占全身总耗氧量（约 250ml/min）的 20%，然而脑的重量只不过占体重的 2%。脑组织对缺糖和缺氧均极敏感，血糖下降 50% 即可致昏迷，而中断（流向脑的）血流几分钟就可引起死亡。脑的能量消耗主要在于经常不断地把 Na^+ 泵出细胞外，使去极化（depolarization）后的膜迅速恢复膜电位，以维持神经的兴奋和传导。脑内 ATP 的水平甚高，它的合成和利用均很迅速。脑组织的磷酸肌酸水平比 ATP 高，它是 ATP 末端高能磷酸键的一种贮存形式。

三、神经递质的生物化学

神经元通过突触结构进行细胞间的信息传递和信息整合。当神经冲动到达神经末梢时，神经元末梢突触部位释放多种神经化学物质，后者作用于次一级神经元或效应器上的相应受体，从而完成神经冲动的传递过程。这些由一个神经元末梢释放担任信使，作用于次一级神经元或效应细胞膜上相应受体而发生效应的神经化学物质称为神经递质（neurotransmitter），因此，神经递质具有传导信息的作用。神经递质都是结构简单的有机分子。由神经元产生的某些化学物质，虽然不引起直接的突触后生物学效应，却大多能经 G 蛋白偶联诱发缓慢的突触前或突触后电位，调节神经递质在突触前的释放及突触后细胞的兴奋性，这类物质被称为神经调质（neuromodulator）。

（一）中枢神经递质分类

神经系统内存在着许多化学物质，但不一定都是神经递质。神经递质必须具备几个主要特征：突触前神经元内含有合成该递质的原料和酶系统；递质合成后必需贮存在囊泡内，以避免被胞浆内的其他酶系破坏；突触前刺激能导致该递质释放入突触间隙；该递质能作用于突触后膜的相应受体，引起突触后膜离子通透性改变及电位变化；突触部位存在该类递质的快速失活机制，确保突触传递的高度灵活性；递质拟似剂或受体阻断剂能加强或阻断该递质的突触传递效应。

目前已知的神经递质种类很多，按生理功能可分为兴奋性神经递质和抑制性神经递质；按分布部位可分为外周神经递质和中枢神经递质；按化学性质分为胆碱类、单胺类、吲哚胺、氨基酸类、神经肽类、嘌呤类和气体类等神经递质（表 24-1）。

表 24-1　神经递质分类及主要神经递质

分类	主要神经递质
胆碱类	乙酰胆碱
单胺类	肾上腺素、去甲肾上腺素、多巴胺
吲哚胺	5-羟色胺
氨基酸类	兴奋性氨基酸：谷氨酸、天冬氨酸 抑制性氨基酸：γ-氨基丁酸、甘氨酸
神经肽类	垂体激素、下丘脑释放激素、速激肽、阿片肽、降钙素基因相关肽
嘌呤类	腺嘌呤、鸟嘌呤
气体类	一氧化碳、一氧化氮

（二）主要神经递质

1. 乙酰胆碱　在中枢神经系统中，神经元突触末梢释放乙酰胆碱（acetylcholine，ACh）的神经元被称为胆碱能神经元，广泛分布于中枢发出的运动神经、脑干网状上行激活系统、纹状体、边缘系统和大脑皮质等部位。中枢 ACh 主要参与心血管活动、摄食、饮水、睡眠、觉醒、感觉和运动等。周围神经系统中，ACh 存在于全部交感神经和副交感神经节前纤维、全部副交感神经节后纤维、躯体运动神经纤维，以及极少数交感神经节后纤维。节前纤维与运动神经纤维所释放的 ACh 具有烟碱样作用，而副交感神经节后纤维释放的 ACh 则具有毒蕈碱样作用。

大部分 ACh 在胆碱能神经元突触末梢合成，此处含有丰富的线粒体及胆碱乙酰转移酶。ACh 是由胆碱和乙酰辅酶 A 在胆碱乙酰转化酶的催化作用下合成的（图 24-4），胆碱主要来源于末梢释放的 ACh，经胆碱酯酶水解生成，少部分由卵磷脂水解产生；乙酰辅酶 A 则来源于葡萄糖代谢产生的丙酮酸盐、柠檬酸或乙酸盐。胆碱乙酰转化酶存在于胞浆中，乙酰胆碱在胞浆中合成后由囊泡摄取并贮存。当神经冲动沿轴突到达末梢时，囊泡趋近突触膜，并与之融合、破裂，而后囊泡内结合型 ACh 转变为游离型 ACh，释放入突触间隙，部分胞浆内新合成的 ACh 也可随之释放。

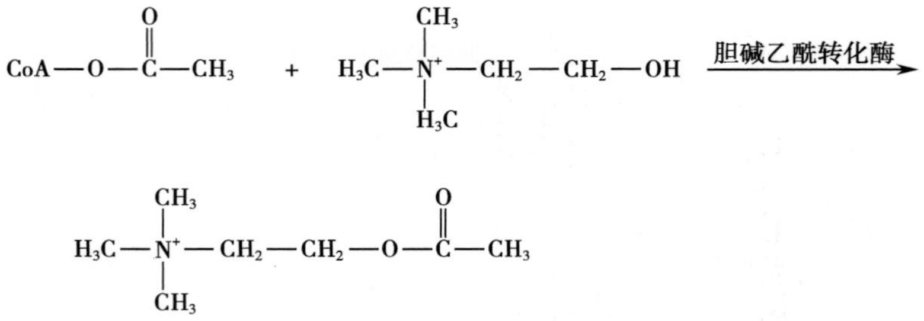

图 24-4 乙酰胆碱生物合成

ACh作用于突触后膜(突触后神经元或效应细胞的膜)表面的受体，ACh受体为分子量42kD的蛋白质。ACh在传递信息之后与受体分开，游离在突触间隙。ACh极少部分在突触前膜的载体系统作用下重新被摄入突触前神经元，大部分ACh则是在胆碱酯酶的作用下水解为胆碱和乙酸而失去生理活性，也有一部分经弥散而离开突触间隙。

胆碱能受体是由5个同源性很高的亚基构成的五聚体蛋白质，包括2个α亚基，1个β亚基，1个γ亚基和1个δ亚基，中间为离子通道。每一个亚基是由约500个氨基酸残基构成的蛋白，该蛋白跨膜4次。推测跨膜部分的α螺旋含较多的极性氨基酸，由于该亲水区的存在，使5个亚基共同在膜中形成一个亲水性的离子通道。ACh的结合部位是在2个α亚基上，此亚基位于膜外侧且具有糖基化部位。ACh受体可以以3种构象存在。2分子ACh的结合可以使之处于通道开放构象，但即使有ACh的结合，该受体处于通道开放构象状态的时限仍十分短暂，在几十毫微秒内又回到关闭状态。然后ACh与之解离，ACh受体则恢复到初始状态。

2. 儿茶酚胺类 含有儿茶酚结构的生物胺类神经递质统称为儿茶酚胺(catecholamines)，主要包括多巴胺(dopamine，DA)、去甲肾上腺素(norepinephrine，noradrenaline，NE)和肾上腺素(epinephrine，adrenalin，E)。去甲肾上腺素和肾上腺素既是交感神经系统和中枢神经系统中去甲肾上腺素能纤维的神经递质，又是肾上腺髓质所分泌的激素。NE在中枢内分布广泛，含量较多，E则少。DA是主要集中在锥体外系的一种神经递质。神经组织中儿茶酚胺的合成原料来自血液中的酪氨酸，其合成过程如图24-5。

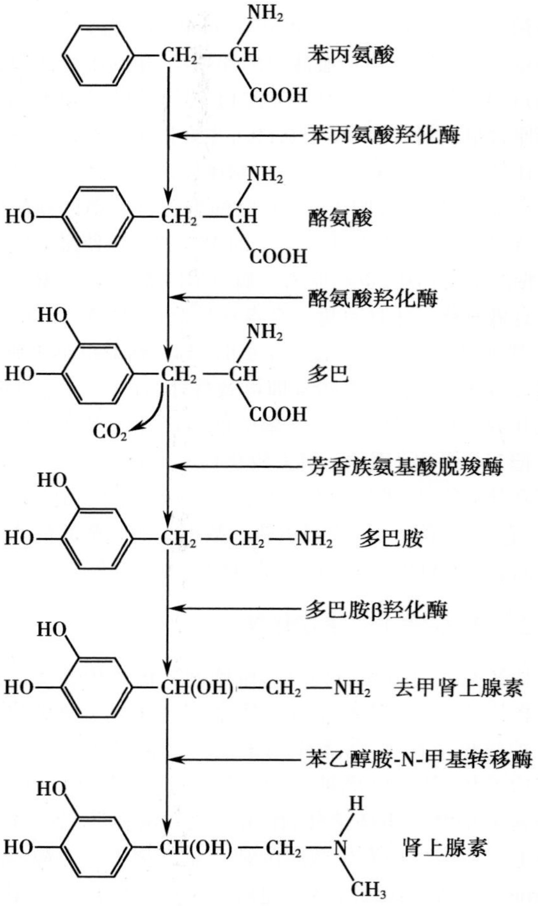

图 24-5 儿茶酚胺类生物合成示意图

在儿茶酚胺类的神经递质合成过程中，首先由酪氨酸羟化酶催化生成多巴，酪氨酸羟化酶位于去甲肾上腺素能神经纤维的胞浆内，含量少，活性低，是NE生成的限速酶；多巴由胞浆中芳香族氨基酸脱羧酶所催化，磷酸吡哆醛为辅酶，产生多巴胺；然后多巴胺由多巴胺羟化酶催化生成NE，此酶附于囊泡内壁，属于含铜的蛋白质，并需维生素C为辅助因子。NE合成量不仅受酪氨酸羟化酶限速调节，且当神经末梢胞浆中游离的NE浓度过高时，可反馈性抑制酪氨酸羟化酶的作用而减少NE的合成。苯乙醇胺-N-甲基转移酶主要存在于肾上腺髓质细胞，使NE甲基化生成肾上腺素。此酶在脑内也有少量存在，如果苯乙醇胺-N-甲基转移酶在脑内活性过高，可使多巴胺直接变成N-甲基多巴胺等物，造成这些递质的代谢紊乱，可能是精神分裂症的原因之一。

(1)去甲肾上腺素(NE)：绝大多数交感神经节后纤维可释放NE作为递质，称为肾上腺素能神经纤维。NE在囊泡内合成后就贮存于囊泡之中，并与ATP、嗜铬颗粒蛋白等结合在一起。由于肾上腺素与嗜铬颗粒蛋白等结合，因而NE不易渗入胞浆而被单胺氧化酶氧化。当神经冲动到达末梢时，突触前膜附近的囊泡与前膜融合、破裂并生成小孔，使囊泡内的NE连同嗜铬颗粒蛋白等一起被释放入突触间隙。释放入突触间隙的NE能与突触后膜上的NE受体结合，产生生理效应。约有3/4的NE重新被突触前膜摄取，摄入胞浆后的NE又可进入囊泡贮存；另外一部分NE则为后膜所摄取并被分解灭活；还有一部分NE在突触间隙中被破坏或逸入血液。除了被突触前膜和囊泡重摄取的NE可供再利用外，其余的NE大都通过酶促降解而灭活。单胺氧化酶(MAO)和儿茶酚-O-甲基转移酶(catechol-O-transmethylase，COMT)是催化儿茶酚胺分解的两种主要的酶，它们不仅存在于神经组织内，而且广泛地分布于非神经组织。NE受MAO作用，首先氧化脱氨基生成醛，后者再变成醇或酸。3-甲氧基-4-羟基苯乙二醇（MHPG）是中枢内NE的主要降解产物，在外周则以氧化成香草基扁桃酸（VMA）为主。

中枢神经系统内的去甲肾上腺素能神经元胞体集中在延髓和脑桥，但NE在中枢究竟是抑制性还是兴奋性的递质尚不能肯定，可能随部位不同而异。动物实验表明，NE可引起动物嗜睡、体温降低，出现摄食行为。目前认为，脑内NE减少，可表现出精神抑郁；反之，可表现出狂躁。总之，脑内NE的功能可能和体温、摄食行为、镇痛、心血管系统和精神状态的调节有密切关系。

（2）多巴胺：多巴胺能神经元在脑内分布较为集中，支配范围局限，主要投射于黑质-纹状体、中脑边缘系统和结节-漏斗部位。在儿茶酚胺类递质的合成过程中，多巴胺是去甲肾上腺素的前体。体内凡有NE的组织，必然有DA。

多巴胺能神经末梢中的囊泡是贮存DA的场所。这种囊泡不同于NE囊泡之处是前者不含多巴胺β-羟化酶，所以不致将DA羟化成NE。在去甲肾上腺素能纤维中，NE囊泡对贮存物的要求是β位置上有羟基，而DA结构上没有β羟基。DA的贮存、释放和降解和NE相似，但更新速度则较NE快。脑内DA的代谢产物主要是3-甲氧基-4-羟基苯乙酸（homovanillic acid，HVA），又名同型香草酸。

多巴胺的作用是多方面的，可能和躯体运动功能增强、垂体内分泌功能加强，以及精神活动的调节有关。

3. 5-羟色胺　5-羟色胺（5-hydroxytryptamine，5-HT）最早是在血清中被发现的，故又名血清紧张素（serotonin）。5-羟色胺能神经元存在于中枢神经系统，在脊椎动物的外周神经系统中至今尚未发现5-羟色胺能神经元。5-羟色胺不能透过血脑屏障，所以中枢神经系统中的5-羟色胺是脑内合成的。5-羟色胺的前体是色氨酸。色氨酸经两步酶促反应，即羟化和脱羧，生成5-羟色胺（图24-6）。色氨酸羟化酶是5-羟色胺生物合成的限速酶，在脑内这种酶的含量较少，活性较低。此外，脑内5-羟色胺的浓度影响色氨酸羟化酶的活性，对5-羟色胺起着反馈性调节作用。

释放到突触间隙的5-羟色胺大部分被突触前神经末梢重摄取，重摄取后部分进入囊泡再贮存，部分则被线粒体膜上的单胺氧化酶（MAO）氧化，降解为5-羟吲哚乙酸（5-hydroxy-indoleacetic acid，5-HIAA），5-羟吲哚乙酸无生物活性，是脑内5-羟色胺降解的主要方式。

5-羟色胺可以直接影响人的心理功能和生理功能。当5-羟色胺浓度过高时，会产生过度兴奋现象；如5-羟色胺浓度过低，又会产生一系列精神和心理上的病态，最主要的是抑郁情绪，从而引发恐怖症、强迫症等。研究发现，脑脊液中5-羟吲哚乙酸（5-HIAA）及5-羟色胺（5-HT）功能和水平降低与精神分裂症的发生有关；5-羟色胺能神经元的破坏是精神性疾病时出现幻觉的原因。测定脑脊液中5-羟吲哚乙酸及5-羟色胺水平可以用来推测中枢的功能状态。

4. 组胺　组胺是一种具有广泛生理效应的内源性物质。在CNS中组胺具有神经递质功能。组胺不能透过血脑屏障，脑内组胺由组氨酸在组氨酸脱羧酶作用下脱羧生成。组胺合成后似乎也集聚于突触囊泡，其释放和再摄取机制还不清楚。

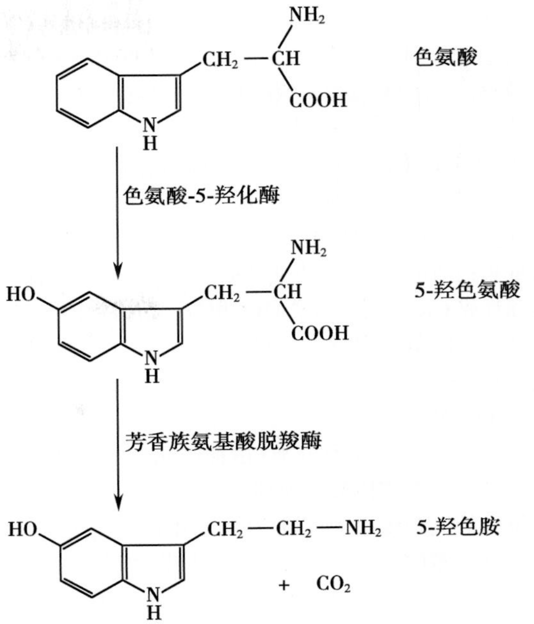

图24-6　5-羟色胺生物合成示意图

组胺有两条降解途径：①经组胺甲基转移酶代谢为甲基组氨酸；②在二胺氧化酶作用下转化为咪唑乙醛。

5. 兴奋性氨基酸　兴奋性氨基酸类神经递质主要包括谷氨酸（glutamatic acid，Glu）和天冬氨酸（aspartic acid，Asp）。脑内50%以上的突触是以Glu为递质的兴奋性突触，Glu对大脑皮质细胞有强烈而普遍的兴奋作用。Asp也是兴奋性神经递质，与相应受体结合后诱发神经元兴奋，产生EPSP。兴奋性氨基酸在学习、记忆、神经元的可塑性及神经系统的发育中起着重要作用。

脑内Glu合成主要经2条途径：①谷氨酰胺经谷氨酰胺酶水解生成，此为主要途径；②α-酮戊二酸经转氨酶的转氨基作用生成。Asp主要由Glu和草酰乙酸在转氨酶的作用下产生。Glu合成后储存于突触囊泡中，当兴奋传递到突触前末梢时，在Ca^{2+}的参与下囊泡与突触前膜融合，通过胞吐作用释放Glu至突触间隙。释放至突触间隙的Glu和Asp在激活相应受体的同时，可被突触前膜和相邻的胶质细胞通过Glu转运体摄取。

6. 抑制性氨基酸　抑制性氨基酸包括γ-氨基丁酸（gamma-aminobutyric acid，GABA）和甘氨酸（glycine，Gly），介导脑内大部分快速抑制性突触传递。

（1）γ-氨基丁酸：GABA是脑内主要的抑制性神经递质，分布于多种抑制性中间神经元和投射神经元，脑内大约30%的突触释放GABA。其作用广泛，参与多种神经精神疾病的发病及疼痛、神经内分泌和摄食行为的调节，其功能改变或GABA神经元变性与癫痫、亨廷顿病、迟发性运动障碍和睡眠障碍等有关。

GABA由Glu经谷氨酸脱羧酶（glutamic acid decarboxylase，GAD）催化脱羧基产生，GAD的辅酶为磷酸吡哆醛，其活性受Glu和ATP调节，即Glu促进GAD与辅酶解离，ATP通过变构效应抑制GAD与辅酶结合。

GABA 合成后主要储存于突触囊泡中，在 GABA 转运体的参与下释放到突触间隙，作用于突触后膜相应受体发挥效应。游离的 GABA 可被突触前和胶质细胞 GABA 转运体再摄取，或经酶降解而失活。

(2) 甘氨酸：Gly 在脊髓灰质前角含量最高，其次为延髓和脑桥，大脑和小脑含量则很低。

Gly 主要由线粒体内葡萄糖经丝氨酸合成而来，主要作为合成蛋白质的原料，少数进入神经末梢囊泡中储存。囊泡转运和释放 Gly 的机制与 GABA 相似。Gly 除作用于相应受体外，可通过 Gly 裂解系统降解，或通过突触前末梢和胶质细胞上的 Gly 转运体摄取。

7. 神经肽

(1) 神经肽的概念及分类：由神经元分泌的具有生物活性的大分子肽类物质被称为神经肽。神经肽也参与中枢神经系统内的突触传递，所以被认为是中枢神经递质，是体内传递信息的多肽，主要分布于神经组织。但同一个神经肽，因其在脑内的分布不同，可能起递质、调质或激素样作用。目前已发现的神经肽已有几十种之多，可以大致分为以下十几类：

1) 垂体激素：促肾上腺皮质激素、加压素、催产素、生长激素、α- 促黑激素等。

2) 下丘脑释放激素：促肾上腺皮质激素释放激素、生长抑素、生长激素释放因子、促甲状腺释放激素、黄体生成素释放激素、神经降压素等。

3) 内源性阿片肽：脑啡肽、内啡肽、强啡肽等。

4) 速激肽类：P 物质、神经激肽 A、神经激肽 B、神经肽 K 等。

5) 胰高血糖素相关肽家族：血管活性肠肽、胰高血糖素、组异肽、组甲肽等。

6) 神经肽 Y 基因家族：神经肽 Y、胰多肽、生长抑素。

7) 内皮素家族：内皮素 -1、内皮素 -2、内皮素 -3。

8) 心钠素家族：α- 心钠素、脑钠素、C 型钠尿肽。

9) 降钙素基因相关肽超家族：降钙素基因相关肽、降钙素、淀粉多肽等。

10) 铃蟾肽样肽家族：促胃泌素释放肽、铃蟾肽、神经介素 B 等。

11) 缓激肽。

12) 其他：胆囊收缩素样肽、胆囊收缩素 -8、血管紧张素等。

(2) 神经肽的生物合成：神经肽在神经元胞体内合成，合成的前体经轴突转运，以活性多肽的形式储存于突触前神经终末。

神经肽的合成以 DNA 为模板，经 RNA 聚合酶作用，转录出前体 mRNA，剪辑去除内含子后，外显子拼接为成熟的 mRNA。在核糖体，mRNA 在翻译为前体蛋白或称前神经肽原的过程中，首先在肽链的 N 末端合成一段由 20~30 个氨基酸组成的信号肽，其中含有较多的疏水性氨基酸残基，具相对疏水性。该信号肽可被信号肽识别子（SRP）识别和结合，并被粗面内质网上 SRP 的受体识别，引导新生的肽链及其附着的核糖体到粗面内质网处，信号肽插入粗面内质网网内，其后的新生肽链边延长，边被转运到网腔中，随即在特异性蛋白酶的作用下，信号肽被切除，产生神经肽原。神经肽原在内质网合成后，被糖基化并发生折叠，形成二硫键，折叠后的神经肽原被运送到高尔基复合体并进入囊泡，在囊泡中，随轴浆流输送至神经终末。囊泡内的神经肽原在囊泡随轴浆转运至神经终末的过程中，经酶切、化学修饰和酰胺化等一系列翻译后加工过程，最后成为具有生物活性的神经肽。

(3) 神经肽的降解和失活：神经肽失活的主要方式是酶促降解。脑内存在多种可使神经肽降解的酶，如氨基肽酶、羧基肽酶和内肽酶等。神经肽酶促降解的主要意义为：①通过一些肽酶将机体内的神经肽水平控制在一定的范围内；②改变某种神经肽的生物学作用或使其丧失活性。

(4) 神经肽受体：目前发现的神经肽受体大多数为 G 蛋白偶联型受体，这类受体在绝大多数情况下要通过细胞内第二信使产生效应。现已证明，cAMP、IP_3、DG、Ca^{2+}、花生四烯酸及其代谢产物等第二信使都能与某种神经肽受体通过 G 蛋白相连，而心钠素受体本身就是膜上的鸟苷酸环化酶，该受体激活时直接引起细胞内 cGMP 含量增加，无须 G 蛋白介导。此外，还有一些神经肽受体属于酪氨酸激酶偶联受体和细胞因子受体。

(5) 主要神经肽及其功能

1) 内源性阿片肽类：包括内啡肽（endorphin）、强啡肽（dynorphin）和脑啡肽（endorphin）。我国科学家邹冈在研究针刺镇痛机制时发现，阿片肽类在镇痛中具有重要作用。其他的研究表明，内源性阿片肽参与心血管活动、呼吸作用、体温、摄食和饮水行为的调节，并能影响精神活动、分泌和免疫作用。

2) 胆囊收缩素：胆囊收缩素的主要功能是镇痛；参与锥体外系运动功能的调节；调节脑血流；影响垂体激素的释放；调节胃肠道；厌食等。

3) 心钠素：心钠素的功能为利尿、利钠作用；参与水盐代谢调节；扩张血管和降低血压；调节血管活动。

4) 速激肽：主要包括 P 物质、神经激肽 A、神经激肽 B。P 物质一方面是一种重要的致痛物质，而另一方面也降低脑内疼痛感受器对疼痛的敏感度，起镇痛作用。

四、神经营养因子

(一) 概念及分类

神经营养因子（neurotrophic factor，NTF）是一组超出普通维持生存所必需的基本营养物质以外的、对神经细胞起特殊营养作用的多肽分子。NTF 不仅参与调节发育过程中的神经元存活，对成年神经系统也有重要作用，具有抑制成年神经元损伤后死亡、调节突出可塑性和神经递质的传递等功能，在胚胎发育、细胞分化、创伤愈合、免疫调节及肿瘤发生等多方面发挥着重要的生物学调节作用。

NTF 包括许多家族，根据其结构同源性及其信号转导机制的不同可分为神经营养素家族（neurotrophin，NT）、胶质细胞源性神经营养因子家族（glial cell line derived neurotrophic factor，GDNF）及睫状神经营养因子家族（ciliary neurotrophic factor，CNTF）。

（二）神经营养素家族

神经营养素家族主要包括神经生长因子（nerve growth factor，NGF）、脑源性神经营养因子（brain-derived neurotrophic factor，BDNF）、神经营养素3（neurotrophin-3，NT-3）及神经营养素4/5（neurotrophin-4/5，NT-4/5）。都是碱性小分子蛋白质，氨基酸组成具有50%的同源性，各家族成员的信号转导机制相同，均通过Trk受体发挥效应。

1. 神经生长因子　NGF是最早确定的生长因子，为一种五聚体蛋白质，含2个α亚基、1个β亚基及2个γ亚基，分子量为140kD，编码基因定位于1号染色体。

NGF的主要功能是调节神经元前体细胞的增殖和分化，诱导神经纤维定向生长，控制神经元存活数量及刺激某些神经元胞体和树突的发育等。进入成年期，神经元对NGF的依赖性下降。NGF与学习记忆密切相关，能阻止损伤后基底前脑胆碱能神经元变性，可用于治疗AD。

2. 脑源性神经营养因子　BDNF由120个氨基酸组成，分子量为13kD，与NGF有50%~60%的同源性，具有维持和促进多种神经元发育分化和生长再生、挽救损伤的脊髓运动神经元和感觉神经元的作用。

3. 神经营养素-3　由119个氨基酸组成，分子量为13.6kD，与NGF具有57%的同源性，主要具有维持神经元存活、促进其分化增殖、诱导神经元轴突生长和促进神经损伤修复等作用。

4. 神经营养素4/5　NT-4/5在体内以二聚体的形式存在，由130个氨基酸组成，分子量为13.9kD，同样具有诱导神经元存活、促进神经元分化、促进周围神经损伤的修复等作用。

（三）胶质细胞源性神经营养因子家族

GDNF属分泌型碱性蛋白质，前体蛋白由211个氨基酸组成，经酶切加工后形成134个氨基酸组成的成熟多肽，分子量为20kD。GDNF可支持中脑DA能神经元存活，对运动神经元具有强大的营养作用，还能保护缺血损伤的神经元。

（四）睫状神经营养因子家族

此家族成员主要有CNTF、白血病抑制因子（LIF）、白介素-6、泌乳素、生长激素、干扰素、瘦素等，它们的信号转导机制相同。CNTF、LIF与神经元的存活及表型调节有关，故可视为神经营养因子，其他多数成员因在神经系统外发挥作用，被称为细胞因子。

CNTF由200个氨基酸组成，分子量为24kD。CNTF可调节多种神经元细胞的生长、存活及分化，包括节前交感神经元、感觉神经元、运动神经元、海马神经元和中脑DA神经元。其中，对运动神经元的作用最显著。

第二节　神经和精神疾病的生物化学

神经系统疾病是指脑、脊髓及周围神经由于感染、肿瘤、血管病变、外伤、中毒、免疫障碍、变性、遗传、先天发育异常、营养缺陷和代谢障碍等所引起的疾病，简称神经病；精神疾病是以精神活动失调或紊乱为主要表现的一类疾病，简称精神病。神经元变性为多种神经系统疾病的基本病理改变，涉及多种分子及代谢改变。帕金森病、亨廷顿病及阿尔茨海默病为重要的并具代表性的神经病。它们的分子改变与神经病理的内在联系研究较多，认识它们的分子病理对了解神经疾病的发生机制及进行分子（基因）诊断具有重要意义。精神分裂症为最常见的精神病，生物化学特征为中枢多巴胺等神经递质及神经肽的异常，具有显著的遗传倾向。

一、神经变性的生物化学基础

神经变性病（neurodegenerative disorder）是指以神经元变性（neuronal degeneration）为主要病理改变的一大类疾病，可涉及大脑、小脑、脑干和脊髓等不同部位，其特点是中枢神经系统中某个或某些特定的部位的进行性神经元的变性以致坏死，伴有胞质内结构紊乱，或出现包涵体等。神经元变性可由包括遗传、环境及与老化相关的内源性因素引起，但各种因素所起的病理作用及基本的分子机制尚不完全清楚。神经变性病由于涉及神经元内蛋白质关键构象的改变，也被称为“蛋白错误折叠病（protein misfolding diseases）”或蛋白病（proteinopathies）。神经变性病虽然种类复杂，但却有潜在的共同化学病理过程，主要包括蛋白动力学异常、氧化应激及氧自由基/活性氧形成、能量障碍、线粒体失用及DNA损害、高尔基复合体片段化、细胞/轴突转运破坏、分子伴侣突变或作用改变、神经营养素功能障碍及神经炎症反应（neuroinflammation）。上述机制在各种复杂的恶性循环中相互关联，最终导致神经元功能障碍及死亡。

（一）蛋白聚集

错误折叠的蛋白形成不可溶纤毛结构，可致蛋白聚集并沉积在神经元细胞内或胞外，是许多神经变性病的共同病理标志。蛋白序列突变或因环境条件改变可致原生状态蛋白质发生部分不折叠，通常会发生聚集，有时形成纤毛样结构。由于这些聚集物在结构及着色特性上与淀粉样蛋白一致，故将这些疾病共同称为脑淀粉样变。在神经变性病早期产生的毒性物质可导致蛋白聚集物形成，错误折叠的蛋白形成的寡聚物或纤毛样物在神经变性病的发生中具有重要的病理作用。寡聚物和聚集前蛋白（pre-aggregated proteins）可能在细胞内形成，蛋白寡聚物具有毒性作用。α-突触核蛋白（α-synuclein，α-SYN）错误折叠形成的寡聚物可导致神经元死亡。近来也发现在路易小体痴呆患者大脑中可溶性α-SYN寡聚物明显升高。β-淀粉样蛋白（β-amyloid，Aβ）寡聚物在阿尔茨海默病（AD）患者脑组织及血浆中均升高，目前大量证据表明Aβ聚集物是具有高级结构的寡聚物，是导致AD发生的重要病理因素。在AD患者脑组织分离的Aβ沉积物中含有 3~50 个 Aβ 单体、环形寡聚物、纤毛和斑块，其中毒性最大的是小的 Aβ 寡聚体。它们可影响突触后区域及改变海马突触的可塑性，突触前注入 Aβ 可阻断突触传递，突触后淀粉样前体蛋白（APP）可增强 NMDA 受体活性。APP 蓄积代表 AD 或老化相关神经变性的早期事件，而 Aβ 产生和/或聚集增加所致蛋白磷酸酶活性异常可能与 AD 的进展有关。同样，tau 蛋白寡聚体和聚集前形式在体外表现出神经元毒性，其结构变化导致相关神经变性病的确切机制仍不清楚，但 tau 蛋白的高磷酸化起到重要的作用。

正常情况下，畸变蛋白、氧化损害的蛋白通常不能正确折叠，容易形成错误折叠的构象。为清除这些错误折叠的蛋白质，细胞内大量的蛋白水解酶及分子伴侣构成了内质网的蛋白质量控制系统，即泛素 - 蛋白酶体系统（UPS）及自噬 - 溶酶体系统（ALP），对错误折叠的蛋白质的清除起到重要作用。因此对内质网蛋白质量控制系统与神经变性病的关系已成为研究热点。研究发现，神经元包涵体中存在泛素化蛋白成分是神经变性病的特征之一，包涵体含有各种 UPS 成分，包括泛素结合蛋白 p62。突变 α-Syn 通过与溶酶体上的受体结合而抑制 ALP 系统的功能，表明 ALP 系统失用与帕金森病（PD）的发生有关。路易体是 PD 与路易体痴呆（DLB）的形态学特征，其结构呈现出明显的 parkin 及泛素阳性结构域，α-Syn 则在其外周，表明 parkin 在 α-Syn 的泛素化及翻译后修饰中起重要作用，后者导致 α-Syn 磷酸化及硝基化，从而加强纤毛样结构及路易体的形成。

（二）氧化应激及自由基形成

当自由基产生或自由基产物超过抗氧化防卫机制时，便出现氧化应激状态。过氧化氢和氧衍生自由基产生过多，可导致生物分子的损伤和启动一系列瀑布事件：线粒体呼吸功能障碍、兴奋性毒性（excitotoxicity）、胞浆内钙升高致细胞功能障碍，以及一氧化氮、活性氮升高。上述过程是包括神经变性病在内的许多疾病的细胞病理学机制。脑组织是机体氧化代谢最活跃的器官，与其他组织相比，更容易受到自由基的攻击。神经元的谷胱甘肽含量较低，而且只含有中等量的抗氧化酶，故清除自由基的能力相对较弱；其次，神经元富含对自由基敏感的不饱和长链脂肪酸和有催化作用的低价金属离子，极易被氧化。脑蛋白和脂质的氧化损伤会导致脑蛋白分子结构和功能的改变，从而导致大脑的功能障碍。在蛋白聚集早期，活性氧（ROS）产生是神经变性病的一个共同分子机制。近来研究也发现，NO 及 ROS 过量产生可导致谷氨酸受体 NMDA 亚型过度兴奋，从而介导蛋白的错误折叠，即使在没有遗传因素的情况下也可发生。在各种自由基中，羟化自由基及过氧化亚硝酸盐作用最强，它们可通过非选择性作用使蛋白、脂质、脂肪酸及核酸氧化。蛋白是 ROS 的最初靶标，蛋白自由基可氧化还原性谷胱甘肽，表明自由基对于氧化应激非常重要。氧化应激诱发钙平衡失调、星形胶质增生，以及神经变性病的其他变化。在 PD、AD、肌萎缩侧索硬化（ALS）等神经变性病脑组织中均发生了 DNA、脂质及蛋白质的氧化损害，某些氧化损害甚至可发生在疾病进展的早期，如核及线粒体 DNA 氧化损害可发生在可检测的 AD、PD、亨廷顿病（HD）的极早期。总而言之，自由基介导的脂质、蛋白及核酸损害至少是大多数神经变性病的部分病理事件。

（三）能量代谢缺陷及线粒体失用

线粒体是细胞的能量工厂，通过产生 ATP 及调节胞内钙平衡，对于神经元功能的发挥及生存均有极为重要的作用。其呼吸链（respiratory chain）是氧化代谢必经的最后的共同通路。呼吸链中有蛋白 70 多种，包括参与线粒体 DNA 复制、转录、翻译过程的蛋白，大部分由细胞核 DNA 编码，少部分由线粒体 DNA 编码。合成的蛋白由信号肽引导，转运到线粒体各特定区域。在上述过程的任何环节如存在缺陷，将导致线粒体的功能障碍。这种缺陷往往由蛋白编码基因突变引起。基因突变有两个来源：①染色体 DNA；②线粒体 DNA（mitochondrial DNA）。线粒体 DNA 由母系遗传，现已知线粒体 DNA 为一环状双链 DNA，约 16kb（已测序），编码呼吸链上 13 个蛋白亚单位，分别是：① 7 个 NADH 脱氢酶的亚单位（复合体Ⅰ）；②复合体Ⅲ的细胞色素 b；③ 3 个细胞色素氧化酶亚单位（复合体Ⅳ）；④ 2 个 ATP 合成酶亚单位。还编码 2 种线粒体核糖体 RNA（16s，12s）及 22 个线粒体 tRNA。线粒体 DNA 具有高突变率，约为核基因的 5~10 倍。已经证实，青年型亨廷顿病、晚发型脊髓小脑变性、Leber 家族性视神经萎缩以及各种线粒体病、神经肌病和脑肌病等，都有线粒体内结构损害的直接证据。在其他神经变性病中，有些类型已经发现有线粒体能量代谢缺陷。如帕金森病患者脑中见有线粒体 DNA 的缺陷，肌肉线粒体中有复合酶Ⅰ、Ⅱ的缺失。应用影响线粒体氧化磷酸化的毒物 MPTP 可制成实验性帕金森病的动物模型，在动物的脑、肌肉和血小板中也可见有复合酶Ⅰ缺失。在亨廷顿病患者脑底节区发现有复合酶Ⅳ活性缺失，血小板线粒体中也有复合酶Ⅰ缺失。

线粒体既是 ROS 的来源，亦是 ROS 的靶标。线粒体在高水平的氧化剂的作用下可导致线粒体通透性转换、氧化磷酸化失偶联，从而发生线粒体能量代谢障碍及引发细胞凋亡。线粒体能量代谢障碍导致 ATP 产生减少、钙缓冲障碍及 ROS 产生是神经变性的三元组。

（四）高尔基复合体片段化

在 ALS、AD、PD、皮质基底变性、Creutzfeldt-Jakob 病、2 型脊髓小脑共济失调，均有神经元高尔基复合体片段化的报道。神经元高尔基复合体片段化是神经变性早期且可能是不可逆的病变，可由包括蛋白错误折叠在内的各种机制引起，α-Syn 可阻断内质网与高尔基复合体的交通。高尔基复合体片段化不是继发于凋亡，但是高尔基复合体片段化可引发凋亡。在 *SOD1* 突变动物模型，神经元高尔基复合体片段化的出现早于细胞骨架微管蛋白变性及麻痹症状的出现，也说明高尔基复合体片段化是细胞死亡的上游事件。高尔基复合体可感受及传导死亡信号，兴奋性毒性、活性氧或活性氮、内质网应激均可诱导高尔基复合体片段化，导致蛋白运输及分泌等细胞过程障碍。

（五）细胞 / 轴突转运障碍

在许多成年发生的神经变性病出现明显的神经元死亡及丢失前，可发生突触活性降低致神经元功能障碍。许多神经变性病动物模型也发现，在神经元明显丢失前可出现行为及运动异常。电生理学、超微结构研究也揭示了在神经变性病早期存在轴突功能及突触连接异常，以及轴突、突触变性。轴突及突触功能的正常发挥依赖于轴突的物质转运，因此，轴突转运障碍在AD以及许多神经变性病发病中的作用近几年来引起了广泛注意，如许多神经变性病伴随各种各样的轴突转运障碍，许多与疾病相关的蛋白质都被活跃地转运，许多神经变性病可以由组成调节转运机制的基因突变引起。因此轴突转运障碍什么时候发生，且这种障碍在疾病的发生过程中起到怎样的作用，是一个非常有意义的课题。

许多轴突变性改变是由于编码蛋白的基因出现缺陷而直接影响轴突和轴突转运。如Ⅱ型Charcot-Marie-Tooth病（进行性神经病性肌萎缩）已经与编码KIF1β和低分子量神经丝蛋白的基因突变相联系。同样，遗传性痉挛性截瘫中发现了*KIF5A*基因突变，ALS和远端型脊肌萎缩症（Distal spinal bulbar muscular atrophy）中发现*p150 Glued*基因突变。许多神经变性病与tau蛋白功能缺陷有关，tau蛋白功能缺陷可能导致与之相关的微管组装和稳定性障碍，从而引起轴突转运缺陷。至于轴突转运障碍通过什么机制可以导致AD的发病正在探索之中。许多与AD的病理有关的蛋白质，包括APP、BACE、PS1、Nicastrin、Aph-1、早老素强化因子-2、突触核蛋白和tau已经在神经元轴突中观察到，它们中的一部分在突触前末梢中被发现。因此，轴突转运对转运这些蛋白质到目的部位非常重要。

（六）神经细胞凋亡

神经元死亡及丢失是神经变性病的最后共同事件，主要包括3种形式，即凋亡、坏死及自噬。其中凋亡在胎儿及出生后神经系统的生长发育及神经网络的构筑过程中起到了重要作用。其主要特征有细胞皱缩、膜泡状化、染色质浓缩形成小体和DNA片段化，用形态学和生物化学电泳的方法可对凋亡进行鉴定。一般由细胞外因子作用于受体并通过第二信使将信号传入胞内而启动凋亡程序，研究较多的受体有Fas和肿瘤坏死因子（TNF）受体，第二信使有Ca^{2+}、cAMP等。发挥死亡效应的分子有核酸内切酶（分解DNA）和半胱天冬酶（cysteinyl aspartate-specific proteinase，caspase）。半胱天冬酶属半胱氨酸蛋白酶家族，能对天冬酰胺键特异酶切，如DXXD↓X（D代表Asp，X代表任意氨基酸）。调控凋亡程序的基因主要有*bax*、*p53*（促进）和*pcl-2*、*pRb*（对抗）。研究表明，脑缺血引起的迟发性神经细胞死亡以凋亡为主，而亨廷顿病为凋亡紊乱疾病，确切机制有待进一步研究。

（七）神经营养因子缺乏

由于近年来有关神经生长因子等多种神经营养因子的发现和鉴定，而且在一些神经变性病的动物模型（如大脑变性、纹状体变性、小脑变性、运动神经元变性）应用神经营养因子取得初步成效，因而主张神经元变性可能起因于发育期靶器官释放神经营养因子缺乏或不足。这一设想已有某些间接证据，但直接的神经营养因子或其受体在病理组织中的缺失尚未被证实。

二、帕金森病

帕金森病（Parkinson disease，PD）是一种中老年常见的运动障碍性神经系统变性疾病，65岁以上的老年人人群患病率为2%。PD临床表现为静止性震颤、肌强直、运动迟缓和姿势步态异常，以黑质-纹状体通路的多巴胺能神经元变性缺失、路易小体形成，以及纹状体多巴胺（DA）含量明显减少为病理及生化改变特征。目前认为，PD的发病机制与氧化应激、谷氨酸毒性、线粒体功能缺陷、环境因素（除草剂百草枯、杀虫剂狄氏剂等）及遗传因素有关。

常染色体显性遗传性PD可能与*SNCA*基因突变有关，此基因定位于4q21-23，表达蛋白质为α-突触核蛋白。突变型α-突触核蛋白正常生理功能丧失，并大量堆积在路易小体中。青少年型PD则属于常染色体隐性遗传，发病年龄多在30岁以下，与*Parkin*基因突变有关，该基因定位于6q25.2-27，全长1.5Mb，含12个外显子，编码蛋白质含465个氨基酸。Parkin蛋白在大脑，特别是黑质区有丰富表达，而青少年型PD脑内缺乏Parkin蛋白的表达。研究表明，Parkin作为E3泛素-蛋白连接酶参与蛋白质降解。*Parkin*基因的病理性突变将导致Parkin蛋白功能障碍，从而影响对蛋白质的调控和异常蛋白质的清除，导致异常蛋白质的聚集和细胞死亡。目前，已经在十余个国家不同种族的家系和散发性PD患者中发现了大量的*Parkin*基因突变，说明*Parkin*基因突变相关性PD具有一定的广泛性。

三、亨廷顿病

亨廷顿病（Huntington disease，HD）是以进行性的运动、认知和精神障碍为特征的疾病，平均发病年龄为35~44岁，发病后一般存活时间为15~18年。HD临床表现特征为肢体舞蹈运动，因而亦称为亨廷顿舞蹈症，该病系影响纹状体及大脑皮质的常染色体显性遗传性疾病，具有家族遗传性，突变基因定位于4号染色体短臂（4p16.3）。基因正常编码产物为Huntingtin（蛋白），此蛋白可能为神经递质的受体。突变为基因5′端存在CAG（编码谷氨酸）三核苷酸的重复序列异常增多，可达37~86次。组织病理改变为新纹状体神经元受损严重，以中型的中间神经元和纹状体向苍白球或黑质投射的棘状神经元损害最为严重。研究显示，患者脑内纹状体、苍白球和黑质区γ-氨基丁酸（gamma-aminobutyric acid，GABA）水平明显降低，生成GABA的酶-谷氨酸脱羧酶活力显著下降，说明纹状体及其通路之间GABA能神经元减少或消失。常伴有其他神经递质和肽类调质水平的变化，如乙酰胆碱（胆碱乙酰化酶活力和ACh-M受体密度减低）、单胺递质（DA、NE增多、5-HT下降）及神经肽（P物质、脑啡肽、CCK-8等降低）的变化，表明本病波及多类型神经传递和调控系统。

四、阿尔茨海默病

阿尔茨海默病（Alzheimer's disease，AD），又称早老性痴呆（presenile dementia），是一种渐进性大脑退行性病变，是老年人常见的神经系统变性疾病。病理改变特征为老年斑（senile plaque，SP）、神经纤维缠结（neurofibrillary tangle，NFT）、海马锥体细胞颗粒空泡变性和神经元缺失。老年斑中含有大量的β-淀粉样肽（Aβ），属不可溶性蛋白。在神经纤维缠结中含有大量高磷酸化的tau蛋白。AD主要临床表现为痴呆综合征，起病缓慢，病程呈进行性，多有同病家族史，病变发展较快，颞叶及顶叶病变较显著，常有失语和失明。65岁以上患病率约为5%，85岁以上为20%，为老年人第4位主要死因。

AD的病因目前尚不清楚。主要危险因素有年龄、家族遗传史、脑外伤和Down病。AD患者脑内存在广泛的神经递质水平降低，可累及乙酰胆碱系统、氨基酸类、单胺系统、神经肽类等，这些递质系统与学习和记忆密切相关。神经递质系统功能障碍包括神经递质减少和递质受体减少，目前最为明确的是乙酰胆碱和谷氨酸的减少，AD患者尸检和活检均显示基底前脑内胆碱能神经元有70%~80%的缺失，突触前ACh的高亲和力胆碱摄取系统功能明显降低，降低的程度与AD患者的智能障碍密切相关。

AD的遗传因素主要与apoE基因型及早老素（presenilin，PS）基因突变有关。*apoE*基因有3种常见的基因型，即ε2、ε3、ε4，区别在于第112位和第158位密码子上碱基对的差异。*apoE*能与Aβ结合，有分子伴侣的作用，其中ε4与Aβ的亲和力最强，ε4与Aβ的结合促进了AD的发生。PS包括PS1和PS2，PS1基因位于14号染色体，PS2基因位于1号染色体，两者具有67%的同源性。PS基因编码6~8次跨膜蛋白，分别由476个和448个氨基酸组成，主要定位于内质网膜。PS基因突变可能阻碍β-淀粉样前体蛋白（APP）的正常分选和运输，使APP易被γ-分泌酶水解形成Aβ42。

五、肝豆状核变性

肝豆状核变性（hepatolenticular degeneration，HLD）是一种常染色体隐性遗传的铜代谢障碍疾病，特征是铜蓝蛋白合成不足及胆道铜排泄障碍。HLD在1912年由Wilson首次报道，又称Wilson病（Wilson disease，WD），好发于青少年，以不同程度的肝细胞损害、脑退行性病变和角膜边缘有铜盐沉着环为临床特征。患病率约为（0.5~3）/10万。肝豆状核变性为常染色体隐性单基因遗传性疾病，其基因定位于13q14-21。目前认为HLD发病机制有以下几个：①患者体内缺乏血浆铜蓝蛋白，不能与铜结合，导致大量铜沉积于肝、脑、肾和角膜等组织，铜代谢障碍并引起一系列相应脏器功能和组织上的损伤；② WD患者基因发生突变，其编码产物P型ATP酶（ATP7B）的功能部分或完全丧失，引起血清中铜蓝蛋白水平低下，铜不能由胆道排出而聚集在肝脏，铜离子的毒性作用造成肝细胞损害；③与白蛋白和组氨酸等结合的铜离子不能进入肝细胞进行处理；④血清铜异常沉积于脑、肾、关节等部位，引起肝、脑、肾等器官致病；⑤过多的铜对多种酶产生抑制毒性作用。

六、多发性硬化

多发性硬化（multiple sclerosis，MS）是一种以中枢神经系统白质脱髓鞘为主要病理特点的自身免疫性疾病。本病多在成年早期发病，女性多于男性，表现为反复发作的神经功能障碍。

本病可能是遗传易感个体与环境因素相互作用而发生的自身免疫性疾病。多种病毒（HHV-6、ERV、HSV、CMV等）感染后，可能因为其抗原结构与神经髓鞘蛋白成分或少突胶质细胞的氨基酸序列相同或近似，被抗原呈递细胞捕捉、加工，使抗原肽结合到人类白细胞抗原分子上，激活T细胞，产生抗自身髓鞘的免疫细胞克隆，与神经髓鞘多肽片段发生交叉反应而导致免疫攻击，引起CNS白质脱髓鞘。在MS发病过程中，不仅T细胞免疫介导了CNS自身免疫性损伤，同样可激活B细胞，导致CNS局部体液免疫应答，所以MS患者脑脊液IgG指数、24小时合成率均升高，脑脊液可检出寡克隆IgG带。

七、癫痫

癫痫（epilepsy）是常见的神经系统疾病之一，是由多种病因引起的慢性脑部疾病，是一组由大脑神经元异常放电所引起的突然、短暂、反复发作的脑部功能失常的临床综合征。癫痫的临床表现可分为局灶性发作和全身发作。

癫痫是由于CNS兴奋与抑制间不平衡，致脑内某些神经元的异常持续兴奋性增高和阵发性放电所致。所以，神经递质的失平衡可能是癫痫发生的原因。γ-氨基丁酸是CNS主要的抑制性递质，GABA-A型受体介导Cl^-跨膜转运，发生膜的超极化，抑制神经细胞的兴奋性。此外，GABA-A型受体还通过钾通道与细胞内鸟苷三磷酸蛋白结合，特异地调节以促进细胞的去极化。因此，皮质中的许多GABA能神经元通过前置与反馈通路的相互作用控制神经细胞的兴奋性活动。谷氨酸是脑内的主要兴奋性递质，通过许多受体亚型而兴奋神经元。NMDA受体是一种离子型谷氨酸受体，它的拮抗剂具有抗癫痫作用，其激动剂则有致癫痫作用。因此，脑内GABA受体的兴奋性与NMDA受体的兴奋性失平衡是癫痫发生的主要递质基础，而这两种受体功能的失衡有可能是神经元突触传递的离子通道异常所致。

许多类型的癫痫都具有一定的遗传性。单基因突变导致的癫痫通常以常染色体显性方式遗传，如良性家族性新生儿惊厥，由染色体20q13.3位点上的电压门控性钾通道基因*KCNQ2*或8q24位点上的*KCNQ3*基因突变所致，钾电流的减弱可诱发癫痫发作；夜发性额叶癫痫致病基因定位于20q13.2，为烟碱型乙酰胆碱受体α亚单位的钙通道基因*CHRNA4*突变所致。北方癫痫综合征属于常染色体隐性遗传儿童期疾病，致病基因位点位于8p上的组织蛋白酶B基因，另一个候选基因是*Gene 3*（人鸟苷酸激酶相关蛋白GKAP同源物）。癫痫的单基因遗传类型比较罕见，对大多数癫痫而言，其发病机制十分复杂，由许多微效累加基因和某些环境因素共同作用而引起，属多基因遗传。

八、精神分裂症

精神分裂症（schizophrenia）是一种常见的、慢性的，病因和发展机制仍不十分明确的脑功能退化的疾病，多发于青壮年，缓慢起病，病程迁徙，一般无意识及智能障碍，但常有特殊的思维、情感、知觉和行为等多方面的障碍及精神活动与环境不协调。多数学者认为，精神分裂症是遗传因素和环境因素相互作用的结果。在精神分裂症的研究中，引起最多关注的候选基因是多巴胺受体基因，其中多巴胺D_2受体和D_3受体是多巴胺领域的重点研究方向。5-羟色胺是另一个研究较多的候选基因，基因扫描研究发现精神分裂症患者脑内5-羟色胺的代谢和受体密度有改变，5-羟色胺T102C多态性可能影响5-羟色胺受体基因mRNA的转录或稳定性，从而影响5-羟色胺2A受体的丰度。被怀疑为与精神分裂症相关的候选基因还有γ-氨基丁酸、谷氨酸、神经营养素-3等。相信随着基因芯片技术的广泛应用，以功能组为纽带的功能基因群扫描会代替以空间线性连锁为纽带的染色体扫描，从而促使精神分裂症分子遗传学研究取得更大突破。另外，精神分裂症的发生，除遗传因素外，环境中的心理应激和躯体疾病的影响也是本病病因学的重要方面，包括胎儿期的感染，围生期、分娩过程中的损害以及社会心理压力等。

第三节　神经和精神疾病生物化学诊断

神经系统发生病变或功能障碍时，往往会导致神经系统生物化学代谢改变、血脑屏障破坏、神经递质及受体功能失衡或发生免疫应答。上述改变可反映在脑脊液和/或血液某些细胞及化学成分的改变上。因此通过对脑脊液及血液进行一般检验及生物化学检验，可为临床神经精神疾病的诊断、鉴别诊断、疗效评价及预后判断提供实验室诊断依据。随着神经生物学对某些神经精神疾病发病分子机制的阐明，以及对神经系统基因组及蛋白组研究的进展，不断为神经精神疾病的诊断提供可靠的实验室诊断指标，同时将神经精神疾病的诊断深入到分子诊断水平。

一、脑脊液一般检查

血脑屏障的存在使得脑脊液与血浆成分有所不同，但脑脊液不是血浆的简单过滤液。脑脊液含有少量细胞，比重为1.004~1.007。脑脊液中蛋白质极微量，仅为200~400mg/L，葡萄糖的含量也仅为血糖的60%~70%，即2.5~4.4mmol/L，除镁和氯含量较血浆高外，其他离子成分均比血浆低。检测脑脊液成分可判断血脑屏障的功能状况及引起改变的中枢神经系统疾病的情况。不同情况下对脑脊液的检测策略不同，通过脑脊液的一般检验可对大多数神经系统疾病作出初步判断（表24-2）。

表24-2　脑脊液一般检验内容及临床意义

检验项目	参考范围	临床意义
外观	透明无色液体	淡红色或血性：颅内或脊髓腔内有出血
		淡黄色或红黄色：蛋白含量增高
		云雾状或磨玻璃样：白细胞增多
细胞数	白细胞 0~5/mm^3	白细胞增多：中枢神经系统炎症
		红细胞增多：出血
蛋白定性	阴性	阳性：脑梗死、炎症、出血、脑软化及脑退行性变、肿瘤
蛋白定量	0.15~0.45g/L	蛋白含量增高意义同蛋白定性
葡萄糖	2.5~4.4mmol/L	过高：糖尿病
		过低：细菌、真菌感染或脑膜癌
氯化物	118~130mmol/L	过低：细菌性感染

二、神经递质的测定

临床常用于神经精神疾病实验诊断的神经递质主要分为3类，即生物胺、氨基酸与肽类。生物胺类递质常检测5-羟色胺（5-HT）及代谢终产物5-羟吲哚乙酸（5-HIAA）、多巴胺（DA）及代谢终产物3-甲氧基-4-羟基乙酸（HVA）；氨基酸类常检测抑制性递质γ-氨基丁酸（GABA）及兴奋性递质谷氨酸、天冬氨酸及半胱氨酸；肽类递质主要检测P物质及胆囊收缩素（CCK）等（表24-3）。

表24-3　脑脊液中常用神经递质的检测及临床意义

递质名称	常用方法	参考值	临床意义
5-HT	高效液相色谱法、酶学分析法、荧光法等	<20μg/L	增高：颅脑外伤与脑血管疾病
5-HIAA		(17.1 ± 6.5) μg/L	降低：精神发育迟滞、PD及抑郁型精神病等
谷氨酸	高效液相色谱法、荧光分光光度法、高压电泳法等	4.1~227.5μmol/L	增高：精神分裂症、急性脑损伤等
			降低：帕金森病
GABA		0~1.0μmol/L	降低：癫痫

续表

递质名称	常用方法	参考值	临床意义
P 物质	放射免疫法		增高：精神抑郁性患者
			降低：帕金森病，但病情严重时升高
β- 内啡肽			增高：躁狂症、精神分裂症
			降低：AD
脑啡肽			增高：癫痫
CCK			降低：精神分裂症
生长抑素			降低：阿尔茨海默病

三、脑脊液蛋白质分析

正常脑脊液中的蛋白质 80% 以上通过血脑屏障的超滤作用来源于血浆，其中 80% 为白蛋白，20% 为球蛋白。对脑脊液蛋白质进行进一步的组分分析，对神经精神疾病的诊断具有一定的价值。

（一）蛋白质电泳

对脑脊液蛋白各组分进行相对定量可采用电泳方法，对神经精神疾病的诊断有一定的辅助价值。

正常脑脊液参考范围：前白蛋白为 2%~6%，白蛋白为 44%~62%，α_1- 球蛋白为 4%~8%，α_2- 球蛋白为 5%~11%，β- 球蛋白为 13%~26%，γ- 球蛋白为 6%~13%。前白蛋白升高见于脑积水、脑外伤、脑萎缩及中枢神经系统退行性变；降低见于脑内炎症疾病。白蛋白升高见于椎管阻塞、脑血管病及脑肿瘤；降低见于脑外伤。α- 球蛋白升高见于中枢神经系统感染。β- 球蛋白升高见于肌萎缩及退行性病变。γ- 球蛋白升高见于脱髓鞘疾病及感染。

采用高分辨率琼脂糖电泳，在脑脊液中发现寡克隆蛋白带主要用于多发性硬化的实验诊断。

（二）蛋白质指数

同时测定脑脊液及血清某种蛋白质含量，则可计算出这种蛋白质的指数。

蛋白质指数包括白蛋白指数、IgG 和白蛋白比率及免疫球蛋白指数。

1. 白蛋白指数 白蛋白指数 = CSF 白蛋白（mg/L）/ 血清白蛋白（g/dl）。白蛋白指数主要用于反映血脑屏障功能。指数<9 时，血脑屏障无损害；指数为 9~14，轻度损害；指数为 15~30，中度损害；指数为 31~100，严重损害；指数>100，屏障完全崩溃。

2. IgG 和白蛋白比率 IgG 和白蛋白比率 = CSF 中 IgG（mg/dl）/CSF 中白蛋白（mg/dl）。脱髓鞘疾病患者，鞘内合成免疫球蛋白增加，CSF 中免疫球蛋白亦增加。因此，测定脑脊液中 IgG 和白蛋白比率对脱髓鞘疾病的诊断有一定价值。如该指数>0.27，提示鞘内 IgG 增加。70% 的多发性硬化症患者该指数>0.27。

3. 免疫球蛋白指数 免疫球蛋白指数 = CSF IgG（mg/dl）× 血清白蛋白（g/dl）/CSF 中白蛋白（mg/dl）× 血清 IgG（g/dl）。参考范围为 0.30~0.77。当指数>0.77，表明鞘内 IgG 合成增加，90% 以上多发性硬化症患者该指数>0.77。

（三）脑脊液免疫球蛋白

主要检测脑脊液中的 IgA 及 IgG。IgA 参考范围为 0.001~0.006g/L，增高见于脑血管病、变性疾病、Creutzfeldt-Jakob 病；降低见于支原体脊髓膜炎、小脑性共济失调、癫痫。IgG 参考范围为 0.01~0.04g/L，显著增高见于化脓性脑膜炎；增高见于结核性脑膜炎、亚急性硬化性全脑炎、多发性硬化症、种痘后脑炎、麻疹脑炎、神经梅毒、急性病毒性脑膜炎、脊髓腔梗阻；降低见于癫痫、X 线照射、服用类固醇药物等。

（四）T-tau 蛋白

tau 蛋白是存在于神经元的微管相关蛋白，通过与微管结合而维持微管的稳定性及功能，目前已发现 6 种不同的 tau 蛋白亚型，均具有许多磷酸化位点。由于 tau 蛋白是神经纤维缠结的一种主要成分，目前已将 tau 蛋白作为诊断 AD 的标志物。采用针对所有 tau 蛋白亚型的单克隆抗体建立的 ELISA 法可检测脑脊液中所有的 tau 蛋白（T-tau 蛋白）。脑脊液 T-tau 蛋白水平反映了神经元，尤其是轴突变性和损伤的程度。大量临床应用研究表明，AD 患者脑脊液 T-tau 蛋白含量出现显著升高，平均升高达 3 倍，并具有较高的特异性和灵敏度。但脑脊液 T-tau 蛋白升高也可见于部分额颞叶痴呆、路易体痴呆；帕金森病及抑郁症患者脑脊液 T-tau 蛋白水平基本正常，偶尔升高；卒中患者脑脊液 T-tau 蛋白可出现一过性升高，升高程度与脑梗死大小有关；Creutzfeldt-Jakob 病患者脑脊液 T-tau 蛋白也可明显升高，升高水平与神经纤维缠结相关。

（五）P-tau 蛋白

tau 蛋白通常被磷酸化，tau 蛋白的磷酸化位点超过 70 个。AD 患者 tau 蛋白被高度磷酸化，某些高度磷酸化表位可使 tau 蛋白丧失促进微管装配及稳定性的能力，导致细胞骨架不稳定及转运能力下降，tau 蛋白大量聚集，最后发生神经纤维缠结。采用直接针对 tau 蛋白高度磷酸化表位的单克隆抗体可建立测定脑脊液 P-tau 蛋白的 ELISA 方法，目前已有多种试剂上市，主要分析 181、231 苏氨酸磷酸化表位及 199、235、396、404 丝氨酸磷酸化表位。临床应用结果表明，AD 患者脑脊液 P-tau 蛋白升高，诊断 AD 的灵敏度较 T-tau 蛋白低，为 75%，但诊断 AD 的特异性较高，血管性痴呆、额颞性痴呆，路易体痴呆及卒中患者脑脊液 P-tau 蛋白水平正常。

（六）β- 淀粉样蛋白 42（β-amyloid Protein 42，Aβ42）

在老年斑中的中心蛋白是 Aβ42，在细胞多步骤处理大的跨膜蛋白 - 淀粉样前体蛋白（APP）的过程中产生 Aβ42。在 AD，APP 首先被 β- 分泌酶裂解，产生较大的 N- 端片段，即 β- 分泌酶裂解型可溶性 APP；然后其 C- 端片段被 γ- 分泌酶进一步裂解，产生各种形式的游离 Aβ（包括 Aβ42），并分泌入脑脊液。采用特异性抗 Aβ42 抗体可建立测定脑脊液 Aβ42 水平的 ELISA 方法。临床应用表明，AD 患者脑脊液 Aβ42 水平显著降低，平均下降约 50%。脑脊液 Aβ42 对 AD 诊断的灵敏度为86%，特异性为91%。脑脊液Aβ42低水平还可见于少数路易体痴呆、额颞叶痴呆、血管性痴呆、Creutzfeldt-Jakob病、肌萎缩侧索硬化。

（七）α-Syn

正常生理条件下，α-Syn是位于中枢神经系统神经突触前膜末梢的不定形的小分子可溶性蛋白质，由140个氨基酸残基组成，分子量为19kD，结构相对保守，主要呈囊泡结合型或膜结合型状态。环境或基因的改变极易引起α-Syn发生错误折叠，同时其二级结构可因环境的改变而出现动态变化，蛋白质出现寡聚体，可溶性改变，继而路易小体出现，导致α-突触核蛋白病，主要包括帕金森病（PD）、路易体痴呆（DLB）、多系统萎缩。PD、DLB、AD患者脑脊液α-Syn水平降低，可能与突触或神经元丢失导致α-Syn分泌进入脑脊液减少有关。

（八）其他脑特异性蛋白

近年来研究发现，在脑脊液及血液中存在其他一些脑特异性蛋白，主要包括髓鞘碱性蛋白（myelin basic protein，MBP）、S-100B、胶质纤维酸性蛋白（glial fibrillary acidic protein，GFAD）、神经元特异性烯醇化酶（neuron specific enolase，NSE）等，上述蛋白在脑内的功能及定位见表24-4。检测这些蛋白在脑脊液和/或血清中的水平可提高神经系统疾病诊断的特异性。

表24-4 脑特异性蛋白功能及定位

蛋白	分子量/Da	功能	定位
S-100B	21	细胞间通信（astrocyte-neuron）	星形胶质细胞
		细胞生长	施万细胞
		胞内信号传导	黑素细胞及脂肪细胞
GFAP	50	胶质中间丝的主要成分	星形胶质细胞
NSE	90	酶活性	神经元
			弥散内分泌系统细胞
			红细胞
MBP	18.5	髓鞘结构蛋白	髓鞘
			发育的少突胶质细胞

1. MBP MBP是中枢神经系统的一种特殊蛋白质，脑脊液MBP含量增高是急性脑实质损伤和脱髓鞘改变的特异性生化指标。脑白质损害，尤其是多发性硬化症患者CSF中的MBP增高。

2. GFAP GFAP是星形胶质细胞中的一种标志蛋白，它在神经元内环境的维持和血脑屏障中起着重要作用。CSF中GFAP含量升高可见于脑星形细胞病、阿尔茨海默病、神经胶质瘤及海绵状脑病等。

3. S-100B S-100B是中枢神经系统，尤其是胶质细胞破坏的可靠指标。脑出血、脊髓压迫症、阿尔茨海默病、缺血性脑血管病、神经肿瘤、病毒性脑炎及多发性硬化症患者该蛋白增高。

4. NSE NSE主要存在于大脑神经元和神经内分泌细胞胞浆内，其他组织含量甚微。脑脊液中NSE含量的改变是神经元损伤的特异性生化标志。在脑梗死、癫痫、颅内高压、脑外伤、脑肿瘤等各种原因导致的中枢神经损害时，NSE含量均增加。

四、基因诊断

随着分子生物学技术的迅速发展，以及人类基因组计划的完成，基因诊断技术已开始应用于神经精神疾病的诊断及风险预测。大多数神经精神疾病都有一定的遗传因素，对于遗传因素起主要作用的神经精神疾病，可以通过基因诊断的方法进行诊断或确定诊断，或进行疾病风险预测。对于单基因神经遗传性疾病来说，用传统PCR技术以及限制性片段多态性分析技术、单链构象多态性分析技术、DNA测序技术分析致病基因突变、重复序列等即可满足临床要求。但大多数神经遗传性疾病属多基因遗传，对于这些疾病的诊断或风险预测则可利用基因芯片技术检测多个基因位点的变化。

早发性阿尔茨海默病（AD）涉及的基因检测主要包括*PSEN1*、*PSEN2*及*APP*。在*APP*基因已发现28个突变位点，*PSEN1*基因已发现165个突变位点，而*PSEN2*基因目前仅发现11个突变位点。所以，*PSEN1*基因突变是家族早发型促AD的主要遗传因素。由于早发型AD仅占所有痴呆的5%，家族性早发性痴呆占早发性痴呆的13%，仅有约71%的家族性早发性痴呆发生*PSEN1*、*PSEN2*及*APP*基因突变，所以在美国对于早发性AD（起病年龄<65岁）和/或具有早发性痴呆家族史的患者，可进行相关基因突变筛查。如有阳性发现，可建议患者家属行该基因突变的筛查。对于晚发性AD且有症状的患者可进行*apoE*基因检测，对于有晚发性AD家族史但无症状的个体则不建议进行*apoE*基因检测。美国国立老化研究所/阿尔茨海默病协会（National Institute on Aging/Alzheimer's Association）推荐*APOE*可作为AD诊断的参考，但不作为常规临床检查，而且检查前后的咨询和心理支持是必要的。

亨廷顿病（HD）的基因诊断是分析*HTT*基因第1个外显子CAG三核苷酸的重复次数。正常个体CAG重复次数在10~28次。若CAG重复次数为40次或超过40次，个体肯定会发病，成年HD发作患者重复次数在40~55次，而少年HD发作患者重复次数多大于60次，CAG重复次数与发病年龄呈负相关；重复次数介于36~39次之间时，发病或不发病均有可能，即使发病，也可能在晚些时候。*HTT*基因分析不仅可用于被怀疑患有HD的患者的确诊，也可用于具有HD家族史的高危个体的筛查。当然，*HTT*基因分析亦可在胚胎植入前或孕11~13周用于产前诊断HD。

对于大多数散发性帕金森病（PD）患者而言，目前尚无合适的基因筛查试验。15%~20%的PD患者有明显的家族史，目前已发现主要有5个基因与家族性PD有关：*SNCA*、

PARK2、*PINK1*、*PARK7*、*LRRK2*。已发现上述基因大约有 330 个突变与家族性 PD 有关。*SNCA* 的单点突变、双重或三重突变可导致常染色体显性遗传性 PD。由于 *SNCA* 突变相当稀少，故 *SNCA* 突变分析仅适用于有显性遗传史的 PD 家族。*LRRK2* 突变所致 PD 同样属于常染色体显性遗传，其突变发生率较 *SNCA* 高，与大约 5%~15% 的家族性 PD 及 1%~2% 的散发性 PD 有关，目前仅建议在有明显显性遗传史的 PD 家族进行 *LRRK2* 突变检测。早发性隐性遗传性 PD（35 岁前发病）最常见的原因是 *PARK2* 突变，故仅建议对早发性 PD 患者进行 *PARK2* 基因突变检测。

全面性癫痫伴热性附加症（GEFS+）及婴儿严重肌阵挛（SME）是婴儿常见的两种癫痫，它们与 *SCN1A* 基因突变紧密相关。*SCN1A* 基因编码一种电压门控钠通道蛋白，后者与神经细胞膜快速去极化有关。国内外研究发现，30%~90% 的 GEFS+ 和 SME 患者 *SCN1A* 基因编码区突变，其中有一半的突变可导致 *SCN1A* 基因表达出无功能蛋白，形成单倍体表达不足（haploinsufficiency）现象。目前，国外已有将 *SCN1A* 基因突变检测用于婴幼儿癫痫病因诊断的报道。

（黄君富　府伟灵）

第二十五章
心脏标志物与心血管疾病的检验诊断

冠状动脉硬化性心脏病(coronary artery disease,CAD),简称冠心病。在中国,CAD死亡率逐年增加,2019年达到125/10万人左右。冠心病诊断有多种手段:动脉造影、CT从解剖角度发现异常;心电图从电生理角度发现心脏变化;实验医学从生化角度发现异常,在预估是否存在动脉硬化、判断严重程度以及诊断心肌损伤、心力衰竭方面为临床提供了重要的信息,是心血管疾病实验诊断学的重要组成部分。

第一节　概　　述

心脏是人体最重要的器官,犹如高效和耐久的泵,血液携带营养和氧气到全身,并把代谢废物排出体外,周而复始,维持生命活动。一旦心脏停止跳动,人的生命也终止。心脏的这种特殊的工作方式,基于心脏独特的解剖、组织结构和生理、生化特点,也是理解心脏疾病实验室诊断的基础。

一、解剖和生理

(一) 心脏解剖

心脏是一个由心肌构成的中空圆锥形器官,在心脏外壁,有供给心脏能量和氧的血管,称为冠状动脉,其中两支供应左心室,一支供应右心室。

心脏主要由心肌纤维组成,每条心肌纤维直径为10~15nm,长约30~60μm。每一肌纤维外有一层薄的肌膜,内有若干细胞核和多个线粒体,中央是肌原纤维。肌原纤维由许多蛋白微丝组成,分粗细两种,粗丝长约1.5μm,直径为15nm,由肌球蛋白(myosin)分子组成;细丝长约100nm,直径6~7nm,由3部分组成,即肌动蛋白(actin)、原肌球蛋白(tropomyosin)和肌钙蛋白(troponin,Tn)。肌动蛋白是由双螺旋形式的G-肌动蛋白组成,原肌球蛋白是一细长的分子环绕在肌动蛋白外面,每隔40nm有一组肌钙蛋白。当钙离子进入后,肌钙蛋白复合体构型变化拉动覆盖表面的原肌球蛋白,暴露肌动蛋白,使粗丝肌球蛋白的横桥在肌动蛋白表面移动,结果细丝在粗丝中滑动,肌节间距离缩短,肌肉收缩。心肌肌动蛋白所依赖的钙离子主要来自细胞外间隙,由于心肌需要不停搏动,要有持续的能量供应,所以线粒体占了肌浆容积的40%,而骨骼肌中线粒体仅占肌浆容积的2%。

心肌富含蛋白以及与能量代谢有关的酶,如肌钙蛋白、肌红蛋白(myoglobin,Mb)、肌酸激酶(creatine kinase,CK)、乳酸脱氢酶(lactate dehydrogenase,LDH),这些都可作为心肌损伤的标志物。在心肌细胞中,CK集中在M带,LD见于胞液和线粒体,cTn在肌浆中是细丝的一部分。

(二) 生理

心脏每次搏动,包括了收缩期和舒张期。在舒张期,含高浓度氧的血由肺动脉至左心房,低氧的血由机体各部分经体静脉回到右心房,在舒张末期,心房收缩,心房内血通过房室瓣进入心室。在收缩期,左右心室分别将血液泵入主动脉和肺动脉。健康成人心率60~100次/min,搏出血液约3.6~6L/min。

心脏有规律的收缩和舒张是由心脏传导系统所控制的,这种活动能用心电图记录下来,成为诊断心脏疾病的有用工具。心电图实质是记录了离子在心肌中流入和流出所致的极化和去极化过程,这种离子活动和心肌活动相一致,又称心脏电生理。

二、病理

心脏疾病有许多种,与临床实验室关系密切的疾病主要是冠心病、心肌疾病和心力衰竭。

（一）冠状动脉硬化和狭窄

冠心病是目前最常见、危害最大的心血管疾病。冠状动脉是供应心肌营养的主要血管，由于种种原因，冠状动脉发生粥样变，血管硬化、管腔狭窄，导致心肌供血减少。在冠状动脉狭窄早期，由于冠状动脉有较强的储备能力，心肌血供尚可代偿，患者可无症状；当狭窄接近70%时，患者出现活动后心肌供血不足，表现为一过性心绞痛（angina），继而可出现不稳定型心绞痛，又称变异型心绞痛（unstable angina，UA），这时患者休息时也会出现心绞痛，而且持续时间较长（>20分钟）（图25-1），研究发现此时已有少数心肌纤维坏死。疾病继续进展，一旦血管完全堵塞或在动脉硬化基础上发生血管痉挛，局部心肌血供断流，大面积心肌坏死，称急性心肌梗死（acute myocardial infarction，AMI），急性心肌梗死是严重的疾病，常致心源性猝死（sudden death）和心力衰竭。

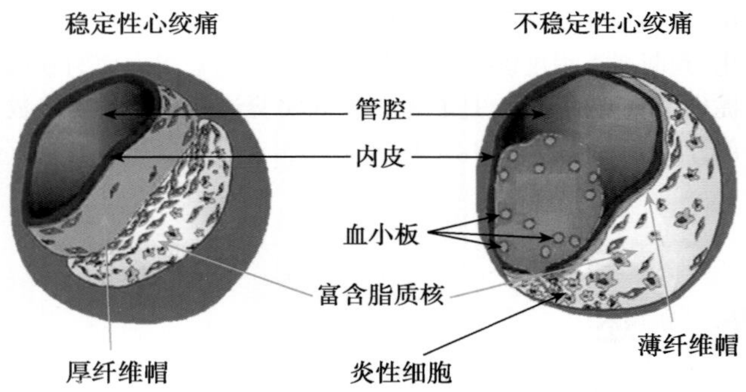

图 25-1　稳定型心绞痛和不稳定型心绞痛的病理组织变化
稳定型心绞痛：冠状动脉硬化基础上管腔狭窄>70%；不稳定型心绞痛：冠状动脉硬化基础上伴不完全性血栓形成

研究显示，美国2004年因急性冠状动脉综合征（acute coronary syndrome，ACS）住院达156万。这类患者往往有典型的胸痛史伴肌钙蛋白升高，其病理改变为斑块破裂和冠状动脉血栓导致冠状动脉严重狭窄或闭塞，有心肌纤维坏死。根据心电图特征，临床将急性冠状动脉综合征分为ST段抬高型急性心肌梗死（STEMI）和ST段不抬高的急性心肌损伤，后者肌钙蛋白≥正常上限值，称为非ST段抬高型急性心肌梗死（NSTEMI）；肌钙蛋白<正常上限值，称为不稳定型心绞痛（UA）（图25-2）。

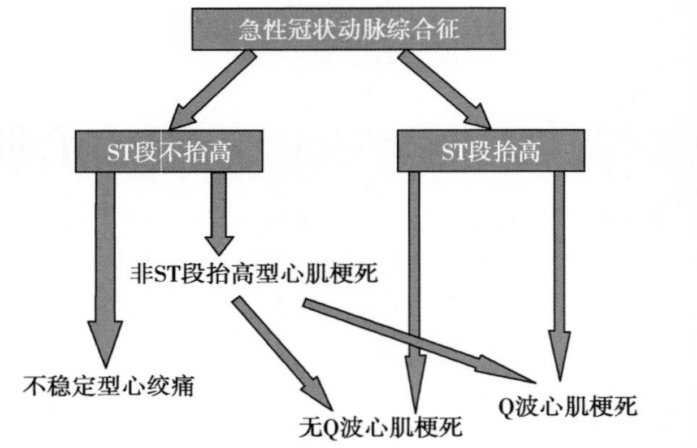

图 25-2　急性冠状动脉综合征的类型及主要临床病理变化

（二）心肌疾病

除了急性心肌梗死外，心脏还可因其他原因引起心肌肥厚、扩张、纤维化，甚至心肌小范围变性、坏死，称为心肌病；心肌细胞及其间隙的局部或弥漫性的急慢性炎症病变，称为心肌炎。此时心肌常伴有脂样、颗粒样、玻璃样变性和局灶性肌细胞坏死、纤维化。心肌炎是儿童和青年人常见的心脏疾病，轻重差别很大，由于目前尚无诊断“金标准”，临床不易确诊。

（三）心力衰竭

许多严重的心脏病（如急性心肌梗死、重度心肌病，先天性和后天性瓣膜病）的归宿是心力衰竭（cardiac failure），又称心脏功能不全。心力衰竭时心脏泵血功能大大减退，心脏射血分数降低，心脏不能有效地把心室内的血液送至全身。心排血量减少的后果是无法满足组织代谢对氧的需要，大量血液潴留在局部。心力衰竭分为左心衰竭和右心衰竭。左心衰竭是心脏收缩力减弱，不能排出必需体积的血液以维持血压和人体组织代谢的需要。右心衰竭通常是长期左心衰竭的结果，心脏无法接受回心血量，大量的血液潴留在静脉中。急性心肌梗死最常导致左心衰竭，血液积存在肺毛细血管，渗漏至肺组织，导致肺水肿，患者呼吸困难，最终因心源性休克而死亡。80%的急性心肌梗死患者死于心力衰竭、心源性休克。

第二节　冠心病危险因素学说

鉴于冠状动脉硬化导致一系列严重后果，学术界一直在寻找冠心病的病因，目前的共识是冠心病是多基因疾病，即是由遗传因素和环境因素共同作用的结果。至今为止，人们发现许多因素和冠心病发病有关，并把这些有关的因素称为冠心病的危险因素。

一、概述

（一）危险因素的概念

危险因素（risk factor）是指个体固有的生理、心理因素或生活环境中的其他因素，它们的存在可促使疾病发生，去掉以后可减缓甚至阻止疾病的发生。冠心病危险因素的发现和研究是实验医学的重要任务。流行病学和临床资料都表明，危险因素存在预示冠心病的发生，有助于冠心病的诊断和预防，针对危险因素所采取的措施，使冠心病发病率和死亡率明显下降。

（二）危险因素的认识和发展

目前对危险因素的共识如下：①危险因素不等同于病因：慢性病，如肿瘤和冠心病，病程较长，往往在10年以上，都属多基因疾病，其中15%和遗传有关，60%和生活习惯有关，25%和环境有关，很难归结于单一病因。危险因素是通过流行病学调查，长期前瞻性或大样本回顾性研究而来，证明某因素异常（升高或降低，以升高多见）和疾病发生有关。②危险因素不是诊断指标：危险因素升高增加了患病的可能性，降低危险因素可减少发病，通常把伴有高危险因素的人群称为高危人群，患者还应通过其他手段确诊。③同一疾病可能有多种危险因素，每种危险因素影响程度不一，临床常用相对危险度（relative risk，RR）表达其危险程度。RR是指暴露于某一危险因素的人与未暴露于此危险因素的人或与危险因素低于某一水平者相比较发病的概率。随着现代医学的发展，危险因素的概念应用日益广泛。冠心病初次发病，往往男性60%，女性45%表现为急性心肌梗死或猝死，此时干预往往为时已晚，学术界一直强调，疾病早期诊断和一、二级预防有重要价值。预防就是控制危险因素。美国1980—2000年间，男性冠心病死亡率下降了49.1%，女性下降了35.4%，发达国家的趋势基本一致，各国学术组织认为控制危险因素所起的致死率下降作用在44%~76%之间，普遍高于治疗作用。

有关冠心病危险因素最早的系统研究可追溯到1948年Kannel和Dawber在美国Framingham地区所进行的回顾性研究，他们随访了当地5 209名30~62岁的男性，每2年进行1次全面体检，并对该人群中患心肌梗死的患者进行回顾性分析。1961年首次发表研究结果，提出年龄、性别、高血压、高血脂、糖尿病、吸烟等为冠心病的危险因素。这些危险因素被认为是冠心病的诱导因素。此后Keys在1965年组织了七国联合调查，对12 770名40~59岁的男性进行了严密的追踪调查，发展了冠心病危险因素的学说，并得到了学术界的公认。迄今为止，提出的冠心病危险因素已达百余种，但危险程度有别，RR不同。

二、临床生物化学实验室可检测的冠心病危险因素

（一）血脂

学术界一直认为胆固醇是促进动脉硬化的主要物质，高胆固醇是重要的危险因素。2016年中国成人血脂异常防治指南指出，中国动脉粥样硬化性心血管疾病（atherosclerotic cardiovascular disease，ASCVD）一级预防的胆固醇合适水平为总胆固醇（TC）<5.2mmol/L，LDL-C<3.4mmol/L，升高为TC>6.2mmol/L，LDL-C>4.1mmol/L，冠心病发病危险将随胆固醇水平的增加而升高，并引入了非高密度脂蛋白胆固醇（非-HDL-C）的概念。非-HDL-C是指除HDL以外其他脂蛋白中含有的胆固醇总和，计算公式如下：非-HDL-C=TC-HDL-C。临床上血脂检测的基本项目为TC、TG、LDL-C和HDL-C，其他血脂项目如Apo A1、Apo B、Lp(a)的临床应用价值也日益受到关注。其中LDL-C或TC水平对个体或群体ASCVD发病危险具有独立的预测作用，但个体发生ASCVD危险的高低不仅取决于胆固醇水平高低，还取决于同时存在的ASCVD其他危险因素的数目和水平。在进行危险评估时，已诊断ASCVD者直接列为极高危人群；符合如下条件之一者直接列为高危人群：①LDL-C ≥4.9mmol/L（190mg/dl）；②1.8mmol/L（70mg/dl）≤LDL-C<4.9mmol/L（190mg/dl）且年龄在40岁及以上的糖尿病患者。符合上述条件的极高危和高危人群不需要按危险因素个数进行ASCVD危险分层（图25-3），并推荐以LDL-C为首要干预靶点，而非-HDL-C可作为次要干预靶点。将非-HDL-C作为次要干预靶点，是考虑到高TG血症患者体内有残粒脂蛋白升高，后者很可能具有致动脉粥样硬化作用。

（二）C反应蛋白

1. C反应蛋白的基本特性　C反应蛋白（CRP）是含5个环状多肽链亚单位的球蛋白，分子量为115~140kD，位于电泳γ区带，是细胞炎症因子刺激肝脏和上皮细胞合成的。任何急性时相反应，包括感染、创伤、手术都可导致其升高。它是系统感染的重要标志物，在严重感染时，它的合成可以增加几十倍。CRP的测定方法有放射免疫法或免疫浊度试验法，也可用单抗ELISA法测定。参考值上限为10mg/L，严重感染时，CRP>100mg/L，在呼吸道感染时，CRP>20mg/L，肺炎时，CRP>60mg/L。

2. 超敏CRP　多种危险因子干预试验（multiple risk factor intervention trial，MRFIT）结果表明，在对12 866名中年男性长期随访中，其中148名发生心肌梗死，98名死于冠心病。分析各种影响冠心病的因素，CRP和冠心病密切相关，CRP上四分位高值者比下四分位低值者，冠心病致死率增加4倍，CRP被看作是独立的危险因素。CRP激活补体系统，促进中性粒细胞黏附，吸引冠状动脉斑块中的补体，在动脉硬化的形成和发展中起重要作用。CRP的升高反映了动脉硬化存在轻度的炎症过程和粥样斑块的脱落。与严重全身感染时的CRP变化不同，冠心病患者的CRP仅轻度升高，通过冠状动脉造影发现，造影阳性患者的CRP比阴性患者高，但始终处于基线水平。这种CAD患者CRP水平的轻度升高，只有采用"超敏感"的技术才能检测得到，而采用这类技术检测到的CRP，被称为超敏C反应蛋白（high sensitivity CRP，hsCRP），hsCRP参考区间上限为<3mg/L。hsCRP与冠状动脉不良预后有关，是冠心病一个长期或短期的危险因素。35%hsCRP升高的不稳定型心绞痛最终演变为急性心肌梗死。为减少感染因素带来的误差，检测hsCRP应进行2次（最好间隔2周），取平均值作为观察的依据。

动脉硬化往往伴随多种急性时相蛋白，如CRP、淀粉样蛋白A、白介素-6等的升高。而且近期研究发现动脉粥样硬化作为一种慢性炎症性疾病，其急性事件甚至可以采用抗炎治疗进行预防，可见今后临床实验室应该多关注动脉粥样硬化的炎症相关危险因素和预警指标。

3. 多因素分析　有研究对14 916名健康男性医务人员进行了9年随访，对其中发生急性心肌梗死的245名进行了

符合高危或极高危人群

动脉粥样硬化性心血管患者：极高危
LDL-C≥4.9mmol/L或TC≥7.2mmol/L或糖尿病患者1.8mmol/L≤LDL-C<4.9mmol/L或3.1mmol/L≤TC<7.2mmol/L且年龄≥40岁：高危

不符合者

评估10年动脉粥样硬化性心血管发病危险

危险因素#	个数	血清胆固醇水平分层/（mmol/L）		
		3.1≤TC<4.1或 1.8≤LDL-C<2.6	4.1≤TC<5.2或 2.6≤LDL-C<3.4	5.2≤TC<7.2或 3.4≤LDL-C<4.9
无高血压	0~1	低危（<5%）	低危（<5%）	低危（<5%）
	2	低危（<5%）	低危（<5%）	中危（5%~9%）
	3	低危（<5%）	中危（5%~9%）	中危（5%~9%）
有高血压	0	低危（<5%）	低危（<5%）	低危（<5%）
	1	低危（<5%）	中危（5%~9%）	中危（5%~9%）
	2	中危（5%~9%）	高危（≥10%）	高危（≥10%）
	3	高危（≥10%）	高危（≥10%）	高危（≥10%）

小于55岁ASVCD患者10年发病危险为中危

评估余生危险

具有大于或等于以下任意2项危险因素者，为高危：
- 收缩压≥160mmHg或舒张压≥100mmHg
- 非-HDL-C≥5.2mmol/L（200mg/dl）
- HDL-C<1.0mmol/L（40mg/dl）
- BMI≥28kg/m²
- 吸烟

图 25-3 动脉粥样硬化性心血管疾病危险评估图

#：包括吸烟、低 HDL-C 及男性≥45 岁或女性≥55 岁；TC：总胆固醇；LDL-C：低密度脂蛋白胆固醇；HDL-C：高密度脂蛋白胆固醇；非 -HDL-C：非高密度脂蛋白胆固醇；ASCVD：动脉粥样硬化性心血管疾病；BMI：体重指数

多因素分析，发现 hsCRP 和 TC/HDL-C 联合分析大大提高了预测冠心病的准确性。图 25-3 显示一些危险因素和急性心肌梗死发生的关系，其中以 TC/HDL-C 的比例及 hsCRP 最有价值，相对危险度都达到了 3，如两者同时升高，相对危险度更高。

（三）凝血因子

冠心病患者常见血小板活性增加，黏附、聚集于血管壁上，在斑块破裂后导致局部血栓形成。冠状动脉内血栓形成是冠心病发展加剧的主要因素之一，是特发性冠状动脉事件的最重要的原因。动脉造影显示，90% 的急性心肌梗死有血栓形成，因而溶栓疗法已成为急性心肌梗死患者的主要治疗措施。临床希望了解哪些物质变化易致高凝状态（危险因素）以及血栓形成。血栓形成是复杂的生理、生化过程，而动脉血栓与静脉血栓发生机制上有明显差异。动脉血栓是在血流高黏滞状态时发生在受损血管壁的含少量纤维蛋白（fibrin）的血小板血栓。许多实验和临床资料表明，当粥样斑块破裂后，暴露的粗糙面（内膜下层的结缔组织）常刺激血小板聚集，激活凝血系统，导致富含血小板的白色血栓形成和发展，直至血管完全堵塞。动脉血栓形成的主要危险因素是血浆纤维蛋白原（fibrinogen）、凝血因子Ⅶ和血浆纤溶酶原激活剂抑制剂（plasminogen activator inhibitor-1，PAI-1）异常。

1. 纤维蛋白原 多因素分析中，纤维蛋白原预测冠心病的能力强于 LDL-C。纤维蛋白原通过损伤血管壁内皮细胞、促进平滑肌的增生和迁移，影响动脉硬化的发生、发展。纤维蛋白原升高将增加血流黏滞度，增强血小板聚集性，促使血栓形成。冠心病患者血中纤维蛋白原>3g/L 是发生恶性事件的预兆。目前，临床检测纤维蛋白原的方法有多种，如纤维蛋白凝固法、化学沉淀法、免疫测定法。不同方法间都有较好的相关性，但绝对值不同，得到的危险性预测值也有较大差异，其中纤维蛋白凝固法除了测定纤维蛋白原含量外，还能反映其凝固功能。

2. 凝血因子Ⅶ和 PAI-1 凝血因子Ⅶ又称血清凝血活酶转变加速素（serum thrombin conversion accelerator，coagulation factor Ⅶ，SPCA），是一种蛋白酶，分子量为 63kD。当组织损伤时，如斑块破裂后，将释放组织凝血质，在血浆 Ca^{2+} 作用下和因子Ⅶ结合成复合体，激活因子Ⅹ，催化纤维蛋白原变成纤维蛋白，在动脉血栓形成中起重要作用。

在中年男性中，因子Ⅶ的升高是冠心病独立的危险因素，因子Ⅶ水平升高 25%，5 年内发生冠心病的危险性增加 62%，这一观点已为大多数研究者认可。最近发现凝血因子Ⅶ基因中携带 *Gln353* 基因的个体因子Ⅶ的水平低于携带 *Arg353* 基因的纯合子个体。

从血栓形成的机制讲，PAI-1 并非重要物质，但流行病学研究发现它在急性心肌梗死患者中活性增加，并把它看成冠心病独立的危险因素。由于 PAI-1 受多种因素的影响，肥胖、胰岛素抵抗、高 TG 都能促使 PAI-1 升高，其作用尚需进

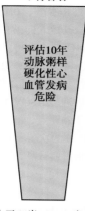

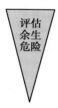

一步证实。*PAI-1* 基因 4G/5G 多态性研究发现，4G4G 型高于 5G5G 型和 4G5G 型，而年轻急性心肌梗死患者 4G 等位基因频率高于对照组。

(四) 磷脂酶 A2

与 CRP 相同之处在于脂蛋白相关磷脂酶 A2（lipoprotein-associated phospholipase A2，Lp-PLA2）也是与炎症反应密切相关的指标；但不同于 CRP 的是，Lp-PLA2 是具有血管特异性炎症标志物，研究发现 Lp-PLA2 为冠心病和缺血性脑卒中的独立危险因素，可以用于预测冠心病和脑卒中的风险

Lp-PLA2 是磷脂酶超家族中的亚型之一，也被称为血小板活化因子乙酰水解酶，由血管内膜中的巨噬细胞、T 细胞和肥大细胞分泌。动脉粥样斑块中 Lp-PLA2 表达上调，并且在易损斑块纤维帽的巨噬细胞中强表达。在 ASVCD 患者中，Lp-PLA2 水平与 LDL 亚组分水平呈正相关。Lp-PLA2 的测定目前有两大类方法，分别测量其活性和质量，推荐测定血清样本的 Lp-PLA2 的质量，已经有商品化的试剂盒。

第三节　急性心肌损伤生化标志物

1979 年 WHO 提出急性心肌梗死诊断标准：①典型的持续的胸痛史；②典型的心电图改变，包括 ST 段抬高和 Q 波出现；③心肌酶学改变。并认为以上 3 项中的 2 项阳性可诊断为急性心肌梗死。心肌损伤是指伴心肌细胞坏死的疾病，包括急性心肌梗死（内膜下心肌梗死、穿透性心肌梗死、非 Q 波性坏死）、不稳定型心绞痛、心肌炎。最近，有人把冠状动脉所致的心肌损伤统称 ACS，包括不稳定型心绞痛（UA）、非 ST 段抬高型心肌梗死（NSTEMI）、常见的 ST 段抬高型心肌梗死（STEMI）和无 Q 波急性心肌梗死。

既往急性心肌损伤的临床诊断常依赖心电图和病史，但单一心电图检查还存在不足，心电图诊断急性心肌梗死的阳性率至多 81%，其余的 20% 必须依靠生化标志物确诊。即使心电图阳性病例，也须生化标志物相配合提高诊断的可靠性。生化标志物也是临床评估病情和预后的灵敏指标。一个理想的心肌损伤标志物除了高敏感性和高特异性外，还应该具有以下特性：①主要或仅存在于心肌组织，在心肌中有较高的含量，可反映小范围的损伤；②能检测早期心肌损伤，且窗口期长；③能估计梗死范围大小，判断预后；④能评估溶栓效果。

一、传统的心肌酶谱

(一) 谷草转氨酶

谷草转氨酶（GOT），又称天冬氨酸氨基转移酶（AST），广泛分布于人体各组织。肝脏、骨骼肌、肾脏、心肌内含量丰富，红细胞 GOT 约为血清的 10 倍，轻度溶血会使测定的结果升高。GOT 由 2 条多肽链构成，分子量约为 100kD。

GOT 在 AMI 发生后 6~12 小时升高，24~48 小时达峰值，持续 5 天或 1 周，随后降低。由于 GOT 不具备组织特异性，血清单纯 GOT 升高不能诊断心肌损伤。GOT 诊断 AMI 的敏感性为 77.7%，特异性仅为 53.3%。由于敏感性不高，特异性较差，当今学术界已不主张 GOT 用于急性心肌梗死的诊断。

(二) 乳酸脱氢酶（LD）及其同工酶

乳酸脱氢酶是无氧酵解中调节丙酮酸转化为乳酸的极重要的酶，广泛存在于肝脏、心脏、骨骼肌、肺脏、脾脏、脑、红细胞、血小板等组织细胞的胞浆和线粒体中。LD 是分子量为 135kD 的四聚体，由 M 型和 H 型亚单位构成 5 种同工酶：H_4（LD_1）、MH_3（LD_2）、M_2H_2（LD_3）、M_3H（LD_4）、M_4（LD_5）。LD 不同组织有其特征性同工酶。心脏、肾脏和红细胞所含的 LD 同工酶比例相近，以 LD_1 和 LD_2 为主。

LD 同工酶谱常用电泳法测定，如测 LD_1 用电泳法、免疫抑制法结合生化法。当前许多厂家已开发了免疫抑制法的试剂盒，并能在自动生化仪上应用，使 LD 和 LD_1 广泛应用于临床。

当心肌损伤时，心肌细胞膜破裂，线粒体、胞浆内物质外漏到细胞间液及外周血中。LD 和 LD_1 在急性心肌梗死发作后 8~12 小时出现在血中，48~72 小时达峰值，LD 的半衰期为 57~170 小时，大约 7~12 天恢复正常，如果连续测定 LD，对于就诊较迟 CK 已恢复正常的 AMI 患者有一定参考价值。临床还常选用 α- 羟丁酸脱氢酶（HBDH）作为急性心肌梗死的诊断指标，此酶反映了以羟丁酸为底物时的 LD_1 和 LD_2 的作用。由于机体多处组织存在 LD，非梗死所致的快速心律失常、急性心包炎、心力衰竭都可使 LD 轻度升高，单纯用血清 LD 活力升高诊断心肌损伤的特异性仅为 53%。LD 的另一个缺点是无法用于评估溶栓疗法，红细胞含丰富的 LD，溶栓疗法常致溶血，使 LD 升高。LD 同工酶测定可提高诊断的特异性，有人认为急性心肌梗死时不仅 LD_1 升高，往往还有 LD_2 相对降低，故 LD_1/LD_2 比例更为敏感和特异，LD_1/LD_2 的敏感性为 75%~86%，特异性为 85%~90%。

临床检测急性心肌梗死时 LD 和 LD 同工酶的应用原则：①限制 LD 应用，不作为常规检查项目，对患者进行个案处理，主要用于排除急性心肌梗死诊断；②在胸痛发作 24 小时后测定 LD 同工酶，作为 CK-MB 的补充；③ LD 出现较迟，如果 CK-MB 或 cTn 已有阳性结果，AMI 诊断明确，就没有必要再检测 LD 和 LD 同工酶。

(三) 肌酸激酶（CK）及其同工酶

1. CK 概述　CK 是心肌中重要的能量调节酶，在 ATP 提供的能量下，催化肌酸生成磷酸肌酸（CP）和 ADP，CP 可以运送至细胞质中并储存。这种能量的储存形式比直接储存 ATP 好，在线粒体可以通过氧化磷酸化获取能量。CK 存在于需要大量能量供应的组织，除了肌肉外还常见于肾脏远曲

小管、脑组织。CK 分子量为 86kD，在肝脏被清除。

CK 是一种二聚体，其半衰期为 10~12 小时，由 M 和 B 两个亚基组成，形成 CK-MM、CK-MB 和 CK-BB 同工酶。CK-BB 存在于脑组织中，CK-MM 和 CK-MB 存在于各种肌肉组织中，不同肌肉同工酶的比例不同，骨骼肌中 98%~99% 是 CK-MM，1%~2% 是 CK-MB；心肌内 80% 左右是 CK-MM，CK-MB 占心肌总 CK 的 15%~25%。各种 CK 同工酶还可根据电泳的不同等电点分出若干亚型，如 CK-MB 可分为 $CK\text{-}MB_1$ 和 $CK\text{-}MB_2$。

2. CK 的检测方法 检测 CK-MB 的方法很多，早期应用的是离子交换色谱和电泳法，操作复杂、耗时较多，后来以免疫抑制法为主，降低了检测限，提高了临床敏感性。最常用的 CK 检测法为酶法，运用此法，男性女性、不同种族略有差异，儿童高于成年人。除了急性心肌梗死外，下述情况 CK 也可升高：肌肉创伤、各种神经肌肉疾病，服用海洛因、可卡因、抗抑郁药，怀孕、肿瘤和脑部疾病。新一代的方法是用单克隆抗体测定 CK-MB 蛋白的质量（mass），用抗 CK-MB 单抗双抗体夹心法测定 CK-MB 蛋白的质量，此法检测限为 1μg/L，诊断急性心肌梗死较酶法更敏感、更稳定、更快，仅需 10~40 分钟。

3. 临床意义 CK 早在 20 世纪 60 年代即用于诊断急性心肌梗死，1972 年 CK-MB 首次用于临床。CK、CK-MB 对于诊断 AMI 贡献卓著，是世界上应用最广泛的心肌损伤指标，既可以用于较早期诊断 AMI，也可以用于估计梗死范围大小或再梗死。CK 和 CK-MB 在 AMI 发生后 4~6 小时即可超过正常上限，24 小时达峰值，48~72 小时恢复正常。

CK-MB 和 CK 总酶常同时测定，当用免疫抑制法测定 CK-MB 时，CK-MB 的正常上限为 15U/L，临床常用 CK-MB/ 总 CK 的比值，提高诊断的特异性。当采用质量法检测 CK-MB 时，此比值称为百分相对指数（percent relative index，%RI）；采用酶活性法检测 CK-MB 时，此比值称为百分 CK-MB（%CK-MB）。如总 CK>100U/L，CK-MB>15U/L，但 %CK-MB<4%，多考虑肌肉疾病；如总 CK>100U/L，%CK-MB 为 4%~25%，急性心肌梗死诊断可成立；如总 CK>100U/L，%CK-MB>25%，考虑有 CK-BB 或巨型 CK 存在。

CK 也常用于观察再灌注的效果，溶栓后几小时内，CK 还会继续升高，称"冲洗现象"，此后，CK 即下降。

在急性心肌梗死发作后 6~36 小时内，CK-MB 敏感性为 92%~96%，在 ECG 阴性患者敏感性为 79.7%。如进一步测定 $CK\text{-}MB_2$ 和 $CK\text{-}MB_1$，以 $CK\text{-}MB_2$>1.0U/L，$CK\text{-}MB_2/CK\text{-}MB_1$ 超过 1.5 为标准，该标志物出现早于 CK-MB，诊断的特异性达 95%。

CK 作为急性心肌梗死标志物有以下优点：①快速、经济、有效，能准确诊断急性心肌梗死，是当今应用较广的心肌损伤标志物；②其浓度和急性心肌梗死面积有一定的相关，可大致判断梗死范围；③能测定心肌再梗死；④能用于判断再灌注的成功率。缺点是：①特异性较差，特别难以和骨骼肌疾病、损伤鉴别；②在急性心肌梗死发作 6 小时以前和 36 小时以后敏感度较低，只有 CK-MB 亚型可用于急性心肌梗死的早期诊断；③对心肌微小损伤不敏感。

CK 同工酶的特异性和敏感性高于总 CK，目前临床倾向用 CK-MB 替代 CK 作为心肌损伤的常规检查项目。

二、心肌肌钙蛋白

（一）总肌钙蛋白

1. 肌钙蛋白（troponin，Tn）的特性 Tn 复合体存在于各种骨骼肌胞浆的细丝中，由钙介导调节肌肉收缩。平滑肌无肌钙蛋白，由钙调素调节平滑肌收缩。其中，与钙结合的部分称为肌钙蛋白 C（TnC）；含抑制因子的部分称为肌钙蛋白 I（TnI）；与原肌球蛋白结合的部分称为肌钙蛋白 T（TnT）（图 25-4）。

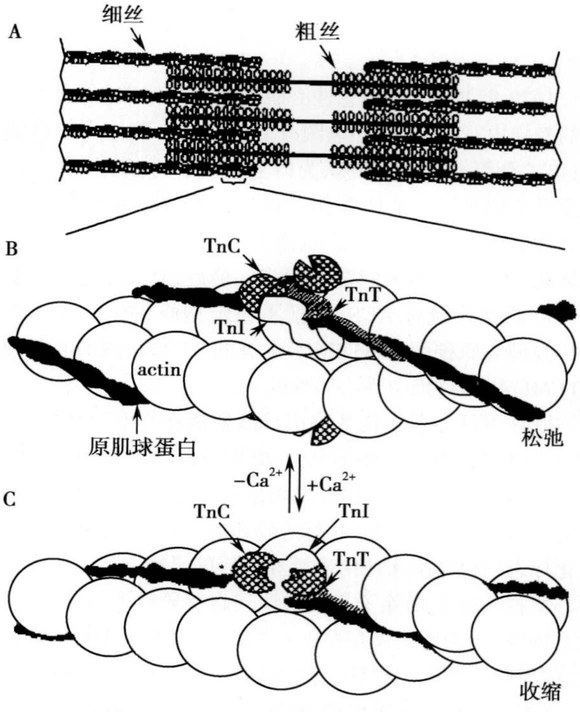

图 25-4 心肌超微结构图

A：表示肌节中，以肌球蛋白为主的粗丝和肌动蛋白为主的细丝的相对位置，在肌肉收缩时，在 ATP 提供能量和细胞内钙离子作用下，肌丝间沿纵轴滑动，肌节收缩；B：无钙离子时，肌纤维呈松弛状态，肌钙蛋白 - 原肌球蛋白 - 肌动蛋白相互作用模式；C：钙离子进入并和肌钙蛋白结合，导致肌钙蛋白复合物构象改变

TnT 是收缩蛋白中调节蛋白的部分，与 TnC、TnI 组成复合体存在于心肌和骨骼肌细肌丝处，其分子量约为 33kD，95% 的 TnT 以结合形式存在，尚有少量（约 6%~8%）以游离形式存在于胞浆内。在心肌 TnT 含量约为 10.8mg/g，CK-MB 为 1.4mg/g，肌红蛋白为 23.6mg/g，cTnI（超敏肌钙蛋白）含量为 4.0~6.0mg/g。在心肌中 cTnT、cTnC 和 cTnI 的半衰期分别为 3.5 天、5.3 天和 3.2 天，但血清中 cTnT 半衰期为 120 分钟。

在不同的骨骼肌，TnT 和 TnI 的基因存在染色体的位置不同，编码的氨基酸顺序也不相同。心肌 TnT 基因位于染色体 1q32，其中慢缩型肌纤维的 TnT 基因位于 19q13.4，快缩型肌纤维的 TnT 基因位于 11p15.5。快缩型肌纤维和心肌的 TnT 之间有 120 个氨基酸（占全部氨基酸的 56.6%）同源，慢缩型肌纤维和心肌 TnT 58.8% 同源；快缩型肌纤维和心肌 TnI 之间有 113 个氨基酸（41.4%）同源，慢缩型肌纤维和心肌 TnI 46.2% 同源。不同基因编码的氨基酸序列的差异是筛选特异抗体的基础。

2. 肌钙蛋白的作用机制　肌钙蛋白复合体在钙离子的作用下，通过构型变化调节肌动蛋白（细丝的基本结构）和肌球蛋白（粗丝的基本结构）之间的接触。TnI 是主要的抑制因素，当钙离子进入细胞间隙后，钙离子和 TnC 结合，吸引 TnI，使其离开原肌球蛋白，消除抑制。TnT 刺激肌动蛋白的 ATP 酶，TnT 的羧基端位于球状头部，氨基端位于尾部，当头尾聚合时，原肌球蛋白重叠，形成三聚物，拉动原肌球蛋白，肌球蛋白和肌动蛋白接触，细丝在粗丝中滑动，肌肉收缩。

急性心肌梗死患者 cTn 动态变化曲线和 CK-MB 很相近，急性心肌梗死后 4~8 小时在血清中高于决定值，这是细胞质中的 cTn 释放所致（3%~6%cTn 存在于肌细胞质中，而 100%CK-MB 都存在于细胞质中），出现晚于肌红蛋白，但其升高持续时间（窗口期）长，cTn 一旦升高往往持续 4~10 天，甚至可达 3 周，这不仅是 cTn 半衰期较长，主要还是局部坏死肌纤维不断释放 cTn 的结果。由于 cTn 窗口期长于 LD，在诊断发现较迟的急性心肌梗死时可替代 LD。和 CK-MB 比较，cTn 是心肌特有的，正常人血清中几乎测不到 cTn，因而特异性高。急性心肌梗死在最初的 7 天内再梗死和恶化概率较高，在怀疑急性心肌梗死的患者，一般在入院、入院后 6 小时、12 小时各测 1 次 cTn，以后每天 2 次，连续 3 天，以后每天测 1 次，连续 3 天。

（二）心肌肌钙蛋白 T

1. 心肌肌钙蛋白 T（cTnT）的检测　自 1986 年推出 cTnT 检测试剂以来，世界多个国家已经广泛应用血清 cTnT 诊断 AMI。近年发现应用 cTnT 对不稳定型心绞痛患者监测可以发现一些轻度和小范围的心肌损伤。

最初的 cTnT 试剂是由生物素标记的鼠抗人 cTnT 单克隆抗体制备的，此抗体和慢肌的 sTnT 有 3.6% 的交叉反应，最低检测限为 0.04μg/L，第二代试剂减少了和慢肌的交叉反应，最低检测限为 0.02μg/L，最近已有电化学发光试剂盒，该试剂盒所用的抗体和第二代相同，最低检测限为 0.01μg/L，试验可在 9 分钟内完成。第二代试剂 99.6% 非心脏病患者<0.1μg/L，心肌损伤的判断值（cut-off）>0.08μg/L。

2. cTnT 的临床意义　临床常用敏感性和特异性比较各种标志物的诊断价值，在急性心肌梗死患者还须结合时间一起考虑。图 25-5 是几种标志物在不同时间的曲线。

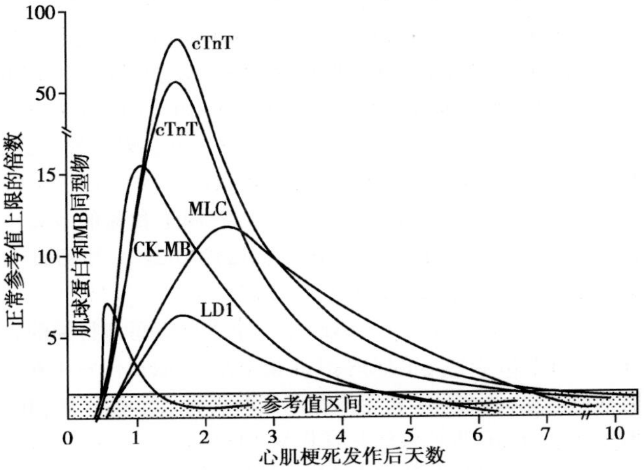

图 25-5　心肌梗死后血中主要心脏标志的动态变化

在 AMI 发作时 cTnT 的敏感性只有 50%~60%，随时间延长，敏感性逐步提高，至发作后 6 小时，敏感性达 90% 以上，而且维持这一高敏感性直到 5 天以上。对于单纯的急性心肌梗死，cTnT 的特异性比 CK-MB 低，前者是 40%~60%，后者为 75%~80%，这是由于 cTnT 阳性的患者包括了不稳定型心绞痛、心肌炎，甚至稳定型心绞痛。不同采样时间 cTnI 和 CK-MB 诊断 MI 的敏感度见表 25-1。

表 25-1　不同采样时间 cTnI 和 CK-MB 诊断 MI 的敏感度

心脏标志物	发作后 0~4h（N=74）	5~11h（N=123）	12~23h（N=178）	24~47h（N=108）
cTnI	18.90%	71.50%	91.60%	97.20%
95% 置信区间	10.8%~29.7%	62.7%~79.3%	86.5%~95.2%	92.1%~99.4%
CK-MB	37.50%	83.80%	92.70%	89.70%
95% 置信区间	26.4%~49.7%	75.8%~89.9%	87.8%~96.0%	82.4%~94.8%

在 cTnT 假阳性患者中，除了不稳定型心绞痛外，可能有微小梗死灶、心肌炎患者。大量的研究表明在应用了第二代 cTnT 试剂后，假阳性大大降低，由 25%~60% 降至 12%~17%。

cTnT 还可用于评估溶栓疗法的成功与否，观察冠状动脉是否复通。溶栓成功的病例 cTnT 呈双峰，第一个峰高于第二个峰。研究表明，用 cTnT 评估复通，90 分钟时优于 CK-MB 和肌红蛋白，如果结合其他诊断 AMI 的指标，如 12 导联心电图的 ST 段变化，效果更好。

cTnT 还常用于判断急性心肌梗死的大小，用放射性核素 ^{201}Ti 和 ^{99m}Tn 确定急性心肌梗死面积并和心肌标志物比较，发现 CK-MB、cTnT 和放射性核素检测的结果相关系数分别为 r = 0.56 和 r = 0.75。

不稳定型心绞痛是冠心病的一种，表现为休息期持续时间较长的心绞痛，是由于冠状动脉痉挛或不完全栓塞，伴或不伴小灶性心肌坏死，其严重程度介于普通心绞痛和急性心肌梗死之间，对于这种微小的心肌损伤，CK-MB 常常不敏感，阳性率仅为 8%，cTnT 对不稳定型心绞痛阳性率达 39%。

对于心肌炎的诊断，cTnT 是比 CK-MB 敏感得多的指标，有报道，84% 的心肌炎患者 cTnT 升高，但是 cTnT 阴性仍不能排除心肌炎的存在。

（三）心肌肌钙蛋白 I

1. cTnI 的特性 cTnI 分子量为 22kD。由于基因碱基对序列不同，编码的慢骨骼肌 TnI（sTnT）、快骨骼肌 TnI（fTnT）和心肌 TnI 的氨基酸序列也不全相同。cTnI 分别只有 46.2%、41.4% 氨基酸序列与 sTnI、fTnI 同源。因此，恰当选择氨基酸序列，就可以制备出特异的抗 cTnI 单抗，只识别来自心肌的 TnI，可使识别特异性达 100%。cTnI 的基因位于 19p13.2-19q13.2，不同种系的哺乳类动物，如兔、牛、狒狒、猴、人都有类同的 cTnI 基因。实际上，目前检测的 cTnI 多以复合物形式存在，在 AMI 中 90% 是 cTnI-cTnC 复合物，在 AMI 患者血中仅见 5% 的 cTnI-cTnT。cTnI-cTnC 复合物中由于 cTnC 的保护作用，cTnI 的中心区（第 28~110 位氨基酸）比较稳定，是制备抗体常选用的抗原决定簇区段。

cTnI 检测的首次报道见于 1987 年，用羊和兔的多克隆抗体放射免疫法测定人的 cTnI，检测限为 10μg/L，和 sTnI 交叉反应 2%。

2. cTnI 的临床意义 cTnI 是一个十分敏感和特异的急性心肌梗死标志物。心肌内 cTnI 很丰富，心肌损伤后 4~6 小时释放入血，达到诊断决定值。首先释放的是胞浆内 3%~6% 的游离 cTnI，心肌缺血症状发作后 14~36 小时出现高峰，高峰出现时间与血中 CK、CK-MB 相似。持续 3~7 天，部分病例 14 天时仍可测到。血中 cTnI 的半衰期约为 2 小时。在 7 天后，cTnI 诊断 AMI 敏感性超过 LD_1/LD_2。最近文献指出，测定血清 cTnI 诊断 AMI 的敏感性为 97%，特异性为 98%，预测值为 99.8%。

与 cTnT 一样，cTnI 可用于溶栓后再灌注的判断，在成功的溶栓疗法使冠状动脉复通后 30 分钟、60 分钟，cTnI 还会继续升高，其敏感性约为 80%，高于 CK-MB 和肌红蛋白。

cTnI 可敏感地测出小灶性可逆性心肌损伤以及不稳定型心绞痛和非 Q 波性 MI 的存在。不稳定型心绞痛患者血中 cTnI 阳性率为 20%~40%，这类患者属高危者，30 天和 6 个月内发生 MI 和死亡率均明显高于阴性者，必须及时应用经皮冠状动脉成形术（PTCA）或溶栓治疗。

3. 心肌肌钙蛋白的评价

（1）优点

1）由于心肌中肌钙蛋白的含量远多于 CK，因而敏感度高于 CK，不仅能检测出急性心肌梗死，而且能检测微小损伤，如不稳定型心绞痛、心肌炎。

2）恰当选择肌钙蛋白特异的氨基酸序列作为抗原决定簇，筛选出的肌钙蛋白抗体，其检测特异性高于 CK。

3）有较长的窗口期，cTnT 长达 7 天，cTnI 长达 10 天，甚至 14 天。不易诊断即时发生的再梗死，但对监控溶栓治疗和诊断胸痛发生后 1~2 周内的亚急性心肌梗死和隐匿性心肌梗死有一定意义。

4）双峰的出现，易于判断再灌注成功与否。

5）肌钙蛋白血中浓度和心肌损伤范围的较好的相关性，可用于判断病情轻重，指导正确治疗。

（2）缺点

1）在损伤发作 6 小时内，敏感度较低，对确定是否早期使用溶栓疗法价值较小。

2）由于窗口期长，诊断近期发生的再梗死效果较差。

三、肌红蛋白

1995 年国际“急性心肌梗死溶栓疗法”研究组（TIMI）总结多中心临床试验的结果，认为用溶栓疗法治疗急性心肌梗死，大大改善了急性心肌梗死的预后，降低了急性心肌梗死的死亡率。但此方案的应用前提是必须在急性心肌梗死早期使用，有人认为最好在发作 3 小时内溶栓，并推算出每延迟 1 小时，患者在 30 天内存活机会减少 21‰，使用溶栓疗法越早，抢救 AMI 的成功率越高。根据血栓的特性，首剂必须在急性心肌梗死发作 6 小时以内应用，超过 6 小时，溶栓疗法无效。急性心肌梗死典型症状是胸痛，临床研究发现只有 32.5% 的急性心肌梗死患者有典型的梗死型心绞痛。在诊断急性心肌梗死中起重要作用的心电图，在急性心肌梗死早期只有 73% 呈典型的 Q 波和 ST 段抬高表现。实际上，在 20 世纪 80 年代，已有人用肌红蛋白（myoglobin，Mb）诊断急性心肌梗死，但由于当时尚无溶栓疗法，对诊断时间要求不迫切而放弃了，直到近十年又被重视起来。

从病理生理学角度讲，心脏标志物出现早晚与分子大小和其细胞中存在部位有关。标志物分子量越小，越易透过细胞间隙至血液，细胞质内高浓度物质比核内或线粒体内物质及结构蛋白更早在血中出现。

（一）生化特性

Mb 是一种氧结合蛋白，广泛存在于骨骼肌、心肌、平滑肌，约占肌肉中所有蛋白的 2%。Mb 分子量小，仅 17.8kD，小于 CK-MB（84kD），更小于乳酸脱氢酶（134kD），且位于细胞质内，故出现较早。到目前为止，它是 AMI 发生后出现最早的可测标志物。

（二）临床应用

当 AMI 患者发作后，细胞质中 Mb 释放入血，2 小时即升高。6~9 小时达高峰，24~36 小时恢复至正常水平。Mb 的阴性预测价值为 100%，在胸痛发作 2~12 小时内，如 Mb 阴性可排除急性心肌梗死。

心电图是临床诊断急性心肌梗死的主要工具，但据统计仍有 27% 的急性心肌梗死患者发病后无典型的特征性心电图表现。心电图结合 Mb 能提高急性心肌梗死早期诊断的有效率，可从 72% 升高至 82%。

临床上除急性心肌梗死以外，开胸手术、过度体育锻炼、骨骼肌创伤、进行性肌萎缩、休克、严重肾衰竭、肌内注射等，血清 Mb 都会升高。当胸痛发作 2 小时前或 15 小时后测定 Mb，往往呈假阴性。Mb 临床应用的主要问题是特异性不高，约为 60%~95%，特别在早期心电图和其他标志物都未变化时，单凭 Mb 决定是否使用溶栓疗法有一定的风险，近年来有人提出了新标志物——碳酸酐酶Ⅲ（carbonic anhydrase Ⅲ，CA Ⅲ）（图 25-6）。CA Ⅲ有较高的特异性，仅在骨骼肌损伤时才升高。

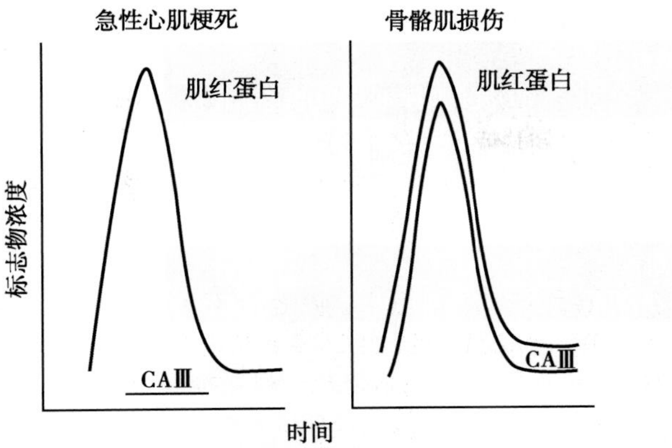

图 25-6　心肌梗死患者和急性骨骼肌损伤患者的肌红蛋白和碳酸酐酶 Ⅲ（Ca Ⅲ）

心肌梗死和急性骨骼肌损伤时，肌红蛋白升高，但 Ca Ⅲ特异性较高，仅见骨骼肌损伤时，在心肌梗死时，始终正常

由于 Mb 消除很快，因而是判断再梗死的良好指标。表 25-2 是两例再梗死患者的实测数据，病例 1 在 50 小时和 70 小时后出现再梗死，Mb 出现了 2 个新峰，CK-MB 仅 82 小时时升高，cTnT 未能反映先后出现的再梗死；病例 2 是有较多并发症的重症患者，在 28 小时和 96 小时出现了再梗死，cTnT 只反映了第 2 次再梗死，Mb、CK-MB 在 28 小时、96 小时都有新峰。

表 25-2　心肌再梗死患者 3 种心肌标志物的测定结果

发作时间 /h	cTnT/（μg·L^{-1}）	Mb/（μg·L^{-1}）	CK-MB/（μg·L^{-1}）
病例 1			
2	0.95	15	4
8	5.5	52	29
41	7.9	58	31
50	5.6	16	8.6
58	4.8	40	5.1
70	2.8	31	2.2
82	2.6	28	4.5
病例 2			
4	1.8	102	2.8
7	97	>625	161
12	>150	>625	177
20	>150	309	66
28	96	>625	161
48	23	291	7.8
96	85	>625	22

（三）肌红蛋白的评价

1. 优点

1）在急性心肌梗死发作 12 小时内诊断敏感性很高，有利于早期诊断，是至今出现最早的急性心肌梗死标志物。

2）能用于判断再灌注是否成功。

3）能用于判断再梗死。

4）在胸痛发作 2~12 小时内，肌红蛋白阴性可排除急性心肌梗死的诊断。

2. 缺点

1）特异性较差，但如结合 CA Ⅲ，可提高 Mb 诊断急性心肌梗死的特异性（图 25-6）。

2）窗口期太短，回降到正常范围太快，峰值在 12 小时，急性心肌梗死发作后 16 小时后测定易见假阴性。

目前临床诊断急性心肌梗死常用标志物动态变化趋势总结见图 25-7，表 25-3 小结了这些指标的有关参数。

四、心脏疾病生化标志物的临床应用

根据临床病理，冠心病的自然病程分 4 个主要阶段：①脂肪沉积、脂肪条纹形成；②粥样斑块形成，冠状动脉血流减少；③粥样斑块破裂，冠状动脉内血栓形成，冠状动脉狭窄>70%，心肌缺血；④一支以上冠状动脉完全阻塞或痉挛，心肌坏死。前两个阶段患者无症状，在心肌缺血阶段可发生稳定型心绞痛（又称休息心绞痛）和不稳定型心绞痛（变异型心绞痛），最后发展为心肌梗死。不同阶段有其特有的指标。

（一）心肌缺血标志物

在动脉硬化和血栓共同作用下，管腔狭窄程度达 50%~70% 时，患者或有心电图缺血变化，或有临床症状，如稳定型心绞痛。无典型症状的患者，临床早期诊断冠心病主要依靠静息心电图或运动心电图（Holter）异常，结合血脂、IMA、hsCRP 等危险因素综合判断。

缺血修饰性白蛋白（ischemia modified albumin，IMA）：正常健康人的白蛋白终端能和部分金属元素结合，在缺血发生时，由于自由基等破坏了血清白蛋白的氨基酸序列，导致白蛋白与过渡金属的结合能力改变，这种因缺血而发生的与过渡金属结合能力改变的白蛋白称为缺血修饰性白蛋白。

IMA 的测定原理：血清中正常白蛋白以活性形式存在，加入氯化钴溶液后，Co^{2+} 可与白蛋白 N- 末端结合。心肌缺血患者血清中含有较多的修饰白蛋白，加入同样浓度的氯化钴后，由于 IMA 与 Co^{2+} 结合能力减弱，使溶液中存在较高浓度的游离钴，二巯苏糖醇（DTT）可与游离钴发生颜色反应，测定其吸光度，即可推测 IMA 的含量。

2003 年 2 月，美国食品药品管理局（FDA）已批准 IMA 测定作为早期心肌缺血的生化标志物，用于对低危患者辅助 ACS 的诊断。

大部分稳定型心绞痛患者不伴心肌损伤，但心绞痛出现意味着冠状动脉阻塞加重，此时患者往往有典型的症状和心电图改变，临床诊断不难，如结合血小板异常指标、IMA 和危险因素，更易确诊。一些灵敏的心肌损伤标志物，如 cTnT、cTnI 的测定可帮助临床判断有无损伤，有人认为观察上述标志物的动态变化比观察绝对值更有价值。本阶段后期常发生不稳定型心绞痛或非 ST 段抬高型急性心肌梗死，这两种情况都被看作急性心肌缺血，心肌损伤标志物，如 cTn 常呈阳

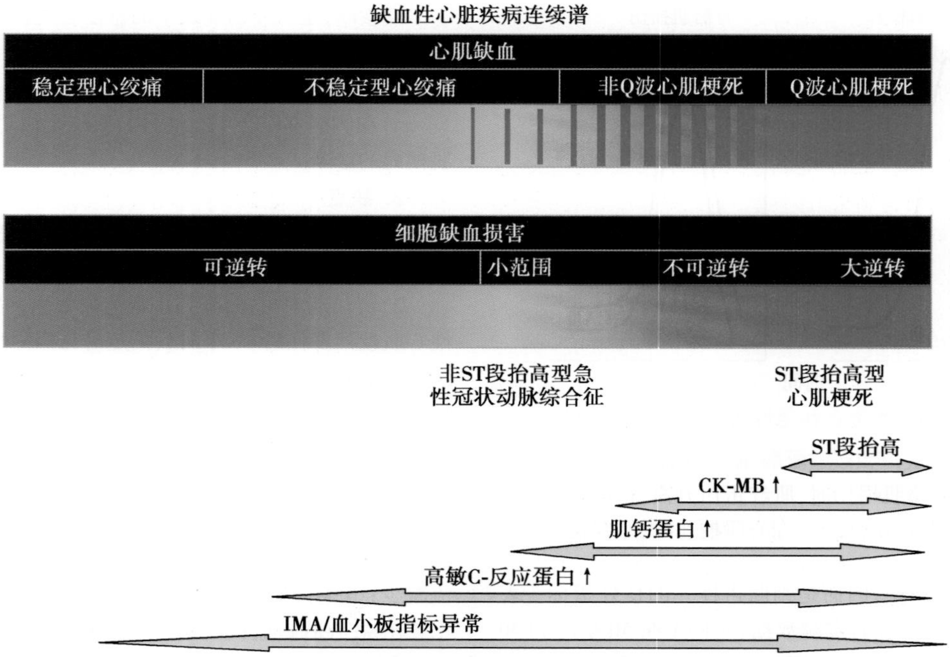

图 25-7 缺血性心脏疾病的动态变化图

冠心病不同的疾病阶段缺血程度和心肌损伤程度不等，适合不同的心脏标志

表 25-3 临床诊断急性心肌梗死常用标志物一览表

心肌标志物	分子量 /kD	判断值	出现时间 /h	达峰时间 /h	恢复时间	升高倍数
Mb	17.8	100μg/L	0.5~2	5~12	18~30 小时	5~20
CK	86	200U/L	3~8	10~36	72~96 小时	5~25
CK-MB	86	>25U/L，3μg/L	3~8	9~30	48~72 小时	5~20
MB 亚型	86	MB_2>2.6U/L MB_2/MB_1>1.5	1~4	4~8	12~24 小时	3~5
LD	135	>200U/L	8~18	24~72	6~10 天	3~5
LD_1	135	>40% 总 LD LD_1/LD_2>1	8~18	24~72	6~10 天	5~10
cTnT	39.7	0.1μg/L	3~6	10~24	5~10 天	30~200
cTnI	22.5	1.5~3.1μg/L	3~6	14~20	7~14 天	20~50

性，需要紧急处理。

急性心肌梗死是较大范围的心肌坏死，实际上即便是稳定型心绞痛，也有少量心肌细胞的坏死。

（二）急性心肌梗死标志物应用中的几个问题

1. 急诊室的胸痛甄别 心肌梗死常表现为胸痛，为了使心肌梗死得到及时诊治，国内外许多大医院建立了胸痛中心（chest pain center）以处理相应的疾病。目前强调，只要休息时发生的胸前区不适持续 20 分钟以上，就应作为紧急状态进行处理，做 12 导联心电图和测定心肌损伤标志物。根据病史、体格检查、心电图和心肌标志物把患者分为：①无心脏病；②慢性稳定型心绞痛；③疑似 ACS；④确诊 ACS。

Braunwald 对非 ST 段抬高型 ACS 患者进行分层：高危组（具有下列特征之一）：①近 48 小时有加重的缺血性胸痛发生；②静息时心绞痛持续>20 分钟；③临床上有第三心音、奔马律或左心室功能不全［射血分数（EF）<40%］、二尖瓣反流、严重心律失常或低血压（SBP<90mmHg），或存在缺血所致的肺水肿、年龄>75 岁；④休息时心绞痛发作伴 ST 段改变>0.1mV，或新出现束支传导阻滞或持续性室性心动过速；⑤ cTnT>0.1μg/L。中危组：①既往有心肌梗死、外周血管或脑血管病变，或行冠状动脉旁路术；②自发性心绞痛>20 分钟，已缓解，但有高或中度冠状动脉病变可能，或自发性心绞痛<20 分钟，经休息或用药缓解；③年龄<70 岁；④心电图有病理性 Q 波或 T 波倒置>0.2mV；⑤ 0.01μg/L<cTnT<0.1μg/L。低危组：①近 2 周发生心绞痛伴高或中度冠状动脉病变的可

能，但无自发性心绞痛>20分钟持续发作；②胸痛时ECG正常或无改变；③ cTnT阴性。

为了提高诊断效率，在发病后短时间内迅速作出诊断，目前强调：

(1) 缩短周转时间（turnaround time，TAT）：TAT的定义为从采集血样标本到报告结果的时间。研究结果表明，从起病到正确干预的时间与心肌坏死面积、并发症、生存率直接相关。缩短心肌标志物从采样到报告出来的TAT时间将有助于尽早开始有效治疗、减少心脏病患者的住院时间和医疗费用。有Q波的梗死患者早期使用溶栓疗法降低了死亡率，增加了冠状动脉复通率。对最终排除ACS的患者，早期的实验室报告将降低全部住院费用。IFCC建议TAT控制在1小时内。

影响TAT的因素包括标本转送时间、分析前必要的标本预处理时间、分析时间，以及送交结果到开单科室的时间。

1）送标本到实验室并非由实验室掌握。实验室应尽量设在住院处附近，临床部门应缩短送标本的时间，建议实验室为心肌标志物的检测开通绿色通道。

2）标本预处理时间包括必需的血液凝固和离心时间，对于自动免疫仪，可用血浆或抗凝的全血代替血清，免去凝血所需的时间，或者采用促凝管收集血清，降低分析前时间。心肌标志物的血清浓度和血浆浓度可能有很大的差别。厂家的应用指南应清楚标明所用抗凝剂的种类和血浆、血清的参考区间。

(2) 标志物的选择：目前将心脏标志物分为：①早期标志物：即在急性心肌梗死发生6小时内血中浓度即相对增加；②确诊标志物：即在急性心肌梗死发生后6~12小时血中浓度增加，对心肌损伤有高的敏感性和特异性，在发作后数天仍异常。

每个患者从疼痛发作到送至急诊室的间期都不一样，所以上述两种标志物都需要检验，这样能保证检测出早到或迟到的急性心肌梗死患者。肌红蛋白是较有效的早期标志物。在急性心肌梗死发作2~3小时，就能在血中测出肌红蛋白，特别是它能有效排除急性心肌梗死，发作后6小时内肌红蛋白阴性预测值（negative predict value，NPV）为100%，有助于快速甄别非急性心肌梗死的胸痛患者。

肌红蛋白的自动免疫检测试剂已商品化。但必须注意肌红蛋白并非心肌所特有，除急性心肌梗死外，肾衰竭、骨骼肌损伤或外伤的患者，肌红蛋白也呈异常。肌红蛋白阳性患者需要结合确诊标志物、心电图变化进一步确诊。

心肌肌钙蛋白（这里指cTnT或cTnI）是当前最好的确诊急性心肌梗死的标志物。肌钙蛋白在症状出现后4~12小时即出现在血清中，异常能持续至4~10天。肌钙蛋白阳性结果能确诊患者已有心肌坏死，无须等待进一步检查结果，立即送往较高水平的监护室。

为确保心肌损伤诊断的可靠性，要求：①发病24小时内，cTn检测结果至少有1次超过决定值（第99百分位值）；② CK-MB质量法检测结果至少2次超过决定值（第99百分位值）；③总CK检测结果超过检测范围上限2倍。

2. 心脏标志物的检测频度　心脏标志物的敏感性往往和发作后的时间有密切关系，峰值浓度和判断梗死面积有关，这些都有赖于合理的检测频度。

(1) 排除急性心肌梗死的抽血频率：每个医院的采血频度都不一样，对于想尽快排除AMI的患者，在缺少决定性心电图依据时，推荐以下的抽样频率检测生化标志物以确定有无急性心肌梗死：入院时即刻，入院后4小时、8小时、12小时或第2天清晨各测1次。

(2) 对已有能确诊急性心肌梗死的心电图改变者的抽血频度：有50%的AMI患者在送急诊室时已有急性心肌损伤的心电图依据，即心电图示2个或2个以上连续导联ST升高大于0.1mV。对这些患者应考虑应用溶栓疗法或经皮冠状血管成形术等应急治疗措施，没有必要为明确诊断再做过多的生化标志物检测。生化标志物的测试频率可减少（如1日2次，早8:00和晚8:00），以进一步证实诊断、估计梗死范围以及确定有无再梗死。很快回到正常值的标志物，如Mb和CK-MB能更有效地确定有无再梗死。

3. 心脏标志物的判断值　ACS是一个包括动脉粥样斑块破裂、血栓形成、冠状血管完全和不完全阻塞的复杂的多样的病理过程。其临床表现轻重不一，从完全无症状，到不稳定型心绞痛，直到大面积的心肌梗死。对肌钙蛋白那样的敏感、特异的心脏标志物，有必要设立两个决定限。低的异常值决定有无心肌损伤，高的异常值就是诊断AMI的传统标准。欧洲心脏病协会（the European Society of Cardiology，ESC）和美国心脏病协会（the American College of Cardiology，ACC）成立联合委员会重新定义了急性心肌梗死（acute myocardial infarction，AMI）诊断标准：建议在心肌缺血的情况下，血液中心肌肌钙蛋白或肌酸激酶（creatine kinase，CK）升高都提示AMI。

ESC/ACC委员会工作组推荐将心肌标志物的浓度临界值设置在参考范围99%处。在假定的健康人群中实验结果的分布：如果实验结果的分布属于正态分布（钟形曲线），正常范围就可以通过平均数加减两倍的标准差（SD）来计算。这种分析包括了95%的试验人群。如果实验结果的分布不属于正态分布，数据经升序或降序排列后，试验结果中间的95%就是正常范围。正常范围如果应用于临床诊断，则被定义为"参考范围"。需要指出的是，当正常范围由这种方法确定时，有5%的健康人群试验结果将显示异常。应用第99百分位数可以增加正常范围的上限（和下限），将假阳性降低到1%。ROC曲线（受试者工作特征曲线）分析适用于判断疾病或异常情况是否存在。然而ACS通常表现为一系列连续事件：粥样斑块破裂、血块形成、可逆的心肌损伤和MMD（微小心肌损伤）以及非ST段抬高型MI和ST段抬高型MI。因此NACB推荐的两种临界值并不符合连续病程疾病的病理生理学。心肌肌钙蛋白具有敏感性高和特异性高的特点，因此可能指示这种以可逆性损伤为起点的病程进展的疾病。除了缺血性疾病以外，还有许多机制可以造成可逆性心肌损伤，例如充血性心力衰竭、心肌炎和其他病症，所以心肌肌钙蛋白应该作为心肌损伤而不单是AMI的标志物。ESC/ACC联合委员会建议心肌肌钙蛋白任何有统计学意义的升高都应被认为是心脏病的阳性指征。在缺血情况下，任何心脏标志物有统计学意义的升高，尤其是心肌肌钙蛋白，都可以判断 AMI。ESC/ACC 心脏标志分会建议将正常范围的第 99 百分位数值作为心脏标志物的临界值。同时还建议测定方法的精密度至少要达到 10%。

两个决定值在临床有其实际价值。不稳定型心绞痛的患者短期内发生严重心脏病的危险性很高。但从社会、心理、经济学角度考虑，一般不把患者归入急性心肌梗死类。按两个决定值理论，如果胸痛患者肌钙蛋白测定值在急性心肌梗死决定值和参考值上限之间，患者应标明患有心肌损害，根据治疗原则作出合适的处理。对于有心脏缺血症状或心电图等其他检查证实心脏缺血而且心脏肌钙蛋白升高，但尚未符合 WHO 的 MI 诊断标准的患者，IFCC 文件中将此类患者命名为微小心肌损伤（minor myocardial damage，MMD）。此类患者比无心肌肌钙蛋白升高的 ACS 患者的预后危险性显著增加，应该进行积极的治疗。

第一个临界值由健康人群测定结果的第 97.5 百分位数值（单侧试验）决定。标准化的第二个值由通过 WHO 标准确诊的 AMI 患者在诊断时间窗内收集到的标志物的浓度建立的标准化操作特性曲线（receiver operating characteristic curve，ROC）确定。建议 cTnT 低临界值定 ≥0.10μg/L，0.10~0.5μg/L 表明轻度心肌损伤，≥0.5μg/L 为急性心肌梗死标准。肌钙蛋白升高程度不同，则预后不同，见图 25-8。

为提高诊断的敏感性，现推出了高敏肌钙蛋白（hs-cTn）的试剂，并开始了临床应用。hs-cTnT 检测范围为 3~10 000ng/L，第 99 百分位临界值为 13.5ng/L，此浓度下测定 CV 为 9%，检测限为 5ng/L。目前学术界普遍认为 hs-cTnT 应用有以下价值：①比第四代检测法提高了非 STEMI 阳性率，大约增加 20%；②缩短了阳性检测时间，第四代检测法诊断时间为 246.9 分钟，hs-cTn 平均诊断时间为 71.5 分钟，能更早诊断心肌梗死；③危险分层：长期跟踪发现：hs-cTn>10.00ng/L 的人群在 ACS 发生后 1 年或 hs-cTn>40.00ng/L 的人群在更长时间内发生死亡和心肌梗死明显增加，*P* 接近 0.01（图 25-8）。

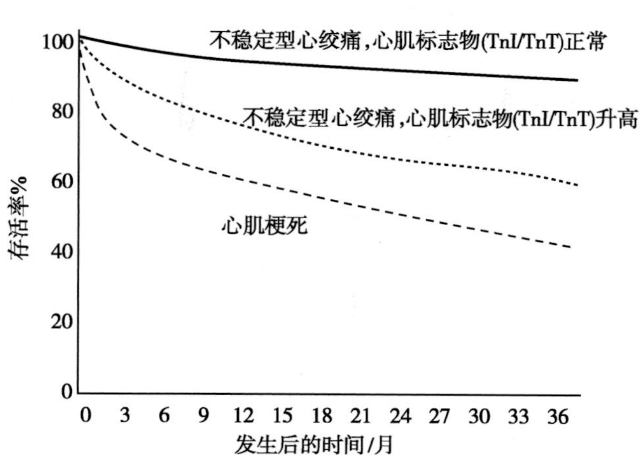

图 25-8 不同的肌钙蛋白水平提示不同的心肌损伤程度和不同预后结果

4. 再灌注 在急性心肌梗死发生后，临床常采取紧急的冠状血管置换术（俗称“搭桥”手术）、溶栓疗法和经皮冠状动脉成形术（PTCA）等治疗措施。这些措施的目的是使阻塞的动脉复通（再灌注），降低死亡率。再灌注可靠的判断依据应是冠状动脉造影，所测到的血流按照国际合作研究急性心肌梗死患者的溶栓（thrombolysis in myocardial infraction，TIMI）的标准分级，0~2 级，表明血流不同状态阻塞；3 级，表明再灌注。成功再灌注往往出现在治疗开始的 90 分钟内。

心肌标志物作为无创的再灌注成功与否的评估指标，广泛应用于临床。与持续阻塞的患者不同，建立了新的冠状循环的急性心肌梗死患者将释放大量的酶和蛋白质类物质进入循环（冲洗现象），出现一个小高峰。

在对溶栓后的再灌注状态的检测时，至少采集 0 时间，即治疗开始时，1 时间，治疗开始后 90 分钟，比较标志物的浓度，有些研究者建议在 120 分钟再采样一次，这一观点已被初步认可；但这样势必延缓作出治疗决策的时间。有的研究者把峰时间的概念（标志物最高浓度时间）看作辨别因子。这需要更多的血样并且延缓了灌注未成功组的确认。

最近的研究证明选择早期标志物，如肌红蛋白结合临床资料或心电图改变可提高对治疗性再灌注的无创性评估价值。

5. 手术前后的急性心肌梗死 心肌标志物还能用于检测接受非心脏手术患者在手术期有无急性心肌梗死。非特异性标志物，如肌红蛋白、总 CK、CK-MB 和乳酸脱氢酶（LD），由于非心肌组织也能释放这些物质，不宜用于术中急性心肌梗死的诊断。心肌肌钙蛋白特异性较高，常被用于检测非心脏手术患者在手术期有无急性心肌梗死。

6. 心脏标志物的应用原则 对心脏标志物应用取得了以下共识：

（1）心肌肌钙蛋白（cTnT 或 cTnI）取代 CK-MB 成为检出心肌损伤的首选标准。

（2）临床只需开展一项心肌肌钙蛋白的测定（cTnT 或者 cTnI）。没有必要同时进行两项心肌肌钙蛋白测定。如已经常规提供一项心肌肌钙蛋白测定，建议不必同时进行 CK-MB 质量测定。

（3）放弃所谓的心肌酶学测定，即不再将乳酸脱氢酶（LD）、谷草转氨酶（GOT）和 α- 羟丁酸脱氢酶（HBDH）用于诊断 ACS 患者。不考虑继续使用肌酸激酶 MB 同工酶（CK-MB）活性测定法和乳酸脱氢酶同工酶测定法来诊断 ACS 患者。如果因某些原因暂不开展 cTnT 或 cTnI 测定，可以保留 CK 和 CK-MB 测定以诊断 ACS 患者，但建议使用 CK-MB 质量测定法。

（4）肌红蛋白列为常规早期心脏标志物。由于其诊断特异性不高，主要用于早期除外 AMI 诊断。CK-MB 亚型虽有文献证实如同肌红蛋白一样，也在 MI 早期迅速改变，但目前尚无简单可靠的测定方法，无法常规用于早期诊断 MI。

（5）如果患者已有典型的可确诊急性心肌梗死的心电图变化，应立即进行针对急性心肌梗死的治疗。对这些患者进行心脏标志物检查，有助于进一步确认急性心肌梗死的诊断，判断梗死部位的大小，检查有无合并症，如再梗死或者梗死扩展。应减少抽血频度，如第 1 天抽血 2 次。

(6) 对发病 6 小时后的就诊患者，不需要检测早期标志物，如肌红蛋白。此时只需测定确定标志物，如心肌肌钙蛋白。

第四节　心力衰竭和高血压的生化改变

一、B 钠尿肽

(一) 概述

充血性心力衰竭(congestive heart failure，CHF)，简称心力衰竭，是许多心血管病，如急性心肌梗死、扩张型心肌病、瓣膜病、先天性心脏病的后期表现，其中尤以左心衰竭更为常见。心力衰竭的实质是心室功能的减退，表现为心脏射血分数(ejection fraction，EF)的降低，正常人 EF 一般>60%，如射血分数<40% 称心力衰竭，总患病率 0.3%~2%，65 岁以上老人 2%~8%，55 岁以上超声显示左心室收缩功能不全者约占 0.2%~0.8%，其中半数无症状。

长期以来，心力衰竭诊断依靠临床症状和物理仪器，如超声心动仪和 X 线，给临床诊断、治疗带来了很多困难。1998 年日本学者 Sudoh 从猪脑中发现了 B 钠尿肽，又称脑钠肽(B-type natriuretic peptides 或 brain natriuretic peptides，BNP)，以后不断研究发现心脏亦分泌 BNP，且分泌量高于脑部，直到 2000 年 1 月美国 FDA 批准用于临床，这使心力衰竭的诊断取得了重大的突破。自此，全球心血管权威机构、美国临床生化学院(NACB)都把以 BNP 为主的各种产物列为不可或缺的重要心脏标志物。

房钠肽(atrial natriuretic peptides，ANP)、B 钠尿肽，又称脑钠肽(B-type natriuretic peptides 或 brain natriuretic peptides，BNP)，是心脏、脑自分泌的激素。其主要作用为调节体液、利尿，调节体内钠平衡、利钠，抗醛固酮、舒张血管、调节血压，当心内血容积增加和左心室压力超负荷时，即心力衰竭时可大量分泌，也成了心力衰竭的诊断依据。表 25-4 示 BNP 和常规的检查项目，前 7 项比值比共 32.5，几乎与 BNP 一项(29.6)相近，证明 BNP 是当前诊断 CHF 的最佳生化指标。

表 25-4　鉴别 CHF 患者因素的多重 logistic 回归分析结果

预测因素	p 值	比值比(95%*CI*)
年龄	0.04	1.02(1.00~1.03)
CHF 病史	<0.001	11.08(6.55~18.77)
急性心肌梗死病史	<0.001	2.72(1.63~4.54)
湿啰音	<0.001	2.24(1.41~3.58)
肺尖部血管增粗	<0.001	10.69(5.32~21.47)
水肿	<0.001	2.88(1.81~4.57)
颈静脉怒张	0.04	1.87(1.04~3.36)
BNP>100pg/L	<0.001	29.60(17.75~49.37)

(二) B 钠尿肽的不同多肽形式及生理作用

BNP 刚分泌时是 134 个氨基酸的 ProProBNP 前体形式，然后分解掉 26 个氨基酸片段，形成有 108 个氨基酸的 ProBNP，当进入血液，又被裂解为含 76 个氨基酸的 B 型氨基端钠尿肽原(N-terminal pronatriuretic peptide，NT-proBNP)和含 32 个氨基酸的有活性的 BNP。两者都能作为心力衰竭的标志物，但特性不同(表 25-5，图 25-9)。

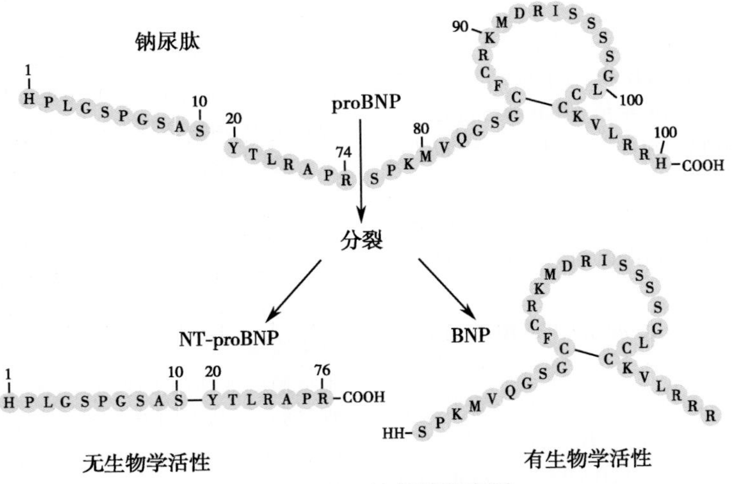

图 25-9　BNP 的氨基酸序列

图示 PRO-BNP 分裂为无生物活性的 NT-proBNP 和有生物活性的 BNP，及其氨基酸序列

表 25-5 BNP 和 NT-proBNP 的异同

特点	BNP	NT-proBNP
分析检测物	BNP（77~108）	NT-proBNP（1~76）
活性激素	是	否，非活动肽
来源	由 proBNP 裂解而来	由 proBNP 裂解而来
半衰期	20min	60~120min
主要的清除机制	钠尿肽受体	肾清除
随常态年龄增长	+	++++
经核准的 CHF 诊断 cut-off 值	100pg/ml	年龄<75：125pg/ml 年龄≥75：450pg/ml
可否床旁即时检测（POCT）	是	否

除了表 25-5 所列以外，由于 BNP 有活性，所以和肺毛细管压力、肺动脉楔压、NYHA 评级呈较好的相关性；由于 BNP 半衰期为 22 分钟，生物周期为 2 小时；而 NT-proBNP 半衰期为 120 分钟，生物周期长达 10 小时；所以 BNP 能更及时的发现心力衰竭和药物的作用，更适用于心力衰竭的治疗监测和疗效观察。

（三）BNP 和 NT-proBNP 的临床应用

BNP 和 NT-proBNP 是目前公认有效的心衰诊断与预警指标，有以下功能：

1. 确诊心力衰竭 心力衰竭时由于合成增加，ANP 和 BNP 明显异常，且 BNP 作用强于 ANP，两者增加的程度和心力衰竭的严重程度成正比，与射血分数成反比，并随治疗有效而下降。排除急性心衰诊断采用的界值：BNP<100ng/L，阴性预测值 90%；NT-proBNP<300ng/L，阴性预测值 98%~99%。存在肾功能不全（eGFR<60ml·min/1.73m^2）时，采用 NT-proBNP<1 200ng/L，阴性预测值 94%。诊断急性心衰的界值：BNP>500ng/L，阳性预测值 90%；建议 NT-proBNP 根据年龄分层设定诊断界值，阳性预测值 88%：50 岁以下的成人 NT-proBNP 血浆浓度>450ng/L，50 岁以上>900ng/L，75 岁以上应>1 800ng/L。

2. 用于慢性心衰的排除诊断 与急性心衰不同，在慢性心衰的临床应用中，BNP/NT-proBNP 用于排除心衰诊断价值更高。排除慢性心衰诊断的界值：BNP <35ng/L，NT-proBNP<125ng/L，阴性预测值高，在此范围内，心衰诊断的可能性非常小。

3. 判断心力衰竭预后 BNP 越高，预后越差。最近有人提出，在 CHF 时联合测定 cTnT 和 BNP，可判断 CHF 的恶化程度。

4. BNP 的阴性预测价值高达 96%，根据 BNP 可排除 96% 的非心力衰竭患者。

5. 鉴别呼吸困难 呼吸困难是重症，一直以来呼吸困难和心力衰竭两者鉴别极为困难，有了 BNP，这一问题迎刃而解，BNP<100ng/L 一般是呼吸困难，BNP>230pg/ml，发生 CHF 的相对危险性达 7.0。BNP 在 480ng/L 时，54% 的患者在 6 个月内发生 CHF。

（四）影响 BNP/NT-proBNP 临床结果的因素

1. 人口学特征的影响

（1）年龄：BNP/NT-proBNP 血浆水平随着成人年龄增长而升高；

（2）性别：多数研究显示正常女性 BNP/NT-proBNP 血浆水平高于男性；

（3）体重：血液循环中 BNP/NT-proBNP 水平与体重指数成反比，尤其体质量指数（BMI）>30kg/m^2；

（4）肾功能：肾功能不全时，BNP/NT-proBNP 血浆水平会升高，如何根据肾功能不全程度［即肾小球滤过率估计值（eGFR）］选择诊断界值尚未达成共识。建议 eGFR<60ml·min/1.73m^2 时，调整 NT-proBNP 诊断急性心衰的界值。

2. 药物的影响 在使用重组人 BNP（奈西利肽）治疗心衰时，由于检测所采用的抗体无法区分内源性和外源性 BNP，影响结果判读，不过奈西利肽影响在 4~5 个半衰期（约 2 小时）后会消失。使用含有中性内肽酶抑制剂的药物治疗心衰时，因中性内肽酶抑制剂使 BNP 降解减少，BNP 水平也会升高。NT-proBNP 不受重组人 BNP 和中性内肽酶抑制剂的影响。

3. 引起 BNP/NT-proBNP 升高的非心衰疾病 引起心房扩张、血容量增加、血钠离子浓度增高、血管紧张素增多的疾病也会刺激心脏释放 BNP/NT-proBNP，如冠心病、孤立性心房颤动、肺栓塞、肺动脉高压、败血症、急性呼吸窘迫综合征、卒中等。此外，机体在应激状态下也会出现 BNP/NT-proBNP 的释放。

4. BNP/NT-proBNP 的区别 由于 BNP/NT-proBNP 生物半衰期不同、分子大小不同、代谢产物不同、肾脏清除状态不同、稳定性不同及个体内、个体间变异等原因，两者变化不一致，两者摩尔血浆比不是 1:1，两者结果不能比较及互换。

（五）BNP/NT-proBNP 对心衰治疗的监控作用

急性左心室射血分数降低性心衰患者治疗后，利钠肽水平明显下降，表明治疗有效，其治疗靶值可设定如下：NT-proBNP 较基线值降幅≥30% 或绝对值<4 000ng/L；BNP 较基线值降幅>50% 或绝对值<350~400ng/L。建议监测至少 2 个时间点的 BNP/NT-proBNP 水平：包括基线（发作/住院时）和病情稳定（出院前）。采用 BNP<100ng/L、NT-proBNP<1 000ng/L 作为慢性左室射血分数降低性心衰的治疗目标值，可减少不良临床事件。

（六）BNP/NT-proBNP 对于心衰预后的评价

病情稳定后的心衰患者，如 BNP 升高>50% 基线值，在排除其他因素后，提示心衰失代偿，应加强随访和治疗。

急性心衰患者入院时 BNP/NT-proBNP 水平越高，不良临床事件（全因死亡、心血管病死亡、全因/心血管病/心衰住院）发生风险越高。BNP/NT-proBNP 水平也是预测慢性心衰患者不良预后（包括全因死亡、心血管病死亡、全因/心血管病/心衰住院）的独立因素。慢性心衰患者定期连续监测 BNP/NT-proBNP 价值更大，检测值长期稳定提示心衰进展风险低，检测值升高预示心衰恶化，需要密切的临床监测和随访。

病理状态下的 BNP 水平见图 25-10。

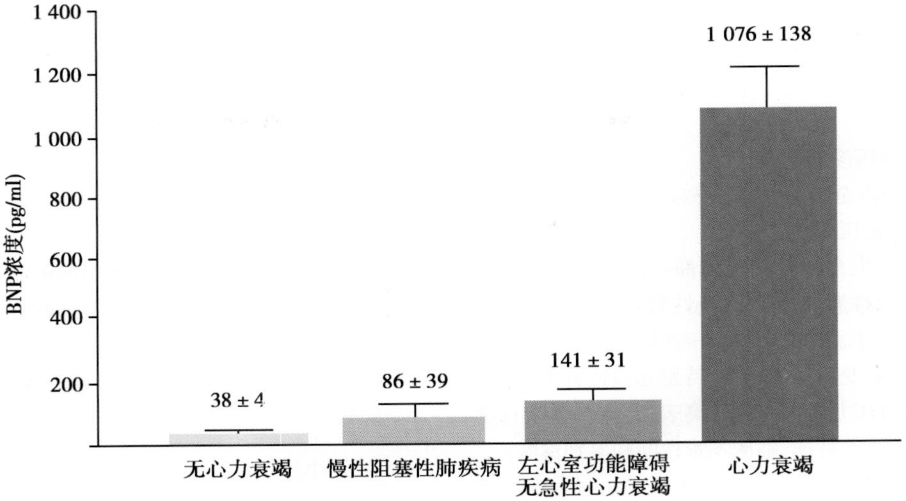

图 25-10 病理状态下的 BNP 水平

二、高血压的生化改变

体循环动脉血压持续升高，多次而非同日测量血压均高于正常，称高血压。国内外许多流行病学的调查都表明，高血压是心血管病的重要危险因素，69% 首次心肌梗死，77% 首次卒中和 74% 心力衰竭患者伴高血压。未能发现引起血压升高的其他疾病，称原发性高血压。继发于某些疾病，如肾上腺疾病、肾脏疾病和甲状腺功能亢进等，称继发性高血压，约占所有高血压的 5%。高血压的主要危害是通过血流动力学改变和对内皮细胞的直接损害作用，促使动脉粥样硬化的发生和发展，诱发和加剧心脑血管疾病和肾脏疾病。高血压是冠心病和脑血管意外的主要危险因素。

高血压是一种多基因遗传性疾病，无论原发性高血压，还是继发性高血压，都有机体生化异常的表现，实验室检查在高血压的机制研究、分类、指导治疗方面都有较大价值。

（一）盐类物质和高血压

流行病学调查发现，高血压发病率和钠摄入多少有较密切的相关，这一研究结果导致一些人群饮食习惯的改变。国际流行病学调查（INTERSAIL）曾对 32 个国家的 10 079 名 20~59 岁人群进行了尿钠和血压关系的分析，当除去 4 个低盐中心结果后，尿钠和高血压发病率关系并不明确。Midgley 分析了从 1956—1994 年的 56 个有关限盐的临床试验发现，仅 11 个涉及老年高血压的试验显示了限盐的降压作用。现在，比较普遍的观点认为，在人群，特别高血压人群中存在着部分盐敏感者，我国的资料表明，慢性盐负荷试验约有 1/3 受试者在 3 天后血压升高 >5mmHg，在有高血压家族史的人群中盐敏感者比例较高，盐敏感者往往肾素水平较低，交感神经活性增加，血清游离钙偏低，尿钙排泄相对或绝对增加。

对于盐和高血压的关系，有几条初步的结论：①盐对血压的影响力随年龄而增加；②在人群中有 30%~40% 为盐敏感者，且随年龄而增加；③食物中阳离子，如钾的排泄量和个体血压呈稳定的负相关，血压和机体总钾量、可交换钾呈显著负相关；而阴离子有帮助作用，有人认为只有钠和氯的结合才在血压调控中起重要作用。

（二）肾素 - 血管紧张素系统和高血压

肾素 - 血管紧张素系统（renin-angiotensin system，RAS）在血压调节中起重要作用。肾素（renin）是由肾脏分泌的一种天冬酰基蛋白酶，可催化血管紧张素原（angiotensinogen，AGT）转化为血管紧张素Ⅰ（angiotensin Ⅰ，Ang Ⅰ），后者在血管紧张素转换酶（angiotensin-converting enzyme，ACE）作用下转化为 8 肽的血管紧张素Ⅱ（angiotensin Ⅱ，Ang Ⅱ），血管紧张素Ⅱ是强血管收缩剂。机体可通过调节这一环节中的物质调控血压。该系统有下列作用：①使小动脉平滑肌收缩，外周阻力增加；②使交感神经兴奋，儿茶酚胺分泌增加；③刺激肾上腺皮质，醛固酮分泌增加。

1. 血管紧张素原 AGT 是 RAS 的初始底物，是含有 12 个氨基酸的多肽，其基因位于染色体 1q42-1q43，这是目前所有已研究过的可能和高血压有关的基因中，最有可能成为原发性高血压的相关基因。*AGT* 基因长约 12kb，有 5 个外显子和 4 个内含子，该基因的第 235 位点的突变与高血压相关。

2. 血管紧张素转换酶（ACE） 是含锌的二羧基肽酶，ACE 切割低活性的 Ang Ⅰ为高活性的 8 肽 Ang Ⅱ，是 RAS 中调节血压的关键一步。人 *ACE* 基因位于染色体 17q23 上，长 21kb，由 26 个外显子和 25 个内含子组成，ACE 的基因多态性和高血压相关。在临床抑制 ACE 能有效降低高血压。最近有不少报道讨论 ACE 和心力衰竭诊治的关系。

（三）肾上腺素能神经和高血压

交感神经系统的兴奋状态在高血压发病中的作用一直受到关注。其递质儿茶酚胺在短期内使心排血量和外周血管阻力增加，血压升高，且能使血管平滑肌增生，维持高血压慢性状态。此类患者往往 24 小时尿儿茶酚胺（主要是去甲肾上腺素）长期处于较高水平。大脑皮质的长期兴奋和紧张极易导致交感神经继发性兴奋。

交感神经释放的去甲肾上腺素（占 95%）和肾上腺素（占 5%）都有相似的结构，统称儿茶酚胺，由于血浆中的去甲肾上腺素和肾上腺素半衰期极短，约 15~30 分钟，所以常规测定其 24 小时尿中的代谢产物——甲氧去甲肾上腺素（又称变去甲肾上腺素）和甲氧肾上腺素（又称变肾上腺素）或终末代谢产物——香草苦杏仁酸（VMA）。

原发性高血压定期检测 24 小时尿儿茶酚胺、肾素、血管紧张素、醛固酮、电解质有利于了解病情、监测治疗和选择药物。

（四）继发性高血压诊断要点

继发性高血压约占全部高血压的 5%，如能找到原发病，往往可以彻底治愈高血压。

1. 肾性高血压 大多数肾脏疾病都可因肾素分泌增加而伴高血压。包括急性肾炎（80%）、慢性肾炎（近 100%）、糖尿病肾病（40%）、慢性肾盂肾炎（偶见）、痛风性肾病（60%）、多囊肾（60%）和肾血管病变。其中肾炎，特别是慢性肾炎（肾病型）、肾衰竭常见，高血压尤以舒张压较高表现为主，临床有蛋白尿、水肿、血肌酐升高等特征，临床不难诊断和鉴别诊断。

2. 原发性醛固酮增多症 醛固酮（Ald）是由肾上腺皮质球状带分泌的一种类固醇激素，调节机体水盐代谢。肾上腺皮质球状带腺瘤导致醛固酮分泌增加，血压升高。原发性醛固酮增多症占全部高血压的 0.5%~2%，推荐血浆醛固酮与肾素活性比值（ARR）为原发性醛固酮增多症的首选筛查指标。该病有以下实验室特点：①血浆肾素活性和血管紧张素Ⅱ水平降低，且体位变化刺激也不能使之明显升高；②血浆醛固酮和尿醛固酮增加；③血、尿 17- 羟皮质酮或尿皮质醇正常；④中晚期有血钾偏低（2~3mmol/L）；⑤血浆醛固酮（ng/dl）/ 血浆肾素［ng/（ml·h）］比值>30，高度提示原发性醛固酮增多症，如比值>50，可确诊为原发性醛固酮增多症。

3. 嗜铬细胞瘤 肾上腺髓质肿瘤，嗜铬细胞瘤占全部高血压的 1%。该病临床常表现为阵发性高血压，或持续性高血压阵发性加重。实验室特点如下：

（1）血尿肾上腺素（E）、去甲肾上腺素（NE）、多巴胺（DA）及中间代谢产物的测定是诊断的主要依据，中间代谢产物有甲氧基去甲肾上腺素（NMN）、甲氧基肾上腺素（MN）和香草扁桃酸（VMA）。推荐首选的生化检验为测定血游离 MN 或尿 MN 浓度，其次可检测血或尿 NE、E、DA 浓度以帮助进行诊断。正常尿 NMN<0.9mg/d，MN<0.4mg/d，MNM+MN<1.3mg/d，VMA 或高香草酸（HVA）明显增高，正常两者均<7mg/d。嗜铬细胞瘤常超过正常 2~3 倍。儿茶酚胺代谢产物诊断嗜铬细胞瘤的阳性率：尿 MN+NMN 为 97%，VMA 为 88%，儿茶酚胺为 76%。诊断假阳性：MN+NMN 为 5%，VMA 为 10%~29%，儿茶酚胺为 1%~21%。

（2）血浆儿茶酚胺水平超过正常参考值上限增高 2 倍才有诊断意义。平卧休息 30 分钟后血浆儿茶酚胺水平仍高。正常去甲肾上腺素<3.5nmol/L，肾上腺素<545pmol/L。大多数嗜铬细胞瘤患者去甲肾上腺素>9nmol/L，肾上腺素>1.6nmol/L。

（3）尿儿茶酚胺超过正常参考值上限增高 2 倍：正常值为 591~890nmol/d，患者>1 500nmol/d。香蕉、咖啡、巧克力、香草类食品、杏仁、阿司匹林会造成假阳性结果。

（4）超声或 CT 可见肾上腺肿瘤，一般直径<2.5cm。

4. 库欣综合征 肾上腺增生及肿瘤造成束状带激素分泌过多，该病有以下实验室特点：①尿皮质醇上升，高于正常 2~3 倍；②血皮质醇无昼夜节律，正常人早 8:00 明显高于中午 12:00［早 8:00 :（276 ± 58）nmol/L，中午 12:00 :（97 ± 33）nmol/L］，可相差 2 倍，库欣综合征患者无此特点；③服用地塞米松 2mg，每日 4 次，连续 2 天，第 3 天晨皮质醇不受抑制；④血 ACTH 检测，正常人早上 ACTH 高，库欣综合征患者全天均高，接近早上水平。

5. 肢端肥大症 垂体肿瘤引起前叶分泌生长激素（GH）过多，水钠潴留，醛固酮分泌增加，细胞外液容量增加，肾素相对较低，约有 23%~40% 发生高血压。诊断标准：①生长激素升高，肢端肥大症特有的外表畸形，泌乳素（PRL）升高；② X 片呈蝶鞍区扩大，直径>10mm，骨质破坏。

三、小结

心肌损伤标志物是近十年来临床化学中发展最快的部分，出现了一批新项目及许多研究应用报道。国际学术会议和我国心脏病及临床化学界都为此举办过专题讨论会，提出了规范化的应用准则。心肌梗死是临床常见的致命性疾病，随着心肌损伤标志物诊断特异性、敏感性的提高，其在急性心肌梗死诊断中的地位日益提高，国际多个学术团体提出要修改 1979 年 WHO 提出的急性心肌梗死诊断标准，以肌钙蛋白阳性作为判断有无心肌损伤的主要指标，虽然这一结论仍有争议，但显示了心肌损伤标志物的重要性。

心脏标志物为能标示多种心脏病存在的实验室指标。本章讨论了冠心病的危险因素，随社会的进步，对疾病预防的重视，危险因素概念类指标将越来越多地出现在临床化学中。心肌损伤的标志物，历来为临床所重视，特别是敏感性和特异性都高的肌钙蛋白，为心肌损伤的诊断带来了新气象，提高了对微小损伤的诊断成功率，也有了急性冠状动脉综合征等新概念，诊断指标从酶类为主转向以蛋白类为主。为了配合溶栓疗法的需要，促进了新标志物的研究和开发，肌红蛋白成了早期诊断指标的代表，生化指标应用开始进入心肌缺血期和血栓形成期。在心脏标志物研究中，另一重要进展是 B 钠尿肽的开发和利用，为诊断心力衰竭提供了新手段，提高了隐性或轻度心力衰竭的诊断成功率。高血压的指标应用广泛，有利于根据个体特点选用相应的药物及观察疗效，提高治疗水平。

心脏标志物研究的进步使其在心血管病的诊治中发挥了越来越重要的作用，必将导致心血管疾病死亡率明显下降。

随着医学的发展，人类对许多慢性病的研究已深入到细胞和分子水平，在更深层次上阐述了心血管疾病的发病机制，这在早期疾病的预估上有重要价值。许多心血管疾病的发生和遗传有关，单基因遗传引起的心脏疾病往往是先天性的，发病率不高，大部分心血管疾病是多基因复杂疾病。多基因遗传心血管疾病的特点及其分子生物学检验见本篇第三十四章多基因相关复杂性疾病的基因分析。

（邹 雄 郑 芳）

第二十六章 肝脏代谢异常与检验诊断

肝脏在人体的代谢、消化、解毒和排泄及清除体内物质等生物化学方面发挥极其重要的作用。正常情况下，肝胆在食物的消化吸收及物质代谢过程中相互配合，发挥着重要的生理生化作用，当受到体内外各种致病因子侵犯时，其结构和功能将受到不同程度的损害，从而引起相应的功能异常和代谢紊乱。在这种病理情况下，实验诊断可用于直接或间接评估肝脏的代谢功能，对肝胆疾病的诊断、鉴别诊断、预后判断和疗效观察等均具有重要的作用。

第一节 肝脏结构与生化代谢特点

肝脏是人体最大的实质性器官，它主要由肝细胞、窦内皮细胞、库普弗细胞、星状细胞和胆道、血管系统构成。肝细胞内含丰富的膜结构（细胞器）及有关酶系，是体内血浆蛋白合成、糖代谢及保持血糖正常、脂类代谢以及内、外源物质代谢的中心器官；肝脏还具有内分泌功能，它可以分解代谢甲状腺激素、皮质醇、胰岛素样生长因子 1、血管紧张素原、促红细胞生成素等；同时还参与机体血容量调节、体液平衡和免疫吞噬等作用。

一、肝脏结构特点

肝脏位于膈肌下、右腹上 1/4 处，受肋骨的保护和韧带的牵拉。成人的肝脏大约重 1.2~1.5kg。约 80% 的成年人，肝重占体重的 1.8%~3.1%，胎儿及儿童的肝重相对较大，妊娠 5 个月时为 5.6%，出生时为 4%~5%，1 岁时为 3%。

（一）肝脏组织结构特点

肝脏是人体最大的实质性器官，也是由内胚层发育而来的体内最大的腺体，是维持生命和内环境稳定所必需的器官。肝脏表面由结缔组织形成的被膜包裹，其中含有较多弹性纤维。被膜在肝门处增厚，包绕门静脉、肝动脉与胆管，并随同血管分支进入肝内，不断伸出大量膜片状间隔，将肝实质分割成众多小叶。肝脏表面有一薄层致密的结缔组织构成的被膜。被膜深入肝内，形成网状支架，将肝实质分隔为许多具有相似形态和相同功能的基本单位，称为肝小叶（hepatic lobule）。人类肝脏约有 50 万个肝小叶。肝小叶呈多角棱柱体，约 1mm × 2mm 大小，小叶的中轴贯穿一条静脉，为中央静脉。肝细胞以中央静脉为中心呈放射状排列，形成肝细胞索。肝细胞相互吻合成网，网眼间有窦状隙和血窦。肝细胞间的管状间隙构成胆小管（又称毛细胆管）。因此可以说，肝小叶是由肝细胞、胆小管、血窦和相当于毛细淋巴管的窦周隙（disse space）所组成（图 26-1）。

肝组织主要由肝细胞、窦内皮细胞、库普弗细胞、星状细胞组成的实质和包被、分隔与支持实质的结缔组织性基质所构成。肝组织中除肝细胞（实质细胞）外，包括大量非实质细胞，包括 45% 肝窦内皮细胞，33%Kupffer 细胞（KC），和 22% 肝星状细胞（HSC）。肝脏接受一个终末血管（门静脉系和肝动脉系）的血供，和一根终末胆管的引流。血管向周围散射，形成窦状，灌注肝脏并最终流入中央肝静脉。窦状隙是肝细胞索之间的不规则腔隙，窦内可由两种细胞组成，具有膜孔的扁平内皮细胞、库普弗细胞。库普弗细胞（Kupffer cell）是肝脏的巨噬细胞，约占肝脏细胞总数的 15%，占全身组织巨噬细胞的 80% 以上；它们可以在原位增殖，也可以来自周围血液；细胞含有溶酶体，可以降解被吞噬的细菌，是清除血液中抗原 - 抗体复合物的主要场所。星状细胞（stellate cell，HSC）位于肝窦内皮细胞和肝细胞之间的窦间隙狄氏腔内。正常情况下，星状细胞表现为富含维生素 A 脂滴的静止状态，并合成氧化亚氮，具有调节肝内血流量的作用。星状细胞被刺激后，活化成为类似肌成纤维细胞的细胞，其维生素 A 贮存减少，α- 平滑肌肌动蛋白增加，前胶原基因转录增加。已证明多种形式的肝脏损伤可以活化肝巨噬细胞，由此释放的细胞因子能

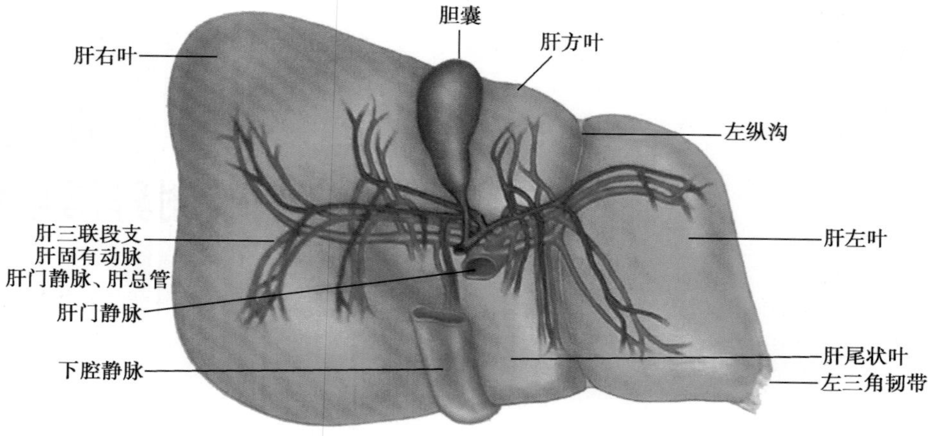

图 26-1 肝脏解剖图

激活星状细胞。在交感神经放电或内皮素 -1 的刺激下，活化的星状细胞收缩，通过此机制，星状细胞可以加重门静脉高压。

（二）肝脏细胞结构特点

组成肝脏的细胞中，肝实质细胞占 84%，其次是肝窦的内皮细胞、库普弗细胞、胆管上皮细胞和成纤维细胞。肝脏的多种生理功能主要由肝细胞来完成。

1. 肝细胞结构特点 肝细胞为多角形，直径为 20~30μm。肝细胞核呈圆形，位于细胞的中央，其内有一个或多个核仁。电子显微镜下细胞质内可显示各种细胞器和包含物，如线粒体、高尔基复合体、溶酶体、内质网、糖原、脂滴和色素等。细胞核内有染色质，由螺旋结构的去氧核糖核酸和蛋白质组成。肝细胞在形态结构和化学组成上也有着与其特殊功能相适应的特点：

(1) 细胞表面有大量的微绒毛，增大了与血窦的接触面，有利于直接吸收肝窦的营养物质，同时有利于肝细胞合成的蛋白质、维生素等物质进入血液，微绒毛的变化可反映细胞膜的功能状态。

(2) 细胞膜有较高的通透性，为肝细胞内外的物质交换提供了重要的物质通道。

(3) 细胞内线粒体丰富，而且嵴比较发达，线粒体数目、大小、形态及其酶特性随功能及肝细胞所处地位的不同而有差异，可反映肝细胞活动和再生的状况，主要为肝细胞代谢提供能量保障。

(4) 细胞有丰富的粗面内质网、滑面内质网和高尔基复合体等，参与血浆蛋白质的合成、药物和类固醇的代谢、胆固醇与胆汁酸的合成、脂肪酸酯化为三酰甘油、糖原的分解、甲状腺素脱碘成三碘甲腺原氨酸等，内质网的多少随肝细胞的功能状态和病理状态而不断变化和更新。

(5) 肝细胞含有多种酶系，有些酶是肝脏独有的或者其他组织含量极少的，如鸟氨酸氨甲酰基转移酶等，为肝细胞进行复杂的物质代谢与加工提供了有利条件。

2. 窦状隙细胞结构特点 血窦（blood sinus）是特别的毛细血管，无基膜，不连续的内皮细胞排列为有孔的血窦壁层，主要由内皮细胞和库普弗细胞组成，其中有少数淋巴细胞和一些巨噬细胞。肝窦状隙内衬以有孔隙而无基底膜的内皮细胞，此种解剖学结构，有利于肝细胞与血浆间进行快速的物质交换。血窦内皮细胞因缺乏基膜和含有较多的微孔（窗口）而不同于身体其他部位的血管内皮细胞，它允许营养物质和大分子物质穿过位于附近肝细胞间的窦状隙而相互交换，有旺盛的吞噬和内饮功能。内皮细胞也能摄取各种分子和颗粒，合成影响细胞外基质的蛋白质，并在脂蛋白的代谢中起一定的作用；还能分泌生物活性因子和细胞外基质成分，同时含有一些特定分子，如 CD14 是结合内毒素脂多糖受体，有清道夫和非特异免疫作用；白细胞黏附分子 CD44 和 ICAM-1，使库普弗细胞黏附在血窦壁上。库普弗细胞形似纺锤体，内衬于肝血窦，是机体单核吞噬细胞系统的重要组成部分，主要功能包括吞噬外源性物质，清除肠源性毒素和其他有害物质，调节免疫应答。有很强的吞噬坏死细胞、毒素、异物颗粒的功能，并能分泌多种生物活性因子，也可处理和传递抗原，在免疫防护中起重要作用。库普弗细胞是成纤维细胞的前体，能够增殖并产生大量的细胞外基质。肝纤维化的形成是肝细胞损伤后胶原活动性沉积的结果，尤其是肝坏死和炎症细胞导致的肝损伤，从这些细胞释放的致肝纤维化因子可能是多种细胞因子或脂质过氧化产物及库普弗细胞和活化的巨噬细胞产生的炎症细胞因子，坏死的肝细胞周围有新的成纤维细胞包围，胶原合成增加，导致瘢痕形成。活动性胶原产生及正常或新生胶原的降解减少导致肝纤维化。由于肝内存在库普弗细胞且肝血供丰富，所以感染或其他全身性疾病常继发性地累及肝脏。星状细胞在肝损伤时转化为成纤维细胞，它们可能是肝纤维化的主要来源，存在于窦状隙内，在病理情况下（如肝硬化时）增多，可分泌胶原Ⅰ、Ⅲ、Ⅳ、纤维连接蛋白和板层素等。库普弗细胞、内皮细胞在清除Ⅰ型胶原及一些蛋白多糖和变性的胶原中起十分重要的作用，这些细胞的功能变化可影响肝纤维化的程度。当肝窦状隙内压力升高，特别是当流出道有梗阻时，肝淋巴液在窦状隙平面产生，所生成的肝淋巴液可聚积成为腹水。

（三）细胞外基质结构特点

细胞外基质（extracellular matrix）是由蛋白质和碳水化合物组成的复合物，主要为胶原、连接糖蛋白和蛋白多糖三大类，遍布于全身各器官、组织，在不同组织内和不同的细胞周围组分不尽相同。细胞外基质不仅作为器官和组织的结构支架，为细胞的存活提供适宜空间和精微而稳定的环境，而且在调节细胞生长、分化、移行及信息传递中起重要的作用。同时，细胞外基质中绝大多数成分由肝星状细胞（HSC）、窦内皮细胞、肝细胞等合成、分泌，因此细胞和细胞外基质紧密联系、相互影响，对于生理状态的维持和病理状态的发生都至关重要。

1. 胶原（collagen） 是细胞外基质的主要成分，其基本结构单位是胶原原分子。其中Ⅰ、Ⅲ、Ⅴ、Ⅵ、XⅢ型几乎遍及所有结缔组织。Ⅰ、Ⅲ、Ⅳ型胶原主要分布于门管区和肝小叶，与肝纤维化关系密切。Ⅲ型前胶原氨基端肽可入血而作为体内Ⅲ型胶原合成状况的血清学指标。Ⅴ型胶原围绕细胞作为其外支架，在内皮细胞表面则有抗凝血作用。

2. 连接糖蛋白　是一类高度交联、溶解度很低的非胶原糖蛋白，对细胞及细胞外基质的其他组分有特异性黏附作用。连接糖蛋白包括纤连蛋白(Fn)和基膜连接蛋白(Ln)。Fn在肝纤维化形成中相当活跃，在肝脏受损早期即明显增多。在肝硬化的活动期，Fn出现于肝细胞坏死灶处，并与原有纤维间隔周边的薄层Fn相连，诱导Ⅰ、Ⅲ、Ⅴ型胶原沉积，形成新的间隔。

3. 蛋白多糖(proteoglycan，PG)　包括硫酸软骨素、硫酸皮肤素、硫酸类肝素，在调节微环境及传递信息方面起重要作用。

肝纤维化时主要是细胞外基质在肝内沉积，是量的增加而非质的异常。表现为Ⅰ、Ⅲ型胶原明显增多，且Ⅰ/Ⅲ型比例显著上升。致肝脏纤维化的机制主要是激活细胞外基质生成细胞，特别是肝星状细胞增生和/或细胞外基质合成分泌增多；同时肝内原有未分化间叶细胞也受刺激而分化为HSC。HSC的活化除分裂增生、数量增多外，还表现在形态上转化为肌成纤维细胞和成纤维细胞。同时，HSC合成细胞外基质的功能大大增强，构成肝纤维化的主要因素。

(四) 血液供应结构特点

肝脏血液供应非常丰富，肝脏的血容量相当于人体总量的14%。肝的血管分为入肝血管和出肝血管两组。入肝血管包括肝固有动脉和门静脉，属双重血管供应，出肝血管是肝静脉系。肝脏血流极其丰富，其中70%~75%来自门静脉。

1. 肝动脉(hepatic artery)　是腹腔动脉的一大分支，延续为固有动脉，在第一肝门外分为肝左、右动脉，穿行于大叶之间的粗大结缔组织隔内，分别进入左、右肝叶，再逐级分支，每一分支供给肝的一个特定区域，大小分支间通常无吻合，构成肝段。肝动脉变异常见，约发生于半数的人。由于肝移植、广泛的肝切除术、动脉内化疗等的发展，肝动脉变异尤其受到重视。肝动脉系统的大部分血液是分配到基质和胆管壁的，后者的毛细血管汇集成微小静脉进入小叶周围的门静脉细支，然后进入肝窦。肝的血液供给约1/4来自肝动脉。

2. 门静脉系统(portal system)　门静脉是肝脏的一条营养输入血管，它汇集全消化道、脾、胰、胆囊的全部毛细血管血液，它的长度恒定但分支多变。门静脉由肠系膜上静脉和脾静脉汇合而成，门静脉是肝的功能血管，肝血供的3/4来自门静脉。与腔静脉系统相比，门静脉在功能和结构上具有以下特点：①门静脉是肝的功能血管，收集了消化道、脾、胰、胆囊的血液，携带丰富的营养物质输送入肝脏，除作为肝本身的代谢能源外，还合成新的物质，供给全身组织的需要；②其起止端均为毛细血管，起始于胃、肠、胰、脾的毛细血管网，终端为肝血窦状隙，且门静脉主干及其第一、第二级分支均无瓣膜结构，其分支之间有众多吻合；③门静脉与腔静脉之间存在较多的交通支，在门静脉高压时，淤滞在门静脉系统的血液回流，使这些交通支大量开放，建立侧支循环，包括食管下段与胃底静脉的淤血、曲张，甚至破裂出血。

二、肝脏生化代谢特点

肝脏既有外分泌腺的特点，也具有内分泌的功能，即由肝细胞产生的胆汁通过各级胆管直接排入肠腔，有助于脂肪消化，同时能通过复杂的代谢途径产生一系列物质释放入血，并在此过程中释放能量，这是与肝脏处于收集胃肠道静脉血的独特地位以及肝细胞与肝动脉、门静脉血流形成广泛而密切的接触分不开的。此外，肝脏借其生物合成与降解功能在物质代谢上发挥重要作用，也是营养物质的贮存库。肝脏还对进入体内的药物和代谢过程中产生的有毒物质借其所含的酶系统加以解毒。肝脏还是内分泌的控制站，可降解通过肝血流的许多激素。肝脏的这一系列重要功能都是由肝细胞实现的。

(一) 肝脏生理生化功能

肝脏具有人体生命活动所必需的多种生理功能，进行着复杂的物质代谢过程，主要包括：①合成除γ-球蛋白以外的几乎所有的血浆蛋白质，如白蛋白、α球蛋白和β球蛋白、各种凝血因子和转运蛋白等；②接受来自消化道吸收的各种物质，如氨基酸、糖、脂肪酸、胆固醇、脂类、维生素和矿物质等，并进行加工和储存；③合成并分泌胆汁酸，调节胆固醇代谢并促进脂肪的吸收；④加工处理体内产生(如氨、胆红素等)和外界进入(如药物、毒物、致癌物等)的非营养物质，保护机体免遭侵害；⑤肝脏也是多种激素(如甲状腺素等)在发挥调节作用后降解的主要部位，借此可以调节血浆激素水平。

1. 肝脏合成功能　肝脏是人体清蛋白唯一的生成器官，球蛋白、血浆清蛋白、纤维蛋白原和凝血酶原的合成、维持和调节都需要肝脏参与。氨基酸代谢，如脱氨基反应、尿素合成及氨的处理均在肝脏内进行。分泌和排泄胆汁的功能：肝脏在24小时内制造胆汁约1L，经胆管运送到胆囊(胆囊具有浓缩和排放胆汁的功能)，再由胆囊排放经胆管进入小肠，以促进脂肪在小肠内的消化和吸收。合成并分泌胆汁酸，调节胆固醇代谢并促进脂肪的吸收。饮食中的淀粉和糖类消化后变成葡萄糖，经肠道吸收后，肝脏将它合成肝糖原储存于肝脏，当机体需要时，肝内的糖原又可分解为葡萄糖供给机体利用。因此，在正常情况下，肝糖原的合成和分解经常保持着动态平衡。中性脂肪的合成和释放、脂肪酸分解、酮体生成与氧化、胆固醇与磷脂的合成，脂蛋白合成和运输均在肝内进行。多种维生素，如维生素A、维生素B、维生素C、维生素D和维生素K的合成与储存均与肝脏密切相关。

肝脏还是产生红细胞的器官。在胎儿期，肝脏含有大量的造血细胞，增殖能力强，还存在多种造血刺激因子，故有造血功能。门管区及小叶内有灶性聚集的造血干细胞，随年龄增长骨髓开始造血，肝脏成为髓外造血场所。代谢活跃的肝细胞对再生障碍性贫血有帮助、支撑作用。包括库普弗细胞的单核吞噬细胞系统具有滤过和清除老化红细胞、产生转铁蛋白的作用。肝脏合成凝血系统的大多数凝血因子，如纤维蛋白原，凝血因子Ⅱ、Ⅶ、Ⅸ、Ⅹ、Ⅴ、Ⅷ、Ⅻ等。纤溶酶原亦在肝内合成，凝血因子的降解和激活，促凝物质的消除都发生在肝脏。库普弗细胞可清除纤维蛋白降解产物。肝脏行使着生成凝血因子、纤溶因子和纤溶抑制因子以及清除活性凝血因子等功能，从而能保持凝血及纤溶的平衡，维持血流的畅通并能有效止血。因此，肝功能破坏的严重程度常与凝血障碍的程度相平行，肝衰竭者常有严重的出血。

2. 肝脏解毒功能 血液从消化道带来的一些有毒物质，如外来的或体内代谢产生的有毒物质，均要在肝脏解毒变为无毒的或溶解度大的物质，随胆汁或尿液排出体外。如蛋白质在大肠中经细菌分解而生成的有毒分子，在肝中可经氧化等过程而减弱毒性，外界进入的一些药物（如磺胺药）在肝中可和乙酰辅酶A结合而随尿排出，保护机体免遭侵害。肝脏也是多种激素（如甲状腺素等）在发挥调节作用后降解的主要部位，借此可以调节血浆激素水平，这一过程称为激素的灭活。如肝功能长期受损，灭活激素的功能受损，可引起性激素失调，出现性欲减退，腋毛、阴毛稀少或脱落，以及阳痿、睾丸萎缩、男性乳房发育、月经不调、出现肝掌和蜘蛛痣等。

3. 肝脏储存功能 接受来自消化道吸收的各种物质，如氨基酸、糖、脂肪酸、胆固醇、脂类、维生素和矿物质等，并进行加工和储存。除储存糖原外，约有95%的维生素A都是在肝中储存的。维生素D、维生素E、维生素K以及维生素B_1、烟酸、维生素B_2、叶酸、维生素B_{12}等也是在肝中储存的。此外，红细胞死后遗留的铁也是以铁蛋白的形式储存于肝脏中。人们喜食肝，就是因为肝所含营养物质丰富。

4. 肝脏免疫功能 肝脏与机体的免疫功能关系甚密。通过肝窦的病毒或细菌抗原通常诱导免疫。肝实质细胞产生补体成分，如C3、C1，同时在形成和分泌胆汁SIgA中起重要作用。肝脏中的库普弗细胞有吞噬功能，具有滤过和清除异性物质和调节免疫反应的作用。肝脏形成消化系统的第二道防线，防止肠道内微生物、内毒素、外来抗原等有害物质的入侵。如果有害物质穿过胃肠道黏膜屏障，从门静脉进入肝脏，就会被库普弗细胞清除。库普弗细胞与脾脏和淋巴结的巨噬细胞的功能不同，它并不增强抗原免疫原性，却能消除抗原的免疫原性，但并不清除之。肝脏也具有诱导免疫耐受的作用，系抑制性T淋巴细胞（Ts）具有的抑制特异的IgG、IgM抗体反应和细胞免疫反应，以避免机体对外来抗原的免疫应答，使其不致造成超敏反应和组织损伤。此外，肝脏能主动地将血浆内的多聚IgA转运到胆汁，IgA是胆汁中的主要免疫球蛋白，可清除循环内的有害或外来抗原以及IgA免疫复合物，将其排至肠道内，同时加强了胆道和肠道的免疫防御机制。慢性肝炎和肝硬化时血清分泌型IgA（SIgA）增高，酒精性肝硬化时伴有IgA肾病，是因为肝脏对循环内多聚IgA分子或IgA免疫复合物清除失效，使IgA在肾小球基膜沉积。此外，乙型肝炎和丙型肝炎发生肝细胞病变，主要是宿主免疫反应清除病毒过程中引起肝细胞破坏的结果。

（二）胆红素代谢

1. 胆红素来源与生成 正常成人每天可产生250~350mg胆红素，其来源包括：①衰老红细胞的破坏和降解：由血红蛋白分子中的辅基——血红蛋白在肝脏、脾脏和骨髓等单核吞噬细胞系统内降解而产生的胆红素，约占人体胆红素总量的80%，称为主流胆红素；②无效红细胞生成：即在造血过程中，骨髓内作为造血原料的血红蛋白或血红蛋白，在未成为成熟红细胞成分之前有少量分解而形成；③其他含血红蛋白辅基的蛋白质分解：如肌红蛋白、细胞色素和过氧化物酶等降解产生。后两者来源约占20%，称为分流胆红素。

血红蛋白在微粒体血红蛋白加单氧酶作用下，使血红蛋白铁卟啉环上的α-甲炔基（-CH-）氧化断裂，释放CO和铁而形成胆绿素，该反应需要分子氧、NADPH和NADPH-细胞色素P_{450}还原酶共同参与；胆绿素在细胞质中经过胆绿素还原酶作用，接受NADPH提供的H^+还原为胆红素Ⅸa。

2. 胆红素的类型

（1）非结合胆红素（unconjugated bilirubin）：又称间接胆红素，或者血胆红素。胆红素在血液中主要是以胆红素-清蛋白复合物的形式存在和运输。正常成人每100ml血浆中的清蛋白能结合34~43μmol/L胆红素，而血浆实际胆红素浓度只有15.5μmol/L ± 5.5μmol/L。

（2）结合胆红素（conjugated bilirubin）：又称直接胆红素，或者肝胆红素。胆红素在肝细胞滑面内质网上进行转化时，生成的极性较强的水溶性结合物——胆红素葡萄糖醛酸单酯和双酯，其中葡萄糖醛酸双酯是主要产物，约占95%。

（3）δ-胆红素（delta-bilirubin）：小部分胆红素与清蛋白呈共价结合，在血中停留时间长，称为δ-胆红素。研究证明，δ-胆红素部分是由一种或多种胆红素成分组成，与重氮试剂呈直接反应，可以作为判断严重肝病预后的指标。

3. 胆红素正常代谢

（1）胆红素在肝细胞内的代谢

1）摄取：肝细胞摄取胆红素的有效性取决于：①血窦面肝细胞膜上的受体蛋白：胆红素等有机离子与膜上载体蛋白结合后，从膜外侧转移到内侧，进入胞质，此为载体介导的主动转运过程。胆红素-清蛋白复合物通过肝脏1次，即有40%的胆红素脱离清蛋白而被肝细胞摄取。②肝细胞胞质中有两种可溶性受体蛋白，即Y蛋白和Z蛋白，又称载体蛋白。Y蛋白是肝细胞内的主要载体蛋白，与谷胱甘肽-*S*-转移酶同属于一个基因家族，为酸性蛋白质，与胆红素的亲和力高于Z蛋白，既能结合胆红素，又可以结合其他有机阴离子（如类固醇、磺溴酞钠等）。在胞质中，胆红素与载体蛋白结合成复合物，阻止其回流入血，增加其摄入的有效性（图26-2）。

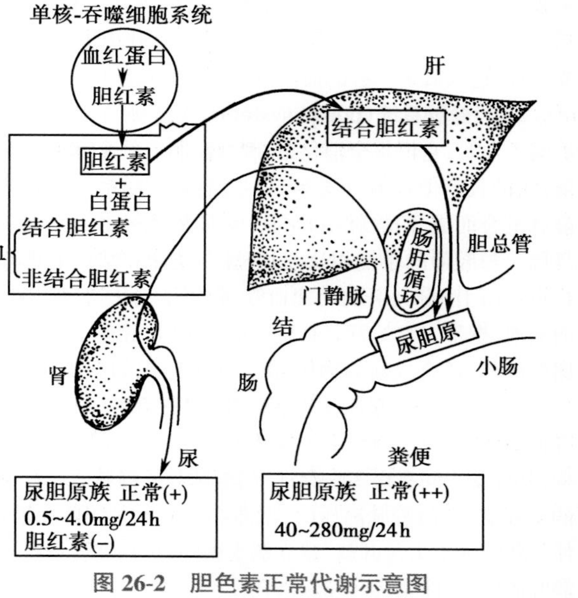

图26-2 胆色素正常代谢示意图

2) 转化：肝细胞对胆红素的转化在滑面内质网上进行。在胆红素尿苷二磷酸葡萄糖醛酸转移酶的催化下，胆红素迅速与尿苷二磷酸-α-葡萄糖醛酸（uridine diphosphate glucuronic acid，UDPGA）反应，通过其丙酸基与葡萄糖醛酸结合，生成极性较强的水溶性结合物胆红素葡萄糖醛酸单酯和双酯，此即结合胆红素。葡萄糖醛酸双酯是主要产物，约占95%。这种转化既有利于胆红素随胆汁排出，又限制其通过生物膜而起到解毒作用。

3) 排泄：结合胆红素在内质网形成后，在高尔基复合体、溶酶体等参与下，通过胆小管膜上的主动转运载体被排泄至胆小管中，这是一种逆浓度梯度的能量依赖的主动转运过程。

(2) 胆红素在肠管中的代谢及肠肝循环：结合胆红素随胆汁进入肠道，在小肠上段的碱性pH条件下，通过来自肝脏、小肠上皮细胞和肠道细菌的β-葡萄糖醛酸苷酶的作用，大部分被水解而脱下葡萄糖醛酸，转变成非结合胆红素，然后经过肠道厌氧菌的还原作用，逐步形成中胆素原、粪胆素原和尿胆素原，三者统称为胆素原簇化合物（胆素原）。在肠道下段，三种胆素原接触空气，分别被氧化成中胆素、粪胆素和尿胆素（统称为胆素），随粪便排出，呈棕黄色，成为粪便的主要颜色。在小肠下段约有10%~20%的胆素原被肠黏膜细胞重新吸收，经门静脉入肝，其中大部分以原形再排入胆道，构成“胆素原的肠肝循环（enterohepatic circulation）”；2%~5%重吸收的胆素原进入体循环而出现在尿中，并可氧化成尿胆素，成为尿的主要颜色。正常人每天排出尿胆素0.85~6.8μmol。

4. 胆红素代谢异常

(1) 黄疸的定义与分类

1) 黄疸的定义：凡是能引起胆红素生成过多或者肝细胞对胆红素的摄取、结合和排泄过程发生障碍的因素均可使血中胆红素升高而出现高胆红素血症。当血清中胆红素浓度超过34.2μmol/L（2.0mg/100ml）时，可出现巩膜、黏膜及皮肤黄染，称为黄疸（jaundice）；若血清中胆红素浓度超过正常值，但是不超过34.2μmol/L，肉眼未见黄疸，则称为隐性黄疸（occult jaundice）。正常人血清胆红素总量不超过17.2μmol/L（1.0mg/100ml），其中4/5是非结合胆红素，其余是结合胆红素。

2) 黄疸的分类：黄疸按照病因可分为溶血性、先天性非溶血性、肝细胞性和胆汁淤积性；按照病理生理分为胆红素生成过多、摄取障碍、结合障碍及排泌障碍；按照病变部位可分为肝前性、肝性和肝后性，按照血中升高的胆红素的类型分为高非结合胆红素性黄疸及高结合胆红素性黄疸。

新生儿黄疸（neonatal jaundice）：新生儿生理性黄疸是新生儿时期所特有的一种现象，血浆胆红素浓度一般不超过86μmol/L。由于胎儿在宫内低氧环境下，血液中的红细胞生成过多，且这类红细胞多不成熟，易被破坏，胎儿出生后，造成胆红素生成过多，约为成人的2倍。另一方面，由于以下原因使胆红素代谢受限制，造成新生儿在一段时间出现黄疸现象：①新生儿肝脏功能不成熟，肝细胞内胆红素尿苷二磷酸-葡萄糖醛酸转移酶活性不高；②新生儿肝细胞内缺乏Y蛋白，胆红素的摄取能力较成人差；③母乳中含有孕二醇，对葡萄糖醛酸转移酶有抑制作用；④无效红细胞生成等。

(2) 黄疸的形成及发病机制

1) 胆红素形成过多：胆红素在体内形成过多，超过肝细胞的摄取、转化和结合能力，大量非结合胆红素在血中积聚而发生高非结合胆红素血症。先天性的包括红细胞膜、酶或血红蛋白的遗传性缺陷；后天性的包括血型不合输血、脾功能亢进、疟疾及理化因素等。

2) 肝细胞处理胆红素的能力下降：肝细胞对血中非结合胆红素的摄取、转化和排泄发生障碍。根据障碍的性质，可使血中非结合胆红素和结合胆红素均升高。恶性贫血、珠蛋白生成障碍等引起的无效造血以及药物竞争性抑制、脓毒症、Gilbert综合征系因肝细胞摄取游离胆红素障碍及微粒体内葡萄糖醛酸转移酶不足所致，血清内非结合胆红素增高；新生儿生理性黄疸、药物性黄疸、Crigler-Najjar综合征系由于肝细胞缺乏葡萄糖醛酸转移酶，致不能形成结合胆红素，因而血中非结合胆红素浓度很高，可并发胆红素脑病（bilirubin encephalopathy）（又称核黄疸），预后很差；Rotor综合征（Rotor syndrome，RS）是由于肝细胞摄取游离胆红素和排泄结合胆红素均有先天性缺陷，致血中以结合胆红素增高为主，吲哚青绿（ICG）排泄试验有减低；其他引起血胆红素增高的因素包括右心充血性心力衰竭、门-体分流、载体蛋白被竞争性抑制、发热、肝细胞病变、肝炎等。

3) 胆红素在肝外的排泄障碍：各种原因引起的胆汁排泄受阻，使胆小管内的压力增大，肝内转化生成的结合胆红素逆流入血，造成结合胆红素升高。肝外梗阻包括胆总管结石、急性梗阻性化脓性胆管炎、胰头癌、肝胰管壶腹癌、原发性或继发性肝癌、寄生虫感染、坏死性胆管炎、先天性胆道狭窄或闭锁等。肝内梗阻包括药物、原发性胆汁性肝硬化、肿瘤等。Dubin-Johnson综合征（Dubin-Johnson syndrome，DJS）系因肝细胞对结合胆红素及其他有机阴离子（如吲哚青绿、X线造影剂）向胆小管排泄障碍，致血清结合胆红素增高。

（三）胆汁酸代谢

1. 胆汁酸来源与生成 胆汁酸（bile acid）是胆固醇的衍生物，胆汁中存在的一类24碳胆烷酸的羟基衍生物，属于内源性有机阴离子。由胆固醇在肝细胞内经线粒体酶作用，侧链氧化裂解首先生成5β-胆烷酸，再在微粒体酶作用下，经羟化而形成三羟和二羟胆汁酸，即为初级胆汁酸。其侧链上的羧基在肝细胞内与甘氨酸结合形成胆汁酸。此外，有少量与硫酸或葡萄糖醛酸结合成结合型胆汁酸。

2. 胆汁酸类型 人类胆汁中存在的胆汁酸主要有胆酸（cholic acid，CA）、鹅脱氧胆酸（chenodeoxycholic acid，CDCA）、脱氧胆酸（deoxycholic acid，DCA）、石胆酸（lithocholic acid，LCA）和少量其他胆汁酸。按照其来源可分为初级胆汁酸和次级胆汁酸。在肝细胞内以胆固醇为原料合成的胆汁酸称为初级胆汁酸（primary bile acids），包括CA和CDCA等。初级胆汁酸在肠管内经过肠菌酶作用形成次级胆汁酸（secondary bile acids），包括DCA、LCA和熊去氧胆酸（ursodeoxycholic acid，UDCA）等。按照其结合与否分为游离型胆汁酸和结合型胆汁酸。结合型是指上述胆汁酸与甘氨酸或牛磺酸结合而形成的结合型胆汁酸。人胆汁中的胆汁酸以结合型为主，其中甘氨酸结合物多于牛磺酸结合物，大约为（3~4）：1。胆汁中几乎不含有游离型胆汁酸。

3. 胆汁酸正常代谢 在肝细胞内，胆固醇经 7α- 羟化酶的催化生成 7α- 羟胆固醇，然后再继续经过氧化异构、还原和侧链修饰等，生成初级游离型胆汁酸（CA 和 CDCA），两者均可与甘氨酸或牛磺酸结合生成相应的初级结合型胆汁酸。初级结合型胆汁酸随胆汁排入肠道，在协助脂类物质消化吸收的同时，在回肠和结肠上段受细菌的作用先被水解生成游离型胆汁酸，再经过 7α- 脱羟酶的作用，CA 和 CDCA 分别转变成 DCA 和 LCA，形成次级游离型胆汁酸。在肠道中约有 95% 的胆汁酸被重吸收，吸收方式有主动重吸收和非离子扩散（被动重吸收）两种。重吸收的胆汁酸经过门静脉入肝，在肝细胞内，游离型胆汁酸被重新合成为次级结合型胆汁酸，与新合成的初级结合型胆汁酸一同再随胆汁排入小肠，这样便构成了胆汁酸的肠肝循环。肠肝循环生理意义在于使有限的胆汁酸被反复利用，最大限度地发挥其促进脂类物质消化吸收的生理作用。

4. 胆汁酸代谢异常 胆汁酸的合成、分泌、重吸收及加工转化等均与肝、胆、肠等密切相关，因此，肝胆和肠疾病必然影响胆汁酸的代谢，而胆汁酸代谢的异常又必然影响到上述脏器的功能以及胆固醇代谢的平衡。因此，血清胆汁酸测定可作为一项敏感的肝脏清除功能指标。

（1）胆汁酸合成缺陷：先天性的特发性新生儿肝炎，因缺乏 Δ^4-3- 氧固醇 -5β- 还原酶和 / 或 3β- 羟脱氢酶异构酶而引起胆固醇合成受限。临床上胆汁酸合成障碍以肝脏病变引起较为常见。

（2）胆疾病的代谢异常：在各种肝内外胆道梗阻导致胆汁淤积时，由于胆汁反流和门静脉分流，患者可表现为血清总胆汁酸浓度升高，其值高于餐后的血清水平，CA/CDCA 比值增高。在肝实质细胞病变（如肝炎、肝硬化）时，因肝细胞功能障碍及肝细胞数量减少，导致 CA 的合成显著减少，CA/CDCA 比值下降甚至倒置。

（3）肠道疾病时的胆汁酸代谢：血清胆汁酸水平可以反映回肠的功能状态。小肠疾病时，如回肠切除、炎症或分离（如造瘘）等，因胆汁酸的肠肝循环受阻，血清胆汁酸水平降低；同时由于胆汁酸返回肝脏减少，反馈抑制减弱，胆汁酸的合成加速，血清胆固醇浓度减低。

（4）胆汁酸代谢与高脂血症：各型高脂血症，其血浆胆固醇浓度均有不同程度的升高，而胆汁酸的生成是胆固醇代谢的主要通路，因此，胆汁酸代谢与体内胆固醇的平衡密切相关。归纳起来主要表现为：①胆汁酸的生成是内源性胆固醇的主要代谢去路，而胆汁酸的生物合成又依赖其自身的负反馈调控；②肝细胞依赖胆汁酸的乳化及其形成的混合微团作用而随胆汁分泌排泄胆固醇，因此胆汁酸的合成和分泌必然影响胆固醇的排泄；③胆汁酸协助食物胆固醇的吸收，而吸收的胆固醇可直接调控肠壁细胞及肝细胞内胆固醇的合成。因此，高脂血症时的代谢紊乱必然涉及胆汁酸的代谢异常。例如Ⅱa 型高脂血症时，CA 明显减少，而 CDCA 的合成代偿性增加，其原因尚不清楚。

第二节 肝脏疾病功能异常的检验与评价

由于肝脏具有强大的储存能力，除非肝脏受到重大创伤，否则蛋白质水平将保持平稳。此外，许多肝脏蛋白质的半衰期较长，如白蛋白为 3 周，所以用于诊断肝脏疾病敏感且特异的蛋白质都还不够理想。一些血浆蛋白质为肝脏疾病的诊断提供了帮助。在急性肝脏疾病，血浆蛋白质的变化很小；在严重肝损伤时，半衰期短的蛋白质（如甲状腺激素结合蛋白、凝血酶原）等迅速下降，但是半衰期长的蛋白质并没有变化。在肝硬化，除免疫球蛋白升高外，所有肝脏合成的血浆蛋白质都将下降。凝血酶原时间对于急性肝脏疾病的预后和肝硬化病程的判断具有一定的价值。

一、合成功能检测与评价

（一）白蛋白

1. 理化性质 白蛋白（albumin，Alb）系由肝实质细胞合成，在血浆中半衰期为 15~19 天，是血浆中含量最多的蛋白质，占血浆总蛋白的 40%~60%。其合成率易受食物中蛋白质含量的影响，但主要受血浆中白蛋白水平的调节，在肝细胞中没有储存，在所有细胞外液中都含有微量的白蛋白。白蛋白可以在不同组织中被内吞而摄取，其氨基酸可被用于组织修补。血浆白蛋白的另一重要功能是维持血浆胶体渗透压，并有相当的缓冲酸与碱的能力。

2. 检测方法 目前关于血浆或血清白蛋白的测定，最常使用的方法是利用其与某些染料，如溴甲酚绿（bromcresol green，BCG）或溴甲酚紫（bromcresol purple，BCP）特异性的结合能力而加以定量。正常成人参考值为 35~50g/L。

3. 临床意义评价 白蛋白是血清蛋白质检测最常用的指标，也是唯一由肝脏单独合成的蛋白质。低白蛋白血症主要出现在肝硬化、自身免疫性肝病、酒精性肝病。正常成年男性肝脏每天合成蛋白质 0.12~0.2g/kg，成年女性为 0.12~0.15g/kg，白蛋白半衰期为 17~23 天。血清白蛋白的降低反映了肝实质细胞总数的变化。在急性肝炎、药物引起的肝毒性及阻塞性黄疸时，由于病程短，对白蛋白合成影响不大，甚或相当严重时仍在正常范围。但在肝硬化和慢性活动性肝炎时，由于有效肝细胞总数的减少和肝细胞代谢障碍，所以白蛋白合成可下降一半或一半以上，并出现低蛋白血症。若肝炎患者白蛋白低于 3g 应怀疑有慢性肝炎。而腹水例外，此时合成速率正常甚至提高，血清白蛋白低是由分布容量增大所致。低蛋白血症并非对肝病特异，它可出现在任何原因引起蛋白质营养障碍，例如失蛋白性肠病、慢性感染或肾病综合征，因此，白蛋白不作为筛查肝病患者的指标。

（二）前白蛋白

1. 理化性质　前白蛋白（prealbumin，PA）分子量为5.4万，由肝细胞合成，在电泳分离时，需显示在白蛋白的前方，其半衰期很短，仅约12小时。因此，测定其在血浆中的浓度对于了解蛋白质的营养不良和肝功能会比白蛋白和转铁蛋白有更高的敏感性。前白蛋白除了作为组织修补的材料外，还可作为一种运载蛋白，可结合 T_4 与 T_3，而对 T_3 的亲和力更大。前白蛋白与视黄醇结合蛋白形成复合物，具有运载维生素A的作用。在急性炎症、恶性肿瘤、肝硬化或肾炎时其血浓度下降。

2. 检测方法　以前血清前白蛋白测定多用免疫单扩散法，不能对前血清前白蛋白定量，并且不能实现自动化检测。目前一些实验室已用透射比浊法进行检测，即人血清中前白蛋白与其相应抗体（羊抗人前白蛋白血清）在液相中相遇，立即形成抗原-抗体复合物，形成一定的浊度，该浊度的高低在一定量抗体存在时与抗原的含量成正比。该方法可以通过标准曲线的建立对前白蛋白进行定量检测，并可以直接在全自动生化分析仪上进行自动检测。

3. 临床意义评价　肝合成前白蛋白异常，血浆前白蛋白的半衰期短，只有1.9天。慢性活动性肝炎、梗死性黄疸、肝硬化、亚急性重型肝炎时血浆前白蛋白均显著降低。

（三）胆碱酯酶

1. 理化性质　胆碱酯酶（cholinesterase，CHE）分为两种：①真性胆碱酯酶（acctylcholinesterase，AChE，EC3.1.1.7），即乙酰胆碱酯酶；②假性胆碱酯酶（butyrylcholinesterase，PChE，EC3.1.1.8），或称丁酰胆碱酯酶，存在于肝、胰、子宫、中枢神经白质等处，是血浆中固有的酶，能水解丁酰胆碱，但难水解乙酰胆碱。血清中的胆碱酯酶主要来源于PChE，目前实验室检测的多为PChE。

2. 检测方法　全自动生化分析仪酶法检测。PChE参考范围：血清为5 400~12 500U/L。

3. 临床意义评价　PChE由肝脏生成后分泌入血，反映肝实质合成蛋白的能力，与血清白蛋白的减低大致平行，但比白蛋白更敏感地反映病情变化，随着病情好转，PChE迅速上升。慢性肝炎时如持续减低提示预后不良。病理结果显示，PChE下降的程度与肝组织病理分级呈高度负相关；肝硬化和重型肝炎患者血清胆碱酯酶活力明显降低，肝衰竭时显著降低；在营养不良、感染、贫血性疾病、有机磷中毒时PChE也下降，应注意判别。脂肪肝及肾病综合征时PChE往往上升，反映肝脂质代谢异常，多伴有高脂血症，可能与肝代偿性合成、分泌增加有关。原发性肝癌时也可见PChE升高，原因可能是肝癌细胞产生PChE。

二、吸收、解毒功能检测与评价

（一）胆红素

1. 理化性质　胆红素是血红蛋白在肝脏代谢后产生的一种色素。它在肝脏内进行生物转化后排泄到胆汁和尿液。游离形式的胆红素与白蛋白结合并运输到肝脏后形成胆红素葡萄糖苷酸，后者被排泄到胆汁，这种运输、排泄的过程非常高效，结合胆红素在血浆内用非常灵敏的检测方法才能检测到。当肝功能异常时，胆红素单葡萄糖苷酸与白蛋白以共价形式连接于赖氨酸残基，生成胆蛋白，即δ-胆红素。结合胆红素或δ-胆红素升高是（除很罕见的遗传性疾病，如杜宾-约翰逊综合征外）肝功能异常的高度特异指标。在肠道，胆红素葡萄糖苷酸被细菌水解和还原为尿胆素原。

2. 检测方法　血清总胆红素和结合胆红素测定采用改良J-G法或胆红素氧化酶法。应用钒酸盐法和胆红素氧化酶测定胆红素是20世纪80年代中期发展起来的新方法，操作简单，特异性高，又能应用于自动分析仪。参考范围：血清总胆红素5.1~17.1μmol/L；血清结合胆红素0~6μmol/L。

3. 临床意义评价　升高的血浆胆红素分为结合胆红素（主要为结合胆红素与胆蛋白质的总和）和非结合胆红素（主要为非结合胆红素）两种。溶血和肝代谢的降低可导致非结合胆红素增多。肝细胞生成胆红素的限速步骤是结合型胆红素分泌入毛细胆管，由此可以解释为什么肝功能严重低下会导致以结合型胆红素为主的高胆红素血症。在严重的肝损伤，如暴发性肝衰竭和末期肝硬化，会出现原发性结合胆红素过多症，此外增加的结合胆红素还常见于急性肝病或者胆汁淤积患者，结合胆红素的比例在各型肝病中大致相仿。尿胆原多在结合胆红素增加时出现。肝功能得到恢复后，结合胆红素快速清除，胆蛋白质余留。

黄疸是由于胆红素的沉积而表现为皮肤、黏膜、巩膜变黄的现象，是肝功能异常的特异表现。但并不是所有的肝病都会出现黄疸，如一些慢性肝病不会出现黄疸，而非肝病类疾病，如一些胆汁代谢异常或胆红素过高也会出现黄疸。黄疸通常在血浆胆红素浓度达到2~3mg/dl时出现。当胆红素由肝脏代谢排入受损的肠道时（如急性肝病、胆道阻塞），将会出现陶土样灰便，当水溶性结合胆红素增加时茶色尿将出现。对黄疸患者来说，根据血清总胆红素和胆红素组分的测定并不能准确地分辨实质性（肝细胞性）和胆汁淤积性（梗阻性）黄疸。

（二）血氨

1. 理化性质　体内氨有3个主要来源：①氨基酸经脱氨基作用产生的氨是主要来源；②由肠道吸收的氨；③肾脏分泌的氨。血氨（blood ammonia）的代谢包括：①生成尿素：即氨在体内主要的去路是经过鸟氨酸循环生成无毒的尿素，经肾脏排出。合成尿素的原料是 NH_3 和 CO_2，合成场所在肝脏。②谷氨酰胺的生成和运氨作用：谷氨酰胺是一种转运氨的形式，主要从脑和肌肉等组织向肝或肾转运氨。氨与谷氨酸在谷氨酰胺合成酶的催化下生成谷氨酰胺，并由血液输送到肝或肾，再经谷氨酰胺酶水解成谷氨酸及氨。因此，谷氨酰胺既是氨的解毒产物，也是氨的储存和运输形式。

2. 检测方法　血氨的测定方法很多，有纳氏试剂显色法、酚-次氨盐酸法等，但目前实验室应用最普遍的是谷氨酸脱氢酶连续监测法。参考范围：18~72μmol/L。

3. 临床意义评价　临床上发现80%~90%的肝性脑病患者有血氨升高，有的增高到正常人的2~3倍以上，而且有时还可看到血氨增高与神经精神症状严重程度相平行。正常情况下，氨在肝中合成尿素以维持血氨浓度稳定，一般不超过59μmol/L。当肝功能严重受损时，清除氨的能力大大降低，血氨水平增高。增高的血氨通过血脑屏障进入脑组织，从而引起脑功能障碍。

由于肝脏功能严重受损，尿素合成障碍；加上门腔静脉短路，由肠管吸收回血的氨可不经过肝脏解毒而直接进入体循环，造成血氨浓度增高。此外，饮食中蛋白质过多、消化道出血、胺盐的摄入及应用利尿剂等均可引起血氨升高或毒性增加，从而诱发肝性脑病。

三、排泄功能检测与评价

来源于窦状隙血液中的内生源和外生源性的有机阴离子，经生物转化，排泄到胆汁或尿液，评估这种排泄，对肝脏的功能判断具有重要价值。常用的检测方法包括：检测血浆中内源性混合物的浓度，如胆红素、胆汁酸，以及检测外源性混合物的清除率，如氨基比林、利多卡因、咖啡因等。药物代谢实验经常被用于肝移植和早期肝病功能的评价。

其中，胆汁酸检测是常用的肝脏排泄功能检测与评价项目。血清胆汁酸浓度很低，可采用气 - 液相层析、高效液相层析、放射免疫分析、酶联免疫分析及酶学分析等方法检测血清总胆汁酸浓度。血清胆汁酸的正常参考值为 0~6μmol/L。

肝胆疾病患者由于肝脏损伤的存在，经门静脉回肝的胆汁酸因肝细胞功能低下或者侧支循环的形成，肝不能充分摄取胆汁酸，导致血中总胆汁酸（total bile acids，TBA）浓度增高，餐后 2 小时血胆汁酸检测可能较空腹状态检测对肝功能评估更为灵敏。在急慢性肝炎、门脉性肝硬化、胆汁淤积、原发性肝癌、药物性黄疸及酒精性肝硬化时，血清胆汁酸水平无区别地升高，有些患者可增高至正常血清浓度的 100 倍以上。对已经确诊的肝病患者，血清胆汁酸的测定与其他常规肝功能试验相比并无优越性，但是在肝病早期、无黄疸的潜在性肝病进展期以及肝实质细胞微小坏死等情况下，常规肝功能试验尚未检测出任何异常时，血清胆汁酸的升高具有诊断价值。此外，TBA 测定可用于区别高胆红素血症和胆汁淤积：TBA 正常而胆红素升高可视为高胆红素血症；反之则视为胆汁淤积；两者都升高则考虑为胆汁淤积性黄疸。

四、酶学检测与评价

（一）肝脏酶学概况

肝细胞内酶含量十分丰富，据测定肝内酶蛋白含量约占肝蛋白总量的 1/3；酶的种类很多，体内几乎所有的酶都多少不等地存在于肝细胞中，其中有些酶则仅分布或绝大部分分布于肝内，如鸟氨酸氨基甲酰转移酶、精氨酸酶、组氨酸酶和山梨醇脱氢醇等。正是由于肝细胞内酶系完善，酶的活性较高，所以肝脏成为人体物质代谢的重要器官。

根据酶的组织来源和在血浆中发挥催化作用的情况将血清酶分为两大类。

1. 血浆特异酶（plasma-specific enzyme） 这些酶在血浆中有确定的和特异的生理生化功用。它们不仅在血浆中发挥催化作用，而且酶在血浆中的浓度也明显高于其他组织。

（1）大多数凝血因子和纤溶酶原都是血浆特异酶。

（2）参与血浆脂蛋白代谢的两种酶：脂蛋白脂肪酶和卵磷脂胆固醇酰基转移酶。

（3）血清中的铜蓝蛋白、肾素及假胆碱酯酶等也都是血浆功能酶。

2. 非血浆特异酶（nonplasma-specific enzyme） 在正常人体内这类酶血浆浓度很低，血浆中也缺乏它们的底物或激活剂，因此不能在血浆中发挥催化作用。根据这类酶的来源又可分为“外分泌酶”和“细胞酶”两类。

（1）外分泌酶：来源于外分泌腺，有极少量逸入血浆。如淀粉酶（唾液腺和胰腺）、蛋白酶（胃底腺及胰腺）、脂肪酶（胰腺）及酸性磷酸酶（前列腺）等。这些酶很少在血浆中发挥催化作用。它们在血浆中的浓度和腺体的分泌功能密切相关。当腺体中酶合成量增多时，分泌到腺体导管中的酶量增加，进入血液的酶量也相应增多。

（2）细胞酶：是指在细胞和组织中参与物质代谢的酶类。这些酶自身不断地进行着合成与分解，在细胞内浓度很高，进入血浆的量很少，在血浆中也没有重要的催化作用。但是由于细胞酶在细胞内的分隔分布和组织器官专一性分布上有很大的不同，这些对于解释病理情况下血清酶谱的变化规律和选择特异性强的酶学检测项目是十分有用的。因此，实验室肝病酶学指标往往多选择这类酶作为临床评估肝功能、辅助诊断的常用指标，如 GPT、GOT、ALP、CHE、GGT 等。

3. 从应用角度又可将血清酶分为以下 4 类 ①主要用于判断肝实质损害的酶类：包括 GPT、GOT、LDH 等；②反映胆道梗阻的酶类：包括 ALP、GGT；③诊断肝纤维化的酶类：包括 MAO；④主要用于诊断肿瘤的酶类：包括 AFUα-L- 岩藻糖苷酶、5-NT（5 核酸苷酶）。

4. 血清酶异常机制主要包括 ①细胞及细胞器受损、酶外溢；②肝细胞合成功能降低、酶合成量减少；③胆道排泄受阻，造成酶堆积；④癌细胞逆向合成活跃，某些酶蛋白合成增加。

（二）谷丙转氨酶

1. 理化性质 谷丙转氨酶（glutamic-pyruvic transaminase，GPT）是催化氨基酸与酮酸之间氨基转移的一类酶，普遍存在于动物、植物组织和微生物中。人体中 GPT 按其含量由多到少排序为肝、肾、心肌、脑，以肝脏中 GPT 活性最高。在肝细胞中 GPT 主要分布于细胞质中，半衰期为（47 ± 10）小时。当肝细胞发生炎症、坏死、中毒等造成肝细胞受损时，细胞膜通透性增大，GPT 即可逸出细胞外。轻微的肝细胞受损，GPT 活性可增高 1 倍，是肝功能受损的最灵敏的指标之一，此时 GPT 便会释放到血液中，使血液内酶活力明显增加。所以肝脏本身的疾病，特别是各型病毒性肝炎、肝硬化、肝脓肿、肝结核、肝癌、脂肪肝、肝豆状核变性，均可引起不同程度的转氨酶升高。

2. 检测方法 IFCC 推荐方法是连续监测法，底物为 L- 丙氨酸和 α- 酮戊二酸，辅酶是 NADH，在 340nm 处检测吸光度下降速率，根据线性反应期吸光度下降速率计算出 GPT 的活性浓度。参考范围：男性：9~50U/L；女性：7~40U/L。

3. **临床意义评价**

(1)GPT是反映肝损伤的一个很灵敏的指标,各种肝脏疾病均可引起血清GPT升高,临床上主要用于肝脏疾病的诊断。

1)各种急性病毒性肝炎、药物或酒精中毒引起的急性肝损害等,血清GPT水平可在临床症状(如黄疸)出现之前就急剧升高,急性病毒性肝炎时可达到10~40倍参考范围上限,而药物性肝炎或缺血性肝病时GPT活性最高可大于40倍参考范围上限,且GPT>GOT。一般而言,急性肝炎时血清GPT水平与临床病情轻重相平行,且往往是肝炎恢复期最后降至正常的酶,是判断急性肝炎是否恢复的一个很好的指标,若持续增高6个月至1年以上则易转为慢性肝炎。

2)慢性肝炎时GPT升高幅度不大,多在300单位以下。转氨酶水平反映了疾病的活动性。病理结果显示:大多数GPT长期处于正常范围的慢性肝病患者,肝脏只有轻微的炎症和较少的纤维化。转氨酶长期异常,但水平不高,多见于慢性乙型和丙型肝炎、自身免疫性肝炎、长期大量饮酒后的酒精性肝炎等。转氨酶水平大多在100~200单位之间,<100单位的慢性肝炎患者最需要重视,因为这类患者人数最多,病情持续发展,最终可能发展为肝硬化或肝癌。

3)胆道疾病,如胆石症、胆道梗阻,GPT可有轻中度升高,梗阻解除,黄疸消退1~2周后GPT即可恢复正常,若GPT增高持续不退,提示合并病毒性肝炎。

4)肝衰竭时GPT反而下降,说明肝细胞被大量破坏而无酶释放,提示预后不良。特别应注意的是,肝衰竭时由于大量肝细胞坏死,血中GPT逐渐下降,而胆红素却进行性升高,出现所谓"酶胆分离"现象,常是肝坏死的前兆。

5)原发性肝癌患者GPT持续增高,可能合并肝坏死。

6)某些肝硬化和肝癌患者,肝病已至晚期,肝功能很差,但转氨酶却正常。不少人因为大量腹腔积液、消化道出血,或者体检时发现其他异常才得知原发疾病,隐源性肝硬化是其中一种。

7)值得注意的是,转氨酶正常,肝脏损害依然存在。慢性乙型肝炎病毒携带者,乙肝病毒指标一直是阳性,但转氨酶从来没有升高过,对这样的患者做肝脏活组织检查却能发现肝脏炎症反应很严重,有的已经发生了纤维化,甚至肝硬化和肝癌。

8)转氨酶轻度增高的脂肪肝:脂肪肝转氨酶一般不超过100单位,一般体重超标,这与饮食结构不当、饮食无量、嗜酒无度、缺乏运动等有关。

(2)除肝脏外,体内其他脏器组织,如心、肾、肺、脑、睾丸、肌肉也都含有此酶。因此当心肌炎、肾盂肾炎、大叶性肺炎、肺结核、乙型脑炎、多发性肌炎、急性败血症、肠伤寒、流脑、疟疾、胆囊炎、钩端螺旋体病、流行性感冒、麻疹、血吸虫病、挤压综合征等亦可见血中转氨酶升高。

(3)因为转氨酶是从胆管排出的,如果有胆管、胆囊及胰腺疾病,胆管梗阻,也可使转氨酶升高。临床常见的有胆囊炎、胆管蛔虫、肝胆管结石、胆囊及胆管肿瘤、壶腹周围癌、先天性胆管扩张症、急慢性胰腺炎、胰头癌及出血坏死性胰腺炎。其他内科疾病,如系统性红斑狼疮、甲状腺功能亢进、糖尿病、恶性组织细胞病、心力衰竭、风湿热、消化性溃疡、急慢性胃肠炎及尿毒症等也可发生转氨酶升高。

(4)营养不良、酗酒、应用某些药物、发热等情况均能使转氨酶有轻度升高。生理状态下,血清转氨酶也有变异,如剧烈活动、体育锻炼、月经,转氨酶也可暂时升高。

(5)伴维生素B_6缺乏的妊娠、肝病终末状态、肾透析、肾功能不全时,可造成GPT降低。

(三)谷草转氨酶

1. **理化性质** 谷草转氨酶(glutamic-oxaloacetic transaminase, GOT)催化谷氨酸与草酰乙酸之间的转氨作用。GOT催化L-门冬氨酸和α-酮戊二酸之间氨基的转移,生成草酰乙酸和L-谷氨酸。谷氨酸经脱氨供尿素循环,α-酮戊二酸再生。GOT以心脏中活力最大,其次为肝脏;GOT存在于所有细胞的细胞质和线粒体中,GOT在肝细胞浆内只占20%,其余80%存在于线粒体内。总GOT的半衰期为(17±5)小时,线粒体中GOT的半衰期为87小时,GOT在早期肝细胞轻微受损时不逸出,在肝细胞严重损伤破坏时才逸出。

2. **检测方法** GOT测定原理和方法同GPT,底物为L-门冬氨酸和α-酮戊二酸,在340nm处检测吸光度下降速率,根据线性反应期吸光度下降速率计算出GOT的活性浓度。参考范围:男15~40U/L,女13~35U/L。

3. **临床意义评价**

(1)在急性肝炎时,GPT灵敏度及特异性均大于GOT,GOT虽亦显著升高,但升高程度不及GPT。

(2)在慢性肝炎,特别是肝硬化时,GOT升高程度超过GPT。

(3)当GOT明显增高(GOT>GPT)时,提示重症肝炎、严重肝损伤。

(4)胆道疾病时GOT亦可升高。

(5)另外心肌梗死时GOT活性增高,须注意区别。测定GOT活力则有助于对心脏病变的诊断,心肌梗死时血清中GOT活性显示上升。

(6)GOT/GPT:血清转氨酶测定是我国应用最为广泛的反映肝细胞损害的试验,GOT和GPT在肝脏中的活性分别是血清中的7 000倍和3 000倍。在肝细胞浆内GOT/GPT比值为0.6∶1,而在整个肝细胞内两者比值为3∶1。男性中两种酶均普遍比女性偏高。

为了提高血清转氨酶测定的诊断和鉴别诊断价值,临床上引入了GOT/GPT(DeRitis)比值。在肝细胞内GPT主要分布于细胞浆水溶相中,而GOT主要分布于线粒体,少数分布于细胞浆水溶相。当肝细胞变性、细胞膜通透性增加时,从细胞内逸出的主要是GPT,而当肝细胞严重病变、坏死时,线粒体内GOT便释放出来。轻型肝炎时GOT/GPT比值下降,重症肝炎时比值上升,肝硬化和肝癌时此比值也上升。酒精性肝炎时GOT/GPT比值升高,原因与以上不同,主要因为:①GPT轻度升高可能与酒精耗竭了作为GPT辅酶的吡哆醛有关;②GOT明显升高与酒精刺激了轻微病变细胞的线粒体中GOT的释放有关。GOT/GPT比值大于2则提示酒精性肝病。

GOT/GPT比值对于急慢性肝炎的诊断、鉴别诊断以及判断转归具有特别价值。急性肝炎时比值 ≤1，肝硬化时比值 ≥2，肝癌时比值 ≥3。

（四）碱性磷酸酶

1. 理化性质 碱性磷酸酶（alkaline phosphatase，ALP）是一种含锌的糖蛋白，属磷酸单酯水解酶，在碱性环境中（最适 pH 为 10 左右）可以催化磷酸基从底物分子转移到另一个羟基的化合物上，生成醇化合物和另一种含磷酸基的化合物。ALP 由肝细胞合成、分泌，自胆道排泄，半衰期为 3 天。ALP 主要来自肝脏，其次来自骨骼、小肠、胎盘、肾脏等。此酶随胆汁排泄，胆道梗阻时 ALP 升高，故又称胆道酶。血清中的 ALP 主要来自肝脏和骨骼。生长期儿童血清内 ALP 活性可达正常成人的 2~5 倍。人体各组织中 ALP 同工酶可分为 3 大类，即胎盘 ALP、肠 ALP 和肝 / 骨 / 肾 ALP 同工酶。临床上常借助 ALP 的动态变化来评估病情发展、预后和判断临床疗效，主要用于胆汁淤积性黄疸、原发性肝癌、继发性肝癌、胆汁淤积性肝炎的检查。因为患这些疾病时，肝细胞过度合成 ALP，经淋巴道和肝窦进入血液，同时由于肝内胆道胆汁排泄障碍，反流入血而引起血清 ALP 明显升高。

2. 检测方法 目前国内应用较多的方法为连续检测法，以磷酸对硝基酚（4-NPP）为底物，在波长 405nm 处连续检测吸光度增高速率，计算 ALP 活性。参考值：

男：45~125U/L，女：20~49 岁 35~100U/L；50~79 岁 50~135U/L。

3. 临床意义

（1）临床上测定 ALP 主要用于骨骼、肝胆系统疾病等的诊断和鉴别诊断，尤其是黄疸的鉴别诊断。①肝病时 ALP 的升高程度：胆汁淤积 > 肝癌 > 肝细胞损伤。血清 ALP 高于正常的 2.5 倍，转氨酶不超过正常的 8 倍，90% 为胆汁淤积。因为 90% 以上的肝外胆道阻塞患者血清 ALP 升高，升高的程度常和阻塞程度及病程成正比。如果血清中 ALP 持续低值，则胆汁淤积性黄疸的可能性很小。②血清 ALP 与胆红素增加一般多呈平行关系，但两者发生解离时，如胆红素 /ALP 比值增大，表示肝脏损害严重且不断发展。③ ALP 显著增加，胆红素和 GPT 不高，应疑及肝癌。④血清中 ALP<3 倍参考范围上限和 GPT>10 倍参考范围上限是急性肝损伤的一般判断标准。急性肝炎包括病毒性肝炎和中毒性肝炎，ALP 增高达 2~5ULN（正常上限值），而肝硬化、胆石症和肿瘤引起的胆汁淤积，ALP 增高达 5~20ULN。若血清胆红素逐渐升高而 ALP 不断下降，表示病情恶化。

（2）在骨生长、妊娠、成长、成熟和脂肪餐后等生理情况下，ALP 活性可增高。正常小儿 ALP 活性可达正常成人的 2~5 倍。妊娠 3 个月胎盘即可产生 ALP，9 个月达高峰，可达 2~3 倍参考范围上限，分娩后 1 个月恢复正常。

（3）血中 ALP 下降见于甲状腺功能减退、恶性贫血和遗传型碱性磷酸酶减少症等。

（五）γ- 谷氨酰转移酶

1. 理化性质 血中 γ- 谷氨酰转移酶（γ-glutamyl transferase，GGT）主要来源于肝脏，GGT 在肝脏由肝细胞线粒体产生，局限于细胞浆及肝内胆管上皮中，从胆道排泄。GGT 半衰期为 7~10 天，但在与酒精相关性病症中，其半衰期可达 28 天。GGT 催化谷氨酰残基从谷胱甘肽（GSH）或其他肽链上转移至其他氨基酸或肽链上，γ- 谷氨酰基的供体是 GSH，受体是 L- 氨基酸。GGT 的主要生理功能是催化 GSH 的分解，调节 GSH 的含量，参与氨基酸的吸收、转移和利用。GGT 组织分布以肾脏含量最多，其次为胰、肺、肝等。血清中的 GGT 则主要来自肝胆，红细胞中几乎无 GGT，因此溶血对其测定影响不大。应用聚丙烯酰胺凝胶梯度电泳，血清 GGT 可分成 11~13 条区带，其中Ⅱ带，即 GGT Ⅱ，对肝细胞癌具有诊断价值。GGT Ⅱ为除 AFP 以外的肝癌最佳标志物，但检测方法较为复杂为其缺点。

2. 测定方法 目前国内外多采用连续检测法测定血清 GGT 活性。采用 L-γ- 谷氨酰 -3- 羧基 - 对硝基苯胺作为底物，在 410nm 波长处直接连续检测，吸光度的增高速率与 GGT 活性成正比关系。参考范围：男 10~60U/L，女 7~45U/L。

3. 临床意义评价 在多数情况下 GGT 与 ALP 的变化一致，但骨病时 GGT 正常。GGT 活性增高程度：肝外胆道梗阻 > 原发性肝癌 > 肝内胆汁淤积 > 急性肝炎 > 肝硬化 > 中重度慢性肝炎 > 正常对照组。

（1）急性肝炎时 GGT 升高，在病变恢复期 GGT 下降至正常较转氨酶为晚，当其他肝功能均已恢复正常而 GGT 尚未恢复正常，提示肝内残存病变，肝炎尚未痊愈。如反复波动或长时间维持较高水平，则应考虑肝炎有慢转趋势。

（2）轻度慢性肝炎 GGT 多正常，中重度慢性肝炎 GGT 常可高出正常 1~2 倍，如长期持续升高，表示病情继续发展。GGT 持续低值，提示预后不良。

（3）肝硬化时血清 GGT 的改变取决于肝内病变有无活动及其病因。在非活动期多属正常，若伴有炎症和进行性纤维化则往往上升。原发性或继发性胆汁性肝硬化则往往早期有 GGT 升高。有人认为肝硬化早期 GGT 升高，严重患者，尤其是晚期患者 GGT 反而很低，这可能是由于肝细胞 GGT 合成能力丧失所致。从而认为肝硬化患者如果 GGT 较高，提示疾病尚处于早期阶段。

（4）肝内或肝外胆管梗阻时，GGT 排泄受阻，随胆汁反流入血，致血清 GGT 上升。

（5）原发性或转移性肝癌患者中，该酶多数呈中度或高度增加，可大于正常的几倍甚至几十倍，而在其他系统肿瘤中多正常。但肝癌 GGT 的测定结果与其他肝胆疾病，尤其与黄疸重叠甚多，故单项测定 GGT 对肝癌并无诊断价值，但若同时测定甲胎蛋白、AKP 和 GGT，则诊断价值较大（甲胎蛋白阴性，而 AKP、GGT 上升，尤其在无黄疸、转氨酶正常或仅轻度升高者，应高度警惕肝癌的可能）。

（6）脂肪肝患者 GGT 也常升高，但一般营养性脂肪肝时血清 GGT 活性多数不超过正常值的 2 倍。

（7）酒精性肝炎和酒精性肝硬化患者 GGT 几乎都上升，成为酒精性肝病的重要特征。与 ALP 不同，酒精性肝炎 GGT 的血清水平可达到正常值的 1 300%，而 ALP 则轻度升高。

第三节 不同肝脏疾病生物化学指标的临床应用

当肝脏组织受损而不能发挥正常功能时，既可导致肝脏疾病，也可简称为肝病。引起肝病的因素包括多种，如病毒感染、酒精和药物中毒、代谢失调、遗传等。不同肝病，其相应的生化指标也有不同的变化特征。

一、病毒性肝炎

病毒性肝炎是由多种嗜肝或非嗜肝病毒引起的一种以肝脏损伤为主的全身性急性或持续性传染病。据目前所知，病毒性肝炎至少由6种独特的嗜肝病毒引起，即甲型肝炎病毒（HAV）、乙型肝炎病毒（HBV）、丙型肝炎病毒（HCV）、丁型肝炎病毒（HDV）、戊型肝炎病毒（HEV）、庚型肝炎病毒（HGV）。目前研究较深入的是HAV、HBV、HCV、HDV和HEV。以上各型肝炎虽然由不同病毒引起，但其临床症状、体征、血清生化异常改变都很相似，如以乏力、食欲不振或发热开始，伴有肝功能异常，继之可有肝肿大，部分病例出现黄疸。实验室血清病原学检测主要包括：抗HAV IgM和IgG；HBsAg、HBsAb、HBeAg、HBeAb、HBcAb；抗HCV IgG；抗HDV IgM和IgG等。这些指标对感染或既往感染有诊断意义。肝脏坏死性损伤以及肝功能受损时，血清非结合胆红素和结合胆红素有不同程度的升高，尿胆红素升高，GOT、GPT和ALP活性升高。血清白蛋白降低预示不良预后。除以上提到的6种嗜肝病毒外，还有其他很多病毒也可以引起肝炎，如黄热病病毒、单纯疱疹病毒、风疹病毒、巨细胞病毒、EB病毒等，感染这些病毒所致肝脏炎症只是其全身感染的一部分，临床表现各异，因此实验室指标不包括在病毒性肝炎的特定范围内。

所有病毒性肝炎患者的特点均表现为明显的转氨酶升高，通常情况为8~50倍于检测上限。GPT由于清除较慢，一般高于GOT。酶的高峰一般在胆红素高峰之前出现，并保持4~5周。

（一）甲型病毒性肝炎

甲型病毒性肝炎由甲型肝炎病毒引起，急性起病者占多数，平均潜伏期为4周，隐性感染者次之；以小儿和青少年为主，为自限性疾病，无慢性化趋势。肝脏损伤是针对肝细胞表达的病毒抗原所发生的细胞免疫反应的结果。感染后1个月为发病高峰，2个月即进入恢复期，恢复后获得终身免疫。在成年人70%的HAV感染患者出现黄疸，而在儿童只有10%出现黄疸。重症疾病状态包括致死性暴发型甲型病毒性肝炎，多见于40岁以上的患者或者已经有肝脏疾病如慢性丙型病毒性肝炎的病例。肝脏损伤通常起病急骤，生化标志为血清GPT活性升高，随后血清胆红素、GGT和GPT水平升高。GPT升高幅度高于GOT。HAV IgM型抗体是特异性诊断甲型病毒性肝炎的主要标志物。

（二）乙型病毒性肝炎

乙型病毒性肝炎由乙肝病毒（HBV）感染引起。在大多数高流行地区，如我国，围生期的感染是主要传播途径，占慢性HBV感染的40%~50%。感染时年龄对临床后果有显著的影响。HBV的临床表现还与HBV复制水平和宿主的免疫状态有关，与甲型病毒性肝炎相似，但有以下差异：①无黄疸型远比黄疸型者多，比例约为7:3；②成人发病也很常见；③常年散发，无季节性高峰，常不呈暴发流行；④潜伏期长，一般为2~6个月；⑤较易变成慢性。因此在临床上除与甲型病毒性肝炎一样可表现为急性黄疸型、急性无黄疸型、急性和亚急性重症和淤胆型之外，尚可表现为慢性肝炎、肝炎肝硬化（代偿期、失代偿期）及乙肝表面抗原携带者（以下简称表面抗原携带者，指HBsAg阳性，但无症状及体征，肝功能也正常者）。生化学指标GPT和GOT用于慢性乙型肝炎分类，结合血清学、病毒学等指标可分为：慢性HBV携带者，HBsAg、HBeAg和HBV DNA阳性者，1年内连续随访3次，每次至少间隔3个月，均显示血清GPT和GOT在正常范围；HBeAg阳性CHB（慢性乙型肝炎）血清HBsAg阳性，HBeAg阳性，HBV DNA阳性，GPT持续或反复异常或肝组织学检查有肝炎病变；HBeAg阴性CHB，血清HBsAg阳性，HBeAg持续阴性，HBV DNA阳性，GPT持续或反复异常，或肝组织学有肝炎病变；非活动性HBsAg携带者，血清HBsAg阳性、HBeAg阴性、抗-HBe阳性或阴性，HBV DNA低于检测下限或<200IU/ml，1年内连续随访3次以上，每次至少间隔3个月，GPT和GOT均在正常范围；隐匿性CHB血清HBsAg阴性，但血清和/或肝组织中HBV DNA阳性，并有CHB的临床表现等。此外，根据肝功能损害程度，CHB又可分为：轻度：病情较轻，除血清转氨酶增高外，症状、体征及其他肝功能均无明显异常。中度和重度：病情较重，除血清转氨酶增高外，常有蛋白代谢异常，白蛋白降低，球蛋白增高，白/球蛋白比例下降等。此外，患者常有肝病面容、肝掌、蜘蛛痣等。单靠临床资料，轻度、中度、重度慢性肝炎难以鉴别，应参考肝脏活检的病理结果才能确诊。肝炎肝硬化是慢性乙型肝炎发展的结果，肝组织学表现为弥漫性纤维化及假小叶形成，两者必须同时具备才能作出肝硬化的病理诊断。乙型肝炎患者和HBV携带者的传染性高低主要取决于血液中HBV DNA水平，与血清GPT、GOT或胆红素水平无关。

慢性乙肝的抗病毒治疗目的是抑制HBV复制。患者血清GPT和血清总胆红素（TBIL）水平是抗病毒治疗的重要适应证。推荐接受抗病毒治疗的人群需满足GPT水平：一般要求GPT持续升高≥2×ULN；如用干扰素治疗，一般情况下GPT应≤10×ULN，TBIL应<2×ULN；对持续HBV DNA阳性、达不到上述治疗标准、但有以下情形之一者，疾病进展

风险较大，可考虑给予抗病毒治疗；GPT 持续处于 1×ULN 至 2×ULN 之间，特别是年龄>30 岁者，建议行肝组织活检或无创性检查，若明显肝脏炎症或纤维化则给予抗病毒治疗；GPT 持续正常（每 3 个月检查一次），年龄>30 岁，伴有肝硬化或 HCC（原发性肝细胞肝癌）家族史，建议行肝组织活检或无创性检查，若明显肝脏炎症或纤维化则给予抗病毒治疗。抗病毒治疗满意的终点重要标准是获得持续的病毒学应答和 GPT 恢复正常。

约 10%~15% 的 HBV 相关慢性肝炎、肝硬化和 HCC 同时存在 HCV 感染。同时感染的患者，GPT、TBIL 和白蛋白等肝功能指标比仅感染 HBV 的患者严重，并且 HCC 的发生率比这两种病毒单独感染高得多。

（三）丙型病毒性肝炎

丙型病毒性肝炎，旧称肠道外传播的非甲非乙型肝炎。病原为 RNA 病毒，核酸检测阳性或抗 -HCV 抗体检测阳性的肝炎患者可以诊断为丙型病毒性肝炎。传播途径主要为血液传播，包括经输血和血制品、单采血浆及输血细胞传播，以及经过破损的皮肤和黏膜传播，性传播和母婴传播等。丙型病毒性肝炎的潜伏期为 2~26 周，平均为 8 周。由输血及血液制品引起的潜伏期为 5~12 周，但平均潜伏期却相对较长。潜伏期最短仅为 4 天至 2 周，大多数为 1~4 周，多见于应用因子Ⅷ的血友病患者。

肝硬化和 HCC 是 CHC 患者主要死因。肝硬化失代偿的年发生率为 3%~4%，如出现失代偿 10 年的生存率仅为 25%。HCV 相关性细胞癌（HCC）发生率在感染 30 年后为 1%~3%，HCC 在诊断后的第一年死亡率约为 33%。HCV 慢性化机制包括：宿主免疫、遗传易感性和病毒共同作用的结果。抗病毒治疗的目标是清除 HCV。所有 HCV RNA 阳性患者，只要有治疗意愿，无治疗禁忌证，均应接受抗病毒治疗。HCV 基因型与聚乙二醇干扰素 α（Peg-IFNα）联合利巴韦林（RBV）（PR）方案，以及直接抗病毒药物（DAA）治疗应答存在相关性。在 DAA 上市之前，PR 方案仍是我国现阶段 HCV 感染者接受抗病毒治疗的首选推荐方案。肝肾功能异常属于 PegIFNα 和 RBV 治疗的相对禁忌证，前者包括总胆红素>51μmol/L，后者包括肾功能异常，血肌酐>1.5mg/d。

DAA 是近年来 HCV 感染抗病毒治疗研究的重要进展，其主要靶位为非结构（NS）蛋白。提倡开展个体化抗病毒治疗：抗病毒治疗前应根据病毒学、肝纤维化分期以及有无抗病毒治疗禁忌证等综合评估。接受 IFN 联合 RBV 治疗过程中患者的随访和监测：治疗前监测治疗前应检测肝肾功能；生物化学指标检测治疗期间每个月检查 GPT，治疗结束后 6 个月内每 2 个月检测 1 次。即使患者 HCV 未能清除，也应定期复查 GPT。

CHC 存在肝外表现，与 HCV 能够在肝外，特别是在外周血单核细胞中复制以及机体异常免疫反应有关，如自身免疫性甲状腺病等。所有抗毒素患者在治疗过程中每 12 周、治疗结束后每 3~6 个月检测甲状腺功能；如治疗前就已存在甲状腺功能异常，则应每月检查甲状腺功能。

（四）丁型病毒性肝炎

丁型病毒性肝炎是由丁型肝炎病毒（HDV）感染引起。HDV 是一种 RNA 缺陷病毒，须伴有 HBV 等嗜肝 DNA 病毒共同感染提供功能上的帮助，包括提供乙型肝炎病毒表面抗原被膜以供其组装并穿透进入肝细胞。HDV 感染与当地 HBV 感染的流行相关。HDV 感染诊断可以通过检测血清或肝脏中的 HDV RNA 或其基因组产物 HDAg（HDV 编码单一蛋白）。此外，血清中 HDAg-IgM 是 HDV 感染时最早升高的标志物。该病毒主要经血液或血液制品传播，也可由密切生活接触传播，经母婴传播少见，易感性普遍。

肝细胞损伤机制与免疫反应有关，门管系统和肝叶细胞浸润的程度与肝内 HDAg 染色程度相关。患者表现出多种对人胸腺细胞、核纤层蛋白、肝及肾细胞微粒体膜（LKM-3）的异常自身免疫反应。LKM-3 与尿苷二磷酸葡萄醛酸基转移酶有反应。病毒学特征与肝病进展之间的关联表现为在丁型肝炎早期阶段的 HDV 活跃复制及 HBV 受抑制，在肝炎变得缓和的第二个阶段的 HDV 表达活性下降及 HBV 再次激活。而第三个阶段是肝硬化的发生伴有两种病毒均在复制。尽管如此，没有发现 HBV 复制与 GPT 之间有明显相关性，但只有持续的 HDV 而非 HBV 感染与肝损伤有关。丁型病毒性肝炎的症状、体征和病理改变同其他类型的病毒性肝炎无特征性区别，因此，其诊断主要依靠丁型病毒性肝炎病毒特异性标志物的检测。丁型病毒性肝炎表现为典型的急性丁型病毒性肝炎，但病情较单纯 HBV 感染略重，并且多数情况下加速肝硬化进程。HDV 与 HBV 合并感染是提高发生 HCC 和肝脏失代偿的危险因素。一般情况下，急性丁型病毒性肝炎预后良好，转慢性者较少；而慢性丁型病毒性肝炎病死率高于单纯的 HBV 感染，3 年病死率分别为 15% 和 5%。慢性丁型肝炎感染唯一证实有效的治疗方法是应用干扰素 -α。

（五）戊型病毒性肝炎

戊型病毒性肝炎由 HEV 传播发病，和甲型病毒性肝炎类似，经粪 - 口途径传播，可以引起大规模流行；具有明显的季节性，在阴雨和洪水过后通过消化道传播，无慢性化，预后良好。HEV 感染后潜伏期为 2~10 周。HEV 感染对老年人和孕妇危害较大，尤其是孕期感染后临床症状非常重，死亡率高达 25%。诊断 HEV 感染主要依赖患者血清中抗 HEV 抗原的抗体（抗 HEV）或 HEV RNA 的检测。戊型病毒性肝炎病理变化似甲型病毒性肝炎，有肝细胞气球样变，点状或灶性坏死及汇管区炎症细胞浸润，主要为淋巴细胞和单核巨噬细胞。戊型病毒性肝炎常有明显的胆汁淤积。急性黄疸性肝炎是 HEV 感染最常见的类型。实验室检测异常包括胆红素尿症，不同程度的血清胆红素增高（主要是结合型胆红素），血清 GPT、GOT 和 GGT 活性显著增高，以及 ALP 轻度升高。GPT 和 GOT 水平升高可以先于临床症状 10 天前出现，第一周末达到高峰。GPT 和 GOT 升高程度并不与肝脏损害程度相关。当疾病消退时，GPT 和 GOT 水平明显下降，紧接着会出现 TBIL 和 DBIL 水平下降。血清肝脏化学指标在 6 周后恢复正常。

二、遗传与代谢性肝病

（一）肝豆状核变性（Wilson 病）

肝豆状核变性（hepatolenticular degeneration，HLD）又称 Wilson 病（Wilson disease，WD），是一种常染色体隐性遗传性

铜代谢紊乱的疾病。HLD 发病率则为 1/30 000，原因是患者的第 13 号染色体上 ATP7B 的两个等位基因发生可遗传的疾病特异性突变。ATP7B 属于 ATP 依赖性金属转运子家族，具有进化的高度保守性。单个 ATP7B 等位基因突变的杂合子不会出现 Wilson 病，也不需要治疗。该酶主要存在于肝脏，使肝脏中铜向胆汁的转运障碍，导致铜在肝脏和其他组织累积。低浓度的血浆铜蓝蛋白也可导致该病。

本病多发于 30 岁前，机制不明，患者常出现肝病和神经精神疾病。在儿童，肝病更明显，在成人，精神症状更明显。肝病包括暴发型肝炎，更多的是出现慢性肝炎，可出现肝硬化。偶尔该病会出现类似自身免疫性肝炎的症状，球蛋白升高和 ANA（抗核抗体）检测阳性。在急性肝豆状核变性患者常出现溶血性贫血和肾衰竭。

实验室诊断包括：①血浆铜蓝蛋白降低；②血浆总铜降低；③血浆游离铜升高；④尿铜排泄增多；⑤肝脏铜含量升高。血浆铜蓝蛋白是一种亚铁氧化酶，可通过酶活性或免疫法检测。血浆铜蓝蛋白在婴儿时很低，在儿童时期升高超过成人的浓度，随后降低至成人浓度，所以使用年龄适合的参考范围是儿童诊断的关键。该蛋白还是急性时相反应蛋白，其合成受雌激素诱导，在急性疾病或高雌激素状态下可能出现假性正常水平。该蛋白的低水平可出现在营养不良和肝硬化。这些因素导致血浆铜蓝蛋白对肝豆状核变性的诊断价值较低，一项研究甚至认为其价值仅为 6%，游离铜含量超过 250μg/L 对该病有诊断意义，24 小时尿铜排泄超过 100μg/d 对该病的诊断价值更高。肝活检，铜含量超过 250μg/g 干重诊断价值最高。此外，查体时，患者可见角膜色素沉着环（K-F 环），K-F 环出现和血清铜蓝蛋白的减少可以明确诊断 Wilson 病，但如果缺乏 K-F 环症状，就有必要进行肝活检铜定量分析以确定诊断。对多数有症状的患者来说，用金属螯合剂治疗在稳定和逆转疾病方面是有效的，治疗也可以用锌盐。治疗过程中需要对非铜蓝蛋白结合铜和 24 小时尿铜进行监测，以评价疗效。

（二）α_1- 抗胰蛋白酶缺乏症

α_1- 抗胰蛋白酶缺乏症（α_1-antitrypsin deficiency，AATD）是一种在肝脏的抑制胰蛋白酶和其他酶类的蛋白，该酶的缺少可导致组织水解。遗传缺陷导致 AATD 合成降低，出现肺气肿和 / 或肝硬化。很多患者在年轻时出现肝性黄疸和肝肿大，在几个月后以上现象消失，并持续出现轻度的肝损伤。约有 80% 的患者 AATD 浓度低于正常水平的 10%，在 40 岁时出现慢性、梗阻性肺病。通常 AATD 肝脏表现为胆红素浓度升高、GOT 和 ALP 升高。由于 α1- 抗胰蛋白酶为 α1- 球蛋白的主要成分（80%~90%），故蛋白电泳显示 α1- 球蛋白峰降低。AAT 的相关性肝病的治疗以支持治疗为主，肝移植已经成功应用于严重肝损害的治疗。

（三）Gilbert 综合征

Gilbert 综合征（Gilbert syndrome）是一种遗传性疾病，以肝脏内有关胆红素结合的尿苷二磷酸葡萄糖醛酸基转移酶减少为特点。分为两型，Ⅰ型为严重型，在循环内无法检测到尿苷二磷酸葡萄糖醛酸基转移酶；Ⅱ型为相对较轻型，为尿苷二磷酸葡萄糖醛酸基转移酶降低。Ⅰ型为常染色体隐性遗传，患者多由于脑核性黄疸（为结合胆红素在脑和神经的累积）在 1 岁内死亡。在早期患者出现明显的黄疸和肝肿大，非结合胆红素浓度可升高到 200~500mg/L，实验室检查肝功能一般正常，但血清中非结合胆红素、尿胆素原异常，BSP 染料清除能力轻微降低。Ⅱ型患者通常指尿苷二磷酸葡萄糖醛酸基转移酶活性低于正常的 10%，非结合胆红素浓度低于 200mg/L，实验室检查通常胆红素浓度升高。

（四）遗传性血色素沉着病

遗传性血色素沉着病（hereditary hemochromatosis，HH）是常染色体隐性遗传性疾病，其特征是小肠吸收铁增多并随之贮存于实质细胞中。两种独立的 HFE 基因突变与 HFE 相关的 HH 的发生有关。HH 患者吸收的过量铁最终沉积在多种器官和组织实质细胞的胞浆中，包括肝、胰腺等。肝细胞癌一般出现在肝硬化患者，是肝内铁沉积过多的另一个后果，临床症状包括疲劳、乏力、腹痛，肝肿大、肝酶异常、皮肤色素沉着等。诊断铁过载包括血清铁分析，转铁蛋白饱和度（TS）和血清铁蛋白升高、基因分析及进行肝活检以评估肝脏铁含量和损害程度。在 HH 病例中，对肝酶正常、血清铁蛋白水平低于 1 000ng/mL、年龄小于 40 岁的患者一般不建议施行肝活检。

三、酒精与药物性肝病

肝脏的一个主要功能便是解毒，包括对酒精的代谢。解毒过程中需要将完整的药物、毒物以及酒精转运至肝脏并在肝细胞沉积，这个过程导致肝脏对于这类物质损伤十分敏感。一些药物、毒性物质和酒精可以导致肝脏损伤，出现肝脏炎症和坏死以及胆汁淤积。

（一）酒精性肝病

酒精性肝病（alcoholic liver disease）是酒精诱发的进行性肝损害，它的范围从无症状轻型发展到严重的肝病，包括全身症状和肝功能不全的并发症，相关疾病谱包括酒精性脂肪肝、酒精性肝炎、纤维化和酒精性肝硬化。在西方国家中 40%~80% 的肝硬化由酒精性肝病引起，是中青年死亡的主要原因之一。我国随着近年生活水平的提高，酒精性肝病也呈现显著增高的趋势。本病在我国的发病率仅次于病毒性肝炎而位于肝硬化病因的第二位。

酒精在胃和大小肠吸收。90% 的酒精运输到肝脏进行氧化，余下的 10% 被代谢并被排入肾脏和肺。乙醇主要在肝脏经过乙醇脱氢酶（alcohol dehydrogenase，ADH）催化的乙醇氧化体系和微粒体乙醇氧化体系（microsomal ethanol oxidizing system，MEOS）两条代谢通路进行代谢：

(1) 乙醇脱氢酶氧化体系的乙醇脱氢酶（ADH）催化如下反应：

$$CH_3CH_2OH + NAD^+ \xrightarrow{ADH} CH_3CHO + NADH + H^+$$

$$CH_3CHO \xrightarrow{ADH} CH_3COOH \longrightarrow CH_3COCoA \longrightarrow$$

三羧酸循环

(2) 微粒体乙醇氧化体系（MEOS）催化如下反应：

$$CH_3CH_2OH+NADPH+H^++O_2 \xrightarrow{MEOS} CH_3CHO+NADP^++2H_2O$$

长期饮酒使这些氧化系统的代谢能力下降，造成自身免疫损伤，表现为酒精性肝损伤和纤维化，甚至肝硬化。酒精对肝脏的损伤可分为3组：酒精性脂肪肝、酒精性肝炎、酒精性肝硬化。酒精性脂肪肝有轻度的GOT和GPT升高，GGT升高。酒精性肝炎则显示更严重的肝损害，血清ALP活性的升高通常大于2倍参考范围上限（甚至达4~5倍）。血清GGT活性检测常用于酗酒筛查，其敏感性较好，但由于该酶受多种因素的诱导，所以特异性不强。总胆红素浓度可升至300mg/L。血清蛋白，尤其是白蛋白降低，PT延长。酒精性肝硬化是酒精性肝损伤最严重的阶段，总胆红素升高、白蛋白降低、球蛋白升高、PT延长，2年内死亡率为25%。酒精性肝炎严重程度的判定可以根据公式：4.6×（凝血酶原时间超出正常值部分以秒计算）+胆红素≥32，或临床是否出现肝性脑病。

（二）药物性肝病

毒素或毒性代谢产物直接攻击肝细胞造成中毒性肝炎（toxic hepatitis）。毒性反应一般是可预见的，与毒素的摄入量紧密相关。在北美和欧洲，对乙酰氨基酚是最常见的引起中毒性肝炎的药物。实验室检查最先出现的异常是PT延长（高于常人4秒），然后是细胞质酶类的升高。LD的浓度将会高于GOT，GOT的浓度又高于GPT。在中毒后PT持续4天升高预示预后不良。急性肾损伤和乳酸性酸中毒（pH<7.30）也是危险指标。

肝损伤的类型可以通过生化指标判断，肝损伤型：GPT>(2~3)×ULN或者结合型胆红素>2×ULN或者GOT、ALP、TBIL升高（其中一项必须>2×ULN）；肝细胞型：GPT>(2~3)×ULN，ALP正常或者GPT/ALP≥5；胆汁淤积型：ALP>2×ULN或者GPT/ALP≤2；混合型：GPT>(2~3)×ULN且ALP>2×ULN或者GPT/ALP介于2~5之间。

四、胆汁淤积性肝病

胆汁淤积性肝病是一组以胆汁淤积为主要表现的临床常见疾病，它是由各种原因引起的胆汁形成、分泌和/或胆汁排泄异常引起的肝脏疾病。根据病因可分为肝细胞性胆汁淤积、胆管性胆汁淤积及混合性胆汁淤积。推荐诊断胆汁淤积性肝病的ALP为高于1.5倍正常值上限，并且GGT水平高于3倍正常值上限。持续超过6个月考虑为慢性病变。

胆汁在排泄系统的停滞造成胆汁淤积，主要包括：①机械性阻塞；②原发性胆汁性肝硬化；③原发硬化性胆管炎。其他胆汁淤积疾病有：①骨髓移植后胆管病变；②肝移植后胆管病变；③药物引起的胆汁淤积；④AIDS胆管病变；⑤急性疾病引起的胆红素淤积。

肠道胆汁酸的缺少将会导致人体对脂肪和脂溶性维生素A、维生素D、维生素E和维生素K的吸收不良。维生素A吸收不良导致夜盲症，维生素D吸收不良导致钙和磷吸收不良，造成儿童佝偻病和成人骨软化症。维生素K吸收不良导致凝血因子Ⅱ、Ⅶ、Ⅸ、Ⅹ缺乏，造成凝血时间延长和出血。胆汁酸在血浆浓度的增高会导致黄疸的出现，并造成黑尿和淡色粪便。胆固醇的累积还与脂蛋白X的出现有关。

实验室诊断与胆汁酸排泄系统的损伤程度有关。ALP和GGT升高是各种损伤的共同特点。在机械性阻塞（尤其是胆结石）的早期，细胞质酶，如GOT和GPT等，会出现短暂的升高，一般超过400U/L，1%~2%的患者超过2 000U/L。但即使继续阻塞，GOT和GPT的活性将逐渐下降，8~10天GOT将恢复到正常范围。总胆红素的升高，尤其是占优势比例的结合胆红素，可以反映阻塞的程度。在发生肝外完全阻塞时，总胆红素将升高。结合胆红素是胆汁淤积功能检测最敏感的指标。多向性抗药转运蛋白2（MRP2）在各型胆汁淤积时均出现下调现象。PT时间延长在胆汁淤积患者常见。胆固醇升高伴随（小管）酶类的升高是慢性胆汁淤积患者常见表现。

常见胆汁淤积性肝病包括：

（一）原发性胆汁性胆管炎

原发性胆汁性胆管炎（primary biliary cirrhosis，PBC）是慢性进行性的、肝内胆管损伤引起的梗阻性肝病，表现为炎症和瘢痕，并最终发展为肝硬化。PBC与遗传有关。PBC在中年女性首先以疲劳和瘙痒出现，早期一般表现为ALP升高和肝肿大，此外还会出现皮肤变黑（黑色素沉着）、多毛症、厌食症等。本病最明显的特点是体液和细胞的自身免疫反应，90%的患者血清会出现抗线粒体抗体（AMA），而95%的患者出现anti-M2抗体（该抗体与线粒体的内膜反应）。Anti-M4在anti-M2存在时也可出现，anti-M8的出现常预示病程快速进展，而anti-M9则代表轻度PBC。不正常的补体系统引起的炎症会损伤肝脏。PBC患者通常伴有其他自身免疫性疾病的发生。

患者通常有胆汁淤积性黄疸样表现。实验室检查常见结合胆红素升高，ALP>2×ULN、GGT>5×ULN、5-NT升高；脂蛋白X的出现是梗阻性疾病的特异性指标；此外还有肝功能降低，如血清胆汁酸水平降低，血清脂质浓度升高，尤其是总胆固醇、磷脂升高和血清白蛋白浓度降低。AMA是该病的特异性诊断指标。

肝移植可以显著提高晚期患者的生存率。血清胆红素超过60mg/L的疾病晚期患者或者生活质量不能够保障的失代偿期肝硬化患者、因为严重并发症导致存活期短于1年的患者，均为肝移植适应证。

（二）Dubin-Johnson综合征

Dubin-Johnson综合征（Dubin-Johnson syndrome）是一种由于梗阻造成结合胆红素排泄降低的肝脏疾病。肝脏摄取、处理和储存胆红素的功能是正常的，但将胆红素从肝细胞转移和排泄的功能缺陷。患者出现轻微肝肿大和黄疸，50%的患者出现黑尿，为结合胆红素经尿排泄所致。实验室诊断：总胆红素在2~100mg/L，60%为结合胆红素。结合胆红素在循环中与白蛋白结合形成δ-胆红素，后者同样可以与水溶性重氮试剂反应（虽然其结合白蛋白），造成实验室对结合胆红素检测的误差。肝酶ALP、GOT、GPT和胆汁酸通常正常。

（三）Rotor综合征

与Dubin-Johnson综合征类似，以高结合胆红素血症为特点。细胞内结合蛋白，如连接蛋白等浓度下降可能是该病最主要的缺陷。血清和尿液中结合胆红素的升高是其实验室诊断特点。总胆红素浓度保持在20~50mg/L，且超过一半为结合胆红素。肝功能检测通常正常。肝脏对染料的摄取减少，BSP实验结果45分钟时有30%~50%的染料出现停滞，随后停滞的染料逐渐减少。总粪卟啉排泄升高，且会有多达

65% 为Ⅰ型异构体。本综合征一般无须治疗，因此早期及时地与其他严重的需要治疗的肝病进行鉴别诊断非常关键。

五、自身免疫性肝病

自身免疫性肝病，一般认为其病因是免疫系统针对自身抗原的靶向错乱，其分型主要包括：自身免疫性肝炎（AIH）、原发性胆汁性肝硬化（PBS）、和原发性硬化性胆管炎（PSC）以及这三种疾病中任何两者之间的重叠综合征，常同时合并肝外免疫性疾病。

（一）自身免疫性肝炎

自身免疫性肝炎（AIH）是一种由针对肝细胞的自身免疫反应所介导的肝脏实质炎症，以血清自身抗体阳性，高免疫球蛋白 G 和 / 或 γ- 球蛋白血症、肝细胞组织学上存在界面性肝炎为特点，如不治疗可导致肝硬化、肝衰竭。患该病的男女比例约为 1∶4，女性易患。临床表现多样，大多数 AIH 患者起病隐匿，最常见的症状包括嗜睡、乏力、全身不适等，体检可发现肝大、脾大、腹水等体征，偶尔周围性水肿。其中约 1/3 患者诊断时已存在肝硬化表现，少数患者以食管胃底静脉曲张破裂出血引起的呕血、黑便为首发症状，10%~20% 的患者没有明显症状，仅在体检时意外发现血清 GPT 和 GOT 水平升高。少部分患者也可表现为急性发作，甚至引起肝衰竭。

AIH 可根据自身抗体的不同分为两型，1 型表现为：抗核抗体（ANA）和 / 或抗平滑肌抗体（ASMA），或抗可溶性肝抗原 / 肝胰抗原抗体（抗 -SLA/LP）阳性；2 型表现为：抗肝肾微粒体抗体 -1 型（抗 LKM-1）和 / 或抗肝细胞溶质抗原 -1 型（抗 LC-1）阳性。在临床上，ANA 阳性和 ASMA 阳性率分别为 70%~80% 和 20%~30%，两者皆阳性或有其中一种阳性者占 80%~90%，ANA 和 ASMA 的效价与疾病呈正相关，低效价阳性可见于各种肝病甚至正常人；抗 -SLA 对 AIH 具有高度诊断特异性，其特异性接近 100%，但检出率较低；抗 LKM-1 和 / 或抗 LC-1 阳性率为 3%~4%，可诊断 2 型 AIH，多见于儿童。此外，还有部分自身抗体阴性却仍疑诊 AIH 的患者，建议诊断其他自身抗体，如非典型核周型抗中性粒细胞胞质抗体（pANCA）和抗去唾液酸糖蛋白受体抗体（ASGPR）等。

AIH 的典型血清生物化学指标异常主要表现为血清谷草转氨酶（GOT）和谷丙转氨酶（GPT）活性升高，血清碱性磷酸酶（ALP）和 γ- 谷氨酰转移酶（GGT）水平正常或轻微升高。但值得注意的是，血清氨基转移酶水平的高低并不与肝内炎症呈对应关系，也不能完全排除 AIH 的诊断。病情严重或急性发作时血清总胆红素（TBIL）水平可显著升高。免疫球蛋白 G（IgG）和 / 或 γ- 球蛋白升高是 AIH 特征性的血清免疫学改变之一。血清 IgG 水平可反映肝内炎症活动程度，经免疫抑制治疗后可逐渐恢复正常。因此，该项指标不仅有助于 AIH 的诊断，而且对于检测治疗应答具有重要的参考价值，在初诊和治疗随访过程中应常规检测。

（二）原发性硬化性胆管炎

原发性硬化性胆管炎（PSC）是一种慢性胆汁淤积性肝病，其特点是累及肝内外胆管系统的炎症性和纤维变疾病，可以导致不规则的胆管闭塞，病情呈进行性发展，最终可导致肝硬化和肝衰竭。到目前为止，还没有明确的 PSC 的发病机制，但有证据表明该疾病与遗传易感性因素相关。该病的男女比例为 2∶1。约 50% 的初发患者有症状，包括肝脾肿大、瘙痒、右上腹疼痛、疲倦、体重减轻和发热寒战发作等。

PSC 的血清生物化学指标异常主要表现为血清 ALP 及 GGT 升高，但 ALP 活性正常不能排除 PSC。此外免疫球蛋白（Ig）水平可有升高，但与其治疗过程中的转归与预后无明显提示意义；约超过 50% 的 PSC 患者可检测出多种自身抗体，但尚未发现 PSC 特异性的自身抗体，因此并不依据免疫球蛋白的升高和自身抗体的检测去诊断 PSC。而影像学中，MRCP（磁共振胰胆管造影）、ERCP（内窥镜逆行胆胰管造影）、经皮肝穿刺胆管造影显示典型的多灶性狭窄和节段性扩张的胆管改变，并除外继发硬化性胆管炎，即可诊断 PSC。具有 PSC 临床和生化特点但胆管造影正常的患者，推荐肝组织活检以除外小胆管 PSC。

（三）重叠综合征

1. AIH-PBC 重叠综合征　AIH-PBC 重叠综合征占所有 PBC 患者的 5%~15%，此类患者往往疾病更加严重，预后更差。2008 年 Chazouilleres 等提出了 AIH-PBC 重叠综合征诊断标准（巴黎标准），即 AIH 和 PBC 三项诊断标准中的各两项同时或者相继出现。AIH 诊断标准包括：①血清 GPT>5×ULN；②血清 IgG≥2×ULN 或血清 ASMA 阳性；③肝脏组织学提示中、重度界面性肝炎。PBC 诊断标准包括：①血清 ALP≥2×ULN 或血清 GGT≥5×ULN；②血清 AMA 阳性；③肝脏组织学表现为非化脓性破坏性胆管炎。

2. AIH-PSC 重叠综合征　AIH-PSC 重叠综合征的诊断标准是相加性的，即在明确的 PSC 诊断基础上，同时存在 AIH 特征性临床表现（血清氨基转移酶和 IgG 水平显著升高）和肝组织学特征（中、重度界面性肝炎等）。

第四节　肝功能实验室指标选择原则与评价

肝脏是人体最重要的代谢器官，具有很强的储备、代偿与再生能力，肝脏损伤时，即使有一部分甚至一大部分肝细胞受损，肝脏也能发挥应有的功能。反映肝脏病变的实验室检测项目种类繁多，虽然同时进行多种项目检测在理论上有助于更好地评价肝脏的病变状况，但在临床实际中不可能也没有必要同时检测过多的项目，一般先检测几种常用的筛选试验，再根据不同个体的异常情况进行进一步检查。

一、肝功能实验室指标选择原则

通常临床医师对患者进行肝脏实验室检查的主要目的是协助诊断各种肝病，如急性病毒性肝炎、慢性肝炎、肝硬化、肝癌等；了解肝细胞损伤程度；辅助鉴别黄疸，确定黄疸的性质和病因；观察疗效及评估预后；确定全身性疾病及理化因子对肝脏的损害；手术前的准备和用药监护，评价肝脏的储备功能等。在选择肝病实验室检测项目时应遵循循证医学的原则并参考如下几方面进行选择：

（一）根据实验项目特点选择

理想的肝病实验室检查项目应具备以下特点：①敏感性高：即有高的试验阳性率或异常率；②特异性强：即无某种疾病时试验结果应为阴性；③阳性预测的正确性高：即当结果阳性时即有某种疾病的可能；④阴性预测的正确性高：即结果阴性即可排除疾病。目前尚难找到完全符合以上条件的试验，如GOT在肝病时敏感性强，但特异性不够强等。

（二）根据临床应用需要选择

1. 健康体验 健康体检时，可选用GPT、GOT、γ-GT、清蛋白/球蛋白（A/G）比值及肝炎病毒标志物，如需进行进一步检查，可增加ALP、血清蛋白总量，必要时可进行血清蛋白电泳检查。

2. 鉴别诊断

（1）疑为无黄疸性肝炎：急性患者可查肝炎标志物、GPT、胆汁酸、尿内尿胆原，慢性患者可加查GOT、ALP、γ-GT、血清蛋白总量、A/G比值及血清蛋白电泳。

（2）对黄疸患者应查血清总胆红素、结合胆红素、GPT、GOT和尿内尿胆原和胆红素来鉴别黄疸类型：肝细胞性黄疸血清结合胆红素/总胆红素在20%~40%，GPT、GOT等明显升高，ALP和γ-GT仅轻度升高；胆汁淤积性黄疸时血清结合胆红素/总胆红素>40%，ALP和γ-GT明显升高，而GPT、GOT等不升高或仅轻度升高，如怀疑为肝癌所致的黄疸，可加测血清AFP、蛋白诱导维生素D缺乏因子Ⅱ（protein induced by vitamin K absence Ⅱ，PIVK-Ⅱ）、癌胚抗原（carcinoembryonic antigen，CEA）。

（3）为诊断或证实特殊肝病病因：可测定有关疾病的相关性或特异性血清标志物。如甲、乙、丙型病毒性肝炎等可测定相应的病毒抗原、抗体、标志物；对原发性肝癌，除一般的肝功能试验外，可进行AFP（包括亚型）、ALP、γ-GT、异常凝血酶原、CEA、LDH和ALP的同工酶等测定以帮助临床诊断；肝豆状核变性时可测定血清铜蓝蛋白。

（4）了解肝细胞损伤程度：如酒精中毒、药物中毒时选择血清酶学检查，如GOT、GPT、γ-GT等。当轻度肝细胞损伤时，以GPT增高为主；而当肝细胞严重损害时，以GOT增高为主。当为酒精引起的肝损伤时，以γ-GT升高为主。

3. 观察肝病发展情况及严重程度 急性肝病时可测血清胆红素、血清GPT、胆碱酯酶（ChE）、乳酸脱氢酶（LDH）、胆固醇、AFP、血氨、凝血酶原时间、血液凝血因子等。其中以凝血酶原时间和凝血因子测定最为有用，在严重肝实质损害早期即可降低，此时提示预后不良。非结合胆红素持续升高，提示预后不良。慢性肝病时，反映肝病预后不良的指标有血清胆红素上升、血清总蛋白下降、高γ-球蛋白血症、ChE降低、凝血酶原时间延长、血液凝血因子降低等。如GOT、GPT长期波动或持续升高，提示肝炎有转为慢性的趋势。了解肝纤维化的程度，可查Ⅲ型前胶原肽（PⅢP）、Ⅳ型胶原（C Ⅳ）、透明质酸（HA）、层粘连蛋白（LN）等。脂肪肝患者ChE活力增高。

4. 观察疗效及药物适应证 根据病情选择某几项试验，如GOT、γ-球蛋白、Ig定量及PT（凝血酶原时间）等，并定期复查进行动态观察，可在一定程度上反映治疗是否有效。如急性肝炎病情好转时，GOT由增高恢复到正常。

（三）根据医院实验室条件和临床实际

肝脏疾病实验室检测项目如此繁多，一个医院的实验室不可能全部开展或完成，且过多地进行各种试验也会增加患者的痛苦和经济负担。因此，作为临床上常规应用，应选用诊断价值高、操作简便、费用省、便于推广的试验。在选用和解释肝脏疾病实验室检测项目结果时应注意以下几点：

1. 肝脏功能多样化 由于肝脏功能多样化，而每一种肝功能试验只能反映其代谢功能的一个侧面，对不同患者来说，病因不同，甚至同一病因引起的肝脏损伤往往是不一致的，故不能仅用单一的肝功能试验完全、准确地反映肝病患者肝功能的实际状态。为了判断患者肝功能受损程度和病变性质，除常见的肝功能试验外，还应结合肝炎病毒、肝癌标志物及其他检测技术方法辅助临床诊断。

2. 肝脏有丰富的储备和代偿能力 轻度或局限性病变时肝功能检查可能正常。此外，肝功能方面的损害也不一定与肝脏组织形态改变平行。

3. 肝外疾病的影响 有肝外疾病时，某些肝脏功能试验检查结果也可见异常，如肾病综合征、恶性肿瘤等导致血浆总蛋白和清蛋白减少，甲状腺功能亢进等可出现血清胆固醇减低。某些药物、外伤等，均可导致血清转氨酶升高。

4. 反复多次检测 一次检测结果很难说明和肯定肝脏功能情况，应按时反复多次进行检测。

总之，反映肝脏异常的实验室检查有许多种，应针对不同病情选择肝脏功能试验，并且不管肝功能检查的指标怎样变化，都应该结合患者的临床表现及病史，进行全面分析和综合判断后才能得出合理的结论。必要时还应结合病理学组织检查以及各种影像学检查动态观察和研究，审慎地得出结论。

二、解读肝功能检验单

以下为急性肝病、慢性活动性肝病和肝硬化患者较为典型的肝功能检查结果，通过对各项检查结果的分析，说明肝功能实验室指标在辅助临床医师判断肝病患者肝脏功能损伤程度中的意义和应用。

1. 急性肝炎 以肝细胞坏死为主，存在于肝细胞中的酶和一些代谢产物泄漏到血清中，引起血清中相关物质浓度升高。由于发病急骤，坏死细胞中物质短时间进入血清中，机体来不及清除，因此一般升高程度较显著。如GPT升高显著，常大于10倍到数十倍正常参考范围上限；GOT升高的程度与反映肝细胞损伤的特异性均不如GPT，需同时测定，观察比值，通常表现为GOT/GPT<1。碱性磷酸酶（ALP）、乳酸脱氢

酶（LDH）及同工酶、γ- 谷氨酰转移酶（γ-GT）、总胆汁酸（TBA）可轻度升高或在正常范围，但在胆汁淤积性甲型肝炎则显著增高。由于急性肝炎病变范围局限于肝小叶内，肝脏主要结构保持完好，因此肝脏的合成及代谢功能基本维持正常，在相关检测项目方面表现为 TP 和 Alb 基本正常，A/G 常介于 1.5~2.5 之间；TBil 和 DBil 正常或轻度升高；ChE 正常。

2. 慢性肝炎　进行性肝细胞炎症损伤（持续 6 个月以上）并伴随肝细胞的再生和瘢痕化。慢性病毒性肝炎 20%~30% 发展为肝硬化，并导致肝衰竭和死亡。纤维化和坏死性炎症的出现是慢性肝炎的两个主要特点。与急性肝炎相比，由于病变比较缓和，而且时间上呈周期性，肝细胞内释放到血清中的酶一方面由机体不断清除，另一方面自身衰减，因此表现为它们升高幅度变小。如 GPT 在病情稳定期可正常，在活动期升高，但一般小于 4 倍正常参考范围上限，很少达 7 倍正常参考范围上限；GOT 可长期轻度升高，一般小于 4 倍正常参考范围上限；GOT/GPT 一般在 1 左右；若谷草转氨酶线粒体同工酶（m-GOT）持续升高，说明肝损害继续进行，有迁延的可能。伴多小叶性肝坏死时，转氨酶可达 500~1 000U/L 以上，定期测定转氨酶有助于判断肝内病变的活动性和程度。GOT/GPT 比值对于确诊酒精性肝病是有意义的。如果 GOT 低于 400IU/L 且 GOT/GPT 比值超过 2，可怀疑酒精性肝病；如果比值大于 3 则高度提示为酒精性肝病。γ-GT 在反映慢性肝炎及其病变活动时较转氨酶敏感。在急性肝炎恢复期 GPT 活性已降至参考范围后，如发现 γ-GT 活性持续增高，提示肝炎慢性化；慢性肝炎即使 GPT 活性不增高，如 γ-GT 持续不降，在排除胆道疾病的情况下，提示病变仍在活动。LDH 和 α- 羟丁酸脱氢酶（HBDH）正常或轻度升高。急性肝炎初愈患者血清 TBA 由最初的高值几乎与 GOT 在同一时间降至参考范围，若持续不降反而升高，则有发展为慢性的可能。此时多数患者 TBA 增高，增高程度与转氨酶和胆红素增高基本平行。活动期血清胆红素一般为 40~80μmol/L，有肝内胆汁淤积或者亚急性重型肝炎时明显增高，可达 100~200μmol/L 或以上。急性重型肝炎时，血清胆红素仅中度增高。由于慢性肝炎肝脏坏死范围广泛，不再局限于肝小叶内，因此对肝脏的合成和代谢功能会有一些影响，表现为 TP 和 Alb 基本正常或降低，A/G 也轻度降低；若 γ- 球蛋白 >40% 则预后不佳。A/G 比值改变或倒置。A/G 比值的检测有助于慢性活动性肝炎和肝硬化的诊断。ChE 稍低于正常。随着病变侵袭到胆道系统，会导致 ALP、γ-GT 轻度升高，一般小于 3 倍参考范围上限。

3. 肝硬化　最主要的表现是肝脏纤维化和假小叶形成。肝纤维化瘢痕形成和肝细胞结节性再生是肝脏对各种长期存在的炎症性、中毒性、代谢性和充血性损害作出的反应。随着上述因素的存在，促使纤维组织呈条状或环绕状形成，而其内肝细胞再生成小结，病理上称假小叶。如长期过量饮酒所致酒精性肝硬化，是典型的小结节性肝硬化；慢性病毒性肝炎所致肝硬化，系肝组织反复炎症坏死形成的纤维组织增生，常为大结节性肝硬化。肝纤维化形成，肝结构破坏，肝小叶形态消失，肝内血管扭曲变形，从而使门静脉压力升高，肝内静脉血向动脉分流，或形成侧支，由此导致肝细胞血流供应不足，加之肝细胞直接承受毒性、炎症或代谢性物质的损害而功能失常。总之，肝硬化的临床表现是出现一系列的肝功能损害和门静脉高压。

肝功能结果表现为：①合成功能降低，Alb 明显降低；A/G 显著下降，小于 1.5；蛋白电泳中除清蛋白降低外，γ- 球蛋白百分比升高。肝硬化失代偿期 ChE 明显下降，其降低程度与血清清蛋白大致平行，若 ChE 极度降低，提示预后不良。②代谢功能受损，胆红素代谢代偿期多不出现黄疸，在失代偿期约半数以上患者出现黄疸，血清总胆红素（TBil）和结合胆红素（DBil）均增高。脂肪代谢代偿期血中胆固醇多正常或偏低，在失代偿期总胆固醇，特别是胆固醇酯常低于正常水平。在代偿期或失代偿期，空腹和餐后血清结合型胆汁酸均高于正常。③血清酶学试验，由于肝硬化时肝脏已经严重受损，肝细胞已经大部分坏死，不会出现大量肝细胞同时坏死，因此血清中肝细胞内酶表现为只有轻度升高或正常，如 GPT 正常或轻度升高，GOT 正常或轻度升高，但一旦升高则说明病情活动，持续升高则提示预后不良；又由于肝硬化时的坏死为深度坏死，往往 GOT 从细胞中释出更多，因此 GOT/GPT 常大于 1，甚至大于 2，这区别于急性肝炎。GOT/GPT 比值大于 1 作为诊断肝硬化的阈值具有很高的特异性（94%~100%），但敏感性相对较低（44%~75%）。ALP 和 γ-GT 多数升高，程度不一，一旦下降则提示已发展至终末期。

4. 淤胆型肝炎　胆汁在排泄系统的停滞造成胆汁淤积，主要包括：①机械性阻塞；②原发性胆汁性胆管炎；③原发硬化性胆管炎。其他胆汁淤积疾病有：①骨髓移植后胆管病变；②肝移植后胆管病变；③药物引起的胆汁淤积；④ AIDS 胆管病变；⑤急性疾病引起的胆红素淤积。

实验室生化指标变化：ALP 和 GGT 升高是各种损伤的共同特点。推荐诊断胆汁淤积性肝病的 ALP 为高于 1.5 倍正常值上限，并且 GGT 水平高于 3 倍正常值上限。持续超过 6 个月考虑为慢性病变。在机械性阻塞（尤其是胆结石）的早期，细胞质酶，如 GOT 和 GPT 等会出现短暂的升高，一般超过 400IU/L，1%~2% 的患者超过 2 000IU/L。即使继续阻塞，GOT 和 GPT 的活性将逐渐下降，GOT 将恢复正常范围。总胆红素的升高，尤其是占优势比例的结合胆红素，可以反映阻塞的程度。在发生肝外完全阻塞时，总胆红素将升高。结合胆红素是胆汁淤积功能检测最敏感的指标。多向性抗药转运蛋白 2（MRP2）在各型胆汁淤积时均出现下调现象。PT 延长在胆汁淤积患者中常见。胆固醇升高伴随（小管）酶类的升高是慢性胆汁淤积患者常见的表现。

5. 肝衰竭　肝衰竭是临床常见的严重肝病综合征，病死率极高。肝衰竭是多种因素引起的严重肝脏损害，导致其合成、解毒、排泄和生物转化等功能发生严重障碍或失代偿，出现以凝血功能障碍、黄疸、肝性脑病、腹水等为主要表现的一组临床综合征。在我国引起肝衰竭的首要病因是肝炎病毒（主要是乙型肝炎病毒），其次是药物及肝毒性物质（如乙醇、化学制剂等）。

4 类肝衰竭的实验室生化指标特点：①急性肝衰竭，短期内黄疸进行性加深；②亚急性肝衰竭起病较急，2~26 周出现黄疸迅速加深，血清 TBil 大于正常值上限 10 倍或每日上升≥17.1μmol/L；③慢加急性（亚急性）肝衰竭，在慢性肝病基础上，短期内发生急性或亚急性肝功能失代偿的临床综合征，黄疸迅速加深，血清TBil大于正常值上限10倍或每日上升≥17.1μmol/L；④慢性肝衰竭，在肝硬化基础上，肝功能进行性减退和失代偿：血清TBil明显升高、Alb明显降低。

根据临床表现的严重程度，亚急性肝衰竭和慢加急性（亚急性）肝衰竭可分为早期、中期和晚期。早期的实验室生化指标特点：黄疸进行性加深（血清TBil≥171μmol/L或每日上升≥17.1μmol/L）；中期和晚期是在肝衰竭早期表现基础上，病情进一步发展。考虑到一旦发生肝衰竭治疗极其困难，病死率高，故对于出现以下肝衰竭前期实验室生化指标特征的患者，须引起高度的重视，进行积极处理：

黄疸升高TBil≥51μmol/L，但≤171μmol/L，且每日上升≥17.1μmol/L。

6. 肝细胞癌 肝细胞癌（HCC）是世界上第五大癌症，具有分布和人种差异性。75%的肝细胞癌患者在亚洲，男性患病率为女性的2~3倍。HCV患者的增多是其患病人数增多的重要原因。有25%~30%的患者并未出现肝硬化而直接进展为肝细胞癌（尤其是HBV感染者）。肝硬化导致的肝细胞癌，包括HBV、HCV感染和酒精性等诱因，但自身免疫性肝炎和肝豆状核变性极少。在亚洲、非洲和美国阿拉斯加主要引起肝细胞癌的是HBV感染，HBsAg和HBeAg同时阳性对于肝细胞癌的相对危险系数为60；HBsAg阳性而HBeAg阴性的相对危险系数为10。目前，肝细胞癌降低的一个重要原因是乙肝疫苗的广泛接种。一旦肝硬化形成，HBV或HCV感染者每年发展为肝细胞癌的人数均为1.5%~5%，如果是联合感染，则发病人数将加倍。HBV的致病机制可能与HBV DNA整合入宿主DNA，导致*P53*基因活性被阻断有关。HCV的致病机制不明，可能与持续损伤有关。肝硬化且转氨酶升高的患者更易导致肝细胞癌。黄曲霉毒素是导致肝细胞癌的因素之一，其机制与导致*P53*基因的突变有关。

对于肝细胞癌的早期筛查，一般是血浆肿瘤标志物检测结合影像学。实验室最常用的肿瘤标志物是AFP，通常检测其总含量。如果AFP≥400μg/L，在排除妊娠、慢性或活动性肝病以及生殖腺胚胎源性肿瘤情况下，则高度提示肝癌。小扁豆外源凝集素识别的AFP异质体L3对于肿瘤具有很高的特异性，占AFP总量的15%以上，与恶性癌症紧密相关。总AFP虽然对肿瘤具有较高的敏感性，但在慢性肝炎、肝硬化也会出现升高。笔者认为，可以提高总AFP的判别上限，对于肝细胞癌的辨别将具有更高的特异性。维生素K拮抗剂诱发的蛋白质Ⅱ（PIVKA-2）在一些AFP不升高的患者中升高，常与AFP联合检测。

三、肝功能实验室指标临床应用进展

（一）实验室肝功能常规指标应用进展

当前肝功能检测项目越来越多，摆在检验医师和临床医师面前的首要问题是如何正确、合理地使用这些指标，既能准确诊断或监测病情，同时又能减轻患者负担。这方面的研究与应用国外已进行了一些尝试。美国临床生物化学学会（National Academy of Clinical Biochemistry）和美国消化协会（American Gastroenterological Association）对肝功能试验进行综述评价后，形成指导方案，用于指导临床和实验室合理使用肝功能试验。当前肝病诊断中最有价值的血清学指标依然是在临床使用最多的常规项目，如GPT、GOT、总胆红素（TBIL）、结合胆红素（DBIL）、白蛋白（ALB）、ALP、GGT和凝血酶原时间（PT）。美国临床生物化学学会把常见肝病分为急性肝细胞损伤、慢性肝细胞损伤、肝硬化和肝癌4大类，分别对以上各个项目在该类中的作用和意义进行了分析。把GPT>10倍参考范围上限，同时ALP<3倍参考范围上限，作为急性肝细胞损伤诊断标准；如果发病初期GOT已超过10倍参考范围上限，首先考虑中毒性肝病和缺血性肝病。在判断肝细胞损伤程度时，TBIL和PT是最主要的指标。在慢性肝细胞损伤中，GPT是筛查慢性肝病性价比最高的试验，可用于监测慢性肝炎的炎症活动，但对肝纤维化没有使用价值。在肝硬化时，GOT/GPT比值、PT、AFP和血小板计数有一定的使用价值。在原发性肝癌的诊断上，推荐使用AFP。在美国临床生物化学学会的基础上，美国消化协会讨论了如何使用转氨酶（GPT、GOT）、胆红素、ALP、ALB和PT来诊断和鉴别诊断各种疾病。例如以GPT升高为主的轻度升高（<5倍参考范围上限），最常见于慢性乙型肝炎、慢性丙型肝炎、急性病毒性肝炎、脂肪肝、血色素沉着病、自身免疫性肝炎等；以GOT升高为主的轻度升高（<5倍参考范围上限），最常见于酒精性肝损害、脂肪肝、肝硬化等；GPT和/或GOT的重度升高（>15倍参考范围上限），最常见于药物或毒物中毒、缺血性肝炎、急性病毒性肝炎、急性胆道梗阻、自身免疫性肝炎等；结合胆红素和ALP均升高，最常见于胆道梗阻、肝硬化、药物或毒物中毒、原发性胆汁性肝硬化；单独的非结合胆红素升高，最常见于Gilbert综合征、新生儿黄疸及各种原因引起的溶血等。ALP、5-核苷酸酶（5-NT）、GGT和亮氨酸氨基肽酶联合检测可以提高诊断胆道梗阻或肝浸润及占位性病变，以及鉴别阻塞性和实质性肝脏疾病时的特异性。GGT与5'-NT和ALP在诊断肝脏疾病之间的具有良好相关性；而血清亮氨酸氨基肽酶在检测肝脏阻塞性，浸润性或占位性病变时其敏感性与ALP和5'-NT相似。一些研究者认为亮氨酸氨基肽酶在无黄疸患者中对浸润性疾病诊断是一个比ALP更敏感的指标，与之相反，胰腺癌而无肝胆疾病不会导致血清亮氨酸氨基肽酶的水平升高。ALB和PT用于了解肝脏的合成功能状况，PT更适用于急性肝损伤，但时间延长超过5~6秒需注意急性病毒性肝炎发展为急性肝衰竭的可能，其延长程度亦可作为酒精性脂肪肝患者的预后因子；ALB更适用于慢性肝损伤。另外，ICG染料清除试验、利多卡因代谢试验、咖啡因清除及清晨唾液咖啡因水平可用于评估肝脏代谢能力。

（二）肝纤维化指标的临床应用进展

肝纤维化是肝硬化的早期阶段，目前临床上对肝纤维化的确诊主要依赖于肝组织活检。这种方法由于其创伤性以及需要进行动态观察而受到限制。寻找一种非创伤早期诊断肝纤维化的临床指标是近年来颇受重视的研究课题。目前实验室常用的方法是ELISA法，可有效而快速地检测慢性肝炎、肝硬化患者血清透明质酸（HA）、Ⅲ型前胶原（PC Ⅲ）、Ⅳ型胶原蛋白（C Ⅳ）和层黏蛋白（LN）含量，为临床提供可靠的肝纤维化诊断方法。4项指标在肝炎不同的发展时期有不同的变化，其临床意义也有不同。值得注意的是，肝纤维化4项指标是肝炎疾病发展过程中的动态和转归指标，其动态观察的临床意义远远大于一次检测结果，并且该项目也是评价肝功能损伤程度的重要标志，可以和肝功能的其他指标一起进行评估。

一些新的实验室指标在诊断肝纤维化时具有很好的应用前景。基质金属蛋白酶（metalloproteinase，MMP）是一组锌离子依赖的酶家族，能够特异性地分解细胞外基质。MMP-2和MMP-9与肝纤维化程度相关。前者，由活化的造血干细胞分泌，在多种肝病中其活性升高，尤其是在肝纤维形成过程中，表达MMP-2显著增加。与前者不同，MMP-9水平与肝组织的损伤严重程度和肝纤维化呈负相关。基质金属蛋白酶组织抑制剂（TIMP）通过分泌蛋白调节MMP的激活。TIMP-1可以特异性地抑制MMP-2的表达。TIMP依赖抑制细胞外基质（ECM）降解促进肝纤维化。在慢性肝病，如慢性丙型肝炎TIMP（TIMP-1和TIMP-2）水平升高。有研究显示TIMP-1在肝纤维化时升高。转化生长因子-β1（TGF-β1）是一种多效性细胞因子，参与组织生长、分化，细胞外基质生产与免疫应答。TGF-β1与肝纤维化有关，也被认为是纤维化反应的重要成分，在肝纤维化时呈明显上调。YKL-40是一种分泌型糖蛋白，与壳质酶同属于18糖基水解酶家族，它与肝细胞外基质的降解和重塑有关，与肝纤维化程度相关。微纤丝相关糖蛋白4（MFAP-4）是一个整合素配体，定量分析显示，血清MFAP-4水平对肝纤维化以及不同分期具有很高的诊断价值，AUC为0.76~0.97。近几年来，通过对大量临床和血清学指标的研究，国内外建立了多个肝纤维化非创伤性综合指标的诊断预测模型，这些模型具备一些共同的特点，即ROC曲线下面积（AUC）>0.8；所检测的指标易从临床实践中获取；先后经临床病理验证有一致性较高的诊断准确性、敏感性、特异性、阳性预测值（PPV）及阴性预测值（NPV）；对判别有（纤维化分期为2~4期）或无明显（纤维化分期为0~1期）纤维化具有较可靠的参考价值。常用的预测模型有Fibrotest（其参数包括α2-巨球蛋白、apoA Ⅰ、GGT、胆红素及触珠蛋白5项）、Forns指数（其参数包括血小板计数、GGT、年龄和胆固醇）、APRI（为GOT与血小板比值指数）和Fibrometer模型（其参数包括血小板计数、凝血酶原指数、GOT、α2-巨球蛋白、透明质酸、尿素和年龄）等。以上预测模型对明显肝纤维化的诊断均有很好的特异性，现在Fibrotest正在进行商品化开发以用于肝纤维化的诊断。

肝病的研究是各学科交叉的综合研究。肝脏疾病的正确诊断需要各学科、各专业学者提供准确和有价值的信息，并综合考虑。临床判断应考虑肝病患者暴露于传染和毒性物质的接触史，以及肝病患者所受肝损伤的种类和程度。临床实验室将所有的检测信息综合并判断肝脏的整体功能。临床化学实验室基于肝功能结果提供开始鉴别诊断的基本信息，其他各学科实验室添加其他特异信息，便于进一步确定诊断。特殊化学实验室进行的血液学、尿液分析和免疫学检测的测定结果常用来诊断特殊肝病。毒理学实验室有助于中毒性肝炎病例的诊断。血库有助于确定溶血性输血反应。微生物学的分析有助于确定肝脏感染的原因。基因学对影响肝功能的先天性代谢异常疾病的诊断有助于确定其危险性并给患者以预示。

临床实验室在肝功能的评估中发挥了中枢作用，来自不同渠道的信息使对肝功能的评估更加全面。细胞学实验至关重要，因为在很多时候肝活检是确诊的唯一标准。通过放射、超声、计算机体层摄影扫描、磁共振影像学等，放射科为梗阻性肝病和肝脏肿瘤的发现提供了有价值的信息。新的外科手术技术和药理学治疗方法为肝病的治疗增添了新的选择。

目前还有许多领域需要进行研究，如新的感染病毒、更有效的治疗方法、预防各型肝炎的方法等。此外，肝病对其他器官的影响和其他疾病对肝脏的影响也正在研究中。进一步的研究还包括：肝细胞癌更好的治疗方法，各型肝肿瘤的早期诊断，肝移植捐赠器官的更充分利用及肝移植者预后和生活质量的提高等。

（毛远丽　王晗　洪炜）

第二十七章
胃肠胰代谢性疾病的检验诊断

胃、肠管和胰腺是人体的重要消化器官。人体所需的各种营养成分，绝大部分是通过消化器官对食物进行消化、吸收而获取。胃、肠管、胰腺等消化器官的组织结构特殊，能够产生独特的生物化学物质参与代谢，为外源性食物消化、吸收提供了基础。人机体的消化系统主要是通过神经 - 体液调节，使消化器官对食物的消化吸收与机体的能量利用达到协调和平衡。

外界环境因素、生物致病因素以及遗传因素等与营养物质的消化吸收密切相关，各种因素均可导致消化器官代谢紊乱或功能异常，最终可导致消化系统疾病。因此，了解胃、肠管、胰腺的组织结构、生物化学代谢和生理功能特点，对胃、肠、胰激素代谢功能试验、生物化学检测的试验选择以及胃、肠、胰腺疾病的病原微生物检测、分子诊断提供科学依据。根据疾病累及器官的病理生理学、生物化学、分子生物学和胃、肠、胰腺功能的改变，紧跟相关学科的发展，建立适合临床的检查方法，将对胃、肠管、胰腺疾病的诊断、治疗预后以及疗效效果评价具有重要意义。

第一节　胃、胰腺和肠管功能特点

胃、肠管、胰腺等器官为人体重要的消化器官，在食物的消化吸收过程中发挥着重要作用，其组织结构特殊，能够产生独特的生物化学物质参与代谢，为外源性食物消化、吸收提供了生物化学基础。

一、胃

（一）胃的生理功能

胃壁由内向外依次为黏膜层、黏膜下层、肌层和浆膜层。黏膜层是由表层上皮、黏膜肌和肌间组织构成，厚约 0.5~0.7mm。表层上皮下面为腺体和固有膜，含有结缔组织基质、浆细胞、淋巴细胞、少数嗜酸细胞、肥大细胞以及神经和血管。胃黏膜存在三种主要的腺：贲门腺、胃腺和幽门腺。胃腺分布于占全胃黏膜 2/3 的胃底和胃体部，由壁细胞、主细胞和黏液细胞组成，它们分别分泌盐酸、胃蛋白酶原和黏液；贲门腺和幽门腺主要分泌碱性黏液；胃黏膜内存在多种内分泌细胞，可分泌胃泌素，生长抑素和组胺。

胃液是胃黏膜内不同细胞分泌的液体，纯净胃液为无色、透明、酸性液体，比重为 1.002~1.004。正常人每日胃液分泌量为 2.5~3.0L，pH 为 0.9~1.5，其中有机物主要为胃蛋白酶、黏液蛋白、内因子及少量脂肪酶等。无机成分主要有盐酸、钠、钾、镁、磷、碳酸氢根等。胃液生成细胞及生理功能见表 27-1。

表 27-1　胃液的生成及生理功能

名称	合成细胞	生化成分	生理功能
胃酸	壁细胞	HCl	1. 杀灭胃液中细菌 2. 激活胃蛋白酶原 3. 进入小肠的胃酸可促进胰泌素释放，而促进胰液、胆汁和小肠的分泌 4. 利于造成酸性环境，促进小肠对铁和钙的吸收 5. 可造成对胃、十二指肠黏膜的侵蚀作用
胃蛋白酶	主细胞	蛋白质	具有将食物蛋白质水解为蛋白、蛋白胨、多肽及氨基酸作用

续表

名称	合成细胞	生化成分	生理功能
碱性黏液	黏膜上皮细胞、腺体细胞	黏蛋白、HCO_3^-	1. 为黏稠液体，可覆盖于胃黏膜表面，形成凝胶保护层，润滑食物，防止对胃黏膜的机械损伤 2. 形成黏液 -HCO_3^- 屏障，保护胃黏膜免受胃酸的化学侵蚀
内因子	壁细胞	糖蛋白	1. 可与维生素 B_{12} 结合形成复合物，防止维生素 B_{12} 被破坏； 2. 与肠细胞刷状缘特异受体结合，介导维生素 B_{12} 的摄取、吸收过程

（二）胃液分泌的调节

胃液分泌的量受摄取食物、神经和体液的调节。刺激胃酸分泌的内源性物质主要有乙酰胆碱、胃泌素和组胺。上述三种促分泌物既可以单独作用于壁细胞，又可相互协同起到加强作用（图 27-1）。

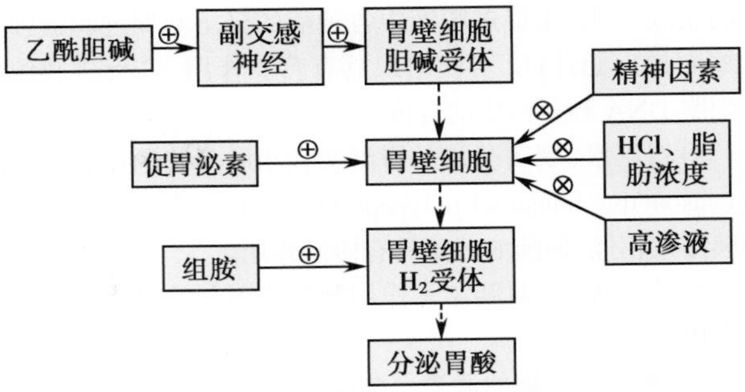

图 27-1　胃液分泌的调节

二、胰腺

胰腺具有内分泌和外分泌功能，其外分泌功能是通过腺泡细胞和小导管的管壁细胞产生、分泌的胰液而发挥作用；其内分泌功能是依靠分布于胰腺的腺泡细胞组织之间的细胞群，该细胞群呈岛状，称为胰岛，分泌的肽类激素在糖类、脂类、蛋白质代谢调节及维持正常血糖平衡中发挥重要的作用。

1. 胰腺的外分泌液　胰液为无色无臭、略带黏性的液体，渗透压与血浆相似，pH 7.8~8.4。正常成人每日分泌量约1~2L，主要组成成分为水、电解质和各种消化酶（表 27-2）。

表 27-2　胰腺外分泌液特性与生理功能

名称	亚类	生化成分	合成部位	作用
水		H_2O		组成胰液的主要成分
阳离子		Na^+、K^+、Ca^{2+}、Mg^{2+}		调节渗透压，调节阴阳离子平衡，激活胰蛋白酶类
阴离子		HCO_3^-、Cl^-、SO_4^{2-}、HPO_4^{2-}	导管细胞	中和进入十二指肠的胃酸，避免强酸对肠黏膜的侵蚀；改变小肠 pH 环境，增加小肠内消化酶的生物活性
胰液酶类	胰酶	糖蛋白酶		将食糜中的淀粉及糖原消化为糊精、麦芽糖、麦芽寡糖等
	胰蛋白内肽酶		腺体细胞	在肽链特定部位从内部对蛋白进行水解，将蛋白质消化为氨基酸
	胰蛋白外肽酶	羧肽酶 A、B，亮氨酸肽酶	腺体细胞	从肽链的末端水解蛋白，将其消化成氨基酸、二肽和三肽
	弹性蛋白与胶原消化酶	弹性蛋白酶和胶原酶	腺体细胞	消化结缔组织中相应的纤维蛋白
	脂类消化酶	脂肪酶	腺体细胞	将甘油酯分解为脂肪酸、单酰甘油，最适 pH 为 7.5~8.5
		磷脂酶 A 等	腺体细胞	以酶原形式存在，经胰蛋白酶作用水解下一个六肽后被激活，催化磷脂的第二位酯键水解，生成溶血磷脂及一分子脂肪酸

2. 胰液分泌的调节　在非消化期胰液几乎不分泌或分泌很少，当进食时胰液分泌受神经和体液调控，刺激、抑制胰液的合成和分泌。食物对胰液分泌的刺激作用因素起主导作用。

（1）神经调节：食物的颜色、香、气味及其对口腔、食管、胃和小肠的刺激通过神经反射，刺激迷走神经释放乙酰胆碱或增加胃泌素释放间接促胰腺分泌。迷走神经主要作用于胰腺泡细胞，对导管作用较弱。因此，迷走神经引起胰液分泌的特点为 H_2O 和 HCO_3^- 含量很少，而酶含量却很丰富。

（2）体液调节

1）胰泌素：当酸性食糜进入小肠后，HCl 可刺激小肠黏膜释放胰泌素，释放的 pH 阈值为 4.5。其次蛋白质分解产物和脂肪酸钠也能刺激小肠分泌胰泌素，而糖几乎无作用。产生胰泌素的细胞在小肠上段含量较多，距幽门越远含量越少。胰泌素主要作用于胰腺小导管上皮细胞的特异性受体，通过 cAMP 信号转导途径引起细胞分泌大量的 H_2O 和 HCO^{3-}，调节的结果大量增加胰液的分泌量。

2）胆囊收缩素（cholecystokinin，CCK）：小肠黏膜内分泌细胞合成、分泌胆囊收缩素。不同产物对胆囊收缩素的分泌作用不同，引起胆囊收缩素释放因素由强至弱依次为蛋白质分解产物、脂肪酸钠、HCl、脂肪，而糖无刺激作用。胆囊收缩素的生理功能：①促进胰液中各种酶的分泌和促进胆囊强烈收缩而排出胆汁；②对胰组织具有营养作用；③促进胰腺组织细胞 DNA 和蛋白质的合成。

3）胃泌素：胃窦分泌的胃泌素和小肠分泌的血管活性肠肽（vasoactive intestinal polypeptide，VIP）分别与胆囊收缩素和胰泌素相似，促胰液分泌具有协同作用。

4）迷走神经：对胰泌素作用靶细胞引起的胰液分泌有促进作用。

3. 胰腺内分泌的激素 胰腺内分泌激素的特性与生理功能见表 27-3。

表 27-3 胰腺内分泌激素的特性与生理功能

激素名称	分泌细胞	生化成分	作用
胰岛素	胰岛 β 细胞	蛋白多肽	1. 促进组织摄取、贮存和利用葡萄糖； 2. 促进脂肪的合成，抑制其分解； 3. 促进核酸和蛋白质的合成和贮存
胰高血糖素	胰岛 α 细胞	蛋白肽链	1. 促进肝糖原分解，糖异生； 2. 促进脂肪分解，酮体生成； 3. 减少蛋白质合成
生长抑素（又称生长激素释放抑制素）	胰岛 δ 细胞	蛋白肽链	1. 抑制生长激素及全部消化道激素的分泌； 2. 抑制消化腺外分泌； 3. 促进肠系膜血管收缩
血管活性肠肽	胰岛 δ_1 细胞	蛋白肽链	1. 扩张血管，增强心肌收缩力； 2. 扩张支气管和肺血管，增加肺通气量； 3. 使消化管肌张力降低，抑制胃酸分泌
胰多肽	PP 细胞	单链多肽	调节胃液和胰液的分泌

三、肠管的形态和分布

（一）十二指肠

十二指肠（duodenum）介于胃和空肠之间，是小肠上段的一部分，长度约 12 个横指的宽度，其上端始于胃的幽门，下至十二指肠空肠曲接续空肠。整个十二指肠呈 C 形弯曲，并包绕胰头。除十二指肠的始、末两端外均在腹膜后隙，紧贴腹后壁第 1~3 腰椎的右前方向，按其走向分为上部、降部、水平部和升部。

上部长 4~5cm，自幽门向右稍向后上方走行，至肝门下方转而向下，形成十二指肠上曲，接续降部。上部起始处有大、小网膜附着，属于腹膜内位。上部平常对第 1 腰椎，直立时可稍有下降。上部的前上方与肝方叶、胆囊相邻，近幽门处小网膜右缘深侧为网膜孔，下方邻近胰头和胰颈，后方有胆管、胃十二指肠动脉、肝门静脉及下腔静脉经过。

降部长 7~8cm，始于十二指肠上曲，沿脊椎右侧下降至第 3 腰椎，折转向左，形成十二指肠下曲续于水平部。降部为腹膜外位，前方有横结肠及其系膜跨过，后方与右肾门、右肾血管及右输尿管相邻，内侧紧邻胰头、胰管及胆总管，外侧有结肠右曲。

水平部长 10~12cm，自十二指肠下曲水平向左，横过第 3 腰椎前方至其左侧，移行为升部。

升部长 1~2cm，由水平部向左上斜升至第 2 腰椎左侧折向前下，形成十二指肠空肠曲，继为空肠。升部前面及左侧覆有腹膜，左侧与后腹壁移行处常形成 1~3 条腹膜皱襞与相应的隐窝，其中一条皱襞位于十二指肠空肠曲左侧、横结肠系膜下方。

（二）小肠

小肠的下区位于横结肠及其系膜与小骨盆上口之间，含有空肠、回肠、盲肠、阑尾。小肠分为空肠和回肠两部分，中国人小肠长度为 410.5cm。两层腹膜包裹小肠形成系膜，其内含有分布到肠袢的血管、神经和淋巴。小肠的动脉来源于肠系膜上动脉，该动脉多在第 1 腰椎水平起于腹主动脉前壁，向前下由胰颈后面走行，在其下缘穿出，跨十二指肠水平部前方，入肠系膜走向右下方。回肠动脉于肠系膜内呈放射状走向肠壁，途中分支吻合，形成动脉弓。

（三）食物的消化与吸收

小肠是食物消化、吸收的主要部位，食糜中的糖、蛋白质、脂肪和核酸等物质受到胰液、胆汁和小肠液的化学性消化及小肠运动的机械性消化。许多营养物质被水解成小分子物质，在小肠内被吸收。食物通过小肠，消化过程基本完成，未被消化和吸收的物质则进入大肠。小肠对各种营养物质的消化吸收：

1. 糖的消化和吸收 糖是食物中的主要成分。膳食中的糖主要为淀粉，其次为双糖。食入的多糖必须水解为单糖后才能被消化道黏膜吸收。

（1）糖的消化：淀粉的消化从口腔即开始，唾液中的淀粉酶对淀粉进行水解，未被消化的食物进入胃后，唾液淀粉酶在胃酸的作用下很快失活，剩余的淀粉主要在小肠内进行消化。糖的消化可分为两个主要过程，即多糖的水解和寡糖的水解：①在肠腔内存在胰腺分泌的 α- 淀粉酶，它和唾液淀粉酶的作用都是将淀粉水解成寡糖、α- 极限糊精、含 2~9 个葡萄糖单位的麦芽寡糖和麦芽糖；②在小肠黏膜刷状缘内含有丰富的寡糖酶、麦芽糖酶和异麦芽糖酶，可分别将 α- 极限糊精、麦芽寡糖和麦芽糖水解成葡萄糖。此外，还有蔗糖酶和乳糖酶等二糖酶，可分别将相应的二糖水解为单糖。

（2）糖的吸收：食物中的糖消化成单糖后在小肠上部吸收。单糖的吸收是通过黏膜细胞刷状缘上的载体蛋白介导的主动转运。转运时载体可同时与两个 Na^+ 和一个葡萄糖分子结合，由于细胞内 Na^+ 浓度低，Na^+ 遂与载体分离进入细胞质，此时葡萄糖与载体的亲和力下降，也释入胞质，单糖转运的能量间接地来自钠泵。

2. 蛋白质的消化和吸收 食入的蛋白质以及进入胃肠道的消化酶、黏液、脱落的上皮和血浆蛋白等内源性蛋白质，首先在胃肠道内水解为氨基酸或小分子肽才能被吸收。另外，小肠还能吸收微量蛋白质，这在免疫学和病理学上有一定的意义。

（1）蛋白质的消化：胃蛋白酶为内切酶，水解蛋白质分子内部的肽键，它对肽键作用的特异性较差，能将各种水溶性蛋白质水解成多肽。小肠是蛋白质消化的主要部位。小肠对蛋白质的消化可分为两个阶段，即肠液中的胰酶对蛋白质的消化和肠黏膜细胞对寡肽的水解：①消化蛋白质的酶有多种，胰酶将蛋白质水解，所生成的最终消化产物约 1/3 为氨基酸，2/3 为含 2~6 个氨基酸残基的寡肽；②肠黏膜细胞的刷状缘及胞质内含有丰富的寡肽酶，这种酶能从肽链的氨基端逐一水解肽键。水解较长肽链的寡肽酶活性主要存在于刷状缘上，而约 90% 的二肽酶和 60% 以上的三肽酶存在于胞质中。寡肽可进一步在黏膜细胞表面或胞质内水解为单个氨基酸。

（2）氨基酸和肽的吸收：在小肠内蛋白质被消化成单个氨基酸、二肽或三肽后可被吸收。氨基酸吸收的原理，目前认为是通过与 Na^+ 吸收偶联的载体介导的主动吸收过程。已确定至少存在四种类型的载体转运不同氨基酸，分别是中性氨基酸载体、碱性氨基酸载体、酸性氨基酸载体、亚氨基酸及甘氨酸载体。此外，还有通过"γ- 谷氨酰循环"的转运方式，即 Meister 循环。循环过程包括：首先在细胞膜上 γ- 谷氨酰转移酶催化下，谷胱甘肽完成对氨基酸的转运，然后在一系列酶的作用下再合成谷胱甘肽。目前已发现，小肠黏膜细胞、肾小管细胞和脑组织均存在催化这一反应的各种酶。

对于部分蛋白、小分子肽，肠道可通过胞饮方式直接吸收，一般情况量少无营养学意义。但是细菌分解的毒性产物、内毒素以及肠腔内的抗原等，经过肠道吸收而成为致病因子。在消化过程中，对未被消化的蛋白质以及部分消化而未被吸收的产物，肠道菌群可产生腐败作用。

3. 脂类的消化和吸收　食物中的脂类主要是三酰甘油，另外含有少量的磷脂、胆固醇等，这些脂类消化和吸收的主要场所在小肠上段进行。

（1）脂的消化：在小肠上段有胰液及胆汁的流入，胆汁中含胆汁酸盐，是较强的乳化剂，能使疏水的三酰甘油及胆固醇酯等乳化成脂小滴，增加酶与脂类物质的接触，有利于脂类的消化。胰液中存有的胰酶、磷脂酶 A_2、胆固醇酯酶及辅脂酶等可对食物中脂类分别进行消化。辅脂酶是一种分子量为 10kD 的蛋白质，其功能是吸引并将胰酶固定在油相表面，胰酶才能催化油相内的三酰甘油水解。在胆汁酸盐、胰酶、辅脂酶、Ca^{2+} 等协同作用下，使酶的脂解活性充分发挥。

（2）脂的吸收：经上述消化作用后，各种消化产物（如单酰甘油、脂肪酸、胆固醇及溶血磷脂等）可被胆汁酸盐乳化成更小的混合微团。这种微团体积小，极性大，易于穿过小肠黏膜细胞表面的水屏障，为肠黏膜细胞吸收。脂类消化产物主要在空肠被吸收。甘油、中链及短链脂肪酸被黏膜细胞吸收后直接进入门静脉；长链脂肪酸及其他产物随混合微团被吸收入肠黏膜后，可再酯化生成三酰甘油和磷脂等。各种再酯化的产物及少量的胆固醇、磷脂等与载体蛋白结合成乳糜微粒，从内质网经高尔基复合体进入细胞间质，然后由淋巴进入血液循环。

4. 核酸的消化和吸收　食物中的核酸多以核蛋白的形式存在，在胃中受胃酸的作用分解成核酸和蛋白质。蛋白质部分参加蛋白质的消化吸收途径。核酸部分进入小肠后，受胰液和肠液中各种水解酶的作用逐步水解为核苷和磷酸，核苷可进一步水解为碱基和戊糖。戊糖被吸收后进入戊糖代谢，嘌呤和嘧啶碱主要在肠黏膜被分解成相应产物，作为废物而被排出体外。

5. 水、离子和维生素的吸收。

（四）大肠

人的大肠内不存在重要的消化活动，其主要的生理功能是吸收水分，为消化后的食物残渣提供暂时贮存的场所和排便通道。消化道水解酶类及部分吸收功能见图 27-2。

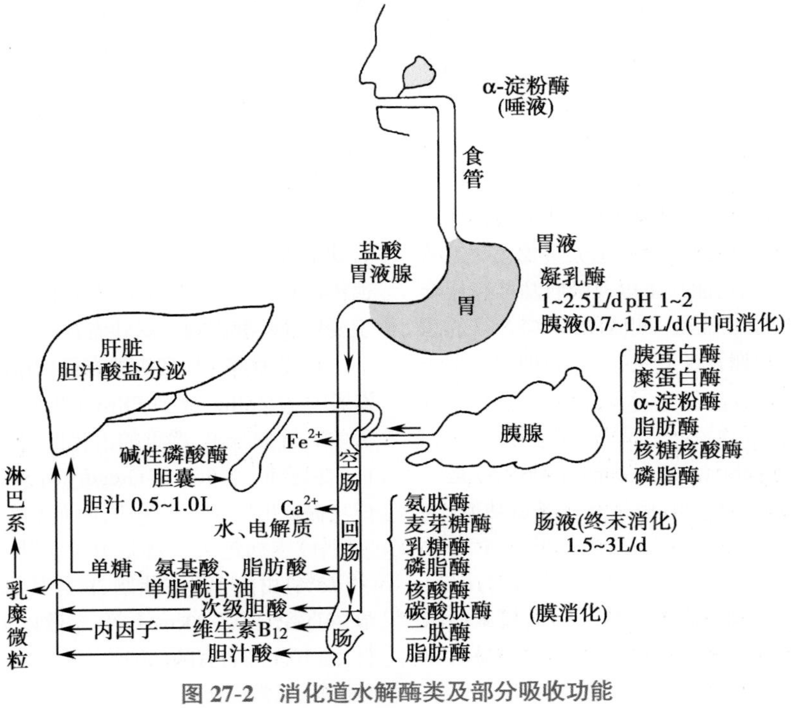

图 27-2　消化道水解酶类及部分吸收功能

第二节 功能紊乱与疾病

消化性溃疡（peptic ulcer）临床上属于常见病，据统计约占1/10的人口。生理条件下，胃酸造成的酸性条件激活能够水解蛋白的胃蛋白酶，抵抗各种有害物质对胃的侵袭，当胃、十二指肠黏膜的保护以及平衡关系被破坏时，容易导致溃疡的形成。

一、胃肠黏膜的损坏与保护

1. 胃酸、胃蛋白酶的损害作用 在消化性溃疡疾病中，胃酸、胃蛋白酶对黏膜的损害起主要作用。研究发现，有1/3的患者胃酸分泌过多，其余患者胃酸总量在正常范围或高于正常值上限。分泌胃酸的壁细胞有三种受体，乙酰胆碱受体、组胺受体、胃泌素受体，这些受体与相应的刺激物结合引起胃酸分泌。另外，胃酸的分泌量与壁细胞总数有关系，消化性溃疡患者壁细胞数增加1.5~2倍，使胃酸分泌量增多。

2. 胃、肠黏膜的保护作用

(1) 黏液-HCO_3^-屏障的保护作用：胃肠道上皮能够分泌一种不溶性黏液，覆盖于胃肠道黏膜表面，是一道对胃蛋白酶弥散的物理性屏障；HCO_3^-保持胃液与黏膜之间pH梯度缓冲层。此外，十二指肠腺（又称Brunner腺）能够分泌一种不流动胶体，能够吸收上皮细胞分泌的HCO_3^-，中和由肠腔反弥散来的H^+，使上皮表面层保持pH 6左右，免受损害。

(2) 前列腺素E（PGE）：在胃、十二指肠溃疡活动期，十二指肠球部产生HCO_3^-能力下降，PGE水平下降。研究表明，PGE具有保护黏膜细胞的作用，促进黏膜血液循环，且促进其分泌HCO_3^-及DNA合成。

(3) 血液循环：胃黏膜丰富的毛细血管网内血流为上皮细胞分泌提供能量，同时带走反流进入黏膜的H^+，起到保护黏膜的作用。

二、消化器官动力紊乱

食物中的营养成分必须经过消化、吸收后才能被机体利用。机体摄入营养物，正常的消化和吸收至关重要。缺乏营养物会造成营养不良，而消化功能损害以及吸收功能障碍会导致吸收不良。胃肠道功能紊乱是一组胃肠道综合征的总称，与神经因素、生物化学代谢紊乱有关，但是病理解剖学未见有器质性病变。

（一）胃肠功能紊乱

胃肠功能紊乱（functional gastrointestinal disorders）是一组胃肠道病理解剖未见器质性病变，但是有胃肠道功能、生化代谢紊乱的一组疾病，临床主要特点为，起病缓慢，病程常经年累月，表现为胃肠道症状为主，可局限在咽、食管或胃，多以胃肠道为主，有时伴有神经症的症状。根据临床症状分为癔症、心理性呕吐、神经性厌食、神经性嗳气、肠易激综合征。

（二）消化吸收不良

各种原因引起小肠营养物质吸收不良，均能导致机体营养缺乏，引起消化吸收不良综合征。营养物质必须经过充分的消化作用后才能吸收。因此，吸收不良综合征包括消化不良与吸收不良。许多疾病可引起本综合征，但其临床表现及实验室检查结果往往相似。吸收不良综合征的病因很多，可分为：

1. 原发性吸收不良综合征 系小肠黏膜吸收细胞缺陷或异常，影响营养物质经黏膜上皮细胞吸收、转运，包括乳糜泻、热带口炎性乳糜泻等。

2. 继发性吸收不良综合征 ①胰酶缺乏：如慢性胰腺炎、胰腺癌、胰腺纤维囊肿、胰腺结石、原发性胰腺萎缩等；②胆盐缺乏：如肝实质弥漫性损害、胆道梗阻、胆汁性肝硬化、肝内胆汁淤积症、回肠切除、肠内细菌过度繁殖；③肠黏膜酶缺乏：如先天性乳糖酶缺乏症等。

3. 吸收不良 ①小肠吸收面积不足：如短肠综合征、胃结肠瘘、不适当的胃肠吻合术、空肠结肠瘘等；②小肠黏膜病变：如小肠炎症（包括感染性、放射性、药物性）、寄生虫病（如贾第虫病、圆线虫病）；③肠壁浸润病变：如淋巴瘤、结核病、克罗恩病、惠普尔（Whipple）病等；④小肠运动障碍：如肠蠕动过速影响小肠吸收时间，蠕动过缓（如假性小肠梗阻、系统性硬皮病）导致小肠细菌过度生长；⑤淋巴血流障碍：如淋巴发育不良、淋巴管梗阻（包括外伤、肿瘤、结核等所致）、血液循环障碍、充血性心力衰竭等。

三、胃肠胰内分泌肿瘤

胃、肠、胰中广泛存在的内分泌细胞具有演变为肿瘤或病理性增生的潜能，目前已发现十余种类型肿瘤，由其形成的肿瘤可分泌胃肠激素，所以称为内分泌肿瘤或增生。这些肿瘤具有以下的共同特点：①器官、组织的多源性；②肿瘤大多具有功能性；③临床表现的多样性和多变性；④部分肿瘤具有遗传性和家族性；⑤其中多数肿瘤属于生长缓慢的恶性肿瘤。主要胃、肠、胰腺内分泌肿瘤有：

1. 佐林格-埃利森综合征（Zollinger-Ellison syndrome，ZES） 为Zollinger和Ellison两人于1955年首次报道的以显著的高胃酸分泌、严重的消化性溃疡和非β胰岛细胞瘤为特征的综合征。1960年Gregory等从ZES患者的胰腺肿瘤中，成功提取出胃泌素样物质，因而本病亦称胃泌素瘤。

(1) 本病绝大多数是由位于胰腺的胃泌素瘤所致，少数（约13%）由位于十二指肠、胃等其他组织的胃泌素瘤所引起。瘤体直径自0.2~20cm不等，半数以上为多发性，2/3以上为恶性，约10%患者有胰岛细胞增生。胃泌素瘤的细胞起源还不十分清楚，正常成人胰岛中无G细胞，因而胃泌素瘤细胞可能起源于残留的胚胎胰腺G细胞。由于胃泌素的营养作用，ZES患者胃内壁细胞数量明显增加，为正常人的3~6倍，十二指肠溃疡患者的2~3倍。同时，胃黏膜也明显肥厚并形成粗大皱襞。

(2)生物化学改变：胃泌素大量分泌是本病临床症状和继发性病理变化的基本原因。血清胃泌素高于1 000pg/ml对胃泌素瘤有诊断意义，最高可达450 000pg/ml。大多数胃泌素瘤以分泌十七肽胃泌素(G-17)为主，约占总量的70%~80%；G-34的半衰期远比G-17长，循环血液中胃泌素的主要成分是G-34。

Ⅰ型多发性内分泌肿瘤(multiple endocrine neoplasms Ⅰ，MEN Ⅰ)：是一种常染色体显性遗传病，其特点是两个或两个以上内分泌腺(细胞)发生肿瘤。其中的MEN Ⅰ型又名Wermer综合征，累及垂体、胰腺和甲状旁腺。MEN Ⅰ是常染色体遗传，外显率很高，有明显的遗传倾向。由于MEN Ⅰ患者大多数产生数种激素，因此临床表现多种多样，取决于个体内分泌腺肿瘤所分泌的激素。MEN Ⅰ的垂体肿瘤可分泌生长激素、ACTH或催乳素，表现为肢端肥大、库欣综合征、泌乳综合征等，约42%垂体瘤为无功能性的。垂体受累者约占MEN Ⅰ的65%；甲状旁腺受累者约占MEN Ⅰ的88%，在临床上表现为甲状旁腺功能亢进。MEN Ⅰ的甲状旁腺病变特点是多发肿瘤和增生，远较散发、非家族性甲状旁腺功能亢进为多见。胰腺受累者占MEN Ⅰ的81%。MEN Ⅰ的胰岛肿瘤几无例外地都是多发性的，这些肿瘤可分泌各种激素，产生相应的临床症状和体征。

2. 类癌综合征　是指一类起源于肠嗜铬细胞和肠嗜铬样细胞的胺前体摄取和脱羧酶(amine precursor uptake and decarboxylase，APUD)细胞肿瘤(即类癌)所引起的临床综合征。由于肿瘤分泌5-羟色胺(5-HT)等多种生物活性介质和激素，使其呈复杂多样的临床表现，包括腹泻、腹痛、皮肤潮红、支气管痉挛、心瓣膜病变等，许多类癌也同时产生肽类激素。血清5-HT显著升高为本病特征性实验室检查指标。

(1)病理：90%以上的类癌发生于胃肠道，最常见于盲肠、末端回肠和直肠，其次见于结肠、胃、十二指肠，偶见于胆管、胰管、食管。除胃肠道以外，类癌可发生于支气管、卵巢等处。类癌一般生长缓慢，只有在发生广泛转移特别是肝转移时才会出现类癌综合征。转移性类癌常表现明显的硬化和瘢痕化趋势，成为本病有一定特征性的病理变化，例如肠系膜、肠袢、腹膜后、盆腔纤维化，以及心内膜纤维化等。

(2)生物化学：类癌细胞属于APUD细胞，具有分泌多种生物活性肽、胺类介质和激素的功能。类癌患者有色氨酸代谢异常，食物中的色氨酸被摄入后60%循5-HT途径被代谢，正常人有1%色氨酸循此途径代谢，因而类癌患者生成较多5-HT。类癌细胞有激肽释放酶活性，可将血浆激肽原转变为缓激肽。此外，类癌细胞还能产生和分泌多种肽类激素，如胰岛素、胃泌素、ACTH、VIP、生长抑素、P物质、神经降压肽、促胃动素、胰多肽、胰高血糖素、肠高血糖素、甲状旁腺素、甲啡肽、β-内啡肽等。

第三节　胃胰肠疾病代谢异常的检验与评价

胃肠道器官的器质性和功能性疾病临床上属于常见病和多发病，由于病因复杂，涉及代谢功能紊乱和器质性病变，临床症状表现多样性。根据胃肠道系统疾病的发病机制、病理生理变化，进行有关的生物化学检测将有助于对胃肠道系统的功能、器质性疾病的状况进行评价。

一、生物化学检测

1. 淀粉酶测定

(1)原理：淀粉酶(AMY)是一种水解淀粉、糊精和糖原的水解酶，属于金属酶，最适活性为pH 6.5~7.5。利用AMY能够将麦芽糖水解为游离的寡糖及葡萄糖单位减少的多糖特性，将AMY与亚乙基封闭的对硝基苯麦芽庚糖苷(4NP-G7)作用，经6-葡萄糖苷酶催化水解为黄色的对硝基酚和葡萄糖。对硝基酚的生成量在一定的范围内与AMY活性成正比例关系，根据化学法显色的原理推算AMY活性。

$$\text{4NP-G7} \xrightarrow{\text{AMY}} \text{4NP-G4，3，2}$$

$$\text{4NP-G7} \xrightarrow{\text{6-葡萄糖苷酶}} \text{4NP-G4，3，2}$$

(2)临床意义：①胰腺炎，急性胰腺炎、胰腺外伤等疾病时，血液、尿液中淀粉酶均增加。急性胰腺炎时血清AMY一般从发病2小时开始迅速上升，12~72小时之间达到高峰，3~5天恢复正常。AMY的活性在胰腺细胞损坏初期与损伤程度相关，但在损坏达到一定程度时，AMY活性不能反映损害程度和进展情况。AMY诊断胰腺炎的灵敏度达70%~95%，特异性达到33%~34%。慢性胰腺炎时AMY活性多表现为一过性升高，日间变化范围较大，收集尿液测定AMY活性能够避免血清AMY波动明显的影响，测定饭后2小时尿液淀粉酶具有重要意义。随着胰腺细胞的损害增多，逐渐发展为胰腺萎缩、胰腺硬化时，淀粉酶活性减低，此时应注意动态分析AMY活性的变化。②胰腺癌等压迫胰腺导管导致胰液排出不畅或阻塞，胰腺组织破坏，使胰液中AMY流入血液，AMY活性增加。

2. 巨淀粉酶(M-AMY)　血液中部分淀粉酶能够与血清清蛋白、多糖类等结合而形成一种高分子量的淀粉酶复合体，称为巨淀粉酶。一般在酸性(pH 3.4)条件下，淀粉酶复合体解离。巨淀粉酶存在于血清中，虽然与特定疾病的关系甚少，但是与免疫球蛋白(多为IgA，也有IgG)结合时，则认为是由于自身免疫反应而形成的免疫复合物。存在较多巨淀粉酶时，可出现血淀粉酶上升，尿液淀粉酶降低；同工酶可见异常图形；尿 M-AMY/ 尿 Cr 的值降低。确定巨淀粉酶则需用凝胶过滤法、超速离心分析等方法。

（1）原理：用不同浓度的聚乙二醇 6000（PEG6000）处理血清，以 0.05mmol/L PBS 为阴性对照，以标准人血液淀粉酶为阳性标准对照，利用 SDS-PAGE 电泳分离淀粉酶，利用碘 - 淀粉显色的方法观察与淀粉酶有关的蛋白质。以 pH 7.0PBS 作空白对照，以急性胰腺炎血 AMY 1 923U/L 作阳性对照，以正常人血 AMY 39U/L 作阴性对照，处理后的血清作生化 AMY 检测和 SDS-PAGE 电泳及碘 - 淀粉显色。

（2）方法

1）利用不同浓度的 PEG6000 处理血清，利用 AMY 能够作用于麦芽糖七苷底物，根据水解产物与 AMY 活性呈线性相关特性，以 PBS 作为空白对照，计算 AMY 活性。

2）SDS-PAGE，用不同浓度 PEG6000 处理血清，离心上清液进行电泳，pH 7.0，190V，15 分钟。

3）电泳后，立即加入 0.1% 可溶性淀粉溶液覆盖，37℃孵育 30 分钟，然后加入 1.0% 碘溶液覆盖 5 分钟显色。

4）结果判定：有 AMY 活性（阳性）为无色区域，无 AMY 活性（阴性）为淡紫色背景。

（3）意义：不同浓度的 PEG6000 对于沉淀蛋白分子量的影响，随 PEG6000 浓度降低，沉淀的蛋白质分子量增大。大于 25%（W/V）的 PEG6000 可沉淀清蛋白，3%PEG6000 可沉淀 IgM，8%PGE6000 可沉淀 IgG，12%PGE6000 可沉淀 IgA。血清用 25%PEG6000 处理、沉淀蛋白质后，上清液中 AMY 活性被抑制，说明 M-AMY 主要是与清蛋白结合形成的大分子。正常阴性血清 AMY 主要与球蛋白结合为主，在急性胰腺炎时的 M-AMY 与血清蛋白结合为主。利用不同浓度的 PEG 处理血清，分析血清中 AMY 来源，能够预示 AMY 的来源和代谢活动状况。

3. 脂肪酶测定 脂肪酶是一种能够水解长链脂肪酸甘油酯的酶，主要由胰腺分泌，但胃和小肠也能够分泌少量的脂肪酶。脂肪酶增高见于胰腺疾病，在急性胰腺炎发病 4~8 小时，脂肪酶开始增加，24 小时达到高峰，可持续 10~15 天。脂肪酶分子量小，能够通过肾小球滤过膜，但是在肾小管被全部重吸收。急性胰腺炎时血清脂肪酶升高比 AMY 快，灵敏度可达 82%~100%。与 AMY 联合检测脂肪酶活性可提高胰腺炎的诊断率。

在消化性溃疡、肠梗阻、急性胆囊炎等疾病时脂肪酶活性可减低，减低的程度与胰腺阻塞部位、阻塞程度和胰腺组织的功能有关系。当胰腺囊性纤维化时，血清脂肪酶活性也可以降低。

4. 酸排出量测定 胃酸为胃壁细胞分泌的 HCl，胃液中的胃酸有游离酸和与蛋白质结合的盐酸蛋白盐两种形式。胃液检查前，要求禁食 12 小时、禁水并禁止服用抗胃酸分泌药物，采集 1 小时内全部胃酸量为基础酸排出量（basic acid output，BAO），然后给予胃泌素刺激，每 15 分钟收集一次，共收集 1 小时，测定最大酸排出量（maximal acid output，MAO）及高峰酸排出量（peak acid output，PAO）。

（1）原理：利用 0.1mol/L NaOH 溶液，以酚红为指示剂，化学滴定所消耗的 NaOH 计算胃液中酸的排出量。

（2）方法

1）标本收集：先将晨间空腹残余胃液抽空弃去。连续抽取 1 小时胃液后，一次皮下注射五肽胃泌素 6μg/kg。注射后每 15 分钟收集一次胃液标本，连续 4 次，分别测定每份胃液标本量和氢离子浓度。

2）计算方法：①BAO，检查前 12 小时内禁食、禁水并禁服用影响胃酸分泌药物，收集 1 小时胃液总量，测定胃酸浓度，胃液总量与胃酸浓度的乘积（mmol/L）即为 BAO；②MAO，胃液排净后，注射五肽胃泌素，每 15 分钟收集胃液总量，分别计算收集 4 次标本胃液量和胃酸浓度的乘积之和，即为 MAO（mmol/h）；③PAO，注射五肽胃泌素后，收集四份标本中，胃酸分泌量最大的即为 PAO。

（3）参考范围：BAO：2~5mmol/h；MAO：15~20mmol/h；PAO：11~29mmol/h。

（4）临床意义

1）胃酸增高：见于壶腹部溃疡、胃泌素瘤、幽门梗阻、慢性胆囊炎等。

2）胃酸减低：见于胃癌、萎缩性胃炎、继发性缺铁性贫血、口腔化脓感染、胃扩张、甲状腺功能亢进和少数正常人。

3）胃酸缺乏：为胃酸减低，注射五肽胃泌素后仍无盐酸分泌，常见于胃癌、恶性贫血及慢性萎缩性胃炎。影响人类胃液酸度有多种原因，如患者精神状态、神经反射、烟酒嗜好、便秘及采集方法等，因此，解释胃酸测定实验结果时应综合分析。

5. 尿素测定 幽门螺杆菌是胃内唯一仅产生脲酶的细菌，产生的脲酶能够分解尿素产生氨和释放二氧化碳，通过测定标本中尿素含量的变化可以鉴定胃内有无幽门螺杆菌感染。

临床意义：胃液尿素测定用于诊断胃有无幽门螺杆菌感染。在有幽门螺杆菌感染时，患者胃液内尿素水平明显减低，小于 1.0mmol/L 提示有幽门螺杆菌感染，特异性可达 98%，灵敏度可达 90%~95%。

二、功能性检测分析

胃、胰腺、肠道系统，各部分脏器生理功能具有相对独立性，通过机械、分泌生物化学物质和自身细胞结构特点协同完成生理功能。根据胃肠消化系统的生理特点，分别进行分析、检测不同器官的生化代谢功能，不仅可对其功能进行评价，而且还可作为疾病的诊断指标。

1. 双标记 Schilling 试验

（1）原理：人类只有在小肠内和唾液中，与 R 蛋白结合的维生素 B_{12}（B12-R）经胰蛋白酶降解，释放出的维生素 B_{12} 才能转移到内因子（intrinsic factor，IF）上，形成内因子 - 维生素 B_{12} 复合体（IF-B_{12}）被吸收。在胰腺功能不全时，胰腺分泌的胰酶减少，肠道维生素 B_{12} 吸收不良。根据上述原理，设计双标记 Schilling 试验，服用分别标记的 ^{57}Co 标记的 B_{12}-IF 和 ^{58}Co 标记的 B_{12}-R，根据 IF-B_{12} 和 R-B_{12} 相对吸收率，测定尿中 R-B_{12}/IF-B_{12} 比值，推算胰腺的分泌功能。

（2）方法

1）人内因子-［^{57}Co］维生素 B_{12} 0.2nmol。

2）猪R蛋白-［^{58}Co］维生素 B_{12} 0.2nmol。

3）游离人内因子 0.4nmol。

4）维生素 B_{12} 衍生物钴宾酰胺 200nmol（可与R蛋白结合，阻止内源性R蛋白从内因子上移除［^{57}Co］维生素 B_{12}）。收集24小时尿，测定其中的 $^{58}Co/^{57}Co$ 放射活性比值。

（3）临床意义：胰腺功能不全患者由于 $R\text{-}B_{12}$ 吸收不良，以致 $^{58}Co/^{57}Co$ 比值下降。正常人此比值参考值为0.45~0.86，胰腺外分泌功能减退者为0.02~0.15。该试验不仅对重度胰腺外分泌功能不足，而且对碳酸盐分泌障碍的慢性胰腺炎早期诊断具有重要价值。在评价胰腺功能方面，其敏感性大致与检测胰液中胰蛋白酶排量试验或粪便脂肪吸收试验相似，但特异性较高。如给予必需氨基酸刺激胰腺分泌，可提高本试验的敏感性。本试验具有简便、快速的特点，对胰源性和小肠疾病引起的脂肪泻亦有鉴别价值。

2. 胰腺外分泌功能试验　炎症刺激、纤维化等各种原因引起的胰腺腺泡、导管细胞受损均可导致胰腺分泌功能减退。另外，胰腺结石、肿瘤等病变压迫胰腺导管，影响胰液排入小肠，可导致胰腺外分泌量减少。因此，胰腺功能的分析可应用于诊断胰腺实质细胞的损害以及胰腺结石、肿瘤等压迫胰腺导管，胰液排泌减少引起的胰腺功能性改变。根据是否直接测定胰液中的激素、分泌酶活性等分为直接和间接分析胰腺功能的方法。可根据临床需要，选择不同分析胰腺外分泌功能的方法。

表 27-4　胰腺外分泌功能直接试验

试验名称	原理	优点	缺点	意义
胰泌素试验	静脉注射胰泌素，测胰液分泌量及 HCO_3^- 浓度	对胰腺外分泌功能敏感、特异	需十二指肠插管、体内注射激素	能反映胰腺轻、中、重度分泌紊乱
胆囊收缩素试验	静脉注射胆囊收缩素，分析胰酶、胰蛋白酶和脂肪酶			
胰泌素加胆囊收缩素试验	静脉注射两激素后，分析胰液量、HCO_3^- 浓度及胰酶活性			

（1）胰腺外分泌直接试验：直接法为通过给予一种或多种促胰分泌激素，然后分析胰液分泌量、生物化学成分和酶活性来评价胰腺功能（表27-4）。

（2）胰腺外分泌间接试验：间接法为通过检测十二指肠引流物样本中胰腺分泌酶的量、相关胰酶消化底物的产物、血浆中相关激素的浓度等标志物来评价胰腺功能（表27-5）。

表 27-5　胰腺外分泌功能间接试验

试验名称	原理	优点	缺点	意义
Lundh 餐试验	测定餐后十二指肠液胰蛋白酶活性	无须机体内注射	需十二指肠插管、消化道黏膜结构正常；操作复杂，难以推广	可反映中、重度胰腺外分泌功能失常
必需氨基酸十二指肠灌注试验	十二指肠混合必需氨基酸灌注后，分析胰酶分泌量	无须静脉给药	难以标准化	反映中、重度胰腺分泌功能
粪便脂肪试验	摄入定量脂肪后，测粪便中脂肪残量	定量分析脂肪泻	操作繁杂	分析脂肪性脂肪泻
NBT-PABA 试验	定量摄入 NBT-PABA 后，测定 PABA 的吸收量	方法简单	敏感度低；小肠黏膜疾病可导致结果异常	只能用于重度胰腺外分泌功能异常
二月桂酸荧光素试验	随餐摄入二月桂酸荧光素，然后测定荧光素的吸收量			

NBT-PABA：N-苯甲酰-L-酪氨酰-对氨基苯甲酸（N-benzoyl-L-tyrosyl-para-aminobenzoic acid）

3. 胰腺内分泌测定试验

（1）血清胆囊收缩素（CCK）：正常范围为30~300ng/L，慢性胰腺炎时增高，可达8 000ng/L，胰腺外分泌减少，与对CCK的反馈减弱有关。

（2）血浆胰多肽：空腹正常范围为8~313pmol/L，餐后血浆浓度迅速升高。慢性胰腺炎患者血浆胰多肽明显下降。

（3）空腹血浆胰岛素测定：口服葡萄糖、甲苯磺丁脲（D860）或静脉注射胰高血糖素后血浆胰岛素不升高反映胰腺内胰岛素储备减少。

三、肠管吸收功能试验

1. ^{131}I 标记脂肪消化吸收试验

（1）原理：肠道吸收不良综合征时，糖、脂肪、蛋白质、核酸吸收功能减低，以脂肪的消化吸收障碍最敏感。中性脂肪（三酰甘油）需在肠管内经胆汁乳化，受胰酶消化后最终水解成甘油和脂肪酸才能被吸收，短链脂肪酸甘油酯能够直接被肠道吸收。肝脏、胆囊、胰腺分泌的酶类影响消化，间接影响肠道的吸收。但脂肪酸可直接被小肠黏膜吸收，不受肝、胆、胰功能影响，测定脂肪酸的吸收率能够评价小肠的吸收功能。

(2)方法：口服 ^{131}I-三酰甘油，测定血清、粪便中放射性核素的强度。

(3)意义：测定血清及粪便中的放射性核素强度均正常，表示胰液、胆汁及肠管壁对脂肪的消化吸收均无异常。如果测定结果有异常，需要分析、鉴别其是由于肠外因素或肠管自身异常而引起的结果异常。在粪便 ^{131}I 放射活性增高，而血清中降低时，提示其脂肪吸收异常是由于胰液、胆汁的分泌异常所致；如果胰腺和胆囊功能正常，脂肪酸吸收减少，提示为小肠黏膜吸收异常所致。

2. 糖类吸收试验

(1)右旋木糖(*D*-xylose)吸收试验：右旋木糖是一种戊糖，在小肠通过易化扩散，约50%被吸收，吸收的部分有1/2在体内代谢，其余部分经过肾脏被排出体外，可间接反映小肠的吸收功能，其敏感性可达91%，特异性可达98%。

意义：右旋木糖吸收试验阳性表示空肠疾病或小肠细菌过度生长引起的吸收不良。

(2)H_2 呼气试验：正常人一般情况下，可吸收的碳水化合物在到达结肠之前被完全吸收，剩余的碳水化合物可以被肠道内的细菌分解，未被吸收的碳水化合物是人体呼气中氢气的唯一来源。利用这一原理，可以测定小肠的吸收功能。

方法：禁食一夜，口服20%葡萄糖50ml，利用气相色谱分析一定时间内呼气中的氢气浓度。

意义：如果任一时间内氢气浓度比禁食前增加，说明糖吸收不良，尤其常用于蔗糖、葡萄糖、半乳糖转运功能测定。

3. 蛋白质吸收试验 原发性脂肪吸收障碍患者多伴有蛋白质吸收障碍，测定粪便中蛋白质的丢失，可以评价胰蛋白酶分解障碍性蛋白丢失性肠道疾病。

4. 维生素 B_{12} 吸收试验 维生素 B_{12} 主要吸收部位在回肠末端，吸收过程需要内因子、胰蛋白酶的参与。口服 ^{60}Co-维生素 B_{12} 2μg，同时静脉注射维生素 B_{12} 1mg，测定12小时尿液中 ^{60}Co 放射性核素含量计算吸收率。正常值为大于8%。结果在2%~7%之间为轻至中度吸收不良，小于2%为重度吸收不良。多用于检查回肠功能不良或切除过多、小肠细菌过度生长。

5. 胆盐吸收试验 广泛回肠病变、回肠切除疾病时，物质重吸收障碍，进入结肠的胆盐增多，刺激结肠分泌增多导致腹泻。硒-牛黄疸酸盐不被小肠内的细菌分解，分析结果显示，正常人口服存留量24小时为80%，72小时为50%，7天为19%。

四、肠管消化功能试验

1. 乳糖耐量试验及乳糖酶加乳糖试验 乳糖不耐受症患者，由于小肠黏膜细胞缺乏乳糖酶，当饮用牛乳时，牛乳中的乳糖不能够被相应水解酶水解而直接进入肠道下部，引起高渗性腹泻，因而不能从肠道中摄取乳糖，血清中乳糖浓度未见有增加。可以诊断乳糖吸收不良症。

2. 乳糖酶加乳糖试验 为进一步鉴定乳糖酶缺乏症。该症为小肠黏膜缺乏乳糖酶，致使牛乳中的乳糖未被分解为葡萄糖和半乳糖即送入肠道下部，因而引起发酵性或高渗性腹泻。

乳糖酶缺乏症患者摄入牛乳200ml以上即出现腹泻、腹痛、肠鸣、腹部不适等症状。该症患者作乳糖耐量试验时，由于不能分解乳糖，因而不见血糖上升，若同时给予乳糖酶制剂，则见血糖升高。用本法即可诊断乳糖不耐受症。

第四节 生物化学检验诊断

消化系统病因复杂，多涉及消化系统生物化学代谢、分子生物学的改变，可根据其病理学对相应的功能改变进行实验室的检测分析，以帮助消化系统疾病的诊断、功能评价。

一、胃泌素瘤

胃泌素瘤又称佐林格-埃利森综合征(Zollinger-Ellison syndrome，ZES)。1955年，Zollinger和Ellison发现一组病例，胰岛非β细胞能够分泌胃泌素，肿瘤小，生长很慢，约半数为恶性肿瘤。分泌的胃泌素刺激壁细胞分泌胃酸，大量胃酸腐蚀消化道黏膜，导致在不典型部位多发性溃疡。

1. 血液中胃泌素明显增高 正常人平均空腹血清胃泌素水平为50~60ng/L，胃泌素瘤患者空腹血清胃泌素浓度明显增高，多数接近1 000ng/L；当浓度大于1 500ng/L时提示有转移病灶。

2. 胃酸排泌量增加 基础酸排出量(BAO)大于15mmol/h。

3. 反复发作不典型溃疡 如十二指肠降部、水平部、空肠近端溃疡，这种溃疡容易并发出血、穿孔，具有难治性。

二、消化性溃疡

消化性溃疡(peptic ulcer)是指胃、十二指肠球部由于胃酸、胃蛋白酶的作用，胃黏膜损害甚至达到肌层而形成的慢性溃疡。消化性溃疡属于常见病，据统计约1/10的人口一生中患过消化性溃疡。我国统计资料表明，消化性溃疡发病率南方高，城市高于农村，发作有季节性。

1. 实验室诊断项目

(1)胃酸分析：基础酸排出量(BAO)、最大酸排出量(MAO)常能评价和诊断消化性溃疡，有1/4~1/3的患者BAO和MAO增加。正常人BAO为3~5mmol/h。消化性溃疡患者胃酸多升高，但胃溃疡患者BAO可正常或偏低，十二指肠溃疡患者多有明显增加。

(2) 幽门螺杆菌：消化性溃疡绝大多数与感染幽门螺杆菌有关，尤其是十二指肠溃疡，80%~100% 的患者存在幽门螺杆菌感染。幽门螺杆菌检测有助于诊断和治疗效果观察。

(3) 胃泌素：血清胃泌素增高包括高胃酸性高胃泌素血症和低胃酸性高胃泌素血症两类。高胃酸性高胃泌素血症可见于胃泌素瘤、胃窦黏膜过度形成。低胃酸高胃泌素血症可见于胃溃疡、A 型萎缩性胃炎。胃泌素反应性增高可见于十二指肠溃疡病。

(4) 胃液、便隐血测定：消化性溃疡伴有出血时，胃液或便血红蛋白明显增加，隐血试验阳性。

2. 其他检查　消化性溃疡主要表现为慢性腹痛，临床需要与其他疾病进行鉴别诊断。根据疾病特点需要胃、十二指肠纤维内镜检查和黏膜组织活检，以及 X 线钡餐检查、CT（MRI）等检查，借助影像形态学进行诊断。

3. 消化性溃疡的诊疗程序　见图 27-3。

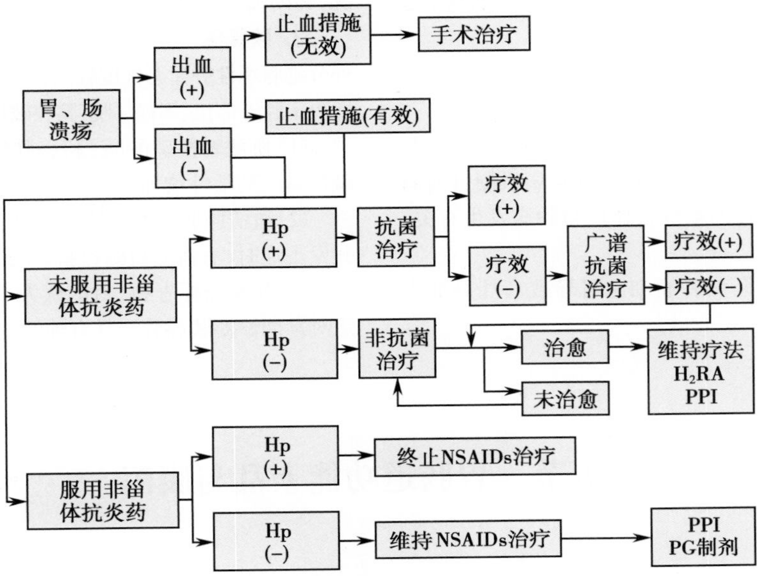

图 27-3　消化性溃疡的诊疗程序

三、胰腺疾病

胰腺炎根据病程进展快慢分为急性胰腺炎和慢性胰腺炎，因病理变化的性质与程度不同，临床表现轻重不一。

1. 急性胰腺炎　是指胰腺及其周围组织被胰腺分泌的消化酶消化、水解引起的化学性炎症，临床表现为急性腹痛、发热伴有恶心、呕吐、血液与尿液淀粉酶增高。

(1) 末梢血象变化：由于胰腺液的化学性炎性刺激，末梢血液白细胞明显增多，常伴有中性粒细胞核左移现象。

(2) 血、尿淀粉酶：血清淀粉酶明显增高，大于 500U/L 可诊断急性胰腺炎。但是，淀粉酶水平不一定与胰腺损伤成正比关系，当胰腺腺泡广泛性坏死大量胰酶释放以后，血清淀粉酶水平反而正常或偏低，尿淀粉酶明显增加，一般灵敏度优于血清淀粉酶测定。

(3) 血清脂肪酶活性升高：开始升高时间落后于淀粉酶，但是特异性优于淀粉酶。淀粉酶检测较迟或结果恢复正常，脂肪酶测定有帮助，升高可持续 10~15 天。

(4) 血清正铁清蛋白测定：腹腔内有出血性疾病，红细胞释放的血红蛋白经酶消化转变成正铁蛋白与清蛋白结合。血清正铁蛋白浓度增加见于出血性坏死性胰腺炎。

(5) 血清弹性蛋白酶测定：血清弹性蛋白酶（elastase）含量显著升高，其特异性高于淀粉酶和脂肪酶测定，而且出血性胰腺炎比水肿性胰腺炎升高更明显，可用于两者鉴别的生物指标。一般认为，弹性蛋白酶的增高幅度可以反映急性胰腺炎病变的严重程度，较淀粉酶测定更敏感。

(6) 胆囊收缩素（CCK）：伴轻、中、重度胰腺外分泌功能降低的慢性胰腺炎患者空腹血 CCK 浓度较正常人显著升高。

(7) 胰多肽（PP）：慢性胰腺炎患者餐后血胰多肽浓度可反映胰腺外分泌功能。

(8) 降钙素原（PCT）：是检测胆汁性胰腺炎的一种灵敏而且特异的标志物。急性胰腺炎患者中，胆汁性胰腺炎患者血清 PCT 显著升高，而非胆汁性胰腺炎患者均在正常范围。

2. 慢性胰腺炎　是指胰腺腺泡和胰管慢性进行性炎症、破坏和纤维化的病理过程，常常伴有钙化、假性囊肿及胰岛细胞减少和萎缩。临床主要表现为反复发作和持续性腹痛、消瘦、腹泻或脂肪泻。

(1) 慢性胰腺炎发作时，血、尿淀粉酶活力水平可见增高，无发作期一般正常，但是有约半数的慢性胰腺炎患者淀粉酶水平正常或偏低。

(2) 粪便脂肪测定，慢性胰腺炎患者胰酶分泌不足，粪便脂肪酸含量增加。

(3) 葡萄糖耐量试验：慢性胰腺炎导致腺泡细胞、胰腺小管损害，影响糖代谢，部分患者显示尿糖阳性，空腹血糖轻、中度增加。葡萄糖耐量曲线与糖尿病葡萄糖耐量曲线相似。

(4) 胰腺外分泌功能试验：慢性胰腺炎时，内分泌酶活性降低，外分泌功能亦降低。检测结果可见：血清胆囊收缩素 - 促胰酶素水平增加；口服 N- 苯甲酰 -L- 酪氨酰 - 对氨基苯甲酸（NBT-PABA），测定尿中 PABA 排出量减少。

四、消化道肿瘤

1. 胃部肿瘤 胃部良、恶性肿瘤大多起源于上皮细胞，其中恶性肿瘤95%为腺癌。胃癌是人类常见的恶性肿瘤，发病率和死亡率占肿瘤的第二位，发病机制复杂。研究表明，胃部肿瘤是一个多步骤、多因素进行性发展的过程。生物化学诊断检查：

（1）粪便隐血试验：肿瘤导致胃出血，粪便隐血试验阳性。

（2）血红蛋白测定：消化道肿瘤患者，由于急、慢性失血可导致正细胞性贫血；慢性胃肠道吸收不良，可导致小细胞低色素性贫血。

（3）血清癌胚抗原检测：在胃癌时可以表现为阳性，但是阳性率以及特异性较低。

2. 大肠癌 包括结肠癌和直肠癌，是常见的恶性肿瘤。发病率在世界各地区、人种之间有差异。其发病机制目前尚未完全明晰，环境因素、遗传因素综合作用与肿瘤发生有关。生物化学诊断检查：

（1）粪便隐血试验：大肠癌肿瘤细胞可导致病灶局部出血，粪便隐血试验阳性。

（2）血红蛋白测定：大肠癌患者，由于急、慢性失血可导致正细胞性贫血。

（3）血清胃癌抗原检测：在大肠癌时可出现血清癌胚抗原含量增高，但是阳性率以及特异性较低。

（4）结肠镜检查：对大肠癌的诊断具有重要意义。

（5）钡剂灌肠：可以观察充盈缺损、肠腔狭窄、黏膜皱襞破坏等，显示肿瘤部位和范围。

（6）影像学检查：主要用于观察大肠癌肠外浸润及转移情况，辅助临床病理分型，制订治疗方案，随访术后治疗效果。

3. 胰腺癌 发生率较低，居全身性肿瘤的第七位，但胰腺外分泌腺恶性肿瘤恶性度较高，发展较快，预后较差。临床表现取决于肿瘤部位、病程早晚、胰腺破坏程度。生化学诊断检查：

（1）血液碱性磷酸酶：胰腺肿瘤浸润腺体细胞，可使血清碱性磷酸酶活性增加。

（2）血清脂肪酶和淀粉酶活性：胰腺肿瘤增大压迫胰管或并发炎症时，血清淀粉酶和脂肪酶活性增加。

（3）胰腺癌标志物：目前认为，糖类抗原19-9（CA19-9）测定对早期诊断胰腺肿瘤具有辅助诊断作用。

第五节 胃肠道功能紊乱与腹泻

食物中的营养成分必须经过消化、吸收后被机体利用。机体摄入营养物中，正常的消化和吸收至关重要，缺乏营养物造成营养不良，同时消化功能损害以及吸收功能障碍造成吸收不良。胃肠道功能紊乱是一组胃肠道综合征的总称，与神经因素、生物化学代谢有关，但是病理解剖学未见有器质性病变。

一、肠易激综合征

肠易激综合征（irritable bowel syndrome，IBS）是一种以腹痛和腹部不适并伴有排便习惯改变为主要特征的功能性疾病。主要临床表现为：①腹痛：患者几乎都有不同程度的腹痛，特点为疼痛部位不定，排便或排气后缓解多见；②腹泻：排便次数增多，一般为每天3~5次，便外观为软便或稀水样便，多带有黏液；③便秘：由于胃肠道功能紊乱，可表现为粪便干燥、量少、细杆状；④全身症状：部分患者可伴有失眠、焦虑、头昏、头痛等精神症状。

二、慢性腹泻

正常人有大量体液和电解质进入小肠，来自食物的约2L，来自唾液、胃、肠、肝脏、胰腺分泌的约7L，其中主要在小肠吸收，通过回盲瓣的液体90%被结肠吸收，随大便排出的水分小于200ml。正常人一般每日排便一次，个别情况每天2~3次或2~3天一次，便的颜色以及形状正常，属于排便正常。腹泻是指排便次数明显超过正常频率，大便性质变稀薄，或含有未消化食物、脓血。

1. 慢性腹泻的病因分类 见表27-6。

表27-6 慢性腹泻的病因分类

高渗性腹泻	吸收障碍性腹泻	分泌性腹泻
肠内容物达到回肠呈等渗状态，其渗透压主要由电解质构成。当摄入食物或药物为浓缩、高渗并且不能被消化吸收时，血浆与肠腔之间渗透压差距增大，血浆中的水分迅速通过肠壁进入肠腔。 高渗性腹泻原因： ①高渗性药物：硫酸镁、硫酸钠、脱水剂（甘露醇、山梨醇）、降氨药（乳果糖）； ②高渗性食物； ③胃空肠吻合术：幽门屏障作用消失； ④摄入食物未经分解或缺乏水解酶类	由于黏膜弥漫性损害，水、电解质吸收障碍引起腹泻。 肠道吸收水分能力减弱 肠道黏膜炎性渗出	肠道的分泌主要依靠黏膜隐窝细胞的分泌功能，吸收依靠绒毛膜上皮细胞完成，两者处于平衡状态，当分泌功能增加时形成分泌性腹泻。 根据刺激肠黏膜因子分类： ①细菌肠毒素：霍乱、大肠埃希菌、沙门菌； ②神经体液因子：血管活性肠肽、5-羟色胺、降钙素； ③免疫性介质：前列腺素、白三烯、血小板活化因子、白介素； ④去污剂：胆盐、长链脂肪酸

2. 慢性腹泻的检查诊断程序　见图 27-4。

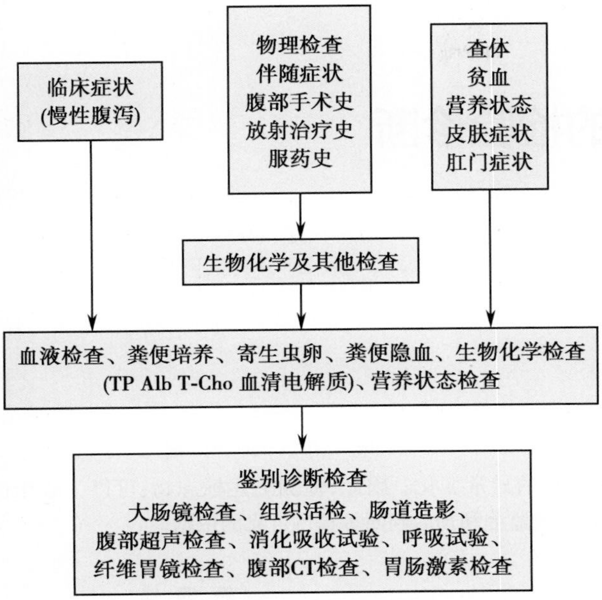

图 27-4　慢性腹泻的检查诊断程序

三、营养吸收障碍

吸收不良综合征，是指由于营养物、维生素、电解质吸收障碍而引起的一系列病理生理改变。

1. 主要临床表现

(1)腹泻及其他胃肠道症状：腹泻为主要症状，每天排便 3~4 次或更多。粪便量多，不成形，色淡，有油脂样光泽或泡沫，有恶臭，有时为水样泻。少数轻症或不典型患者可无腹泻。伴有腹鸣、腹胀、腹部不适，但很少有腹痛。部分患者可有食欲不振及恶心、呕吐。

(2)营养缺乏症状：腹泻发生后，由于蛋白质丢失及热能供应不足，患者逐渐感乏力、消瘦、体重减轻，可出现贫血、下肢水肿、低蛋白血症。

(3)维生素及电解质缺乏症状：可出现不同程度的各种维生素缺乏或电解质不足的症状，如维生素 D 及钙的吸收障碍可有骨痛、手足搐搦甚至病理性骨折，维生素 B 族吸收不良可出现舌炎、口角炎、周围神经炎等，维生素 B_{12}、叶酸及铁吸收不良可引起贫血，钾离子补充不足可加重无力、软弱并出现生理性少尿、夜尿等。

2. 临床诊断检查

(1)粪便苏丹Ⅲ染色：正常时粪中不出现脂肪滴，如>10 滴 /HP 提示脂肪吸收不良。

(2)脂肪平衡试验：每日摄入脂肪 70g 以上，测定粪便脂肪含量，计算吸收率。

脂肪吸收率(%)=(摄入脂肪 − 粪脂)/(摄入脂肪)×100

正常范围为>95%，降低提示小肠脂肪吸收障碍。

(3)D- 木糖吸收试验：D- 木糖为一种戊糖，人体内缺乏分解 D- 木糖酶类，在肠道以及吸收入血液的 D- 木糖不能够被水解，口服 D- 木糖直接经空肠黏膜吸收，血液中 D- 木糖直接从肾排出。肾功能正常条件下，测定尿中 D- 木糖排出量可反映小肠吸收功能。

方法：空腹口服 D- 木糖 5g，测定血清、尿液 D- 木糖浓度，计算排泄率。正常范围为>25%，20%~25% 为可疑，<20% 为异常。

(4)维生素 B_{12} 吸收试验：回肠吸收功能不良或回肠切除患者可见维生素 B_{12} 吸收率减低。

(5)*N*- 苯甲酰 -L- 酪氨酰 - 对氨基苯甲酸(NBT-PABA)试验：在小肠内，NBT-PABA 经糜蛋白酶分解，游离的对氨基苯甲酸易被小肠吸收，经肾脏排出。测定尿液排泄率可以反映胰腺外分泌功能。正常范围为 55%~75%。

(孙续国)

第二十八章
骨及骨矿物质代谢与骨关节疾病的检验诊断

骨的主要成分是骨质，由骨组织组成。骨组织由细胞间质和细胞组成：细胞间质（骨基质）含无机成分和有机成分，细胞分别是骨细胞（osteocyte）、成骨细胞（osteoblast）和破骨细胞（osteoclast）。成骨细胞为骨形成细胞，是实现骨骼发育、生长的主要细胞。破骨细胞为骨吸收细胞，是骨细胞谱系中的一种多核巨细胞，在骨的重吸收和改建过程中起主要作用。骨组织的基本组成见图 28-1。

由于多种原因引起的骨组织中钙、磷等矿物质组成变化，成骨细胞和 / 或破骨细胞功能异常，造成骨基质、骨细胞代谢紊乱，使骨组织处于异常的疾病状态，总称为骨关节疾病，包括佝偻病、骨软化病、骨质疏松症等。骨关节疾病的发生，总是伴随着钙、磷等矿物质以及相关激素、酶、胶原等生物化学标志物的异常变化。因此，检测上述标志物，可以为临床诊断、疗效监测和预后判断等提供可靠的依据。

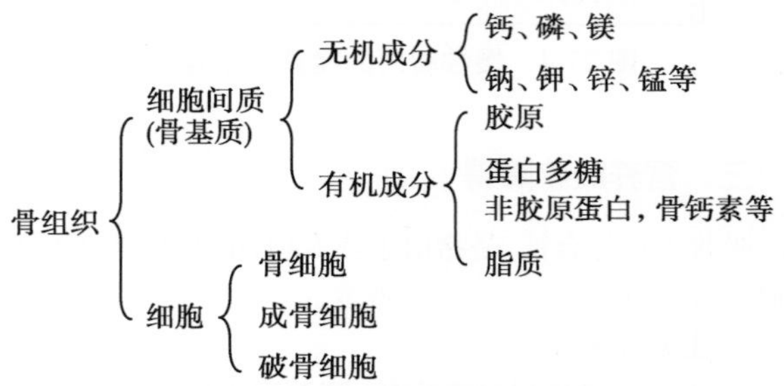

图 28-1　骨组织的基本组成

第一节　骨代谢与骨矿物质及微量元素

骨矿物质及微量元素是人体重要的组成物质，具有广泛的生理功能。血浆中钙、磷和镁的浓度依赖于肠道吸收、骨质沉积和吸收、肾脏排泌的调节。调控这些过程的主要激素是甲状旁腺激素、1,25- 二羟维生素 D_3［1,25(OH)$_2D_3$］、降钙素等。骨矿物质及微量元素的代谢紊乱在临床上较多见。研究钙、磷、镁的代谢有助于了解骨代谢以及相关疾病的病理机制。

一、骨代谢与骨矿物质

（一）骨矿物质的吸收与排泄

1. 钙的吸收与排泄

（1）钙的吸收：正常成人钙（calcium）的日需量 0.5~1.0g，生长发育期需要量增加，儿童日需量为 1.0g，青少年为 1.2~1.4g，孕妇及哺乳期间则为 1.5~2.0g。食物钙主要存在于乳制品及果菜中，大多数以难溶的钙盐形式存在，不易吸收。钙主要在小肠吸收，其中十二指肠和空肠为有效吸收区，其吸收与年龄成反比，婴儿可吸收食物钙的 50% 以上，儿童为 40%，成人约为 20%，40 岁以后钙的吸收率直线下降，平均每 10 年减少 5%~10%，这是老年人易出现骨质疏松的原因之一。肠黏膜对钙的吸收机制既有跨膜转运，又有细胞内转运；既有逆浓度梯度的主动吸收，又有顺浓度梯度的被动扩散或易化转运。肠黏膜细胞含有许多钙结合蛋白，可结合 Ca^{2+}，促进钙的吸收；维生素 D 的活性形式 1,25- 二羟维生素 D_3 能促进小肠黏膜细胞合成钙结合蛋白，从而促进钙的吸收，也能促进磷的吸收。影响钙吸收的因素还有：①偏碱环境可以促进不吸收的 $Ca_3(PO_4)_2$ 生成，减少钙的吸收；酸性环境有利于可吸收的 $Ca(H_2PO_4)_2$ 的形成，因此能促进钙的吸收；②食物中草酸和植酸可与钙形成不溶性盐，影响钙的吸收；③食物中钙磷比例对吸收也有一定影响，$Ca^{2+}:P^{3+}$=2∶1 时吸收最佳。

（2）钙的排泄：钙通过肠道及肾排泄。由消化道排出的钙除未吸收的食物钙外，还有部分肠道分泌的钙（每天可达 600mg），钙分泌的量可因摄入高钙膳食而增加，严重腹泻排钙过多可导致缺钙。经肾排泄的钙占体内总排钙量的 20%。每日由肾小球滤出约 10g 钙，其中约一半在近曲小管被重吸收，1/5 在髓袢升支粗段被重吸收，其余在远曲小管和集合小管被吸收，尿中排钙量只占滤过量的 1.5%（约 150mg）。尿钙的排出量受血钙浓度直接影响，血钙低于 2.4mmol/L 时，尿中无钙排出。

2. 磷的吸收与排泄

(1) 磷的吸收：成人每日进食磷（phosphorus）约 1.0~1.5g，以有机磷酸酯和磷脂为主，在肠管内磷酸酶的作用下分解为无机磷酸盐。磷在空肠吸收率达 70%，低磷膳食时甚至可达 90%。临床因磷的吸收不良而引起的磷缺乏较为少见，但由于长期口服氢氧化铝凝胶以及食物中钙离子、镁离子、铁离子过多，可形成不溶性磷酸盐而影响磷的吸收。

(2) 磷的排泄：肾是排磷的主要器官，肾排出的磷占总磷排出量的 70%，另有 30% 由粪便排出。每天经肾小管滤过的磷可达 5g，85%~95% 被肾小管（主要是近曲小管）重吸收。当血磷浓度降低时，肾小管对磷的重吸收增强。肾功能不全时，尿磷减少，血磷升高，可抑制肠黏膜对钙的吸收，血钙下降，而粪中钙和磷增多，可引起肾性佝偻病。

3. 镁的吸收与排泄

(1) 镁的吸收：镁存在于除脂肪以外的所有动物组织及植物性食品中，日摄入量约 250mg，其中 2/3 来自谷物和蔬菜。镁吸收的主要部位是回肠，靠主动转运过程吸收，每日吸收量为 2~7.5mg/kg，未吸收部分随粪便排出。摄入量与排出量存在一定比例关系。消化液中也含有大量的镁，成人每日可从中回收约 35mg 的镁。大量丢失消化液是造成缺镁的主要原因，若消化道手术或造瘘术后未及时补充镁，便会出现缺镁综合征。

(2) 镁的排泄：肾是体内镁的主要排泄途径，每日经肾小球滤过约 1.8g 镁，再由肾小管（主要是髓袢）将大部分滤过的镁重吸收，仅有 2%~5% 由尿排出。男性每日从尿排镁约 100mg，女性约 90mg，分别相当于每排出 1mg 肌酐排出 0.068mg 及 0.076mg 镁。镁的排泄量因摄入量不同及地区差异而不同。

（二）骨矿物质的体内分布

钙盐、磷酸盐是机体含量最多的无机盐，约 99% 的钙、85% 的磷以及一半以上的镁存在于骨和齿；它们在血浆中以游离、与蛋白结合或与其他阴离子形成复合物等形式存在（表 28-1）。

表 28-1　钙、磷、镁在体内血浆中的存在形式和分布

	血浆中的存在形式				分布			
	游离 /%	结合 /%	复合物 /%	总浓度 /（$mmol \cdot L^{-1}$）	骨和牙 /%	软组织 /%	细胞外 /%	总浓度 /（$mmol \cdot L^{-1}$）
钙	50	40	10	2.15~2.57	99	1	<0.2	25
磷	55	10	35	0.81~1.45	85	15	<0.1	19.4
镁	55	30	15	0.70~0.99	55	45	1	1

1. 血钙　血钙通常是指血清钙。血清钙分为可扩散钙和不扩散钙两大类。不扩散钙是指与蛋白质结合的钙，约占血清总钙的 40%，它们不通过毛细血管壁。血清钙的 60% 是可扩散钙，其中一部分是与柠檬酸、重碳酸根等形成不解离的复合钙，另一部分是发挥生理作用的离子钙（游离钙），约占总钙的 45%。

正常人血钙保持在 2.25~2.75mmol/L 之间，波动甚小。血钙浓度受血液 pH 的影响较大。酸中毒时，Ca^{2+} 浓度升高；碱中毒时，蛋白结合钙增多，Ca^{2+} 浓度下降。pH 每改变 0.1 单位，血清游离钙浓度将改变 0.05mmol/L。

2. 血磷　通常是指血浆无机磷酸盐中所含的磷。正常成人血浆无机磷总量为 1.2mmol/L 左右。血磷不如血钙稳定，儿童时期因骨骼生长旺盛，血磷与碱性磷酸酶都会增高，随着年龄的增长，逐渐达到成人水平。成人血磷也有生理性变动，进食、摄糖、注射胰岛素和肾上腺素等情况下，因细胞内利用增加，血磷会降低。血清磷酸盐的急性减少会导致横纹肌溶解以及红细胞功能改变。血钙与血磷之间有一定的浓度关系，正常人钙磷浓度（mg/dl）的乘积保持在 36~40 之间。

3. 血镁　正常人血清镁约为 0.81mol/L（0.75~1.00mol/L），男性略高于女性。血清镁有 3 种存在形式：离子镁形式约占血清总镁量的 55%；与重碳酸、磷酸、柠檬酸等形成的镁盐约占 15%；与蛋白结合的镁约占 30%。前两类属于可滤过镁，离子镁具有生理活性，正常人每升红细胞中含镁约 56mg，测定红细胞内镁可用于了解镁在体内的代谢动态。红细胞中的镁约为血清镁的 3 倍，因此，测血清镁时应防止溶血。

（三）骨矿物质的生理功能

1. 钙的生理功能

(1) 细胞内钙：细胞内钙浓度约为 10^{-7}~10^{-6}mol/L，仅为细胞外液的 1/1 000。钙结合蛋白可作为钙的转运蛋白，在维持胞内游离钙离子的生物活性上起重要作用。细胞内钙的主要功能包括：①触发肌肉兴奋 - 收缩偶联，当肌细胞内 Ca^{2+} 浓度增大时，可迅速与肌钙蛋白结合，引起一系列构象改变，产生肌肉收缩；②作用于质膜，影响膜通透性及膜的转运；③ Ca^{2+} 作为细胞内第二信使，广泛参与胞内多种信号转导；④ Ca^{2+} 是许多酶（脂肪酶、ATP 酶、腺苷酸环化酶等）的辅因子；⑤ Ca^{2+} 能抑制维生素 D_3-1- 羟化酶的活性，参与自身及磷代谢的调节；⑥细胞内钙结合蛋白——钙调蛋白是重要的酶（如磷酸化酶激酶）调节物质。

(2) 细胞外钙：是指存在于血浆及其他体液中的钙。细胞外钙的重要功能主要是：①稳定神经细胞膜，影响其应激性，血浆游离钙浓度的降低会增加神经肌肉的应激性，发生手足搐搦，游离钙浓度增高将降低其应激性；②血浆 Ca^{2+}，即凝血因子Ⅳ参与凝血过程；③细胞外钙是细胞内钙的来源，它为骨的矿化、凝血以及膜电位维持提供钙离子。

2. 磷的生理功能

(1) 细胞内磷酸盐：生理功能包括4项：①腺苷三磷酸(ATP)中的高能磷酸盐，作为能源维持着细胞的功能；②磷酸盐是各种腺嘌呤、鸟嘌呤核苷酸以及核苷酸辅酶类(如NAD^+、$NADP^+$、FMN、FAD、CoA等)和其他含磷酸根的辅酶(如TPP、磷酸吡多醛等)的组成成分；③磷脂在构成生物膜结构、维持膜功能以及代谢调控上均发挥重要作用；④细胞内的磷酸盐参与许多酶促反应和能量的合成与贮存。

(2) 细胞外磷酸盐：血浆中磷酸盐以磷酸氢盐和磷酸二氢盐两种形式存在。主要功能为：①血中磷酸盐($HPO_4^{2-}/H_2PO_4^-$)：是血液缓冲体系的重要组成部分；②细胞外磷酸盐：为细胞内以及骨矿化所需磷酸盐的来源。

钙、磷在细胞内外的分布存在很大差别，细胞外液的钙远高于细胞内，而磷则低于细胞内，这主要是细胞器调节的作用。导致细胞内外Ca^{2+}浓度差别的主要原因是：①细胞膜对Ca^{2+}的通透性低；②依赖$Ca^{2+}/2H^+$-ATP酶(钙泵)和Na^+、K^+-ATP酶(钠钾泵)调节细胞内外Ca^{2+}的交换。钙泵可利用ATP提供能量，逆浓度差将Ca^{2+}泵出细胞或泵入细胞器；另一种是依靠Ca^{2+}与Na^+交换，当胞外Na^+高于胞内时，3个Na^+进入胞内，可换出1个Ca^{2+}到胞外，胞内多余的Na^+在钠钾泵的作用下与K^+交换，此过程需提供能量，最终使Ca^{2+}排出胞外，以维持细胞内Ca^{2+}浓度的恒定，保证Ca^{2+}对细胞功能的调节作用。

3. 镁的生理功能 镁一半以上沉积于骨和齿中，对维持骨的代谢与功能发挥着重要作用。Mg^{2+}对神经、肌肉的兴奋性有镇静作用，血清Mg^{2+}与血清Ca^{2+}在生理作用上有相互拮抗的关系。Mg^{2+}是近300种酶的辅因子，Mg^{2+}与ATP分子、磷酸基构成螯合物，降低ATP分子的电负性，参与一切需要ATP的生化反应。Mg^{2+}还通过与磷酸基的络合作用维持DNA双螺旋的稳定性；Mg^{2+}还参与维持t-RNA和核蛋白体的构象；核蛋白体和mRNA及氨基酰t-RNA之间的相互作用需要Mg^{2+}，Mg^{2+}还参与氨基酸的活化、核蛋白体循环中转肽及核蛋白体移位等重要步骤。因此，Mg^{2+}与体内蛋白质、核酸、酶的结构、代谢与功能都有密切关系，在维持机体内环境的相对稳定和维持机体的正常生命活动中起着重要作用。

二、骨矿物质的代谢与调节

人体内调节血钙和钙离子水平的器官是肠、骨和肾，许多调节钙、磷代谢的激素也是通过这三大器官发挥作用的，血钙调节系统是一个互相联系、互相制约的整体(图28-2)。钙磷代谢发生异常，主要表现为血钙和血磷的降低与升高。

(一) 骨矿物质的激素调节

1. 甲状旁腺素的调节 甲状旁腺素(parathyroid hormone，PTH)是一种分子量为9 500，含84个氨基酸残基的单链多肽，由甲状旁腺主细胞合成与分泌。PTH的合成与分泌受细胞外液Ca^{2+}浓度的负反馈调节，血钙浓度降低可促进PTH的合成与分泌，相反则抑制PTH的合成与分泌。血钙在1.3~3.9mmol/L范围内与PTH分泌呈负相关关系，PTH是维持血钙正常水平最重要的调节激素。

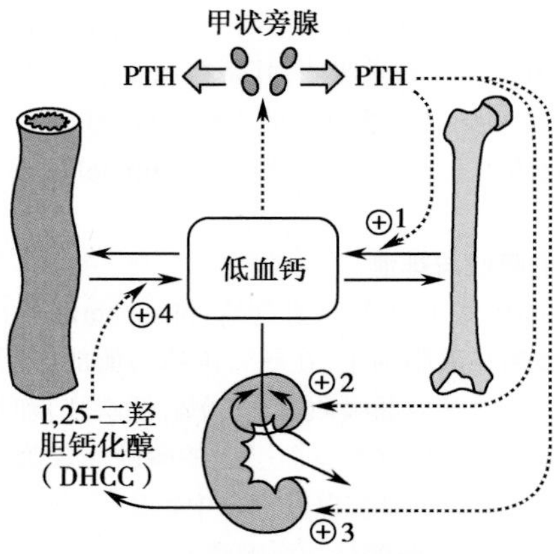

图28-2 血钙的调节系统

PTH对骨的总作用是促进溶骨，升高血钙，其主要靶器官是骨、肾小管，其次是小肠黏膜等。PTH调节的作用方式为：①PTH可促进前破骨细胞和间质细胞转化为破骨细胞，使破骨细胞数目增加，导致溶骨和骨钙的大量释放；②PTH对破骨细胞的作用是通过升高细胞内Ca^{2+}浓度，进而促使溶酶体释放各种水解酶，抑制异柠檬酸脱氢酶等酶的活性，使细胞内异柠檬酸、柠檬酸、乳酸、碳酸及透明质酸等酸性物质浓度增高，促进溶骨；③PTH在肾主要是作用于肾远曲小管和髓袢升支粗段以促进钙的重吸收，抑制近曲小管及远曲小管对磷的重吸收，进而降低血磷，升高血钙；④PTH能升高肾25-(OH)D_3-1-羟化酶活性，从而促进高活性的1,25-(OH)$_2$$D_3$的生成，促进小肠对钙和磷的吸收。此外，胶原酶活性也显著升高，有利于溶骨作用。

PTH的调节机制(图28-3)主要是作用于靶细胞膜上的受体，活化腺苷酸环化酶系统，增加胞质内cAMP及焦磷酸盐浓度。cAMP能促进线粒体Ca^{2+}转运入胞质，焦磷酸盐则作用于细胞膜外侧，使膜外侧的Ca^{2+}进入细胞，共同使胞质内Ca^{2+}浓度增加，激活细胞膜上的"钙泵"，将Ca^{2+}主动转运至细胞外液，使血钙升高。

2. 1,25-二羟维生素D_3的调节 人体所需的维生素D(vitamin D，VitD)除来自食物外，也可经日光照射后在皮下由7-脱氢胆固醇转变生成。肝细胞微粒体中有维生素D_3-25-羟化酶系，可在NADPH、O_2和Mg^{2+}参与下将维生素D_3羟化生成25-(OH)D_3，后者在血浆中与特异的α_2-球蛋白结合，运输到肾脏，在肾近曲小管上皮细胞线粒体中的25-(OH)D_3-1α-羟化酶系(包括黄素酶、铁硫蛋白和细胞色素P_{450})催化下，再羟化生成1,25-(OH)$_2$$D_3$。后者活性比维生素$D_3$高10~15倍，被视为维生素D的活性型，并被认为是一种激素。

1,25-(OH)$_2$$D_3$水平能负反馈地抑制25-(OH)$D_3-1\alpha$-羟化酶的活性，但正反馈地调节肾25-(OH)$D_3$-24-羟化酶的合成。故当体内1,25-(OH)$_2$$D_3$减少时，25-(OH)$D_3$倾向于合成高活性的1,25-(OH)$_2$$D_3$；而1,25-(OH)$_2$$D_3$过多时，可形成低活性的1,24,25-(OH)$_3$$D_3$，这对于防止维生素D中毒有重要意义。血磷水平亦可负反馈地调节25-(OH)D_3-1α-羟化酶系的活性，血磷降低可促进1,25-(OH)$_2$$D_3$的生成，血磷增高时，25-(OH)$D_3-1\alpha$-羟化酶系的活性降低。甲状旁腺素也可促进1,25-(OH)$_2$$D_3$的生成，而降钙素则抑制此过程。

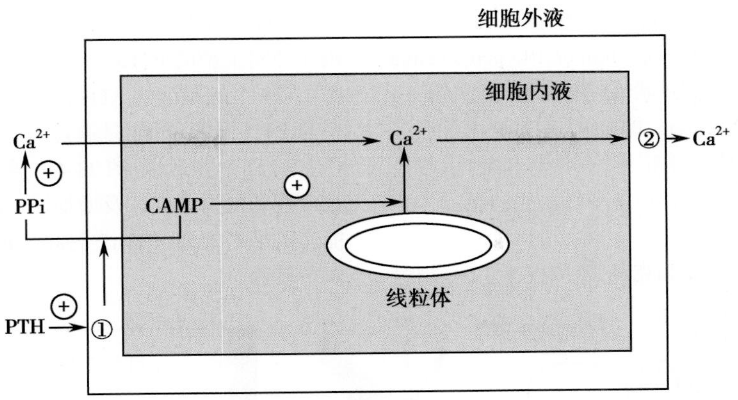

图 28-3　PTH 对细胞内钙代谢的调节

1,25-$(OH)_2D_3$ 具有促进十二指肠对钙的吸收及空肠、回肠对磷的吸收和转运的双重作用，即促进肠黏膜细胞膜对钙通透，促进细胞内的结合及转运。十二指肠黏膜上皮细胞刷状缘存在着可控制 Ca^{2+} 通透的孔道，而在基膜一侧，Ca^{2+} 向血液的转运是在 Ca^{2+}-ATP 酶作用下的主动耗能过程。1,25-$(OH)_2D_3$ 进入肠黏膜上皮细胞后，首先与细胞中特异性受体结合，进而发挥下述作用：①与受体结合的 1,25-$(OH)_2D_3$ 直接作用于刷状缘，改变膜磷脂的结构与组成（增加磷脂酰胆碱和不饱和脂肪酸含量），增加对钙的通透性；②与受体结合的 1,25-$(OH)_2D_3$ 进入细胞核，上调与钙转运有关蛋白质（钙结合蛋白，Ca^{2+}-ATP 酶）的表达；③与受体结合的 1,25-$(OH)_2D_3$ 还可提高基膜腺苷酸环化酶的活性。细胞内增加的钙和 cAMP 都作为第二信使，发挥其调节作用。

在 1,25-$(OH)_2D_3$ 作用下，细胞内钙浓度升高，一部分钙进入线粒体，肠黏膜细胞的钙结合蛋白多位于基膜侧，它可从线粒体接受钙，再将钙转运到基膜的钙泵上，将钙输送至血液中。小肠黏膜还可以通过与 Na^+、K^+-ATP 酶相偶联的 Na^+-Ca^{2+} 交换体系将 Ca^{2+} 转运至血液。1,25-$(OH)_2D_3$ 对钙、磷代谢的总效果为升高血钙和血磷，其作用的靶器官主要是小肠、骨和肾脏：①对骨的直接作用是促进溶骨，与 PTH 协同作用，既加速破骨细胞的形成，增强破骨细胞活性，促进溶骨，亦通过促进肠管对钙、磷的吸收，使血钙、血磷水平增高以利于骨的钙化；②促进肾小管上皮细胞对钙、磷的重吸收，其机制也是上调细胞内钙结合蛋白的表达。增高的钙、磷有利于骨的钙化，有利于维持骨盐的溶解和沉积的对立统一，有利于骨的更新与生长。

3. 降钙素的调节　降钙素（calcitonin，CT）是一种含 32 个氨基酸残基，分子量为 3 418 的单链多肽激素，由甲状腺滤泡旁细胞（parafollicular cell，C 细胞）合成、分泌。CT 在初合成时是含 136 个氨基酸残基、分子量为 15 000 的前体物。此前体物中还含有一个称为降钙蛋白（katacalcin）的 21 肽片段。当血钙增高时，CT 与降钙蛋白等分子分泌，降钙蛋白能增强 CT 降低血钙的作用。血钙低于正常时，CT 分泌减少。

目前已发现在骨、肾、肠黏膜、精子等细胞上有 CT 受体，CT 与受体结合激活腺苷酸环化酶，通过 cAMP 发挥生物效应。CT 主要是抑制破骨细胞的活性和数量，直接抑制骨质吸收，同时也调节成骨细胞的活性，加速破骨细胞转化为成骨细胞而促进骨生成过程，因而增强成骨作用，抑制骨盐溶解，降低血钙、血磷浓度。CT 抑制骨吸收的功能不依赖于 PTH 和维生素 D 的存在。CT 可以抑制羟脯氨酸从骨中移出，使尿羟脯氨酸排出减少，故尿羟脯氨酸是反映骨吸收的一项指标，可反映骨质破坏的程度。成年后血中 CT 含量随着年龄的增长而逐渐下降，给予雌激素后也能使血中 CT 含量增加，说明雌激素对降钙素的分泌可能有直接影响。许多研究表明，绝经后妇女血中 CT 含量明显低于同年龄组男性，因此，绝经后妇女雌激素缺乏，以致 CT 减少可能是绝经后骨质疏松发病的一个重要原因。近来发现，随着细胞内 Ca^{2+} 增加而出现 CT 的功能效应，有人提出 Ca^{2+} 是 CT 作用于破骨细胞的第二信使。

降钙素的作用与 PTH 相反，是抑制破骨作用，抑制钙、磷的重吸收，降低血钙和血磷，作用的靶器官主要为骨和肾，具体作用表现为：① CT 直接抑制肾小管对钙、磷的重吸收，从而使尿磷、尿钙排出增多，同时还可通过抑制肾 1α-羟化酶而减少 1,25-$(OH)_2D_3$ 的生成而间接抑制肠道对钙、磷的吸收率，结果使血浆钙、磷水平下降；②在小肠通过抑制 1,25-$(OH)_2D_3$ 的生成，间接抑制小肠对钙、磷的吸收，使血中钙、磷降低。PTH、1,25-$(OH)_2D_3$、降钙素 3 种激素对钙、磷及骨代谢的调节及其相互关系总结于表 28-2。

表 28-2　三种激素对钙、磷、镁及骨代谢的调节

激素	肠钙吸收	溶骨	成骨	肾排钙	肾排磷	血钙	血磷	血镁
1,25-$(OH)_2D_3$	↑↑	↑	↑	↓	↓	↑	↑	↑
PTH	↑	↑↑	↑	↓	↑	↑	↓	↑
降钙素	↓	↓	↓	↑	↑	↓	↓	↓

↑：升高；↑↑：显著升高；↓：降低

4. 甲状旁腺激素相关蛋白的调节 1987年在研究某些癌症引起恶性肿瘤体液性高钙血症（humoral bypercalcemia of malignancy，HHM）时，发现甲状旁腺激素相关蛋白（parathyroid hormone-related protein，PTHrP），PTHrP由肿瘤细胞分泌后，作为内分泌激素作用于靶组织（骨骼和肾）引起高钙血症。约有75%~80%恶性肿瘤并发高钙血症的患者为恶性肿瘤体液性高钙血症。

目前，PTHrP已被纯化、测序和克隆，基因位于12号染色体，与11号染色体的*PTH*基因明显不同。PTHrP mRNA编码3种同工型的PTHrP，分别含139个、141个和173个氨基酸。139个氨基酸的PTHrP的N-末端前13个氨基酸中有8个与PTH同源，可能是通过N-末端与PTH受体结合，并发挥PTH样生物活性（图28-4）。像PTH一样，PTHrP可导致高钙血症和低磷血症以及增加尿cAMP。与原发性甲状旁腺功能亢进患者比较，PTHrP引起高钙血症的患者1,25-$(OH)_2D_3$水平较低。

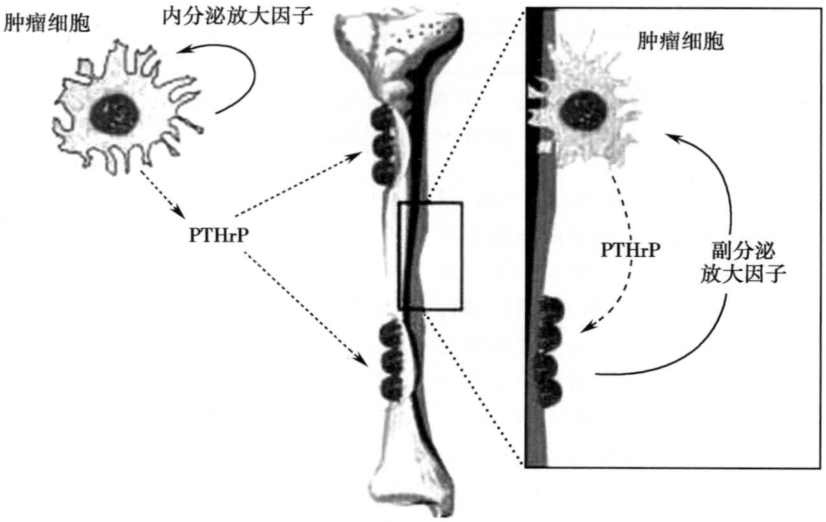

图28-4 PTHrP的生物活性

除上述几种调节骨矿物质代谢较关键的激素外，其他一些全身性的激素在骨代谢中也有重要作用，如性激素（包括雌激素和雄激素），对处于生长阶段的个体骨骼发育和成熟十分重要。雌激素对1,25-$(OH)_2D_3$的合成、降钙素和PTH的分泌均有重要的调节作用。雄性激素能促进蛋白质和骨基质的合成，促进肌肉和骨骼生长。国内外均有报道中老年人骨矿物质丢失速度与血清性激素含量呈负相关。

（二）骨矿物质代谢异常

1. 钙代谢异常

（1）低钙血症：血钙低于2.25mmol/L时为低钙血症（hypocalcemia）。引起低钙血症的常见病因有：①低清蛋白血症：血清总钙降低，游离钙大多正常；②慢性肾衰竭：使1,25-$(OH)_2D_3$生成不足，导致低钙血症；③甲状旁腺功能减退：PTH分泌不足；④维生素D缺乏，加上暴露于阳光下太少；⑤电解质代谢紊乱并发高磷血症，升高的血磷破坏了钙、磷间的正常比例，使血钙降低；并发镁缺乏，可因干扰PTH分泌，并影响其在骨和肾的活性，导致低钙血症。低钙血症的主要症状为：①患者口周麻木和四肢远端感觉异常是早期症状，进而神经、肌肉兴奋性增加，外界刺激可引起肌肉痉挛、手足搐搦；②维生素D缺乏引起的低钙血症，儿童可导致佝偻病，表现为方头、O形或X形腿、鸡胸及串珠肋，血清碱性磷酸酶可因软骨细胞增加而活性增高；③可出现白内障、皮肤干燥、毛发枯萎、指甲易碎、出牙异常，CT检查头颅有基底节钙化。

钙缺乏性佝偻病与维生素D缺乏性佝偻病有相似之处，即低钙血症，引起继发性甲状旁腺功能亢进，大量分泌PTH，增加骨吸收，使25-$(OH)D_3$转化为1,25-$(OH)_2D_3$的量增加，从而肠钙、磷吸收增加，碱性磷酸酶升高。当血液循环中的活性维生素D减少时，可引起肠钙吸收减少及血钙降低；低血钙可刺激PTH的分泌，促进骨钙动员和增加肾小管对钙的重吸收，维持血钙水平，即为低血钙的代偿机制。

（2）高钙血症：血钙高于2.75mmol/L时为高钙血症（hypercalcemia），系多种原因引起的综合征。高钙血症在临床不常见，大多无特征性症状，主要见于钙溢出进入细胞外液、肾对钙重吸收增加、肠道对钙吸收增加、骨骼的重吸收增加和原发性甲状旁腺功能亢进而致PTH过度分泌等。不同疾病有不同的特点，如甲状旁腺功能亢进，实验室检查除血钙增高外，尚有尿钙高、血磷低、碱性磷酸酶升高；骨病变可有骨质疏松、纤维囊性骨炎；肾脏有肾结石等；恶性肿瘤常具有不同的局部症状及体征，如乳腺癌患者，乳房可有肿块、硬结，甚至溃破出血等。

2. 磷代谢异常

（1）低磷血症：血清无机磷浓度低于0.81mmol/L被称为低磷血症（hypophosphoremia）；血磷浓度在0.48~0.77mmol/L之间为中等偏低，除慢性骨软化症或佝偻病所致外，通常没有临床症状；血磷低于0.48mmol/L才会出现临床症状。常见病因有：①磷向细胞内转移；②肾磷酸盐阈值降低；③肠道磷酸盐的吸收减少；④细胞外磷酸盐丢失等。

低血磷可导致低磷性佝偻病和骨软化症，其重要特征是血磷降低显著，血钙正常或降低，并有明显的肌无力；有的患者骨病不明显，也可有严重的肌无力，使其活动受限，患者上肢无力抬高，不能梳理头发，下肢无力，下蹲后不能独立自行站起，步态蹒跚或呈鸭步，不能较长距离行走。磷缺乏严重还可影响细胞能量代谢，导致肌细胞、白细胞、红细胞的功能减退，产生厌食、呼吸功能减退、心动过速、游走性周身疼痛等。

值得注意的是，血磷的降低有时并不完全与骨病变的程度一致，在低血磷性佝偻病和骨软化症患者，单纯补磷而不补维生素D并不能有效改善骨病变；X连锁家族性低磷血症、X连锁家族性遗传性佝偻病或骨软化症，这些先天性疾病的病变主要是由于肾近端小管对磷的重吸收障碍和肠道对磷的吸收减少，导致血磷降低而引起佝偻病的骨改变，但肾和肠丢失磷的机制不清，可能与膜的磷转运异常有关。

(2) 高磷血症：血清无机磷浓度高于1.45mmol/L称为高磷血症(hyperphosphoremia)，常因肾脏排泌磷酸盐的能力不足所致，还与磷吸收增加或磷酸盐从组织进入细胞外液等因素有关。儿童因为生长激素分泌较多，比成人血磷浓度高。高磷血症常见病因有：①肾排泌磷酸盐能力下降，如肾小球滤过率降低、肾小管重吸收增加、肢端肥大症等；②磷酸盐摄入过多，如补给磷酸盐药或使用含磷酸盐的缓泻剂和灌肠液；③细胞内磷酸盐大量向外转运，如乳酸性酸中毒、呼吸性酸中毒或糖尿病酮症以及横纹肌溶解症、血管内溶血等。

3. 镁代谢异常　镁的代谢及功能与钙、磷密切相关。人体骨骼中镁主要以$Mg_3(PO_4)_2$和$MgCO_3$的形式存在，其余在细胞内，是细胞内主要的阳离子之一，细胞外液镁不超过总量的1%。镁代谢异常是指血液中镁浓度的异常变化，包括低镁血症和高镁血症。

(1) 低镁血症：血清镁低于0.75mmol/L为低镁血症(hypomagnesemia)。常见于以下疾病：①消化道吸收障碍：如吸收不良综合征、慢性腹泻、严重呕吐、手术后的肠道瘘管或胆道瘘管等；②尿路丢失增多：如慢性肾炎多尿期或利尿后；③内分泌疾病：包括甲状腺功能亢进症、甲状旁腺功能亢进症，原发性醛固酮增多症或长期使用皮质激素治疗等内分泌异常的情况；④其他疾病：包括妊娠，特别是妊娠期高血压疾病；心肌炎、冠心病、风湿性心脏病、肺心病、急性心肌梗死等心脏疾病；脑血管病；急性胰腺炎等情况下可能出现低镁血症。镁缺乏可明显干扰骨矿代谢的平衡，使1,25-$(OH)_2D_3$水平下降，PTH分泌减少，活性下降，导致低钙血症、骨生长障碍和骨质疏松。

(2) 高镁血症：血清镁浓度高于1.25mmol/L时为高镁血症(hypermagnesemia)。常见于以下疾病：①肾脏疾病：在慢性肾衰竭少尿期、尿毒症、肾衰竭等情况下，肾小球滤过功能受损而导致血清镁滞留；②内分泌疾病：如甲状腺功能减退症、甲状旁腺功能减退症、艾迪生病等情况下血清镁明显升高；③其他疾病：包括痛风、流行性出血热、多发性骨髓瘤、急性病毒性肝炎、慢性阻塞性肺病以及临床镁制剂应用不当等情况下也可能出现高镁血症。

镁能从羟磷灰石中置换出钙，钙与磷酸盐形成复合物，不能转化成矿质，故镁与骨代谢密切相关。有研究表明，绝经期妇女的骨质疏松患者中有60%发生了镁吸收不良。大鼠实验表明，低镁幼鼠的钙化骨减少、发生多种骨骼畸形，如胸椎骨增大、胸骨裂、腭裂、杵状腿、融合指(趾)和多指(趾)等。高镁可影响成骨作用，骨镁升高，钙化过程减慢，发生骨营养不良。低镁或高镁血症的患者，骨镁含量明显与血浆镁相关，如透析患者骨镁含量增加，这是由血浆镁增加所致，因此血镁水平也是骨代谢疾病的辅助诊断指标之一。

三、骨代谢与微量元素

骨骼代谢涉及多种微量元素，它们或是骨骼生长发育所必需的，或是与骨营养素相互作用，或是对骨具有毒性作用，因此微量元素在骨质疏松的病理、诊断和治疗中也有很重要的作用。

(一) 骨骼生长发育所必需的微量元素

1. 锶　锶(Sr)是骨骼的重要组成部分，它能促进骨骼的发育和类骨质的形成，并有调节钙代谢的作用。Sr对骨的作用为双重作用，低剂量的Sr能刺激新骨形成，高剂量的Sr能引起骨矿化低下。Sr可预防雌激素缺乏引起的骨代谢变化。骨折愈合过程需要补充Sr。由于Sr具有钙类似的化学性质，在肠道钙吸收和钙运输的研究中，Sr已被作为钙的标志物。Sr是测定新骨形成的良好标志物，存在骨再建的部位，Sr的含量最高。鉴于Sr在骨代谢中的作用，目前Sr已被应用于骨质疏松症的治疗中，Sr已列为骨质疏松的三大新治疗措施之一。

2. 氟　氟(F)是人体必不可少的微量元素之一。机体正常的钙、磷代谢离不开适量的F。在一定的pH条件下，F有助于钙和磷形成羟磷灰石，促进成骨过程。羟磷灰石中的羟基可被F取代形成氟磷灰石，不易被破骨细胞溶解吸收。F可直接刺激成骨细胞的增殖，增加胶原的产生、钙的沉积和碱性磷酸酶的活性。F对骨具有双重作用，适量的F有利于骨钙化，增加骨强度，从而降低骨折的危险性；过量的F则影响钙化，类骨质增多，骨质变得松脆。F已作为一种价格低廉、副作用相对较小的骨密度增强剂，用F治疗可明显增加骨质疏松患者的长轴骨骨密度，而且骨密度随治疗时间呈进展性增加。F治疗能显著降低骨折的发生率。用F、钙联合治疗较钙治疗可使椎骨骨折的发生率降低30%，F、钙和雌激素联合治疗的骨折发生率仅是钙治疗组的1/7。

3. 硼　硼(B)对维持骨正常代谢方面有重要作用。补充B可显著降低尿钙排泄、提高血清17β-雌二醇浓度和血清钙浓度；可明显降低血清降钙素和血清骨钙素水平；可使男性和未治疗的绝经妇女血清降钙素和骨钙素接近用雌激素治疗的绝经妇女水平，具有雌激素类似作用。B缺乏可减少软骨蛋白的多糖和胶原蛋白的合成；骨关节病患儿关节液中B含量降低，补充B后关节症状明显减轻；大骨节病患儿B含量也低。现有研究发现使维生素D_2、D_3转变成相应1,25-二羟基衍生物和胆固醇转变成雌二醇所需的羟化酶严格的依赖硼酸盐离子，所以B可能是绝经后妇女骨质疏松的保护因子。

(二) 与骨营养素相互作用的微量元素

1. 锌　锌(Zn)在骨的生成和代谢中起着很重要的作用。Zn的主要生理功能是作为辅助因子参与许多金属酶的作用。骨中Zn的含量分布与钙化部位的分布非常类似，骨愈合的部位Zn摄取增加；骨结构脆弱与骨Zn含量低下有关，全身骨矿含量与尿Zn排泄量呈负相关。Zn对骨代谢的影响可能是通过以下方式发挥作用：①参与骨盐的形成，与氟组成锌氟复合体，促进磷灰石结晶化；②影响 1,25-$(OH)_2D_3$ 和降钙素水平；③影响骨代谢酶，即骨型碱性磷酸酶、胶原酶及硫酸酰酶。基于 Zn 在骨代谢中的作用，高尿 Zn 可作为骨质疏松生物化学标志物。尿 Zn 排泄量与年龄有关，老年妇女的尿 Zn 排泄量比年轻者高，而且尿 Zn 增高的程度与骨质疏松的严重性有关。Zn 是成骨细胞分化标志性酶——碱性磷酸酶的辅基，补 Zn 可增加 ALP 活性。

2. 铜 铜(Cu)是许多氧化酶的组成成分，如单胺氧化酶、赖氨酸氧化酶、细胞色素氧化酶、抗坏血酸氧化酶等。缺 Cu 可引起胶原和弹性蛋白合成障碍，造成结缔组织缺陷及动脉和骨骼病变；过量 Cu 可干扰骨代谢，抑制骨胶原的合成，导致骨干和骨骼的胶原减少。在骨质疏松患者中，可见尿 Cu 排泄量显著增加；绝经后妇女雌激素水平降低，影响血浆铜蓝蛋白水平，长期使用糖皮质激素治疗导致体内 Cu 水平降低。

3. 锰 锰(Mn)是许多酶的组成部分或是活性中心。Mn 参与软骨和骨骼形成所需的糖蛋白的合成，在黏多糖的合成中需要 Mn 激活葡萄糖基转移酶。硫酸软骨素是对软骨和骨骼发育重要的黏多糖。缺 Mn 时出现骨端软骨的骨化异常、生长发育障碍。Mn、Zn 的缺乏是老年骨质疏松症发生、发展的一个间接因素。

(三) 对骨具有毒性作用的微量元素

1. 铅 骨是铅(Pb)的主要蓄积部位，由于骨是 Pb 毒性作用的靶组织，因而 Pb 被认为是骨质疏松的潜在危险因素。Pb 与骨质疏松的可能机制是：改变峰值骨密度、改变老年人的骨吸收率、改变骨结构的完整性。大量体内和体外实验表明，Pb 对骨细胞功能有复杂的影响。Pb 可以改变血调钙激素的水平，主要是 1,25-VitD、PTH，而间接影响骨细胞的分化和功能；Pb 可以干扰激素对骨细胞的调控过程，如通过干扰钙调控及其他信号转导系统，影响骨基质蛋白的合成，直接影响细胞的功能；Pb 对血清骨钙素(BGP)的抑制，使羟基磷灰石结晶核心的形成受阻，加快生长软骨的矿化速率，骨钙化程度上升，骨形成速率下降；Pb 还可通过化学阻碍有关的酶，改变细胞的能量代谢，而直接干扰细胞的功能。

2. 铝 人体 95% 的铝(Al)蓄积于骨、肝、脾、脑等器官，受累最严重的是骨。进入骨中的 Al 沉积于骨基质中，蓄积于矿化骨表面，且存在于成骨细胞的线粒体中，使成骨细胞合成胶原及骨样组织形成减少。Al 通过多种可能的途径影响骨代谢：可通过骨细胞影响钙、磷转运，抑制类骨质矿化而对骨起直接作用；也可直接影响成骨细胞的数量和功能。Al 可在成骨细胞囊泡内沉积，从而影响细胞内代谢，已发现来源于成骨细胞的碱性磷酸酶活性与胎儿骨培养中的 Al 浓度呈强相关。

3. 镉 镉(Cd)的毒性作用为成骨细胞功能受到抑制、骨钙化程度下降、骨质丢失，造成骨质疏松和骨软化。一般认为，Cd 所致的骨毒性继发于肾损伤，使钙、磷的重吸收率下降，使维生素 D 的代谢异常。Cd 亦可以损伤成骨细胞和软骨细胞，骨损伤时所需的组织 Cd 的含量远远低于 Cd 致肾损伤时的阈值。故 Cd 可直接或间接影响骨代谢。目前认为，Cd 引起骨代谢紊乱和骨质疏松，主要有 6 种不同的潜在机制：①增加尿钙的排泄；②抑制肾 1-α- 羟化酶的活性；③干扰 PTH 在肾细胞内对维生素 D 的活化作用；④减少肠道对钙的吸收；⑤干扰骨细胞钙化；⑥抑制胶原代谢，即干扰正常钙化所必需的正常胶原结构。女性骨骼对 Cd 的毒性作用比较易感，尤其在妊娠、哺乳及卵巢切除后，因此有人认为 Cd 与雌激素缺乏在骨质疏松中可能有协同作用。

第二节 骨代谢与骨关节疾病的标志物

骨在细胞水平上不停地进行着代谢，不仅骨的细胞之间会相互作用，还存在骨髓中的红细胞生成细胞、基质细胞的相互作用，以进行骨的改建和重建。骨的功能主要是提供机械支撑，为肌肉收缩提供附着处，参与钙、磷等的储备和代谢调节及保护内脏等重要的生命器官。

一、骨的化学组成与结构

骨组织是由骨细胞、骨盐和骨基质 3 部分组成。骨形成有 2 个基本过程：①先由成骨细胞或软骨细胞合成骨质，生成骨样组织；②成骨细胞转入静止状态，进一步转化为骨细胞，形成骨原小泡，沉淀骨盐。需要足够的钙和磷及维生素 D，在激素等多种因素调控下，以保证骨的正常代谢。

(一) 骨细胞

骨细胞，包括成骨细胞和破骨细胞，均起源于间叶细胞，两者分布在骨膜、骨小梁及骨皮质处。两种细胞相互作用的部位被称为基本多细胞单位(basic multicellular unit，BMU)。在每一个 BMU，骨可因破骨细胞吸收而消失，也能被重新合成骨的成骨细胞所取代。有些成骨细胞被掺合在骨基质中变成骨细胞。

(二) 骨盐和骨基质

1. 骨盐 骨中的无机盐称为骨盐。骨盐中的 84% 为磷酸钙盐，10% 为碳酸钙，2% 为柠檬酸钙，1% 为磷酸镁，2% 为磷酸氢二钠等。骨盐中的无机钙和磷，主要是磷酸氢钙和羟磷灰石［$Ca_{10}(PO_4)_6(OH)_2$］结晶，又称骨晶。羟磷灰石结晶具有广大的吸附表面，晶格之间可吸附体液中的 Ca^{2+}、Mg^{2+}、Na^+、Cl^-、CO_3^{2-} 和 F^- 等，这些离子可以与细胞外液中的离子进行自由交换，而且速度较快。另外，骨盐中的 Ca^{2+} 还可以与体液中的 H^+ 交换，当酸中毒时，由于 Ca^{2+}-H^+ 交换，可致骨盐溶解，Ca^{2+} 释放到细胞外液中。所以，骨在维持细胞外液钙和磷的含量中起着重要作用。

2. 骨基质 是骨的有机成分，占骨总量的 30%。骨基质中约 95% 为胶原，称为骨胶，Ⅰ型胶原是骨和肌肉中唯一的胶原，是组成骨纤维的主要成分。其余还有非胶原蛋白、蛋白多糖、糖原、脂类和酶等。胶原由三条伸展型多肽链相互拧成螺旋状结构，蛋白多糖的糖部分主要由硫酸软骨素和硫酸角质素组成。胶原和蛋白多糖的特殊结构使骨具有良好的韧性。骨基质的干重约50%是无机物，即骨矿物质，钙与磷含量最多，约99%以上的钙和87%以上的磷形成的羟磷灰石平行而有规律地附着在胶原纤维上则非常坚硬，所以，骨组织具有特殊的硬度和韧性。

二、骨代谢

（一）成骨作用与钙化

成骨细胞的主要功能是生成骨组织的纤维和有机基质，破骨细胞的功能则是破坏并吸收分解的骨组织，两种细胞协调作用，共同维护骨的正常代谢。

成骨作用（osteogenesis）包括两个过程，即骨的有机（基）质形成和骨盐沉积。骨的有机（基）质形成是成骨细胞分泌蛋白多糖和胶原，由胶原聚合成胶原纤维作为骨盐沉积的骨架；成骨细胞被埋在骨的有机（基）质中成为骨细胞；骨盐沉积于胶原纤维表面，先形成无定形骨盐（如磷酸氢钙等），继而形成羟磷灰石结晶，这种骨的有机质形成和骨盐沉积过程称为成骨作用。在骨盐沉积的同时，成骨细胞内和骨的有机质中的碱性磷酸酶活性增高，碱性磷酸酶可使磷酸酯水解，提高局部磷酸盐的浓度，同时该酶还可使焦磷酸水解，减少对骨盐沉积的抑制，有利于成骨作用。因此，在佝偻病、骨软化症、甲状腺功能亢进以及骨折时，血清碱性磷酸酶活性均增高。

（二）溶骨作用与脱钙

溶骨作用（osteolysis）是破骨细胞释放溶酶体中的蛋白水解酶，使骨的有机质（胶原）水解，同时破骨细胞还释放出一些酸性物质，如乳酸、柠檬酸和碳酸等，使局部酸性物质增加，促进骨盐溶解，这种骨的有机质水解及骨盐溶解称为溶骨作用。破骨细胞是由血细胞生成前体（haematopoietic precursor）分化而来。血细胞生成前体与单核巨噬细胞前体在分化的晚期才有表现型上的区别，此即血细胞生成前体开始具有成熟破骨细胞（多核、骨吸收）的特点。

正常成人体内的成骨和溶骨作用保持着动态平衡，不仅保证了骨的正常生长，还维持了钙、磷的动态平衡，这种作用称为骨的更新作用。骨的更新主要依赖于骨细胞之间的相互转化与激素的调节（图28-5）。

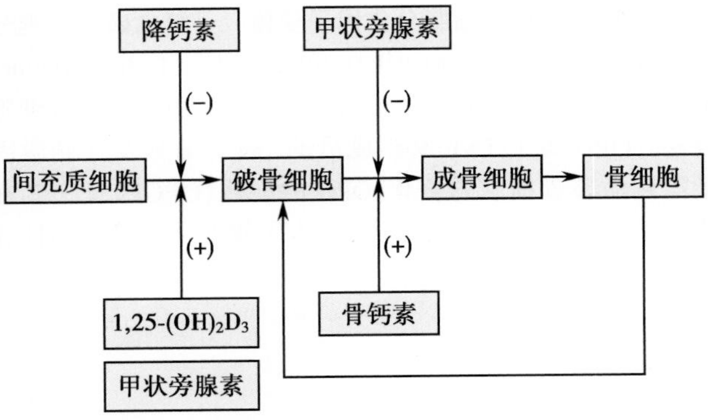

图28-5 骨骼中各种细胞的转化与激素调节

三、骨代谢和骨关节疾病标志物

（一）骨代谢标志物

1. 骨钙素 骨钙素（osteocalcin）又称骨谷氨酰基蛋白（bone glutamyl protein，BGP），是含49个氨基酸，分子量为5 669的小蛋白，在1,25-$(OH)_2D_3$刺激下由成骨细胞合成，与羟磷灰石有较强的亲和力，约50%沉着于骨基质中，其余50%进入血液循环；为人骨中主要的和最多的非胶原蛋白，占骨组织中非胶原蛋白的15%~20%，占总蛋白的1%。骨钙素的主要生理功能是维持骨的正常矿化速率，抑制异常的羟磷灰石结晶的形成，抑制软骨矿化速率。血中骨钙素的半衰期约5分钟。故血清骨钙素水平基本上能够反映近期成骨细胞合成骨钙素和骨形成的情况。

骨钙素中17、21和24位为三个特殊的谷氨酰残基，可被依赖维生素K的γ-羧化酶转化为γ-羧基谷氨酰，这种独特的羧化氨基酸能结合钙离子，在血液凝固、钙转运与沉积以及维持内环境平衡中起重要作用。

骨钙素是反映骨代谢状态的一个特异和灵敏的生化指标。骨钙素升高常见于儿童生长期、肾性骨营养不良、畸形性骨炎、甲状旁腺功能亢进、甲状腺功能亢进、骨折、高转换率的骨质疏松、骨转移癌、低磷血症、肾功能不全等。骨钙素降低常见于甲状旁腺功能减退、甲状腺功能减退、肝病、妊娠、长期应用肾上腺皮质激素治疗等。监测血中骨钙素的浓度，不仅可以直接反映成骨细胞活性和骨形成情况，而且对观察药物治疗前后的动态变化有一定的参考价值。

2. 骨性碱性磷酸酶 成骨细胞中碱性磷酸酶（alkaline phosphatase，ALP）活性高，当成骨细胞活跃时，可见血清中ALP活性增高，故ALP活性传统地被作为骨更新的指标，如骨生长活跃的儿童与成人相比有较高的血清ALP活性。此外，ALP还可由胆小管细胞产生，并作为胆汁淤积的标志物。因此，检测血清总ALP活性评价骨生长，特异性和敏感性均不理想。血清骨性碱性磷酸酶（bone alkaline phosphatase，B-ALP）是ALP的一种同工酶，在反映成骨细胞活性和骨形成上则有较高的特异性，并优于骨钙素。因为B-ALP在血清中比骨钙素更稳定，血清中的半衰期为1~2天，并且不受昼夜变化的影响，标本亦不需特殊处理。

B-ALP测定不仅在骨病早期诊断中有价值，而且对疗效的评价和预后的判断均具有重要价值。B-ALP增高见于Paget病、修复活跃的骨质疏松、骨软化症、佝偻病、骨营养障碍、骨质溶解转移、肢端肥大症以及其他增加骨形成的病症，还可见于甲状腺毒症、甲状旁腺功能亢进等。B-ALP也可用于骨转移癌患者的病程和治疗效果的监测。

3. Ⅰ型前胶原肽 Ⅰ型前胶原肽（procollagen peptide Ⅰ）由成骨细胞的前体细胞合成，含N-末端和C-末端延伸段，这些延伸段又称前肽，在形成纤维和释放入血时从Ⅰ型胶原上断裂下来，现多检测Ⅰ型前胶原羧基前肽（carboxyterminal propeptide of type Ⅰ procollagen，PICP），是另一个评价骨形成的指标。

PICP增高常见于儿童发育期、妊娠最后3个月、骨肿瘤，特别是前列腺癌骨转移、畸形性骨炎、酒精性肝炎、肺纤维化等。PICP在绝经期后骨质疏松患者经雌激素治疗6个月后可降低30%，但其降低的机制尚不清楚。血清中Ⅰ型前胶原肽水平在一定范围内是反映成骨细胞活动和骨形成以及反映Ⅰ型胶原合成速率的特异指标。但Ⅰ型胶原也是其他组织的主要基质，故Ⅰ型前胶原肽评估骨形成的敏感性和特异性不如骨钙素和B-ALP。但在评价体内1,25-$(OH)_2D_3$代谢紊乱及替代治疗的疗效上，Ⅰ型前胶原肽则优于骨钙素和B-ALP。

4. 抗酒石酸酸性磷酸酶 血浆抗酒石酸酸性磷酸酶(tartrate-resistant acid phosphatase，TRAP)主要存在于破骨细胞，而成骨细胞和骨细胞中含量甚少。当骨吸收时，TRAP由破骨细胞释放入血液循环中，所以血浆中TRAP水平被认为是骨吸收的一项生化指标，主要反映破骨细胞活性和骨吸收状态。

血浆TRAP增高见于原发性甲状旁腺功能亢进、慢性肾功能不全、畸形性骨炎、骨转移癌、卵巢切除术后、高转换率的骨质疏松。血浆TRAP降低见于骨吸收减低的疾病，如甲状旁腺功能减退。

5. 羟脯氨酸 羟脯氨酸(hydroxyproline，HOP)是体内胶原代谢的终产物之一，其中一部分来自骨胶原的破坏，还有一部分来自骨以外的各种胶原组织及饮食中胶原的破坏。尿中HOP排出的量可以反映骨吸收和骨转换的程度。

尿HOP增高见于儿童生长期、甲状旁腺功能亢进、骨转移癌、慢性肾功能不全、畸形性骨炎、高转换的骨质疏松、佝偻病和软骨病。尿HOP是由合成的胶原退变而来，能在其他组织(如皮肤及弹性蛋白的代谢释放物等)中发现，某些添加剂(如凝胶)内也含有大量的尿HOP，因此尿HOP指标特异性较差。此外，HOP在排入尿前大部分已降解，尿HOP也缺乏灵敏性。

6. Ⅰ型胶原交联降解产物 是一类吡啶交联类化合物，如吡啶酚、脱氧吡啶酚、Ⅰ型胶原交联N-末端肽、Ⅰ型胶原交联C-末端肽，它们均为骨胶原的分解产物，是反映骨吸收和骨转换的良好指标，较HOP更为特异和灵敏。

脱氧吡啶酚(deoxypyridinoline，D-Pyr)和吡啶酚(pyridinoline，Pyr)是Ⅰ型胶原分子之间构成胶原纤维的交联物，起稳定胶原链的作用。当赖氨酰氧化酶作用于成熟的胶原时，D-Pyr即成为降解产物释放到血液循环中，不经肝脏进一步降解而直接排泄到尿中。尿中Pyr和D-Pyr的浓度不受饮食和体力活动的影响，是反映骨胶原降解和骨吸收的最灵敏和特异的生化指标之一。尿中D-Pyr的含量通常以尿肌酐来校正，所以受肌酐水平影响。

Ⅰ型胶原交联C-末端肽(carboxy-terminal telopeptide of type-Ⅰ collagen，CTX)和Ⅰ型胶原交联N-末端肽(N-terminal telopeptide of type-Ⅰ collagen，NTX)均是Ⅰ型胶原分解的产物。骨吸收增强时，骨胶原溶解释放出Ⅰ型胶原蛋白，该蛋白在肝脏中分解成为NTX和CTX，CTX是骨组织中的Ⅰ型胶原羧基末端通过吡啶酚类结构连接起来的肽链部分，Ⅰ型胶原降解时，CTX按Ⅰ型胶原降解的比例1:1释放入血液中，血清CTX的变化与骨形态计量学骨吸收参数呈显著正相关，并与其他骨吸收生化指标(如Pyr和D-Pyr)呈正相关。因此，血清CTX水平是破骨细胞性胶原降解的灵敏指标。

骨吸收期间Ⅰ型胶原被水解，羟基吡啶酚交联释放入血并随尿排出。检测尿脱氧吡啶酚和吡啶酚，或测定交联区的C-末端肽和N-末端肽，可作为反映骨吸收的指标。其中脱氧吡啶酚反映骨吸收具有更高的特异性和灵敏度，其原因是：①它是由胶原自然形成的物质；②从尿中排出前不被代谢；③骨是脱氧吡啶酚的主要来源；④它仅来源于天然基质的降解产物，不受饮食的影响。Ⅰ型胶原交联区的N-末端肽和C-末端肽也是一种骨吸收的指标，与吡啶酚和脱氧吡啶酚一样具有较好的特异性，不受饮食等的干扰。

吡啶酚和交联区端肽水平的评价已用于骨质疏松、Paget病、其他代谢性骨病、原发性甲状旁腺功能亢进和甲状腺功能亢进以及其他伴有骨吸收增加的疾病的诊断或病情评价。绝经后妇女与绝经前比较，端肽通常比其他吸收和形成标志物增高明显。当药物抑制骨吸收时会导致降低，如绝经后妇女或骨质疏松症患者用二磷酸盐或雌激素治疗，吡啶酚和端肽会降低。

（二）骨关节疾病标志物

破骨细胞(osteoclast，OC)来源于骨髓中的单核巨噬细胞集落形成单位(granulocyte macrophage colony forming unit，GM-CFU)。造血前体细胞在骨营养激素和骨微环境中产生的局部因子(包括生长因子、肽类及相关受体)调节下，在骨吸收部位分化为破骨细胞，对骨的发育、塑形起作用。与破骨细胞相关的分化因子主要有：护骨素，又名护骨因子(osteoprotegerin，OPG)、破骨细胞分化因子(osteoclast differentiation factor，ODF)及破骨细胞分化因子受体，即NF-KB受体激活剂(receptor activator of NF-KB，RANK)。

1. 护骨因子 OPG是在测序胎鼠小肠cDNA文库时发现的一种新肿瘤坏死因子TNF受体家族成员，根据其具有降低破骨细胞分化和增加骨密度的功能而命名。DNA测序证明它和破骨细胞生成抑制因子(osteoclasts produce inhibitory factors，OCIF)是同一基因编码，它们都是破骨细胞的负调节因子，由活性成骨细胞分泌。

2. 可溶性破骨细胞分化因子受体 可溶性破骨细胞分化因子受体(soluble osteoclast differentiation factor receptor，SODFR)是可溶性OPG配体的一个受体。由活性成骨细胞分泌。OPG属于TNF家族成员的“破骨细胞发育刺激因子”，刺激破骨细胞的分化，OPG的配体(OPGL)证实其在体外能诱导破骨细胞的形成，在体内能促进破骨细胞性骨吸收。

第三节　骨代谢与骨关节疾病的检验与评价

骨代谢疾病生物化学标志物的检测有助于了解骨转换类型、骨丢失速度及对治疗的反应性，包括与骨转换（bone conversion/turnover）有关的生物化学检查和与骨矿物质及其调节激素有关的检测。

一、骨矿物质指标检验

钙、磷、镁是参与骨代谢的三种重要矿物质。成人钙、磷、镁代谢均处于动态平衡之中。同时测定摄入的和尿、粪排出的这 3 种矿物质，总摄入量与总排出量之差为净平衡值，若净平衡值为零，则机体处于收支平衡状态；若净平衡值为正值，表明矿物质不断沉积于骨中；若净平衡值为负值，表明矿物质不断从骨中释出；可早期预测骨矿物质的丢失速度和骨质疏松发展的速度。

（一）血清钙测定

钙测定包括总钙及游离钙的测定，在反映被激素严格调节的生物活性上，游离钙比总钙更有用，但在反映体内钙总体代谢状况上，总钙的检测不能完全替换。由于离子钙和总钙都可应用于临床且各有优劣，所以正确地评估患者的钙水平并非易事。与离子钙相比，总钙的检测相对简便，因此总钙测定也更广泛地应用于临床实验室。但一些临床情况下总钙不能准确地反映钙水平，当白蛋白或总蛋白水平异常时，通过总钙来评估患者的钙水平是不准确的。因此，部分临床医生习惯于通过总蛋白水平校正总钙结果并计算出离子钙的水平，但这仍有可能无法准确地反映患者体内的钙水平。首先是建立计算公式的根本原因是临床医生总是认为离子钙的检测结果是正确的，总钙的检测结果会在很多情况下高估或低估患者钙水平。其次是这些公式忽略了体内离子钙与不同体积、不同亲和力的阴离子之间复杂的平衡关系。除了白蛋白和其他蛋白质外，人体内 pH、碳酸氢盐、柠檬酸盐、乳酸盐和磷酸盐等的变化均会影响钙的平衡状态。还有临床上患者标本中总钙和白蛋白同时下降的情况相对常见，此时离子钙和总钙的校正结果可能均为正常，但这些患者往往会有低钙血症的表现。因此，使用计算公式校正钙的结果常常会漏诊低钙血症。另外，用计算公式校正的结果也易受到公式中所用检测项目分析误差的影响。溴甲酚绿法和溴甲酚紫法检测白蛋白会造成校正后的钙结果存在巨大差异。事实上，约有 75% 的患者总钙和离子钙水平是一致的。除了部分由于大量输血导致枸橼酸盐水平上升的患者外，很少有患者总钙和离子钙水平出现巨大差异。

总钙检测的价格低廉，自动化程度较高，对标本运输环节的要求也较低，可用于筛查钙水平异常的患者，因此是临床实验室的常规检测项目之一。根据钙校正计算公式结果评估个体钙水平并不可靠，甚至不如单独使用总钙检测的效果好。如需决定危重患者是否需要补充钙，或评估患者是否需要进行甲状旁腺手术时，直接检测离子钙水平更为合适。但是，离子钙需要在标本采集后尽快完成检测。

1. 血清总钙测定　方法有滴定法（氧化还原滴定法、络合滴定法）、比色法（最常用的是邻甲酚酞络合酮法、甲基麝香草酚蓝法、偶氮胂Ⅲ法等）、火焰光度法、原子吸收分光光度法、放射性核素稀释质谱法等。IFCC 推荐的钙测定决定性方法为放射性核素稀释质谱法，参考方法为原子吸收分光光度法。

WHO 和我国卫生部临床检验中心（1997 年）推荐的常规方法为邻甲酚酞络合酮法。邻甲酚酞络合酮（*o*-cresolphthalein complexone，O-CPC）是一种金属复合染料，与钙在 pH 12 的碱性溶液中形成紫红色螯合物，570~580nm 波长测定吸光值定量钙浓度。用 8- 羟基喹啉消除 Mg^{2+} 的干扰。加入氰化钾可稳定反应以及避免其他重金属的干扰。钙与 O-CPC 按 1∶1 和 2∶1 两种比例结合，1∶1 复合物在低浓度时占优势，校正曲线在低浓度是非线性的。因此，O-CPC 法推荐用多点校正。反应对温度很敏感，应严格控制反应温度。

2. 血清游离（离子）钙测定　血清离子钙（ICa^{2+}，即游离钙）的测定方法主要有生物学法、透析法、超滤法、金属指示剂法、离子选择性电极法（ion selective electrode，ISE）。目前应用最多的是 ISE 法，此方法简便、快速、重复性好，准确性和敏感性高，已成为钙离子测定的参考方法。

（二）血清磷测定

常用的方法有磷钼酸还原法、非还原法以及染料结合法、紫外分光光度法、黄嘌呤氧化酶比色测定法、CV- 多元络合超微量测定法、放射性核素稀释质谱法、原子吸收分光光度法等。决定性方法是放射性核素稀释质谱法，WHO 推荐的常规方法是比色法，我国卫生部临床检验中心（1997 年）推荐的常规方法是以硫酸亚铁或米吐尔（对甲氨基酚硫酸盐）作为还原剂的还原钼蓝法，目前临床实验室多采用紫外分光光度法。

临床血磷检测都是基于磷酸根与钼酸铵反应形成磷钼酸盐复合物的方法。无色的磷钼酸盐复合物可直接在 340nm 波长测定其紫外吸光值，或进一步用还原剂还原后产生钼蓝，在 600~700nm 波长测定。复合物形成及钼酸盐的还原都需要酸性环境，复合物形成的速度也受蛋白质浓度的影响，可用助溶剂避免蛋白质沉淀。直接在 340nm 波长测定未还原复合物的紫外吸光值，更简单、迅速和稳定，优于还原法。

（三）血清镁测定

血清镁仅占总体镁的 1%，其中 55% 是游离的，约 30% 与蛋白（主要是清蛋白）结合，15% 与磷酸盐、枸橼酸盐及其他阴离子复合。

1. 血清总镁测定 血清总镁的测定方法包括分光光度法、原子吸收分光光度法（AAS）、沉淀法、滴定法、荧光法以及火焰光度法。虽然AAS为参考方法，但目前临床实验室最普遍使用的是分光光度法。

（1）分光光度法：许多金属色原指示剂或染料可选择性结合镁发生颜色改变。目前常用的有钙镁试剂（calcium magnesium reagent）、甲基麝香草酚蓝等显色剂。

1）钙镁试剂：钙镁试剂是一种金属色原指示剂，在碱性溶液中与镁结合形成紫色复合物，可在530~550nm波长检测。加入钙螯合剂EGTA可减少钙的干扰，加入氰化钾可避免形成重金属复合物，聚乙烯吡咯烷酮（PVP）及表面活性剂可减少蛋白质及脂血的干扰。

2）甲基麝香草酚蓝：与镁形成蓝色复合物，在600nm左右测定，加入EGTA可减少钙的干扰。

（2）原子吸收分光光度法（AAS）：$^{27}Mg^{2+}$中子活化法是镁测定的确定性方法，临床实验室用AAS作为参考方法，虽然AAS精确，但难以在大多数临床实验室推广。

血清镁被镧-盐酸溶液按1∶50稀释，可排除阴离子（包括磷酸根、蛋白和金属氧化物）的干扰，同时稀释也减少了黏滞度。稀释样本被送入乙炔火焰，基态镁原子吸收来自镁空心阴极灯的285.2nm光波，用光电管或检测器在285.2nm测定镁的吸光值，吸光值与镁浓度成比例。

2. 游离（离子）镁测定 临床实验室测定血浆（清）游离镁主要是离子选择电极法，选择电极带有一个中性离子载体ETH 5220、ETH 7025等。现使用的离子载体或电极对镁的选择性不如钙，干扰主要来自游离钙。

根据Mg^{2+}是多种酶的辅因子，现已建立了多种根据这些酶的活性高低测定离子镁的方法。其性能优于离子选择电极法。

二、激素指标检验

（一）甲状旁腺素测定

目前PTH测定的方法主要有放射免疫分析（radioimmunoassay，RIA）、酶联免疫吸附试验（enzyme linked immunosorbent assay，ELISA）、化学发光免疫分析法（chemiluminescence immunoassay，CLIA）、免疫放射分析（immunoradiometric assay，IRMA）等。目前国外应用最普遍的是IRMA法和CLIA法测定完整的PTH分子。国内应用最普遍的是RIA法。ELISA法是新近发展起来的方法，具有快速、灵敏、无放射性核素污染的优点。

由于血清PTH片段组成不均一，采用哪种方法，需要根据不同疾病状态及其PTH片段的性质、分布和水平而定。目前应用最广的是测定C-末端、中段和完整PTH，因为C-末端的半衰期长（20多分钟），具有免疫活性，不具有生物活性；而N-末端的半衰期短（几分钟），不易测出，但具有生物活性。

（二）维生素D测定

维生素D（包括维生素D_2和D_3）本身不具有生物活性，其在体内的活性形式有25-(OH)D_3、1,25-(OH)$_2D_3$、24,25-(OH)$_2D_3$等。其中25-(OH)D_3为主要形式，浓度比1,25-(OH)$_2D_3$高500~1 000倍，并且半衰期最长（15~45天），是反映皮肤合成和食物摄取维生素D营养状态的理想指标，也是指导维生素D用量的最适指标。1,25-(OH)$_2D_3$与受体的亲和性比25-(OH)D_3大500~1 000倍，这为受体结合测定1,25-(OH)$_2D_3$提供了依据。

目前25-(OH)D_3或1,25-(OH)$_2D_3$的测定还没有合适的参考方法，主要有放射竞争性蛋白结合法、HPLC、RIA、放射受体法（radioreceptor assay，RRA）。目前以RRA法和RIA法最为普遍。由于1,25-(OH)$_2D_3$是血清中维生素D的主要活性形式，故是反映维生素D状况的最佳指标。

（三）降钙素测定

血清降钙素测定过去大多采用RIA法，但其结果受不同来源抗血清灵敏度和特异性不同、不同方法和试剂盒间差异的影响而差异较大，使临床正常水平在实验室之间难以统一。现建立了一种高灵敏度的两点免疫法（EIA法和IRMA法），测出的正常人降钙素的基础水平低于10~20ng/L，其检出限可小于2ng/L。两点免疫法在诊断甲状腺髓样癌（medullary thyroid carcinoma，MIC）上要比大多数竞争性RIA法显现出良好的灵敏度和特异性。

（四）甲状旁腺相关蛋白测定

已有多种竞争性免疫法用于测定恶性肿瘤体液性高钙血症（HHM）患者血清中PTHrP，如N-末端（1~34）、中间段（37~67，37~74）以及C-末端。其中N-末端使用较多。固定抗PTHrP抗体的亲和色谱法、反相色谱法以及纯化技术已用于改善PTHrP的灵敏度和特异性。更敏感和特异的两点免疫法或IRMA法的检出限可达到0.1~1.0pmol/L。

三、骨代谢标志物检验

（一）反映骨形成的标志物测定

1. 骨钙素 测定方法主要为免疫标记法，如RIA法、ELISA法、亲和素-生物素酶免疫测定法（bio-affinity enzyme immunoassay，BAEIA）、CLIA法、免疫荧光分析法（fluoroimmunoassay，FIA）等。目前应用较多的是RIA法和ELISA法。RIA法灵敏度高，最低可测到2pg/ml水平，是目前临床上最常用的测定方法，不足之处在于不能鉴别所测定的骨钙素是否具有生物学活性。ELISA法安全、简便，无污染，灵敏度和特异性符合临床常规检测。

2. 骨性碱性磷酸酶（B-ALP） 测定B-ALP是先用适当方法识别或分离出B-ALP，再测定其ALP活性。热失活法、化学抑制法、电泳法、等电聚焦法、麦胚凝集素法（wheat germ agglutinin，WGA）以及高效液相色谱法（high performance liquid chromatography，HPLC）都可用于检测B-ALP。近来建立了对B-ALP特异性很强的单克隆抗体的免疫分析法，具有高度的特异性和敏感性，而且操作简便，被认为是目前鉴别和定量分析B-ALP的最佳方法。免疫活性测定法原理是抗B-ALP包被在固相载体上，加入被检标本，抗原ALP与抗体特异性结合，洗涤其他ALP同工酶，与抗体结合的B-ALP催化对硝基酚磷酸二钠，用酶标仪405nm比色测对硝基酚的生成量，查标准曲线得B-ALP的活性。免疫化学法可提供较好的灵敏度、重复性，易于在临床实验室推广。免疫法采用抗骨肉瘤-2（SaOS-2）人骨髓瘤细胞的单克隆B-ALP抗体，但是，目前免疫法存在的主要不足是抗 B-ALP 抗体特异性不高,与肝性 ALP 存在 5%~20% 的交叉反应。

3. Ⅰ型前胶原肽 PICP 的检测大多采用 RIA 法和电化学发光免疫分析(electrochemiluminescence immunoassay, ECLIA)。空腹标本高速离心后取血清置 -20℃保存,1 周内测定,目前市场均有试剂盒供应。

4. 骨唾液酸蛋白 骨唾液酸蛋白(bone specific sialoproteins,BSP)大量存在于活性成骨细胞中。唾液酸蛋白分子量为 80kD,此蛋白含 20% 的唾液酸,它的分子量是由 50% 的蛋白质和 50% 的糖类组成(含 14%N- 乙酰氨基酸:7% 半乳糖和 7% 葡萄糖胺)。它是一种大糖基化和磷酸化的蛋白质。儿童时期血清 BSP 明显高于成年人,成人约 (7.3 ± 3.3)pg/ml。BSP 最高值在新生儿期和青春期。绝经后女性高于绝经前女性。在一些骨代谢性疾病,如多发性骨髓瘤、甲状旁腺功能亢进症、Paget 病及骨转移瘤患者,血清 BSP 水平增高。在原发性乳腺瘤的患者中,血清 BSP 增高提示早期骨转移。

5. 骨桥蛋白 人骨桥蛋白(human osteopontin,OPN)发现存在于中枢骨与细胞外,约 32 000 个多肽糖基化的骨磷酸蛋白。它与玻连蛋白(vitronectin)受体和 $\alpha_v\beta_3$integrin(整合蛋白)相互作用。在骨中在矿化前由活性成骨细胞分泌,由破骨细胞吸收。人类的 OPN 增高表示脓毒血症或转移癌。佛波醇酯可以诱导 OPN 生成。OPN 受到各种细胞因子的调节,如 IL-2、TGF-β、EGF 和 PDGF。目前采用 ELISA 法的 OPN 试剂盒,男性参考均值为 92ng/ml(58~123ng/ml),女性为 47ng/ml。

(二) 反映骨吸收的标志物测定

1. 抗酒石酸酸性磷酸酶(TRAP) 其活性测定有许多方法,但它们对破骨细胞同工酶没有特异性。现已建立的 TRAP 测定的免疫法,抗体系从多毛细胞白血病患者脾细胞和人脐带血中获得。因此,这些抗体仍不能完全特异性识别骨性 TRAP。但可以预见,特异性测定骨性 TRAP 免疫法的建立,将提供敏感、特异的测定破骨细胞活性和骨吸收的方法。但现阶段尚不能满意区分这种由破骨细胞释放的 TRAP 与血清中其他的 TRAP,故特异性较差。

2. 尿羟脯氨酸(HOP) 尿和血清中游离的、可透析的以及不可透析的 HOP 测定方法都有报道,总尿 HOP 测定用得最普遍。将样品加酸水解,使 HOP 从肽链中释放,并被氧化成吡咯,然后与 4- 二甲氨基苯甲醛(Ehrlich 试剂)反应后进行光度法测定。其他方法还有离子交换色谱法和反相 HPLC 法等。

3. Ⅰ型胶原交联降解产物

(1)吡啶酚和脱氧吡啶酚:以 HPLC 法和免疫法使用较多。用 HPLC- 荧光检测法,一般都需要将样品加酸水解,以释放出游离的脱氧吡啶酚和吡啶酚,并将水解物经 CF-1 纤维素提取色谱柱上纯化。用竞争性酶免疫法(enzyme immunoassay,EIA),以及该法改进后以特异单克隆抗体检测脱氧吡啶酚,用等分子交叉反应法检测吡啶酚。但目前使用较多的是商品化的竞争性单克隆抗体 ELISA 法,此法测定的是脱氧吡啶酚,不能测定吡啶酚。该法是用一种链霉蛋白抗生素和生物素标记的脱氧吡啶酚包被微孔板,加入样本或标准以及单克隆抗血清,孵育、漂洗,再加入连有碱性磷酸酶的第二抗体山羊抗鼠 IgG,形成抗体 - 抗体 - 酶结合物,再加入对硝基酚磷酸盐后显色测定。

(2)C- 末端肽和 N- 末端肽:现已有测定 N- 末端肽的 ELISA 法(NTX)商品化试剂盒,其采用的是单克隆抗正常青春期尿液 N- 末端肽片段抗体。也有检测 C- 末端肽 ELISA 法商品化试剂盒(Cross-Laps),采用兔多克隆抗体,该抗体可特异性识别与人 C- 末端肽相一致的 7 肽片段。

(三) 破骨细胞相关分化因子测定

1. 护骨因子测定 目前采用 ELISA 试剂盒测定,参考范围:0~30pmol/L。护骨分子(OPG)增高见于:①绝经后以及老年骨质疏松症;②骨吸收性疾病;③皮质激素引起的骨质疏松;④ OPG 疗效的监控;⑤风湿性关节炎;⑥肿瘤。

2. 可溶性破骨细胞分化因子受体测定 采用 ELISA 试剂盒测定,20~40 岁的年轻志愿者血清水平低于 6pmol/L。

第四节 骨代谢异常与骨关节疾病及其检验诊断

骨代谢性疾病一般包括骨质疏松、骨软化症(维生素 D 缺乏症)、Paget 病及肾性骨营养障碍等,其中骨质疏松症和骨软化症是最常见的代谢性骨病。

一、骨质疏松症

骨质疏松症(osteoporosis)是由多种原因引起的骨组织显微结构受损,骨矿成分和骨基质等成比例地不断减少,骨质变薄,骨小梁数量减少,骨脆性增加,使骨折危险度升高的一种全身性骨代谢障碍性疾病。骨质疏松症一般同时有密质骨(皮质骨)和松质骨(小梁骨)的骨质减少。一般分为原发性、继发性和特发性三大类,主要是发生原因不同。

(一) 原发性骨质疏松

最常见的是原发性骨质疏松,它又分为Ⅰ型(绝经后骨质疏松)和Ⅱ型(老年性骨质疏松)。Ⅰ型骨质疏松多见于 55~70 岁的绝经后妇女,以骨吸收增加,骨量快速丢失为特点,主要累及松质骨。Ⅱ型骨质疏松为男女两性与年龄相关的松质骨和皮质骨的丢失,多见于 70 岁以上,骨形成减弱,骨丢失相当缓慢。继发性骨质疏松由多种病因造成,如内源性、外源性糖皮质激素过多,性功能减退,甲状腺、甲状旁腺功能紊乱,肾衰竭、骨髓瘤、淋巴瘤、制动和长期应用肝素等。特发性骨质疏松包括特发性青少年和特发性成人骨质疏松，分别指青春发育期(8~14岁)和成年女性在绝经前、男性在60岁以前无确切病因的骨质疏松。骨质疏松老年人患病率高，男性为60.72%，女性为90.47%。随着人们年龄的增加，伴随而来的腰酸、背痛、弯腰、驼背等现象都与骨质疏松症有关。

1. 临床诊断 患骨质疏松症的主要临床表现是骨骼疼痛、不适和易骨折。不伴骨折的骨质疏松几乎没有症状，有些患者即使已有腰椎压缩性骨折也常无症状。骨质疏松的症状主要有2种类型：①在经受轻微外伤或用力时发生腰椎压缩性骨折，并立即出现局部锐痛，这一般在4~6周内缓解；②表现为腰背部广泛性钝痛。腰椎骨折多伴有身体外观改变，身高缩短、脊椎后凸、胸廓畸形等。因神经根压迫而引起的神经系统体征并不多见。骨折也可见于近端股骨和远端桡骨。

2. 检验诊断 疑有骨折的患者应对该部位进行X线摄片，对所有疑诊者均应检测骨密度。世界卫生组织建议按骨密度测量结果分为骨量正常、骨量减少、骨质疏松和严重骨质疏松4种，即骨密度(以T值表示)在成人骨量峰值1个标准差(1SD)以内为正常，在−2.5~−1SD内为骨量减少，在−2.5SD以下为骨质疏松，同时伴有骨折者为严重骨质疏松。1999年提出了中国人原发性骨质疏松症诊断标准(试行)，建议将世界卫生组织标准中的2.5SD改为2.0SD，使之更符合我国国情。

(1) Ⅰ型骨质疏松症：血清钙、磷、碱性磷酸酶一般均在正常范围，但骨形成和骨吸收的生化指标有增高。患者与绝经前妇女比较，血清骨钙素、总碱性磷酸酶、抗酒石酸酸性磷酸酶及25-(OH)D_3、尿Ⅰ型胶原交联N-末端肽/肌酐比值明显增高，表现为骨代谢呈现高转换状态，对鉴别骨质疏松有一定的诊断意义。

(2) Ⅱ型骨质疏松症：血清钙、磷、碱性磷酸酶一般在正常范围内，骨形成与骨吸收的生化指标均有降低倾向，血清1,25-$(OH)_2D_3$和25-(OH)D_3明显下降，血清PTH有升高的趋势。性激素(如女性雌二醇和男性睾酮)均下降。

(二) 继发性骨质疏松

继发性骨质疏松症是由于疾病或药物等原因所致的骨量减少、骨微结构破坏、骨脆性增加和易于骨折的代谢性骨病。引起继发性骨质疏松症的病因很多，临床上以内分泌代谢疾病、结缔组织疾病、肾脏疾病、消化道疾病和药物所致者多见。骨质疏松症多发于60岁以上老人中，发病率约为60%，且女性远超过男性，因此要积极预防骨质疏松症的发生，尤其对骨折危险人群——老年人要进行必要的预防和监护。

1. 临床诊断 继发性骨质疏松症症状视骨质疏松程度和原发疾病的性质而不同。多数症状较为隐匿，无诊断特异性，往往被原发病的表现所掩盖，不少患者在进行X线片检查时才发现已经并发骨质疏松症。部分患者诉腰背酸痛、乏力、肢体抽搐或活动困难。病情严重者可以有明显的骨骼疼痛，轻微损伤即易发生脊柱、肋骨、髋部或长骨骨折，肋骨骨折在继发性骨质疏松症中较原发性骨质疏松症中更为常见。主要体征与原发性骨质疏松症类似，可有身高缩短，严重者发生脊柱后凸、驼背或胸廓畸形。

2. 检验诊断 参照WHO推荐的诊断标准，加做引起骨质疏松症的原发病相关检查，如肝肾功能、自身免疫指标、甲状腺功能、甲状旁腺功能、性腺功能、肿瘤相关检查等。其他参照原发性骨质疏松症。

(三) 特发性骨质疏松症

特发性骨质疏松症患者多伴有家族遗传史，包括特发性青少年骨质疏松症和特发性成年骨质疏松症，其病因和发病机制有很大不同。特发性青少年骨质疏松症的病理生理，目前有以下几种观点：①在需要大量钙的青春期开始，而在青春期的后期停止。此间的主要缺陷是骨骺破骨细胞的活性无法控制的过度活跃，导致骨吸收过度增加，这种变化既不受PTH的调节，也没有骨形成增加的变化。②不是骨吸收增加所引起，而是由于骨形成降低的结果；③ 1,25$(OH)_2D_3$的缺乏可引起特发性青少年骨质疏松症；④是降钙素缺乏的结果。特发性成年骨质疏松症是一种发生在成年女性闭经前、男性60岁前而没有明确的发病原因的全身骨代谢疾病，包括妊娠期骨质疏松症，以骨体积下降、骨小梁厚度下降、骨表面活性降低、骨矿化降低和骨形成率降低的组织形态学为特点。许多患者表现为高钙血症，一般认为这是抑制了骨代谢状态所致。

1. 临床诊断 该病的主要临床症状与老年性骨质疏松症相似，即以脊椎骨质疏松的有关症状为特征。脊椎可表现为压缩性骨折、楔形椎、鱼椎样变形，由此可引起腰背疼痛。轻者变形只累及1~2个椎体，重者可累及整个脊椎椎体。当然，本病除脊椎体骨折外，肋骨、耻骨、坐骨骨折者也不少。

2. 检验诊断 生化检查有助于对骨质疏松症的诊断和分型：血清(尿)骨矿物质钙、磷、镁测定；骨转换指标B-ALP、骨钙素和PICP、HOP检查；其他参照原发性骨质疏松症。

二、佝偻病和骨软化症

因维生素D摄入不足或接受阳光太少，儿童易患佝偻病(rickets)，成人可导致骨软化症(osteomalacia)。该类疾病的发生主要是1,25-$(OH)_2D_3$缺乏时，钙、磷从肠道吸收减少，导致血钙、血磷下降，促使PTH分泌增加，从而骨质脱钙，使血钙维持正常，肾小管对磷的重吸收减少，使尿磷增加而血磷减少。这样，维生素D缺乏时，血钙正常或呈偏低水平，而血磷减少，结果使钙、磷浓度乘积降低，钙、磷不能在骨基质中充分沉积，导致类骨组织大量堆积。病变如发生在生长中的骨骼，则称佝偻病，多见于婴幼儿，称为婴幼儿佝偻病；发生在年龄较大的儿童者，称为晚期佝偻病，较为少见；病变如发生在成年人，骨的生长已停止者，则称为骨软化症。

佝偻病和骨软化症可以被定义为显微镜下非矿化骨的增加，即类骨质(非矿化有机基质)的增加。

1. 临床诊断 生长发育期的儿童该病表现为佝偻病，成年人常发生假性骨折；骨骼生长发育完全后，骨痛是最普遍的症状，可能发生应力性骨折，X线摄片显示长骨的骨骺和骨干杯形末端和磨损的典型佝偻病改变。

2. 检验诊断 骨软化症通常出现血清ALP活性升高，低钙血症多出现在中等程度以上的维生素D缺乏者，低钙血症可诱发PTH分泌增多，引起低磷血症。评价维生素D的最好方法是直接测定血清中1,25-$(OH)_2D_3$。肾的磷酸盐转运缺陷最好的评价指标是肾小管磷酸盐最大重吸收（tubular maximum for phosphate reabsorption，$TmPO_4$），通过测定空腹血清磷酸盐、肌酐以及 2 小时尿标本磷酸盐和肌酐，分别计算出磷酸盐和肌酐的清除率，从标准曲线图即可查得患者的 $TmPO_4$。

三、骨关节疾病

（一）类风湿关节炎

类风湿关节炎（rheumatoid arthritis，RA）的骨代谢异常包括骨和软骨的侵蚀、关节的破坏、全身或局部的骨质疏松。长期以来，RA 一直被认为是由于炎症活动区域从免疫细胞过量产生的细胞因子通过信号转导至破骨细胞，从而引起骨吸收。因此，RA 被认为是联系免疫系统与骨代谢的原发性疾病，发生在免疫系统与骨代谢之间的分子与细胞间的交互作用，随着 OPG/ODF 的发现已经有所了解。现认为，破骨细胞是 RA 骨关节损害的重要细胞。

RA 常与软骨和软骨下骨的进行性和不可逆性破坏有关，在 RA 常常会出现局部和全身的骨质疏松。类风湿因子（RF）阳性患者的骨质疏松发生率及骨质疏松的程度远较 RF 阴性高且重。在关节面的边缘骨及软骨下骨的损害，是 RA 的显著特点，金属蛋白酶、组织蛋白酶、巨细胞蛋白酶对 RA 软骨的破坏有重要作用，然而，骨的吸收依靠骨基质中骨矿物质的减少，随着对 OPG/ODF 的发现及进一步研究，认为在骨的微环境中破骨细胞（OC）和产生于 T 淋巴细胞的 ODF 是 RA 骨损害的关键因素。OPG 采用 ELISA 法测定，可见 RA 患者血清中有较高水平的 OPG，由于 OPG 通过抑制破骨细胞的活性，防止骨量丢失，因此，OPG 增高可能是其代偿机制。

（二）脊柱关节病

脊柱关节病（spondyloarthropathy，SpA）是一组累及脊柱与外周关节的炎症疾病，包括强直性脊柱炎（ankylosing spondylitis，AS）、反应性关节炎（reactive arthritis，ReA）、银屑病关节炎（psoriatic arthritis，PsA）等，其病因及发病机制迄今未明，仅知遗传因子 HLA-B27 和肠道疾病或泌尿生殖系感染均参与发病，其中 AS 为这一组疾病的代表性疾病，其特征性的病理变化主要为骶髂关节炎和附着点炎。骶髂关节炎症的最初表现是在软骨和软骨下骨，在早期及疾病活动期有淋巴细胞的浸润及腔隙骨的形成，在 AS 骶髂关节炎时有软骨下肉芽组织形成、纤维组织增生、血管翳的增多、骶髂关节面软骨下骨基质的炎症和骨岛的形成。在 RA 及 SpA 患者的外周血清中，均有不同程度的 OPG 增高，且在 RA 和 AS 中 OPG 的增高较 PsA、ReA 显著。

OPG、ODF、RANK 构成了直接调节破骨细胞分化和成熟的基本系统，诱导破骨细胞生成、分化及成熟的激素系统和局部因子，通过上调或下调三组因子的基因表达，从而调控成骨 / 基质细胞与前破骨细胞和破骨细胞之间的信号转导，活性 T 淋巴细胞产生膜及可溶性 ODF，具有促进破骨细胞功能的作用。骨组织局部微环境中 ODF 和 OPG 表达的相对水平是决定破骨细胞形成及活性的关键，这一平衡的破坏将导致骨结构紊乱，成为这一类疾病骨结构改变的主要病因，OPG 作为 ODF 的拮抗剂，已应用于 RA 的动物模型，预防骨量丢失，OPG 提供了预防骨质疏松症和关节炎骨侵蚀的可能治疗途径。

另外，Pyr、D-Pyr、CTX 和 NTX 等水平的测定已用于骨质疏松症、Paget 病及其他伴有骨吸收增加的疾病的诊断或病情评估，见表 28-3。

表 28-3　疾病状态下骨代谢生化标志物指标的变化

	B-ALP	BGP	PICP/PINP	TRAP	Gal-Hyl	D-Pyr/Pyr	NTX/CTX
骨质疏松症	↑	↑	O	↑	↑	↑	↑
骨软化症	↑	↑ /O	↑	N	N	↑	↑
Paget 病	↑	↑	↑	↑	↑	↑	↑
肾性骨营养不良症	↑	↑	↑	↑	↑	↑	↑
骨转移瘤	↑	↑	O	↑	↑	↑	↑

↑：增加；O：无变化；N：未知

（郑铁生）

第二十九章
内分泌代谢紊乱与检验诊断

内分泌(endocrine)是指机体某些腺体或散在的特定细胞,合成具有生物活性的物质并释放入血液循环中,调节各系统、器官、细胞代谢和功能,维持内环境稳定的过程。由内分泌细胞分泌的具有生物学活性(传递信息)的化学物质称为激素(hormone),内分泌系统通过所分泌的激素发挥调节作用。医学实验室检测结果对于内分泌疾病的诊断、疗效监测等方面均具有十分重要的意义。

第一节　概　述

内分泌系统是由垂体、甲状腺、甲状旁腺、胰岛、肾上腺和性腺及分散存在于全身不同器官组织的内分泌细胞所组成的大系统。内分泌系统是人体重要的功能调节系统,在体液调节中起主要作用,它与神经系统紧密联系,相互作用,密切配合,共同调节体内各种功能活动。正常情况下,各种激素保持着动态平衡,如果内分泌调控障碍,导致激素分泌过多或减少,打破了这种平衡,可造成内分泌失调,同时引起相应的临床表现。

一、内分泌调控

内分泌系统通过所分泌的激素发挥调节作用。体内的各种激素在神经系统参与下,通过精细的调节,维持在与机体所处的发育阶段及功能状态相适应的水平。其中血液中激素水平通过下丘脑 - 腺垂体 - 内分泌腺调节轴进行的多种反馈调节,是最主要的调控机制(图 29-1)。除常见的负反馈调节外,机体也存在正反馈调节机制。该调节系统任何环节的异常,都将导致激素水平的紊乱,产生相应的内分泌疾病。

激素传送到靶细胞的方式有以下 3 种:大多数激素是经血液循环运输到远距离的靶细胞发挥调节作用,称为远距分泌;有的激素是通过扩散入周围组织液而作用于邻近细胞,称为旁分泌;下丘脑某些神经元分泌的神经激素沿神经纤维轴浆运输到神经垂体或经垂体门脉运至腺垂体,称为神经分泌方式。

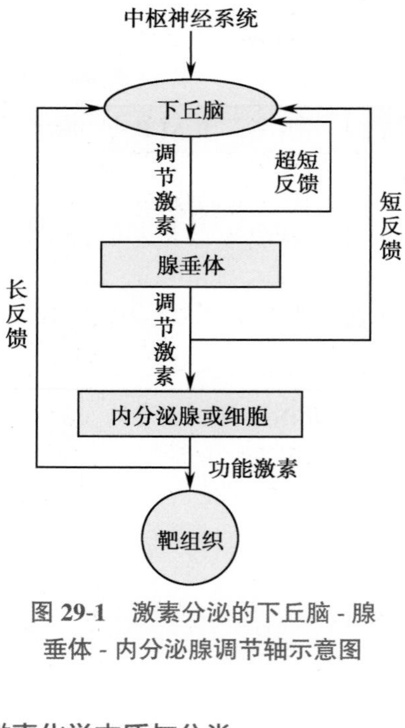

图 29-1　激素分泌的下丘脑 - 腺垂体 - 内分泌腺调节轴示意图

二、激素化学本质与分类

激素是由内分泌器官产生,再释放进入血液循环,并转运到靶器官或组织中发挥一定效应的微量化学物质,不同种类的激素,其成分不同,其功能也各不相同。

（一）按激素化学本质分类

按化学本质不同，可分为蛋白质及肽类激素、氨基酸衍生物类激素、类固醇类激素与脂肪酸衍生物类激素4种，常见激素化学本质与作用见表29-1。

表29-1 常见激素化学本质与作用

分泌激素的腺体	激素	代号	化学本质
下丘脑	促甲状腺释放激素	TRH	肽类
	促甲状腺激素释放激素	GRH	肽类
	生长素释放激素	GHRH	多肽
	生长素释放抑制激素	GHIH	肽类
腺垂体（垂体前叶）	促甲状腺激素	TSH	糖蛋白
	促肾上腺皮质激素	ACTH	肽类
	卵泡刺激素	FSH	糖蛋白
	黄体生成素	LH	糖蛋白
	生长激素	GH	蛋白质
	催乳素	PRL	蛋白质
神经垂体（垂体后叶）	抗利尿激素	ADH	肽类
	催产素	Oxytocin	肽类
肾上腺髓质	肾上腺素	epinephrin	氨基酸衍生物
	去甲肾上腺素	sympathin	氨基酸衍生物
肾上腺皮质	醛固酮	Aldosterone	类固醇类
	雄激素	Androgens	类固醇类
	雌激素	estrogens	类固醇类
其他腺体	绒毛膜促性腺激素	hCG	蛋白质
	前列腺素	prostaglandin	脂肪酸衍生物

（二）按激素作用的受体分类

按激素作用的受体不同，可分为如下两种：

1. **膜受体激素** 膜受体激素往往是亲水性的，又称亲水性激素，包括肽类激素、神经递质、生长因子、前列腺素等。

2. **核受体激素** 核受体激素为脂溶性的，又称脂溶性激素，包括类固醇激素、甲状腺激素、维生素D与维生素A等。

三、激素的作用机制

激素能对特定组织细胞（靶细胞）发挥作用，主要是因为靶细胞含有能识别激素信号并与激素特异结合的物质，即激素受体（hormone receptor）。每种激素均具有特异性受体，不同激素作用于同一种细胞都是通过与其相应的受体结合才产生效应的。受体与激素结合后，将激素的信号转化为细胞内的一系列化学反应，表现出激素的生物学效应。

（一）激素与受体的关系

激素受体多为蛋白质，激素与受体的结合具有以下特点：①高度特异性；②高度亲和性；③结合的可逆性；④量-效性与饱和性；⑤类似化合物的可竞争性。

激素与受体结合后，通过各种方式改变细胞、组织、器官，甚至整个机体的功能活动，从而影响机体对能量的使用和储存；调节各种物质代谢；控制机体的生长、发育、繁殖和性特征等。

（二）激素的作用机制

根据激素受体在细胞内定位的不同，通常将激素作用机制分为2种：通过细胞膜受体起作用和通过细胞内受体起作用。但两种机制之间无截然界限，某些激素作用涉及两种机制。

蛋白质及肽类激素、氨基酸衍生物类激素主要通过细胞膜受体起作用，膜受体与激素特异性结合后，能将激素的信息向细胞的其他部位传递，引起膜通透性的改变和膜上某些酶活性的改变。尤其重要的是许多激素能激活细胞膜上的腺苷酸环化酶（adenylate cycase，AC），增高细胞内3'，5'-环磷酸腺苷（cAMP）的浓度，从而引发一系列代谢变化。由于cAMP在细胞内能传递激素的信息，因而被称为激素作用的第二信使，激素本身则被视为第一信使。

通过细胞内受体发挥作用的激素主要为类固醇激素，这类激素疏水性较强，易穿透靶细胞膜进入细胞内与特异性受体结合，形成激素-受体复合物。在一定条件下，受体发生变构，复合物转变成"活性复合物"，或转移至细胞核内再转变成活性复合物。活性复合物与核内染色质的亲和力很高，能与染色质特定部位的DNA结合，将结合位点的基因活化，从而转录出特异的mRNA。后者移至细胞浆，在核蛋白体上被翻译成酶蛋白或功能性蛋白质，最终显示出激素特有的生物学效应。

第二节 内分泌疾病实验诊断常用技术及诊断策略

内分泌疾病的实验诊断的目的：①确定患者是否存在某一内分泌功能紊乱；②如果确定存在内分泌功能紊乱，就要进一步确定病变的部位和病变性质。内分泌功能紊乱的实验室检测，可根据其紊乱发生的一个或多个环节，设计相应的检测方法。

一、常用的生物化学检验

（一）激素生物效应及其生化标志物的检测

如甲状腺功能紊乱时检测基础代谢率，甲状旁腺功能紊乱时检测血钙。这类方法通过激素的效应反映内分泌功能，仅能提供间接证据，且特异性不高，往往只能起辅助诊断作用。

（二）激素或其代谢物的直接测定

通过测定体液中某一激素或其代谢物水平，可对内分泌功能的判定提供直接的客观依据；对某一激素或其代谢物的连续检测，可反映激素分泌的节律性有无改变，有利于某些内分泌疾病的早期诊断；配对检测功能激素及其调节性激素的水平，有利于内分泌疾病的病因定位。这类方法因简便、适用性广，可为判断有无某种内分泌疾病直接提供客观指标，临床上最为常用。

（三）动态功能试验

动态功能试验指应用特异性刺激物或抑制物，作用于激素分泌调节轴的某一环节，分别测定作用前后相应靶激素水平的动态变化，以反映内分泌功能。根据作用物不同，可分为兴奋试验与抑制试验。兴奋试验用于内分泌功能减退的分析，抑制试验用于内分泌功能亢进的分析。两类动态功能试验有助于确定内分泌疾病的病变部位与性质。

（四）其他检测方法

对某些半衰期短的激素可检测其前体物质，如阿片皮质素原（促肾上腺皮质激素前体物）；或检测激素作用的介导物，如生长激素介导物——生长调节素；对某些高血浆蛋白结合率激素，有时需检测其结合蛋白水平；由于现已证实多种内分泌疾病的发病机制中有自身免疫反应参与，因此对有关自身抗体的检测也得到了广泛应用。近年来分子生物学技术在内分泌疾病的检测及其发病机制的研究中也得到了广泛的应用。

二、激素水平测定的影响因素

激素水平的检测受多种因素的影响，常见因素有：

（一）生物节律性变化

某些激素的分泌具有明显的节律性，如生长激素、肾上腺皮质激素和垂体促甲状腺激素等，都有分泌的节律性，生育年龄妇女的垂体促性腺激素和卵巢分泌的甾体类激素有月经周期的变化，这一点在收集标本时间和结果判断时有十分重要的意义。

（二）年龄影响

不同年龄的人群其激素分泌水平不同。如甲状腺激素、垂体激素、甾体激素等，这对于青春期、老年期和绝经期的妇女尤其重要，会直接影响疾病的诊断与治疗。

（三）妊娠影响

妊娠期胎盘是一个巨大的内分泌器官，妊娠期各种内分泌激素的正常范围和临界值也与非妊娠期妇女不同，应关注孕妇体内的内分泌环境的变化。

（四）药物影响

一些药物对激素分泌有明显影响，如口服避孕药对甾体激素的影响，抗精神/神经药物可导致催乳素分泌改变等。

（五）分析中和分析后因素的影响

激素水平测定过程中，各实验室采用的实验方法、试剂、仪器及操作人员不同对实验结果均会存在差异，其中方法本身的影响是一个关键。

三、实验结果的应用价值评价

有关实验的应用价值通常会受到多方面因素的影响，在实际工作中应遵循下列原则：①充分了解各项指标的意义及其局限性，并根据不同的对象和要求正确选择检测项目；②连续动态观察比一次测定结果的可靠性要高很多；③是否根据内分泌的反馈调节轴进行配对激素的同时测定，或结合激素的动态功能试验以确定内分泌疾病的病变部位与性质；④对某些可特异性引起多种激素分泌紊乱的内分泌疾病，是否采取多项指标的联合检测，以提高检出阳性率；⑤是否严格进行实验室内部与实验室间的质量控制，促进激素测定的标准化，建立本实验室的参考值与临界值；⑥不能仅根据一项实验室检查结果进行相关疾病的诊断，要结合病理、病因诊断结果以及临床典型症状和体征作出综合判断。

第三节 下丘脑-垂体内分泌功能紊乱的临床生物化学

垂体位于颅底的垂体窝内，通过漏斗与下丘脑相连（图29-2）。下丘脑通过独特的门脉系统与垂体前叶（腺垂体）相连，该系统把化学刺激传给垂体前叶，其联系方式不同于垂体后叶（神经垂体）。下丘脑的视上核和室旁核合成抗利尿激素和催产素，这些激素沿轴突流向垂体后叶的神经末梢，从那里进入血液循环产生效应。

一、下丘脑-垂体内分泌的生理生化及调节机制

下丘脑与垂体在结构和功能上紧密相关，下丘脑、腺垂体分泌多种调节内分泌功能的激素，也分泌一些功能性激素。

目前已知的下丘脑调节激素大多是呈间歇式或脉冲式分泌的多肽类激素。按功能不同，分为释放激素与抑制激素，该类调节激素的种类、功能见表29-2。从表中可看出下丘脑激素的名称即表示其作用。

由垂体前叶合成和分泌的激素包括卵泡刺激素（FSH）、黄体生成素（LH）、生长素（LH）、催乳素（PRL）、促甲状腺激素（TSH）及抗利尿激素（ACTH）等（表29-3）。这些激素通过下丘脑产生的特异释放因子来调节，并通过下丘脑-垂体门脉

系统传递到垂体。垂体前叶激素的调节是通过释放因子的刺激效应和循环激素对靶器官的抑制反馈之间的平衡来控制的,还有下丘脑抑制激素(生长素及多巴胺)也起到调节作用。下丘脑的渗透压感受器和容量受体感受血浆渗透压和有效循环血量的变化,并调节垂体后叶的ADH分泌。ADH提高肾单位的远曲小管对水的通透性,从而增加水的重吸收。垂体后叶分泌的催产素在分娩时使子宫收缩,且在哺育期刺激乳腺中的肌细胞收缩,使之产生收缩,引起乳汁排出。

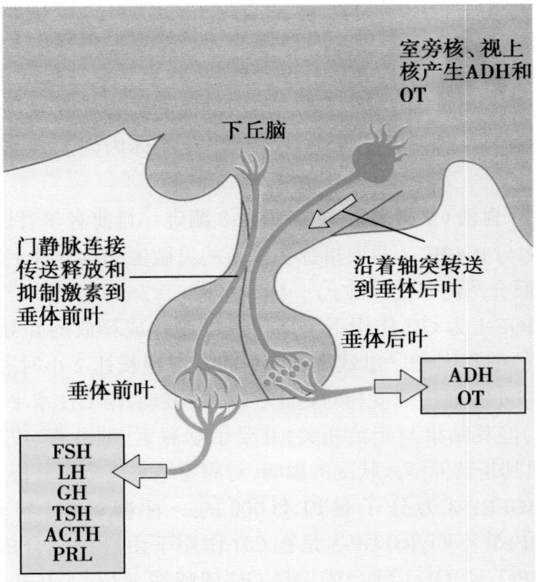

图 29-2　下丘脑和垂体连接的示意图

表 29-2　下丘脑分泌的主要调节激素

激素分类与名称	调节的腺垂体激素
释放激素	
促甲状腺激素释放激素(thyrotropin-releasing hormone,TRH)	TSH、GH、FSH、PRL
促肾上腺皮质激素释放激素(corticotropin-releasing hormone,CRH)	ACTH
促性腺激素释放激素(Gonadotropin-releasing hormone,GnRH)	LH、FSH、PRL
生长激素释放激素(growth hormone-releasing hormone,GHRH)	GH
催乳素释放激素(prolactin-releasing hormone,PRRH)	PRL
黑素细胞刺激素释放激素(melanocyte stimulating hormone-releasing hormone,MRH)	MSH
抑制激素	
生长激素抑制激素(growth hormone-inhibiting hormone,GHIH)	GH、TSH、ACTH、PRL
催乳素释放抑制激素(prolactin-inhibiting hormone,PRIH)	PRL
黑素细胞刺激素抑制激素(melanocyte stimulating hormone-inhibiting hormone,MIH)	MSH

表 29-3　主要的垂体激素及生理作用

激素名称	主要生理作用
腺垂体激素	
生长激素(GH)	促进生长发育
促肾上腺皮质激素(ACTH)	促性肾上腺皮质激素合成及释放
促甲状腺激素(TSH)	促进甲状腺激素合成及释放
卵泡刺激素(FSH)	促进卵泡或精子生成
黄体生成素(LH)	促进排卵和黄体生成,刺激孕激素、雄激素分泌
催乳素(PRL)	刺激乳房发育及泌乳
黑色细胞刺激素(MSH)	刺激黑色细胞合成黑色素
神经垂体激素	
抗利尿激素(ADH)	收缩血管,促进集尿管对水的重吸收
催产素(OT)	促进子宫收缩,乳腺泌乳

二、生长激素及胰岛素样生长因子检验诊断

(一) 生长激素的化学、作用及分泌调节

生长激素(growth hormone,GH)为含191个氨基酸残基、分子量约21.5kD的单链多肽激素,由腺垂体嗜酸性粒细胞分泌。血液中有数种分子量不同,但均有GH活性的异构体存在。GH不与血浆蛋白结合,以游离形式输送到各靶组织发挥作用。GH最重要的生理作用是促进骨骺软骨细胞DNA、RNA合成,软骨细胞分裂增殖,蛋白黏多糖合成活跃,骨骺板增厚,身材长高。GH广泛参与代谢调节,包括与促生长相适应的蛋白质同化作用;促进体脂水解,血游离脂肪酸升高并向肝脏转移;低浓度GH可降低血糖,但高浓度GH反而升高血糖。GH还参与性发育调节。血液中GH迅速被体内广泛存在的肽酶水解,其半衰期仅20分钟。

GH的分泌主要受下丘脑释放的GHRH和GHIH调控。GH呈脉冲式分泌,并有明显的昼夜节律。白天仅在餐后3小时左右各有1次较小的脉冲式释放,主要在夜间熟睡后约1小时起有数次较大的脉冲式分泌,脉冲式分泌期外基本无释放。

(二) 生长激素依赖性胰岛素样生长因子

生长激素依赖性胰岛素样生长因子(GH-dependent insulin-like growth factor,IGF),即生长调节素(somatomedin,SM)。IGF为一族化学结构与胰岛素相近,有促进生长作用和一定胰岛素样作用的细胞因子。其中IGF-1即SM-C,它是在GH作用下主要在肝细胞合成的多肽,分子量约为7 500。血液中的IGF-1几乎全部和IGF结合蛋白(IGFBP)等血浆蛋白结合,其中80%左右与IGFBP-3结合。

(三) 生长激素功能紊乱

1. 生长激素缺乏症　生长激素缺乏症(GH deficiency,GHD),又称垂体性侏儒(pituitary dwarfism)。

GHD 突出的临床表现是躯体生长受阻、骨骼发育不全、性器官发育受阻及第二性征缺乏，若未伴发甲状腺功能减退，智力一般正常，有别于呆小病。患儿大多血糖偏低，伴 ACTH 缺乏者更显著，甚至可发生低血糖昏迷或抽搐。

2. 巨人症及肢端肥大症 巨人症（gigantism）及肢端肥大症（acromegaly）均由 GH 过度分泌所致。两者起病年龄不一样，在生长发育期 GH 过度分泌可致巨人症，而成年后 GH 过度分泌则可形成肢端肥大症。持续 GH 过度分泌，巨人症亦可发展为肢端肥大症。病因多为垂体腺瘤、腺癌或垂体嗜酸性粒细胞异常增生。少数为异源性 GHRH 或 GH 综合征，见于胰腺瘤、胰岛细胞癌、类癌等。

单纯巨人症表现为身材异常高大、肌肉发达、性早熟，同时存在高基础代谢率、高血糖、尿糖、糖耐量降低等一般实验室检查改变，但生长至最高峰后，各器官功能出现衰老样减退。肢端肥大症者因生长发育已停止，GH 的促骨细胞增殖作用表现为骨周生长，产生肢端肥大和特殊面容，全身各脏器肥大，亦有高血糖、糖耐量受损、高血钙、高脂血症等实验室检查改变。病情发展至高峰后，亦转入衰退期，动脉粥样硬化及心力衰竭为主要死因。

（四）生长激素功能紊乱的生物化学诊断

1. 血清（浆）GH 测定 GH 分泌具有昼夜时间节律性，并具有脉冲式分泌特点，半衰期仅为 20~30 分钟，一般采血时间应在午夜或清晨起床前安静平卧时，现临床实验室都用免疫法测定血清或血浆中 GH 浓度。参考值：婴幼儿为 15~40μg/L，2 岁儿童约为 4μg/L，4 岁以上儿童及成人为 0~5μg/L，女性略高于男性。

由于前述 GH 特有的主要以脉冲式分泌及半衰期仅 20 分钟的特点，在不能确定是否正好在脉冲式分泌期采血的情况下，GH 测定结果，均无多大价值，不能单凭 GH 测定作出 GH 功能紊乱的有关诊断，通常同时进行 GH 激发试验。

2. 生长激素动态功能试验 由于用随机取样的血标本测定 GH 水平基本无临床参考价值，常使用按标准化的药理或生理激发试验对生长激素缺乏症进行诊断和分析。

（1）药物激发试验：主要包括胰岛素低血糖激发试验、精氨酸激发试验、左旋多巴激发试验、可乐定激发试验及生长激素释放激素激发试验。选择清晨空腹卧床状态下，通过预置的保留式取血套管采集基础血后，用上述药物刺激 GH 释放。

（2）运动激发试验：运动激发试验适合于 4 岁以上儿童，由于该试验较难标准化，其结果常表现不稳定。分别抽取被测儿童空腹基础血，然后嘱患儿剧烈运动 20 分钟，运动结束后 20~30 分钟采血样，比较血清 GH 变化。由于剧烈运动及可能存在的低血糖均可刺激垂体迅速释放 GH，正常儿童运动后 GH>7μg/L。若运动后 GH<3μg/L，应考虑为 GHD。运动后 GH 介于 3~7μg/L 之间为可疑，应进一步进行其他刺激试验排除。

GH 受体缺陷等导致的遗传性胰岛素样生长因子（insulin-like growth factor，IGF-1）缺乏者，临床表现为 GHD，但 GH 水平多升高，刺激试验为正常人样反应，甚至更强，可通过测定 IGF-1 加以排除。

（3）抑制试验：对 GH 基础水平高，疑为巨人症或肢端肥大症者，应进行高血糖抑制 GH 释放试验。按上述方法抽取基础血后口服含 100g（1.75g/kg）葡萄糖的浓糖水，再分别在 30 分钟、60 分钟、90 分钟和 120 分钟采血，测定各血样 GH。正常人服葡萄糖后最低血清 GH<2μg/L，或在基础水平的 50% 以下。垂体腺瘤或异源性 GH 综合征所致巨人症或肢端肥大症者，因 GH 呈自主性分泌，不会被明显抑制。但严重肝、肾功能损害，以及治疗常并发的高血压、高血糖，使用了能刺激 GH 释放的降糖药或降压药可乐定、甲基多巴等时，可干扰本试验。

3. 尿液 GH 测定 血液循环中约不到 0.01% 的 GH 自尿中排出，尿中 GH 含量甚微。收集 24 小时或过夜的 12 小时尿液，测定 GH 含量，可作为对 GHD 的筛查手段或对常规性检测的一种辅助诊断方法。用于反映体内内源性 GH 的分泌。

4. 血清（浆）IGF-1 及 IGFBP-3 测定 目前有学者认为，IGF-1 与 IGFBP-3 两项指标在诊断的灵敏度和特异性上均优于上面介绍的其他试验。

IGF-1 为 GH 作用下主要由肝细胞合成释放的介导 GH 作用的细胞因子。血液中 IGF-1 的半衰期长达 2 小时左右，且 IGF-1 在血中浓度相对稳定，少日夜波动，与 GH 水平相对一致，但其结果与年龄相关，并受甲状腺素、催乳素、皮质激素，尤其是营养摄入状况的影响，对测定结果应全面分析。

IGFBP-3 为分子量约 45 000 的一种糖蛋白，与其他的 IGFBP 不同，IGFBP-3 是在 GH 作用下由肝细胞合成的。IGFBP-3 和 IGF-1 的合成均呈 GH 依赖性，但不如 IGF-1，因为 IGFBP-3 反映 IGF-1 与 IGF-2 的总浓度，而后者并不依赖 GH。本试验其优点在于不受年龄、肥胖等因素影响，尤其适合于青春期前 GHD 的辅助诊断。由于本试验的方法较 IGF-1 简便，结果与临床高度符合，现均推荐以免疫法检测血清（浆）IGF-1 或 IGFBP-3 作为 GH 紊乱诊断的首选实验室检查项目。

IGF-1 或 IGFBP-3 显著降低，应考虑 GH 缺乏症，异常升高则应考虑巨人症或肢端肥大症。在诊断青春期前 GH 缺乏症上，IGFBP-3 优于 IGF-1。IGF-1 测定配合 GH 测定，可直接诊断遗传性 IGF 生成障碍。当然，营养不良、严重肝功能损害及消耗性疾病可致 IGF-1、IGFBP-3 降低，但对 IGFBP-3 影响较小

血清 IGF-1 参考值：1~2 岁为 31~160μg/L，以后随着年龄增加缓慢升高，至青春期（11~16 岁）迅速达到 180~800μg/L 峰水平，成人随增龄逐渐下降。血清 IGFBP-3 参考值：新生儿 0.4~1.4mg/L，随年龄增加逐渐升高，青春期达到 2~5mg/L 的成人水平。

IGF-1 或 IGFBP-3 显著降低，应考虑 GH 缺乏症，异常升高则应考虑巨人症或肢端肥大症。在诊断青春期前 GH 缺乏症上，IGFBP-3 优于 IGF-1。IGF-1 测定配合 GH 测定，可直接诊断遗传性 IGF 生成障碍。

三、催乳素功能紊乱的生物化学诊断

（一）催乳素的化学、作用和功能调节

催乳素（prolactin，PRL），又称泌乳素，由垂体嗜酸性粒细胞所分泌，由 198 个氨基酸残基组成，相对分子量约为 22 000。

PRL 分子内部有 3 个二硫键，与 GH、胎盘产生的绒毛膜生长素有结构的相似性。外周血中的 PRL 有单体、二聚体与三聚体 3 种形式，后两者活性极低。PRL 的分泌呈脉冲式波动，有明显的昼夜节律变化。人血浆 PRL 的半衰期为 15~20 分钟。

PRL 分泌的调节主要是受下丘脑分泌的催乳素释放抑制激素（PRIH）的控制，是唯一在正常生理条件下处于抑制状态的腺垂体激素。PRRH、TRH、GnRH、雌激素以及吸吮、应激与睡眠等因素均可通过不同途径促进 PRL 的分泌。

（二）催乳素功能紊乱及生物化学诊断

催乳素的功能主要是促进乳腺的发育与泌乳，另外它在性腺的发育与调节水盐代谢中都起重要的作用。

催乳素瘤（prolactinoma）是最常见的垂体腺瘤。血清 PRL 显著升高为该类患者突出的实验室检查特征。催乳素瘤好发于女性，多为微小腺瘤，以溢乳、闭经及不孕为主要临床表现。男性则往往为大腺瘤，以性欲减退、阳痿及不育为主要症状。由于血液中 PRL 以单体、二聚体、三聚体 3 种形式存在，后两者活性极低，因此以聚乙二醇沉淀除去多聚体或用仅和单体 PRL 反应的抗体，用于 PRL 检测，目前实验室多采用免疫法检测 PRL。

血清 PRL 参考值：男性<20μg/L，非妊娠及哺乳期女性<40μg/L，孕妇随孕期升高，可达 400μg/L 或更高。除孕妇外，血清 PRL>200μg/L 者，应高度怀疑本病，若血清 PRL>300μg/L 即可确诊。对血清 PRL 介于 100~300μg/L 者，为鉴别本病与功能性高催乳素血症，可通过 TRH、氯丙嗪或甲氧氯普胺兴奋试验协助诊断。

四、抗利尿激素检验诊断

（一）抗利尿激素的化学、作用和功能调节

抗利尿激素（antidiuretic hormone，ADH）是由下丘脑视上核分泌的一种激素，其化学本质为 9 肽。在血液中 ADH 不与蛋白质结合，由于分子量小，可自肾小球滤出，易被肾脏清除而随尿排出。抗利尿激素在肝中灭活，正常水摄入情况下，每日分泌 ADH 25~70μg，当水的摄入受限时分泌量可增加。

抗利尿激素的主要生理功能是增强肾远端小管对水的重吸收作用，起到抗利尿作用，维持血浆正常胶体渗透压。抗利尿激素分泌失调综合征是指内源性抗利尿激素分泌异常增多，从而导致水潴留、尿排钠增多以及稀释性低钠血症等有关临床表现的一组综合征。

ADH 分泌不足或肾脏对抗利尿激素（血管加压素）反应缺陷，可引起尿崩症（diabetes insipidus），其表现特点为多尿、烦渴、多饮、低比重尿和低渗尿。

（二）抗利尿激素代谢紊乱及生物化学诊断

临床上常用 RIA 法检测血清 ADH 水平，其血清 ADH 参考值为 1.0~1.5ng/L。增高见于低血压、渗透压降低、恶性肿瘤、哮喘持续状态、中枢神经系统疾病（如脑膜炎、脑肿瘤、蛛网膜下腔出血）、头部外伤、慢性肾功能不全等。降低见于松果体瘤、垂体瘤、脑胶质瘤、黄色瘤等垂体疾病，肾病综合征、充血性心力衰竭。

第四节　甲状腺功能紊乱的临床生物化学

甲状腺激素的生理作用十分广泛，对机体的许多基本生命活动均有重要的调节作用。甲状腺功能紊乱为目前最常见的内分泌疾病，甲状腺功能紊乱可由甲状腺本身的炎症、肿瘤、增生及免疫反应等引起，亦可由甲状腺外的多种因素引起，但甲状腺激素代谢紊乱是其根本原因。其中以甲状腺功能亢进为多见，其次为甲状腺功能减退、甲状腺结节、甲状腺炎等。人群中存在较多未被诊断出的各种甲状腺功能紊乱患者。

一、甲状腺激素的化学及功能

（一）甲状腺激素的化学

甲状腺激素由甲状腺滤泡分泌，包括甲状腺素（thyroxine，T_4）和三碘甲腺原氨酸（3,5,3'-triiodothyronine，T_3），两者均为酪氨酸含碘衍生物。甲状腺激素的化学结构见图 29-3。

（二）甲状腺激素的生物合成

碘是合成甲状腺激素必需的元素，甲状腺是体内吸收和浓缩碘能力最强的器官。在甲状腺滤泡上皮细胞内进行甲状腺激素的合成，过程包括：甲状腺对碘的摄取、碘的活化及甲状腺球蛋白的碘化 3 个步骤。

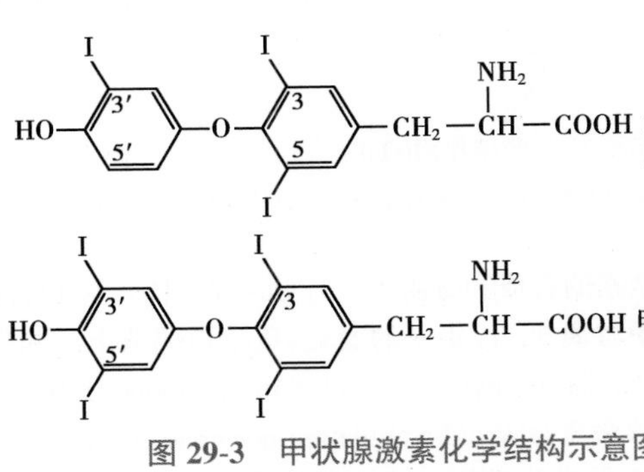

图 29-3　甲状腺激素化学结构示意图

1. **碘的摄取**　碘是合成甲状腺激素的必需元素。甲状腺是体内吸收碘能力最强的组织，可将体内 70%~80% 的碘聚集其中。甲状腺滤泡上皮细胞通过胞膜上的“碘泵”，主动摄取、浓集血浆中的 I^-。甲状腺摄取和聚集碘的能力在一定程度上可反映甲状腺功能状况。

2. **碘的活化**　进入细胞中的 I^- 在过氧化物酶的催化下，

氧化为形式尚不清楚的“活性碘”。

3. T_3、T_4 的合成 “活性碘”使核糖体上的甲状腺球蛋白酪氨酸残基碘化，生成一碘酪氨酸（MIT）或二碘酪氨酸（DIT）。在过氧化物酶的催化下，1分子MIT与1分子DIT缩合成1分子T_3，而2分子DIT缩合成1分子T_4。含T_3、T_4的甲状腺球蛋白随分泌泡进入滤泡腔贮存。

（三）甲状腺激素的主要生理功能

甲状腺激素对机体的生理作用广泛而强烈。它能促进糖、蛋白质和脂肪的氧化，增大耗氧量和产热效应，使基础代谢率升高。它能促进生长、发育和组织分化。此外，甲状腺激素对中枢神经系统、神经-肌肉系统、循环系统和造血过程等也有显著作用。

二、甲状腺激素的代谢与调节

血浆中99%以上的T_3、T_4都和血浆蛋白可逆结合，主要与甲状腺素结合球蛋白（thyroxine binding globulin，TBG）结合，亦有部分和清蛋白、前清蛋白结合。仅有占血浆中总量0.1%~0.3%的T_3和0.02%~0.05%的T_4呈游离状态，只有游离T_3、T_4才能进入靶细胞发挥作用。游离T_3比例高，其作用迅速、强大。

甲状腺激素的代谢主要为脱碘反应。T_4是有生物活性T_3的前体，在肝、肾及其他组织中存在的脱碘酶催化下，T_4分别在5'（外环）或5位（内环）脱碘，生成T_3和无活性的3，3'，5'-三碘甲腺原氨酸即反式三碘甲腺原氨酸（reverse triiodothyronine，rT_3）（图29-4）。血液中的T_3近80%来自T_4外周脱碘。T_3及rT_3还可进一步脱碘为二碘甲腺原氨酸。此外，T_3和T_4还可通过脱氨基、羧基，以及和葡萄糖醛酸、硫酸根结合等方式代谢，结果是增加水溶性，有利于甲状腺激素从肾及胆道排泄。

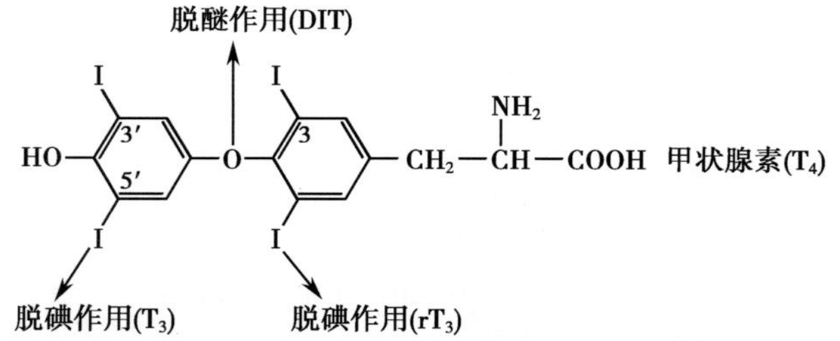

图29-4 甲状腺激素的主要代谢途径

甲状腺激素的合成和分泌受下丘脑-腺垂体-甲状腺轴调节。血液中游离T_3、T_4水平的变化，负反馈调节下丘脑促甲状腺激素释放激素（thyrotropin-releasing hormone，TRH）及垂体促甲状腺激素（thyroid stimulating hormone，TSH）释放。TRH的作用为促进腺垂体合成和释放TSH。游离T_3、T_4水平对腺垂体释放TSH的负反馈调节最重要。

甲状腺激素对机体的生理作用广泛而强烈，体内甲状腺激素的增多或减少都会引起疾病。

三、甲状腺功能紊乱

甲状腺功能紊乱包括甲状腺功能正常的甲状腺肿、甲状腺功能亢进症、甲状腺功能减退症、自身免疫性甲状腺炎及甲状腺肿瘤、正常甲状腺功能病态综合征等。

（一）甲状腺功能亢进症

甲状腺功能亢进症（hyperthyroidism），指各种原因所致甲状腺激素分泌增多，功能异常升高，造成机体各系统兴奋性增高，以代谢亢进为主要表现的临床综合征。以弥漫性毒性甲状腺肿伴甲状腺功能亢进，即Graves病最常见，约占75%，现已肯定Graves病为一种自身免疫性疾病；其次为腺瘤样甲状腺肿伴甲状腺功能亢进（近15%）、亚急性或慢性淋巴细胞性甲状腺炎早期（近10%），垂体肿瘤、甲状腺癌性甲状腺功能亢进、异源性TSH综合征均少见。

甲状腺功能亢进症的临床症状多为前述甲状腺激素功能异常增强所致，包括：①高代谢综合征：由于三大营养物质及能量代谢亢进，出现食多但消瘦、怕热多汗，基础代谢率升高，血浆胆固醇降低，严重者可因肌蛋白大量分解发生肌萎缩，血尿素及尿尿素、肌酐升高等；②神经系统兴奋性升高：烦躁、易激动、肌颤。③心血管系统症状：心率加快、心排血量增多、收缩压升高和脉压加大，严重时出现心律失常；④突眼症、甲状腺肿大。

（二）甲状腺功能减退症

甲状腺功能减退症（hypothyroidism），是由多种原因引起的甲状腺激素合成、分泌不足或致生物学效应异常低下的一组内分泌疾病。其中以慢性或亚急性甲状腺炎中后期、甲状腺切除、抗甲状腺功能亢进药或放射性碘治疗过量、缺碘或高碘等原因，直接影响甲状腺合成和分泌T_4、T_3所致的原发性甲状腺功能减退症最常见。其次为肿瘤、手术、放疗等损伤下丘脑或垂体，TRH和/或TSH释放不足所致的继发性甲状腺功能减退症。抗甲状腺激素抗体及遗传性甲状腺激素受体缺陷所致的甲状腺功能减退症罕见。

由于甲状腺激素对骨骼和神经系统生长发育的影响，故甲状腺功能减退症因起病年龄不同而各有特殊的临床症状。起病于胎儿或新生儿者，称呆小病或克汀病（cretinism）；起病于儿童者，称幼年型甲状腺功能减退症；起病于成年者，称成年型甲状腺功能减退症。成年型甲状腺功能减退症主要表现为甲状腺激素对三大营养物质和能量代谢调节、维持神经系统及心血管系统功能等作用减弱的各种症状。

四、代谢紊乱及检验诊断指标与评价

甲状腺功能紊乱的生物化学诊断指标常见的有促甲状腺激素（TSH）；血清甲状腺激素，包括总T_3（total T_3，TT_3）、总T_4（total T_4，TT_4）、游离T_3（free T_3，FT_3）、游离T_4（free T_4，FT_4）和反T_3（reverse T_3，rT_3）；血清甲状腺素结合球蛋白（TBG）；TRH兴奋试验及自身抗体的检测。检测的选择在于临床的要求，在许多国家评价甲状腺功能和甲状腺疾病的分类方法是不同的，但TSH浓度测定在甲状腺功能评价中起关键作用。

（一）血清促甲状腺激素测定

促甲状腺激素（TSH）作为下丘脑-垂体-甲状腺调节系统的主要调节激素，血中水平的变化可负反馈地导致血清TSH水平出现指数方次级的显著改变。因此，在反映甲状腺功能紊乱上，血清TSH是比甲状腺激素更敏感的指标。现在国内外均推荐以血清TSH测定作为甲状腺功能紊乱的首选筛查项目。

TSH的正常含量与年龄增长有关，老年人及儿童含量较高，青春期较低，孕妇较高。采用CLIA法参考值范围为0.2~7.0μU/ml。

1. 检测方法与评价 TSH测定均用免疫化学法，根据标志物不同，有放射免疫法、酶联免疫法、荧光免疫法、化学发光法、电化学发光法等多种试剂盒可供选用。为保证血清TSH测定结果的可靠性，应注意以下几点：

(1)取样时间：现倾向于TSH的分泌存在昼夜节律，每日分泌高峰出现在清晨2~4时，低谷则在下午5~6时。一般在清晨起床前采血。新生儿出生后的前3天，因面对与母体内截然不同的环境，处于高度应激状态，血中TSH水平急剧升高，约4~7天后始趋于较稳定水平，故应在分娩时取脐血或出生7天后采血，以避开此应激期。

(2)选用高质量试剂盒：不论何种方法的试剂盒，所选试剂盒应使用特异性针对TSH β亚基的抗体，并最好为单克隆抗体。因TSHα亚基和黄体生成素(LH)、卵泡刺激素(FSH)及绒毛膜促性腺激素(hCG)的α亚基高度同源，有交叉抗原性。若用抗α亚基抗体，可因此导致假性升高。

(3)其他应激状态的影响：因住院和穿刺采血引起的紧张恐惧、寒冷、运动、其他疾病等所致的应激状态，可通过大脑皮质等途径导致TSH分泌迅速显著增加，应注意避免。

2. 临床应用 TSH测定配合甲状腺激素水平的测定，对甲状腺功能紊乱的诊断及病变部位的判断很有价值。①原发性甲状腺功能亢进时，T_3、T_4增高，TSH降低，主要病变在甲状腺；继发性甲状腺功能亢进时，T_3、T_4增高，TSH也增高，主要病变在垂体或下丘脑。②原发性甲状腺功能减退时，T_3、T_4降低而TSH增高，主要病变在甲状腺；继发性甲状腺功能减退时，T_3、T_4降低而TSH也降低，主要病变在垂体或下丘脑。③其他可引起TSH分泌下降的因素：活动性甲状腺炎、急性创伤、皮质醇增多症、应用大量皮质激素、慢性抑郁症、慢性危重疾病等；可引起TSH分泌增多的因素：长期应用含碘药剂、居住在缺碘地区、Addison病等。

(二) 血清甲状腺激素测定

血清甲状腺激素测定大多采用标记免疫的方法直接测定血清中的激素浓度。

1. 血清TT_4、TT_3测定 血清中的T_4和T_3 99%以上与血浆蛋白结合，即以与甲状腺素结合球蛋白(TBG)结合为主。所以TBG的含量可以影响TT_4和TT_3。如妊娠、应用雌激素或避孕药、急性肝炎、6周内新生儿等，当血清TBG增高时，TT_4也增高。当应用雄激素、糖皮质激素、水杨酸、苯妥英钠等药物，肝硬化、肾病综合征等低蛋白血症时，血清TBG降低时，TT_4也降低。

2. 血清FT_3、FT_4测定 正常情况下，血浆甲状腺激素结合型和游离型之间存在着动态平衡，但只有游离型才具有生理活性，所以FT_3、FT_4的水平更能真实反映甲状腺功能状况，具有更重要的临床参考价值。

临床多采用免疫法直接测定血清FT_3、FT_4，与TT_4、TT_3测定不同之处在于：①使用的抗体仅能与FT_3或FT_4发生免疫结合反应；②测定中不需将与血浆蛋白结合的T_3、T_4解离，而是用沉淀剂将血清中所有蛋白(包括TBG)沉淀去除，直接测定上清液中FT_3、FT_4的含量。

3. 血清反T_3(rT_3)测定 rT_3与T_3在化学结构上属异构体，但T_3是参与机体代谢的重要激素，而rT_3则几乎无生理活性，但在血清中T_4、T_3和rT_3维持一定比例，rT_3可以反映甲状腺激素在体内的代谢情况，故rT_3也是反映甲状腺功能的一个指标。血清rT_3参考值为0.15~0.45nmol/L。

甲状腺功能亢进时血清rT_3增加，与血清T_4、T_3的变化基本一致。部分甲状腺功能亢进初期或复发早期仅有rT_3的升高。甲状腺功能减退时血清rT_3降低，是鉴别甲状腺功能减退与非甲状腺疾病功能异常的重要指标之一。非甲状腺疾病，如心肌梗死、肝硬化、糖尿病、尿毒症、脑血管意外和一些癌症，血清中rT_3增加，T_3/rT_3比值降低，这一指标对上述疾病程度的判断、疗效观察及预后估计均有重要意义。

4. 临床应用及评价 血清TT_4、TT_3、FT_3、FT_4测定，对甲状腺功能紊乱的类型、病情评估、疗效监测，均有重要价值，特别是和TSH检测联合应用，对绝大部分甲状腺功能紊乱的类型、病变部位均可作出诊断。不同年龄段及妊娠期血清TSH和TT_4、TT_3、FT_3、FT_4参考值见表29-4。

甲状腺激素血清水平异常升高，有利于甲状腺功能亢进的诊断；而异常低下，应考虑甲状腺功能减退。但由于甲状腺

表29-4 不同年龄段及妊娠期血清TSH和甲状腺激素的参考值

TSH/($mIU\cdot L^{-1}$)		甲状腺激素			
		TT_4/($nmol\cdot L^{-1}$)	TT_3/($nmol\cdot L^{-1}$)	FT_4/($pmol\cdot L^{-1}$)	FT_3/($pmol\cdot L^{-1}$)
脐血	2.3~13.2	77~167	0.6~2.0	13~23	1.6~3.2
1~3天	3.5~20	138~332	1.2~4.0	21~49	5.2~14.3
3~1个月	1.7~9.1	15~30	1.1~3.1	14~23	4.3~10.6
1个月至1岁	0.9~8.1	11~18	1.7~3.5	12~22	5.1~10.0
1~13岁	0.7~7.5	68~158	1.8~3.1	12~22	5.2~10.2
13~18岁	0.5~6.8	63~138	1.5~2.8	12~23	5.2~8.6
成人	0.4~5.0	77~142	1.4~2.2	10~23	5.4~8.8
妊娠前3个月	0.3~4.5	82~151	1.5~2.5	9~21	5.2~8.1
妊娠后6个月	0.5~5.3	81~148	1.4~2.3	10~22	5.3~8.9

TT_4换算为μg/L或FT_4换算为ng/L惯用单位的换算因子为0.77；TT_3换算为μg/L或FT_3换算为ng/L惯用单位的换算因子为0.65

激素高血浆蛋白结合率的特点,血浆蛋白,特别是TBG浓度的改变,将导致TT_4、TT_3水平产生相应的同向变化。此外,循环中的T_3主要来自T_4在外周组织脱碘,故使用胺碘酮等脱碘酶抑制剂以及严重心、肝、肾功能损害,可因干扰T_4脱碘生成T_3,出现血清TT_4、FT_4升高,而TT_3、FT_3降低,T_3/T_4比值下降的分离现象。在上述情况下,TT_4、TT_3水平改变往往与甲状腺功能状态不符。如果出现临床表现为甲状腺功能减退,而TT_4、TT_3、FT_3、FT_4均升高,应警惕存在抗甲状腺激素自身抗体的可能。

(三)血清甲状腺素结合球蛋白测定

血清甲状腺素结合球蛋白(TBG)为肝细胞合成的一种α-球蛋白,TBG为血液中甲状腺激素的主要结合蛋白,约70%的T_4和T_3与其结合。TBG浓度改变对TT_4、TT_3的影响十分显著。血清TBG参考值为220~510mmol/L(12~28mg/L)。

血清TBG升高见于妊娠、遗传性高TBG症、病毒性肝炎、急性间歇性卟啉病、使用雌激素或含雌激素的避孕药以及奋乃静等。使用雄激素等同化激素、糖皮质激素、苯妥英钠等药物,以及库欣综合征、肾病综合征、严重营养不良、肝衰竭及应激等均可致TBG降低。因TBG基因某些位点缺失、错位导致的遗传性TBG缺乏症者,血清TBG极度减少,甚至可完全缺乏。

为排除TBG浓度改变对TT_4、TT_3水平的影响,可用TT_4(μg/L)/TBG(mg/L)的比值进行判断。若此比值在3.1~4.5,提示甲状腺功能正常;比值在0.2~2.0,应考虑存在甲状腺功能减退;比值在7.6~14.8,则应考虑为甲状腺功能亢进。

(四)自身抗体检测

甲状腺功能紊乱往往与自身免疫反应有关,自身免疫性甲状腺疾病(autoimmune thyroid disease,AITD)属器官特异性自身免疫病,主要包括自身免疫性甲状腺功能减退和Graves病。AITD在男性和女性中的发病率分别为0.2%及2.0%。自身免疫性甲状腺功能减退又可分为甲状腺肿型即桥本甲状腺炎(Hashimoto thyroiditis,HT)和非甲状腺肿型即原发性黏液性水肿(primary myxedema,PM),HT主要影响中年妇女,而PM更常见于老年妇女。在AITD患者血中常可检测到多种针对甲状腺自身抗原的抗体,主要的自身抗体包括:促甲状腺激素受体抗体(thyrotropin-receptor antibody,TRAb)、抗甲状腺微粒体抗体(thyroid microsomal antibody,TmAb)、甲状腺过氧化物酶抗体(thyroid peroxidase antibody,TPOAb)、抗甲状腺球蛋白抗体(thyroglobulin antibody,TGAb)和甲状腺激素抗体(thyroid hormone autoantibody,THAb)。

1. TSH受体抗体 TSH受体抗体(TRAb)为一组抗甲状腺细胞膜上TSH受体的自身抗体,对TSH受体的自身免疫是自身免疫性甲状腺病的主要原因。根据TRAb功能将其分为刺激型抗体与抑制型抗体两大类,一类可以激活TSH受体而引起甲状腺功能亢进,包括甲状腺刺激性抗体(TSAb)、甲状腺刺激性免疫球蛋白(TSI):另一类可以阻断TSH和受体的结合以及影响TSH的功能而引起甲状腺功能减退,一般指甲状腺阻断性抗体(TBAb)。TSAb主要见于Graves病,是Graves病发生、发展的主要原因。而TBAb主要见于HT及PM,但有一小部分AIH和Graves患者体内分别存在TSAb和TBAb。需要注意的是,AIH可以演变成Graves病,反之亦然,这可能与TSAb和TBAb之间的平衡有关。

TRAb只存在于自身免疫性甲状腺疾病患者的血清中,未经治疗的Graves患者TSAb的阳性率高达90%以上,因此TRAb的测定有助于自身免疫性甲状腺疾病的诊断。TSH受体抗体的测定对Graves病的早期诊断、预后评估均有重要价值。

2. 甲状腺微粒体抗体 甲状腺微粒体抗体(thyroid microsomal antibody,TmAb)包括抗甲状腺微粒体抗体、抗甲状腺过氧化物酶抗体和抗甲状腺球蛋白抗体,同属甲状腺细胞浆中微粒体的自身抗体。

在甲状腺功能完全正常的健康人,尤其是老年人体内可检测出这3种抗体。但在自身免疫性甲状腺炎,如绝大多数慢性淋巴细胞性甲状腺炎(桥本甲状腺炎)、部分原发性甲状腺功能亢进等,TmAb可出现显著升高。非甲状腺自身免疫性病变,如1型糖尿病、艾迪生病、恶性贫血等,亦可见轻中度升高。产后甲状腺炎,萎缩性甲状腺、部分结节性甲状腺肿瘤患者,TmAb可为阳性;某些自身免疫性疾病如系统性红斑狼疮患者可见水平升高。动态观察这些抗体,特别抗甲状腺过氧化物酶抗体的水平,可了解自身免疫性甲状腺病变的进程,并辅助自身免疫性甲状腺炎的诊断。自身抗体的检测方法一般采用化学发光免疫分析法,电化学免疫分析法或ELISA法。

3. 甲状腺激素抗体 甲状腺激素抗体(thyroid hormone autoantibody,THAb)可结合循环中的T_3、T_4,干扰其发挥作用,并以类似物法检测FT_3和FT_4造成干扰。血液中存在THAb者,临床往往表现为甲状腺功能减退,但血清TSH及甲状腺激素水平(特别是TT_3、TT_4)却升高。

现已公认,自身免疫反应在甲状腺功能紊乱病理机制中起了重要作用。近年发现,自身免疫性甲状腺炎有遗传倾向,其遗传易感性与人类白细胞抗原(HLA)基因型*HLA-DR3*或*HLA-DR5*高度相关。故有人主张检测*HLA*有关基因型,协助确定易感人群。

表29-5小结了常见甲状腺功能紊乱的主要临床生物化学检查结果,供参考。

(五)甲状腺功能动态试验

甲状腺功能动态实验的原理是根据甲状腺激素和垂体TSH及下丘脑TRH之间有负反馈调节,TRH对TSH的刺激作用受到血清甲状腺激素的抑制。甲状腺功能动态试验包括促甲状腺释放激素(TRH)兴奋试验和甲状腺激素(或T_3)抑制试验。

1. TRH兴奋试验 TRH可迅速刺激腺垂体合成和释放贮存的TSH,静脉注射TRH后,血浆TSH增高,其程度和快慢反映垂体TSH的储备量。因此测定静脉注射TRH 200~400μg(儿童按4~7μg/kg)前及注射后0.5小时(必要时可加测1小时及1.5小时)的血清TSH水平,可了解垂体TSH的合成及贮备能力。

正常阳性反应判断标准:注射TRH后0.5小时,男性血清TSH较基础水平(注射前)升高3~9mIU/L,女性升高

表 29-5　常见甲状腺功能紊乱的主要临床生化检查结果

项目	甲状腺功能亢进				甲状腺功能减退		
	Graves 病	甲状腺腺样瘤	垂体腺瘤	异源性 TSH	甲状腺性	垂体性	下丘脑性
血清甲状腺激素	升高	升高	升高	升高	降低	降低	降低
血清 TSH	降低	降低	升高	升高	升高	降低	降低
TRH 兴奋试验*	阴性	阴性	阳性	阴性	强阳性	阴性	延迟反应

*：以血清 TSH 为观察指标

4~12mIU/L。升高值<2mIU/L 为阴性反应，表明垂体无足够合成和贮存 TSH 的功能。若升高值远远超过正常阳性反应的上限，通常>25mIU/L，称强阳性反应，提示垂体合成和贮存 TSH 的能力异常活跃。阳性反应不在 0.5 小时出现，而在 1 小时或 1.5 小时才出现，则称延迟反应，表明垂体本身无病变，但因长期缺乏足够的 TRH 刺激，TSH 贮存减少。甲状腺病变所致的甲状腺功能亢进者不但 TSH 基础值低，而且垂体 TSH 贮存少，注射 TRH 后血清 TSH 无明显升高。现认为 TRH 兴奋试验是甲状腺功能紊乱的临床生化检测项目中最有诊断价值和较为可行的检测方法。

2. **甲状腺激素抑制试验**　甲状腺摄 ^{131}I 率的高低和甲状腺功能状态有关。甲状腺功能亢进患者甲状腺摄 ^{131}I 率升高，甲状腺功能减退患者甲状腺摄 ^{131}I 率减低，但在正常情况下，给予一定剂量的甲状腺激素（包括 T_3、T_4）可以减少甲状腺摄 ^{131}I 率。当血液内甲状腺激素含量增高时，TSH 的释出减少，甲状腺的摄碘功能就受到抑制，出现甲状腺摄 ^{131}I 率减低。当甲状腺功能亢进时，因甲状腺的分泌具有自主性，可使上述反馈调节关系被破坏，因而无抑制现象，增加或减少促甲状腺素，很少会影响甲状腺摄 ^{131}I 率，而且甲状腺功能亢进患者垂体分泌促甲状腺素的功能受到明显抑制，因此测量患者服用甲状腺激素或 T_3 前后的甲状腺摄 ^{131}I 率加以比较，从甲状腺摄 ^{131}I 率是否下降（即是否被抑制）可以判断是否为甲状腺功能亢进。

在连续给予 T_4 或 T_3 一周前后，分别测定 ^{131}I 摄取率。正常人和伴 ^{131}I 摄取率高的缺碘者和单纯性甲状腺肿者，甲状腺 ^{131}I 摄取率将抑制达 50% 以上，甲状腺功能亢进者则变化不大，抑制率<50%。部分甲状腺功能亢进患者服药后甲状腺摄 ^{131}I 率反而升高，可解释为服药后的“反跳现象”，个别患者虽 24 小时摄 ^{131}I 率下降较多，但 2 或 6 小时值仍很高，此可能与甲状腺功能亢进时甲状腺释放激素速度加快有关，不是所服药物的抑制作用，应注意判断。

注意本试验可诱发心绞痛、心房颤动，提高基础代谢率。故对合并有高血压、器质性心脏病以及心力衰竭的患者禁用。老年人也不宜做该试验检查。

第五节　肾上腺功能紊乱的临床生物化学

肾上腺是由中心部的髓质和周边部的皮质两个独立的内分泌器官组成。肾上腺皮质和髓质分泌化学结构、性质、生理作用完全不同的激素。

一、肾上腺髓质激素及功能紊乱

（一）肾上腺髓质激素

肾上腺髓质主要合成和分泌肾上腺素（epinephrine，E）、去甲肾上腺素（norepinephrine，NE）、多巴胺（dopamine，DA）这 3 种具有生物学活性的物质，在化学结构上均含有儿茶酚及乙胺侧链，其生理功能有许多共同点，故统称为儿茶酚胺类激素。肾上腺素和去甲肾上腺素的主要终产物是 3-甲氧基 -4- 羟苦杏仁酸［香草扁桃酸（vanillymandelic acid，VMA）］。多巴胺的主要终产物为 3- 甲氧 -4- 羟基乙酸［高香草酸（HVA）］。大部分 VMA 和 HVA 与葡萄糖醛酸或硫酸结合后随尿排出体外。

儿茶酚胺类激素均以酪氨酸为原料，经下列酶促反应生成。由于不同组织、细胞中酶种类及活性的差异，分别合成 NE、E 或 DA。

$$\text{酪氨酸} \xrightarrow{\text{羟化}} \text{多巴} \xrightarrow{\text{脱羧}} \text{DA} \xrightarrow{\beta\text{-羟化}} \text{NE} \xrightarrow{\text{N-甲基化}} \text{E}$$

儿茶酚胺既是肾上腺髓质分泌的激素，又是肾上腺素能神经元释放的神经递质，所以儿茶酚胺的生理功能广泛而复杂。

肾上腺素作用于 α 受体与 β 受体，其生理效应视不同部位而异。皮肤、黏膜、肾脏 α 受体占优势，促血管收缩；骨骼肌动脉和冠状动脉 β 受体占优势，使血管扩张，改进血液供应，提高心肌兴奋性，使心肌收缩力增强，心跳加快，心搏量增加，心肌耗氧量增加；大脑及肺血管 α 受体分布较少，故其对脑和肺的血管收缩作用较弱。

肾上腺素还有调节代谢的作用，刺激 α 受体时抑制胰岛素分泌，刺激 β 受体时促进胰岛素分泌，促进肝糖原的分解及糖异生作用，使血糖增加，加速脂肪动员，加强能量的利用和产热。

去甲肾上腺素主要作用于α受体，有强烈的收缩血管的作用，对心脏β受体亦有轻微兴奋作用，对代谢基本无影响。

多巴胺除神经递质方面的功能外，作为肾上腺髓质分泌的激素，具有增加内脏和肾血流量，同时降低血压的效应。

（二）嗜铬细胞瘤及其生物化学诊断

嗜铬细胞瘤（pheochromocytoma）是发生于嗜铬细胞组织的肿瘤，绝大多数为良性，肾上腺髓质为最好发部位，约占90%。因过量的E及NE释放入血，产生持续或阵发性高血压，并伴有血糖、血脂肪酸升高。本病的生物化学检查主要有以下两类。

1. 血浆和尿中儿茶酚胺类及其代谢物测定 由于肾上腺髓质主要释放E和NE，其中E约为NE的4倍，仅分泌微量DA。因此血液及尿中的E几乎全部来自肾上腺髓质。血和尿中的E和NE，特别是E，是肾上腺髓质功能的标志物。血浆和尿中儿茶酚胺类显著升高，无疑有助于嗜铬细胞瘤的诊断。如果E升高幅度超过NE，则支持肾上腺髓质嗜铬细胞瘤的诊断。

（1）荧光法测定血浆和尿中的E和NE：血浆标本中E和NE的检测常采用乙二胺法（ethylenediamine assay，EDA），尿液标本常用三羟基吲哚（trihydroxyindole，THI）法检测24小时尿游离儿茶酚胺总量。

（2）HPLC法检测血浆E和NE：多采用以氧化铝粗提取血浆中E和NE后，使用阳离子交换柱反相HPLC-电化学检测法测定。HPLC法灵敏度、特异性均优于上述荧光法，还可同时检测DA。

参考值：成人卧位血浆E为109~437pmol/L（20~80pg/ml），NE为0.616~3.240nmol/L（104~548pg/ml）；尿儿茶酚胺<591nmo1/24h尿（100μg/24h尿）。

血浆和尿儿茶酚胺的检测，除测定方法影响外，需特别注意检测前因素的影响。E和NE都是主要的应激激素，任何应激状态都可导致其大量释放，如由卧位突然变为站位，血中E和NE可立即升高2~3倍。E和NE极易氧化，在采血后若不立即分离红细胞，室温下E和NE浓度将迅速下降。多数降压药都可影响儿茶酚胺的释放，故在采血前3~7天应停用降压药。

2. 动态功能试验 是否需要进行功能试验的一个重要决定因素是血浆儿茶酚胺的水平，如果儿茶酚胺测定及影像学检查没能明确诊断，则功能试验可能对嗜铬细胞瘤的诊断有帮助价值。由于功能试验可能有较严重的副作用，在选择试验时要严格把握适应证并做好充分的保护措施。

（1）兴奋试验：常用胰高血糖素激发试验。对疑为本病的非发作期患者，按上述方法采血并测定基础血压后，静脉注射胰高血糖素0.5~1mg后3分钟再次取血，分别测定用药前后血浆E和NE。由于胰高血糖素可迅速刺激肾上腺髓质释放E和NE，急剧升高血压，用药后血浆E和NE为用药前的3倍以上，则可诊断为嗜铬细胞瘤。本法对嗜铬细胞瘤诊断特异性几乎为100%，灵敏度为81%。本法禁用于基础血压超过170/100mmHg和伴有糖尿病者。

（2）抑制试验：常用可乐定抑制试验。降压药可乐定可抑制递质性儿茶酚胺的释放，但不影响嗜铬细胞释放E和NE。对怀疑本病的高血压者，清晨起床前，按前述方法分别采集口服0.3mg可乐定前和3小时后的血样，测定血浆NE水平。嗜铬细胞瘤性高血压者，血浆NE仅轻度减少。非嗜铬细胞瘤性高血压者，用药后血浆NE将降低50%以上。但对主要分泌E的嗜铬细胞瘤，本试验有时可出现假阴性。该试验诊断嗜铬细胞瘤的特异性达93%，灵敏度为87%。由于除可乐定外，多种降压药、三环类抗抑郁药亦可干扰本试验，故需停用上述药物及可乐定12小时以上再进行本试验。

二、肾上腺皮质激素

肾上腺皮质分泌的激素包括：①盐皮质激素，主要是醛固酮和脱氧皮质醇；②糖皮质激素，主要是皮质醇及少量的皮质酮；③性激素，如脱氢表雄酮、雄烯二酮及少量雌激素。从化学结构看，这三类激素都是胆固醇的衍生物，故称为类固醇激素。糖皮质激素是维持生命所必需的，参与糖、蛋白质、脂肪和电解质等物质的代谢调节，对体内多种组织器官的功能有重要影响。盐皮质激素最主要的功能是调节水和电解质平衡，对维持机体内环境稳定起重要作用。

（一）肾上腺皮质激素的生物合成

类固醇激素在人体内均以胆固醇为原料，经过一系列酶促反应合成。由于催化下游反应酶的活性或表达，在内分泌腺间或同一腺体不同组织间存在差异，从而生成不同的类固醇激素。

（二）皮质激素的代谢

肾上腺皮质激素（主要是糖皮质激素）释放入血后主要与血浆中的皮质素结合球蛋白（corticosteroid-binding globulin，CBG）可逆结合，CBG为一种α_2-球蛋白，在肝脏合成，对皮质醇有高度亲和力，只有游离形式的皮质激素可进入靶细胞发挥生理作用。

糖皮质激素（GC）主要在肝细胞中代谢。主要反应方式为C-3酮基及甾核环中双键被加氢还原，生成多种氢化代谢物，以四氢皮质醇为主，亦有少量二氢、六氢代谢物。另一重要途径是皮质醇的C_{11}位脱氢生成无活性的皮质素（cortisone），该反应为可逆的，在调节皮质醇血浓度上有重要作用。甲状腺激素可促进皮质素生成。上述代谢物及少量GC与葡萄糖醛酸或硫酸根结合成相应酯化物后，主要从尿中排泄，少量随胆汁从粪中排出。皮质醇血浆半衰期70~90分钟。

（三）肾上腺皮质激素的分泌调节

肾上腺皮质激素（主要是糖皮质激素）的合成和分泌主要受下丘脑-垂体-内分泌腺调节轴的控制。垂体分泌释放的促肾上腺皮质激素（adrenocorticotropic hormone，ACTH）可通过作用于肾上腺皮质束状带、网状带细胞膜上的ACTH受体促进细胞增殖，合成和分泌糖皮质激素、性激素。ACTH持续增高可早期一过性地引起盐皮质激素分泌增加，但无持久影响。

血液中游离的糖皮质激素对CRH和ACTH分泌释放的负反馈调节非常重要，ACTH和糖皮质激素的分泌存在着分明的昼夜规律。生理情况下，峰值见于晨6~8时，低谷在午夜

10~12 时。此外，应激及其他伤害性刺激都可以通过调节轴促进糖皮质激素的分泌。

盐皮质激素主要是调节水和电解质平衡；维持正常血容量及血钠浓度，维持机体内环境稳定。肾素血管紧张素是醛固酮的重要调节因素。血 K^+ 浓度升高和血 Na^+ 浓度减少，也可促进醛固酮分泌。

三、肾上腺皮质功能紊乱

（一）肾上腺皮质功能亢进症

肾上腺皮质功能亢进症，又称库欣综合征（Cushing syndrome），是各种原因致慢性 GC 分泌异常增多产生的综合征的统称。按病因分为：①垂体腺瘤及下丘脑 - 垂体功能紊乱，过量释放 ACTH 引起的继发性肾上腺皮质功能亢进症，又称库欣病，约占 70%；②原发性肾上腺皮质肿瘤自主性地大量分泌 GC 所致者，约占 20%~25%，其中皮质腺瘤较腺癌多见；③异源性 ACTH 或 CRH 综合征，异源性 ACTH 和 CRH 同样表现自主性分泌的特点。

肾上腺皮质功能亢进者，因 GC 病理性持续高水平，导致前述生理作用异常增强，产生一些共同的临床表现：向心性肥胖、高血压、骨质疏松、皮肤及肌肉因蛋白质大量分解而萎缩，并因此致皮下微血管暴露，呈对称性紫纹等。因同时伴有肾上腺皮质性激素（主要是雄激素）分泌增多，女性可见多毛、痤疮、月经失调，甚至男性化。

常规临床生物化学检查除 GH 升高外，还可见血糖升高、葡萄糖耐量降低、血 Na^+ 升高，血 K^+、Ca^{2+} 降低，甚至低钾性代谢性碱中毒的血气指标改变，血尿素、肌酐显著升高的负氮平衡表现。高浓度的 GC 还可影响造血功能，抑制免疫反应和炎症反应而易感染，实验室检查可见各种体液和细胞免疫功能检查指标低下，红细胞、血红蛋白、血小板及中性粒细胞均增多，而淋巴细胞和嗜酸性粒细胞减少。

库欣综合征及异源性 ACTH、CRH 综合征者，因 ACTH 和 γ-MSH 等分子大量释放，出现皮肤色素沉着。

（二）慢性肾上腺皮质功能减退症

慢性肾上腺皮质功能减退症是指各种原因致肾上腺皮质分泌 GC 持续不足产生的综合征，包括原发性及继发性两种。

原发性者又称艾迪生病（Addison disease），是指自身免疫反应、结核等感染、转移性肿瘤、手术切除等破坏肾上腺皮质，导致 GC 并常伴有盐皮质激素分泌不足而致病。原发性者由于低 GC 水平可负反馈地促进 ACTH 和等分子 γ-MSH 释放，故出现特征性皮肤黏膜色素沉着，可借此与继发性鉴别。

继发性者则是因肿瘤压迫或浸润、缺血、手术切除、放疗等破坏下丘脑、腺垂体，致 CRH、ACTH 释放不足，影响肾上腺皮质 GC 分泌所致。此时常为多内分泌腺功能减退，极少数仅表现为肾上腺皮质功能减退。临床可见全身各系统功能低下，低血糖、低血钠、高血钾、高血钙等生物化学检查改变，以及红细胞、血红蛋白、血小板、中性粒细胞减少，淋巴细胞和嗜酸性粒细胞增多等。

（三）先天性肾上腺皮质增生症

先天性肾上腺皮质增生症（congenital adrenal cortical hyperplasia）为常染色体隐性遗传性疾病，系由于肾上腺皮质激素合成中某些酶先天性缺陷，肾上腺皮质激素合成受阻，分泌不足，反馈性促进 CRH 及 ACTH 释放，后者刺激肾上腺皮质弥漫性增生。

该疾病多伴有肾上腺性激素分泌增多，表现为性征异常，故曾称为肾上腺性变态综合征。由于酶缺陷将导致底物堆积，血和尿中此类物质可作为有关酶缺陷的生化标志物。

（四）原发性醛固酮增多症

原发性醛固酮增多症（primary aldosteronism，PA）是由肾上腺皮质病变致醛固酮分泌增多，导致水钠潴留，体液容量扩张而抑制肾素 - 血管紧张系统，属于不依赖肾素 - 血管紧张素的盐皮质增多症。而继发性醛固醇增多症病因在肾上腺外，多因有效血容量降低，肾血流量减少等原因致肾素 - 血管紧张素 - 醛固酮系统功能亢进。过多的血管紧张素Ⅱ兴奋肾上腺皮质球状带，使醛固酮分泌过多。过量醛固酮引起保钠、排钾、细胞外液扩张，血容量增多，血管壁内及血液循环钠离子浓度增加，血管对去甲肾上腺素的反应加强等引起高血压。细胞外液扩张，引起体内排钠系统的反应，肾近曲小管重吸收钠减少，从而使钠代谢达到近于平衡的状态，此种情况称为对盐皮质激素的“脱逸”现象。大量失钾引起一系列神经、肌肉、心脏及肾的功能障碍。细胞内钾离子丢失后，钠、氢离子增加，细胞内 pH 下降，细胞外液氢离子减少，pH 上升呈碱血症。碱中毒时细胞外液游离钙减少，加上醛固酮促进尿镁排出，故可出现肢端麻木和手足搐搦。醛固酮还可直接作用于心血管系统，对心脏结构和功能有不良影响。

原发性醛固酮增多症的实验室检查应从病理改变的特点进行某些常规项目检查和选择针对性强的项目检查。常规项目包括血钾、血钠、氯化物及 pH 和二氧化碳结合率；血、尿醛固酮增高是本病的特征性表现和诊断的关键指标，清晨起床采血测醛固酮浓度基础值，原发性醛固酮增多症会有明显升高。然后立位 2 小时采血测负荷后醛固酮浓度，原发性醛固酮增多症仍接近基础值，无明显增高。肾素 - 血管紧张素基础值测定及负荷试验也有助于原发性醛固酮增多症诊断。实验室检查肾素降低而醛固酮升高是原发性醛固酮增多症的确诊性指标。原发性醛固酮增多症多见于成人，女性较男性多见。

四、肾上腺皮质功能的检验诊断指标与评价

肾上腺皮质疾病的临床表现和体征往往是非特异性和不典型的，常需要依赖有关激素及其代谢产物的测定及各种动态功能试验才能作出正确诊断。

（一）血、尿、唾液中糖皮质激素及其代谢物测定

血液中的皮质醇浓度直接反映肾上腺糖皮质激素的分泌情况，尿中皮质醇由血中游离型经肾小球滤过而来，反映血中有生物活性的糖皮质激素的水平。皮质醇测定方法有荧光光度法、HPLC 法、放射免疫法等。

1. 血清（浆）皮质醇测定　临床实验室目前多采用免疫法检测皮质醇，血中皮质醇测定是检测总的皮质醇浓度，包括与血浆蛋白结合及游离的皮质醇，不能排除 CBG 浓度的影响。正常人皮质醇的分泌存在昼夜节律，正确的样本采集对

皮质醇测定结果能否真实反映肾上腺皮质功能状态有重要意义。皮质醇增多症时此节律消失，为诊断皮质醇增多症的依据之一。

放射免疫法快速、简便、灵敏，为目前最常用的方法。免疫法测定血清（浆）成人皮质醇参考值：晨8时为165.5～441.6nmol/L（60~160μg/L），午夜为55.2～165.6nmol/L（20~60μg/L），峰值与谷值之比>2。

肾上腺皮质分泌的GC中皮质醇约占90%，因此，其血液浓度直接代表肾上腺皮质GC的分泌功能。血中皮质醇浓度增高主要见于肾上腺皮质功能亢进、肾上腺肿瘤、应激、妊娠、口服避孕药、长期服用糖皮质激素药物等；降低主要见于肾上腺皮质功能减退、垂体功能减退等。

2. 尿、唾液游离皮质醇测定 只有游离皮质醇才能扩散入唾液和经肾小球滤过，唾液和正常尿中几无可结合皮质醇的蛋白，因此，测得的唾液和尿中皮质醇可视为游离皮质醇，其量与血浆游离皮质醇浓度相关。

成人血清游离皮质醇（SFC）参考值：晨8时为4～28nmol/L（1.4~10.1μg/L），午夜为2~6nmol/L（0.7~2.2μg/L）。成人24小时尿游离皮质醇（UFC）参考值：55~248nmol/24h（20~90μg/24h）或33~99μg/g肌酐，儿童年龄越小，值越低。

值得注意的是，一些非肾上腺皮质功能紊乱的因素可致上述检测异常，如各种应激状态，可出现血、唾液及尿中皮质醇水平升高；而抑郁症、原发性甲状腺功能减退、使用可抑制CRH释放的多巴胺受体阻断剂等，均可使皮质醇水平降低。含雌激素药物可促进CBG的合成释放，导致血总皮质醇水平升高，但SFC及24小时UFC多正常。

3. 尿17-羟皮质类固醇、17-酮皮质类固醇测定 17-羟类固醇（17-hydroxycorticosteroid，17-OHCS）是C-17上有羟基的所有类固醇物质的总称，包括内源性及外源性两部分。内源性17-OHCS主要为肾上腺皮质分泌的GC及其氢化代谢物，外源性17-OHCS主要来自食物。17-酮类固醇（17-ketosteroids，17-KS）则为C-17为酮基的所有类固醇物质的统称，尿中17-KS同样由内源性及来自食物的外源性两部分组成，内源性17-KS主要为雄酮、脱氢表雄酮及其代谢产物，仅少量来自皮质醇脱氢氧化代谢物。一般根据Porter-Silber反应检测17-OHCS；根据Zimmermann反应检测17-KS。

17-OHCS主要反映肾上腺皮质分泌功能。当肾上腺皮质功能亢进，如Cushing病、肾上腺皮质瘤时17-OHCS增高；甲状腺功能亢进、应激、肥胖、胰腺炎等可见升高。17-OHCS含量减少见于肾上腺皮质功能减退、垂体前叶功能低下、肾上腺切除术后及甲状腺功能减退等。

尿17-KS测定主要反映睾丸功能和肾上腺皮质分泌功能。尿17-KS增多多见于肾上腺皮质功能亢进、垂体前叶功能亢进、睾丸间质细胞瘤、甲状腺功能亢进以及应用ACTH、雄性激素和皮质激素之后。尿17-KS减少见于肾上腺皮质功能减退、腺垂体功能减退、睾丸功能减退以及甲状腺功能减退等。

（二）血浆ACTH及N-POMC测定

外周血中促肾上腺皮质激素（ACTH）仅以pg/ml水平微量存在，临床常采用免疫分析法测定。

测定ACTH血样，采集方法同测定儿茶酚胺的要求。因ACTH分泌存在昼夜节律，故最好能分别收集清晨和午夜血样。须特别注意的是，采血装置应为塑料制品，内壁用EDTA或肝素处理，因为ACTH极易被玻璃器皿大量吸附，并且易被血液中的肽酶水解成无免疫活性的代谢物。采血后迅速低温离心分离血浆，尽快测定，若需批量测定，可-20℃冷冻贮存。

成人血浆ACTH参考值：晨8时2.2~12.0pmol/L（10~55.1ng/L），午夜12时<2.2pmol/L（<10ng/L）；两者比值>2。

血浆ACTH升高或降低，昼夜节律消失，提示存在肾上腺皮质功能紊乱。但血浆ACTH测定一般不作为筛查首选项目。ACTH及皮质醇均升高，提示为下丘脑、垂体病变（库欣病）或异源性ACTH综合征所致的肾上腺皮质功能亢进。若需鉴别两者，可通过静脉插管，同时采集岩下窦及外周静脉血，测定ACTH。

岩下窦血ACTH为外周血的2倍以上，可诊断为库欣病；岩下窦血ACTH反低于外周血，则可确定为异源性ACTH综合征。皮质醇升高而ACTH降低，应考虑为原发性肾上腺皮质功能亢进，但也可见于单纯性肥胖症，两者的鉴别可用下述地塞米松抑制试验。皮质醇降低而ACTH升高，见于原发性肾上腺皮质功能减退或某些先天性肾上腺皮质增生症。两者均降低提示为下丘脑、垂体病变所致的继发性肾上腺皮质功能减退。

（三）动态功能试验

用于肾上腺皮质功能紊乱诊断的动态功能试验有多种，主要用于病变部位及性质的鉴别诊断。

1. ACTH兴奋试验 该试验适用于诊断原发性或继发性皮质功能减退。由于ACTH可迅速刺激肾上腺皮质合成释放皮质醇，故可通过静脉注射ACTH评价肾上腺皮质的可兴奋性。

（1）短期ACTH试验：25U（0.25mg）合成ACTH 1-24静脉注射，注射前和注射后60分钟采血测定血浆皮质醇。为鉴别原发性和继发性肾上腺皮质功能减退，须加测基础ACTH浓度。

（2）延长期ACTH试验：50U（0.50mg）合成ACTH 1-24溶于500ml 9g/L氯化钠溶液静脉滴注8小时。滴注前与滴注后4小时、6小时及8小时采血测定血浆皮质醇。通常应将尿皮质醇与血浆皮质醇一起作为诊断标准来考虑。

正常人注射ACTH后，30分钟将出现血浆皮质醇浓度>550nmol/L（200μg/L）的峰值。如注射ACTH后60分钟血浆皮质醇浓度>550nmol/L（200μg/L）可肯定地排除肾上腺皮质功能减退，该试验可以不依赖初始基础皮质醇水平，故可以在一天中任何时间进行。

如果血浆皮质醇升高不明显，仅依据皮质醇浓度无法区分原发性和继发性肾上腺皮质功能减退，因为存在继发性肾上腺皮质功能减退时肾上腺的可兴奋性下降现象。通过兴奋性试验前测定ACTH浓度可更容易地进行鉴别诊断，在原发性肾上腺皮质功能减退中ACTH升高而继发性中ACTH下降。

2. 地塞米松抑制试验 该试验适用于诊断和鉴别诊断

库欣综合征。地塞米松（dexamethasone，DMT）为人工合成的强效GC类药，可对CRH、ACTH分泌产生强大的皮质醇样负反馈抑制作用，进而影响肾上腺皮质分泌GC的功能。

在健康者中，地塞米松通过负反馈机制抑制ACTH的分泌，从而也抑制了内源性类固醇的产生。在任何类型的库欣综合征中，皮质醇的释放不受小剂量（2mg）地塞米松的抑制。临床怀疑患者有皮质醇增多症时，该抑制试验是适宜的筛选方法。如果血浆皮质醇水平能被抑制到<83nmol/L（30μg/L）则基本可排除库欣综合征。

总之，对于下丘脑-垂体-肾上腺系统疾病的诊断，应从下述两个步骤考虑，首先是确诊病理性皮质醇增多或皮质醇分泌不足，再鉴别病变部位是在丘脑、垂体、肾上腺或异位性分泌。皮质醇水平的单次测定对诊断价值不大，因为皮质醇的分泌有显著的昼夜节律。为了诊断与鉴别诊断下丘脑-垂体-肾上腺系统的各种疾病，必须采用功能试验来正确评价系统的整体或部分功能。

肾上腺皮质功能紊乱的特殊临床生物化学检查结果变化情况见表29-6。

表29-6　肾上腺皮质功能紊乱的特殊临床生物化学检验

检测项目	肾上腺皮质功能亢进症				肾上腺皮质功能减退症	
	下丘脑垂体性	肾上腺皮质腺瘤	肾上腺皮质腺癌	异源性ACTH综合征	原发性	继发性
尿17-OHCS	中度升高	中度升高	显著升高	显著升高	降低	降低
尿17-KS	升高	略升高	显著升高	显著升高	降低	降低
血皮质醇或UFC	升高	升高	显著升高	显著升高	降低	降低
血浆ACTH	升高	降低	降低	显著升高	升高	降低
ACTH兴奋试验	强反应	无或弱反应	无反应	多无反应	无反应	延迟反应
DMT抑制试验	无或有反应	无或弱反应	无反应	无反应		

第六节　性激素代谢紊乱的临床生物化学

性腺属于内分泌系统，主要包括睾丸和卵巢。睾丸合成与分泌雄性激素和少量雌激素、孕激素，卵巢合成与分泌雌激素、孕激素、少量雄激素。性激素除少量由肾上腺皮质产生外，男性主要在睾丸生成，女性在非妊娠期主要由卵巢产生，妊娠期主要由胎盘合成分泌。性激素可分为雄性激素和雌性激素两大类，后者又包括雌激素和孕激素。性激素除在性器官的发育、正常形态和功能的维持上发挥重要作用外，还广泛参与体内的代谢调节。

一、性激素的生理与生物化学

（一）性激素的化学、生物合成及代谢

性激素（sex hormone）属类固醇激素。雄性激素（androgen）主要为睾酮（testosterone，T）及少量的脱氢表雄酮（dehydroepiandrosterone，DHEA）和雄烯二酮（androstenedione）。雌激素（estrogen）和孕激素，即孕酮（progesterone）合称雌性激素，雌激素主要为雌二醇（estradiol，E_2）、少量雌三醇（estriol，E_3）和雌酮（estrone）。

血浆中的性激素90%以上都和血浆蛋白可逆结合。雄性激素和雌激素主要与肝脏合成的性激素结合球蛋白（sex hormone binding globulin，SHBG）结合，孕酮及少量E_2可与CBG结合，亦有部分性激素可和清蛋白等结合。性激素主要在肝脏代谢，大多需经过类固醇环上的化学转化形成酯，从尿或胆汁（少量）排泄。

睾酮可在睾丸及其他靶组织中存在的5α-还原酶催化下，生成5α-二氢睾酮（5α-dihydrotestosterone，DHT），其与受体的亲和力比睾酮还高，被认为是睾酮的活性形式。特别在诱导胚胎期及出生后男性生殖器官分化形成和发育上起主要作用。DHT的进一步代谢产物为雄烷二醇。先天性5α-还原酶缺陷男性将发生假两性畸形。

（二）性激素的主要生理功能与分泌调节

1. 雄性激素的生理功能与调节　雄性激素生理功能主要为：①诱导胚胎期及出生后男性内、外生殖器官的分化形成和发育，参与男性性功能及第二性征的出现和维持；②促进清蛋白等蛋白质合成的同化作用，使机体呈正氮平衡，对男性青春期身材迅速长高起重要作用；③促进肾脏合成促红细胞生成素，刺激骨髓造血。

雄性激素主要为睾酮，血睾酮水平变化对下丘脑GnRH及腺垂体FSH、LH释放的负反馈调节是调节的主要机制。进入青春期的男孩，可因松果体释放的褪黑素减少，出现约2小时1次，夜间更为显著的GnRH强脉冲式分泌，促使FSH和LH大量释放，血睾酮水平急剧升高，从而产生青春期特有的性与体格发育以及第二性征形成。

2. **雌性激素的生理功能与分泌调节** 雌激素的主要生理功能为：①促进女性生殖器官的形成及发育，第二性征的出现及维持，并与孕激素协同形成月经周期；②广泛的代谢调节作用，包括促进肝脏合成多种转运蛋白，如CBG、TBG、SHBG等；降低血浆胆固醇，但促进HDL生成；促进钙盐骨沉积，促进肾小管重吸收钠和水等。孕激素的作用主要是与雌激素协同作用于子宫内膜，形成月经周期，并在排卵后使基础体温升高；松弛子宫及内脏平滑肌；促进乳腺腺泡发育；促进水、钠排泄等。

女性青春期前及绝经后卵巢雌激素的分泌主要通过血雌激素水平对垂体LH和FSH释放的负反馈调节。和男性一样，进入青春期也出现脉冲式大量释放GnRH及LH、FSH，完成青春期的性及躯体发育。不同在于青春期内将周期性形成一个成熟卵泡并排卵，雌激素和孕激素的分泌出现相应的周期性变化，并由此导致子宫内膜的周期性改变，形成月经，月经周期的生理变化见图29-5。正常的周期性排卵及月经出现标志着女性性发育成熟，并持续于整个生育期内。

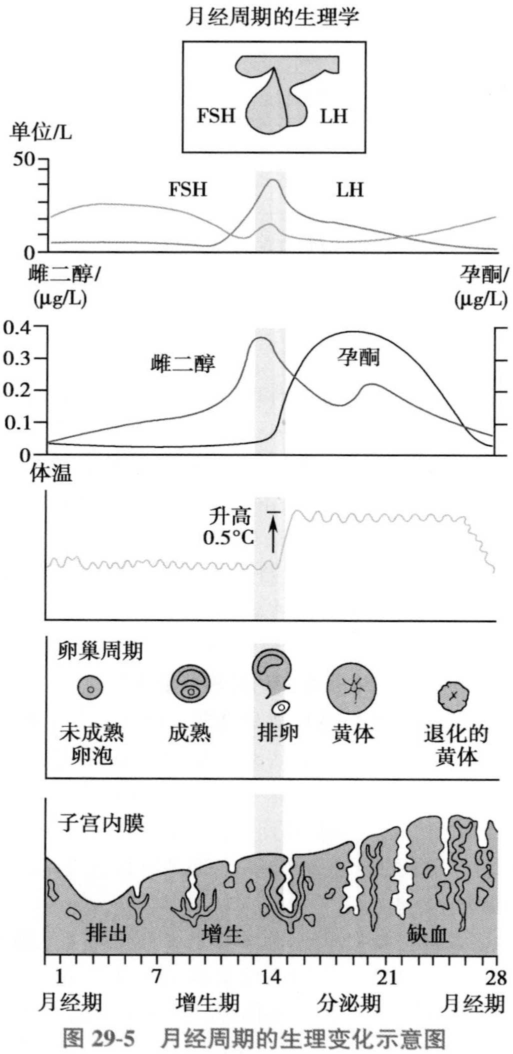

图29-5 月经周期的生理变化示意图

排卵前雌激素和孕激素分别由卵泡的内膜细胞和颗粒细胞分泌，排卵后则由破裂卵泡形成的黄体卵泡内膜细胞和颗粒细胞分泌。月经周期中血FSH、LH及雌激素、孕激素水平的变化如图29-6所示。

这种周期性变化受下丘脑-垂体-卵巢内分泌轴调节，其反馈调节方式较复杂。

二、性激素代谢紊乱与临床

性腺功能异常性疾病包括先天性性分化及遗传性性基因异常所致的各类畸形、后天性性发育异常及性腺功能紊乱性疾病。前一类疾病的诊断多依靠临床表现及性染色体鉴定，后者为性激素代谢异常性疾病，主要有性发育异常、青春期后性功能减退症、继发性闭经、酶缺陷性性功能紊乱及多种其他性激素紊乱性疾病。

（一）性发育异常

性发育异常是指各种原因所致的后天性性腺、性器官及第二性征发育异常的统称，包括性早熟、青春期延迟及性幼稚症。

1. **性早熟** 性早熟即青春期提前出现。正常男女青春期约于13岁开始。一般认为，女性在9岁前出现包括第二性征在内的性发育，10岁以前月经来潮，男性在10岁以前出现性发育，即为性早熟。各种原因通过下丘脑-腺垂体促进性发育提前的性早熟，称真性早熟。若性早熟不是依赖于下丘脑、腺垂体释放的促性腺激素所致，则称假性早熟。也有因食品、药物等外源性摄入而致性早熟者。

性早熟者，血中性激素均显著升高，达到青春期或成人水平，甚至更高。若同时测定促性激素LH及FSH水平仍在正常范围或更低，则提示假性早熟。当性激素及促性腺激素水平均达到或超出青春期或成人水平，则应进一步进行动态功能试验。如果GnRH兴奋试验或氯米芬间接兴奋试验出现正常成人样阳性反应或更强，提示为真性早熟；若上述兴奋试验无反应或仅有弱反应，则应考虑为假性早熟，须进一步确定并治疗原发病灶。

2. **青春期延迟及性幼稚症** 青春期延迟指已进入青春期年龄仍无性发育。一般规定为男性到18岁，女性到17岁以后才出现性发育。性幼稚症则指由于下丘脑-垂体-性腺轴任何环节病变，男性20岁、女性19岁后，性器官及第二性征仍未发育或发育不全。青春期延迟仅是性发育推迟，而性幼稚症如不及时处置，可能终身不会性成熟。仅凭临床表现无法区别两者，通过生物化学检验可对两者作出鉴别诊断，对治疗方案的制订和预后均有重要意义。

青春期延迟多为特发性（体质性），并往往有家族史，少数可由各种全身慢性消耗性疾病或营养不良引起。青春期延迟者有关性激素及促性腺激素LH、FSH测定，虽和下述的继发性性幼稚症者一样，均显示低于同龄同性别的正常值，但对GnRH和氯米芬兴奋试验，青春期延迟者都有正常反应，据此可与包括继发性性幼稚症在内的各种性幼稚症鉴别。

性幼稚症包括由性腺各种先天缺陷及后天病变所致的原发性性腺功能低下，以及由各种下丘脑或腺垂体疾病、损伤所致的继发性性腺功能不足。性幼稚症根据临床所见不难作出诊断，但通过检测性激素和促性腺激素血清水平和动态功能试验，可帮助确定病变部位，以指导治疗。

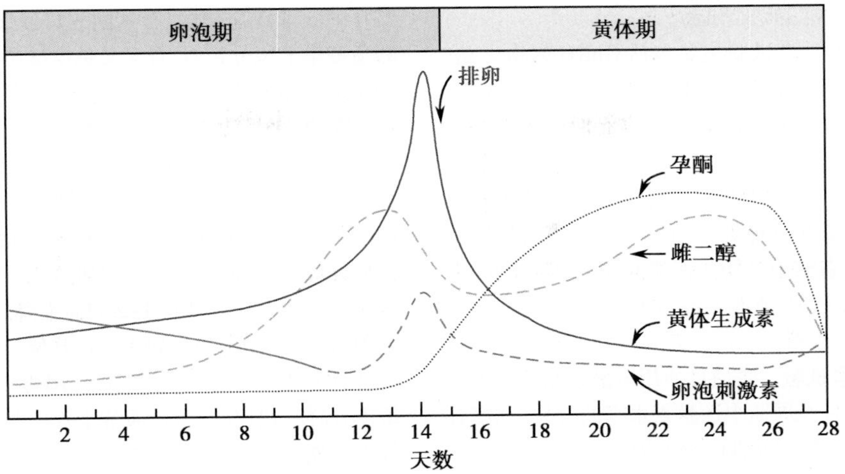

图 29-6　月经周期中雌激素及促性腺激素变化示意图

(二) 性功能减退

性功能减退主要是指性行为能力减退，包括青春期后性功能减退症及继发性闭经。

1. **青春期后性功能减退症**　青春期后性功能减退症指男性性成熟后，因各种原因致雄性激素分泌不足产生的综合征。一般指男性睾丸功能不全或衰竭，并伴有性器官发育障碍，多由睾丸、腺垂体及下丘脑病变所致。青春期后性功能减退症，因靶组织中不能产生雄激素受体激动效应（雄激素抵抗综合征），均以阳痿、第二性征减退，甚至呈女性化等性功能低下表现为临床所见。临床生物化学检查可帮助确定病因或病变部位。血清睾酮水平降低是该病主要特征之一，促性腺激素释放激素（GnRH）检测可用于原发性和继发性病因判别，原发性与继发性患者分别表现为 GnRH 升高和降低。

雄激素抵抗综合征者，血睾酮、促性腺激素改变与 5α- 还原酶缺陷症改变相似，即血 T、FSH、LH 均正常或反而升高。若同时出现 T/DHT 比值明显增大，则可能为 5α- 还原酶缺陷所致。

2. **继发性闭经**　指已有规则月经的生育期女性，非孕期或哺乳期出现月经连续停止 6 个月以上。继发性闭经排除妊娠、哺乳等生理性因素后，则应考虑为子宫内膜、卵巢、腺垂体或下丘脑病变所致。雌激素 - 孕激素试验仍不能诱发月经，则提示可能为子宫内膜萎缩等子宫内病变所致；若有月经形成，则病因为下丘脑 - 腺垂体 - 卵巢轴中某一环节发生病变或功能失调。

通过检测血清雌激素、孕激素及 LH、FSH 水平，对明确闭经原因和病变部位的确定均有重要意义。其中 TSH、LH 含量升高提示卵巢功能低下；若低于正常水平表示垂体功能低下。如 PBL<50μg/ml，应进一步做 PRL 动态试验，以鉴别 PRL 的功能性分泌增多与垂体腺瘤。在做血清激素水平测定时，配合动态功能试验，协助诊断可能的致病环节，具有重要临床价值。

三、性腺功能紊乱的检验诊断指标与评价

(一) 血清（浆）性激素测定

目前性激素大多采用免疫化学法测定包括游离和结合两部分的总浓度。血中性激素水平，特别是雌性激素水平，在不同的发育阶段及女性月经周期的不同时期存在较大差异（表 29-7）。单次测定结果并不一定能真实反映性腺的内分泌功能，大多需进行必要的动态功能试验，才可对性腺内分泌功能状态作出诊断。性激素分泌虽无明显的昼夜节律，但每日仍有一定波动。通常清晨高于下午，青春期这种波动更明显。为便于比较，一般均在晨 8 时取血。

表 29-7　血清主要性激素水平参考值

激素	男		女	
睾酮	儿童	0.1~1.1nmol/L		<0.7nmol/L
	成人	14~25.4nmol/L		1.3~2.8nmol/L
雌二醇	成人	29~132pmol/L	卵泡期	110~330pmol/L
			排卵期	370~850pmol/L
			黄体期	184~881pmol/L
			绝经后	<37pmol/L
孕酮	成人	0.38~0.95nmol/L	卵泡期	0.6~1.9nmol/L
			排卵期	1.1~11.2nmol/L
			黄体期	20.8~103.0nmol/L
			绝经后	<3.2nmol/L
LH	儿童	1.6~2.0IU/L		1.5~2.3IU/L
	成人	2~8IU/L	卵泡期	3~15IU/L
			排卵期	20~200IU/L
			黄体期	5~10IU/L
			绝经后	>20IU/L
FSH	儿童	2.0~2.5IU/L		2.1~2.9IU/L
	成人	3~15IU/L	卵泡期	2~10IU/L
			排卵期	8~20IU/L
			黄体期	2~8IU/L
			绝经后	>20IU/L

（二）性腺内分泌功能的动态试验

性腺内分泌功能的动态试验主要包括 GnRH 兴奋试验、hCG 兴奋试验、氯米芬间接兴奋试验和雌激素 - 孕激素试验。

1. **GnRH 兴奋试验** 主要检测腺垂体促性腺激素的贮备功能。

2. **hCG 兴奋试验** 是利用其可促进睾丸间质细胞合成释放睾酮的作用，了解睾丸间质细胞睾酮合成和贮存状况。

3. **氯米芬间接兴奋试验** 用于了解调节性腺功能的下丘脑 - 腺垂体轴的功能状况，常与 GnRH 兴奋试验配合，用于性腺功能减退症的定位诊断。

4. **雌激素 - 孕激素试验** 是通过使用雌激素和孕激素类药物，人工造成近似于月经周期中性激素水平的变化，观察有无月经出现，协助诊断育龄期女性闭经原因。

动态功能试验的正确合理使用有助于判断性腺内分泌功能紊乱的原因和确定病变部位。

（三）绒毛膜促性腺激素测定

绒毛膜促性腺激素（human chorionic gonadotropin，hCG）是由胎盘绒毛膜合体滋养细胞分泌的促性腺激素，hCG 具有 FSH 和 LH 的功能，主要作用是维持黄体功能；同时可促进雄激素芳香化转化为雌激素，刺激孕酮形成；抑制植物凝集素对淋巴细胞的刺激作用。

绒毛膜促性腺激素由 α 和 β 两个亚单位构成，各自有独立的生物学活性。α 亚单位氨基酸序列与腺垂体分泌的 LH、FSH、TSH 的 α 亚单位相同，有共同的抗原性，hCG 与 LH 在生物学和免疫学上十分相似，有交叉免疫反应。β 亚单位结构与 FSH 和 TSH 的 β 亚单位不同，免疫反应性不同，但与 LH 的 β 亚单位仅在羧基端第 28~32 个氨基酸不同。hCG 与 LH 在生物学和免疫学上十分相似，有交叉免疫反应。近年已制成 hCG-β-CTP（hCG-β 羧基末端肽）特异性抗体，可将两者区分开，可有效除外 LH 干扰，测定 β-hCG 可较真实反映 hCG 水平。

妊娠早期 hCG 分泌量增加迅速，约 2 天增加 1 倍。至妊娠 8~12 周达高峰，持续 1~2 周后下降。妊娠中晚期约为峰值的 10%，持续至分娩。如无胎盘残留，产后 2 周内消失。hCG 定性试验用于妊娠早期诊断，使用免疫标记试纸法具有高灵敏度、简便、快速的特点，通常于月经期过后 2~3 天即可测出。妊娠早期 hCG 水平较低或试纸敏感性降低时可呈假阴性，大量蛋白尿或吩噻嗪的使用可呈假阳性。对可疑结果须更换高质量试纸，或用 RIA 或 CLIA 法定量测定。

hCG 定量检测可用于异位妊娠的诊断、完全或不完全流产的鉴别、绝育效果的评价。宫外孕时，由于方法学灵敏度不够可出现假阴性结果，须注意。hCG 定量检测目前广泛用于胎盘滋养层肿瘤的筛查、诊断和疗效监测。近年来发现恶性肿瘤，如畸胎瘤、胰腺癌、胃癌、肝癌、乳腺癌、肺癌等血中 hCG 也可升高，因此将 hCG 看作是癌标志物之一，但必须结合临床情况及其他检查结果综合分析判断。

（钱士匀）

第三十章
肾脏功能异常与检验诊断

肾脏不仅是机体内最重要的排泄器官,还是重要的内分泌器官,肾脏在维持机体内环境的稳定和平衡方面起着极为重要的作用。各种肾脏疾病均可造成机体代谢紊乱,并导致血液和尿液生物化学的改变。因此,肾脏疾病的生物化学检验在指导肾脏疾病诊断和治疗方面有着重要的价值。

第一节　肾脏的结构和功能

肾脏最基本的功能是泌尿,泌尿过程包括肾小球滤过、肾小管选择性重吸收和排泌。肾单位是肾脏泌尿功能的结构基础。

一、肾单位

肾单位是肾脏的基本结构和功能单位,包括肾小体和肾小管两部分。肾单位和集合管共同作用生成尿液。人的两侧肾脏约有 170 万 ~240 万个肾单位。根据肾单位在肾脏中所在位置不同,可以将其分为皮质肾单位和髓质肾单位,其结构和功能有明显的不同。皮质肾单位主要与尿液的生成有关,髓质肾单位则主要与尿液的浓缩和稀释有关。

(一) 肾小体

肾小体呈卵圆形,由肾小球和肾小囊两部分组成,直径约 200μm,皮质浅层者较小,近髓质者较大。肾小体的中央是毛细血管组成的肾小球,两端分别与入球小动脉和出球小动脉相连。入球小动脉进入肾小球后,先分成毛细血管网,然后汇合成出球小动脉离开肾小体。肾小球的外面包裹着肾小囊,肾小囊由内、外两层上皮细胞构成,内层(脏层)贴于毛细血管壁上,外层(壁层)与肾小管壁相连。两层之间的腔隙称为囊腔。壁层又称为肾小囊上皮,上皮细胞呈扁平的多边形,外方有基膜。脏层上皮细胞又称为血管球上皮,因为上皮细胞伸出许多突起,又称足细胞。

(二) 肾小管

肾小管由近端小管、髓袢细段和远端小管三段组成。近端小管包括近曲小管和髓袢降支粗段,髓袢细段包括降支细段和升支细段,远端小管包括升支粗段和远曲小管。远曲小管末端汇入集合管。

二、集合小管

集合管全长 20~38mm,起始部为弓状集合小管,与远曲小管相接,经皮质上行,然后下行入髓放线,汇入直集合小管。直集合小管继续下行汇合成乳头管,开口于肾乳头。弓状集合小管和直集合小血管上皮细胞由主细胞(亮细胞)和暗细胞(闰细胞)组成。整个集合管中都有主细胞,而髓质内的集合管中没有暗细胞。集合小管也有浓缩尿液,分泌钾、氨、氢和酸化尿液等作用。

集合管与肾单位一起共同作用完成泌尿功能。多条远曲小管汇入一条集合管,多条集合管又汇入一个乳头管,最后形成的尿液经肾盏、肾盂、输尿管进入膀胱,由膀胱经尿道排出体外。

第二节 肾脏的生理功能

肾脏的生理功能包括泌尿功能、内分泌功能及产生多种生长因子等。肾脏通过生成尿液，不仅可以排泄机体代谢的终产物，如尿素、尿酸、肌酐和血红蛋白降解产物等，还可将摄入量超过机体需要的物质排出体外，同时精确调节体内水、电解质、酸碱和渗透压平衡，维持机体内环境的相对稳定；肾脏可分泌多种激素，包括血管活性物质和非血管活性物质两种，也是许多的肽类激素和内源性活性物质降解的场所。

一、尿的生成和排泄

（一）肾小球的滤过功能

1. **滤过膜及其通透性** 滤过膜是指肾小球毛细血管管腔与肾小囊囊腔之间的结构，由毛细血管内皮细胞层、基膜层和肾小囊上皮细胞层（肾小囊的脏层）三层结构组成。人两肾滤过膜的总面积约为 $1.5m^2$。滤过膜具有一定的通透性，但不同物质透过滤过膜的能力不同。

用电子显微镜观察肾小球滤过膜发现：①肾小球毛细血管内皮细胞上有许多小孔，称为窗孔结构，直径为 50~100nm。水、各种溶质以及大分子蛋白质可以自由通过窗孔，但可以阻止血细胞的通过，起到血细胞屏障的作用。②基膜是由水合凝胶纤维构成的纤维网结构，纤维之间有多角形网孔，直径为 4~8nm。血浆中较大分子物质，如蛋白质不能通过基膜。基膜是肾小球防止大分子蛋白质滤过的主要屏障。③肾小囊上皮细胞足突之间有裂隙，裂隙上有一层滤过裂隙膜，膜上有小孔，直径为 4~14nm，是肾小球滤过的附加屏障。小分子物质，大孔道和小孔道都能通过，因此能自由滤过；分子较大的物质，不能通过小孔道，但能通过大孔道，因此随有效半径的增大，滤过能力逐渐减小；分子过大的物质，小孔道和大孔道都不能通过，因此没有滤过能力。这样，在滤过膜的阻挡作用下，大分子物质将无法通过滤过膜，称为滤过膜的机械屏障作用。

一种物质透过滤过膜的能力不仅与此物质的大小有关，而且还与该物质所带电荷有关。用带不同电荷的右旋糖酐进行试验证明，有效半径相同时，带正电的右旋糖酐比带负电的右旋糖酐更容易通过滤过膜。因为在滤过膜的三层结构中，每一层都覆盖的唾液蛋白（主要为糖蛋白）是带负电的，所以对带负电的大分子物质有阻挡作用，称为滤过膜的电学屏障作用。如血浆白蛋白，虽然有效半径为 3.6nm（<4.2nm），但其滤液能力却<0.01，就是由于血浆白蛋白带负电。

2. **有效滤过压** 肾小球滤过作用的动力，即有效滤过压，其大小取决于肾小球毛细血管压、血浆胶体渗透压和囊内压。其中肾小球毛细血管压是促进滤过的力量，血浆胶体渗透压和囊内压是阻止滤过的力量。肾小球有效滤过压可用下式表示：

有效滤过压 = 肾小球毛细血管压 –（血浆胶体渗透压 + 囊内压） 式 30-1

肾小球毛细血管压较普通组织的毛细血管压高。直接测定法测定显示，大鼠肾小球毛细血管压相当于体循环平均动脉压的 40% 左右，约为 45mmHg，且入球端与出球端基本相等。血浆胶体渗透压是由大分子胶体物质（主要是血浆蛋白）形成的，而大分子胶体物质不易透过滤过膜。所以当血液由入球端向出球端流动时，血浆中的水和小分子物质不断被滤出，血浆中大分子胶体物质不被滤过，胶体物质的浓度就会逐渐升高，血浆胶体渗透压也逐渐升高。所以肾小球毛细血管的入球端和出球端血浆胶体渗透压是不同的（入球端约为 25mmHg，出球端约为 35mmHg）。囊内压是指肾小球球囊内液体的压力，平均为 10mmHg。由于在肾小球毛细血管的入球端和出球端血浆胶体渗透压不同，所以入球端和出球端的有效滤过压也不同。

在入球端，有效滤过压 =45–（25+10）=10mmHg，当血液从入球端向出球端流动时，有效滤过压会逐渐减小。在出球端，有效滤过压 =45–（35+10）=0mmHg。有效滤过压为 0mmHg，即促进滤过的力量和阻止滤过的力量达到了平衡，称为滤过平衡。这说明，并非全部毛细血管都有滤过作用，靠近入球小动脉端的一段有滤过作用，而靠近出球小动脉端的一段没有滤过作用。滤过平衡的位置越靠近入球端，有滤过作用的毛细血管越短，有效滤过面积越小；反之有效滤过面积增加。

（二）肾小管与集合管的转运功能

血浆在肾小球处发生超滤，生成超滤液，超滤液进入肾小管后称为小管液。肾小管和集合管上皮将小管液中的水分和各种溶质重新转运回血液，称为重吸收。肾小管和集合管上皮细胞将本身产生的物质或血液中的物质转运至肾小管腔内，称为分泌。超滤液需经肾小管和集合管的重吸收和分泌过程才能形成尿液，重吸收和分泌过程都是物质跨肾小管和集合管的转运过程。

正常情况下，超滤液中约 99% 的水都被肾小管和集合管重吸收，只有约 1% 被排出体外。球 - 管平衡是指近端小管对滤液的重吸收率可随肾小球滤过率的变化而发生相应改变的能力，即无论肾小球的滤过率增加还是减少，近端小管的重吸收率始终占滤过率的 65%~70%，两者之间存在一种平衡关系。球 - 管平衡的产生与近端小管的定比重吸收有关。球 - 管平衡的生理意义在于使尿量不会因肾小球滤过率的增减而发生大幅度的波动。所以虽然人两肾每天生成的肾小球滤过液可达 180L，而排出的尿液仅约 1.5L。滤过液中的葡萄糖全部被肾小管重吸收，钠离子、尿素等也被不同程度地重吸收；而肌酐、尿酸和钾离子等被肾小管分泌至尿液中，所以尿液成分与超滤液和血浆成分相差很大。

1. 物质转运的方式 肾小管和集合管上皮的物质转运方式包括被动转运和主动转运。被动转运是指物质顺电化学梯度通过上皮细胞的过程，不需由代谢直接供能。溶质被动重吸收的动力是浓度差和电位差，水被重吸收的动力是小管内外的渗透压差，也属于被动转运过程。主动转运是指需要由某种代谢来提供能量的跨膜物质转运，可使物质逆电化学梯度移动。根据能量的来源，可分为原发性主动转运和继发性主动转运。原发性主动转运的能量由 ATP 或高能磷酸键水解直接提供；继发性主动转运所需能量不直接来源于 ATP 或高能磷酸键的水解，而是来自其他溶质顺电化学梯度移动所释放的能量。继发性主动转运大多通过肾小管上皮细胞膜上的联合转运体与钠离子的转运相偶联。联合转运体是存在于细胞膜上的一种特殊的载体蛋白，可同时转运两种或两种以上物质，其中逆电化学梯度转运的物质需要另一种物质顺电化学梯度通过细胞膜时释放能量来供能。若几种物质转运的方向相同，称为同向转运，如肾小管上皮细胞从小管液中重吸收葡萄糖、氨基酸等物质，就是通过与钠离子的同向转运。若两种物质转运的方向相反，则称为逆向转运，如 Na^+-H^+、Na^+-K^+ 交换等。

2. 各段肾小管和集合管的物质转运功能 肾小管各段和集合管都有物质转运功能，但不同部位转运的物质种类及转运机制并不完全相同，肾小管各段的转运能力也是不同的。下面分别介绍近端小管、髓袢细段、髓袢升支粗段、远曲小管和集合管的物质转运功能。

（1）近端小管的物质转运功能：近端小管是等渗性重吸收，吸收量大，重要营养物质（葡萄糖、氨基酸、蛋白质等）在这里全部被重吸收，无机离子（Na^+、Cl^-、K^+、HCO_3^-）也主要在这里被重吸收，是完成重吸收功能的主要部位。其中葡萄糖和氨基酸则全部在近端小管被重吸收；HCO_3^- 约占滤过量的 85%；Na^+、Cl^-、K^+ 和 H_2O 约占 67%。近端小管也有分泌功能，能分泌 H^+。

（2）髓袢细段的物质转运功能：髓袢细段主要是被动转运，转运能力小。髓袢升支细段在肾髓质渗透压梯度的形成过程中有重要的作用。髓袢降支细段对水有通透性，当小管液沿降支细段向内髓方向流动时，水可透过管壁向管外扩散；髓袢升支细段对 NaCl 有通透性，对尿素有中等的通透性，当小管液沿升支细段向皮质方向流动时，小管液中的 NaCl 向管外扩散，尿素则向管内扩散。

（3）髓袢升支粗段的物质转运功能：髓袢升支粗段与近曲小管的细胞结构相似，富含线粒体，主动转运活跃，可以重吸收 Na^+、Cl^- 和 K^+，重吸收量约占滤过量的 20%。微穿刺试验证明，髓袢升支粗段对 Na^+、Cl^-、K^+ 的重吸收是相互偶联进行的。

关于髓袢升支粗段重吸收的机制，有人提出了 Na^+：$2Cl^-$：K^+ 同向转运模式。该模式认为，该段小管基侧膜上的 Na^+ 泵将 Na^+ 泵入细胞间隙液，这使细胞内的 Na^+ 浓度降低，小管液与细胞内液之间 Na^+ 浓度差加大，管腔中的 Na^+ 就会顺浓度梯度不断向细胞内扩散。此过程中小管液内的 Na^+、Cl^-、K^+ 与 Na^+-Cl^--K^+ 同向转运体结合成复合物（结合的比例是 Na^+：$2Cl^-$：K^+）后，通过 Na^+ 顺电化学梯度的内流，将 2 个 Cl^- 和 1 个 K^+ 转运入细胞内。Na^+、Cl^-、K^+ 进入细胞后，Na^+ 由 Na^+ 泵泵入细胞间隙；Cl^- 经管周膜上的 Cl^- 通道顺浓度梯度进入组织间液；由于管腔膜对 K^+ 的通透性较高，K^+ 则顺浓度梯度返回管腔内，再次参与转运。

在这个过程中，由于 Cl^- 进入了细胞间液，K^+ 返回了管腔内，导致管腔内产生正电位。管腔液内一部分 Na^+ 顺电位差经细胞旁路扩散出小管而被重吸收，此过程不消耗能量。这个过程说明，通过 Na^+ 泵的活动，每主动转运 1 个 Na^+，就会继发性主动重吸收 2 个 Cl^-，同时有 1 个 Na^+ 通过细胞旁路被动重吸收。

（4）远曲小管和集合管的物质转运功能：远曲小管和集合管既有重吸收功能，也有分泌功能，重吸收的物质主要包括 Na^+、Cl^- 和 H_2O，分泌的物质主要有 K^+、H^+ 和 NH_3。远曲小管和集合管对 Na^+ 和 K^+ 的转运受醛固酮的调节，对水的重吸收受抗利尿激素的调节。

远曲小管初段、后段和集合管转运的物质不同。远曲小管初段，上皮细胞对水仍不通透，小管液中的 Na^+、Cl^- 可通过 Na^+-Cl^- 同向转运体重吸收。远曲小管后段和集合管管壁有两种细胞：主细胞和闰细胞。主细胞重吸收 Na^+ 和水，分泌 K^+、Na^+ 通过管腔膜上的 Na^+ 通道进入细胞后，在 Na^+ 泵的作用下主动重吸收；闰细胞分泌 H^+。

（三）尿的排泄

肾脏不断地生成尿液，尿液进入肾盂，再由肾盂经输尿管到达膀胱，暂时贮存在膀胱内。当膀胱内的尿液达到一定量时通过排尿反射，经尿道排出体外。

1. 输尿管的运动 肾脏生成的尿液，在压力差和肾盂收缩的作用下被送入输尿管，输尿管中的尿液在输尿管周期性蠕动的作用下被送入膀胱。输尿管与肾盂连接处的平滑肌细胞有自律性，可产生 1~5 次 /min 的蠕动波，其推进速度为 2~3cm/s。肾盂中尿量越多，内压越大，自动节律性频率越高，蠕动越强。反之亦然。

2. 膀胱与尿道的神经支配 膀胱逼尿肌和内括约肌是平滑肌，受交感和副交感神经的双重支配。支配膀胱的副交感神经由第 2~4 骶髓发出，经盆神经支配到膀胱。兴奋时可使膀胱逼尿肌收缩、膀胱内括约肌松弛，促进排尿。支配膀胱的交感神经由腰段脊髓发出，经腹下神经到达膀胱，兴奋时使膀胱逼尿肌松弛、内括约肌收缩，抑制排尿。在排尿活动中，交感神经的作用比较次要。膀胱外括约肌是骨骼肌，由骶段脊髓前角发出的躯体神经 - 阴部神经支配，其活动可受人的意识控制。它兴奋时膀胱外括约肌收缩，抑制时膀胱外括约肌松弛。

上述 3 种神经中也含有传入神经纤维。膀胱充胀感觉的传入神经纤维在盆神经中，传导膀胱痛觉的纤维在腹下神经中，传导尿道感觉的传入纤维在阴部神经中。

3. 排尿反射 排尿活动是一种反射活动。当膀胱内尿量充盈到一定程度时（400~500ml），刺激膀胱壁上的牵张感受器，兴奋沿盆神经传至骶髓的排尿反射初级中枢；同时，冲动还上传到脑干和大脑皮质的排尿反射高位中枢，产生尿意。冲动再沿盆神经传出，引起逼尿肌收缩、尿道内括约肌松弛，尿液进入后尿道。尿液刺激后尿道壁上的感受器，通过反射进一步加强膀胱逼尿肌的收缩和外括约肌松弛。这一过程不断反复进行，直至膀胱完全排空为止，是一个正反馈。

排尿反射主要由位于骶髓的低级中枢控制，反射弧的任何组成部分出现问题时，都可能造成排尿异常。由于小儿大脑皮质发育不完善，对初级中枢的控制能力较弱，所以小儿排尿次数多，且易发生夜间遗尿现象，排尿活动受意识控制较弱。当机体的排尿或贮尿功能发生障碍时，会出现排尿异常。临床上常见的排尿异常有尿频、尿潴留和尿失禁。排尿次数过多，称为尿频，常常是由于膀胱炎症或机械刺激（如膀胱结石）引起。膀胱中尿液过多而不能排出，称为尿潴留，腰骶部脊髓损伤、麻醉使排尿反射初级中枢的活动发生障碍可导致尿潴留。尿流受阻力，如肿瘤、大结石，也能造成尿潴留。当脊髓受损，以致初级中枢与大脑皮质失去功能联系时，便失去对排尿的意识控制，出现尿失禁。

二、影响尿形成的生理因素

对尿进行浓缩和稀释，是肾脏的基本功能之一，也是维持机体内环境渗透压稳定的关键。所谓尿液的浓缩和稀释，是将尿液的渗透压与血浆的渗透压相比较而确定的。当机体缺水时，肾脏排出尿液的渗透压高于血浆的渗透压，称为高渗尿，尿液被浓缩，尿量少，以尽可能把水分保留在体内；相反，当机体内水过多时，肾脏排出尿液的渗透压低于血浆的渗透压，称为低渗尿，尿液被稀释，尿量增加，以排出体内多余的水分，从而起到保持体内体液总量和渗透压平衡的作用。

（一）尿液的稀释

尿液的稀释是由于肾小管和集合管对溶质的重吸收相对较多，而对水的重吸收相对较少造成的。滤过液流经近端小管时，水和溶质被等渗重吸收，小管液的渗透压变化很小，小管液的渗透压与血浆渗透压相同，在髓袢降支，水在渗透压的作用下被重吸收，小管液渗透浓度增加。在髓袢升支粗段，该段的管壁上皮细胞能主动重吸收 Na^+ 和 Cl^-，但对水没有通透性。当小管液沿髓袢升支粗段向皮质方向流动时，小管液的渗透压不断降低。当这些等渗或低渗小管液流经远曲小管和集合管时，远曲小管和集合管的上皮细胞能主动重吸收 Na^+，继发性主动重吸收 Cl^-，而其对水的通透性则受抗利尿激素的调节，当血液中抗利尿激素缺乏时，远曲小管和集合管的上皮细胞对水的通透性低。这样，来自髓袢升支粗段的等渗或低渗小管液的渗透浓度进一步降低，形成低渗尿，最低时可降至50mmol/L。可见，尿液的稀释是在髓袢升支粗段、远曲小管和集合管中进行的。远曲小管和集合管对尿液的稀释作用主要受血液中抗利尿激素浓度的调节。

（二）尿液的浓缩

尿液的浓缩是由于肾小管和集合管对水的重吸收较多，而对溶质的重吸收相对较少造成的。肾脏对尿液的浓缩作用与肾髓质部渗透梯度的建立及血液中抗利尿激素的浓度有关。

1. 肾髓质的渗透压梯度现象 用冰点降低法测定鼠肾分层切片的渗透压，并将之与血浆的渗透压相比较，发现肾皮质组织液的渗透压与血浆渗透压的比值为1∶1，即渗透浓度相同；肾髓质部组织间液的渗透压与血浆渗透压的比值，由外髓向内髓逐渐升高，从2∶1到4∶1，称为肾髓质的渗透压梯度现象。

2. 肾髓质渗透压梯度的形成 有人用肾小管各段对水及溶质的通透性的不同和逆流倍增现象来解释髓质部渗透压梯度的形成。髓袢、远曲小管和集合管的结构排列类似于物理学中的逆流倍增模型。直小血管的结构排列类似于逆流交换模型。

肾髓质渗透压梯度的形成，与各段肾小管和集合管对物质的通透性不同有密切关系。由于不同部位肾小管和集合管通透性不同，所以不同部位肾髓质渗透压梯度形成的原理也不同。

外髓部渗透压梯度的形成是由于髓袢升支粗段主动重吸收 NaCl 造成的。髓袢升支粗段位于外髓部，其管壁上皮细胞可主动重吸收 NaCl 而对水的通透性较低，所以小管液沿髓袢升支粗段向皮质方向流动时渗透液浓度逐渐下降，而其周围组织液的渗透浓度则逐渐增加，变成高渗。

内髓部渗透压梯度的形成与尿素循环和 NaCl 的重吸收有关。

(1) 髓袢升支粗段、远曲小管和外髓部集合管对尿素没有通透性，而在抗利尿激素的作用下，远曲小管和集合管对水有通透性，由于外髓部组织间液是高渗的，因此当小管液流经外髓部集合管时，水在渗透压的作用下被重吸收，集合管内尿素浓度逐渐升高；

(2) 由于内髓部集合管对尿素的通透性较大，当小管流经内髓部集合管时，小管液中的尿素顺浓度梯度不断扩散到内髓部的组织间液，结果使内髓部组织间液尿素浓度升高，渗透浓度增加。同时，由于升支细段对尿素有中等的通透性，从内髓部集合管扩散到组织间液的部分尿素又可以顺浓度差再扩散进入升支细段。经远曲小管、皮质和外髓部集合管再回到内髓部集合管，然后又扩散出去，形成尿素循环。尿素循环可使内髓部集合管内始终保持较高的尿素浓度，从而有利于内髓渗透压梯度的形成。

(3) 髓袢降支细段对尿素和 NaCl 都不易通透，而对水有通透性。由于内髓组织间液为高渗，当小管液沿降支细段向内髓方向流动时，水被吸收，NaCl 则留在小管内，使小管液中 NaCl 浓度逐渐升高，到达返折处时达到最高，小管液被浓缩。小管液经返折处流入升支细段，沿升支细段向皮质方向流动时，管内的 NaCl 浓度将高于同一水平组织间液的 NaCl 浓度。由于髓袢升支细段对 NaCl 易通透，对水通透性较低，故 NaCl 顺浓度差进入组织间液，水则留在小管内，小管液中 NaCl 浓度逐渐降低，而髓组织间液的渗透压则进一步升高。这样降支细段和升支细段就构成了一个逆流倍增系统，使内髓组织间液形成渗透压梯度。髓袢越长，这种逆流倍增越明显。

3. 尿液的浓缩过程 体内缺水时，血液浓缩，血浆渗透压增加，通过渗透压感受器反射性引起抗利尿激素释放增加，使集合管上皮细胞对水的通透性增加。这样，当小管液沿集合管向肾乳头方向流动时，在渗透压的作用下，小管液中的水不断被重吸收，溶质则留在小管内，使小管液的渗透浓度逐渐升高，尿液浓缩，产生高渗尿（最高可达 1 200~1 400mmol/L）。可见，在肾髓质渗透压梯度存在的前提下影响尿液浓缩的主要因素是血液中抗利尿激素的浓度。

三、肾脏内分泌功能

肾脏除具有排泄功能外，还有内分泌作用。肾脏可产生许多内分泌激素，分为血管活性激素和非血管活性激素两种。血管活性激素作用于肾脏本身，参与肾脏的生理功能，主要是调节肾脏血流动力学和水盐代谢，包括肾素、血管紧张素Ⅱ、前列腺素族、激肽类系统等；非血管活性激素主要作用于全身，调节新陈代谢，包括促红细胞生成素等。

（一）肾素 - 血管紧张素系统

1. 肾素　是由近球小体的肾小球旁器的颗粒细胞合成和分泌的一种酸性蛋白水解酶，由 240 个氨基酸组成，分子量为 36 000~40 000，加温 60℃可灭活，最适 pH 5.5~6.5。肾素特异性作用于血管紧张素原，具有高度的专一性，所以又名血管紧张素原酶。不同动物的肾素结构不完全相同，其生物学作用也有物种特异性。

肾素分有活性的肾素和无活性的肾素两种形式。通常人血浆中的肾素 90% 是无活性。在肾缺氧或肾性高血压时，血浆中无活性的肾素可转变为有活性的肾素。

影响肾脏分泌肾素的因素有：①生理因素，血压的波动、体液量的变动、饮食中盐分的变化、姿势、昼夜节律及月经周期等；②肾内机制，位于入球小动脉管壁的肾压力感受器、对小管液钠量变化敏感的致密斑处感受器和肾交感神经；③体液因素，前列腺素、血管紧张素Ⅱ、心房钠尿肽和一氧化氮。

2. 肾素 - 血管紧张素 - 醛固酮系统　肾素分泌入血后，使血浆中的血管紧张素原（含 12 肽）水解产生血管紧张素Ⅰ（含 10 肽）。血管紧张素Ⅰ经过肺循环时，在血管紧张素转换酶的作用下水解成为血管紧张素Ⅱ（含 8 肽）。血管紧张素Ⅱ在氨基肽酶 A 的作用下，再失去一个肽，成为血管紧张素Ⅲ（含 7 肽）。血管紧张素Ⅱ和血管紧张素Ⅲ与血管平滑肌、肾上腺皮质以及其他组织中的血管紧张素受体结合，引起各种生理反应。血管紧张素Ⅱ的主要生物作用有：①作用于全身血管平滑肌，使血管收缩；②促进肾上腺皮质球状带合成醛固酮，形成肾素 - 血管紧张素 - 醛固酮系统，该系统的主要作用是维持体内体液和钠的平衡，从而控制有效循环血量，并且通过缩血管效应，直接对血压进行调节；③兴奋渴觉中枢，刺激饮水；④兴奋交感神经系统，使心率加快、心肌收缩力增强、周围血管平滑肌收缩，使心搏出量增加、周围血管阻力增加、血压上升；⑤促使肾内血管收缩，从而降低肾小球滤过率，使肾血流重新分布，从而影响盐的重吸收等。

（二）前列腺素类激素

1. 前列腺素类激素　是花生四烯酸衍生物，基本结构为含 1 个五碳环和两条侧链的前列腺酸。体内多种细胞均可合成前列腺素类激素，肾合成的前列腺素类激素包括前列腺素（PG）、血栓素（TX）、白三烯（LT）和脂氧素（LX）等。前列腺素据其五碳环上取代基和双键位置的不同，可分为 A、B、C、D、E、F、G、H 和 I 9 型，各型前列腺素根据其侧链上双键的数目分为 1、2、3 3 类（例如侧链有 2 个双键，则为 2 类，如 PGA_2、PGI_2 等）。血栓素又称凝血恶烷，在人体内起重要作用的是 TXA_2。白三烯是二十碳多烯脂肪酸衍生物，因其在 C7、9、11 位含有 3 个共轭双键，故名“三烯”。

2. 前列腺素对肾脏的作用　前列腺素在肾脏通过三大途径代谢：①环氧化酶途径；②脂氧化酶途径；③细胞色素 P_{450} 单氧化酶途径。代谢产生活性代谢产生而发挥生物效应。其对肾的作用主要有：①前列腺素有明显的排钠效应，其中 PGE_2 和 PGI_2 肾动脉灌注可产生显著的利钠效应；②前列腺素可通过多种机制调节肾对水的重吸收，在多个水平影响尿的浓缩功能；③前列腺素可刺激肾素的合成与分泌，而肾素的作用产物反过来又可促进 PG 的分泌；④前列腺素可影响肾的血流动力学：对基础情况下的血管紧张性影响不大，但在某些病理状态下受血管紧张素Ⅱ作用而收缩的血管则可被前列腺素作用而舒张，这对循环血量不足时保持肾髓质的血流量具有重要意义。

（三）肾内激肽释放酶

1. 激肽释放酶 - 激肽系统　主要由 4 种成分组成，即激肽原、激肽、激肽酶和激肽释放酶，其中有调节活性的激素是激肽。激肽原只是其无活性的前体，催化激肽原转变成激肽的酶为激肽释放酶。

2. 激肽对肾功能的调节　主要是调节肾血流量和水盐排泄。①在生理情况下，激肽维持、调节肾血流量。激肽可以引起肾血管舒张，但不增加肾小球滤过率。在疾病状态下，激肽可通过衰减血管紧张素Ⅱ强烈收缩肾血管的作用，从而保持肾脏正常的血流量。②激肽能抑制远端肾单位的离子转运，从而降低肾脏的尿浓缩功能。与 PGE_2、ADH 共同参与调节肾集合管水的重吸收与排出，以保持机体的正常水平衡。

（四）促红细胞生成素

1. 促红细胞生成素　血浆中的促红细胞生成素（EPO）主要来自肾脏和肝脏，其中约 90% 是由肾脏产生的。促红细胞生成素是一种糖蛋白，人促红细胞生成素是一条含有 166 个氨基酸残基的单链多肽，在离体条件下对温度和 pH 的变化不太敏感。

2. 促红细胞生成素的生理作用　①促红细胞生成素对造血的作用，主要是促使骨髓原始血细胞向原始红细胞分化；促进骨髓红细胞成熟和血红蛋白的合成。哺乳动物骨髓中红系祖细胞具有促红细胞生成素受体，EPO 与其受体特异性结合后发挥其生物学效应；②促使骨髓网织红细胞释放入血；③促红细胞生成素可以直接作用于血管壁，高浓度的 EPO 还能通过诱导内皮素的生成而引起继发性血管收缩。

四、生长因子与肾脏

1896 年，Sacerdetti 的试验提示，切肾后的血液中产生了能够诱导肾细胞增殖及肾脏肥大的物质。后来，Astarabadi 等发现，内分泌因素参与肾脏的代偿性增生。1964 年，Davison 在切肾后的大鼠血清中发现了两种与肾脏代偿性肥大相关的蛋白质。研究证实，肾脏能产生表皮生长因子（EGF）、胰岛素样生长因子（IGFs）、肝细胞生长因子（HGF）、血小板源性生长因子（PDGF）等多种类型的生长因子，这些因子在急性肾小管坏死后小管的修复以及肾脏损伤后残余肾小球的代偿性增生中发挥着重要作用。这些在肾功能受损或肾脏部分切除后能够诱导肾脏的代偿性增生与肥大的调节因子统称为生长因子。近来报道，与进行性肾损害有关的其他生长因子还包括血管紧张素Ⅱ、骨桥素和内皮素。

肾脏生长因子是由细胞合成和释放的可溶性介质，释放后对其自身细胞和邻近细胞的功能产生影响。它们是细胞间信使，通过与靶细胞表面的特异性受体结合，触发级联反应而影响细胞的功能。生长因子在肾脏的许多生理性和病理性增生以及组织修复中起着重要作用。若有效肾单位减少，肾小球滤过率低于正常，生长因子在肾脏局部的合成与表达就会相应增加，从而使残余的有功能的肾单位发生代偿性增生肥大。这种代偿性的增生肥大引起的高滤过、高代谢，会促进纤维硬化的发生，从而使有功能的肾单位不断丧失，后者使残余肾功能持续恶化。肾小球、肾小管的进行性损伤使肾组织细胞产生和释放生长因子增加，其中血小板源性生长因子主要作用于肾固有细胞，而转化生长因子（TGF）和成纤维细胞生长因子则作用于成纤维细胞和平滑肌细胞，从而使这些细胞的分裂增殖及细胞外基质分泌增加，最终导致肾小球硬化及肾小管间质纤维化。所以，用生长因子治疗急性肾小管坏死，以及对慢性肾病持续性肾损害时生长因子的作用进行干预，从而阻滞肾功能的进一步恶化，是目前肾脏病领域研究的重要内容之一，将生长因子用于基因治疗也是研究的一个重要课题。

五、水、电解质代谢紊乱

人体内存在的液体称为体液。体液中含有多种无机物和有机物，无机物与部分以离子形式存在的有机物统称为电解质。体液以细胞膜为界，分为细胞内液和细胞外液。正常情况下，各部分体液之间的水与电解质处于动态平衡状态，这种平衡状态很易受体内外因素的影响而被破坏，导致代谢紊乱，即水、电解质平衡紊乱。

（一）水代谢紊乱

水代谢紊乱可表现为总体水过少或过多，或总体水变化不大，但水分布有明显差异，即细胞内水增多而细胞外水减少，或细胞内水减少而细胞外水增多。水的出入量调节中枢在下丘脑，通过口渴、抗利尿激素进行调控，其他如心房肽、肾素-醛固酮系统亦有调节水的功能。产生口渴的原因有：血浆晶体渗透压升高、血管紧张素Ⅱ增多等。控制抗利尿激素合成及分泌的因素有：血浆晶体渗透压、血容量、剧烈运动等。抗利尿激素作用于远端肾小管，促进水的重吸收。

（二）钠代谢紊乱

钠是细胞外液含量最高的阳离子，主要由肾排出，肾对保持体内钠含量有重要作用。当无钠摄入时，肾排钠减少甚至不排钠，以维持体内钠的平衡。调控钠排出的因素有：①球-管平衡：肾小管重吸收的钠与肾小球滤过的钠成比例；②肾素-血管紧张素-醛固酮系统：此系统是调控水盐代谢的重要因素，当血容量降低、血压下降时，肾素分泌增多，肾素分解血管紧张素原，从而形成血管紧张素Ⅰ，在血管紧张素转换酶的作用下进而形成血管紧张素Ⅱ，再在氨基肽酶的作用下转变为血管紧张素Ⅲ，血管紧张素Ⅱ和血管紧张素Ⅲ均有较强的生物活性，主要作用是刺激醛固酮分泌，醛固酮作用于肾小管重吸收钠并排出钾和氯；③对钠代谢有调节作用的其他内分泌激素有：抗利尿激素、糖皮质激素、甲状旁腺素和心钠素等。

（三）钾代谢紊乱

钾是细胞内液的主要阳离子之一，体内钾的主要排出途径是经肾以尿钾形式排出，肾对钾的排出特点是“多入多出，少入少出，不入也出”。肾对钾的排泄受到多种因素的影响，如醛固酮能促使近曲小管、髓袢升支、远曲小管和集合管各段肾小管细胞的代谢过程，产生能量，加强对钠的重吸收和钾的排出。也可通过增强肾小管细胞膜对钾的渗透性，促进钾的排泄。体液酸碱平衡的改变也可影响肾对钾的排泄，酸中毒时，尿钾增多，碱中毒时，尿钾减少。长期以来认为，酸碱平衡对肾排钾能力的影响主要是通过远曲小管的 Na^+-H^+ 与 Na^+-K^+ 之间竞争性交换进行。近期研究认为，远曲小管的 H^+ 与 K^+ 的排泌呈平行而不是拮抗关系，从而使人们对传统观点提出了质疑。有人认为，酸碱平衡主要是通过增加或减少肾小管细胞内钾转运池对肾脏排钾功能产生影响。

第三节　肾脏疾病的病理学基础

常见肾脏疾病包括原发性和继发性肾小球疾病、肾小管间质疾病、肾感染性疾病和肾功能不全等。了解肾脏疾病的病理学基础，对于疾病的分类及治疗方案的选择有重要价值。本节就肾脏疾病的主要病理学基础做一系统性介绍。

一、肾小球功能障碍

（一）肾小球滤过率（GFR）下降

正常成年人 GFR 为 120~130ml/min，平均为 125ml/min。据此计算，一个正常成年人两肾 24 小时生成的肾小球滤过液可达 180L。肾小球滤过率主要与滤过膜、有效滤过压和肾脏血浆流量有关。因此，凡是能够影响这 3 个方面的因素都能影响肾小球的滤过。

1. 肾小球有效滤过压降低　肾小球毛细血管血压是促进肾小球滤过的因素。动脉血压变动于 80~180mmHg 时，肾小球毛细血管血压保持相对稳定，使肾小球滤过率基本保持不变。当动脉血压降低到 80mmHg 以下时，肾小球毛细血管血压相应下降，有效滤过压降低，肾小球滤过率减少，尿量减少。当动脉血压降低到40~50mmHg以下时，肾小球滤过率将降低到0，排尿停止。血浆胶体渗透压是阻止肾小球滤过率的因素，单个肾单位肾小球滤过率随入球小动脉血浆胶体渗透压发生相反的变化。血浆胶体渗透压降低，使有效滤过压升高，肾小球滤过率随之增加。大量饮水后尿量增加就是由于稀释作用导致血浆胶体渗透压降低，使肾小球滤过率增加。囊内压是阻止肾小球滤过率的因素，囊内压降低，肾小球滤过率增加；囊内压升高，肾小球滤过率减少。肾小球毛细血管血压一方面受全身血压变化的影响，在失血、脱水时肾小球毛细血管血压随全身血压下降而下降，原尿形成减少，另一方面又受入球小动脉和出球小动脉阻力变化的影响。入球小动脉收缩，肾小球毛细血管血压减低，肾小球滤过下降；反之，入球小动脉舒张会使滤过率增加。出球小动脉口径的变化通常会出现相反的结果。

2. 肾小球滤过面积减少　正常人两肾肾小球滤过膜的总面积约为1.5m^{2}左右。肾小球广泛破坏（如慢性肾炎、慢性肾盂肾炎等）导致滤过膜的有效滤过面积减小，肾小球滤过率就会随之降低而导致少尿。若某些疾病（如急性肾小球肾炎）引起毛细血管腔狭窄或完全闭塞时，活动的肾小球数目减少，有效滤过面积缩小，肾小球滤过率降低，结果出现少尿或无尿。

3. 肾血浆流量减少　肾血浆流量对肾小球滤过率有很大影响，主要是影响滤过平衡的位置。当肾血浆流量增加时，在血液由入球小动脉端向出球小动脉端流动的过程中，血浆胶体渗透压上升的速度慢，有效滤过压下降的速度减慢，滤过平衡的位置向出球端靠近，有效滤过压和滤过面积就增加，肾小球滤过率也随之增加。当肾血浆流量减少时，则出现相反的变化。凡能使有效循环血量减少，心排血量下降以及引起肾血管收缩的因素，均会导致肾灌流量不足，而使肾小球滤过率下降，导致少尿或者无尿。

（二）肾小球滤过膜通透性改变

血浆蛋白通过肾小球毛细血管壁进入肾小球囊腔，要通过毛细血管内皮细胞、基底膜和肾小球囊的脏层上皮细胞（足细胞）三层结构。滤过膜的通透性决定了滤液的成分。在肾炎、肾病综合征、肾血管病变时，由于炎症、缺氧及免疫损害作用，可使基底膜及上皮足细胞破坏，滤过膜的通透性会异常增加，微孔增大，加之糖胺多糖减少，导致平时基本不能滤过的蛋白质被大量滤过，形成蛋白尿，甚至有血细胞进入滤液，形成血尿。

二、肾小管功能障碍

肾小管可由于缺血、缺氧、毒素作用引起上皮细胞变性坏死，发生功能障碍，也可由于醛固酮和抗利尿激素等体液调节因素的作用导致功能改变。

（一）重吸收障碍

在管壁对水具有通透性的条件下，水的重吸收与管外组织液之间的渗透压差有密切关系。当管外组织液与小管液之间的渗透压差越大，水的重吸收就越多。因此，当小管液中的溶质浓度升高，渗透压升高时，管外组织液与小管液之间的渗透压差变小，水的重吸收减少。临床使用的渗透性利尿剂，就是通过增加小管液中的溶质浓度产生利尿作用的，如20%的甘露醇和异山梨醇等。糖尿病患者的多尿，也是渗透性利尿作用的结果。近曲小管重吸收功能障碍可导致肾性糖尿、肾小管性蛋白尿、氨基酸尿以及因碳酸氢钠重吸收障碍所致的近曲小管性酸中毒。

（二）尿液浓缩和稀释障碍

近端小管的定比重吸收产生的机制尚未完全阐明。一般认为，这种定比重吸收的机制主要是与肾小球的滤过率发生改变时管周毛细血管血压和胶体渗透压的改变有关。例如在肾血浆流量不变的情况下，当肾小球滤过率增加时，可使管周毛细血管内的血压降低，胶体渗透压升高，近端小管对钠离子和水的重吸收率相应增加；反之，当肾小球滤过率降低时，可使管周毛细血管血压升高，胶体渗透压下降，近端小管对钠离子和水的重吸收率降低。在慢性肾盂肾炎患者，由于髓袢升支重吸收Cl^-、Na^+的功能减弱，髓质高渗环境破坏，肾浓缩功能障碍尤为显著。如果集合管管壁有病变，如肾淀粉样变性的患者，其集合管可被淀粉样物质环绕，影响到集合管对水的重吸收，因而尿的浓缩功能降低。又如由于神经垂体病变，抗利尿激素释放减少或缺乏，造成集合管管壁对水的通透性显著降低，致尿液浓缩显著下降。

（三）酸碱平衡紊乱

肾功能障碍时往往出现代谢性酸中毒，在代谢性酸中毒的发生中肾小管尤为重要。远曲小管分泌H^+、K^+、NH_4^+与Na^+交换并保留碱储备而使尿液酸化。这些分泌功能障碍可导致酸中毒。

三、血流动力学及血管调节

（一）肾素-血管紧张素系统与肾脏病

血管紧张素Ⅱ（AⅡ）是肾素-血管紧张素系统（RAS）最主要的生物活性物质，在肾脏损害中起重要作用。AⅡ与肾脏细胞膜上的血管紧张素Ⅰ型受体结合后，既可通过增加肾小球毛细血管内压这一间接途径引起肾脏损害，也可通过其他途径，如刺激肾脏细胞分泌TGF-β等各种淋巴因子，直接造成肾脏损害。

血管紧张素受体（AT受体）AⅡ在体内主要通过AT受体介导后发挥广泛和多方面的作用。由于选择性受体拮抗剂的应用和分子生物学方法的介入，现已鉴别清楚的AT受体主要有AT_1受体和AT_2受体两种类型。

（二）血管内皮细胞生长因子与肾脏病

血管系统由于其提供氧和养料、运走代谢废物等功能，对于整个机体起着至关重要的作用。血管内皮细胞生长因子（VEGF）在蛋白尿的发生中可能起重要的作用，其在集合管上皮细胞的持续表达可能也是通过旁分泌的作用，增加管周毛细血管的通透性，从而调节髓质渗透压。

四、细胞信号转导异常

细胞信号转导系统（signal transduction system）由能接收信号的特定受体、受体后的信号转导通路及其作用的终端组成。细胞信号通过受体或类似于受体的物质激活细胞内的信号转导通路，触发离子通道的开放、蛋白质可逆磷酸化反应以及基因表达改变等变化，进而导致一系列生物效应。不同的信号转导通路间相互作用，形成复杂的网络。

细胞信号转导异常可导致疾病的发生或促进疾病的发展。而在疾病过程中也会出现继发性的信号转导异常，这种异常可参与疾病的发展或导致另一种病理情况。研究表明，过氧化物酶增生活化受体（*PPARα*）和 *PPARγ* 共同调控 ATP 结合盒转运子 A1（ABCA-1）介导的胆固醇分泌而防止脂质沉着，另外，Scr-A 过度表达通过明显增加 *PPARγ* 和 *LXRα*、抑制 *PPABα* 和 *ABCA-l* 基因表达而使 *PPABα* 和 *PPABγ* 比例失衡，因此 *PPABα* 激动剂看来能更好地提供保护，对抗脂质积聚，即使在细胞增加 Scr-A 表达的情况下也是如此。

由于从信号的发放、受体结合、信号转导通路的激活直至作用靶蛋白出现效应是一个整体过程，其中任何一个环节出现障碍都可能影响到最终的效应。以抗利尿激素的作用为例，肾脏对水的重吸收和排泄功能受加压素（VP）或抗利尿激素调节，VP 能与肾集合管上皮细胞管周侧膜上的 V2R 结合，通过 Gs-AC-cAMP-PKA 信号转导通路，使微丝微管磷酸化。在它们的作用下，原来位于肾集合管上皮细胞管腔侧膜下胞质小泡膜上的水通道（AQP2）通过胞吐过程，向上皮细胞管腔侧膜移动，并插入膜中，结果使肾集合管管腔膜对水的通透性增加，尿液因此而浓缩。由于抗利尿激素分泌减少，可致中枢性尿崩症，而由于肾集合管上皮细胞对 VP 的反应性降低，所致为肾性尿崩症。V2P 引发的信号转导通路异常是该病的分子基础，迄今为止，在肾性尿崩症患者中 V2P 变异型已达 60 多种。

五、细胞因子与肾脏疾病

多种细胞因子参与了肾脏病的病理生理过程。Takaya 等提出过量白蛋白可引起 *MCP-1*（单核细胞趋化蛋白 -1）表达，认为 dBSA（十二烷基苯磺酸）刺激近端小管可通过活化 NF-KB 引起 MCP-1 表达，同时部分累及 ERK1/2 信号转导。免疫功能紊乱与肾小球疾病的发生有着密切关系，由于细胞和体液免疫功能紊乱，导致肾小球系膜改变，基底膜静电屏障、分子屏障受损。

（一）白细胞介素（IL）

IL-6、IL-8、IL-10 是由多种细胞，包括肾小球系膜细胞及肾小管上皮细胞合成、分泌的，它们具有多种生物学功能，参与了肾小球疾病的病理生理过程。IL-10 作为一种免疫抑制因子，在机体免疫应答中对机体具有保护和损伤的双重作用。IL-10 的主要效应是抑制活化的单核巨噬细胞产生 IL-6、IL-8 和 TNF-α，因此可以起到相应的抗炎作用。此外，IL-10 对慢性肾衰竭、透析、急性肾小管坏死及肾移植的作用也有相关报道。体外试验发现，IL-13 对系膜增殖性肾炎有一定的保护作用，IL-4 和 IL-13 在改变肾小球通透性方面起着一定的作用。在糖尿病肾病时，IL-1、IL-6 分泌增多并直接或间接作用于系膜细胞，引起 ECM 代谢异常，这在糖尿病肾病的发病中起着重要作用。

（二）转化生长因子 β（TGF-β）

不同病因的多种慢性肾病最终都会进展为终末期肾病（ESRD），ESRD 的主要形态学改变是肾小球及肾小管间质纤维化。一系列生长因子与细胞因子的改变与这些 ECM 成分的合成及代谢的调节密切相关，TGF-β 的升高是 ECM 聚集的基础，也是造成肾小球系膜区基质堆积的主要致病因子。TGF-β 几乎增加所有细胞外基质成分 mRNA 的表达，导致多种细胞外基质（ECM）成分的积聚，如纤维连接蛋白（FN），Ⅰ、Ⅲ、Ⅳ型胶原，硫酸表皮素蛋白多糖等多种蛋白多糖。通过 TGF-β 与血管紧张素Ⅱ（AⅡ）之间密切联系的研究表明，在慢性肾病过程中血流动力学改变和局部形态学改变是紧密联系的统一体，共同促进着疾病的进展。不管病因如何，以进行性肾纤维化为特征的肾脏疾病，TGF-β 常是导致纤维化的最后的、共同的中介物。

（三）肿瘤坏死因子（TNF）

TNF 是由激活的巨噬细胞和单核细胞、淋巴细胞产生的一种具有广泛生物学活性的多肽介质。TNF 最早因其具有抗肿瘤活性而被发现并由此命名，但过量的 TNF 可导致多种病理改变，TNF 在肾脏病中起着十分重要的作用。

1. **促进内皮细胞的损伤** TNF 通过内皮细胞 TNF-R 损伤肾小球、肾小管及肾内血管的内皮细胞。

2. **对肾小球基底膜通透性的改变** 动物实验表明，TNF 与尿蛋白形成有关。TNF 可通过改变肾小球上皮细胞足突融合及断裂、阴离子点位减少，使肾小球基底膜通透性改变。肾小球基底膜通透性的增加是造成肾病综合征、慢性肾炎患者形成蛋白尿的重要原因之一。

3. **加重肾脏缺血** TNF 介导了肾脏早期血流动力学的改变，除直接作用于肾脏外，还可通过激活其他介质的释放，如 NO、ET、PGI_2、TXA_2 等的释放，进一步加剧肾脏缺血及肾功能的损害，从而使肾小球滤过率降低，尿量减少，肌酐清除率下降，滤过分数降低。

4. **促进肾小球内微血栓形成** 一方面，TNF 可通过抑制纤溶反应，下调血栓调节素的表达，抑制具有抗凝作用的蛋白 C 的激活，导致微血栓的形成。另一方面，TNF 也可通过抑制体内一氧化氮的合成，使其抗凝和抗血小板黏附能力下降，以及通过刺激 IL-1 的生成加速凝血功能。

5. **TNF 与其他细胞因子的相互诱生和协同作用** 各细胞因子具有高度协同的作用，在体内形成细胞因子网络。大量细菌注入动物体内后，首先出现 TNF 增加，继而出现 IL-1、IL-6 增多，注射 TNFMcAb（抗 TNF 单抗），不仅中和了 TNF，也抑制了 IL-1、IL-6 的产生。IL-1 本身不能诱导致死性休克，但与小剂量 TNF 合用时，可使小鼠休克死亡。在内毒素引起的休克兔肾脏发病机制中，TNF 是主要的致病介质，它的释放早于其他细胞因子。

六、红细胞免疫与肾脏病

（一）参与肾炎的发病过程

C3b 受体数目减少或活性降低时，血液中红细胞携带、清除免疫复合物的功能即发生障碍，循环中增多的免疫复合物则沉积在肾脏组织内，导致肾脏发生免疫炎症损害。红细胞也通过调节某些体液因子和免疫活性细胞的功能而间接参与肾炎的发生、发展过程。

（二）加重肾小球肾炎的炎症损伤

正常人 C3b 受体可抑制经典和旁路途径中 C3 转化酶的活性，使补体失去炎症致病能力，红细胞 C3b 受体活性下降可能削弱这一保护机制。另外，慢性肾炎患者红细胞免疫功能降低也会使循环免疫复合物（CIC）清除受阻，导致 CIC 在体内蓄积，从而加重肾小球的炎症损伤。

（三）导致肾脏疾病患者抗病能力低下

目前，虽然红细胞免疫在机体免疫调节中的作用尚未完全明晰，但其清除异物、抵抗外来微生物及促进吞噬细胞吞噬、增强 T 淋巴细胞和 B 淋巴细胞的免疫作用已明确。故红细胞免疫功能低下可导致慢性肾衰竭患者抗病能力下降。

七、一氧化氮、内皮素与肾脏病

NO 对肾脏有明显的双重作用，其原因是 NO 就是一种双重作用的细胞因子。cNOS（结构型一氧化氮合成酶）低水平、持续合成 NO 可抗御炎症，抑制血小板和白细胞黏附，但 iNOS（诱导型一氧化氮合成酶）短期大量合成 NO 则导致急性组织损伤，引发急性炎症反应。

肾脏是合成内皮素（ET）的主要器官和作用靶器官，研究表明，除肾血管内皮细胞及平滑肌细胞外，肾组织中多种细胞，如肾小球系膜细胞等均能合成内皮素，ET 能诱导静息的肾系膜细胞进入 G1 期，促进 DNA 合成及细胞分化。尽管在大多数血管床内皮素受体 A（ET_A）介导血管收缩作用，但在肾系膜细胞，ET_B 受体活化可能诱导 NO 的释放，可能由此而对抗 ET_A 受体介导的肾血管的收缩作用。ET-1 还能调节细胞外基质的重构。

慢性肾衰竭患者血浆中 ET 水平升高，可能是炎症和各种细胞因子、血流动力学改变、酸性代谢产物等因素致 ET 合成分泌增加而清除减少之故。升高的 ET 进一步改变肾脏血流动力学，使肾系膜细胞增殖，加速肾间质纤维化、肾小球硬化、肾功能恶化。

八、肾移植

肾移植后，由于手术、免疫抑制药物、麻醉、机体反应、免疫反应等状态，可发生各种并发症，并涉及身体的各个部位。排斥反应是造成肾移植后功能下降或丧失的主要原因。根据排斥反应的病因、病理及临床表现，可分为超急性排斥反应、加速性排斥反应、急性排斥反应和慢性排斥反应。

（一）排斥反应

1. **超急性排斥反应**　超急性排斥是体内循环抗体导致的移植肾直接损害，发生在术后 48 小时内，通常发生在手术中肾血液循环恢复后几分钟内。其临床表现为恢复血供后移植肾颜色鲜红，质地饱满，并随心跳而有节律地搏动，但质地逐渐变软、肿大，很快变为暗紫色或呈花斑状坏死，然后无尿或仅有少量血尿。术后 24~48 小时内发生这种排斥反应，可表现为血尿或少尿后突然无尿，移植肾区剧痛、血压升高、血肌酐持续升高并伴有高热、寒战等全身反应。病理表现为肾小球毛细血管和小动脉血栓栓塞，肾皮质缺血性坏死。应与低血压、低血容量、水电解质紊乱、输尿管狭窄或扭曲、肾周出血或血管吻合口栓塞区别。

2. **加速性排斥反应**　发生在术后 2~5 天内，主要表现为少尿、无尿、血肌酐持续升高、血小板明显减少、高热，移植肾肿胀、压痛，高血压，放射性核素检查肾血流灌注明显减少。一般来说，加速性排斥反应发生越早，程度越严重，预后也越差。

3. **急性排斥反应**　急性排斥反应是最常见的一种排斥反应，术后 3 个月内 40%~85% 的患者至少经历一次急性排斥反应，以第 2 周的发生率最高。多数患者应用抗排斥的免疫治疗效果良好，肾功能多能恢复。如排斥反应发生严重，治疗不当，可产生不可逆的肾功能下降或丧失。根据其病理变化的主要特征，可分为急性体液排斥反应和急性细胞排斥反应两种。

在应用环孢素（CsA）作为免疫抑制剂以前，急性排斥反应临床可表现为患者全身极度不适、体重增加、体温升高、移植肾疼痛且肿大变硬、血压升高伴尿量减少。环孢素广泛应用以来，急性排斥反应的发生率明显降低，程度减轻。往往仅出现移植区症状、体征，体重增加，出现蛋白尿，尿沉渣可见多数淋巴细胞、坏死脱落的肾小管上皮细胞及细胞管型。B 型超声显像检查显示移植肾肿大，放射性核素检查肾灌注减少，呈斑块状。

4. **慢性排斥反应**　可在肾移植后 6 个月至数年后发生，临床表现及症状不明显，逐渐出现移植肾功能减退、蛋白尿、血压升高，血尿素氮、血肌酐逐渐升高，多数患者肾功能最终完全丧失。放射性核素扫描显示肾灌注减少。肾活检可协助诊断，表现为肾缺血、肾间质纤维化、肾小管萎缩、肾小动脉狭窄且闭塞、组织间隙纤维化，肾小球丧失功能，病变不可逆，为移植失败的主要原因。

（二）免疫力低下与病毒感染

肾移植患者由于环孢素等免疫抑制剂的使用，机体免疫力低下，常导致 EB 病毒（Epstein-Barr virus，EBV）和巨细胞病毒（cytomegalovirus，CMV）的感染机会增加或感染加重。PCR 技术可检测全血或 B 淋巴细胞中的 EBV 病毒载量，以及血清中 CMV 的病毒载量。

九、肾脏疾病与脂代谢

脂质是正常肾脏的重要组成部分，约占其湿重的 3%。肾脏中超过 50% 的脂质是磷脂，磷脂是细胞膜的主要成分。大约 20% 的肾脏脂质是甘油三酯，10% 是游离脂肪酸（FFA）。在肾脏中，FFA 的线粒体氧化是 ATP 产生的主要来源之一，特别是在近端小管中，近端小管具有较高的能量需求和相对较弱的糖酵解能力。近端小管细胞的主要作用是主动重吸收钠，在重吸收过程中，所需能量主要来自脂肪酸 β 氧化。研究发现，脂肪酸的氧化占人体肾脏耗氧量的三分之二，人体肾脏对游离脂肪酸的利用与血浆游离脂肪酸水平在一定浓度范围呈线性相关。血液中的脂肪酸主要以与白蛋白结合的形式存在。

不同的肾脏疾病导致脂质代谢和血脂谱的改变略有不同，主要表现为甘油三酯（TG）升高、高密度脂蛋白胆固醇（HDL-C）降低、高密度脂蛋白成熟受损、高密度脂蛋白抗氧化和抗炎活性降低。同时，脂质紊乱又可加速肾病的进展，以及包括心血管疾病、能量代谢受损、运动能力下降和其他各种并发症在内的许多并发症。肾衰竭的严重程度、蛋白尿及其严重程度均可影响肾病患者血脂紊乱。另外，饮食、药物疗法以及肾脏替代疗法，如血液透析、腹膜透析、肾移植对血脂也有影响。

慢性肾病（CKD）患者总脂肪酸、甘油糖脂和甘油磷脂明显增加。血清总脂肪酸、甘油糖脂和甘油磷脂水平与血清总甘油三酯（TG）呈正相关，与eGFR（表皮生长因子）、总胆固醇（TC）呈负相关。高FFA与CKD患者心血管疾病的高风险密切相关。降脂策略可有效地延缓肾脏疾病的进展，是解决当前肥胖相关肾病流行的一种很有前景的方法。

150多年前，Rudolf Virchow在柏林病理研究所的报道首次提出了脂质堆积与肾病之间的联系。现有大量的动物数据表明肾功能障碍和肾脂质积累之间存在联系，包括代谢性疾病（肥胖症、代谢综合征和糖尿病）、慢性肾病、急性肾损伤以及衰老。肾小球和肾小管（尤其是近端小管）似乎最易发生脂质积累，在动物模型中，过量脂质的定位不尽相同。在肾脏中积累脂质的倾向性，也可能存在物种或应变特异性差异。肾脏脂质堆积见于多种疾病，包括高血压肾硬化、局灶节段性肾小球硬化、肝肾综合征、糖尿病昏迷、严重的全身低体温以及罕见的遗传疾病，包括Fabry病、家族性低血友病、Alagille综合征和脂蛋白肾小球病。

Moorhead等人在1982年首次提出了脂质肾毒性假说，认为血脂异常可能加速肾脏疾病的进展。在这种情况下，血脂异常可能是由于尿白蛋白丢失而导致肝脏脂蛋白合成代偿性增加引起的，可能是正反馈回路的一部分，导致进一步的肾损伤。血脂异常既可通过脂毒性直接损害肾脏，也可通过全身炎症、氧化应激、血管损伤、激素和其他信号分子的变化间接影响肾脏功能。血脂异常本身并不足以导致肾损伤，但可能与其他系统性和/或局部性因素共同作用，形成多击机制（multihit mechanism）而导致肾损伤。

第四节 肾脏疾病的主要临床表现

肾脏疾病早期常无特殊症状，一般表现为程度不同的疲倦、乏力、嗜睡、高血压、眼睑水肿、双下肢水肿等，若未及时治疗使病情迁延发展，可能出现泌尿系统症状（如蛋白尿、肉眼血尿、腰痛等）或泌尿系统以外的症状（如水肿、高血压，甚至肾衰竭的各种相关表现等）。对于各项检验诊断指标的结果，必须结合临床症状、体征进行综合分析，用于疾病的诊断和治疗监测。

一、蛋白尿

尿蛋白中以中、小分子（白蛋白及更小的蛋白质）为主，没有或仅有极少量大分子蛋白，这种蛋白尿称为选择性蛋白尿。若血浆中的大小分子量的蛋白质均能从肾小球滤过膜通过，尿蛋白以相对分子量较大和中等的蛋白质同时存在为主，称为非选择性蛋白尿。临床研究表明，蛋白尿的选择性和肾小球病变有一定关系。小儿肾病综合征中蛋白尿呈高选择性者，其中约97%为微小病变性肾病。在成人中，高选择性者常提示为微小病变型肾小球病变，偶见于膜性肾小球肾炎、增殖性肾炎或局灶性硬化性肾小球肾炎。凡高选择性者可预测对激素及免疫抑制治疗反应良好。临床见到肾小球轻微病变时呈选择性蛋白尿，当病变发展到增殖型时，则蛋白尿逐渐变为非选择性。

蛋白尿的发生与肾小球滤过屏障的损伤密切相关。肾小球滤过膜仅允许特定大小的蛋白质分子通过，正常情况下，只有小分子血浆蛋白能够通过肾小球滤过膜，大分子的血浆蛋白不能通过。当肾小球发生炎症、缺氧时，滤过膜的通透性会异常增加，导致平时基本不能滤过的蛋白质（大、中分子量蛋白质）被大量滤过，形成蛋白尿。肾小球毛细血管壁内皮细胞、基膜和上皮细胞表面以及系膜区富含硫酸肝素及唾液酸，因而肾小球滤过膜带负电荷，能阻止含负电荷的血浆蛋白滤过。电荷屏障损伤后，尿蛋白排出量明显增加。球内系膜在调节滤过屏障方面有重要作用，其作用包括：系膜细胞收缩，可直接改变滤过表面或通透性，直接影响滤出率，调节基质的物理性状。肾小管重吸收能力降低是蛋白尿的另一原因，经肾小球滤过的蛋白，绝大部分在近曲小管通过细胞重吸收。远端肾小管也能吸收某些小分子蛋白。当感染、药物等因素致肾小管受到损害时，可引起肾小管重吸收能力降低，小分子量蛋白质不能被充分重吸收而产生蛋白尿。此外，肾脏组织和尿路分泌的蛋白（如髓袢升支厚壁段及远曲小管起始部分分泌Tamm-Horsfall蛋白，尿路上皮细胞分泌的免疫球蛋白IgA）在相应组织发生病变时增加，可引起蛋白尿。

二、血尿

血尿是泌尿系统疾病常见的临床表现之一，正常人尿液中无或偶有微量红细胞，尿内含有一定量的红细胞，称为血尿。每升尿内含血量超过1ml即可出现淡红色，称为肉眼血尿；新鲜尿离心后显微镜下检查每高倍视野红细胞超过3个，称为显微镜血尿。绝大部分血尿由泌尿系本身疾病所致，多见于特异性或非特异性感染、各种肾小球疾病、结石、肿瘤、损伤等。一般而言，肾脏疾病的血尿常均匀一致，其色泽与出血的速度、出血的数量等有关，血尿中如混有凝血块均不提示肾小球疾病，小条状血块常为上尿路出血，大的血块为膀胱出血。应注意血尿是否伴有尿频、尿急、排尿困难、排尿中断；是全程血尿还是初始血尿；是一过性还是反复发作。同时要注意性别、年龄与血尿的关系，如青少年血尿往往以尿路感染、肾小球肾炎、先天性尿路畸形较常见；中年人则以尿路感染、结石、肿瘤常见；40~60岁的患者，男性则以膀胱肿瘤、结石常见，女性则以尿路感染、结石、肿瘤常见；大于 60 岁的患者中，男性则要注意前列腺肥大、前列腺癌、膀胱癌的可能，女性则要注意膀胱癌、尿路感染。

由于红细胞的来源不同、尿液的渗透压及 pH 不同，红细胞很可能发生变形，如皱缩红细胞、肿胀红细胞、影细胞等，这对泌尿系统疾病的诊断及定位有一定的帮助。如新鲜尿液中 70% 以上为变形红细胞，多考虑肾性血尿，而红细胞形态正常者为非肾性血尿；变形红细胞为主的混合性血尿或影细胞大于 80% 的血尿，多考虑为肾小球病变，而均一红细胞血尿基本上可排除肾小球病变。

三、水肿

过多的体液在组织间隙或体腔中积聚，称为水肿（edema）。由于肾脏疾病导致的全身水肿，称为肾性水肿（renal edema），包括肾炎性水肿和肾病性水肿，其特征是晨起眼睑甚至额面水肿，病情加重可扩展至全身。

肾病性水肿是由各种肾脏疾病引起肾小球基底膜损害，使大量血浆蛋白（主要是白蛋白）经尿丢失，临床表现为蛋白尿、全身水肿和高脂血症。肾病性水肿发病的中心环节是低蛋白血症引起血浆胶体渗透压降低。由于肾小球基底膜严重受损，随尿液丢失的白蛋白每日可高达 10~20g，远超过机体合成白蛋白的能力，引起血浆胶体渗透压降低，使平均实际滤过压增高，导致大量体液在组织间隙积聚。大量血浆成分进入组织间隙，造成血浆容量减少和有效循环血量降低，引起钠、水潴留，后者本是机体对有效循环血量减少的代偿适应，但若低蛋白血症持续存在，过量潴留的钠、水会造成血浆蛋白稀释，进一步降低血浆胶体渗透压，使更多的液体进入组织间隙，加重水肿。

肾炎性水肿为全身性水肿，水肿形成较快，多首先出现于眼睑和面部，早晨起床时较为明显，随病情加重，逐渐出现下肢及其他部位水肿。肾炎性水肿常伴有高血压及尿量减少等表现，尿液检查有蛋白尿、血尿及管型尿等，尿蛋白量多少不等，一般在 1~3g/d。

急性肾小球肾炎时，广泛的肾小球毛细血管发生病变，毛细血管内皮细胞及血管间质细胞发生肿胀、增生、炎症细胞渗出、纤维蛋白堆积和充塞肾小球囊腔，从而使肾小球的血流量减少、有效滤过压下降，滤过膜通透性下降、有效滤过膜面积减少，其结果是肾小球滤过率下降，而肾小管重吸收功能正常，甚至在有效循环血量下降而引发的肾素 - 血管紧张素 - 醛固酮系统的作用下，重吸收钠、水的功能还会加强，从而使钠、水潴留，引起水肿。

慢性肾炎晚期所发生的水肿，多由于大量肾单位纤维化、玻璃样变，因滤过面积极度减少，残存的肾单位不足以代偿，发生钠、水潴留而引发水肿。此外，慢性肾炎由于长期不断丢失蛋白而引起的低蛋白血症也是引发水肿的一个因素。

四、肾性高血压

高血压是肾脏疾病的常见临床表现之一，由肾脏疾病所致的血压升高称为肾性高血压。高血压患者中，由肾脏疾病引起者约占 10%。继发性高血压患者中，由肾脏疾病引起者占第 1 位。在透析、移植的终末期肾脏疾病患者中 80%~90% 有高血压。肾小球肾炎患者高血压的发生率为 23%~61%。肾性高血压包括肾实质病变或肾血管阻塞性病变引起的高血压。肾实质高血压的发生机制：

1. **水钠潴留**　急性肾实质性疾病时，由于 GFR 降低致钠潴留，细胞外液容量扩张使之产生高血压；同时也抑制了肾素 - 血管紧张素系统的活性。慢性肾实质性疾病，由于肾实质肾单位的数目减少，肾功能进行性减退，排钠能力减低，使体内总的可交换钠增加，致细胞外液容量扩张，引起高血压。

2. **肾素分泌增多**　部分肾脏实质性疾病患者，其病变广泛且伴血管病变，致肾缺血；肾血管病变早期亦有肾缺血，因而使肾素分泌增加，RAS 活性增强，小动脉收缩，外周阻力增加，引起肾素依赖性高血压。

3. **肾内降压物质分泌减少**　激肽释放酶 - 激肽系统受抑制，PGE_2、PGA_2 生成减少与肾实质性高血压的发生有关。高血压能增加肾小球毛细血管张力，增加肾小球的滤过负荷，加速肾小球硬化。

五、肾功能损害

部分患者在起病早期由于肾小球滤过率降低，水钠潴留而尿量减少（常在 400~700ml/d），少数患者甚至少尿（<400ml/d），肾功能可一过性受损，而出现轻度一过性氮质血症。多数患者肾功能于利尿消肿数日后恢复正常，仅极少数患者发展至急性肾衰竭。

急性及慢性肾功能不全发展到严重阶段时，最终将导致尿毒症。尿毒症除具有急慢性肾功能不全时的功能代谢变化外，还可累及各系统的功能，使神经系统、心血管系统、呼吸系统、消化系统、内分泌系统、免疫系统以及皮肤等出现相应的病理变化，以及糖、蛋白质、脂肪等代谢变化。

胱抑素 C（cystatin C，Cys C），又称半胱氨酸蛋白酶抑制剂 C，在所有的有核细胞内表达，无组织特异性，可在体内以恒定速度产生，存在于各种体液之中，不受种族、年龄、性别、体重等因素影响。肌酐清除率（eGFR）的变异系数（coefficient of variation，CV）为 9%~19%，平均 CV 值为 13.9%；采用胱抑素 C 和年龄公式估算肌酐清除率，CV 值明显下降，为 2.0%~7.1%，平均 CV 值为 3.7%。

$$eGFR=130\times cystainC^{-1.069}\times age^{-0.117}-7 \qquad 式 30\text{-}2$$

FDA 指出，该指标替代肌酐清除率的应用，对检验医学、实验室和患者都是巨大的进步，并强调应该在全球范围内推广该检测项目。其性能优于肌酐，特别是在肾功能仅轻度减退时，敏感性高于血肌酐，被认为是判断肾小球功能的首选指标。胱抑素 C 被 FDA 列为全新的肾病检测指标。

六、肾衰竭

（一）急性肾衰竭

由于肾小球滤过率急剧减少，或肾小管发生变性、坏死而引起的急性肾功能严重损害，泌尿功能丧失，导致急性氮质血症、高钾血症、代谢性酸中毒和水中毒等综合征，统称为急性肾衰竭。起病急骤、病程短，进行性血尿素和肌酐升高，常在短期内出现尿毒症，是诊断急性肾衰竭的主要依据。急性肾衰竭可分为 3 类：肾前性（循环衰竭）、肾性（急性肾实质损伤）和肾后性（尿路阻塞）。

急性肾衰竭在临床上表现为 2 种类型，即少尿型和多尿型。临床过程常分为少尿期、多尿期和恢复期。

1. **少尿期** 在致病因素作用下，肾实质缺血，肾小球滤过率极度降低，如得不到纠正，终将导致肾小管上皮细胞缺血缺氧而变性坏死。肾性毒素也可引起急性肾小管坏死。患者出现少尿或无尿，此期尿量多在 100~200ml/d 以下，由于少尿，代谢产物潴留，导致氮质血症、高钾血症、代谢性酸中毒和水中毒等。此期持续 8~16 天。

2. **多尿期** 及时正确的治疗后，肾小管得以再生与修复，肾功能逐渐恢复。此期尿量明显增多，昼夜排尿 3~5L，可使大量水、电解质丧失，引起失水、失钠、失钾，甚至发生血压下降，导致休克。此期多在少尿期后 7~10 天开始。当尿量增至 400ml/d 以上时，提示进入多尿期。在多尿期的早期，肾单位功能未完全恢复，不能充分地排出血中的氮质代谢废物、钾和磷，血中上述物质仍可继续上升。

3. **恢复期** 多尿期过后，肾功能已显著改善，尿量逐渐恢复正常。此时尿液成分和血肌酐、尿素氮基本恢复正常水平，但肾小管尚有轻度障碍，肾功能完全恢复需要更长时间。一般在发病后 1 个月左右进入恢复期。

（二）慢性肾衰竭

慢性肾衰竭是发生在各种慢性肾脏疾病的基础上，由于肾单位逐渐受损，缓慢出现肾功能减退以致不可逆转的肾衰竭。慢性肾衰竭临床主要表现为肾功能减退，代谢废物潴留，水、电解质和酸碱平衡失调，以及与肾脏有关的多种内分泌功能失调，以致不能维持机体内环境的稳定而引发的临床综合征（表 30-1）。

表 30-1 慢性肾衰竭各阶段的主要表现

阶段	GFR/（$ml\cdot min^{-1}$）	氮质血症	临床表现
肾贮备能力丧失期	30~60	无，血肌酐和尿素通常轻微升高	肾排泄代谢废物，调节水、电解质和酸碱平衡的能力仍能维持机体内环境的稳定，无临床症状
氮质血症期	25	轻中度，血肌酐>170μmol/L，尿素>7.0mmol/L	肾维持机体内环境稳定的能力有一定程度障碍，肾浓缩功能有轻度损害，轻度贫血
肾衰竭期	<10	较重，血肌酐>442μmol/L，尿素 17.9~21.4mmol/L	肾功能已严重受损，不能维持机体内环境的稳定，肾浓缩和稀释功能显著障碍，水、电解质和酸碱平衡失调，有较明显的贫血
尿毒症期	<10	严重，血肌酐>1 800μmol/L，尿素>21.4mmol/L	水、电解质失调严重，常有明显的代谢性酸中毒，体内多个系统均受累而出现相应的症状，尤其是胃肠道、心血管和中枢神经系统症状更明显，甚至昏迷

第五节 常见肾脏疾病的检验诊断

肾脏疾病包括肾小球疾病、肾小管疾病、肾间质疾病、继发性肾病、感染性肾病等。肾小球疾病大部分为原发性，另一部分为继发性，少部分为先天性及遗传性。继发性肾病是全身各系统疾病，如肾性糖尿病等。本节重点介绍临床常见肾脏疾病的实验室检查。

一、原发性肾小球疾病

（一）急性肾小球肾炎（acute glomerulonephritis，AGN）

1. **尿液常规检查** ①几乎所有患者都有镜下血尿或肉眼血尿，尿中红细胞多为畸形红细胞，即红细胞形态多皱缩，边缘不整或呈多形性；②蛋白尿为本病的特点，蛋白定性+~+++，含量一般为 1~3 g/24h，可通过尿蛋白选择性指数测定或尿微量白蛋白、转铁蛋白、免疫球蛋白测定及尿蛋白电泳，大致判断肾小球滤过膜的损害程度；③尿沉渣还可见白细胞、小管上皮细胞、颗粒管型、红细胞管型等，红细胞管型有助于急性肾炎的诊断；④尿比重高，多在 1.020 以上，主要是球-管功能失衡的缘故。

2. **血常规检查** 可有轻度贫血，常与水钠潴留、血液稀释有关。白细胞计数可正常或升高。血沉在急性期常加快。

3. **肾功能检查** 除急性期可有一过性肾小球滤过率下降，出现短暂氮质血症外，大多数患者肾功能无异常。

4. **血清补体检查** 起病初期血清补体 C3 及总补体 CH50 下降，8 周内逐渐恢复正常，动态观察 C3 的变化对诊断本病意义很大。血浆中可溶性补体终末产物 C5b-9 在急性期上升，随疾病恢复逐渐恢复正常。若有持续的低补体血症，常提示其他疾病的存在，如膜增生性肾病、狼疮性肾炎或先天性低补体血症等。

5. **尿纤维蛋白降解产物(FDP)检查**　尿中FDP测定反映肾小球血管内凝血及纤溶作用,肾炎时尿FDP有所增高。

(二) 慢性肾小球肾炎(choronic glomerulonephritis, CGN)

1. **尿液常规检查**　早期多为轻度异常,尿蛋白常在1~3g/d,尿沉渣镜检红细胞可增多,尿比重偏低,多在1.020以下。疾病晚期尿比重常固定在1.010,尿中常有红细胞及管型(红细胞管型、颗粒管型、透明管型等)。急性发作期有明显血尿或肉眼血尿。

2. **肾功能检查**　早期肾功能正常或轻度受损,这种情况可持续数年,甚至数十年。随着疾病进展,肾功能逐渐恶化,肾小球滤过率、内生肌酐清除率降低,血尿素及肌酐升高,尿浓缩稀释功能均减退,并出现相应的临床表现(如贫血、血压增高等),进入尿毒症阶段。

3. **血液检查**　多数患者早期血常规检查正常或有轻度贫血,白细胞和血小板多正常。随疾病进展,贫血程度逐渐加重,红细胞及血红蛋白成比例下降,血沉增快,可有低蛋白血症,一般血清电解质无明显异常。

(三) 肾病综合征(nephrotic syndrome, NS)

1. **尿液检查**　尿中除有大量蛋白(>3.5g/d)外,可有透明管型或颗粒管型,有时也可有脂肪管型,尿沉渣镜检可见不同程度的红细胞。尿蛋白电泳、选择性蛋白尿及尿中C3、FDP测定,早期肾功能正常或轻度受损时为选择性蛋白尿,尿C3及FDP值正常,肾功能受损严重时为非选择性蛋白尿,尿C3及FDP值往往超过正常。

2. **肾功能检查**　有不同程度的异常。早期肾功能正常或轻度受损(内生肌酐清除率下降或轻度氮质血症),随着疾病进展,肾功能逐渐恶化,肾小球滤过率、内生肌酐清除率降低,血尿素氮及肌酐升高。

3. **血液检查**　多数患者早期血常规检查正常或有轻度贫血,随疾病进展,贫血程度逐渐加重,红细胞及血红蛋白成比例下降,血沉增快。

有低蛋白血症,除血浆总蛋白降低外,血浆白蛋白<30g/L,白/球比例可倒置,血浆的某些免疫球蛋白(如IgG)和补体成分、抗凝及纤溶因子、药物结合蛋白、金属结合蛋白、微量元素及激素结合蛋白也可因丢失而减少,血胆固醇、甘油三酯、低密度脂蛋白(LDL)、极低密度脂蛋白(VLDL)和脂蛋白(a)浓度可有不同程度的增高。血蛋白电泳:α_2-球蛋白或β-球蛋白可明显增高,α_1-球蛋白、γ-球蛋白多数较低。

(四) 隐匿性肾小球疾病(latent glomerulonephritis)

1. **尿液检查**　可有镜下血尿和/或蛋白尿(尿蛋白>0.5g/d,但常<2.0g/d,以白蛋白为主)。若仅以少量蛋白尿为主,尿蛋白定量多数<1.0g/d;少数尿蛋白略多,亦<2.5g/d,无血尿,可有颗粒管型,常称为无症状性蛋白尿。反复发作血尿,患者平时尿检可无异常或仅有镜下血尿,无特殊症状及体征,在一定诱因(如发热、咽炎、劳累、受凉)影响下,经数小时或数天,出现肉眼血尿,短期内血尿消失或恢复到原来水平。如镜下血尿持续存在,相差显微镜检查尿红细胞为多形型,计数>1×10^7/L(10 000/ml),无管型,可称为单纯性血尿。

2. **免疫学检查**　抗核抗体、抗双链DNA抗体、免疫球蛋白、补体等均正常。部分IgA肾病患者可有血IgA升高。

3. **肾功能检查**　血肌酐、尿素氮等均可正常。

(五) IgA肾病(IgA nephropathy)

1. **尿液检查**　可表现为镜下血尿或肉眼血尿,尿沉渣红细胞增多,相差显微镜尿红细胞位相检查多为畸形红细胞,提示肾小球源性血尿,但有时可见到混合性血尿。尿蛋白可阴性,约60%的患者伴有少量蛋白尿(尿蛋白常<1.0g/d),少数患者呈大量蛋白尿(>3.5g/d),可表现为肾病综合征。

2. 30%~50%的患者伴有血IgA增高,以多聚体IgA为主,但这种现象并不仅出现在IgA肾病。有学者提出可检查血中IgA-纤维连接素和多聚IgA,但其临床意义还有待于进一步确定。约50%的患者皮肤活检毛细血管内有IgA、C3、裂解素和纤维蛋白原沉积。

二、肾小管疾病

(一) 急性肾小管坏死(acute tubular necrosis, ATN)

急性肾小管坏死是由多种病因引起的威胁人类生命的疾病。患者常有轻中度贫血,血肌酐和尿素氮进行性上升。血肌酐平均每日增加≥44.2μmol/L,或88.4μmol/L或在24~72小时内血肌酐相对值增加25%~100%。血钾升高常大于5.5mmol/L,pH<7.35,[HCO_3^-]<20mmol/L,血清钠正常或偏低,血钙降低,血磷升高;尿蛋白+~++,尿沉渣可见肾小管上皮细胞、上皮细胞管型以及少许红细胞、白细胞。尿比重低且较固定,多在1.015以下;尿渗透浓度<350mmol/L;尿血渗透浓度之比<1.1;尿钠含量增高,为20~60mmol/L;肾衰竭指数>1,滤过钠排泄分数>1。

(二) 肾性尿崩症(renal diabetes insipidus)

继发性尿崩症较原发性多见,但多尿、烦渴症状相对较轻,常见有两种类型:对抗利尿激素(ADH)失敏,肾髓质渗透压梯度消失而导致尿浓缩功能障碍,多有原发病史,较易诊断。对上述两型可通过自由水清除率(CH_2O)及自由水再吸收率(TCH_2O)作出鉴别,正常人TCH_2O、CH_2O均正常,肾髓质渗透压梯度降低者,两者均低,ADH失敏则TCH_2O降低,CH_2O正常。

本病需与溶质性利尿、垂体性尿崩症和精神性多饮鉴别。禁水试验或高渗盐水试验、ADH注射和ADH测定均有助于鉴别诊断。禁水和高渗盐水试验是通过提高血浆晶体渗透压来刺激ADH分泌。精神性多饮可分泌ADH而出现抗利尿反应,而垂体性尿崩症患者不能分泌ADH,肾性尿崩症则对ADH失去反应,故均无反应。但对此两者给予外源性ADH后就有所区别,垂体性有效,肾性无效;垂体性者尿渗透压上升达700~800mOsm(kg·H_2O)以上,尿中cAMP增加,而肾性则无上述反应;垂体性尿崩症血ADH测定明显降低,而肾性则正常或升高。

1. **尿液检查**　每日尿量多而尿比重低,尿比重常<1.012,尿渗透压降低,多为150~180mOsm/(kg·H_2O),一般<200mOsm/(kg·H_2O);尿ADH正常。

2. **血液检查**　血清钠超过正常,血ADH的水平正常或增高。

3. 外源性注射ADH无效。

（三）肾性糖尿（renal glucosuria）

1. **尿糖** 尿中经常出现尿糖，餐后可略增多，24小时尿糖稳定于10~100g（妊娠期除外）。尿中的糖为葡萄糖，尿糖程度与饮食无关，但可随饮食中碳水化合物的总吸收量而波动。

2. **血液检查** 血糖正常，口服糖耐量试验曲线正常，胰岛素水平正常，血游离脂肪酸和糖化血红蛋白正常。

（四）肾小管性酸中毒（renal tubular acidosis，RTA）

1. **低血钾型远端肾小管性酸中毒** 出现阴离子间隙（AG）正常的代谢性酸中毒，低钾血症，实验室检查尿中可滴定酸（TA）减少和/或NH_4^+减少，尿pH>6.0，即可诊断。如伴有低血钙、低血磷则更加明确。不完全性远端RTA可做氯化铵负荷试验，若阳性，则诊断成立。

2. **近端肾小管性酸中毒（Ⅱ型）** AG正常的代谢性酸中毒，低血钾，尿中HCO_3^-增多，近端RTA的诊断即成立。疑似病例可进行碳酸氢盐重吸收试验，HCO_3^-排泄分数>15%即可诊断。

3. **肾功能不全型肾小管性酸中毒（Ⅲ型）** AG正常的代谢性酸中毒，GFR 20~30ml/min尿pH可<5.5，尿中NH_4^+下降可确诊。

4. **高血钾性肾小管性酸中毒（Ⅳ型）** 酸中毒、高血钾不能用肾小球功能障碍解释，尿HCO_3^-排出增加，尿NH_4^+减少，血醛固酮、肾素降低，GFR轻度降低，≥30ml/min。

三、肾间质疾病

（一）急性间质性肾炎（acute interstitial nephritis，AIN）

1. **药物性急性间质性肾炎** ①可疑的药物应用史；②全身过敏表现；③尿中无菌性白细胞尿，尿中嗜酸性粒细胞占1/3和/或蛋白尿；④肾功能：肾小球滤过功能短期内进行性损害伴肾小管功能部分损害，血清IgE升高，肾穿刺病理检查可明确诊断。

2. **感染性间质性肾炎** 全身感染时出现尿液改变并伴有进行性肾功能减退，中段尿细菌培养和/或血培养阳性。应高度怀疑败血症性间质性肾炎。

3. **特发性急性肾间质肾炎** 无明确的药物过敏史、感染史及系统性疾病，突然出现非少尿型急性肾衰竭，有中度蛋白尿、糖尿、血沉快，高γ-球蛋白血症，应疑为特发性急性肾间质肾炎，可疑病例应行肾穿刺病理检查。

（二）慢性间质性肾炎（choronic interstitial nephritis，CIN）

因病因复杂，临床表现无特异性，有较长期尿路梗阻、长期接触肾毒性药物或毒物史，另有以下情况应考虑本病的可能性：①存在肾小管功能受损，即肾小球滤过功能正常，以肾小管功能减退为主，可出现糖尿、氨基酸尿、多尿、尿比重低，可有电解质紊乱，难以纠正的酸中毒；②氮质血症，但无高血压及水肿；③轻度蛋白尿<1.5g/24h，常<0.5g，且为肾小管性，小分子蛋白、尿中溶菌酶、$β_2$-微球蛋白增加。

四、感染性肾脏疾病

（一）急性膀胱炎（acute cystitis）

1. **尿液常规检查** 每个高倍视野下超过5个（>5个/HPF）白细胞称为脓尿，约96%以上有症状的尿路感染患者出现脓尿。尿液可见红细胞增加，有时可伴显微镜下血尿，极少数（<5%）可有肉眼血尿。细菌、尿蛋白常为阴性或微量。

2. **尿细菌学检查**

（1）尿液细菌的定量培养：尿路感染的确诊只能建立在尿细菌定量培养的基础上。尿液细菌培养阳性时，还必须根据细菌数判断是否有泌尿系感染。检出同一种细菌时，革兰氏阴性杆菌≥10^5/ml菌落数（CFU）时可认为是病原菌，革兰氏阳性球菌菌落数≥10^4/ml则可视为病原菌。

在严格无菌操作下送检膀胱穿刺尿或导尿培养时，无论菌落数多少，均应视为病原菌。尿路感染致病菌大多为大肠埃希菌，但在青年妇女中约25%可为凝固酶阴性葡萄球菌（腐生葡萄球菌）。抗生素药物敏感试验对选择治疗方案和控制并发的菌血症有重要的指导意义。

（2）尿涂片镜检细菌：本法是一种快速诊断有意义的细菌尿的方法。可采用未经沉淀的清洁中段尿一滴，涂片进行革兰氏染色，用油镜找细菌，如平均每个视野≥1个细菌，即为有意义的细菌尿（表示尿液细菌定量培养菌落计数≥10^5/ml）。其符合率可达90%以上，可以迅速获得结果，按致病菌染色情况选用恰当的抗菌药物治疗。

（3）化学检查：目前常用的是亚硝酸盐试验，其原理是基于细菌消耗尿中的硝酸盐产生亚硝酸盐，其诊断尿路感染的敏感性为70.4%，特异性为99.5%，假阴性常常是由于肠球菌感染引起。临床上较常采用浸试条法（亚硝酸盐加上白细胞酯酶测定）作为尿路感染的筛选试验。

（二）肾盂肾炎（pyelonephritis）

1. **尿液常规检查** 急性泌尿道感染，除有脓尿外，常可发现白细胞管型（有助于肾盂肾炎的诊断）和细菌，尿液中可见红细胞增加，有时可伴显微镜下血尿，极少数（<5%）可有肉眼血尿，尤其是布鲁氏菌、诺卡菌及放线菌（包括结核分枝杆菌）感染时。尿蛋白常为阴性或微量，如有大量尿蛋白，则提示临床肾小球受累。

2. **尿细菌学检查** 同急性膀胱炎细菌学检查。

3. **其他实验室检查** 因急性肾盂肾炎常伴菌血症，因此需要进行连续的血培养。无并发症的急性肾盂肾炎患者的肾功能多无改变，在肾盂肾炎晚期血尿酸增高。急性肾盂肾炎有时可误诊为胰腺炎，因为胰腺炎和急性肾盂肾炎疼痛的部位和性质相似。血清淀粉酶升高，尿液检查正常，有助于胰腺炎的确诊并可排除急性肾盂肾炎。

尿$β_2$-微球蛋白测定也有助于鉴别上下尿路感染，上尿路感染易影响肾小管对小分子蛋白质的重吸收，尿$β_2$-微球蛋白升高。下尿路感染时，尿$β_2$-微球蛋白不会升高。文献报道血清，C反应蛋白在肾盂肾炎时明显增高，且可反映治疗效果，而急性膀胱炎时并不升高。但由于其他感染时C反应蛋白也能升高，故影响了该试验的敏感性。

（三）急性链球菌感染后肾小球肾炎（acute poststreptococcal glomerulonephritis，APGN）

1. **尿液常规检查** 大部分为镜下血尿，部分为肉眼血尿。利用相差显微镜检查，红细胞80%以上为外形扭曲变形的多形红细胞。除红细胞和蛋白尿外，还可见各种管型，以及白细胞、上皮细胞。尿蛋白定性多在 +~+++，24 小时尿蛋白定量为 1~2g。若病情好转，尿蛋白减少，通常在 3~6 个月内消退。持续大量蛋白尿的存在提示有肾病综合征的存在。

2. **血常规**　水肿时由于血液稀释，血红蛋白和红细胞计数可降低，利尿水肿消退后恢复。白细胞计数正常，但伴有感染病灶时白细胞及中性粒细胞均可增加。红细胞沉降率增高。

3. 尿中纤维蛋白降解产物（FDP）、C3 常增加，尤其在利尿期。

4. **肾功能检查**　多数患者有不同程度的肾功能不全，以肾小球滤过率的改变最为明显，肾小球滤过率及内生肌酐清除率均下降。少尿时血清尿素氮、肌酐暂时性升高，并发急性肾衰竭时可出现氮质血症并伴有代谢性酸中毒及其他电解质紊乱，并发心力衰竭时肾血流量明显降低。血浆总蛋白量及胆固醇测定多数正常，电泳时可发现白蛋白含量略降低。

5. **免疫学检查**　抗链球菌溶血素 O（ASO）、抗链激酶（ASK）、抗透明质酸酶（AH）、抗脱氧核糖核酸酶（DNAase）等均增加，血清 IgG/IgM 增高，于发病 1~2 个月恢复正常。发病第 1 周有 32%~42% 的患者类风湿因子增高。最初数周可发现血清冷球蛋白和循环免疫复合物的存在。血清总补体活性（CH50）、C3 含量 90% 以上于发病 2 周内降低，经过 4~6 周后可恢复正常，如果持续降低，说明肾脏病变仍在进行。C2、C4 和备解素也降低。C3 测定对轻型者有临床价值。

（四）流行性出血热肾损害

1. **血常规**　不同病期变化不同，对诊断和预后判定有重要价值。发病 1~3 天，白细胞总数正常或偏低，以后逐渐增加，低血压和少尿期达到高峰，可达 $(15\sim30)\times10^9/L$，少数重病者更高；早期中性粒细胞增多，核左移，重型可见晚、中、早幼粒细胞，呈现类白血病反应。后期淋巴细胞增多，异型淋巴细胞占 5%~14%。血小板第天即开始减少，在低血压和少尿期降至最低水平 $(40\sim60)\times10^9/L$，并有异型和巨血小板出现，少尿后期开始恢复。在发热期和低血压期，血液浓缩，血细胞比容增大，血红蛋白可 >150g/L。

2. **尿液常规检查**　尿蛋白可于病程第 2 天出现阳性，一天内尿蛋白变化较大，可由 + 突然增至 +++~++++。因此，要做到经常检查尿常规，尿蛋白出现越早，病情越严重。另外可有镜下血尿、管型尿，尿中出现膜状物，尿比重早期升高，少尿期后比重低而固定在 1.005~1.015 之间。

3. **血生化检查**

（1）尿素氮、血清肌酐：早期正常，肾衰竭时明显升高。如果尿素氮每天升高大于 4.6mmol/L，则表示肾功能严重受损。

（2）酸碱平衡紊乱：在发热期和低血压期以呼吸性碱中毒为主，少尿期和移行期以代谢性酸中毒为主，而在多尿期以代谢性碱中毒和低血钾性碱中毒为主。

（3）电解质紊乱：可出现各种不同的改变。发热期和低血压休克期血钾多偏低，少尿期多为高血钾，血钠和氯化物在全病程均降低，以休克和少尿期最显著。

4. **凝血功能检查**

（1）凝血因子检查：血小板数量减少，黏附功能下降，出凝血时间延长，凝血酶原时间延长。

（2）肝素样物质增多：部分患者凝血酶原时间和凝血时间异常，经甲苯胺蓝试验可全部或大部分纠正。

5. **病原学检查**

（1）病毒分离：将早期患者的血、尿标本接种到姬鼠、大白鼠等动物体内可分离出病毒，但是培养时间长，临床价值不大。

（2）免疫学检查：外周血淋巴细胞亚群可见 CD4/CD8 比值下降或倒置，血清 IgM、IgG、IgA 和 IgE 普遍增高，总补体和补体 C3、C4 下降，可检出特异性循环免疫复合物。

（3）特异性检查：①病毒抗体的检测，用已知抗原检查患者血中特异性抗体，IgM 1∶20 为阳性或双份 IgG 血清滴度呈 4 倍或 4 倍以上增高，即可确诊。常用检测方法有间接免疫荧光法、酶联免疫吸附试验、反向被动血凝和血凝抑制试验等。②病毒抗原的检测，用直接免疫荧光法或免疫酶染色法，可检出外周血白细胞及尿沉渣细胞内的病毒抗原，用于早期诊断。③病毒核酸的检测，用逆转录聚合酶链反应（RT-PCR）技术可从早期患者外周血的血浆、白细胞或血凝块研磨物中检出汉坦病毒 RNA。

（五）肾结核（renal tuberculosis）

1. **尿液常规检查**　尿液经常呈酸性反应，含少量蛋白，大多数患者显微镜下可见到有少量或中等量的红细胞和白细胞。但是在发生混合性尿路感染时则尿液可呈碱性反应，镜下可见大量的白细胞或脓细胞。对应用常规抗感染方案治疗效果不佳、尿常规反复出现脓尿者，应警惕肾结核的存在。

2. **尿液普通细菌培养**　肾结核是泌尿系的特异性感染。尿液普通细菌培养应为阴性。但有相当部分的肾结核患者存在泌尿系的混合性感染，尿液普通细菌培养可呈阳性，据报道肾结核伴有混合性尿路感染者可达 1/3~1/2。

3. **尿液结核分枝杆菌检查**

（1）24 小时尿液抗酸杆菌检查：结核分枝杆菌是抗酸杆菌中的一种。24 小时尿液浓缩集菌后进行直接涂片，抗酸染色后进行抗酸杆菌检查，方法简单，结果迅速，阳性率可达 50%~70%，但耻垢分枝杆菌、草分枝杆菌也是经常在尿液中存在的抗酸杆菌，因此尿液中的抗酸杆菌并不等于结核分枝杆菌。但是反复多次的这种检查均能找到同样的抗酸杆菌，并且结合临床的病史与特征的参考，对肾结核的诊断还是有一定的参考意义。

（2）尿结核分枝杆菌培养：尿结核分枝杆菌培养对肾结核的诊断有决定性作用。尿液培养结核分枝杆菌阳性，即可肯定为肾结核的诊断。结核分枝杆菌 L 型常被漏检，必要时应做 L 型菌特殊培养，以提高阳性检出率。

（3）尿结核分枝杆菌动物接种：尿结核分枝杆菌动物接种的结果诊断肾结核的价值极高，可作为肾结核诊断的依据，其阳性率高达 90% 以上。但诊断费时，需 2 个月才能得到结果。

4. **尿液结核 IgG 抗体测定**　此项检查具有一定的特异性和敏感性，但对晚期肾结核而肾功能严重损害不能分泌尿液，或肾结核并发输尿管梗阻，患侧尿液不能排出，所检尿液来自健侧肾脏时，可出现假阴性。免疫学诊断是根据抗原抗体间的特异性反应原理，以检测血清及尿中的抗原、抗体、抗原-抗体复合物，有助结核病的诊断。常用检测方法有酶联免疫吸附试验（ELISA）及放射免疫测定法（RIA）。

5. **尿液结核分枝杆菌DNA检测** 尿液中结核分枝杆菌DNA的检测有助于肾结核的临床确诊。收集尿液离心后的脱落细胞沉淀，采用分子生物学技术提取DNA。然后可以采用结核分枝杆菌特异性的探针或引物，通过DNA-DNA杂交、荧光定量PCR或者其他分子生物学方法如测序等，即可检测尿液中是否存在结核分枝杆菌，分子生物学方法比结核分枝杆菌培养更准确、迅速，大大提高了试验的敏感性。该方法尤其适用于诊断困难而又急于早日进行治疗的患者，现已逐步在临床推广应用。

PCR检测具有特殊意义，每毫升尿液中含1个结核分枝杆菌即可检出，且不受患者使用化疗药物的影响，敏感性高，但要避免较高的假阳性和假阴性，需要实验室工作人员总结经验、规范技术。

6. **结核菌素试验** 结核菌素试验是检查人体是否受到结核分枝杆菌感染的一种检查方法，最常用于肺结核的诊断，但对全身其他器官的结核病变亦同样有参考价值。

7. **血液检查**

（1）结核抗体检测（PPD抗体）：文献报道肾结核结核抗体阳性率可达80%，由于分枝杆菌属中各菌之间抗原有广泛的交叉，而影响其特异性。

（2）PCR检测：结核病灶常可侵犯血管，出现隐性菌血症，血液循环中可有极少量的结核分枝杆菌。文献报道，肾结核外周血白细胞中结核分枝杆菌PCR-TB-DNA检测阳性率在60%左右。如果患者同时患有肺结核，则血的PCR检测不可靠。

（3）血常规和血沉检查：血常规早期无改变，或仅有淋巴细胞增加，但随着病情的发展，白细胞可轻度增加，或出现贫血的血象改变。肾结核是慢性长期的病变，是一种消耗性疾病，因此血沉检查可以增快。但血沉检查对肾结核并无特异性，对膀胱炎患者伴血沉增快常能提示有肾结核的可能，故可作为参考检查。

8. **肾功能检查** 血尿素氮、肌酐、尿酸、胱抑素C测定：一侧肾结核，肾功能检查并无改变，若一侧严重肾结核，并累及对侧肾脏或引起肾积水而影响功能者，则上述肾功能检查显示增高。肾功能检查虽然不是对肾结核的直接诊断指标，但对肾结核作出处理有非常重要的参考价值，故必须常规进行。

五、其他肾脏疾病

（一）肾损伤

肾损伤的诊断可根据病史、症状和体征、尿液检查和X线尿路造影等而确定。多数病例经过上述步骤或仅从临床现象和血尿即可肯定肾损伤的诊断。实验室检查尿中含有大量红细胞。血红蛋白与血细胞比容持续降低说明有活动性出血。血白细胞增多应注意并发感染的可能性。肾损伤后血清碱性磷酸酶往往升高。一般在伤后4小时开始上升，16~24小时达高峰，以后逐渐下降，故伤后16~24小时检查为宜。

（二）肾结石

1. **尿液常规检查** 肉眼血尿或镜下血尿常见，可有脓尿，伴或不伴细菌尿。活动前后尿常规检查，若活动后尿中红细胞多于运动前，有诊断意义。尿沉渣中可检出各种结晶物，结石的成分均应通过晶体学检查确定。唯一的例外是在浓缩酸性尿标本中查见胱氨酸的典型苯环晶体，强烈提示胱氨酸尿症。

2. **尿细菌培养及药物敏感试验** 对于合并尿路感染的患者非常重要。

3. 酌情测定血钙、磷、肌酐、碱性磷酸酶、尿酸和蛋白以及24小时尿的尿钙、尿酸、肌酐、草酸含量；了解代谢状态，判明有无内分泌紊乱，是否存在高血钙、高血尿酸、低血磷、高尿钙、高尿酸等，必要时做钙负荷试验。

4. **肾功能检查** 尿素、肌酐等早期多正常。

（三）肾囊肿

尿常规无改变，若囊肿压迫肾实质或合并囊内感染，尿中可出现少量红细胞和白细胞。肾功能正常，除非双侧肾囊肿对肾组织破坏严重才发生肾功能改变。

（四）肾恶性肿瘤

肾癌患者在大量肉眼血尿发作之后，一般尿中或多或少存在镜下红细胞，部分患者尿中细胞学检查可找到癌细胞，但阳性率较低。近年发展起来的肿瘤标志物检查是一项新的检查方法，但缺乏特异性的肾癌标志物，血尿中的癌胚抗原、血中触珠蛋白、尿中聚胺物等水平在肾癌患者中可有升高。

肾盂肿瘤诊断方法基本同肾癌，大量反复肉眼血尿，血尿严重时可见输尿管管型血块。查体常无阳性体征发现，血尿发作时膀胱镜检查可见患侧输尿管口喷血，尿液细胞学检查可见肿瘤细胞。

（五）急性肾衰竭（acute renal failure，ARF）

1. **尿液检查** ①尿量改变：少尿期每日尿量在400ml以下，每小时少于17ml，非少尿型患者尿量可正常甚至偏多，完全无尿提示两侧完全性尿路梗阻、肾皮质坏死、严重的肾小球肾炎及两侧肾动脉栓塞；无尿和突然尿量增多交替出现是尿路梗阻的有力证据；②尿沉渣检查：外观多混浊，尿色深；尿蛋白+~++，常以中小蛋白为主；尿沉渣检查可见少许红、白细胞等，有时尚可见色素管型或白细胞管型；③尿比重降低或较固定，多在1.015以下；④尿钠含量增高，多在40~60mmol/L；⑤尿渗透压低于350mOsm/kg，尿与血渗透压之比小于1.1；⑥尿尿素与血尿素之比降低，常低于10；⑦尿肌酐与血肌酐之比降低，常低于10；⑧肾衰竭指数常大于1；⑨钠排泄分数（FENa）常大于1。

2. **少尿期血液检查** ①中重度贫血；②血肌酐和尿素氮进行性上升；③血清钾浓度可升高，大于5.5mmol/L，部分正常，少数降低；④血pH常低于7.35，碳酸氢根离子浓度多低于20mmol/L，常低于13.5mmol/L；⑤血清钠浓度可正常或偏低；⑥血清钙可降低，血磷升高。

（六）慢性肾衰竭（chronic renal failure，CRF）

1. **血液检查** 尿素氮、肌酐、胱抑素C增高；血红蛋白一般在80g/L以下，终末期可降至20~30g/L，可伴有血小板降低或白细胞偏高；动脉血气分析，酸碱测定晚期常有pH下降、AB、标准碳酸氢盐（SB）及碱剩余（BE）均降低，$PaCO_2$呈代偿性降低；血浆蛋白可正常或降低；电解质测定可出现异常；血脂检测可出现异常；血浆甲状旁腺素（parathyroid hormone，PTH）通常升高。

2. **尿液检查** 尿常规改变可因基础病因不同而有所差异，可有蛋白尿以及红、白细胞或管型，也可以改变不明显；尿比重多在1.018以下，尿毒症时固定在1.010~1.012之间，夜间尿量多于日间尿量。

3. **肾功能测定** 肾小球滤过率、内生肌酐清除率降低、血清胱抑素C；酚红排泄试验及尿浓缩稀释试验均减退；纯水清除率测定异常；核素肾图、肾扫描及闪烁照相亦有助于了解肾功能。

（七）妊娠期高血压疾病

贫血呈轻度、中度或重度，但网织红细胞>0.005~0.015，外周血涂片可见异形红细胞、钢盔形红细胞、棘红细胞、裂红细胞与三角形红细胞碎片。血小板计数<100×10^9/L，重症患者可以<50×10^9/L。实验室检查应注意24小时尿蛋白含量；血液中尿酸、尿素氮、肌酐等肾功能检查；血清电解质；检查血小板、纤维蛋白原、血浆和全血黏度以了解有无血液浓缩和高凝倾向。乳酸脱氢酶>600U/L者，必须测血纤维蛋白原及纤维蛋白降解产物（FDP），并需测凝血酶原时间和部分凝血活酶时间。凡妊娠期高血压疾病患者必须常规检查血小板及肝功能，有异常者即当考虑本病。

（八）狼疮性肾炎

狼疮性肾炎（lupus nephritis，LN）是指系统性红斑狼疮合并双肾不同病理类型的免疫性损害，同时伴有明显肾脏损害临床表现的一种疾病。其发病与免疫复合物形成、免疫细胞和细胞因子等免疫异常有关。尿常规检查：可有不同程度的尿蛋白、镜下血尿、白细胞、红细胞及管型尿。血常规检查：白细胞计数<4.0×10^9/L，血小板<100×10^9/L；血沉较快；血清多种自身抗体阳性，γ-球蛋白显著增高。伴有可逆性的肌酐清除率不同程度下降、血尿素氮和肌酐升高；终末期狼疮性肾炎肌酐清除率明显下降和血肌酐、尿素氮显著升高。对于SLE诊断明确的患者，出现上述异常，应考虑为狼疮性肾炎。

（王传新 刘松梅）

第三十一章
恶性肿瘤异常代谢与检验诊断

肿瘤（tumor, neoplasm）是一种常见病、多发病，是人体器官组织的细胞在外来和内在有害因素的长期作用下所产生的一种以细胞过度增殖为主要特点的新生物，这种新生物与受累器官的生理需要无关，不按正常器官的规律生长，丧失正常细胞的功能，破坏了原来器官结构，有的可以转移到其他部位，危及生命。肿瘤可以分为良性肿瘤（benign tumor）和恶性肿瘤（malignant tumor）两大类。而恶性肿瘤从组织学上可以分为两类：一类由上皮细胞发生的恶性肿瘤称为癌，如乳腺癌、肺癌、胃癌、大肠癌等；另一类由间胚叶或结缔组织来源的恶性肿瘤称为肉瘤，如骨肉瘤、平滑肌肉瘤、纤维肉瘤、血管肉瘤等。人们对癌听得较多，而对肉瘤听得较少，这与癌症患者远比肉瘤患者为多有关，临床上癌与肉瘤之比大约为 9∶1。恶性肿瘤是目前危害人类健康最严重的一类疾病。在欧美一些国家，恶性肿瘤的死亡率仅次于心血管系统疾病而居第二位。根据世界卫生组织国际癌症研究机构（IARC）发布的 2020 全球癌症数据报告显示，中国癌症发病率为 204.8/10 万，死亡率为 129.4/10 万，均占世界第一位。世界卫生组织公布数据显示，目前全球癌症死亡人数高于艾滋病、结核病和疟疾死亡人数的总和。我国最为常见和危害性严重的肿瘤为肺癌、鼻咽癌、食管癌、胃癌、大肠癌、肝癌、乳腺癌、宫颈癌、白血病及淋巴瘤等，特别是肺癌发生率近年来有明显的增加，值得重视。早期发现，早期诊断，早期治疗是我国的肿瘤诊治的国策。早期发现的恶性肿瘤，体积小，较少转移，手术能彻底清除病灶，有效地控制肿瘤，收到事半功倍的效果。恶性肿瘤的检验诊断是肿瘤检查中必不可少的手段之一，通过血液、尿液和组织细胞等标本的检查可为肿瘤诊断、疗效观察及复发判断等方面提供重要依据。

第一节　恶性肿瘤的异常代谢特点

恶性肿瘤是由人体内正常细胞演变而来的，正常细胞变为癌细胞后，就失去了正常生物调控，产生所谓的“异常增长”，肿瘤组织比正常组织代谢旺盛，尤以恶性肿瘤更为明显。其代谢特点与正常组织相比并无质的差别，但在一定程度上反映了瘤细胞分化不成熟和生长旺盛。肿瘤细胞的代谢异常不但表现在糖、核酸、蛋白质、代谢酶和脂肪等物质方面，也见于细胞膜、细胞核及其他亚细胞器如线粒体、内质网、溶酶体等的功能和结构的异常，这些异常直接导致细胞的恶性生物学行为。

一、糖代谢异常特点

大多数正常组织在有氧时通过糖的有氧分解获取 90% 以上的能量，只有在缺氧时才进行无氧糖酵解。在肿瘤细胞，特别是恶性肿瘤细胞糖代谢最显著的改变是，即使在氧供应充分的情况下，糖的无氧酵解仍十分旺盛，有氧氧化降低，此种糖的无氧酵解抑制糖的有氧氧化现象，被称为 Crabtree 效应。这是由于肿瘤细胞的调节功能失常使得肿瘤细胞能够绕过巴斯德（Pasteur）效应，据估算，癌瘤组织约 50% 的能量由糖酵解供给，但 Crabtree 效应的产生加重了糖代谢的异常程度使糖能源浪费严重。实验证明肿瘤细胞的糖酵解酶系（如己糖激酶、磷酸果糖激酶和丙酮酸激酶）活性增加，而相比之下线粒体内氧化酶系活性则较低。肿瘤细胞的异常糖代谢可迅速提供大量的能量来满足肿瘤细胞快速增生的能量需求，同时糖酵解的许多中间代谢产物被肿瘤组织利用来合成蛋白质、核酸和脂类，从而为肿瘤细胞本身的生长和增生提供了必需的物质基础。在不少的恶性肿瘤细胞磷酸戊糖代谢途径活跃，葡萄糖 -6- 磷酸脱氢酶的活性明显增强，比正常时增加 2~3 倍，有利于肿瘤细胞的核酸合成。在晚期肝癌患者，肝脏的糖原合酶和糖原磷酸化酶活性显著降低，糖异生关键酶的活性也显著下降，患者易出现低血糖症状。

二、核苷酸合成加强

嘌呤核苷酸与嘧啶核苷酸的生物合成均存在从头合成与补救合成两种途径，在肿瘤状态时，这两种途径中的大部分酶，尤其是参与从头合成的酶活力增强，肿瘤的恶变和酶活性呈正相关的关系。肿瘤组织合成DNA和RNA的聚合酶活性均较正常组织高，与此相应，与核苷酸分解相关的酶活力降低，核酸分解过程明显降低；另外，参与DNA复制过程中的拓扑异构酶和端粒酶的活性在多数肿瘤组织中表达增高，故DNA和RNA的含量在恶性肿瘤细胞均明显增高。DNA与细胞的分裂和繁殖有关，RNA与细胞的蛋白质合成及生长有关。因此，核苷酸合成加强、核酸增多是肿瘤迅速生长的物质基础。

三、蛋白质合成加强

肿瘤组织中的蛋白质含量要比正常组织高，肿瘤组织的蛋白质合成及分解代谢都增强，但合成代谢超过分解代谢，从宿主血流中夺取正常组织的蛋白质分解产物，用于肿瘤组织蛋白质的合成，使机体内氨基酸大量消耗，可引起肌肉蛋白质的分解以补充血中的氨基酸，结果可使机体处于严重消耗的恶病质（cachexia）状态。肿瘤的分解代谢表现为蛋白质分解为氨基酸的过程增强，而部分氨基酸分解代谢酶类活力下降导致氨基酸的分解代谢减弱，可使氨基酸重新用于蛋白质合成，促使肿瘤生长。肿瘤组织还可以合成肿瘤蛋白，作为肿瘤特异抗原或肿瘤相关抗原，引起机体的免疫反应。有的肿瘤蛋白与胚胎组织有共同的抗原性，亦称为肿瘤胚胎性抗原。例如肝细胞癌能合成胎儿肝细胞所产生的甲种胎儿蛋白（AFP），此外，卵巢、睾丸含有卵黄囊结构的生殖细胞肿瘤患者血中AFP也有升高；内胚层组织发生的一些恶性肿瘤如结肠瘤、直肠癌等可产生癌胚抗原（CEA）；胃癌可产生胎儿硫糖蛋白等。虽然这些抗原并无肿瘤特异性，也不是肿瘤所专有，但检查这些抗原，并结合其他改变可帮助诊断相应的肿瘤和判断治疗后有无复发。

四、代谢酶活性异常改变

恶性肿瘤代谢异常的原因主要是控制代谢的关键酶表达失常，导致酶活力的增高或降低。几乎所有代谢通路的酶系在恶性肿瘤中均有或多或少的活力改变，而酶系的失常又是基因调控和表达改变的结果。因此肿瘤酶学的研究对了解肿瘤发生和发展的机制有着十分重要的意义，并且对寻找肿瘤的酶学标志作为临床诊断指标或药物治疗的靶标也有一定的实践价值。

肿瘤组织代谢酶活性的改变是复杂的，除了一般在恶性肿瘤组织内氧化酶（如细胞色素氧化酶及琥珀酸脱氢酶）减少和蛋白分解酶增加外，其他酶的改变在各种肿瘤间很少是共同的，而且与正常组织比较绝大多数只是含量的改变或活性的改变，并非质的改变。肿瘤的恶性程度与代谢过程中关键酶的活性有关，肿瘤患者血浆中酶变化，主要是由于肿瘤细胞增生迅速，使得细胞通透性增加或坏死引起酶的释放增加；或肿瘤浸润周围组织，引起组织坏死；或管道阻塞而使血清代谢酶含量增高。酶的改变既是肿瘤恶性生长的分子基础，又是评价恶性和衡量分化的指标。与肿瘤相关的酶可分为两类：一是转化相关酶（transformation-linked enzyme），是细胞恶变的指标，只要正常细胞发生转化，一般此类酶总可表现出增高或降低，但其变化与肿瘤的恶性和分化程度不成正比。二是进展相关酶（progression-linked enzyme），是指酶的活力与肿瘤的恶性程度密切相关，在分化差、恶性程度高的肿瘤此类酶活性的改变明显，因此这些酶的活力大小反映了肿瘤恶性与分化的程度。例如前列腺癌的癌组织中酸性磷酸酶明显增加，在前列腺癌伴有广泛骨转移时，患者血清中的酸性磷酸酶也明显增加；骨肉瘤及肝癌时碱性磷酸酶增加，这不但见于肿瘤组织中，还可见于患者的血清中；因此检测血清中与肿瘤代谢相关的酶有助临床诊断。

另外，恶性肿瘤的同工酶谱改变，与细胞基因转录水平的变化或酶蛋白翻译后的修饰失常有密切关系，恶性肿瘤产生同工酶的胚胎性变化与肿瘤细胞本身所具有的生物特性相适应。一般来说，胚胎型的同工酶与底物的亲和力要比成年型大得多，由于这类同工酶谱的改变可引起肿瘤细胞的迅速生长，这也是肿瘤细胞的基本共同特征之一。

第二节　癌基因与抑癌基因

与一般传染病不同，肿瘤的发生发展具有多因素、多基因功能障碍和多阶段性，涉及一系列极其复杂的基因改变及随之而发生的分子事件，所以肿瘤可被看成是一种基因病或分子病。各种环境的和遗传的致癌因素以协同或序贯的方式引起DNA损害，从而激活原癌基因和/或灭活肿瘤抑制基因，加上凋亡调节基因和/或DNA修复基因的改变，继而引起表达水平的异常，细胞增殖失控、分化降低、修复缺陷使靶细胞发生转化。被转化的细胞先多呈克隆性的增生，经过一个漫长的多阶段的演进过程，其中一个克隆相对无限制的扩增，通过附加突变，选择性地形成具有不同特点的亚克隆（异质化），从而获得浸润和转移的能力（恶性转化），形成恶性肿瘤。对肿瘤细胞6-磷酸葡萄糖脱氢酶同工酶的细胞遗传学研究为肿瘤细胞的克隆原性提供了有力证据。肿瘤细胞群体中的所有细胞经常带有相同的遗传学标记，包括染色体增多、缺失、倒位和易位等。1983年美国Weinberg、Wigler和Capon分别从膀胱癌细胞系中分离到活化的Ha-ras癌基因，并证明其第

12位密码子处发生了点突变，从而把肿瘤发生与基因突变直接联系起来，癌基因的发现是肿瘤癌变原理研究进程中的一个里程碑，标志着肿瘤研究从此进入了分子生物学时代。

一、癌基因

癌基因是基因的一类，又称为转化基因，指人类或其他动物细胞（以及致癌病毒）固有的基因，癌基因的活化能够促使正常细胞癌变、侵袭及转移。

癌基因可以分成两大类：一类是反转录病毒基因组里存在的使感染的宿主细胞发生癌变的基因；另一类是存在于人或动物正常细胞中，异常激活或发生突变可使正常细胞发生恶变的基因。

（一）癌基因的基本概念

现代分子生物学研究证明，癌基因（oncogene，onc）是致瘤病毒（主要为RNA致瘤病毒）或机体细胞内的一段DNA序列，在正常细胞内亦存在的，对维持细胞的正常生理功能、调控细胞生长和分化起重要作用的基因，但其激活将会形成癌性的细胞转化基因。癌基因的名称一般用3个斜体小写字母表示，如*myc*、*ras*、*src*等。

根据onc的存在部位不同，onc可分为两大类，存在于RNA致瘤病毒中的onc被称为病毒癌基因（viral oncogene，v-onc）；而在正常细胞中存在着与v-onc相对应的DNA序列被称为原癌基因（proto-oncogene，p-onc）或细胞癌基因（cellular oncogene，c-onc），它们之间既有相同之处，也存在着差别。研究表明逆转录病毒中的onc并非病毒正常结构中的必需成分，而是由于某种原因活化了的p-onc，是病毒在动物体内复制时获得的外来基因。两者具有如下不同的生物活性：① p-onc是v-onc的前体，在激活前不具有诱发细胞转化恶变的能力；而v-onc则是p-onc的转导翻版，具有诱发细胞转化恶变的能力；②在基因组成上，p-onc调节转录的内含子序列被病毒序列所取代，而能有效地转录病毒mRNA；③在转录控制上，v-onc的转录由病毒的长末端重复序列（LTR）控制，在高水平上进行，p-onc的转录由p-onc正常细胞调节转录序列控制，在低水平上进行；④在结构功能上，大多数v-onc与同源的p-onc比较，已经发生改变而增强其转化能力；⑤就编码的蛋白而论，病毒癌蛋白常缺失原癌蛋白的羧基端，故具有转化活性。

（二）癌基因的分类及其编码产物的生物学功能

应用不同方法迄今已确定了100余种p-onc，其中有的与v-onc有关，有的与v-onc无关。p-onc在进化上具有高度保守性，在酵母、果蝇、小鼠和人的正常基因组均有存在，即不同生物细胞中同一种原癌基因的结构十分相似。这种进化上的保守性提示p-onc在机体的生长和分化中起重要作用，癌基因编码产物—癌蛋白（oncoprotein）具有正常的生理功能；但在某些因素（如放射线、某些化学物质等）作用下，p-onc一旦被激活，就会形成癌性的细胞转化基因。对p-onc的研究有助于阐明细胞生长发育和分化的正常调控，也有助于阐明细胞的异常生长和异常分化的本质。

原癌基因编码的蛋白质大都是对正常细胞生长十分重要的细胞生长因子，生长因子受体，重要的信号转导蛋白质（如酪氨酸激酶），核调节蛋白质（如转录激活蛋白）和细胞周期调节蛋白（如周期素、周期素依赖激酶）等。根据癌蛋白的结构与功能及其在细胞内的定位可将癌基因分为八大类。

1. **生长因子类** 包括*sis*、*int-2*、*hst*等癌基因，其产物分布于细胞外，可作用于自身和其他细胞的细胞膜，促进细胞生长。*sis*癌基因编码的$P28^{sis}$蛋白与人血小板生长因子（PDGF）同源，能刺激间叶组织的细胞分裂增殖；而*int-2*和*hst*癌基因编码的癌蛋白与成纤维细胞生长因子（FGF）有明显的同源序列，正常FGF由于缺失信号序列，其过量表达不能诱导细胞转化，而Int-2和Hst癌蛋白的过量表达由于具有信号序列而可导致细胞转化。

2. **生长因子受体类** 包括*erbB*、*kit*、*ros*、*mas*、*met*、*fms*、*IGF-IR*等癌基因，其产物均在细胞膜上，可与外来配体结合，传入生长信号。*erbB*基因是第一个被发现的产物为生长因子受体的癌基因，其产物$P65^{erbB}$与表皮生长因子（EGF）受体高度同源。$P65^{erbB}$与正常EGF受体比较，缺少胞外区，它无需与EGF结合就可使胞内酪氨酸蛋白激酶（TPK）持续激活，导致细胞无限增殖，因此可认为*erbB*基因编码产物为截去头部（胞外区）的EGF受体。*kit*基因编码产物为PDGF受体，*ros*基因编码产物为胰岛素样受体，*mas*基因编码产物为血管紧张素类受体，它们都缺少细胞外区，没有配体与之结合也能使受体TPK激活，导致细胞生长与增殖。由于此类与生长因子受体有关的癌基因所编码的产物均含有TPK，因此此类癌基因也可归属于TPK类癌基因。

3. **酪氨酸蛋白激酶（TPK）类** 包括*src*、*abl*、*yes*、*fgr*、*fps/fes*、*lck*、*kek*、*fym*、*lyn*、*tkl*等癌基因（此类癌基因统称为*src*癌基因家族），其产物是位于细胞膜内侧面的膜相关蛋白，它们无细胞外配体结合域和跨膜域但具有含250个氨基酸残基的TPK结构域。蛋白质磷酸化是调节细胞增殖和分化的重要机制，TPK能催化蛋白质中酪氨酸残基磷酸化，改变蛋白质的功能。

4. **鸟苷酸结合蛋白（G蛋白）类** 包括*H-ras*、*K-ras*、*N-ras*等*ras*癌基因家族，其产物可与GDP或GTP结合，起控制信号转导的作用。*ras*癌基因编码产物为$P21^{ras}$蛋白，其生化和生物学特性极其类似G蛋白。在外界生长信号作用下，$P21^{ras}$与GTP结合而呈活化状态，使细胞内信号转导系统开放；$P21^{ras}$又具有GTP酶活性，可水解GTP为GDP，$P21^{ras}$与GDP结合而失活，使细胞内信号转导系统处于关闭状态。*ras*基因点突变后，$P21^{ras}$氨基端的甘氨酸被其他氨基酸取代而丧失α螺旋，使$P21^{ras}$的GTP酶活性减弱，水解GTP为GDP作用受抑制，$P21^{ras}$持续与GTP结合；GTP酶激活蛋白可使$P21^{ras}$的GTP酶活性升高100倍，加强GTP水解为GDP，从而节制细胞分裂信息的传入，但GTP酶激活蛋白对已经发生突变的$P21^{ras}$无此作用。由于$P21^{ras}$与GTP稳定地结合，使细胞无休止地分裂和增殖，导致细胞转化和恶变。

5. **丝氨酸/苏氨酸蛋白激酶类** 包括*raf*、*mos*、*pim-1*、*crk*等癌基因，其产物在细胞质内，具有丝氨酸/苏氨酸蛋白激酶活性，可将丝氨酸或苏氨酸残基磷酸化；丝氨酸/苏氨酸蛋白激酶参与cAMP和磷酸肌醇信号转导系统，调节细胞的生长和增殖。*raf* 基因的编码产物为 P74[raf]，又称为促分裂原活化的蛋白激酶激酶激酶（mitogen-activated protein kinase kinase kinase，MAPKKK），为由细胞膜起始的信号转导系统通路中的下游分子，GTP-P21[ras] 可与 Raf 蛋白结合，其作用为将细胞膜传入的信号通过胞质传递到核内。*raf* 癌基因激活的分子改变是由于其 5′ 端部分核苷酸序列缺失，使其编码产物的氨基端缺少调节序列，以致羧基端起调节作用，使丝氨酸 / 苏氨酸蛋白激酶活性增加，导致细胞转化。

6. **DNA 结合蛋白类**　包括 *fos*、*jun*、*myc*、*erbA*、*myb* 等癌基因，其产物在胞核内，起转录因子的作用，能与 DNA 结合，具有调节转录、参与 DNA 复制等功能。活化蛋白 -1（active protein-1，AP-1）转录因子是由立早基因 *jun* 和 *fos* 表达的蛋白所形成的同源或异源二聚体，同源二聚体由两分子 Jun 蛋白 90（P39[jun]）形成，而异源二聚体由一分子 Jun 蛋白和一分子 Fos 蛋白（P62[fos]）形成。*jun* 和 *fos* 基因均可因基因结构改变而被激活，其蛋白形成的二聚体可结合至许多与细胞增殖和转化有关的基因的增强子上，导致许多靶基因表达增强而致癌。*c-myc* 基因的编码产物 P64[myc] 为核磷蛋白，能与核内 DNA 特异性结合起转录调节作用。正常 *c-myc* 及其产物不具致癌性，但当 *c-myc* 发生易位、扩增而表达增强时，因 Myc 蛋白产生增加而显示致癌作用。

7. **抑制凋亡蛋白类**　包括 *bcl-2* 等癌基因，其产物分布于亚细胞器和核膜上，抑制自身细胞凋亡。*bcl-2* 基因是第一个被发现的抑制凋亡的癌基因，是 B 细胞淋巴瘤 / 白血病 -2（B cell lymphoma/leukemia-2）基因的英文缩写，其产物为 Bcl-2 蛋白，具有抗氧化作用，阻止细胞膜脂质过氧化，抑制细胞凋亡。*bcl-2* 基因发生基因易位后，受免疫球蛋白 H 链的影响而呈高表达，细胞不易凋亡。

8. **周期素类**　包括周期素（cyclin）D1、D2 和 D3 等癌基因，其产物分布于胞核内，与周期素依赖激酶（cyclin-dependent kinase，CDK）结合，促进细胞周期，加速细胞增殖。*cyclin D* 癌基因的编码产物能活化 CDK4 和 CDK6，驱动细胞周期通过 G1 期末而进入 S 期，从而促进细胞周期，促进细胞增殖。

二、抑癌基因

恶性肿瘤的发生是由于细胞的增殖与分化失常所导致。细胞的正常生长与增殖受正负两类因素的调节；在基因水平上，上述的癌基因行使正性调节作用，促进细胞生长和增殖，并阻止其发生终末分化；另一类行使负性调控作用，抑制细胞生长增殖和促进分化的基因，被称为抑癌基因（onco-suppressor gene，OSG）或肿瘤抑制基因（tumor suppressor gene，TSG）或抗癌基因（antioncogene）；这两类基因及其编码产物产生相互拮抗的细胞内效应，维持正负调节信号的相对稳定。当细胞生长到一定程度时，会自动产生反馈性抑制，这时抑制性基因高表达，调控生长的基因则不表达或低表达。癌基因激活与过量表达与肿瘤的形成有关，而抑癌基因的丢失或失活也可能导致肿瘤发生。

（一）抑癌基因的基本概念

抑癌基因的发现是从细胞融合实验开始的，当一个肿瘤细胞和一个正常细胞融合为一个杂交细胞后，该杂交细胞往往不具有肿瘤的表型；甚至由两种不同肿瘤细胞形成的杂交细胞也可呈现非肿瘤的表型。将杂交细胞在体外进行培养，由于杂交细胞的核型不稳定，在传代过程中，不断出现染色体丢失，当丢失了某些来自正常细胞的染色体后，又恢复了恶性表型。由此人们推测，正常细胞内存在能够抑制细胞癌基因活性的一类基因，可抑制细胞生长并具有潜在抑癌作用，当这类基因发生突变、缺失或失活时可引起细胞恶性转化而导致肿瘤的发生，此类基因被称为抑癌基因。自 1986 年 Weinberg 分离克隆出第一个抑癌基因 - 视网膜母细胞瘤易感基因（retinoblastoma susceptibility gene，*Rb* 基因）以后，迄今已经克隆出 20 余种抑癌基，常见的一些抑癌基因见表 31-1。对抑癌基因的研究已成为目前肿瘤研究领域内的一个热点，随着研究的深入，新发现的抑癌基因还在不断增加。确定一种细胞基因为抑癌基因，在理论上应符合三个基本条件：①该基因在恶性肿瘤相应的正常组织中必须正常表达；②在恶性肿瘤中该基因有结构改变或功能缺失；③该基因的野生型导入该基因异常的肿瘤细胞内，能抑制细胞的生长，可部分或全部改变其恶性表型。

（二）抑癌基因及其编码产物的生物学功能

由于抑癌基因的分离鉴定研究晚于癌基因，目前对抑癌基因及其编码产物的功能研究尚欠充分，但现有资料表明抑癌基因改变与多种肿瘤发生有关，其编码产物的亚细胞定位从细胞膜、胞质直至胞核，涉及从细胞膜经胞质至胞核的信号转导系统，若抑癌基因缺失或因突变失去活性，则对细胞生长和增殖的负性调控失常，引起细胞持续生长和分化异常而发生细胞恶性转化。下面将对几种研究较多的抑癌基因做简要介绍。

1. ***Rb* 基因**　视网膜母细胞瘤（retinoblastoma）是婴幼儿眼恶性肿瘤中最常见的一种，累及视网膜，患者常出现眼中闪光，俗称“猫眼”（cat's eye）。位于人类细胞第 13 号染色体长臂 13q14.1 区域的视网膜母细胞瘤易感基因（*Rb* 基因）的两个等位基因同时缺失形成所谓的缺失纯合子，或一个等位基因缺失而另一个突变而失活，导致基因功能的丧失是肿瘤发生的主要原因；也就是说 *Rb* 基因的两个等位基因必须都发生突变或缺失才能产生肿瘤，此反映了基因的功能丢失（loss of function），因此 *Rb* 基因是隐性癌基因。在骨肉瘤、乳腺癌、小细胞肺癌、食管癌、胃癌、结肠癌、前列腺癌、白血病等多种肿瘤中也发现 *Rb* 基因的突变及表达缺失，说明 *Rb* 基因的抑癌作用具有一定的广泛性。

Rb 基因的基因全长为 200kb，有 27 个外显子，转录产物约 4.7kb，编码含 928 个氨基酸残基组成的相对分子质量为（105~110）$\times 10^3$ 的 Rb 蛋白，定位于核内，是一类 DNA 结合蛋白，有磷酸化和去磷酸化（或低磷酸化）两种形式，后者为活性型。Rb 蛋白是通过结合或释放转录因子 E2F 来控制检查点进而控制细胞周期，促进细胞分化，抑制细胞增殖。E2F 是一类转录激活因子，引起从 G1 期进入 S 期所需的促进 DNA 合成的基因的转录。Rb 蛋白的磷酸化程度在细胞周期中发生周期性变化，在 G0 期和 G1 期细胞中 Rb 蛋白是低磷酸化的，活化的 Rb 蛋白和 E2F 结合，使 E2F 处于非活化状态，对于细胞从 G0/G1 期进入 S 期有抑制作用；当细胞受到刺激开

表 31-1 常见的一些抑癌基因

种类	抑癌基因	人染色体定位	抑癌基因产物	亚细胞定位	活性 / 功能	鉴定来源
抑制增殖	*Rb*	13q14.1	P105-110Rb PP114Rb	核	结合 E1A，T-Ag，E7 病毒蛋白	视网膜母细胞瘤，成骨肉瘤
	p53	17q13.1	P53	核	结合 HSC70，T-Ag，E6，E1B	SV40 诱发的小鼠肿瘤
	p16	9q21	P16INK4a	核	抑制 CDK4 活性	黑色素瘤细胞系
	p15	9q21	P14.6INK4b	核	诱导 TNE-β 介导的细胞周期休止	黑色素瘤细胞系
	p21	6q21.2	P16CIPI	核	抑制多种 CDKs 和 / 或 PCNA	SV40 病毒转化的成纤维细胞
	p27	12p13	P27Kip1	核，细胞质	抑制 CDK4 活性	TGFβ 处理的生长抑制细胞
	WT1	11q13	锌指蛋白	核	转录因子	Wilms 瘤
	APC	5q21	2 843 个氨基酸	细胞质	活化 G 蛋白	结直肠癌，肺癌
	NF-1	17q11.2	与 rasGTP 酶活化蛋白同源	细胞质	GTP 酶活化蛋白	神经纤维瘤 I 型
	PTEN	10q23.3	403 个氨基酸	细胞质	磷酸酶活性	恶性胶质瘤，前列腺癌等
	DCC	18q21	细胞黏附分子	细胞外基质	抑制上皮细胞增生	结直肠癌
DNA 修复	*ATM*	11q23	3056 个氨基酸	核	DNA 修复，P13 激酶家族	白血病
	BRCA1	17q12-23	1863 个氨基酸	核	转录因子	乳腺癌，卵巢癌
	MLH1	3p21	909 个氨基酸	核	错配修复	结肠癌
	MSH2	2p16	756 个氨基酸	核	错配修复	子宫内膜癌

始分裂时，Rb 蛋白被磷酸化失活，高磷酸化的 Rb 蛋白释放 E2F，使 E2F 活化促使细胞进入 S 期，因此在 S 期和 G2 期 Rb 蛋白处于磷酸化状态。某些肿瘤病毒的转化蛋白如 SV40 大 T 抗原、腺病毒 E1A 蛋白和人乳头瘤病毒 E6/E7 蛋白等可与 Rb 蛋白形成稳定的复合物，并使其失活。在很多肿瘤细胞中，细胞周期不被 Rb 蛋白调控，使细胞周期混乱。如果由于点突变或 13q14 的丢失而使 Rb 基因失活，则 Rb 蛋白的表达就会出现异常，细胞就可能持续地处于增殖期，并可能由此恶变，导致肿瘤发生。

2. ***p53* 基因** 人类 *p53* 基因定位于 17P13.1，全长约 16~20kb，由 11 个外显子和 10 个内含子组成，编码 393 个氨基酸组成的 53kD 的存在于细胞核内的核磷蛋白（P53 蛋白），故称为 *p53* 基因。*p53* 基因最初被认为是一种癌基因，直至 1989 年才认识到起癌基因作用的为突变型的 *p53*，而野生型的 *p53* 是一种抑癌基因。在人体肿瘤中，*p53* 基因缺失与突变的频率可达 50%~60%，包括胃癌、结直肠癌、膀胱癌、乳腺癌、肺癌、肝癌、前列腺癌、软组织肉瘤、淋巴造血系统肿瘤等。

P53 蛋白在体内以四聚体形式存在，该蛋白有三个主要的功能区：① N 端转录激活区（1~75 位氨基酸残基），易被蛋白酶水解，半衰期短与此有关，能增加 RNA 聚合酶Ⅱ的转录激活作用，参与调控细胞周期和细胞凋亡基因的转录激活；②序列特异性 DNA 结合区（100~300 位氨基酸残基），在进化上高度保守，为该蛋白的最基本的功能区，也是诱导凋亡必需的功能区，控制该区的基因突变，可使 P53 蛋白失去识别、结合 DNA 的功能，成为失活的 P53 蛋白；③ C 端四聚体形成区（310~390 位氨基酸残基），通过此片段可形成四聚体，C 端单独具备转化活性，起癌基因作用，有多个磷酸化位点，为多种蛋白激酶识别。

P53 蛋白具有调节细胞周期、诱导细胞凋亡、抑制肿瘤发生和发展的作用。野生型 P53（wild type P53，wtP53）蛋白是一种转录因子，但在正常情况下它极不稳定，半衰期较短约为 6~20 分钟；突变型 P53（mutant type P53，mtP53）蛋白的半衰期则延长至 1.4~7.0 小时；所以如用原位杂交或免疫组织化学方法来检测，则不能检测到 wtP53 蛋白，而只能检测到 mtP53 蛋白。损伤的 DNA 可稳定表达 wtP53，使其浓度增加进而激活细胞周期调控基因 $p21^{CIP}$（CIP 为 Cdk inhibitory protein，细胞周期素依赖激酶抑制蛋白的缩写），最终使细胞阻滞于 G1 期与 G2 期。若 DNA 损伤广泛不能修复，则 wtP53 激活细胞凋亡基因（*bax* 等）转录，促使 DNA 不能修复的细胞发生凋亡。只有 wtP53 蛋白才具有抑癌活性，mtP53 蛋白因其空间构象改变影响到转录活化功能及其磷酸化过程，使其不仅丧失了抑癌活性，而且还能与 wtP53 蛋白结合使 wtP53 蛋白丧失抑癌功能。当一个 *p53* 等位基因发生突变时，就足以使细胞呈现恶性表型，这一点与 *Rb* 基因的两个等位基因必须同时失活才能致肿瘤不同，说明 *p53* 基因突变的遗传型是显性的，这一特殊的遗传现象称之为显性负效应（dominant negative effect）。另外，某些肿瘤病毒的转化蛋白如SV40大T抗原、腺病毒EIB蛋白和人乳头瘤病毒E6蛋白等可与wtP53蛋白形成稳定的复合物，使后者失去抑癌功能，导致细胞的恶性转化。wtP53蛋白还可与细胞内的多种转录因子结合，使其功能十分复杂，许多问题尚有待于深入研究。

3. ***p16*基因**　*p16*基因位于人类染色体9p21，全长8.5kb，由3个外显子和2个内含子组成，编码细胞周期依赖性激酶CDK4的抑制蛋白，该蛋白质的分子量是15.8kD，故称为P16蛋白。*p16*基因又称多肿瘤抑制因子1（multiple tumor suppressor 1，MTS1）基因或细胞周期蛋白信赖性激酶4抑制因子a（cyclin-dependent kinase 4 inhibitor a）基因。细胞周期素具有正性调节细胞周期的作用，而P16蛋白是细胞周期的负调控因子。周期素D1（cyclin D1）与CDK4结合可使Rb蛋白磷酸化，高磷酸化的Rb蛋白促进细胞周期进行而刺激细胞增殖。P16可与CDK4结合从而阻止cyclin D1与CDK4结合而抑制细胞增殖。正常情况下两者处于平衡状态，当*p16*基因发生突变或缺失，P16也随之失活或缺失，平衡被打破，从而使细胞持续增殖。*p16*基因异常的主要表现特点是以基因缺失为优势，且多为纯合性缺失，在肿瘤细胞系中可达80%以上，在实体瘤中可达70%左右，而点突变发生频率较低，不同肿瘤的突变频率不同。

三、细胞内癌基因的活化机制

细胞癌基因是细胞基因组的正常成员，在正常情况下并不表现出致癌性，并在细胞的分裂、增殖、成熟、分化等过程中发挥着必不可少的作用；然而在某些条件下，如病毒感染、化学致癌物或辐射作用等，使细胞癌基因异常活化，诱导细胞发生癌变。细胞癌基因异常活化的机制可能是多种多样的，但主要有以下五种：

（一）获得启动子和/或增强子

与正常细胞相比，恶性细胞中某些细胞癌基因的转录活性明显增强，造成细胞癌基因表达增加的原因之一是这些基因获得了强的启动子与增强子。当逆转录病毒感染细胞后，病毒基因组所携带的长末端重复序列（LTR内含较强的启动子与增强子）插入到细胞癌基因附近或内部，可以启动下游邻近基因的转录和影响附近结构基因的转录水平。从而使细胞癌基因过度表达或抑癌基因由表达转变为表达，导致细胞发生恶变。如禽白血细胞增多症病毒引起的淋巴瘤，就是该病毒的DNA序列整合到正常细胞的*c-myc*癌基因附近，为其提供了强的启动子所致，结果使细胞癌基因活化成致癌基因。此种细胞癌基因异常活化的机制又称为插入诱变（insertional mutation）。

（二）基因点突变

癌细胞内癌基因序列结构与其相应的原癌基因序列结构比较，两者仅有微小的差别，甚至是一个碱基的差别。这种单个碱基的异常改变，称为点突变（point mutation）。点突变常由物理和化学致癌因素作用于DNA而引起，常见的点突变形式有碱基替换、插入和缺失；最常见的点突变形式是碱基替换。由于碱基的改变而造成密码子改变，导致编码蛋白质的改变，产生具有致癌作用的癌蛋白。如*ras*原癌基因的活化，正常膀胱上皮细胞中*Ha-ras*原癌基因第一个外显子的第12位密码子是GGC（编码甘氨酸），而在人膀胱癌细胞株（T24和EJ细胞株）中，*Ha-ras*基因的12位密码子发生了点突变为GTC（编码缬氨酸），这就使*H-ras*基因编码的P21蛋白第12位氨基酸残基由正常细胞的甘氨酸转变为肿瘤细胞的缬氨酸，$P21^{ras}$变成癌蛋白。现在已知*ras*家族除了12位密码子的碱基有点突变外，在13、59、61位密码子的碱基上也常发生点突变，此种现象可见于膀胱癌、乳腺癌、结肠癌、肺癌、胰腺癌、宫颈癌、胃癌和白血病等肿瘤。

（三）染色体易位

真核细胞中，当两个位于同一DNA链上的基因之间的距离小于规定长度时，其中一个基因转录受抑制，此称为基因领域效应（gene territorial effect）。正常细胞中由于基因领域效应的存在，有些原癌基因表达受到邻近基因的抑制。在很多肿瘤中均可见到异常染色体，它们的某些部位发生了基因的易位或重排，易位后的原癌基因所处的调节环境发生改变（邻近基因的抑制效应消失或获得强启动子等），可由原来的不表达或低表达状态转变为激活状态，原癌基因表达增强，导致肿瘤发生。易位的基因可以是原癌基因的一部分，也可以是整个基因。最典型的例子见于Burkitt淋巴瘤，在患者体内位于8号染色体上的*c-myc*基因移位到14号染色体上免疫球蛋白重链基因的调节区附近，即t（8；14），与该区活性很高的启动子连接而被激活。易位后的基因由于3′端或5′端旁侧序列的丢失，消除了基因领域效应而增强了转录活性。在急性粒细胞白血病有*fes*基因的t（15；17）易位。

（四）原癌基因扩增

在正常情况下，细胞每经历一个细胞周期，DNA只能复制一次，但在某些情况下，DNA可复制数十次甚至上百次。各种原因引起的基因扩增是原癌基因活化的另一种主要方式，有些原癌基因通过不明原因复制成多个拷贝，以游离形式存在，呈成对的圆球状，无着丝粒，称为双微体（double minute bodies，DMs）；有时它们会再次整合入染色体中，形成均染区（homogeneously staining regions，HSR），它一般表示染色体结构高度破坏与不稳定性。基因拷贝数增多往往会导致表达水平增加。基因扩增和过量癌蛋白的产生均可影响细胞的正常功能，导致肿瘤的发生。例如神经母细胞瘤和视网膜母细胞瘤*N-myc*扩增可达100~200倍；小细胞肺癌*c-myc*扩增可达80~140倍。

（五）原癌基因的低甲基化

正常哺乳动物基因组DNA具有组织特异的DNA甲基化谱，DNA甲基化状态的改变可导致基因结构或功能的异常。在正常的基因表达调控中，DNA甲基化起着重要作用，异常的甲基化状态与肿瘤的发生和发展关系密切，在细胞癌变的机制中具有重要地位。肿瘤组织表现出全基因组范围内的低甲基化和特定基因的高甲基化状态。一般认为DNA甲基化与基因表达成反比关系，甲基化程度高，基因表达则降低；去甲基化可使基因激活，表达增加。另外，DNA甲基化状态的改变与基因点突变、基因缺失及基因表达异常的发生也有密切关系。在多种肿瘤细胞中发现癌基因（*Ha-ras*、*K-ras*、*c-Myc*、*raf*等）低甲基化和抑癌基因（*Rb*、*p16*、*p15*、*APC*等）的高甲基化改变。

综上所述，不同的原癌基因在不同的情况下可通过不同途径被激活，进而产生过量的正常表达产物或新的表达产物而导致肿瘤的发生。但有时单个原癌基因激活不足以引起细胞恶性转化，几个原癌基因的激活和协作才使细胞完全转化。在认识原癌基因异常活化导致肿瘤发生机制的同时，要注意调控抑制生长的抑癌基因的丢失或失活也能导致肿瘤的发生。

四、癌基因信号途径异常与恶性肿瘤的发生

原癌基因编码的蛋白质大都是对正常细胞增殖、分化十分重要的细胞生长因子，生长因子受体，重要的信号转导蛋白质（如酪氨酸激酶），核调节蛋白质（如转录激活蛋白）和细胞周期调节蛋白（如周期素、周期素依赖激酶）等。生长因子、酪氨酸激酶类蛋白等是细胞的重要信号分子，所以癌基因及其编码的产物对细胞增殖、分化等的影响主要是通过信号转导途径实现。生长因子类癌基因的癌蛋白如 *sis* 的产物与 PDGF 的 β 链同源，因而具有生长因子样作用，其与生长因子受体结合后，导致生长因子受体蛋白的酪氨酸残基磷酸化；有些生长因子受体类癌蛋白的产物为截短的或变异的生长因子受体，即使无生长因子与之结合，也可使受体蛋白的酪氨酸残基磷酸化；磷酸化酪氨酸使受体蛋白构象发生改变，再通过细胞内信号转导系统内癌蛋白如 Ras 蛋白激活而起作用。Ras 蛋白与 GTP 结合使磷酯酶 C 活化，胞质内 *src*、*ros* 等癌基因产物具有肌醇酯酶作用，进而活化细胞内的 PI3K 信号转导途径，再经过一系列的细胞传递，使细胞增殖分化。当原癌基因被异常活化产生过量的正常表达产物或新的表达产物时，可导致癌基因信号途径的异常，进而引起恶性肿瘤的发生。与癌基因及生长因子相关的信号途径可概括为：①酪氨酸蛋白激酶受体途径；② Ras-MAPK 途径；③ PI3K 途径；④磷脂酶 C 途径；⑤ Wnt 途径；⑥ Hedgehog 途径；⑦ TGF-β 途径。

第三节 癌 病 毒

已知人类肿瘤可由多种因素引起，包括物理性因素、化学性因素和生物性因素；生物致癌因素主要指病毒、细菌、复合真菌等致癌因素，在生物性致癌因素中最受重视的是病毒。全世界约有 20% 的人类肿瘤与病毒感染有关。能使动物和人的细胞发生转化和恶变的病毒，称为肿瘤病毒（tumor virus）。1908 年 Ellermann 和 Bang 首次证明鸡白血病组织的无细胞滤液可诱发健康鸡的白血病，为病毒致癌的实验性研究奠定了基础。1911 年美国洛克菲勒医学研究所的 Peton Rous 用同样的方法发现了鸡肉瘤。由于物理化学提纯技术的出现和电镜的应用，人们二十世纪五十年代直接观察到了肿瘤病毒，肯定 Rous 发现的致癌因子是病毒，将此病毒命名为鸡 Rous 肉瘤病毒（avian Rous sarcoma virus，RSV），Peton Rous 在 1966 年 85 岁时获得诺贝尔奖；1976 年 Bishop 和 Varmas 证明 RSV 中的 *src* 基因并非逆转录病毒所固有，而是来自宿主基因组的 *src* 基因，他们两人在 1989 年获诺贝尔奖。1964 年 Epstein 与 Barr 在 Burkitt 淋巴瘤细胞培养液中发现了病毒，被命名为 EB 病毒（Epstein-Barr virus），后证实该病毒与鼻咽癌密切相关，这是最早发现的与人肿瘤存在明显病因学关系的病毒。1970 年 Baltimore 与 Temin 在 RNA 致瘤病毒中发现了逆转录酶（reverse transcriptase），由此解释了 DNA 与 RNA 致瘤病毒均可引起动物肿瘤，发展了分子病毒学。由病毒引起的肿瘤称病毒性肿瘤（viral tumor），确定是否为病毒性肿瘤一般应同时具备以下条件：①病毒感染应发生在肿瘤形成之前；②病毒对体外培养细胞具有转化作用，在体内使细胞癌变；③肿瘤细胞内有病毒颗粒或有病毒特异性抗原存在，患者血清中出现特异性抗体；④消灭病毒可明显降低肿瘤发生率甚至使肿瘤不发生。

一、癌病毒分类

根据肿瘤病毒的核酸组成不同分为 DNA 肿瘤病毒和 RNA 肿瘤病毒。人类 80% 病毒性肿瘤的是由两种 DNA 病毒引起的，即乙肝病毒（HBV）引起肝癌、人乳头瘤病毒（HPV）引起宫颈癌。DNA 病毒的 6 类中有 5 类具有细胞转化潜能，而在 13 类 RNA 病毒中只有 1 类即逆转录病毒具有致癌性。但 RNA 致瘤病毒是最早发现的，而且对癌基因学说的提出、肿瘤发病机制的研究，具有决定性的意义，也对分子肿瘤学的发展奠定了重要基础。

（一）DNA 肿瘤病毒

1. DNA 肿瘤病毒的分类和特性

（1）DNA 肿瘤病毒的分类：在自然状态下，DNA 肿瘤病毒广泛感染动物和人类。各类 DNA 肿瘤病毒在形态和大小上有较大的差异；按其致癌性可分为五大科：多瘤病毒科，乳头状瘤病毒科、腺病毒科、疱疹病毒科和嗜肝病毒科。与人类肿瘤有关的致瘤性 DNA 病毒见表 31-2。

各科 DNA 肿瘤病毒均呈对称型十二面体，除疱疹病毒和嗜肝病毒外都无包膜，病毒的核心由 DNA- 蛋白质复合体构成，核心外包有衣壳（capsid）。除腺病毒科及疱疹病毒科的病毒基因组 DNA 结构为双股线形外，其余三科的病毒基因组 DNA 结构为双股环形，各科病毒的基因组长度各不相同，所含基因的种类也有所不同。

（2）感染特性：DNA 肿瘤病毒一般为横向传播，其感染细胞有两种方式：一种方式是增殖性感染（productive infection），即 DNA 肿瘤病毒感染细胞后，能在被感染的细胞内复制增殖，在释放病毒颗粒时引起细胞溶解或死亡。病毒在天然宿

主细胞内感染多属于增殖性感染。另一种方式是非增殖性感染（non-productive infection），即DNA肿瘤病毒感染细胞后，不能在被感染细胞内增殖，但能引起细胞转化，此为病毒感染非天然宿主细胞的主要形式。

表31-2　与人类肿瘤有关的致瘤性DNA病毒

病毒科名	成员名	略名	自然宿主	引发或相关的肿瘤
多瘤病毒	多瘤病毒	PV	小鼠	大鼠、小鼠多器官肿瘤
	猴空泡病毒	SV40	猴	淋巴细胞性白血病
	BK病毒	BKV	人	仓鼠的纤维肉瘤和室管膜瘤
	JC病毒	JCV	人	仓鼠和恒河猴的脑肿瘤
乳头瘤病毒	乳头瘤病毒	HPV	人	人宫颈癌、咽乳头状瘤
腺病毒	3、7、11、12、16、18型	ADV	人	大鼠、小鼠恶性淋巴瘤
疱疹病毒	单纯疱疹病毒	HSV	人	人宫颈癌、外阴癌
	巨细胞病毒	CMV	人	人前列腺癌、Kaposi肉瘤
	EB病毒	EBV	人	人Burkitt淋巴瘤、鼻咽癌
乙肝病毒	乙肝病毒	HBV	人	人的原发性肝细胞癌

2. **DNA肿瘤病毒的致癌机制**　目前认为有三种可能的机制：

（1）病毒转化基因编码产物直接致癌：多瘤病毒与猴空泡病毒（SV40）早期转录区编码肿瘤抗原（大T抗原与小t抗原）、乳头瘤病毒与腺病毒编码E抗原、EB病毒中EBNA基因及LMP基因均为转化基因，其编码产物可改变细胞生长信号转导，使细胞增殖，导致癌变。

（2）病毒转化基因产物间接致癌：SV40的大T抗原、乳头瘤病毒的E7蛋白与腺病毒的E1A蛋白都可与抑癌基因Rb或p53所编码的产物结合，进而引起抗癌基因的失活而导致肿瘤生长。

（3）病毒转化基因产物反式激活而致癌：一种基因的编码产物激活同一条DNA链上的其他基因表达，称为反式激活（transactivation）。人乙肝病毒的X基因编码的X蛋白具有反式激活作用，它与细胞因子结合后，作用于靶基因中的X蛋白反应元件（XRE）而激活靶基因（如其他病毒癌基因或细胞原癌基因导）导致肝细胞癌变。

（二）RNA肿瘤病毒

1. **RNA肿瘤病毒的特性**　目前研究发现能引起人类肿瘤的RNA肿瘤病毒主要为逆转录病毒科病毒，如Rous鸡肉瘤、禽肉瘤、禽红细胞瘤、鼠白血病、鼠肉瘤病毒等。这些RNA肿瘤病毒的特点是：①其致瘤性可用无细胞滤液传递，能转化培养细胞或引起机体肿瘤；②这些病毒的主要生化组成为RNA、逆转录酶、壳体蛋白与被膜蛋白；③在超微结构上其基本形态为圆形，由拟核和被膜组成；④这些病毒的基因组由两端的长末端重复序列、编码基因（gag、pol、env基因）以及可能的病毒癌基因组成，*gag*、*pol*、*env*基因分别编码壳体蛋白、逆转录酶、被膜蛋白；⑤这些病毒靠芽生增殖，首先是病毒感染细胞、脱去外壳、RNA及逆转录酶进入细胞、RNA被逆转录成cDNA，进而形成双链cDNA，即为前病毒，借整合酶整合入细胞染色体，并进行转录与翻译，包装成新的病毒，再以出芽方式逸出。

2. **逆转录病毒的致癌机制**　在逆转录病毒RNA中有一个特定片段能引起细胞恶性转化，这个片段叫病毒癌基因（viral oncogene，v-onc），它的产物是一种转化蛋白。目前已发现多种致癌RNA病毒的癌基因。例如鸡Rous肉瘤RNA病毒，具有癌基因*v-src*，它编码一种分子量为60 000D的磷酸化蛋白质（$pp60^{v\text{-}src}$），它是一种蛋白质激酶，能使酪氨酸残基磷酸化，细胞质膜上蛋白质的磷酸化对细胞的生长有促进作用。这种RNA肿瘤病毒必须有逆向转录酶的存在才能产生肿瘤，例如白血病病毒含有单链的RNA和由RNA所控制的逆转录酶，在病毒RNA上具有v-onc。逆转达录酶能催化以病毒RNA为“模板”，合成cDNA；并能引起宿主细胞的转化（transformation）。RNA肿瘤病毒增殖过程大致如下：①病毒附于细胞膜上，并穿入细胞内；②在宿主细胞中，病毒RNA在逆转录酶的作用下，合成DNA前病毒；③DNA前病毒整合于宿主细胞的DNA中；④按DNA前病毒转录形成mRNA，并翻译成病毒外壳蛋白、逆转录酶和病毒特异性抗原；⑤转化细胞通过出芽，形成新的病毒。HIV（human immunodeficiency virus）也是一种逆转录病毒，含有2个单链RNA，能产生逆转录酶，因而RNA可作为模板而逆转录为DNA。HIV病毒主要侵染T细胞，也能侵染巨噬细胞、某些B细胞以及其他细胞。在寄主细胞中，病毒可迅速复制，新病毒粒随血液而流至身体各处，再侵入新的细胞中。HIV还可在逆转录为DNA后，将DNA拼接到寄主细胞的DNA分子中，成为原病毒而潜伏，人的免疫系统对此就无能为力了。更重要的是，HIV作为抗原分子，每繁殖一次，新的病毒粒都要发生一些有别于原来病毒分子的变异，这就使寄主的抗体难以识别而不能把它们及时消灭。

二、癌病毒与恶性肿瘤的转化

正常状态下，病毒癌基因不发挥任何作用，然而，在外界条件的刺激下，激活的病毒癌基因可导致细胞发生癌变。20世纪初，Rous医生发现将鸡肉瘤无细胞滤液在正常鸡中进行皮下注射可引起肿瘤。然而，直到几十年后，病毒概念的出现，人们才发现致瘤的因素是病毒，为了纪念Rous医生，将此病毒命名为罗氏肉瘤病毒（Rous sarcoma virus，RSV）。

具有病毒癌基因的大多数是逆转录病毒，属于RNA肿瘤病毒；在DNA肿瘤病毒的基因组中存在着能使宿主细胞转化的基因，如E1A、E1B基因（腺病毒），E6、E7基因（人乳头瘤病毒），以及大T基因（DV40）。它们既是病毒必须的复制模板，又能使宿主细胞发生转化。

1. **EB病毒（Epstein-Barr virus，EBV）与鼻咽癌** EBV主要与以下四种不同类型的人恶性肿瘤发病有关：Burkitt淋巴瘤、鼻咽癌、HIV感染导致免疫抑制个体的B细胞淋巴瘤、Hodgkin病，其中Burkitt淋巴瘤与鼻咽癌的发生与EBV关系最明确。EBV一般在感染幼年人群，90%以上的人群都有EB病毒感染史。EBV基因组长172kb，在潜伏感染状态时，编码11种蛋白产物，如病毒壳抗原VCA、膜抗原MA、早期抗原EA、核抗原EBNA、潜伏膜蛋白（LMP1）等，在被它感染的宿主血清中可测得多种特异性EBV相关抗体，其中LMP1被认为是EBV的转化蛋白。鼻咽癌患者的血清中有高滴度的EBV抗体，鼻咽癌活检组织中有EBV的核酸存在，并有LMP1的表达。EBV协同促癌物TPA或丁酸，可以促进人胚鼻咽上皮的恶性转化。目前，研究人员正在试图建立EBV的动物模型，以进一步阐明EBV在鼻咽癌发病中的意义。

2. **人乳头瘤病毒（human papilloma virus，HPV）与宫颈癌** HPV是重要的人类肿瘤病毒，其有80多个亚型，其中某些亚型与人类寻常疣、尖锐湿疣、传染性软疣等良性肿瘤的形成有关；但与人类宫颈癌发病密切相关的两个亚型是HPV16和HBV18。在大约90%宫颈癌组织中可检测到这两型核酸的同源序列，而且可检测到E6与E7的转录产物。现认为E6与E7是HPV的转化基因，其蛋白产物可与抑癌基因的产物P53、RB蛋白结合，从而导致这两种重要的抑癌基因蛋白产物失活或降解，进而引起恶性肿瘤的产生。

3. **乙型肝炎病毒（hepatitis B virus）与原发性肝细胞癌** HBV与人类原发性肝细胞癌的发生有密切的关系，并已有明确的流行病学证据。HBsAg阳性的肝细胞癌患者，肝癌细胞中可检出整合的或游离的HBV DNA，亦可检测到HBx基因。转染HBx的转基因鼠可出现肝癌，所以认为HBx是转化基因，它产生的蛋白能反式激活原癌基因。

4. **人类T细胞白血病病毒（human T leukemia virus，HTLV）与人类T细胞白血病** HTLV是可导致人T细胞白血病的逆转录病毒，HTLV的基因组结构为典型的逆转录病毒基因组结构，保留完整的结构基因gag、pol与env，但其本身不携带癌基因，另外尚编码两个反式调节蛋白Tax与Rex，它们在病毒生活周期早期即被表达，可反式激活原癌基因。Tax基因在转基因鼠中可诱发多发性间质肿瘤。Tax核蛋白能促进细胞增生，另外Tax蛋白还会下调细胞DNA修复酶-DNA多聚酶的表达，使DNA修复减退，增加突变的积累，经过几次突变，可导致细胞的恶性转化。

第四节 环境因素与化学致癌

遗传因素与环境因素在肿瘤发生中起协同作用，而环境因素更为重要；致癌的环境因素可分为化学致癌因素、物理致癌因素和生物致癌因素；化学致癌因素在环境因素中所占比例最大，本节主要讨论化学致癌因素和物理致癌因素。

一、致癌的化学物质

（一）致癌的化学物质分类

目前认为凡能引起人或动物肿瘤形成的化学物质，称为化学致癌物（chemical carcinogen）。工业的发展给人类赖以生存的自然环境带来了很大的改变，如“三废”污染（工业污染源产生的废水、废气和固体废弃物）及各种新的化学物质的不断合成。目前世界上各种天然的或合成的化学物质有数百万种，而经流行病学调查和动物试验证明有致癌作用的已达上千种。

化学致癌物引起人体肿瘤的作用机制很复杂，根据其是否需要代谢、活化才能致癌，把化学致癌物分为直接致癌物与间接致癌物。少数化学致癌物质进入人体后能与体内细胞直接作用诱发肿瘤，这种物质称为直接致癌物，如烷化剂（芥子气、环磷酰胺等）与酰化剂等；直接致癌物的致癌力较强、致癌作用快速，常用于体外细胞的恶性转化研究。大多数化学致癌物属于间接致癌物，如多环芳烃、芳香胺类、氨基偶氮染料、亚硝胺类及真菌毒素等；他们进入机体后须经过代谢活化或生物转化，变成化学性质活泼的最终致癌物，终致癌物与DNA、RNA、蛋白质等生物大分子共价结合导致他们的损伤，诱发基因突变致癌。化学致癌过程至少经历三个阶段，即启动、促癌和演变，其连续作用的最后结果是形成肿瘤。化学致癌物又可按其作用的阶段或机制可分为启动剂（能启动正常细胞转变为肿瘤细胞的化学物）、促癌剂（能导致启动细胞或细胞群增殖的化学物）、演进剂（能引起启动细胞或在促癌过程中的细胞转变为潜在演进细胞的化学物）。能诱导正常细胞转变为肿瘤细胞，兼具启动、促癌和演进三种作用的化学致癌剂则称为完全致癌物（complete chemical carcinogen）。

（二）常见的化学致癌物

1. **亚硝胺类** 亚硝胺（nitrosamine）是近30年来最受人注意的致癌物质之一。亚硝胺类化合物可分为亚硝酰胺和亚硝胺两类。亚硝酰胺为直接致癌物，物理性质不稳定，体外实验可诱发动物多种器官的肿瘤。亚硝胺又可分为脂肪簇和环状亚硝胺；较常见的脂肪簇亚硝胺有二甲基亚硝胺、二乙基亚硝胺等；环状亚硝胺有亚硝基哌嗪、亚硝基吗福林等；亚硝胺能通过烷化DNA诱发突变，也能活化许多原癌基因导致癌变。

亚硝胺类致癌的部位很广，可诱发肝癌、食管癌、鼻咽癌、肾癌等肿瘤，且与其结构密切相关，具有亲器官特异性，例如对称性的二甲基亚硝胺可致肝癌、不对称性的甲基苄基亚硝胺可致食管癌、环状的亚硝基吗啉可致鼻咽癌。亚硝胺类化合物在环境中存在的方式有两个显著的特征：①广泛存在于空气、水、香烟烟雾、熏烤肉类、咸鱼、油煎食品、酸菜中；②环境中存在很多可以合成致癌性亚硝胺的前身物质，这些物质如亚硝酸盐、硝酸盐、二级胺等普遍存在于肉类、蔬菜、谷物、烟草、酒类及鱼类中。亚硝胺前身物质在酸性环境中易于合成亚硝胺。人的胃液pH在1.3~3.0，是亚硝胺合成的理想场所。人类接触亚硝基化合物是不可避免的。烟草是肯定的致癌物，不论其使用方式如何都是有致癌性的。值得注意是烟草特殊亚硝胺化合物（tobacco specific N-nitrosamines，TSNA），为烟草加工过程中，烟草中最主要的烟碱和新烟碱一类化合物被亚硝化和还原而产生的衍生物，现已检出4个致癌物。

2. 真菌毒素　目前已知的真菌毒素有200余种，相当一部分是致癌的，称致癌性霉菌毒素，常见的有黄曲霉毒素、杂色曲霉毒素、灰黄霉毒素等。同一真菌毒素可由一种或数种真菌产生，一种真菌也可产生数种真菌毒素。霉菌毒素主要诱发肝癌、肾癌，亦可诱发皮肤癌、淋巴肉瘤等。

黄曲霉毒素（aflatoxins）是一类结构类似、致癌性极强的化合物，其基本结构都含有二呋喃环。黄曲霉毒素有10多种，毒性和致癌性最强的代表化合物为黄曲霉毒素B1。黄曲霉毒素进入体内可形成环氧化合物，再水解与DNA等大分子结合诱发肿瘤。流行病学调查表明，大部分肝癌高发区，当地粮油食品，特别是花生、玉米、花生油等均含有高量的黄曲霉毒素B1。去除黄曲霉毒素的有效方法有挑选霉粒法，大米、玉米加水搓洗法，植物油加碱去毒法及白陶土吸附法等。

3. 多环芳烃类　多环芳烃化合物（polycyclic aromatic hydrocarbon）是一类含苯环的化学致癌物，又名多环碳氢化合物，这类致癌物以苯并芘、苯并蒽为代表。此类化合物主要是糖和脂肪燃烧不全时产生的，可形成三环、四环、或五环的结构，致癌作用强，小剂量应用就能引起局部组织细胞的恶变；广泛存在于外环境中，主要来源于工业废气、汽车废气、煤烟、香烟，熏烤食品如烧烤肉、烧烤鱼中亦含较高量的多环芳烃。此类致癌物主要诱发肺癌、皮肤癌、胃癌和肠癌等肿瘤。

4. 芳香胺和偶氮染料类　芳香胺（aromatic amines）及偶氮染料（azo dyes）是一类含有苯环与氮原子的化学致癌物，广泛应用于橡胶、制药、印染、塑料等行业，如印染工业的基本原料β-萘胺、联苯胺、品红、苋菜红、奶油黄等化合物，也存在于各种着色剂、除草剂、防氧化剂中。此类致癌物可导致膀胱癌、肝癌等。

5. 氯乙烯　目前应用最广的一种塑料聚氯乙烯，是由氯乙烯单体聚合而成，可诱发肺、皮肤及骨等处的肿瘤。通过塑料工厂工人流行病学调查已证实氯乙烯能引起肝血管肉瘤，潜伏期一般在15年以上。

6. 其他化学致癌物

（1）有致癌性的药物、农药　某些抗癌药物对人类的致癌作用业已证明。如氮芥、环磷酰胺可诱发膀胱癌，白消安可致肺癌和乳腺癌，氯霉素、环磷酰胺、溶血瘤素、氨甲蝶呤等可诱发白血病。蔬菜中的农药残留及农药对环境的污染问题已经引起人们的注意，而狄氏剂（Dieldrin）、艾氏剂（Aldrin）、毒杀芬（Toxaphene）、灭蚊灵（Mirex）等有机氯杀虫剂对动物均致癌作用。

（2）某些金属，如铬、镍等可致癌；砷、石棉亦有致癌作用。

二、电离辐射等物理因素可以致癌

物理致癌因素主要包括电离辐射和非电离辐射两种，另外慢性机械刺激、烧伤等也与癌症的发生有一定的关系，物理致癌因素的致癌效应潜伏期很长。物理因素可以使各种组织、体细胞对外源性和内源性致癌因子和辅助致癌因子的敏感性发生变化而致癌，也可以损伤遗传细胞在后代引起肿瘤。一般来说，物理性的致癌因素，是容易预防的，只要人们有一定的认识，采取相应的有效措施，防癌的效果是相当显著的。

（一）电离辐射

电离辐射是最主要的物理性致癌因素，主要包括以短波和高频为特征的电磁波的辐射以及电子、质子、中子、α粒子等的辐射。长期接触镭、铀、氡、钴、锶等放射性核素可引起恶性肿瘤。电离辐射致癌受以下因素影响：器官敏感性、性别、年龄、遗传敏感性、吸烟、医疗照射方式等。

电离辐射对生物靶损伤的机制主要是产生电离作用，形成自由基。自由基的性质非常活泼，可以破坏正常分子结构而使生物靶受伤。细胞DNA是电离辐射的重要生物靶，电离辐射对DNA的损伤主要是单链断裂以及碱基结构改变。电离辐射引起的DNA断裂，在细胞水平以染色体断裂形式表现出来，表现为多种染色体畸变方式，如重复、缺失、倒位、易位等。染色体畸变的形成直接影响结构基因在基因组内的正常排列，或造成基因片段的丢失或重排，甚至可能改变基因的调控机制，从而诱发基因突变致癌。实验证明，一次大剂量放射线照射后，常可诱发白血病。长期小剂量放射后，常可诱发皮肤癌、肝癌、肺癌、乳腺癌以及其他软组织的恶性肿瘤。

（二）紫外线

长期曝晒于阳光或紫外线下对人和动物皮肤有致癌作用。流行病学调查显示，紫外线照射和皮肤鳞状细胞癌之间有联系，但死亡率未见增加。皮肤基底细胞癌也与紫外线照射有关，受紫外线照射后其发生率为正常对照组的10倍。紫外线照射引起的皮肤癌与DNA中形成嘧啶二聚体有关。在正常情况下，细胞内的DNA修复系统可以清除嘧啶二聚体，但在着色干皮病患者由于缺乏切除二聚体的修复酶类，从而无法有效地清除此种二聚体，导致基因结构改变、DNA复制错误，从而诱发肿瘤。

第五节 肿瘤发病机制

肿瘤是由细胞的增多和不受限制的生长形成的，而生长是受遗传控制的，所以，一切肿瘤都可能涉及遗传因素。许多肿瘤都有家庭集中的现象，也说明肿瘤是有遗传基础。有些肿瘤是受单基因控制的，有些是受多基因控制的，还有些是由染色体畸变引起。

一、基因突变

（一）基因突变的概念

基因突变（gene mutation）是指由于DNA分子中发生碱基对的增添、缺失或改变，而引起基因结构的改变。广义的基因突变还包括染色体畸变（chromosome aberration）。染色体畸变是指染色体结构和数目的异常改变现象：染色体结构异常包括缺失、重复、倒位、易位等；染色体数目变异包括整倍体和非整倍体变化。实际上染色体畸变和突变的界限并不明确，特别是微细的畸变更是如此。野生型基因通过突变成为突变型基因。癌基因可通过基因突变导致其激活而导致肿瘤，抑癌基因的基因突变导致其功能失活也可引起肿瘤产生。诱变剂接触DNA以后，能使DNA发生局部的损伤，此时机体的损伤修复机制开始工作，一方面，如若修复机制正常，那么可以完成低水平的DNA损伤修复；另一方面，如若这些损伤程度严重，不可修复的DNA可造成细胞死亡或导致基因突变而诱发肿瘤的形成。另外如若由于基因突变而使与DNA损伤修复的酶失活时，则会导致细胞对于紫外线或其他诱变剂的杀伤作用变得更为敏感，从而诱发肿瘤的形成。

（二）基因突变与肿瘤

基因突变通常发生在DNA复制时期，即细胞分裂间期，包括有丝分裂间期和减数分裂间期。基因突变和脱氧核糖核酸的复制、DNA损伤修复、癌变和衰老都有关系，基因突变也是生物进化的重要因素之一。有一些主要由遗传因素决定的肿瘤，是符合孟德尔式遗传的，可能是由一个基因突变引起的，但是肿瘤的发生至少经过两步突变，第一步是生殖细胞中的基因突变，然后再经过一些变化，简单方式是一次体细胞突变，最后才发生肿瘤。目前已知的孟德尔式遗传的肿瘤有数十种。例如：常染色体显性的有：直肠多息肉症；神经纤维瘤、腺癌等；常染色体隐性的综合征有：共济失调-毛细血管扩张症；布卢姆（Bloom）综合征等；X伴性遗传的有：多细胞基细胞癌；某种多发性脂瘤等。一些非遗传的癌瘤，往往是体细胞突变引起的，这些肿瘤要经过至少两次突变来完成。

根据碱基变化的情况，基因突变一般可分为碱基置换突变（base substitution）、移码突变（frameshift mutation）、缺失突变（deletion mutation）和插入突变（insertion mutation）等四大类。

1. **碱基置换突变** 指DNA分子中一个碱基对被另一个不同的碱基对取代所引起的突变，也称为点突变（point mutation）。点突变分转换和颠换两种形式。如果一种嘌呤被另一种嘌呤取代或一种嘧啶被另一种嘧啶取代则称为转换（transition）。嘌呤取代嘧啶或嘧啶取代嘌呤的突变则称为颠换（transversion）。由于DNA分子中有四种碱基，故可能出现4种转换和8种颠换；在自然发生的突变中，转换多于颠换。碱基对的转换可由碱基类似物如化疗药物5-溴尿嘧啶的掺入造成；也可由一些化学诱变剂诱变所致：例如，亚硝酸类化学致癌物能使胞嘧啶（C）氧化脱氨变成尿嘧啶（U），在下一次复制中，U不与G配对，而与A配对；复制结果C-G变为T-A。又如，化学致癌物烷化剂中的芥子气和硫酸二乙酯可使G发生乙基化，成为烷基化鸟嘌呤（mG），结果，mG不与C配对，而与T配对，经过复制，G-C变为A-T。紫外线的照射使DNA分子上邻接的碱基形成二聚体，主要是胸腺嘧啶二聚体T-T。二聚体的形成使DNA双链呈现不正常的构型，从而带来致死效应或者导致基因突变，其中包括多种类型的碱基置换。

2. **移码突变** 指DNA片段中某一位点插入或丢失一个或几个（非3或3的倍数）碱基对时，造成插入或丢失位点以后的一系列编码顺序发生错位的一种突变。它可引起该位点以后的遗传信息都出现异常。发生了移码突变的基因在表达时可使组成多肽链的氨基酸序列发生改变，从而严重影响蛋白质或酶的结构与功能。吖啶类诱变剂如原黄素、吖黄素、吖啶橙等由于分子比较扁平，能插入到DNA分子的相邻碱基对之间，如在DNA复制前插入，会造成1个碱基对的插入；若在复制过程中插入，则会造成1个碱基对的缺失，两者的结果都引起移码突变。

3. **缺失突变** 基因也可以因为较长片段的DNA的缺失而发生突变。缺失的范围如果包括两个基因，那么就好像两个基因同时发生突变，因此又称为多位点突变。由缺失造成的突变不会发生回复突变，所以严格地讲，缺失应属于染色体畸变。

4. **插入突变** 指一个基因的DNA中插入一段外来的DNA，它的结构便被破坏而导致突变。

二、信号转导异常

肿瘤的发生在于细胞的失控性生长。正常细胞在各种因素的调节下，维持正常的增殖与分化之间的平衡，当这种平衡被打破而偏向低分化高增殖状态，就会因过度增殖而导致肿瘤发生。细胞增殖受到细胞外信号如生长因子、细胞因子、激素等调控，而其中生长因子最为重要。这些因子与细胞膜上的相应受体结合后，经过信号的转换变成细胞内信号，然后通过细胞内的不同信号转导途径将信号逐级传递并放大，最终到达细胞核内调节基因表达，产生细胞增殖等调控效应。肿瘤细胞最明显的特征就是增殖失去控制，而在肿瘤细胞内与生长分化有关的信号转导异常则是增殖失控的至关重要因素。在细胞恶变过程中往往伴随多种原癌基因突变，而这些突变癌基因的产物又往往与细胞增殖信号转导有关，从而在各个环节影响细胞信号的正常转导过程，引起信号转导异常与障碍，最终导致肿瘤发生。下面介绍部分信号转导异常与肿瘤间的关系。

（一）Wnt途径调节胚胎的发育和成型

Wnt信号途径与早期胚胎发育有关；该途径相关分子突变引起的组成性转录反应与人类肿瘤发生有关。参与Wnt受体信号途径的分子是一些低密度脂蛋白相关蛋白（LRP）和Frizled（FZ）家族跨膜蛋白。其中的APC是一种抑癌基因产物。在无信号时APC促进β连接素（β-catenin）降解，阻止其进入核内。当Wnt接受外信号，APC失活或相伴随的Axin失活，使β连接素稳定并在细胞核内积聚。β连接素通过与Tcf/LEF等转录因子相结合共同发挥作用，促进下游分子细胞周期蛋白D1的表达。β-连接素在结肠癌、肝癌、乳腺癌及肺癌克隆（细胞）异常表达。

（二）Hedgehog（Hh）途径的两个调控蛋白是抑癌蛋白

Hedgehog（Hh）信号途径与Wnt途径一样，控制组织或器官形态发生。哺乳动物Hh基因主要有3个成员：Shh、Ihh及Dhh。Hh信号途径反应受两个跨膜蛋白Ptc和Smo调控。Ptc是一种12次跨膜蛋白，Smo结构与FZ相似，为7次跨膜蛋白，均属抑癌蛋白。在静止状态，Ptc结合Smo，抑制Smo的活性；当Hh途径被激活时，Hh结合Ptc-Smo复合物，使Smo活性释放，发挥对Hh途径靶基因的转录调节作用。现已发现，Ptc功能缺失性突变、Smo激活突变及Hh途径中分子GLi1的过度表达都与肿瘤的发生相关。

（三）TGF-β（transforming growth factor-β）信号途径

TGF-β信号途径对某些细胞（如成纤维细胞）起促进分裂的作用，但对大多数上皮细胞的生长起抑制作用。TGF-β受体是Ser/Thr蛋白激酶，受体的底物为Smad家族蛋白。Smad与TOTO共同激活时能抑制促细胞生长的基因表达，对细胞的生长、凋亡起调控作用。Smad抑制myc的表达；myc抑制Smad的抑制生长作用。Smad突变与肿瘤有关，最常见的是Smad4功能缺失。

（四）癌基因/生长因子信号途径与肿瘤发生密切相关

癌基因编码的产物有些属于生长因子类；有些产物属于信号转导途径的不同组分，包括生长因子受体、小分子G蛋白、蛋白激酶和转录因子等。在肿瘤组织中，一些蛋白激酶（如TPK、PKA、PKC等）活性都有不同程度的上升。除每个蛋白激酶的特异性底物，这些激酶可能有相同的底物；一个信号途径被激活后又可影响另一途径，形成复杂的信号转导网络，因而有可能在同一细胞内促进细胞增殖的各种信号同时被促进。此外，在肿瘤细胞中常表现为促进增殖的信号增强。主要表现有：

1. **癌细胞能分泌更多的生长因子**　多种癌细胞能产生生长因子，使促进增殖的信号增强，如肺癌和卵巢癌细胞TGF-α分泌量增加，这也是高死亡率的原因。

2. **生长因子受体数量增多**　在腺癌、鳞状上皮癌中Erb-B、EGF受体存在过表达。在神经胶质细胞瘤中NGFR显著增加。生长因子受体的数量与肿瘤的生长速度呈正相关。

3. **信号途径分子异常激活**　在肿瘤组织中，ras的高突变率使小分子G蛋白易处于与GTP结合的活化形式，进而促进细胞增殖。突变后使GTP酶活性下降，致使Ras始终处于激活状态。此外，Src、Yes、Fgr及Abl等都具有TPK活性，在癌组织中常处于活化状态，成为促增殖的信号。

4. **细胞核内的信息分子异常**　细胞核内存在核蛋白，核蛋白包括DNA结合蛋白和调节基因转录的调节蛋白，细胞核内还有核受体。有的病毒癌蛋白本身即为改变了的核蛋白、核受体或转录因子，参与DNA合成和转录的改变。

（五）肿瘤细胞异常增殖是细胞凋亡减弱的结果

细胞凋亡（apoptosis）是一种细胞生长的负性调控机制。细胞凋亡又称程序性细胞死亡（programmed cell death），是一种早期以染色体浓缩，晚期以细胞质、细胞核裂解，或出现凋亡加强、凋亡被抑制，或即使细胞增殖无明显加强，但凋亡明显受抑制，均可能导致肿瘤。所以，目前认为肿瘤异常生长是增殖亢进而死亡减少的结果。

1. **抗凋亡基因*Bcl-2*的高表达**　最早发现多数非霍奇金滤泡状B细胞淋巴瘤存在染色体易位［t（14；18）］。该易位使原位于18号染色体的*Bcl-2*基因被置于14号染色体珠蛋白重链基因调控序列的控制之下，从而引起*Bcl-2*高表达，抑制细胞凋亡。在乳腺癌、肝癌、肺癌及膀胱癌等组织中均存在*Bcl-2*的高表达且凋亡明显被抑制。有人主张，急性白血病患者*Bcl-2*的高表达可作为其预后判定的指标，这是因为复发病例*Bcl-2*水平远远高于初发患者。

2. **促凋亡基因*p53*的失活**　很多肿瘤中存在*p53*基因的缺失、突变而失活，突变率高达50%~60%。突变点多位于5~8外显子。例如，在胃癌、膀胱癌、直结肠癌、乳腺癌、肺癌、肝癌及前列腺癌等都存在*p53*的点突变、缺失突变、插入突变、移码突变或基因重排等。

三、细胞转化

细胞转化是细胞发生遗传性状改变的一种变化，它的基础是DNA或基因的突变。从属性上说，基因突变导致生物体发生的转化，存在着有利于生物体的转化，也存在着不利于生物体的转化（例如癌变）。在体外培养的细胞，受到致突变作用时便可发生转化，出现恶性表型的细胞称为转化细胞；凡能诱发DNA（基因）结构改变的因素均视为诱发因素，有物理因素（如射线）、化学因素（亚硝基胍）、病毒（EBV、SV40）、癌基因（但需要借助载体和辅助因素）。细胞在体外转化与在体内癌变两者密切相关，但也有不同之处，体外转化需时较短，一般仅需几小时至几天，体内致癌需时较长，需几个月乃至几年。人工诱发体外转化技术是研究癌变原理的重要方法，当前在国内外这一技术已普遍应用。通过体外细胞培养，可以用人工方法诱发细胞恶性转化，而且重复性好，从而构成体外癌变模型，不仅有理论意义，也可用于筛选抗癌药物、检测环境中致癌物、通过转染试验检测癌基因、阐明肿瘤发展的阶段性与其逆转的可能性等。转化细胞有以下的特征：

（一）细胞生长调节异常

1. **细胞增殖失控**（uncontrollable proliferation） 是所有良性或恶性肿瘤细胞的特征。它不受机体的正常神经内分泌或代谢的调控，即使机体细胞已处于营养不良状态，肿瘤仍继续进行自主性生长。在体外培养中，正常细胞的连续传代有一定限度，一般传至30~50代时，便逐渐衰退而不易继续传代，但肿瘤细胞则容易生长传代，且能长期培养，有人称之为“永生化”（immortalization）其机制尚不十分清楚，一般认为是基因改变导致的与生长有关的蛋白的作用及膜蛋白发生改变的结果。

2. **细胞接触抑制的丧失**（loss of contact inhibition） 接触抑制是指正常细胞在体外培养进，生长的单层细胞相互接触后，便停止继续生长。但肿瘤细胞因其生长特性的改变，转化细胞生长成单层后，生长不受抑制，继续呈多层三维空间生长，排列紊乱，相互重叠，其细胞饱和密度可为正常细胞的5~10倍。

3. **细胞贴壁生长需要的丧失**（loss of anchorage dependence for growth） 多种正常细胞在培养时常需贴壁，才能很好地生长成单层。但肿瘤性转化细胞往往不紧密贴壁，细胞变圆，比较容易脱落。

4. **细胞生长的密度依赖性抑制作用减弱**（diminished density-dependent inhibition of cell growth） 正常细胞在培养中增殖到一定密度后，便不再生长，这与培养液中营养成分的减少相关；但转化细胞常不受此限制，它对血清成分的需求亦有所降低，这是由于转化细胞具有自分泌或旁分泌生长因子的能力，因此转化细胞的密度常常增加。

5. **细胞的可移植性增加**（increased cell transplantability） 正常细胞在同种或异种移植中均不能生长，但转化细胞则较易生长，特别是在裸鼠中较易生长。

（二）细胞形态改变

转化细胞形态不同于正常细胞，这与细胞内骨架、细胞膜和细胞外基质改变有关。转化细胞的骨架改变主要为微丝改变，出现微丝重排，表现为排列松散，无一定方向，此可能与微丝蛋白被磷酸化有关。由于细胞骨架中微丝排列紊乱，微丝或微管也比正常细胞减少，使转化细胞形态变圆、相互重叠、排列紊乱，结果导致细胞容易变形和活动。

（三）细胞膜变化

转化细胞的胞膜发生了一系列变化，与其生长浸润转移特性有关：

1. **细胞膜糖蛋白的变化** 转化细胞表面高分子量糖蛋白LETS丢失。LETS蛋白即大的外在转化敏感蛋白（large external transformation sensitive protein），是一种高分子量糖蛋白，在发生正常接触抑制时明显增加，但在转化细胞却减少，使黏着能力下降，与细胞丧失接触抑制有关；膜糖蛋白糖链上唾液酸、岩藻糖、N-糖基化糖链分支明显增加，有利于细胞的移动；转化细胞表面亦可产生一些促进细胞生长的糖蛋白，如gp100、gp25等。

2. **细胞膜糖脂的变化** 研究显示其糖鞘脂变化最为明显。有些糖鞘脂合成受抑，如正常细胞生长接触时，产生糖脂引起密度依赖性生长抑制，转化细胞中该糖脂合成受抑，因而细胞增殖过度；亦有新的糖鞘脂的生成，如节苷脂GM3增加。

3. **细胞膜运输能力增强** 转化细胞膜对某些糖类与氨基酸的通透性，比正常细胞增强多倍，以适应其迅速生长。

4. 由于细胞膜成分的改变，细胞膜流动性增强，细胞容易变形、移动，为浸润转移创造了条件。

5. **细胞膜黏附力降低** 转化细胞表面的唾液酸等成分增加，使表面负电荷增强，细胞间排斥力增高；细胞表面高分子量糖蛋白纤维连接蛋白（fibronectin）合成减少；纽带蛋白（vinculin）是位于黏着斑上的细胞骨架蛋白，联系着质膜上的锚着蛋白与微管，在原癌基因蛋白质 $pp60^{src}$ 增高时，使纽带蛋白磷酸化，破坏了黏着斑，所以上述因素均使细胞黏附力下降。

（四）其他变化

在上述变化出现的同时，细胞质内的成分亦发生了一系列的变化，如：

1. **蛋白酶活性增加，产生水解酶增多** 转化细胞比正常细胞产生更多的水解酶，它能使纤溶酶原转化成纤溶酶，溶解细胞周围的间质或基质，有利于肿瘤细胞的浸润；组织化学显示其他水解酶，如酸性磷酸酶，如酸性磷酸酶等，亦大量增加。

2. **抗原性发生改变** 基因突变还引起一系列的蛋白质结构的改变，可能出现新的组织抗原，成为与肿瘤诊断相关的肿瘤标志物。如病毒转化细胞常出现病毒抗原，存在于细胞膜上能引起宿主排异反应的称为肿瘤特异性移植抗原（TSTA）或肿瘤相关移植抗原（TATA）。不同肿瘤病毒所产生的TATA无交叉免疫反应，但同一种病毒诱发的不同个体肿瘤的TATA间有交叉免疫反应。

四、肿瘤发生多阶段学说

结合实验动物诱癌实验与人类癌症流行病学的研究提出了肿瘤多阶段发病的学说，认为细胞癌变是多基因、多步骤、多因素的复杂过程，是由于致癌物或促癌物多步多击的结果。该发病学说把肿瘤发病划分为三个阶段：启动期、促进期、进展期。

1. **启动期**（initiation） 启动是指致癌物作用于正常细胞染色体引起其特异性的基因突变或基因外的DNA突变，包括原癌基因的激活和抑癌基因的失活。经过一次突变并不足以将一个健康细胞转变为癌细胞，这个突变细胞的后代必须经过几次突变，才能形成癌细胞。启动过程是关键性的变化，这决定着细胞的癌变，没有启动过程，细胞不可能恶性转化。但发生了启动变化，却不一定产生转化细胞乃至肿瘤，因为机体有一系列修复酶，可进行DNA损伤的修复，或机体的抗损伤反应清除这些细胞。启动期所产生的基因突变可经细胞分裂增殖被固定下来，并能传代。在此期所形成的恶性转化细胞也可在机体内进入潜伏状态。

2. **促进期**（promotion） 促进期指促进启动形成的肿瘤

细胞分裂生长的作用阶段。促癌物（promotor）的作用特点是单独作用无效，有剂量效应关系及阈剂量，必须在启动后间隔数周给予，才能使肿瘤加速生长。促进过程可长可短，长时可达几年至十几年，在这个过程中，恶变细胞获得增殖优势而形成癌瘤；机体的免疫状态对这个过程有重要作用。例如，用甲基胆蒽涂小鼠皮肤，反复刺激后，皮肤中长出乳头状瘤并开始恶变，这相当于始动过程；如果以后再用巴豆油涂抹皮肤，由于它有抑制机体免疫的作用，所以涂抹巴豆油后癌细胞生长加速，很快形成癌瘤，这相当于促进过程。如果不加涂巴豆油，则皮肤癌的形成要慢得多，也就是说促进过程需要的时间要长得多。现已发现一些促癌物，如巴豆油及其提纯有效成分弗波醇酯（phorbol ester）、烟草中的儿茶酚类化合物、卤代烃类等对皮肤癌、肝癌、膀胱癌、肺癌、甲状腺癌、肾癌等都有相对特异的促癌物，作用的机制也为多样性的。有学者认为促癌作用的主要机制是，促癌剂作用于细胞膜表面的受体，激活蛋白激酶 C（protein kinase C，PKC），而 PKC 是增强许多组织细胞生长的共同因素。由于促癌物是有阈值且其作用是可逆的，不少学者认为这是肿瘤形成过程中较易受干扰的阶段，最容易取得预防成效。

3. **进展期（progression）**　进展是指转化细胞已增生成团，进一步发展成恶性肿瘤。在促癌之中或之后，细胞表现出不可逆基因组合，在形态或细胞行为上产生变化，如自主性生长且有异质性、侵袭性、转移能力及生化、免疫性能改变等，从而获得了肿瘤细胞的恶性特征，一般难以逆转，进展期可能涉及遗传物质的重大改变，如染色体核型异常（染色体的结构变异、大段丢失、易位或嵌入）与微卫星不稳定性。

肿瘤的发生机制复杂，不同致癌因素在恶性肿瘤发生多阶段学说中的作用见图 31-1。细胞癌变是多步骤、多因素的复杂过程；在肿瘤发生发展的各阶段，至少需要两个或更多个不同的癌相关基因的异常激活或失活，才有可能引起细胞癌变。抑癌基因与癌基因是一对互相拮抗的因素，在肿瘤的发生、发展过程中原癌基因激活和抑癌基因失活同时存在。例如，结、直肠癌发生发展的 6 个阶段相关的基因或因素为：①从正常上皮细胞到上皮细胞过度增生可能涉及 *APC*、*MCC* 基因的突变或缺失；②从上皮细胞过度增生到早期腺瘤可能与 DNA 低甲基化相关；③从早期腺瘤到中期腺瘤涉及 K-ras 突变；④从中期腺瘤到晚期腺瘤涉及 *DCC* 基因丢失；⑤从晚期腺瘤到结、直肠腺癌涉及 *p53* 基因缺失；⑥转移癌还涉及 nm23 基因的突变、血管生长因子基因表达增高等。

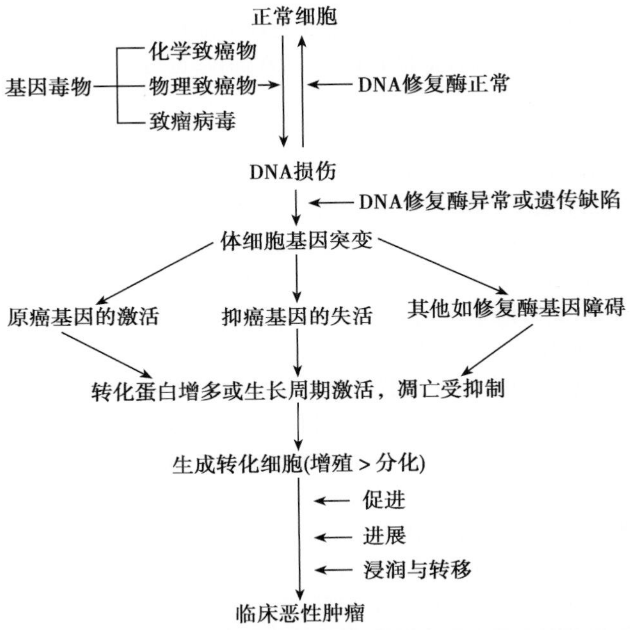

图 31-1　不同致癌因素在恶性肿瘤发生多阶段学说中的作用

癌症的渐进发生过程需要数年时间，快速生长的肿瘤倍增时间可能在 1~4 周，而较慢生长的肿瘤其倍增时间可能在 2~6 个月。癌细胞发生 20 次倍增可能要 5 年，而此时具有 100 万个细胞的肿瘤仅仅只有针头大小；癌细胞繁殖生长到 1cm 大小时具有大约 10 亿个细胞，而此阶段则相当长，需要 15~30 年。

第六节　实验诊断指标

近年来，为了提高对肿瘤的早期检测、鉴别诊断、疗效观察以及预后判断，人们从肿瘤细胞的化学特性、细胞病理、免疫反应和基因表达产物等诸多方面寻找各种特异性强、灵敏度高的肿瘤标志。

一、染色体核型分析

染色体核型分析（karyotype analysis）是分析生物体细胞内染色体的长度、着丝点位置、臂比、随体大小等特征，其分析以体细胞分裂中期染色体为研究对象。正常人的体细胞染色体数目为 46 条，并有一定的形态和结构。染色体在形态结构或数量上的异常被称为染色体异常，由染色体异常引起的疾病为染色体病。经核型分析后，可以根据染色体结构和数目的变异来判断生物的病因，比如是由于缺少了什么样的基因才导致的这种疾病。现已发现的染色体病有 100 余种，染色体病在临床上常可造成流产、唐氏综合征、先天性多发性畸形及肿瘤等。临床上染色体检查的目的就是为了发现染色体异常和诊断由染色体异常引起的疾病。与肿瘤有关的染色体畸变，在常用染色体显带技术和分子遗传学技术的运用下，染色体数目异常，染色体易位、缺失，染色体上肿瘤相关断裂点、脆性位点、癌基因位点可以清晰地观察到。在肿瘤的诊断上，染色体核型分析是一个必不可少且有益的诊断依据，可以发现由于染色体畸变而引起的肿瘤。

肿瘤相关断裂点、脆性部位和癌基因位点或一致，或重叠，或相邻，其中癌基因位点 *c-myc*，*c-mos*，*Ha-ras-1*，*c-ets*，*bel-1*，*akt-1*，*bcl-2*，*yes-1* 及 *L-myc* 与相应的肿瘤相关断裂点和脆性部位共处同一染色体部位，具有位点的一致性。三类染色体位点一致可能构成一个潜在的肿瘤启动部位，因为在某些人类恶性肿瘤中三类染色体位点的一致性是常见的特征。例如，肿瘤相关断裂点 8q24 染色体区是构成恶性淋巴瘤、Burkitt 淋巴瘤、急性淋巴细胞白血病 L3、急性非淋巴细胞白血病 M2 等恶性肿瘤多种染色体重排的一个重要的断裂点，它不仅是脆性部位 Fra8c 的所在部位，也是癌基因 c-myc 位点。

肿瘤细胞染色体除了以上肿瘤相关断裂点、脆性部位、癌基因位点的存在，还表现为染色体数目和结构的异常，95% 以上不同类型肿瘤细胞的中期染色体存在数目异常和结构异常。三类位点的存在，是染色体结构异常的因素。而染色体数目的异常是由于染色体的分离失调导致的三倍体性或多倍体性，复制特殊染色体的区域节段也可引起基因产物的不平衡。肿瘤细胞染色体重组导致染色体之间互换（易位或插入）或染色体内的互换（倒置或插入）。易位好发于肿瘤相关断裂点，可以激活癌基因。染色体片段的缺失是遗传物质的丢失，在肿瘤细胞中是仅次于染色体易位的又一常见的核型变化。染色体缺失与人抑癌基因的失活有很大关系。在人类神经膜母细胞瘤中，染色体 13q14 区域出现缺失，检测分析得到，13q14 处存在特异基因丢失，RB 基因的正常存在与表达能够阻止视网膜母细胞癌变，并促使细胞正常化。两个正常 RB 等位基因全部丢失或失活，肿瘤才会发生。

染色体数目、结构异常的观察除了传统的染色体显带技术外，还可采用分子遗传学技术。荧光原位杂交（fluorescence in situ hybridization，FISH）是目前广泛应用的一种非放射性核素原位杂交技术，在基因定位、标记染色体和识别染色体结构和数目异常的分析的研究中具有重要意义。以 DNA 特异探针与染色体杂交的方法叫染色体描绘，由于其具有灵敏、快速、准确、同时显示多种颜色及易于观察等特点，在染色体分析研究中具有重要的应用价值，特别是在染色体分散程度较差或异常标记染色体来源普通显带无法辩论的情况下进行核型分析，染色体描绘技术有它独特的优越性。

二、癌基因检测

近三十年来，肿瘤学的最大进展是发现了癌基因，一批在成年期关闭的原癌基因由于种种原因发生了突变，变成了有活性的癌基因，在一些癌基因（至少 3~4 种）共同作用下，正常细胞转化为恶性细胞，异常生长、分化，导致肿瘤的发生。目前对癌基因的分子诊断方法很多，以经典的癌基因 *ras* 基因为例，可以利用 PCR-SSCP、DGGE、PCR-ASO 和测序技术、Southern 印迹法、Northern 印迹法及 Western 印迹等方法进行检测。迄今为止，虽然已发现了近 100 种癌基因与肿瘤发生、发展有关，但仅有少数几种癌基因及其编码的癌蛋白可在血清中检出。

（一）*ras* 基因

ras 族基因位于人类 1 号染色体短臂，它表达产物 p21 为一组蛋白质，由 *K-ras*、*H-ras* 和 *N-ras* 组成，在 DNA 水平上三者高度同源，均有 4 个外显子，相互间同源性达 85%。当 *ras* 基因的第 12 位、第 13 位、第 61 位碱基发生点突变，编码产物发生变化这是癌症形成的关键一步，又称启动基因。临床上 *ras* 基因突变多见于神经母细胞瘤、膀胱癌、急性白血病、消化道、乳腺癌，在上述疾病时 *ras* 基因突变后的表达产物 p21 蛋白增加并且和肿瘤的浸润度、转移相关，在肿瘤患者 *ras* 基因的突变率约在 15%~20%。也有研究指出 p21 在良恶性之间无鉴别价值，如胃良性病变肠化和异型增生上皮中 *ras* 的阳性率与胃癌组织阳性率无显著差异。

（二）*myc* 基因

myc 基因是从白血病病毒中发现，它和转录调节有关，*myc* 家族有 4 个：*c-myc*，*N-myc*，*L-myc*，*R-myc*；其中 *c-myc* 研究最详细，它由三个外显子组成，其表达蛋白是 64kD 的磷酸蛋白为 p42，*myc* 基因和 DNA 合成、细胞信号转录、细胞分化相关，尤其在 G1 和 S 期 *myc* 表达最强。最早人们在 B、T 淋巴细胞瘤、肉瘤、内皮瘤病发现 *myc* 基因的激活，以后又发现小细胞肺癌、幼儿神经母细胞瘤的临床进展和 *myc* 基因表达扩增有关，而且多见于转移的肿瘤组织，目前 *myc* 基因蛋白标志主要用在判断肿瘤和复发和转移上。

（三）*erbB-2* 基因

erbB-2 基因又称 *HER-2/neu* 基因，它属于 *src* 癌基因家族，和表皮生长因子受体（EGFR）同源，在结构和功能上都和 EGFR 相似，能激活酪氨酸激酶。它的表达蛋白为 p185，分子量 185kD。*erbB-2* 基因通过基因扩增而激活，它多见于乳腺癌（Paget 病）、卵巢癌和胃肠道肿瘤。虽然 *erbB-2* 基因蛋白在诊断乳腺癌中的阳性率不高，仅 25%~30%，但它在乳腺癌诊断中特别有价值，它和肿瘤的大小、雌激素受体、孕酮受体一样可判断患者的预后，其准确性只比转移导致的淋巴结数目略差，在乳腺癌诊断中被看作一个独立的指标。*erbB-2* 基因蛋白增加患者预后较差，极易复发，存活期短。

（四）*bcl* 基因

bcl 基因是在造血系统肿瘤首先发现的一个癌基因，它位于 18 号染色体长臂，由 3 个外显子组成，通过抑制细胞死亡而参与肿瘤的发生。除正常造血组织外，*bcl* 基因主要分布在腺上皮、外分泌腺体的导管细胞和增殖细胞上。bcl 基因在各类淋巴瘤、肾脏肿瘤、急慢性白血病、霍奇金病、乳腺癌和甲状腺髓样癌等病中均可呈阳性。

三、抑癌基因检测

抑癌基因作为负向调控信号与作为正向调控信号的癌基因保持着动态平衡，十分精确地调控细胞增殖和成熟。抑癌基因的缺失或者点突变也见于大多数人类肿瘤如肺癌、胃癌、乳腺癌、结肠癌、肝癌等。抑癌基因的检测方法与检测癌基因分子诊断方法类似。

p53 基因是一种抑癌基因，它通过控制细胞进入 S 期控制细胞分化，监视细胞基因组的完整性，阻止具有癌变倾向的基因突变的发生。野生型的 *p53* 基因突变使这一控制作用消失，诱发肿瘤。许多肿瘤与 *p53* 抑癌基因异常有关，*p53* 基因的点突变常见第 175，248，273 位的碱基对变异，而在肝癌细

胞中*p53*基因第249位的碱基对由鸟嘌呤变成胸腺嘧啶。突变的P53蛋白半衰期较长，因而在大部分肿瘤患者都可测到突变的P53蛋白，尤其是乳腺癌、胃肠道肿瘤、肝细胞癌及呼吸道肿瘤，阳性率为15%~50%。

除了癌基因和抑癌基因，肿瘤相关基因中还有两类关系密切的基因即肿瘤转移基因和肿瘤转移抑制基因，它们也可以用于肿瘤的分子诊断，尤其是判断肿瘤有无转移，对临床治疗很有帮助。目前研究较多的一种肿瘤转移抑制基因是nm23，到目前为止，nm23已经在胃癌、骨肉瘤、膀胱癌、乳腺癌、肠癌等具有转移潜能的肿瘤中呈现低表达，在大肠癌中nm23低表达与肿瘤状态和远距转移密切相关，因此，nm23表达程度可以判断肿瘤有无转移，1991年国外已经将其列为肿瘤分子诊断的常规检测项目。

四、癌病毒基因检测

流行病学调查和分子生物学的研究表明，病毒与人类肿瘤之间确实存在着密切的关系，如肝炎病毒（HBV、HCV）与肝细胞癌、EB病毒与鼻咽癌，人乳头瘤病毒与宫颈癌，人类嗜T淋巴细胞病1型（HTLV-1）与成人T细胞白血病/淋巴瘤有直接关联。因此，如果利用分子诊断的方法如杂交、PCR等方法检测这些肿瘤相关病毒的基因，就可以为某些肿瘤的诊断提供参考依据。如用PCR方法扩增HPV病毒基因E6和E7开放读框上特异的230~270bp基因片段，可早期诊断HPV16，HPV18的感染，对早期预防和诊断宫颈癌有重大意义。

五、化学致癌相关指标

鉴于化学致癌物存在的广泛性，及为了预防肿瘤发生，各国采取一定的法规来控制化学致癌物散播，因而产生了化学致癌物的体外检测。早年为了证实某一物质的致癌性，常需要进行“三致”试验，即致突变、致畸变、致癌试验。致突变试验花费少、耗时短；而慢性动物致畸变试验、致癌试验结果可靠，但费时费力费钱，不宜用于初筛。后来发现，致癌物大多数是致突变物；故对化学致癌物的体外检测先做致突变试验用于初筛，亦可用一组试验，相互印证。初筛试验阴性者可以不必进行致畸变、致癌试验；阳性者再进行致畸变、致癌试验。国家规定对新药、食品添加剂、化妆品、饮料等需要进行“三致”试验，以确保使用的安全性。常用的致突变试验有三种：

（一）艾姆斯试验（Ames test）

又称鼠伤寒沙门菌回复突变试验。菌株常用几个组氨酸缺陷型突变鼠伤寒沙门氏菌株，在检测系统中还包括大鼠的肝脏微粒体活化系统，其中的微粒体酶S9能使一些前诱变剂转变为诱变剂。虽然在这里测试对象是细菌，而不是哺乳动物，但是由于这一检测系统简便易行，灵敏度较高，所以常用来作为诱变物质初步筛选的短期测试系统，用这种方法已经对几百种物质进行了测试，发现大约90%的致癌物质具有诱变作用。Ames试验的特点为：①所用伤寒沙门菌均有组氨酸基因缺陷，不能产生组氨酸为其本身的营养，因而在培养基中需加入组氨酸，该菌才能生长，这是该细菌突变的结果；②亦有切除修复基因的缺失菌，因而突变后不易修复；③有碱基置换型突变株（TA97，TA100）与移码型突变株（TA98，TA102），可观察突变的类型；④若在实验中这些突变株在无组氨酸的培养基中培养时有大量菌落生成，说明致突变物使细菌发生了回复突变，亦即表明待测物为致突变物。

Ames试验的检测方法是：将待测物经或不经肝微粒体酶S9处理，加在缺组氨酸的培养基上，观察组氨酸缺陷型突变鼠伤寒沙门氏菌菌落生长的结果，可以测出：①被测物有无致突作用；②若有，是直接致突变物还是间接致突变物；③观察致突变作用的强弱。

（二）哺乳动物培养细胞染色体畸变试验（chromosome aberration test）

取哺乳动物原代细胞（人血淋巴细胞）或传代细胞（中国仓鼠细胞，CHO），培养中加入已经或未经S9处理的被检物，两者共孵育24小时，加秋水仙素进行染色体分析。观察染色体数目的变化（非整倍体、多倍体、内复制）与染色体结构的变化（各种染色体畸变）。若出现染色体畸变，说明该物具有致突变性。

（三）微核试验（micronuclei test）

微核试验是哺乳动物骨髓嗜多染红细胞微核试验的简称，它是一种体内试验。将被检物以一定浓度注入小鼠，在1、2、3天后杀死小鼠，取其股骨骨髓作涂片，Giemsa染色，观察并计数1 000个嗜多染红细胞内微核的百分数。微核的出现或增多，常意味着染色体的损伤，说明有致突性。

应该指出：致突变试验仅是一种初步探查，虽然约有84%的致癌物为致突变物，有一定的指导意义，但亦不可忘记有相当一部分非致癌物有致突变作用，所以若致突变试验阳性，应用多种方法反复验证，或进行致畸变、致癌试验。

在确定了某一化学物质的致突性，甚至动物实验证实其致癌性以后，要确切了解其对人体的致癌性及其机制，目前常用分子流行病学的方法检测人体内致癌物的衍生物。肝癌是世界上最常见的恶性肿瘤之一，其主要病因与当地HBV感染与食用有黄曲霉毒素污染的玉米有关。例如在中国江苏启东，检测当地黄曲霉毒素B1（AFB1），确认它是Ames试验阳性，能使培养细胞发生染色体畸变，微核试验亦为阳性，在多种实验动物中能诱发肝癌，但为了确定其对人体肝癌的引瘤作用及其与暴露剂量的关系，研究了该地区人群尿中AFB1-鸟嘌呤加合物的浓度，发现尿中AFB1-鸟嘌呤加合物的水平随地区不同而不同，与当地饮食中对AFB1的暴露量相一致，且与肝癌的发现率密切相关。这些研究对阐明化学致癌的机制具有重要的意义。而且在体外实验、动物实验和人体研究中AFB1所引起的突变谱亦是一致的。AFB1诱发的特异碱改变使这种转换可在暴露于AFB1的人肝细胞培养的p53中检测到，常见的是第249位密码子的突变。在同一地区人类肝癌中突变多见p53的第249位密码子的G:C→T:A转换。居住在该AFB1污染区的人群非癌患者正常肝脏的这一突变数亦增加。

六、肿瘤标志物检测

（一）肿瘤标志物的概念

肿瘤标志物（tumor markers）是指特征性存在于恶性肿瘤细胞或由恶性肿瘤细胞异常产生的物质或是宿主对肿瘤反应

而产生的物质。这些物质存在于肿瘤细胞和组织中，也可进入血液和其他体液，当肿瘤发生、发展时这些物质明显异常，标示肿瘤的存在。存在于组织和细胞中的肿瘤标志物，需要取得细胞和组织的标本，利用基因分析法和组织化学法测定。本部分内容主要讨论体液中的肿瘤标志物。绝大部分的体液中的肿瘤标志既存在于肿瘤中，也存在于正常人群和非肿瘤患者中，只是肿瘤患者的标志物浓度高于非肿瘤患者。唯有前列腺特异性抗原（PSA）等几个极少数的肿瘤标志物和特定的器官相关联呈现器官特异性，大多数肿瘤标志物在某一组织类型的多种癌症上呈阳性，但阳性率不一。习惯上按标志本身的性质将肿瘤标志物分为以下7类：①酶和同工酶类；②激素类；③胚胎性抗原；④蛋白类；⑤糖蛋白类；⑥基因标志；⑦其他肿瘤标志。理想的肿瘤标志物应符合以下条件：①敏感性高；②特异性高；③肿瘤标志物的浓度和肿瘤大小相关，标志物半衰期短，有效治疗后很快下降，较快反映体内肿瘤的实际情况；④肿瘤标志物浓度和肿瘤转移、恶性程度有关，能协助肿瘤分期和预后判断；⑤存在于体液特别血液中易于检测。遗憾的是，至今所有的一百余种肿瘤标志物中只有极少几个标志能满足上述要求，满意地用于临床。随着对肿瘤疾病认识的深入，一些新的肿瘤标志物将会不断地出现，并经临床验证后广泛应用于肿瘤的预警、诊断和治疗监控。

（二）肿瘤标志物的临床应用范围

1. 肿瘤的早期发现 在所有的肿瘤标志中，能用于普查无症状肿瘤患者的标志只有两个，PSA和甲胎蛋白（AFP）。中国和阿拉斯加地区用AFP，从人群特别HBsAg阳性、患慢性肝炎患者中筛选原发性肝细胞肝癌。PSA结合直肠指征普查早期前列腺癌亦在世界各地被广泛应用。针对大量的无症状肿瘤患者，为了及早发现，各地都在试用多标志广谱肿瘤标志物为高龄人群查体，其临床价值正在探索中，为避免假阳性患者造成的负面社会影响，此试验都在有经验的大医院进行，阳性者称高危者，须经临床进一步确诊。

2. 肿瘤的鉴别诊断与分期 肿瘤标志物常用于鉴别良、恶性肿瘤，此时临床已获得足够证据证明患者可能患某脏器肿瘤，肿瘤标志物往往能提供有用的信息帮助区分良、恶性肿瘤。由于血清标志的升高水平常和肿瘤的大小和恶性程度有关，肿瘤标志物的定量检测可以有助于临床分期，能判断疾病处于稳定期、进展期或恶化期。

3. 肿瘤的预后判断 一般来说治疗前肿瘤标志物浓度明显异常，表明肿瘤较大，患病较长可能已有转移，预后较差。有人统计结肠癌肿瘤标志物，LD<290U/L，中位生存期19.3个月，LD>290U/L中位生存期9个月。另有一些指标专用于观察预后，如乳腺癌的雌激素受体和孕激素受体，如两者阴性，即使CA15-3不太高，预后也差，复发机会较高，治疗效果不好。类似的指标还有上皮生长因子受体（EGFR）、癌基因*c-erB-2*编码蛋白异常，这些指标阳性都预示较差的预后。

4. 肿瘤的疗效监测 大部分肿瘤标志物的测量值和肿瘤治疗效果相关。标志物下降程度反映了治疗成功程度。在成功的治疗，如肿瘤的完全切除和有效的放、化疗后，肿瘤标志物应明显下降，下降至正常或治疗前水平的95%认为治疗成功。如手术或放、化疗后肿瘤标志物未能如预期地下降，说明治疗失败。肿瘤标志物下降的速度取决于肿瘤标志物的半衰期，肿瘤标志从高浓度降至正常，大约需要5~7个半衰期。

5. 肿瘤复发的指标 关于直肠癌和乳腺癌肿瘤标志物应用中建议：手术后的患者应每隔2~3个月测定一次肿瘤标志物，连续至少两年，在未再给予治疗时，至少连续二次（两个时间间期）肿瘤标志物呈直线上升，可认为肿瘤复发。正在治疗的患者，肿瘤标志物的升高，意味疾病恶化。恶化定义为肿瘤标志物测定值增加25%，为了可靠，2~4周应再复查一次。有报道，监测了421例直肠癌手术后患者，复发者96例，其中64%是因CEA升高而发现。报道认为，CEA监视直肠癌复发的效果优于X线、直肠镜和其他试验。

（三）常见肿瘤标志物的检查及其临床意义

1. 胚胎性抗原肿瘤标志物

（1）甲胎蛋白（alpha-fetoprotein，AFP）：AFP是一种含4%碳水化合物的单链糖蛋白，分子量70kD，半衰期5天，AFP和清蛋白基因都定位于第4号染色体4q11-4q21区域，AFP和清蛋白的氨基酸顺序十分近似，高度同源性。AFP在胎儿期分别由卵黄囊和胎肝合成，可细分为卵黄囊型和肝型，它们含碳水化合物的比例不同。AFP常和乳酸类物质如刀豆素A（Con A）结合，卵黄囊型AFP中结合了50%~70%的Con A，远高于肝型。AFP是胎儿循环中的主要蛋白。在胎儿诞生后18个月，清蛋白合成逐渐增加，AFP浓度随之下降下，妇女妊娠6个月后血AFP升高。健康成人血清中AFP低于30ng/ml［化学发光免疫分析法（CLIA）］。

临床意义：①用AFP诊断原发性肝细胞癌。目前多数意见认为AFP>300μg/L且持续4~8周者不排除肝癌，低浓度（50~200μg/L）持续（>2个月）阳性的患者，应视为肝癌高危者。结合临床，如果AFP>400μg/L即可确诊为原发性肝癌。生殖腺肿瘤，如卵巢癌，子宫内膜癌，睾丸肿瘤AFP也会升高，可作为诊断此类肿瘤的指标。②AFP还用于疗效观察和病情预后评估。AFP>500μg/L，胆红素>2mg/L患者存活期很短；患者AFP急剧增长意味肝癌转移；手术后AFP>200μg/L，肝癌组织未完全切除或有转移。统计表明AFP对原发性肝癌的诊断敏感性只有75%左右，对转移性肝癌的诊断效果就更差，因此对AFP指标阴性而临床疑为肝癌的患者就结合其他指标进行判断，以减少漏诊。

（2）癌胚抗原（carcinoembryonic antigen，CEA）：CEA是一种由641个氨基酸组成的糖蛋白，含45%~55%碳水化合物，分子量150~300kD。胎儿在妊娠两个月后由消化道分泌CEA，出生后消失。正常组织分泌CEA的有：支气管，唾液腺，小肠，胆管，胰管，尿道，前列腺等。血清CEA参考范围<5μg/L（CLIA）。

临床意义：①对恶性肿瘤的诊断。据统计，大约70%直肠癌、55%胰腺癌、50%胃癌、45%肺癌、40%乳腺癌、40%尿道癌、25%卵巢癌患者CEA升高；但需与肝硬化、肺气肿、直肠息肉、良性乳腺痈、溃疡性结肠炎相鉴别。目前认为CEA有较高的假阳性和假阴性，所以不适合用于肿瘤普查。当CEA比正常持续升高5~10倍，强烈提示恶性肿瘤特别是肠癌的存在。②预后评估。在直肠癌，CEA浓度和Duke分期有关，28%的A期和45%的B期CEA都异常。高水平的CEA>80μg/L，可看作肿瘤已有转移的标志。在早期和局部的乳腺癌，CEA 常在正常参考值范围，一旦 CEA 升高，往往意味着有转移。肿瘤治疗有效，CEA 即可下降；如 CEA 水平又升高往往意味着肿瘤的复发。在整个直肠癌治疗期间，CEA 是一个有效的监视指标，是发现复发的理想指标，其敏感性高于 X 线和直肠镜。CEA 还常用于监视胰腺癌、胃癌、肺癌、乳腺癌的治疗，早期局限的乳腺癌患者 CEA 应该是正常的，一旦升高表明有骨或肺转移。据不完全统计，有 65% 的小细胞肺癌患者 CEA 升高，所以 CEA 也是诊断和监视小细胞肺癌的有效工具。

2. **糖类抗原肿瘤标志物**　正常细胞膜表面都有丰富的糖蛋白，当正常细胞转化为恶性细胞时，细胞表面糖蛋白发生变异，形成了一种和正常细胞不同的特殊抗原，可以用单克隆技术检测这些抗原，结果诞生了糖类抗原（carbohydrate antigen，CA）肿瘤标志物，CA 也意味癌症，后面的数字往往代表了制造该抗原的肿瘤细胞系编号或检测的抗体编号。

（1）CA12-5 抗原：CA12-5 是一种大分子量的多聚糖蛋白（>200kD）、含 24% 的碳水化合物，是鼠抗人乳头状囊性卵巢上皮细胞系 OC125 制备而成；存在于胎儿体腔上皮分化而来的心包膜、腹膜、胸膜等组织，正常成人在输卵管、子宫内膜可见表达。血清 CA12-5 参考范围：成人<35 000U/L（CLIA）。

临床意义：CA12-5 主要用于卵巢癌的诊断、疗效观察。卵巢癌患者血清 CA12-5 升高与肿瘤大小、肿瘤分期相关。CA12-5 在鉴别卵巢包块的良恶性上特别有价值，敏感度 78%、特异性 95%、阳性预测价值 82%、阴性预测价值 91%，能协助制订正确的手术方案。CA12-5 是少数正在试用于普查的肿瘤标志物，除了卵巢癌外，子宫内膜癌、胰腺癌、肺癌、乳腺癌、直肠癌和直肠道癌症均可升高。在某些良性疾病如肝炎、肝硬化、子宫内膜异位症、心包炎、早期妊娠、妇女黄体期 CA12-5 也可升高。

（2）CA15-3 抗原：CA15-3 属乳腺癌相关抗原，能被编号为 115DB 和 DF3 两种小鼠单克隆抗体所识别，分子量为 300~500kD 的糖蛋白。血清 CA15-3 参考范围：成人<25 000U/L（CLIA）。

临床意义：检测 CA15-3 诊断中晚期乳腺癌的敏感性可达到 80% 左右，仅 30%~50% 的原发性乳腺癌患者血清 CA15-3 升高；但 80% 左右有转移的乳腺癌患者可见血清 CA15-3 升高，且升高早于临床发现转移。因而 CA15-3 常用于有转移的乳腺癌患者的治疗监视和预后判断。胰腺癌、肺癌、卵巢癌、直肠癌、肝癌等患者血清中也见 CA15-3 升高。

大量的研究表明黏蛋白（Mucin）作为一种肿瘤相关蛋白，在乳腺癌中高度异常表达，是乳腺癌的重要生物学指标，CA15-3、CA27-29、MCA、BCM 都来自 Mucin，其抗原决定簇仅有微小差别。在乳腺癌等多种肿瘤中，Mucin 发生以下变化：①表达增高，且表达与肿瘤的恶性程度正相关；②细胞表面的极性分布丧失，整个细胞表面及胞浆都能表达 Mucin 1；③结构发生改变，出现了新的肽链及糖链表位。这种质和量的变化使 Mucin 1 成为观察肿瘤复发和转移的标志，1997 年美国 FDA 批准 Mucin 1（CA15-3）作为Ⅱ/Ⅲ期乳腺癌复发的检测指标。

当 CA15-3 比原来水平升高 25% 预示病情进展或恶化，无变化意味病情稳定。由于 CA15-3 对转移性乳腺癌诊断的敏感性和特异性均优于 CEA，因而成为诊断转移性乳腺癌的首选指标。ASCO（美国临床肿瘤学会）建议 Mucin 1 抗体（CA15-3、CA549、MCA 等）可用于乳腺癌Ⅰ、Ⅱ、Ⅲ、Ⅳ期分期，乳腺癌患者该抗体阳性率分别为 5%~30%、15%~50%、60%~70%、65%~90%，并认为 CA 27-29 检测乳腺癌比 CA15-3 更敏感。

（3）CA19-9 抗原：CA19-9 属胰腺癌相关抗原，是一种能被 1116NS199 特异单抗所识别的糖蛋白，它存在于胰腺、胆道、胃、肠、子宫内膜、涎腺上皮上。CA19-9 正常血清肿含量较低，多种消化系统肿瘤细胞大量表达，是迄今报道的对胰腺癌敏感性最高的标志物。血清 CA19-9 参考范围：成人<37 000U/L（CLIA）。

临床意义：用于检测胰腺癌，并主要用于监测疗效。敏感性为 80%，特异性为 90%。肝胆管癌、胃癌、肝癌、直肠癌、乳腺癌血清 CA19-9 也有较明显的升高。

CA50、CA242 和 CA19-9 共同表达于同一黏蛋白抗原上，但他们具有不同的化学结构及抗原性，有很小的差别。CA242、CA50 和 CA19-9 三种肿瘤标志物的相关系数在 0.81~0.95，三者作用十分近似，比较起来 CA19-9 的敏感性和特异性都好一些，更为常用。

（4）CA72-4 抗原：CA72-4 是一种能被 CC49 和 B72.3 两种单抗所识别的糖蛋白，在绝大多数正常人组织中不表达，而在成人的胃、结肠、直肠、胰腺、乳腺及卵巢等腺癌组织中呈强势表达。血清 CA72-4 参考范围：成人<6.7μg/L（CLIA）。

临床意义：CA72-4 已成为胃肠道肿瘤和卵巢癌的首选肿瘤标志物之一。CA72-4 升高与肿瘤的分期有关，其还可作为治疗后随访的指标以及判断肿瘤复发和预后的指标。

（5）鳞状细胞癌抗原（squamous cell carcinoma antigen，SCCA）：SCCA 是一种糖蛋白，分子量范围 42~48kD，是从子宫颈鳞状细胞分离的抗原 TA-4 的亚组分。通过等电聚焦电泳可把 SCCA 分为中性和酸性两个亚组分，恶性和正常的鳞状上皮细胞均含中性组分，而酸性组分仅见于恶性细胞。血清 SCCA 参考范围：成人<1.5μg/L（CLIA）。

临床意义：SCCA 是一种特异性很好的鳞状细胞癌肿瘤标志物，但其敏感性较低。SCCA 升高程度和肿瘤的恶性程度密切相关，SCCA 一旦升高往往预示病情恶化，伴发转移，所以其可作为宫颈癌、非小细胞肺癌、皮肤癌、头颈部癌、消化道癌的辅助诊断指标和预后监测指标。少数良性疾病如肺部感染、皮肤炎、肾衰和肝病等也能见 SCCA 升高。

3. **激素肿瘤标志物**

（1）人绒毛膜促性腺激素（human chorionic gonadotropin，HCG）：HCG 是在妊娠期由胎盘滋养细胞分泌的糖蛋白，含 28~30 个的氨基酸，分子量 45kD，半衰期 12~20 小时，由 α 和 β 两种亚基组成，α 亚基与促卵泡生成素（follicle stimulating hormone，FSH）、黄体生成素（luteinizing hormone，LH）和促甲状腺素（thyroid stimulating hormone，TSH）的 α 亚基相同，β 亚基为 HCG 活性所特有。正常孕妇在妊娠早期 HCG 升高，直至分娩后下降。血清 HCG 参考范围：阴性<5U/L，阳性>25U/L（微粒子酶免法）。

临床意义：肿瘤组织分泌的hCG多为β亚基(βhCG)。βhCG是公认的诊断滋养层细胞肿瘤敏感性最高的标志物。100%滋养体瘤和绒毛膜上皮细胞癌βhCG异常升高，可达100万U/L。βhCG的中度升高见于精原细胞睾丸癌，70%非精原细胞性睾丸癌βhCG低度升高(往往和AFP同时升高)。部分乳腺癌、胃肠道癌、肺癌，良性疾病如肝硬化、十二指肠溃疡、炎症也可见βhCG轻度异常。由于βhCG无法穿过血脑屏障，所以脑脊液中出现βhCG并且和血清中的βhCG比例超过1∶60，说明肿瘤脑转移。

(2)儿茶酚胺类物质(catecholamines，CA)：CA是一类结构中都含有儿茶酚的物质总称，包括肾上腺素、去甲肾上腺素、香草扁桃酸(VMA)等。和儿茶酚胺类有关的物质还包括促肾上腺皮质激素(ACTH)。

临床意义：肾上腺素是分泌型嗜铬细胞瘤的主要标志物。VMA增多主要见于嗜铬细胞瘤、神经母细胞瘤、神经节瘤。ACTH升高可见于小细胞肺癌患者，大部分为无生物活性的分子量为2.0~3.6kD的大分子ACTH，但它和小分子量的ACTH一样，可生成黑色素细胞刺激素，故肺癌患者很少会有库欣综合征，但常伴皮肤色素沉着。部分胰腺癌、乳腺癌、胃肠道癌症患者也可见大分子量的ACTH增加。

(3)激素受体：在乳腺癌患者，孕酮和雌二醇水平并无变化但部分患者孕酮受体(PR)和雌二醇受体(ER)增加。目前测定此两种受体以免疫化学法为主，滴定法、酶联免疫法和免疫细胞化学法(ERICA和PgRICA)测组织提取液。ASCO推荐免疫细胞化学法并认为这是统一标准的方法。血清正常参考值为>10fmol/mg蛋白质。

临床意义：根据ASCO建议，乳腺组织细胞质中的ER和PR已为乳腺癌诊治的常规项目，60%阳性患者内分泌治疗较有效，95%的阴性患者治疗无效，1/3乳腺癌转移患者雌激素受体较低。由于孕酮受体的合成依赖雌激素，孕酮受体检测是雌激素受体测定的补充，乳腺癌转移患者如果两种受体均阳性，内分泌治疗有效率75%；雌激素受体阳性、孕酮受体阴性者，有效率40%，雌激素受体阴性、孕酮受体阳性者，有效率为25%。临床根据受体测定结果制定相应的治疗方案，内分泌治疗有效者生存期较长，预后较好。

4. 酶类肿瘤标志物

(1)前列腺特异性抗原(prostate specific antigen，PSA)：PSA由前列腺管和腺泡上的上皮细胞分泌，是一种存在于精液中的分子量为34kD的单链糖蛋白，具有蛋白酶活性，并与缓激肽家族的丝氨酸蛋白酶氨基酸顺序相似。正常人血清PSA浓度极低，精液中PSA浓度(0.5~5.5g/L)约为血清(<4.0μg/L)的100万倍，当肿瘤发生时，前列腺和淋巴系统间组织屏障破坏，前列腺内容物进入血液循环，使血中PSA升高，每克前列腺癌使血清PSA升高3μg/L。前列腺增生、前列腺炎症也能引起PSA轻度升高，每克增生的前列腺可使血中PSA升高0.3μg/L。血中的总PSA(t-PSA)包括两种形式，较少的是游离PSA(f-PSA)，大量存在的是f-PSA和α1-抗糜蛋白酶(ACT)或α2巨球蛋白(A2M)结合的复合物(c-PSA)，f-PSA半衰期0.75~1.2小时，复合PSA半衰期较长约2~3天，当前列腺癌成功治疗后，高浓度的PSA回到正常值约需2~3周。血清PSA参考范围：成人总t-PSA≤4.0μg/L，f-PSA≤0.8μg/L(CLIA)。

临床意义：PSA是目前可用于肿瘤筛查的肿瘤标志物，可用于前列腺癌的早期辅助诊断。PSA是前列腺癌的最主要的肿瘤标志物，且有高度脏器特异性，但部分良性前列腺病(BPH)也能升高。血清中f-PSA/t-PSA比值可用来鉴别良、恶性前列腺肿瘤。特别是当t-PSA在4.0~10.0μg/L时，血清中f-PSA/t-PSA比值为0.15可作为前列腺肥大和前列腺癌的鉴别要点，比值<0.15时前列腺癌的可能性大。

(2)神经元特异性烯醇化酶(neuron specific enolase，NSE)：NSE又称磷酸烯醇转化酶，是糖酵解中的关键酶，催化2-磷酸甘油酸裂解生成水及烯醇式磷酸丙酮酸；NSE存在于神经组织和神经内分泌系统。血清NSE参考范围：成人<16.3μg/L(CLIA)。

临床意义：NSE是神经母细胞瘤和小细胞肺癌最主要的肿瘤标志物。此外嗜铬细胞瘤、甲状腺瘤、骨髓瘤、类癌、胰腺癌等患者血清NSE也会升高。

(3)γ-谷氨酰转移酶(γ-glutamyl transferase，γ-GT)：γ-GT是γ-谷氨酰循环中的关键酶，催化谷氨酰基转移到氨基酸上，形成γ-谷氨酰氨基酸。正常分布于小肠黏膜上皮、唾液腺、附睾、脑组织、肾脏、肝脏、胰腺中。胚胎期各脏器γ-GT较高。血清γ-GT参考范围：3~55U/L(速率法)。

临床意义：正常人以Ⅰ带为主，胎肝和肝癌中的γ–GT以Ⅱ带为主。在前列腺癌、骨癌、胰腺癌、食管癌、胃癌时γ–GT也升高，可达正常的10倍以上；但急性肝炎、肝外肿瘤、孕妇亦可升高，特异性不高；临床γ–GT Ⅱ多用于AFP阴性的肝癌辅助诊断。

迄今为止，已证实有几十种酶和肿瘤有关。

5. 蛋白类肿瘤标志物

(1)细胞角蛋白(cytokeratin，CK)19片段/Cyfra 21-l：CK是构成细胞骨架的中间丝状体的主要家族之一，在正常及恶性的上皮细胞中起支架作用，支撑细胞及细胞核。已知的角蛋白有20多种，分子量40~70kD。肿瘤细胞中最丰富的是CKl8和CK19，细胞分解后释放至血中。CKl9是一种酸性多肽，分子量为40kD，主要分布在单层上皮上，如肠上皮、胰管、胆囊、子宫内膜和肺泡上皮等。当CKl9片段被分泌释放进入血液循环，该可溶性片段就是Cyfra 21-l。血清Cyfra 21-l参考范围：成人<3.3μg/L(CLIA)。

临床意义：血清Cyfra 21-l是非小细胞肺癌(NSCLC)患者最有诊断价值的肿瘤标志物。Cyfra 21-1水平和肿瘤的恶化程度，转移相一致。

(2)组织多肽抗原(tissue polypeptide antigen，TPA)：TPA是低分子量角蛋白的混合物，TPS特异性组织多肽抗原(tissue polypeptide specific antigen，TPS)是TPA在血中的特异部分。在细胞增殖时，产生大量的角蛋白，当细胞坏死时，角蛋白的可溶部分释放入血。血清TPA参考范围：成人<100U/L(CLIA)。

临床意义：TPA通常被看作细胞增殖的标志。恶性肿瘤细胞分裂、增殖活跃，所以血清中TPA水平升高。目前在临床上，TPA主要应用于鉴别诊断胆管癌(TPA升高)和肝细胞癌（TPA 不升高）；TPA 和 CEA 以及糖蛋白类抗原结合判断膀胱癌、乳腺癌、直肠癌、肺癌、卵巢癌有无转移。妊娠妇女在整个怀孕期，TPA 均升高，分娩 5 天后 TPA 下降；此外，在部分炎症患者，TPA 也可升高。

（四）多种肿瘤标志物联合应用

由于大部分单个标志敏感性或特异性偏低，不能满足临床需要；若一次同时测定多个标志，可提高敏感性和特异性。肿瘤是由单一变异细胞多次克隆的结果，增长至特定体积的瘤组织，有一较长的发展期。细胞在倍增时，遗传基因不稳定，容易发生变异、突变，在最初的克隆后出现的亚群中，有些可能发展较快，有的亚群可能死亡，最后发展快的一群占了优势，但肿瘤仍保留了占少数的亚群的特性。在一个肿瘤中，存在着不同特性的细胞，在生长速率、表面受体、免疫特性、浸润性、转移性、对细胞毒性药物反应方面均可能不同。导管型乳腺癌存在杂合的亚群组，不同亚群在组织学有多态性，临床特性多处不同。仔细观察培养的肿瘤细胞株，也能见到异类细胞的存在。例如 LNCaP、PC-3 和 DU145 三株细胞都来自转移性前列腺癌，但只有 LNCaP 株有较高的 PSA，所有三株细胞都表达酸性磷酸酶，但在量上差别很大，这解释了为什么有 20% 的前列腺癌患者 PSA 始终阴性的原因。

临床实践也表明，肿瘤标志物联合应用可以提高检测的敏感性，而当前绝大多数实验室也在用肿瘤标志物联合检测，但无权威的定论。基本原则是选用不同性质、互补的、相对敏感的 3~4 个标志组成标志群。过多的标志浪费人力和财力，也会增加假阳性比例。在这里我们列出了主要肿瘤的多标志组合见表 31-3，以供参考。

表 31-3　主要肿瘤的常用的多标志组合

恶性肿瘤	主要标志	其他标志
前列腺癌	PSA	f-PSA，PAP，ALP，CEA，TPS
乳腺癌	CA15-3	CEA，CA549，CA72-4，hCG，LASA，Erb-B2，铁蛋白，ER，PR
子宫颈癌	SCC	CA12-5，CEA，TPA
直结肠癌	CEA	CA19-9，CA72-4，NSE
胃癌	CA72-4	CA19-9，CA50，CEA，铁蛋白，SA，CA242
原发性肝癌	AFP	γ-GT，ALP，TPS，GST
白血病		ALP，β2M，铁蛋白，LD，ADA，
肺癌	NSE	ACTH，降钙素，CA72-4，CEA，铁蛋白，LASA，TPS
淋巴瘤	β2M	Ki-67，LASA，LD2
黑色素瘤	黑色素瘤抗原	NSE，LASA，血儿茶酚胺，L- 多巴
脑胶质瘤	VMA	HVA，NSE，铁蛋白，甲基卟啉
卵巢癌	CA12-5	CA19-9，CEA，TPS，AFP，hCG，
胰腺癌	CA19-9	CA242，CA50，CA72-4，CEA，ALP，铁蛋白 TPA
膀胱癌	无	CEA，TPA
肾癌		肾素，CA15-3，NSE

七、循环肿瘤细胞及标志物及分子诊断

肿瘤的分子诊断包括肿瘤标志物基因的检测、mRNA 的检测和蛋白质的检测。对于肿瘤标志物基因，可以针对其保守序列，利用如核酸探针杂交、PCR-SSCP（单链构象多态性）、DGGE（变性梯度凝胶电泳）、PCR-ASO（等位基因特异性寡核苷酸杂交）以及 DNA 序列测定和基因芯片技术进行检测；对于 mRNA 的检测可以利用 RT-PCR、荧光定量 PCR、斑点杂交等方法；对于蛋白质的检测，可以利用 Western 印迹、流式细胞术、免疫组织化学和蛋白芯片技术。

循环肿瘤细胞（circulating tumor cell,CTC）：通常把进入人体外周血的肿瘤细胞称为循环肿瘤细胞。循环肿瘤细胞的检测可有效地应用于体外早期诊断，化疗药物的快速评估，个体化治疗包括临床筛药、耐药性的检测，肿瘤复发的监测以及肿瘤新药物的开发等。通过检测循环肿瘤细胞的数量可轻而易举地评估疾病的进程和治疗效果。

循环肿瘤细胞的检测采用了与细微铁颗粒结合的抗体，又名免疫磁珠。这些免疫磁珠复合物特异性地结合循环肿瘤细胞，其强大的磁场把循环肿瘤细胞“牵引”出血液样本样，再用额外的生物分子和化学品染色后，循环肿瘤细胞就能被明确鉴定。循环肿瘤细胞（CTC）检测是一种简单的血液检测，可随时捕捉并评估循环肿瘤细胞以确定转移性乳腺癌、结直肠或前列腺癌患者的预后。检测可提供客观的肿瘤定量、实时读数信息，因此肿瘤学家可为患者提供最佳治疗方案。

循环肿瘤 DNA（circulating tumor DNA，ctDNA），指的是由肿瘤细胞释放到血液循环系统中的 DNA。ctDNA 是一种无细胞状态的胞外 DNA，存在于血液、滑膜液和脑脊液等体液中，其主要是由单链、双链 DNA 或单链与双链 DNA 的混合物组成，以 DNA 蛋白质复合物或游离 DNA 两种形式存在。因为有高敏感性、高特异性的肿瘤标志物，故适用于多种肿瘤诊断、疗效观察、预后判断等，具有广泛应用前景。

血浆游离 DNA（cell-free DNA，cfDNA），是血浆中游离存在的 DNA，它们有的来自正常细胞，有的来自异常细胞（如肿瘤细胞），还有部分来自外部（如病毒 DNA）。血中 cfDNA 在疾病的早期诊断、预后、监测等方面具有潜在价值。其应用包括以下几方面：

1. 用于产前诊断；
2. 用于免疫性疾病等非肿瘤类疾病的病情分析与疗效观察；
3. 用于肿瘤相关分析。

八、肿瘤个体化医疗

恶性肿瘤是严重威胁人类生命健康的疾病，临床对恶性肿瘤一般采用手术切除、放化疗、内分泌治疗等手段。然而，目前恶性肿瘤患者术后的复发与转移、放化疗的耐受以及内分泌治疗的耐药仍然是导致患者死亡的主要原因。近年来，肿瘤的分子分型和基于分子靶点的靶向药物治疗为肿瘤的个体化治疗提供了一定的基础和临床依据。由于具有不同基因型和分子分型的肿瘤对于靶向药物的敏感性和耐受性差异性较大，因此肿瘤个体化基因的检测不仅能够减少临床盲目

用药，而且对于肿瘤的预测、诊断、指导治疗、病情监测、预后评估具有重要的意义。

（一）肺癌的个体化基因检测

肺癌位于人类肿瘤的首位，而肺癌中85%左右为非小细胞肺癌（nonsmall-cell lung cancer，NSCLC）。表皮生长因子受体（epidermal growth factor receptor，EGFR）基因、*K-ras*基因、间变性淋巴瘤（*ALK*）基因的突变在大多数肺癌的个体化治疗中具有重要的临床意义。

1. *EGFR*基因 EGFR是表皮生长因子（epidermal growth factor，EGF）相关酪氨酸受体家族的成员，通过与相应配体结合，对Ras/PI3K/STAT等多种下游信号通路具有重要的调控作用。EGFR的酪氨酸激酶抑制剂（EGFR-TKI）可竞争性抑制ATP与EGFR酪氨酸激酶结构域的结合，从而阻滞下游信号通路，目前已知大部分NSCLC均存在EGF过表达，其中鳞癌表达率为85%，腺癌和大细胞癌的表达率为65%。当NSCLC患者的EGFR检测结果为阳性时，采用口服TKI药物比化疗的疗效更好、副作用更少，这是目前国际上先进的肺癌治疗方向。我国非小细胞肺癌患者中*EGFR*基因突变率达到30%以上，也就是说至少有1/3的患者适合服用TKI药物的个体化治疗。目前作用于EGFR的分子靶向药物主要包括吉非替尼（gefitinib）、厄洛替尼（elotinib）和埃克替尼（icotinib）等。有研究也表明，当检测出*EGFR*基因的T790M与20-Ins位点发生突变后，EGFR-TKIs疗效不佳。

2. *K-ras*基因 RAS家族主要包括*K-ras*、*N-ras*、*H-ras*三种主要基因。NSCLC患者中大约有20%~30%存在*K-ras*基因突变。第12位密码子G-T的突变又占*K-ras*突变的80%~90%。*K-ras*是肺腺癌最常见的突变之一，但目前尚无有效靶向治疗。然而，*K-ras*基因突变会导致肺癌患者对TKI产生耐药，对其突变的检测可辅助临床医生筛选受益于EGFR-TKI的NSCLC患者。NCCN《临床实践指南》建议：对于*K-ras*基因突变的非小细胞肺癌患者，建议不使用EGFR-TKI靶向治疗药物。

3. 间变性淋巴瘤（*ALK*）基因 *ALK*基因最常见的突变是位于2号染色体短臂内的转位inv(2)（p21p23），导致13号内含子内的棘皮动物微管相关类蛋白4（EML4）基因断裂与19号内含子的*ALK*基因偶联形成融合基因。ALK基因融合表现为一个独特的NSCLC亚类，ALK抑制剂如克唑替尼（crizotinib）、色瑞替尼（ceritinib）和艾乐替尼（alectinib）对这类患者具有较好的治疗效果。克唑替尼已于2011年获得美国食品药品监督管理总局（FDA）批准用于晚期原发性或转移性*ALK*基因重排的NSCLC患者，2013年1月于我国上市。ROS-1是位于6号染色体q21上的原癌基因，与ALK有高度同源性，因此一代ALK抑制剂（克唑替尼）对于大部分ROS-1阳性的非小细胞肺癌患者是有效的，但其他的ALK抑制剂（如艾乐替尼）对ROS-1阳性的非小细胞肺癌患者却无作用。

目前针对驱动基因的靶向治疗能克服传统治疗的劣势，减少对正常组织的毒性，显著增强抗肿瘤活性，对NSCLC的治疗产生了深远的影响，在NSCLC中已经得到广泛应用。然而目前已成功研发的EGFR-TKI和ALK抑制剂等靶向药物由于原发性或继发性耐药问题限制了其应用，其耐药机制尚未完全明确。

（二）乳腺癌的个体化基因检测

乳腺癌是起源于乳腺组织的一种恶性肿瘤，临床最常见的主要是乳腺导管癌，大约占70%~80%。临床上根据雌激素受体（estrogen receptor，ER）、孕激素受体（progesterone receptor，PR）以及人表皮生长因子受体2（human epidermal growth receptor，HER2）的表达情况，将乳腺癌分为ER阳性的luminal（包括A型和B型）、HER2表达阳性的Her2型以及ER、PR、HER2表达均阴性的三阴性乳腺癌（triple-negative breast cancer，TNBC）4种分子亚型，分子分型的诊断与临床的治疗和预后有着紧密联系。

1. ER受体 乳腺癌是一种激素依赖性肿瘤，雌激素及其受体在乳腺癌的发生发展中占有主导地位，约70%~80%的乳腺癌表达雌激素受体。ER为配体依赖性的反式转录调节蛋白，主要通过与配体雌激素（estrogen，E2）结合后发挥调节作用。针对ER的靶向治疗是最早进行的有针对性的分子治疗方法，被用作选择性ER调节剂的抗雌激素药物他莫昔芬（tamoxifen）目前仍广泛应用于乳腺癌的分子治疗。90年代芳香化酶抑制剂（AIs）通过竞争性抑制ER、降解ER或抑制雌激素的合成也可以达到治疗目的。此外，另一种新型的单纯ER拮抗剂氟维司群由于可用于对他莫昔芬耐药的ER阳性的乳腺癌患者，在近年来也备受关注。

2. *HER-2*基因 *HER2*基因，又称*c-erb B-2*基因，是乳腺细胞中较常见、易激活的原癌基因，其扩增或过度表达仅限于癌细胞。临床上*c-erb B-2*/*HER2*基因高表达的乳腺癌患者，往往生存率低、恶性程度高、进展迅速、易转移、化疗缓解期短、对三苯氧胺和细胞毒性化疗药耐药，对大剂量蒽环类、紫杉类药物疗效较好。曲妥珠单抗是针对HER2的人源化单克隆抗体，能特异结合HER2受体胞外区，干扰HER2与其他ErbB家族成员形成异源二聚体，进而抑制肿瘤细胞凋亡。其靶向治疗是乳腺癌治疗领域的重大突破性进展，于1998年经FDA批准用于治疗晚期及转移性乳腺癌的一线或辅助治疗药物。目前，曲妥珠单抗已成为HER2阳性乳腺癌患者的标准化辅助治疗方案，临床中常与辅助化疗联合使用，对乳腺癌患者具有很好的治疗效果。帕妥珠单抗是第2个以HER2为靶点的人源化单克隆抗体，该药联合曲妥珠单抗能够发挥协同阻断HER2信号转导的作用。FDA已批准帕妥珠单抗联合紫杉醇类和曲妥珠单抗作为治疗HER2转移性乳腺癌的一线治疗药物。另外，抗体药物偶联物T-DM1和小分子酪氨酸激酶抑制剂拉帕替尼也是目前能够用于靶向治疗HER-2阳性的乳腺癌的药物，在2013年2月，FDA正式批准T-DM1作为治疗HER2阳性晚期乳腺癌患者的药物。

3. *BRCA*基因 直接DNA序列测定是对*BRCA*基因突变的检测最常用的方法。*BRCA*基因发生突变的肿瘤细胞对聚腺苷二磷酸-核糖聚合酶抑制剂敏感性很高，这将对目前临床上以ER、PR以及Her-2阴性为特征的三阴乳腺癌的治疗带来很大的帮助。2013年，已经有四种PARPi进入Ⅲ期临床试验，相信在不久的将来，PRAPi将成为新一代重要的乳腺癌治疗药物。

（三）大肠癌的个体化基因检测

大肠癌（colorectal cancer，CRC）也称为结肠直肠癌，包括结肠癌（colon cancer）和直肠癌（rectal cancer）。大肠癌在全球男性恶性肿瘤发病谱和死亡谱中分别居第三位和第四位，而在女性中位居第二位和第三位。大多数大肠癌患者发现时已属于中晚期，分子靶向治疗在特定患者人群中表现出显著的疗效和预后改善。目前CRC常用的靶向治疗的药物主要是作用于EGFR和血管内皮生长因子（VEGF）及其受体的分子靶向药物。

1. ***EGFR*** **基因**　约60%~80%CRC存在*EGFR*的上调或激活，*EGFR*的过表达与转移性结肠癌（metastatic colorectal cancer，mCRC）的预后差相关。因此，EGFR是药物研发的热点，目前已有EGFR靶向治疗药物批准用于CRC，主要包括针对EGFR的IgG1型单克隆抗体西妥昔单抗（cetuximab）和第一个完全人源化IgG2单克隆抗体帕尼单抗（panitumumab）等。

2. ***VEGF*** **基因**　研究表明，VEGF及其受体在正常结直肠组织中低表达，而在结直肠癌中高表达。因此可以通过抑制VEGF及其受体来阻止新生血管生成，进而治疗结直肠癌。目前针对于血管内皮生长因子（VEGF）及其受体的分子靶向药物主要包括贝伐珠单抗（bevacizumab）、阿柏西普（aflibercept）、雷莫芦单抗（ramucirumab）和瑞戈非尼（regorafenib）等。

（四）白血病的个体化基因检测

白血病是世界范围内常见的一种恶性肿瘤，我国已将它列为十大高发恶性肿瘤之一。白血病的发生主要是由于造血细胞增殖过度、分化阻滞、凋亡障碍所致，在此过程中常伴有特异的染色体异常和基因改变。97%的AML和90%的急性ALL均存在非随机性染色体畸变，这些与发生机制相关的基因突变、重排及各种融合基因形成，成为白血病可靠的分子标志。恶性淋巴瘤（也称为淋巴瘤）也是白血病的一类，主要是淋系细胞的恶性增殖，根据《中国肿瘤登记年报》公布的数据，2003—2013年，恶性淋巴瘤的发病率约为5/10万。根据目前淋巴瘤的相关基因和分子靶点，在全球范围内已有多种淋巴瘤靶向治疗药物上市。以下就以淋巴瘤为例介绍几种白血病的靶向基因。

1. ***CD20*** **基因**　由*CD20*基因编码的CD20蛋白是B淋巴细胞表面的标志性分子。*CD20*可主要表达在前体B细胞、正常B细胞和大部分B细胞淋巴瘤细胞表面，可能通过调节跨膜钙离子流动直接对B细胞起作用，参与B细胞的增殖分化，因此拮抗或者封闭CD20的作用可达到治疗相应淋巴瘤的效果。1997年FDA批准利妥昔单抗用于临床，是目前全球唯一B淋巴细胞（CD20）靶向人鼠嵌合单克隆抗体，目前临床上广泛应用的Ⅰ型抗CD20单抗利妥昔单抗仍然是第一代抗CD20单抗。第二代抗CD20改进型单抗vehuzumab具有90%~95%的人抗体序列，它与CD20亲和力更强，补体依赖的细胞毒作用也强于利妥昔单抗，针对vehuzumab的临床试验正在进行中。另一种第二代抗CD20单抗ofotumumab是全人源化单抗，现已被FDA批准用于顽固性慢性淋巴细胞白血病。

2. **26S蛋白酶体**　针对26S蛋白酶体进行靶向治疗的主要是多发性骨髓瘤和套细胞淋巴瘤。硼替佐米是26S蛋白酶体抑制剂，2003年硼替佐米获得FDA批准在美国上市，用于难治性、复发性多发性骨髓瘤治疗，随后正式批准硼替佐米用于难治复发套细胞淋巴瘤治疗。2015年我国CFDA批准硼替佐米上市，用于治疗多发性骨髓瘤和套细胞淋巴瘤。

3. **其他相关基因**　针对由*CD30*、*CD52*基因编码的CD30、CD52蛋白为靶点进行治疗的药物目前在我国尚没有上市，然而其在其他一些国家已经上市，并已取得一些显著的效果。如FDA已批准CD30单抗Adcetris（brentuximab vedotin，本妥昔单抗）用于：①霍杰金淋巴瘤患者用自身干细胞移植（ASCT）失败后或不是ASCT备选者患者至少2次既往多药化疗方案失败后的治疗；②有系统性间变性大细胞淋巴瘤患者至少1次既往多药化疗方案失败后的治疗。CD52单抗阿伦单抗主要通过结合T、B淋巴细胞表面的CD52蛋白来清除这些淋巴细胞，临床治疗中被广泛用于治疗慢性淋巴细胞白血病（chronic lymphocytic leukemia，CLL）。

（章 尧　浦 春）

第三十二章
营养及其相关性疾病的检验诊断

营养学是关于食物中营养物质的性质、分布、代谢以及食物摄入不足引起疾病的一门科学科。营养物质或称为营养素是指食物中能被吸收以及用于增进人体健康的生物化学物质，营养物质是人乃至动植物赖以生存的最重要的物质。从儿童发育到成人，从疾病状态下恢复到健康身体的各个不同时期，均有不同的营养物质的需求，对其进行研究，是保证全民身体健康和患者尽快康复的重大举措。本章就人体营养需要的蛋白质、糖、脂肪、维生素、电解质等物质以及营养物质缺乏或过剩的代谢紊乱进行阐述，还对儿童、孕妇和运动员的营养特殊需要略加介绍。

第一节　营养素与能量的需求

营养素是指食物中对人体有维持生命、促进生长发育和身体健康作用的成分，目前已知的人体必需营养素约有五十多种，可归纳为六类，即蛋白质、脂类、碳水化合物、维生素、矿物质和水。因人体需要不同，营养素可分为宏量营养素和微量营养素。宏量营养素是指机体摄入量较大的营养素，包括蛋白质、脂类、碳水化合物，这三种营养素在人体经氧化分解后可释放能量，因此，也称产能营养素。微量营养素指机体需要量较小的营养素，如维生素、矿物质等。一般情况下，健康成人从食物中摄取的能量和消耗的能量应经常保持平衡状态，否则将引起体重减轻或超重。

一、能量单位及能量的需求

（一）能量的单位

营养学上所使用的能量单位，以往使用卡（calorie，cal）和千卡（kilocalorie，kcal），国际上通用焦耳（joule，J），营养学中多使用千焦耳（kilojoules，kJ），其换算如下：1cal = 4.184J；1J = 0.239cal。

食物及其产能营养素产生能量的多少可用测热器精确测量。产能营养素在体内或体外能完全氧化生成 CO_2 和 H_2O，从而释放热量。将被测样品放入弹式热量计中完全燃烧，用水吸收释放出的全部能量，记录水的质量和水温的改变，可计算样品中所释放的能量。

每克产能营养素在体外燃烧所产生的能量称为物理卡价，每克产能营养素在体内的实际产热量称为生理卡价。因食物中的能量营养素不能全部消化吸收，消化率各不相同，在消化吸收后，在体内也不能彻底被氧化，进而全部产生能量。三大产能营养素生理卡价：1g 碳水化合物为 16.7 kJ（4.0kcal），1g 脂肪为 36.7kJ（9.0kcal），1g 蛋白质为 16.7kJ（4.0 kcal）。另外 1g 乙醇可产生 29.3 kJ（7.0kcal）能量。

（二）人体能量消耗

人体能量消耗包括基础代谢、体力活动和食物的热效应。为保证机体的能量平衡，人体每天摄入的能量应刚好满足上述能量消耗的需要，只有这样，才能保证机体有健康的体质和良好的工作效率。

（三）人体能量消耗的测定

确定不同人群或个人的能量需要量，能有效地指导人们改善膳食结构和膳食规律，从而维持机体的能量平衡和提高人体的健康水平，现主要采用计算法、测量法进行确定。

1. **计算法**　是一种简便、易行，但相对粗糙的方法。根据人群或个人的工作性质确定其活动强度，设定每日能量消耗量，以成年男性 2 400kcal，成年女性 2 200kcal 作为基数，再按不同劳动强度及作业时间进行追加，计算出每人每日能量消耗量。具体方法如下：轻体力劳动为基数 +75kcal/h，中等体力劳动为基数 +（75~150）kcal/h，重体力劳动为基数 +（150~300）kcal/h，极重体力劳动为基数 +>300kcal/h。

2. **测量法**　分为直接测热法和间接测热法两种。①直接测热法（direct calorimetry）：通过测量人体释放热量的多少来计算出机体的能量需要，但应用很少；②间接测热法（indirect calorimetry）：应用产能营养素在体内氧化生成 CO_2 和 H_2O，释放出能量，通过测定氧气消耗量或形成水量的多少来确定能量的需要量。一种方法是用一种特殊设备来测定氧气的消耗，通过准确记录机体吸入空气和呼出气体的量，按每消耗 1L 氧气产生 20.3kJ 热量来计算能量的消耗量。另一种方法是用稳定的放射性核素的方法在专门的测试仪器上测定机体内因食物氧化而产生的水量，计算出能量的消耗量。

（四）能量供给

人体要维持健康，首先要保证能量摄入的平衡。长期能量摄入不足，可导致体重减轻、体力下降、工作效率降低，还可能导致对环境的适应能力和对疾病的抵抗能力下降。女性体重太低，可导致性成熟延迟，生产低体重婴儿。如果摄入能量不足，会增加营养不良的危险。但摄入过多的能量也会对人体有害，可导致肥胖、高血压、心脏病、糖尿病等的发病率增高，我国近些年来就出现了这种趋势。

中国营养学会制订的中国居民膳食营养素参考摄入量中，具体地推荐了各年龄组人群的能量摄入量，还推荐了不同活动强度人员的能量摄入量。

二、平衡膳食的主要功能

人的机体每天活动，不断更新，需要几十种营养物质，主要有蛋白质、脂肪、碳水化合物、维生素、矿物质和水，这些营养物质需由多种膳食提供，机体维持健康需要每天从食物获得的营养与消耗的营养达成平衡，即营养平衡。平衡膳食（balanced diet）是指膳食中各种营养素含量和热量充足，种类齐全，比例适当；膳食供给的营养素与机体消耗的营养素要保持平衡。膳食的结构合理是指营养素既能满足机体的生理需要，又能避免膳食构成比的失调和因某些营养素过量而增加机体负担与引起代谢紊乱。

（一）平衡膳食的营养特点

平衡膳食的营养特点有：①三大营养素的比例合理分配，即总能量的 60%~70% 来源于碳水化合物，10%~15% 来源于蛋白质，20%~25% 来源于脂肪；②谷类、薯类和淀粉食品构成主要的碳水化合物，限制食糖量；③植物油为脂肪的主要来源，减少动物脂肪摄入，建议饱和脂肪酸、单不饱和脂肪酸和多不饱和脂肪酸的构成比为 1∶1∶1；④优质蛋白（主要为动物蛋白和大豆蛋白）占蛋白质总量的 1/3 以上；⑤维生素按供给量提供，一般维生素 B_1、维生素 B_2 和烟酸的构成比为 1∶1∶10；⑥合适的钙磷比例，膳食中一般为 1∶1~2∶1。

（二）平衡膳食的基本要求

膳食的供给量要满足身体的营养素需求：热量足够以维持机体的各种活动；蛋白质量合适以供给机体生长发育和组织修复更新，维持正常的生理功能；无机盐充足，以便参与身体组织构成和生理功能调控；富含丰富的多种维生素以保证身体健康，维持身体的正常生长发育，增强身体的抵抗力；膳食纤维要适量，以保持正常的排泄作用及预防某些肠道疾病的发生；水分充足以维持体内正常的各种生理程序。

平衡膳食的主要条件：①多样化的膳食食物构成：五类基本食物包括谷薯类、动物性食物、豆类及其制品、蔬菜水果类、纯热能食物，这些食物应包含在每天的膳食中。平衡膳食中合适的食物构成比是谷类 60%、肉鱼乳蛋类 17%、油脂 8%、其他（主要是蔬菜水果）15%。②膳食制度要合理：注意两餐间的间隔时间，注意每餐的数量、质量，协助提高工作效率。我国一般为一日三餐，从全天总热能看，早餐占 25%~30%，午餐占 40%，晚餐占 30%~35%，比较合理。

中国营养学会依据平衡膳食的要求，从我国的实际情况出发，制订了中国居民膳食指南，提出了切实可行的中国居民平衡膳食宝塔，详见 2022 年中国居民平衡膳食宝塔图。

（三）完全膳食的供给

完全膳食是指膳食中以谷类（豆类）为主食，肉类为副食，补充充足的蔬菜，并辅以水果。完全膳食中所含的营养素种类齐全，摄入一定的量就能满足机体的能量和营养的需要，可作为替代膳食或膳食补充剂来使用。完全膳食分为要素膳和非要素膳，要素膳是以氨基酸混合物或蛋白水解物为氮源，以不需消化或很易消化的糖类为能源，混合加以矿物质、维生素及少量提供必需脂肪酸的脂肪而组成的完全膳食，这种膳食无须消化或稍经消化即能吸收，对机体的刺激性较小。

三、呼吸商

（一）呼吸商的概念

机体无时无刻不在进行着能量转换。能量转换过程是消耗产热营养物质（蛋白质、脂肪、碳水化合物）和氧气，并生成 CO_2 和 H_2O 的过程。一定时间内，机体的 CO_2 生成量和氧耗量的比值，称为呼吸商（respiratory quotient，RQ）。碳水化合物、脂肪和蛋白质的 RQ 分别为 1.0、0.7 和 0.8，混合食物的 RQ 为 0.85，脂肪代谢产生的 RQ 最低。在耗氧量一定的情况下，碳水化合物代谢而产生的 CO_2 多于脂肪或蛋白质所产生的 CO_2。

（二）在慢性阻塞性肺疾病中的应用

慢性阻塞性肺疾病（chronic obstructive pulmonary disease，COPD）中，患者因慢性或急性呼吸衰竭可导致高碳酸血症，其治疗目标之一为降低 $PaCO_2$ 水平，通过增加 CO_2 的排出或减少 CO_2 的生成可达到这一目的。但对已有肺功能受损的 COPD 患者则难以用增加通气的方式来实现，因而只能通过降低 CO_2 生成来实现。所以，对 COPD 患者的营养支持治疗需考虑营养物质的组成和对气体交换的影响。COPD 患者因呼吸衰竭，可发生 CO_2 潴留和血氧分压降低，由于脂肪的 RQ 最小，进食时适当增加脂肪量并降低碳水化合物的含量，可减少 CO_2 的生成量，从而降低通气需求。对 COPD 患者，应给予足量的蛋白质，但要避免蛋白质摄入过多，因摄入过多蛋白质使通气驱动机制负荷增加，增加呼吸功，产生呼吸困难。这一机制对 COPD 患者，尤其对因高碳酸血症而发生呼吸衰竭的患者、计划需要脱离通气机的患者特别实用。

第二节 营养素及其营养价值

一、糖类供能的生理意义

（一）分类

碳水化合物（carbohydrate）的分类主要包括糖、寡糖（oligosaccharide）和多糖（polysaccharide）。

1. **糖** 包括单糖、双糖和糖醇

（1）单糖：单糖是指不被水解的结构最简单的糖类，由3~7个碳原子构成，食物中主要的单糖有葡萄糖、半乳糖和果糖。

（2）双糖：双糖由两个单糖分子组成，天然食物中主要的双糖有蔗糖、麦芽糖、乳糖及海藻糖。

（3）糖醇：糖醇是单糖的衍生物，目前开发的有山梨糖醇、甘露糖醇、木糖醇等，糖醇类物质在体内消化吸收速度慢，且提供能量较葡萄糖少，而被用于食品加工业，用糖醇制取的甜味食品称无糖食品。

2. **寡糖** 寡糖又称低聚糖，由3~10个单糖构成的聚合物。人体不易吸收，常见的有棉籽糖、水苏糖等。

3. **多糖** 多糖是由10个以上的单糖聚合成的高分子碳水化合物，主要包括淀粉、糖原和膳食纤维。

（1）糖原：又称动物淀粉，在肝脏和肌肉合成并贮存，分别称为肝糖原和肌糖原，是含许多葡萄糖分子的动物多糖。肝糖原用于维持正常的血糖水平，肌糖原能提供机体运动时所需要的能量。

（2）淀粉：是由许多葡萄糖组成的能被人体消化吸收的植物多糖。淀粉主要贮存于植物细胞中，特别是植物的根、茎和种子细胞中。人类碳水化合物的主要食物来源有薯类、豆类和谷类，它们含有丰富的淀粉。

（3）纤维：是指存在于植物体中却不能被人体消化吸收的多糖。食物中的各类纤维均称为膳食纤维（dietary fiber），分为可溶性纤维（soluble fiber）和不溶性纤维（insoluble fiber）。不溶性纤维主要有纤维素（cellulose）、某些半纤维素（hemicellulose）和木质素（lignin）。可溶性纤维主要有果胶（pectin）、树胶（gum）和黏胶（mucilage）等。果胶可作为增稠剂，主要用于制作果冻、沙拉调料、冰淇淋和果酱等，树胶和黏胶可作为食品的稳定剂。

（二）碳水化合物的功能

1. **贮存和提供能量** 机体中的碳水化合物以糖原的形式贮存于肌肉和肝脏内，贮存的糖原一般只能维持数小时，因此，必须从膳食中不断补充碳水化合物。乳糖是乳汁中主要的碳水化合物。1g碳水化合物在体内氧化可产生16.7kJ（4kcal）的能量。我国居民膳食中60%以上的热能来源于碳水化合物。

2. **机体的构成成分** 碳水化合物大多是一些寡糖复合物，如结缔组织中的黏蛋白、神经组织中的糖脂及细胞膜表面的糖蛋白。

3. **节约蛋白质作用** 当机体的碳水化合物供给不足时，因脂肪一般不能转变成葡萄糖，机体通过蛋白质糖原异生作用（ghtconeogenesis）产生葡萄糖。当摄入足够的碳水化合物时，能防止体内或膳食中的蛋白质转变为葡萄糖，称为节约蛋白质作用（sparing protein action）。

4. **抗生酮作用** 葡萄糖协同脂肪在体内彻底被代谢分解。如果体内碳水化合物不足，脂肪酸不能被彻底氧化而产生酮体，影响机体的酸碱平衡。因此，体内充足的碳水化合物就可起到抗生酮作用（antiketogenesis）。为防止酮血症的产生，人体每天至少需摄入50~100g碳水化合物。

5. **保肝解毒作用** 当肝糖原不足时，肝对有害物质（酒精和砷等）的解毒作用明显下降，因此，说明糖类具有一定的保肝解毒的作用，其解毒作用的大小和肝糖原的数量有明显的关系。

6. **调节血糖** 糖原是动物内碳水化合物的储存形式，当饥饿时血糖降低，糖原分解为葡萄糖，使体内的血糖维持在正常范围。

（三）碳水化合物的供给

碳水化合物的营养平衡总原则：①不能过多摄入总能量，过多摄入的能量和碳水化合物可引起肥胖和血脂升高；②注意脂肪、碳水化合物在总能量中的比例，在总能量摄入中，要防止碳水化合物所占的比例过低而脂肪所占比例过高，还要防止精制糖的摄入量在碳水化合物中比例逐渐增加的现象。

中国营养学会推荐，我国居民碳水化合物的膳食供给量应占总能量的55%~65%，且精制糖占总能量的10%以下，美国FDA提倡每人每天摄入25g纤维。

二、脂肪的营养价值

甘油三酯（triglyceride，TG）、磷脂（phospholipid，PL）和固醇类（sterols）是营养学上重要的几种脂类（lipids）。食物中的脂类95%是甘油三酯，5%是其他脂类，在人体内贮存的脂类中99%是甘油三酯，成年人脂肪占体重的10%~20%，肥胖者可达30%~60%，主要储存在脂肪组织内。脂肪受营养状况和机体活动的影响而增减，变动较大。

（一）甘油三酯的营养价值

甘油三酯，又称中性脂肪或脂肪，水解后生成1分子甘油和3分子脂肪酸。人体内的甘油三酯主要存在于脂肪组织内，多分布于腹腔、皮下和肌纤维间，有以下一些功能。

1. **供能和储能**　人体正常生命活动能量消耗的20%~30%是由脂肪提供的。体内1g脂肪分解可产生39.7kJ(9.46kcal)的能量，比蛋白质和碳水化合物高1倍多。脂肪也是人体内主要的储能物质，当机体摄入能量过多或不能被及时利用时，则以脂肪的形式储存在体内。脂肪分解供能不能生成葡萄糖，而葡萄糖是脑和神经细胞唯一的能量来源，因此，严格节食减肥的人可能对机体产生不良后果。

2. **隔热保温作用**　皮下脂肪不易导热，可保持人体的体温相对恒定，还有抵御寒冷的作用。

3. **保护作用**　脂肪对体内的脏器和关节具有支撑和垫衬作用，可以保护这些脏器和组织免受外力的冲击和伤害。

4. **机体的重要构成成分**　甘油三酯分解产生的脂肪酸是机体的重要构成成分，如细胞膜中含有大量的脂肪酸，它是细胞维持正常结构和功能的重要组成部分。

5. **帮助机体有效利用碳水化合物**　可以节约蛋白质脂肪分解产物能有效促进碳水化合物代谢，同时充足的脂肪还能保护体内蛋白质不被分解。

6. **内分泌功能**　脂肪组织能分泌许多因子，如瘦素、肿瘤坏死因子、血管紧张素原、雌激素等，这些因子参与机体的代谢、免疫和生长发育。

7. **其他功能**　食物可刺激肠抑胃素的生成抑制肠蠕动，胃排空时间延长，增加饱腹感；用油脂烹调食物可以改善食物的色、香、味、形，增加食品的风味，增进食欲；食物中的脂肪是脂溶性维生素A、维生素D、维生素E、维生素K的重要来源，油脂还可促进脂溶性维生素的吸收。

(二) 脂类的食物来源及供给量

动物脂肪组织、肉类和植物种子是人类膳食脂肪的主要来源，饱和脂肪酸和单不饱和脂肪酸主要存在于动物脂肪中，多不饱和脂肪酸主要存在于植物油中。

摄入过多脂肪，可导致肥胖、心血管疾病、高血压和某些癌症发病率的升高。通过限制和降低脂肪的摄入能预防此类疾病的发生，如美国膳食和健康委员会的建议：①摄入总脂肪<总能量的30%；②摄入饱和脂肪酸<总能量的10%；③摄入胆固醇<300mg/d。中国营养学会推荐成人脂肪摄入量应控制在总能量的20%~30%，其中必须脂肪酸占总热能的3%~4%，胆固醇的摄入量每天不超过300mg。

三、蛋白质的营养价值

蛋白质是生命的物质基础，正常成人体内蛋白质(protein)含量为16%~19%。机体内的蛋白质始终处于分解和合成的动态平衡中，成人体内每天约有3%的蛋白质被更新。

(一) 蛋白质的营养价值

1. 蛋白质是机体的任何组织和器官的重要组成成分，是人体不能缺少的构成成分。

2. 蛋白质是生命的物质基础，构成机体的重要生物活性物质，如酶能催化体内物质的分解和合成，激素能调节各种生理过程，抗体可抵御外来物质的入侵等。

3. 蛋白质也可用于供能，蛋白质在机体需要时能被分解并释放出能量，供给机体需要。1g食物蛋白质在体内产生的能量约为16.7kJ(4.0kcal)。

(二) 蛋白质的营养价值评价

蛋白质是由氨基酸(amino acid)分子以肽键连接形成的具有一定空间结构的大分子，人体中蛋白质由20种氨基酸构成。依据氨基酸是否必须从食物中供给分为必需氨基酸(essential amino acid)和非必需氨基酸(nonessential amino acid)。必需氨基酸是指人体不能合成或合成速度不能满足机体需要的氨基酸，它们是异亮氨酸、亮氨酸、赖氨酸、蛋氨酸、苯丙氨酸、苏氨酸、色氨酸、缬氨酸和组氨酸。由于半胱氨酸和酪氨酸可减少人体对蛋氨酸和苯丙氨酸这两种必需氨基酸的需要量，称半必需氨基酸(semi essential amino acid)。其余9种氨基酸，它们是丙氨酸、精氨酸、天冬氨酸、天冬酰胺、谷氨酸、谷氨酰胺、甘氨酸、脯氨酸、丝氨酸，这些能在自身体内合成且能满足机体需要的氨基酸，称非必需氨基酸。

食物中蛋白质的营养价值通常采用氨基酸模式(amino acid pattern)值来评价。食物中蛋白质氨基酸模式值与人体蛋白质氨基酸模式值越接近，食物蛋白质的营养价值就越高，即为优质蛋白，如动物性蛋白质中蛋、奶、肉、鱼等以及大豆蛋白等。氨基酸模式值就是蛋白质中各种必需氨基酸的构成比例，用以反映人体蛋白质及食物蛋白质在必需氨基酸的种类和含量上存在着差异。其计算方法是根据蛋白质各种必需氨基酸含量，规定含量最少的色氨酸含量为1，分别计算其他必需氨基酸含量与色氨酸的相应比值，这一系列比值就是该种蛋白质氨基酸模式值(表32-1)。在实际应用中常提及参考蛋白(reference protein)，参考蛋白是用来测定其他蛋白质质量的标准蛋白，如鸡蛋白质。食物蛋白质中一种或几种必需氨基酸相对含量较低，就会造成其蛋白质营养价值降低，这种含量相对较低的必需氨基酸称为限制氨基酸(limiting amino acid)。其中含量最低的称第一限制氨基酸。植物性蛋白质相对缺少赖氨酸、蛋氨酸、苏氨酸和色氨酸，造成营养价值相对较低，如大米和面粉蛋白质中含赖氨酸少。为了提高植物性蛋白质的营养价值，往往将两种以上的食物混合食用。

(三) 蛋白质供给量及食物来源

机体存在氮平衡，应通过膳食供给满足机体的这种平衡，长时期的不恰当的正氮平衡和负氮平衡都会对人体造成危害。为满足零氮平衡，成人每天摄入蛋白质约30g。我国成人蛋白质推荐摄入量为1.16 g/(kg·d)，占膳食总能量的10%~12%，儿童青少年为12%~14%。

动植物性食物中均含有蛋白质，动物性蛋白质的质量好、利用率较高，但同时富含饱和脂肪酸和胆固醇，而植物性蛋白利用率较低，因此，膳食供给中应注意蛋白质互补，适当搭配以提高蛋白质的营养价值。大豆富含优质蛋白质，牛奶富含多种营养素，因此，应大力提倡增加牛奶、大豆及其制品的摄入。

四、维生素的营养价值

维生素(vitamin)是一类微量的低分子有机化合物，是维持机体正常生理功能及细胞内特异代谢反应所必需的一类微量低分子有机化合物。大多数维生素在机体内不能合成，也不能大量储存在组织中，必须由食物提供。少部分的维生素，如烟酸(niacin)和维生素D可由机体合成。

表 32-1 几种食物和人体蛋白质氨基酸模式值

氨基酸	人体蛋白	全鸡蛋	鸡蛋白	牛奶	猪瘦肉	牛肉	大豆	面粉	大米
异亮氨酸	4.0	2.5	3.3	3.0	3.4	3.2	3.0	2.3	2.5
亮氨酸	7.0	4.0	5.6	6.4	6.3	5.6	5.1	4.4	5.1
赖氨酸	5.5	3.1	4.3	5.4	5.7	5.8	4.4	1.5	2.3
蛋氨酸 + 半胱氨酸	3.5	2.3	3.9	2.4	2.5	2.8	1.7	2.7	2.4
苯丙氨酸 + 酪氨酸	6.0	3.6	6.3	6.1	6.0	4.9	6.4	5.1	5.8
苏氨酸	4.0	2.1	2.7	2.7	3.5	3.0	2.7	1.8	2.3
缬氨酸	5.0	2.5	4.0	3.5	3.9	3.2	3.5	2.7	3.4
色氨酸	1.0	1.0	1.0	1.0	1.0	1.0	1.0	1.0	1.0

依维生素对水的溶解性将其分为脂溶性维生素和水溶性维生素。脂溶性维生素是指不溶于水而可溶于脂肪及有机溶剂（如苯、乙醚及氯仿等）中的维生素，主要有维生素 A、维生素 D、维生素 E、维生素 K，其吸收与肠道中的脂类物质密切相关，过多摄入在体内蓄积能导致中毒。水溶性维生素是指可溶于水的维生素，主要有 B 族维生素（维生素 B_1、维生素 B_2、维生素 PP、维生素 B_6、叶酸、维生素 B_{12}、泛酸、生物素等）和维生素 C，大多以辅酶形式参与体内的物质代谢，一般无毒性，大量摄入可致机体中毒，若摄入过少，能较快出现缺乏的症状。

不同维生素之间、维生素和其他营养素之间需保持平衡，若某一种营养素摄入不当，就可能导致其他营养素的代谢紊乱，如摄入 1g/d 维生素 E 可干扰维生素 K 的吸收，维生素 E 拮抗维生素 K 的功能。

（一）维生素 A

维生素 A（vitamin A）是指有生物活性且含有视黄醇（retinol）结构的一类物质，主要有已形成的维生素 A（preformed vitamin A）和维生素 A 原（provitamin A）及其代谢产物，维生素 A 对热和碱稳定，但易被氧化和受紫外线破坏，当食物中含有磷脂、维生素 E、维生素 C 和其他抗氧化剂时，视黄醇和胡萝卜素较为稳定。视黄醇及其代谢产物和合成的类似物称类维生素 A（retinoids），存在于动物体内具有视黄醇活性的类维生素 A 称为已形成的维生素 A，有视黄醇（retinol）、视黄醛（retinal）、视黄酸（retinoic acid）和视黄基酯（retinyleasters）复合物。植物中存在维生素 A 原，如 α- 胡萝卜素（α-carotene）、β- 胡萝卜素（β-carotene）、β- 隐黄素（β-cryptoxanthin）、γ- 胡萝卜素（γ-carotene）等，它们中小部分可在小肠和肝细胞中转变成为视黄醇和视黄醛。

1. 维生素 A 的营养价值 维生素 A 是构成视觉细胞内感光物质的成分之一，人视网膜杆状细胞内的感光物质视紫红质与 11- 顺式视黄醛的作用密切相关，具有调节暗视觉的作用。人从亮处进入暗处，视紫红质消失，起初看不清楚任何物体，经过一段时间后，视紫红质再生达到一定水平才逐渐恢复视觉，该过程称暗适应（dark adaptation）。暗适应的快慢与照射光的波长、强度和照射时间相关，同时与体内维生素 A 的营养状况密切相关。维生素 A 不足会使暗适应时间延长。

维生素 A 参与调节机体细胞的生长和分化。视黄酸受体 / 类维生素 A X 受体（retinoic acid receptor/retinoid X receptor，RAR/RXR）是核受体超家族的成员之一，核受体在细胞生长、分化、增殖及凋亡过程中起重要作用。最重要的视黄酸有 9- 顺式视黄酸和全反式视黄酸。儿童缺乏维生素 A 会导致生长停滞、发育迟缓、骨骼发育不良。

维生素 A 通过增强巨噬细胞和自然杀伤细胞的活力以及改变淋巴细胞的生长或分化，调节机体的细胞免疫和体液免疫，导致机体的免疫功能提高。

维生素 A 参与糖蛋白的合成，细胞膜表面糖蛋白与细胞膜表面的功能，如细胞连接、受体识别、细胞黏附和细胞聚集等密切相关。

维生素 A 具有抗氧化作用，有研究表明摄入高剂量的维生素 A 和 β- 胡萝卜素可降低肺癌发生的危险性。

维生素 A 能抑制肿瘤生长，该作用可能与维生素 A 能调节细胞分化、增殖和凋亡有关，维生素 A 还具有抗氧化作用。

2. 供给量及食物来源 膳食中具有视黄醇活性的物质采用视黄醇活性当量（retinol activity equivalent，RAE）来表示，包括已形成的维生素 A 和维生素 A 原。采用 RAE 表示膳食维生素 A 原类胡萝卜素的维生素 A 活性时，所得数值仅为原使用的视黄醇当量（retinol equivalent，RE）的一半。膳食或食物中总视黄醇当量（μg RE）= 视黄醇（μg）+β- 胡萝卜素（μg）×0.167+ 其他维生素 A 原（μg）×0.084；视黄醇活性当量（μg RAE）= 视黄醇（μg）+β- 胡萝卜素（μg）×0.084+ 其他维生素 A 原（μg）×0.042。其换算关系：3μg 视黄醇 =3μg 视黄醇当量（RE）=10IU 维生素 A。

根据中国营养学会 2013 年制定的 DRIs，我国成人维生素 A 推荐摄入量（recommended nutrient intake，RNI）为男性 800μgRAE/d，女性 700μgRAE/d，成人上限（UL）为 3 000μgRAE/d。孕妇从孕中期开始增加 70μgRAE/d，乳母增加 600μgRAE/d，UL 均为 3 000μgRAE/d。7~11 岁、11~14 岁、14~17 岁儿童青少年 UL 分别 1 500μgRAE/d，2 100μgRAE/d 和 2 700μgRAE/d。

各种动物肝脏、鱼肝油、鱼卵、全奶、奶油、禽蛋等是维生素 A 最好的来源；植物性食物只能提供维生素 A 原——类胡萝卜素，深绿色或红黄色的蔬菜和水果中富含胡萝卜素，这类蔬菜和水果主要有冬寒菜、菠菜、苜蓿、空心菜、莴笋叶、芹菜叶、胡萝卜、豌豆苗、红心红薯、辣椒、芒果、杏及柿子等。必要时，还可使用维生素A补充剂，但须注意使用剂量不能过高。

（二）维生素D

维生素D指具有钙化醇生物活性且含环戊氢烯菲环结构的一大类物质，最常见有维生素D_2（ergocalciferol，麦角钙化醇）及维生素D_3（cholecalciferol，胆钙化醇）。实质上维生素D_3是激素，它来源于皮下的7-脱氢胆固醇经紫外光照射转变而成的产物，但来源于膳食或由皮肤合成的维生素D没有生理活性。工作或居住在因日照不足、空气污染导致紫外光照射阻碍的地区的人群，必须由膳食供给维生素D，故维生素D_3是条件性维生素。

1. 维生素D的营养价值 维生素D的活性形式是1，25-$(OH)_2D_3$，它作用于小肠、肾、骨等靶器官，参与调节细胞内外钙水平和钙磷代谢；它还参与心脏、肌肉、大脑、造血和免疫器官中的细胞代谢或调节分化。其生理功能主要有：1，25-$(OH)_2D_3$影响DNA的转录和mRNA的翻译，诱导钙结合蛋白质合成，促进钙的吸收转运；促进肾小管对钙、磷的重吸收；调节骨细胞和血骨钙平衡，当血钙水平降低时，1，25-$(OH)_2D_3$可动员骨组织中的钙和磷释放入血液，以维持正常的血钙浓度；通过维生素D内分泌系统调节血钙平衡，其主要的调节因子有1，25-$(OH)_2D_3$、PTH、降钙素（calcitonin，CT）及血清钙和磷的浓度；1，25-$(OH)_2D_3$通过调控基因转录，进而调节细胞的分化、增殖和生长。

2. 维生素D的供给量和食物来源 维生素D来源于膳食和人体皮肤的合成。当钙、磷供给充足时，儿童、少年及成人维生素D的RNI为10μg/d，老人为15μg/d，20μg/d是维生素D的UL量。可用IU或μg表示维生素D的量，1μg维生素D_3= 40IU维生素D_3。

海水鱼（如沙丁鱼）、动物肝脏、蛋黄等食物和鱼肝油制剂中富含维生素D。奶类中维生素D含量极低，蔬菜、谷类和水果只含有少量的维生素D。

（三）维生素E

维生素E指具有α-生育酚（α-tocopherol，α-T）生物活性且含苯并二氢吡喃结构的一类物质，有α-T、β-T、γ-T、δ-T 4种生育酚和α-TT、β-TT、γ-TT、δ-TT 4种生育三烯酚（tocotrienols，TT），生物活性最高的是α-T。

1. 维生素E的营养价值 维生素E参与调节机体的多种生理功能。主要表现在维生素E与其他抗氧化物质和抗氧化酶构成体内抗氧化系统，保护机体的生物膜及其他蛋白质免受自由基攻击，维生素E具有防治动脉粥样硬化、肿瘤和衰老等的作用；补充维生素E能减少机体细胞中脂褐质的形成，提高免疫力，预防衰老；与动物的生殖功能和精子生成有关，缺乏维生素E可造成睾丸萎缩和孕育异常；维生素E能调节血小板的黏附力和聚集作用，缺乏时能增强血小板聚集和凝血作用，使心肌梗死及脑卒中的发病危险性增加；维生素E能抑制胆固醇合成限速酶，使血浆胆固醇水平降低，维生素E还能抑制肿瘤细胞的生长和增殖。

2. 维生素E的供给量和食物来源 α-T有天然生育酚（d-α-T）和人工合成的生育酚（dl-α-T）两大类，dl-α-T的活性是d-α-T的74%。维生素E的活性用d-生育酚当量（a-tocopherol equivalence，α-TE）和国际单位（IU）来表示，lIU维生素E=0.67mg d-α-生育酚=0.74mg d-α-生育酚乙酸酯。

根据2013年中国营养学会制定的DRIs，我国成人维生素E的AI（适宜摄入量）为14mg α-TE/d，UL为700mg α-TE/d。维生素E的摄入量应该考虑不饱和脂肪酸摄入量，一般每多摄入1g多不饱和脂肪酸，应多摄入0.4mg维生素E。一般情况下不会出现维生素E缺乏。富含维生素E的食品有植物油、麦胚、坚果、种子类、豆类及其他谷类，维生素E在蛋类、肉类、鱼类、水果及蔬菜含量甚少，γ-T在某些油制品含量多于α-T。维生素E在加工、储存和制备过程中损失较多。

（四）维生素B_1

维生素B_1，即硫胺素（thiamine），是含有一个嘧啶结构的一类生物活性物质。硫胺素磷酸盐为白色结晶，在酸性环境较稳定，耐热。

1. 维生素B_1的营养价值 维生素B_1主要以辅酶形式参与体内的多种代谢过程。焦磷酸硫胺素（TPP）是丙酮酸和α-酮戊二酸脱羧反应的辅酶，同时还是转酮醇酶的辅酶，参与磷酸戊糖通路的反应。维生素B_1还以非辅酶形式参与机体反应。如机体缺乏维生素B_1，导致ATP生成障碍，引起机体广泛损伤。

2. 维生素B_1的供给量和食物来源 维生素B_1供给量应与机体能量总摄入量成正比，通常为成人每4.18MJ能量需提供0.5mg维生素B_1。中国营养学会推荐维生素B_1的RNI成年男性为1.4mg/d，成年女性为1.2mg/d。

维生素B_1的主要来源是谷物，含有较多的硫胺素的食物包括杂粮、豆类、干酵母、坚果、动物内脏、蛋类、瘦猪肉等。食物加工过程不当，可使维生素B_1有不同程度的损失，如谷物过分精加工、食物过分水洗，烹调时弃汤、加碱、高温等。

（五）维生素B_2（核黄素）

维生素B_2，即核黄素（riboflavin）。维生素B_2结晶有高强度荧光，颜色呈黄棕色，在干燥和酸性环境中稳定，水溶性较低，碱性和紫外线环境中易分解。

1. 维生素B_2的营养价值 维生素B_2在体内常以FAD（黄素腺嘌呤二核苷酸）和FMN（核黄素-5-磷酸）的形式参与氧化还原反应，FAD和FMN与特定蛋白结合形成黄素蛋白（flavoprotein），是体内多种酶的辅基，若体内维生素B_2不足，则物质和能量代谢发生紊乱，将表现出多种缺乏症状。机体中维生素B_6和烟酸的代谢、体内生物氧化与能量代谢、体内的抗氧化防御系统和药物代谢的抗氧化防御系统均需维生素B_2的参与。

2. 维生素B_2的供给量和食物来源 由于维生素B_2主要参与体内氧化还原反应与能量代谢，维生素B_2的供给量应与能量摄入量成正比。我国膳食中维生素B_2的RNI成人男性为1.4mg/d，成人女性为1.2mg/d。

动植物性食物中相对富含维生素B_2，但不同食物中含量差异很大，动物性食物，如肝、肾、心、蛋黄及乳类中含量尤为丰富，植物性食品中以绿色蔬菜、豆类含量较高，而谷类含量较少。

（六）维生素B_6（吡哆醇）

维生素B_6，又称吡哆醇，包括吡哆醇（pyridoxin，PN）、吡哆醛（pyridoxal，PL）和吡哆胺（pyridoxamine，PM），磷酸吡哆醛（PLP）和磷酸吡哆胺（PMP）是维生素 B_6 在体内的活性形式，游离的维生素 B_6 在酸性溶液中对光、热比较稳定，在碱性环境中易受光、热破坏。

1. 维生素 B_6 的营养价值 维生素 B_6 主要以磷酸吡哆醛为辅酶参与机体中近百种反应，这些酶系大多参与氨基酸的合成与分解代谢；维生素 B_6 是 8- 氨基 - 酮戊酸合成酶的辅酶，酶催化血红蛋白合成；维生素 B_6 是丝氨酸羟甲基转氨酶的辅酶，影响核酸和 DNA 的合成。维生素 B_6 影响神经系统中的许多酶促反应，使 5- 羟色胺、多巴胺、去甲肾上腺素、组氨酸和 γ- 羟丁酸等神经递质的水平升高。维生素 B_6 与机体的免疫功能有关，如缺乏会损害细胞介导的免疫反应。

2. 维生素 B_6 的供给量和食物来源 中国营养学会提出我国居民膳食维生素 B_6 的适宜摄入量（AI）值，成人为 1.4mg/d，老人为 1.6mg/d。各种食物中都含有维生素 B_6，其中白色肉类（如鸡肉和鱼肉）中维生素 B_6 含量最高，其他食物，如肝脏、豆类、坚果类等也含有较多的维生素 B_6。水果和蔬菜中也富含维生素 B_6，其中香蕉含量非常丰富。

（七）维生素 C

维生素 C，即抗坏血酸（ascorbic acid），是一种无色、有酸味、溶于水、易氧化的化合物，维生素 C 在碱性环境、加热或与铜、铁金属共存时极易被破坏。

1. 维生素 C 的营养价值 维生素 C 有多种营养价值，主要表现在：①维生素 C 能直接与氧化剂作用，保护机体中其他物质免受氧化破坏，清除自由基，参与机体的抗氧化作用；②机体许多重要的生物反应均有维生素 C 作为底物和辅酶因子参与，维生素 C 在脑和肾上腺组织作为羟化酶的辅酶参与神经递质的合成，类固醇的代谢中有维生素 C 的参与，如由胆固醇转变成胆酸、皮质激素及性激素；③维生素 C 有利于非血红蛋白铁的吸收；④增加维生素 C 的摄入可降低胃癌及其他癌症的发病率；⑤维生素 C 可通过促进胆固醇向胆酸转化，用于心血管疾病的防治。维生素 C 的上限摄入量为 200mg/d。

2. 供给量和食物来源 中国营养学会推荐的维生素 C 量为成人 RNI 100mg/d，UL ≤ 2 000mg/d，孕妇从中期开始提高到 115mg/d，乳母为 150mg/d，PI-NCD（预防非传染性慢性病的建议摄入量）为 200mg/d。需增加维生素 C 的摄入量的情况包括高温、寒冷、缺氧，经常接触铅、苯、汞等有毒物质的人群以及孕妇、乳母。

新鲜的蔬菜和水果是维生素 C 的主要来源，富含维生素 C 的深色蔬菜有冬寒菜、豌豆苗、韭菜、辣椒、油菜、苔、花菜、苦瓜等。富含维生素 C 的水果主要有柑、橘、橙、柚、柿、枣和草莓，但苹果、梨中维生素 C 的含量很少；猕猴桃、刺梨、醋柳、酸枣等营养价值更高，因为它们既富含维生素 C，又含保护维生素 C 的生物类黄酮。

五、无机盐的营养价值

人体内几乎含有自然界存在的所有 60 余种化学元素，这些化学元素是构成人体结构的重要成分，也是维持机体正常生理功能必须的化学物质，除碳、氢、氧、氮构成约占体重 96% 的有机物和水外，其余不断更新的无机元素也必须从食物中获得，这一类无机元素即为矿物质（无机盐）。矿物质分为常量元素（钙、磷、钠、钾、氯、镁、硫等）和微量元素（铜、钴、铬、铁、氟、碘、锰、钼、硒和锌等）两大类。

矿物质的特点有：①体内不能合成矿物质，必须从外界摄取；②体内矿物质分布极不均匀；③矿物质相互之间存在协同或拮抗作用；④过量的铜可抑制铁的吸收；⑤体内某些微量元素需要量虽很少，但生理剂量与中毒剂量范围较窄。

矿物质的生理功能有：①人体组织的重要构成成分：如骨骼、牙齿由钙、磷、镁组成；②细胞膜通透性的调节：细胞正常渗透压和机体酸碱平衡的维持；③神经和肌肉的兴奋性的维持：如正常神经冲动传递需钙元素参与；④激素、维生素、蛋白质和多种酶类的组成成分：如谷胱甘肽过氧化物酶中含硒和锌。

我国人群容易缺乏的矿物质主要有钙、锌、铁、碘、硒等。缺乏的主要因素有：①各种元素在地球环境中分布不平衡；②天然的矿物质拮抗物存在于食物或饮水中；③食物加工过程中引起的矿物质损失；④摄入量不足或饮食习惯不良，挑食、摄入食物品种单调等可使矿物质缺乏；⑤特殊营养需求的人群，如儿童、青少年、孕妇、乳母、老年人等。

（一）钙

人体含量最多的矿物质是钙（calcium），正常成人体内总含钙量约为 1 200g，其中骨骼和牙齿包含机体钙量的约 99%；其余 1% 的钙为混溶钙池（miscible calcium pool），机体由甲状旁腺激素、降钙素、甾固醇激素 1，25-$(OH)_2D_3$ 来调节钙平衡。

人体血钙浓度为 2.25~2.75mmol/L，0.94~1.33mmol/L 为血浆离子钙水平。钙缺乏情况较普遍。钙和维生素 D 的长期缺乏可引起儿童生长发育迟缓，严重时可导致佝偻病；在中老年人则引发骨质疏松症。

1. 钙的营养价值 钙是骨骼和牙齿的构成成分，机体中骨骼、牙齿中的钙与混溶钙池保持相对的动态平衡，不断更新骨骼，幼儿每 1~2 年更新骨骼 1 次，成人更新 1 次需 10~12 年；钙参与调节体内多种酶的作用，如钙离子能调节腺苷酸环化酶、鸟苷酸环化酶、磷酸二酯酶、酪氨酸羟化酶等多种酶；钙离子与细胞膜蛋白和阴离子基团结合，使神经肌肉发挥正常生理功能；机体中血液凝固、激素分泌、维持体液酸碱平衡等功能维持均需钙的参与调节。

2. 钙的供给量及食物来源 中国营养学会推荐每日成人钙的适宜摄入量（adequate intake，AI）为 800mg/d，应适当增加特殊人群，如婴幼儿、儿童、孕妇、乳母、老人钙的供给量。1 500mg/d 是钙的无明显损害水平（non-observed adverse effect level，NOAEL）。钙的良好来源食品有奶制品、海产品、豆类、芝麻酱和绿色蔬菜等。

（二）磷

磷（phosphorus）在人体中含量较多，成人体内含约 650g 磷。机体中 85%~90% 的磷以羟磷灰石形式分布于骨骼和牙齿中，其余 10%~15% 的磷与蛋白质、脂肪、糖或其他有机物结合，存在于细胞膜、骨骼肌、皮肤、神经组织及体液中。合理膳食不易引起磷缺乏，正常人血清中含 0.87~1.45mmol/L 无机磷。

1. 磷的生理功能　磷是骨骼和牙齿的必需构成物质，也是细胞膜和核酸的组成成分，其营养价值主要表现在磷是骨骼和牙齿的重要构成成分；调节能量代谢，如三磷酸腺苷(ATP)是能量代谢过程中的物质；核糖核酸(RNA)和脱氧核糖核酸(DNA)均需磷的参与构成；机体中很多酶的辅酶或辅基需磷的参与构成，如焦磷酸硫胺素、磷酸吡哆醛、烟酰胺腺嘌呤二核苷酸(辅酶Ⅰ)和烟酰胺腺嘌呤二核苷酸磷酸(辅酶Ⅱ)等；磷酸盐与氢离子结合调节机体中体液的酸碱平衡。

2. 磷的供给量和食物来源　成人磷 AI 量是 720mg/d，膳食中 1∶(1~1.5) 的钙磷比例较合适。1 500mg/d 是磷的 NOAEL，3 500mg/d 为磷的 UL。食物中广泛存在磷元素，含磷较多的食物有瘦肉、禽、蛋、鱼、坚果、海带、紫菜、油料种子、豆类等，但谷类食物中的磷不易吸收。

(三) 铁

铁(iron)是人体必需的微量元素之一，成人一般含(3~5) g 铁，其中 70% 的铁是功能性铁，存在于血红蛋白、血红蛋白酶类、肌红蛋白、辅助因子及运载铁中，其余 30% 的铁为贮存铁，主要以铁蛋白(ferritin)和含铁血黄素(hemosiderin)的形式存在于在肝、脾和骨髓中，机体肝、脾中的含铁量最高。正常血清铁水平是男性 1.27mg/L，女性 1.13mg/L。

膳食中长期铁供给不足，可导致体内缺铁或出现缺铁性贫血，以婴幼儿、孕妇和乳母中多见。我国<7 岁儿童中贫血平均患病率达 57.6%。

1. 铁的生理功能　血红蛋白、肌红蛋白、细胞色素和某些呼吸酶均需铁的参与组成，因此，铁参与了机体氧的运送和组织呼吸过程；机体总铁的 2/3 存在于红细胞中，缺铁影响血红蛋白的合成；此外，铁还参与维持正常免疫功能、抗脂质过氧等作用。

2. 铁的供给量和食物来源　中国营养学会推荐成人铁 AI 量为男性 12mg/d、女性 20mg/d，成年人 42mg/d 是铁的 UL。含铁丰富的食物主要为动物性食物，如猪肝、瘦肉、鸡蛋、动物全血、禽、鱼等，蔬菜、牛奶和奶制品中含铁量不高，且利用率低。含铁高的食物主要有鸭血、鸡血、沙鸡、鸭肝、蚌肉、蛏子、蛤蜊、刺蛄、发菜、红蘑、藕粉、黑芝麻等。

(四) 碘

正常成人体内含 20~50mg 碘(iodine)，甲状腺组织含量高，占总量的 70%~80%。血液中含碘 30~60μg/L，主要为蛋白结合碘。

甲状腺肿大是碘缺乏的典型症状，婴幼儿缺碘可出现生长发育迟缓，严重时发生呆小病。过量摄入碘可引起高碘性甲状腺肿、碘性甲状腺功能亢进等。

1. 碘的生理功能　碘在体内主要参与甲状腺素的合成，其生理功能主要有：①加速生物氧化，调控能量转换；②调节蛋白质的合成和神经系统发育；③调控糖和脂肪的代谢；④调节体内多种酶的激活，如细胞色素酶系、琥珀酸氧化酶系等；⑤调控机体中的水盐代谢；⑥促进体内维生素的吸收和利用。

2. 碘的供给量及食物来源　中国营养学会推荐碘的 RNI 成年人为 120μg/d，孕妇和乳母分别为 230μg/d 和 240μg/d。海产品富含碘，非海产的植物性食物含碘量较低。含碘丰富的食物主要有海带、紫菜、蛤干、蚶干、干贝、淡菜、海参、海蜇等。

(五) 锌

成人机体内含 2~2.5g 的锌(zinc)，人体所有的组织器官都含有锌，锌含量较高的组织器官主要有肝、肾、肌肉、视网膜、前列腺。

1. 锌的生理功能　锌是金属酶的构成成分或酶的激活剂，机体约有 200 多种含锌酶，调控机体的组织呼吸、能量代谢及抗氧化过程；蛋白质合成和细胞生长、分裂、分化等均需锌的参与，锌促进机体的生长发育；锌促进淋巴细胞的有丝分裂，使机体的免疫功能提高。缺锌可出现 T 细胞功能受损及细胞免疫功能受损；锌与细胞膜上的基因、受体等作用，增强细胞膜的稳定性，维持细胞膜的结构；此外，锌能增进食欲、保护皮肤和视力。

2. 锌的供给量与食物来源　中国营养学会推荐锌的 RNI 为成年男性 12.5mg/d，女性 7.5mg/d，30mg/d 是锌的 NOAEL。锌的来源广泛，富含锌的食物主要有贝壳类海产品(如牡蛎、海蛎肉、蛏干、扇贝)、红色肉类及其内脏、蛋、豆、谷类胚芽、燕麦、花生等。含锌量较低的食物是蔬菜、水果。

(六) 硒

人体约含 14~20mg 的硒(selenium)。人体所有组织器官都含有硒，其中以肝、肾、胰、心、脾中含量较高。体内存在两种形式的硒：①膳食来源的硒蛋氨酸储存硒；②硒蛋白中的硒半胱氨酸生物活性硒。

1. 硒的生理功能　机体中谷胱甘肽过氧化物酶(glutathione peroxidase，GSH-Px)需硒参与构成，该酶在保护细胞膜及组织免受过氧化物损伤中起重要作用；维护心血管和心肌的健康，缺硒可出现克山病。硒与有毒重金属有拮抗作用，如硒与重金属汞、镉、铅等结合形成复合物，有利于重金属排出；此外，硒具有促进生长、保护视觉及抗肿瘤效应，缺硒使肿瘤发病率增高。

2. 硒的供给量及食物来源　中国营养学会建议成年人硒的 RNI 为 60μg/d，400μg/d 是成年人硒的 UL。富含硒的食物主要是海产品和动物内脏，如鱼子酱、海参、牡蛎、蛤蛎和猪肾等。

六、儿童营养需求监控

维持生命与生长发育的物质基础是营养，营养是保证人体健康成长的关键。儿童是指 3~12 岁的小孩，包括学龄前儿童(pre-school children)和学龄儿童(school children)，随着儿童活动能力加强、活动范围增加、体格稳步增长，儿童的食物供给量要增加，膳食以谷类为主，合理搭配，辅以奶、蛋、鱼、禽、肉及蔬菜、水果，逐渐增加一些粗粮类食物的摄取，帮助儿童养成良好、卫生的饮食习惯，最终接受成人的大部分饮食。

(一) 学龄前儿童的生理及营养特点

学龄前儿童指的是 3~6 岁的儿童，在遵循幼儿膳食原则的基础上，增加食物量，教育儿童养成良好、卫生的饮食习惯。

1. **学龄前儿童的生理及营养特点** 此期需要供给机体足够的能量和营养素，儿童易出现饮食无规律、偏食、吃零食过多等现象，影响营养素的摄入与吸收，常见缺乏部分微量元素，如铁、锌和维生素。

2. **学龄前儿童的膳食供应** 中国营养学会推荐供给量：能量 5.43~7.10MJ/d，蛋白质 45~60g/d，钙 800mg/d，铁 10mg/d，锌 5.5mg/d，维生素 A 360μg RE/d

（二）学龄儿童的营养与膳食

6~12 岁的儿童为学龄儿童，此时儿童的独立活动能力加强。

1. **学龄儿童的生理及营养特点** 这一时期的儿童最容易发生营养缺乏问题，如缺乏维生素 A、B 族维生素、锌、铁等，可出现缺铁性贫血。因体力活动减少和不平衡饮食，此时易出现超重和肥胖。

2. **学龄儿童的膳食供应** 中国营养学会推荐的营养素供给量：能量 6.67~10.04MJ/d，蛋白质 55~75g/d，钙 800~1 000mg/d，铁 13mg/d，锌 7mg/d，维生素 A 500μg RE/d。

七、孕妇营养需求监控

妊娠期是指育龄妇女从妊娠开始到产后哺乳终止这一段时期，妊娠期的妇女即孕妇，需要加强营养。充足的营养可以满足胚胎、胎儿生长发育的需要和孕妇乳汁分泌、自身营养的需求，防止母体和胎儿出现营养缺乏症和并发症。

（一）妊娠期的营养需要

胎体生长发育需要的营养素全部来自母体，因此要加强妊娠期妇女的营养，主要表现在平衡膳食，增加能量、蛋白质、矿物质和维生素的供给量。

1. **能量** 妊娠期间能量要满足胎体生长发育、母体组织增长、母体蛋白质和脂肪贮存等的需要，能量摄入与消耗保持平衡，一般通过定期测量孕妇体重的增长来评价和判断能量摄入量是否适宜。WHO 推荐孕妇妊娠前 3 个月膳食应增加 0.63MJ/d 能量供给量，4~9 个月增加 1.46MJ/d，中国营养学会建议妊娠 4 个月后应增加 0.84MJ/d 能量摄入。

2. **蛋白质** 妊娠期需要增加蛋白质的摄入量，一则满足胎体的生长发育，二则满足孕体供给子宫、胎盘及乳房等发育。中国营养学会建议妊娠期蛋白质的增加量：<12 周为 5g/d，13~27 周为 15g/d，>28 周为 20g/d，其中>1/3 总量为优质蛋白质。

3. **矿物质** 妊娠期需要增加矿物质的量，主要是钙、铁、锌、碘等矿物质的需要量增加。

4. **维生素** 妊娠期需要增加维生素的量，主要是增加维生素 A、维生素 D 和 B 族维生素的量。

孕妇及乳母营养补充食品中必需成分的含量以每日计应符合表 32-2 的规定；可选择成分指标含量应符合表 32-2、表 32-3 的规定。

（二）妊娠期的膳食原则

妊娠期应随着孕妇的生理变化和胎体生长发育情况而合理调配膳食。

表 32-2 孕妇及乳母必需成分指标

营养素	孕妇营养补充食品含量（以每日计）	乳母营养补充食品含量（以每日计）
铁 /mg	9~18	7~16
维生素 A/μg	230~700	400~1 200
维生素 D/μg	3~10	3~10
叶酸 /μg	140~400	130~400
维生素 B_{12}/μg	1.2~4.8	1.3~5.2

表 32-3 孕妇及乳母可选择成分指标

营养素	孕妇营养补充食品含量（以每日计）	乳母营养补充食品含量（以每日计）
钙 /mg	300~800	300~800
镁 /mg	110~370	100~330
锌 /mg	3.0~10.0	4.0~12.0
硒 /μg	20~55	2~565
维生素 E/mg	4~14	5~17
维生素 K/μg	24~80	26~85
维生素 B_1/mg	0.6~2.8	0.6~3.0
维生素 B_2/mg	0.62~0.8	0.6~3.0
维生素 B_6/mg	0.9~4.4	0.7~3.4
烟酸 /mg	5.0~18.0	6.0~18.0
泛酸 /mg	2.4~12.0	2.8~14.0
胆碱 /mg	160~840	200~1 040
生物素 /μg	16~80	20~100
维生素 C/mg	40~230	60~300

1. **妊娠早期** 膳食原则是清淡、易消化、口感良好，每天服用叶酸和维生素 B_{12} 适量。

2. **妊娠中晚期** 膳食原则是进食食物多样化、多进食新鲜的乳、蛋、禽、鱼、肉、蔬菜和水果等，辅以膳食纤维含量丰富的蔬菜、水果及薯类，以保证母体和胎儿的需求。膳食具体分配为 400~500g/d 谷类（米、面、杂粮）、50~100g/d 豆类及豆制品、50~150g/d 动物性食品（肉、禽、鱼等）、1~2 个鸡蛋、250~500ml/d 鲜奶、400~500g/d 蔬菜、100~200g/d 水果、15~20g/d 烹调植物油、适量盐和糖。

八、高运动量的营养需求监控

合理营养是保持运动员良好体能的基础，是提高训练效果和比赛成绩的前提。合理营养还有利于快速消除赛后疲劳、恢复体力以及防治某些运动性疾病，因此，营养在现代竞技体育中的作用越来越突出。运动营养食品为满足运动人群（指每周参加体育锻炼 3 次以上、每次持续时间 30min 及以上、每次运动强度达到中等及以上的人群）的生理代谢状态、运动能力及对某些营养成分的特殊需求而专门加工的食品。

（一）运动员的营养需要

运动员在训练和比赛时，机体处于高度应激状态，紧张活动的大脑和强烈收缩的肌肉，使机体消耗能量骤然增多。因此，运动员需要增加能量和营养素，且不同的项目有不同的要求。

1. **能量**　运动强度、频度和持续时间决定着运动员的能量代谢量，同时运动员的体重、年龄、营养状况、训练水平、精神状态等也影响运动员的能量需要。我国一般项目运动员需提供209~250kJ/（kg·BW）能量，国家体育总局的饮食标准为18.4MJ/d能量，且碳水化合物为能量的来源主要。

2. **蛋白质**　机体蛋白质代谢处于一个动态平衡状态。在大运动量训练和比赛时，蛋白质分解代谢增强，因此，要保证运动员摄入足量优质的蛋白质，但不宜摄入过多。1.5~2.5g/（kg·BW）蛋白质是运动员的参考摄入量。

3. **脂肪**　运动可消耗脂肪并提供能量，因此，脂肪是运动员理想的能量贮备形式。但脂肪代谢耗氧量高，产物多为酸性物质，影响运动员的耐力以及运动后的体力恢复。一般运动员膳食总能量中25%~30%由脂肪提供较为合适。

4. **碳水化合物**　运动员最主要的能量来源为碳水化合物，主要为肝脏和肌肉组织的糖原。运动员的体力和耐力与其体内糖原贮备量相关，故剧烈持久运动时运动员需要增加碳水化合物的摄入。一般运动员每日膳食总能量中55%~60%由碳水化合物提供，大运动量训练或比赛前每日提供9~10g/（kg·BW）碳水化合物，且主要摄入淀粉类食物。

5. **水、矿物质和维生素**　运动员在大运动量或持久耐力运动过程中，会导致体内的矿物质和维生素，尤其是水溶性维生素丢失，影响水、电解质平衡。因此，应保持体内水的平衡，增加与调节代谢相关的无机盐和维生素的摄入，尤其是增加维生素A、B族维生素、钙、铁等的摄入，但不能过量。

（二）运动员膳食

运动员的膳食原则是合理搭配营养和平衡膳食，这样才能促进运动员的体格发育、保持良好的体力和耐力、消除疲劳、加速体力恢复等。

1. **平衡膳食**　运动员的膳食应注意合理搭配和食物多样化。膳食包括：①粮食、油脂（植物油为主）、食糖及薯类；②乳及乳制品；③动物性食品（鱼、肉、家禽、蛋类）；④豆类及豆制品；⑤新鲜蔬菜和水果；⑥菌藻类；⑦坚果类。

2. **高碳水化合物膳食**　碳水化合物是最重要的供能物质，糖原贮备不足能引起运动员的机体疲劳。主要用复合碳水化合物对运动前或运动后进行补充，主要选用含葡萄糖、果糖、低聚糖的复合糖液对运动中进行碳水化合物的补充。

运动员膳食要注意合理搭配高能量密度和高营养素密度、食物多样化、少量多餐等情况，以保证运动员处于最佳体能和竞技状态。

（三）运动营养食品分类

运动员的营养食品可以按特征营养素分类或按运动项目分类。

1. **按特征营养素分类**　①补充能量类：以碳水化合物为主要成分，能够快速或持续提供能量的运动营养食品；②控制能量类：能够满足运动控制体重需求的运动营养食品，含促进能量消耗和能量代替两种；③补充蛋白质类：以蛋白质和/或蛋白质水解物为主要成分，能够满足机体生长和修复需求的运动营养食品。

2. **按运动项目分类**　①速度力量类：以肌酸为特征成分，适用于短跑、跳高、球类、举重、摔跤、柔道等需要速度力量的运动营养食品；②耐力类：以维生素B_1和维生素B_2为特征成分，适用于中长跑、慢走、快走、自行车、游泳、划船等需要耐力的运动营养食品；③运动后恢复类：以肽类为特征成分，适用于中、高强度或长时间运动后恢复的运动人群使用的营养食品，见表32-4。

表32-4　运动员食品必须添加成分和建议添加成分

成分	食品分类		
	速度力量类	耐力类	运动后恢复类
必须添加成分	肌酸	维生素B_1、维生素B_2	肽类
建议添加成分	谷氨酰胺、β-羟基-β-甲基丁酸钙、1,6-二磷酸果糖	肽类、左旋肉碱、咖啡因、维生素B_6	谷氨酰胺、L-亮氨酸、L-异亮氨酸、L-缬氨酸

第三节　营养不良症及其检测指标

一、蛋白质-能量营养不良的相关指标

（一）蛋白质-能量营养不良的临床表现

蛋白质-能量营养不良（protein-energy malnutrition，PEM）症是各种营养素缺乏的一种临床综合征，多发生于老年人和儿童，但儿童更为敏感，因机体缺乏能量和/或蛋白质，不能维持机体的正常代谢，临床表现为自身组织的消耗、体重减轻等，严重者会出现各系统功能障碍。临床上PEM可分为三类：①消瘦型：以能量供应不足为主；②水肿型：以蛋白质供应不足为主；③消瘦-水肿型：介于消瘦和水肿之间。

（二）蛋白质营养不良的检测指标

1. **身体测量** 主要包括身高、体重指标和上臂肌围的测量。

(1) 身高、体重指标：可反映儿童生长发育状况和蛋白质的营养状况，也可反映成人机体的一般营养状况。根据体重下降的程度分为三度营养不良：轻度营养不良体重下降15%~25%；中度营养不良体重下降25%~40%；重度营养不良体重下降40%以上。中重度营养不良极易并发各种并发症，故应早发现、早治疗。

(2) 上臂肌围(arm muscle circumference，AMC)：上臂肌围测量是反映体内蛋白质储存的良好指标。AMC(mm)=MAC(mm)−3.14×TSF(mm)。其中MAC是上臂围或上臂中点周长；TSF是三头肌皮褶厚度，指左肩峰至尺骨鹰嘴中点的皮褶厚度。AMC的标准值为男性25.3cm，女性23.2 cm。

2. **生化指标** 生化指标也可评估体内蛋白质的营养状况，见表32-5。

表32-5 评估人体蛋白质营养状况常用的生化指标

指标	半衰期	正常值
血清白蛋白	20d	35~50g/L
血清转铁蛋白	8~10d	2.2~4.0g/L
*血清前白蛋白	2d	157~296mg/L
*视黄醇结合蛋白	10h	26~76mg/L
*血清甲状腺结合前蛋白	1~2d	280~350mg/L

*：较敏感的指标

可通过检测血清白蛋白和血清转铁蛋白来评估一般群体蛋白营养状况。还可检测尿肌酐、尿三甲基组氨酸和尿羟脯氨酸等，进一步评价蛋白质营养不良的状况。

二、维生素缺乏症的相关指标

当维生素供给或吸收出现问题时，临床可出现维生素缺乏性疾病，常见的有维生素A、维生素D和B族维生素缺乏症。

常见维生素缺乏的原因①膳食供应中严重不足：如食物选择不当或食物在运输、加工、烹调过程中维生素被破坏和丢失；②吸收利用降低：如肝、胆疾病会减少脂溶性维生素的吸收；③维生素需要量相对增高：如孕妇、乳母、儿童、特殊环境的人群、恢复期患者等；④营养素补充剂的长期服用者：一旦摄入量减少，也易引起维生素缺乏的症状。

维生素缺乏分类按原因分为原发性和继发性两种，按程度分为临床和亚临床两种。营养素缺乏中的主要问题是维生素的亚临床缺乏，因缺乏者临床症状不明显，人们容易忽略，故应高度警惕。

（一）维生素A缺乏

缺乏维生素A是许多发展中国家的部分地区的常见病，呈地方性流行，缺乏维生素A在婴幼儿、儿童的发生率更高。

1. **维生素A缺乏的临床表现** 缺乏维生素A最早表现为暗适应能力下降，严重时可出现夜盲症；缺乏维生素A可引起眼干燥症，导致失明等；缺乏维生素A除上述眼部症状外，还引起机体上皮组织的增生、角化等，以致出现各种症状，如皮肤干燥、粗糙、角化过度，发生毛囊丘疹与毛发脱落，上皮组织角化变性，破坏黏膜完整性，造成细菌感染，发生呼吸道炎症和免疫功能低下等。

2. **机体维生素A缺乏的检测指标** 维生素A营养状况分成5类，即缺乏、较少、充足、过多和中毒。依据生化检验、临床表现，再结合生理、膳食摄入等情况综合判定机体是否缺乏维生素A。常用的检测指标如下，见表32-6。

(1) 机体血清维生素A水平：1.5~3.0μmol/L或430~860μg/L是成人正常血清维生素A浓度。血清维生素A浓度低，可确定缺乏维生素A；在维生素A血清浓度正常而储存降低时，不能认为机体维生素A营养充足。

(2) 相对剂量反应试验(relative dose response test，RDR)：受试者口服450~1 000mg视黄基酯，检测口服前和口服5小时后血浆视黄醇浓度，计算RDR并判断维生素A的营养状况。RDR(%)=(5小时视黄醇浓度−基础视黄醇浓度)/5小时视黄醇浓度，如表32-6所示。

表32-6 人体中维生素A营养状况的评价

指标	缺乏	边缘	正常
血浆维生素A/($g\cdot L^{-1}$)	<100	100~200	>200
RDR/%	>50	20~50	<20

(3) 改进的相对剂量反应试验(modified relative dose response test，MRDR)：给受试者口服100μg/kg的3,4-二脱氢醋酸视黄酯油剂，服药后5小时测血浆3,4-二脱氢视黄醇浓度。视黄醇>0.06为缺乏维生素A，<0.03为维生素A充足。

(4) 视觉暗适应功能测定：缺乏维生素A时暗适应时间延长，常用于现场调查。方法是以10名健康人连续7天摄入10 000 IU维生素A，测定暗适应时间，取95%上限值为正常值，此方法不能真实反映维生素A的水平，因暗适应功能降低在眼部疾病、血糖过低和睡眠不足者也可出现。

(5) 眼结膜印迹细胞学法(conjunctival impression cytology，CIC)：当缺乏维生素A时可引起眼结膜杯状细胞消失、上皮细胞变大且角化，以醋酸纤维薄膜贴于受检者的球结膜上取样，通过染色、镜检观察来判断维生素A的营养水平。

(6) 眼部症状检查：WHO判定诊断缺乏维生素A有用的体征是角膜干燥、溃疡、角化等，毕脱斑用于诊断少儿维生素A缺乏。

(7) 其他：血浆视黄醇结合蛋白测定、稳定放射性核素标记视黄醇测定等方法均可检测机体维生素A的营养状况。

（二）维生素B_1缺乏

1. **维生素B_1缺乏的临床表现** 维生素B_1缺乏症又称脚气病，早期临床表现为疲倦、烦躁、健忘、消化不良和工作能力下降等。依据临床症状分3型：①以周围神经炎为主要症状的干性脚气病；②以循环系统症状为主的湿性脚气病；

③以心力衰竭为主且发病进展较快的急性暴发性脚气病。

2. 维生素 B_1 缺乏的检测指标　通过临床症状和体征、生化检查来评估维生素 B_1 的缺乏情况，生化检查更客观、灵敏，且出现时间也很早。

(1) 尿硫胺素负荷试验：受试者清晨口服 5mg 硫胺素，收集 4 小时内的尿液并测定硫胺素含量，硫胺素 ≥ 200μg 表示正常，100~199μg 表示不足，<100μg 表示缺乏。

(2) 硫胺素 / 肌酐值：测定清晨空腹尿样（或任意尿）中硫胺素和肌酐水平，以“μg 硫胺素 /g 肌酐”值表示。比值 ≥ 66 表示正常，27~65 表示不足，<27 表示缺乏。

(3) 红细胞转酮醇酶活性系数（erythrocyte transketolase activity coefficient，E-TKAC）或焦磷酸硫胺素效应：血液中硫胺素大部分是红细胞转酮醇酶的辅酶，且硫胺素浓度与酮醇酶活力密切相关。通过测定加入 TPP 后转酮醇酶活力的变化及活性增加的百分率（即焦磷酸硫胺素效应）来评估维生素 B_1 缺乏状态，15%~25% 表示不足，>25% 表示缺乏。

(三) 维生素 B_2 缺乏

1. 维生素 B_2 缺乏的临床表现　维生素 B_2 缺乏的最主要的原因是摄入不足和酗酒，其临床表现多样且无特异性，病变常常表现在面部五官及皮肤部位，如口角炎（口角湿白、糜烂）、唇炎（下唇红肿、皲裂）、舌炎（舌肿胀，出现裂纹、皱褶）、眼部症状（睑缘炎、角膜血管增生、夜间视力降低）、皮肤症状（阴囊或阴唇皮炎）。维生素 B_2 长期缺乏可引起儿童生长迟缓，出现轻中度缺铁性贫血等症状，严重缺乏时还伴有其他族维生素缺乏症状。

2. 维生素 B_2 缺乏的检测指标

(1) 红细胞谷胱甘肽还原酶活性系数（erythrocyte glutathione reductase activation coefficient，EGRAC）：红细胞中的谷胱甘肽由氧化型谷胱甘肽（oxidized glutathione，GSSG）转变成还原型谷胱甘肽（reduced glutathione，GSH）需谷胱甘肽还原酶的参与。黄素嘌呤二核苷酸（flavin adenine dinucleotide，FDA）是谷胱甘肽还原酶的辅酶。通过测定该谷胱甘肽还原酶活性来评价维生素 B_2 的营养状况。以加入与不加入 FAD 时谷胱甘肽还原酶的活性比值作为该酶的活性系数（activity coefficient，AC），AC<1.2 表示正常，>1.4 表示缺乏。但在葡萄糖 -6- 磷酸脱氢酶缺陷者要慎重使用该方法评价维生素 B_2 的营养状况。

(2) 尿维生素 B_2 排出量：测定随机尿中维生素 B_2 与肌酐浓度的比值，当比值为 80~269 表示正常，27~79 表示不足<27 表示缺乏。

(3) 尿负荷试验：受试者清晨口服 5mg 维生素 B_2，测 4 小时尿液中维生素 B_2 的含量，4 小时尿维生素 B_2 排出量 ≤ 400μg 表示缺乏，400~799μg 表示不足，800~1 300μg 表示正常。

(四) 维生素 B_6 缺乏

1. 维生素 B_6（vitamin B_6）缺乏的临床表现　临床少见单纯维生素 B_6 缺乏，维生素 B_6 缺乏时一般还伴有其他 B 族维生素缺乏。维生素 B_6 缺乏常出现脂溢性皮炎（眼、鼻与口腔周围），表现为口炎、舌炎、唇干裂症状，个别患者还有神经精神症状，出现易激惹及人格改变。儿童维生素 B_6 缺乏时症状更重，临床表现为烦躁、抽搐和癫痫样惊厥等症状。

2. 维生素 B_6 缺乏的检测指标

(1) 色氨酸负荷试验：受试者口服 0.1g/kg 色氨酸，收集 24 小时尿测定黄尿酸含量，24 小时尿中黄尿酸排出量（mg）/ 色氨酸量（mg）为黄尿酸指数（xanthurenic acid index，XI），比值为 0~1.5 表示维生素 B_6 营养良好，>12 表示维生素 B_6 不足。

(2) 尿中 4- 吡哆酸含量测定：4- 吡哆酸是维生素 B_6 代谢的最终产物，其排出量约占维生素 B_6 摄入量的 50%，可反映近期膳食维生素 B_6 摄入量的变化。

(3) 血浆 PLP：血浆 PLP 是肝脏维生素 B_6 的主要存在形式，也反映维生素 B_6 的体内储存，14.6~72.9nmol/L（3.6 ~ 18ng/ml）是血浆正常水平，如低于下限可能存在维生素 B_6 不足。结果解释时要注意蛋白质摄入量、碱性磷酸酶活性、吸烟、年龄等对 PLP 的影响。

(4) 其他：红细胞转氨酶指数，如谷草转氨酶指数、谷丙转氨酶指数以及血浆同型半胱氨酸含量测定等。

(五) 维生素 C 缺乏

1. 维生素 C（vitamin C）缺乏的临床表现　维生素 C 缺乏可导致坏血病，出现毛细血管脆性增强，牙龈肿胀、出血或萎缩，常伴有鼻出血、月经过多或便血等症状，有时还可引起骨钙化不正常和伤口愈合缓慢等情况。

2. 维生素 C 缺乏的检测指标

(1) 血浆（或全血）维生素 C 浓度：血浆（或全血）中维生素 C 浓度只表示近期摄入维生素 C 的情况。摄入 90~150mg/d 维生素 C，血浆维生素 C 为 12 ~15mg/L。血浆维生素 C<4mg/L 表示维生素 C 缺乏，<2mg/L 可表现为坏血病症状。

(2) 白细胞维生素 C 浓度：维生素 C 的储存水平可通过机体中白细胞维生素 C 水平来反映。一般维生素 C/ 白细胞值<10μg/10^8，表示机体维生素 C 缺乏，(11~19) μg/10^8 表示机体维生素 C 不足，(20~30) μg/10^8 表示机体维生素 C 正常。

(3) 负荷试验：受试者清晨口服 500mg 或 10mg/kg 维生素 C，收集服后 4 小时尿液并检测尿中维生素 C 的浓度，计算维生素 C 的排出量，>10mg 表示正常，<3mg 表示缺乏。

(六) 维生素 D 缺乏

1. 维生素 D 缺乏的临床表现　缺乏维生素 D 引起机体对钙和磷的吸收减少，导致骨骼和牙齿异常矿物化。婴儿缺乏维生素 D 引起佝偻病（rickets）；成人，如孕妇、乳母和老人等缺乏维生素 D 可发生骨质软化症（osteomalacia）、骨质疏松症（osteoporosis）和手足痉挛症等多种表示机体缺钙的症状。

2. 维生素 D 缺乏的检测指标

(1) 血浆中 25-(OH)D_3 测定：25-(OH)D_3 是维生素 D_3 在血液中的主要形式，可特异地反映出机体几周到几个月内维生素 D 的储存情况，正常值为 25~150nmol/L（10~60ng/ml）。如<25nmol/L，表示机体缺乏维生素 D。

(2) 血清 1,25-$(OH)_2D_3$ 测定：用竞争受体结合试验（competitive receptor binding assay）可测定血清中 1,25-$(OH)_2D_3$，38~144pmol/L（16~60pg/ml）是其正常值。

（3）其他：血清钙磷乘积、血清碱性磷酸酶活性检测可用于判定佝偻病。

（七）维生素 E 缺乏

1. 维生素 E 缺乏的临床表现 人类较少见维生素 E 缺乏，维生素 E 缺乏患者主要表现为视网膜退变、蜡样质色素积聚、溶血性贫血、肌无力、神经退行性病变、小脑共济失调等症状。

2. 维生素 E 缺乏的检测指标

（1）血清 α- 生育酚水平：血清（浆）α- 生育酚水平能直接反映体内维生素 E 的储存情况。血脂正常的健康成人，血浆 α- 生育酚为 11.5~46.0μmol/L（5~20μg/L），如<11.5μmol/L 表示维生素 E 缺乏。

（2）红细胞溶血试验：将红细胞与 2%~2.4% 的 H_2O_2 溶液温育后溶血，测定血红蛋白量（H_1）占红细胞与等体积蒸馏水温育后测定的血红蛋白量（H_2）的百分比，该比值能反映机体维生素 E 的营养状况。10%~20% 表示机体维生素 E 水平偏低，>20% 表示机体维生素 E 缺乏。

第四节 肥胖诊断与防治

肥胖（obesity）是指机体中脂肪储存过量，导致全身脂肪组织块增大，脂肪组织占机体重量比例增加的一种病理状态。常用判定肥胖的方法主要有人体测量法、物理测量法和化学测量法 3 大类。

一、肥胖的诊断

（一）人体测量法

通过测量机体的身高、体重、腰围、胸围和皮褶厚度等参数，根据标准进行判断，常用方法有身高标准体重法、体重指数（body mass index，BMI）和皮褶厚度法。

1. 身高标准体重法 这是 WHO 推荐的、最常用的衡量肥胖的方法。肥胖度（%）=［实际体重（kg）－身高标准体重（kg）］/ 身高标准体重（kg）×100%。

标准：超重时肥胖度为 ≥10%，轻度肥胖为 20%~29%，中度肥胖为 30%~49%，重度肥胖为 ≥50%。

2. 皮褶厚度法 用皮褶厚度测量仪测定上臂肱三头肌腹处、肩胛下的皮褶厚度，两者相加为全身皮褶厚度，皮褶厚度法需结合身高标准体重法才能判断肥胖，一般不单独使用。

标准：肥胖度 ≥20%，两处皮褶厚度 ≥80 百分位数或其中一处皮褶厚度 ≥95 百分位数为肥胖。

3. 体重指数（BMI） BMI= 体重（kg）/ 身高（m）^{2}。

标准：正常 BMI 为 18.5 ~25kg/m^2，超重或肥胖 BMI>25kg/m^2。近年来国外学者认为 BMI 能更好地反映体脂增加情况，可用于判断肥胖。

（二）物理测量法

物理测量法是依据物理学原理测量人体成分，推算机体脂肪含量。这些方法包括生物电阻抗分析（bioelectrical impendence analysis）、全身电传导（total body electrical conductivity）、计算机控制断层扫描（computerized tomographic scans）、双能 X 线吸收（dual-energy x-ray）和磁共振扫描（nuclear magnetic resonance scans），其中后 3 种方法可测量骨骼和体脂在机体中分布的情况，但设备昂贵，且费用高，不能推广使用。

（三）化学测量法

化学测量法是根据中性脂肪不结合水和电解质的特性，将机体的组织成分用无脂的成分来计算。假定机体中去脂体质（fat free mass，FFM）组成是恒定的，通过测定其中一种组分（如水、钾或钠）的量来估计 FFM 的含量，再用体重减去 FFM 的量就得出体脂。化学测量法主要有稀释法、计数法、尿肌酐测定法等。

二、肥胖的发生机制、分类及对人体健康的危害

（一）肥胖的发生机制

肥胖的发生比较复杂，根本原因是能量摄入大于机体的能量消耗，从而使多余的能量以脂肪形式储存，最终导致肥胖。肥胖的病因大致分为内因和外因两大类，内因主要指肥胖发生的遗传因素，外因主要指肥胖发生的环境因素。

1. 遗传因素 研究发现有 20 种基因与肥胖相关，*OB* 基因是与肥胖相关的最普遍的基因。瘦素作为 *OB* 基因的表达产物，其进入血液循环后调节脂肪和能量代谢，使机体减少摄食，抑制脂肪细胞的合成，从而使体重减轻。机体中具有许多调节摄食的肽类，如促进食欲的神经肽 Y（neuropeptide Y，NPY）、胃饥饿素（ghrelin）等，抑制食欲的胆囊收缩素（cholecystokinin，CCK）、瘦素（leptin）和阿黑皮素原（proopiomelanocortin，POMC）等。*OB* 基因通过影响 *ghrelin*、*leptin* 等摄食调控基因的表达水平进而调节能量代谢。其他与食欲及体重调节有关的基因主要有 *LEPR*、*PC1*、*POMC*、*MC4R*、*TMEM18*、*KCTD15*、*GNPDA2*、*SH2B1*、*MTCH2* 和 *NEGR1* 等。

2. 肠道菌群 肠道微生物影响着机体营养摄入、能量调节及脂肪储存，被称为“第二基因组”，与人体互利共生，参与宿主能量代谢、免疫应答等生理活动。肠道菌群失调可能是诱发肥胖的重要因素。

（1）介导低度炎症的发生：研究发现，肠道细菌易位、细菌脂多糖（lipopolysaccharide，LPS）升高、游离脂肪酸增加、氧化等，均是肥胖个体长期处于低度炎症状态的原因。而肠道菌群中革兰氏阴性杆菌的增加，导致肠道 LPS 的吸收增加，触发促炎细胞因子的释放，引起炎症反应，长期慢性炎症将诱发肥胖等代谢疾病。

（2）调节肠道激素分泌：肠道菌群能够调节肠道内分泌细胞释放激素，包括短链脂肪酸（short chain fatty acids，SCFAs）

的受体 Gpr41 及 Gpr43。肥胖个体中，肠道菌群发酵食物的能力增强，SCFAs 产物增多，激活 Gpr41 及 Gpr43 引起多肽 YY（peptide YY，PYY）释放增加。PYY 通过减慢肠道蠕动，延长食物停留于肠道的时间，增加食物的吸收、抑制脂类的分解或直接参与糖代谢过程；另外，肠道菌群代谢产生乙酸，可激活副交感神经系统促进胃饥饿素释放。

（3）调节胆汁酸代谢：肠道菌群可调节胆汁酸代谢。胆汁酸与细胞表面的核受体 FXR 及 TGR5 受体结合，改善肥胖者糖脂代谢。分解产生的胆汁酸盐可激活 VitD、TGR5 等受体，也可调节血糖水平及脂肪酸合成，如高脂饮食后胆汁酸盐增多，厚壁菌门与拟杆菌门比例增高，这与肥胖呈正相关。

（4）禁食诱导脂肪细胞因子（fasting-induced adipose factor，Fiaf）。Fiaf 是一种血管生成素样蛋白，可促进脂肪细胞中甘油三酯的沉积。在正常动物体内，Fiaf 可被肠道菌群调控，抑制 Fiaf 的表达，使得脂蛋白脂肪酶表达增多，导致脂质沉积减少。

（5）参与 5-HT 的代谢：肠道菌群能够促进宿主血液及肠道中 5-HT 的合成。5-HT 可通过控制食欲，减少食物的摄入，增加能量的消耗。而肠道菌群紊乱，导致宿主 5-HT 的合成障碍，机体的能量摄入增多，能量失衡，出现肥胖。

（6）调节鞘脂代谢：鞘脂是细胞膜脂质双层的主要结构成分，调控细胞重要生理功能。细胞内鞘脂代谢以神经酰胺为中心，体内游离脂肪酸增多能够促进鞘脂尤其是神经酰胺的合成，而神经酰胺可能是过度营养及炎症因子导致肥胖相关代谢性疾病的重要介导分子。神经酰胺的积累会影响脂肪组织的正常功能，出现肥胖的同时更易出现 2 型糖尿病倾向。

3. **环境因素**　人类大多数肥胖是内外因作用的结果，统计中发现肥胖遗传因素占 40%~70%，环境因素占 30%~60%。环境条件的改善使得生活水平提高，人类寿命延长，但同时也因“致肥环境”的形成，使得肥胖等非传染慢性病流行。

（1）饮食因素：多食用高油脂、高热量的食物，摄入能量超过机体正常所需，剩余能量转化为脂肪，大量堆积引起肥胖；暴饮暴食，不规律的饮食习惯等亦可导致肥胖发病率增加。

（2）生活方式：长期暴露于电子屏幕及各种化学物质环境中，影响机体内分泌功能，致代谢紊乱。长期不运动或运动不足，引起能量摄入大于能量支出。

（3）社会心理因素：肥胖患者由于性格内向，缺乏自信，自身认同感低无法积极融入外界、参与社交活动少引发肥胖。

经人口学统计分析，特定个体、人口种类、社会心理、环境和行为改变之间存在相互作用的综合干预及调节，属肥胖防治的多种影响因素。其中行为改变包括改变饮食结构的合理膳食，减少能量摄入和增加运动量，即增加能量消耗来达到能量平衡的目的，进行多种调节，使体重减轻并代偿性反馈调节肥胖治疗，是肥胖防治的必需措施。由于遗传异质性，个体的可变性始终存在，任何改变肥胖防治的方法，都会受到环境、生物个体及社会心理间相互作用和多种调节，从而在肥胖防治的过程中，要注意多因素的影响，以便寻找到最佳肥胖防治模式，如图 32-1 所示。

（二）肥胖的分类

1. **遗传性肥胖**　因遗传物质（染色体、DNA）改变而引起的肥胖，如家族性肥胖，此类肥胖较罕见。

2. **继发性肥胖**　以某种疾病为原发病的症状性肥胖，一般有明确的病因，如因脑垂体 - 肾上腺轴病变、内分泌紊乱或障碍而导致的肥胖等。

3. **单纯性肥胖**　各类肥胖中最常见的一种，即排除由遗传性疾病、代谢性疾病或其他疾病所致的继发性、病理性肥胖，而单纯因营养过剩所致的全身性脂肪增加，约占肥胖人群的 95%，此类患者一般无明显的神经、内分泌系统障碍，食量一般较大而运动量较少。

（三）肥胖对机体健康的危害

大量研究表明，肥胖与多种疾病相关，如糖尿病、高脂血症、高血压、高尿酸血症、癌症、缺血性心脑疾病、变形性关节炎、月经异常、骨端软骨症等。近年来，中度肥胖（BMI ≥ 27kg/m^2）的死亡率明显增高，并且儿童肥胖及其对健康的影响成为人们关注的焦点。

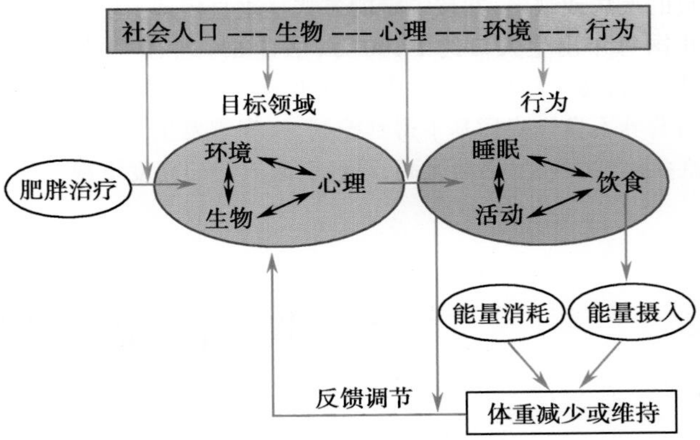

图 32-1　肥胖防治模式图

蓝色箭头：治疗效果调节；红色箭头：目标领域的反馈调节；橘黄色箭头：适应性调节；黑色箭头：相互作用

三、肥胖的预防与治疗

（一）肥胖的预防

肥胖是一种影响整个机体正常功能发挥的代谢失调症。由于肥胖与多种疾病相关，因此，积极预防肥胖是保持健康行之有效的措施。从单纯性肥胖出发，联系营养与肥胖间的关系，积极宣传肥胖对健康的危害，引导合理膳食，改变不良习惯，积极参加户外活动，并长期坚持，从而达到预防肥胖的目的。

（二）肥胖的治疗

肥胖治疗的总原则是坚持能量负平衡，加速脂肪分解。通常采用控制总热量摄入、加强运动和辅助药物治疗等方法。

控制总能量摄入，限制每天食物摄入量和种类，控制糖、蛋白质、脂肪间的热比，多吃瘦肉、蛋、奶、水果、蔬菜及谷类，确保蛋白质、维生素、微量元素的摄入，满足人体正常需要。通过调整膳食结构和控制摄入能量，持之以恒，就可达到减重目的。

（谢小兵　苏 敏　彭俊华）

第三十三章 单基因遗传性疾病的基因诊断

人类遗传性疾病简称遗传病，是由于遗传物质改变所致的疾病或缺陷，并按一定的方式呈垂直传递。资料显示，我国每年出生人口约 1 100 万，估计 6% 患有不同的遗传性疾病，每年新增遗传性疾病患儿 66 万左右。随着流行病与营养不良性疾病基本得到控制，疾病谱发生了变化，遗传性疾病的发病率逐渐升高，已经引起人们的高度重视。

按照遗传物质改变的不同，遗传性疾病主要分为基因遗传性疾病、染色体遗传性疾病、体细胞遗传性疾病 3 大类。基于遗传性疾病遗传方式，又分为单基因遗传性疾病和多基因遗传性疾病。本章重点介绍单基因遗传性疾病的分子遗传学特征和基因诊断方法。

第一节 单基因遗传性疾病的概念及诊断方法

单基因遗传性疾病，又称单基因疾病(monogenic disease)，指由单个基因突变所致的遗传性疾病，发病主要涉及一对等位基因，其遗传规律符合孟德尔定律，故又称孟德尔式遗传性疾病(Mendelian inheritance)。单基因遗传性疾病的特点是病种较多、发病率很低、临床表现较为复杂。

一、单基因遗传性疾病的概念

根据突变基因所在染色体和基因显、隐性质的不同，单基因遗传性疾病可被分为下列五种遗传方式(表 33-1)：

1. **常染色体显性遗传**(autosomal dominant inheritance, AD) 致病基因位于常染色体上，一对等位基因中只要有一个致病基因就可以表现出疾病性状。从系谱图(图 33-1)上看，遗传方式是垂直的，连续数代都有患者出现，男女皆受累，如先天性软骨发育不全、慢性进行性舞蹈症(亨廷顿病)。

2. **常染色体隐性遗传**(autosomal recessive inheritance, AR) 致病基因位于常染色体上，当携带一个隐性致病基因的杂合子时不表现相应症状，只有在获得一对隐性基因的纯合子时才表现出疾病性状。系谱图(图 33-2)中看不到连代传递现象，绝大多数病例往往是散发的，致病基因的传递与性别无关，男女受累机会均等，如苯丙酮尿症、白化病。

表 33-1 常见单基因遗传性疾病及种类

遗传方式	常见类型	种类 / 种
AD	多指、短指、多发性结肠息肉、软骨发育不全症、家族性高胆固醇血症、视网膜母细胞瘤、先天性夜盲症、肌强直性营养不良、慢性进行性舞蹈症	4 458
AR	白化病、先天性聋哑、苯丙酮尿症、半乳糖血症、肝豆状核变性、镰状细胞贫血、高度近视、囊性纤维变性	1 730
XD	抗维生素 D 佝偻病、遗传性慢性肾炎、口 - 面 - 指综合征、色素失禁症、Xg 血型、G6PD 缺乏、假性甲状腺功能减退	412
XR	甲型血友病、红绿色盲、假肥大型进行性肌营养不良、家族性低血色素贫血、鱼鳞病、睾丸女性化综合征、葡萄糖 -6- 磷酸脱氢酶缺乏症(蚕豆病)	
YL	外耳道多毛症	19

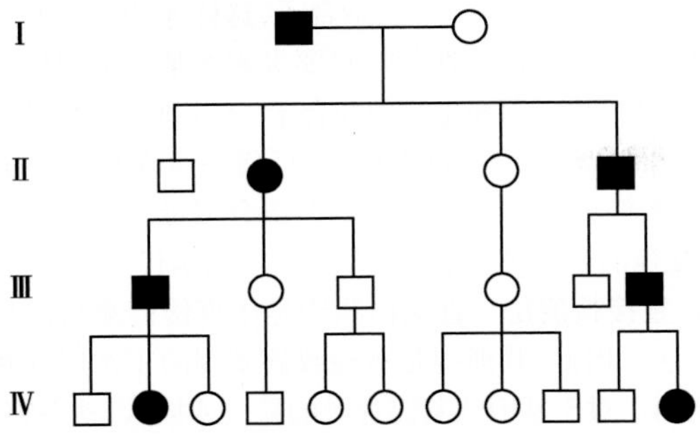

图 33-1　常染色体显性性状的系谱图

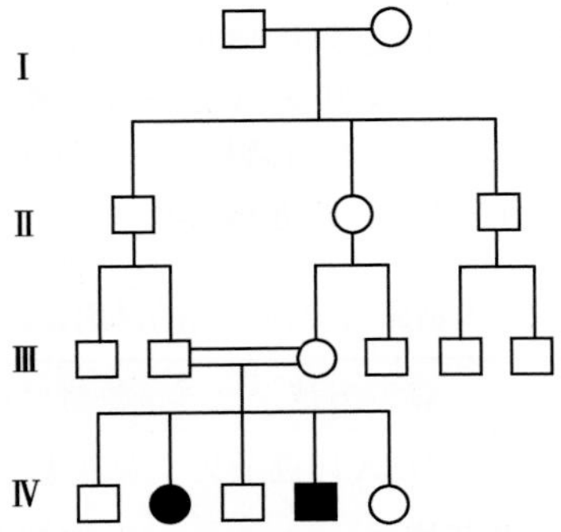

图 33-2　常染色体隐性性状的系谱图

3. **X 连锁显性遗传**（X-linked dominant inheritance，XD）　致病基因位于 X 染色体上，以显性遗传的方式向后代传递。由于女性患者有 2 条 X 染色体，其获得显性致病基因的概率是男性的 2 倍。因此，系谱图（图 33-3）中女性患者多于男性患者，如 Xg 血型、G6PD 缺乏、假性甲状腺功能减退。

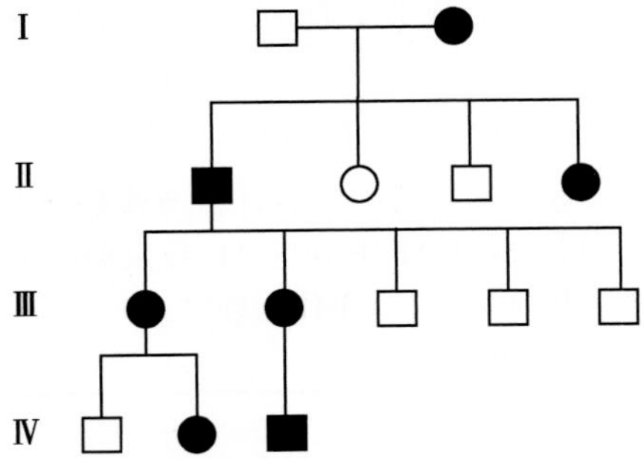

图 33-3　X 连锁显性性状的系谱图

4. **X 连锁隐性遗传**（X-linked recessive inheritance，XR）　致病基因位于 X 染色体上，伴随 X 染色体向后代传递。从系谱图（图 33-4）上看，对女性患者，控制 X 连锁隐性遗传性状的基因只有在纯合时才表现出相应的性状，只携带一个隐性致病基因时，为表型正常的致病基因携带者；男性只有一条 X 染色体，只要 X 染色体上有一个隐性致病基因就会发病，如甲型血友病、红绿色盲。

5. **Y 连锁遗传**（Y-linked inheritance，YL）　致病基因位于 Y 染色体上，伴随 Y 染色体以显性遗传方式向男性后代传递。因此，只有男性才表现相应性状，如外耳道多毛症。

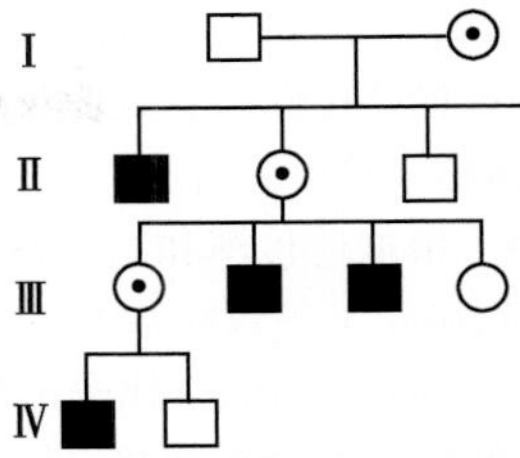

图 33-4　X 连锁隐性性状的系谱图

研究资料显示，已确定的人类单基因遗传性疾病的性状和疾病已达 6 678 种，其中 4 458 种是常染色体显性遗传性疾病，1 730 种是常染色体隐性遗传性疾病，412 种是 X 连锁遗传性疾病，19 种是 Y 连锁遗传性疾病，另有 59 种是线粒体遗传性疾病。截至 1999 年的数据统计，人类单基因遗传性疾病的基因异常已达 10 210 种。以人类基因组计划成功完成为标志，人类对基因功能的研究进入崭新时代，必将有更多的遗传性疾病为人类所认识，单基因遗传性疾病的种类和数量还会不断增加。

二、单基因遗传性疾病的分子致病机制

单基因遗传性疾病的分子致病机制是遗传性疾病个体的遗传物质发生了 DNA 序列或染色体片段上的改变。这种遗传物质的异常在向后代传递时遵循孟德尔遗传规律并可传递给下一代。常见的遗传突变有以下几种：①点突变；②片段突变；③动态突变。

正是由于上述遗传物质的改变，即遗传信息的变化，导致基因编码的蛋白质产物在其数量、结构、性质和功能上发生变化，从而引起一系列病理生理改变，遗传个体出现相应的疾病表型。另外，即使是同一个基因突变，由于突变性质、程度和种类不同，其临床表现可能出现较大的差异，这一点尤其值得注意。

三、单基因遗传性疾病的诊断

单基因遗传性疾病的诊断同样应遵循一般疾病的诊断原则，即临床诊断和实验室诊断。这些诊断方法都是根据症状来判断病因，属于表型诊断。遗传性疾病表型复杂，表型改变有时不特异或出现较晚，常造成不能确诊或延误诊断的情况。表型是由基因型决定的，直接检测基因（DNA）或其转录产物（mRNA）是否有改变可诊断疾病，即分子诊断（又称基因诊断）。基因诊断是当前诊断遗传性疾病最精确的方法。

（一）基因诊断策略

1. **从蛋白质入手**　这是一种由蛋白质至核酸，由表型至基因型的诊断策略。首先分析异常基因的蛋白产物及其引起的临床症状；纯化蛋白产物后，分析蛋白质的氨基酸序列，据此合成寡核苷酸探针，从基因文库中筛选其编码基因，或制成抗体，从 cDNA 文库中筛选相应克隆；然后通过 DNA 序列分析确定导致疾病的分子缺陷。采用该策略认识了许多分子病、遗传性代谢病，如白化病、苯丙酮尿症和镰状细胞贫血等

单基因遗传性疾病。

目前，生化缺陷已知的遗传性疾病的基因大多数已被克隆。遗憾的是，循此策略至今，对人类遗传性疾病的生化机制仍了解太少，80%~90% 的遗传性疾病的表型特征或生化缺陷仍未阐明。因此，该策略已较少采用。

2. 从 DNA 入手 根据遗传图和物理图，通过连锁分析及特异性染色体异常，确定某一致病基因的染色体定位。然后在该区域内搜索、分离致病基因，并比较正常和异常基因的差别，寻找导致遗传性疾病的分子缺陷，进而阐明正常与异常基因产物（蛋白质）的生理功能和病理效应。该策略是由 DNA 到蛋白质，故曾称为逆向遗传学，已成为目前遗传性疾病诊断的主要方式。

该策略的关键是遗传标记。最早采用的标记是蛋白质或免疫学标记，与 DNA 标记相比，蛋白质多肽种类少、信息量低，应用价值不大。现有的 DNA 标记主要有两类，即限制性片段长度多态性（RFLP）和可变数目串联重复顺序（VNTR）[包括短串联重复顺序（STR）]。杜氏肌营养不良基因、亨廷顿舞蹈病基因等近 400 个基因就是根据 RFLP 连锁分析克隆而确定的。目前，人类基因框架图提供了更加详尽的遗传图和物理图，利用这些数据和遗传标记对全基因组进行扫描，进行遗传性疾病的基因定位，将成为研究包括单基因遗传性疾病在内的遗传性疾病相关基因的重要方法之一。

3. 从候选基因入手 随着人类基因组计划的成功完成，提供了大量未知功能基因、全长 cDNA 和可表达序列标签，催生了另一种遗传性疾病诊断的新策略。首先将某一疾病基因初步定位后，以该区域中已克隆的无名基因、cDNA 等为候选者，根据定位结构是否相同来鉴定疾病相关基因；或者依据某疾病的已知病理、生理知识，将功能可能相关的已克隆基因作为候选者，直接进行致病基因的筛选与鉴定。此方法具有速度快、效率高的优点，目前用此方法克隆的基因已达到 50 多个。

（二）基因诊断的途径

针对单基因遗传性疾病不同类型的突变，应采取不同的诊断途径。对基因突变已知的单基因遗传性疾病，一般采用直接检测法；突变未知或突变已知但突变类型较多时，采用多态性连锁分析。对于具体某个家系，首先通过临床资料、家系分析，确定是否为单基因遗传性疾病，然后再确定基因检测与分析的途径（表 33-2）。

1. 基因诊断的取材 基因分析的材料是 DNA，可以从人体组织的有核细胞中分离。临床基因诊断中，DNA 一般从外周血中分离，也可从口腔黏膜、发根毛囊细胞分离。基因分析一般需采集核心家系成员（先证者及其父母）的 DNA。进行基因携带者分析时，采集与患者、携带者有血缘关系的一级亲属样品。

2. 间接检测法多态性连锁分析 是利用核心家系成员的 DNA 进行分析，以确立致病基因与所在染色体多态性位点的连锁相，从而确定受试者的基因型。多态性位点与基因连锁越紧密，所得结果越可靠，杂合率越高，应用价值越大。

进行间接诊断时，必须具备一些先决条件：①家系中的关键成员（父母）为标记位点杂合子，这样才能区分两条同源染色体，X 连锁的遗传性疾病只要母亲为某一标记位点杂合子即可；②子代中存在患病的纯合子，才能确定致病基因与哪条染色体的标记位点共同遗传；③任何一种遗传性疾病，单独使用一种多态性位点，均有相当一部分父母的染色体无法区分；④受检的亲代必须是生物学意义上的亲代。

3. 直接检测法 直接检测法是指直接检测基因致病突变的方法。因此，其前提是被检致病基因的正常序列和结构已被阐明。对于基因或基因片段的缺失或插入、动态突变，可应用 Southern 印迹杂交、PCR 方法进行分析。对于核苷酸取代、缺失或插入造成的点突变，应用 PCR 及其衍生技术进行分析。另外，随着基因芯片技术的出现与发展，将核酸样品制备、扩增与检测等过程连续化、微量化，可极大提高 DNA 分析的速度和效率，可能成为 DNA 分析最有效和最有前途的新途径，但基因芯片不能检测移码突变，目前尚未解决交叉杂交这一难题，还有待进一步改进和完善。

表 33-2 单基因遗传性疾病的基因诊断方法

基因异常	诊断方法	探针、引物或限制酶
基因缺失	基因组 DNA 印迹杂交	缺失基因的探针
	PCR 扩增	引物包括缺失或在缺失部位内
点突变	RFLP 分析	突变导致其切点消失的限制酶
	ASO 杂交	正常或异常的 ASO 探针
	PCR 产物的多态性分析（RFLP、SSCP、DGGE）	引物包括突变部位
基因已知，异常不明	基因内或旁侧序列多态性	基因内或旁侧序列探针或引物
	连锁分析（RFLP、AFLP）	
基因未知	与疾病连锁的多态性，如 SSCP、AFLP 连锁分析、RFLP 位点单体型连锁分析	与疾病连锁的多态位点探针或引物

四、影响单基因遗传性疾病基因诊断的几个问题

人类的各种遗传性状都是由基因决定的，但基因和表型的关系却十分复杂。一种基因并非只决定一种表型，它可以在不同环境因素影响下，经过不同的发育途径，形成几种表型。表型相同的个体可能具有相同或不同的基因型，表型不同的个体也可能有或没有基因型差异。因此，下面就可能影响基因诊断的几个问题加以说明。

（一）遗传异质性

遗传异质性（genetic heterogeneity）是指由同一或不同基因座的不同突变所致的非常类似的表型。由于遗传异质性的存在，在临床上所看到的同一类疾病，可以由不同的遗传物质

基础所致。存在遗传异质性的疾病在遗传方式、发病年龄、病程进展、严重程度、受累部位、预后以及复发风险等方面都可能出现差异。

大多数遗传性疾病都有遗传异质性，如进行性肌营养不良症，是一组原发于肌肉组织的遗传性疾病，其临床症状相似，均表现为进行性加重的肌肉萎缩与无力，但遗传方式不尽相同。Duchenne 型肌营养不良症和 Becker 型肌营养不良症均为 X 连锁隐性遗传，肢带型、面肩肱型和远端型肌营养不良症为常染色体显性遗传。对于这类遗传性疾病，进行基因分析时首先必须明确其相关的致病基因。

(二) 基因突变的多样性

遗传性疾病的分子基础是遗传物质发生了改变，即基因突变。基因突变在 DNA 上的表现分为两种：① DNA 序列中核苷酸数目的改变，包括缺失、插入和动态突变；②核苷酸的取代，有些遗传性疾病只有一种基因突变类型，而一些遗传性疾病却有多种甚至数十种基因突变类型。大的缺失 / 插入突变、动态突变容易检测，而小的缺失 / 插入突变、核苷酸取代的检测相对比较困难。在一个家系中确定特定的基因突变需要复杂的分析过程，尤其是核苷酸取代的点突变，确定这种突变的细节相当费事，有时还会遇到未知突变的情况。因此，在遗传性疾病的基因诊断时，要重视基因突变的多样性，采取不同的基因诊断方法。

(三) 基因诊断的基础是临床诊断

除了缺失 / 插入突变、动态突变及某些单基因病通过 PCR 及相关技术能够直接检测出突变之外，对大多数遗传性疾病，在明确其基因突变类型及分布之前尚不能进行基因水平的鉴别诊断，至多只能依靠多态标记进行家系连锁分析，确定疾病相关基因，确定突变基因携带者并进行产前诊断。因此在进行基因诊断前一定要注意临床诊断的准确性。如果临床诊断不准确，起步错了，以后所得到的基因诊断结论有可能是错误的。

(四) 基因诊断方法的选择

遗传性疾病基因突变的检测方法有多种，各有其优缺点，应根据各实验室的具体条件加以选择。由于产前基因诊断的特殊性，即诊断的结果将决定胎儿的命运，因此，应选择高特异性和高灵敏度的方法，可同时应用两种以上不同原理的方法进行检测，以尽量降低误诊率。从母体血液分离胎儿细胞或取胚胎细胞或卵子极体细胞进行地中海贫血产前基因诊断，是今后的发展趋势，目前仍有一些理论和技术问题需要克服。随着科学技术的发展和进步，相信对遗传性疾病的产前基因诊断将会变得更为安全可靠，对孕产妇的损伤也会越来越少。

第二节　血红蛋白异常性单基因遗传性疾病的基因诊断

血红蛋白（hemoglobin，Hb 或 HGB）异常病是人类单基因遗传性疾病中研究得最深入、最清楚的一组，是研究人类遗传性疾病遗传学特点及发生机制的最好模型。

异常血红蛋白是珠蛋白基因上碱基发生改变，导致相应 mRNA 上编码氨基酸的密码子发生变异，如果这些变异使血红蛋白分子的结构、功能及稳定性发生异常，就会导致血红蛋白病。血红蛋白病在临床上表现为溶血性贫血、高铁血红蛋白血症、血红蛋白亲和力增高或降低所引起的组织缺氧或代偿性红细胞增多症等。国际血红蛋白信息中心（IHIC）1989 年的统计表明，全世界共发现 504 种异常血红蛋白。据世界卫生组织（WHO）估计，全世界约有 1.5 亿人携带血红蛋白病基因。国内所发现的 60 余种异常血红蛋白中 20 余种是国际发现的新类型。

血红蛋白病分为两大类：①异常血红蛋白病：又称结构变异型（structural variant），如镰状细胞贫血；②珠蛋白生成障碍性贫血：如地中海贫血（thalassemia），是由于珠蛋白多肽链的合成速率不平衡所致。血红蛋白病在我国南方地区发病率较高，在广西，α 地中海贫血的发生率高达 14.9%。本部分主要讨论地中海贫血和镰状细胞贫血等常见的血红蛋白异常性单基因遗传性疾病的基因诊断。

一、地中海贫血的基因诊断

地中海贫血（thalassemia）是由珠蛋白基因缺失或突变导致某种珠蛋白链合成障碍，造成 α 链或 β 链合成失去平衡而导致的溶血性贫血。根据所缺乏的珠蛋白链的种类及程度，可分为 α、β、δ、δβ、γδβ 等类型。该病主要发生于地中海沿岸国家，故称为地中海贫血。后来又在大洋洲及印度洋区域被发现，又称为海洋性贫血。国内长江以南各省均为高发区，临床类型以 α 和 β 地中海贫血为主。

(一) 正常血红蛋白基因的结构与定位

人体中珠蛋白基因族包括 α 和 β 两类。α 珠蛋白基因族定位于 16 号染色体的短臂上（16p13.33），全长约 30kb，包括一对功能基因 α_2 和 α_1，1 个胚胎期 α 类基因（ξ_2），3 个假基因（$\psi\xi_1$、$\psi\xi\alpha_2$、$\psi\xi\alpha_1$）和 1 个功能未明的基因（θ_1），其排列顺序是：$5'$-ξ_2-$\psi\xi_1$-$\psi\alpha_2$-$\psi\alpha_1$-α_2-α_1-θ_1-$3'$。假基因 75% 以上的核苷酸顺序与正常基因相同，但积累了一些突变，致使其不能翻译为结构蛋白，故为非功能性基因，它可能是进化过程中遗留下来的“退化”基因。

β 珠蛋白簇定位于 11 号染色体的短臂上（11p15.5），全长约 60kb，排列顺序为：$5'$-ε-Gγ-Aγ-$\psi\beta_1$-δ-β-$3'$。

β 珠蛋白基因核酸序列分析表明，编码珠蛋白的基因是不连续的，整个基因由 3 个外显子组成，间隔 2 个内含子（IVS1、IVS2）。人类 α 珠蛋白基因和 β 珠蛋白基因的结构相似。在 α 珠蛋白基因中，IVS1 位于密码子 31~32 间，IVS2 位于密码子 99~100 间；在 β 珠蛋白基因，IVS1 位于密码子 30~31 间，IVS2 位于密码子 104~105 间。在珠蛋白基因 5′

端上游存在一些启动子区域，就β珠蛋白基因而言，包括位于 -30 的 TATA 盒，位于 -70 的 CCAAT 盒，位于 -90 及 -105 位的称为近端和远端的 CACACCC 顺序，在 3′ 端非翻译区域中，有一段高度保守的顺序 AATAAA，它是附加 polyA 的信号顺序，对于转录起始位点的正确定位和有效转录有极其重要的作用。值得注意的是，α 和 β 珠蛋白基因的 5′-3′ 的基因排列顺序与其在人体发育过程中的报道顺序相同。在胚胎发育初期，首先活化的是 ξ 和 ε 基因，接着活化 α 基因；胎儿期活化的 2 个基因（ξ 和 ε）关闭后，γ 则开放；出生前活化 δ 和 β 基因；到成人阶段，完全开放的基因主要为 α 和 β。

（二）地中海贫血的基因突变特征

1. α 地中海贫血的基因突变特征 α 地中海贫血的分子基础是 α 珠蛋白基因的缺失或缺陷。已知的 α 地中海贫血基因突变类型至少有 77 种，其中 44 种为点突变，33 种为缺失性突变。点突变包括错义突变、无意突变、剪接部位突变及起始信号突变。虽然点突变的类型比缺失性突变多，但临床上以缺失性突变更为多见，其缺失的范围可从 2 个 α 基因均缺失至一些小片段的缺失，均可在人群中检出。不同地区和不同种族的人群中，具有不同的 α 地中海贫血基因突变类型，这就是遗传性疾病的异质性表现。

（1）缺失型：该型分为右侧缺失（$-\alpha^{3.7}$）和左侧缺失（$-\alpha^{4.2}$）。右侧缺失主要见于地中海地区的人群和黑人，也见于亚洲人，特别在美国黑人中发生率很高，左侧缺失则多见于亚洲人。

（2）非缺失型：该型包括下述几种不同的突变类型：

1）剪接部位突变：突变发生在基因 α_2 第 1 内含子供体剪接位点上。此位点固定顺序 GT 后的顺序是 GAGG；突变表现为 GTGAGG 中 G 以后的 5 个碱基 TGAGG 缺失，结果使剪接加工过程无法正常进行。该型由于只缺失几个碱基，故仍将其列为非缺失型突变。

2）高度不稳定 α 链变异型：表现为基因 α_2 中的亮氨酸密码子 CTG 突变成脯氨酸密码子 CCG 的单碱基突变，导致 α_2 珠蛋白链中脯氨酸替换了亮氨酸，产生一种高度不稳定 α 链变异型。

3）移码突变：在基因 α_1 的第 14 个密码子中，有 1 个碱基缺失，使以后的顺序全部移位，形成错误密码子，使 α_1 肽链不能正常合成，导致 HbH 病。

4）无义突变：在基因 α_1 中某个氨基酸的密码子突变成终止密码子 TGA，结果形成一条无功能的 α 短链，也引起 HbH 病的发生。

5）mRNA 加尾信号突变型：突变发生在 α_2 基因 3′ 端的高度保守序列 AATAAA → AATAAG，使转录过程中加 polyA 尾无法进行。结果造成转录的 mRNA 无法转运到细胞质中，α 珠蛋白链无法合成。

6）终止密码子突变：基因 α_2 的 3′ 端的终止密码子 UAA 上发生单碱基置换，使正常的终止密码子变成了一个氨基酸密码子，结果造成 α_2 肽链的 C 端上多出 31 个氨基酸残基，变得极不稳定，合成后即被破坏。

2. β 地中海贫血的基因突变特征 β 地中海贫血的 β 珠蛋白基因突变与 α 地中海贫血基因突变不同，除少数几种为基因缺失外，绝大多数 β 地中海贫血是基因点突变所致。目前已知的 β 地中海贫血基因突变类型至少有 186 种。与 α 地中海贫血一样，在不同地区和种族人群中，有不同的基因突变类型。国内已知的 β 地中海贫血基因突变类型至少有 19 种，均为点突变。广西是我国 β 地中海贫血的高发地区，基因突变的类型较多（图 33-5）。近来利用 PCR 产物直接测序技术分析温州籍 β 珠蛋白合成障碍性贫血患者的基因突变，又新发现 2 种变异（-24A → T，CD26A → G 同义突变，未见报道）。

（1）转录的突变：突变主要集中于起始位点上游约 -30 核苷酸处的 TATA 盒与 -90 及 -105 核苷酸处的 "CACACCC" 序列，这类突变均为 β^+，表型较为温和。

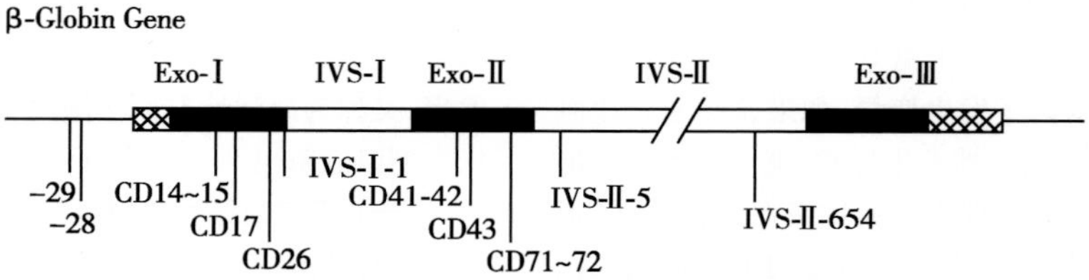

图 33-5 广西地区 11 种 β 地中海贫血的基因突变位点

（2）RNA 加工过程的突变：突变可发生在内含子的剪接点、共有序列、内含子中以及编码区，干扰 mRNA 的加工修饰，形成异常 mRNA。

（3）翻译缺陷的突变：包括错义突变、移码突变和起始密码突变。导致 mRNA 翻译过程错误，合成的珠蛋白链性质和功能异常。

（4）mRNA 加尾信号突变：真核基因 3′ 端的高度保守顺序 AATAAA 序列是新生转录产物剪接和附加多聚 A 的识别信号。该信号区域发生突变，造成 β 肽链生成减少或缺乏。

（5）生成不稳定血红蛋白：单碱基取代造成 β 肽链某些位点的一种氨基酸被另一种氨基酸取代，生成极不稳定的 β 珠蛋白，合成后即刻又降解，如 112 位 Cys → Arg、110 位 Leu → Pro 等。

（6）基因缺失：由单纯 β 珠蛋白基因缺失引起的 β 地中海贫血比较少见，通常同时缺失 β 和 δ 基因。

（三）地中海贫血的遗传学发病机制

1. α 地中海贫血的发病机制 α 珠蛋白链是组成 HbA、HbA_2 和 HbF 的珠蛋白成分，α 链的缺乏将导致这 3 种正常血红蛋白合成减少。在中国人中发现的缺失性 α 地中海贫血基因突变类型有 3 种，其中一种突变为 α^0 突变，即 α-sea，突变缺失了一条染色体上的两个 α- 珠蛋白基因。α^+ 突变包括 $-\alpha^{3.7}$ 和 $-\alpha^{4.2}$ 两种。$-\alpha^{3.7}$ 又可分为Ⅰ、Ⅱ、Ⅲ三种亚型。中国人以Ⅰ型为主，缺失了 α_2- 珠蛋白基因 3′ 端部分序列和 α_1- 珠蛋白基因 5′ 端的部分序列，剩下的 α_2- 珠蛋白基因 5′ 端序

列和 α_1- 珠蛋白基因 3′ 端序列首尾相连，形成 1 个 α_2- 珠蛋白基因和 α_1- 珠蛋白基因的嵌合体，其基因序列与 α_1- 珠蛋白基因相似。$-\alpha^{4.2}$ 直接缺失 α_2- 珠蛋白基因的全部序列，只剩下 α_1 序列。α^0 纯合子或双重杂合子由于缺失了所有 α- 珠蛋白基因，造成 α- 珠蛋白链生成完全受阻，多余的 γ 链聚合成 Hb Bart's(γ_4)，此血红蛋白的氧亲和力高，很难在组织中释放氧，造成组织缺氧，胎儿水肿死亡，引发 HbBart 胎儿水肿综合征。α^0 与 α^+ 突变的双重杂合子缺失 3 个 α- 珠蛋白基因，仅能生成少量的 α- 珠蛋白链，多余的 β- 珠蛋白链自身聚合成 HbH(β_4)，引起中间型 α 地中海贫血，即 HbH 病。α^+ 纯合子或 α^0 杂合子缺失 2 个 α- 珠蛋白基因，可引起轻型地中海贫血。α^+ 杂合子仅缺失 1 个 α- 珠蛋白基因，α- 珠蛋白链正常或轻微减少，被称为静止型 α 地中海贫血。

2. β 地中海贫血的发病机制　β 珠蛋白基因的突变造成 β 链 mRNA 生成减少，致使 β 珠蛋白链合成减少，HbA 明显缺乏或全无。γ 链大量合成的 HbF 为 $\alpha_2\alpha_2$。过量的 α 链游离或聚合为 α 沉淀，在红细胞内形成包涵体。后者使红细胞膜僵硬，不能释放到外周血中而在髓内被破坏。另外，HbF 的氧亲和力高，不易释放氧，因而造成组织缺氧。

β 地中海贫血，除以 -28(A-G) 和 -29(A-G) 位点突变的 β^+ 地中海贫血外，其余均为 β^0 突变。临床上根据贫血的严重程度，β 地中海贫血可分为轻型、中间型和重型。轻型 β 地中海贫血见于 β^0 或 β^+ 突变杂合子，β 珠蛋白链生成仅轻度降低，无或仅有轻微贫血改变。重型 β 地中海贫血见于 β^0 纯合子或双重杂合子，无 β 链生成，临床上有重度贫血表现。中间型 β 地中海贫血见于 β^+ 纯合子或双重杂合子，β 链合成明显下降，患者出现中度贫血表现。

（四）地中海贫血的基因诊断方法

目前，地中海贫血仍无根治方法。因此，最根本的措施是做好产前基因诊断和筛查，杜绝地中海贫血胎儿的出生，以达到预防和优生的目的。地中海贫血的基因诊断方法包括检测点突变和缺失性突变两大类。前者又可分为已知点突变检测方法和未知点突变检测方法。

1. 检测已知点突变的基因诊断方法

(1) PCR 方法及其衍生技术：首先应用 PCR 方法对地中海贫血的突变靶基因进行扩增，然后通过不同的衍生技术对扩增产物进行分析。常用的方法包括：放射性核素或非放射性核素的聚合酶链反应 - 等位基因特异性寡核苷酸探针斑点杂交（PCR-ASO）法、PCR- 限制性内切酶长度多态性分析（PCR-RFLP）法、等位基因特异 PCR 法、PCR 反向杂交（PCR-RDB）法、突变寡聚核苷酸延伸扩增 PCR（MOEA）法、单链构象多态性法（SSCP）等。目前认为比较准确、易推行的方法是 PCR 反向杂交法和等位基因特异 PCR 法。前者的优点是一次 PCR 产物可同时检出 10 多种突变，缺点是 PCR 产物仍需进行杂交反应，费用较贵。后者可直接用 PCR 法检测中国人 92.5% 的 5 种常见突变，费用低廉，较易推广。

(2) 基因芯片技术：基因芯片（gene chip）是近年发展起来的一种核酸杂交分析技术，它是通过特殊方式将检测地中海贫血基因突变探针 DNA 片段（含已知突变的 cDNA 或寡核苷酸）按一定的排列顺序固定在基片上，形成 DNA 阵列，再与标记有荧光物质（Cy_3 和 / 或 Cy_5）的待检 DNA 片段杂交，最后由计算机对大量的杂交信号进行分析处理（图 33-6）。

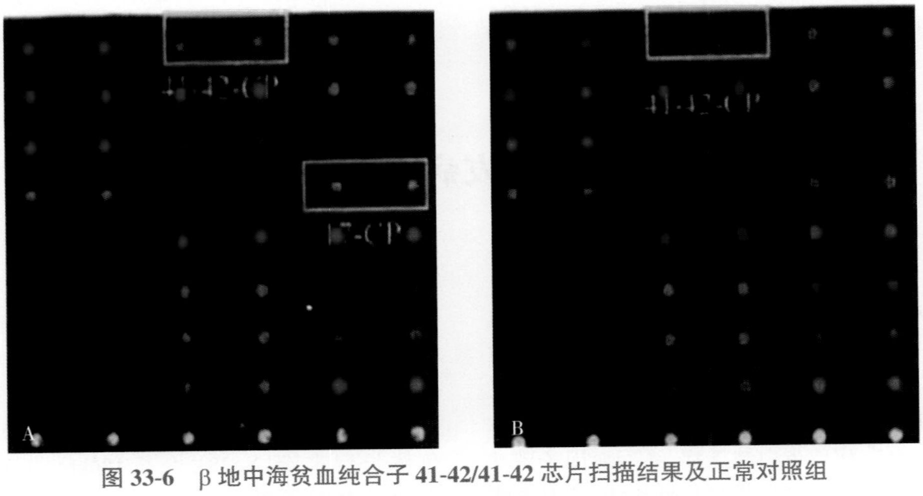

图 33-6　β 地中海贫血纯合子 41-42/41-42 芯片扫描结果及正常对照组
A. 正常对照组；B. β 地中海贫血纯合子 41-42/41-42

(3) 多重 PCR 检测技术：以 PCR 为基础的诊断方法已应用于 α 地中海贫血的基因诊断，并经历了单重、双重至多重三个阶段。多重 PCR 的特点是在一个 PCR 体系中包含 4 对等位基因特异引物。根据每个突变位点的特异扩增带来判断结果。在诊断各种缺失型 α 地中海贫血时，相对于传统的 Southern 杂交技术，操作简单、周期短、不使用放射性核素，便于临床推广。多重 PCR 已广泛应用于实验室诊断，单管可同时对东南亚、左侧缺失和右侧缺失进行检测，特别是对静止型的 α 地中海贫血可进行有效检测。

目前国内已有多篇应用报道，且已有针对 α 和 β 地中海贫血的基因芯片产品上市。该方法可同时检测 α 或 β 地中海贫血的基因突变，具有高通量和高效率的特点，适合于细胞基因组 mRNA 表达谱的研究。但若仅用于少数几个点突变的筛查，其优势并不明显。由于本方法的基础是核酸的分子杂交，因此，只能检出已知突变。该方法目前成本太高，仅用于研究，不适宜临床广泛使用。

2. **未知突变的基因诊断方法** 对于未知突变，可通过变性梯度凝胶电泳（DGGE）、温度梯度凝胶电泳（TGGE）、SSCP、变性高效液相色谱分析（DHPLC）、异源双链DNA电泳分析、直接测序法等对扩增产物进行分析。目前认为PCR-直接测序法有望成为检测点突变的首选方法。

3. **缺失型突变的基因诊断方法** 由于缺失型地中海贫血基因突变缺失了几千个甚至上万个碱基，因此不能用上述检测点突变的方法进行检测。缺失型α地中海贫血的检测方法主要有特异性PCR法、间隙PCR（gap PCR）法、Southern杂交等。前两种方法单独应用易出现假阳性和假阴性，通常将两种方法联用，可提高诊断的准确性及可靠性。Southern杂交方法虽特异性较高，但需要的标本量较大，操作过程繁琐，费时费力，现已少用。

二、镰状细胞贫血的基因诊断

镰状细胞贫血（sickle cell anemia，SCA）是血红蛋白基因突变导致镰状血红蛋白（血红蛋白S，HbS）取代了正常血红蛋白（HbA）引起的一种常染色体隐性遗传性疾病。SCA是发现最早、患病人数最多的一种血红蛋白分子病。自1910年Herrick报道以来，本病多见于来自非洲、美洲的黑人；世界范围内以热带非洲黑色人种发病率最高，达40%，西非为20%~25%，美国黑人仅为9%。1987年我国首次报道此病。

（一）镰状细胞贫血的遗传学发病机制

HbS是β链第6位谷氨酸被缬氨酸所替代，表示为$\beta^{6Glu\rightarrow VAL}$，这是由于β-珠蛋白基因第6位密码子GAG变为GTG，即单个碱基A→T点突变所致。在缺氧条件下，其溶解度降低，在胞内聚合，致使红细胞凝缩、变形、扭曲，呈镰刀状，细胞膜变僵硬，失去正常红细胞原有的变形性和柔韧性，镰变的红细胞因血管机制破坏和被单核巨噬系统吞噬而发生溶血，临床贫血特征明显；其次，镰变的红细胞弹性低，无法通过微循环，易堵塞毛细血管，引起局部缺氧和炎症反应，导致相应部位产生疼痛危象，多发生于肌肉、骨骼、四肢关节、胸腹部，尤以关节和胸腹部疼痛为常见临床特点。各种原因引起的内脏缺氧使更多的红细胞镰变，导致多发性肺、肾、肝、脑栓塞等严重合并症，尚可影响神经系统的发育而出现智力低下。

β珠蛋白基因中第6位密码子突变还可引起血红蛋白C病（HbC），是由于GAG突变成AAG，使Glu变成了Lys，产生HbC，该病为常染色体显性遗传病，高发于黑人。

（二）镰状细胞贫血的基因分型

镰状红细胞贫血依据基因可分为3型：①镰状细胞基因纯合子（$\beta^S\beta^S$）型：完全没有正常的血红蛋白，病情严重，往往幼年时就会死亡，只有14%活到成年；②杂合子（$\beta^A\beta^S$）型：为镰状细胞基因携带者，其临床表现悬殊，一般无异常表现，其血液中正常血红蛋白约占65%，HbS占35%，仅在低氧情况下出现镰状红细胞，重症者可反复出现危象发作；③双重杂合子型：β^S基因和血红蛋白C或β地中海贫血基因同时存在，形成双重杂合子，但临床症状轻微。

（三）镰状细胞贫血的基因诊断方法

1. **限制性内切酶分析法** 利用镰状细胞贫血β-珠蛋白基因上一个碱基的颠换，造成了限制性内切酶Mst Ⅱ的一个识别位点的丢失。因此可用限制性内切酶分析法作出基因诊断。

2. **Southern印迹杂交** 应用β-珠蛋白基因制备寡核苷酸探针，通过Southern印迹杂交检测作出诊断。

3. **等位基因-RFLP连锁分析** 用于RFLP与HbS基因连锁不平衡的分析。

第三节 血友病的基因诊断

血友病（hemophilia）是常见的X连锁单基因遗传出血性疾病，其主要病因是由于凝血因子基因缺陷而引起凝血因子含量不足或功能缺陷，导致凝血功能障碍。根据血友病的遗传特征可分为3型：①血友病甲（或血友病A）：又称因子Ⅷ缺乏症或抗血友病球蛋白缺乏症，系凝血因子Ⅷ基因突变所致的X染色体性连锁隐性遗传性疾病，占血友病的80%~82%；②血友病乙（Christmas病或血友病B）：又称因子Ⅸ缺乏症或凝血活酶成分缺乏症，系凝血因子Ⅸ基因缺乏、突变或重排所致，占血友病的11%~15%；③血友病丙（Rosenthal综合征）：又称因子Ⅺ缺乏症或凝血活酶前质缺乏症，为凝血因子Ⅺ缺乏的常染色体不全性隐性遗传性疾病，占血友病的5%~7%。我国血友病的发病率低于西方国家（平均$5/10^5$~$10/10^5$），为$2.27/10^5$~$2.84/10^5$。在我国，血友病A和血友病B是血友病的常见类型，本节仅对血友病A和血友病B做一介绍。

一、血友病基因的结构与定位

（一）因子Ⅷ的基因结构

*FⅧ*基因是人体最大的基因之一。*FⅧ*基因位于X染色体长臂末端（Xq28），全长186kb，占X染色体的0.1%，由26个外显子和25个内含子组成。*FⅧ*的mRNA长度为9 029bp。*FⅧ*基因编码合成一条含2 351个氨基酸的单一肽链，去除19个氨基酸的信号肽后，2 332个氨基酸的肽链由3个不同的结构区以A_1-A_2-B-A_3-C_1-C_2的方式排列。

（二）因子Ⅸ的基因结构

*FⅨ*基因位于X染色体长臂（Xq26.3-27.2），全长34kb，由8个外显子和7个内含子以及侧翼顺序中的调控区域构成。内含子占整个基因的95%，存在4个Alu重复序列，大小由188~9 473bp不等，其5′端和3′端均为5′-GT……AG-3′结构，符合Chanbo规律。8个外显子长度从25~1 935bp不等，

其中包括以下 6 个主要结构域：信号肽和前肽区、γ- 羧基谷氨酸结构区、2 个类表皮生长因子区、活化肽区和催化区。

二、血友病基因的突变特征

（一）血友病 A 基因的突变

导致血友病 A（HA）的因子Ⅷ基因突变的种类繁多，主要是基因点突变、基因缺失和基因插入等。*FⅧ*基因第 22 号内含子中有一个 A1 基因，它有两个同源基因 A2、A3 位于 X 染色体末端，A1 基因可与这两个基因的任何一个发生同源重组，使得 *FⅧ*基因 1~22 号内含子倒位至 X 染色体长臂远端，而 23~26 号外显子仍处于原位，其中与 A2 发生的为近端重组，约占倒位的 15%，与 A3 发生的为远端重组，约占倒位的 85%。基因倒位引起的血友病约占血友病 A 的 50%，其余已检测到的 *FⅧ*基因突变约 600 种，包括点突变、缺失突变和插入突变。

上海交通大学医学院附属瑞金医院和上海血液学研究所对 65 个家系的 73 例血友病 A 患者（重型 47 例、中型 9 例、轻型 17 例）先用 F8A 探针进行 Southern 杂交，共检出内含子 22 倒位 23 例，约占重型患者的 49%；在其余 50 例无内含子 22 倒位的患者中 17 例共检出突变 13 种，其中 11 种为点突变，2 种为小缺失。在 11 种点突变中，5 种为无义突变，患者均为重型，6 种为错义突变，1 例为重型，5 例属轻中型。2 例小缺失患者均为重型。在 13 种突变中，有 5 种突变首先被发现，其中包括 1 种无义突变、2 种错义突变和 2 种小缺失。这 5 种新突变分别是 AA466 Lys（AAG）-Thr（ACG）、AA719Tyr（TAC）-Stop（TAG）、AA826Asp（GAC）-Glu（GAA）、AA312Ile（ATC）-xxC 及 AA1 551-1552de1-（AGAA）。

据中国台湾 66 例血友病 A 患者 PCR-SSCP 法和测序检查结果发现，基因点突变 21 例，小缺失 12 例，小插入 4 例及大缺失 3 例；在 24 例未知基因缺陷病例中，有 17 例存在基因 22 倒位。各种突变的位置及性质不同，对 *FⅧ*基因结构和功能的影响程度不同，因此在临床表现上有一定差异。

（二）血友病 B 基因的突变

导致血友病 B 的 *FⅨ*基因突变的种类也较多，几乎每个血友病 B 的家族均可能有各自的突变类型。目前发现的基因缺陷已达 700 余种，主要有点突变、基因缺失和插入等。其中点突变约占 80%。突变可发生在 *FⅨ*基因外显子、内含子、启动子及其侧翼的任何位置。随着病例数目的积累和检测手段的改进，新的突变还将不断被发现。

英国 Gianelli 和 Brownlee 等建立的 *FⅨ*基因突变库共收集患者 1 713 例，发现 652 种突变型。其中 400 多种为点突变，点突变中错义突变占 68%，无义突变占 14%，其他类型突变占 18%；基因缺失以小缺失为主，有 107 例，部分缺失或全部缺失 29 例。近年发现，GC 是血友病 B 突变的热点。

国内对 36 例血友病 B 患者的 *FⅨ*基因突变类型进行了分析，其中 14 例发生在 CpG 的核苷酸序列上的转换突变（G → A 或 C → T），占 38.9%；另 4 例的转换突变不发生在 CpG 上，占 11.1%；颠换型突变为 11 例，占 30.6%；小缺失和小插入为 7 例，占 19.4%。台湾地区对 21 例血友病患者应用 PCR-SSCP 法和直接测序法检测发现，基因点突变 20 例，基因缺失 1 例。由此可见，不同的地区和民族，*FⅨ*基因突变类型也不尽相同。

三、血友病的基因诊断方法

（一）基于 PCR 技术对基因突变进行直接检测

1. **小片段基因突变检测**　常用方法包括 SSCP 法、DGGE 法、化学错配碱基裂解法（CMC）、变性梯度凝胶印迹（DGG blots）法、构象敏感凝胶电泳（CSGE）法、毛细管电泳（CE）法、Gene chip 法等。这些方法简便、灵敏度高，效果好，有的已应用于临床基因诊断。

2. **内含子 22 基因倒位的检测**　常用方法包括 Southern 印迹法、单管聚合酶链反应（single tube polymerase chain reaction）等。后者更为简便，实用性更强。

3. **直接测序法**　对于突变性质不明确或多态性位点不能提供性质时，直接测序法是基因诊断的首选方法。通过对基因的直接测序，找出突变的确切位置，可提供最为准确的信息，但因血友病基因突变的复杂性，以及实验的烦琐和昂贵的费用，使之在临床实际中的应用受到了限制。

（二）利用基因连锁分析间接检测基因突变

对血友病携带者，如其存在先证者和有明确家族史者，基因连锁分析是目前行之有效的方法，常用方法包括限制性片段长度多态性分析、可变数目串联重复序列（VNTR）多态性分析、短串联重复序列（STR）分析、双脱氧指纹图谱（ddF）法、变性高效液相色谱法（DHPLC）等技术。其中短串联重复序列分析提供的基因突变信息更加稳定。变性高效液相色谱法代表了最新的快速、高效的突变检测技术，它对 *FⅧ* 基因内突变的检测率达到 96%，且易于自动化，但仪器设备昂贵。

第四节　进行性肌营养不良症的基因诊断

进行性肌营养不良症（progressive muscular dystrophy，MD）是一组原发于肌肉组织，与基因密切相关的肌肉组织进行性变性遗传性疾病。其主要临床特点是进行性的肌肉萎缩、坏死与无力，这类疾病主要包括假肥大型肌营养不良症（Duchenne/Becker MD，DMD/BMD 型）、肢带型肌营养不良症（Erb 型）、面肩肱型肌营养不良症（Landouzy，Dejerine 型）、远端型肌营养不良症（Gower 型）、眼肌型肌营养不良症（Kiloh，Nevin 型）、眼咽肌型和先天性肌营养不良症等。其中假肥大型肌营养不良症最常见。

一、概述

Duchenne 型肌营养不良症（DMD）和 Becker 型肌营养不良症（BMD）是最常见的进行性肌营养不良性肌肉疾病，其遗传学规律为 X 连锁隐性遗传，因此患者主要为男性。DMD 和 BMD 是 Xp 上的抗营养不良蛋白（dystrophin）基因 DMD 突变而引起的一组肌肉疾病。对于 DMD，*dystrophin* 基因表现为显著丢失，甚至缺失，临床症状较重，而在 BMD，*dystrophin* 基因仍能够指导合成 dystrophin 蛋白，只是其结构发生了改变，所以 BMD 的严重程度不及 DMD。因此，进行性肌营养不良症依据临床表现不同，可大致分为重型（DMD）、中间型（intermediate）和轻型（BMD）。目前均无有效的治疗方法。

二、*dystrophin* 基因的结构与定位

dystrophin 基因定位于 X 染色体短臂 2 区 1 带（Xp21），与 1 号常染色体平衡易位，是人类最大的基因，长达 2 400kb，有 75 个外显子，约占整个基因组的 0.1%，占 X 染色体的 2%。其大致结构为 5′端位于 DXS 142 位点内，3′端从 DL66.6 的缺失断裂点一直向染色体远端延伸。

三、*dystrophin* 基因的突变特征

dystrophin 基因突变率较高，截至 2004 年，共发现突变位点 597 个。另外，*dystrophin* 基因突变的形式多样，约 1/3 的突变为新生突变，突变方式中以缺失较常见，约占 65%，点突变、微小缺失或常规诊断方法检测不出的微小重复约占 30%，其余 5% 来自重复。发生缺失和重复的热点有 2 个：① *dystrophin* 基因 5′端和中央区，分别包括外显子 3~19（30%）和外显子 44~53（70%）。98% 的缺失断裂点发生在内含子区域，其结果是引起断裂点范围内的外显子缺失。缺失片段大小不一，从一个外显子到几十个外显子，缺失片段的长短与疾病严重程度并不相关，但 92% 的患者基因检测结果表明缺失和重复是否导致阅读框架改变是造成临床表型不同的重要原因。②大部分 DMD 和 BMD 的小突变位于 *dystrophin* 基因的非编码区，以错义突变产生终止密码子导致 dystrophin 蛋白截短为常见。小突变在 *dystrophin* 基因上的分布是随机的，不同于有突变热点的缺失和重复，但研究者一致认为，*dystrophin* 基因的 CpG 序列区有较高的突变率。近来对基因缺失热点区内含子 44、45、49 和 50 的研究发现，其中存在许多小的重复序列，这些重复序列是基因重组的研究热点。

四、DMD/BMD 的遗传学发病机制

DMD 基因突变是 DMD/BMD 患者发病的分子遗传学基础。DMD 基因定位于 Xp21.2 上，是目前人类已知的最大的基因，DMD 基因组全长约 2 500kb，cDNA 长度为 14kb，含有 79 个外显子，编码 1 个由 3 685 个氨基酸组成的蛋白，称为抗萎缩蛋白（dystrophin protein）。DMD 基因突变包括缺失突变、重复突变、点突变、微小缺失和插入，其中缺失突变最常见，约占总突变的 2/3。基因缺失是 DMD 发生的主要原因，占 60%~70%，DMD 基因缺失集中在两个热点区域，分别位于 DMD 基因外显子 1~11 和外显子 44~55，且没有明显的种族差异，而重复突变占总突变的 5%~10%，仅累及少数外显子且多发生于基因缺失的两个热点区域内，点突变与微小缺失和插入分别占总突变的 20% 与 8%，前者主要为错义突变和无义突变。

五、DMD/BMD 的基因诊断方法

（一）基因大片段缺失或重复的检测

多重 PCR 技术是诊断 DMD/BMD 的常用方法，Chamberlain 设计了 9 对引物，可检测出 80% 的缺失患者。Beggs 又增设了 9 对引物，可同时扩增启动子（Promoter，Pm），第 3、6、13、43、47、50、52 和 60 号外显子，两组引物经 PCR 扩增后，无外显子缺失的情况下，扩增产物为 9 条带，每条带按分子量大小依次排列，根据外显子的条带数和相应位置，来判断被检者有无外显子缺失，这 18 对引物可检测出 98% 缺失患者。

近年来在缺失型的检测过程中，多重连接探针扩增（MLPA）技术逐渐取代了多重 PCR 方法，可对待检 DNA 序列进行定性和半定量分析，该技术融合了核酸分子杂交和 PCR 反应，巧妙地将基因组 DNA 信号转至探针，以连接完好的探针为模板进行 PCR 扩增。如果目标序列发生缺失，则这组探针无法连接，不能进行扩增反应。所有探针连接产物用同一对引物进行扩增，每一个探针的扩增产物有特定的长度，最终通过毛细管电泳和激光诱导的荧光标志物来检测扩增产物，呈现的图像数据清晰明了。现已被广泛应用于 DMD 基因缺失的检测。

（二）基因点突变的检测

点突变包括同义突变、错义突变、无义突变及移码突变，有多种检测方法，如单链构象多肽分析（SSCP）、异源双链多肽分析（HA）、化学错配碱基裂解法（CMC）、RT- 套式 PCR、截短蛋白试验和直接测序等。RT- 套式 PCR 和异源双链多肽分析相结合，可以减少筛查次数，更具临床推广价值。

（三）针对缺陷 X 染色体的诊断

联合应用多重连接探针扩增技术（multiplex ligation-dependent probe amplification，MLPA）和短串联重复序列（short tandem repeat，STR）作为遗传标记连锁分析的方法，对 26 例有高风险再生育患儿的假肥大型肌营养不良症家系的孕妇通过羊水穿刺进行产前基因诊断。26 例进行产前基因诊断的羊水标本中有 7 例诊断为男性患儿，4 例诊断为女性携带者。对 DMD/BMD 的 X 染色体进行基因分型常使用 STR 遗传标记，如果受试者所携带的 X 染色体类型与患者相同，则有较大患病风险，反之可以部分排除患病风险。但该方法有明显的技术缺陷，如诊断需要有足够的家系成员样本，需要选择能够提供足够遗传信息的连锁标记等，一般情况下，这种方法适用于直接诊断不可得时或作为产前诊断的辅助诊断方法。MLPA 可以作为筛查 DMD 基因缺失和重复突变的首选方法。联合应用 MLPA 和 STR 连锁分析，可以提高假肥大型肌营养不良症的产前基因诊断率。

（四）基因检测应注意的问题

一方面 *dystrophin* 基因庞大，有 1/3 的突变为新生突变。目前我国独生子女占大多数，大部分病例无家族史，而且对只

生过一个患儿的母亲，排除携带者的可能要考虑到生殖细胞镶嵌的问题；另一方面，虽然DMD基因携带者的检出取得了很大进展，但有些检测技术尚不能在国内一般实验室普及，更难应用于临床，这些都给携带者的诊断带来了困难。

第五节　其他单基因遗传性疾病的基因诊断

一、葡萄糖-6-磷酸脱氢酶缺乏症的基因诊断

葡萄糖-6-磷酸脱氢酶(glucose-6-phosphate dehydrogenase，G6PD)缺乏症是红细胞内G6PD遗传性缺陷，为遗传性红细胞酶缺乏引起溶血性贫血中最常见的一种，呈X连锁不完全显性遗传，估计约有4亿人受累。该病好发于非洲、地中海沿岸、东南亚及我国。我国的基因频率为0.045，以华南、西南数省多发，高达0.044 83~0.056。G6PD缺乏症在临床上表现为新生儿高胆红素血症、葡萄糖-6-磷酸脱氢酶缺乏症、药物诱导性溶血、某些感染性溶血以及非球形红细胞溶血性贫血。

(一) 葡萄糖-6-磷酸脱氢酶基因结构与定位

*G6PD*基因位于X染色体长臂2区8带(Xq28)，基因长约18kb，有13个外显子和12个内含子，外显子1不参与翻译，翻译起始位点ATG位于外显子Ⅱ5′端附近，开放阅读框上游。其cDNA编码区1.5kb，编码515个氨基酸，5′端非编码区长71bp，富含GC，其中至少含有9个GC盒，而9个GC盒中至少有2个是启动子所必需的。3′端非编码区长608bp，带有一个不典型的多聚A的尾ATTAAA。*G6PD*是一个看家基因，为人类生存所必需。导致其基因完全丧失的突变可能致死。

(二) 葡萄糖-6-磷酸脱氢酶基因突变特征

G6PD缺乏症发生的根本原因是基因突变，迄今报道的突变类型已有126种，覆盖基因全长，除第3和第13外显子外，皆可发生基因突变。其突变型大多数为点突变，即1个或2个碱基替换。中国人有17种突变型：G1388A、G1376T、C1387T、G1381A、G1360T、C1024T、C1004T、G871A、A835T、A835G、C592T、C519T、T517C、A493G、G487A、G392T、A95G。*G6PD*基因外显子上的1376M和1388M是中国人群中两种最常见的基因突变类型，其次为95M。

*G6PD*基因突变类型具有下述特点：①多为单个碱基置换的错义突变；②大多数基因突变属于转换型突变，常发生CpG二核苷酸内C→T转换，CpG被认为是一个突变热点；③*G6PD*基因突变具有种族和地区异质性；④*G6PD*基因中还未发现整个基因或大片段基因的缺失，也未见无义突变及移码突变；⑤除第3和第13外显子外，基因突变遍及其余外显子；⑥*G6PD*变异型具有复合突变型，如中国人中发现的nt1376G→T/mt1388G→A、nt1311C→T/IVS93C→T复合突变型；非洲人中常见的nt376A→A/nt202G→A、nt376A→G/nt680G→T复合突变型等。

(三) 葡萄糖-6-磷酸脱氢酶缺乏症的基因诊断方法

最近发展的酶基因碱基位点突变检测是最直接、准确的诊断方法，如放射性核素或非放射性核素的PCR-ASO、PCR-RFLP、RDB、SSCP、等位基因特异PCR法等，均可用于本病的基因诊断。

二、家族性高胆固醇血症的基因诊断

家族性高胆固醇血症(familial hypercholesterolemia，FH)，也称高β脂蛋白血症，是原发性Ⅱ型高胆固醇血症最常见者，为常染色体单基因显性遗传性疾病，外显率达90%~100%，遗传类型属Ⅱa和Ⅱb，包括杂合子型和纯合子型。在一般人群中，杂合子型的发病率为五百分之一，仅占高胆固醇血症患者的4%；纯合子型比较罕见，发病率仅为百万分之一，纯合子的平均寿命为21岁，冠心病是致死的主要原因。

1973年美国Gololstein和Brown证实FH分子病理基础系低密度脂蛋白受体(LDL-R)基因突变所致的受体功能缺陷。1985年国内首次报道了纯合子型FH，并对该病进行了较为系统的有关诊断和治疗研究。FH引起各种血管床的动脉粥样硬化，导致各种危及生命的并发症的出现，从而发生缺血、栓塞和梗死等症状和体征。

根据英国FH的*LDLR*突变数据库(LDLR@www.ucl.ac.uk/ldlr/LOVDv.1.1.0/)报道，截至2010年11月18日，国内外共报道1 741种*LDLR*基因突变，其中碱基置换1 280种，插入突变75种，缺失突变337种，复制突变64种，插入和缺失突变15种，置换突变2种。大约2/3为点突变或小片段缺失和插入突变，1/3为DNA大片段重排。1 741种突变中1 122种突变仅见一次报道。

(一) 低密度脂蛋白受体基因的结构与定位

低密度脂蛋白受体(*LDL-R*)基因位于19号染色体19p13.1-p13.3之间，为单拷贝基因，跨度约45kb，编码860个氨基酸，是分子量为120 000的LDL受体前体蛋白，成熟的LDL受体分子量为160 000。LDL受体基因由18个外显子和17个内含子组成。17个内含子分别在相当于LDL受体氨基酸顺序的第2、43、84、211、252、293、333、375、432、508、548、594、642、693、750、776和828位处插入外显子序列。外显子1构成5′端非翻译区，并编码信号肽；外显子2~6编码受体蛋白的第一个结构域，外显子7~14编码第二个结构域，外显子15编码O-连接糖链的第三个结构域，外显子16和部分外显子17编码跨膜域，外显子17编码胞浆域或前39个氨基酸残基，外显子18最大，编码羧基端最后11个氨基酸残基和3′端非翻译区。

(二) 低密度脂蛋白受体基因的突变特征

按突变对LDL受体结构和功能的影响，可将LDL受体基

因突变分为下列4型：①有LDL受体信使核糖核酸（mRNA），但无LDL受体蛋白存在，即翻译障碍型（Ⅰ型）；②能翻译，但糖链不能与LDL受体蛋白结合，即LDL受体蛋白不能移行于高尔基装置型（Ⅱ型）；③与糖链结合，LDL受体出现在细胞表面，但不能与LDL结合，即在LDL与载脂蛋白B-100（apoB-100）结合部位有异常（Ⅲ型）；④LDL受体出现于细胞表面，能与LDL结合，但不能形成摄入细胞所必需的有被小窝（Ⅳ型）。

（三）家族性高胆固醇血症的异质性

FH是一种异质性非常高的疾病，主要表现在：①临床症状严重程度不同，对降脂治疗反应性不同；② *LDL-R* 基因突变存在多样性，突变遍布整个基因；③同一位点的突变发生在不同患者，临床表现差异较大。

此外，日益增多的研究证实，20%~35%临床确诊的FH患者检测不到 *LDL-R* 基因突变。比如国内学者对临床确诊的多例典型纯合FH患者的 *LDL-R* 基因全部18个外显子和启动子的DNA序列进行分析，均未发现突变，同时未检测到apoB-100基因突变。因此，推测这些中国家系中可能存在其他可导致遗传性高胆固醇血症的基因突变。

（四）家族性高胆固醇血症的基因诊断方法

自从Yamamoto等1984年成功分离并克隆出LDL受体的cDNA，并制作成探针，为家族性高胆固醇血症的基因诊断奠定了基础。常用的基因诊断方法包括Southern印迹法、PCR-SSCP法、限制性内切酶法、DGGE法等。由于大部分检测方法都只能对已知基因突变位点的家族进行诊断，而且 *LDL-R* 基因上至今没有发现明显的突变热点区，因此，这些检测方法在实际应用中存在缺陷。必要时可辅以PCR-直接测序法、RFLP连锁分析法等确认。

三、苯丙酮尿症的基因诊断

苯丙酮尿症（phenylketonuria，PKU）是一种氨基酸代谢异常的常染色体单基因隐性遗传性疾病。PKU98%~99%是由于苯丙氨酸羟化酶基因突变导致肝脏苯丙氨酸羟化酶缺乏所致，1%~2%是由于苯丙氨酸羟化酶的辅酶四氢生物蝶呤缺乏，导致苯丙氨酸不能正常转化为酪氨酸，从而导致苯丙氨酸在体内异常蓄积而致病。临床表现为智力低下、癫痫、发黄、肤白、鼠尿样臭味等。PKU是造成智力低下的常见原因之一，发病率在不同人群有较大差异，中国人群发病率为1/16 000，致病基因携带率为1/60~1/50。另外，PKU也是治疗效果较好的遗传性疾病之一，早期诊断、早期治疗是改善预后的关键，而基因诊断是实现早期诊断的有效手段。

（一）苯丙氨酸羟化酶基因的结构与定位

早在1983年苯丙氨酸羟化酶（phenylalanine hydroxylase，*PAH*）基因被成功分离、克隆，被公认为PKU的致病基因。*PAH* 基因定位于染色体12q24.1，大约由1.5Mb碱基组成。*PAH* 基因是割裂基因，编码区包含13个外显子，被不编码的12个内含子所分隔。转录时剪接内含子形成仅包含外显子的1 353bp的单链，即包含451个密码子的可译框。mRNA翻译成含451个氨基酸的酶单体，单体聚合成有功能的PAH酶。

（二）苯丙氨酸羟化酶基因的突变特征

已经发现 *PAH* 基因有440多种致病突变，我国发现30余种突变。*PAH* 基因的突变大部分为位于编码区的小的遗传学变化，在 *PAH* 基因中仅仅影响一个或多个氨基酸，其对酶活性的影响强烈依赖于突变的形式和位置。根据对苯丙氨酸羟化酶活性有无影响，突变又可分为致病突变和沉默突变。致病突变大多位于外显子或内外显子的交接区，严重影响 *PAH* 基因转录和翻译及蛋白质的异常折叠、聚合，以及加速降解，从而影响苯丙氨酸羟化酶的催化活性；沉默突变对苯丙氨酸羟化酶活性无影响。

PAH 基因突变具有以下特点：①突变位置多变：所有外显子、内含子、5′-UTR和3′-UTR区均发现突变，突变不能单从CpG位点解释；②突变类型多样：有错义突变（63%）、小缺失（13%）、剪接位点突变（11%）、沉默突变（7%）、无义突变（5%）、小插入（1%），大片段插入罕见（<1%），但大部分是错义突变；③突变呈现明显的异质性：不同种族和地区人群之间苯丙氨酸羟化酶基因座突变部位及分布具有较大差异。研究发现，欧洲PKU患者的常见突变位于外显子12和内含子12，分别为R408Q（31%）和IVS12ntG2 → A（11%）；东方人常见的突变位于外显子12和外显子7，分别为R413P（25%）和R243Q（18%）。

（三）苯丙酮尿症的基因诊断方法

目前，苯丙酮尿症的基因诊断方法主要应用 *PAH* 基因内含子内短串联重复顺序多态性分析、未知突变位点的RFLP连锁分析、PCR-ASO、PCR-SSCP等。近来将等位基因特异PCR与多重PCR相结合建立的MAS-PCR方法可通过一次PCR同时检测几种点突变，联合应用诊断程序能作出100%的基因突变诊断，具有很好的应用价值。对于已知突变的家系，可用荧光探针实时PCR进行基因突变检测，方法简单、快速，临床实用性强。

四、亨廷顿病的基因诊断

亨廷顿病（Huntington disease，HD），也称慢性进行性舞蹈病，是一种以舞蹈样运动为主要特征的迟发性神经系统变性疾病，其主要临床特点是不自主舞蹈样动作、进行性痴呆及精神症状。HD呈典型的常染色体完全显性单基因遗传特征，外显率较高。其在全世界的患病率约5/10万~10/10万，在中国人群中，发病率较低，目前仅报道约有200余例。

HD 基因的突变率较低，每代约为5/1 000 000。因此，HD患者往往有相同的突变起源，例如在美国的HD患者几乎都是1500—1600年由西北欧移居到美国长岛的两兄弟的后代。散发（指无阳性家族史）的HD约占整个HD的1%。研究已发现HD有选择性的大脑神经元丢失及大脑靶细胞生化改变。1993年Gusella分离和克隆了与HD发生相关的基因。

（一）HD基因的结构与定位

1993年亨廷顿舞蹈病协作研究组（Huntington Disease Collaborative Research Group）采用外显子扩增和cDNA克隆技术完成了对HD相关基因 *IT15*（interesting transcript 15）的分离与识别。该基因由67个外显子构成，位于染色体4p16.3上标志物DS4S127和DS4S180之间，其编码产生一个约350kD称为huntingtin的蛋白。在*IT15*基因外显子1的起始密码子ATG下游17个密码子处有一段多态性的三核苷酸（又称三联体，triplet）CAG的重复序列，它随*IT15*一同转录翻译产生一段聚谷氨酰胺（polyglutamine，polyQ）连于huntingtin的N端。

（二）*IT15*基因的突变特征

1993年，Gusella等报道HD突变根源在于HD染色体上有一个长的不稳定的（CAG）n三核苷酸的重复，在4p16.3基因范围内，正常染色体的三核苷酸重复是以孟德尔模式短而稳定的遗传，重复长度为11~34个重复单位，至少24个等位基因。在HD染色体上，重复长度为37~86个重复单位，平均45个重复单位。

CAG重复长度在HD中是不稳定的，表现为重复单位数量的不稳定，多发生在减数分裂中。近年的研究发现，在（CAG）n的下游是CCG三联体，其呈多形性，重复数为7~12个单位。目前认为CCG可影响CAG重复的稳定性，但并不是唯一的影响因素。另外，HD是显性遗传，其表型全显性可解释为突变赋予蛋白质的一种新功能。如果（CAG）n重复的作用机制在阅读框5′部分，它可能给予RNA一个新特性。可以肯定的是，HD即由CAG重复序列的异常扩展突变引起。

（三）亨廷顿病的基因诊断方法

HD可有*HD*基因的异型表达及临床表型模拟。前者被认为是*HD*基因在中枢神经系统的多点表达，开始集中在纹状体，继而在其他区域。后者则被认为是在非常罕见的机会中，临床异质性可以构成HD样的临床表现，如DRPLA（齿状核、红核、苍白球、丘脑下部核萎缩），其没有CAG重复长度的扩增。研究者指出，99.0%的HD有CAG重复长度的扩增，在有症状而无家族史的个体中，30.0%无CAG重复长度扩增，它被认为是HD的表型变异，同时有部分人有HD表型模拟的其他疾病。

诊断方法有传统的CAG-CCG分析法和更精确的CAG分析法，通过对*HD*基因CAG重复的直接分析进行HD的诊断及预测。HD分子基因学预测试验准则在1989年经国际Huntington协会（IHA）及Huntingto舞蹈病神经病学调查组世界联合会（WFN）首次通过并公布（Journal Neurological Sciences，1989，94：327）。目前又有了新的方法-非变性聚丙烯酰胺凝胶电泳（Native-PAGE）结合RFLP，采用PCR-RFLP和非变性聚丙烯酰胺凝胶电泳方法检测29例HD患者的*apoE*基因型，分析*apoE*基因型与HD发病年龄的关系，结果显示*apoE*基因型影响HD的发病年龄，ε4等位基因使HD的发病年龄提前。

五、脆性X综合征的基因诊断

脆性X综合征（fragile X syndrome，FraX）是一种发病率仅次于唐氏综合征的低外显的X连锁显性遗传性疾病，是遗传性智力障碍最常见的一种形式，也是家族性智力低下最常见的原因之一。在所有男性智力低下患者中10%~20%由本病引起。1989年，美国Labs首先报道了X连锁智力低下与X染色体脆性部位相关联。

本病在一般男性群体中的发生率为1/250，女性为1/2 000，女性突变基因携带者高达1/700。主要临床特征为：①轻度到重度不等的智力低下，伴有不同程度的体型异常。大头、大耳，大多数男性患者在青春期发育后出现大睾丸。②行为障碍：大多数患者性情孤僻或者多动，注意力不集中。该病发病有明显的性别差异，几乎所有*FMR-1*全突变男性都表现出严重智力发育迟缓，而1/3全突变女性表现出不同程度的智力低下，但症状较全突变男性患者轻。

（一）脆性X智力障碍基因的结构与定位

1991年在脆性X综合征患者中克隆出脆性X智力障碍基因*FMR-1*（fragile X mental retardation），现已确认该基因缺陷使FMR-1蛋白（FMRP）生成减少或缺乏，导致脆性X综合征。正常*FMR-1*基因位于Xq27.3，在基因组中跨越38kb，由17个外显子和16个内含子组成（图33-7）。*FMR-1*基因是一个高度保守的基因，其cDNA编码区全长4 661bp，在5′端的非翻译区有一个（CGG）n的重复序列，*FMR-1*基因的5′上游-250bp处有一个CpG岛。从cDNA序列推测出的FMR蛋白由632个氨基酸残基构成，估计分子量为61kD。

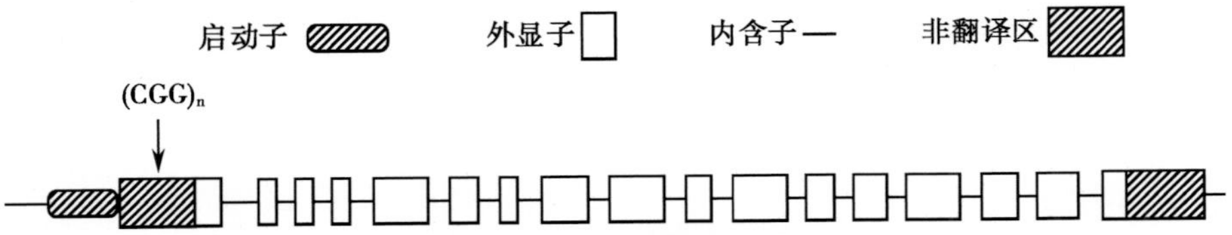

图33-7　***FMR-1*** 基因结构示意图

（二）脆性X智力障碍基因的突变特征

1. ***FMR-1*** **基因5′端（CGG）n重复序列异常扩增**　*FMR-1*基因是一个高度保守的基因，5′端外显子上的非翻译区有一（CGG）n串联重复序列的多态性结构区，正常人群*FMR-1*基因（CGG）n重复次数在6~50之间。前突变（CGG）n重复数在50~200之间，且CpG岛无异常甲基化，当（CGG）n重复数超过200时为全突变，常伴有CpG岛异常甲基化，使*FMR-1*mRNA的翻译受抑制，从而产生临床症状。目前研究认为，CpG岛有无异常甲基化较（CGG）n重复数扩增对表型可能更具决定性作用。（CGG）n重复数与CpG岛甲基化程度在个体内有异质性，据估计，12%的全突变男性与6%的全突变女性为带有部分前突变细胞的嵌合体。全突变男性都表现出严重的智力发育迟缓，而全突变女性症状较轻。

2. ***FMR-1*** **基因5′端CpG岛的异常甲基化**　全突变是（CGG）n重复达200次以上时，在*FMR-1*基因5′端的CpG岛出现异常甲基化，导致*FMR-1*基因失去活性。对于异常甲基化的机制目前正在进行大量研究，推测 CpG 岛的异常甲基化导致 *FMR-1* 转录受抑制或减弱的 FMR 蛋白表达受阻。

3. ***FMR-1* 基因的缺失和点突变** 95% 以上的脆性 X 综合征患者发病的分子遗传学基础是 *FMR-1* 基因（CGG）n 结构扩展的动态突变，约 5% 则是由于 *FMR-1* 基因的错义突变和缺失型突变影响了 FMRP 的正常结构。很少数病例起因于 *FMR-1* 基因全部或部分缺失，其中个别病例缺失可延至 *FMR-2*（*FRAXE*）基因。这些患者的症状较三核苷酸重复扩增病例的症状更重，特别是当 *FMR-1* 和 *FMR-2* 基因共同缺失时，症状尤其严重。

（三）脆性 X 综合征的基因诊断方法

Southern 印迹杂交法是目前诊断脆性 X 综合征的主要方法。本法可了解（CGG）n 重复数以及 CpG 岛甲基化程度，可确认全突变与前突变，可同时检测（CGG）n 的拷贝数和甲基化状态，适用于患者及携带者的诊断及家族内追踪突变情况。但该方法分辨率低、方法复杂、费时且昂贵，不适于大规模筛查。

用 PCR 直接扩增（CGG）n 重复序列，根据扩增片段长度进行基因诊断。使用该方法应注意嵌合体型患者有较小的（CGG）n 片段，也有 PCR 扩增产物，可导致假阳性。方法简便、费用低廉，可用于新生儿筛查、产前筛查等脆性 X 综合征大规模人群筛查。但不能正常诊断脆性 X 综合征女性患者及嵌合体患者。

（府伟灵　张晓莉　黄君富）

第三十四章
多基因相关复杂性疾病的基因分析

遗传性疾病是指由遗传物质结构和功能异常而导致的疾病，目前已知的人类遗传病可分为五大类：染色体病、单基因病、多基因病、线粒体遗传病及体细胞遗传病。其中，多基因疾病是由遗传背景和环境因素相互作用形成的，其遗传背景涉及一个或多个基因，又称为多因子病或复杂疾病。本章重点对常见多基因遗传性疾病基因分析进行阐述。

第一节　多基因遗传性疾病的概念及诊断策略

一、多基因遗传的概念

多基因遗传（polygenic inheritance）是指生物和人类的许多表型性状由不同座位的较多基因协同决定，而非单一基因的作用，因而呈现数量变化的特征，故又称为数量性状遗传。多基因遗传时，每对基因的性状效应是微小的，称为微效基因（minor gene），不同微效基因可通过累加的方式协同作用，形成明显的表型效应，故又称为累加基因（additive gene）。多基因遗传性状除受微效累加基因作用外，还受环境因素的影响，因此，又称多因子遗传（multifactorial inheritance）。在多基因遗传性疾病中，参与性状决定的基因对越多，表现类型就越多，类型间差别也就越小。每对基因彼此不存在显性或隐性关系，在环境影响下，基因相互作用产生累加效应，可以增强或抑制基因的表现作用。多基因遗传性疾病的遗传方式特点为：①遗传因素和环境因素的共同作用，决定一个人是否患病；②一群人中的大部分人患病可能性接近于平均水平，但当某个人的患病可能性接近或高于发病所需的最低致病基因的数量阈值，这个人就会患病。

多基因遗传性疾病的遗传风险预测：一个人是否容易患病，受遗传基因和环境因素的共同作用（图 34-1）。其中，遗传因素所起到的作用大小称为遗传率（heritability），一般用百分率（%）表示。各种多基因遗传性疾病的遗传率是有差别的，如果遗传率是 70%~80%，则遗传基因在患病的可能性上起决定作用，环境因素较少；如果刚好相反，则环境因素对患病可能性有重要作用，遗传作用较小，只有 30%~40%。

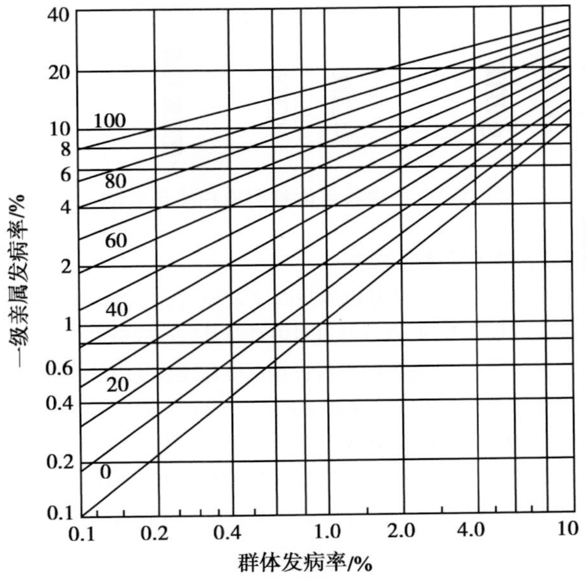

图 34-1　多基因遗传性疾病发病率与遗传度的关系

二、多基因遗传的诊断策略

由于多基因遗传性疾病不是由一对主基因所导致的，而是多对微效基因与环境因素相互作用、共同导致发病，这些等位基因可存在于正常人群中，但具有越多的此类等位基因，患病的可能性就越大，因此，此类基因称为易感基因（predisposing genes）。

基因诊断可分为两类：①直接检查致病基因本身异常的直接检测法；②间接检测法。

（一）基因直接检测法

通常使用基因本身或紧邻的 DNA 序列作为探针，或通过 PCR 扩增产物，以探查基因有无突变、缺失等异常及其性质，称为直接基因诊断，它适用于已知基因异常的疾病。常用的基因直接检测法包括抑制性消减杂交（SSH）、DNA 生物传感器检测法（DNA biosensors）等、实时荧光定量 PCR、数字 PCR、全基因组扫描（图 34-2）、扩增阻碍突变系统/限制性核酸内切酶（amplification refractory mutation system/restriction endonuclease，ARMS/RE）技术、变性高效液相色谱分析（denaturing high-performance liquid chromatograph，DHPLC）、基因芯片技术、高通量测序技术（high-throughput sequencing）、全基因组测序（whole-genome sequencing，WGS）等。

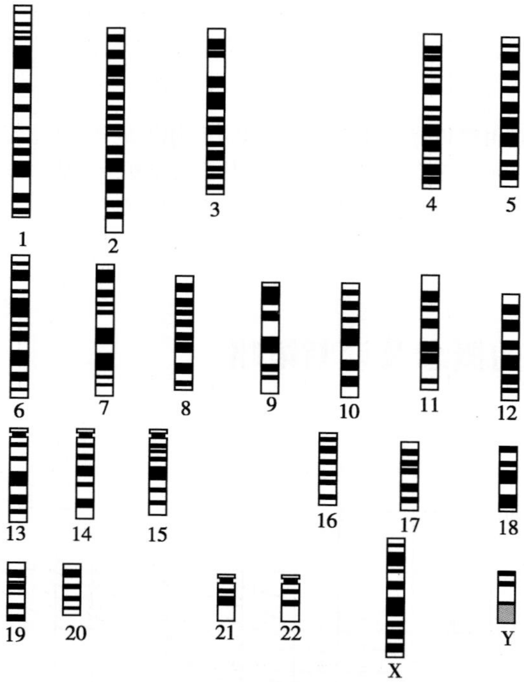

图 34-2 正常染色体基因组扫描示意图

（二）基因间接检测法

间接诊断指当致病基因本身尚属未知或致病基因虽然已知但其突变尚属未知时，可以通过对患者及其家系成员进行连锁分析或单倍型分析，从而推断受检者是否带有致病基因的一种诊断方法。连锁分析是基于紧密相邻的基因或遗传标记通常一起传给子代，因而考查相邻 DNA 是否传递给了子代，可以间接判断致病基因是否传递给子代。连锁分析多使用基因组中广泛存在的各种 DNA 多态性位点，特别是基因突变部位或紧邻的多态性位点作为标记。限制性片段长度多态性（restriction fragment length polymorphism，RFLP）、可变数目串联重复序列（variable number of tandem repeat，VNTR）、简单序列长度多态性（simple sequence length polymorphism，SSLP）、扩增片段长度多态性（amplified fragment length polymorphism，AFLP）、单核苷酸多态性（single nucleotide polymorphism，SNP）等技术均可用于连锁分析（图 34-3）。

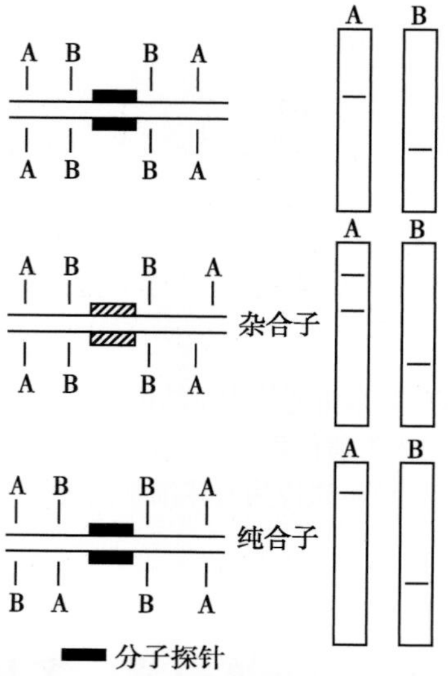

图 34-3 用分子杂交法检测的 RELP 示意图

（三）应用连锁分析诊断时应注意如下几个问题

1. 基因与 DNA 标记之间可能发生重组，因此连锁分析的准确性取决于 DNA 与致病基因连锁的紧密程度，连锁越紧密，可靠性越高，故应采用尽量靠近致病基因，即连锁紧密的标记，或采用多个遗传标记以尽可能排除重组。由于可能存在重组，连锁分析不能完全确定致病基因是否存在，而是指出存在可能性或概率的大小。如果标记距基因有 5 cM，即重组率为 5%，则作出诊断时尚有 5% 误差的可能，即只有 95% 的把握作出肯定或否定的结论。

2. 需选用在人群中的杂合度高的遗传标记。如果标记的杂合度在人群中很低，即多数个体为纯合子，则这种标记用处不大。因为如果家系中关键成员不能提供致病基因在哪一条染色体上的信息，常使连锁分析无法进行，因此需选用人群中杂合度高的标记。

3. 在连锁分析时，有时只分析一个多态位点不能把某一家系中带有致病基因的染色体与正常染色体区分开来。这通常是由于关键成员，如待诊者的父母是纯合子，不能提供必要的信息，这时可同时分析更多的多态位点，即进行单倍型（haplotype）分析。单倍型是指一条染色体上两个或两个以上多态位点状态的组合。两条染色体多个位点上都纯合的概率毕竟是很小的，因此单倍型有助于区分两条常染色体，并追踪致病基因的分离情况。

第二节 冠心病的基因分析

冠心病（coronary heart disease，CHD）是冠状动脉性心脏病的简称。冠心病是多基因遗传性疾病，它是多个遗传因素影响不同的易感基因和/或同一易感基因的一个以上相关位点以及与后天环境因素共同作用的结果，在正常人群中亦存在这些基因变异。患病群体和非患病群体间只是基因频率(gene frequency)上的差异。

一、基因多态性

多态性(polymorphism)是指在一个生物群体中，同时和经常存在两种或多种不连续的变异型或基因型(genotype)或等位基因(allele)，亦称遗传多态性(genetic polymorphism)或基因多态性。从本质上来讲，多态性的产生源于基因水平上的变异，一般发生在基因序列中不编码蛋白的区域和没有重要调节功能的区域。对于一个体而言，基因多态性碱基顺序终生不变，并按孟德尔规律世代相传。基因多态性不仅可用于经典的遗传分析(遗传性疾病的基因诊断和连锁分析)，还可用于疾病的关联分析、疾病相关基因的定位、法医学的个体识别与亲子鉴定、疾病发生的分子遗传机制的阐明、环境因素易感基因的检出以及药物基因组学中指导用药和药物设计等。

二、载脂蛋白基因多态性和冠心病的关系

(一) 载脂蛋白 B 多态性

血清低密度脂蛋白胆固醇(low density lipoprotein cholesterol，LDL-C)水平升高是冠心病发病的一个主要的危险因素。载脂蛋白 B(apolipoprotein B，apoB)在肝脏中合成，是低密度脂蛋白(low density lipoprotein，LDL)的主要蛋白质成分，对于维持 LDL 结构的完整及血清胆固醇水平的相对稳定起着重要的作用。apoB 基因具有明显的多态性，其核苷酸变异有 75 处，其中导致氨基酸改变的有 54 处。一方面，*apoB* 基因变异可导致短 apoB 的合成，apoB 水平降低，进而产生低胆固醇血症，并与冠心病的发生危险减少有关。另一方面，如 *apoB* 基因第 26 外显子上第 10 708 位碱基 G → A，使第 3 500 位的 Arg 被置换为谷氨酰胺(Gln)，突变导致 LDL 与 LDL 受体(LDL receptor，LDLR)的结合能力下降，产生高胆固醇血症[家族性 apoB-100 缺陷(familial defective apolipoprotein B-100，FDB)]；*apoB* 基因 Arg3531Cys 突变，使第 3 531 位的氨基酸由 Arg 变为 Cys，也可以导致 LDL 对 LDLR 亲和力的下降，血浆总胆固醇(TC)水平升高。此外，*apoB* 基因与血脂代谢、冠心病的关系主要与 *apoB* 基因上以下位点的多态性有关：3′ 端可变数目串联重复序列(3′varia ble number tendem repeats，3′-VNTR)、5′ 端信号肽(SP)插入 / 缺失(insertion/deletion，Ins/Del)多态性、启动子区 -516C/T 多态性及 Xba Ⅰ、EcoR Ⅰ、Msp Ⅰ 酶切位点多态性。

(二) *apoE* 基因多态性

载脂蛋白 E(apolipoprotein E，*apoE*)基因多态性影响血脂代谢，与冠心病关系密切。*apoE* 基因含有 4 个外显子和 3 个内含子，两个核酸(rs429358 和 rs7412)的不同导致 3 种等位基因 ε2、ε3、ε4，分别编码 E2、E 3、E 4 A poE 蛋白，从而构成了人体 ε2/2、ε3/3、ε4/4、ε2/3、ε2/4、ε3/4 6 种基因型，不同的基因型在 112 位和 158 位编码的氨基酸不同，apoE3 在 112 位是半胱氨酸，158 位精氨酸，apoE 2 均为精氨酸，apoE4 均为半胱氨酸。*apoE* 基因 112 bp 及 158 bp 位点 Hha 酶切多态性与血液中脂蛋白及载脂蛋白，特别是 LDL-C 水平与载脂蛋白 B 的功能有关，原因如下：

1. 载脂蛋白 E 基因插入与缺失会改变载脂蛋白 E 基因及载脂蛋白 E 的功能，从而也会改变个体对机体环境因素影响的易感性。

2. 载脂蛋白 E 基因结构的改变影响着载脂蛋白 E 分子的结构、向血液中释放与分泌速率及其功能状态，进而控制和影响血中载脂蛋白 E 与 LDL-C 的水平及功能。

3. 早期观察到 apoE2/2 表型的Ⅲ型高脂血症患者在未成年即患冠心病。许多研究发现，*ε4* 等位基因可以显著地升高健康人的 TC 浓度，使之易患动脉粥样硬化(atherosclerosis，AS)。相反，*ε2* 可降低 TC 浓度，其降低效应是 *ε4* 升高 TC 的 2~3 倍。*apoE* 基因变异还与血浆 apoB 浓度、TG 及血管收缩压有关。临床研究发现，患心血管疾病，如冠心病、心肌梗死(myocardial infarction，MI)幸存者，或血管造影证明有 AS 者，比其对照组的 *ε4* 等位基因频率高。*ε4/3* 杂合子比 *ε2/3* 和 *ε3/3* 基因型者发生 MI 年龄早。

(三) *apo*(*a*)基因多态性

载脂蛋白 A(apolipoprotein A，*apoA*)基因多态性是由 *apo*(*a*)基因中 *Kringle4* 的数目变化而引起的，与 Lp(a)水平有关，数目不等的 *Kringle4* 等位基因可解释 90% 以上 Lp(a)的变异。*Kringle4* 基因片段含有几个稀少的限制性酶切位点(NotI、SfiI、KspI、SvaI、KpnI)，可用于 *apo*(*a*)多态性的筛选。可以采用 KpnI 限制性片段(含编码 *Kringle4* 的序列)作为探针进行杂交分析。除 *Kringle4* 拷贝数影响 Lp(a)水平外，还存在大量影响 Lp(a)水平的 *apo*(*a*)基因多态性，如在距 apo(a)基因第 1 外显子 5′ 端 1.5kb 区域内存在的微卫星多态性与血浆 Lp(a)水平及冠心病相关联。

三、E- 选择素基因多态性和冠心病的关系

E- 选择素(E-selectin)是一种表达于活化内皮细胞表面的糖蛋白，其表达与白细胞黏附到血管内皮细胞有关。E- 选择素分子量为 115 kD，胞膜外结构域由 C- 型凝集素(C-lectin，CL)结构域、表皮生长因子(epidermal growth factor，EGF)结构域和补体调控蛋白结构域组成，其中 CL 结构域是选择素结合配体部位。

E- 选择素基因位于 1 号染色体长臂，基因命名为 *SELE*，为一段长 13kb 的 DNA 序列，含 14 个外显子和 13 个内含子。E- 选择素基因多态性与西方白种人群早期冠心病的发生有相关性，如 Ser128Arg、G98T 和 Leu554Phe 多态性。

Wenzel 等首先报道 E- 选择素第 4 外显子的 561 位 A → C 突变，导致所编码的第 128 位氨基酸由丝氨酸变成精氨酸(Ser128Arg，即 S128R)，由此可能影响 E- 选择素的生物学活性；Wenzel 等又报道了 E- 选择素基因第 2 外显子存在 G/T 多态性，这两种基因多态性与冠心病的发病相关，并且这种相关性与种族有关。Yeet 等此后证实 3 个 SELE 的基因多态性(Arg128、98T 和 Phe554)与早期动脉粥样硬化密切相关，这种关联在年轻的患者中更为明显。

四、白细胞介素 -6 的基因多态性和冠心病的关系

白细胞介素 -6(interleukin 6，IL-6)作为一种炎症因子，

在调节免疫应答和炎症反应中起重要作用。在炎症初期，受IL-1、TNF-α的刺激，IL-6合成增加，而在从炎症发展成动脉粥样硬化的过程中发挥重要作用。IL-6水平的升高与冠心病的发展及严重程度密切相关。有资料表明，IL-6 mRNA在动脉粥样硬化血管中的表达比非动脉粥样硬化血管中高10~40倍，提示IL-6在人类动脉粥样硬化形成中的作用。

编码IL-6的基因定位于人类7号染色体短臂2区1带。其中包含5个外显子和4个内含子。研究表明，IL-6基因启动子区域-174、-634位点存在单核苷酸多态性（single nucleotide polymorphism，SNP），即启动子上游第174个碱基由G突变为C，上游第634个碱基由C突变为G，这两个SNP可能影响转录的效率，从而影响IL-6的浓度。国外有学者研究证实-174C等位基因是冠心病的病理改变过程中的危险因素。

第三节 糖尿病的基因分析

一、1型糖尿病

1型糖尿病（type 1 diabetes mellitus，T1DM），又称胰岛素依赖型糖尿病（insulin dependent diabetes mellitus，IDDM），主要是由于遗传以及环境因素中病毒、化学物质所致的胰岛β细胞自身免疫性疾病（Ⅳ型超敏反应引起）。

T1DM是多基因遗传性疾病，其遗传易感基因十分复杂。*HLA*基因位于人类6号染色体短臂，其上有与免疫反应及其调节有关的基因。其中单倍体型A1、C1、B56、DR4、DQ8有非常高的绝对危险性。近50%的遗传危险性可归于*HLA*基因的近D区Ⅱ类基因（DR、DQ、DP）。研究发现，T1DM的易感基因有HLA-DQ b1链57位非天冬氨酸（为天冬氨酸时是保护基因）和HLA-DQ A1链52位精氨酸。

通过基因组筛选，目前已发现12个T1DM的易感基因。根据易感基因的强弱、效应主次，将*T1DM1*基因（即*HLA*基因，定位于6p21）定为T1DM的主效基因，其余皆为次效基因。另外，胰岛素基因转录起始部位的旁侧区一可变数目串联重复序列（variable number of tandem repeat，VNTR）与IDDM易感性相关，VNTR的Ⅰ类基因含两个与糖尿病相关的等位基因，Ⅰ类为保护基因。

对T1DM病例研究发现，其T、B淋巴细胞CD95表达减少，研究认为这种缺陷性表达导致针对胰岛β细胞的反应性T、B淋巴细胞凋亡受阻，而致T1DM。NO是介导胰岛β细胞凋亡的主要途径，它的损伤效应包括：合成N-亚硝酸盐和过氧化亚硝酸盐、嘌呤和嘧啶的脱氨基以及灭活DNA修复酶和复制酶。也有学者认为，NO激活了鸟苷酸环化酶，使cGMP水平升高。IL-1β和TNF-α等以NO途径介导胰岛β细胞凋亡，IL-1α、IL-1β和TNF-γ等则通过Fas-FasL途径，并有协同作用；有人认为CK对胰岛β细胞的凋亡与*PLA2*激活有关。

二、2型糖尿病

2型糖尿病（type 2 diabetes mellitus，T2DM），又称非胰岛素依赖型糖尿病（non-insulin dependent diabetes mellitus，NIDDM）。目前研究认为T2DM是一种异质性、多基因遗传病。目前研究表明T2DM可能有两种遗传易感模式：①主效基因作用模式，即一两个主效基因对疾病易感性起主要作用，且基因在群体中的发生频率较高，其余的次要基因风险贡献率很小。这一模式在2型糖尿病研究中，尚未见有肯定的证据。②微效基因作用模式，即来自多个位点的大多数风险等位基因在群体中的发生频率都很低，它们之间有相互作用，通过数量性状的剂量—效应关系，达到疾病发生的临界阈值，而共同决定了T2DM的遗传易感性。这一模式在大部分患者中已经得到了证明。

通过遗传关联研究发现与T2DM有关的遗传基因有：胰岛素受体底物-1基因、胰岛素受体底物-2基因、解偶联蛋白-2基因、胰高糖素受体基因、β3肾上腺素受体（AR）基因、葡萄糖转运蛋白基因、肿瘤坏死因子α基因、线粒体基因、*WFSI*基因、转录因子*FOX C2*基因、*FTO*基因、内皮型一氧化氮合酶基因、*FABP4*基因、*KCNQ1*基因、*UCP2*基因等。

T2DM是一种多种因素作用的复杂遗传病，生活方式干预贯穿于糖尿病防治的始终。研究已发现，来自多个基因（包括TCF7L2、CDKN2A/B、SLC2A2、ABCC8、ADRA2B等）的多态性位点与2型糖尿病患者接受生活方式干预的效果有关。有DM遗传易感性的个体并不是都会发生DM，环境因素如肥胖、不合理饮食、吸烟等在T2DM的发生发展中起重要作用。

随着人类基因组计划的完成，第三代遗传多态性标志-单核单核苷酸多态性（SNP）被应用于T2DM与候选基因的关联研究中，更加高效、稳定，将为解释T2DM的遗传机制提供新的信息。

三、特异性糖尿病

特异性糖尿病共有8种，多数临床表现为T1DM及T2DM，其中由单基因突变所致特异性糖尿病主要有以下几种：

（一）胰岛素基因突变性糖尿病

胰岛素基因（insulin gene，*INS-G*）位于第11号染色体短臂的1区5带（11P1.5），它的突变导致两种临床类型：高胰岛素血症型和高胰岛素原血症型。变异INS的生物活性低，不能循正常途径代谢，半衰期延长，血中胰岛素（insulin，INS）浓度增高，其血浆水平与靶细胞上胰岛素受体（insulin receptor，INSR）数量相关联。在高胰岛素血症时，INSR数量减少，INS

调节作用增强；若因基因突变所致 INSR 缺陷，而不能与 INS 结合，同时使细胞内合成代谢不能进行，发生 INS 抵抗，胰岛 β 细胞代偿性分泌大量 INS，形成高胰岛素血症，由此形成恶性循环。最终使胰岛 β 细胞功能衰竭，导致糖尿病。

（二）胰岛素受体基因突变性糖尿病

INSR-G 是由 2 个 α 亚基和 2 个 β 亚基组成的四聚体糖蛋白，α 亚基位于细胞膜，富含 Cys，可特异识别并结合 INS；β 亚基穿过质膜，具有胞内近膜区、PTK 活性 Q 区和 C 端的自身磷酸化位点。与 INS 结合后，首先酪氨酸自身磷酸化，然后 PTK 被激活，继而通过多条信号途径，引起多种生物效应。

INSR-G 位于 19P13.2-1.3，其突变多为点突变，少数为拼接错误和缺失，引发 INSR 功能异常，使之不能介导 INS 的作用，产生靶细胞对 INS 的抵抗。INSR 异常的分子机制为：①靶细胞表面 INSR 的数量减少，INSR 的 mRNA 合成减少，INSR 合成及加工过程障碍，向细胞膜转运及插入障碍，INSR 与 INS 结合的亲和力降低：如基因突变等。② INSR 酪氨酸激酶活性降低，主要为 β 亚基的突变所致。

（三）葡萄糖转运蛋白基因突变性糖尿病

葡萄糖转运蛋白基因（glucose transporter gene，*GluT-G*）是结构相似功能不同的多基因（GluT1-gluT4）家族，*GluT-G* 的突变影响糖代谢的进行，使胰岛 β 细胞分泌 INS 能力降低，肌肉、脂肪和肝脏组织利用葡萄糖的能力降低，外周组织产生 INS 抵抗而导致糖尿病。

GluT2 基因突变可致 GluT2 表达减少或产生异常 GluT2，使胰岛 β 细胞对循环血糖水平的敏感性下降，INS 分泌减少。*GluT4-G* 突变所致的 GluT4 表达减少或异常 GluT4 合成可引起周围组织 INS 抵抗。另外，GluT1 和 GluT4 有限制性片段长度多态性（RECP）变化。

（四）葡萄糖激酶基因突变性糖尿病

葡萄糖激酶基因（glucokinase gene，*GCK-G*）是一种葡萄糖代谢调节的限速酶，对维持血糖的稳态具有重要意义。*GCK-G* 为单拷贝基因，定位于 7P1.3，它的突变主要是错义突变。近 60% 的青春晚期糖尿病（maturity onset diabetes of the young，MODY）患者中发现 *GCK-G* 编码区或拼接区突变，常见 T2DM 和妊娠期糖尿病患者中也有此现象。

（五）线粒体基因突变性糖尿病

线粒体 DNA（mt-DNA）呈环状双链结构，其突变会导致胰岛 β 细胞的氧化磷酸化酶系障碍，ATP 产能下降，能量供应不足，影响胰岛 β 细胞功能，使 INS 合成和分泌功能降低。线粒体基因（mitochondrion gene，*mt-G*）突变也累及骨骼肌的氧化磷酸化酶系，糖的无氧酵解加强，乳酸生成增多，肝糖异生加强，血糖升高而导致糖尿病。

第四节 高血压的基因分析

高血压（hypertension）是一种严重影响人类健康的世界性常见慢性疾病，是心、脑、肾等器官损伤的主要危险因素，高血压具有明显的家族聚集倾向，其发病与遗传因素密切相关。一般认为，原发性高血压（essential hypertension，EH）是在遗传易感性的基础上与许多环境因素的共同作用下发生的。候选基因研究、全基因组连锁研究（genome-wide linkage study，GWLS）及全基因组关联性研究（genome-wide association study，GWAS）是目前高血压发病机制的基因学研究中常用的三种方法。

一、原发性高血压（EH）的遗传学研究方法

（一）候选基因法

在高血压发病机制中的一些作用假说、动物实验模型支持下，在高血压病理生理过程中有作用的基因被称为候选基因。EH 候选基因一般选择编码参与血压调节机制的已知基因，如与血管舒缩（如肾素 - 血管紧张素系统、内皮素）、交感神经功能（如与儿茶酚胺代谢有关的酶及其受体）、糖脂代谢（如胰岛素）、水盐代谢（如醛固酮、心钠素）、离子转运（如上皮钠通道、α- 内收蛋白）及其他有关的基因。首先将候选基因位点的遗传标记与高血压进行连锁分析，确定该候选基因位点是否与高血压连锁。然后筛查该候选基因的各种突变体，进而通过关联研究，比较突变体基因型在高血压人群与正常血压人群之间的频率分布，若频率分布差别具有统计学意义，那么该基因突变体就可能是高血压相关基因，或高血压相关基因位于此位点附近。

（二）全基因组连锁研究及全基因组关联研究

候选基因法、GWLS 及 GWAS 在基因的筛查原则、样本类型、基因变异的效力和频率方面各不相同，候选基因是从特定的人群去检测理论上应该存在的基因多态性，而 GWLS 和 GWAS 是从全基因组筛选未知的基因或者通路。全基因组研究通常会发现包含上百个基因的连锁区域（GWLS）或者隐藏在非编码区域的基因多态性（GWAS）。

随着高通量技术的发展，可以通过表观遗传改变，如组蛋白的修饰、转录调节、翻译调节等来研究基因学与高血压发病机制的关系。

二、血管紧张素原基因与高血压的关系

肾素 - 血管紧张素系统（renin-angiotensin system，RAS）是调节血压和血容量的激素系统，也是一个复杂的血压反馈系统，RAS 由血管紧张素原（angiotensinogen，AGT）、肾素（renin）、血管紧张素Ⅰ（angiotensin Ⅰ，AⅠ）、血管紧张素转换酶（angiotensin-converting enzyme，ACE）、血管紧张素Ⅱ（angiotensin Ⅱ，AⅡ）、血管紧张素Ⅱ受体组成。其中 AⅡ是强有力的血管平滑肌收缩剂，通过对周围小动脉和前毛细管平滑肌的直接作用，引起血管

收缩，是形成高血压的重要原因。AGT 是 RAS 中的唯一初始底物，血浆中 AGT 水平的高低直接影响着 RAS 活性的强弱，*AGT* 基因被认为是高血压的候选基因之一，其中由于碱基的错义突变（T→C）导致了编码第 235 氨基酸的甲硫氨酸突变成苏氨酸（M235T）。

（一）*AGT* 基因结构

人 *AGT* 基因定位于 1 号染色体长臂 42-43 区（1q42-43 区），*AGT* cDNA 由 1 455 个核苷酸组成，编码含有 485 个氨基酸的蛋白质。*AGT* 基因由 5 个外显子和 4 个内含子构成，全长 13 kb。成熟 *AGT* 由 452 个氨基酸残基构成，N 端 10 个氨基酸相当于血管紧张素Ⅰ，余下部分为切去 AⅠ的 AGT 部分。*AGT* 基因编码区 3′ 端后为带有两种 poly A 信号的非翻译序列，提示存在 2 种 mRNA，其长度相差 200 个单核苷酸。

（二）血管紧张素原基因与高血压的关系

1. **GT 微卫星序列** 人 *AGT* 基因 3′ 端下游存在一段 GT 微卫星序列，长约 113~133 bp，在欧洲白种人中，已鉴定出 112 种长度多态类型，不同类型在人群中的分布频率为 0.005~0.17，异质性高达 75%。由于这段序列多态类型多，在人群中的异质性高，故可作为识别特定个体 *AGT* 基因型的可靠标记，以观察不同的 *AGT* 基因型与血压表型的关系。在对美国盐湖城和法国巴黎的 379 对高血压患者同胞对（sibling pairs）的分析中发现，*AGT* 基因 3′ 端（GT）n 等位基因与高血压存在连锁关系。在患重度高血压同胞对（舒张压>100mmHg 或正在接受 2~3 种抗高血压药物治疗者）中共有同一 AGT（GT）n 等位基因比率高出对照群体 17%。此外，Caulfield 等还在非洲 - 加勒比血统的受累同胎对中也发现（GT）n 等位基因与高血压之间的连锁关系。这些研究显示，不同种族人群原发性高血压具有相似的遗传基础。

2. ***AGTM235T* 基因变异** Jeunemaitre 等研究报道了 5 种 *AGT* 基因的错义突变。其中仅 *M235T* 及 *T174M* 在人群中频率较高，引起人们的广泛兴趣。*M235T* 突变导致编码产物第 235 号甲硫氨酸变为苏氨酸。在白种人，*AGT235T* 等位基因频率为 0.35；在亚洲人为 0.75；在非洲人最高，为 0.93。*M235T* 突变与高血压和血浆 AGT 水平相关联。*M235T* 变异与原发性高血压的关系在不同的种族人群得到了证实。对美国盐湖城和法国巴黎白种人高血压患者的研究表明，*M235T* 变异体（即 *235T*）的等位基因频率均高于正常对照，特别在重度高血压患者更明显；有轻到中度高血压病史的患者其频率亦高于对照。在日本人群中，发现 *AGT235T* 等位基因与血压呈弱相关。*AGT235T* 等位基因可能是使钠重吸收增加和引起血压增高的基因之一。从上述研究可见，*AGTM235T* 突变可引起血浆 AGT 水平轻度增加，导致 Ang Ⅰ和 Ang Ⅱ增加，最终引起血压升高。这可能是 *M235T* 突变产生高血压的重要原因。后来，Yanai 等和 Inoue 均发现 *AGT* 基因启动子调控元件（AGCE1）-6 处 G→A 的突变与 AGT→235T 等位基因转录，从而增加 AGT 含量，可能是 AGT-6G→A 突变影响 *AGT* 基因转录增加所致。

3. ***AGT* 基因的其他变异** *AGT* 基因的另一错义突变是 *T174M*，该突变导致编码产物第 174 号苏氨酸变为甲硫氨酸，该变异与 *M235T* 呈完全连锁不平衡。*T174M* 突变与原发性高血压的关系在一些研究中也得到了证实，Morise 等发现，*174M* 等位基因在高血压患者高于正常对照；Iwai 则发现 *TT* 基因型与血压有关；在 174 例北美 Hutteritte brethren 人发现，*174M* 等位基因与收缩压在男性相关联，进一步研究发现其对收缩压的影响为常染色体显性遗传。

三、血管紧张素转换酶基因与高血压的关系

（一）血管紧张素转换酶基因结构

人 *ACE* 基因由 26 个外显子和 25 个内含子组成，位于 17 号染色体短臂 2 区 3 带。*ACE* 基因的 16 号内含子中插入或缺失一个长度为 287 bp 的碱基片段，因此 *ACE* 基因存在 3 种基因型，即 DD（deletion）、DⅠ、Ⅱ（insertion），两种等位基因 D、I。

（二）血管紧张素转换酶基因多态性

血清 ACE 水平与 *ACE* 基因多态性之间有显著相关性，在不同 *ACE* 基因型人群中依次为 DD>DⅠ>Ⅱ型。在人类，有关 *ACE* 基因多态性与高血压关系的研究结果不一致，*ACE* 基因多态性与冠心病、心肌梗死、心肌病等也有关。

四、α- 内收蛋白基因与高血压的关系

人类 α- 内收蛋白基因定位于 4p16.3，由 α、β、γ 3 种亚基构成异源二聚体或四聚体。亚单位基因全长约 85 kb，定位于染色体 4p16.3，有 17 个外显子和 16 个内含子，是一种细胞膜骨架蛋白，与膜蛋白（如离子通道交换体及离子泵等）具有相互作用，参与细胞信号转导及细胞膜离子转运，尤其与多种钠离子转运机制密切相关。Casari 等进行了亚单位基因位点与原发性高血压发病关系的研究，发现 α 亚单位基因氨基酸序列第 460 位的甘氨酸被色氨酸取代（G460T），其 T 突变等位基因频率在原发性高血压与对照组有显著性差异。有研究认为，α-addu-cin G460T TT 型基因、*ACE* Ⅱ基因型与盐敏感性高血压早期肾损害相关，可能是盐敏感性高血压肾损害的独立危险因素，α 亚单位基因 G460W 等位基因与脑出血患病危险的增高有关，这种关联关系独立于高血压和脑出血传统的危险因素。国内也有相反意见，研究结果显示未发现 G614T 多态性，GG、GT、TT 3 种基因型与原发性高血压发病风险存在相关性。

五、G 蛋白 β_3- 亚单位基因（*GNB3* 基因）

G 蛋白是调节心血管功能的重要信号通路，许多激素和生长因子均通过 G 蛋白偶联的受体发挥作用。G 蛋白的遗传改变也可以通过多种机制导致原发性高血压。G 蛋白 β_3 亚单位 C825T 可增强细胞膜上钠离子 - 氢离子交换体的活性，相应的 G 蛋白 β_3 亚单位的调控功能发生改变，从而促使原发性高血压的发生。Sun 等研究报道，*GNB3* 基因多态性与 EH 可能有关；Kedzierska 等的研究表明，*GNB3* 基因 T 等位基因可以增加原发性高血压发病的风险。国外的研究显示，*GNB3* 基因 C825T 多态性与原发性高血压可能没有关联；国内另一些研究也表明，在研究人群中 825C/T 多态性与原发性高血压的风险可能不相关。

六、心血管活性多肽基因

心血管活性多肽具有扩血管、增强心肌收缩力、促进一

氧化氮合成的特性，在调节糖脂代谢、水盐代谢以及介导免疫调节方面也起重要作用。人类心血管活性多肽基因位于染色体 Xq25-26.3，相对分子量为 12 876，包含 3 个外显子和 2 个内含子，mRNA 长度为 3 125bp。心血管活性多肽在机体内分布广泛，在心脏和血管组织中广泛存在，尤其心血管活性多肽在组织中的浓度远高于血液循环，作为一种强效的内源性心血管活性多肽，具有重要的心血管生理和病理生理调节作用。

心血管活性多肽已被证实参与了血压的调节。心血管活性多肽不仅可以改变动脉压力，还可以在体内发挥内皮依赖性的血管扩张作用以及对离体心脏的正性肌力作用。国内最近研究表明，心血管活性多肽基因的 T-1860C、rs761581 及其组成的单倍型 A → T 和 haplotype5（A → T）与原发性高血压、体重指数及高血压发病年龄相关，以上结果均为国内首次报道。

七、E- 选择素

E- 选择素属于黏附分子中的选择素家族，又名人类白细胞分化抗原 $CD_{62}E$，人类 E- 选择素基因位于 1 号染色体长臂，为一段长 13kb 的 DNA 序列，含 14 个外显子和 13 个内含子。它是介导白细胞与内皮细胞起始黏附的重要因子之一，是由肿瘤坏死因子、白细胞介素 -1、细菌脂多糖等细胞因子激活血管内皮细胞合成并释放的，是一种相对分子量为 115 000 的细胞表面跨膜糖蛋白。其多态性包括：① G98T 多态性（等位基因）；② Ser128Arg 多态性（等位基因 A/L）；③ Leu554Phe（L/P554）多态性；④ A1856G 多态性。E- 选择素是黏附分子中选择素家族成员之一，表达于内皮细胞表面，是介导炎症部位的血管内皮细胞与中性粒细胞黏附起始阶段的重要分子。循环中的血清可溶性 E- 选择素是其脱落而形成的异构体，能够反映体内 E- 选择素在血管内皮的表达水平。血清 E- 选择素水平的上升被看作血管内皮活化的特异指标之一，E- 选择素活化后在内皮细胞上表达，是内皮细胞受损的标志，原发性高血压患者存在血管内皮细胞的活化、损伤和更新，有研究表明，循环中 E- 选择素浓度与血压有关，E- 选择素基因多态性与高血压的发生发展相关。

第五节　支气管哮喘的基因分析

支气管哮喘（bronchial asthma）是一种具有多基因遗传倾向的疾病。有人提出其发病机制，是吸入的抗原在易感个体的支气管内引发非特异性 T 淋巴细胞 / 嗜酸性粒细胞介导的炎症反应，从而引发哮喘，至少在炎症反应和气道易感性两个水平上存在着遗传基因的调控。许多遗传因素可影响炎症反应的调控：①一个（或多个）决定对抗原起反应的辅助 T 淋巴细胞（Th2）基因，这可能受人类白细胞抗原（human leucocyte antigen，HLA）单倍型、T 细胞抗原受体（T cell antigen receptor，TCR）结构或其他目前尚未了解的因素影响；②一个（或多个）决定 IgE 及嗜酸性粒细胞水平的基因；③一个（或多个）控制炎症消退的基因。而气道易感性则是一个模糊的概念，仅支气管高反应性（bronchial hyperreactivity，BHR）是其一可能的表型，这种易感性也可能由一个（或多个）基因调控。近年来哮喘的分子遗传学成为国际上的研究热点，也是以后哮喘研究的主要方向之一。

一、哮喘基因定位的策略和方法

哮喘为复杂性状疾病，而复杂性状（疾病）的特征为：①外显不全；②遗传异质化；③多基因遗传；④协同作用。这就导致了在一个群体中发现的遗传连锁或相关，在另一个不同的群体中不能发现。

（一）确定致病基因的方法

1. 候选基因法　即先选定一个基因，在其内部或附近确定遗传标记，以此标记研究该基因与哮喘的关系。包括以下研究内容：①待测基因的选择；②确定基因多态性；③等位基因相关研究，即在受累和未受累个体间比较每个等位基因的频率，如一个等位基因在受累个体中出现的频率明显高于未受累者，则该等位基因被认为可能与疾病有关；④转递不平衡检测；⑤功能检测。

2. 位置克隆法　包括两个步骤：①在基因组上选择平均分布的 300 个遗传标志进行基因组扫描及连锁分析，当某种疾病与一个特异性的标志等位基因在家系中恒定遗传，则该标志与疾病有联系，且致病基因位于该标志的附近区域；②精细定位和致病基因的确定。

（二）遗传分析的方法

1. 连锁分析　在遗传过程中，两个基因（或遗传标志）不发生交换，被一起分配到子代，称为连锁（linkage）。常用的连锁分析有两类：①提出一种遗传模式进行参数连锁分析，而哮喘的遗传模式不清楚，很难使用该法；②不依赖于假定的遗传模式直接进行非参数连锁分析（等位基因共享法）：受累同胞配对分析（ASP）是常用的等位基因共享方法。ASP 通过比较配子之间是否非随机地"共享"某一位点上相同的等位基因，推测出疾病的易感基因是否与该位点连锁。

2. 相关分析　用于评价散发患者中某一候选基因与疾病的关系。相关的可能性由某一遗传标记特定的等位基因在患病者中的出现率较之正常对照组中的出现率来确定。

二、T 细胞受体遗传学与哮喘

T 细胞参与哮喘的发病主要通过其表面抗原受体（TCR）识别反应原，释放 Th2 细胞因子，引发超敏反应，引起气道炎症和气道高反应性。其中TCR分子对HLA分子和抗原肽复合物的识别是整个免疫反应的核心，并对反应的类型和程度具有调节作用。因此，TCR在包括哮喘在内的变态反应性疾病中可能起着重要的作用。

TCR是由两条糖基肽链构成的异二源体。绝大多数T细胞表面带有由α链和β链构成αβ-TCR，少数带有由γ链和δ链构成γδ-TCR。TCR α基因位于人类染色体14q上，含有50~100个V基因，60~80个J基因和1个C基因。TCR β基因位于7q上，含有75~100个V基因，2套DJ基因和2个C基因。由于V、D、J基因的多态性，再加上基因重排时排列组合的多样性以及其他如基因突变等原因造成的多样性，叠合构成了TCR的高度多样性，赋予机体对多种抗原产生免疫应答的巨大潜力。

三、5q上的哮喘候选基因

5q31-33区域内含有多个与哮喘发病相关的候选基因。这些基因对IgE的调节以及对哮喘的炎症发生发展很重要，包括细胞因子簇[白细胞介素-3(IL-3)、IL-4、IL-9、IL-13、粒-巨噬细胞集落刺激因子(granulocyte-macrophage colony-stimulating factor，GM-CSF)]、$β_2$肾上腺素能受体、淋巴细胞糖皮质激素受体(GRL)、白三烯C4合成酶(LTC4S)等。因此5q31-33又被称为细胞因子基因簇，而成为一个令人非常感兴趣的候选区。在*IL-4*启动子区已发现存在一个核苷酸替换的多态性，可使*IL-4*基因在体外的表达增强，并与特应性哮喘患者的高IgE水平相关。研究发现，瑞士人中*LTC4S*基因启动子上游444核苷酸存在突变，且在阿司匹林诱发哮喘(aspirin-induced asthma，AIA)和阿司匹林耐受哮喘(aspirin-tolerated asthma，ATA)中的突变率明显高于正常人。但目前尚没有一个有关5q的研究对致病基因进行准确定位，很可能在这一区域存在不止一个重要的基因位点。据估计，与特应性哮喘连锁的这一区域跨越约6Mb，可能存在多达300个基因。

四、$β_2$受体多态性与哮喘

(一) $β_2$受体多态性

已发现$β_2$受体编码基因中有9个不同的点突变。其中4个变异体改变了其编码的氨基酸，分别为16位精氨酸被替换成甘氨酸(Arg16→Gly16)、27位谷氨酰胺被替换成谷氨酸(Gln27→Glu27)、34位缬氨酸被替换成蛋氨酸(Met34)、164位苏氨酸被替换成异亮氨酸(Thr164→Ile164)。哮喘人群中$β_2$受体等位基因出现的频率与正常人比较无显著性差异，表明$β_2$受体遗传改变不是引起哮喘的主要原因。

(二) $β_2$受体多态性的体外表型

研究表明，Gly16型受体表现为在接触激动剂的过程中受体退化可增加，而受体的Glu27型则对抗这种退化过程。这些$β_2$受体变异体对$β_2$激动剂的结合力保持不变，而Ile164变异体与$β_2$激动剂的亲和力下降。

(三) $β_2$受体多态性的临床意义

研究表明，重症哮喘、夜间哮喘和激素依赖型哮喘患者有高频率的Gly16。研究还提示$β_2$受体的Glu27型多态性对BHR具有保护作用。

五、11q上的哮喘候选基因

牛津大学的Cookson等最早发现哮喘特应征与11q13上的标志D11S 97有很强的连锁，并将图位(map position)限定在IgE高亲和力受体β亚单位(FcεRI-β)附近。测序结果发现FcεRI-β编码基因在6号外显子中有181位和183位上异亮氨酸替换为亮氨酸的突变(Ile181→Leu181；Ile183→Leu183)。当其通过母系遗传时，则表现高度易感特应征。在7号外显子中发现237位上苷氨酸的置换(Glu237→Gly237或E237G)同样与哮喘相关，但无母系遗传的优势。11q区内D11S527和BHR之间以及D11S 534和IgE对数之间均存在很强的等位基因相关。在英国人群中，Leu181替换的发生率为15%。在澳大利亚人群和日本人群中，E 237G与哮喘有很强的相关。

由牛津研究小组报道的哮喘特应征与11q存在连锁关系一直存在争议。某些研究能证实这些连锁，而许多研究却无法证实。这些研究矛盾的原因被解释为特应征定义的不同；查证方法的倾向性；遗传异质性以及环境因素的差异。

六、12q上的哮喘候选基因

在12q12-24.1跨越约35 cM区域内含有一些候选基因，包括γ干扰素(*IFNγ*)、组成型NO合成酶(*NOS-1*)、肥大细胞生长因子(*MGF*)、胰岛素样生长因子(*IGF-1*)、干细胞因子(*SCF*)、核因子Yβ亚单位(*NFYβ*)、白三烯A4脱氢酶(*LTAH*)、B细胞易位基因1(*BTG1*)和转录子6的信号转导蛋白和激活蛋白(*STAT6*)等基因。在哮喘基因组扫描粗略定位研究中，不止一个种群在跨越12q大部分区域均有阳性连锁和相关，最强的相关是D12S379。Bames等对12q13.12-23.3进行哮喘基因精细定位研究，发现与哮喘临床表型最强的连锁位于编码IFNγ基因附近区域。

国内在有关中国人群中哮喘易感基因遗传多态性及哮喘相关基因定位方面也已取得可喜的成绩，并获得中国人群特有的相关遗传资料。但总体上看尚属跟踪性，且部分研究的家系数量偏小、哮喘表型不全。值得注意的是，已发现的哮喘相关基因可能存在假阳性结果。

七、组胺脱羧酶基因

组胺脱羧酶是催化组氨酸脱羧生成组胺的关键酶，由单拷贝基因编码，共有12个外显子构成。组胺脱羧酶能增加毛细血管的通透性，刺激胃蛋白酶及胃酸的分泌，其催化产物组胺与过敏反应及支气管哮喘关系密切，在哮喘的发病机制中占有重要地位。DNA酶1(DNase1)和核酸内切酶参与的组胺脱羧酶基因启动子的甲基化调控了该基因的特殊表达。

国内外有文献报道，组胺脱羧酶基因多态性可能与支气管哮喘有一定的关系，但在内源性与外源性哮喘患者之间分布没有差别。其机制也许是由于组胺脱羧酶基因多态性影响了组氨酸脱羧生成组胺的能力和个体对组胺的易感性。

第六节 阿尔茨海默病相关基因分析

阿尔茨海默病(Alzheimer's disease,AD)是中枢神经系统一种常见的神经退行性疾病,以进行性痴呆、智能广泛退化为特征,严重危害人类健康,影响老年时期的生活质量,对社会、经济造成巨大影响。特征性的病理改变主要有两个:①老年斑(senile plaque,SP),即细胞外的淀粉样沉积,其主要成分是β淀粉样蛋白(amyloid β protein,Aβ)。Aβ是淀粉样蛋白前体(amyloid precursor protein,APP)的水解产物。②神经纤维缠结(neurofibrillary tangles,NFT)。NFT是细胞内成对螺旋丝的沉积,其主要成分是过度磷酸化的Tau蛋白。Tau蛋白是一种微管相关蛋白,它参与微管的装配和稳定。

AD多为散发,少数有家族性,在AD患者中65岁以前发病者约占25%,称为早发性AD;65岁以后发病者称为晚发性AD,早发性AD多属于家族性AD(familial alzheimer disease,FAD),具有常染色体显性遗传的特点。AD防治的最大障碍就是病因未明,但是近年来在该病的分子生物学和遗传学研究方面取得了巨大进展,目前已发现至少9种基因的突变或多型性与AD有关。

一、载脂蛋白E基因

载脂蛋白E(apolipoprotein E,apoE)是一个多功能蛋白,体内许多组织均能合成和分泌apoE,以肝、脑组织为主。apoE既是机体组织细胞低密度脂蛋白受体和极低密度脂蛋白受体的配基,又是肝细胞乳糜微粒受体的配基,参与脂质代谢,apoE还参与活化水解脂肪的酶类,参与免疫调节和神经再生。*apoE*基因位于19号染色体长臂(19q13.2)上,全长约3.7kb,有4个外显子。*apoE*的遗传多态性主要受位于同一基因位点上的3个等位基因(*ε2*、*ε3*、*ε4*)控制,三者的区别在于第112位和第158位密码子的碱基替换:E2..112Cys/158Cys;E3..112Cys/158Arg;E3..112Arg/158Arg。它们分别编码血浆中3种异构体apoE2、apoE3、apoE4,构成6种不同的基因型,即3种纯合子(*ε2/ε2*、*ε3/ε3*、*ε4/ε4*),3种杂合子(*ε2/ε3*、*ε2/ε4*、*ε3/ε4*)。

在AD患者脑组织的活检和尸检中均发现了apoE的沉积。体外实验也提示,apoE与SP和NFT的生化代谢有关。在3个等位基因中,*ε2*、*ε3*为保护因素,不但可以使AD的发病率降低,发病年龄延迟,而且与长寿有关。*apoEε4*基因是晚发性AD的危险因素,*ε4*携带者的个体患晚发性AD的概率比不携带者高3倍,约40%~50%的AD、80%的晚发性AD与它密切相关。当等位基因*ε3*频率降低,*ε4*频率升高可导致AD的危险性增加。另有研究表明,*apoEε4*与散发性AD之间也具有明显的相关性。*apoEε4*等位基因的个体患散发性AD的风险是无*ε4*个体的3倍,*apoEε4*是目前所知散发性AD最强的危险性因素。

当评价AD的发病危险性时,年龄因素不可忽视,70岁以下apoEε4携带者可能具有更高的AD发病危险性。究其机制,*apoEε4*与*APP*基因存在相互作用,影响其裂解位点,增加了Aβ的沉积,导致了SP的发生和胆碱的不足。此外,还有一个机制是与Tau蛋白有关:即*apoE3*同Tau蛋白可形成耐受SDS的复合物,调节Tau蛋白的磷酸化,促进微管装配的稳定性,*apoE4*则不能结合Tau蛋白,增加成对螺旋丝的形成而导致NFT。

处于70岁以下或更低年龄段的患者,*ε4*等位基因对诊断AD意义更大。*apoE*涉及AD的病理过程,可以将*apoE*基因,尤其是*apoEε4*的多态性作为一个遗传标记,为AD的预测和诊断提供依据,因为它对研究AD的发病机制、预防、诊断和早期治疗有重大意义。

二、淀粉样蛋白前体基因

淀粉样蛋白前体(amyloid precursor protein,APP)基因定位于21号染色体长臂(21q21.1-21.3)上,与AD紧密连锁,它编码一个含695~770个氨基酸残基的APP蛋白,经水解产生Aβ分子,在脑内主要以Aβ40和Aβ42形式存在,脑脊液中更多的是Aβ40,SP中则以Aβ42居多,而且Aβ42与AD的关系更为密切。*APP*基因约含19个外显子。*APP*基因转录后通过不同的剪接方式可以产生6个以上的转录产物:APP770、APP751、APP714、APP695、APP563、APP365等,前四者是主要形式,均携带有相当于Aβ的片段,后两者不携带Aβ。由该基因的第16和第17外显子编码的APP水解片段Aβ肽被证实为AD患者脑中老年斑的主要蛋白成分。

AD的发生可能与Aβ过度表达所产生的脑内Aβ堆积和沉淀有关。Aβ是各种原因诱发AD的共同通路,是AD形成和发展的关键因素。通常情况下,APP由α分泌酶酶解,通过水解途径释放至细胞外区,在此过程中有效地将Aβ裂为两半,从而阻止了Aβ的形成。当*APP*基因发生突变时,常产生较多的Aβ。突变型的APP产生新的切点,易为β分泌酶酶解,并在γ分泌酶的配合下产生完整的游离的Aβ,其Aβ分泌量可高于正常人的4~10倍。

目前已发现常见的*APP*基因的5种突变:670/671双突变K(Lysine)M(Met)→N(Asn)L(Leu)以及711位点突变V(Val)→I(Ile)、G(Gly)、F(Phe),716点突变I(Ile)→V(Val)。现在认为,*APP*基因突变与家族性早发性AD有关,5%~10%的家族性早发性AD源于*APP*基因Aβ区或邻近的突变。APP经β分泌酶(671/672断开)和γ分泌酶作用产生比Aβ42更长的Aβ42/43,具有更强的形成淀粉样沉淀的倾向，则 Aβ 沉积增多，形成不可逆沉淀，SP 形成，引发 AD。Aβ42/43 越多，毒性作用越强。当 AD 的另外一些相关基因如 *PS-1*、*PS-2* 和 *apoE* 基因突变存在时，家族性 AD 患者中血浆 Aβ42/43 浓度也会明显升高。另一种观点认为，AD 脑内 Aβ 沉积之所以高于正常老年脑，并不是由于 Aβ 合成的增加，而是由于形成后不能被蛋白酶及时清除，从而发生了不可逆性沉淀。此外，有人认为，从 APP 水解到 Aβ 沉积的过程中，可能存在一个蛋白酶 - 蛋白酶抑制剂平衡系统，在 AD 病理状态下，该系统被破坏，从而引发 AD。

三、早老素基因

早老素（presenilin，PS），亦称早老蛋白，其编码基因 *PS-1* 和 *PS-2*，分别编码 PS-1 蛋白和 PS-2 蛋白。*PS-1* 基因定位于 14 号染色体上，长约 75kb，有 10 个外显子（编号外显子 3~12）。*PS-1* 基因多态性有 3 种基因型：1/1、1/2、2/2；*PS-2* 基因定位于 1 号染色体上，长约 90kb。两个基因编码产物均是跨膜蛋白，可在细胞中与 APP 形成复合物，参与 APP 的转运及合成后加工。*PS-1* 基因突变多达 40 余种。而 *PS-2* 基因突变较少，只发现 2 种错义突变：Asn141Ile 和 Met239Val。研究表明，PS-1 突变与 30%~50% 的早发性 AD 有关，呈常染色体显性遗传。此外，*PS-1* 基因第 8 号外显子 3′ 末端内含子的多态性（第 16 位为 A，而等位基因 2 为 C）与散发性 AD 也有关，1/1 基因型的 AD 发病率高于 1/2 型或 2/2 型，而等位基因 2 则是散发性 AD 的保护因素。

关于 *PS* 基因突变引起 AD 的作用机制，最近研究证实，早老素可通过其对 γ 分泌酶的作用来调节淀粉样前体 APP 的加工及 Notch 受体的裂解，并且也可通过增加细胞对凋亡的易感性来介导神经元凋亡。突变 *PS-1* 基因的表达选择性地引起 Aβ42 增加 2~3 倍，而对 Aβ40 的产生没有明显的影响。Aβ42 纤维原性较强，易聚集，易形成淀粉样沉淀，进而导致 AD 的发生。研究表明，*PS-1* 基因突变通过干扰细胞钙自稳而使神经细胞对凋亡的易感性增加。另外，*PS-1* 基因突变还引起 Tau 蛋白等细胞骨架蛋白之间的相互作用异常，破坏离子通道的微结构，影响细胞内外钙离子的交换等，进一步引起 AD 的病理改变。

PS-1 基因 mRNA 在人类和大鼠的多种组织中表达，主要在海马和小脑中表达，分布在神经元的内质网和高尔基复合体中，AD 患者皮肤成纤维细胞中 *PS-1* mRNA 也有表达，通过实验室检查 AD 患者皮肤中 *PS-1* mRNA 的表达水平，将有可能成为 AD 的一个简单、快速的诊断方法。

四、α_2 巨球蛋白基因

α_2 巨球蛋白（α_2-macroglobulin，A2M）基因定位于 12 号染色体上，编码一种蛋白酶抑制剂，该抑制剂参与介导 Aβ 的降解和清除。据报道，A2M 基因第 17 号内含子中含有 5 个碱基的缺失（D）或插入（I）突变。缺失型 *A2M-D* 基因会造成第 18 号外显子的选择性剪接发生变化，蛋白功能发生改变，不能有效地介导 Aβ 的降解和清除，造成 Aβ 毒物蓄积，引发晚发性 AD。近期研究发现，脑中 A2M 基因的调控与钙调神经磷酸酶（calcineurin）的表达及浓度水平有显著相关性。A2M 蛋白通过 RCAN1 抑制钙调神经磷酸酶的信号途径调控了 Tau 蛋白的磷酸化，参与了 AD 发病早期的神经元损伤作用。

五、低密度脂蛋白受体相关蛋白基因

人类低密度脂蛋白受体相关蛋白（low density lipoprotein receptor-related protein，LRP）家族最大的跨膜糖蛋白 LRP1，可直接与 Aβ 结合，介导 Aβ 跨血脑屏障外向转运，进入血浆后与可溶性 LRP1（sLRP1）结合，经肝脏、肾脏等外周组织代谢清除。同时，有研究认为 LRP1 可间接与 APOE 及 α2M 蛋白等形成复合物，介导 Aβ 的转运清除。

LRP1 基因位于 12 号染色体上，全长 92kb，由 89 个外显子组成，在进化上高度保守。*LRP* 基因外显子 3 的多态性位点位于第 766 位核苷酸，由碱基 C 或 T 构成，相应产生 3 种 *LRP* 基因型：C/C、C/T、和 T/T，这种多态性的变化并不改变氨基酸的序列，也不产生破坏限制酶切位点。Kang 等报道了 AD 患者和正常人群之间存在显著的 LRP 基因型和基因频率的分布差异。其中 AD 患者的 C 等位基因（C/C 基因型）的频率升高，而 T 等位基因的频率降低，推测 C 等位基因可能促进 AD 的发生，而等位基因 T 则具有保护作用。

六、α_1 抗胰凝乳蛋白酶基因

α_1 抗胰凝乳蛋白酶（alpha-1-antichymotrypsin，AACT）受关注源于 AD 患者脑中的老年斑中发现了 AACT 蛋白成分，它能与 Aβ 结合，形成 Aβ 纤维。从化学角度看，AACT 蛋白具有蛋白酶抑制剂作用，其活性在 AD 患者的脑脊液和血清中升高。在 *AACT* 基因中发现 A25G 和 G39A 两处替换，可能是 AD 的危险因素之一，其中较受关注的是 A25G 替换。在 *AACT* 基因的编码区第 25 位碱基发现这一高频的多态性位点，有 A、G 两种表型，构成 3 种基因型：AA、AG、GG。有研究发现 AD 组中 A25G 替换率高达 80%。

七、线粒体基因

线粒体（mitochondria）是细胞进行氧化磷酸化产生能量的主要场所。人脑随着增龄会有线粒体基因（mtDNA）突变，尤其明显的是细胞色素氧化酶基因 DNA 片段丢失现象。有研究表明，AD 患者由线粒体损伤引起的大脑能量新陈代谢的减弱和损伤是引起 AD 临床症状的一个直接原因。AD 患者中额叶皮质 mtDNA 的数量和正常人相比有所下降。由 mtDNA 损伤引起的不可逆的线粒体功能缺失会导致 AD 患者脑细胞更易受到氧化损伤，使系统和环境因素更容易影响 AD 的发生和发展。

八、血红蛋白加氧酶 1 基因

血红蛋白加氧酶 1（heme oxygenase-1，HO-1）是血红蛋白加氧酶系统的 3 种同工酶之一。它可以在脑和其他组织中将血红蛋白降解为胆绿素、一氧化碳（CO）和游离铁。HO-1 的相对分子量为 32 000，是热休克蛋白超家族的一个成员，当氧化应激以及遇到重金属离子时就会迅速被上调。作为对氧化应激的反应，HO-1 能通过分解氧化剂前体如血红蛋白，诱导

产生带有自由基清除能力的胆红素和胆绿素来保护细胞免受氧化损坏。许多研究发现，HO-1 的免疫反应性在 AD 的病理损伤中出现特异性增强，提示 HO-1 与 AD 的发病机制有关。HO-1 在尸检 AD 海马和大脑皮质的神经元及星形胶质细胞中过表达，免疫反应性标记增高，说明受到影响的组织出现了慢性氧化应激损害。

HO-1 基因启动子区发现了一些增强子和调节片段，众多因素可诱导激活 *HO-1* 基因。Schipper 等研究指出，对外周血中淋巴细胞的 HO-1 mRNA 表达水平进行定量分析，可成为散发性 AD 的一个早期的有意义的生化指标。

九、脑源性神经营养因子基因

脑源性神经营养因子（*BDNF*）基因位于 11 号染色体上，由 13 个外显子和 12 个内含子构成。*BDNF* 基因是神经营养因子家族成员之一，参与多种细胞的生长、分化、修复、再生等生物过程，对维持大脑神经元的结构与功能完整性起重要作用。Phillips 等研究发现，BDNF mRNA 在 AD 患者脑内海马区选择性降低，同时，AD 患者脑内颞叶和顶叶皮质的 BDNF 蛋白含量减少。另有研究表明，BDNF 一个单核苷酸 Val66Met 多态性是独立于 APOE 之外的另一个 AD 危险因子。AD 与 BDNF 的 Val66Met 多态性呈正关联，携带 Met/Met 基因型者患 AD 的危险性比携带 Val 等位基因者明显增高。这些研究证实了关于 *BDNF* 基因影响 AD 患者脑内神经元的损伤作用，以及在 AD 病理生理过程中起重要作用的观点。

（府伟灵　张晓莉　黄君富）

第三十五章
线粒体及其遗传性疾病的基因分析

线粒体(mitochondrion)是异养生物(heterotroph)进行能量转换的细胞内结构,深藏于细胞质溶胶(cytosol)中(图 35-1),以二分裂方式进行新陈代谢,平均寿命 10 天,是细胞核以外唯一含有 DNA 的细胞器。线粒体作为真核细胞的能量代谢中心,以 ATP 形式为细胞供能。人体能量的产生及 ATP 的合成、转移、储存和利用过程,均属于氧化磷酸化过程。人体内生物氧化主要在线粒体内进行,产生能量,其中约 40% 能量生成 ATP,供生命活动的需要,其余能量以热能形式释放,用于维持体温。

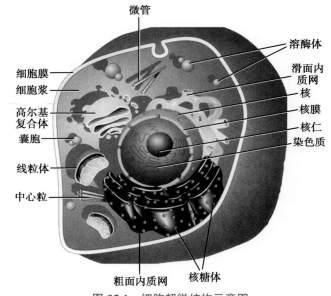

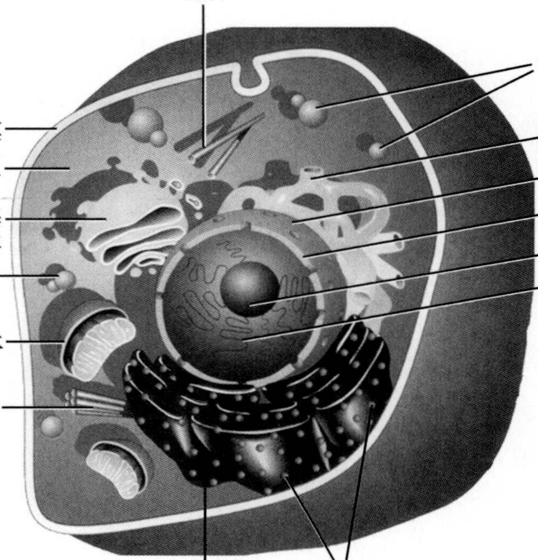

图 35-1　细胞超微结构示意图

第一节　线粒体结构与功能

线粒体的主要成分是蛋白质,分布于基质和内膜,包括可溶性蛋白和非可溶性蛋白,及以磷脂为主的脂类。线粒体含有多酶体系(表 35-1),参与细胞氧化和物质代谢等各种生命活动,部分酶可作为线粒体不同部位的标志酶。

一、线粒体形态结构

光学显微镜下观察线粒体,其形态呈粒状、线状和短棒状等,不同的细胞,其线粒体数量、大小、形态均有差异。病理状态下的线粒体的数量、形态、大小及结构也可能发生变化。线粒体是由内膜和外膜形成的双层封闭性的囊性结构，分为内膜、外膜、膜间隙和基质腔4部分。内外膜将线粒体内部分隔成两个膜空间，由内膜直接包围的空间称为内腔，因为含有基质，又称为基质腔。线粒体内腔的基质充满多种酶体系，行使脂肪酸氧化、氨基酸分解、三羧酸循环、蛋白质合成、能量产生和ATP合成等功能（图35-2）。

机体不断进行的各种生命活动均需要消耗能量，而这些

表35-1　线粒体主要酶的分布

部位	主要酶	标志酶
外膜	单胺氧化酶、犬尿氨酸羟化酶、NADH-细胞色素C还原酶、酰基辅酶A合成酶、脂肪酸激酶等	单胺氧化酶
膜间隙	腺苷酸激酶、核苷酸激酶、二磷酸激酶、亚硫酸氧化酶	腺苷酸激酶
内膜	细胞色素氧化酶、琥珀酸脱氢酶、NADH脱氢酶、肉碱酰基转移酶、β-羟丁酸和β-羟丙酸脱氢酶、丙酮酸氧化酶、ATP合酶	细胞色素（C）氧化酶、琥珀酸脱氢酶
基质腔	柠檬酸合成酶、乌头酸酶、苹果酸脱氢酶、异柠檬酸脱氢酶、延胡索酸酶、谷氨酸脱氢酶、丙酮酸脱氢酶复合体、谷草转氨酶、蛋白质和核酸合成酶系、脂肪酸氧化酶系	苹果酸脱氢酶

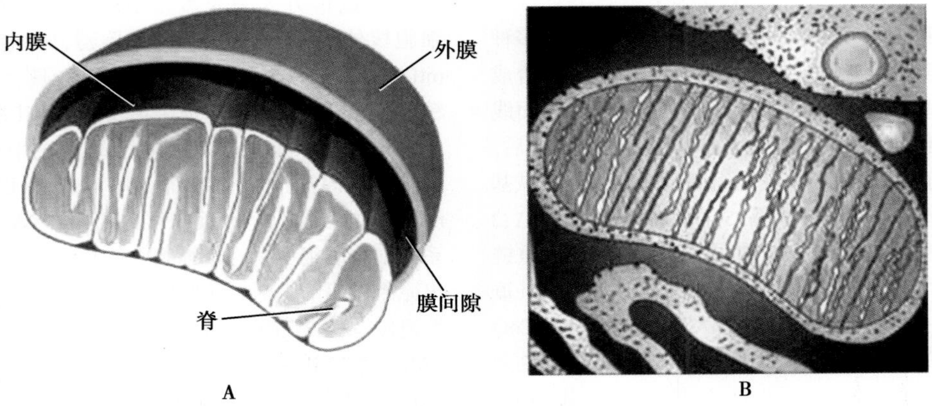

图35-2　线粒体结构示意图

能量是在细胞的线粒体呼吸链（电子传递体，图35-3），经氧化磷酸化（oxidative phosphorylation）产生。氧化磷酸化是指线粒体呼吸链（mitochondrial respiratory chain）电子传递过程中，能量转移给ADP生成ATP。线粒体呼吸链由4个复合体（Ⅰ～Ⅳ）和多酶复合体Ⅴ，即ATP合酶组成，这些复合体均埋入线粒体内膜。线粒体呼吸链的组成由两套遗传系统共同控制，分别是核基因组（nuclear genome），即nDNA和线粒体基因组（mitochondrial genome），即mtDNA。5个呼吸链复合体中，有4个复合体同时含有nDNA和mtDNA编码的多肽链，它们分别是复合体Ⅰ、Ⅲ、Ⅳ和Ⅴ（图35-3）。

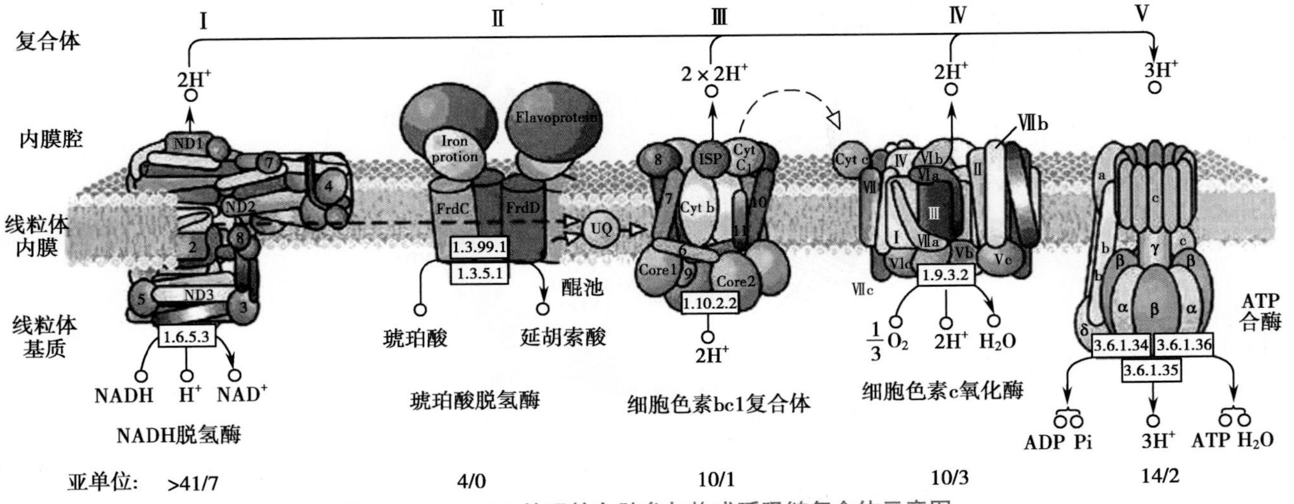

图35-3　mtDNA编码的多肽参与构成呼吸链复合体示意图

线粒体电子传递链是线粒体膜脂质双层上的功能性超分子结构，由4个呼吸链复合体Ⅰ~Ⅳ组成。复合体Ⅰ又称为NADH-泛醌还原酶(NADH-ubiquinone reductase)，含有7个mtDNA编码亚单位(ND1~ND6和ND4L亚单位)和至少39个nDNA编码亚单位。复合体Ⅱ，又称为琥珀酸-泛醌还原酶(succinate-ubiquinone reductase)，由4个nDNA编码亚单位组成。复合体Ⅲ，又称为泛醌-细胞色素c还原酶(ubiquinone-cytochrome c reductase)，含有1个mtDNA编码亚单位(细胞色素b)和10个nDNA编码亚单位。复合体Ⅳ，又称为细胞色素c氧化酶(cytochrome c oxidase，COX)，由3个mtDNA编码亚单位(COX Ⅰ~Ⅲ)和10个nDNA编码亚单位组成。呼吸链复合体Ⅴ，又称为ATP合酶(ATP synthase)，具有遗传嵌合性，由2个mtDNA编码亚单位和至少13个nDNA编码亚单位组成。

二、线粒体基因

1. 线粒体基因结构 线粒体含有双链环状DNA和多种RNA，构成了人体除细胞核以外唯一含有DNA的蛋白质合成体系，形成线粒体自身的基因组及其母系遗传体系。然而线粒体的很多酶和蛋白质仍由核基因组编码，经细胞质合成后，再转运到线粒体内。人类线粒体基因组序列由16 569个碱基对(bp)组成双链闭合环形分子(图35-4)，编码22个tRNA、2个rRNA和13个呼吸链多肽。mtDNA双链的外侧链为重链(heavy-strand)，富含G；内侧链为轻链(light-strand)，富含C。重链编码12S rRNA(小rRNA)、16S rRNA(大rRNA)、NADH-CoQ氧化还原酶Ⅰ(ND1)、ND2、ND3、ND4L、ND4、ND5、细胞色素(Cyt)c氧化酶Ⅰ(COX Ⅰ)、COX Ⅱ、COX Ⅲ、Cytb亚基、14个tRNA以及ATP合酶第6、8亚基(A6、A8)等。轻链编码ND6和8个tRNA。线粒体基因组分别从重链启动子(heavy-strand promoter，HSP)和轻链启动子(light-strand promoter，LSP)开始转录，线粒体转录因子(mitochondrial transcription factor，mtTFA)参与转录调控。mtDNA编码的13个多肽参与构成线粒体电子传递链复合体Ⅰ、Ⅲ、Ⅳ和Ⅴ。线粒体是一种高丰度低分子的基因组。哺乳动物线粒体基因组序列高度保守，也是一个经济型的基因组，分子量小，整个基因组只有一个调控区——D环，无内含子。

2. 线粒体DNA的遗传特征

(1)具有半自主特性：因为mtDNA有自身的遗传体系，能够复制、转录和翻译，属于原核细胞型的半自主复制体系，但是，核基因组仍编码复制蛋白质维持线粒体的大部分生物学功能，如自我复制、转录和编码功能，该过程还需要数十种nDNA编码的酶参加，如DNA聚合酶、RNA聚合酶与蛋白质合成酶等，其代谢过程在细胞核和胞质溶胶进行，并直接影响mtDNA半自主复制功能。线粒体基因复制依赖细胞核基因的蛋白质输入，再启动线粒体复制。线粒体遗传系统与细胞核遗传系统构成了一个整体。

(2)遗传方式为非孟德尔的母系遗传：线粒体是人体细胞核外唯一含有DNA的细胞器，属细胞质多拷贝遗传。mtDNA随母体的卵细胞传递给后代，具有母系起源的特点。精子中很少有mtDNA提供给受精卵，其主要原因有：精子中的线粒体和mtDNA位于精子尾部的中段，这部分结构在受精早期即被排除，其机制尚不清楚，所以精子只将头部的nDNA贡献给受精卵，而把尾部的mtDNA排除掉；父系和母系的细胞质很少在一个细胞中混合；精细胞在细胞质中表现出原因不明的失活。这些原因均使mtDNA表现为严格的母性遗传，发生在生殖细胞系中的突变只能通过女儿传给子代，引起母系家族性疾病。子女的mtDNA序列应该与母亲完全一致，即使存在异质性碱基的转换，在连续两代亲缘关系中出现变异的碱基也一般不超过2个。因此，在进行母系亲缘关系鉴定时，若nDNA无法下确切的结论，mtDNA是一种最佳的补充检测手段。

(3)mtDNA突变具有阈值效应：线粒体几乎存在于人体

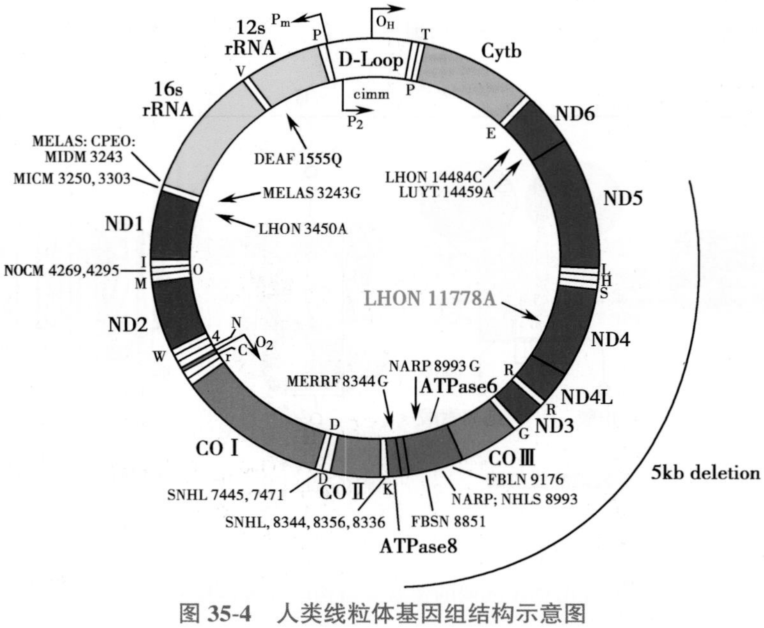

图35-4 人类线粒体基因组结构示意图

的所有细胞,且每个细胞含有成百上千个线粒体,有害的突变基因若影响全部 mtDNA,这种只存在突变型 mtDNA 的现象称为同质性(homoplasmy);若有害的突变基因仅影响部分 mtDNA,这就使细胞、组织中有可能同时存在野生型 mtDNA 和突变型 mtDNA,这种野生型 mtDNA 和突变型 mtDNA 同时存在的现象称为异质性(heterogeneity)。当突变 mtDNA 达到一定数量时,可引起组织或器官的功能异常而出现临床症状,这种现象称为阈值效应(threshold effect)。阈值的高低与该组织器官对线粒体产生的 ATP 依赖程度有关,对有氧代谢依赖程度高的组织,其 mtDNA 突变的病理阈值低于依赖于无氧糖代谢的组织。

(4) mtDNA 遗传的瓶颈效应:人类的每个卵细胞中有 10 万左右拷贝的 mtDNA,卵母细胞成熟时,绝大多数 mtDNA 会丧失,数目会随机锐减到 100 个甚至 10 个拷贝左右,最后进入受精卵的卵细胞中只有少数拷贝的 mtDNA,这个现象称为瓶颈效应(bottleneck effect)。瓶颈效应限制了下传的 mtDNA 的数量及种类,造成了个体间明显的异质性差异,甚至同卵双生子也可表现为不同的表型。

(5) mtDNA 突变率极高:线粒体存在于细胞质中,mtDNA 裸露在线粒体基质中,处于高氧和高浓度氧自由基环境中,线粒体编码基因排列紧凑、无间隔区,且部分区域存在重叠,因此,任何突变都可能累及基因组的重要功能区域。同时,mtDNA 缺乏有效的 DNA 修复系统及组蛋白的保护,加之 mtDNA 位于线粒体的内膜,很容易受自由基侵害而发生突变,因此其突变频率约为 nDNA 的 10~20 倍,此外 mtDNA 对突变的积累(固定)也比 nDNA 快 10 倍之多,而且体细胞 mtDNA 新生突变会随着年龄的增加而逐渐积累。

(6) mtDNA 遗传密码与通用密码不同:线粒体基因组遗传密码如表 35-2 所示,UGA 在核基因组中为终止密码,但在线粒体基因组中却编码色氨酸;AUA 在线粒体基因组中编码甲硫氨酸而不是异亮氨酸。UAA 和 UAG 为线粒体基因组的终止密码。

表 35-2　线粒体基因组遗传密码*

氨基酸	密码子	氨基酸	密码子	氨基酸	密码子
Phe/F	UUU	Thr/T	ACU	Asp/D	GAU
苯丙氨酸	UUC	苏氨酸	ACC	天冬氨酸	GAC
			ACA		
			ACG		
Leu/L(1)	UUA	Ala/A	GCU	Glu/E	GAA
亮氨酸	UUG	丙氨酸	GCC	谷氨酸	GAG
			GCA		
			GCG		
Leu/L(2)	CUU	Tyr/Y	UAU	Cys/C	UGU
亮氨酸	CUC	酪氨酸	UAC	半胱氨酸	UGC
	CUA				
	CUG				
Ile/I	AUU*	Ter 终止	UAA	Trp/W	UGA
异亮氨酸	AUC		UAG	色氨酸	UGG
Met/M	AUA	His/H	CAU	Arg/R	CGU
甲硫氨酸	AUG	组氨酸	CAC	精氨酸	CGC
					CGA
					CGG
Val/V	GUU	Gln/Q	CAA	Ser/S(2)	AGU
缬氨酸	GUC	谷氨酰胺	CAG	丝氨酸	AGC
	GUA				
	GUG				
Ser/S(1)	UCU	Asn/N	AAU	Ter	AGA
丝氨酸	UCC	天冬氨酸	AAC	终止	AGG
	UCA				
	UCG				
Pro/P	CCU	Lys/K	AAA	Gly/G	GGU
脯氨酸	CCC	赖氨酸	AAG	甘氨酸	GGC
	CCA				GGA
	CCG				GGG

*线粒体密码系统中有 4 个终止密码子(UAA,UAG,AGA,AGG)

三、线粒体功能

线粒体是生物体内从食物获取能量的主要装置,被喻为生物体内的"发电机"。近来大量研究证明,线粒体不仅维持细胞正常生理功能,在细胞凋亡和死亡过程中也发挥重要作用。线粒体是细胞能量生成的场所,通过氧化磷酸化为机体提供 90% 的 ATP 能量;而且参与调节氧化还原电势和细胞信号转导,调控基因表达,调节细胞内 Ca^{2+} 平衡。同时,线粒体是产生活性氧族(ROS)的主要场所,ROS 半衰期非常短,与 DNA、蛋白质及脂质反应迅速,导致氧化损伤。当氧化损伤到一定程度的时候可引起线粒体形态变化,影响线粒体复制,从而引发细胞不可逆的凋亡。

线粒体在生物生长、发育、代谢、衰老、疾病、死亡以及生物进化等多方面都有重要意义,成为当前生命科学和分子医学中一个新生长点和前沿。

第二节 线粒体基因突变

基因突变(gene mutation)是染色体上一个基因座的遗传物质的变化,使一个基因突变为它的等位基因,其本质是碱基的改变,包括碱基数目的变化和碱基结构的变化。致使基因功能异常的突变称为致病突变(disease-producing mutation),基因突变种类很多,人体中常见种类有点突变、缺失、插入、重复、倒位等形式。

线粒体在真核生物中负责提供机体活动所需要的大部分ATP,参与多种细胞能量代谢活动。研究表明,250多个基因的缺陷与线粒体能量代谢紊乱有关。线粒体呼吸链复合体亚单位的mtDNA和nDNA编码基因出现突变时,可导致氧化磷酸化异常,从而出现一系列在临床上表现复杂多样的症状,这些疾病统称为线粒体病(mitochondriopathy),又称为线粒体细胞病(mitochondrial cytopathy)。由于遗传因素引起的线粒体疾病称为线粒体病,是遗传代谢性疾病中常见的疾病类型,人群患病率约为1/8 500。

一、线粒体基因突变类型

基因突变有多种分类方法,主要介绍涉及遗传信息改变的基因突变类型。

(一) 碱基改变的基因突变类型

1. **碱基替换**(base substitution) 因碱基替换引起的突变,一个碱基对被另一个碱基对替换,又称碱基置换,包括颠换和转换。颠换是指嘌呤和嘧啶之间的替换;转换是指嘧啶和嘧啶之间,嘌呤和嘌呤之间的替换。

2. **移码突变**(frameshift mutation) 若编码区内插入或缺失非3的倍数的少数核苷酸,则从该点向后翻译的阅读框架将会改变,导致一个完全异常的蛋白质羧基末端出现,这种突变称为移码突变。移码突变很容易造成无义突变(nonsense mutation),即编码某一氨基酸的密码子的某个碱基发生突变而成为终止密码,使蛋白质翻译提前终止,合成无功能的蛋白质。

(二) 遗传信息改变的基因突变类型

1. **同义突变**(samesense mutation) DNA分子中因为碱基对的取代,使mRNA的密码子发生改变,这种突变密码子与原密码子代表同一氨基酸,使蛋白水平上无改变,这种突变实质是编码的氨基酸未发生变化,称为同义突变。

2. **错义突变**(missense mutation) DNA分子中因为碱基对的取代,使mRNA的某一密码子发生改变,由它编码的氨基酸变成另一种不同的氨基酸,使得多肽链中的氨基酸顺序也相应发生改变,这种突变实质是氨基酸替换突变,称为错义突变。线粒体的错义突变主要涉及脑脊髓性和神经性疾病。

3. **抑制突变**(suppressor mutation) 主要是线粒体tRNA基因突变,导致蛋白质合成改变,主要与线粒体肌病有关。

4. **缺失与插入突变** 数个或大范围的碱基插入或缺失,导致阅读框架的改变,常见1~5bp的变化,多数在20bp以内改变,其中又以缺失多见。mtDNA缺失突变多见于眼肌病和一些退行性疾病。

二、线粒体基因突变特征

由于mtDNA本身具有高度的多态性,因此多数从事人类线粒体遗传学的学者认为,mtDNA突变必须满足以下4条标准中的3条才是具有致病性的突变位点:①出现在同种无关个体的同类疾病中;②不出现在对照组中;③突变位点和特性可阐明疾病的发病机制;④异质性。mtDNA突变的主要特点如下:

1. **遗传变异多集中在mtDNA的D环** D环区含有母系遗传亲缘分析标志,可广泛用于人群亲缘关系的分析。

2. **线粒体是严格的母系遗传系统,非孟德尔遗传特征** 线粒体的遗传只通过卵母细胞,男性患者不遗传疾病。线粒体的遗传性疾病系谱是:①女性传递;②女性患者子女均可能患病;③男性患者后代正常;④发病年龄较晚。

3. **线粒体基因突变与多系统紊乱有关** 表现为系列症状,属于分散的临床综合征。线粒体生理功能主要是供给能量,因而能耗大的组织和器官,如心、脑和肌肉最先受累,且症状突出。线粒体病可发生于任何年龄,由nDNA异常所致发病,常见于幼年时期;由mtDNA异常所致发病,则好发于童年和成年。

4. **线粒体病表型多样且可相互重叠** 同样的mtDNA突变可以产生不同的表型,不同的mtDNA突变可以产生相似的表型。

5. **mtDNA突变可分为生殖细胞突变(遗传给后代)和体细胞突变(当代表现)** 体细胞突变是指仅发生在体细胞内的mtDNA突变并累积形成异质体,形成体细胞遗传性疾病,一般出现于中老年期,是否会遗传尚在研究中。生殖细胞突变是指生殖细胞mtDNA基因突变,在细胞分裂过程中,由于遗传漂变可能较早形成异质体。

第三节　线粒体病

线粒体呼吸链复合体蛋白质的合成和调控需要功能完整的线粒体基因组。线粒体基因缺陷与人类的很多疾病相关，如不育症、癌症、糖尿病、心脏疾病、耳聋、失明、肾脏疾病、肝脏疾病、卒中样发作、自身老化等。1959 年发现第一例人类线粒体病，患者骨骼肌中出现大量不正常的线粒体，基础代谢率为 50%~100%，口渴、极度消瘦（体重指数为 14.4kg/m^2）、每天消耗 12 550~14 640kcal（3 000~3 500kJ）的热量。1981 年 Anderson 等在剑桥完成了人类线粒体基因测序，1988 年 Holt 等、Wallace 等和 Tatoyan 等分别在 *Nature*、*Science* 和 *Neurology* 杂志发表论文，证实了线粒体基因缺陷可导致疾病。迄今已有 100 余种线粒体致病性点突变，200 余种缺失、插入和重排被证实，1997 年美国糖尿病学会（ADA）将线粒体基因缺陷糖尿病列为 B（β）细胞功能遗传缺陷的特殊类型糖尿病。

线粒体是真核细胞的能量代谢中心，除成熟红细胞外，机体内几乎所有细胞的一切生命活动所需的能量均来自线粒体的呼吸链，线粒体病实质也就是呼吸链疾病。由于能量的需求，高能耗的神经肌肉系统被累及的可能性最大，临床表现多见于迟发性和退行性等特征。在人类寿命延长的今天，线粒体病的发病率呈明显升高趋势，在所有已知疾病类型中约占 8%，发病年龄跨度大，全身器官均可受累，是最典型、最常见的代谢性疾病。

一、线粒体病特点

线粒体疾病是指由线粒体功能缺损或异常所致的疾病。人类线粒体病既可由 mtDNA 突变引起，也可由 nDNA 突变引起。其中 mtDNA 突变位点多，母系遗传特征典型，常见的疾病有药物性耳聋、Lerber 遗传性视神经病等；而核基因突变遵循孟德尔遗传规律以常染色体隐性遗传（autosomal recessive inheritance，AR）为主、还包括部分 X 连锁隐性遗传（X-linked recessive inheritance，XR）和极少数常染色体显性遗传（autosomal dominant inheritance，AD），常见疾病有 Leigh 综合征等。

1. 线粒体病代谢障碍部位　线粒体病往往是能量代谢障碍引起的临床症状和体征，好发于高耗能的神经组织、肌肉组织和心脏，其代谢障碍主要包括以下方面：

（1）基质输送系统：体内脂肪酸的氧化在胞浆和线粒体进行，共同完成脂肪酸的氧化分解过程。首先，脂肪酸在胞浆中活化成脂酰 CoA，在线粒体外膜的肉碱（carnitine）存在下，经肉碱脂酰转移酶Ⅰ（carnitine acyl tansferase Ⅰ）催化，生成脂酰肉碱（acyl carnitine），再经线粒体内膜的肉碱 - 脂酰肉碱转位酶催化作用，通过内膜，进入线粒体基质内进一步氧化分解。若肉碱缺乏或转移酶异常，导致脂肪酸转运和代谢障碍，进而导致脂肪酸分解代谢障碍。

（2）脱氢氧化系统（丙酮酸脱氢酶系和三羧酸循环系统）：体内糖有氧氧化分解过程中，第二阶段的丙酮酸进入线粒体内氧化脱羧生成乙酰 CoA，需经丙酮酸脱氢酶复合体催化，该酶复合体存在于线粒体基质内；第三阶段为三羧酸循环及氧化磷酸化。以上两阶段均在线粒体内进行。若丙酮酸脱氢酶复合体缺损，或三羧酸循环及氧化磷酸化酶系损害，导致糖分解代谢受阻，从而可能出现高血糖或糖尿病。

（3）电子传递体（复合体Ⅰ~Ⅳ）。

（4）ATP 合酶复合体。

2. 高乳酸血症　由于涉及氧化磷酸化功能障碍，有氧氧化减弱，取而代之的是无氧酵解代偿性加强，从而出现高乳酸血症。当血乳酸浓度高于 1.7mmol/L，乳酸 / 丙酮酸比值大于 20，应考虑疑似线粒体疾病。

3. 破碎红纤维出现　线粒体异常时，其肌纤维周边部出现深染红色结晶状的肌酸激酶颗粒，即细胞封入体（cell enclosure），又称破碎红纤维（ragged-red fibers，RRF）。大部分线粒体病患者出现这一特征性的形态学异常结构，如图 35-5 所示。

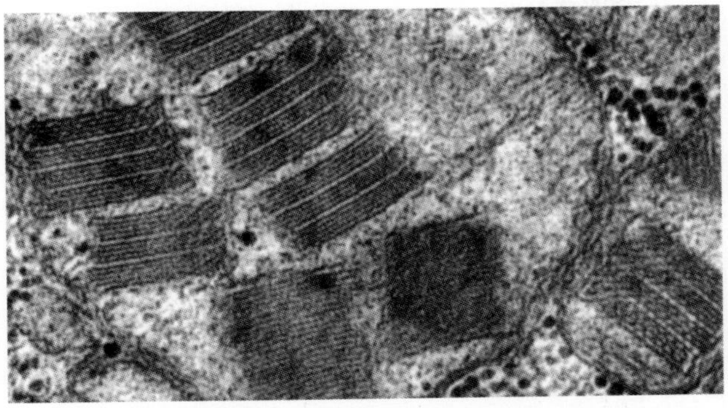

图 35-5　线粒体异常时所见的细胞封入体电镜图

4. 多见肌肉神经症状　线粒体异常临床症状主要包括：①肌肉症状：易疲劳、肌无力、眼外肌麻痹、心肌损害等；②神经症状：智能低下、意识障碍、视网膜色素变性、听力障碍等。

二、常见线粒体病

目前发现有确切母系遗传特征的疾病有 40 余种。线粒体病常导致神经系统相关综合征，大致可分为 2~3 组：①以肌肉内存在 RRF 为形态特征的线粒体肌脑病，包括 KSS（Kearns-Sayre 综合征）、CPEO（慢性进行性眼外肌瘫痪）、

MELAS（线粒体脑肌病伴高乳酸血症和卒中样发作）、MERRF（肌阵挛癫痫伴破碎红纤维综合征）；②肌肉中无显著形态变化的纯肌脑病，包括 Leber 病（LHON）和眼神经运动失调等；③将 mtDNA 损伤新归入另一组。

1. **Leber 遗传性视神经病变** Leber 遗传性视神经病变（Leber hereditary optic neuropathy，LHON）属于一种眼部线粒体病，呈母系遗传，好发于 13~35 岁人群，男性多于女性。首发症状是视物模糊，两眼呈急性或亚急性视力低下（两眼视力有差异），数月后逐渐出现视神经盘苍白化，通常 1 年后出现视神经萎缩，其后出现无痛性、完全性或近乎失明，两眼可同时发病或者一眼先发病失明，另一眼也出现失明，少见合并中枢神经症状。全身症状有心律不齐（WPW 综合征等）、QT 间期延长等。LHON 从儿童期到老年期均可发生，多见 10~20 岁的青年人，80% 为男性，有性别差异。有报道该病在大量吸烟酗酒后病情加重。

临床诊断主要依据患者的临床症状和基因突变位点分析。目前报道与 LHON 相关的 mtDNA 突变如表 35-3 所示，突变频率最高的属 *ND4* 基因的 11778G → A，占患儿的 40%~90%，其中日本占 80%~90%，德国占 14%，有一定的种族差异。11778 G → A 突变在女性占 8%~32%，男性占 50%~60%。按突变导致疾病严重程度排序，占前四位的原发性突变分别为 *ND6* 基因 14459G → A，*ND4* 基因 11778A，*ND1* 基因 3460G → A，*ND6* 基因 14484T → C。80% 的高加索患者由这 4 种突变引起，其中 50% 的病例为 11778G → A 突变，15% 为 3460G → A 和 14484 T → C 突变。亚洲病例 95% 为 11778G → A 突变。

2. **MERRF** MERRF 为肌阵挛癫痫伴破碎红纤维综合征（myoclonic epilepsy with ragged red fibre，MERRF），是一种罕见的异质性母系遗传性疾病，好发于儿童期至青春期，少见于中老年，出现多系统紊乱临床症状，包括四肢肌阵挛性短暂发作、共济失调、肌无力、痴呆、耳聋、脊髓神经退化。肌细胞中聚集大量团块状异常和破损的线粒体，其中 ND2 被特异 Gomori-trichrome 试剂染成周边红色，观察到 RRF，并以此命名。同时线粒体呼吸链中的细胞色素氧化酶活性降低。该病预后不良，患者多死于 20~30 岁。

MERRF 主要是 $tRNA^{LYS}$ 基因 8344 A → G 突变，其次为 8356T → C 突变。如果在神经和肌肉细胞中，约 90% 的线粒体均出现 8344 A → G 突变，则会表现典型的 MERRF，当突变线粒体较少时，MERRF 症状也会较轻。

临床诊断主要依赖临床症状和基因突变位点分析。

3. **MELAS 综合征** MELAS 综合征，又称线粒体脑肌病伴高乳酸血症和卒中样发作（mitochondrial myopathy，encephalopathy，lactic acidosis and stroke-like episodes，MELAS），属于母系遗传性线粒体病，男性患者不遗传后代。该病发病率为 2/10 万 ~3/10 万，有急剧增加的趋势。初发多见于儿童期，约 80% 在 5~15 岁发病，50 岁以后发病逐渐减少。在神经症状出现前，有发育不全、身材矮小、肌无力、易疲劳，其后出现共济失调、肌阵挛、头痛、呕吐、意识障碍、痴呆和

表 35-3 LHON 相关的 mtDNA 突变

碱基突变	基因	氨基酸置换	对氨基酸依赖性（程度）	疾病中出现的频率 /%	正常人出现的频率 /%
原发突变					
np3460（G → A）	ND1	Aly → Thy	高	2~25	0
np4160（T → C）	ND1	Leu → Pro	高	1（家系）	0
np9438（C → A）	CO3	Gly → Ser	高	5（家系）	0
np9804（G → A）	CO3	Ala → Thr	高	3（家系）	0
np11778（G → A）	ND4	Arg → His	中	40~90	0
np14484（T → C）	ND6	Met → Val	中	10	0
np14459（G → A）	ND6	Ala → Val	高	1（家系）	0
np15257（G → A）	Cytb	Asp → Asn		7~9	0~3
继发突变					
np3394（T → C）	ND1	Tyr → His	高	4	1~2
np7444（G → A）	CO1	ter → Lys	高	2（家系）	1
np4216（T → C）	ND1	Tyr → His	低	28	7~13
np4917（A → G）	ND2	Asp → Asn	高	17	3~4
np5244（G → A）	ND2	Gly → Ser	高	1 家系	0
np13708（G → A）	ND5	Ala → Thr	中	31	5~6
np15812（G → A）	Cytb	Val → Met	中	4	0.1

耳聋，还可出现进行性眼外肌麻痹、多毛、心律失常、糖耐量异常和糖尿病等脑外系统受累症状。患者母亲和同胞兄弟姐妹均有典型的MELAS综合征，均为mtDNA突变所致，且主要为A3243G突变。

临床所见，血清和脑脊液乳酸增加，肌酸激酶活性半数以上增高，线粒体酶复合体Ⅰ、Ⅳ活性丧失，脑卒中样症状后CT、MRI显示脑部缺血性异常改变，多为短暂性，若反复发作，可能成为永久性改变，并逐渐出现脑萎缩，肌肉活检肌纤维可见RRF、血管异常，表现为很强的琥珀酸脱氢酶反应性血管（strongly SDH-reactive blood vessels，SSV）。

MELAS综合征多数患者出现mtDNA $tRNA^{LEU(UUR)}$ 基因突变，约80%出现3243A→G突变，近10%出现13513 G→A突变，少数患者为3293 A→G、11084A→G、3271T→C、13514A→G突变，其他均为野生型，属异质性。mtDNA基因突变与病情严重程度呈正相关，也是判断预后的指标。

临床诊断主要依赖临床症状和基因突变位点分析。

4. Leigh脑病/NARP（neurogenic weakness，ataxia，retinitis，pigmentosa）　以脑组织病理改变为特征的疾病，神经细胞脱落、神经胶质细胞增生、网络血管增生等神经退行性变化，脑CT、MRI显示两侧脑干出现低吸收域。究其病因为丙酮酸脱氢酶复合体（PDHC）缺乏或异常，或细胞色素氧化酶（COX）缺乏、电子传递体复合体Ⅰ缺乏，以上线粒体结构和功能异常多归于mtDNA基因突变所致，属母系遗传性疾病。

Leigh脑病mtDNA基因突变有ATPase亚基6的8993T→G/C（Leu→Arg）突变，以及*ND5*基因的13513 G→A、13514A→G突变，导致呼吸链氧化磷酸化功能低下。

临床症状出现神经源性肌无力、共济失调、视网膜变性等特征性表现。

电子传递链中的复合体Ⅰ~Ⅳ活性降低。与RRF不同，ATP合成减少，脑组织缺能，出现系列临床症状。

临床症状结合基因诊断，8993 T→G/C突变有诊断价值。

5. Wolfram综合征　1938年Wolfram与Wagener报道8位同胞中有4位患早发糖尿病和进行性视神经萎缩症，还伴有尿崩症，其后命名为Wolfram综合征（diabetes insipidus，diabetes mellitus，optic atrophy，and deafness，DIDMOAD）。1993年Rötig报道，女性Wolfram综合征患者有mtDNA缺失异常，骨骼肌与淋巴细胞的细胞色素b基因、*ND4*基因中，约有7.7kb碱基缺失，mtDNA从6 465至14 135位的7 670bp缺失，缺失端共用11bp（TCCTA ATC ACA）为操纵子序列。Pilz等1977年报道Wolfram综合征也存在LHON的mtDNA11778G→A突变，还存在Leigh脑病mtDNA的8993T→C突变；也有学者认为这两种病属于Wolfram综合征的一部分，为常染色体隐性遗传。

该病一定有糖尿病发生，属1型糖尿病，好发于2~20岁，6~10岁最多，80%的患者始发症状为糖尿病。

临床症状主要是进行性中枢神经系统症状（小脑共济失调、智力障碍），两侧眼外肌麻痹，脑脊髓液蛋白含量升高，血清乳酸增加，生长激素水平低，发育不全，身材矮小，肌肉萎缩，步履不正，视网膜色素沉着。

以临床症状结合基因分析进行诊断，其中基因诊断主要采用Southern印迹法、PCR-RFLP、基因芯片法和DNA序列分析法。

6. KSS（Kearns-Sayre syndrome）　是以进行性眼外肌麻痹为特征的疾病，属慢性病，故称为慢性进行性眼外肌麻痹综合征。临床常见症状有心电图变化、传导异常、共济失调、耳聋、糖尿病和痴呆，心脏症状严重程度是预后判断的指标。好发于20岁以下，几年内可能死亡。KSS是一种线粒体病，然而并非表现出特定的母系遗传。

KSS基因异常为其特征（突变型），约90%以上的病例出现mtDNA大片段（多数4.9kb）缺失，或点突变，或多重位点缺失等，其基因是野生型与突变型共存，显示异质性，多重位点缺失型为常染色体显性遗传。上述部分病例有mtDNA的3 243位点突变存在。KSS基因异常首先累及产生能量的线粒体呼吸链及蛋白质合成功能，发生疾病。

KSS以临床症状结合基因分析进行诊断，其中基因诊断主要采用Southern印迹法、PCR-RFLP法、基因芯片法和DNA序列分析法。检测标本可以采用血细胞或肌肉组织。

此外，与mtDNA突变有关的疾病还有线粒体心肌病和外周神经病变（$tRNA^{LYS}$ 基因8363G→A突变）、母系遗传的非综合征耳聋（12SrRNA基因1555 A→G，1494 C→T突变）、阿尔茨海默病（*ND2*基因5460 G→A突变）、帕金森病（mtDNA 4977bp缺失）。

第四节　线粒体基因突变与糖尿病

一、线粒体糖尿病的特点

糖尿病分为1型、2型、特殊类型、妊娠型糖尿病，其中与线粒体基因突变有关的糖尿病按分类归为特殊类型糖尿病。近十年国内外大量文献报道，线粒体基因突变与2型糖尿病密切相关，甚至也出现在1型糖尿病患者。糖尿病是一种多基因变异与环境因素共同作用导致的复杂性疾病，基因异常是决定性因素。目前认为，基因异常，特别是基因突变，可作为某一型糖尿病的诊断标志物。有mtDNA突变（氨基酸发生替换）的糖尿病可称为线粒体糖尿病（mitochondrial diabetes）。mtDNA

的 tRNA 基因 3243 A→G 突变首先在 MELAS 患者中发现，随后才在母系遗传的糖尿病患者中发现，是目前公认的致病性突变，其突变率因地域和种族而异（表 35-4）。

表 35-4 不同地域和种族糖尿病患者 tRNA 基因 3243 A→G 突变率

报道者	国家或地区	对象	阳性/总例数	突变率/%
Otabe S（1993）	日本	T2DM，发病<40 岁，有家族史	5/210	2.38
Vionett M（1993）	法国	T2DM，有家族史	5/287	1.74
Kitagiri H（1994）	日本	DM，母亲为患者	4/300	1.33
Van den ouweland（1994）	荷兰	T2DM，耳聋，有家族史	3/8	11
Nishi S（1994）	日本	T2DM，随机选择	2/314	0.64
Hart LM（1995）	荷兰	T2DM，随机选择	2/473	0.42
Iwasaki N（1995）	日本	TDM，耳聋	6/7	35.29
McCarthy M（1996）	印度南部	T2DM，随机选择或有家族史	0/142	0
Elbein SC（1996）	美国	DM，有家族史	0/107	0
Saker PJ（1997）	英国	T2DM，随机选择	0/500	0
Lee HC（1997）	韩国	T2DM，随机选择	1/435	0.23
项坤三（1995）	中国上海	T2DM	2/207	0.97
韩萍（1996）	中国上海	T2DM，<45 岁，有家族史	2/56	3.57
萧建中（1997）	中国北京	T2DM	1/290	0.34
		T1DM	1/90	1.11
周晓雷（1997）	中国南京	T2DM，<40 岁或消瘦或耳聋	0/90	0
白淑英（1998）	中国辽宁	T2DM ≤ 45 岁	2/97	2.06
王战建（2000）	中国河北	T2DM	1/8	5.55
纪立农（2000）	中国北京	T2DM	3/716	0.42
张庆（2001）	中国广州	T2DM 且母亲或同胞患 DM	2/128	1.56
于佩（2003）	中国天津	T2DM	0/478	0
Tang J（2005）	中国云南	T2DM	0/225	0
刘松梅（2005）	中国湖北	T2DM	0/175	0
Wang S（2013）	中国河南	T2DM	13/770	2.21%

$tRNA^{Leu(UUR)}$3243A→G 突变型糖尿病占糖尿病患者的 0.5%~2.0%（表 35-5）。该位点突变与糖尿病的因果关系至今不明。临床症状特征：

1. 母系遗传，均有家系特征。
2. 较年轻发病，肥胖者比例较小。
3. 在糖尿病中多见于 2 型糖尿病、慢性进展性 1 型糖尿病、糖耐量轻微受损者多见。
4. 内因性胰岛素分泌减少或轻微胰岛素抵抗。
5. 伴有感音性耳聋。
6. 少见有 MELAS 的神经肌肉症状。
7. 有糖尿病性并发症。

表 35-5 糖尿病 tRNA 基因 3243 A→G 突变频率表

疾病	病例数	突变例数 /%
有糖尿病家族史 1 型糖尿病	145（55+90）*	3（3+0）（0.02%）*
有糖尿病家族史 2 型糖尿病	367（100+267）*	7（2+5）（0.02%）*
有糖尿病家族史早发 2 型糖尿病	209	5（2.4%）
有糖尿病和听力障碍家族史糖尿病	6	4（67%）
无特殊记录糖尿病	550	5（0.9%）
糖负荷正常无糖尿病家族史糖尿病	250	0（0.0%）
母亲糖尿病的糖尿病	300	4（1.3%）
无特殊记录 2 型糖尿病	451	2（0.4%）
胰岛素治疗中的糖尿病	631	9（1.4%）
有听力障碍的 2 型糖尿病	28	3（11%）

*括号中的数据以 A+B 表示，A、B 分别表示 A、B 研究中心病例数或突变例数

二、mtDNA 点突变导致糖尿病的可能分子机制

mtDNA 突变的累积可导致细胞出现突变表型，使突变表型出现的最少突变 mtDNA 分子称为阈值效应。一旦突变型 mtDNA 达到阈值，首先累及线粒体氧化磷酸化功能，涉及能量产生减少的可能，同时也影响蛋白质的合成，引发疾病。

正常情况下，血液中的葡萄糖通过细胞膜上特异性的转运蛋白进入细胞，刺激葡萄糖激酶与线粒体孔蛋白结合，葡萄糖磷酸化，经糖酵解生成丙酮酸，丙酮酸进入线粒体，通过三羧酸循环和氧化磷酸化生成大量的 ATP 并转运至胞浆，胞内 ATP/ADP 比值增大，导致 ATP 敏感的 K^+ 通道去极化而关闭，电压门控的 Ca^{2+} 通道开放，Ca^{2+} 内流，胞内 Ca^{2+} 浓度升高，刺激胰岛素颗粒胞吐，释放胰岛素，使血液中的葡萄糖浓度处于正常范围，如图 35-6 所示。

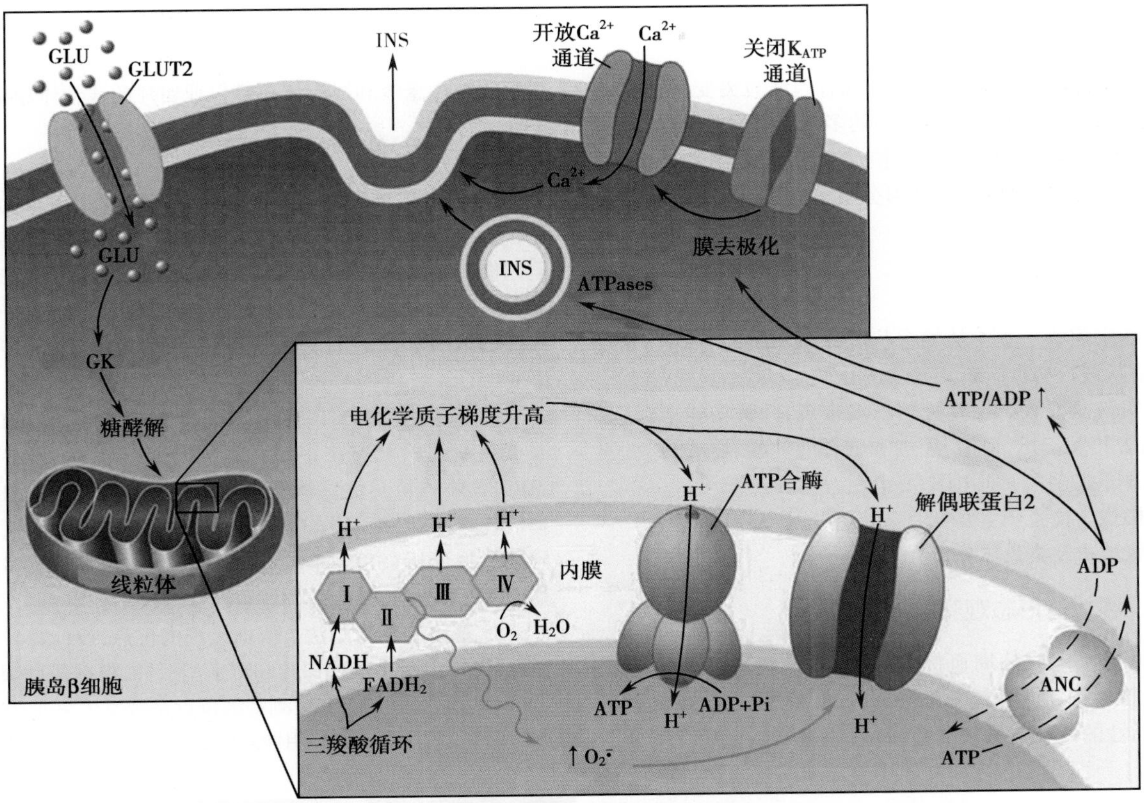

图 35-6　糖尿病的线粒体代谢示意图

当 mtDNA 发生突变时，就有可能导致异常呼吸链多肽的合成，如 3243 位点定位于 tRNA Leu（UUR）基因的双氢尿嘧啶环（图 35-7），在其前后 13bp 处为线粒体转录终止因子结合点。其无突变时，大部分转录终止于结合点，主要形成 12S 及 16SrRNA，小部分转录形成各线粒体氧化磷酸化相关的 mRNA 及 tRNA；发生 A→G 突变时，结合位点异常，转录终止因子结合障碍，相邻 rRNA 生成减少，影响了线粒体蛋白质的合成，从而影响呼吸链复合体活性，使线粒体的氧化磷酸化功能下降，葡萄糖不能有效转化为 ATP，ATP/ADP 比值下降，不能使 ATP 敏感的 K^+ 通道关闭、Ca^{2+} 通道无法开放，细胞内 Ca^{2+} 浓度降低，胰岛 β 细胞功能障碍，胰岛素分泌减少，血液葡萄糖浓度升高，促进了糖尿病的发生。与此同时，持续的高血糖又可降低葡萄糖激酶活性，引发胰岛素抵抗，加速胰岛 β 细胞线粒体的凋亡。另一方面，线粒体电子呼吸链产生的超氧化物如 O_2^- 浓度的升高可诱导线粒体内膜上的解偶联蛋白 2（uncoupling protein-2，UCP2）表达增加，活性升高，经过 UCP2 质子通道逆流返回线粒体基质中的质子流增强，这部分质子只释放出热量，而无法生成 ATP；而经过 ATP 合酶的质子流减弱，ATP 生成减少，ATP/ADP 比值下降，导致胰岛 β 细胞功能障碍，葡萄糖刺激的胰岛素分泌减少。

由线粒体功能障碍引发的胰岛素抵抗和胰岛 β 细胞功能缺陷是 2 型糖尿病的两大主要特点，前者参与早期发病，后者促进高血糖的进程。

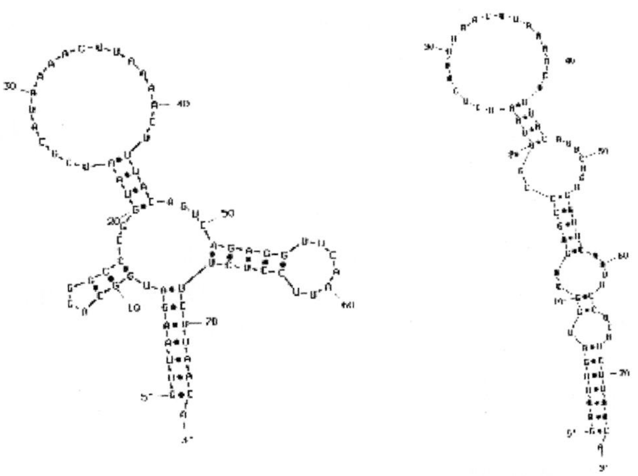

dG=−11.7　a3243g　　　dG=−12.6　tRNA

A　　　B

图 35-7　3243 A→G 突变型（A）和野生型（B）tRNA 二级结构比较

第五节 线粒体病的诊断

线粒体病是一种复杂的疾病，既有因线粒突变所致的单基因疾病，又有因线粒体异常参与的多基因疾病，如糖尿病和肿瘤等，对其检验诊断和治疗监测必须结合临床症状、体征、实验室指标、影像学检查和基因分析等，才能作出正确的诊断，进行准确的治疗。

一、一般临床诊断

1. **临床症状** 主要从发育状况、神经、肌肉、视觉、听力等临床症状进行初步诊断。

2. **实验室检查** 主要检测三大常规、肝脏功能指标、血糖、血脂等相关指标，血清、尿液和脑脊液乳酸、血清酶（肌酸激酶、丙酮酸脱氢酶）、肌电图、心电图、神经递质。

3. **影像学检查** 主要参考心脏超声、脑MRI等检查。

4. **家族史及染色体分析**

二、线粒体形态观察

取患者肌肉或外周血标本，通过差速离心法分离线粒体，以线粒体特异性染料Janus Green B染色，光学显微镜下可见有活性的线粒体被染成蓝绿色；以透射电子显微镜分别观察线粒体悬液和线粒体石蜡包埋切片的线粒体超微结构。

三、mtDNA基因突变的检测

1. **标本采集** 可用于检测的标本种类很多，如血液、组织、毛发根部（毛球）、口拭子、尿液，其中组织的检出率最高，但创伤也最大，而后三者为非入侵性的诊断，易于为患者所接受。采用毛发毛球作为标本进行临床基因诊断，是一种非侵入性的取材方法。毛发标本易于保存，室温放置，多年质量不变。

2. **点突变的PCR检测** 基于PCR技术的mtDNA基因点突变的检测方法很多，如限制性片段长度多态性分析（RFLP）、序列特异性寡核苷酸探针（SSOP）、等位基因特异性寡核苷酸探针（ASOP）、单链构象多态性分析（SSCP）、序列特异性引物分析（SSP）、单核苷酸多态性分析（SNP）、多重等位基因特异性PCR结合芯片或膜杂交等技术。

3. **基因芯片检测法** 依据检测的位点，设计特异引物和探针，探针包括突变型探针和野生型探针，根据两种探针的荧光信号强度比值判断被检测基因位点是否发生突变（图35-8），芯片内须设立阳性对照、阴性对照和平行对照。

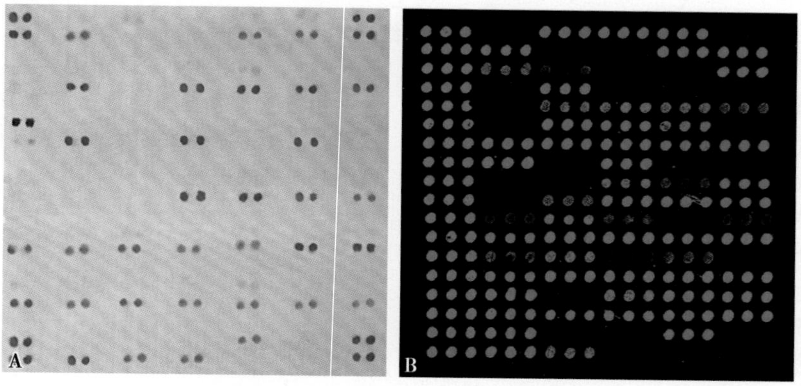

图35-8 mtDNA基因芯片检测图

4. **直接测序检测法** DNA序列测定是临床基因诊断的"金标准"，作为任何基因分析技术，这是必须进行的步骤，其中二代测序分析mtDNA全长能够检测到突变率小于5%的致病突变位点，能够经济快捷的分析mtDNA缺失区域的起始位点。图35-9为测序确认的mtDNA 3316G→A和4216 T→C突变位点。

5. **异源双链分析**（HTX） 异质双链DNA构象的变化决定了其在固相支持物上电泳迁移率不同于纯合双链。因此，将野生型和突变型双链扩增产物同时变性，以EB染色电泳条带分析相应序列结构的构象所决定的迁移位置变化，判断是否存在突变。

6. **变性梯度凝胶电泳**（DGGE） 利用由碱基序列所决定的DNA片段熔解温度的差异，当温度渐增或变性剂浓度渐增时，DNA分子从双螺旋型变成局部变性型时（即结构域解链时），电泳迁移率会下降。两条没有碱基错配的双链（同源双链）之间，1bp的碱基差异就可导致Tm值（DNA熔解温度）变化1℃；含错配碱基的异源双链将大大降低具有特定解链温度的结构域的稳定性，导致同源双链和异源双链的Tm值相差可达6℃，从而达到分离野生型和突变型片段的目的。DGGE适合检测500~1 000bp的DNA片段，可达到单碱基的

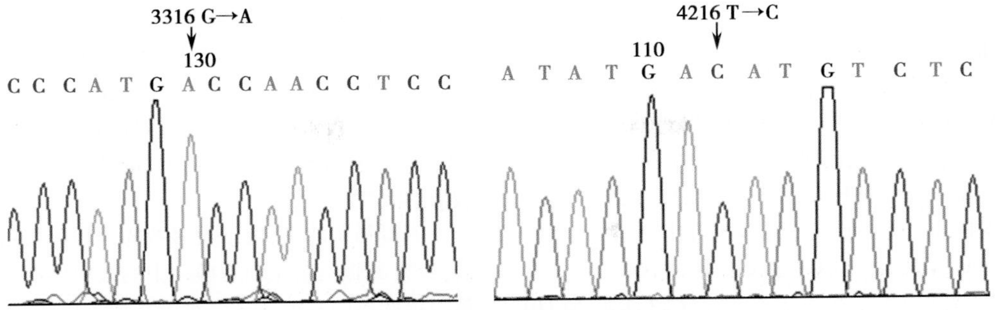

图 35-9 mtDNA 突变测序图

分辨率。

7. **变性高效液相色谱分析**（DHPLC） 代表突变检测手段新进展的 DHPLC 技术，主要用来分析异质性双链结构。在 DNA 部分变性的温度条件下，异源双链和同源双链的熔解温度的差异使色谱固定相保留能力有所不同，根据在分析柱上的保留时间可以分辨同源双链和异源双链，从而敏感和准确地发现 DNA 突变，突变的有无最终表现为洗脱峰形的差异。

8. **毛细管电泳**（CE） CE 是近年发展起来的高效快速分离、分析技术。指在散热效率高的极细的毛细管内，在有或无凝胶的筛分机制和高强度电场的双重作用下，DNA 片段因离子表面积和分子外形的变异导致的迁移时间不同而检测突变。CE 技术能够分析长至数千的碱基片段，可以同时处理多个样本。

9. **高分辨溶解曲线分析法**（HRMA） HRMA 可通过小片段扩增和非标记探针方法检测突变以及 SNP 分型。其检测原理是基于 DNA 双链碱基互补配对，由于碱基的不匹配，该位点的 DNA 双链在升温过程中会先解开，饱和荧光染料从局部解链的 DNA 分子上释放。通过计算机软件分析，就可以从时间 - 荧光强度曲线判断是否存在突变。而且，不同 SNP 位点、杂合子与纯合子等都会影响熔解曲线的峰形，通过峰形的不同，可以有效区分不同 SNP 位点的基因型。这种检测方法不受突变碱基位点与类型的局限，无须序列特异性探针，在 PCR 结束后直接进行高分辨率熔解，即可完成对样品基因型的分析，具有高通量、简便、快速、经济、高灵敏度、高特异性、闭管无污染等优点。

除上述介绍的方法外，还有多种方法用于基因突变检测，如对未知突变基因进行分析的酶促切割错配法（EMC）、切割片段长度多态性（CEFLP）、双脱氧指纹图谱法（ddF）、错配接合蛋白质截短测试法（PTT）等。对已知突变基因进行分析的有引物延伸法（PEX）、寡核苷酸链接检测法（OLA）等，以及最近发展的新技术——基质辅助激光解吸附电离飞行时间质谱（MALDY-TOF-MS）。

四、线粒体含量检测

线粒体功能完整需要两个条件：①每个细胞必须含有一定拷贝数的 mtDNA；②每个 mtDNA 结构必须完整。只有同时具备数量和结构的完整性，线粒体才能正常发挥作用。呼吸链的正常运转需要结构和功能完整的线粒体。因此，除了对 mtDNA 的序列进行分析外，还应对其进行定量检测。

每个真核细胞含有数百至数千个线粒体，每个线粒体含有 1~10 个拷贝 mtDNA。mtDNA 的定量检测复杂在于相同个体的不同组织、不同个体的相同组织，甚至相同个体的相同组织，在不同的年龄都可能含有不同量的 mtDNA，肌肉组织的 mtDNA 含量随年龄而增加，而血液 mtDNA 含量却随年龄而下降。因此，采用实时荧光定量方法检测 mtDNA 含量必须以单拷贝的线粒体基因作为目的基因（mtDNA $tRNA^{LEU(UUR)}$、mtDNA 16S rRNA、mtDNA Cytb），并同时以单拷贝核基因作为参考基因对结果进行标化，如 nDNA-β-globin、nDNA-GAPDH 基因。

五、呼吸链活性检测

线粒体呼吸链复合体活性下降是评价线粒体功能的最直接、最重要的指标，其活性的改变不但影响线粒体对细胞的能量供应，而且直接影响线粒体膜电势和细胞氧化还原状态等，对整个细胞产生严重的影响。

一般情况下，可以 0.5%（w/v）盐酸利多卡因及 1∶200 000 肾上腺素局麻，取四头肌肌肉 2~4g 或空腹肝素抗凝外周血 10ml，60~90 分钟完成线粒体分离，立即检测复合体活性，如不能立即检测，线粒体应储存于 –70℃，且不可反复冻融。

1. **复合体Ⅰ** NADH- 泛醌还原酶，EC 1.6.5.3，NADH 脱氢酶。分析 NADH 的氧化过程或者泛醌拟似物或同系物［葵基泛醌（DB）］的还原过程，即在 247~272nm 波长处检测 DB 的还原，或在 340~380nm 波长处检测 NADH 的氧化，可以得知复合体的Ⅰ活性。复合体Ⅰ的活性应该显示几乎完全（90%）的鱼藤酮敏感性。

2. **复合体Ⅰ＋Ⅲ** NADH- 细胞色素 c 还原酶。复合体Ⅰ＋Ⅲ的活性测试对象必须是线粒体。依赖 NADH 的细胞色素 c 还原可通过观察 540~550nm 波长处吸光度变化反映。不同组织或细胞系线粒体成分总 NADH- 细胞色素 c 还原酶活性中由于复合体Ⅰ而产生的对鱼藤酮敏感的活性占 30%~80%。

3. **复合体Ⅱ** 琥珀酸 - 泛醌还原酶，EC 1.3.5.1、琥珀酸脱氢酶（泛醌）。因复合体Ⅱ不含 mtDNA 编码的亚基，在 mtDNA 疾病中复合体Ⅱ活性通常不降低，故可作为其他复合体活性比较的参考酶。在 600~750nm 波长处吸光度变化，可反映与复合体催化的 DB 还原相偶联的 2,6- 二氯靛酚的还原，从而得知复合体Ⅱ的活性。

4. **复合体Ⅱ＋Ⅲ** 琥珀酸-细胞色素c还原酶。与复合体Ⅱ催化的琥珀酸氧化相偶联的复合体Ⅲ催化的细胞色素c还原可通过观察540~550nm波长处吸光度变化来反映。在正常线粒体中，复合体Ⅱ催化此偶联测试中的限速步骤，但对复合体Ⅲ的强抑制可降低整体反应速率。因此，最好将此测试结果与复合体Ⅱ、Ⅲ特异活性测定结果进行比较。

5. **复合体Ⅲ** 泛醌-细胞色素c还原酶，EC 1.10.2.2。在540~550nm波长处检测吸光度变化，反映还原型DB（DBH2）存在时由复合体Ⅲ催化的细胞色素c还原，即可得知复合体Ⅲ的活性。

6. **复合体Ⅳ** 细胞色素c氧化酶，EC 1.9.3.1。复合体Ⅳ或细胞色素c氧化酶活性很容易通过细胞色素c氧化时540~550nm吸光度的变化测定。比活速率可通过反应起始准线性阶段计算或推测一级反应常数得到。

柠檬酸酶，EC 4.1.3.7。该酶是最常用的基质参照酶。在草酰乙酸存在下，与柠檬酸酶催化CoA还原反应相偶联的DTNB的还原所引起的360~412nm吸光度变化，可反映柠檬酸酶的活性。

值得强调的是，由于大多数的线粒体蛋白质由核基因编码，经典的胞质杂交细胞模型中的线粒体形态和功能不受核基因组调控的影响，因此，对于复杂线粒体病，或者直接采用患者肌肉标本和外周血标本检测结果不支持临床诊断时，应将患者线粒体通过聚乙二醇（PEG）融合或显微注射转入ρ^0细胞（无mtDNA），构建细胞质杂交细胞（图35-10）进行系列研究，以获取更多支持临床诊断的证据。

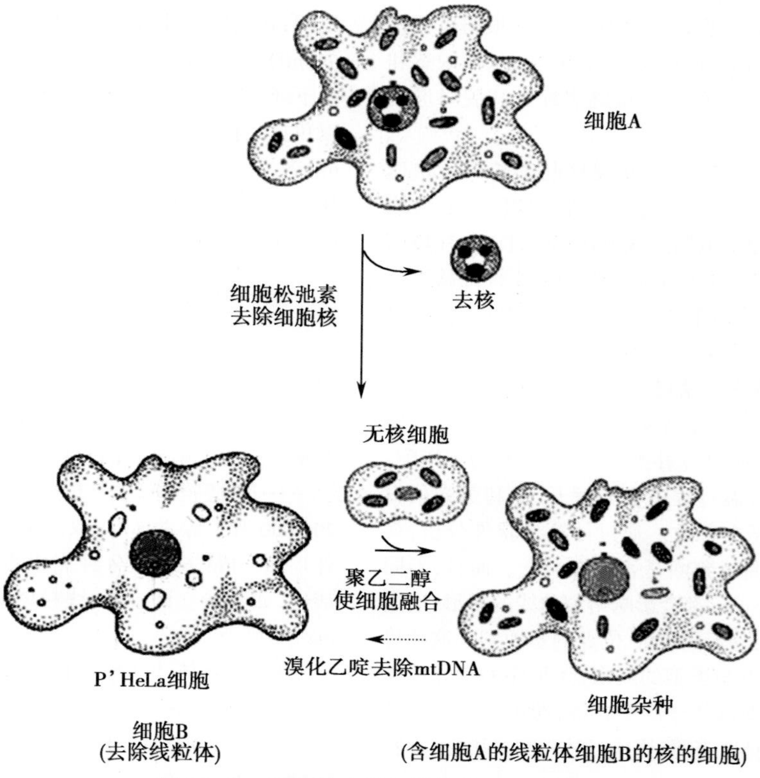

图35-10 细胞融合导入线粒体方法示意图

（刘松梅）

第三十六章 基因诊断与法医学

基因诊断(gene diagnosis)是直接探查基因的存在或缺陷,从而对人体状态和疾病作出诊断的技术,它已经成为疾病诊断学中临床诊断、生物化学诊断、免疫学诊断等传统疾病诊断方法的重要补充和换代技术。法医学(forensic medicine, legal medicine)是应用医学与其他自然科学的理论和技术,研究并解决司法实践中的有关问题的一门学科。随着医学学科和其他自然科学学科的发展,司法实践对法医学不断地提出新的问题,基因诊断技术也被广泛地应用到法医学的司法实践中,其中表现最为突出的就是个体识别和亲权关系的鉴定。个体识别,就是将两份生物学检材在同一条件下进行DNA指纹分析,对图谱中的片段数目和片段的位置进行比对,如果片段数目或片段位置不同,均可以排除两份检材来自同一个体;如果两份图谱的片段数目和片段位置匹配,可以肯定两份检材是出自同一个体。应用医学、生物学及人类学的理论和技术,判断父母与子女是否存在生物学的亲生关系,称为亲子鉴定,由于这类认定常常与财产继承权或子女抚养责任等有关,故也统称为亲权鉴定。

个体识别和亲权鉴定的理论依据均是遗传规律,个体的遗传特征在同一个体的不同生物学检材中保持一致,而且个体的遗传特征在父母和子女之间的传递遵循孟德尔遗传定律,如果发现遗传特征的传递不符合遗传规律的情况,可以考虑否定亲权关系。

法医学采用基因诊断的技术和方法检测个体DNA多态性的遗传特征,从而实现个体识别和亲子鉴定,并进行死亡时间判定、个体年龄估计、种属鉴定和性别判断等法医物证鉴定。

第一节 DNA多态性的分类和标记

人类基因组体系十分稳定,不同民族、群体和个体都含有数目相同的染色体和基因,也有大致相同的核苷酸序列。基因组结构的稳定性决定了人类这一物种具有的共同性及稳定性。但是,人类基因组这个体系又存在变异。在物种长期进化过程中,基因组的DNA序列的变异不断地发生,其中一些变异被保存下来,导致了不同种族、群体和个体间基因组的核苷酸序列的差异,形成了DNA的多态性,导致在地球上除单卵双生外,没有两个个体的基因序列是完全相同的。

20世纪90年代开始启动的人类基因组计划旨在解读和测定分布于人类23对染色体上的30亿对碱基的序列。目前人类基因组计划已经基本完成,约1万条人类基因序列已被克隆。随着人类基因组全序列测定结果的呈现,人们发现基因组中的DNA多态性有助于解释个体的表型差异,对疾病,特别是对复杂疾病的易感性,以及对各种药物的耐受性和对环境因子的反应性。因此寻找并研究新型的能够特异性地体现不同群体及个体DNA多态性的遗传标记已成为科研工作者的一项重任。

DNA多态性可分为3个类别:①20世纪70年代中后期建立的限制性片段长度多态性(restriction fragment length polymorphism, RFLP)标记系统;②可变数目串联重复序列(variable number of tandem repeat, VNTR)和短串联重复序列(short tandem repeat, STR),又称微卫星多态性(microsatellite polymorphism);③单核苷酸多态性(single nucleotide polymorphism, SNP)。

一、限制性片段长度多态性

限制性片段长度多态性(restriction fragment length polymorphism, RFLP)是第一代基因多态性标记。

(一)限制性片段长度多态性的原理

限制性片段长度多态性技术的原理是检测DNA在限制性内切酶酶切后形成的特定DNA片段的大小。因此凡是可以引起酶切位点变异的突变均可导致原限制性内切酶酶切位点的消失或新酶切位点的产生,造成酶切位点间的长度发生变化。酶切位点的消失会使酶切产物维持原来的大片段,而酶切位点的产生会使酶切产物形成几个小的酶切片段,从而在不同基因型个体的样本之间形成不同的酶切后DNA片段长度,又称为DNA指纹图(图36-1)。

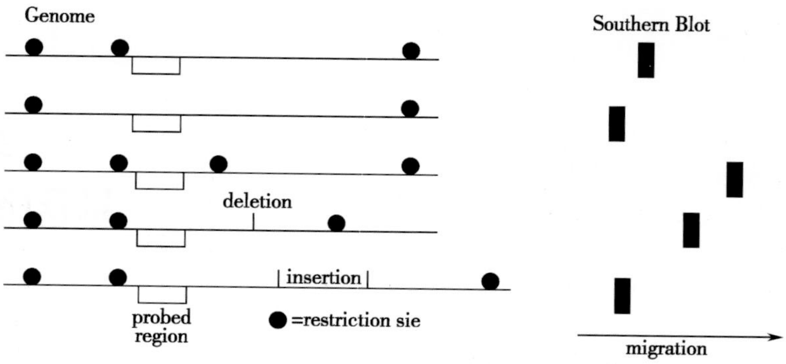

图 36-1 限制性片段长度多态性的原理图

DNA 指纹图是指染色体 DNA 经一定的限制性内切酶水解后，形成许多片段，以 DNA 探针做 Southern 印迹杂交而显示的高度多态性图谱，也称为限制性酶切图谱指纹（restriction enzyme finger polymorphism）。

（二）限制性片段长度多态性分析的技术路线

提取不同个体基因组遗传物质后，用限制性内切酶进行酶切消化，形成许多不同的酶切片段，酶切产物在凝胶电泳后依片段的大小被区分开来，以 DNA 探针做 Southern 印迹杂交，形成特异性的高度多态性图谱。

（三）限制性片段长度多态性的特点

RFLP 多态信息含量低，多态性水平过分依赖于限制性内切酶的种类和数量，加之 RFLP 分析技术步骤繁琐、工作量大、成本较高，所以其应用受到了一定的限制。

二、微卫星多态性

微卫星（simple sequence repeats，SSR）多态性或称短串联重复序列（short tandem repeat，STR）序列多态性是第二代基因多态性标记。

（一）微卫星多态性的原理

微卫星 DNA 是一种广泛分布于真核生物基因组中的串状简单重复序列，主要存在于基因组非编码区及染色体近端粒区，每个重复单元的长度在 1~10bp 之间，常见的微卫星，如（TA）n、（AAAN）n、（AAN）n 和（GT）n 等，不同数目的核心序列呈串联重复排列，而呈现出片段长度多态性，长度一般在 400bp 左右。

STR 重复单位和重复次数在不同个体间的差异构成了其多态性，并且 STR 多态性在不同种族、不同人群间的分布具有差异性。据 Genbank 数据库的资料统计，23 对染色体上至少分布着 7 901 个 STR 基因座，每对染色体上的 STR 基因座均超过了 100 个，平均每 15kb 就分布着 1 个 STR 基因座，现有的 STR 基因座覆盖长度达 4 000cm，平均间距 0.7cm。早在 1989 年，科学家就发现了 STR 的存在，随后特异性个体的 STR 位点的等位基因片段成功地从基因组中扩增出来，并证实 STR 具有高度多态性。其后 Hammond 等的研究也支持约 1/2 以上的 STR 具有遗传多态性。STR 属孟德尔共显性遗传，由于其具有高度多态性、高杂合度、高信息含量、检测简便、快捷等优点，很快被应用于遗传连锁图的构建、疾病相关基因的定位、人类学及法医学等研究领域。其多态性原理见图 36-2。

目前认为，STR 是由复制滑脱（replication slippage）或 DNA

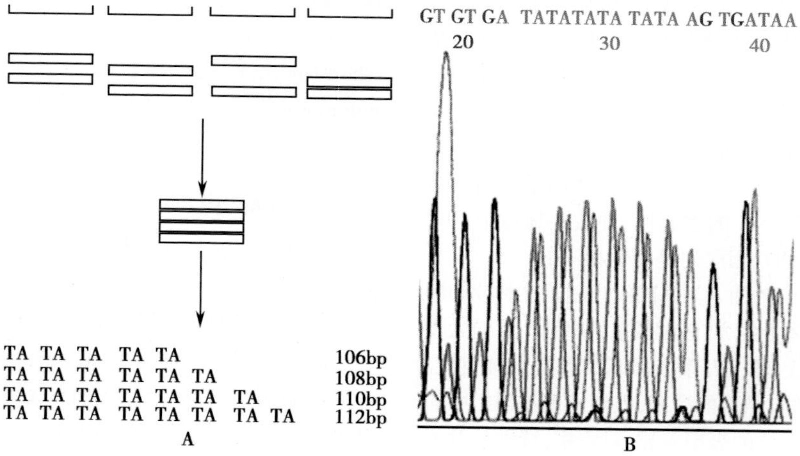

图 36-2 低密度脂蛋白受体 STR 位点基因多态性原理图

A. 扩增低密度脂蛋白受体 STR 位点的 DNA 片段，在四个泳道中分别电泳来自四个不同个体的扩增产物，出现了四种不同的基因型。将所有的基因型样品的扩增产物收集到一起。在同一个泳道中进行电泳分析，展现四种不同的等位基因型。经测序检测分别是 TA 重复单元的 5 次重复、6 次重复、7 次重复和 8 次重复。B. 低密度脂蛋白受体 STR 基因座（TA）6/6 基因型纯合子测序结果滑动链与互补链碱基错配导致一个或几个重复单位插入或缺失，而且每个 STR 位点两侧一般是相对保守的单拷贝序列，可通过分析 STR 位点的侧翼序列（flanking region），寻找其中的特异保守区，设计特异性引物，扩增含 STR 位点的 DNA 靶片段。

（二）微卫星多态性分析的技术路线

建立 DNA 文库，筛选鉴定微卫星 DNA 克隆，然后测定这些克隆的侧翼序列，设计特异性引物扩增 STR 序列，通过比较谱带的相对迁移距离，便可推知不同个体在某个 STR 位点上的多态性。

STR 多态性检测最常用的方法是 PCR 扩增、电泳分离、银染或激光荧光分析等位基因片段大小、分型或利用 DNA 测序仪直接进行序列分析。STR 多态性检测的 PCR 扩增、电泳分离、银染法的图谱见图 36-3。然而时至今日，STR 的检测已发展到可大批量（如 864 孔板反应）、微体积（反应总体积可低至 5~10μl）、超微量（可检测 pg 级的 DNA）、自动化分析。根据各个 STR 位点 PCR 扩增常具备相近的条件，通过一定的调整（如引物浓度、热循环温度），可将多个不同位点的扩增在同一反应管中进行，即 STR 复合扩增技术（multiplex PCR）。近来出现的 STR 基因扫描技术以荧光分析为基础，复合扩增分析 STR 基因座，不同基因座同步电泳，设分子大小内标，电泳分离后多色测序和自动分型一次完成，见图 36-4。

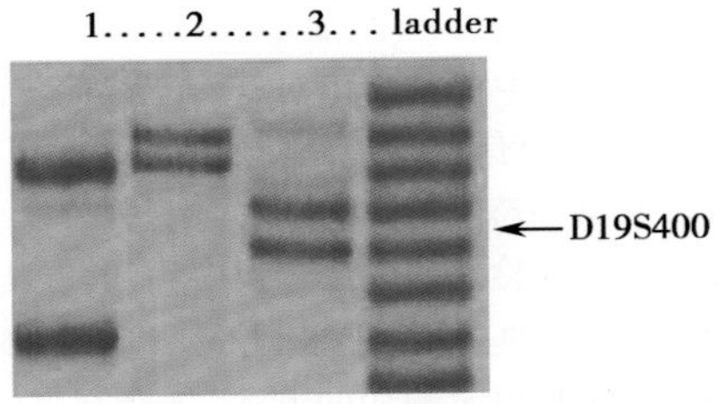

图 36-3　PCR 扩增结合聚丙烯酰胺凝胶电泳银染技术分析微卫星位点 D19S400 图谱

1，2，3 为三个不同个体 D19S400 位点 PCR 扩增结合聚丙烯酰胺凝胶电泳银染技术分型的结果；ladder 为核酸分子量标记

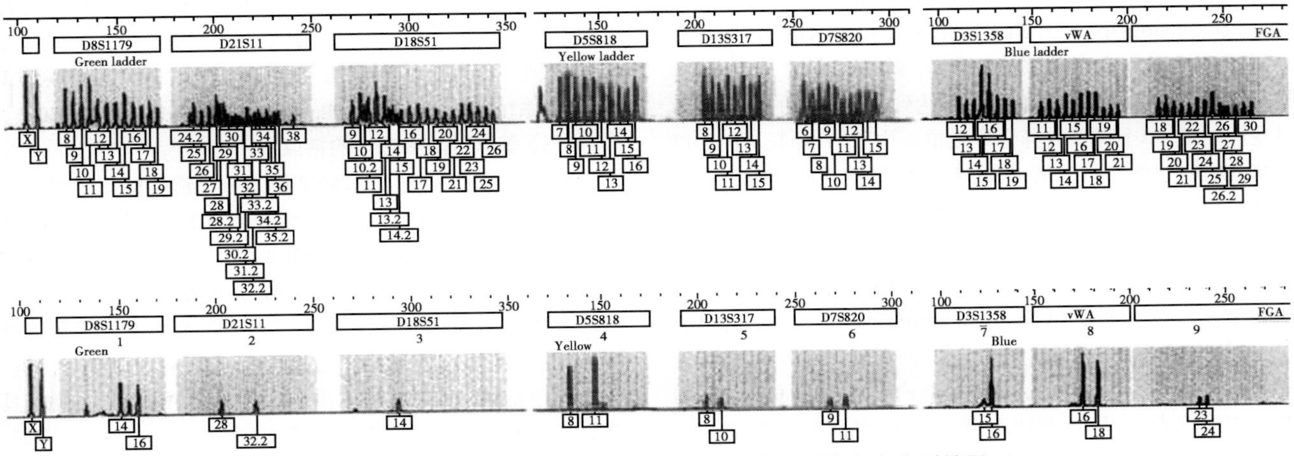

图 36-4　9 个 STR 基因座荧光标记引物扩增毛细管电泳分型结果

同时采用扩增 9 个 STR 位点和 1 个性别位点的 10 对荧光标记引物对一个个体进行基因分型并毛细管电泳的结果

（三）微卫星多态性的特点

与第一代遗传标记系统 RFLP 相比，微卫星 DNA 多态性具备以下特点：①微卫星 DNA 数量多且均匀分布在基因组中，据估计，在基因组中平均 30~50kb 就存在一个微卫星位点；②微卫星 DNA 具有丰富的多态性；③微卫星检测可同时进行多基因座的复合扩增，简便、省时，适合于进行自动化分析。因此，即使已有 SNP 出现，STR 技术仍有广阔的应用前景，目前其发展方向是实现 STR 分析检测的自动化、标准化，减少或消除人为因素所造成的错判、误判，各实验室采用相同的遗传标记系统和相同的标准化技术，并将分析结果以数码形式保存，建立相应的数据库，实现跨地区甚至跨国同类资料的资源共享。

三、单核苷酸多态性

单核苷酸多态性（single nucleotide polymorphism，SNP）主要是指在基因组水平上由单个核苷酸的变异所引起的 DNA 序列多态性，是第三代基因多态性标记，它是人类可遗传的变异中最常见的一种，占所有已知多态性的 90% 以上。

（一）单核苷酸多态性的原理

SNP 是指在染色体基因组水平上单个核苷酸的变异引起的 DNA 序列多态性，它包括单碱基的转换（transition）、颠换（transversion）、插入及缺失等形式。SNP 在基因组内可以划分为两种形式：①大量遍布于基因组，未引起编码蛋白的量和功能变化的单碱基变异；②基因编码区的功能性突变，由于分布在基因编码区（coding region），故又称其为 cSNP。cSNP 经常引起编码蛋白的氨基酸的变异，有时会影响蛋白的功能特性。

SNP 在单个基因或整个基因组的分布是不均匀的，SNP 在非转录序列发生的频率要多于转录序列，而且在转录区非同义突变（有氨基酸序列的改变）的频率比其他方式突变的频率低得多。

理论上讲，SNP 既可能是二等位多态性，也可能是三个或四个等位多态性，但实际上，后两者非常少见，通常所说的 SNP 都是二等位多态性。这种变异可能是转换（C/T，在其互补链上则为 G/A），也可能是颠换（C/A、G/T、C/G、A/T）。转换的发生率总是明显高于其他几种变异，具有转换型变异的SNP约占2/3，其他几种变异的发生频率相似。转换的频率之所以高，可能是因为CG二核苷酸上的胞嘧啶残基是人类基因组中最易发生突变的位点，其中大多数是甲基化的，可自发地脱去氨基而形成胸腺嘧啶。在人类发展史中，先形成的SNP在人群中常有更高的频率，后形成的SNP发生的频率较低。各地各民族人群中特定SNP并非一定都存在，其所占比率也不尽相同，但大约有85%应是共通的。

（二）单核苷酸多态性检测的技术路线

单核苷酸多态性检测的方法有很多种，但依其基本原理的不同，可以分为4种类型：①根据DNA构象的不同衍生的技术；②基于PCR以及酶切的方法；③杂交方法；④直接测序。

根据DNA构象不同的方法包括温度梯度凝胶电泳（temperature gradient gel electrophoresis，TGGE）、变性梯度凝胶电泳（denaturing gradient gel electrophoresis，DGGE）、单链构象多态性（single strand conformation polymorphism，SSCP），以及变性高效液相色谱技术（denaturing high performance liquid chromatography，DHPLC）。TGGE和DGGE分别通过设置温度梯度和变性剂浓度梯度，单碱基突变的DNA因解链行为不同导致迁移率不同，从而达到分离的目的；SSCP通过变性处理，单个碱基变异会导致单链构象的不同，从而加以分离；DHPLC则是将双链DNA变性后复性，有的DNA存在同源双螺旋和异源双螺旋两种，在最佳分离条件下，形成4个吸收峰，可以检测出杂合子和不同的纯合子。

基于PCR以及酶切的方法最常用的是PCR-RFLP和随机扩增多态性DNA（random amplification polymorphism DNA，RAPD）。PCR-RFLP通过专一识别性限制性内切酶处理PCR产物，电泳后检测，如果SNP产生或消除了某个限制性内切酶位点，会导致酶切图谱的变化，估计有半数的SNP并不导致酶切位点的改变，在PCR中引入错配引物可克服这一不足。该方法适宜于小量样品的检测，见图36-5。RAPD利用随机引物（约10bp）对基因组进行扩增，寻找特征性条带和分型。

此外，等位基因特异性聚合酶链反应（allele specific amplification mutation assay，ARMS）针对已知突变位点设计2对引物，分别对应正常和突变情况，根据有无PCR产物判断突变情况。

杂交的方法包括等位基因特异性寡核苷酸（allele-specific oligonucleotide，ASO）片段分析、基因芯片（gene chip）技术等。ASO片段分析根据突变基因座，设计包含该SNP的15~20bp的寡核苷酸片段，与样品DNA杂交，只能检测已知SNP。基因芯片或DNA芯片技术根据ASO片段分析原理改进，固定大量的标记探针，与样品DNA杂交，根据杂交信号强弱来检测SNP，可以同时检测大量DNA分子，从而解决了传统核酸印迹杂交技术操作复杂、自动化程度低、检测目的分子数量少、效率低的问题。

测序（sequencing）是检测SNP的最直接的方法，通过对不同个体同一基因或基因片段进行测序和序列比较，以确定所研究的碱基是否变异。测序的方法可以检测出未知的SNP，但费用昂贵。除了传统的Sanger测序，随着二代测序的普及，基于二代测序平台的全外显子测序、全基因组测序为挖掘SNP与疾病之间的相关性提供了更广阔的思路。

其他基于PCR的方法也可以用于SNP的检测，如Taqman系统和分子信标（molecular beacons）等。

（三）单核苷酸多态性的特点

在遗传学相关分析中，SNP作为一类遗传标记得以广泛应用，主要源于以下几个特性：①位点丰富，分布广泛：据估计，基因组中大约平均每1 000bp就会出现1个SNP，这样它们在整个基因组30亿个碱基中的分布就会达到300万个。1998年5月的*Science*杂志发表了第一张人类SNP遗传连锁图谱，也可称为人类第三代遗传图谱，包括了2 227个位点。②遗传稳定性：与微卫星等重复序列多态标记相比，SNP具有更高的遗传稳定性。③易实现自动化、快速、规模化筛查：组成DNA的碱基虽然有4种，但SNP常常作为一种二态性的标记，由于SNP的二态性，非此即彼，在基因组筛选中SNP往往只需+/–的分析，而不用分析片段长度，这就有利于发展自动化技术检测SNP。而且在SNP分型检测技术上，过去的方法一般是建立于凝胶电泳基础上对多个个体进行分析的方

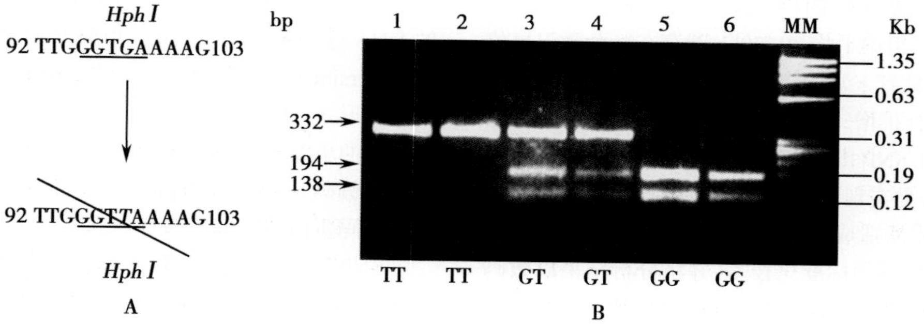

图36-5 E-选择素基因SNP分析原理与电泳分型图谱

A. E-选择素基因序列由G突变成T后，*HphI*酶切位点消失，等位基因扩增产物无法被*HphI*酶切消化。B. TT基因型纯合子*HphI*酶切位点消失，PCR产物酶切电泳后仍然为一条电泳带；GG基因型纯合子在两条等位基因上均存在*HphI*酶切位点，被完全切开形成两条电泳带；而GT基因型杂合子个体，一条等位基因的产物被切为小的两个片段，另一个等位基因的产物没有酶切位点，没有被切开，最终出现三条电泳带

法，如测序、DGGE、SSCP 等，速度相对较慢，且价格昂贵。随着微测序、DNA 芯片、毛细管电泳等现代高新技术的出现，SNP 检测的自动化程度不断提高，速度加快的同时降低了成本，提高了检出率。

第二节　基因多态性的法医学应用

人体单个细胞的整套遗传物质被称为基因组，基因组根据所处的细胞结构区域的不同可以分为核 DNA 和线粒体 DNA 两大类。核 DNA 是决定生物体遗传学特性的主要遗传物质，然而线粒体 DNA 也因为其在遗传学上的特殊性近来受到普遍关注，并在法医实践中发挥巨大的作用。

一、核 DNA 多态性

(一) 核 DNA 的 STR 多态性在法医学上的应用

以往用于亲权鉴定的遗传标记通常是血型检验，即血液中各种成分的遗传多态性标记检验，主要包括人类白细胞抗原（HLA）分型、红细胞表面抗原分型、红细胞酶型及血清型等蛋白表型标志物检验，以及人类 ABO 血型基因、HLA 抗原基因的限制性片段长度多态性分析。现今在法医学领域，应用 STR 进行个体识别和亲子鉴定已逐渐取代了上述方法。

1. 常染色体 STR 在法医学上的应用　STR 分型具有很高的灵敏度和重复性，分型结果稳定可靠。在亲权关系的鉴定中，非父排除概率（power of exclusion，PE）是衡量遗传分析系统效能的评估指标，对于不是孩子生父的个体，系统具有排除的能力。联合多个 STR 基因座具有更高的非父排除率和个人识别率。21 个常用常染色体 STR 基因座（D3S1358，D13S317，D7S820，D16S539，PentaE，D2S441，TPOX，TH01，D2S1338，CSF1PO，PentaD，D10S1248，D19S433，vWA，D21S11，D18S51，D6S1043，D8S1179，D5S818，D12S391，FGA）的累积非父排除率>0.999 9，在亲子鉴定中已达到很高的水平，但仅需要少量模板 DNA。多个 STR 基因座的不同组合，可满足各种需要。基于以上优点，近几年做亲子鉴定多使用 STR 技术。

图 36-6 是采用核 DNA 常染色体上其中 21 个 STR 基因座进行亲子关系鉴定的图谱。36-6 A 图是 21 个 STR 基因座中 D19S433、vWA、D21S11、D18S51、D6S1043 的检测结果，第一行是拟父的电泳图谱，在 D19S433、vWA、D21S11、D18S51、D6S1043 上的基因型如下：14/14、16/17、29/30、12/22、12/15；第二行是孩子的基因型，依次如下：13/14、16/19、29/31.2、12/13、15/17；第三行是生母的基因型，依次如下：13/14.2、16/19、28/31.2、13/13、12/17。36-6 B 图是 21 个 STR 基因座中 D3S1358、D13S317、D7S820、D16S539、PentaE、D2S441 的检测结果，第一行是拟父的电泳图谱，在 D3S1358、D13S317、D7S820、D16S539、PentaE、D2S441 上的基因型如下：16/16、9/11、8/13、11/12、11/11、11/11；第二行是孩子的基因型，依次如下：16/16、8/11、8/9、11/12、11/11、9.1/11；第三行是生母的基因型，依次如下：16/16、8/8、9/11、11/11、11/13、9.1/10。36-6 C 图是 21 个 STR 基因座中 TPOX、TH01、D2S1338、CSF1PO、PentaD、D10S1248 的检测结果，第一行是拟父的电泳图谱，在 TPOX、TH01、D2S1338、CSF1PO、PentaD、D10S1248 上的基因型如下：11/12、7/9、19/23、19/23、12/12、10/12、13/15；第二行是孩子的基因型，依次如下：8/11、7/9、19/23、12/12、12/12、13/13；第三行是生母的基因型，依次如下：8/9、7/9、23/23、12/12、10/12、13/13。36-6D 图是 21 个 STR 基因座中 D8S1179、D5S818、D12S391、FGA 的检测结果，第一行是拟父的电泳图谱，在 D8S1179、D5S818、D12S391、FGA 上的基因型如下：10/13、10/10、19/19、22/23；第二行是孩子的基因型，依次如下：11/13、10/11、19/21、22/23；第三行是生母的基因型，依次如下：11/13、11/12、20/21、21/23。

亲权指数（paternity index，PI）是判定遗传证据强度的指标，是两个条件概率的似然比率。PI=X/Y（X= 假设被检测个体是孩子生物学父亲或母亲的概率；Y= 假设一个随机个体是孩子生物学父亲或母亲的概率）。如图 36-6 所示，在基因座 D8S1179 上，拟父的基因型是 12/15，孩子是 13/15，生母是 13/13，根据孟德尔遗传定律，孩子的两个等位基因型 13 和 15，必然来自父母双方，根据生母的基因型 13/13，可判定出等位基因 15 是必需的生父等位基因。假设父亲为孩子提供生父等位基因 15 的概率为 1/2，即 X=1/2；而随机男人提供生父等位基因 15 的概率为等位基因 15 在人群中的分布频率，即 Y=P15，因此，该例 D8S1179 的 PI 值为 1/（2P15）。并以此类推，拟父在其他 20 个 STR 基因座上也能够为孩子提供必需的生父等位基因，在所有被检测位点上，每一个位点可以计算出一个 PI 值，多个位点累积 PI 值（CPI）等于各个位点 PI 的乘积。经计算，CPI ≥ 100 00，则支持拟父为孩子的生物学父亲。

如果出现不符合遗传规律（矛盾基因座）的情况，即假设父亲无法提供孩子必需的生父等位基因时，且 CPI<0.000 1 时，需要考虑排除亲子关系的可能性。

如果实验室储备的常染色体 STR 基因座数目不能满足要求，可以根据亲权鉴定案件的类型加做 Y-STR 单体型检测，或 X-STR 检测，或 mtDNA 非编码测序，或采用 RFLP 技术，或选用多项技术帮助确定是否存在亲生关系。

2. Y 染色体 STR 在法医学上的应用　一般在法医学上应用的 STR 都位于常染色体，这对于个体识别和亲子鉴定都已经足够了。但在某些特殊情况下，会显出这些常染色体上的 STR 的局限性。Y 染色体特异的 STR（Y chromosome STR，Y-STR）

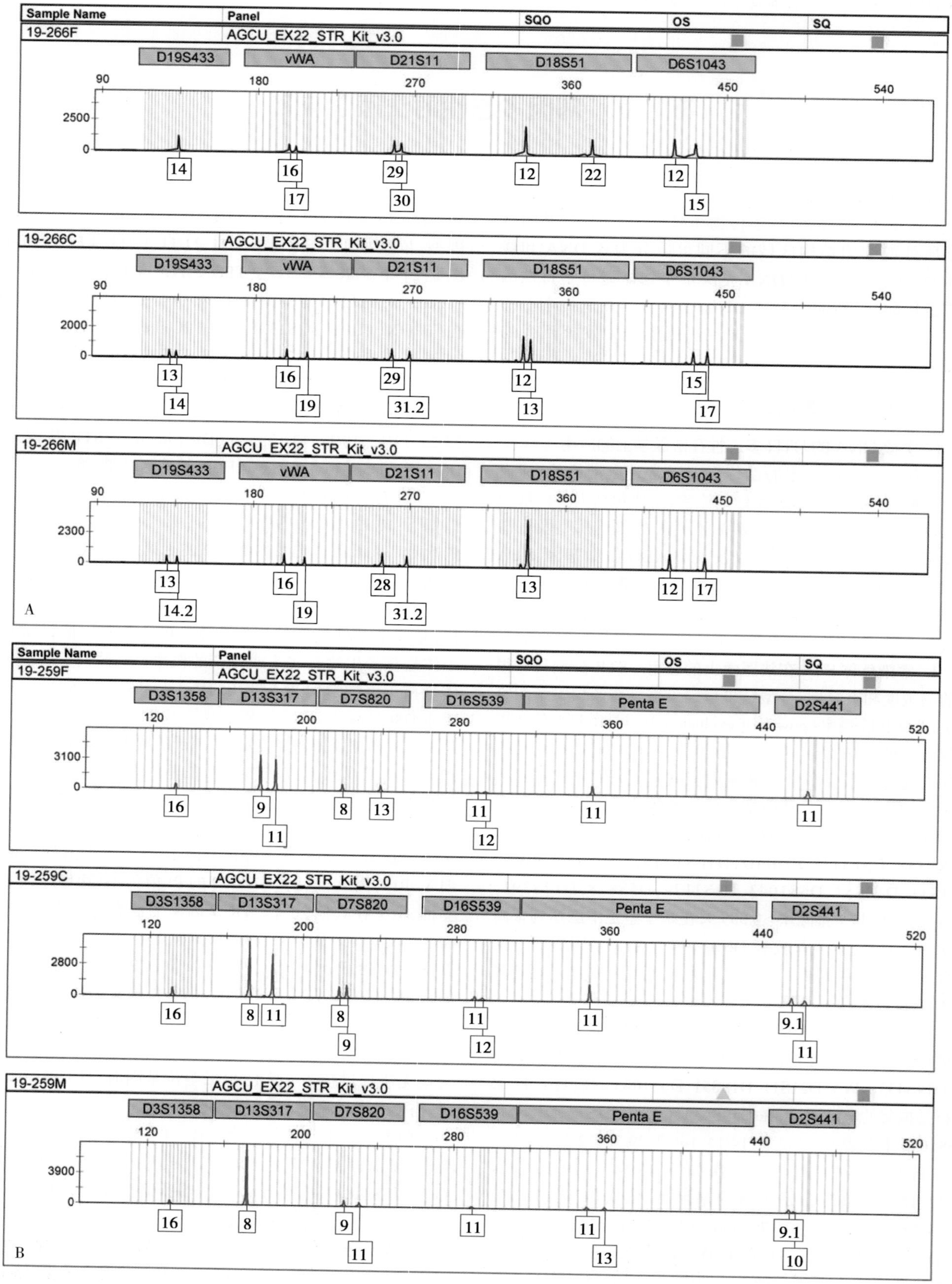
Sample Name
Panel
SQO
OS
SQ
19-266F
AGCU_EX22_STR_Kit_v3.0
D19S433
vWA
D21S11
D18S51
D6S1043
90
180
270
360
450
540
2500
0
14
16
17
29
30
12
22
12
15
19-266C
AGCU_EX22_STR_Kit_v3.0
2000
13
14
16
19
29
31.2
12
13
15
17
19-266M
AGCU_EX22_STR_Kit_v3.0
2300
13
14.2
16
19
28
31.2
13
12
17
A
Sample Name
Panel
SQO
OS
SQ
19-259F
AGCU_EX22_STR_Kit_v3.0
D3S1358
D13S317
D7S820
D16S539
Penta E
D2S441
120
200
280
360
440
520
3100
16
9
11
8
13
11
12
11
11
19-259C
AGCU_EX22_STR_Kit_v3.0
2800
16
8
11
8
9
11
12
11
9.1
11
19-259M
AGCU_EX22_STR_Kit_v3.0
3900
16
8
9
11
11
11
13
9.1
10
B

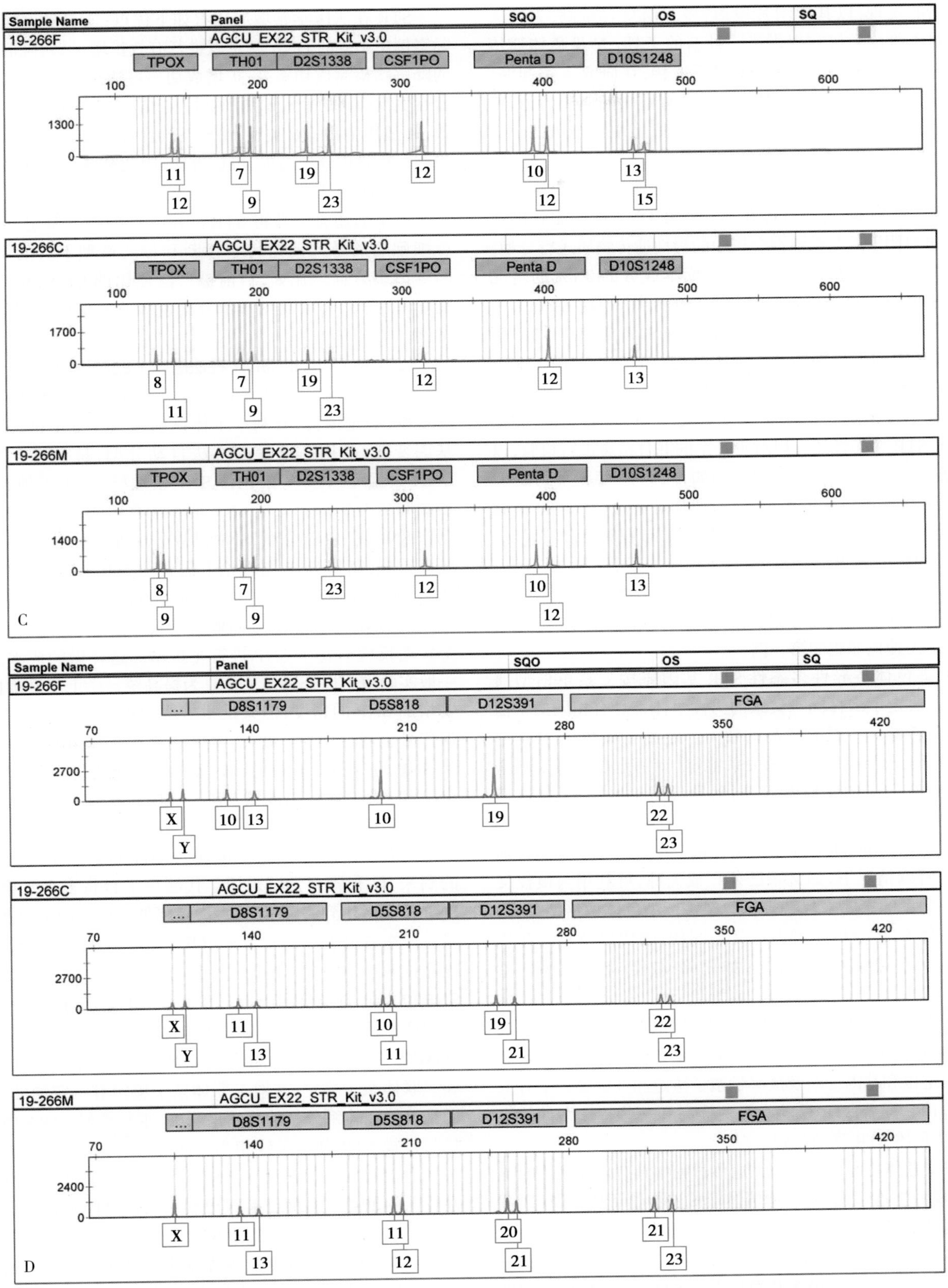

图 36-6　父、母、子女三人 21 个 STR 基因座荧光毛细管电泳基因分型结果

A、B、C、D 分别是 D19S433、vWA、D21S11、D18S51、D6S1043 位点，D3S1358、D13S317、D7S820、D16S539、PentaE、D2S441 位点，TPOX、TH01、D2S1338、CSF1PO、PentaD、D10S1248 位点和 D8S1179、D5S818、D12S391、FGA 位点的荧光标记引物扩增，毛细管电泳基因分型结果。第一行、第二行和第三行分别是父亲、子女和母亲的分型结果，由图可见父母和子女间的遗传特征（STR 基因多态性）的传递符合孟德尔遗传规律，支持子女和拟父母的亲生关系

基因座的发现，以其扩增片段短、多态信息含量高，为法医学及群体遗传学研究提供了一种新的工具。Y染色体遗传标记为男性所独有，呈单倍型父系遗传，在研究人类起源、进化、迁移及部族关系等方面同样具有重大的应用价值，特别适用于一些特殊的亲子鉴定及从强奸案中混合斑的个人认定。

Y染色体特异STR多态性标记在法医学个人识别中不仅可用于性别鉴定，而且可在不受女性DNA成分干扰的情况下，可对阴道液与精液混合斑中的男性遗传物质进行分型，有报道，在男性DNA仅仅占混合标本成分的0.1%的情况下，Y-STR分型也可以不受女性成分的干扰。有些强奸案中的混合斑检测不出精子，也可以利用Y-STR分型技术，对混合斑精液中的上皮细胞及白细胞等进行分型。利用Y-STR基因座在无法获得在逃嫌疑人检材的情况下，只要有其父亲、兄弟、儿子或亲侄子等的标本，就可实现与现场检材的比对。利用Y-STR多态性还可以对轮奸案的混合精斑进行检验，以推测犯罪嫌疑人的最少人数。例如，从1996年8月到2000年，在波兰西北部发生了14起系列强奸案，仅在2000年就有8起，并有一名22岁的女孩被杀。对从现场得到的精液进行Y染色体的STR多态性分析，发现应是一个人所为。随后采用9个Y染色体STR遗传标记对421个嫌疑犯进行DNA检测，认定其中一人为罪犯。该案例成为波兰乃至东欧成功利用DNA搜捕罪犯的第一例。

Y染色体特异性多态性STR基因座按父系单倍型遗传，由此决定了来自同一父系的男性个体都具有相同的单倍型，在父权鉴定中具有较高的效力。通过Y染色体STR单倍型分析，进行特殊的亲缘关系鉴定，特别是在当事人不全中，如只有父亲的父权鉴定、同父异母兄弟鉴定、无父母情况下的亲缘关系鉴定等。检测结果中三个位点不同可以排除亲缘关系，相同却不排除亲缘关系。在一些父亲不能参加鉴定的特殊情况下，如父亲已死亡或失踪，可利用与被控父亲同一父系的亲属来代替被控父亲进行染色体单倍型分析。Y染色体STR分析还可进行父系同代、隔代以及相隔几代以上的父系亲缘关系的鉴定，如兄弟、叔侄、爷孙关系的鉴定等。

3. X染色体STR在法医学上的应用 位于X染色体上的STR由于其独特的遗传方式，在X染色体连锁遗传性疾病的基因定位和基因诊断及法医学亲子鉴定和性别鉴定中有重要的价值。随着STR检验水平的提高和一些特殊案件的增加，X染色体STR逐渐受到重视。

X染色体特异遗传标记在遗传过程中具有伴性遗传的特征，表现为性连锁遗传，以单倍体形式遗传给子代，即母亲可以将两条X染色体上的等位基因随机遗传给子女；而父亲X染色体上的等位基因则只能遗传给女儿。因此，单亲父女关系的亲权鉴定可以采用X染色体上的STR多态性标志，如果女儿X染色体STR基因座的等位基因型与被拟定的父亲不同，可以直接排除父女关系，如果相同，则不能排除其父女关系。对于缺乏双亲和同父异母的姐妹亲缘关系认定，也可以检测X染色体的STR基因座，若两人间没有相同的等位基因，就可以否定两人是同父所生的假设。

STR在法医学领域应用有如下优点：①灵敏度极高，实际案例中1ng的DNA就足以进行有效扩增；②对陈旧、腐败的降解物检测成功率高，扩增成功率可达95%以上；③对混合性生物检材的个人识别和被控父亲缺乏的亲权鉴定非常有效；④适用生物检材类型十分广泛，且对古代DNA也可进行检测；⑤STR分型简单，可标准化，因此被各国相继采用，建立“罪犯DNA数据库”。

近年来还有学者将STR应用于产前亲子鉴定、视网膜母细胞瘤的植入前遗传学诊断和母儿血型不合的产前诊断等诸多方面。比如，目前被广泛使用的QF-PCR产前试剂盒，就是STR成功用于部分染色体非整倍体检测的典型案例。

（二）核DNA的SNP在法医学上的应用前景

核DNA的SNP用于法医学主要有三方面优势：①低突变率，稳定遗传，有利于个体识别和亲权鉴定；②双等位基因变化，可用高通量的方法自动分型，易于建立“罪犯DNA数据库”；③Y染色体SNP较敏感，可用于种族起源预测和男性鉴定。虽然SNP是非常有用的分子标记，但在制作SNP图、SNP分型、SNP结果分析等方面还存在一些问题。首先，制作SNP图理论上需要约500个有代表性的个体，才能开发一套密度至少在100 000的SNP。即使在多重PCR和SNP芯片发展方面取得了很大进展，仍需要大量单个扩增反应对每个SNP进行靶扩增。这样做的成本太高，一般实验室难以开展该工作。为提高统计学上的准确性，需要增加SNP的密度，但大批量扩增和检测反应所产生的错误信号也随之增加。此外，SNP还存在专利问题。因此，如果SNP的开发得不到足够的重视和经费支持，那么大量的SNP和cSNP就可以被私人研究机构开发与占有，这对SNP的应用是很不利的。

随着下一代测序时代（next generation sequencing，NGS）的到来，已有研究尝试采用二代测序平台将多个常染色体SNP位点运用到法医学，这大大地降低了检测的费用及工作量。广东省公安厅的学者采用基于Ion PGM™平台的二代测序技术对100个广东无关个体分别进行了90个常染色体SNP位点的同步检测和遗传学分析，并将其与传统的STR基因座检测体系进行法医学效能比较。结果发现，基于Ion PGM™平台的SNP检测体系可独立应用于法医个体识别和三联体亲子鉴定，并对二联体亲子鉴定有一定辅助价值，而且该检测体系分型检测结果明确、重复性好，DNA模板用量与常规STR分型大致相当。此外，该研究还发现二代测序平台能够同时检测多个SNP位点，弥补了单个位点多态性较低的缺点。目前已有报道利用二代测序平台组合检测多种类型的遗传标记，例如STR基因座、个体识别SNP位点、表型相关SNP位点及祖先推定SNP位点等，达到多角度分析的目的，预期能大大提高检测效率，并能在微量降解检材个体识别中发挥优势。二代测序平台高通量检测SNP可应用于无创产前亲子鉴定，从孕妇外周血中提取胎儿游离核酸，同时检测数千个SNP，寻找出生父必需的SNP等位基因，通过与拟父对应的SNP基因型进行比对，进行亲缘关系的鉴定。

二、线粒体 DNA 异质性

线粒体 DNA 的序列分析是 SNP 标记在法医学应用的典型实例。

(一) 线粒体 DNA 的特性

线粒体 DNA 是动物细胞质中线粒体内的遗传物质。

1. **线粒体 DNA(mtDNA)** 是环状的双螺旋结构，有 16 596bp 长，外链称为重链，内链称为轻链，均有编码功能，没有内含子，还有两处交叉编码。有两个区域为多态性高发区，多态性主要表现形式是 SNP。

2. **有些密码子与通用的密码子不同** 如 UGA 在核 DNA 中编码的是终止编码，而在 mtDNA 中则是色氨酸。AUA 在核 DNA 中编码的是异亮氨酸，而在 mtDNA 中编码的是甲硫氨酸。

3. 线粒体中的 DNA 复制也是半保留复制。但是复制方式较特殊，称 D 环(D loop)复制。其特点是两条链的复制不同步，先复制重链，再复制轻链。

4. **存在遗传异质性** 一个细胞中线粒体很多，每个线粒体又含有 2~10 个 DNA 拷贝。当许多个 mtDNA 都一致时，称同质性；当 mtDNA 发生突变时就会导致细胞内同时存在野生型和突变型两种不同类型的 mtDNA，称异质性。此外，异质性的发生率在不同组织中有差别，这也是线粒体遗传异质性的一个方面。

5. **线粒体 DNA 按母系遗传的方式传递给下一代** 线粒体作为核外基因组 DNA，有着完全不同于核 DNA 的遗传方式，线粒体没有减数分裂，具有单克隆特征，不具备类似核 DNA 的同源基因座关系，不存在同源基因座间的重组与交换，所以线粒体 DNA 的序列变异呈单倍型特征(母系遗传)。由于精子的线粒体都在精子的尾部，而受精时只有精子的头部进入卵细胞，因此受精卵只保留了卵子的线粒体 DNA，在没有突变的情况下，同一母系后代的线粒体 DNA 序列是相同的。

(二) 线粒体的 SNP 在法医学领域的应用

线粒体 DNA(mt DNA)的突变或称为异质性，在法医学鉴定中具有双重价值。当比对的检材中只有一份存在 mt DNA 的异质性时，给法医学鉴定增加了不确定性，但当比对的检材在相同的位置均出现相同的异质性时，其异质性可作为特殊的遗传标记。

2005 年在北京市某地发现尸块，同时在案发现场提取到枕巾上附着的毛发，毛发已无毛球，失去进行核 DNA 的 STR 多态性的检验条件。因此进行毛发线粒体高变区(HV) Ⅰ nt16030-16481 和高变区(HV) Ⅱ nt15-484 扩增测序，并与尸块血痕进行比对。结果发现毛发、尸块、血痕均在 nt303-309 处存在 7c/8C 的长度异质性，在 nt290-291 存在两个 A 碱基的缺失。

线粒体 DNA 分析技术是法医学物证鉴定的重要组成部分。在无法得到核 DNA 进行 STR 分型时，线粒体 DNA 的 SNP 分析能起到重要作用。尼古拉二世的身份鉴定就是通过与其兄弟的线粒体 DNA 进行比对，发现两人的线粒体 DNA 存在相同的异质性而得以确认。

线粒体 DNA 特有的母系遗传方式使其在缺少父亲参与的单亲亲子鉴定中具有重要的应用价值。也可以通过母系亲属的线粒体 DNA 分型比较进行尸源认定等。但与母亲为同一母系亲属的所有个体均与母亲有相同的线粒体 DNA 异质性，所以检验结果相同不能得出肯定结论。

(三) 线粒体 DNA 检测在法医学应用上的优缺点

线粒体 DNA 有别于核 DNA 的特点是含量高，每个细胞平均含有 10~1 000 个线粒体。多数线粒体内含有多拷贝的线粒体 DNA。所以线粒体 DNA 序列测定用于法医学物证鉴定的敏感度高。

线粒体 DNA 检测对于陈旧、降解和微量的检材，如骨骼和牙齿，以及对于不含有核 DNA 的检材，如毛干、指(趾)甲等的 DNA 分析有极大的优势。但是线粒体 DNA 能够提供的信息量十分有限，鉴别能力较低，不足以作为认定同一性的证据而主要用于排除同一性。

最关键的是，人类 mtDNA 异质性现象比较普遍。人体不同组织中异质性的发生率有差别，如在骨骼肌、脑中异质性的发生率较高，心肌、血液、骨中异质性的发生率较低。另外，异质性的发生率在 mtDNA 不同的结构区域也有差别，如 HV Ⅱ区异质性的发生率高于 HV Ⅰ区，而且随着年龄的增长，异质性的发生频率增高。

在 mtDNA 检测过程中，造成假性异质体出现的主要原因为样本的污染和 / 或核假基因的扩增。

线粒体 DNA 存在异质性，对个人识别和亲子鉴定的影响应根据案件的具体情况作出分析。如果检材和嫌疑人检测结果不一致，则倾向于排除同一性。异质性在肯定同一性时不起决定性作用。如果同一异质性在检材和嫌疑人线粒体 DNA 序列中都能见到，而且其他碱基序列一致，则倾向于认定同一性。但如果检材和嫌疑人线粒体 DNA 序列存在差异的位点为异质性发生的热点，那么则需要额外的证据去排除或认定其同一性。

回顾基因诊断技术在法医学中应用的历史，第一代的基因组限制性片段长度多态性是最早用于法医学实践的基因诊断技术。限制性片段长度多态性具有一定的个体特异性，每个人的限制性片段长度多态性图谱都不一样，而图谱中的每个条带都是按照孟德尔遗传规律遗传的，能够起到个体识别和亲权鉴定的作用。然而第一代的 DNA 标记存在很大的特异性的不足；后来研究者发现的微卫星多态性，它们的重复单元和重复次数具有高度的个体差异，对亲子鉴定和个体的识别更有价值，成为目前法医学鉴定中的主要技术支撑。对常染色体、性染色体，甚至线粒体 DNA 的 STR 多态性的检测，解决了法医学实践中的许多棘手问题。线粒体 DNA 的 SNP 检测作为核 DNA 的 STR 多态性检测的重要补充，如果能够解决诸如异质性等不利因素所带来的一些问题，在法医学中的应用价值将非常巨大。此外，核 SNP 多态性的发展前景也非常乐观，在不久的将来，它有可能因为其稳定性、广泛性，在法医实践中发挥越来越大的作用。

第三节 表观遗传标记的法医学应用

表观遗传学是指不改变DNA序列、可遗传的基因表达改变。目前，DNA甲基化、X染色体剂量补偿、组蛋白修饰、基因组印记、表观基因组学和人类表观基因组计划等都是表观遗传学的研究内容。从法医学角度，个体识别和亲子鉴定主要依靠STR基因座计算相应的概率来推断结论，但在某些特殊情况下，如同卵双生子的区分、妊娠期胎儿父权的认定、微量组织来源的鉴定等，STR和SNP多态性并不能提供有效信息，此时表观遗传学有望提供更为丰富的信息。

一、DNA甲基化

DNA甲基化是一种重要的表观遗传标记，主要发生在人类基因组富含CG位点的CpG岛上，其半保留复制使得已分化的体细胞可以稳定地将甲基化模式传递给子代细胞，甲基化标记还可以在两代之间传递，这为法医亲子鉴定提供了一个稳定的检测指标。

在单亲鉴定中，如母婴为相同基因型的杂合子或子代为杂合子，亲代的必需等位基因可能无法确定，此时可以利用亲源特异的DNA甲基化标记来判断等位基因的来源，确定亲代的必需基因。如在甲基化标记的母系基因座中，如果小孩的等位基因是甲基化，这个等位基因来自其母，而未被甲基化的等位基因则来自其父。在性犯罪案件中，如需要鉴定胎儿DNA时，一般需要穿刺羊水，这将受到时间的限制，在同一个基因座，母体血液中的胎儿DNA与母亲DNA具有不同的甲基化形式，利用此差异建立用甲基化标记检测母血中胎儿DNA基因的方法，该方法不受胎儿性别的影响，简单易行。

基因组印记（genomic imprinting）是指来自双亲的某些等位基因或所在染色体发生了表观遗传修饰，使其在子代表达时只有亲本一方的基因有转录活性，而另一方同一基因则处于沉默状态。已有研究发现，采用印记基因上的甲基化差异区域可为二联体亲权鉴定中确定亲本来源的等位基因提供有力证据，通过对SNRPN、H19等印记基因中SNP或VNTR亲本印记等位基因在二联体亲权鉴定中及一些特殊案例中的探索性应用，显示了DNA甲基化在法医学应用中的实用价值。

同卵双生子的个体识别是法医学面临的一个难题，新近研究发现，DNA甲基化的差异可能是导致遗传物质一致的同卵双生子出现表型差异的重要原因之一。因此，在同卵双生子间，个别DNA甲基化位点间甲基化程度的差异甚至超过了无关个体的差异，这就为开展同卵双生子的个体识别提供了新的思路。

二、X染色体失活

雌性哺乳动物的2条X染色体有1条是失活的，称为X染色体的剂量补偿（dosage compensation）。X染色体失活状态需要表观遗传修饰来维持，可以通过有丝分裂或减数分裂遗传给后代。对比女性同卵双生子X染色体失活形式，发现近两成X染色体甲基化形式不一样，这也提示可以从X染色体甲基化形式上区别女性同卵双生子。

第四节 基因诊断在法医学领域中的其他应用

基因诊断在法医学物证鉴定的一些特殊的领域也发挥着越来越大的作用。以下依次加以简单介绍。

一、种属鉴定

种属鉴定是法医物证鉴定中一项重要的研究内容，鉴别人源和动物源的生物检材，对于判断生物检材的物证价值、满足特殊的案件检验要求具有重要的作用。

二、年龄推断

年龄鉴定是法医学检验的另一项重要内容。通过生物检材准确估计个体年龄可以为案件的侦破提供重要线索。目前可以从两个方面估计个体的年龄：①线粒体DNA的缺失；②端粒DNA的长度和量。

线粒体DNA在4 977bp位点的缺失与个体的年龄有着密切的关系，缺失水平与年龄呈正相关，4 977bp的缺失可以作为推断年龄的有效标记。在0~20岁个体中，检测不到4 977bp的缺失，在20~30岁个体中，检测最低限大约为1 000ng，而在70岁以上人群中，只要1ng总DNA就可以检测到4 977bp的缺失。端粒DNA长度及总量与个体的年龄呈明显负相关，这种关系有可能用于借助生物学检材的DNA分析推断年龄的研究。

三、死亡时间估计

研究表明，细胞内DNA在个体死后即开始自溶性降解，3天内受环境温度和死亡方式的影响较小。有学者应用流式细胞仪分析组织中含降解DNA细胞数与含完整DNA细胞数的比例，显示这一比例随死亡时间延长而增加，因此研究组织DNA含量变化规律可以推断死亡时间。

四、昆虫DNA分析

昆虫可以帮助法医学家推断死亡时间和案发现场等。此外，采用从昆虫嗉囊分泌物中提取的人DNA，明确昆虫与有关人或尸体的关系，有助于找到犯罪分子。

五、植物和微生物DNA分析

犯罪分子在作案过程中必然会无意间使自己身上、衣物、鞋袜、作案工具或交通工具携带有犯罪现场的周围环境中的物体，如泥土、植物的叶片、花瓣、种子、花粉及果实或果汁等，或者尸体身上沾有这些物质。对这些物质进行分析，判定犯罪嫌疑人是否去过案发现场，或者确定第一犯罪现场的位置，常常对一些案件的侦破具有重要作用。通过分析土壤中微生物的核糖体基因（rDNA）确定土壤是否一致。其原理是土壤中含有大量微生物，包括真菌和细菌等，不同地方的土壤中所含的微生物种类不同，即使同一地方不同地表的土壤，其所含微生物也不同，用DNA技术分析土壤中微生物的rDNA图谱，进行比较，观察DNA谱带是否一致，以确认两种土壤是否有一定的关系。

1992年5月3日在亚利桑那沙漠的一个废弃试验场，发现了一具女尸。找到了一名嫌疑人——卡车司机马克·博根。他承认让死者搭过车，并和她发生过性关系，甚至那晚还和她打过架，但说已有15年没有去过试验场了。搜查博根的卡车时，在卡车底座发现了两个假紫荆树的种子壳，谋杀现场正好有一棵假紫荆树被折断。为了证明该种子壳来自现场被折断的那株植物，调查人员将2个假紫荆树的种子壳和那里的所有假紫荆树豆荚送往亚利桑那大学进行植物DNA检验。结果卡车上发现的种子壳与现场被折断的那棵假紫荆树的DNA图谱一致，而与其他3组41棵假紫荆树不同，为断案提供了有力的间接证据。

随着基因诊断技术在法医学领域的不断应用，建立DNA数据库已经成为法医学物证检验中急切要解决的问题。DNA数据库包含两个基本库：①储存有性或暴力犯罪前科人员的生物检材样本的DNA分析结果构成的数据库，称前科库；②从犯罪现场提取的各类生物检材的DNA分型数据库，称现场DNA数据库。此外，如果建立失踪人员父母生物检材的DNA数据库，可将被拐卖或失踪儿童的DNA检测数据与父母数据库进行比对，寻找认定他们的父母，进行尸源鉴定。DNA数据库具有巨大的发展潜力及广阔的应用前景。英美日等国家已相继建立了“犯罪DNA数据库”。建立DNA数据库已成为法医学物证检验最主要的发展方向之一，应引起足够的重视。

（郑　芳　邱雪平）

第三十七章 治疗药物浓度监测的基本理论和临床应用

治疗药物浓度监测，即治疗药物监测(therapeutic drug monitoring，TDM)，是临床药理学、药动学和临床化学交叉形成的一门应用性学科，亦称临床药动学监测(clinical pharmacokinetic monitoring)。

第一节 概 论

TDM是临床医师从长期的经验性确定药物剂量和判断疗效，向科学理性个体化用药发展的必然结果。药动学则是TDM的理论基础。

一、定义及发展史

TDM是以灵敏可靠的方法，检测患者血液或其他体液中的药物浓度，在药动学理论指导下，制订和调整个体化用药方案，保证药物治疗的有效性和安全性。

任何药物都不是在体内创造新的生理、生化过程，而是通过调整疾病时失衡的生理、生化过程，杀灭病原体等效应发挥作用。显然，靶位药物浓度不足会导致药物治疗无效，而过量将产生新的失衡，产生毒性反应，甚至危及生命。如何制订适宜的个体化药物剂量方案一直是困扰临床医师的难题。虽然曾尝试通过按不同生理发育阶段、体重、体表面积、参考肝肾功能等调整剂量，但由于均无法排除不同个体药物体内过程的巨大差异，仍未解决这一难题。WHO及我国国家卫生健康委员会的统计资料显示，每年因药源性疾病死亡的人数是各种传染病死亡人数的数倍至十倍，且有逐年增高的趋势，其中不少即为剂量不当所致。

20世纪60年代药动学发展成熟，得以用数学模型和公式反映药物在体内随时间的量变规律，并发现绝大多数药物的效应和血药浓度相关，从而形成了以血药浓度为依据，调整剂量的设想。随着灵敏、特异、方便的药物检测技术的发展和应用，对体液中仅微量存在的药物准确定量得以实现；另外，越来越多药物的治疗浓度范围和最小中毒浓度相继确定。从20世纪70年代起，以血药浓度为客观依据，在药动学指导下制订和调整用药方案的优越性日益为广大医师接受和采用，从而促进了TDM的形成和发展。可以说，随着医疗水平的提高和医疗法治化健全，通过TDM制订最适个体化药物剂量方案是药物治疗学发展的必然趋势。

随着人类基因组和后基因组研究计划的深入，陆续发现人类存在一些药物代谢相关的基因多态性及药物作用靶点的基因多态性。存在代谢相关酶基因多态性的药物，不同基因型个体在该药代谢能力上势必存在巨大的个体差异，进而产生药物浓度及效应上的不同；而药物作用靶点的基因多态性则导致不同基因型个体间作用相关靶点表达的质和量的差异，直接产生药物效应的差异。因此，基于上述代谢多态性和作用靶点多态性检测，制订个体化用药方案的研究受到重视，渐趋活跃。有关内容请参见本书“个体化医学中的检验医学”一章。

虽然可根据个体药动学和药效学具体基因型指导选择药物及确定剂量，预测药物疗效。但怎样将药物分子遗传信息转化为准确的药物剂量或血药浓度的量化信息还难以解决，并且多数药物的药动学和药效学并不存在遗传多态性，即便存在遗传多态性的药物，仍受众多体内生理、病理性因素的影响。因此，将来药物个体化的发展，最有可能是联合传统TDM和药物遗传学监测，即TDM广泛地用于较精确的剂量调整，而对存在遗传多态性的药物，则可通过个体基因型前瞻性选择药物、预测疗效和辅助制订剂量。

二、药物的体内过程

进入体内的药物，除血管内直接给药无吸收外，均同时受吸收、分布、生物转化和排泄4个过程的综合影响，体内药物量（浓度）随时间而变化。血液中的药物在该过程中发挥中心枢纽作用，并和药物效应密切相关（图 37-1）。

（一）生物膜对药物的转运

在药物的上述体内过程中，均存在跨生物膜的转运。生物膜由镶嵌有蛋白质的双层流动态类脂质分子构成，其上有直径约 0.6nm 的小孔。按是否耗能，药物跨生物膜的转运方式可分为主动转运和被动转运两类。

1. **主动转运**　耗能并通过生物膜上特异载体的跨膜转运。主要特点是可逆浓度差进行，并在同一载体转运的药物间存在竞争性抑制。在药物转运上，主动转运仅见于极少数本身即为内源性物质或与内源性物质结构极相近的药物。

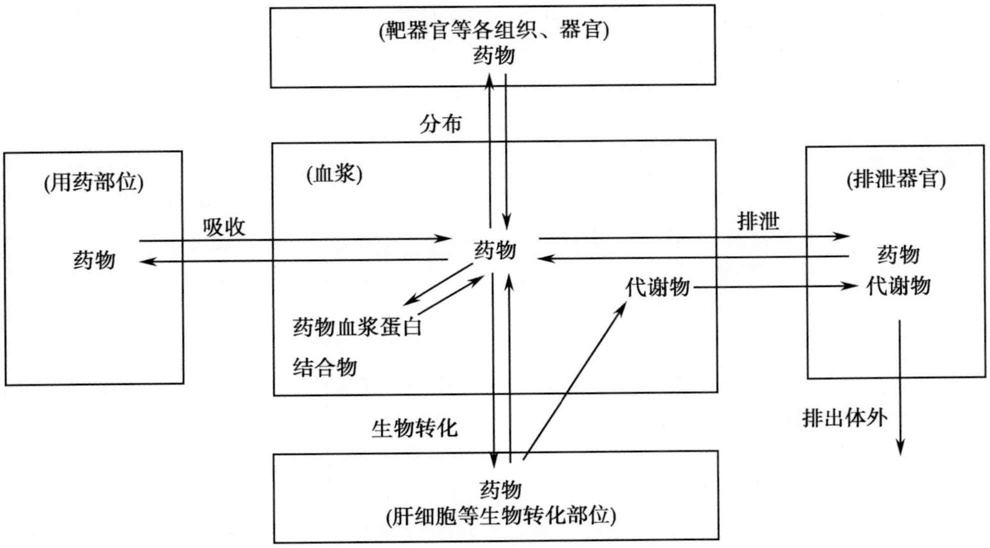

图 37-1　药物体内过程示意图

2. **被动转运**　不耗能，故仅能顺浓度差进行跨膜转运，是体内药物跨膜转运的主要方式。包括扩散、滤过和易化扩散 3 种方式。除易化扩散外，无转运上的竞争性抑制。

（1）扩散：指药物穿过生物膜双层类脂质的被动转运。因此，影响因素除膜两侧的浓度差、扩散面积外，主要为药物脂溶性高低。虽然药物的脂溶性已由其化学结构决定了，但由于多数药物均为弱酸、弱碱性物质，在不同 pH 的体液中会发生不同程度的解离，解离平衡时根据 Handerson-Hasselbalch 公式可推得：

$$弱酸性药：\frac{[离子态]}{[分子态]}=10^{pH-pKa} \qquad 式 37-1$$

$$弱碱性药：\frac{[离子态]}{[分子态]}=10^{pKa-pH} \qquad 式 37-2$$

式中 pKa 为弱酸性药或弱碱性药共轭酸的解离平衡常数。从两式可看出，药物所处体液的 pH 将以 10 的指数方次显著影响药物的解离。理论上讲，只有脂溶性高的分子态药物才能穿透双层脂质生物膜以被动扩散的方式转运。故有无浓度差，仅指分子态药物。因此，当膜两侧体液 pH 不同时，虽然分子态药物达扩散平衡，但膜两侧，包括离子态的总药物浓度却有较大差异。

（2）滤过：指通过小孔进行的被动转运。生物膜上的小孔孔径小，只允许少数分子量<100D 的药物，如乙醇等滤过转运。但毛细血管内皮细胞间存在约 8nm 的间隙，除少数大分子蛋白药物外，绝大多数游离药物均能自由通过。因此，药物通过毛细血管的吸收、分布和肾小球排泄时，滤过为主要的转运方式。

（3）易化扩散：为借助膜上特异的载体蛋白，但不耗能的被动转运。在药物转运中极少见，仅见于葡萄糖转运入红细胞等。

（二）吸收

吸收（absorption）指药物从用药部位进入血液循环的过程。血管内用药不存在吸收。血管外注射给药时，主要以滤过方式吸收，其速度主要受注射部位毛细血管多少、药物分子大小和剂型的影响。口服药物大多通过胃肠道黏膜上皮细胞被动扩散吸收。由于吸收面积、血液供应及停留时间等的巨大差异，包括弱酸性药在内，口服药物的主要吸收部位在小肠。影响口服药物吸收的因素包括药物本身的理化性质、制剂种类和质量、胃肠道功能状态、胃肠血流动力学等。

口服药物吸收过程中，在通过胃肠黏膜及第一次随门静脉血流经肝脏时，部分可被胃肠黏膜和肝细胞中酶代谢转化，使进入体循环的量减少，此即首过消除（first pass elimination）。因药物代谢能力存在较大的个体差异，首过消除强的药物，相同剂量口服，在个体间血药浓度存在很大差异，如硝酸甘油。

（三）分布

分布（distribution）是指药物随血液循环输送至全身各部位，并进入细胞间和细胞内的可逆性转运过程。必须指出，药物在体内分布可达到转运平衡，但大多并非均匀分布，但以被动转运方式分布的药物，其靶位药物浓度与血药浓度往往成正比。影响药物分布的主要因素有：

1. 药物本身的分子大小、pKa、脂溶性等理化性质。

2. **药物与血浆蛋白的结合**　绝大多数药物都程度不等地与血浆蛋白形成可逆性结合，并处于动态平衡。仅游离药物才能分布，发挥作用。药物与血浆蛋白的结合有饱和限，此时再加大剂量，游离药物浓度将不成比例地升高，甚至中毒。与血浆蛋白同一位点结合的药物间存在竞争性抑制，这在高血浆蛋白结合率的药物尤应注意。抗凝血药双香豆素血浆蛋白结合率高达99%，因同时用保泰松等相同蛋白结合位点药物竞争，可发挥作用的游离药物浓度成倍增加，导致自发性出血等毒性反应的报道不在少数。此外，血浆蛋白浓度改变，亦将影响药物的血浆蛋白结合率。基于上述原因，理想的TDM应直接测定游离药物浓度。

3. 特殊的膜屏障 血脑（眼）屏障是连接紧密的毛细血管内皮细胞，并在其外包绕一层神经胶质细胞的脂质屏障。故仅脂溶性高的药物才能扩散入脑脊液、脑组织和房水。胎盘屏障和一般生物膜无明显区别，对药物的分布几乎无影响，这也是孕妇用药必须考虑对胎儿影响的原因。

4. 生理性体液pH差异 包括血液在内的细胞外液pH约为7.4，细胞内液pH约为7.0，而乳汁更低，pH约为6.7。因前述pH对药物扩散的影响，弱酸性药主要分布在细胞外液中，而弱碱性药则在细胞内液和乳汁中分布高。

5. 主动转运或特殊亲和力 某些组织细胞可主动摄取少数药物而形成浓集，如甲状腺上皮细胞对I^-的摄取浓集。也有少数药物因对某些组织细胞成分具特殊亲和力，形成高浓度分布。

6. 器官、组织的血液供应差异 血液供应丰富者其药物浓度通常较高。

（四）生物转化

机体对药物进行的化学转化称为生物转化（biotransformation）。生物转化不能简单视为药物活性的灭活。可待因、环磷酰胺等部分药物，必须在体内代谢转化后才有药理活性。但生物转化总的效果是使药物的极性升高，有利于排泄。药物的生物转化亦主要在肝细胞混合功能氧化酶（肝药酶）催化下进行。

生物转化是药物体内过程中个体差异最大的，至少200多种常用药物为肝药酶的诱导剂或抑制剂。这些药物使用时，对自身及同时使用的其他药物生物转化的影响是TDM工作中必须注意的。如肝药酶抑制剂氯霉素使用2天，可使降糖药甲苯磺丁脲稳态血药浓度上升近1倍。肝药酶活性也有饱和限，药物浓度超过其最大催化能力后，将导致药物消除动力学方式转变。此外，某些药物代谢酶可发生遗传性缺陷，如25%的中国人为参与异烟肼、磺胺等代谢的乙酰化酶缺陷者，该类个体使用这些药物后将出现血药浓度异常升高。此外，多种环境污染物、不同的生活习惯、吸烟、饮酒、饮茶等，亦可导致生物转化能力的改变。

（五）排泄

排泄（excretion）是药物及其代谢物排出体外的过程。药物排泄的主要器官为肾脏。游离的原形药和代谢物可通过肾小球滤入原尿中，少数弱酸性、弱碱性药还可被近端小管主动分泌入原尿。但原尿中代谢物因极性高，一般不被重吸收，而原形药仍可在肾小管以扩散等方式重吸收。显然，尿pH通过对药物解离度的影响，改变重吸收量，亦将影响血药浓度。随着原尿的浓缩，其中的药物及其代谢物浓度最终将远远高于血中，不少药物可因此产生肾毒性。

除肾脏排泄外，部分药物及其在肝内生成的代谢物，可随胆汁经胆道系统排入肠腔，随粪排出。亦有一些排入肠腔的药物及其结合型代谢物经肠道细菌水解后，可被肠道重吸收，形成肝-肠循环（hepato-entera circulation）。挥发性气体药可由肺排泄，而汗液等体液中也可排泄少量药物。弱碱性药可有相当部分从偏酸性的乳汁中排泄，哺乳期妇女用药应注意。

由于生物转化和排泄两个体内过程环节在使原形药减少上是相同的，故统称为消除（elimination）。

第二节 药动学基础及有关参数的应用

药动学（pharmacokinetics）是应用动力学原理研究药物在体内的吸收、分布、代谢和排泄的时间过程规律，以数学模型和公式定量描述各种体液、组织和排泄物中药物和代谢物水平随时间变化的动态过程。如果无药动学基础，当测得某种体液药物浓度，仅能代表取样瞬间该体液中的药物浓度。在药动学理论指导下，则可确定最适取样时间，并根据测定的药物浓度，了解其取样前后的变化规律，制订出剂量调整方案。可以说，药动学是开展TDM必须掌握的基础理论。

一、药动学模型

用数学方法模拟药物在体内吸收、分布和消除的速率过程而建立起的数学模型称为药动学模型。主要有房室模型、消除动力学模型和统计矩模型等。最常用的是房室模型和消除动力学模型。

（一）房室模型

房室（compartment）是指按药物的转运动力学特征划分的抽象模型，即将具有相同或相近转运速率的器官、组织视为一个房室。房室并不代表固定的解剖结构，同一器官的不同组织结构可能分属不同的房室，而不同药物的房室数及每一房室的组成均可不同。但应用房室模型可将机体在分布上视为由一或多个相通的房室组成，从而将复杂的分布过程简单化。

在体内各部位间均有较高且相近的转运速率的药物属单房室模型。这类药物在体内可迅速达到分布平衡，血药浓度将只受吸收和消除的影响。某药在不同部位间转运速率存在较大差异，则将血液和其他有较高转运速率的部分视为中央室，其余划归周边室，还可进一步分为第一周边室、第二周边室等，构成多房室模型。根据房室数称为二室模型、三室模型等。多室模型的药物，将首先在中央室内达分布平衡，再在周边室内及中央室与周边室间达到分布平衡。同样，在室间达分布平衡后，血药浓度亦不受分布的影响。因此，TDM 中对多室模型药物通常采用在室间分布平衡后取样，避开房室间分布的影响，同单室模型一样处理。故以下将只介绍单室模型的药动学公式及参数。

(二) 消除动力学模型

消除动力学(elimination kinetics)研究体内药物浓度消除速率变化的规律，可用微分方程表示为：

$$\frac{dC}{dt}=-kC^n \qquad \text{式 37-3}$$

式中 C 为药物浓度，t 为时间，k 为消除有关的常数，n 为消除动力学级数。当 n = 1 时为一级消除动力学模型，n = 0 则为零级消除动力学模型。

1. **一级消除动力学**　一级消除动力学(first order elimination kinetics)的表达式为：

$$\frac{dC}{dt}=-kC \qquad \text{式 37-4}$$

积分得　$C=C_0e^{-kt}$。

式中 k 为消除速率常数。该指数方程表明，一级消除动力学的特点是药物浓度随时间按恒定比值 e^{-k} 减少，即恒比消除。

2. **零级消除动力学**　零级消除动力学(zero order elimination kinetics)时，n = 0，微分表达式为：

$$\frac{dC}{dt}=-K \qquad \text{式 37-5}$$

积分得 $C=C_0-Kt$。

式中 K 为消除常数。由此直线方程可知，零级消除动力学的特点为药物浓度随时间以恒定的量 K 减少，即恒量消除。

必须指出，并非某药固定按一级或零级动力学消除。任何药物当其在体内的浓度未达到机体的最大消除能力(主要是催化生物转化的酶的饱和限)时，都将按一级动力学方式消除；而一旦其浓度超过机体最大消除能力后，则只能以最大消除能力 K 为恒量进行零级动力学方式消除，即饱和消除，出现消除动力学模型转换，反之亦然。存在消除动力学方式转换药物的消除，不能用单一的线性过程描述，故称非线性动力学消除(nonlinear elimination kinetics)。

二、一级消除动力学

下面将直接介绍 TDM 中主要应用的单室模型一级消除动力学不同用药方式血药浓度 - 时间(药 - 时)关系的表达式、药动学参数。有关公式的推导及多房室模型药动学公式、参数，请参阅药动学专著。

(一) 单剂用药

1. **静脉注射**　由于为单室模型且直接注入血管，可不考虑吸收和分布的影响，故其血药浓度仅受消除影响。药 - 时关系曲线如图 37-2，数学表达式为：

$$C=C_0e^{-kt} \qquad \text{式 37-6}$$

或

$$\lg C=\lg C_0-\frac{k}{2.303}t \qquad \text{式 37-7}$$

式中 k 为消除速率常数。

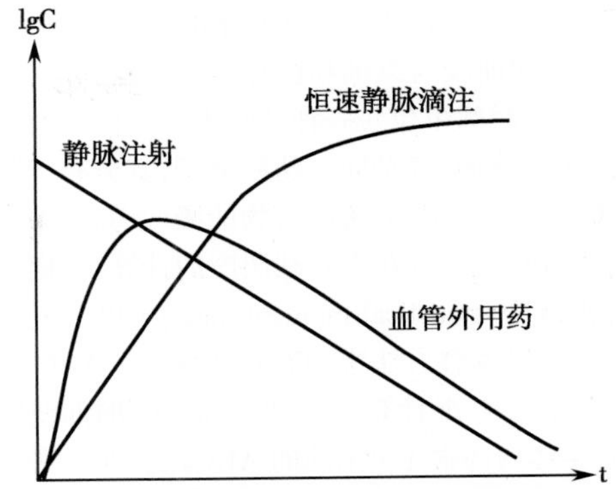

图 37-2　单室模型一级消除动力学药物不同用药方式的血药浓度 - 时间关系示意图

(1) 消除速率常数(elimination rate constant，k)：表示单位时间内机体能消除的药物固定比值。单位为时间的倒数。k 是反映药物消除快慢的重要参数，k 值大，则消除快。一个药物的 k 在不同的个体间存在较大差异，但对同一个体，若无明显影响药物体内过程的生理性、病理性改变，理论上说 k 是恒定的，并且与该药的剂型、用药途径、剂量(只要在一级消除动力学范围内)无关。通过上述药 - 时曲线的指数方程，或以血药浓度为对数的直线方程，即可计算出 k。

(2) 半衰期(half life，$t_{1/2}$)：如无特指均指血浆药物消除半衰期，即血浆中药物浓度下降一半所需要的时间，单位为时间单位。根据该定义，当 $t = t_{1/2}$ 时，$C_0 = 2C$，代入式 37-6 式整理可得 $t_{1/2} = 0.693/k$。由于 k 为常数，故半衰期亦为常数。半衰期恒定不变，是一级消除动力学的又一特点。和 k 一样，$t_{1/2}$ 也是体内药物消除快慢的指标，$t_{1/2}$ 大，则消除慢。药物说明书一般均会告知半衰期，而根据 $k = 0.693/t_{1/2}$，即可求得消除速率常数 k。

(3) 表观分布容积(apparent volume of distribution，V)：V 是为了根据可测定的血药浓度计算体内药量而引入的比例常数，即 $V = X_t/C_t = X_0/C_0$。式中 X_t 为 t 时间的体内药量，X_0 为注射量，C_t 为 t 时间的血药浓度，C_0 为刚注射完时的血药浓度。单位为体积单位或体积单位 /kg 体重，推荐使用后者。V 定义为药物分布达平衡后，假设体内的药物按血药浓度均匀分布所需的容积。由于药物在体内分布一般都是不均匀的，故 V 仅是一理论容积。但只有通过 V 才能建立体内血药浓度与总药量间的关系。从理论上说，V 也与剂型、用药方式、剂量(一级消除动力学范围内)无关。在药动学参数中，V 和 k 是两个最基本的参数。

只要知道某药的 V，应用测得的某时刻血药浓度，根据 $X_t= V\cdot C_t$，可计算出该时刻体内的总药量；亦可计算出欲达某一初始浓度 C_0 所需的剂量($X_0=C_0\cdot V$)。此外，V 还可用于评估药物的分布特点。成人总体液量约 0.6L/kg 体重，若某药 V≫0.6L/kg 体重，提示其主要分布在细胞内，致使包括血浆在内的细胞外液中浓度低。大多数弱碱性药由于细胞内外液 pH 的差异，就表现出这一特点，如奎尼丁的 V 可达 2L/kg 体重。反之，若某药 V≪0.6L/kg 体重，则提示其主要分布在血浆等细胞外液中。多数弱酸性药即是这样，如水杨酸的 V 仅为 0.2L/kg 体重。

（4）药 - 时曲线下面积（area under the C-t curve，AUC）：指血药浓度 - 时间曲线与纵轴和横轴间围成范围的面积，单位为浓度单位 × 时间单位。一种药物不论以何种剂型和方式用药，只要进入体内，都是同一药物分子，其分布、消除相同，因此，AUC 可代表一次用药后药物的吸收总量（暴露量），反映药物的吸收程度。其在生物利用度的计算、非模式消除动力学分析矩量法（statistical moment theory），以及近年主张的免疫抑制剂剂量调整方法中均有重要意义。AUC 可用积分法公式 $AUC_{0\rightarrow\infty}=C_0/k$ 计算，其求得的是药 - 时曲线随时间无限外延，直至体内药物完全消除的 $AUC_{0\rightarrow\infty}$；另一种方法是将实际测定时间范围内的药 - 时曲线分为若干个矩形，计算各矩形的面积并相加，求得该时间范围 AUC 的矩形法。

（5）清除率（clearance，Cl）：表示单位时间内机体可将多少体积血浆中的药物消除，反映排泄器官和代谢器官消除药物的总能力。单位为 ml/min 或 ml/（min·kg）体重。由于体内药物视为按血浆浓度均匀分布，总体积为表观分布容积 V，k 为机体单位时间消除的药物的比值，故 Cl=V·k。Cl 与 k 和 $t_{1/2}$ 一样，均反映机体对药物的消除能力。药物在体内的清除率，即总清除率（$Cl_{总}$）为肝清除率（$Cl_{肝}$）、肾清除率（$Cl_{肾}$）、肺清除率（$Cl_{肺}$）和其他途径清除率（$Cl_{其}$）的总和：

$Cl_{总}=Cl_{肝}+Cl_{肾}+Cl_{肺}+Cl_{其}$。

2. 恒速静脉滴注 恒速静脉滴注用药为危重病症治疗的常用方法。与单剂静脉注射不同，此时药物一方面以恒速的零级动力学方式进入体内，另一方面又从体内按一级动力学方式恒比消除。其药 - 时关系表达式为：

$$C=\frac{R_0}{Vk}(1-e^{-kt}) \quad \text{式 37-8}$$

式中 R_0 为滴注速度，k 为消除速率常数，t 为滴注时间。

（1）稳态血药浓度（steady state plasma concentration，C_{ss}）：C_{ss} 指从体内消除的药量与进入体内药量相等时的血药浓度。此时恒速静脉滴注的血药浓度将维持在坪值，多剂间隔用药则波动在一定范围内（图 37-2）。恒速静脉滴注时，只要滴注速度能使体内药量保持在一级消除动力学范围内，当滴注时间 t→∞时，式 37-8 中 $e^{-kt}\rightarrow 0$，可写为

$$C_{ss}=\frac{R_0}{Vk} \quad \text{式 37-9}$$

式中 R_0、k、V 均是常数，故血药浓度亦为常数，即达到了稳态浓度 C_{ss}。若时间以半衰期数 n 表示，即 $t=n\cdot t_{1/2}=0.693n/k$。当 n=6 时，$e^{-kt}=0.015\,6$，已趋近于 0。所以临床上恒速静脉滴注超过 6 个半衰期后，可视为已达 C_{ss}。从上式也可知，欲达所需的 C_{ss}，应使用的滴注速度 $R_0=C_{ss}\cdot k\cdot V$。

（2）负荷剂量（loading dose，D）：上文已经介绍要达到 C_{ss}，至少需 6 个 $t_{1/2}$ 以上时间，对病情危重者使用 $t_{1/2}$ 较长的药物显然不适合。为迅速达到所需 C_{ss}，可首先使用增大的剂量，即负荷剂量。静脉滴注时有以下两种负荷剂量法。

1）先静脉注射负荷剂量 D，继之恒速静脉滴注维持：根据治疗所需 C_{ss} 或按此 C_{ss} 计算出的滴注速度 R_0 和该药的 V，按 $D=C_{ss}\cdot V=R_0/k$ 计算出应静脉注射的负荷剂量，注射后立即以 R_0 恒速静脉滴注，便可立即达 C_{ss} 并维持。但本法无缓冲观察时间，对安全范围小、毒性反应严重的药物应慎用。

2）先以负荷滴注速度 D 在 t 时间内达到治疗所需的 C_{ss}，再改为恒速滴注速度 R_0 维持：负荷滴注速度 $D=R_0/(1-e^{-kt})$，式中 R_0 为按所需 C_{ss} 计算的恒速滴注速度，t 为计划的负荷滴注时间。此法较安全，临床多用。

3. 血管外单剂用药 包括除直接血管内用药外的肌内、皮下、口服等方式。此时，血液中药物既从用药部位以一级动力学方式吸收进入，也同时存在从血液中以一级动力学方式消除。其药 - 时关系曲线见图 37-2，数学表达式为：

$$C=\frac{F\cdot k_a\cdot X_0}{V(k_a-k)}(e^{-kt}-e^{-k_at}) \quad \text{式 37-10}$$

式中 F 为生物利用度，k_a 为吸收速率常数，X_0 为用药量，余同前。

（1）生物利用度（bioavailability）：又称吸收分数（absorption fraction，F），表示血管外用药时，药物被机体吸收进入体循环的分数及速度。血管外注射时，F 可视为 1。口服用药方式的 F 值只能根据某药的 AUC 与该药相同量静脉注射 AUC 的比值计算出。现在多数口服药说明书中已告知该剂型的 F 值。

（2）吸收速率常数（absorption rate constant，k_a）：表示单位时间内机体从用药部位吸收的固定比值，单位为时间的倒数。反映药物被吸收的快慢。

（3）达峰时间（time of the peak concentration，t_p）：血管外用药时，血药浓度首先上升，达到最高浓度后转为下降。达到最高血药浓度所需时间即为 t_p。

$$t_p=\frac{2.303}{k_a-k}\lg\frac{k_a}{k} \quad \text{式 37-11}$$

（4）峰浓度（maximum concentration，C_{max}）：血管外用药时所能达到的最大浓度。只需将按上式计算出的 t_p 代入式 37-10 即可求得。

（二）多剂用药

为维持疗效，临床上多为按恒定剂量和固定间隔时间多次用药。此时根据 TDM 结果调整用药方案，保证血药浓度稳定在治疗浓度范围内，是 TDM 的主要应用。下面将在单剂用药有关药 - 时关系表达式的基础上，介绍有关多剂用药的药 - 时关系表达式。

1. 多剂量函数及多剂用药的药 - 时关系表达式 多剂量函数（multiple dose function，r）表示多剂用药时固定间隔时间 τ 和用药次数 n 对体内血药浓度或药量影响的通用函数表达式。

$$r=\frac{1-e^{-nk_i\tau}}{1-e^{-k_i\tau}} \quad \text{式 37-12}$$

式中 k_i 代表消除速率常数或吸收速率常数。

同前可知，当 $n\tau\geqslant 6t_{1/2}$ 时，$e^{-nk_i\tau}\rightarrow 0$，则

$$r=\frac{1}{1-e^{-k_i\tau}} \quad \text{式 37-13}$$

此即多剂用药稳态函数式。将不同用药方式单剂用药的药 - 时关系表达式中含速率常数的对数或指数项乘以稳态多剂函数式，即可得多剂用药达稳态浓度时的药 - 时关系表达

式。但要注意：①对数项时，稳态多剂函数式应放在对数内，与含速率常数的项相乘；②稳态多剂函数式中 k_i 需变成该项的 k 或 k_a；③所得表达式中 t 为末次用药后的时间。由此可得：

多剂血管内注射：$C_{ss}=C_0\left(\frac{1}{1-e^{-k\tau}}\right)e^{-kt}=\frac{X_0}{V}\left(\frac{1}{1-e^{-k\tau}}\right)e^{-kt}$ 式 37-14

多剂血管外用药：$C_{ss}=\frac{F\cdot k_a\cdot X_0}{V(k_a-k)}\left(\frac{1}{1-e^{-k\tau}}e^{-kt}-\frac{1}{1-e^{-k_a\tau}}e^{-k_at}\right)$ 式 37-15

多剂稳态达峰时间：$t_p'=\frac{2.303}{k_a-k}\lg\frac{k_a(1-e^{-k\tau})}{k(1-e^{-k_a\tau})}$ 式 37-16

在式 37-14、式 37-15 中，仅时间 t 在每次用药间隔中在 0~τ 的范围内变化，故血药浓度都将进入在固定范围内波动的稳态浓度状态（图 37-3）。τ 越大，波动范围越大。从该两式还可看出，无论血管内或血管外用药，最小稳态浓度［minimum steady state concentration，$(C_{ss})_{min}$］总出现在 t = τ，即下次用药前；而静脉注射时最大稳态浓度［maximum steady state concentration，$(C_{ss})_{max}$］，出现在 t = 0，即注射完毕的瞬间，血管外用药则出现在按式 37-16 计算出的 t'_p 时间。即：

多剂血管内注射：$(C_{ss})_{max}=C_0\left(\frac{1}{1-e^{-k\tau}}\right)=\frac{X_0}{V}\left(\frac{1}{1-e^{-k\tau}}\right)$ 式 37-17

$$(C_{ss})_{min}=C_0\left(\frac{1}{1-e^{-k\tau}}\right)e^{-k\tau}=\frac{X_0}{V}\left(\frac{1}{1-e^{-k\tau}}\right)e^{-k\tau}=(C_{ss})_{max}e^{-k\tau}$$

多剂血管外用药：

$$(C_{ss})_{max}=\frac{F\cdot k_a\cdot X_0}{V(k_a-k)}\left(\frac{1}{1-e^{-k\tau}}e^{-kt'p}-\frac{1}{1-e^{-k_a\tau}}e^{-k_at'p}\right)$$

$$(C_{ss})_{min}=\frac{F\cdot k_a\cdot X_0}{V(k_a-k)}\left(\frac{1}{1-e^{-k\tau}}e^{-k\tau}-\frac{1}{1-e^{-k_a\tau}}e^{-k_a\tau}\right)$$

因此，在一级消除动力学范围内，按固定剂量和间隔时间多次用药，经 6 个半衰期以上即可达稳态浓度。无论是否达稳态，如果改变剂量或间隔时间，必须再经过 6 个半衰期以上才能达到新的稳态。如果已知有关药动学参数，根据所需稳态浓度，在剂量 X_0 和间隔时间 τ 两个可调整的参数中先任意选定一个，应用式 37-14 或式 37-15 即可计算出另一参数，从而制订出较合理的个体化用药方案。

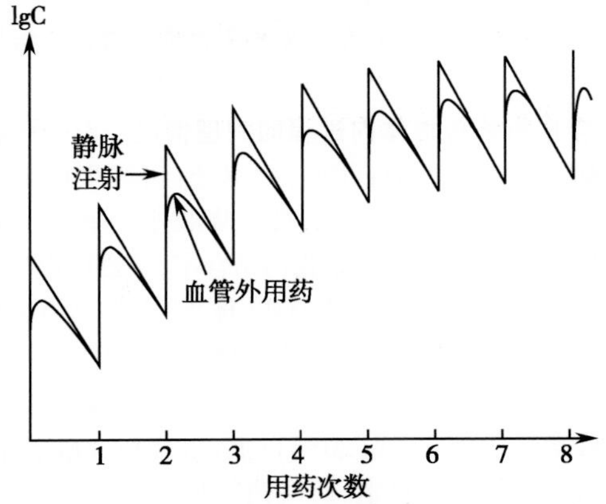

图 37-3　单室模型一级消除动力学药物多剂用药时的药 - 时关系曲线示意图

2. **负荷剂量**　多剂用药时对半衰期较长或急需迅速发挥疗效的药物，亦往往需使用负荷剂量。此时欲使第一次用药后即达到稳态浓度，可按以下公式计算出应使用的负荷剂量 D。

静脉注射：$D=\frac{X_0}{1-e^{-k\tau}}$ 式 37-18

式中 X_0 为拟使用的固定剂量；

血管外用药：$D=\frac{X_0}{(1-e^{-k\tau})(1-e^{-k_a\tau})}$ 式 37-19

式中 X_0 为拟使用的固定剂量。

首剂使用计算得出的 D，再按恒定剂量 X_0 和间隔时间 τ 用药，即可在首次用药后便达到稳态浓度范围并维持。

以上仅介绍了单房室模型一级消除动力学各种用药方式的药动学公式及参数。在 TDM 实际工作中对于多房室模型药物，多采用将取样时间选在各房室间分布达到平衡后，即可视为单房室模型时，便可用上述单房室模型的药动学公式及参数处理，以避开复杂的公式和数学处理。若需了解多房室模型的有关详细药动学公式和参数，请参阅有关药动学专著。

三、非线性动力学消除

前已介绍，非线性动力学消除的产生原因，主要是体内药物浓度超过了生物转化酶系的最大催化能力，故可用酶促反应动力学的米氏方程描述非线性动力学消除速率，即

$$\frac{dC}{dt}=-\frac{V_m\cdot C}{K_m+C}$$

式中 V_m 为最大消除速度，K_m 为米氏常数，相当于可产生最大消除速度一半时的药物浓度。当 $C\ll K_m$ 时，上式可写作

$$\frac{dC}{dt}=-\frac{V_m}{K_m}C，令\ k=\frac{V_m}{K_m}，则\frac{dC}{dt}=-kC$$

此为前已介绍的一级消除动力学的微分表达式。当 $C\gg K_m$ 时，可得 $\frac{dC}{dt}=-V_m$，

符合前述零级消除动力学的微分表达式。

所以，用米氏方程描述非线性动力学消除速率，反映了消除动力学方式的转换。其他药动学参数的计算公式为：

$$t_{\frac{1}{2}}=\frac{C_0}{2V_m}+0.693\frac{K_m}{V_m};AUC_{0\rightarrow\infty}\frac{C_0}{K_m}\left(K_m+\frac{C_0}{2}\right);V=\frac{X_0\cdot t_{\frac{1}{2}}}{0.693AUC_{0\rightarrow\infty}}$$

从以上公式可看出，与一级消除动力学不同，非线性动力学消除时，半衰期、表观分布容积等参数均是随血药浓度而改变的变量。

根据稳态浓度 C_{ss} 的定义，只有当用药速度（R）恰等于药物自体内消除的速率时才会出现，由上述米氏方程可得

$R=\frac{V_m\cdot C_{ss}}{K_m+C_{ss}}$ 式 37-20

或 $C_{ss}=\frac{K_m\cdot R}{V_m-R}$ 式 37-21

只要知道 V_m 和 K_m，根据式 37-20、式 37-21，便可计算出非线性动力学消除药物需达到稳态浓度 C_{ss} 所需的用药速度 R，或按某用药速度 R 所能达到的稳态浓度 C_{ss}。因此，非线

性动力学消除中 V_m 和 K_m 是两个最重要的参数。

虽然非线性动力学消除包括了一级消除动力学和零级消除动力学两种模型，具有通用性，但上述公式和参数均为假设体内药物是匀速进入和消除的，与真实情况有差异。因此，符合一级消除动力学的药物，仍应用一级消除动力学的有关公式和参数进行更准确、可靠的处理。

第三节 治疗药物浓度监测的依据

并非所有药物都需要进行 TDM。血药浓度是药效的间接指标，当一种药物本身具有客观，特别是可量化的效应指标时，作为直接的药效学指标，显然优于 TDM，如抗高血压药监测血压、降糖药测定血糖水平、抗凝血药监测凝血酶原时间或活化的部分凝血活酶时间等。另外，有些药物的安全范围大，不易产生严重毒性反应，如青霉素等，也不需进行 TDM。当然，若血药浓度不能预测药理作用强度时，TDM 则无意义。

实施 TDM 的药物应具备以下基本条件：①血药浓度与药物作用靶位浓度存在恒定比例关系；②药效与药物浓度相关性良好，即治疗作用和毒性反应均呈血药浓度依赖性；③有效血药浓度范围及中毒浓度已知；④可建立特异、敏感，简便、快速的血药浓度检测方法。在满足上述前提下，存在下列药效学或药动学原因的药物，应考虑进行 TDM。

一、药效学原因

1. 治疗浓度范围窄，治疗指数低 一些药物治疗浓度范围和最小中毒浓度接近，甚至重叠，极易中毒，如强心苷、多数抗心律失常药、抗癫痫药等。地高辛对慢性充血性心力衰竭的治疗血药浓度为 0.8 ~1.6ng/ml，但血药浓度>1.5ng/ml 便有部分患者出现毒性反应，而>2.0ng/ml 后，毒性反应发生率呈指数式急剧增加。只有通过 TDM 调整剂量，才能既保证疗效，又不致产生毒性。

2. 以控制疾病发作或复发为目的的用药 此类药物多需数月或数年长期用药，如抗癫痫治疗、器官移植术后抗排斥反应治疗等。由于此时不是治疗已表现出的病症，若不进行 TDM，临床只能根据病症是否出现或复发、毒性反应是否发生为调整剂量的依据。一旦发生上述情况再调整剂量，将延误病情，导致不必要的经济损失，甚至发生不可逆的毒性反应。

3. 不同治疗目的需不同的血药浓度 地高辛对慢性充血性心力衰竭的治疗血药浓度为 0.8~1.6ng/ml。治疗心房纤颤或心房扑动所需血药浓度为 2ng/ml 左右，甚至更高，该浓度在治疗慢性心力衰竭时，多数患者会出现心律失常等严重毒性反应。借助 TDM 将血药浓度控制在治疗目的所需范围内实为必要。

4. 长期用药 为及时了解机体对药物治疗的依从性，或者出现原因不明的药效变化时需考虑监测血药浓度，以判断原因，指导处理。

5. 药物过量中毒 多数药物过量时，依据其特殊的毒性反应作出诊断不难。但一些药物的毒性反应和其治疗的病症相似，如苯妥英钠治疗癫痫，过量中毒时亦可致抽搐；慢性心力衰竭时常伴心律失常，强心苷中毒亦可致心力衰竭加重并出现多种心律失常。此时是剂量不足，原有病症未能控制，还是过量的毒性反应，仅凭临床表现难以区分，甚至作出完全错误的判断和处置，导致严重后果。这种情况下，TDM 则可提供正确诊断的客观依据。

此外，任何药物过量中毒，都可通过 TDM 准确了解中毒程度，指导制订治疗方案，监控抢救效果、判断预后。

6. 药物治疗无效原因查找 对于诊断明确、用药恰当，但患者未获预期疗效的情况，进行 TDM 可排除患者是否未按医嘱用药，或因药品质量、患者个体差异等，导致未达治疗浓度，改变传统的一律换药做法。

二、药动学原因

1. 治疗浓度范围内存在消除动力学方式转换的药物 根据前述非线性动力学消除的特点，如果某药按恒量及固定间隔时间用药，可导致由一级转变为零级消除动力学，照此方案继续用药，血药浓度必将急剧上升，极易中毒。庆幸的是治疗剂量下，仅少数药物存在这种情况：用苯妥英钠抗癫痫和阿司匹林抗炎抗风湿者，治疗浓度范围内几乎都是非线性动力学消除；氨茶碱则仅在部分患者中出现。这种情况必须进行 TDM，并按非线性动力学消除处理。

2. 首过消除强及生物利用度差异大的药物 药物体内过程中生物转化能力个体差异最大。这种差异对生物利用度，进而对血药浓度的影响显而易见。此外，药物的剂型、质量、胃肠功能状态、餐前或餐后用药等，均可影响药物的 F，改变血药浓度。如服用相同剂型和剂量的普萘洛尔，个体间血药浓度差异可达 20 倍。这类药物应以 TDM 指导剂量调整。

3. 存在影响药物体内过程的病理情况 影响药物体内过程的病理情况主要有：①腹泻、呕吐：可减少口服药物吸收；②肝功能损伤：除生物转化能力降低外，还因改变血浆蛋白浓度及比例，影响药物血浆蛋白结合率，导致药物分布及经肾小球滤过排泄改变；③心力衰竭、休克：血流动力学的改变对体内过程各环节都产生影响；④肾功能减退：对药物的排泄，尤其是主要以原形从肾排泄的药物产生明显影响，如肾衰竭时链霉素半衰期可增加 20 倍以上；⑤烧伤者血浆外渗期、利尿期对药物分布和排泄、肌注药物吸收的影响显而易见。此外，在治疗过程中上述病理情况好转或恶化，势必导致药动学参数及血药浓度改变。

4. **长期用药及可能产生药动学相互作用的联合用药**　不少药物是肝药酶的诱导剂或抑制剂，长期使用这些药物对自身及同时使用的其他药物生物转化将产生影响。一些药物间在血浆蛋白结合、肾小管排泌上存在竞争性抑制，合并用药势必产生相互影响。因此，长期用药时定期检测血药浓度，既可避免前述因剂量不足而延误病情，或因过量产生毒性反应的情况，还可发现任何改变药物体内过程的因素导致的血药浓度变化，及时调整剂量。

除以上介绍的药效学及药动学原因外，当涉及药物剂量等医学法律问题时，TDM 可提供客观证据。如用氨基糖苷类抗生素治疗伴肾功能减退的泌尿系统感染时，发生肾功能损害加剧，借助 TDM 结果，便可明确是由于本身病情发展还是用药过量所致的肾毒性。

表 37-1 列出了根据上述原则目前临床已开展 TDM 的主要药物。

表 37-1　需进行 TDM 的主要药物

分类	药品
强心苷	地高辛、洋地黄毒苷
抗癫痫药	苯妥英钠、苯巴比妥、卡马西平、扑米酮、丙戊酸钠、乙琥胺等
抗心律失常药	利多卡因、普鲁卡因胺、妥卡尼、丙吡胺、奎尼丁等
β 受体阻滞剂	普萘洛尔、阿替洛尔、美托洛尔等
免疫抑制药	环孢素、他克莫司、麦考酚吗乙酯等
平喘药	氨茶碱
抗抑郁药	丙米嗪、地昔帕明、阿米替林、多塞平等
抗躁狂药	碳酸锂
抗生素	氨基糖苷类、万古霉素、氯霉素等
抗恶性肿瘤药	甲氨蝶呤、环磷酰胺、多柔比星等

第四节　治疗药物浓度监测的临床应用

TDM 最直接、主要的临床应用是指导制订药物剂量方案及调整剂量，实现个体化用药。此外，在监测药物中毒、判断药物治疗效果、获取监测个体的药动学参数、新药开发等方面，也有广泛的用途。

一、指导制订药物剂量方案及调整剂量

至今，临床药物剂量的确定，大多仍沿袭药品使用说明书中提供的资料。虽然有的临床医师根据经验进行了调整，但由于药物体内过程影响因素众多，且存在巨大的个体间差异，仍非真正科学的个体化。事实上，只要应用药动学理论，即可制订出较科学合理的个体化药物剂量方案，并通过 TDM 准确调整剂量，实现较科学的个体化药物剂量方案，保证药物治疗的有效性和安全性。

（一）制订药物剂量方案

合理个体化剂量方案的制订必须：①首先明确目标血药浓度；②掌握有关药动学参数。目标血药浓度一般以文献报道或临床治疗指南确定的治疗血药浓度范围作为目标稳态浓度范围；特殊患者可根据临床观察药物的有效性和毒性反应确定。药动学参数应尽量获得治疗个体的具体参数，如不能亦可借用文献或说明书介绍的群体参数，但应尽量采用病种、病情、人种、剂型相似的资料。

根据目标稳态浓度及 k、V、k_a、t'_p 等药动学参数，并在可调控的剂量 X 和用药间隔时间 τ 两个参数中先确定任意一个，根据本章第二节介绍的有关公式则可计算出另一个参数，形成药物剂量方案。如采用群体药动学参数，由于个体差异，往往不能恰好达到所需的目标稳态浓度，应通过 TDM 进行剂量调整。

（二）指导调整剂量

无论何种方法制订的用药方案，往往不能恰好达到所需稳态血药浓度。即便达到目标稳态浓度，长期用药中任何影响药物体内过程的因素发生变化，仍可导致稳态血药浓度改变。因此，通过 TDM 监测用药方案实施效果，调整剂量，是剂量个体化的必需步骤，也是 TDM 的主要任务。常用方法有以下几种。

1. **比例法**　又称稳态一点法。只要是一级消除动力学的药物，假设剂量调整期间，监测个体药物体内过程无明显改变，即药动学参数不变。根据前面介绍的式 37-9、式 37-14、式 37-15，可知稳态浓度与剂量存在正比例关系。因此，按照使用 X_1 剂量或滴注速度达到稳态后测得的某时点的 C_{ss1}，以及该时点所需的 C_{ss}，方便地计算出调整剂量 $X = X_1 \cdot C_{ss}/C_{ss1}$。

除满足血药浓度在一级消除动力学范围前提外，应用该法还需注意：①采血必须在达到稳态血药浓度后进行。恒速静脉滴注在达稳态后，任意时间取样均可；而间隔用药通常在下次给药前测定稳态谷浓度。②若以稳态峰浓度为标准，血管外用药的取样时间必须是多剂稳态达峰时间 t'_p，不能用一般文献或药品说明书上介绍的单剂用药的 t_p。③该法计算出的调整剂量，必须在连续使用 6 个半衰期以上，即达到新的稳态浓度状态后才能产生需要的目标稳态浓度。

由于简便易行，并且绝大多数药物在常用剂量下均为一级消除动力学，因此该法适用范围广。在长期用药时，定期用该法调整剂量，将稳态血药浓度始终控制在所需水平，则可保证药物治疗的有效性和安全性。

2. **Bayes 法**　该法根据所监测药物的群体药动学参数、影响该药物体内过程的主要因素编制计算机程序软件，在输入监测个体的资料后，即可产生用药方案。在按此方案实施

过程中，分别在不同时间（不论是否达稳态）取血 2~4 次测定血药浓度。将血药浓度及相应的时间输入计算机，计算机程序将修正出所需的剂量调整方案。经几次重复即可逼近最适方案。

该法优点是已根据具体药物的药动学模型、参数、患者的生理及病理情况编制好程序，由计算机制订和调整用药方案，一级和非线性消除动力学药物均适用，方便快捷。但不同药物需专用软件，目前仅部分药物有软件供使用。

3. **非线性动力学消除药物** 多采用分别试用两种不同给药速度 V_1 和 V_2（量 / 日），各自根据群体消除半衰期计算出的达稳态后的某次用药后的相同时点取血，测得血药浓度 C_1 和 C_2。用下列公式求得较准确的监测个体 K_m 和 V_m，再根据第二节介绍的式 37-20，计算出欲达所需稳态浓度应使用的给药速度。

$$K_m=\frac{V_2-V_1}{\frac{V_1}{C_1}-\frac{V_2}{C_2}},\ V_m=V_1+K_m\frac{V_1}{C_1}$$

二、肝肾功能损伤时剂量的调整

经肝脏的生物转化和肾及肝胆系统的排泄，是绝大多数药物消除的主要方式。因此，肝、肾功能损伤将显著改变机体的药物消除能力，影响血药浓度。另一方面，不少药物本身即有肝、肾毒性，导致肝、肾功能进一步损伤，形成恶性循环。因此，肝、肾功能损伤患者的剂量调整是药物治疗的难题。如氨基糖苷类抗生素，主要以原形从肾排泄，而本身亦可致肾功能损伤，为此临床曾提出根据血清肌酐水平调整剂量的方法。但血清肌酐本身就并非肾功能损伤的灵敏、特异指标，当其血清浓度出现明显升高时，肾小球滤过率已降至 50% 以下，氨基糖苷类的消除半衰期已延长 1~2 倍以上。故肝、肾功能损伤者应尽量测定其个体药动学参数，按有关公式制订用药方案，或以 Bayes 法制订剂量和调整。

若只能用群体资料制订用药方案，可用下述“重复一点法”调整剂量。在按群体资料制订的方案实施中，分别在第一次和第二次用药后的相同时点（选在消除相内）采血，测得 C_1 和 C_2。假设该类个体的药动学参数中仅消除速率常数 k 因肝、肾功能损伤而发生改变，其他参数不受影响。由于此两点间仅用药一次，时间间隔恰等于用药间隔 τ，血药浓度则相当于从 C_1 消除到 C_2-C_1（图 37-4），由此可得：$C_2-C_1=C_1\cdot e^{-k\tau}$，

整理得 $$k=\frac{\ln\frac{C_1}{C_2-C_1}}{\tau}$$

用上式计算得出的患者 k 值，可按下式计算出按此用药方案所能达到的稳态谷浓度 $(C_{ss})_{min}$：

$$(C_{ss})_{min}=\frac{C_1\cdot e^{-k\tau}}{e^{-kt}(1-e^{-k\tau})},$$

式中 t 为第一次用药后的取样时间。如果此 $(C_{ss})_{min}$ 与所需浓度不符，则可用前述比例法求出所需调整剂量。

对非肝、肾功能损伤患者，用此法亦可较准确和早期求出调整剂量，故可广泛应用。显然，本法仅适用于一级消除动力学药物。

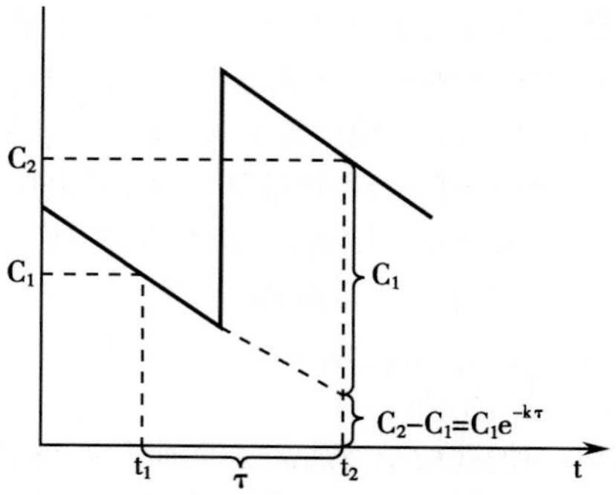

图 37-4 重复一点法求取 k 值原理示意图

三、获取监测个体的药动学参数

通过前面的介绍可看出，药动学模型和有关参数是反映药物在体内随时间变化规律的客观指标，也是制订和调整药物剂量方案的基础。虽然现在新药上市前均要求进行临床药动学研究，获取相关药动学资料和参数，并在说明书中提供。但由于历史原因，不少早期即进入临床使用的药物至今仍无药动学资料，即便有，大多来自国外其他人种的小批量健康人群。遗传药理学研究已表明，不同人种间在药物体内过程，尤其是生物转化上，存在巨大差异，如催化异烟肼等药物乙酰化的乙酰转移酶，2/3 以上的白种人为遗传性缺陷者，而黄种人中则较少见。即便在同一人种内，因先天因素、后天环境及病理状况的影响，势必存在巨大的个体差异。因此，借助群体资料作为具体个体制订和调整剂量的依据，很难恰好达到目标血药浓度和产生理想的效果。

基于以上原因，通过 TDM 工作，获得具体监测个体的药动学模型和参数，不仅有利于准确制订和调整个体化药物剂量方案，并且还可积累、建立适合我国人群的药动学参数库，更是意义深远的基础性工作。

四、判断药物治疗效果

药物治疗效果包括治疗效果和不良反应两方面。多数药物的治疗效果可通过临床症状、体征、血压、心电图、实验室检查等作出判断。但在以下情况则必须通过 TDM 进行鉴别。

1. **以控制疾病复发、巩固疗效为目的的药物治疗效果** 此时，上述传统的评价手段只能根据疾病复发和病情恶化作出判断。这种情况通过定期进行 TDM，保证稳态血药浓度维持在该药的治疗浓度范围内，则可及时、较客观地监控、评估治疗效果，避免上述情况的发生。

2. **药物可能产生慢性毒性作用，以及药物的毒性作用与原有疾病症状难以区分** 对于前者，一旦出现临床症状、体征或实验室检查指标的改变，往往已对患者造成严重的，有时甚至是不可逆或致死性的损伤。后者判断错误，并以此错误判断为依据进行处置，必将导致严重后果。若通过 TDM 将稳态血药浓度控制在低于该药最小中毒的治疗浓度范围内，则可保证药物治疗的安全性和有效性。

3. **药物治疗的依从性差** 按常规剂量或个体化剂量方案用药后，出现治疗效果不理想、异常的不良反应等药物治疗依从性差时，通过 TDM 可帮助查找原因。若稳态血药浓度

控制在治疗浓度范围内，而患者无治疗效果或出现毒性反应，应考虑该患者为该药的耐受性或高敏性个体。若稳态血药浓度远远低于治疗浓度范围下界，或超出了最小中毒浓度，排除了使用伪劣药、未按医嘱用药等情况后，应考虑是由于药物体内过程个体差异所致。上述情况均可根据TDM结果作出剂量调整。

五、新药开发中的应用

临床药动学研究已列入新药的临床前试验中，因此，建立人体液中药物浓度检测方法，测定血液或其他体液中的药物和/或代谢物浓度，了解其体内过程特点、建立药动学模型和有关参数，从而在此基础上确定药物的剂量和给药间隔，是合理应用该药的基础，也是新药开发中必须进行的。

对于从国外引进的新药，也需要通过上述工作，了解我国人群的药动学资料和参数，科学制订适合国人的剂量方案。

另一方面，对在药动学和药效学上存在上述需进行TDM情况的新药，在临床前试验及临床应用中，积累建立其最小中毒浓度和治疗浓度范围，将为开展其TDM奠定基础，以保证其治疗的有效性和安全性。

六、治疗药物浓度监测临床应用中应注意的问题

TDM在药物剂量个体化、确保药物治疗的有效性和安全性，以及涉及药物剂量的医疗纠纷的鉴定中发挥着重要作用。但从本质上讲，TDM并非直接监测药理效应，而是基于药理效应与靶位的药物浓度成正比，靶位药物浓度与血药浓度亦存在恒定的比例关系，从而通过检测血药浓度，间接反映其药理效应。因此，只有药理效应和血药浓度间存在上述关系的药物进行TDM才有意义。即便如此，在合理应用TDM中还需注意以下问题。

1. 如上所述，就本质来说，TDM只是对药物体内过程，即药动学的监测，其结果并不能反映因药物体内过程上的个体差异导致个别监测个体靶位药物浓度出现与血药浓度不成比例的异常升高或降低；更不能排除药效学上少数个体的高敏性和耐受性。故解释结果时不能机械地拘泥于TDM结果，而应综合分析，作出正确判断。若诊断正确，选药得当，排除了测定误差，监测对象出现与血药浓度不相称的异常药理效应应考虑存在上述特殊情况。

2. 对同一样品不同方法可检测出不同的血药浓度，因此，解释结果时必须严格使用相同方法的有关参考值。目前TDM推荐的检测技术是高效液相色谱（high performance liquid chromatography，HPLC）、气相色谱（gas chromatography，GC）和毛细管电泳（capillary electrophoresis，CE），如有条件更提倡HPLC-串联质谱（HPLC-tandem mass spectrometers，HPLC-MS-MS）或GC-MS。但当前在临床实验室中广泛应用的是免疫学技术，因其操作简便，购买商品试剂盒后用检验科已有的设备即可完成自动化检测。特别要注意的是，由于和待测药物有相近结构的内源性活性物、该药的代谢物，往往可与免疫法中使用的抗体产生交叉免疫反应，导致免疫法检测结果大多高于其他方法。如分别用HPLC和免疫法检测同一份全血标本中抗排斥药环孢素浓度，免疫法测得的结果可为HPLC法的2倍，若不注意使用所用方法的参考值，势必造成严重后果。

3. 现在临床TDM使用的检测方法中，无须样本预处理的免疫学方法，以及用沉淀离心去蛋白预处理样本后用其他方法进行的检测，测定的都是包括游离和与血浆蛋白结合两部分药物的总浓度。对高血浆蛋白结合率药物，若存在血浆药物结合蛋白（主要是清蛋白）浓度改变、可产生血浆蛋白结合竞争的药物合并使用时，均可能出现药物总浓度正常，而可发挥作用的游离药物浓度显著升高或降低的情况。因此，对血浆蛋白结合率>90%的药物解释TDM结果时，必须考虑是否存在上述影响药物血浆蛋白结合率的因素，作出正确判断。

4. 在TDM结果出现异常升高时，排除了过量用药、分析前和分析中的误差后，应考虑是否为存在非线性动力学消除或遗传性代谢缺陷的特殊个体。

第五节　进行药物浓度监测的主要药物

下面将分别介绍较广泛开展TDM的药物的有关药动学、影响血药浓度的因素及开展TDM中应注意的事项。

一、强心苷类

目前临床使用的强心苷类有毒毛花苷K（strophanthin K）、去乙酰毛花苷（cedilanide），即毛花苷丙、地高辛（digoxigenin）、洋地黄毒苷（digitoxin）等。其中前两种药因极性高，口服难以吸收，仅有注射剂型；注射后起效快，消除也快，作用维持时间短，故仅供急症短期使用，一般不需进行TDM。洋地黄毒苷可口服，但起效慢，消除也慢，一旦中毒很难解救，现临床少用。地高辛既可口服，起效及作用维持时间又介于前两类之间，故在需长期使用强心苷时，一般均选地高辛。下面主要介绍与地高辛TDM有关的知识。

（一）药动学

地高辛以片剂和酊剂供口服，在胃肠道以被动扩散方式吸收。片剂的F为60%~80%，酊剂可达80%~100%，我国仅用片剂。影响片剂生物利用度的主要因素是地高辛颗粒大小和溶出度。因此，长期使用地高辛者，应尽量用同厂家同批号产品。地高辛片剂单剂口服的t_p为2~3小时，血浆蛋白结合率约为25%。分布属二室模型，8~12小时进入消除相，V约5L/kg体重。主要分布在肾、心、肝等脏器中，心肌浓度为血清浓度的15~30倍，但只有在分布达到平衡后的消除相，心肌与

血清浓度的比值才恒定。故取样时间应在消除相内（服药后12小时以上）。

地高辛消除属一级动力学，消除半衰期成人约40小时（30~51小时），儿童约30小时（11~50小时）。地高辛60%~90%以原形经肾小球滤过或肾小管排泌。仅约10%在体内通过氢化、水解、结合反应代谢，另约7%处于肠-肝循环。肾功能减退时，代谢及肠-肝循环比率明显升高，并使消除半衰期延长，血药浓度显著升高。

（二）药效学及血药浓度参考值

治疗浓度的强心苷可轻度抑制心肌细胞膜上的Na^+，K^+-ATP酶，胞内的Na^+更多通过$2Na^+ \longleftrightarrow Ca^{2+}$交换转运出，使胞内$Ca^{2+}$浓度升高，$Ca^{2+}$触发的兴奋-收缩偶联增强，产生正性肌力作用，增加心排血量，降低窦性节律，减慢房室传导等作用，用于治疗慢性充血性心力衰竭、心房纤颤及心房扑动等。主要毒性反应为各种心律失常，并可因此致死，以及中枢神经系统及消化道症状，其中心脏毒性与其治疗的疾病原有症状从临床表现上难以区分。其治疗作用及毒性反应均呈血药浓度依赖性。

地高辛现在推荐每日用药一剂的方法，由于前述体内分布特点，其TDM多在达稳态后的某次用药前取血测定，即监测$(C_{ss})_{min}$，确保心肌浓度与血药浓度比值恒定。地高辛治疗慢性充血性心力衰竭，成人血清治疗浓度参考范围较长期均规定为0.8~2.0ng/ml，但当血清浓度超过1.5ng/ml便有部分患者出现毒性反应，而超过2.0ng/ml后，毒性反应的发生率呈指数式急剧增加。因此，现主张其$(C_{ss})_{min}$的参考范围以0.5~0.8ng/ml为宜。

但治疗心房纤颤和心房扑动时，多数患者可耐受2.0ng/ml甚至更高的血药浓度，因为此时轻度中毒所致的房室传导阻滞和心房肌节律性升高有利于减慢心室率而发挥治疗作用。此外，儿童对地高辛的毒性作用有较高的耐受性，在血药浓度≤3.5ng/ml时，较少发生毒性反应。

（三）其他影响血药浓度及药效学的因素

1. **病理状态** 肾、肝及消化系统功能状态，尤其是肾功能损害，可通过影响地高辛体内过程，产生相应血药浓度改变；甲状腺功能亢进者吸收减少、血药浓度降低；而甲状腺功能减退者却可出现血药浓度升高，并且因心肌敏感性增高极易中毒；心肌长期缺氧、酸碱紊乱、低钾血症、低镁血症和高钙血症时，心肌对强心苷的敏感性提高，治疗浓度范围内即可发生严重心脏毒性。

2. **药物相互作用** 同时使用奎尼丁、钙拮抗剂、胺碘酮、普罗帕酮等心血管系统药，可致地高辛血药浓度升高。特别是奎尼丁，可使90%以上的患者的地高辛血药浓度升高1倍以上，可能与两药在肾小管排泌和组织结合上的竞争性抑制有关。两者在治疗心房纤颤时常联合使用，这是极危险的。此外，广谱抗生素、螺内酯和呋塞米等利尿药、环孢素等亦可致地高辛血药浓度升高。同时使用苯妥英钠等肝药酶诱导剂，可使地高辛血药浓度下降。

3. **心功能改变的影响** 因地高辛治疗的疾病大多有心功能损伤，并因此导致其体内过程改变。治疗后，伴随心功能改善，其体内过程也将改变，血药浓度势必变化。因此，应根据心功能改变适时进行TDM，调整剂量。

（四）注意事项

地高辛TDM标本一般均用血清。如前所述，由于其消除半衰期平均约40小时，只有用药8~12小时后心肌与血中药物浓度比值才恒定，血药浓度才能可靠地反映其药理效应。现在地高辛多采用每天一剂的用药法，故多在连续用药10天以上达稳态后某次用药前，即用药后24小时取样，以保证心肌与血药浓度比值恒定，并便于比较。若达稳态前已出现毒性作用，则应立即采血。

由于地高辛血药浓度水平低，免疫法的灵敏度能满足其要求，故一般都采用免疫法测定。前面介绍的各种参考范围均为免疫法测定的。

二、抗癫痫药

癫痫是大脑局部神经元异常高频放电并向周围扩散所致的反复发作的慢性疾病。抗癫痫药是一类通过不同作用机制，抑制异常高频放电的形成和/或扩散，控制和预防癫痫发作的药物。由于该类药物大多安全范围窄，又需预防性长期使用，应进行TDM。抗癫痫药包括苯妥英钠（phenytoin sodium）、苯巴比妥（phenobarbital）、扑米酮（primidone）、卡马西平（carbamazepine）、乙琥胺（ethosuximide）、丙戊酸（valproic acid）、拉莫三嗪（lamotrigine）、氯硝西泮（clonazepam）等。其中苯妥英钠为癫痫常见的大发作首选药，并且存在非线性动力学消除，故下文着重介绍该药TDM的有关知识。其他常用抗癫痫药的药动学参数及血药浓度参考值可参阅表37-2。

（一）苯妥英钠

1. **药动学** 苯妥英钠肌内注射会在注射部位形成沉淀，吸收慢而不规则，并且刺激性大，故只有口服和血管内给药两种剂型。口服后，以被动扩散方式经小肠缓慢吸收，t_p平均约6小时。其F受制剂质量影响，存在差异，多数在0.9左右。血浆中的苯妥英钠90%~95%与白蛋白结合，游离药物以单房室模型方式迅速分布至全身。V平均约0.6L/kg体重。

其消除方式几乎全部都需先经肝药酶代谢转化为无活性的代谢物，再由肾脏等排泄。血药浓度在5~10μg/ml范围内时，苯妥英钠由一级消除动力学转变为零级消除动力学，因此，其TDM必须按非线性动力学方式处理。国人癫痫患者V_m均值为400mg/d，K_m约5.6mg/L，治疗浓度范围内其消除半衰期随血药浓度而变化，成人波动在15~30小时，儿童为12~22小时。苯妥英钠是肝药酶诱导剂，长期使用可加速自身及同时使用的其他药物的代谢转化。

2. **药效学及血药浓度参考值** 苯妥英钠通过阻滞神经细胞膜上的Na^+通道和Ca^{2+}通道，以及增强中枢神经系统抑制性递质γ-氨基丁酸的作用等，减少异常高频放电的发生和扩散。为控制和预防癫痫大发作和部分性发作的首选药，也用于治疗室性心律失常和外周神经痛症。现已确定其治疗作用及不良反应中的小脑-迷路症状、抽搐、精神失常及昏迷等，都与血药浓度相关。齿龈增生与血药浓度不相关。毒性作用中的抽搐等中枢神经系统表现仅凭临床症状很难和癫痫发作区别。

抗癫痫和抗心律失常血清治疗浓度免疫学方法的参考

范围为 10~20μg/ml（游离药物浓度 1~2μg/ml），最小中毒浓度约 20μg/ml。约 50% 的患者在血药浓度 >10μg/ml 时即开始出现治疗作用，血药浓度 >15μg/ml 后，86% 的大发作可控制。但血药浓度 >20μg/ml 后，治疗作用无明显提高，却出现眼球震颤、焦虑；血药浓度 >35μg/ml 时，反可诱发癫痫发作、抽搐、昏迷。

3. 其他影响血药浓度的因素

（1）血浆蛋白结合率的改变：苯妥英钠血浆蛋白结合率高，故患者若存在肝纤维化、肾病综合征等血浆白蛋白减少的情况，以及存在竞争蛋白结合的物质，如同时使用丙戊酸钠、水杨酸类、保泰松、磺胺类、抗甲亢药磺酰脲类药物等，血尿素、胆红素浓度升高，均可使游离苯妥英钠升高而总浓度无改变，甚至反而减少。解释结果时须注意有无上述情况。

（2）药物相互作用：除上述蛋白结合竞争外，苯妥英钠长期用药过程中若同时使用了苯巴比妥、卡马西平、利福平、乙醇等肝药酶诱导剂，可使苯妥英钠血药浓度降低；而西咪替丁、异烟肼等肝药酶抑制剂则产生相反影响。

（3）肝功能状况对苯妥英钠消除及血药浓度影响显著。

4. 注意事项　在分析苯妥英钠 TDM 结果时，还需注意：

（1）由于苯妥英钠在治疗浓度范围下限已存在消除动力学方式的转换，即转入非线性动力学消除。因此，制订和调整用药方案都必须按本章第二节、第四节中介绍的非线性动力学有关公式处理，以免产生严重后果。

（2）现癫痫治疗常采用联合用药，由于存在药效学的协同作用，联合用药时宜将苯妥英钠及其他抗癫痫药的血药浓度控制在治疗浓度接近治疗参考范围下限，既可减少不良反应，亦可降低治疗成本。

（3）苯妥英钠为肝药酶的强诱导剂，在长期使用中必将导致自身及同时使用的其他药物的代谢加速，血药浓度降低。须考虑该方面的影响，定期进行 TDM 调整剂量，才能将血药浓度控制在所需的稳态水平。

（二）其他抗癫痫药

表 37-2 列出了除苯妥英钠外，其他常用抗癫痫药的药动学参数及血药浓度参考范围，供开展这些药物的 TDM 时参考。

不同于苯妥英钠，这些药物在常用治疗剂量时均属一级消除动力学模型。其中苯巴比妥、卡马西平、扑米酮也为肝药酶诱导剂；丙戊酸可显著提高同时使用的苯妥英钠、苯巴比妥、氯硝西泮、乙琥胺等抗癫痫药的血药浓度。在联合用药中涉及这些药品时，应考虑上述影响。

此外，因扑米酮体内代谢产物包括苯巴比妥，卡马西平的代谢物 10，11- 环氧卡马西平（carbamazipine-10，11-epoxide），均和原药有同样的药理活性。在儿童应用卡马西平后，血中 10，11- 环氧卡马西平浓度可接近卡马西平浓度。因此，该二药的 TDM 最好同时检测苯巴比妥浓度或 10，11- 环氧卡马西平，综合分析。

地西泮和劳拉西泮主要静脉注射用于癫痫大发作持续状态的抢救，仅一两次使用，控制大发作持续状态后即改用其他药物口服，故一般不需要进行 TDM，未在表中列出。

三、免疫抑制药

以环孢素为代表的低毒性新免疫抑制剂已广泛用于器官移植后长期抗排斥和多种自身免疫性疾病的治疗。由于器官移植后需长期甚至终身抗排斥治疗，而这类免疫抑制剂虽然毒性低，但剂量过大、长期使用仍可产生肝、肾损伤等不良反应。因此，免疫抑制剂的 TDM 已列为器官移植术后的常规检查项目。

（一）环孢素

环孢素（cyclosporin），曾称环孢素 A（cyclosporin A），为环孢菌培养基中提取的高脂溶性肽类大分子。

1. 药动学　环孢素的药动学有独特之处，并随移植物的种类及功能恢复而变化。口服及肌内注射均吸收慢、不完全并且不规则，单剂 t_p 约 4~6 小时，F 波动在 5%~40%，故剂量与血药浓度和效应的相关性差。微乳剂可达 40%，并在剂量与血药浓度与效应间有较好的相关性。该药在血液中 95% 以上和血细胞及血浆蛋白结合，与血细胞（主要是红细胞）结合部分约占 90%。其分布呈多室模型，易分布至细胞内。V 波动大，平均约 17L/kg 体重。消除需先经代谢转化为 30 余

表 37-2　其他常用抗癫痫药的药动学参数及血药浓度参考范围

	苯巴比妥	扑米酮	卡马西平	乙琥胺	丙戊酸	拉莫三嗪	氯硝西泮
口服生物利用度 /%	90	92	70	98	100	98	98
血浆蛋白结合率 /%	50	20	75	无资料	93	85	85
表观分布容积 /（L·kg^{-1}）	1	0.7	1.4	0.7	0.2	1.2	3.2
消除半衰期 /h	90 70（儿童）	6.5	18	45 33（儿童）	15 8（儿童）	25	25
治疗浓度 /（μg·ml^{-1}）	20~40 15~35（儿童）	5~12	4~12	40~100	50~100	1~6	0.015~0.060
最小中毒浓度 /（μg·ml^{-1}）	40 35（儿童）	15	15	150	100	8	0.08

种代谢物，再由肾、胆道排泄。其消除呈双相，首先是半衰期约3~7小时的快消除相，继之因细胞中药物转运出，出现半衰期约18~25小时的慢消除相。

2. 药效学及血药浓度参考值 环孢素脂溶性高，易进入淋巴细胞内并和胞内环孢素结合蛋白（cyclophiline-binding protein）结合，形成有药理活性的复合物。该复合物可抑制Ca^{2+}/钙调素活化的丝氨酸/苏氨酸钙调磷酸酶（calcineurin），进而抑制胞浆中T细胞激活核因子的去磷酸化，下调IL_2、IL_3、IL_4、IL_{12}、TNF-α、G-CSF、M-CSF等多种细胞因子的表达，上调TGF-β的表达，从而选择性抑制TH细胞的增殖、活化，减少干扰素的生成等，产生主要抑制T细胞功能，而对B细胞及自然杀伤细胞影响小的选择性免疫调节作用。

环孢素广泛用于器官移植后抗排斥，及多种自身免疫性疾病的治疗。该药虽比传统免疫抑制剂毒性反应轻，但仍存在肝肾损害、震颤、高血压、多毛等不良反应。过量易诱发感染，长期使用可增加癌症的发生率。其治疗作用及毒性反应都与血药浓度相关。抗排斥治疗为预防性长期用药，所用剂量大，而在最常见的肾、肝移植时，其肾、肝毒性难以和早期排斥反应区别。

环孢素抗排斥治疗全血稳态谷浓度（免疫法）参考值：术后1个月内为0.35~0.45μg/ml，第2个月内为0.25~0.35μg/ml，第3个月内为0.25~0.30μg/ml，第4个月起维持在0.15~0.25μg/ml。最小中毒浓度为0.60μg/ml。肾移植后抗排斥可将稳态浓度控制在接近上述治疗浓度范围下界，而心、肝、胰等移植时，则应控制在接近上述治疗浓度范围上界。

由于环孢素的特殊体内过程，以及肝、肾、心移植后不同功能恢复期的影响，以稳态谷浓度$(C_{ss})_{min}$监测疗效易出现不符。进行了多种TDM判断标准及取样时间方案的研究，包括体内药物暴露量，即以血药浓度-时间曲线下面积（AUC）为指标，在达稳态后的一次给药间隔内多次取样测定，梯形法计算取样时间内的AUC，如0~12小时的$AUC_{0\sim12}$、0~6小时的$AUC_{0\sim6}$或0~4小时的$AUC_{0\sim4}$等，预测其临床效果。发现$AUC_{0\sim12}$最佳，推荐应用。但该法每次TDM均需多点取样检测才能准确计算AUC，成本高并耗时，难以推广。也有通过建立与AUC相关性最好的单点取样法，如给药后2小时、3小时、6小时等取样，替代AUC和$(C_{ss})_{min}$，但不同移植物及移植后不同阶段对象的结果差异大，难以统一。故国内常用的仍是连续用药5天以上，即达稳态后的某次给药前取血测定全血$(C_{ss})_{min}$。

3. 其他影响血药浓度的因素

（1）药物相互作用：同时使用可阻止干扰环孢素吸收的P-糖蛋白作用的药物或肝药酶抑制剂，如钙拮抗剂、大环内酯类、氨基糖苷类、磺胺类、两性霉素、咪唑类抗真菌药等，可促进环孢素吸收或干扰其消除，升高血药浓度。苯妥英钠、利福平等肝药酶诱导剂则降低环孢素的血药浓度。

（2）肝、肾、心功能状况：肝、肾、心移植后不同功能恢复期，以及在长期用药过程中影响体内过程的任意一个环节发生改变，都将导致血药浓度的变化。

4. 注意事项

（1）基于前述血细胞中蛋白结合的特点，以及采血后血样中环孢素细胞内、外分布随温度而变，所以该药主张用肝素抗凝，进行全血药物浓度测定。

（2）该药测定的方法有HPLC法、CE法和免疫法等，以免疫法常用。但免疫法由于多种无活性的环孢素代谢物干扰，可产生30%以上交叉免疫反应，故测定结果较前两法高，甚至高出1倍。在解释结果时必须使用相同方法的参考范围。

（3）若同时使用了其他抗排斥药，因可产生协同作用，应将各自血药浓度控制在参考范围的较低水平。

（二）他克莫司

他克莫司（tacrolimus，Tac），又称FK560。是链霉素属培养基中分离提取的大环内酯类免疫抑制剂。其体内过程及药理作用、作用机制与环孢素相近。

1. 药动学 他克莫司有口服和静脉注射两种剂型。口服主要的吸收部位为小肠。在人体中，口服给药后，他克莫司F平均值为25%，但个体差异甚大（4%~93%），tp约1~3小时，但在一些患者中，该药会持续一段时间的吸收而形成相对平坦的吸收曲线。和环孢素一样，他克莫司可迅速分布到细胞内，细胞内浓度为血浆浓度的15~30倍，V约0.85L/kg体重。血浆中的药物绝大部分和α_1-酸性糖蛋白、脂蛋白、清蛋白等结合，其血浆蛋白结合率为99%。当分布达到平衡后，本品浓度缓慢下降。该药近50%需经肝细胞代谢，生成多种有弱药理活性的代谢物，再经肝-胆道和肾排泄。他克莫司的消除动力学属一级消除动力学，平均消除$t_{1/2}$为12~19小时。

2. 药效学及血药浓度参考值 与环孢素一样，高亲脂性的他克莫司极易进入淋巴细胞内，并和胞质中高亲和力的FKBP-12结合蛋白形成具有活性的复合物，该复合物亦可抑制Ca^{2+}/钙调素活化的丝氨酸/苏氨酸钙调磷酸酶，从而产生和环孢素同样的免疫抑制、抗排斥作用。其临床应用及不良反应也同环孢素。

他克莫司的治疗稳态最小全血浓度范围为2~18ng/ml，最小全血中毒浓度为20ng/ml。和环孢素一样，现在亦推荐以$AUC_{0\sim12}$为监测指标。

3. 其他影响血药浓度的因素 同环孢素。

4. 注意事项 由于他克莫司体内分布与环孢素相似，故TDM也测定肝素抗凝的全血药物浓度。此外，他克莫司的血浆蛋白结合率极高，在肝移植后早期高胆红素血症时，以及其他可降低其血浆蛋白结合率的情况下，均可导致游离浓度升高而全血总浓度不变或反而降低，应注意。

（三）麦考酚吗乙酯

麦考酚吗乙酯（mycrophenolate mofetil，MMF）为霉酚酸（mycrophenolic acid，MPA）的酯类衍生物。MPA提取自几种青霉菌的培养基中，除免疫抑制作用外，还有一定的抗菌活性。MPA口服难以吸收，故制成MMF供临床应用。

1. 药动学 MMF口服吸收比环孢素迅速、完全并且稳定，其t_p约1小时，F约0.94。吸收入体内的MMF迅速被血浆和组织、细胞中广泛存在的酯酶水解，才释放出有药理活性的MPA。血浆中MPA绝大多数均和血浆蛋白，主要是清蛋白结合，结合率高达97%~99%。MPA可于2~3小时内达分布平衡，V约4L/kg体重。MPA需在体内，主要是肝脏代谢为霉酚酸葡萄糖醛酸酯等无活性的高极性代谢物后，再由肾、胆道排泄，但有相当部分处于肝-肠循环状态，也因此可在8小时左右出现第二次峰浓度。MPA常用剂量下，一般均属一级消除动力学，消除半衰期约18小时。

2. **药效学及血药浓度参考值**　MPA为次黄嘌呤单磷酸核苷脱氢酶（inosin 5-monophosphate dehydrogenase，IMPDH）的非竞争性抑制剂。在淋巴细胞等增殖中，需大量合成嘌呤，而IMPDH是嘌呤从头合成的限速酶。因此，MPA通过对IMPDH的抑制，减少嘌呤和鸟嘌呤的生成，抑制活化T淋巴细胞、单核巨噬细胞的增殖和抗体及多种细胞因子的合成，发挥免疫抑制、抗排斥作用。

MMF的临床应用同环孢素。但其不良反应无明显的肝、肾毒性，多为消化道症状。免疫抑制过度易诱发感染。

对MMF的TDM实际上是检测血浆（清）总MPA，其治疗浓度范围为2~12μg/ml，最小中毒浓度是12μg/ml。

3. **其他影响血药浓度的因素**

（1）由于MPA高血浆蛋白结合率的特点，其游离药物浓度仅占检测的总浓度的1%~3%。任何降低其血浆蛋白结合的因素，都会导致游离药物浓度显著升高而总浓度减少或不变。主要见于：①肾移植后肾功能尚未完全恢复的早期，或又出现慢性肾功能损伤；②肝移植后的早期肝功能尚未完全建立阶段；③任何原因所致的低清蛋白血症和高胆红素血症。甚至有人提出，慢性尿毒症患者引起的游离MPA升高，可使其消除动力学模型转换为零级消除动力学。

（2）药物相互作用：一些药物可影响MMF的吸收或肝-肠循环：同时使用含铝或镁的抗酸剂，可使MPA的峰浓度和AUC分别降低33%和17%；同时使用考来烯胺（一种可阻断肝-肠循环的离子交换树脂）使MPA的AUC降低40%。特别是同时使用硫酸亚铁将导致MPA的AUC降低90%。

同时应用糖皮质激素抗排斥，因诱导催化MPA代谢相关酶，可使MPA的稳态谷浓度降低，比未同时使用糖皮质激素者需增加约1/3的MMF剂量。同时应用环孢素抗排斥时，因环孢素可抑制MPA主要代谢产物霉酚酸葡萄糖醛酸酯经胆道的排泄，从而干扰MPA的肝-肠循环，使MPA的AUC减少约45%。

（3）餐后服用MMF较空腹服用，MPA峰浓度将降低25%。

4. **注意事项**　不同于环孢素和他克莫司，麦考酚吗乙酯的TDM以血浆或血清为标本。检测报告的是其在体内生成的活性代谢物MPA。

对其TDM结果进行分析时，必须充分考虑是否存在上述影响血浆蛋白结合的因素和可能产生相互作用的合并用药。若患者能耐受，最好均空腹服用。

四、情感性精神障碍药

治疗精神疾病的药物主要包括抗焦虑药、抗精神病药和治疗情感性精神障碍药3类，治疗情感性精神障碍药包括抗抑郁药和抗躁狂药两种。前两类药较少进行TDM，故此处主要介绍治疗情感性精神障碍药的TDM相关知识。

（一）抗抑郁药

包括丙米嗪（imipramine）、地昔帕明（desipramine）、阿米替林（amitriptyline）、多塞平（doxepin）等三环类抗抑郁药及马普替林（maprotiline）、氟西汀（fluoxetine）、帕罗西汀（paroxetine）等非三环类抗抑郁药。该类药物通过抑制中枢神经突触前膜对5-羟色胺和/或去甲肾上腺素等单胺类递质的再摄取，提高突触间隙中上述递质的浓度，发挥抗抑郁作用。但过量可致口渴、多汗、肌颤、抽搐、直立性低血压、房室传导阻滞等严重的心律失常、心力衰竭等毒性反应。不少抑郁症患者亦有口渴、多汗症状。抗抑郁药的治疗作用和毒性反应均与血药浓度密切相关。虽然绝大多数抗抑郁药的临床疗效和血药浓度存在良好的线性关系，但阿米替林的血药浓度存在特殊的治疗窗（therapeutic window）现象，即低于治疗窗浓度无效，而高于治疗窗浓度，不但毒副作用出现，而且治疗作用下降。

该类药物口服吸收快而完全，但因首过消除较强且个体差异大，故F变动大。多数抗抑郁药血浆蛋白结合率都在90%左右，游离药物可迅速分布至全身。该类药物治疗浓度内均属一级消除动力学，消除主要是经肝脏代谢。但丙米嗪、阿米替林、多塞平的去甲基代谢产物和原形药有相近的药理活性，对这些药物的TDM，应同时测定原形药和去甲基代谢物。

抗抑郁药TDM一般均检测血清稳态谷浓度。抗凝剂、塑料试管及橡胶塞中的增塑剂可改变这类药物在红细胞和血浆中的分配比，应避免使用。玻璃器皿可吸附该类药物，采用同批号玻璃器皿，并置于己烷：正丙烷（99：1）液中超声预处理，可减少吸附及吸附差异的干扰。

由于该类药物血药浓度低，可供检测的方法有HPLC法、CE法、GC法、GC-MS法、HPLC-MS法和免疫学方法。后者有数种试剂盒可供选择，但可发生交叉反应的代谢物干扰大，更不适用于需同时检测去甲基代谢物者。GC-MS法和HPLC-MS法为推荐方法，样本多需碱化后以极性有机溶剂或提取柱提取，液-液提取时还可再反提回酸性水溶液中，进一步减少干扰。

常用抗抑郁药的主要药动学参数、血药浓度参考值见表37-3。

表37-3　常用抗抑郁药的药动学参数及血药浓度参考值

	丙米嗪	地昔帕明	阿米替林	多塞平	马普替林	氟西汀	帕罗西汀
口服生物利用度/%	40	50	50	27	波动大	60	90
血浆蛋白结合率/%	90	90	95	90	88	95	95
表观分布容积/(L·kg^{-1})	18	34	15	20	无资料	35	13
原形药消除半衰期/h	12	18	21	17	40	55	21
最小治疗浓度/(ng·ml^{-1})	150*	150	80*	150*	200	90	30
最小中毒浓度/(ng·ml^{-1})	250*	300	250*	250*	600	300	70

*：原形药和有活性的去甲基代谢物总浓度

解释抗抑郁药 TDM 结果时，应注意西咪替丁、吩噻嗪类、氟哌啶醇等肝药酶抑制剂将导致该类药物终末代谢产物生成。此时除导致原形药浓度升高外，作为有相近药理活性的中间代谢物，丙米嗪、阿米替林、多塞平、氟西汀等的去甲基代谢物亦会大量蓄积，如去甲氟西汀的消除半衰期长达 180 小时。若对这些药的 TDM 未同时测定其去甲基化代谢物，很难作出正确判断。

（二）碳酸锂

1. 药动学 碳酸锂（lithium carbonate）口服吸收完全，单剂口服后的 t_p 约 2~4 小时。Li^+ 不与血浆蛋白结合，呈二室分布模型，V 约 0.79L/kg 体重。Li^+ 几乎全部从肾脏以 Na^+ 相同方式排泄，消除动力学呈二相，首先为血浆等细胞外液中 Li^+ 的快消除相（约占 30%~40%），半衰期约 24 小时；继之因分布至胞内的 Li^+ 转运出，出现半衰期 48~72 小时的慢消除相。

2. 药效学及血药浓度参考值 Li^+ 可抑制脑内去甲肾上腺素（noradrenalin，NA）释放及促进其再摄取，降低突触间隙 NA 浓度；还可抑制 α_1- 肾上腺素受体激动后的胞内信号物质生成，影响中枢神经细胞膜对 Na^+、Ca^{2+}、Mg^{2+} 的转运，抑制中枢神经细胞内的葡萄糖代谢，产生抗躁狂作用。过量易产生肌颤、共济失调、抽搐、意识障碍及多种心律失常，严重者可致死。其治疗作用和毒性反应均呈血 Li^+ 浓度依赖性。

为便于比较，TDM 中规定在达稳态后的某次用药后 12 小时取血测定血清 Li^+ 浓度，称 12 小时标准血清锂浓度（12h-standard serum Li^+ concentration，12h-stsS Li^+）。治疗 12h-stS Li^+ 参考区间为 0.8~1.2mmol/L，最小 12h-stS Li^+ 中毒参考值为 1.3mmo1/L，12h-stS Li^+>1.5mmo1/L 几乎均出现毒性反应。

3. 其他影响血药浓度的因素

（1）肾功能：各种原因致肾功能损伤时，血 Li^+ 浓度明显升高。

（2）钠摄入量：由于 Li^+ 经肾排泄方式与 Na^+ 相同，肾对体内 Na^+ 平衡调节精细。故钠摄入多或高钠血症时，肾排泄 Na^+ 增加，Li^+ 排泄也增加，血 Li^+ 浓度降低。反之，钠摄入不足或低钠血症时，可导致血 Li^+ 浓度升高。

（3）合并用药：同时使用噻嗪类、呋塞米等中强效利尿药，可升高血 Li^+。应用螺内酯等保钾利尿药、茶碱、碳酸氢钠及大剂量各种含钠药物，均促进 Li^+ 肾排泄，降低血 Li^+ 浓度。

（4）失水、发热、呕吐等导致机体失水，近端肾小管重吸收 Li^+、Na^+ 增多，可升高血 Li^+ 浓度。

4. 注意事项 碳酸锂的 TDM 多用血清，亦可用唾液。唾液中的 Li^+ 浓度和血清 Li^+ 浓度对同一个体可维持较恒定的比值。取样时间一般在连续用药 20 天左右达稳态后的某次用药后 12 小时，即测定 12h-stS Li^+。但若怀疑出现毒性反应，及出现前述可能导致血 Li^+ 浓度改变的因素时，应及时取样。

Li^+ 检测推荐用原子吸收光谱法和离子选择电极法，亦可使用火焰发射光谱法。已有基于离子选择电极法的 Li^+ 快速 POCT 仪器问世。

五、抗心律失常药

心律失常系各种原因导致的心脏搏动节律和 / 或频率异常。绝大多数抗心律失常药（antiarrhythmic）是通过影响心肌细胞膜的不同离子通道，改变心肌的自律性、兴奋性、传导性、动作电位时程、不应期等电生理特性，发挥作用。显然，上述作用过度，必然产生新的心律失常，即致心律失常作用（proarrhythmia）。因此，这类药物大多安全范围窄。

心肌血液供应丰富，血药浓度能较好反映此类药靶位药物浓度，与治疗作用和毒性反应，特别是心脏毒性相关。该类药物治疗中往往会发生循环功能改变，并由此导致肾、肝、胃肠等与药物体内过程密切相关的多种功能改变，影响血药浓度。此外，本类药物中一些存在代谢上的遗传多态性，而普鲁卡因胺、利多卡因等的某些代谢物仍有药理活性。

基于上述原因，该类药物大多需进行 TDM。表 37-4 列出了需进行 TDM 的抗心律失常药物的有关参数。还应指出，心电图亦为这类药的监测手段，但不能替代 TDM，两者应联合使用。

六、抗生素

部分抗生素因特异性作用于病原体特有的结构成分或代谢途径，有较高选择性，如 β- 内酰胺类等，对人体较少或几乎没有直接毒性作用，安全范围较大，通常不需 TDM。但也有不少抗生素在常用治疗剂量下即可对人体产生严重毒性，如

表 37-4 需进行 TDM 的抗心律失常药的药动学参数、血药浓度参考值

	奎尼丁	普鲁卡因胺	胺碘酮	利多卡因	妥卡尼	氟卡尼	丙吡胺
口服生物利用度 /%	80	83	45	/	90	70	70
血浆蛋白结合率 /%	85	16	99	70	10	45	45
表观分布容积 /($L\cdot kg^{-1}$)	2.7	1.9	60	1.1	3	5	0.6
原药消除半衰期 /h	6	2.7（强乙酰化者） 6（弱乙酰化者）	45d	1.8	12	14	7.8
最小治疗浓度 /($\mu g\cdot ml^{-1}$)	2	6*	1**	1.5	6	0.2	2
最小中毒浓度 /($\mu g\cdot ml^{-1}$)	5	20*	2**	6	15	1	5

*：原形药和有活性的 N- 乙酰普鲁卡因胺总浓度，并有分别检测两种物质的免疫法试剂盒；**：每日 1 剂，达稳态后某次用药后 24h 取样

氯霉素(chloramphenicol)、万古霉素(vacomycin)、氨基糖苷类(aminoglycosides)等。对这些抗生素,特别是较长期应用时,进行 TDM 是必要的。

表 37-5 列出了需进行 TDM 的主要抗生素药物有关参数,供这些药物进行 TDM 时参考。

表 37-5　需进行 TDM 的抗生素的药动学参数、血药浓度参考值

	氯霉素	万古霉素	链霉素	庆大霉素	阿米卡星	妥布霉素
口服生物利用度 /%	80	/	/	/	/	/
血浆蛋白结合率 /%	53	<10	35	70	5	<10
表观分布容积 /(L·kg^{-1})	0.9	0.5	0.3	1.1	0.3	0.3
原药消除半衰期 /h	3	6	5	2.5	2.5	2
最小有效浓度 /(μg·ml^{-1})*	10	20	/	<5	25	0.2
最小中毒浓度 /(μg·ml^{-1})	25	40	/	8	35	1

*:最小有效浓度为体外药物敏感试验结果,不同病原体间有差异

需要强调的是,表 37-5 中最小有效浓度为体外试验获取的数值。对这些抗生素的 TDM 一般均是测定血清或血浆药物浓度,由于不同抗生素在体内分布能力不同,感染部位的药物浓度往往和血药浓度有差异。如氨基糖苷类抗生素因极性大,通过生物膜转运能力差,很难进入关节腔、纤维化病灶、脑脊液等,这些部位的药物浓度远远低于血药浓度。因此,解释抗生素类 TDM 结果时,应结合具体药物的体内过程特点和感染灶部位,综合考虑。绝不能机械地仅根据测定的血清药物浓度判断疗效。但毒性反应一般和血药浓度存在良好的相关性。

此外,心力衰竭、肾功能损害影响抗生素肾排泄,是影响血药浓度的主要因素。如肾功能减少 10% 即可显著延长氨基糖苷类消除半衰期,肾衰竭者可为正常的数十倍,而该类药物又有肾毒性,将加重肾衰竭,形成恶性循环,尤应重视。临床曾采用根据内生肌酐清除率或血清肌酐浓度调整主要以原形药从肾脏排泄的抗生素剂量的方法。必须指出,上述指标并非敏感的肾功能损伤指标,肾功能损伤早期并无改变,只有在肾功能较严重损伤后才会出现变化。显然理想的方法仍是通过 TDM 指导剂量调整。

七、茶碱

茶碱为甲基黄嘌呤衍生物,需制成水溶性较高的盐类供药用,国内用 2 分子茶碱与 1 分子乙二胺生成的氨茶碱。

(一) 药动学

口服吸收迅速完全,t_p 约 2 小时,F 接近 1,血浆蛋白结合率约 55%。多数个体呈单室分布模型,成人 V 约 0.5L/kg 体重,新生儿及早产儿增大。约 90% 的茶碱经肝脏代谢,仅 8% 左右以原形从肾排泄。成人消除半衰期均值为 9 小时,儿童为 5 小时,新生儿,尤其是未成熟儿可长达 20~30 小时。

但在茶碱治疗浓度上限约 15% 的个体可出现非线性动力学消除。

(二) 药效学及血药浓度参考值

茶碱可产生肾上腺素 β 受体激动样效应,用于预防和治疗支气管哮喘、早产儿呼吸暂停等。此时,其他肾上腺素 β 受体激动效应便成为不良反应,严重者可出现心律失常、抽搐等毒性反应。一旦发生抽搐,预后不佳,死亡率高达 50%。茶碱的治疗作用和毒性反应均呈血药浓度依赖性。

血清治疗浓度参考值:成人及少年为 8~20μg/ml,对运动诱发哮喘的最适治疗血药浓度为 15μg/ml。新生儿约 5~10μg/ml。最小中毒浓度成人及少年为 20μg/ml,新生儿则为 15μg/ml。当血清浓度>35μg/ml 时,可出现严重的心律失常、抽搐,甚至死亡。

(三) 其他影响血药浓度的因素

1. **药物相互作用**　同时使用大环内酯类、异烟肼、西咪替丁等肝药酶抑制剂,茶碱血药浓度升高;而苯妥英钠等肝药酶诱导剂则导致茶碱血药浓度降低。

2. **其他**　吸烟、长期进食高蛋白低糖饮食,茶碱消除半衰期显著缩短;肝功能减退、慢性充血性心力衰竭、肺心病,茶碱消除半衰期可延长数倍。

(四) 注意事项

1. 茶碱 TDM 多用血清为标本。唾液茶碱浓度约为血清的 50%,与血清游离浓度相当,并且两者间相关性极佳(r = 0.99),也可选用。取样多在达稳态后某次用药前采样。

2. 茶碱 TDM 结果一般仍按一级消除动力学处理,若血药浓度明显高于预测值,需警惕是否为非线性动力学消除个体,极易诱发严重的毒性反应,应按非线性动力学消除模式处理,调整剂量。

3. 由于静脉注射茶碱,即便是稀释后缓慢推注,血药浓度仍很容易转入零级消除动力学,迅速超过中毒浓度,产生严重毒性反应,应慎用。

八、其他

抗恶性肿瘤药也推荐进行 TDM,以区分疗效不佳是肿瘤细胞产生抗药性还是未达有效治疗浓度,以及监测和减少毒性反应的发生。特别是抗代谢药甲氨蝶呤的救援疗法,是在大剂量使用甲氨蝶呤后,再用甲酰四氢叶酸减少骨髓造血细胞毒性。该疗法应根据甲氨蝶呤的血药浓度,判断是否可能产生骨髓抑制,从而确定使用甲酰四氢叶酸的时机,以获取最佳疗效和减少造血抑制。

在使用大剂量甲氨蝶呤单剂(>50mg/m^2 体表面积)后,分别在用药后 24 小时、48 小时及 72 小时采血测定血清(浆)甲氨蝶呤浓度,各时间点最小中毒浓度分别为 10μmol/L、1μmol/L 和 0.1μmol/L。当上述任意一时间点的甲氨蝶呤浓度超过相应最小中毒浓度值,应立即开始使用甲酰四氢叶酸进行补救。

此外,因甲氨蝶呤主要从肾脏排泄,其 pKa 为 5.5,在酸性尿中易析出结晶,阻塞肾小管导致肾损伤,延缓其肾排泄,

升高血药浓度，在高血药浓度时尤易发生。故大剂量甲氨蝶呤治疗期间应特别注意碱化尿液并维持尿量。

在抗菌药物中，随着耐甲氧西林金黄色葡萄球菌（MRSA）所致感染的发生率不断上升，万古霉素已成为治疗MRSA感染的首选药物。研究发现，其杀菌效应与血药浓度高于最低抑菌浓度（MIC）的持续时间相关。故现提倡通过TDM调整剂量，控制其$(C_{ss})_{max}$在30~40μg/ml，$(C_{ss})_{min}$在5~10μg/ml，以获得理想的临床疗效，并减少或避免严重的第Ⅷ对脑神经损伤等毒性反应发生。

（涂植光）

参考文献

1. 尹一兵，倪培华．临床生物化学检验技术．北京：人民卫生出版社，2015.
2. 中华医学会妇产科学分会产科学组，中华医学会围产医学分会，中国妇幼保健协会妊娠合并糖尿病专业委员会。妊娠期高血糖诊治指南(2022)．中华妇产科杂志，2022, 57 (01): 3-12.
3. 王鸿利，周新，洪秀华．现代实验诊断学．上海：世界图书出版公司，2007.
4. 周新，府伟灵．临床生物化学与检验．4版．北京：人民卫生出版社，2007.
5. 王吉耀．内科学．4版．北京：人民卫生出版社，2008.
6. [美] T. M. 德夫林．生物化学基础理论与临床．王红阳，丁劲，译．6版．北京：科学出版社，2008.
7. Keonenberg HM, Melmed S, Polonsky KS, et al. Williams Textbook of Endocrinology. 11th ed. Philadelphia: WB Saunders Company, 2008.
8. 吕建新，王晓春．临床分子生物学检验技术．北京：人民卫生出版社，2015.
9. 王鸿利，尚红，王兰兰．实验诊断学．2版．北京：人民卫生出版社，2010.
10. 中国成人血脂异常防治指南修订联合委员会编著．中国成人血脂异常防治指南(2016年修订版)．中国循环杂志，2016, 31 (10): 937-953.
11. 刘松梅，彭永祥，周新．继发性脂代谢紊乱血浆脂蛋白电泳图谱分析．武汉：武汉大学出版社，2012.
12. Clinical Implications Reference Manual (CIRM). Berkeley HeartLab: chapter19, 2010.
13. 刘德培．高脂血症的危害与预防．武汉：武汉大学出版社，2016.
14. 陈伟伟，高润霖，刘力生，等．《中国心血管病报告2016》概要．中国循环杂志，2017, 36 (6): 321.
15. Hoover-Plow J, Huang M. Lipoprotein (a) metabolism: potential sites for therapeutic targets. Metabolism, 2013, 62: 479-491.
16. 陈薇，马培，张真路，等．冠心病经调脂治疗后血清小而密低密度脂蛋白胆固醇水平的变化．中国动脉硬化杂志，2018, 26 (6): 600-604.
17. Madias NE, Adrogue HJ. Cross-talk between two organs: how the kidney responds to Disruption of aced-bass balance by the lung Nephron physiol. Nephron Physiol, 2003, 93 (3): 61-66.
18. 陈亚红，刘志洪，蔡汝秀，等．细胞内NAD (P) H水平分析技术的研究进展．化学进展，2004, 16 (6): 962-968.
19. 托马斯 (Lothar Thomar). 临床实验诊断学．吕元，朱汉民，沈霞，等，译．上海：科学技术出版社，2004.
20. Forstermann U, Sessa WC. Nitric oxide synthases: regulation and function. Eur Heart J 2012, 33 (7): 829-837.
21. Evgenov OV, Pacher P, Schmidt PM, et al. NO-independent stimulators and activators of soluble guanylate cyclase: discovery and therapeutic potential. Nat Rev Drug Discov, 2006, 5 (9): 755-768.
22. Wegiel B, Nemeth Z, Correa-Costa M, et al. Heme oxygenase-1: a metabolic nike. Antioxid Redox Signal, 2014, 20 (11): 1709-1722.
23. Moody BF, Calvert JW. Emergent role of gasotransmitters in ischemia-reperfusion injury. Med Gas Res, 2011, 1 (1): 3.
24. Eto K, Ogasawara M, Umemura K, et al. Hydrogen sulfide is produced in the response to neuronal excitation. J Neurosci, 2002, 22 (9): 3386-3391.
25. 张笑天，郑晓瑛．氧化自由基清除剂超氧化物歧化酶与疾病．中国公共卫生，2014, 30 (10): 1349-1352.
26. Maniscalco M, Vitale C, Vatrella A, et al. Fractional exhaled nitric oxide-measuring devices: technology update. Med Devices (Auckl), 2016, 9: 151-160.
27. Radi R. Oxygen radicals, nitric oxide, and peroxynitrite: Redox pathways in molecular medicine. Proc Natl Acad Sci U S A, 2018, 115 (23): 5839-5848.
28. 府伟灵，徐克前．临床生物化学检验．5版．北京：人民卫生出版社，2012.
29. 丁斐．神经生物学．3版．北京：科学出版社，2017.
30. 吕传真，周良辅．实用神经病学．4版．上海：上海科技出版社，2014.
31. Forzy G, Peyrodie L, Boudet S, et al. Evaluation of semi-automatic image analysis tools for cerebrospinal fluid electrophoresis of IgG oligoclonal bands. Pract Lab Med, 2017, 10: 1-9.
32. Gosselet F, Saint-Pol J, Fenart L. Effects of oxysterols on the blood-brain barrier: implications for Alzheimer's disease. Biochem Biophys Res Commun, 2014, 446 (3): 687-691.
33. Chen JJ, Wang T, An CD, et al. Brain-derived neurotrophic factor: a mediator of inflammation-associated neurogenesis in Alzheimer's disease. Rev Neurosci, 2016, 27 (8): 793-811.
34. Borba EM, Duarte JA, Bristot G, et al. Brain-Derived Neurotrophic Factor Serum Levels and Hippocampal Volume in Mild Cognitive Impairment and Dementia due to Alzheimer Disease. Dement Geriatr Cogn Dis Extra, 2016, 6 (3): 559-567.
35. Kulic L, Unschuld PG. Recent advances in cerebrospinal

fluid biomarkers for the detection of preclinical Alzheimer's disease. Curr Opin Neurol, 2016, 29 (6): 749-755.
36. Gaignard P, Liere P, Thérond P, et al. Role of Sex Hormones on Brain Mitochondrial Function, with Special Reference to Aging and Neurodegenerative Diseases. Front Aging Neurosci, 2017, 9: 406.
37. Frisoni GB, Boccardi M, Barkhof F, et al. Strategic roadmap for an early diagnosis of Alzheimer's disease based on biomarkers. Lancet Neurol, 2017, 16 (8): 661-676.
38. Niklas Mattsson. CSF biomarkers in neurodegenerative diseases. Clin Chem Lab Med, 2011, 49 (3): 345-352.
39. Apple FS, Wu AH. Myocardial infarction redefined: role of cardiac troponin testing, Clin Chemistry. 2001, 47 (3): 377-379.
40. American College of Cardiology/American Heart Association Task Force on Practice Guidelines. ACC/AHA guideline for the management of patients with unstable angina and non-ST segment elevation myocardial infarction: executive summary and recommendations. Catheter Cardiovasc Interv, 2000, 51 (4): 505-521.
41. 中国老年医学学会，中国医师协会检验医师分会心脑血管病专家委员会．脂蛋白相关磷脂酶 A2 临床应用专家建议．中华心血管病杂志，2015, 43 (10): 843-847.
42. Wu AH. Cardiac Markers. 心脏标志物．邹雄，潘柏申，译．2 版．北京：人民卫生出版社，2007.
43. 中国成人血脂异常防治指南修订联合委员会，中国成人血脂异常防治指南(2016 年修订版). 中国循环杂志，2016, 31 (10): 937-953.
44. 《基层医院心力衰竭临床诊疗中 B 型利钠肽和 N 末端 B 型利钠肽原的应用中国专家建议》专家组．基层医院心力衰竭临床诊疗中 B 型利钠肽和 N 末端 B 型利钠肽原的应用中国专家建议．中华全科医生杂志，2017, 16 (3): 169-1737.
45. 中华医学会内分泌学分会肾上腺学组．嗜铬细胞瘤和副神经节瘤诊断治疗的专家共识．中华内分泌代谢杂志，2016, 32 (3): 181-187.
46. Carl A. Burtis, Edward R. Ashwood, David E. Bruns. TIETZ fundamentals of CLINICAL CHEMISTRY. 6nd edition. Philadelphia: W. B. Saunders Company, 2008.
47. 张曼．检验诊断报告体系与临床应用规范．北京：人民卫生出版社，2017.
48. 毛远丽，赵景民．检验与临床诊断——肝病分册．北京：人民军医出版社，2006.
49. 王艳斌，谢雯．2013 年胆汁淤积性肝病诊断治疗专家共识．北京：中国医刊，2014.
50. Lok As, Sterling RK, Everhart JE, et al. Des-gamma-carboxy prothrombin and alpha-fetoprotein as biomarkers for the early detection of hepatocellular carcinoma. Gastroenterology, 2010.
51. Yoav Lurie, Muriel Webb. Non-invasive diagnosis of liver fibrosis and cirrhosis. World J Gastroenterol, 2015, 21 (41): 11567-11583.
52. Temple J L,Cordero P, Li J, et al. A Guide to Non-Alcoholic Fatty Liver Disease in Childhood and Adolescence. Int. J. Mol. Sci, 2016, 17: 947.
53. 黄志强．希夫肝脏病学．北京：化学工业出版社，2006.
54. 尚红，王毓三，申子瑜．全国临床检验操作规程．4 版，北京：人民卫生出版社，2015.
55. 郑铁生，倪培华．临床检验医学．北京：人民卫生出版社，2017.
56. 郑铁生，陈筱菲．临床生物化学检验．北京：高教出版社，2012.
57. 王琼，李维辛，严祥．胃泌素与糖尿病相关性研究进展．国际消化病杂志，2011, 31 (5): 280-282.
58. 吉丽，段雅，郑宪玲，等．急性胰腺炎 C 肽和胰高血糖素研究进展．河北医药，2011, 32 (12): 1875-1876.
59. 叶贝．P- 物质、血管活性肠肽、胃泌素和 5- 羟色胺与胃肠功能的研究进展．国际儿科学杂志，2017, 44 (4): 249-252.
60. 黎介寿．肠内营养与肠功能屏障．肠外与肠内营养，2016, 23 (5): 257-259.
61. 苏亚兵，王宁，屈增强．功能性消化不良中西医研究进展．临床医学研究与实践，2017, 2 (21): 197-198.
62. 郑铁生，樊绮诗，姜旭淦．临床生物化学实验诊断与病例解析．北京：中国医药科技出版社，2010.
63. 谈志龙，任海龙，白人骁，等．骨质疏松症与骨代谢生化测定指标．中国骨质疏松杂志，2006, 12 (1): 89-93.
64. 徐建春，毛应德龙．骨质疏松症的研究进展与展望．浙江临床医学，2006, 8 (1): 89-90.
65. 朱清义．佝偻病与微量元素营养关系研究进展．微量元素与健康研究，2006, 23 (1): 14-16.
66. 吴炯，潘柏申．钙校正计算公式与离子钙检测的临床应用现状．检验医学，2016, 31 (7): 623-626.
67. Grubb A, Horio M, Hansson LO, et al. Generation of a new cystatin C-based estimating equation for glomerular filtration rate by use of 7 assays standardized to the international calibrator. Clin Chem, 2014, 60 (7): 974-986.
68. Ferguson TW, Komenda P, Tangri N. Cystatin C as a biomarker for estimating glomerular filtration rate. Curr Opin Nephrol Hypertens, 2015, 24 (3): 295-300.
69. 万德森．临床肿瘤学．北京：科学出版社，2008.
70. 郑铁生，鄢盛恺．临床生物化学检验．北京：中国医药科技出版社，2010.
71. 李振刚．分子遗传学．4 版．北京：科学出版社，2014.
72. 冯作化，药立波．生物化学与分子生物学．3 版．北京：人民卫生出版社，2015.
73. 孙秀发，凌文华．临床营养学．北京：科学出版社，2016.
74. 中国营养学会．中国居民膳食营养素参考摄入量．北京：科学出版社，2013.
75. 吴坤．营养与食品卫生学．5 版．北京：人民卫生出版社，2004.
76. 杨月欣，王光亚，潘兴昌．中国食物成分表．北京：北京大学医学出版社，2002.
77. 陈炳卿，刘志诚，王茂起．现代食品卫生学．北京：人民卫生出版社，2001.
78. 唐仪，刘冬生．实用妇儿营养学．北京：中国医药科技出版社，2001.
79. 中国营养学会．中国居民膳食指南(2016)，北京，2016.
80. Paul SM, Alexander JR, Holly LN, et al. The Accumulating Data to Optimally Predict Obesity Treatment (ADOPT) Core Measures Project: Rationale and Approach. Obesity, 2018, 26 (2): S6-S15.
81. 朱平．临床分子遗传学．北京：北京医科大学出版社，2002.
82. 王培林．遗传病学．北京：人民卫生出版社，2000.
83. 姚春艳，府伟灵．单基因病的基因诊断与治疗．国外医学生物化学与检验学分册，2002, 23 (5): 299-303.
84. 王鸿利，储海燕，王学锋．血友病基因诊断的研究进展．诊断学理论与实践，2002, 1 (2): 70-73.
85. Old JM. Screening and genetic diagnosis of haemoglobin disorders. Blood Rev, 2003, 17: 43-53.
86. Supaporn KH, Boonraksa S, Prachya K, et al. Review on screening and analysis techniques for hemoglobin variants and thalassemia. Talanta, 2005, 65 (5): 1149-1161.
87. Fenella JK, Norma BL, Michael N, et al. Trials in Sickle Cell Disease. Pediatric Neurology, 2006, 34 (6): 450-458.
88. Philip JF, Vincent J. Mutating factor Ⅷ: lessons from structure to function. Blood Reviews, 2005, 19 (1): 15-27.
89. Pullinger CR, Kane JP, Malloy MJ. Primary hypercholesolemia: genetic causes and treatment of five monogenic disorders. Expert Rev Cardiovasc Ther, 2003, 1 (1): 107-119.
90. Bardoni B, Mandel JL, Fisch G. FMRI gene and fragile X syndrome. Am J Med Genet, 2000, 97 (2): 153-163.
91. Kerr R, Robinson C, Essop FB, et al. Genetic testing for Duchenne/Becker muscular dystrophy in Johannesburg, South Africa. S Afr Med J, 2013, 103 (12 Suppl 1): 999-1004.
92. Abdoul Karim Ouattara, Pouiré Yameogo, Lassina Traore, et al. Prevalence, genetic variants and clinical implications of G-6-PD deficiency in Burkina Faso: a systematic review. BMC Med Genet, 2017, 18: 139.
93. A Wiegman A, Giddingss, Watts GF, et al. Familial hypercholesterolaemia in children and adolescents: gaining decades of life by optimizing detection and treatment. Eur Heart J, 2015, 36 (36): 2425-2437.
94. Liu N, Huang Q, Li Q, et al. Spectrum of PAH gene variants among a population of Han Chinese patients with phenylketonuria from northern China. BMC Med Genet, 2017, 18: 108.
95. Byrne LM, Rodrigues FB, Blennowk, et al. Neurofilament light protein in blood as a potential biomarker of neurodegeneration in Huntington's disease: a retrospective cohort analysis. Lancet Neurol, 2017, 16 (8): 601-609.
96. 马用信，税青林．医学遗传学．科学出版社，2013.
97. 郭奕斌，梁宇静，郭东炜．单基因遗传病基因诊断技术研究进展．分子诊断与治疗杂志，2016, 8 (1): 46-53.
98. Friedl W, Ludwig EH, Paulweber B, et al. Hypervariability in a minisatellite 3′of the apolipoprotein B gene in patients with coronary heart disease compared with normal controls. J Lipids Res, 1990, 31 (4): 659-665.
99. Choong ML, Koay ES. Khaw MC, et al. Apolipoprotein B 5′-Ins/Del and 3′-VNTR polymorphisms in Chinese, malay and Indian singaporeans. Hum Hered, 1999, 49 (1): 31-40.
100. Hong SH, Song J, Kim JQ. Genetic variations of the hepatic lipase gene in Korean patients with coronary artery disease. Clinical Biochemistry, 2000, 33 (4): 291.
101. Li Z, Xie YZ, Cao TT, et al. A rapid and cost-effective method for genotyping apolipoprotein E gene polymorphism. Mol Neurodegener, 2016, 11 (1): 2.
102. 姜伟华，李善刚，陈学进．ApoE 基因功能及相关疾病模型的研究进展．实验动物与比较医学，2015, 35(3): 249-257.
103. 廖二元，莫朝晖．内分泌学．2 版．北京：人民卫生出版社，2007.
104. 鲍缦夕，邹大进．2 型糖尿病的发病易感基因．中国临床康复，2006, 10 (16): 140-143.
105. Manolio TA, Collins FS, Cox NJ, et al. Finding the missing heritability of complex diseases. Nature, 2009, 461 (7265): 747-753.
106. Varma VR, Varma S, An Y, et al. Alpha-2 macroglobulin in Alzheimer| [rsquo] |s disease: a marker of neuronal injury through the RCAN1 pathway. Mol Psychiatry, 2017, 22 (1): 13.
107. Tsai SJ, Hong CJ, Liu HC, et al. The brain-derived neurotrophic factor gene as a possible susceptibility candidate for Alzheimer's disease in a chinese population. Dementia & Geriatric Cognitive Disorders, 2006, 21 (3): 139.
108. Venegas V, Wang J, Dimmock D, et al. Real-time quantitative PCR analysis of mitochondrial DNA content. Curr Protoc Hum Genet, 2011, Chapter 19: Unit 19. 7.
109. Wang J, Venegas V, Li F, et al. Analysis of mitochondrial DNA point mutation heteroplasmy by ARMS quantitative PCR. Curr Protoc Hum Gene, 2011, Chapter 19: Unit 19. 6.
110. Lowell BB, Shulman GL. Mitochondrial Dysfunction and Type 2 Diabetes. Science, 2005, 307 (5708): 384-387.
111. Khan SM, Smigrodzki RM, Swerdlow RH. Cell and animal models of mtDNA biology: progress and prospects. Am J Physiol Cell Physiol, 2007, 292 (2): C658-669.
112. Chinnery PF, Elliott HR, Hudson G, et al. Epigenetics, epidemiology and mitochondrial DNA diseases. Int J Epidemiol, 2012, 41 (1): 177-187.
113. Smith PM, Lightowlers RN. Altering the balance between

healthy and mutated mitochondrial DNA. J Inherit Metab Dis, 2011, 34 (2): 309-313.

114. King MP, Attardi G. Isolation of human cell lines lacking mitochondrial DNA. Methods Enzymol, 1996, 264: 304-313.

115. Trounce IA, Kim YL, Jun AS, et al. Assessment of mitochondrial oxidative phosphorylation in patient muscle biopsies, lymphoblasts, and transmitochondrial cell lines. Methods Enzymol, 1996, 264: 484-509.

116. Taylor RW, Turnbull DM. Mitochondrial DNA mutations in human disease. Nature Reviews Genetics, 2005, 6 (5): 389-402.

117. Mayr JA, Haack TB, Freisinger P, et al. Spectrum of combined respiratory chain defects. Journal of inherited metabolic disease, 2015, 38 (4): 629-640.

118. Zhao D, Hong D, Lv H, et al. Mutations in mitochondrially encoded complex I enzyme as the second common cause in a cohort of Chinese patients with mitochondrial myopathy, encephalopathy, lactic acidosis and stroke-like episodes. Journal of human genetics, 2011, 56 (11): 759.

119. Holt CL, Stauffer C, Wallin JM, et al. Practical applications of genotypic surveys for forensic STR testing. Forensic Sci, 2000, 112: 91-109.

120. 钱海洪，胡义德．人线粒体 DNA 序列分析在法医学中的应用研究及其进展．中国法医学杂志，2006, 21 (2): 97-98.

121. 唐泽英，陆惠玲．常染色体 STR、X 染色体 STR 鉴定姐妹关系一例．中国司法鉴定，2010, 4: S7-8.

122. 郑芳，王晓春．临床分子诊断学．北京：人民卫生出版社，2018.

123. 冉鹏，吴谨，张蓓蕾，等．人类线粒体 DNA 异质性研究进展及其法医学应用．人类学学报，2007, 26 (4): 372-378.

124. 邱平明，陈玲，余嘉欣，等．法医学常用 15 个 STR 基因座的突变分析．分子诊断与治疗杂志，2016, 8 (4): 222-226.

125. 焦伟，刘斐．人短串联重复序列相关技术及其在法医学中的应用研究进展．中国临床新医学，2011, 04 (11): 1087-1091.

126. 郑芳，陈昌杰．临床分子诊断学．武汉：华中科技大学出版社，2014.

127. 刘俊宏，林源，张素华，等．同胞鉴定中风险与对策的思考．中国司法鉴定，2012,(6): 78-81.

128. 蒋浩君，尹路，穆豪放，等．MiniFiler 及 Yfiler 试剂盒无创产前亲子鉴定的可能性探究．中国法医学杂志，2017, 32 (1): 24-28.

129. 兰菲菲，陈延冰，杜丽，等．亲子鉴定常用 STR 基因座突变的特点．广东医学，2016, 37 (2): 218-220.

130. 潘冬花．浅析 Y-STR 家系排查法的应用．广东公安科技，2011, 19 (4): 67-69.

131. 徐洁，雷亮，徐宁，等．12 个 X 染色体短串联重复序列基因座在河北汉族人群的遗传多态性．中华医学遗传学杂志，2014, 31 (3): 388-392.

132. 李海燕，张楚楚，唐振亚，等．基于二代测序平台的 90 个常染色体 SNP 分型研究．中国法医学杂志，2016, 31 (6): 557-562.

133. Fordyce SL, Mogensen HS, Borsting C, et al. Second-generation sequencing of forensic STRs using the Ion Torrent HID STR 10-plex and the Ion PGM. Forensic Sci Int Genet, 2015, 14: 132-40.

134. Burtis CA, Ashwood ER, Bruns DE. Tietz textbook of Clinical Chemistry and Molecular Diagnosis. 5th ed. USA: Elsevier Medicine, 2011.

135. 涂植光．临床检验生物化学．北京．高等教育出版社，2006.

136. 吴东，李晕南，杨爱明，等．胃肠激素及相关疾病的百年回眸．中国科学：生命科学，2021, 51 (08):108-184.

第四篇
临床免疫学篇

PRACTICE OF
LABORATORY MEDICINE

第三十八章
临床免疫学概论

免疫学是研究免疫系统的结构与功能，了解其在免疫应答反应中对机体有益的防卫功能和有害的病理损伤机制，研究有效的免疫措施，以实现防病、治病为目的的一门极其重要的现代医学。临床免疫学是将基础免疫学与临床医学相结合的一门桥梁学科，主要是应用免疫学理论和技术研究疾病的病因、发病机制、诊断及治疗，是免疫学中重要的、应用性较强的分支学科，与医学微生物学、分子生物学、遗传学、生理学、病理学及临床流行病学等多种学科均有密切关系。

第一节　免疫器官

免疫系统是人和高等动物中识别自我和非我信号、产生免疫效应和维持自身稳定的组织系统，包括免疫器官、免疫细胞和免疫分子。免疫器官是指实现免疫功能的器官或组织。根据其发生的时间顺序和功能差异分为中枢免疫器官和外周免疫器官两部分。

一、中枢器官

也称为初级免疫器官，是免疫细胞产生、发育、分化、成熟的场所，并对外周免疫器官的发育和免疫功能起调控作用，包括胸腺和骨髓。禽类还有腔上囊(相当于骨髓)。

(一) 胸腺

T 细胞分化成熟的场所。胸腺(thymus)可以产生细胞因子和胸腺激素，促进 T 细胞生成表达抗原受体和其他受体(如丝裂原受体、绵羊红细胞受体、细胞因子受体)、组织相容性复合体以及一些簇分化抗原，促进 T 细胞生长、分化、发育，最终成熟为 T 细胞亚群，自胸腺输出定位于外周淋巴器官和组织，发挥细胞免疫功能，辅助调节体液免疫，建立与维持自身耐受。

(二) 骨髓

人和其他哺乳动物胚胎后期以及成年期重要的造血器官，也是各种免疫细胞的发源地。骨髓基质细胞、多种免疫分子、骨髓微血管系统及末梢神经构成骨髓微环境。多能造血干细胞在骨髓中增殖、分化、发育、成熟为各种血细胞、B 淋巴细胞、淋巴样干细胞和淋巴样主细胞，后两种细胞进入胸腺，发育成功能性 T 细胞。此外，骨髓是再次免疫应答和产生抗体的场所。

二、周围器官

周围器官亦称为次级免疫器官，是成熟淋巴细胞定居的场所，免疫应答的主要部位，包括淋巴结、脾及黏膜相关淋巴组织等。

(一) 淋巴结

分为皮质区和髓质区。皮质区浅层为 B 淋巴细胞区，又称非胸腺依赖区；皮质区深层为副皮质区，为 T 淋巴细胞区；髓质区淋巴索即致密聚集的淋巴细胞，如 B 细胞、浆细胞、T 细胞、巨噬细胞。淋巴结主要功能包括：免疫细胞栖息和增殖的场所，发生初次免疫应答的场所，参与淋巴细胞再循环，监视、清除病原体异物的过滤监控站。

(二) 脾

是人体最大的外周淋巴器官，也是血液循环的滤器，不含输入淋巴管，但有大量血窦，富含 B 细胞、T 细胞、巨噬细胞和树突状细胞。侵入血液的病原体等异物在髓索内被巨噬细胞和树突状细胞捕捉、加工、递呈外来抗原信息，刺激 B 细胞、T 细胞活化并产生免疫应答效应，这些 B 细胞、T 细胞又随血液运出脾分布全身进行再循环。脾亦是血液通路中的滤过器官，血流进入脾脏，脾窦内外巨噬细胞负责清除血液中的外来抗原以及发生突变和衰老的自身细胞。此外，脾脏还能合成干扰素、补体、细胞因子等免疫效应物质。

(三) 黏膜相关的淋巴组织

如扁桃体、小肠集合淋巴小结、阑尾等淋巴组织。这些淋巴组织内含有 B 细胞、T 细胞、浆细胞、巨噬细胞，对局部侵入的病原体执行固有免疫应答，使 B 细胞分化为浆细胞，产生多种免疫球蛋白抗体，其中主要是 IgA 及分泌型 IgA，执行特异性局部免疫效应。

第二节　免疫细胞

凡参与免疫应答或与免疫应答有关的细胞皆为免疫细胞。依其作用不同分为三类：第一类是淋巴细胞；第二类是单核巨噬细胞系统；第三类是以其他方式参加免疫应答的中性粒细胞、嗜酸性粒细胞、嗜碱性粒细胞、肥大细胞等。

一、巨噬细胞

巨噬细胞是组织中的单核细胞，属于单核吞噬系统。巨噬细胞和淋巴细胞均来源于骨髓干细胞。单核细胞在血液中只存在几小时即进入组织，分化为成熟的巨噬细胞，可存活几周甚至几个月。巨噬细胞分布广泛，在不同组织中表现形式不同，包括肺泡巨噬细胞、腹膜巨噬细胞，肝脏库普弗细胞、淋巴结和脾脏中游走及固定巨噬细胞、结缔组织和皮肤组织细胞等。不同组织的巨噬细胞形态、代谢机制和功能均不相同。

巨噬细胞含有大量的溶酶体颗粒，内含酸性水解酶和其他降解酶，用以消化吞噬物，包括各种微生物、死细胞、组织碎片、抗原或免疫复合物等。新近研究表明，不同刺激会使巨噬细胞出现极化现象，其极化形式最主要有两种，即 M1 和 M2。M1 型巨噬细胞(经典巨噬细胞)，主要由 IFN-γ、LPS 或 GM-CSF 刺激诱导，可以产生 TNF-α、IL-12 等炎症性细胞因子，具有免疫防御作用，亦与自身炎症损伤密切相关；M2 型巨噬细胞(选择性巨噬细胞)，主要由 IL-4 或 IL-13 刺激诱导，产生 IL-10、IL-4、TGF-β 等抗炎性细胞因子，高表达清道夫受体等吞噬功能相关的受体，有清除凋亡组织细胞残骸、促进组织修复和重塑等作用。

二、中性粒细胞

中性粒细胞也属于一类吞噬细胞，通过表达黏附分子受体而黏附和移出血管，进入组织，在机体抵抗急性感染中发挥重要作用。当炎症部位释放趋化性物质如 IL-8、补体因子(C3a 和 C5a)、激肽释放酶等，中性粒细胞即可发生黏附和迁移。在形态学上，中性粒细胞和单核巨噬细胞的吞噬过程相似，亦可以杀伤和降解吞噬物。这种作用需要短时间内耗氧量显著增加，即“呼吸爆发”(respiratory burst)，增加磷酸己糖旁路活性，产生超氧化物。中性粒细胞还可以产生胞外捕获(NET)，杀伤入侵的病原体，或引起自身的炎症损伤。最新研究发现，中性粒细胞也可能分为炎症性和调节性的，其中调节性中性粒细胞具有抑制 T 细胞免疫功能的作用，从而参与肿瘤的发生发展，已成为肿瘤治疗的一个新的潜在靶点。

三、自然杀伤细胞

NK 细胞属于一类大颗粒淋巴细胞，无需抗体或抗原刺激即可直接杀伤靶细胞，几乎没有特异性和免疫记忆。NK 细胞的活化是非抗原特异性的，丝裂原、干扰素和 IL-12 等物质均可以活化 NK 细胞。NK 细胞在机体早期抗病毒反应中具有重要作用，但 NK 细胞区别感染和非感染细胞的确切机制尚不清楚，可能涉及细胞表面受体。NK 细胞表面表达两种受体，即 NKR-P1 和 KIR。前者是一种凝聚素型受体，识别靶细胞表面的糖类配体，引起杀伤效应。后者是一种抑制性受体，识别靶细胞表面的 MHC Ⅰ类分子，抑制杀伤作用。病毒诱导 MHC Ⅰ类分子下调或改变，可能是引起 NK 细胞介导杀伤作用的一个机制。NK 细胞在肿瘤和病毒感染的免疫监视中起重要作用，其功能缺陷的个体更易发生肿瘤和病毒感染。对于 NK 细胞的细胞系目前尚不清楚，与 T 细胞有部分重叠。

四、B 淋巴细胞

B 淋巴细胞简称 B 细胞，是由哺乳动物骨髓或鸟类法氏囊中淋巴样前体细胞发育成熟的细胞。成熟 B 细胞主要定居于淋巴结皮质浅层的淋巴小结和脾脏红髓及白髓的淋巴小结内。B 细胞约占外周血淋巴细胞总数的 10%~20%。B 细胞受抗原刺激后，可分化为浆细胞，产生抗体。B 细胞的主要功能有：产生抗体、递呈抗原、分泌细胞因子参与免疫调节。新近研究表明，还存在一类调节性 B 细胞(Breg)，其特点主要是分泌 IL-10，也可以分泌 IL-35 和 TGF-β，产生各种免疫抑制作用。但关于 Breg 的表面标志物至今各种研究间仍存在较大争议，尚未完全确定。

B 细胞表面标志包括表面受体和表面抗原，参与抗原识别、免疫细胞间以及免疫细胞与免疫分子间的相互作用，也是分离和鉴别 B 细胞的重要依据。

(一) 表面受体

1. **B 细胞抗原受体**(BCR)　即膜免疫球蛋白(mIg)，表达于所有成熟 B 细胞和大多数 B 细胞瘤的细胞表面，是 B 细胞最具特异性的表面标志，主要作用是结合特异性抗原。成熟 B 细胞的 mIg 主要为 mIgM 和 mIgD。

2. **细胞因子受体**(CKR)　多种细胞因子参与调节 B 细胞活化、增殖和分化。细胞因子 IL-1、IL-2、IL-4、IL-5、IFN-γ 等通过与 B 细胞表面相应受体结合而发挥调节作用。

3. **补体受体**　B 细胞表达补体受体 CR1 和 CR2，与相应配体结合后，可促进B细胞活化。CR2亦是B细胞的EB病毒受体，与EB病毒选择性感染B细胞有关。在体外可用EB病毒感染B细胞，使之转化为B淋巴母细胞系，从而达到永生化。

4. **Fc受体** B细胞表面表达IgG Fc受体Ⅱb1，活化的B细胞表面此受体密度明显增高，分化晚期下降。

5. **丝裂原受体** B细胞表达PWM、LPS、SPA等丝裂原受体。

（二）表面抗原

簇分化抗原（cluster differentiation，CD）是有核细胞在分化成熟过程中，不同的发育阶段和不同亚类的淋巴细胞所表达的不同分化抗原，是区别淋巴细胞的重要标志。B细胞表达多种CD分子，参与B细胞的活化、增殖和分化。其中某些CD分子是区分不同活化阶段B细胞和B细胞亚群的表面标志。① CD19/CD5：成熟B细胞均表达CD19，根据有无CD5的表达，可将B细胞区分为B1（有CD5表达）和B2（无CD5表达）细胞；② CD20：B细胞激活后逐渐丢失，不同条件下，抗CD20抗体可分别发挥促进或抑制B细胞活化的作用；③ CD21：有两种不同的受体功能，即C3d受体（CR2）和EB病毒受体；④ CD35：此分子与相应补体或分子结合后，可促使B细胞活化；⑤ CD32旧称Fc受体，可与抗体包被的红细胞结合形成EAC玫瑰花环，是鉴别B细胞的方法。此外，尚有CD40、CD80/CD86等分子。

成熟B细胞表面还富含MHC Ⅰ和Ⅱ类抗原。B细胞发育未成熟时已表达MHC Ⅱ类分子，活化B细胞表面MHC Ⅱ类分子表达明显增多。

五、T淋巴细胞

T淋巴细胞也称T细胞，是在胸腺中发育成熟的淋巴细胞，故称胸腺依赖性淋巴细胞（thymus-dependent lymphocyte）。T细胞占外周血淋巴细胞的70%~75%。其主要功能有：抗原识别、细胞免疫和免疫调节。不同类型的T细胞功能有所不同，如$CD4^+$T细胞可分为Th1、Th2、Th17、滤泡样辅助性T细胞（Tfh）、调节性T细胞（Treg）等，这些类型的T细胞功能互有差异。

T细胞发育的不同阶段，细胞表面可表达不同种类的受体和抗原，这些受体和抗原与细胞功能有关，也可作为鉴别T细胞及活化状态的表面标志。

T细胞表面标志分为表面受体及表面抗原两类。

（一）表面受体

1. **T细胞抗原受体** 表达于所有成熟T细胞表面，是T细胞识别外来抗原并与之结合的特异受体。参与免疫应答的多数T细胞表达TCRαβ，与CD3分子以非共价键结合，构成TCR-CD3复合物，共同执行对抗原递呈细胞表面抗原肽-MHC分子复合物的识别和活化信号传递。

2. **细胞因子受体** 如E受体、病毒受体、致有丝分裂原受体等，其中淋巴细胞表面的病毒受体，使某些病毒能选择性感染某个T细胞亚群引起免疫功能低下或导致疾病。如人类免疫缺陷病毒（HIV）选择性感染$CD4^+$T细胞，使$CD4^+$T细胞减少，细胞免疫功能受损；而致有丝分裂原受体可使丝裂原刺激静止期淋巴细胞转化为原淋巴细胞，发生有丝分裂而增殖。实验室常用植物凝聚素（PHA）和刀豆蛋白A（ConA）进行淋巴细胞转化试验以了解细胞免疫功能状态。

（二）表面抗原

CD2表达于全部人T细胞和NK细胞表面，可与绵羊红细胞结合，故又称绵羊红细胞受体，据此利用E花环试验，可测定外周血T细胞总数。CD3表达于全部T细胞表面，是T细胞共同的表面标志，是TCR-CD3复合物的重要组成部分。CD4/CD8表达于外周血不同T细胞亚群表面，是区别T细胞亚群的重要标志，表达CD4主要是辅助性T细胞，表达CD8主要是细胞毒性T细胞。此外，T细胞还可以表达CD25、CTLA4（CD152）、CD28、CD40L（CD154）等CD抗原。

六、抗原递呈细胞

抗原递呈细胞（APC）是指表达被特异性T细胞识别的多肽-MHC复合体的任何细胞。通常所认识的抗原递呈细胞指巨噬细胞、树突状细胞（DC）、B淋巴细胞等表达MHC Ⅱ类分子的抗原递呈细胞，即所谓专职性APC，其他抗原递呈细胞如内皮细胞、各种上皮及间皮细胞、成纤维细胞等成为非专职性APC。T细胞不能直接识别可溶性的游离蛋白抗原，只能识别与MHC产物结合表达于细胞表面的多肽片段。$CD4^+$T细胞主要识别APC上与MHC Ⅱ类分子结合的多肽，而$CD8^+$T细胞主要识别靶细胞表面MHC Ⅰ类分子结合的多肽复合体。

APC与T细胞的相互作用受表面共刺激分子对CD80/CD28和CD86/CTLA-4等的影响，功能性共刺激途径是T细胞活化所必需的，缺乏共刺激信号将导致T细胞无反应性。

各种类型的APC如巨噬细胞、B细胞、DC等具有相似的加工处理内化抗原的能力，但也各具特点。巨噬细胞含有的蛋白酶比B细胞多，具有较强的主动吞噬功能，能更有效地内化、处理和递呈颗粒性抗原；DC能刺激初始T细胞出现应答，但其加工处理及递呈抗原的确切机制尚不完全清楚；成纤维细胞、内皮细胞等既能通过MHC Ⅰ类分子呈递抗原，也能通过MHC Ⅱ类分子呈递抗原。

七、其他细胞

红细胞是血液中含量最多的有形成分。传统认为，红细胞具有运输氧和二氧化碳的呼吸功能以及对机体代谢产生的酸碱物质的缓冲作用。近来发现红细胞表达许多与免疫相关的物质，如CR1、CR3、LFA-3、DAF、MCP、SOD酶等，具有识别、黏附、杀伤抗原，清除免疫复合物，参与机体免疫调控的作用，而且自身存在完整的自我调控系统，是机体免疫系统重要组成部分。红细胞免疫在肾脏疾病、肿瘤、子宫内膜异位症、自身免疫性疾病等发病中具有一定作用。

嗜酸性粒细胞是常规染色时，胞浆内出现橘红色粗大嗜酸性颗粒的细胞，在超敏反应和寄生虫感染时，募集到炎症或感染部位，发挥抗寄生虫免疫、超敏反应及组织修复等功能。

嗜碱性粒细胞和肥大细胞均来源于造血干细胞，表面特征和生物学特点相似，均参与IgE介导的超敏反应和炎症反应。嗜碱性粒细胞在外周血白细胞中数量最少，少于1%；肥大细胞则多见于黏膜和结缔组织中的血管和神经周围。两种细胞表面均具有 IgE 的高亲和力受体 FcεR Ⅰ以及补体受体如 C3aR、C5aR、C567R 等，胞内均含有嗜碱性颗粒，主要由肝素、组胺、白三烯等组成。两种细胞在Ⅰ和Ⅲ型超敏反应中发挥重要作用，而且可以参与天然免疫。

血小板除具有凝血作用外，亦参与免疫应答，特别是炎症反应。血小板可以表达 MHC Ⅰ类分子、FcγR Ⅱ、低亲和力 FcεR Ⅱ以及一些黏附分子及其配体。血小板表面分子与其配体结合后，使血小板活化，释放含有血清素和纤维蛋白原的颗粒，增强毛细血管通透性、激活补体并吸引白细胞。

第三节 免疫分子

免疫分子是指一些免疫活性细胞或相关细胞分泌的参与机体免疫反应或免疫调节的蛋白质及多肽物质。通常包括免疫球蛋白、补体、细胞因子、细胞黏附分子和人类白细胞分化抗原等。

一、抗原

抗原是能够诱导机体产生抗体和致敏淋巴细胞，并能在体内外与抗体或致敏淋巴细胞发生特异性反应的物质，通过结合 T 细胞受体或直接与抗体发生反应，其作用主要通过抗原决定簇（表位）完成。一个抗原分子具有多个表位，每个表位结合一种抗体，因此一个抗原分子可通过不同结合位点与多种抗体反应。一些低分子量物质能与抗体结合，但本身却无法激活免疫反应，这类物质称为半抗原。半抗原需结合载体分子获得足够的表位，才能激活免疫反应。一些化学物质如药物即为半抗原，其载体可能是机体自身蛋白。抗原的氨基酸序列和空间结构决定抗原性质。

抗原分为胸腺依赖性和非胸腺依赖性两种。胸腺依赖性抗原需要 T 细胞参与才能诱导抗体产生。大多数蛋白质和外源性红细胞即为胸腺依赖性抗原。胸腺非依赖性抗原不需要 T 细胞介导即可诱导产生抗体。此类抗原可以通过交联 B 细胞表面受体而直接激活特异性 B 细胞产生抗体，主要是 IgM 和 IgG2，但诱导免疫记忆性较弱，如细菌细胞壁成分脂多糖。而另一种胸腺非依赖性抗原内毒素不仅可以引起特异性 B 细胞活化和抗体产生，亦可激活多克隆 B 细胞。

二、抗体

免疫球蛋白（Ig）是 B 细胞经抗原刺激，增殖分化为浆细胞后产生的、存在于血液和体液中能与相应抗原特异性结合，执行体液免疫功能的一组球蛋白，可分为分泌型（sIg）和膜型（mIg），前者主要存在于体液中，具有抗体的各种功能，后者作为抗原受体表达于 B 细胞表面，称为膜表面免疫球蛋白。抗体是机体在抗原刺激下，由浆细胞合成分泌产生的具有免疫功能的球蛋白。所有抗体均是免疫球蛋白，但并非所有免疫球蛋白都是抗体。

抗体分子由 4 条肽链，即两条相同的重链（H）和两条相同的轻链（L）通过二硫键连接而成。每条链均由含约 110 个氨基酸的结构域组成，链中半胱氨酸残基间靠二硫键形成环袢结构。结构域的氨基酸序列有很大的相似性。

重链和轻链的 N 末端包含抗原结合位点，其氨基酸组成和排列顺序不同，可结合不同的抗体分子，称为可变区，尤其含 6~10 个氨基酸残基的高变区。每个抗体分子的该区结构都是独特的，因此称作个体独特型决定簇。10^3 个不同的重链可变区与 10^3 个不同的轻链可变区可产生 10^6~10^7 个抗体分子。

抗体恒定区由 1 个轻链结构域（C_L）和 3 或 4 个重链结构域（C_H）组成。轻链恒定区（C_L）分为 κ 和 λ 两种型，每个抗体分子含两条 κ 轻链或两条 λ 轻链。在每个个体所含的抗体分子中，κ 轻链约占 60%，λ 轻链约占 40%。另一方面，重链（C_H）决定抗体的类别和功能，按重链抗原性将免疫球蛋白分为 IgG、IgA、IgM、IgD、IgE 五类。同一类免疫球蛋白分子按铰链区氨基酸组成和重链二硫键数目和位置差异又可分为不同亚类。IgG 分为 IgG1、IgG2、IgG3、IgG4；IgM 分为 IgM1、IgM2；IgA 分为 IgA1、IgA2。

IgG 是血清中含量最高的免疫球蛋白，是再次免疫应答的主要抗体，也是唯一能通过胎盘的抗体。大多数抗菌抗体、抗病毒抗体都是 IgG，某些自身抗体及Ⅱ型超敏反应抗体也是 IgG。IgG 有 4 种亚型，其中 IgG1 和 IgG3 能活化补体，清除大多数蛋白抗原，包括巨噬细胞吞噬的病原微生物；IgG2 和 IgG4 主要和糖类抗原反应，属于作用较弱的调理素。

IgA 分血清型及分泌型，大部分血清 IgA 为单体，其他为双聚体或多聚体。分泌型 IgA（SIgA）为二聚体，每一 SIgA 分子含一个 J 链和一个分泌片。SIgA 性能稳定，主要存在于胃肠道、支气管分泌物、初乳、唾液和泪液中，是参与黏膜局部免疫的主要抗体。IgA1 是血清 IgA 的主要亚型，对细菌蛋白酶敏感，具体作用尚不明确；IgA2 是分泌型 IgA 的主要亚型，中和通过黏膜途径进入的抗原。

IgM 为五聚体，是分子量最大的免疫球蛋白，主要存在于血液中，分子结构呈环形，是个体发育最早合成的抗体，也是抗原刺激后体液免疫应答最先产生的抗体。IgM 主要功能是中和血管内病原，尤其病毒，因此感染过程中血清 IgM 水平升高；IgM 含 5 个补体结合位点，通过吞噬细胞表面的补体受体和补体介导的溶解效应清除抗原 - 抗体 - 补体复合物。

IgE 为单体结构，正常人血清 IgE 水平在 5 类 Ig 中最低，仅为 0.1~0.9mg/L。IgE 由浆细胞产生，被肥大细胞和嗜碱性粒细胞上特异的 IgE 受体摄取，诱导肥大细胞脱颗粒产生趋化因子等方式清除寄生虫感染。因此 IgE 介导Ⅰ型超敏反应，在特异性过敏和寄生虫早期感染患者血液中可升高。

IgD 在血清中含量很低，其作用尚不清楚，IgD 由抗原敏感的 B 淋巴细胞合成，B 细胞膜上的 IgD 可作为 B 细胞分化成熟的标志。

三、补体

补体是存在于人和脊椎动物正常新鲜血清及组织液中的一组具有酶样活性的球蛋白，包括 30 余种可溶性蛋白和膜结合蛋白，故称补体系统。补体的主要功能是微生物和免疫复合物的调理作用，即结合了免疫球蛋白和 / 或补体的微生物更易被巨噬细胞识别，从而结合 IgG:Fc 和 C3b 受体而被吞噬。正常情况下，补体以非活性的前体形式存在，一旦活化，出现各补体成分的级联反应。每种补体前体均被裂解为两种以上的片段，其中主要片段有两个生物学活性位点，一是结合细胞膜或复合物，二是具有裂解下级补体成分的酶活性。补体激活途径有三种，即经典途径、替代途径和 MBL 途径。

（一）经典途径

以结合抗原后的 IgG 或 IgM 抗体为主要激活剂，由补体 C1~C9 共 11 种成分全部参与的激活途径。除了抗原抗体复合物外，还有许多因子可激活此途径，如非特异性凝聚的 Ig、细菌脂多糖、一些 RNA 病毒、双链 DNA 等。

（二）替代途径

又称旁路途径。由病原微生物等细胞壁成分提供接触面直接激活补体 C3，然后完成 C5~C9 的激活过程。替代途径的激活物主要是细胞壁成分，如脂多糖、肽糖苷及酵母多糖等。

（三）MBL 途径

由急性炎症期产生的甘露糖结合凝集素（MBL）与病原体结合启动激活。

三种激活途径形成的 C5 转化酶均可裂解 C5，完成补体级联反应最后的酶促反应步骤。补体不论以何种途径激活，均会通过共同的末端通路，形成有嗜细胞作用的攻膜复合物，参与机体的特异性和非特异性免疫效应。补体系统对机体的作用是多方面的，既可参与机体的防御效应和自身稳定，亦可引起免疫损伤。级联反应中产生的 C3a 片段能增加血管通透性，而 C5a 能趋化中性粒细胞至炎症部位，增强其黏附性，上调中性粒细胞及巨噬细胞补体受体 CR1 和 CR3 的表达。补体级联反应主要受三种机制调控，以防炎症介质的损伤。一是许多活化的补体性质是不稳定的，若下游蛋白缺失或活性低，则活化的补体减少或消失；二是存在许多特异的抑制剂，如 I 和 H 因子；三是细胞膜上的蛋白增加了活化补体的降解。这些机制使得补体活化产生的不利效应不至于损伤自身细胞。补体途径与凝血、纤溶和激肽等途径还存在交叉作用。

正常血清中含量最高的补体成分为 C3 和 C4。C3 缺陷的个体不能调理病原或免疫复合物，从而易患细菌感染和免疫复合物性疾病。补体属于急性时相蛋白，损伤或感染几天内即可增加。

四、T 细胞受体

TCR 是 T 细胞表面识别自身 MHC- 抗原肽复合物的受体，在同种异体移植中，TCR 也识别单独的非己的 MHC 抗原。T 细胞有 TcR1 和 TcR2 两种受体，TcR1 由 γ 和 δ 链组成，TcR2 由 α 和 β 链组成。β 和 γ 基因位于 7 号染色体，而 α 和 δ 基因位于 14 号染色体，每条链均由可变和恒定区组成，形成类似于免疫球蛋白的反应多样性，但 TCR 是非分泌的，不能作为单独的效应分子。TCR 在细胞表面与 CD3 组成 TCR-CD3 复合物，其识别抗原后的信号通过 CD3 分子传递。TCR 复合物识别 MHC Ⅰ或Ⅱ类抗原肽，辅助性 T 细胞识别 MHC Ⅱ类抗原，抑制性 / 细胞毒性 T 细胞识别 MHC Ⅰ类抗原。

五、细胞因子

细胞因子是由单核巨噬细胞或淋巴细胞分泌的一大类具有生物活性的小分子蛋白的总称，介导多种免疫细胞间的相互作用。细胞因子大都为低分子量的活性糖蛋白，半衰期短，以旁分泌、自分泌或内分泌的方式发挥作用；一种细胞可产生多种细胞因子，作用于多个组织器官，不同类型的细胞可产生一种或几种相同的细胞因子，通过作用靶细胞的特异性受体而表现其生物学活性，常表现为多效性、重叠性、拮抗效应和协同效应。

细胞因子按其生物学功能可分为白细胞介素、干扰素、生长因子、趋化因子家族、肿瘤坏死因子、集落刺激因子等六大类；细胞因子受体分为免疫球蛋白基因超家族、Ⅰ、Ⅱ、Ⅲ型细胞因子受体家族、趋化因子受体家族等五大家族。大部分细胞因子受体存在于血液及组织液中。细胞因子和细胞因子受体的检测目前主要用于了解机体的免疫状态及细胞免疫功能。由于细胞因子生物学活性具有重叠的特征，因此以疾病相关的细胞因子为靶点的治疗手段成功性并不高。

六、主要组织相容性复合体

人类 MHC 基因位于人的第 6 对染色体的短臂上，是目前已知最复杂的人类基因系统，包括Ⅰ、Ⅱ、Ⅲ三类基因。人类 MHC 抗原亦称为人类白细胞抗原（HLA），在递呈抗原肽给 T 细胞的免疫反应中发挥重要作用。T 细胞抗原的识别受 MHC 分子的限制，MHC 抗原具有广泛的基因多态性，以清除各种病原。

MHC Ⅰ类抗原是一组由非共价键连接的异二聚体分子，包括经典的 HLA-A、B、C，非经典的 HLA-E、F、G、H、X 等；MHC Ⅰ类抗原由重链 α 和 β_2- 微球链组成，不同的 α 链形成不同的 MHC Ⅰ类抗原。MHC Ⅰ类分子递呈经内质网处理的内源性抗原（包括病毒抗原）给 $CD8^+$T 细胞。MHC Ⅰ类分子广泛表达于各种有核细胞，以白细胞表达最高，成熟的红细胞、神经细胞及滋养层细胞不表达，血清及其他体液中少量存在，其表达受多种因素的调节，如 IFN-α、β、γ 等细胞因子可促进其表达；肿瘤细胞表面 MHC Ⅰ类分子表达减少或缺失，即为肿瘤细胞逃避机体免疫监视的重要机制。

MHC Ⅱ类分子主要表达于 B 细胞、活化 T 细胞、单核巨噬细胞、树突状细胞和炎性血管内皮细胞等，血清、精液及乳汁等体液中亦可检测到，胰岛 β 细胞和甲状腺细胞在病理情况下亦能表达。MHC Ⅱ类分子递呈经溶酶体处理的外源性抗原给

$CD4^+T$ 细胞。胰岛素、甲状腺素、雄激素、TNF-α、IFN-γ、IL-1、IL-2、IL-6、GM-CSF 等，可促进 MHC Ⅱ类分子表达，而前列腺素、糖皮质激素等则抑制其表达。MHC Ⅱ类包括经典的 HLA-DP、DQ、DR，非经典的 HLA-DN、DO、DM 等抗原。

MHC Ⅲ类分子不是表达于细胞表面的膜分子，而是分布于血清及其他体液的可溶性分子，由一些与补体和某些炎症因子相关的基因编码，表达产物主要包括两类，一类是与免疫应答相关的 C4、C2、Bf、TNF、HSP70 等蛋白分子，可参与炎症和应激反应，与内源性抗原的加工递呈相关；另一类是与免疫无明显关联的缬氨酰 tRNA 合成酶、类固醇 21- 羟化酶及一些富含脯氨酸的蛋白质分子。

截至目前，已知的 HLA 等位基因数已达 33 490 个，且数量仍在继续增加。HLA 基因复合体所表达的基因产物，除直接构成同种异体移植排斥反应的靶抗原外，在免疫应答的过程中还发挥着重要的调控作用，反映了自身免疫性疾病的基因易感性。

第四节　免疫反应

现代免疫学认为，机体识别自我与非我物质，通过免疫应答反应排斥非我的异物，以维护自身的稳定性。机体的免疫功能包括天然（非特异性）免疫和获得性（特异性）免疫两部分，特异性免疫包括体液免疫和细胞免疫两类，各种免疫反应相互协同，共同发挥免疫防御、免疫自稳和免疫监视等功能。

一、天然免疫反应

天然免疫（natural immunity）也称为固有免疫（innate immunity），是机体在长期进化过程中形成的免疫防御功能，这种功能作用广泛且与生俱来，不针对某一抗原物质，又称非特异性免疫，例如正常皮肤、黏膜等组织的屏障作用、单核巨噬细胞和粒细胞的吞噬作用、正常体液的杀菌作用、自然杀伤细胞的杀伤作用以及炎性因子诱发的细胞因子、急性时相蛋白、热休克蛋白等成分的天然防御作用。固有免疫分子研究是近些年来的热门话题，主要包括 Toll 样受体家族、病毒 RNA 识别受体家族、DNA 识别受体家族、NOD 样受体、C 型凝集素受体家族等，这些受体的共同特点是对配体的模式识别，而非严格的特异性识别。

二、获得性免疫反应

获得性免疫反应（acquired immunity）是指机体与抗原异物接触后产生的免疫防御能力。免疫细胞（主要是淋巴细胞）初次接触抗原并不立即发生免疫反应，而是在分辨自我和非我的信号过程中被致敏，启动免疫应答，经抗原刺激后被激活的免疫细胞增殖分化，成为特异细胞，产生免疫效应分子，当再次遇到同样的抗原时才发挥免疫防御功能。获得性免疫应答具有特异性、异质性、记忆性、可转移性等特点，建立在天然免疫基础上，并大大增强天然免疫对特异性病原体或抗原性物质的清除能力，显著提高机体防御功能。

第五节　免疫损伤

免疫反应在清除病原的同时，也会引起组织损伤，称作“超敏反应”，1963 年，Cooms 和 Gell 依超敏反应发生机制及临床特点将其分为 4 型，即Ⅰ型（速发型）、Ⅱ型（细胞毒或细胞溶解型）、Ⅲ型（免疫复合物或血管炎型）和Ⅳ型（迟发型）。免疫损伤的严重程度取决于抗原性质和定位、免疫类型（体液或细胞免疫）、激活的抗体的类型及是否有放大效应等。

一、抗体介导的免疫损伤

抗体介导的免疫损伤主要表现为Ⅰ型超敏反应。吸入性或食入性变应原进入机体后，激活 $CD4^+$Th2 细胞，分泌 IL-4 等细胞因子，诱导变应原特异性 B 细胞增殖分化为浆细胞，产生特异性 IgE，与变应原结合形成变应原 -IgE 复合物，激活肥大细胞和嗜碱性粒细胞释放多种生物活性物质，如组胺、白三烯、激肽、血小板活化因子、前列腺素 D2、嗜酸性粒细胞趋化因子、IL-4 等。这些介质引起毛细血管扩张，血管壁通透性增强，平滑肌收缩，腺体分泌增多，从而产生过敏性哮喘、过敏性鼻炎、荨麻疹、特应性皮炎等临床症状。

二、细胞介导的免疫损伤

细胞介导的免疫损伤主要表现为Ⅱ型超敏反应，即 IgG、IgM 类抗体直接作用于相应的细胞或组织上的靶抗原（包括半抗原），在补体、NK 细胞及巨噬细胞等参与下造成的组织细胞损伤。临床上常见的疾病包括某些器官特异性自身免疫病和免疫溶血性贫血等。此外，类风湿性关节炎和多发性硬化等器官特异性自身免疫病主要由致敏 T 淋巴细胞引起。常见的靶抗原有血细胞表面的同种异型抗原、药物半抗原、外源抗原与正常组织细胞间具有的共同抗原、修饰后的自身抗原等。

三、免疫复合物介导的免疫损伤

免疫复合物损伤表现为Ⅲ型超敏反应，即抗原进入机体，与体内相应的抗体（IgG、IgM）结合，形成中等大小的可溶性免疫复合物，在局部毛细血管内或沿基底膜沉积，通过激活补体，在血小板、嗜碱性粒细胞、嗜酸性粒细胞参与作用下，引起以充血水肿、局部坏死和中性粒细胞浸润为特征的血管及其周围的炎症反应和组织损伤。例如，抗原经皮内注射已致敏动物，在局部形成高浓度的抗原 - 抗体复合物，引起补体活化，中性粒细胞趋化，导致注射 6~24 小时后出现局部炎症，即 Arthus 反应。此外，血清病、肝炎、血管炎、系统性红斑狼疮、链球菌感染后肾小球肾炎等均属此类型。

四、细胞因子介导的免疫损伤

Ⅳ型超敏反应的发生及损伤机制常与细胞因子的分泌有关。致敏机体再次受到相同变应原刺激后，免疫记忆性 T 细胞增殖活化，分泌 Th1 类细胞因子，引起粒细胞、单核细胞、巨噬细胞、淋巴细胞聚集，尤其巨噬细胞释放溶酶体酶，产生炎症反应，形成以单个核细胞浸润为主的病变，即坏死、纤维化、肉芽肿样反应等。常见疾病有移植排斥反应、接触性皮炎、结核病等，抑制细胞因子产生的药物如环孢素等可作为该类损伤的治疗手段。

第六节 免疫调节

机体免疫系统具有极其精细复杂的多细胞、多分子介导的调节机制，各种效应细胞和识别分子必须在“恰当的时间”，以“恰当的数量”出现在“恰当的位置”，以维持免疫应答的平衡。就人类疾病而言，免疫反应的调节是很重要的。调节紊乱可导致自身免疫性疾病、过敏或免疫缺陷。正常免疫反应的调节很复杂，包括抗原性质和数量、调节性 T 细胞、调节性 B 细胞、调节性树突状细胞等各种抑制性免疫细胞的作用及其与传统的功能性免疫细胞之间在数量和功能上的平衡、细胞因子的调节等。

一、细胞因子

细胞因子由造血、免疫系统或炎症反应中的活化细胞产生，具有免疫调节作用，参与细胞生长、分化、修复和炎症作用。细胞因子家族庞大，作用网络纷繁复杂，可以促进或抑制各种细胞的活化、增殖。例如，Th1 类细胞因子 IFN-γ、IL-2、IL-12 等，有助于细胞免疫，同时抑制 Th2 类细胞分化；而 Th2 类细胞因子 IL-4、IL-5、IL-10 等有助于抗体产生，同时抑制 Th1 类细胞分化。TGF-β 和 IL-35 等则可以抑制多种炎症因子的作用，调节免疫应答。

二、信号转导

信号转导是外界各种信息分子与其受体结合的信号通过受体胞浆区或相关的膜分子转变为细胞内部可以识别的信号，并最终引起细胞内蛋白质活性、细胞膜通透性、基因表达状况、细胞形态、功能等各方面的变化。信号转导的过程极其复杂，涉及蛋白质磷酸化、蛋白质构象、酶活性等多种成分的改变。在信号转导过程中，信号被逐级传递，每一级传递都受到多种因素的影响，并可能成为一个新的调控环节。参与免疫信号转导的分子主要有：接头蛋白、蛋白磷酸激酶和磷酸酶、G 蛋白、磷脂酶、转录因子等。信号转导可以调节淋巴细胞的分化、活化、增殖和凋亡。如引起 Stat4、NFAT、NF-κB、MAPK、T-bet 等转录因子活化的信号可以诱导 IFN-γ 的表达，促进 Th1 细胞分化。转录因子 Stat6、c-Maf、GATA3 等活化则可以诱导 IL-4 的表达，促进 Th2 细胞分化。转录因子 FoxP3 等活化可以促进调节性 T 细胞活化。转录因子 RORγ 等活化可以诱导 IL-17 的表达，促进 Th17 活化。转录因子 Bcl-6 活化则可以促进滤泡样辅助性 T 细胞分化等。Notch 信号途径广泛存在于多种动物体内，对 T 细胞的分化、增殖及凋亡具有重要作用。Toll 样受体信号转导通路活化后，可以诱导 TNF-α、IL-12、INF-β 等多种细胞因子的产生，对于炎症反应和获得性免疫具有重要的调节作用。

三、共刺激分子

共刺激分子是 1970 年由 Brestcher 和 Cohn 在 T 细胞激活双信号学说基础上首先提出的，可能参与介导免疫应答的启动、激发、扩大、增强及效应作用，而且通过负性共刺激分子可精确调节免疫应答的程度和持续时间。共刺激分子以受体 - 配体相互作用传递信号，不论受体 / 配体，均存在膜型和可溶型形式；在不同的免疫应答阶段，这些分子既相互调节又相互协同，不仅单纯激发或增强免疫应答，还介导下调或中止免疫应答，如 CD95/CD95L、CTLA-4/B7 等。

根据结构将共刺激分子分为：① TNF-TNFR 超家族，包括 CD27/CD27L、CD30/CD30L、CD40/CD40L、OX40/OX40L、4-1BB/4-1BBL、RANK/RANKL、Fas/FasL 等；② 免疫球蛋白超家族，如 LAF1/ICAM-1/ICAM-2/ICAM-3、CD28/B7-1/B7-2、CTLA4/B7-1/B7-2、ICOS/GL50 等。

共刺激信号在系统性红斑狼疮、类风湿性关节炎、干燥综合征等多种自身免疫性疾病、肿瘤、艾滋病感染的发生、发展中起着一定作用，选择性干预将缓解或减轻疾病的发展。

目前，靶向性作用于 PD1/PDL1、CTLA4 等共刺激分子的单克隆抗体治疗，被称为检查点抑制，已成为免疫治疗的最新研究热点，广泛应用于临床上对恶性肿瘤的治疗。

（仲人前　杨再兴）

第三十九章 自身免疫病与实验室诊断

自身免疫性疾病(autoimmune disease，AID)是由于某些原因造成机体免疫系统对自身成分的免疫耐受破坏，自身抗体和/或致敏淋巴细胞损伤相应的组织器官引起的疾病，表现为组织器官的功能障碍。与感染性疾病符合郭霍原则相似，自身免疫性疾病亦需满足很多标准(表 39-1)。

表 39-1 确定自身免疫反应引起自身免疫性疾病的标准

标准	结论
1. 疾病确切的自身抗体或受累器官特异性自身反应性 T 细胞	适用于大多数自身免疫性内分泌疾病。自身抗体比自身反应性 T 细胞更易检测，但正常人亦能检出自身抗体
2. 组织损伤部位检出自身抗体或自身反应性 T 细胞	适用于部分内分泌疾病，SLE 和肾小球肾炎
3. 自身抗体或 T 细胞反映疾病活动度	适用于急性系统性自身免疫性疾病，如 SLE，系统性血管炎或肾小球基底膜疾病
4. 减轻自身免疫反应利于疾病转归	很多疾病采用免疫抑制治疗，多数免疫抑制治疗是非特异抗炎性的
5. 将自身抗体或 T 细胞输入另一宿主体内导致受者自身免疫性疾病	动物模型中易于证实。经胎盘转运自身反应性 IgG 或自身免疫性疾病患者骨髓移植引起受体自身免疫性疾病
6. 自身抗原及自身免疫反应诱导	自身蛋白配伍佐剂注射动物引起自身免疫反应，如注射(非感染的)哺乳动物脑组织诱发自身免疫性脑脊髓膜炎

第一节 自身免疫性疾病临床特征与发病机制

自身免疫性疾病按自身抗原分布范围可分为器官特异性(organ specific)和非器官特异性(non-organ specific)两类。前者指自身抗原为某一器官的特定成分，病变也严格局限于该器官，如桥本甲状腺炎。后者是指自身抗原为细胞核成分或线粒体等，病变可遍及全身各组织器官，如系统性红斑狼疮(SLE)等。此外，还有一类中间型的自身免疫性疾病，其损伤局限于某器官但自身抗体却是非器官特异性的，如原发性胆汁性胆管炎(PBC)。一般而言，器官特异性自身免疫性疾病预后较好，而非器官特异性的自身免疫性疾病病变广泛，预后不良。

一、自身免疫性疾病的临床特征

自身免疫性疾病通常具有如下的临床特征：①患者以女性多见，发病率随年龄而增高，并有遗传倾向；②患者血中可以检测到高滴度的自身抗体和/或与自身组织成分起反应的致敏淋巴细胞，可分离鉴定相应的特异性自身抗原；③患者组织器官的病理特征为免疫炎症，并且损伤的范围与自身抗体或致敏淋巴细胞所针对的抗原分布相对应；④用相同的抗原在某些实验动物中可复制出相似的疾病模型，并可通过自身抗体或致敏淋巴细胞使疾病在同系动物间转移；⑤自身免疫性疾病有重叠现象，即一个患者可同时患一种以上的自身免疫性疾病，血清学的交叉重叠现象更为常见；⑥多数病因不明，常呈自发性或特发性，有些与病毒感染或服用某种药物有关；⑦病程较长，病情迁延反复，其严重程度与自身免疫应答呈平行关系，易伴发免疫缺陷病或恶性肿瘤；⑧免疫抑制药物（如肾上腺糖皮质激素）治疗有一定疗效。

二、自身免疫性疾病的发病机制

遗传、环境、免疫调节与受损靶细胞的相互作用在自身免疫性疾病的发病机制中尤为重要。

（一）遗传因素

流行病学研究表明多数 AID［如 SLE、PBC、类风湿性关节炎（RA）等］具有一些共同的特点，比如呈现家族聚集性；或者在患者的双胞胎兄弟（姐妹）及具有血缘关系的亲属中发病率显著增加；具有种族差异等，这都提示 AID 具有很强的遗传背景。随着组学技术（如基因组学、转录组学等）的发展，科学家发现了很多在 AID 发病中起关键作用的信号通路。例如通过转录组学鉴定出 SLE 发病中具有关键作用的Ⅰ型干扰素相关信号通路、与 1 型糖尿病密切相关的白细胞介素 -1（IL-1）相关信号通路等。多数 AID 亦与基因多态性密切相关，其中最为明确的是强直性脊柱炎与人类白细胞抗原 B27（HLA-B27）基因型的关联。特别是近年来全基因组关联研究技术（GWAS）及生物信息学的迅速发展，使得研究人员可以在全基因组水平对 AID 进行遗传关联研究。目前，已经对 SLE、RA、PBC、炎症性肠病等多种 AID 进行了 GWAS 研究，并鉴定出多个 AID 关联基因。部分基因之间还可相互作用，共同参与 AID 发病，比如 HLA-B27 与内质网氨基肽酶 1 相互作用共同参与 AS 的发病。最新研究发现，AID（如 RA、炎症性肠病、1 型糖尿病等）可能会共有一些易感基因群，如 HLA、IL-2 受体等；另一方面也存在独有的易感基因，如整合素 αM 和肿瘤坏死因子超家族成员 OX40 配体基因只与 SLE 关联，与其他 AID 无密切关系。因此，GWAS 及相关技术的发展为深入挖掘 AID 发病的遗传机制开启了更为广阔的空间。

表观遗传学机制是目前对 AID 遗传机制研究的另一个重要方面。表观遗传学是指在 DNA 序列不发生改变的情况下，基因的表达和功能发生改变，并产生可遗传的表型。表观遗传学的调节包括 DNA 甲基化、组蛋白修饰（甲基化、乙酰化、泛素化、磷酸化）和非编码 RNA 的调节作用，其中任何一个过程发生异常都可能引发 AID。目前已经发现，T、B 淋巴细胞多种基因的低甲基化、多种细胞因子（如 IL-4、IL-6、IL-10、IL-13 等基因去甲基化）、多种共刺激分子［如分化抗原 6（CD6）、CD11A、CD40L、CD70 等］基因去甲基化、多种炎症相关因子（如干扰素 γ 受体 2、基质金属蛋白酶 14、集落刺激因子 3 受体等）基因去甲基化都会参与 SLE 的发生和发展；死亡受体 3 基因甲基化增强可能参与 RA 的发病；部分 DNA 的 CpG 岛甲基化增强可能参与 1 型糖尿病的发病；白质区炎症部位 DNA 的 CpG 岛去甲基化可能参与多发性硬化（MS）的发病；成纤维细胞部分 DNA 的 CpG 岛去甲基化可能参与 SS 的发生发展；多种炎症相关基因启动子区乙酰化的异常可能与 SLE、RA 等 AID 的发生密切相关。表观遗传学调控机制中另一个研究热点，即微小 RNA（microRNA，miR），在过去 10 多年受到了极高的关注。大量研究表明，miR 可调节 DNA 甲基化、B 淋巴细胞功能和抗体的产生、T 淋巴细胞功能、固有免疫反应及靶细胞的活性和功能等，其表达和调节异常与 SLE、RA、SS、炎症性肠病、银屑病等多种 AID 的发生发展密切相关。

（二）环境因素

尽管 AID 发病的具体机制尚不明确，但环境因素对 AID 发病的诱发作用已得到广泛认可。吸烟、饮食、化妆品、晶体硅、细菌、病毒、紫外线等都可诱发 AID 发病。

1. **激素** 对自身免疫性疾病的流行病学调查显示，女性比男性更易感。多数自身免疫性疾病高发于生育年龄，大量实验和临床证据表明雌激素是促发因素。动物实验证实，摘除卵巢可以抑制自身免疫性疾病的发生（尤其 SLE），注射雌激素则加快疾病的发生。具体机制尚不明确，但证据表明，雌激素能刺激某些免疫反应。泌乳素亦具有免疫刺激功能，尤其对于 T 细胞。泌乳素水平在怀孕后明显增加可能与 RA 等自身免疫性疾病的发生有关。

2. **感染** 感染与自身免疫的关系最为清楚的是分子模拟机制，但也存在其他可能机制。靶器官的感染可能引起局部共刺激分子上调，诱导抗原降解，改变递呈方式，从而导致非分子模拟机制引起的自身免疫。但在一些自身免疫性疾病特别是 RA 和 MS 中，仍未找到确切的感染原。

感染亦可能对自身免疫性疾病产生完全不同的作用。自身免疫性疾病在寄生虫及其他感染高发地区并不常见。更有趣的是，将一些自身免疫性疾病动物模型（如 NOD 鼠）放入高感染的实验环境中，能抑制疾病的发展，而置于无菌环境中，则会促进疾病的发展。这种感染引起的非特异保护机制尚不明确。

3. **药物** 许多药物会引起机体产生异质性副作用，其原因可能是机体内存在针对药物成分的自身免疫反应。正确区分免疫反应是由药物或药物与宿主分子形成的复合物引起，还是由药物诱导的真正的自身免疫反应是很重要的。前者通常在撤药后可以逆转，而后者可以不依赖药物持续存在，需要进行免疫抑制治疗。界定药物产生的超敏反应或自身免疫的界限并不容易，因为一些综合征在撤药以后的一段时间内仍持续存在。

药物诱导的自身免疫机制尚不明确，可能包括分子模拟，即药物或药物 - 自身分子复合物与自身结构具有相似性，打破外周耐受。某些药物（如青霉胺）可以直接结合至含有肽的 MHC 分子沟槽处，因此能直接诱导异常 T 细胞反应。仅有小部分人群会发生药物介导的自身免疫（和药物过敏），这种易感性的差异主要与遗传有关。MHC 的异常变异可能影响 T 细胞对药物 - 自身成分复合物的识别，也可能直接影响药物与 MHC 的结合。例如，HLA-DR2 与青霉胺诱导的重症肌无力有关，而 DR3 则与肾炎有关。最典型的是药物诱导的 SLE 与药物乙酰化速率的关系——乙酰化慢易于发生 SLE。因此，代谢缺陷可能易于形成药物与自身分子的免疫复合物。

药物也具有佐剂或免疫调节作用，干扰正常的耐受机制。

例如，干扰素-α治疗可能会引起自身免疫性甲状腺疾病。

4. **其他因素** 暴露于紫外线辐射（通常是太阳光）会引起SLE的皮肤炎症甚至系统性疾病。最可能的原因是紫外线可以引起自由基介导的自身抗原结构改变，以增强其免疫原性。而且，紫外线亦能引起皮肤细胞凋亡。这一过程与细胞表面具有光敏感性的狼疮自身抗原（如Ro和La）的表达有关，这些抗原通常只表达于细胞内。细胞表面的Ro和La可以结合相应的自身抗体，引起组织损伤。

（三）免疫异常

各种原因引起的机体免疫异常都直接参与AID发生发展。归纳机体免疫异常主要包括T淋巴细胞免疫异常、B淋巴细胞免疫异常和固有免疫异常。

1. **T淋巴细胞异常** 目前已知T淋巴细胞包括$CD4^+$T淋巴细胞和$CD8^+$T淋巴细胞。其中，$CD4^+$T淋巴细胞包括Th1、Th2、Th17、调节性T淋巴细胞（Treg）以及最新鉴定的Th9、Th22和滤泡样辅助T淋巴细胞（Tfh）。传统观点认为，Thl与细胞免疫有关，主要参与器官特异性AID的发生，而Th2与体液免疫有关，主要参与非器官特异性AID的发生。但近年来，越来越多的研究表明Th17以及Th17与Treg之间的平衡打破似乎在各种AID的发生发展中起更为重要的作用。例如，在SLE中，Th17及诱导初始$CD4^+$T淋巴细胞向Th17，而不是Treg分化时，IL-6、IL-21明显增加；而且IL-17有助于生发中心的形成，促进B淋巴细胞存活、增殖和向浆细胞转化；在MS、RA、ANCA相关血管炎等多种AID中都会出现Th17与Treg失衡的现象，这都提示Th17细胞是AID发病的关键细胞，而Treg在AID中具有保护作用。当然，Th1和Th2细胞在大多数AID中的作用也是不容忽视的。Th2和Th17细胞具有可塑性，可向Th1细胞转化。

2. **B淋巴细胞异常** 尽管很多AID都存在比较特异的自身抗体，如SLE出现抗dsDNA抗体、PBC出现抗线粒体抗体、干燥综合征出现抗SSA、SSB抗体等，但B淋巴细胞在多数AID中的作用机制尚不明确。研究发现抗dsDNA抗体和抗核小体抗体在狼疮性肾炎的发病中具有重要作用，抗中性粒细胞胞浆抗体（ANCA）在血管炎中具有致病作用。有趣的是，最新研究表明，可能存在调节性B淋巴细胞（Breg），在一些AID中，这种Breg表现为缺少或有缺陷，提示可能存在的Breg在AID发病过程中具有保护作用。

3. **固有免疫异常** 单核巨噬细胞是研究最多的固有免疫细胞，其正常作用是及时清除外来异物和自身衰老、凋亡的细胞，以防止这些成分对免疫系统的进一步激活而造成损伤。但在AID，如SLE中，单核巨噬细胞清除自身凋亡细胞的功能缺陷，致使凋亡细胞进一步坏死，暴露胞内成分，部分有害成分被过度递呈给自身反应性T淋巴细胞引起疾病。中性粒细胞是另一种参与机体防御反应的固有免疫细胞。中性粒细胞可通过与血管内皮细胞相互作用，释放炎症介质，引起血管内皮细胞损伤，产生血管炎。新近研究表明，中性粒细胞可释放含有自身DNA和抗微生物肽的“中性粒细胞胞外陷阱”，后者可通过TLR9活化树突状细胞（DC），也可能直接活化B淋巴细胞产生自身抗体，从而参与SLE的发病。DC是专职的抗原递呈细胞，是架起固有免疫与获得性免疫的桥梁，DC的递呈作用或免疫调节功能异常会引发AID。例如，SLE、1型糖尿病、MS等都与DC功能异常有关。自然杀伤细胞（NK）、NKT淋巴细胞等固有免疫细胞亦参与某些AID的发病，但具体机制仍不清。

此外，补体成分在AID特别是SLE、SS、皮肌炎等系统性AID组织损伤中也起重要作用，其损伤机制包括补体与抗原抗体复合物结合，发挥攻击作用以及个别补体成分的免疫调节作用。

（四）受损靶细胞的主动参与

受损靶细胞主动参与AID的发病主要体现在2个方面：一方面是对于器官特异性AID，受损细胞本身就表达各种与炎症密切相关的分子或受体，如Toll样受体、细胞因子受体、雌激素受体等；在一定因素作用下可以主动表达黏附分子，分泌趋化因子，趋化各种免疫细胞迁移至其周围，造成损伤。而且，有些靶细胞，如胆管上皮细胞、胰岛细胞等还表达MHC分子和共刺激分子，主动参与抗原递呈和免疫活化。PBC、MS、1型糖尿病、桥本甲状腺炎、炎症性肠病等多种器官特异性AID的受损靶细胞都具有这类特性。另一方面是对于系统性AID，特别是SLE，由于多种原因，正常衰老、凋亡的细胞得不到及时清除，就会进一步发展为坏死，泄漏大量的胞内成分，如ATP、HMGB1、尿酸、各种自身抗原等，这些成分作为内源性危险信号通过固有免疫、获得性免疫以及各种炎症反应诱发AID。

综上所述，AID发病是在特定遗传背景的个体中，由内外多种因素诱发，多种免疫因素参与的一个多因素、多步骤的复杂过程，而受损的组织、细胞亦可能是主动参与者。然而，迄今为止，我们对绝大多数AID发病机制都还不甚了解，很多具体问题都有待于进一步研究阐明。

第二节　自身免疫性疾病实验室检查

自身抗体是诊断自身免疫性疾病的重要指标，在某些疾病的临床指南中已将自身抗体作为一项诊断标准。但有些自身抗体仍缺乏疾病诊断的特异性和敏感性，因而，在选择和应用自身抗体检查时应注意：

一、方法的选择

自身抗体的检测技术方法发展很快，从简单的凝集反应，发展到对流免疫电泳、免疫扩散分析、ELISA、金标、免疫荧光测定法、化学发光免疫标记、免疫印迹法、核素标记等。对多数自身抗体而言,间接免疫荧光法是理想的筛选试验,ELISA、免疫印迹法及放射免疫检测法等可进一步区分特异性抗原。随着自身抗体的应用越来越广泛,对于其检测速度和质量控制的要求也越来越严格,因此,自身抗体的定量检测亦将成为自身抗体临床检测的趋势。

(一)免疫荧光测定法(IFA)

分为直接免疫荧光法(DIFA)和间接免疫荧光法(IIFA或IIF),间接免疫荧光法最为常用,在临床上主要用于对自身抗体进行初筛。

(二)对流免疫电泳(ICE)及免疫双扩散法(ID)

针对可溶性核抗原相应的自身抗体,可采用ICE或ID方法进一步确认或鉴定。

(三)酶联免疫吸附测定法(ELISA)

该法检测自身抗体快速、敏感、特异性高。

(四)免疫印迹法(IB)

现已得到临床广泛应用,鉴定针对可溶性核抗原相应的自身抗体。

(五)放射性核素法

自身抗体的测定可采用直接结合法,即待测标本直接与放射性同位素标记的抗原进行反应;也可使用间接或竞争法。尽管此法不作为测定自身抗体的首选方法,但在有些实验中仍用来检测自身抗体(如抗内因子抗体等)的相对水平。

(六)免疫沉淀法

该法敏感、特异,可用于Sm、U1-RNP、SS-A、SS-B等的检测,尤其是当其他方法的结果不理想时。

(七)胶乳颗粒凝集试验

简便快速,最常用于类风湿因子的检测;但只能半定量测定IgM型的类风湿因子。

(八)自动化和高通量检测技术

国外已建立和评价了多种能够自动化、高通量、定量检测自身抗体的最新技术,如自身抗原微阵列技术、激光微磁珠阵列技术、微流控芯片技术、纳米条码颗粒技术等。尽管这些新技术或多或少存在稳定性不强、准确性不高、重复性不好等问题,离临床应用还有一段距离,需要不断改进和提高,但却是未来自身抗体检测的发展趋势。

二、项目的选择

对自身免疫性疾病患者,应同时作抗核抗体和器官特异性自身抗体的检测;自身抗体阳性标本,应继续作滴度或定量检测,有助于对疾病进程和疗效观察。表39-2列出了不同自身免疫性疾病中出现的自身抗原。

表39-2 自身抗原与相关疾病

自身抗原	自身免疫性疾病
激素受体	
TSH受体	甲状腺功能亢进/低下
胰岛素受体	高/低糖血症
神经递质受体	
乙酰胆碱受体	重症肌无力
细胞黏附分子	
表皮细胞黏附分子	水疱样皮肤病
血浆蛋白	
Ⅷ因子	获得性血友病
β_2-糖蛋白I及其他抗凝蛋白	抗磷脂综合征
其他细胞表面抗原	
红细胞(多种抗原)	溶血性贫血
血小板	原发性血小板减少症
细胞内酶	
甲状腺过氧化物酶	甲状腺功能减退
类固醇21-羟化酶(肾上腺皮质)	肾上腺皮质功能衰竭(Addison's病)
谷氨酸脱羧酶(胰岛β细胞)	自身免疫性糖尿病
溶酶体酶(吞噬细胞)	系统性血管炎
线粒体酶(尤其丙酮酸脱氢酶)	原发性胆汁性胆管炎
转录翻译相关的细胞内分子	
双链DNA	SLE
组蛋白	SLE
拓扑异构酶I	弥散性硬皮病
氨基酰tRNA合成酶	多发性肌炎
中心粒蛋白	局限性硬皮病

(仲人前 梁艳)

第三节 系统性自身免疫性疾病

一、系统性红斑狼疮

系统性红斑狼疮(systemic lupus erythematosus,SLE)是以多系统、多脏器受累为临床特点,产生抗核抗体(antinuclear antibody,ANA)等多种自身抗体为其免疫学特点的一种慢性、炎症性结缔组织疾病。

SLE 发病高峰在 15~40 岁，以育龄期妇女多见，男女之比为 1∶(5~10)，各地患病率不完全清楚，美国约（14.6~50.8）/10 万，我国约为 70/10 万人。病因和发病机制尚不完全清楚，可能为内外因素作用于遗传易感个体，导致机体免疫系统紊乱而发病。

（一）临床表现

1. **一般表现**　全身乏力不适、发热、体重下降、厌食、精神萎靡。

2. **皮肤**　特征性皮损为颊部红斑、盘状红斑、鳞屑性斑丘疹。

3. **骨、关节与肌肉**　关节痛 / 关节炎是 SLE 最常见表现，几乎所有关节均可累及，多表现为游走性关节痛。

4. **肾脏**　肾脏受累是 SLE 常见临床表现，影响 SLE 的远期预后。通常经尿常规检查发现肾脏受累。

5. **肺脏**　胸膜炎 / 胸腔积液是 SLE 肺部最常见的临床表现，常为小量至中量，极少出现大量胸腔积液。

6. **心血管系统**　心脏受累包括心包炎、心肌炎、心内膜炎、冠状动脉病变。心包炎为心脏受累常见表现，可为 SLE 首诊症状。

7. **神经精神系统**　SLE 神经精神系统受累临床谱广泛，几乎囊括了所有神经系统精神系统表现

8. **血液系统及网状内皮系统**　血液系统可表现为贫血、白细胞减少、血小板减少。

（二）实验室检查和其他辅助检查

1. **一般实验室检查**　血常规检查可有贫血、白细胞减少、血小板减少；尿液分析可示蛋白尿、血尿和细胞、颗粒管型；病情活动期血沉可增快，CRP 在 SLE 一般正常。

2. **蛋白质电泳和补体**　50% 患者有低白蛋白血症，30% 球蛋白升高，尤其 γ- 球蛋白。疾病活动期，补体水平常降低，与补体消耗和肝脏合成能力下降有关，单补体成分 C3、C4 和总补体溶血活性在疾病活动期均可降低，检测补体裂解产物更能反映补体消耗情况。

3. **自身抗体**

（1）ANA：临床上所说 ANA 检测实际上是指用间接免疫荧光法（IIF）进行总抗核抗体的检测，常见荧光图有五种：①均质型，抗 DNA 组蛋白复合物抗体的表现形式；②膜型，提示抗双链 DNA（ds-DNA）抗体阳性；③颗粒型，代表针对可提取性核抗原的抗体，可提取性核抗原（extractable nuclear antigen，ENA）为非组蛋白或小分子 RNA 蛋白多肽复合物；④核仁型；⑤着丝点型。

（2）抗 DNA 抗体：包括抗单链 DNA 抗体和抗 ds-DNA 抗体。抗 ds-DNA 抗体检测方法：IIF、放射免疫分析法（RIA）、酶联免疫吸附试验（ELISA）、胶体金法。以马疫锥虫或短膜虫为底物的 IIF 法是目前国内外临床常规检测抗 ds-DNA 抗体最常用方法，特异性强、简易方便等优点；RIA 法重复性好、可定量，敏感性较高，但特异性差。

（3）抗 ENA 抗体：ENA 是指可用生理盐水或 PBS 提取的核抗原，抗 ENA 抗体包括抗 Sm 抗体、抗 u1RNP 抗体、抗 SSA 抗体、抗 SSB 抗体等，检测方法有对流免疫电泳、免疫双扩散、免疫印迹和免疫沉淀等。

（4）抗磷脂抗体：抗磷脂抗体是一组与含有磷脂结构的抗原物质发生反应的抗体。抗磷脂抗体目前检测方法：① ELISA 法检测抗心磷脂抗体；②凝血试验测狼疮抗凝物质；③ ELISA 法检测抗 β2 糖蛋白 Ⅰ 抗体。

SLE 部分自身抗体见表 39-3。

表 39-3　系统性红斑狼疮部分自身抗体

自身抗体	SLE 患者的阳性率 /%
ANA	100
抗 ds-DNA 抗体	60~90
抗单链 DNA（ss-DNA）抗体	70~95
抗 RNP（u1RNP）抗体	30~40
抗 Sm 抗体	20~40
抗 SSA 抗体	20~60
抗 SSB 抗体	10~20
抗核糖体 RNP（rRNP）抗体	10
抗 Ku 抗体	10
抗心磷脂抗体	40~60

4. **病理**

（1）基本病理病变：包括①结缔组织纤维蛋白样变性；②结缔组织基质发生黏液性水肿；③血管病变包括血管壁退行变、堵塞性血管病变、血管炎。

（2）特征性组织病理改变：① 疣状 Libman-Sacks 心内膜炎；②“洋葱皮样”脾脏病理；③“苏木素小体”；④ 皮肤病理及狼疮带试验，病理显示表皮真皮交界处、基底层、生发层炎症细胞浸润，可有纤维蛋白、纤维小体、弹性纤维变性；⑤淋巴结病理，示弥漫反应性增生；⑥肾脏的病理表现见表 39-4。

表 39-4　1982 年 WHO 狼疮肾炎病理类型

类型	名称	病理表现
Ⅰ	正常	
Ⅱ	系膜性肾小球肾炎	系膜区增生肥厚及免疫复合物沉积
Ⅲ	局灶增殖性肾小球肾炎	系膜细胞、内皮细胞增生，免疫复合物沿毛细血管沉积，受累肾小球数小于 50%
Ⅳ	弥漫增殖性肾小球肾炎	受累肾小球数多于 50%，细胞增生明显形成月牙
Ⅴ	膜性肾小球肾炎	上皮下免疫物颗粒沉积
Ⅵ	硬化性肾小球肾炎	月牙体纤维硬化，血管硬化

肾脏免疫荧光特征性表现为各种免疫球蛋白及补体均为阳性，即“满堂红”现象

5. **神经精神狼疮的辅助检查**　见表 39-5。

表 39-5 神经精神狼疮的部分辅助检查

项目	神经精神狼疮患者异常阳性率 /%	意义说明
血清自身抗体		
抗神经元抗体	30~92	弥漫性表现
抗神经纤维丝抗体	58	弥漫性表现
抗核糖体 -P 抗体	45~90	精神症状
抗磷脂抗体	45~80	局灶性表现,如卒中
脑脊液检查		
细胞数增多	6~34	除外感染
蛋白升高	22~50	非特异
葡萄糖降低	3~8	横断性脊髓炎,除外感染
寡克隆带(≥2 带)	20~82	弥漫性表现
抗神经元抗体	90	弥漫性表现和 40% 局灶性表现
影像学检查		
脑电图	54~84	无特异性,常为弥漫性慢波
脑 CT	27~71(脑萎缩) 10~25(脑梗死或出血)	激素诱导性或疾病本身导致;在确定脑萎缩方面 CT 优于磁共振
磁共振	77	在梗死、出血定位、发现局灶病变、确定水肿方面磁共振优于 CT

(三) 诊断和鉴别诊断

1. **诊断方法** SLE 诊断主要依据临床表现,血清免疫学检查及其他辅助检查。

2. **诊断标准** 按 1982 年美国风湿病学会 SLE 修订分类标准,见表 39-6。

表 39-6 美国风湿病学会 1982 年 SLE 修订分类标准

症状名称
(1)颊部红斑疹
(2)盘状红斑
(3)光过敏
(4)口腔溃疡
(5)关节炎
(6)浆膜炎:胸膜炎或心包炎
(7)肾脏病:蛋白尿>0.5g/24 小时或>+ + +,或管型:红细胞、颗粒或混合管型
(8)神经系统异常:抽搐或精神病(除外药物或其他原因)
(9)血液学异常:溶血性贫血,白细胞<4.0×10^9,淋巴细胞<1.5×10^9,血小板<100×10^9
(10)免疫学异常:狼疮细胞阳性或抗 ds-DNA 抗体阳性或抗 Sm 抗体阳性或梅毒血清试验生物学假阳性
(11)免疫荧光抗核抗体阳性

以上 11 项先后或同时至少有 4 项阳性者可归类为 SLE

3. **鉴别诊断** 典型 SLE 诊断并不难,但 SLE 临床表现复杂,易和其他全身性疾病相混淆。

(1)类风湿关节炎:SLE 与类风湿关节炎均有多关节病变,尤其在疾病早期或类风湿关节炎伴有血小板减少、白细胞减少、脾脏肿大(Felty 综合征)时,两者难鉴别,但 SLE 关节表现多为游走性关节肿疼,且疼痛、肿胀、晨僵等症状体征较类风湿关节炎轻,关节病变一般为非侵蚀性的,不遗留关节畸形。SLE 患者还有特征性皮疹,多数有肾脏病变,而类风湿关节炎则不具备这些特点。

(2)多发性肌炎 / 皮肌炎:SLE 患者可出现类似肌炎的肌肉疼痛,且两者均可有脱发、血管炎样皮疹、肾脏受累,但 SLE 患者肌痛轻、肌酶谱和肌电图多为正常(SLE 重叠多发性肌炎 / 皮肌炎除外),而多发性肌炎 / 皮肌炎患者肌肉症状重,肌酶谱明显升高和肌电图有特异性异常,再者,两者各有特征皮疹和特征性的抗核抗体谱,以资鉴别。

(四) 治疗及预后

1. **一般治疗** 对首次确诊的 SLE 患者进行教育使其了解病情;光过敏者避免阳光暴晒,并慎用光敏易感食物药物如芹菜、香菜、噻嗪类利尿剂、抗生素如四环素、磺胺药等;女性患者病情活动期间注意避孕。

2. **药物治疗** 一是疾病本身的治疗,抑制受累器官炎症或干扰免疫功能,这类药物包括非甾体抗炎药、抗疟药、糖皮质激素和免疫抑制剂、丙种球蛋白等;另外是并发症的治疗,如高血压、感染、癫痫等治疗。

(王吉波 候春凤 梁宏达)

二、干燥综合征

干燥综合征(sjogren syndrome,SS)是一种以淋巴细胞浸润外分泌腺体造成的慢性外分泌腺炎,多累及泪腺出现眼干,累及唾液腺出现口干。伴有类风湿关节炎(RA)、系统性红斑狼疮(SLE)、系统性硬化症(SSc)等疾病的称为继发性干燥综合征;没有潜在疾病的称为原发性干燥综合征。

依使用的诊断标准的不同,原发性干燥综合征国外的患病率是 0.5%~1%,女性对男性的比例是 9∶1,中国的患病率大约是 0.3%。SS 有两个发病高峰,一个是 20~30 岁之间时,一个是 50 岁中期绝经期后。大约 20%RA 患者合并继发性 SS。

SS 发病机制与遗传因素、环境因素、神经免疫内分泌网络均有关系。

(一) 临床表现

1. **口腔症状** 由于颊黏膜干燥,使食物下咽困难。此类患者往往有猖獗龋齿。

2. **腺体外系统性表现** 腺体外表现可以分为非内脏(皮肤、关节痛、肌痛)和内脏表现(肺脏、心脏、肾、胃肠道、内分泌、中枢和周围神经系统)。皮肤表现包括与冷球蛋白血症或者高球蛋白血症相关的紫癜。关节炎呈对称性分布,类似于 RA 和 SLE。肌痛及肌无力也常出现。间质性肺炎和器官支气管干燥是 SS 肺累及的最常见的表现。SS 患者可以出现心包炎和肺动脉高压。肾脏损害常见间质性肾炎,常通过激发试验可以检出。间质性膀胱炎症状在 SS 患者中常见,可以很严重。胃肠道表现包括由于口干和食管功能障碍造成的消化不良。SS 患者常出现甲状腺功能低下。SS 患者出现淋巴瘤的概率是普通人群的 40 倍。神经系统表现见于 20%SS 患者，包括中枢神经系统累及、脑神经损伤、脊髓病变和外周神经病变。

（二）辅助检查

1. **实验室检查**　SS 患者血清中可以有 ANA 和类风湿因子 RF，还可以有多克隆性免疫球蛋白增高。RF 是针对免疫球蛋白 IgGFc 段的抗体，现在的检测方法包括乳胶凝集法和酶联免疫吸附法。使用间接免疫荧光方法检测，采用鼠肝或者 Hep-2 细胞作为底物，约 90%SS 患者可以出现 ANA，但是其核型既可以有均质型，也可以有斑点型，没有哪一种核型在 SS 有特异性。在 SS 中的 ANA 的靶抗原尚未阐明，但是其中斑点型 ANA 最常见的靶抗原是 SSA 和 SSB。现在检测 SSA 和 SSB 抗体的方法主要有欧盟点印迹法和免疫印迹法，还有对流免疫扩散法。对流免疫扩散法阳性率低，而且无法区分 60kd 和 52kD 的抗 SSA 抗体，但是它是最特异的抗 SSA 和抗 SSB 抗体检测方法。免疫印迹法检测抗 SSA，可以有 60kD 和 52kD；有文献认为，52kD 主要见于 SS，而 60kD 主要见于 SLE；免疫印迹法检测抗 SSB 抗体，可以有 45kD、47kD 和 48kD。欧盟公司的自身抗体诊断试剂是得到广泛国际认可的试剂，其点印迹方法检测抗 SSA 和 SSB 抗体，同样存在无法区分抗体亚组分的缺陷，临床使用中应注意结合临床判断抗体的价值和意义。

此外，SS 患者还可以有一些 SS 靶组织抗原的抗体。抗 α- 胞衬蛋白抗体是 2000 年左右发现的 SS 相对特异性抗体，当时认为是 SS 特异性抗体。随后的研究发现，原发性 SS 和继发性 SS、类风湿关节炎、SLE 等疾病都可以出现抗 α- 胞衬蛋白抗体，其阳性率依次为 73%、40%、29.5%、19.5%，所以其并非 SS 特异性抗体。其后有学者提出抗 β- 胞衬蛋白抗体可能是 SS 特异性抗体，但是国内外对其研究尚少，尚难定论其在 SS 诊断中的价值。近年来，有一些文献发现，抗毒蕈碱 M3 受体是 SS 的特异性抗体，有文献使用转染了人 M3 受体蛋白的细胞系作为底物，采用间接免疫荧光法检测抗 M3 抗体，发现抗 M3 受体抗体是 SS 特异性抗体，特异性达到 95% 以上。但是抗 M3 抗体检测中重要问题是其重复性较差。最近还有文献提出 M3 抗体的线性表位抗体是 SS 的特异性抗体，特异性达到 95%；笔者实验室的初步试验表明，抗 M3 抗体特异性没有文献报道的那么高，约为 85%。不同实验室结果差异的原因可能与患者的种族、诊断标准、试剂来源等有关。还有一些器官特异性抗体，如抗泪液中蛋白 lipocalin 的抗体，文献报道是 SS 的特异性抗体，但是仅仅是小样本研究，尚待进一步证实。国内报道抗腮腺导管抗体在 SS 诊断中有一定价值，值得进一步研究。但是一般来说，器官特异性抗原的抗体在系统性自身免疫病中往往不是特异性抗体，可能与局部器官损害有关。还有学者报道，并发肾小管酸中毒的 SS 患者常出现抗碳脱氢酶抗体。

2. **生化检查**　SS 约 30% 可以出现间质性肾炎，远端肾小管酸中毒（I 型），轻症患者不出现血 pH 降低，而尿酸化功能障碍，尿 pH 升高，多大于 6；血 pH 增高仅见于重症患者呈酸中毒；还可以出现尿液浓缩功能障碍，尿比重降低。SS 患者由于远端肾小管泌氢障碍，远端小管腔内外氢离子梯度缺陷，氢离子泵缺陷、远端小管的钠 - 氢交换障碍，使氢 - 钾交换增加，尿钾排出增多，出现低钾血症；由于氢 - 钠交换障碍，钙离子被动用作为基盐造成尿钙丢失过多，血钙浓度降低，刺激甲状旁腺分泌，而 PTH 又可以抑制肾小管对磷的重吸收，出现低钙低磷血症，容易产生骨矿化障碍，导致软骨病发生；由于尿钙排出增加及尿中枸橼酸浓度下降，可以导致钙盐在肾脏的沉积而出现结石或者肾的钙化。

对于轻症肾小管酸中毒，可以经由氯化铵负荷试验而检出。可以采用三日法：口服氯化铵 0.1g/（kg·d），连用 3 天。第 4 天测定患者 CO_2CP 及尿液血液 pH。阳性标准为血 pH 及 CO_2CP 下降，而尿 pH 大于 5.5。也可以采用一次法，一次服用氯化铵 0.1g/kg，服药后 3~8 小时内每小时测定尿标本 pH，大于 5.5 为阳性反应。应该注意，氯化铵负荷试验不能用于有明显酸中毒的患者，对患有肝病特别是肝功能不良者，易诱发肝昏迷，应该改用氯化钙负荷试验。

3. **影像学检查**　SS 患者可以出现腮腺肿大，可以通过腮腺 B 超检查腮腺，检查腮腺导管结构，鉴别单纯腮腺肿大与腮腺淋巴瘤。SS 患者行腮腺核素检查，可以发现腮腺分泌功能下降。行腮腺造影，可以显著腮腺末梢导管雪花样扩张。

SS 患者可以出现间质性肺炎，可以通过高分辨 CT 检出，表现为磨玻璃样、网格状改变、蜂窝样改变。SS 患者并发肾小管酸中毒时还可以出现肾结石，可以由 B 超检出；还可以出现骨软化，由 X 线检出。

（三）诊断标准

详见表 39-7。

表 39-7　干燥综合征诊断的国际共识

症状名称
眼症状（至少存在一项）
每天眼干持续大于 3 个月；周期性严重沙砾感；每日使用人工泪液超过 3 次
口腔症状（至少存在一项）
每天觉得口干，持续至少 3 个月；成年后周期性腮腺肿大；进干食需要使用液体饮料
眼干的客观证据（至少存在一项）
Schirmer 试验；角膜染色（使用 van Bijsterveld 积分系统，玫瑰红染色积分 ≥ 4）；泪腺活检灶性淋巴细胞浸润
口干客观证据（至少存在一项）
唾液腺核素扫描；腮腺造影；未刺激的唾液流率（小于 1.5ml/15min）
实验室异常（至少存在一项）
抗 SSA 或抗 SSB 抗体；ANA；IgM 型类风湿因子
涎腺活检提示有灶性淋巴细胞浸润
小涎腺活检在 $4mm^2$ 涎腺组织中有大于等于 1 个淋巴细胞灶，一个灶定义为 50 个淋巴细胞浸润

（四）治疗和预后

对于 SS 的治疗，历来争议比较大。由于 SS 是不可能治愈的，所以控制症状和减少内脏器官损伤就成为治疗的目标。症状控制包括使用人工液体替代天然液体。可以使用不含防腐剂的人工泪液，用法一般是每次 1~3 滴，每天 3~4 次，可以使用硼酸软膏。有角膜溃疡时使用眼罩保护眼睛。有时可以使用泪道栓塞剂来缓解眼干症状。

SS 患者疾病进展缓慢，其多数脏器受累发展较慢。其发生淋巴瘤的危险因素为：持续性肿大的腮腺、淋巴结肿大、肝脾肿大、单克隆高球蛋白血症和抗体阴转。

（姚中强）

三、类风湿关节炎

类风湿关节炎（RA）是一种经典的自身免疫应答介导的慢性炎性关节疾病，它可以造成对称性、破坏性小关节为主的关节炎症，最终造成关节变形和残废。其关节炎病理的显著特点是滑膜关节炎；而其关节外病理特点是血管炎。RA 的危险因素包括女性、高龄和阳性家族史。

RA 的患病率在欧洲和北美洲白人中的患病率是 0.5%~1%；中国患病率约为 0.33%，日本约为 0.2%；非洲的患病率则更低；美国印第安纳人群中的患病率为 5.3%~6.8%。多数学者认为其发病是在一定的遗传背景基础上，在某些未知感染等环境因素作用下致病。

RA 发病和 HLA-DRB1 特定的亚型有关，如 HLA-DRB10401、0405、0404 等。其发病机制的一般看法是，致病抗原被抗原提呈细胞表面的 HLA-DR 分子提呈，结合 T 细胞受体，形成 HLA- 抗原 -T 细胞受体三分子复合物，而激活 T 细胞，从而活化下游的细胞因子而造成类风湿关节炎发病。近年的研究表明，B 细胞在类风湿关节炎发病中也有重要作用，它不仅在产生致病性自身抗体，也有提呈抗原促进 T 细胞活化的作用，清除 B 细胞对类风湿关节炎有治疗作用也支持这点。

（一）主要临床表现

1. 关节系统 RA 患者可以有多发性、对称性关节肿胀、疼痛，患者典型的关节表现包括：近端指间关节的纺锤样软组织肿胀；掌指关节半脱位；手指尺侧偏斜；PIP 过伸、远端指间关节 DIP 过屈的天鹅颈畸形；PIP 过屈、DIP 过伸的纽扣花样畸形。

2. 其他系统 RA 患者可以出现皮肤、眼、肺、肾、神经系统等多系统累及。

（二）实验室检查

RA 的实验室检查包括疾病活动性指标及疾病特异性抗体检测。

1. RA 的疾病活动性指标 包括：ESR（血沉）、CRP（C 反应蛋白）、血清淀粉样蛋白 A（SAA）、IL-6 等。

2. RA 相关的自身抗体

（1）类风湿因子（RF）：RA 的诊断标准需要类风湿因子 RF。RF 因子是抗正常人免疫球蛋白 IgGFc 段的抗体，它分为 IgM 型、IgG 型和 IgA 型。类风湿因子（RF）是抗人 IgG 分子 Fc 片段上抗原决定簇的特异抗体，为抗 IgG 的自身抗体，与变性 IgG、热聚合 IgG 和 IC 都有较强的亲和力，主要为 19S 的 IgM，也可见 7S 的 IgG 及 IgA。可分为 IgM-RF、IgG-RF 和 IgA-RF 等。一般说的 RF 是指 IgM-RF。如同时存在两种类型 RF，一般仅见于 RA。高滴度的 IgA-RF 常与关节外表现有关。类风湿因子能与人或动物的变性 IgG 结合，而不与正常 IgG 发生凝集反应。

RF 的检测最初是用致敏绵羊红细胞凝集试验（Rose-Waaler 法）进行检测，目前最常采用 IgG 吸附的胶乳颗粒凝集试验、比浊法，但此法的灵敏度和特异性均不高，而且只能检出血清中的 IgM 类 RF。IgG 类和 IgA 类 RF 则需要用放射免疫（RIA）或 ELISA 等方法检测。RA 中 RF 的灵敏度为 70% 左右，特异性 88.5% 左右。持续高滴度 RF 常提示 RA 疾病活动，且骨侵蚀发生率高，常可伴有皮下结节或血管炎等全身并发症，提示预后不佳。

（2）AKA（抗角蛋白抗体）：1979 年 Young 等发现 RA 血清中有一种能与鼠食管角质层反应的抗体，并对 RA 具有特异性，命名为 AKA。1989 年 Vincent 等提出应将 AKA 更名为抗角质层抗体更为恰当。AKA 可以在 RA 发病以前若干年出现，所以有早期诊断价值。

AKA 检测方法：取 Wistar 大鼠食管中下 1/3 段做冰冻切片，厚 4μm，加 1∶20 稀释血清，湿盒内 37℃孵育 30 分钟，PBS 漂洗，吹干，加 1∶20 稀释的荧光素标记羊抗人 IgG，37℃孵育 30 分钟，漂洗，荧光显微镜下观察。结果以角质层出现规则的线状或板层状荧光为阳性。AKA 在 RA 中的阳性率为 41.3%，特异性为 97.8%。

（3）APF（抗核周因子）：APF 是 1964 年 Nienhuis 在 RA 血清中发现的一种抗人颊黏膜细胞浆内角质蛋白颗粒的抗体，荧光显微镜下在胞浆内呈一个或多个大小不等的圆形或椭圆形颗粒，其对 RA 的特异性随血清稀释倍数的增加而增加。

检测：刮取人颊黏膜细胞混匀，PBS 洗涤 3 次后涂片，每片约 400~1 000 个细胞，加 1∶10 稀释血清，室温下孵育 90 分钟，PBS 漂洗，加 1∶20 稀释的荧光素标记羊抗人 IgG，室温孵育 30 分钟，洗 3 次。以 1∶1 含 0.5μg/ml 溴化乙锭甘油 /PBS 液封固作核复染色，荧光显微镜下观察结果。核周胞浆中出现圆形或椭圆形荧光颗粒者为阳性。APF 可以在 RA 发病前出现，所以有早期诊断价值。APF 阳性率为 50.0%，特异性为 95.7%。但是其缺点是难以标准化。

（4）抗 Sa 抗体：抗 Sa 抗体可出现于 RA 未确诊前。抗 Sa 抗体的检测：从新鲜的人胎盘组织提取纯化 Sa 抗原，将抗原行 SDS-PAGE 电泳，电泳后将抗原转印至硝酸纤维膜上，先后加血清、辣根过氧化物酶标记的羊抗人 IgG 抗体和底物液显色。凡在蛋白质分子量为 50 000 和 / 或 55 000 区带出现条带者为阳性。抗 Sa 抗体的灵敏度和特异性分别为 48.7%、90%。2004 年，有学者证实，抗 Sa 抗体的靶抗原是瓜氨酸化的波形蛋白。

（5）抗环状瓜氨酸多肽抗体：采用环瓜氨酸肽为抗原用 ELISA 法检测类风湿关节炎的抗环瓜氨酸肽抗体（anti-CCP），敏感性和特异性均较用直链线性瓜氨酸肽为抗原有明显提高。抗环瓜氨酸抗体在类风湿性关节炎的敏感度为

75%~87.6%，特异性更可达到94%~99%，且在70%的发病一年内类风湿性关节炎患者血清中可检测到抗环瓜氨酸抗体的存在，同时抗环瓜氨酸抗体阳性也可以用来预测RA的关节破坏。环瓜氨酸肽能通过人工大量合成高纯度成品，可以满足各种试验要求，抗环瓜氨酸肽抗体用ELISA法检测，实验结果更客观准确，易于质控。同时Anti-CCP具有APF、AKA一样的早期诊断RA、评估病情及预后的价值。

(6) 异质性胞核核糖核蛋白：异质性胞核核糖核蛋白RA33/36抗体的检测：用Ehrlich腹水癌细胞提取的抗原检测抗RA 33/36抗体。可以使用免疫印迹法检测，凡在蛋白质分子量为33 000和/或36 000区带出现条带者为阳性。也可以采用酶联免疫吸附法进行检测。抗RA33/36抗体在RA的灵敏度为35%~45%，特异度为87%。

3. **影像学检查**　RA的影像学检查，其关节X线影像特点是滑膜关节的骨质疏松、关节软骨破坏造成关节间隙狭窄、骨破坏造成的骨侵蚀性影像学改变。后期出现关节的畸形、融合、骨性强直。X线的灵敏度较低。现在认为，使用MRI或者B超，可以早期发现关节滑膜增生、水肿等炎症表现，利于RA早期诊断。

(三) 诊断

根据美国风湿病学会1987年确定的分类标准：①晨僵，指关节内或周围的晨僵，持续至少1小时；②关节炎，至少3个关节区的肿胀或关节积液，这些关节应涉及双侧近端指间关节、掌指关节、腕关节、肘关节、跖趾关节区、踝关节、膝关节共14个关节区中至少3个关节区；③手关节关节炎，即关节肿胀累及近端指间关节，或掌指关节，或腕关节；④对称性关节炎，即同时出现左、右两侧的对称性关节炎；⑤类风湿结节；⑥类风湿因子阳性(所用方法在正常人的检出率<5%)。⑦放射学改变，腕及手摄片可见类风湿关节炎典型的放射学改变，包括骨侵蚀或肯定的局限性脱钙或受累关节近旁的明显脱钙。凡以上⑦项中至少有④项(①~④项至少6周)者，可诊断为类风湿关节炎。

以上标准仅仅为分类标准，不是诊断标准。临床实践中，很重要的是要排除结缔组织病，且还需排除的疾病是血管炎类疾病。另外，抗CCP抗体已作为诊断标准之一。

(四) 治疗

RA的治疗包括使用非甾体抗炎药的一线药物，以及使用改善病情药的二线药物，包括氨甲蝶呤(MTX)、柳氮磺吡啶(SSZ)、羟氯喹(HCQ)、来氟米特(LEF)、硫唑嘌呤(AZA)、米诺环素、环孢素A等。

一线药物的使用是选择非甾体抗炎药，其使用原则是：不同非甾体抗炎药不联合使用；不和糖皮质激素联合使用；剂量疗程应个体化。病情缓解药(DMARD)使用原则是：尽量在疾病早期使用；联合使用作用机制不同或者可以遏制相互不良反应的病情改善药；足够疗程。

(五) 预后

RA预后不良的因素包括：HLA-DRB1阳性、高滴度RF、抗CCP抗体阳性、女性、高龄、类风湿结节、关节外累及、炎性指标水平较高、早期出现关节侵蚀者。

(姚中强)

四、系统性血管炎

系统性血管炎是以血管坏死和炎症为主要病理特征的一组疾病，其临床表现多样，因受累血管类型、部位、大小及病理特点等不同而各异。本病有几种不同的分类方法，多以受累血管大小、类型、分布、临床特点及原发或继发等特点为依据。其中按照受累血管的大小进行分类目前较为广泛接受，较常用的为1993年Chapel Hill会议对系统性血管炎进行的命名及其定义，详见表39-8。

表39-8　Chapel Hill会议关于系统性血管炎的命名及其定义

命名及其定义
(1) 累及大、中血管的血管炎：包括大动脉炎、颞动脉炎(巨细胞动脉炎)
(2) 累及中、小血管的血管炎：包括结节性动脉炎、川崎病、孤立性中枢性血管炎
(3) 累及小血管的血管炎：包括韦格纳肉芽肿、变应性肉芽肿性血管炎(Churg-Strauss综合征)、显微镜下多血管炎、过敏性紫癜、皮肤白细胞破碎性血管炎

(一) 病因与病理

系统性血管炎目前病因不明，研究认为主要为感染原对血管的直接损害和免疫异常介导的炎症反应所致。例如病原微生物对血管的直接损伤、病理性免疫复合物形成、补体激活与炎症反应、抗体的直接致病作用、肿瘤细胞介导的免疫损伤等均参与了该类疾病的发生发展。

(二) 临床表现

系统性血管炎可以累及体内各种血管，故而临床表现复杂多样，容易误诊漏诊。确诊需根据临床表现、实验室检查、病理活检资料及影像学资料等综合判断，以确定血管炎类型及病变范围。如出现无法解释下列情况时，应考虑血管炎的可能：①多系统损害；②进行性肾脏损害，蛋白尿、血尿或血肌酐尿素氮进行性升高；③肺部受累出现游移性或固定性阴影/空洞；④合并周围神经病变；⑤不明原因发热；⑥缺血性或淤血性症状；⑦紫癜样皮疹或网状青斑；⑧结节性坏死性皮疹；⑨无脉或血压增高；⑩不明原因合并耳鼻喉或眼部病变；不同类型血管炎各有其不同临床特征，详见各论。

(三) 实验室检查

系统性血管炎的实验室检查异常主要包括一般实验室检查、血清炎症指标、血清自身抗体检测、脏器功能检查、影像学检查包括血管造影及活体组织检查等方面。

1. **一般检查**　血常规检查中白细胞及血小板正常或轻度增高，根据病程及病情不同可有不同程度的贫血。尿常规检查中根据不同类型血管炎中肾脏受累的程度和类型而不同，ANCA相关性血管炎中往往出现肾脏受累，尿常规提示蛋白尿血尿和/或白细胞尿，肾功能受累时也可出现不同类型蛋白或细胞管型。便常规检测无特异性，便隐血提示继发性消化道出血、消化道黏膜病变或肠系膜血管病变可能。

2. **炎症指标**　炎症指标增高见于多数血管炎病情活动

期，包括血沉、C反应蛋白等，也可见到血清纤维蛋白原、补体等炎症分子非特异性增高。

3. **血清自身抗体检测** 血清自身抗体检测已成为部分原发性系统性血管炎的血清特征，有利于疾病诊断、病情活动度判断及估计预后，且不同抗体型别对不同类型血管炎也有一定提示作用。其中抗中性粒细胞胞浆抗体（anti-neutrophil cytoplasmic antibodies，ANCA）及抗内皮细胞抗体（antiendothelial antibodies，AECA）是近年研究被认为是最重要的血管炎相关自身抗体。前者多见于韦格纳肉芽肿、显微镜下多血管炎、变应性肉芽肿性血管炎，故这三类小血管受累为主的血管炎目前又通称为ANCA相关性血管炎。后者可见于大中小血管受累的各类血管炎疾病中，其中以川崎病阳性率最高。

（1）抗中性粒细胞胞浆抗体：目前ANCA已成为系统性血管炎的敏感血清学诊断工具，是研究系统性血管炎的热门课题。1985年发现ANCA为诊断部分原发性系统性血管炎的敏感且特异性指标。以乙醇固定的中性粒细胞为底物的间接免疫荧光法（IIF）检测发现其胞浆内特异性荧光着染，称为胞浆性ANCA（cANCA），其靶抗原主要为丝氨酸蛋白酶3（PR_3），同时发现与cANCA胞浆着染型别不同的荧光染色图形，主要表现为环绕于中性粒细胞核周的着染图形，被称为核周型ANCA（pANCA），其主要靶抗原为髓过氧化物酶（MPO）。目前对ANCA的研究日益增多，证实ANCA为一个包含众多靶抗原的自身抗体谱，除PR3及MPO外，弹性蛋白、乳铁蛋白、组织蛋白酶G、杀菌/通透性增高蛋白（BPI）、天杀青素、溶酶体、β-葡萄糖醛酸酶、α-烯醇化酶、防御素以及人溶酶体相关膜蛋白等，它们生理功能各异，且不同靶抗原荧光着染型别也不同，目前将不同于cANCA及pANCA型别的ANCA称为不典型ANCA（xANCA），具体见表39-9。

目前临床上用于检测ANCA的方法主要有2种，间接免疫荧光法（IIF）是最原始也最常用的方法，但是不能区分出上述各种特异性抗原，临床上常作为筛选检测。酶联免疫吸附实验（ELISA）用以作为确证实验进一步区分ANCA不同特异性靶抗原，常用直接法或夹心法检测。ANCA不同型别在疾病诊治中的临床意义一直都是近年研究的热点。不同疾病中ANCA抗体谱见表39-10。

（2）抗内皮细胞抗体：AECA有IgG、IgM及IgA多种亚型，目前临床上多以检测IgM型为主。AECA有多种检测方法，采用人脐内皮细胞（HU-VEC）作为底物，可用ELISA、免疫荧光法、流式细胞仪、免疫印迹法及补体介导的细胞毒试验等检测，目前常用ELISA。但是由于其疾病特异性较差，对于血管炎诊治的临床意义稍逊于ANCA检测。

（3）其他自身抗体：另外系统性血管炎还可在血清中出现其他类型自身抗体，但较少见，如抗核抗体、抗心磷脂抗体，后者提示可能合并抗磷脂综合征，近期报道系统性血管炎合并抗磷脂抗体的患者出现多发性单神经炎的病例报道。

4. **影像学检查** 血管造影检测异常是大中血管受累性血管炎的重要诊断依据之一。根据受累血管大小及位置不同可行不同部位血管造影检测。受累血管出现管腔闭塞、狭窄、串珠样改变等。

5. **组织活检** 组织活检是确诊各种类型血管炎最确切且重要的依据。常根据受累血管及脏器不同行不同部位组织活检。

（四）治疗与预后

一旦确诊应早期予以正规治疗，以防止发生不可逆损害。常用治疗药物为糖皮质激素及免疫抑制剂，后者以环磷酰胺最为常用。可辅助以静脉丙种球蛋白、血浆置换等。另外，近

表39-9 ANCA不同靶抗原及其相关荧光模型

ANCA靶抗原	荧光模型
蛋白酶3（proteinase3，PR3）	cANCA，个别pANCA
髓过氧化物酶（myeloperoxidase，MPO）	pANCA，个别cANCA
人白细胞弹性酶（human leukocyte elastase，HLE）	pANCA，xANCA
乳铁蛋白（lactoferrin，LF）	pANCA
组织蛋白酶G（cathepsin G，Cath G）	pANCA，xANCA
杀菌/渗透性增高蛋白（bactericidal/permeability increasing protein，BPI）	xANCA，pANCA
人溶酶体相关膜蛋白2（human lysosomal-associated membrane protein 2，H-LAMP2）	pANCA
溶酶体（lysozyme，LYS）	pANCA，xANCA
天青杀素（azurocidin）	pANCA
防御素（defensin）	pANCA
α-烯醇化酶（α-enolase）	xANCA，pANCA
β-葡萄糖醛酸酶（β-葡萄糖醛酶β-glucuronidase）	pANCA，xANCA

表 39-10 不同疾病 ANCA 抗体谱

相关疾病	ⅡF 荧光染色模型	特异性靶抗原抗体
韦格纳肉芽肿(WG)	cANCA,pANCA(少见)	PR3(85%),MPO(10%)
显微型多动脉炎(MPA)	cANCA,pANCA	PR3(45%),MPO(45%)
结节性多动脉炎(PAN)	ANCA(低阳性率)	PR3(5%),MPO(15%)
过敏性肉芽肿性血管炎(CSS)	pANCA,cANCA(少见)	PR3(10%),MPO(60%)
坏死性新月体性肾小球肾炎(NCGN)	pANCA,cANCA(少见)	PR3(25%),MPO(65%)
抗肾小球基底膜疾病(抗 GBM 病)	pANCA	MPO(30%)
系统性红斑狼疮(SLE)	pANCA	LF,HEL,MPO(少见)
类风湿性关节炎(RA)	pANCA,aANCA	LF,MPO(少见)
药物性狼疮(DLE)	pANCA	MPO(常见),LF,HEL
Felty 综合征	pANCA,aANCA	LF,MPO(少见)
溃疡性结肠炎(UC)(50%~80%)	pANCA,aANCA	LF,Cath G,LYS 其他
克罗恩(Crohn)病(10%~20%)	pANCA,aANCA	LF,Cath G,LYS 其他
原发性硬化性胆管炎(60%~80%)	pANCA,aANCA	LF,Cath G,其他
原发性胆汁性肝硬化(PBC)(30%)	pANCA,aANCA	LF,Cath G,LYS HEL 其他
自身免疫性肝炎(AIH)	pANCA,aANCA	LF,Cath G,LYS HEL 其他
囊性纤维化(CF)	pANCA,aANCA	BPI(91%)
其他急性 / 慢性感染(HIV、阿米巴、细菌等)	pANCA,aANCA	PR3,MPO,BPI,其他

年来各种生物制剂的应用对部分类型的血管炎也具有一定的作用。具体治疗方法及预后见各论。

（薛 静）

五、抗磷脂综合征

抗磷脂综合征(antiphospholipid syndrome,APS)是一种以反复动脉、静脉血栓形成,习惯性流产和 / 或血小板减少,以及抗磷脂抗体(antiphospholipid antibody,APL)[主要为抗心磷脂抗体(ACL)和狼疮抗凝物(LA)]阳性为主要特征的自身免疫性疾病。临床上将单独出现的 APS 称为原发性抗磷脂综合征(primary antiphospholipid syndrome,PAPS),而伴发于系统性红斑狼疮(SLE)或其他自身免疫性疾病、肿瘤、感染等疾病者称为继发性抗磷脂综合征(secondary antiphospholipid syndrome,SAPS)。APS 多见于成年人,儿童亦可出现。因流产是本病的一个突出表现,故女性发病明显高于男性,60%~80% 的 PAPS 是女性。APS 有家庭聚集现象,但与此相关的 HLA 基因型尚不清楚。

(一) 病因及发病机制

在实验动物模型中,用病毒多肽、细菌多肽和异质性 β2 糖蛋白 1(β2 GP1)进行主动或被动免疫,均可诱发多克隆的 APL、LA,以及和 APS 相关的临床事件。目前推测感染诱导病理性抗磷脂抗体的产生,但仍缺乏直接证据。

由于高滴度 APL 在无症状患者可持续多年,因此推测血栓形成与即刻的血管损伤或内皮细胞激活有关。在体外,APL 促进白细胞黏附到内皮细胞上;在体内,APL 可导致胚胎吸收,增加创伤诱导的实验性动脉血栓的体积和持续时间。APL 与胎盘中的天然抗凝物 - 附加因子Ⅴ(胎盘抗凝蛋白Ⅰ)竞争磷脂,使胎盘内血栓形成。蛋白 C、蛋白 S 以及抗凝血酶Ⅲ先天性缺乏或因子Ⅴ基因突变可以增加 APL 阳性患者血栓形成的危险。

(二) 主要临床表现

APS 的主要表现是反复静脉或动脉血栓形成所致的各种临床症状以及习惯性流产、早产、死胎等病态妊娠的发生。

1. **血栓形成及其表现** APS 血管性血栓形成的临床表现,取决于受累血管的种类、部位和大小,缺血性脑卒中是动脉血栓最常见的表现,静脉血栓形成以下肢深静脉血栓和肺栓塞最常见,还可表现为肾静脉、下腔静脉、肝静脉(budd-chiari syndrome)、视网膜和颅内静脉窦(矢状窦、海绵窦等)血栓形成。微血管受累可出现肾衰竭和皮肤梗死。

2. **习惯性流产** 习惯流产和胎死宫内是 APS 主要特征之一,以妊娠 10 周后最多,但也可见于妊娠早期。

(三) 实验室检查和其他辅助检查

1. **常规检查** APS 中血小板多为轻 - 中度减少,北京协和医院资料提示重度血小板减少亦不少见。APS 患者出现肾小球血栓形成时可有血尿和蛋白尿,严重时可有肾功能改变。血补体减低、红细胞管型尿和脓尿提示狼疮肾炎。如果肝脏出现血栓形成,可以出现转氨酶升高。急性期患者 ESR 和 CPR 可以不同程度地升高。

2. **有诊断意义的自身抗体** APL 的结合抗原是磷脂结合蛋白 -β_2GP1,而不是磷脂本身。β_2GP1 又称载脂蛋白 H,血浆浓度为200ng/ml。当β_2GP1与带阴电荷表面结合时，发生构象改变，暴露出隐蔽抗原；或者β_2GP1分子聚集使抗原密度增高，从而具有抗原活性。β_2GP1的抗原性和磷脂结合位点需要第5功能区的八肽和二硫键。

（1）抗心磷脂抗体（ACL）：ACL是目前最常检测的APL，常见IgG型和IgM型，而单独的IgA型很少见。目前多应用标准化的酶联免疫吸附法（ELISA）进行定量或半定量测定ACL。国外大多数实验室检测结果：正常值：IgG型<16 GPL（G=IgG；PL=phospholipid 磷 脂）U/ml，IgM型<5MPL U/ml；低滴度阳性范围：17~40GPL或MPL U/ml；高滴度阳性范围：>80 GPL U/ml或>40 MPL U/ml。国内多用阴性（-）、低滴度（+）、中等滴度（++）及高滴度阳性（+++~++++）来表达ACL的实验结果。ELISA检测的ACL对诊断APS敏感性较高，特异性相对低，常用作筛选试验。有条件可以进一步检测IgG抗体的亚型，其中高滴度IgG2 ACL提示病情严重，预后差。

（2）狼疮抗凝物（LA）：LA因首先在SLE患者中发现，且在体外具有抗凝作用而得名。实际上约半数LA阳性患者无SLE；LA在体内与血栓形成密切相关，而罕有出血倾向。

LA是一组能延长凝血时间的抗体，抑制磷脂依赖的凝血反应。LA是一种IgG或IgM型免疫球蛋白，在体外能干扰并延长各种磷脂依赖的凝血试验。LA有异质性，没有一种试验能测定全部的LA。检测LA的筛选试验有活化的凝血活酶时间（activated partial thromboplastin time，APTT）、白陶土凝血时间（kaolin clotting time，KCT）及Russell蛇毒凝血时间（Russell viper venom time，RVVT）等。鉴定LA需要4步处理过程：①磷脂依赖的凝血筛选试验（APTT、KCT或RVVT）延长；②加入正常缺乏血小板的血浆不能纠正上述筛选试验中延长的凝血时间；③加入过量磷脂可以缩短或纠正上述筛选试验中延长的凝血时间；④排除其他凝血疾病，如Ⅷ因子抑制剂或肝素。但是，有时应用商品化试剂盒，当混合试验（待测血浆与正常血浆1∶1或4∶1混合）不正常，即报告LA阳性，尚没有研究评价其正确性。LA对诊断APS有较高特异性，北京协和医院的资料还提示LA与血栓形成的相关性大于ACL。

（3）抗β_2GP1抗体：是诊断抗磷脂综合征的标准之一，检验方法是ELISA。研究表明抗β_2GP1抗体与APS临床事件的相关性更强。因此临床上对于高度怀疑APS而ACL和LA阴性者，应检查β_2GP1。

抗磷脂酰丝氨酸（antiphosphatidylserine）和抗磷脂酰乙醇氨抗体（antiphosphatidyl-ethanolamine）的检测试验亦未标准化。另外，抗凝血酶原（prothrombin）、凝血酶调节蛋白（thrombomodulin）及其他凝血蛋白的抗体有时与APL伴随出现，一些患者还可有抗内皮细胞抗体。自身抗体介导的高凝状态（autoantobody-mediated hypercoagulability）可能是以相似临床模式为特点的一组疾病。

此外，对静脉血栓闭塞患者应视情况检测蛋白C、蛋白S、抗凝血酶Ⅲ和因子Ⅴ和凝血酶原基因突变等。对反复动脉血栓形成者应检测血浆同型半胱氨酸。

3. **其他实验室抗体检查** 抗磷脂综合征患者可有ANA和抗ds-DNA抗体阳性。因为新生儿狼疮是所有自身免疫性疾病的一个潜在的并发症，APS妊娠妇女应常规检测抗Ro/SSA和抗La/SSB抗体。

4. **影像学检查** 动脉造影、静脉造影和磁共振（MRI）可显示与临床症状相对应的血管闭塞和梗死，年轻人出现多发脑梗死常提示APS。超声心动图可显示严重的Libman-Sacks心内膜炎。

5. **活组织病理检查** 皮肤、肾脏或其他组织活检显示非炎症性血管闭塞。炎症性血管炎提示合并SLE或其他结缔组织病。

（四）诊断和鉴别诊断

1. **诊断APS需要临床表现和实验室两方面的资料** APS可以累及各系统而出现不同的临床症状，主要表现为动静脉血栓形成、习惯性流产以及灾难性血管栓塞，部分患者还可以出现网状青斑。实验室检查主要为ACL和LA。表39-11为1998年第8届APL国际研讨会后，在日本札幌提出的抗磷脂综合征的初步分类标准。

表39-11 APS的初步分类标准（1998，日本札幌）

实验室标准（laboratory criteria）
1. 2次或2次以上（间隔至少6周）IgG和/或IgM型抗心磷脂抗体（ACL）、抗β_2GPI抗体中度或高滴度阳性，用标准ELISA法检测β_2GP1依赖的ACL
2. 2次或2次以上（间隔至少6周）狼疮抗凝物阳性（LA），依据国际血栓和止血协会的指南进行检测（狼疮抗凝物/磷脂依赖抗体专门小组委员会），步骤如下： （1）筛选试验提示磷脂依赖的凝血时间延长，如活化的凝血活酶时间（APTT）、白陶土凝血时间（KCT）、稀释Russell蛇毒凝血时间（RVVT）、稀释凝血酶原时间 （2）加入正常缺乏血小板的血浆不能纠正上述筛选试验中延长的凝血时间 （3）加入过量磷脂可以缩短或纠正上述筛选试验中延长的凝血时间 （4）排除其他凝血疾病，如Ⅷ因子抑制剂或肝素
符合至少1项临床标准加上1项实验室标准，则可以确诊APS

2. **鉴别诊断** 当患者出现APL阳性，或者具有APS常见的流产、血栓形成时，应注意除外其他情况。

（五）治疗和预后

抗凝是APS最基本和最重要的治疗，可应用华法林、普通肝素和低分子肝素（LMWH）。对血清学阳性但无临床症状患者，行预防性抗凝治疗是不适宜的。华法林可致胎儿畸形，妊娠期需应用普通或低分子肝素。

（冷晓梅）

六、系统性硬化

系统性硬化（systemic sclerosis，SSc）是以皮肤硬化、纤维化为特征的系统性结缔组织疾病，除皮肤受累外，还可出现消化道、肺脏、肾脏、心脏等内脏器官受累。

SSc 确切患病率不清，美国南加州的一项随机社区流行病学调查估计患病率为（19~75）/10 万，但如果包括不符合诊断标准，但具有确切 SSc 特性的一些患者，患病率可能高 20 倍。SSc 见于世界各区域各种族，高发年龄为 30~50 岁，男女比为 1∶(3~4)，许多病例呈散发性。

（一）病因及发病机制

病因及发病机制不甚明了，可能是外源性因素如一些化学物质（硅石粉尘、硅胶植入物、环氧树脂、芳香烃化合物）、一些药物食物（博莱霉素、L- 色氨酸），作用于机体免疫系统，导致淋巴细胞活化，释放淋巴因子、产生自身抗体，通过免疫复合物、抗体依赖性细胞介导细胞毒作用、淋巴因子活化杀伤细胞、淋巴因子等多种机制损伤内皮细胞，导致内源性血管舒张介质（一氧化氮）和血管收缩活性介质（内皮素）失衡而微血管舒缩不稳定，微血管结构破坏，内皮下抗原暴露，进而血小板活化，血小板衍生生长因子、淋巴因子直接作用于成纤维细胞，或通过激活组织中的单核细胞、肥大细胞分泌细胞因子作用于成纤维细胞，使其增生合成大量细胞外基质，在皮肤和其他组织器官过量沉积。

（二）临床表现

1. **一般表现**　疲乏、无力、体重下降等慢性疾病特征，发热少见。

2. **雷诺现象**　寒冷或情绪等因素而诱发的双手、鼻尖等部位苍白、发绀、潮红三相反应。

3. **皮肤表现**　几乎所有 SSc 患者皮肤受累均从手指开始，前臂、面部、前胸、躯干等部位逐渐受累。

4. **骨关节肌肉**　早期可出现关节肿痛，后期由于关节表面皮肤硬化导致关节挛缩活动受限。

5. **消化道**　主要为食管运动障碍和食管下端括约肌功能受损。

6. **肺脏**　肺脏受累以肺间质纤维化和肺动脉高压多见，表现为进行性活动呼吸困难、胸痛和干咳。

7. **肾脏受累**　肾脏受累表现为蛋白尿（常小于 0.5g/24 小时）、氮质血症及肾性高血压。

8. **内分泌及外分泌**　25% 患者伴有甲状腺功能低下。20%~30% 患者并发口干、眼干症状。

（三）实验室检查及其他辅助检查

1. **一般检查**　血常规可有缺铁性贫血、嗜酸细胞增多，部分患者白细胞减少；尿常规可有尿蛋白或镜下血尿、管型尿。病情活动期血沉增快。

2. **蛋白电泳和补体**　蛋白电泳示球蛋白增高，有高 γ 球蛋白血症；补体水平一般正常。

3. **自身抗体**　在自身免疫性疾病中，SSc 的自身抗体谱仅次于系统性红斑狼疮，大部分属于抗核抗体范畴。

（1）抗核抗体（anti-nuclear antibody，ANA）：以 Hep-2 细胞为底片，ANA 阳性率达 95%，荧光图多为核仁型、着丝点型和斑点型。其中着丝点型很有特征，表示抗着丝点抗体（anti-centromere antibody，ACA）；核仁型抗体，对应抗原为 RNA 聚合酶Ⅲ、U3RNP、核仁 4-6S RNA 等。

（2）抗 ENA 抗体：不同抗 ENA 抗体在各种结缔组织病中的阳性率有明显差异，部分有很高的特异性。抗 Scl-70 抗体对弥漫性皮肤 SSc 特异，阳性率为 30%~70%。抗 RNP 抗体（抗 u1RNP 抗体）见于 20%SSc 患者。其他少见的抗 ENA 抗体包括抗 PM/Scl 抗体、抗 Ku 抗体、抗 J0-1 抗体、抗 SSA 抗体、抗 SSB 抗体等。

（3）其他自身抗体：类风湿因子见于 30%SSc 患者。

系统性硬化部分自身抗体见表 39-12。

表 39-12　系统性硬化部分自身抗体

抗体	SSc 阳性率
ANA	90%
抗 Scl-70（DNA 拓扑异构酶Ⅰ）抗体	25%~70%（弥漫性）
ACA（抗着丝点抗体）	80%~95%（局限性）
抗原纤维蛋白（fibrillarin/U3RNP）抗体	5%~10%（弥漫性）
抗 PM-Scl 抗体	5%~10%（弥漫性） 50%~70%（皮肌炎 / SSc 重叠综合征）
抗 Ku 抗体	50%
抗 RNA 多聚酶Ⅰ抗体	4%（弥漫性）
抗 4-6 S RNA（核仁核糖核酸）抗体	偶见
抗 7-2 RNP（To）抗体	偶见
抗 NOR-90（核仁形成中心）抗体	偶见
抗 RNP 抗体（抗 u1RNP 抗体）	20%
类风湿因子	30%

4. **甲皱微循环显微镜检查**　SSc 微循环结构异常具有特征性，表现为毛细血管襻动、静脉枝粗糙扩张，毛细血管襻顶部增宽，血流缓慢，部分区域毛细血管襻环消失。

5. **组织病理**　皮肤，真皮间质水肿，真皮上层小血管周围淋巴细胞浸润；硬化期，真皮及皮下组织胶原纤维肿胀增生、纤维化，血管内膜增生，血管壁水肿增厚，管腔狭窄；后期表皮及附属器官萎缩。

肺脏、食管等器官组织主要为间质纤维化；肾脏主要为血管结构异常，血管内膜增生，管腔狭窄。

6. **影像学检查**　X 线可发现皮下钙化，末端指骨溶解变细；食管钡餐可发现食管运动异常，X 线、CT 可示肺间质纤维化样影像学变化、肺动脉段膨出。

（四）诊断及鉴别诊断

1. **诊断方法**　多数患者以雷诺现象发病，但皮肤硬化为其主要临床特征，而食管、肺脏、肾脏和心脏等内脏器官受累决定其预后。其诊断需依据病史、临床表现、体格检查、血清学检查及其他辅助检查。

2. **诊断标准**　1988 年美国风湿病学院进一步修订了 SSc 分类标准，见表 39-13。

表 39-13 美国风湿病学院 1988 年系统性硬化病修订分类标准

(1) 弥漫性皮肤系统性硬化病(diffuse cutaneous systemic sclerosis, DSSc): 雷诺现象发生 1~2 年内出现皮肤改变；除肢体远端、近端、面部皮肤受累外，躯干皮肤亦受累；早期即出现明显肺间质病变、肾衰竭、弥漫性胃肠病变和心肌受累；抗 Scl-70 抗体阳性；甲皱毛细血管环扩张和缺失
(2) 局限性皮肤系统性硬化病(limited cutaneous systemic sclerosis, LSSc): 雷诺现象发生数年(偶有数十年)后出现皮肤改变；皮肤病变局限于双手、双足、肘膝关节远端肢体、面颈部；后期发生肺动脉高压、伴 / 不伴肺间质纤维化、皮肤钙化、毛细血管扩张；ACA 阳性；甲皱毛细血管环扩张，常无毛细血管环缺失；包括 CREST(calcinosis、Raynaud phenomenon、esophageal dysmotility、sclerodactyly、telangiectasis——钙质沉着、雷诺现象、食管运动障碍、指端硬化、毛细血管扩张)
(3) 无皮肤表现的系统性硬化病(sine scleroderma): 具有特征性内脏器官受累表现以及特征性血管、血清学异常，但无明显临床皮肤变化
(4) 重叠综合征(overlap syndrome)/ 混合性结缔组织病(mixed connective tissue disease): 重叠综合征是指 SSc 同时伴有符合诊断标准的系统红斑狼疮、炎性肌病、类风湿关节炎中的 1~3 种疾病。混合性结缔组织病是指同时具有 SSc、系统红斑狼疮和炎性肌病的部分临床特征，但又不能单独诊断为上述某一种疾病，同时血清中有高滴度抗 u1RNP 抗体。
(5) 未分化结缔组织病(undifferentiated connective tissue disease): 雷诺现象患者具有 SSc 部分临床或 / 和血清学特点(如指端溃疡、手指水肿、甲皱毛细血管异常、ACA 阳性)，但无皮肤硬化，亦无特征性内脏器官受累。

3. 鉴别诊断

(1) 雷诺现象：多数 SSc 患者有雷诺现象，因而对雷诺现象的鉴别非常重要。

(2) 局灶性硬皮病：局灶性硬皮病包括线状硬皮病和硬斑病(点滴状、斑状、泛发性)。这些局灶性硬皮病可有 ANA 阳性、高 γ 球蛋白血症，但不具有 SSc 的皮肤硬化特点，易于鉴别。

(五) 治疗和预后

小剂量皮质激素可缓解 SSc 皮肤水肿，关节、肌肉疼痛。青霉胺可用于治疗 SSc 皮肤硬化，免疫抑制剂如氮芥、硫唑嘌呤对 SSc 皮肤受累无明显临床疗效。针对雷诺现象的措施包括肢体保暖、不吸烟，应用钙离子通道拮抗剂、α1- 受体拮抗剂哌唑嗪、异前列腺素，血小板凝集抑制剂如阿司匹林、潘生丁。针对食管受累引起吞咽困难、疼痛、反流性食管炎，可用胃肠动力药如西沙必利，抑制胃酸分泌的 H^+ 泵抑制剂和 H2- 受体拮抗剂。血管紧张素转换酶抑制剂显著改善了 SSc 肾病的预后。

SSc 自然病程差异甚大，预后和脏器受累有密切关系，心脏、肾脏受累患者预后差。10 年生存率弥漫性皮肤 SSc 为 55%，局限性皮肤 SSc 为 75%。

（王吉波　孙明姝）

七、多发性肌炎和皮肌炎

炎性肌病是一组异质性疾病，分为亚急性、急性、慢性的肌肉疾病。他们的共同体征是不同程度的肌无力和肌肉炎症。根据其独特的临床、组织病理学、免疫学和社会学特征可以分为皮肌炎(dermatomyositis, DM)、多发性肌炎(polymyositis, PM)和包涵体肌炎(inclusion-body myositis, IBM)。

DM 既可以累及儿童也累及成人，女性比男人更多见。PM 多见于 18 岁之后。IBM 更多见于 50 岁之后的男性。炎性肌病的患病率为每 10 万人群中有 0.6~1 个患者。总的来说，DM 最常见。IBM 是大于 50 岁的炎性肌病中最常见的。在儿童中，DM 最常见，但是儿童 PM 往往病情严重。

(一) 病因及发病机制

某些基因和疾病相关，如 DRB1*0301 与 PM 和 IBM 相关，HLA DQA10501 与幼年皮肌炎相关，肿瘤坏死因子 TNF308A 基因多态性与 DM 的光过敏有关。

炎性肌病的发病机制是在一定的遗传易感性基础上，某些病毒感染作为诱因，诱使发病。DM 中浸润肌肉的炎性细胞主要是 B 淋巴细胞和 $CD4^+T$ 细胞。而在多发性肌炎和包涵体肌炎中，主要是 $CD8^+T$ 细胞攻击 MHC I 类抗原阳性的肌纤维。

(二) 临床表现

PM 和 DM 患者都有不同程度的肌肉无力，进展比较缓慢，早期累及股四头肌和踝背屈肌造成经常摔跤，是散发性 IBM 的常见特点。颈伸肌群受累可以造成抬头困难(垂头)。严重患者可以出现吞咽障碍伴间断呛咳、呼吸肌无力。

皮肌炎：DM 常出现特征性皮疹，手指背侧和侧面变得粗糙伴有有裂缝的水平线。在儿童患者，DM 表现类似成人，只是肌外累及更常见。儿童 DM 的常见表现是易激惹、面部发红，易疲劳，有不同程度的近端肌无力。

多发性肌炎：多发性肌炎是慢性进展性亚急性肌病，常累及成人，但是很少累及儿童。PM 表现类似于很多其他肌病，是一个排除性诊断。

(三) 实验室及其他辅助检查

炎性肌病的实验室检查包括：生化检查、自身抗体、肌活检及肌电图。

1. 生化检查　炎性肌病的常见生化异常包括一些非特异性指标及肌病特异性指标。最敏感的肌酶是肌酸磷酸激酶，活动性肌炎中水平升高可以达到 50 倍。谷草转氨酶、谷丙转氨酶、乳酸脱氢酶醛缩酶水平也可以升高。虽然肌酸磷酸激酶水平和疾病活动性平行，在某些皮肌炎患者中其水平可以正常。而在多发性肌炎患者中，肌酸磷酸激酶水平往往是增高的。而轻度白细胞和血小板升高也提示病情活动。

2. 肌电图　肌电图表现为自发性纤颤波增加、复杂重复放电和阳性尖锐波。自发运动单元包含短程低幅多相单元。虽然没有特异性，这些特点有助于证实活动性肌病。存在自发性放电可以鉴别活动性肌炎和皮质激素诱发性肌病，除非两者并存。

3. 肌活检病理　炎性肌病的肌活检常见的病理改变是：

Ⅰ型和Ⅱ型肌纤维的坏死、再生、肌束周肌萎缩和血管周围炎症。

4. **自身抗体** 针对细胞核和胞浆抗原、参与蛋白合成(抗合成酶)或者翻译转运(抗信号识别颗粒)的核糖核蛋白的自身抗体可见于20%炎性肌病患者。这些抗体是有用的临床标记,因为它们常常和间质性肺病相关。抗组氨酰信使RNA合成酶的抗体、抗Jo-1抗体占所有抗合成酶抗体中的80%,似乎特异性提示以下疾病亚型,此疾病亚型包括肌炎、非侵蚀性关节炎和雷诺现象。这些自身抗体在PM和DM发病机制中的重要性和特异性尚未阐明,因为他们不是组织或者疾病亚型特异的,它们仅仅见于少于25%患者,而且它们确实见于没有肌炎的间质性肺炎患者中。有报道称,抗信号识别颗粒抗体是伴有心肌累及的侵袭性疾病和治疗反应较差疾病标记抗体,没有得到证实。其他自身抗体,包括抗Mi-2,抗PM-Scl、抗TIF1γ、抗MDA5等可见于DM合并硬皮病者,KL-6、SP-D与间质性肺病相关。相关抗体见表39-14。

常用的这些抗体的检测方法包括:对流免疫扩散法、免疫印迹法、欧盟点印迹法、酶联免疫吸附法。对流免疫扩散法是最特异的方法,但是灵敏度相对低,而且对检测人员的培训、试剂、设备的要求较高。免疫印迹法是相对灵敏的方法,但是特异度相对低。欧盟点印迹法与之类似。而酶联免疫吸附法则是最灵敏的方法,但是对于试剂的纯度要求比较高,检测需要的设备较少,易于在基层医院普及。

表39-14 炎性肌病相关的自身抗体

自身抗体	抗原
抗氨酰-tRNA合成酶抗体(20%患者)	
抗Jo-1	组氨酰-tRNA合成酶
抗PL-7	丝氨酰-tRNA合成酶
抗PL-12	丙氨酰-tRNA合成酶
抗EJ	甘氨酰-tRNA合成酶
抗OJ	异亮氨酰-tRNA合成酶
抗KS	天冬氨酰-tRNA合成酶
抗信号识别颗粒抗体(<3%患者)	信号识别颗粒复合体
其他	
抗Mi-2抗体(10%~15%,皮肌炎和多发性肌炎)	核解螺旋酶
抗PM-Scl抗体(15%,皮肌炎重叠硬皮病)	核复合物
KL-6抗体(伴有间质性肺炎的患者)	黏蛋白样糖蛋白(肺泡或者气管上皮细胞)

5. **影像学检查** 对于不愿行肌活检的患者来说,MRI可以灵敏检测到肌肉的炎症。而且对于第一次活检阴性的患者,使用MRI有助于肌活检部位的选择,提高活检的阳性率。

炎性肌病的肺部累及最重要的是间质性肺炎。其影像学检查最灵敏的是行高分辨CT检查,其早期常见的异常表现为磨玻璃样改变、网格状改变,伴或者不伴有肺实变,网格状、磨玻璃样病变主要位于下肺部,而实变主要位于肺周边。晚期是蜂窝样改变。

6. **肺功能检查** 进行肺功能检查是有间质性肺炎患者的必需检查。常见的异常是用力肺活量FVC下降以及一氧化碳弥散的障碍,低于正常预计值的70%有意义。

(四)诊断

多发性肌炎和皮肌炎的临床诊断由以下三项实验室检查证实:血清肌酶水平、肌电图和肌活检。最近,有学者提出,增加炎性肌病特异性自身抗体,如表39-14中的抗氨酰-tRNA合成酶抗体、抗信号识别颗粒抗体、抗Mi-2抗体、KL-6抗体等;另外,还提出进行肌肉的MRI检查提高肌肉炎性改变,以提高诊断的敏感性。目前为止,使用最多的针对标准是Bohan和Peter标准,见表39-15。

表39-15 Bohan和Peter标准

1	对称性近端肌无力
2	肌活检证据
3	肌酶升高
4	特征性肌电图发现
5	特征性皮疹
肯定	
4条标准中有3条(加皮疹)对应皮肌炎	
4条标准(无皮疹)对应多发性肌炎	
很可能	
2条标准(加皮疹)对应皮肌炎	
3条标准(无皮疹)对应多发性肌炎	
可能	
1条标准(加皮疹)对应皮肌炎	
2条标准(无皮疹)对应多发性肌炎	

Bohan和Peter标准不能区分多发性肌炎和包涵体肌炎及某些肌萎缩。由于免疫组织病理学特点各型炎性肌病均有特异性,我们相信诊断标准中应该同时依赖组织病理学和免疫病理学作为最佳的方法来把多发性肌炎与其他疾病区别开来。

(五)治疗

治疗的目的是通过增加肌力和改善肌肉外症状(皮疹、吞咽困难、呼吸困难。发热、关节炎),改善患者日常生活能力。首选的治疗是糖皮质激素。虽然目前还不可能进行炎性肌病的抗原特异性治疗,但是确实已经有一些新的治疗手段,如:阻断T淋巴细胞信号转导(如FK506、西罗莫司、CAMPATH),或者抗共刺激因子(CD28/CTLA-4)的单抗;抗细胞因子的单抗,如抗肿瘤坏死因子α抗体。

(六)预后

虽然炎性肌病的预后已经大大改善,至少三分之一的患者遗留轻度到严重的畸形。高龄、并发肿瘤是预后不佳的重要因素。肺间质纤维化常由于食管功能障碍而造成吸入性肺炎,皮肌炎中的钙化与畸形增加与增高的发病率有关。某小样本研究表明，炎性肌病5年生存率是95%，10年生存率是84%。

炎性肌病预后中重要方面是癌症的并发。有报道称，提示炎性肌病患者发生肿瘤的独立预测因素是男性和发病年龄大于45岁；而并发间质性肺炎患者发生癌症的概率大大降低。

（王吉波 孙明姝）

八、混合性结缔组织病

混合性结缔组织病（mixed connective tissue disease，MCTD）是一种临床上有系统性红斑狼疮（SLE）、系统性硬化症（SSc），多发性肌炎 \ 皮肌炎（PM\DM）及类风湿关节炎（RA）等疾病特征，血清中有极高滴度的斑点型抗核抗体（ANA）和抗U1RNP（snRNP）抗体的临床综合征。该病病因及发病机制尚不明确，与体液免疫和细胞免疫功能异常，环境因素、病毒感染及遗传背景等多因素有关。MCTD发病年龄从4~80岁，大多数患者在30~40岁左右出现症状，平均年龄37岁，女性多见，约占80%。我国发病率不明，但并不少见。

（一）主要临床表现

患者可表现出组成本疾病中的各个结缔组织病（SLE、SSc、PM/DM或RA）的任何临床症状，然而MCTD具有的多种临床表现并非同时出现，重叠的特征可以相继出现，不同的患者表现亦不尽相同。典型的临床表现是多关节炎、雷诺现象、手指肿胀或硬化、肺部炎性改变、肌痛和肌无力、食管功能障碍、淋巴结肿大、脱发、颧部皮疹以及浆膜炎等。

1. **关节** 几乎所有患者都有关节疼痛和发僵。

2. **皮肤黏膜** 大多数患者在病程中出现皮肤黏膜病变。雷诺现象伴手指肿胀、变粗、全手水肿有时是MCTD患者最常见和最早的表现。

3. **肌肉病变** 肌痛是MCTD常见的症状。

4. **心脏** 心脏的三层结构均可受累。

5. **肺脏** 劳力性呼吸困难是常见症状。肺功能损害表现为限制性通气功能障碍及弥散功能障碍。

6. **肾脏** MCTD患者有肾脏损害。高滴度的抗U1RNP抗体对弥漫性肾小球肾炎的进展有相对保护作用。

7. **胃肠道** 胃肠道受累是有SSc表现的MCTD患者的主要特征，发病率60%~80%。

8. **神经系统** 中枢神经系统病变并不是本病显著的临床特征，最常见的表现是三叉神经病。

9. **血管** 中小血管内膜轻度增生和中层肥厚是本病特征性的血管病变。

10. **血液系统** 75%的患者有贫血和白细胞减少，以淋巴细胞系为主。

11. **其他** 发热，淋巴结肿大、肝脾肿大、干燥综合征等。

（二）实验室检查

大部分患者抗U1RNP抗体早期即可出现，并贯穿病程始终。抗体滴度可以波动，但和病情活动无关。约30%的患者RF和抗RA33抗体阳性。15%患者的抗心磷脂抗体和狼疮抗凝物阳性，但其抗心磷脂抗体是非β_2GP1依赖性的。此外，抗单链DNA抗体、抗组蛋白抗体、抗内皮细胞抗体也可阳性。抗内皮细胞抗体可能与患者肺动脉高压的发生发展、血管闭塞有关。

有研究发现，MCTD患者的抗凋亡U1-70K抗体在抗U1RNP抗体中尤为重要。有学者认为抗hnRNP-A2抗体（抗异质的核内核糖核蛋白抗体A2）也是MCTD的特异性抗体。HLA-DR4与MCTD相关联，这亦有别于SLE和SSc。抗TS1-RNA抗体可能与MCTD的狼疮样表现有关。

抗U1RNP抗体和抗Sm抗体的主要鉴别点见表39-16。

表39-16 抗U1RNP抗体和抗Sm抗体的主要鉴别点

	抗U1RNP抗体	抗Sm抗体
抗原多肽	70kD/68kD，A（32kD），C（22kD）	B/B'（28/29kD），D1，D2，D3，E，F，G
多肽数	3	7
组成	U1 RNA，snRNP	U1，U2，U4，U5 snRNP
频率高多肽	–	B/B'，D1 and D3（16kD）
SLE（阳性率）	25%~47%	5%~30%
MCTD（滴度）	高	–
雷诺现象	+	–
肾损	轻	重
分子模拟	–	EB病毒

（三）诊断及鉴别诊断

对有雷诺现象、关节痛或关节炎、肌痛、手肿胀的患者，如果有高滴度斑点型ANA和高滴度抗U1RNP（snRNP）抗体阳性，而抗Sm抗体阴性者，要考虑MCTD的可能。高滴度抗U1RNP9：+5抗体是诊断MCTD必不可少的条件。如果抗Sm抗体阳性，应首先考虑SLE。至今在世界范围内还没有统一的诊断标准，以下4种均被广泛应用（表39-17~表39-20）。

表39-17 Sharp诊断标准（美国）（1986）

主要标准	次要标准
1. 严重肌炎	1. 脱发
2. 肺部受累	2. 白细胞减少
（1）CO弥散功能小于70%	3. 贫血
和/或（2）肺动脉高压	4. 胸膜炎
和/或（3）肺活检显示增生性血管病变	5. 心包炎
3. 雷诺现象或食管蠕动功能减退	6. 关节炎
4. 手指肿胀或手指硬化	7. 三叉神经病
5. 抗ENA≥1∶10 000（血凝法和）抗U1RNP抗体阳性和抗Sm抗体阴性	8. 颊部红斑
	9. 血小板减少
	10. 轻度肌炎
	11. 手肿胀

肯定诊断：符合4条主要标准，抗U1RNP抗体≥1∶4 000（血凝法）及抗Sm抗体阴性。

可能诊断：符合3条主要标准及抗Sm抗体阴性；或2条主要标准和2条次要标准，抗U1RNP抗体≥1∶1 000（血凝法）。

可疑诊断：符合3条主要标准，但抗U1RNP抗体阴性；或2条主要标准，伴抗U1RNP抗体≥1∶100；或1条主要标准和3条次要标准，并有抗U1RNP抗体≥1∶100

表 39-18　Alarcon-Segovia 诊断标准(墨西哥)(1986)

血清学标准	临床标准
抗 U1RNP 抗体≥1∶1 600(血凝法)	1. 手肿胀 2. 滑膜炎 3. 生物学或组织学证实的肌炎 4. 雷诺现象 5. 肢端硬化

确诊标准：血清学标准及至少 3 条临床标准，必须包括滑膜炎或肌炎

表 39-19　Kasukawa 诊断标准(日本)(1986)

常见症状	1. 雷诺现象
	2. 手指或手肿胀
抗 snRNP 抗体阳性	
混合症状	1. SLE 样表现
	(1)多关节炎
	(2)淋巴结病变
	(3)面部红斑
	(4)心包炎或胸膜炎
	(5)白细胞或血小板减少
	2. SSc 样表现
	(1)指端硬化
	(2)肺纤维化，限制性通气障碍或弥散功能
	(3)食管蠕动减少或食管扩张
	3. PM 样表现
	(1)肌肉无力
	(2)血清肌酶水平升高(CPK)
	(3)肌电图(EMG)示肌源性损害

确诊标准：至少 2 条常见症状中的 1 条阳性，抗 snRNP 抗体阳性及三种混合表现中，任何两种内各具有一条以上的症状

表 39-20　Kahn 诊断标准(法国)(1991)

血清学标准	诊断标准
存在高滴度的抗 U1RNP 抗体，相应斑点型 ANA≥1∶1 200	手指肿胀 滑膜炎 肌炎 雷诺现象

确诊标准：血清学标准阳性、雷诺现象和以下 3 项中至少 2 项：滑膜炎，肌炎，手指肿胀

MCTD 能否作为一个独立的疾病存在？这个问题在国内外的学者中都存在很大的分歧。近年来的报道从基因、血清学和临床方面提供了足够的证据，支持 MCTD 是一类独立的疾病。本病需与 SLE、SSc、PM\DM、RA 和原发性干燥综合征等相鉴别。即使对已确诊为 MCTD 的患者，仍要密切观察病情发展。大约有 1/4 的患者会发展为狼疮，约 1/3 的患者会发展为 SSc。

(四) 治疗及预后

本病的治疗以 SLE、SSc、PM/DM、RA 的治疗原则为基础。

对于雷诺现象，首先注意保暖、避免手指外伤、避免使用振动性工具工作、戒烟等一般治疗，可应用抗血小板聚集药物如阿司匹林、扩血管药物如钙通道拮抗剂硝苯地平、血管紧张素转化酶抑制剂如卡托普利，局部可试用前列环素软膏，如出现指端溃疡或坏死，可使用静脉扩血管药物(如前列环素)。肺动脉高压是 MCTD 患者致死的主要原因，所以应该早期、积极治疗，除了阿司匹林、钙通道拮抗剂(如硝苯地平)、血管紧张素转化酶抑制剂(如卡托普利)，还可应用中 - 大量糖皮质激素和免疫抑制剂，首选环磷酰胺和氨甲蝶呤。以肌炎为主要表现者，选用糖皮质激素和免疫抑制剂治疗。以关节炎为主要表现者，轻者可应用非甾体抗炎药，重者加用氨甲蝶呤或抗疟药。在使用上述药物时应定期查血、尿常规、肝 / 肾功能、避免不良反应。

MCTD 的病程难以预测，大多数患者预后相对良好，但主要与早期诊断、早期治疗有关。约有 1/3 的患者可长期缓解，抗 U1RNP 抗体转阴；约有 1/3 呈进行性恶化。如果已有主要脏器受累则预后差。进展性肺动脉高压、心脏并发症和硬皮病肾危象是 MCTD 患者死亡的主要原因。

(冯　蕊)

第四节　消化系统自身免疫性疾病

一、自身免疫性胃炎

自身免疫性胃炎的描述，最早可以追溯到 1849 年 Thomas Addison 发现恶性贫血(pernicious anemia，PA)。Thomas 发现这类胃炎患者均存在巨细胞性贫血，缺乏维生素 B_{12}($VitB_{12}$，钴胺素)和内因子，予 $VitB_{12}$ 治疗有效，考虑其胃黏膜损伤可能与营养缺乏相关。1940 年后，因行经口胃黏膜活检或死后尸检普及，恶性贫血与胃炎及黏膜萎缩关联得以明确。20 世纪后期，

随着技术进步,人们先后发现了针对内因子和胃壁细胞的自身抗体,才进一步明确了萎缩性胃炎与自身免疫之间的关系。

1973 年,Strickland 等根据胃炎血清免疫学检查及胃内病变的分布,将慢性萎缩性胃炎分为 A 型(自身免疫型)与 B 型(细菌引起)两个独立的类型。一般常说的自身免疫型胃炎即指 A 型慢性萎缩性胃炎。

(一) 病因及发病机制

自身免疫性胃炎北欧多见(2006 年荷兰初级医疗中心血清学证明的萎缩性胃体炎约为 3.4%),我国只有少数病例报道,可同时伴有其他自身免疫性疾病,如桥本甲状腺炎、1 型糖尿病等(此三者同时发生时为自身免疫性疾病 3 型)。患者血清中往往存在自身抗体:壁细胞抗体(parietal cell antibody,PCA)和内因子抗体(intrinsic factor antibody,IFA)。PCA 存在于血液及胃液中,其相应抗原为壁细胞分泌小管微绒毛上的质子泵 H^+/K^+ ATP 酶。其亦见于一些不伴恶性贫血的萎缩性胃炎和极少数健康人,在其他自身免疫性疾病中 PCA 的阳性率也较高。主要导致胃壁细胞总数减少,胃酸分泌减少或缺乏。

内因子由胃壁细胞分泌,食物中的 $VitB_{12}$ 必须与内因子结合才在末端回肠被吸收。IFA 存在于患者血清及胃液中,使内因子缺乏,引起 $VitB_{12}$ 吸收不良,与恶性贫血发病有关,仅见于 A 型慢性萎缩性胃炎伴恶性贫血患者中。

恶性贫血具遗传背景,家庭成员中萎缩性胃炎、低酸或无酸、$VitB_{12}$ 吸收不良的患病率及 PCA、IFA 检测阳性率均较高。

近年还发现 H.pylori 感染患者中也存在自身免疫反应,其血清抗体能与宿主胃黏膜上皮起交叉反应,其机制主要与 H.pylori 抗原模拟有关,不过欧洲作者通过地区流行病学调查认为 H.pylori 感染导致免疫性胃炎的比例可以忽略不计。

另外有报道胃 H^+,K^+-ATP 酶特异性 Th1T 细胞的激活在自身免疫性 / 萎缩性胃炎的发生中起至关重要的作用。通过实验动物模型的建立,目前也提出自身免疫性疾病的产生,除了机体产生具有抗某一特异抗原的抗体外,去除产生免疫细胞的器官也是原因之一。

(二) 主要临床表现

一般消化道症状较少,体征多不明显,有时可有上腹轻压痛。恶性贫血患者常有疲软、舌炎及轻微黄疸。

(三) 实验室检查及其他检查

1. **胃液分析** 自身免疫性胃炎患者胃酸降低,重度者可无酸。

2. **血清胃泌素分析** 正常者<100ng/L。胃体黏膜萎缩时可中度升高,伴有恶性贫血者显著升高,可达 1 000 ng/L 或以上。

3. **自身抗体** 血清 PCA 常呈阳性,IFA 阳性率比 PCA 低,但如胃液中检查出 IFA,对诊断恶性贫血帮助较大。

4. **血清维生素 B_{12} 浓度及维生素 B_{12} 吸收试验** 正常人空腹血清维生素 B_{12} 浓度为 300~900ng/L,<200ng/L 肯定存在血清维生素 B_{12} 缺乏。Schilling 试验能检测维生素 B_{12} 吸收情况,维生素 B_{12} 缺乏和内因子缺乏所致的吸收障碍有助于恶性贫血的诊断。

(四) 诊断及鉴别诊断

确诊主要依赖胃镜检查及胃黏膜活检组织学检查。同时检测血清胃泌素及相关自身抗体等。

1. **内镜检查** 国内 2000 年慢性胃炎研讨会将胃炎分为慢性浅表性胃炎和萎缩性胃炎,同时存在平坦糜烂、隆起性糜烂或胆汁反流,则诊断为浅表性或萎缩性胃炎伴糜烂或胆汁反流。萎缩性胃炎的诊断依据是:黏膜呈颗粒状,黏膜血管显露、色泽灰暗、皱襞细小。自身免疫性胃炎病变多分布在胃体。

2. **组织病理学检查**

取材:用于临床诊断建议取 3 块(胃窦大、小弯各 1 块,胃体小弯 1 块);用于科研是按悉尼系统要求取 5 块(胃窦、胃体大、小弯各 1 块,胃角小弯 1 块)。胃镜医师应向病理医师提供活检部位、内镜所见及简要病史等资料,以提高诊断正确性。

病理诊断报告:诊断要包括部位特征及形态学变化程度(幽门螺杆菌、炎症、活动性、萎缩、化生、异型增生等 6 方面),有病因可见的要报告病因。要报告每块活检材料的组织学变化,以便临床医师结合内镜所见作出正确诊断。自身免疫性胃炎基本病理变化多为胃体处弥漫性黏膜变薄、腺体减少。

3. 在我国,按 Strickland 分类法,B 型萎缩性胃炎多见,A 型萎缩性胃炎很少见,且有一部分萎缩性胃炎患者,既有胃窦炎症,又有壁细胞抗体,不能列入上述两个类型。故国内不少学者提出将慢性萎缩性胃炎分为 A1 型、A2 型、B1 型和 B2 型。其分型主要根据自身抗体的情况,血清壁细胞抗体阳性属 A 型,血清壁细胞抗体阴性属 B 型。A 型中又分为两个亚型,胃窦无病变者为 A1 型,胃窦胃体均有病变者为 A2 型。B 型则根据胃体和胃窦病变的轻重程度分为 B1 型(胃窦病变较胃体重)和 B2 型(胃体病变较胃窦重或胃体胃窦病变相似者)两个亚型。同时累及胃窦、胃体的萎缩性胃炎可称为 AB 型。但目前并未普及。

4. **鉴别诊断** 主要与 B 型萎缩性胃炎进行鉴别,见表 39-21。

表 39-21 A 型萎缩性胃炎与 B 型萎缩性胃炎对比一览表

	A 型胃炎	B 型胃炎
别称	慢性胃体炎、自身免疫性胃炎	慢性胃窦炎、慢性多灶性萎缩性胃炎
累及部位	胃体、胃底	胃窦
基本病理变化	黏膜变薄、腺体减少	黏膜变薄、腺体减少
发病率	少见	常见
病因	多由自身免疫性反应引起	HP 感染所致(70%~90%)
	20% 并甲状腺炎、白斑病、Addison 病	胆汁反流、非甾体抗炎药、嗜酒烟等
贫血	常伴有贫血,甚至恶性贫血	无
血清 Vit B_{12}	↓↓(恶性贫血时吸收障碍)	正常
抗内因子抗体 IFA	+(占 75%)	无

续表

	A 型胃炎	B 型胃炎
抗壁细胞抗体 PCA	+(占 90%)	+(占 30%)
胃酸	↓↓	多正常或↑,晚期胃窦 G 细胞损害时↓
血清胃泌素	↑↑(恶性贫血时更高)	↓

(五) 治疗

可分为对症治疗及对因治疗两方面:

1. 对症治疗

(1)增强胃黏膜防御:适用于有胃黏膜糜烂、出血或症状明显者。

(2)动力促进剂:适用于以上腹饱胀、早饱症状为主者。

(3)中药:辨证施治,可与西药联合应用。

(4)抗抑郁药、镇静药:适用于睡眠差、有明显精神因素患者。

2. 对因治疗

(1)维生素 B_{12}:适用于有恶性贫血患者。

(2)糖皮质激素:近期动物实验提示泼尼松龙有一定治疗效果。

(六) 预后

部分患者可能发展为胃癌。

二、自身免疫性肝炎

自身免疫性肝炎(autoimmune hepatitis,AIH)是一种较少见的原因不明的慢性进展性肝脏疾病,以高丙种球蛋白血症、血清自身抗体阳性及组织学表现为界面性肝炎为特征性表现。确诊需除外其他慢性肝病,包括 Wilson 病、慢性病毒性肝炎、药物性肝病、非酒精性脂肪肝及其他自身免疫性肝病,如原发性胆汁性肝硬化、原发性硬化性胆管炎等。若未予有效治疗,可逐渐进展为肝硬化,最终导致肝功能失代偿。目前 AIH 常用的治疗方案为糖皮质激素单用或联合硫唑嘌呤,其有效应答率超过 80%,有效改善了 AIH 的预后。

(一) 病因学

AIH 的发病机制尚不明确,可能与多种因素的共同作用有关,包括遗传基础、诱发因素、多种抗原决定簇的暴露、免疫细胞的激活、效应细胞的扩增等。研究显示,AIH 的易感等位基因位于 DRB1 基因上。不同种族有不同的易感等位基因型,在北美及北欧白种患者为 *DRB1*0301* 及 *DRB1*0401*,在墨西哥、日本及阿根廷患者为 *DRB1*0404* 及 *DRB1*0405*。AIH 的诱发因素包括感染、药物、毒素等。感染因素主要为病毒,包括麻疹病毒、肝炎病毒、巨细胞病毒、EB 病毒等,其中肝炎病毒关系更为密切;药物因素包括酚丁、甲基多巴、呋喃妥英、双氯芬酸、干扰素、二甲胺四环素、阿托伐他汀等,另据报道中草药,包括总状升麻、大柴胡汤等亦与 AIH 的发病有关。但上述诱发因素与 AIH 的起病在时间上并无明确的相关性。

(二) 流行病学

AIH 在北欧人群中发病率为 1.9/10(万人·年),在白种人群中的患病率为(16.9~42.9)/10 万,女性患者多见,男女比例约为 1∶3.6,可发生在任何年龄组。目前尚没有我国 AIH 的流行病学统计资料。过去认为 AIH 在我国较少见,随着对 AIH 认识的进一步加深以及有关实验室检查的普及,我国的患病率统计较前明显增加。

(三) 临床表现

AIH 大多数隐袭起病,大部分患者临床症状及体征不典型,部分患者甚至首诊时即已出现肝硬化症状。乏力是最常见的症状,其他常见症状包括食欲不振、上腹部不适或疼痛、多肌痛等。肝大是最常见的体征,其他体征包括黄疸、脾大等。部分患者无明显临床症状和体征,只是在生化检查出肝功能异常后才诊断。AIH 的临床表现详见表 39-22。

表 39-22　自身免疫性肝炎的临床表现

临床表现	发生率 /%
症状	
乏力	85
黄疸	77
上腹不适	48
瘙痒(轻度)	36
食欲减退	30
多肌痛	30
腹泻	28
库欣样表现	19
发热(≤40℃)	18
体征	
肝肿大	78
黄疸	69
脾肿大	≥32
蜘蛛痣	58
腹水	20
肝性脑病	14
合并其他免疫病	≤48
实验室检查	
GOT 升高	100
高 γ 球蛋白血症	92
IgG 水平升高	91
高胆红素血症	83
ALP≥2 倍正常值	33
血清自身抗体检测	
SMA、ANA 或抗 LKM1	100
pANCA	92(仅见于 1 型 AIH)
抗 ASGPR	82
抗肌动蛋白抗体	74
抗 LC1	32(仅见于 2 型 AIH)
抗 SLA/LP	11-17

SMA:抗平滑肌抗体;ANA:抗核抗体;抗 LKM1:抗肝肾微粒体抗体;pANCA:核周型抗中性粒细胞胞浆抗体;抗 ASGPR:抗去唾液酸糖蛋白受体抗体;抗 LC1:抗肝特异性胞浆抗体;抗 SLA/LP:抗可溶性肝抗原 / 肝胰抗体

少数患者表现为急性、亚急性甚至暴发性发作。40%~50%的患者伴发其他自身免疫性疾病，其中以自身免疫性甲状腺炎、Grave 病以及类风湿性关节炎最为常见。已经进展至肝硬化的患者亦可并发肝细胞癌，但发病率较低。

（四）辅助检查

1. 生化指标 生化检查方面，最常见为血清转氨酶升高；高胆红素血症亦常见（83%），但一般小于 3 倍正常值；碱性磷酸酶升高常见，但一般小于 2 倍正常值，大于 2 倍正常值者仅占 33% 左右；高丙种球蛋白血症为多克隆性，以 IgG 水平升高为主。

2. 免疫学指标 AIH 患者血清中可检测到多种自身抗体，包括抗核抗体（ANA）、抗平滑肌抗体（SMA）、抗肝肾微粒体抗体（抗 LKM1）、抗可溶性肝抗原 / 肝胰抗体（抗 SLA/LP）、核周型抗中性粒细胞胞浆抗体（pANCA）、抗去唾液酸糖蛋白受体抗体（抗 ASGPR）、抗肝特异性胞浆抗体（抗 LC1）、抗肌动蛋白抗体等。

根据血清自身抗体谱将 AIH 分为 2 个亚型：

（1）1 型 AIH：标志性抗体为 ANA 和 SMA，但两者均非 AIH 的特异性抗体，其诊断价值远不如 AMA 在 PBC 诊断中的价值；与之相比，抗肌动蛋白抗体对 1 型 AIH 的诊断特异性更高；另外，其他自身抗体，包括 pANCA、抗 SLA/LP 亦有助于 1 型 AIH 的诊断。抗体阳性的标准取决于检测方法，一般将滴度 ≥1∶80 确定为阳性，但在儿童患者，低滴度阳性亦有意义。

（2）2 型 AIH：标志性抗体是抗 LKM1 和抗 LC1，在诊断和鉴别诊断中起着非常重要的作用。抗 LKM1 的靶抗原为 CYP2D6（P450IID6），一种药物代谢酶，在少数丙型肝炎患者血清中亦可出现。1 型与 2 型 AIH 的临床特点比较见表 39-23。

表 39-23 1 型与 2 型 AIH 的临床特点比较

	1 型	2 型
特征性抗体	ANA SMA 抗肌动蛋白抗体 抗 SLA/LP pANCA	抗 LKM1 抗 LC1
地域分布	广泛	广泛；北美罕见
发病年龄	任何年龄段	主要累及儿童和青少年
性别	女性约占 75%	女性约占 95%
合并其他自身免疫性疾病	常见	常见 *
临床严重程度	轻重不一	一般病情严重
发病时组织学表现	轻重不一	一般较重
治疗失败	不常见	常见
撤药后复发	不定	常见
需要长期维持治疗	不定	几乎 100% 需要

* 自身免疫性多发性内分泌病 - 念珠菌病 - 外胚层营养不良（APECED）仅见于 2 型 AIH

3. 病理学 AIH 的病理学表现以界面性肝炎为主要特征，但并非特异性表现。严重者可出现桥接样坏死、肝细胞玫瑰花结样改变、结节状再生等组织学改变。如同时合并汇管区小叶间胆管的异常，如胆管炎、胆汁淤积等，则提示重叠综合征的诊断（AIH 合并 PBC 或 PSC）。随着疾病的进展，肝细胞持续坏死，肝脏出现进行性纤维化，最终发展为肝硬化。

（五）诊断及鉴别诊断

AIH 的临床诊断要点包括：①血清转氨酶水平升高，不伴有碱性磷酸酶水平明显升高；②高丙种球蛋白血症，以 IgG 升高为主；③自身抗体 ANA、SMA、抗 LKM1 等阳性；④肝活检提示界面性肝炎；⑤除外病毒性肝炎、遗传代谢性肝脏疾病、酒精性肝病、药物性肝损害及其他自身免疫性肝病等疾病。

1992 年国际自身免疫性肝炎研究小组制定了 AIH 的具体诊断评分系统，并于 1999 年进行了修订（表 39-24），将治疗前 10~15 分的患者定义为可疑 AIH，大于 15 分的患者定义为确诊 AIH。部分患者虽自身抗体阴性，但综合其他方面亦可诊断为 AIH。一部分患者虽符合 AIH 的诊断标准，但伴有碱性磷酸酶水平明显升高（超过正常 5 倍），大多数病例经过有效免疫抑制剂治疗后碱性磷酸酶水平可降至正常，若其水平仍持续升高，应考虑是否存在 AIH 与原发性胆汁性肝硬化或原发性硬化性胆管炎的重叠综合征。

在实际临床工作中，根据上述临床诊断要点一般不难作出 AIH 的诊断，仅对于不典型病例或进行临床研究时才采用上述诊断评分系统。有研究显示，该诊断评分系统的诊断敏感性较高，可达 97%~100%，但不太适用于儿童患者，因儿童自身抗体水平较成年人低。

酒精性肝病与 AIH 在实验室检查、组织学表现上有较多相似之处，可资鉴别的是：AIH 以血 IgG 水平升高为主，而酒精性肝病以血 IgA 水平升高为主；酒精性肝病患者虽可出现 ANA、SMA 阳性，但一般滴度较低，且很少出现抗 LM1 及 pANCA 阳性。其他需要鉴别的疾病包括 Wilson 病、慢性病毒性肝炎、药物性肝病、非酒精性脂肪肝及其他自身免疫性肝病等。

目前，国内多数实验室尚未开展抗 SLA/LP、抗 ASGPR、抗 LC1 等抗体及 HLA 基因型的检测，肝活检也因为存在并发症而不被多数患者所接受，使 AIH 的诊断评分系统的临床应用受到一定限制。

（六）治疗

1. 治疗指征 表 39-25 指出 AIH 的治疗指征。与肝功能指标相比，是否进行激素、免疫抑制剂治疗更取决于肝脏的炎症表现。AIH 本身具有一定波动性，血清转氨酶可在一段时间内自发降至正常，在此种情况下仍存在潜在的炎症坏死，稍后指标仍会升高，因此并不能将血清转氨酶的水平作为判断疾病活动性的唯一指标，而肝脏活检对于决定是否进行治疗及治疗的应答具有很大作用。若血清转氨酶升高超过 3 倍正常值，同时肝脏活检提示界面性肝炎，则建议开始治疗。非活动性肝硬化同时伴有门脉高压症的患者，若不存在肝细胞炎症反应或虽有轻度界面性肝炎但没有明显症状，则不需要进行药物治疗。

表 39-24　自身免疫性肝炎的诊断评分系统

指标	表现	积分	指标	表现	积分
性别	女性	+2	合并自身免疫性疾病	甲状腺炎、结肠炎、滑膜炎等	+2
ALP/GOT（或 ALP/GPT）	>3 <1.5	–2 +2	其他自身抗体	抗 SLA/LP，抗肌动蛋白抗体，抗 LC1，pANCA	+2
γ 球蛋白或 IgG 高于正常水平	>2.0 1.5~2.0 1.0~1.5 <1.0	+3 +2 +1 0	病理学表现	界面性肝炎 浆细胞浸润 玫瑰花环 无上述表现 胆管改变 其他改变	+3 +1 +1 –5 –3 –3
ANA、SMA 或抗 -LKM1 滴度	>1∶80 1∶80 1∶40 <1∶40	+3 +2 +1 0	治疗反应	完全缓解 复发	+2 +3
AMA	阳性	–4			
病毒指标	阳性 阴性	–3 +3			
服药史	有 无	–4 +1	治疗前积分 确诊 疑诊		 >15 10~15
饮酒史	<25g/d >60g/d	+2 –2	治疗后积分 确诊 疑诊		 >17 12~17
HLA	DR3 或 DR4	+1			

表 39-25　AIH 的治疗指征

指标	指征		
	绝对指征	相对指征	无指征
临床	致残症状 症状进展迅速	轻微或无临床症状	无临床症状，仅伴轻微实验室检查异常 既往对激素和 / 或硫唑嘌呤治疗不耐受
实验室	GOT ≥ 10 倍正常值 GOT ≥ 5 倍正常值，且 γ 球蛋白 ≥ 2 倍正常值	GOT 3~9 倍正常值 GOT<5 倍正常值，且 γ 球蛋白<2 倍正常值	GOT<3 倍正常值 重度血象抑制
组织学	桥接样坏死 多个肝小叶坏死	界面性肝炎	非活动性肝硬化 门脉性肝炎 失代偿期肝硬化伴静脉曲张出血

2. **治疗方案** 单独应用泼尼松或小剂量泼尼松联合硫唑嘌呤治疗 AIH 能明显缓解症状、改善生化指标异常及组织学异常，并提高生存率。表 39-26 为 Czaja A 推荐的 AIH 的标准治疗方案。目前更倾向于使用联合方案，主要是由于其引起激素相关性不良反应的概率相对较小。对于已经出现细胞减少、硫唑嘌呤甲基转移酶缺陷、对硫唑嘌呤不耐受或肿瘤患者建议单独使用激素治疗。对于绝经后妇女或患有骨质疏松、高血压、脆性糖尿病、肥胖或精神状况不稳定的患者则建议使用联合治疗。临床应用时可根据实际情况酌情调整减量速度。

表 39-26 AIH 的标准治疗方案

联合治疗方案		泼尼松单药治疗方案
泼尼松	硫唑嘌呤	
30mg/d × 1 周	50mg/d 至治疗终点	60mg/d × 1 周
20mg/d × 1 周		40mg/d × 1 周
15mg/d × 2 周		30mg/d × 2 周
10mg/d 至治疗终点		20mg/d 至治疗终点

3. **治疗终点** 将以下情况定义为治疗终点：

(1) 完全缓解：指临床症状消失、炎症指标恢复正常、肝组织学恢复正常或仅有轻微活动性。因组织学恢复比临床及实验室指标的恢复滞后 3~6 个月，因此治疗疗程应相应延长。研究显示，治疗终止时已获得组织学完全缓解的患者撤药后复发率仅 20%，相反未达到完全缓解的病例撤药后复发率可达 50%。

(2) 治疗失败：指治疗期间各项指标恶化，表现为 GOT、胆红素水平升高，组织学活动性进展，或出现腹水、肝性脑病等表现，此时应停止上述方案的治疗，或采用大剂量治疗方案（泼尼松 60mg/d 单药或泼尼松 30mg/d 合并硫唑嘌呤 150mg/d）。大剂量治疗方案虽可使 70% 患者生化指标得到改善，但组织学得到改善者仅有 20%，且多需要长期治疗。

(3) 不完全反应：指症状改善，但未达到完全缓解的标准。如经过 3 年正规治疗未达到完全缓解，则提示完全缓解的可能性很小，可考虑停药。

(4) 药物的毒副作用：硫唑嘌呤的毒副作用包括胆汁淤积性肝病、恶心、呕吐、皮疹、血象抑制等，激素的毒副作用包括水钠潴留、高血压、糖尿病、低钾血症、骨质疏松、精神异常等。对于暂时及可逆性的毒副作用无需停药。图 39-1 为推荐的 AIH 的治疗流程图。

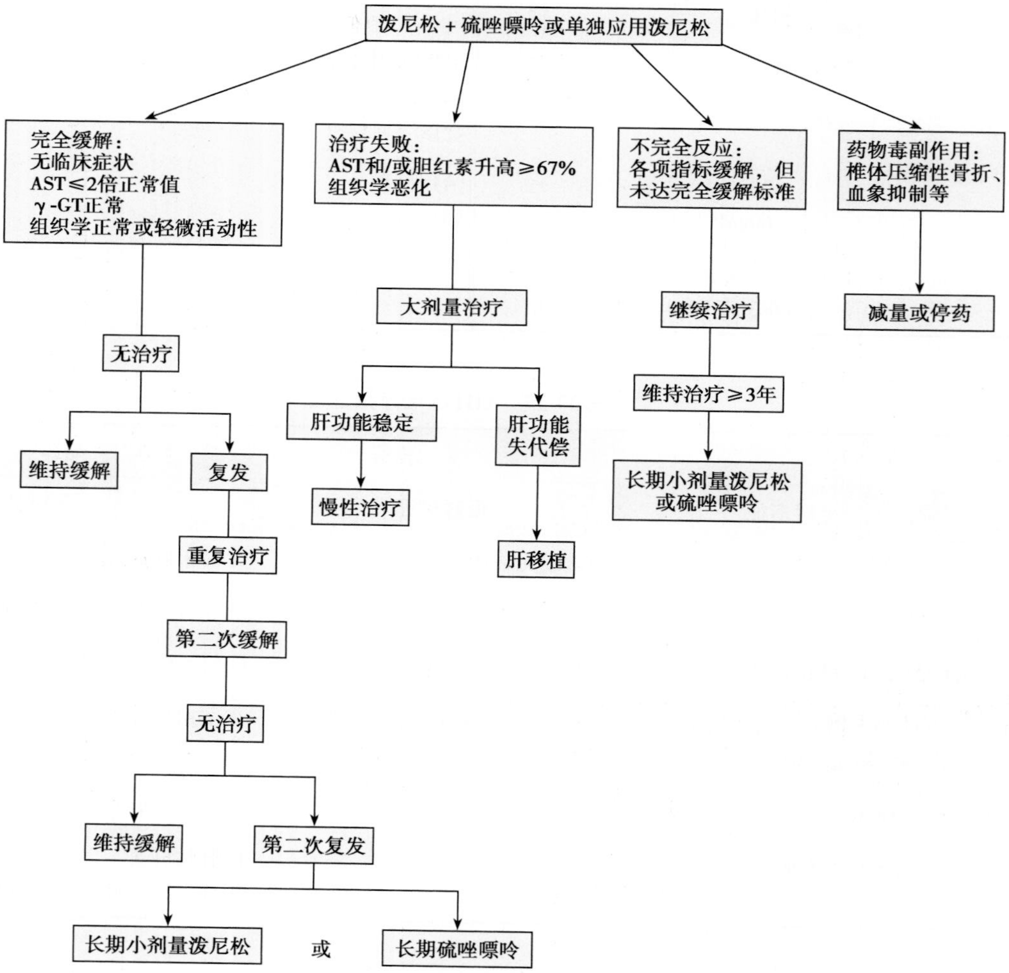

图 39-1 自身免疫性肝炎的治疗流程

4. **疗效及预后**　泼尼松单独或合并应用硫唑嘌呤治疗AIH，3年完全缓解率可达65%，使AIH患者的10年预期生存率超过90%；治疗前已进展至肝硬化的患者，治疗后仍可能达到完全缓解，从而延长生存期。有13%患者由于出现了治疗相关性不良反应而被迫中断治疗，9%的患者虽然进行了常规治疗但病情仍进行性恶化，13%的患者经过治疗后病情虽有所缓解但不能达到完全缓解。在达到完全缓解的患者中，有50%~86%在撤药后复发，多在撤药后6个月内出现，因此患者在撤药期间应每3周复查1次生化指标，在撤药后每3个月复查1次生化指标至少1年，其后每年复查1次。若1年后仍持续缓解则复发可能性降至10%，此时可适当放宽监测要求。复发时一般无明显症状，多靠实验室检查发现。血清GOT水平升高超过3倍常提示组织学表现界面性肝炎改变。对于多次复发的患者(复发≥2次)，应给予长期维持治疗(泼尼松<10mg/d，平均7.5mg/d)。对于因药物毒副作用而无法继续应用泼尼松或硫唑嘌呤的患者，可考虑环孢霉素、6-巯基嘌呤、熊去氧胆酸、氨甲蝶呤或环磷酰胺等治疗方案，但均尚未获得大规模临床试验证实。对于常规治疗失败而出现肝功能失代偿的患者，可考虑肝移植手术，移植后5年生存率可达96%，但仍有移植后复发、慢性排斥等可能性。

5. **一般治疗**　在治疗过程中应监测血糖、血压、血钾、血钙、肝功、血象等指标，及时给予对症治疗；可同时应用其他保肝、降黄药物，如谷胱甘肽、多烯磷脂酰胆碱、熊去氧胆酸等；如已出现失代偿期肝硬化表现，可给予相应治疗。

三、原发性胆汁性肝硬化

原发性胆汁性肝硬化(primary biliary cirrhosis，PBC)是一种慢性进行性胆汁淤积性肝脏疾病，其发病率为(40~400)/百万，北欧地区发病率最高，国内尚无明确的发病率统计。主要受累人群为中年女性，占90%，发病高峰在50岁左右，25岁以下发病者少见。其病因尚不明确，可能为在一定遗传背景下，由于持续性感染(细菌、病毒、真菌等)、环境毒理因素或毒物作用等，导致免疫调节紊乱或自身免疫反应，最终造成胆管损伤。其组织病理学特点为汇管区炎症及免疫介导的肝内胆管的破坏，最终导致肝纤维化、肝硬化及肝衰竭。

(一)临床表现

50%~60%的患者在诊断时并无症状，但其中大多数在2~4年内会进展至出现明显的临床表现，乏力和皮肤瘙痒是最常见的症状。乏力可见于60%以上患者，其严重程度与肝病的严重程度无关，亦无确切有效的治疗方法。皮肤瘙痒常发生在黄疸出现之前数月至数年，可为局灶性或弥漫性，通常夜间明显，接触毛织品、其他织物或高温可使症状加重。部分患者有可以自行缓解的右上腹不适。长期淤胆使胆汁酸分泌和排泄减少，致脂肪和脂溶性维生素吸收障碍，可出现脂肪泻、皮肤粗糙和夜盲症(维生素A缺乏)、骨软化和骨质疏松(维生素D缺乏)、出血倾向(维生素K缺乏)等症状。疾病晚期可出现腹水、水肿、食管静脉曲张等门脉高压表现。部分患者伴有其他自身免疫性疾病，如干燥综合征、硬皮病、类风湿关节炎、甲状腺炎等。PBC患者肝胆系统恶性肿瘤的发病率增高，但并不像其他导致肝硬化的原因那样高。

体征往往与疾病的分期有关，无症状患者查体无异常发现，随着疾病的进展可出现皮肤色素沉着、蜘蛛痣、瘙痒和搔抓引起的表皮脱落、黄色瘤、黄疸、腹水、水肿等表现。近70%患者有肝肿大，约35%患者可有脾肿大。

(二)辅助检查

1. **免疫学指标**

(1)抗线粒体抗体(antimitochondrial antibodies，AMA)：诊断PBC的敏感性为95%，特异性为98%。在线粒体膜上共存在9种自身抗原(M1-9)，其中M2为位于线粒体内膜的丙酮酸脱氢酶复合物的E2亚基，M2亚型AMA诊断PBC的特异性最高。AMA的滴度水平及抗原亚型和PBC的临床病情无关，在临床症状出现之前数年即可阳性，应用药物治疗或肝脏移植成功后，血清AMA亦不消失。有极少数患者(<5%)临床表现、生化及组织学均符合PBC的诊断，但AMA检测阴性，称为AMA阴性的PBC，其自然病程与AMA阳性的PBC患者并没有显著差异。

(2)抗核抗原抗体：包括抗核心蛋白gp210抗体、抗核心蛋白p62抗体等。其最常见的核型表现为核周型和核点型，这两种核型对PBC的诊断特异性很高。核心蛋白gp210是210kDa的跨膜糖蛋白，参与核心复合体成分的黏附。AMA阳性的PBC患者中约25%抗gp210抗体阳性，AMA阴性的患者中该抗体阳性率可达50%。抗gp210抗体诊断PBC的特异性达99%，并且可作为PBC患者的预后指标，阳性提示预后不良。抗p62抗体是PBC的另一特异性抗体，在PBC患者中阳性率约为25%。

(3)其他自身抗体：除上述特异性抗体外，PBC患者还可出现抗平滑肌抗体、抗核抗体、抗甲状腺抗体、抗DNA抗体等。

(4)免疫球蛋白：不论AMA阳性与否，几乎所有PBC患者均有血清IgM水平的升高。

2. **生化指标**　大多数PBC患者的血清生化指标呈胆汁淤积性改变。在疾病的早期及无症状期即可出现ALP升高，且通常是最为明显的实验室异常。GGT和5-NT的升高与之平行。血清GPT和GOT水平多正常或仅轻度升高，一般不超过正常值上限的5倍。如果血清GPT和GOT水平明显升高，则需进一步检查以除外合并其他原因所致肝病。在疾病的较晚期可出现胆红素(以直接胆红素升高为主)、胆汁酸的升高及血脂异常等。

3. **影像学检查**　超声、CT、ERCP等影像学检查可明确有无肝外胆管梗阻，除外结石、胆管狭窄、肿瘤等引起继发性胆汁性肝硬化的病因。

4. **肝脏的病理学表现**　PBC的病变主要在汇管区。其病理演变可分为四期：Ⅰ期(胆小管炎期)主要为非化脓性破坏性胆管炎；Ⅱ期(胆小管增生期)主要为纤维组织增生和不典型胆小管增生；Ⅲ期(形成期)表现为汇管区形成，并向另一汇管区扩展或向肝小叶内延伸；Ⅳ期(肝硬化期)表现为大小不等的多小叶再生结节。胆汁淤积严重者，毛细胆管内可见胆栓。

(三)诊断

目前PBC的诊断主要基于以下三条标准：①血清AMA

或抗 gp210、sp100 抗体阳性；②肝酶升高，以 ALP 升高为主，持续时间>6 个月；③肝脏组织病理学特点符合上述表现。符合上述三条标准者为确定诊断，符合两条标准者为疑似诊断。有学者认为肝活检对诊断 PBC 并非必需，但其优势在于可以明确疾病的病理分期，并对治疗有一定的指导作用。对于临床症状不典型的病例，尤其是 AMA 阴性者，诊断较困难，此时需行肝脏活检以明确诊断。

（四）鉴别诊断

PBC 需与继发性胆汁性肝硬化相鉴别。继发性胆汁性肝硬化可由肝内外胆管结石、肿瘤、瘢痕狭窄、胆管硬化、炎症、感染、先天性解剖异常、慢性胰腺炎及药物等因素引起。除肝硬化的表现外，常兼有原发病的各种症状、体征及实验室特点，一般不难鉴别。

另外，尚需与其他自身免疫性肝病，如原发性硬化性胆管炎（PSC）和自身免疫性肝炎（AIH）相鉴别。PSC 以男性患者多见，主要累及大胆管，表现为大胆管狭窄，临床表现为进行性阻塞性黄疸，常合并炎症性肠病，如溃疡性结肠炎或克罗恩病，实验室检查特点为血清胆红素和 ALP 显著升高，AMA 及 ANA 阴性，诊断主要靠 MRCP 或 ERCP。AIH 的临床表现与 PBC 相似，但其 GPT、GOT 水平明显升高，免疫球蛋白升高以 IgG 为主，抗平滑肌抗体阳性，肝脏组织病理学表现以肝细胞损害为主而胆管损害较轻，可资鉴别。若同时具备两种疾病的特点，可诊断重叠综合征。

（五）治疗

1. 针对 PBC 的病因治疗 根据作用机制的不同，可分为胆酸类、免疫抑制剂及糖皮质激素类等。

（1）熊去氧胆酸：是唯一一种经美国 FDA 批准用于治疗 PBC 的药物。剂量为 12~15mg/（kg·d），可降低血清胆红素、ALP、GPT、GOT、胆固醇及 IgM 水平。研究显示，其可显著降低 PBC 患者的肝移植率及死亡率；在 PBC 的早期应用可延缓肝纤维化的进程，但在疾病的晚期应用无效。该药使用安全、副作用小，患者一般耐受良好，极少部分患者出现脱发、体重增加、腹泻或腹胀等不良反应。

（2）秋水仙碱：多项随机、双盲、前瞻性研究显示秋水仙碱可降低血清 ALP、GPT 及 GOT 水平，但不如熊去氧胆酸有效；其还可缓解瘙痒症状，并使肝脏组织学得到改善。但亦有研究显示秋水仙碱治疗 PBC 无效。新近的荟萃分析结果显示，秋水仙碱可使肝硬化主要并发症的发生率下降，并延缓行肝移植的时间。现将秋水仙碱主要用于对熊去氧胆酸反应不完全的患者，剂量为每次 0.6mg，每天两次。

（3）氨甲蝶呤：疗效尚不确切，部分研究显示对熊去氧胆酸反应不完全的 PBC 患者合并应用氨甲蝶呤可改善生化异常和肝脏组织学异常，使部分肝硬化前期的患者达到持续缓解。但另一些研究显示，氨甲蝶呤单用或合并应用熊去氧胆酸均无效。现氨甲蝶呤主要用于对熊去氧胆酸和秋水仙碱反应不完全的患者，剂量为 0.25mg/（kg·w）口服，主要不良反应为间质性肺炎。

（4）其他药物：布地奈德联合应用熊去氧胆酸可改善生化异常和肝脏组织学异常，但可加重骨质疏松。泼尼松疗效有限，且亦可加重骨质疏松。其他药物，如苯丁酸氮芥、青霉胺、硫唑嘌呤、环孢霉素等，或无效，或有明显的不良反应，均不提倡应用。

（5）治疗原则：强调治疗个体化的原则。一般以熊去氧胆酸作为初始治疗；一年后若疗效不满意，可加用秋水仙碱；再一年后若联合治疗疗效仍不满意，可加用氨甲蝶呤。瘙痒症状缓解、血清 ALP 水平下降至低于正常值的 150% 及肝脏组织病理学改善均提示疗效满意。如果加用氨甲蝶呤一年后各项指标仍无改善，则应停用该药物。

2. 肝移植 可显著改善 PBC 患者的生存率，是肝衰竭患者唯一有效的治疗方法。移植后 1 年及 5 年的生存率分别为 92% 和 85%，3 年及 10 年的复发率分别为 15% 和 30%。血清 AMA 在移植后仍会持续阳性。

3. 针对 PBC 症状和并发症的治疗

（1）瘙痒：考来烯胺 8~12g/d 口服可使大部分患者的瘙痒症状得到缓解，无效时可给予利福平 150mg，每天两次。抗组胺药可用于轻症患者。此外，纳洛酮、昂丹司琼、氟美西诺、他莫昔芬、苯巴比妥以及血浆置换等均可应用。

（2）骨质疏松：对 PBC 患者应行骨质疏松方面的筛查，并根据情况予以钙剂和维生素 D 的治疗。

（3）晚期患者出现肝硬化的并发症，如食管胃底静脉曲张、腹水、肝性脑病等，应给予相应的治疗。

（六）预后

无症状患者的中位生存期为 10~16 年，而有症状者的生存期仅 7 年左右。许多开始没有症状的患者在 5 年内逐渐出现症状，但也有部分患者可以多年没有临床表现。目前尚没有检验方法可以预测患者是否会进展出现临床症状。黄疸加深、腹水、黄瘤消失者预后差。

四、原发性硬化性胆管炎

原发性硬化性胆管炎（primary sclerosing cholangitis，PSC）是一种病因不明的慢性胆汁淤积综合征。

在西方国家其发病率为（6~8）/100 000，男性患者多见，约占 70%。约 80% 的 PSC 患者合并炎症性肠病，其中绝大部分为溃疡性结肠炎（约占 90%）。相反，炎症性肠病患者合并 PSC 的情况并不多见，发生率仅为 1.2%~5.6%。该病的发病率随地域及种族的不同而存在差异，国内尚无流行病学统计资料。

PSC 的病因和发病机制尚不明确。目前较公认的观点是在遗传易感的基础上，环境因素诱发了免疫应答的异常，从而导致胆管上皮或同时累及结肠上皮的慢性炎症，最终导致胆汁淤积。感染和毒素是否致病尚存在争议。

（一）临床表现

PSC 的发病年龄多在 25~45 岁，亦有新生儿及高龄者发病的报道。男性多见，男女比例为（1.5~2）：1。

PSC 多起病隐匿，20%~44% 患者可无症状，或因溃疡性结肠炎筛查肝功能异常而诊断，或因碱性磷酸酶升高行 ERCP 而诊断。最常见的临床症状为黄疸、皮肤瘙痒及右上腹痛。体重下降及乏力亦较常见，多与厌食及小肠吸收不良有关。但对于病情稳定的患者，短期内体重下降应警惕恶性肿瘤，如胆管癌等。PSC 发展至胆管癌的概率高于普通人群，为 10%~30%，其发生胰腺癌和结肠癌的概率亦高于普通人群。少数患者（约 10%）可有寒战、高热、右上腹痛、黄疸以及肝功能损害等细菌性胆管炎的表现。随着病情的进展，可出现终末期肝病的表现。

病程早期的体格检查通常是正常的。随着病情的进展，可以出现黄疸、肝脾肿大以及肝掌、蜘蛛痣等终末期肝病的体征。

（二）辅助检查

1. 实验室检查 PSC 患者典型的生化指标异常为 ALP 升高，GGT 及 5- 核苷酸酶也可相应升高。GPT 及 GOT 水平通常也会升高，但很少超过 3~4 倍正常值。胆红素水平可正常，随着病情的进展而升高，以结合胆红素升高为主。晚期患者可以有白蛋白减低及 PT 延长。

PSC 患者血清中免疫球蛋白水平通常升高，以 IgM 升高为主。65%~84% 的患者 ANCA 阳性，35% 的患者抗内皮细胞抗体（anti-endothelial cell antibody，AECA）（为提示血管损害的标志物）阳性，其他常见的抗体包括抗心磷脂抗体及 ANA。AMA 通常阴性。

2. 影像学检查 逆行性胰胆管造影（Endoscopic retrograde cholangiopancreatography，ERCP）是诊断 PSC 的“金标准”，其不仅可为 PSC 的诊断提供有力的依据，还可显示病变的分布以及主要狭窄部位，有利于制定进一步的介入治疗方案。大多数患者肝内外胆管均受累及，表现为弥漫分布的多灶性狭窄和扩张，狭窄段一般不长，0.2~2cm，扩张段多呈囊状或憩室状。肝内小胆管系统受累及时造影剂常充盈困难，因而呈现典型的“枯树枝样”改变（图 39-2）。对仅有肝外胆管异常的患者，应注意除外其他导致胆管狭窄的原因。

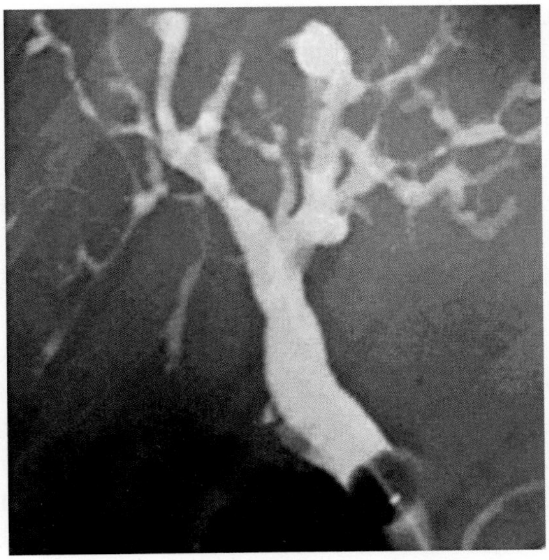

图 39-2 PSC 的典型 ERCP 表现

肝内胆管广泛受累，呈“枯树枝样”改变，并可见广泛的节段性狭窄和扩张，呈现串珠样改变

其他影像学检查：MRCP 对 PSC 的诊断阳性预测值为 85%~94%，作为无创性检查，在患者存在 ERCP 禁忌证时可替代 ERCP 协助诊断 PSC。腹部 B 超和 CT 检查可提示肝内外胆管扩张及淋巴结肿大等，但均为非特异性改变。

3. 病理学表现 PSC 患者肝脏病理学表现多种多样。最具特征性的病变为“洋葱皮”样纤维化，表现为纤维组织围绕小胆管呈同心圆样排列（图 39-3），但该表现的阳性率仅为 50% 左右。根据病理学表现可将 PSC 分为四期：Ⅰ期表现为胆管上皮的变性退化，伴有淋巴细胞的浸润和汇管区形成，可以有胆管增生及特征性的“洋葱皮”样改变；Ⅱ期的胆管消失更为突出，炎症和样改变延伸至肝实质；Ⅲ期可出现汇管区之间的纤维化；Ⅳ期即肝硬化期。

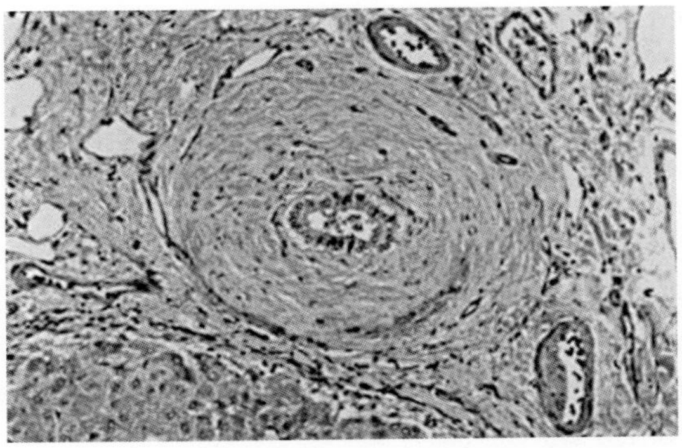

图 39-3 PSC 典型的“洋葱皮”样纤维化表现

（三）诊断和鉴别诊断

1. 诊断 PSC 的诊断主要依据：①临床症状和体征（乏力、皮肤瘙痒、黄疸、肝脾肿大及炎症性肠病表现等）；②血清生化学改变（ALP 升高等）；③肝脏病理学改变；④胆管造影提示硬化性胆管炎的典型改变；⑤除外其他引起硬化性胆管炎的病因。对于炎症性肠病伴胆汁淤积性肝损害的患者，应行进一步检查以明确 PSC 的诊断。

2. 鉴别诊断 其他与 PSC 有相似胆管造影表现的疾病包括：HIV 胆管病变、结石、缺血性胆管炎、胆系肿瘤或动脉内化疗导致的胆管狭窄以及先天性异常等。

（四）治疗

1. 基础疾病的药物治疗 目前尚没有针对 PSC 确切有效的治疗药物。多项随机对照研究表明，熊去氧胆酸（UDCA）13~15mg/（kg·d）可改善 PSC 患者的血生化异常，明显降低 ALP、GGT 及胆红素水平，但对肝脏组织学改善不肯定。另有研究认为，更大剂量的 UDCA［20~30mg/（kg·d）］对 PSC 疗效更佳，甚至可在肝组织学水平上改善小胆管损害，延长患者寿命。其他一些药物，包括糖皮质激素、硫唑嘌呤、氨甲蝶呤、环孢菌素等均未被证实有效。

2. 内镜下治疗 对于伴有进行性加重的黄疸、皮肤瘙痒或复发性胆管炎，且经证实有明显的肝外胆管狭窄的 PSC 患者，经内镜治疗解除胆道梗阻是非常必要的，包括括约肌切开术、球囊扩张术及临时支架置入术等。80% 以上的患者在 1 年内无需进一步处理，60% 的患者可以持续到 3 年无需进一步治疗。部分研究结果显示，内镜下治疗可改善 PSC 患者的生存率。

3. 肝移植 是唯一有效的治疗 PSC 的方法，适用于终末期肝病患者（表现为曲张静脉出血、腹水、肝性脑病等）及难治性复发性胆管炎患者。移植后的1年生存率可达到94%，5年生存率可达到86%。但移植后PSC的复发率亦较高，可达10%~20%，然而复发并不影响存活率。值得注意的是，伴有炎症性肠病的PSC患者在肝移植术后发生直结肠癌的危险性并未降低。

（五）预后

PSC与合并存在的炎症性肠病是相对独立的两个病程。有研究表明，PSC的10年存活率约为70%，未进行肝移植的患者的中位生存期为9~12年。部分患者病情迅速恶化，而也有部分患者可以多年维持病情稳定。现已建立预后模型来帮助预测肝移植的时机。

五、慢性自身免疫性胰腺炎

自身免疫性胰腺炎（autoimmune pancreatitis，AIP）是由自身免疫介导，以胰腺肿大、胰管不规则狭窄为特征的一种特殊类型的慢性胰腺炎。1961年Sarles等首次提出原发性硬化性胰腺炎的概念，1995年Yoshida等正式提出自身免疫性胰腺炎的命名，Ito等于1997年提出AIP的诊断标准。随着研究和认识的深入，自身免疫性胰腺炎已经成为慢性胰腺炎的一个独立分型。

AIP多发于老年人，大部分患者年龄大于50岁，男性约为女性的3倍。日本对AIP的报道最多，AIP的人群确切发病率尚不清楚，其发病率与种族、地理环境无明显相关性，东西方不同国家AIP在慢性胰腺炎中所占的比例相似，约为3.92%~6%。

（一）病因和发病机制

AIP患者常伴有高γ球蛋白血症、血清IgG及IgG4水平升高，支持其发病机制与自身免疫因素相关。AIP可与其他自身免疫性疾病共存，常见的有干燥综合征、原发性硬化性胆管炎、原发性胆汁性肝硬化，还有溃疡性结肠炎与系统性红斑狼疮等。这一现象提示胰腺与其他外分泌腺可能存在共同的靶抗原。AIP患者常可检测到抗核抗体、类风湿因子、抗乳铁蛋白抗体及抗碳酸脱水酶Ⅱ（anti-carbonic anhydrase Ⅱ，ACA Ⅱ）抗体。乳铁蛋白和ACA Ⅱ分布在胰腺、唾液腺、胆管和远端肾小管等外分泌器官的上皮细胞中。动物实验提示乳铁蛋白和ACA Ⅱ可能为AIP的靶抗原。

AIP活检可见胰腺导管周围大量$CD4^+$T、$CD8^+$T淋巴细胞浸润，它们分泌多种细胞因子，增强局部炎症反应，破坏导管上皮细胞和导管内胰岛前体细胞，从而影响胰腺内、外分泌功能。根据$CD4^+$T细胞产生的细胞因子不同进一步分为Th1及Th2细胞。Th1细胞可产生IL-2、TNF-α、INF-γ，介导细胞免疫，激活巨噬细胞吞噬反应及细胞毒性反应。转基因鼠AIP动物模型提示$CD4^+$Th1细胞与鼠AIP的早期发病有关。Th2细胞产生IL-4、IL-5、IL-6、IL-10，促进体液免疫及变态反应，可能与疾病进展尤其是局部B细胞的活化有关。

遗传学方面，在日本人群中DRB10405 DRB10401单倍体基因型与AIP有关。

（二）病理

AIP的病理特点为胰腺弥漫性肿大，伴淋巴细胞和浆细胞浸润的纤维化。胰腺组织病理学见胰腺弥漫性淋巴、浆细胞浸润，腺泡萎缩，组织间隙纤维化，并可累及腹膜后胰周组织；由于导管周围伴淋巴浆细胞浸润的纤维化而致胰腺导管壁增厚、狭窄；胰腺钙化和假囊肿少见。当炎症病变主要累及胰头时，胆总管壁和胆囊壁呈弥漫性增厚，伴显著纤维化和淋巴浆细胞浸润。不同管径的胰腺静脉闭塞性静脉炎，可累及门静脉，伴静脉壁及其周围的淋巴浆细胞浸润和纤维组织增生。局部和腹腔淋巴结肿大（直径>2cm）且有明显的滤泡增殖和密集的浆细胞浸润。胰岛周围可有纤维组织包裹，β细胞数量减少，胰岛周围及其内部无或有$CD8^+$ T淋巴细胞为主的炎性细胞浸润。

（三）临床表现

AIP起病隐匿，患者症状一般比较轻微，缺乏典型胰腺炎的特点。可以有轻度的上腹痛或上腹部不适，伴或不伴有恶心、呕吐、食欲减退、乏力、体重减轻等非特异性症状。部分患者因体检发现胰腺肿大而就诊。因胆总管胰腺段狭窄所致的梗阻性黄疸是AIP的特征性表现，近1/3患者黄疸呈波动性，部分患者甚至以梗阻性黄疸为首发症状。AIP容易合并糖尿病而引起高血糖。体格检查可以发现皮肤巩膜黄染，上腹部轻压痛，少数患者可有浅表淋巴结肿大，部分患者可无阳性体征。

（四）实验室检查

1. **血常规** 嗜酸性粒细胞比例及总数升高；

2. **血淀粉酶升高** 多数患者血清淀粉酶轻度升高，升高达正常值3倍以上者少见；

3. **肝功能** 表现为淤胆性肝功能异常；

4. 血糖升高；

5. 高γ球蛋白血症、血清IgG及IgG4水平升高；

6. 抗碳酸脱水酶Ⅱ抗体（ACA Ⅱ）、抗乳铁蛋白抗体、抗核抗体、抗线粒体抗体等多种自身抗体阳性；

7. 部分患者可以有肿瘤标志物CEA、CA19-9升高。

其中，血清γ球蛋白升高，IgG及IgG4水平升高，自身抗体阳性对AIP具有重要的诊断价值。

（五）影像学检查

1. **腹部B超** 胰腺弥漫性回声降低伴肿胀，似腊肠样，边界清晰。

2. **超声内镜** 胰腺弥漫性肿大，边缘毛糙，回声不均匀，呈絮状斑点。

3. **腹部CT和MRI扫描** CT显示胰腺弥漫性增大，信号增强，边界清晰，无胰腺囊肿和钙化，增强CT可见病变区域胰腺实质均一性延迟强化。MRI扫描示T_1像信号减弱，动态观察胰腺实质延迟增强。部分患者CT或MRI扫描可发现胰周囊状低密度环，CT扫描呈低密度信号，MRI扫描T_2像呈低强度信号，其形成可能与胰周脂肪组织的炎症及纤维化有关。

4. **逆行性胰胆管造影（ERCP）** 可见主胰管弥漫性或节段性不规则狭窄、变形，可出现指压征。管壁不规则狭窄是AIP的特征性表现。类固醇治疗后胰管狭窄可缓解。此外还可以有胆总管胰腺部的狭窄及上段胆管扩张。

（六）诊断与鉴别诊断

AIP目前尚无统一的诊断标准，目前主要采用综合诊断的方法。凡是慢性胰腺炎患者胰腺明显肿胀、血清γ球蛋白明显升高，即应怀疑本病的可能。日本胰腺病学会 2002 年提出了 AIP 的诊断标准：①影像学检查提示主胰管弥漫性不规则狭窄（长度>1/3 主胰管）以及胰腺弥漫性肿大；②实验室检查提示血清γ球蛋白和/或 IgG 升高，或自身抗体阳性；③组织学检查发现胰腺淋巴细胞、浆细胞浸润以及纤维化。其中第一条诊断标准为必须，加上第二条或第三条诊断标准，AIP 的诊断即可成立。

AIP 与酒精性慢性胰腺炎不难鉴别：酒精性慢性胰腺炎患者一般年龄较轻，临床症状较重，主胰管明显扩张，胰腺实质萎缩，常伴胰腺钙化、结石和假性囊肿；自身抗体为阴性，血清球蛋白多数呈正常。AIP 可以表现为无痛性进行性黄疸，需要与浸润性淋巴瘤、弥漫性胰腺癌等恶性肿瘤相鉴别。AIP 与胰头癌的鉴别要点有：AIP 的血清 CA19-9 呈低水平，增强 CT 显示均一性延迟强化，ERCP 显示胰腺主导管狭窄段较长（大于 30 mm）且狭窄远端主胰管多无扩张（低于 6 mm）；胰腺癌肿块直径大于 3cm 后易出现坏死和出血，故大多数胰腺癌增强 CT 检查可见不规则的低密度肿块影，ERCP 显示胰管梗阻更常见于胰腺癌。激素治疗有效有助于鉴别。诊断有疑问时，可行超声内镜引导下细针穿刺胰腺活检。

（七）治疗

部分患者不经治疗可自行缓解，绝大多数患者无须给予针对急性胰腺炎的治疗。口服糖皮质激素治疗对临床症状的缓解、实验室及影像学检查的改善均有效。AIP 并发 2 型糖尿病或其他特殊类型糖尿病者激素治疗后糖尿病可获缓解。常用药物为泼尼松口服，初始剂量为 30~40mg/d，症状缓解后继续用药 2~4 周后开始以每周 5mg 逐渐减量，减量至 5mg/d 时维持，总疗程通常为 6 个月。由于类固醇激素的副作用，使用时应权衡利弊，采用恰当的剂量和疗程。有文献报道熊去氧胆酸能较好地治疗 AIP，使其并发的糖尿病、肝功能损害明显改善，胰腺体积减小。对有黄疸者尤伴有细菌感染时需要行经皮肝穿刺胆道引流或内镜下胆管引流，并应在激素应用前给予抗生素治疗。对激素治疗无效的胆总管狭窄的患者，应外科手术缓解症状，同时也是与恶性疾病进行鉴别的手段。

（八）预后

AIP 的预后主要取决于并发症的严重程度，长期预后情况尚不清楚。

六、炎症性肠病

炎症性肠病分（IBD）为溃疡性结肠炎（ulcerative colitis，UC）和克罗恩病（Crohn disease，CD）

（一）发病机制

1. 基因机制

（1）CARD15：CARD15 是第一个发现与 CD 相关的基因，编码一组富含亮氨酸的重复片段，与细菌识别相关，可与 MDP 结合后激活 NF-κB，NF-κB 为细胞信号转导的重要组成部分。此基因变异后不能有效下调针对肠道黏附细菌的天然免疫反应及对胞内菌的清除，导致肠道菌群过度生长，尤其是隐窝。25%~35% 的欧洲 CD 患者发现存在此基因的变异，而在亚洲人及南美洲人则不存在。

（2）DLG5：DLG5 编码细胞连接蛋白，有助于保持肠上皮的完整，*DLG5* 与 CD 的相关性已被研究所证实。

（3）MDR1：多重耐药基因，编码糖蛋白 P-170，可将药物泵出细胞外。该基因变异与 CD 及 UC 相关，因为 MDR1 基因敲除的大鼠可发生结肠炎，非常有趣的是它与难治性 IBD 相关。

（4）PPARG：一种抑制 NF-κB 活性的核受体，UC 患者中该基因的表达下降，而在 CD 患者中少见。5- 氨基水杨酸可以上调其表达。另外 PPAR 基因治疗在 UC 患者及大鼠实验性结肠炎的开放实验中证实有效。

到目前为止发现有四个基因与 CD 相关，一个与 UC 相关。另有一些基因目前仍不能明确，但这些基因可能与 IBD 肠外表现有关。这些基因都与天然免疫的调节、黏膜屏障功能和细菌清除有关。

2. 免疫反应　IBD 患者体内都有激活的天然免疫（巨噬细胞、中性粒细胞）和获得性免疫（T、B 细胞），并失去对肠道共生菌的耐受。抗中性粒细胞抗体研究提示 TNF 和 IL-12 p40 在 CD 发病中起作用，T 细胞清除治疗、环孢菌素及他克莫司治疗 UC 有效证实了 T 细胞在 UC 发病中的作用。

（1）天然免疫反应：IBD 中黏膜层内巨噬细胞及树突细胞增多，并处于活化状态，前炎症因子和趋化因子增多，黏附分子及共刺激分子表达增强。这些模式识别受体选择性结合于微生物，从而启动 NF-κB 途径的信号转导。阻断 NF-κB 信号转导可缓解实验性结肠炎。然而基因敲除研究证实 NF-κB 对于机体既有有利的一面又有有害的一面。

（2）获得性免疫：T 细胞在 CD 和 UC 中的致病作用是不同的，CD 中 TH1 细胞因子包括 IFN-γ 和 IL-12 p40 占主导地位。UC 中 T 细胞的作用相比 CD 复杂得多。目前认为 UC 中 TH2 占主导地位，但是 IL-4 和 IL-5 通常在 TH2 反应中升高，但在 UC 中是多变的。

IBD 突出特点是炎症肠段内效应细胞（如巨噬细胞、中性粒细胞及 T 细胞）的募集和存活时间延长。CD 以 TH1 和 Th17 介导的途径为主，而 UC 以非典型的 TH2 途径为主。

3. 共生菌刺激　肠内细菌以两种方式激活免疫反应，作为佐剂激活天然免疫反应，包括树突状细胞或其他的 APC 细胞。作为抗原可刺激 T 细胞克隆性增殖，通过 T 细胞受体选择性识别抗原。基因易感的宿主（包括 IBD 患者），T 细胞对肠内共生菌产生侵袭性炎症反应，尽管 B 细胞反应也有所增强，但在实验性结肠炎中抗体非转移疾病所必需。目前认为在发病机制中 B 细胞起调节作用，而不是致病作用。

很少研究证实 IBD 发病有特异性抗原，然而动物试验表明可以通过移植对肠道黏膜共生菌发生特异反应的 T 细胞使 T 细胞缺乏的大鼠或兔子发生结肠炎，但是非特异活化的 T 细胞则不能致病。

一些研究小组尝试以分子手段确定实验性结肠炎模型的主要抗原。Lodes 等发现一种梭菌属的共生菌，对其鞭毛蛋白发生特异反应的 T 细胞克隆移植给 C3H/HeJBir 大鼠，可以致病。重要的是大约一半 CD 患者对这种鞭毛蛋白产生选择性血清反应，而 UC 或正常对照组则不存在。

大量证据支持共生菌与人类 IBD 及实验性结肠炎的发

病有关。至少11个不同的动物试验中，如果不存在共生菌则不会发生结肠炎和免疫反应，多种结肠炎动物模型对抗生素和肠道益生菌群的治疗有效。

IBD患者对抗生素及益生菌群的治疗反应良好。首先，抗生素对结肠型CD有效，而对孤立性回肠型CD无效，除非术后回盲瓣切除导致肠道结构变化。其次，抗生素对UC无效，但对复发性贮袋炎有效。其三，微生态制剂可预防UC及慢性复发性贮袋炎的复发，但对活动性炎症无治疗效果。其四，不同的微生态制剂在同样的临床背景下作用不同。这表示在回肠型和结肠型CD患者中主要细菌刺激不同，相比于UC患者，共生菌在CD和贮袋炎患者中有更重要的作用。

4. 环境影响因素 研究发现IBD有几个环境危险因素，包括吸烟、饮食、抗生素、NSAID服药史、精神压力以及感染，吸烟对UC具有保护作用，但可使CD加重。这些因素导致疾病发生或复发的机制仍未明确，可能是改变了肠黏膜完整性、免疫反应或肠道微生态环境，从而增加了机体对炎症的易感性。

感染和NSAID可一过性打破黏膜屏障，激活天然免疫反应，引起非特异性炎症，导致基因易感宿主对肠道共生菌抗原及佐剂摄取增强，引起延迟的T细胞介导的肠道炎症。一个例子是将IL-$10^{-/-}$大鼠暴露于NSAID吡罗昔康2周，大鼠可发生慢性结肠炎。

通常说饮食和精神压力与IBD发病相关，但其致病机制仍不清楚，食品添加剂如铝、铁可作为抗原佐剂增强细菌毒性。精神紧张可改变黏膜通透性、黏膜血流、上皮离子、水分分泌和细胞因子和神经肽的表达。

吸烟可能是文献中报道最多的IBD危险因素，但它对CD和UC的作用相反很难理解，尼古丁、CO和缺氧被认为是吸烟导致IBD的原因。

（二）溃疡性结肠炎

UC又称慢性非特异性溃疡性结肠炎，系原因不清的大肠黏膜的慢性炎症和溃疡性病变，主要累及直肠黏膜、乙状结肠黏膜，也可逆行向上扩展至左半、右半结肠，甚至全结肠和末端回肠。

西方UC发病率为（3~14.3）/10万，患病率为（39~234）/10万，男女之比为1.2∶1，20~30岁青年男性多发。亚洲发病率低于西方国家，但近10年呈上升趋势。亚洲UC的年发病率为（1.0~2.0）/10万，患病率为（4.0~44.3）/10万，日本一项全国性调查显示，UC发病高峰年龄为20~29岁。

1. 临床表现 起病多缓慢、隐匿，往往发病数周甚至数月才就诊；少数可急性起病，常误诊为急性肠道感染性疾病（如急性细菌性痢疾）。多数患者（60%~70%）病程反复发作，发作间期症状可缓解；少数患者（5%~10%）首次发作后病情长期缓解，可持续10余年之久，这类患者一般都属轻型；也有少数患者（5%~15%）症状持续，病情活动而不缓解。部分患者在发作间期，可因饮食不洁、劳累、感染、精神刺激等而诱发或加重临床症状。

（1）消化系统表现：典型表现为腹泻、黏液脓血便、腹痛、里急后重等。

1）腹泻：大多数患者有腹泻。腹泻程度轻重不一，甚至出现大便失禁。部分患者可有夜间腹泻和/或餐后腹泻。直肠严重受累时，可出现里急后重感。粪质多呈糊状，混有大量黏液，常带脓血。直肠炎或直肠乙状结肠炎患者可能有大便干结和便秘。

2）血便、黏液便、脓血便：病变限于直肠者可便鲜血，血液或与大便不相混，亦可为黏液血便。病变或扩展至直肠以上，血液往往与粪混合或出现血性腹泻。出血量较大可排血块。

3）腹痛：大多数患者腹痛并不突出。轻型或病变间歇期可无腹痛或仅有腹部不适。一般有轻度至中度腹痛，系左下腹或下腹的阵痛，亦可涉及全腹，有腹痛-便意-便后缓解的规律。若并发中毒性巨结肠或炎症波及腹膜，则有持续性剧烈腹痛。

4）其他症状：如食欲缺乏、呕吐、恶心、腹胀。

5）体征：轻、中型患者多无阳性体征，部分患者受累肠段可有轻度压痛。直肠指检可能正常，或感染黏膜肿胀、肛管触痛，指套染血。重型或急性暴发型患者可有明显鼓肠、腹肌紧张、腹部压痛或（和）反跳痛。

（2）全身表现：一般出现在中型或重型患者。

1）发热：中、重型患者的急性期常有低、中度发热，部分可有午后发热伴多汗，重者可有高热、心率增快等毒性症状。发热提示炎症活动或合并感染。

2）消瘦和低蛋白血症：常见于重型或慢性迁延不愈者。与摄入减少、肠道丢失过多的蛋白质，机体高代谢状态及蛋白质合成减少等有关。

3）贫血：可能继发于失血或慢性炎症所致的骨髓抑制；对于已接受治疗的患者，可能与药物（如6-巯基嘌呤、柳氮磺胺吡啶等）所致的骨髓抑制有关。

4）水与电解质平衡紊乱：常见为脱水、低钠血症、低钾血症。

5）水肿：可能继发于贫血和低蛋白血症。

（3）肠外表现：UC患者可出现多种肠外表现，国外报道40%~50%IBD患者有肠外表现，国内有报道8.5%的UC患者有肠外表现，较国外少见，常见有外周关节炎、结节性红斑、坏疽性脓皮病、巩膜外层炎、前葡萄膜炎、口腔复发性溃疡等，这些肠外表现在结肠炎控制或结肠切除后可以缓解或恢复；骶髂关节炎、强直性脊柱炎、原发性硬化性胆管炎及少见的淀粉样变性等，可以与UC共存，但与UC本身的病情变化无关。肠外表现发生的机制目前尚不清楚，可能与自身免疫因素有关，亦可能与UC合并细菌感染引起菌血症，或某些有毒物质被吸收，以及治疗药物副作用有关。有资料显示，某些患者具有发生特定肠外表现的倾向，组织相容性抗原HLA-B8阳性患者易于合并肝病，HLA-B27阳性者易发生强直性脊柱炎。

（4）并发症

1）中毒性巨结肠：约5%~13%溃疡性结肠炎呈暴发型，一般结肠（通常是横结肠）呈急性极度扩张，肠壁变薄而脆，常有自发或手术引起的单个或多发性穿孔，形成纤维素性或纤维素性化脓性腹膜炎，黏膜有广泛溃疡甚至完全剥脱，暴露肌层。如不急诊手术，死亡率很高。

2）癌变：UC合并肠癌的发病率比正常人群高5~10倍，癌变率与病程成正比。病程10年者癌变危险性为5%，20年者为20%，25年者为40%以上。全结肠炎比局限于远段结肠的UC更易癌变。长期慢性病例比急性反复发作者易癌变。

2. 临床分型与分期

(1)根据病变范围分型

1）溃疡性直肠炎（E1）：仅累及直肠（炎症范围的远端达到直乙交界处）。

2）左侧溃疡性结肠炎（E2）（亦称远端溃疡性结肠炎）：病变范围局限于结直肠至脾区。

3）广泛的溃疡性结肠炎（E3）（亦称全结肠炎）：病变范围延及脾区。

无论从用药频率、住院率或结肠切除术来衡量，结肠炎累及的范围反映了病变的活动性和严重性。UC结直肠癌的发生与病变累及范围相关。

(2)根据严重程度分型：按照疾病的活动度/严重度，UC可大致分为四型：

1）临床缓解期UC（S0）：无症状的UC。

2）轻度UC（S1）：根据Truelove和Witts对疾病活动度的经典描述，此型定义为每天血便≤4次，无发热，脉搏小于90次/min，血红蛋白≥105g/L和血沉<30mm/h。

3）中度UC（S2）：Truelove和Witts对此型定义为介于轻型和重型之间的状态。

4）重度UC（S3）：传统的定义为每天至少6次血便，脉搏≥90次/min，体温≥37.5℃，血红蛋白<105g/L和血沉≥30mm/h。

(3)根据病程经过分型

1）初发型：指无既往史而首次发作者。症状轻重不等，可转变为慢性复发型和慢性持续型。

2）慢性复发型：临床上最常见。症状较轻，治疗后常有长短不等的缓解期，与发作期交替发生。可转为慢性持续型。有时可被误诊为肠易激综合征。

3）慢性持续型：首次发作后症状持续，亦可出现肠外症状，可有急性加重。与慢性复发型相比，本型结肠受累较广泛，结肠病变倾向于进行性，并发症也较多。

4）急性暴发型：少见。多发生于青少年，急性起病，全身和局部症状均严重，体温可高达40℃以上，水样泻可多至每天20~30次，便血量较多，并伴有恶心、呕吐、腹胀、心率增快、脉搏细数、多汗、贫血等全身中毒症状。易合并急性中毒性巨结肠，出现脱水、电解质和酸碱平衡紊乱、消瘦、低蛋白血症；亦易发生肠穿孔，多为数个部位的小穿孔，常引起急性弥漫性腹膜炎；还可并发败血症等。本型预后差。

(4)特殊情况：IBD相关的原发性硬化性胆管炎。

5%的UC患者有硬化性胆管炎（PSC），但大约70%~80%的硬化性胆管炎的患者合并IBD，而且主要为结肠受累。肠道病变通常十分轻微，而且起病隐匿。几个研究发现合并有PSC的IBD患者比单纯的UC患者更易发生“直肠赦免的广泛性结肠炎”，和无其他克罗恩病典型表现（如：肉芽肿、跳跃分布、瘘管或狭窄）的“倒灌性回肠炎”。且较易出现盲袋炎，同时其肿瘤发生的风险较未合并者高，不同的临床病理学特征和预后提示UC合并PSC可能是区别于CD和UC的另一表型。

3. 辅助检查

(1)实验室检查

1）血常规检查：包括如下3项。

贫血：根据病情严重程度贫血程度不一，原因考虑为慢性出血，铁及其他造血物质缺乏，某些治疗药物（如SASP柳氮磺吡啶）引起溶血，与慢性炎症有关的骨髓造血抑制等。另外，尽管肾功能可能正常，EPO分泌不足在IBD贫血的形成中亦起着重要作用。

白细胞计数：大多数患者正常。中、重型患者可有轻度升高，有时以中性粒细胞增高为主，严重者可出现核左移及中毒颗粒。

血小板：血小板计数可升高，重型患者可大于$400\times10^9/L$。

2）粪便检查：包括如下2项。

粪便常规：肉眼观以糊状黏液脓血便为最常见，重者粪质极少，少数患者以血便为主，伴有少量黏液或无黏液。镜检可见大量红细胞、脓细胞，还可见嗜酸性粒细胞；急性发作期粪便涂片常见有大量多核的巨噬细胞。

病原学检查：目的是除外感染性结肠炎，是本病诊断的一个重要步骤。①细菌培养：应反复多次检查，常规培养可排除痢疾杆菌和沙门菌感染。有条件者应进行特殊培养，以排除弯曲菌属、难辨梭状芽孢杆菌和耶尔森菌感染。部分还应进行淋球菌或衣原体的特殊培养。②溶组织阿米巴滋养体检查：尤其是血性黏液便，反复多次检查，镜检时注意取新鲜粪便，同时注意保温。③粪便集卵：留取每次的全部粪便，作集卵和孵化，以除外慢性血吸虫病及其他寄生虫感染。④病毒学检查：本病急性发作时，应尽可能用电镜或免疫电镜在粪便中找病毒颗粒，或免疫学方法找病毒特异性抗原，以排除病毒机会性感染。

3）炎性指标：CRP及血沉是代表急性炎症反应的标准实验室指标。CRP半衰期短，仅19小时，可以显示炎症活动的连续性变化，高水平的CRP提示疾病活动或合并细菌感染，CRP水平可用于指导治疗和随访。ESR精确度较低，随疾病活动而升高，但与结肠病变的相关性优于与回肠病变的相关性，其他实验室指标（α-酸性蛋白酶、IL-6、sIL2R、肠渗透率）都有类似作用，但这些参数都缺乏特异性，不足以与肠道感染鉴别。

4）免疫学检查：60%~70%的UC患者抗中性粒细胞核周胞浆抗体（pANCA）呈阳性，约40%CD患者也可为阳性，循证医学发现，结合pANCA和抗酿酒酵母抗体（ASCA）有利于鉴别CD和UC。很多研究认为UC活动度与ANCA阳性与否及滴度没有关系，因此监测ANCA对疾病活动及复发的判断没有价值。

(2)X线检查

1）腹部平片：目前很少用腹部平片诊断UC，然而其在确定病变范围方面仍有一定价值，尤其在诊断中毒性巨结肠时尤其重要。中毒性巨结肠一般先见于横结肠，但结肠的任何部位都可累及，横结肠直径平均达8.5cm，结肠轮廓可出现不规则，表现为“指压迹”，易并发急性肠穿孔常发生在乙状结肠，穿孔时可见膈下游离气体，但有时穿孔部位朝向后腹膜，气体可通过膈肌进入胸腔、颈部而不出现游离气体。

2）钡餐及钡剂灌肠检查：临床应用较多，可弥补结肠镜检查的不足，并能较好反映结肠功能性变化，可观察小肠病变，但不足点是在UC初发、病变不明显时常出现假阴性。

急性期改变：受累结肠袋变浅，肠管轮廓边缘毛糙不齐或呈锯齿状，多数浅小溃疡可使结肠边缘呈多而细小毛刺状突出。较大的溃疡形成时，周围黏膜水肿，可使结肠边缘出现一连串大小相仿，形似掀扣底状的溃疡小壁龛。

慢性期改变：黏膜皱襞粗乱，腔内有多发大小不等的颗粒样或息肉样充盈缺损，病程长者，肠管有广泛纤维结缔组织增生，管腔僵直，自下而上连续性向心性狭窄，有时可见多发性假息肉状影。肠壁严重纤维化者，狭窄肠管常光滑而僵直，呈铅管征。

（3）内镜：内镜检查包括乙状结肠镜和结肠镜，各有其优缺点，可根据患者实际情况加以选用，内镜检查可确定病变范围，还可用于癌变的监视，狭窄和息肉的诊断及治疗。

UC内镜表型比较有特征性，病变在大肠内呈连续性分布，大部分首先累及直肠、乙状结肠，然后逐渐逆行向上蔓延，少数可累及回肠末端。当其病变局限于右侧结肠或呈区域性分布时，与CD较难鉴别，但与CD不同的是UC为假性不连续病变，因为大部分病例从内镜下表现为“正常”黏膜，而作组织活检仍可见UC缓解期或炎症修复后的改变。

1）活动期：初期表现为黏膜充血、红肿，血管纹理紊乱、模糊，以后黏膜粗糙，出现大小较一致、弥漫分布的细颗粒，组织变脆，有自然出血或接触出血。腔内可见黏液血性分泌物。进一步发展，黏膜面出现糜烂，伴许多散在分布的黄色小斑，系隐窝脓肿形成，后期出现溃疡，这是UC镜下重要特征，溃疡均较小而表浅，形态不规则，针尖样，线性或斑块状，排列不规则，围绕肠管纵轴和横轴相互交错，周围黏膜有明显充血、糜烂等炎性反应，几乎无正常残存黏膜可见，类似地图样。

2）缓解期：主要表现为黏膜萎缩和炎性假息肉，初发型病情缓解后黏膜可完全恢复正常。慢性复发型或持续型者，黏膜色苍白，血管纹理紊乱，有的残存黏膜小岛，上皮和少量纤维结缔组织增生可形成假性息肉，一般体积均小于0.5cm^3，无蒂，可见黏膜桥。反复发作严重者，晚期尚可出现肠段缩短，结肠袋消失、肠腔狭窄、黏膜面粗糙呈虫蚀样，形成“铅管样结肠”。

3）急性暴发型：病变常累及全结肠。肠腔扩大，正常形态消失，结肠袋和半月襞均不可见。黏膜明显充血、糜烂、出血、溃疡形成，并有大量黏膜剥离，形成假膜样结构。

黏膜活检有助于鉴别UC和感染性结肠炎。UC患者的黏膜隐窝常分离、变形、萎缩，黏膜层可见大量急慢性炎症细胞，黏膜上皮有中性粒细胞浸润，隐窝底部浆细胞数量增加、呈淋巴组织样聚集。直肠活检组织学发现黏膜绒毛样结构和潘氏细胞化生有助于UC诊断，隐窝脓肿只是非特异性炎症表现，不能作为诊断标准。

（4）其他检查：其他检查如超声、CT和MRI可以协助诊断IBD，用于显示肠腔外病变和并发症（如窦道和脓肿），以及估计病变范围。

4. 诊断

（1）确诊UC：①腹泻或便血6周以上；②至少进行一次乙状结肠镜或结肠镜检查，且发现一个以上的下述表现：黏膜易脆、点状出血、弥漫性炎性溃疡；钡剂检查发现溃疡、肠腔狭窄或结肠缩短的证据；手术切除或活检标本在显微镜下有特征性改变。

（2）疑诊UC：①病史不典型，结肠镜或钡剂灌肠检查有相应表现；②有相应病史，伴可疑的结肠镜检查表现，无钡剂灌肠检查；③有典型病史，伴可疑的钡剂灌肠发现，无乙状结肠镜或结肠镜检查报告；④手术标本大体表现典型，但组织学检查不肯定。

排除感染性结肠炎、缺血性结肠炎、放射性结肠炎、孤立性直肠溃疡、CD结肠炎后，如果有明确的组织学检查发现，如非肉芽肿性、连续性黏膜炎症和直肠受累延及结肠可确诊，缺乏组织学证据则属疑诊。

5. 鉴别诊断

（1）急性自限性结肠炎（ASLC）和阿米巴结肠炎：ASLC通常在四周内消散，其病因常疑为沙门菌、志贺菌、大肠埃希菌、难辨梭状芽孢杆菌和溶组织内阿米巴感染等。75%以上的患者急性发作时伴有发热和腹泻10次/天以上，虽然大便培养阳性的患者不足50%，但也有助于诊断。ASLC和IBD的粪便内均可见白细胞，但ASLC中不常见外周血血小板增加。ASLC患者的结肠隐窝通常正常，固有层以多形核细胞浸润为主，在性病性淋巴肉芽肿或梅毒患者的黏膜上可见巨细胞，肉芽肿罕见。在新鲜粪便、黏膜分泌物或黏膜活检中发现滋养体可确诊阿米巴结肠炎，有关的血清学检测有助诊断，75%~85%的急性阿米巴结肠炎患者的血清中可检测出阿米巴抗体。

（2）缺血性结肠炎通常不累及直肠，组织学可见含铁血黄素的巨噬细胞，结肠黏膜中浅表上皮常遭破坏，深层隐窝未累及。

（3）显微镜下结肠炎包括胶原性结肠炎和淋巴细胞结肠炎，当出现无痛性大量腹泻不伴便血时应考虑此病。内镜检查通常正常，诊断有赖于上皮细胞层下发现增厚的胶原带或上皮内淋巴细胞增多。

（4）放射性肠炎、转流性肠炎或NSAID肠病在有确切病史时应予考虑。过敏性紫癜的诊断应建立在发现有IgA在皮肤紫癜性皮疹、肾脏或肠道沉积的证据。

（5）恶性淋巴瘤通常有进行性严重腹泻、便血和腹痛，多见于年轻患者。组织学对诊断具有决定性意义。结肠癌通常有便血，可有或无腹痛和梗阻症状，结肠镜加活检有确诊价值。

（6）CD和UC的临床和内镜特征见表39-27。

6. 治疗

（1）药物治疗

1）轻中型远端结肠炎：①治疗，可口服氨基水杨酸制剂，或局部使用水杨酸、激素治疗。局部水杨酸治疗优于局部激素和口服氨基水杨酸制剂。联合口服氨基水杨酸制剂，及局部使用水杨酸治疗的效果常更好。上述治疗无效的患者，或全结肠炎的患者，可口服泼尼松治疗，每日 40~60mg。上述药物治疗 2~4 周，对 40%~80%UC 患者有效。②维持治疗，美沙拉秦栓剂或在每三天晚上用美沙拉秦灌肠治疗，可用于远端结肠炎维持治疗。其他药物如柳氮磺胺吡啶、巴柳氮等也能用于结肠炎的维持治疗。用美沙拉秦局部与全身联合维持治疗的临床疗效要好于单一用药。而激素局部治疗对维持治疗效果不明显。

表 39-27 UC 和 CD 的临床和内镜特征

	UC	CD
疾病部位	仅结肠	胃肠道任何部位
分布	弥漫性 黏膜和黏膜下	透壁性
并发症		
瘘管和脓肿	少见	常见
狭窄	不常见	常见
癌变危险	相当常见	很少
结肠镜表现 铺路石征	弥漫性易脆或溃疡	局限性阿弗他溃疡、线性溃疡
肛周病变	少见	约 75%

2）轻、中型活动性广泛结肠炎：①治疗，需口服用药，或口服药物结合局部用药。药物首选柳氮磺胺吡啶，4~6g/d，如柳氮磺胺吡啶不能耐受，可改用美沙拉秦，开始剂量 2g/d，后可增至 4.8g/d。效果不明显者或想尽快缓解病情者可考虑口服皮质激素治疗，推荐剂量为 40~60mg/d 治疗，临床症状缓解后可每周减量 5~10mg，减量至 20mg/d，每周减量 2.5mg。对口服泼尼松不敏感、或依赖但尚不需要静脉用药的患者可给予硫唑嘌呤 1.5~2.5mg/(kg·d)，或 6- 巯基嘌呤（6-MP）治疗。②维持治疗，氨基水杨酸可用于维持治疗，对激素依赖，或对激素抵抗的患者用氨基水杨酸不能很好维持治疗时，可考虑使用硫唑嘌呤和 6-MP。推荐剂量为柳氮磺胺吡啶 2~4g/d，或美沙拉秦 4g/d。

3）重型结肠炎：应给予激素静脉治疗，如果患者以前使用皮质激素治疗，则住院后给予氢化可的松 300mg/d 或甲泼尼龙 60mg/d 静脉治疗，如果未接受激素治疗，可酌情考虑使用 ACTH 静脉治疗。同时需加强胃肠外营养。如果经过 7·10 天治疗后病情仍无明显缓解者，可考虑行全结肠切除术，或予环孢素静脉治疗。如果患者有明显中毒症状，或症状加重时，宜选用广谱抗生素治疗。需要注意的是巨细胞病毒感染可能导致重型结肠炎，故对免疫抑制剂无效的患者应考虑该病毒感染的可能。

4）贮袋炎：回肠肛门吻合术（IPAA）后患者若出现贮袋炎，表现为大便次数增多、血便、腹部痉挛性痛、里急后重、大便失禁、发热及肠外表现，应给予抗生素治疗，常用抗生素为甲硝唑 250mg 一天三次，或环丙沙星 500mg 一天两次。有的患者可出现大便次数增多，腹部痉挛痛，但内镜及组织学都正常，可能为“易激贮袋”，可予抗胆碱、抗抑郁及抗腹泻治疗。

（2）手术治疗：绝对指征：内科治疗无效的出血、穿孔及高度怀疑癌变。其他指征包括：对常规内科最大剂量治疗无效的、伴或不伴巨结肠的重型结肠炎；病情虽不是很严重但很顽固，内科治疗不能缓解者；患者不能耐受内科治疗药物的副作用者。

（三）克罗恩病

克罗恩病（Crohn disease）是一种病因尚不十分清楚的胃肠道慢性炎性肉芽肿性疾病。病变多见于末段回肠和邻近结肠，但从口腔至肛门各段消化道均可受累，呈节段性或跳跃式分布。临床上以腹痛、腹泻、腹块、瘘管形成和肠梗阻为特点，可伴有发热、营养障碍等全身表现以及关节、皮肤、眼、口腔黏膜、肝等肠外损害。本病有终生复发倾向，重症患者迁延不愈，预后不良。

1. 流行病学 西方 CD 的发病率为（0.7~12）/10 万，患病率为（34~106）/10 万，男女之比为 1∶1.4，30 岁以下青年多发。亚洲国家 CD 发病率低于西方国家，但近 10 年呈上升趋势。亚洲 CD 的发病率为（0.5~1.0）/10 万，患病率为（3.6~7.7/）10 万，发病高峰年龄有所不同，但与西方国家报道的基本相似。Leong 等的研究发现在中国，内地和香港 CD 患者的平均诊断年龄分别为 33.1 岁和 37.2 岁，男性 CD 患者的发病率是女性患者的 2.5 倍。

2. 临床表现 起病大多隐匿、缓渐，从发病至确诊往往需数月至数年。病程呈慢性，长短不等的活动期与缓解期交替，有终生复发倾向。少数急性起病，可表现为急腹症，酷似急性阑尾炎或急性肠梗阻。本病临床表现在不同病例差异较大，多与病变部位、病期及并发症有关。

（1）消化道表现

1）腹痛：以右下腹及耻骨上区多见，多数呈慢性间歇性疼痛，可为隐痛、钝痛或痉挛性阵痛，伴肠鸣音活跃或亢进。常于进餐时或餐后加重，排便或肛门排气后缓解。有时酷似急性阑尾炎，呈持续性右下腹痛，伴明显压痛和反跳痛。

2）腹泻：每天腹泻 2~5 次，或更多，粪质糊状或半流体，亦可为黏液便，常伴有肛门出血，脓血便少见。如结肠受累，可有血便，伴黏液或脓液，有直肠肛门病变时可有里急后重感。如小肠有广泛累及，可有脂肪泻，粪便量多，奇臭、油腻。腹泻先是间歇性发作，病程后期可转为持续性，亦可有大便习惯改变，如便秘、腹泻与便秘交替。

3）腹部包块：病程进入亚急性期时可出现肠壁增厚、肠腔狭窄、肠粘连及不完全性肠梗阻，腹部可触及质地柔软、膨胀的肠袢包块。慢性期可出现肠管僵直或形成假瘤征，则肿块质地较硬。肠系膜淋巴结肿大、内瘘形成或局部脓肿形成时亦可出现腹部包块，其边缘一般不清楚，质地中等，压痛明显，粘连多而固定，多位于右下腹部。

4）便血：病变仅侵犯小肠时一般无便血。结肠受累时侵及血管可引起便血。本病血便发生率低于 UC，且出血量一般不多。

5）瘘管形成：是CD临床特征之一，是与UC相鉴别的依据。CD透壁性炎症穿透肠壁全层至浆膜层，与肠外组织和器官相通，即形成瘘管。其发生率国外为26%~48%，国内较低，为9.15%。瘘可分为内瘘和外瘘，瘘管形成后，部分患者可无症状，肠道间内瘘形成可导致腹泻加重、营养不良及全身情况恶化。肠瘘通向的组织与器官因粪便污染可引起继发性感染，如膀胱感染、腹腔脓肿。本病为慢性穿透性过程，病变肠道浆膜常与周围组织发生粘连，故游离穿孔较少见，国外游离穿孔发生率为1%~2%，但一旦发生引起急性弥漫性腹膜炎，可危及生命。

6）肛门直肠周围病变：包括肛门直肠周围瘘管、脓肿形成及肛裂，约占CD患者的1/3，尤其多见于结肠受累者。

7）消化道其他部位受累的表现：可累及食管、胃、十二指肠，引起相应症状，如吞咽困难、吞咽疼痛、烧心、上腹痛、恶心、呕吐等。

8）其他症状：如食欲减退、厌食油腻、腹胀等。恶心、呕吐可为晚期或并发肠梗阻的症状。

（2）全身表现：CD全身表现较UC多见且明显，多见于中、重度患者。

1）发热：较常见，由炎症病变和继发感染所致。一般为低至中毒发热，病变广泛或继发感染者，可有高热，并伴有明显的畏寒或寒战、多汗、心率增快等全身中毒症状。缓解期体温可正常。

2）消瘦：较常见，与厌食、慢性腹泻、炎症消耗、吸收不良或蛋白质丢失有关。

3）贫血：多为轻至中度贫血，少数可为重度贫血。与营养不良、慢性胃肠道失血有关。

4）其他：低蛋白血症、乏力、水肿。儿童或少年期可影响生长发育。女性患者可有闭经，男性患者有性功能减退。

（3）肠外表现：本病可有全身多个系统损害，可伴有一系列肠外表现，包括：杵状指（趾）、关节炎、结节性红斑、坏疽性脓皮病、口腔黏膜溃疡、虹膜睫状体炎、葡萄膜炎、小胆管周围炎、硬化性胆管炎、慢性活动性肝炎等，淀粉样变性或血栓栓塞性疾病亦偶有所见。

（4）并发症：肠梗阻最常见，由于肠壁纤维化、肠狭窄以及肠粘连导致。其次是腹腔内脓肿，偶可并发急性穿孔或大量便血。直肠或结肠黏膜受累者可发生癌变。肠外并发症有胆石症，系胆盐的肠内吸收障碍引起；可有尿路结石，可能与脂肪吸收不良使肠内草酸盐吸收过多有关。脂肪肝亦常见，与营养不良及毒素作用等因素有关。

3. 临床分型

（1）CD分型：按发病年龄（age of onset，A）、病变部位（disease location，L）和疾病行为（disease behaviour，B）将CD分为24种亚型，见表39-28。

（2）按疾病活动度分型：欧洲共识将临床疾病活动度分为轻度、中度和重度。多数临床实验以克罗恩病活动指数（CDAI）>220定义为活动性病变，联合CRP>10mg/L更为可靠。CDAI<150作为临床缓解的指标。CD活动度分级见表39-29。

表39-28 CD分型概要

诊断年龄（A）	
A1 16岁或更早	
A2 17~40岁	
A3 40岁以上	
病变部位（L）	上消化道（L4）
L1 末端回肠	L1+L4 回肠+上消化道
L2 结肠	L2+L4 结肠+上消化道
L3 回结肠	L3+L4 回结肠+上消化道
L4 上消化道	
疾病行为（B）	肛周病变（P）
B1* 非狭窄，非穿透型	B1p 非狭窄，非穿透型+肛周病变
B2 狭窄型	B2p 狭窄型+肛周病变
B3 穿透型	B3p 穿透型+肛周病变

*B1应视为一种过渡的分型，直到诊断后再随访观察一段时期。这段时期的长短可能因研究不同而有所变化（例如我们建议为5~10年），但应该被明确规定以便确定B1的分型

表39-29 CD活动度的分级

轻度 CDAI（150~220）	中度 CDAI（220~450）	重度 CDAI>450
例如：可步行，饮食正常，体重减轻小于10%。无肠梗阻、发热、脱水、腹部包块或触痛。CRP通常高于正常值上限	例如：反复呕吐或体重减轻大于10%。按轻度治疗无效，或触及包块。无明显梗阻，CRP高于正常上限	例如：恶病质（BMI<18），或有明显梗阻或脓肿。经加强治疗后症状持续。CRP明显升高

4. 实验室和辅助检查

（1）实验室检查

1）血液学检查：贫血常见；活动期白细胞计数增高，并发脓肿时可明显升高，以中性粒细胞为主。血小板计数可升高。

2）粪便检查：粪便呈糊状或稀水样，镜检一般无红细胞、白细胞及黏液。隐血试验常为阳性，病原学检查阴性。

3）炎症指标：血沉明显加快，CRP与CD活动性密切相关，可先是炎症活动性连续性变化，研究表明CRP升高的患者复发率高于CRP正常的患者，CRP>20mg/l，和ESR>15mm/h，可作为复发的预测指标。异常升高的CRP提示合并细菌感染（如脓肿）。其他如α2球蛋白、α1糖蛋白亦可预测复发风险。粪便标志物，如钙蛋白、乳铁蛋白或肿瘤坏死因子与肠面溃疡范围和炎症程度相关，可能对回肠结肠的炎症的存在和随后的临床复发有很高的预测价值。

4）免疫学检查：ASCA对CD有较高的特异性，但敏感性不强，ASCA阳性也可见于白塞病、原发性硬化性胆管炎、自

身免疫性肝炎和乳糜泻等，这些疾病的患者 ASCA 阳性率可达 43%。CD 患者 ASCA 表达水平较稳定，与疾病严重程度、病程无关。最近 Targan 检测了 CD 患者针对几种特异性微生物抗原的免疫反应，OmpC 为大肠埃希菌外膜的穿孔素 C；I2 为一段与荧光假单胞菌相关的细菌 DNA 片段，CD 患者中，55% 呈抗 OmpC 阳性，50% 呈抗 I2 阳性。最近 Lodes 等检测了结肠炎 C3H/HeJBir 鞭毛蛋白产生反应的 T 细胞转输给免疫缺陷小鼠后能诱导小鼠结肠炎的发生。CBir 鞭毛蛋白血清学反应阳性的 CD 患者为 50%，而 UC 患者和正常人分别为 6% 和 8%。

（2）X 线检查：小肠病变作胃肠钡餐检查，结肠病变作钡剂灌肠检查。X 线表现为肠道炎性病变，可见黏膜皱襞粗乱、纵行性溃疡或裂沟、鹅卵石征、假息肉、多发性狭窄、瘘管形成等 X 线征象，病变呈节段性分布。由于病变肠道激惹及痉挛，钡剂很快通过而不停留该处，称为跳跃征；钡剂通过迅速而遗留一细线条状影，称为线样征，该征亦可能由于肠腔严重狭窄所致。由于肠壁深层水肿，可见填充钡剂的肠袢分离。CT 检查（及 B 超检查）对腹腔脓肿诊断有重要价值。

（3）结肠镜检查：结肠镜进行全结肠及回肠末段检查。病变呈节段性（非连续性）分布，见纵行溃疡，溃疡周围黏膜正常或增生呈鹅卵石样，病变之间黏膜外观正常（非弥漫性），可见肠腔狭窄，炎性息肉。病变处多部位深凿活检有时可在黏膜固有层发现非干酪坏死性肉芽肿或大量淋巴细胞聚集。

因为 CD 为肠壁全层性炎症，累及范围广，故其诊断往往需要 X 线与结肠镜检查的相互配合。结肠镜检查直视下观察病变，对该病的早期识别、病变特征的判断、病变范围及严重程度的估计较为准确，且可取活检，但只能观察到回肠末段，遇肠腔狭窄或肠粘连时观察范围会进一步受限。X 线检查可观察全胃肠道，特别在显示小肠病变、肠狭窄及瘘管方面有重要价值，故可与结肠镜互补。

5. 诊断

（1）确诊 CD：手术标本在肉眼观察和组织学检查有典型表现，显示节段性、穿壁性病变、裂隙性溃疡和非干酪性肉芽肿，固有层和黏膜下淋巴细胞聚集。

（2）疑诊 CD：①剖腹探查发现肠道有典型肉眼该病，但未行组织学检查；②手术标本具有典型大体特征而组织学检查结果不明确；③结肠镜表现符合并具有组织学特征强烈提示 CD；④放射学检查显示伴有梗阻或瘘管的慢性炎症。

排除感染（特别是肠结核）、缺血、放射损伤、淋巴瘤或癌后，如果存在肉芽肿伴下列特征性改变之一，如跳跃性溃疡、不连续溃疡、裂隙性溃疡、瘘管、狭窄或阿弗他溃疡等；或无肉芽肿但有上述病变中的 3 项，可确诊 CD。如果只有 2 项病变表现而无肉芽肿，则应考虑为“疑诊”。病变仅累及结肠，基于上述标准不能明确诊断为 UC 或 CD 时，应考虑为“未定型结肠炎”。

6. 鉴别诊断

（1）急性自限性结肠炎和阿米巴结肠炎、缺血性结肠炎、显微镜下结肠炎、放射性肠炎、转流性肠炎、NSAID 肠病、过敏性紫癜、恶性淋巴瘤和癌的鉴别见 UC。

（2）肠结核：CD 与肠结核在临床表现、内镜检查、放射学和病理学检查方面表现相似，两种疾病相互误诊率达 50%。亚太地区诊断 CD 应特别慎重，首先应排除肠结核。有鉴别意义的临床特征包括 CD 易累及肛周和形成肠瘘，肠结核患者既往或现有肠外结核史。内镜检查有助鉴别诊断，其表现为 CD 呈纵行溃疡，而肠结核为横行溃疡。组织病理学特征对鉴别诊断最有价值，肠道和肠系膜淋巴结内小的、分散的和松散的非干酪性肉芽肿是 CD 的特征；大的、致密的和融合的干酪样肉芽肿和抗酸染色阳性是肠结核的特征。不能除外肠结核时可抗结核治疗 4~8 周。亦可行 PCR 检测组织肠结核 DNA，据报道肠结核患者 PCR 检测的阳性率可达 70%。CD 与肠结核鉴别见表 39-30。

表 39-30　CD 和肠结核的鉴别

	CD	肠结核
年龄	20~50 岁	任何年龄
性别（男：女）	3：1	1：3
梗阻症状	少见	常见
肛周病变 / 瘘管	常见	少见
溃疡 / 狭窄	长、深、多发	横向＜3cm
组织学		
肉芽肿	+	++
肉芽肿＞200um		++
＞5gr/ 片	–	++
干酪样变	–	++
融合	–	++
肉芽肿位置		
黏膜	+	+
黏膜下	–	+
肉芽组织	–	+
微小肉芽肿	+	–
不成比例的黏膜下炎症	+/–	+
抗酸杆菌	–	+
肠结核 DNA 分析	–	+

（3）白塞病：白塞病诊断标准为反复口腔溃疡、生殖器溃疡、眼病和皮肤病变，针刺反应阳性。HLA 分型有助于鉴别诊断，HLA-B51 等位基因在白塞病患者中出现的概率很高。

（4）UC：见 UC 一节。

7. 治疗

（1）诱导缓解：所有患者必须强制戒烟。

轻度小肠病变可推荐大剂量的 5-ASA 初始治疗，或推荐抗生素（甲硝唑或环丙沙星），但通常因其副作用不作为一线药物。结肠型 CD 可选用 5-ASA 和 / 或抗生素，SASP 有效但应警惕其副作用。

中度小肠病变推荐布地奈德、泼尼松和/或抗生素治疗，但不推荐5-ASA。中度结肠型CD，推荐GCS、5-ASA或抗生素。局部使用5-ASA可能对左半结肠CD有效。

重度小肠型结肠型CD，可静脉使用GCS和抗生素。免疫抑制剂可作为辅助治疗，AZA和6-MP起效缓慢，不能单独使用。生物制剂如英夫利昔单抗（infliximab）是有效的，但最好避免用于梗阻型CD。所有重症患者均应考虑营养支持，可选择要素饮食或多聚饮食作为辅助治疗。严重营养缺乏的患者应采用全胃肠外营养。

（2）维持缓解：戒烟至关重要。不管疾病严重程度在诱导缓解期就应开始维持治疗。5-ASA对于CD的维持效果有限。SASP由于副作用发生率高而不推荐。患者应被告知在"可预见的将来"将长期使用5-ASA，可以是3~5年甚至终身使用。AZA和6-MP可有效的维持缓解，但由于潜在的毒性而保留作为二线治疗药物。AZA和6-MP无效或不能耐受时，可肌注或皮下注射MTX。GCS对维持缓解无作用。初次治疗患者，定期使用infliximab对CD有效，但最好和其他药物联合应用。

（3）特殊情况：累及胃肠十二指肠时和小肠治疗相同，另需加用抑酸治疗。肛周疾病：抗生素作为一线治疗，必要时可考虑脓肿引流和皮下置管。Infliximab对活动性病变有效。维持治疗也应考虑前述的抗生素、脓肿引流、infliximab和免疫抑制剂。并发肠梗阻/狭窄时应考虑手术治疗。瘘管治疗同诱导治疗，可考虑infliximab和/或手术，肠-肠、肠-膀胱、肠-阴道瘘可考虑手术治疗。

（4）新型生物制剂：新型生物制剂可特异性阻断促炎活性的分子或产生大量天然抗炎活性的分子，可分为中和肿瘤坏死因子-α的制剂，阻断细胞黏附分子的制剂，天然抗炎制剂和杂项制剂。Infliximab可抑制TNF-α生物活性，并诱导分泌TNF-α的免疫细胞发生凋亡。最近认为其是治疗CD最有效的生物制剂，不仅对活动病变而且对维持治疗和治疗瘘管同样有效。其他生物制剂尚需临床进一步验证疗效。

七、乳糜泻

乳糜泻是对麦胶不耐受所致的小肠黏膜病变为特征的一种原发性吸收不良综合征。临床上有脂肪泻、体重减轻、营养不良等表现，又称成人乳糜泻（adult celiac disease）、麦胶性肠病（glutenousenteropathy）、非热带口炎性乳糜泻（nontropicalspure）、特发性脂肪泻（idiopathicsprue）。本病在国外以欧美和澳大利亚的白种人中较多见。在欧洲的不同地区发病率也不尽相同，一般为0.03%，我国则少见。本病可存在于任何年龄组，多见于2~6岁儿童或30~40岁青壮年。女性多于男性。

（一）病因及发病机制

本病的病因和麦胶（面筋）有关。乳糜泻患者进食麦类（小麦、大麦或燕麦）后症状迅速缓解，小肠病变可逐渐恢复正常。在食用麦类食品后可使疾病复发或加重。麦粉中含有10%~15%的麦胶，能被乙醇分解为麦胶蛋白，后者是一高分子多肽，富含谷氨酰胺和脯氨酸。用电泳方法可获得α、β、γ、δ四种麦胶蛋白，均有致病作用。麦胶引起小肠病变有多种学说。酶缺乏学说认为，乳糜泻患者肠黏膜缺乏分解麦胶蛋白的肽酶，麦胶蛋白不能进一步分解因而具毒性。遗传学说的依据为具有组织相容Ag-DR3和Ag-BQw2分子的人群比不具有这些基因分子者的发病率高40倍。免疫学说的证据是小肠固有膜的浆细胞和T淋巴细胞增多，血清IgA增多以及存在抗麦胶蛋白抗体。新近的研究发现，肠黏膜的组织学损害和细胞因子（IFN-γ、INFα、IL-2和IL-6）在肠黏膜的表达增加有关。因此，乳糜泻的病因可能是多方面的，其中细胞免疫和体液免疫在病因和发病机制中可能起重要作用。

小肠黏膜的广泛损害可导致：①吸收面积减少，特别是在小肠近段。因此可致使在小肠吸收的营养物质脂肪、氨基酸、糖类、多种维生素以及钙、铁、镁等物质吸收不良；②肠黏膜多种酶的分泌减少或活性减弱进一步加剧营养物质的消化吸收障碍；③肠道激素（如CCK和促胰液素）产生减少使胆囊排空延缓，胆汁分泌减少，胰外分泌不足；④小肠运动减弱，可致小肠细菌过度生长，影响胆盐的代谢。大量的革兰氏阳性厌氧杆菌如厌氧乳酸杆菌能使结合胆汁酸盐水解为游离胆汁酸，后者溶解度低，易析出并改变肠道pH，故影响微胶粒形成，而且极易在近段小肠被吸收，因此损伤了脂肪的吸收。此外，它还能损伤吸收上皮细胞的亚微结构，抑制刷状缘双糖酶活力，影响单糖及氨基酸的转运，因此还影响碳水化合物和蛋白质的吸收。吸收不良的轻重和小肠黏膜损害的程度和部位有关。局部轻度损害者，吸收不良可能不明显。广泛累及者除脂肪、蛋白质和糖的丢失外，还伴有水和电解质的大量丢失，从而出现相应的临床症状。

（二）主要临床表现

乳糜泻的发病比较隐匿，很多患者在起病后数月、数年后才能被确诊，老年患者尤其如此。据一项228例成人乳糜泻的调查，在60岁以后被确诊的患者达19%，其中有些患者诊断延迟达50年之久。发病年龄有两个高峰，即婴幼儿（添加麦类食物后）及青壮年。病程表现为发作与缓解的波动性，进食麦类（小麦、大麦、黑麦、燕麦）食物症状加重（活动期），忌麦类食物症状缓解。症状的个体差异很大，消化道表现主要有腹泻、脂肪泻、腹痛、腹胀不适等。脂肪泻者大便油腻、恶臭。水泻者亦多见，常表示病变已累及回肠，腹痛多不剧烈或为隐痛。多数患者食欲下降、倦怠、体重减轻或消瘦，严重者出现营养不良。消化道以外表现以贫血最常见。为铁和/或叶酸缺乏所致，约占半数，老年人则可高达80%。其他如骨病和皮肤表现（如疱疹性皮炎）也不少见。乳糜泻患者的临床表现差异较大，有时仅以消化道以外症状为主，给诊断带来困难。乳糜泻的症状不一定持续，可表现为发作和缓解交替。本病并发恶性淋巴瘤者可达6%~10%，也有报道合并胃癌、乳腺癌、皮肤黑色素瘤等而无恶性淋巴瘤。合并溃疡性空肠炎、溃疡性回肠炎、2型糖尿病、风湿性疾病、自身免疫性甲状腺病和干燥综合征等发生率也均明显高于对照组。

（三）实验室检查

1. 血清学检查

（1）抗IgA肌内膜抗体（endomysial antibodies，EMA）：IgA EMA是一种针对人和猴组织中平滑肌细胞外基质成分的抗体，目前认为其靶抗原是一种组织转谷氨酰胺酶

(tissuetransglutaminase, tTG)。最初时其检测以猴食管为底物，费用较高，现多数实验室采用来源丰富的人脐带或人空肠作为底物。血清中的 IgA EMA 与肌内膜相结合，产生特殊染色，可通过间接免疫荧光法观察。此抗体特异性高，仅在乳糜泻中出现，但仅能定性，在低滴度的 IgA EMA 水平中，或为阳性或为阴性。最初报道中，IgA EMA 检测的敏感性几乎为 100%，但后来发现，随着肠道损伤的减轻，其敏感性降低。在一项研究中，IgA EMA 对小肠黏膜完全萎缩患者的敏感性达 100%，但对部分萎缩者敏感性仅 31%。Sanders 等报道 14 例肠易激综合征患者新近被诊断为乳糜泻时，IgA EMA 为阴性。

(2) 抗 tTG 抗体：组织转谷酰胺酶(tTG)是由被损坏的上皮组织所释放的一种细胞质内蛋白质。Dieterich 等的研究发现，乳糜泻患者 tTG 的自身抗原可通过 IgA EMA 识别。tTG 抗体有 IgA 和 IgG 两种亚型。IgA 酶联免疫吸附测定(ELISA)可定量检测 tTG 抗体水平，避免了 IgA EMA 检测费时、费力、费用偏高以及结果需主观判断的缺点，现已广泛应用于临床。利用豚鼠或人 tTG 作底物的 IgG tTG 抗体检查方法不久就可广泛应用，将有助于对伴 IgA 缺陷的乳糜泻患者的诊断。IgA tTG 抗体和 IgA EMA 敏感性均较高。在一项含 136 例乳糜泻患者和 207 名正常对照者的临床研究中，IgA tTG 抗体的敏感性和特异性分别为 95% 和 94%。

(3) 抗麦胶蛋白抗体(anti-gliadin antibodies, AGA)：AGA 是针对麸蛋白产生的抗体，麸蛋白是麸质的主要蛋白成分 AGA 有 IgA 和 IgG 两种亚型，曾是诊断乳糜泻的指标之一近年研究发现，AGA 的敏感性和特异性中等，IgA 的特异性较 IgG 稍高。高滴度 AGA 较低滴度诊断乳糜泻更可靠。连续检测血清 AGA 可观察患者的治疗效果和顺应性。经去麸质饮食治疗后 AGA 滴度降低，受麸质激发后则升高。多种胃肠疾病，如炎症性肠病、消化性溃疡、胃食管反流病和胃肠炎等可见 AGA 假阳性。另外，抗网硬蛋白抗体(ARA)在 CD 血清中也升高。其 IgA 抗体的敏感性及特异性分别达到 97% 和 98%，即使在无症状患者中亦可检出。

上述血清标志物检查的敏感性和特异性见表 39-31。

表 39-31　现有血清学检查诊断乳糜泻的敏感性和特异性

血清学检查	敏感性 /%	特异性 /%
IgA EMA	85~98	97~100
IgA tTG	90~98	95~97
AGA		
IgA AGA	75~90	82~95
IgG AGA	69~85	73~90

IgA tTG 和 IgA EMA 敏感性均很高，两者的阴性预测值亦很高，若检查结果为阴性，则可不作小肠活检。IgG AGA 敏感性较低，因此意义较小，1%~2%IgA AGA 缺陷的乳糜泻患者 IgG AGA 可为阳性。临床上通常同时检测 IgA AGA 和 IgG AGA，可稍提高敏感性，但费用增高，且有假阳性的可能，尤其是 IgG AGA。IgA EMA 和 IgA tTG 特异性较高，即使在低危患者中也有较高的阳性预测值。相比之下，IgA AGA 和 IgG AGA 的特异性较低，低危人群中其阳性预测值也低。总之，AGA 阳性提示需行小肠黏膜活检以除外乳糜泻；IgA tTG 和 IgA EMA 的特异性很高，若阳性则可诊断乳糜泻，但仍需考虑行小肠黏膜活检以进一步明确诊断。

IgA 缺陷的乳糜泻患者缺乏 IgG。2%~5% 的乳糜泻患者有选择性 IgA 缺陷，其 AGA、EMA 或 tTG 抗体的 IgG 亚型检查结果通常为阳性。由于 tTG 或 EMA 的 IgG 亚型检查仍未广泛应用或验证，IgA 缺陷患者应行小肠活检。乳糜泻亦可发生在血清学检查阴性的情况下，全部绒毛萎缩患者的抗体几乎均为阴性。检查前应确定患者未接受去麸质饮食治疗(同样适用于小肠活检)。单独血清学检查阳性不足以作出乳糜泻的诊断。同样，单次血清标志物检查阴性也不能排除乳糜泻。乳糜泻血清标志物可用于症状不典型和高危患者的筛查，但目前专家认为无需在人群中广泛筛查。

2. 小肠活检　小肠活组织标本病理检查是诊断乳糜泻的“金标准”。内镜检查是获得小肠黏膜最简便的方法。活检可取自十二指肠的第二或第三部分。有研究将同一患者的十二指肠与空肠黏膜进行比较，结果显示差异很小。若从十二指肠采集的标本足够，应用常规大小活检钳钳取标本的效果与大活检钳相同，因此可以常规内镜活检结果代替小肠镜空肠黏膜活检。乳糜泻的小肠活检特征包括：①绒毛部分或完全萎缩；②隐窝增生；③上皮内淋巴细胞或浆细胞浸润。按 Marsh 分类，小肠损害分四期：0 期，病变侵及黏膜层；1 期，上皮内淋巴细胞数目增加，固有层出现淋巴细胞；2 期，隐窝增生伴绒毛萎缩；3 期，全部绒毛萎缩。患者经去麸质饮食治疗几周后，小肠黏膜表现开始改善，特征性损害完全缓解并恢复正常结构可能需要 1 年。单纯绒毛萎缩也可见于一些其他胃肠道疾病，但 EMA 和 tTG 抗体很少见于这些疾病。牛奶不耐受、热带口炎性腹泻、放射损伤、化疗药物导致的腹泻、移植物抗宿主疾病、慢性缺血、贾第虫病、克罗恩病、自身免疫性肠病、肠病相关 T 细胞淋巴瘤、胃肠炎、嗜酸细胞性胃肠炎、重度营养不良、佐 - 埃综合征、难治性口炎性腹泻、胶原性结肠炎等疾病的黏膜变化与乳糜泻类似。小肠活检有几方面的局限性，如定位不准、标本不完整或取材不当，可能导致过度或过低诊断乳糜泻。近年出现的色素内镜和放大内镜可提高活检的准确性。若同时合并其他消化系统病变，病理医师将更难辨别潜在的乳糜泻。2 岁以下儿童不适合行小肠活检。

(四) 诊断

乳糜泻的诊断主要包括临床表现、试验性治疗及负荷试餐、血清学和病理活检。70 年代的诊断标准包括：①最初的具有诊断意义的小肠活检；②去麦胶饮食 3~6 个月后再次活检，病理证实好转；③含麦胶饮食后镜下病变再度出现。此标准有很大局限性：①先后 3 次活检，患者不易接受；②不利于无症状患者的诊断；③潜伏期患者黏膜活检正常。故而寻求实用经济且可靠性高的检测途径成为人们关注的焦点。近年来，血清学检查近年被广泛采用。当前，乳糜泻的诊断可根据单次符合乳糜泻改变的小肠活检、去麸质饮食治疗后临床改善和血清检查。IgG-AGA 敏感性较高，在未经治疗患者中阳性率为65%~100%，但其特异性仅为50%~60%，IgA-AGA特异性可达72%~100%，将两者联合测定，敏感性达96%~100%，特异性96%~97%。但有2%~3%的乳糜泻患者合并有选择性IgA缺乏，这些人中增高的IgG-AGA是唯一的血清学指标，但IgA的滴度具有年龄和食物中麦胶负荷量依赖性。IgA EMA仅在乳糜泻和疱疹性皮炎呈阳性而在其他胃肠道疾病如Crohn病，溃疡性结肠炎中呈阴性。饮食治疗的患者，滴度可下降甚至转阴。其敏感性及特异性分别达97%和98%。对于有症状患者，IgA EMA应为首选，但其局限性有二：① 2%~3%患者有IgA缺乏；② 2岁以下小儿中敏感性相对较低，仅为80%。联合测定IgG-AGA和IgA-AGA，敏感性及特异性均达95%以上。如3种抗体均阳性，阳性预测值达99.3%；同时阴性时，阴性预测值达99.6%。对于乳糜泻患者的直系亲属、IDDM、IgA缺乏、癫痫伴脑钙化、反复口疮性口炎、缺铁性贫血、牙釉质发育不良等易感人群，应进行血清学筛查。IgG-AGA可作为筛选试验，阳性者进一步测定高特异性IgA类抗体（ARA、AMA、AGA）。IgA阴性者须除外IgA缺乏症。这一筛选方案有利于无症状患者的发现，经去麦胶饮食治疗后，其组织学均得到改善。而另有部分个体仅为血清学IgA抗体阳性，既缺乏临床表现又无黏膜损害，是否属于潜伏期乳糜泻尚不得而知。潜伏期乳糜泻的诊断须符合：①正常饮食下，空肠黏膜活检正常；②在此前或此后的其他某一时间活检示黏膜平坦，绒毛萎缩，在去麦胶饮食后，黏膜改变可以恢复。有作者认为：这类患者镜下黏膜组织学正常，但实际已出现病理生理及免疫学异常：γ/δT细胞受体的表达增加；空肠通透性异常；空肠液及胃肠道灌洗液中IgM-AGA、IgA-AGA及其他IgM抗体浓度增加。

（五）治疗及预后

本病病因明确，去除病因即获缓解。研究表明，严格控制饮食，至少83%患者预后良好，且可减少并发症的出现，所以尽早诊断、及时治疗对患者尤其重要。

（朱 峰 严雪敏 舒慧君 史济华 高永健 许大波）

第五节 血液系统自身免疫性疾病

一、自身免疫性溶血性贫血

自身免疫性溶血性贫血（autoimmune hemolytic anemia，AIHA）系指各种原因刺激产生抗自身红细胞抗体，导致红细胞破坏，寿命缩短的一种较常见难根治的贫血，临床特点有贫血、黄疸、网织红细胞增高和直接抗人球蛋白试验（direct antiglobulin test，DAT）即Coombs试验阳性。根据自身红细胞抗体作用于红细胞所需的温度可分为3大类：温抗体型、冷抗体和温冷双抗体型。

温抗体型：与红细胞最适反应温度为35~40℃的自身抗体称为温抗体。又可分为不完全性温性抗体及温性自身溶血素。依据分子结构不同分为IgG、IgM、IgA三类。据统计单纯温性不完全自身抗体约占所有自身抗体的68.9%。

冷型抗体型：最适反应温度在30℃以下特别是4℃的自身抗体称冷抗体。有3个亚型：冷凝素，双向溶血素、冷凝素和双向溶血素抗体混合型。前两种可分别引起冷凝素综合征和阵发性冷性血红蛋白尿症。

温冷双抗体型：即患者体内同时存在以上两种抗体类型。

（一）病因及发病机制

根据病因可分为两类：

(1) 特发性：约占所有病例的半数，发病原因不明。大多年龄较大，女性较多。

(2) 继发性：与其他疾病同时存在，或先后存在，约占AIHA中55%。多种疾病均能并发AIHA，其中最多见的是慢性淋巴细胞白血病、各种恶性淋巴瘤、全身性红斑狼疮和某些病毒感染。药物中以甲基多巴、嘌呤类似物（氟达拉滨和克拉屈滨）引发为多见。其他如非淋巴系统的肿瘤、良性肿瘤、囊肿、溃疡性结肠炎等较为少见。外伤、外科手术、妊娠可以是激发因素。在婴幼儿中感染引起者较为多见。在老年人中则以慢性淋巴细胞白血病较为多见。由于引起AIHA的病因很多都能引起免疫性异常，而且AIHA可作为淋巴增殖性疾病或系统性红斑狼疮的首发表现。为此，经多方检查诊为原发性AIHA者应密切随访。

AIHA产生的抗体能作用于患者自己正常的红细胞。研究认为，这种抗体对红细胞表面的抗原可能有几种作用：

(1) 患者的红细胞表面发生了某些改变，而机体不能识别，当作“外来”的抗原，随之产生特异性抗体，特别值得注意的是温抗体时常与红细胞的Rh抗原发生免疫反应。

(2) 某些疾病，如慢性淋巴细胞白血病等淋巴系统疾病，或如红斑狼疮等自体免疫性疾病，可能与AIHA是由同一种外来原因（例如病毒）所引起的免疫反应紊乱。

(3) 可能在对外来抗原发生正常免疫反应时，自体组织的某些成分也发生交叉免疫反应。

（二）主要临床表现

本病的临床表现多样化，轻重不一，以慢性为多。急性发病多见于小儿，特别是伴有感染者，偶见于成年。本病临床表现多样化，轻重不一。一般起病缓慢，数月后才发现有贫血，表现为全身虚弱及头昏。以发热和溶血为起始症状者相对较少。急性型多发生于小儿，特别伴有病毒感染者，偶也见于成人患者；起病急骤，有寒战、高热、腰背痛、呕吐、腹泻。溶血性贫血严重时，可有休克及神经系统表现如头痛、烦躁以致昏迷。皮肤黏膜苍白，黄疸见于1/3的患者。半数以上有脾大，一般为轻中度肿大，质较硬，无压痛。原发性病例中1/3有中度肝大，肝质地硬但无压痛。部分患者有淋巴结肿大。温抗体型 AIHA 患者中约 26% 患者既无肝脾大，也无淋巴结肿大。温抗体型自身免疫性溶血性贫血发病以女性为多见，尤其是原发性者，从婴儿至老年都可累及，有报道 73% 系 40 岁以上。邢莉民等对近十年来温冷双抗体型 AIHA 患者分析，多发生于女性，同 20 世纪 80 年代相比，在同期的 AIHA 中所占比例有所增加（分别为 22.1% 和 17.6%），发病率高于国外报道（分别为 22.1% 和 7.0%），发病年龄小于国外报道。

（三）实验室检查

AIHA 的一般检查主要用于确定被检查者是否贫血、是否溶血、有无自身免疫迹象或其他原发病。

1. **血象** 贫血或伴有血小板、白细胞数下降，网织红细胞计数升高（再生障碍性贫血危象时可明显降低）。

2. **骨髓** 多呈增生性贫血（红系以中幼红为主）骨髓象；再生障碍性贫血危象时可呈再生障碍性贫血的骨髓改变。

3. **抗人球蛋白（Coombs）试验** 直接抗人球蛋白试验（DAT）是测定结合在红细胞表面不完全抗体和 / 或补体较敏感的方法，为诊断 AIHA 较特异的试验室指标。抗人球蛋白抗体是完全抗体，可与红细胞表面多个不完全抗体的 Fc 段结合，起搭桥作用而使致敏红细胞发生凝集现象。由于免疫血清的不同，可分为抗 IgG、抗补体 C3 和抗 IgG+C3 三种亚型。

4. **酶（胰蛋白酶、木瓜蛋白酶等）处理红细胞凝集试验** 方法是酶处理的 Rh 基因型 O 型红细胞分别与患者血清相孵育，发生凝集反应为阳性结果。

5. **冷热溶血试验** 模拟患者发病的体外试验，将患者的血液置于冰箱中一些时候，再置于室温中。

6. **血浆或血清** 高血红蛋白症和 / 或高胆红素血症。

7. **尿** 高尿胆原或高游离 HB 或高含铁血黄素。

8. **免疫指标** 丙种球蛋白量可升高，C3 水平可下降，可出现抗 O、血沉、类风湿因子、抗核抗体、抗 DNA 抗体等指标的异常。

9. **其他** 包括心肺肝肾功能等检查，不同原发病可能在不同脏器有不同表现。

（四）诊断和鉴别诊断

对获得性溶血患者，DAT 阳性为 IgG 和 / 或 C3 型，4 个月内无输血或特殊药物史，结合临床表现可考虑为温抗体型自身免疫性溶血性贫血。对 DAT 阴性的 AIHA 诊断比较困难，必须进行更敏感的试验方法，例如补体结合抗体消耗试验等。有时通过激素治疗和排除其他溶血性贫血而得到确诊。冷凝集素综合征患者除典型临床表现外，冷热溶血试验阳性为诊断本病的依据。确定自身免疫性溶血性贫血的患者，必须进一步明确是否存在原发性疾病。

（五）治疗及预后

1. **病因治疗** 积极寻找病因，治疗原发病，感染所致的 AIHA 大多可治愈，继发性卵巢囊肿、畸胎瘤等手术后可治愈，继发于造血系统肿瘤的患者，在治疗的同时可加泼尼松，多数患者需长期治疗。

2. 肾上腺皮质激素常规性药物，治疗的机制是皮质激素抑制了巨噬细胞清除被附抗体红细胞的作用，或抗体结合到红细胞的作用降低，或抑制抗体的产生。一般在用药后 4~5 天，网状内皮系统清除受抗体或补体致敏红细胞的能力即见减退。撤除激素后约 10%~16% 患者能获长期缓解，如治疗 3 周无效，需要及时更换中医疗法。发生感染往往诱使溶血加重，增加药量，同时加强有针对性的抗生素治疗。

3. **免疫治疗** 对治疗无效的或必须依赖大剂量激素维持者有切脾禁忌，或者切脾无效者均可使用。治疗期间必须观察血象，至少每周检查 1 次，应注意骨髓抑制、严重感染。

4. **脾脏切除** 适用于原发性温体抗体 AIHA，年龄在四岁以上，激素治疗无效或有依赖者，免疫抑制剂治疗无效或有明显的毒副作用者。脾内栓塞的远期疗效不如脾切除。

临床实践中一般脾切除的适应证为：①皮质激素治疗无效或有禁忌证者；②需大剂量皮质激素维持者；③溶血常复发者；④皮质激素加免疫抑制剂治疗无效者。

5. **其他治疗**

（1）大剂量丙种球蛋白。

（2）抗淋巴细胞球蛋白。

（3）血浆置换法。AIHA 患者输血原则是能不输血就尽量不输血，必要时应予以输注洗涤红细胞。冷抗体型 AIHA：轻型患者不影响劳动，需要注意保暖。冷凝集素病以治疗原发病为主，预后也与原发病有关。有明显溶血时输血要慎重，因为正常供血者的红细胞更易遭受冷抗体的损害，有冷抗体存在时配血有困难，可按温抗体型 AIHA 输血方案，保温下输注浓缩红细胞，克服组织缺氧状态。

（4）处理危重患者的抢救：可用免疫抑制剂抑制抗体的产生。

原发初治患者多数用药后反应良好，1 个月至数月血象可恢复正常，但需维持治疗。反复发作者疗效差，病程数月至数年不等，病死率约 50%。继发者预后随原发病而异，继发于感染者控制感染后即愈；继发于胶原系统疾病或肿瘤者预后较差。

二、原发免疫性血小板减少症

原发免疫性血小板减少症（primary immune thrombocytopenia，ITP）曾称特发性血小板减少性紫癜，是一类临床上较为常见的出血性疾病，其特点是皮肤黏膜出血，血小板数量减少及寿命缩短，骨髓巨核细胞数正常或增多并伴有成熟障碍为主要表现的常见出血性疾病。大多数患者血液中可检出抗血小板抗体，但缺乏明确的外源性致病因子，因此也曾称为特发性自身免疫性血小板减少性紫癜（idiopathic autoimmune thrombocytopenic purpura）。

（一）病因及发病机制

目前 ITP 确切的发病机制尚不清楚，目前主要存在三个方面的研究内容。

1. **细胞和体液免疫异常** 调节性 T 细胞是一种 $CD4^{+}CD25^{+}$ 并具有免疫抑制功能的 T 细胞亚群，该细胞能抑制自身反应性 T、B 细胞的活化和增殖，以及自身抗体的产生。ITP 患者可能体内由于缺乏调节性 T 细胞从而使自身免疫反应不能被有效抑制。近年来发现细胞毒性 T 细胞（CTL）和自然杀伤性（NK）细胞通过诱导细胞凋亡从而在自身免疫性疾病中扮演重要的角色，CTL 的血小板破坏作用可能是慢性 ITP 发病中的一个重要的机制。

2. 近年来，有学者提出 ITP 患者血小板和巨核细胞也存在异常，提示 ITP 不仅表现为血小板数量减少，同时存在功能障碍，并且与免疫功能紊乱有一定关系。研究发现 ITP 患者骨髓巨核细胞存在多种形态和超微结构异常，如空泡形成、线粒体增大等。采用流式细胞术等研究发现血小板表面分子 CD45、CD14、HLA-DR 等表达异常。细胞内颗粒也有报道存在 P- 选择素和糖蛋白异位表达的异常。有研究发现 ITP 患者血小板表面表达 CD62P 增加，血浆可溶性 CD62P 升高或正常，提示 ITP 存在血小板活化，而大量暴露的 CD62P 可能引起自身反应性 T 细胞的活化，自身抗体的产生有可能激活血小板。ITP 患者体内血小板黏附和聚集功能降低，说明血小板功能降低。

3. **感染** 人类疱疹病毒 6 型、巨细胞病毒、EB 病毒、EB 肝炎病毒、幽门螺杆菌等，刺激 B 细胞活化增生，产生能与正常组织发生交叉反应的自身抗体，即抗血小板抗体和血小板相关抗体 IgG，从而导致血小板的破坏。

（二）主要临床表现

根据发病机制、诱发因素、临床表现，ITP 分急性和慢性两种，在疾病早期两者很难鉴别，但治疗效果及转归迥然不同。

急性 ITP 多见于儿童，春冬两季易发病，多数有病毒感染史，为自限性疾病。一般认为是急性病毒感染后的一种天然免疫反应，一旦病原清除，疾病在 6~12 个月痊愈。表现为突然发生的皮肤出血，以四肢远端居多，小至针尖状，大者可呈片状瘀斑；黏膜出血常见为鼻出血，牙龈出血。重症者可以出现湿性出血（躯干部位），口腔血泡，胃肠道出血（便血、呕血），关节出血，月经增多（已经发育的年长女孩），甚至会出现危及生命的颅内出血。出血程度与血小板计数有关，颅内出血多发生在血小板计数 $<20\times10^9/L$。还有些少见的出血，比如结膜出血等，体检时要给予注意。

慢性 ITP，多见于成人，男女之比约 1∶3，一般认为属自身免疫性疾病的一种。起病较缓渐，以皮肤黏膜出血为主，常呈持续性或反复性发作。出血程度随血小板数目不同有所变化，一般来讲要轻于急性 ITP，有时甚至在体检化验血常规时候才被发现。本病病死率为 1%，多数是因颅内出血而死亡。

无论急性还是慢性 ITP，体检时脾一般不大，个别反复发作者可有轻度肿大，这时更要注意做好排除诊断。

（三）实验室检查

1. **血小板** ①急性型血小板多在 $20\times10^9/L$ 以下，慢性型常在 $50\times10^9/L$ 左右；②血小板平均体积偏大，易见大型血小板；③出血时间延长，血块收缩不良；④血小板的功能一般正常。

2. **骨髓象** ①急性型骨髓巨核细胞数量轻度增加或正常，慢性型骨髓象中巨核细胞显著增加；②巨核细胞发育成熟障碍，急性型者尤为明显，表现为巨核细胞体积变小，胞浆内颗粒减少，幼稚巨核细胞增加；③有血小板形成的巨核细胞显著减少（<30%）；④红系及粒、单核系正常。

3. **血小板相关抗体（PAIg）及血小板相关补体（PAC3）** 80% 以上的 ITP 患者 PAIg 及 PAC3 阳性，主要抗体成分为 IgG，亦可为 IgM、IgA，偶有两种以上抗体同时出现。

4. **血小板生存时间** 90% 以上的患者血小板生存时间明显缩短。

5. **其他** 可有程度不等的正常细胞或小细胞低色素性贫血。少数可发现溶血的证据（Evans 综合征），血浆中血小板 GP Ⅰb 裂解片段检测，有助于本病与血小板生成障碍性血小板减少症的鉴别。

（四）诊断和鉴别诊断

根据中华医学会血液学分会血栓与止血学组 2020 年制定的《ITP 诊疗中国指南》，标准要点为：

（1）至少连续 2 次血常规检查示血小板计数减少，外周血涂片镜检血细胞形态无明显异常。

（2）骨髓巨核细胞增多或正常，有成熟障碍。成熟障碍主要表现为幼稚型和 / 或成熟型无血小板释放的巨核细胞比例增加，巨核细胞颗粒缺乏，胞浆少。

（3）出血程度分级：应用出血评分系统量化 ITP 患者出血情况及风险评估。

（4）脾脏无肿大。

（5）诊断 ITP 特殊实验室检查：①血小板糖蛋白特异性自身抗体；②血清血小板生成素（TPO）水平测定。

（6）排除其他可引起血小板减少的疾病，如再生障碍性贫血、白血病、骨髓增生异常综合征（MDS）、其他免疫性疾病以及药物性因素等。

ITP 患者血小板计数减低持续 6 个月以上可以考虑慢性 ITP。此外，由于 ITP 呈高度的异质性，不同年龄阶段有各自的发病特点，治疗方式的选择也各不相同。

（五）治疗及预后

1. **急性 ITP** 由于 80% 的患者可自行恢复，可采取保守治疗。但要注意患儿颅内出血的可能，避免剧烈运动及外伤，避免使用阿司匹林、布洛芬，因为这些药物有增加出血的危险。非住院患者应定期复查血小板数。

2. **慢性 ITP** 目的是提升血小板数目，减少出血，对血小板计数 $<50\times10^9/L$、有明显出血倾向或 $<20\times10^9/L$ 的患者要积极治疗。

（1）肾上腺皮质激素：是治疗本病的首选药物。用激素治疗时曾用安慰剂作对照，发现激素治疗组的血小板在早期往往要比对照组升高明显得多，不过后期会引发一系列不良反应，如高血压、糖尿病、睡眠紊乱、体质量增加（而短期应用则很少出现这些不良反应），在急性 ITP 中，短期口服或者静脉用大剂量激素可显著的升高血小板数目，从而起止血作用。

（2）脾切除：是治疗本病最有效的方法之一，目的是减少血小板抗体生成，消除血小板破坏的场所。临床医生必须小心谨慎地评估患者的病情，掌握脾切除适应证。切除指征：①经过皮质激素和各种内科治疗无效，病程超过 6 个月者；②激素治疗虽有效，但产生依赖；③激素治疗有禁忌证，或随访有困难；④有颅内出血倾向，经内科治疗无效。

（3）免疫抑制剂：以上两种方法都不适用时，可选用。此外与糖皮质激素合用可提高疗效及减少激素用量。

（4）其他：大剂量丙种球蛋白、抗 Rh（D）免疫球蛋白可用于治疗难治性 ITP。血浆置换可减少循环中抗体和免疫复合物，提升血小板。

三、特发性粒细胞减少症

循环血液中的白细胞计数<4.0×10^9/L时称为白细胞减少(leukopenia)。由于中性粒细胞在白细胞中占绝大部分(50%~70%),所以白细胞减少在大多数情况下是因为中性粒细胞减少所致。当周围血中的中性粒细胞绝对计数<2.0×10^9/L时为轻型粒细胞减少,凡粒细胞绝对数值成人少于1.5×10^9/L,便称为粒细胞减少症。在临床上,中性粒细胞减少症和粒细胞减少症同义,如果白细胞计数少于2.0×10^9/L,中性粒细胞绝对计数(ANC)等于或小于0.5×10^9/L,甚或消失、发病急、症状重,就称为粒细胞缺乏症。引起粒细胞减少症的发病因素很多,包括原发性和继发性。原发性粒细胞减少包括:婴儿遗传性粒细胞缺乏症、同种免疫性粒细胞减少症、周期性中性粒细胞减少症、慢性特发性中性粒细胞减少症、中性粒细胞减少伴胰腺功能不全、无效粒细胞生成、先天性代谢性缺陷病伴粒细胞减少、先天性白细胞颗粒异常综合征等。这部分病例通常无病因可查,即属特发类型,本节主要对这一类型的疾病进行总结。

(一) 病因及发病机制

原发性粒细胞减少的病因多为先天性、遗传性、家族性。其中慢性特发性中性粒细胞减少症(ACIN)是一组原因不明的中性粒细胞减少综合征,国内尚无统一的诊断标准,临床主要靠排他性诊断。国外Papadaki等检测ACIN患者血清炎性细胞因子后提出,由于体内不明原因低程度的炎性反应,造血负性调节因子增加,内皮细胞活化,致使白细胞生成减少,黏附和移出血管外加速。慢性隐性感染和抗原刺激反应等常导致骨髓成熟障碍,且多伴有浆细胞及组织细胞增生。

(二) 主要临床表现

中性粒细胞是人体抵御病原微生物的第一道防线,因而粒细胞减少的临床症状主要是易有反复的感染。患者发生感染的危险性与中性粒细胞计数多少、减少的速率以及其他免疫系统受损的程度直接相关。有的粒缺患者单核细胞明显增多,可起重要的补偿作用,从而减轻感染的危险。肺、泌尿系、口腔部和皮肤是最常见的感染部位,黏膜可有坏死性溃疡。由于介导炎症反应的粒细胞缺乏,所以感染的局部表现可不明显。如严重的肺炎在胸片上仅见轻微浸润,亦无脓痰;严重的皮肤感染部形成脓液;肾盂肾炎不出现脓尿等。感染及已迅速播散发展为败血症。若不及时救治病死率极高。原发性自身免疫性粒细胞减少通常发生在新生儿,发病率约1/100 000。尽管在发病时有严重的粒缺,但是通常感染症状不是很严重,并且95%的病例在2~3岁时会自愈。

(三) 实验室检查

主要用于排除被检查者是否有其他原发疾病等。

1. **血象**　白细胞减少,中性粒细胞减少,淋巴细胞百分率相对增加。根据中性粒细胞减少的程度可分为轻度、中度和重度。

2. **骨髓**　多呈增生性贫血(红系以中幼红为主)骨髓象;再生障碍性贫血危象时可呈再生障碍性贫血的骨髓改变。

3. **骨髓粒细胞贮备功能检测**　氢化可的松试验:通过静脉注射氢化可的松,观察中性粒细胞变化,可测定骨髓粒细胞储备功能,对特发性和药物性粒细胞减少进行鉴别。

4. **粒细胞边缘池功能检测**　用肾上腺皮质激素后可使骨髓粒细胞释放,以了解骨髓贮备粒细胞的量及释放功能。皮下注射0.1%肾上腺素0.1~0.3ml后,粒细胞增加至原来水平的2倍或达到正常范围,提示"假性粒细胞减少症"。

5. **白细胞凝集素或中性粒细胞抗体检测**　免疫性粒细胞减少者的粒细胞表面和血清中可测得粒细胞抗体,通常采用粒细胞凝集试验或粒细胞免疫荧光试验。中性粒细胞抗原NA1和NA2是粒细胞表面Fcγ Ⅲ受体上的糖蛋白,对NA研究证实抗NA抗原的抗体与粒细胞水平成反比。但多次输血者或经产妇亦可阳性。

6. **体外骨髓细胞培养**　骨髓CFU-GM培养基粒细胞集落刺激活性测定可鉴别细胞缺陷或体液因素异常。

(四) 诊断和鉴别诊断

1. 详细了解病史,了解有无感染史、使用药物史、接触放射线或化学物质史,有无慢性炎症、自身免疫性疾病等基础疾病。注意发病的年龄及家族史,了解有无反复发作及规律性,了解发病急缓等。

2. 临床上可无症状,或有头晕、乏力、低热、食欲减低、失眠多梦、畏寒、心慌等。易患感冒等病毒性和细菌性感染。

3. 血液中白细胞总数多为$(2.0~4.0) \times 10^9$/L。中性粒细胞绝对值低于1.5×10^9/L,单核细胞、嗜酸细胞常增加,淋巴细胞相对增加或正常,红细胞或血小板数正常。

4. 骨髓象正常或轻度增生,一般有粒系统的增生不良或成熟障碍或有细胞质的改变,红细胞系统及巨核细胞系统正常,淋巴细胞及网状内皮细胞可相对增加。

5. 排除其他有明确病因的诊断。

(五) 治疗及预后

1. **防治感染**　轻度粒细胞减少者不需特别的预防措施;重度减少者感染率增加,但不主张预防性地应用抗生素;重度减少或粒细胞缺乏的患者,则宜采取无菌隔离措施。但若患者一旦发热,在尚未获得细菌培养结果之前,也应迅速给予经验性抗生素治疗,一般用适当量的庆大霉素类、链霉菌产物类和第二、三代头孢菌素(如头孢呋辛、头孢噻肟等),待细菌培养及药敏试验结果有报告后,再行调整。

2. **粒细胞输注**　抗生素治疗无效可试用,但由于目前诸多问题影响其疗效,且仅能在有条件的医院才能实施,故尚未能推广。

3. **刺激粒细胞生长的药物**

(1) 造血生长因子:粒细胞-巨噬细胞集落刺激因子(GM-CSF)、粒细胞集落刺激因子(G-CSF)是目前治疗粒细胞减少应用较广泛的药物。多采用小剂量5U/(kg·d),皮下注射。收到较好的效果,而毒副作用减少。

(2) 其他升白药物:口服碳酸锂、利血生等能轻度升高白细胞

4. **其他**　如免疫抑制剂、骨髓移植、脾切除等。

四、恶性贫血

恶性贫血(pernicious anemia)系巨幼细胞贫血的一种。

本症的特点是呈大红细胞性贫血，骨髓内出现巨幼红细胞系列，并且细胞形态的巨型改变也见于粒细胞、巨核细胞系列，甚至某些增殖体细胞，该巨幼细胞亦在骨髓内破坏，出现无效性红细胞生成。好发于北欧斯堪的纳维亚人，我国罕见。可分为特发性恶性贫血和症候性恶性贫血（胃切除后恶性贫血、妊娠恶性贫血等）。

（一）病因及发病机制

维生素 B_{12} 属水溶性微量元素。人类不能合成维生素 B_{12}，只能从动物食物中获得。食物中维生素 B_{12} 的吸收需要与胃底部黏膜壁细胞分泌的内因子结合。这种内因子 - 维生素 B_{12} 复合物能防止维生素 B_{12} 在回肠被肠酶破坏或被某些细菌夺取，使维生素 B_{12} 运输至回肠黏膜微小绒毛处（有一种特殊的维生素 B_{12} 感受器），被肠黏膜上皮细胞所吸收，而内因子不被吸收。内因子是由分泌胃酸的同一胃黏膜壁细胞所分泌，所以它的分泌与胃酸分泌是相平行的。

恶性贫血的发生原因是维生素 B_{12} 的缺乏，其中特发性恶性贫血是由于患者体内免疫紊乱，产生抗壁细胞或内因子抗体，后者可以和内因子 - 维生素 B_{12} 复合体或内因子结合，阻止维生素 B_{12} 与内因子结合，使内因子失去活性，导致维生素 B_{12} 吸收障碍。

症候性恶性贫血是由于维生素 B_{12} 摄取量不足、吸收障碍、利用障碍，或需要量增多而引起的。如缺乏维生素 B_{12}、叶酸的饮食；四十岁以上的人因胃黏膜萎缩，造成维生素 B_{12} 吸收不良；全素食造成维生素 B_{12} 摄取不足；消化道手术后（胃、回肠或胰腺病变或切除），会因内因子的分泌不足而导致维生素 B_{12} 吸收不良；营养不良、洗肾患者、早产儿、以羊乳为主食者、空肠切除、怀孕妇女、慢性溶血症、慢性酒精中毒等可能存在体内叶酸缺乏；服用化疗药、抗癫痫药、避孕药等影响维生素 B_{12} 吸收。

维生素 B_{12} 的功能是多样的。在人类的组织中，有两种生化反应需要维生素 B_{12} 的参与。一种是从高半胱氨酸合成甲硫氨酸的反应，产生的四氢叶酸与 DNA 的合成有关；另一种是甲基丙二酸辅酶 A 转变为琥珀酸辅酶 A，产生的琥珀酸辅酶 A 与血红蛋白的合成有关。维生素 B_{12} 缺乏时，影响上述两种生化反应的正常进行，四氢叶酸、琥珀酸辅酶 A 减少，DNA 和血红蛋白合成障碍而导致巨幼细胞贫血。

成年型恶性贫血多数发生在 40 岁以上，发病率随年龄而增高。90% 左右的患者血清中有壁细胞抗体，60% 的患者血清及胃液中找到内因子抗体，有的可找到甲状腺抗体，恶性贫血可见于甲状腺功能亢进、慢性淋巴细胞性甲状腺炎、类风湿性关节炎等，胃镜检查可见胃黏膜显著萎缩，有大量淋巴、浆细胞的炎性浸润。慢性萎缩性胃炎一般分 A 型和 B 型两种。A 型发病与免疫因素有关，血清胃壁细胞抗体阳性，B 型发病与免疫机制无关，故血清胃壁细胞抗体阴性。通常认为恶性贫血是 A 型慢性萎缩性胃炎的终末期表现。

也有少数幼年型恶性贫血，可能和内因子先天性缺乏或异常及回肠黏膜受体缺陷有关。这些患儿循环中存在内因子抗体，但壁细胞抗体只有一半病例可以检测到。本病和遗传也有一定关系，患者家族中患病率比一般人群高 20 倍。70%~95% 的病例可发生脊髓后侧索联合变性和周围神经病变，也可先于贫血出现。

（二）主要临床表现

DNA 和血红蛋白合成障碍引起巨幼细胞性贫血、白细胞、血小板减少，产生乏力、头晕、易疲劳等贫血表现。部分有全血细胞减少，尤其老年患者，易被误诊为再生障碍性贫血、骨髓增生异常综合征。缺乏维生素 B_{12} 引起如食欲减退、腹胀、腹泻及舌炎等消化道症状，以舌炎最为突出，舌质红、舌乳头萎缩、表面光滑，俗称“牛肉舌”，伴疼痛。常伴神经系统表现，如乏力、手足麻木、感觉障碍、行走困难等周围神经炎，亚急性或慢性脊髓后侧索联合变性表现，如无欲、嗜睡或精神错乱。维生素 B_{12} 缺乏尚可影响中性粒细胞的功能。

（三）实验室检查

1. **血液检查** 红细胞与血红蛋白不成比例下降，红细胞下降的程度超过血红蛋白，常呈大细胞、正常色素型贫血。红细胞平均体积（MCV）大多在 110~140fl 间，平均血红蛋白浓度（MCHC）30%~35%。由于大红细胞较多，平均血红蛋白量（MCH）多增高至 33~38pg，但如同时缺铁，则可以较低。血片中红细胞大小不匀很明显，但以大者居多，正常和小者亦有；形状很不规则，很多细胞呈卵圆形或各种不规则形。白细胞计数常减少至 3 000~4 000/μl。中性粒细胞分叶增多，4 叶以上者多见。血小板计数减少，血小板可变大或形状不规则。

2. **骨髓检查** 骨髓有核细胞增生活跃，呈巨幼细胞性增生。粒、红比值明显下降。最突出的变化为巨幼红细胞的出现，幼红细胞比例常大于 40%。可以见到较多畸形的有丝分裂。粒系细胞和巨核细胞也都有巨幼样变化。需要注意的是这类细胞在用维生素 B_{12} 治疗 24 小时后即可消失。

3. **生化检查** 血清维生素 B_{12} 浓度明显降低。测定方法常用微生物法及放射免疫法，后者的敏感度和特异度均高于前者，且测定方便。正常值为 200~900pg/ml，低于 100pg/ml 诊断为缺乏。血清铁浓度及转铁蛋白饱和度均增高，治疗后很快降低。血清乳酸脱氢酶（LDH）常增高，血清结合珠蛋白浓度降低。

4. **维生素 B_{12} 吸收试验（Schilling 试验）** 空腹口服 57 钴标记的维生素 B_{12} 0.5μg，2 小时后肌注未标记的维生素 B_{12} 1mg，收集 24 小时尿测定排出的放射性。正常人应超过 7%，低于 7% 表示维生素 B_{12} 吸收不良，恶性贫血常在 4% 以下。如吸收不良，间隔 5 天重复上述试验，且同时口服 60mg 内因子，如排泄转为正常，则证实为内因子缺乏，否则为肠道吸收不良。如给患者服用抗生素后吸收有改善，提示肠菌过度繁殖与宿主竞争维生素 B_{12} 所致。

5. **甲基丙二酸** 维生素 B_{12} 缺乏使甲基丙二酰 CoA 转变为琥珀酰 CoA 受阻，使体内甲基丙二酸量增多并从尿中大量排出。

6. **自身抗体测定** 血清壁细胞抗体可采用间接免疫荧光法测定。取经过处理的健康大白鼠胃体组织黏膜腺体做抗原标本，用兔抗人 γ- 球蛋白或 IgG 标记的异硫氰酸盐荧光素做荧光抗体。正常人阴性，阳性：主要见于恶性贫血（90%~100%）和 A 型萎缩性胃炎（B 型阴性）。甲状腺疾病、糖尿病、肾上腺皮质功能减退症及缺铁性贫血亦常阳性。

7. **胃液分析** 显示游离盐酸消失，即使在注射组织胺或氨乙吡唑后亦不出现。胃液分泌量及所含酶均减少。

8. **诊断性治疗**　试用生理剂量的叶酸(0.2mg/d)或维生素 B_{12}(1μg/d)治疗 10 天,观察用药后患者是否有临床症状改善,网织红细胞升高,巨幼红细胞形态迅速好转以及血红蛋白上升,从而达到诊断目的。由于应用生理剂量故有助于鉴别叶酸或维生素 B_{12} 缺乏。

(四) 诊断和鉴别诊断

根据病史及临床表现,血象呈大细胞性贫血,可考虑巨幼细胞贫血,在排出其他大细胞性贫血疾病后,即可诊断。进一步测定血清维生素 B_{12} 浓度,用 Schilling 试验、抗壁细胞抗体检测等方法明确诊断。也可进行诊断性治疗。

(五) 治疗及预后

1. **病因治疗**　改变不合理的饮食结构,治疗胃肠道疾病,停用影响维生素 B_{12} 吸收的药物。

2. **补充治疗**　应补充足量直到应有的贮存量。维生素 B_{12} 缺乏可应用肌内注射维生素 B_{12},每天 100μg,连续 2 周,以后改为每周 2 次,共 4 周或直到血红蛋白恢复正常,经 6 周的治疗,维生素 B_{12} 总量应在 2 000μg 以上。以后改为维持量,每月 100μg,也可每 2~4 月给予 1mg,但以每月给予一次维持量复发机会少。有神经系统症状者维生素 B_{12} 剂量应稍大,且维持治疗宜 2 周一次。凡神经系统症状持续超过 1 年者难以恢复,恶性贫血、胃切除者及先天性内因子缺陷者需终身维持治疗。补充治疗开始后一周网织红细胞升高达到高峰,2 周内白细胞和血小板恢复正常,约 4~6 周贫血被纠正。

3. **其他辅助治疗**　恶性贫血除用维生素 B_{12} 治疗外,还有其他一些疗法。

(1) 叶酸:维生素 B_{12} 缺乏时可以同时伴有叶酸缺乏,故对恶性贫血(或其他原因引起的维生素 B_{12} 缺乏的巨幼细胞贫血)可以同时给予叶酸。但必须注意对维生素 B_{12} 缺乏的患者单纯用叶酸治疗而不给予维生素 B_{12} 是有害的,应予禁止。因为单独用叶酸治疗虽然也能使血象进步,但对神经系统病变有害而无益。单独用叶酸治疗时,由于血液方面的进步消耗了多的维生素 B_{12},使神经系统组织内维生素 B_{12} 的缺乏更加严重,结果使神经系统的症状加重或本来没有而促使其出现,造成严重后果。因此,叶酸必须与维生素 B_{12} 同时应用。

(2) 铁盐:恶性贫血治疗后,由于红细胞和血红蛋白的大量生成,需用大量铁,原来潜在的缺铁便表现出来。此时如给予铁剂治疗可引起第二次网织红细胞计数的上升,并加速血象完全恢复正常。

(3) 输血:维生素 B_{12} 治疗后,即使本来贫血很严重的患者,一般都能迅速改善,故多数患者不需输血。如果确有输血的适应证,最好用浓集的红细胞而不用全血,以防输入液太多,引起心力衰竭。输血速度应缓慢,特别对有心力衰竭或老年患者。神经系统方面的改变,如果已经发生脊髓变性,有下肢瘫痪或括约肌功能紊乱等症状,很难再恢复正常。患者以后发生胃癌的机会比同龄人要高 3 倍,特别在男性中。

(秦绪珍　李永哲)

第六节　循环系统自身免疫性疾病

一、自身免疫性心肌炎

心肌炎是以心肌细胞坏死、纤维化和心肌组织内炎细胞浸润为特征的临床常见病。1995 年世界心脏联盟 / 国际心脏病学会及联合会(World Health Federation/International Society and Federation of Cardiology,WHF/ISFC)将心肌炎分为 3 类:特发性、自身免疫性和感染性。其中以柯萨奇 B 组病毒和埃可病毒感染所致的病毒性心肌炎在临床上最为多见。在病毒清除后的迁延期或慢性期,机体产生抗心肌组织成分的自身抗体,并且心肌组织内出现大量以单个核细胞为主的炎细胞浸润,病毒感染后期表现为针对心肌细胞的自身免疫反应,这种感染后心肌持续的免疫损伤就称为自身免疫性心肌炎。

(一) 病因和发病机制

动物模型显示早期(1 周内)可见病毒性心肌细胞损害,随后(1~7 周)出现单核细胞浸润和慢性炎症。心肌炎启动和持续免疫应答的可能机制是分子模拟,即外来抗原与人体某些组织有着相似的抗原决定簇,由外来抗原激发人体产生的抗体可以与这些组织产生交叉免疫反应而介导免疫损伤。40% 心肌炎患者可检测到抗心肌组织的自身抗体,许多临床和实验表明,心肌炎和扩张型心肌病均可检测到抗心肌肌凝蛋白、抗心肌多肽自身抗体(抗 ANT 抗体)和抗 β 肾上腺素受体的抗体。

(二) 主要临床表现

1. **症状**　起病前 1~4 周有上呼吸道和消化道感染病史,暴发性和隐匿性起病者,前驱感染史可不明显。乏力、活动耐力下降、面色苍白、心悸、心前区不适和胸痛为常见症状。重症患者出现充血性心力衰竭和心源性休克时可有呼吸急促、呼吸困难、四肢发凉和厥冷等。有Ⅲ度房室传导阻滞时,可出现意识丧失和阿斯综合征。

2. **体征**　心脏可增大;窦性心动过速,与体温和运动没有明确的关系;第一心音低钝,偶可听到第三心音。出现充血性心力衰竭时,有心脏增大、肺底部可听到细湿啰音、心动过速、奔马律、呼吸急促和发绀等;出现心源性休克时,有脉搏细弱、血压下降和面色青灰等。病毒性心肌炎心力衰竭和心源性休克除心肌泵功能本身衰竭外,也可继发于合并的心律失常导致的血流动力学改变。

(三) 实验室检查

1. **常规检测、血清酶学**　白细胞可轻度增高,但核左移不明显；血沉可增快；活动期可有 GOT、LDH、CK、CK-MB 增高，此外，血浆肌红蛋白、肌钙蛋白、心肌肌凝蛋白轻链亦可增高，其程度常与病变程度呈正相关。

2. **免疫学检测** 往往会发现 T 细胞减少，补体 C3 及 CH50 降低，NK 细胞活性下降，IFN-α 效价增高，IFN-γ 效价降低；抗核抗体、抗心肌抗体、类风湿因子阳性率高于正常。

（四）诊断和鉴别诊断

心肌炎目前尚无明确诊断标准，1999 年全国心肌炎心肌病专题座谈会提出成人病毒性心肌炎诊断参考标准：

1. **病史与体征** 在上呼吸道感染、腹泻等病毒感染后 3 周内出现心脏表现，如出现不能用一般原因解释的感染后重度乏力、胸闷、头昏（心排血量降低所致）、心尖第一心音明显减弱、舒张期奔马律、心包摩擦音、心脏扩大、充血性心力衰竭或阿斯综合征等。

2. **心律失常或心电图改变** 上述感染后 3 周内新出现下列心律失常或心电图改变：窦性心动过速、房室传导阻滞、窦房传导阻滞或束支阻滞；多源、成对室性早搏，自主性房性或交界性心动过速，阵发或非阵发性室性心动过速，心房或心室扑动或颤动；二个以上导联 ST 段呈水平型或下斜型下移 ≥ 0.01mV 或 ST 段异常抬高或出现异常 Q 波。

3. **心肌损伤的参考指标** 病程中血清心肌肌钙蛋白 I 或肌钙蛋白 T、CK-MB 明显增高、超声心动图示心腔扩大或室壁活动异常和 / 或核素心功能检查证实左室收缩或舒张功能减弱。

4. **病原学依据** ①在急性期从心内膜、心肌、心包或心包液中检出病毒，病毒基因或病毒蛋白抗原；②病毒抗体：第 2 份血清中同型病毒抗体滴度较第一份升高 4 倍（隔 2 周）或一次抗体效价 ≥ 640 者为可疑阳性，≥ 320 为可疑阳性；③病毒特异性 IgM，以 ≥ 1∶320 为阳性。同时具有 1、2 中任一项，3 中任何两项，在排除其他原因心肌病变后，可诊断。如具有 4 中第①项者，病原学上确诊，仅有 4 中第②、③项者，只能为拟诊。

鉴别诊断方面，应该除外 β 受体功能亢进、甲状腺功能亢进、二尖瓣脱垂综合征及影响心肌的其他疾病，如风湿性心肌炎、中毒性心肌炎、冠心病、结缔组织病、代谢性疾病以及克山病等。

（五）治疗及预后

1. **原发病的治疗很关键** 病毒感染者可予抗病毒药如金刚烷胺等，伴细菌感染者，可予抗生素。

2. **对症治疗** 急性期应卧床休息，在症状、体征好转，心电图正常后方可逐步增加活动，予营养丰富，易消化饮食。出现心功能不全、心律失常、休克时应积极纠正。

3. **促进心肌代谢** 维生素、能量合剂、肌苷、环化腺苷酸（CAMP）、极化液等。

4. **免疫抑制剂** MTT（myocarditis treatment trial，心肌炎治疗试验）是迄今为止所有应用免疫抑制剂的研究中唯一的随机双盲临床试验，根据达拉斯标准诊断活动性心肌炎的患者，分别给予硫唑嘌呤和泼尼松或环孢素和泼尼松服用，疗程 6 个月，结果两种方案对患者的血流动力学或预后均无改善，也未见明显不良反应。某些小规模的研究提示在某些特定类型的心肌炎患者使用免疫抑制剂是有效的，Cooper 等研究发现环孢素和 / 或硫唑嘌呤联合应用糖皮质激素治疗组织学证实的巨细胞心肌炎患者可以延长生存期。目前不推荐将免疫抑制疗法作为心肌炎治疗常规。

大多数患者经过适当治疗后痊愈，不遗留任何症状或体征，极少数患者在急性期因严重心律失常、急性心力衰竭和心源性休克而死亡。

（秦绪珍　李永哲）

二、动脉粥样硬化

动脉粥样硬化（atherosclerosis，AS）是动脉硬化中最重要的一个类型，基本损害是动脉内膜局部呈斑块状增厚，病变主要累及主动脉、冠状动脉、脑动脉、肾动脉和其他重要脏器与四肢的动脉，最终导致管腔狭窄以至完全堵塞，使这些重要器官缺血缺氧、功能障碍以致机体死亡。多见于 40 岁以上男性及绝经期女性。

（一）病因及发病机制

病因不明，可能与高血压、高脂血症、糖尿病、吸烟、肥胖等因素有关。

本病病因未完全明了，目前认为本病是多种因素作用于不同环节所引起，这些因素称为易患因素或危险因素。主要有：①年龄，多见于 40 岁以上的中老年人，49 岁以后进展较快，但青壮年亦可有早期病变；②性别，男性多见，男女比例为 2∶1，女性常见于绝经期之后；③高脂血症，血总胆固醇、低密度脂蛋白（LDL）、甘油三酯、极低密度脂蛋白（VLDL）、载脂蛋白 B100、脂蛋白（α）[Lp（α）] 增高，高密度脂蛋白（HDL）、载脂蛋白 A Ⅰ和 A Ⅱ降低，均属易患因素；④高血压，冠状动脉粥样硬化患者 60%~70% 有高血压，高血压患者患冠状动脉粥样硬化者较血压正常人高 4 倍，且无论收缩压抑舒张压增高都重要；⑤吸烟，吸烟增加冠状动脉粥样硬化的发病率和病死率达 2~6 倍，且与每日吸烟支数成正比；⑥糖尿病，糖尿病患者动脉粥样硬化的发病率较无糖尿病患高 2 倍，冠状动脉粥样硬化患者中糖耐量减退者常见。较次要的有职业、饮食、肥胖、A 型性格、微量元素摄入、遗传。近年有认为巨细胞病毒感染、炎症也可能与本病有关。

AS 的发病机制至今尚未明确。人们先后提出脂质浸润学说、动脉平滑肌细胞（SMC）增殖学说、血栓源性学说、损伤反应学说等假说。近年，炎症学说的提出和建立为 AS 的研究指明了方向。微生物的感染可能是炎症反应的始发因素。氧化型低密度脂蛋白是炎症过程潜在的诱导剂。高血压、糖尿病、吸烟、肥胖等是 AS 形成的重要危险因素。在 AS 患者血浆中检测到抗 LDL 抗体和 LDL- 抗 LDL 免疫复合物，免疫细胞是 AS 斑块的主要成分，而单核 - 巨噬细胞在 AS 损伤的启动和发展中起重要作用，有多种证据表明体液免疫和细胞免疫在 AS 发生发展中并存。

（二）主要临床表现

通常在动脉出现严重狭窄或突然阻塞以前，动脉粥样硬化不会出现症状。粥样硬化形成的部位决定了所发生的症状，因此症状可以是心脏、大脑、肾脏或全身其他部位病变的反应。

当粥样硬化导致动脉严重狭窄时，该血管供血区域组织不能获得足够的富氧血液供应。动脉狭窄的第一个症状可能是当供血不能够满足组织需要时出现的疼痛或痉挛。例如，运动时心脏供血不足导致胸痛（心绞痛）的发生；或散步时由于下肢供血不足而出现下肢痉挛性疼痛（间歇性跛行）。典型情况下，这些症状是逐渐发生的，这反映了粥样斑导致动脉血管的狭窄逐渐加重的过程。然而，当发生粥样硬化斑块破裂时症状发生或加重可以突然出现。

（三）实验室检查

患者常有血胆固醇、甘油三酯增高，高密度脂蛋白减低，脂蛋白电泳图形异常，多数患者表现为第Ⅲ或第Ⅳ型高脂蛋白血症。多数患者血糖和HbA1c升高，与糖尿病并存。由于炎症和感染在AS发病中的重要性得到了更深入的认识，一些血清标志物为判断AS严重程度、预后等提供了实验室指标，包括CRP，CRP的单核苷酸变异，纤维蛋白原、D-dimer、脑纳肽（BNP）等。

与动脉粥样硬化相关的抗原或抗体：

(1) 氧化的低密度脂蛋白：氧化的低密度脂蛋白（OXLDL）在动脉粥样硬化的发生发展中起多方面的作用，其一是作为抗原引发动脉粥样硬化的免疫反应。动脉粥样硬化斑块部位的$CD4^+T$细胞可对OXLDL产生免疫反应，并有实验证明是Ⅱ型组织相容性抗原（HLA）决定的方式。OXLDL的代谢产物溶血磷脂酰胆碱也具有免疫原性，共同与OXLDL损伤并促使内皮细胞释放黏附分子，产生免疫炎症反应。在动脉粥样硬化患者和实验动物血清中可以检测到OXLDL抗体。

(2) 热休克蛋白：动脉粥样硬化与其他多种自身免疫及炎症疾病一样，与热休克蛋白（HSP）产生的抗体所引起的免疫反应有关。已经有几种HSP被发现存在于动脉粥样硬化损伤斑块中。HSP在细胞受损伤时合成增加并促进T细胞依赖的抗体产生。有实验证明用HSP60免疫高胆固醇饮食的兔子后，其动脉粥样硬化程度加重，并有实验观察到动脉粥样硬化的严重程度与HSP60抗体含量相关。

(3) β_2-糖蛋白Ib（β_2-GPI）：除了血小板之外，内皮细胞也可以表达β_2-GPI。诸多炎症反应，包括动脉粥样硬化都可以产生β_2-糖蛋白Ib（β_2-GPI）抗体。β_2-GPI的致病机制仍不清楚，可能与其具有黏附磷脂分子的能力有关。

(4) 磷脂抗体：磷脂抗体包括心磷脂抗体与复发性血栓形成以及动脉粥样硬化加速进展有关。不同的磷脂抗体可以识别β_2-GPI或者氧化磷脂，介导针对细胞膜的免疫反应。

(5) 病毒和细菌蛋白：有研究认为动脉粥样硬化的形成与病毒如单纯疱疹病毒、巨细胞病毒等及细菌如衣原体、幽门螺杆菌（HP）等感染有关，因而认为动脉粥样硬化是一种感染性疾病。在动脉粥样硬化处的动脉壁上发现了主要感染人类的Ⅰ型单纯疱疹病毒抗原和巨细胞病毒抗原，并发现其主要被动脉粥样硬化斑块上的$CD8^+T$细胞识别。

（四）诊断和鉴别诊断

40岁以上的患者，如有主动脉增宽扭曲而能排除其他疾病，提示有主动脉粥样硬化的可能；如突然出现眩晕或步态不稳而无颅内压增高征象，则应疑有基底动脉粥样硬化所引起的脑供血不足；活动后出现短暂的胸骨后和心前区闷痛或压迫感，则应疑及冠状动脉供血不足；夜尿常为肾动脉粥样硬化的早期症状之一。此外，患者常伴有动脉粥样硬化的易患因子，如高血压、高胆固醇血症、低HDL血症、糖尿病以及吸烟等。如选择性地作心电图，放射性核素心、脑、肾等脏器扫描，多普勒超声检查，以及选择性血管造影等有助明确诊断。X线检查可见主动脉伸长、扩张和扭曲，有时可见钙质沉着。动脉造影可显示四肢动脉、肾动脉与冠状动脉由于粥样硬化所造成的管腔狭窄、病变部位及范围。多普勒超声波检查有助于判断四肢动脉、肾动脉血流通畅情况。

临床上，常需考虑与炎症动脉病变（如多发性大动脉炎、血栓性闭塞性脉管炎等）及先天性动脉狭窄（如主动脉、肾动脉狭窄等）相鉴别。炎症性动脉疾病多具有低热、血沉增快等炎症表现，先天性主动脉缩窄发病年龄轻，不伴有动脉粥样硬化的易患因素。

（五）治疗及预后

要预防粥样硬化的发生，应该尽可能地减少可控制的危险因素，如血浆胆固醇水平增高、高血压、吸烟、肥胖和缺乏锻炼等。因此根据特定个体的危险因素采取相应的预防措施，如降低胆固醇水平、降低血压、戒烟、减轻体重和开始运动锻炼计划等。

药物治疗包括以下几个方面：

1. 扩张血管药物有5类：①作用于血管平滑肌的药物，包括硝酸甘油、硝普钠。硝酸甘油主要用于静脉；而硝普钠可以扩张动脉，也可以扩张静脉。②血管紧张素转化酶抑制剂，例如卡托普利、依那普利。③钙离子通道拮抗剂，包括硝苯地平、氨氯地平。④α受体阻滞剂，如酚妥拉明、哌拉唑嗪。⑤中药合剂，如丹参、血栓通、银杏叶片、川芎甜、丹红。

2. 调脂药物包括主要降低血胆固醇的药物（主要是他汀类）；仅降低胆固醇的药物（包括胆酸螯合树脂、普罗布考等）；主要降低甘油三酯的药物（贝特类、烟酸类与不饱和脂肪酸）；以及中草药（泽泻、首乌、茶树根等）。其中他汀类药物临床应用较为广泛，除了降低血胆固醇和LDL外，还可降低甘油三酯和VLDL，同时有升高HDL的作用，这类药物常见的不良反应有肌痛、胃肠道症状、失眠、血转氨酶和肌酸激酶增高等，不宜与贝特类或烟酸合用，避免发生横纹肌溶解。

3. 常用的抗血小板药物包括环氧化酶抑制剂（阿司匹林）、抑制腺苷二磷酸活化血小板作用的药物（氯吡格雷）和血小板糖蛋白Ⅱb/Ⅲa受体阻滞剂（阿昔单抗）。

4. 对于动脉血栓形成导致管腔狭窄或闭塞者可考虑溶栓继而抗凝治疗。

除此之外，对于冠状动脉、主动脉、肾动脉等狭窄或闭塞者，可以采用外科手术或者介入治疗的方法。对于由于细胞缺乏LDL受体引起的家族性高胆固醇血症，有报道用基因治疗可使胆固醇和LDL水平明显下降，这为动脉粥样硬化的治疗开辟了一条新路。

（秦绪珍　陈太波）

三、扩张型心肌病

扩张型心肌病（dilated cardiomyopathy，DCM）是一种以心腔（左心室和 / 或右心室）扩大、心肌收缩功能障碍为主要特征的原因的不明的心肌疾病，也是除冠心病和高血压以外导致心力衰竭的主要病因之一。其临床表现以进行性心力衰竭、心律失常、血栓栓塞甚或猝死为基本特征，可见于病程中任何阶段，至今尚无特异性治疗方法，预后极差，5 年生存率不及 50%。大多数病例可查出抗心内膜的自身抗体，其发病学意义尚不清楚。发病年龄为 20~50 岁，男多于女。患者多因两侧心力衰竭而就医。多数患者常因心力衰竭进行性加重而死亡或因心律失常而发生猝死。

（一）病因及发病机制

扩张型心肌病以左室或双心室扩张伴收缩功能障碍为特征，可以是特发性、家族性 / 遗传性、病毒性和 / 或免疫性，病因不明，可能与下列因素有关：

1. **病毒性心肌炎** 近年来病毒性心肌增多，尤其柯萨奇病毒对心肌具有侵袭性，心肌炎后心肌纤维化，心肌肥大最后形成心肌病。

2. **免疫异常** 扩张型心肌病可有免疫调节异常，包括对心肌细胞的体液和细胞自动免疫异常反应，自身清除细胞活性下降及异常的抑制细胞活性。目前很重视免疫介导的损伤作为扩张型心肌病的病因及发病机制。实验证明，抗心肌自身抗体都是心肌原发性损伤后的自身抗原的继发性产物。自身抗体又引起并持续加重心肌损害，促进心室再构。有的作者甚至提出扩张型心肌病就是由于自身抗体或感染启动性因素侵犯自身免疫所导致的进行性心肌损害的结果。心脏 G 蛋白耦联受体家族中的 β1 肾上腺能受体与 M2 胆碱能受体是调节心脏活动的主要受体。近几年发现在扩张型心肌病患者血清中存在抗 β1 与 M2 受体的自身抗体，提出自身免疫异常可能与心肌病的发病有关。

3. **遗传因素** 目前研究发现本病与组织相容性抗原有关，患者 HLA-B27，HLA2，HLA DR4，HLA DQ4 各位点增加，而 HLA DRw6 位点则减少，通过家系调查和超声心动图对扩张型心病患者家族筛查证实 25%~50% 患者为家族性，常染色体显性遗传是最常见的遗传方式。

4. **内分泌异常、心肌能量代谢紊乱** 微血管痉挛等因素也可能引起心肌细胞坏死而导致扩张型心肌病。

5. **营养不良** 门脉性肝硬化并发本病者多于一般人群，生活贫困的居民发病率较高提示本病与营养有关，机体某些必需氨基酸或微量元素的缺乏，可能是发病因素之一。

（二）主要临床表现

各年龄组均可发病，但以中老年居多，起病缓慢，常以无明显原因的充血性心衰、心律失常、动脉栓塞、猝死为主要临床特征。早期症状轻，当病情发展到一定阶段，表现为充血性心力衰竭，一般先出现左心衰竭，表现为活动后心悸、气短、疲倦无力，渐渐发生夜间阵发性呼吸困难，端坐呼吸甚至肺水肿。出现右心衰竭症状时，多已进入病程后期，患者出现肝脏增大、有压痛、肝区胀痛、下肢水肿及多浆膜腔积液等。各种心律失常都可发生，为首见或主要表现，并有多种心律失常合并存在而构成比较复杂的心律。患者可以反复发生，有时甚至是顽固的心律失常。高度房室传导阻滞、心室颤动、窦房传导阻滞或暂停可导致阿斯综合征，成为致死原因之一。扩张型心肌病发生栓塞较常见，约占 18%，扩张型心肌病亦有发生猝死，与心律失常及栓塞有关。病程早期很少表现出有心脏病体征，当病情发展到一定阶段，表现为充血性心力衰竭的体征。

（三）实验室检查

1. **生化检查** 肌钙蛋白是一种检测心肌损伤的简单有效特异的方法，可用于患者的随诊，不受观察者主观影响。有研究表明随诊中血清肌钙蛋白 T（cTnT）浓度持续升高者左室舒张末内径（LVEDd）增大、LVEF 降低，发生心脏事件的比例显著升高、生存率降低，提示血清 cTnT 浓度持续升高预示 DCM 患者预后不良。脑钠肽（BNP）是慢性心衰的敏感指标，可用于判断病情严重程度和疗效观察。

2. **自身抗体检查** 采用 ELISA 方法检测抗 β1 肾上腺能受体与抗 M2 胆碱能受体的自身抗体，可作为 DCM 的辅助诊断指标。

（四）诊断和鉴别诊断

除实验室检查外，扩张型心肌病的诊断可以借助以下方法：

1. **心电图** 表现传导阻滞和各种复杂心律失常，ST-T 改变及病理性 Q 波，后者与广泛的心肌纤维化有关。

2. **动态心电图监测** 90% 的患者有复杂性心律失常，如多源性室性期前收缩，频发成对室性期前收缩或短阵室速，有持续性室速患者并有心室晚电位阳性者，猝死的危险性高。

3. **X 线检查** 各房室腔显著增大，心胸比率 > 0.6，心脏搏动减弱，肺血管纹理有肺静脉高压的表现，肺淤血较轻与心脏增大不一致的特征，偶有 Kerley B 线，可有心包积液。

4. **超声心动图** 左心室明显扩大，左心室流出道扩张，室间隔及左室后壁搏动幅度减弱，两者搏动幅度之和 < 13mm。病变早期可有节段性运动减弱，二尖瓣前后叶搏动幅度减弱。二尖瓣开口小，二尖瓣叶可有轻度增厚。右心室及双心房均可扩大，心衰时，二尖瓣可呈类城墙样改变，心衰控制后恢复双峰。

5. **核素显影** 同位素心肌灌注显影，主要表现有心腔扩大，尤其两侧心室扩大，心肌显影呈弥漫性稀疏，但无局限性缺损区，心室壁搏动幅度减弱，射血分数降低，同位素心肌灌注显影不但可用于诊断，也可用于同缺血性心肌病相鉴别。

6. **心血管造影及导管检查** 心导管检查左室舒张末压，左房压及肺毛细血管楔压升高，心排出量和搏出量减少，射血分数降低。左室造影可见左室腔扩大，左室壁运动减弱，冠状动脉造影多为正常。

7. **心内膜心肌活检（EMB）** 心内膜心肌活检（EMB）对扩张型心肌病的诊断和治疗不能提供有价值的证据，但有助于排除心肌炎。EMB 临床应用前景，取决于研究亚细胞结构和分子结构的新技术发展，对活检标本应做进一步分析。近年涌现的新技术，如心肌细胞培养，p 受体定量，肌浆网功能，单个心肌细胞分离，这些技术的进展，说明 EMB 在临床上应用将具有广阔的前景。

2021 年中华心血管病学会提出本病的诊断参考标准如下：

1. 左心室舒末内径>5.0cm（女性）和>5.5cm（男性）。

2. 左室射血分数<45%，左室短轴缩短率<25%。

3. 发病时除外高血压、心脏瓣膜病、先天性心脏病或缺血性心脏病。

（五）治疗及预后

由于病因未明，预防较困难，治疗主要针对临床表现：

1. 休息，避免劳累，以免病情恶化。

2. 出现心力衰竭者可采用强心、利尿和扩血管治疗，扩血管药物必须从小剂量开始，避免引起低血压。β 受体阻滞剂可以通过去除心衰患者肾上腺素能神经过度兴奋的有害作用而延长患者寿命，应从极小剂量起始，然后缓慢加量。钙拮抗剂（如地尔硫䓬）能够调节钙离子循环，改善心功能而用于治疗本病患者的心力衰竭。

3. 有心律失常，特别是对快速室性心律失常和高度房室传导阻滞而有猝死危险者应积极使用抗心律失常药物或电学方法治疗。

4. 心功能重度减退、心腔明显扩大、长期卧床、有血管栓塞病史或深静脉血栓形成者可使用华法林抗凝，INR 控制在 2~3 左右。

5. 维生素 C、三磷酸腺苷、辅酶 A、辅酶 Q_{10} 等改善心肌代谢的药物可以使用，抗病毒和免疫治疗药物如黄芪、生脉、牛磺酸等对改善心功能有一定疗效。

6. 对于药物效果不佳、QRS 波群时限延长>120ms、EF ≤ 0.35、QRS 波呈完全性左束支传导阻滞或室内传导阻滞者可以考虑安装双腔、三腔或四腔起搏器同步起搏左右心室治疗难治性心力衰竭。

7. **外科治疗**　可以行左室减容成形术改善心功能；长期心衰而内科治疗无效者如有条件可考虑心脏移植。

扩张性心肌病病程长短不等，一旦发生心衰，则示预后不良，据报道 5 年随访的病死率为 35%，10 年随访的病死率为 70%。发现该病者，有 3/4 患者进展甚快，其中 2/3 患者死于头两年，另 1/4 患者正常存活，症状改善，心脏缩小。预后不良者决定于下列因素：①年龄 ≥ 55 岁；②心胸比率>0.55；③ CI<3L/(min·m²)，④ LVEDP>20mmHg；⑤右室功能减低；⑥心电图出现 LBBB、低电压及 Q 波者，其预后有 25%~45% 发生猝死。

（秦绪珍　李永哲）

第七节　肺肾出血综合征与抗肾小球基底膜抗体肾炎

肺肾出血综合征，又名 Goodpasture 综合征，是一种以急进性肾炎、肺出血为临床特征的自身免疫性疾病，可累及全身多系统。1919 年由 Ernest Goodpasture 首次报道。1958 年 Stanton 和 Tange 正式将其命名为“Goodpasture 综合征”。1967 年 Lerner 等证实此类患者中相当一部分是由抗肾小球基底膜（glomerular basement membrane，GBM）抗体致病。本病亦可单独累及肾脏，称之为抗肾小球基底膜抗体肾炎。

（一）病因及发病机制

本病是一自身免疫性疾病，病因尚未完全明确。病毒感染尤其是流感病毒可能是引起本病的重要原因。也有文献报道接触某些药物（青霉胺等）和化学物质（吸入松节油、汽油、羟类及烷制剂等）亦可诱发本病。除以上环境因素以外，部分患者还有遗传背景的参与。HLA-DRB1*1501 和 DRB1*1502 阳性者有较高的 Goodpasture 综合征的易感性，而 HLA-DR7 及 DR1 阳性者则明显较低。

本病的致病抗原存在于肾小球、肾小管、肾小囊、肺泡以及其他组织的基底膜内，大多为Ⅳ型胶原 α3 链梭基端的 NC1 区，仅有少部分位于Ⅳ型胶原 α1 或 α4 链梭基端的 NC1 区。患者血清中存在针对此抗原的自身抗体，可同时引起肾及肺病变。

本病的人群发病率约为 $1/10^8$，国外文献中本病占肾活检病例的 1%~2.4%，占新月体性肾炎的 10%~20%；国内的报道中本病占全部肾活检病例的 0.14%，占新月体肾炎的 12.5%。

（二）临床表现

本病可发生于各种年龄、性别，但以青年男性居多。发病前部分患者有流感病毒感染或挥发性烃化物（如汽油）吸入史。多数患者肺部症状在先（可先于尿检异常数周至数年，平均约 3 个月），或肺、肾病变同时出现，仅少数患者首先出现肾脏病变。

1. **肺部表现**　咯血常见，常为本病最早表现。上呼吸道感染、吸烟及吸入刺激性化学气体可诱发肺出血。轻者仅痰带血丝，重者可大咯血甚至窒息死亡。常伴咳嗽、气促、胸闷，可出现发热，常为吸收热或继发肺部感染。痰液化验可见含铁血黄素细胞。X 线胸片提示双肺由肺门向肺野放射的蝶形阴影（肺泡浸润影），不伴结节和空腔形成，肺尖及肺底很少受累。咯血控制后，此阴影能在 1~2 周内完全吸收。部分反复出血的晚期病例，可呈现弥漫性网格状阴影（肺间质纤维化）。

2. **肾脏表现**　多表现为急进性肾炎综合征，即血尿、蛋白尿、水肿、高血压、进行性肾功能损害。尿检常有不同程度镜下血尿，肉眼血尿不少见，蛋白尿为少到中量，大量蛋白尿及典型肾病综合征者较少。多伴有轻中度高血压。少数患者不伴尿检及肾功能异常，肾活检组织的结构基本正常。

3. **其他系统表现**　贫血常见，为低色素小细胞性贫血，贫血严重度常与咯血及肾功能不平行。部分患者可出现消化道合并症。极少数患者出现皮肤白癜风样改变，是否与抗GBM抗体的作用有关尚不能肯定。

（三）实验室检查

1. 抗GBM抗体 血清抗GBM抗体的检测对本病的诊断至关重要，约有90%的患者阳性。起病后，大部分患者的抗GBM抗体血清浓度迅速上升并在短期内达高峰，然后逐渐下降。但血清抗体滴度高低与肺、肾病变轻重并不平行。起病6个月后，其滴度自发逐渐下降至转阴，平均约持续14个月。仅少数患者在起病数年后仍有持续性抗GBM抗体阳性。部分患者在起病一段时间后可检测不出血清抗GBM抗体，而肾组织中依然存在抗GBM抗体所形成的线状复合物沉积。尽管抗体滴度与病情的严重程度及预后并不平行，但对其进行动态观察仍有助于判断疗效。

抗GBM抗体是针对基底膜Ⅳ型胶原分子的多克隆抗体，多属于IgG类，极少数患者存在有IgA类及IgM类的抗GBM抗体。检测抗GBM抗体常用如下3种方法：间接免疫荧光、放射免疫、酶联免疫吸附，其中酶联免疫吸附试验敏感性及特异性均高，操作简单，目前应用最为广泛。除血清外，肺、肾组织洗脱液也能检测出抗GBM抗体。

2. 抗GBM抗体与ANCA双阳性 近年的研究发现同时伴有血清抗GBM抗体及ANCA的患者比例越来越大，比例最高可达25%。ANCA可出现在抗GBM疾病的任何时期，甚至出现在抗GBM疾病发生之前。ANCA同时阳性的患者多为核周型，胞膜型相对少见。其临床经过与单纯抗GBM疾病不同，女性患者多见，特别是老年女性，进展至尿毒症、需要维持性透析者相对较少，对治疗反应较好，通常有较多类似血管炎的症状及体征。此外，有学者认为ANCA滴度较高、抗GBM滴度较低者，肾脏病理改变相对较轻，肾功能恢复的可能性较大，不过缓解后仍可反复；而ANCA滴度较低或阴性、抗GBM滴度较高者，临床经过更接近于传统Goodpasture综合征，病情严重，对治疗反映不佳，预后差。

（四）诊断与鉴别诊断

1. 诊断 Goodpasture综合征的确诊必须同时具备下列3个条件者：①肺出血；②肾炎，尤其是肾脏病理表现为新月体性肾炎及免疫荧光GBM可见IgG呈连续线样沉积；③血清抗GBM抗体阳性。

肾脏病理检查是诊断Goodpasture综合征与抗肾小球基底膜抗体肾炎的重要手段，应积极创造条件行肾活检。少数临床上高度怀疑肺出血而咯血并不明显的病例，建议行支气管肺泡灌洗、同位素铁肺闪烁扫描、同位素一氧化碳吸入等检查进一步明确。免疫荧光GBM见到IgG呈连续线样沉积并不仅见于本病，糖尿病肾病及尸体肾亦可呈类似改变，需注意除外，必要时可做肺、肾组织洗脱液的抗GBM抗体检测。

2. 鉴别诊断 临床上肺出血合并肾炎可见于多种情况，包括各种原发或继发性血管炎、风湿免疫性疾病（如系统性红斑狼疮、类风湿性关节炎等）、心血管疾病（如、二尖瓣狭窄、左心功能不全、深静脉血栓并发肺栓塞等）以及部分感染性疾病（如军团菌病等）。应从临床病史、肺部表现及胸部X线平片、血清自身抗体的检查、肾活检病理的光镜及荧光检查等进行鉴别诊断。其中较为重要的是原发性血管炎，主要包括显微镜下多血管炎及韦格纳肉芽肿等，此病血清抗GBM抗体阴性，而抗中性粒细胞胞浆抗体（ANCA）阳性，肾组织免疫荧光检查无IgG及C3线样沉积是主要的鉴别要点。

（五）治疗与预后

1. 治疗 多数患者病程进展迅速，可因大咯血及尿毒症死亡。由于确切病因和发病过程尚未完全查明，至今尚无特异疗法。目前公认的疗法为强化血浆置换或免疫吸附治疗，以有效清除血中致病抗体而缓解病情。同时需要配合应用类固醇皮质激素及细胞毒药物以抑制免疫、减少抗体生成及抑制体内炎症反应。如治疗及时（血清肌酐<500μmol/L，无少尿），常能迅速控制大咯血，肾功能也能有不同程度好转。治疗无效的尿毒症患者可长期维持性透析。循环抗GBM抗体转阴及病变静止后做肾移植。掌握移植时机很重要，若循环中仍有高滴度抗GBM抗体存在，本病则可能会复发。若患者发生致命性弥漫肺泡出血并引起严重肺功能不全，还可应用膜氧合器进行肺的替代治疗。

2. 预后 早期诊断及治疗是改善预后的关键。绝大多数病例的自然预后非常严重，约有90%的患者进入终末期肾衰竭。自从采用血浆置换配合激素及细胞毒药物治疗后，约50%的患者临床病情能够得到明显改善。仅有极个别病例自发缓解，主要见于某些不再接触相关化学制剂的患者。判断预后的主要指标有：起病时的肾功能状态、血清其他自身抗体（特别是ANCA）、肾脏病理中急慢性成分的比例、治疗的早晚及其对的治疗反应等。起病即表现为尿毒症者，肾功能往往不易恢复。同时合并ANCA阳性的患者治疗反应较快较好，但可能呈现复发趋势。肾脏病理对治疗方案的选择十分重要，肾脏病理以细胞性新月体为主、间质慢性化成分少者对治疗反应较好、肾功能可部分或全部恢复。

（文煜冰）

第八节 神经系统自身免疫性疾病

一、重症肌无力

重症肌无力（myasthenia gravis，MG）是乙酰胆碱受体抗体（AChR-Ab）介导的、细胞免疫依赖的及补体参与的一种神经-肌肉接头（NMJ）处传递障碍的自身免疫性疾病。

病变主要累及NMJ突触后膜上乙酰胆碱受体（acytylcholine

receptor, AChR)。临床特征为部分或全身骨骼肌易于疲劳，呈波动性肌无力，常具有活动后加重、休息后减轻和晨轻暮重等特点。

MG在一般人群中发病率为(8~20)/10万，患病率为50/10万。估计我国有60万MG患者，南方的发病率较高。

(一) 病因及发病机制

Patrick和Lindstrom(973)应用从电鳗电器官提取纯化的AChR作为抗原，与福氏完全佐剂免疫家兔而成功地制成了MG的动物模型，即实验性自身免疫性重症肌无力(EAMG)模型，为MG的免疫学说提供了有力的证据。在EAMG模型Lewis大鼠血清中可测到AChR-Ab，用免疫荧光法检测EAMG的Iewis大鼠突触后膜，发现AChR数目大量减少，证明MG的发病机制可能为体内产生的AChR-Ab在补体参与下与AChR发生应答，足够的循环抗体能使80%的肌肉AChR达到饱和，经由补体介导的细胞膜溶解作用使AChR大量破坏，导致突触后膜传递障碍而产生肌无力。

MG患者中，胸腺几乎都有异常，10%~15%MG患者合并胸腺瘤，约70%患者有胸腺肥大，淋巴滤泡增生。正常的胸腺是T细胞成熟的场所，T细胞可介导免疫耐受以免发生自身免疫反应，而AChR-Ab由B细胞在增生的胸腺中产生。在胸腺中已检到AChR亚单位的mRNA，在正常和增生的胸腺中都能发现“肌样细胞”(mvoid ceU)，具有横纹并载有AChR，因此推测在一些特定遗传素质的个体中，由于病毒或其他非特异性因子感染胸腺后，导致“肌样细胞”表面的AChR构型发生变化，刺激机体的免疫系统产生AChR-Ab，并与AChR抗原肽序列(抗原决定簇)结合而引起自身免疫。胸腺激素在正常情况下促进T辅助细胞的分化，但长期过量合成可引起自身免疫反应，可能发生MG；另外，终板AChR抗原免疫原性的改变也是可能的诱发因素。

(二) 主要临床表现

1. 女性多于男性，任何年龄组均可发病。家族性病例少见。感染、精神创伤、过度疲劳、妊娠、分娩等可为诱因。

2. 本病大多起病隐袭，首发症状多为一侧或双侧眼外肌麻痹。

3. 主要临床特征是受累肌肉呈病态疲劳，连续收缩后发生严重无力甚至瘫痪，经短期休息后又可好转；有较规律的晨轻暮重波动性变化。

4. 呼吸肌、膈肌受累可出现咳嗽无力、呼吸困难，重症可因呼吸麻痹或继发吸入性肺炎而死亡。心肌偶可受累，常引起突然死亡。

5. 患者如急骤发生延髓支配肌肉和呼吸肌严重无力，以致不能维持换气功能即为危象。发生危象后如不及时抢救可危及患者生命，危象是MG死亡的常见原因。

(三) 临床分型

1. Osserman分型被国内外广泛采用，以便MG治疗分期和预后判断。

Ⅰ型：眼肌型(15%~20%)，仅眼肌受累。

ⅡA型：轻度全身型(30%)，进展缓慢，无危象，可合并眼肌受累，对药物敏感。

ⅡB型：中度全身型(25%)，骨骼肌和延髓部肌肉严重受累，但无危象，药物敏感性欠佳。

Ⅲ型：重症急进型(15%)，症状危重，进展迅速，在数周至数月内达到高峰，有呼吸危象，药效差，胸腺瘤高发，常需将气管切开或借助呼吸机进行辅助呼吸。死亡率高。

Ⅳ型：迟发重症型(10%)，症状同血型，但从上述Ⅰ类发展为ⅡA、ⅡB型，经2年以上的进展期逐渐发展而来。

2. MG的其他分型

(1) 青少年型和成人型：MG常见于20~40岁，单纯眼肌型发现率为50%~60%。

(2) 新生儿MG：约12%MG母亲的新生儿有MG症状，生后48小时内出现症状，持续数日至数周，症状逐步改善，直至完全消失。

(3) 先天性MG：少见，但症状严重，有家族史。抗胆碱酯酶药物可能有效。

(4) 药源性MG：可发生在用青霉胺治疗肝豆状核变性、类风湿关节炎和硬皮病的患者。临床症状和AChR-Ab滴度与成人型MG相似，停药后症状消失。

(四) 实验室检查

1. 血、尿和脑脊液常规检查均正常。胸部CT可发现胸腺瘤，常见于年龄大于40岁患者。

2. **电生理检查**　可见特征性异常。3Hz或5Hz重复电刺激时，约90%全身型MG患者出现衰减反应；微小终板电位降低。单纤维肌电图显示颤抖(jitter)增宽或阻滞，阻滞数目在MG肌肉中增加。

3. **重症肌无力的血清抗体**　至少74%全身型和54%眼肌型MG患者有(AChR)的血清抗体。

全身型MG患者肌肉AChR-Ab检测阳性率为85%~90%，一般无假阳性。一些眼肌型、胸腺瘤切除后缓解期患者，甚至有严重症状者可能测不出抗体，抗体滴度与临床症状不一致，临床完全缓解的患者其抗体滴度可能很高。

多数患者可测到肌肉特异性受体酪氨酸激酶(MuSK)抗体。抗MuSK抗体在达50%AChR抗体血清反应阴性的患者可检测到。

肌纤蛋白(如肌凝蛋白、肌球蛋白、肌动蛋白)抗体可见于85%胸腺瘤患者，是某些胸腺瘤最早表现。三分之一此类抗体(StrAbs)阳性的胸腺瘤患者没有MG表现，三分之一没有胸腺瘤的MG患者存在这些抗体，在年长患者和比较严重时出现率高。StrAbs很少地出现在AChR-Ab阴性的患者，限制了其在诊断方面的应用使用。StrAbs的主要临床价值是预测胸腺瘤。50岁前发病的MG患者StrAbs升高者60%有胸腺瘤。

抗核抗体、类风湿因子、甲状腺抗体阳性也较正常者多见。

(五) 诊断及鉴别诊断

1. 根据病变主要侵犯骨骼、症状波动性及晨轻暮重的特点诊断不难。下述检查有助于确诊。

(1) 疲劳试验(JoIly试验)。

(2) 高滴度AChR-Ab支持MG的诊断，但正常滴度不能排除诊断。

(3) 神经重复频率刺激检查。

(4) 抗胆碱酯酶药物试验，包括新斯的明(neostigmine)试验、腾喜龙（tensilon）试验。

2. 临床需要与以下疾病进行鉴别：

（1）伴有口咽、肢体肌无力的疾病，如进行性肌营养不良、肌萎缩侧索硬化、神经症或甲亢引起的肌无力；其他原因引起的眼肌麻痹，眼肌痉挛偶见伴有轻度眼肌无力，但其眼睑闭合力弱涉及上、下睑。

（2）Lambert-Eaton 综合征，男性患者居多，多伴发癌症，患肌主要分布于下肢。

（3）肉毒杆菌中毒、有机磷农药中毒、蛇咬伤所引起的神经 - 肌肉传递障碍，均有明确病史，用新斯的明或腾喜龙后临床症状也会改善。

（六）治疗

1. **对症治疗** 抗胆碱酯酶药物常用新斯的明、吡啶斯的明。

2. **病因治疗** 应用肾上腺皮质类固醇类、免疫抑制剂、免疫球蛋白，以及血浆置换，胸腺切除。

3. **危象处理** 一旦发生危象，出现呼吸肌麻痹，应立即气管切开，用人工呼吸器辅助呼吸。

二、多发性硬化

多发性硬化（multiple sclerosis，MS）是以中枢神经系统白质脱髓鞘病变为特点的自身免疫病，可能是遗传易感个体与环境因素作用而发生的自身免疫过程。由于其发病率较高，呈慢性病程和倾向于年轻人易患病成为最重要的神经系统疾病之一。

（一）病因学及发病机制

1. **病毒感染与自身免疫反应** MS 的确切病因及发病机制迄今不明。目前认为 MS 可能是 CNS 病毒感染引起的自身免疫病，分子模拟（molecular mimicry）学说可解释 MS 的发病机制。

MS 作为自身免疫病而被人们认同的经典实验是用髓鞘素抗原如 MBP 或含脂质蛋白（PLP）免疫 Lewis 大鼠，可造成 MS 的实验动物模型即实验性自身免疫性脑脊髓炎（experimental autoimmune encephalomyelitis，EAE）。而且，EAE 可以通过 MBP 致敏的细胞系被动转移，即将 EAE 大鼠识别 MBP 多肽片段的激活 T 细胞转输给正常大鼠也可引起 EAE，证明 MS 是 T 细胞介导的自身免疫病。在 MS 病灶的小静脉周围可发现大量辅助性 T 细胞（$CD4^+$），已证实巨噬细胞和星形细胞的主要组织相容复合物Ⅱ类分子（MHC-Ⅱ）递呈的抗原可与 T 细胞受体发生反应，并刺激 T 细胞增殖，引起一连串相关的细胞反应，包括 β 细胞和巨噬细胞的活化以及细胞因子的分泌。

2. **遗传因素** MS 的遗传易感性可能是多基因产物相互作用的结果，MS 具有明显的家族性倾向。

3. **环境因素** MS 发病率与高纬度寒冷地区有关。

（二）流行病学

目前，我国尚无 MS 流行病学调查资料，但近 40 年有关 MS 的病例报道愈见增多，相关学者已倾向 MS 在我国并非少见，但估计我国属于低发病区，与日本相似。

（三）病理

MS 脱髓鞘病变可累及大脑半球、视神经、脊髓、脑干和小脑，以白质受累为主，病灶位于脑室周围是 MS 特征性病理表现，在室管膜下静脉分布区，毗邻侧脑室体和前角。

大体标本：脑和脊髓的冠状切面可见较多分散的脱髓鞘病灶，呈粉灰，大小不一，形态各异，直径约 1~20mm，最大可达整个脑叶白质，以半卵圆中心、内囊、脑室周围，尤其侧脑室前角最多见。急性期斑块境界欠清，呈暗灰色或深红色，可见局限性轻度肿胀；慢性期陈旧斑块呈浅灰色，境界清楚。我国急性病例脱髓鞘病灶多为软化坏死灶，呈海绵状形成空洞，与欧美典型硬化斑不同。

镜下所见：急性期髓鞘崩解和脱失，轴突相对完好，轻度少突胶质细胞变性和增生，血管周围可见单个核细胞、淋巴细胞和浆细胞浸润，偶见多核白细胞，炎性细胞浸润常围绕小静脉周围形成血管套，并可见格子细胞和吞噬细胞。早期新鲜病灶只有脱髓鞘而缺乏炎性细胞反应，病灶外观染色较淡，边界不清楚，称为影斑（shadow plaque）；病变晚期可有轴突崩解，神经细胞减少，代之以神经胶质形成的硬化斑。

（四）临床表现

多发性硬化病变在空间上的多发性（即散在分布于 CNS 的多数病灶），及其在时间上的多发性（即病程中的缓解复发），构成了 MS 临床经过及其症状和体征的主要特点。

1. 患者出现神经症状前的数周或数月，多有疲劳、体重减轻、肌肉和关节隐痛等。

2. 我国 MS 病例多为急性或亚急性起病，病程中复发、缓解是本病的重要特点。通常每复发一次均会残留部分症状和体征，逐渐积累而使病情加重。

3. 首发症状多为一个或多个肢体无力或麻木，或两者兼有；单眼或双眼视力减退或失明，复视，痉挛性或共济失调性下肢轻瘫，Lhermitte 征。

4. MS 的体征多于症状，包括肢体瘫痪，视力障碍，眼球震颤和眼肌麻痹及其他脑神经受累。

（五）临床分型

与 MS 治疗决策有关的病程分类的标准化见表 39-32：

表 39-32 与 MS 治疗决策有关的病程分类

临床病程分类临床表现
复发 - 缓解（R-R）型临床最常见，约 2/3 患者疾病早期出现多次复发和缓解
继发进展型约 50%，R-R 型患者经过一段时间可转为此型，进行性加重而不再缓解
原发进展型约占 10%，起病年龄偏大，发病后轻偏瘫或轻截瘫在相当长时间内缓慢进展
进展复发型少见，发病后病情逐渐进展，并间有复发
良性型约占 10%，病程呈现自发缓解

（六）实验室及其他辅助检查

1. **脑脊液检查** 为 MS 临床诊断提供的重要证据有可能是其他方法无法取代的。

（1）MS 患者脑脊液单核细胞计数正常或轻度增高，一般在 $15 \times 10^6/L$ 以内；约 1/3 急性期或恶化的病例可有轻到中度增多，但通常不超过 $50 \times 10^6/L$，如超过此值则应考虑为其他疾病而不是 MS。约 40%MS 患者脑脊液（CSF）蛋白轻度增高。

(2) 检测 IgG 鞘内合成：①检测 CSF-IgG 指数：约 70% 以上 MS 患者 IgG 指数增高。CSF-IgG 指数表示为:[CSF-IgG/S(血清)-IgG]/LCSF-A1b(白蛋白)/S-Albl。IgG 指数>0.7 提示有 CNS 内的 IgG 合成及 MS 可能。测定这组指标也可计算 CNS24 小时 IgG 合成率，其意义与 IgG 指数相似。②CSF 寡克隆 IgG 带：MS 患者 CSF 中 IgG 是 CNS 内合成的，是诊断 MS 的 CSF 免疫学常规检查。采用琼脂糖等电聚焦和免疫印迹技术，并用双抗体过氧化物酶标记及亲和素 - 生物素放大系统，可使 OB 阳性检出率达 95% 以上。应注意检测 CSF 和血浆必须并行，只有 CSF 中存在寡克隆 IgG 带而血浆中缺如才支持 MS 的诊断。还需强调，CSF-OB 并非 MS 的特异性改变，莱姆病、神经梅毒、亚急性硬化性全脑炎（SSPE）、人类免疫缺陷病毒（HIV）感染和多种结缔组织病患者 CSF 也可检出。

(3) MS 患者 CSF 可检出 MBP（髓鞘碱性蛋白）、PLP（髓鞘蛋白脂蛋白）、MAG（髓磷脂相关糖蛋白）和 MOG（髓鞘少突胶质细胞糖蛋白）等抗体或抗体生成细胞数明显增多。

2. **诱发电位检查**　包括视觉诱发电位（VEP）、脑干听觉诱发电位（BAEP）和体感诱发电位（SEP），据报道 50%~90%MS 患者以上试验有一项或多项异常。

3. **磁共振成像（MRI）**　磁共振成像具有识别临床不明显病损的高分辨能力，使 MS 诊断不再只依赖于临床标准。主要表现：①侧脑室周围类圆形或融合性斑块，呈长 T_1 长 T_2 信号，大小不一，常见于侧脑室前角与后角周围，融合性斑块多累及侧脑室体部；②半卵圆中心、胼胝体的类圆形斑块，脑干、小脑和脊髓的斑点状不规则斑块，呈长 T_1 长 T_2；③多数病程长的患者可伴有脑室系统扩张、脑沟增宽等脑白质萎缩征象。

（七）诊断标准

目前国内尚无 MS 的诊断标准，Poser（1983）的 MS 诊断标准可简化如表 39-33：

表 39-33　Poser（1983）MS 诊断标准

诊断分类诊断标准（符合其中 1 条）
1. 临床确诊 MS（clinical definite MS，CDMS）　①病程中两次发作和两个分离病灶临床证据；②病程中两次发作，一处病变临床证据和另一部位病变亚临床证据
2. 实验室检查支持确诊 MS（laboratory-supporteddefnite，CSFOB/IgGMS，LSDMS）　①病程中两次发作，一个临床或亚临床病变证据，CSFOB/IgG；②病程中一次发作，两个分离病灶临床证据；③病程中一次发作，一处病变临床证据和另一病变亚临床证据，CSFOB/IgG
3. 临床可能 MS（clinical　probable MS，CPMS）　①病程中两次发作，一处病变的临床证据；②病程中一次发作，两个不同部位病变临床证据；③病程中一次发作，一处病变临床证据和另一部位病变亚临床证据
4. 实验室检查支持可能 MS（laboratory-supportedprobable MS，LSPMS）　病程中两次发作，CSFOB/IgG，两次发作须累及 CNS 不同部位，须间隔至少一个月，每次发作须持续 24 小时

CSFOB/IgG 表示 CSF 寡克隆带阳性或 CNS 内 IgG 合成增加（即 CSF-IgG 指数增高）

（八）鉴别诊断

1. **急性播散性脑脊髓炎**　表现发热、昏睡或昏迷，呈自限性和单相性病程。

2. 脑动脉炎、脑干或脊髓的血管畸形伴多次出血发作、系统性红斑狼疮、Sjogren 综合征、神经白塞病（Behcet 病）应通过详尽病史、MRI、DSA 等鉴别。

3. 颈椎病脊髓型，鉴别有赖于脊髓 MRI。

4. 热带痉挛性截瘫（TSP），可通过放射免疫法或酶联免疫吸附法检测患者血清和 CSF 中 HTLV-I 抗体。

5. 大脑淋巴瘤与 MS 有类似之处，但此病无缓解，CSF-OB 缺如。

（九）治疗

目前 MS 治疗的主要目的是抑制炎性脱髓鞘病变进展，防止急性期病变恶化及缓解期复发；晚期采取对症和支持疗法，减轻神经功能障碍带来的痛苦。

（十）预后

MS 不同临床类型的病程及预后迥异。绝大多数 MS 患者预后较乐观，存活期可长达 20~30 年；少数于病后数月或数年内死亡；极少数急性型病情进展迅猛，于病后数周死亡。

三、急性炎症性脱髓鞘性多发性神经病

急性炎症性脱髓鞘性多发性神经病又称吉兰 - 巴雷综合征（Guillain-Barre syndrome，GBS），是以周围神经和神经根的脱髓鞘及小血管周围淋巴细胞及巨噬细胞的炎性反应为病理特点的自身免疫病。

（一）流行病学

GBS 的年发病率为（0.6~1.9）/10 万人，男性略高于女性，各年龄组均可发病；美国的发病高峰在 50~74 岁，发病年龄有双峰现象，即 16~25 岁和 45~60 岁出现两个高峰，欧洲国家发病趋势与之相似。我国尚无系统的流行病学资料，但发病年龄与之有很大差异，以儿童和青壮年多见。国外多无明显的季节倾向，但我国 GBS 的发病似有地区和季节流行趋势。

（二）病因

GBS 患者病前多有非特异性病毒感染或疫苗接种史，最常见为空肠弯曲菌（CJ），约占 30%，此外还有巨细胞病毒（CMV）、EB 病毒、肺炎支原体、乙型肝炎病毒（HBV）和人类免疫缺陷病毒（HIV）等。以腹泻为前驱感染的 GBS 患者 CJ 感染率可高达 85%，CJ 感染常与急性运动轴索型神经病有关。

（三）发病机制

分子模拟机制认为，GBS 的发病是由于病原体某些组分与周围神经组分相似，机体免疫系统发生错误的识别，产生自身免疫性 T 细胞和自身抗体，并针对周围神经组分发生免疫应答，引起周围神经髓鞘脱失。

周围神经髓鞘抗原包括：

(1) P2 蛋白：常作为诱发实验性自身免疫性神经炎（experimental autoimmune neuritis，EAN）的抗原；

(2) P1 蛋白：用 P1 免疫动物可同时诱发 EAN 和实验性自身免疫性脑脊髓炎（EAE）；

(3) PO 蛋白：致神经炎作用较弱；

(4) 髓鞘结合糖蛋白(MAG)：分布于神经元和轴索的质膜上，尤其在Ranvief结及其周围髓鞘，抗原性较弱。

(5) 微管蛋白：具有维持神经组织结构，促进神经的生长和再生及细胞器转运的功能。

(6) 神经节苷脂(GM)：在人神经系统主要有四类神经节苷脂，每一种神经节苷脂都含有相同的含四个糖的链，但唾液酸的数目不同，GM1含一个唾液酸，GD1a、GD1b含两个唾液酸，GT1a含三个唾液酸。GM1可能在免疫介导的周围神经病中起作用。

（四）临床表现

1. GBS的临床表现

(1) 多数患者可追溯到病前1~4周有胃肠道或呼吸道感染症状或有疫苗接种史。

(2) 多为急性或亚急性起病，部分患者在1~2天内迅速加重，出现四肢完全性瘫痪及呼吸肌麻痹。

(3) 发病时多有肢体感觉异常如烧灼感、麻木、刺痛和不适感，可先于瘫痪或与之同时出现。

(4) 有的患者以脑神经麻痹为首发症状，双侧周围性面瘫最常见，其次是延髓麻痹。

(5) 自主神经症状常见皮肤潮红、出汗增多、手足肿胀及营养障碍。

(6) 所有类型GBS均为单相病程。

2. GBS的临床分型 Griffin等(1996)根据GBS的临床、病理及电生理表现分成以下类型：

(1) 经典吉兰-巴雷综合征：即AIDP。

(2) 急性运动轴索型神经病(AMAN)：为纯运动型。

(3) 急性运动感觉轴索型神经病(AMSAN)：发病与AMAN相似。

(4) Fisher综合征：被认为是GBS的变异型。

(5) 不能分类的GBS：包括“全自主神经功能不全”和复发型GBS等变异型。

（五）实验室检查及其他辅助检查

1. 腰椎穿刺可见，脑脊液蛋白细胞分离，即蛋白含量增高而细胞数正常，是本病的特征之一；起病之初蛋白含量正常，病后第3周蛋白增高最明显，少数病例CSF细胞数可达(20~30)×10^6/L。约20%的病例在整个病程中脑脊液中蛋白一直正常，无蛋白细胞分离现象，尤其见于轴索损害为主的病例。此外，脑脊液和血液的免疫常有异常，脑脊液中可见寡克隆区带，24小时IgG合成率增高。

2. 严重病例可出现心电图异常，以窦性心动过速和T波改变最常见，如T波低平，QRS波电压增高，可能是自主神经功能异常所致。

3. 神经传导速度(NCV)和EMG检查对GBS的诊断及确定原发性脱髓鞘很重要。发病早期可能仅有F波或H反射延迟或消失，F波改变常代表神经近端或神经根损害，对GBS诊断有重要意义；脱髓鞘电生理特征是NCV减慢、远端潜伏期延长、波幅正常或轻度异常；轴索损害以远端波幅减低甚至不能引出为特征，但严重的脱髓鞘病变也可表现波幅异常，几周后可恢复；NCV减慢可在疾病早期出现，并可持续到疾病恢复之后，远端潜伏期延长有时较NCV减慢更多见；由于病变的节段性及斑点状特点，运动NCV可能在某一神经正常，而在另一神经异常，因此异常率与检查的神经数目有关，应早期做多根神经检查。

4. 腓肠神经活检发现脱髓鞘及炎性细胞浸润可提示GBS，但腓肠神经是感觉神经，GBS以运动神经受累为主，因此活检结果仅可作为诊断参考。

5. 相关的自身抗体检测。血清和脑脊液中可以测到多种髓鞘抗原的抗体，如抗神经节苷脂抗体、抗硫脂抗体、抗微管蛋白抗体等。血清抗神经节苷脂抗体检测在GBS诊断中有重要意义。抗GM1抗体、抗GM1b抗体、抗GQ1b抗体、抗GD1a抗体、抗GalNAc-GD1a抗体均可在轴索型GBS中检测到。高滴度GM1 IgG抗体支持GBS诊断，相对特异的为抗GD1a IgG抗体。抗GQ1b抗体与MFS关系肯定，可在大多数MFS患者血清内检测到，特异性较高，在MFS急性期此抗体增高，缓解后，其滴度明显下降，对MFS的患者具有重要辅助诊断价值。

(1) 抗神经节苷脂抗体：各种亚型存在不同的抗糖脂抗体。20%AIDP患者有巨细胞病毒感染，感染者GM2阳性率约20%。CJ感染后的AMAN患者血清中发现高滴度的抗GM1-IgG抗体，多有轴索损伤。抗GM1b抗体阳性的病例，特别是IgG型阳性者，病前多有CJ感染，呈暴发性病程，有严重的远端肢体无力，恢复很慢，脑神经和感觉受累少见。

(2) 抗硫脂抗体：25%的GBS患者的血清中有高滴度的IgG和IgM型抗SGPG抗体。硫脂阳性的患者大多有感觉的障碍。

(3) 抗微管蛋白抗体：抗-β微管蛋白抗体可以影响微管蛋白的聚合和分离，但它导致的神经病可能代表一种继发的免疫反应，而不是明显的因果关系。20%的GBS患者的血清中20%出现抗β-微管蛋白抗体。但微管蛋白抗体在GBS的发病中作用的特异性仍不清楚，因为抗微管蛋白抗体在CIDP患者中阳性者比例更高。

（六）诊断及鉴别诊断

1. 诊断 可根据病前1~4周有感染史，急性或亚急性起病，四肢对称性周期性麻痹，可有感觉异常、末梢型感觉障碍、脑神经受累，常有CSF蛋白细胞分离，早期F波或H反射延迟、NCV减慢、远端潜伏期延长及波幅正常等电生理改变。

2. 鉴别诊断

(1) 脊髓灰质炎：多在发热数天之后、体温尚未完全恢复正常时出现瘫痪，常累及一侧下肢，无感觉障碍及脑神经受累；病后3周CSF可有蛋白细胞分离现象，应注意鉴别。

(2) 急性重症全身型重症肌无力：可呈四肢周期性麻痹，但起病较慢，无感觉症状，症状有波动，表现晨轻暮重，疲劳试验、腾喜龙试验阳性，CSF正常。

（七）治疗与预后

治疗主要包括辅助呼吸及支持疗法、对症治疗、预防并发症和病因治疗。

预后取决于自然因素如年龄、病前腹泻史及CJ感染以及人为因素如治疗方法和时机，应强调早期有效治疗的意义，支持疗法对降低严重病例的死亡率也很重要，及时合理地使用辅助呼吸至关重要。

四、副肿瘤综合征

机体各系统的恶性肿瘤或潜在肿瘤非转移或浸润所导致的神经系统疾病称为副肿瘤综合征（paraneoplastic syndrome，PS），包括中枢神经系统、周围神经、神经肌肉接头或肌肉病变，病变部位无肿瘤细胞，也称癌性神经肌肉病变或恶性肿瘤的远隔效应。该组疾病在临床、病理上不同于其他常见的癌症所致非转移性疾病如条件致病菌感染、放疗或化疗引起的副作用，营养及血管性疾病等。

（一）病理机制

关于PS的发病机制尚不十分明确，可能是多种因素综合影响所致，主要有以下几种：肿瘤组织成分引起的自身免疫抗体作用；致病病毒感染；肿瘤分泌神经毒性物质的作用或产生具有类皮质酮等的生物活性物质的作用；有些肿瘤可引起高血钙，低血糖，低血钠和抗利尿激素增加等所致的电解质紊乱或内分泌，代谢及营养障碍；肿瘤细胞和宿主神经元竞争某一必需营养物质。

越来越多的证据表明，机体对潜在的恶性肿瘤产生的自身免疫反应可能是导致发病的重要因素，某些PS是自身免疫反应性疾病。文献报道伴有小细胞肺癌的Lambert-Eaton综合征患者体内存在与癌细胞和神经肌肉接头处钙通道起反应的IgG抗体，而导致镜下钙通道部位电子紊乱现象，当这种异常的IgG用血浆置换法清除后，患者症状即消失，如将患者的IgG注入被试验动物，即产生Lambert-Eaton综合征症状。此外，有证据表明副肿瘤性小脑病变（PCD）、副肿瘤性脑脊髓炎（PEM）和副肿瘤性斜视性眼肌痉挛（POM）患者血清及脑脊液中均有自身抗体发现。这些抗体在致病机制中的作用可能为癌细胞和宿主中枢神经系统存在共同的抗原决定簇而导致自身交叉免疫反应。另外，病毒感染往往激发自身免疫应答，因此自身免疫和病毒的机会性感染两者在副肿瘤综合征的发病中所起的作用很难截然分开。其确切机制尚待进一步研究。

（二）发病率及与原发肿瘤的关系

PS的发生率随肿瘤的类型、部位不同而异，一般认为在系统性肿瘤的患者中平均有7%可发生PS，小细胞肺癌、卵巢癌最高分别为17%和11%，直肠癌和宫颈癌较低，分别为1.2%和1.3%，并发于各种上皮细胞癌的总发生率为6%，起源于网状细胞者为2%。约2/3的Lambert-Eaton综合征患者有小细胞肺癌，1/2亚急性小脑变性患者有潜在肿瘤（多为卵巢癌）。但各种PS的发病率并不很确切，因为PS多见于潜在肿瘤，神经系统症状先于肿瘤出现因而易被忽视，另外有些PS患者仅有轻微或无临床症状，电生理检查才发现有周围神经或肌肉病变。

（三）临床表现

病变症状可以出现在发现肿瘤之前、发现同时或发现之后，其病程和严重程度与肿瘤大小及生长速度无关，神经系统的各个部位可同时或先后受累，精确分类比较困难。根据临床症状可分为以下几种类型：

1. **脑部病变**　进行性多灶性白质脑病，边缘系统脑炎，亚急性小脑变性弥散性灰质脑病，脑干脑炎，斜视性阵挛-肌阵挛综合征。

2. **脊髓病变**　亚急性坏死性脊髓病，癌性运动神经元病，后侧索变性。

3. **周围神经病变**　感觉性神经病，感觉运动性神经病，周围神经病合并浆细胞病。

4. **肌肉病变**　癌性肌病（皮肌炎、多发性肌炎），癌性肌无力综合征。

5. **自主神经病**

（四）诊断与鉴别诊断

最重要的是神经科医生要有对该病的警惕性。当患者诉有严重、持续而无其他原因可以解释的神经系统症状时，应怀疑PS的可能。有些情况可提示本病的诊断：发病早，亚急性，进展数日或数周后渐趋平稳；就诊时症状往往较重；症状具有特征性，PCD、POM、LES等症状常提示与肿瘤有关，但也有部分具有特征性改变者并不合并恶性肿瘤；患者脑脊液常有白细胞增多及蛋白含量增高，尤其是IgG增高；主要侵犯CNS的某一部位同时伴有其他部分受侵的轻度症状，如亚急性小脑变性者除了共济失调、构音障碍和眼震外，尚可出现轻度痴呆和双侧伸性跖反射，提示病变广泛。

鉴别诊断包括：肿瘤直接侵犯或转移、肿瘤所在器官或组织引起的全身内分泌代谢紊乱、放疗或化疗引起的神经系统损害等导致的多种临床表现。

（五）神经系统副肿瘤综合征相关自身抗体

抗神经组织抗体的检测有利于神经系统副肿瘤综合征的诊断，同时也有利于肿瘤的早期发现。目前已经明确的神经系统副肿瘤综合征相关抗神经组织抗体有：抗Hu、Yo、Ri、CV2、Ma、Ta、Amphiphysin抗体。2004年制定的最新副肿瘤综合征诊断标准指出，有神经系统综合征表现，具有肿瘤相关抗体，在神经系统症状出现五年内发现肿瘤，即可诊断神经系统副肿瘤综合征；或者有神经系统综合征表现，已经明确的肿瘤相关抗体阳性即使无相关肿瘤，亦可诊断副肿瘤综合征。由此可见，神经系统自身抗体在副肿瘤综合征诊断中具有重要意义。

1. **抗Hu抗体**　1985年首次报道两例亚急性感觉神经病伴小细胞肺癌患者体内存在一种神经元抗核抗体，命名为抗Hu抗体。40%的小细胞肺癌患者抗Hu抗体阳性，其中16%仅有低滴度的抗Hu抗体而无副肿瘤综合征。合并副肿瘤综合征的小细胞肺癌患者，70%~100%抗Hu抗体阳性。85%抗Hu抗体阳性的副肿瘤综合征患者，潜在的肿瘤为小细胞肺癌，其余15%为成神经细胞瘤和前列腺癌。抗Hu抗体主要与副肿瘤性脑脊髓炎、亚急性感觉神经病、边缘叶脑炎、脑干脑炎相关。

2. **抗Yo抗体**　1983年首次在两个卵巢癌相关性副肿瘤性小脑变性患者体内发现了一种与蒲肯野细胞反应的循环抗体称之为抗Yo抗体。抗Yo抗体几乎毫无例外地都存在于女性患者体内。如果遇到小脑性共济失调的女性患者，抗Yo抗体阳性，需重点行妇科或乳腺方面检查。

3. **抗Ri抗体**　1988年首次在一组乳腺癌相关的斜视眼阵挛患者发现抗Ri抗体。抗Ri抗体是乳腺癌和小细胞肺癌的肿瘤标记物。抗Ri抗体主要存在于有小脑性共济失调、脊髓病、斜视眼阵挛-肌阵挛及其他脑干体征（包括颚痉挛、喉痉挛）的女性患者体内。

4. **抗Ma抗体** 1999年报道，抗Ma抗体与副肿瘤性脑干脑炎或小脑变性相关，常见肿瘤为肺癌，亦可见于乳腺癌、腮腺癌、结肠癌。抗Ma抗体阳性的患者预后要比抗Ta抗体阳性的患者差。

5. **Ta抗体** 1999年在13例睾丸癌合并副肿瘤性边缘叶脑炎及脑干脑炎患者体内发现，有边缘叶脑炎或脑干脑炎症状的男性患者抗Ta抗体阳性，应首先考虑睾丸癌可能性大。

6. **抗两性蛋白(amphiphysin)抗体** 1993年首先在乳腺癌相关的僵人综合征患者血清及脑脊液中发现，但抗Amphiphysin抗体可以存在于各种副肿瘤综合征中，所以该抗体阳性，只能提示肿瘤的存在，尚不能进一步划分肿瘤种类，但如果患者表现出骨骼肌强直伴痉挛样疼痛等症状时，则应考虑副肿瘤性僵人综合征，并高度怀疑乳腺癌，其次为小细胞肺癌。

（六）治疗

尚无特效疗法。该病临床症状的进展和恶性肿瘤的发展不一定平行。有时肿瘤已经切除但本综合征的症状仍继续进展，甚至造成死亡。有的肿瘤经切除后本综合征可停止发展或得到缓解。也可使用激素、免疫抑制剂、血浆置换等。

第九节 内分泌系统自身免疫性疾病

一、Graves病

Graves病是一种甲状腺自身免疫性疾病。由于遗传和环境因素共同作用导致T细胞对甲状腺内自身抗原敏感性增加，刺激B细胞产生针对甲状腺抗原的自身抗体，特别是促甲状腺素受体抗体(thyrotropin receptor autoantibodies，TRAbs)。TRAbs与甲状腺上促甲状腺素受体结合，刺激甲状腺，引发甲状腺细胞增生、甲状腺激素合成、分泌过量导致甲状腺功能亢进症。临床上以弥漫性甲状腺肿、甲状腺毒症、浸润性眼病和浸润型皮肤改变为特征。

Graves病是导致甲状腺功能亢进症最常见原因，人群患病率2%左右，可见于各个年龄组，但青壮年多见，女性为主，女性：男性为10∶1。

（一）主要临床表现

1. **甲状腺毒症相关临床表现** 主要表现怕热、多汗、皮肤潮湿；易饥、多食、大便次数增多、体重下降；心慌、心率加快、心律失常，心房纤颤、心力衰竭；脉压差增大；烦躁、易激动，失眠，手抖；疲乏无力。部分患者可合并低钾周期性麻痹和肌病。

2. **甲状腺肿大** 弥漫性肿大，质地软，有弹性，甲状腺血管丰富，可闻及血管杂音或可触及震颤。

3. **甲状腺相关眼部表现** 瞬目减少、上睑收缩、畏光、流泪、眼球突出、眼球活动受限、复视，甚至角膜溃疡、视神经受压、视力下降、失明等。

4. **甲状腺相关皮肤改变** 淋巴细胞皮下浸润，出现胫前黏液性水肿、类杵状指等表现。

（二）实验室检查

Graves病相关实验室检查包括甲状腺毒症相关实验室检查和甲状腺自身抗体测定。甲状腺毒症相关实验室检查又包括下丘脑-垂体-甲状腺轴功能状态评估；血清甲状腺激素，特别是FT_4或FT_3水平测定和甲状腺激素生理功能测定。

1. **甲状腺毒症相关实验室检查**

(1)甲状腺激素生理功能测定：甲状腺激素过多对全身各种组织、器官功能均可产生不同程度影响。对常规和生化检测结果的影响包括：血白细胞总数和中性粒细胞数轻度减少；肝功异常，多数轻度损害，如GPT、TBIL和ALP升高；血脂紊乱，CHO、TG和LDL-C水平降低；糖耐量异常等。

(2)血清甲状腺激素测定

1)总甲状腺素(total thyroxine，TT_4)：循环中T_4全部来自甲状腺，循环中99.9%以上T_4与血浆蛋白，特别是与甲状腺结合球蛋白(TBG)结合。血清TT_4为血清游离和结合甲状腺素的总和。凡是能引起血清TBG水平变化的因素均可影响TT_4测定结果。如妊娠、病毒性肝炎、遗传性TBG增多症和雌激素、口服避孕药、吩噻嗪、三苯氧胺等药物使TBG增高，TT_4增高；而低蛋白血症、遗传性TBG缺乏症和雄激素、糖皮质激素、生长激素、利福平等药物则可降低TBG，TT_4减低。

当血中甲状腺素结合蛋白水平正常时，血清TT_4测定结果超过正常范围，则符合甲状腺毒症。

2)总三碘甲腺原氨酸(Total triiodothyronine，TT_3)：与T_4不同，循环中T_3 1/5来自甲状腺，其余4/5均由甲状腺外组织T_4脱碘而成。而与T_4相同的是循环中99%以上T_3与血浆蛋白，特别是甲状腺结合球蛋白(TBG)结合。血清TT_3同样为血清游离和结合三碘甲腺原氨酸的总和，凡是能引起血清TBG水平变化的因素同样能影响TT_3测定结果。同样当血中甲状腺素结合蛋白水平正常时，血清TT_3测定结果超过正常范围，则为符合甲状腺毒症。

3)血清T_3摄取试验(T_3 uptake，T_3U)：通过测定血清中未与T_4、T_3结合的血清甲状腺结合球蛋白位点数目，评价血清甲状腺激素结合球蛋白与T_4、T_3结合的饱和程度。导致血清TBG水平增加或减少的因素可引起血清T_3U水平变化。血清T_4水平升高，未与T_4结合的TBG减少，血清T_3U升高。

当血中TBG水平正常时，T_3U水平高于正常时，提示甲状腺毒症。

4) 游离 T_4(free T4, FT_4): 血清 FT_4 为不与血清甲状腺素结合蛋白结合部分，不足 TT_4 的 1%。为真正发挥生理作用的部分。血清 FT_4 水平超过正常范围，可确诊甲状腺毒症。

5) 游离 T_3(free T_3, FT_3): 与 FT_4 同样，血清 FT_3 为不与血清甲状腺素结合蛋白结合部分，不足 TT_3 的 1%，为真正发挥生理作用的部分。血清 FT_3 水平超过正常范围，可确诊甲状腺毒症。

6) 反 T_3(reverse T_3, rT_3): 血清 rT_3 为外周组织 T_4 脱碘产生的代谢产物，本身生物活性低或无生物活性。Graves 病时，甲状腺激素合成、分泌和代谢增加，血清 rT_3 水平高于正常范围。

(3) 下丘脑 - 垂体 - 甲状腺轴功能状态评估：甲状腺激素的合成和分泌受下丘脑 - 垂体调节，同时甲状腺激素对下丘脑 - 垂体也存在负反馈调节。垂体促甲状腺素(thyroid stimulating hormone, TSH)分泌对血游离甲状腺激素浓度变化十分敏感，甲状腺疾病最先影响垂体 TSH 分泌。因此，评估下丘脑 - 垂体 - 甲状腺轴的功能状态对甲状腺毒症诊断起极为关键作用。下丘脑 - 垂体 - 甲状腺轴功能评价指标包括血清 TSH 水平测定、促甲状腺素释放激素(TRH)兴奋试验、T_3 抑制试验。目前血清 TSH 测定是评价甲状腺功能状态最敏感指标。Graves 病时，血清 TSH 水平最先出现改变，血清 TSH 水平低于正常范围，后两者临床极少应用。

2. **甲状腺自身抗体测定** 甲状腺自身抗体有多种，最常见为 TRAbs、TPOAb 和 TgAb 三种。

(1) 血清 TRAbs 测定：TRAbs 是一组异质性甲状腺自身抗体，为自身免疫性甲状腺疾病特有，也为人类所特有。它不但是自身免疫性甲状腺疾病标志性自身抗体，而且本身就具有直接的致病作用。TRAbs 通过刺激或抑制 TSH 受体，促进或抑制甲状腺的生长，影响甲状腺激素的合成和释放，引发 Graves 病或萎缩性自身免疫性甲状腺炎。

血清 TRAbs 测定方法分竞争测定法和生物分析法两类。竞争测定法是评估患者血清 TRAbs 竞争抑制放射性标记 TSH 或人重组 TSH 与 TSH 受体结合能力。这种方法测定的 TRAbs 被称为 TSH 结合抑制免疫球蛋白(TBII)。该法准确性好，费用低，被大多数临床实验室采用。但本法仅能检测到 TBII 与 TSH 受体的结合，而不能区分这些抗体的生物活性，即不能区分是刺激性 TRAbs 还是阻断性 TRAbs 还是中性 TRAbs。生物分析法是利用细胞来检测刺激性 TRAbs 或抑制性 TRAbs 对细胞 cAMP 产生的影响。本法能区分 TRAbs 的生物活性和功能，但操作复杂，国内外仅有少数实验室能完成，通常仅用于研究工作中。

90% 以上的 Graves 病及甲状腺功能正常的 Graves 眼病患者血清 TRAbs(TBII)阳性。测定血清 TRAb 对预测抗甲状腺药物治疗后甲亢复发、胎儿或新生儿甲亢有一定意义。

(2) 血清甲状腺过氧化物酶抗体(TPOAb)和甲状腺球蛋白抗体(TgAb)测定：血清 TgAb 和 TPOAb 水平高低与甲状腺内淋巴细胞浸润程度呈正相关。Graves 病患者血清 TgAb 和 TPOAb 阳性率也可达 50%~80%。

(三) 诊断和鉴别诊断

Graves 病的诊断主要依据患者临床表现，有不同程度甲状腺毒症表现，甲状腺弥漫性肿大、甲状腺相关眼部表现和 / 或胫前黏液性水肿；血清 TSH 水平降低，FT_4 和 FT_3 水平升高；血清 TRAb 阳性等即可确诊。

引起甲状腺毒症的原因有十余种，最常需要鉴别的如下：

1. **毒性多结节性甲状腺肿** 临床上也有甲状腺毒症相关的临床表现和化验结果，但不存在突眼或眼肌受累表现，也无胫前黏液性水肿，血清 TRAb 阴性，B 超甲状腺呈多结节性肿大。

2. **甲状腺自主性高功能腺瘤** 临床上也有甲状腺毒症相关临床表现，但不存在突眼或眼肌受累表现，也无胫前黏液性水肿，血清 TRAb 阴性，甲状腺核素显像显示高功能腺瘤改变。

3. **亚急性甲状腺炎** 除临床上出现甲状腺毒症表现外，常有颈痛、发热等表现，病前常有病毒感染史，血清 TRAb 阴性，甲状腺 ^{131}I 摄取率降低或不吸收，部分患者血沉加快。

(四) 治疗

Graves 病的治疗是通过各种措施减少甲状腺激素的合成和释放。主要的治疗手段有 3 种：抗甲状腺药物、放射性 ^{131}I 治疗和手术治疗。

(五) 预后

经过上述治疗后，绝大多数患者病情能够得到控制，Graves 病可以治愈。极少数未及时治疗或治疗不规范、不能坚持治疗或中断治疗者，可合并甲亢心脏病，直至出现甲亢危象，危及患者的生命。

二、慢性淋巴细胞性甲状腺炎

慢性淋巴细胞性甲状腺炎，又称桥本甲状腺炎、桥本病或自身免疫性甲状腺炎，是指大量淋巴细胞浸润甲状腺内，形成淋巴滤泡及生发中心，甲状腺滤泡遭到破坏。本病是常见自身免疫性甲状腺疾病。人群发病率在 1%~2%，女性发病是男性 10 倍，中、老年女性更常见。

(一) 主要临床表现

慢性淋巴细胞性甲状腺炎包括甲状腺和甲状腺功能改变两大方面临床表现。

1. **甲状腺** 绝大多数慢性淋巴细胞性甲状腺炎患者表现为甲状腺弥漫性肿大、质地韧硬、多数不伴疼痛和压痛。少数甲状腺肿压迫周围组织出现憋气、吞咽困难或声音嘶哑等。

2. **甲状腺功能改变对应临床表现** 慢性淋巴细胞性甲状腺炎患者甲状腺功能方面的改变呈多样性，甲状腺功能正常、甲状腺功能减退或甲状腺功能亢进均可见。

甲状腺功能正常的慢性淋巴细胞性甲状腺炎患者，临床上无甲状腺功能异常相应临床表现。

甲状腺功能减退的慢性淋巴细胞性炎甲状腺患者，临床上出现为不同程度甲状腺功能减退相应临床表现。慢性淋巴细胞性甲状腺是导致甲状腺功能减退症最常见的原因。临床甲状腺功能减退症患者典型表现包括：乏力、怕冷、少汗、水肿、皮肤干燥、反应迟钝、动作迟缓、声音嘶哑、毛发稀疏、心动过缓、脉压减小、憋气、睡眠呼吸暂停、腹胀、便秘、肌肉酸痛、困倦、记忆力减退、痴呆和耳鸣、听力减退、月经增多、儿童生长发育受限等。亚临床甲状腺功能减退患者上述临床表现不明显。

甲状腺毒症的慢性淋巴细胞性甲状腺炎患者，临床上可出现甲状腺毒症相应临床表现。主要表现怕热、多汗、皮肤潮湿；易饥、多食、大便次数增多、体重下降；心慌、心率加快、心律失常，心房纤颤、心力衰竭；脉压增大；烦躁、易激动，失眠，手抖；疲乏无力。

（二）实验室检查

实验室检查包括甲状腺功能状态方面检查和自身免疫相关甲状腺抗体测定。

1. 甲状腺功能状态方面检查

(1) 甲状腺激素相关生理功能检查：慢性淋巴细胞性甲状腺炎患者合并甲状腺功能减退时，可出现贫血；血清胆固醇、甘油三酯水平升高；血尿酸水平升高；血肌酸激酶、乳酸脱氢酶水平升高。合并甲状腺功能亢进时则相反，可出现血清胆固醇、甘油三酯水平下降。

(2) 血清甲状腺激素水平测定：慢性淋巴细胞性甲状腺炎患者合并甲状腺功能减退时，TT_4 和 / 或 TT_3 低于正常范围，血清 FT_4 和 / 或 FT_3 水平低于正常范围。

慢性淋巴细胞性甲状腺炎合并甲状腺功能亢进时，TT_4 和 / 或 TT_3 可高于正常范围，血清 FT_4 和 / 或 FT_3 水平高于正常范围。

2. 下丘脑 - 垂体 - 甲状腺轴功能状态评估

(1) 血清 TSH 水平测定：血清 TSH 测定是评价甲状腺功能状态最敏感指标。甲状腺功能异常时，血清 TSH 水平最先出现改变，甲状腺功能减退时，血清 TSH 水平高于正常范围。

(2) TRH 兴奋试验：甲状腺功能减退时，注射 TRH 后，TSH 反应超强，TSH 增加值为>30mU/L。

由于超敏 TSH 测定和 TRH 实验相关性好，临床上多用超敏 TSH 测定代替了 TRH 兴奋试验。目前 TRH 兴奋试验临床上极少使用。

3. 血清甲状腺过氧化物酶抗体（TPOAb）和甲状腺球蛋白抗体（TgAb）测定 TgAb 和 TPOAb 是自身免疫性甲状腺疾病的最常见甲状腺自身抗体，对诊断桥本甲状腺炎有特殊意义。90%~100% 桥本甲状腺炎患者血清 TPOAb 阳性，80%~90% 患者 TgAb 阳性。其血清水平的高低与甲状腺内淋巴细胞浸润程度呈正相关。甲状腺微粒体抗体（TMAb）就是 TPOAb（甲状腺过氧化物酶是甲状腺微粒体的主要成分，是甲状腺微粒体的主要抗原）。

血清 TgAb 和 TPOAb 测定方法经过了几次变革，不同检测方法之间的差别主要是抗原的差别。以前采用甲状腺组织或 Tg、甲状腺微粒体（TM）的粗提物作为抗原，采用免疫荧光法、红细胞凝集法、放射免疫分析法进行半定量测定，对自身免疫性甲状腺疾病诊断的敏感度、特异性和准确度较低。目前多应用高度纯化的天然或重组的人 Tg 和 TPO 作为抗原，抗 TgAb 和抗 TPOAb 的单克隆抗体作为抗体，采用免疫化学发光法（ICMA）方法进行定量测定，显著提高对自身免疫性甲状腺疾病诊断的敏感性和特异性。

目前测定 TPOAb 多应用高度纯化的天然或重组的人甲状腺过氧化物酶（TPO）作为抗原，采用放射免疫法（RIA）、酶联免疫吸附法（ELISA）、免疫化学发光法（ICMA）等方法进行测定，敏感性和特异性都明显提高。旧的不敏感的、半定量的 TMAb 测定已经淘汰。TPOAb 测定的阳性切点值（cut-off value）变化很大，由于各实验室使用的方法不同、试剂盒检测的敏感性和特异性不同而有差异。

其他甲状腺疾病也可出现二种抗体阳性，如 Graves 病患者血清 TgAb 和 TPOAb 阳性率可达 50%~80%，亚急性甲状腺炎、散发性甲状腺肿、多结节性甲状腺肿、孤立性甲状腺结节和甲状腺癌患者 TgAb 和 TPOAb 较一般人群常见。其他自身免疫性疾病和正常人群也有 TgAb 5%~20% 和 TPOAb8%~27% 阳性存在，但血清水平显著低于桥本甲状腺患者，持续时间显著短于桥本甲状腺患者。

4. 甲状腺 B 超 甲状腺 B 超显示甲状腺回声不均，特别是回声减低，提示桥本甲状腺炎。

（三）诊断和鉴别诊断

典型桥本甲状腺炎诊断不难，临床上有甲状腺不同程度肿大，质地韧，血清 TgAb 和 TPOAb 高滴度，长期阳性就可诊断。诊断困难者可行甲状腺穿刺活检，如果可见大量淋巴细胞，甚至出现生发中心，即可确诊。

桥本甲状腺炎与其他甲状腺疾病鉴别诊断一般不困难。

Graves 病患者也可出现血清 TgAb 和 TPOAb 阳性，但二种抗体阳性持续时间较短，且临床多表现为甲状腺毒症，甲状腺质地软，TRAb 阳性。

亚急性甲状腺炎也可出现血清 TgAb 和 TPOAb 阳性，但血清水平较低，持续时间较短，且临床上起病相对较急，甲状腺有明显肿痛，血沉加快，血清 TgAb 和 TPOAb。

（四）治疗

多数慢性淋巴细胞性甲状腺炎患者不需要特殊治疗。甲状腺肿大和 / 或甲状腺功能减退时需用甲状腺素制剂——甲状腺干片或左甲状腺素钠治疗。甲状腺明显肿大或生长迅速或伴有明显疼痛的慢性淋巴细胞性甲状腺患者可采用皮质激素治疗，可迅速减轻症状，但部分患者停药后病情可反复。慢性淋巴细胞性甲状腺患者，甲状腺肿大对周围组织和器官造成压迫并出现相应压迫症状者，如果甲状腺素抑制治疗后，症状不缓解或甲状腺进一步增大者，需要进行甲状腺手术。慢性淋巴细胞性甲状腺患者，如果怀疑合并甲状腺癌者，需行甲状腺切除手术。术后长期服用甲状腺素制剂治疗。

（五）预后

多数慢性淋巴细胞甲状腺炎患者预后好，部分患者可发展为甲状腺功能减退症，需要甲状腺素治疗。极少数患者可合并甲状腺乳头状癌或发现甲状腺淋巴瘤，需要手术或放疗或化疗。

（连小兰）

三、1 型糖尿病

1 型糖尿病的特征为胰岛 β 细胞破坏，胰岛素绝对缺乏，可发生于任何年龄，但以儿童和青少年为多。患者血糖水平明显高于正常，易发生酮症，临床上均需依赖外源性胰岛素，过去亦称为胰岛素依赖型糖尿病（IDDM）。

1 型糖尿病的分布有明显的种族和地区差别。1 型糖尿病的患病率在白种人和以白种为主的混血儿较高，在亚洲人、非洲黑人、爱斯基摩人等很低。近年来的报道指出1型糖尿病的发病率有增加趋势，并认为与环境中的一些致1型糖尿病物质增多有关，但具体不明。王克安等（1999）报道我国是世界上已报道的1型糖尿病发病率最低的国家之一，但不同民族和地区之间发病率差异很大。

1型糖尿病的病因和发病机制仍未完全阐明。目前认为是某些外界因素（如病毒感染）作用于有遗传易感性的个体，激活了T淋巴细胞介导的一系列自身免疫反应，导致缓慢的、进行性的胰岛β细胞破坏和功能衰竭，体内胰岛素分泌不足进行性加重，最终导致临床1型糖尿病的发生。人体主要组织相容性抗原（human leukocyte antigens，HLA）的异常与1型糖尿病的易感性及胰岛β细胞损伤有密切关系。自身免疫性1型糖尿病按起病急缓分为急发型和缓发型。

也有部分1型糖尿病患者不存在自身免疫反应，故列为特发性1型糖尿病。这部分患者有很明显的遗传倾向，但缺乏免疫依据及HLA相关性，多见于非洲及亚洲人种。

（一）主要临床表现

1型糖尿病的临床表现形式变化很大，可以是轻度非特异性症状、典型三多一少症状或昏迷，取决于病情发展的不同阶段。多数青少年患者起病较急，持续高血糖症引起渗透性利尿和多尿，夜尿可以是疾病发作的信号，在幼儿常表现为遗尿；水分、电解质和葡萄糖一起从尿中丧失，高渗状态引起口渴多饮，可出现视力模糊；尽管食欲增加，体重减轻通常比较明显，伴头晕、乏力，并可能出现感觉异常或痛性痉挛；未及时诊断治疗，当胰岛素严重缺乏或病情进展较快时，可出现糖尿病酮症酸中毒，厌食、恶心、呕吐使脱水和高渗状态加重，病情迅速进展，可能发展为循环衰竭和昏迷，危及患者生命。有的患者起病很急，以糖尿病酮症酸中毒（昏迷）为首发临床表现，因缺乏糖尿病病史，易造成误诊。某些成年患者，起病缓慢，早期临床表现不明显，经历一段或长或短的非胰岛素依赖型糖尿病（NIDDM）阶段，即所谓成人隐匿性自身免疫性糖尿病（latent autoimmune diabetes in adults，LADA）。

（二）实验室检查

1. 尿糖测定　尿糖阳性是诊断糖尿病的重要线索，但尿糖阴性不能排除糖尿病的可能。每天4次尿糖定性检查（三餐餐前和晚上9~10时或分段检查），和24小时尿糖定量可作疗效判断指标，并供调整降糖药物剂量的参考。

2. 血葡萄糖（血糖）测定　血糖升高是目前诊断糖尿病的主要依据。用于患者作诊断时主张用静脉血浆测定，正常范围为3.9~5.6mmol/L。血糖测定又是判断糖尿病病情和控制情况的主要指标。在身体不适、剧烈运动前后及可能低血糖发生时应增加检测次数。

3. 口服葡萄糖耐量试验（oral glucose tolerance test，OGTT）　目前OGTT仍被视为针对糖尿病诊断不明确患者最可行的确定诊断的检测方法。

4. 糖化血红蛋白A1和糖化血清蛋白测定　HbA1有a、b、c三种，HbA1c为主要，正常人HbA1c约为3%~6%。HbA1c测定可反映取血前4~12周血糖的总水平，以补空腹血糖只反映瞬时血糖值之不足。由于需要长期控制血糖，因此可将HbA1c含量接近正常作为控制目标。糖化血清蛋白可反映糖尿病患者近2~3周内血糖总的水平，亦为糖尿病患者近期病情监测的指标，正常值为1.7~2.8mmol/L。但一般认为，不能把糖化血红蛋白A1和糖化血清蛋白作为诊断糖尿病的依据。

5. 血浆胰岛素和C肽测定　血胰岛素水平测定对评价胰岛β细胞功能有重要意义，其检测可采用放射免疫法和酶联免疫吸附法，正常人空腹基础血浆胰岛素水平约为35~145pmol/L（5~20mU/L）。正常人基础血浆C肽水平约为0.4nmol/L。

6. 自身免疫抗体　1型糖尿病由细胞介导的自身免疫反应破坏胰岛β细胞所致。反映这一损伤的血清标志物有胰岛细胞自身抗体（ICA）、胰岛素自身抗体（IAA）、谷氨酸脱羧酶自身抗体（GAD_{65}）等。用免疫荧光法检测胰腺组织切片中的胰岛细胞抗体，其他抗体用酶免疫法检测。85%~90%新诊断的1型糖尿病患者的血清中可出现其中一种或多种自身抗体。在1型糖尿病的一级亲属中筛查GAD_{65}，ICA，IAA等抗体，结合HLA易感基因筛查，可预测1型糖尿病的发生和发展。

7. 其他　糖尿病患者应监测血脂，血压，肝肾功能等，以早期发现和治疗并发症。合并酮症，酮症酸中毒时，血酮体升高，出现酮尿，并引起电解质、酸碱平衡失调，二氧化碳结合力改变。

（三）诊断和鉴别诊断

主要通过临床和生化检测特征进行诊断，目前仍以血糖异常升高作为诊断依据。检测到血清胰岛细胞抗体（ICA，出现在30%~60%的患者中）可以明确诊断。必要时可进行HLA亚型鉴定及其他免疫学与分子生物学方面的检查。

鉴别诊断：

1. 1型与2型糖尿病的鉴别诊断见表39-34。

表39-34　1型糖尿病与2型糖尿病的鉴别

	1型糖尿病	2型糖尿病
起病年龄及其峰值	多小于25岁，12~14岁	多大于40岁，60~65岁
起病方式	多急剧，少数缓慢	缓慢
起病时体重	多正常或消瘦	多超重或肥胖
“三多一少”症状群	常典型	不典型或无症状
急性并发症	酮症倾向大，易发生酮症酸中毒	酮症倾向小，50岁以上易发生非酮症高深性昏迷
慢性并发症		
肾病	35%~40%，主要死因	5%~10%
心血管病	较少	大于70%，主要死因
脑血管病	较少	较多
胰岛素及C肽释放试验	低下或缺乏	峰值延迟或不足
胰岛素治疗及反应	病程早期即依赖外源性胰岛素生存，对胰岛素敏感	大多数病程早、中期不依赖胰岛素生存，应用时对胰岛素抵抗（30%~40%）

2. **青年中的成年发病型糖尿病(MODY)** 诊断的先决条件包括常染色体显性遗传家族性病史,年龄在25岁以下,多不需要胰岛素治疗。

3. **其他原因所致的尿糖阳性** 血糖及OGTT正常。急性应激状态时也可出现一过性血糖升高,尿糖阳性。

4. **药物对糖耐量的影响** 抑制胰岛素释放或对抗胰岛素的药物,可引起糖耐量减低,血糖升高,尿糖阳性。

5. **继发性糖尿病** 某些疾病可对抗胰岛素而引起继发性糖尿病或糖耐量异常。

(四) 治疗与预后

对于1型糖尿病患者,在饮食建议和常规糖尿病教育的同时,必须使用胰岛素治疗。治疗强调个体化,应根据患者的进食时间、饮食结构、活动强度以及并发症、其他用药情况等调整治疗方案,可选择常规或强化胰岛素治疗乃至胰岛素泵等。有证据表明,血糖水平正常并得以维持可使胰岛功能得到恢复和延长。1型糖尿病治疗的主要目标是尽可能地使血糖达到或接近正常水平,保障儿童生长发育,维持良好健康和劳动(学习)能力,纠正代谢紊乱,防止或延缓并发症,延长寿命,降低病死率。胰腺移植已被广泛应用于治疗1型糖尿病,随着外科技术和免疫抑制方法的改进及对排斥反应的认识,胰腺移植的存活率明显提高。多数患者采用胰腺肾脏联合移植。

血糖控制不良的糖尿病患者易并发各种感染并导致急性并发症。1型糖尿病患者可反复出现自发酮症酸中毒,在起病5~10年后可出现肾病和视网膜病变,引起尿毒症和/或失明。血糖控制良好的患者出现上述慢性并发症的危险性也较正常人增加,但出现时间相对较晚。

(肖新华 张 云)

四、原发性慢性肾上腺皮质功能减退症

原发性慢性肾上腺皮质功能减退症,即Addison病,是指由于自身免疫,结核、真菌等感染或肿瘤、白血病等原因破坏双侧肾上腺的绝大部分导致肾上腺皮质激素分泌不足所造成的疾病。Addison病多见于成年人,老年和幼年较少见。结核性者男性多见,自身免疫所致"特发性"者女性多见。在欧美国家,Addison病的发病率为每百万人口40~60人。我国尚无确切的流行病学资料。

以往结核为Addison病最常见的病因,结核病破坏肾上腺皮质,代之以干酪性肉芽肿,而使肾上腺功能减退,但现在随着结核病的逐渐被控制而减少。而以淋巴细胞浸润和肾上腺皮质损害为特征的自身免疫性肾上腺炎已成为Addison病的病因之首,约占70%。约50%的Addison病患者伴有其他内分泌腺体和脏器的自身免疫性疾病。

(一) 主要临床表现

肾上腺皮质功能减退包括醛固酮和皮质醇分泌不足。醛固酮缺乏表现为潴钠、排钾功能减退,可引起体液丢失,低钠血症,轻度代谢性酸中毒,对儿茶酚胺的升压反应减弱,导致体位性低血压,严重时可发生晕厥、休克。皮质醇缺乏表现为乏力,食欲缺乏,体重下降,糖原异生能力减弱,肝糖原耗竭及对胰岛素敏感性增加,不耐饥饿易出现低血糖,应激能力下降。垂体ACTH大量分泌可引起皮肤黏膜色素沉着,以暴露部位及易摩擦部位更明显。

危象为本病急骤加重的表现,常发生于感染、创伤、手术、分娩、过劳、大量出汗、呕吐、腹泻、失水或突然中断治疗等应激情况下。表现为恶心、呕吐、腹痛或腹泻、严重脱水、血压降低、心率快、脉细弱、精神失常,常有高热、低血糖症、低钠血症,血钾可低可高。如不及时抢救,可发展至休克、昏迷、死亡。

(二) 实验室检查

1. **血液生化** 可有低血钠、高血钾。少数患者可有轻度或中毒高血钙(糖皮质激素有促进肾、肠排钙作用)。脱水明显时有氮质血症,可有空腹低血糖,糖耐量试验示低平曲线。

2. **血常规检查** 常有正细胞型正色素性贫血,少数患者合并有恶性贫血。白细胞分类示中性粒细胞减少,淋巴细胞相对增多,嗜酸性粒细胞明显增多。

3. **影像学检查** 胸片检查可示心脏缩小,呈垂直位。肾上腺区X线摄片及CT检查于结核病患者可示肾上腺增大及钙化阴影。其他感染、出血、转移灶病变在CT扫描时也示肾上腺增大,而自身免疫病所致者肾上腺不增大。

4. **基础血皮质醇** 一般认为血清皮质醇水平低于3μg/dl则患者可诊断肾上腺皮质功能减退;如果高于20μg/dl且下丘脑-垂体-肾上腺轴正常则可排除诊断。但通常患者基础皮质醇水平在正常范围内,急性应激时,与之不平行的低皮质醇水平高度提示该病。

5. **血ACTH水平** 正常人ACTH低于18pmol/L。Addison病患者血ACTH明显增高,超过55pmol/L,常介于88~440pmol/L。上午9点同时测皮质醇和ACTH,与皮质醇水平相比,ACTH明显升高,此方法对诊断Addison病敏感。而继发性肾上腺皮质功能减退者,血ACTH水平下降。故可用以鉴别原发性和继发性肾上腺功能减退。

6. **ACTH兴奋试验** ACTH兴奋试验是肾上腺功能减退最可靠的筛选试验。快速ACTH兴奋试验,静脉注射250μg $ACTH_{1\sim24}$,分别于0、30和/或60分钟时采血测定血清皮质醇水平。正常人基础或兴奋后血清皮质醇大于20μg/dl(550nmol/L),原发性肾上腺皮质功能减退症患者刺激后血皮质醇很少上升或不上升。为鉴别原发性及继发性肾上腺皮质功能减退,需连续静脉滴注ACTH 3天,前者尿17-羟皮质类固醇和/或皮质醇无明显变化,后者逐日增加。

7. **抗肾上腺抗体** 这些抗体存在于接近70%自身免疫引起的Addison病患者,但抗体浓度逐渐下降。每年,此抗体阳性者发展为肾上腺皮质功能减退的比例可达20%。抗21-羟化酶抗体是肾上腺皮质抗体的主要组成部分。测定自身抗体最经典的方法是用牛或人肾上腺切片作间接免疫荧光染色。有报道用放射标记的重组人21-羟化酶简单结核分析法测定肾上腺自身抗体敏感性和特异性均较间接免疫荧光法高。其他自身免疫性内分泌病患者中抗肾上腺抗体的检出率小于2%。另外,自身免疫性肾上腺功能减退症患者中常存在针对其他内分泌腺的抗体,如甲状腺微粒体抗体,抗胃壁细胞抗体等。

(三) 诊断和鉴别诊断

确诊最好行快速ACTH兴奋试验。基础血皮质醇水平

大于 20μg/dl 可除外该诊断。由于激素日间分泌的波动较大，与正常值有重叠的部分，一般不应根据随机血皮质醇水平诊断。只有危重患者的随机皮质醇水平才有意义。

对急症患者有以下情况应考虑肾上腺危象：所患疾病不太重而出现严重循环虚脱、脱水、休克、衰竭，不明原因的低血糖，难以解释的呕吐，体检时发现色素沉着，白斑病，体毛稀少，生殖器发育差，原有体质衰弱，慢性消耗。对这类患者应补充葡萄糖盐水和糖皮质激素，待病情好转，再作检查；或同时治疗，并作 ACTH 兴奋试验。

鉴别诊断：

继发性肾上腺皮质功能减退症：继发性肾上腺皮质功能减退症指下丘脑 - 垂体病变引起 ATCH 不足所致的肾上腺皮质功能减退。通常没有色素沉着，高血钾，低血压等。常伴发生殖腺功能减退。血 ACTH 水平是区分原发性和继发性肾上腺皮质减退症的重要指标。

慢性消耗性疾病：经 ACTH 兴奋后，血、尿皮质类固醇明显上升。

其他伴有色素沉着的疾病：如瑞尔黑变病，血色素沉着病，皮肤卟啉病、Nelson 综合征等。

(四) 治疗、预后

1. **教育患者**　使其明了疾病的性质，应终生使用肾上腺皮质激素替代补充。

2. **糖皮质激素替代治疗**　Addison 病患者须长期坚持糖皮质激素替代治疗，必要时须加用盐皮质激素。

3. **病因治疗**　因肾上腺结核所致的 Addison 病应积极给予抗结核治疗，特别是糖皮质激素治疗后可能使陈旧结核变活动或使活动结核扩散。

4. **抢救危象**　Addison 危象为内科急症，应积极抢救。

预后：一般地，自身免疫性肾上腺萎缩预后较肾上腺结核病变的预后略好，但结核病引起的患者经过早期系统的抗结核治疗，极少数患者可获“痊愈”。如因恶性肿瘤转移或白血病引起，则预后不佳。如伴有糖尿病，慢性感染，或心血管病等并发症预后较差。

（肖新华　张 云）

五、自身免疫性多内分泌腺综合征

自身免疫性多内分泌腺综合征（APS）亦称多腺体自身免疫综合征（PGA），指由自身免疫引起的、以多个内分泌腺功能受损为主要表现的一系列综合征，亦可累及其他非内分泌腺组织。1926 年，Schmidt 首次描述了两例同时患肾上腺皮质功能减退和甲状腺功能减退的病例，尸检发现肾上腺与甲状腺有明显的淋巴细胞浸润。APS 分为Ⅰ型和Ⅱ型。APS-Ⅰ罕见，迄今报道病例在 200 余例，且存在明显种族特异性，已有的病例报道主要见于芬兰人、伊朗犹太人和萨丁尼亚人。该病往往发生在有血缘关系的人群中，仅累计患者的同胞兄妹。男女发病率相似，且常在儿童期发病。APS-Ⅱ较 APS-Ⅰ多见，常累及几代人，男性发病率高于女性，发病高峰在中年。

(一) 病因和发病机制

APS 属于自身免疫病，根据病因和发病机制的不同，可将 APS 分为Ⅰ和Ⅱ型。

APS-Ⅰ是一种罕见的常染色体隐性遗传病，与 APS-Ⅱ不同，它是目前唯一与人白细胞抗原（HLA）无关的自身免疫病。APS-Ⅰ为单基因遗传，是由位于 21 号染色体（21q22.3）的自身免疫调节基因（AIRE）突变引起的。AIRE 在诱导机体自身耐受以及自身反应性 T 细胞凋亡方面发挥作用，如果发生突变则造成自身反应性 T 细胞凋亡的缺陷，并使自身抗原异常表达，从而导致自身免疫性疾病的发生。

APS-Ⅱ确切的发病机制还不清楚。目前认为该病可能与遗传因素和环境因素（如病毒感染）有关。相关研究证实，APS-Ⅱ与 HLA 相关的遗传易感性有关联，主要是 HLA DR3/DR4。

在 APS-Ⅱ的发病过程中，体液免疫和细胞免疫均发挥作用，但以后者为主。在体液免疫方面，APS-Ⅱ患者的血清中出现各种器官特异性自身抗体，引起相应内分泌腺的功能不全。其他自身抗体如甲状腺生长免疫球蛋白（TGI）、肾上腺抗体和性腺抗体的存在，可以分别预测甲状腺、肾上腺和性腺自身免疫病的发生。在细胞免疫方面，其免疫学基础是 T 淋巴细胞异常，包括功能缺陷和细胞表面标志改变。最显著的功能缺陷是抑制性 T 细胞功能减低，导致自身免疫应答，从而出现内分泌靶腺的破坏性炎症反应。综上所述，APS-Ⅱ发病与多因素有关，可能是在 HLA 相关的遗传易感性和抑制性 T 淋巴细胞缺陷的基础上，环境因素（如病毒感染）激发了自身免疫反应，导致多内分泌腺的免疫损伤，从而出现一系列临床症状。

(二) 临床表现

在临床上常把 APS 分为Ⅰ和Ⅱ型，其临床表现如下：

APS-Ⅰ又称自身免疫多内分泌腺病 - 念珠菌病 - 外胚层发育不全综合征（APECED），主要包括肾上腺皮质功能减退、黏膜皮肤念珠菌病和原发甲状旁腺功能减退。除此之外，Ⅰ型患者还可合并慢性活动性肝炎（13%）、营养吸收不良（22%）、脱发（32%）、恶性贫血（11%）、原发性腺功能减退（17%）和甲状腺疾病（11%）、T1DM（4%）。Ⅰ型患者首先表现为黏膜皮肤念珠菌病伴随甲状旁腺功能减退，随后出现肾上腺皮质功能减退，疾病发生间隔可达数十年。在患者的同胞兄妹中，可能仅表现上述自身免疫病中的一个。黏膜皮肤念珠菌病的特点为慢性反复性的皮肤、指甲及黏膜的念珠菌感染。最好发部位为口腔，其次为甲、躯干、头皮。表现为广泛扩延的黏膜白色斑块，特别是在舌和颊侧黏膜出现时很像鹅口疮。开始时柔软脆弱，后逐渐变为质地坚硬，如同黏膜白斑的临床表现，常合并有口角炎。

APS-Ⅱ是比较常见的自身免疫性多内分泌腺综合征，表现为同一个体同时发生两个或两个以上的内分泌自身免疫病。如特发性 Addison 病、甲状腺自身免疫病（Graves 病或慢性淋巴细胞性甲状腺炎）、T1DM、原发性腺功能减退、重症肌无力等。其他自身免疫病如白斑、脱发、浆膜炎、帕金森病、恶性贫血等的发病率也比一般人群高。两个器官特异性自身免疫病的发生时间间隔可以不同，一般为数年，有的长达 20 年，45% 的 Addison 病的患者最终会出现一个或几个内分泌腺自身免疫病。有些家属成员即使没有明显的临床症状，血中可测出器官特异性抗体。

（三）实验室检查

1. 在APS患者的血清中，可以测出多种器官特异性自身抗体。现多应用放射免疫分析法。

(1) 肾上腺抗体：在特发性Addison病患者中阳性率为12%，在一般人群中的阳性率为1/1 000。肾上腺抗体在女性患者中的发生率高，发病1~5年后逐渐消失。肾上腺抗体阳性的Addison病患者中，其他组织特异性抗体的阳性率也高，包括甲状旁腺抗体、胰岛细胞抗体、甲状腺抗体。肾上腺抗体阳性的Addison病患者的甲状腺抗体和胃壁细胞抗体阳性率为同年龄同性别正常人的6倍和10倍。

(2) 胰岛细胞相关抗体：1型糖尿病患者血清中可检出一组自身抗体，主要有三种：GAD_{65}、ICA、IAA，其中ICA在发病6个月到3年后滴定度逐渐降低或消失，GAD持续时间长，敏感性更高、特异性更强。

(3) 甲状腺相关抗体：自身免疫性甲状腺疾病患者血清中可检出Tg Ab、TPOAb和TRAb，与慢性淋巴细胞性甲状腺炎、Graves病的发生有肯定关系。

此外，在APS患者血清中还可以测到乙酰胆碱抗体、甲状旁腺抗体、抗壁细胞抗体、性腺抗体等。

2. APS患者的内分泌腺功能需要通过一系列生化检查来评估。测定空腹血糖、甲状腺激素、促甲状腺激素（TSH）、血清维生素B_{12}（VB_{12}）浓度、甲状旁腺激素、血钙浓度、血红蛋白浓度等，如果怀疑有肾上腺皮质功能减退，需做促肾上腺皮质激素（ACTH）刺激试验。

（四）诊断和鉴别诊断

1. **诊断** 对有明确家族史，且具有上述一种或几种临床症状患者，通过器官特异性自身抗体检测及功能试验，一般可明确诊断。APS临床病程在不同的患者是可以完全不同的，并且多个腺体受累可同时或先后发生，也有的患者往往在出现第一个腺体的病变若干年后才发生其他腺体的病变。一般为数年，有的长达20年，因此需长期随诊。对患者的每一个家庭成员，都要告诉他们如何早期识别疾病的症状和征象。即使缺乏早期症状和征象时，患者和家属成员也需每3~5年随诊一次，进行相关检查。

2. **鉴别诊断** APS累及多个腺体时，需注意这些腺体分泌的激素的相互作用，以免贻误诊断。

在生理情况下皮质激素可以抑制TSH的分泌，肾上腺功能减退可以引起TSH轻度升高，所以必须在补充足量的皮质激素后重新测定TSH，才能正确评估甲状腺功能。肾上腺皮质功能减退在临床上很少掩盖糖尿病的发生。

甲状腺功能减退患者自身可以减少肾上腺对ACTH的反应，并出现月经紊乱；而一些非甲状腺的慢性疾病可表现T_3和/或T_4下降，被称为低T_3和/或T_4综合征。临床上要注意将单纯甲状腺功能减退与甲状腺功能减退合并肾上腺或性腺自身免疫病相鉴别。

（五）治疗

目前对自身免疫病本身还缺乏有效的治疗方法，治疗APS主要是采用激素替代疗法。

APS-Ⅰ患者发生肾上腺皮质功能减退、甲状旁腺功能减退和T1DM时，分别用糖皮质激素、钙剂、胰岛素进行治疗，用酮康唑治疗黏膜皮肤念珠菌感染疗效良好。APS-Ⅱ合并Graves病时，则需要同位素或口服抗甲状腺药物治疗，其中前者优于后者，因为APS患者免疫反应强，药物治疗易复发。合并甲减时，则需用甲状腺激素替代治疗。

近年来APS治疗的一个突破是采用了环孢素并取得了良好效果，但不主张用环孢素作预防性治疗。

（肖新华 孙晓方）

第十节 生殖系统自身免疫性疾病

一、免疫性不育

从免疫学观点来看，凡是胶体分子，分子量超过1万，表面具有一定化学结构的异体或自体蛋白质，均可成为抗原，诱发机体的免疫应答。自然赋予人类对接触到的每一个外来抗原会有免疫应答，从而保护自己，同时也可以被自身抗原引起的自身免疫反应（称为自身免疫疾病）所伤害。但是，人类也有防止这种自身免疫反应发生的机制，以避免对自体带来系列的病态反应。人类的免疫系统自身有着非常复杂和精细的调节系统，并与神经内分泌系统相互制约和协调，共同形成神经、内分泌、免疫调节网络，在维持机体的稳态和健康方面起着重要作用。

因免疫性因素造成不育的原因可能来自男女双方。研究早已发现，精子具有抗原性，与机体免疫系统接触后可引起自身或同种免疫反应，在男性或女性不育者体内均可发现抗精子抗体（antisperm antibody，AsAb）的存在，并可导致不育，这类情况占不育患者的10%~30%。1988年，世界卫生组织（WHO）对6 407例男性不育研究发现，2.9%患者的病因为免疫性因素。在2005年欧洲泌尿外科学会制定的男性不育症指南中，免疫性因素占男性不育病因的3.1%。随着生殖免疫学的发展，免疫性不育越来越引起重视，研究免疫性不育将有助于探索不育的发生机制，为有效治疗不育症提供依据，还可为免疫避孕和避孕疫苗（contraceptive vaccine，CV）的研制奠定理论基础。

（一）与精子有关的免疫性不育机制

1. **男性生殖系统中的抗原** 男性生殖系统中的抗原主要来自精液内的精浆和精子，还可以来源于睾丸、精囊和前列腺，其中对精子抗原的研究最为广泛和深入，抗精子免疫成为免疫不育的主要病因。

目前已知的精浆抗原有数十种，可能来源于生殖道腺体的分泌物，其中的大多数可以在血清中检测到，包括精子膜抗原(SCA-antigens)、HLA抗原、白蛋白、免疫球蛋白(immunoglobulins-α、β、γ)、乳铁蛋白(lactoferritin)、转铁蛋白(albumin transferrin)等，某些抗原可以与其他组织发生交叉，例如乳铁蛋白、PAS阳性蛋白与乳汁交叉，亮氨酸氨肽酶与肾组织交叉。

精子抗原结构复杂、种类繁多，到目前为止已涉及100多种。按其部位分为核抗原、胞浆抗原、膜固有抗原、包被抗原；按其来源特异性分为精子特异抗原和精子非特异性抗原；按其与生育力的关系分为生育相关精子抗原和生育非相关精子抗原。精子抗原有些为精子特异性抗原，且与不育关系密切，如受精抗原-1(fertilization antigen-1,FA-1)、卵裂信号-1(cleavage signal-1,CS-1)等，在血清中已发现了它们的抗体；有些抗原，如参与细胞膜信号转导系统的膜蛋白等，尽管不一定是精子特异的，但它们可直接或间接影响生育。由于精子抗原结构上的多形性、功能上的复杂性，加之缺乏有效的分离和纯化手段，精子抗原的研究进展一直很缓慢。近年来，随着杂交瘤技术、免疫印迹技术以及DNA重组技术的发展，人们对精子抗原的认识显著提高，与受精和早期胚胎发育有关的精子抗原引起了人们的重视，这些抗原包括LHD-C4、PH-20、RSA、SP-10、MSA-63、FA-1、FA-2、CS-1、STX-10、PH-30、GA-1、M-29、MLR、CPK等。寻找抗生育作用的特异的精子抗原，已成为免疫避孕和免疫不育领域的重要课题。

2. **机体对自身抗原的免疫反应**

(1)抗精子免疫的产生：尽管精子具有多种抗原，但正常情况下，机体具有防止发生精子免疫反应的机制，因此并不会对精子产生免疫应答反应。一旦这种免疫保护机制被破坏，则引起自身免疫反应，并可引起免疫性不育。主要包括：①机体的血-睾屏障遭到破坏，例如睾丸活检、炎症、损伤、感染等；②局部的免疫抑制功能障碍，例如精液中抗补体物质的活性下降，精浆免疫抑制物的含量或活性下降；③个别患者的抗精子自身免疫可能与遗传及其他原因有关。

通过性活动，大量的精子得以进入女性生殖道，但女性一般不会产生针对精子的免疫反应，只有少数敏感的女性可能产生AsAb。造成这种敏感性不同的原因还不清楚，可能与个体差异有关，也可能与丈夫精液内的免疫抑制因子缺乏有关。此外，女性生殖道的炎症、损伤、肛交等不利因素也可能参与AsAb的产生过程。

(2)抗精子免疫反应：机体的抗精子免疫反应包括细胞免疫和体液免疫，其中对体液免疫的研究较多。

血液内的B淋巴细胞在受到精子抗原的刺激下转化为浆细胞，并产生AsAb。人体内的AsAb主要为IgG、IgM、IgA和IgE，血清中主要有IgG和IgM，而精浆中主要有IgA(主要为分泌型IgA)。根据与抗原结合后表现出的不同反应，可以将AsAb区分为过敏素、沉淀素、血凝素、细胞毒素、补体结合抗体、精子凝集抗体、精子制动抗体、调理抗体和免疫荧光抗体素。

研究发现，当患者淋巴细胞接触到抗原(冻融的精液)后，17%有阳性的母化反应。采用可的松类药物来抑制免疫反应和恢复精子数，被治疗者中有一半精子发生暂时的增加，而免疫反应呈阴性的无精症者精液质量并无改善。有AsAb和少精症的不育男性，比无AsAb而精子数正常的男性，其淋巴细胞转化率高，表明细胞免疫也参与抗精子免疫过程。

(二)其他免疫性不育机制

1. **卵巢自身免疫** 卵巢功能的改变与自身免疫性疾病之间有关联，将卵巢组织作为抗原而引起的自身免疫反应定义为自身免疫性卵巢炎(autoimmune oophoritis,AO),AO患者可表现为体液免疫和细胞免疫反应过强，包括外周血AOA(抗透明带抗体、抗颗粒细胞抗体等)滴度升高，活性T淋巴细胞百分比增加，卵巢内生长和成熟卵泡及黄体数减少，闭锁卵泡增多，生长卵泡、内膜层和颗粒细胞层大量淋巴细胞浸润。AO患者体内的AOA可多方面影响卵巢功能，包括包裹卵细胞(影响排放及阻止精子穿入)、(在透明带抗体及补体作用下)直接细胞毒作用、(抗内膜细胞及颗粒细胞抗体引发)内分泌紊乱、T淋巴细胞浸润导致局部类促性腺样物质增多。

2. **子宫内膜异位症** 子宫内膜异位症与女性不育密切相关，而免疫机制在其发生和发展的各个环节中均起重要作用，具有自身免疫性疾病的特征，是免疫抑制与免疫促进作用失衡导致的免疫失控所致，产生广泛的细胞免疫和体液免疫异常，表现在具有免疫监视和免疫杀伤功能的细胞(NK细胞、巨噬细胞等)的细胞毒性作用减弱，黏附分子协同促进异位内膜的移植和定位，免疫活性细胞释放的细胞因子促进异位内膜的存活和增殖。

3. **透明带免疫与不育** 透明带(zona pellucida,ZP)是围绕哺乳动物卵细胞外的一层细胞外结构，是精子与卵子结合前必须首先与之结合并穿透的结构，精子与ZP特异受体位点结合在精-卵相互作用中起重要作用。ZP免疫对生育力的影响已经得到大量的动物实验和体外受精-胚胎移植(IVF-ET)临床实践的证明，尤其是在ZP免疫检测方法的不断改进后，使得人们认识到，以往诊断的相当部分的不明原因性不育症应该属于免疫异常范畴。免疫生育调节的研究也进一步确认了ZP免疫对生育的影响。

(三)ABO血型不合

研究发现，不明原因的不育夫妇中，ABO血型不合的发生率明显高于正常生育力和有原因的不育夫妇。ABO血型抗体滴度增高可以使精子表面吸附这类抗体，对精子活力特性有不良影响，表明ABO血型因素可能参与不育的病因和发病机制。但目前对其研究结果还存在争议。

(四)临床表现

1. **抗精子免疫反应** 尽管AsAb在免疫性不育中的确切作用还不清楚，但AsAb可在体内发挥一系列生物学效应，并影响生殖过程。例如，可能具有妨碍精子的正常发生、干扰精子获能和顶体反应、直接引起精子的凝聚和制动、细胞毒性作用、抑制精子穿透宫颈黏液、阻止精卵结合而干扰受精过程、干扰胚胎着床并影响胚胎存活等多种作用，并且这种作用与AsAb的滴度相关，滴度越高则越难以生育。

2. **其他免疫反应**

(1)卵巢自身免疫：免疫功能异常可直接或间接地影响卵

巢内卵泡的生长、发育和成熟，使卵巢性激素分泌异常，临床表现为月经紊乱、继发闭经、卵巢早衰、不育等。临床表现为患者年龄小于40岁而闭经。

(2) 子宫内膜异位症：由于异位的子宫内膜组织可诱导自身免疫反应，导致免疫失调，使得腹腔液微环境改变，可能干扰了生殖过程的各个环节，导致不育，主要包括：抑制排卵、干扰精子和卵子的运送、阻碍精卵结合、影响早期胚胎发育和干扰胚胎着床。

（五）实验室检查

1. 抗精子免疫的实验室检查 检测AsAb的适应证见表39-35。

表39-35 检测AsAb的适应证

男性	女性
精子自发凝集	性交后试验异常
睾丸损伤、手术或活检史	不明原因不育
输精管道阻塞	生殖道感染
输精管吻合手术史	肛交或口交史
生殖道感染	

理想的AsAb检测方法应该既可确定免疫球蛋白类型，又可对抗体进行定量和判断抗体在精子上的结合部位。

(1) 新鲜精液精子表面抗体的检测：能够进入精浆的免疫球蛋白主要为IgG和IgA。IgA类精子抗体极少单独存在。因而，对新鲜精液的精子表面附着精子抗体的检测，必须能够检出IgG类精子抗体，也可同时检测IgG和IgA类精子抗体，主要检测方法包括：①混合抗球蛋白反应试验，又称混合凝集试验（mixed agglutination test，MAT），有10%以上活动精子表面附着标记颗粒，作为阳性；②免疫珠试验（immunobead test，IBT），以10%以上活动精子与免疫珠结合，并一起游动者为阳性；③精子宫颈黏液接触试验（sperm-cervical mucus contact test，SCMC），以50%以上活动精子与正常生育妇女排卵期宫颈黏液作用后表现为原位震颤，考虑精子表面带有精子抗体。

(2) 体液标本精子抗体的检测：体液标本精子抗体检查，对于男性不育的意义，仅限于了解无精子症或重度少精症、弱精子症患者有无抗精子免疫因素的参与，以及作为男性免疫性不育的辅助性诊断试验。由于对精浆标本检测的阴性结果并不排除男性免疫不育的诊断，因而实际价值不大。以下介绍的检测方法，主要是针对血清标本的检测方法，主要包括：①血清凝集试验（SAT），常用方法包括明胶凝集试验（GAT）、试管凝集试验（TSAT）、浅盘凝集试验（TAT）和毛细管凝集试验（CAT）等；②血清制动试验（SIT）；③间接免疫珠试验（IIBT）和间接混合抗球蛋白反应试验（MART）；④放射标记的抗球蛋白反应试验。

(3) 使用精子提取物或死精子抗原的方法：上面用于体液标本精子抗体检测的方法需要正常供体精液，这给临床实验室增加了正常精液来源的难度。20世纪70年代中期，人们已开始使用精子提取物替代新鲜供体精子的方法，主要包括：①酶联免疫吸附试验（ELISA）；②免疫印迹分析试验（immunoblot test）。

2. 其他免疫性不育的测定

(1) 卵巢自身免疫：外周血测得抗卵巢抗体（antiovarian-antibodies，AOA）升高，血清FSH、LH升高。

(2) 子宫内膜异位症：外周血和腹腔液中可出现多种非器官特异性抗体（抗多核苷酸类、抗组蛋白、抗磷脂、心脂类抗体等）和器官特异性抗体（抗子宫内膜和卵巢抗体）。

(3) 透明带免疫异常：由于透明带的抗原含量甚少，故多用卵巢组织作为制备抗原的免疫原，测定对卵巢组织的异种或同种异体抗体。

（六）诊断和鉴别诊断

免疫性不育的诊断需要以病史、体格检查、实验室诊断等综合分析结果判断，其中对AsAb等特异性免疫指标检查最为关键，并成为鉴别诊断的主要依据。

（七）治疗与预后

1. 抗精子免疫性不育的治疗 适合于免疫不育治疗的患者要有抗精子抗体而无生殖道梗阻，同时其配偶也已经过了完备的检查。临床上应全面衡量所观察到的免疫缺陷与患者全身情况，并考虑到治疗可能的副作用，进行综合分析后才能制定正确的治疗方针。

(1) 病因治疗：理论上讲，去除诱发AsAb产生的原发疾病或异常，例如损伤、炎症、感染、肛交等因素，均有助于AsAb滴度的降低或消失。

(2) 局部隔绝法：避孕套是最古老和最安全的抗免疫治疗措施，可减少女性重复与精子抗原接触的机会，性生活时应用避孕套6个月以上，可使部分女性患者的体内AsAb水平下降，但它在减低女性抗精子抗体的滴度、提高其妊娠率方面的疗效还很难肯定。

(3) 免疫抑制剂治疗：对免疫不育最常用的治疗方法是免疫抑制剂，主要应用糖皮质激素。它的机制尚未完全阐明，但下列作用是肯定的：①阻止细胞因子和淋巴生长因子释放；②减少抗体产生；③弱化抗体抗原结合；④阻碍炎性细胞趋化性；⑤影响体液免疫和细胞免疫。目前，尽管对糖皮质激素有许多临床研究，但至今未对给药途径、剂量、给药间歇及治疗持续时间有统一标准。糖皮质激素的用法有许多方案，有在短期内使用大剂量的，也有在较长期内使用小剂量者。大剂量用药的目的是安置在配偶排卵期内，使抗精子抗体的滴度降低而增加受精机会，而在排卵期外小剂量用药则主要是出于减少身体对糖皮质激素类药物副作用的考虑。

(4) 中医中药治疗：采用中医中药的辨证施治，也有助于AsAb的消失或使其滴度降低。

(5) 精子体外处理与宫腔内人工授精（IUI）：有很多技术可从精子表面或精浆中去除抗体，但其结果有所差别。用快速稀释的洗涤法可以去除精浆中的游离抗体，但不能去除与精子表面紧密结合或与之呈高度亲和力的抗体。用调节pH或利用游离处理技术可离解抗原-抗体复合物，却同时会导致精子失活。使用特异性的IgA蛋白酶体外处理精子，可以使结合抗体的精子数由90%降低至<10%，但对IgG类抗体无效。

IUI 可以避开宫颈黏液屏障，使精子直接进入宫颈。在授精前必须对精液进行洗涤，去除精浆前列腺素成分，防止前列腺素导致的子宫肌强直性收缩。在人工授精前对精子进行获能培养，除可以筛选高活力精子进行人工授精外，还可以使附着在精子头部的抗体脱落。

(6) 体外受精胚胎移植（IVF-ET）和单精子卵胞浆内注射（ICSI）技术：体外获能培养可能去除部分精子头部带有的精子抗体。在体外受精中，带有精子抗体使卵细胞受精率降低，但仍有 9%~19% 的卵细胞可以受精，而 ICSI 可显著提高受精率。此外，在 IVF-ET 和 ICSI 治疗时，均可采用超排卵治疗，使周期内卵细胞数量显著增加，因此可能抵消由于精子抗体附着所导致的受精率降低。由于治疗费用较高，而且有较高的早期妊娠失败率，这类方法仅用于经 IUI 反复失败的病例。

2. 其他免疫性不育的治疗

(1) 卵巢自身免疫性不育治疗：应用免疫抑制剂，同时促进卵泡的生长和成熟，是使卵巢功能恢复的重要措施。

(2) 子宫内膜异位症：可以采用具有免疫调节作用的达那唑治疗子宫内膜异位症，并取得了满意的临床效果。

（李宏军）

二、免疫性流产

自然流产连续发生 3 次或 3 次以上者，称为复发性自然流产（recurrent or repetitive spontaneous abortion，RSA），或习惯性流产（habitual abortion，HA）。在可识别的妊娠中，早孕期大约 15% 发生自发性流产，其中 1%~2% 为复发性自然流产，60%~70% 可以查到明确的原因，如遗传因素、内分泌因素、解剖因素、感染、免疫因素及环境等。约 30%~40%RSA 原因不明，越来越多的证据表明不明原因 RSA 可能与母 - 胎间免疫耐受异常有关。

免疫因素引起的复发性自然流产，分为两种类型。一种为自身免疫疾病，患者有甲亢、系统性红斑狼疮（SLE）等免疫性疾病，体内可以检出多种自身抗体，自身抗体阳性率为 18.4%。抗磷脂抗体［主要是狼疮抗凝因子（LAC）和抗心磷脂抗体（ACL）］多见，为 13.5%，抗核抗体（ANA）为 6.9%，抗核可抽提抗原抗体（抗 ENA 抗体）为 2.9%。其他：如抗甲状腺抗体、甲状腺 TPO 抗体阳性率在复发性流产患者中较高。另外，常见母 - 胎间血型不合，如 ABO 血型及 RH 血型不合抗体。另一种为同种免疫病型，胎儿有 1/2 基因来自父系，正常妊娠可认为是一种成功的半同种移植。如孕妇对胚胎半同种抗原识别低下和反应性低下，孕期无法产生适当的封闭抗体和保护性抗体，则可使胚胎遭受排斥、流产。

目前还没有合适的诊断方法用于鉴别自身免疫和同种免疫引起的自然流产。对自身免疫性疾病，对于同种免疫引起 RSA，临床上有关免疫学检测、免疫性治疗存在争议，目前还缺乏明确、有效的治疗措施。

（一）发病机制

1. 自身免疫病型 自身免疫疾病患者体内存在多种自身抗体，其中抗磷脂抗体（antiphopholipid antibody，APA）是 RSA 重要因素。APA 是一组自身免疫性抗体，包括狼疮抗凝抗体（lupus anticoagulate antibody，LA）和抗心磷脂抗体（anticardiolipin antibody，ACA）。APA 引起 RSA 的机制主要有两方面：一是 ACA 损伤血管内皮，形成血管内血栓。二是 ACA 干扰钙依赖磷脂结合蛋白 - Ⅴ作用，钙依赖磷脂结合蛋白 - Ⅴ是一种具有抗凝特性的磷脂结合蛋白，存在于合体滋养细胞，覆盖绒毛表面，保证绒毛间隙血流通畅，ACA 阳性患者胎盘绒毛表面钙依赖磷脂结合蛋白 - Ⅴ明显减少。由于 ACA 引起胎盘血管微血栓形成，胎盘循环障碍，使胚胎血供不足，缺氧损伤而流产。

2. 同种免疫病型 妊娠期胎儿是一种半同种异体移植物，必须具备不被母体免疫排斥的能力才能维持妊娠继续。母 - 胎间免疫耐受主要表现为滋养细胞膜抗原 - 人白细胞抗原 D（HLA-D）表达上调。$CD56^+CD16^-$ 自然杀伤细胞（NK）亚群占优势，Ⅰ型 T 淋巴细胞和Ⅱ T 淋巴细胞比值失衡，TH2 升高。母胎界面保护性抗体和封闭抗体上升及共刺激途径 CD28/CD86 占优势等。一旦某些环节发生异常，胚胎会受到免疫攻击而流产。

(1) 滋养细胞膜上 HLA-G 表达异常：滋养细胞膜上存在非经典 HLA- Ⅰ类抗原：HLA-G，其通过与 NK 细胞和 T 细胞上的抑制性受体结合，传导抑制信号，阻断或抑制细胞毒效应。保护或抑制细胞免受蜕膜 NK 或 $CD8^+$ 细胞杀伤作用。国外研究发现，原因不明的复发性流产患者绒毛滋养细胞上 HLA-G 表达水平明显降低。

(2) NK 细胞亚群平衡失调：NK 细胞根据膜表面标记，分为两个亚群，$CD56^+CD16^+$，$CD56^+CD16^-$。前者对胚胎细胞起免疫杀伤和排斥作用，后者对胚胎起免疫保护和营养作用。

子宫内膜和蜕膜中存在 NK 样细胞亚群，在细胞表面 CD 表达上这些细胞与外周典型的 NK 细胞存在着表型差异。妊娠早期蜕膜中 DGLs（蜕膜颗粒淋巴细胞）比例升高，占子宫内膜全部淋巴细胞群的 70%~90%，目前这些细胞的来源、作用尚不明确，但它们大量存在于着床部位，有待于进一步深入研究其在维持妊娠方面作用。原因不明习惯性流产患者蜕膜中 $CD56^+CD16^+$DGL 细胞明显增多，而 $CD56^+CD16^-$DGL 细胞与正常妊娠妇女相比明显减少。

(3) TH1 与 Th2 比例失调：$CD4^+$T 细胞分为 TH1 与 Th2 亚群，Th1 细胞分泌白介素 IL-2，干扰素、肿瘤坏死因子，有免疫杀伤作用，可抑制胚胎着床、滋养细胞生长和胚胎发育，对妊娠不利。Th1 细胞分泌 IL-4、IL-5、IL-10，主要介导 B 细胞增殖、抗体产生和同种排斥反应的免疫耐受，对妊娠有利。同时 Th2 细胞有免疫营养作用，对妊娠胎盘的生长是必需的。研究表明：正常妊娠时 TH1/Th2 平衡向 Th2 型细胞因子为主的模式转化。但当其中之一的模式向 Th1 型转化时，可能损失胎盘滋养细胞和胎儿，引起流产。临床研究表明，主动免疫可促使 TH1/Th2 平衡向 Th2 型细胞因子为主的模式转化，有利于获得妊娠成功。外源性抗原诱导妊娠免疫耐受机制可能与 TH1 向 Th2 转化、减少胚胎的吸收率有关。

(4) NKT 细胞的作用：最新的研究表明，在人类外周血和蜕膜中存在第四种淋巴细胞，NKT 细胞，它表达 T 细胞的表面受体 Vαβ 和 NK 细胞受体 NK1.1，包括 $CD4^+CD8^+$ 和 $CD4^-CD8^-$。NKT 细胞在蜕膜中表达明显高于外周血，早孕期间高水平表达，晚孕期低水平表达，同时 NKT 分泌 INF-Y 和 IL-4 及相应的细胞因子，参与 TH1/Th2 平衡调节。NKT 细胞可能在正常妊娠和流产中有重要作用，需进一步深入研究。

(5) 巨噬细胞分泌细胞因子：妊娠期巨噬细胞产生一系列细胞因子，包括 IL1、IL-6、TNF-α、CSF-1、转化因子 β、前列腺素 E2、一氧化氮及吲哚胺 2,3 二氧化酶（IDO）等，参与子宫细胞因子网络系统，调节细胞生长、分化，抑制局部免疫反应，子宫处于安静状态。IDO 在保护胚胎免受母体免疫攻击中有重要作用，已在动物实验中证实，IDO 表达下调可能导致自然流产的发生。

(6) 保护性抗体和封闭性抗体的异常：封闭性抗体可通过与母体反应性淋巴细胞结合或通过与抗原结合，达到阻断细胞免疫反应的目的。该类抗体的产生取决于胎儿抗原的识别。妊娠期血清中存在的封闭抗体有以下几种：非特异性封闭抗体，特异性细胞毒抗体，特异性非细胞毒抗体，抗独特型抗体。研究报道，对习惯性流产患者经主动免疫治疗后，细胞毒抗体（HLI-I 类抗体）和淋巴细胞相对刺激率及封闭抗体测定，提示：患者经免疫后淋巴细胞抗体阳性率及淋巴细胞相对抑制率均明显提高。提示习惯性流产患者体内缺乏封闭抗体和保护性抗体。

(7) 共刺激途径异常：抗原提呈细胞表面 B7 分子（CD80、CD86）和 T 细胞表面共刺激分子受体 CD28 及 CTLA4 是体内重要的共刺激途径，是 T 细胞活化的第 2 信号。研究发现：CD28/B7 可促使 Th1/Th2 平衡向 Th2 为主转化，而 CTLA4/B7 可使 Th1/Th2 平衡向 Th1 方向偏离，在习惯性流产患者蜕膜中，共刺激受体 CD28 下调而 CTLA4 表达占优势。动物实验中流产小鼠蜕膜抗原提呈细胞表面 CD80 表达上调，CD86 表达下调。

(8) 补体系统异常：当人类胚胎植入子宫内膜后并未发生炎症反应，这与补体系统存在正常调节机制有关。其中两种补体调节因子，即衰变加速因子（DAF）和膜辅助因子蛋白（MCP），在保护胎儿和维持妊娠方面起重要作用。在胎盘发育过程中，DAF 表达始终呈上调趋势，贯穿整个妊娠期。动物实验中，与人类 DAF 类似的 Crry 基因表达下调，可引起小鼠流产。

(9) 凋亡因子表达异常：母胎界面存在凋亡因子受体 FasL 和 Trail-R，两者可以分别与激活的淋巴细胞表面存在的凋亡因子（Fas 和 Trail）结合，诱导细胞凋亡，使胚胎逃逸免疫打击。文献报道，FasL 表达下降，可导致流产发生。

(10) 基因表达异常：①易感基因及单元型：与免疫有关的病理妊娠可能和母体特异的 HLA 基因位点有关；②调控胚胎发育基因异常；③与凝血功能有关的异常基因。

（二）诊断

1. 病史 患者有三次或以上自然流产史；夫妻双方染色体核型正常；胚胎染色体核型正常；其他检查除外内分泌、生殖道畸形、感染等因素引起的流产。

2. 实验室检查

(1) 自身免疫病型：酶联免疫法测定：狼疮抗凝因子（LAC）和抗心磷脂抗体（ACL），LAC 检验目前主要采用白陶土部分凝血酶试验，ACL 抗体采用酶联免疫吸附试验（ELISA）。鉴于抗磷脂抗体在体内水平处于波动，可出现假阴性，在发热、感染等情况下可出现假阳性，所以临床确诊要求是连续两次试验结果均为阳性，且时间间隔为 3 个月。

(2) 同种免疫病型：抗父系细胞毒抗体试验、混合淋巴细胞培养反应性试验、胚胎毒性判断、免疫细胞表型、外周血细胞因子表型和 HLA 谱等。上述实验在临床上已开展，但没有一项是在临床上被证实完全有效。

目前还没有合适的诊断方法用于鉴别自身免疫和同种免疫引起的自然流产。同正常妊娠妇女相比，复发性流产患者 NK 细胞活性明显升高。NK 细胞的数量及活性的测定，可用于鉴别同种免疫流产的原因。

（三）治疗

1. 自身免疫病型 治疗主张采用肾上腺皮质激素和阿司匹林联合治疗，也可单纯采用阿司匹林治疗。①肾上腺皮质激素疗法：应用泼尼松，妊娠开始即用药，直至妊娠结束。剂量国外多数主张用泼尼松每天 15mg 口服，但常伴有明显的副作用，如肥胖、继发感染、溃疡病复发等。采用小剂量泼尼松 5mg/d 口服，无上述副作用，可获得同样的疗效。②阿司匹林疗法：国外多数主张从妊娠开始用药，分娩前几天停药，且用量在 75~100mg/d，但此种用量易发生出血倾向。国内林其德等，采用小剂量即 25mg/d，自妊娠确定后开始服用直至妊娠结束。用药过程中定期进行血小板凝集（PagT）检测以调节阿司匹林剂量，大多数患者服药中 PagT 保持在正常范围（38%~78%）；少数患者服药后 PagT 低于 38%，应及时停药。尚有个别病例服药期 PagT 仍高于 79%，则需增加剂量至 50mg/d。

肝素和阿司匹林已成功地用于治疗血清 LAC 或 ACA 阳性的复发性流产妇女。两者在治疗中的作用机制尚不清楚，但主要的作用最有可能是其抗凝特性。肝素在体外有调节免疫的特性，小剂量的阿司匹林可减少血小板聚集，使血栓素 / 前列环素比值出现有益的变化。对于既往无动静脉血栓病史妇女，治疗 RSA 肝素的剂量为预防血栓形成的剂量，15 000~20 000IU 混合肝素钠，口服 60~100mg 阿司匹林。阿司匹林在孕前 3 个月开始口服，而肝素应在妊娠后使用。长期使用肝素可出现骨质疏松和血小板减少的副作用，应补充钙剂及维生素 D，并加强凝血功能检测。

2. 同种免疫病型 针对免疫因素引起复发性流产的机制，目前临床上已开展应用免疫刺激或免疫抑制干预免疫性流产。如输入白细胞、静脉内注射免疫球蛋白、孕酮补充疗法及泼尼松治疗。

细胞免疫方法是将父系淋巴细胞或者混合的供者白细胞转给母体，此为免疫刺激性，目的是促进母体产生保护性封闭因子，但尚未显示出确切性作用。国内多数文献报道细胞免疫方法有效性大于 80%，但国外大规模、多中心、随机的、安慰剂对照的双盲性试验中证实，白细胞输注法增加了不明原因流产妇女的流产率。主动免疫的免疫原可采用丈夫或无关个体的淋巴细胞、单个核细胞或滋养叶合体细胞膜等，其中较多采用的是淋巴细胞。疗程从孕前开始，国外起初多数采用每疗程 4 次免疫，每次剂量为 12×10^7 个淋巴细胞，间隔 3 周。疗程结束后鼓励患者在 3 个月内妊娠，如获妊娠则再进行 1 个疗程治疗。如未妊娠则应作输卵管通液，并在排除不育症的情况下重新进行 1 个疗程主动免疫治疗。国内林其德等，早期主动免疫的方案基本与国外相同，但剂量较小，每次免疫淋巴细胞数仅为 2×10^7~3×10^7 个，妊娠成功率达 86.4%；后来改为每疗程 2 次，妊娠成功率达 87.0%。而采用丈夫淋巴细胞的效果与采用无关第三个体的效果无差异。对于主动免疫疗法安全性问题，尚无对母体及后代有明显副作用的报道。他们观察到免疫疗法的后代出生体重、出生后生长发育和智力，与正常对照组子代无差异，证实免疫疗法是安全、有效的。

静脉内注射免疫球蛋白有多种免疫调节作用。其作用机制尚不完全清楚，但他们可能减少了自身抗体的产生，并提高抗体清除率，增加 T 细胞及 Fc 受体的调节作用、补体的灭活、T 抑制细胞功能，减少 T 细胞与胞外基质的黏附以及抑制 Th1 细胞因子的产量。各种关于 IVIg 在复发性流产患者治疗中的作用呈现矛盾的结果。针对多数研究的一项 meta 分析揭示：IVIg 疗法对复发性流产缺乏有效性，并被一项多中心临床试验结果所证实。

补充孕酮在妊娠早期很安全，孕酮具有确切的免疫调节作用，但机制尚未明确。有关免疫性检测、免疫治疗的临床效果报道不一，临床评价如表 39-36。需要更大样本、前瞻性、随机对照试验进一步评价免疫性治疗效果。

表 39-36　复发性流产患者免疫学评价和干预

	检测	治疗
被证实的	狼疮抗凝物	对抗磷脂抗体综合征的抗凝治疗
	抗心磷脂抗体水平（IgG 或 IgM）	
有研究前景但研究不充分的	抗磷脂酰丝氨酸水平 NK 细胞检测 抗 -β2- 糖蛋白 -1 水平	补充孕酮 给少数患者静脉注射免疫球蛋白
误导的、无效或潜在有害的	使用过多的抗体组合	泼尼松
	抗父系细胞毒抗体	白细胞注射治疗
	混合淋巴细胞培养活性试验	
	白细胞抗体检测	
	父系 HLA 配型	
	外周 Th1/Th2 细胞因子谱	
	抗核抗体检测	

随着生殖免疫学研究的深入，期待揭示免疫系统功能紊乱与生殖系统病理之间的关系，为 RSA 患者开发出更多、更有效的治疗方法。

（龙　燕　边旭明）

第十一节　皮肤组织自身免疫性疾病

一、天疱疮

天疱疮（pemphigus）是一组少见的自身免疫性皮肤病，以皮肤黏膜反复发生松弛性水疱、大疱为特征，组织病理可见棘层松解及表皮内水疱，血清中可检测出抗表皮棘细胞间的自身抗体。这组疾病包括以下几种类型：寻常型（PV）、增殖型（PVE）、落叶型（PF）、红斑型（PE）、副肿瘤性天疱疮（PNP）、IgA 天疱疮、药物诱发的天疱疮（DIP）、疱疹样天疱疮。

天疱疮平均发病年龄为 50~60 岁，儿童亦可发生，男性与女性发病率相等。在不同的种族和地区，其发病率有区别，如在法国 PV 年发病率为 1.3/100 万，PF 年发病率为 0.5/100 万；巴西落叶型天疱疮在南美地区，尤其是巴西发病率很高。

（一）病因及发病机制

天疱疮被认为是一种自身免疫性疾病，其抗原主要集中在角质形成细胞的桥粒。桥粒的细胞间成分包括桥粒芯糖蛋白（desmoglein，Dsg）及桥黏素（desmocollin，Dsc），前者又分为 dsg1、dsg2、dsg3 和 dsg4。桥粒的细胞内成分是桥斑蛋白（desmoplakin）和桥斑珠蛋白（plakoglobin）。自身抗体破坏桥粒导致细胞间连接破坏，产生棘层松解及表皮内水疱。各种类型的天疱疮其抗原各不相同（表 39-37），如 PV 与 PVE 主要以 dsg3（130kDa）为主，IgG 型自身抗体识别 dsg3 的 N- 端氨基酸构象表位而造成细胞离解。而 PF 和 PE 则主要以 dsg1（160kDa）为主。且由于 dsg1 和 dsg3 在皮肤与黏膜的分布差异导致其临床表现各异，在皮肤全层 dsg1 均有表达，越靠近角质层越丰富，dsg3 仅表达于棘层下方，在黏膜全层 dsg3 均有表达，尤其是下 2/3 更多，而 dsg1 仅表达于黏膜上层，因此自身抗原为 dsg1 的 PF 仅引起表皮浅层的松解，而自身抗原主要为 dsg3 的黏膜为主型 PV 引起黏膜的松解，而自身抗原为 dsg1 和 dsg3 黏膜皮肤型 PV 则引起表皮棘层下方及黏膜的松解（图 39-4）。自身抗体产生的机制目前还不清楚。有些药物也可诱发天疱疮，如青霉胺及苯巴比妥等。肿瘤也可导致天疱疮，肿瘤致天疱疮称为副肿瘤性天疱疮。

表 39-37 各型天疱疮的自身抗原

天疱疮亚型		靶抗原
寻常型天疱疮		Dsg3、Dsg1、Dsg4
增殖型天疱疮		Dsg3、Dsc、乙酰胆碱受体膜联蛋白 α9
落叶型天疱疮		Dsg1、envoplakin、periplakin
红斑型天疱疮		Dsg1、核抗原
副肿瘤天疱疮		桥斑蛋白Ⅰ和Ⅱ、BP230、Dsg1、Dsg3、envoplakin、periplakin
IgA 天疱疮	SPD 型	Dsc
	IEN 型	Dsg1、Dsg3
药物诱发的天疱疮		Dsg1、Dsg3
疱疹样天疱疮		Dsg1、Dsg3

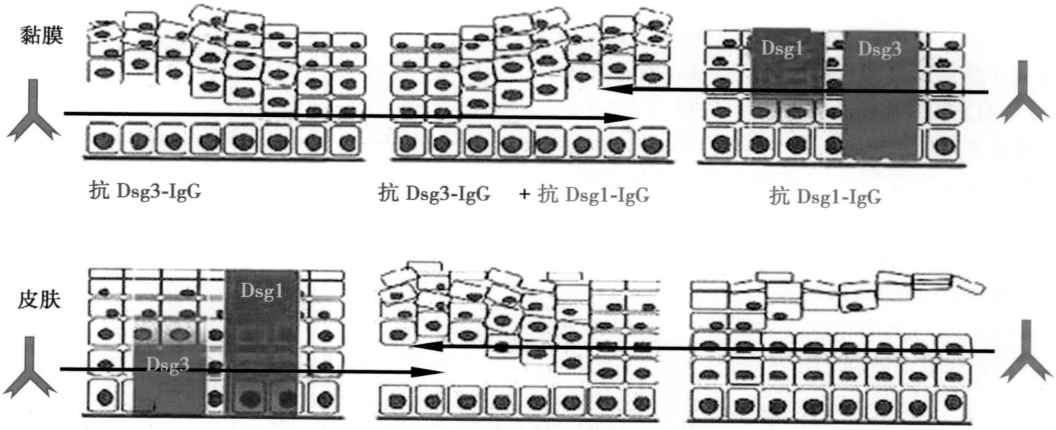

图 39-4 桥粒芯蛋白补偿学说

（二）临床表现

天疱疮基本损害表现为薄壁松弛性大疱，尼氏征阳性，极易破溃形成糜烂，且不断扩大，不易愈合。由于渗出多，表面湿润，常继发感染，糜烂面可有疼痛，瘙痒不明显。皮疹可见于皮肤黏膜任何部位，患者常伴有口腔黏膜损害。天疱疮可分为寻常型、增殖型、落叶型、红斑型、IgA 天疱疮、药物诱导的天疱疮、疱疹样天疱疮及副肿瘤性天疱疮，各型天疱疮临床表现各有不同，见表 39-38。

（三）实验室检查

1. 间接免疫荧光检查（IIF） 可用于检测患者血清中的抗棘细胞间抗体，且其滴度和疾病严重程度和活动性相关，可用来判断病情与预后。

最常用的底物为猴或豚鼠食管及兔唇，猴食管对 PV 的诊断更敏感，而兔唇对 PF 的诊断更敏感，可能与其分别表达较高的 dsg3 和 dsg1 有关。人的新鲜皮肤（如包皮，头部，颈部，前腹部皮肤）也可用于 PV 及 PF 的诊断，却不如猴食管敏感；对于巴西天疱疮，以皮肤做底物较猴食管、鼠食管、牛舌等更敏感。PNP 患者的血清中含有多种抗体，不仅能与鳞状上皮细胞反应，也能与移行上皮细胞、单层或柱状上皮细胞、心肌细胞、肝细胞反应。

（1）PV 及 PVE：其 IgG 型自身抗体主要识别 dsg3，有 97.5% 的 PV 患者血清中可检测到抗 dsg3 抗体，但有 1/2~2/3 的患者血清中有抗 dsg1 及 dsg4 的抗体，抗体识别的其他抗原包括桥斑珠蛋白、桥黏素、桥斑蛋白、BP180、角质细胞乙酰胆碱受体膜联蛋白 α9、膜联蛋白样分子 pemphaxin 及高亲和力 IgE 受体的 α 链。IIF 中以猴食管上皮为底物表现为特征性的鸡爪样外观，以棘层下部为主（图 39-5）。IIF 是诊断 PV 敏感性很高的技术，Zagorodniuk I 等以猴食管为底物研究了 32 例 PV 患者，敏感性为 81%，特异性为 100%。Harman 等以人皮肤和猴食管为底物，敏感性分别为 83%、90%，而联合猴食管及人皮肤则能提高敏感性到 100%。病情活动期常常表现为阳性，其滴度与病情活动性相关，且皮肤病变的严重程度与抗 dsg1 抗体水平相关，而口腔病变的严重程度与抗 dsg3 抗体水平相关。

（2）PF 及 PE：IgG 型自身抗体主要为识别 dsg1，97.9% 患者血清可检测到抗 dsg1 抗体，Kazerounian 等发现在 PF 血清中还可检测到 envoplakin 及 periplakin，部分 PE 血清还可检测到 BP230，可解释基底膜带荧光沉积类似狼疮带。在上皮基质中表现为鸡爪样外观，主要位于棘层上部，与上层 dsg1 表达更多有关。可能由于含有更丰富的 dsg1，用豚鼠食管、

表 39-38　各型天疱疮临床表现

天疱疮亚型	发病部位	黏膜受累	皮损特点
寻常型(PV)	头面躯干,可泛发	常受累,口、眼、生殖器	松弛性大疱、糜烂
增殖型(PVE)	皱褶部位	口腔黏膜受累	水疱、脓疱、糜烂、增殖性斑块
落叶型(PF)	头面躯干	无	鳞屑丘疹、叶状痂的糜烂、红皮病
红斑型(PE)	脂溢区	无	鳞屑性红斑、浅表水疱、糜烂
疱疹样	躯干,四肢近端	偶见	环形红斑,紧张性小水疱
IgA 天疱疮	皱褶部位	少见	环状排列松弛性水疱、脓疱
PNP	躯干上部,掌跖	严重黏膜炎	多形性、大疱、糜烂、靶样损害

正常人皮肤为底物检测 PF 较猴食管更为敏感,Harman 等以正常人皮肤为底物敏感性可达到 84%,而 Zagorodniuk 等以猴食管为底物敏感性仅为 60%。Ng PP 等人却研究发现猴食管较正常人皮肤检测 PF 更敏感,其解释为可能由种族差异引起。

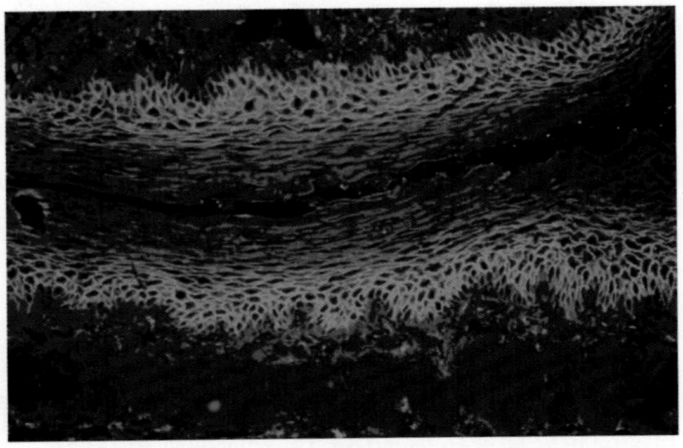

图 39-5　PV 在 IIF 以猴食管上皮为底物表现为鸡爪样外观,棘细胞间着色,位置靠近基底膜带

(3)PNP:血清中有多种 IgG 型自身抗体,分别识别 dsg1、dsg3、非特征性的 170kD 蛋白、plakin 家族蛋白(desmoplakin1、desmoplakin 2、BPAG1、envoplakin、periplakin 和 plectin)。抗原多样性亦可用来解释临床表现多样性,有观点认为 PNP 血清中自身抗体先与桥粒芯糖蛋白(1,3)反应,损伤细胞膜并暴露出 plakin 家族蛋白。患者血清不仅能与复层鳞状上皮(如猴食管)反应,还能与单层细胞、柱状和移行上皮细胞、心肌细胞、肝细胞反应。用来筛查 PNP 的最好底物为膀胱上皮(图 39-6),因为其含有丰富的桥斑蛋白,而不含有能与 PV 及 PF 反应的 dsg;其荧光模式表现为棘细胞间着色或基底膜带着色或两者同时着色,亦可有棘细胞胞浆着色。Joly 等以鼠膀胱为底物测得敏感性为 86%,特异性可达 98%;通过 C3 补体固定间接免疫荧光法可将敏感性提高到 89%。因此,确定诊断还得依赖敏感性及特异性更高的方法如免疫沉淀。

(4)IgA 天疱疮:这种少见疾病包括 2 型:角层下脓疱性皮病(SPD),表皮内嗜中性皮病(IEN)。SPD 型 IgA 自身抗体主要识别 dsc1;IEN 型自身抗体识别的抗原尚不清楚,虽有部分病例可检测到 dsg1 和 dsg3,但在有些不典型病例能检测到 Dsc1、Dsc2、Dsc3,极少数可检测到 IgG 型自身抗体。以猴食管及人皮肤为底物加入荧光标记的抗 IgA 抗体,约有半数为阳性。IEN 患者表现为表皮全层着色,而 SPD 表现为表皮上方着色。

(5)疱疹样天疱疮:血清中可检测到 IgG 型抗 dsg1 和 dsg3 抗体,IIF 表现为棘细胞间荧光。

2. **直接免疫荧光检查(DIF)**　取水疱周围红斑或外观正常皮肤作直接免疫荧光,可见表皮棘细胞间荧光,为 IgG、C3 的沉积。寻常型和增殖型天疱疮 IgG、C3 沉积于棘层下方,而红斑型及落叶型天疱疮则沉积于棘层上方(图 39-7)。

3. **组织病理**　取新发水疱作组织病理检查示表皮内水疱,疱液中有棘刺松解细胞。寻常型和增殖型天疱疮于基底细胞层上发生棘刺松解,而红斑型及落叶型天疱疮则在颗粒层或角层下发生棘刺松解。

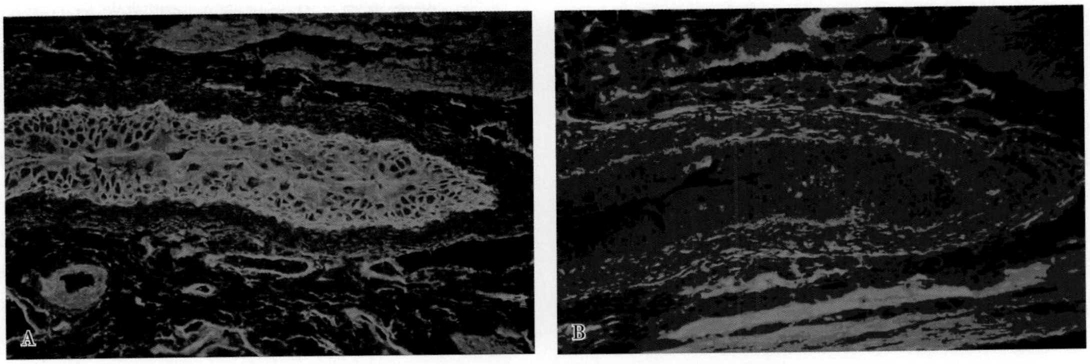

图 39-6　PNP,IIF 以鼠膀胱为底物的特异性
A. 特异性强阳性;B. 阴性对照

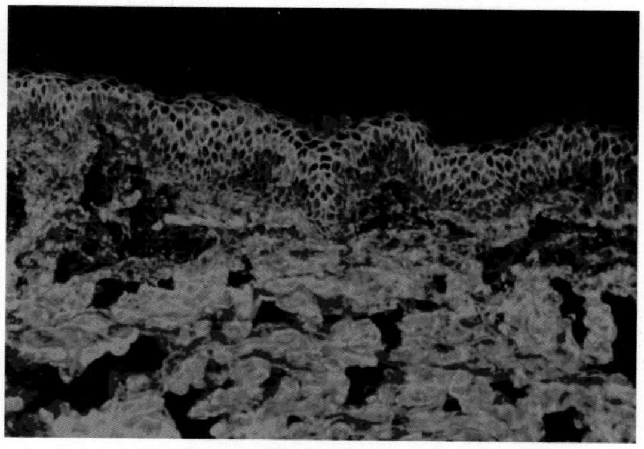

图 39-7 PF，DIF 示棘层上方为主棘细胞间荧光

4. **电镜检查** 张力丝从桥粒附着板处脱落，桥粒消失。

5. **常规化验** 无异常，继发感染可有相应感染的表现。

6. **细胞学检查** 用钝刀轻刮糜烂面涂于玻片，经固定和瑞氏染色，可发现天疱疮细胞。

7. **免疫遗传学** 犹太人中 HLA-DR4 和 DQ8 阳性率高，而非犹太患者中 HLA-DR6 和 DQ5 阳性率高。

（四）诊断和鉴别诊断

1. **诊断要点** 皮肤上有松弛性大疱，尼氏征阳性，常伴有黏膜损害，水疱基底涂片可见天疱疮细胞，组织病理有表皮内棘刺松解，间接免疫荧光检查血清中有抗表皮棘细胞间物质的自身抗体，直接免疫荧光示表皮细胞间 IgG 和 C3 沉积。根据临床表现、组织病理和免疫荧光检查可确诊。

2. **副肿瘤性天疱疮诊断标准** 主要指标：①多形性皮肤黏膜皮损；②同时合并内脏肿瘤；③特殊的血清免疫沉淀反应。次要指标：①棘层松解的组织学证据；② DIF 示细胞间和基底膜带着色；③ IIF 对鼠膀胱上皮染色。符合 3 个主要指标或 2 个主要指标加 2 个次要指标即可诊断 PNP。

3. **天疱疮需与下列疾病鉴别**

（1）大疱性类天疱疮：多见于老年人，临床表现为厚壁紧张性大疱，尼氏征阴性，黏膜损害少，病理为表皮下疱，疱内及疱下真皮内可见嗜酸性粒细胞浸润。DIF 为基底膜带 IgG 和 C3 沉积，IIF 可检测出抗基底膜带抗体。

（2）疱疹样皮炎：多见于青年人，皮损为多形性、成群的厚壁张力性绿豆大小水疱，自觉瘙痒，尼氏征阴性。组织病理为表皮下水疱，直接免疫荧光为真皮乳头层颗粒状 IgA 沉积。

（3）大疱性多形红斑：多见于儿童及青年，多由药物引起，皮疹好发于躯干四肢，大疱周围有红斑易破形成溃疡，尼氏征阴性，有较重的黏膜症状，但 DIF 及 IIF 不能检测到棘细胞间抗体。

（五）治疗及预后

治疗原则为早诊断，早治疗，规律服药，长期随访。首选糖皮质激素，常采用泼尼松，用量视病变范围和病变严重程度而定，起始剂量要足够，一般对皮损面积占体表不足 10% 的轻症病例，首剂量以 30~40mg/d 为宜；占 30% 左右的中症病例，以 60mg/d 为宜；占 50% 以上的重症病例，则以 80mg/d 为宜。给药后应密切观察病情变化，若 3~5 天内未控制，则应增加泼尼松的剂量，增加剂量为原剂量的 40%~50%，待皮损控制后，逐渐减量，并需长期维持治疗。

免疫抑制剂与激素合用可以减少激素用量和减轻激素副作用。可选用雷公藤多苷每日 60mg，或环磷酰胺每日 100mg，或硫唑嘌呤每日 100mg，或氨甲蝶呤 10~25mg 每周一次肌内注射，或环孢素 A 每天 2~3mg/kg。免疫抑制剂常在应用 1 个月后出现疗效，出现疗效后，一般先减激素，再减免疫抑制剂至维持量。其他治疗方法还包括血浆置换与局部外用激素药膏、高锰酸钾药浴等。

由于治疗过程所用的皮质激素量较大，加上免疫抑制剂的作用，易产生各种合并症，如感染、类固醇性糖尿病、血象改变、肝肾损害等。

皮质类固醇问世之前，约 75% 的天疱疮患者在 1 年内死亡。应用激素治疗后病死率下降至 30%。20 世纪 60 年代后期开始联合应用免疫抑制剂，使死亡率下降至 5.9% 左右。影响天疱疮预后的因素不尽相同，可能与年龄、疾病严重程度、最大控制量、并发症和激素累积总量有关。副肿瘤天疱疮凡伴有恶性肿瘤者，预后不良。

（陈金波 王宝玺）

二、类天疱疮

类天疱疮包含三种疾病：①大疱性类天疱疮（BP）；②妊娠性类天疱疮（PG）；③瘢痕性类天疱疮（CP）。这三种疾病在临床上都有疱壁紧张的水疱、大疱，尼氏征阴性，组织病理改变为表皮下水疱不伴棘刺松解，免疫病理均表现为表皮基底膜带 IgG 和 C3 呈线状沉积。

（一）大疱性类天疱疮

大疱性类天疱疮（bullous pemphigoid）多见于 60 岁以上老人，很少发生于儿童，发病无明显种族、地域及性别差异，在法国与德国年发病率约为 7/100 万，在亚洲则相对较低。

1. **病因和发病机制** 大疱性类天疱疮抗原（BPAG）有两种，即 BPAG1（230kDa）和 BPAG2（180kDa），BPAG1 位于胞浆内，为 plakin 家族成员，而 BPAG2 即Ⅻ型胶原为跨膜蛋白，胞外区能产生胶原（图 39-8）。其自身抗体主要为 IgG4，IgG1 亚型相对少见。类天疱疮自身抗体与 BPAG2 表位终末端的 -COOH，或 BPAG2 的非胶原样区（NC16A）（图 39-9）结合，激活补体，形成过敏毒素 C3a 和 C5a，引起肥大细胞脱颗粒，释放嗜酸性细胞趋化因子，吸引嗜酸性粒细胞并黏附到基底膜上，释放溶酶体酶，导致基底细胞膜半桥粒和锚丝等断裂及消失，基底膜在透明板分离，形成水疱。

2. **临床表现** 基本损害为紧张性的厚壁大疱，在正常皮肤或红斑基础上发生，尼氏征阴性，疱液澄清，有时为血性，水疱破溃后形成糜烂面，不扩大且愈合较快。皮疹好发于躯干及四肢屈侧，约半数患者可有口腔黏膜的损害，但较天疱疮要轻得多，自觉皮损处有瘙痒。

3. **实验室检查**

（1）间接免疫荧光检查（IIF）：可用于检测患者血清或疱液中的抗基底膜带抗体，其滴度与皮损严重程度和病情活动性之间无平行关系，因此抗体的滴度不能预示疾病的严重性。常用底物为猴食管、完整的正常人皮肤或盐裂皮肤。

IIF 表现为基底膜连续线状荧光（图 39-10），以盐裂皮肤为底物敏感性高于完整人皮肤或其他底物如猴食管，阳性率

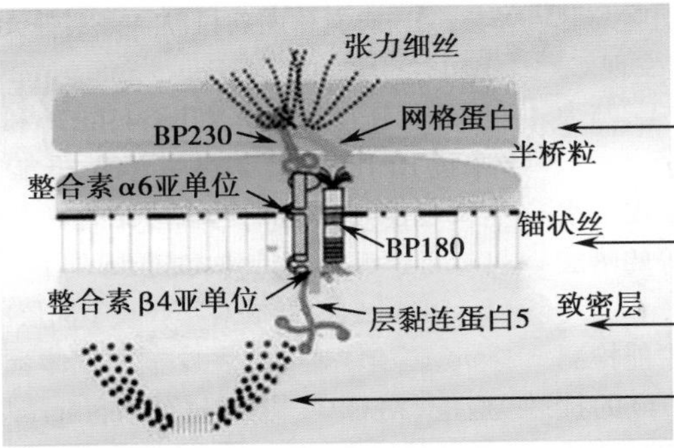

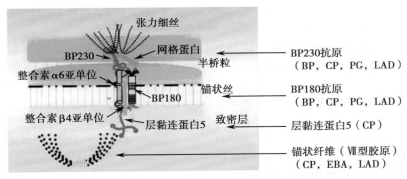

图 39-8　半桥粒及表皮真皮连接带结构示意图，不同类型天疱疮及其抗原的关系

BP：大疱性类天疱疮；CP：瘢痕性类天疱疮；PG：妊娠性类天疱疮；LAD：线状 IgA 大疱性皮病；EBA：获得性大疱性表皮松解症；BP230 抗原：BPAG1；BP180 抗原：BPAG2

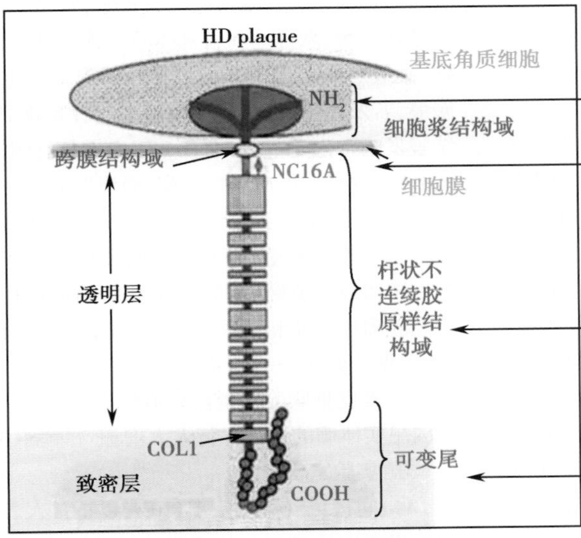

图 39-9　BP180 结构示意图及不同类型类天疱疮结合 BP180 抗原表位的位置

可达 92%，其中 92% 的阳性病例出现表皮侧着色，表皮侧真皮侧均着色的占 4%，单纯真皮侧着色的占 4%；儿童或采血困难的患者可直接抽疱液行 IIF 检查，敏感性可达 92%，且与血清检查结果无显著性差异，而在某些血清检查为阴性的患者疱液亦可能为阳性，联合检测可进一步提高敏感性。有约 40% 患者血清中能检测到 IgA 型自身抗体。

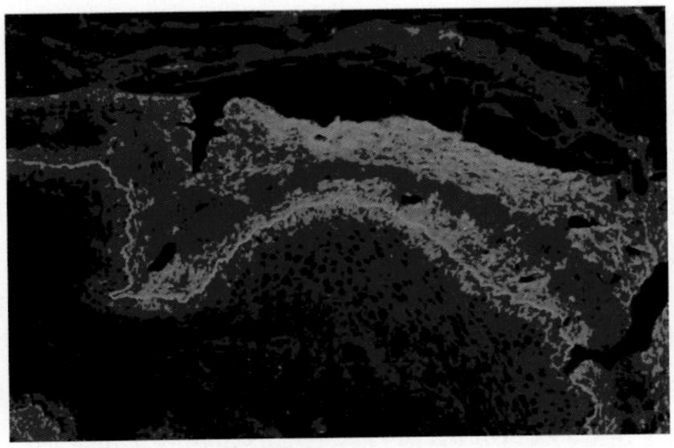

图 39-10　IIF 以鼠膀胱上皮为底物示基底膜带 IgG 线状沉积

(2) 直接免疫荧光检查（DIF）：取水疱周围红斑或外观正常皮肤作直接免疫荧光，可见基底膜带 IgG、C3 线状沉积的荧光（图 39-11）。盐裂皮肤表现为表皮侧 IgG 和 / 或 C3 线状沉积。

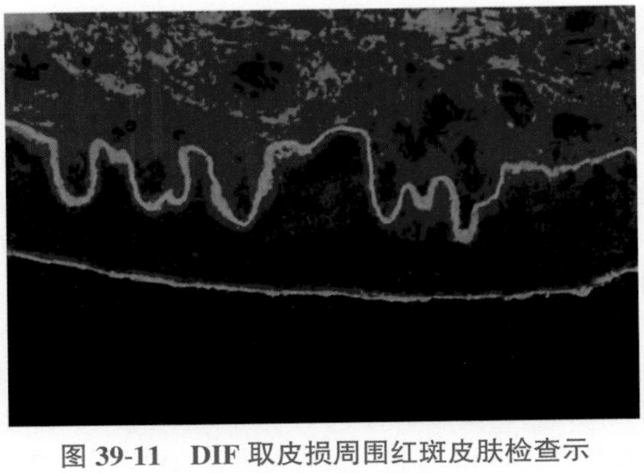

图 39-11　DIF 取皮损周围红斑皮肤检查示基底膜带 IgG 线状沉积

(3) 电镜检查：表皮基底膜模糊、增厚和断裂，水疱形成部位在表皮基底膜带透明板，同时可观察到浸润的白细胞与肥大细胞在表皮基底膜附近有脱颗粒。免疫电镜检查发现C3和IgG呈线状沉积于皮肤基底膜的透明板和半桥粒上，与大疱发生的部位一致。

(4) 组织病理：取新发水疱作组织病理检查示表皮下水疱，在疱内及疱下方的真皮内有淋巴细胞及数量不等的嗜酸性粒细胞浸润。

(5) 免疫印迹及免疫沉淀：60%~100% 患者血清中能检测到分子量分别为 180kDa（BPAG2）和 230kDa（BPAG1）的抗原。根据不同的研究，患者的血清识别 BPAG1 或 BPAG2 或 2 者分别占 35%~50%、25%~30%、17%~25%。

(6) 酶联免疫吸附试验（ELISA）：利用重组 BP180 或 BP180 蛋白的不同片段（如 NC16A 区，COOH 端或整个外功能区）进行检测具有高度敏感性及特异性。

(7) 常规化验 50% 患者有外周血嗜酸性粒细胞增高，1/2~2/3 患者血清 IgE 增高。

4. **诊断和鉴别诊断**

(1) 诊断要点：①老年人红斑或正常皮肤上出现的紧张性大疱，尼氏征阴性；②黏膜损害少而轻微；③病理变化为表皮下水疱，直接免疫荧光为基底膜带 IgG 呈线状沉积；④血清中有抗基底膜带抗体。

(2) 鉴别诊断：主要需与获得性大疱性表皮松解症（EBA）相鉴别，这两个病的共同之处是老年发病，形成张力性水疱，病理均为表皮下疱，DIF 为基底膜带 IgG 和 / 或 C3 沉积所致荧光。鉴别要点在于：① BP 好发于四肢屈侧，而 EBA 好发于受摩擦、外伤的部位；② BP 的浸润以嗜酸性粒细胞为主，而 EBA 以中性粒细胞为主；③以“盐裂皮肤”作 DIF，BP 荧光染色在盐裂皮肤的表皮侧，而 EBA 的荧光在盐裂皮肤的真皮侧。

5. **治疗、预后** 治疗需根据患者病情权衡利弊，炎症是类天疱疮的关键致病因素，治疗的目的是减轻炎症，减少抗体生成，而不是完全抑制。

治疗首选皮质类固醇，根据病情的严重程度选择剂量，个体差异较大，一般为泼尼松 0.5~1mg/(kg·d)，必要时根据病情需要按照 50% 左右的幅度递增剂量，直至控制病情，然后逐渐减少剂量。对于重症患者当大剂量激素不能控制病情，或患者有糖尿病结核等不能使用激素时，可使用免疫抑制剂如环磷酰胺、氨甲蝶呤、环孢素等。其他包括磺胺嘧啶、氨苯砜、米诺环素与烟酰胺也可用来控制病情。

本病病程慢性，预后很好，具有自限性，可在 5~10 年内缓解，3 年内有 50% 患者缓解。第一年病死率估计为 10%~40%，影响预后的因素主要为年龄和药物产生的副作用。

（二）瘢痕性类天疱疮

瘢痕性类天疱疮（cicatricial pemphigoid）很少见，每年发病率为 1/100 万，多见于老年人，平均发病年龄 58~65 岁，女性患者是男性的 1.5~2 倍。发病无明显的种族及地域差别，但具有免疫遗传学特征，如在北欧 HLA-DQ7 与男性相关但与女性不相关，也不适用于中国和日本；HLA-DQB1*0301 等位基因则与口眼及泛发的类天疱疮有关。

1. **病因和发病机制** 瘢痕性类天疱疮抗原有多种，包括 BP180、BP230、Laminin-5、integrin 的 β4 亚基、M168、Ⅶ型胶原等。其自身抗体为 IgG4、IgG1 和 IgA 亚型，众多自身抗体中抗 BP180 抗体是最主要的，既能于 BP180 的 NC16A 区结合，也能与其胞外远端区结合。其他抗体则分别与 BP230、Laminin-5、laminin-6、integrin 的 β4 亚基、M168、Ⅶ型胶原、LABD1 结合，形成对基底膜不同层次的破坏。

还有一种“抗表皮整联配体蛋白（epiligrin）瘢痕性类天疱疮（AECP）”其自身抗体 epiligrin 与 laminin-5 同源，常与 α 亚单位结合，由于此亚单位与 laminin-6 的 α 亚单位能交叉反应，因此，自身抗体亦与 laminin-6 蛋白反应。

2. **临床表现** 主要侵犯口腔和眼黏膜，鼻腔、咽喉、食管、尿道口、阴道、肛门黏膜也可波及，主要特点是水疱愈合后有瘢痕形成。可初发口腔黏膜损害，常见于颊黏膜和腭部，或者是在齿龈，悬雍垂和扁桃体隐窝等处，原发皮损为水疱或大疱，破裂后糜烂面引起的症状较天疱疮为重，愈合缓慢，形成瘢痕，若发生于管腔部位，则可引起管腔狭窄等功能障碍。眼结膜发病常先是一侧，而在 2 年内累及对侧，常以卡他性结膜炎开始，逐渐发展成慢性病变，瘢痕形成。

25%~35% 患者出现皮肤损害，分为两型：一种泛发类似于大疱性类天疱疮，好发于四肢及腹股沟等处，经过短暂，病愈后可留或不留瘢痕；另一种为 Brunsting-Perry 型，皮损局限于黏膜附近皮肤和头颈部，在红斑基底上起水疱，而后形成瘢痕，多见于男性，一般不侵犯黏膜。

抗表皮整联配体蛋白瘢痕性类天疱疮患者在发病后第 1 年内患实体瘤的可能性将大大增加。

3. **实验室检查**

(1) 间接免疫荧光检查（IIF）：以正常人表皮为底物只能在很少患者中检测到抗基底膜的循环抗体，在于这些抗体有器官和患者特异性，需用人的黏膜或患者的皮肤作底物，才能检测出来。传统 IIF 阳性率仅为 10%，而以盐裂皮肤为底物则可达到 80% 的阳性率，主要表现为表皮侧着色。

(2) 直接免疫荧光检查（DIF）：大多数患者口腔黏膜损害基底膜带补体和免疫球蛋白呈线状沉积，最常见的为 C3 和 IgG（以 IgG4 为主），有些病例只见 C3，25%~57% 病例可见 IgA 沉积，少数病例见 IgM 沉积以及 C1q、C4、备解素和 B 因子，显示补体的两种途径均被活化。

(3) 电镜检查：表皮基底膜带透明板有局限性裂隙形成。免疫电镜示免疫反应物位于透明板的下部近致密板处，位置较大疱性类天疱疮偏下。

(4) 组织病理：表皮下水疱，表皮内无棘刺松解现象，真皮内有淋巴细胞和炎细胞浸润，黏膜部位常可见浆细胞，而皮肤则常可见中性粒细胞和嗜酸性粒细胞浸润，后期真皮浅层纤维化明显。

4. **诊断和鉴别诊断** 诊断要点：①老年人发病；②黏膜（尤其眼结合膜）、皮肤上反复发生的水疱、大疱，病愈后留下萎缩性瘢痕；③病理变化为表皮下水疱，直接免疫荧光为基底膜带 IgG 和 C3 线状沉积，需与天疱疮的黏膜病变相鉴别。

5. **治疗、预后** 瘢痕性类天疱疮虽然多年局限于某一部位（如结膜、口腔），但本病为慢性渐进性疾病，很少自发缓解，其治疗主要根据其累及部位及严重程度而定。

皮质类固醇仅适用于泛发性皮损和有显著咽喉和食管黏膜损害者，泼尼松每日 40~60mg。其他药物包括氨苯砜、硫唑嘌呤或环磷酰胺也对部分患者有效。瘢痕引起狭窄可在缓解期整形手术治疗。

局部治疗：口腔可清除坏死组织，双氧水漱口，局部用皮质类固醇；眼部可用抗感染软膏，补充人工泪液。

（三）妊娠性类天疱疮

发生于妊娠或产褥期。自妊娠 2 周至产褥期均可发病，但最常见为妊娠期 4~7 个月，也可发生在妊娠早期和晚期，极少患者在分娩后发病，多见于第一次或第二次妊娠。发病率低，1/60 000~1/10 000 妊娠妇女发病。可发生于各种族，但白人比黑人更常见。发病与年龄及胎儿性别无关。HLA-DR3 和 HLA-DR4 多见。

1. 病因和发病机制 妊娠性类天疱疮（pemphigoid gestations）与大疱性类天疱疮具有相同抗原 BP180，少数情况下为 BP230，在 75% 患者血清中能检测到一种补体结合抗体 IgG，称为妊娠疱疹因子（HG 因子），以 IgG1 和 IgG3 为主，是一种 IgG 抗基底膜抗体，并能结合补体 C3。抗体可与 BP180 胞外段靠近跨膜区相结合，激活补体级联反应进而产生广泛的炎症反应，出现相应的皮肤表现。有人推测其自身抗体为妊娠特有，可能由羊膜的抗原刺激产生。妊娠因子能通过胎盘，使出生 1~2 个月的婴儿皮肤发生水疱。

2. 临床表现 前驱症状有乏力、恶心、头痛甚至高热。常由脐周开始出现剧烈瘙痒的丘疱疹，扩展至腹部及其他部位，包括四肢、掌跖、胸、背及面部，一般以腕、下腹、腹股沟、脐周和臀部为重。皮损具有多形性，为红斑、丘疹、水疱及大疱。可在水肿性丘疹、水肿性红斑基底上发生散在或成群的水疱和大疱，亦可在正常皮肤上发生水疱，有时出现多形性红斑及风团样损害。约 20% 病例发生口腔黏膜损害。可有早产、流产和死产。有少于 5% 的新生儿可出现荨麻疹、水疱或大疱样皮损，可于出生后几周内自行消退。

3. 实验室检查

（1）间接免疫荧光检查：常规间接免疫荧光法以正常人皮肤为底物只能在 20% 患者血清中检测出抗基底膜带抗体（ELISA 及免疫沉淀检测阳性率可达 71%），当应用单克隆抗体时，几乎所有患者血清中均可检测到 IgG1 型抗基底膜带自身抗体。PG 循环的 IgG1 和 IgG3 型自身抗体（即 HG 因子）能使正常人的补体固定到正常人皮肤基底膜，可用补体固定间接免疫荧光法来检测，即首先将患者的血清加到底物（正常人皮肤）上并孵育（56℃ 30 分钟，破坏固定的补体的活性），冲洗后再与新鲜的补体孵育（如人血清），再加入荧光标记的抗补体抗体。此方法检测到 IgG 自身抗体的阳性率可达到 91%。HG 因子能与羊膜上皮基底膜反应，也能在脐带血清中检测到，其抗体滴度与病情经过及程度无平行关系。

（2）直接免疫荧光检查：取红斑及周围皮肤检查，可见表皮基底膜带 C3 和 IgG 呈线状沉积，并几乎都有 C3，30%~40% 患者伴有 IgG 沉积，当以 IgG1 单克隆抗体检查时可见于所有患者基底膜带，偶有 IgA 和 IgM。另外可见备解素和 B 因子以及 C1q、C4 和 C5。取婴儿病变和正常皮肤检查，亦可见表皮基底膜带 C3 沉积，或有 C4 和 C5，而无 IgG。

（3）电镜检查：示水疱周围表皮细胞损伤，最显著的是表皮基底细胞坏死，其细胞器消失并散在于基底细胞浆膜和基底板间的间隙内。在无明显损害的皮肤标本内，也可见到基底细胞浆膜真皮面破坏。免疫电镜发现 C3 和 IgG 沉积于表皮基底膜带透明板内。

（4）组织病理：随所取标本不同而异，如取大疱损害检查，可见乳头顶部由于基底细胞坏死所形成的表皮下水疱，疱液及周围组织内均有较多嗜酸性细胞；取水肿性红斑和丘疹检查，可见表皮细胞内水肿、海绵形成和基底细胞坏死，真皮乳头显著水肿，血管周围较多嗜酸性粒细胞和少许淋巴细胞浸润。

（5）免疫遗传学：HLA-B8、HLA-DR3、HLA-DR4 尤其是 DRB1*0301 和 DRB1*0401/040X 阳性率增高。

4. 诊断和鉴别诊断

（1）诊断要点：①孕妇出现多形性皮肤损害尤其是大疱性损害伴瘙痒；②病理变化为表皮下水疱；③直接免疫荧光表现为基底膜带 C3 和 IgG 线状沉积。若于产后皮损消失，再次妊娠又复发，则更有助于诊断本病。

（2）鉴别诊断

1）大疱性类天疱疮：发病与妊娠无关，多见于老年。组织病理及直接免疫荧光具有特异性。

2）妊娠痒疹：是孕妇常见的皮肤病之一，除皮肤剧烈瘙痒外，可有小丘疹，而无水疱发生，主要分布于四肢，躯干较少，无全身症状，组织病理有助于鉴别。

3）疱疹样皮炎：其临床表现和治疗反应与本病有时相似，但发病经过、组织病理、免疫学检查与雌激素的关系则不相同。

5. 治疗、预后 本病常常持续数周至数月，平均为 6 周，但亦有持续数年者。对母体健康一般无大影响，一般在产后 1~2 个月缓解，也有产后加重的病例，有在分娩后第一、第二次月经时出现少许皮疹，有的患者服用避孕药可以复发，再次妊娠复发率较高，并进行性加重。

治疗目标为抑制大疱形成，控制瘙痒症状。轻症患者可给予抗组胺药物或小剂量镇静药物治疗，病情严重者可给予小剂量皮质激素治疗，此外，应注意营养，可补充钙剂和维生素 C 等。根据不同皮损应用不同剂型药物，避免再次妊娠或服用含雌激素及黄体酮的避孕药以免复发。

（陈金波 王宝玺）

第四十章
免疫缺陷病与实验室诊断

由于机体对各种各样抗原刺激的免疫应答不足或缺乏免疫应答而导致的一系列疾病称为免疫缺陷病(immunodeficiency disease,ID)。免疫缺陷病按其病因分为两大类,由遗传因素或先天免疫系统发育不良而造成免疫功能障碍所致的疾病称为原发性免疫缺陷病(primary immunodeficiency disease,PID),由恶性肿瘤、感染,代谢性疾病、营养不良和其他疾病等诱发因素导致的免疫功能障碍引起的疾病称为继发性或获得性免疫缺陷病(secondary or acquired immunodeficiency disease,SID or AIDS)。PID按其累及的免疫成分分为体液免疫缺陷(B细胞)、细胞免疫缺陷(T细胞)、联合免疫缺陷(T、B细胞)、吞噬细胞功能缺陷和补体缺陷5类。SID依其免疫功能受损类型可分为继发性T细胞功能缺陷、继发性低丙种球蛋白血症、继发性吞噬细胞功能缺陷和继发性补体缺陷4类。

免疫缺陷病的特点:

1. **感染** 对各种感染的易感性增加是免疫缺陷最主要、最常见和最严重的表现和后果,并往往是患者死亡的主要原因。患者年龄越小,感染频率越高,病情也越重。感染可表现为反复的或持续的,急性的或慢性的。两次感染之间无明显间隙。感染的部位以呼吸道最常见。感染的性质主要取决于免疫缺陷的类型,如体液免疫、吞噬细胞和补体缺陷时的感染主要由化脓性细菌引起。细胞免疫缺陷时的感染主要病毒、真菌、胞内寄生菌和原虫等引起。

2. **恶性肿瘤** PID尤以T细胞免疫缺陷者恶性肿瘤的发病率比同龄正常人群高100~300倍,以白血病和淋巴系统肿瘤等居多。

3. **伴发自身免疫病** PID患者有高度伴发自身免疫病的倾向,发病率是正常人群自身免疫病的数千到数万倍,以SLE、类风湿性关节炎和恶性贫血等较多见。

4. **临床和病理表现异质性** 不同免疫缺陷由免疫系统不同组分缺陷引起,因此症状各异,并同时累及多系统、多器官,临床表现复杂。同一种免疫缺陷的不同患者表现也可不同。

5. **遗传倾向性** 多数PID有遗传倾向性,约1/3为常染色体遗传,1/5为性染色体隐性遗传。15岁以下PID患者80%以上为男性。大多数PID的遗传性形式几乎均为单基因遗传。80%以上的PID突变基因的DNA序列已被克隆,突变位点和形式被确定,符合"一个基因突变-一个酶/蛋白缺陷-一种疾病"的病因学模式,见表40-1。

6. **发病年龄** 约40%的病例1岁以内发病,40%在5岁以内,15%在16岁以内,仅5%发病于成人期。如DiGeorge综合征(迪格奥尔格综合征)出生后24~48小时发病,严重联合免疫缺陷病出生6个月内发病,性联低丙球蛋白血症始于生后6~8个月。年龄越小病情越重,治疗难度也较大。

7. **诊断和治疗** 反复感染仅是诊断PID重要线索,确诊有赖于实验室检查(表40-1)。实验室检查不但能诊断PID,还可了解免疫缺陷的性质,有助于治疗方案的确定。替代治疗可暂时缓解PID的临床症状;采用骨髓移植或基因片段植入的免疫重建可以持久地纠正缺陷的基因及其表达产物。基因治疗已尝试多年,但仍处于探索和临床验证阶段。

表40-1 PID突变基因及诊断实验

疾病	基因	诊断实验
X连锁慢性肉芽肿病	gp91*phox*	NBT,gp91*phox*蛋白印迹,基因突变分析
X-连锁无丙种球蛋白血症	Bruton's tyrosine kinase(*Btk*)	Btk蛋白印迹或流式细胞术(FACS)分析 基因突变分析
X-连锁SCID	普通γ链(*γc*)	FACS分析γc的表达,基因突变分析
X-连锁高IgM综合征	*TNFSF5*(*CD154*)	FACS分析活化T细胞CD154表达 基因突变分析

续表

疾病	基因	诊断实验
Wiskott-Aldrich 综合征	*WASP*	WASP 蛋白印迹,基因突变分析
Duncan's 综合征	*SAP*	SAP 蛋白印迹,基因突变分析
备解素缺陷	备解素	备解素水平检测
常染色体 SCID	*ADA*	红细胞 ADA 水平及代谢分析
	PNP	红细胞 PNP 水平及代谢分析
	RAG1 和 *RAG2*	RAG1 和 RAG2 基因突变分析
	CD3γ/CD3ε	FACS 分析 CD3,基因突变分析
	ZAP70	基因突变分析
	JAK3	FACS 分析 JAK3 表达及基因突变分析
	IL-7Rα	FACS 分析 IL-7Rα 表达及基因突变分析
白细胞黏附缺陷	*CD11/CD18*	FACS 分析 CD11/CD18 表达及基因突变分析
慢性肉芽肿	p47*phox*,p67*phox*,p22*phox*	p47*phox*,p67*phox*,p22*phox* 蛋白印迹,基因突变分析
Chdiak Higashi 综合征	*LYST*	巨包涵体检查,LYST 基因突变分析
MHC Ⅱ分子缺陷	*CIITA* *RFXANK* *RFX5* *RFXAP*	FACS 分析 HLA-DR 表达及基因突变分析
MHC Ⅰ分子缺陷	*TAP2*,*TAP1*	FACS 分析 HLA Ⅰ分子表达
自身免疫淋巴增殖综合征	*APT1*(*Fas*), *Caspase10*	FACS 分析 Fas 表达,凋亡实验,基因突变分析
共济失调毛细血管扩张症	*ATM*	DNA 辐射敏感性分析,基因突变分析

第一节 原发性抗体缺陷病

X- 连锁无丙种球蛋白血症(X-linked agammaglobulinemia,X-LA),又称 Bruton 无丙种球蛋白血症,是最早发现的人类原发性免疫缺陷病(primary immunodeficiency disease,PID)。1952 年,Bruton 报道了 1 例在 4 年半内连续发生 19 次败血症的男孩,其中 10 次分离出肺炎双球菌。该患儿经血清蛋白电泳检查,结果未见丙种球蛋白电泳条带显示,予人丙种球蛋白注射治疗后,蛋白电泳图像上显现出丙种球蛋白的存在,并可持续 6 周左右。以后每月注射丙种球蛋白治疗,患儿在 14 个月内未再发生败血症。从此,人们开始认识了原发性免疫缺陷病。

原发性 B 细胞免疫缺陷病是指由于 B 细胞发育缺陷或 B 细胞对 T 细胞传递的信号无法产生有效的应答所致的抗体生成障碍,占原发性免疫缺陷病的 50% 以上。患者外周血 T 细胞数正常,B 细胞可减少或缺陷,体内 Ig 水平降低或缺失,主要临床特征为反复化脓性感染。关于 Ig 缺陷,成人血清中 IgG 低于 5 000mg/L 为低丙种球蛋白血症,低于 2 000mg/L 为无丙种球蛋白血症。

本组疾病包括 X- 连锁无丙种球蛋白血症、常见变异型免疫缺陷病(common variable immunodeficiency disease,CVID)、婴儿暂时性低丙种球蛋白血症(transient hypo-gammaglobulin aemia of infancy)、选择性 IgA 缺陷(selective IgA deficiency)、选择性 IgG 亚类缺陷(selective deficiency of IgG subclasses)、Ig 重链缺失和 K 链缺陷等疾病。分为三种临床类型:①全部 Ig 缺失或极度降低,如 Burton 型丙种球蛋白缺乏症;②部分缺失,如选择性 IgA 缺乏症;③ Ig 正常,但在抗原刺激后无免疫应答。本节主要介绍 Burton 型丙种球蛋白缺乏症和选择性 IgA 缺乏症。

一、X- 连锁无丙种球蛋白血症

（一）发病机制

X-LA 为 X 连锁隐性遗传，其缺陷仅限于 B 细胞系统及其功能。致病基因已经成功克隆，共包含 19 个外显子，长度约 37.5kb，所编码的蛋白属于酪氨酸激酶家族，称为 BTK（bruton tyrosine kinase）。研究证明，BTK 为重要的细胞内信号蛋白，可通过多信号途径调控 B 细胞的生存和功能性反应。发生于 BTK 任何亚区上的突变均可导致其功能障碍，使原始 B 细胞向前 B 细胞的分化过程阻滞，成熟 B 细胞的寿命缩短，前 B 细胞虽 VDJ 重排及 μ 链产生正常，但轻链基因的重排和表达有缺陷，因此前 B 细胞不能成熟为 sIgM 阳性 B 细胞，而患儿 T 细胞的成熟、数目及功能基本正常。已证明，该病并非由 X 染色体上单一基因的缺陷而是多基因异常的结果。

BTK 属于非受体酪氨酸蛋白激酶，该类激酶广泛参与细胞信号转导，影响细胞的存活、增殖和分化，BTK 是 B 细胞发育成熟的关键因素。正常人除 T 细胞和浆细胞外均有 BTK 表达，而 BTK 基因突变只影响 B 细胞的数量，这说明 BTK 在 B 细胞的生长发育过程中起着至关重要的作用。

（二）临床表现

1. **感染** 患儿的临床症状通常于出生 6 个月以后出现，此时母体给予的免疫球蛋白大多消耗，随后患儿发生反复化脓性感染。常见的有中耳炎、支气管炎、肺炎、脑膜炎、脓皮病、皮炎、鼻窦炎、败血症，偶见关节炎和吸收不良。常见致病菌为肺炎双球菌、嗜血流感杆菌、金黄色葡萄球菌及假单胞菌。其他菌属感染如沙门菌、弯曲杆菌以及支原体所致肺炎均有报道。约 30%X-LA 患者有皮肤感染如蜂窝织炎、疖或脓皮病。约 74%X-LA 患者在确诊前患上呼吸道感染，2/3 以上的患者患下呼吸道感染和 / 或胃肠道感染。

细胞免疫功能正常，X-LA 患者抗病毒的能力尚可，普遍对病毒不易感，但对肠道病毒如埃可病毒、柯萨奇病毒、脊髓灰质炎病毒易感。

2. **伴生长激素缺乏** 1980 年 Fleisher 等报道一家系无丙球血症伴生长激素缺乏（XLA/IGHD）的 X 连锁隐性遗传病，此后也相继有类似报道，推测无丙球血症伴生长激素缺乏为 XLA 独特的临床表现，而非偶然发生。

3. **XLA 伴中性粒细胞减少** 1996 年国外学者报道 50 例 XLA 中有 13 例（26%）曾伴中性粒细胞减少，其中 12 例在急性起病时即伴有中性粒细胞减少，这些患者多在 1 岁前确诊，多无家族史，6 例伴有葡萄球菌或假单胞菌败血症，中性粒细胞减少持续时间不定，多在 1 周以上。

4. **其他表现** 约 20% 的 XLA 儿童有慢性关节炎，部分为化脓菌所致而表现为典型的化脓性关节炎，亦有肠道病毒及支原体所致关节炎的报道，但绝大多数关节炎的性质为非化脓性，称之为风湿样关节炎，常累及大关节，导致关节水肿而疼痛、活动受限。通常无关节受损表现，血沉正常，类风湿因子和抗核抗体正常，规律的丙种球蛋白替代治疗和萘普生口服可显著改善症状。

与其他免疫缺陷病相比，患者发生恶性肿瘤的机会相对较少，推测 XLA 增加了淋巴网状系统恶性肿瘤发生概率。其他少见表现包括脱发、肾小球肾炎、蛋白丢失性肠病、双糖酶缺乏性吸收不良及淀粉样变性等。

少数患者可能在儿童期发病，表现为其他症状，如结膜炎，龋齿，吸收不良，肠道贾第鞭毛虫感染和生长发育迟缓。

（三）实验室诊断与鉴别诊断

由于 XLA 患儿发生急、慢性症状之前预防性应用静脉注射免疫球蛋白（IVIG）是最有效的，故早期诊断非常重要。XLA 诊断的筛查实验有血清总免疫球蛋白和特异抗体滴度，进一步检测实验有预防接种后抗体检测、B 细胞流式细胞术测定、体外刺激抗体产生、BTK 分析检测等。

1. 血清总免疫球蛋白小于 2.5g/L，IgG 小于 2.0g/L，其他免疫球蛋白缺少或极低，细胞免疫功能正常，是诊断本病的要点。6 个月龄前患儿因为从母体获得的 IgG，检测血 IgG 没有价值。在 5~9 个月时，来自母体的 Ig 基本消失，此时大多数正常婴儿的 Ig 降至最低点，IgG 小于 3.0g/L，IgA 和 IgM 小于 0.2g/L，造成诊断的困难。如不能确诊，应每隔 3 个月复测一次，正常婴儿的各种 Ig 均见上升，而本病患儿则仍处于低水平。

2. XLA 患儿血液循环中缺乏成熟 B 细胞，可通过流式细胞术测定脐血中 $CD19^+$ 和 / 或 $CD20^+$B 细胞数目，此法对 6 个月龄前婴儿的诊断尤其重要。1995 年，WHO 免疫缺陷病研究小组也确定循环 B 细胞明显减少或缺乏是诊断 XLA 的要素之一。另外，循环 B 淋巴细胞是鉴别 XLA 和其他原发性免疫缺陷病，如暂时性低丙种球蛋白血症、常见变异型免疫缺陷病的重要指标，它还可以区分重症感染、化疗和某些免疫抑制剂使用后的继发性免疫低下，以及肿瘤与蛋白丢失造成的 IgG 水平低下。WHO 免疫缺陷病研究小组推荐使用流式细胞术检测成熟 B 细胞表面分化抗原 19（CD19），通过 CD19 的百分比衡量循环 B 淋巴细胞数量。该小组认为：XLA 的 CD19 通常 $<0.5\%$，但由于实验上的误差，可能略微高于此值。近年来，基因序列分析也发现突变的 XLA 中 CD19 均 $<1\%$。

3. BTK 蛋白和基因分析是 XLA 的确诊实验。80%~90% 临床诊断为 XLA 的患者依靠 BTK 突变检测确诊为 XLA。1994 年，国际上成立了 BTK 基因突变分析小组，并建立了 BTK 基因突变数据库，为 XLA 的基因诊断提供了便利的条件。BTK 的蛋白表达可用 FACS 或免疫印迹实验来分析。FACS 或免疫印迹实验可用来筛查 BTK 基因突变的存在，然后用 SSCP 或 DNA 直接测序进行基因突变分析。此外，FACS 检测 BTK 还可以发现 BTK 基因突变携带者。

4. 预防接种后抗体和同种血细胞凝集素的检测。接种灭活疫苗后无或产生较弱的抗体；或注入新抗原，可发现由于无抗体产生或抗体合成受抑而导致的抗原清除延迟。血中缺乏同种血细胞凝集素或效价很低。

5. 外周血淋巴细胞数正常，其中 T 细胞的百分比上升。T/B 细胞比值上升。

6. 其他检查。淋巴结及扁桃体活检缺乏生发中心和浆细胞。外周血单个核细胞用丝裂原或抗 -CD40 或细胞因子刺激产生抗体减少或缺无。骨髓涂片找不到浆细胞。

本病需与长期的生理性低丙种球蛋白血症鉴别，后者的丙种球蛋白产生推迟，最迟可至患儿第 18 个月龄时才上升。如有吸收不良时，要与蛋白丢失性肠病鉴别。反复肺部感染时，应与囊性纤维化、α1- 抗胰蛋白酶缺乏症和病态纤毛综合征区别。还需要与 AR-LA 鉴别，两者临床表现相似，但 AR-LA 发病率极低，当 BTK 蛋白和基因分析结果正常时，可分析患者骨髓细胞 AR-LA 相关基因（μ 重链、λ5 代轻链、Igα 辅助链和 BLNK）进行确诊。

二、选择性 IgA 缺乏症

选择性 IgA 缺乏症是指血清 IgA 低于 0.05g/L，而 IgG 和 IgM 含量正常；它是免疫缺陷病中最常见的类型。

（一）发病机制

在群体中发病率北美和欧洲为 0.05%~2.8% 和 1/400，中国或日本人约为 1/18 000。本症多为散发，部分家族呈现常染色体隐性遗传，且累及数代人。部分患者存在 18 号染色体的畸变。对我国不同地区 6 个民族的流行病学调查显示本病有民族和地区差异。患者基因组免疫球蛋白 α 恒定区基因一般无异常；B 细胞不能分化为分泌 IgA 的浆细胞，可能是某些环境因素使易感者出现 B 细胞分化障碍、基因表达异常或免疫球蛋白类别转换障碍造成。

（二）临床表现

大多数患者无症状，偶尔于检查时发现。有些患者出现间歇发作的鼻窦与呼吸道感染；如发生支气管哮喘一般较重。少数患者伴有 IgG2 减低，由于 IgG2 能对某些多糖类抗原产生较多的抗体，故这些患者容易反复发生鼻窦和肺部感染，甚至引致阻塞性肺疾病。有些患者有胃肠道症状，如慢性腹泻、吸收不良综合征和肠道绒毛萎缩。感染也可发生在泌尿道。致病原与其他类型的抗体缺陷基本相同，贾第鞭毛虫感染不多见。由于胃肠道及呼吸道缺少分泌型 IgA，食物性抗原被吸收入血，容易发生过敏反应。患者接触血浆 IgA 或 γ 球蛋白后，会产生抗 IgA 抗体，以后如再输血或接触球蛋白便引起过敏反应。此外，类风湿性关节炎、系统性红斑狼疮、甲状腺炎与恶性贫血等自身免疫病发生率增高。少数 IgA 缺乏症能自发缓解。

（三）实验室诊断与鉴别诊断

选择性 IgA 缺乏症患者血清中 IgA 小于 50mg/L，分泌液中 IgA 水平显著降低，其他免疫球蛋白正常；少数患者 IgE 和 IgG2 也减低。外周血 B 细胞计数正常。细胞免疫功能正常。患者还会产生抗甲状腺球蛋白、胃壁细胞、平滑肌、胶原和食物抗原的抗体。抗牛血清蛋白抗体的阳性率也增高，如采用牛抗血清检测 IgA 会掩盖 IgA 缺乏。因此，宜改用其他抗血清（如兔）进行测定，比较可靠。

第二节　原发性 T 细胞缺陷病

原发性 T 细胞免疫缺陷病涉及 T 细胞发生、分化和功能障碍的遗传性缺陷。真正单一的 T 细胞免疫缺陷病少见，多数 T 细胞免疫缺陷者伴有体液免疫功能缺陷。患者血清免疫球蛋白虽可正常，但机体不能针对抗原刺激产生特异性抗体。原发性 T 细胞缺陷患者容易感染，主要是侵袭到宿主细胞内的微生物感染，包括支原体、沙门菌属、李斯德菌属、弓形虫、真菌和病毒，甚至典型的非致病性微生物如分枝杆菌属的疫苗型也可使缺乏 T 细胞的患者发生致死性感染。其他机会感染，例如卡氏肺囊虫和隐孢子虫也可导致严重的黏膜感染。在 T 细胞免疫缺陷患者中，过敏、自身免疫和淋巴瘤远较正常人多见。

原发性 T 细胞免疫缺陷病包括先天性胸腺发育障碍、T 细胞特异性免疫缺陷症、慢性皮肤黏膜念珠菌病等，本节主要介绍先天性胸腺发育障碍和慢性皮肤黏膜念珠菌病。

一、先天性胸腺发育障碍

先天性胸腺发育障碍或 Di George 综合征或称为第三、四咽囊综合征，其特点为胸腺缺如或发育不良，导致 T 细胞功能缺陷，伴有甲状旁腺功能减低及其他先天性畸形。

（一）发病机制

本病无明显的遗传学背景。在胚胎期 6~8 周，第三、四咽囊发育为胸腺和甲状旁腺，在这一时期的发育障碍会影响胸腺和甲状腺的形成。胸腺的不发育导致 T 细胞成熟缺陷，外周血内无 T 细胞或极少，淋巴细胞对多克隆激活剂（如 PHA 或 ConA）无增殖反应，迟发型变态反应皮肤试验为阴性。本病的病因并不十分清楚，患儿的母亲多有嗜酒史，推测本病的发生可能与酒精中毒有关。少数患者为 22q11 缺陷。

（二）临床表现

最常见的初发症状为出生后 24 小时内出现低钙性搐搦症，且常规治疗无效。患儿常有特征性面容：眼距宽、下颌小、耳郭切迹、耳部低位、鱼形嘴、短人中及鼻裂。可伴有先天性心脏病，患者若存活至新生儿期，则发生各种复发性或慢性病毒、真菌、细菌或原虫感染。常有肺炎、黏膜白念珠菌感染、腹泻和生长发育不良。接种卡介苗及麻疹等减毒活疫苗可发生严重的不良反应甚至死亡，对移植不出现排斥反应。有时可见 T 细胞免疫功能自发性改善，可能属于部分性胸腺发育不良。

（三）实验室诊断与鉴别诊断

实验室检查可见细胞免疫功能全面低下。常用的筛查实验有流式细胞术分析 T 细胞及其亚群和皮肤试验。实验室检查主要包括以下内容：

1. 皮肤试验　皮肤试验显示有迟发型超敏反应（DTH），表明受试者 T 细胞免疫功能存在。皮肤试验常用的抗原有结核菌素、白念珠菌菌液、链激酶 - 链道酶（SK-SD 双链酶）、人用植物血凝素（PHA）及白喉、破伤风疫苗等。由于个体差异、试剂质量、操作误差等原因，应几种抗原同时进行试验，凡3种以上抗原皮试阳性者为正常，少于2种或48小时反应直径小于10mm，提示细胞免疫缺陷或反应性降低。但是有些正常个体可由于特定的病毒感染而出现暂时的DTH受抑制。此外婴幼儿有可能会由于对抗原暴露不够，出现对某抗原的DTH阴性。

2. **T细胞及其亚群的检测** T细胞在外周血细胞中占60%~80%，当T细胞绝对值低于$1.2\times10^9/L$时，提示有细胞免疫缺陷的可能，这是最直接简便的检查方法。T细胞按功能的差异可分为Th细胞、Ts细胞和Tc细胞，可应用单克隆抗体进行分类，CD3为成熟T细胞，$CD4^+$细胞为Th细胞，$CD8^+$细胞为Ts细胞。

3. **E玫瑰花结试验** E受体为T细胞表面的特有标志，E玫瑰花结试验的结果可代表T细胞数量的变化。E玫瑰花结试验现改用CD2测定代替。

4. **T细胞体外免疫功能检测** 体外试验方法包括淋巴细胞对抗原或有丝分裂的增殖试验、细胞毒试验以及其分泌产物功能的测定。①淋巴细胞增殖反应试验：应用PHA等激活物质，可在形态上观察到淋巴细胞转化原淋巴细胞，计算淋巴细胞转化率。也可用放射性核素标记，测定淋巴细胞内渗入的3H-TdR放射量，判断淋巴细胞转化程度；②细胞因子的检测：激活的T细胞可以合成和分泌许多细胞因子，如IL-2、IL-4、TNF等，可通过检测这些细胞因子来判断T细胞的功能。

5. **钙磷检测** 血钙减少，血磷增高，尿钙为0。

先天性胸腺发育障碍患者外周淋巴细胞计数常小于$1.2\times10^9/L$，但亦可正常或增高，但其中大多数为B细胞，T细胞总数及百分率明显下降。患儿B细胞数和抗体水平可正常，但因缺乏Th细胞的辅助作用影响特异抗体的产生。患儿淋巴细胞对有丝分裂原和混合淋巴细胞培养无增殖反应，迟发型变态反应皮肤试验阴性。患者的T细胞免疫功能显著降低，但在新生儿期的细胞免疫功能检查无意义，因正常新生儿在出生后细胞免疫功能很低，只有在追踪观察过程中，才有诊断价值。

二、慢性皮肤黏膜念珠菌病

慢性皮肤黏膜念珠菌病（chronic mucocutaneous candidiasis）是一种少见的慢性复发性念珠菌感染，本病的特点为皮肤和黏膜有念珠菌感染，可伴有内分泌腺病，对念珠菌的迟发型变态反应皮肤试验阴性。

（一）发病机制

本病系由常染色体隐性基因遗传，是对念珠菌的选择性细胞免疫缺陷，导致慢性念珠菌感染。某些患者可产生自身抗体，造成特发性内分泌病变。

（二）临床表现

男、女均可罹患，多从幼年起病。最初症状为慢性念珠菌感染，常伴有内分泌及免疫异常，缺铁性贫血及维生素缺乏。亦可在念珠菌感染数年或数十年后才出现内分泌腺病。念珠菌感染主要侵犯黏膜、皮肤、指甲或阴道，多发于头皮、颜面及四肢。皮损初起为丘疹、红斑，上附鳞屑，逐渐形成肉芽增生性斑块或疣状结节，表面覆盖蛎壳状污褐色痂，黏着不易去除，周围有暗红色炎性浸润，掌跖损害呈弥漫性角质增厚。皮损可呈手套、袜套状分布，并有肉芽肿形成。黏膜损害表现为口角糜烂、口腔黏膜白斑，偶可累及咽喉、食管黏膜，影响吞咽。甲状旁腺功能减退为最常见的内分泌腺病，其次为艾迪生病，也有糖尿病、恶性贫血，卵巢功能减退、肺纤维化和角膜结膜炎。偶尔可见急慢性肝炎、肺部纤维化、卵巢衰竭、ACTH缺乏及角结膜炎。

（三）实验室诊断与鉴别诊断

该病患者一般细胞和体液免疫功能正常，淋巴细胞、T细胞计数正常，对PHA和混合淋巴细胞的增殖反应正常。主要特点为对念珠菌抗原的迟发型变态反应皮肤试验、淋巴细胞转化和白细胞移动抑制（MIF）试验均无反应，对念珠菌的抗体形成正常。内分泌功能检查可发现异常，低血钙、高血磷、甲状旁腺激素和17-羟皮质酮水平低下，并伴有内分泌腺的自身抗体。

鉴于念珠菌是人体常居菌，所以来自皮肤、黏膜、痰、粪的标本培养阳性或镜检只见到少数孢子时，只能说明有念珠菌存在，不能诊断为念珠菌病，只有镜检看到大量出芽孢子、假菌丝或菌丝，才说明该菌处于致病状态。若血液、密闭部位的体腔液、深部组织标本培养出念珠菌可确诊为深部感染，通过形态学和生化试验可作出菌种鉴定。必要时做病理检查，发现真菌侵入组织可作出诊断。慢性皮肤黏膜念珠菌病应与暗色真菌引起的增生性皮损进行鉴别，真菌学检查是鉴别诊断的主要手段。

第三节 原发性吞噬细胞功能缺陷病

吞噬细胞系统包括血液和组织中的各种吞噬细胞，主要包括单核巨噬细胞和中性粒细胞。吞噬功能是机体防御感染的第一道防线，吞噬细胞参与机体重要的非特异性防御机制，在清除入侵病原体中起着十分重要的作用。原发性吞噬细胞缺陷主要是指单核细胞和中性粒细胞功能的缺陷，既可以表现为吞噬细胞数量的减少，也可以是细胞功能的缺陷，主要包括①原发性中性粒细胞减少症；②吞噬细胞趋化和/或黏附功能障碍，如白细胞黏附缺陷、牙周炎综合征、纤毛不动综合征、甘露糖苷增多症等；③吞噬和杀伤活性障碍，如慢性肉芽肿、葡萄糖-6-磷酸脱氢酶缺乏；④单核吞噬细胞的特殊异常。吞噬功能缺陷将导致机体对病原微生物（主要是细菌）的易感性增高，常发生各种化脓菌感染，即使是致病力极低的致病菌，如表皮葡萄球菌、沙雷菌、铜绿假单胞菌等也可引起感染。在所有原发性免疫缺陷病中，原发性吞噬功能缺陷所占比例较少，低至5%~10%。

一、慢性肉芽肿病

原发性吞噬细胞功能缺陷多见于中性粒细胞，常见疾病即慢性肉芽肿病（chronic granulomatous disease，CGD）。CGD是以皮肤、肺及淋巴结广泛肉芽肿性损害为特点的遗传性粒细胞杀菌功能缺陷病。

（一）发病机制

多数患者为男性，X-连锁隐性遗传，在X染色体短臂的Xp21.1位点（gp9lphox，*CYBB*基因）有基因缺失；亦有常染色体隐性遗传者，其基因缺失位于染色体16q24、7q11.23、lq25（*p47phox*、*p67phox*、*p22phox*），两性均可发病。本病的缺陷在于患者的中性粒细胞和单核细胞中与产生活性氧有关的酶系统异常，导致氧依赖性杀菌功能减弱，以致不易杀死各种过氧化氢酶阳性的细菌及真菌。在正常情况下，细菌进入细胞后，迅速耗氧，细胞释放出超氧阴离子，将细菌杀死。细菌内超氧阴离子的产生是由于NADPH-氧化酶系统的激活结果。在这一酶系统中，有一种中性粒细胞特异的蛋白质称为中性粒细胞的细胞色素b（cytochrome b），对酶激活过程很重要。性连锁CGD与中性粒细胞的细胞色素b基因异常有关。CGD患者可因此基因的缺失、切断、突变或转录水平异常所致。所以当本病患者感染的为过氧化氢酶阳性细菌时，这细菌被吞噬后非但不能被杀灭，反而寄生在细胞内，免受胞外杀菌物质的杀灭而得以长期存活、繁殖并随吞噬细胞游走向远处多个器官组织播散。肉芽肿是对比化脓性感染的一种反应，常有色素性类脂组织细胞浸润和包绕。

（二）临床表现

几乎都为男孩发生，大多在2岁前发病，也可到十几岁才开始发病，特点是皮肤、肺和淋巴结反复发生感染。致病菌往往为过氧化氢酶产生菌，如金黄色葡萄球菌、沙雷氏菌、大肠埃希菌和假单胞菌，引起化脓性淋巴结炎、鼻炎、结膜炎、肺炎和慢性皮炎，肝脓肿及骨髓炎也较常见。胃壁局限性肉芽肿可致胃窦狭窄。此外，尚可引起视网膜损害、慢性腹泻、肛周脓肿和脑脓肿等。常有显著的淋巴结肿大、肝脾肿大、深部脓肿和肺炎。患儿一般发育延迟。

（三）实验室诊断与鉴别诊断

实验室筛查实验为血细胞计数和分类及白细胞形态学。进一步实验可进行氧化酶功能分析（如四唑氮盐还原试验）、吞噬和杀伤试验以及*gp91phox*免疫印迹和基因突变分析。

1. 粒细胞四唑氮盐（NBT）还原试验　NBT是CGD最简单、常用和廉价的诊断指标。结果用阳性细胞的百分率表示。正常人外周血内中性粒细胞的NBT还原试验阳性率为7%~15%，CGD患儿NBT还原试验阳性率显著降低，甚至为0。

2. 吞噬和杀伤试验　可检测吞噬细胞的吞噬率和杀菌率。慢性肉芽肿患者有正常吞噬功能，由于吞噬细胞缺少过氧化物酶而无法杀菌。而吞噬细胞未成熟Chediak-Higashi综合征和多发性骨髓瘤等情况其吞噬功能降低。

3. 免疫印迹和基因突变分析　*gp91phox*、*p47phox*、*p67phox*、*p22phox*免疫印迹和基因突变分析是CGD的确诊实验，有助于早期诊断、症状前诊断及产前诊断，对开展遗传咨询有重要意义。检测方法可用CCA、FISH、RT-PCR/SSCP、比较基因组分析或DNA测序。

4. 其他　白细胞计数因感染而可能增高。另常有贫血，骨髓涂片可见深蓝色组织细胞。由于慢性感染可导致高丙种球蛋白血症和补体水平升高，但T细胞和B细胞免疫功能正常。还可用化学发光试验或流式细胞仪检测到患者中性粒细胞活性氧。

二、白细胞黏附缺陷

白细胞黏附缺陷（leukocyte adhesion deficiency，LAD）较为罕见，患者的白细胞黏附相关的功能缺陷，如与内皮细胞的附着、中性粒细胞的聚集和趋化、吞噬功能，中性粒细胞、NK细胞和T细胞介导的细胞毒作用等。

（一）发病机制

本病为常染色体隐性遗传，定位于染色体21q22.3。本病的基本分子生物学基础为CD18的合成缺陷。从1978—1984年，已有不少报道介绍一种反复细菌感染的患者，其血中中性粒细胞移动明显减少，并有出生后脐带延迟脱落。这些患者的中性粒细胞有缺陷，不能与很多自然的和人工的物体表面黏附，也不能与调理过的物体相互作用，这是由于中性粒细胞不能表达白细胞整合素CD11/CD18复合物，包括淋巴细胞功能相关性抗原LFA-1（CD11a/CD18），Mac-1（CD11b/CD18）和P150，95（CD11c/CD18），它们由各自的α链而区分，但β链（CD18）是共同的。这些分子对中性粒细胞和其他吞噬细胞的黏附依赖功能起着决定性的作用。

（二）临床表现

LAD患者经常患有坏死性皮肤和软组织感染，创口愈合困难，并有严重的齿龈炎和/或牙周炎，疾病表现可轻可重，决定于糖蛋白在细胞表面的表达，且已有几种变异。本病有2种表型，即轻型和重型。轻型患者有2%~8%的3种$\alpha\beta$（CD11/CD18）复合体表达，并有严重的齿龈炎，但严重感染和皮肤病变不常见；重型几乎没有复合体表达，患有反复的、严重的、危及生命的全身感染。由于黏附缺陷，LAD中性粒细胞不能移动，因而，大多数LAD患者的中性粒细胞，一旦从骨髓中释出后，就一直停留在循环池中。此外，这些细胞不能像正常人那样，从血液循环通过口腔或肠腔漏出导致白细胞总数增多。LAD患者反复感染的病原主要是革兰氏染色阳性和阴性细菌，有时还有真菌感染，反复严重的病毒感染则少见。这可解释吞噬细胞功能较表达LFA-1的淋巴细胞功能更受影响。然而，体内的T细胞依赖抗体反应和试管内的T细胞毒性试验也普遍受抑；PMN和NK细胞的抗体依赖性细胞毒性也如此。

（三）实验室诊断与鉴别诊断

1. 吞噬细胞数量的检测　白细胞总数极端增多，即使在没有活动性感染时也存在，几乎是LAD的一致征象，可以经常见到周围血中粒细胞计数在$15\times10^9/L$~$70\times10^9/L$之间，而在感染时可高达$100\times10^9/L$。

2. **黏附分子检测** 用单克隆抗体检测细胞表面黏附分子，例如用流式细胞仪检查CD18、CD116、CD11c、CD621等，可对黏附分子进行定量测定，可用于诊断白细胞黏附缺陷。

3. **基因突变分析** *ITGB2*、*SLC35C1*和*FEMT3*突变可导致白细胞黏附缺陷症，从而使患者反复感染并难以愈合。

三、单核吞噬细胞的特殊异常

单核吞噬细胞的特殊异常包括累积病（storage diseases）、抑制性单核-巨噬细胞和Fc受体功能缺陷（deficient FcR function）。

各种代谢性累积病均伴有溶酶体酶缺陷。有资料提示代谢性类疾病有抗原提呈和表达缺陷。巨噬细胞吞噬了造血细胞破坏产物如髓性白血病的白细胞颗粒和镰状细胞贫血的红细胞，从而干扰了其细胞内杀菌。

在一些疾病如淋巴网状恶性肿瘤时，见到抑制性巨噬细胞，它们能抑制T细胞对刺激原引起的增殖反应。在霍奇金病和血管免疫母细胞性淋巴结肿中见到免疫球蛋白合成受巨噬细胞抑制。这些巨噬细胞抑制作用是由于前列腺素产生过多之故。

人巨噬细胞上有3类FcR，即：FcRI（CD64）、FcR Ⅱ（CD32）和FcR（CD16）。而在新鲜的循环单核细胞上只有FcRI和FcR Ⅱ两类。单核-吞噬细胞系统细胞通过FcR去识别和消除裹有IgG的细胞、微生物和免疫复合物，并介导抗体依赖性细胞的细胞毒作用（ADCC）。在艾滋病、各种肿瘤、再生障碍性贫血和家族性噬红细胞性淋巴组织细胞增生症时见到单核细胞介导的ADCC障碍，与其FcR功能缺陷有关。

第四节 原发性联合免疫缺陷病

联合免疫缺陷病是T和B细胞均缺乏和功能障碍，可因原发性淋巴细胞发育异常或伴随其他先天性疾病发生。该组疾病主要包括重症联合免疫缺陷病（severe combined immunodeficiency disease，SCID）、腺苷酸脱氨酶缺陷、Wiskott-Aldrich综合征、共济失调毛细血管扩张症（ataxia-telangiectasia，AT）、Nezelof综合征、骨髓网状组织发育不良等疾病。此类疾病发病机制复杂，临床表现各异，治疗效果不佳，SCID预后最差。本节主要介绍重症联合免疫缺陷病和共济失调毛细血管扩张症。

一、重症联合免疫缺陷病

SCID是因干细胞分化缺陷而表现T、B细胞减少，体液和细胞免疫均缺陷，出生6个月起发病，对各种类型感染均易感，如不给予造血干细胞移植则常于幼年夭折。本病的发病率估计为50 000~100 000个活产婴儿中有一例。发病原因为是一系列的分子学缺陷，主要特征为细胞免疫和体液免疫异常，故所有类型SCID的临床表现相似。

（一）发病机制

本病的发病机制大体有以下几种：

1. **普通γ链或JAK3异常** 引起SCID的分子生物学缺陷中最常见的是X连锁形式（X-SCID），它由γC缺陷引起。编码酪氨酸激酶JAK3（Janus相关激酶3）基因的常染色体隐性缺陷，可以引起相似的临床和免疫表现型，但十分罕见。γC是IL-4、IL-7、IL-9和IL-15等细胞因子受体复合物的必要组成部分，细胞因子刺激该受体复合物将导致受体亚单位的杂化二聚体和JKA3分子的磷酸化。不同细胞因子的特殊功能可以解释X-SCID和JAK3 SCID两种疾病的免疫学特征。

2. **嘌呤代谢异常** 大约20%的SCID病例由腺苷脱氨酶（ADA）的常染色体隐性遗传引起，该酶对于DNA断裂后的腺嘌呤和脱氧腺嘌呤的降解是需要的。ADA SCID特征为T细胞和B细胞都存在缺陷，而NK细胞数目变化不定。许多不同的机制参与了T、B细胞的异常发育。ADA不足导致了脱氧腺苷和脱氧三磷酸腺苷的堆积，升高的脱氧腺苷直接使腺苷高半胱氨酸酶失活，而后者是正常甲基化反应所需要的。据报道脱氧腺苷还能诱导未成熟胸腺细胞染色体的断裂和细胞的凋亡。另外，升高的脱氧腺苷抑制核糖核苷酸还原酶，它是正常DNA合成所必需的。

另一种罕见的嘌呤代谢紊乱是嘌呤核苷磷酸化酶（PNP）缺乏所致。同ADA一样，这种酶在所有组织表达，对维持嘌呤去磷酸化产量（解毒形成尿酸）和补充核苷酸浓度的平衡是必需的。PNP缺乏导致了许多嘌呤底物的堆积，最重要的是脱氧鸟苷三磷酸（dGTP）。和ADA不足时的脱氧腺苷三磷酸相似，dGTP通过抑制核糖核酸还原酶也显示有淋巴毒效应。

3. **V(D)J基因重排异常** 功能性B、T细胞受体复合物的多样性通过V(D)J基因重排产生。两个重排激活基因，即RAGl和RAG2启动重排，随后多种分子如XRCC4，DNA连接酶Ⅵ、Ku70、Ku80和DNA依赖性蛋白激酶（DNA-PKcs）的催化亚单位参与基因重新连接。鼠模型证明这些分子的任一缺陷都能引起T-B-SCID的表现型。在人类SCID，一部分T-B-NK+患者被证明有RAGl或RAG2基因的缺陷。体外研究证实这两个基因突变产生的突变RAG蛋白缺乏V(D)J重排活性，说明在这类患者重排事件不能被起始，T、B细胞受体复合物不能被装配。大多数该类患者没有发现RAG基因缺陷，说明还有其他的基因缺陷也许起作用。

4. **MHC Ⅱ类缺陷** 主要组织相容性复合体（MHC）Ⅱ类缺陷为常染色体隐性遗传，它由转录MHC Ⅱ类基因所必需的转录激活因子缺陷而引起，其特征为T、B细胞数目正常但功能低下，即T+B+SCID。患者所有骨髓来源的细胞不表达MHC Ⅱ类抗原（DR、DP、DQ）和HLA-DM。

5. **其他基因缺陷** 许多其他较罕见的缺陷已被鉴定。

TCR 受体复合物组成部分 CD3ε 和 CD3γ 的异常至今有 4 例患者被报道过，这些患者的表现型较经典的 SCID 患者轻微，通过流式细胞分析 TCR-CD3 复合体的中位荧光强度可以指导诊断。ZAP-70 蛋白（它连接于 CD3 复合体的 ξ 链）上的突变导致选择性的 $CD8^+$T 淋巴细胞减少，因此认为这一分子在 $CD8^+$T 细胞的胸腺阳性选择中是必需的。蛋白酪氨酸激酶 Lek 的缺陷性表达可以引起严重的 $CD4^+$ 淋巴细胞减少，该酶参与了近端 TCR 的信号转导。

（二）临床表现

各种类型 SCID 的临床表现比较一致，其特点为早年发生感染，主要是呼吸道和肠道感染。除 ADA 缺陷患者更早些出现感染外，患者都是经常、反复感染，并导致小儿生长发育障碍和营养不良。感染原除常见的细菌外，一些并不常见的机会感染病原如卡氏肺囊虫和曲霉菌属也能引起感染。此外，细胞内微生物如李斯特菌属和军团菌属可引起破坏性疾病；疱疹病毒也可。EB 病毒感染在 B 细胞（+）SCID 病中能引致不能控制的 B 淋巴细胞异常增殖，与免疫抑制的器官移植患者相似。活疫苗能引起危及生命的感染，病变广泛累及肝、脾和肺。体检可见胸腺发育不良，几无胸腺细胞，无哈氏小体。患者没有淋巴结，尤其是腹股沟处淋巴结不可扪及。扁桃体不能见到，胸部 X 片未见胸腺阴影。

SCID 患者还会发生非感染性疾病，主要为移植物排斥宿主病（GVHD）。这是由于患者不能排斥异体细胞，异体细胞可能有 2 个来源，即母体淋巴细胞和移植物。ADA 缺陷患者中没有母体淋巴细胞，可能是因为受到了脱氧腺苷中毒之故。母体 T 细胞数目从十至几千不等，多数患者没有临床征象；30%~40% 患者有轻微症状体征如红斑伴皮肤 T 细胞浸润，嗜酸性粒细胞增多和肝酶值增高伴门脉周围 T 细胞浸润。对 SCID 患者来说，周围血液中有一些母体 T 细胞存在应及早发现，因为如果移植了来自非母体或未经药物处理过的骨髓，那么植入的 T 细胞在移植后 10~12 天后会对母体细胞产生细胞毒性作用，从而产生 GVHD。相反，生后通过输血或血制品而接种了同种异体淋巴细胞往往会发生致死性的急性 GVHD 综合征，表现为广泛的坏死性红皮病，肠黏膜剥蚀和胆道上皮破坏，有些骨髓基质细胞也有病变。此种 GVHD 综合征可发生在移植后 2~4 周内，且常对最有效的免疫抑制剂耐药。预防方法是将全部血制品经过放射处理。如无骨髓移植，SCID 患者几乎都会在 1 周岁内死亡，幸存者少见。

85%~90% 的 ADA 缺乏患者在第一年内出现严重的临床表现。然而，也有一定的临床和免疫表型异质性，15%~20% 的病例在 1~8 岁时才被诊断。这些病例中的一部分感染较轻，和淋巴细胞异常及代谢紊乱程度较轻相一致。PNP 缺乏时的免疫缺陷是多形式的，但 T 细胞功能受影响最严重，神经学缺陷是常见的，主要和运动功能低下相关，中枢性瘫痪、痉挛性麻痹、共济失调性双瘫都有报道。

RAG 基因突变引起的 Omenn 综合征，是 SCID 的一种形式。它有一个特征性的临床和免疫表型。患者以特征性的 SCID 感染合并症为临床表现，同时患有红皮病斑疹，伴有淋巴结病和肝脾病变（这一临床表现在移植了母亲淋巴细胞的 SCID 患者中也可见到）。通常嗜酸细胞和 IgE 相应升高，但其他免疫球蛋白的浓度变异较大。循环 B 淋巴细胞数通常低下或缺乏，但 T 细胞是可以检测到的，且易被激活。

（三）实验室诊断与鉴别诊断

在基因缺陷鉴定以前，SCID 诊断以家族史、临床及免疫学特征为基础。

1. 最基本的实验室检测为淋巴细胞计数、分型和功能分析。淋巴细胞计数减少，淋巴细胞常 <1 000/mm^3，是 SCID 诊断的重要线索；淋巴细胞分型是重要的确认实验，淋巴细胞亚群的绝对计数用途要比百分比意义大，每一表现型模式提示一种特异诊断（表 40-2）。B 细胞和 NK 细胞的存在与否意味着特异的分子缺陷（JAK3 SCID 又称 T-B+ NK-SCID），并与骨髓移植的预后有关；TCR 类型检测和淋巴细胞活化（CD3/HLA-DR+，CD45RA/RO 比值）检测提供更多的信息，TCR 和 CD45RO+ 细胞数高提示为 Omenn 综合征，HLA-DR 表达的缺无提示为 MHC Ⅱ类缺陷 SCID。淋巴细胞功能分析可见患者淋巴细胞对有丝分裂原或同种异体细胞缺乏反应性；缺乏 ADCC 作用及 NK 细胞功能。

表 40-2 不同基因 SCID 相应的淋巴细胞亚群

基因	CD4	CD8	B	NK
γc	↓	↓	N	↓
JAK3	↓	↓	N	↓
IL-7Rα	↓	↓	N	N
RAG1, RAG2	↓	↓	↓	N
CD3δ	↓	↓	N	N
MHC Ⅱ	↓	N	N	N
MHC Ⅰ	N	↓	N	N
ZAP70	N	↓	N	N
ADA	↓	↓	↓	+/–
PNP	可变			

↓：降低 N：正常

2. SCID 患者免疫球蛋白水平通常非常低，多数情况下所有免疫球蛋白类型都降低。但对 6 个月以下的婴儿免疫球蛋白检测意义不大，同种凝集素的缺乏是一项重要参考指标。

3. X-SCID 明确诊断采用 γC 基因分析。以突变 γC 或 JAK3 蛋白表达方式和功能为基础的更快速的诊断现在也可以用于患病婴儿的诊断。65%~90% 的 X-SCID 儿童在单核细胞表面有了 γC 的异常表达，故可以用流式细胞分析外周血单个核细胞以进行分子生物学诊断。AR-SCID 明确诊断采用 JAK3 基因分析，也可直接用抗磷酸化酪氨酸磷化残基的单克隆抗体来显示 JAK3 的活性，在蛋白水平上检测这一信号转导途径的异常。

4. ADA SCID 诊断可通过分析洗涤红细胞的 dATP 浓度和 ADA 活性。在正常个体的红细胞，dATP 浓度检查不到，在 ADA 缺乏患者显著升高。患者红细胞 ADA 的催化活性不到正常人的 1%。也可以用基因分析检测突变。

5. PNP 缺乏 SCID 诊断基于洗涤红细胞 PNP 酶活性分析和细胞内 dGTP 浓度的检测。在 PNP 缺乏患者细胞内 dGTP 浓度显著升高，PNP 催化活性缺无。也可以用基因分析检测突变。

6. 对 Omenn 综合征和 T-B-SCID 的分子生物学诊断依赖于检测 *RAG* 基因的突变。因为外周血突变细胞不表达 *RAG* 基因，而骨髓中的淋巴祖细胞数目又太少，所以常规的蛋白表达分析是不可能的。

7. MHC Ⅱ类缺陷诊断可通过流式细胞术分析外周血淋巴细胞 MHC Ⅱ类分子的表达。也可以进行更详细的基因缺陷分析。

本病需与获得性免疫缺陷综合征（AIDS）鉴别：① SCID 无 HIV 病毒及抗 HIV 病毒抗体；② SCID 无 $CD4^+/CD8^+$ 比例倒置；③ AIDS 有高丙种球蛋白血症；④ SCID 胸腺上皮无哈氏小体，但无萎缩，AIDS 胸腺常有萎缩。

二、共济失调毛细血管扩张性免疫缺陷综合征

共济失调毛细血管扩张症（ataxia-telangiectasia，AT）是一种罕见的常染色体隐性遗传，1941 年由 Louis-Bar 首次报道，故又称毛细血管扩张性共济失调综合征，发病率为 1/100 000~1/40 000，临床主要表现为进行性发展的小脑性共济失调，眼球结膜和面部皮肤的毛细血管扩张，反复发作的呼吸道感染；同时还具有对射线的杀伤作用异常敏感，染色体不稳定性，易患恶性肿瘤，免疫缺陷和抗射线的 DNA 复制合成等特征。

（一）发病机制

共济失调毛细血管扩张症涉及神经、血管、内分泌和免疫系统的缺陷，由常染色体隐性基因遗传。1988 年 Gatti 等将 AT 致病基因 *ATM*（AT mutated）定位于人染色体 11q22-23。随后经多位学者的努力，*ATM* 基因的定位范围逐渐缩小，并于 1995 年 Savitsky 和 Uziel 等人克隆并报道了 *ATM* 基因。*ATM* 基因编码一种细胞核内的蛋白激酶，通过磷酸化不同细胞周期的不同靶蛋白来调控细胞周期检控点，并且在信号转导、DNA 损伤修复、凋亡、染色体稳定性方面具有重要作用。AT 患者由于 *ATM* 的突变，缺乏 DNA 双链断裂损伤的修复、不能激活正常的检控点、端粒维持的缺乏等而导致了染色体不稳定性及辐射敏感性。这些特征暗示了其对肿瘤的易感性，构成了 AT 患者肿瘤高发生率的基础。

（二）临床表现

该病的四大临床特征是恶性肿瘤的高发生率、婴幼儿期开始出现的进行性小脑共济失调、眼球结膜和皮肤毛细血管扩张、免疫缺陷所导致的反复感染。AT 患者及家庭对恶性病具有高敏感性，乳腺癌发病增加 5 倍，癌症总的危险性通常增加 3.5 倍或更高。尸解表明 49%AT 病例有恶性肿瘤，最常见是淋巴网状内皮肿瘤，特别是淋巴瘤和淋巴性白血病，在 15 岁以下尤为突出。头部磁共振（MRI）检查一般可见小脑萎缩改变。多数患者有明显的细胞遗传学异常，染色体不稳定，畸变率升高，放射敏感性增高，故也将其归入染色体不稳定综合征。

患者 12~14 个月左右开始出现症状，亦可迟至 4~6 岁才出现，首先是小脑共济失调征象，表现为行走时头与躯干摇摆。婴儿期出现的眼球震颤到儿童期可发展为眼肌麻痹。3~6 岁，亦可早在 2 岁，或迟至 8~9 岁开始出现典型的眼与皮肤毛细血管扩张表现。皮肤与毛发过早衰老形成面具脸和灰白发。病程呈进行性，随年龄的增长，神经系统症状和免疫缺陷也随之加剧。神经系统表现除共济失调外，还有舞蹈病、手足徐动症样症状、不配合的凝视、锥体外系和后索受损的症状。毛细血管扩张症首先在眼球结膜出现，以后出现在鼻梁、耳朵、肘前窝处。患儿常发生呼吸系统反复细菌和病毒感染，常死于支气管扩张及呼吸衰竭。患儿还可有生长发育迟缓及内分泌异常。有的患者可发生抗胰岛素的糖尿病，常并发淋巴网状系恶性肿瘤，亦可为其他肿瘤。

（三）实验室诊断与鉴别诊断

共济失调毛细血管扩张症是一种临床表型和发病机制均很复杂的遗传病，根据临床表现和免疫学检查可确诊。需与选择性 IgA 缺陷鉴别。

1. T 细胞、B 细胞免疫功能有不同程度异常。可有淋巴细胞减少，对有丝分裂原的淋巴细胞转化试验低反应或正常，迟发型变态反应皮肤试验阴性；$CD4^+$ 降低，$CD8^+$ 升高，对特异性抗原反应性减低，同种异体移植排斥延迟。B 细胞计数和 NK 活性正常。患者血清 IgA 减少或缺乏，IgA2 减少，循环抗 IgA 抗体阳性，总 IgG 正常，IgG2 和 IgG4 下降，IgE 减少或消失。

2. **ATM 基因突变分析** 是诊断该病的“金标准”，且有助于早期诊断、症状前诊断及产前诊断，对开展遗传咨询有重要意义。检测方法可用 CCA、FISH、RT-PCR/SSCP、比较基因组分析或 DNA 测序。

3. 血清甲胎蛋白增高，肝功能异常，有自身抗体，包括对脑和胸腺的细胞毒抗体。尿内 17- 酮类固醇减少而滤泡刺激激素增加。

第五节 原发性补体缺陷病

补体系统在促进吞噬细胞的趋化、吞噬和杀菌中起重要的作用，也参与抗体介导的溶菌、中和病毒和细胞毒作用。补体系统的缺陷与某些自身免疫病有关，也可使机体易发生感染。在原发性免疫缺陷病中，补体缺陷发病率最低。自从 1960 年 Silverstein 报道一种遗传性补体系统缺陷病后，现在已知人类补体系统所有成分，包括补体系统的固有成分 C1-C9、

调节蛋白（C1 抑制物、C4 结合蛋白、备解素、H 因子和 I 因子）以及膜结合蛋白（如促衰变因子 DAF 和膜反应性溶解抑制因子），均可单独发生遗传性缺陷，其中以 C1q、C2 和 C1 抑制物缺陷较常见。大多数补体缺陷为常染色体隐性遗传，少数为常染色体显性遗传。其临床特点以感染最为多见，或伴发风湿病、类 SLE 和慢性肾炎。

补体系统的缺陷与人类疾病有重要联系，总的说可分为两方面：

1. 补体蛋白成分中的任何一种有缺陷可导致补体活化的异常。若缺乏调节成分，则在错误的时间和错误的部位可出现过多的补体活化；若缺乏经典途径、旁路或终末途径补体活化的整合成分，则可导致补体活化过少及补体介导的生物学功能缺乏。在任何一情况下均可发生严重的病理性后果。

2. 完好的功能正常的补体系统可被异常的刺激所活化，例如持续存在的微生物或对自身抗原的免疫反应。在此类感染性或自身免疫性疾病中，补体的炎症性或溶解性效应在疾病的病理过程中起着重要的作用。

一、补体成分缺陷病的发病机制及临床表现

1. **C1q 缺陷** 至少有 2 型 C1q 缺陷，一型无 C1q 可测得，另一型虽可测得 C1q，但缺乏功能，不能与免疫球蛋白的重链结合，也不能与 C1r 或 C1s 相互作用。在无 C1q 蛋白产生的患者中至少证实有 2 种分子遗传性缺陷，一种为基因变异，从而干扰了 B 链转录；另一种变异，产生了使 A 链转录停止的信号。而在 C1q 功能障碍患者，未见到类似分子遗传性缺陷。

C1q 缺陷患者最常见的临床表现为系统性红斑狼疮（SLE）；狼疮病的特异血清学检查如抗核抗体和抗 DNA 抗体值很低甚至缺如。有些 C1q 患者尚有白血病和脑膜炎。

2. **C2 缺陷** 最常见的补体缺乏。C2 基因与一个庞大的 MHC 单体型 HLA-A25，B18，C2Q0，Bfs，C4A4，C4B2，DR2 不平衡地连接在一起。最近研究证实绝大多数患者存在特殊的分子缺陷。第 6 外显子的 3′ 端的 28 位碱基对缺陷引致信使 RNA 丢失外显子 6，和阅读框架位造成一个停止密码，因而，一些 C2 mRNA 是转录了，但没有稳定的 C2 蛋白产生。

遗传性 C2 缺陷最常见的临床表现是风湿病，尤其是 SLE 和盘形狼疮。患者出现很多的典型征象，但进行性肾炎，中枢神经系统受损和明显的关节炎似较无 C2 缺陷者少见，而皮肤损坏则相对常见，且多有典型的环状光敏皮疹。血清抗 DNA 和抗核抗体较无 C2 缺陷者少见，狼疮细胞未见，而抗 Ro 抗体则较高。还见到其他风湿病包括肾小球肾炎，皮肌炎，过敏性紫癜和血管炎。完全 C2 缺陷患者也好发感染，典型的为荚膜细菌（如肺炎链球菌，流感嗜血杆菌和荚膜双球菌）引起的全身性感染（如败血症和脑膜炎）。免疫学检查可见 CH50 低值，C2 血清浓度严重缺乏。

3. **C3 缺陷** 患者血清 C3 抗原值和功能均明显降低，不仅直接依赖于 C3 的血清活性，或者由于 C3 激活 C5~C9 而显示出来的间接作用均会减少。因而，患者血清溶血、调理、趋化和杀菌活性全部缺陷，临床表现包括容易感染和产生风湿病。大多数患者患有荚膜细菌（肺炎链球菌、脑膜炎双球菌和流感杆菌）引致的全身性感染（败血症、脑膜炎和骨髓炎）。有些患者有局限性的鼻窦、肺部感染和各种风湿病，有的患者有关节痛、血管性皮疹或肾脏病，有些患者能查到循环免疫复合物。不同等位基因患者可有不同临床表现，如在关节炎和肾小球炎，皮肤血管炎和复发性溶血尿毒综合征。

4. **C4 缺陷** C4 由位于 MHC 上不同位点的 C4A 和 C4B 装配，由于 C4A 和 C4B 重复、缺陷和重组的频率不同，构成不同程度的多态变异。在白种人，C4A 缺乏的最常为发生了干扰基因转录或翻译的缺陷或变异，而 C4B 缺陷的最常见原因是基因转换。在一个染色体上同时累及 C4A 和 C4B 的 C4 完全缺陷相对罕见，但能见到遗传性的杂合子。

因为由 2 个位点调控 C4 合成，所以 C4 完全缺陷是在 C4A 和 C4B 两个位点的纯合子缺陷。C4 完全缺陷患者的血清中功能性 C4 和抗原性 C4 明显减少，而总溶血活性近乎零。C4 完全缺陷病的最常见临床征象是 SLE，有些患者还容易发生败血症和脑膜炎。

5. **C5 缺陷** 患者血清中 C5 量很少，患者血清不能产生任何趋化和杀菌能力。由于 C3 和其激活途径依然存在，因此患者血清调理活性正常。与其他终末补体缺陷一样，最常见的临床表现是容易发生全身性脑膜炎双球菌感染。也可见到少数单纯 SLE 患者。

6. **C6~C9 缺陷** 各种补体系统终末成分缺陷患者血清相应补体成分极少，并缺乏血清杀菌能力，患者最常见的临床表现是全身性血源性脑膜炎双球菌感染，个别还有 SLE、类风湿性关节炎、坏疽样脓皮病。

二、补体调节因子缺陷病的发病机制及临床表现

1. **C1 抑制物缺陷** 为常染色体显性遗传病，85% 患者缺乏 C1 抑制物，15% 产生无功能的 C1-INH。C1-INH 缺乏导致 C1s 酯酶增多，毛细血管通透性增高；同时导致缓激肽增加，从而毛细血管后微静脉通透性增加而导致水肿。C1 抑制物缺陷患者的临床表现为遗传性血管水肿，最易累及区域为皮肤、呼吸道和胃肠道。皮肤水肿可见于四肢、面部或生殖器。水肿常由一个中心向周围扩散，无炎症现象。病变常在 1~2 天内进展，然后在以后的 2~3 天内消失。如水肿发生于上呼吸道，则可发生咽部水肿，重者引致呼吸道梗阻。胃肠道受累时，可有厌食、腹痛、呕吐。半数患者在青春期前发病，拔牙和扁桃体摘除能促发上呼吸道水肿。皮肤水肿可随肢体创伤而发生。

2. **衰变加速因子（decay accelerating factor，DAF）缺陷** 正常情况下，DAF 能破坏 C3b，保护红细胞免遭溶解。阵发性夜间血红蛋白尿症患者不能表达磷脂酰肌醇结合的膜蛋白包括 DAF 等，结果是经过经典途径或旁路产生的 C3b 堆积在红细胞膜的补体受体 1（CR1）上，从而导致红细胞膜溶解破裂，引起血管内溶血，血红蛋白外溢，招致血红蛋白尿。通过血液酸化或加热而引起的少量的补体旁路活化已足以引起溶血危象，而在夜间血内 CO_2 含量增多，故患者在夜间出现血红蛋白尿。患者骨髓检查可见大红细胞性、多染性贫血，伴网状细胞增多及白细胞减少和增生性红细胞生成（hyperplastic erythropoiesis）等病变。

3. I因子缺陷（factor I deficiency） I因子通过旁路途径控制C3和C5激活起着重要作用。I因子缺陷患者缺乏I因子，旁路途径C3转化酶C3Bb形成不受控制，继而C3持续转化和激活，I因子缺陷患者因此会有继发性C3缺陷，他们血清中的大多数C3以主要转化产物C3b形式存在。由于缺乏天然的C3，血清中直接或间接依赖C3产生的活性如调理、趋化和杀菌活性均明显降低。患者最常见的临床问题是容易感染，常为带荚膜细菌所引起的全身性感染，尽管有些患者循环免疫复合物量增多，但风湿病不突出。

4. **H因子缺陷**（factor H deficiency） H因子也是旁路途径的一种调控蛋白，其基因定位于第I对染色体的RCA区。H因子缺陷仅见于少数家系，有的完全缺乏，有的低于正常人水准的20%。缺陷患者如同I因子缺陷，旁路途径持续激活伴天然的C3继发性缺陷。临床征象包括肾小球肾炎、溶血尿毒综合征，SEL和全身性脑膜炎双球菌感染；也有无症状者。

5. **备解素缺陷**（properdin deficiency） 备解素是旁路途径的一种调控蛋白，备解素使Bb稳定地与C3b结合，从而延缓其衰变。备解素基因是补体系统中唯一位于X染色体上的。备解素缺陷是通过X连锁隐性遗传的，有些家系中受累的男性血清中只有不到1%的备解素；而有些家系可以测到近乎10%正常值或数量正常但无功能活性。功能不全的备解素与正常备解素分子没有明显的结构差别。患者不能通过旁路途径激活C3。同样，对一些脑膜炎双球菌的血清杀菌活性降低。

6. **浆膜补体调控蛋白C8a/IL-8阻抑物缺陷**（deficiency of complement control protein：C8a/IL-8 inhibitor） 又称家族性地中海热。患者的腹腔液和关节液中缺乏一种丝氨酸蛋白酶去破坏C5a的趋化活性。这种C5a阻抑物也可使IL-8灭活。患者反复发生发热伴关节、胸腔和腹腔发生疼痛性炎症。

7. **细胞膜补体蛋白受体缺陷** 炎症白细胞的细胞质膜上至少有能表达补体成分或补体产物的受体。吞噬细胞上的CR1和CR3促进吞噬细胞摄取裹以C3的微生物。CR3还有促进吞噬细胞移出血流至炎症部位的作用。整个CR3分子在表面表达缺乏，如同白细胞黏附缺陷病，发生皮下和口腔内反复感染的综合征。

三、实验室诊断与鉴别诊断

补体系统的检测包括总补体活性和单个成分的测定，补体系统免疫缺陷病的分析极为困难，这是因为涉及补体不同激活途径的数十种成分。一般认为经典途径的补体（C1，C4，C2，C3，C5，C6，C7，C8，C9）缺陷可通过检测CH_{50}，替代途径中D、H、I因子和备解素的缺陷可检测AH_{50}大致判断补体缺陷的情况。CH_{50}应用抗体致敏的羊红细胞进行溶血实验，AH_{50}应用非致敏的兔红细胞进行溶血实验，因为兔红细胞是替代途径的潜在激活剂。特定成分的缺陷可通过特定的功能和免疫组化实验来确定。此外还可检测补体裂解产物的趋化活性进一步判断补体的功能。

第六节 获得性免疫缺陷综合征

艾滋病又称获得性免疫缺陷综合征（acquired immunodeficiency syndrome，AIDS），是由于感染人类免疫缺陷病毒（human immunodeficiency virus，HIV）所导致的以$CD4^+$淋巴细胞减少为特征的免疫衰竭，患者常于感染后10~15年因并发各种机会性感染或恶性肿瘤而死亡。

自1981年发现首例艾滋病患者以来，HIV感染蔓延十分迅速。例如1981年全世界HIV感染人数仅152例，而到2002年全球感染人数已达4 200万例，其中320万例是15岁以下儿童，并且新感染人数仍以每天1.6万例的速度急剧攀升。在我国，HIV感染的传播速度也极快，目前我国感染人数已超过100万。另外，近年来母婴传播的HIV感染也严重威胁着儿童健康，全球每年有240万感染HIV的妇女生育，这将造成每年60万新生儿感染HIV，并使全球新生儿的死亡率增加75%。由此可见，艾滋病是人类21世纪所面临的最大挑战，对艾滋病的研究已成为世界各国政府和科学家所共同关注的焦点。

一、发病机制

（一）HIV的分子生物学基础

艾滋病病毒（HIV）是单链RNA病毒，属于逆转录病毒科，慢病毒亚科，HIV分为HIV-1型和HIV-2型，世界各地的AIDS主要由HIV-1型引起，HIV-2型在西非洲呈地方性流行。HIV呈20面体立体对称球形颗粒，表面有刺突状结构的糖蛋白，直径约100nm，分为包膜与核心两部分，包膜以脂质双层结构为框架，gpP41蛋白横跨类脂双层，gp41外端连接gp120，包膜下有一层基质蛋白P17，附着脂质双层膜的内层，起稳定作用。病毒的核心呈锥形，核衣壳由核心蛋白P24组成，和其他逆转录病毒基因组一样为二倍体基因，核心内有两条相同的单链RNA链，由氢键将两个RNA分子连接成70sRNA，重要的蛋白质有逆转录酶（P66/51）和整合酶（P34）。HIV基因组又称HIV RNA，由约9 200个碱基组成，其RNA中含有gag、env和pol三种结构蛋白的基因以及6种调控基因[tat，vif，vpr，vpu（在HIV-2型为vpx），nef，rev]。

gag基因编码先编码一个55kD的前体蛋白（P55）然后在蛋白酶作用下裂解形成衣壳蛋白（CA）P24和基质蛋白P17，P24形成病毒蛋白的锥体核。*pol*基因一部分与gag重叠，表达融合蛋白P160，然后水解成3个片段，从5′到3′分别是P11、P66/51和P32。P11是蛋白水解酶，从前体裂解后获得活性，是蛋白酶抑制剂的抗病毒位点，P66/51是逆转录酶，具有逆转酶、核糖核酸酶 H、DNA 多聚酶活性，P32 是整合酶。*env* 基因编码包膜糖蛋白，先编码一个 88kD 的蛋白，经糖基化后分子量增至 160kD，即包膜糖蛋白的前体 gp160，该前体蛋白在蛋白酶作用下，裂解成 gp120 和 gp41。P24、gp120、gp41 及 P55 是 HIV 免疫学诊断的主要检测抗原。调控基因编码辅助蛋白，调节病毒蛋白合成和复制。*tat* 等 6 个基因被称为调控基因，分别表达 6 种蛋白质，对病毒复制起调控作用，只有 nef 起负调节作用，其他均有促进病毒复制的作用。

HIV 动力学：血浆游离病毒半衰期 30 分钟，产毒的 T 细胞半衰期 1.6 天，产毒的单核细胞半衰期 15 天，整合后不产毒的 $CD4^+$ 淋巴细胞（记忆细胞）半衰期可长达数年，HIV 每代 2.6 天（一个毒粒释放 - 感染另一个细胞释放新的毒粒），因此每年 140 代或更多的周期。HIV 高速复制每天产生 10~12 亿个新病毒颗粒，由于逆转录酶缺乏 3′-5′ 外切核酸的校读功能，使 RNA 转录为 DNA 时经常出现错误，每天突变的 HIV-1 在 1 万个以上。

HIV 能耐受低温而对高温敏感，煮沸可迅速灭活，室温下液体环境中 HIV 可存活 15 天，被 HIV 污染的物品至少 3 天内有传染性，液体（即使含 10% 血清）中的 HIV 加热 56℃ 10 分钟即可灭活。干燥状态下外界蛋白质对 HIV 有显著保护作用，真空冷冻干燥的血制品加热 68℃ 72 小时才能保证所含 HIV 被灭活，HIV 对甲醛、戊二醛、乙醇、卤族化合物敏感。37℃时，以下消毒剂处理 10 分钟，可灭活 HIV，如常用的消毒剂如 70% 乙醇、10% 漂白粉、2% 戊二醛、4% 甲醛溶液、35% 异丙醇、0.5% 来苏和 0.3% 过氧化氢等均能灭活病毒。消毒效果受以下因素制约：温度、消毒剂浓度、作用时间、病毒数量、病毒株别、有无其他蛋白质及杂质。对紫外线不敏感。

（二）感染机制

HIV 的生活周期包括黏附、脱衣壳、逆转录、环化、整合、转录、翻译、核心颗粒装配及最后装配和出芽等步骤。

1. 黏附与穿入　HIV 侵入步骤，HIV 的 env 蛋白 gp120 和细胞表面 CD4 受体结合，结果导致 V3-loo 和 V1/V2 区构象改变，暴露原 gp120 隐藏的区域，称为桥层，该区与辅助受体相互作用，通常为 CCR5 或 CXCR4，辅助受体结合最终触发膜构象改变，并导致膜融合，脱去包膜和核衣壳，病毒核酸侵入细胞内。Th 细胞表面有密度很高的 CD4 分子，故为 HIV 的主要靶细胞。除 $CD4^+$ 的 T 淋巴细胞外，单核细胞，组织的巨噬细胞，皮肤的朗格汉斯细胞，中枢神经系统的小神经胶质细胞和多核巨细胞亦表达 CD4。根据辅助受体的不同（CCR5、CXCR4），病毒分为 R5 和 X4 毒株，病毒新感染人体以 R5 株为主，复制速度慢，病毒量少，称低 / 慢型，感染一段时间后，病毒转化为 X4 株为主，复制速度快，病毒量多，称快 / 高型。

2. 病毒进入细胞还可以通过以下机制　①半乳糖苷神经酰胺受体：是一种糖脂类受体，可结合在 gp120 的不同区域，可能与 HIV 进入脑、肠和阴道等部位的 $CD4^-$ 细胞有关。② Fc 受体和补体受体：非中和抗体的 Fab 段可与病毒外膜的糖蛋白结合，然后通过抗体的 Fc 段再与细胞表面的 Fc 受体或补体受体相互作用来介导 HIV 进入细胞。③细胞间 HIV 的转移：HIV 除以游离的病毒颗粒形式感染细胞外，还可通过细胞与细胞的直接接触来转移。这可能是一种比游离病毒更快捷的感染方式。④表型混合：通过此种机制，HIV 可获得新的宿主取向。能与 HIV-1 形成表型混合的病毒有 HIV-2、HTLV-1，鼠异嗜性、双嗜性和多嗜性 C 型逆转录病毒，疱疹性口炎病毒和疱疹病毒等。⑤病毒重组：不同 HIV 株之间的基因重组似乎最常发生在 gag 和 env 区域，但也可涉及其他位点。

3. 病毒复制　病毒 RNA 在逆转录酶催化下，形成线状的双链 DNA，环化成闭合的双链 DNA，后者被转运到细胞核，整合到细胞染色体中，形成前病毒，转录的病毒 mRNA 翻译病毒蛋白和转录病毒 RNA，翻译的病毒蛋白经蛋白酶切割，包膜蛋白在内质网糖基化，形成 gp120、gp41、P24 等蛋白。病毒基因组、逆转录酶结构及调节蛋白以及包膜蛋白包装形成完整的病毒颗粒，以出芽方式释放到细胞外。HIV-1 前病毒共价地整合于宿主细胞染色体中，在宿主基因中稳定存在，并可复制传入子代细胞 DNA 中。

（三）发病机制

HIV 感染的主要特点是 $CD4^+$T 细胞数量减少和功能缺陷，导致宿主免疫功能全面障碍。HIV 及其胞膜蛋白具有直接致细胞病变作用，包括以下多种机制：

1. HIV 破坏感染的靶细胞　病毒在胞内复制并发挥病理效应的机制为：①大量病毒芽生破坏细胞膜，即 HIV 直接介导细胞溶解效应；②感染细胞胞质内积聚大量非整合性病毒 DNA、分散不均匀的 mRNA 和病毒核心抗原，从而干扰细胞功能；③感染细胞表面表达的 gp120 与未感染细胞表达的 CD4 分子结合，导致细胞融合，形成多核巨细胞，后者寿命明显缩短；④病毒复制加速以及宿主淋巴样组织的破坏，导致 HIV 释放和外周血感染，从而发生 AIDS。

2. 机体产生针对 HIV 感染细胞的特异性免疫应答　HIV gp120 与 CD4 分子结合还可诱导特异性 $CD4^+$ CTL 产生，后者通过“旁观杀伤效应”杀伤已感染和未感染的 $CD4^+$ T 细胞，使 $CD4^+$ T 细胞数量进一步减少。抗 HIV gp120 抗体通过 ADCC 及激活补体，可破坏 HIV 感染细胞。

3. 细胞因子紊乱　由于长期持续的 HIV 感染，且累及多种免疫细胞，导致细胞因子产生紊乱。在 HIV 感染中，血清及外周单核细胞中的炎性细胞因子如 TNF-α、IL-6、IL-1 常常升高，而 IL-2 常明显降低。一些研究表明 HIV 感染患者 Th1 细胞数量降低，而 Th2 细胞数量增加。

4. Tat 蛋白　Tat 蛋白干扰多数调节蛋白如 p300（转移共刺激因子）的功能，从而影响细胞因子的合成。而且，Tat 蛋白不仅可以进入感染细胞的细胞核，还可以从细胞质膜逃脱进入邻近细胞，影响邻近 T 细胞的功能。

5. gp120　CD4 是 APC 表面 MHC Ⅱ类分子的天然配体，CD4 与 MHC Ⅱ类分子的相互作用是 T 细胞特异性识别所必需。HIV gp120 与 CD4 分子结合，可干扰抗原识别与递呈，使 $CD4^+$ T 细胞不能对特异性抗原的刺激产生有效应答。gp120 和 MHC Ⅱ类分子均可与 CD4 分子结合，提示这两种分子可能存在共同抗原决定簇。因此，针对 HIV gp120 的特异性抗体能与 MHC Ⅱ类分子起交叉反应。

6. **HIV 超抗原(SAg)成分** HIV 基因编码产物有 SAg 样作用，其致病机制为：①作为 T 细胞的强活化剂，对 HIV 感染的易感性；② SAg 可激活多克隆 B 细胞；由于 B 细胞功能紊乱和缺乏 Th 细胞的辅助，使体液免疫功能降低。

7. **HIV 对其他免疫细胞的损伤** 巨噬细胞表达少量的 CD4 分子和辅助分子 CCR5。亲巨噬细胞 HIV 株进入靶细胞则需要 CCR5(主要在感染早期)或 CXCR4(主要在感染后期)。巨噬细胞可通过 gpl20、gp41 依赖的途径被感染，吞噬其他感染细胞或 Fc 介导的结合 HIV 抗体的内吞作用。巨噬细胞被 HIV 感染而不易被病毒杀死，储备大量的病毒。在患者脑、肺组织中，巨噬细胞相关 HIV 比 T 细胞相关 HIV 数量多。HIV 可诱导巨噬细胞分泌大量 IL-1 和 TNF-α，导致患者长期低热，并引起恶病质。

树突状细胞也是 HIV 感染的靶细胞。像巨噬细胞一样，树突状细胞一般不会被 HIV 杀伤，但由于树突状细胞在抗原递呈过程中与 T 细胞紧密接触，因此感染的树突状细胞可能是 T 细胞感染的主要途径。滤泡树突状细胞(FDCs)在淋巴结捕获大量的 HIV，部分是通过 Fc 介导结合 HIV 抗体后的内吞作用。滤泡树突状细胞 HIV 感染，可引起淋巴结巨噬细胞和 $CD4^+$T 细胞感染；淋巴结和脾内滤泡树突状细胞的损失导致外周免疫系统功能失常。

二、临床表现

(一) 艾滋病的分期

艾滋病潜伏期较长，一般认为 2~10 年左右，有的可长达 10~20 年，在这漫长的潜伏带毒过程中，带毒者是传播艾滋病的传染源，艾滋病毒(HIV)侵入人体后可分为四期。

1. **Ⅰ期——急性感染期** 症状通常出现在血清阳转之前，发热(96%)是自限的，持续 1~3 周，一般是与细胞因子产生的免疫系统的高应答有关；淋巴结肿大(74%)，可以持续几个月；咽炎(70%)；皮疹(70%)；口腔、食管溃疡(70%)；关节和肌肉痛(54%)；腹泻(32%)；头痛(32%)；恶心呕吐(27%)；肝脾肿大(14%)；鹅口疮(12%)；神经系统表现：脑炎(8%)；末梢神经炎(8%)；神经系统较少见的表现还有：面部瘫痪、吉兰 - 巴雷综合征、意识障碍和精神病。

2. **Ⅱ期——无症状感染期** 5%~15% 的无症状期患者在 2~3 年内 $CD4^+$ 细胞迅速下降并发展为艾滋病称快速进展者。其最显著的特征是 HIV 初始感染后一直维持较高的病毒载量，在这些感染者中分离的 HIV 毒株有均一性，病毒的均一性可能反映了宿主的抗病毒免疫应答低下。

5% 或更多的无症状期患者可以维持正常免疫 12 年以上称长期存活者。长期存活者另一个更加严格的定义是 HIV 感染 13 年或以上，没有经过抗病毒治疗、没有临床症状、CD4 细胞数> 600/μl，而且在至少 5 年内 CD4 细胞数没有下降，病毒载量<5 000copies/ml。长期存活者血浆和 PBMC 中的病毒载量都保持在极低的水平，淋巴结结构外观无异常改变，在淋巴结中的复制水平同样很低。其体内的 HIV 进化为异质性的毒株。而异质性毒株反映了活跃的抗 HIV 免疫应答。此期可由原发 HIV 感染或急性感染症状消失后延伸而来，临床上没有任何症状，但血清中能检测到病毒，具有传染性，此阶段可持续 2~10 年或更长。

3. **Ⅲ期——持续性全身淋巴结肿大综合征或艾滋病相关综合征期** 艾滋病相关综合征患者有持续性淋巴结病和一定程度的 T 细胞功能缺陷，其临床表现为：过敏性皮肤反应迟缓；皮肤黏膜损害(口腔白念珠菌感染，皮肤单纯疱疹、带状疱疹及真菌病)；除腹股沟淋巴结以外，全身其他部位两处或两处以上淋巴结肿大，其特点是淋巴结肿大直径在 1cm 以上，质地柔韧，无压痛，无粘连，能自由活动。活检为淋巴结反应性增生，一般持续肿大 3 个月以上，部分患者淋巴结肿大 1 年后逐步消散，亦有再次肿大者。体重减轻大于 10%；持续性腹泻；发热，体温超过 38℃，持续 3 个月；疲乏无力；夜间盗汗。

4. **Ⅳ期——艾滋病** 本期可以出现 5 种表现：①体质性疾病，即发热、乏力、不适、盗汗、厌食、体重下降，慢性腹泻和易感冒等症状。除全身淋巴结肿大外，可有肝脾肿大。曾称为艾滋病相关综合征(ARS)。②神经系统症状，出现头痛、癫痫、进行性痴呆、下肢瘫痪等。③严重的临床免疫缺陷，出现各种机会性病原体感染。包括卡氏肺孢子虫、弓形虫、隐孢子虫、念珠菌、结核分枝杆菌、鸟分枝杆菌、巨细胞病毒、疱疹病毒、EB 病毒感染等。④因免疫缺陷而激发肿瘤，如卡氏肉瘤、非霍杰金病等；⑤免疫缺陷并发的其他疾病，如慢性淋巴性间质性肺炎等。

(二) 艾滋病患者常见各系统的临床表现

1. **肺部** 多种病原体可引起艾滋病患者的肺部感染，70%~80% 的患者可经历一次或多次肺孢子虫肺炎。在艾滋病因机会性感染而死亡的病例中，约一半死于肺孢子虫肺炎，因此必须及时诊断、预防和治疗。其临床表现主要是慢性咳嗽及短期发热，呼吸急促和发绀，动脉血氧分压降低。此外巨细胞病毒、结核分枝杆菌、鸟分枝杆菌、念珠菌和隐球菌等均常引起肺部感染。卡氏肉瘤也常侵犯肺部。发展中国家以结核分枝杆菌和鸟分枝杆菌感染多见。

2. **胃肠系统** 以口腔和食管的念珠菌及疱疹病毒和巨细胞病毒感染较为常见，表现为口腔炎、食管炎或溃疡。主要症状为吞咽疼痛和胸骨后烧灼感，诊断依靠食管镜。患者胃肠黏膜常受疱疹病毒、隐孢子虫、鸟分枝杆菌和卡氏肉瘤的侵犯。临床表现为腹泻和体重减轻。

3. **免疫系统** HIV 感染除可引起 $CD4^+$T 淋巴细胞的持续而缓慢地减少外，还可造成其他免疫活性细胞和免疫组织的损伤。如病毒蛋白 P24 可抑制骨髓活性，P41 可诱导多克隆 B 淋巴细胞的活化，引起高丙种球蛋白血症，造成持续性全身淋巴结病。HIV 感染还可引起 NK 细胞功能下降，对巨噬细胞活性的影响虽然不像对 $CD4^+$ 淋巴细胞那样显著，但 HIV 感染可使巨噬细胞的抗原递呈能力下降，对趋化因子的反应降低，并且影响到细胞因子的正常生成。此外，HIV 感染还可干扰树突状细胞的细胞因子产生，下调树突状细胞表面的协同刺激分子 B7 表达，并降低树突状细胞的更新，造成树突状细胞数目减少和功能缺陷。

外周淋巴组织(包括淋巴结和脾脏)是 HIV 不断复制的场所，在此免疫功能受到不断破坏。在长期的无症状期，淋巴结(特别是外鞘区)内含有大量病毒感染的 $CD4^+$T 淋巴细胞，这些细胞大部分处于潜伏状态，通过电镜可观察到滤泡样树突状细胞表面也结合有病毒颗粒，因此随着病程进展，可造成淋巴细胞和滤泡样树突状细胞的破坏，淋巴结会逐渐失去正常结构，晚期可出现萎缩。

4. **心血管系统**　心包炎为HIV感染者常见的心血管损害，但常无症状，且易被其他系统的疾病掩盖。超声心动图发现心包积液的发生率为10%~59%，HIV感染发生心包积液提示为AIDS的末期。临床表现可从无症状积液到致命性的填塞和心包缩窄。AIDS患者的积液常为非特异性的，机会性感染所致的积液也可见到。常见的病原体有葡萄球菌、分枝杆菌、新型隐球菌、星形诺卡氏菌、放线菌、单纯疱疹病毒、巨细胞病毒等，但常难确定，即使心包积液培养也不一定能确定。

心肌病变包括心肌炎与心肌病。心肌炎与心肌病发病机制较为复杂。已经提出的发病机制有：① HIV病原体直接侵犯心肌或自身免疫性损害；②长期应激状态，生物活性物质对心肌长期的不良刺激；③持久的心动过速、慢性消耗、营养不良等；④ AIDS患者常有静脉吸毒成瘾史；⑤抗AIDS药物导致心肌损害。研究发现长期服用蛋白酶抑制剂类药物患者的心脏左室后壁和室间隔明显增厚、左室重量明显增加，并伴有左室舒张功能的减退；服用蛋白酶抑制剂的疗程亦与心脏左室重量的改变和舒张功能的减退程度明显相关；HIV蛋白酶抑制剂利托那韦（ritonavir）被发现能损害人的内皮细胞DNA。心内膜心肌活检和超声检查有助于心肌炎与心肌病的诊断。

非细菌性血栓性心内膜炎在HIV感染者常见，任何瓣膜都可受损，但以左心瓣膜受损最常见。赘生物由纤维网内的血小板伴少许慢性炎性细胞构成，血培养也可始终为阴性。栓子脱落可造成脑和系统性栓塞，且栓塞多在尸检时发现。HIV感染可引起动脉血管多种损害，包括血管瘤形成、纤维钙化损害、内皮增生引起的冠状动脉血栓形成等。HIV感染者患恶性肿瘤的概率明显增加，影响心脏的恶性肿瘤主要有Kaposi肉瘤及恶性淋巴瘤，以Kaposi肉瘤最常见，发生概率为20%~28%。

5. **神经系统**　艾滋病引起神经系统病变的发生率很高，在尸检中发现75%~90%的患者有神经系统损害，临床上60%的患者有神经系统症状，且10%~20%的患者为首发临床表现。感染HIV的单核细胞可通过血脑屏障进入中枢神经系统，直接损害大脑、脊髓和周围神经。

(1) HIV直接引起的神经系统损害主要有：①急性脑病、脑膜脑炎。临床上较少见，主要表现为发热、肌肉与关节疼痛、咽痛、食欲缺乏、全身淋巴结肿大，即早期的非特异性病毒血症。与此同时或稍后，有的患者可以出现失眠、焦虑、抑郁、妄想等精神障碍，常有癫痫发作，还可出现嗜睡和一过性昏迷。脑脊液呈非特异性炎症改变，CT扫描正常。可在数周内恢复，但脑组织感染仍持续进展。②亚急性脑炎，又称亚急性HIV脑病和艾滋病痴呆症，最常见。主要症状为倦怠、精神活动减退、意识模糊、大小便失禁，最终发展成为严重痴呆，神经系统局灶体征较少见，CT扫描见脑室扩大、脑沟增宽、脑白质低密影，脑脊液正常或淋巴细胞、蛋白稍高。③脊髓病。可与亚急性脑炎同时存在，表现为痉挛性截瘫、感觉性共济失调和大小便失禁。④周围神经病。可呈多发性神经炎、慢性感染性多发性神经根神经病和多发性周围神经炎样的临床表现，多与艾滋病的中枢神经系统损害合并存在。

(2) 中枢神经系统的机会性感染：由于细胞免疫的严重缺陷，可以发生多种机会感染。①中枢神经系统病毒感染。巨细胞病毒亚急性脑炎较常见，可因视网膜炎导致失明，其次为倦怠、退缩、大小便失禁、意识模糊和痴呆等。单纯疱疹病毒脑炎的主要临床表现为发热、头痛、失语、瘫痪、癫痫发作及精神障碍等。以上两种脑炎均需要脑活检、电镜检查及病毒分离确诊。进行性多灶性脑白质病变（PML）系感染JC病毒引起。大约4%~8%的晚期患者罹患此病。临床表现为识别障碍、偏瘫、偏盲、失语、运动性共济失调等，最后严重精神衰退。如果患者定位体征不明显，临床上很难与痴呆病相鉴别。脑活检在少突胶质细胞中可见核内包涵体。PCR方法检测脑脊液JC病毒的DNA有助于该病的诊断。②中枢神经系统霉菌感染。约占艾滋病患者的10%。临床主要表现为发热、头痛、癫痫发作及意识障碍等。病原以新型隐球菌多见，其次为白念珠菌。③中枢神经系统结核及非典型鸟分枝杆菌感染。临床主要表现为脑膜炎、脑脓肿的症状，如发热、头痛、意识障碍等。此外，临床上弓形虫脑病也比较常见，多数患者发生弓形虫性脑炎。脑病变可以是局限的或弥漫性。弓形虫脑脓肿在增强CT检查时具有特征性改变，病变呈单发或多发，位于灰质，呈环状包绕的囊状结构。局部脑组织发生凝固性出血性坏死，坏死区内见少量弓形虫。另外，血清抗体滴度升高对弓形虫感染具有提示诊断的意义。

中枢神经系统肿瘤常见的为淋巴瘤，分为原发性中枢神经系统淋巴瘤及全身淋巴瘤的脑转移两种。主要临床表现有意识障碍、人格改变、头痛、脑神经麻痹、瘫痪、失语、颅内压增高、癫痫发作等。可经脑脊液细胞检查、CT和脑活检确诊。脑卒中较少见。缺血性卒中为脑栓塞及脑肉芽肿性血管炎引起的血管闭塞；脑出血一般仅见于尸检时。

6. **皮肤黏膜**　卡氏肉瘤常侵犯下肢皮肤和口腔黏膜，表现为紫红色或深蓝色浸润斑或结节，可融合成大片状，表面出现溃疡并向四周扩散。其他常见的有念珠菌口腔感染，口腔毛状白斑表现为舌的两侧边缘有粗厚的白色突起，已证实是乳头瘤病毒、疱疹病毒等感染所致。此外外阴疱疹病毒感染、尖锐湿疣等均较常见。

7. **眼部**　艾滋病患者眼部受累较为广泛，但常被忽略。常见的有巨细胞病毒性视网膜炎，弓形虫视网膜脉络膜炎，眼底棉絮状白斑，后者常为巨细胞病毒感染所致，眼部卡氏肉瘤常侵犯眼睑、睑板腺、泪腺和结膜、虹膜等。

8. **HIV感染与肿瘤的发生**　HIV感染者中，恶性肿瘤的发生率明显增加，这与HIV感染所致免疫功能紊乱和免疫监视功能缺陷有关。常见的伴发肿瘤有卡波西肉瘤、霍奇金病、宫颈癌和肛门癌等。目前研究表明，许多病毒在HIV相关恶性肿瘤的发生中起到重要作用，例如人类疱疹病毒-8（HHV-8）被证明与卡波西肉瘤的发生有关；在60%的B细胞性霍奇金病和所有的原发于中枢神经系统的霍奇金病中都发现了EB病毒；宫颈癌和肛门癌可能与人类乳头瘤病毒感染有密切关系。一般而言，在正常健康的个体，HHV-8并不会导致肿瘤，但在 HIV 感染的个体中，卡波西肉瘤的发生率却明显增高，并且体外试验已观察到 HIV 可促进 HHV-8 复制，由此证明这两种病毒可能在卡波西肉瘤的发生中起到协同作用。但是它们可能是通过不同的作用机制导致卡波西肉瘤的发生，并且它们的作用时间点也不同。

三、实验室诊断与鉴别诊断

（一）血清 HIV 抗体检测

感染 HIV-1 后，机体针对 HIV-1 基因编码的抗原性物质产生相应抗体，在临床上具有重要诊断学意义的主要是对抗结构基因编码抗原（如 gpl60，gpl20，gp41，p66，p55，p51，p31，p24，p17 等）的抗体。由于个体差异、各种病毒蛋白的浓度和抗原性强弱不同及不同个体对不同抗原成分的反应性均有所不同，因此相应抗体的产生时间和不同个体对相同抗原成分的免疫应答强度等存在一定差别，此外，检测方法和使用试剂的敏感性不同对 HIV-l 抗体的检出时间产生一定影响。在感染 HIV-1 后，患者血清中最先出现 p24 抗原，继之，各种 HIV-1 抗原可达到高峰；2~6 周后，随着 HIV-l 抗体产生及浓度的不断增加，HIV-l 抗原渐趋降低或检测不出。临床通用的是酶联免疫吸附试验（ELISA）、免疫印迹法（Western Blot）和目前开始推广的快速诊断法。HIV-1 抗体检测包括 HIV-1 抗体初筛和 HIV- 抗体确认两部分。初筛检测通常由取得资格的 HIV-1 抗体初筛实验室和 / 或确认实验室中进行，HIV-1 抗体确认和 HIV-1 抗体阳性报告必须由取得资格的确认实验室进行。用于初筛实验的 HIV 抗体检测试剂必须是 HIV-1/2 混合型，经国家卫生健康委员会（原卫生部）批准或注册，并在有效期内，通过批检检定合格，进口试剂还必须要求提供进口许可证和中国药品生物制品检定所检定合格证书。

1. **HIV 抗体初筛试验** 初筛试验采用 ELISA 法。不同原理的 ELISA 法 HIV 检测试剂盒的试验方法和操作步骤基本相同，只是在作用时间、标记酶的种类、反应底物、样本加量等方面有所差异。初筛检测的几个问题：①初筛检测的阳性结果不是最终结论，不能通知受检者本人及其他人员，样本需经该试剂和另一种试剂复检，如仍为阳性，应及时送实验室进行确认。②初筛检测的宗旨是避免漏检，因此应选用敏感性高的符合国家要求的高质量试剂，且必须为 HIV-1/2 混合型。③各单位可根据不同目的、检测对象、人群流行率、成本 - 效益、实验室设备和技术水平等选择不同初筛实验方法。④交叉反应性或假阳性反应：某些病毒如 CMV、EBV 等，寄生虫如疟原虫的部分抗原性物质和某些自身免疫病患者，如系统性红斑狼疮和风湿病者体内的自身抗体与 HIV-1 的某些抗原决定簇有交叉反应性，在初筛检测时可能导致假阳性现象。此种情况下，样本 OD 值（光密度）与临界值的比值通常为 1~1.2，对这种结果除应排除 HIV-1 的早期感染或感染 HIV-2、HIV-1 亚型的可能外，还应注意实验操作过程中的技术误差。⑤不同厂家及同一厂家生产的不同批次试剂的敏感性和特异性可能存在一定差异，各实验室最好应用标准质控血清对新购试剂及在每次检测时进行质量控制和质量评价，以确保检测工作结果的准确可靠性

2. **HIV 抗体确认试验** 抗体检测有 3 个目的，即血液筛查、流行病学调查和疫情报告，以及临床病例诊断。全球均明确规定，凡对临床病例作出诊断，务必作确认试验。现用 2 种确认试验，即间接免疫荧光法（IFA）和免疫印迹法（WB），我国采用 WB。

免疫印迹试验用于检测单克隆或多克隆抗体识别的抗原，也是目前国内 HIV 抗体确认的首选方法，能同时检测不同 HIV-1 抗原组分的抗体，因此能够鉴别或肯定初筛检测的结果。条带免疫印迹法工作原理和操作方法与 WB 试验基本相同，只是条膜上抗原来源和组成有所区别，检测时信噪比高，本底清晰，无潜在假阳性干扰，且可通过调整条膜上 HIV 抗原量，克服了 WB 试验中使用病毒裂解产物而可能产生的固相载体上某些重要抗原量不足的缺点。这类试剂特异性很高，但也可能由于病毒株在所合成抗原决定簇部位发生突变导致 HIV 抗体假阴性结果；另一个缺点是由于合成抗原不能糖基化，其立体构象与天然抗原分子有一定差异，在一定程度上可能影响了模拟真实 HIV 抗原检测抗体的能力。

HIV-1 抗体确认试验结果的评价是根据硝酸纤维素条膜特异性 HIV 抗原位置上出现的带型不同来判断 HIV 抗体为阳性、阴性和不确定。美国 CDC 的标准为国际公认的阳性和阴性结果的判断标准（表 40-3）。在某些情况下，样品显示不典型的 HIV 反应性条带图谱，既不能确定为阳性也不能确定为阴性，称为 HIV 抗体不确定或可疑阳性。

表 40-3 阳性和阴性结果的判断标准

HIV-1 抗体阳性	HIV-1 抗体阴性
仅 gp41	没有条带；零星条带
gp120/gp160 加上 gp41 或 P24	

以下原因可能导致 HIV-1 抗体不确定结果的出现：① HIV-1 急性感染后，抗体刚出现，仅显示 gp160 或 120，或 P24，P31，P55 带；此时 ELISA 往往已显示阳性反应；②非特异反应，如在高丙球蛋白血症，某些病毒性疾病和寄生虫感染，自身免疫性疾病等情况下可出现该现象；③极少数晚期艾滋病患者；④与 HIV 裂解物中的宿主细胞成分发生交叉反应；⑤样本交叉污染。

对 HIV 抗体不确定的受检者必须进行随访，通常为每 3 个月 1 次，共随访 2 次。如随访过程中出现特异性 HIV 抗体反应条带如 gp160 或 120，则作出 HIV-1 抗体阳性结论。如随访 6 个月后带型消失或没有变化，则作出 HIV 抗体阴性报告。

（二）病毒载量的检测

在 HIV 的各种检测中，其中一项为病毒水平定量检测。它包括 HIV-1 p24 抗原定量检测、血浆 / 淋巴细胞中病毒培养定量检测、血浆中病毒 RNA 定量检测及淋巴细胞 cDNA 定量检测。其中较为敏感、准确的方法应为血浆中病毒 RNA 定量检测法，它可以准确地测定出每毫升血浆中 HIV RNA 的含量。

血浆中 HIV RNA 的定量分析，可表现出病毒复制动力学，也反应血浆中游离病毒的浓度，是病毒增殖和免疫清除机制共同作用的结果，因而在判定疾病进程和判定临床治疗

效果上具有极大的价值。自 20 世纪 90 年代初，血液中 HIV RNA 的定量检测已被公认为可以预估患者病程，并可利用于鸡尾酒疗法的疗效的评估。利用病毒载量可在患者急性感染期间，处于窗口期时即可检测出高水平的病毒 RNA 含量。医师可利用结果判定患者疾病的进程和进展，以及可在接受抗病毒治疗过程中起监测与指导作用。可以在开始治疗前对患者进行 HIV RNA 水平检测，治疗过程中通过对 HIV RNA 的一系列测定来指导治疗。例如，如果 RNA 水平没有降低，那么就应该调整治疗或改变治疗方案；如果 RNA 复制受到抑制，那么就应持续治疗。

（三）CD4、CD8 细胞计数

在 T 淋巴细胞分类中，CD4 代表 T 辅助细胞，CD8 代表 T 抑制细胞和 T 杀伤细胞。$CD4^+$ T 淋巴细胞是 HIV 感染的主要靶细胞，而其本身又是免疫反应的中心细胞；$CD8^+$ T 淋巴细胞是免疫反应的效应细胞。正常人的 $CD4^+$ T 淋巴细胞约占总的 T 淋巴细胞的 65%，$CD8^+$ T 淋巴细胞约占 35%。人体感染了 HIV 后，涉及的主要病理过程就是免疫系统的损害，主要表现为：$CD4^+$ T 淋巴细胞的丢失，绝对数量的减少，同时 $CD8^+$ T 淋巴细胞数量增加，CD4 和 CD8 的比例失调。因此 $CD4^+$，$CD4^+$ T 淋巴细胞计数作为直接测定免疫功能的方法，是提供 HIV 感染患者免疫系统损害状况最明确的指标。$CD4^+$ T 淋巴细胞计数测定的主要意义：①用于 HIV 感染者的疾病分期：凡 $CD4^+$ T 淋巴细胞 $<200/mm^3$ 或 $CD4^+$ T 淋巴细胞的百分比 $<14\%$ 的 HIV 感染者可归入艾滋病；②判断 HIV 感染者的临床合并症（各种机会性感染与 $CD4^+$ T 淋巴细胞的相关性），如 $CD4^+$ T 淋巴细胞 $<200/mm^3$ 时，很容易发生卡氏肺囊虫肺炎；而巨细胞病毒感染和鸟分枝杆菌感染常发生于 $CD4^+$ T 淋巴细胞 $<50/mm^3$ 的患者，极少见于 $CD4^+$ T 淋巴细胞 $>100/mm^3$ 的患者；③帮助确定抗 HIV 药物治疗及机会性感染预防性治疗的适应证，例如，当 $CD4^+$ T 淋巴细胞 $<200/mm^3$ 时，应给予抗卡氏肺囊虫肺炎的预防性治疗；④抗 HIV 药物疗效的重要判断指标。

（四）其他免疫指标

T 细胞对有丝分裂原（PHA、Con A）和混合细胞反应低下，PPD（OT）、SK-SD 皮试阴性。NK 细胞活性减低。免疫球蛋白浓度正常或增高，但对特异性抗体产生降低。细胞因子 IL-2 和 INF-γ 诱生低下。

（胡成进）

第四十一章
免疫增殖病与实验室诊断

第一节 概　述

一、免疫增殖病的概念

免疫增殖病(immunoproliferative disease)是指免疫系统异常增生所致的一组疾病。正常情况下,淋巴细胞受特异性抗原刺激后增殖分化,扩增的淋巴细胞克隆受机体反馈机制的抑制。淋巴细胞一旦逃脱机体正常的反馈控制就会异常增殖,这种增殖失控的状态是一种免疫病理状态,会引起免疫增殖病。

免疫增殖病主要表现有免疫球蛋白异常和免疫功能异常,包括良性增生和恶性增生两类,以恶性增生性疾病为主。

淋巴细胞起源于骨髓中的淋巴干细胞。干细胞分化后形成的祖细胞,有的转移至胸腺,发育为胸腺细胞,经胸腺间质细胞及 Hassall 小体的作用,分化为具有免疫功能的 T 辅助细胞(Th)及细胞毒性 T 细胞(Tc);另一部分则滞留在骨髓中继续分化,由 B 淋巴细胞祖细胞经 B 淋巴细胞前体细胞、未成熟 B 淋巴细胞发育为成熟 B 细胞。成熟的 T、B 细胞转移至骨髓和胸腺,进入淋巴结和脾脏这些次级免疫器官。经抗原刺激后,新生的 B 细胞分化为分泌性 B 细胞及记忆 B 细胞。分泌性 B 细胞则经原浆细胞最终形成可分泌免疫球蛋白的浆细胞。

在淋巴细胞分化成熟的每一阶段,均有可能过度增殖转化为免疫增殖病。由于免疫增殖病的本质原因是淋巴细胞的异常增殖,一些人将其称为“淋巴增生性疾病”;另一些人则将免疫增殖病分为“淋巴增生性疾病”和“浆细胞病”,前者特指 T 细胞过度增殖引起的疾病,后者指浆细胞过度增殖引起的疾病。

尽管“免疫增殖病”有很多不同的叫法,但由于与“免疫缺陷病”能够很好地对应,本文仍采用“免疫增殖病”这一最被广泛接受的名称。

二、免疫增殖病的分类

免疫增殖病的分类目前主要依据增殖细胞表面存在的不同表面标志进行(表 41-1)。

表 41-1　依据增殖细胞表面标志不同对免疫增殖病的分类

增殖细胞	疾病
T 细胞	急性淋巴细胞白血病(20%) 淋巴母细胞淋巴瘤 部分非霍奇金淋巴瘤 Sezary 综合征
B 细胞	多发性骨髓瘤 未定性单克隆丙种球蛋白血症 慢性淋巴细胞性白血病 重链病和轻链病 传染性单核细胞增多症 Burkitt 淋巴瘤及其他大多数淋巴细胞淋巴瘤
裸细胞	急性淋巴细胞白血病(80%) 部分非霍奇金淋巴瘤
组织 - 单核细胞	急性单核细胞白血病 急性组织细胞增多症
其他(分类不一)	霍奇金淋巴瘤 毛细胞白血病

1. **淋巴细胞白血病**　淋巴细胞白血病主要包括急性淋巴细胞白血病(ALL)、慢性淋巴细胞白血病(CLL)、大颗粒淋巴细胞白血病(LGL)及毛细胞白血病(HCL)四种。

急性淋巴细胞白血病的特点是起病急骤,病程较短,多见于儿童,至成年期发病率明显下降,老年人又略有上升,是由于原始和幼稚淋巴细胞在骨髓、脾及淋巴结等造血组织中异常增殖并浸润全身各组织脏器的一种造血系统恶性克隆性疾病。

2. **淋巴瘤**　淋巴瘤是原发于淋巴结或淋巴组织的恶性肿瘤。我国淋巴瘤发病率男性略高于女性，男性约 1.39/10 万，女性约 0.84/10 万。患者以 20~40 岁居多，亦可见于老人和小孩。组织学上将淋巴瘤分为霍奇金病和非霍奇金病两大类。

3. **浆细胞病**　浆细胞病（plasma cell dyscrasia，PCD）是一组恶性肿瘤或有可能发展成恶性肿瘤的疾病，它们与 B 细胞衍生而来的分泌免疫球蛋白的浆细胞单个克隆增殖有关。浆细胞病包括单克隆丙种球蛋白病、免疫球蛋白病、副蛋白血症等。

浆细胞病的特点是能够分泌借助电泳可分辨的免疫学上同源的（单克隆）蛋白质，患者血中单克隆免疫球蛋白增高。升高的单克隆性免疫球蛋白常被称为 M 蛋白、M 副蛋白（M paraprotein）或 M 组分。

每一种 M 蛋白都包含两条类别和亚类相同的多肽重链及两条同型的轻链。M 蛋白不具有正常的特异性的免疫功能（免疫活性），可以是一类（亚类）Ig 或 Ig 的重链或轻链的异常增多。M 蛋白的出现可不伴有任何临床症状，如未定性单克隆丙种球蛋白病（monoclonal gammopathy of unknown significance，MGUS），仅在血清蛋白电泳时出现一底部狭窄的高峰。但有时 M 蛋白可在体内产生一些病理生理作用，如①类风湿因子（RF）样作用，与体内各种成分发生免疫反应（如导致自身免疫性溶血性贫血），或与其他蛋白结合，形成复合物；②沉积于组织，引起相应的症状，如多发性周围神经炎、肾小球和 / 或肾小管功能损害或淀粉样变；③如 M 蛋白为 IgM，由于其分子量大，不易渗出血管外，可引起一系列症状，称高黏滞综合征；④如果这种球蛋白在低温中易发生沉淀，称为"冷球蛋白血症"，如果在低温下可使红细胞凝集，则可致"冷红细胞凝集素病"。

浆细胞病通常包括以下几种：

（1）多发性骨髓瘤（MM）：本病的典型表现是多发性骨骼溶骨性病变及高球蛋白血症，常引起病理性骨折和肾脏功能损害，尿中出现 Bence-Jonse 蛋白（本周蛋白）。偶见骨骼以外的部位出现浆细胞形成的孤立性肿瘤，而无血浆蛋白异常，称为浆细胞瘤。

（2）未定性单克隆丙种球蛋白病（MGUS）：为原因不明的浆细胞样淋巴细胞增生，血中有克隆性丙种球蛋白增高。本病发病率随年龄增加而增高，临床可无任何症状。少数患者最终可发展为恶性疾病。

（3）重链病：本病血中 M 蛋白是不完整的重链片段，重链的种类可为 μ、γ、α，所引起的临床表现各不相同。依据血及尿中重链片段的类型，可将其分别诊断为 μ、γ、α 重链病。

（4）巨球蛋白血症（WM）：本病血浆 IgM 增高，伴有高黏滞血症，系由骨髓中浆细胞样淋巴细胞克隆性增生所致。本病常见于老年人。

（5）冷球蛋白血症：本病特点为低温条件下，患者血浆蛋白可发生沉淀的一类疾病。它的发生是由于免疫球蛋白分子结构异常，其在血液中的溶解温度增高所致。本病既有原发性的，亦有继发性的。

（6）淀粉样变：为免疫球蛋白轻链变性后的结晶沉积在组织中而引起各种症状的疾病。本病命名是由于早期其病理组织化学染色反应与淀粉相似而不明其性质，故称为"淀粉样变"。本病可为先天性、原发性（原因不明）、家族性，亦可继发于某些慢性炎症疾病，如结核、麻风病等。

第二节　免疫增殖病的发病机制与临床特征

一、免疫增殖病的病因及发病机制

尽管人类对免疫增殖病的研究已有 100 多年的历史，但绝大多数的免疫增殖病的病因尚不明确。以往发现病毒感染、遗传因素等可能与免疫增殖病的发病有关，近年来，借助分子生物学和分子遗传学技术，发现一些染色体的改变和癌基因的变化与免疫增殖病的发病有关。

1. **放射线**　电离辐射具有致白血病的作用，如在因强直性脊柱炎而接受放疗治疗的患者、广岛和长崎原子弹爆炸的幸存者中，ALL、AML 和 CML 的发生率增加。

2. **病毒感染**　一部分淋巴瘤的发生与病毒感染有关。现已证实，非洲儿童型淋巴瘤（Burkitt 淋巴瘤）与 EB 病毒关系密切。此外，在日本东南部、加勒比海地带和非洲发现的一种成人 T 细胞淋巴瘤或白血病与 HTLV-1 病毒有关。体外实验表明，部分被 HTLV-1 感染的 T 细胞（主要是 $CD4^+$ T 细胞）可出现永生化（immortalization），从而衍变成为白血病细胞。

3. **化学制品与药物**　职业性大量接触苯和含苯化合物如煤油和四氯化碳，可以损害骨髓导致再生障碍性贫血、骨髓发育异常及 AML 等病变。近来有报道称急性早幼粒细胞白血病与过去曾以二氧哌嗪衍生物乙双吗啉治疗银屑病有关。

4. **遗传和先天因素**　同卵双胎如一方在 10 岁前患白血病，另一方以后发生白血病的概率是 1/5。已在多个家族中发现几个家庭成员患同一类型白血病；部分淋巴细胞增生性疾病（如毛细胞白血病、慢性淋巴细胞白血病等）在不同种族或男、女性别之间的发生率差异显著，且不少病种有家族趋向。这些现象表明，遗传和先天因素可能是病因之一。

5. **染色体畸变及癌基因**　受病毒感染或其他因素的刺激作用，淋巴细胞可出现增生，同时由于 DNA 的损伤可致染色体结构和 / 或数目的异常，即细胞发生转化（transformation）。染色体的结构异常形式包括移位（translocation）、倒位（inversion）、插入（insertion）、扩增（amplification）、缺失（deletion）及点突变（point mutation）等。在淋巴增生性疾病中，移位及倒位较为多见。由于染色体检查中高分辨分带技术的应用及分子生物学的进展，发现淋巴细胞白血病及淋巴瘤患者中几乎 100% 有染色体的畸变，证实这些疾病中各种形式的染色体畸变是非随机性的。

DNA 重排可致癌基因过度表达或出现新的异常癌基因，进而使异常淋巴细胞失去正常的凋亡调控而无限制地增生。DNA 的重排形成肿瘤性克隆的机制可能有两种：

（1）癌基因移位，与另一个含有高度活性启动子（promoter）或增强子（enhancer）的基因（如 *Ig* 及 *TCR* 基因）相邻，以致出现过度表达，使转化的细胞呈克隆性增生或抑制了细胞的正常凋亡。这种情况导致 Burkitt 淋巴瘤及急性 T 淋巴细胞白血病患者 *c-myc* 基因的高表达。Burkitt 淋巴瘤有 t（8；14）（q24；q32）位于 8 号染色体的 myc 移位至与 14 号染色体的 IgH 相邻。急性 T 淋巴细胞白血病有 t（8；14；q11），其 myc 基因移位至与 14 号染色体 TCRα/δ 相邻。

（2）某一染色体的一段编码酪氨酸激酶、转录因子（transcription factor）或受体的序列移位至另一染色体的正常无关基因附近，其形成的嵌合基因（chimeric gene）具有癌基因的作用，如急性髓性白血病、急性淋巴细胞白血病及慢性髓性白血病等的 Ph1 色体上的 *ABL/BCR* 基因。Ph1 染色体最初曾被认为是慢性髓性白血病的标志染色体（marker chromosome），其 *ABL* 基因位于 9q34，为一酪氨酸激酶基因。在 t（9；22）（q34；q11）时，*ABL* 基因可移位至 22q11、编码丝氨酸激酶的 BCR 基因附近。两者形成的嵌合染色体可编码另一种新的蛋白质。该蛋白质可使细胞呈克隆性增生，形成白血病。因 Ph1 染色体出现在多能干细胞中，且 *BCR* 基因序列的长短不同，故可衍变为粒细胞性或淋巴细胞性白血病。

B 细胞系列的细胞核内有编码免疫球蛋白的基因（IgH 位于 14q32，IgK 位于 2p11，Igλ 位于 22q11），而 T 细胞系列的细胞核内有编码 T 细胞受体的基因（TCRα/δ 位于 14qll，TCRβ 即位于 7q35，TCRγ 位于 7p15）。这些基因如有移位，激活其他癌基因，将导致 B 细胞或 T 细胞的恶性细胞克隆性增生，故检测这些基因的移位可以判断恶性细胞的起源（表 41-2）。

表 41-2　一些与淋巴细胞 *Ig* 及 *TCR* 基因移位有关的癌基因

癌基因	染色体移位	病种
c-myc	t（8；14）（q24；q32）	Burkitt 淋巴瘤
	t（2；8）（q12；24）	B-ALL
	t（8；22）（q24；q11）	
bcl-2	t（14；18）（q32；q21）	滤泡性淋巴瘤
bcl-6	t（2；3）（q12；27）	B 细胞淋巴瘤
tcl-1	inv（14）（q11；q32）	T-CLL
tcl-3	t（10；14）（q12；q11）	T-ALL
tcl-5	t（1；14）（q32；q11）	T-ALL
bcr/abl	t（9；22）（q34；q11）	部分 B-ALL

二、免疫增殖病的临床表现及免疫学特征

免疫增殖病是由于淋巴细胞发生恶性转化形成的一组单克隆性疾病，这类疾病在本质上与反应性、遗传性和少数原因不明的全身性异常淋巴细胞增生不同。免疫细胞的异常增殖将造成免疫系统的直接损害或通过其分泌有关物质进一步损害正常的免疫细胞和其他组织，最终导致疾病。免疫增殖病具有以下一些共同的临床表现和免疫学特征。

1. 免疫功能下降　异常淋巴细胞的增生不仅不能增加机体免疫功能，反而由于患者正常免疫球蛋白数量减少，机体的免疫功能会下降。如霍奇金病患者易罹患带状疱疹及结核病，多发性骨髓瘤患者易合并各种感染等。各种淋巴细胞白血病及 α- 重链病也常有低球蛋白血症。如约 30% 急性白血病患者至少有一种免疫球蛋白减少，而 IgG 及 IgA 的低水平常预示本病难以诱导缓解，且预后不良，但与感染无明显关联。CLL 的膜表面免疫球蛋白（mIg）表达为低水平，且在抗原刺激后，仅能分泌单一的轻链，抗体依赖性细胞毒作用（ADCC）亦减低；除白血病细胞外，抑制性 T 细胞（Ts）数量增加，而 Th 数量减少，NK 细胞功能异常。以上异常导致不同程度的细胞免疫或体液免疫的下降。

2. M- 副蛋白　B 细胞系列（包括浆细胞样淋巴细胞及浆细胞）起源的疾病（如 Waldenstrom 巨球蛋白血症、多发性骨髓瘤及少数有分泌功能的 B 细胞型慢性白血病等）晚期，因其细胞已具有分泌 Ig 的功能，故常有单克隆性免疫球蛋白的增高，这种免疫球蛋白称为 M 蛋白或 M 成分（M-component），而其他球蛋白减少。其血浆蛋白电泳的特点为出现一狭窄的高峰。此外，部分疾病在血清及尿中可测出单克隆性轻链（κ 或 λ）或重链（α、γ、μ 等），系由于调控基因缺陷，以致重链及轻链合成数量不同所致。如果重链少到几乎不能测出，则称为“轻链病”。反之，如果 M 成分为大量不完整的重链片段，则称为“重链病”。M 蛋白不仅没有正常的免疫功能，并且可出现高黏滞血症及其他对人体有害的特性，如冷球蛋白、冷凝集素、形成淀粉样变蛋白及与其他血清蛋白形成复合物等，引起各种不同的临床表现。

3. 并发症　浆细胞异常增殖的后果是产生大量单克隆的免疫球蛋白或其片段，增高的异常免疫球蛋白不但无免疫功能，且常造成病理损伤、诱发某些自身免疫性疾病（如类风湿性关节炎、自身免疫性溶血性贫血和 / 或血小板减少、高黏滞血症、肾脏疾病及多发性神经炎等）。其原因是部分免疫球蛋白可成为自身抗体，与相应的自身抗原发生反应，如某些免疫球蛋白具有类风湿因子样作用，可与自身 IgG 反应，形成免疫复合物病（如冷球蛋白血症）。部分病例则因免疫球蛋白沉积于组织，或血液高黏滞度引起血管阻塞而出现各种病变。但亦有部分病例出现的自身免疫性疾病与原发病无关。异常免疫球蛋白增高的病理作用及临床表现如表 41-3。

表 41-3　异常免疫球蛋白增高的病理作用与临床表现

病理生理	临床表现
轻链的沉积→淀粉样变性	巨舌；唾液腺肿大；吸收不良；充血性心力衰竭；肾衰竭；神经功能紊乱
轻链蛋白尿；高钙及高尿酸血症；淀粉样变性；浆细胞浸润→肾性尿毒症	氮质血症；成人范科尼综合征（糖尿，氨基酸尿，肾小管性酸中毒）

续表

病理生理	临床表现
单克隆蛋白高浓度→黏稠度过高	视力障碍，脑血管意外
纤维蛋白聚合的障碍；M蛋白包裹血小板→血液凝固障碍	紫癜、鼻出血，其他出血现象
正常球蛋白减少；迟发过敏反应降低→感染	肺炎球菌与葡萄球菌导致的肺炎；流感杆菌菌血症；革兰氏阴性脓毒症；带状疱疹

4. **转化**　一种免疫增殖病可向另一种免疫增殖病转化，一般规律是从良性类型的疾病发展成恶性类型的疾病。如良性单克隆性丙种球蛋白血症可发展为骨髓瘤，CLL可转化成ALL或幼稚淋巴细胞白血病，多发性骨髓瘤可发展为浆细胞白血病等。这种病情的转化与病程中染色体数量及结构异常的增加有关。如某些淋巴瘤后期，可出现染色体三体性(trisomy)、染色体缺失或出现P53水平增高等。在正常情况下，P53为抑癌基因产物，其功能为阻断DNA受损的细胞周期 $G_1 \rightarrow S$ 的进程及诱导细胞凋亡。但如*p53*基因的两个等位基因均发生突变(多为点突变及缺失)，P53半衰期延长，血清水平增高并失去活性，不能阻止异常细胞进入细胞周期，且能与其他癌基因结合，致使细胞恶性程度增高。

第三节　免疫增殖病的实验室检查

免疫增殖病的基本特征是：淋巴细胞在分化、成熟的不同阶段发生转化而呈克隆性增生，伴有不同的免疫学特征及细胞遗传学异常。除详细询问病史、体格检查外，实验室检查对诊断这类疾病有重要的价值，常见的实验室检查包括临床常规化验、生化检验及淋巴细胞免疫表型及细胞遗传学的分析。

一、细胞计数、形态学与病理组织学检查

1. **淋巴细胞计数**　正常成人外周血中淋巴细胞的绝对数为 $0.8\text{~}4.0 \times 10^9/L$，占白细胞的20%~40%。免疫增殖病患者外周血中淋巴细胞数量通常增高，尤其是ALL及CLL。但也有部分疾病其计数在正常范围甚至减少，如HCL及LGL等。

2. **淋巴细胞形态**　外周血片用Wright或Giemsa染色，可能见到淋巴细胞呈不同的形态学异常。如ALL患者的血片可见大量原始及幼稚淋巴细胞；HCL的淋巴细胞表面有绒毛状突起，在相差显微镜或电镜下更明显，其细胞化学染色呈抗酒石酸酸性磷酸酶(TRAP)阳性；大颗粒淋巴细胞白血病细胞内有粗大的嗜天青颗粒等。如果血片上出现不典型浆细胞或较多的浆细胞样淋巴细胞，应考虑浆细胞疾病。

3. **病理组织学检查**　淋巴结活体组织检查是确诊恶性淋巴瘤，并与其他淋巴结肿大疾病相鉴别的不可缺少的手段。冰冻切片或经甲醛溶液固定后的组织块还可用作细胞化学、细胞遗传学及免疫学检查。

骨髓活体组织检查可作为骨髓穿刺涂片检查的辅助方法，有助于某些疾病的诊断。淋巴瘤骨髓转移、初发的临床表现不典型的ALL、HCL、LGL及巨球蛋白血症等疾病的骨髓活检较骨髓穿刺及涂片检查能提供更多的线索。

二、免疫球蛋白的定量及定性检查

免疫增殖病常有血清免疫球蛋白及其轻链/重链的增高，过多的轻链还可通过肾小球进入尿液，形成Bence-Jones蛋白尿。其测定方法包括：

1. **免疫球蛋白定量**　常用的免疫球蛋白定量法为免疫浊度法。其原理为抗免疫球蛋白抗体与被检标本中的免疫球蛋白形成免疫复合物，出现浑浊的沉淀，用光电比色计测定其浓度，与标准曲线对比，得到所测免疫球蛋白浓度。免疫球蛋白及轻链的定量分析对免疫球蛋白异常增生类疾病的诊断和鉴别诊断具有重要价值。若某一类免疫球蛋白明显升高，应考虑M蛋白的存在，并进一步进行亚型分析和轻链检测，对轻链的比例进行分析往往可以较准确地判断出有关疾病，正常血清中 κ/λ 比值为2∶1，当 κ/λ 比值大于4或小于1时应考虑 κ 型或 λ 型M蛋白血症。

尿中的免疫球蛋白轻链即本周蛋白，除可利用加热沉淀法进行定性检测外，阳性标本可将尿液透析浓缩50倍后做免疫电泳分析。目前临床上多直接进行尿液中 κ、λ 轻链的定量测定，以辅助疾病的诊断。

2. **区带电泳**　血清区带电泳(zonal electrophoresis)，也称为血清蛋白电泳，为简单易行的M蛋白检测法，常采用乙酸纤维素膜和琼脂糖两种介质。M蛋白在电泳后出现于 $\alpha\text{~}\gamma$ 区带中，不同类型的M蛋白电泳后所处的位置不同，据此可以初步判断M蛋白的性质。正常人血清 γ 区带较宽且着色较淡，扫描图显示为低矮蛋白峰。血清蛋白电泳后，用光密度计可测出一曲线(图41-1)。当有M蛋白时，则可见到特征性的底部狭窄的高尖峰(高∶宽>2∶1)。M蛋白常在 γ 区出现，有时在 β 或 α 区出现，但有些轻链病或重链病的M蛋白峰不明显。由慢性感染、自身免疫病和肝病等引起的多克隆丙种球蛋白增高，血清蛋白电泳可见 γ 区带宽而浓密，为一宽大的蛋白峰。一些富含类风湿因子的血清、溶血标本可出现类似M蛋白峰的电泳区带，需要进一步借助免疫电泳、免疫固定电泳等分析判断。

骨髓瘤或淀粉样变患者，其尿中可出现轻链(即Bence-

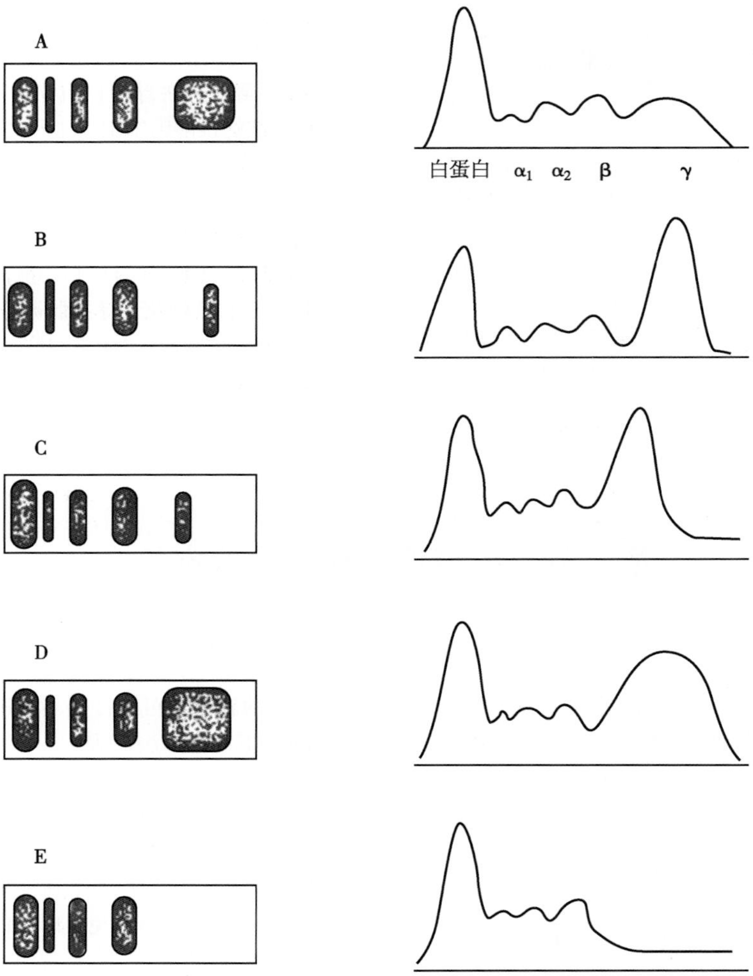

图 41-1 血清蛋白区带电泳和扫描图谱示意图

A. 正常人；B. IgG 型浆细胞骨髓瘤；C. 原发性巨球蛋白血症；
D. 多克隆丙种球蛋白血症；E. 低丙种球蛋白血症

Jones 尿）。将尿液浓缩后，用上法进行电泳，亦可出现 M 带。用抗轻链血清可鉴定是 κ 链或 λ 链。尿蛋白电泳不作为 M 蛋白的过筛试验而是对 IE 和 IFE 的补充。

3. **免疫电泳** 免疫电泳是将琼脂糖电泳和免疫双向扩散相结合的一种技术，其原理和操作步骤见“免疫学技术篇”，血清标本先进行区带电泳分成区带，继而用特定的抗血清进行免疫扩散，阳性标本的 M 蛋白会在适当的部位形成异常的沉淀弧线。依据抗血清的种类、电泳位置及沉淀弧的形状，可以对 M 蛋白的 Ig 类别和异常轻链的类别进行判断，如图 41-2。

用患者样本的免疫沉淀线与正常对照者做比较。沉淀线的强度及其与抗体小孔间的距离与抗原分子的浓度有关。抗原分子移动愈均匀，沉淀的曲度愈大。正常人血清与上述抗体进行免疫电泳时也可出现沉淀线，但其沉淀线是均匀的弧形，而 M 蛋白所形成的沉淀线或沉淀弧较宽，呈凸现出的弧形或船形，应注意鉴别。

本周蛋白尿或本周蛋白血症用类似的反应鉴定，但仅涉及轻链抗血清，重链病时，只有使用特异抗血清才能检出变形沉淀线，若用抗轻链血清不会出现相关的变形沉淀线。免疫

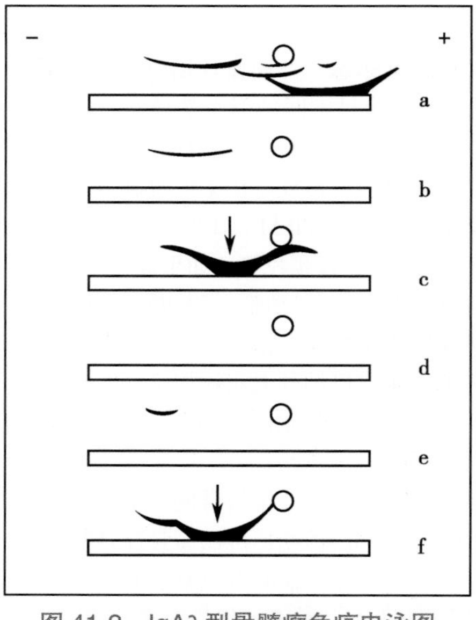

图 41-2 IgAλ 型骨髓瘤免疫电泳图

孔中为血清样本，槽中为抗血清，肩头所指为骨髓瘤蛋白；a：抗正常人血清；b：抗 IgG 血清；c：抗 IgA 血清；d：抗 IgM 血清；e：抗 κ 血清；f：抗 λ 血清

电泳的分析灵敏度为1~2g/L。如遇首次测得的游离轻链，须检测可能存在的IgD和IgE，以免忽略IgD和IgE型骨髓瘤。

遇有IgM型的M蛋白，通常在加样点位置可见有沉淀，此种沉淀可用终浓度为5%的β-巯基乙醇或终浓度为20mmol/L的二硫苏糖醇温浴20分钟后去除。遇有冷球蛋白的血清采用直接预温可去除干扰。轻链的分子量小、扩散快，有时M蛋白的四级结构会影响轻链抗原决定簇与抗体结合，此时需要在血清中加入2-巯基乙醇（10μl/ml）处理，否则轻链测不出，可能误诊为重链病。

尿免疫电泳用作尿中本周蛋白和单克隆免疫球蛋白排出量的检测，适合于Ig的分类和轻链的分型。

免疫电泳实验结果的判断需要丰富的经验，实验影响因素多、所需的抗血清量大，逐渐被免疫固定电泳取代。

4. **免疫固定电泳**　免疫固定电泳（immunofixation electrophoresis，IFE）是血清区带电泳加免疫沉淀反应的一种技术。血清先做区带电泳后，分别在电泳条上加入不同类型的单克隆抗体，覆盖于经区带电泳的介质上，相应的抗原与抗体在某一区带形成抗原抗体复合物，经染色等显示出条带（详见免疫学技术篇），图41-3为IgA/λ型M蛋白的免疫固定电泳图。

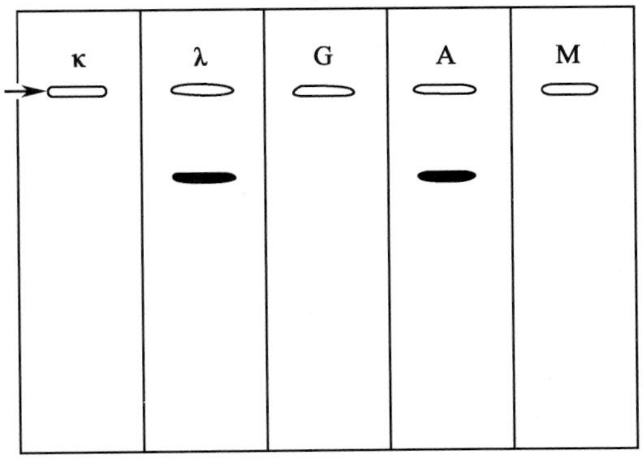

图41-3　IgAλ型M蛋白的免疫固定电泳结果图
κ、λ、G、A、M分别代表覆盖含抗κ、抗λ、抗IgG、抗IgA和抗IgM的抗血清；箭头所指为加样处

与免疫电泳相比，免疫固定电泳具有更高的灵敏度，其分析灵敏度为20~30mg/L。M蛋白在免疫固定电泳中显示狭窄而界限明确的区带，而多克隆增生或正常血清λ球蛋白区带则比较弥散。

免疫固定电泳时，如在IgD和IgE抗血清的沉淀区见有一条可能为游离轻链的条带时，应进一步检查，以免漏诊IgD和IgE型骨髓瘤；注意抗原浓度过高时可能发生前带现象而不出现沉淀反应，为避免前带现象，须用不同稀释浓度的血清重新试验；多样显现性可由不同程度的Ig聚合而形成，如IgA单体、IgA二聚体等，它们与血清白蛋白复合或由自身聚集形成，可将血清加入0.5%~1%巯基乙醇加温30分钟后重测。

三、免疫表型分型

不同细胞系列在分化、成熟过程的不同阶段表达不同的分化抗原形成不同的免疫表型分型（immunophenotyping）。能够与某一分化抗原发生免疫反应的一组单克隆抗体称为分化簇（cluster of differentiation，CD）。CD抗体经不同的荧光素标记后，借助流式细胞术（flow cytometry，FCM），可快速而准确地检出T及B淋巴细胞系列及其分化阶段，从而对ALL及淋巴瘤等进行免疫分型。对CLL及小细胞性淋巴瘤，可利用其mIg的轻链为κ或λ型，确定其单克隆性。

与仅凭形态学特征分析相比，利用淋巴细胞表面及胞浆的分化抗原进行免疫表型分析，对研究淋巴细胞的分化过程更为细致而精确。因为不同发育阶段的淋巴细胞常表达具有特征性的分化抗原，如CD34为淋巴干细胞及前体淋巴细胞（precursor lymphocyte）的标志；CD10（cALLA）为幼稚B细胞标志；CD7为淋巴干细胞向T细胞分化的标志；CD19为淋巴干细胞向B细胞分化的标志；TdT见于幼稚淋巴细胞；HLA-DR为B细胞系标志；cIg（μ）为前B细胞标志，表示有IgH基因重排；cCD3（3ε）为前T细胞标志，表示有TCRα/β基因重排；CD19、CD20、CD21、CD22均为全B细胞抗原；CD2、CD3、CD5、CD7则为全T细胞抗原。

四、基因重排的分子生物学分析

用分子生物学的方法，包括经典的Southern印迹及灵敏的多聚酶链式反应（polymerase chain reaction，PCR）等，分析幼稚淋巴细胞的基因重排，可为研究免疫增殖病的克隆性增生及恶性细胞的染色体移位提供依据。

1. **Southern印迹**　利用限制性内切酶对基因进行切割后，经琼脂电泳分离不同长度的片段，使其变性后吸印转移至一薄膜上，再用放射性核素或荧光素等标记的特异性探针与之杂交。当B细胞IgH基因的V区、D区及J区和T细胞的TCRα/β基因有重排时，通过此方法可确定基因重排的细胞系列。在检查白血病细胞时，如有5%被检细胞有相同的基因重排，即可被检出。

Northern印迹法是利用同一原理对mRNA的基因进行分析的方法。与Southern印迹不同之处在于，RNA不能被限制性内切酶切割。

2. **多聚酶链式反应**　由于多聚酶链式反应（PCR）可在一定条件下，通过多聚酶作用，使目的基因片段在2小时内经过25~30周期扩增10^5~10^9倍，因而较Southern印迹法更为灵敏。由于PCR非常敏感，故除用于基因重排外，还适用于基因的点突变（point mutation）及染色体断裂点（breakpoint）等小至1kb范围异常的检测。

当PCR测定的DNA片段大于5kb（如融合基因）时，寡聚核苷酸引物常不能合成足够长度的DNA链作为下一周期的模板。此时，可用两个引物分别认识毗连基因的两个部位，使其合成便于PCR进行的模板。还可采用"逆转录酶-多聚酶链式反应"（reverse transciptase-polymerase chain reaction，RT-PCR），即利用mRNA将染色体上两个移位基因之间的无关DNA剪去，使两个基因相互毗连而长度缩短，便于PCR进行。

五、细胞遗传学分析

免疫增殖病常有非随机性细胞遗传学异常，几乎100%淋巴细胞白血病及淋巴瘤患者均可查出某种特异性染色体畸变。因此，染色体核型分析应与形态学及免疫分型结合进行。

染色体核型分析首先需要制备分裂中期的染色体。如果在制备过程中加用氨甲蝶呤（MTX）或氟尿嘧啶核苷（floxuridine），可使染色体增长，分带增多，易于辨认。在培养过程中，如再加用细胞因子，还可增加分裂指数，使异常克隆更易被检出。

染色体核型异常包括数目及结构两个方面的异常。数目异常可表现为超二倍体及亚二倍体，而结构异常则可为移位、转位、倒位及缺失等。在免疫增殖病中，染色体的结构异常比数目异常更为常见和重要。如移位常导致DNA的重排，激活癌基因，因而与疾病的发病机制有密切的关系。

根据国际人类细胞遗传学命名系统（international system of human cytogenetic nomenclature）规定，当至少有两个细胞出现同样的结构重排（如移位、缺失或转位等）或增加同1个染色体，或3个以上细胞出现相同的亚二倍体（缺少相同的染色体）时，即表示有1个异常克隆的存在。

常规染色体检查较费时，且技术要求高。特别当染色体畸变比较复杂时，更难以得出正确的结论。Southern印迹法（分析DNA）及RT-PCR（分析RNA）可克服上述缺点，而荧光原位杂交技术（fluorescence in situ hybridization，FISH）更能直接对染色体做进一步的检查，包括检出外形正常而有DNA结构异常的染色体。

FISH技术的原理是先将组织切片或细胞涂片上分裂间期的细胞核DNA及分裂中期的染色体DNA变性，再用特异性探针与靶DNA互补结合，即可检出染色体异常的部位及性质。探针应先用荧光素经直接法或间接法进行标记。

用于细胞遗传学分析的探针现已有多种，如着丝粒特异性探针、染色体基因文库探针和断裂点或基因移位的特异性探针。

FISH技术的优越性在于它可检出这些形态可能正常，用一般常规核型分析难以检出的异常染色体。

第四节 多发性骨髓瘤

多发性骨髓瘤（multiple myeloma，MM）也称浆细胞瘤（plasmocytoma），因其引起骨破坏而得名。MM的特点是浆细胞及其前身（B细胞末期分化恶变）的单克隆增生并生成单克隆免疫球蛋白，这些细胞产生的单克隆蛋白质，可以是IgG、IgA、IgD和IgE类完全的免疫球蛋白或是其片段。

一、流行病学及发病机制

1. **发病率** 在美国，多发性骨髓瘤占全部恶性疾病的1%，而在血液学的恶性肿瘤中则略微超过10%，年发病率为4/10万。近年来发病率的上升可能与日益增强的抗原刺激有关，亦与诊断技术的进步有关。多发性骨髓瘤在所有人种及所有地理位置中均有发生。该病在黑人中的发生率几乎是白人中的两倍。与女性相比，多发性骨髓瘤在男性中略常见。患者的中位年龄为65岁，仅有2%的患者小于40岁。

2. **病因** 多发性骨髓瘤的病因尚不清楚。对辐射、苯以及其他有机溶剂、除草剂和杀虫剂的暴露可能是病因之一。在两个或更多个一级亲属的家族以及双胞胎中已经报道了多发性骨髓瘤，提示可能遗传和先天因素亦与发病有关。

3. **发病机制** 浆细胞的发育异常是多发性骨髓瘤发生的关键。

（1）正常浆细胞的发育与分化：生理状态下，每个浆细胞的免疫球蛋白日分泌量超过1ng，这些细胞仅占骨髓单个核细胞的1%，产生的IgG、IgA能够维持其血清正常水平。

正常浆细胞属终末分化细胞，无有丝分裂能力。其膜表面及胞浆有多种表达频率与强度不同的分化抗原，如mIg、CD9、CD10、CD13、CD19、CD20、CD33、CD38及HLA-DR等。

浆细胞的前体细胞为增殖缓慢的原浆细胞（plasmablast），其在淋巴结中发育、分化的过程为：骨髓的新生成熟B细胞（naive B）随血液循环迁移至初级淋巴滤泡后，在树突状细胞（dendritic cells）提呈的抗原与Th细胞分泌的细胞因子的共刺激下被激活，并依次发育为原始中心细胞（centroblast）、中心细胞（centrocyte）。此时即形成次级淋巴滤泡，其特点是有生发中心。中心细胞继续分化、成熟，成为原浆细胞或记忆性B细胞。B细胞在这一分化过程中可发生：①免疫球蛋白重链基因类别转换（class switch），即由分泌IgM变为分泌IgG、IgA；②免疫球蛋白可变区基因发生体细胞突变（somatic hypermutation）。

原浆细胞产生后，随血液循环“归巢”（homing）于骨髓，在黏附分子与白细胞介素6（IL-6）等细胞因子的作用下，进一步分化、成熟为浆细胞。骨髓中的浆细胞常于生存数月后，死于细胞凋亡。

（2）多发性骨髓瘤细胞的起源与发生：与正常浆细胞不同，MM细胞形态较幼稚（类似原浆细胞），其免疫球蛋白分泌功能低下（每个MM细胞的免疫球蛋白日分泌量仅在pg水平）。由于MM细胞免疫球蛋白可变区基因存在体细胞突变，故推测其前体细胞（myeloma-cell precursor）应为经过抗原选择并已发生体细胞突变的B细胞，即MM细胞的恶性转化发生于生发中心内B细胞的活化及其向原浆细胞分化的过程中。

引起MM前体细胞恶变的始动因素尚不清楚。已有的研究表明，c-myc、H-ras和bcl-2基因在骨髓瘤中表达增强，同时还发现了ras突变以及肿瘤抑制基因p53的点突变。因此c-myc、H-ras和p53基因可能参加了骨髓瘤的发病机制。此外，流式细胞分析查明在80%的患者中出现非整倍体，70%的患者出现超二倍体，在余下的10%患者中出现低二倍体。采用染色体特异性探针的荧光原位杂交揭示在80%以上的多发性骨髓瘤患者中存在着染色体异常，如染色体 1、11 和 14 的结构改变以及单体、三体以及易位等。这些细胞与分子遗传学的改变最终导致恶性原浆细胞（单克隆性）的形成，并使其具有较强的抗凋亡能力与增殖能力。异常的单克隆性原浆细胞形成后，也随血液循环“归巢”于骨髓。

(3) 骨髓瘤细胞的增殖与分化：骨髓中的单克隆性原浆细胞，通过其膜表面黏附分子与骨髓基质细胞、细胞外基质蛋白（如层黏素、纤连素等）相互作用。这种黏附作用至少产生 3 种生物学效应：①介导 MM 细胞在骨髓腔内的迁移（trafficking）与扩散；②刺激基质细胞及 MM 细胞产生大量的细胞因子，如 IL-6、IL-3、粒 - 单核细胞集落刺激因子（GM-CSF）、巨噬细胞集落刺激因子（M-CSF）等，其中以 IL-6 最为重要；③诱发并转导某些增殖与抗凋亡信号。

在 IL-6 等细胞因子网络的调控下，MM 细胞增殖、分化，并持续分泌大量无正常免疫活性的单克隆免疫球蛋白（M 蛋白）。因此，IL-6 是 MM 细胞的关键性生长因子。其介导的生长信号除能刺激细胞增殖外，尚可抑制 MM 细胞自发性或地塞米松诱导下的凋亡。患者血清中高水平的 IL-6 由 MM 细胞自分泌及骨髓基质细胞旁分泌共同产生。

二、临床表现与诊断

1. 临床表现　本病早期由于瘤细胞较少，无临床症状，这个时期平均为 1~2 年，称为临床前期，在此期间可以出现血沉增快，血中检出 M 蛋白和不明原因的蛋白尿，当瘤细胞的数量达到一定程度时可以出现骨质损伤或骨髓抑制，出现骨痛，特别是背或胸部疼痛以及不太常见的四肢疼痛。早期较轻呈游走性，有时误诊为风湿，后期疼痛剧烈，骨骼可有局部隆起形成肿块，有时出现病理性骨折。疼痛通常由运动诱发，而且除非改变体位不会在夜间发生。患者的身高由于脊柱萎缩可能缩短几英寸。造血器官损害主要表现为贫血，骨痛及贫血常作为多发性骨髓瘤的首发症状和就诊原因，随后可以出现大量 M 蛋白及其多肽链引发的临床表现，主要为感染；由高黏血症引发的微循环灌流不足，造成头昏、耳鸣、手指麻木、视力障碍等；也可出现肾功能损害，其中感染和肾衰竭是本病的重要死因。MM 患者的常见临床表现如表 41-4。当然，不同类型多发性骨髓瘤的发生率和临床特点有所不同，如表 41-5。

表 41-4　多发性骨髓瘤的常见临床表现及发生率

骨骼受累	疼痛（55%），也可出现身高缩短、病理性骨折、高钙血症
发热	10%
缺氧血症	20%
贫血	主要是红细胞生成减少所致，患者易虚弱疲劳（40%），乏力（40%）
肾功能不全	主要是由于“骨髓瘤肾”所致，骨髓瘤肾是由轻链和高钙血症所致，由淀粉样变性所致的少见
复发性感染	由革兰氏阳性或阴性菌引发的呼吸道和尿道感染或败血症（22%）
出血	由伴有 M 蛋白的血小板减少或血小板黏附所致（10%）
胃肠病	19%
体重减轻	17%
皮肤相关症状	10%
淀粉样变性	在 10%~15% 的患者中发生
髓外浆细胞瘤	在疾病的后期发生
Ⅰ型冷沉淀球蛋白血症	少见

表 41-5　不同类型的多发性骨髓瘤发生率及临床特点

类型	发生率/%	本周蛋白尿阳性/%	临床特点
IgG	50~60	50~70	典型症状
IgA	20~25	50~70	高黏滞综合征较多见
IgM	<1	90	高黏滞综合征较多见
IgD	1~2	90	骨髓外病变多见，溶骨病变多见，44% 淀粉样变
IgE	0.01	少见	
轻链	20	100	高血钙，淀粉样变多见
非分泌型	1~5	无	溶骨病变较少，神经系统损害较多见

2. 诊断与鉴别诊断　多发性骨髓瘤诊断的主要标准是骨髓中含有 10% 以上的浆细胞或浆细胞瘤，同时必须满足下列条件之一：①血清中存在 M 蛋白（通常大于 30g/L）；②尿中存在 M 蛋白；③溶骨损伤或广泛的骨质疏松。此外，这些发现必须不是由转移癌、结缔组织病、慢性感染或淋巴瘤引起。

多发性骨髓瘤的诊断主要依赖实验室检查，与其他恶性疾病相同，直接检测及组织学认定是诊断的首选。骨质的系统检查不仅在初步诊断时必须，而且在追踪随访中也很重要，骨髓瘤的 X 线检查中可见 45% 患者有溶骨性病灶存在，60% 患者有骨质疏松症，10% 的患者仅仅表现出骨质疏松症。此外，磁共振影像检查（MRI）对多发性骨髓瘤的早期发现有价值，X 线检查完全正常时可显示在脊柱中最小的浆细胞浸润病灶。MRI 检查对于伴有骨髓浸润而来历不明的脊髓骨质疏松症的可能原因提供了重要信息。

诊断 IgM 型 MM 时应注意与未定性单克隆丙种球蛋白血症的鉴别。诊断 IgM 型 MM，除了浆细胞数量、血清中免疫球蛋白异常升高外，还应具备典型的MM临床表现和多部位溶骨性病变。若仅见浆细胞数量、血清中免疫球蛋白异常升高，但数年(多在3~5年以上)病情无进展，亦无贫血、高钙血症、肾脏功能损害及骨骼病变等表现，可诊断为无症状型MM，又称隐匿型或冒烟型MM。未定性单克隆丙种球蛋白血症无骨骼破坏，骨髓中浆细胞数为5%~10%，一般<5%，形态正常，血清中M蛋白水平虽稍高，但可保持3年以上基本不变，同时无Bence-Jones蛋白尿。

应注意MM与反应性浆细胞增多症的区别，后者由慢性感染、自身免疫性疾病、转移癌等引起，其浆细胞数一般不超过10%，且无形态学异常。

三、实验室检查

多发性骨髓瘤的诊断主要依赖于实验室检查，血液和骨髓细胞形态学检查、免疫学检查、生物化学检查对多发性骨髓瘤的诊断有重要意义，表41-6列出了MM患者的常见实验室异常。

1. **外周血象** 贫血程度轻重不一，为正细胞正色素性贫血。由于免疫球蛋白的异常增高，涂片可见细胞"缗钱"状，红细胞沉降速率加快，但有10%病例在正常范围。白细胞计数可正常、增多或减少，晚期和化疗后常减少，主要是中性粒细胞减少。约20%患者外周血可出现少量浆细胞，约10%患者可出现幼稚红细胞和幼稚粒细胞。

表41-6 多发性骨髓瘤患者的常见实验室异常

实验室结果	发生率/%
血沉>30mm/h	70
血沉>90mm/h	32
本周蛋白尿	50
红细胞<4×10^{12}/L	50
血红蛋白<120g/L	46
溶骨	45
总蛋白>80g/L	40
肌酐>133μmol/L	30
血小板<500×10^{9}/L	8
白细胞<4×10^{9}/L	18
>10×10^{9}/L	12
血清钙<2.25mmol/L	17
>2.75mmol/L	16

2. **骨髓象** MM患者骨髓中的瘤细胞常呈灶性分布，通常需要重复穿刺才能获得诊断。MM患者的骨皮质较薄，骨髓穿刺时阻力可能较小，故穿刺和活检时要加倍小心，尤其是胸骨穿刺更应注意。骨髓瘤细胞在骨髓涂片中的分布不均匀，涂片末梢及骨髓小粒附近多见。显微镜下可见骨髓瘤细胞在涂片上常成堆出现，有的连成一片。瘤细胞大小明显不一，一般约20~30nm，最大可超过40~50nm。可见双核、三核浆细胞，部分可为三核浆细胞，核仁明显，多数为1~3个。骨髓活检由于取材量多，对估计瘤细胞数量可能更可靠。

虽然组织学检查最后成为恶性淋巴瘤的诊断的规定方法，但多发性骨髓瘤的诊断，往往依靠涂片所见的浆细胞百分数来确定，只是其界限值未统一，一般定在10%~30%。按此标准，约有四分之一的骨髓瘤患者，开始时的骨髓涂片中的浆细胞数小于10%。

细胞学定性标准通常包括细胞胞质、核成熟的分化变异、核结构、细胞大小差异、细胞质染色程度，依据这些标准可使反应性和肿瘤病灶性的鉴别诊断明确。然而，这些标准有时候并不存在。唯有在骨髓瘤浸润中的组织学的异常程度提高，才有较大的诊断可靠性，而使诊断确定在很早期，甚至涂片中见有少于5%浆细胞者亦可确定诊断。采用骨髓穿刺和活组织检查相结合的方法诊断多发性骨髓瘤具有互补性。

电子显微镜的超微结构观察中，瘤细胞的内质网扩大，高尔基体发达，线粒体增多，细胞质内有免疫球蛋白形成的包涵体。

3. **免疫学检验** 定量测定血清免疫球蛋白有助于明确诊断、判断肿瘤细胞的产物，对病程的监测有价值。多发性骨髓瘤患者必须测定血清及尿中的肿瘤产物和/或肿瘤相关产物。血清和尿中Ig和β_2微球蛋白是必须检测的项目，其中血清β_2微球蛋白的测定有助于确立病期和病程追踪。有报道称，血清β_2微球蛋白<4mg/L时患者中数生存期43个月，如血清β_2微球蛋白>4mg/L时患者中数生存期仅12个月。近期，一些研究人员提出根据β_2微球蛋白的浓度进行多发性骨髓瘤的分期，将β_2微球蛋白浓度<3mg/L的患者划归为Ⅰ期，β_2微球蛋白浓度为3~5mg/L的患者划归为Ⅱ期，β_2微球蛋白>5mg/L的归为Ⅲ期。血清β_2微球蛋白的浓度检测被认为是一个有用的预后判定因素。

血清和尿液免疫电泳有助于证实γ球蛋白病和进行免疫球蛋白分类。各种类型多发性骨髓瘤的发生率为IgG型60%、IgA型22%、IgD型2%，单独轻链型15%以及无Ig者为1%。血清及尿液免疫固定电泳对于多发性骨髓瘤的诊断是十分重要的，此法的灵敏度大约比免疫电泳法高50倍，可用于确定单克隆γ球蛋白病的早期诊断。

40%~70%的骨髓瘤患者尿中有Bence-Jones蛋白，是瘤细胞合成的轻链，由于分子小，可经肾小球滤过排出，此蛋白在尿液酸化至pH 4.5~5.0后，加热至50~60℃，蛋白凝固出现沉淀，但继续加热至90℃以上时，蛋白又溶解，故称凝溶蛋白。如蛋白量少，不易检出时，可先将尿液透析浓缩后再检查以提高阳性率，也可将尿液透析后进行电泳。采用Bence-Jones蛋白检测尿轻链，其假阴性率较高，如尿轻链量不多，也可能会被肾脏分解。

IL-6是多发性骨髓瘤的重要生长因子，它与浆细胞浸润和预后相关。

4. **生物化学检验** 血清蛋白电泳出现M蛋白是多发性骨髓瘤的最重要病理表现，骨髓瘤M蛋白区带为窄底高而尖的峰，也称为M组分。20%骨髓瘤患者血清蛋白电泳未能检出M蛋白，如轻链型除有严重肾功能损害可不出现M蛋白，罕见的不分泌型骨髓瘤血清中也无M蛋白，孤立性骨髓瘤和髓外浆细胞瘤患者出现M蛋白不到30%。

25%~50%的患者血钙增高。血清碱性磷酸酶一般正常，仅在病理性骨折愈合或有肝淀粉样变时可增高。血清白蛋白常减少。血尿酸常增高，尤其是化疗使大量的骨髓瘤细胞破坏可使尿酸增高。肾衰竭时血清肌酐、尿素氮增高。血清C反应蛋白可作为骨髓瘤重要的预后指标，C反应蛋白≥6mg/L时中数生存期为21个月，<6mg/L时为48个月。

多发性骨髓瘤的常见实验室诊断结果归纳于表41-7。

表41-7　多发性骨髓瘤的常见实验室诊断结果

骨髓瘤	实验室诊断所见
IgG类	约占MM的60%，κ/λ=2:1 免疫电泳常见的改变： - 靠近抗血清孔出现像钩子样向上凸起的沉淀线，或沉淀线浓 - 在勺形的IgG增强沉淀的凹面内出现第二条弓形沉淀，它代表多克隆IgG - 在阴极端IgG沉淀变形或裂开
IgA类	约占MM的10%~20% 血清蛋白电泳：M带主要位于β区域或β、γ区域中间。有时仅见部分增高；M带>10g/L 免疫电泳：常见增强而伸展的弓形沉淀在近阳极端与IgG沉淀线相交。由于IgG的掩蔽效应，轻链常未能检出 本周蛋白尿：约占病例的70%
单独轻链型（本周蛋白）	约占MM的15% 血清蛋白电泳：低丙种球蛋白血症，往往在肾功能减退前检测不出M带 免疫电泳：血清蛋白电泳法检出M带是本法唯一的检出结果，常见轻链沉淀在阴极端变形或裂开 免疫固定电泳是检测本周蛋白最敏感的方法
IgD类	约占MM的0.5%，κ/λ=1:9 血清蛋白电泳：骨髓瘤患者中79%在γ和β区带中见有M带，有90%存在抗体缺陷。 免疫电泳：λ沉淀出现时可见典型的单克隆变形；检测结果再用抗IgD血清确定。 本周蛋白尿：发生率88%
IgE类	约占MM的0.1%，κ/λ=5:2 血清蛋白电泳：几乎全部病例见有M带，其中71%的电泳区带位于γ区。约83%患者存在抗体缺陷。 免疫电泳：典型的单克隆κ或λ沉淀线变形，此并非由于其他Ig沉淀线的原因(使用多价和三价抗Ig血清)。可用单价抗IgE血清确定检测结果 本周蛋白尿：发生率70%

5. **浆细胞标记指数(PCLI)检查**　PCLI是指S期的单克隆浆细胞的百分率。此法能区分进行性发展中的多发性骨髓瘤、压抑性多发性骨髓瘤(SMM)和不明原因单克隆γ球蛋白病。此法的预后价值高，对疾病复发的判断有益。

PCLI通常用骨髓穿刺液进行测定。使用溴脱氧尿苷(BrdUrd)的抗体，如BU-1，与处于S期的细胞结合后测定。采用荧光标记的免疫球蛋白轻链抗体识别单克隆细胞群。PCLI用玻片上出现荧光的测定方法，比经典的用H3标记胸苷结合的放射自显影灵敏和省时间，此外，本法也能测定κ/λ的比值异常。另外，可以选用在G_1、S-M和G_2期中表达的Ki-67抗原的抗体以察看疾病的活动程度。

PCLI>0.8%的患者提示活动性的多发性骨髓瘤，而≤0.8%者则表示MGUS或SMM。但是，超过三分之一的活动性多发性骨髓瘤患者中，其PCLI结果正常。经过治疗的患者出现较低PCLI而复发者的增生指数>2%。PCLI与预后有关；PCLI≥0.8%的患者平均生存期为17个月，相反小于此指数的患者平均生存期为42个月。

对预测整个预后而言，则需用其他行之有效的参数，如血清$β_2$微球蛋白和骨髓活组织检查。

6. **免疫细胞学检查**　与成熟B细胞相反，浆细胞及骨髓瘤细胞含细胞质Ig而表面Ig通常不能测到。浆细胞具有以B-B4为标志物和具有高强度的活化抗原CD38的表达为特征。抗原表达的分析可采用流式细胞仪和单克隆抗体相结合的方法，用此法细胞质抗原通过固定和渗透后亦能测定(图41-4)。当单克隆浆细胞群存在有疑问时，须进行细胞质轻链抗原表达检查。即疑似骨髓瘤但无Ig分泌或分泌很少：

(1) κ/λ比值>4和<1时。

(2) 如果由于浸润程度太小而无法测定单克隆本质时，测定CD19、CD56的表面表达很有帮助，正常浆细胞CD19阳性、CD56阴性，可与约70%单克隆浆细胞CD19阴性，CD56阳性相区别。一些报道称，约有30%患者单克隆浆细胞CD19阴性、CD56阳性，因此可以鉴别。

(3) 目前尚未建立用表面标志物区别MGUS和多发性骨髓瘤以及预后的方法。

(4) 多发性骨髓瘤细胞可测出不同发生率的髓性单细胞抗原CD13、CD33、CALLA抗原CD10和CD20，这些是B细胞的系列标志物。但最近研究报道认为这些抗原，尤其是CALLA抗原，骨髓瘤细胞没有共同表达，为此它们与预后是否有关尚不确定。

因为进行性多发性骨髓瘤伴有骨髓中单克隆浆细胞相应增高，有人分析了Bcl-2、CD40及CD95，作为新的与预后有关的标志物。这些抗原参与细胞的程序死亡的调控，而Bcl-2的表达是程序死亡调控的抑制物，它与浆细胞标记指数及血清$β_2$微球蛋白呈负相关，与CD40及CD95无关。Bcl-2表达是否是预后有关的参数尚待以后的随访中证实。

此外，用流式细胞仪作细胞表面抗原表达分析，对伴有M蛋白的非霍奇金淋巴瘤的鉴别诊断有帮助。

浆细胞类型与免疫表型、浆细胞标记指数(PCLI)、血清$β_2$微球蛋白及C反应蛋白的相关性如表41-8。

7. **分子生物学检查**　分子遗传学检查证实癌基因和抑癌基因在多发性骨髓瘤中也可能发生变化。这些癌基因与抑癌基因被认为与生长因子以及肿瘤细胞表面黏附分子异常有

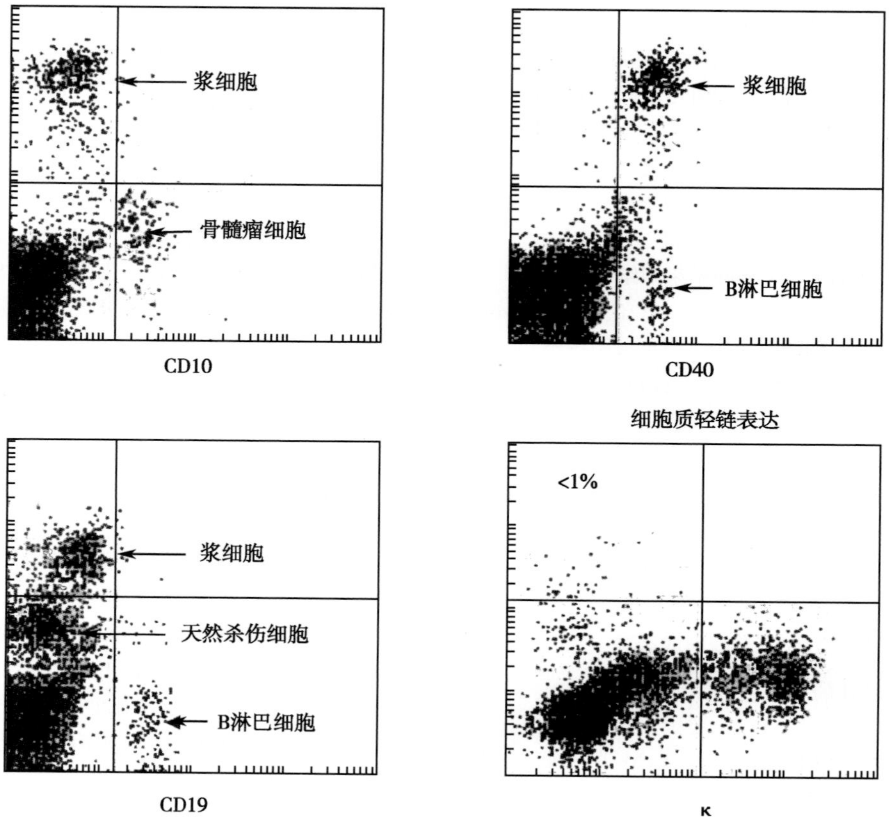

图 41-4 单克隆浆细胞的表现型特征

B-B4 及 CD56 阳性，细胞质 κ 型而 CD19 和 CD10 阴性，细胞质 λ 型。单克隆浆细胞和骨髓瘤细胞不仅采用细胞质轻链的表达，亦可用 CD56 表面表达和缺乏 B 细胞系标志物 CD19 与良性浆细胞辨别

表 41-8 浆细胞类别与免疫表型、PCLI、血清 β_2 微球蛋白及 CRP 的相关性

浆细胞类别	例数	骨髓瘤细胞免疫表型				PCLI 平均值 /%	β_2 微球蛋白平均 / ($mg \cdot L^{-1}$)	C 反应蛋白平均 / ($mg \cdot L^{-1}$)
		$CD10^+$	$CD40^+$	$CD56^+$	$CD19^+$			
Marchalko 型	13	1	13	9	0	0.2	1.7	1.2
小细胞型	2	0	2	2	0	1.8	2.6	1.6
凹痕型	4	0	1	0	0	2.6	6.3	11.8
多形细胞型	4	0	3	2	0	1.4	3.7	8.6
异步发育型	12	0	7	10	0	1.4	5.7	4.6
母细胞型	1	0	1	1	0	1.8	4.0	7.2

关。由于分析灵敏度高，分子生物学检查适合于多发性骨髓瘤治疗后最少残余浸润的检查。通过 Ig 基因重组，株细胞群可用于 DNA 印迹法或 PCR 检测。重组基因的存在是 B 细胞和浆细胞的重要特征。由于基因重组，每个浆细胞克隆具有 VJ（轻链）和 VDJ（重链）基因。如果浆细胞基因组 DNA 用限制性内切酶消化，并使用 cDNA 特殊探针的 DNA 印迹法杂交，可见一单独的限制性片段条带。相反，多克隆浆细胞在 DNA 印迹法中出现模糊不清 DNA 片段的条带。

PCR 法在检查骨髓瘤残余细胞中比 DNA 印迹法杂交灵敏度高，理论上，PCR 法可在 10^5~10^6 正常细胞中测到一个肿瘤细胞。

四、多发性骨髓瘤的变体形式

1. 隐匿性多发性骨髓瘤 SMM 的诊断取决于血清中 M 蛋白的水平大于 30g/L 以及骨髓中的浆细胞超过 10%，但没有贫血、肾功能不全或骨骼病损。尿中往往发现少量 M 蛋白，且检测到血清中正常的免疫球蛋白浓度有所减低。浆细胞标记指数低。SMM 患者患有未定性单克隆丙种球蛋白病（MGUS），但当 M 蛋白水平大于 30g/L 且骨髓中浆细胞超过 10% 时，最初的 SMM 诊断难以确定。这些患者必须经过长时间的观察，因为他们中的许多人会发展成有症状的多发性骨髓瘤。除非 SMM 病程发生进展，否则这些人不需治疗。

2. **浆细胞白血病**　浆细胞白血病患者的外周血含有超过 20% 的浆细胞，其浆细胞绝对计数至少 2×10^9/L。在白血病发作期诊断出的浆细胞白血病属于原发性的(60%)，由以往发现的多发性骨髓瘤发生白血病转变时则为继发性的(40%)。原发性浆细胞白血病患者较为年轻，且肝脾肿大和淋巴结病的发生率较高、具有较高的血小板数、骨损害较少、血清 M 蛋白组分较少以及存活时间比继发性浆细胞白血病患者长(中位时间：6.8 个月 vs 1.3 个月)。

3. **非分泌性骨髓瘤**　非分泌性骨髓瘤仅占骨髓瘤的 1%~2%，患者的血清或尿中都没有 M 蛋白。准确诊断必须通过免疫过氧化酶或免疫荧光法在浆细胞中分辨 M 蛋白。非分泌性骨髓瘤患者对治疗的反应以及存活率都与血清或尿中含有 M 组分的患者相似，但肾脏受累较少。

4. **IgD 骨髓瘤**　相对于 IgG 和 IgA 骨髓瘤，IgD 骨髓瘤的 M 蛋白较少，而且 λ 型 Bence-Jones 蛋白尿更为多见。淀粉样变性和髓外浆细胞瘤在 IgD 骨髓瘤患者中较为常见。一般认为，本病存活时间短于其他类型骨髓瘤，但 IgD 骨髓瘤往往直到病程后期才得到诊断。

5. **骨硬化性骨髓瘤(POEMS 综合征)**　本病特点是多发性神经病、脏器肿大、内分泌病、M 蛋白和皮肤改变(polyneuropathy，organomegaly，endocrinopathy，M-protein，and skin changes，POEMS)。临床主要表现为伴有明显运动障碍和硬化性骨骼损害的慢性感染性脱髓鞘性多发性神经病。除有视神经盘水肿外，脑神经未受影响，自主神经系统完整无损。肝脏肿大几乎在半数患者中发生。色素沉着过度和多毛经常发生。可见男子女性乳房和萎缩性睾丸以及手指和脚趾杵状指/趾。与多发性骨髓瘤相反，血红蛋白水平通常为正常或升高，而且血小板增多常见。骨髓中通常含有少于 5% 的浆细胞，而且高钙血症和肾功能不全很少发生。确诊是通过对骨硬化的病损进行活检时分辨单克隆浆细胞作出的。

6. **孤立性骨髓瘤(骨的孤立性浆细胞瘤)**　孤立性骨髓瘤的诊断是根据肿瘤包含有与多发性骨髓瘤完全相同的浆细胞这一组织学证据作出的。除此，全面的骨骼放射照相必须显示骨髓瘤的其他病损，骨髓抽吸物中不得含有多发性骨髓瘤的证据，血清和浓缩尿的免疫固定应显示没有 M 蛋白。几乎 50% 的孤立性浆细胞瘤患者生存时间大于 10 年，而且 10 年中无病存活率为 15%~25%。

7. **髓外浆细胞瘤**　髓外浆细胞瘤是一种浆细胞性肿瘤，它是在骨髓以外发生的。80% 的患者中发现位于上呼吸道的肿瘤，特别是鼻腔和鼻窦、鼻咽和喉。髓外浆细胞瘤还可能发生在胃肠道、中枢神经系统、泌尿膀胱、甲状腺、乳房、睾丸、腮腺活淋巴结。诊断的依据是在髓外部位发现了浆细胞瘤，并且在骨髓检查、放射照相以及适当的血液和尿液中没有发现多发性骨髓瘤。

第五节　未定性单克隆丙种球蛋白病

未定性单克隆丙种球蛋白病(monoclonal gammopathy of undetermined significance，MGUS)的特点是血清 M 蛋白的浓度低于 30g/L，骨髓中的浆细胞少于 5%，尿中没有或仅有少量的 M 蛋白，没有溶骨病损、贫血、高钙血症和肾功能不全，M 蛋白的量维持稳定且无其他异常。过去这种病称为良性单克隆丙种球蛋白病，现认为这一名称是误导，因为诊断时并不了解产生 M 蛋白的过程是否会维持稳定和良性，是否会发展成有症状的多发性骨髓瘤、巨球蛋白血症或相关的疾病。MGUS 又称为原发性单克隆丙种球蛋白病。MGUS 这一名称相对科学，充分尊重患者“存在 M 蛋白但没有发生多发性骨髓瘤、巨球蛋白血症或其他相关疾病的证据”的事实。

一、流行病学及发病机制

本病较常见，50% 以上伴有血清 M 蛋白的患者将会在临床上被初步诊断为 MGUS，MGUS 的流行率在 50 岁以上的患者中为 1%，70 岁以上者为 3%，80 岁以上者则高达 8%~10%，说明本病与老化有关。鉴于 MGUS 的高流行率，确定 M 蛋白是否会保持良性或发展为多发性骨髓瘤、淀粉样变性、巨球蛋白血症或另一种淋巴细胞增生性疾病至关重要。

MGUS 可与其他疾病同时出现，但难确定两者之间的因果关系。本病病因不明，现认为可能由某一隐匿的感染因素长期刺激致有分泌功能的 B 细胞呈克隆性增生的结果，如果这种刺激持续存在，也可发展成为肿瘤。本病有家族性趋势，遗传因素可能与本病有关，其发病率可随年龄的增长而明显增高。

MGUS 患者血中 M 蛋白常为 IgG，但也可为其他类型，或尿中出现单克隆性轻链，偶可见双克隆性(IgG+IgA、IgG+IgM)或三克隆性(IgG+IgM+IgA)免疫球蛋白增高。通常增高的 IgG<30g/L，IgA 或 IgM<25g/L。

二、临床表现及诊断

一些患者因 M 蛋白作用于血细胞、凝血因子、胰岛素、神经髓鞘及轻链作用于肾小管等，可引起各种相应的症状，但可无局部肿瘤或白血病的表现，某些患者还可表现 POEMS 综合征。

本病约 1/4 患者始终无任何症状，1/2 患者最终因其他无关疾病而死亡，另 1/4 患者可于 2~20 年后出现多发性骨髓瘤、巨球蛋白血症、淋巴瘤等。

MGUS 的诊断尚无统一的标准，Obsy 等提出的标准如下：

1. 血清免疫电泳显示单株峰免疫球蛋白存在，含量 IgG<30g/L，IgA<15g/L，IgM<15g/L。

2. 骨髓涂片计数 500 个有核细胞，浆细胞数<10%。

3. X线显示骨骼系统无明显疏松或溶骨改变。

4. 尿中极少或无本周蛋白或浓缩后有少量本周蛋白。

MGUS应注意与多发性骨髓（MM）、巨球蛋白血症（WM）等的鉴别诊断。表41-9为三种疾病的鉴别诊断要点。

表41-9 MGUS与多发性骨髓瘤、巨球蛋白血症的鉴别诊断

	MGUS	MM	WM
外周血淋巴细胞数	正常	下降	升高
血红蛋白	>120g/L	<120g/L	<120g/L
$CD4^+/CD8^+$	正常	下降	下降
骨髓浆细胞数	<5%	>5%	>5%
本周蛋白尿	<10g/L	>10g/L	>10g/L
其他免疫球蛋白	正常	下降	下降
血清黏稠度	正常	正常或升高	升高

此外，MGUS还应与一些其他疾病相鉴别。在3%~4%伴有弥散性淋巴细胞增生过程的患者中发现M蛋白，在淋巴细胞增生性疾病中，IgM单克隆丙种球蛋白病比IgG和IgA更常见。一些研究发现，大量血清IgM单克隆丙种球蛋白病的患者，半数以上原先认为患有MGUS。在跟踪随访期间，17%患有IgM类MGUS的患者发展为恶性淋巴细胞性疾病，最常见的是巨球蛋白血症。

在一些慢性淋巴细胞白血病患者的血清中可检出M蛋白，在毛细胞、成人T细胞、慢性骨髓性、急性前髓细胞性和急性骨髓单核细胞白血病中也发现了M蛋白，M蛋白还可能在肝、骨髓或肾移植患者中发现。约5%原因不明的感觉神经性周围神经患者伴有相关的单克隆丙种球蛋白病。

三、实验室检查

MGUS通常无症状，无溶骨性损害、贫血、高钙血症和肾功能损害，其诊断依赖于实验室检查。血浆M蛋白以IgG为主，高达60%，浓度通常不超过30g/L，少数也可以是IgA、IgM，一般不超过15g/L，极少数患者尿Bence-Jones蛋白阳性，即使阳性其浓度不超过1g/24h。血浆中正常免疫球蛋白浓度大多正常，但约1/3患者可轻度降低。骨髓中浆细胞常少于5%，至多不超过10%，形态正常，无核浆发育不平衡、多核等恶变。

第六节 巨球蛋白血症

巨球蛋白血症（macroglobulinemia）又称为Wadenstrom巨球蛋白血症，1944年由Jan Wadenstrom首先报道，是一种以分泌血清IgM类免疫球蛋白的淋巴样浆细胞恶性增生、积聚为特征的B细胞增殖病。

一、病因及发病机制

本病病因未明。部分患者有家族性发病倾向，且同卵双胞胎同时发病，故认为其发病可能与遗传因素有关。本病约90%患者有常染色体的畸变，但至今尚未发现与本病有关的特异性染色体或基因异常。

IgM的分子量较大，不能渗出至血管外。血中IgM浓度升高可导致血液黏滞性增加、血流减缓、微循环中的供氧量降低，最终发展为高黏滞综合征。血液黏度的增加，还使胰腺分泌液黏稠，增加了胰腺炎的发生率。脑部异常增多的巨球蛋白可通过直接毒性效应或高黏滞血症引起的局部缺血，改变脑血管的通透性，IgM和浆细胞样淋巴细胞渗出至脑实质，引起脑白质局部变性，最终导致白质脑病。

此外，单克隆IgM蛋白偶然与自身抗原起反应，可引起多种自身免疫性疾病的表现，如单克隆IgM可具有类风湿因子样活性，在低温条件下可与IgG恒定区结合，形成免疫复合物，激活补体，并形成免疫沉淀，造成组织破坏；单克隆IgM也可与血小板发生反应，引起免疫性血小板减少；异常的IgM蛋白还可包裹在血小板表面、减少血小板因子3的释放而影响血小板的聚集和止血功能；IgM还具有狼疮抗凝物样活性，与血浆中磷脂结合，引起血管内血栓形成。

少数患者IgM为冷球蛋白，在寒冷条件下可发生沉淀（Ⅰ型）或与其他免疫球蛋白（多为IgG）结合后形成免疫复合物性冷沉淀物发生沉淀（Ⅱ型），引起浅表及深部脉管炎、关节痛及各种内脏器官症状。

血液中可见单克隆性B细胞增多。增多的单克隆性B细胞为$CD5^+$的B-1B细胞亚群，除表达全B细胞抗原、cIgM及mIgM外，还表达CD10、CD11b和CD9。

二、临床表现及诊断

1. 临床表现 本病较MM少见，诊断时患者的中位年龄为65岁，40岁以下患病者所占比例<3%。男性多于女性，约占60%。起病隐匿，可多年无症状，病情进展缓慢。

与多发性骨髓瘤不同，溶骨性骨损伤、肾功能不全以及淀粉样变性等症状在巨球蛋白血症患者中少见。巨球蛋白血症的临床表现较为多样，虚弱、疲劳和出血（特别是口鼻区域渗血）是经常出现的症状。可出现肝脾肿大、淋巴结病、出血性疾病和神经系统疾病，各主要症状如表41-10所列。

此外，患者还可出现视网膜病变、皮肤渗透液、腹泻及吸收不良等胃肠道症状。

有的病例在不同程度上出现上述提及的全部症状，另一些患者的临床表现集中在不同的器官系统，如表现在肝脾肿大、淋巴结肿大及溶血性贫血伴出血性疾病。

表 41-10 巨球蛋白血症的临床症状及发生率

症状	发生率 /%
初始症状：疲劳、体重减轻	
感染易感性	30
肝肿大	70
肝脾肿大	20~50
淋巴结病	30~50
出血性疾病	40~60
多发性神经病变	25
水肿	17
外周循环障碍	40

由于血浆黏度增高，血浆与间质间 IgM 的生理分布差别较大，可引起血管内胶体渗透压升高，而且使血浆容量增加，最终导致心功能不全与水肿。部分患者因继发性贫血、血黏度增高、血浆容量增加，可导致充血性心力衰竭。

冷球蛋白血症患者对寒冷异常敏感，尤其该球蛋白在血中的浓度>20g/L 时，温度在 22℃以上即可出现症状，如冷性荨麻疹、紫癜、肢端发紫或雷诺现象等。其出现的多发性、瘙痒性皮疹则为 IgM 与表皮基底膜抗原发生反应，形成 IgM 沉积物所致。

眼底镜检查，可以观察到视网膜改变，如静脉呈节段性扩张如腊肠样、视盘水肿、视网膜出血等。少数患者可以发展为中心视网膜静脉闭塞。

2. 诊断和鉴别诊断 巨球蛋白血症的诊断主要依据以下标准：①血清中单克隆 IgM>10g/L；②可有贫血、白细胞及血小板减少，外周血出现<5% 的不典型幼稚浆细胞；③骨髓、肝、脾、淋巴结中有淋巴细胞样浆细胞浸润；④血液黏滞度增高；⑤眼底出血或静脉曲张。血浆 IgM 增高、骨髓中有淋巴细胞样浆细胞浸润的患者均应考虑本病。

本病应与多发性骨髓瘤、慢性淋巴细胞白血病，尤其是 IgM 型的 MGUS 相鉴别。

巨球蛋白血症常无临床表现，骨髓检查无异常。IgM 型多发性骨髓瘤患者常有骨痛及骨质破坏，骨髓中浆细胞数>15%，可见异常浆细胞。

三、实验室检查

实验室检查对巨球蛋白血症患者的诊断十分重要。

血清蛋白电泳时 M 蛋白位于 γ 区或 β 与 γ 区之间，免疫电泳确定为单克隆 IgM。75% 轻链为 κ 型。血清 IgM 浓度约为 10~120g/L。约 80% 患者出现本周蛋白尿。尿蛋白含量通常不高，其总量多<2g/24h，所以通常需浓缩后蛋白电泳。

几乎所有患者血红蛋白减低，大多在 40~70g/L 波动，属中度至严重的正细胞正色素性贫血，白细胞计数正常或减少，分类见中性粒细胞减低，淋巴细胞增多，嗜酸性粒细胞、单核细胞亦轻度增加，血小板正常或减少，有的患者可见全血细胞减少。血涂片可见红细胞聚集呈"缗钱状"及吞噬红细胞存在。

骨髓抽吸物往往细胞过少，但活检则显示细胞过多以及淋巴细胞和浆细胞广泛浸润。骨髓象示淋巴细胞样浆细胞呈弥漫性增生，细胞形态介于淋巴细胞和浆细胞之间，胞质为碱性，糖原染色见球状阳性颗粒，核内有 1~2 个核仁。骨髓象易见其他细胞如淋巴细胞、浆细胞，可见嗜酸性粒细胞和网状细胞增多，嗜碱性粒细胞和肥大细胞散在于异常细胞之间为本病的特征。

其他实验室检查可见红细胞沉降率增快，红细胞抗人球蛋白试验偶见阳性，凝血酶原时间延长，血清尿酸增高、胆固醇降低。

第七节 其他免疫增殖病

一、重链病

重链病（heavy chain disease，HCD）是恶性浆细胞病的一种，其特征是 B 细胞 - 浆细胞恶性增生但其产生的大量免疫球蛋白仅有重链而无轻链。

重链病的病因及发病机制尚不明了，推测与遗传因素和肠道慢性炎症刺激有关。分子免疫学研究显示，B 淋巴细胞染色体编码 IgVH 及 CH 的基因发生不正常的重排或突变，以致不能合成正常的重链与轻链结合成完整的免疫球蛋白分子。这种 B 淋巴细胞有的可合成游离的轻链单体，有的则失去合成轻链的能力。

这类疾病极为少见，其中又以 α 重链病较多见，其次为 γ 重链病及 μ 重链病。迄今，δ 重链病仅有 1 例报道，而 ε 重链病尚无报道。

α 重链病于 1968 年由 Seligmann 报道，最初见于地中海，后在亚洲和非洲均有发现。发病年龄较轻，20~30 岁，可见于儿童及 40 岁以上人群。常无发热、无浅表淋巴结及肝脾肿大，有的患者伴严重腹泻、腹痛、体重减轻，有的伴有呼吸道症状、斧状指等，无骨质破坏。约 50% 患者血清蛋白电泳结果示 α2 或 β 区有一条不明显的宽带出现。诊断依赖于识别单克隆 α 重链。尿中重链的数量不多，从未报道过本周蛋白尿。

γ 重链病于 1964 年由 Franklin 首先报道，世界各国均有发现，多见于美国、欧洲、亚洲，高加索人及黑人。多见于中老年人，男性多于女性。常见发热、浅表淋巴结及肝脾肿大，可伴有自身免疫性溶血性贫血等，骨质多无破坏，软腭部水肿及红斑为其特征之一。血清蛋白电泳结果示宽底条带，尿蛋白通常少于 1g/24h，有时可达 20g/24h。骨髓和淋巴结可见淋巴细胞、浆细胞或浆细胞样淋巴细胞数目增多。

μ 重链病发现较迟，常见于 40 岁以上人群。常伴有慢性淋巴细胞白血病、淋巴瘤或骨髓瘤等增生性疾病，可有发热、贫血、肝脾肿大和深部淋巴结肿大，少数患者有骨骼破坏。血清蛋白电泳图未见异常条带。骨髓中可见淋巴细胞、浆细胞和浆细胞样淋巴细胞增多，常见浆细胞空泡形成。

上述三种重链病的实验室检查特点如表 41-11。

表 41-11 三种重链病的实验室检查特点

	α 重链	γ 重链病	μ 重链病
血象	可有轻中度贫血	常见轻中度贫血，可见异淋、浆细胞和嗜酸细胞增多，少数血小板减少	常见贫血
骨髓和淋巴结	不常累及骨髓，可见正常骨髓象或淋巴细胞、浆细胞轻度增加	可见异常淋巴细胞或浆细胞样淋巴细胞增多，少数类似骨髓瘤或慢淋骨髓象	见有空泡浆细胞和幼淋巴细胞增多或为慢淋骨髓象
血清蛋白电泳	血清白蛋白减少，低丙种球蛋白血症，半数电泳于 α2 和 β 区出现不明显宽带	低丙种球蛋白血症，于 β1 和 β2 区见类似多克隆球蛋白的宽带	半数有低丙种球蛋白血症，偶有 M 蛋白位于 α2 或 α-β 间
尿本周蛋白	阴性	γ 重链蛋白较少，约 0.5g/24h，个别达 20g/24h	多数患者阳性，多为 κ 型，少数为 λ 型

二、轻链病

轻链病（light chain disease，LCD）相对少见，仅占单克隆丙种球蛋白血症的 7% 左右，多见于青壮年，女性稍高于男性。

轻链病常见骨骼和关节疼痛，80% 的患者有反复发作的胸骨、腰背、肋骨、脊柱以及膝关节、指关节疼痛，部分表现游走性，多数患者表现长期、难恢复的乏力、头痛、肺部感染等症状。患者伴有骨压痛，以胸骨、脊柱、髋骨、肋骨等扁骨为主，部分患者出现椎体压迫性骨折。多数患者有不同程度的眼睑、面部水肿和下肢凹陷性水肿。表浅淋巴结、肝、脾肿大。皮肤有出血性瘀斑，脊髓压迫症状，表现运动和感觉障碍。

LCD 按增殖的轻链类型可分为三型：kappa 型 LCD、lambda 型 LCD 以及 kappa+lambda 型混合型 LCD，后者又称为双克隆型，是由于在同一机体内有生成两种型轻链的细胞株同时恶性增殖所致。

LCD 尚无统一的临床诊断标准，目前以免疫血清学方法作为诊断 LCD 的依据。LCD 是单克隆丙种球蛋白血症的一种，应注意与其他单克隆丙种球蛋白血症如多发性骨髓瘤、巨球蛋白血症、重链病等相鉴别。

外周血象显示 60% 患者有贫血、血小板降低，外周血可见幼稚浆细胞，白细胞多数增高。骨髓象示红系增生活跃，90% 以上有原始和幼稚浆细胞增殖且占 15% 以上，核染色质粗细不均，可见 1~3 个核仁，胞质丰富，过氧化酶和糖原染色均为阴性。几乎所有患者尿蛋白阳性，半数以上有严重蛋白尿（>2.0g/24h），尿本周蛋白阳性，可达 0.2g/24h。血清尿素氮、尿酸、肌酐和转氨酶均可见升高。

血清和尿液蛋白电泳均可在 β 区出现 M 成分。血清 IgG、IgA、IgM 和 IgD 均正常或降低。免疫电泳显示在 β2 区抗原与抗 kappa 或 lambda 血清产生过量的沉淀线。

三、冷球蛋白血症

冷球蛋白（cryoglobulin）是血清中一种在低温时可发生沉淀的球蛋白。这种球蛋白的特点是，在较低的温度下能从血清中沉淀析出或形成凝冻，但当温度恢复到 37℃时，沉淀或凝冻可以再溶解。沉淀和溶解的可逆反应也可在体内发生。冷球蛋白本质上是免疫球蛋白，可为单一的免疫球蛋白，也可以是两种免疫球蛋白的混合物。冷球蛋白在电泳中多数在 γ 区带，偶尔亦可出现在 β 区带或 β 与 γ 区带之间。

冷球蛋白分为三类：Ⅰ型（单克隆型）、Ⅱ型（混合型）和Ⅲ型（多克隆型）。

Ⅰ型冷球蛋白可为 IgM、IgG 和 IgA 类，也可为本周蛋白。含有大量Ⅰ型冷球蛋白的大多数患者可以没有症状。一些患者有疼痛、紫癜、雷诺现象、发绀甚至溃疡形成，可能与患者的冷球蛋白在相对高的温度下发生沉淀所致。Ⅰ型冷球蛋白与巨球蛋白血症、多发性骨髓瘤或 MGUS 有关。

Ⅱ型冷球蛋白血症一般含有 IgM 类 M 蛋白和多克隆 IgG，血清蛋白电泳通常显示正常的图谱或弥散的多克隆高丙种球蛋白血症的特征。常发生脉管炎、肾小球肾炎、慢性感染等，常见紫癜和多关节炎。血清学检查可见肝脏功能异常和丙型肝炎病毒抗体阳性。

Ⅲ型冷球蛋白血症可见于许多感染和炎症性疾病患者，一般认为这种蛋白没有临床意义。

四、原发性淀粉样变

原发性淀粉样变（AL）患者诊断时中位年龄为 64 岁，仅有 1% 的患者小于 40 岁，以男性多见。目前有关原发性淀粉样变的发病机制尚不明了，本病可为原发性，也可见于 MM、WM 及重链病。AL 患者可能有异常的轻链重新合成或蛋白分解过程，本病的淀粉样蛋白也称为淀粉样轻链蛋白，由免疫球蛋白的轻链可变区及部分恒定区或整条轻链组成，该蛋白形成机制不明，淀粉样蛋白的 λ 链较 κ 链多见。

虚弱、疲劳及体重减轻是常见的症状。伴有心衰或周围神经病的患者常见呼吸困难、足水肿、感觉异常、头昏目眩和晕厥等。1/4 的患者可以触摸到肝脏，5% 的患者发现脾肿大。紫癜往往发生在颈部、面部和眼。常见踝水肿。约 1/3 的患者患有肾病综合征。一些其他的主要综合征如腕管综合征、心衰、外周神经病以及体位性低血压等也可出现。出现这些症状之一以及血清或尿中出现 M 蛋白是淀粉样变的有力指征。

原发性淀粉样变的诊断取决于组织学依据。初步的诊断方法应该是腹部脂肪抽吸术，80%的患者呈阳性。通常需要做骨髓抽吸术和活检以确定浆细胞增生程度。若皮下脂肪和骨髓活检呈阴性，应当行直肠活检，亦可采集其他可疑器官组织进行活检。半数以上的患者淀粉样蛋白结果呈阳性。

由于肾功能不全、多发性骨髓瘤或胃肠出血可致贫血，10%的患者血小板增多。骨髓中的浆细胞通常中度增多，其中位值为7%，骨髓中浆细胞超过20%的患者不足1/5。

早期有80%的患者出现蛋白尿，50%的患者出现肾功能不全。血清学检验可见碱性磷酸酶升高，出现高胆红素血症是预后不良的征兆。10%的患者出现因子X水平下降，约15%的患者凝血酶原时间延长，60%的患者出现凝血酶时间延长。

约半数患者血清蛋白电泳可见大小适中的波峰，约20%的患者发生低丙种球蛋白血症。免疫固定电泳显示70%以上的患者血清和尿中出现M蛋白，诊断时血清或尿中发现M蛋白的患者几乎占患者总数的90%。

五、大颗粒淋巴细胞白血病

大颗粒淋巴细胞白血病（large granular lymphocytic leukemia，LGL）是血液中出现较多胞浆内有粗大颗粒的淋巴细胞，伴有慢性中性粒细胞减少的慢性淋巴增生性疾病。

LGL在临床上少见，可分为NK细胞型及T细胞型。LGL的病因不明，有人认为T-LGL与HTLV-1/2病毒感染有关，NK-LGL与EB病毒感染有关。两种类型的LGL表面标记不同，T-LGL表面$CD3^{+}CD56^{-}$，而NK-LGL表面$CD3^{-}CD56^{+}$，前者TCRα/β基因发生重排，后者TCRα/β基因不发生重排。

LGL患者常出现感染、类风湿性关节炎及肝、脾肿大等，T型和NK型略有不同。T细胞型病程进展较慢，患者可有反复感染、类风湿性关节炎及中度脾脏肿大，肝脏肿大较少见，几乎无淋巴结肿大。NK细胞型的恶性程度明显高于T细胞型，患者一般较为年轻，肝、脾肿大为其突出体征，并可累及淋巴结及胃肠道。

T细胞型患者可见白细胞总数及淋巴细胞减少，中性粒细胞<500/μl，但淋巴细胞主要是大颗粒型，尚可出现Coombs试验阳性及血小板减少。NK细胞型患者白细胞增高，白细胞数可高达50 000/μl，伴贫血及血小板减少。

LGL诊断的主要依据血液中出现较多的单克隆性大颗粒淋巴细胞，细胞表面标记的分析也是其诊断及分型的依据。

六、毛细胞白血病

毛细胞是表面有大量绒毛状突起的B细胞，光镜下毛细胞的特点是边缘不整齐，呈锯齿状或伪足状，有许多不规则纤绒毛突起，也称“毛发”状突起，但有时不显著，活体染色时更为明显。电镜下可见细胞表面有较多“毛”状突起。毛细胞白血病（hairy cell leukemia，HCL）是毛细胞呈克隆性增生，导致骨髓造血功能障碍及脾脏肿大，全血细胞减少的恶性疾病。

毛细胞由晚期B淋巴细胞转化而来。其表型为全B细胞分化抗原（CD19、CD20、CD22）阳性，mIg阳性，但CD21阴性，且有浆细胞标志PCA-1。与正常血液中的B淋巴细胞不同，毛细胞表达CD11C、CD25及CD103，实验还发现，患者骨髓细胞体外培养时，CFU-E数目很少，但加入抗TNF-α抗体后，CFU-E数目即可增高，提示HCL患者全血细胞的减少可能与毛细胞能分泌某种细胞因子（如TNF-α）有关。

本病病因不明。男女患病比为4∶1，多见于老年人，有家族性趋势，HLA-Al、B7基因是本病的易感基因。

常见的临床表现为反复感染、腹胀、无力、消瘦及全血细胞减少而引起的相应症状。脾脏明显肿大，而浅表淋巴结肿大不明显，类似于B幼淋巴细胞白血病。

实验室检查常见全血细胞减少，呈正细胞正色素性贫血；白细胞数<4 000/μl，但有一种变异型的白细胞数可达200 000/μl以上。血小板多数减少，尤以巨脾患者最明显。骨髓象示红细胞系、粒细胞系及巨核细胞系均受抑制，以粒细胞系受抑制最明显，有48%~60%的患者骨髓穿刺出现“干抽”。毛细胞所占的比例与白细胞总数相关。在白细胞减少时，毛细胞常不足20%。毛细胞的特殊形态在相差显微镜及扫描电子显微镜下观察最为清楚。细胞化学染色显示95%患者的毛细胞呈抗酒石酸酸性磷酸酶（TRAP）阳性，此为本病的另一特征，可帮助诊断。

多数病例表现为一致和独特的B细胞表型，即膜表面免疫球蛋白（SmIg）大部分阳性。B细胞相关抗原CD19、CD20、CD22阳性，但CD21阴性。CD11c、CD25强阳性，CD103阳性，CD5、CD10阴性。

由于临床上许多疾病均可表现为脾脏肿大及全血细胞减少，故HCL需与这些疾病进行鉴别诊断。

（欧启水）

第四十二章
变态反应性疾病及其检测

变态反应（allergy）是机体再次受到相同抗原刺激后产生的过度抗原特异性免疫反应。其发生源于正常的机体免疫防御反应，但是过度反应造成组织损伤，形成临床症状或疾病，这类疾病即是变态反应性疾病。

20 世纪 60 年代，Gell 和 Coombs 根据变态反应的免疫机制，反应时间等特征将其分为四型。四种变态反应的基本特点见表 42-1。

关于变态反应的分型也有学者提出了Ⅴ型和Ⅵ型，如 1972 年 Roitt 将由抗体刺激细胞膜而致细胞分泌增加或功能亢进的反应列为Ⅴ型（刺激型），Irvine 将由杀伤细胞参与的 ADCC 列为Ⅵ型，认为慢性淋巴细胞性甲状腺炎的发病与此有关。但Ⅴ型和Ⅵ型分类法尚未能被普遍接受，并根据反应机制将其都归入Ⅱ型变态反应。

表 42-1　变态反应的分类

变态反应类型	免疫机制	发生时间（再次接触抗原后）	组织损伤机制
Ⅰ型（速发型超敏反应）	IgE 抗体介导的急性炎症反应	速发型 2~30min	肥大细胞等释放的生物活性介质（细胞因子等）
Ⅱ型（细胞毒型或细胞溶解型变态反应）	抗体（IgG 和 IgM）、补体介导的细胞毒性反应	5~8h	细胞的吞噬作用和调理吞噬效应 补体和 Fc 段受体介导的白细胞趋化和活化效应
Ⅲ型（免疫复合物型或血管炎型变态反应）	抗原抗体免疫复合物介导的反应	2~8h	免疫复合物的局部组织沉积 补体和 Fc 段受体介导的白细胞趋化和活化效应
Ⅳ型（迟发型超敏反应）	$CD4^+$ T 细胞和 $CD8^+$ CTL 细胞介导的免疫反应	迟发型 24~72h	巨噬细胞的活化， 细胞因子介导的炎症 对靶细胞的直接杀伤作用

第一节　Ⅰ型变态反应

Ⅰ型变态反应主要由特异性 IgE 抗体介导产生，可在第二次接触相同抗原后数分钟内发生反应，可发生于局部或全身，习惯上又称过敏反应（anaphylaxis）或速发型超敏反应（immediate hypersensitivity），对相应抗原易产生 IgE 型抗体的患者称为特应性个体或过敏体质个体。

一、Ⅰ型变态反应发生机制

（一）介导Ⅰ型变态反应的成分

1. **变应原**　又称为过敏原，能引起变态反应的抗原物质称变应原（allergen），变应原可以是完全抗原，如异种血清、微生物、寄生虫、花粉等。也可以是半抗原如青霉素，磺胺等药物及某些化学制剂。根据变应原来源不同，分为了吸入物性变应原（如花粉，尘螨，毛皮等），食物性变应原（如鸡蛋，海鲜，豆类，牛奶等），药物性变应原（如青霉素，磺胺类药物等），及真菌性变应原（如真菌孢子等）。大多数变应原分子量在1~7万之间，分子量过小（除非是多聚体）因不能与靶细胞表面相邻的IgE分子“搭桥”而不能引起肥大细胞等脱颗粒，过大则不能穿过黏膜表面与黏膜下层进入机体，引起免疫反应。

在Ⅰ型变态反应性疾病中变应原专指诱导产生特异性IgE抗体的抗原，其与附着在肥大细胞表面的IgE抗体反应后，启动一系列病理反应，从而产生一系列变态反应症状。

2. **IgE抗体**　正常情况下，IgE是血清中含量最低的免疫球蛋白，而在Ⅰ型变态反应患者体内，IgE抗体含量显著增高，增高的IgE通过其Fc段与肥大细胞和嗜碱性粒细胞表面相应IgE Fc受体（FcεRI）结合，介导细胞脱颗粒反应，引起速发型超敏反应。此时的特异性IgE抗体又称为变应素（allergins）。

IgE的产生一方面受到细胞因子的调控，如IL-4和IL-13可诱导IgE合成，而IFN-γ可抑制其合成；另一方面还受到黏附分子、CD分子，如CD23、CD42和CD42L等信号通路的调节。因此，改善患者机体微环境条件以控制IgE抗体合成，能有效的阻断Ⅰ型变态反应的发生。

3. **细胞**　参与Ⅰ型变态反应的细胞主要包括了肥大细胞和嗜碱性粒细胞，又称为IgE活化介质生成细胞。

肥大细胞源于骨髓前体细胞，在外周组织中分化为肥大细胞。骨骼，邻近血管的致密结缔组织和外周神经中肥大细胞含量特别丰富。嗜碱性粒细胞源自骨髓，含量较少，存在外周循环，通常不出现在组织中。肥大细胞和嗜碱性粒细胞表面都具有高亲合力的IgE Fc受体（FcεRI），胞质内都含有包含生物活性介质的颗粒，它们被变应原激活后，释放生物活性介质介导Ⅰ型变态反应。

另外，嗜酸性粒细胞是Ⅰ型变态反应过程中重要调节因素，尤其与Ⅰ型变态反应晚期和持续性反应有关。一方面，其可直接吞噬肥大细胞释放的嗜碱性颗粒；释放组胺酶灭活组胺；释放硫酸酯酶灭活白三烯；释放磷脂酶D灭活血小板活化因子（PAF），在Ⅰ型变态反应中嗜酸性粒细胞起负反馈调节作用；另一方面，嗜酸性粒细胞通常不表达高亲和性的FcεRI，有高的脱颗粒临界阈值，但当某些细胞因子如IL-3、IL-5、GM-CSF或PAF与细胞表面的相应受体结合时，刺激嗜酸性粒细胞活化，表达高亲和性的FcεRI，使嗜酸性粒细胞脱颗粒临界阈降低，导致胞质中嗜酸性颗粒脱出，释放各种生物活性物质，如白三烯、PAF等，和具有毒性作用的颗粒蛋白和酶类物质，主要包括嗜酸性粒细胞阳离子蛋白、碱性蛋白、神经毒素、过氧化物酶和胶原酶等，这些物质可杀伤寄生虫和病原微生物，引起组织细胞损伤。

（二）Ⅰ型变态反应的反应阶段

Ⅰ型变态反应的发生分为三个阶段：致敏阶段、激发阶段和效应阶段。

1. **致敏阶段**　变应原进入机体，刺激机体特异性B淋巴细胞，在$CD4^+$ Th2细胞的辅助作用下通过抗体同型转化产生针对特异性变应原的IgE抗体。IgE抗体吸附于肥大细胞和嗜碱性粒细胞上FcεRI受体，使机体处于致敏状态，该状态通常可持续数月甚至更长，若长时间不接触相同变应原，致敏状态可逐渐消失。细胞膜表面结合有特异性IgE的肥大细胞和嗜碱性粒细胞称为致敏靶细胞。

2. **激发阶段**　再次进入机体的特异性变应原与致敏靶细胞膜表面结合的两个或两个以上相邻的IgE抗体结合，发生FcεRI交联，使肥大细胞或嗜碱性粒细胞内各种酶活化，钙离子内流，导致细胞脱颗粒，释放生物活性介质。

3. **效应阶段**　生物活性介质作用相应的效应器官，引起相应效应器官发生病理变化，导致局部或全身过敏反应。根据效应作用的不同将生物活性介质分为以下几类：

（1）具有平滑肌和黏液腺效应作用的介质

1）组胺（histamine）：预先合成并贮存于肥大细胞和嗜碱性粒细胞的蛋白聚糖和胞浆颗粒中，释放后与特异性的H1、H2和H3受体结合发挥作用。组胺-H1受体效应包括支气管收缩、肠肌肉（平滑肌）收缩、血管通透性增加、肺血管收缩和鼻腔黏液分泌；组胺-H2受体效应可引起呼吸道肌肉（平滑肌）舒张、促进气道黏液分泌，反馈性抑制嗜碱性粒细胞和皮肤肥大细胞（但不能抑制肺肥大细胞）脱颗粒，并能活化T抑制淋巴细胞。组胺-H3受体效应则抑制中枢神经系统组胺合成。

2）白三烯：白三烯源于肥大细胞、中性粒细胞和巨噬细胞膜表面脂肪酸，细胞激活后，细胞膜释放的花生四烯酸通过脂氧化酶旁路在胞内转化为白三烯B、C、D、E。LT-B可引起淋巴细胞和单核细胞相互黏附或黏附于血管内皮细胞上，有助于淋巴细胞和单核细胞在炎症部位的滞留；同时作为中性粒细胞吸引剂，可刺激其脱颗粒释放生物活性介质。LT-C、D、E，又称为过敏性反应的慢性反应物（SRS-A），像组胺一样，它们有很强的平滑肌痉挛和血管扩张作用。

3）前列腺素：由肥大细胞合成的前列腺素D2可导致支气管收缩；内皮细胞合成的前列腺素I2可能与LTB4发挥协同作用导致水肿。

4）血小板活化因子（PAF）：由肥大细胞（胞膜磷脂的降解）产生，能凝集和活化血小板，使之释放出活性胺类，引起毛细血管扩张和通透性增加，此外，可强烈收缩支气管，其可能是内源性哮喘的原因。

5）激肽（kinin），由肥大细胞和嗜碱性粒细胞中的激肽原酶活化激肽原（kininogen）形成。激肽在局部能增加毛细血管的通透性，引起痛感，使血管平滑肌松弛，其他平滑肌收缩，其中缓激肽（bradykinin）可刺激平滑肌收缩，支气管痉挛，毛细血管扩张，通透性增加，降低血压，吸引嗜中性、嗜酸性粒细胞趋化到局部。但是体内的激肽易被激肽酶破坏，其作用也很短暂。

（2）具有趋化作用的前炎症介质

1）嗜酸性粒细胞趋化因子（ECF-A）：包括来源于肥大细胞颗粒中的组胺和四肽，可趋化嗜酸性粒细胞积聚到反应局部。因此，Ⅰ型变态反应者局部病变组织和分泌物中常有大量的嗜酸性粒细胞存在，且外周血中嗜酸性粒细胞数也明显增加。

2）中性粒细胞趋化因子（IL-8）：源于肥大细胞颗粒，可以吸引、活化中性粒细胞。

3）白三烯 B4：是中性粒细胞、嗜酸性粒细胞和巨噬细胞的强趋化因子，可导致白细胞与后毛细静脉血管的黏附，脱颗粒和水肿。

（3）具有组织损伤性的介质：源于肥大细胞的酸性水解酶；源于嗜酸性粒细胞颗粒中的具有破坏效应的碱性蛋白。

Ⅰ型变态反应发生机制见图 42-1。

（三）Ⅰ型变态反应的特点

①抗体 IgE 介导；②反应发生快，恢复迅速，通常不遗留组织损伤；③可致效应器官的功能紊乱，但无实质性病理损害；④发病具有明显的个体差异和遗传背景。

二、常见的Ⅰ型变态反应性疾病

Ⅰ型变态反应性疾病可分为全身变态反应性疾病和局部变态反应性疾病两种。

（一）全身变态反应性疾病

过敏性休克为常见全身变态反应性疾病，也是一种最严重的Ⅰ型变态反应性疾病，可发生于机体再次接触变应原后数秒或数分钟内，若抢救不及时，可导致死亡。

1. **药物过敏性休克** 可引起过敏性休克的常见药物有青霉素、头孢菌素、链霉素、普鲁卡因、有机碘、磺胺类药物等，以青霉素引发的过敏性休克最为常见。青霉素的分子质量较小，无免疫原性，但其降解产物青霉噻唑醛酸或青霉烯酸，与体内组织蛋白共价结合后具有免疫原性，可刺激机体产生特异性 IgE 抗体，使肥大细胞和嗜碱性粒细胞致敏。当机体再次接触青霉素时，致敏的肥大细胞和嗜碱性粒细胞脱颗粒，释放生物活性介质导致机体的病理损伤，严重时可致过敏性休克甚至死亡。因此，对于该类药物的使用应谨慎，用药前的药敏检测尤为重要。

2. **血清过敏性休克** 临床应用动物免疫血清如破伤风抗毒素、白喉抗毒素等进行治疗或紧急预防时，部分患者可因曾经注射过同种动物的血清制剂而致敏，再次接触同种抗原时发生过敏性休克，重者可在短时间内死亡。

（二）局部变态反应性疾病

1. **皮肤过敏反应** 在药物、食物、花粉、皮毛、肠道寄生虫或冷热刺激等因素下均可导致机体以皮肤症状为主的Ⅰ型变态反应性疾病。主要表现为皮肤荨麻疹、湿疹和血管神经性水肿、接触性皮炎等。病变以皮疹为主，特点是剧烈瘙痒。

2. **呼吸道过敏反应** 花粉、尘螨、动物毛屑、真菌等变应原或呼吸道病原微生物感染均可导致机体以呼吸道症状为主的Ⅰ型变态反应性疾病。主要表现为过敏性鼻炎和过敏性哮喘。

3. **消化道过敏反应** 鱼、虾、蟹、蛋、牛奶等食物或某些药物可引发一系列以消化道症状为主的过敏性胃肠炎，主要表现为恶心、呕吐、腹痛和腹泻等症状，严重者也可发生过敏性休克。

研究显示胃肠道黏膜表面分泌型 IgA 含量明显减少和蛋白水解酶缺乏者易发生消化道过敏反应；而呼吸道分泌型 IgA 偏低者易产生呼吸道过敏反应。其原因在于分泌型 IgA 的减少，不能有效阻止变应原的进入，而致Ⅰ型变态反应的发生。

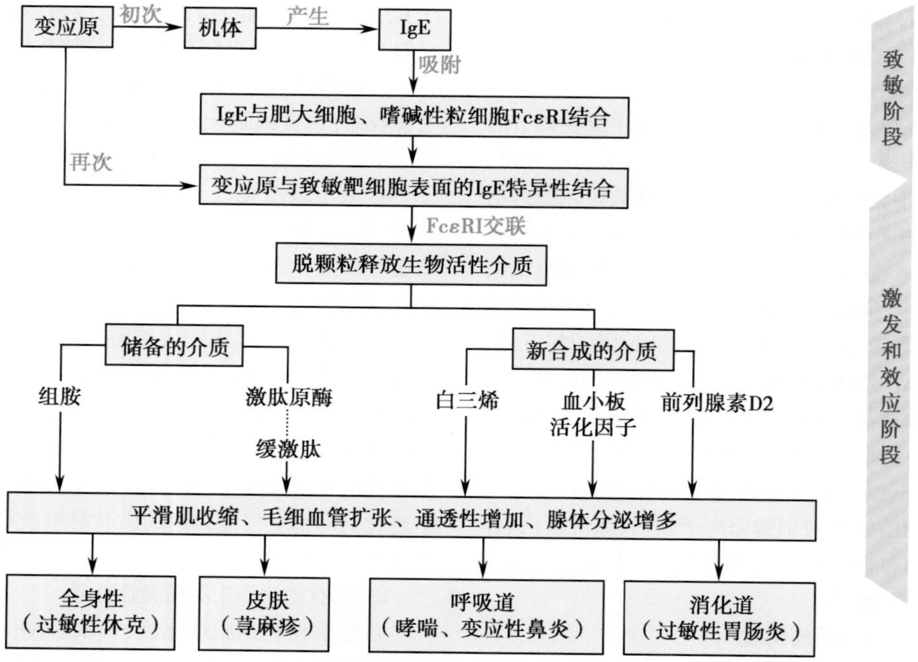

图 42-1 Ⅰ型变态反应发生机制

第二节　Ⅱ型变态反应

Ⅱ型变态反应由 IgG 或 IgM 抗体和补体介导产生。IgG 或 IgM 与细胞抗原或细胞膜表面抗原结合后，在补体、巨噬细胞和 NK 细胞参与下，通过调理吞噬作用，溶解效应或抗体依赖的细胞毒性作用等方式造成机体组织细胞的免疫病理损伤，因此该反应又称细胞毒型（cytotoxic type）或细胞溶解型（cytolytic type）变态反应。

一、Ⅱ型变态反应的发生机制

（一）参与反应的成分

1. **靶细胞及其表面抗原**　正常组织细胞、改变的自身组织细胞和吸附了外来抗原、半抗原或抗原抗体复合物的组织细胞，均是Ⅱ型变态反应中被攻击的靶细胞。根据靶抗原的来源，将靶细胞表面的抗原分为 2 类：

（1）细胞表面固有的抗原成分：根据抗原的特性分为：①同种异型抗原，正常存在于细胞表面的固有抗原，如 ABO 血型抗原、Rh 抗原、HLA 抗原、血小板抗原等；②共同抗原，与外源性抗原存在交叉反应的自身组织细胞抗原，如链球菌胞壁多糖抗原与心脏瓣膜，关节组织之间的共同抗原；③变性的自身抗原，感染和理化因素作用（如辐射、热化学制剂等）改变自身细胞或组织抗原。

（2）外来抗原：吸附于组织细胞上的外源性抗原、抗原抗体复合物或进入机体与细胞或蛋白质结合成为完全抗原的半抗原，均可刺激机体产生特异性抗体。

2. **抗体**　参与Ⅱ型变态反应的抗体主要是 IgG 和 IgM，他们的 Fc 段具有补体结合位点，在形成抗原抗体结合后，补体结合位点暴露，补体被结合并激活，引发补体参与，抗原抗体复合物介导为特征的Ⅱ型变态反应。这些抗体可以是免疫性抗体、被动转移性抗体或自身抗体。

3. **细胞**　自然杀伤细胞（natural killer cells，NK cells）通过抗体依赖的细胞介导的细胞毒性效应（ADCC）发挥靶细胞破坏作用。巨噬细胞：一部分免疫性溶血性贫血患者红细胞的破坏主要是被肝、脾内的巨噬细胞吞噬、破坏，造成微血管外溶血，但进程较为缓慢。另外，血小板减少性紫癜的发病可能同属该机制。

（二）免疫反应过程

抗体与靶细胞膜上的相应抗原结合后，可通过以下途径杀伤靶细胞或导致靶细胞功能紊乱。发生机制见图 42-2。

1. **补体介导的细胞溶解效应**　抗体 IgG 或 IgM 与靶细胞表面抗原结合后，通过经典途径激活补体系统，形成膜攻击复合物，损伤靶细胞膜，致细胞溶解死亡。

2. **免疫调理作用**　抗体与靶细胞表面特异性抗原结合后，抗体的 Fc 段活化，与巨噬细胞、中性粒细胞和 NK 细胞表面的 Fc 受体结合，通过调理作用促进靶细胞被吞噬破坏。

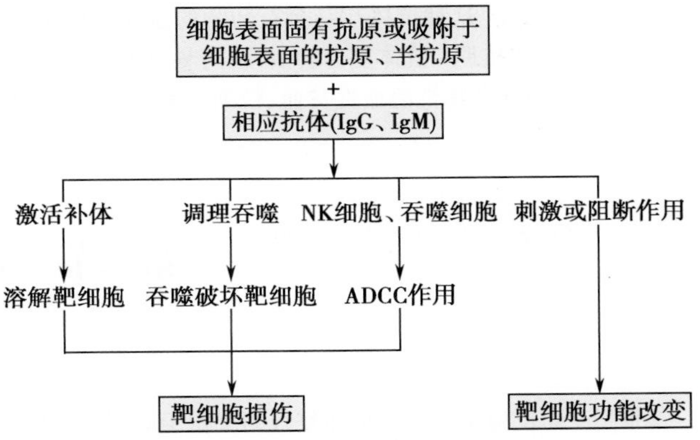

图 42-2　Ⅱ型变态反应发生机制

3. **ADCC 作用**　抗体与靶细胞表面特异性抗原结合后，Fc 段活化，与 NK 细胞表面相应的 Fc 受体结合，靶细胞经 NK 细胞的 ADCC 效应被杀伤破坏。

4. **刺激或抑制靶细胞**　抗细胞表面受体的自身抗体与相应受体结合，阻断或刺激了相应靶细胞的正常效应功能，导致细胞功能紊乱，实现受体介导的对靶细胞的刺激或抑制作用。

（三）Ⅱ型变态反应的特点

介导抗体为 IgG 或 IgM；有补体、吞噬细胞、NK 细胞参与；抗原为颗粒性抗原，即抗原存在于细胞表面；靶细胞被破坏。

二、常见的Ⅱ型变态反应性疾病

1. **输血反应**　多发生于 ABO 血型不合的输血，也可发生在 Rh 血型不合的输血。以 ABO 血型不合的输血反应为例，由于 A 型血的红细胞表面有 A 抗原，B 型血的血清中有天然抗 A 抗体，当发生 A 型供血者的血误输给 B 型受血者时，天然抗 A 抗体与供者红细胞表面的 A 抗原结合，激活补体，供血者的红细胞溶解破坏，导致无效输血，并可造成血管内的溶血反应。

2. **新生儿溶血症**　母子间 Rh 血型不合，是引起新生儿溶血症的主要原因。如母亲为 Rh- 血型，胎儿为 Rh+ 血型，在首次分娩时，胎儿血进入母体内，母亲被胎儿的 Rh+ 红细胞致敏，产生以 IgG 类为主的抗 Rh 抗体。当该母亲再次妊娠时，母体内的 Rh 抗体便可通过胎盘进入胎儿体内，如胎儿血型为 Rh+，抗 Rh 抗体与其红细胞膜上的 RhD 抗原结合，使红细胞被溶解破坏，引起流产或发生新生儿溶血。对 Rh– 的产妇，初次分娩后，72 小时内给母体注射 Rh 抗体，能及时清除进入母体内的 Rh+ 红细胞，可有效预防再次妊娠时发生新生儿溶血症。由 ABO 血型不合引起的新生儿溶血症症状则较 Rh 血型不合更轻。

3. **自身免疫性溶血性贫血**　某些病毒如流感病毒、EB

病毒感染或长期服用某些药物如甲基多巴后，红细胞膜表面抗原改变，刺激机体产生针对变性的红细胞表面抗原的自身抗体。抗体与膜表面抗原变性的红细胞特异性结合，激活补体导致红细胞溶解，引起自身免疫性溶血性贫血。

4. **药物过敏性血细胞减少症** 某些药物如青霉素、磺胺、安替比林和奎尼丁等药物抗原表位在与血细胞膜蛋白或血浆蛋白结合后获得免疫原性，刺激机体产生抗药物抗原表位特异性的抗体。这种抗体与结合有药物的血细胞作用，或与药物结合形成抗原 - 抗体复合物后，再与具有 Fc 受体的血细胞结合，可引起药物性溶血性贫血、粒细胞减少症和血小板减少性紫癜等。

5. **肺出血肾炎综合征** 即 Goodpasture 综合征，由针对肺泡和肾小球毛细血管基底膜抗原的自身抗体介导，经抗原抗体复合物激活补体或通过调理作用，导致肺出血和肾炎，引起以肺出血和肾小球肾炎为特征的疾病。

6. **Graves 病** 患者体内产生抗甲状腺刺激素（thyroid stimulating hormone，TSH）受体的自身抗体。该抗体与甲状腺细胞表面 TSH 受体结合，可刺激甲状腺细胞合成分泌甲状腺素，引起甲状腺功能亢进。多认为它是Ⅱ型变态反应的一种特殊表现形式。

第三节 Ⅲ型变态反应

Ⅲ型变态反应是由抗原抗体复合物沉积于局部或全身多处毛细血管基底膜，激活补体引起以中性粒细胞浸润为主，局部组织坏死和充血水肿为特征的炎症反应和组织损伤。

一、Ⅲ型变态反应发生机制

（一）免疫复合物的形成及致病机制

1. **中等大小可溶性免疫复合物的形成** 血液循环中的可溶性抗原与相应抗体（主要是 IgG 或 IgM，也可以是 IgA）结合，形成可溶性抗原 - 抗体复合物。当抗原和抗体比例适当时，形成大分子免疫复合物，其可被单核 - 巨噬细胞吞噬清除；当抗体多于抗原或抗原高度过量时，形成的小分子可溶性免疫复合物，能通过肾小球滤膜排出体外或长期在血流中循环，这两种免疫复合物对机体通常无致病效应。但当抗原略多于抗体，形成中等大小分子，19S 左右的可溶性免疫复合物，即循环免疫复合物，其不易被吞噬细胞清除，也不能通过肾小球排出，可较长时间的存在血液循环，可随血流沉积于毛细血管基底膜，引起Ⅲ型变态反应。

2. **中等大小可溶性免疫复合物的沉积** 与中等大小可溶性免疫复合物的沉积相关因素有：

（1）血流动力学因素：由于肾小球基底膜、关节滑膜、心肌等处的毛细血管迂回曲折，血流缓慢，易形成涡流，同时该处毛细血管内血压约为其他部位毛细血管内血压的 4 倍。因此循环免疫复合物易于沉积并嵌入毛细血管内皮细胞间隙中，引起组织损伤。

（2）毛细血管通透性增加：毛细血管通透性的增加可促进免疫复合物的沉积，以下因素可以增强血管通透性：①免疫复合物直接与血小板表面 IgGFc 受体结合，使之活化释放组胺等炎性介质；②免疫复合物激活补体产生过敏毒素 C3a 和 C5a，使肥大细胞、嗜碱性粒细胞和血小板活化，释放炎性介质。这些血管活性物质促使血管内皮细胞间隙增大，血管通透性增加，有助于免疫复合物在毛细血管内皮细胞间隙的沉积和嵌入。

（3）抗原对特异性组织的亲和性影响免疫复合物的组织定位：免疫复合物中的抗原具有器官特异性，导致了其特异性器官的沉积。抗原抗体的电荷可能在其免疫复合物的定位沉积中具有重要作用。带有正电荷的抗原抗体更可能沉积于带有负电荷的肾小球基底膜。在一些疾病中，特定的靶器官合成了抗原抗体复合物，故导致了免疫复合物沉积的位点特异性。如类风湿性关节炎患者关节液中变性 IgG 与局部浆细胞产生的抗变性 IgG 抗体形成的抗原抗体复合物在关节腔内沉积。

（4）免疫复合物的沉积位点也部分依赖于免疫复合物的大小：免疫复合物的大小依赖于抗原的结合位点多少和体内抗体滴度及亲和力大小。以肾脏为例，小分子免疫复合物可通过肾小球基底膜，沉积于基底膜上皮细胞一侧，而大分子免疫复合物不能通过基底膜，通常沉积于内皮细胞与基底膜或肾小球膜之间。

（5）补体含量可影响免疫复合物可溶性：正常情况下，机体内的免疫复合物将会在补体 C3b 介导的调理吞噬作用下被单核吞噬细胞系统清除，但另一方面经典的补体途径也可以增加免疫复合物的可溶性，主要通过减少抗原的抗原决定簇位点减少抗体结合，而形成小分子可溶性的复合物。因此，低补体的患者可导致复合物沉积，补体的缺乏可以减少复合物的清除。

（6）单核吞噬细胞系统缺陷可致复合物的持续存在：免疫复合物大量存在时，可导致机体单核吞噬细胞系统的清除负荷过大，致机体对免疫复合物清除能力的相对降低，增加免疫复合物的组织沉积。

3. **免疫复合物沉积所致的组织损伤** 循环免疫复合物所致的补体、中性粒细胞活化是引起组织损伤的主要机制。

（1）补体的活化：免疫复合物通过经典途径激活补体，产生裂解片段 C3a、C5a 等过敏毒素。C3a 和 C5a 一方面与肥大细胞或嗜碱性粒细胞上的 C3a 和 C5a 受体结合，使其释放组胺等炎性介质，致局部毛细血管通透性增加、渗出增多、出现水肿；另一方面作为中性粒细胞趋化因子，吸引中性粒细胞聚集于免疫复合物沉积部位，通过其脱颗粒后的酶溶解效应引起组织损伤。

(2) 中性粒细胞的浸润和多种酶释放效应：中性粒细胞在过敏毒素的作用下趋化聚集于免疫复合物的沉积处，聚集的中性粒细胞在吞噬免疫复合物的同时，释放多种酶类，包括蛋白水解酶、胶原酶、弹性纤维酶和碱性蛋白酶等，使血管基底膜及周围组织发生损伤。

(3) 血小板聚集并释放活性物质：免疫复合物和 C3b 可使血小板聚集活化激活凝血机制，形成微血栓，引起局部组织缺血、出血及坏死的同时，释放血管活性胺类物质，引起血管扩张、通透性增加、导致水肿。

Ⅲ型变态反应的发生机制见图 42-3。

（二）Ⅲ型变态反应的特点

① 由 IgG 或 IgM 抗体介导；② 以形成中等大小的免疫复合物为特征，沉积于小血管基底膜；③ 补体活化参与组织损伤；④ 病理损害以中性粒细胞浸润为主的炎症。

二、常见的Ⅲ型变态反应性疾病

（一）局部免疫复合物病

1. Arthus 反应 是一种局部Ⅲ型变态反应。1903 年 Arthus（阿瑟氏）用马血清经皮下免疫家兔数周后，发现当再次注射马血清时，免疫家兔可在注射局部出现红肿、出血和坏死等剧烈炎症反应。此种现象被称为 Arthus 反应。其发病由于小分子免疫复合物可沉积于皮肤，血管或肾脏，活化补体致肥大细胞介导的急性炎症反应，引起皮肤炎症反应或血管炎，肾小球肾炎。

2. 类 Arthus 反应 可见于胰岛素依赖型糖尿病患者，其局部反复注射胰岛素后可刺激机体产生相应 IgG 类抗体，若此时再次注射胰岛素，一至数小时内即可在注射局部出现红肿、充血、出血和坏死等与 Arthus 反应类似的局部炎症反应。当多次注射狂犬病疫苗或使用抗毒素（马血清）也可出现类 Arthus 反应。过敏性肺泡炎也可认为是肺部局部的类 Arthus 现象，因反复吸入含有真菌孢子或动植物蛋白抗原的粉尘，激发机体免疫应答产生抗体。再次吸入同样物质，肺泡内形成大量免疫复合物并致组织沉积，引起间质性肺炎。

（二）全身免疫复合物病

1. 血清病 通常是在初次大量注射异种动物抗毒素（免疫血清）后 1~2 周发生，其主要临床症状是发热、皮疹、淋巴结肿大、关节肿痛和一过性蛋白尿等。其主要是由于患者体内产生的抗毒素抗体和体内尚未完全排除的抗毒素结合形成可溶性免疫复合物所致。血清病具有自限性，停止注射抗毒素后症状可自行消退。有时使用大剂量青霉素、磺胺等药物时可出现类似血清病样的反应。

2. 链球菌感染后肾小球肾炎 属于免疫复合物型肾炎，一般多发生于 A 族溶血性链球菌感染后 2~3 周内，体内已产生的抗链球菌抗体与链球菌可溶性抗原结合形成循环免疫复合物，沉积在肾小球基底膜上，引起免疫复合物肾炎。其他微生物如葡萄球菌、肺炎链球菌、乙型肝炎病毒、疟原虫等感染也可引起类似的肾小球肾炎。80% 以上的肾小球肾炎都属Ⅲ型变态反应。

3. 自身免疫性疾病 类风湿性关节炎和系统性红斑狼疮是两个典型的Ⅲ型变态反应所致的自身免疫病。但他们的病因尚不确定，目前认为，类风湿性关节炎由于感染病原体或其代谢产物使体内 IgG 分子变性，刺激机体产生抗 IgG 的自身抗体，该抗体与自身变性 IgG 结合形成免疫复合物，沉积于关节滑膜，引起类风湿性关节炎。此类自身抗体临床上称为类风湿因子（rheumatoid factor，RF），以 IgM 为主，也可以是 IgG 或 IgA 类抗体。系统性红斑狼疮主要是体内存在的 DNA- 抗 DNA 等多种自身抗体 - 自身抗原免疫复合物沉积于肾小球、关节或其他部位血管基底膜，引起肾小球肾炎、关节炎等多脏器损害。

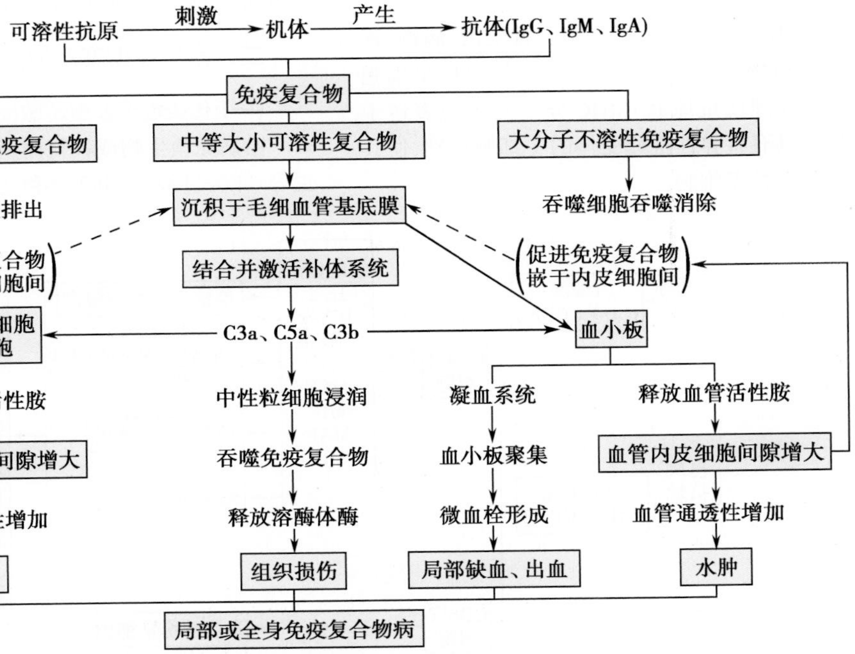

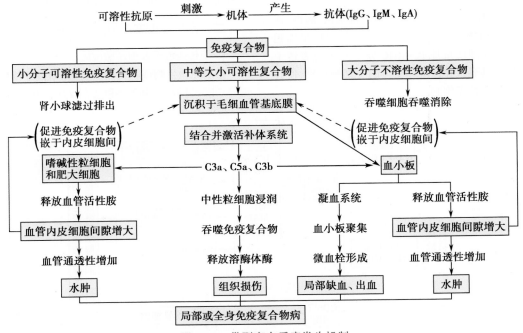

图 42-3 Ⅲ型变态反应发生机制

第四节 Ⅳ型变态反应

Ⅳ型变态反应又称迟发型超敏反应（delayed type hypersensitivity，DTH），通常在接触相同抗原后24~72小时发生，由T淋巴细胞、树突状细胞、巨噬细胞和细胞因子介导，导致组织细胞损伤为主要特征的炎症反应，持续的抗原接触可最终导致肉芽肿。该型变态反应的三种主要反应包括：接触性反应，结合菌素反应，肉芽肿反应（表42-2）。

表42-2 三种主要迟发型超敏反应的反应特征

类型	反应时间	临床症状	组织学特点	致敏抗原
接触性反应	48~72h	湿疹	淋巴细胞，巨噬细胞聚集，表皮水肿	表皮接触型抗原，如镍，橡胶，毒性常春藤
结核菌素反应	48~72h	局部硬化	淋巴细胞，单核细胞，巨噬细胞聚集	皮内抗原，如结核菌素
肉芽肿	21~28d	皮肤和肺的硬化	巨噬细胞，上皮细胞，巨细胞的聚集，纤维化	持续性抗原或抗原/抗体复合物或非免疫球蛋白刺激物，如滑石粉

一、Ⅳ型变态反应发生机制

（一）致敏抗原

引起Ⅳ型变态反应的抗原主要有胞内寄生菌、病毒、寄生虫、化学物质和植物等。这些抗原物质经抗原提呈细胞（APC）摄取、加工处理成抗原肽-MHC分子复合物表达于APC表面，提供给具有特异性抗原受体的T细胞识别，使其活化和分化成为效应性T细胞。

（二）细胞

参与Ⅳ型变态反应的效应T细胞主要有$CD4^+$ Th1细胞和$CD8^+$ Tc（CTL）细胞。他们分别具有细胞因子的合成分泌效应和直接的细胞毒性效应。

$CD4^+$ Thl细胞识别抗原后活化，可释放IFN-γ、TNF、淋巴毒素（lymphotoxin，LT）、IL-3、GM-CSF、单核细胞趋化蛋白-1（monocyte chemotactic protein-1，MCP-1）等多种细胞因子。这些细胞因子可发挥细胞趋化效应，和直接的细胞杀伤效应。如MCP-1可趋化单个核细胞到达抗原部位；TNF和LT可使局部血管内皮细胞黏附分子的表达增加，促使巨噬细胞和淋巴细胞聚集至抗原存在部位，直接对靶细胞及其周围组织细胞产生细胞毒作用，引起组织损伤；IFN-γ和TNF可活化巨噬细胞，进一步释放前炎症细胞因子IL-1、IL-6、IL-8和TNF等加重炎症反应。另外，$CD4^+$ Th1细胞也可借助Fas-FasL途径杀伤表达Fas的靶细胞。

效应$CD8^+$ Tc细胞与特异性抗原结合后活化、脱颗粒并释放穿孔素和颗粒酶等介质，使靶细胞溶解死亡或凋亡；也可通过活化表达的FasL，与靶细胞表面表达的Fas结合，诱导靶细胞发生凋亡。

Ⅳ型变态反应的发生机制见图42-4。

（三）Ⅳ型变态反应的特点

①炎症反应发生较慢；②该反应与抗体和补体无关；③效应T细胞和炎症细胞因子参与致病；④局部损害以单核细胞、淋巴细胞浸润为主；⑤过程似细胞免疫过程。

二、常见Ⅳ型变态反应性疾病

（一）传染性迟发型超敏反应

由病原微生物或其代谢产物（如结核分枝杆菌、病毒、原虫等）作为过敏原，由于该种变态反应在感染过程中发生，故

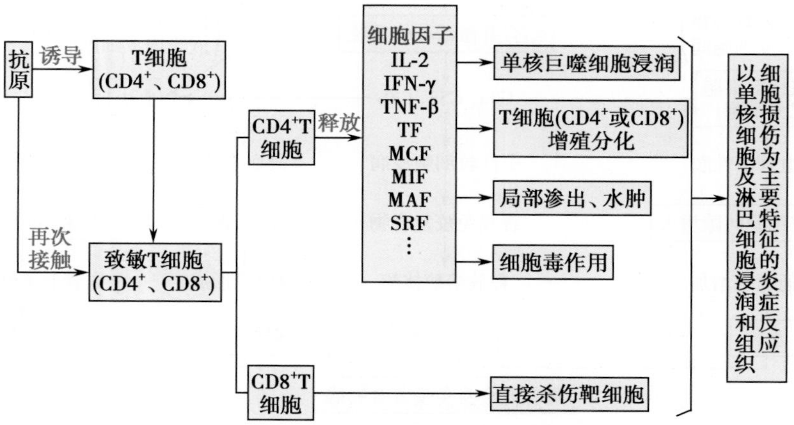

图42-4 Ⅳ型变态反应发生机制

称为传染性迟发型超敏反应。如当胞内感染有结核分枝杆菌时，巨噬细胞在 $CD4^+$ Th1 细胞释放的细胞因子 IFN-γ 作用下被活化，可将结核分枝杆菌杀死。如果结核分枝杆菌抵抗活化巨噬细胞的杀伤效应，则可发展为慢性炎症，形成肉芽肿(granuloma)。发生传染性迟发型超敏反应的个体往往已具有对特定病原体的细胞免疫能力，如结核菌素试验阳性者，肺部再次感染结核分枝杆菌时，由于机体的细胞免疫效应使出现的病灶范围比初次感染更局限。结核患者肺空洞形成，干酪样坏死，结核菌素皮试引起的局部组织损伤和麻风患者皮肤肉芽肿形成均与Ⅳ型变态反应有关。结核菌素皮试是典型的传染性迟发型超敏反应的局部表现。

（二）接触性皮炎

接触性皮炎为典型的接触性迟发型超敏反应。通常是由小分子半抗原物质，如油漆、染料、农药、化妆品和某些药物如磺胺和青霉素等引起。这些小分子半抗原与体内蛋白质结合成完全抗原，使 T 细胞致敏。当机体再次接触相同抗原可发生接触性皮炎，致敏 T 细胞释放细胞因子并活化巨噬细胞可引起局部皮肤红肿、皮疹、水疱等症状，严重者可出现剥脱性皮炎。该反应具有抗原移除后反应缓解的特点。

（三）急性移植排斥反应

是迟发型超敏反应的一个典型临床表现，免疫损伤主要表现为 $CD8^+$ T 细胞和单核细胞等介导的细胞免疫，即受者体内的致敏 T 细胞识别移植器官上的异体抗原，导致淋巴细胞和单核细胞局部浸润等炎症反应，及 $CD8^+$ T 细胞毒性效应共同参与的移植排斥反应，造成移植器官的坏死。

第五节　变态反应的主要免疫学检测及其临床意义

不同类型的变态反应由于发病机制不同，其免疫学检测方法也有所不同。见表 42-3。

表 42-3　不同类型的变态反应的免疫学检测方法

变态反应类型	反应机制	检测内容
Ⅰ型变态反应	特异性 IgE 所致的致敏细胞脱颗粒效应	特异性 IgE，总 IgE
Ⅱ型变态反应	抗原抗体复合物或补体作用下的细胞毒作用	检测特异性抗体，补体含量
Ⅲ型变态反应	中等大小免疫复合物的沉积	循环免疫复合物
Ⅳ型变态反应	T 细胞介导的细胞毒性作用	局部皮肤试验

下面主要介绍四型变态反应的常用试验。

一、Ⅰ型变态反应免疫学检测及其临床意义

确定引起疾病的过敏原，避免再次接触同种过敏原可以更好预防同种变态反应性疾病的发生。常用的过敏原鉴定试验中，主要有过敏原皮肤试验(简称“皮试”)，特异性血清 IgE 的检测。

（一）过敏原皮肤试验

1. **Ⅰ型变态反应皮肤试验原理**　通过皮肤挑刺、划痕、皮内注射等方法将变应原注入致敏者皮肤，变应原与吸附在致敏肥大细胞或 / 和嗜碱性粒细胞上的特异 IgE 高变区结合，导致肥大细胞或嗜碱性粒细胞脱颗粒，释放生物活性介质，在 20~30 分钟内局部皮肤出现红晕、红斑、风团以及瘙痒感，数小时后消失，此可判断为皮试阳性，提示机体对该变应原过敏；若未出现红晕、红斑、风团及瘙痒感者为阴性，即对该变应原不过敏。

2. **方法**

(1) Ⅰ型变态反应皮内试验：消毒皮肤后，用注射器将变应原提取液(如青霉素、花粉、尘螨、动物皮屑、真菌、食物等)注入皮内。多选择受试者前臂内侧注射，操作时应避免注入部位出血或将液体注入皮下。注入量一般为 0.01~0.02ml，使皮肤形成直径约 2~3mm 的皮丘。同时进行数种变应原皮试时，每两种皮试变应原的间距应为 2.5~5.0 cm(高度可疑敏感的变应原应选择 5cm)，并于注射后 15~25 分钟观察结果。Ⅰ型变态反应皮内试验的阳性结果以风团为主，具体判定标准见表 42-4。但同时应注意Ⅰ型变态反应皮试也可引起全身反应，注射后应严密观察，一旦发生严重反应要及时处理。

表 42-4　Ⅰ型变态反应皮肤试验结果的判定标准

反应程度	皮内试验	挑刺试验
-	无反应或小于对照	无反应或小于对照
+	风团 3~5mm，红晕 <20mm	红晕 > 对照，<20mm
++	风团 6~9mm，伴红晕	红晕 >20mm，无风团
+++	风团 10~15mm，伴红晕	红晕伴风团
++++	风团 >15mm，红晕伴伪足	红晕伴伪足和风团

为排除干扰因素，更准确反映患者皮肤反应性，皮试时应以阳性和阴性对照液做比较。阳性对照液常用盐酸组胺，阴性对照液一般用变应原的稀释保存液或生理盐水。只有当阳性对照液有反应，阴性对照液无反应时，皮内试验结果才具可信性。试验中一般采用双前臂一侧做对照，另一侧做试验。皮试中由于影响因素多，可出现假阳性和假阴性结果。假阳性的常见原因：①变应原稀释液偏酸或偏碱；②患者有皮肤

划痕症；③抗原变质、不纯和被污染；④抗原量注射过多。假阴性的常见原因：①变应原抗原性丧失或浓度过低；②患者皮肤反应较低；③受试者近期内或正在使用抗组胺类药或激素类药；④注射部位过深或注射量太少。

（2）挑刺试验（prick test）：也称点刺试验。主要用于检测Ⅰ型变态反应变应原。试验时将抗原和对照液滴于受试者前臂内侧皮肤上，使用针尖以与皮肤45°角方向透过抗原液滴进针点刺，以不出血为度，1分钟后拭去抗原液，15分钟后观察结果。同时分析多种抗原时，勿将不同的抗原液交叉污染，以免出现假阳性。挑刺试验较皮内试验安全，但敏感性较皮内试验低。Ⅰ型变态反应挑刺试验的阳性结果以红晕为主。

（3）人嗜碱性粒细胞脱颗粒试验（human basophil degranulation test，HBDT）：也可作为Ⅰ型变态反应性疾病寻找特异性过敏原的有效手段。正常嗜碱性粒细胞内含有大量嗜碱性颗粒，易被阳离子碱性染料甲苯胺蓝或阿利新蓝分别染成紫红色或蓝色，便于辨认和计数。加入特异性抗原后，嗜碱性粒细胞表面特异性IgE抗体与之结合，细胞脱颗粒而不再被染色，通过染色细胞数的减少显示受试者对某种过敏原的过敏状况，可用于寻找过敏原、研究脱敏治疗的机制及判定脱敏治疗的疗效。

3. **临床意义**

（1）明确变应原：避免接触变应原是防止变态反应的重要手段。通过皮肤试验确定引起变态反应的变应原，为防止患者再次发病提供依据。如支气管哮喘和荨麻疹患者等可通过皮肤试验确定变应原，避免再接触变应原后所致变态反应的发生。对于食物过敏，由于食物抗原提取液与肠道吸收的物质有所不同，所致食物过敏与皮肤试验的相关性较差，故对食物过敏者一般不进行皮肤试验。

（2）预防药物或疫苗过敏：青霉素、链霉素、普鲁卡因等药物易引起Ⅰ型变态反应，在他们的首次使用者或较长时间未用者，使用前均应进行皮试检测，阳性反应者（即使是可疑阳性）应更换其他药物。注射异种抗血清（如破伤风抗血清和狂犬病抗血清）者也应在使用前作皮肤试验，若呈阳性反应就需更换精制抗体，或进行脱敏治疗，即少量多次注射，以达到暂时耗竭肥大细胞和嗜碱性粒细胞上结合的IgE，形成机体暂时的脱敏状态。

（二）血清IgE检测

IgE是介导Ⅰ型变态反应的重要抗体，对其含量和特异性IgE的检测有利于Ⅰ型变态反应疾病的诊断及特异性变应原的确定。

1. 血清总IgE检测 血清总IgE含量是血清中对各种抗原IgE抗体的总和。正常情况下血清IgE含量极微，0.1~0.9mg/L。临床上一般选用敏感性较高的化学发光免疫法、酶联免疫吸附法进行检测。

（1）化学发光免疫法：用化学发光物质（如AMPPD）标记抗IgE抗体，与血清中IgE反应后，通过化学发光分析，计算出血清中总IgE含量。此法敏感性高、特异性强、稳定性好，易实现自动化测定、检测时间短，是临床常用的分析方法。

（2）酶联免疫吸附法：可用双抗体夹心酶联免疫吸附法测定血清IgE，即用抗IgE抗体包被反应板，血清中IgE抗体与之结合，再加入酶标记的二抗（抗IgE抗体），显色后测定OD值，计算血清总IgE含量。该法方便、实用，敏感性和特异性均较好，不需要特殊仪器，临床上也较常用。

2. 特异性IgE检测 特异性IgE指与某种变应原特异结合的IgE。检测时采用纯化的特异性变应原替代抗IgE抗体进行检测。常用的方法是放射免疫技术和免疫印迹测定法。

（1）放射变应原吸附试验（radioallergosorbent test，RAST）：将纯化的变应原吸附于固相载体上，加入待测血清及参考标准品，再与用放射性核素标记的抗IgE抗体反应，最后测定固相的放射活性。通过标准曲线求算待测血清中特异性IgE的含量。若待测血清中放射性活性高于正常人均数加3个标准差时为阳性。

（2）免疫印迹测定法：将多种特异性变应原提取物包被在特制的纤维膜条上，与待测样本进行反应，如样本含有IgE类特异性抗体，其与变应原结合，加入酶标记单克隆抗人IgE抗体后再加入底物，即可出现肉眼可见的颜色，以此和标准膜条比较，确定变应原种类，通过颜色强弱进行半定量。

3. **临床意义**

（1）血清总IgE含量受多种因素的影响，如年龄、种族、地域、环境、遗传及检测方法等，因此其生物参考值范围波动较大，故在分析血清IgE结果时须参考当地人群IgE参考值。IgE升高可常见于过敏性哮喘、过敏性鼻炎、特发性皮炎、湿疹、药物性间质性肺炎、支气管肺曲菌病、寄生虫感染、急慢性肝炎和IgE型多发性骨髓瘤等。

（2）特异性IgE的增高对Ⅰ型变态反应疾病的诊断和特异性变应原的确定具有重要价值。RAST检测特异性IgE的特异性强、敏感性高、影响因素少，其结果与变应原皮试和支气管激发试验之间符合率高达80%左右，但不能完全代替后两种试验，因后两种试验更能反映机体的整体情况。

但RAST的检测成本费用较高、有放射性核素污染、需要特殊检测设备。而免疫印迹测定法虽制备纯化抗原有一定难度，但无放射性污染、无需特殊设备、操作简单、能一次性确定多种变应原等优点，目前在国内已广泛应用。

（三）细胞计数

1. 嗜碱性粒细胞计数 嗜碱性粒细胞在外周血中的含量很低，在人工计数时需计数1 000个以上白细胞，因此该方法费时且繁琐，另外白细胞易聚集，致计数误差会较大。直接计数法优于分类计数法，直接计数可用一定浓度染料——阿利新蓝将血液稀释一定倍数，混匀后充池，计数一定体积内的嗜碱性粒细胞。

2. 嗜酸性粒细胞计数 分为白细胞分类法和直接计数法两种。目前多采用直接计数法。多采用2%伊红-丙酮嗜酸性粒细胞稀释液将血液稀释一定倍数，破坏红细胞和大部分其他白细胞，并使嗜酸性粒细胞着色，滴入血细胞计数池，显微镜下计数一定体积内的嗜酸性粒细胞，计算得到每升血液中嗜酸性粒细胞数。

另外，以上两种细胞也可以采用五分类的细胞计数仪测定。该法准确性好，重复性好，操作简单，易于自动化。

3. 临床意义 嗜碱性粒细胞在Ⅰ型变态反应疾病可增多。但其增多也可见于慢性粒细胞白血病，慢性溶血性贫血，脾切除后，鼻窦炎等。

嗜酸性粒细胞：正常情况下，外周血中数量不多，Ⅰ型变态反应疾病中嗜酸性粒细胞增加，如支气管哮喘、荨麻疹、血管神经性水肿、食物过敏等疾病中均有其中度增高，因此嗜酸性粒细胞计数可作为Ⅰ型变态反应诊断的参考。但某些寄生虫病，传染病、慢性粒细胞白血病和肿瘤等也有增多。

二、Ⅱ型变态反应免疫学检测及其临床意义

（一）抗血细胞抗体的检测

免疫性的贫血或血细胞减少是临床上常见的Ⅱ型变态反应，是由于机体产生的抗血细胞抗体与血细胞膜抗原结合后，导致血细胞破坏，引起贫血、粒细胞减少、血小板减少等。抗血细胞抗体的检测对Ⅱ型变态反应疾病的诊断具有重要意义，而抗血细胞抗体大多属于不完全抗体，其与相应抗原结合后不出现凝集现象，因此该类抗体的检测主要采用Combs直接或间接试验。不同的血细胞抗体其检测方法基本相同，下面将对Rh抗体的检测和抗球蛋白的检测（即Coombs试验）重点介绍。

1. Rh抗体的检测　为防止Rh血型不合所致死胎或新生儿溶血症的发生，可对孕妇血清或胎儿羊水的Rh抗体进行检测。若Rh抗体阳型应尽早采取措施。Rh抗体检测方法常有盐水凝集法、酶介质法和胶体介质法等。这里仅介绍常用的酶介质法。

酶介质法的原理是Rh（D）抗体多为IgG型不完全抗体，当它与其有相应抗原的红细胞相遇时，便与红细胞上特异性抗原结合。但由于IgG型不完全抗体的两个抗原决定簇的跨度小于红细胞因排斥力而产生的间距（250nm），所以不能将相邻的红细胞彼此连接形成肉眼可见的凝聚。加入酶介质后可破坏红细胞膜表面的唾液酸糖肽，降低红细胞膜表面负电荷，减少红细胞间排斥力，使红细胞之间的距离缩小，有利于IgG型不完全抗体在两个红细胞抗原位点间连接，呈现肉眼可见的凝集。最常用的酶是1%的木瓜酶或菠萝蛋白酶。此试验既可用于Rh IgG型不完全抗体的检测，也可用于Rh血型系统抗原的检测。

2. 抗球蛋白检测　通常采用抗球蛋白试验（anti globulin test，AGT）又称Coombs试验进行体内不完全抗体的检测。Coombs试验分为直接Coombs试验和间接Coombs试验。

（1）直接Coombs试验：直接检测红细胞表面有无不完全抗体吸附的试验称为直接抗球蛋白试验，即直接Coombs试验。当患者体内有抗红细胞抗原的不完全抗体时，可与红细胞表面结合形成致敏红细胞。但因不完全抗体分子小，不能有效地使致敏红细胞相互连接。如加入抗球蛋白血清（完全抗体），便与红细胞膜上的不完全抗体结合，在致敏红细胞之间搭桥，出现肉眼可见的凝集。该试验用于检测红细胞是否已被不完全抗体致敏，如对新生儿溶血症、溶血性输血反应、自身免疫溶血性贫血等疾病的预防和诊断。

（2）间接Coombs试验：用已知的不完全抗体检测受检红细胞上相应的抗原，或用已知抗原的红细胞检测受检血清中相应的不完全抗体，通过体外致敏红细胞，再检测红细胞上有无相应抗体吸附的试验称为间接抗球蛋白试验，即间接Coombs试验。即在体外致敏红细胞中加入抗球蛋白血清，与红细胞上不完全抗体结合，出现红细胞凝集。该试验主要用于检测血清中的不完全抗体，如输血、血制品、器官移植、妊娠所致免疫性血型抗体及自身免疫性血型抗体，也用于交叉配血。

（二）临床意义

Rh血型抗原主要有5种，即D、C、c、E、e，其中D抗原的抗原性最强，出现频率高。凡带有D抗原者称Rh阳性，不带D抗原者称Rh阴性。当Rh阴性的个体接受了D抗原的刺激（输血、妊娠、器官移植等）后，可产生D抗体，若该个体再次接受D抗原阳性血液就可发生溶血反应。故在贫血患者ABO血型一致的输血中，如贫血现象始终得不到缓解或原无溶血征象者，输血后出现溶血；以及在原有溶血的基础上溶血有所加重等，均应检测患者血清中有无Rh抗体。如Rh抗体阳性，应改输ABO血型一致的Rh阴性血。

为防止Rh血型不合所致的新生儿溶血症，若母亲为Rh阴性血型，体内含有抗Rh抗体，为及早发现胎儿是否出现胎内溶血，应尽早对孕妇进行Rh抗体监测。一般妊娠16周应作首次Rh抗体检测，结果为阴性，以后每6~8周再测定。结果为阳性，则第20周重复检测，以后每隔2~4周复查一次，直至分娩。Rh抗体滴度≥1∶16或1∶32时，胎儿很可能发生水肿。Rh抗体超过1∶64即应采取措施，如孕妇血浆交换术等。

溶血性贫血的患者，Coombs试验检测为阳性，说明体内产生有抗红细胞抗体，可帮助自身免疫溶血性贫血的诊断。

三、Ⅲ型变态反应免疫学检测及其临床意义

Ⅲ型变态反应的发生主要源于中等大小可溶性免疫复合物沉积，通过对循环免疫复合物的检测，来诊断疾病、观察疗效、判断疾病进程和预后。

体内免疫复合物存在两种形式，即沉积于组织的免疫复合物和血液中的循环免疫复合物。通常采用免疫组织化学技术检测组织中沉积的免疫复合物，用光学显微镜或电镜进行免疫复合物在局部组织中的定位观察，判断病理改变。循环免疫复合物的检测方法分为抗原特异性方法和非抗原特异性方法。由于免疫复合物的致病与免疫复合物的抗原性质尚无明确关系，且免疫复合物抗原特异性检测方法比较困难，所以临床上常用的是抗原非特异的检测方法。

（一）抗原非特异性循环免疫复合物的检测

抗原非特异性循环免疫复合物的检测仅是检测血清中循环免疫复合物，其检测的方法种类较多，大致可分为物理法、补体法、抗球蛋白法和细胞法见表42-5。

表42-5　常见抗原非特异性循环免疫复合物的检测

类别	原理	方法	敏感度/（$mg \cdot L^{-1}$）
物理法	溶解度	PEG比浊试验	20
补体法	结合C1q	C1q固相试验	0.1
抗球蛋白法	结合RF	mRF固相抑制试验	1~20
细胞法	补体受体	Raji细胞试验	6

以上不同检测方法的试验原理各异，对同一标本检测出的结果也不同。目前临床上常用的是聚乙二醇（PEG）比浊试验。此法操作简便、测定快速、易于推广，但此法不能反映小分子循环免疫复合物的情况，不能区别免疫复合物分子大小，结果易受多种大分子蛋白质的干扰，特异性较差，仅适用于循环免疫复合物的粗筛。PEG 的浓度可影响沉淀免疫复合物的分子大小或所得率，如 2%PEG 只能沉淀较大分子；4%PEG 能沉淀较小分子的循环免疫复合物；大于 5%PEG 选择性沉淀循环免疫复合物特性消失。目前临床上尚没有一种大家公认的能准确、特异、敏感、简便、快速检测各种大小循环免疫复合物的方法，和较为理想的标准参考品。因此建议采取多种方法联合检测，以尽可能提高准确性和特异性。

（二）抗原特异性免疫复合物的检测

通过检测免疫复合物中抗原特异性来分析免疫复合物的性质。目前可检测的有肝炎病毒的免疫复合物，多瘤病毒的免疫复合物，肺炎球菌的免疫复合物，胰岛素 - 抗胰岛素复合物等，其方法主要是 ELISA 法。

抗原特异性免疫复合物检测法的优点是特异性高，可进一步了解引起免疫复合物抗原的特异性。缺点是需制备专一的抗原特异性抗体，费用昂贵，且只能检测一种特定的免疫复合物。但临床上通常并不要求检测免疫复合物的抗原性质，而只需要检测免疫复合物含量的高低，因此抗原特异性免疫复合物的检测多应用于科研中。

（三）临床意义

检测免疫复合物虽不是疾病诊断的主要指标，但在发病机制研究、了解病情进展、判断治疗效果等方面能提供有意义的帮助。目前已证实某些疾病血清中可检测到一定数量的免疫复合物，如系统性红斑狼疮、类风湿性关节炎、急性肾小球肾炎、慢性活动性肝炎、硬皮病、某些恶性肿瘤、白血病、肝癌等。对有蛋白尿、关节痛、血管炎、浆膜炎、紫癜症状等诊断不明确的患者，可考虑检测循环免疫复合物，并结合局部免疫复合物的免疫组化检测结果以明确病变是否与Ⅲ型变态反应有关。循环免疫复合物的检测对系统性红斑狼疮、类风湿性关节炎、血管炎等疾病的辅助诊断、疾病进展的判断和治疗效果的评价均有一定意义；部分肿瘤患者中高表达的循环免疫复合物可能与肿瘤的病情和预后有关。

四、Ⅳ型变态反应免疫学检测及其临床意义

Ⅳ型变态反应与机体的细胞免疫功能状态呈一定的水平关系。细胞免疫功能正常者 95% Ⅳ型变态反应皮试反应均阳性，而细胞免疫低下者，Ⅳ型变态反应皮试反应为阴性或弱阳性。Ⅳ型变态反应常见的免疫学检测方法是Ⅳ型变态反应的皮肤试验。

（一）Ⅳ型变态反应皮肤试验原理

与Ⅰ型变态反应皮肤试验原理相似，用皮内注射、皮肤斑贴等方法使变应原进入致敏机体，体内致敏的 T 细胞再次接触到相同变应原后活化，释放多种细胞因子，造成以单核细胞和淋巴细胞浸润为主的局部炎症反应。24~48 小时后局部出现红肿、硬结、水泡等现象，以此来判断变应原是否引起机体Ⅳ型变态反应或机体的细胞免疫功能状态。

（二）方法

1. **结核菌素皮试** 是检测Ⅳ型变态反应典型的例子。抗原为旧结核菌素（old tuberculin，OT）或结核分枝杆菌的纯蛋白衍生物（purified protein derivative，PPD），于前臂内侧皮内注射一定含量的抗原，48~72 小时后观察局部有无红肿硬结，并以硬结的纵横直径判断结果，判定标准见表 42-6。

表 42-6 Ⅳ型变态反应皮肤试验结果的判定标准

反应程度	皮内试验	斑贴试验
-	无反应或小于对照	无反应或小于对照
+	仅有红肿	轻度红肿、瘙痒
++	红肿伴硬结	明显红肿，时有红斑
+++	红肿、硬结、水疱	红肿伴豆疹、水疱
++++	大疱或 / 和溃疡	红肿、水疱、溃疡

2. **斑贴试验（patch test）** 主要用于检测Ⅳ型变态反应，寻找接触性皮炎的变应原。将浸有变应原溶液的纱布贴敷于受检者前臂内侧或背部正常皮肤上，用玻璃纸或蜡纸遮盖住药纱后，再用纱布等固定，24~72 小时观察结果。如有明显不适，随时打开查看，并进行适当处理。Ⅳ型变态反应斑贴试验的阳性结果以红肿和水疱为主，判定标准见表 42-6。斑贴试验虽然敏感度不太高，但假阳性较少。

（三）临床意义

1. **寻找变应原** 明确致病变应原，阻断相同变应原的再接触，防止变态反应的发生。

2. **评价机体细胞免疫功能状态** Ⅳ型变态反应皮试既可反映机体是否对注射抗原的过敏情况，也可反映机体细胞免疫功能状况。

3. **传染病的诊断** 对某些传染病，用该种病原体特异性抗原进行皮试，可起到诊断或鉴别诊断的作用。如对布氏菌病、某些病毒感染、真菌感染及某些寄生虫感染等。

4. **结核菌素皮试目的** ①了解机体是否对结核分枝杆菌是否有免疫力及接种卡介苗后的免疫效果观察。人群中大约 96% 的人均感染过结核分枝杆菌，细胞免疫正常者，皮试结果应为阳性。②排除结核菌感染。如细胞免疫正常，皮试结果阴性，可排除结核菌感染。但值得注意的是在患者极度衰竭时，即使感染了结核菌，仍可反应为阴性。③了解机体细胞免疫功能状况。

（王兰兰 蔡 蓓）

第四十三章
组织配型与移植免疫

第一节　移植免疫和组织配型概论

器官移植的成功有赖于对移植免疫学的充分认识。移植免疫学经过半个多世纪的发展，人们逐渐认识到针对移植组织或器官的排斥反应是由免疫机制介导的。移植物能否长期存活并保持良好的功能，与供者和受者之间的组织相容性密切相关。因此，移植术前进行 HLA 配型以选择合适的供者和受者已经成为许多移植中心的常规。

一、移植抗原的识别和免疫应答

构成移植免疫反应的要件是同种异体抗原和免疫活性细胞。对于实体器官移植来说，受者免疫活性细胞对供者移植物抗原发生免疫反应，导致移植物被排斥，被称为宿主抗移植物反应（host versus graft reaction，HVGR）。但在另外一些特定情况下，如果移植物本身就是免疫活性细胞或者移植物中含有免疫活性细胞，如骨髓移植、造血干细胞移植和小肠移植等，则会发生移植物本身对受体组织抗原的免疫反应，称为移植物抗宿主反应（graft versus host reaction，GVHR）。移植免疫反应包括移植抗原的提呈识别和免疫应答等系列连续过程。

（一）移植抗原的识别

移植抗原不能直接刺激 T 细胞并使之活化，必须经过抗原提呈细胞（antigen presenting cell，APC）摄取加工并降解为多肽片段，这些多肽抗原与 APC 表面的 MHC 分子结合，形成 MHC- 多肽复合物后，才能被 T 细胞表面的抗原受体（TCR）所识别。受者 T 细胞可通过两条不同的途径识别移植物的多肽抗原，即直接识别途径和间接识别途径。

1. **直接识别**　是指受者 T 细胞直接识别移植物内供者来源 APC 所携带的 MHC Ⅰ类或Ⅱ类分子及其抗原多肽。由于直接识别时 TCR 能够识别完整的同种异体 MHC 分子，供受者 MHC 错配（即使仅有一个氨基酸的错配）的移植，排斥反应将难以避免。在移植物内残留于血液或组织里的过客白细胞中，主要的 APC 是成熟树突状细胞（dendritic cell，DC）和巨噬细胞（Mϕ），它们表达丰富的 MHC Ⅱ类分子、B7 分子和一些重要的黏附分子如 ICAM-1、ICAM-2、ICAM-3 和 LFA-1 等，这些来源于供者移植物的 APC 随血流或淋巴管进入受者局部淋巴结和脾脏内，被受者的 $CD4^+$T 细胞直接识别，并引起受者的 $CD4^+$T 细胞活化及增殖分化。活化的受者 T 细胞再返回移植物内，并释放大量的 IFN-γ 和 IL-2 等炎症性细胞因子，一方面直接引起迟发型超敏反应，另一方面又可活化 $CD8^+$T 细胞，产生杀伤效应。还可以辅助 B 细胞产生抗移植物抗体，诱导抗体介导的体液排斥反应。最终，使移植物遭受破坏甚至使移植物功能完全丧失。

2. **间接识别**　器官移植后，受者自身 APC 可将移植物上脱落的组织细胞、抗原多肽或 MHC 分子摄入加工，并将抗原多肽与自身 MHC Ⅱ类分子结合后提呈给受者 $CD4^+$T 细胞。活化的 $CD4^+$T 细胞分泌多种炎性细胞因子，引发迟发型超敏反应，并辅助 B 细胞产生抗体，共同参与移植排斥反应。来自移植物细胞的某些蛋白质也可能进入受者 APC 的胞质溶胶，由 MHC Ⅰ类分子将移植物抗原提呈给受者 $CD8^+$CTL 细胞，从而导致移植排斥反应。CD8 分子作为 TCR 的协同受体（co-receptor）或内在受体（intrinsic receptor），与“TCR- 抗原肽 -MHC 分子”三元体构成稳定的复合物，对 $CD8^+$CTL 抗原识别的特异性发挥重要影响。由于移植物细胞的同种 HLA 分子是 T 细胞识别的主要蛋白，因此，如果供者与受者 HLA 的差异越大，则越多的 T 细胞被活化，由此导致更强烈的同种异体免疫反应。间接识别是移植排斥反应中抗原识别的重要途径，它在移植初期可以与直接识别引起的移植排斥反应相协同，并在慢性排斥反应中发挥重要作用。

综上所述，直接识别是受者 T 细胞直接识别移植物上完整的同种 MHC 分子；而间接识别则是移植物的同种 MHC 分子以抗原肽形式，与受者 MHC 分子结合形成抗原肽 -MHC 复合物后，再提呈给受者 T 细胞。

（二）T、B 细胞的活化增殖

1. T 细胞的活化增殖 T 细胞的完全活化并增殖分化为效应细胞需要两个独立且有协同作用的信号，即双信号作用。第一信号通过 TCR 递呈，由抗原自身提供（即抗原识别），即 TCR 与抗原肽 MHC 分子复合物结合，第一信号决定免疫应答的抗原特异性。第二信号则来自 APC 上的共刺激分子（co-stimulatory molecule），共刺激分子与 T 细胞表面的相应受体结合，为 T 细胞的活化增殖提供共刺激信号，第二信号是非抗原特异性的。大量研究结果显示，仅有第一信号而缺乏共刺激信号，T 细胞则不能被激活，因此，共刺激分子提供的第二信号在 T 细胞活化上发挥了重要作用。APC 上的 B7 分子，包括 B7-1（CD80）和 B7-2（CD86）分子，被认为是一类重要的共刺激分子，它们与 T 细胞上相应的受体分子 CD28 相结合，经 CD28 转导活化信号，增强 T 细胞对抗原应答，由 B7/CD28 发出第二信号，增强细胞因子（如 IL-2）基因的转录及其 mRNA 的稳定性，而使 T 细胞增殖。若阻断 B7/CD28 信号通路，可诱导同种异体抗原特异性免疫耐受。此外，B7 分子通过与活化 T 细胞上的抑制性分子 CTLA-4 结合可产生抑制信号，还可作为高表达 CTLA-4 分子的 $CD4^+CD25^+$ 调节性 T 细胞的共刺激分子，通过活化调节性 T 细胞而发挥免疫抑制效应。CD40 与其配体 CD40L（CD154）也是一对共刺激分子，表达于 DC 上的 CD40 一方面通过与 T 细胞上的 CD40L 结合，共刺激 T 细胞使之活化，另一方面 T 细胞上的 CD40L 通过与 CD40 结合而给 DC 提供刺激信号，促进其成熟，使其 MHC 分子、辅助刺激分子和黏附分子的表达明显增强，继而促进 T 细胞的活化。T 细胞上 CD40L 与 DC 上 CD40 的交联还能促进 IFN-γ 的分泌和 T 细胞增殖。近年来有学者提出了 T 细胞活化的三信号学说，即各种激活的免疫细胞分泌细胞因子（cytokine，CK）如 IL-2 等与其相应受体（IL-2R）特异性结合，为 T 细胞的后续激活提供了第三信号。

抗原特异的 T 细胞免疫反应始于 $CD4^+$Th 细胞与 APC 的相互作用。T 细胞和 APC 相互作用时涉及三个过程，即①黏附过程：在血液循环或周围淋巴组织中，T 细胞和 APC 主要通过细胞黏附分子等细胞表面分子及其受体发生接触或结合；②识别过程：T 细胞通过 TCR-CD3 识别 APC 提呈的特异性抗原肽 -MHC 复合物，并产生复杂的细胞内信号转导；③共刺激（抑制）过程：由共刺激分子如 B7/CD28、CD40/CD40L、B7/CTLA-4 等提供共刺激（抑制）信号，使 T 细胞充分活化增殖（下调其功能）。共刺激信号在 T 细胞活化过程中起关键作用。当 T 细胞受到同种移植物抗原刺激后，通过磷脂酰肌醇途径将刺激信号递呈至细胞内，并导致 T 细胞活化、增殖。这个过程依赖 Ca^{2+} 浓度的变化，在磷脂依赖性蛋白激酶和钙调素依赖性蛋白激酶（calcineurin）的协同作用下完成。目前器官移植临床采用的基础免疫抑制剂环孢素 A（CsA）和他克莫司（TAC）都是钙调素依赖性蛋白激酶抑制剂。此外，T 细胞还可通过 CD2 旁路途径活化。

IL-2 是 T 细胞增殖分化最重要的细胞因子之一。活化的 Th1 细胞不仅表达 IL-2R，而且分泌 IL-2，IL-2 作用于表达 IL-2R 的活化 T 细胞，包括 $CD4^+$Th 和 $CD8^+$ 细胞毒 T 细胞（CTL）等，细胞再次经 Ca^{2+} 和蛋白激酶 C（protein kinase C，PKC）激发 DNA 复制导致细胞增殖。同时 IFN-γ、IL-7 和 IL-6 不仅促进活化 T 细胞表达 IL-2R，还能提高 IL-2 的分泌量，从而协同 IL-2 发挥作用。Th2 细胞分泌 IL-4 促进 Th2 细胞增殖是通过不依赖 IL-2 的独立途径。CTL 的增殖与分化则是两个不同的过程，CTL 的分化需要多种细胞因子共同参与，已知 IL-2 作用于分化早期的 CTL，促进其 IL-2R 的表达，而 IL-4、IL-6 则在 IL-2、IFN-γ 存在的条件下作用于 CTL 的晚期。IL-7 则无论在分化早期还是晚期，都能促进 CTL 的细胞毒活性。

2. B 细胞的活化增殖 B 细胞的活化过程与 T 细胞相似，主要区别在于：① B 细胞由 B 细胞受体（BCR）识别特异性抗原，T 细胞由 TCR 识别特异性抗原；② B 细胞转导信号的分子是 Igα/Igβ，T 细胞转导信号的分子是 CD3；③在 B 细胞，酪氨酸活化基序（ITAM）磷酸化后第一个被募集的酪氨酸激酶是 SyK，而在 T 细胞是 ZAP-70；④在 B 细胞，鸟苷酸交换因子（GEFs）激活的小 G 蛋白质是 Ras 和 Rac，而在 T 细胞则仅为 Ras；⑤在 B 细胞有 B 细胞特异转录因子如 B 细胞特异激活蛋白质（BSAP），而在 T 细胞则有 T 细胞特异转录因子（NFAT）。

B 细胞的增殖分化涉及许多细胞因子，其中绝大多数是由 Th2 细胞分泌的。APC 把抗原（天然抗原或抗原 - 抗体复合物）提呈给静息 B 细胞的同时，也分泌 IL-1，作用于 B 细胞。活化 B 细胞 mIgD 消失，胞膜表达一些新的细胞因子受体，如 B 细胞生长因子（BCGF）、IL-2 和 IL-5 的受体。B 细胞增殖中又表达 IL-6、IL-10 及 IFN-γ 等细胞因子受体。最后 B 细胞分化为分泌不同 Ig 的浆细胞。在 B 细胞活化、增殖与分化过程中，均需 Th 细胞的辅助。

（三）移植免疫应答

抗原特异的 $CD4^+$Th 细胞识别 APC 提呈的抗原多肽 -MHC Ⅱ类分子复合物后被激活，活化的 Th 细胞分泌多种细胞因子，促使 T 细胞的增殖、分化，并促使抗原非特异性炎症细胞在移植物局部聚集浸润。当排斥反应发生时，在移植物局部浸润并相继活化的 $CD4^+$Th、$CD8^+$CTL、巨噬细胞、NK 细胞以及在 Th 细胞辅助下分化成熟的 B 细胞等，通过细胞免疫和体液免疫机制共同介导免疫排斥反应。由于受者体内的免疫活性细胞无论在功能上还是在表型上都具有异质性，造成体内排斥反应的发生过程非常复杂，但发挥关键作用的主要是 T 淋巴细胞。如果清除受者体内的 T 细胞或者抑制其功能，则移植物能够长期存活。

移植免疫应答反应涉及多种效应细胞和分子，主要可以归纳为以下三种机制。

1. $CD4^+$Th1 细胞介导的炎症反应 $CD4^+$Th 细胞识别抗原后产生效应 $CD4^+$T 细胞，分泌淋巴毒素（LT，也即 TNF-β）、IFN-γ、IL-2、IL-3、巨噬细胞移动抑制因子（MIF）、巨噬细胞趋化因子（MCF）、巨噬细胞活化因子（MAF）、白细胞移动抑制因子和集落刺激因子（GM-CSF）等，并在活化的 Th1 细胞表面表达 CD40L，它与 DC 和 Mϕ 表面的 CD40 结合，对 DC 或 Mϕ 发出活化信号。LT 可对非淋巴细胞产生杀伤作用，其他细胞因子可趋化 Mϕ、粒细胞和 NK 细胞等，并使之激活，产生炎症反应。

2. **CD8⁺CTL介导的细胞毒效应** CD8⁺T细胞(即CTL前体细胞)通过TCR识别靶细胞上的抗原肽-MHC Ⅰ类分子(第一信号),在其他辅助分子(第二信号)的协同作用下,向胞内转导活化信号。其中第一信号由CTL作用的靶细胞提供,第二信号的来源则主要有两条途径:一是由活化的CD4⁺T细胞释放的细胞因子作用于靶细胞后使其表达协同刺激分子(如B7);二是直接由活化的CD4⁺T细胞提供的CD40L,后者与CTL前体细胞表面的CD40结合,促进其增殖分化。CTL前体细胞被激活后,释放胞浆内的颗粒,如穿孔素(perforin)和颗粒酶(granzyme),诱导靶细胞凋亡。通过迟发型超敏反应(DTH)及抗体依赖性细胞介导的细胞毒效应(ADCC)清除细胞内病原体或者介导移植排斥反应。

3. **抗体介导的体液免疫反应** 在免疫应答过程中,多数增殖分化的B细胞最后发展成为浆细胞,并分泌免疫球蛋白。抗体与抗原结合后可直接发挥效应,如免疫调理及促吞噬作用、中和作用或激活补体后产生损伤性作用(Ⅰ型变态反应、溶细胞作用),也可与K细胞上Fc受体结合,产生抗体依赖细胞介导的细胞毒作用(ADCC)。

(四)免疫耐受

免疫耐受(immunological tolerance)是免疫系统对特定抗原产生的非损害性的免疫反应,并保护机体免受同样抗原再次刺激时所致的损害,是免疫应答反应的一种特殊形式,其有别于免疫抑制疗法和遗传缺陷所造成的非特异性免疫抑制、低下或缺陷。移植免疫耐受是指受者对移植物抗原表现出的特异性免疫耐受反应,是宿主与移植物之间免疫反应呈现的一种新的平衡状态。一旦形成免疫耐受,受者的T细胞和B细胞对供者的器官组织特异性抗原的免疫反应将不会破坏移植物,使移植物能够在受者体内长期存活。所以,诱导供、受者之间的免疫耐受被认为是解决同种异体或异种移植后排斥反应的最佳方法,是移植免疫学家研究的重要内容。

二、移植免疫反应

移植免疫反应主要包括宿主抗移植物反应(HVGR)和移植物抗宿主反应(GVHR)。

(一)宿主抗移植物反应

又称移植排斥反应(rejection),是受者免疫细胞识别同种异体组织相容性抗原后,活化、增殖、分化并诱导淋巴细胞成为效应淋巴细胞,并使移植物遭到破坏或损伤的免疫应答过程。根据受者是否已被同种移植抗原致敏,可分为:

1. **初次排斥反应** 是指受者第一次接受同种异体的组织、细胞或器官移植后所发生的特异性免疫排斥反应。初次移植后到受者免疫细胞被活化并增殖分化为效应细胞,有一个潜伏期(latent phase)。潜伏期的长短由抗原的性质、抗原进入机体的途径及受体的免疫状态所决定。初次排斥反应通常在移植手术后1周左右发生。排斥反应发生前移植物可以有功能存活,一旦发生排斥反应,移植物将被破坏、摧毁和脱落,功能丧失。

2. **二次排斥反应** 是指一个受体在第一次接受移植后,从同一供者体内获取另一移植物(相同或不同的组织、器官),进行二次移植,术后短期内(仅5~7天)就会发生加速的移植排斥反应,移植物血液供应中断,发生坏死脱落,移植物内出现大量免疫细胞浸润。二次排斥反应有严格的个体特异性,即二次移植物必须与初次移植物来自同一个体。如在初次移植后免疫排斥反应的高峰期进行二次移植,可能导致整个移植物出现缺血坏死,由于免疫反应所致的微血管阻塞,移植物严重缺血,成为一个无血管移植物,因此又称为白色移植反应。这是一种特殊类型的二次排斥反应,主要由体液免疫因素介导,与弥散性血管内凝血有关。白色移植反应可以发生在皮肤移植、ABO血型不合的肾移植和异种移植等。

(二)移植物抗宿主反应

移植物抗宿主反应(GVHR)是指移植物中的免疫活性细胞识别宿主抗原而活化、增殖并介导免疫应答、直接或间接攻击受者靶器官的一种排斥反应,严重的移植物抗宿主反应又叫移植物抗宿主病(GVHD)。Billingham总结了发生GVHD的三个必备条件:①移植物必需含有免疫活性细胞;②受者必须表达供者没有的组织抗原;③受者必须无力发动摧毁移植细胞的能力。因此,GVHR也是一种移植免疫反应。与移植排斥反应不同,GVHR的产生机制主要由于供者骨髓中的成熟T细胞被不相容的宿主MHC抗原活化,进而增殖、分化为效应T细胞,并破坏宿主组织。发生GVHD时较易受到攻击的靶器官主要是消化道、皮肤和肝脏等。

一般来说,对免疫系统功能受损或者免疫反应低下(如联合免疫缺陷病、因辐照引起的再生障碍性贫血)的患者进行骨髓移植或造血干细胞移植时,都有可能引起移植物抗宿主反应。GVHD是造成骨髓移植和干细胞移植失败的最主要原因之一,GVHD的严重程度与供受者之间组织相容性程度密切相关。所以,骨髓移植和干细胞移植尤其强调组织配型的重要性,以减少或避免GVHD的发生。

三、人类主要组织相容性复合体系统

(一)概述

主要组织相容性复合体(major histocompatibility complex,MHC)是指一组编码MHC抗原或MHC分子的基因系统。它是染色体上的一群紧密连锁的基因群,因其在同种异体器官/组织移植排斥反应中发挥重要作用而得名。目前已知在所有脊椎动物的基因组中均有MHC存在,各种哺乳类动物都拥有各自的MHC,不同动物和人类的MHC分子具有不同的名称。

人类MHC分子在白细胞等有核细胞膜上大量表达,因此又被称为人类白细胞抗原(human leukocyte antigen,HLA)系统。人类MHC由一组连锁基因组成,位于人类第6号染色体短臂上的6p21.31和6p21.32之间,全长约400万个碱基对(basepairs,bp),是调控人体特异性免疫应答和决定疾病易感性个体差异的主要基因系统(图43-1)。HLA复合体的结构十分复杂,是目前已知的人类最复杂的基因复合体,主要表现在多基因性和多态性两个方面。多基因性(polygenic)是指MHC由一组(多个)位置相邻的基因座位组成,各自的产物具有相同或相似的功能。多态性(polymorphism)是指一个基因座位上存在多个等位基因(allele)。根据HLA基因功能和产物结构的不同可分为3组:即经典HLA基因、免疫功能相关

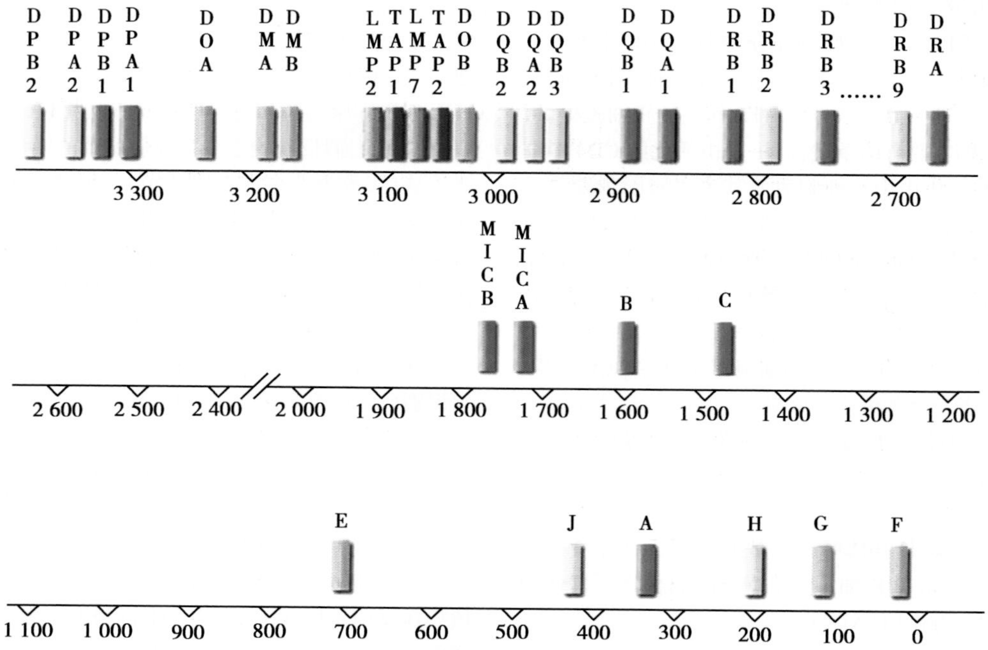

图 43-1 人类 HLA 基因图谱

基因和免疫无关基因。

1. **经典 HLA 基因** 是指其编码产物直接参与抗原提呈并决定个体组织相容性的基因，如：HLA-Ⅰ类基因和 HLA-Ⅱ类基因。这些基因分别位于不同的基因位点（locus）上。HLA-Ⅰ类基因位于 HLA 复合体远离着丝点的一端，存在多达数十个基因座位，其中 HLA-A、HLA-B 和 HLA-C 为经典的 HLA-Ⅰ类基因，经典的 HLA-Ⅰ类基因编码的产物为 HLA-Ⅰ类抗原或分子，由各基因座位编码的重链和 15 号染色体非 HLA 基因编码的轻链 β_2-M 共同构成。其编码产物的组织分布非常广泛，几乎分布于所有的组织细胞上，为细胞膜上的移植抗原，是引起移植排斥反应的主要抗原，并且具有高度的多态性。HLA-Ⅱ类基因则位于 HLA 复合体的近着丝点一端，亦包括数十个基因座位，经典的Ⅱ类基因主要指 *HLA-DR*、*HLA-DQ* 和 *HLA-DP* 等，HLA-Ⅱ类基因所编码的产物为 HLA-Ⅱ类抗原或分子，是由分子量相近的 α 链（35kD）和 β 链（28kD）组成的异二聚体构成，主要分布于免疫细胞（如：DC、B 细胞、单核 - 巨噬细胞、活化 T 细胞）上，它们可作为免疫细胞间识别标记而诱发免疫应答和调节免疫细胞间相互作用，是一种在免疫应答中发挥重要作用的免疫分子。

2. **免疫功能相关基因** 主要有 3 类，均具有一定的多态性，并与机体免疫应答和非特异性免疫调节相关。这些基因位于 HLA 复合体的中段，被称为 HLA-Ⅲ类基因，包括 *C2*、*C4A*、*C4B* 和 *Bf* 等补体基因、热休克蛋白 70（heat shock protein 70, *HSP70*）基因、肿瘤坏死因子（tumor necrosis factor, *TNF*）基因等，其编码产物主要是血清中的某些蛋白成分和其他一些可溶性分子等。

（1）血清补体成分编码基因：主要编码 C2、C4A、C4B 和 Bf 等 4 种补体成分，这些产物不参与抗原提呈，也不是膜结合分子。

（2）抗原加工提呈相关基因：位于 HLA-Ⅱ类基因区域内，主要包括与免疫应答过程中抗原加工提呈相关的 3 组基因，均由两个基因座位组成，编码相应的异二聚体分子。如①抗原处理相关转运蛋白（transporter associated with antigen processing, *TAP*）或抗原多肽转运蛋白（transporter of antigen peptide）基因：包括 TAP1 和 TAP2 两个基因座位，位于 HLA-Ⅱ类基因区，其产物主要参与内源性抗原肽向内质网腔的转运。②低分子量多肽（low molecular weight polypeptide, *LMP*）基因：包括 LMP2/LMP7 两个基因座位，位于 HLA-Ⅱ类基因区，其产物存在于细胞质溶胶中，参与对内源性抗原分子的酶解。③ *HLA-DM* 基因：包括 *DMA* 和 *DMB* 基因，目前已检出多个等位基因，其产物参与抗原提呈细胞对外源性抗原肽的加工处理，在溶酶体中外源性抗原肽进入 HLA-Ⅱ类分子抗原槽的过程中发挥作用。④ *HLA-DO* 基因：包括 DOA 和 DOB 两个基因座位，其产物分别为 DO 分子的 α 链和 β 链，主要参与对 DM 功能的负调节。⑤ TAP 相关蛋白基因：位于 HLA 复合体近着丝点处，其产物为 TAP 相关蛋白（TAP-associated protein），又称为 tapasin。该蛋白参与内源性抗原多肽的加工提呈，对 HLA-Ⅰ类分子在内质网中的组装合成发挥重要作用。

（3）炎症相关基因：这类基因位于 HLA-Ⅲ类基因区内靠近 HLA-Ⅰ类基因的一端。主要有：①肿瘤坏死因子（*TNF*）基因家族，包括 *TNF-α* 和 *TNF-β*（*LT*）基因，其产物具有广泛的生物学活性，参与炎性反应、抗肿瘤、内毒素性休克、恶病质等免疫应答和病理过程。②热休克蛋白（*HSP*）基因家族，其产物主要参与炎症和应激反应，并在内源性抗原多肽的加工提呈过程中发挥作用。此外，在 HLA-Ⅲ类基因区还发现了其他一些炎症相关基因，如 MHC-Ⅰ类相关基因家族（*MIC-A*、*MIC-B* 等）、转录调节基因 / 转录因子基因家族等。

（4）非经典 HLA-Ⅰ类基因：除经典 HLA-Ⅰ类基因外，在

HLA 复合体Ⅰ类基因区还有许多其他基因，如：HLA-E、F、G 和 X 基因等，被称为非经典 HLA-Ⅰ类基因，或 HLA-Ib 基因。它们的编码产物也与 β_2-M 结合，并表达于细胞膜上，但组织分布非常有限，多态性不明显，免疫学功能尚未完全清楚。最新研究结果表明：① *HLA-E* 基因产物参与向 NK 细胞的抑制性受体 CD94/NKG2 提呈抗原；② *HLA-G* 基因产物主要分布于胎盘的滋养层细胞，可与杀伤性细胞的免疫球蛋白样受体（kill cell immunoglobulin-like receptor，KIR）结合，发挥免疫抑制作用，对器官移植受者存在免疫保护作用。近年来研究发现，HLA-Cw 抗原也是 KIR 的配体（ligand），并根据 HLA-Cw 基因表达产物第 80 位氨基酸的差异将其分为两个不同的反应组，分别代表 NK 细胞两种不同的同种反应性（alloreactivity）- 免疫活化或免疫抑制（activating/inhibitory），第 80 位氨基酸为天冬氨酸（Asp）者归为第一组，若为赖氨酸（Lys）则归为第二组。

3. **免疫无关基因**　HLA 复合体中还存在一些与免疫应答无关的基因，如位于 HLA-Ⅲ类基因区内的 21 羟化酶（CYP21）基因等。

（二）HLA 特异性及其命名

HLA 复合体是目前已知的人类最复杂的基因复合体系统，该复合体不仅具有多个基因座位，而且每个基因座位都有众多的等位基因（alleles），每种等位基因编码相应表型（phenotype）的 HLA 分子。HLA 等位基因在单个染色体上的组合称为单型或单体型（haplotype），当这种组合从Ⅰ、Ⅱ类基因扩展到Ⅲ类基因时，常称之为扩展单体型（extended haplotype）。由两个单体型组成某一个体的 HLA 基因型（genotype），即该个体内两条染色体上的 HLA 基因组合格局，单体型和基因型只有通过分析家系内各成员的等位基因或表型才能确定。了解个体的单体型和基因型对同种器官移植和法医上的亲自鉴定具有重要意义。

1. **HLA 抗原及等位基因命名**　20 世纪 60 年代初 HLA 分型研究取得了突破性进展，继 Dausset 发现 Mac 抗原之后，1962 年 Van Rood 发现了 4a4b 系统，1963 年 Payne 和 Bodmer 报道了 LA 系统，检出 LA2（HLA-A2）、LA3（HLA-A3）抗原。与此同时，Terasaki 和 Dausset 等开始研究 HLA 与肾移植存活的关系。在 Amos 等人的倡导下，于 1964 年在美国召开了第一次国际性的组织相容性试验专题讨论会（histocompatibility testing workshop），讨论会主要负责国际间 HLA 研究领域的学术交流、国际间的 HLA 抗血清交换、HLA 分型技术示范以及 HLA 配型与各种器官 / 组织移植的相关性研究等。截至 2005 年，已经举行了 14 届国际性的组织相容性试验专题讨论会。

由于 HLA 系统的高度多态性，为了便于统一 HLA 系统的国际命名，于 1968 年第三届国际组织相容性试验专题研讨会后，在 WHO 和国际免疫学联合会的指导下，成立了由遗传学、免疫学和组织配型专家组成的命名委员会，对 HLA 特异性进行统一命名。该委员会的具体职责是：①命名新的 HLA 区域基因；②命名新的等位基因；③命名表达水平有变化的等位基因；④命名血清学特异性；⑤资助出版命名报告及管理等位基因核苷酸序列数据库。

HLA 抗原命名必须遵循以下命名原则：① HLA 代表染色体上一段区域或一个系统；②基因座位的符号以英文大写字母 A、B、C、D 等表示；③每一个座位上的抗原特异性符号以阿拉伯数字 1、2、3 等表示，HLA-A 和 B 座位上的特异性编号不重叠，如 HLA-A 座位上有 1、2、3、9、10 等，而 HLA-B 座位上则只有 5、7、8、12、13 等，其他座位上的特异性编号均从 1 开始；④国际组织相容性试验专题研讨会承认的特异性，在特异性编号后面加小写字母 w 给予临时定名，并向 WHO 命名委员会申请，得到正式认可后去掉 w；⑤ HLA-C 座位上的 Cw1~Cw10 抗原特异性已得到公认，但为了与补体分子区别，仍保留字母 w，因此以 Cw 命名 HLA-C 座位的抗原特异性。截至 2005 年第十四届国际组织相容性试验专题研讨会为止，已经命名的 HLA-A、B、C、DR、DQ、DP 抗原见表 43-1。

表 43-1　WHO 命名的 HLA 抗原特异性（2005）

A	B		C	D	DR	DQ	DP
A1	B5	B50（21）	Cw1	Dw1	DR1	DQ1	DPw1
A2	B7	B51（5）	Cw2	Dw2	DR103	DQ2	DPw2
A203	B703	B5102	Cw3	Dw3	DR2	DQ3	DPw3
A210	B8	B5103	Cw4	Dw4	DR3	DQ4	DPw4
A3	B12	B52（5）	Cw5	Dw5	DR4	DQ5（1）	DPw5
A9	B13	B53	Cw6	Dw6	DR5	DQ6（1）	DPw6
A10	B14	B54（22）	Cw7	Dw7	DR6	DQ7（3）	
A11	B15	B55（22）	Cw8	Dw8	DR7	DQ8（3）	
A19	B16	B56（22）	Cw9	Dw9	DR8	DQ9（3）	
A23（9）	B17	B57（17）	Cw10（w3）	Dw10	DR9		
A24（9）	B18	B58（17）		Dw11（w7）	DR10		
A2403	B21	B59		Dw12	DR11（5）		

续表

A	B		C	D	DR	DQ	DP
A25(10)	B22	B60(40)		Dw13	DR12(5)		
A26(10)	B27	B61(40)		Dw14	DR13(6)		
A28	B2708	B62(15)		Dw15	DR14(6)		
A29(19)	B35	B63(15)		Dw16	DR1403		
A30(19)	B37	B64(14)		Dw17(w7)	DR1404		
A31(19)	B38(16)	B65(14)		Dw18(w6)	DR15(2)		
A32(19)	B39(16)	B67		Dw19(w6)	DR16(2)		
A33(19)	B3901	B70		Dw20	DR17(3)		
A34(10)	B3902	B71(70)		Dw21	DR18(3)		
A36	B40	B72(70)		Dw22			
A43	B4005	B73		Dw23	DR51		
A66(10)	B41	B75(15)		Dw24	DR52		
A68(28)	B42	B76(15)		Dw25	DR53		
A69(28)	B44(12)	B77(15)		Dw26			
A74(19)	B45(12)	B78					
A80	B46	B81					
	B47	Bw4					
	B48	Bw6					
	B49(21)						

HLA 等位基因的命名：被命名的等位基因由基因座位、星号(*)和数字编号组成。如 HLA-A*0201 代表 HLA-A 基因座位的第 201 号等位基因；HLA-DRB1*0402 代表 HLA-DR 基因座位上 B1 基因的第 402 号等位基因。

HLA 是迄今为止发现的人类染色体中多态性程度最高的区域。自 1968 年以来 HLA 区域的多态性基因和分子每年都在增加(图 43-2)。随着新的等位基因及其基因亚型的不断发现，HLA 等位基因的数字编号位数已经增加到了 8 位，如：HLA-A*24020101，星号后的数字编号前两位代表等位基因家族(相当于血清学检测的抗原特异性)，第 3、4 位代表等位基因亚型(其表达产物存在氨基酸序列差异)，第 5、6 位代表非编码(同义核苷酸)多态性，最后两位代表内含子 3′ 或 5′ 端多态性。有的等位基因数字编号后面出现大写字母 N 或 L，N 表示该基因不表达，L 表示该基因非编码区发生突变，基因产物表达量下降。至 2006 年 7 月，HLA 区域已发现的等位基因数总和已达到 2 524 个，能用血清学或细胞学检出的 HLA 特异性总数已达到 164 种。

2. HLA 分子结构及特点

(1)HLA-Ⅰ类分子：是一种膜糖蛋白，是由重链(α 链)和轻链(β_2 微球蛋白)所组成的异二聚体。α 链由 HLA-Ⅰ类分子基因编码，具有多态性，其胞外段有三个功能结构区(α1、α2、α3)，远膜端的两个结构域 α1 和 α2 为肽链的可变区，共同构成抗原结合凹槽，HLA-Ⅰ类分子的抗原结合凹槽末端一般呈封闭状态，其接纳的抗原肽较短，可与伸展的 8 肽或螺旋 12 肽组成的抗原多肽结合。α1 和 α2 可变区的凹槽内约有 20 个氨基酸的种类易发生变化，这与 HLA-Ⅰ类分子能选择性地结合抗原密切相关(图 43-3)。只有与 HLA-Ⅰ类分子抗原结合凹槽最吻合的抗原多肽，才能与之结合并将抗原提呈给 CD8$^+$T 细胞的 TCR，凹槽外部的氨基酸残基是 HLA-Ⅰ类分子被 TCR 直接识别的部位。每条重链从其氨基终端的前导肽开始合成，在运送到细胞表面后该前导肽被去除，因此在成熟的蛋白质上并不表现其前导肽。重链 α3 构成 HLA-Ⅰ类分子的恒定区，是 T 细胞表面 CD8 分子的识别部位。当 CD8$^+$T 细胞 TCR 与抗原提呈细胞表面的多肽 -HLA-Ⅰ类分子复合物结合时，CD8 分子也与 HLA-Ⅰ类分子结合，从而加强抗原提呈细胞与 T 细胞之间的黏附，促进 CD8$^+$T 细胞的活化。α3 和 β_2 微球蛋白(β_2-M)均属免疫球蛋白超家族(IgSF)结构域，β_2-M 以非共价键与 α 重链相连且游离于细胞之外，与 α 重链的表达、运输及稳定密切相关。目前已知，HLA-Ⅰ类分子存在于包括 T、B 淋巴细胞以及血小板在内的所有有核细胞。

(2)HLA-Ⅱ类分子：由 α 链和 β 链通过非共价键连接形成异源二聚体。α 链和 β 链均为穿膜蛋白，都有胞外区、跨膜区和胞内区，胞外区各有两个功能区(α1、α2)和(β1、β2)，α1 和 β1 为肽链的可变区，共同构成抗原结合部位(图 43-4)，每

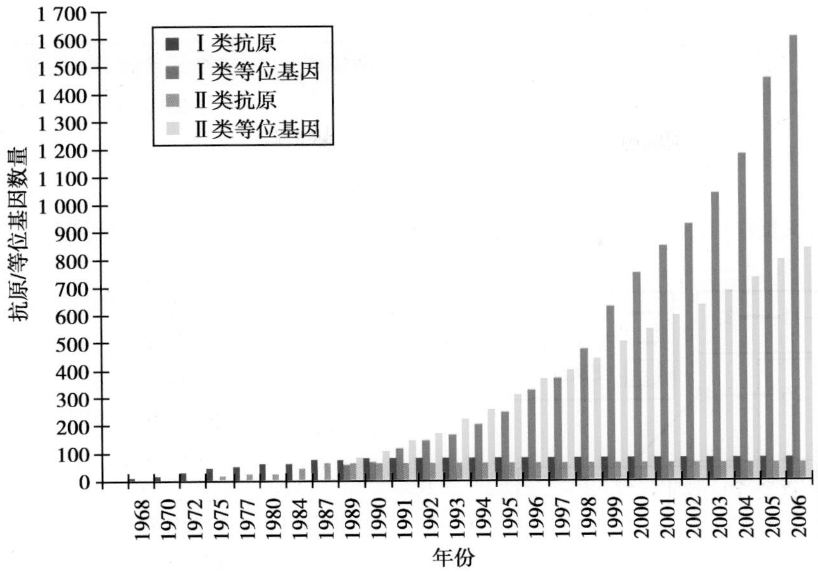

图 43-2　历年发现的 HLA 抗原和基因

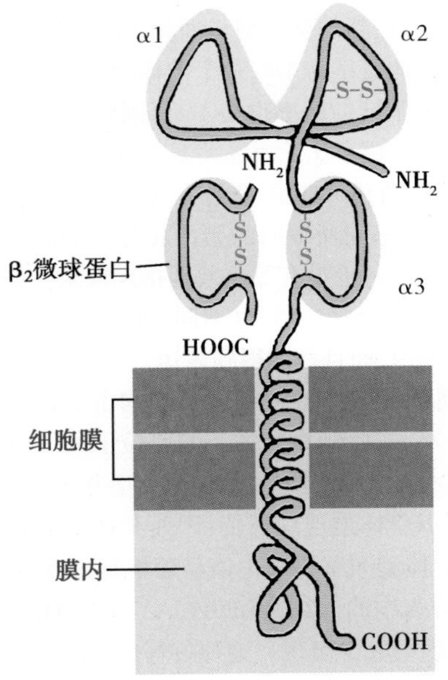

图 43-3　HLA-Ⅰ类分子结构

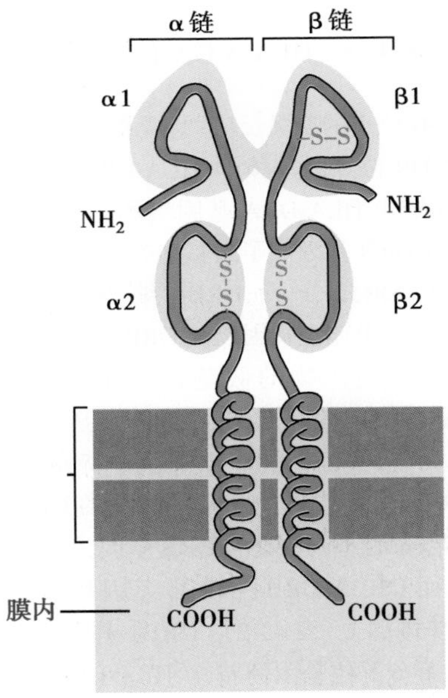

图 43-4　HLA-Ⅱ类分子结构

条链从其氨基终端的前导肽开始合成，在运送到细胞表面后该前导肽被去除，因此在成熟的蛋白质上也不表现。HLA-Ⅱ类分子的抗原结合凹槽末端常呈开放状态，能够结合的抗原肽相对较长，可达 10~25 个氨基酸多肽。相对来说，β1 更具有多态性，因而在抗原结合中更为重要。α2 和 β2 均含内部二硫键，构成恒定区，属免疫球蛋白超家族（IgSF）结构域。细胞外源性抗原经抗原提呈细胞以胞吞方式摄入胞浆中的内体和溶酶体，在吞噬小体的酸性环境中由溶酶体酶降解成抗原多肽，降解的抗原经抗原提呈细胞表面的 HLA-Ⅱ类分子提呈给 $CD4^{+}T$ 细胞，T 细胞表面的 CD4 分子与 HLA-Ⅱ类分子的 β2 区结合。从而激活 $CD4^{+}T$ 细胞。HLA-Ⅱ类分子仅表达于淋巴样组织中的各种细胞表面，如专职抗原提呈细胞（包括 B 细胞、巨噬细胞、树突状细胞）、胸腺上皮细胞和活化 T 淋巴细胞等。

3. **HLA 抗原的交叉反应**　HLA 系统的交叉反应是造成 HLA 血清学分型错综复杂的主要原因，严重影响分型结果的准确性，同时也是交叉反应组配型的理论基础。所谓交叉反应是指某一针对公共抗原决定簇的抗体可以与许多其他 HLA 分子发生反应，HLA 交叉反应主要发生在同一座位上的不同抗原之间。免疫学家将能够与同一种抗体发生免疫学反应、共享一个或多个抗原决定簇的一组抗原称为交叉反应组抗原（cross-reactive antigens group，CREG）。

随着 HLA 分子氨基酸序列的阐明，发现 CREG 内各个抗原分子不仅具有独特的私有表位，还存在结构相同或相似的公共表位。同一 CREG 内的 HLA 不同分子之间，存在强弱程度不同的交叉反应，其原因是这些分子的公共表位氨基酸序列（残基）存在差异。抗 CREG 抗体的实质就是抗公共表位的抗体，即一个致敏受者的 HLA 特异性抗体的表位是针对某个或几个具体的氨基酸残基。在含有交叉反应抗体的血清中，往往有一个效价高、针对免疫抗原的主要抗体，同时存在效价较弱、针对HLA公共表位的交叉反应抗体，这类抗体在血清被稀释后可以消除其交叉反应。而对一些效价较弱的抗体血清被浓缩后，本来无法检出的交叉反应抗体则可以被检测出来。

（1）HLA-A位点的交叉反应：详见图43-5。

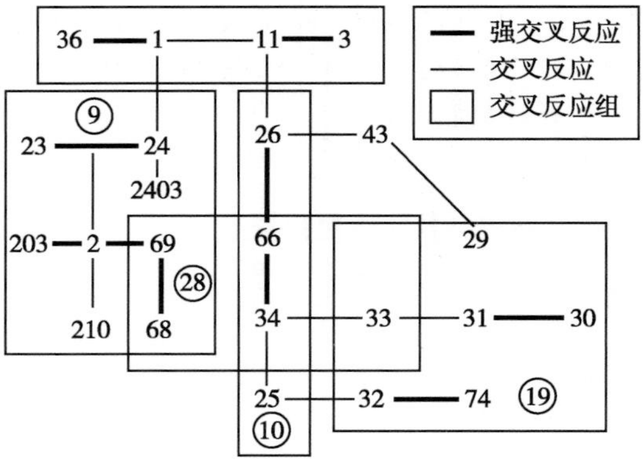

图43-5 HLA-A位点的交叉反应

（2）HLA-B位点的交叉反应：详见图43-6。

（3）HLA-DR位点的单体型：HLA-DR分子由α链和β链组成，其中α链由HLA-DRA基因编码，β链由HLA-DRB基因编码。HLA-DRB基因除了最具多态性的DRB1基因外，还有DRB3（编码DR52分子）、DRB4（编码DR53分子）、DRB5（编码DR51分子）单体型基因以及DRB2、DRB6、DRB7、DRB8和DRB9等不表达产物的假基因。DRB1、DRB3、DRB4和DRB5任一基因编码的β链都能和DRA基因编码的α链组合成完整的DR分子，表现出DR血清学特异性。常见的DR单体型有5种，由DRA基因和不同数量的DRB基因组合构成，不同单体型带有不同数量的DRB基因，每个单体型都带有DRB1基因，而DRB3、DRB4、DRB5基因和某些假基因则存在于不同的单体型上（表43-2）。DRB1基因位于第2外显子区域，含有大部分等位基因的差异，HLA-DR分子的多态性主要由DRB1基因多态性所决定。

表43-2 常见的HLA-DR单体型

单体型	单体型包含的DR座位	DR特异性
DR1	DRB1，DRB6，DRB9，DRA	DR1，DR10，DR103，DR15*
DR8	DRB1，DRB9，DRA	DR8
DR51	DRB1，DRB5，DRB6，DRB9，DRA	DR15，DR16，DR1*
DR52	DRB1，DRB2，DRB3，DRB9，DRA	DR3，DR11，DR12，DR13，DR14
DR53	DRB1，DRB4，DRB7，DRB8，DRB9，DRA	DR4，DR7，DR9

*：在该单体型上出现的罕见特异性

（三）HLA的遗传特点

1. **单体型遗传** 根据家系内各成员的HLA表型分析结果表明，HLA是以单体型为单位由亲代传给子代，即具有连锁遗传的特点。子代可随机地从亲代双方各获得一个HLA单体型，组成子代新的基因型。因此，同胞兄弟姐妹中两个单体型完全相同的概率为1/4，一个单体型相同的概率为1/2，两个单体型完全不同的概率也是1/4。因而在家庭内寻找HLA相配的供受者的概率比无血缘关系人群高得多。

2. **共显性遗传** HLA遗传方式表现出共显性遗传的特点，即每个等位基因所编码的蛋白质分子都能够在细胞膜上表达，无隐性基因，也没有等位基因排斥现象。如果一个个体的两条HLA单体型组合完全不同，则其每个HLA座位上均有两个等位基因，而且都能得到表达。

3. **连锁不平衡** HLA各等位基因由亲代遗传给子代时并非随机分布，实际观察到的不同座位上的等位基因出现在同一条单体型上的频率与预期值有显著性差异，它们倾向于组合在一起以单体型连锁遗传，因而某些基因总是经常在一起出现，其单体型频率比理论值显著增高，如白种人中的A1-B8，我国南方人中的A2-B46-DR9、A33-B58-DR17等，而另外一些等位基因则较少出现。这种各等位基因遗传时非随机分布的现象称为连锁不平衡（linkage disequilibrium）。

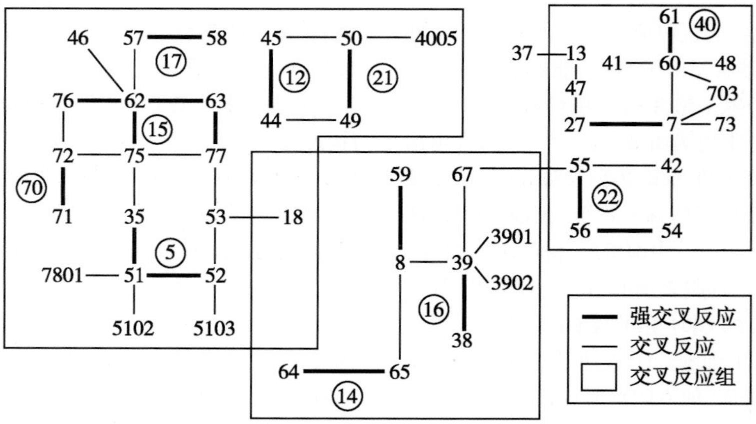

图43-6 HLA-B位点的交叉反应

(四) HLA 生物学功能

HLA 的生物学功能与其分子结构密切相关。已知 HLA 分子具有高度多态性,其多态性是由其抗原肽结合凹槽中的氨基酸残基所决定的,HLA 分子的抗原肽结合凹槽中存在一些大小不等的穴区,能够结合抗原肽中的某些氨基酸,HLA 分子根据其抗原肽结合凹槽中穴区的大小、形状和电荷等决定所结合的氨基酸序列。由于每个 HLA 分子可能存在多个抗原肽结合凹槽及穴区,每个穴区可特异性识别和结合特定的多肽链上关键位置的氨基酸,因此,一个 HLA 分子可与多种不同的抗原肽氨基酸残基结合。

HLA 作为代表个体特异性的主要组织相容性抗原,在器官移植排斥反应中起关键作用,多年来一直受到免疫学家和移植医师的广泛关注。HLA 的生物学功能主要是参与抗原的识别、加工和提呈,其他作用均由其抗原提呈功能衍生而来,如:对免疫应答的遗传控制、免疫细胞间相互作用的限制性、免疫调节、免疫细胞分化及中枢性自身耐受的建立等。

HLA-Ⅰ类和Ⅱ类分子都是跨膜糖蛋白,具有抗原提呈功能,与 T 细胞的激活和分化增殖密切相关,参与和调控特异性免疫应答,是参与抗原加工、处理和提呈的关键分子。T 细胞通常只识别 APC 提呈的抗原肽 -HLA 分子复合物,这一识别是通过 T 细胞和 APC 之间的“TCR- 肽 -HLA”三分子复合结构而完成。抗原的加工和提呈严格受控于 HLA 系统,主要表现在:① HLA 分子及 HLA 相关蛋白参与抗原的酶解和抗原多肽的转运;② HLA 分子与抗原肽结合并转运至细胞膜表面;③ HLA 分子对抗原肽结合和提呈具有明显的选择性;④ HLA 限定 T 细胞受体对抗原的识别。而 HLA-Ⅲ类基因以及新近确认的多种免疫功能相关基因(如血清补体成分相关基因、抗原加工提呈相关基因、非经典 HLA-Ⅰ类基因和炎症相关基因等),则不具备提呈特异性抗原肽、激活 T 细胞的功能。T 细胞通过 TCRα、β 链分别以各自的 CDR1 和 CDR2 结构识别 HLA 分子,主要以其 CD3 识别位于 HLA 分子抗原肽结合凹槽中的抗原多肽。TCR 的 CDR 通常位于高变区,代表 TCR 和配体(抗原肽 -HLA 分子)相结合的关键部位。同时,辅助性 T 淋巴细胞(Th)表面的 CD4 分子作为共受体与 HLA-Ⅱ类分子非多态性的 α2/β2 结构域结合,细胞毒 T 淋巴细胞(CTL)表面的 CD8 分子作为共受体则与 HLA-Ⅰ类分子的 α3 结构域结合。因此,HLA-Ⅱ类分子参与 $CD4^+Th$ 细胞的抗原识别,而 HLA-Ⅰ类分子参与 $CD8^+TCL$ 细胞识别抗原。

与 HLA 分子结合的抗原多肽主要有两种来源:外源性抗原和内源性抗原。外源性抗原由 APC 以胞吞方式摄入胞浆中的内体和溶酶体,抗原在内体和溶酶体酸性环境中被蛋白酶分解成多肽片段。其中大部分抗原被降解后丧失了免疫原性,只有小部分抗原肽保留免疫原性。与此同时,HLA 分子在内质网腔中合成,其中 HLA-Ⅱ类分子形成了一个抗原结合凹槽,使经过加工处理后具有免疫原性的外源性抗原肽能够与 HLA-Ⅱ类分子结合形成复合物。最后,抗原肽 -HLA-Ⅱ类分子复合物从溶酶体移至 APC 表面,供 CD_4^+Th 细胞的 TCR 识别。内源性抗原大多为细胞内产生的非己蛋白质成分,可以是细胞 DNA 被病毒整合后出现的病毒蛋白,也可以是基因突变后新产生的肿瘤抗原或衰老凋亡和修饰变性了的自身组织抗原结构。其特点是内源性抗原直接出现在胞质溶胶中。胞质溶胶中有一种特定的蛋白质酶解结构叫蛋白酶体(proteasome),外观呈圆筒状,分 4 层,每层由 7 个亚单位组成。当抗原进入并经过中间两层时,可因其中催化亚单位的作用而迅速酶解成肽段。抗原肽离开蛋白酶体后先和热休克蛋白(HSP)结合,然后转运到内质网膜上的一个特定结构,即抗原加工相关转运物(TAP)。内质网腔内 HLA-Ⅰ类分子重链(α 链)合成后,和 β2 微球蛋白结合并靠向 TAP 分子,接纳进入内质网腔的抗原肽,并形成抗原肽 -HLA-Ⅰ类分子复合物,经高尔基体转运至细胞表面,供 CD_8^+T 细胞上的 TCR 识别。最近认为,CD_8^+T 细胞也可加工和处理外源性抗原的处理和提呈给 T 细胞,称为交叉提呈(cross presentation)。

四、供受者组织配型

(一) 概述

供受者组织配型主要包括受者和供者的 ABO 血型鉴定、HLA 分型、受者 PRA(群体反应性抗体)监测、供受者交叉配型试验等一系列实验室检测,并根据相关试验的检测结果,按照 HLA 配型原则和 ABO 血型相容原则并借助电脑自动化分析程序为等待移植的受者找到 ABO 血型和 HLA 表型相容(或相配)的最佳供者等相关内容。近年来,随着移植免疫学基础研究和临床组织配型技术的迅速发展,HLA 配型已普遍为临床器官移植学家所接受。

器官移植组织配型是一项系统而又复杂的工作,不仅需要操作技术熟练的从事 HLA 分型、PRA 检测和交叉细胞毒试验等技术性很强的实验技术人员,还要有 HLA 理论知识扎实,了解和掌握临床免疫排斥反应等知识的移植免疫学专家,以及具有丰富器官移植经验的临床移植专家和计算机软件工程师共同参与,绝不是简单的几项实验操作,更不是临床器官移植中可有可无的工作,应重视多学科人才的沟通与合作。

南方医科大学珠江医院通过组织配型技术人员与器官移植临床医师及电脑软件工程师的紧密合作,开发出了一套器官移植供受者 HLA 快速配型软件,该软件能够按照一定的配型原则,并结合中国人群的 HLA 多态性分布特点,迅速准确地从等待移植的受者库中找到与供者 HLA 相配的最佳受者。此外,该软件还具有储存和管理受者各项实验室检测数据、术中情况及术后随访用药数据等功能,并可对各项数据进行统计分析,计算 1~10 年人 / 肾存活率,绘制各项检查指标的变化曲线等。HLA 配型软件的开发与应用,明显缩短了供受者配型时间,简化了查找步骤,既快捷又准确,有效地解决了人工查找供受者耗时长、容易发生漏选等问题,为供体器官的合理分配与有效利用发挥重要作用。

(二) HLA 配型原则

在过去的近 40 年中,以肾移植为代表的移植物存活率不断得到改善,尤其是自免疫抑制剂环孢素 A(CsA)在 1984 年开始临床应用后,移植肾存活率在 1984—1985 年两年间提高了近 15%。此后,每年肾移植存活率仍保持不断的提高。随着新型免疫抑制剂的不断发现并应用于临床，肾移植质量逐年提高，临床上要求进行移植的患者越来越多，而且开展移植的中心和新的器官移植技术不断出现。目前已经开展的器官和组织 / 细胞移植技术有肾脏移植、心脏移植、肝脏移植、肺脏移植、小肠移植、胰腺移植、角膜移植、皮肤移植、手移植、骨髓移植、造血干细胞移植、胰岛细胞移植等。但移植排斥反应一直是影响移植成功率和移植物长期存活率的重要因素。同时，随着临床医生对组织配型、HLA 抗体监测、细胞因子基因多态性等对移植排斥反应、移植物长期存活率影响的认识不断加深，临床上对组织配型日益重视。因此，近年来器官移植的成功率和移植物存活率得到明显改善。

HLA 配型对器官移植的重要性已得到国际移植学界的公认，供受者间 HLA 的相容程度是影响移植物长期存活的主要因素之一，良好的配型有助于防止排斥反应的发生、提高移植成功率和移植物存活率。目前，临床上对异基因骨髓移植要求供受者的 HLA-Ⅰ类和Ⅱ类基因完全相同，否则将发生严重的 GVHD。而在其他实体器官（如肾、心、肺、胰腺等）移植时，供受者间 HLA 的相配程度同样直接影响移植效果。HLA 配型对肾移植存活率的影响已经得到明确的证实，在其他影响肾移植的因素［如：器官冷缺血时间（cold ischemia time，CIT）、供者年龄等］存在的情况下，良好的供受者配型可降低其他因素的危害程度。Terasaki 等报道，HLA-A、B、DR 六抗原错配（MM）的肾移植受者 10 年存活率比无错配者降低了 30%，半衰期则缩短了 12 年；Opelz 在总结多个中心的心脏移植资料时，也发现移植心的存活率与 HLA 相容的关系密切。

1. HLA 抗原配型标准 确定器官移植供受者 HLA 配型的标准是器官、组织移植组织配型的前提和基础。为此，1987 年美国器官分配联合网（united network for organ sharing，UNOS）制定了强制性的 HLA-A、B、DR 六抗原配型标准，即 ABO 血型相合、HLA-A、B、DR 六个抗原相配的供肾，必须在全国范围内交流分享。此后，HLA 六抗原配型标准正式在美国各移植中心实行。早期的临床统计资料显示，能够达到六抗原相配的肾移植不足 5%。Terasaki 等对 1987 年 10 月至 1988 年 10 月期间 UNOS 实行六抗原配型标准 1 年的数据进行统计，结果显示能够达到六抗原相配水平的肾移植仅占同期尸肾移植的 2%，但六抗原相配受者的 6 个月移植肾存活率高达 96%，1 年肾存活率达 89%，而 HLA 抗原错配的肾移植受者其 6 个月和 1 年的移植肾存活率分别为 82% 和 78%，两组比较均有显著性差异（$p=0.003$，$p=0.02$）。

至 1990 年，UNOS 对 HLA 六抗原配型标准进行修改，即把 HLA 表现型为纯合子的供受者包括在内，如供受者的表现型均为 HLA-A2、B46、DR17（3），被视为六抗原相配，从而使达到六抗原相配的肾移植受者增加到 5%~8%。至 1995 年 3 月，UNOS 再一次对六抗原配型标准进行调整，将原来的六抗原相配标准修改为 HLA-A、B、DR 六抗原无错配（mismatch，MM）标准，目前国际上普遍采用 HLA-A、B、DR 六抗原无错配标准（zero HLA-A、B、DR antigen Mismatch，0Ag MM），使临床上达到 0Ag MM 的尸体肾移植受者明显增加。1995 年全美国达到 0Ag MM 的肾移植为 15%，1996—1997 年增加到 17%。大量临床研究资料表明，0Ag MM 受者的移植肾 1 年、10 年存活率和半衰期能够达到 HLA 6 抗原相配受者的水平。

2. HLA- 交叉反应组配型或氨基酸残基配型标准 由于人类 HLA 的高度多态性，以及 HLA 等位基因间存在的连锁不平衡特性，使得不同种族的人群以及同一种族不同地区的人群之间（如中国南方和北方人群之间），HLA 抗原或等位基因频率存在明显的差异，每一个种族和每一个地区的人群都具有其独特的抗原频率特征。因此，在无血缘个体间 HLA-A、B、DR 六抗原完全相同的概率非常低，尽管美国 UNOS 通过强制执行器官共享政策，使美国近年来 HLA-A、B、DR 六个抗原全相合的移植受者达到 20%，大部分患者仍必须接受在一定程度上 HLA 不相合的供体器官。若按 HLA 六抗原相配原则选择供者，必然造成一方面部分供体器官不能被利用，另一方面很多患者因等不到相配的器官而失去移植机会。但所幸的是，经过大量深入的研究，人们发现并证实，许多 HLA 分子具有相同或相似的结构，而每一个 HLA 分子实际上具有多个抗原位点，有些位点为多个 HLA 抗原所共有，因此称为公共抗原表位（public epitopes）。这些分子由于结构相近，能与针对公共表位的抗体发生交叉反应，因而称为交叉反应组（cross reaction group，CREG），同一交叉反应组内的抗原错配对移植排斥反应没有明显影响。根据 HLA 抗原表位的特点，可将众多的 HLA 抗原归属于几个交叉反应组。表 43-3 是目前较为公认的由 UNOS 制定的 10 个交叉反应组，主要包含 HLA-A、B 座位上的 84 个抗原。

表 43-3 UNOS 制定的 HLA-A、B 抗原交叉反应组

交叉反应组	HLA-A、B 抗原
A1C	A1，A3，A11，A29，A30，A31，A36，A80
A10C	A10，A25，A26，A34，A66，A19，A32，A33，A43，A74
A2C	A2，A9，A34，A24，A68，A69，B17，B57，B58
B5C	B5，B51，B52，B18，B35，B53
B7C	B7，B8，B13，B22，B54，B55，B56，B27，B40，B60，B61，B41，B42，B47，B48，B81
B8C	B8，B14，B64，B65，B16，B38，B39，B18
B12C	B12，B44，B45，B13，B21，B49，B50，B37，B40，B60，B61，B41，B47
B21C	B5，B51，B52，B15，B46，B62，B63，B70，B71，B72，B73，B75，B76，B77，B78，B17，B57，B58，B21，B49，B50，B35，B53
Bw4	A9，A23，A24，A25，A32，B5，B13，B17，B57，B58，B27，B37，B38，B44，B47，B49，B51，B52，B53，B59，B63，B77
Bw6	B7，B8，B14，B64，B65，B18，B22，B54，B55，B56，B35，B39，B40，B60，B61，B41，B42，B45，B46，B48，B50，B62，B67，B70，B71，B72，B73，B75，B76，B78，B81

因此，公共抗原表位和交叉反应组理论认为：受者识别的抗原决定簇是几个私有抗原所共享、由关键部位的氨基酸残基所决定的，当供受者的私有抗原在同一交叉反应组时，产生的免疫反应是低反应性或无反应性。于是，Terasaki 和 Takemoto 在此基础上于 1996 年提出了新的配型策略：即 HLA 交叉反应组配型，又称为氨基酸残基配型（amino acid residue matching，Res M）。大量临床资料显示，在交叉反应组水平上的 HLA 配型可明显地改善肾移植的存活率，供受者间同一 CREG 内的 HLA 抗原错配，其移植后排斥反应的发生率明显低于非 CREG 内抗原错配，移植物存活率也明显高于随机 HLA 错配者。因此，有人将 CREG 内的错配称为"可接受性错配（permissible MM）"。从而使 84 个 HLA-A、B 抗原之间的配型减少到 10 个交叉反应组。同时，应用 CREG 配型标准可显著提高供受者的 HLA 相配概率。

临床研究数据表明，供受者间最佳的 HLA 配型，即 HLA-A、B、DR 六个抗原全相合，其移植物短期存活率和长期存活率均明显高于一定程度的 HLA 错配受者，其次为 HLA-B、DR 抗原 0MM（无错配）和 HLA-A 抗原 1MM（1 个错配）受者。如果采用 CREG 配型，供受者间最佳的 CREG 配型结果接近于 HLA-B 抗原 0MM、HLA-DR 抗原 0MM 和 HLA-A 抗原 1MM 的结果（表 43-4）。而 CREG 全相合的相配概率，根据受者库数量的不同，可达到 HLA-A、B、DR 全相合的几倍至几十倍。

（三）供受者交叉配型

进行供受者交叉配型（cross match）的目的是检查受者血清中是否存在针对供者 HLA 抗原的淋巴细胞毒抗体，是肾移植术前必须检测的项目，尤其是对于群体反应性抗体（panel reactive antibody，PRA）阳性的受者，只有选择交叉配型试验阴性的供体，才能有效避免超急性排斥反应的发生，确保手术成功。因此，临床医生都非常重视术前的交叉配型，只有阴性结果才能进行肾移植手术。

由于 PRA 是引起超急性排斥反应的主要原因，因此曾有人认为 PRA 的存在是肾脏移植的禁忌证。近年来随着移植免疫学家对 PRA 的深入研究以及组织配型技术的发展进步，许多 PRA 阳性受者（甚至 PRA>40% 的高致敏受者）也能获得成功的器官移植。南方医科大学珠江医院自 1998 年以来共为 165 例次 PRA 阳性受者成功地进行了肾移植手术，其中 PRA>40% 的高致敏受者 94 例次，术后无 1 例发生超急性排斥反应。经验是术前动态监测受者的 PRA 阳性率、抗体特异性及其变化规律，并将受者各个时期的血清分装后冻存于 −80℃冰箱。同时严格进行供受者的 HLA 配型，一旦找到 HLA 配型良好的供者，即用受者的 PRA 峰值血清与供者淋巴细胞进行交叉配型试验，结果阴性才能进行移植。有资料表明，血浆置换和免疫吸附能有效清除受者体内预存的同种抗体，减少超急等严重排斥反应的发生。国内也有学者报道，对 PRA 阳性受者术前进行多次血浆置换或免疫吸附处理，使受者的抗体水平降低，然后进行交叉配型试验，结果阴性则进行移植。虽然部分 PRA 阳性受者手术取得了成功，但超急和加速性排斥反应仍无法避免。原因可能是血浆置换或免疫吸附有其局限性：即多次血浆置换或免疫吸附处理后可以清除或减少受者血清中预存的致敏抗体，使受者的 PRA 水平暂时出现不同程度的下降，但受者体内合成和分泌抗体的免疫致敏细胞和免疫记忆细胞并未被清除，它们始终存在于受者体内，如果再次受到同一抗原刺激，必将发生严重的二次免疫应答，并迅速合成和分泌大量的抗体，从而导致超急或加速性排斥反应。因此认为，最重要的是必须用受者 PRA 峰值时的血清（而不是血浆置换后的血清）进行交叉配型试验，才能真正避开受者致敏抗体特异性针对的靶抗原，有效预防超急性排斥反应的发生。

表 43-4　传统 HLA 配型与交叉反应组配型的相配概率比较

HLA 错配（MM）	例数（n）	存活率 /%			半衰期 / 年	不同受者库规模 /%		
		1 年	5 年	10 年		150	700	32 000
传统配型标准								
0HLA-A，B，DR	1 432	88.9	78	66	20.4	2	5	30
0HLA-B，DR，1HLA-A	380	85.4	69	52	12.7	7	16	65
1HLA-A，B，DR	1 212	83.2	63	44	9.8	16	31	85
2HLA-A，B，DR	3 712	82.7	63	45	10.4	57	80	99
0HLA-DR	6 545	82.0	59	39	8.4	81	96	100
>2HLA-A，B，DR	28 060	80.0	56	39	8.9	100	100	100
CREG 配型标准								
0HLA-DR，0AB-CREG	977	84.8	67	50	12.0	22	43	95
1DR 可允许 MM，0AB-CREG	1 697	83.0	64	46	10.5	42	67	99

第二节 组织配型与器官移植

HLA 作为人体组织细胞的遗传学标志，在抗原识别、提呈、免疫应答与免疫调控，破坏外来抗原靶细胞等方面发挥着重要作用，是导致移植排斥反应的主要组织相容性抗原。HLA 与器官移植关系密切，组织配型技术的发展有力地促进了器官移植的发展。自从 1956 年美国哈佛大学以 Murry 为首的移植小组成功地完成了同卵双生子之间的肾移植，证实了组织相容性的重要性以来，组织配型技术经历了近半个世纪的快速发展时期，分子生物学技术在 HLA 分型领域的广泛应用，有力地推动了 HLA 的基础研究和组织配型技术的快速发展，新的分型技术不断出现，分型结果的准确性不断提高，HLA 对器官移植的影响日益受到移植学界和免疫学家的广泛关注。

随着人们对 HLA 研究的不断深入，发现它是目前所知的人类最具多态性的免疫遗传系统，因此要在无关个体间寻找与受者 HLA 完全相同的供者将是非常困难的。与此同时，20 世纪 80 年代初期强力免疫抑制剂环孢素 A（CsA）的发现及其在临床器官移植的广泛应用，极大地改善了移植器官的短期存活。因此，在 20 世纪 90 年代初期曾有不少移植学家对 HLA 配型的临床价值表示怀疑。于是出现了支持和反对在实体器官移植中进行 HLA 配型的两种不同观点：一种是以美国 Ferguson 等临床医师为代表的反对派，认为①由于 HLA 系统的高度多态性，要在无关人群中为等待移植的受者找到 HLA 相配的供者非常困难，导致 HLA 的临床应用受到限制；② CsA 的广泛应用使 HLA 配型在器官移植尤其是尸体移植中的临床效果不明显；③等待配型结果将延长供体的 CIT（冷缺血时间），从而可能造成对移植器官的损害；④配型必然增加患者的经济负担，供体器官的异地运输、保存等所花费的人力、物力将得不偿失，与实际移植效果不成正比；⑤影响移植物存活的因素非常多，其综合效应将超过 HLA 配型的临床效果。另一种是以德国 Opelz 等移植免疫学家和组织配型专家为主的支持派，认为①虽然 CsA 等免疫抑制药物能够提高移植物的短期存活率，但对 3 年以上长期移植物存活的影响有限，对近 10 万例尸体肾移植随访数据的统计分析显示，移植物的长期存活与 HLA 相容性程度显著相关；②虽然单个移植中心 HLA 相配的比例较低，但跨地区、多中心 HLA 数据共享和交换供肾，可使 HLA 相配的比例显著提高，尤其是采用交叉反应组配型或氨基酸残基配型标准，相配概率可进一步提高；③近年来发展起来的 DNA 基因分型技术提高了 HLA 分型的准确性，克服了血清学分型技术的不足；④近 2 万例尸体肾移植的随访资料显示，供肾 CIT 在 36~48 小时内，其移植效果无显著性差异，采用快速基因分型技术可明显缩短配型时间，满足尸体器官移植快速配型的临床需要；⑤回顾性分析的样本量大小直接影响分析结果的准确性，增加分析研究的样本量可消除其他因素对分析结果的影响，从而凸显 HLA 配型的临床应用价值。

Terasaki 教授等提出的交叉反应组配型标准，或氨基酸残基配型标准，显著提高了在无关人群中为等待移植的受者找到 HLA 相配供者的概率，使 HLA 配型更具有临床实用性。此外，新型免疫抑制剂他克莫司（FK506）、霉酚酸酯（MMF）和西罗莫司的开发应用，虽然使移植物的短期存活率有所提高，但通过世界范围多个移植中心的协作和大样本量的随访证实，无论是肾脏移植、骨髓移植还是其他实质性器官移植，决定移植排斥反应和移植物长期存活率的关键因素，还是供受者之间的组织相容性，即 HLA 配型对器官移植的重要性是不容置疑的。因此，人们对 HLA 配型在器官移植中的临床意义已经达成了共识。主要表现在：① HLA 配型在器官移植中是必要的，HLA 的相容性程度仍然是影响移植物长期存活的主要因素之一，同时不能忽视其他因素的影响；② HLA Ⅰ类抗原主要影响肾移植的长期存活，其中 HLA-B 抗原尤为重要，而 HLA Ⅱ类抗原对移植肾长期和短期存活均有影响，因此，HLA-DR 抗原相配对肾移植受者最为重要；③骨髓移植对 HLA 配型的要求更高，除要求 HLA-A、B、DR 抗原相配外，HLA-C 抗原和 HLA-DP 抗原的影响也不容忽视；④心脏移植、肝脏移植、胰腺移植等实质性器官移植除考虑 ABO 血型的相容性外，也应考虑和重视 HLA 配型的临床意义。同时，上述实质性器官移植对供体的 CIT 要求更严格，因此，快速 HLA 分型技术更有临床实用价值。

随着器官移植技术的发展和完善、新型免疫抑制药物的不断开发以及准确快速的配型技术广泛应用于临床，全球开展器官移植的中心和接受移植手术的患者越来越多。据 2005 年 UNOS 的统计数据，全球开展器官 / 组织移植的中心（但中国大多数中心没有统计在内）及最近 3 年的手术例数见表 43-5。

一、肾脏移植与组织配型

肾脏移植是临床器官移植中开展最早、技术最成熟、移植中心和手术例数最多、手术成功率和移植物长期存活率最高的移植技术。组织配型技术的发展和进步以及各种免疫抑制剂的开发和应用也与肾脏移植的发展息息相关，可以说它们之间经历了一个相互认识、相互促进和共同发展的过程。

由于肾脏的所有组织细胞表面都有 HLA Ⅰ类抗原分子的表达，而 HLA Ⅱ类分子则在肾小球、肾小管、内皮等部分组织中表达。因此，HLA 对肾脏移植的影响巨大，是目前研究最深入、积累病例数最多的一种实体器官移植，也是研究 HLA 组织相容性对器官移植临床意义的代表。

表 43-5　全球开展移植的中心及最近 3 年的手术例数

中心及手术例数	肾脏	胰/肾	胰腺	胰岛	心脏	心/肺	肺脏	肝脏	肠	干细胞
中心	522	181	132	11	217	67	108	237	16	243
2003 年	32 075	1 289	585	74	3 288	115	1 732	10 980	64	9 884
2004 年	33 249	1 337	695	69	3 158	108	1 870	11 930	71	9 984
2005 年	32 892	1 319	596	72	3 276	105	2 071	12 127	77	9 555

(一) 尸体供肾移植

随着组织配型和移植技术的发展、新型免疫抑制剂的不断开发并广泛应用于临床，初次成人同种异体肾移植取得了比较理想的临床效果，目前 1 年移植物存活率达到 90% 以上，成为救治终末期肾病的主要手段。近年来国外尸体供肾移植数量正逐年减少，而活体供肾移植不断增加，我国虽然仍以尸体供肾移植为主，但近年来活体肾移植发展迅速，开展活体肾移植的单位越来越多。目前尸体器官仍然是开展移植的主要器官来源，据 2005 年 UNOS 的统计数据表明，尸体供肾移植受者最长存活时间已达 37 年，目前仍然有功能存活，血清肌酐 1.1mg/dl，手术时间为 1968 年 12 月 1 日，受者手术时年龄为 22 岁，2005 年已达 59 岁。尸体供肾移植受者年龄最小者仅 4 岁，已健康存活 41 岁，移植肾带功能存活 37 年，目前血清肌酐 2.5mg/dl。大量研究资料表明，尸体供肾移植受供者年龄、身体状态、热缺血时间（heat ischemia times，HIT）、CIT、HLA 配型等多种因素影响，其中 HLA 配型是非常重要的影响因素之一。有研究对 102 例 PRA 阳性致敏患者的随访数据进行 Cox 模型多因素回归分析，结果显示，受者年龄、移植次数、HLA 相配程度、PRA 水平、移植后 PRA 升高与否、移植肾功能恢复正常的时间、血清肌酐水平、移植肾功能延迟恢复、急性排斥反应及感染等 10 个因素对尸体肾移植的存活有重要或非常重要的影响。

1995 年 UNOS 对 1987—1994 年间 10 508 例尸体肾移植的回顾性分析显示：黑人受者的 1 年和 5 年移植肾存活率分别为 79.7% 和 47.5%，半衰期为 5.2 年；白人受者的 1 年和 5 年移植肾存活率分别为 82.2% 和 62.4%，半衰期为 10.3 年；其他受者的 1 年和 5 年移植肾存活率分别为 84.8% 和 63.7%，半衰期为 9.8 年。供受者 HLA 相配水平对移植肾存活的影响见表 43-6。

Cecka 等 1997 年对 UNOS 1987—1997 年共 99 325 例大样本肾移植的回顾性分析结果显示：首次尸体肾移植的总体 1 年肾存活率由 1987 年的 77% 提高到 1997 年的 87%，半衰期从 7.6 年提高到 11.6 年，而且 1 年人存活率也得到明显改善，达 94%，这不仅得益于供肾质量的提高，而且与供受者 HLA 相配程度不断提高密切相关。

(二) 活体供肾移植

随着等待肾脏移植的终末期肾病患者越来越多而可供移植的尸体器官日益短缺，移植器官的供需矛盾日益尖锐，因此，近 10 年来活体供肾移植数量快速增长。这不仅有效缓解了供体器官短缺的矛盾，而且活体供肾移植与尸体供肾移植相比具有明显的优越性：①供肾质量明显提高；② CIT 和 HIT 均明显短于尸体肾移植，尤其是 HIT 的明显缩短对保护供肾质量、缩短受者术后肾功能恢复时间至关重要；③供受者间 HLA 相配程度高，除了主要组织相容性抗原外，次要组织相容性抗原的相配程度也相应提高；④肾移植手术的时机也可以选择，确保将受者的身体和精神状态调整到最佳水平。

Cecka 比较分析 1987—1995 年 UNOS 登记的 6 万余例活体肾移植与尸体肾移植结果，发现活体肾移植的 1 年存活

表 43-6　供受者 HLA 相配水平对移植肾存活的影响

HLA 配型	黑人受者肾存活			白人受者肾存活		
	1 年 /%	5 年 /%	半衰期 / 年	1 年 /%	5 年 /%	半衰期 / 年
HLA-A，B 错配						
0MM	80.6	53.4	8.9	87.3	71.9	14.8
1MM	82.1	47.8	5.3	84.3	63.4	10.3
2MM	81.0	46.8	5.2	82.8	62.8	10.4
3MM	79.7	47.2	5.1	81.3	61.8	10.0
4MM	78.3	47.4	5.3	79.5	57.8	9.1
HLA-DR 错配						
0MM	82.0	46.5	5.0	85.3	66.4	11.7
1MM	79.7	48.0	5.3	81.9	62.1	10.1
2MM	77.5	46.5	5.3	78.9	57.5	9.2

率提高了10%，5年存活率提高了17%，10年存活率则提高了21%。2005年Cecka和Terasaki统计UNOS的数据也显示：目前存活时间最长的活体亲属供肾移植受者，至2005年已带功能存活42年11个月，该受者于1963年1月31日接受亲属活体肾移植手术。由于活体亲属供肾移植的HLA相容性好，缺血时间短，供肾质量有保证，所以能取得明显优于尸体供肾移植的效果，其中HLA相容在活体肾移植中发挥了非常重要的作用。目前HLA相容对活体肾移植的影响，尤其是长期存活的影响已经得到临床医师、移植免疫学家和组织配型专家的共识。总体上分析，近年来随着新型免疫抑制药物的广泛应用和移植手术的发展，目前HLA相容的1年肾存活已经超过90%，5年肾存活超过80%，10年肾存活达73%以上。即使是HLA错配的活体肾移植，其1年肾存活也可达到84.8%，5年肾存活为71.2%，10年肾存活为55%。

（三）PRA阳性致敏受者肾移植

患者术前因接受血液或血小板输注、妊娠、器官移植等而容易受到人类同种HLA免疫致敏，或感染后出现的交叉致敏，外周血中常出现PRA，其中IgG型抗HLA抗体是PRA中最为重要的抗体，它不仅与超急性排斥反应密切相关，而且参与加速性排斥反应、急性排斥反应和慢性排斥反应，对移植物功能延迟恢复（delayed graft function，DGF）及移植物的短期和长期存活率产生显著影响。Martin等研究表明，PRA阳性致敏受者存在的抗外源性HLA同种抗体是肾脏移植的高危因素，不仅寻找交叉配型试验阴性的供体比较困难，导致患者等待移植的时间延长，而且移植效果也不如PRA阴性患者。因此，目前PRA检测已被列入临床器官移植组织配型的常规项目。通过对受者术前的免疫致敏状态进行科学评估，避开致敏患者体内的HLA抗体特异性，不仅能有效避免超急排斥等严重排斥反应的发生，而且有助于减少急性排斥和慢性排斥反应发生，提高移植物存活率。

据1997年UNOS对43 970例首次尸体肾移植和7 378例再次移植资料分析显示：肾移植后早期的急性排斥反应与患者术前的PRA水平密切相关。1988年Kerman分析PRA与排斥反应的关系时发现：PRA阳性致敏受者不仅排斥发生率高，而且排斥反应的强度更严重，治疗更困难。Katznelson等1997年对24 647例肾移植术后发生DGF的患者资料进行综合分析发现：DGF的发生与PRA水平升高呈显著相关性。由于PRA与排斥反应和DGF的发生密切相关，因此必将影响移植物的短期和长期存活率。1998年Snciu-Foca对单个移植中心的统计数据表明：在HLA配型和免疫抑制剂用法相同的条件下，PRA阳性受者比阴性受者的5年移植肾存活率下降了近20%。南方医科大学珠江医院在1998—2005年期间成功地为165例PRA阳性受者进行了肾移植手术，通过对PRA阳性受者外周血中的HLA-IgG抗体阳性率、特异性及抗体表位进行鉴定和分析，严格按交叉反应组配型原则选择供者，真正避开受者外周循环中的HLA-IgG抗体特异性，提高供受者的HLA相配程度，因此取得了与PRA阴性受者相似的移植效果。PRA阳性受者，尤其是高PRA受者的HLA配型水平明显优于阴性受者组，虽然抗体阳性受者的DGF发生率明显高于阴性受者，但两组的急性排斥和慢性排斥发生率、移植肾短期和长期存活率都比较接近，没有显著性差异。

二、其他器官移植与组织配型

无论从理论上还是临床实践上来说，组织配型不仅在肾脏移植中具有重要的临床意义，而且进行其他器官移植时也应进行组织配型。因为：①人体所有器官和组织都有HLA分子表达，因此所有器官和组织移植时都存在HLA介导的细胞免疫和体液免疫也就是排斥反应的可能性；②已有资料表明在其他器官移植的供受者之间，良好的组织配型能显著降低移植排斥反应，提高移植物存活率。

（一）肝脏移植

近年来许多的研究表明，HLA与免疫排斥反应密切相关。为此人们通过对肝脏的HLA分布特点研究分析肝移植排斥的机制和特点。HLA-Ⅰ类抗原在肝内所有细胞表面都有表达，但在肝脏胆管上皮细胞、静脉上皮细胞及间质上皮细胞等表达密度较高，而在肝细胞表面的密度较低。HLA-Ⅱ类抗原主要表达于Kupffer细胞、肝门静脉上皮细胞、内皮细胞和间质细胞表面，在正常肝细胞上则未见表达。肝移植后，肝细胞表面的HLA-Ⅰ类抗原表达增强，同时胆总管上皮细胞表达HLA-Ⅱ类抗原。当发生急性排斥反应时，肝细胞和胆管上皮细胞HLA-Ⅰ类抗原表达增强，同时胆管上皮细胞和肝门静脉上皮细胞的HLA-Ⅱ类抗原表达也由弱变强。临床肝移植病理检查结果显示，发生急性排斥反应时可出现大量的炎症细胞浸润，最早受损害的是胆管上皮细胞和血管内皮细胞，随后才损害肝细胞，这可能是因为肝脏胆管上皮细胞和血管内皮细胞上都有HLA-Ⅰ类和Ⅱ类抗原表达，而肝细胞上的HLA表达较弱，这也充分说明HLA是介导排斥反应的关键因素。尽管如此，肝移植与其他器官移植，尤其是与肾移植相比，有许多不同之处。

首先，HLA配型与肝移植临床效果之间关系目前尚不明确。在开展肝移植的早期人们比较重视供受体之间的HLA配型，但大量的临床资料显示，肝移植对超急性排斥反应不易感，甚至认为肝移植不会发生超急性排斥反应，而且慢性排斥反应也是随机出现的，与供受者组织配型没有明显的相关性。其次，受者体内预存的针对供者HLA特异性的抗体是肾脏、心脏和骨髓移植的禁忌，但对肝脏移植的危险性则要小得多。这可能是因为：①供体肝脏可释放可溶性HLA-Ⅰ类抗原分子，这些分子可以中和受者体内的抗HLA抗体。②肝脏由肝动脉和门静脉供血，微血管呈窦状，内皮细胞空隙大，没有基底膜，不容易引起血小板聚集。因此肝移植的损害主要局限于胆管，一般不引起广泛的肝细胞损伤而导致肝衰竭。③肝血窦内的Kupffer细胞能够吸附并灭活免疫复合物、纤维蛋白原和聚集的血小板。因此，有学者认为肝脏是一个免疫特惠器官，不容易发生免疫排斥反应。第三，临床上等候肝移植的患者病情往往处于疾病的晚期，急需进行移植手术，但供肝来源非常短缺，而且肝脏的保存时间和CIT都要求明显短于肾移植，很难按HLA配型选择供体。因此，多数学者认为肝移植在临床上对HLA相容的依赖性不如其他器官移植，而且其对时间要求的特殊性也限制了HLA配型对肝移植临床意义的充分发挥。为此目前国内大多数肝脏移植中心在临床肝移植中不考虑 HLA 配型,术前也不进行交叉配型和 PRA 监测。早期的肝移植甚至连 ABO 血型是否相同都不考虑。

临床上有关 HLA 相容性程度对肝移植排斥反应和移植物存活的影响,长期以来都存在着争论。目前多数学者认同以美国著名肝移植专家 Starzl 为代表的观点,即 HLA 配型对肝移植的排斥反应和移植物存活率没有明显影响。Starzl 等将肝移植未显示 HLA 的相容效应归因于移植免疫的双向变化原理。他们研究发现肝移植受者体内存在供者的嵌合细胞是肝移植长期存活的关键。Markus 等通过回顾性分析 500 例肝移植患者的 HLA 相容性与肝移植效果的关系时发现,HLA 不相合尤其是 HLA-DR 不相合的受者,排斥反应发生率明显升高,但 HLA 相合的受者更容易发生早期的移植物失功能。加拿大多伦多大学肝移植小组对 194 例首次肝移植患者随访资料进行分析,发现供受者 HLA-A,B,DR 抗原 3~6 个错配(mismatches,MM)的受者与 1~2MM 的受者相比排斥反应发生率没有显著性差异,其 1 年和 5 年移植物存活率也没有明显差异。

但也有许多学者研究认为,嵌合现象仅发生在小部分实质性器官移植中,无法解释许多未发生嵌合的个体长期存活的现象。此外,自从 UW(the University of Wisconsin solution,威斯康星大学解决方案)保存液问世广泛应用于器官保存后,肝脏保存时间和等待移植时间明显延长,并使在肝移植前进行 HLA 配型成为可能。随着肝移植数量的增加,大样本量的研究数据显示,HLA 相容可以改善肝移植的临床效果、减少排斥反应及其他与免疫应答相关的术后并发症,提高移植物存活率。Dawson 等统计 1 000 例首次肝移植患者数据显示,HLA-DR 抗原 0MM 受者的 1 年移植物存活率显著高于 1MM 和 2MM 的受者。Knechtle 对 324 例具有完整 HLA 配型资料的肝移植研究显示,HLA-A,B 抗原相容组未发生移植物丢失,而错配组则有 35 例发生移植物丢失,两组之间具有显著性差异,而且 HLA-A,B,DR 相配程度分别为 0MM、1~3MM 和 4~6MM 的三组之间,移植物存活率具有非常显著性差异。Opelz 对欧洲 1 538 例肝移植的回顾性分析也表明,供受者配型无论 HLA-A,B 相容,还是 HLA-B,DR 相容,均可明显改善移植物存活率,尤其是能明显提高原发病为酒精性或自身免疫性肝硬化患者肝移植的存活率。上述研究结果均支持 HLA 相容程度与移植物存活直接相关的观点。

综上所述,肝移植虽然在移植免疫学方面有别于肾移植和其他器官与组织移植,但排斥反应和免疫性移植物失去功能仍然是影响移植物存活的重要因素。供受者 HLA 配型与肝移植排斥反应及移植物存活率的相关性虽不及肾移植等其他器官移植那么明显,但仍然是一种不可忽视的重要影响因素。在条件允许的情况下,临床上还是应该按 HLA 配型选择供受者。

(二) 心脏移植

自从 1967 年南非的 Barnare 成功地进行了世界上第 1 例心脏移植手术后,心脏移植手术后得到了快速的发展。据 2005 年 UNOS 统计,目前全世界已有心脏移植中心 217 个(中国的移植中心没有统计在内),每年完成的心脏移植手术达 3 000 多例。临床上心脏移植大多属紧急移植手术,受者的等待时间有限,非免疫性因素如受者的年龄、器官保存时间等对心移植效果的影响较大,而 HLA 等介导的免疫性因素对心脏移植的影响则由于心脏移植的特殊性而出现分歧。

已知 HLA-Ⅰ类抗原主要分布于心脏间质组织,而心肌细胞上表达较少,HLA-Ⅱ类抗原则仅分布于内皮细胞上。HLA 抗原分布的差异对组织相容性及心脏移植存活率的影响目前还不是十分清楚,导致 HLA 配型的临床意义一直存在争议。Opelz 于 1990 年对 1 000 例心脏移植的分析结果显示,供受者间 HLA-A,B 抗原的相容程度对移植物长期存活没有明显影响,但 1995 年对多个中心的 8 331 例心脏移植进行统计分析,却发现移植心脏的存活率与 HLA 配型密切相关。其中 0~1MM 组的 3 年移植物存活率高达 83%,2MM 组为 76%,而 3~6MM 组则仅为 71%,各组之间有显著性差异。John 等 2000 年对 464 例成人和 72 例儿童心脏移植资料进行 Kaplan-Meier 分析表明,影响心脏移植存活率的危险因素主要包括移植时间、供者年龄和供受者 HLA 错配程度等。

综合近年来国内外心脏移植的临床研究结果,HLA 配型对心脏移植的影响主要有以下几个方面:① HLA 相容性对心脏移植排斥反应的影响包括减少早期急性排斥反应发生率和降低总体排斥反应发生率。Sheldon 等报道,对 1986—1997 年间 261 例首次心脏移植患者资料进行分析发现,HLA-DR 抗原 0MM 组的受者平均排斥发生率为 1.2 次,1MM 组的排斥发生率为 2.7 次,而 2MM 组的排斥发生率高达 3.8 次。HLA-A,B,DR 抗原 0~3MM 组的 6 个月移植物存活率为 85%,而 4MM 组的移植物存活率则下降到 69%。在另一组应用 CsA 治疗的心脏移植患者中,HLA 配型较好的受者术后早期急性排斥发生率为 40%,而 HLA 配型较差的受者,其早期急性排斥发生率达 65%。② PRA 与急性血管性排斥反应和早期移植心失功密切相关。Itescu 等研究抗 HLA 特异性抗体对心脏移植后急性血管性排斥反应和早期移植物失功的影响时发现,抗 HLA 抗体是心脏移植的高危因素,尤其是抗 HLA Ⅱ类 IgG 抗体升高的患者,细胞性排斥反应明显加重,同时年度累积排斥反应频数显著提高。③ HLA 相容可减少甚至停用激素。临床上心脏移植免疫抑制剂的用量明显大于肾移植,而且大部分应用抗淋巴细胞球蛋白(ALG)、抗胸腺细胞球蛋白(ATG)等生物制剂诱导治疗。Opelz 对心脏移植和肾脏移植术后免疫抑制剂用量进行比较研究时发现,心脏移植的免疫抑制剂剂量明显高于肾移植。Kabashigawa 等研究了 HLA-DR 相容与心脏移植 6 个月后激素减量安全性的关系,结果表明 HLA-DR 相容的心脏移植 6 个月后减少甚至停用激素具有较高的安全性,减少了与激素相关副作用的发生,提高移植成功率。④ HLA 相容可提高心脏移植的存活率。目前大多数学者的研究结果显示,供受者 HLA 相配可改善心脏移植的短期存活,并提高其长期存活率。多中心大样本的研究结果显示,HLA 配型是影响心脏移植存活率的独立因素,尤其是 HLA-DR 相容与心脏移植长期存活率具有强相关性。因此,HLA-DR 抗原相配对心脏移植的影响最明显,其次是 HLA-B 抗原,而 HLA-A 抗原的作用则较小。

(三) 肺移植

HLA 配型对肺移植的影响与心脏移植相似。目前全球每年进行的肺移植约 2 000 例,移植中心约 100 个。心肺联合移植每年约100例，移植中心仅67个。由于移植数量较少，而且肺移植受器官保存时间等非免疫性因素的影响较大，进行大样本临床研究比较困难。但已有研究资料表明，HLA-DR抗原相容可减少肺移植的急性排斥发生率，明显改善移植物存活。Van-den-Berg的一项HLA错配对肺移植长期存活影响的研究报道显示，HLA-DR错配是发生支气管闭塞综合征和移植肺功能丧失的危险因素，而且根据HLA-DR相配程度调整免疫抑制剂的种类和剂量可以改善肺移植的长期效果。此外，抗HLA抗体的存在将增加肺移植后出现支气管闭塞综合征的危险性，并增加慢性排斥反应。Scornik的临床研究结果也表明，无论抗HLA Ⅰ类抗体还是抗HLA Ⅱ类抗体，都是肺移植早期移植物失功的主要危险因素，可能引起超急性排斥反应，并导致患者死亡。

（四）胰腺移植

据UNOS统计，截至2005年，全球开展胰腺移植的中心132个，每年胰腺移植手术约600例；胰肾联合移植单位181个，每年移植手术约1 300例；而胰岛细胞移植单位仅11个，每年移植约70例。可见，目前开展单纯胰腺移植和胰岛移植的中心及每年的移植例数都明显少于其他器官移植，有关HLA配型对胰腺/胰岛移植排斥反应和移植物存活率影响的相关研究报道不多。

已知HLA Ⅰ类抗原和Ⅱ类抗原在胰腺组织的表达较弱或缺乏。其中HLA Ⅰ类抗原在胰岛细胞、外分泌腺细胞、腺管细胞和间质组织中均有表达，HLA Ⅱ类抗原主要分布在胰岛内皮细胞表面，而胰腺内分泌细胞、腺细胞和腺管细胞则缺乏HLA Ⅱ类抗原的表达。由于胰腺内HLA分子表达较弱或缺失，因此有人认为胰腺是人体内抗原性最小的器官。但并不能因此而认为HLA配型对胰腺移植意义不大，因为研究发现胰腺在移植后免疫原性会加强。α-干扰素（INF-α）能够诱导和加强移植胰腺表达HLA分子，在INF-α的刺激下，HLA Ⅰ类分子在胰腺导管细胞上的表达明显增强，移植前无HLA Ⅱ类分子表达的胰岛细胞和部分间质组织可观察到HLA-DR抗原的表达。胰岛主要由内分泌细胞组成，胰岛内存在广泛的毛细血管网，胰腺移植后其胰岛细胞上表达的HLA Ⅱ类分子在激发排斥反应中发挥了重要作用。据美国UNOS和国际胰腺移植登记处（IPTR）的统计资料显示，HLA-DR相配组移植胰的1年存活率是错配组的2倍，而HLA-A，B抗原的相容程度对移植胰1年存活率的影响则没有统计学差异。所以，HLA配型尤其是HLA-DR配型对减少胰腺移植排斥反应、提高移植物长期存活率具有重要意义。

第三节 组织配型与骨髓移植

一、概述

骨髓移植（bone marrow transplantation，BMT）是治疗血液系统恶性肿瘤、骨髓衰竭、某些遗传性疾病及免疫缺陷性疾病的重要手段和方法，目前每年全球开展的BMT将近1万例。BMT的实质是造血干细胞移植，干细胞具有自我复制并分化为造血和免疫活性细胞的能力。根据干细胞来源的不同可分为自体移植、同基因（syngeneic）移植、同种异基因（allogeneic）移植和异种移植。自体移植是指从患者自身获得干细胞并适当处理后进行移植，这种移植不会发生排斥反应。同基因骨髓移植（syn-BMT）是指同卵孪生同胞间的移植，由于供受者间遗传基因完全相同，类似于自体骨髓移植，不存在组织不相容的问题，因此也不会发生排斥反应。同种异基因骨髓移植（allo-BMT）的供受者属于同种内遗传基因不同的个体，与肾、肝、心等实体器官移植相比更容易发生排斥反应，而且供髓植活后可发生移植物抗宿主病（GVHD），因此allo-BMT要求供受者间必须进行严格的HLA配型，并且受者在移植前需用免疫抑制剂进行预处理。而异种移植（xenotransplantation）的供受者之间遗传基因差异更大，移植后可能发生非常严重的排斥反应和GVHD，同时异种移植还存在感染的问题，如动物体内的病毒等可能通过移植而感染人类。因此，尽管异种移植能够解决移植器官/组织短缺的问题，但难以逾越的免疫学障碍、严重的感染以及生理上的不相容性等阻碍了异种移植在临床的应用和发展。

虽然自体和同基因干细胞移植供受者的遗传基因完全相容，移植后不容易发生排斥反应和GVHD，但由于患者原发疾病的影响以及同卵孪生同胞的患者极少，因此，临床上自体和同基因干细胞移植并不多见。绝大多数干细胞移植都是同种异基因移植。同种异基因干细胞移植后，不仅和其他器官移植一样可能发生宿主抗移植物反应（HVGR）即排斥反应。而且移植物植活后还会发生移植物抗宿主反应（GVHR），又称为移植物抗宿主病（GVHD）。造血干细胞移植后一旦发生GVHD，一般难以逆转，不仅导致移植失败，而且会给受者造成严重后果。

GVHD的发生依赖于下列条件：

（1）宿主与移植物之间存在组织相容性差异。GVHD的严重程度及发生率与供、受者间HLA相配程度密切相关。

（2）移植物中含有足够数量的免疫细胞，尤其是T细胞。骨髓移植物中供者来源的成熟T细胞，被宿主的异型组织相容性抗原所激活，增殖分化为效应T细胞，这些激活的效应细胞在受者体内移动，对宿主的组织或器官发动免疫攻击，从而导致GVHD。

（3）移植受者处于免疫无能或免疫功能极度低下的状态。虽然造血干细胞移植中供、受者间遗传背景的差异可同时导致HVGR和GVHR，但由于受者多伴有严重的免疫缺陷，临床上很少发生明显的HVGR。因此，GVHD是造成骨髓移植和干细胞移植失败的最主要原因之一，GVHD的严重程度与供受者之间组织相容性程度密切相关。所以，骨髓移植和干细胞移植尤其强调组织配型的重要性，以减少或避免GVHD的发生。

二、HLA配型在骨髓移植中的应用

(一) HLA配型对骨髓移植成功至关重要

骨髓移植后可发生GVHR和HVGR，诱发这些免疫反应的根本原因是供受者之间组织相容性的差异，而且骨髓移植物中由于含有大量免疫细胞，尤其是成熟T细胞，如果供受者HLA不相容，所发生的GVHD不容易被免疫抑制剂所控制。因此，与肾移植等实体器官移植相比，骨髓移植对组织配型的要求特别高，HLA配型对骨髓移植效果的影响更为明显。

早期的骨髓移植主要选择HLA相同的同胞或亲属作为供者，HLA相同的同胞或亲属供髓移植可明显减少GVHD和HVGR的发生率，提高骨髓植活率。美国Enright等报道，HLA相同的同胞供者骨髓移植5年无病存活率最高可达67%。日本的一组研究数据也显示，HLA全相同的同胞间骨髓移植的5年生存率，在再生障碍性贫血患者和淋巴母细胞性白血病患者达到74%，对急性白血病患者也可达到66%。但根据人类遗传学规律，除了同卵双生子外，同胞间HLA相同的概率仅25%，亲属间HLA全相同的概率则更低。因此，绝大多数患者难以在亲属中找到HLA全相同的供者，尤其在我国由于长期实行计划生育政策，独生子女越来越多，这种机会将更少，导致同胞供者的来源严重不足。为此，人们尝试从同胞或亲属中寻找1条HLA单倍型相同的半相合供者进行骨髓移植。研究表明，与HLA全相合的同胞供髓移植比较，HLA半相合同胞供髓移植的急性GVHD发生率显著升高，GVHD的严重程度及移植受者无病存活率与供受者HLA不相容程度密切相关。目前单倍体相合干细胞移植是治愈恶性血液病的有效方法，已经成为需要移植治疗但无HLA全相合供者时的有效选择之一。越来越多的研究表明，单倍体相合干细胞移植可以进一步扩展到遗传性疾病、肿瘤性疾病、免疫性疾病的治疗。在我国目前缺乏全相合供者的条件下，单倍体相合干细胞移植治疗将成为我国治疗恶性血液性疾病的主要方法之一，具有广阔的发展空间和应用前景。

由于HLA相合的亲属供者来源非常有限，而需要进行骨髓移植的患者又越来越多，为了使更多的患者有机会接受骨髓移植，人们尝试选择非亲属无关供者进行骨髓移植。随着移植技术的不断进步、骨髓库的建立以及骨髓库规模的发展和扩大，临床上非亲属无关供者的骨髓移植正逐渐增多，但早期的非亲属供髓移植要求供受者HLA相配。美国的一组研究资料显示，HLA相配的非亲属供髓移植的急性GVHD发生率高于亲属供髓移植，但其长期存活率与HLA相配的亲属供髓移植比较没有显著性差异。随着人们对HLA分子结构的深入研究，发现并非所有的HLA错配都会引起严重的GVHD，如同一交叉反应组内或氨基酸残基组内的抗原错配，骨髓移植后GVHD的发生率和严重程度可能不会增加。为此，有学者认为HLA分子的三维结构才是决定排斥反应和GVHD的关键因素。通过科学的供受者配型、合理的术前预处理和术后有效的免疫抑制治疗，可以有效地控制GVHD和急性排斥反应，取得很好的临床移植效果。所以，近年来HLA不全相合的非亲属供髓移植病例越来越多，而且其临床效果与HLA相合的非亲属供髓移植相似。

(二) 骨髓移植组织配型技术进展

如前所述，骨髓移植免疫反应不同于肾移植等实体器官移植，对HLA配型的要求更加严格。早期应用于骨髓移植的组织配型技术主要有混合淋巴细胞培养(MLC)、HLA血清学分型等。由于HLA具有高度多态性，MLC和血清学分型已无法满足临床骨髓移植对HLA配型的要求。随着分子生物学技术的发展和进步，混合淋巴细胞培养和血清学分型技术逐渐被基因分型技术所取代。大量研究数据表明，检测供受者之间HLA基因差异并不足以预测骨髓移植效果，因为有些HLA的差异可以耐受，而另外一些差异，即使是某个氨基酸的位置变化就可能引起强烈的细胞免疫反应，导致致死性的骨髓移植并发症。为此，免疫学家们在深入研究HLA分子结构及其编码基因的基础上，提出了HLA交叉反应组配型、氨基酸残基配型、三维结构配型等新的供受者配型标准和策略，并且发明了HLA微卫星分析技术、单核苷酸多态性分析技术和MHC区段配型技术等骨髓移植配型和检测新技术。

1. HLA微卫星分析技术　微卫星DNA(microsatellite)是一类广泛存在于原核和真核生物基因组中的DNA序列，一般由1~6bp串联碱基以不同的间隔和频率重复排列而成，又被称为短串联重复序列(short tandem repeats，STR)，或称简单重复序列(simple sequence repeats，SSR)。这类重复序列多位于基因非编码区以及染色体的近端粒区，表现为高度多态性。其多态性主要表现在串联重复的数目在群体中可变，而在个体又具有特异性。人们已经将HLA基因复合体及其邻近区域中的微卫星重复序列绘制成图，可应用序列特异性引物进行PCR扩增，并根据扩增产物的长度确定微卫星DNA的多态性。

随着HLA微卫星DNA的发现，使人们认识了一种全新的与HLA连锁的多态性遗传标记，运用这类遗传标记进行HLA等位基因的连锁不平衡分析，正逐渐成为HLA研究中一项引人注目的新技术。微卫星DNA分析技术能够迅速、准确地识别供受者间HLA单倍型的异同，由于它包括了HLA复合体的更宽区域，可能比HLA Ⅰ类或Ⅱ类单个座位等位基因的多态性分析更为有效，从而为器官移植尤其是骨髓移植的供体选择提供更多的重要参数。此外，微卫星DNA分析技术还可用于监测骨髓移植后供者造血干细胞植入是否成功。

2. 单核苷酸多态性分析技术　单核苷酸多态性(SNP)是指基因组内特定核苷酸位置上存在两种不同的碱基，其中最少一种在群体中的频率不小于1%。大多数研究者认为每1 000个碱基对中就有1个SNP，整个人类基因组32亿个碱基对中至少有300万的SNP，因此其具有数量大、分布广的特性。尽管遗传密码由4种碱基组成，但SNP通常只是1种二等位基因（biallelic）或二态的遗传变异。SNP作为一种碱基的替换，大多数为转换，即一种嘧啶碱基换为另一种嘧啶碱基或一种嘌呤碱基换为另一种嘌呤碱基，转换与颠换之比2∶1。SNP在CG序列上出现最为频繁，而且多是C→T，原因是CG中C即胞嘧啶常为甲基化的、自发地脱氨后即成为胸嘧啶。

在异基因骨髓移植中移植后供受者嵌合体和微小残留病的研究是一个重要的研究课题。动态监测嵌合体的变化不仅可判断供者细胞是否植入，而且可早期预测GVHD和移植物抗白血病效应，判断白血病复发及其来源，并对指导移植的后续治疗和免疫抑制剂的使用非常重要。因此对嵌合体的检测要求信息量丰富、敏感和定量精确。尽管就单个SNP而言只有两种变异体，变异程度不如微卫星或小卫星DNA。但SNP在基因组中数量巨大，分布频密，因此就整体而论，它们的多态性要高得多。而且由于SNP是二态的，易于自动化批量检测，因而被认为是新一代的遗传标记。与STR相比，SNP分析技术具有以下优势：① SNP蕴涵的信息量大于STR；② SNP比STR更稳定可靠，绝大多数SNP位于非编码区，十分稳定；③ STR中存在复杂的多态性，如一个等位基因中有着多个核心序列重复、核心序列的非整倍重复等现象，因而增加了STR准确分型的难度，而在SNP分析中则不存在这类问题。

3. **MHC区段配型理论** 在MHC复合体长期进化的过程中，MHC基因的所有内含子都不参与编码功能蛋白，其所受到的选择压力较小，因此相对于外显子来说比较稳定，可延续多代而不发生改变。研究资料证实，在一组等位基因中可能共享某一段内含子。根据进化和遗传学原理，这样的一组等位基因是由同一个祖先谱系进化而来，共同享有的内含子序列为该谱系的特异性标记。不同的MHC等位基因可根据内含子的差异归为不同谱系，不同谱系间MHC基因序列的差异明显大于同一谱系内MHC基因序列的差异。于是人们提出了区段配型（block matching）的理论，在无关人群中运用这一理论选择骨髓移植供者，即寻找与受者共享某一段内含子、属于同一HLA谱系的供者，从而避免移植后出现严重的排斥反应，提高移植成功率和移植物存活率。研究资料表明，运用HLA基因的区段配型技术既能确保供受者间HLA基因序列的相似性，减少排斥反应和GVHD的发生率，减轻免疫反应程度，又能扩大供者来源，增加恶性血液病患者获得骨髓移植的机会，而且还是预测骨髓移植后GVHR程度的有效方法。因此，HLA基因区段配型技术具有重要的临床实用价值。

4. **HLA三维结构匹配技术** 已知HLA分子具有提呈抗原、参与免疫识别和诱导免疫反应的功能，蛋白质的结构决定其功能，结构与功能相一致。因此，HLA抗原在免疫过程中的差异取决于蛋白质分子结构间的差异。研究表明，HLA分子的1~2个氨基酸差异常难以检测而被忽略，通过采用HLA高分辨的检测，进行HLA的模拟比较，发现这种细微的差别可能对HLA空间构象产生非常显著的差异。因而有人推测，供受者间HLA分子三维构象的差异可能是引发GVHD的最直接因素，并提出了HLA三维结构匹配的理论。即根据HLA分子的氨基酸序列通过互联网进行自动分子结构模拟，并计算相关分子结构比较后的整体相对均方差（Relative mean square deviation，RMSD）值，HLA各分子间的RMSD值差异越小，分子间氨基酸序列的同源性就越高，越不容易发生排斥反应，反之则同源性越低，越容易发生排斥反应。通过比较HLA分子RMSD值的大小，将、RMSD值较小、不容易诱发排斥反应或排斥反应较轻微的HLA分子归为可允许性（permissible）错配抗原，反之则归为免疫原性（immunogenic）错配抗原。因此，在骨髓移植前的HLA配型中，应尽可能地寻找HLA完全相合的供者，而对于HLA不全相合的供者，则应选择可允许性错配抗原供者，以减少排斥反应的发生率和减轻排斥反应程度。此外，采用HLA三维结构匹配技术还可以预测估计HLA不全相合骨髓移植和器官移植后排斥反应的发生程度，对指导移植后应用免疫抑制剂具有重要临床意义。

三、骨髓库的建立

由于亲属中寻找HLA相合供髓者的机会日益减少，而患恶性血液病、遗传性疾病、肿瘤性疾病和免疫性疾病等需要进行骨髓移植和干细胞移植的患者却越来越多，临床骨髓移植的供需矛盾日益尖锐。因此，从非血缘关系的无关人群中寻找HLA相合供髓者是解决这一矛盾的唯一办法。为此，许多国家和地区都建立了骨髓库和脐血库，负责收集、管理和储存志愿供髓者相关资料，为供者提供HLA分型检测服务，并通过HLA配型为等待骨髓移植的受者寻找合适供者。由于人类HLA具有高度多态性，在非血缘无关人群中找到HLA-A、HLA-B、HLA-DR抗原全相合的供者概率非常低。同时HLA抗原的分布又具有显著的种族差异和地域差异，在相同种族和地域背景的人群中相对容易发现HLA相同的供者。因此，建立骨髓库和脐血库是解决供髓紧张的有效办法，骨髓库规模越大，志愿供髓者人数越多，为患者找到HLA相合供髓者的可能性就越大。目前欧美发达国家的骨髓库和脐血库的建设比较成熟，骨髓库规模和志愿供髓者数量都比较大。近年来在中国红十字会的领导和组织协调下，中华骨髓库及所属各分库的建设和发展取得了可喜的成绩，骨髓库规模和志愿供髓者人数逐年增多，如2002年入库数据达6 000人份，2012年超过165万人份，2016年达234万人份。越来越多的恶性血液病患者通过中华骨髓库找到了HLA相合的供者，并成功地进行了骨髓移植手术，重新获得了生命。根据人群中的HLA基因频率可以推算出在一定数量的供者中找到HLA相同者的概率，这个概率因种族和群体不同而异。按照中国汉族人群的HLA基因频率计算，从2万人的骨髓库中找到1个HLA-A、HLA-B、HLA-DR 6抗原全相同供者的概率约为50%，如果志愿供髓者增加到10万~20万，则概率可提高到80%左右。由于中国是一个多民族、地域分布复杂的国家，而且随着社会的发展和进步，人员流动和不同民族通婚增多，导致HLA基因分布越来越复杂，实际需要的供髓者人数至少要达到20万，才有机会找到HLA全相合的供髓者。同样在多种族混杂的美国，从20万人的骨髓库中找到HLA相同的供髓者概率只有 50%，如果将供髓者人数增加到 100 万人，其概率也只有 60%~70%。而在种族比较单一、人群的遗传背景相对简单的日本，HLA 基因分布则比较集中，其多态性不如中国人群复杂，在 1 万名供髓者中就有 50% 的概率找到 HLA 全相同的供者。因此，不断完善、扩大中华骨髓库的规模，增加志愿供髓者数量，丰富中国各民族的 HLA 遗传背景研究数据，是当前亟待解决的问题，将使更多罹患恶性血液病、遗传性疾病、肿瘤性疾病和免疫性疾病的患者得到有效治疗。

（李留洋　孙尔维）

第四十四章
感染免疫学检查

第一节　感染性疾病基本特征及机体的免疫应答

感染性疾病（infectious diseases）是指由病原体，如细菌（bacteria）、病毒（virus）、衣原体（chlamydia）、支原体（mycoplasma）、真菌（fungus）、螺旋体（spirochete）和寄生虫（parasite）等感染所致的疾病，其中多数疾病具有传染性，属于经典的传染病（communicable diseases or contagious diseases），例如，鼠疫、霍乱、病毒性肝炎等40种疾病在我国被列为法定传染病。由于传染病具有一些典型的特征，近年新发传染病的出现引起社会高度重视，因此本章以传染病为重点加以介绍。

一、感染性疾病的基本特征

（一）有病原体

各种传染性疾病均有特异的病原体，可分为病毒、衣原体、支原体、立克次体、细菌、螺旋体、真菌、原虫、蠕虫等种类，其所致的疾病多有各自特点。

（二）有传染性

经典的传染病都具有一定的传染性，由于病原体的致病力和人体的抵抗力差别，各种传染病的发病率及人体在传染过程中的表现很不一致。有些传染病的发病率很高，如麻疹、天花等。有些传染病仅有少数人发病，多数成为隐性感染，如脊髓灰质炎、流行性乙型脑炎等。

（三）流行性、地方性、季节性

传染病流行过程的强度和广度可分为散发、暴发、流行和大流行。某病在某地区常年有发生或常年处于一般发病率水平称为散发；暴发是指在短期内突然出现很多同类疾病的患者，这些患者大多是经同一传染源或同一传播途径而获得感染；某病的发病率显著地超过该病常年发病率水平则形成流行；大流行是指某病在一定的时间内迅速传播，波及全国各地，甚至超出国界和洲界。不少传染病的发病率每年在某些季节有一定的升高，称为季节性。某些疾病局限于一定地区范围内发生，称为地方性。

（四）感染后免疫性

人体在感染病原体以后，主动发挥防御功能，可以消灭病原体，破坏和排泄其毒性产物，这种抵抗力称为抗感染免疫，或免疫性。无论显性或隐性感染，机体都会产生特异性免疫反应。部分传染病的特异性抗体或细胞免疫反应对机体具有保护性。感染后免疫性持续时间因不同疾病而差异很大，除少数传染病如麻疹、天花、水痘等可以获得“持久免疫”外，多数传染病会出现再感染、重复感染等情况。

二、感染性疾病主要临床特点

病原体入侵人体后，机体可能出现三种情况：隐性感染、病原携带状态及显性感染。只有当侵入人体的病原体，在与人体相互作用的过程中，引起一系列病理生理和组织的变化，在临床上出现某种疾病特有的综合征时称为显性感染。显性感染患者有以下主要临床特征。

（一）病程的阶段性

多数传染病病程经过有一定的顺序与规律性，一般分为4个时期：

1. **潜伏期**（incubation period）　从病原体侵入人体到最初出现症状的一段时间称潜伏期。潜伏期长短不一，视微生物种类、数量、毒力及人体免疫状态而异。

2. **前驱期**（prodromal period）　从起病到症状明显的时期称为前驱期。一般为1~3天，症状有头痛、低热、乏力等，多较轻而无特异性。某些感染可无明显前驱期。

3. **症状期**（period of apparent manifestation）　大多数传染病在此期出现特有症状，如发热、皮疹、黄疸、意识障碍等。病情可以由轻而重，逐渐或迅速到达高峰。此期持续时间长短不一，死亡也多发生在本期。

4. **恢复期**（convalescent period）　体温逐渐降至正常，症状大多消失，体力、食欲逐步恢复，体内病理变化和功能紊乱也逐步恢复。病原体大多从体内消灭，少数患者成为病原携带者。某些传染病如乙脑、脊髓灰质炎等可留有后遗症。

（二）发热

发热是感染性疾病的突出症状，是其共同的表现。发热持续的时间随疾病的性质而有差别，一般由病毒、立克次体、支原体、某些细菌所引起的急性疾病，发热一般不超过两周。某些细菌或寄生虫病如结核病、布鲁菌病、急性血吸虫等，发热时间较长。

（三）皮疹和黏膜疹

是多种传染病的特征之一。皮疹以其形态、性质、出现时间、分布部位等的不同，在疾病诊断和鉴别诊断上有独特的价值。形态上可见斑疹、丘疹；充血性或出血性皮疹等。

（四）毒血症

由病原体的代谢产物，特别是内毒素不断进入血液循环，导致多脏器功能紊乱及中毒性病变所致。临床上可表现为严重的头痛、全身酸痛、谵妄、脑膜刺激征、鼓肠、中毒性心肌炎、休克等，尤多见于重型急性感染性疾病。

三、感染过程中的机体的免疫应答

（一）免疫损伤

许多感染性疾病的发病机制与免疫应答有关。病原微生物侵入宿主体内后，一方面导致感染，另一方面宿主产生对微生物感染的免疫反应，这种抗感染免疫的过程除了表现为消灭病原微生物、终止感染，对机体有利的一面外，也能因机体对微生物感染产生超强的免疫应答而导致组织损伤的一面。这种免疫反应导致组织损伤的病理作用称为超敏反应，它包括淋巴细胞、抗体分子和单核 - 吞噬细胞系统、补体、血小板血凝等系统所产生的细胞因子及介质等，在不同条件下协调作用完成的有害反应，主要表现为炎症反应与组织细胞损伤。

（二）感染过程中机体的免疫应答

病原体的存在虽然是感染性疾病必备的条件，但是否致病，尚取决于人体的免疫力，人体的非特异性免疫和特异性免疫起着重要作用。只有在病原体数量大、毒力强、人体免疫力低下时才会致病。感染的发生、发展和结局是机体和病原体相互作用的复杂过程。机体的非特异性免疫和特异性免疫构成了免疫防御的重要机制，病原体在宿主的免疫压力下为了生存，则通过获得不同的免疫逃避方式而躲避宿主的免疫攻击，甚至造成宿主免疫功能的损伤。

1. 宿主的非特异性免疫　非特异性免疫作用广泛，无专一性，可以遗传，又称天然免疫，是感染早期机体的主要免疫防御机制。除了正常的生理屏障结构如皮肤黏膜及其附属物、正常菌群的拮抗作用以及血脑屏障、血胎屏障外，巨噬细胞、NK 细胞以及补体、IFN 等免疫分子是非特异性免疫机制的重要组成部分。

（1）上皮与黏膜构成抗感染的自然屏障：病原体必须通过上皮屏障，才能引起机体的感染。上皮细胞间的紧密连接只允许气流或液体通过，对病原体起到机械屏障作用。此外，上皮与黏膜表面的脂肪酸（皮肤）、酶类（唾液、汗液、泪液等）、低 pH（胃液）及防御素等杀菌物质，均能高效杀死病原体。同时，黏膜表面的正常菌群，也因与病原体竞争附着部位和营养，而能阻止感染的发生。总之，上皮与黏膜通过机械、化学及生物等多种机制，将病原体拒之机体之外，而成为抗感染的自然屏障。

（2）补体的旁路激活成为抗病原体的第一防线：感染可经旁路激活补体，产生的 C3b、G4b、iC3b 均有重要的免疫调理作用，当其与粒细胞、巨噬细胞表面的相应受体共价结合后，可促进吞噬细胞对病原微生物的黏附、吞噬和杀菌作用。此外，补体还产生多种有炎性介质活性的片段，如 C3a、C4a、C5a 等，与其在肥大细胞、嗜碱性粒细胞、中性粒细胞、单核 - 巨噬细胞及内皮细胞表面的相应受体结合，激活细胞脱颗粒，释放组胺、细胞因子等，刺激内脏平滑肌收缩，增加血管通透性，使更多的效应细胞进入感染组织。总之，补体作为效应分子及效应放大机制，参与感染早期的自然防御机制。

（3）巨噬细胞具有早期局限感染的作用：在感染早期，巨噬细胞诱导自然防御反应能将病原体限制在感染局部，直到特异性免疫出现。巨噬细胞通过受体识别病原体成分，启动和诱导吞噬、释放细胞因子。继之，诱导各种黏附分子、趋化因子，如 IL-18、PBP/β-TG、MAP-2、MIP-1、MCP-1 及 RANTES 等产生，趋化巨噬细胞、粒细胞、血小板、T 细胞等多种效应细胞移行至感染部位，将感染局限在感染的起始部位。但是，这种防御反应，特别是过度的炎性反应，也会对局部组织有所破坏和损伤。

（4）NK 细胞是抗胞内感染早期的重要防御功能：NK 细胞能通过受体识别并杀伤感染细胞，但不能清除病毒。同时，通过 NK 细胞的 Lg49R 识别 MHC-Ⅰ类分子，产生负性调节信号，从而抑制 NK 细胞对正常细胞的杀伤。受趋化作用的影响，NK 细胞在感染早期即可聚集于感染灶，发挥抗感染作用。

（5）干扰素（IFN）抑制病毒的复制：病毒感染白细胞，可诱导其产生 IFN-α；感染成纤维细胞，可产生 IFN-β。IFN 主要的功能是抑制病毒蛋白胨合成和 DNA 复制，增加抗原呈递细胞（APCs）MHC-I 类分子的表达和抗原的提呈，激活巨噬细胞、NK 细胞和细胞毒 T 细胞等具有杀伤感染病毒作用的细胞。

由此可见，早期自然抗感染防御功能涉及多种效应机制。针对不同的病原体，有不同的效应机制通过受体介导而被激活，但不能提供长期免疫，无特异性，无记忆。其主要作用是将感染局限在局部，直到特异性免疫的产生。

2. 宿主的特异性免疫防御机制　感染过程中，随病原体的复制，抗原量超过一定阈值。一般在感染后 4~5 天，特异性免疫开始起作用，特异性免疫反应的效应分子与效应细胞起始清除感染。当抗原量降低到阈值以下，特异性免疫反应停止。产生的抗体、效应细胞及免疫细胞宿主的特异性免疫又称获得性免疫，包括体液免疫和细胞免疫。

（1）T 细胞的激活及亚型的分化发挥免疫防御机制：T 细胞需双信号共同作用方可活化。T 细胞（抗原识别）受体（TCR）及共受体分子 $CD4^+$ 及 $CD8^+$ 首先与 APCs 细胞表面的 MHC-Ⅰ/Ⅱ抗原肽特异性结合作为第一信号，T 细胞表面的 CD28/CTLA-4 与 APCs 的 B7（CD80/CD86）分子结合作为第二信号而被激活。

在 IL-2、IL-3、IFN-γ、IL-6 等细胞因子的诱导下，激活的

$CD8^+T$ 细胞进一步分化为杀伤性的效应 T 细胞（CTL），特异性地杀伤感染细胞。$CD4^+T$ 细胞受感染早期产生的细胞因子的影响，分化为两类效应细胞，即具有炎性功能的 Th1 细胞和具有辅助功能的 Th2 细胞，决定了特异性免疫应答是以产生抗体为主，还是以巨噬细胞激活为主。APCs 表面表达的抗原密度也影响 $CD4^+$ T 细胞分化。APCs 以低密度抗原进行提呈，使未致敏 T 细胞向 Th2 方向分化。反之，则向 Thl 方向分化。

T 细胞被激活后介导三大功能：辅助和促进其他细胞的免疫功能，主要由 $CD4^+$ 细胞来完成；抑制其他细胞的免疫功能；杀伤靶细胞，后两项主要由 $CD8^+$ 来完成，但 $CD4^+$ 与 $CD8^+$ 的功能也可能相互重叠。

致敏 T 细胞与抗原再次相遇时，通过细胞毒性和淋巴因子来杀伤病原体及其所感染的细胞。在细胞内寄生的细菌（如结核分枝杆菌、伤寒杆菌）、病毒（如麻疹病毒、疱疹病毒）、真菌（如念珠菌、隐球菌）和立克次体等感染中，细胞免疫起重要作用。

（2）体液免疫的作用：抗体是机体特异性体液免疫的主要效应分子。特异性抗体产生的时间、速度、数量，抗体的特异性、亲合力，抗体分子（Ig）的类和亚类随病原体的种类、感染途径、数量和时间的变化而改变。如针对细菌蛋白质抗原的抗体多为 IgG1；多糖抗原抗体多为 IgG2。病毒感染时出现的抗体主要是 IgG1 和 IgG3，IgG2 少见。寄生虫抗体以 IgG4、IgG3 和 IgE 常见。

抗体在抗感染免疫中的作用主要表现为中和作用、调理作用和溶解杀伤作用等。

1）中和作用：抗体与病毒结合可以阻止病毒对靶细胞的吸附和穿入；黏膜表面的分泌性 IgA 可以阻断病毒和细菌与黏膜的黏附，如减毒口服脊髓灰质炎疫苗的优点就是可以在肠道诱导产生分泌性 IgA，从而起到预防作用；抗毒素与外毒素结合，可封闭毒素的活性部位并阻止毒素对靶细胞的吸附，使其不能发挥毒性作用。

2）调理作用：抗体单独或与补体联合可以凝聚病毒和细菌并促进巨噬细胞对病原体的吞噬。

3）溶解杀伤作用：抗体在补体、K 细胞、NK 细胞或巨噬细胞的协助下，可以溶解杀伤病毒、细菌及其感染的细胞。

（3）免疫记忆是特异性免疫的重要特点：免疫记忆能使机体更有效地对抗再次遇到的病原体。一般感染后 1 个月左右，T、B 细胞记忆达最高峰。记忆 B 细胞产生的抗体，在抗体类别、亲和力和质量上均不同于初次免疫反应产生的抗体（IgM），它是从很少的高亲和力的前体细胞扩增而来，因此，能产生更强有力的抗体反应（IgG）。记忆细胞表达不同的表面分子，$CD4^+$ 和 $CD8^+$ 细胞表达 CD45 异构分子，成为免疫记忆细胞的表面标志。

总之，对再次感染的保护性免疫反应是特异性免疫防御机制最重要的结果。保护性免疫反应不仅涉及以前产生的抗体和效应细胞，还包括记忆性免疫细胞，可对再次感染的病原体迅速产生强有力的排斥反应。记忆细胞的特点是可以进行免疫记忆的转移，但免疫记忆的机制仍然不清。

3. 宿主防御机制的失败 - 病原体的免疫逃避 病原体可以通过躲藏、抗原变异以及免疫抑制等机制逃避机体的免疫识别和清除。宿主防御机制失败将会导体存在持续性的感染。

（1）躲藏：生存在对细胞因子活化不敏感、细胞表面无 MHC 分子和病原体抗原表达的细胞内对病原体来说最为安全。如慢病毒在脑内长期生存；利什曼原虫对感染细胞 MHC 分子的下调等。此外，病原体还可以通过模拟宿主抗原或从宿主获得外膜成分而产生逃逸。如血吸虫在侵入机体 1 周内就覆盖了一层来源于宿主的糖脂、MHC 分子和非特异性 Ig 分子等，使得抗体无法识别。

（2）抗原变异：如流感病毒的抗原持续变异可导致流感的反复流行。人类免疫缺陷病毒的累积突变频率是流感病毒的 65 倍，因此，机体难以形成持续有效的免疫应答。

（3）免疫抑制：病原体感染可以造成机体免疫功能的抑制，从而逃避免疫攻击。

（4）其他：许多细菌进化产生了一些使其能在宿主黏膜表面寄生和逃避宿主免疫反应的机制。如许多革兰氏阴性细菌具有纤毛，有助于其在黏膜上黏附。有些细菌可分泌黏附分子，使其与呼吸道上皮细胞牢固结合。

总之，机体的免疫应答对感染过程的表现和转归起着重要的作用，而感染也可对宿主免疫功能造成多种影响。如麻疹、白喉感染及一些病原体的隐性感染可使机体获得保护性免疫，增强免疫防御功能。但是，感染也可造成免疫抑制，使机体易受其他病原体的感染，产生自身免疫性疾病、迟发变态反应以及肿瘤等。

（赵 艳 闫惠平）

第二节 感染性疾病实验室检查

一、概述

当机体遭受病原微生物感染时，临床医生要根据实验室检查结果判定感染微生物的类型、病变程度、是否需要治疗以及治疗效果等，这也是当前循证医学发展的趋势之一。感染性疾病实验诊断的检查大致可归纳为 4 类：①常规实验室检查，如血、尿、便常规和肝功能、心肾功能及生化检查等。②病原学检查，病原学诊断对感染性疾病病因判断至关重要，在很大程度上影响治疗效果和疾病的转归。病原学检查又可以分为以病原体检出或分离为手段的直接病原学检查，被认为是病原学诊断的"金标准"，但在临床应用中受到实验室条件、采样时间、标本类型等限制。近 20 年以病原体核酸检测为主的分子生物学和免疫学检查手段在临床得到普及。③特殊蛋白质分析，用于感染的辅助检查，以及病情判断。④免疫功能测定，一些反复发作的感染可能与免疫功能的缺陷有关。免疫功能测定包括体液免疫和细胞免疫及细胞因子的检测等。

本章节主要介绍病原学诊断中的免疫学检查方法。检测病原体感染的免疫测定根据其检测目的物可分为两类：一类是检测病原体抗原而直接反映病原体感染的方法，另一类是检测机体因对病原体的抗体应答所产生的抗体而间接反映病原体感染的方法。直接病原学检查和分子生物学检测部分将在其他章节详细介绍。

二、常用临床免疫学检测技术与应用举例

(一) 免疫沉淀技术(immuno precipitation assay，IPA)

其原理为可溶性抗原 / 抗体与相应抗体 / 抗原彼此接触，形成抗原 - 抗体复合物，该复合物在一定的反应介质中形成肉眼可见的沉淀。沉淀物的产生取决于抗原与抗体的比例、分子量大小、反应温度及 pH 等。免疫沉淀是某些免疫学检测的基础，其操作简便，成本低廉，曾被广泛用于病原微生物的诊断，但因敏感性和特异性较差，目前已经较少采用。

【举例】环卵沉淀试验检测血吸虫抗体

(1) 原理：成熟血吸虫卵内毛蚴的分泌排泄物是良好的抗原性物质，抗原自卵内渗出后与血吸虫感染者血清作用时，阳性反应在虫卵的周围形成泡状、指状或带状特异性沉淀物，且沉淀物厚度大于 10μm。如无沉淀或厚度小于 10μm，则判为阴性。可在显微镜下观察沉淀有无及沉淀面积，作出定性或半定量结果。

(2) 临床意义：正常人为阴性，血吸虫病患者 97.3% 为阳性，约有 3% 为假阳性，对肺吸虫及丝虫也有交叉反应，与粪检阳性符合率达 95% 以上。环卵沉淀反应阳性是宿主体内存在活虫卵指征，对血吸虫的感染有早期诊断价值。治疗后需要 3~4 年环卵沉淀方可阴转，故在此期间的阳性反应须结合临床征象考虑。

(二) 免疫浊度试验(immuno turbidimetry assay，ITA)

利用可溶性抗原、抗体在液相中特异结合，形成一定大小的抗原抗体复合物，使反应液出现浊度。当反应液中保持抗体过剩时，形成的复合物随抗原量增加而增加，通过标准品绘制的标准曲线对照，可计算出样品的含量。在液相中的沉淀反应，提高了灵敏度和可操作性，与其他免疫分析技术如酶联免疫吸附实验等相比，校正曲线稳定，易于自动化，适于定量分析批量标本。

免疫浊度分析的基础是反应液中分散粒子对光的反射、折射、散射和吸收等。由此而产生了多种用于免疫浊度测定的自动化分析仪器，广泛用于临床蛋白质、激素、微生物和药物浓度的测定。按照方法分为：透射光免疫浊度技术，终点散射比浊技术，速率散射比浊技术和粒子强化免疫浊度测定技术。

【举例】散射比浊法测定链球菌血清中的抗链球菌溶血素 O(ASO)

(1) 原理：常用的散射免疫比浊技术，包括速率散射比浊法和终点散射比浊法。溶血性链球菌的链球菌溶血素(SO)能激发被感染者产生抗体。速率散射比浊法以结合在聚苯乙烯乳胶微粒上的纯化重组链球菌溶血素 SO 与待测血清中的抗体 ASO 发生抗原抗体特异性反应，形成悬浮在溶液中的不溶性免疫复合物，利用比浊仪检测其散射光的改变速率，并通过其形成的免疫复合物速率峰值信号来测定标本中 ASO 的含量。

(2) 临床意义：人体感染 A 组溶血性链球菌后 ASO 阳转，在 4~6 周内滴度达到高峰，后逐渐恢复至正常。血清中 ASO 升高可达数月至数年，一般须多次检查，观察动态变化以判断是否近期感染。

ASO 滴度升高，多见于 SO 引起的上呼吸道感染，以儿童多见，有时也见于皮肤及软组织感染。SO 感染可继发风湿性心肌炎、关节炎和急性肾小球肾炎，80% 患者伴 ASO 升高，及 ESR 增快及白细胞增多等。但在免疫功能不全及大量使用肾上腺皮质激素者可以表现不典型。

(三) 免疫凝集试验(immuno agglutination assay，IAS)

凝集反应是指细菌、红细胞等颗粒性抗原或表面覆盖抗原的颗粒状物质(如红细胞、聚苯乙烯胶乳等)与相应抗体结合，在一定条件下，形成肉眼可见的凝集团块现象。根据抗原的性质与反应的方式不同，免疫凝集反应大体分为四类：

1. **直接凝集技术** 包括玻片凝集试验(如 ABO 血型鉴定)和试管凝集试验(如肥达试验)。

2. **间接凝集反应** 是将可溶性抗原(抗体)先吸附于适当大小的颗粒性载体表面，此过程称为致敏。致敏的颗粒再与相应的抗体(抗原)作用，在适宜的电解质存在条件下，出现特异性凝集现象。适用于各种抗体和可溶性抗原的检测，分为正向和反向间接凝集反应及间接凝集抑制反应。常用的如间接血凝试验、胶乳凝集试验和快速血浆反应素环状卡片试验(RPR)。其中免疫胶乳技术是以聚苯乙烯胶乳微粒作为载体，将可溶性抗原或抗体吸附于乳胶颗粒，合成具有不同特性如彩色、荧光或磁性的胶乳，是多种检测技术的基础。结合导管凝集及膜过滤斑纹等定量试验方法，通过分光光度计、光散射测定仪等仪器达到较为精确的定量。

3. **协同凝集反应** 金黄色葡萄球菌细胞壁成分中的 A 蛋白(SpA)能与人及多种哺乳动物(猪、兔、羊、鼠等)血清中 IgG 类抗体的 Fc 段结合。IgG 的 Fc 段与 SpA 结合后，两个 Fab 段暴露在葡萄球菌体表面，仍保持其抗体活性和特异性，当其与特异性抗原相遇时出现特异凝集现象。在凝集反应中，金黄色葡萄球菌菌体成了 IgG 抗体的载体，称为协同凝集反应，本反应也可用于检测微量抗原。

4. **抗球蛋白试验** 有直接 Coombs 试验和间接 Coombs 试验。

【举例 1】肥达试验检测伤寒沙门菌感染

(1) 原理：是一种半定量试管内直接凝集反应。用已知伤寒沙门菌菌体(O)抗原和鞭毛(H)抗原及甲乙丙 3 种副伤寒沙门菌鞭毛抗原的诊断菌液，与被检血清做细菌凝集反应。若被检血清中有抗体存在，可与相应抗原起反应，出现肉眼可见的凝集现象为阳性。

(2) 临床意义：阳性结果有助于伤寒的诊断，但感染后第一周患者血清阳性率仅 10%，第二周约 50%，第 3、4 周可达 80%~90%，其中假阳性率可达 10%~20%。患过伤寒或接种过疫苗的患者，发热可引起回忆反应而出现假阳性结果。早

期应用抗菌药物也可能出现假阴性反应。由于伤寒杆菌和副伤寒杆菌有部分相同的菌体抗原，所以仅有O抗体的升高不能区分伤寒或副伤寒，需要以鞭毛（H）抗原阳性为依据。仅有O抗体阳性，H抗体阴性提示可能为疾病早期；仅有H抗体阳性，O抗体阴性提示接种疫苗或曾患过伤寒。

【举例2】快速血浆反应素环状卡片试验（RPR）检测梅毒螺旋体感染

（1）原理：螺旋体在破坏组织的过程中使被损伤的组织释放出一种心磷脂，可以刺激机体产生心磷脂抗体，这种抗体称为反应素，它可与从牛心提取的心磷脂发生交叉反应。利用此原理，将牛心提取的心磷脂吸附于活性炭颗粒作为抗原与被检血清混合时，如被检血清中有梅毒反应素，则出现肉眼可见的凝集为阳性反应，不凝集为阴性反应。根据标本中颗粒的大小有无，判断阳性（+～++++）或阴性。如有需要可将标本做若干倍稀释后，重复试验做半定量，结果以发生阳性反应的最大稀释倍数报告。当反应时间过长或标本存放引起细菌污染或溶血时，可引起假阳性。在其他密螺旋体感染也可致阳性结果。

（2）临床意义：感染梅毒螺旋体后，血清反应素在一期梅毒病灶出现后1~2周即可测出，二期梅毒患者阳性率可达100%，三期梅毒阳性率相对较低。因为经药物治疗后血清反应素较快转阴，故本实验对疾病的早期诊断有意义，也用于梅毒疗效监测。由于RPR为非特异性试验，在非梅毒的其他螺旋体感染、麻风、肝硬化及自身免疫性疾病时可能出现假阳性。因此，RPR阳性者需结合梅毒螺旋体特异性试验（TPPA或TPHA）或荧光密螺旋体抗体吸附试验（FTA-ABS）检测，RPR阴性者也不能完全排除梅毒螺旋体感染。

（四）放射免疫分析（radio immunoassay，RIA）

是以放射性核素作为示踪物的一种免疫标记技术，是把放射性核素测定与抗原、抗体间的免疫化学反应结合起来形成一种超微量物质的测定方法。灵敏度高达ng甚至pg水平，且特异性强，重复性好，成本低廉。RIA曾在生命科学研究及医学检验中被广泛应用，适用于各种蛋白质、激素、核苷酸、多肽、小分子药物及肿瘤标志物等的定量测定。常用的标记物有^{125}I、^{3}H和^{35}S等。但在实际应用中，放射性污染及对人体的危害极大地限制了这种方法的应用，近年来酶免疫分析和化学发光技术的应用使RIA的优势被取代。

【举例】间接放射免疫分析法检测丙型肝炎病毒抗体IgG（抗-HCV IgG）

（1）原理：包被在固相载体上的丙型肝炎抗原（HCV Ag）与待测血清中的抗-HCV结合后形成免疫复合物，再与^{125}I标记抗人IgG结合，形成抗原-抗体-标记二抗的夹心复合物，通过测量包被载体的CPM（count per minute）值，判断样品中是否有抗-HCV IgG。

（2）临床意义：抗-HCV是感染HCV后产生的抗体，为非保护性抗体，可在感染者体内长期存在。抗-HCV检测适用于各类HCV感染的初筛，干扰素抗病毒治疗有效的患者仍可检测到抗-HCV，但需要结合HCV RNA的检测结果判断治疗效果及传染性。抗-HCV阴转与否不能作为抗病毒疗效的指标，在一些免疫功能缺陷和自身免疫性疾病患者可出现抗-HCV假阴性或假阳性，对此类患者更要结合HCV RNA的结果判断。不同类型检测方法或试剂检测抗-HCV的结果可能有较大差异，在无法进行抗HCV确认试验的情况下，需根据临床情况具体分析或重复检测。

（五）酶免疫测定技术（enzyme immunoassay，EIA）

是以酶作为标记物的免疫测定方法。根据抗原抗体反应后是否需要分离结合与游离的酶标记物，又将EIA分为均相（homogenous）和异相（heterogenous）两种类型。在临床常用的酶联免疫吸附试验（enzyme linked immunosorbent-assay，ELISA）属异相反应。由于酶的催化效率很高，ELISA法极大地提高了检测的灵敏度，操作简便，适于大批量标本自动化检测，因此已被广泛用于多种病原微生物抗原抗体的检测，包括病毒、细菌、支原体、衣原体及寄生虫等。

根据抗原抗体反应的类型将ELISA方法区分为以下几类：

1. 双抗体夹心法 用于检测特异性抗原。先将特异性抗体包被固相载体，与待测标本中相应抗原反应，再加入酶标抗体，形成固相抗体-抗原-酶标抗体复合物。此时，固相载体上带有的酶量与标本中受检抗原的量相关，加入底物显色，阳性反应呈色，阴性反应一般不呈色。以仪器根据颜色反应的程度测定吸光度值，进行该抗原的定性或定量分析。

【举例】双抗体夹心法检测乙型肝炎表面抗原（HBsAg）

（1）原理：在微孔板上包被单克隆抗-HBs，加入待测标本，让标本中的抗原与固相载体上的抗体结合，形成固相抗原抗体复合物。洗涤除去其他未结合的物质，加入辣根过氧化物酶（HRP）标记多克隆抗HBs，当标本中存在HBsAg时，该抗原与两侧抗体相结合，形成复合物，加入底物产生显色反应（图44-1）。

（2）临床意义：HBsAg是乙型肝炎病毒（HBV）外壳蛋白，是患者感染HBV后首先出现的血清标志物之一。HBsAg阳

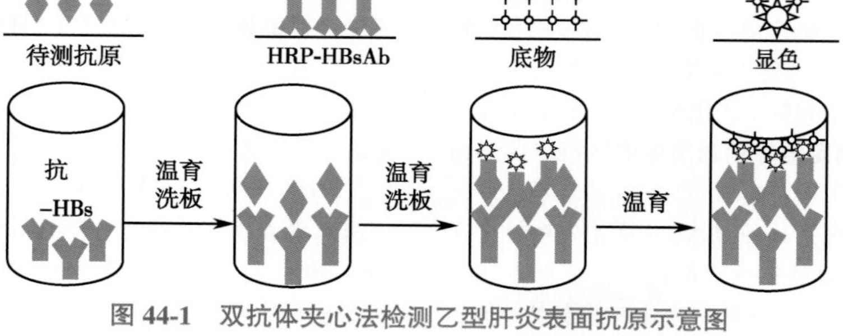

图44-1 双抗体夹心法检测乙型肝炎表面抗原示意图

性表示HBV感染，可见于乙肝病毒携带者、急性、慢性乙肝患者、乙肝相关肝硬化及肝癌等。此外，HBsAg的检测还应用于献血员和血制品筛查及流行病学研究等。由于HBV感染者体内游离HBsAg量较高，检测HBsAg时易受钩状效应影响，导致阴性结果或弱阳性结果，此时，应结合HBeAg与抗HBc综合判断。

2. **双抗原夹心法**　与双抗体夹心法原理类似，所不同的是采用特异性抗原包被和制备酶结合物，检测相应的抗体。

【举例】双抗原夹心法检测乙肝病毒表面抗体（抗-HBs）

(1)原理：在微孔板上包被纯化HBsAg，加入待测标本，温育后即形成固相抗原-抗体复合物，洗涤后加入HBsAg-HRP，当标本中存抗-HBs时，三者形成HBsAg-抗HBs-HBsAg-HRP复合物，加入底物产生显色反应。

(2)临床意义：人体感染HBV后，HBsAg刺激机体产生特异性抗-HBs。抗-HBs为保护性抗体，其阳性表示对HBV有免疫力，常见于乙型肝炎康复及接种乙型肝炎疫苗者。少数HBV慢性感染者也可出现抗-HBs，但体内HBV-DNA复制仍活跃，多为HBV基因S区内α抗原决定簇突变所致，也可能出现重叠感染。HBV急性感染者HBsAg已经消失，抗-HBs可能尚未出现，称为“窗口期”，容易造成HBV的传播。此外，应用EIA法检测抗-HBs时无法定量，其对临床的指导意义有限。

3. **间接法**　在固相载体上包被纯化抗原，加入待测标本，若标本中含有相应抗体便形成抗原抗体复合物，利用酶标记的抗人抗体来结合标本中的抗体，加入底物显色，呈色深浅与标本中受检抗体量相关。本法可以用于多种病原体抗体的检测，例如：流行出血热抗体、流行性乙型脑炎抗体等，从而辅助该病的诊断。本法不足之处在于，血清中的IgG等物质会产生非特异性干扰，使检测本底升高，因此受检标本须经稀释后才能进行测定，以保障结果的特异性。

【举例】间接酶免法检测严重急性呼吸综合征抗体IgM(anti-SARS-CoV IgM)

(1)原理：用纯化的严重急性呼吸综合征(SARS)冠状病毒全病毒裂解液作为抗原包被微孔板，加入稀释后的待测样本孵育反应，而后除去未结合的抗体，再加入过氧化物酶标记的抗人IgMμ链抗体，使之与标本中的抗体反应，加入显色剂。终止后在酶标仪读出吸光度。颜色深浅与抗-SARS-CoV IgM在标本中含量成正比。

(2)临床意义：抗-SARS-CoV IgM是严重急性呼吸综合征感染指标之一。可能在SARS冠状病毒感染7天至10天后出现阳性，20余天阳性率最高，持续数月阴转。抗-SARS-CoV IgM一次检测阳性不足以确诊，一次检测阴性也不能排除SARS，需要发病初期和恢复期双份血清特异抗体滴度4倍或以上升高以确定诊断，或者结合病毒核酸和IgG检测结果综合确诊。

4. **竞争抑制法**　部分小分子抗原和半抗原因缺乏可作夹心的多个位点，因此采用竞争法进行测定。抗体的测定一般不使用竞争法，但当抗原中含有难以去除的杂质或抗体与抗原的结合特异性不稳定时，也可采用这一模式。以检测抗体为例，首先在微孔板预包被纯化抗原，再加入待测标本及酶标记抗体，此时，待测标本中的抗体将与酶标记抗体竞争结合固相上的特异抗原。

如抗-HBc的检测，由于纯化抗原难得，在包被时多采用捕获法，即先包被与抗原相应的抗体，然后加入中和抗原和待测标本。此时，待测标本中的抗体将与包被抗体竞争结合中和抗原，加入酶标抗体后，酶标抗体将与结合于固相上的特异抗原结合。因此，抗体含量较多的标本，反应呈色较抗体含量少的标本为淡。

【举例】竞争抑制法检测乙型肝炎核心抗体（抗-HBc）

(1)原理：将基因工程重组乙型肝核心抗原(HBcAg)包被于微孔反应板，加入待检血清，同时加入抗-HBc-HRP，若标本中含有抗-HBc，则与抗-HBc-HRP竞争结合HBcAg。根据显色反应的抑制率来判断抗-HBc阴性或阳性。也就是说待测标本中抗-HBc含量越高，则抗-HBc-HRP与HBcAg结合越少，加入TMB底物时显色越浅，甚至无色（图44-2）。

(2)临床意义：抗-HBc阳性见于HBV感染的各个时期，只要感染过乙型肝炎病毒，无论病毒是否被清除，此抗体均为阳性，且维持在较高水平。抗-HBc可以持续数十年甚至终生，不是保护性抗体，须结合其他HBV标志及肝功能情况具体判断其临床意义。

5. **架桥法（固相捕获法）**　由于血清中针对某一抗原的特异性IgM常和非特异性IgM及特异性IgG共存，这一现象明显干扰了特异性IgM的检出，由此产生了架桥法。该法首先用抗人IgMμ链抗体包被固相，捕获血清标本中的IgM（包括针对抗原的特异性IgM和非特异性IgM），经洗涤去除IgG。然后加入纯化抗原，此抗原仅与特异性IgM相结合。再加针对抗原的酶标记特异性IgG抗体，与底物作用，呈色深浅与标本中的特异性IgM含量成正相关。此法常用于病毒

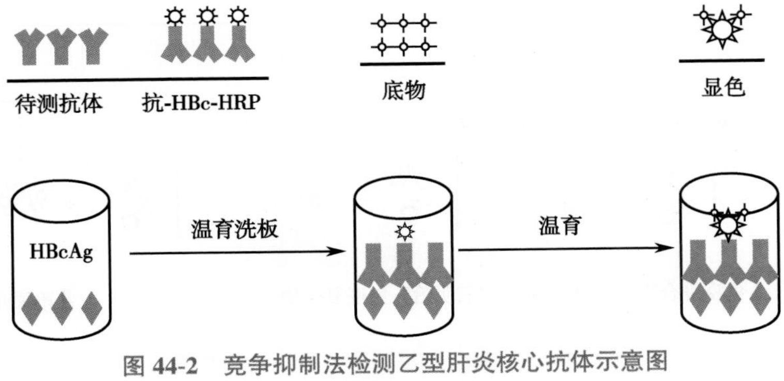

图44-2　竞争抑制法检测乙型肝炎核心抗体示意图

性感染的早期诊断。

【举例】甲型肝炎病毒抗体 IgM（抗 -HAV IgM）测定

（1）原理：在微孔反应板上包被抗人 IgMμ 链，加入阳性对照或待测标本，孵育后，加入酶标抗原 HAV-HRP（或分别加入 HAVAg 和 HAVAb-HRP）。如待测标本中有抗 -HAV IgM 时，就能与抗人 IgMμ 链、HAV-HRP 结合，在 TMB（3,3',5,5'- 四甲基联苯胺）底物作用下显色。反之，则无显色反应（图 44-3）。

（2）临床意义：抗 -HAV IgM 是诊断甲型病毒性肝炎的早期特异性指标，用于甲型肝炎的诊断。患者发病最初三周内可检出 HAVAb-IgM，随后 6 个月内逐渐消失。

（六）发光免疫测定技术（luminescent immunoassay）

发光免疫分析是免疫学和发光技术相结合的产物，可以自动化检测微量抗原或特异性抗体；相应免疫分析技术有荧光偏振免疫测定（FPIA）、时间分辨荧光免疫测定（TRFIA）、发光酶免疫测定（LEIA）、化学发光免疫测定（CLIA）和电化学发光免疫测定（ECI）；由于自动化程度高，便于批量检测和标准化，目前这些技术已广泛用于检验医学中（表 44-1）。

1. **时间分辨荧光免疫测定** 时间分辨荧光免疫测定（time-resolved florescence immunoassay，TRFIA）使用镧系稀土元素及其螯合物作为示踪物，如铕（Eu^{3+}）、钐（Sm^{3+}）等，这类示踪物具有双功能基团结构的化合物，在水溶液中很容易与抗原或抗体分子上的 -NH2 以共轭双键结合，制成标记物。其最大激发波长为 330~350nm，较易实现。TRFIA 中以 Eu^{3+} 最为常用。如将 Eu^{3+} 螯合物标记在抗体上，其螯合物具有经紫外光激发所发出的荧光衰变时间长的特点，通过时间延迟，将特异性荧光与非特异性荧光分辨开来，使本底达到 0，可有效消除样品或试剂中的蛋白质类的非特异性荧光的干扰；另外，由于激发光和荧光的波长移位大、荧光光谱峰窄，可有效消除激发光的干扰，测得的荧光为 Eu^{3+} 所发出特异性荧光信号。

除了上述特点，TRFIA 使有效荧光强度提高 10^6 倍，线性范围更宽，稳定性好，标记位点多达 20 个，对标记物结构及活性影响小，无衰变；试剂保质期至少一年，标准曲线保留时间长等优点。已有甲型肝炎、乙型肝炎、丙型肝炎、HIV 及肿瘤标志物等试剂盒，用于感染性疾病的病原学诊断。

【举例】时间分辨双抗体夹心技术检测甲胎蛋白（AFP）

（1）原理：以抗人 AFP 多克隆抗体包被聚苯乙烯微量滴定条或珠，加入待测样品，在一定条件下反应；再加入生物素化抗人 AFP 单克隆抗体，此时形成双抗体夹心复合物。加入 Eu^{3+} 标记的链霉亲和素，加入增强液，测得待测标本中 AFP 含量，见图 44-4。

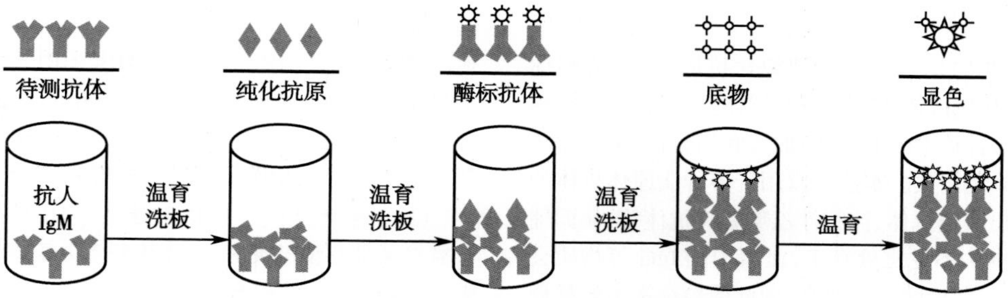

图 44-3 甲型肝炎病毒抗体 IgM 测定示意图

表 44-1 几种发光免疫测定技术的比较

方法	缩写	标记方法	底物	应用举例
荧光偏振免疫测定	FPIA	荧光素		药物浓度、毒品检测
时间分辨荧光免疫测定	TRFIA	三价稀土离子（Eu^3）		激素测定、药物浓度、病原学检测
发光酶免疫测定	LEIA	HRP/ALP	鲁米诺 /4-MUP	激素测定、药物浓度、病原学检测
化学发光免疫测定	CLIA	化学发光标记物吖啶酯		激素、肿瘤标志物、药物
电化学发光免疫测定	ECLI	三联吡啶钌		激素、肿瘤标志物、药物

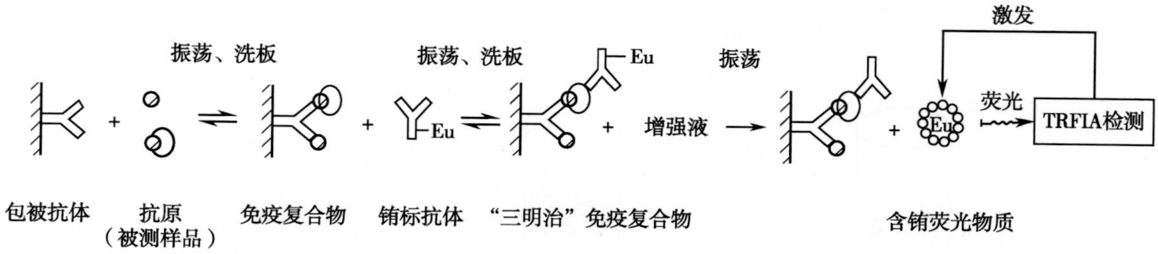

图 44-4 时间分辨双抗体夹心技术示意图

(2)临床意义:AFP的升高与肝细胞坏死和再生有关,原发性肝癌(PHC)患者70%~90%有AFP升高;但在急性和慢性肝炎、肝硬化等肝病患者血清中,AFP也有轻至中度升高,但一般持续时间较短。AFP可以分为小扁豆凝集素(LCA)非结合型(AFP-L1、AFP-L2)和LCA结合型(AFP-L3)。其中AFP-L1主要存在于良性肝病中,AFP-L2来自孕妇,而AFP-L3为PHC细胞所特有。目前临床检测的为总AFP。此外,AFP在其他恶性肿瘤如恶性畸胎瘤、胰腺癌、肺癌等也增高;此外,还用于胎儿先天性畸形、唐氏综合征的辅助诊断。

2. **发光酶免疫测定**　发光酶免疫测定(luminescence enzyme immunoassay,LEIA)属于酶免疫测定中的一种,只是最后一步酶反应所用底物为发光剂,通过发光反应发出的光在特定的仪器上进行测定。常用的标记酶有辣根过氧化物酶(HRP)和碱性磷酸酶(ALP)。根据酶促反应底物不同,可分为荧光酶免疫测定和化学发光酶免疫测定。荧光酶免疫测定就是利用理想的酶荧光底物,生成的产物稳定并有较强的荧光,通过荧光强度测定进行定量;化学发光酶免疫测定就是利用酶对发光底物的催化作用而直接发光,通过光强度的测定而直接进行定量。本法也属于自动化程度高,便于批量检测和标准化的技术。

根据分离方法,可分为磁颗粒分离法、微粒子捕获法、包被珠分离法。其中,微粒子捕获法的免疫学反应模式主要有:双抗体夹心法、双抗原夹心法、固相抗原竞争法。

【举例】微粒子捕获双抗体夹心法检测巨细胞病毒(CMV)抗体

(1)原理:纯化的重组CMV抗原片段PP150,PP52,PP65,PP38包被乳胶颗粒,将乳胶颗粒与待测血清标本一起温育一定时间后,若标本中有CMV抗体便与重组CMV抗原形成抗原抗体复合物,加入ALP标记抗体并形成固相包被抗体-抗原-酶标抗体复合物。

结合物与游离物的分离:将复合物转移到纤维膜等惰性基质材料,用缓冲液洗涤,洗去未结合抗原,上述复合物则被保留在纤维膜上。

酶促发光反应:加入底物4-甲基伞形酮磷酸盐(4-MUP),酶标抗体上ALP分解4-MUP,脱去磷酸根基团后生成4-甲基伞形酮(4-MU),后者在350nm波长激发光的照射下,发出455nm波长荧光。经荧光读数仪记录、放大后,根据标准曲线计算所测物质的含量。

(2)临床意义:CMV是疱疹病毒家族的成员之一,一般正常人感染后无症状。在孕妇可导致胎儿畸形及流产,在新生儿、免疫缺陷及器官移植患者可导致严重后果。抗-CMV IgM阳性提示近期或活动性CMV感染,仅有抗-CMV IgG表明既往感染。

3. **电化学发光免疫测定**　电化学发光免疫测定(electrochemic luminescence immunoassay,ECLIA)是电化学发光(ECL)和免疫测定相结合的产物。ECL原理与一般化学发光(CL)不同,是一种在电极表面由电化学引发的特异性化学发光反应,实际上包括了电化学和化学发光两个过程。ECL与CL的差异在于ECL是电启动发光反应,而CL是通过化合物混合启动发光反应。在ECLIA中应用的标记物是三联吡啶钌[Ru(bpy)3]^2,其衍生物N-羟基琥珀酰胺(NHS)酯可通过化学反应与抗体或不同化学结构的抗原分子结合,制成标记的抗体或抗原。通过与三丙胺(TPA)的电子交换,生成激发态的[Ru(bpy)3]^2,产生的光子经光电倍增管检测后计算得出待测抗原的含量。ECLIA成本较低、灵敏度较高、线性范围较宽且试剂稳定性好,但是仪器昂贵,检测成本较高,另外,批量检测速度慢。

【举例】电化学发光法检测乙肝病毒e抗原(HBeAg)

(1)原理:将待测标本加入结合生物素的单克隆抗体,另外以[Ru(bpy)3]^{2}标记的抗体形成双抗体夹心。加入链霉亲和素标记磁珠复合物,经蠕动泵将形成的[Ru(bpy)3]^2-抗体-抗原-抗体-磁珠复合物泵入流动测量室,此时,磁珠被工作电极下面的磁铁吸附于电极表面,而非结合物进入测量前室。随后,三联吡啶钌和TPA在电场触发下产生发光的化学发光反应。

(2)临床意义:HBeAg存在于HBV病毒核心,是由前C/C区基因产生。HBV感染时,血清中HBeAg抗原出现略晚于HBsAg,高峰在发病后2~3个月,恢复期HBeAg逐渐消失,持续存在提示病情为活动性,是病毒复制活跃的指标,提示有较强的传染性。如HBeAg由阳转阴提示病毒活动减弱,是治疗有效的指标。电化学与化学发光法检测HBeAg的敏感性明显优于EIA法,采用不同方法检测的结果缺乏可比性。

(七)免疫荧光测定法(immunofluorescence assays,IFA)

此方法一般以组织细胞作为实验基质,实验基质中含有各种抗原物质。将稀释的待检血清与实验基质孵育,如果血清阳性则特异性抗体与组织细胞中抗原相结合。选择荧光素标记的抗人Ig抗体进行第二次孵育,使其与基质中已结合抗原的人抗体结合。在荧光显微镜下观察特异性荧光模式而判断结果。免疫荧光测定法又可分为直接免疫荧光法(direct immunofluorescence assay,DIFA)和间接免疫荧光法(indirect immunofluorescence assay,IIFA或IIF)。后者是自身抗体检测的最常用方法,也用于多种病原体(病毒、细菌、支原体和衣原体等)抗体的检测。

【举例】间接免疫荧光法用于肺炎衣原体抗原检测

(1)原理:以感染肺炎衣原体(chlamydia pneumoniae,CPN)的细胞作为抗原片,待测血清稀释后与之反应,再用荧光素标记抗人IgM抗体染色,用荧光显微镜观察特异荧光阳性的细胞。根据感染细胞中有无包涵体及荧光的强弱等特点判断有无CPN感染。特异性及敏感性较高。

(2)临床意义:CPN病原体与鹦鹉热和沙眼衣原体有相同的种属特异性抗原,其导致的临床症状缺乏特异性,由于肺炎衣原体与其他衣原体有相同的属特异性抗原,阳性结果须结合临床判断。

(八)固相膜免疫测定(solid phase membrane-based immunoassay)

与ELISA原理类似,但以微孔膜为固相载体,标记物可用酶和各种有色微粒子如彩色乳胶、胶体金和胶体硒,以红色的胶体金最常用。胶体金是由金盐被还原成原子金后形成的金颗粒悬液,一般在1~100nm大小,稳定均匀,具有显色性和光吸收性。1971年Faulk和Taylor首创胶体金标记免疫电镜技术。胶体金是氯金酸（HAuCl4）的水溶胶颗粒，如同铁蛋白一样具有高电子密度，在电镜比铁蛋白颗粒更致密，易于辨认，定位比酶反应物精确。胶体金容易和多种大分子物质包括抗体、A蛋白、凝集素等结合。免疫渗滤（IFA）和免疫层析（ICA）作为简便快速检验方法，广泛应用于传染病病原的抗原或抗体诊断。

【举例】胶体金法检测结核（TB）分枝杆菌抗体

（1）原理：在纤维素膜上包被结核分枝杆菌纯化外膜抗原，纤维素膜下充填吸水性材料，可使加入的待测样本向下渗透，若样本中有结核分枝杆菌抗体存在，即可与包被抗原结合而停留在纤维素膜上，加入金标记的第二抗原，即可出现圆形红点。

（2）临床意义：对活动性结核病的诊断敏感性为70%，特异性为95%。须注意在免疫功能低下者可呈阴性；而在其他分枝杆菌感染及麻风病患者也可呈阳性。近年非结核性分枝杆菌（NTM）感染率上升，对结核病的诊断还应重视病原学检测。

（九）蛋白质印记法（western blotting，WB）

所谓印记法（blotting）即转移电泳技术，WB是将蛋白质样品经过电泳分离，产生一定谱带后再转移到固相载体（硝酸纤维膜、尼龙膜等）表面，固相载体上的抗原与相应酶标记抗体反应。将膜适当漂洗后置于含底物的溶液中显色，此时在载体上可出现谱带。再与对照片段对比，分析谱带内是否含有待检蛋白。

【举例】印记法检测人类免疫缺陷病毒（HIV）感染

（1）原理：其原理是将纯化的HIV蛋白抗原裂解，然后通过SDS-PAGE凝胶按分子量大小将其分离，再转印到硝酸纤维素薄膜（NC）上，并保存于4℃干燥试管内，测定时将割成膜条的硝酸纤维素薄膜与待测样品反应，使充分接触，若样品中含有HIV抗体，将与膜片上的抗原区带结合，再加上酶标抗人IgG抗体，经过与底物反应显色，形成肉眼可见的不同区带。

（2）临床意义：本法是抗-HIV血清的确证方法。结果判定可根据世界卫生组织推荐的标准，如下所述。阳性为：至少有一条env带和一条pol带阳性；或至少有一条env带和一条gag带阳性；或至少有一条env带、一条gag带和一条pol带阳性，或至少有2条env带阳性。可疑为一条gag带和一条pol带，或只有gag带或pol带。阴性为无HIV特异带出现。判断是否感染HIV应十分慎重，有时会出现不确定或可疑结果，应进行随访监测，并结合其他病原学诊断指标作出正确判断。

（十）蛋白质芯片技术（protein chips）

基本原理是将各种蛋白质有序固定于滴定板、滤膜或载玻片等各种载体上成为检测用的芯片，加入待测标本后用标记的蛋白质或其他成分与芯片作用，经漂洗将未能与芯片上的蛋白质互补结合的成分洗去，再利用荧光扫描仪或激光共聚焦扫描技术，测定芯片上各点的荧光强度，多用于疾病的早期诊断、多种肿瘤抗原检测或感染性疾病的组合性诊断。蛋白质芯片技术用于感染性疾病的组合性诊断发展潜力很大，如HBV的多重耐药基因检测、甲、乙、丙型肝炎病毒蛋白的组合检测等。但目前该技术用于临床尚不够成熟，其精确度仅能达到酶联免疫水平。

三、感染性疾病实验室的生物安全问题

生物安全是感染性疾病实验室工作的前提。建立生物安全实验室，按照生物安全操作规程工作，是保障实验人员的安全、防止医源性交叉感染、保障环境清洁和社会稳定的重要环节。

（一）实验室的生物安全

针对病原微生物的危害等级，实验室的生物安全水平（bio-safety level，BSL）分为4级，即BSL-1、BSL-2、BSL-3及BSL-4，其中BSL-1防护水平最低。国家对上述各级实验室所用的设施、设备和材料均有相关的标准和要求。其中BSL-3级以上实验室的建立和使用需有相应的机构批准和认证。

（二）检验标本的危害程度

首先应由有适当经验的专业人员进行危害程度评估，根据可能涉及的生物因子对个体和群体的危害程度将其分为4级：

危害等级1（低个体危害，低群体危害），指不会导致工作人员或动物致病的细菌，真菌，病毒和寄生虫等生物因子；

危害等级2（中等个体危害，有限群体危害），能引起人或动物发病，但一般情况下对健康工作者，群体等环境不会引起严重危害的病原体。实验室感染不导致严重疾病，具备有效治疗和预防措施，并且传播风险有限；

危害等级3（高个体危害，低群体危害），能引起人或动物严重疾病，或造成严重经济损失，但通常不能因偶然接触而在个体间传播，或能使用抗生素，抗寄生虫药治疗的病原体；

危害等级4（高个体危害，高群体危害），能引起人或动物严重疾病，或造成严重经济损失，可因偶然接触而在个体间传播，目前缺乏有效治疗手段。

（赵秀英　闫惠平）

第三节　病毒感染性疾病

一、病毒性肝炎

（一）甲型病毒性肝炎

由甲型肝炎病毒（hepatitis A virus，HAV）引起的以炎症和坏死为主的肝脏疾病。

1. 流行病学和发病机制

（1）流行病学

传染源：为患者和亚临床感染者。潜伏期后期及黄疸出

现前数日传染性最强，黄疸出现后2周粪便仍可能排毒，但传染性已明显减弱。

传播途径：经粪-口途径传播，水源或食物严重污染可引起暴发流行。

易感人群：人类对HAV普遍易感，初次接触HAV的儿童易感性强，成人多因早年隐性感染而获得免疫力。无论隐性感染还是显性感染，均可获得几乎终生的病后免疫。

流行特征：据报道，每3~5年可能出现一次甲型肝炎发病高峰。我国属于甲型肝炎的中、高流行区，周期性不明显，但有冬春季节性发病高峰。在大、中城市居民中，甲型肝炎发病构成比占病毒性肝炎的60%左右，高发年龄组为5~14岁儿童。目前我国HAV感染的流行率为80%左右，一般成年人均已获得自然感染后的稳固免疫力。隐性感染与显性感染比可达(3~20)：1。

(2)发病机制：体外细胞培养HAV，一般不引起细胞病变效应，静脉注射HAV实验感染灵长类动物后1~2周，即HAV复制高峰期，肝细胞在光学显微镜下未发现病理改变，仅在电子显微镜下可见细胞器损伤，表明HAV不直接引起宿主肝细胞损伤。当肝细胞内HAV复制高峰期过后，甲型肝炎患者才出现明显的肝损伤，说明肝损伤主要与机体的细胞免疫有关。在HAV感染早期，非特异性细胞免疫NK细胞攻击肝细胞，引起细胞溶解破坏，其后特异性T淋巴细胞被激活，在人类组织相容性抗原介导下，特异性$CD8^+$细胞毒性T细胞对肝细胞产生损伤作用。此外，HAV还诱导受染细胞的干扰素基因产生干扰素，起到抑制病毒复制及免疫调节作用。

2. 临床表现和诊断标准

(1)临床表现：甲型肝炎的潜伏期为2~6周，平均30天。临床表现有发热、食欲下降、恶心、右上腹疼痛，随后出现黄疸。在出现黄疸1~5天前，可有尿色加深、大便呈灰白色改变。体征有肝肿大、触痛。然而大部分HAV感染呈隐性感染，隐性感染与显性感染的比例与年龄有关：儿童感染者两者之比约为20：1，成年人约为4：1。大多数甲型肝炎患者均可自愈。

(2)诊断标准：诊断甲型肝炎的依据包括：①起病前有进食未煮熟的海产品或其他不洁食物史，或有饮用不洁生水史，时间在HAV感染潜伏期内；②典型的临床症状及体征；③实验室检查肝功能异常，血清抗-HAV IgM阳性，或双份血清抗-HAV IgG滴度有4倍以上升高。

3. 实验室检查

(1)常规检测：血常规检查少数患者可有白细胞较少；肝功能显示为转氨酶、胆红素升高，淤胆型患者血清胆汁酸、碱性磷酸酶升高；合并肝衰竭患者有凝血酶原时间延长和血清白蛋白浓度下降。

(2)免疫学检测

1)特异性抗体检测：血清抗HAV-IgM、IgG的检测方法包括常用的ELISA法、化学发光法以及胶体金快速检测法。IgM抗体在急性期早期即出现，在1~2个月后抗体滴度和阳性率下降，于3~6个月消失，可作为早期与现症感染的诊断指标，是最常用的特异性诊断方法。IgG抗体在急性期后期和/或恢复期出现，急性期与恢复期双份血清抗-HAV IgG滴度呈4倍以上升高时，亦有诊断意义；IgG抗体主要用于了解既往感染情况及人群中的免疫水平，对流行病学调查更有意义。

2)肝组织内甲型肝炎抗原(HAVAg)的检测：免疫组织化学法可用来检测肝细胞内病毒抗原，同时可以分析感染与组织病变的关系。

3)粪便中病原学检测：取潜伏期末至发病初期患者的粪便提取物加入抗-HAV，免疫电镜技术可以发现HAV颗粒，检测到HAV抗原(HAVAg)。以PCR或斑点杂交法检测患者粪便提取物或血清中HAV-RNA。但此类方法目前临床常规很少采用。

(二)乙型病毒性肝炎

由乙型肝炎病毒(hepatitis B virus，HBV)引起的以炎症和坏死为主的肝脏疾病。HBV感染最终可以导致肝硬化、原发性肝细胞癌和肝衰竭，在我国是最常见的肝脏疾病。

1. 流行病学和发病机制

(1)流行病学

传染源：乙型肝炎病毒携带者和急、慢性患者，尤其是无症状的HBV携带者作为传染源的意义更大。

传播途径：HBV主要经血和血制品、破损的皮肤和黏膜传播、母婴传播及性接触传播。围产期传播是母婴传播的主要方式，多在分娩时接触HBV阳性母亲的血液和体液传播；经皮肤黏膜传播主要发生于使用未经严格消毒的医疗器械及静脉内滥用毒品等；与HBV阳性者性接触，特别是有多个性伴侣者，其感染HBV的危险性明显增高；日常工作或生活接触，一般不会传染HBV。经吸血昆虫(蚊、臭虫等)传播未经证实。

易感人群：人群对HBV普遍易感。新生儿和未受HBV感染者应是重点预防对象。对新生儿、HBsAg阳性者家庭成员中其他人、接触乙型肝炎患者的医务人员等应接种乙肝疫苗。

流行特征：HBV感染呈世界性流行，但不同地区HBV感染的流行强度差异很大。据世界卫生组织报道，全球约20亿人曾感染过HBV，其中3.5亿人为慢性HBV感染者，每年约有100万人死于HBV感染所致的肝衰竭、肝硬化和原发性肝细胞癌。我国属HBV感染高流行区，一般人群的HBsAg阳性率为9.09%。接种与未接种乙型肝炎疫苗人群的HBsAg阳性率分别为4.51%和9.51%。我国人群HBV感染率平均为57.63%。

(2)发病机制：乙型肝炎的发病机制十分复杂，不少问题目前尚不清楚。

1)HBV感染时肝细胞的损伤机制

Ⅰ. 免疫损伤：HBV感染后，可以激发人体的体液免疫和细胞免疫，引起细胞损伤主要是通过细胞免疫。通过免疫杀伤细胞如细胞毒性T淋巴细胞(CTL)、NK细胞和巨噬细胞对HBV感染的肝细胞产生杀伤和溶解作用。CTL是引起肝细胞免疫损伤的主要效应细胞，CTL通过识别HBV的靶抗原，主要是核心抗原(HBcAg)和MHC-Ⅰ类抗原的复合物，引起细胞毒性反应，使HBV感染的肝细胞溶解、死亡。

慢性乙型肝炎患者出现免疫调节功能障碍或正常肝细胞发生自身免疫反应引起肝细胞损伤。HBV感染后还可活化辅助性T(Th)细胞，不仅辅助B淋巴细胞及产生细胞因子协调免疫功能，还可直接参与细胞免疫，杀伤HBV感染的肝细胞。

Ⅱ. 细胞凋亡：HBV 感染引起乙型肝炎时，HBV 感染的肝细胞膜上 Fas 表达增强，CTL 可以产生 FasL，与肝细胞膜上 Fas 结合，引起细胞凋亡。

2）清除 HBV 的机制：清除 HBV 是终止 HBV 感染的关键。由于 HBV 在细胞内复制，HBV 中和抗体很难透过细胞膜进入细胞内。人体清除 HBV 的机制，是通过免疫损伤和细胞凋亡，使肝细胞溶解破坏，HBV 从细胞内释出，可被巨噬细胞吞噬，或与抗 -HBs 结合成为免疫复合物后被巨噬细胞吞噬及从尿中排出，使 HBV 得到清除。

近年来发现可以通过非细胞溶解机制来清除 HBV，急性 HBV 感染时，如果机体的免疫功能适度，体内至少 90% 的 HBV 清除是一种不依赖靶细胞损伤的过程。这是由病毒特异性 T 细胞、活化的巨噬细胞等分泌的 IFN-γ、TNF-α 等细胞因子通过抑制肝细胞内病毒本身或抑制 HBV 的复制来完成，并不损伤肝细胞。

2. 临床表现和诊断标准

(1) 临床表现：潜伏期 30~160 天，平均 60~90 天。乙型肝炎的临床类型有急性肝炎、慢性肝炎、重型肝炎（肝衰竭）和淤胆型肝炎。

急性肝炎起病常隐匿，前驱症状多不明显，可出现乏力、厌食、尿色加深、腹胀、肝区疼痛，体检可见黄疸、肝脏肿大。无黄疸型肝炎较黄疸型肝炎多见。

慢性乙型肝炎是急性 HBV 感染后病情迁延不愈超过 6 个月；或原有乙型肝炎或为慢性 HBsAg 携带者，本次又因病情活动再次引起肝炎者。慢性乙型肝炎根据病情轻重不同，可分为轻度、中度和重度慢性乙型肝炎，临床表现类似急性肝炎，程度各异。

乙型重型肝炎发生率低，约 1%，亚急性重型肝炎较急性重型肝炎多见，临床表现有明显乏力、厌食、恶心、呕吐、黄疸进行性加深、皮肤黏膜出血、肝浊音区缩小、腹水、肝性脑病、上消化道出血和肾衰竭等。

(2) 诊断标准

急性乙型肝炎：①流行病学史证据；②急性肝炎的临床表现；③肝功能指标中转氨酶升高，伴或不伴有胆红素升高；④急性期 HBsAg 阳性，可伴有短暂 HBeAg、HBV-DNA 或 DNA-P 阳性，抗 -HBc IgM 高滴度阳性，抗 -HBc IgG 低滴度阳性；⑤恢复期 HBsAg、抗 -HBc IgM 滴度下降，最后转阴，抗 -HBc IgG 滴度上升，之后抗 -HBs 转阳性。

慢性 HBV 感染：既往有乙型肝炎病史或 HBsAg 阳性超过 6 个月，现 HBsAg 和 / 或 HBV DNA 仍为阳性者，可诊断为慢性 HBV 感染。根据 HBV 感染者的血清学、病毒学、生物化学试验及其他临床和辅助检查结果，可将慢性 HBV 感染分为：

1）慢性乙型肝炎：① HBeAg 阳性慢性乙型肝炎。血清 HBsAg、HBeAg 阳性、抗 -HBe 阴性，HBV DNA 阳性，GPT 持续或反复升高，或肝组织学检查有肝炎病变。② HBeAg 阴性慢性乙型肝炎。血清 HBsAg 阳性，HBeAg 持续阴性，抗 -HBe 阳性或阴性，HBV DNA 阳性，GPT 持续或反复异常，或肝组织学检查有肝炎病变。根据生物化学试验及其他临床和辅助检查结果，上述两型慢性乙型肝炎也可进一步分为轻度、中度和重度。

2）乙型肝炎肝硬化：乙型肝炎肝硬化是慢性乙型肝炎发展的结果，包括代偿期肝硬化和失代偿期肝硬化。前者一般属 Child-Pugh A 级，影像学、生物化学或血液学检查有肝细胞合成功能障碍或门静脉高压症（如脾功能亢进及食管胃底静脉曲张）证据，或组织学符合肝硬化诊断，但无食管胃底静脉曲张破裂出血、腹水或肝性脑病等严重并发症。失代偿期肝硬化一般属 Child-Pugh B、C 级，患者已发生食管胃底静脉曲张破裂出血、肝性脑病、腹水等严重并发症。亦可将代偿期和失代偿期肝硬化再分为活动期或静止期。

3）携带者：①慢性 HBV 携带者。多为处于免疫耐受期的 HBsAg、HBeAg 和 HBV DNA 阳性者，1 年内连续随访 3 次以上均显示血清 GPT 和 GOT 在正常范围，肝组织学检查无明显异常。②非活动性 HBsAg 携带者。血清 HBsAg 阳性、HBeAg 阴性、抗 -HBe 阳性或阴性，HBV DNA 低于最低检测限，1 年内连续随访 3 次以上，GPT 均在正常范围。肝组织学检查显示 Knodell 肝炎活动指数（HAI）<4 或根据其他的半定量计分系统判定病变轻微。

4）隐匿性慢性乙型肝炎：血清 HBsAg 阴性，但血清和 / 或肝组织中 HBV DNA 阳性，并有慢性乙型肝炎的临床表现。除 HBV DNA 阳性外，患者可有血清抗 -HBs、抗 -HBe 和 / 或抗 -HBc 阳性，但约 20% 隐匿性慢性乙型肝炎患者的血清学标志均为阴性。诊断需排除其他病毒及非病毒因素引起的肝损伤。

3. 实验室检查

(1) 肝功能检查：血清 GPT、GOT 在肝脏损伤时活性升高，可反映肝细胞损伤程度；急、慢性肝炎出现黄疸时，血清胆红素升高。重型肝炎时，胆红素明显升高。淤胆型肝炎时，胆红素升高以直接胆红素为主；血清胆碱酯酶在重型肝炎常明显下降。慢性肝炎中、重度时，胆碱酯酶活性亦降低；慢性肝炎、重型肝炎患者的白蛋白下降或球蛋白升高，表现为血清白蛋白 / 球蛋白比值降低；

甲胎蛋白（AFP）明显升高往往提示肝细胞癌（HCC），可用于检测 HCC 的发生，AFP 升高也可提示大量肝细胞坏死后的肝细胞再生，可能有助于判断预后；

(2) 免疫学检测：血清 HBV 标记物检测可作为 HBV 病原学诊断。常用的检测方法包括酶免疫法（EIA）、微粒子酶免疫分析法（MELA）、化学发光法和时间分辨荧光法等。

1）乙型肝炎表面抗原（HBsAg）和抗 -HBs 的检测：HBsAg 是感染 HBV 的一个特异性标志，HBsAg 的检测包括定量和定性两种检测方法。血清内 HBsAg 阳性见于：①急性乙型肝炎的潜伏期和急性期，最早在 HBV 感染 2 周后即可出现，大多持续 1~6 周；②慢性 HBV 携带者、非活动性 HBsAg 携带者、慢性乙型肝炎以及与 HBV 有关的肝硬化和原发性肝癌。

抗 -HBs 是一种保护性抗体，表示曾感染过 HBV，不论临床上有无肝炎的表现，已经得到恢复，并具有对 HBV 的免疫力。注射乙肝疫苗者也产生抗 -HBs。

2）乙型肝炎核心抗原（HBcAg）和抗 -HBc 的检测：HBcAg 包含于 HBV 核壳内，在血中不易检测到，须破除 HBV 外壳后才能检出。由于与检测 HBeAg 的临床意义相同，因此，血清 HBcAg 不作为 HBV 标记物的常规检测。

抗 -HBc 一般检测总抗体，包括抗 -HBc IgM 和 IgG 抗体，以 IgG 抗体为主。抗 -HBc IgM 一般在 HBV 感染早期出现，急性肝炎时该抗体滴度很高。在慢性肝炎急性发作时抗 -HBc IgM 也可出现，但滴度较低。将血清作 1∶1 000 稀释后再检测抗 -HBc IgM 抗体，有一定的鉴别诊断作用。血清抗 -HBc 可在体内持续多年，其阳性结果提示感染过 HBV。

3）乙型肝炎 e 抗原（HbeAg）和抗 -HBe 的检测：血清 HBeAg 阳性，提示有 HBV 复制和传染性高，抗 -HBe 阳性表示 HBV 复制水平低，但有前 C 区突变者例外。HBeAg 转阴而抗 -HBe 转阳，称为 HBeAg 血清学转换。HBeAg 在急性 HBV 感染的早期出现，常和 HBsAg 同时出现。随着感染的恢复和 HBV 复制的减少，HBeAg 逐渐减少，而抗 -HBe 出现阳性。

4）前 S 蛋白（pre-S）和抗 - 前 S 蛋白的检测：pre-S 包括 pre-S1 蛋白和 pre-S2 蛋白，pre-S 出现在急性 HBV 感染的最早期，在 HBsAg 消失之前消失，是病毒清除的最早迹象。pre-S1 蛋白持续存在者将发展至慢性，与病毒复制的关系较密切。pre-S 蛋白与 HBsAg 比较有更强的免疫原性，因而出现前 S 蛋白后旋即出现其抗体。抗 - 前 S 蛋白是 HBV 感染过程中最早出现的抗体，在急性感染的恢复期中仅持续约 6~12 个月，很少能在自然免疫的人群中检出，前 S 抗体同时反映病变的活动和对病毒的清除。急性 HBV 感染抗原血清转换见图 44-5。

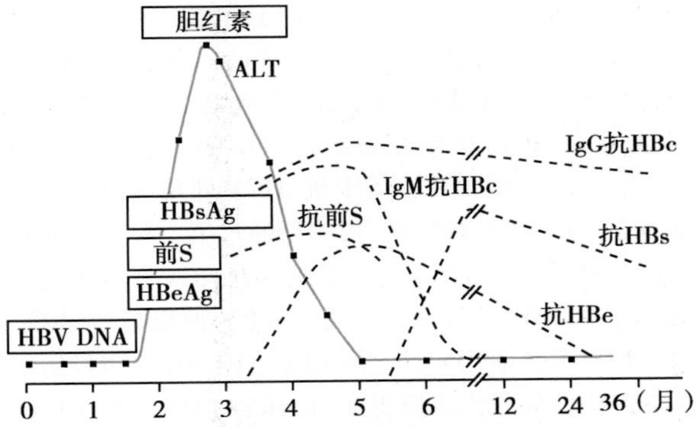

图 44-5　急性 HBV 感染抗原血清转换

5）HBsAg 和 HbeAg 的定量检测：HBsAg 和 HBeAg 的定量检测，可以为临床抗病毒治疗药物疗效观察及判断预后提供有效信息。

HBsAg 的定量检测多采用微粒子分析法和电化学发光免疫分析技术，其检测范围为 0.05~250U/ml（WHO 推荐单位为 IU/ml），经过标本稀释可以达到 125 000U/ml。就目前的研究结果，HBsAg 定量检测显示以下主要临床意义：① HBsAg 与肝组织中 HBV-cccDNA 水平呈正相关，其定量监测可在一定程度上反映 HBV-cccDNA 的量和转录水平。② HBsAg 下降速度和幅度可预测抗病毒治疗的长期疗效，患者治疗后 HBsAg 下降速度和幅度还与其长期清除率有关。治疗结束时 HBsAg 水平越低，停药后随访的 HBsAg 清除率越高。③定量检测 HBsAg 的阴转或血清转换是乙型肝炎抗病毒治疗的理想终点。

目前 HBeAg 检测方法主要有酶免疫法、化学发光法（如微粒子化学发光、电化学发光）等，大部分属于半定量检测，以样本吸光度与临界值比值（S/CO）或临界值指数（COI）等形式表示。近年来出现了定量 HBeAg 检测试剂是根据 HBeAg S/CO 值或 COI 值在一定范围之内与 HBeAg 含量呈线性相关的原理，以德国保罗埃利赫研究所（PEI）提供的 HBeAg 参考物质制定标准曲线，从而实现 HBeAg 定量检测，结果以 PEI U/ml 表示。这种方法检测范围为 0.15~200PEIU/ml，也可以对标本稀释后进行检测。HBeAg 由 HBV 前 C 区或 C 区编码产生，属非结构蛋白，不参与构成病毒颗粒，合成后经内质网分泌至肝细胞外，在血清中以可溶性二聚体蛋白形式存在。HBeAg 定量检测被认为能够反映更为稳定的治疗效果，HBeAg 血清学转换标志着患者免疫系统开始发挥作用。就目前的研究结果，HBeAg 定量检测显示以下主要临床意义：① HBeAg 定量检测有助于预测抗病毒药物尤其是干扰素类药物的疗效；② HBeAg 定量结果可以预测 HBeAg 阴转或血清转换率。

总之，HBsAg 和 HBeAg 的定量检测是近年来检验技术的重要发展，它们不仅可作为 HBV DNA 定量检测的补充，而且有可能更好地反映人体对 HBV 的免疫控制的情况，因而更适宜预测抗病毒治疗特别是干扰素的长期疗效，以指导临床医师针对不同患者给予个体化治疗。

6）肝组织 HBAg 的检测：可采用免疫组化法检测肝内 HBAg。HBsAg 大部分见于肝细胞浆内，HBcAg 则见于肝细胞浆及肝细胞核内，亦为诊断 HBV 感染的直接证据。

（3）分子生物学检测

1）血清 HBV DNA 检测：HBV DNA 是 HBV 复制和是否具有传染性的直接标志，主要用于慢性 HBV 感染的诊断、治疗适应证的选择及抗病毒疗效的判断。血清 HBV DNA 出现早，在潜伏期末至 GPT 出现异常前即可出现阳性。在慢性 HBV 感染者血清中，HBV DNA 可持续阳性。

2）HBV DNA 多聚酶的检测：HBV DNA 多聚酶在病毒复制过程中，具逆转录酶和 DNA 多聚酶的作用，是 HBV DNA 复制中不可缺少的酶，它的检测直接反映 HBV 的复制，但因检测方法比较复杂，检测结果不够稳定，已不作为 HBV 标记物的常规检测项目。

3）HBV 基因型的检测：常用的方法有①基因型特异性引物 PCR 法；②限制性片段长度多态性分析法（RFLP）；③线性探针反向杂交法（INNO-LiPA）；④基因序列测定法等。在我国乙型肝炎以 C 型和 B 型为主。HBV 基因型与疾病进展和干扰素（IFN）α 治疗效果有关。与 C 基因型感染者相比，B 基因型感染者较早出现 HBeAg 血清学转换，较少进展为慢性肝炎、肝硬化和原发性肝细胞癌（HCC）。

4）肝细胞内 HBV-cccDNA 的检测：可通过分子杂交或 PCR 检测肝细胞内 HBV-cccDNA。持续 HBV 感染是以肝细胞核内共价闭合环状 DNA（cccDNA）的存在为特征，肝细胞内 HBV-cccDNA 检测对 HBV 感染的诊断、疗效观察和预后判断都有意义。PCR 法检测肝细胞内 HBV-cccDNA 时，需要先用蛋白酶裂解细胞，再用DNA酶将cccDNA消化成单链，最后用特异性引物进行PCR扩增。

5）HBV耐药相关变异的检测：HBV复制速度高，但其HBV逆转录酶缺乏纠错能力，导致HBV基因变异率较高。HBV DNA聚合酶（P）是核苷（酸）类似物的作用靶点，若HBV基因突变恰好位于P基因的逆转录酶区域，就可能产生耐药。应用LAM（淋巴管平滑肌瘤病）治疗期间，在选择性压力下出现DNA聚合酶的酪氨酸-蛋氨酸-天冬氨酸-天冬氨酸（YMDD）基因序列变异，使其编码的550位的蛋氨酸（M）变为缬氨酸（V）或异亮氨酸（I），即常说的YVDD和YIDD变异。这两种变异均导致LAM与HBV DNA聚合酶的亲合力下降或消失，HBV对其敏感性极度降低。耐药株检测方法包括直接测序法、限制内切酶片段长度多态性法（RFLP）、反向杂交法及实时PCR法。直接测序法较为简便和直观，可以检测全部已知和可能的耐药变异位点。RFLP法快速敏感，但只能检测少数耐药变异位点。

（三）丙型病毒性肝炎

由丙型肝炎病毒（hepatitis C virus，HCV）引起的以炎症和坏死为主的肝脏疾病。

1. 流行病学和发病机制

（1）流行病学

传染源：急性和慢性丙型肝炎患者以及HCV无症状携带者是本病的主要传染源。其中携带HCV的供血员作为传染源的意义更大。

传播途径：经血和血制品传播是HCV的主要传播途径，输血后非甲非乙型肝炎患者中60%~85%是由HCV引起；吸毒者、性传播、同性恋者及有多个性伴侣者是HCV感染的高危人群；丙型肝炎患者的家庭成员抗-HCV阳性率明显高于普通人群；HCV也可经母婴传播，但发生率较低。

流行特征：HCV呈世界性分布，据WHO估计，目前全世界有1.7亿~2亿HCV携带者。南欧、中东、南美和部分亚洲国家人群抗-HCV阳性率较高，为1%~1.5%；西欧、北美等国和澳大利亚人群抗-HCV阳性率为0.3%~0.6%。我国一般人群抗-HCV阳性率为0.7%~3.1%。

（2）发病机制：HCV感染后致肝细胞损伤有以下因素参与。①HCV直接致病作用：HCV在肝细胞内复制干扰细胞内大分子的合成，增加溶酶体膜的通透性而引起细胞病变。②宿主免疫因素：肝组织内存在HCV特异性CTL，可攻击HCV感染的肝细胞。此外，Th细胞被致敏后分泌的细胞因子在协助清除HCV的同时，也导致了免疫损伤。③自身免疫损伤：HCV感染者常伴有自身免疫改变，提示自身免疫机制的参与。④细胞凋亡：HCV感染的肝细胞Fas表达增加，同时HCV特异性CTL表达FasL，两者结合诱导肝细胞凋亡。

HCV感染后75%~85%的患者转为慢性，其机制可能为：①HCV基因高度变异性有助于HCV的免疫逃避；②HCV对肝外细胞的泛嗜性，特别是在外周血单个核细胞（PBMC）中的复制，是导致免疫系统损害和慢性HCV持续感染的机制之一；③HCV在血液中滴度低，免疫原性弱，机体免疫应答水平低下，甚至产生免疫耐受。

2. 临床表现和诊断标准

（1）临床表现：丙型肝炎的潜伏期为2~26周，常见为6~9周，人感染HCV后，80%以上发展为HCV慢性感染，不足20%为急性自限性丙型肝炎。

急、慢性丙型肝炎临床表现基本同乙型肝炎类似，但症状、体征及实验室检查较乙型肝炎为轻。慢性HCV无症状携带者，一般指抗-HCV和/或HCV RNA阳性，但无肝炎症状和体征，各项肝功能检查正常，经半年随访观察无变化者。

（2）诊断标准

1）急性丙型肝炎：本次发病前确为抗-HCV和HCV-RNA阴性，有明确的输血史和/或血制品史；临床表现符合急性肝炎；血清或肝内HCV-RNA阳性，或血清抗-HCV阳性；排除其他肝炎病毒感染。

2）慢性丙型肝炎：临床符合慢性肝炎，除外其他型肝炎，血清抗-HCV阳性和/或血清或肝内HCV-RNA阳性。

3. 实验室检查

（1）常规检测：基本同乙型病毒性肝炎的常规检测。

（2）免疫学检测

1）抗HCV的检测：常用的方法有酶联免疫法，化学发光法和胶体金快速检测等方法。抗-HCV酶免疫法（EIA）适用于高危人群和HCV感染者的初筛。第一代EIA试剂盒以HCV5-1-1和C100作为包被抗原。由于抗C100出现较晚，因此该试剂对急性丙型肝炎的诊断有一定缺陷。HCV核心抗体和NS3抗体出现较早，因此在第二代EIA中增加了核心抗原C22-3和NS3抗原C33-C。由于少数患者仅表现抗-NS5阳性，第三代EIA增加了NS5抗原，其灵敏度高于第二代EIA试剂。由于抗-HCV（EIA）可能产生非特异性反应，为确证检验结果的真实性，已有确证试剂盒研制成功，即重组免疫斑点法（RIBA），也称条带免疫法（SIA）。其原理是将HCV抗原、SOD及IgG标准对照吸附于硝酸纤维素薄膜上，加被检血清，孵育后血清中抗-HCV即与吸附于硝酸纤维素薄膜上的HCV抗原结合，然后通过第二抗体及底物显色确定结果。当一份标本与2条或以上HCV抗原带起反应时，即可认为RIBA阳性；只与其中一个抗原反应，为不确定；不与任何抗原反应为阴性。同EIA一样，RIBA也经历了三代，RIBA法的应用大大降低了抗-HCV诊断试剂在检测低危人群中所产生的假阳性率。但一些血液透析、免疫功能缺陷和自身免疫性疾病患者可出现抗-HCV假阳性，因此，HCV RNA检测有助于确诊这些患者是否合并感染HCV。

抗-HCV检测的临床意义：①抗-HCV为HCV感染的指标，抗-HCV IgM和IgG均不是保护性抗体。②抗-HCV也用于献血员筛查。抗-HCV阳性者的血液中一般含有HCV RNA，具有传染性。③抗-HCV IgM在发病后即可检测到，一般持续1~3个月。其检测受较多因素的影响，如球蛋白、类风湿因子等，稳定性不如抗-HCV IgG。④低滴度抗-HCV IgG提示病毒处于静止状态，高滴度提示病毒复制活跃。但抗-HCV阴转与否不能作为抗病毒疗效的指标。

2）HCV核心抗原检测，HCV抗原检测是一种新的检测HCV复制的间接指标，HCV核心抗原检测试剂分为三类：①荧光酶免疫分析试剂。该试剂采用β-D-半乳糖苷酶标记单克隆抗体，β-D-吡喃半乳糖苷作为底物，应用荧光系统检测血清中HCV核心抗原，灵敏度约20pg/ml。慢性HCV感染者中HCV核心抗原检出率92.3%。②化学发光酶免疫分析试剂。采用联结了丫啶酯的单克隆抗体，通过加入碱性过氧化氢溶液产生化学发光信号，信号强度和样品中HCV抗原含量成正比关系。全部检测时间在1小时以内，最低检出量为0.06pg/ml。③HCV核心抗原酶联免疫检测试剂。以基因工程核心抗原免疫小鼠后所获得的纯化抗HCV核心抗原单克隆抗体作为固相包被物，用与固相包被物有不同抗原决定簇的抗-HCV核心抗原单克隆抗体标记辣根过氧化物酶，与血清中总的或游离的HCV核心抗原反应，OPD显色后进行定性或定量测定。该法不受被测样品中抗-HCV的干扰，检测结果准确可靠，与RT-PCR方法相比具有方法简单、时间短、对环境要求低以及假阳性率低的特点。

血清HCV抗原的检测具有重要的意义：①有利于HCV感染患者的早期发现，减少抗-HCV检测因"窗口期"造成的漏诊。另外对于某些免疫功能紊乱、免疫功能低下的患者和某些不产生抗体的携带者也有价值；②有助于抗病毒治疗效果的监测；③HCV抗原检测还可用于大规模血液筛查。

(3)分子生物学检测：人感染HCV后，血清中HCV RNA阳转时间早于抗-HCV，一般前者于感染后平均约23天阳转，而抗体则在感染后平均约82天才阳转。因此，HCV RNA可作为HCV感染的早期诊断指标。检测核酸可使HCV窗口期平均缩短59天。此外，HCV RNA也作为HCV复制、有无传染性、治疗效果评估及预测转归的指标。一般HCV RNA持续阳性者易转为慢性。

血中HCV RNA水平较低，须采用逆转录套式聚合酶链反应(RT-nPCR)检测。目前，定量PCR检测HCV RNA已被广泛用于临床常规检测。

(四)丁型病毒性肝炎

由丁型肝炎病毒(hepatitis D virus，HDV，又称δ因子)引起的肝炎，曾称为δ肝炎。HDV是必须与HBV共生才能够复制的一种缺陷病毒，可引起肝细胞的凋亡，有直接致病作用。在我国，HBsAg携带者中抗-HD阳性率只有1.15%，慢性乙型肝炎患者中抗-HD阳性率高于HBsAg携带者；维吾尔族、蒙古族、藏族等少数民族中抗-HD阳性率高于其他民族。其他流行病学特征与乙型肝炎类似。

1. 临床表现　丁型肝炎是由HBV和HDV双重感染所致，潜伏期4~20周。根据两种病毒感染时间的不同，急性丁型肝炎被分为重叠感染(super-infection)和同时感染(co-infection)两种。重叠感染是指已感染HBV的个体再感染HDV；同时感染则指两种病毒同一时期感染，其血清转氨酶可有两个峰值。同时感染者发生慢性化不足10%，重叠感染者发生慢性化为70%~95%。

慢性丁型肝炎多由重叠感染的急性丁肝发展而来，病情进展较快，约70%发展为肝硬化。临床表现同其他慢性病毒性肝炎。重者也可以出现重型肝炎，轻者表现为慢性带毒者。

2. 实验室检查

(1)抗-HD的检测：HDV感染后第4~8周内抗-HD阳性率可达90%以上，但滴度较低。抗-HD IgM在HDV感染早期出现，随着感染的恢复，抗-HD IgM迅速下降，抗-HD IgG可持续存在多年。因此，抗-HD IgM可作为早期和现症患者的诊断指标之一。

(2)血清中HD Ag的检测：可用ELISA和免疫印迹法(western blot)检测。

(3)肝组织HD Ag的检测：采用免疫组化法，可见HD Ag大部分在肝细胞核内，此为诊断HDV感染的直接证据。使用单克隆抗体可提高检测的特异性和敏感性。

(4)核酸检测：采集血或肝组织标本，用HDV cDNA作为探针，以斑点杂交或原位杂交或PCR方法检测HDV RNA，此为HDV感染最特异的检测方法。

(五)戊型病毒性肝炎

由戊型肝炎病毒(hepatitis E virus，HEV)引起的以炎症和坏死为主的肝脏疾病。

1. 流行病学和发病机制

(1)流行病学

传染源：戊型肝炎的主要传染源是潜伏期末期和急性期早期的患者。

传播途径：与甲型肝炎相似，经粪-口途径传播。暴发流行多由于水源和食物污染所致，日常生活接触多为散发病例。

易感人群：青壮年发病率高，儿童和老年人发病率低。

流行特征：戊型肝炎主要发生在亚洲、非洲和中美洲等一些发展中国家，发达国家仅有散发病例报道。我国各省市、自治区均有戊型肝炎发生，其中吉林、辽宁、河北、山东、内蒙古、新疆和北京曾发生本病暴发和流行，其他地区有散发病例。

(2)发病机制：HEV主要经口感染，由肠道经血进入肝脏，并在肝细胞内复制，然后由胆汁排至肠道，再由肠道随粪便排出体外并污染外环境而引起新的传播。猕猴感染实验表明，动物感染HEV后，HEV在肝细胞内复制，早期肝细胞的炎症表现，可能主要是病毒直接致肝细胞病变所致。而后为免疫应答期，病毒开始被清除，但此期肝细胞病理改变严重，可能主要由免疫应答引起。

2. 临床表现和诊断标准

(1)临床表现，本病潜伏期为10~60天，平均40天。人感染HEV后表现为临床型和亚临床型感染，临床型可表现为急性黄疸型、急性无黄疸型和重型肝炎。

急性黄疸型临床表现与甲型肝炎相似，但黄疸前期较长，平均10天；症状较重，自觉症状至黄疸出现后4~5天才开始缓解，病程较长。晚期妊娠妇女、老年人、HBV慢性感染者感染HEV后，易发展为重型肝炎，病死率高。

(2)诊断标准：①流行病学史，病前多有饮用生水史、生食史、外出就餐史、接触戊型肝炎患者史、到过戊型肝炎疫区史等；②临床表现，有急性肝炎的临床表现；③实验室检查，抗-HEV IgM和/或IgG阳性，或HEV RNA阳性。

3. 实验室检查

(1)常规检测：见其他病毒性肝炎常规检测。

(2)抗-HEV检测：抗-HEVIgM阳性可作为急性戊型肝炎的诊断指标。由于急性戊型肝炎患者于发病早期即可出现抗-HEV IgG，且持续时间相对较短。因此，抗-HEV IgG也可作为急性戊型肝炎的诊断指标。如果急性期抗-HEV滴度较高或随病程呈动态变化，则可诊断为急性 HEV 感染。

（3）HEV 抗原的检测：多采用 ELISA 方法。临床上不常用，在不具备核酸检测条件下对 HEV 抗原的检测可作为 IgM 抗体检测的部分补充。

（4）病原学检测

1）免疫电镜技术（IEM）：用戊型肝炎患者急性期或恢复期血清作抗体，检测粪便和胆汁中 HEV。无论是临床型还是亚临床型患者均可随粪便排出戊肝病毒颗粒。

2）逆转录聚合酶链反应法（RT-PCR）检测 HEV RNA：少数戊型肝炎患者抗 -HEV 持续阴性，可用本法检测血清中 HEV RNA 加以确诊。此外，本法还可用于病毒血症和粪便排毒规律的研究。

二、单纯疱疹

单纯疱疹（herpes simplex）是由人单纯疱疹病毒（herpes simplex virus，HSV）感染所引起的一组以皮肤改变为主的常见传染病。

1. 流行病学和发病机制

（1）流行病学

传染源：人是 HSV 唯一的自然宿主。急性期患者及慢性带毒者均为传染源。病毒主要存在于疱疹液、病损部位分泌物以及唾液和粪便中。

传播途径：HSV 可分为 HSV- Ⅰ型和 HSV- Ⅱ型两种血清型，HSV- Ⅰ主要通过皮肤黏膜的直接接触传播，还可通过空气飞沫传播；HSV- Ⅱ主要通过性接触或新生儿围生期在宫内及产道感染传播。

易感人群：人群普遍对 HSV 易感。

流行特征：HSV-1 抗体阳性率随年龄增长而增高，5~10 岁年龄组中抗体阳性率达 51%~57%，20 岁年龄组已达 80% 以上，50 岁时达 90% 以上。HSV- Ⅱ抗体出现时间较晚，常在青春期出现，与感染者个人或其性伴侣既往性生活有关，性乱者是重要的高危人群。

（2）发病机制：病毒侵入后，可在皮肤和黏膜上皮细胞内增殖，细胞溶解，形成薄壁水疱，基底发炎。显微镜下可见局部形成多核巨细胞、细胞气球样变、水肿，形成特征性 Cowdry A 型核内包涵体。在所有患者中，病毒一般沿周围神经感觉支到达背根神经节。HSV 在神经组织中复制可使病毒沿周围感觉神经支播散至其他黏膜及皮肤表面。病毒在上皮细胞中的进一步复制，可再度引起初次感染的皮损。HSV-1 主要引起面部及腰以上皮肤黏膜病变，HSV-2 主要引起生殖器及腰以下皮肤黏膜的病变。

原发感染恢复后，病毒常潜伏在神经细胞内，这种潜伏性感染是疱疹病毒的一种特性。当有诱因时，病毒被激活并进入复制循环，可沿轴索向所支配的周围皮肤扩散，引起复发性感染。

2. 临床表现和诊断

（1）临床表现：HSV 感染可分为初发性和复发性，初发性疱疹潜伏期为 2~12 天左右，平均 6 天。初发性疱疹治疗或自行缓解后，病毒可长期潜伏于体内，受激惹而活化时，表现为复发性疱疹，反复发作。

单纯疱疹临床上分为局部和全身感染。局部感染包括皮肤疱疹、口腔疱疹、眼疱疹、生殖器疱疹、疱疹性直肠炎、疱疹性甲沟炎、疱疹性脑炎以及无菌性脑膜炎。除了典型的局部皮肤改变，局部发痒、继而灼热或刺痛、充血发红、米粒大小、数个或数十数个成簇水疱、不融合等特点外，还有病变器官的局部症状和体征。全身感染有全身播散性单纯疱疹感染、湿疹样疱疹，分别表现为多脏器受累和全身广泛皮肤损伤，病死率高。

（2）临床诊断：根据典型的临床表现，唇周、鼻孔等皮肤黏膜交界处发生成簇小水泡，周围有红斑，能迅速结痂愈合；病程短，反复发作等特点作出诊断。但角膜、结膜、腔道深处如生殖器、尿道、直肠的疱疹损害，以及疱疹性脑炎等诊断比较困难。HSV 特异性 IgM 抗体阳性有助于近期感染的诊断，确诊有赖于病毒分离、基因诊断、病毒抗原和特异性 IgM 抗体的检测。

3. 实验室检查

（1）免疫学检测：① 特异性抗体，是临床上常用检测手段。采用间接免疫荧光法或 ELISA 法检测特异性 HSV-IgM 抗体阳性，或急性期和恢复期双份血清 HSV-IgG 抗体效价增高 4 倍以上，提示近期 HSV 感染。新生儿 HSV-IgM 抗体阳性可确诊为宫内感染。② HSV 抗原检测，采用 HSV 单克隆抗体，以免疫荧光或 ELISA 法检测患者组织或分泌物细胞中的 HSV 抗原，阳性则可诊断为近期感染。该方法快速、敏感、特异和可靠。对口唇疱疹，其敏感性与病毒培养相当，但对无症状者的唾液和宫颈分泌物，由于病毒数量少，此方法只有病毒培养敏感性的 50%。

（2）核酸检测：PCR 技术检测标本中 HSV DNA，是最快速敏感的方法。可从微量的标本，如溃疡性病损和脑脊液中检测出 HSV DNA，有利于无症状携带者、潜伏感染和单纯疱疹性脑膜炎的诊断。还可作 HSV 亚型的鉴定。

（3）病毒分离，在感染最初几天取病损处的水疱液或刮片拭子接种于 HSV 敏感的细胞中培养。接种 48~96 小时后，如发现有细胞肿胀、变圆、细胞融合等病变现象和特征性的核内包涵体便可作出诊断。本法对水疱液检测敏感性较溃疡处高，初次感染者高于复发者。

三、水痘和带状疱疹

水痘（varicella，chickenpox）由水痘 - 带状疱疹病毒（VZV）引起的传染性较强的儿童急性传染病。临床上以轻度发热、全身性分批出现的斑、丘、疱疹及结痂为特征，全身中毒症状较轻，预后良好。带状疱疹（herpes zoster）是由 VZV 引起、多发于成人的疾病，其临床特征为簇集性水疱，沿身体一侧呈带状分布伴明显神经痛，全身中毒症状轻，极少复发。

1. 流行病学和发病机制

（1）流行病学

传染源：患者是唯一的传染源，出疹前至皮疹全部结痂前都有传染性。

传播途径：主要由空气飞沫经呼吸道传播。也可间接传播或输入潜伏期内的血液而传播。

易感人群：人群对水痘普遍易感，发病无性别和种族差异。病后可以获得持久的免疫力。VZV 可以长期潜伏在体内，引起成人带状疱疹。

流行特征：水痘发病呈全球分布；全年散发，冬春季为流行季节。

（2）发病机制：病毒经上呼吸道侵入人体后，先在呼吸道黏膜细胞中增殖，2~3 天后进入血流，形成病毒血症，并在单核 - 吞噬细胞系统内再次增殖后入血，引起第 2 次病毒血症，并向全身扩散，引起各器官病变。主要损害部位在皮肤，偶尔累及内脏。皮疹分批出现的时间与间隙性病毒血症的发生相一致。皮疹出现 1~4 天后，特异性抗体产生，病毒血症消失，症状随之缓解。

初次感染 VZV 后，引起原发感染水痘，然后病毒沿神经纤维进入感觉神经节，呈潜伏性感染。当机体免疫力下降时，潜伏的病毒可能被激活而复制，使受侵犯的神经节发生炎症，并累及神经，引起相应节段的皮肤出现疱疹，同时使受累神经分布区域产生疼痛。

2. 临床表现和诊断

（1）水痘的临床表现：潜伏期 10~24 天，以 14~16 天多见。前驱期可有畏寒、发热、头痛、乏力、咽痛、食欲减退等，持续 1~2 天后出现皮疹。皮疹呈向心性分布，多见于躯干、头部，四肢、手、足少见。初为红斑疹，数小时后变为丘疹，再数小时左右发展为疱疹、结痂。1 周左右痂皮脱落愈合。水痘皮疹分批出现，故病程中可见各期皮疹同时出现。

（2）带状疱疹的临床表现：病初可出现低热和全身不适，沿着神经节段的局部皮肤常有灼痒、疼痛、感觉异常等。1~3 天后沿着周围神经分布区域出现成簇的红色斑丘疹，很快发展为水疱，疱疹从米粒大至绿豆大不等，分批出现，沿神经支配的皮肤呈带状排列，故名“带状疱疹”，伴有显著的神经痛系该病的突出特征。带状疱疹皮疹多为一侧，常见于胸部，其次为腰、面部。

（3）临床诊断：①流行病学资料，有水痘接触史，冬春季发病多。带状疱疹发病无季节性。②临床表现，根据水痘和带状疱疹典型的皮疹特点，作出临床诊断不难。③实验室检查，刮片或组织活检细胞学检查有助于诊断；VZV 抗体阳性或 PCR 检测病毒 DNA 阳性具有确诊价值。

3. 实验室检查

（1）免疫学检测：以 ELISA 法于发病后 2 个月内检测特异性 IgM 和 IgA 抗体，有诊断价值。VZV-IgG 抗体主要用于回顾性诊断。也可通过荧光显微镜检查疱疹痂中的 VZV 抗原，比病毒培养快而敏感。VZV 感染后体内可以持续存在高效价抗体，但这种抗体不能清除体内的病毒，故多年后仍可出现带状疱疹。

（2）病毒分离：可用疱疹液作病原体分离培育，但技术复杂，一般只适用于非典型病例。

（3）核酸检测：PCR 法扩增检测 VZV 的 DNA，灵敏、准确。

（4）细胞学检查：可选择新鲜疱疹刮片或其基底组织活检，镜检可见多核巨细胞和细胞内包涵体。

四、EB 病毒感染

EB 病毒（Epstein-Barr virus，EBV）是一种嗜淋巴细胞的 DNA 病毒，主要感染人类口腔部上皮细胞和 B 淋巴细胞。EBV 感染以幼儿多见，常无明显症状，成人 90% 可测出抗体。EB 病毒与多种人类疾病有关，如传染性单核细胞增多症、Burkitt 淋巴瘤、鼻咽癌等。近年来发现口腔腺体肿瘤、胸腺瘤、器官移植后肿瘤等与均 EBV 感染有关。

1. 流行病学和发病机制

（1）流行病学

传染源：病毒携带者和患者是本病的传染源。

传播途径：主要通过唾液传播，也可经血传染。

易感人群：人群普遍易感。

流行特征：本病全世界广泛分布，多呈散发性，亦可引起流行。全年均有发病，似以晚秋初冬为多，一次发病后可获较持久的免疫力。

（2）发病机制：EBV 感染最初可能通过口咽部，病毒可能同时或相继感染咽部淋巴样组织中的敏感 B 淋巴细胞。在淋巴细胞中，EBV 以环状的 DNA 形式游离在胞浆中，并可整合到染色体内。EBV 感染后淋巴细胞的免疫应答是一个复杂的过程，包括体液和细胞免疫两种机制。EBV 基因组编码的 6 个抗原蛋白：衣壳抗原（VCA）、膜抗原（MA）、早期抗原（EA，可分为 D、R 两种成分）、补体结合抗原、核抗原（EBNA）及淋巴细胞检测的膜抗原（LYDMA），前 5 种抗原均可刺激机体产生相应的抗体，LYDMA 目前尚不能测出。EB 病毒的细胞免疫应答包括 T 淋巴细胞和 NK 细胞，其中细胞毒性 T 淋巴细胞在免疫病理损伤形成中起重要作用。

2. 临床表现和诊断标准

（1）临床表现：EB 病毒存在于大部分人体内，多数无症状。临床上 EBV 感染以传染性单核细胞增多症较为常见。传染性单核细胞增多症的潜伏期，儿童 5~15 天，多数为 10 天。成人通常 4~7 周。临床表现为发热、淋巴结肿大、咽峡炎、皮疹、肝脾大及神经系统症状。

（2）诊断标准：依据流行病学资料；典型的临床症状、体征；典型的血象表现、嗜异性凝集试验阳性及 EB 病毒特异性抗体阳性。

3. 实验室检查

（1）常规检测：血液循环中外周血白细胞数升高，一般为 $(10\sim20)\times10^9/L$，高者可达 $60\times10^9/L$。单个核细胞增多为主，占 60% 以上。异常淋巴细胞增多（10% 以上）具有诊断意义。异常淋巴细胞出现的时间不定，一般病后数日出现，有的患者在病后 2 周才出现。通常持续 2 周，偶尔数日消失。

（2）免疫学检测

1）嗜异性凝集抗体：患者血清中出现的一种 IgM 型凝集抗体。抗体滴度多在发病 3~4 周内到高峰，恢复期迅速下降，阳性率可达 80%~90%，凝集价在 1∶64 以上，或两次测定效价上升 4 倍以上者有诊断意义。5 岁以下小儿试验多为阴性。本试验为非特异性试验，某些正常人、血清病以及少数恶性组织细胞病、单核细胞白血病、结核病等患者也可呈阳性。可用豚鼠肾和牛红细胞吸收试验加以鉴别。而传染性单核细胞增多症患者嗜异性凝集抗体可被豚鼠肾部分吸收（仍阳性）和牛红细胞完全吸收（呈阴性）。正常人和上述各种患者（血清病患者除外），血中抗体可被豚鼠肾完全吸收或被牛红细胞部分吸收。目前已有特异性敏感性更高的点试验试剂盒可供使用。

2）EBV-CA抗体：应用免疫荧光技术，大多数患者疾病早期可检测到此抗体。初诊VCA IgG滴度≥1∶80即有诊断价值。病愈后该抗体可在体内持续终生。IgM抗体对传染性单核细胞增多症的诊断是敏感和特异的，90%的早期病例可检测到。但滴度下降很快，只有10%的病例在诊断后4个月仍阳性。普通人群VCA IgM抗体阴性，因此它的出现对急性EB病毒感染具有诊断意义。

3）EBV早期抗原（EA）抗体：EA-D为弥漫性早期抗原，EA-R为限制性早期抗原。间接免疫荧光法可以检测到抗-D和抗-R两种抗体。抗-D于发病后3~4周达高峰，阳性率70%，持续3~6个月。抗-D迟于VCA抗体的出现，病愈后很快消失。VCA IgG抗体阳性的患者出现抗-D，提示EBV近期感染。抗-D的出现及其滴度与病程长短和严重程度相关。抗-R在传染性单核细胞增多症中偶见，常见于Burkitt淋巴瘤。

4）EBV核抗原（EBNA）抗体：在传染性单核细胞增多症的后期出现并且终生维持。若既往EBVCA阳性，EBNA阴性的患者，出现EBNA抗体是近期EBV感染的有力证据。

5）补体结合抗体（抗-S）：在传染性单核细胞增多症的患者，它的出现时间与EBNA抗体相似。抗-S 4倍升高提示EBV近期感染，阳性率100%。抗-S在体内终生维持，有助于嗜异性凝集抗体阴性者的诊断。

6）EB病毒中和抗体：在传染性单核细胞增多症患者发病后3~4周出现，第6~7周达最高峰，然后稳定在平均滴度1∶40的水平上维持终生，阳性率100%。

7）Rta/IgG、IgA抗体检测：Rta蛋白是EB病毒早期基因BRLF1的表达产物，是EB病毒进入复制状态必需的激活元件。有研究显示，鼻咽癌患者的Rta/IgG抗体水平要显著高于非鼻咽癌，EB病毒VCA-IgA抗体阳性者的鼻咽癌检出率为同年龄组人群年发病率的61.6倍；因此，EB病毒VCA-IgA、Rta/IgG对筛查鼻咽癌患者、观察鼻咽癌治疗效果和预测预后有一定辅助作用。

（3）EBV核酸检测：用Southern Blot可以检测整合的EB病毒；原位杂交可以从口咽上皮细胞中检测EBV；聚合酶链法（PCR）可以快速检测各种标本中的EBV DNA。

五、巨细胞病毒感染

巨细胞病毒（cytomegalovirus，CMV）是一种疱疹病毒组DNA病毒，在人群中分布广泛，成人感染率达95%以上，通常呈隐形感染，多数无临床症状，但在一定条件下可引起以生殖泌尿系统、中枢神经系统为主的全身性感染综合征，又称为巨细胞包涵体病。临床症状复杂多样，以受感染组织细胞中出现有特殊包涵体的巨细胞为其病理学特征。

1. 流行病学和发病机制

（1）流行病学

传染源：患者和无症状感染者可以认为是主要传染源。

传播途径：通过口腔、生殖道、胎盘、输血和器官移植等多种途径传播。

易感人群：一般年龄越小，易感性越强，症状也较重；年龄大则隐性感染率较高。当患者免疫功能下降时，体内的病毒激活，隐性感染可转化为显性感染。

流行特征：全球分布。多数人在幼年或青年时期获得感染。随着年龄增长，抗体阳性率亦增高。

（2）发病机制：CMV为双链DNA病毒，主要是通过与细胞膜融合或经吞饮作用进入细胞，可见于各组织器官；CMV可能借助淋巴细胞或单核细胞播散，在各种体液中出现。在原发CMV感染后，病毒呈潜隐状态，但具体部位及机制不详。在免疫受损、免疫缺陷等情况下，病毒可再活化并复制。病毒感染后的机体应答包括体液免疫和细胞免疫。

2. 临床表现和诊断标准

（1）临床表现

1）先天性感染：表现轻重不一，轻者出生后数月才发现，重者出生数天就可出现临床症状。典型重症先天性CMV感染患者临床表现为黄疸伴肝脾大、瘀点状皮疹、小头畸形、运动障碍、脉络膜视网膜炎、血小板减少性紫癜、视神经萎缩、肺炎、大脑钙化。中枢神经系统、内耳及眼脉络膜被累及是先天性CMV感染的独特性表现。

2）围生期感染：是指胎儿分娩时经产道或出生后通过吸入带毒的母乳及多次输入受染血制品而获得的感染方式。大多数无症状，在生长、知觉功能或精神运动发育方面无不良影响。HCMV肺炎临床表现气促、咳嗽、鼻塞、肋间凹陷等。

3）后天获得性感染：大多无症状，但血清抗体阳性，或呈嗜异性抗体阴性的单核细胞增多症。

4）免疫缺陷者的CMV感染：可无症状，但也可出现正常人不易出现的各种感染如肺炎、肝炎、视网膜炎、大脑病变、内分泌与生殖系统等，尤其在艾滋病患者中多见，其严重程度与$CD4^+$淋巴细胞受抑制的程度有关。CMV感染可增加移植排斥，其发病率取决于免疫抑制的程度以及器官移植的种类。

（2）诊断标准：①婴幼儿，患者的母亲于妊娠期有可疑HCMV感染史；先天性畸形；新生儿黄疸延迟消退，肝脾肿大，重度溶血性贫血；白细胞增多伴异常淋巴细胞增多；有颅内钙化、脑部症状而原因不明。②年长儿童及成人，单核细胞增多而嗜异性凝集试验阴性；发生间质性肺炎或原因不明的肝炎；器官移植后接受免疫抑制治疗，发生传染性单核细胞增多症表现而血清嗜异性凝集试验阴性。③组织学或细胞学检查，可见"猫头鹰眼"细胞；二倍体成纤维细胞培养阳性；特异性抗体阳性；病原学检测阳性。

3. 实验室检查

（1）免疫学检测

1）抗体检测：检测CMV特异性抗体的方法很多，ELISA和免疫荧光法均常用。全自动快速微粒子酶免疫检测法（MEIA），较常用的血清学诊断方法更为敏感、准确，对IgM和IgG抗体可作出定量分析。特异性IgG抗体阳性说明过去有HCMV感染，特异性IgM抗体阳性说明有近期活动性感染。

2）IgG抗体亲和力检测：其原理是用尿素处理标本以去除低亲和力抗体，因为尿素可使低亲和力变性，而高亲和力IgG则相对耐受。该方法简单易行，只需在常规IgG的酶联免疫检测法中增加尿素变性和洗脱的步骤即可。亲和力的大小常用亲和力指数（avidity index，AI）表示，AI 等于尿素变性标本吸光度与未加尿素标本吸光度之比再乘以 100。

CMV-IgG 抗体亲和力检测有助于区分 CMV 的原发性感染与复发性感染。CMV 感染后病毒抗原进入机体诱导产生 CMV-IgG/IgM，所产生的 IgG 抗体的亲和力随时间延长而增加，而 IgM 随时间的延长而消失。初次感染时，CMV IgM 在 4~6 个月达峰值，随后逐渐消失，故在相当长的一段时间内 CMV-IgG 和 IgM 同时阳性，但其 IgG 属于低亲和力抗体。复发感染 CMV 时，也可出现 CMV-IgG 和 IgM 同时阳性，但此时 CMV-IgG 属于高亲和力抗体。

3）抗原检测

早期抗原（EA）免疫荧光检查（DEAFF）：是在传统的细胞培养基础上发展起来的早期快速诊断技术。细胞培养是一种敏感的诊断方法，但耗时较长。HCMV 复制缓慢的重要原因是 DNA 的合成期，本方法通过测定 DNA 合成前产生的早期抗原来确定 HCMV 的存在。将标本接种于成纤维细胞，培养 24 小时后用荧光标记的单克隆抗体直接测定 CMV 的感染的 α 和 β 蛋白。该法既保持了细胞培养的特异性和敏感性，又明显加快了检测速度。

CMV 白细胞抗原血症检测，是在外周血白细胞中检测 CMV 抗原。HCMV 的即刻早期抗原、早期抗原和晚期抗原都可在外周血白细胞中检测到。活动性 CMV 感染时，病毒抗原血症的病毒滴度高且变化快，一般在活动性感染前一周出现阳性；而在潜伏性感染时不能检出或滴度较低。这种方法对于免疫受抑制或免疫缺陷患者的活动性 CMV 感染的早期诊断有重要意义。监测其对于治疗也有一定的价值，在抗原血症水平下降阶段可增加免疫抑制剂的用量并减低抗病毒药的用量，以避免药物的严重副作用。

（2）核酸检测：采用 PCR 或套式 PCR 技术可以对无症状潜伏感染者检测 CMV DNA。在无症状的 CMV 血清学阳性的免疫抑制患者，其尿和咽拭子中常可检出 CMV 基因组。免疫抑制患者血清抗体阴性患者血细胞中 CMV 基因组的出现有可能是 CMV 感染最早的证据。定量 PCR 技术为抗病毒治疗提供一种精确、敏感的指标。

（3）病毒分离：CMV 的培养有种属特异性；可从体液如尿、泪液、乳汁、唾液、精液及阴道或宫颈分泌物等，血液成分和活检或尸检的各种组织中分离得到。病毒在人胚肺二倍体传代细胞株上增殖最好，培养 24 小时后染色可见包涵体，而细胞病变需 2~6 周才能查见。

六、流行性感冒

流行性感冒（influenza）简称流感，是由流感病毒引起的急性呼吸道传染病。流感病毒传染性强，而且，甲型流感容易发生变异，已多次造成世界范围的大流行。

1. 流行病学和发病机制

（1）流行病学

传染源：流感患者和隐性感染者是主要的传染源。病后 1~7 天均有传染性，以病初 2~3 天传染性最强。

传播途径：主要经飞沫传播，病毒存在于患者的呼吸道分泌物中，随咳嗽、喷嚏排出体外。污染的食具或玩具也可起传播作用。

易感人群：人群对流感病毒普遍易感，感染后可产生一定免疫力。但各型及亚型流感病毒之间无交叉免疫，且流感病毒不断发生变异，故人群易重新感染而反复发病。

流行特征：流感流行常突然发生，迅速蔓延，流行情况与人群密集程度有关。甲型流感除散发外，可以呈暴发、流行、大流行甚至世界大流行。20 世纪来已发生过 4 次流感世界大流行，均由甲型流感引起。目前的主要流行株是新型甲型流感病毒 H_1N_1 亚型、甲型流感病毒 H_3N_2 及乙型流感病毒。流感大流行时无明显季节性，散发流行以冬春季较多。

（2）发病机制：带有流感病毒的飞沫被吸入呼吸道后，借助病毒血凝素（H）的作用，吸附和侵入呼吸道纤毛柱状上皮细胞，并在其中复制，通过神经氨酸酶（N）的作用从细胞内释放，再感染邻近的柱状上皮细胞，短期内使大量呼吸道上皮细胞受感染和发生炎症。流感病毒复制引起上皮细胞病变是流感的发病机制，产生过量的干扰素等细胞因子可能与全身症状有关，但流感不发生病毒血症。老、幼或有免疫功能缺陷者，可发生流感病毒性肺炎和继发细菌感染。

2. 临床表现和诊断标准

（1）临床表现：潜伏期一般为 1~3 天（2 小时至 4 天）。

典型流感表现为急起畏寒、发热，体温可达 39℃以上，乏力、头痛、全身肌肉酸痛等全身症状明显，而呼吸道症状轻微。少数患者可有咳嗽、鼻塞等上呼吸道症状，部分患者出现食欲不振、腹泻等消化道症状。体检可见急性热病容，面颊潮红、眼结膜及咽部充血，肺部听诊可有呼吸音粗、散在干啰音。热退后全身症状好转，乏力可持续 1~2 周。

轻型流感病程短，2~3 天即痊愈。流感病毒性肺炎在上述流感表现的基础上，出现剧烈咳嗽、血性痰、呼吸困难及发绀等表现；体检双肺呼吸音低、湿啰音，但无实变体征。胸片示双肺散在絮状阴影。

（2）诊断标准：流感流行期间诊断较易，可根据接触史，短时间内出现较多的相似病例，典型的临床表现作出临床诊断。散发病例与轻型病例诊断较困难。确诊依靠从患者分泌物中检出流感病毒抗原、血清抗体、RT-PCR 阳性或分离出病毒。

3. 实验室检查

（1）常规检测：血常规急性期白细胞总数减少，淋巴细胞比例升高。如继发细菌感染，则白细胞总数及中性粒细胞比例升高。

（2）免疫学检测

1）抗体检测：取发病 3 天内和 2~4 周患者血清，用血凝抑制试验或 ELISA 等方法检测流感病毒抗体，间接免疫荧光法可以检测 IgM 抗体，感染细胞胞浆内均匀细颗粒状荧光，提示抗体阳性。恢复期抗体效价升高 4 倍以上有诊断意义，一般阳性率可达 60%~80%，适用于回顾性诊断与流行病学调查。

2）抗原检测：取患者鼻咽拭子标本，用免疫荧光染色或酶免疫试验检测流感病毒抗原，阳性有诊断意义，阴性者不能完全排除。如应用单克隆抗体可鉴定亚型。此法快速、敏感，有助早期诊断。

（3）核酸检测：用反转录 PCR（RT-PCR）直接检测患者上

呼吸道分泌物中病毒 RNA，快速、敏感、特异。

（4）病毒分离：将起病 3 天内患者咽拭子或含漱液接种于鸡胚进行病毒分离。

附 甲型 H1N1 流感（influenza A H1N1 flu）

甲型 H1N1 流感为急性呼吸道传染病，其病原体是一种新型的甲型 H1N1 流感病毒，包含有猪流感、禽流感和人流感三种流感病毒的基因片段。2009 年 3 月，墨西哥暴发“人感染猪流感”疫情，并迅速在全球范围内蔓延。世界卫生组织（WHO）初始将此型流感称为“人感染猪流感”，后将其更名为“甲型 H1N1 流感”。

甲型 H1N1 流感主要传染源为甲型 H1N1 流感患者，无症状感染者也具有传染性。目前尚无动物传染人类的证据，人群普遍易感。由于流感病毒常常发生变异，在人群免疫压力下，每隔 2~3 年就会有流行病学上重要的抗原变异株出现，感染率最高的通常是青少年。流行特征、传播途径与季节性流感相同。

1. 诊断标准 诊断主要结合流行病学史、临床表现和病原学检查，早发现、早诊断是防控与有效治疗的关键。我国原卫生部制定的《甲型 H1N1 流感诊疗方案（2010 年版）》中诊断标准如下：

（1）疑似病例：符合下列情况之一即可诊断为疑似病例。

①发病前 7 天内与传染期甲型 H1N1 流感确诊病例有密切接触，并出现流感样临床表现；②发病前 7 天内曾到过甲型 H1N1 流感流行（出现病毒的持续人间传播和基于社区水平的流行和暴发）的地区，出现流感样临床表现；③出现流感样临床表现，甲型流感病毒检测阳性，尚未进一步检测病毒亚型。

对上述 3 种情况，在条件允许的情况下，可安排甲型 H1N1 流感病原学检查。

（2）临床诊断病例：同一起甲型 H1N1 流感暴发疫情中，未经实验室确诊的流感样症状病例，在排除其他致流感样症状疾病时，可诊断为临床诊断病例。在条件允许的情况下，临床诊断病例可安排病原学检查。

（3）确诊病例：出现流感样临床表现，同时有以下一种或几种实验室检测结果：①甲型 H1N1 流感病毒核酸检测阳性（可采用 real-time RT-PCR 和 RT-PCR 方法）；②分离到甲型 H1N1 流感病毒；③双份血清甲型 H1N1 流感病毒的特异性抗体水平呈 4 倍或 4 倍以上升高。

2. 实验室检查

（1）常规检测：血常规检测白细胞总数一般不高或降低。重症患者多有白细胞总数及淋巴细胞减少，并有血小板降低；血生化可见部分病例出现低钾血症，少数病例肌酸激酶、谷草转氨酶、谷丙转氨酶、乳酸脱氢酶升高。

（2）免疫学检测

1）抗原检测：可采用 Dot-ELISA 法快速检查患者呼吸道标本中病毒核蛋白抗原（NP 抗原）或基质蛋白（M2）或流感病毒 HA 抗原，适用于甲流初筛和快速检测，在不具备核酸扩增条件时可起到一定作用，对及时发现疑似病例及危重症患者的早期识别与治疗有一定意义，但仍需进一步结合核酸扩增阳性结果或抗体检查阳性结果才可判断为确诊病例。

2）抗体检测：可采用间接 ELISA、抗原捕捉 ELISA、荧光免疫法等。在患者发病的初期血液中甲型 H1N1 流感病毒抗体多为阴性或较低的滴度，经 2 周后抗体滴度有明显升高。在患者的恢复期再次测定，双份血清甲型 H1N1 流感病毒特异性抗体水平呈 4 倍或 4 倍以上升高，表明患者确实感染过该流感病毒，为确诊病例。该法是流行病学调查和了解人群中的抗体水平及判定疫苗效果的重要手段。

（3）核酸检测：以 RT-PCR 或 real-time RT-PCR 法检测呼吸道标本（咽拭子、鼻拭子、鼻咽或气管抽取物、痰）中的甲型 H1N1 流感病毒核酸，按照核酸片段的大小加以鉴定，可在取样本后 2 小时得出结果。需要排除季节性流感病毒和 H5N1 禽流感病毒。

（4）病毒分离：采用鸡胚和 / 或 MDCK（犬肾）细胞可从呼吸道标本中分离出甲型 H1N1 流感病毒。该法需要时间长，技术要求高，但是最可靠的确诊方法。可用来分析病毒的基因改变，了解流行趋势，判断病毒在世界范围内的流行规律，也是获得制作疫苗毒株的基础。

七、呼吸道合胞病毒感染

呼吸道合胞病毒（respiratory syncytial virus，RSV）是副黏病毒科的一种 RNA 病毒，简称合胞病毒，是婴幼儿最严重的感染病原之一，主要累计 6 个月龄以下的小儿，多表现为毛细支气管炎、肺炎。年长儿和成人一般为上呼吸道感染，症状较轻。

1. 流行病学和发病机制

（1）流行病学

传染源：患者和排毒者为传染源，排毒时间平均 6~7 天，最长可达 3 周。

传播途径：传染性较强，经空气、飞沫或直接接触分泌物污染物而传染。

易感人群：人群普遍易感，2 岁以下儿童尤其以 6 周至 6 月龄婴儿最为易感，而且年龄越小病情越重。

流行特征：RSV 感染呈世界性分布。流行季节因地区而异，我国北方多见于冬春季，南方则以夏秋季多见。

（2）发病机制：RSV 对呼吸道上皮细胞的直接破坏和免疫病理损伤是其致病机制。病毒侵入鼻咽部，在病毒 F 蛋白介导下进入上皮细胞，在细胞内增殖产生细胞融合作用，使受染细胞膜与邻近上皮细胞膜融合，形成多核巨细胞。并扩散至支气管、细支气管，受染细胞与邻近上皮细胞发生融合，病毒复制繁殖，导致上皮细胞病变。

RSV 特异性 IgE 致使组胺、前列腺素、细胞毒性蛋白分泌增多，诱导并加强变态反应，免疫效应细胞和炎性细胞聚集于病变部位，加以固有膜裸露，胆碱能受体致敏，气道反应性增强等因素导致支气管痉挛、气道堵塞而引发哮喘。

2. 临床表现和诊断标准

（1）临床表现：潜伏期 3~7 天。临床表现多样，多数表现为上呼吸道感染症状，2~6 个月婴儿易引起细支气管炎、肺炎。一般以低热、流涕、食欲减退等起病，继有咳嗽、喘息、呼吸急促等。肺部可闻及干湿啰音、哮鸣音。轻者 7~12 天恢复，重症者病期延长。

(2)诊断标准:主要依据流行病学、临床表现、实验室及X线检查等综合分析作出诊断。2岁以下的严重细支气管炎常为此病毒所致。确诊有赖于特异性抗原、抗体、病毒核酸及病毒分离。

3. 实验室检查

(1)常规检测:外周血白细胞总数正常或降低,淋巴细胞比例升高。

(2)免疫学检测

1)抗体检测:病初和恢复期双份血清,检测特异性IgG抗体,4倍增高有诊断价值。间接免疫荧光法可以检测IgM抗体,感染细胞出现融合的特征提示抗体阳性。

2)抗原检测:取鼻咽部分泌物、鼻拭子等标本,用直接免疫荧光法、酶免疫分析法检测病毒抗原。

(3)核酸检测:RT-PCR检测患者鼻咽部分泌物中的病毒核酸。

(4)病毒分离:取患者鼻咽部灌洗液接种培养需3~5天,培养基最好用人异倍体细胞、猴肾、人肾以及成纤维细胞。症状出现前1周的病毒分离率较高,临床症状出现后则大大降低。

八、麻疹

麻疹(measles)是由麻疹病毒引起的急性呼吸道传染病,主要在婴幼儿中流行。麻疹病毒是副黏病毒科的一种RNA病毒。

1. 流行病学和发病机制

(1)流行病学

传染源:人类为麻疹病毒唯一宿主,急性患者是最重要传染源,无症状带毒者和隐性感染者较少,传染性也较低。发病前2天至出疹后5天具传染性,前驱期传染性最强。

传播途径:主要通过带毒的呼吸道飞沫传播,密切接触病毒污染物也可传播。

易感人群:人群普遍易感,尤以6个月至5岁儿童。病后可获持久免疫力。

流行特征:麻疹传染性很强,发病季节以冬春季为多,但全年均可有散发病例。自20世纪60年代麻疹疫苗问世以来,普种疫苗的国家发病率大大下降,我国麻疹流行也得到了有效控制。

(2)发病机制:麻疹病毒经飞沫到达人的呼吸道、口咽部或眼结合膜,在上皮细胞内增殖,并从原发灶侵入局部淋巴组织繁殖后入血,于感染后第2~3天引起第一次病毒血症。病毒随后进入全身单核-吞噬细胞系统中增殖,如扁桃体、淋巴结、呼吸道和消化道黏膜下淋巴组织、肝、脾等。感染后第5~7天,大量复制后的病毒再次侵入血流,形成第二次病毒血症。病毒由血白细胞携带播散至全身各组织器官,主要部位有呼吸道、眼结合膜、口咽部、皮肤、胃肠道等,此时出现一系列临床表现。约病程第15天以后,由于机体的特异性免疫应答,病毒被清除,临床进入恢复期。麻疹的发病机制可能涉及两方面,一方面病毒直接侵入细胞,致细胞病变;另一方面超敏性细胞免疫反应,宿主免疫细胞通过产生炎性细胞因子在抑制病毒感染的同时亦破坏了宿主细胞,导致病变。

2. 临床表现和诊断标准

(1)临床表现:潜伏期6~21天,平均10天左右。

典型麻疹过程分为三期。前驱期以上呼吸道及眼结合膜发炎的卡他现象为主,表现为急起发热、咳嗽、流涕、流泪,眼结合膜充血、畏光,以及全身乏力、咽痛等。部分患者出现消化道症状。此期于患者口腔可查见具诊断价值的科氏斑(麻疹黏膜斑)。出疹期可见自上而下出现的红色斑丘疹,疹间皮肤正常。随出疹达高峰,全身毒血症状加重。皮疹达高峰后1~2天进入恢复期,症状迅速好转,皮疹按出疹顺序依次消退。无并发症者整个病程为10~14天。

因感染者的年龄差异,免疫力高低不等,病毒毒性的强弱不一,病毒侵入人体数量的不同,麻疹可出现非典型表现,如轻型麻疹,重型麻疹包括中毒性麻疹、休克性麻疹、出血性麻疹和疱疹性麻疹。

(2)诊断标准:根据当地有麻疹流行,患者有麻疹接触史,典型麻疹的临床表现及口腔麻疹黏膜斑等即可诊断。非典型患者难以确诊者,依赖于实验室检查。

3. 实验室检查

(1)常规检测:白细胞总数减少,淋巴细胞相对增多。如果白细胞数增加,尤其是中性粒细胞增加提示继发细菌感染;若淋巴细胞数严重减少,常提示预后不良。

(2)免疫学检测

1)抗体检测:抗体捕获酶联免疫吸附试验(ELISA)测定血清特异性IgM和IgG抗体,敏感性和特异性好。IgM抗体病后5~20天最高,测定血清IgM抗体是诊断麻疹的标准方法;取发病初期和恢复期血清检测IgG抗体,恢复期较早期增高4倍以上为阳性。

2)抗原检测:取早期患者鼻咽分泌物、血细胞及尿沉渣细胞,用直接免疫荧光法查麻疹病毒抗原,如阳性可作早期诊断。

(3)病毒分离:取早期患者眼、鼻、咽分泌物,血、尿标本接种于原代人胚肾细胞,分离麻疹病毒,但不作为常规检测。

(4)病毒核酸检测:采用反转录PCR(RT-PCR)从临床标本中扩增麻疹病毒RNA,是一种非常敏感和特异的诊断方法,对免疫力低下不能产生麻疹抗体的麻疹患者尤为有价值。

九、风疹

由风疹病毒引起的急性呼吸道传染病,以发热、全身皮疹为特征,常伴有耳后、枕部淋巴结肿大。流行多见于学龄前儿童。由于全身症状一般较轻,病程短,往往被患者忽略,但孕妇妊娠早期初次感染风疹病毒后,病毒可通过血胎屏障进入胎儿,常可造成先天性胎儿畸形、死胎、早产,因此,风疹的早期确诊及预防极为重要。自风疹疫苗问世以来,风疹发病率明显下降,但是近年来风疹暴发流行中重症病例屡有报道。在我国风疹归属于法定丙类传染病。

1. 流行病学和发病机制

(1)流行病学

传染源:患者是唯一的传染源,包括亚临床型或隐性感染者。传染期在发病前5~7天和发病后3~5天,起病当天和前一天传染性最强。患者口、鼻、咽部分泌物以及血液、大小便等中均可分离出病毒。

传播途径：主要由飞沫经呼吸道传播，人与人之间密切接触也可传染。宫内被感染的新生儿，特别咽部可排病毒数周、数月甚至1年以上，因此可通过污染的奶瓶、奶头、衣被尿布及直接接触等感染。

易感人群：流行多见于学龄前儿童，6个月以下小儿因母体来的被动免疫故很少患病。一次患病后大多有持久免疫。

流行特征：呈世界性分布，一年四季均可发生，以冬春季发病为多，近年来春夏发病较多，可在幼儿园、学校、军队中流行。母亲孕期原发感染可通过胎盘导致胎儿宫内感染，其发生率和致畸率与感染时胎龄密切相关，以孕早期为最高。先天性风疹患儿在生后数月内仍有病毒排出，故具有传染性。

(2) 发病机制：患者感染风疹后，风疹病毒首先在上呼吸道黏膜及颈淋巴结生长增殖，然后进入血液循环引起病毒血症，播散至全身淋巴组织引起淋巴结肿大，病毒直接损害血管内皮细胞发生皮疹。目前多认为皮疹是由于风疹病毒引起的抗原抗体复合物造成真皮上层的毛细血管炎症所致。本病病情比较轻，皮肤和淋巴结呈急性、慢性非特异性炎症。风疹病毒可引起脑炎、脑组织水肿，非特异性血管周围浸润、神经细胞变性及轻度脑膜反应，感染数十年后由于慢性持续性病变而导致慢性全脑炎。

先天性风疹的发病原理还不太清楚，孕妇感染风疹后，风疹病毒可于病毒血症阶段随血流感染胎盘最后感染胎儿。胎盘绒毛膜被感染后有较持久的小血管和毛细血管壁广泛受累的现象。母亲越在孕龄早期感染风疹，胎儿被感染的机会越多。

2. 临床表现和诊断标准

(1) 临床表现：根据感染方式的不同，可分为获得性风疹（自然感染性风疹）及先天风疹，其表现有不同。获得性风疹常见症状为发热，全身皮肤在起病1~2天内出现红色斑丘疹，耳后、枕后、颈部淋巴结肿大或结膜炎或伴有关节痛（或关节炎）。潜伏期约10~20天，分为前驱期、出疹期和恢复期。先天性风疹可累及全身多器官，包括心血管疾病、眼部缺陷、血小板减少性紫癜、肝病、中枢神经系统病变、骨骼及生殖泌尿系统病变等。

(2) 诊断标准

1) 流行病学史：与确诊的风疹患者在14~21天内有接触史。

2) 临床表现：①获得性风疹：发热；全身皮肤在起病1~2天内出现红色斑丘疹；耳后、枕后、颈部淋巴结肿大或结膜炎或伴有关节痛（或关节炎）；②先天性风疹：新生儿白内障/先天性青光眼，先天性心脏病，听力缺损，色素性视网膜病，唇裂腭裂，小头畸形，X线骨质异常；紫癜、脾肿大、黄疸、精神性迟缓、脑膜脑炎；经实验室确诊患儿母亲在妊娠早期有风疹病毒感染史。

3) 实验室检查：①获得性风疹。咽拭子标本分离到风疹病毒，或检测到风疹病毒核酸；1个月内未接种过风疹减毒活疫苗而在血清中查到风疹IgM抗体；恢复期患者血清风疹IgG抗体滴度较急性期有4倍或4倍以上升高，或急性期抗体阴性而恢复期抗体阳转。②先天性风疹。婴儿血清风疹IgM抗体阳性；婴儿风疹IgG抗体水平持续存在，并超过母体被动获得的抗体水平（4倍以上）；婴儿咽拭子、血、尿、脑脊液或脏器活检标本分离到风疹病毒或检测到风疹病毒RNA。

3. 实验室检查

(1) 常规检测：血常规检测可见白细胞总数减少，淋巴细胞增多，并出现异形淋巴细胞及浆细胞。

(2) 免疫学检测

1) 抗原检测：采用直接免疫荧光法检查咽拭子涂片剥脱细胞中风疹病毒抗原，其诊断价值尚需进一步观察。

2) 抗体检测：临床常采用ELISA法检测风疹病毒IgG/IgM抗体，如产前TORCH检测[T即刚地弓形虫（toxopasma，TOX）；O指其他病原体（other pathogens）；R即风疹病毒（rubellavirus，RV），C即巨细胞病毒（cytomegalovirus，CMV），H即单纯疱疹病毒，（herpessimplxvirus，HSV）]。风疹病毒IgM抗体阳性，提示有近期感染，必要时应终止妊娠。风疹病毒IgG抗体阳性，表示机体已受过风疹病毒感染，具有免疫力。其他方法，如红细胞凝集试验、中和试验、补体结合试验和免疫荧光，以血凝集抑制试验最常用，具有快速、简便、可靠的优点。急性期和恢复期双份血清抗体效价增高4倍以上为阳性。风疹特异性分泌型IgA抗体于鼻咽部可查得，有助诊断。

(3) 病毒分离：获得性风疹患者从呼吸道采集标本分离病原体；先天性风疹患者取尿、脑脊液、血液、骨髓等培养于RK-13、Vero或SIRC等传代细胞，观察细胞病变效应，用中和试验、血凝抑制试验或采用免疫荧光法作病毒鉴定。

(4) 病毒核酸检测：利用分子杂交技术或荧光PCR技术从咽拭子、泡内渗出液等临床标本及病毒分离物等检测风疹病毒RNA，具有快速、灵敏、特异的优点，能发现隐性感染者，有助于风疹的早期诊断和治疗。

十、流行性乙型脑炎

流行性乙型脑炎（Japanese B encephalitis）又称日本乙型脑炎，是由流行性乙型脑炎病毒引起的脑实质损害为主的中枢神经系统急性传染病。

1. 流行病学和发病机制

(1) 流行病学

传染源：乙脑是人畜共患的自然疫源性疾病，猪是本病的主要传染源。

传播途径：主要通过蚊虫叮咬而传播，三带喙库蚊为主要媒介。蚊虫是乙脑病毒的长期储存宿主。

易感人群：人群普遍易感，多数呈隐性感染。感染后可获得较持久和稳定的免疫力，再次患病者甚少。

流行特征：乙脑流行在以亚洲为主的东南亚地区，我国除少数边远及高原地区外，均有不同程度的流行。20世纪90年代以来，我国乙脑总体发病水平已大幅度降低。本病全年均可发生，亚热带和温带地区80%~90%的病例集中在7、8、9三个月。本病集中发病少，呈高度散发性。

(2) 发病机制：人被带乙脑病毒的蚊虫叮咬后，病毒进入体内，先在单核-吞噬细胞系统中繁殖，随后进入血液循环，形成病毒血症。发病与否主要取决于人体的免疫力，但病毒的数量和毒力对发病也起一定作用，并与易感者临床表现的轻重有密切关系。机体免疫力强时，只形成短暂病毒血症，病毒不侵入中枢神经系统，表现为隐性感染或轻型病例，可获终生免疫力。如受感染者免疫力弱，感染的病毒量大且毒力强，则病毒可侵入中枢神经系统，在神经细胞内繁殖，引起脑实质病变。

乙脑的神经组织病变既有病毒的直接损伤，致神经细胞变性、坏死，更与免疫损伤有关，免疫病理被认为是本病的主要发病机制。

2. 临床表现和诊断标准

(1) 临床表现：潜伏期 4~21 天，一般 10~14 天。典型的临床病程可分为 4 期：初期、极期、恢复期和后遗症期。其中，极期的临床表现为高热、意识障碍、抽搐和呼吸衰竭，体检可见病理反射及脑膜刺激征，为本病的主要特征。根据病情轻重，临床上可分为轻型、普通型、重型和极重型。流行期间以轻型和普通型多见。

(2) 诊断标准

1) 流行病学资料：严格的季节性，大多数病例集中在 7、8、9 三个月，10 岁以下儿童多见，但近年来有成年病例相对增加趋势。

2) 临床特点：突然起病，高热、头痛、呕吐、意识障碍、抽搐、病理反射征阳性等脑实质病变表现为主，脑膜刺激征较轻。

3) 实验室检查：血白细胞和中性粒细胞增高，脑脊液检查呈无菌性脑膜炎改变，血清学检查特异性 IgM 抗体阳性可助确诊。

3. 实验室检查

(1) 常规检测：血白细胞总数增高，一般在 $(10\sim20)\times10^9/L$，中性粒细胞在 80% 以上，这与大多数病毒感染不同。脑脊液检查多呈无菌性改变。

(2) 免疫学检测

1) 特异性 IgM 抗体测定：该抗体在病后 4 天即可出现，2 周时达高峰。检测方法有 ELISA、间接免疫荧光法、2- 巯基乙醇 (2-ME) 耐性试验等，均有较强的敏感性和特异性。ELISA 检测乙脑患者血清和脑脊液中的特异性 IgM 抗体，可供早期诊断参考。

2) 补体结合试验：补体结合抗体是 IgG 抗体，具有较高的特异性，多在发病后 2 周出现，5~6 周达高峰，可维持抗体水平 1 年左右。IgG 抗体不能用于早期诊断，一般用作回顾性诊断或流行病学调查。单份血清 1∶4 为阳性，双份血清抗体效价增高 4 倍为阳性。

(3) 病毒核酸检测：采用反转录 PCR (RT-PCR) 扩增乙脑病毒 RNA，已在研究中用于诊断乙脑。

(4) 病毒分离：乙脑病毒主要存在于脑组织中，血及脑脊液中不易分离出病毒，在病程第一周内死亡病例的脑组织中可分离到病毒。

十一、肾综合征出血热

肾综合征出血热 (hemorrhagic fever with renal syndrome，HFRS) 原称流行性出血热，是一种由汉坦病毒引起的自然疫源性疾病。

1. 流行病学和发病机制

(1) 流行病学

传染源：我国主要以黑线姬鼠、褐家鼠、长尾黄鼠、大仓鼠、黑线仓鼠为主要宿主动物和传染源。林区则以大林姬鼠为主。人不是主要的传染源。

传播途径：肾综合征出血热可通过呼吸道、消化道、接触、垂直以及虫媒传播。

易感人群：人群普遍易感，在流行区隐性感染率可达 3.5%~4.3%。

流行特征：主要分布在亚洲，我国疫情最重。其次为欧洲和非洲。本病虽四季均有发病，但有明显的高峰季节。家鼠传播者以 3~5 月为高峰。林区姬鼠传播者以夏季为流行高峰。姬鼠为主要传染源的疫区，一般相隔数年有一次较大流行。人群分布以男性青壮年农民和工人发病率高，其他人群亦可发病。

(2) 发病机制：肾综合征出血热的发病机制至今仍未完全阐明，多数研究提示汉坦病毒是本病发生发展的启动因子。一方面病毒感染能直接导致感染细胞功能和结构的损害，另一方面病毒感染诱发人体的免疫应答和各种细胞因子的释放，既有清除病毒保护机体的作用，又有引起机体组织损伤的不利作用。其免疫损伤既包括Ⅰ、Ⅱ、Ⅲ、Ⅳ型变态反应，也有细胞免疫反应中细胞毒性 T 淋巴细胞 (CTL) 的作用。

2. 临床表现和诊断标准

(1) 临床表现：本病潜伏期 4~46 天，一般为 7~14 天。典型病例病程中有发热期、低血压休克期、少尿期、多尿期和恢复期的五期经过，非典型和轻型病例可出现越期现象，而重症患者则可出现发热期、低血压休克期和少尿期之间的重叠。

典型临床表现以发热、“三痛”(头痛、腰痛、眼眶痛) 等全身中毒症状、充血、出血、休克、急性肾衰竭为主。根据临床表现的轻重，肾综合征出血热可分为轻型、中型、重型、危重型和非典型型五型。

(2) 诊断标准

1) 流行病学资料：发病季节，病前两个月内进入疫区并有与鼠类或其他宿主动物接触史。

2) 临床表现：包括三种主要临床表现发热中毒症状、充血出血外渗体征和肾损害，以及典型的五期经过。不典型病例可出现越期或重叠。

3) 实验室检查：包括血液浓缩、血、尿及生化改变有助于诊断。血清、血细胞和尿中检出肾综合征出血热病毒抗原和血清中检出特异性 IgM 抗体可以明确诊断。特异性 IgG 抗体需双份血清效价升高 4 倍以上者才有诊断意义。反转录聚合酶链反应 (RT-PCR) 检测汉坦病毒的 RNA 有助于早期和非典型患者的诊断。

3. 实验室检查

(1) 常规检测：血常规检测可见白细胞升高，可达 $(15\sim30)\times10^9/L$，重症患者可更高，早期中性粒细胞增多，后期淋巴细胞增多。由于血浆外渗，血红蛋白和红细胞数均升高，可达 150g/L 和 $5\times10^{12}/L$。血小板从病后第 2 天起开始减少，并可见异型血小板。

尿常规可见尿蛋白阳性，突然出现大量蛋白尿对诊断很有帮助。部分病例尿中可出现膜状物。显微镜下尿沉渣中可发现巨大的融合细胞，这些融合细胞中可检出汉坦病毒抗原。

(2) 免疫学检测

1) 特异性 IgM 或 IgG 抗体：多采用 ELISA 法和免疫印迹或免疫斑点法。IgM 抗体 ≥1∶20 为阳性，发病第 2 天即能检出。IgG 抗体 ≥1∶20 为阳性，1 周后滴度上升 4 倍或 4 倍以上有诊断价值。目前认为核蛋白抗体的检测，有利于早期诊断，而 G2 抗体的检测，则有利于预后判断。

2) 抗原检测：以免疫荧光法或 ELISA，应用汉坦病毒的多克隆或单克隆抗体可从早期患者的血清、周围血的单个核细胞、多核细胞以及尿和尿沉渣细胞中检出病毒抗原。

(3) 核酸检测：应用反转录 - 聚合酶链反应（RT-PCR）可检出病毒的 RNA，敏感性较高，具有诊断价值。

(4) 病毒分离：发热期患者的血清、血细胞和尿液等标本接种于 Vero-E6 细胞或 A549 细胞中，可分离出汉坦病毒。

免疫学检查一般应用 HPS 相关病毒感染 Vero-E_6 细胞的病毒抗原来检测特异性 IgM 和 IgG，或应用 SNV 重组核蛋白和 G_1 应用来检测 IgG 抗体。

十二、手足口病

手足口病（hand-foot-and mouth disease，HFMD）由肠道病毒［以柯萨奇 A 组 16 型（CoxA16）、肠道病毒 71 型（EV71）多见］引起的急性传染病，多发生于学龄前儿童，尤以 3 岁以下年龄组发病率最高，可引起手、足、口腔等部位的疱疹，少数患儿可引起心肌炎、肺水肿、无菌性脑膜脑炎等并发症。

1. 流行病学和发病机制

(1) 流行病学

传染源：患者、隐性感染者和无症状带毒者为该病流行的主要传染源。流行期间，患者是主要传染源。健康带毒者和轻型散发病例是流行间歇和流行期的主要传染源。

传播途径：主要通过消化道、呼吸道和密切接触等途径传播。

易感人群：主要为学龄前儿童，尤以 ≤3 岁年龄组发病率最高，4 岁以内占发病数 85%~95%。

流行特征：5 至 7 月份是手足口病高发期，但近年发病高发期明显提前。目前我国实验室确诊的病例大多数是 EV71 型，危重患儿病例增加。

(2) 发病机制：由肠道病毒引起的手足口病其发病机制目前尚未完全明确。一般认为，病毒从呼吸道或消化道侵入，在局部黏膜上皮细胞或淋巴组织中增殖，可由此从口咽部分泌物或粪便中排出。继而病毒又侵入局部淋巴结，由此进入血液循环引起第一次病毒血症。随后，病毒经血液循环侵入带有病毒受体的靶组织，如网状内皮组织、深层淋巴结、肝、脾、骨髓等处大量繁殖，并再次进入血液循环导致第二次病毒血症。最终病毒可随血流播散至全身各器官，如皮肤黏膜、中枢神经系统、心脏、肺、肝、脾等处，在这些部位进一步繁殖并引起病变。

2. 临床表现和诊断标准

(1) 临床表现

1) 普通病例表现：急性起病，发热，口腔黏膜出现散在疱疹，手、足和臀部出现斑丘疹、疱疹，疱疹周围可有炎性红晕，疱内液体较少。可伴有咳嗽、流涕、食欲不振等症状。部分病例仅表现为皮疹或疱疹性咽峡炎。多在一周内痊愈，预后良好。

2) 重症病例表现：少数病例（尤其是小于 3 岁者）病情进展迅速，在发病 1~5 天左右出现脑膜炎、脑炎（以脑干脑炎最为凶险）、脑脊髓炎、肺水肿、循环障碍等，极少数病例病情危重，可致死亡，存活病例可留有后遗症。

(2) 诊断标准：我国原卫生部制定的《手足口病诊疗指南（2018 年版）》的诊断标准如下：

1) 临床诊断病例：在流行季节发病，常见于学龄前儿童，婴幼儿多见。发热伴手、足、口、臀部皮疹，部分病例可无发热。极少数重症病例皮疹不典型，临床诊断困难，需结合病原学或血清学检查作出诊断。无皮疹病例，临床不宜诊断为手足口病。

2) 确诊病例：临床诊断病例具有下列之一者即可确诊。

①肠道病毒（CoxA16、EV71 等）特异性核酸检测阳性。②分离出肠道病毒，并鉴定为 CoxA16、EV71 或其他可引起手足口病的肠道病毒。③急性期血清相关病毒 IgM 抗体阳性。④恢复期血清相关肠道病毒的中和抗体比急性期有 4 倍以上的升高。

3. 实验室检查

(1) 常规检测：血常规检测可见白细胞计数正常或降低，病情危重者白细胞计数可明显升高；血生化检测部分病例可见有轻度谷草转氨酶（GOT）、谷丙转氨酶（GPT）、肌酸激酶同工酶（CK-MB）升高。

呼吸系统受累时血气分析可有动脉血氧分压降低、血氧饱和度下降，二氧化碳分压升高，酸中毒。神经系统受累时脑脊液可表现为外观清亮，压力增高，白细胞计数增多，多以单核细胞为主，蛋白正常或轻度增多，糖和氯化物正常。

(2) 病毒分离：为确定手足口病病原的“金标准”。主要方法为收集疱疹液、咽拭子或粪便标本，接种细胞进行培养，当出现细胞病变时收集，利用荧光标记的特异性单克隆抗体对细胞培养病毒进行鉴定。病毒的鉴定采用中和试验和间接免疫荧光法。该过程需 5~10 天，不适宜流行期间大量标本的检测。

(3) 免疫学检测：采集急性期（发病 0~3 天）和恢复期（发病 14~30 天）双份配对血清用于抗体检测。急性期与恢复期血清 CoxA16、EV71 等肠道病毒中和抗体有 4 倍以上的升高证明病毒感染。如果单份血清中和抗体滴度大于 1∶256 也有诊断意义，血清中和抗体滴度为 1∶128 判定为可疑阳性。但无症状肠道病毒感染也较常见，对检测结果的解释要慎重。中和实验，即用微量板法测定抗体滴度是目前人肠道病毒抗体检测的最常用方法，该方法精确且具有型特异性。

目前有商品化 CoxA16（ELISA）检测试剂盒用于 CoxA16 抗原的快速检测，亦有 EV71 抗体（IgG/IgM）诊断试剂盒（ELISA）获批准文号，但多限于科研，可用于手足口病的早期诊断、流行病学调查及疫苗效果的评价。

(4) 核酸检测：采用逆转录 - 聚合酶链反应（RT-PCR）或实时荧光 RT-PCR（real-time RT-PCR）方法。首先使用肠道病毒通用引物进行快速筛查，得到阳性结果后使用EV71、CoxA16等引物和探针进行分型。相对于病毒培养，具有灵敏度高、特异性强、检测时间短等优点。

十三、严重急性呼吸综合征

2002年11月暴发的严重急性呼吸综合征（severe acute respiratory syndrome，SARS），曾称传染性非典型肺炎，是由一种新型冠状病毒（SARS coronavirus）引起的急性呼吸道传染病。本病主要临床表现为发热、末梢血白细胞正常或偏低、肺部炎症，严重者可以引起急性肺损伤、成人呼吸窘迫综合征（ARDS）或出现多脏器功能衰竭而致死。我国已将SARS列入乙类传染病范畴，按照甲类传染病管理。

1. 流行病学　患者是本病的主要传染源，主要传播途径是近距离空气飞沫传播，人群普遍易感。SARS患者男女性别间无显著差异，发病以青壮年为主，冬春季为流行季节。截止到2003年8月，世界卫生组织报道，全世界30多个国家和地区出现感染病例，全世界累计报告病例数为8 422例，死亡916例。

2. 临床表现和诊断标准

（1）临床表现：潜伏期一般2~10天，常限于2周内。临床主要表现：起病急、发热、多为高热，有咳嗽等呼吸系统症状和体征，或全身中毒症状，严重者出现呼吸加速甚至进展为急性呼吸窘迫综合征。

（2）诊断标准：世界卫生组织（WHO）2003年建议的SARS诊断条件如下：

1）疑似病例：患者在2003年2月1日之后出现：高热（>38℃）；一种或多种呼吸症状，包括咳嗽、气短和呼吸困难；以下情况一种或多种：①与诊断为SARS的患者有过密切接触*（*注：密切接触指曾经照顾或与SARS患者共同生活，或曾直接接触SARS患者的呼吸道分泌物和体液）；②近期有去过出现SARS病例的地区的旅行史。

2）很可能病例：疑似病例加以胸部X线检查显示的肺炎特征或呼吸窘迫综合征或患者死于不能解释的呼吸疾病，尸检示明确原因的呼吸窘迫综合征。

诊断标准也可参考中华医学会、中华中医药学会2003年9月30日发布的SARS诊疗方案对SARS临床确诊、疑似病例的诊断标准。

3. 实验室病原学检查

（1）特异性抗体检测标准：符合以下两者之一即可判断为SARS。①平行检测进展期血清抗体和恢复期血清抗体发现抗体阳转；②平行检测进展期血清抗体和恢复期血清抗体发现抗体4倍及以上升高。

技术说明：① WHO推荐ELISA方法或免疫荧光试验（IFA）作为SARS-CoV抗体检测方法；②检测抗体种类包括IgM和IgG或总抗体，其中任何一种抗体阳转或4倍及以上升高，均可诊断SARS；③检测进展期血清抗体和恢复期血清抗体发现抗体阳转或4倍及以上升高，诊断SARS近期感染。

（2）SARS-CoV RNA检测：SARS-CoV RNA阳性判断标准：应用PCR方法（实时定量PCR或RT-PCR），符合下列三项之一者可判断为检测结果阳性。

1）至少需要两个不同部位的临床标本检测阳性。

2）收集至少间隔两天的同一种临床标本送检验阳性。

3）在每一个特定检测中对原临床标本使用两种不同的方法，或重复PCR方法检测阳性。

（张世斌　冯　霞　赵丹彤　闫惠平）

第四节　细菌感染性疾病

一、葡萄球菌感染

葡萄球菌（staphylococcus）感染是常见的细菌感染性疾病之一。葡萄球菌属为革兰氏阳性球菌，其中凝固酶阳性的主要致病菌为金黄色葡萄球菌；凝固酶阴性的致病菌有表皮葡萄球菌和腐生葡萄球菌。葡萄球菌的抗原主要有蛋白抗原（葡萄球菌A蛋白）、荚膜和多糖抗原。

（一）流行病学和发病机制

患者和带菌者为感染源。金黄色葡萄球菌的入侵主要途径为损伤的皮肤和黏膜，也可因摄食含有肠毒素的食物或吸入染菌尘埃而致病。医院内被细菌污染的器械物品等为传播金葡菌的重要途径。

金黄色葡萄球菌产生多种毒素与酶导致皮肤软组织局部感染，还可进入血液，发生败血症等。金黄色葡萄球菌的许多毒素是为不需抗原呈递细胞处理的超抗原，这些超抗原可以刺激细胞因子的大量释放，从而导致系统性炎症反应综合征。

（二）主要临床表现

金黄色葡萄球菌可引起皮肤和软组织感染、败血症、肺炎、心内膜炎、脑膜炎、骨髓炎、食物中毒等，此外还可导致心包炎、乳突炎、鼻窦炎、中耳炎、中毒性休克综合征等。表皮葡萄球菌除可引起败血症、心内膜炎等外，还可导致尿路和皮肤感染。腐生葡萄球菌则主要引起尿路感染。

（三）实验室检查

【检查项目】

1. 病原体检测　①直接涂片镜检；②分离培养和鉴定。

2. 免疫学试验

（1）检测抗葡萄球菌溶血素抗体：①乳胶凝集试验（LA）；②溶血抑制反应。

（2）检测葡萄球菌肠毒素：①酶联免疫吸附试验（ELISA）；②反相被动血凝（RPHA）。

（3）检测血清磷壁酸抗体：①放射免疫（RIA）；②酶联免疫吸附试验（ELISA）。

3. **分子生物学检测** ① DNA 探针杂交；② PCR 技术

【临床意义】葡萄球菌感染的诊断主要依靠各种不同部位感染的临床表现和有关标本的涂片或培养找到病原菌。细菌培养是金黄色葡萄球菌感染检查的标准方法，但微生物培养有时并不能成功，此时检测葡萄球菌溶血素的抗体有助于诊断。当临床上高度怀疑为金黄色葡萄球菌败血症或心内膜炎，而血培养多次呈阴性时，可作血清磷壁酸抗体检测，具有相当特异性。

二、链球菌感染

链球菌属（streptococcus）为革兰氏染色阳性球菌，为人类主要致病菌之一。链球菌属的分类，根据在血平板上溶血情况可分为三种：①甲型（α）溶血性链球菌，即草绿色溶血环；②乙型（β）溶血性链球菌，即完全溶血的透明环；③丙型（γ）溶血性链球菌，即不溶血。链球菌的抗原性主要来自细胞壁的结构成分，细胞壁的多糖成分为组特异性抗原。根据多糖类"C"抗原的不同，可将链球菌分成 A~V 群，共 20 个血清群。

（一）流行病学和发病机制

传染源为患者和带菌者，传播途径为呼吸道和直接接触，发病者多为儿童。

主要的致病物质有链球菌溶血素、致热性外毒素、透明质酸酶、链激酶、链道酶及 M 蛋白等。细菌 M 蛋白可抵抗机体白细胞的吞噬作用，链激酶和透明质酸酶可破坏宿主的组织屏障而使感染扩散。链球菌致热性外毒素具有超抗原作用，可非特异性地刺激 T 细胞增生，释放细胞因子，大大增强内毒素休克作用。

（二）主要临床表现

人类链球菌感染中大多数由 A 群链球菌引起，所致疾病主要有三类：①急性化脓性感染，如丹毒、痈、蜂窝织炎、咽炎、鼻窦炎、中耳炎、脑膜炎与产褥热等；②猩红热；③变态反应性疾病，主要为风湿热和肾小球肾炎等。其他链球菌感染：如草绿色链球菌一般引起亚急性心内膜炎；B 群链球菌常引起新生儿肺炎、脑膜炎等。

（三）实验室检查

【检查项目】

1. **病原体检测** ①直接涂片镜检；②分离培养和鉴定；

2. **免疫学试验** ①抗链球菌溶血素 O 试验（ASO）；②抗链球菌脱氧核糖核酸酶（ASD）；③抗链球菌透明质酸酶反应（ASH）。

3. **分子生物学检测** PCR 技术。

【临床意义】链球菌感染诊断主要依据细菌培养。ASO 可用于风湿热的辅助诊断或作为新近链球菌感染的辅助指标。在疾病过程中，AD-Nase B（抗 DNA 酶 B 抗体）滴度的增高常迟于 ASO 滴度。低水平的 AD-Nase B 伴高水平 ASO 滴度，表明链球菌早期感染，而高滴度 AD-Nase B 伴正常滴度的 ASO 则常见于皮肤感染的患者或是存在前期感染残余。乳胶凝集试验检测 ASO 滴度在一些病例中可产生假阳性结果。

三、脑膜炎奈瑟菌感染

脑膜炎奈瑟菌（N.meningitidis）简称脑膜炎球菌，是引起流行性脑脊髓膜炎（简称流脑）的病原体。本菌主要有四种抗原，即荚膜多糖群特异性抗原、外膜蛋白型特异性抗原、脂多糖抗原及核蛋白抗原，其中荚膜多糖是分群的依据。

（一）流行病学和发病机制

人是唯一的传染源，病菌存在于患者或带菌者的鼻咽分泌物中，可借飞沫直接从空气中传播。以婴幼儿发病率最高。

脑膜炎奈瑟菌主要的毒力因子有荚膜、菌毛和内毒素。荚膜可起到抗吞噬作用，菌毛可黏附至咽部黏膜上皮细胞表面，利于进一步侵入。病菌侵入机体繁殖后，释放出的内毒素可引起血管坏死、出血，出现皮肤瘀斑和微循环障碍。

（二）主要临床表现

主要临床表现为突起发热、头痛、呕吐、皮肤有瘀斑、瘀点及颈项强直等脑膜刺激征。脑脊液呈化脓性改变。

（三）实验室检查

【检查项目】

1. **病原体检测** ①直接涂片镜检；②分离培养和鉴定；

2. **免疫学试验**

（1）测定抗体：①酶联免疫吸附试验（ELISA）；②间接血凝试验（IHA）。

（2）测定抗原：①对流免疫电泳（CIE）；② SPA 协同凝集反应；③间接血凝试验（IHA）。

3. **分子生物学诊断** PCR 技术。

【临床意义】流行性脑脊髓膜炎患者脑脊液呈化脓性改变，皮肤瘀点和脑脊液沉渣可有革兰氏阴性双球菌发现，以及血液和脑脊液的细菌培养阳性，后者为确诊的主要依据。用已知抗原测定抗体是进行脑膜炎球菌微生物诊断、流行病学调查和疫苗接种评价的主要方法，血液和脑脊液用免疫血清检测抗原以及 PCR 检测，对早期诊断有帮助。

流脑应与其他化脓性脑膜炎、结核性脑膜炎及流行性乙型脑炎作鉴别诊断。

四、淋病奈瑟菌感染

淋病奈瑟球菌（N.gonorrhoeae，简称淋球菌）是引起淋病的病原体，淋病为常见的性传播疾病之一。淋球菌表面有三类抗原：菌毛蛋白抗原、脂多糖抗原和外膜蛋白抗原。

（一）流行病学和发病机制

人是淋球菌的唯一天然宿主，患者是传播淋病的主要传染源。淋病的主要传播途径是性接触，但也可以通过污染的衣裤、毛巾等间接感染。

淋球菌借助菌毛，蛋白质和 IgA 分解酶迅速与尿道、宫颈上皮黏合。被柱状上皮细胞吞噬后，转移至细胞外黏膜下，通过其内毒素脂多糖，补体及 IgM 的协同作用，在该处引起炎症反应。

（二）主要临床表现

临床表现以尿道炎、宫颈炎多见，典型症状是排尿困难、尿频、尿急、尿痛、排出黏液或脓性分泌物等。也可侵犯眼睛、咽部、直肠和盆腔等处以及血行播散性感染引起关节炎、肝周炎、败血症、心内膜炎或脑膜炎等。

（三）实验室检查

【检查项目】

1. **病原体检测** ①直接涂片镜检；②分离培养和鉴定。

2. **免疫学试验**　抗原检测：①酶联免疫吸附试验（ELISA）；②免疫荧光试验（IFA）。

3. **分子生物学诊断**　① DNA 探针杂交；② PCR 技术。

【临床意义】淋球菌培养是诊断的重要佐证，培养法对症状轻微或无症状的男性、女性患者都是较敏感的方法，只要培养阳性即可确诊。男性涂片检查具初步诊断意义，但女性仅做参考，应进行培养，以证实淋球菌感染。

淋球菌感染应与由其他细菌感染所致的尿道炎、结膜炎、肠炎和咽喉炎等作鉴别诊断。

五、大肠埃希菌感染

大多数大肠埃希菌（E.coli）为人类肠道内的正常寄殖菌群。大肠埃希菌归属于埃希菌属，肠杆菌科，抗原构造比较复杂，主要由菌体（O）抗原、鞭毛（H）抗原、荚膜（K）抗原组成。血清型表现方式一般按 O:H:K 次序。

大肠埃希菌按其产生特异性毒力因子的能力以及引起腹泻的类型等可将其分为五个群体：肠致病性大肠埃希菌（EPEC）、肠产毒性大肠埃希菌（ETEC）、肠侵袭性大肠埃希菌（EIEC）、肠出血性大肠埃希菌（EHEC）、肠集聚性大肠埃希菌（EAggEC）。

（一）流行病学和发病机制

大肠埃希菌肠炎的患者和带菌者等为主要的传染源，可通过直接接触传染或由水源、食品等传染。尿路感染的发生与尿路畸形、功能障碍、人为导入病原有重要关系。母源性的致病菌通过污染羊水经婴儿呼吸道、口腔黏膜侵入血液到达脑膜可引起新生儿脑膜炎。

大肠埃希菌具有多种毒力因子，在机体特定部位异常增生并引起相应的黏膜、组织器官损伤，在临床上呈现出不同的感染特征。较为明确的大肠埃希菌毒力因子主要有黏附因子、肠毒素、内毒素等。

（二）主要临床表现

大肠埃希菌所致的感染是临床上常见的革兰氏阴性杆菌感染，几乎可累及全身任何部位与器官。除了肠道感染外，主要有大肠埃希菌所致的尿路感染、胆道感染、腹膜炎、新生儿脑膜炎、伤口感染和败血症等。

（三）实验室检查

【检查项目】

1. **病原体检测**　①直接涂片镜检；②分离培养和鉴定；

2. **免疫学试验**　O157 :H7 大肠埃希菌的检测：①免疫磁珠分离（IMS）；②免疫荧光试验（IFA）；③酶联免疫吸附试验（ELISA）

3. **分子生物学检测**　① DNA 探针杂交；② PCR 技术

【临床意义】大肠埃希菌感染的确诊有赖于细菌学诊断。

大肠埃希菌肠炎应与细菌性痢疾、急性坏死性肠炎等腹泻为主的疾病相鉴别。

六、沙门菌感染

沙门菌属（salmonella）类的细菌属肠杆菌科，对人类致病的主要有伤寒沙门菌和甲、乙、丙型副伤寒沙门菌，分别引起伤寒、副伤寒（包括副伤寒甲、乙、丙）等急性传染病。沙门菌属具有菌体（O）抗原、鞭毛（H）抗原和表面（Vi）抗原等，感染人类后可诱生相应的抗体。

（一）流行病学和发病机制

伤寒沙门菌以及甲、乙、丙型副伤寒沙门菌为人类专有的病原菌，唯一的传染源是患者或带菌者。病原体主要从感染者的粪便排出，通过污染水源或食物，日常生活接触等传播，粪 - 口途径是主要传播途径。季节性以夏秋季为多。

伤寒杆菌释出的内毒素，对伤寒的病理过程起重要作用。伤寒的基本病理特征是持续的菌血症与毒血症，单核吞噬细胞系统的增生性反应，以回肠下段淋巴组织为主的增生、肿胀、坏死与溃疡形成等病变为显著。

（二）主要临床表现

临床表现则以持续发热、全身中毒性症状与消化道症状、相对缓脉、玫瑰疹、肝脾肿大、白细胞减少等为特征。肠出血、肠穿孔是可能发生的最主要的并发症。

（三）实验室检查

【检查项目】

1. **病原体检测**　分离培养和鉴定。

2. **免疫学试验**

（1）抗原检测：①酶联免疫吸附试验（ELISA）；②对流免疫电泳（CIE）。

（2）抗体检测：①试管凝集试验（肥达试验）；②酶联免疫吸附试验（ELISA）；③被动血凝试验（PHA）。

3. **分子生物学检测**　PCR 技术。

【临床意义】细菌培养进行伤寒杆菌的病原学检查是本病的确诊依据。发病 1 周内可从血培养中检出病原菌，第二周可在粪便中检出病原菌，第三周可出现特异性血清抗体。仅以血清学诊断无法或难以鉴定伤寒沙门菌，也无法区分伤寒和非伤寒沙门菌。肥达试验可作为诊断沙门菌感染的辅助指标，但无法取代致病菌的分离培养。

伤寒病早期（第 1 周以内），应与病毒感染、疟疾等疾病相鉴别；极期（第 2 周）以后，应与败血症、粟粒型肺结核等疾病相鉴别。

七、志贺菌感染

志贺菌感染是由志贺菌（shigella）引起的一种常见肠道传染病，以往称细菌性痢疾，简称菌痢。志贺菌属于肠杆菌科志贺菌属，也称痢疾杆菌，根据生化反应与血清学试验可分为痢疾、福氏、鲍氏和宋内氏志贺菌四群。志贺菌只有 O 抗原而无鞭毛抗原。

（一）流行病学和发病机制

志贺菌感染的传染源包括急性、慢性菌痢及带菌者，传播主要从粪便排出，通过手、生活接触、苍蝇、食物和水，经口感染，终年散发，夏秋季可引起流行。

志贺菌进入人体后的发展过程取决于人体情况和病菌的致病力与数量相互作用的结果。致病因素主要为侵袭力、内毒素及外毒素等，以结肠黏膜的炎症及溃疡为主要病理变化。

（二）主要临床表现

临床上可见急起畏寒、高热、腹痛、腹泻、排脓血便及里急后重等症状。可引起人类细菌性痢疾，其中可分急性、慢性两种，小儿易引起急性中毒性痢疾。

（三）实验室检查

【检查项目】

1. **病原体检测** 分离培养和鉴定。

2. **免疫学试验**

(1) 抗原检测：①间接血凝试验（IHA）；②乳胶凝集试验（LA）；③协同凝集试验；④免疫染色法

(2) 抗体检测：①血凝试验；②酶联免疫吸附试验（ELISA）

3. **分子生物学检测** PCR 技术。

【临床意义】急性志贺菌病的诊断完全依赖于粪便培养的病原菌分离。血清学诊断对于急性志贺菌病并无实际意义，但有助于本病暴发流行的回顾性调查或流行病学研究。

菌痢应与多种腹泻性疾病相鉴别，中毒性菌痢则应与夏秋季急性中枢神经系统感染或其他病因所致的感染性休克相鉴别。

八、鼠疫耶尔森菌感染

鼠疫是由鼠疫耶尔森菌（yersinia pestis）引起的烈性传染病，在我国被列为甲类传染病之首位。鼠疫耶尔森菌，亦称鼠疫杆菌，归属于肠杆菌科耶尔森菌属。本菌含多种抗原，已证实有 18 种抗原，其中 F、T 及 Vw 最重要，为病原菌的特异性抗原。

（一）流行病学和发病机制

啮齿动物鼠类是本病的主要贮存宿主和传染源，人间的传染源一般以家鼠为主。人间鼠疫的主要传播途径是以鼠蚤为传播媒介进行传播，另外也可通过破损皮肤黏膜、消化道和呼吸道等传播感染。

病原菌经淋巴管至淋巴结，引起原发性淋巴结炎、周围组织水肿及出血（腺鼠疫），为严重的出血坏死性炎症；病原菌释放毒素可引起全身毒血症症状。病原菌亦可从呼吸道侵入引起肺部病变（原发性肺鼠疫）。

（二）主要临床表现

临床主要特点有起病急骤、发热、严重毒血症症状、淋巴结肿、肺炎及出血倾向等。按病变部位不同可分为腺鼠疫、肺鼠疫和败血型鼠疫等。

（三）实验室检查

【检查项目】

1. **病原体检测** ①直接涂片镜检；②分离培养和鉴定；③动物接种。

2. **免疫学试验** 检测特异性 Fl 抗体或抗原：①间接血凝试验（IHA）；②酶联免疫吸附试验（ELISA）；③免疫荧光试验（IFA）。

3. **分子生物学检测** PCR 技术。

【临床意义】确诊则须从其淋巴结穿刺液、血或痰中检出鼠疫杆菌和 / 或检出血清特异性 F1 抗体。

鼠疫主要应与急性淋巴结炎、其他病原引起的肺炎、败血症及肾综合征出血热鉴别。

九、霍乱弧菌感染

霍乱是由霍乱弧菌（V.cholerae）所引起的烈性肠道传染病，在我国属于甲类传染病。霍乱弧菌根据细胞壁表面抗原成分，该病原菌被分成 139 个血清群，其中仅 O1 与 O139 可引起霍乱流行。霍乱弧菌有耐热的菌体（O）抗原和不耐热的鞭毛（H）抗原。

（一）流行病学和发病机制

患者和带菌者是霍乱的传染源，其中轻型和隐性感染者在疾病传播上起着重要作用。霍乱是胃肠道传染病，患者及带菌者的粪便和排泄物污染水源和食物后可引起传播。其次，日常生活接触和苍蝇亦起传播作用。在我国霍乱流行季节为夏秋季，以 7~10 月为多。

霍乱弧菌能产生肠毒素、神经氨酸酶、血凝素，菌体裂解后能释放出内毒素等，这些致病因素主要引起肠道病变。

（二）主要临床表现

典型患者由于剧烈的腹泻和呕吐，可引起脱水、肌肉痉挛，严重者导致外周循环衰竭和急性肾衰竭，一般以轻症多见，带菌者亦较多。

（三）实验室检查

【检查项目】

1. **病原体检测** ①直接涂片镜检；②分离培养和鉴定。

2. **免疫学试验**

(1) 抗原检测：①酶联免疫吸附试验（ELISA）；②间接血凝试验（IHA）；③协同凝集试验

(2) 抗体检测：酶联免疫吸附试验（ELISA）

3. **分子生物学检测** ① DNA 探针杂交；② PCR 技术。

【临床意义】霍乱诊断需作粪便细菌学检查，粪便培养霍乱弧菌阳性可确诊。采用 ELISA 的方法检测粪便中的弧菌抗原，可快速诊断霍乱。血清免疫学检查主要用于流行病学的追溯诊断和粪便培养阴性可疑患者的诊断。

霍乱主要应与急性细菌性胃肠炎、病毒性胃肠炎等作鉴别。

十、空肠弯曲菌感染

弯曲菌属（campylobacter）中能引起人类肠道感染的菌种主要为空肠弯曲菌（C.jejuni）和结肠弯曲菌。空肠弯曲菌被认为是人类腹泻的主要致病菌之一。该菌抗原结构复杂，具有 O 抗原、荚膜（K）抗原和鞭毛（H）抗原。

（一）流行病学和发病机制

细菌主要经粪 - 口途径传播，在发达国家主要通过家禽家畜的肉类制品、牛奶等传播，而在发展中国家更多通过感染动物和患者的粪便污染食物和水以及日常生活接触等传播。发病率具有季节性，在夏季常可检出本菌。

目前认为在肠道的致病主要取决于该菌的直接侵袭力。可溶性蛋白 PEBl 和趋化蛋白在该菌的黏附和定植中发挥作用，被认为是该菌致肠道病变的主要因素。

（二）主要临床表现

患者主要临床表现有发热、腹痛、腹泻、黏液便或脓血便等症状，病程有自限性。轻症者与一般病毒性胃肠炎类似；重症者酷似中毒型菌痢。弯曲菌肠炎后可发生吉兰 - 巴雷综合征（GBS）等周围神经病变，空肠弯曲菌被认为是一种最常见的前驱感染细菌。

（三）实验室检查

【检查项目】

1. **病原体检测** ①直接涂片暗视野或相差显微镜检查；

②分离培养和鉴定。

2. **免疫学试验**

抗体检测：①补体结合试验（CF）；②间接荧光抗体试验（IFAT）；③酶联免疫吸附试验（ELISA）。

抗原检测：凝集试验。

3. **分子生物学检测**　DNA 探针杂交；PCR 技术。

【临床意义】弯曲菌感染的实验室诊断主要依据病原体的分离培养。血清抗体检测到目前为止，对急性弯曲菌感染的诊断并无实用价值。

十一、幽门螺杆菌感染

幽门螺杆菌（helicobacter pylori，HP）感染被认为是慢性胃炎、消化性溃疡及胃黏膜相关淋巴样组织（MALT）淋巴瘤的最主要病因。HP 菌株有多样性基因表型，至少可分为两大类型：Ⅰ型为有细胞毒相关基因 A（Cag A），表达 Cag A 蛋白及空泡毒素（Vac A）；Ⅱ型无 Cag A，既不表达 Cag A 蛋白，也不表达 Vac A。

（一）流行病学和发病机制

目前认为人是 HP 感染唯一确定的传染源，与人类接近的动物中猪、猫、羊、猴、家蝇也可能是传染源。HP 的传播途径主要是人 - 人之间通过粪 - 口和 / 或口 - 口途径传播。

HP 进入人胃内低 pH 环境中，能生长繁殖，并引起组织损伤，其致病作用主要表现为：细菌在胃黏膜上的定植，侵入宿主的免疫防御系统、毒素的直接作用及诱导的炎症反应和免疫反应。

（二）主要临床表现

感染 HP 后大多数患者表现隐匿，无细菌感染的全身症状，也常无胃炎的急性期症状，临床上患者往往因慢性胃炎、消化性溃疡等表现就诊。

（三）实验室检查

【检查项目】

1. **病原体检测**　①分离培养和鉴定；②组织切片检查；③尿素酶试验。

2. **免疫学试验**

（1）抗体检测：①酶联免疫吸附试验（ELISA）；②补体结合试验（CF）。

（2）抗原检测：①凝集试验；②酶联免疫吸附试验（ELISA）。

3. **分子生物学检测**　① DNA 探针杂交；② PCR 技术。

【临床意义】HP 的分离培养和鉴定是判断其感染的“金标准”，特别可作为临床药物选择及耐药性监测的可靠依据。但由于 HP 的培养条件要求比较高，一般只用于科研工作。HP 的血清学诊断方法主要适用于流行病学调查。

十二、白喉棒状杆菌感染

白喉是由白喉棒状杆菌（C.diphtheriae）经空气飞沫传播引起的急性呼吸道传染病。白喉棒状杆菌，简称白喉杆菌。

（一）流行病学和发病机制

传染源为患者和带菌者。白喉患者在潜伏期末即有传染性，不典型及轻症患者，传播白喉的危险性更大。传播途径主要通过呼吸道飞沫，其次可通过被污染的手、物品等传播。儿童的易感性最高。

在白喉杆菌的繁殖过程中产生的外毒素不但可引起局部病变，还可引起全身性中毒性病变，是致病的主要因素。

（二）主要临床表现

临床特征为咽、喉、鼻等处黏膜充血、肿胀并有灰白色假膜形成，以及由细菌外毒素引起的全身中毒症状，严重者可有中毒性心肌炎和周围神经麻痹。咽白喉最常见，强烈的干咳为喉白喉最多见的症状，婴幼儿可有鼻白喉。

（三）实验室检查

【检查项目】

1. **病原体检测**　①涂片染色镜检；②分离培养和鉴定。

2. **毒力试验**

3. **免疫学试验**　抗原检测：荧光抗体法。

4. **分子生物学检测**　① DNA 探针杂交；② PCR 技术。

【临床意义】凡有典型临床表现，同时找到革兰氏阳性棒状杆菌，有异染颗粒者，可临床诊断。如培养白喉杆菌阳性，毒力试验阳性，则可确诊。

白喉应与化脓性扁桃体炎、鹅口疮、急性喉炎、慢性鼻炎等相鉴别。

十三、炭疽杆菌感染

炭疽是由炭疽杆菌（bacillus anthracis）引起的人畜共患急性传染病，因可引起皮肤等组织发生黑炭状坏死，故称为“炭疽”。炭疽杆菌有保护性抗原、菌体多糖抗原、荚膜多肽抗原和芽孢抗原。

（一）流行病学和发病机制

患病的牛、马、羊、骆驼等食草动物是人类炭疽的主要传染源。接触感染是本病的主要传播途径，皮肤直接接触病畜及其皮毛最易受染。与病畜及其皮毛和排泄物、带芽孢的尘埃等的接触机会较多人群，其发病率较高。

炭疽杆菌的毒力主要取决于其产生的外毒素和抵抗吞噬的荚膜。炭疽杆菌产生三种外毒素蛋白：保护性抗原（PA）、致死因子（LF）和水肿因子（jEF），这三种因子单独均无毒性作用，而它们共同构成的复合物成为毒素。

（二）主要临床表现

人通过接触、吸入、食用等方式分别发生皮肤炭疽、肺炭疽、肠炭疽，严重者可继发炭疽性脑膜炎、炭疽性败血症。皮肤炭疽为不化脓、无疼痛的特征性焦痂。

（三）实验室检查

【检查项目】

1. **病原体检测**　①直接涂片镜检；②分离培养和鉴定。

2. **免疫学试验**

（1）Ascoli 试验即沉淀反应；

（2）免疫荧光试验（IFA）。

3. **分子生物学检测**　DNA 探针杂交；PCR 技术。

【临床意义】确诊依靠从伤口分泌液、皮肤焦痂、痰、血液、呕吐物、粪便以及脑脊液中直接涂片检查或培养分离到炭疽杆菌。血清学诊断价值较小，一般用于流行病学调查。聚合酶链反应（PCR）既可用于诊断，也可用于分型，协助判断传染来源。

皮肤炭疽必须和其他原因所致的皮肤损伤相区别；肺炭疽早期和一般上呼吸道感染相似，多通过流行病学特征以及病原学诊断相鉴别。

十四、结核分枝杆菌感染

结核病是由结核分枝杆菌（mycobacterium tuberculosis，MTB）入侵机体后引起发病的慢性感染性疾病。该菌属放线菌目分枝杆菌科分枝杆菌属，包括人型、牛型等，对人类致病的主要为人型结核分枝杆菌，通称结核杆菌。糖类是以糖原或多糖体存在，与类脂质结合存在于胞壁内，是免疫反应的抗原物质。

（一）流行病学和发病机制

排菌的肺结核患者为结核传播的主要来源。咳嗽、喷嚏排出的MTB悬浮在飞沫核中经空气传播引起吸入感染。婴幼儿、青春后期、成人早期尤其是女性和老年人结核病发病率较高。免疫抑制状态包括免疫缺陷性疾病和长期接受免疫抑制剂治疗者尤其好发结核病。

MTB的致病力与菌体的某些成分有关，如索状因子（双分枝菌酸海藻糖脂）、硫酯、脂阿拉伯甘露糖、磷脂。

（二）主要临床表现

肺是结核感染的主要起始器官，除肺脏外还可侵袭其他系统器官，如骨关节、淋巴结、泌尿生殖系统、肠道、肝脏、浆膜腔等。其病理特征性改变为结核结节和干酪样坏死。

（三）实验室检查

【检查项目】

1. **病原体检测** ①直接涂片镜检（抗酸染色）；②分离培养和鉴定。

2. **免疫学试验**

（1）抗原检测：①酶联免疫吸附试验（ELISA）；②乳胶凝集试验（LA）。

（2）抗体检测：①酶联免疫吸附试验（ELISA）；②斑点金标免疫渗滤法（DIGFA）。

3. **结核菌素试验** 又称结核菌素皮肤试验。

4. **分子生物学检测** DNA探针杂交；PCR技术。

【临床意义】通过细菌学检查，检出结核分枝杆菌是确认结核病的主要依据。但抗酸染色检查在临床标本中的阳性率不高，培养方法不仅费时而且阳性率亦低。结核菌素试验主要用于结核感染临床辅助诊断用和流行病学调查。

十五、铜绿假单胞菌感染

假单胞菌属对人和动物有致病性的菌种有十余种，其中以铜绿假单胞菌（pseudomonas aeruginosa，也称绿脓杆菌）在医学中最为重要。铜绿假单胞菌有O和H抗原。

（一）流行病学和发病机制

铜绿假单胞菌一般认为属条件致病菌，当机体免疫功能受损或缺损时，可引起严重的甚至致死性的感染；手术后或某些治疗操作后的患者也易罹患本菌感染，故亦为医院内感染的重要病原菌之一。

铜绿假单胞菌有多种产物有致病性，其中内毒素、外毒素A和蛋白酶是引起机体重要的致病因素。

（二）主要临床表现

可引起全身各组织器官不同程度的感染性病变，如败血症，及呼吸道、心内膜、尿路感染、中枢神经系统和骨关节等感染。

（三）实验室检查

【检查项目】

1. **病原体检测** 分离培养和鉴定。

2. **免疫学试验**

（1）抗原检测：①酶联免疫吸附试验（ELISA）；②协同凝集试验；

（2）抗体检测：①间接血凝试验（IHA）；②酶联免疫吸附试验（ELISA）。

3. **分子生物学检测** PCR技术。

【临床意义】取感染部位标本，如脓液、痰液、血、尿、皮疹、穿刺物或渗出液等进行细菌培养，根据微生物特性进行鉴定，可确立诊断。免疫学检测对诊断作用较小。

第五节 真菌感染性疾病

真菌（fungus）感染根据病变部位的不同可分为浅部真菌病和深部真菌病两大类，以下主要介绍深部感染真菌。

深部真菌病是指除表皮、毛发、甲床以外，真菌侵犯内脏、皮下组织、皮肤角质层以下和黏膜所致的感染。根据病原菌的致病情况可分为致病性真菌和条件致病性真菌两大类。致病性真菌（又称为地方性真菌）包括组织胞浆菌属、粗球孢子菌、巴西副球孢子菌、皮炎芽生菌等，条件致病性真菌包括假丝酵母菌属、隐球菌属、曲霉属等。

在深部真菌感染中，条件致病性真菌占重要地位，其主要有白念珠菌、新型隐球菌和曲霉菌。

一、白念珠菌感染

白念珠菌（candida albicans）又称白假丝酵母菌，在分类上属假丝酵母菌属。其通常存在于正常人的口腔、胃肠道、皮肤与阴道黏膜等部位，是人体的正常菌群之一。白念珠菌主要有表面抗原和芽管特异性抗原，表面抗原容易发生变异。

（一）流行病学和发病机制

白念珠菌感染主要为内源性的，即机体防御机制失调使正常共生的酵母样菌获得致病机会，但通过接触污染物品或个体间亲密接触等外源性感染也并不少见。其感染途径主要包括上呼吸道、静脉插管、损伤的肠道上皮等医源性感染。

白念珠菌是一种条件致病菌，致病物质是与菌体形态变化时对人体组织细胞黏附性或侵袭力有关的黏附物质和胞外蛋白酶类。

（二）主要临床表现

白念珠菌可引起浅部和全身性感染。浅部念珠菌感染包括鹅口疮、阴道炎、甲沟炎和角膜炎等。全身性感染依其侵犯部位及患者状态而表现不同的临床症状，可有呼吸系统、泌尿系统、消化道及中枢神经系统的感染，甚至引起败血症。

（三）实验室检查

【检查项目】

1. **病原体检测**　直接镜检；分离培养和鉴定。

2. **免疫学试验**

（1）检测抗原：①酶联免疫吸附试验（ELISA）；②乳胶凝集试验（LA）。

（2）检测抗体：①酶联免疫吸附试验（ELISA）；②间接血凝试验（IHA）；③免疫荧光测定（IFA）。

3. **分子生物学检测**　PCR 技术。

【临床意义】在目前临床条件下，尚无确定的诊断方法。通常诊断只能根据易感因素、病因、治疗反应结合实验室检测综合考虑来判断。通过培养方法检测到病原体，被认为是全身性念珠菌病确诊依据。抗原检测在排除侵入性念珠菌病方面，被认为有较高的特异性，对高危患者进行监控可为临床提供重要线索。抗体检测有局限性，只是被用来监控患者患真菌病的危险性和识别患全身真菌病的危险性率。

二、新型隐球菌感染

新型隐球菌（cryptococcus neoformans）是引起隐球菌病的最主要病原，在分类上属隐球菌属。根据其荚膜多糖抗原性的不同可分型。

（一）流行病学和发病机制

新型隐球菌通常存在于鸟粪（特别是鸽子粪中）、鸟类栖息场所以及热带和亚热带植物中，传播通过吸入含有病原的尘埃，经常暴露于易感环境常引起潜伏（无症状）感染，有症状感染多是由于机体免疫防御机制被破坏。

新型隐球菌荚膜成分和结构与毒力、致病性密切相关，可保护菌体免受体内免疫细胞的侵袭与吞噬。另外其特有的胞内酶（酚氧化酶）也是一种重要的致病物质。

（二）主要临床表现

吸入病原后肺部感染表现为无症状或无典型症状。全身各组织器官均可通过血液传播而感染，脑膜炎或脑膜脑炎为隐球菌病的主要表现。发病过程可为急性或慢性伴有不连续的症状间歇期。

（三）实验室检查

【检查项目】

1. **病原体检测**　直接镜检（墨汁染色）；分离培养和鉴定。

2. **免疫学试验**

（1）检测抗原：①酶联免疫吸附试验（ELISA）；②乳胶凝集试验（LA）；③ SPA 协同凝集试验；

（2）检测抗体：酶联免疫吸附试验（ELISA）。

3. **分子生物学检测**　PCR 技术。

【临床意义】脑脊液中发现隐球菌抗原作为诊断隐球菌性脑膜炎的指标，敏感性和特异性较好。由于新型隐球菌抗体在健康人也可出现，因而其诊断价值被大大限制了。虽然免疫学检查法有助于该病的早期诊断和监测疗效，但应强调病原菌的分离和鉴定仍然是不可忽略和难以取代的重要诊断方法。通过显微镜镜检、培养观察和抗原检测应同时应用，以优化隐球菌病的诊断。

三、曲霉菌感染

曲霉菌（aspergillus）在自然界中分布甚广，也可寄生于正常人皮肤黏膜上，为条件致病菌，可引起人类的曲霉菌病，最常见的是烟曲霉，其次是黄曲霉。

（一）流行病学和发病机制

曲霉分生孢子一般存在于户外空气中，医院、建筑工地等周围空气是分生孢子传播的发源地。通过空气传播和食品污染，曲霉可短暂地存在于呼吸道和胃肠道。

侵袭性曲霉菌病主要见于免疫缺陷或抑制的患者，其致病作用与曲霉菌产生的毒素、某些酶类和机械刺激有关。曲霉菌可作为过敏原，在特应性个体引起变态反应性病变。

（二）主要临床表现

曲霉菌可引起很多变态反应性疾病：支气管哮喘、过敏性鼻炎、过敏性支气管肺曲霉病等。表浅感染可侵犯外耳道和鼻窦。内部器官感染表现为曲霉肿和侵袭性曲霉病。肺部空洞和支气管扩张易于形成曲霉肿。

（三）实验室检查

【检查项目】

1. **病原体检测**　直接镜检；分离培养和鉴定。

2. **免疫学试验**

（1）检测抗原：①酶联免疫吸附试验（ELISA）；②乳胶凝集试验（LA）。

（2）检测抗体：①酶联免疫吸附试验（ELISA）；②间接血凝试验（IHA）。

3. **分子生物学检测**　PCR 技术。

【临床意义】临床显性感染的确诊依赖于反复从相关临床样本中获得阳性的病原学检测结果。免疫功能正常的患者出现血清抗体滴度明显升高提示曲霉病，但曲霉抗体检测的诊断价值因敏感性和特异性太低而使其应用受限。血清样本单次检测不如重复检测易于发现抗原。

（沈立松）

第六节 寄生虫感染性疾病

一、阿米巴病

阿米巴病（amebiasis）是由致病性溶组织内阿米巴（entamoeba histolytica）感染引起的疾病。溶组织内阿米巴主要寄生于人体结肠内，引起阿米巴痢疾，也可侵入其他器官组织，引起肠外阿米巴病，尤其是成为肝脓肿。

（一）流行病学和发病机制

传染源为慢性患者、恢复期患者及健康排包囊者，急性患者一般不是传染源。人感染主要是由于摄入了被包囊污染的食物或水，蝇类及蟑螂是重要传播媒介。地方性以热带、亚热带、温带地区发病较多，季节性以秋季为多。

包囊被吞食后进行核分裂，滋养体脱囊逸出，寄生于肠腔。在凝集素、穿孔素及蛋白酶等多种因素的作用下，滋养体侵袭肠黏膜，溶解细胞，造成溃疡导致阿米巴痢疾。结肠溃疡中阿米巴滋养体借其侵袭力到达肝脏后，在肝组织门静脉内因栓塞、溶组织及分裂作用，造成局部液化性坏死而形成肝脓肿。

（二）主要临床表现

阿米巴痢疾：普通型起病一般缓慢，有腹部不适，腹泻，伴里急后重，腹痛加剧和腹胀等症状。粪便为暗红色果酱样，有腥臭味、黏液血便。暴发型起病急骤，中毒症状显著，重病容，有高热及极度衰竭。

阿米巴肝脓肿：常见肝区痛、肝肿大与长期发热，有痢疾史和腹泻史。

（三）实验室检查

【检查项目】

1. **病原体检测** 直接涂片检查；碘液染色法；包囊浓集法：①硫酸锌浮聚法；②汞碘醛离心沉淀法；人工培养。

2. **免疫学试验** 酶联免疫吸附试验（ELISA）；间接血凝（IHA）；间接免疫荧光抗体试验（IFAT）；对流免疫电泳（CIE）。

3. **分子生物学检测** 聚合酶链反应（PCR）。

【临床意义】粪便检查是确诊的重要依据。鉴于 ELISA 法简便、快速、成本低廉等特点，普遍认为一般实验室应用 ELISA 法测定抗原更为适宜。

典型的阿米巴痢疾粪便为暗红色果酱样，有腥臭味。镜检可见成团的红细胞和较少的白细胞，有时可见夏科 - 雷登结晶和活动的滋养体。这些特点可与细菌性痢疾相鉴别。另外阿米巴痢疾和阿米巴肝脓肿，均可通过 ELISA、间接血凝及间接免疫荧光等检测抗体，来作为诊断鉴别依据。

二、毛滴虫病

毛滴虫病（trichomoniasis）是由阴道毛滴虫、人毛滴虫及口腔毛滴虫分别寄生在人体泌尿生殖系统、肠道及口腔内引起的疾病的总称，其中以阴道毛滴虫引起的阴道毛滴虫病最为常见。

（一）流行病学和发病机制

女性患者、带虫者及男性感染者均是本病传染源。直接传播主要通过性交传播；间接传播主要通过公共浴池、毛巾等传播，此外也可通过母婴传播。青壮年妇女易感，妊娠和月经后感染率较高。居住条件、卫生设施、个人卫生习惯和营养状况等均与感染率相关。

阴道毛滴虫在阴道内大量生长繁殖，引起炎症反应。虫体在细胞间移行，使细胞边缘呈腐蚀现象，其能消耗或吞噬上皮细胞内的糖原，影响乳酸生成，破坏防御机制，使其他细菌大量繁殖。另外阴道毛滴虫可吞噬精子，并在阴道内产生大量分泌物，影响精子存活。

（二）主要临床表现

阴道毛滴虫病主要症状为稀薄的泡沫状白带增多及外阴瘙痒。瘙痒部位主要为阴道口及外阴，间或有灼痛、性交痛等。检查时可见阴道黏膜及宫颈红肿、出血"草莓样斑点"、阴道触痛等。患者可有尿频、尿急、尿痛、间歇性血尿、尿线中断、尿潴留和尿道红肿等症状。

（三）实验室检查

【检查项目】

1. **病原体检测** 生理盐水涂片法；体外培养法；

2. **免疫学试验** 酶联免疫吸附试验（ELISA）；乳胶凝集试验（LA）；血凝试验（HA）；间接荧光抗体试验（IFAT）。

3. **分子生物学检测** 聚合酶链反应（PCR）。

【临床意义】典型症状病例诊断较易，若能在阴道分泌物中找到滴虫即可确诊。阴道毛滴虫的实验室检查对滴虫病的临床确诊以及流行病学调查都具有重要意义，新型培养基的出现及 PCR 技术的应用可以提高检测的敏感性。

毛滴虫性阴道炎应与真菌性阴道炎、淋球菌性阴道炎及老年性阴道炎相鉴别，可依据白带外观性状和镜检来区别。滴虫性阴道炎白带常为灰黄色、黄白色稀薄液体或为黄绿色脓性，常呈泡沫状。镜下可见阴道毛滴虫呈波状运动。

三、疟疾

疟疾（malaria）是由人类疟原虫感染引起的寄生虫病，主要由按蚊叮咬传播。疟原虫寄生于人体红细胞和肝细胞内，分为恶性疟、间日疟、三日疟、卵形疟原虫 4 种。

（一）流行病学和发病机制

传染源为疟疾患者和带疟原虫者。传播媒介为雌性按蚊，经叮咬人体传播，少数病例可因输血或母婴传播。人对疟疾普遍易感，主要流行于热带和亚热带，发病以夏秋季较多。

当成批被寄生的红细胞破裂、释放出裂殖子及疟原虫代谢产物时，引起机体免疫系统一系列吞噬、清除异物等表现，出现寒战、高热等典型症状。红细胞破裂时释放出的裂殖子，部分再次侵入新的红细胞，并继续发育、繁殖，不断循环，因而导致周期性临床发作。

（二）主要临床表现

疟疾的典型症状为突发性寒战、高热和大量出汗。各种疟疾的两次发作之间都有一定的间歇期，间日疟和卵形疟的间歇期约为48小时，三日疟约为72小时。反复发作造成大量红细胞破坏，可使患者出现不同程度的贫血和脾肿大。四种疟疾都有发生再燃的可能性。

（三）实验室检查

【检查项目】

1. **病原体检测**　血涂片（薄片或厚片）检查；骨髓穿刺涂片；脾穿刺检查。

2. **免疫学试验**

（1）抗体检测：①免疫荧光抗体试验（IFAT）；②间接血凝（IHA）；③酶联免疫吸附试验（ELISA）；④免疫层析试条快速诊断法；⑤斑点免疫结合试验。

（2）抗原检测：①酶联免疫吸附试验（ELISA）；②放射免疫试验（RIA）。

3. **分子生物学检测**　DNA探针杂交；聚合酶链反应（PCR）。

【临床意义】实验室检查血液的厚、薄涂片经染色后，镜检寻找疟原虫，对疟疾的诊断有重要意义。检测抗原比检测抗体更能说明待检者早期是否存在活动性感染。在流行病学调查研究中，检测抗体具有十分重要的价值。

本病应与伤寒和流行性乙型脑炎等相鉴别。发病季节、地区等流行病学资料对鉴别诊断有一定帮助，但确定其病原体是最重要的鉴别诊断依据。

四、弓形虫病

弓形虫病（toxoplasmosis）是由刚地弓形虫（简称弓形虫）寄生于人体所引起的一种人兽共患的寄生原虫病。

（一）流行病学和发病机制

弓形虫感染的传染源主要为动物宿主和患者，其中猫是最重要的贮存宿主，可分为先天性和后天获得性两类感染，即胎盘垂直先天感染和经口、接触、输血或器官移植等后天传播。动物饲养员、屠宰场工作人员、密切接触猫和狗等动物者，以及免疫缺陷如艾滋病患者，更易患本病。

人食入弓形体卵囊或吞食包囊后，在肠内逸出子孢子、囊殖子或内殖子，迅速侵入宿主网状内皮细胞与实质细胞，发展为局部组织的坏死病灶，同时伴有以单核细胞浸润为主的急性炎症反应，这是本病的基本病变；并扩散至全身各器官组织的实质细胞内繁殖，导致细胞破裂，引起各种急性病症。游离的虫体可刺激机体产生迟发性变态反应，并形成肉芽肿病变。

（二）主要临床表现

先天性感染常致胎儿畸形、死胎及流产等，先天性弓形虫病中以脑和眼疾病为最多见。后天获得性感染的临床表现主要取决于患者的免疫状态，即免疫正常者多为隐性感染，可能仅出现单纯的淋巴结肿大；而免疫抑制或免疫缺陷者，则可能出现致命性的急性暴发型肺炎和脑炎。

（三）实验室检查

【检查项目】

1. **病原体检测**　直接涂片检查；动物接种；组织培养。

2. **免疫学试验**

（1）血清抗体的检测：①弓形虫染色试验（DT）；②间接荧光抗体试验（IFAT）；③间接血凝试验（IHA）；④间接乳胶凝集试验（ILA）；⑤酶联免疫吸附试验（ELISA）；⑥直接凝集试验（DAT）；

（2）弓形虫循环抗原（CAg）与CIC的检测：①酶联免疫吸附试验（ELISA）；② ABC-ELISA法。

3. **分子生物学检测**　DNA探针杂交；聚合酶链反应（PCR）。

【临床意义】具有与弓形虫病有关的临床症状，依据免疫学试验阳性来确诊。弓形虫免疫学试验阳性反应检出率与所采用的检测方法有关，因此主张同时采用两种或以上的试验方法，提高检出率。随着重组抗原的制备及应用，简便、快速的ELISA法在临床诊断和流行病学筛查中起着重要的作用。

先天性弓形虫感染必须与风疹、巨细胞、单纯性疱疹病毒等相区别，血清学诊断是必不可少的。可疑疾病的常规诊断、产前检查以及新生儿的血清学诊断是不同的，必须加以区别。

五、利什曼病

利什曼病（leishmaniasis）是由利什曼原虫属感染引起的一种地方性寄生原虫病，使人体致病的利什曼原虫主要有4种，即热带利什曼原虫、巴西利什曼原虫、墨西哥利什曼原虫和杜氏利什曼原虫。在我国主要是由杜氏利什曼原虫感染引起的黑热病（kala azar）又称内脏利什曼病。

（一）流行病学和发病机制

杜氏利什曼原虫必须有两种宿主（人或其他哺乳动物和白蛉）来保证其生存和延续。所以其传染源主要为患者、带虫者与病犬，传播主要由已感染利什曼原虫的雌性白蛉叮咬人或动物宿主而完成，中华白蛉是我国主要传播媒介。

人被感染的白蛉叮咬后，前鞭毛体附着于巨噬细胞，通过受体介导的细胞内吞噬作用被吞入细胞内，转化为利杜体并在其吞噬泡和溶酶体结合的泡内生长和繁殖。由于虫体的不断繁殖，使巨噬细胞破裂，释出的虫体又被其他巨噬细胞吞噬，继续生长繁殖，导致单核-巨噬细胞大量增生，形成肝、脾、骨髓和淋巴结的病变。

（二）主要临床表现

黑热病一般发病缓慢，有不规则发热、乏力、咳嗽、食欲不振及腹部不适等，体检肝、脾、淋巴结肿大。特殊类型有皮肤利什曼病和淋巴结型利什曼病。常见贫血及血清球蛋白明显。

（三）实验室检查

【检查项目】

1. **病原体检测**　骨髓穿刺涂片；兔血培养基培养；动物接种。

2. **免疫学试验**

（1）血清抗体的检测：①间接荧光抗体试验（IFAT）；②间接血凝试验（IHA）；③酶联免疫吸附试验（ELISA）；④斑点-ELISA；⑤对流免疫电泳试验（CIE）；⑥直接凝集试验（DAT）

(2) 循环抗原的检测：①单克隆抗体 - 抗原斑点试验（McAb-AST）；②斑点 -ELISA。

3. **分子生物学检测** 聚合酶链反应（PCR）。

【临床意义】诊断可依据流行病学史和临床特征，结合血清免疫学检查抗原或抗体阳性病原体阳性可确诊为黑热病。随着 PCR 技术的应用大大提高了诊断的敏感性和特异性，其应用也日益广泛。

本病应与其他发热伴脾肿大性疾病如疟疾、伤寒、结核病和布氏菌病等进行鉴别。

六、华支睾吸虫病

华支睾吸虫病（clonorchiasis sinensis）是由华支睾吸虫寄生于人体肝内胆管所引起的寄生虫病。

（一）流行病学和发病机制

华支睾吸虫病是人兽共患病，能排出华支睾吸虫卵的人和动物均是本病的传染源。华支睾吸虫的第一中间宿主是多种淡水螺，本虫的第二中间宿主为淡水鱼类，人因进食未煮熟而含有华支睾吸虫囊蚴的淡水鱼或虾而受感染。

华支睾吸虫主要寄生在人肝内小的或中等大的胆管内，本病的病理变化是由其虫体与虫卵及其毒性分泌物所产生的阻塞与刺激形成的损害所致。

（二）主要临床表现

轻感染者可无症状，重感染者可出现消化不良、上腹隐痛、腹泻、精神不振、肝肿大等临床表现，严重者可发生胆管炎、胆结石以及肝硬化等并发症。感染严重的儿童常有显著营养不良和生长发育障碍。

（三）实验室检查

【检查项目】

1. **病原体检测** 粪便检查（直接涂片法、沉淀集卵法）；十二指肠引流液检查。

2. **免疫学试验**

(1) 检测特异性抗体：①间接血凝试验（IHA）；②酶联免疫吸附试验（ELISA）；③间接荧光抗体试验（IFAT）；④斑点免疫金银染色法（Dot-IGSS）。

(2) 检测特异性抗原：①酶联免疫吸附试验（ELISA）；②生物素 - 亲和素酶联免疫吸附试验（ABC-ELISA）。

3. **皮内试验**

4. **分子生物学检测** 聚合酶链反应（PCR）。

【临床意义】对疑有本病者应结合流行病学史和临床表现，通过病原学检查在粪便或十二指肠液中找到华支睾吸虫卵为确诊该病的依据，但传统的病原学诊断方法存在着漏检率较高等弊病，免疫学方法可以提高华支睾吸虫病诊断的准确性和流行病现场调查的效率。

本病应与肝片形吸虫病、异形吸虫病、无黄疸型病毒性肝炎、胆囊炎与原发性肝癌作鉴别诊断，用成虫抗原做皮内试验，可作为初筛和鉴别诊断。

七、并殖吸虫病

并殖吸虫病（paragonimiasis）又名肺吸虫病，是由寄生在以肺部组织为主的吸虫所引起的一种慢性人畜共患寄生虫病，其中由卫氏并殖吸虫所致的肺吸虫病最为常见。

（一）流行病学和发病机制

患者及病畜皆为卫氏并殖吸虫的终宿主，人是其主要传染源。卫氏并殖吸虫的第一中间宿主为川卷螺，第二中间宿主为淡水溪蟹、石蟹等。人食用未煮熟的蟹为人体感染的主要方式，小溪是并殖吸虫病流行的良好环境。

卫氏并殖吸虫的基本病理损害是童虫和成虫在体内移行及囊肿形成造成各脏器的机械性损伤以及其代谢物引起的免疫病理学反应。

（二）主要临床表现

临床上以肺部症状为主，出现咳嗽或咳铁锈色痰，可有神经系统症状癫痫和偏瘫，腹部症状常见为腹痛、腹泻及肝肿大，另有游走性皮下结节或包块等症状。

（三）实验室检查

【检查项目】

1. **病原体检测** 痰液检查；粪便检查；活体组织学检查。

2. **免疫学检查** 酶联免疫吸附试验（ELISA）；间接荧光抗体试验（IFAT）；放射免疫试验（RIA）；单克隆抗体 - 抗原斑点试验（McAb-AST）：检测循环抗原。

3. **皮内试验**

4. **分子生物学检测** DNA 探针杂交。

【临床意义】诊断本病可通过流行病学调查和临床表现，以痰液、粪便及组织内找到虫卵为确诊依据。但病原学诊断颇困难，导致有些病例出现误诊，所以早期诊断，在很大程度上必须依靠免疫学诊断。血清特异性抗体检测，不仅可用于流行病学调查，也可作为临床辅助诊断方法。

本病应与肺结核等疾病相鉴别，成虫抗原皮内试验可作为本病初筛和鉴别诊断的方法。

八、血吸虫病

血吸虫病（schistosomiasis）是一种严重危害人类健康的寄生虫病，寄生人体的血吸虫主要有六种：日本血吸虫、曼氏血吸虫、埃及血吸虫、湄公血吸虫、间插血吸虫和马来血吸虫，在我国流行的主要为日本血吸虫病。

（一）流行病学和发病机制

日本血吸虫病的传染源是患者与保虫宿主，在水源地区患者是主要传染源。传播途径必须具备以下三个条件，即粪便入水、钉螺滋生和接触疫水。患者以农民、渔民为多，与经常接触疫水有关。季节性多在夏秋季。

日本血吸虫病早期的病理变化主要由其虫卵引起。由于大量虫卵在组织内成堆沉积，形成大的肉芽肿，伴有大量单核细胞与中性粒细胞浸润。虫卵周围有嗜酸性辐射样棒状物，系抗原与抗体结合的免疫复合物。在肝脏，可溶性虫卵因子、巨噬细胞与 T 细胞均产生成纤维细胞刺激因子，促使纤维细胞增生与胶原合成，导致门静脉周围纤维化。

（二）主要临床表现

急性期有发热、肝肿大与压痛伴腹泻或排脓血便及血中嗜酸性粒细胞显著增多；慢性期以肝脾肿大为主；晚期则以门静脉周围纤维化病变为主，发展为门静脉高压症、巨脾与腹水。另外可有皮炎、静脉内膜炎等症状。

(三) 实验室检查

【检查项目】

1. **病原体检测**　尼龙袋集卵孵化法；改良加藤厚涂片法；直肠黏膜活组织压片检查。

2. **免疫学试验**

(1) 检测特异性抗体：①环卵沉淀试验(COPT)；②免疫酶染色试验(IEST)；③间接血凝试验(IHA)；④乳胶凝集试验(LA)；⑤酶联免疫吸附试验(ELISA)；

(2) 检测循环抗原：①酶联免疫吸附试验(ELISA)；②酶联免疫印迹技术(EITB)；

(3) CIC 检测。

3. 皮内试验。

【临床意义】诊断时，流行病学史可供作参考，临床症状无特异性，诊断依赖从粪便或直肠活检组织中发现虫卵，但直接检测的阳性率不高，特别是在慢性病例中，因此血清学诊断就显得非常重要。循环抗原与早期 IgM 抗体检测联合应用，将使血吸虫病的早期诊断效果更佳。

急性血吸虫病有误诊为伤寒、阿米巴肝脓肿、粟粒性结核等。血象中嗜酸性粒细胞显著增多有重要的鉴别诊断价值，不可忽视。

九、姜片虫病

姜片虫病(fasciolopsiasis)是由布氏姜片吸虫(简称姜片虫)寄生于人、猪的小肠内引起的一种人畜共患寄生虫病。

(一) 流行病学和发病机制

姜片虫病的传染源为患者和猪，中间宿主常为扁卷螺，终宿主为人、猪和野猪等。人、畜均通过吃带有囊蚴的未煮熟水生植物而感染，也可能因饮用带有囊蚴的生水而感染。水生植物常见有红菱、荸荠和茭白等。

姜片虫致病主要为成虫吸附肠壁的机械性损伤，以及其代谢物引起的变态反应。成虫吸盘的吸附力强，被吸附的肠黏膜可产生局部炎症、水肿、出血和溃疡脓肿，影响小肠对营养物质的吸收，导致营养不良。

(二) 主要临床表现

临床以腹痛、腹泻等胃肠道症状为主。轻度感染者症状轻微或无症状，中、重度者可出现食欲不振、腹痛、间歇性腹泻(多为消化不良粪便)、恶心、呕吐等胃肠道症状。儿童常有神经症状如夜间睡眠不好、磨牙、抽搐等。

(三) 实验室检查

【检查项目】

1. **病原体检测**　直接涂片法；集卵检查法；改良加藤氏厚涂片法。

2. **免疫学试验**　ELISA 检测抗体。

3. 皮内试验。

【临床意义】凡在姜片虫病流行区，有生食水生植物史，伴有不同程度的胃肠道症状者，应考虑本病，通过病原学检查在粪便检查中发现虫卵是确诊该病的依据，虫卵少者可浓缩集卵，以提高检出率。因其血清交叉反应阳性率高，而影响了免疫学方面的检查。

姜片虫卵应与肝片吸虫卵、棘隙吸虫卵鉴别。

十、肠绦虫病

肠绦虫病系由寄生在肠道内的绦虫(cestode)或称带虫(tapeworm)成虫所引起的一类疾病，主要有牛带绦虫病和猪带绦虫病。

(一) 流行病学和发病机制

患者是本病的传染源，人主要通过进食未煮熟的含牛囊尾蚴的牛肉或含猪囊尾蚴的猪肉而感染绦虫病。感染绦虫后人体可产生带虫免疫，对宿主再次感染有保护作用。

绦虫头节吸盘可压迫并损伤肠黏膜，引起局部轻度亚急性炎症反应。脱落的节片引起痉挛而产生腹痛等症状。虫体大量吸取宿主肠道内营养成分，可造成患者饥饿感、贫血及维生素缺乏。由于虫体代谢物作用，患者可有变态反应表现。

(二) 主要临床表现

粪便中发现白色节片为最常见的症状，患者经常感到肛门瘙痒不适。胃肠道症状中以腹痛最为常见，食欲减退或亢进也都较常见。

(三) 实验室检查

【检查项目】

1. **病原体检测**　孕节检查；粪便查虫卵：直接涂片法、厚涂片法、沉淀法和漂浮浓集法等；肛周拭子查虫卵；驱虫头节检查。

2. **免疫学试验**

(1) 抗原检测：酶联免疫吸附试验(ELISA)。

(2) 抗体检测：①间接血凝试验(IHA)；②间接荧光抗体试验(IFAT)；③乳胶凝集试验(LA)；

3. 皮内试验。

4. **分子生物学检查**　DNA-DNA 斑点印渍法；聚合酶链反应(PCR)。

【临床意义】依据流行病学资料，大便中有排出绦虫节片史，应考虑本病。病史与实验室检查结合可使绝大多数患者诊断明确，免疫学与分子生物学检查可协助诊断。

牛带绦虫与猪带绦虫卵极相似，两者难以区别。因为猪带绦虫病可并发危险的囊虫病，故应与牛带绦虫病认真鉴别。

十一、囊尾蚴病

囊尾蚴病(cysticercosis cellulosae)，又称囊虫病、猪囊尾蚴病，是由猪带绦虫的幼虫(囊尾蚴)寄生人体所致的疾病，为人畜共患的寄生虫病。

(一) 流行病学和发病机制

猪带绦虫病患者是囊尾蚴病的唯一传染源。患者粪便排出的虫卵对自身与周围人群具有传染性。吞食猪带绦虫的虫卵经口感染为主要传播途径，感染方式有异体感染与自体感染两种。

活幼虫在局部则可引起典型炎症反应，有中性粒细胞、嗜酸性粒细胞、淋巴细胞、浆细胞浸润；随后有纤维囊肿坏死与纤维化，最后虫体死亡、钙化。

(二) 主要临床表现

根据囊尾蚴寄生部位分为脑囊尾蚴病、眼囊尾蚴病与皮肌型囊尾蚴病三种。脑囊尾蚴病：以癫痫发作最常见；眼囊尾蚴病：常引起虹膜睫状体炎、脉络膜炎、眼压增高和继发性青光眼等；皮下组织及肌肉囊尾蚴病：可引起患者肌肉肿胀，感疲乏无力。

（三）实验室检查

【检查项目】

1. **病原体检测** 皮下组织活检；眼睑处活检。

2. **免疫学试验**

(1)特异性抗体检测：①间接血凝试验（IHA）；②酶联免疫吸附试验（ELISA）；③酶联免疫电泳转移印迹法（EITB）；

(2)循环抗原检测：单克隆抗体（McAb）法。

【临床意义】粪中发现节片或虫卵者有诊断意义。确诊需依据流行病学资料和临床表现，通过综合全面分析才能作出判断。检测特异性 IgG 抗体具有较高特异性与敏感性，对临床诊断及流行病学调查均有实用价值。

脑囊尾蚴病应与原发性癫痫等脑部疾病相鉴别。

十二、棘球蚴病

棘球蚴病（包虫病）是人感染棘球绦虫的幼虫所引起的疾病的统称，在我国流行的主要是由细粒棘球绦虫的幼虫引起的细粒棘球蚴病（囊型包虫病）。

（一）流行病学和发病机制

本病是一种人畜共患的疾病。狗是细粒棘球绦虫最适宜的终宿主和主要传染源。人由于与狗密切接触，经口直接感染，水源也可造成间接感染。患者以农民与牧民为多，主要与环境卫生以及不良卫生习惯有关。

细粒棘球绦虫的虫卵从口进入后，经胃肠消化液的作用，孵出六钩蚴。六钩蚴首先随门静脉血流侵入肝脏，大多数在肝内形成棘球蚴囊；少数侵入肺脏等全身器官组织。致病主要因囊肿占位性生长压迫邻近器官所引起。

（二）主要临床表现

肝囊型：最为常见，主要症状是右上腹或上腹部无痛性肿块，表面光滑，质度较坚。肺囊型：胸痛、咳嗽、痰血等症状，胸痛为持续性隐痛。脑囊型：头痛、视神经盘水肿等颅内高压征，常有癫痫发作。

（三）实验室检查

【检查项目】

1. **病原体检测** 棘球蚴碎片或原头蚴检查；手术取棘球蚴检查。

2. **免疫学试验**

(1)抗体检测：①酶联免疫吸附试验（ELISA）；②酶联免疫电转印迹（EITB）；③对流免疫电泳（CIE）；④间接血凝试验（IHA）。

(2)循环抗原检测：酶联免疫吸附试验（ELISA）。

3. **皮内试验**

【临床意义】从痰、腹水、胸腔积液中获取棘球蚴碎片或原头蚴，或在手术中取出棘球蚴即可确诊。凡在流行区有与狗密切接触史，棘球蚴皮内试验与血清免疫学试验阳性者提示有棘球蚴感染。循环抗原的检出也具有重要的诊断价值。

本病需与非寄生虫性囊肿相鉴别。

十三、丝虫病

丝虫病（filariasis）是由丝虫寄生于淋巴组织、皮下组织或浆膜腔所致的寄生虫病。在我国流行的丝虫病系由班氏丝虫和马来丝虫引起。

（一）流行病学和发病机制

血内含有微丝蚴的人是丝虫病的传染源。传播媒介为蚊，班氏丝虫主要是库蚊，马来丝虫主要是中华按蚊。丝虫病感染的季节主要为 5~10 月，以青壮年的感染率与发病率为最高。

幼虫和成虫所产生的代谢产物，能引起全身性过敏反应及局部淋巴系统的组织反应，导致发生变态反应。丝虫病慢性症状发生是由宿主对丝虫抗原高度的免疫应答引起的，由于局部炎症反应而使组织损伤。

（二）主要临床表现

急性期为反复发作淋巴管炎、淋巴结炎，以及丹毒样皮炎、丝虫热、精索炎、附睾炎、睾丸炎和肺嗜酸细胞浸润症等症状。慢性期由于淋巴结及淋巴管被阻塞，产生一系列症状，如淋巴结与淋巴管曲张、鞘膜积液、乳糜尿和象皮肿等。

（三）实验室检查

【检查项目】

1. **病原体检测** 血液微丝蚴检查：厚血膜法；鲜血片法；海群生白天诱出法；体液微丝蚴检查：直接涂片；染色镜检；离心浓集法。

2. **免疫学试验**

(1)抗体检测：①间接免疫荧光抗体试验（IFAT）；②免疫酶染色试验（IEST）；③酶联免疫吸附试验（ELISA）；

(2)抗原检测：① ELISA 双抗体法；② Dot-ELISA 法；③免疫色谱技术（ICT）。

3. **皮内试验**

4. **分子生物学检测** DNA 探针杂交；聚合酶链反应（PCR）。

【临床意义】通过病原学检查在血液中发现微丝蚴是诊断该病的依据，夜 10 时至次晨 2 时外周血检查最易找到微丝蚴。免疫色谱技术对诊断丝虫病具有快速，简便等优点，可望取代传统的血检方法。

丝虫病鉴别除依据流行区居住史及临床表现外，主要依靠病原形态学和免疫学方法。丝虫病急性期的淋巴管炎与淋巴结炎应与细菌性淋巴管炎等鉴别。

十四、钩虫病

钩虫病（ancylostomiasis）是由钩虫寄生人体小肠所引起的疾病，寄生人体的钩虫主要包括十二指肠钩虫及美洲钩虫两种。

（一）流行病学和发病机制

钩虫感染患者及无症状带虫者为主要传染源，猪、犬、猴等动物亦可成为传染源。传播途径以丝状蚴经皮肤侵入人体为主，少数亦可经口感染。未经消毒处理的新鲜人粪肥较多的旱地作物，常成为感染钩虫的重要场所。

钩虫丝状蚴侵入皮肤后，局部皮肤发生充血、水肿，中性与嗜酸性粒细胞浸润。当钩虫幼虫穿过肺微血管至肺泡时，可引起肺间质和肺泡点状出血与炎症病变。钩虫成虫借口囊咬附小肠黏膜绒毛，摄取血液、黏膜上皮与肠液为食，并分泌抗凝血物质，使黏膜伤口持续渗血，导致小肠黏膜长期损伤。

（二）主要临床表现

钩虫钩蚴所致症状：钩蚴皮炎，即钩蚴侵入处，出现瘙痒、水肿、红斑，继而形成丘疹；钩蚴肺炎，即出现咳嗽、咳痰、血丝痰、发热或气喘症状。

钩虫成虫所致症状：消化系统症状有恶心、呕吐、腹痛、腹泻及大便隐血；贫血；异嗜癖等。

（三）实验室检查

【检查项目】

1. **病原体检测**　虫卵检验：直接涂片法；饱和盐水浮聚法；虫卵计数法；钩蚴培养；成虫检验和虫种鉴别。

2. **免疫学试验**　间接免疫荧光抗体试验（IFAT）；补体结合试验（CF）；ELISA。

3. **皮内试验**

【临床意义】粪便检出钩虫卵或孵出钩蚴是确诊的依据，所以通过粪便查找、鉴别虫卵对诊断非常重要。其他如皮内试验，免疫学方面检查等均有助于诊断，但无特异性。

在诊断过程中应与其他原因所致的贫血作鉴别。

十五、蛔虫病

蛔虫病（ascariasis）是由似蚓蛔线虫（简称蛔虫）寄生于人体小肠或其他器官所引起的最常见寄生虫病。

（一）流行病学和发病机制

蛔虫病患者及带虫者粪便含受精卵，是主要的传染源。受精卵在人体肠内不能发育，在外界适宜温度、湿度和有氧环境中发育。人可经多种途径感染蛔虫，主要是吞入感染期蛔虫卵。在流行区人粪作肥料和随地大便，是蛔虫卵污染土壤和地面的主要方式，猪、苍蝇等因接触被人粪污染的地面也可传播蛔虫卵。

蛔虫幼虫在体内移行过程中对组织器官引起机械性损伤，或因抗原抗体反应、代谢产物或幼虫死亡而产生炎症反应。成虫可产生溶血素、过敏素、内分泌毒素、神经毒素等多种毒素，加上机械性或化学性刺激，虫体分泌消化物质的附着及损伤肠黏膜等，引起局部黏膜上皮细胞脱落或轻度炎症反应。

（二）主要临床表现

临床可有蛔幼性肺炎，即表现为咳嗽、咳痰、咯血、发热、畏寒，乏力，伴胸闷、气促等类似急性上呼吸道感染症状。肠内大量蛔虫者可出现不同程度的消化道症状，如多食或厌食、偏食，甚至异食癖等。蛔虫的变应原可引起荨麻疹、腹胀痛及结膜炎等过敏反应。蛔虫病严重时可引起胆管炎、胰腺炎、阑尾炎、肠梗阻、肠穿孔及腹膜炎等并发症。

（三）实验室检查

【检查项目】

1. **病原体检测**　粪便直接涂片法；粪便浓集法：饱和盐水漂浮法；沉淀集卵法或；改良加藤法；痰或支气管肺泡灌洗液检查。

2. **免疫学试验**　间接血凝试验（IHA）；酶联免疫吸附试验（ELISA）。

3. **皮内试验**

【临床意义】粪便涂片查虫卵是最简单、快速、可靠的肠蛔虫病确诊依据。蛔虫卵检出率高，是目前诊断肠道蛔虫病的主要方法。成虫寄生者，根据近期排虫或呕虫史即可诊断。采用沉淀集卵法或饱和盐水漂浮法或改良加藤法可提高虫卵检出率。

本病常无特征性表现，易与胃、十二指肠溃疡，慢性胃炎及肠系膜淋巴结炎等疾病相混淆。

十六、蛲虫病

蛲虫病（enterobiasis）是由蠕形住肠线虫（即蛲虫）寄生于人体结肠等处引起的寄生虫病。

（一）流行病学和发病机制

患者是蛲虫病的唯一传染源，传播途径最常见的是经口传播。患者若用污染的手拿取食物或吮吸手指，即可吞入感染性虫卵。本病儿童发病率高于成人，尤其是集体生活的儿童感染蛲虫者较多。

蛲虫的致病作用是多方面的，主要有机械或化学刺激、营养消耗及虫体迷路所致的并发症而出现相应的临床症状。蛲虫所致的病理改变主要为黏膜下淋巴组织增生、中性粒细胞浸润、结缔组织玻璃样变及脂肪性变等。

（二）主要临床表现

临床症状较少，多数患者仅有肛周和会阴部瘙痒，以及出现轻微食欲不振、腹痛、恶心、呕吐及腹泻等胃肠道症状消化道症状。少数病例可出现严重的异位性并发症，如蛲虫性阑尾炎、泌尿系统炎症和生殖系统炎症等。

（三）实验室检查

【检查项目】

1. **病原体检测**　粪便检查；肛周检查成虫；肛周检查虫卵：甘油棉拭涂片法；沉淀法；棉拭漂浮法；胶黏拭法。

2. **免疫学试验**　间接血凝试验（IHA）；酶联免疫吸附试验（ELISA）。

【临床意义】对临床疑诊者采用肛周检虫法或肛周检卵法等，查见蛲虫或虫卵是确诊的依据。操作时要注意将与蛲虫卵相似的非虫卵物质与虫卵区别开来。常感觉肛周或会阴部发痒的儿童，应首先考虑本病的可能性。

蛲虫引起会阴部皮肤瘙痒，与会阴真菌感染、过敏及湿疹所致症状相似，应注意鉴别。

十七、鞭虫病

鞭虫病（trichuriasis）是由毛首鞭形线虫（又称鞭虫）寄生于人体的盲肠、阑尾及升结肠所致的常见肠道寄生虫病。

（一）流行病学和发病机制

患者是鞭虫病的唯一传染源。人通过摄入鞭虫卵污染的食物、蔬菜和水等而感染，或直接通过污染虫卵的手经口感染。患者以儿童为主。

一般认为包括机械性与过敏性损伤，前者可能是人鞭虫致病的主要原因。成虫钻入盲肠和结肠上皮内发育，引起肠黏膜损伤，而虫体在肠黏膜内刺激黏膜神经丛则引起腹泻和痉挛。

（二）主要临床表现

轻、中度感染者可无症状，重度感染者有腹泻、便血、里急后重、直肠脱垂、贫血与营养不良等症状。

（三）实验室检查

【检查项目】

1. **病原体检测** 直接涂片法；改良加藤厚涂片法；饱和盐水浮聚法。

2. **免疫学试验** 间接血凝试验（IHA）；酶联免疫吸附试验（ELISA）。

【临床意义】粪检找到典型虫卵才能确诊。鞭虫卵形态特殊容易辨别，通过检测出粪便中虫卵，可做快速诊断。本病应与菌痢和阿米巴痢疾相鉴别。

十八、旋毛虫病

旋毛虫病（trichinosis）是旋毛形线虫（简称旋毛虫）引起的人兽共患病。人因生食或食用未煮熟含有活的旋毛虫幼虫而感染。

（一）流行病学和发病机制

猪为人体旋毛虫病的主要传染源，其他哺乳动物也可作为传染源。传播主要与饮食习惯有关，人感染多由于食生的或半生不熟的猪肉或其他野生动物肉及其制品而感染。

幼虫侵入可使肠黏膜受损，当大量侵入肌纤维时，因虫体毒素和其代谢物以及肌纤维破坏所产生有毒物质对人体的影响，可出现一系列症状。

（二）主要临床表现

早期小肠侵入时出现恶心、呕吐、腹泻、腹痛、便秘、厌食等胃肠道症状。急性期幼虫移行时以水肿、肌痛和发热为主要特征。当处于恢复期，即包囊形成期时，患者显著消瘦，乏力，肌痛。

（三）实验室检查

【检查项目】

1. **病原体检测** 活组织检查法；残余食物检查：直接取样检查；胃蛋白酶消化法。

2. **免疫学检查** 间接血凝试验（IHA）；酶联免疫吸附试验（ELISA）；酶联免疫印迹试验；微量沉淀试验。

3. **皮内试验**

【临床意义】本病在患者肌肉中检出幼虫即可确诊，但困难较大。通过免疫学手段检测患者血清特异性抗体及抗原，对本病的诊断具有重要价值。

本病应与食物中毒、菌痢、伤寒、钩端螺旋体病等多种疾病相鉴别。

十九、广州管圆线虫病

广州管圆线虫病为食源性寄生虫病的一种，又名嗜酸性粒细胞增多性脑膜炎，是由于广州管圆线虫（angiostrongyliasis cantonensis）幼虫（或成虫）寄生在人的中枢神经系统所致，可发生嗜酸性粒细胞增多性脑膜炎或脑膜脑炎

（一）流行病学和发病机制

广州管圆线虫病是一种人兽共患病。经口传染是广州管圆线虫病的主要感染途径，多数人都是因为食用了未煮熟的或者生的含有感染期幼虫的螺而感染的。中间宿主、转续宿主主要有虾、蟹、螺等，现在福寿螺已经成为重要的中间宿主。

人是广州管圆线虫的非正常宿主。幼虫侵入后，在人体内移行，侵犯中枢神经系统，病变集中在脑组织。主要病变为充血、出血、脑组织损伤及巨噬细胞、淋巴细胞、浆细胞和嗜酸性粒细胞聚集形成的肉芽肿性炎症反应。

（二）主要临床表现

该病的潜伏期一般为3~36天。由于该寄生虫寄生在人的脑脊液中，临床症状主要为急性剧烈头痛，其次为恶心、呕吐、低到中度发热及颈项强直。

（三）实验室检查

【检查项目】

1. **病原体检测** 脑脊液检查。

2. **免疫学检查** 酶联免疫吸附试验（ELISA）；间接血凝试验（IHA）。

3. **皮内试验**

【临床意义】有接触或吞食未煮熟的本虫中间宿主或转续宿主史，症状与体征符合广州管圆线虫感染，应考虑本病并进一步实验室检查。病原学检查从脑脊液、眼或身体其他部位中查获本虫的幼虫、幼年成虫或成虫，即可确诊。利用免疫学检查发现特异性抗体可作为诊断依据，检查宜在早期进行。

（沈立松）

第七节 其他病原体感染性疾病

一、支原体感染

支原体感染是由支原体（mycoplasma）引起的一种传染病，主要有肺炎支原体（MP）、解脲支原体（UU）和人型支原体（MH）等。在临床上肺炎支原体可引起以支原体性肺炎为主的急性下呼吸道感染，解脲支原体和人型支原体可引起生殖泌尿系统方面的感染。

（一）流行病学和发病机制

呼吸道感染患者及病原体携带者为主要传染源，病原体经直接接触或飞沫传播，免疫力低下者较易感染。生殖泌尿系统感染多见于性生活混乱者，性生活是其主要传播途径。

肺炎支原体附着于呼吸道黏膜纤毛上皮细胞后，可损伤

细胞膜，并释放出代谢产物引起细胞的溶解、肿胀与坏死。另外，其与人体组织存在部分共同抗原，感染后可产生相应组织的自身抗体，并形成免疫复合物，可引起多种病变。

解脲支原体含有尿素酶，可以水解尿素产生大量氨，对细胞有毒害作用，黏附于精子表面，从而阻止精子运动，其产生神经氨酸酶样物质可干扰精子与卵子的结合。

（二）主要临床表现

支原体性肺炎：①起病缓慢，上感症状；②剧烈顽固性干咳，症状重而肺部体征少；③鼻咽炎或耳鼓膜炎。

生殖泌尿系统支原体感染：①非淋菌性尿道炎；②生殖系感染；③男性不育及女性不孕；④孕妇感染后常导致流产；⑤新生儿结膜炎和肺炎。

（三）实验室检查

【检查项目】

1. **病原体检测**　分离培养法。

2. **免疫学试验**

(1) 抗原检测：①免疫荧光法（IFA）；②蛋白印迹法。

(2) 特异性血清学试验：①酶联免疫吸附试验（ELISA）；②补体结合试验（CF）；③间接血凝试验（IHA）。

3. **分子生物学检测**　核酸杂交；聚合酶链反应（PCR）。

【临床意义】血清冷凝集试验阳性，对诊断本病有较大的参考意义。血清补体结合试验阳性或其他血清学试验阳性，为诊断本病的较重要依据，PCR 检测支原体核酸或培养分离出肺炎支原体则可确诊。

支原体肺炎应与流感、病毒性肺炎、细菌性肺炎等鉴别。泌尿系统支原体感染应与淋球菌、滴虫、真菌及其他细菌感染相区别。

二、螺旋体感染

螺旋体（spirochete）是一类外形呈螺旋状，运动活泼的原核细胞型微生物。依据其螺旋数目、大小及间距的不同可分为五个属，其中对人和动物致病的主要有三个属，见表 44-2。

（一）流行病学和发病机制

主要几种致病性螺旋体病的流行病学特征，见表 44-3。

梅毒：梅毒密螺旋体通过黏膜和损伤的皮肤进入人体后，其表面的黏多糖酶吸附于细胞表面，黏多糖可分解组织基质中的黏多糖，使血管和组织支架受损，造成血管塌陷、阻塞、坏死、形成溃疡，即硬下疳。

回归热：病原体进入人体后形成螺旋体血症，同时刺激机体产生特异性抗体与补体结合致使螺旋体凝集或溶解，并促进多型核细胞和巨噬细胞的吞噬作用。

莱姆病：病原体脂多糖具有内毒素的生物活性，可刺激巨噬细胞产生白细胞介素。病原体也可导致过敏性血管炎或免疫复合物损伤，并刺激骨髓细胞产生胶原酶、前列腺素和蛋白酶，侵蚀机体组织。

钩体病：钩体在血中繁殖形成钩体血症，引起全身毒血症状，然后进入全身各个脏器引发病变，主要为毛细血管损害，并可借穿组织机械运动和毒素作用对机体造成损伤。

（二）主要临床表现

1. **梅毒**

Ⅰ期梅毒：生殖器部位发生硬下疳。

Ⅱ期梅毒：①皮肤黏膜损害：包括玫瑰疹、丘疹性梅毒疹、梅毒性脓疱疹和黏膜斑等；②骨膜炎与关节炎；③虹膜炎；④脑膜炎或脊髓膜炎。

表 44-2　主要致病性螺旋体分类及疾病

属	种	所致疾病
密螺旋体属	梅毒（苍白）密螺旋体	梅毒
	雅司密螺旋体	雅司病
	品他密螺旋体	品他病
疏螺旋体属	回归热疏螺旋体	回归热
	伯氏疏螺旋体	莱姆病
钩端螺旋体属	问号状钩端螺旋体	钩体病

表 44-3　主要致病性螺旋体病的流行病学特征

疾病	传染源	传播途径（媒介）	易感人群
梅毒	患者	性接触、胎传	有性乱行为的人
回归热	患者（虱传回归热），鼠类和患者（蜱传回归热）	体虱（虱传回归热），软体蜱（蜱传回归热）	职业及生活因素所致成年男性易感
莱姆病	人兽共患，主要为啮齿类动物	硬蜱 动物→蜱→动物	人群普遍易感
钩体病	鼠类、猪	污水传播、接触传染	屠宰场、动物饲养场的工人，兽医

Ⅲ期梅毒：①皮肤黏膜、骨的晚期损害：包括结节性梅毒疹、树胶样肿、近关节结节；②心血管梅毒；③脑膜血管梅毒与脑实质梅毒。

新生儿梅毒：皮肤松弛、皮疹和假性瘫痪等。

2. **回归热** 发病多急骤，常于畏寒后继发高热，伴有头痛及全身肌肉、关节酸痛，肝、脾肿大，重症患者有黄疸和出血倾向。

3. **莱姆病** 主要引起皮肤、神经系统、心脏和眼部损害，及关节炎等症状。

4. **钩体病**

（1）早期（钩体血症期）：可有发热、眼结膜充血、淋巴结肿大和全身疼痛乏力等流感样症状；

（2）中期：可有血痰、咯血、黄疸、出血、肾功能损害和脑膜脑炎等症状；

（3）后期：常见葡萄膜炎和闭塞性脑动脉炎等。

（三）实验室检查

【检查项目】

1. **梅毒**

（1）病原体检测：暗视野显微镜法。

（2）免疫学试验

1）免疫荧光法（IFA）。

2）非梅毒螺旋体抗原血清试验（类脂质血清反应）：①性病实验室试验（VDRL）；②快速血浆反应素（RPR）试验；③不加热血清反应素试验（USR）。

3）梅毒螺旋体抗原血清试验：①荧光密螺旋体抗体吸收试验（FTA-ABS）；②梅毒螺旋体血凝试验（TPHA）；③梅毒螺旋体制动试验（TPI）；④梅毒螺旋体酶联免疫试验（Tp-ELISA）。

（3）分子生物学检测：①聚合酶链反应（PCR）；②核酸杂交。

2. **回归热**

（1）病原体检测：①直接涂片染色镜检或暗视野镜检；②动物接种。

（2）免疫学试验：免疫荧光抗体试验（IFAT）；蛋白印迹法；凝集溶解试验；酶联免疫吸附试验（ELISA）。

（3）分子生物学检测：聚合酶链反应（PCR）。

3. **莱姆病**

（1）病原体检测：直接涂片染色镜检或暗视野镜检；分离培养。

（2）免疫学试验：免疫荧光试验（IFA）；酶联免疫吸附试验（ELISA）；蛋白印迹法。

（3）分子生物学检测：聚合酶链反应（PCR）。

4. **钩体病**

（1）病原体检测：暗视野镜检或染色直接镜检；分离培养；动物接种。

（2）免疫学试验：显微镜凝集试验（MAT）；酶联免疫吸附试验（ELISA）；间接血凝试验（IHA）；间接红细胞溶解试验；间接荧光抗体法；补体结合试验（CF）。

（3）分子生物学检测：聚合酶链反应（PCR）。

【临床意义】

梅毒：可疑者必须做实验室检查，VDRL、USR 和 RPR 适用于筛选试验，FTA-ABS 和 TPHA 为本病确证试验。临床症状提示为Ⅰ期或Ⅱ期梅毒而筛选试验又为阴性，则需继续实验室检查，直至疑为早期感染的临床表现消失为止；筛选试验为阳性则需用进一步的血清学试验来证实。

回归热：病原体检查检出病原体可作为确诊金指标，可进行外周血、脑脊液涂片查找病原体或将血液动物接种查找病原体。疾病早期应与疟疾、斑疹伤寒、伤寒、钩端螺旋体病等进行鉴别。

莱姆病：诊断有赖于对流行病学、临床表现及实验室检查结果的综合分析。从标本中分离到病原体可作为确诊金指标，或检测特异性抗体也可确诊。应与风湿病、类风湿关节炎、鼠咬热、恙虫病等相鉴别。

钩体病：可根据流行病学、临床表现及实验室检查结果作出诊断。病原体检查检出钩体可作为确诊金指标，其中 PCR 法特异性和敏感性最好，血清抗体测定呈阳性也可确诊。

三、衣原体感染

衣原体感染是由各种衣原体（chlamydia）引起的一组感染性疾病，主要引起人与禽类感染。衣原体属有共同的属抗原，根据其抗原性质、原体包涵体形态及胞质含糖原碘染色等的不同，目前分沙眼衣原体、肺炎衣原体及鹦鹉热衣原体三个种（表 44-4）。

表 44-4 衣原体种类、血清型和感染疾病

种类	血清型	感染疾病
沙眼衣原体	A~C	沙眼
	D~K	泌尿生殖道感染（为常见病原微生物）、包涵体结膜炎、新生儿肺炎
	L1~L3	性病淋巴肉芽肿、结肠直肠炎
肺炎衣原体	TWAR	呼吸系统感染，以肺炎最常见
鹦鹉热衣原体	数量未知	鹦鹉热（鸟疫）

（一）流行病学和发病机制

见表 44-5。

表 44-5 衣原体的流行病学特征

疾病	传染源	传播途径	易感人群
沙眼衣原体	患者及无症状病原携带者	眼→手→眼，产道，性行为	孕妇、性混乱者、感染者的性伴
肺炎衣原体	患者及无症状病原携带者	呼吸道	密切接触感染源的儿童
鹦鹉热衣原体	病鸟和病原携带鸟，主要是观赏的鹦鹉	呼吸道	养鸟者、动物看管人、兽医

沙眼衣原体：侵犯柱状上皮细胞及黏膜并引起病变。衣原体膜上的 LPS 可诱发机体免疫反应，其代谢产物亦可引起机体的变态反应。

肺炎衣原体：主要引起单核 - 巨噬细胞反应，肺泡巨噬细胞

作为病原体贮存和传播的载体，造成其在宿主体内的持续感染。

鹦鹉热衣原体：主要侵入单核-巨噬细胞系统并在其内增生，并可侵犯肺部，病变常始于肺门，向周围播散，引起小叶肺炎及间质性肺炎。

（二）主要临床表现

1. 沙眼衣原体

（1）成人最常见的是泌尿生殖系感染：①男性患者大部分非淋菌性尿道炎是由沙眼衣原体感染引起；②女性患者最常见的是子宫颈炎及宫颈糜烂。

（2）性病性淋巴肉芽肿。

（3）沙眼及包涵体结膜炎。

（4）孕妇感染后经常新生儿也被感染，可有包涵体结膜炎和肺炎。

2. 肺炎衣原体

（1）急性呼吸系统感染是其主要表现，以肺炎最常见。

（2）重症患者表现类似重型伤寒。

（3）肺炎衣原体感染与动脉硬化、冠心病等之间有发病的相关性。

3. 鹦鹉热衣原体

（1）肺炎型：发热及流感样症状；肺炎表现。

（2）伤寒样或中毒败血症型。

（三）实验室检查

【检查项目】

1. **病原体检测**　直接涂片染色法；细胞培养法；

2. **免疫学试验**

（1）属特异性抗体检测：①补体结合试验（CF）；②免疫荧光试验（IFA）；③酶联免疫吸附试验（ELISA）；

（2）种特异性抗体的检测：微量免疫荧光试验（MIF）；

（3）抗原检测：免疫荧光法（IFA）。

3. **分子生物学检测**　聚合酶（PCR）或连接酶（LCR）链反应。

【临床意义】

沙眼衣原体：对于由沙眼衣原体引起的泌尿生殖道感染的诊断，病原体检测为最佳方法，抗原检测或基因探针可作为胎儿感染的筛选试验。病原体的细胞培养以及诸如PCR或LCR等方法有较高的临床敏感性和特异性。鉴别诊断须与其他病原引起的泌尿生殖系感染、结膜炎及肺炎鉴别，主要鉴别依据是做相应的病原学及免疫学检查。

肺炎衣原体：本病须与其他病原引起的肺炎鉴别。种特异性抗体的检测是目前最佳的诊断方法。

鹦鹉热衣原体：应与其他病原引起的肺炎鉴别，全身症状严重者还须与伤寒、败血症及粟粒性结核鉴别。以CF试验检测抗体为较好的方法。

四、立克次体感染

立克次体病（rickettsiosis，rickettsial disease）是一组由立克次体引起的急性传染病。立克次体是一类严格寄生在细胞内的原核细胞型微生物。斑疹伤寒等立克次体的脂多糖与变形杆菌某些菌株（如OX19，OXK，OX2等）的菌体抗原有共同的抗原成分，这种交叉凝集试验称为外斐反应（Weil-Felix reaction），可用于立克次体病的辅助诊断。立克次体的主要分类及所致疾病见表44-6。

表44-6　立克次体主要分类及所致疾病

属	群	种	所致疾病
立克次体属	斑疹伤寒群	普氏立克次体	流行性斑疹伤寒
		莫氏立克次体	地方性斑疹伤寒
	斑点热群	立氏立克次体	落基山斑点热
柯克斯体属		贝纳柯克斯体	Q热
东方体属		恙虫病立克次体	恙虫病

（一）流行病学和发病机制

见表44-7。

表44-7　主要立克次体病的流行病学特征

疾病	传染源	传播媒介	地理分布
流行性斑疹伤寒	患者	人虱	世界各地
地方性斑疹伤寒	主要为鼠类	鼠蚤	世界各地
恙虫病	主要为鼠类	恙螨	东南亚、日本
Q热	主要为家畜	蜱	世界各地

斑疹伤寒：主要是由于病原体引起的血管病变、毒素引起的毒血症及变态反应所致。

恙虫病：病原体引起立克次体血症，出现毒血症。病原体死亡后所释放的毒素为致病的主要因素。

Q热：病原体侵入血液循环形成立克次体血症，播散到全身各个器官和组织，主要造成全身小血管、肺脏、肝脏和肾脏等组织脏器病变。

（二）主要临床表现

斑疹伤寒：发热、皮疹、中枢神经系统表现和脾肿大等。

恙虫病：焦痂与溃疡、淋巴结肿大、皮疹和肝脾肿大等。

Q热：急性型表现为急骤起病，发热、头痛、干咳和胸痛等；慢性型主要表现为心内膜炎或慢性肉芽肿肝炎。

（三）实验室检查

【检查项目】

1. **病原体检测**　直接涂片染色法；鸡胚培养；动物接种。

2. **免疫学试验**　补体结合试验（CF）；微量免疫荧光法（MIF）；凝集试验：①特异性：微量血凝试验、间接血凝试验（IHA）、乳胶凝集试验（LA）；②非特异性：外斐反应，见表44-8。

表44-8　外斐反应

疾病	变形杆菌抗原		
	OX19	OX2	OXK
流行性斑疹伤寒	++++	+	-
地方性斑疹伤寒	++++	+	-
恙虫病	-	-	+++
Q热	-	-	-

3. **分子生物学检测** 核酸杂交;PCR 技术。

【临床意义】

流行性斑疹伤寒:根据流行病学史及临床表现作出临床诊断。确诊依赖于变形杆菌 OX19 滴度大于 1∶160,尤其滴度逐渐升高者有诊断意义。可做立克次体凝集试验、补体结合试验、间接血凝或间接免疫荧光试验检测特异性抗体,与其他立克次体病作鉴别诊断。

地方性斑疹伤寒:临床表现与流行性斑疹伤寒相似,外斐反应变形杆菌 OX19 凝集试验阳性有助诊断,有条件可做补体结合试验与流行性斑疹伤寒鉴别。

恙虫病:外斐反应 OXK 抗原凝集阳性,为诊断依据。

Q 热:外斐反应阴性有辅助诊断价值,血清学检查效价达到诊断标准或动物 Q 热立克次体培养分离阳性有确诊意义。

（沈立松）

第四十五章
肿瘤标志物检查

自20世纪50年代以来，由于抗生素的广泛应用，感染性疾病逐渐得到控制，伴随生活水平提高，人们生活方式、膳食结构的改变以及工业污染等因素导致心脑血管疾病和肿瘤发病率逐年上升，成为影响人类健康的主要杀手。2000年，肿瘤已成为美国国民的主要死因，年发病人数138万。据2006年统计，在我国城市人口中，肿瘤所致的死亡率为135.15/10万，为死因的第一位，占全部死亡人口的29.27%，其中肺癌死亡率为39.18/10万、肝癌为22.64/10万、结直肠癌为11.36/10万、食管癌为8.73/10万。据国际癌症研究机构估计，到2040年，全球癌症患者将达到2 840万例，比2020年增加47%。

在肿瘤诊治的各种方法和手段中，肿瘤标志物虽然历史悠久，但只是近二三十年才被学术界所关注。肿瘤标志物随着肿瘤基础理论的发展、新检测手段和技术诞生而大量涌现。迄今为止，对肿瘤标志物的具体应用范围仍有争议，其应用也有待进一步统一和规范，但肿瘤标志物在肿瘤诊治中的重要作用已为学术界所公认，新的肿瘤标志物正在不断的研制开发，成为现代肿瘤学中发展最快的一个重要的分支。

第一节　概　　述

肿瘤是失去了正常生物调控的异常生长、分化的细胞和组织，和其他疾病比较，肿瘤有两个明显的临床特征：一是肿瘤的转移特性，肿瘤细胞通过浸润、转移从原发灶扩散至其他组织和脏器，手术切除原发部位肿瘤后，常在其他脏器出现新的肿瘤病灶，转移是大多数肿瘤治疗失败的原因。二是肿瘤的隐匿性，大多数早、中期肿瘤无症状，待有临床症状而来就诊者，可能就会因肿瘤太大无法切除。以肝癌为例，如按癌瘤直径分为三期，普查发现的Ⅰ期患者的癌瘤中位直径4cm，70%以上无症状，89.5%能手术切除，1年生存率88.1%，5年生存率46.9%；有症状的肝癌大都为Ⅱ期（直径9cm）、Ⅲ期（直径>10cm），平均生存期<12个月，5年生存率24.5%。

早期发现、早期诊断、早期治疗是肿瘤诊治的关键。早期发现的肿瘤，体积小，较少转移，及时手术能彻底清除病灶，有效地控制肿瘤，达到事半功倍的效果。为了早期发现肿瘤，人们设想了多种措施和途径，在当前所有的医学手段上，对于无症状的肿瘤患者，肿瘤标志物为早期发现肿瘤提供重要线索。基于此，学术界对肿瘤标志物寄予很大希望，从而促进了肿瘤标志物的研究和发展。

一、肿瘤标志物的发展史

1847年Bence Jones在多发性骨髓瘤患者尿液中发现了本周蛋白（Bence-Jones protein）。本周蛋白已经被广泛用于多发性骨髓瘤的辅助诊断，被认为是最早应用的肿瘤标志物。肿瘤标志物的发展历史大体可分四个阶段：第一阶段，1846—1928年，以本周蛋白为代表；第二阶段，1929—1962年，发现一些激素、酶（同工酶）和蛋白在肿瘤发生时异常改变，有些至今仍应用于临床；第三阶段，1963—1975年，发现了胚胎蛋白标志物，以甲胎蛋白（alpha fetoprotein，AFP）和癌胚抗原（carcinoembryonic antigen，CEA）为代表，这两个标志物的发现推动了肿瘤标志物的临床应用，肿瘤标志物开始用于肿瘤辅助诊断、治疗监测、预后判断；第四阶段，1976年至今，大量的肿瘤标志物随单克隆抗体技术诞生而涌现，许多癌细胞产生的相关物质都有了相应的抗体，如CA15-3、CA12-5等。二十余年来，分子生物学技术的迅猛发展使癌基因、抑癌基因的检测成为常规工作，标志着肿瘤标志物的应用进入了分子水平。

肿瘤标志物的应用虽然可以追溯到一百多年前，但真正被临床所重视和应用仅有二三十年。实验室采用了大量先进技术，使肿瘤标志物的检测水平大大提高，为肿瘤的早期诊断发挥重要作用。

二、肿瘤标志物的概念

肿瘤标志物（tumor markers，TM）是在1978年召开的人类免疫及肿瘤免疫诊断会上提出的，次年在第七届肿瘤发生生物学和医学会议上作为一专用术语被大家公认。四十余年来，肿瘤标志物的研究已成为一门独立的学科，国内外已有多部著作，专题讨论肿瘤标志物。

（一）肿瘤标志物的定义

肿瘤标志物是指特征性存在于恶性肿瘤细胞，或由恶性肿瘤细胞异常产生的，或是由宿主对肿瘤的刺激反应而产生的，并能反映肿瘤发生、发展，监测肿瘤对治疗反应的一类物质。肿瘤标志物存在于肿瘤患者的组织、体液和排泄物中，能够用免疫学、生物学及化学等方法检测。

存在于组织和细胞中的肿瘤标志物，需要取得细胞和组织标本，利用基因分析法和组织化学法测定，属病理学科范畴。本章主要讨论用临床化学法测定的体液中的肿瘤标志物。

绝大部分体液中的肿瘤标志物既存在于肿瘤患者中，也存在于正常人群和非肿瘤患者中，只是肿瘤患者标志物浓度高于非肿瘤患者。PSA等少数几个肿瘤标志物与特定的器官相关联，呈器官特异性，大多数肿瘤标志物在某一组织类型的肿瘤呈阳性，但阳性率各不相同。学术界往往把阳性率较高的一种肿瘤或一类肿瘤作为这一标志的主要应用对象，表45-1列举了常见肿瘤标志物的主要应用。

除少数肿瘤外，大部分肿瘤往往会有多个肿瘤标志物阳性。一个特定的肿瘤，在不同肿瘤阶段，不同的肿瘤细胞类型，不同的预后时，呈阳性的肿瘤标志物可能不尽相同；或相同的标志物阳性率不同，增加了肿瘤标志物应用的复杂性。有的肿瘤标志物可在多种肿瘤呈阳性，称为广谱肿瘤标志物（nonspecific tumor marker）。表45-2是CA549的检测结果，可见一个标志会在多种肿瘤呈阳性结果（cut-off值11kU/L）。

（二）理想的肿瘤标志物

理想的肿瘤标志物应符合以下条件：①敏感性高；②特异性高；③肿瘤标志物的浓度和肿瘤大小相关，标志物半衰期短，经有效治疗后很快下降，能较快反映体内肿瘤的实际情况；④肿瘤标志物浓度和肿瘤转移、恶性程度有关，能协助肿瘤分期和预后判断；⑤存在于体液特别是血液中，易于检测。遗憾的是，在至今发现的一百余种肿瘤标志物中只有极少数标志物能满足上述要求。

（三）肿瘤标志物的分类

肿瘤标志物来源广泛，习惯上按标志物本身的性质，将肿瘤标志物分为以下7类：①酶和同工酶类；②激素类；③胚胎抗原类；④蛋白类；⑤糖蛋白类；⑥基因类；⑦其他肿瘤标志物。

三、肿瘤标志物临床应用

（一）肿瘤的早期发现

肿瘤是单克隆的产物，由单一肿瘤细胞分化而来。根据肿瘤细胞动力学研究结果显示，大部分肿瘤细胞倍增时间40~140天，平均60天，转移瘤生长速度较原发瘤快1.5~2倍，见表45-3，直径1cm的肿瘤，大约含有10^9个肿瘤细胞，是原始肿瘤细胞倍增30次的结果。一个实体瘤从1个肿瘤细胞到10^9细胞约需8~18年。物理仪器的最低检测限是1cm直径（10^9个肿瘤细胞），肿瘤标志物最低检测限为10^8细胞，见图45-1。从理论上来看，利用肿瘤标志物能在亚临床期发现肿瘤。

表45-1 常见肿瘤标志物及相应肿瘤

肿瘤标志物	肿瘤
甲胎蛋白（AFP）	肝癌和精原细胞瘤
CA12-5	卵巢癌
CA19-9	胰腺癌
CA15-3	乳腺癌
CA72-4	胃癌
降钙素（CT）	髓性甲状腺癌
癌胚抗原（CEA）	直结肠癌
人绒毛膜促性腺激素（hCG）	非精原细胞瘤、绒毛膜上皮细胞癌、葡萄胎、精原细胞瘤
雌激素受体（ER）	乳腺癌内分泌治疗疗效估计和预后判断
孕激素受体（PR）	乳腺癌内分泌治疗疗效估计和预后判断
前列腺特异抗原（PSA）	前列腺癌
鳞状上皮细胞癌抗原（SCCA）	鳞状细胞癌
组织多肽性抗原（TPA）	膀胱癌和肺癌

表 45-2　CA549 在健康妇女、非恶性肿瘤、非乳腺癌和乳腺癌中分布

组别	例数	0~8kU/L	>8kU/L	>11kU/L	>15kU/L	>20kU/L	>25kU/L
正常妇女	100	80(80%)	15(15%)	5(5%)	0	0	0
非肿瘤病							
良性肝病	42	19(45%)	23(55%)	11(26%)	3(7%)	0	0
良性乳瘤	69	61(88%)	6(9%)	1(1.5%)	1(1.5%)	0	0
妊娠	30	26(87%)	4(13%)	0	0	0	0
非乳腺癌							
内分泌瘤	8	7(66%)	1(9%)	1(9%)	1(9%)	1(9%)	0
结肠癌	41	25(61%)	16(39%)	7(17%)	3(7%)	1(2%)	1(2%)
肺癌	40	22(55%)	18(45%)	13(33%)	11(28%)	6(15%)	6(15%)
前列腺癌	30	13(43%)	17(57%)	12(40%)	5(17%)	5(17%)	3(10%)
卵巢癌	60	22(37%)	38(63%)	30(50%)	21(35%)	15(25%)	10(17%)
乳腺癌							
有效治疗	88	61(69%)	27(31%)	10(11%)	6(9%)	4(5%)	0
完全消除	16	11(69%)	5(31%)	4(19%)	2(12%)	1(6%)	0
部分消除	52	12(23%)	40(77%)	33(63%)	27(52%)	22(42%)	16(31%)
治疗无效							
局部	12	5(42%)	7(58%)	5(42%)	3(25%)	2(17%)	2(17%)
转移	94	7(7%)	87(93%)	83(88%)	79(84%)	73(78%)	69(73%)

表 45-3　部分肿瘤细胞生长倍增时间

肿瘤	癌细胞生长倍增时间 /d
原发性肺癌	
腺癌	147
小细胞肺癌	84
非小细胞肺癌	77
乳腺癌	
原发灶	108
肺癌转移	77
软组织转移	21
淋巴瘤	28
肺癌转移，细胞来自	
儿童肉瘤	28
成人肉瘤	49

筛查(screening)是指用快速的试验，将表面健康的人区分为可能患病者(试验阳性者)和可能无病者(试验阴性者)。筛查不具有诊断意义，阳性者必须进一步经临床确诊。当前，由于肿瘤标志物阳性率和特异性都不很高，很少被用于人群普查，诊断早期肿瘤。能用于普查无症状肿瘤患者的标志物有两个，前列腺特异抗原(PSA)和甲胎蛋白(AFP)。中国和阿拉斯加地区用 AFP，从人群特别 HBsAg 阳性、慢性肝炎患者中筛选原发性肝细胞肝癌。PSA 结合直肠指诊普查早期前列腺癌亦在世界各地被广泛应用。虽然今天大多数肿瘤标志物特异性敏感性都不是很高，但它仍然是发现早期无症状肿瘤患者的重要线索，作为肿瘤的辅助诊断工具，被广泛应用于临床。针对大量的无症状肿瘤患者，为了及早发现，各地都在试用广谱肿瘤标志物对高龄人群进行健康管理。

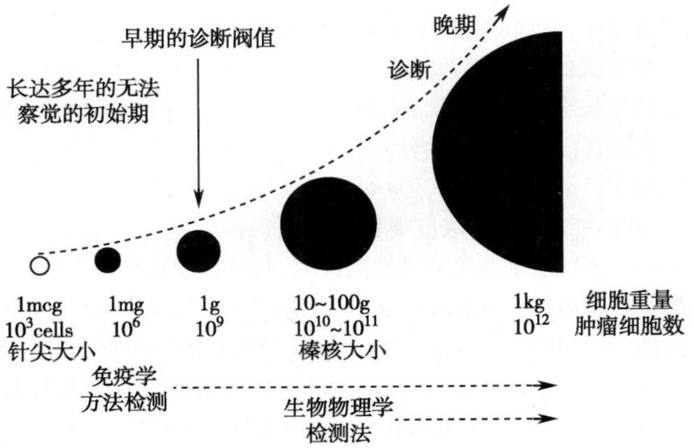

图 45-1　肿瘤的生长曲线和各检测方法的敏感度

(二) 肿瘤的鉴别诊断与分期

肿瘤标志物常用于鉴别良、恶性肿瘤。当临床已获得足够证据证明患者可能患某脏器肿瘤，肿瘤标志物往往能提供

有用的信息帮助区分良、恶性肿瘤。

由于血清标志物水平的升高常与肿瘤的大小和恶性程度有关，肿瘤标志物的定量检测可以有助于临床分期，能判断疾病处于稳定期、进展期或恶化期。

（三）肿瘤的预后判断

一般来说治疗前肿瘤标志物浓度明显异常，表明肿瘤较大，病程较长，可能已有转移，预后较差。有人统计结肠癌肿瘤标志物，LD（乳酸脱氢酶）低于 290U/L，中位生存期 19.3 个月，LD＞290U/L 中位生存期 9 个月。另有一些指标专用于观察预后，如乳腺癌的雌激素受体和孕激素受体，如两者阴性，即使 CA15-3 增高不明显，预后差，复发概率较高，治疗效果不理想。类似的指标还有表皮生长因子受体（EGFR）、癌基因 c-erbB-2 编码蛋白（c-erbB-2）异常，这些指标阳性提示预后不良。

（四）肿瘤的疗效监测

大部分肿瘤标志物的测定值和肿瘤治疗效果相关。标志物下降程度反映了治疗有效程度。如肿瘤的完全切除和有效的放、化疗后，肿瘤标志物应明显下降，下降至正常或治疗前水平的 95% 被认为治疗有效。如经手术或放、化疗后肿瘤标志物未能如预期下降，说明治疗不理想。肿瘤标志物下降的速度取决于标志物的半衰期，肿瘤标志物从高浓度降至正常，大约需要 5~7 个半衰期。表 45-4 列出常用肿瘤标志物的半衰期。

（五）肿瘤复发的监测

美国临床肿瘤学会（American society of clinical oncology，ASCO）提出了直肠癌和乳腺癌肿瘤标志物的应用建议：手术后的患者应每隔 2~3 个月测定一次肿瘤标志物，至少连续两年，在未再予治疗时，至少连续二次肿瘤标志物若呈直线上升，可认为肿瘤复发。对正在治疗的患者而言，肿瘤标志物的升高，则意味病情恶化。恶化指肿瘤标志物测定值增加 25%，为了可靠，2~4 周应再复查一次。有报道，监测了 421 例直肠癌手术后患者，复发者 96 例，其中 64% 的患者是因 CEA 升高而发现。报道认为，CEA 监测直肠癌复发的效果优于 X 线、直肠镜和其他检查。

表 45-4 主要肿瘤标志物半衰期

肿瘤标志物	半衰期
CEA	3~4d
CA19-9	8.5d
AFP	4~5d
PSA	2.3~3.2d
hCG	12~20h
CA15-3	8~15d
CA12-5	4.8d
SCC	20min
CYFRA21-1	4d
TPA	7d

第二节 酶类肿瘤标志物

酶是最早被研究和使用的肿瘤标志物之一，早在发现癌胚抗原和发明单克隆抗体之前，酶类就已经应用于肿瘤诊断。肿瘤发生、发展时，酶的活性改变或表达异常，可表现为出现胚胎形式的酶（同工酶）、表达水平改变或异位表达。肿瘤细胞的生长会破坏周围细胞，肿瘤快速生长会导致局部相对缺氧而出现一些代谢酶的异常，因而，酶的异常可用于提示肿瘤的存在。

酶在细胞内的浓度要比胞外高得多。随着肿瘤组织的坏死或者肿瘤细胞膜通透性的改变，酶被释放进入血液循环。酶活性增高见于胰腺管或胆管阻塞和肾功能不全。酶在细胞内的定位可以决定酶的释放速率。当酶释放到外周循环时，往往意味着恶性肿瘤出现。大多数酶并不是某个特定器官所特有的。因此，酶类可以作为一种非特异性肿瘤标志物。酶的水平升高还可提示肿瘤的转移。

同工酶和不同形式的酶测定可以增强器官特异性。表 45-5 简要列出了一些酶类肿瘤标志物的改变（活性）与不同恶性肿瘤之间的联系。

早期人们主要通过酶的催化活性测定其含量，随着抗体技术的引入，可以将酶作为一种蛋白抗原进行定量测定，如 PSA 等。

一、碱性磷酸酶

（一）生化特性

碱性磷酸酶（alkaline phosphatase，ALP）在碱性条件下水解各种磷酸酯键释放出无机磷，在磷酸基转移中起重要作用。ALP 存在于肝脏、胎盘和骨组织。正常人血清中的 ALP 主要来自肝脏或胆管。ALP 异常见于原发和继发性肝癌、胆管癌。ALP 水平对于判断其他肿瘤的骨转移和肝转移有一定帮助。此外，白血病、肉瘤、淋巴瘤等肿瘤 ALP 也会升高。

（二）临床意义

联合 ALP 与其同工酶测定，提高了诊断的敏感性和特异性。① ALP 升高最常见于原发性和继发性肝癌，ALP 特别是肝型同工酶判断肝癌转移优于其他生化指标；为了确定 ALP 的肝源性，还可以检测其他肝脏酶类标志如 5- 核苷酸酶、L-γ-谷氨酰基胺转移酶。② 1968 年 Fishman 发现了新的 ALP 同工酶：胎盘型 ALP（PALP），此酶在滋养层合成，孕妇血清中

表 45-5　酶类肿瘤标志物

酶	测定方法	存在肿瘤组织和器官
乙醇脱氢酶	活性	肝
醛缩酶	活性	肝
碱性磷酸酶	活性	骨、肝、白血病、肉瘤
碱性磷酸酶 - 胎盘型	活性	卵巢、肺、滋养层、胃肠、精原细胞、霍奇金病
淀粉酶	活性	胰腺、卵巢
芳基硫酸酯酶 B	活性	结肠、乳腺
CK-BB	活性	前列腺、小细胞肺癌、乳腺、结肠、卵巢
酯酶	活性	乳腺
半乳糖苷转移酶	活性	结肠、膀胱、胃肠等
L-γ- 谷氨酰基胺转移酶	活性	肝
己糖激酶	活性	肝
乳酸脱氢酶	活性	肝、淋巴瘤、白血病、等
亮氨酸氨肽酶	活性	胰、肝
神经元特异性烯醇化酶	RIA	小细胞肺癌、神经母细胞瘤、黑色素瘤等
5'- 核苷酸酶	活性	肝
前列腺酸性磷酸酶	活性 / 免疫	前列腺
PSA	活性 / 免疫	前列腺
丙酮酸激酶	活性	肝、卵巢等
核糖核酸酶	活性	卵巢、肺、乳腺
唾液酰基转移酶	活性	乳腺、结直肠、肺
末端脱氧核苷酸转移酶	活性	白血病
胸苷激酶	RIA/ 活性	白血病、淋巴瘤、小细胞肺癌

PALP 升高。这是继 AFP 和 CEA 之后发现的胚胎发育期的肿瘤标志物。PALP 在正常人几乎为 0，其升高见于各种肿瘤，如卵巢癌、胃肠道癌、精原细胞癌和霍奇金病。③ ALP 的骨同工酶（BALP）是判断肿瘤骨转移的较好标志物，ALP 的急剧升高常提示成骨细胞破坏，ALP 的缓慢升高提示溶骨性损伤，见于乳腺癌转移。④动态观察 ALP 及其同工酶的变化有助于判断预后。

二、乳酸脱氢酶

乳酸脱氢酶（lactate dehydrogenase，LD）是糖酵解通路中的主要酶，催化乳酸生成丙酮酸，广泛分布于各种细胞中，细胞受到肿瘤侵袭等破坏时，LD 从细胞中释放出来，血中 LD 水平随之增高。

LD 作为肿瘤标志物有以下缺陷：① LD 的特异性较差，多种疾病如肾炎、肝炎、心肌损伤、多种肿瘤如肝癌、非霍奇金淋巴瘤、急性白血病、神经母细胞瘤、乳腺癌、非精原细胞瘤型生殖细胞睾丸癌、精原细胞瘤、结肠癌、胃癌和肺癌都可升高；同工酶测定可提供一些特定器官浸润的信息，但特异性不高。②各组织中的 LD 含量较血清高千倍，微量损伤也足以引起血清 LD 的升高，红细胞中 LD 亦较丰富，在排除溶血等红细胞因素导致的 LD 升高后，分析无明显原因升高的 LD 及其同工酶，可为早期发现无症状肿瘤患者提供线索。③实质性肿瘤患者血清 LD 水平与肿瘤大小相关，可用于监测病程、预后判断，但在监测疗效方面的价值并不很大。④可用于判断肿瘤患者有无转移和向何处转移，如 LD5 升高与肝转移相关，若肝癌患者脑脊液 LD5 升高，预示肿瘤向中枢神经系统转移。

三、神经元特异性烯醇化酶

（一）生化特性

神经元特异性烯醇化酶（neuron specific enolase，NSE）又称磷酸烯醇转化酶，是一种糖酵解烯醇酶，催化 2- 磷酸甘油酸裂解生成烯醇式磷酸丙酮酸。正常人群或良性疾病患者 NSE 水平很低，NSE 主要存在于神经组织、神经内分泌系统以及胺前体摄取和脱羧（APUD）组织，在神经内分泌器官相关性肿瘤中升高，如小细胞肺癌（SCLC）、神经母细胞瘤、嗜铬细胞瘤、甲状腺瘤、骨髓瘤、类癌、黑色素瘤、胰腺癌等。

（二）临床意义

目前常用化学发光法测定NSE，NSE对小细胞肺癌敏感性为80%，特异性为80%~90%；儿童高分化神经母细胞瘤中，超过90%的患者血清NSE水平升高。

NSE与病情的进展相关，其值越高，疾病恶性程度越高，患者血清NSE初始水平低于100mg/L者预后良好，存活率高。NSE在监测化疗和疾病状态评价方面有一定的作用。NSE免疫染色可用于区分小细胞肺癌和其他组织类型肺癌。

对于儿童高分化的神经母细胞瘤，NSE升高提示预后不良。采用血清NSE监测疗效目前尚存争议，主要是其组织特异性差。儿童Ⅳ期神经母细胞瘤NSE升高提示疗效较差。

四、前列腺酸性磷酸酶

（一）生化特性

酸性磷酸酶（acid phosphatase，ACP）指在酸性条件下能水解磷酸酯类的酶，其最适pH均低于7.0。它们表达于分泌性的上皮细胞溶酶体中。ACP主要由前列腺产生，红细胞、血小板、白细胞、骨髓、骨、肝、脾、肾和小肠中少量存在。

前列腺酸性磷酸酶（prostatic acid phosphatase，PAP）最适pH 5~6，当pH超过7.0，温度超过37℃时极不稳定。

由于酒石酸盐强烈抑制PAP，故可通过酒石酸盐把PAP与其他酸性磷酸酶区别开。另一种鉴别方法是选用对PAP特异性比较强的底物，如磷酸百里酚酞和β-萘酚磷酸钠，前者特异性更强，PAP水解这些底物要比其他磷酸酶快得多。

（二）临床意义

1938年Gutman等最早将ACP作为肿瘤标志物应用于临床。PAP被作为前列腺癌的筛查工具，用于划分前列腺癌病程、判断预后及监测疗效；其他恶性疾病时PAP也可升高，如骨肉瘤、多发性骨髓瘤以及其他肿瘤的骨转移；某些良性疾病中也可升高，如良性前列腺肥大（BPH）、骨质疏松症、甲状旁腺功能亢进等。

目前，临床已用PSA取代PAP，在筛查和早期诊断肿瘤方面PAP灵敏度低于PSA。PAP的临床应用多用于明确诊断转移性前列腺癌和前列腺癌的病程分期。

（三）测定方法

PAP的测定方法有酶法、对流免疫电泳及RIA技术等。对PAP的检测比较常用的是测定其酶活性，由于PAP稳定性差，测定方法繁琐，结果不理想，目前已逐渐淘汰。

五、激肽释放酶

（一）生化特性

激肽释放酶（kallikreins，KLK）是丝氨酸蛋白酶家族的一个亚群。人类激肽释放酶基因全长约300kb，位于19号染色体q13.4，该基因区含有15个连续集中的激肽释放酶基因（KLK1~KLK15），这是人类基因组中最大的一组丝氨酸蛋白酶基因。

激肽释放酶家族成员都有共同的识别特征，即几乎相同的基因结构，具有丝氨酸蛋白酶“三联征”：①组氨酸总是在第二个外显子近末端编码；②天冬氨酸在第三个外显子中部；③丝氨酸在第五个外显子中部。所有激肽释放酶均以前多肽原的形式存在，由17~20个氨基酸组成的信号序列和4~9个氨基酸组成的活化多肽和10~12个半胱氨酸形成的5~6个二硫键保守结构，绝大多数基因由类固醇激素调控。

激肽释放酶分布于前列腺、乳腺、卵巢和睾丸等多种组织器官，如KLK3在前列腺癌中高表达（后面详述）。KLK3在乳腺、甲状腺、唾液腺、肺、气管等组织也有少量表达。KLK11和KLK12在超过10种组织中高表达。

目前15种激肽释放酶中已有3种确认具有特殊的生物学功能。KLK1的主要生物学功能是从低分子量的激肽原中释放赖氨酰血管舒张素（血管舒张素），这与多肽激素的加工有关，这些多肽激素包括胰岛素原、低密度脂蛋白（LDL）、前血管紧张素原（肾素原）、心房钠尿肽前体、血管活性肠肽。KLK2的功能直到最近才开始研究，精浆中KLK的再分为凝胶蛋白（seminogelin）Ⅰ和Ⅱ，与KLK3的位置不同。此外，研究表明KLK2可通过水解胰岛素样生长因子结合蛋白3（IGFBP-3）调节生长因子的作用。

KLK3也称作PSA，不仅在前列腺中发现（后文详述），而且在乳头抽吸液、乳腺囊肿液、乳液、羊水、肿瘤浸出物中有相对较高的浓度。KLK3在这些组织和体液中的异常表达提示其在乳腺和胚胎发育中有某种作用，但具体作用和机制不明。

（二）临床意义

激肽释放酶类是广谱肿瘤标志物。有些激肽释放酶与荷尔蒙性恶性肿瘤相关（前列腺、乳腺、睾丸、卵巢癌）。hK6被用作卵巢癌的血清标志物，用于诊断、判断预后和疾病监测。hK6作为乳腺癌的胞内标志物用于预后判断。血清hK5、hK6、hK10和hK11用于卵巢癌的诊断和病程监测。卵巢肿瘤和乳腺细胞胞质中高浓度的hK10意味着预后较差。激肽释放酶基因的表达提示肿瘤预后不良，如前列腺、乳腺、卵巢癌。

（三）测定方法

反转录-聚合酶链式反应（RT-PCR）、Northern blotting、Western blotting以及免疫测定技术均可在卵巢、乳腺、睾丸和前列腺癌的组织浸出液中测定出激肽释放酶的mRNA和蛋白。免疫组化技术已用于监测卵巢癌中KLK7以及在卵巢癌和睾丸癌中检测KLK10。血清KLK3（PSA）和KLK11水平采用免疫方法测定。

六、前列腺特异性抗原

前列腺特异抗原（prostate specific antigen，PSA）是一种与前列腺癌相关的抗原，生理条件下主要由前列腺导管上皮细胞合成，分泌入精浆，微量进入血液循环，是一种存在于精液中的蛋白酶，几乎全部由前列腺分泌，是为数不多的器官特异性肿瘤标志物之一，对诊断前列腺癌意义重大。前列腺癌在老年男性中具有较高的发病率，早期发现，通过根治性前列腺切除术有治愈的可能，因而早期诊断尤为重要。

PSA于1971年由Hara等发现，并将这种精液浆蛋白称作“γ-精液蛋白”。Li和Beling从精浆分离出同样的蛋白，其电泳特性为慢β迁移率，分子量为31kD，命名为“蛋白E1”。1978年Sensabaugh确定这种糖蛋白的等电点在pH 6.5~8.0之间并称之为“p30”。1979年，Wang等从前列腺组织中纯化一种蛋白并称之为“前列腺特异性抗原”。PSA在正常、良性增生以及恶性病变的前列腺组织中含量不同。γ-精液蛋白、p30和PSA生物化学结构极其相似。

（一）生化特性

PSA是一种单链糖蛋白，分子量为28.4kD，由一条肽链和四条糖链组成，肽链由238个氨基酸组成，N端是异亮氨酸，C端为脯氨酸。碳水化合物约占7%，四个侧链分别连接在氨基酸序列45位（天冬酰胺），69位（丝氨酸），70位（苏氨酸）和71位（丝氨酸）。由于有多种异构体，等电点介于pH 6.8~7.2。

编码PSA的基因位于第19号染色体上，与缓激肽-1基因有82%同源。由前列腺管和腺泡上皮细胞分泌，PSA是一种丝氨酸蛋白酶，属于激肽释放酶家族，可使精囊特异蛋白变成几个小分子量蛋白从而起到液化精液的作用。因此，PSA具有糜蛋白酶样活性和胰蛋白酶样活性。其自身消化位点有三个，分别位于LYS148、LYS185和ARG85。在溶液中添加蛋白酶抑制剂可防止PSA自身裂解。

正常人PSA主要存在于精液中，其浓度（0.5~5.5g/L）约为血清（<0.4μg/L）的100万倍，当肿瘤发生时，前列腺和淋巴系统间组织屏障破坏，PSA进入血液循环，使血清PSA升高，每克前列腺癌组织可使血清PSA升高3μg/L。前列腺增生、前列腺炎症也可引起PSA轻度升高，每克增生的前列腺可使血清PSA升高0.3μg/L。

血中的总PSA（t-PSA）有两种形式，少量为游离PSA（f-PSA，分子量28.4kD），大部分则是f-PSA与α1-抗糜蛋白酶（ACT，分子量100kD）或与α2巨球蛋白（AMG）结合形成的复合物（c-PSA），大多数免疫分析技术能检测f-PSA和ACT结合形成的复合C-PSA，但不能检测AMG-PSA。精液c-PSA可分为五种亚型：PSA-A、PSA-B是完整的酶，具有酶活性，并能与ACT形成复合体；PSA-C、PSA-D、PSA-E部分二硫键断裂，无酶活性或活性很低。无活性的f-PSA有三种不同的分子形式：bPSA、pPSA、iPSA。组织中的bPSA是BPH时血清主要的f-PSA。pPSA构成前列腺癌时血清中的f-PSA。

（二）生理特性

f-PSA和c-PSA的代谢清除率不同，f-PSA半衰期为0.75~1.2小时，c-PSA半衰期较长，2~3天。由于c-PSA具有相对较长的半衰期，特定处理后需要2~3周时间血清PSA才能恢复至正常水平。这些处理包括经直肠活检、经直肠超声波检查、经尿道前列腺切除、根治性前列腺切除术。前列腺炎和尿潴留也可引起PSA浓度升高。大多数患者直肠指检不会引起有临床意义的PSA水平变化，少数患者，可成倍升高。

生理状态下PSA波动范围可达30%。有报道称血清PSA在患者入院后24小时下降18%，其原因不明。

（三）非前列腺性PSA

最初，人们认为PSA仅由前列腺分泌，随后研究发现，多种组织可分泌PSA，其中激素（雄性激素、黄体酮、糖皮质激素）调节性组织尤为明显。PSA启动子中含有3个雄激素反应元件，可以被雄激素、黄体酮和糖皮质激素激活。乳腺组织中的PSA出现与黄体酮和雌激素受体活性相关。通过测定乳头抽吸液（NAF）中的PSA含量，没有危险因素的女性NAF PSA水平相对较高，而乳腺癌患者的NAF PSA水平则较低，表明PSA可作为一种判断乳腺癌危险性的指标。

（四）临床意义

对于前列腺癌而言，PSA是一种非常有用的肿瘤标志物，可用于前列腺癌的诊断和分期，也可用于疗效监测。PSA对评价肿瘤复发有重要作用。

1. 早期发现前列腺癌　单纯的PSA并不能有效地筛查和早期诊断前列腺癌，与PSA在低浓度时和良性前列腺增生（BPH）难以区别。血清PSA检查结合直肠指诊和经直肠超声检查比单纯的直肠指诊更准确、灵敏。

为了提高前列腺癌早期诊断率，学术界提出以下方案：①根据年龄调整PSA参考区间上限，40~49岁为2.5μg/L，50~59岁为3.5μg/L，60~69岁为4.5μg/L，70~79岁为6.5μg/L；通过对相对年轻的患者降低参考区间上限，可以在这一人群中发现更多的肿瘤，有利于对这些人进行根治性前列腺切除。②计算PSA增长速率，健康者、BPH患者和前列腺癌患者的PSA增长率不同，高速增长者[0.75μg/(L·y)]为癌症，这一指标对BPH的诊断特异性达到90%，对前列腺癌的敏感度达到72%。③PSA密度，即PSA浓度/超声测量前列腺体积，如PSA为4~10μg/L，直肠指诊阴性，但密度阳性[>0.15/ng/(ml·cm)]则可能是癌症。④f-PSA和t-PSA比值，当t-PSA在4.0~10.0μg/L时，血清中f-PSA/t-PSA比值为0.15，可作为前列腺肥大和前列腺癌的鉴别临界点，比值<0.15时前列腺癌的可能性较大。临床常常应用血清中f-PSA/t-PSA比值鉴别良、恶性前列腺肿瘤。

除了上述的改进方案，人们还应用PSA和其他指标联合分析，通过统计学处理，提高对前列腺癌的诊断敏感度。如logistic回归分析和人工神经网络技术。

logistic回归分析：是一种预测分析手段，适用于因变量是二分类资料（是或不是前列腺癌）而自变量是连续和/或分散的（PSA、f/tPSA、年龄等）的因素。通过建立与多种变量相关的概率曲线来寻找哪一种变量（分析指标）对确定肿瘤风险性的预测意义最大。该技术可以提高应用t-PSA和f/t-PSA诊断前列腺癌的临床敏感度和特异性，减少组织活检，提高前列腺癌的检出率。

人工神经网络技术：是一种基于计算机技术的多参数分析手段，取自于生物神经元网络的非线性求和逻辑。这些网络已经应用于确定哪些患者应当进行组织活检。与logistic回归分析不同，神经网络技术必须经过“训练”才能正确区分患者，正如生物神经网络需要训练一样。这种训练包括在已知结果下对多种输入的选择（t-PSA、f/t-PSA、前列腺体积等）。因此，正确的训练数据设置是非常重要的。此技术可增加前列腺癌筛查资料的敏感度和特异性，并能提升其阳性和阴性预测值。

2. 前列腺癌分期　PSA与前列腺癌临床分期相关，高水平的PSA出现于疾病晚期，然而，单纯的PSA并不是最好的前列腺癌分期指标。

研究发现PSA与肿瘤扩散和转移的病理阶段相关。疾病晚期与血清PSA升高相关。局限性器官病变患者的血清PSA浓度一般不超过50μg/L，提示PSA水平升高患者可能有囊外肿瘤扩散。由于不同病理阶段之间的PSA浓度重叠太多，PSA 不能应用于特定个体的病理分期，单纯的 PSA 检查判断患者为前列腺癌是有一定的局限性，也不能确定其是否适合根治性前列腺切除术。PSA 水平在判断是否存在转移时非常有用，PSA 水平低于 20μg/L 者一般不会有骨转移。研究显示前列腺癌患者血清 PSA 浓度较低（低于 10μg/L）且没有骨骼系统浸润，可以不进行放射性核素骨扫描。

3. **监测治疗** PSA 最重要的应用是监测前列腺癌的确诊后治疗，包括根治性前列腺切除术、放射疗法和抗雄性激素治疗等。PSA 可用于评价肿瘤是否复发。

根治性前列腺切除术即手术切除所有的前列腺组织。由于 PSA 几乎完全由前列腺组织产生，根治性前列腺切除术后 PSA 水平应当降低到检测限以下，如 3 周后仍能检测出，可认为肿瘤残留。Walsh 等对 233 名接受过根治性前列腺切除术后患者进行了长期随访（表 45-6），在 180 名器官局限性患者中 11 名（6%）患者有 PSA 水平升高（超过 0.5μg/L），其中 3 人复发，8 人未复发。病程越晚期的患者，PSA 升高越明显。在所有研究对象中，12% 的患者 PSA 水平升高但没有复发，提示可能有肿瘤残留。所有复发的患者均有 PSA 水平升高。

研究推荐对 PSA 的监测在术后第一年每 3 个月一次，第二年每 4 个月一次，之后每 6 个月一次。临床判断 PSA 升高的临界点因实验室而异，介于 0.1~0.3μg/L 之间。临床临界点受实验分析灵敏度和血清 PSA 生物学变异的影响。根治性前列腺切除术后 PSA 水平的升高提示肿瘤复发。

4. **肿瘤进展** PSA 在肿瘤进展中有一定作用。PSA 消化胞外基质蛋白层和纤维网络，可促进肿瘤转移。PSA 还能降解 IGFBP-3（胰岛素样生长因子结合蛋白 3），提高局部胰岛素样生长因子浓度，从而促进肿瘤生长。

（五）测定方法

常规检测和超灵敏检测都可以用于测定 PSA。

1. **常规检测** 免疫检测 PSA 已经商业化，大部分使用非放射性标记，如酶、荧光、化学发光等。不同的检测技术之间甚至同一检测技术在应用不同批次的试剂时结果会有所不同。这种差异的原因主要有分析标准的不同、产品批间差异、检测反应时间、试剂老化、检测的灵敏度和准确度等。

2. **超灵敏检测** 超灵敏 PSA 检测限为 0.01~0.001μg/L，比常规分析技术更灵敏。超灵敏 PSA 检测主要用于前列腺切除术后残留肿瘤的检测。在前列腺行根治切除后，循环 PSA 水平极低，80% 的患者 PSA 水平低于 0.01μg/L，20% 的患者甚至低于 0.001μg/L。前列腺切除术后 PSA 水平升高提示疾病复发。PSA 浓度为 0.1μg/L 时，常规方法无法检测出。超灵敏 PSA 检测法可提前 1~2 年检测出 PSA 升高，从而有利于早期治疗。

正常女性正常 PSA 浓度低于 0.01μg/L，超灵敏 PSA 检测也可检测女性 PSA 浓度，女性 PSA 升高见于妊娠和乳腺癌。

七、人激肽释放酶 2

人激肽释放酶 2（human kallikrein 2，hK2）和 PSA（hK3）的蛋白氨基酸序列的同源性为 80%，主要在前列腺上皮表达。

（一）生化特性

与 PSA 相似，hK2 在精液中的浓度比血清中高出 100 000 倍，hK2 可与内源性蛋白酶抑制剂形成复合体，如蛋白 C 抑制剂（PCI）。PCI 在精液中主要与 hK2 形成复合体，体外实验中，它可与 α1- 抗血纤维蛋白溶素、α2- 巨球蛋白、ACT、抗纤维蛋白酶Ⅲ、C1- 灭活酶、纤溶酶原激活抑制剂 -1 等形成复合体。血清中，hK2 主要以游离形式存在，少部分（5%~20%）与蛋白酶抑制剂形成复合物。在体外，重组表达的 hK2 可以激活 PSA 前体（proPSA）从而形成具有生物学功能的 PSA。

（二）临床意义

免疫组化研究显示在恶性程度较高和有淋巴结转移的肿瘤组织中 hK2 染色较深，恶性程度较低的肿瘤和 BPH 组织中则染色较淡。hK2 本身或 hK2 与 t-PSA/f-PSA 在预测 pT2a/b 级前列腺癌方面明显优于总 PSA。Recker 等研究证实上述改进在肿瘤分级诊断方面的准确性，并且指出，上述改进是血清标志物中唯一能准确区分 pT2a/b 级与 pT3a 级或更高级别前列腺癌的标志物。此外，hK2 也能准确地把侵袭性强的 3 级肿瘤和侵袭性弱的 2 级和 1 级前列腺癌相区别。

（三）测定方法

目前，主要有两种 hK2 免疫检测方法。Hease 等研究发现两种测定方法测定同一份患者血清时结果有显著性差异，一种应用基于 ek-rhK2（ek-rhK2-base）的校准计算可以明显改善两者的不一致性。

表 45-6 233 名根治性前列腺切除术后 1~13 年的患者 PSA 随访研究

病理分期	术后 PSA 水平			
	<0.5μg/L NED	>0.5μg/L		
		NED*	复发情况#	%
器官局限性	169	8	3	6
黏膜浸润	51	3	10	20
累及精囊	9	10	9	68
淋巴结改变	4	15	6	84
总计	233	36	28	84

*NED：无疾病证据；# 复发情况：局部复发和 / 或转移

八、尿激酶纤溶酶原激活剂系统

尿激酶纤溶酶原激活剂系统（urokinase plasminogen activator system）有三个组成部分：尿激酶纤溶酶原激活剂（uPA，一种 53kD 的丝氨酸蛋白酶）、uPA 膜结合受体（uPAR）以及 uPA 抑制剂 PAI-1 和 PAI-2。

（一）生化特性

uPA 是一种单链无活性多肽，通过在 158 位赖氨酸和 159 位异亮氨酸间断裂激活。激活过程可由多种蛋白酶催化完成，包括组织蛋白酶 B、L 和 hK2。活化形式的 uPA 包括 A 链和 B 链，A 链与 uPA 膜结合受体（uPAR）作用，B 链则具有催化活性。uPA 最具特征性的活性是催化纤溶酶原活化为纤溶酶，后者可以分解细胞外基质（ECM）并活化间质金属蛋白酶（MMP），MMP 也可分解 ECM，能活化并释放生长因子［成纤维细胞生长因子（FGF）2 和转化生长因子（TGF）β］。在体内，uPA 的活性受 PAI-1 和 PAI-2 两种抑制分子的调控，两种抑制分子还有其他功能，如促血管发生、促细胞黏附和迁移以及抑制细胞凋亡等。

（二）临床意义

uPA 用于乳腺癌和其他肿瘤的预后判断。

1. **乳腺癌**　uPA 是乳腺癌转移时最先升高的蛋白酶，对判断预后有一定价值。多项研究证实 uPA 活性高的原发性乳腺癌患者预后较差，uPA 可以作为一个独立的预后判断指标。在判断整体生存率方面，uPA 与淋巴结相当。此外，uPA 的价值体现在局部淋巴结组织检查阴性的乳腺癌患者的诊断中，从而避免临床不必要的化疗。

PAI-1 与血管发生、抑制细胞凋亡和抗 uPA 等有关，因此，高水平的 PAI-1 与乳腺癌等肿瘤的侵袭性相关。uPA 和 PAI-1 的联合检测，可用于乳腺癌的预后判断。一般而言 uPA 和/或 PAI-1 水平升高提示预后较差。每毫克组织中 uPA 含量低于 0.3ng，PAI-1 含量低于 14ng 的患者预后较好。

2. **其他肿瘤**　uPA 在判断结肠直肠癌预后方面也有一定的应用价值。研究发现 uPA 可以判断有局部浸润但淋巴结未转移（Dukes B 期）的肿瘤患者的预后。另有研究表明，uPA 对判断多种肿瘤预后均有帮助，这些肿瘤包括卵巢癌、肾癌、肝细胞癌、胰癌、神经胶质瘤、尿道癌、膀胱癌、肺类腺癌以及宫颈癌等。因而，uPA 可以作为一种“广谱”的预后标志物。

（三）测定方法

最初，人们检测 uPA 的催化活性，现已被酶联免疫分析（ELISA）取代。针对 uPA 和 PAI-1 的检测研究较多，并已开发出商业试剂盒，其检测标本可为血清，但组织浸出液的检测应用更广。总 uPA 浓度对预后判断更有意义，但标本中有一定比例 uPA 与其受体结合，检测时应用 TritonX-100（聚乙二醇辛基苯基醚）预处理以获得总 uPA 浓度。亦有人使用免疫组化技术检测，但该方法的结果判读可靠性有待进一步完善。

九、组织蛋白酶

组织蛋白酶（cathepsin）是一组溶酶体蛋白酶，组织蛋白酶 B、D 和 L 由于在肿瘤发生和进展中有一定的作用，目前研究较多。

（一）生化特性

与其他蛋白酶一样，组织蛋白酶也是以大分子酶原的形式存在，需要激活才能具有生物学活性。组织蛋白酶 B（CB）是巯基依赖性蛋白酶，正常存在于溶酶体，可被组织蛋白酶 D（CD）和基质金属蛋白酶（MMP）激活。活化的 CB 可依次激活 uPA 和特异性 MMP。组织蛋白酶 L（CL）在特异性方面与 CB 相似，但对于小分子量的底物，其活性较低。组织蛋白酶 D（CD）与 CB 一样，是一种溶酶体蛋白酶，但与 CB 不同，CD 属于天冬氨酰蛋白酶家族。

CB 在肿瘤中的表达和定位与在正常组织中有所不同。在肿瘤组织中，CB 可与质膜相连或被分泌。CB 升高见于乳腺、结直肠、胃、肺以及前列腺等部位的肿瘤，提示 CB 与肿瘤发生和/或发展相关。CB 表达易位也见于多种肿瘤，如结肠肿瘤、甲状腺癌、神经胶质瘤和乳腺上皮肿瘤。这种表达和定位的改变可能与 ECM 降解引起的组织浸润和生长促进有一定关系。CB 以及 MMP、uPA 等蛋白酶的激活可导致 ECM 的分解。除此之外，CB 还可释放多种生长因子，如基本的成纤维细胞生长因子（bFGF）、胰岛素样生长因子 -1（IGF-1）、表皮生长因子（EGF）、TGF-β 等均与 ECM 相关。

随着研究的不断深入，人们逐渐发现在肿瘤进展中，基质细胞由最初的“旁观者”变成“参与者”。在正常细胞和肿瘤细胞的分界线处，可以检测到基质细胞中包括 CB 在内的 ECM 蛋白酶表达升高。多种生长因子（bFGF、EGF、IGF-1）和直接接触肿瘤细胞均可上调 CB 和 CD 的表达。当肿瘤浸润间质时，可诱导基质细胞直接参与降解基质。因此检测肿瘤和基质细胞中 CB 的含量对于判断预后可能有一定帮助。

（二）临床意义

研究显示 CB 是判断乳腺癌预后的独立标志物，对于判断复发和总体生存率均有帮助，但效果不及 uPA。

CD 在乳腺癌、头颈部鳞状上皮细胞癌（SCC）、肝细胞癌、胃腺癌等肿瘤中有一定的应用价值。

（三）测定方法

目前检测方法主要包括底物显色法、ELISA 法、RIA 法和免疫组化法。底物显色法是通过催化底物显色的生色反应来检测 CB，显色底物含有精氨酸 - 精氨酸序列和 2- 萘胺及 7- 氨基 -4- 甲基香豆素，此法特异性差且容易受内源性抑制剂的干扰。免疫组化技术可应用于组织中 CB、CD 等的检测，不同实验室间结果差异较大。造成这种差异的原因与以下因素有关：抗体特异性不同、CD 染色水平定量的计分系统不同、分辨水平高低的切分点不同，以及新鲜标本、甲醛固定标本、石蜡包埋标本等。

十、基质金属蛋白酶

基质金属蛋白酶（MMP）是一类结构相似的锌依赖性内肽酶家族，主要降解细胞外基质（ECM），目前已发现有 23 个家庭成员。

（一）生化特性

MMP 以酶原的形式存在，通过去除一个 10kD 的氨基酸末端结构而活化。MMP 的蛋白水解活性受基质金属蛋白酶组织抑制剂（TIMP）的抑制，MMP 抑制剂治疗也许是一种新的肿瘤治疗战略。依据MMP降解ECM特异性的不同，可将MMP分为四个亚群：胶原酶、明胶酶、基质降解酶和膜MMP。

（二）临床意义

MMP能发挥许多生理功能，如：骨再生、创伤愈合等，但也与肿瘤生长、浸润和转移相关。应用基因敲除技术研究发现，缺乏MMP的小鼠肿瘤发生和进展明显下降，为MMP在肿瘤发生发展中的作用提供了直接的论据。与此相反，MMP表达增高与高侵袭性和较差的预后相关，MMP-2和MMP-9水平升高与口腔癌、肺腺癌、膀胱癌、卵巢癌、乳头状甲状腺癌，MMP-3和MMP-9水平与恶性程度较高的子宫内膜肉瘤，MMP-7与食管癌进展和侵袭相关。

MMP还可用于评估复发和转移风险。MMP-2可以预测卵巢癌复发。MMP-2或MMP-3可以预测晚期膀胱上皮癌患者的复发。MMP还可用于判断转移风险。如在胃癌中，MMP-1与腹膜和颈部淋巴结转移相关。

（三）测定方法

检测MMP通常采用凝胶酶谱技术。该技术主要利用SDS-聚丙烯酰胺凝胶电泳在非还原条件下分离蛋白酶，然后去除SDS，使得MMP复性。另外，组织切片中可应用免疫组化技术检测MMP，组织液和血清可采用免疫技术检测MMP。

十一、肿瘤相关性胰蛋白酶抑制剂

肿瘤相关性胰蛋白酶抑制剂（tumor-associated trypsin inhibitor，TATI）最早发现于卵巢癌患者的尿液中，分子量为6kD的胰酶抑制剂。

（一）生化特性

TATI早期被称为胰分泌性胰蛋白酶抑制物（pancreatic secretory trypsin inhibitor，PSTI），也称作Kazal抑制剂。

TATI和胰蛋白酶原主要由胰腺腺泡细胞合成，并分泌进入胰液，占胰液中总蛋白的0.1%~0.8%。TATI在其他组织中微量表达，如胃肠道、尿道、胆囊、胆道、肾脏、肺、肝和乳腺。TATI也是一种急性时相反应蛋白，在急性炎症时升高，可能与其启动子中含有IL-6反应元件有关。TATI体内的功能为保护自身组织免受胰酶的降解破坏。TATI经肾脏迅速清除，半衰期约6分钟。因此，肾脏疾病患者血清TATI水平可超过1 000μg/L。

（二）临床意义

炎症性的组织破坏可升高总TATI水平，如胰腺炎、严重损伤和炎症反应都可导致TATI升高。肿瘤代谢可导致TATI的升高，TATI亦可用于多种肿瘤的筛检。血清和尿中TATI水平相关性较好，尿中含量不太稳定，故常以检测血清含量为主。

卵巢癌患者的血清和尿中TATI普遍升高。黏蛋白性卵巢癌45%的患者在临床Ⅰ期即有TATI升高，90%~100%的患者在Ⅳ期升高。

TATI在子宫内膜癌患者血清中也有表达，早期仅有20%的患者TATI升高，晚期患者增高的比例达55%~60%，宫颈癌患者TATI也升高，但临床价值不如鳞状细胞癌抗原（SCCA）和CEA。

TATI可用于胃肠道和泌尿道肿瘤的检测。45%~65%的胃癌患者TATI升高，并且术前指标高者预后不佳。34%~74%的结直肠癌患者TATI升高其诊断价值不及CEA。

TATI是一种有价值的胰腺癌标志物，75%~90%的胰腺癌患者中TATI升高。肝细胞癌患者（60%~80%）和胆管细胞癌（75%~100%）患者TATI也有升高。TATI诊断肝细胞癌的敏感性与AFP相似。胆囊癌患者TATI优于其他血清标志物。肾细胞癌TATI敏感性优于CEA、CA15-3、CA12-5、CA19-9，可用于监测病变进展和术后观测。

（三）测定方法

血清或尿中TATI常规通过RIA法测定。单克隆抗体测定血清参考范围为3.1~16μg/L，尿液参考范围为7~51μg/L。

十二、异常凝血酶原（APT）

（一）生化特性

在缺乏维生素K的情况下，肝细胞不能合成正常的依赖维生素K的凝血因子（Ⅱ、Ⅶ、Ⅸ、Ⅹ），而合成无凝血功能的异常凝血酶原（abnormal prothrombin，APT）。肝细胞癌时，由于癌细胞对凝血酶原前体的合成发生异常，导致凝血酶原前体羧化不足，产生大量的APT。APT是反映肝细胞癌的一种标志物。

（二）临床意义

异常凝血酶原增高见于90%以上的肝细胞肝癌，均值可高达900μg/L。40%~50%转移性肝癌APT升高，均值较低。

甲胎蛋白（AFP）水平较低的肝细胞肝癌，APT异常升高。AFP低于400μg/L的肝癌，57%的病例APT高于300μg/L。因此，联合检测AFP和APT能将肝癌的诊断率由48%提高到68%。此外，APT轻度升高还见于慢性肝炎和维生素K缺乏症等，补充维生素K后可纠正。

十三、胃蛋白酶原Ⅰ和Ⅱ

（一）生化特性

胃蛋白酶原是胃液中胃蛋白酶没有消化活性的前体物质，分为胃蛋白酶原Ⅰ和胃蛋白酶原Ⅱ两类。其中胃蛋白酶原Ⅰ主要由胃腺的主细胞和黏液颈细胞分泌，胃蛋白酶原Ⅱ主要由胃体和胃底黏膜的泌酸腺的主细胞分泌。大部分胃蛋白酶原进入胃腔，只有极少量（约1%）透过毛细血管进入血液。血清中的浓度反映了其分泌水平。

（二）临床意义

萎缩性胃炎是胃癌的主要癌前病变，当发生萎缩性胃炎时，腺体和主细胞数量减少，引起胃蛋白酶原Ⅰ分泌下降，胃蛋白酶原Ⅱ含量保持稳定，血清胃蛋白酶原Ⅰ/胃蛋白酶原Ⅱ比值降低。胃溃疡患者血清胃蛋白酶原Ⅰ/胃蛋白酶原Ⅱ比值升高，但胃癌患者中胃蛋白酶原Ⅰ/胃蛋白酶原Ⅱ比值降低。由于在胃部感染→萎缩性胃炎→胃癌的发展过程中，均伴随着胃蛋白酶原的变化，胃蛋白酶原不仅是这三种病变的良好诊断指标，而且是治疗和预防干预过程中最重要的监测指标。因此，检测血清胃蛋白酶原Ⅰ与胃蛋白酶原Ⅱ的含量以及比值变化对胃部疾病的诊断具有多方面的临床意义。

第三节　激素类标志物

激素被看作肿瘤标志物已有半个多世纪了，肿瘤患者激素升高的机制为：①在肿瘤发生时，内分泌组织反应性地增加或减少激素分泌；②正常时不分泌激素的组织部位患肿瘤后开始分泌激素，后者常称为异位激素，如小细胞肺癌分泌促肾上腺皮质激素（ACTH）。这些大都是多肽类激素，和天然激素有相同的免疫源性，可用天然激素的抗体检测出来。由于检测特定激素的特异的 RIA 方法与天然激素很少有交叉反应性，故该方法可用于监测肿瘤患者的治疗。

作为肿瘤标志物的激素有如下特点：①除良性肿瘤外，恶性肿瘤异位激素分泌量少，且不恒定，临床应用较多的是 hCG；②除少数外，大部分肿瘤和激素关系并不固定，有时同一种肿瘤可分泌多种激素，有时几种肿瘤分泌同一种激素；分泌激素最多的是肺癌，所以某些激素的增高并不能特异地诊断肿瘤；③根据最近的报道，有些肿瘤发生时，激素本身并不增加，但激素的受体增加了，如乳腺癌患者雌激素和孕酮水平不增加或增加较少，但其受体数量明显改变。随着单克隆抗体的引进和使用，目前激素的检测方法已十分精确。

多发性内分泌腺瘤（MEN）综合征（MEN1、MEN-2A 和 MEN-2B）为家族性疾病，常染色体显性遗传，现已证明来源于神经内分泌组织的胺前体摄取脱羧酶（APUD），这些组织合成大量的多肽激素，如 ACTH、降钙素、胃泌素、胰高血糖素、胰岛素、促黑素刺激激素、促胰液素和肠血管活性肽。激素的产生频率与 APUD 系统肿瘤起源的组织分化有关，MEN-1 位于人类 11 号染色体长臂（11q13），MEN-2 中甲状腺髓样癌（MTC）位于人类 10 号染色体。部分分泌异常的激素与肿瘤的对应关系见表 45-7。

下面简要介绍几种常见的作为肿瘤标志物的激素。

一、降钙素

（一）生化特性

降钙素（calcitonin，CT）是由甲状腺 C 型细胞分泌的一种由 32 个氨基酸组成单链多肽激素，分子量约为 3.5kD，半衰期 4~12 分钟。它在血清钙升高时分泌，抑制钙从骨中释放，增加尿磷，降低血钙和血磷。正常参考区间上限为 100ng/L。

（二）临床意义

CT 常用于筛查甲状腺髓样瘤患者的无症状家族成员，患者 CT 基础水平升高。由于其半衰期短，且 CT 和肿瘤大小、浸润、转移有关，临床上常把 CT 用于监测甲状腺髓样瘤的治疗和疾病复发。此外，类癌、肺癌、肾癌和肝癌患者也常见 CT 升高，乳腺癌、消化道癌症患者偶见 CT 升高。CT 增高也可见于其他非恶性情况，如肺部疾病、胰腺炎、甲状旁腺功能亢进、恶性贫血、骨 Paget 病和妊娠。静脉注射钙和五肽胃泌素的激发试验也可使 CT 升高，故放射性同位素扫描和体检甲状腺阴性的患者要考虑是否有微恶性瘤和隐匿性恶性瘤的可能。

二、人绒毛膜促性腺激素

（一）生化特性

人绒毛膜促性腺激素（human chorionic gonadotropin，hCG）是

表 45-7　异常分泌的激素与肿瘤的对应关系

激素	主要肿瘤
促肾上腺素皮质激素	库欣综合征、肺（小细胞）癌
抗利尿激素	肺（小细胞）癌、肾上腺皮质肿瘤、胰腺肿瘤、十二指肠癌
铃蟾素	肺（小细胞）癌
降钙素	甲状腺髓样癌
胃泌素	胰高血糖素瘤
生长激素	垂体腺瘤、肾癌、肺癌
人绒毛膜促性腺激素	胚胎性癌、绒毛膜癌、睾丸癌（非精原细胞瘤）
人类胎盘催乳素	滋养层细胞癌、生殖腺癌、肺癌、乳癌
后叶激素运载蛋白	肺（小细胞）癌
甲状旁腺素	肝癌、肾癌、乳癌、肺癌
泌乳素	垂体腺瘤、肾癌、肺癌
血管活性肠肽	胰腺癌、支气管肺癌、嗜铬细胞瘤、成神经细胞瘤

在妊娠期由胎盘滋养细胞分泌的糖蛋白，含 28~30 个氨基酸，分子量 45kD，半衰期 12~20 小时，由 α 和 β 两个亚单位组成，α 亚单位也是其他激素如促卵泡生成素（follicle stimulating hormone，FSH）、黄体生成素（luteinizing hormone，LH）和促甲状腺激素（thyroid stimulating hormone，TSH）的组成成分，β 亚单位仅存在于 hCG，C 端的 28~30 个氨基酸有明显的抗原性。β-hCG 正常参考区间上限为 5.0IU/L。孕妇妊娠早期 β-hCG 升高，分娩后下降。

基因分离研究发现 hCG 亚单位，妊娠早期产生游离的 β-亚单位和完整的 hCG，妊娠后期以产生游离的 α- 亚单位为主，现已发现肿瘤患者产生不同的 hCG 亚单位，然而，仅产生游离亚单位的患者却很少。大多数肿瘤患者既产生游离 β-亚单位又产生完整的 hCG。

（二）临床意义

肿瘤组织分泌的 hCG 多为 β 亚单位。100% 滋养体瘤和绒毛膜上皮细胞癌 β-hCG 异常升高，可达 1 000 000IU/L。β-hCG 的中度升高见于精原细胞性睾丸癌，70% 非精原细胞性睾丸癌 β-hCG 轻度升高（与 AFP 同时升高）。部分乳腺癌、胃肠道癌、肺癌、黑色素瘤、卵巢癌、良性疾病（肝硬化、十二指肠溃疡、炎症）β-hCG 轻度异常。

β-hCG 无法通过血脑屏障，脑脊液中出现 β-hCG 并且和血清中的 β-hCG 比例超过 1∶60，说明肿瘤脑转移。hCG 与肿瘤大小有关，可用于监测治疗和滋养层疾病进展，当 β-hCG 用于治疗监测时，建议每周测一次；当 hCG 高于 400 000IU/L 则认为治疗无效，手术切除肿瘤后 hCG 会降低。正常血清 hCG 半衰期约 12~20 小时，缓降或持续不降提示病灶存在。化疗期间，建议每周测一次 hCG，病情缓解后，每年测一次 hCG 可检测复发。hCG 轻度增高提示肿瘤复发。hCG β- 亚单位检测的特异性尤为重要，因为低水平的 LH 和 FSH 交叉反应可引起假阳性结果。在肿瘤患者少见其他性激素异常的报道。

（三）分析方法

20 世纪 70 年代以来，hCG 的检测方法得到了不断改进。用与其他糖蛋白激素 LH、FSH 和 TSH 很少有交叉反应的 hCG β- 亚单位抗体可提高检测的特异性。目前大多数用免疫测定法检测 hCG，当用免疫测定法检测 α 和 β- 亚单位抗体时，可采用完整的 hCG，该方法不能检测游离的 α 或 β-亚单位，因为游离的 α 或 β- 亚单位不与抗体形成夹心。总 β-hCG 测定包括检测完整的 hCG 和游离的 β- 亚单位。因为肿瘤患者产生大量游离的 β- 亚单位，所以总 β-hCG 可作为肿瘤标记物。

三、儿茶酚胺类物质

儿茶酚胺类物质（catecholamines，CA）是一类结构中都含有儿茶酚的物质总称，包括肾上腺素、去甲肾上腺素及其代谢产物香草扁桃酸（VMA）等，嗜铬细胞瘤患者明显升高，70% 神经母细胞瘤 VMA 升高。与儿茶酚胺类有关的物质还包括促肾上腺皮质激素（ACTH），ACTH 含 39 个氨基酸，分子量 4.5kD，由垂体前叶促皮质素细胞分泌。早在 1928 年有学者描述了小细胞肺癌患者有皮质素过多症，现在已经知道，大约 70% 肺癌患者 ACTH 增加，大部分为无生物活性的分子量为 2~3.6kD 的大分子 ACTH，与小分子量的 ACTH 一样，可生成黑色素细胞刺激素，故肺癌患者很少患有库欣综合征，但常伴皮肤色素沉着。ACTH 增高可能是由脑垂体正常分泌的，也可是异位激素，ACTH 增高（高于 200ng/L）和地塞米松抑制试验障碍均提示异位激素，大约 50% 异位 ACTH 是由小细胞型肺癌引起的；部分胰腺癌、乳腺癌、胃肠道癌症以及良性的慢性阻塞性肺病、精神抑郁、肥胖症、高血压、糖尿病和应激患者也可见大分子量的 ACTH 增加。

四、激素受体

（一）生化特性

乳腺癌患者，孕酮和雌二醇水平并无变化，但部分患者孕酮受体（PR）和雌二醇受体（ER）增加。

目前测定此两种受体以免疫化学法为主，滴定法、酶联免疫法和免疫细胞化学法（ERICA 和 PgRICA）测定组织提取液。ASCO 推荐免疫细胞化学法为标准。其正常参考区间为 > 10fmol/mg 蛋白质。

（二）临床意义

根据 ASCO 建议，乳腺组织细胞质中的 ER 和 PR 已为乳腺癌诊治的常规项目，60% 阳性患者内分泌治疗较有效，95% 的阴性患者内分泌治疗无效，1/3 的乳腺癌转移患者 ER 较低。临床发现，化疗时有一些 PR 或 / 和 ER 假阳性的患者接受内分泌治疗无效。由于 PR 的合成依赖雌激素，PR 检测是 ER 测定的补充，乳腺癌转移患者如果两种受体均阳性，内分泌治疗有效率 75%；ER 阳性、PR 阴性者，有效率 40%，ER 阴性、PR 阳性者，有效率为 25%。临床根据受体测定结果制订相应的治疗方案，内分泌治疗有效者生存期较长，预后较好。

五、胃泌素释放肽前体

（一）生化特性

胃泌素释放肽是一种重要的调节分子，与人体许多生理功能、病理状态有关。它是一种胃肠激素，是哺乳动物同源的两栖动物蛙皮素，最初从猪胃黏膜中分离，广泛分布于哺乳动物的神经系统、胃肠道和呼吸道。

随着信号肽解离，它的 148 个氨基酸的前蛋白原进一步分解生成 27 个氨基酸的胃泌素释放肽和 68 个氨基酸的胃泌素释放肽前体（ProGRP）。由于胃泌素释放肽的半衰期很短，只有 2 分钟，不能在血液中检测到，因此目前主要检测的是胃泌素释放肽前体。

（二）临床意义

ProGRP 和神经元特异性烯醇化酶（NSE）是与神经内分泌源组织和肿瘤有关的两种分子。ProGRP 水平升高见于多种神经内分泌源肿瘤，如小细胞肺癌、类癌、具有神经内分泌功能的未分化大细胞肺癌、甲状腺髓样癌、其他神经内分泌恶性肿瘤以及具有神经内分泌功能的不依赖雄激素的前列腺癌亚组。

1. 良性疾病中的 ProGRP 血清 ProGRP 在 2~50pg/ml 时为正常。2.5% 肝脏疾病在内的良性疾病（肾功能不全除外）

患者 ProGRP 血清水平>50pg/ml。其他患者 ProGRP<80pg/ml，肾功能不全是升高的唯一原因。

2. **肺癌中的 ProGRP**　ProGRP 是小细胞肺癌特异性的肿瘤标志物，其水平升高还可见于少量非小细胞肺癌患者，ProGRP 浓度明显低于小细胞肺癌患者。ProGRP 血清浓度与肿瘤浸润程度有关，ProGRP>150pg/ml 时提示可能为小细胞肺癌。

3. **ProGRP 在鉴别肺癌中的应用**　ProGRP 对鉴别小细胞肺癌和非小细胞肺癌非常有用。ProGRP 血清水平升高主要见于小细胞肺癌或神经内分泌肿瘤。ProGRP 在分化良好的神经内分泌肿瘤中浓度升高常提示原发性肿瘤并且生存概率较低。在不伴随肾功能不全的其他恶性肿瘤患者也常出现 ProGRP 浓度轻度升高，99.7% 的患者浓度<100pg/ml。

4. **ProGRP 在监测小细胞肺癌患者中的应用**　ProGRP 有助于监测接受治疗的小细胞肺癌患者，有助于检出复发病例。建议在诊断小细胞肺癌时选择 ProGRP 作为肿瘤标志物。其依据包括：① ProGRP 在小细胞肺癌中的灵敏度、特异性高于其他恶性肿瘤；②肾功能不全的大部分疾病中也能检出 ProGRP；③溶血不出现假阳性结果，此外，正常参考区间和小细胞肺癌患者检测结果之间差异明显。NSE 可作为小细胞肺癌的补充肿瘤标志物，结合 NSE 和 ProGRP 的结果可增加组织学诊断、预后和随访的准确度。

5. ProGRP 在小细胞肺癌早期升高，人群中小细胞肺癌的发病率很低，ProGRP 不用于肺癌筛查试验。

第四节　胚 胎 抗 原

20 世纪 60 年代发现的 AFP 和 CEA 至今仍是常用的肿瘤标志物。1960 年在小鼠肝癌、1964 年在肝癌患者的血清中找到了 AFP 并用于临床。1965 年，Gold 和 Freeman 首次发现了 CEA，最初命名为 Gold 抗原。AFP 和 CEA 都属胚胎抗原类物质，这类物质是胎儿期合成的蛋白，成人后逐渐下降、消失。肿瘤患者这些胚胎抗原重新出现，可能与恶性细胞转化时激活了某些在成年后已关闭了的基因有关。胚胎抗原类肿瘤标志物不多，是临床常用的重要标志物。胚胎抗原及其相应肿瘤见表 45-8。

一、甲胎蛋白

甲胎蛋白（alpha-fetoprotein，AFP）是人类认识较早的比较有价值的肝癌和生殖细胞瘤肿瘤标志物，至今已应用了半个世纪。

（一）生化特性

AFP 是一种含 4% 碳水化合物的单链糖蛋白，分子量 70kD，半衰期 5 天，AFP 和白蛋白基因都定位于第 4 号染色体 4q11~4q 21 区域，AFP 和白蛋白的氨基酸顺序十分近似，高度同源。AFP 在胎儿期分别由卵黄囊和胎肝合成，可细分为卵黄囊型和肝型，它们含碳水化合物的比例不同。AFP 常和乳酸类物质如刀豆素 A（Con A）结合，卵黄囊型 AFP 中结合了 50%~70% 的 Con A，远高于肝型。AFP 是胎儿循环中的主要蛋白，约为清蛋白的 10%。在胎儿诞生后 18 个月，白蛋白合成逐渐增加，AFP 浓度随之下降，健康成人血清中 AFP 低于 20μg/L，妇女妊娠 6 个月后 AFP 可达 500μg/L。

肿瘤衍生的 AFP，糖的组分取决于肿瘤细胞表面的糖转移酶，AFP 糖链的差异可能是由 AFP 与外源凝集素如 Con A 和小扁豆凝集素（LCA）的结合决定的。AFP 分子的变化分为肝型和卵黄囊型；它们的糖分互不相同，卵黄囊型 AFP 含有 N- 乙酰葡萄糖胺，阻断了 AFP 的 Con A 结合位点，卵黄囊型 AFP 有较高的（50%~70%）Con A 不反应成分（CNR），肝型 AFP 由于缺乏糖分子有较低的 CNR（10%~20%）。LCA 与首

表 45-8　胚胎抗原及其相应肿瘤

名称	特征	常见肿瘤
AFP	糖蛋白，70kD，4% CHO	肝癌、生殖细胞癌（非精原细胞瘤）
β- 癌胚抗原	80kD	结肠癌
致癌胎儿铁蛋白	糖蛋白，600kD	肝癌
CEA	糖蛋白，22kD，50% CHO	结直肠癌、胃肠道癌、胰癌、肺癌、乳癌
胰腺癌胚抗原	糖蛋白，40kD	胰腺癌
鳞状细胞抗原	糖蛋白，44~48kD	颈部、肺癌、皮肤癌、头部和颈癌
田纳西州抗原	糖蛋白，100kD	结肠癌、胃肠癌、膀胱癌
组织多肽抗原	细胞角蛋白 8、18、19	各种癌（乳癌、结直肠癌、卵巢癌膀胱癌）

个 N- 乙酰葡萄糖胺中心轴的岩藻糖基化形式结合，该结合见于肿瘤衍生的肝型和卵黄囊 AFP，而不出现于良性肝病产生的 AFP。

（二）临床意义

1. **AFP 和肝癌** 良性肝脏疾病如肝炎、肝硬化患者血清中 AFP 也升高，但 95% 小于 200μg/L，如 AFP 超过 500μg/L，谷丙转氨酶（GPT）基本正常，提示可能为肝癌。几乎 80% 肝癌伴有 AFP 升高，大约一半的肝癌患者可测到高浓度的 AFP。AFP 浓度和肝癌大小有关。目前在中国、日本、非洲和阿拉斯加都用 AFP 筛查肝癌。最初在中国的大规模筛查采用不太敏感的方法（凝集反应和对流免疫电泳，cut-off 值 400~1 000μg/L），早期在中国台湾地区和日本采用更敏感的免疫测定法（cut-off 值 10~20μg/L）和超声检查更及时地发现了肝癌。国际学术团体建议参考区间上限定在 20μg/L。灵敏的 AFP 检测方法结合超声检查常常能发现早期肝癌（直径<5cm）。AFP 还用于治疗监测和预后判断，AFP>500μg/L，胆红素>34μmol/L 患者存活期很短；患者 AFP 急剧升高提示肝癌转移；手术后 AFP>200μg/L，提示肝癌组织未完全切除或有转移。

2. **AFP 和生殖细胞瘤** AFP 和 hCG 联合应用于生殖细胞肿瘤分型和分期。生殖细胞肿瘤可能是以一种细胞为主，也可能是多种细胞如精原细胞瘤型、卵黄囊型、绒毛膜癌成分（胚胎性癌）或畸胎瘤的混合物。精原细胞型 AFP 正常，β-hCG 升高；卵黄囊瘤 AFP 升高，绒毛膜上皮细胞癌的患者 hCG 升高，而畸胎瘤两者均正常；90% 非精原细胞性睾丸癌至少一项升高，其中<20% Ⅰ期患者，50%~80% Ⅱ期患者，90%~100% 的Ⅲ期患者两项同时升高。两个标志的浓度高低与病情轻重、是否转移有关。以上两种标志物用于监测生殖细胞癌患者，两项同时升高表明疾病复发或转移，也可通过用 AFP（5 天）和 hCG（12~20 小时）半衰期计算两项降低的范围的方法来评估化疗是否成功。

（三）分析方法

血清 AFP 可通过 ELISA 法、直接化学发光、电化学发光等方法测定，不同的测定方法检测的灵敏度不同，参考区间亦不同。目前，大多数实验室采用直接化学发光、电化学发光法，自动化程度高，结果准确，灵敏度高，线性范围宽。

附：AFP 异质体

甲胎蛋白（AFP）是一种糖蛋白，是诊断原发性肝癌（PHC）的重要指标。Abdel-Aziz 在 1970 年发现 AFP 电泳时存在不同的迁移率，提出了甲胎蛋白异质体（AFP-L3）的概念。Okuyama 等根据 AFP 与 LCA 结合能力不同将其分为 LCA 非结合型（包括 AFP-L1 和 AFP-L2）和 LCA 结合型（AFP-L3）。其中 AFP-L1 来自良性肝病，是 AFP 的主要成分，AFP-L2 主要来自孕妇，AFP-L3 为肝癌细胞特有。研究表明 AFP-L3 比 AFP 具有更高的特异性，是肝癌诊断的高特异性指标，被称为新一代肝癌标志物。

二、癌胚抗原

癌胚抗原（carcinoembryonic antigen，CEA）是 1965 年 Gold 在人类结肠癌组织内发现。此抗原也出现在胚胎细胞上，故称为癌胚抗原。

（一）生化特性

CEA 属细胞表面的糖蛋白家族，其家族基因位于 19 号染色体（PSA 基因也在此染色体上），由 10 个基因组成，可分泌 36 种不同的糖蛋白，主要是 CEA 和非特异的交叉反应抗原（NCA），其中最主要的一种即 CEA，它和免疫球蛋白 IgG 的 γ 重链结构极相似，有人认为 CEA 是免疫球蛋白超家族中的一员。CEA 是一种糖蛋白，含 45%~55% 碳水化合物，分子量 150~300kD，由 641 个氨基酸组成单一多肽链，N- 端为赖氨酸位点，可通过等电聚焦来区分其变构体。电子显微镜免疫组化技术证实其存在于正常结肠柱状细胞和杯状细胞。1989 年已发现 CEA 有 5 种互不重叠的抗原决定簇，分别命名为 Gold 1~5，其中 1~3 有较高的特异性，而 4~5 有交叉反应。胎儿在妊娠两个月后由消化道分泌 CEA，出生后消失。正常分泌 CEA 的组织器官有支气管、唾液腺、小肠、胆管、胰管、尿道、前列腺。成人 CEA 主要是由结肠黏膜细胞分泌到粪便中，一天约 70mg，少量重吸收至血液。大部分健康人群 CEA 血清浓度小于 2.5μg/L，抽烟者 CEA 可轻度升高，一般低于 5μg/L。少数肺和支气管疾病、肠道炎症和慢性肝患者血清 CEA>5μg/L。参考区间上限：健康人 CEA<3μg/L，吸烟者<5μg/L。

（二）临床意义

70% 直肠癌、55% 胰腺癌、50% 胃癌、45% 肺癌、40% 乳腺癌、40% 尿道癌、25% 卵巢癌患者 CEA 升高。需与肝硬化、肺气肿、直肠息肉、良性乳腺痛、溃疡性结肠炎相鉴别。目前认为 CEA 有一定的假阳性和假阴性，不适合用于肿瘤普查。当 CEA 持续升高 5~10 倍时，提示恶性肿瘤，特别是肠癌的发生。直肠癌患者 CEA 浓度和 Duke 分期有关，28% 的 A 期和 45% 的 B 期 CEA 都异常。高水平 CEA（CEA>80μg/L）可看作肿瘤已有转移的标志，CEA 是一种细胞黏附分子，极易浸润和转移。在早期和局部的乳腺癌，CEA 常在正常参考区间范围内，一旦 CEA 升高，则提示有转移。肿瘤治疗有效，CEA 迅速下降，如 CEA 水平再次升高提示肿瘤的复发。一般来说，从 CEA 开始升高到临床有明显复发症状约 5 个月。直肠癌治疗期间，CEA 是一个有效的监控指标，是发现复发的理想指标，其敏感性高于 X 线和直肠镜。CEA 还常用于监控胰腺癌、胃癌、肺癌、乳腺癌的治疗，早期局限的乳腺癌患者 CEA 应该是正常的，一旦升高表明有骨或肺转移。据不完全统计，65% 的小细胞肺癌患者 CEA 升高，CEA 也是诊断和监测小细胞肺癌的有效工具。

（三）分析方法

目前多用免疫测定法来检测血清 CEA，多克隆或单克隆抗体或两种联合用于 CEA 的免疫测定。

第五节　特殊蛋白质类标志物

大多数实体瘤是由上皮细胞衍生而来，当肿瘤细胞快速分化、增殖时，一些在正常组织中不表现的细胞类型或组分大量出现，如作为细胞支架的角蛋白，成为肿瘤标志物。角蛋白有多种类型，形成了多种肿瘤标志物，本节将讨论角蛋白和多肽组织性抗原。这类标志物的分子组成是不含糖或脂的多肽链，其体现了肿瘤共有的增殖特性，器官特异性差，是多种肿瘤标志物有关的广谱肿瘤标志物，鳞状细胞癌，如膀胱癌、肺癌阳性较高。实体瘤大体来自腺癌或鳞癌，与鳞癌有关的标志物较少，鳞状细胞癌抗原是其中的一种。铁蛋白也是一种较特殊的金属蛋白。

一、角蛋白

（一）生化特性

细胞角蛋白（cytokeratin，CK）是细胞体间的中间丝，在正常及恶性的上皮细胞中起支架作用，支撑细胞及细胞核。已知的角蛋白有 20 多种，分子量 40~70kD，可分为两型：1 型分子量小，呈酸性；2 型分子量大，呈中性或碱性。已知肿瘤细胞中最丰富的是 CKl8 和 CK19，细胞分解后释放至血中。CKl9 是一种酸性多肽，分子量为 40kD，主要分布于单层上皮，如肠上皮、胰管、胆囊、子宫内膜和肺泡上皮，这些细胞癌变时，CKl9 含量增加。临床常用的有组织多肽抗原（TPA）、特异性组织多肽抗原（TPS）和细胞角蛋白 19 片段（Cyfra 21-1）。

（二）临床意义

Cyfra 21-l 是角蛋白 CKl9 在病理条件下的可溶性片段，释放入血后可与两株单克隆抗体，KS19-1 和 BM19-21 特异性结合。这是近年来引起高度关注的肿瘤标志物，对肺癌，特别是非小细胞肺癌（NSCLC）具有较高诊断价值，敏感性达 80%。它既能做到早期诊断，又与肿块生长、患者生存率、淋巴结受累状态、肿瘤分期等相关，可用于监测疾病进展和术后随访。其诊断鳞状细胞癌、腺癌、大细胞癌的阳性率分别为 67%、46%、67%，远高于 CEA 和其他标志物，其假阳性率为 4%~8%，而且 Cyfra 21-1 水平和肿瘤的恶化程度、转移相关。

二、组织多肽抗原、特异性组织多肽抗原

（一）生化特性

组织多肽抗原（tissue polypeptide antigen，TPA）和特异性组织多肽抗原（tissue polypeptide specific antigen，TPS），1957 年从癌细胞培养液中发现了 TPA，是比 CEA 和 AFP 出现更早的肿瘤标志物，但由于缺乏特异性限制了其应用。它可以通过抗体抗原反应识别角蛋白 8、18 和 19。角蛋白家族按分子量分有 20 种，TPA 是低分子量角蛋白的混合物，TPS 是 TPA 在血中的特异部分，细胞增殖时，产生大量的角蛋白。细胞坏死时，角蛋白的可溶部分释放入血。TPS 位于 TPA 复合体的抗原位点上，被 M3 单抗特异地识别，可作为细胞增殖的特异标志物被提出，用特异的放射免疫法检测其血清含量。

（二）临床意义

TPA 的升高表明细胞处于增殖转化期，临床上 TPA 更多地被看作细胞增殖的标志。妊娠妇女在整个孕期 TPA 均升高，分娩 5 天后 TPA 下降；此外，部分炎症患者 TPA 也可升高。TPA、TSA 是早期出现的敏感的广谱肿瘤标志物，其特异性较低，在诊断肿瘤方面的作用有限。

目前在临床上，TPA 主要应用于：①鉴别诊断胆管癌（TPA 升高）和肝细胞癌（TPA 不升高）；②与 CEA 以及糖蛋白类抗原结合判断膀胱癌、乳腺癌、直肠癌、肺癌、卵巢癌有无转移。联合 CEA 和 CA15-3 诊断乳癌，联合 CEA 和 CA19-9 可诊断结肠癌，联合 CA12-5 诊断卵巢癌。TPS 与肺癌细胞增殖活性相关，不论肺癌组织学类型和肿瘤大小，TPS 升高都与肺癌细胞生长期相关。

三、鳞状细胞癌抗原

（一）生化特性

鳞状细胞癌抗原（squamous cell carcinoma antigen，SCCA）也是一种糖蛋白，曾被称为肿瘤相关抗原，是 1977 年从子宫颈鳞状细胞分离的抗原 TA-4 的亚组分，分子量为 42~48kD，通过等电聚焦电泳可把 SCCA 分为中性和酸性两个亚组分，恶性和正常的鳞状上皮细胞均含中性组分，酸性组分仅见于恶性细胞，酸性部分单一释放进入血液循环。血清中的 SCCA 浓度和鳞状细胞癌的分化程度有关，正常人血清中 SCCA 浓度$<1.5\mu g/L$。少数良性疾病 SCCA 也升高，如肺部感染、皮肤炎、肾衰和肝病。

（二）临床意义

SCCA 升高见于多种鳞状细胞癌，在子宫颈癌、肺癌（非小细胞肺癌）、皮肤癌、头颈部癌、消化道癌、卵巢癌和泌尿道肿瘤中都可见 SCCA 升高。肿瘤早期 SCCA 一般不升高，故 SCCA 不能用于肿瘤普查。SCCA 升高程度和肿瘤的恶性程度密切相关，SCCA 一旦升高通常预示病情恶化，伴发转移，常用于治疗监测和预后判断。70% 进展型宫颈癌患者 SCCA 升高，90% 以上复发的宫颈癌 SCCA 异常。

（三）分析方法

SCCA 可用 RIA 法、CLIA 法、ECIA 法和微粒酶免疫分析法等测定。

四、S-100 蛋白

S-100 蛋白是一组钙结合蛋白，已发现至少有 19 种，生理功

能尚不清楚，其中有些种类（即 S-100A4、A-100A2、A-100A6 和 S-100β）与肿瘤的发展有关。S-100A4 通常选择性表达在免疫细胞上，在角化细胞、黑色素细胞和朗格汉斯细胞上也有微量表达，在乳腺、结肠、甲状腺、肺、肾和胰腺不表达。S-100A4 在乳腺癌、食管鳞状上皮癌和胃癌中的表达可预示预后不良和更强的侵袭性，多因素分析研究表明其是判断预后的一个独立的标志物。常用于常规组织学肿瘤标志物的检查。

S-100β 是黑色素瘤的诊断和判断转移的常规组织学标志物。研究检测血清中的 S-100β 水平用于监控疾病的复发。无黑色素瘤时，血清中通常检测不到 S-100β；复发时血清中 S-100β 明显升高。免疫测定法 S-100β 临界值定在 0.12μg/L 可使敏感性和特异性分别达到 0.29 和 0.93，诊断准确度为 0.84。S-100β 在诊断黑色素瘤的复发方面是一个敏感性和特异性都较高的标志物，比传统的标志物如 LD 或 ALP 更早地监测到复发。

五、人附睾蛋白 4

人附睾蛋白 4（human epididymis protein，HE4）是一种由卵巢上皮癌细胞产生的蛋白（但并非所有卵巢上皮癌细胞都可产生该蛋白），作为一种新型的卵巢癌诊断指标，其水平变化能反映疾病发展趋势，监测治疗的效果。HE4 在恶性肿瘤中的高表达多见于卵巢癌、子宫内膜癌，少见于肺腺癌及间皮瘤。HE4 在早期（Ⅰ期）的卵巢癌中的敏感性及检测卵巢癌总的敏感性均高于 CA12-5，是卵巢癌敏感且特异的标志物，可用于对卵巢癌的早期诊断及辅助监控卵巢癌患者的治疗情况。因此，作为单一肿瘤标志物的 HE4 在卵巢癌中的敏感性和特异性优于 CA12-5，CA12-5 联合 HE4 可以减少 30%~50% 生物学标志物阴性卵巢癌的漏诊。

第六节 糖蛋白类抗原

糖蛋白类肿瘤标志物是肿瘤细胞表面的抗原或者由肿瘤细胞分泌的糖蛋白。广义的糖蛋白包括了两大类蛋白，人们把含碳水化合物少于 4% 的糖蛋白称为狭义糖蛋白（glycoprotein），把含碳水化合物超过 4% 的糖蛋白称为黏蛋白（mucin）。糖蛋白所结合的碳水化合物是一类含氮的多糖（黏多糖），比较常见的是唾液酸和岩藻糖。一般的细胞膜表面都有丰富的糖蛋白，当正常细胞转化为恶性细胞时，细胞表面的糖蛋白发生变异，形成了一种与正常细胞不同的特殊抗原。人们采用单克隆技术检测这些抗原，因而称之为糖蛋白类抗原，它是和酶、激素不同的新一代肿瘤标志物，远较酶和激素类标志物敏感和特异，它们的诞生促进了肿瘤标志物的发展和临床应用。

糖蛋白类抗原可粗分为两类：

一类是高分子黏蛋白类（表 45-9），如 CA12-5、CA 15-3、CA 549、CA 27-29（糖类抗原，carbohydrate antigen，CA，CA 后面的数字往往代表了制造该抗原的肿瘤细胞系的编号）等，主要由哺乳动物上皮细胞分泌，称之为 episialin（上皮黏蛋白），其中 CA15-3、CA549、CA 27-29，检测实验中所识别的抗原决定簇相似，但使用的抗体不同。黏蛋白作为一种肿瘤相关蛋白，在乳腺癌中呈高度异常表达，是乳腺癌的重要生物学指标，CA15-3、CA27-29 都来自黏蛋白，其抗原决定簇仅有微小差别。乳腺癌等多种肿瘤中黏蛋白发生以下变化：①表达增高，且表达与肿瘤的恶性程度正相关；②细胞表面的极性分布丧失，整个细胞表面及胞浆都能表达黏蛋白；③结构发生改变，出现了新的肽链及糖链表位。这种质和量的变化使黏蛋白成为一个观察肿瘤复发和转移的标志物。

另一类是血型抗原肿瘤标志物（表 45-10），如 CA19-9（唾液酸化 Lexa）、CA19-5、CA50（唾液酸化 Lex-1，去岩藻糖型）、CA 72-4（唾液酸化 Tn）、CA 242（唾液酸化碳水化合物与 CA50 共表达），是唾液酸岩藻糖的衍生物，常为胰腺癌等消化道肿瘤的标志物。

糖蛋白类抗原特性见表 45-11。

表 45-9　高分子黏蛋白类肿瘤标志物

名称	抗原和来源	抗体	肿瘤
CA12-5	糖蛋白，>200，OVCA433	OC 125	卵巢癌、子宫内膜癌
CA15-3	糖蛋白，400kD，膜富集 BrCa	DF3 和 115D8	乳腺癌、卵巢癌
CA549	高分子量糖蛋白	BC4E549，BC4N154	乳腺癌、卵巢癌
CA27-29	高分子量糖蛋白	B27.29	乳腺癌
MCA	350kD 糖蛋白	b-12	乳腺癌、卵巢癌
DU-PAN-2	黏蛋白，1 000kD 肽抗原决定簇	DU-PAN-2	胰腺癌、卵巢癌、胃肠肿瘤、肺癌

MCA：黏蛋白样癌相关抗原

表 45-10　血型抗原肿瘤标志物

名称	抗原和来源	抗体	组织器官
CA19-9	唾液酸化 Le^{xa}，SW-1116 结肠癌细胞株	19-9	胰腺、胃肠道、肝
CA19-5	Le^{a} 和唾液酸化的 Le^{ag}	19-5	胃肠道、胰腺、卵巢
CA50	唾液酸化 Lea 和脱岩藻糖形式	C50	胰腺、胃肠道、结肠
CA72-4	唾液酸化 Tn	B27.3、CC49	卵巢、乳腺、胃肠道、结肠
CA242	唾液酸化 CHO	C242	胃肠道、胰腺

表 45-11　糖蛋白类抗原一览表

标志物名称	抗体	常见肿瘤
CA12-5	OC 125	卵巢癌
CA 153	DF-3，115D8	乳腺癌、卵巢癌
CA 549	BC4E549，BC4N154	乳腺癌、卵巢癌
CA 27-29	B27.29	乳腺癌
MCA	b-12	乳腺癌、卵巢癌
DU-PAN-2	Du-PAN-2	胰腺癌、卵巢癌、胃肠道癌、肺癌
CA 19-9	19-9	胰腺癌、肝癌、胃肠道癌、
CA 19-5	19-5	胰腺癌、卵巢癌、胃肠道癌、
CA 50	C50	胰腺癌、直肠癌、胃肠道癌、
CA 72-4	B27.3，CC49	胃肠道癌、胰腺癌、卵巢癌、
CA 242	C242	胃肠道癌、胰腺癌

一、CA15-3

（一）生化特征

CA15-3 于 1984 年被发现，属于糖蛋白类抗原，分子量为 300~500kD，其抗原决定簇由糖和多肽两部分组成。CA15-3 为两种抗体所识别，一种由鼠抗人自肝转移乳腺癌细胞膜制成的单克隆抗体（DF-3），另一种是鼠抗人乳脂肪球膜上糖蛋白 MAM-6 制成的单克隆抗体 115D8，故将其命名为 CA15-3。

（二）临床意义

健康人群血清 CA15-3 参考区间上限为 25kU/L。5.5% 的正常人、23% 的原发性乳腺癌患者以及 69% 的转移性乳腺癌患者的 CA15-3 超过了这一水平。其他一些恶性肿瘤中也能见到 CA15-3 升高，如 80% 的胰腺癌、71% 的肺癌、68% 的乳腺癌、64% 的卵巢癌、63% 的直肠癌和 28% 的肝癌；CA15-3 升高还可见于一些良性疾病肝病（42%）和良性乳腺病（16%），升高程度较低。

原发性乳腺癌 CA15-3 升高不显著（23%），CA15-3 常用于转移的乳腺癌患者的治疗监测和预后判断。1997 年美国 FDA 批准 Mucin 1（CA15-3）作为Ⅱ/Ⅲ期乳腺癌复发的检测指标。

CA15-3 比原来水平升高 25% 预示病情进展或恶化，并与 90% 进展期、78% 恢复期相关，60% 病情稳定患者的 CA15-3 水平没有改变。CA15-3 对转移性乳腺癌诊断的敏感性和特异性均优于 CEA，因而成为诊断转移性乳腺癌的首选指标。

（三）分析方法

在免疫检测中使用两种抗体，其中 115D8 单抗连接于载体，DF-3 单抗为标记抗体。

二、CA 27-29

（一）生化特征

CA 27-29 的抗体是由转移性乳腺癌腹水中的细胞作为抗原诱导产生的，和 CA 27-29 反应的抗原决定簇是黏蛋白核心 20 个氨基酸串联重复序列中的 8 个氨基酸序列（SAPDTRPA）。

（二）临床意义

CA 27-29 的参考区间上限为 36.4kU/L。CA 27-29 临床作用和 CA15-3 一样，在诊断转移性乳腺癌方面的特异性和敏感性略有差别。FDA 已批准 CA 27-29 用于临床监测Ⅱ期和Ⅲ期乳腺癌的复发。如果连续两次 CA27-29 抗原检测结果超过 37.7kU/L，则认为 CA27-29 检测阳性。CA27-29 对于复发性乳腺癌的敏感性为 57.7%，特异性为 97.9%，阳性预测值为 83.3%，阴性预测值为 92.6%，性能优于 CA15-3。

ASCO 建议认为 Mucin-1 抗体（CA15-3、CA549 等）可用于分期，乳腺癌Ⅰ、Ⅱ、Ⅲ、Ⅳ期患者该抗体阳性率分别为 5%~30%、15%~50%、60%~70%、65%~90%，认为 CA 27-29 检测乳腺癌比 CA15-3 更敏感。

（三）分析方法

CA27-29 的检测方法为固相竞争免疫分析法。

三、CA 549

（一）生化特征

CA 549 是等电点为 pH 5.2 的酸性糖蛋白，用 SDS-PAGE 电泳，将 CA 549 分为 400kD 和 512kD 两条带，将以鼠抗人乳腺癌 T417 细胞株部分纯化膜富集提取物制备的 IgG1 单抗命名为 BC4E549，以鼠抗人乳脂球蛋白膜制备的 IgM 单抗命名为 BC4N154。CA549 和 CA15-3 是来自相同的复合物分子的不同抗原决定簇，两者有许多相似的生物学特性。

（二）临床意义

95% 健康妇女 CA 549 水平低于 11kU/L，妊娠和良性乳腺病患者 CA549 水平升高较少。肝病患者 CA 549 略微升高，非乳腺癌患者如卵巢癌（50%）、前列腺癌（40%）、肺癌（30%）常轻度升高。

作为乳腺癌标志物，与 CA15-3 类似，CA549 在肿瘤早期阳性率较低，阴性预期值仅为 51%，不宜作为乳腺癌筛查指标。但其特异性较强，阳性预期值达 93%，临床常把 CA549 升高看成乳腺癌复发的信号，CA549 突然升高提示转移。ROC 分析显示：CA549 在鉴定活动性乳腺癌方面优于 CEA。在监测晚期乳腺癌病情方面，CA549 与病情的进展和恢复情况密切相关，并有助于转移的监测。

四、黏蛋白样癌相关抗原

（一）生物化学特征

利用单克隆抗体 b-12 可以检测黏蛋白样癌相关抗原（MCA）在乳腺癌细胞株膜表面的表达。MCA 是一种分子量为 350kD 的糖蛋白，分子表面的抗原决定簇也可以被 CA15-3 的单抗 DF-3 和 115D8 识别。

（二）临床意义

MCA 是乳腺癌的标志物。整个妊娠过程中 MCA 均维持高水平，而 CA15-3 在妊娠过程中只有轻微的增加。60% 转移性乳腺癌患者 MCA 水平上升。然而，卵巢癌、宫颈癌、子宫内膜癌、前列腺癌等其他肿瘤患者 MCA 水平也升高。良性乳腺疾病 MCA 增加最少。MCA 水平与 CA15-3 水平相关，与 CEA 水平无关。在检测乳腺癌转移方面，MCA 的改变与 CA15-3 的改变平行。

五、CA12-5

（一）生化特征

CA12-5 于 1981 年被发现，是一种高分子量糖蛋白（>200kD）、含 24% 的碳水化合物，表达于卵巢上皮肿瘤和米勒管来源的病理性和正常组织，但其生理学功能尚不清楚。

Bast 等以一个乳头状囊性卵巢腺癌细胞株（OVCA433）制备了单克隆抗体 OC125，可识别 CA12-5 的抗原决定簇。OC125 克隆与 OVCA433 细胞株发生反应，不与同一个患者的 B 淋巴细胞株发生反应。OC125 的抗原决定簇和胚胎发育期卵巢腔上皮的大分子量的糖蛋白相关，能检测出常见的非黏液性卵巢上皮细胞癌，但不易测出内膜细胞癌和透明细胞癌。

（二）临床意义

CA12-5 是卵巢癌的标志物。健康人群血清 CA12-5 含量很低，其上限为 35kU/L。卵巢癌患者中，50% Ⅰ期、90% 的Ⅱ期和超过 90% 的Ⅲ期和Ⅳ期患者 CA12-5 水平升高，其水平和肿瘤大小、分期相关。CA12-5 在鉴别卵巢包块的良恶性上特别有价值，以 35kU/L 为临界值，恶性肿瘤的预测值为：敏感性为 78%，特异性为 95%，阳性预测值为 82%，阴性预测值为 91%，能协助制订正确的手术方案，而且肿瘤分化不影响 CA12-5 的水平。

术前 CA12-5 水平低于 65kU/L 的卵巢癌患者 5 年生存率为 42%，明显高于>65kU/L 患者。术后 CA12-5 水平及下降的比例对生存率也有预测作用。

利用 CA12-5 还可判断肿瘤残存情况，CA12-5 评估再手术的敏感性为 50%，特异性为 96%，第一个化疗周期后，CA12-5 水平可提示疾病的预后，如能降至原来水平的 1/10，表明病情转归良好；三个化疗周期后，CA12-5 水平持续升高者预后较差。此外 CA12-5 预测肿瘤复发、转移的精确度为 75%，从 CA12-5 升高到出现临床症状大约 3~4 个月。80%~90% 病例中，CA12-5 与疾病的预后和转归有关。

除了卵巢癌外，子宫内膜癌、胰腺癌、肺癌、乳腺癌、结直肠癌和其他胃肠道癌症 CA12-5 均可升高，尤其是在判断子宫内膜癌的预后中更有临床价值。在某些良性疾病如肝炎、肝硬化、子宫内膜异位症、心包炎、早期妊娠、妇女黄体期 CA12-5 也可升高，还可用来评价晚期子宫内膜炎的病情。

CA12-5 是少数正在试用于普查的肿瘤标志物，尚不能用于无症状人群的卵巢癌筛查，也不能用于卵巢癌和其他恶性肿瘤的鉴别诊断。在化疗时，CA12-5 会出现假性降低。CA12-5 常和 CEA 联合测定，提高检出卵巢癌的敏感性和特异性。

（三）测定方法

CA12-5 的第二代放射免疫检测法（CA12-5 Ⅱ）以 M11 单抗为捕获抗体，而 OC125 为结合抗体。这种检测方法已经被 FDA 批准用于定量检测原发性卵巢上皮浸润癌妇女血清中 CA12-5 的水平。

（四）其他卵巢癌生物化学标志物

采用生物芯片和其他技术，人们还发现了其他一些卵巢的肿瘤标志物。激肽释放酶作为卵巢癌标志物的作用已有阐述。一些新发现的标志物包括间皮素、HE4 蛋白、prostasin（前列腺分泌的一种丝氨酸蛋白水解酶）、骨桥接素以及其他一些在一部分卵巢癌患者中升高的糖类抗原（如 CA19-9、CA15-3 等）。近来人们倾向于将多种生化标志物（包括 CA12-5）联合使用以提高检测卵巢肿瘤的敏感性，尤其是筛查肿瘤。也有些人提出 CA12-5 增加的比例是有效的筛查工具。将血清标志物与经阴道超声检查联合使用可以增加卵巢肿瘤筛查的敏感性，但特异性下降。将生化标志物应用于卵巢肿瘤的筛查还需要进一步研究。

六、DU-PAN-2

（一）生化特性

DU-PAN-2 抗体识别的抗原决定簇是黏蛋白。它的分子量在100~500kD之间，80%是碳水化合物，核心蛋白的cDNA已经被克隆并测序。通过氨基酸序列预测人们发现DU-PAN-2蛋白分子量为126kD，含有1 295个氨基酸残基，42个串联重复序列。DU-PAN-2抗原主要表达于胰腺和胆管系统的腺上皮、乳腺和支气管，唾液腺、胃、结肠、小肠细胞中也有少量表达。

（二）临床意义

DU-PAN-2是胰腺肿瘤的标志物。胰腺癌（54%~61%）、胆管癌（44%~47%）及肝癌（44%）患者血清DU-PAN-2水平升高。比较研究发现胰腺癌患者DU-PAN-2与CA19-9的升高幅度类似（70%~80%），而且除了不表达CA19-9的具有Lea-b-表型的患者以外，DU-PAN-2与患者评分的相关度很高。

（三）分析方法

Metzgar等研制了RIA方法，随后Kyowa Medex（日本）等人建立了酶免疫分析法检测DU-PAN-2。正常人群的DU-PAN-2血清浓度低于100kU/L，区分正常人与肿瘤患者的临界值为300~400kU/L。

七、CA19-9

（一）生化特征

CA19-9是一种高分子量（200~1 000kD）的糖蛋白混合物，是Lea血型抗原的唾液酸衍生物-唾液酸化的lacto-N-fucopenteose Ⅱ神经节苷脂（sLNF-GM），被称为Lexa。CA19-9由正常人胰腺、胆管细胞和胃、结肠、子宫内膜及唾液腺上皮合成，血清中它以黏蛋白的形式存在。它和CEA的抗原决定簇性质相近，实际上早期的抗CEA多克隆抗体试剂盒也有抗CA19-9的抗体。基因型为Lea-b-（50%）的患者不表达CA19-9。CA19-9因能识别由单克隆抗体人结肠肿瘤细胞株SW-1116制备的鼠抗人1116-S19-9单克隆抗体而得名。

（二）临床意义

CA19-9是结直肠癌和胰腺癌的标志物，CA19-9已经通过FDA的批准，可以用于胰腺癌患者血清的定量检测和辅助监测。Centocor法检测CA19-9正常参考区间上限为37kU/L，99%正常人低于上限值。CA19-9脏器特异性不强，在各种腺癌中都可升高，如：99%的胰腺癌、67%的肝胆管癌、40%~50%的胃癌、30%~50%的肝癌、30%的结直肠癌以及15%的乳腺癌，有报道说10%~20%的良性胰腺炎和胃肠道疾病CA19-9均可升高，但其值很少超过120kU/L。CA19-9水平还和胰腺癌的临床分期有关，在37~1 000kU/L时，有67%的患者可经手术切除，当CA19-9>1 000kU/L时仅有5%患者可以手术。CA19-9有助于胰腺癌和结直肠癌的监测，其水平升高预示着肿瘤复发，比超声和临床诊断早1~7个月。遗憾的是，胰腺癌复发的早期诊断没有太多的价值，因胰腺癌的治疗至今尚缺乏有效的手段。

八、CA50

（一）生化特征

CA50是1983年被发现的，它和CA19-5、CA19-9差别很小，在血清中以糖蛋白形式存在，组织中的存在形式是神经节苷脂。CA50来自抗直肠腺癌细胞株（COLO 205）抗体，CA50抗体可识别含两个碳水化合物的抗原决定簇，主要识别上皮细胞癌中唾液酸基。唾液酸化Lea是CA50在上皮癌中最常见的存在形式，并能够被CA19-9识别。

（二）临床意义

CA50是胰腺癌和大肠癌的标志物。不同的方法测得的血清CA50的正常参考区间不同，通常在14 ~20kU/L。CA50升高见于良性胰腺疾病（12%~46%）、胆管病（35%~38%）和肝疾病（22%~59%）。CA50诊断胰腺癌阳性率为80%~97%，诊断直肠癌阳性率依病情程度而不同：Duke A级：19%~43%，B级30%~59%，C级53%~73%、D级53%~73%。不同类型消化道肿瘤CA50升高的比例也不同：食管癌（41%~71%）、胃癌（41%~78%）、胆管癌（58%~70%）、肝癌（14%~78%）。其他恶性肿瘤（包括乳腺癌、肺癌、肾肿瘤、前列腺癌、膀胱癌、卵巢癌等）升高的比例较低。CA50和CA19-9的作用类似，并存在相关性。有人认为CA19-9和CA50有互补作用，联合测定，可以提高检测的特异性和敏感性。

九、CA242

（一）生化特征

CA242抗体来自人大肠癌细胞株COLO 205，可识别CA50和CA19-9的抗原决定簇。其抗原决定簇是一种唾液酸化的碳水化合物。CA242表达于人胰腺导管细胞的上缘和结肠黏膜的上皮和杯状细胞。

（二）临床应用

CA 242是胰腺癌和大肠癌的标志物。以20kU/L为临界值，CA242升高见于：5%~33%的结肠、胃、肝、胰腺及胆管的良性疾病，68%~79%的恶性胰腺癌，55%~85%的大肠癌和44%的胃癌。大肠、肝、胰腺及胆管疾病CA242、CA50和CA19-9的相关系数在0.81~0.95之间，其中CA19-9的敏感性和特异性较好。大肠癌患者CA242和CEA升高的百分比高于CA19-9和CA50。

（三）分析方法

免疫法检测以CA50抗体为捕获抗体，以CA242抗体为结合抗体。CA242免疫荧光检测方法为DELFIA法，上限值为20kU/L。

十、CA 72-4

（一）生物特征

CA 72-4在1989年被发现，目前有两种抗体：B72.3是抗乳腺癌肝转移细胞株单抗；B72.3反应的抗原是纯化的TAG72（肿瘤相关糖蛋白）；CC49的抗原来自LS-174T人结肠腺癌细胞移植物制备进一步纯化的TAG72，其亲和力更高。

（二）临床应用

CA72-4是胃肠道癌和卵巢癌的标志物。CA72-4的临界值是6kU/L，其水平升高见于：3.5%的正常人，6.7%的良性胃肠道疾病，40%胃肠道癌，36%的肺癌以及24%的卵巢癌。CA72-4的敏感性不高，但它和CEA在诊断肿瘤时有互补作用，两者同时使用可提高诊断胃癌的敏感性和特异性。人们通过监测血清中TAG-72的水平研究了原发性乳腺癌和胃癌、结肠癌、卵巢癌的血清 TAG-72 的清除情况。如果肿瘤完全切除，CA72-4 在 23.3 天内降至正常，故人们认为 CA 72-4 是疾病分期和判断胃、肠道肿瘤患者是否有残存肿瘤的良好指标。

（三）分析方法

应用免疫荧光法检测 CA72-4 水平。B72.3 是结合抗体，而 CC49 是捕获抗体。

第七节 基因类标志物

随着肿瘤分子生物学的发展，人们把目光逐渐转向了基因水平。细胞从正常状态到癌性状态的转化涉及多个基因的改变。因此，评估基因的变化可以填补传统血浆生化标志物在建立肿瘤危险性和筛查方面的空白。

肿瘤的产生包含两类基因：癌基因和肿瘤抑制基因。癌基因来源于原癌基因，原癌基因可能通过显性突变，例如点突变、插入、缺失、染色体易位或倒位而激活。多数癌基因编码蛋白的功能是在一定阶段促使细胞激活而增殖，它们的激活导致细胞分裂。大多数的癌基因和血液恶性肿瘤例如白血病相关，和实体肿瘤相关程度低。肿瘤抑制基因，已经从大多数实体肿瘤分离出来。肿瘤抑制基因的致瘤性是来自基因的失活，而不是像癌基因一样来自基因的激活。主要的肿瘤抑制基因是 *p53* 基因，它的功能是通过凋亡（细胞程序性死亡）来修复损伤的 DNA。修复是通过 p21 产物的激活来介导的，p21 产物在晚 G1 期封闭细胞周期而进行修复损伤的 DNA。由损伤或突变引起的基因功能丧失可以导致不能完成 DNA 修复过程从而发生肿瘤。

人们希望人类基因组序列和鉴别全部基因的认识能确定哪种基因特异地或异常地在肿瘤表达，确定这些基因的突变和重排在肿瘤发展和演进中的作用。例如，鉴别两个个体之间单个核苷酸多态性和其他基因的差别可以预测个体对肿瘤的易感性和展开有效的预防措施，例如经常体检、化学预防、营养和生活方式的改变等。

目前，肿瘤癌基因的异常表达被公认是肿瘤发生的起因，但由于癌基因仅存在细胞中，无法作为常规无创检查。随检测技术的进步，人们开始考虑利用血清出现的癌基因表达蛋白作为肿瘤标志物。迄今为止，虽然已发现了近 100 种癌基因和肿瘤发生、发展有关，仅有少数几种可在血清中检出。

原癌基因是和肿瘤病毒有关的正常细胞基因。原癌基因的激活和肿瘤相关。这些基因编码产物包含有正常的细胞进程，例如生长因子信号途径。近二十年来，肿瘤学的最大进展是发现了癌基因，一批在成年期关闭的基因（原癌基因，proto-oncogene）由于种种原因发生了突变，变成了有活性的癌基因，在一些癌基因（至少 3~4 种）共同作用下，正常细胞转化为恶性细胞，异常生长、分化，导致了肿瘤的发生。癌基因的过度表达会导致异常的细胞生长，最终成为恶性肿瘤。已经识别的 40 多种癌基因中，仅有少数成为有用的肿瘤标志物，列举见表 45-12。

一、*ras* 基因

ras 族基因编码酪氨酸激酶（癌基因的命名常根据发现此基因的病毒而来，ras 基因表示该基因是从逆转录病毒 ras 而来，也有根据癌基因编码的表达蛋白的分子量，如 P53，表示这一蛋白分子量 53kD），位于人类 1 号染色体短臂，它的表达产物为 188 个氨基酸，分子量 21kD 组成的 p21 蛋白，由 K-ras、H-ras 和 N-ras 组成，在 DNA 水平上三者高度同源，均有 4 个外显子，同源性达 85%。当 *ras* 基因的 12、13、61 位碱基发生点突变，编码产物发生变化是癌症形成的关键一步，又称启动基因。临床上 ras 基因突变多见于神经母细胞瘤、膀胱癌、急性白血病、消化道肿瘤、乳腺癌，在上述疾病时 ras 基因突变后的表达产物 p21 蛋白增加并且和肿瘤的浸润度、转移相关，在肿瘤患者 *ras* 基因的突变率约在 15%~20%。也有研究指出 p21 在良恶性之间无鉴别价值，如胃良性病变 - 肠化生和异型增生上皮中 ras 的阳性率与胃癌组织阳性率无显著差异。

表 45-12 人类肿瘤中发现的一些癌基因

癌基因	功能	产物	常见肿瘤
N-ras 突变	信号转导	鸟苷二磷酸（GDP）/ 鸟苷三磷酸（GTP）结合蛋白	急性粒细胞白血病、神经母细胞瘤
K-ras 突变	信号转导	GDP/GTP 结合蛋白	白血病，淋巴瘤
c-myc 染色体易位	信号转导	DNA 结合蛋白	B 和 T 细胞淋巴瘤
C-erbB-2 扩增	生长因子受体	酪氨酸激酶	乳腺，卵巢，肠肿瘤
c-abl/bcr 染色体易位	信号转导	酪氨酸激酶	慢性粒细胞白血病
N-myc 扩增	转录调节	DNA 结合蛋白	神经内分泌肿瘤
Bcl-2	封闭凋亡	线粒体膜蛋白	白血病，淋巴瘤

二、*myc* 基因

myc 基因是从白血病病毒中发现的，它和转录调控有关，myc 家族也有 4 个基因：*c-myc*、*N-myc*、*L-myc* 和 *R-myc*，其中对 *c-myc* 的研究最详细，它由三个外显子组成，其表达蛋白是 64kD 的磷酸蛋白为 p64，*myc* 基因和 DNA 合成、细胞信号转录、细胞分化相关，尤其在 G1 和 S 期 *myc* 表达最强。最早人们在 B、T 淋巴细胞瘤、肉瘤、内皮瘤患者发现 *myc* 基因的激活，而后又发现小细胞肺癌、幼儿神经母细胞瘤的临床进展和 *myc* 基因表达扩增有关，而且多见于转移的肿瘤组织，目前 *myc* 基因主要用于相关肿瘤的诊断、复发和转移监测。

三、*C-erbB-2* 基因

C-erbB-2 基因又称为 *HER-2/neu* 基因，它属于 *src* 癌基因家族，和表皮生长因子受体（EGFR）同源，在结构和功能上都与 EGFR 相似，能激活酪氨酸激酶。*C-erbB-2* 基因表达蛋白为 p185，分子量 185kD。*C-erbB-2* 基因通过基因扩增而激活，多见于乳腺癌（Paget 病）、卵巢癌和胃肠道肿瘤。*CerbB-2* 基因蛋白在诊断乳腺癌中的阳性率不高，仅为 25%~30%，但它在乳癌诊断中特别有价值，与肿瘤的大小、雌激素受体、孕酮受体一样可判断患者的预后，其准确性比转移导致的淋巴结数目略差，在乳腺癌诊断中被看作一个独立的指标。*C-erbB-2* 基因蛋白增加患者预后较差，极易复发，存活期短。卵巢癌患者 p185 升高和肿瘤侵袭性增强、较高的临床分级以及疗效差相关。C-erbB-2 单独或结合 CA12-5 不能鉴别卵巢肿瘤良恶性，在鉴别高危人群方面有一定的价值。

免疫组织化学已经被用来检测肿瘤细胞表面增高的 HER-2/neu 蛋白水平。FISH 被用来检测 *HER-2/neu* 基因扩增。免疫组织化学程序相对简单，大多数实验室易开展，检测结果受到不同检测人员的影响。FISH 不受检测人员影响，但它仅检测基因拷贝数的增加。检测血浆 HER-2/neu（p105）的胞外结构域（ECD）是通过 ELISA 和自动免疫分析完成的。两种分析应用识别不同 ECD 表位的相同的单克隆抗体，与其他 EGF 家族成员无交叉反应，而且这两种分析不受单克隆抗体 Herceptin（赫赛汀）的干扰。

四、*Bcl-2* 基因

Bcl-2 基因是在造血系统肿瘤中首先发现的一个癌基因，它位于 18 号染色体长臂，由 3 个外显子组成，通过抑制细胞凋亡参与肿瘤的发生。除正常造血组织外，*Bcl-2* 基因主要分布在腺上皮、外分泌腺体的导管细胞和增殖细胞上。此外，*Bcl-2* 基因在小儿肾脏和肾脏肿瘤上均有高度的表达。*Bcl-2* 基因在各类淋巴瘤、急慢性白血病、霍奇金病、乳腺癌和甲状腺髓样癌等病中均可呈阳性表达。

Bcl-2 癌基因的产物为 239 个氨基酸的完整膜蛋白，主要位于线粒体膜和其他细胞膜。这种蛋白抑制凋亡，并有助于肿瘤细胞，尤其是淋巴瘤和白血病细胞的存活。在滤泡淋巴瘤中鉴别出了 *Bcl-2* 原癌基因，它是由于 14：18 染色体易位而导致 Bcl-2 免疫球蛋白重链融合基因的形成，通过免疫球蛋白启动子激活 *Bcl-2* 基因，结果导致高水平 Bcl-2 蛋白产物。这种蛋白通常表达于长命细胞（例如神经细胞）和快速更新细胞谱系的增殖细胞，例如基底上皮细胞。*Bcl-2* 癌基因高度表达于各种血液恶性肿瘤，包括淋巴瘤、骨髓瘤和慢性白血病。在正常的结肠，Bcl-2 阳性细胞局限在基底上皮细胞，而在发育异常的息肉和癌，可以在基底旁和表面区域发现阳性细胞。*Bcl-2* 基因反常表达出现于早期结直肠癌发生时。另外，在各种肿瘤，包括上皮细胞肿瘤和淋巴瘤，*Bcl-2* 基因异常表达和肿瘤化疗耐药性的产生有关。检测 *Bcl-2* 基因产物可预示肿瘤的发展。

五、*BCR-ABL* 基因

慢性粒细胞白血病（CML）是粒细胞无序增殖，它是已转化的多能造血干细胞克隆性增长的结果。大约 90% 的 CML 患者是由于费城染色体的形成，即在 9 号染色体和 22 号染色体之间的平衡易位［t(9；22)（q34；q11)］，产生 *BCR-ABL* 融合基因。由这种融合基因翻译的蛋白具有酪氨酸激酶的活性，能激活一系列的信号转导途径，促进肿瘤细胞生长。

可通过反义寡核苷酸封闭 *BCR-ABL* 基因或用酪氨酸激酶抑制剂 ST1571 抑制 BCR-ABL 激酶。*BCR-ABL* 的检测对于 CML 的诊断和治疗具有重要的价值。通过 RT-PCR 检测 *BCR-ABL* 有助于对骨髓移植患者微小残留病灶的监控。在含有费城染色体的急性淋巴母细胞白血病患者，*BCR-ABL* 基因 RT-PCR 阳性患者比阴性患者具有较高的复发危险性。骨髓移植后的 CML 患者，在 6~12 个月内 *BCR-ABL* 基因 RT-PCR 阳性患者有很高的复发危险性，但 3 个月内的阳性结果不能预测危险。

六、*RET* 基因

RET 酪氨酸激酶受体参与肾脏形态的形成、外周神经系统的成熟和精原细胞的分化。RET 受体以多聚体复合物形式存在，包含 4 种糖基 - 磷脂酰肌醇（GPI）链接的复合受体（GFRα1，2，3，和 4）的一种。这种复合物对应于四类配体：胶质细胞源性神经营养因子（GDNF）、神经营养因子（neurturin，NTN）、persephin（PSP）和青蒿素（artemin）。RET 的激活是通过募集大量信号分子的受体二聚体形成和转磷酸作用完成的。RET 同其他酪氨酸激酶受体一样，激活下游生长途径，能产生失去控制信号的肿瘤。

许多研究发现在乳头状甲状腺癌、多发性内分泌肿瘤 2 型（MEN2）和家族性髓状甲状腺癌（FMTC）RET 异常激活，其激活机制是通过 RET 受体二聚体形成和转磷酸作用完成。

七、*p53* 抑癌基因

存在于染色体 17q 上的 *p53* 基因通过控制细胞进入 S 期控制细胞分化、监视细胞基因组的完整性、阻止具有癌变倾向的基因突变的发生。野生型的 *p53* 基因突变消失，诱发肿瘤。*p53* 基因的产物为 P53 蛋白，由 393 个氨基酸组成的含磷蛋白。*p53* 基因的缺失或竞争性突变蛋白的产生导致 *p53* 基因蛋白的调控功能丧失。75%~80% 的结肠癌显示在一个 *p53* 基因的缺失和在其他基因的点突变，因此这些肿瘤没有

野生型 *p53* 基因蛋白表达。*p53* 的基因缺失在腺瘤中发生较少(10%)，表明 *p53* 的失活可能在结肠癌形成的较晚期。另外，超过 70% 的乳腺癌也有 *p53* 的缺失。*p53* 突变产生的蛋白能使野生型 P53 蛋白失活，并使细胞跃过细胞周期参与肿瘤的自发性生长。在人类肿瘤中发现了一系列不同的 *p53* 突变，多数点突变位于蛋白的四个区域（氨基酸残基 117~142，171~181，134~158 和 270~286）；三个“热点”残基是 175，248 和 273。而在肝癌细胞中 *p53* 基因第 249 位的碱基对由鸟嘌呤变成胸腺嘧啶。突变的 P53 蛋白半衰期较长。由于许多肿瘤与 *p53* 抑癌基因异常有关，因而人体大部分肿瘤患者都可测到突变的 P53 蛋白，尤其是乳腺癌、胃肠道肿瘤、肝细胞癌及呼吸道肿瘤，阳性率为 15%~50%。密码子 245 和 258 的突变发现于 Li-Fraumeni 综合征（一种常染色体显性综合征），特点是在体内不同的地方发生各种肿瘤。

野生型 P53 蛋白半衰期短，不能通过免疫组织化学来检测，而突变蛋白可堆积到易检测的水平。超过 70% 的原发性结直肠癌能检测到突变蛋白的过度表达。乳腺癌患者中 P53 的过度表达和预后不良相关。超过 75% 的小细胞性肺癌出现错义突变蛋白的过度表达。此外在乳腺癌、肺癌和 B 细胞淋巴瘤患者血浆中发现突变 P53 蛋白的循环抗体，这种抗体有可能用于监测此类患者复发与否。

八、视网膜母细胞瘤基因

视网膜母细胞瘤（RB）是一种罕见的儿童肿瘤，以家族和散在形式发生。Knudson 关于 RB 家族特异性发生率的研究工作产生“二次打击”学说。第一次突变存在于种系和身体所有的细胞上，第二次突变发生于生长中的视网膜体细胞，以散在发生的形式，两次突变发生在同一视网膜母细胞。二次打击学说已经成为其他肿瘤抑制基因的模型。通过家族性患者外周血淋巴细胞染色体条带区的丧失，以及视网膜母细胞瘤和骨肉瘤杂合性丧失的研究，*RB* 基因已经被定位于染色体 13q。但是，多数肿瘤没有大片段缺失，只有点突变或小片段插入和缺失，从而导致形成不成熟的蛋白产物。*RB* 基因的蛋白产物是一种分子量大约 105kD 的核磷蛋白（p105-RB），其结合于 DNA 肿瘤病毒产物，包括鼠肿瘤病毒 EIA 蛋白和人类乳头状瘤病毒 E7 蛋白。当 p105-RB 被去磷酸化时，与转录因子例如 E2F 形成复合物，封闭细胞 S 期基因的转录。E2F 和 DP 蛋白形成二聚体，调控参与 DNA 合成的多个基因转录。p105-RB 的激活或丧失抑制 DNA 的合成，加速细胞增殖。RB 突变检测在测定以家族形式存在个体 RB 发生的易感性方面有一定的价值。

九、*APC* 基因

在公认的结肠癌演变中，首先是结肠腺瘤性息肉病（*APC*）基因在正常息肉中的丧失，*APC* 基因编码 300kD 蛋白，该蛋白可以在肿瘤细胞中被截短。*APC* 基因产物的正常功能不清楚，可能与 α 和 β 连接素相互作用，参与上皮细胞的细胞间相互作用。其在遗传性息肉型和非息肉型结直肠癌综合征中发生突变。在息肉型，肿瘤发生前出现成千上百或更多的良性瘤（息肉）；在非息肉型，只能看到很少的息肉，但是患肿瘤危险程度基本相同。超过 80% 的遗传性结直肠癌患者至少有一个 *APC* 基因体系发生突变，包括大片段缺失和局部突变。结直肠癌的遗传形式相对不同，体细胞的突变在非遗传性结直肠癌的发生中起很重要的作用。超过 70% 的结直肠癌肿瘤，不论瘤体大小和组织学差异，在两个 APC 基因其中的一个上都有一个特异突变，在其他类型的肿瘤上也可以发现突变，包括乳腺、食管和脑肿瘤。

十、神经纤维瘤病 1 型基因

神经纤维瘤病 1 型（NF1），或 von Recklinghausen 病，是一种显性遗传综合征，主要表现为神经嵴细胞的增殖产生大量的神经纤维瘤，咖啡牛奶色斑和虹膜上的利舍小结。在大约 20% 的 NF1 患者发现有 NF1 基因的突变。*NF1* 基因位于染色体 17q11 的着丝粒周围区域。它是一个较大的基因，编码一个 300 个磷酸的蛋白，称为神经纤维瘤蛋白。这种蛋白和 GTP 酶激活蛋白高度相似。其可能机制为神经纤维蛋白功能的丧失或失活导致信号转导途径的改变，通过小 ras G 蛋白的调节完成的，结果是产生激活细胞的持续信号。结直肠癌、黑色素瘤和神经成纤维细胞瘤上也发现 NF1 突变。

十一、*nm23* 基因

nm23 基因的过度表达是在无转移鼠黑色素瘤细胞瘤株被发现的，但是它以较低水平存在于高度转移的细胞株。*nm23* 基因产物在转移性乳腺、结肠和前列腺癌出现升高，是一种潜在的新型转移标志物。

十二、*BRCA1* 和 *BRCA2* 基因

部分乳腺癌和卵巢癌患者具有常染色体显性遗传的特性，目前已经发现 17q 上的 *BRCA1* 和位于染色体 13q12-13 的 *BRCA2* 两个基因位点与此有关。*BRCA1* 编码一个 1863 氨基酸残基的蛋白，这种蛋白可以作为一种转录因子。在体细胞检测 *BRCA1* 和 *BRCA2* 的突变，能评估带有突变基因的乳腺癌家族个体患病的风险性。

十三、结直肠癌丢失基因

结直肠癌丢失基因（*DCC*）编码免疫球蛋白超家族膜蛋白，研究表明它作为受体的一部分在轴索发生作用，另有研究表明它可以促进凋亡，但 *DCC* 的确切功能目前还没有被阐明。在结肠癌，*DCC* 被认为是一种抑癌基因，其表达丢失或减少和肿瘤分期及较差的预后相关，然而，在胃癌 *DCC* 表达的丧失和较好的预后及较高的肿瘤分化程度相关。

十四、*PTEN* 基因

PTEN 肿瘤抑制基因在多数肿瘤中有突变。PTEN 作为一种磷酸酶的功能是负性调节磷酸肌醇 3 激酶（PI 3-K）信号，通过磷脂酰肌醇(3,4,5)［PtdIns(3,4,5)p3］三磷酸 D3 位置的去磷酸化作用完成的。PI 3-K 和它的产物 PtdIns(3,4,5)p3 参与信号途径的激活，从而导致凋亡、细胞游走、细胞大小和趋化性的抑制。*PTEN* 的突变和失活使下游传导途径的激活失去控制，这有助于肿瘤发生。*PTEN* 种系突变引

起 Cowden、Lhermitte-Duclos、Bannayan-Zonana 和 Proteus 常染色体显性综合征，这些综合征都具有产生错构瘤的特性，也都具有肿瘤发展伴随着其他生长相关综合征增加的可能性。总起来说，*PTEN* 突变和 / 或表达丧失和较晚期肿瘤相关，它在包括乳腺癌、肝细胞性肝癌、子宫内膜癌和子宫颈癌等各种肿瘤是一个较差的预后指标。

第八节　受体和其他肿瘤标志物

儿茶酚胺、多胺、脂化唾液酸和受体等其他肿瘤标志物不同程度地在临床上被应用，其中受体是其中最成功的一个。雌激素和孕酮受体在激素一节已有论述。

一、雄激素受体

雄激素，即睾酮和二氢睾酮，参与前列腺的生长和维护。睾酮和二氢睾酮通过雄激素受体（androgen receptor，AR）发挥作用，这种受体是一种典型的核甾体激素受体。雄激素受体激活包含雄激素反应元件的基因的转录，可以调节前列腺的生长和发展。雄激素受体在前列腺癌的发生和发展中的作用基于以下事实，即抗雄激素治疗效果良好，作用时间短暂，而且在抗雄激素治疗停药综合征中可以看到抗雄激素治疗可以刺激前列腺癌细胞。

现已鉴定了两个多态性重复序列：CAG 和 GGN，这两个序列与前列腺癌的发生相关。相对较短的 CAG 重复序列提示患肿瘤的风险更大，前列腺癌侵袭性更强。已经发现了许多突变，这些突变可以使雌激素、孕酮、糖皮质激素和可以刺激前列腺癌细胞生长的雄激素不适当地激活 AR，提示这些突变在癌的发展和产生抵抗性方面起作用。

二、肝细胞生长因子受体

肝细胞生长因子受体，也被称为 C-MET，是主要的癌基因酪氨酸激酶受体，主要表达在健康的上皮细胞上。C-MET 的天然配体是肝细胞生长因子 / 散射因子（HGF/SF），被其配体激活后可产生广泛的细胞反应，包括增殖、存活、血管生成、创伤愈合、散射、游走、入侵和器官发生。C-MET 最初发现是作为 TRP 位点的一个融合基因，它存在于应用化学致癌物（诱导）的人骨源性肉瘤细胞系。其融合产生了一个活跃的受体，可激活下游的增殖、存活和迁移途径。

C-MET 参与肿瘤发展的研究已经在多种肿瘤中展开。C-MET 在前列腺、结直肠、乳房、恶性黑色素瘤、肝细胞和子宫颈上的过度表达与分期、转移潜能和预后不良有相关性。在结直肠癌中 C-MET 的 mRNA 拷贝数的增加与肿瘤的侵袭程度相关。另外，它在乳腺癌中的表达增加与生存时间短相关，而且相对于 HER-2、EGFR 和激素受体状态是独立的预后指标。总之，C-MET 的异常表达参与转移和侵袭并与较差的临床转归相关。由于 C-MET 在肿瘤的发展和转移中起一定的作用，现在已成为药物治疗很有潜力的研究对象。

三、表皮生长因子受体

表皮生长因子受体（EGFR）是酪氨酸激酶受体家族的一个原型。EGFR 的天然配体是表皮生长因子 EGF 和转化生长因子 TGF-α。在肿瘤组织内这些生长因子通过旁分泌和自分泌的方式促进生长。EGFR 的异常表达在多种肿瘤预后判断中有重要价值。文献报道 EGFR 升高的患者生存时间较短。另外 EGFR 可以作为相关肿瘤干预和治疗的靶点。

第九节　其他肿瘤标志物

一、唾液酸和唾液酸酰基转移酶

唾液酸（sialic acid，SA）是细胞膜糖蛋白的重要组成部分，与生物体的许多生物学功能有关，且与细胞恶变、癌转移、浸润、失去接触性抑制、细胞黏附性降低以及肿瘤抗原性密切相关。唾液酰基转移酶（sialyltransferase，ST）是神经节苷脂（ganglioside）成分之一，它催化 N- 乙酰神经氨酸（唾液酸）转移至糖蛋白或糖脂受体上，与细胞膜形成和维持正常功能有关，在调节细胞生长及细胞沟通上起重要作用。在肿瘤发生时，血中唾液酸和唾液酸酰基转移酶浓度常常升高。

早在 1976 年就发现多种肿瘤细胞表面的 SA 活性升高，最高值为对照组的 4 倍，与肿瘤的浸润、转移有关。唾液酸中的脂结合唾液酸（LSA）更敏感、更特异，应用更广。有三种唾液酰基转移酶和肿瘤有关：脂质唾液酰基转移酶（LASA），糖蛋白结合酰基转移酶（GPSA）以及游离唾液酰基转移酶（FSA）。GPSA 的敏感性和特异性高于其他唾液酸成分，其分离和提纯较困难，目前临床常测定的唾液酸酰基转移酶多为 LASA 和 GPSA 混合物称为唾液酸酶。目前尚无灵敏的检测 FSA 方法，因而临床较少使用；TSA、LSA 和 LASA 是临床常用的肿瘤标志物，其临床价值相当。肺癌、乳腺癌、子宫颈癌、胃肠道肿瘤、耳鼻咽喉癌、血液系统肿瘤患者血和尿中的 TSA 和 LASA 浓度均升高，阳性率介于 61%~80% 之间，假阳性率为 12%~21%，主要见于风湿性关节炎等胶原系统疾病和肝脏疾病。

由于唾液酸和多种肿瘤有关，临床常把唾液酸看成广谱肿瘤标志物，和其他标志物联合检测，可提高诊断的敏感性和特异性。

二、多胺

多胺（polyamine）是氨基酸的分解产物。多胺是一类直链脂肪，在体内有 3 种形式：腐胺（putrescine）、精胺（spermine）和精脒（spermidine）。大部分多胺是由鸟氨酸在鸟氨酸脱羧酶作用下转化而来，细胞快速生长促使多胺生成增加，而多胺的增加又为细胞快速生长提供了条件。肿瘤具有快速生长的特点所以肿瘤患者血清和尿中的多胺均会升高。血清中以腐胺升高最为常见，其次是精脒，且多胺的增长和肿瘤的生长相一致，是追踪病情的比较理想的指标。有人认为血清精脒是了解肿瘤细胞破坏的指标，可借此判断化疗药物的疗效，腐胺水平和细胞增殖有关，它可用于评估肿瘤生长速度。多胺是一个比较敏感的广谱肿瘤标志物，需要高效液相色谱（HPLC）荧光衍生法测定，因此难以在临床推广应用。

三、血管生成标志物

血管生成，也就是血管的形成，是一个高度条理和有序的过程；但是在肿瘤组织，这个过程相当混乱。肿瘤的发生首先是通过肿瘤抑制基因的失活和 / 或癌基因失控的激活来完成的。随后，朝着恶性肿瘤演进的下一步现在已经被识别，它被称为“血管生成转换”。肿瘤发生的第一阶段是无血管阶段，此阶段病变大小为 1~2mm，肿瘤处于血管稳定状态。血管稳定状态发生的下一步是快速和无控制的血管生成。新生成的脉管系统结构和正常的脉管系统明显不同。新生成脉管的形状不规则、膨大且有盲端，具有不规则的血流形式，这些使肿瘤相对容易在组织学上鉴别。在正常组织，血管生成信号（VEGF、FGF、PDGFB、EGF、Est-1 和 LPA）和抗血管生成信号（血小板反应蛋白 -1、血管抑素、内皮抑素、血管能抑素和肿瘤抑素）之间平衡。肿瘤的血管生成信号增加，检测血管生成信号标志物可以预测有关肿瘤状态的信息。

血管内皮生长因子（VEGF）和可溶性 Tie-2 受体（sTie2）的增加都和转移的发生相关，其中 VEGF 作用最强。Est-1，激活一系列血管生成基因的转录因子，可以作为子宫颈癌的预测者。血小板反应蛋白 -1（TSP-1），一种抗血管生成标志物，已经成为乳腺导管癌的阳性预测标志。

四、循环肿瘤细胞

1869 年，澳大利亚籍医生 Ashworth 首次提出循环肿瘤细胞（circulating tumor cell，CTC）的概念。1976 年 Nowell 将 CTC 的定义修正为：来源于原发肿瘤或转移肿瘤，获得脱离基底膜的能力并入侵通过组织基质进入血管的肿瘤细胞。目前 CTC 是指存在于外周血中的各类肿瘤细胞的统称。大量研究表明，CTC 以不同形态存在于外周血中，既有游离的单个 CTC，也有聚集成团的细胞团（circulating tumor microemboli，CTM）。肿瘤细胞在进入外周血液循环的过程中会发生上皮 - 间质转变（epithelial mesenchymaltransition，EMT），故 CTC 存在不同类型，包括上皮细胞表型、间质细胞表型和上皮细胞与间质细胞混合表型。CTM 和间质细胞表型 CTC 具有更强的转移潜能。新兴的循环肿瘤细胞检测技术，现已成为研究热点逐步并应用到临床。

循环肿瘤细胞的检测可有效地应用于体外早期诊断，化疗药物的快速评估，个体化治疗包括临床筛药、耐药性的检测，肿瘤复发的监测等。

1. **早期诊断** 影像学通常不能发现体积极小的肿瘤。其实很多肿瘤在 2~4mm 的情况下已经有肿瘤细胞进入血液循环，从这个角度讲，它对于早期诊断具有重要的意义。

2. **评估预后** 经多年的研究认为，肿瘤患者治疗以后通过检测循环肿瘤细胞的个数，可以明确地告诉患者其预后情况。

3. **疗效监测** 目前患者在接受化疗 3 个月后，临床根据肿瘤大小的改变来评估治疗效果。三个月的时间是肿瘤患者治疗的关键，许多患者肿瘤没有减小反而持续增长，导致后续治疗的贻误。因此通过测定 CTC 数目的变化，判断化疗药物的效果，为临床及时调整治疗方案提供信息。

4. **肿瘤复发转移监测** 肿瘤的复发是一个持续的肿瘤不断释放入血向远端转移的缓慢的过程。通过监测 CTC 可以直接监测患者是否肿瘤复发。

五、游离循环核酸

游离循环核酸（free circulating nucleic acids，CNAs）是一种存在于动植物和人体液中的细胞外游离状态核酸，包括游离循环 DNA、游离循环 RNA 及新发现的 MicroRNA（miRNA）、LncRNA、CircRNA。1948 年法国科学家 Mandel 和 Metais 首次报道人血浆中可分离得到游离形式的核酸。当初人们认为核酸需在完整细胞内传递生物遗传信息，这一发现并未引起广泛关注。数十年后，植物学家 Anker 和 Stroun 发现植物诱发冠瘿肿瘤，其继发转移通过游离核酸并非完整细胞。随后，人们证实肿瘤患者血液中存在游离形式的 DNA，血浆中游离 DNA 不仅发生基因突变，还包括了微卫星改变、倒位、缺失和甲基化等。从此，CNAs 在肿瘤诊断方面的研究有了快速发展。最近，对 miRNA 在不同组织和疾病中的表达谱分析发现，miRNA 的表达谱具有明显的组织特异性，正常组织和肿瘤组织中 miRNA 表达明显改变，循环 miRNA 有可能成为肿瘤诊断的新型生物学标志物。现普遍认为细胞凋亡和坏死是循环 DNA 的主要来源，正常组织主要通过细胞凋亡释放产生较一致的短片段 DNA，长度为 185~200bp，由于不完全消化，肿瘤细胞坏死产生的 DNA 片段长度多样化，大多形成了长链 DNA 片段。DNA 完整性一般用 DNA 长、短片段扩增产物的浓度比值表示，也有研究小组用凋亡指数（AI）表示，为 DNA 完整性的倒数，即 DNA 短、长片段扩增产物浓度之比，两者意义相似。

美国科学家 Ahlquist 在直肠癌患者粪便样本中发现长片段 DNA，随后在各种癌症患者血液中也检测出长片段 DNA。

许多研究者对 DNA 完整性的临床应用进行了研究，DNA 完整性检测对良恶性疾病鉴别诊断、肿瘤早期诊断、肿瘤分期、分级、疗效监测等有重要意义。血液不同于其他体液，来源于全身各处，因而血 CNAs 具有良好的临床应用前景。

（鞠少卿　邹　雄）

参考文献

1. 李金明，刘辉．临床免疫学．北京：人民卫生出版社，2015.
2. 曹雪涛．医学免疫学．北京：人民卫生出版社，2018.
3. 马雄，邱德凯．自身免疫性肝病基础与临床．上海：上海科学技术出版社，2018.
4. Peter J Delves, Seamus J Martin, Dennis R Burton, et al. Roitt's Essential Immunology. 13th Ed. Wiley Blackwell, 2017.
5. Judy Owen. Kuby Immunology: International Edition. 7th Ed. WH Freeman, 2013.
6. 仲人前，范列英．自身抗体基础与临床．北京：人民军医出版社，2006.
7. 丛玉隆，尹一兵，陈瑜．检验医学高级教程．2 版，北京：科学出版社，2017.
8. 毕胜利，曾常茜．临床免疫学．北京：科学出版社，2018.
9. 李永哲．自身抗体免疫荧光图谱．北京：人民卫生出版社，2015.
10. 葛均波，徐永健，王辰．内科学．北京：人民卫生出版社，2018.
11. Harris ED. Clinical features of rheumatoid arthritis. In: Ruddy S, Harris ED, Sledge CB, Kelley WN, eds. Kelley's Textbook of rheumatology. 7th ed. Philadelphia: WB Saunders, 2005.
12. 龚非力．医学免疫学．北京：科学出版社，2014.
13. 阮长耿．血液病学．北京：中华医学电子音像出版社，2016.
14. 张之南，郝玉书，赵永强，等．血液病学．北京：人民卫生出版社，2011.
15. 王兰兰．临床免疫学与检验．4 版．北京：人民卫生出版社，2007.
16. Bonilla FA, Bernstein IL, Khan DA, et al. Practice parameter for the diagnosis and management of primary immunodeficiency. Annals of allergy, asthma & immunology, 2005.
17. 诸欣平，苏川．人体寄生虫学．北京：人民卫生出版社，2018.
18. 李兰娟，王宇明．感染病学．北京：人民卫生出版社，2015.
19. 罗恩杰．病原生物学．北京：科学出版社，2016.
20. 卢洪洲，钱雪琴，徐和平．真菌医学检验与图解．上海：上海科学技术出版社，2018.
21. 李艳，张平安，邵华．感染免疫实验诊断与分析．北京：人民军医出版社，2006.
22. 孙新，李朝品，张进顺．实用医学寄生虫学．北京：人民卫生出版社，2005.
23. 王瑞礼．医学真菌学——实验室检验指南．北京：人民卫生出版社，2005.
24. 祁国明．病原微生物实验室生物安全．北京：人民卫生出版社，2006.
25. 邓国华．感染性疾病诊断与诊断评析．上海：上海科学技术出版社，2005.
26. 中华人民共和国国家卫生健康委员会．甲型 H1N1 流感诊疗方案 (2010 年版).(2010-4-30). http://www. nhc. gov. cn/cms-search/xxgk/getManuscriptXxgk. htm？ id=47250.
27. 中华人民共和国国国家卫生健康委员会．手足口病诊疗指南 (2010 年版).(2010-4-20). http://www. nhc. gov. cn/yzygj/ s3593g/201306/6d935c0f43cd4a1fb46f8f71acf8e245.shtml.
28. 中华医学会感染病学分会，中华医学会肝病学分会．慢性乙肝防治指南 (2019 年版). 中国肝脏病杂志 (电子版), 2019, 11 (4): 5-26.

第五篇

临床微生物学篇

PRACTICE OF

LABORATORY MEDICINE

第四十六章 病原生物与感染

第一节　什么是病原生物

自然界中的生物是极其纷繁复杂的，根据其生物学特性的不同，可将其划分为动物、植物、真菌、真核原生生物、原核生物和病毒六大部分。除动物和植物外，其他四个部分的生物都属于微生物（microorganism）。微生物体形微小，肉眼看不见，需要借助于各种显微设备才能观察；微生物结构简单，不具有细胞结构（如病毒）或只有单细胞结构（如细菌、酵母菌和原虫），即使由多细胞组成亦结构相当简单（如丝状真菌）。因此，微生物是一类体形微小的无细胞、单细胞和结构简单的多细胞低等生物的总称。

自然界中绝大多数微生物对人类是无害或有益的，仅有少数是有害的，对人体有害并可引起人类疾病的微生物称作病原微生物（pathogenic microorganism/pathogenic microbes）。

除了上述病原微生物外，还有一些低等生物也能够引起人类疾病，如多细胞的蠕虫和节肢动物。蠕虫和节肢动物以及前面提到的单细胞原虫，均可寄生于人体并引起人体疾病，故而称作医学寄生虫（medical parasites）。

病原微生物和医学寄生虫皆属于低等生物，我们把这些能够引起人体疾病的低等生物统称作医学病原生物，简称病原生物（pathogenic organism）。能够引起人兽共患病的微生物和寄生虫亦属于病原生物。由于医学寄生虫系低等生物，而且其中有相当一部分是结构简单的单细胞原虫，故而一些国外的医学微生物专著索性把医学寄生虫亦包揽于其中，本书亦参照上述做法，将医学寄生虫纳入病原微生物中进行介绍。

第二节　病原生物的种类

一、病原微生物

根据病原微生物有、无细胞，以及有细胞者细胞核的结构特点，可将病原微生物分为三大类：

（一）非细胞型微生物

非细胞型微生物的主要特点是无细胞结构，由单一核酸（DNA 或 RNA）和 / 或蛋白质组成，没有完整的酶系统，只能在活细胞内增殖。病毒（virus）是非细胞型微生物的主要代表，他们由单一核酸构成核心（core），核心与其外的蛋白质衣壳（capsid）组成核衣壳（nucleocapsid），有些病毒的核衣壳外还有包膜（envelope）。非细胞型微生物中还有一些比病毒更小的感染因子，称作亚病毒（subvirus），如仅由 RNA 组成的卫星病毒（satellite virus）和类病毒（viroid）以及仅由蛋白质组成的朊粒（prion）。

（二）原核细胞型微生物

原核细胞型微生物（prokaryote）的特点是仅有原始的核物质（DNA 或 RNA），但无核膜、核仁等核结构，具有两类核酸，缺乏细胞器（除核糖体外无其他细胞器），以非有丝分裂的方式行二分裂繁殖。原核细胞型微生物包括：

1. 细菌（bacteria）　细菌具有细胞壁、细胞膜和细胞核等基本结构。细胞质中有与遗传有关的核质和质粒。一些细菌还有鞭毛、菌毛、芽孢和荚膜等特殊结构，疏松而又稀薄的荚膜又称黏液层。根据形状的不同，细菌可分为球菌、杆菌和螺形菌（包括弧菌和螺菌）等。

2. **螺旋体**（spirochetes）　螺旋体是一类细长、柔软、富有弹性、弯曲成螺旋状，可利用细胞壁和细胞膜间的轴丝运动的原核细胞型微生物。除了其特殊形态及可利用轴丝运动外，螺旋体与细菌的基本结构相同。

3. **支原体**（mycoplasma）　支原体是一种没有细胞壁的原核细胞型微生物，因无细胞壁故而形状不规则。支原体与一般细菌的另一个不同点是细胞膜不是类脂双层中间镶嵌蛋白质的典型膜结构，而是三层结构，内外层由蛋白质和糖类组成，中间层由磷脂（或糖脂）和胆固醇组成。

4. **立克次体**（rickettsia）　立克次体是一种在细胞内寄生的原核细胞型微生物。除细胞内寄生外，与革兰氏阴性细菌十分相似。

5. **衣原体**（chlamydiae）　衣原体是一类介于细菌和病毒之间的细胞内寄生的原核细胞型微生物。它类似于革兰氏阴性菌，对某些抗生素敏感，但有独特的发育周期和形态（原体和始体）；但在如下方面它又类似于病毒：①细胞内寄生，②在所寄生的细胞内可出现包涵体（inclusion body），③对干扰素敏感。

6. **放线菌**（actinomycetes）　放线菌和细菌相似，不同的是它呈丝状，行分支生长。

以上各种原核细胞型微生物由于在本质上十分相似，故而在细菌分类系统的专著《伯杰系统细菌学手册》中统归于广义的“细菌”中。

（三）真核细胞型微生物

真核细胞型微生物（eukaryote）是一类具有高度分化的核结构（包括核膜、核仁和染色体）和各种细胞器，行有丝分裂的低等生物。包括真菌、藻类（常归于植物学中）和原虫（与人体疾病有关的原虫常归于寄生虫）。

真菌（fungi）是一类无叶绿素的单细胞或多细胞的真核细胞型微生物，可进行有性和/或无性繁殖，有细胞壁，常可产生分枝或不分枝的丝状体。

二、医学寄生虫

（一）寄生和寄生虫

寄生（parasitism）是指两种生物生活在一起，其中一方受益，另一方受害的现象。寄生虫是一类寄生于宿主（host）的低等真核生物，属于受益的一方，其宿主是受害的一方。

（二）医学寄生虫

与人体疾病有关的医学寄生虫（medical parasites）主要有三大类：

1. **医学原虫**（medical protozoa）　医学原虫是一类寄生于人体的单细胞真核原生动物，能独立完成运动、摄食、代谢和生殖等生命活动，可行有性和/或无性繁殖，在整个生命周期或生命周期的某一阶段可有鞭毛、纤毛、伪足或孢子。临床常见的医学原虫有：阴道毛滴虫、阿米巴原虫、疟原虫和弓形虫等。

2. **医学蠕虫**（medical helminth）　医学蠕虫是一类寄生于人体的，可借助于其体内肌肉的伸缩作蠕形运动的多细胞软体动物。常见的有华支睾吸虫、日本血吸虫、卫氏并殖吸虫、绦虫、蛔虫、钩虫、鞭虫、丝虫和猪巨吻棘头虫等。蠕虫本身不是分类阶元，只是一个传统的习惯用名。

3. **医学节肢动物**（medical arthropod）　医学节肢动物是指一些可寄生于人体并与人体健康有关的各种节肢动物。如蜱、螨、蝇蛆、蚤和虱等。

第三节　微生物的分类与命名

一、生物的分类系统和分类等级

（一）生物的分类系统

微生物隶属于生物的范畴，因此要了解微生物的分类必须了解生物的分类系统和分类等级。生物的分类系统是以进化论为基础的，根据生物的表型和基因型的不同，将各个生物进行分类（classification），以反映生物间的亲缘关系和进化发展过程。随着生物学技术的快速发展，基因分型在生物系统分类中所起的作用愈来愈大，以各种生物的DNA和RNA（尤其是rRNA）的分析为基础的分子系统发育学受到学者们的认同。为了真实地反映生物的发育谱系，Woese于1987年根据rRNA序列的分析结果，建议将原核和真核生物分为真细菌（eubacteria）、古生菌（archaebacteria）和真核生物（eucaryote）三大类。为了更好地区别古生菌（多为中温菌和嗜热菌，细胞膜含植烷甘油醚，细胞壁缺乏胞壁酸，可行化能无机营养和/或有机营养，细菌群体多呈各种颜色）与真细菌，1990年Woese建议将eubacteria改为bacteria，将archaebacteria改为archae，同时将eucaryote改为eucarya，这三大类生物称为三个域（domain）。这样原核生物分成两个域，真菌和寄生虫就属于真核生物域。这种分类方法没有将非细胞型微生物（如病毒）包括进去。生命进化树如图46-1所示。

（二）生物的分类等级

根据生物系统发育的亲缘关系，人们用如下等级来进行分类描写：

界（kingdom【英文】，regnum【拉丁文】）
　门（division，phylum或divisio）
　　纲（class，classis）
　　　目（order，ordo）

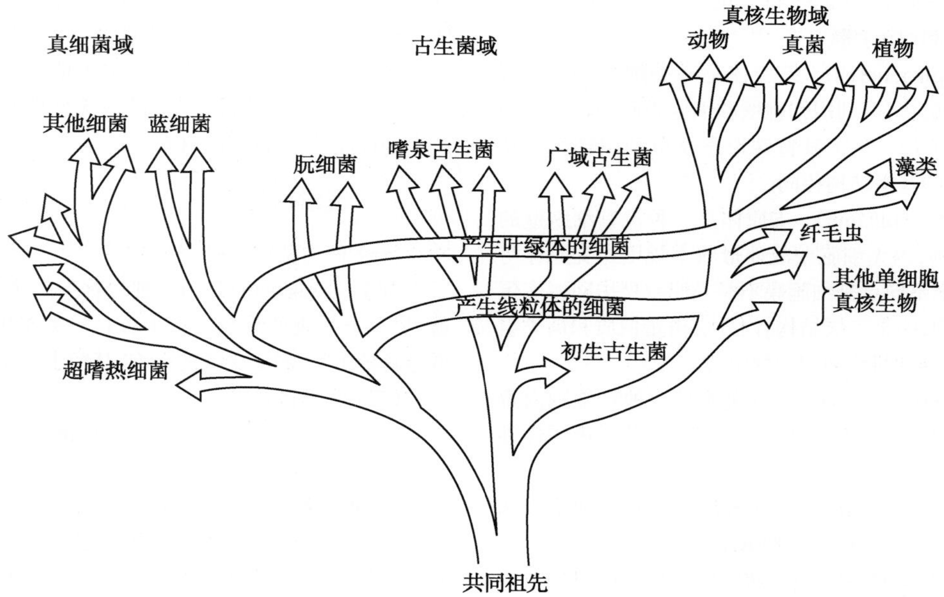

图 46-1 生命进化树

科(family,familia)

属(genus,genus)

种(species,species)

在每一级之间还可以设立亚级(sub),如亚种(subspecies)。

1. **种的概念** 种是细菌分类等级的基本单元。1986 年,Stanier 给种下了一个定义:"种由一群具有高度表型相似性的个体组成,并与其他具有相似特征的类群存在明显的差异"。这个定义无量化标准。1987 年,国际细菌分类委员会对种做了规定:DNA 的同源性≥70%,且其△ Tm 值≤5℃的一群菌为一个种。同时其表型特征应与这个定义相一致。

2. **亚种** 一个种可分为两个或两个以上更小的分类单元,称为亚种。它们是细菌分类中具有正式分类地位的最低等级。在种之内亚种在遗传特性上关系密切,在表型上存在较小的某些差异。亚种的概念在系统发育上是有效的,而且能与亚种以下的变种概念相区别。后者仅是依据所选择的"实用"属性而决定,并不被 DNA 的相关性所证明。

3. **亚种以下的等级** 亚种以下的分类单元是具有相同或相似特性的一个菌株或一组菌株,并作为一个分类类群看待。但是它们都不是正式的分类等级,而是细菌分类学中习惯使用的术语或推荐使用的辅助用语。例如,生物型(biovar)表示具有特殊的生物化学或生理特性的菌株群,化学型(chemovar)表示能产生特殊化学物质的菌株群,培养型(cultivar)表示具有特殊培养性状的菌株群,形态型(morphovar)表示具有特殊形态特征的菌株群,致病型(pathovar)表示对一种或多种寄主具有致病性的菌株群,噬菌型(phagovar)表示对噬菌体有特异性反应的菌株群,血清型(serovar)表示具有特殊抗原特征的菌株群。

4. **菌株(strain)** 从自然界分离纯化所得到的纯培养的后代,经过鉴定,属于某个种,但由于来自不同的地区、土壤和其他生活环境,它们会出现一些性状差异。这个属于同一种但来源不同的纯培养的单个分离物的后代称为菌株。菌株名称通常以数目、字母、人名或地名表示。具有某种细菌典型特征的菌株称作模式株(type strain),它是细菌分类鉴定时的参比依据。那些只得到分离而未经鉴定的纯培养的后代则称为分离物。

5. **属、科和目的划分** 通常将具有某些共同的主要特征或关系密切的种归入一个属,而且这个属与其他属具有明显的差别。细菌分类学家对细菌种的模式菌株做了大量 16s rRNA 全序列测定后,得出共识:16S rRNA 序列相似性大于 95% 的种可划归为一个属。科和目水平的分类关系则尚不肯定。到目前为止,有相当一部分属未能归入相应的科和目中。

二、微生物的命名

生物命名的目的是给一个特定生物体标上一个唯一的名字,这个名字携带了与该生物体有关的有价值的信息。

生物物种的双命名法是瑞典科学家 C.Linnaeus(林奈)建立的。1970 年在墨西哥城举办的第十届微生物学大会上,ICSB(International Committee for Systematic Bacteriology)在 Linnaeus 提出的生物双命名法的基础上,对细菌命名法则进行了规定。1973 年在耶路撒冷举办的第一届国际细菌学大会上,由 ICSB 全体会议批准了《国际细菌命名法则》(The International Code of Nomenclature of Bacteria,1975 年 版,1976 年生效)。该法则 1990 年的修订本于 1992 年由美国微生物学会(ASM)出版。

该法则规定每种细菌名由两个拉丁词组成,前一个词为该种所在的属名,常用名词,首字母大写;后一个词是种名,常用形容词,表示该种的主要特征或发现地点或发现人等,首字母小写。属名和种名均用斜体表示,或者在属名和种名下加横线,例如:结核分枝杆菌的拉丁名是 *Mycobacterium tuberculosis* 或 Mycobacterium tuberculosis;属名可略写,如 *M.tuberculosis* 或 M.tuberculosis。有时属下分亚属,为表示该种所归的亚属,可在属名与种名之间加带括号的亚属名,

如 *Moraxella*（*Branhamella*）*catarrhalis* 表示卡他莫拉菌属于布兰汉亚属。在不特指某属中的某一个种时，可在属名后加 sp.（单数）或 spp.（复数），如 *Moraxella sp.* 和 *Moraxella spp.* 分别代表某种莫拉菌和某些莫拉菌。有时种之下又分出亚种（subspecies，subsp.）或变种（variaty，var.），形成三名组合：属名加种的修饰词、加 “subsp.”、加亚种的修饰词，例如：*S.aureus subsp.anaerobius* 和 *S.aureus subsp.aureus*。变种易与亚种混淆已不单独使用，多与各种型（type）组成复合词代替型的术语，如上述的 biovar 即是 biotype，serovar 即是 serotype。

我国没有统一的微生物译名法则，同一菌种可出现不同中文译名，例如铜绿假单胞菌（*P.aeruginosa*）又称绿脓假单胞菌的；且我国微生物 “种名” 的表达习惯和国际法则相反，种的修饰词在前，属名在后，属名的词尾还有一个与微生物分类有关的词（如：菌、病毒和原虫等），例如 *Escherichia coli* 译成大肠（coli）埃希菌（Escherichia）。亚种的译名是：种名加亚种的修饰词，再加 “亚种”，例如 *S.aureus subsp.anaerobius*，译成：金黄色葡萄球菌厌氧（anaerobius）亚种（subsp.）。物种的拉丁名是国际公认并通用的，为了避免同一微生物种的命名差异，建议直接采用拉丁名的国际用法，以利于国际交流，同时也可从根本上解决微生物一 “种” 多名的现象。

三、微生物的分类方法

由于微生物的复杂性，迄今为止所有分类方法都不是决定性方法，每种方法只能揭示菌株的一种生物学特征，没有哪一种方法是最完美的，特别是对于疑难少见菌株需要使用多种方法来获得分类结论。因此，1970 年 Colwell 提出了多相分类学（polyphasic taxonomy）的概念，是一种整合基因型、表型和种系发育的所有资料来进行分类的方法学。基因型以核酸序列为依据。表型则主要以蛋白质及其功能为依据。

（一）基因型方法（genotypic method）

细菌细胞内所含的遗传物质 DNA 和 RNA 记录着细菌进化的历史，尽管进化过程中会有基因突变，使基因组多少与原始的基因有所不同，但对于保守的基因序列这种变化是相当缓慢的，基因组原始状态的遗传痕迹依然存在。比较二种细菌的核苷酸序列，如果它们很相似，这就意味着这二种细菌有很近的亲缘关系。

1. DNA-DNA 杂交法　虽然该方法在杂交的技术难度和建立积累数据库上存在不稳定性等问题，但依然是进行菌种分类的参考方法，它可以反映细菌种间 DNA 序列的相似程度，即细菌 DNA 的同源性。测定方法通常分为滤膜分子杂交法和复性速率法，膜分子杂交法将 DNA 固定于支持物滤膜上，属于固相杂交，而复性速率法在溶液中进行，属于液相杂交，复性速率法比膜杂交法重复性好，但这两种方法的杂交严格性都受杂交温度、离子浓度、甲酰胺浓度、DNA 浓度、DNA 片段大小、杂交时间及 DNA 的 G+C 摩尔百分比的影响，操作复杂、费时，可靠性差，因此又发展了微孔板法、羟基磷灰石法和 S1 核酸酶法等。很多杂交实验在说明杂交条件上不十分明确（最佳、严格和亚最佳）。为获得可比性结果通常需在标准的条件下测定，标准条件不一定必须是最佳的和严格的条件。杂交的最佳温度曲线的变化范围通常相当宽（约 5℃），因此，定量比较杂交结果必须相当小心，区别 DNA 相似性的妥善方法是用 “高度相关” 表示种内株间的关系；用 “低但有意义的相关性” 表示杂交水平有一定意义，但低于种的 cutoff 值，其相关程度受所用方法的影响；“相关程度无意义”，表示以所用方法获得的杂交程度太低。

2. DNA 的 G+C 百分比　DNA 的 G+C 百分比，即（G+C）mol%，是传统的基因分型特征参数，也是细菌分类单元的标准描写要求的一部分。根据细菌 DNA 中 G+C 含量百分比的差异可判定细菌间的差异。常用的方法有浮力密度法、熔解温度（Tm）法和高效液相色谱法等。如果两种菌的（G+C）mol% 有显著差异，就可以判定属于不同种，但是（G+C）mol% 相同并不能判断属于同一个种，因此，（G+C）mol% 只具有否定价值。通常细菌界的（G+C）mol% 在 24~76mol% 之间，种内（G+C）mol% 的差异一般不超过 3%，属内不超过 10%。

3. 基于全基因组序列的方法　目前，保守 DNA 百分比法（percentage of conserved DNA，pcDNA）和 MUM 指数法是两种基于比较已知基因组中保守子序列的方法。MUM 指数法的计算速度比 pcDNA 方法快了约 100 倍，因两者均是基于完整或近乎完整的全基因组序列，所以两者在细菌 “种” 水平的分类上均优于 DNA-DNA 杂交法。同时，平均核苷酸一致率（average nucleotide identity，ANI）和核心基因一致率（core gene identity，CGI）两个重要参数，实现了信息含量最大化，并将基因组中所有同源的蛋白质编码基因都考虑进去，在细菌的系统发生研究上，两者明显优于传统的以 16SrRNA 基因为基础的系统发生法。

4. rRNA 研究　rRNA（如 5S rRNA、16S rRNA 和 23S rRNA）是研究系统发育关系的最好靶分子，是十分有用的系统发育标记（phylogenetic markers），因为 rRNA 存在于所有细胞型微生物中，它的功能恒定，组成高度保守，同时又有许多可变区域。早先的 rRNA 比较研究是采用杂交法和 RNase T1 耐受寡核苷酸分类法，后来多采 rRNA 分子测序法。首先被测序的是许多细菌的 5S rRNA 的序列，因为其一级和二级结构不太复杂。现在通过 RT-PCR 技术可以对 16S rRNA 和 23S rRNA 等进行部分甚至整个分子测序。

近年来 rRNA 序列分析虽然已不再是属、科及其以上等级分类的唯一依据，但仍然可以代替 DNA-DNA 杂交试验，对微生物种的遗传特征进行描述。1992 年，Fox 等发现表现型相似的一些需氧芽孢杆菌菌株，其 rRNA 序列的相似性达 99.5%，但 DNA-DNA 杂交结果却显示它们属于两个不同的种。1994 年，Stackebrandt 和 Goebel 发现一些菌株其 16S rRNA 序列的相似性虽然大于 97%，但可能并不属于单一的种。可见 rRNA 序列分析的分辨水平通常较低，并且在种的鉴别上迄今尚没有一个 16S rRNA 同源性的阈值，目前一般认为 16S rRNA 序列同源性分析更适用于属以上的分类单元。尽管如此，研究者发现当 16S rRNA 序列的同源性低于 97% 时，DNA-DNA 杂交的相关水平将不可能超过 60%，因此，rRNA 序列分析似乎仍可代替 DNA-DNA 杂交来作为新种描写的一部分，并说明两个种间 rRNA 的相似性是否低于 97%，以便于各相关分类单元间的比较。

5. 蛋白编码基因的序列分析　在细菌系统分类中一些基

因产物作为分子时钟显示了它们的价值，如各种核糖体蛋白、ATP 酶的 β 亚单位、延伸因子 Tu、伴侣素（chaperonin）和 RNA 聚合酶。分子时钟的选择依据是它们必须在细菌中普遍存在，并且不会在细菌中水平传播；其分子进化速率应相当于或略高于 16S rRNA，从而更适合于区分亲缘关系密切的菌种。

6. 分子生物学方法在分类中的应用进展

(1) 16S-23S rRNA 间区（intergenic spacer region，ISR）序列分析。如前所述，16S rRNA 序列测定在细菌种属分类上有其局限性，而 23S rRNA 分子比较大（约 3kb），尚未在细菌的分类和鉴定中得到广泛应用。由于 16S-23S rRNA 间区比 16S rRNA 相对变异大，因此，更适用于相近种及菌株间的分类和鉴定，借助 16S-23S rRNA ISR 序列测定来进行分类的方法也已广泛开展。16S-23S rRNA ISR 序列测定弥补了 16S rRNA 测序的缺陷，但对有些菌株目前尚不能进行分类，要想广泛应用这一技术，需要建立更多菌株的 16S-23S rRNA ISR 序列库，以便对比研究。

(2) 对 rRNA 操纵子进行的放大 rDNA 限制性分析（amplified rDNA restriction analysis）或称作 rDNA 限制性片段长度多态性分析。rRNA 操纵子的典型结构是（从 5′ 到 3′）：16S，间隔区，23S，间隔区，5S。用 PCR 放大操纵子的某部分，然后以限制性内切酶消化放大子，再行电泳分离获得 DNA 片段的电泳图，对电泳图可进行细菌的相似性分析。用于种水平的区分，放大的靶序列应是高度保守的；对于株间的区分，靶序列应是可变的。这个技术廉价且快速。

(3) 核糖分型（ribotyping）技术：用一个或多个限制性内切酶消化基因组 DNA，然后电泳分离，再将电泳区带转印到膜上，以标记的 rRNA 探针进行杂交。所用探针可基于 16S rRNA 或（和）23S rRNA。这一技术可用于种间或株间的区分。

(4) DNA 指纹分析法：或称作扩增片段长度多态性（amplified fragment length polymorphism，AFLP）分析，该技术的基本原理是限制性片段长度多态性分析，但采用 PCR 技术从限制性片段中选择特定的 DNA 片段进行扩增。

（二）表型方法（phenotypic method）

除了与 DNA 和 RNA 有关的分类技术以外，其他的分类技术都属于表型分类方法。传统的表型分类法涉及微生物的形态学、生理学和生物化学等方法。形态学方法包括细胞的特征（如外形，内生孢子、鞭毛和包涵体的有无，以及革兰氏染色的特征）和微生物群体的特征（如菌落特征：形态、直径和颜色等）；生理和生化特征包括生长条件（如在不同温度、不同 pH、不同盐浓度和不同气体环境下的生长情况），酶和其他代谢物的产生，化学物质的利用以及对抗菌药物的敏感或耐药情况等。尽管这些方法在确定基因相关性方面不是很有效的参数，但从总体而言，这些方法可对分类单元的识别提供描写性的资料。

1. 数值分类法 借助于计算机对大量菌株的大量表型资料进行分析计算，在此基础上比较不同种细菌间的相似度，进行聚类分析绘出系统分类的树状图。表型的检测有一些半自动的商业系统可供利用，它们通常采用的是一系列微量实验，试剂多被干燥，在加入受试菌标准化的接种物之后进行培养，然后（根据浊度以及 pH 或氧化还原电位变化所致的指示剂颜色改变等）观察细菌的生长和酶活性的产生等，其结果可自动阅读并与鉴定数据库进行比较，从而对受试菌进行分类或鉴定，这种表型的检测方法具有简便、快速和易于标准化的优点。

2. 化学方法

(1) 细菌细胞脂肪酸分析：细菌细胞膜类脂双层中的极性脂质以及脂质和酯多糖中脂肪酸的检测，常被用于分类和鉴定。脂肪酸的链长、双键的位置和取代基团的不同常是分类鉴定的重要特征参数。为了对脂肪酸进行测定，通常先将脂肪酸甲基化，然后行气相色谱分析。比较脂肪酸的色谱图可获得有用的分类鉴定信息，因此，脂肪酸分析法是细菌多相分类法中的一项十分有用的技术。由于培养条件对细菌脂肪酸的产生有较大影响，故用于脂肪酸分析的菌株应该生长在特定的或标准化的条件下；另外，细菌脂肪酸分析的应用也有其特定的种属适用范围。

(2) 细菌全细胞蛋白质分析：在标准的条件下培养细菌并分离细菌的全细胞蛋白质，采用 SDS 聚丙烯酰胺凝胶电泳技术对全细胞蛋白质进行分离，可得到特定的蛋白质区带图谱，利用计算机对图谱进行比较可对细菌的同源性或相似性进行分析评价。多数情况下，高度相似的蛋白质电泳图谱和 DNA-DNA 杂交具有较高的一致率。

(3) 其他可用于细菌分类的化学分子标志：如胞浆膜上类异戊二烯醌（isoprenoid quinones）侧链的长度和饱和度；革兰氏阳性细菌细胞壁肽聚糖中肽交联桥（peptide cross-link）的类型和组成以及磷壁酸（teichoic acid）的组成；细菌的多胺（polyamine）、细胞色素、色素、特定的酶、固醇和草禾醇（hopanoids）等。这些分子标志可用气相色谱、高效液相色谱和质谱仪等进行分析。

四、新细菌名称的有效发表

在依据现有分类学知识对微生物进行鉴定的过程中，经常会发现一些难以鉴定的分离株，这时通常要借助于微生物分类和鉴定方面的文献资料，深入了解各相关种属之间的差别，进一步选取一些表型方法和 / 或分子生物学方法做检测分析。当发现不能鉴定的分离株时，不要轻易放弃，必要时送有关微生物的权威机构或研究所等作全面分析研究和鉴定。或许由于我们的认真和寻根究底，我们就能发现新的菌种或物种。在这个意义上我们可以这样说：分类学知识是鉴定工作的基础，鉴定工作又是分类学发展的动力。

当确认发现新菌种时，我们要对其进行命名。新细菌名称的发表和确认通常要经过特定的程序。

1980 年前，新的细菌分类单元可以发表在任何微生物书籍或杂志上，由于没有模式菌以及发现者使用的方法差异，使得微生物学家要花数年的时间来研究新菌株是否是早年发现的不同名称的已知菌。例如：*Pseudomonas cepacia*（洋葱假单胞菌）1950 年由 Walter Burkholder 发现并命名，而 1960 年 Stanier 及其同事又发现了一个特别的代谢多变的假单胞菌，称之为 *Pseudomonas multivorans*，几年后 Ballard 等发现两者其实就是同一个菌，根据命名优先的规则最后定名为 *Pseudomonas cepacia*。这个菌根据近年来分子生物学的研究结果又重新命名为 *Burkholderia cepacia*。

1980 年 1 月 1 日开始了命名法的新的一天，Judicial Commission of the International Committee on Systematic Bacteriology 发表了 Approved Lists of Bacterial Names（细菌名称核准表），所有收录在表中的菌名都进行了适当的描述并提供了模式菌，且只有列入表中的名称才是标准的细菌名。此后，所有新的菌名必须发表在国际系统细菌学杂志（International Journal of Systematic Bacteriology）上才有效，该杂志现在更名为国际系统和进化微生物学杂志（International Journal of Systematic and Evolutionary Microbiology）。

在我国通常建议把新的菌株送交权威机构鉴定，确认为新种后再向 GenBank 注册 16SrRNA 全序列，得到认可后，按国际细菌命名法命名，确定模式菌，将模式菌提交给二个布达佩斯成员国的菌种保藏中心进行保藏，并且得到保藏号，最后将所有研究结果发表在 International Journal of Systematic and Evolutionary Microbiology 上，该杂志随后会在新微生物名称的批准表（Validation Lists）中予以宣布。关于全部已发表并批准的微生物名称可在互联网上查阅。

第四节　感染和感染的类型

一、感染和感染性疾病

感染（infection）是指病原生物（病原体）突破机体的免疫防线入侵体内，在体内立足、生长、繁殖并与机体的免疫系统相互作用，引起机体产生不同程度病理变化的过程。引起机体明显组织损伤和功能改变的感染称作感染性疾病（infectious disease）。

具有传染性的感染性疾病又称作传染病（communicable diseases），由于病原体的地理和季节的分布不同，传染病可具有地方性和季节性的特点。传染性强的传染病在一定的条件下可引起广泛流行。

由寄生虫引起的传染病又称作寄生虫病（parasitic disease）。

二、感染的发生与发展

感染的发生与发展与多种因素有关，包括病原体的致病力、病原体的数量、宿主的免疫力、机体的损伤情况以及医源性因素等。

（一）病原体的致病力

病原体致病力（pathogenicity）的强弱用毒力（virulence）来衡量，毒力包括侵袭力和毒素两部分。

1. 病原体的侵袭力　侵袭力是指病原体通过适当的侵入门户（皮肤和消化道、呼吸道、泌尿生殖道黏膜等）侵入机体，突破机体的生理屏障，逃逸机体的免疫杀伤机制，在体内繁殖、蔓延的能力。如许多细菌具有菌毛和黏附素（adhesin），有利于它们附着和穿入黏膜细胞。肺炎链球菌和炭疽杆菌等具有荚膜，可抵抗吞噬细胞的吞噬。金黄色葡萄球菌具有血浆凝固酶，可使血浆凝固并将细菌包裹于其中而逃逸吞噬。链球菌所具有的链激酶和链道酶以及产气荚膜梭菌具有的透明质酸酶和胶原酶，可使纤维蛋白凝块、脓汁及组织液化和崩解，从而有利于细菌的扩散。

2. 病原体的毒素　细菌毒素主要有两种，即外毒素和内毒素。外毒素通常是蛋白质，主要由革兰氏阳性菌分泌，其毒性甚强，仅少量即能致病或致死。例如 1mg 破伤风毒素可杀死 2 000 万只老鼠。外毒素通常对机体组织有选择性毒性，如白喉棒状杆菌的外毒素主要引起心肌炎，破伤风杆菌的外毒素主要毒害脊髓前角运动神经元引起所支配的肌肉痉挛强直。内毒素主要为细菌细胞壁脂多糖中的类脂 A 部分，由革兰氏阴性菌在死亡后才释放出来。内毒素的致病作用无选择性，各种革兰氏阴性菌的内毒素对人类的作用均引起基本相同的反应。少量内毒素即可引起机体发热，故内毒素是一种外源性致热源。大量内毒素进入血液，可使机体的补体、激肽、凝血和纤溶等系统活化，产生一系列生物活性物质，引起机体损伤。

上面介绍的病原体的致病力主要以细菌为例，有关其他病原体的致病力请阅读临床微生物篇的各有关章节。

（二）病原体的数量

毒力的大小除了与病原体的种类有关外，还与病原体的数量有关，因为量、效是不能截然分开的。通常病原体的数量越大致病力越强，不同的病原体引起感染的数量要求差距很大，如对于一个没有特异免疫力的个体，伤寒沙门菌、痢疾志贺菌和霍乱弧菌经口感染并致病的菌量要求分别是 10^5、10^2 和 10^8；而经呼吸道吸入 1~10 个结核分枝杆菌就可以引起感染。当大量致病菌侵入人体时，发病的潜伏期较短，病情较重；反之，则潜伏期较长，病情较轻，或根本不发病。

（三）机体的免疫力

机体的免疫力包括非特异性免疫和特异性免疫两部分，它们均分别由免疫细胞和免疫分子组成，从而构成了机体的免疫防御系统（参见临床免疫篇）。发挥非特异性免疫作用的免疫细胞主要有巨噬细胞、粒细胞和 NK 细胞，它们在抗感染免疫中的作用主要是吞噬病原体和杀伤感染靶细胞；在非特异性免疫中，补体是重要的免疫分子，病原体感染可激活补体系统，产生的活性补体片段可发挥调理作用而促进吞噬细胞和粒细胞的吞噬作用，产生的趋化因子可使免疫活性细胞向感染部位聚集。发挥特异性免疫作用的细胞主要有 B 细胞和 T 细胞，B 细胞受病原体抗原的刺激可分化为浆细胞而分泌针对病原体的抗体，后者在抗感染免疫中可发挥中和作用、调理作用和溶解杀伤作用；T 细胞受抗原刺激后可分化为细胞毒 T 细胞，后者可识别并杀伤感染靶细胞。因此，当机体免疫防御系统的功能正常时，少量病原体的入侵有时并不能引起感染或发病。当机体的免疫力下降或受到抑制时（如多病的老人和儿童，免疫抑制剂使用者、肿瘤、疲劳和手术后等），一定数量的病原体入侵就可以引起感染进而发病，甚至一些通常非致病的微生物亦可造成感染，如获得性免疫缺陷综合征（acquired immune deficiency syndrome，AIDS）患者。

由于机体的免疫细胞具有记忆功能，曾经感染过某种病原体或注射过某种病原体疫苗的机体，当再次接触到这种病原体时，由于记忆细胞的作用会立即产生大量特异性抗体和免疫活性细胞，迅速杀灭病原体而免于感染，这就是感染后免疫（抗感染免疫）。感染后免疫中获得终身免疫（或持久免疫）的感染性疾病有麻疹、天花和水痘等，但多数感染性疾病感染后免疫的维持时间并不持久，同样的感染性疾病可以在痊愈一段时间后再感染（如流感、痢疾等）。一些寄生虫感染（如机会致病原虫感染），患者几乎不能形成感染后免疫，可以在慢性感染的病程中发生重复感染。尽管如此，机体对于病原体的既往接触史，多数情况下确会影响感染的结局。

机体的免疫力是一把双刃剑，免疫系统在发挥抗感染作用的同时，亦会杀伤正常的组织细胞而造成免疫损伤。例如当免疫反应过强时可以引发Ⅱ、Ⅲ和Ⅳ型超敏反应，其结果是①造成组织细胞的溶解破坏；②激活补体、激肽、凝血和纤溶系统，释放生物活性物质，直接或间接地引起血管内皮损伤，血管通透性改变，局部出血、渗血，严重时导致微循环障碍；③产生致敏T淋巴细胞，释放细胞因子（如IL-1、IL-6、IL-8和TNF等），造成炎细胞浸润、靶细胞损伤和组织炎症。

（四）机体的损伤和医源性因素

1. 机体的损伤 机体的严重损伤可致免疫力下降而易于感染；损伤可能造成生理屏障的破坏而有利于病原体的侵入；损伤如果涉及开放腔道（呼吸道、肠道和泌尿生殖道等）的黏膜，寄生或共生于该黏膜的常住菌（正常菌群）可能侵入非常住部位，造成机会致病菌的感染。

2. 医源性因素 医院感染控制不好可以导致医源性感染和医院感染；抗菌药的使用不当可以造成抗感染失败，使感染趋于严重甚至导致死亡；广谱抗菌药的长期使用甚至滥用，可能导致菌群失调和二重感染。

三、感染的类型

感染的过程就是病原体与机体的免疫系统相互斗争的过程，由于病原体的毒力的不同和机体的免疫功能状态不同，感染的类型也不同。通常感染有如下几种类型。

（一）一过性感染

病原体进入机体后仅有少量定植和繁殖，在未能引起机体病理生理改变时即被机体的免疫系统清除，机体并不因此获得免疫力，故而也不能通过检测机体的特异性免疫反应来诊断一过性感染（momentary infection）的发生。

（二）隐性感染

隐性感染（inapparent infection）又称作亚临床感染（subclinical infection），是指病原体进入机体后由于机体具有一定的免疫力，或病原体的数量不多、毒力不强，只引起机体的轻微病理损害，不表现出临床症状和体征，但可引起机体的特异性免疫应答，因而可通过检测机体的特异性免疫反应对隐性感染作出诊断。隐性感染后病原体多被清除，机体多可获得免疫力。例如成年人常可获得甲型肝炎病毒的隐性感染，没有患过甲型肝炎但血清中却有甲型肝炎抗体。

（三）显性感染

病原体侵入机体后大量增殖，引起组织损伤和病理生理改变，使机体表现出特有的症状和体征是为显性感染（apparent infection）。

通常显性感染过程具有明显的分期：

1. 潜伏期（incubation period） 从病原体侵入机体到最初出现症状的一段时间称作潜伏期。潜伏期长短不一，因病原体种类、数量、毒力及机体的免疫状态而异。短者数分钟或数小时，如细菌性食物中毒（细菌毒素作用较快）；多数在数日内发病，如白喉、猩红热和菌痢；长者可数月或数年，如艾滋病、狂犬病和麻风病。

2. 前驱期（prodromal period） 从起病到症状明显的时期称作前驱期。一般为1~2天，症状有头痛、低热和乏力等，大多较轻而无特异性。某些感染可无明显前驱期。

3. 症状明显期（period of apparent manifestation） 大多数传染病在此期出现特有症状，病情由轻转重，逐渐或迅速达到高峰，继而随着免疫力的产生，症状迅速或逐渐消退，但死亡亦多发生在此期。

4. 恢复期（convalescent period） 体温降至正常，症状大多消失直至完全消失。显性感染恢复后大多数患者体内的病原体被清除，少数可成为病原体携带状态。

（四）病原体携带状态

病原体侵入机体的特定部位定植，不断生长繁殖（故可经常排出病原体），引起局部的轻微损害和病理生理改变，但机体无明显的临床症状，处于病原体的携带状态（carrier state）。根据病原体（病毒、细菌和寄生虫）的不同，病原体携带者可分为带毒者、带菌者和带虫者。显性感染后的携带者称作恢复期携带者（convalescence carrier），隐性感染后的携带者称作健康携带者（healthy carrier）。显性感染者在显性感染发生之前的携带状态称作潜伏携带。携带病原体的时间在3个月以内的称作急性携带，超过3个月的称作慢性携带。病原体的携带时间因病原的种类不同而不同，如乙型肝炎和丙型肝炎病毒的携带时间可长达数年甚至数十年，而甲型肝炎病毒则不会长期携带。

（五）潜伏感染

潜伏感染（latent infection）是指病原体侵入机体后被机体的免疫系统限制在某特定的部位，仅有少量的生长繁殖（不会排出大量病原体），既不足以引起病理生理反应，也不被免疫系统识别和清除，而是与免疫系统达成一种暂时的平衡。一旦机体免疫功能降低，潜伏感染的病原体便可大量繁殖而引起显性感染。例如感染麻疹病毒后，病原体可潜伏在中枢神经系统，一二十年后可成为亚急性硬化性全脑炎的病因。

感染的上述各种类型不是一成不变的，在适当的条件下某些感染状态可以转化，例如潜伏感染可转变为显性感染，隐性感染可发展为健康携带，显性感染后可表现为恢复期携带。

第五节 感染的证据

在感染性疾病的诊断中首要的任务是寻找感染的证据，包括临床证据、流行病学证据和病原学证据等。在获取各种证据资料之后，要按照循证医学的原则对这些资料进行真实性评价，去粗取精，弃伪存真，并进行权重和综合分析，只有这样才能作出正确的诊断。

一、感染的临床证据

（一）全身感染的常见症状和体征

1. **发热** 病理性发热是机体对致病因子的一种全身性防御反应，临床表现是体温升高超过正常高限，其诊断标准一般是口腔温度在37℃以上或肛门温度在37.6℃以上，昼夜温差波动在1℃以上。发热是感染性疾病的最常见症状，往往也是首发症状。不同病原体感染引起的发热过程（热型）常不相同，记录患者的时间体温曲线可以判断发热的热型，热型在感染性疾病的诊断中具有鉴别意义。必须指出，对于某些极其严重的感染患者，可能体温非但不增高反而降低（<36℃），这一点在感染的诊断中值得引起注意。常见的热型和疾病、病原体之间的关系见表46-1。

2. **发疹** 感染性疾病在发热的同时常伴有发疹（eruption）。发疹包括黏膜疹（enanthem）和皮疹（exanthem）。疹子的形态、出现时间、出疹顺序和分布部位对感染性疾病的诊断和鉴别诊断有重要参考价值。黏膜疹又称内疹，为口腔颊黏膜上的灰白色小点，周有红晕，见于麻疹和水痘的早期。皮疹的形态可分为：

（1）斑疹（macula）：为充血性红色疹，与皮肤平，大小形态不一，一般为圆形或边缘不整，常互相融合，按之褪色，消退后留有褐色或黄色素，见于麻疹、斑疹伤寒和回归热等。

（2）丘疹（papule）：为皮肤的局限性、实质性突起，直径一般小于0.5cm，可有颜色改变，见于麻疹和猩红热等。

（3）斑丘疹（maculopapule）：在丘疹周围有充血性红斑者称为斑丘疹，见于EB病毒、麻疹病毒、风疹病毒、柯萨奇病毒和埃可病毒引起的感染，亦可见于猩红热。

（4）玫瑰疹（roseola）：一种鲜红色圆形斑疹，直径2~3mm，略为隆起，压之褪色，实为斑丘疹，为伤寒和副伤寒特有的皮疹。

（5）疱疹（herpes）：为高于皮肤而含有液体的皮肤损害，见于水痘、单纯疱疹和带状疱疹。

（6）脓疱（pustule）：含有脓液的疱，见于水痘、单纯疱疹、带状疱疹和立克次体及金黄色葡萄球菌引起的感染。

（7）出血点（petechia）：压之不褪色，多见于流行性出血热、登革热、斑疹伤寒和流行性脑脊髓膜炎等。

（8）荨麻疹（urticaria）：一种高出皮面的局限性水肿斑块，颜色苍白或淡红，大小不等，形状各异，伴瘙痒或灼热感，多与变态反应有关，可见于血吸虫病和病毒性肝炎。

3. **肝脾肿大** 感染性疾病均可引起肝脾肿大（hepatomegaly and splenomegaly），但肿大的程度和质地在急性和慢性感染中却有所区别。急性者轻中度肝肿大，常伴隐痛，质地柔软，脾肿大较轻，无压痛。慢性者肝肿大呈中度多见，脾肿大可为中度或重度，质地中度或偏硬。肝脾肿大多见于慢性病毒性肝炎、慢性和晚期血吸虫病、华支睾吸虫病、棘球蚴病、姜片吸虫病、弓首蛔蚴病、类圆线虫病、肺吸虫病等。肝脾肿大亦可见于细菌性感染，如伤寒、副伤寒、各种细菌性肝脓肿及细菌性中毒性肝炎。另外，深部真菌病、钩端螺旋体病、回归热、疟疾、黑热病、锥虫病、弓形虫病、Q热等亦有肝脾肿大

表46-1 常见热型和疾病、病原体之间的关系

热型	特征	代表性疾病	病原体
稽留热	最高温度通常在39℃以上，24小时内体温相差不超过1℃	伤寒 斑疹伤寒	伤寒沙门菌 立克次体
弛张热	24小时内体温相差超过1℃，但最低点未达到正常	流行性出血热	汉坦病毒
间歇热	24小时内体温波动于发热和正常之间	疟疾 播散性结核	疟原虫 结核分枝杆菌
马鞍热	发热数天，退热1天，又再发热数天	登革热	登革热病毒
回归热	骤起高热数天，又间歇无热数天，循环反复	回归热	回归热螺旋体
波状热	热渐起至高热，数日后渐降至正常，复又上升和下降	布氏杆菌病	布氏杆菌
双峰热	24h内体温升降两次，每次升降达1℃或以上	黑热病	利什曼原虫

表现。

4. **全身性淋巴结肿大** 发热伴全身淋巴结肿大可由感染引起，通常为病毒性感染，尤其是EB病毒引起的单核细胞增多症和风疹病毒感染。另外，腺病毒和登革热病毒感染、播散性结核、二期梅毒、弓形虫病、土拉伦斯菌病和布氏杆菌病等亦可引起全身淋巴结肿大。

5. **血液细胞学的改变** 细菌感染患者通常表现为血液白细胞总数的增高（成人$>10\times10^9$/L），主要是中性粒细胞数的增高（$>7\times10^9$/L或>70%）；病毒性感染（如流感、风疹和巨细胞病毒感染）和某些细菌感染（如伤寒和副伤寒）以及某些原虫感染的患者白细胞总数可不增高甚至下降（$<4\times10^9$/L）；许多病毒感染（如风疹、麻疹、流行性腮腺炎、传染性单核细胞增多症和流行性出血热病毒）均可致淋巴细胞增高（$>4\times10^9$/L或>40%），另外，结核菌、布氏杆菌、梅毒螺旋体和弓形虫感染亦可见淋巴细胞增高；嗜酸性粒细胞增高（$>0.5\times10^9$/L或>5%）多见于寄生虫感染，如血吸虫、肺吸虫、蛔虫和钩虫感染，而嗜酸性粒细胞减少则见于伤寒和副伤寒早期。感染发生时除了可见白细胞的数量变化外，亦可见中性粒细胞的各种中毒性变化和核左移。

6. **血液生化的改变** 血液生化的改变多见于细菌感染，主要是一些急性相（acute phase）蛋白的增高。感染诊断上比较常用的急性相蛋白有C反应蛋白（C-reactive protein，CRP）和降钙素原（procalcitonin，PCT）。

CRP的正常参考范围是<8mg/L，某些病毒感染时可有轻度增高，但通常不超过20mg/L，故细菌感染的临床决定水平为20mg/L，局部细菌感染CRP可高于临床决定水平，在20~100mg/L范围内，全身性感染CRP可显著增高到100mg/L以上。

PCT是新近发现的一种可以用来诊断细菌感染的生化指标，其参考范围是0.5μg/L。病毒感染一般不增高；局部感染和细菌定植时可有轻度增高，但通常在2.0μg/L以下；全身性感染PCT可显著增高达10μg/L或以上。Chen等的研究认为，PCT在诊断细菌感染方面要明显优于PCR。

（二）局部感染的常见症状和体征

局部感染除了可有全身感染的症状和体征外，还可因感染部位和病原体的不同，表现出特定的症状和体征，如呼吸道感染出现咳嗽、咳痰、咯血、呼吸困难和胸痛；肠道感染出现腹痛、腹泻、恶心、呕吐、黄疸；泌尿道感染出现尿频、尿急、尿痛等尿路刺激征，或伴脓尿、菌尿、血尿等；神经系统感染出现头痛、颈项强直、喷射样呕吐等脑膜刺激症状；运动系统和软组织感染主要表现为红、肿、热、痛和功能障碍；皮肤感染和血液感染可在皮肤黏膜上出现皮疹、出血点、瘀斑和脓肿。

局部淋巴结肿大亦是局部感染的常见体征。颈部淋巴结炎（cervical adenitis）肿大常继发于病毒性或链球菌性咽炎；EB病毒、巨细胞病毒、腺病毒和Ⅰ型单纯疱疹病毒感染亦可以出现颈部淋巴结肿大；非典型分枝杆菌引起的颈部淋巴结肿大常为一侧性，且局限于一组淋巴结；结核性颈部淋巴结肿大一般为慢性过程且常成簇出现，并可见干酪样肉芽肿。腋下、滑车上和腹股沟表浅淋巴结肿大可见于肢体化脓性感染、野兔热（tularemia）、猫抓病（cat-scratch disease）、鼠咬热（rat bite fever）、孢子丝菌病（sporotrichosis）和梅毒等。

二、感染的流行病学证据

一些感染性疾病特别是传染病具有特定的传染源、传播途径和人群易感性，与发病年龄、职业、季节及地域等有高度相关性，搜集这些相关的流行病学资料，有利于判断相关病原体的范围，对感染性疾病作出正确诊断。

（一）感染性疾病流行的基本要素

1. **传染源** 传染源（source of infection）是指病原体在其体内生长繁殖并能被其排出体外的人和动物。常见的传染源有：

（1）患者：急性患者通过症状（咳嗽、呕吐、腹泻）而促进病原体的播散；慢性患者可长期污染环境；轻型患者数量多而不容易被发现，在不同感染性疾病中其流行病学意义各异。

（2）隐性感染者：在某些感染性疾病中，隐性感染者是重要传染源，如脊髓灰质炎。

（3）病原携带者：某些病原携带者可长期排出病原体，在感染性疾病的传播中具有重要的流行病学意义，如伤寒沙门菌和乙型肝炎病毒携带者。

（4）受感染的动物：某些动物间的感染性疾病，如狂犬病、鼠疫等，也可传给人类引起严重疾病，这些疾病又称为人兽共患病（zoonosis）。恙虫病、钩端螺旋体病、血吸虫病等亦属于这一类。

2. **传播途径** 病原体离开传染源后到达另一个易感者的途径，称为传播途径（route of transmission）。传播途径由环境中的各种因素所组成，从最简单的单因素到多因素的复杂传播途径都可发生。

（1）空气、飞沫、尘埃：主要见于以呼吸道为入侵门户的感染性疾病，如麻疹、白喉和严重急性呼吸综合征（severe acute respiratory syndrome，SARS）。

（2）水、食物、苍蝇：主要见于以消化道为侵入门户的感染性疾病，如伤寒、痢疾。

（3）手、用具、玩具：又称日常生活接触传播，既可传播消化道感染性疾病（如痢疾），也可传播呼吸道感染性疾病（如白喉）。

（4）吸血节肢动物：见于以吸血节肢动物（蚊子、跳蚤、白蛉、恙虫和螨虫等）为传播媒介的感染性疾病，如疟疾、斑疹伤寒和流行性出血热等，故这种传播途径又称虫媒传播。

（5）血液、体液、血制品：见于乙型肝炎、丙型肝炎、艾滋病等。

（6）土壤：当病原体的芽孢（如破伤风、炭疽）或幼虫（如钩虫）、虫卵（如蛔虫）污染土壤时，则土壤可成为这些感染性疾病的传播途径。

3. **人群易感性** 对某一感染性疾病缺乏特异性免疫力的人称为易感人群，易感人群在某一特定人群中的比例决定该人群的易感性。易感人群的比例在人群中达到一定水平时，如果又有传染源的存在以及合适的传播途径，则感染性疾病的流行容易发生。某些病后免疫力很巩固的疾病（如麻疹),经过一次流行之后要等数年的时间,当易感人群比例上升至一定水平,才会发生另一次流行,这种现象称为流行的周期性。在普遍推行人工自动免疫的干预下,可把易感人群水平降至最低,就能推迟或阻止流行的发生。

（二）有关感染诊断的其他要素

1. 年龄 由于免疫的因素,乙脑发病以10岁以下儿童居多,尤以2~6岁最为常见。但随着儿童和青少年广泛接种乙脑疫苗,成人及老年人的发病机会已见增高。水痘常见于2~8岁儿童,10岁以下占90%以上;带状疱疹多为年长者发病,50岁以上者占90%,且大部分为免疫受损或恶性肿瘤患者。登革热在流行区发病以儿童为多,但在新流行区以20~40岁患者临床表现明显。传染性单核细胞增多症在15岁以下均呈隐性感染,15岁以上感染呈典型症状,而35岁以上则少见。巨细胞病毒感染与年龄关系密切,年龄越小越易感染,症状越重,年龄大者隐性感染率高,但在免疫抑制或器官移植状态下,体内潜伏病毒活化,隐性感染可转化为显性感染。艾滋病发病年龄主要集中在49岁以下青壮年。流感具有普遍易感性,每当新亚型流行则无显著年龄差别。白喉发病集中在15岁以下。百日咳发病年龄多为10岁以下儿童,成人也偶有发病,但却以6个月以下婴儿发病较多见。猩红热发病以15岁以下儿童为多,流脑与之相似。

2. 职业 职业在几种感染性疾病的诊断中有重要意义。如牧民、兽医、处理羊皮羊毛工作者等极易感染布氏杆菌病;农民、渔民、下水道工人、屠宰工人及饲养员钩端螺旋体病的发病率较高;森林工作者及狩猎工作者容易患莱姆病;与草地频繁接触者或从事野外工作者易患恙虫病;皮革厂工人、乳肉加工及畜产品加工工作者及兽医、牧民等,发生炭疽病机会较一般人群为高;血吸虫病因必须通过疫水接触传染,故我国南方农村居民发病率高;医务工作者易从患者中感染乙型肝炎,其中口腔科和外科医生的感染机会较多。

3. 接触史和生活习惯 接触患者的情况,结合疾病的潜伏期范围,有助于诊断。如接触过出疹后5天内的麻疹患者而又未患过麻疹者,于潜伏期10天后会发生显性感染;但亦可因接受过主动免疫,潜伏期可长达3~4周,临床诊断时应追溯到4周前的接触情况。相反,如患者与流脑患者接触,一般呈带菌者,一个家庭中有2人或2人以上发病者仅占2%~4%,故患者作为传染源的意义不大。在某些病例常可查到患者与流脑患者家属的间接接触史,且经过短至2~3天的潜伏期后发病。通过与甲型肝炎患者日常生活接触,经粪-口途径传播常是甲型肝炎新发病例的来源;接触甲型肝炎病毒污染的水源或食用了带病毒的水生贝类,可于潜伏期15~45天后发生甲型肝炎暴发流行。注射史包括注射用具及注射的生物制品,对诊断乙型肝炎、丙型肝炎和艾滋病均很重要,艾滋病还可通过性接触传播。

生活习惯不同往往招致感染性疾病发生。表现在有生食鱼、虾史者易患华支睾吸虫病;有生食或进食醉腌溪蟹或蝲蛄者,易患肺吸虫病;生食水生食物,如菱、荸荠等,易患姜片虫病;赤脚下田、生食蔬菜,有感染钩虫病可能;卫生习惯不良,可致蛔虫或蛲虫感染;食用生的或未熟的肉类患者,应考虑旋毛虫病、肠绦虫病。生活习惯中,有的喜爱狗、猫或养鸽赏鸟均对诊断有启发价值。如与狗密切接触可招致棘球蚴病,如被咬伤则有可能患狂犬病;养猫者,应注意弓形虫病;被猫抓伤,可发生猫抓病;养鸽及鸟类者,可致隐球菌感染或患鹦鹉热。

4. 旅行及居住变迁情况 随着交通、旅游的发展和人口流动的增加,有些疾病在当地感染而在异地发病,成为输入性传染病,如黄热病、艾滋病。亦有的在北方得过黑热病,到南方时误认为是皮肤病、巨脾症或肾上腺皮质功能减退。更有在边陲地区感染了恶性疟,返回当地后长期误诊为淋巴瘤或脑炎。

三、感染的病原学证据

感染的病原学证据是诊断感染性疾病的关键证据之一,包括病原体的形态学证据、培养与鉴定的证据、病原体成分的证据(如病原体的抗原和核酸)以及免疫学证据(如特异性抗体和免疫活性细胞)。在感染性疾病的实验诊断工作中,对于实验室所分离或检测到的病原体是否是感染性疾病的确实病原,必须谨慎而又严格地加以判断。首先要结合感染性疾病的临床证据和流行病学资料,充分考虑所采集的病原学标本的质量、采集部位的正常微生态环境、所检出微生物的致病性和机体免疫状态等多种因素,综合分析,才能使病原学诊断做到证据确凿。

（一）实验病原学证据

1. 病原的形态学证据 病原体的形态学检查是最直接也是最方便的方法,在许多情况下也是最可靠的方法。根据被检查病原生物的大小不同,形态学检查可采用肉眼检查、光学显微镜检查和电子显微镜检查。

肉眼检查的分辨率较低,一般仅能检出寄生虫成虫,如蛔虫、钩虫和蚤虱等。光学显微镜可以较为方便地检出病毒、衣原体、立克次体和支原体以外的几乎所有其他病原生物,当然,对于病毒和衣原体在细胞内形成的包涵体也可以用光镜检查。细菌的大小在0.5~20μm之间,除了观察细菌动力外(不染色用暗视野观察)通常要进行染色后才能用显微镜观察,最常用的细菌染色法是革兰氏染色,它可将细菌分为革兰氏染色阳性和革兰氏染色阴性两大类。抗酸染色法可检出并鉴别微生物的抗酸性,如结核分枝杆菌、诺卡菌、隐孢子虫、圆孢子虫和等孢子虫均呈抗酸染色阳性。检测真菌菌丝或孢子形态的常用方法分直接涂片镜检法和染色涂片镜检法,KOH湿涂片法是最常用的直接涂片法,KOH有利于去除皮屑、指/趾甲等角化组织以及皮损处脓液标本中的有机成分,使真菌观察更加清楚;真菌染色法包括革兰氏染色、真菌荧光染色、乳酸酚棉蓝染色(lactophenol cotton blue,LPCB)、印度墨汁(India ink)负染色和用于组织真菌镜检的刚果白染色、果莫里六胺银染色(Gomori methenamine silver,GMS)和过碘酸锡夫染色(periodic acid Schiff stain,PAS)等。原虫包囊和滋养体的镜检可用碘液或生理盐水制成湿涂片;血液或组织内原虫感染(如锥虫、利什曼原虫、巴贝西虫和疟原虫)可涂片瑞氏染色或吉姆萨染色镜检;蠕虫虫卵检测方法有直接涂片法(method of direct smear)、厚涂片透明法(改良加藤法,modified Kato thick smear)和浓聚法

(concentration method)等。

电子显微镜检查主要用于病毒感染性疾病的诊断，特别是新的或罕见的可能系病毒感染所致疾病的诊断和鉴别。

2. **培养的证据** 病毒、衣原体和立克次体需要在活的细胞中生长，并使细胞发生可见的形态改变和/或在细胞中出现包涵体等病原体生长复制信号，即致细胞病变效应(cytopathogenic effect，CPE)。细菌和真菌多数可在人工合成的培养基上生长，形成特定形态的菌落，丝状真菌还可长出各种形态的菌丝。一些寄生虫亦可人工培养，如阴道毛滴虫；一些蠕虫卵可以孵化，如日本血吸虫卵孵化出毛蚴，钩虫卵孵化出钩蚴。通过培养和孵化，可见病原生物的各种生长(发育)形态，进而还可进行系列生理、生化试验，从而对病原体进行鉴定和诊断。

有些病原体不能进行人工培养(包括在敏感细胞中培养)，但可能找到敏感动物，可采用接种敏感动物的方法进行体内培养，感染动物可发生相应的疾病表现或某种组织细胞病变，通过各种方法(检测基因和抗原抗体等)可能检测病原体在实验动物体内的存在，这也可作为感染的证据。

3. **病原体成分的证据** 病原体成分的证据主要是指病原体的特异性核酸成分和特异性抗原成分。

各种病原体间之所以千差万别，主要是由于病原体遗传基因的不同，在分子水平上则表现为核酸序列的不同。从感染者标本中检出病原体特异的核酸是该病原体存在的重要证据。检测特定核酸序列的方法很多，包括使用标记的互补序列作为探针对目的基因进行杂交，来确定目的基因是否存在；以及将目的基因预先进行放大扩增(如PCR)，然后再采用探针进行特异性检测。探针的标记可以采用荧光素、生物素和地高辛(digoxigenin)等。对特异性核酸片段进行放大检测的方法具有较高的敏感性，常于感染的早期即能检出感染的存在，例如采用荧光素标记探针所进行的实时荧光PCR，是一个同时进行核酸序列扩增和序列特异性检测的技术，具有很好的特异性和灵敏度。

病原体基因的不同还表现在基因表达产物的不同，也就是蛋白质的不同；不同的蛋白质具有不同的抗原决定表位，即抗原性不同。因此，检测各种标本中病原体特异性抗原是否存在是确诊某病原体感染的有力手段。特异性抗原的检测需要使用针对该抗原的特异性抗体。通常多使用标记的IgG型抗体作为诊断试剂，抗体的来源可以是免疫动物获得的多克隆抗体，亦可以是来自杂交瘤的单克隆抗体或基因重组抗体，标记物可以是酶(辣根过氧化物酶或碱性磷酸酶)、荧光素、稀土元素和纳米金颗粒等。检测方法很多，主要有酶联免疫吸附试验(enzyme linked immunosorbent assay，ELISA)、化学发光试验、电化学发光试验、荧光抗体染色镜检和免疫电镜等。患者机体中的病原体特异性抗原通常要在感染发生并经过一段时间，病原体获得适量增殖后才会被检出，尽管目前检测抗原的技术已经相当灵敏，但是采用检测抗原的方法来诊断感染更适合于抗原释放较多的病原体，如乙型肝炎病毒；而对于无适当量特异性抗原释放的病原体，如丙型肝炎病毒和艾滋病毒则较少进行抗原检测。

4. **免疫学证据** 病原微生物感染人体后，机体对病原进行识别并发生一系列免疫反应，最终均表现为特异性抗体的产生和特异性致敏淋巴细胞的出现。

机体感染病原生物后需要经过一段时间才能产生抗体，尽管抗体有许多类型，但用于感染诊断的抗体主要有IgM和IgG。特异性IgM抗体通常在感染早期出现，并在患者体内持续的时间较短，因此IgM抗体主要用于急性感染的早期诊断，例如在甲型肝炎患者血液中检测到抗-HAV-IgM即可明确诊断为甲型肝炎；对于某些慢性感染IgM抗体也可能会长期存在，这是感染持续存在的标志。特异性IgG抗体在感染后的出现较IgM为晚，且一旦出现在患者体内将会存在较久，甚至终生存在，因此对现症患者的诊断价值较小，但是如果在病程中动态观察IgG抗体的滴度有四倍以上的增高，则有确诊的意义。由于抗体的检测通常采用血清进行试验，故又称血清学试验。血清学试验适用于抗原性较强的病原体和难以培养的病原体的诊断，如各种病毒、支原体、衣原体、立克次体、螺旋体和巴尔通体的诊断。

正常人如果曾经获得某病原体隐性感染或进行过预防接种，血清中可能含有一定水平的对该种病原体的抗体，只有当血清抗体滴度升高到一定高度(超过正常人群的参考范围)才有诊断价值，例如伤寒患者血清抗体肥达试验(widal test)，O抗原凝集价≥1∶80，H抗原凝集价≥1∶160才有诊断意义。

有些病原体在人体内主要激活细胞免疫系统，可以通过检测特异性的致敏淋巴细胞来进行诊断。例如结核分枝杆菌感染机体后的抗感染免疫主要是细胞免疫，故可将患者的淋巴细胞分离出来，与结核分枝杆菌的抗原混合并孵育，致敏淋巴细胞接触到特异性抗原后会释放细胞因子(如干扰素)，通过检测干扰素产生的水平即可对结核菌感染进行诊断。美国FDA近年批准的一个结核病诊断药盒(QuantiFERON-TB)就是根据这个原理设计的。

(二)病原学证据的获取与综合分析

对于一个可疑的感染患者，我们应努力去发现其相关病原体的证据，进而找到导致感染的真正病原，这样才能确诊感染的存在，正确有效地进行治疗和预防。这就要求医务人员从各个方面去收集感染的证据，对获得的证据进行可靠性判断，排除或对可疑的证据给予较低的权重，然后对可靠资料进行综合分析。

首先，可疑感染者应该具有感染的相关临床证据，结合当地或患者所涉及的流行病学资料对患者作出是否是可疑感染的判断，根据PCT等血液生化和血液细胞学的改变，对感染系由病毒、细菌、寄生虫或其他病原生物所致作可能性推测。全身性感染可取血液做相关的病原学检查，包括光镜和电子显微镜检查，细菌(包括衣原体、立克次体和支原体等)、真菌和病毒等的人工培养基培养或细胞培养。根据临床特征对可能的病原体进行特异性核酸和抗原的检测。在疾病早期尚可检测特异性IgM抗体，病程中可检测IgG抗体并动态观察其滴度的变化。对于主要受损的脏器在可能的情况下应取有关组织进行病理形态的检查，并采用形态学和免疫组织化学的方法去寻找可能存在的病原体。对于新出现的传染病，其病原可能系一种新的病原，在这种情况下似乎不可能用现成的已知特异性抗体去检测相应的抗原，但许多新出现的病原体可能由某些相关病原体突变而来，用现有的各种特异性抗体去进行检测或许能够发现新病原体抗原与已知病原体抗原有某种交叉反应，从而发现新病原体来源的某些蛛丝马迹。反之，即使没有发现任何阳性反应或交叉反应，也具有排除已知病原体感染的参考价值；核酸的检测同样如此，用一些已知病原体相对保守区的序列设计引物或许能够扩增出新病原体的特异核酸片段并找到突变区域或位点。对于以上检测皆阴性的患者，还可考虑取急性期血液接种可能的敏感动物。在上述各种试验中，一旦发现阳性结果，必须对阳性结果与疾病的因果关系进行谨慎科学的判断，要排除病原体来自外来污染和来自患者自身生物群污染的可能，并且这种因果关系应该在相同病例中能够重复出现。

如何确定微生物和感染性疾病之间的因果关系，长期以来一直被学者所关注。1876 年德国医生罗伯特·科赫（Robert Koch，1843—1910）第一次用实验证明了炭疽杆菌和炭疽病之间的因果关系，并提出了确认微生物与感染性疾病间因果关系的著名科赫法则（Koch′s postulates）：①病原微生物一定存在于感染性疾病的个体中，而在健康的个体中不存在；②从感染的个体中一定能分离和纯培养所怀疑的病原微生物；③当分离的病原微生物接种敏感的动物时，可以导致相同的疾病；④相同的病原微生物可再次从这种被感染的动物模型中分离到。运用该法则，科赫先后发现了炭疽、结核和霍乱等感染性疾病的病原体。但是，如下一些事实显然与科赫法则不符：由于技术的限制，目前仍有一些微生物不能在体外获得纯培养，如麻风病的病原菌麻风分枝杆菌；有些感染目前仍然没有建立相应的动物模型，如导致淋病的淋球菌感染至今缺乏很好的动物模型；有些条件致病菌只有当菌群失调，或因创伤或手术等原因侵入到无菌的深部组织，或因宿主免疫缺陷时才会引起疾病。因此科赫法则需要与时俱进地补充和发展。20 世纪 30 年代，病毒学家瑞沃斯（Thomas Rivers）对科赫法则做了有益的补充，使之更适合病毒感染的诊断标准，有人称之为瑞沃斯法则（Rivers postulates）：①在所有患者体内均应该存在并可以分离到该病毒，而在健康者体内并不存在；②该病毒可以从患者体内分离并可在实验室内利用宿主细胞进行体外培养；③该病原体可以通过（孔径在病毒大小范围内的）微孔滤膜；④当原先宿主或相关生物体和分离的病毒共培养时，会导致相应感染性疾病的发生；⑤共培养的宿主体内可再次分离到该病毒；⑥感染后的宿主体内可以检测到相应的病毒免疫反应。20 世纪 80 年代，由于分子生物学技术在感染性疾病研究中的广泛应用，分子科赫法则（Molecular Koch′s Postulates）应运而生，即新致病基因的科赫法则：①致病基因或基因表达产物始终和毒力表型相关联；②当该致病基因灭活或敲除后，微生物即失去致病能力；③当导入新的野生型致病基因后，微生物又恢复了致病性；④如果基因工程无法完成第三条，那么必须满足条件：致病基因表达产物诱导产生的抗体可以中和微生物的致病力。由上可见，感染的证据一直是学者们关注的热点，是人类战胜感染性疾病的前提和关键。

第六节　病原生物的出现、再现和消亡

无论是过去、现在还是将来，病原生物都是人类的敌人，它们的存在给人类的生命带来了巨大的威胁。天花病毒感染引起的天花流行，曾经夺去许多人的生命，侥幸活下来的人也留下终身的难堪（麻子）；中华人民共和国成立前，结核分枝杆菌感染（肺痨病）在我国流行；日本血吸虫感染造成的“千村薜荔人遗矢，万户萧疏鬼唱歌”的悲惨景象，我们记忆犹新。

在人类与病原生物进行斗争的过程中，一些病原生物消亡了，如天花病毒；一些新病原生物出现（emerging）了，如 AIDS 病毒和 SARS 病毒；一些动物的（只感染动物）病原生物变异而能引起人类感染了，如禽流感病毒变异株（H5N1）；一些病原生物突变了，如结核分枝杆菌泛耐药突变和产 NDM-1（I 型新德里金属 β- 内酰胺酶）泛耐药肠杆菌科细菌（超级细菌）的产生等。新出现的病原生物引起的感染性疾病称作新出现的感染性疾病（emerging infectious disease，EID），如 AIDS 和克罗伊茨费尔特 - 雅各布病（Creutz-feldt-Jakob disease，CJD）。由于病原生物变异或 / 和自然及社会条件的改变，一些曾经被控制的感染性疾病会再现（re-emerging）或流行，如结核病、梅毒和淋病。

自 20 世纪 70 年代开始，新出现的传染病以空前地、每年新增一种或多种的速度被发现（表 46-2）。现今约有 40 种感染性疾病在一代人以前是不为人所知的。霍乱、黄热病和流行性脑膜炎球菌病在 20 世纪后期死灰复燃。严重急性呼吸道综合征（SARS）、人类禽流感以及甲型流感（H1N1）引起国际上极大的重视，向人类提出了新的挑战，使人类遭受极大苦难并且造成了巨大的经济损失。其他新出现的病毒性疾病，例如埃博拉出血热（Ebola hemorrhagic fever）、马尔堡出血热（Marburg hemorrhagic fever）和尼帕病毒病（Nipah virus disease）对全球公共卫生安全造成了严重威胁。1937 年在非洲乌干达（Uganda）发现的西尼罗病毒（West Nile virus）于 1999 年突然在美国纽约出现，并传播到 40 多个国家和地区，经蚊子叮咬传染，在人、马、鸟等动物中流行。还有一些重要的虫媒传染病，包括非洲锥虫病、登革热及登革出血热以及疟疾在另外一些地区卷土重来或者在曾经的疫区再次出现。动物传染病，例如人类牛海绵状脑病、尼帕病毒病出现的历史提供了另一个例证：源于动物来源的一种新型人类病原体，最初导致动物传染病，之后演变为一种更顽固的人类病原体。

表 46-2 自 1967 年以来新出现的病原生物

出现年代	新出现的病原体名称
1967	Marburg virus（马尔堡病毒）
1969	Lassa virus（拉沙病毒）
1971	JC virus（JC 病毒）
1972	Norovirus（诺如病毒）
1973	Rotavirus（轮状病毒）
1975	Parvovirus B19（细小病毒 B19）
1976	Vibrio vulnificus（创伤弧菌），Cryptosporidium parvum（微小隐孢子虫）
1977	Ebola virus（埃博拉病毒），Clostridium difficile（艰难梭菌），Legionella pneumophila（嗜肺军团菌），Hantaan virus（汉坦病毒），Campylobacter spp（弯曲杆菌）
1979	Cyclospora cayetanensis（环孢子虫）
1980	HTLV-1（人类嗜 T 细胞病毒Ⅰ型）
1982	Borrelia burgdorferi，HTLV-Ⅱ（人类嗜 T 细胞病毒Ⅱ型），prion diseases（伯氏疏螺旋体，朊病毒疾病）
1983	HIV-1（人类免疫缺陷病毒 1 型），Helicobacter pylori（幽门螺杆菌），hepatitis E virus（戊型肝炎病毒）
1984	Haemophilus influenzae Aegyptus（埃古普托斯流感嗜血杆菌）
1985	Enterocytozoon bieneusi（比氏肠包虫），Borna disease virus（博尔纳病病毒）
1986	Chlamydia pneumoniae（肺炎衣原体），HIV-2（人类免疫缺陷病毒 2 型）
1987	Dhori virus（多里病毒）
1988	Human herpesvirus 6（人类疱疹病毒 6），Barmah Forest virus（巴尔玛森林病毒）
1989	Rickettsia japonica（日本立克次体），hepatitis C virus（丙型肝炎病毒）
1990	Hepatitis E virus（戊型肝炎病毒），Balamuthia mandrillaris（狒狒巴拉姆希阿米巴）
1991	Guanarito virus（瓜纳里托病毒），Encephalitozoon hellem（赫勒姆脑炎微孢子虫），Ehrlichia chaffeensis（查菲埃立克体）
1992	Vibrio cholerae O139（霍乱弧菌 O139），Bartonella henselae（汉赛巴尔通体），Rickettsia honei（霍尼立克次体），Tropheryma whippelii（惠普尔养障体）
1993	Sin Nombre hantavirus（汉坦病毒）
1994	Anaplasma phagocytophilum（嗜吞噬细胞无形体），Hendra virus（亨德拉病毒），Sabia virus（萨比亚病毒），human herpesvirus 7（人类疱疹病毒 7 型），human herpesvirus 8（人类疱疹病毒 8 型）
1996	Andes virus（安第斯病毒），Creutzfeldt-Jakob disease（new variant）［克雅氏病（新变种）］
1997	Rickettsia slovaca（斯洛伐克立克次体），Influenza A H5N1（甲型流感病毒 H5N1 亚型）
1998	Menangle virus（梅南高病毒），Brachiola vesicularum（小泡短粒虫）
1999	Ehrlichia ewingii（尤因埃立克体），Nipah virus（尼帕病毒）
2000	Whitewater Arroyo virus（白水阿罗约病毒）
2001	Human metapneumovirus（人类偏肺病毒）
2002	Cryptosporidium hominis（人隐孢子虫）
2002	SARS-coronavirus（SARS 冠状病毒）
2004	Monkeypox virus（猴痘病毒），human coronavirus NL63（人类冠状病毒 NL63）
2005	Human bocavirus（人博卡病毒），human coronavirus HKU1（人冠状病毒 HKU1），HTLV-3（人类嗜 T 细胞病毒 3 型），HTLV-4（人类嗜 T 细胞病毒 4 型）
2009	Influenza A H1N1（“swine flu”）［甲型流感病毒 H1N1 亚型（“猪流感”）］
2012	Candida pseudorugosa（拟褶皱假丝酵母）
2012	phlebovirus（白蛉病毒）
2013	Cardiobacterium valvarum（瓣膜心杆菌）
2013	H7N9（禽流感 H7N9）

续表

出现年代	新出现的病原体名称
2013	MERS-CoV（中东呼吸综合征冠状病毒）
2014	Phellinus umbrinellus
2014	Roussoella percutanea
2014	Acremonium（支顶孢）
2015	Trichosporon inkin（墨汁丝孢）
2016	Fusarium ramigenum
2016	Burkholderia ginsengisoli
2017	Cache Valley virus（卡奇谷病毒）
2018	Mycobacterium stomatepiae
2018	H7N4（禽流感病毒）
2018	Haematospirillum jordaniae
2019	SARS-COV-2（新型冠状病毒）
2020	Lichtheimia ornata（分支横梗霉属 ornata 种）
2020	Mycolicibacterium toneyamachuris
2020	Staphylococcus hyicus（猪葡萄球菌）

HIV：human immunodeficiency virus（人类免疫缺陷病毒）；HTLV：human T-cell lymphotropic virus（人类嗜 T 细胞病毒）；SARS：severe acute respiratory syndrome（严重急性呼吸综合征）

为了控制这些新出现和再现的传染性疾病，以及那些故意引起的疾病如生物恐怖，必须建立传染病报告制度。新亚型病毒引起的人流感、野毒株引起的脊髓灰质炎、严重急性呼吸道综合征，以及天花等是法定要求通报的，这是因为，哪怕是一例病例也可能威胁全球公共卫生安全。2001 年 9 月恐怖分子利用美国邮政系统通过信件蓄意传播潜在致命性炭疽孢子，除了造成人员伤亡（共有 22 人感染，其中 5 人死亡）外，还造成了巨大的经济损失以及公共卫生和公共安全危害。因此，必须警惕恐怖分子利用一些严重威胁人类健康的病原生物来进行恐怖活动。关注和研究可能用于生物恐怖的病原生物是防止生物恐怖的前提和重要举措。

同病原生物作斗争，力争控制和消灭严重威胁人类生命的病原生物；严密监视新出现和再现的病原生物，力争尽早地检出并对其进行全面分析研究，以便尽快确定防治措施，这些都是检验医学的目的和责任。

（童明庆　刘根焰　王　瑶　刘文静
刘亚丽　张　丽　肖　盟　徐英春）

第四十七章 微生物检验标本采集与运送

在临床微生物学检验工作中，标本的正确选择和采集是保证检验结果准确和有效的前提。对不合格的标本进行检验会导致错误的结果，给临床提供错误的信息，以致误导临床对感染性疾病的诊断和治疗。

常见的临床微生物学检验标本有血液、脑脊液、尿液、脓液、胸水、腹水、粪便、痰液及泌尿生殖系统的分泌物等，本章分别介绍各种标本的采集与运送方法、注意事项及各种标本中主要的病原体。

第一节 标本的采集和处理原则

一、标本采集的一般原则

1. **早期采集** 采集时间最好是病程早期、急性期或症状典型时，而且应在使用抗菌药物之前采集。

2. **无菌采集** 采集的标本应无外源性污染。在采集血液、脑脊液、胸腔积液、关节液等无菌标本时，应注意对局部及周围皮肤的消毒，严格进行无菌操作；对于与外界相通的腔道，如窦道标本应由窦道底部取活组织检查，而不应从窦道口取标本，以免受皮肤表面正常菌群的污染，造成混淆和误诊；对于从正常菌群寄生部位（如口腔）采集的标本，应明确检查的目的菌，在进行分离培养时，采用特殊选择性培养基。采集的标本均应盛于无菌容器内，盛标本的容器须先经高压灭菌、煮沸、干热等物理方法灭菌，或用一次性无菌容器，盛标本的容器不能用消毒剂或酸类处理。

3. **根据目的菌的特性采用不同的方法采集** 厌氧菌、需氧或兼性厌氧菌以及L型菌采用的方法不同。如尿液标本，疑为厌氧菌感染时，应以无菌注射器从耻骨上缘行膀胱穿刺术抽取；若怀疑是需氧或兼性厌氧菌的感染，可通过自然导尿获取标本。

4. **采集适量标本** 采集量不应过少，而且要有代表性，同时有些标本还要注意在不同时间采集不同部位标本。如肠热症患者，发病的第1周应采集血液，第2周应采集粪便和尿液。否则会影响阳性检出率。

5. **安全采集** 采集标本时不仅要防止皮肤和黏膜正常菌群对标本的污染。同时也要注意安全，防止病原体传播和自身感染。

二、标本的处理

一些对环境敏感的细菌如脑膜炎奈瑟菌、淋病奈瑟菌和流感嗜血杆菌等应保温并立即送检，而其他所有的标本采集后最好在2小时之内送到实验室。若不能及时送检，标本应置于一定环境中保存，如尸检组织、支气管洗液、心包液、痰、尿等标本应保存在4℃环境中，脑脊液等需要在25℃保存。一般情况下，用于细菌培养的标本保存时间不应超过24小时。患者标本中可能含有大量致病菌，不管标本运送距离远近，都必须注意安全防护。标本切勿污染容器的瓶口和外壁，容器必须包装好，防止送检过程中倒翻、溢出或碰破流出。对于烈性传染病标本运送时更要特别严格，必须按规定包装，由专人运送。厌氧性标本应放在专门的运送瓶或试管内密封运送，有时可直接用抽取标本的注射器运送。标本送至实验室应尽快处理。

第二节　血液、骨髓标本

一、采集指征

一般患者出现以下任何一种体征时可作为采血的重要指征：

1. 发热≥38℃或低温≤36℃。

2. 寒战，白细胞增多（计数大于 10.0×10^9/L，特别有“核左移”时）。

3. 皮肤黏膜出血、昏迷、多器官衰竭。

4. 血压降低，C 反应蛋白升高及呼吸加快。

5. 血液病患者出现粒细胞减少，血小板减少等。

同时具备上述几种体征时而临床可疑菌血症应立即采集血液培养。新生儿可疑菌血症，应该同时做尿液和脑脊液培养。对急诊和入院的危重感染患者应在未进行抗菌药物治疗之前，及时做血培养。

二、采血程序

1. **皮肤消毒程序**　为防止皮肤寄生菌污染，使用消毒剂（碘伏或碘酊）对皮肤进行严格的消毒处理。严格执行以下三步法：

（1）70% 乙醇擦拭静脉穿刺部位作用 30 秒以上。

（2）1%~2% 碘酊作用 60 秒或 10% 碘伏 60~90 秒，从穿刺点向外画圈消毒，至消毒区域直径达 3cm 以上。

（3）70% 乙醇脱碘：对碘过敏的患者，用 70% 乙醇消毒 60 秒，待乙醇挥发干燥后采血。

2. **采血部位**　通常采血部位为肘静脉。疑似细菌性心内膜炎时，以肘动脉或股动脉采血为宜。对疑为细菌性骨髓炎或伤寒患者，在病灶或者髂前上棘（髂后上棘）处严格消毒后抽取骨髓 1ml 作增菌培养。

3. **静脉穿刺和培养瓶接种程序**

（1）在穿刺前或穿刺期间，为防止静脉滑动，可戴乳胶手套固定静脉，不可接触穿刺点。

（2）用注射器无菌穿刺取血后，勿换针头（如果行第二次穿刺，应换针头）直接注入血培养瓶，或严格按厂商推荐的方法采血。

（3）血标本接种到培养瓶后，轻轻颠倒混匀以防血液凝固。立即送检，切勿冷藏。

4. **采血量**　自动化仪器要求成人采血量是 8~10ml/ 瓶，儿童 1~5ml/ 瓶。手工配制培养基要求血液和肉汤之比为 1∶10~1∶5，以稀释血液中的抗菌药物、抗体等杀菌物质。

5. **血培养次数和采血时间**　只要怀疑血液细菌感染，应即刻采集。采血培养应该尽量在使用抗菌药物之前进行，在 1 小时内采集 2~3 次做血培养（一次静脉采血注入到多个培养瓶中应视为单份血培养，成人建议同时采用需氧瓶和厌氧菌，儿童因为很少见厌氧菌感染，因此推荐应用两瓶需氧瓶）。入院前两周内接受抗菌药物治疗的患者，连续 3 天，每天采集 2 份。可选用能中和或吸附抗菌药物的培养基。对间歇性寒战或发热应在寒战或体温高峰到来之前 0.5~1 小时采集血液，或于寒战或发热后 1 小时进行。

6. **特殊的全身性和局部感染患者采血培养的建议**

（1）可疑急性原发性菌血症、真菌菌血症、脑膜炎、骨髓炎、关节炎或肺炎，应在不同部位采集 2~3 份血标本。

（2）不明原因发热，如隐性脓肿，伤寒热和波浪热，先采集 2~3 份血标本，24~36 小时后估计体温升高之前（通常在下午）再采集 2 份血标本。

（3）临床可疑菌血症或真菌菌血症，但血培养持续阴性，应改变血培养方法，以获得罕见或苛养微生物。

（4）可疑细菌性心内膜炎，在 1~2 小时内采集 3 份血标本，如果 24 小时后阴性，再采集 2 份血标本。

7. **标本容器标识**　检验条形码，内容应包括患者姓名、性别、病员号、标本种类、检验项目及检验单据号。注：患者标识不可贴在血培养瓶的条形码上。

三、标本运送

采血后应该立即送检，如不能立即送检。

四、注意事项

1. 采血后的血培养瓶需室温保存，切勿冷藏。

2. 生物安全防护参见《HS-JY-GL-XJ-302 生物防护的安全程序》。

五、血液中常见的病原体

见表 47-1。

表 47-1　血液标本中常见的病原体

种类	病原体
革兰氏阳性球菌	金黄色葡萄球菌、凝固酶阴性葡萄球菌、肺炎链球菌、化脓链球菌、草绿色链球菌、肠球菌
革兰氏阳性杆菌	产单核李斯特菌

续表

种类	病原体
革兰氏阴性球菌	脑膜炎奈瑟菌、淋病奈瑟菌、卡他莫拉菌
革兰氏阴性杆菌	大肠埃希菌、铜绿假单胞菌、克雷伯菌、肠杆菌、变形杆菌、沙雷菌、沙门菌、不动杆菌
真菌	念珠菌、隐球菌、球孢子菌
厌氧菌	拟杆菌、产气荚膜梭菌
其他	结核分枝杆菌、非结核分枝杆菌

第三节 尿液标本

一、采集指征

1. 有典型的泌尿系感染症状。
2. 肉眼脓尿或血尿。
3. 尿常规检查表现为白细胞或亚硝酸盐阳性。
4. 不明原因的发热，无其他局部症状。
5. 长期留置导尿管的患者出现发热。
6. 膀胱排空功能受损。
7. 泌尿系统疾病手术前。

二、采集程序

标本采集应力争在未使用抗菌药物之前，注意避免消毒剂污染标本。

1. **采集时间** 怀疑感染存在，应尽早采集标本，一般在患者使用抗菌药物之前或停用药物后 1~2 天采集。

2. **采集方法**

(1)清洁中段尿：最好留取早晨清洁中段尿标本，嘱咐患者睡前少饮水，清晨起床后用肥皂水清洗会阴部，女性应用手分开大阴唇，男性应翻上包皮，仔细清洗，再用清水冲洗尿道口周围。排尿时将前段尿弃去，中段尿约 10~20ml 直接排入专用的无菌容器中，立即送检，2 小时内接种。该方法简单、易行，是最常用的尿培养标本收集方法，但很容易受到会阴部细菌污染，应由医护人员采集或在医护人员指导下由患者自己正确留取。

(2)耻骨上膀胱穿刺：使用无菌注射器直接从耻骨上经皮肤消毒穿入膀胱吸取尿液。

(3)直接导尿：按尿标本采集消毒程序消毒后，用导尿管直接经尿道插入膀胱，获取尿液。

(4)留置导尿管收集尿液：利用留置管采集标本时，应先消毒导尿管外部，按无菌操作方法用注射器穿刺导尿管吸取尿液。注意不能从尿液收集袋中采集尿液。

3. **采集容器** 洁净、无菌、加盖、封闭、防渗漏、广口、容积应 > 50ml、盒盖易于开启，不含防腐剂和抑菌剂。

4. **采集量** 5~10ml。

5. **标本容器标识** 检验条形码，内容应包括患者姓名、性别、病员号、标本种类、检验项目及检验单据号。

6. **标本采集时的消毒程序**

(1)先用温和中性肥皂水清洁会阴部，女性将阴唇用手指向两旁拨开，男性应翻上包皮，仔细清洗。

(2)再用清水冲洗尿道口周围。

三、标本运送

标本采集后应及时送检、及时接种，室温下保存时间不得超过 2 小时(夏季保存时间应适当缩短或冷藏保存)，4℃冷藏保存时间不得超过 8 小时，但应注意淋病奈瑟菌培养时标本不能冷藏保存。

四、注意事项

1. 直接导尿可能导致尿道前端的细菌进入膀胱，增加医院性感染的危险。
2. 生物安全防护参见《HS-JY-GL-XJ-302 生物防护的安全程序》。

五、尿液中常见的病原体

泌尿系感染中 80% 为革兰氏阴性杆菌，以大肠埃希菌最为常见，占泌尿系感染的 50% 以上，其次为变形杆菌、铜绿假单胞菌、克雷伯菌、肠杆菌、沙雷菌、产气杆菌等；革兰氏阳性菌以肠球菌为多见，其次为葡萄球菌。其他病原体有支原体、衣原体、钩端螺旋体、真菌、结核分枝杆菌和非结核分枝杆菌等。

第四节　脑脊液标本

一、采集指征

未知原因引起的头痛、脑膜刺激征象、颈部僵直、脑神经征象、发热、体温过低、易受刺激等临床症状。此外，其他实验室检查发现脑脊液白细胞增加、蛋白质增加且葡萄糖减少等。

二、采集程序

1. **采集时间**　怀疑为中枢神经系统感染存在，应立即采集标本，最好在发病早期，使用抗菌药物之前。

2. **采集方法**　采集脑脊液一般用腰椎穿刺术获得，特殊情况可采用小脑延髓池或脑室穿刺术。以 70% 乙醇或 2% 碘酊消毒背部下方，实施局部麻醉，然后以一个特制通管针，轻轻地由第三与第四腰椎间的中线部位穿刺入脊髓蜘蛛膜，采集约 3~5ml 脑脊液于 3 支无菌试管中，每支试管至少 1~2ml，整个过程需以最严格的无菌操作技术进行。做脑脊液培养时，建议同时做血培养。

3. **采集量**　至少 1~2ml。

4. **采集容器**　无菌塑料试管。

5. **标本容器标识**　检验条形码，内容应包括患者姓名、性别、病员号、标本种类、检验项目及检验单据号。

三、标本运送

标本采集后要立即送检、检验，一般不能超过 1 小时，因为放置时间过久，其性质可能发生改变，影响检验结果，同时应避免凝固和混入血液。实验室收到标本后应立即处理。

四、注意事项

1. 腰穿时必须作彻底消毒和无菌操作，标本应置于无菌密封容器立即送检，并且保温（禁止放冰箱，因脑膜炎奈瑟菌遇冷死亡）。某些细菌具有自溶酶，放置时间过长易死亡并自溶，实验室收到标本后应立即处理。做病毒学检查的脑脊液标本应放置冰块，可在 4℃保存 72 小时。

2. 生物安全防护参见《HS-JY-GL-XJ-302 生物防护的安全程序》。

五、脑脊液中常见的病原体

见表 47-2。

表 47-2　脑脊液中常见病原体

革兰氏阳性菌	革兰氏阴性菌	病毒	真菌及其他
肺炎链球菌	脑膜炎奈瑟菌	乙型脑炎病毒	新型隐球菌
B 群链球菌	大肠埃希菌	柯萨奇病毒 A	白念珠菌
A 群链球菌	铜绿假单胞菌	柯萨奇病毒 B	钩端螺旋体
消化链球菌	卡他莫拉菌	脊髓灰质炎病毒	结核分枝杆菌
葡萄球菌	拟杆菌	新肠道病毒 68~71	非结核分枝杆菌
产单核细胞李斯特菌	不动杆菌	狂犬病毒	
炭疽芽孢杆菌	肺炎克雷伯菌 流感嗜血杆菌		

第五节　无菌体液标本

无菌体液包括经皮穿刺获得的血液、骨髓、胸水、腹水、关节液、脑脊液等（血液、骨髓、脑脊液标本采集参见各自章节）。各种引流液不能作为无菌体液标本处理。

一、采集指征

1. **胆汁**　急性胆囊炎、急性重症胆管炎、伴有腹痛、黄疸、墨菲征阳性、伴有恶心、呕吐和发热，尿少且黄、中毒或休克。

2. **胸水** 结核性胸膜炎、细菌性肺炎引起的胸膜炎伴有胸痛、发热、胸腔积液混浊、乳糜性、血性或脓性。

3. **腹水** 原发性、继发性腹膜炎伴有腹痛、呕吐、肌紧张、肠鸣音减弱或消失。

4. **心包液** 结核性、风湿性、化脓性、细菌性心包炎。

5. **关节液** 化脓性关节炎、关节肿胀、关节周围肌肉发生保护性痉挛。

二、采集程序

1. **采集时间** 怀疑感染存在，应尽早采集标本，一般在患者使用抗菌药物之前或停用药物后1~2天采集。

2. **采集方法** 用2%碘酊消毒穿刺部位的皮肤后，由临床医生穿刺采集标本(2ml左右)，装入无菌密封容器立即送检。

3. **采集容器** 无菌塑料试管。

4. **采集量** 至少1ml。

5. **标本容器标识** 检验条形码，内容应包括患者姓名、性别、病员号、标本种类、检验项目及检验单据号。

三、标本运送

采集后立即保温送检。

四、注意事项

1. 要求在≤15分钟内送至实验室，实验室收到标本后应立即处理。

2. 生物安全防护参见《HS-JY-GL-XJ-302 生物防护的安全程序》。

五、无菌体液标本中常见的病原体

来自无菌部位的标本不应检出微生物，如出现任何微生物，排除标本采集时的污染，均应该视为病原体。

胆汁和腹水中常见为肠道细菌和厌氧菌；胸水中常见为呼吸道病原菌和结核分枝杆菌；心包液中常见为链球菌、化脓性球菌、结核分枝杆菌；关节液中常见为化脓性球菌、淋病奈瑟菌等。

第六节 粪便标本

一、采集指征

当腹泻患者出现以下任何一种情况时建议采集粪便标本，进行细菌培养：

1. 粪便涂片镜检白细胞>5/HP。
2. 体温>38.5℃。
3. 重症腹泻。
4. 血便或便中有脓液。
5. 未经抗菌药物治疗的持续性腹泻患者。
6. 来自肠道传染病疫区的患者。

二、采集程序

1. **采集时间** 尽可能在发病早期和使用抗菌药物应用之前。在不同的时间采集2~3个标本可以提高致病菌的分离率。

2. **采集方法**

(1)自然排便法：采集标本时，取有脓血、黏液、组织碎片部分的粪便1~3g。外观无异常的粪便应从粪便的表面不同部位取材。

(2)液体粪便：取絮状物，一般取1~3ml，直接装入粪便容器或运送培养基中送检。

(3)直肠拭子法：如排便困难或婴幼儿患者，可用直肠拭子法采集标本。先以肥皂、水和70%乙醇，将肛门周围洗净，然后用经无菌盐水湿润的棉拭子插入肛门超越肛门括约肌约2.54cm，与直肠黏膜表面接触，轻轻旋转，必须将棉拭子置于运送培养基中送检。

3. **采集量** 固体标本1~3g。液体标本1~3ml。

4. **采集容器** 一般粪便标本装于无菌广口塑料杯；直肠拭子置于Cary-Bair拭子转运系统。

5. **标本容器标识** 检验条形码，内容应包括患者姓名、性别、病员号、标本种类、检验项目及检验单据号。

三、标本运送

1. **粪便标本** 室温1小时内送至。对住院的腹泻成人患者，应采集住院3天内粪便标本送检，标本采集后应尽快送检，有条件的提倡使用运送培养基。怀疑艰难梭菌感染要做厌氧培养，并检测艰难梭菌A/B毒素。

2. **直肠拭子** 室温1小时内送至。

3. **高度怀疑霍乱弧菌感染的标本** 室温1小时内送至，运送必须符合特殊标本的安全要求。

四、注意事项

1. 住院超过3天或入院诊断不是胃肠炎的患者不做常规粪便培养。

2. 除婴儿和有活动性腹泻症状的患者外不推荐用拭子做常规病原检测。

3. 有腹部痉挛的患者在发病6小时内采集到的血便或液状便的效果最好。

4. 针对气单胞菌、邻单胞菌、弧菌、小肠耶尔森菌的培养需要提出特别申请。

5. 生物安全防护参见《HS-JY-GL-XJ-302 生物防护的安全程序》。

五、粪便中常见的病原体

见表 47-3。

表 47-3　粪便中常见的病原体

肠毒素为主的病原菌	侵袭性为主的病原菌	病毒
霍乱弧菌、志贺菌（福氏、宋内）、大肠埃希菌（ETEC、EHEC、EAEC）、金黄色葡萄球菌、艰难梭菌、产气荚膜梭菌	沙门菌、大肠埃希菌（EPEC、EIEC）、志贺菌（鲍氏、志贺）、弯曲菌、副溶血弧菌、小肠结肠炎耶尔森菌、结核分枝杆菌、白念珠菌	轮状病毒、埃可病毒、Norwolk 病毒、甲型肝炎病毒、戊型肝炎病毒、腺病毒

第七节　下呼吸道标本

一、采集指征

出现咳嗽、咯血、呼吸困难、发热等呼吸道感染症状。

二、采集程序

1. **采集时间**　以清晨为最好，此时患者痰量多，含菌量反映真实情况。

2. **采集方法**

（1）自然咳痰法：以晨痰为佳，采集标本前应用清水漱口或用牙刷清洁口腔，有假牙者应取下假牙。尽可能在用抗菌药物之前采集标本。用力咳出呼吸道深部的痰，将痰液直接吐入无菌、清洁、干燥、不渗漏、不吸水的广口带盖的容器中，标本量应 ≥ 1ml。咳痰困难者可用雾化吸入 45℃的 100g/L NaCl 水溶液，使痰液易于排出。对自然咳痰困难的患者可用无菌吸痰管抽取气管深部分泌物。痰标本中鳞状上皮细胞<10 个 / 低倍视野、白细胞>25 个 / 低倍视野为合格标本，采集合格标本对细菌的诊断尤为重要。标本应尽快送检，对不能及时送检的标本，室温保存不超过 2 小时。

（2）支气管镜采集法、防污染毛刷采集法、环甲膜穿刺经气管吸引法、经胸壁针穿刺吸引法和支气管肺泡灌洗法：均由临床医生按相应操作规程采集，但必须注意采集标本时尽可能避免咽喉部正常菌群的污染。将抽吸物或洗出物放入痰采集器内，将刷出物放入有盐水的无菌容器。

（3）小儿取痰法：用弯压舌板向后压舌，将拭子伸入咽部，小儿经压舌刺激咳痰时，可喷出肺部或气管分泌物粘在拭子上送检。幼儿还可用手指轻叩胸骨柄上方，以诱发咳痰。

（4）诱导取痰法：刷完牙龈和舌头后让患者用水漱口，借助喷雾器使患者吸入约 25ml 3%~10% 的无菌盐水诱导痰。

3. **采集量**　≥ 1ml。

4. **采集容器**　无菌密封容器。

5. **标本容器标识**　检验条形码，内容应包括患者姓名、性别、病员号、标本种类、检验项目及检验单据号。

三、标本运送

常温 2 小时内送至。

四、注意事项

1. 对不能自然咳痰的患者，医生可经抽吸获得标本，经口吐出的痰需经过涂片镜检判断标本是否合格，合格的痰标本应 ≤ 10 个鳞状上皮细胞 /LPF，>25 个中性粒细胞 /LPF。

2. 对可疑烈性呼吸道传染病（如 SARS、肺炭疽、肺鼠疫等）的患者采集检验标本时必须注意生物安全防护。生物安全防护参见《HS-JY-GL-XJ-302 生物防护的安全程序》。

五、痰标本中常见病原体

痰标本中常见的病原体种类较多，有细菌、真菌和病毒。

（一）常见的细菌

1. **革兰氏阳性球菌**　金黄色葡萄球菌、肺炎链球菌、A 群链球菌。

2. **革兰氏阴性球菌**　卡他莫拉菌、脑膜炎奈瑟菌。

3. **革兰氏阳性杆菌**　白喉棒状杆菌、炭疽芽孢杆菌。

4. **革兰氏阴性杆菌**　流感嗜血杆菌、克雷伯杆菌、铜绿假单胞菌、大肠埃希菌、百日咳鲍特菌、军团菌。

5. **其他**　结核分枝杆菌、支原体和衣原体等。

（二）常见的真菌

主要为隐球菌、曲霉和毛霉等。

（三）常见的病毒

有腺病毒、流感病毒、副流感病毒、呼吸道合胞病毒、巨细胞病毒、单纯疱疹病毒、冠状病毒和麻疹病毒等。

第八节 鼻咽部标本

一、采集指征

发热、咽部发红、疼痛、咳嗽、喉部有脓样分泌物等临床症状。直接视检、手术中或组织病理检查发现脓疡者。或为了检出脑膜炎奈瑟菌带菌者而采集鼻咽拭子。

二、采集程序

1. **采集时间** 在发病早期，使用抗菌药物之前采集。

2. **采集方法** 采集上呼吸道标本通常采用含转运培养基的无菌棉拭子。

(1) 鼻：用被无菌盐水湿润的拭子插入鼻孔约 2cm，对鼻黏膜用力旋转。

(2) 鼻咽：用无菌拭子经鼻轻轻插入鼻咽后部，慢慢旋转拭子 5 秒以吸收分泌物，放入无菌管中。咽部检体，于采集前患者应用清水反复漱口，由检查者将舌向外拉，使腭垂尽可能向外牵引，将棉拭子通过舌根到咽后壁或腭垂的后侧，涂抹数次，但拭子要避免接触口腔和舌黏膜。

3. **采集量** 尽可能多取。

4. **采集容器** Cary-Bair 拭子转运系统。

5. **标本容器标识** 检验条形码，内容应包括患者姓名、性别、病员号、标本种类、检验项目及检验单据号。

三、标本运送

常温 2 小时内送至实验室。

四、注意事项

1. 喉拭子培养不能用于会厌发炎的患者。

2. 生物安全防护参见《HS-JY-GL-XJ-302 生物防护的安全程序》。

五、咽部标本中常见的病原体

百日咳鲍特菌、白喉棒杆菌、衣原体、肺炎链球菌、A 群链球菌和其他链球菌、脑膜炎奈瑟菌、淋病奈瑟菌、金黄色葡萄球菌。

溶血隐秘杆菌可引起咽炎和扁桃体周脓肿。此菌的培养可用培养 A 群链球菌的选择培养基，最好培养 72 小时。

检验咽喉部的淋病奈瑟菌时，拭子标本应床旁接种或立即送检并尽可能接种于选择性培养基，例如 TM 培养基。培养于 35℃，含有 5%~10% CO_2 环境，72 小时。

樊尚咽峡炎是一种急性坏死性溃疡扁桃体炎，可以由梭杆菌属、奋森疏螺旋体及其他厌氧菌引起。

第九节 脓液和伤口标本

一、采集指征

软组织有急性化脓性炎症、脓肿、创伤感染等。

二、采集程序

要求深入伤口，紧贴伤口前沿取样。

1. **采集时间** 在使用抗菌药物之前采集。

2. **采集方法**

(1) 首先用无菌生理盐水清洗脓液及病灶的杂菌，再采集标本，以免影响检验结果。

(2) 脓性标本是用针和注射器抽吸采集，再移入无菌容器内，立即送往实验室。如果没有得到抽吸物，也可以用拭子在伤口深部采集渗出物。对于皮肤或表皮下的播散性感染，应收集病灶处边缘而非中央处的感染组织送检。

(3) 脓肿标本以无菌注射器抽取为好，也可由排液法取得，先用 70% 乙醇擦拭病灶部位，待干燥后用无菌刀片切开排脓，以无菌棉拭子采取，也可以将沾有脓汁的最内层敷料放入无菌平皿中送检。标本如不能及时送检，应将标本放在冰箱中冷藏，但是作厌氧菌培养的标本只能放于室温下。

(4) 厌氧菌感染的脓液常有腐臭，应予注意。采集和运送标本是否合格，对厌氧培养是否成功至关重要，特别要注意避免正常菌群所污染以及由采集至接种前尽量避免接触空气。最好以针筒直接由病灶处抽取标本，采取完毕应作床边接种或置于厌氧运送培养基内送检。

3. **采集量** 尽可能多取。

4. **容器** Cary-Bair 拭子转运系统。

三、标本运送

常温，2 小时内送达。

四、注意事项

1. 组织或液体优于拭子标本，如必须用拭子，采集2个拭子，1个用于培养，另1个做革兰氏染色。从脓肿底部或脓肿壁的取样结果最佳。

2. 生物安全防护参见《HS-JY-GL-XJ-302 生物防护的安全程序》。

五、脓液中常见病原体

见表47-4。

表47-4　脓液中常见病原体

细菌种类	革兰氏阳性菌	革兰氏阴性菌
球菌	金黄色葡萄球菌、凝固酶阴性葡萄球菌、化脓链球菌、肺炎链球菌、肠球菌、消化链球菌	脑膜炎奈瑟菌、淋病奈瑟菌、卡他莫拉菌
杆菌	破伤风杆菌、产气荚膜梭菌、炭疽芽孢杆菌	大肠埃希菌、铜绿假单胞菌、肺炎克雷伯菌、变形杆菌、流感嗜血杆菌、拟杆菌、梭杆菌
其他	放线菌(衣氏放线菌、诺卡菌)、结核分枝杆菌、非结核分枝杆菌	

第十节　组 织 标 本

一、采集指征

出现表浅皮肤黏膜感染、深部组织感染等。

二、采集程序

1. **采集时间**　在使用抗菌药物之前采集。

2. **采集方法**　根据不同的病变部位，炎症或坏死组织部位，采用相应的方法采集组织标本。

3. **采集量**　要求>1g。

4. **采集容器**　无菌容器，需要加一些无菌盐水保持湿润。

5. **标本容器标识**　检验条形码，内容应包括患者姓名、性别、病员号、标本种类、检验项目及检验单据号。

三、标本运送

常温，2小时内送至实验室。

四、注意事项

1. 组织标本的采集量尽可能多，拭子不要从患处表面简单摩擦取样，最好采集创面深部或患处与正常组织交界处的组织。组织培养的标本中不得添加固定液。

2. 生物安全防护参见《HS-JY-GL-XJ-302 生物防护的安全程序》。

五、组织标本中常见的病原体

所涉及的病原体有放线菌、布鲁氏菌、分枝杆菌及真菌。其中任何一种病原体的数量可能会很少，要强调的是采集标本时一定要有足够的量以供检查和培养。拭子很难满足标本量的需求，所以不予考虑。

皮肤软组织主要为化脓性球菌：金黄色葡萄球菌、凝固酶阴性葡萄球菌等，肺穿刺活检重点找呼吸道病原体，胃镜活检找幽门螺杆菌。

巴尔通体属是猫抓伤疾病和杆菌性血管瘤的病原体。因为培养非常困难，对其诊断大多数情况下往往都根据临床表现和排除其他疾病或血清学试验分析。将固定的组织切片作Warthin-Starry镀银染色或作组织Gram染色可以发现菌体。

其他病原体如军团菌属、诺卡菌属、白喉棒状杆菌以及分枝杆菌都是组织标本中潜在的病原体。

第十一节　生殖道标本

一、采集指征

出现发热、乏力、食欲不振等全身症状，伴有皮肤黏膜损害。男性有尿痛、尿频、尿急、尿道分泌物增多、会阴部疼痛、阴囊疼痛、性功能障碍、泌尿生殖器畸形和缺损。女性有阴道分泌物增多及性状异常、尿道口瘙痒、脓性分泌物流出、下腹疼痛、月经失调、阴道出血、外阴瘙痒、外阴或阴道疼痛、性功能障碍等。

二、采集程序

1. **采集时间** 在疾病早期，使用抗菌药物之前采集。

2. **采集方法**

(1) 男性前列腺：用肥皂和水清洗阴茎头，通过直肠按摩前列腺，用无菌拭子收集液体放入无菌管内。

(2) 男性尿道：用泌尿生殖道拭子插入尿道腔 2~4cm，旋转拭子，至少停留 20 秒，而使之容易吸收。

(3) 女性阴道：擦除过多的分泌物和排出液，用 2 支无菌拭子从阴道穹隆部黏膜处获取分泌物。1 支用作涂片，另 1 支拭子用作培养。

(4) 女性尿道：患者排尿 1 小时后采集，拭去尿道口的渗出物，用拭子通过阴道，靠着耻骨联合，按摩尿道，采集尿道分泌物。

3. **采集量** 尽可能多取。

4. **容器** Cary-Bair 拭子转运系统。

5. **标本容器标识** 检验条形码，内容应包括患者姓名、性别、病员号、标本种类、检验项目及检验单据号。

三、标本运送

常温，2 小时内送至。淋病奈瑟菌培养需保温及时送检，衣原体、支原体等培养无法及时送检时应 4℃保存。

四、注意事项

1. 推荐用革兰氏染色方法确定细菌性阴道病，细菌培养往往因杂菌生长容易误导。

2. 生物安全防护参见《HS-JY-GL-XJ-302 生物防护的安全程序》。

五、生殖道标本中常见的病原体

重点检测性传播疾病的病原体，如淋病奈瑟菌、生殖道衣原体、支原体；细菌性阴道病的病原体阴道加德纳菌及念珠菌和阴道滴虫等。必须鉴别正常菌群与潜在的病原体。淋病奈瑟菌、沙眼衣原体、杜克雷嗜血杆菌等是常见致病菌，而其他细菌如肠杆菌、金黄色葡萄球菌、B 群链球菌等只有在出现某些临床表现时才视为致病菌。

第十二节 眼、耳部标本

一、采集指征

眼、耳部出现各种急、慢性炎症。

二、采集程序

1. **采集时间** 在发病早期，使用抗菌药物之前采集。

2. **采集方法**

(1) 耳内：接触耳鼓室先用肥皂水清洗耳道再用注射器收集液体，对破裂的鼓室，借助耳科诊视器，用拭子收集液体。

(2) 外耳：用湿拭子拭去耳道的碎屑或痂皮，在外耳道用力旋转拭子取样。

(3) 眼部：分别用（无菌盐水预湿）拭子围绕结膜取样，将左右眼部检体分别涂抹在两个玻片上染色。眼部检查建议在床边直接接种或涂片。

3. **采集量** 尽可能多取。

4. **采集容器** Cary-Bair 拭子转运系统。

5. **标本容器标识别** 检验条形码，内容应包括患者姓名、性别、病员号、标本种类、检验项目及检验单据号。

三、标本运送

耳部标本常温 2 小时内送至。眼部标本应≤15 分钟送至。

四、注意事项

1. 耳部标本采集时，对于外耳道应用力取，样表面取样可能采不到病原菌。

2. 眼部标本采集时，注意避免感染蔓延至眼部邻近区域。标本必须标明来自左眼、右眼。

3. 生物安全防护参见《HS-JY-GL-XJ-302 生物防护的安全程序》。

五、眼、耳部标本中常见的病原体

1. **眼部标本** 沙眼衣原体、淋病奈瑟菌、铜绿假单胞菌等。眼部标本常规细菌培养应该使用能够检出肺炎链球菌、流感嗜血杆菌和淋病奈瑟菌的营养加强的培养基，选择性培养基应放在有 CO_2 的环境中培养。分离沙眼衣原体需要细胞培养。

2. **耳部标本** 重点是中耳炎的病原体，往往来自呼吸道，括肺炎链球菌、流感嗜血杆菌、卡他莫拉菌、金黄色葡萄球菌和铜绿假单胞菌以及真菌等。

第十三节　留置针、导管等标本

一、采集指征

临床医师怀疑可能有导管相关血流感染时，根据患者实际情况选择检测项目。

二、采集程序

1. **采集时间**　在使用抗菌药物之前采集。

2. **采集方法**

(1) 留置针：用 70% 乙醇清洗导管周围的皮肤，拔出导管，无菌剪下导管尖端 5cm（血管内部分），移入无菌管，防干燥。

(2) 心脏导管：按照临床特别要求采集。

3. **采集量**　剪取导管尖端 5cm（血管内部分）。

4. **容器**　无菌密封容器。

5. **标本容器标识别**　检验条形码，内容应包括患者姓名、性别、病员号、标本种类、检验项目及检验单据号。

三、标本运送

1. 应 ≤ 15 分钟送至实验室。

2. 生物安全防护参见《HS-JY-GL-XJ-302 生物防护的安全程序》。

四、注意事项

怀疑可能有导管相关血流感染时，导管尖端培养与外周血培养应该同时进行，两处分别培养到相同的细菌是确诊的依据。

五、导管相关血流感染常见的病原体

1. **革兰氏阳性球菌**　凝固酶阴性葡萄球菌、金黄色葡萄球菌、肠球菌。

2. **革兰氏阴性杆菌**　铜绿假单胞菌、克雷伯菌、大肠埃希菌。

3. **其他**　念珠菌。

第十四节　压疮、溃疡标本

一、采集指征

压疮或溃疡部位出现感染症状，临床医师应根据患者实际情况选择检测项目。

二、采集程序

1. **采集时间**　在发病早期，使用抗菌药物之前采集。

2. **采集方法**　用无菌盐水清洗创口表面，如得不到活检标本，用拭子用力采集损伤底部，将标本放入 Cary-Bair 拭子转运系统。

3. **采集量**　尽可能多取。

4. **采集容器**　Cary-Bair 拭子转运系统。

5. **标本容器标识**　检验条形码，内容应包括患者姓名、性别、病员号、标本种类、检验项目及检验单据号。

三、标本运送

应在 2 小时内送至实验室。

四、注意事项

压疮、溃疡的拭子标本的临床价值不高，因此一般不提倡。推荐选择组织活检或用针头抽吸标本。

五、压疮、溃疡标本中常见的病原体

与组织中常见的病原体相似，参见有关章节。

第十五节 小　结

标本的正确选择、采集和运送是保障临床微生物学检验结果准确和有效的前提，是保证检验前质量的重要环节。无菌部位的标本最具临床价值。血液、脑脊液和其他无菌体液在采集标本时要特别注意无菌操作，血液标本还要注意采集的时间、次数和采血量。有菌部位的标本如痰液、粪便等应了解该部位常见的正常菌群，采集标本时尽量避免污染；尿液标本因采集时常常会受到尿道口正常菌群的污染，因此尿液细菌培养应进行活菌计数，超过一定数量才具诊断价值。各感染部位或临床标本中常见的病原体不同，临床微生物检验时采用的方法和培养基应覆盖临床标本中重点病原体，对于分离培养到的微生物其临床意义也不同，应结合临床进行分析，正确解读检验结果；每个实验室都应该根据本院临床的需要和实验室的实际情况，与临床部门共同制定切实可行的标本采集指南，并在临床实践过程中不断加以完善。

（倪语星）

第四十八章
细菌感染性疾病的病原学诊断

第一节　微生物的接种培养与鉴定

一、微生物的接种培养

(一) 色原底物培养基

色原底物培养基主要通过在培养基中加入某些特定色原染料，当发生某类特异性酶反应时可产生特定颜色变化，从而对相应病原进行鉴定。常见的色原底物培养基包括：

(1) 不动杆菌显色培养基(CHROMagar Acinetobacter)：不动杆菌属变为红色。

(2) CTX 显色培养基(CHROMagar CTX)：用于检测产超广谱 β- 内酰胺酶(extended-spectrum β-lactamase，ESBL)和碳青霉烯酶的细菌。产 ESBL 的肺炎克雷伯菌为蓝色菌落，大肠埃希菌为粉红色菌落，变形杆菌属为有晕环的棕色菌落。产碳青霉烯的克雷伯菌属、肠杆菌属、沙雷菌属和枸橼酸菌属为蓝绿色至蓝灰色菌落。大肠埃希菌为粉色至紫红色菌落或中心为粉色至紫红色的透明菌落。不动杆菌属为奶油样不透明菌落。假单胞菌属为中心浅色透明菌落。

(3) 大肠埃希菌显色培养基(CHROMagar E.coli)：大肠埃希菌为蓝色菌落。

ECC 显色培养基(CHROMagar ECC)：大肠埃希菌和其他类似大肠埃希菌的菌落为红色。

(4) ESBL 显色培养基：用于鉴定产 ESBL 的革兰氏阴性菌。CHROMagar ESBL 显色培养基上，产 ESBL 的大肠埃希菌为深粉色至红色菌落，肺炎克雷伯菌、肠杆菌属和枸橼酸杆菌属为蓝色菌落，变形杆菌属菌落为棕色边缘。chromID ESBL 培养基上，产 ESBL 的大肠埃希菌为粉色至紫红色菌落，克雷伯菌、肠杆菌、沙雷菌和柠檬酸杆菌(KESC 群)为蓝绿色至棕绿色菌落，变形杆菌属、普罗威登菌属和摩根菌属等表达脱氨酶的菌落为深棕至浅棕色。

(5) KPC 显色培养基(CHROMagar KPC)：用于检测对碳青霉烯类敏感性下降的革兰氏阴性菌。碳青霉烯类耐药的大肠埃希菌为深粉色至红色菌落，肺炎克雷伯菌、肠杆菌属和枸橼酸杆菌属为蓝色菌落，假单胞菌属为透明的奶油色菌落。

(6) 李斯特菌显色培养基(CHROMagar Listeria)：用于鉴定产单核李斯特菌，该菌形成白色边缘的蓝色菌落。

(7) MRSA 显色培养基：主要用于耐甲氧西林金黄色葡萄球菌(methicillin-resistant *Staphylococcus aureus*，MRSA)定植筛查，包括 CHROMagar MRSA 和 chromID MRSA 培养基。在 chromID MRSA 培养基上，MRSA 菌落在头孢西丁的作用下由于产葡萄糖苷酸酶而形成绿色菌落。

(8) O157 显色培养基(CHROMagar O157)：用于鉴定大肠埃希菌 O157。

(9) 定向显色培养基(CHROMagar Orientation)：主要用于筛查可能的尿路致病菌，包括革兰氏阴性菌和肠球菌，不同菌种产生特定颜色，如大肠埃希菌为粉色至红色菌落。

(10) 铜绿假单胞菌显色培养基：CHROMagar Pseudomonas 培养基用于铜绿假单胞菌的检测和计数，该菌呈蓝色菌落，而其他菌种被抑制或为无色菌落。chromID P.aeruginosa 培养基上铜绿假单胞菌由于产氨基肽酶，形成紫色菌落。

(11) 沙门菌显色培养基：用于鉴定沙门菌属，如 CHROMagar Salmonella 和 chromID Salmonella。chromID Salmonella 培养基上沙门菌由于产生酯酶，而形成灰粉色至淡紫色。

(12) 沙门菌加显色培养基(CHROMagar Salmonella Plus)：根据 ISO 6579 :2003 标准，通过菌落颜色鉴定伤寒沙门菌、肠道沙门菌副伤寒血清型和乳糖阳性的沙门菌。

(13) 金黄色葡萄球菌显色培养基：用于鉴定金黄色葡萄球菌，包括 CHROMagar Staph Aureus 培养基和 chromID S.aureus 培养基。chromID S.aureus 培养基上金黄色葡萄球菌由于产 β- 葡萄糖苷酶而形成绿色菌落。

(14) 产志贺毒素大肠埃希菌(Shiga toxin-producing *Escherichia coli*，STEC)显色培养基(CHROMagar STEC)：用于食品、

环境和粪便样本中STEC鉴定，大部分STEC为淡紫色菌落，其他肠杆菌科细菌为无色或蓝色菌落。

（15）B群链球菌显色培养基：用于鉴定B群链球菌（GBS）（无乳链球菌），在CHROMagar StrepB培养基上形成淡紫色至粉色菌落，在chromID Strepto B培养基上形成灰粉色至红色菌落。

（16）弧菌培养基：用于鉴定弧菌。在CHROMagar Vibrio培养基上，副溶血弧菌为淡紫色菌落，霍乱弧菌为蓝绿色菌落，溶藻弧菌为无色菌落。在chromID Vibrio培养基上，霍乱弧菌由于产生半乳糖苷酶形成蓝绿色菌落，副溶血弧菌由于同化阿拉伯糖形成粉色菌落。

（17）万古霉素耐药肠球菌（VRE）显色培养基：用于鉴定万古霉素耐药的粪肠球菌和屎肠球菌，在CHROMagar VRE培养基上两种菌均形成玫瑰色至淡紫色菌落，chromID VRE培养基上万古霉素耐药的屎肠球菌为紫色菌落，而万古霉素耐药的粪肠球菌为蓝至绿色菌落。

（18）小肠结肠炎耶尔森菌显色培养基（CHROMagar Y.enterocolitica）：用于显色致病性小肠结肠炎耶尔森菌，形成淡紫色菌落，非致病性小肠结肠炎耶尔森菌和其他肠道菌为蓝色菌落。

（19）艰难梭菌显色培养基（chromID *C.difficile*）：用于培养和鉴定艰难梭菌。

（20）CARBA显色培养基（chromID CARBA）：用于鉴定产碳青霉烯酶的肠杆菌科细菌。

（21）CPS显色培养基（chromID CPS）：用于尿标本中大肠埃希菌、变形杆菌和肠球菌的培养和计数，大肠埃希菌为粉色至紫红色菌落，变形杆菌为深棕色菌落，肠球菌为蓝绿色菌落。

（二）半自动接种仪

随着医疗水平的提高，微生物实验室的标本量在逐年提高，现在实验室管理者必须依靠相对较少的人力，甚至在专业技术人员减少的情况下，完成日渐复杂的操作流程。同时，也面临对质量保证及样本到结果可追踪性的更高要求。微生物实验室的前处理过程，近些年由于LIS（laboratory information systems）和条码溯源系统的使用，节约了很多的时间，尽管如此花费在接种方面的时间仍占据了24%的工作量。

20年前第一台自动化接种系统被发明，初始的前两代自动化接种仪不能高效、高通量和精确的接种标本，最近各厂家推出了多个第三代自动化接种仪系统，包括WASP（Copan）、PREVI Isola（BioMerieux）、Innova（Becton-Dickinson）、Inoqula（KIESTRA）及Probact系统（迪艾斯科技有限公司）。

现将国内已经评估使用过的几款自动化接种仪的使用和性能简单介绍如下：

1. PREVI Isola

（1）标本前处理及接种

1）呼吸道标本：加入等量Oxoid痰消化液，室温作用10分钟。

2）粪便标本：1μl接种环挑取环中心大小的粪便于1ml生理盐水中进行浊化。

3）拭子标本：在拭子中加入2ml生理盐水充分洗脱。

4）无菌体液标本：采用无菌方法用一次性吸管吸取1~2ml无菌体液（用一次性注射器抽取无菌体液阳性培养液）到白色真空管中。

5）尿液标本：无需特殊处理。

（2）仪器接种主要操作步骤：将标本混匀转移到白色真空管中，在管盖上做与条码相关的标记，按接种顺序放置于标本架上，手工开启所有标本的管盖，将管盖倒放于生物安全柜中。每个标本用一个一次性吸头吸取10μl涂布于琼脂平板上，然后用一次性接种涂布器在琼脂板上进行螺旋接种，每接种一个琼脂平板换一个一次性接种涂布器。仪器首先接种放于第一个舱位的琼脂平板，然后依次接种第二个舱位、第三个舱位和第四个舱位的琼脂平板（平板接种的类型以标本类型而定），接种完毕后标本架退出到原始位置，最后人工依次将对应的标本管盖盖上。PREVI Isola仪器螺旋接种模式如图48-1所示。

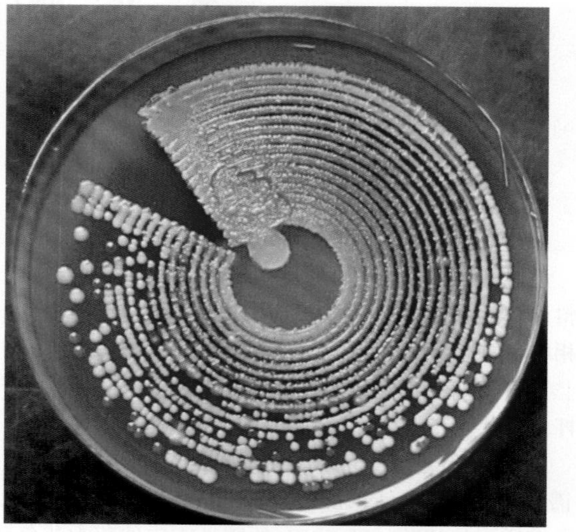

图48-1 PREVI Isola仪器螺旋接种模式

（3）性能特点

1）自动化程度：PREVI Isola可以自动选择合适的琼脂平板进行接种，自动对每一个琼脂平板贴条码，自动将需要放于相同孵育条件下进行培养的琼脂平板于不同的舱位输出。

2）溯源性：在平板接种完成后系统自动打印条码标记每块平板，条码信息包含了患者的姓名、标本ID和从LIS中导入的信息，标本容器上的信息和琼脂平板上的完全一致，其间无人员的干预，可以保证整个实验过程中信息的准确性。

3）PREVI Isola可精确的定量吸取标本和对标本进行分离接种，涂布器上方有一个超声传感器，快速探测琼脂表面高度，优化接种角度，精确地控制接种器的接种压力。同时PREVI Isola能够自动根据不同的标本类型采用不同的接种体积和接种器转速，以达到最优的接种效果，且其划线接种模式重复性很好。

4）仪器的接种效率：PREVI Isola高通量（180个标本/h），共有6个标本架位置，一次可同时处理多达114份标本。如果同批次接种的标本类型比较单一（主要为尿液等液体标本），或者是不同的标本类型但接种的平板类型相同，则仪器的接种效率比手工法高。如果同批次接种的标本类型比较复杂，则增加了受限制的因素，需将标本从不同标本容器中转移到白色真空管中，并将不同类型的标本均进行液化处理，进行不同种类琼脂平板的接种，相比手工法，此时仪器的接种效率低；另外，并不是所有的标本都适合于用自动化接种仪进行接种，例如：脑脊液、导管、体积较少的标本和/或较小的活检组织等。

5）标本分离有效性：有研究指出分离菌种数方面除呼吸道标本和粪便标本外，PREVI Isola 与手工法无统计学差别，可能与这两种标本比较黏稠有关。而在相同菌种分离得到单个菌落个数方面 PREVI Isola 与手工法在呼吸道标本、无菌体液和粪便标本具有统计学差别，可能与 PREVI Isola 使用独特的一次性涂布器环形接种代替传统的手工金属接种环划线接种有关，一个涂布器相当于 17 个接种环并排使用，能更有效利用平板接种面积，从而获得更多单菌落，且易区分不同的菌种。对于脑脊液等标本量较少的标本，PREVI Isola 接种的下限体积为 500μl，有时仪器吸液失败，不进行接种，且此类标本一般送检的涂片项目较多需要离心甩片，建议用手工法进行。

6）PREVI Isola 操作界面友好，接种时所有信息整合在一个图形屏幕，清晰易懂、操作简单。触摸屏的操作方式，信息输入很少，只需输入标本信息，上样后即不再需要人工介入。PREVI Isola 的接种器和吸头都是一次性使用，避免了交叉污染。同时减少接触感染性标本，提高了生物安全性。

（4）应用：综合其他对 PREVI Isola 的评估研究，如果 PREVI Isola 能够解决开盖关盖自动化的问题，并且实验室的标本类型比较单一，或不同类型标本但需要接种的琼脂平板类型一致，则可同时进行接种；优化标本接种的顺序也可提高接种效率。总之，PREVI Isola 系统实现了常规操作标准化，可以连接 LIS 系统，直接导入患者与标本信息，优化了现有微生物实验室工作流程，提高了实验室的管理水平。并避免了人为因素，提高了结果的重复性、可比性。未来与质谱技术的联合使用定能使微生物的快速鉴定迎来一个崭新的局面。

2. WASP（Walk Away Specimen Processor，Copan）仪器法

（1）标本前处理

1）呼吸道标本：用 097CE 痰标本处理管螺旋形拭子将呼吸道标本挑入标本处理管中，室温放置 20 分子后去除拭子，振荡混匀备用。

2）粪便：用 470CE 拭子将黄豆大小的粪便标本挑入转运培养基中混匀备用。

3）尿液、拭子和无菌体液标本：将标本转移到 PFPM913S 无菌空管中备用。

（2）仪器接种主要操作步骤：将标本按接种顺序放置于标本架上，两个标本依次配对，按 duplex 3 划线模式在一个平板上接种两个标本，仪器首先接种血琼脂平板，接种完毕后所有标本回归标本架上的原始位置，然后再接种另一种的琼脂平板，如中国蓝琼脂平板和/或巧克力琼脂平板等。

如图 48-2 所示，用 10μl 接种环采用 duplex 3 划线模式进行接种（一平板上接种两个标本）；尿标本计数用 1μl 接种环采用尿液接种划线模式进行。

（3）性能特点

1）自动化程度方面：WASP（COPAN）属于第三代自动化接种仪系统，仪器的自动化程度很高，可以实现自动进行标本容器的开盖、关盖和选择合适的琼脂平板进行接种，并自动将同一种类的琼脂平板进行分类放于相同的孵育条件下进行培养，自动对每一个标本贴条码，自动检测标本量的多少，如果标本管未加样或标本量低于检出下限，则自动贴上以“X”作为标识的条码。

2）溯源性：条码信息包含了患者的姓名、标本 ID 和从 LIS 中导入的信息，标本容器上的信息和琼脂平板上的完全一致，其间无人员的干预，可以保证整个实验过程中信息的准确性。

3）WASP 可精确的吸取标本和对标本进行分离接种，划线模式重复性很好。

4）仪器法的接种效率：WASP 高通量（150 个标本/h），如果同批次接种的标本类型比较单一（主要为尿液等液体标本），且接种的平板类型及划线模式相同，则仪器的接种效率比手工法高。如果同批次接种的标本类型比较复杂，则增加了受限制的因素，需将标本从不同标本容器中转移到合适的样品管中，并将不同类型的标本均进行液化处理，选择不同的接种模式进行不同种类琼脂平板的接种，相比手工法，此时仪器的接种效率低；另外，并不是所有的标本都适合于用自动化接种仪进行接种，例如：脑脊液（本实验为模式标本，临床送检的标本量一般都很少且需进行多种涂片）、导管等，对于体积较少的标本和/或较小的活检组织，更倾向于用人工法进行接种。

5）标本分离有效性：由于仪器划线接种的模式区与区之间的交接较少，且整个接种线数和接种面积较少，分离得到的菌种数和相同菌种单个菌落的数量均不及手工法。其中菌种数除呼吸道标本和粪便标本外，两种方法均无统计学差别，这可能与这两种标本比较黏稠，有大量正常菌群影响。少部分菌株分离成单个菌落困难，大部分可见 2~3 个单个菌落，可满足常规鉴定及药敏实验。对于脑脊液等标本量较少的标本，WASP 接种的下限体积为 500μl，有时仪器吸液失败，不进行接种，且此类标本一般送检的涂片项目较多需要离心甩片，建议用手工法进行。

6）WASP 操作界面友好，具有可视化的操作界面，可进行触摸操作；WASP 拥有一个 HEPA 过滤系统，包含双层的碳过滤膜可增加操作的安全性；WASP 使用金属接种环，并进行 800℃高温灭菌可以降低标本之间交叉污染的概率；WASP 可无线上网由公司技术人员及时排除较小的故障。

7）WASP 容器的标准化和微型化：可以在储存、采集、运输、处理、库存等方面节约空间。

8）费用：可以解放工作人员，用以从事其他重要的工作。

9）WASP 升级版可以自动进行涂片及与质谱鉴定仪相连接，从而可解决目前版本标本接种后再挑选需要进行涂片的标本进行手工涂片的不灵活性，并加快菌种鉴定的速度。

（4）应用：总之，如果实验室的标本类型比较单一，或只用其接种特定的标本类型，WASP 是一款性能不错的自动化接种仪。调整其划线接种模式分离出更多单个菌落数，将满足

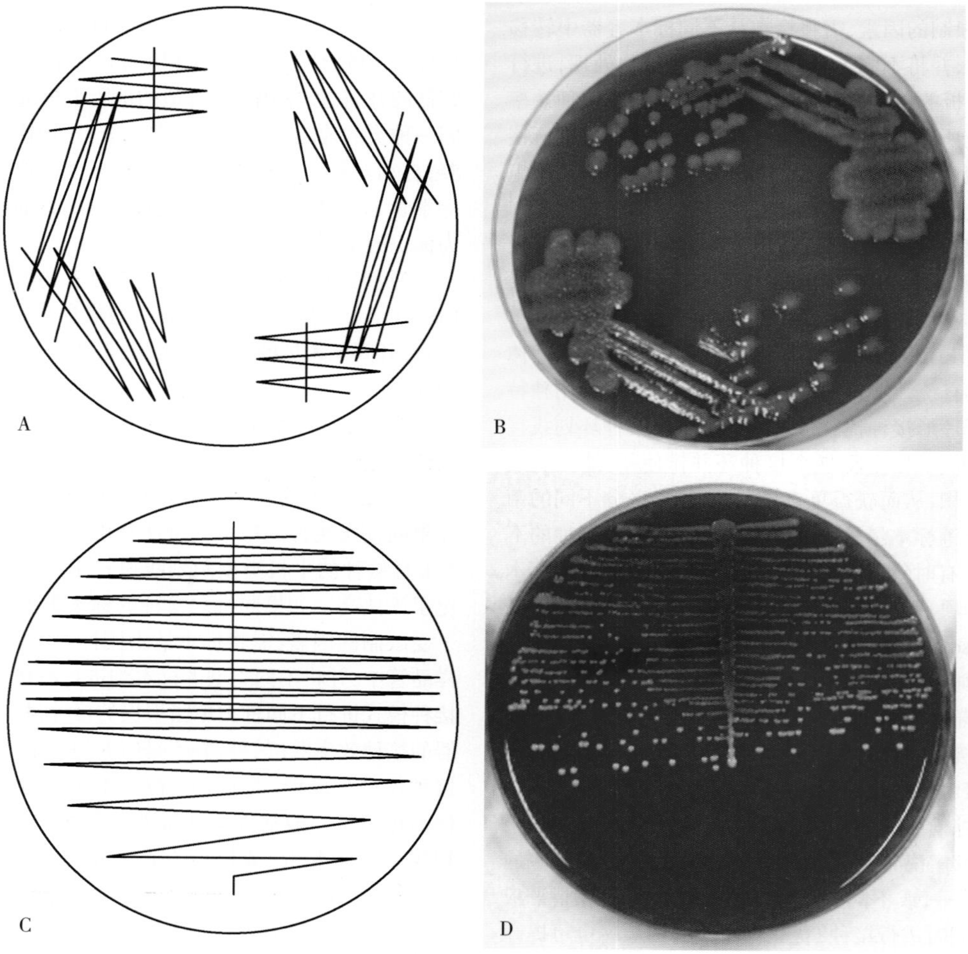

图 48-2 WASP 划线模式及实物图

A. WASP duplex 3 划线模式图；B. WASP duplex 3 划线实物图；
C. WASP 尿液接种划线模式图；D. WASP 尿液接种划线实物图

临床直接鉴定和进行药物敏感性实验的需求。加速实现分析前样本处理过程的自动化，可加快微生物实验室的工作流程。

3. **国产的 Probact 系统仪器** 国产的 Probact 系统仪器法由自动化样本预处理振荡仪、专用分离培养装置、自动化细菌分离培养仪组成。

(1) 自动化样本预处理振荡仪：使用专用样本采集杯采集样本后放入样本预处理仪样本盘内，对痰液样本进行振荡消化（920r/min × 20min）、对粪便进行选择性增菌、对尿液标本无特殊处理。对预处理完成后的样本自动加样至专用分离培养装置。

(2) 专用分离培养装置：该装置由培养基（70mm）、培养基架、样本池和接种环（1μl）组成。培养装置根据对应标本类型的不同可提供 2~3 种培养基组合。

(3) 自动化细菌分离培养仪：仪器机械手用培养基装置中的 1 μl 接种环蘸取标本，通过接种器顶端的驱动手柄，使接种环按照设定的划线方式自动进行分区划线接种，同时仪器通过事先设定好的程序自动提供相应的温度环境和气体浓度（5% CO_2，35℃孵育），培养周期末（24 小时）后取出培养装置中的培养基观察微生物的生长情况。

Probact 系统可实现细菌标本接种孵育的自动化和标准化，有研究指出其临床性能略优于手工法，不及 PREVI Isola。

二、微生物的鉴定

鉴定（identification）是分类学的一部分，它是识别受试微生物所属分类单元（属、种、亚种、型）并给予种属名称的过程。鉴定的基本策略是将受试微生物的表型（和基因型）特征与所建立的已知微生物的表型（和基因型）特征库进行比较从而给予未知微生物以适当名称。从理论上讲，微生物分类的所有方法都可以用于微生物的鉴定，但鉴定的基本方法通常是表型方法，因为表型方法比较简单和便宜。只有在表型方法不能或不便于鉴定时才考虑基因型方法，如慢生长菌和不能培养的细菌的鉴定。另外，免疫学方法亦可应用，主要是检测微生物的特异性抗原，免疫学方法通常亦比较简单，由于需要预先制备特异性抗体，因此只用于少数微生物的鉴定。

（一）鉴定原则

伯杰细菌学鉴定手册（*Bergey's Manual of Determinative Bacteriology*，简称伯杰鉴定手册）给出如下细菌鉴定原则：①必须保证受试菌是纯培养。从培养平板上选择一个菌落并不能保证获得纯培养，特别是使用选择性培养基更要注意，这是因为，当刮取菌落时，在一个菌落周围可以存在活的没有形成菌落的其他菌体可以伴随这个菌落进入鉴别试验。所以最终分离纯化时一定要使用非选择性培养基，培养时间可适当长一些，以使慢生长的细菌也可以形成菌落。②用最少的试验完成鉴定。③在实验条件下，通过将模式菌株或参考菌株与分离菌株进行对比试验，以保证鉴定的准确。④选择可靠的试验，这个试验对于已知的分类单元必须有确定的阴性或阳性反应，而不能是“不定的反应”；由质粒或噬菌体决定的试验是可变的，这种试验用于鉴定缺乏可靠性。⑤如果鉴定失败，必须进行核查，包括分离菌株是否是纯培养、方法是否可靠、试验结果是否正确、使用的数据库是否科学完整等。

（二）鉴定步骤

受试菌表型的鉴定步骤是：

1. 确定受试菌是真核生物还是原核生物。

2. 如受试菌是原核生物，确定其属于如下四大类别中的哪一类别：

Ⅰ　G^- 有细胞壁真细菌（包含 16 个群）；

Ⅱ　G^+ 有细胞壁真细菌（包含 13 个群）；

Ⅲ　缺细胞壁真细菌（仅包含 1 个群）；

Ⅳ　古生菌（包含 5 个群）。

3. 确定受试菌属于上述 35 群中的哪个群。

4. 确定受试菌所在的属。

5. 确定受试菌所属的种。

（三）细菌鉴定的常用表型方法

1. 形态特征　革兰氏染色显微镜镜检，可观察细菌细胞形态（球菌、杆菌、球杆菌、螺菌等）及排列方式（四联球菌、八叠球菌、链球菌、葡萄球菌等），同时，尚可根据细菌着色特点将细菌分为两大类：染成蓝黑色的称作革兰氏阳性菌，染成红色的称作革兰氏阴性菌。革兰氏染色镜检是细菌鉴定的最基本的方法之一。抗酸染色镜检，可以将细菌分为抗酸菌和非抗酸菌，对于分枝杆菌和放线菌等抗酸菌的鉴定很重要。芽孢染色对于芽孢杆菌鉴定很重要。鞭毛染色技术不仅能提示细菌是否有动力（即有鞭毛），还能观察到鞭毛的根数及其在菌体细胞上的位置分布，是细菌鉴定的十分重要依据。菌毛和荚膜由于受质粒决定，对于鉴定菌种并不是很重要，但有利于分型或者判断菌株的致病性，例如：炭疽杆菌变异失去荚膜，同时也失去了致病性。细菌菌落特征（颜色、大小、边缘形态、凸起情况、透光度、在血平板上是否溶血等）或者在肉汤培养基中生长的表现（均匀混浊、沉淀生长、附壁、菌膜形成等），也常作为菌种鉴定的依据。

2. 生理特征

（1）生长温度试验：有些细菌具有确定的生长温度范围以及最适生长温度，这也是重要的鉴定依据。

（2）需氧性试验：细菌生长对于氧的依赖是鉴别细菌的重要生理学特征，借此可将细菌分为：严格需氧菌、兼性厌氧菌、微需氧菌和严格厌氧菌。

（3）耐盐性试验：由于不同细菌对盐的耐受性不同，故可将细菌接种于含不同盐浓度的培养基中，观察其生长情况并以此作为鉴别特征。耐盐性试验对于弧菌的鉴定很重要。

（4）生长的 pH 要求：一些细菌只能在一定 pH 的培养基中生长，这个特性也可以用于细菌鉴定。

（5）必需生长因子：一些种属的细菌是营养缺陷型的，需要一个或更多的生长因子，如维生素、氨基酸等，嗜血杆菌常常需要氯化血红素（X 因子）及 NAD（V 因子）。测定细菌需要的生长因子，对于菌种鉴定也很有用。

3. 生化特征　细菌生化反应的测定是鉴定细菌常用的技术，如氧化酶试验、触酶试验、葡萄糖发酵试验等。碳源利用试验、氮源利用试验可以反映细菌代谢活性，也是细菌鉴定的必要工具。

4. 免疫学特征　利用免疫学方法，制备某些细菌的特异性抗体，通过抗原抗体反应可测定细菌的抗原，包括菌体抗原、鞭毛抗原和荚膜抗原等，根据细菌的特异性抗原的存在可对细菌进行鉴定和分型。

5. 化学组成特征　分析细菌细胞组分包括脂类、磷脂、脂肪酸、分枝菌酸、肽聚糖、水解物等，对于鉴定细菌尤其是厌氧菌更有意义，其中脂肪酸的气相和液相色谱法已经开发成商品用于细菌的鉴定。

（四）基因型方法在鉴定中的应用

从理论上讲，微生物分类所采用的分子生物学方法都可以用来进行微生物的鉴定。但是，由于分子生物学方法在特异性和敏感性方面仍然存在一定问题，且操作比较复杂费时，成本也较高，因此常规鉴定中应用较少。对于体外不能培养、不易培养、培养条件要求较高或培养时间较长的微生物，分子微生物的方法则有其应用优势。

（五）基质辅助激光解吸电离 - 飞行时间质谱技术

根据样品的电离方式、检测器的种类不同，基质辅助激光解吸电离飞行时间质谱（matrix-assisted laser desorption/ionization time-of-flight mass spectrometry，MALDI-TOF MS）分析方法种类众多、原理各异。但是，不论任何类型的质谱都包括样品的离子化和质量分离的基本功能单元。

1. MALDI 离子化　MALDI 离子化的原理是将微量样品与过量小分子基质混合，加到样品盘上，溶剂挥发后样品与机制形成共结晶，在脉冲激光的作用下，基质吸收激光的能量并传递到样品分子，使样品实现电离和气化。电离可以是基质的质子转移到样品分子，也可以是样品分子的质子转移到基质分子上，通常前者较为常见。

基质是 MALDI 离子化过程的能量传递载体，它能增强样品对激光的吸收能力并通过吸收大部分的激光能量来降低激光对样品造成的破坏。基质通常为有机芳香弱酸，能强烈吸收激光能量，具有较高的水溶性、挥发性和化学惰性。常用的基质有烟酸、α- 氰基 -4- 羟基肉桂酸（α-cyano-4-hydroxycinnamic acid，CHCA）、芥子酸（sinapic acid）、2，5- 二羟基苯甲酸（2，5-dihydroxybenzoic acid，DHB），3- 羟基吡啶甲酸（3-hydroxy-picolinic acid，3-HPA）等。基质与样品的摩尔比在 1∶1 000 到 1∶10 000 之间易于干燥和形成结晶，有利于样品的离子化。不同的待测样品要选择不同的基质，通常蛋白质样品采用 CHCA 或 SA。

2. TOF 质量分析器　飞行时间分析器（time of flight analyzer，TOF）。TOF 质量分析器使用脉冲电场，使在 MALDI 源内产生的离子加速并以恒定的速度飞向离子检测器。根据离子在飞行管内的飞行速度与荷质比的平方根成正比，不同荷质比值的样品离子到达检测器的时间不同，从而实现对不同荷质比值的样品分子的鉴定。多数 MALDI-TOF MS 都采用阳离子检测方式，因为阴离子检测效率相对较低，只有 DNA 和其他酸性化合物采用阴离子检测更有效。质谱仪需要在真空情况下运转，为样品离子在质量分析器内的自由飞行提供环境条件，以提高测量精度和保护检测器。MALDI-TOF MS 的工作原理图如图 48-3 所示。

MALDI-TOF MS 的特点是可检测分子量范围大，扫描速度快，可高通量操作，对样品纯度要求不高，能耐受盐、去垢剂等，适用于细菌、动物细胞等复杂样品的分析。线性飞行时间质谱主要缺点是分辨率较低，因为离子在离开离子源时的初始能量不同，相同荷质比的离子到达检测器的时间有一定的分布造成分辨率低。通过 DE 技术（delay extraction），可以将线性模式的分辨率提高数倍。另一种提高分辨率的方式是采用反射模式：在线性检测器前加静电场反射装置，将飞行的离子反推回去，初始能量大的离子由于速度快，进入静电场的距离长，返回的路程也长，而初始能量小的离子进入静电场的距离短，返回的路程也短，这样就会在一定位置聚焦，实现改善仪器分辨率的目的。但是对于微生物大分子（2~20kDa）鉴定时，主要采用线性模式。

MALDI-TOF MS 鉴定微生物的主要原理是利用已知菌种建立数据库，通过检测获得微生物的蛋白质谱图，由于不同菌种核糖体蛋白（2~20kDa）大小有差异，将所得的谱图与数据库中的微生物参考谱图比对后可以得到鉴定结果。

目前 MALDI-TOF MS 可以准确快速鉴定临床绝大多数细菌、真菌、分枝杆菌等，已经有毒力检测、分型及耐药机制研究报道。

（六）微生物即时检验

即时检测（point-of-care testing，POCT）指近患者床旁进行的一种快速检测分析技术，是检验医学发展的一种新趋势，具有快速简便，效率高，成本低，有检验周期短、标本用量少等优势。POCT 在微生物学检测中的应用主要是快速检出某些病原菌或血清标志物。目前用于床旁感染性疾病的检测项目包括结核分枝杆菌检测、A 群链球菌检测、幽门螺杆菌检测、流感病毒检测等。在微生物学领域应用 POCT 方式检测病原菌，只是快速方便的一种手段，并非鉴定病原菌的“金标准”，通常需要依靠培养来确诊。因此，我们并不能盲目相信 POCT 的检测结果，需要结合临床表现来综合分析。

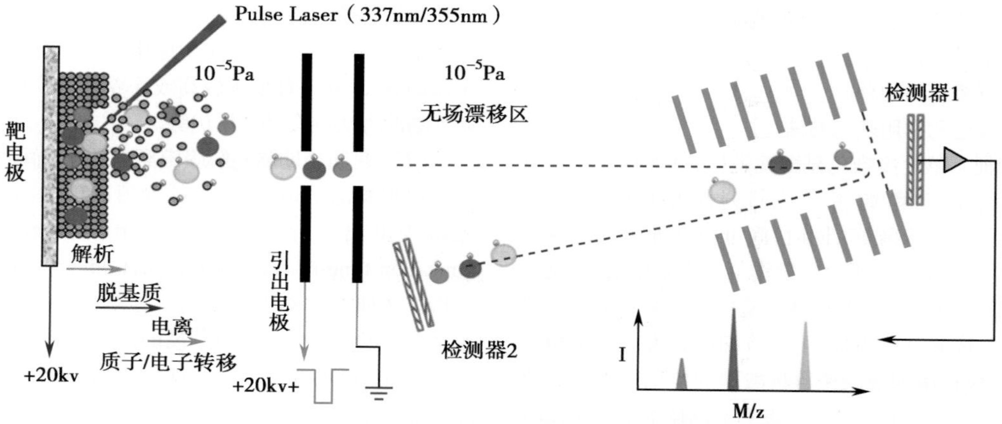

图 48-3 MALDI-TOF MS 的工作原理图（正离子检测模式）

第二节 临床常见球菌的病原学诊断

一、葡萄球菌属的病原学诊断

（一）葡萄球菌属

葡萄球菌属（*Staphylococcus*）是一群革兰氏阳性球菌，广泛分布于自然界、人体体表以及与外界相通的腔道中，多为非致病菌，正常人体皮肤和鼻咽部也可携带致病菌株，其中医务人员带菌率较高，是医院内交叉感染的重要来源。

葡萄球菌属目前分为 32 个种、15 个亚种。临床实验室通常将葡萄球菌属分为凝固酶阳性的金黄色葡萄球菌（*S.aureus*）和凝固酶阴性的葡萄球菌，后者主要包括表皮葡萄球菌（*S.epidermidis*）、腐生葡萄球菌（*S.saprophyticus*）、中间葡萄球菌（*S.intermedius*）、施氏葡萄球菌（*S.schleiferi*）、溶血葡萄球菌（*S.haemolyticus*）、模仿葡萄球菌（*S.simulans*）、人葡萄球菌（*S.hominis*）、华纳葡萄球菌（*S.warneri*）、耳葡萄球菌（*S.auricularis*）、里昂葡萄球菌（*S.lugdunensis*）等。

（二）葡萄球菌属感染

1. 金黄色葡萄球菌 金黄色葡萄球菌是引起人类和动物疾病的首位病原菌，是院内获得性肺炎和皮肤及软组织感染(SSTIs)的主要病原菌,也是医院内菌血症的第二位主要病原体,仅次于凝固酶阴性葡萄球菌。由金黄色葡萄球菌引起的疾病大致可以划分为侵袭性疾病和毒素性疾病。

(1)侵袭性疾病:主要为化脓性感染,包括局部组织、内脏器官或全身化脓性感染。局部组织感染例如疖、痈、甲沟炎、蜂窝织炎、伤口化脓等,SSTIs是最常见的社区获得性金黄色葡萄球菌感染,包括由社区型MRSA(CA-MRSA)引起的感染;内脏器官感染例如肺炎、脓胸、中耳炎、心内膜炎、脑膜炎等,全身性感染例如菌血症、脓毒血症等。

(2)毒素性疾病:主要由外毒素引起,包括:食物中毒:人摄入被肠毒素污染的食物1~6小时后,可出现头晕、恶心、呕吐、腹泻等急性胃肠炎症状。发病1~2天后可自行恢复,预后良好。

葡萄球菌烫伤样皮肤综合征(staphylococcal scalded skin syndrome,SSSS):由表皮剥脱毒素引起,多见于新生儿。患者皮肤呈弥漫性红斑,起皱,继而形成水疱,导致表皮脱落。如伴有继发性细菌感染,可引起死亡。

毒性休克综合征:由金黄色葡萄球菌产生的毒性休克综合征毒素-1(toxic shock syndrome toxin-1,TSST-1)引起。主要临床表现为高热、低血压、呕吐、腹泻、猩红热样皮疹,严重者可出现休克。

2. 凝固酶阴性葡萄球菌(CNS) CNS很少引起正常组织的感染,总的来说,CNS引起的临床感染症状是轻微的,很少危及生命。CNS是院内导管相关性血流感染的最常见病原体。表皮葡萄球菌常引起人工瓣膜性心内膜炎、静脉导管感染、透析性腹膜炎、血管移植物感染和人工关节感染等;腐生葡萄球菌则是女性尿路感染的重要病原菌;里昂葡萄球菌比较特殊,因为其感染与金黄色葡萄球菌相似而与其他CNS不同,尤其是不常见的人工瓣膜心内膜炎合并自体瓣膜心内膜炎病例中;其他CNS也已成为重要的条件致病菌和免疫受损患者的致病菌。

(三)葡萄球菌属感染的病原学诊断

1. 标本采集 葡萄球菌广泛分布于人体皮肤和黏膜表面,因此采样时应避免病灶周围正常菌群污染。根据感染部位不同,可采集脓液、伤口分泌物、穿刺液、血液、尿液、痰液、脑脊液、粪便、感染组织等。

2. 病原学诊断

(1)形态染色:除血液以外的无菌体液,离心涂片后,革兰氏染色后镜检,如见到革兰氏阳性球菌成堆排列,可初步报告为"找到革兰氏阳性球菌,成堆排列,疑为葡萄球菌"。

(2)分离培养与鉴定:根据不同标本类型接种不同培养基,一般情况下葡萄球菌在血琼脂培养基上生长良好。葡萄球菌常规鉴定方法包括:革兰氏染色、触酶试验、血浆凝固酶试验、乳胶凝集试验等,以及半自动和全自动微生物鉴定系统,如API Staph手工鉴定系统、Vitek全自动鉴定系统、Crystal半自动鉴定系统、Phoenix全自动鉴定系统、MicroScan半自动鉴定系统,Walkway全自动鉴定系统,ATB半自动鉴定系统等。这些系统将阳性反应编成八进制的若干位数,然后通过编码手册或计算机系统检索匹配的种名。此外,还可以使用MALDI-TOF MS进行菌种鉴定。

3. 结果的解释

(1)药物敏感性试验:临床和实验室标准化协会(CLSI)推荐葡萄球菌属药物敏感性试验选择的抗菌药物如下。

A组:首选试验常规报告的药物包括阿奇霉素、克拉霉素、红霉素、克林霉素、苯唑西林(头孢西丁)、青霉素和复方新诺明。

B组:首选试验选择性报告的药物包括达托霉素、利奈唑胺、泰利霉素、多西环素、米诺环素、四环素、万古霉素、利福平。

C组:补充试验选择性报告的药物包括氯霉素、环丙沙星、左氧氟沙星、氧氟沙星、莫西沙星、喹奴普汀-达福普汀、庆大霉素。

U组:补充试验仅限于泌尿道的药物包括:环丙沙星、左氧氟沙星、诺氟沙星、呋喃妥因、磺胺异噁唑和甲氧苄啶。

(2)耐药性及耐药机制:

1)β-内酰胺类的耐药性:甲氧西林耐药的葡萄球菌(methicillin-resistant staphylococci,MRS)携带*mecA*基因,编码低亲和力青霉素结合蛋白PBP2a,可导致对所有青霉素类、β-内酰胺/β-内酰胺酶抑制剂类、头孢菌素类(除外第5代头孢洛林)、碳青霉烯类和氨曲南等β-内酰胺类耐药,这些药物即使体外显示为敏感也应向临床报告为耐药。大部分MRS对氨基糖苷类和喹诺酮类药物也表现为高水平耐药。

在药敏试验中,当头孢西丁纸片扩散法抑菌环直径≤21mm或苯唑西林稀释法最低抑制浓度(MIC)≥4μg/ml、或头孢西丁稀释法MIC≥8μg/ml时即可判定为耐甲氧西林的金黄色葡萄球菌和路登葡萄球菌;当头孢西丁纸片扩散法抑菌环直径≤24mm或苯唑西林稀释法MIC≥0.5μg/ml时即可判定为耐甲氧西林的凝固酶阴性葡萄球菌(路登葡萄球菌除外)。

2)糖肽类耐药性:纸片扩散法不能区分万古霉素敏感(MIC 0.5~2μg/mL)和中介(MIC 4~8μg/mL)的葡萄球菌。耐万古霉素的金黄色葡萄球菌(VRSA)只能通过肉汤稀释法进行检测,其他方法均不可靠。采用含6μg/mL万古霉素的脑心浸液琼脂平板进行筛选,以提高检测VRSA的敏感性。应将万古霉素MIC≥4μg/ml的葡萄球菌送上级参考实验室进行确认。

(3)治疗:金黄色葡萄球菌常见感染及治疗建议见表48-1。

二、链球菌属的病原学诊断

(一)链球菌属

链球菌属(*Streptococcus*)细菌种类繁多,广泛分布于自然界、人及动物肠道和健康人鼻咽部,大多数菌种不致病。

链球菌的分类通常有下列两种:

1. 根据溶血现象分类 根据链球菌在血平板上产生溶血与否及溶血现象分为3类。

(1)甲型溶血性链球菌(α-hemolytic *streptococcus*):菌落周围有1~2mm宽的草绿色溶血环,称甲型溶血或α溶血,又称草绿色链球菌,为条件致病菌,包括血链球菌(*S.sanguis*)、温和链球菌(*S.mitis*)、格氏链球菌(*S.gordoni*)、口腔链球菌

表 48-1 金黄色葡萄球菌常见感染及治疗建议

感染部位或类型	首选方案	备选方案	辅助治疗
新生儿(<4 个月)骨髓炎	疑是 MRSA：万古霉素	疑是 MSSA：奈呋西林或苯唑西林	严重副作用者，可用利奈唑胺
儿童(>4 个月)- 成人骨髓炎	疑是 MRSA：万古霉素	疑是 MSSA：奈呋西林或苯唑西林	严重副作用者，可用克林霉素或复方新诺明或利奈唑胺
MRSA 骨髓炎	万古霉素 + 利福平	利奈唑胺	严重副作用者，可用克林霉素或复方新诺明
MSSA 骨髓炎	奈呋西林或苯唑西林	万古霉素	严重副作用者，可用克林霉素或环丙沙星或左氧氟沙星 + 利福平
胸骨切开术后感染	万古霉素 + 利福平	利奈唑胺	清创进行细菌培养
乳腺炎	MSSA：双氯西林或头孢氨苄或奈呋西林或苯唑西林	MRSA：复方新诺明或万古霉素	
手术或外伤后脑脓肿和烫伤样皮肤综合征	奈呋西林或苯唑西林	MRSA：万古霉素	
急性中耳炎	磺胺异噁唑		
睑腺炎	奈呋西林或苯唑西林		睑腺炎同时热敷
化脓性结膜炎	滴眼液：加替沙星或左氧氟沙星或莫西沙星	滴眼液：甲氧苄啶	
胃肠炎	静脉 + 口服万古霉素		可用克林霉素
甲沟炎	外科切开引流	复方新诺明	
感染性心内膜炎	万古霉素 + 庆大霉素 MSSA：奈呋西林或苯唑西林 + 庆大霉素	达托霉素或利奈唑胺	
化脓性心包炎	万古霉素 + 环丙沙星		
化脓性关节炎	充分引流，奈呋西林或苯唑西林	可疑 MRSA：万古霉素	
肺炎	MSSA：奈呋西林或苯唑西林，MRSA：万古霉素	万古霉素或利奈唑胺	
败血症	万古霉素	达托霉素或利奈唑胺	
中度 CA-MRSA 感染	复方新诺明或多西环素或米诺环素 ± 利福平	克林霉素(药敏敏感)	
重度 CA-MRSA 感染	万古霉素或替考拉宁	利奈唑胺或达托霉素或替加环素	
VRSA 感染	利奈唑胺或达托霉素	复方新诺明或米诺环素或多西环素或氯霉素或达福普丁 - 喹奴普丁	
毒素休克综合征	苯唑西林或万古霉素(药敏为 MRSA)+ 丙种球蛋白	头孢唑林 + 丙种球蛋白	

MRSA：耐甲氧西林葡萄球菌；MSSA：甲氧西林敏感的金黄色葡萄球菌

(*S.oralis*)、中间型链球菌(*S.intermadius*)等。

(2) 乙型溶血性链球菌(β-hemolytic *streptococcus*)：菌落周围有 2~4mm 宽的透明溶血环，称乙型溶血或 β 溶血，又称溶血性链球菌，致病性强，常引起人和动物多种疾病。

(3) 丙型链球菌(γ-*streptococcus*)：菌落周围无溶血环，因而又称不溶血性链球菌，一般不致病。

2. **根据抗原结构分类** 按链球菌细胞壁中多糖抗原不同，可分成 A、B、C、D 等 20 个群。同群链球菌间，因表面蛋白质抗原不同又分若干型。如 A 群根据其 M 抗原不同，可分成约 100 个型；B 群分 4 个型；C 群分 13 个型。对人致病的链球菌主要是 A 群。

(二) 链球菌属感染

1. **化脓链球菌** 即 A 群链球菌，主要引起三类疾病：

(1) 化脓性感染：常见有咽炎、脓皮病、丹毒、蜂窝织炎、坏死性筋膜炎、链球菌毒素休克综合征（streptococcal toxic shock symdrome，STSS）、产褥热、淋巴管炎、肺炎等各种组织的感染。其中坏死性筋膜炎是细菌通过破损的皮肤伤口进入深部皮下组织，引起广泛性肌肉和脂肪坏死。STSS 表现为上呼吸道感染、高热、咽痛、皮疹、肢体剧烈疼痛、坏死性筋膜炎和肌炎、休克、多器官功能衰竭等严重症状。

(2)毒素性疾病：猩红热，临床特征为发热、咽峡炎、全身弥漫性皮疹和疹退后皮肤脱屑。

(3)非化脓性感染：主要是链球菌感染后发生的风湿热和急性肾小球肾炎，亦属于超敏反应。

2. **无乳链球菌**　即 B 群链球菌，是新生儿感染的主要致病菌，可引起新生儿肺炎、败血症和脑膜炎。本菌对成人侵袭力较弱，主要有肾盂肾炎、子宫内膜炎等，肿瘤和免疫功能低下者易受 B 群链球菌感染。

3. **C、G 群 β 溶血链球菌**　有与化脓性链球菌相似的毒力因子，引起上述相似的感染，如咽喉炎，有时会并发肾小球肾炎，但不引起风湿热。

4. **肺炎链球菌**　主要引起人的大叶性肺炎，其次是支气管炎，肺炎后可继发中耳炎、乳突炎、肺脓肿、脑膜炎和败血症等。荚膜是肺炎链球菌的主要毒力因子，此外溶血素和神经氨酸酶也是主要的致病物质。

5. **草绿色链球菌**　是引起瓣膜异常患者的亚急性细菌性心内膜炎最常见的致病菌，亦常分离自深部脓肿，尤其注意的是肝和脑的脓肿。

6. **牛链球菌**　属 D 群链球菌，偶尔引起心肌炎，其临床意义与结肠恶变患者发生的败血症有关。

（三）链球菌属感染的病原学诊断

1. **标本采集**　根据不同疾病，采集相关标本。如创伤感染的脓液；咽部、鼻腔等病灶的棉拭子；败血症患者的血液等。风湿热患者取血清作抗链球菌溶血素 O 抗体测定。标本采集后应在 2 小时内运送到实验室，并立即进行接种。对 B 群溶血性链球菌的检查，可用无菌棉签采集第 35~37 周妊娠妇女的阴道 - 直肠拭子进行分离培养。可疑肺炎链球菌可采集痰液、脓液、血液和脑脊液等标本。

2. **病原学诊断**

(1)形态染色：除血液以外的无菌体液，离心涂片后，革兰氏染色镜检，如为革兰氏阳性球菌成链排列，可初步报告为“找到革兰氏阳性球菌，成链排列，疑为链球菌”。

(2)分离培养与鉴定：根据不同标本类型接种不同培养基。培养最佳环境为：5%~10% CO_2，35℃，pH 7.4~7.6。在血平板上，经 35℃ 18~24 小时培养后可形成灰白色、表面光滑、圆形、凸起、边缘整齐、直径为 0.5~0.75mm 的细小菌落，菌落周围出现不同类型的溶血环。肺炎链球菌营养要求高，培养时间过长，可产生自溶酶而使培养液变澄清，培养菌落呈“脐窝”状。

链球菌常规鉴定方法：包括触酶阴性、生化活性较强，能分解多种糖类、蛋白质和氨基酸，但一般不分解菊糖，不被胆汁溶解，这两种特性可用来鉴别甲型溶血性链球菌和肺炎链球菌。菌种鉴定的生化反应有溶血、CAMP 试验、杆菌肽敏感性试验、奥普托欣试验（optochin test）、耐盐试验等。血清学试验通过特异性抗原抗体反应将链球菌分群。肺炎链球菌 optochin 敏感试验阳性，荚膜肿胀试验阳性。各种半自动和全自动微生物鉴定系统以及 MALDI-TOF MS 技术均可用于链球菌鉴定。

(3)分型：肺炎链球菌的分型包括血清学分型和分子分型。

1)血清型分型：经典的血清分型方法是使用抗血清进行荚膜肿胀试验，通过棋盘筛选的方式将肺炎链球菌分群和分型，也是目前肺炎链球菌血清分型的“金标准”。该方法是以荚膜多糖抗原性差异为基础的表型鉴定方法，荚膜特异性抗体和荚膜结合后在显微镜下可观察到荚膜肿胀显著，具有高度的敏感性和特异性，但该方法需要特异性血清，检测试剂盒昂贵且国内不易购得，棋盘法筛选耗时费力，结果判定具有一定的主观性，在很大程度上限制其常规使用。

2)分子分型

分子血清学分型：随着分子生物学和免疫学技术的不断发展，不同的肺炎链球菌血清分型方法也在不断的被人们所发现，亟需寻找一种更简单、方便、经济、可靠的血清分型方法来替代荚膜肿胀试验。研究表明几乎所有血清型的肺炎链球菌荚膜的合成均由其细菌荚膜多糖合成基因系统（CPS）所控制，由 Wzy/Wzx 依赖的途径生成并由 *cpsA-D* 调节，这些基因均存在于 *dexB* 和 *alia* 之间，构成一个完整转录单位，参与型特异性荚膜多糖的合成。虽然 *cpsA-D* 在所有的血清型之间相对保守，但 *cpsA* 和 *cpsB* 仍存在与血清型相关的多态性，是基于分子生物学为基础的血清型检测方法的基础。

多位点序列分型（multilocus sequence typing，MLST）：是院感监测、进化关系及分子流行病学研究中的重要手段。MLST 是基于多位点酶电泳（multilocus enzyme electrophoresis，MLEE）方法发展起来的一种研究分子流行病学的分型方法。1998 年，Enright 和 Spratt 通过分析肺炎链球菌基因组中 7 个管家基因（*aroE*、*gdh*、*gki*、*recP*、*spi*、*xpt* 和 *ddl*）位点，建立了肺炎链球菌的 MLST 分析方法，随后通过与多家实验室协作验证，成立了全球共享的肺炎链球菌 MLST 分析网站（http://spneumoniae.mlst.net），目前该网站已收集了超过 5 000 株全世界不同国家和不同标本来源 MLST 信息，共发现 9 000 多种序列型（sequence type，ST）。

3. **结果的解释**

(1)药物敏感性试验

肺炎链球菌：推荐药敏试验抗菌药物选择，A 组为红霉素、青霉素（纸片扩散法采用苯唑西林纸片）和复方新诺明；B 组为头孢吡肟、头孢噻肟、头孢曲松、美罗培南[仅用 MIC 试验（最小抑菌浓度的测定），纸片扩散法不可靠]、克林霉素、吉米沙星、左氧氟沙星、莫西沙星、氧氟沙星、泰利霉素、四环素、万古霉素；C 组为阿莫西林、阿莫西林 / 克拉维酸、头孢呋辛、厄他培南、亚胺培南（仅用 MIC 试验，纸片扩散法不可靠）、氯霉素、利奈唑胺、利福平。

其他链球菌：推荐药敏试验抗菌药物选择，A 组为青霉素或氨苄西林，针对 β- 溶血链球菌需增加克林霉素和红霉素；B 组为头孢吡肟、头孢噻肟、头孢曲松、万古霉素；C 组针对 β- 溶血链球菌选择氯霉素、达托霉素、左氧氟沙星、氧氟沙星、利奈唑胺；针对草绿色链球菌选择氯霉素、克林霉素、红霉素和利奈唑胺。

(2)耐药性及耐药机制

1)β- 内酰胺类耐药性：耐青霉素肺炎链球菌（penicillin-resistant *Streptococcus pneumoniae*，PRSP）在我国高达 40% 左右，不同地区差异较大，其耐药性是由 *PBP-1a*、*PBP-2a*、*PBP-2b* 等基因的突变所引起，至今未见产青霉素酶的肺炎链球菌。对青霉素耐药的菌株对其他 β- 内酰胺类的敏感性也有所降低，但其耐药水平和临床意义因药物不同而异。与青霉素 G 相比，阿莫西林和一些非口服三代头孢菌素较少受青霉素结合蛋白（PBP）突变的影响，可保持较好活性，这点与美罗培南相似。一代、二代头孢菌素及除头孢泊肟以外各代口服头孢菌素对肺炎链球菌的活性较青霉素 G 低，且更易受 PBP 突变的影响。

对 β- 内酰胺类耐药的肺炎链球菌也常表现出多重耐药，包括四环素、大环内酯类、氯霉素和复方新诺明等，目前肺炎链球菌对氟喹诺酮类仍然保持着较高敏感性。

纸片扩散法药敏试验不能准确检测肺炎链球菌对青霉素 G 的敏感性，应使用 1μg 苯唑西林纸片进行筛选，抑菌圈直径 ≤ 19mm 的肺炎链球菌，应进一步检测其对青霉素 G、阿莫西林、头孢噻肟或其他拟用于治疗的 β- 内酰胺类的 MIC，仅凭苯唑西林纸片抑菌圈直径不能判定菌株对上述药物的耐药性。青霉素和氨苄西林的纸片扩散法药敏结果仅适用于判断 β- 溶血链球菌的敏感性，但不适用于草绿色链球菌。

2)大环内酯和林可霉素耐药性：链球菌对大环内酯类耐药主要通过两种机制，由 erm 介导的核糖体甲基化和由 mef 介导的外排泵系统。链球菌对红霉素的耐药性较高，我国的耐药率高达 70%，不同地区的耐药率不同。

(3)治疗：青霉素是抗链球菌的首选药物，此外头孢菌素、大环内酯类、万古霉素也是临床治疗链球菌感染的选择药物。针对链球菌常见的感染及治疗建议见表 48-2。

三、肠球菌属的病原学诊断

(一) 肠球菌属

肠球菌属（*Enterococcus*）是人类肠道中的正常菌群，常见于腹部和盆腔感染以及尿路感染。

肠球菌属可分成 5 群，1 群包括鸟肠球菌（*E.avium*）、类鸟肠球菌（*E.pseudoacium*）、棉子糖肠球菌（*E.raffinosus*）、解糖肠球菌（*E.saccharolyticus*）、灰黄色肠球菌（*E.gilvus*）、病臭肠球菌（*E.malodoratus*）、淡黄色肠球菌（*E.pallens*）；2 群包括粪肠球菌（*E.faecalis*）、屎肠球菌（*E.faecium*）、鹑鸡肠球菌（*E.gallinarums*）、铅黄肠球菌（*E.casseliflavus*）、蒙氏肠球菌（*E.mundtii*），临床标本分离的肠球菌多属于 2 群；3 群包括殊异肠球菌（*E.dispar*）、坚韧肠球菌（*E.durans*）、海氏肠球菌（*E.hirae*）、猪肠球菌（*E.porcinus*）、鼠肠球菌（*E.ratti*）；4 群包括驴肠球菌（*E.asini*）、盲肠肠球菌（*E.cecorum*）、硫磺肠球菌（*E.sulfureus*）；5 群包括哥伦比亚肠球菌（*E.columbae*）。

(二) 肠球菌属感染

肠球菌所致感染多见于腹部和盆腔感染以及尿路感染，尿路感染与尿路器械操作、留置导尿管、尿路生理结构异常有关，是重要的医院感染病原菌。肠球菌引起的菌血症常发生于有严重基础疾病的老年人、长期接受广谱抗生素治疗、免疫功能低下的住院患者。粪肠球菌感染常见于年老、瓣膜病及泌尿生殖系统病变的患者。肠球菌感染引起的心内膜炎很严重，但不常见。肠球菌也可引起呼吸道和中枢神经系统感染，但较少见。

(三) 肠球菌属感染的病原学诊断

1. **标本采集** 根据感染部位不同，可采集尿液、血液及盆腔脓性分泌物等。

2. **病原学诊断**

(1)形态染色：除血液以外的无菌体液，离心涂片后，革兰氏

表 48-2 链球菌常见感染及治疗建议

感染部位或类型	首选方案	备选方案	辅助治疗或诊断
四肢蜂窝织炎，丹毒	青霉素	红霉素，或 1 代头孢菌素或阿莫西林 - 克拉维酸或阿奇霉素或克拉霉素或替加环素	无糖尿病、无静脉导管、非重症者选择双氯西林或头孢唑林。其他：克林霉素，加替沙星，左氧氟沙星，莫西沙星
面部丹毒	万古霉素或去甲万古霉素	达托霉素	
毒素休克综合征	青霉素 G+ 克林霉素	头孢曲松 + 克林霉素	静脉用丙种球蛋白
B 群链球菌感染	青霉素或氨苄西林	头孢唑林，克林霉素或红霉素（药敏敏感），万古霉素	
感染性心内膜炎	青霉素 + 庆大霉素	头孢曲松 + 庆大或万古霉素 + 庆大	
非住院的 CAP	阿奇霉素 + 阿莫西林或阿莫西林 - 克拉维酸	呼吸喹诺酮类，或阿奇霉素 + 头孢丙烯、头孢地尼或头孢泊肟	
未住 ICU 的 CAP	头孢曲松 + 阿奇霉素	呼吸喹诺酮类	
住 ICU 的 CAP	呼吸喹诺酮类	头孢曲松 + 阿奇霉素或厄他培南 + 阿奇霉素	尽快获得微生物检查结果

染色镜检，如为革兰氏阳性卵圆形球菌，成短链排列，可初步报告为“找到革兰氏阳性卵圆形球菌，成短链排列，疑为肠球菌属”。

（2）分离培养与鉴定：根据不同标本类型接种不同培养基。培养最佳环境为：5%~10% CO_2，35℃培养 18~24 小时观察有无菌落生长。肠球菌常规鉴定方法：如革兰氏染色、触酶试验、胆汁七叶苷试验、糖分解利用试验、6.5% NaCl 生长试验、PYR 试验、Lancefield 血清学鉴定等，以及各种半自动、全自动微生物鉴定系统和 MALDI-TOF MS 鉴定系统。

3. 结果的解释

（1）药物敏感性试验：肠球菌药敏试验推荐抗菌药物选择：A 组为氨苄西林，青霉素；B 组为达托霉素（仅用 MIC 法，纸片扩散法不可靠）、利奈唑胺、万古霉素；C 组为庆大霉素和链霉素（仅用于筛选高水平耐药株）；U 组为环丙沙星、左氧氟沙星、诺氟沙星、呋喃妥因和四环素。

（2）耐药性及耐药机制：

1）氨基糖苷类耐药性：肠球菌对氨基糖苷类天然低水平耐药，是由于这类分子不能有效转运通过胞质膜。此外，屎肠球菌天然产生一种染色体编码 AAC（6'）乙酰转移酶，可灭活卡那霉素、妥布霉素和奈替米星，但对阿米卡星灭活能力较弱。获得性耐药导致肠球菌对氨基糖苷类高水平耐药（high-level aminoglycoside resistance，HLAR）和对青霉素类、糖肽类耐药持续增长。高水平庆大霉素或链霉素筛选试验可以用来预测氨苄西林、青霉素或万古霉素与一种氨基糖苷类抗生素之间的协同效应。对 HLAR 菌株不建议应用氨基糖苷类联合治疗。

2）β- 内酰胺类耐药性：在肠球菌中，因产 β- 内酰胺酶导致的对青霉素或氨苄西林耐药的报道非常罕见，因此常规试验不需要采用头孢硝噻吩纸片检测 β- 内酰胺酶。

3）糖肽类耐药性：对万古霉素耐药的肠球菌（vancomycin resistant enterococci，VRE）是临床治疗的一大难题。糖肽类的抗菌作用主要是通过与细菌细胞壁五肽前体 C 末端结合，从而阻止肽聚糖合成，其耐药主要是由于产生了编码低亲合力肽聚糖前体合成酶的操纵子。VanA 型菌株表现为对万古霉素和替考拉宁高水平诱导性耐药，VanB 型菌株表现为仅对万古霉素有不同水平的诱导性耐药，VanA 和 VanB 较多出现于屎肠球菌，其次是粪肠球菌中。采用含 6μg/ml 万古霉素的脑心浸液琼脂平板筛查 VRE 菌株。

（3）治疗

1）对粪肠球菌治疗：对产 β- 内酰胺酶的菌株，可以选择万古霉素或去甲万古霉素，氨苄西林 - 舒巴坦体外敏感；对万古霉素 + 链霉素或庆大霉素耐药的 β- 内酰胺酶阴性菌株，选择青霉素 G 或氨苄西林，利奈唑胺，尿路感染可以选择呋喃妥因，磷霉素治疗，体外达托霉素、替加环素，头孢洛林，头孢吡普有效。

2）对屎肠球菌治疗：对万古霉素耐药、庆大霉素和链霉素高度耐药的菌株，选择青霉素 G 或氨苄西林，利奈唑胺，尿路感染可以选择呋喃妥因或磷霉素治疗，体外达托霉素、替加环素有效。对青霉素、氨苄西林、万古霉素耐药、庆大霉素和链霉素高度耐药的菌株，选择利奈唑胺，氯霉素对某些菌血症有效，尿路感染可以选择呋喃妥因或磷霉素治疗，替考拉宁部分有效，达托霉素对多数菌株有效，替加环素部分有体外抗菌活性。

四、奈瑟菌属和莫拉菌属的病原学诊断

（一）奈瑟菌属和莫拉菌属

奈瑟菌属（*Neisseria*）包括淋病奈瑟菌（*N.gonorrhoeae*）、脑膜炎奈瑟菌（*N.meningitidis*）、乳屑奈瑟菌（*N.lactamica*）、微黄奈瑟菌（*N.subflava*）、黏膜奈瑟菌（*N.mucosa*）、浅黄奈瑟菌（*N.flavescens*）、多糖奈瑟菌（*N.polysaccharea*）、干燥奈瑟菌（*N.sicca*）、灰色奈瑟菌（*N.cinerea*）等，其中淋病奈瑟菌、脑膜炎奈瑟菌为临床主要的致病菌。莫拉菌属（*Moraxella*）包括卡他莫拉菌（*M.catarrhalis*）、腔隙莫拉菌（*M.lacunata*）、犬莫拉菌（*M.canis*）、非液化莫拉菌（*M.nonliquefaciens*）等，其中卡他莫拉菌（*M.catarrhalis*）为临床主要的致病菌。

（二）奈瑟菌属和莫拉菌属感染

1. 淋病奈瑟菌　致病物质包括菌毛、外膜蛋白、IgAI 蛋白酶、脂多糖和铁调节蛋白。淋病奈瑟菌是淋病的病原菌，主要通过直接密切的性接触感染泌尿生殖道，口咽部和肛门直肠黏膜，或在分娩时通过产道感染新生儿。

在感染初期，仅影响男性前尿道，女性尿道和子宫颈。男性淋病，大多数症状和体征较明显，主要表现为排尿时刺痛，尿道口红肿发痒，有黏液或黏液脓性分泌物；女性淋病大多数可无症状，有症状者往往不太明显，多在出现严重病变，或娩出感染淋病的新生儿时才被发现。如不及时治疗，可发展为慢性淋病。母体患有淋菌性尿道炎或子宫颈炎时，婴儿出生时可患淋球菌性结膜炎，有大量脓性分泌物，又称脓漏眼。播散性淋病，常见于补体成分缺陷患者，表现为畏寒、发热、皮肤损害和关节炎症。

2. 脑膜炎奈瑟菌　是流行性脑脊髓膜炎的病原体，常寄居于人的鼻咽部或口咽部黏膜上，体外存活能力差，人类是脑膜炎奈瑟菌的唯一宿主，通过呼吸道分泌物或空气微滴核传播，偶见通过性接触传播引起外生殖道感染。

其主要的毒力因子是荚膜多糖，有 13 种荚膜多糖血清群（A，B，C，D，H，I，K，L，X，Y，Z，W135 和 29E）。大多数感染菌株为 A、B、C、Y 和 W135 血清群，全球有 90% 的病例为 A、B、C 血清群。

一般表现为 3 种临床类型，即普通型、暴发型和慢性败血症型。普通型占 90% 左右，先有上呼吸道炎症，继而病菌从鼻咽部黏膜进入血流，到达脑脊髓膜，产生化脓性炎症。暴发型只见于少数患者，起病急剧凶险，若不及时抢救，常于 24 小时内危及生命。慢性败血症不多见，成人患者较多，病程可迁延数日。普通型和暴发型以儿童罹患为主。急性流行性脑脊髓膜炎的发作非常突然，伴有发热、寒战、肌痛、关节痛。典型的脑膜炎症状如神志不清、头痛、发热、颈强直只在大约一半的患者中存在，呕吐也只是部分患者的临床表现，尤其是儿童。脑膜炎奈瑟菌菌血症起先表现是皮疹，在 50%~60% 的患者都可以出现，开始是粉红色的斑丘疹，然后变成瘀斑，最初这些瘀点出现在黏膜，慢慢发展到躯干四肢。在暴发性感染中，疾病快速进展导致皮肤损伤进而形成紫色瘀斑区域出血坏死。

3. **卡他莫拉菌** 寄居在人或其他哺乳动物的上呼吸道，一般不致病。当机体免疫力低下时，可单独或与其他菌株共同引起黏膜卡他性炎症、急性咽喉炎、支气管炎、慢性阻塞性肺炎、急性中耳炎或脑膜炎等。卡他莫拉菌引起的中耳炎常发生在儿童，引起的下呼吸道感染常发生在老年人和免疫力低下的患者，尤其是慢性阻塞性肺病，支气管扩张，充血性心衰患者。卡他莫拉菌引起的脑膜炎和心内膜炎不常见，可发生在涉及脑和颈部的外科手术以及脑室腹膜引流、与外界相通的心室引流术后。

（三）奈瑟菌属和莫拉菌属感染的病原学诊断

1. **标本采集** 可采集脑脊液、关节液、血液、瘀点穿刺液等分离培养脑膜炎奈瑟菌。可采集阴道、宫颈口、尿道分泌物、皮损标本、尿液离心沉淀等分离培养淋病奈瑟菌。可采集痰标本或支气管灌洗液等分离培养卡他莫拉菌。

2. **病原学诊断**

（1）形态染色：针对脑膜炎采集脑脊液（细胞离心机离心集菌）或针吸皮肤黏膜出血点涂片，针对可疑淋病患者收集脓性分泌物后立即涂片，革兰氏染色，镜检时见中性粒细胞内革兰氏阴性双球菌，可以初步诊断。

（2）分离培养与鉴定：对于脑脊液标本接种于血平板和巧克力平板，对于淋病患者分泌物接种含两种以上抗菌药物（万古霉素和多黏菌素）的 GC 巧克力平板，对于可疑卡他莫拉菌标本接种血平板，均置于 5%~10% CO_2 环境，35°C 培养 18~48 小时。在血琼脂平板上疑为卡他莫拉菌，挑取菌落为淡粉，易刮取、易乳化的菌落进行鉴定。脑膜炎奈瑟菌常规鉴定方法包括：革兰氏染色形态、触酶试验阳性、氧化酶试验阳性、分解葡萄糖、麦芽糖产酸不产气和荚膜多糖抗原凝集试验等。淋病奈瑟菌鉴定方法包括：革兰氏染色形态、氧化酶试验阳性、分解葡萄糖产酸、30% 触酶试验阳性。卡他莫拉菌鉴定方法包括：触酶试验阳性、氧化酶试验阳性、DNA 酶试验阳性、还原硝酸盐和亚硝酸盐等。细菌鉴定可联合手工、自动化编码鉴定系统或 MALDI-TOF MS 鉴定系统。

淋病奈瑟菌的早期快速诊断，必须慎重，涂片法的敏感性和特异性有差异，确诊需依靠分离培养和鉴定；脑膜炎奈瑟菌针对瘀点及脑脊液的革兰氏染色，镜检可以快速诊断。卡他莫拉菌确诊需依靠分离培养和鉴定。实验室诊断一定要与临床表现相结合。

3. **结果的解释**

（1）药物敏感性试验

1）淋病奈瑟菌：CLSI 推荐的药敏试验，采用含 1% 特定生长因子的 GC 琼脂平板，并使用头孢硝噻吩检测其 β- 内酰胺酶，以预测菌株对青霉素、氨苄西林和阿莫西林的敏感性。应监测菌株对青霉素、四环素、壮观霉素、超广谱头孢菌素、氟喹诺酮和阿奇霉素的敏感性。对青霉素和四环素耐药的菌株，对超广谱头孢菌素的敏感性也可能下降。在没有壮观霉素，又存在对氟喹诺酮类耐药菌株的地区，推荐常规检测阿奇霉素的敏感性。

CLSI 没有推荐的 A、B 组药物，只有 C 组药物，包括头孢克肟或头孢泊肟、头孢噻肟或头孢曲松、头孢西丁、头孢呋辛、环丙沙星或氧氟沙星、青霉素、壮观霉素和四环素。

2）脑膜炎奈瑟菌：CLSI 推荐使用含 5% 羊血的 MH 琼脂平板检测脑膜炎奈瑟菌的敏感性，并要求严格采取Ⅱ级生物安全防护措施。但纸片法并不能准确检测脑膜炎奈瑟菌对青霉素和氨苄西林的敏感性，应检测其 MIC。阿奇霉素的判定折点不适能用于脑膜炎奈瑟菌侵袭性感染患者。

脑膜炎奈瑟菌敏感性试验：CLSI 没有推荐的 A、B 组药物，只有 C 组药物包括青霉素、氨苄西林、头孢噻肟或头孢曲松、美罗培南、阿奇霉素、米诺环素、环丙沙星、左氧氟沙星、复方新诺明、氯霉素和利福平。

3）卡他莫拉菌：CLSI 推荐肉汤稀释法测试包括：阿莫西林 - 克拉维酸、头孢克洛、头孢呋辛、头孢噻肟、头孢他啶、头孢曲松，阿奇霉素、克拉霉素、红霉素、环丙沙星、左氧氟沙星、四环素、克林霉素、复方新诺明、氯霉素和利福平。

（2）耐药性及耐药机制

1）淋病奈瑟菌：染色体介导和质粒介导的对多种药物耐药的菌株已经明显增多，美国 CDC 推荐采用超广谱头孢菌素和新氟喹诺酮类药物作为治疗淋球菌感染的首选药物。虽然目前还没有对超广谱头孢菌素耐药的报道，但已有许多使用氟喹诺酮类治疗失败的报道，目前对氟喹诺酮类耐药的淋病奈瑟菌在远东地区和美国均有分布。

2）脑膜炎奈瑟菌：由染色体介导和质粒介导的对青霉素和四环素耐药的菌株已经有报道，但青霉素 G 仍然是治疗脑膜炎奈瑟菌感染的首选药物。对青霉素耐药的菌株主要机制为细菌壁 PBP2 和 PBP3 突变，导致对青霉素亲合能力下降。脑膜炎奈瑟菌对氯霉素、复方新诺明、利福平耐药均有报道。

3）卡他莫拉菌：近年来，临床分离的卡他莫拉菌大多产 β- 内酰胺酶。根据等电聚焦电泳可分为两型，BRO-1 型（或 Ravisio 型）和 BRO-2 型（1908 型）。临床分离的卡他莫拉菌产生的 β- 内酰胺酶 90% 以上为 BRO-1 型，其余为 BRO-2 型，BRO-1 型的活性强于 BRO-2 型。对产 BRO-2 型 β- 内酰胺酶菌株感染的患者，青霉素和氨苄西林也可能临床治疗有效。应使用头孢硝噻吩检测卡他莫拉菌的 β- 内酰胺酶。

（3）治疗

1）淋病奈瑟菌：由于对青霉素和四环素耐药的淋病奈瑟菌增多，采用敏感的广谱头孢菌素和新氟喹诺酮类作为针对无并发症的淋病奈瑟菌感染的经验性治疗。推荐采用头孢曲松、头孢克肟、头孢泊肟，替代药物壮观霉素、阿奇霉素。氧氟沙星或其他氟喹诺酮类药物耐药性增高。

2）脑膜炎奈瑟菌：青霉素 G 仍然是治疗脑膜炎奈瑟菌感染的推荐首选药物。治疗用药物包括：青霉素，氨苄西林，头孢呋辛，头孢曲松，头孢噻肟，美罗培南，氯霉素。接触者预防药用包括：阿奇霉素，米诺环素，环丙沙星，左氧氟沙星，复方新诺明，螺旋霉素和利福平。

3）卡他莫拉菌：对阿莫西林 - 克拉维酸、广谱和超广谱头孢菌素类（如头孢呋辛、头孢丙烯、头孢曲松、头孢噻肟等）、大环内酯类（如红霉素、阿奇霉素等）敏感。大部分对氟喹诺酮类敏感，但长期使用会产生耐药性。对四环素，大环内酯类，复方新诺明耐药少见。治疗首选阿莫西林 - 克拉维酸，口服二、三代头孢菌素，复方新诺明，次选阿奇霉素，克拉霉素。

第三节　临床常见肠杆菌科细菌的病原学诊断

肠杆菌科（*Enterobacteriaceae*）主要包括埃希菌属（*Escherichia*）、克雷伯菌属（*Klebsiella*）、肠杆菌属（*Enterobacter*）、枸橼酸杆菌属（*Citrobacter*）、沙雷菌属（*Serratia*）、沙门菌属（*Salmonella*）、志贺菌属（*Shigella*）、哈夫尼亚菌属（*Hafnia*）、摩根菌属（*Morganella*）、泛菌属（*Pantoea*）、邻单胞菌属（*Plesiomonas*）、变形杆菌属（*Proteus*）、普罗威登菌属（*Providencia*）等，为革兰氏阴性兼性厌氧杆菌或球杆菌，广泛分布于环境中。

一、埃希菌属和克雷伯菌属的病原学诊断

（一）埃希菌属和克雷伯菌属

埃希菌属包括6个种：蟑螂埃希菌（*E.blattae*）、大肠埃希菌（*E.coli*）、费格森埃希菌（*E.fergusonnii*）、赫曼埃希菌（*E.hermannii*）、艾伯特埃希菌（*E.albertii*）和脆弱埃希菌（*E.vulneris*），其中大肠埃希菌为临床最常见的埃希菌。克雷伯菌属包括肺炎克雷伯菌（*K.pneumoniae*）、肺炎克雷伯菌肺炎亚种（*K.pneumoniaesubsp. pneumoniae*）、肺炎克雷伯菌臭鼻亚种（*K.pneumoniae subsp. ozaenae*）、肺炎克雷伯菌鼻硬结亚种（*K.pneumoniae subsp. rhinoscleromatis*）、产酸克雷伯菌（*K.oxytoca*）、类肺炎克雷伯菌（*K.quasipneamoniae*）、异栖克雷伯菌（*K.variicola*）、产气克雷伯菌（*K.aerogenes*）、肉芽肿克雷伯菌（*K.granulomatis*）。

（二）埃希菌属和克雷伯菌属感染

1. **埃希菌属**　在埃希菌属的6个种之中，大肠埃希菌最常从人的标本中分离到，它是健康人肠道正常菌群的一部分，而某些菌株能在免疫力低下的人和健康人体中引起肠道外感染和腹泻。尿路感染、菌血症、脑膜炎和腹泻是埃希菌感染的临床综合征，通常由有限的几种致病性大肠埃希菌引起；赫曼埃希菌和脆弱埃希菌经常从创伤感染中分离到；费格林埃希菌最常从人的粪便中分离到；蟑螂埃希菌是蟑螂的共生菌，未从人体中分离到；艾伯特埃希菌可引起儿童腹泻。

（1）肠道外感染：大肠埃希菌是尿路感染最常见的病原菌，还可引起菌血症、败血症、胆囊炎、肺炎及新生儿脑膜炎等，常见于腹腔内脓肿、肠穿孔继发腹膜炎、肠道手术后继发感染或大面积灼伤创面感染。

（2）腹泻：大肠埃希菌是人和动物肠道正常菌群，但其中某些菌株能引起轻微腹泻至霍乱样严重腹泻，并能引起致死性并发症如溶血性尿毒综合征（HUS），根据血清型别、毒力和所致临床症状的不同，可将致腹泻的大肠埃希菌分为5类：肠致病性大肠埃希菌（enteropathogenic *Escherichia coli*，EPEC）；产志贺毒素大肠埃希菌（Shiga toxin-producing *Escherichia coli*，STEC），包括一些能导致血性腹泻和出血性肠炎的肠出血性大肠埃希菌；肠产毒性大肠埃希菌（enterotoxigenic *Escherichia coli*，ETEC）；肠聚集性大肠埃希菌（enteroaggregative *Escherichia coli*，EAEC）和肠侵袭性大肠埃希菌（enteroinvasive *Escherichia coli*，EIEC）。大肠埃希菌血清型O157（统称为O157 STEC）是北美和欧洲最常发现的致泻性大肠埃希菌血清型，可产生一种或更多种的志贺样细胞毒素。从腹泻或HUS患者标本中分离的非O157 STEC血清型已超过150种。EAEC在各种临床背景下都与腹泻有关，在美国婴儿人群中，典型EAEC可能是小儿腹泻的常见原因，并且是食源性疾病暴发、HIV感染者腹泻的潜在原因。5种导致腹泻的大肠埃希菌的致病机制及临床症状详见表48-3。

2. **克雷伯菌属**　肺炎克雷伯菌是本属中最重要的致病菌，在鼻咽和肠内携带，粪便是其最重要的感染源。当人体机体免疫力降低或长期大量使用广谱抗菌药物而导致菌群失调时可引起感染，常见有肺炎、支气管炎、泌尿道和创伤感染，有时引起严重的败血症、脑膜炎、腹膜炎等，目前是除大肠埃希菌外的医源性感染中最重要的条件致病菌。肺炎克雷伯菌导致败血症的可能性比革兰氏阳性菌低4~5倍，但其死亡率却

表48-3　大肠埃希菌致病机制及临床症状

菌株	致病机制	疾病与症状
肠致病性大肠埃希菌（EPEC）	质粒介导黏附和破坏上皮细胞绒毛，导致吸收受损和腹泻	婴儿腹泻；水样便，恶心，呕吐，发热
肠产毒性大肠埃希菌（ETEC）	质粒介导LT和ST肠毒素，大量分泌体液和电解质	旅行者腹泻；婴幼儿腹泻；水样便，恶心，呕吐，腹痛，低热
肠侵袭性大肠埃希菌（EIEC）	质粒介导侵袭和破坏结肠黏膜上皮细胞	侵犯较大儿童和成人；志贺样脓血便，里急后重，腹痛，发热
产志贺毒素大肠埃希菌（STEC）	志贺样毒素即Vero毒素，紧密黏附素介导	儿童、老人易感；水样便，继而出现大量出血，剧烈腹痛，可并发HUS、血小板减少性紫癜
肠聚集性大肠埃希菌（EAEC）	质粒介导集聚性黏附上皮细胞，阻止液体吸收	婴儿腹泻；持续性水样便，呕吐，脱水，低热

是其两倍，同时它还是最容易引起复发性败血症的菌株之一。肺炎克雷伯鼻硬结亚种和臭鼻亚种都能够导致肉芽肿性感染，分别为肉芽肿和萎缩性鼻炎。肉芽肿克雷伯菌能导致生殖器溃疡，多见于热带地区。

（三）埃希菌属和克雷伯菌属感染的病原学诊断

1. 埃希菌属

⑴肠道外感染标本

1）标本采集：血液标本成人采集静脉血液 8~10ml，注入一瓶含 30ml TSB 培养液（胰蛋白胨大豆肉汤培养基）的血培养瓶中。为提高血培养阳性率，建议每次每套采集至少两瓶，分别注入需氧和厌氧培养瓶。也可以采用商品血培养瓶。痰标本取清晨口腔清洁后从深部咳出的痰液。脓、分泌物等标本用无菌棉拭子直接采集。

2）形态染色：涂片染色检查，除血液标本外，其他标本均做涂片染色检查。尿液和其他各种体液以 3 000 转 /min 离心 10 分钟取沉淀制备涂片。脓、痰、分泌物可直接涂片，革兰氏染色后镜检，油镜下可见革兰氏阴性杆菌。

3）分离培养：血标本接种血培养瓶，手工法 35℃培养 1 天、2 天、3 天、5 天分别肉眼观察有细菌生长信号或自动化仪器报警阳性，转种血琼脂平板和肠道杆菌选择培养基。体液标本取离心后沉淀物接种于血琼脂平板和肠道杆菌选择培养基，如中国蓝、伊红亚甲蓝（EMB）和麦康凯（MAC）等琼脂平板。尿液标本同时做菌落计数。脓、痰、分泌物可直接划线分离于血琼脂平板和选择培养基，35℃空气孵育 18~24 小时后观察菌落形态。

4）鉴定：在肠道杆菌选择培养基上挑取疑为大肠埃希菌的菌落（EMB 上呈扁平、粉红色有金属光泽；MAC 上呈粉红色或红色；SS 上为红 - 粉红色或中央为粉红色、周围无色的菌落；XLD 上呈不透明黄色菌落），进一步鉴定到属和种（生化、血清学试验）。典型的大肠埃希菌的基本生化反应特征：双糖铁（TSIA）为产酸 / 产酸 + 产气、动力阳性 / 阴性，脲酶阴性，吲哚阳性，枸橼酸盐阴性。手工和自动化编码鉴定系统：如 API20E 手工鉴定系统，Vitek、Phoenix、Walkway 全自动鉴定系统、Crystal、MicroScan、ATB 半自动鉴定系统等，将阳性反应编成八进制的若干位数，然后从编码手册上或计算机系统检索匹配的种名。此外，还可运用 MALDI-TOF MS 鉴定系统进行菌种鉴定。

⑵肠道内感染标本

1）标本采集：从腹泻和食物中毒患者采集粪便、残留食物和肛拭子。

2）革兰氏染色：革兰氏染色后镜检、油镜下可见革兰氏阴性杆菌。

3）分离培养：接种肠道选择鉴别培养基。

4）鉴定：①肠致病性大肠埃希菌（EPEC），生化反应加血清分型。采用商品化的多价抗血清检测 O 抗原和 H 抗原（O:H 分型）。②肠产毒性大肠埃希菌（ETEC），生化反应加血清分型加肠毒素测定。生化反应符合大肠埃希菌，属于一些特定的血清型别，但血清型别与致病没有一定的联系。主要依赖 ST 和 LT 肠毒素的检测。③肠侵袭性大肠埃希菌（EIEC），生化反应加血清分型加肠毒素测定。本菌与志贺菌相似，多数 EIEC 为动力和赖氨酸脱羧酶阴性，乳糖不发酵或迟缓发酵，与志贺菌的主要鉴别试验是醋酸钠、葡萄糖胺利用试验和黏质酸盐产酸试验，EIEC 均阳性，志贺菌均阴性。EIEC 最常见的血清型为 O152 和 O124。对临床分离的疑为 EIEC 的菌落需进行豚鼠眼结膜试验（Sereny 试验）以进行毒力测定。④肠出血性大肠埃希菌（EHEC），肠道正常菌中的大肠埃希菌约 80% 在孵育<24h 可发酵山梨醇，但 O157 :H7 不发酵或缓慢发酵山梨醇。可用山梨醇麦康凯琼脂直接筛选不发酵山梨醇的菌落，经次代培养后可用乳胶凝集试验检测 O157 抗原。凡山梨醇阴性的大肠埃希菌 O157 :H7 分离株无须再做毒素的检测，因为几乎所有这类菌株均产生 Vero 毒素。⑤肠凝集性大肠埃希菌（EAEC），用液体培养 - 凝集试验，检测细菌对细胞的黏附性或用 DNA 探针技术。

2. 克雷伯菌属

（1）标本采集：血液标本成人采集静脉血液 8~10ml，注入一瓶含 30ml TSB 培养液中，为提高血培养阳性率，建议每次每套采集至少两瓶，分别注入需氧和厌氧培养瓶，为每个患者采集两套以上的血培养瓶，也可以采用商品血培养瓶。痰标本取清晨口腔清洁后从深部咳出的痰液。脓、分泌物等标本用无菌棉拭子直接采集。亦可采集尿液、粪便、残留食物和肛拭子。

（2）直接镜检：革兰阴性短杆菌，肺炎克雷伯菌有时可见明显的荚膜。

（3）培养特性：兼性厌氧，营养要求不高，初次分离培养基上可形成灰白凸起、较大、黏液型菌落，相邻菌落易发生融合，用接种针可挑出长丝状黏液丝。

（4）鉴定：在鉴别培养基上挑选可疑菌落，在 EMB 上大、黏稠、红色、易融合成片的菌落；MAC 上粉红色黏稠的菌落；SS 上红色或粉红色，或具有粉红色中心的无色菌落；XLD 上呈不透明的黄色菌落，进一步鉴定到属和种。初步鉴定吲哚阴性（产酸克雷伯菌阳性）、动力阴性、枸橼酸盐阳性、脲酶阳性。本菌属与类似菌属的鉴别可用特异性抗血清进行荚膜肿胀试验加以确认。种属鉴定也可采用手工和自动化编码鉴定系统：如 API 20E 手工鉴定系统，ATB、MicroScan 或 Crystal 半自动鉴定系统，Vitek、Phoenix 或 Walkway 全自动鉴定系统等。这些系统将阳性反应编成八进制的若干位数，然后从编码手册上或计算机矩阵表系统检索匹配的种名。此外，还可运用 MALDI-TOF MS 鉴定系统进行菌种鉴定。

3. 结果的解释

（1）药物敏感性试验：肠杆菌科菌药敏试验推荐，A 组药物包括氨苄西林（可预测阿莫西林）、头孢唑林、庆大霉素、妥布霉素；B 组药物包括阿米卡星、阿莫西林 - 克拉维酸、氨苄西林 - 舒巴坦、哌拉西林 - 他唑巴坦、头孢哌酮 - 舒巴坦、头孢呋辛、头孢吡肟、头孢替坦、头孢西丁、头孢噻肟或头孢曲松（对于分离自脑脊液的菌株，应检测头孢噻肟或头孢曲松来替代头孢噻吩和头孢唑林）、厄他培南、亚胺培南、美罗培南、环丙沙星、左氧氟沙星、复方新诺明；C 组药物，氨曲南、头孢他啶、氯霉素、四环素。U 组药物包括头孢唑林（口服头孢菌素治疗单纯性泌尿道感染，替代试验）、磷霉素（仅限泌尿道分离的大肠埃希菌）、甲氧苄啶、呋喃妥因。

(2) 耐药性及耐药机制：肠杆菌科菌的耐药率一直在持续增长，尤其是产超广谱 β- 内酰胺酶、头孢菌素酶和碳青霉烯酶的菌株，这对临床治疗提出了严峻的挑战。

1) 超广谱 β- 内酰胺酶(extended-spectrum β-lactamase，ESBL)：ESBL 在肠杆菌科菌，尤其是大肠埃希菌和肺炎克雷菌中最为流行，多为丝氨酸蛋白酶，通过质粒或克隆传播，β-内酰胺类药物的选择压力对其产生具有重要作用。ESBL 多为 Bush 2be 型、Ambler A 类酶，其水解的底物包括青霉素类，一、二、三代头孢菌素，部分酶可水解四代头孢菌素，单环类 β-内酰胺类抗菌药物，可被酶抑制剂抑制。碳青霉烯类、头霉素类、头孢匹普等抗菌药物则不被其水解。ESBL 可分为四大类：TEM、SHV、CTX-M 和 OXA。

TEM 型 ESBL 在大肠埃希菌和肺炎克雷菌中均有广泛的分布，且在大肠埃希菌中更为流行，目前已经发现了超过 150 种 TEM 型酶。其主要特点为对头孢他啶的水解能力远远高于头孢噻肟。另外还发现了对 β- 内酰胺酶抑制剂耐药的 TEM 型酶(inhibitor-resistant TEM，IRT)和同时具有 ESBL 和 IRT 表型的复合突变型 TEM 酶(complex mutant of TEM，CMT)。

SHV 型 ESBL 在肺炎克雷菌中更为流行，其氨基酸序列和三级结构均与 TEM 型酶有较高的一致性，在三代头孢菌素中，以头孢他啶为主要的水解底物。TEM 和 SHV 型 ESBL 均在欧美国家有广泛的分布，而在亚洲主要分布于日本、韩国，在中国较为少见。

CTX-M 族酶包括 CTX-M 型酶和 Toho-1、Toho-2 酶，在三代头孢菌素中，其对头孢噻肟和头孢曲松的水解能力远高于头孢他啶。它与 TEM、SHV 型酶的亲缘关系并不密切，仅有 40% 的同源性，而与产酸克雷伯菌、克氏枸橼酸杆菌、普通变形杆菌、居泉沙雷菌中发现的染色体头孢菌素酶有较高同源性(73%~77%)。CTX-M 酶主要分布于南美，亚洲和东欧，是我国最为流行的 ESBL 酶型。CTX-M-14、CTX-M-3 和 CTX-M-2 是目前全球传播最广泛的三种 CTX-M 酶。

OXA 型 ESBL 与其他各类不同，属于 Bush 2d 型、Ambler D 类酶，其特点是能够高效水解苯唑西林和邻氯西林，不易被克拉维酸抑制。这类酶在大肠埃希菌和肺炎克雷伯菌也有分布，但数量较少。

另外，还有少数 ESBL 不属于任何家族，如 PER、VEB 等，在大肠埃希菌中也有分布。

CLSI 推荐表型确证试验或初筛试验检测 ESBL。表型确证试验 ESBL 阳性判定标准为头孢噻肟 - 克拉维酸或头孢他啶 - 克拉维酸(30μg/10μg)纸片抑菌圈直径比不加克拉维酸的单药(30μg)纸片抑菌圈直径 ≥ 5mm，或头孢噻肟或头孢他啶单药的 MIC 比加入克拉维酸后高 3 个对倍稀释浓度。

2) AmpC β- 内酰胺酶：AmpC 酶属于 Bush 1 型、Ambler C 类酶，能够导致菌株对青霉素类，一、二、三代头孢菌素，单环 β- 内酰胺类和头霉素类耐药，不能被克拉维酸抑制，仅对四代头孢菌素(头孢吡肟，头孢匹罗)和碳青霉稀类敏感。大肠埃希菌和肺炎克雷伯菌所携带的 AmpC 酶主要为质粒介导，其 *ampC* 基因是从肠杆菌科多种细菌的染色体基因获得，包括阴沟肠杆菌、弗劳地枸橼酸杆菌、摩根菌和蜂房哈弗尼亚菌。大肠埃希菌也可能因为染色体 *ampC* 基因的持续高水平表达而耐药，但与其他菌属的染色体 AmpC 酶不同，它是不可诱导的。但目前尚未在肺炎克雷伯菌中发现染色体 AmpC 酶。

AmpC 酶和 ESBL 目前已成为介导革兰氏阴性杆菌对新型广谱 β- 内酰胺类抗菌药物耐药的两大类主要的 β- 内酰胺酶。两类酶可同时存在于同一菌株，从而令细菌耐药表型变得更为复杂。由于编码这两种酶的耐药质粒可在不同菌属细菌之间水平传播，导致医院内感染的暴发，因此这些产酶株的耐药性及流行状况已成为医学界研究的热点之一。

3) 碳青霉烯酶：近年来，在肠杆菌科菌中也发现了碳青霉烯酶，根据其水解机制可分为金属酶和丝氨酸 β- 内酰胺酶两类，根据其功能又可分为 A、B、D 三类。

Bush 2f 型、Ambler A 类酶中质粒编码的 KPC 和 GES 酶主要分布于肺炎克雷伯菌。KPC 酶可水解所有 β- 内酰胺类，对头孢硝噻吩、头孢拉啶、氨苄西林和甲氧西林水解能力最强，对亚胺培南、美罗培南、头孢噻肟和氨曲南的水解能力比青霉素弱 10 倍，对头孢西丁和头孢他啶水解能力较弱。表达 GES 酶的肺炎克雷伯菌在各国都有散发报道，仅韩国有小规模的暴发流行。另外，KPC-2 和 GES-5 在大肠埃希菌中也有发现。

B 类金属酶以 Zn^{2+} 为活性中心，能被金属离子螯合剂 EDTA 抑制，但不能被 β- 内酰胺酶拮抗剂克拉维酸等抑制，其水解底物包括碳青霉烯类、头孢菌素类和青霉素类，但不能水解氨曲南，在铜绿假单胞菌和不动杆菌属中分布较多，但在肺炎克雷伯菌中也有多种质粒介导的 IMP、VIM、NDM-1 酶存在，在大肠埃希菌中分布较少但也有报道，产生这类酶的细菌被称为“超级细菌”。

(3) 治疗

1) 对大肠埃希菌 O157 :H7 引起的胃肠炎，一般不用止泻药治疗，因为使用可能促使毒素释放，增加发生 HUS 的危险。对于这类患者补液尤为重要。

2) 对引起单纯性下尿路感染(如膀胱炎)的大肠埃希菌，宜选药物是呋喃妥因和磷霉素，可选药物包括头孢氨苄、头孢拉啶、复方新诺明和氟喹诺酮类药物。

3) 对引起单纯性上尿路感染(如肾盂肾炎)的大肠埃希菌，宜选药物是氨苄西林 - 舒巴坦、阿莫西林 - 克拉维酸，可选药物包括氟喹诺酮类药物，二、三代头孢菌素。需要注意的是大肠埃希菌在我国大多数教学医院对氟喹诺酮类药物的耐药率超过 50%，必须根据细菌药敏试验结果选用。

4) 对不产 ESBL 的大肠埃希菌和克雷伯菌属引起的感染，选择时需结合药敏试验结果以及感染类型。可以选择三、四代头孢菌素，加酶抑制剂复合制剂，也可选择体外敏感的喹诺酮类治疗。

5) 对产 ESBL 的大肠埃希菌和克雷伯菌，一般对青霉素类、头孢菌素类及氨曲南耐药，而加酶抑制剂复合制剂(哌拉西林 - 他唑巴坦、头孢哌酮 - 舒巴坦、替卡西林 - 克拉维酸)、头霉素类(头孢米诺、头孢美唑)、碳青霉烯类(亚胺培南、美罗培南、帕尼培南、厄他培南)以及其他非 β- 内酰胺类药物则需根据药敏结果进行选择。但是尿液中浓度高的三、四代头孢菌素，对产 ESBL 的菌株体外敏感临床可能有效。

6）对产质粒介导的 AmpC 酶大肠埃希菌和克雷伯菌属，头孢吡肟、碳青霉烯类体外敏感。

7）对产碳青霉烯酶的大肠埃希菌和克雷伯菌属，替加环素、黏菌素或多黏菌素体外敏感。

二、肠杆菌属、枸橼酸杆菌属和沙雷菌属的病原学诊断

（一）肠杆菌属、枸橼酸杆菌属和沙雷菌属

肠杆菌属（*Enterobacter*）包括：河生肠杆菌生物群 1（*E.amnigenus biogroup* 1）、河生肠杆菌生物群 2（*E.amnigenus biogroup* 2）、阿氏肠杆菌（*E.asburiae*）、生癌肠杆菌（*E.cancerogenus*）、阴沟肠杆菌（*E.cloacae*）、*E.cowanni*（成团泛菌 / 日本 NIH 群 42）[E.cowanii（P.agglomerans/Japanese NIH group 42）]、溶解肠杆菌（*E.dissovens*）、日勾维肠杆菌（*E.gergoviae*）、霍氏肠杆菌（*E.hormaechei*）、中间肠杆菌（*E.inetermediumm*）、科比肠杆菌（*E.kobei*）、超压肠杆菌（*E.miniperssuralis*）、梨形肠杆菌（*E.pyrinus*）、阪崎肠杆菌（*E.sakazakii*）等。

枸橼酸杆菌属（*Citerobacter*）包括：无丙二酸枸橼酸杆菌（*C.amalonaticus*）、布氏枸橼酸杆菌（*C.braakii*）、法氏枸橼酸杆菌（无丙二酸枸橼酸杆菌生物群 1）[*C.farmeri*（*C.amalonaticus biogroup* 1）]、弗劳地枸橼酸杆菌（*C.freundii*）、克氏枸橼酸杆菌（异型枸橼酸杆菌）[*C.koseri*（*C.diversus*）]、啮齿枸橼酸杆菌（*C.rodentium*）、塞氏枸橼酸杆菌（*C.sedlackii*）、魏氏枸橼酸杆菌（*C.werkmanii*）、杨氏枸橼酸杆菌（*C.youngae*）、吉利枸橼酸杆菌（枸橼酸杆菌 DNA 群 10）[*C.gillenii*（*Citrobacter DNA group 10*）]、*C.murliniae*（枸橼酸杆菌 DNA 群 11）[*C.murliniae*（*Citrobacter DNA group* 11）]等。

沙雷菌属（*Serratia*）包括：嗜虫沙雷菌（*S.entomophila*）、无花果沙雷菌（*S.ficaria*）、居泉沙雷菌（*S.fonticola*）、液化沙雷菌群（狭义液化沙雷菌、变形斑沙雷菌、格里蒙沙雷菌）[*S.liquefaciens group*（*S.liquefaciens sensu stricto*，*S.proteamaculans*，*S.grimesii*）]、黏质沙雷菌（*S.marcescens*）、黏质沙雷菌生物群 1（*S.marcescens biogroup* 1）、气味沙雷菌生物群 1（*S.odorifera biogroup* 1）、气味沙雷菌生物群 2（*S.odorifera biogroup* 2）、普城沙雷菌（*S.plymuthia*）、深红沙雷菌（*S.rubidaea*）等。

（二）肠杆菌属、枸橼酸杆菌属和沙雷菌属感染

1. 肠杆菌属 是肠杆菌科中最常见的菌群，不是肠道的常居菌群、为条件致病菌。临床标本中最常出现的是阴沟肠杆菌和产气肠杆菌，与泌尿道、呼吸道和伤口感染有关，偶引起败血症和脑膜炎。坂崎肠杆菌引起的新生儿脑膜炎和败血症，死亡率高。日勾维肠杆菌可引起泌尿道感染，从呼吸道和血液中亦曾分离到。泰洛肠杆菌可从血液和脑脊液分离出。从血液、粪便、尿液、呼吸道和伤口渗出液等标本中分离到阿氏肠杆菌。

2. 枸橼酸杆菌属 主要存在于胃肠道及人和动物的排泄物中，也是条件致病菌。医院内枸橼酸杆菌最容易从肺部、耳鼻喉感染以及尿路中分离出来。与枸橼酸杆菌相关的败血症通常是多重感染，死亡率较高，枸橼酸杆菌脑膜炎几乎都是由克氏枸橼酸杆菌引起的，且多感染 2 个月以下的儿童，发病率最高的是平均年龄为 7 天的婴儿，绝大多数患儿都会产生脑脓肿，生存者多有神经系统缺陷，有时枸橼酸杆菌与产黑色素类杆菌等革兰氏阴性无芽孢厌氧菌合并感染。

3. 沙雷菌属 很少引起原发性感染，但却是医院内重要的致病菌和定殖菌。黏质沙雷菌可引起肺炎、泌尿道感染、败血症以及外科手术后感染；气味沙雷菌与医院感染败血症有关；普城沙雷菌亦可致败血症。

（三）肠杆菌属、枸橼酸杆菌属和沙雷菌属感染的病原学诊断

1. 标本采集 根据感染部位不同，可采集粪便、血液、体液、呼吸道、伤口、尿液等标本。枸橼酸杆菌属最常见于粪便。

2. 病原学诊断

（1）形态染色：肠杆菌属，革兰氏阴性粗短杆菌、有周身鞭毛、多数无荚膜；枸橼酸杆菌属，革兰氏阴性杆菌、无荚膜；沙雷菌属，革兰氏阴性小杆菌、有周身鞭毛、多数无荚膜。

（2）培养特性：肠杆菌属兼性厌氧，在普通培养基上形成大而湿润的黏液状菌落，血琼脂上不溶血；枸橼酸杆菌属兼性厌氧，在血琼脂平皿上形成灰白色湿润隆起、边缘整齐、不溶血的菌落；沙雷菌属兼性厌氧，在普通培养基上形成不透明、白色或有色（红色、粉红色）的菌落。

（3）鉴定：挑取可疑菌落进一步鉴定到属和种。肠杆菌属基本生化反应特征：发酵葡萄糖产酸产气、枸橼酸盐阳性、动力阳性、鸟氨酸脱羧酶阳性，大多数菌株 VP 试验阳性而甲基红试验阴性。枸橼酸杆菌属基本生化反应特征：氧化酶阴性、触酶阳性、还原硝酸盐成亚硝酸盐、甲基红阳性、VP 阴性、枸橼酸盐阳性，赖氨酸脱羧酶阴性，葡萄糖发酵产酸产气、弗劳地枸橼酸杆菌产生硫化氢。沙雷菌属基本生化反应特征：脂酶、明胶酶、DNA 酶阳性，枸橼酸盐阳性、吲哚阴性、鸟氨酸阳性（深红沙雷为阴性）。种属鉴定也可采用手工和自动化编码鉴定系统：如 API 20E 手工鉴定系统，ATB、MicroScan 或 Crystal 半自动鉴定系统，Vitek、Phoenix 或 Walkway 全自动鉴定系统等。这些系统将阳性反应编成八进制的若干位数，然后从编码手册上或计算机矩阵表系统检索匹配的种名。此外，还可运用 MALDI-TOF MS 鉴定系统进行菌种鉴定。

3. 结果的解释

（1）药物敏感性试验：CLSI 所推荐此类菌株的药敏试验药物详见《埃希菌属和克雷伯菌属的病原学诊断》

（2）耐药性及耐药机制：

1）超广谱 β- 内酰胺酶（extended-spectrum β-lactamase，ESBL）：虽然 CLSI 推荐的 ESBL 检测方法只适用于大肠埃希菌、肺炎克雷伯菌、产酸克雷伯菌和奇异变形杆菌，但 ESBL 存在于几乎所有肠杆菌科菌中。已经在产气肠杆菌和黏质沙雷菌中发现了多种基因型的 ESBL，在弗劳地枸橼酸杆菌中发现了对 β- 内酰胺酶抑制剂耐药的 IRT 酶，在克氏枸橼酸杆菌中发现了 SHV 型 ESBL，而且质粒介导的 ESBL 可以在不同菌属的菌株之间传播。

2）AmpC β- 内酰胺酶：AmpC β- 内酰胺酶主要存在于肠杆菌属、枸橼酸杆菌属和沙雷菌属中，尤其是阴沟肠杆菌、弗劳地枸橼酸杆菌和黏质沙雷菌，菌株的耐药基因发生去阻遏

突变而持续高产染色体 AmpC 酶，是这类菌株对三代头孢菌素耐药的重要原因之一。染色体型 AmpC 酶的表达是可诱导的，头孢西丁诱导可使其表达量提高 100~600 倍，而碳青霉烯类对弗劳地枸橼酸杆菌的诱导作用与头孢西丁相当。在 β-内酰胺类中，碳青霉烯类和头霉素类的诱导能力最强，单环 β-内酰胺类最弱。但诱导能力不一定与临床危险性相关，因为快速的杀菌作用能在足量的酶产生之前将细菌杀死（如亚胺培南、美罗培南）。CLSI 指出肠杆菌属、枸橼酸杆菌属和沙雷菌属菌在使用三代头孢菌素治疗 3~4 天后，原来敏感的菌株可能在治疗过程中产生耐药性，因此应对感染的菌株进行重复药敏测定。

另外，阴沟肠杆菌和弗劳地枸橼酸杆菌的染色体 *ampC* 基因还可通过可移动元件传播给其他肠杆菌科菌和非发酵菌。

3）碳青霉烯酶：碳青霉烯酶导致的碳青霉烯类耐药是肠杆菌科菌的又一重要问题。染色体编码的 SEM 酶首先发现于黏质沙雷菌，且广泛地分布于美国。染色体编码的 A 类 IMI 和 MNC-A 酶在美国、法国、阿根廷、中国的阴沟肠杆菌中均有报道。阴沟肠杆菌和弗劳地枸橼酸杆菌已报道了质粒介导的 A 类 KPC-2、B 类 VIM-1 和 IMP-4，在黏质沙雷菌中还发现了携带 IMP-1 碳青霉烯酶的接合型质粒。

ESBL、AmpC 酶和碳青霉烯酶是引起肠杆菌属、枸橼酸杆菌属和沙雷菌属细菌对 β- 内酰胺类耐药的主要原因。

⑶治疗

1）对低产 AmpC 酶的菌株，可以选择头孢他啶，头孢吡肟，氨曲南，哌拉西林 - 他唑巴坦，头孢哌酮 - 舒巴坦，碳青霉烯类，氟喹诺酮类，复方新诺明。

2）对产 ESBL+ 低产 AmpC 酶的菌株，可以选择头孢吡肟，哌拉西林 - 他唑巴坦，头孢哌酮 - 舒巴坦，碳青霉烯类，氟喹诺酮类（环丙沙星，左氧氟沙星）。

3）对高产 AmpC 酶的菌株，选择头孢吡肟，碳青霉烯类，氟喹诺酮类（环丙沙星，左氧氟沙星）。

4）对高产 AmpC 酶 +ESBL 的菌株，可以选择碳青霉烯类，氟喹诺酮类（环丙沙星，左氧氟沙星）。

5）对产碳青霉烯酶的菌株，体外替加环素，黏菌素或多黏菌素可能敏感。

三、沙门菌属和志贺菌属的病原学诊断

（一）沙门菌属和志贺菌属

沙门菌属（*Salmonella*）包括两个种，肠沙门菌（*S.enterica*）及邦戈沙门菌（*S.bongori*）。肠沙门菌可再分为六个亚种，肠沙门菌亚种（*S.enterica subspecies*），萨拉姆沙门菌亚种（*S.salamae*），亚利桑那沙门菌亚种（*S.arizonae 3a*，*S.diarizonae 3b*），豪顿沙门菌亚种（*S.houtenae*），*S.Indica*。肠道沙门菌各个亚种的细菌由于菌体抗原、鞭毛抗原和表面抗原的不同，可分成不同的血清型。目前肠沙门菌亚种的血清型已经命名，我们在临床上习惯用菌种名的方式加以报告，如伤寒沙门菌、甲型副伤寒沙门菌、乙型副伤寒沙门菌、丙型副伤寒沙门菌、鼠伤寒沙门菌、肠炎沙门菌和猪霍乱沙门菌等，实际上这些名称表达的都是血清型。

志贺菌属（*Shigella*）分为 4 个血清群：A 群为痢疾志贺菌（*S.dysenteriae*），B 群为福氏志贺菌（*S.flexneri*），C 群为鲍特志贺菌（*S.boydii*），D 群为宋内志贺菌（*S.sonnei*）。志贺菌属中除宋内志贺菌目前尚未有血清型外，其他三个群根据菌体抗原和 K 抗原的不同，亦可分为不同的血清型，如福氏志贺菌 1b 型、福氏志贺菌 2a 型等。

（二）沙门菌属和志贺菌属感染

1. **沙门菌属**　具有较强的内毒素，并有一定的侵袭力，个别菌尚能产生肠毒素。引起伤寒和副伤寒的沙门菌只对人类致病，有不少沙门菌是人兽共患病的病原菌，人类因食用患病或带菌动物的肉、乳、蛋或被病鼠尿污染的食物等而罹患。人类沙门菌感染有 4 种类型：

（1）肠热症：包括伤寒沙门菌引起的伤寒以及甲型副伤寒沙门菌、肖氏沙门菌、希氏沙门菌引起的副伤寒。沙门菌被巨噬细胞吞噬后，不被消灭反在吞噬体中生存和繁殖，并随淋巴液到淋巴结中大量繁殖，经胸导管进入血流引起第一次菌血症，患者出现发热、不适、全身疼痛等前驱症状。菌随血流进入肝、脾、肾、胆囊等器官并在其中繁殖后，再次入血造成第二次菌血症，此时症状明显，出现持续高热、肝脾肿大、皮疹和全身中毒症状。

（2）胃肠炎（食物中毒）：是最常见的沙门菌感染，由摄入大量鼠伤寒沙门菌、猪霍乱沙门菌、肠炎沙门菌等污染的食物引起，起病急，主要症状为发热、恶心、呕吐、腹痛、水样泻等，大多发生在婴儿、老人和免疫力低下者。

（3）败血症：以猪霍乱沙门菌感染为多，症状严重，有高热、寒战、厌食和贫血等，败血症因病菌侵入血液循环引起，因而病菌可随血流导致脑膜炎、骨髓炎、胆囊炎、心内膜炎等。

（4）无症状带菌者：指症状消失后 1 年仍可在其粪便中检出相应沙门菌，伤寒沙门菌感染过后约 3% 患者可成为携带者。

2. **志贺菌属**　致病物质主要是侵袭力和内毒素，但有的菌株可产生外毒素。所致疾病为细菌性痢疾。痢疾志贺菌感染患者病情较重，宋内志贺菌多引起轻型感染，福氏志贺菌感染易转变为慢性。志贺菌感染分为急性痢疾、迁延性痢疾、慢性痢疾三种类型。急性感染按临床表现又分为 4 型，即普通型、轻型、重型和中毒型，急性细菌性痢疾常有发热、腹痛、里急后重等症状，并有脓血黏液便，若及时治疗，预后良好，如治疗不彻底，可转为迁延性痢疾或慢性痢疾。中毒性痢疾以小儿多见，无明显的消化道症状，主要表现为全身中毒症状，若抢救不及时，往往造成死亡。症状不典型者，易被误诊，影响治疗而造成慢性和带菌。

（三）沙门菌属和志贺菌属感染的病原学诊断

1. **标本采集**　根据疾病的类型、病情和病程的不同分别采集不同的标本。伤寒沙门菌分离培养发病第 1 周取血，第 2，3 周取粪便做培养的分离率高，第 3 周也可取尿液培养，全病程均可取骨髓培养。血清学诊断应在病程的不同时期分别采集 2~3 份标本。细菌性痢疾在发病早期（治疗前）采集黏液脓血便，健康体检者可用肛拭子取样。

2. **病原学诊断**

（1）形态染色：沙门菌属，革兰氏阴性杆菌、较细长、多有周鞭毛。志贺菌属，革兰氏阴性杆菌、菌体短小、无鞭毛。

(2) 分离培养：沙门菌属和志贺菌属均兼性厌氧，对营养要求不高。沙门菌在肠道杆菌选择培养基上小至中等的菌落，如在 SS 平板上菌落透明或半透明，乳糖不发酵，与志贺菌的菌落相似，有些菌株能产生硫化氢可在 SS 琼脂上形成中心黑色菌落。志贺菌形成中等大小、无色半透明的菌落，乳糖不发酵。

(3) 鉴定：沙门菌在 EMB 上呈无色或不透明琥珀色；在 MAC 上菌落较小、无色透明；在 SS 上形成不透明或透明无色或中心为黑色的菌落；XLD 上呈红色或中心为黑色的菌落。志贺菌在 EMB 上呈无色或不透明琥珀色；在 MAC 上菌落呈无色不透明；在 SS 上菌落不透明或透明；在 XLD 上呈红色菌落。采用生化、血清学试验等将可疑菌落进一步鉴定到属和种。沙门菌属在 TSIA 上典型的生化反应为：产碱 / 酸，葡萄糖产气，硫化氢阳性。志贺菌在 TSIA 上的生化模式为：产碱 / 酸，不产气。种属鉴定也可采用快速微量生化反应系统、试剂盒进行。

肥达试验，用已知伤寒、副伤寒沙门菌的 O、H 抗原，检测受检血清中有无相应抗体的半定量凝集试验，作为辅助诊断方法。种属鉴定也可采用手工和自动化编码鉴定系统：如 API 20E 手工鉴定系统，ATB、MicroScan 或 Crystal 半自动鉴定系统，Vitek、Phoenix 或 Walkway 全自动鉴定系统等。这些系统将阳性反应编成八进制的若干位数，然后从编码手册上或计算机矩阵表系统检索匹配的种名。鉴定结果均需进一步血清学鉴定（玻片凝集试验）。

沙门菌属血清学分型鉴定，沙门菌属细菌主要有以下抗原：菌体抗原，又称 O 抗原，是多糖 - 类脂 - 蛋白复合物；鞭毛抗原，又称 H 抗原，成分是蛋白质；表面抗原，包括 Vi、M 及 5 等 3 种抗原。根据沙门菌的菌体抗原（O 抗原）分群，分别以 A、B、C……Z 和 O51~67 等表示，大部分引起人类感染的沙门菌在 A~ F 的 6 个群内；再根据其鞭毛抗原（1、2 等）定型。然后按照 O 抗原和 H 抗原的组合，对沙门菌属进行血清学分型。目前沙门菌已有 2 500 种以上的血清型。

此外，还可运用 MALDI-TOF MS 鉴定系统进行菌种鉴定。

3. 结果的解释

(1) 药物敏感性试验：对沙门菌属和志贺菌属的临床分离株，可以选择氨苄西林、一种喹诺酮类和复方新诺明用于常规药敏试验，一、二代头孢菌素和氨基糖苷类体外可能对这些菌株有抗菌活性，但临床治疗无效，所以对上述药物不报告敏感。此外沙门菌属的肠道外分离株应测试并报告氯霉素和一种三代头孢菌素（头孢曲松或头孢噻肟等）的敏感性。

(2) 治疗：在沙门菌属和志贺菌属中已经出现产青霉素酶及 ESBL 的菌株。特别是 ESBL 的出现，可能导致头孢菌素耐药。

1) 沙门菌属：对于无并发症的沙门菌肠炎并不推荐使用抗菌药物治疗，对粪便分离菌株进行的常规药物敏感性试验并不是以治疗为目的。但了解分离菌株的抗菌药物敏感性对于监测是有价值的，这种抗菌药物敏感性监测应定期进行，以便监测这些菌株对抗菌药物耐药性的变迁。伤寒沙门菌对环丙沙星的敏感率下降以及治疗失败例数的增多已引起广泛关注。

与无并发症的沙门菌病相反，用适宜的抗菌药物治疗对于具有侵袭力的沙门菌感染及伤寒是非常关键的，而且应尽快检测这些菌株的抗菌药物敏感性。未经治疗的伤寒病例的死亡率大于 10%，当患者接受了合适的抗菌药物治疗后，伤寒的死亡率小于 1%。

非伤寒沙门菌引起的胃肠炎：若无症状或有轻微症状，不必抗菌治疗，如患者小于 1 岁或大于 50 岁，免疫力低下或有血管移植物或人工关节，应抗菌治疗。首选药物为环丙沙星；备选药物为阿奇霉素（儿童患者）或氧氟沙星、诺氟沙星或复方新诺明。

肠炎沙门菌引起的沙门菌菌血症：首选抗菌药物为环丙沙星，左氧氟沙星等氟喹诺酮类，也可在临床症状好转后改口服续贯治疗，次选药物为静脉滴注头孢曲松，也可在临床症状好转后改环丙沙星口服治疗。

伤寒沙门菌和副伤寒沙门菌引起的伤寒综合征：首选药物为静脉滴注氟喹诺酮类或头孢曲松，备选药物为阿奇霉素，阿莫西林，复方新诺明，氯霉素。已经出现氯霉素、复方新诺明，氨苄西林耐药的菌株。

2) 志贺菌属：对志贺菌属引起的细菌性肠炎，宜选药物为氟喹诺酮类药物口服（环丙沙星或左氧氟沙星），备选药物包括口服复方新诺明或阿奇霉素；重患者可以静脉滴注头孢曲松或环丙沙星或左氧氟沙星。

四、其他肠杆菌科菌的病原学诊断

(一) 其他肠杆菌科菌

变形杆菌属（*Proteus*）包括 *P.hauseri*（普通变形杆菌基因组群 3）[*P.hauseri*（*P.vulgaris genomospecies 3*）]、奇异变形杆菌（*P.mirabilis*）、产黏变形杆菌（*P.myxofaciens*）、潘氏变形杆菌（*P.penneri*）、普通变形杆菌（*P.vulgaris*）；

普罗威登菌属（*Providencia*）包括产碱普罗威登菌（*P.alcalifaciens*）、海氏普罗威登菌（*P.heimbachae*）、雷极普罗威登菌（*P.rettgeri*）、拉氏普罗威登菌（*P.rustigianii*）、斯突普罗威登菌（*P.stuartii*）；

哈夫尼菌属（*Hafnia*）包括蜂房哈夫尼菌（*H.alvei*）；

摩根菌属（*Morganella*）包括摩根摩根菌摩根亚种（*M.morganii subsp.morganii*）、摩根摩根菌塞氏亚种（*M.morganii subsp. sibonii*）；

耶尔森菌属（*Yersinia*）包括鼠疫耶尔森菌（*Y.pestis*）、小肠结肠炎耶尔森菌（*Y.enterocolitica*）、假结核耶尔森菌（*Y.pseudotuberculosis*）等；

此外，还有迟缓爱德华菌（*Edwardsiella tarda*）、美洲爱文菌（*Ewingella americana*）、戴氏西地西菌（*Cedecea davisae*）、拉氏西地西菌（*Cedecea lapagei*）、奈氏西地西菌（*Cedecea neteri*）、西地西菌属基因组群 3（*Cedecea* genomospecies 3）、西地西菌属基因组群 5（*Cedecea* genomospecies 5）、抗坏血酸克吕沃尔菌（*Kluyvera ascorbata*）、栖冷克吕沃尔菌（*Kluyvera cryocrescens*）、*Kluyvera georgiana*、非脱羧勒克菌（*Leclericia adecarboxylata*）、格氏勒米诺菌（*Leminorella grimontii*）、理氏勒米诺菌（*L.richardii*）、勒米诺菌属基因组群 3（*Leminorella* genomospecies 3）、威斯康星米勒菌（*Moellerella wisconsensis*)、发光光杆状菌(*Photorhabdus luminescens*)、水生拉恩菌(*Rahnella aquatilis*)、拉恩菌属基因组群 2(*Rahnella* genomospecies 2)、拉恩菌属基因组群 3(*Rahnella* genomospecies 3)、痰塔特姆菌(*Tatumella ptyseos*)、雷金斯堡约肯菌(*Yokenella regenburgei*)。

(二)其他肠杆菌科菌感染

1. **变形杆菌属**　变形杆菌在自然界中广泛分布,在人和动物的肠道也经常存在,在肠道中一般不致病。奇异变形杆菌和普通变形杆菌是仅次于大肠埃希菌的泌尿道感染的主要病原菌,肾结石和膀胱结石的形成可能与变形杆菌感染有关。有的菌株尚可引起脑膜炎、腹膜炎、败血症和食物中毒等。潘氏变形杆菌偶尔从临床标本中分离到,是引起医院感染的病原菌。

2. **哈夫尼菌属**　蜂房哈夫尼菌与胃肠道疾病有关。蜂房哈夫尼菌导致的肠外感染很少见,但可见于免疫缺陷或具有基础疾病的患者,且后者更容易被感染,并通常是社区获得性的。哈夫尼菌似乎倾向于感染胆管系统,并可能在感染部位产生脓肿。

3. **摩根菌属**　摩根菌属可致泌尿道感染和伤口感染,并与腹泻有关。

4. **普罗威登菌属**　普罗威登菌属广泛存在于环境中,是消化道正常菌群。与变形杆菌一样,有碱化尿液的作用,有可能促使尿中结晶形成并与泌尿系结石形成有关。产碱普罗威登菌在腹泻患者的粪便中分离率明显高于正常人粪便,在胃肠炎中起重要作用。雷极普罗威登菌和斯突普罗威登菌可致泌尿系感染和其他的肠道外感染,并引起许多医院感染的暴发流行。

(三)其他肠杆菌科菌感染的病原学诊断

1. **标本采集**　根据感染部位不同可采集血液、体液、呼吸道、伤口、尿液、粪便等标本。

2. **病原学诊断**

(1)形态染色:均为革兰氏阴性菌,杆状或球杆状,无芽孢。

(2)培养特性:营养要求不高,兼性厌氧,发酵葡萄糖产酸或产气,触酶阳性,氧化酶阴性,可将硝酸盐还原成亚硝酸盐。

(3)鉴定:常规试验方法如革兰氏染色、触酶试验、氧化酶试验、糖分解利用试验等,还可在小管中配制成各种生化反应培养基,种入单个菌落培养后读取结果。各菌属(种)之间的主要鉴定特性有助于鉴定细菌。种属鉴定也可采用手工和自动化编码鉴定系统:如 API 20E 手工鉴定系统,ATB、MicroScan 或 Crystal 半自动鉴定系统,Vitek、Phoenix 或 Walkway 全自动鉴定系统等。这些系统将阳性反应编成八进制的若干位数,然后从编码手册上或计算机矩阵表系统检索匹配的种名。此外,还可运用 MALDI-TOF MS 鉴定系统进行菌种鉴定。

3. **结果的解释**

(1)药物敏感性试验:此类菌株的药敏试验药物详见"埃希菌属和克雷伯菌属的病原学诊断""药物敏感性试验"。

(2)耐药性及耐药机制:导致其他肠杆菌科菌耐药的 ESBL 在变形杆菌属中也分布较广,CLSI 推荐使用纸片确证法或筛选法检测奇异变形杆菌是否产生 ESBL。染色体介导的 AmpC 酶也可见于摩根菌属、普罗威登菌属和普通变形杆菌。

4. **治疗**

1)奇异变形杆菌对呋喃妥因耐药,但对复方新诺明、氨苄西林、阿莫西林、哌拉西林、头孢菌素类、氨基糖苷类和亚胺培南敏感。大部分菌株对环丙沙星敏感,潘氏变形杆菌、普通变形杆菌与摩根菌属有相同的耐药谱,但潘氏变形杆菌比普通变形杆菌对青霉素更加易产生耐药性。这三种菌株都对广谱头孢菌素、头孢西丁、头孢吡肟、氨曲南、氨基糖苷类和亚胺培南敏感,对哌拉西林、阿莫西林、氨苄西林、头孢呋辛和头孢唑林耐药。

2)雷极普罗威登菌和斯突普罗威登菌对庆大霉素和妥布霉素耐药,而对阿米卡星敏感。其尿标本分离的菌株对广谱和超广谱头孢菌素、环丙沙星、阿莫西林 - 克拉维酸、亚胺培南和复方新诺明敏感。海氏普罗威登菌虽然在人类标本中不常见,但对四环素、大部分头孢菌素类、庆大霉素和阿米卡星耐药。

3)迟缓爱德华菌对头孢菌素类、氨基糖苷类、亚胺培南、环丙沙星、氨曲南和加 β- 内酰胺酶抑制剂复合制剂敏感。由于渔业预防性使用抗生素,从鱼类或鱼池中分离的菌株可能会更加耐药。虽然迟缓爱德华菌对 β- 内酰胺类敏感,但它们中的大部分产生青霉素酶。

4)类志贺邻单胞菌对氨苄西林、羧苄西林、哌拉西林和替卡西林耐药,有的还对大部分氨基糖苷类和四环素耐药。头孢菌素、喹诺酮类、碳青霉烯类和复方新诺明则对类志贺邻单胞菌表现出良好的体外抗菌活性。

第四节　临床常见非发酵革兰氏阴性杆菌的病原学诊断

非发酵革兰氏阴性杆菌指一大群不发酵葡萄糖菌或仅以氧化形式利用葡萄糖的需氧或兼性厌氧、无芽孢的革兰氏阴性杆菌。非发酵菌在分类学上不是独立的分类单位,归类于不同的科、属和种;在形态和生物学特性上彼此相似,多为条件致病菌。其包括的菌属较多,临床常见的菌属主要包括假单胞菌属(*Pseudomonas*)、产碱杆菌属(*Alcaligenes*)、不动杆菌属(*Acinetobacter*)、无色杆菌属(*Achromobacter.*)、黄杆菌属(*Flavobacterium*)和金黄杆菌属(*Chrysebacterium*)等。

一、铜绿假单胞菌感染的病原学诊断

(一)铜绿假单胞菌

假单胞菌属包括,荧光假单胞菌 DNA 同源群:铜绿假单胞菌（*Pseudomonas aeruginosa*）、荧光假单胞菌（*P.fluorescens*）、恶臭假单胞菌（*P.putida*）、韦龙氏假单胞菌（*P.veronii*）、蒙氏假单胞菌（*P.monteilii*）；非荧光假单胞菌 DNA 同源群：施氏假单胞菌（*P.stutzeri*）、门多萨假单胞菌（*P.mendocina*）、产碱假单胞菌（*P.alcaligenes*）、假产碱假单胞菌（*P.pseudoalcaligenes*）、浅黄假单胞菌（*P.luteola*）、栖稻假单胞菌（*P.oryzihabitans*）。铜绿假单胞菌是临床最常见的假单胞菌。

铜绿假单胞菌是亲水性的，广泛分布于医院环境，尤其偏爱潮湿的环境，因此感染常与水或溶液的污染有关。它已被发现存在于各种水性溶液中，包括消毒剂、软膏、肥皂水、灌洗液、眼药水、透析液和医疗诊断器械中，因此它是院内感染的主要病因。铜绿假单胞菌极少在健康人体定植，不是正常菌群的组成部分，但可以定植在经常接受抗菌治疗的患者胃肠道，接受机械通气患者的气道和烧伤患者的皮肤，从而成为铜绿假单胞菌感染的危险因素。

（二）铜绿假单胞菌感染

1. 铜绿假单胞菌的致病性 具有完整宿主防御的人群很少感染铜绿假单胞菌，而免疫抑制的患者则是铜绿假单胞菌侵袭性感染的高危人群，但部分中心粒细胞缺乏患者能对特定血清型的铜绿假单胞菌产生抗体，从而避免该血清型菌株导致的血流感染。烧伤患者由于皮肤屏障破坏，而容易感染铜绿假单胞菌。机械通气患者由于其呼吸道黏膜纤毛清除功能受损，易发生铜绿假单胞菌肺炎。通常铜绿假单胞菌在体内可由非黏液型转变为黏液型，与患者肺功能下降及预后较差相关，这可能是由于黏液样的胞外多糖干扰了正常宿主的吞噬防御，并加速了生物膜的形成。

铜绿假单胞菌的主要致病物质包括结构成分（菌毛和多糖荚膜）、毒素（内毒素和外毒素 A）和酶（弹性蛋白酶和磷脂酶）等。

2. 铜绿假单胞菌感染的临床特点

（1）肺部感染：尤其是肺部囊性纤维化（cystic fibrosis，CF）和慢性呼吸道疾病的患者，在监护病房（intensive care unit，ICU）插管患者中尤为严重，死亡率在 40%~50% 之间。在 CF 患者中，具有特殊“黏液样”表型的铜绿假单胞菌所致的慢性感染占 70%~80%。中性粒细胞减少和免疫功能低下者，可因使用被该菌污染的呼吸性治疗装置而感染。

（2）原发性皮肤感染：严重烧伤者的伤口表面感染，导致血管损伤和组织坏死，甚至出现败血症。

（3）泌尿道感染：导尿管相关尿路感染可能由铜绿假单胞菌引起。

（4）还可引起败血症、心内膜炎、脑膜炎、眼和耳等部位的感染。

（三）铜绿假单胞菌感染的病原学诊断

1. 标本采集和运送 按疾病和检查的目的，分别采集不同的标本：患者的血液、脑脊液、胸腹水、脓液、分泌液、痰、尿液、十二指肠引流液、粪便等；也可采集医院病区或手术室的空气、水、地面、门把手、医疗诊断器械及生活用品。标本采集后，应尽快送至实验室，如延迟超过 2 小时，可以暂时存在于 4℃，但不能超过 24 小时。

2. 病原学诊断

（1）形态染色：直或微弯，革兰氏阴性杆菌，无芽孢，(0.5~0.8)μm×(1.5~3.0μm)。由于存在单端的一根或多根鞭毛，具备运动能力。

（2）培养特性：大多数为严格需氧代谢，以氧为电子受体，在普通琼脂上生长良好。可产生色素而使菌落呈绿色或蓝绿色，并产生葡萄样气味，菌落通常伸展和扁平，呈锯齿状边缘，可产生与自溶相关的金属光泽。菌落形态多样，包括光滑型、黏液型和小菌落型，黏液型通常分离自囊性纤维病患者呼吸道标本。

（3）鉴定：麦康凯琼脂上生长，不发酵乳糖，大部分菌株能氧化利用葡萄糖，产生绿色色素和荧光，可在 42℃生长，氧化酶阳性，触酶阳性，还原硝酸盐为亚硝酸盐或和氮气，精氨酸双水解酶阳性。值得注意的是部分菌株不产生色素。此外，还可运用 MALDI-TOF MS 鉴定系统进行菌种鉴定。

铜绿假单胞菌可以是定植菌，也可是临床上重要的致病菌，通常临床标本革兰氏染色的结果，对于指导对该菌的进一步处理具有非常重要的意义。如果发现小簇的革兰氏阴性杆菌被多形性的物质包围着，提示可能形成了生物膜，与慢性感染相关，应向临床医生报告，并延长培养时间，这样的铜绿假单胞菌通常生长缓慢。在中性粒细胞内发现该菌，具有非常重要的临床意义，应向医生报告。无菌部位分离到铜绿假单胞菌，通常提示感染。

3. 结果的解释

（1）抗菌药物敏感试验：铜绿假单胞菌的药敏试验对临床微生物实验室工作人员提出了挑战，因为分离自临床的标本，尤其是 CF 患者的菌株通常具有多形态，如黏液型菌落、小菌落和能形成生物膜的微小菌落，不同形态的菌落具有不同的药敏谱，因而药敏结果常常缺乏可重复性，且与临床疗效缺乏一致性。通常黏液型菌落比小菌落更为敏感。多形态的菌株是在抗菌药物选择压力下产生的，研究表明使用妥布霉素或多黏菌素对铜绿假单胞菌进行早期治疗，会使菌株产生小菌落，增强其耐药性、自动形成生物膜。研究报道，采用混合形态的菌落进行药敏试验，其结果与临床疗效有更好的一致性。CLSI 指出，使用纸片扩散法对分离自 CF 的患者铜绿假单胞菌进行药敏试验，可以得到可靠的结果，但是必须将培养时间延长至 24 小时，否则不能向临床报告其敏感。另外，由于菌株在抗菌药物治疗过程中可能产生耐药性，每 3~4 天应对菌株重复进行药敏测定。

铜绿假单胞菌药敏试验，A 组药物包括头孢他啶、庆大霉素、妥布霉素和哌拉西林他唑巴坦。B 组药物包括阿米卡星、氨曲南、头孢吡肟、环丙沙星、左氧氟沙星、亚胺培南、美罗培南、头孢哌酮 - 舒巴坦。

（2）耐药性及耐药机制：铜绿假单胞菌的耐药机制非常复杂，除对多种抗菌药物天然耐药外，还可通过染色体基因突变或获得外源质粒、转座子、整合子上的耐药基因而产生耐药性。由于其经常产生多重耐药性，对临床上抗菌药物的应用造成了很大的限制。世界范围内，多重耐药的铜绿假单胞菌（对三类以上抗菌药物耐药）正在持续地增长和广泛地传播。

天然耐药：铜绿假单胞菌主要有 2 种天然耐药机制，一种是可诱导的染色体型 AmpC β- 内酰胺酶，能够导致对氨苄西林、阿莫西林、阿莫西林 - 克拉维酸、窄谱头孢菌素、头孢噻肟、头孢曲松等耐药；另一种为主动外排泵，但仍有多种抗菌药物可以克服铜绿假单胞菌的天然耐药性，包括哌拉西林、替卡西林、头孢他啶、头孢吡肟、亚胺培南、美罗培南、氨曲南、环丙沙星、左氧氟沙星、庆大霉素、妥布霉素、阿米卡星、多黏菌素等。

获得性耐药：获得性耐药可导致铜绿假单胞菌对所有抗假单胞菌药物耐药。

抗菌药物的使用对细菌耐药性的产生具有重要作用，研究表明使用抗假单胞菌青霉素和头孢他啶治疗，会导致铜绿假单胞菌 AmpD 位点突变，引起 AmpC 酶部分或完全去阻遏。约有 30% β- 内酰胺类耐药的铜绿假单胞菌菌株，可以高水平表达 AmpC 酶。

铜绿假单胞菌的拓扑异构酶Ⅱ（*gyrA*、*gyrB* 亚单位）和拓扑异构酶Ⅳ（*parC*、*parE* 亚单位）比肠杆菌科菌更易发生突变，从而导致对喹诺酮类耐药。喹诺酮类的使用能够导致耐药菌株的产生，研究证实左氧氟沙星比环丙沙星具有更强的选择性。

导致铜绿假单胞菌天然耐药的外排泵机制，在多重耐药性中具有非常重要的作用。所有铜绿假单胞菌均可持续表达 MexAB-OprM 外排泵系统，其阻遏子基因 *mexR* 发生 *nalB* 突变，会导致外排泵表达上调，提高菌株对多种抗菌药物的耐药性。通常菌浓度高的部分易产生外排泵突变株，如脓液、胸腔积液、糖尿病患者的足部感染、慢性肺部感染等。一项研究表明在 80% 接受环丙沙星早期治疗的 CF 患者中，均分离出了外排泵过量表达的突变株。防腐剂和消毒剂的使用，也可以引起外排泵的过量表达，已经在环境中发现了具有质粒编码外排泵系统的多重耐药铜绿假单胞菌。

外膜通透性的改变可导致铜绿假单胞菌对碳青霉烯类、氨基糖苷类、多黏菌素和氟喹诺酮类耐药。OprD 外膜孔道蛋白缺失，可导致其对亚胺培南低水平耐药，对美罗培南敏感性下降，该机制的产生依赖于染色体 AmpC 酶的持续表达。亚胺培南比其他 β- 内酰胺类药物具有更强的选择性。外膜通透性的降低还导致氨基糖苷类难以进入细胞，从而降低其敏感性。虽然铜绿假单胞菌很少对多黏菌素耐药，但其外膜蛋白 OprH 的调节基因，尤其是其 LPS 成分，可能与多黏菌素和氨基糖苷类耐药相关。另外，孔道蛋白减少而导致的摄入减少和外排泵系统表达上调，都会引起喹诺酮类耐药。

获得 β- 内酰胺酶虽然不是铜绿假单胞菌耐药的主要原因，但也有越来越多的酶型被发现，最常见的是 PSE-1、PSE-4 等，但不会水解碳青霉烯类、头孢吡肟、头孢他啶和氨曲南。个别酶型仅在特定地区分布。近年来，还有研究在铜绿假单胞菌中发现了 ESBL。

OXA 酶在铜绿假单胞菌中分布广泛，其编码基因可位于质粒、转座子、整合子等可移动元件上，从而引起耐药性的传播，能引起菌株对抗假单胞菌青霉素类、头孢他啶、头孢吡肟和氨曲南耐药，仅碳青霉烯类敏感，难以被克拉维酸和他唑巴坦抑制。

除质粒介导的 GES-2 和 KPC-2（A 类）外，铜绿假单胞菌产生的其他碳青霉烯酶均为 Ambler B 类金属酶，不能被克拉维酸抑制，但能被金属离子螯合剂 EDTA 抑制。该酶可水解除氨曲南以外的所有 β- 内酰胺类抗菌药物，导致菌株对碳青霉烯类高水平耐药。通常碳青霉烯类耐药是多种耐药机制共同作用的结果。

除外膜通透性下降能导致铜绿假单胞菌对氨基糖苷类耐药，氨基糖苷修饰酶也是一个重要原因。该酶所在的转座子或整合子，通常也编码其他抗菌药物的耐药基因，如磺胺类、β- 内酰胺类、氯霉素类等。

铜绿假单胞菌还可携带质粒编码的喹诺酮类耐药基因 *qnr*，其耐药质粒可通过接合传播给其他菌种，从而导致对喹诺酮类的高水平耐药，*qnr* 基因所在整合子可同时编码 β- 内酰胺类和氨基糖苷类耐药基因。

铜绿假单胞菌可形成生物膜，从而对抗菌药物产生耐受性。导致耐受性产生的原因包括细菌的缓慢或稳定生长，细胞基质藻酸多糖降低抗菌药物扩散，合成结合特定抗菌药物的葡聚糖，表型的多变以及生物膜内细菌的易存活等。

（3）治疗：铜绿假单胞菌治疗首选抗菌药物：抗假单胞菌青霉素、头孢他啶、亚胺培南、美罗培南、妥布霉素、环丙沙星、氨曲南，重症感染推荐联合治疗，选用抗假单胞 β- 内酰胺类 + 妥布霉素或环丙沙星或阿米卡星。次选药物：对泌尿道感染，通常单一药物有效：哌拉西林，哌拉西林 - 他做巴坦、头孢他啶、头孢哌酮 - 舒巴坦、头孢吡肟、亚胺培南、美罗培南、抗假单胞菌氨基糖苷类、环丙沙星、氨曲南。

二、鲍曼不动杆菌的病原学诊断

（一）鲍曼不动杆菌

鲍曼不动杆菌（*Acinetobacter baumannii*）是临床最常见的不动杆菌，属于不动杆菌属（*Acinetobacter sp.*），莫拉菌科（*Moraxellaceae*）。不动杆菌属包括，乙酸钙不动杆菌（*A.calcoaceticus*）、洛菲不动杆菌（*A.lwoffii*）、鲍曼不动杆菌、溶血不动杆菌（*A.haemolyticus*）、抗辐射不动杆菌（*A.radioresistens*）、琼氏不动杆菌（*A.junii*）、约氏不动杆菌（*A.johnsonii*）、威尼斯不动杆菌（*A.vanetianus*）、沃森不动杆菌（*A.ursingii*）等。不动杆菌属可分为 25 个 DNA 同源性组（基因组种），只有 11 个种已经命名，基因种 1、2、3 和 13 的表型在临床实验室很难区分，被命名为乙酸钙 - 鲍曼不动杆菌复合群。

不动杆菌广泛存在于自然界和医院环境中，是分离自人类标本的第二位非发酵菌，可以在潮湿或干燥的物品表面存活，可存在于人体皮肤、呼吸道和泌尿道，为条件致病菌，常导致医院获得性感染。

（二）鲍曼不动杆菌感染

鲍曼不动杆菌可以获得多重抗菌药物耐药性，且能够长时间在物品表面生存，因而越来越成为医院获得性感染的重要致病菌。医院获得性感染往往涉及呼吸道（常与气管插管或气管造口术相关）、泌尿道和伤口（包括导管部位），有可能进展为败血症。也可引起连续非卧床腹膜透析腹膜炎、心内膜炎、脑膜炎、骨髓炎、关节炎和角膜穿孔。由鲍曼不动杆菌引起的医院获得性肺炎不断增多，尤其是 ICU 患者呼吸机相关性肺炎，其危险因素包括，抗菌药物治疗、手术、使用器械、机械通气和入住 ICU。临床分离到的定植菌较感染菌更多。

该菌可引起医院内的暴发流行。已有社区获得性不动杆菌肺炎致死性病例报道，其重要原因是初始抗菌治疗用药不当。伊拉克战争遣返的伤员中，有相当数量由鲍曼不动杆菌引起的深部伤口感染、烧伤感染和骨髓炎，且通常是多重耐药株，主要的传播原因是战地医院污染的环境和医疗设施。

（三）鲍曼不动杆菌感染的病原学诊断

1. 标本的采集 呼吸道、泌尿道及化脓感染的患者可采集痰、尿、脓液等标本。疑为菌血症、脑膜炎的患者可采集血液、脑脊液增菌培养。

2. 病原学诊断

(1) 形态染色：杆状 / 球杆状(镜下似双球菌)，大小(1~1.5) μm × (1.5~2.5) μm，静止期球形，一般成对排列，可呈链状。在非选择琼脂上稳定生长期时以球杆状为主；在液体培养基或含有作用于细胞壁的抗菌药物的平皿上则以杆状为主。革兰氏阴性，有时脱色困难，无芽孢，无动力，有"抽动(twitching motility)"可能由于极端菌毛所致。

(2) 培养特性：严格需氧，可在 20~30℃生长，大部分菌株最适生长温度 33~45℃。在所有普通培养基上均生长。菌落光滑、不透明、比肠杆菌科菌的菌落略小。多数菌株在麦康凯琼脂上生长时菌落无色或淡粉色。一些菌株对营养要求高，在血琼脂上呈针尖样菌落，在营养肉汤中不生长。需要注意的是，有时在阳性血培养瓶中的不动杆菌直接涂片看起来似阳性球菌；一些氧化葡萄糖的菌株在加葡萄糖血琼脂或脑心浸液酪氨酸琼脂上会呈现独特的褐色(有个例发现鲍曼不动杆菌临床株甚至在麦康凯琼脂或 M-H 琼脂上也有该现象)。氧化酶阴性，触酶阳性，无动力，硝酸盐阴性，不发酵葡萄糖。

(3) 鉴定：不动杆菌可分为两大类：氧化葡萄糖和不氧化葡萄糖；多数氧化葡萄糖、不溶血的临床株是鲍曼不动杆菌，多数不氧化葡萄糖、不溶血的临床株是洛菲不动杆菌，多数溶血的临床株是溶血不动杆菌。基因种 1(乙酸钙不动杆菌)、2(鲍曼不动杆菌)、3 和 13TU(Tjernberg 和 Ursing 基因种)难以用生化反应区分，被归类为乙酸钙 - 鲍曼不动杆菌复合群(临床实验室可通过 41℃和 44℃生长区分前三者，结果依次是 − −，+ +，+ −)。鉴定也可采用手工和自动化编码鉴定系统，如 API 20NE 手工鉴定系统，ATB、MicroScan 或 Crystal 等半自动鉴定系统，Vitek、Phoenix 或 Walkway 等全自动鉴定系统等。这些系统将阳性反应编成八进制的若干位数，然后从编码手册上或计算机矩阵表系统检索匹配的种名。此外，还可运用 MALDI-TOF MS 鉴定系统进行菌种鉴定。

3. 结果的解释

(1) 抗菌药物敏感试验：鲍曼不动杆菌药敏试验 A 组药物包括：氨苄西林 - 舒巴坦、头孢他啶、环丙沙星、左氧氟沙星、亚胺培南、美罗培南、庆大霉素和妥布霉素，B 组药物包括：阿米卡星、哌拉西林 - 他唑巴坦、头孢吡肟、头孢噻肟、头孢曲松、多西环素、米诺环素和复方新诺明。对四环素敏感的菌株也对多西环素和米诺环素敏感，但部分对四环素中介和耐药的菌株也有可能对多西环素或米诺环素敏感。其他药物包括黏菌素、多黏菌素或替加环素。

(2) 耐药性及耐药机制：全球范围内鲍曼不动杆菌的耐药性一直在持续上升，泛耐药和碳青霉烯类耐药的鲍曼不动杆菌已经成为人们关注的重点。

天然耐药：鲍曼不动杆菌可产生多种 β- 内酰胺酶，大部分临床菌株天然产生 2 种 β- 内酰胺酶。一种是低水平表达的 AmpC 头孢菌素酶，但不能水解超广谱头孢菌素，但如果在 bla_{AmpC} 基因上游插入 ISAba1 序列，就会增强 AmpC 酶的表达，导致菌株对头孢他啶耐药。另一种以 OXA-51/69 为代表的苯唑西林酶，该酶位于染色体上，但其表达水平很低。

获得耐药：鲍曼不动杆菌还可以通过获得性 β- 内酰胺酶产生对碳青霉烯类耐药，包括 Ambler B 类金属酶(MBL)和 D 类 OXA 酶。目前已在鲍曼不动杆菌中发现了的 MBL 包括 IMP、VIM、SIM 和最新报道的 NDM 酶。质粒编码的 D 类酶包括 OXA-23、24、51 和 58 样酶，其中 OXA-23 是我国 CRAB 所表达的最主要酶型。另外，TEM、SHV、PER、VEB 型 ESBL 在鲍曼不动杆菌中也均有报道。16s rRNA 甲基化酶，可介导鲍曼不动杆菌对氨基糖苷类抗菌药物的高水平耐药。

外膜蛋白(OMPs)CarO、OprD 表达量减少或缺失，可导致抗菌药物通透障碍，从而造成细菌耐药，有多项研究证实，不动杆菌耐药株可存在 22、29、33、35、36、37、43、44 和 47kD 等 OMPs 表达减少或缺失。

多药外排泵系统表达增强，也可以导致不动杆菌对多种抗菌药物敏感性降低，目前已发现的外排泵系统包括 AdeABC、AdeDE、AdeM 及 AdeIJK。

对氨基糖苷类抗菌药物，全部 3 种修饰酶(乙酰转移酶 AAC、腺苷转移酶 AAD/ANT 和磷酸转移酶 APH)在临床株中均有发现。对喹诺酮类的耐药机制，则以 gyrA 突变(Ser83Leu)多见。

当不动杆菌基因组上游存在插入序列时，可激活下游的多个耐药基因的启动子，造成酶和 / 或外排泵的高水平表达而导致耐药。有时不动杆菌更是通过直接获得一个包括多个耐药基因的转座子，从而造成不动杆菌的多重耐药现象。

(3) 治疗：鲍曼不动杆菌易对多种抗菌药物产生耐药性，正确诊断并采取及时正确的治疗措施，对控制感染非常关键。

由于鲍曼不动杆菌易产生耐药性，所以临床治疗要严格参考准确的药敏结果。目前为止，碳青霉烯类是治疗鲍曼不动杆菌感染最常用的抗生素，但近年来出现了产碳青霉烯酶或者细胞膜相关耐药株。舒巴坦不同于一般的 β- 内酰胺酶抑制剂，本身对不动杆菌属具备抗菌活性。鲍曼不动杆菌对舒巴坦的体外敏感性在不同地区有所不同，可以联合使用碳青霉烯类和舒巴坦或头孢哌酮 - 舒巴坦 + 米诺环素或阿米卡星，也有单舒巴坦治疗成功的病例，另外体外和动物实验研究表明，多黏菌素联合碳青霉烯类和 / 或利福平效果较好，但是缺少临床数据。

替加环素大部分体外敏感试验数据显示，对鲍曼不动杆菌 MIC_{50} 为 1μg/ml 和 MIC_{90} 为 2μg/ml，但是关于替加环素的临床效果以及联合其他抗生素使用情况仍有限。

除了筛选抗菌活性较好的抗生素外，同时注意抗生素药动 / 药效学作用，可能有助于鲍曼不动杆菌的治疗。已有研究显示延长美罗培南滴注时间到 3 小时，增加每日剂量到 2g，每 8 小时一次，这样就能保证患者血清中药物浓度 60% 以上的时间 > 16μg/ml，治疗鲍曼不动杆菌重症感染疗效较好。

鲍曼不动杆菌是导致医院感染较为常见和重要的条件致病菌。重视医院内感染，通过采取积极有效的接触隔离、手卫生、洗必泰环境消毒、加强抗菌药物使用管理等措施，控制或防止多重耐药鲍曼不动杆菌（MDRAB）暴发流行。

三、嗜麦芽窄食单胞菌的病原学诊断

（一）嗜麦芽窄食单胞菌

嗜麦芽窄食单胞菌（*Stenotrophmomas maltophilia*）属于假单胞菌 rRNA 同源Ⅴ群，窄食单胞菌属还包括另外 3 个环境菌种。嗜麦芽窄食单胞菌广泛地存在于环境和水源中，近年来越来越多地引起了医院获得性感染，主要通过医务人员传播。

（二）嗜麦芽窄食单胞菌感染

嗜麦芽窄食单胞菌是条件致病菌，极少引起健康人感染，是农业机械导致伤口感染的主要致病菌，也是医院获得性感染的重要病原菌，尤其是对重症、免疫抑制患者和 ICU 机械通气患者。细菌定居或感染的危险因素包括机械通气、广谱抗菌药物治疗、化疗、导管插入及中性粒细胞减少症。可导致菌血症、肺炎、泌尿道感染、心内膜炎、软组织和伤口感染、脑膜炎、乳突炎、附睾炎、胆管炎、骨软骨炎、滑液囊炎和腹膜炎等。近年来，囊性纤维化患者呼吸道嗜麦芽窄食单胞菌感染也有所增加。

（三）嗜麦芽窄食单胞菌感染的病原学诊断

1. 标本采集　按疾病和检查的目的，分别采集不同的标本，包括脓液、血液等，医院病区或手术室的空气、水、地面、门把手、医疗诊断器械及生活用品。

2. 病原学诊断

（1）形态染色：革兰氏阴性小杆菌，长 1.8μm，宽 0.4~0.7μm，无荚膜，无芽孢。

（2）培养特性：最适生长温度 35℃，在血平皿上产生淡黄色色素，不溶血，有氨味。

（3）鉴定：氧化酶阴性、动力阳性、DNA 酶阳性、液化明胶、水解七叶苷、赖氨酸脱羧酶阳性、氧化分解麦芽糖和葡萄糖。其对亚胺培南天然耐药的特性也可帮助鉴定，也可采用手工和自动化编码鉴定系统进行鉴定。此外，还可运用 MALDI-TOF MS 鉴定系统进行菌种鉴定。

3. 结果的解释

（1）抗菌药物敏感试验：嗜麦芽窄食单胞菌药敏试验推荐，A 组药物为复方新诺明、左氧氟沙星、米诺环素，B 组药物为头孢他啶。其中头孢他啶、氯霉素和替卡西林 - 克拉维酸只能使用 MIC 法检测其对嗜麦芽窄食单胞菌的敏感性。其他药物也可用于治疗，只是还没有成熟的折点，因此，如果临床需要也可以加做其他药物，如头孢他啶、环丙沙星。

（2）耐药性和耐药机制：嗜麦芽窄食单胞菌对多种抗菌药物包括碳青霉烯类天然耐药，患者感染过程中，菌株可以很快地形成耐药性。其对 β- 内酰胺类的耐药至少由两种 β- 内酰胺酶介导，其中一种是以 Zn^{2+} 为活性中心的金属酶，能导致菌株对 β- 内酰胺酶抑制剂，头孢菌素类，碳青霉烯类耐药。其对氨基糖苷类和喹诺酮类的耐药是外膜蛋白突变的结果。有研究报道，对于分离自囊性纤维变患者的菌株，多西环素可能为体外最敏感的药物。

（3）治疗：首选抗菌药物为复方新诺明。替选抗菌药物为替卡西林 - 克拉维酸，其他有效药物包括米诺环素、多西环素、头孢他啶，替卡西林 - 克拉维酸 + 复方新诺明、替卡西林 - 克拉维酸 + 环丙沙星具有体外协同作用。

四、无色杆菌属和粪产碱杆菌的病原学诊断

（一）无色杆菌属和粪产碱杆菌

无色杆菌属（*Achromobacter sp.*），包括木糖氧化无色杆菌（*A.xylosoxodans*）、反硝化无色杆菌木糖亚种（*A.denitrificans*）、卢氏无色杆菌（*A.ruhlandii*）和皮氏无色杆菌（*A.piechaudii*）。

粪产碱杆菌（*Alcaligenes faecalis*）是产碱杆菌属中唯一有临床意义的菌种。

无色杆菌属与粪产碱杆菌均存在于自然环境中。

（二）无色杆菌属和粪产碱杆菌感染

无色杆菌主要见于环境，很少成为人类致病菌。皮氏无色杆菌可分离自血、耳分泌物、鼻、咽，有报道称与恶性血液肿瘤患者插管感染有关。反硝化无色杆菌的临床意义仍有待于解释，但与其生化特性相近的产碱杆菌样 1 群，可分离自血、尿、膝关节、脑脓肿和支气管冲洗液，因而反硝化无色杆菌也可能会导致人类感染。木糖氧化无色杆菌可分离自血液、脑脊液、粪便、尿、痰、腹腔积液、皮肤、耳分泌物、创口、脓汁、骨、关节、心内膜和中心静脉插管。多数的临床报告都发生在免疫低下患者的医院内感染，菌血症播散造成脓肿、脑膜炎或死亡。有报道称该菌定植于气管插管的儿童患者或囊性纤维化患者的呼吸道，可导致肺部症状加重。

粪产碱杆菌通常分离自混合培养物中，尤其是糖尿病患者足部或下肢末端溃疡，其临床意义尚难以评估。

（三）无色杆菌属和粪产碱杆菌感染病原学诊断

1. 标本采集　按疾病和检查的目的，分别采集不同的标本：血液、脑脊液、粪便、尿、痰、腹腔积液、皮肤、耳分泌物、创口、脓汁、骨、关节、心内膜和中心静脉插管。

2. 病原学诊断

（1）形态染色：革兰氏阴性无芽孢直杆菌，端钝，0.5μm ×（1~2.6）μm，周身鞭毛。

（2）培养特性及鉴定：菌落不产色素，大小与不动杆菌接近。氧化酶阳性，吲哚阴性，不溶血。粪产碱杆菌、皮氏无色杆菌和反硝化无色杆菌不利用糖，木糖氧化无色杆菌和 B、E、F 群无色杆菌可利用糖。粪产碱杆菌菌落边缘薄、伸展且不规则，部分菌株产生特殊的水果味，并使血琼脂平皿产生绿色，能利用亚硝酸盐，而不利用硝酸盐，有动力。皮氏无色杆菌不能利用柠檬酸盐，反硝化无色杆菌不利用葡萄酸盐。此外，还可运用 MALDI-TOF MS 鉴定系统进行菌种鉴定。

3. 结果的解释

（1）抗菌药物敏感试验：CLSI 尚未规定对无色杆菌属和产碱杆菌的药敏折点。

⑵耐药性和耐药机制：无色杆菌属中的木糖氧化无色杆菌的研究较多。木糖氧化无色杆菌木糖氧化亚种通常对氨基糖苷类、氨苄西林、窄谱和超广谱头孢菌素类、氯霉素和氟喹诺酮类耐药，而对抗假单胞菌广谱头孢菌素、哌拉西林、替卡西林 - 克拉维酸、亚胺培南和复方新诺明敏感，但也有泛耐药株导致临床重要感染的病例报道。木糖氧化无色杆菌反硝化亚种有研究显示对青霉素、头孢噻吩、头孢唑林、头孢西丁、头孢呋辛、头孢噻肟、氯霉素、克林霉素耐药，对氨基糖苷类、四环素部分耐药，对替卡西林、哌拉西林、头孢曲松、多黏菌素、米诺环素、多西环素、头孢他啶、头孢孟多、拉氧头孢、复方新诺明、环丙沙星、氧氟沙星、亚胺培南敏感。但也已经发现了对亚胺培南耐药的木糖氧化无色杆菌，该菌株产生碳青霉烯酶 VIM-1 和氨基糖苷类磷酸转移酶，且两种酶均位于同一结合型质粒的Ⅰ类整合子上。另一研究则发现了 ICU 中克隆传播的同时表达 VIM-2、OXA-30 和染色体 AmpC 酶的木糖氧化无色杆菌，该克隆株对包括亚胺培南在内的所有 β- 内酰胺类、氨基糖苷类和氨曲南耐药。

有报道表明，粪产碱杆菌和皮氏无色杆菌对氨苄西林、氨曲南和庆大霉素耐药，对其他抗菌药物的敏感性不一定。

⑶治疗：这类菌株感染，尽可能将其鉴定到种的水平，可经验选择上文推荐的可能敏感的抗菌药物治疗。

五、金黄杆菌属的病原学诊断

(一) 金黄杆菌属

金黄杆菌属（*Chryseobacterium sp.*）原属于黄杆菌属（*Flavobacterium sp.*），包括产吲哚金黄杆菌（*C.indologenes*）和黏金黄杆菌（*C.gleum*），过去的脑膜炎败血金黄杆菌（*C.meningosepticum*）被重新划分入伊丽莎白菌属，成为脑膜炎败血伊丽莎白菌（*Elizabethkingia meningosepticum*）。

金黄杆菌广泛地存在于自然环境中，土壤、水源、食物和医院等。

(二) 金黄杆菌属感染

产吲哚金黄杆菌是最常从人标本中分离的菌种，但很少有临床意义，有报道称可引起有严重基础疾病住院患者菌血症，但病死率较低。有资料表明该菌引起的院内感染和住院设施有关。脑膜炎败血伊丽莎白菌可引起新生儿脑膜炎和小规模的院内流行，偶尔会引起肺炎和脓毒血症。有一例因使用雾化多黏菌素 B 治疗后引起该菌呼吸道定植和感染的报道。

(三) 金黄杆菌属感染的病原学诊断

1. 标本采集 按疾病和检查的目的，分别采集不同的标本：脓液、血液、尿、支气管分泌物等。

2. 病原学诊断

⑴形态染色：革兰氏阴性、无动力、无芽孢，具有平行侧面，两端钝圆。显微镜下脑膜炎败血伊丽莎白菌、产吲哚金黄杆菌菌体中间比周边薄，包括形成丝状。

⑵培养特性：该组成员是氧化酶阳性、在 KIA 或 TSI 上不产生 H_2S、吲哚阳性、无或有动力、产黄色色素的非发酵革兰氏阴性杆菌。

⑶鉴定：金黄杆菌属鉴别主要指标包括触酶、氧化酶阳性、吲哚阳性、无动力。吲哚试验常呈弱阳性，应使用敏感的方法进行测定。脑膜炎败血伊丽莎白菌菌落光滑，较大（24 小时直径 1~2μm），产黄色素，浅黄色；产吲哚金黄杆菌菌落深黄色。两者生化反应相似，可通过前者动力阳性、硝酸盐阳性、ONPG 阴性相鉴别。此外，还可运用 MALDI-TOF MS 鉴定系统进行菌种鉴定。

3. 结果的解释

⑴抗菌药物敏感试验：可以采用肉汤稀释法，但体外敏感实验结果和体内效果可能不一致。研究显示琼脂扩散法结果不可信，Etest 法测定头孢噻肟、头孢他啶、阿米卡星、米诺环素、氧氟沙星和环丙沙星的结果可信，但对哌拉西林的结果不可信。对有临床意义的感染菌株正确治疗需要依据抗菌药物敏感试验的 MIC 结果，CLSI 尚未规定金黄杆菌的药敏折点。

⑵耐药性和耐药机制：金黄杆菌属和脑膜炎败血伊丽莎白菌对多种抗菌药物天然耐药，包括通常用于治疗革兰氏阴性菌感染的氨基糖苷类、β- 内酰胺类、四环素类和氯霉素类，但对常规用于治疗革兰氏阳性菌感染的利福平、克林霉素、红霉素、斯帕沙星、复方新诺明和万古霉素敏感，因而对临床上合理选择抗菌药物进行治疗提出了挑战。在喹诺酮类中，斯帕沙星和左氧氟沙星的抗菌活性高于环丙沙星和氧氟沙星。

脑膜脓毒金黄杆菌产生的金属酶（BlaB、GOB-1），可水解多数碳青霉烯类和丝氨酸 β- 内酰胺酶抑制剂，导致对窄谱头孢菌素耐药，对脲基青霉素、广谱头孢菌素等敏感性下降，但一般不水解氨曲南。有临床株产生超广谱 β- 内酰胺酶 CME-1，可能由染色体介导。

产吲哚金黄杆菌对头孢噻吩、头孢噻肟、头孢曲松、氨曲南、氨基糖苷类、红霉素、克林霉素、万古霉素和替考拉宁耐药，而对哌拉西林、头孢哌酮、头孢他啶、亚胺培南、喹诺酮类、米诺环素和复方新诺明的敏感性可变。该菌可产生金属酶 IND-1，属于 B 组 3a 亚组，可能由染色体介导。

而黏金黄杆菌可产生 B 组 β- 内酰胺酶 CGB-1 水解碳青霉烯类；产生 A 组 2be 亚组 ESBL CGA-1，水解青霉素类（不包括脲基青霉素）、窄谱头孢菌素，对超广谱头孢菌素和氨曲南中介。

⑶治疗：这类菌株感染，尽可能将其鉴定到种的水平，可经验选择上文推荐的可能敏感的抗菌药物治疗相关的感染。

六、军团菌的病原学诊断

(一) 军团菌分类

目前，军团菌属（*Legionella sp.*）包括 59 个菌种，常见的有：嗜肺军团菌（*L.pneumophila*）、米克戴德军团菌（*L.micdadei*）、波兹曼军团菌（*L.bozemanii*）、杜莫夫军团菌（*L.dumoffii*）、戈尔曼军团菌（*L.gormanii*）、菲利军团菌（*L.feelei*）、海克利军团菌（*L.hackeliae*）、以色列军团菌（*Lisraelensis*）、约旦军团菌（*L.jordanis*）、圣海伦军团菌（*L.sainthelensi*）、长滩军团菌（*L.longbeachae*）、马塞切尼军团菌（*L.maceachernii*）、橡树岭军团菌（*L.oakridgensis*）、沃兹沃思军团菌（*L.wadsworthii*）、伯明翰军团菌（*L.birminghamensis*）、辛辛那提军团菌（*L.cincinnatiensis*）、阿尼沙军团菌（*L.anisa*）、塔克索尼军团菌（*L.tucsonensis*）、拉西金军团菌（*L.lansingensis*）。

（二）军团菌感染

军团菌可引起肺部感染，最常见的为嗜肺军团菌引起的军团病。该病主要通过吸入带菌飞沫、气溶胶等方式感染，多流行夏秋季，可引起全身性疾病。临床上可分为三种类型：流感样型（轻型）、肺炎型（重病型）和肺外感染。流感样型可出现发热、不适、头痛和肌肉痛，预后良好；肺炎型军团病起病骤然，出现以肺部感染为主的多器官损害、寒战高热、咳嗽、胸痛，全身症状明显，最终导致呼吸衰竭，若不及时治疗，死亡率可达 15% 以上；肺外感染多为军团病发生菌血症时，细菌散布于全身多部位、如脑、肠、肾、肝、脾等，出现多脏器感染的症状。

目前，嗜肺军团菌的致病机制仍不清楚。微荚膜、菌毛、毒素和多种酶类可能是嗜肺军团菌的致病物质。

（三）军团菌感染的病原学诊断

1. 标本采集　军团菌检测可采集的标本包括痰、气管分泌物、胸水、血液等。且除胸水和血液外，其他标本均混有正常菌群和其他致病菌，对军团菌有杀灭作用。故取材后须及时作分离培养，使用加抗菌药物的选择培养基。病理组织标本研磨成悬液再涂片和分离培养。

2. 病原学诊断　目前，临床微生物实验室检测嗜肺军团菌的试验包括形态染色及荧光抗体染色、血和痰培养、血清抗体检测、军团菌尿抗原检测和 PCR 方法等。此外，还可运用 MALDI-TOF MS 鉴定系统进行菌种鉴定。

（1）形态染色及荧光抗体染色：军团菌革兰氏染色为阴性杆菌，着色浅，大小约为 0.3~0.9μm 宽，2μm 长，无芽孢、无荚膜，有极鞭毛（除橡树岭军团菌外）。这类细菌在感染组织或分泌物中表现为小球杆状，而在培养基上生长时，表现为长丝状（可长达 20μm）。

除基本形态染色外，还可采用直接荧光抗体染色（DFA）。该方法可直接检测呼吸道分泌物和组织标本中的军团菌，从而大大减少了检测时间。其缺点是敏感度低，通常低于细菌培养，且在军团菌感染严重时才能得出阳性结果；此外，与其他细菌和真菌存在交叉反应，故假阳性率高；且主要用于痰标本，从而限制了 DFA 的广泛应用。

（2）培养特性及生化反应：军团菌为专性需氧菌，生长缓慢，营养要求苛刻，初次分离需要 L- 半胱氨酸和铁离子。在活性炭 - 酵母浸液琼脂培养基（BCYE）上 3~5 天可形成直径 1~2mm 的光泽菌落，如不生长需延长到 14 天。在 Feeley-Garman 琼脂培养基上 3~5 天可见针尖大小的菌落，在紫外线照射下可产生荧光。军团菌分离培养是检测军团菌的“金标准”，检测标本为血、痰、BALF（肺泡灌洗液）和肺组织等。血和痰培养检测嗜肺军团菌的特异度为 100%，但敏感度不足 10%；与咳痰标本相比，支气管镜取得的标本阳性率高；其中肺活检组织的阳性率最高，但临床应用较少。细菌培养的优势还包括可检测所有军团菌属的细菌，且可进一步分型或进行药敏检测。

军团菌多数液化明胶，不发酵糖类，且在固体培养基上初次分离时需加入半胱氨酸和铁盐。此外。色素产生试验和溴甲酚紫（BCP）斑点试验还可对军团菌进行初步鉴定。军团菌的生化反应特性主要用于菌种鉴定，包括明胶试验、马尿酸盐试验、β- 内酰胺酶、氧化酶试验及 O 抗原血清型等。

（3）血清学检测：血清学检测最常用的方法包括 IFA 和 EIA，敏感度为 60%~80%，特异度为 95%~99%。研究表明，单份标本血清抗体滴度 ≥ 1∶256 作为诊断标准并不可靠，而抗体滴度增加 ≥ 4 倍则更可信，故应采集多份标本进行检测。感染急性期和恢复期应各采集 1 份血标本，第 2 份标本应在急性期后 6 周内采集，但应注意某些患者的血清抗体滴度在 12 周后才升高，且部分患者并不产生抗体。此外，抗体交叉反应在其他感染或无感染的情况下也会发生。故患者在感染军团菌 ≥ 3 周后，血清中未检测到抗体升高时，临床医生应考虑观察一段时间后再检测 1 次。

（4）尿抗原检测：军团病患者的尿液中有脂多糖抗原，为其细胞壁的组成成分，多在疾病发生后 1 天至数月内检测到。目前，最常用的检测方法包括 EIA 和免疫显色试验（ICT），均具有较高的敏感度和特异度。研究结果表明，EIA 检测军团菌的敏感度为 70%~90%，特异度达 100%，且在 3 小时内完成。ICT 敏感度和特异度与 EIA 相似，但操作更加简单快速，可在 15min 内完成；且随病情加重敏感度也随之增高。但军团菌尿抗原检测存在一定局限性，仅能检测嗜肺军团菌血清型 1 型；且因抗原可持续数周至数月，故不能用于治疗反应评估。

（5）PCR 方法检测：PCR 法通过扩增标本中极少量 DNA，可在短时间内得出结果，且在检测下呼吸道标本时，PCR 比细菌培养的敏感度更高。Wilson 等采用 PCR 法扩增军团菌属 16S rRNA 基因并测序，结果显示，在 49 株军团菌属的细菌中，26 株嗜肺军团菌可鉴定，23 株非嗜肺军团菌中 20 株可鉴定到种水平。金建敏等采用 PCR 法扩增 16S rRNA 基因和 mip 基因方法检测痰和 BALF 中的军团菌，15 例军团菌肺炎患者痰和 BALF 标本 PCR 法扩增均为阳性，31 例普通肺炎患者痰和 BALF 标本扩增阴性，结果提示 PCR 法具有较好的敏感度和特异度。目前，实时荧光定量 PCR 法也已应用于军团菌检测。

（6）其他检测：军团菌属内不同菌种之间还可通过表型和化学分类测试来加以区分。表型测试包括脂多糖组成、蛋白电泳图谱、单克隆抗体、脂肪酸组成及细胞性碳水化合物测试。基因型测试包括随机增强的多形 DNA 图谱、5S rRNA 基因序列中异源双链核酸分子的分析及 tDNA 基因之间长度多态性模型的计算机辅助选配。

目前，对军团菌进行准确、快速的鉴定仍存在较多局限。首先，从非典型肺炎患者获得合格的检测标本较困难；其次，病原体培养是检测非典型病原体的“金标准”，但存在培养技术难度大、周期长等问题，不能常规应用；此外，抗原检测和血清学试验是目前最常用的技术，但其敏感度和特异度不够理想。而这些直接影响了检测结果的可靠性及准确性。但是，分子检测技术的应用通常可获得较高的敏感度和特异度，且快速、高通量，具有很好的应用前景。

3. 结果的解释

（1）抗菌药物敏感试验：目前，对军团菌的体外药敏解释较困难。因为军团菌（如嗜肺军团菌）属于兼性细胞内寄生病原菌，不能透过宿主细胞膜，故可逃避抗菌药物的杀菌作用；

此外，用于培养嗜肺军团菌的琼脂和肉汤培养基，会使多种抗菌药物失活，故常导致体外药敏与临床疗效不一致。这表明，不能单纯依靠体外药敏指导临床用药，可能会导致错误引导。

(2) 耐药性和耐药机制：青霉素类和头孢菌素抗菌药物不能穿透宿主细胞产生耐药性。

(3) 治疗：对嗜肺军团菌有较好抗菌活性的药物，包括大部分大环内酯类、四环素类、酮内酯类和氟喹诺酮类。但仍无研究证实，这些抗菌药物可推广用于其他军团菌的治疗；且部分军团菌存在于亚细胞结构中，对抗菌药物反应不同，如大环内酯类和喹诺酮类通常对米克戴德军团菌、长滩军团菌和杜莫夫军团菌有效。

七、其他假单胞菌属的病原学诊断

(一) 其他假单胞菌属

据 RNA 同源群资料将假单胞菌属分为 5 个群，其中严格的假单胞菌属为Ⅰ群，其他菌属于Ⅱ~Ⅴ群。

Ⅱ群：伯克霍尔德菌属（*Burkholdria*）：洋葱伯克霍尔德菌复合群（*B.cepa* Ⅺ*a complex*）、类鼻疽伯克霍尔德菌（*B.pseudomallei*）、鼻疽伯克霍尔德菌（*B.mallei*）、唐菖蒲伯克霍尔德菌（*B.gladioli*）、泰国伯克霍尔德菌（*B.thailandensis*）。罗尔斯通菌属（*Ralstonia*）：皮氏罗尔斯通菌（*R.pickettii*）、解甘露醇罗尔斯通菌（*R.mannitolilytica*）、少见罗尔斯通菌（*R.paucula*）、*Pandoraea*。

Ⅲ群：食酸菌属（*Acidovorax*）：德氏食酸菌（*A.delafieldii*）、敏捷食酸菌（*A.facilis*）、中等食酸菌（*A.temperans*）；丛毛菌属（*Comamonas*）：土生丛毛菌（*C.terrigena*）、睾丸酮丛毛菌（*C.testosteroni*）；代夫特菌属（*Delftia*）：食酸代夫特菌（*D.acidovorans*）。

Ⅳ群：短波单胞菌属（*Brevundimonas*）：缺陷短波单胞菌（*B.diminuta*）、泡囊短波单胞菌（*B.vesicularis*）。

Ⅴ群：嗜麦芽假单胞 - 黄单胞菌群：嗜麦芽黄单胞菌（*X.maltophilia*）。

(二) 其他假单胞菌属感染

除铜绿假单胞外的其他假单胞菌导致的感染情况不常见。这些细菌的毒力低，由它们所致的感染常为医源性的，与使用了污染的溶液、药品、血液制品或留置导尿管有关。

洋葱伯克霍尔德菌复合群：经常分离自土壤和环境水源中，是院内感染的病原菌，感染与污染的器具、消毒剂，包括聚维酮碘和新洁尔灭有关。感染包括菌血症（特别是有内置导管的患者）、泌尿道感染、化脓性关节炎、脑膜炎和呼吸道感染。由于它的毒力弱，所以感染的发病率和死亡率也低，是遗传性和慢性肉芽肿患者的重要病原体。

类鼻疽伯克霍尔德是类鼻疽的病原体，在澳大利亚和亚洲东南部类鼻疽的发病率最高。主要通过吸入或损伤的皮肤与污染的水或土壤接触而感染，起病可呈急性、亚急性或慢性，有时导致死亡，临床表现多样，以致很难鉴别，有菌血症（血液中菌量大于 100CFU/ml）的急性脓毒症患者的病死率达 90%，而 24 小时血培养阳性的患者预后不良。慢性感染与结核菌感染相似，可在吞噬细胞中存活，胸片可见结节和肉芽肿损伤，并可在体内潜伏数年后而复发。

(三) 其他假单胞菌属感染的病原学诊断

1. 标本采集 按疾病和检查的目的，分别采集不同的标本：脓液、血液等，医院病区或手术室的空气、水、地面、门把手、医疗诊断器械及生活用品。

2. 病原学诊断

(1) 形态染色：伯克霍尔德菌属，罗尔斯通菌属，短波单胞菌属，丛毛单胞菌属，代夫特菌属，食酸菌属，Pandoraea，均为直或微弯、需氧、无芽孢革兰氏阴性［(0.5~1.0) μm × (1.0~1.5) μm］杆菌。除去鼻疽伯克霍尔德菌外，这些菌有一根或数根极端鞭毛。

(2) 培养特性：触酶阳性，氧化酶阳性，所有菌均可在麦康凯上生长（泡囊短波单胞菌除外）。大部分菌种可氧化葡萄糖，并且可还原硝酸盐为亚硝酸盐或氮气。有些菌种能在 4℃生长，但大部分菌种的最适生长温度为 30~37℃。

(3) 鉴定：

1) 伯克霍尔德菌属：①洋葱伯克霍尔德复合群，在含铁培养基上可出现亮黄色色素，有特殊气味。常规生化需 7 天才会出现阳性结果，不还原硝酸盐，精氨酸双水解酶阴性。最近，它已被分为九个基因型。商品化的细菌鉴定系统不能区分洋葱伯克霍尔德复合群，且不能把此群和唐菖蒲伯克霍尔德菌、皮氏罗尔斯通菌、解甘露醇罗尔斯通菌和 Pandoraea 区分开来。②鼻疽伯克霍尔德菌，还原硝酸盐为亚硝酸盐，精氨酸双水解酶阳性、氧化葡萄糖、不氧化蔗糖和麦芽糖。③类鼻疽伯克霍尔德菌，在开始 1~2 天常表现出光滑的菌落，几天后逐渐变成干皱的菌落。还可产生强烈的土腥味。氧化酶阳性，在双糖铁琼脂上，可氧化乳糖和蔗糖产酸，可还原硝酸盐为氮气，精氨酸双水解酶阳性，液化明胶。

2) 丛毛菌属：该属所有菌种能还原硝酸盐为亚硝酸盐，表型试验难以鉴别土生丛毛菌和睾丸酮丛毛菌，故常统称丛毛菌属。

3) 食酸菌属：氧化酶阳性，动力阳性。

4) 食酸代夫特菌：基因表型与丛毛菌属相似，鉴别的关键性反应是它可氧化利用果糖和甘露醇。约有 1/4 的菌株产生荧光色素，接近一半的菌株产生黄棕色色素。

5) 短波单胞菌属：缺陷短波单胞菌和泡囊短波单胞菌生长需特殊的维生素：泛酸、维生素 H 和维生素 B_{12}。另外缺陷短波单胞菌还需要半胱氨酸。初次分离缺陷短波单胞菌呈白垩色，而泡囊短波单胞菌产生橙色的细胞内色素。两者氧化酶阳性，有一根端极鞭毛。微弱氧化葡萄糖。前者大多数（88%）水解七叶苷，后者少数（5%）水解七叶苷。

6) 罗尔斯通菌属：其中以皮氏罗尔斯通菌在临床样本中最常见。初始分离时生长缓慢，培养 ≥ 72h 才能出现肉眼可见的菌落。新分离的 *R.mannitolilytica* 可酸化 D- 阿拉伯糖和甘露醇，但是不能还原硝酸盐，据此可与皮氏罗尔斯通菌相鉴别。

7) 潘多拉菌属（*Pandoraea*）：不发酵糖，生化特征与洋葱伯克霍尔德菌属和罗尔斯通菌属相似，与它们很难鉴别。

此外，还可运用 MALDI-TOF MS 鉴定系统进行菌种鉴定。

3. 结果的解释

(1) 抗菌药物敏感试验：CLSI 中仅七种抗菌药物对洋葱

伯克霍尔德菌有折点，包括A组复方新诺明、美罗培南和左氧氟沙星；B组头孢他啶和米诺环素。虽然其他药物也可能用于治疗，但尚无成熟的敏感性判定折点。

（2）耐药性和耐药机制：洋葱伯克霍尔德菌是临床实验室常见的易耐药菌之一。该菌对多黏菌素类天然耐药，另外由于携带可诱导的染色体β-内酰胺酶和青霉素结合蛋白的改变，通常对大部分β-内酰胺类抗菌药物耐药。其抗菌药物外排泵系统还可导致对氯霉素、氟喹诺酮类和磺胺类耐药。菌株在治疗过程中，有可能从敏感变为耐药，甚至对所有抗菌药物耐药。抗菌药物的联合应用可能会对该菌产生协同作用，且其协同作用在体外也可以表现出来，但人们对体外检测方法仍存在争议。

（3）治疗：临床常引起肺炎、败血症等。临床菌株通常对复方新诺明、头孢他啶、米诺环素、美罗培南敏感，治疗首选抗菌药物为复方新诺明。替选抗菌药物为氯霉素、头孢他啶、美罗培南和米诺环素。

对不常见的假单胞菌感染，尽可能将其鉴定到种的水平，体外药敏还未标准化，可以检索最新的文献指导经验治疗。

第五节 弧菌属的病原学诊断

一、弧菌

（一）弧菌的分类

弧菌科（*Vibrionaeceae*）包括弧菌属（*Vibrio*）、邻单胞菌属（*Plesiomonas*）和发光杆菌属（*Photobacterium*）等菌属。原先属于弧菌科的气单胞菌属（*Aeromonas*）现已另立气单胞菌科（Aeromonadaceae）。

弧菌科中与人类健康关系最密切的是弧菌属细菌。

弧菌属有近四十个种，在人类临床标本中已经分离出的弧菌6群。1群：霍乱弧菌（*V.cholerae*）、拟态弧菌（*V.mimicus*）；2群：麦氏弧菌（*V.metschnikovi*）；3群：辛辛那提弧菌（*V.cincinnatiensis*）；4群：霍利斯弧菌（*V.hollisae*）；5群：海鱼弧菌（*V.damsela*）、河弧菌（*V.fluvialis*）、弗尼斯弧菌（*V.furnishsii*）；6群：溶藻弧菌（*V.alginolyticus*）、副溶血弧菌（*V.parahaemolyticus*）、创伤弧菌（*V.vulnificus*）、哈尼弧菌（*V.harveyi*），其中霍乱弧菌是弧菌属中最重要的菌种，致病性最强。霍乱弧菌目前被划分为3种主要的亚群：O1群霍乱弧菌、O139群霍乱弧菌和非O1群霍乱弧菌。

邻单胞菌属只有1个种，即类志贺邻单胞菌（*P.shigelloides*）。

气单胞菌属包括嗜水气单胞菌（*A.hydrophila*）、豚鼠气单胞菌（*A.caviae*）、维罗纳气单胞菌温和变种（*A.veronii biovar sobria*）、维罗纳气单胞菌维罗纳变种（*A.veronii biovar veronii*）、舒氏气单胞菌（*A.schubertii*）、简氏气单胞菌（*A.jandaei*）和尺骨气单胞菌（*A.trota*）。临床最常见的是嗜水气单胞菌。

（二）弧菌的生物学特征

弧菌最初为水生菌，其分布通常依赖于温度、钠离子浓度、水、植物和动物的营养物质。常见于海洋和港湾环境中，通常可从沉淀物、水柱、浮游生物、贝类（蚝蛎、蛤、蚌）、螃蟹、小虾和对虾中分离出来，也分布于海洋动物的体表和肠道中。在美国的内陆盐湖中也曾分离出弧菌，而不嗜盐的弧菌在淡水环境也有分离。

弧菌科细菌具有相似的生物学性状，如氧化酶阳性（麦氏弧菌除外），具有极端鞭毛，有动力等。

二、弧菌感染

（一）弧菌的致病机制及临床特征

1. 弧菌的致病性

（1）外毒素：O1群霍乱弧菌产霍乱肠毒素，目前已知的致泻性毒素中最强烈的外毒素，是肠毒素的典型代表，可引起小肠分泌大量肠液。

（2）内毒素：弧菌细胞壁的脂多糖成分具有典型的脂多糖结构和内毒素活性，引起机体的发热反应。

（3）菌毛：霍乱弧菌等具有菌毛，可以黏附在肠道表面，便于细菌在肠道局部定植。

（4）荚膜：O139群霍乱弧菌还存在多糖荚膜，可抵抗巨噬细菌的吞噬作用，与致病性有关。

（5）其他致病物质：弧菌具有鞭毛和其他毒力因子，与致病性有关。

2. 弧菌感染的致病机制

（1）弧菌的种类及数量：不同种类的弧菌致病性不一，以霍乱弧菌的致病性最强。

（2）机体的全身及局部抵抗力：弧菌感染还与机体的全身及局部抵抗力有关。当机体的全身及局部抵抗力降低，易感染弧菌。

（3）弧菌生长及感染的条件：弧菌喜水、喜温，其感染往往与地区、季节有关，多发生在夏秋季和沿海地区，尤其易在东南亚地区的洪水泛滥之后暴发流行。

（4）致病机制：以霍乱弧菌为例。人食入污染了霍乱弧菌的食物或水源，霍乱弧菌到达小肠后，通过菌毛黏附于肠黏膜表面并迅速繁殖，产生霍乱肠毒素，引起肠液大量分泌，表现为严重腹泻、呕吐、脱水和酸中毒临床症状。

3. 弧菌感染的特征 弧菌感染多表现为急性胃肠炎，临床症状尤以急性腹泻为主。

（1）霍乱弧菌：霍乱弧菌是弧菌属中最重要的菌种，是霍乱的病原菌。霍乱弧菌分为古典生物型和埃尔托（Ei-Tor）生物型。根据菌体（O）抗原又分为3个主要的亚群：O1群霍乱弧菌、O139群霍乱弧菌和非O1群霍乱弧菌。

霍乱弧菌所致的霍乱系烈性肠道传染病，为我国甲类法定传染病。霍乱曾发生过很多次世界性大流行，致使数百万人死亡。

1）O1群霍乱弧菌：曾引起过7次霍乱大流行。前六次为古典生物型，第七次为El-Tor生物型，感染可从无症状或轻型腹泻到严重的致死性腹泻。典型病例一般在食入细菌后2~3天突然出现剧烈腹泻和呕吐，无痛地排泄出大量"米泔水样"腹泻物，严重时液体排出量可高达每小时1 000ml，由于大量水分和电解质丧失而导致严重脱水、代谢性酸中毒、低钠血症、肌肉疼痛痉挛、低容量性休克和肾衰竭，如未经及时治疗处理，患者可因严重脱水而很快死亡。

2）O139群霍乱弧菌：是一种相对新型的导致霍乱流行的菌株，1992年10月发现于印度马德拉斯，1994年传播到许多亚洲国家，然后传播到西方国家。暴发流行期间患者表现出典型的霍乱症状，但菌株不与O1或O2~O138霍乱弧菌抗血清反应，因此，被命名为O139群霍乱弧菌，进而又生产出了检测它的商业化试剂。与O1群霍乱弧菌不同，O139群菌株与一些非O1群霍乱弧菌相似，具有荚膜。曾有推测，该菌株的产生是第八次霍乱大流行的开始。

O139群霍乱弧菌感染比O1群严重，表现为严重脱水和高死亡率。

3）非O1群霍乱弧菌：又称"非凝集弧菌（non-agglutinating vibrios）""非霍乱弧菌（non-cholera vibrios）""非O1非O139霍乱弧菌"（V.cholera "non-O1，non-O139"），不与O1或O139抗血清反应，但具有霍乱弧菌的典型生化反应。它们通常不产霍乱毒素，分离自轻度霍乱、肠外感染患者以及海产品和环境。非O1群霍乱弧菌还能导致硬化或其他基础疾病患者感染菌血症。该菌株还可分离自耳、伤口、呼吸道和尿路。

病愈后一些患者可短期带菌，一般不超过2周，病后可获得牢固免疫力，但感染O139群的患者大多为成年人，表明以前感染O1群获得的免疫力对O139群感染无交叉保护作用。

（2）副溶血弧菌：直至1950年，副溶血弧菌才被确认为急性胃肠炎的致病菌之一。食源性暴发流行和散发的病例在全世界范围内都有发生，且通常与食用生的或污染的海鲜有关。在日本，副溶血弧菌是导致腹泻的重要原因，约50%~70%的食源性肠炎都是由它导致的，且几乎都是食用生鱼或牡蛎引起的。食物烹调后的交叉污染也是重要的传播机制之一。该菌是我国沿海地区及海岛食物中毒的最常见病原菌。此外，该菌还可引起伤口感染和败血症。

副溶血弧菌主要致病因子有耐热直接溶血素和耐热相关溶血素以及黏附素和黏液素酶等。它导致的胃肠炎症状为恶心、呕吐、腹部痛性痉挛、低热、寒战。腹泻通常为水样便，有时为血便。其疾病通常是轻度、自限性的，但也可能是致命的（在第一次暴发流行中的死亡率为7%），恢复较快，病后免疫力不强，可重复感染。

（3）拟态弧菌：大部分菌株都分离自腹泻患者，患者多食用过生海鲜。拟态弧菌的大部分临床、流行病学和生物学特点都与非O1群霍乱弧菌相似。通常引起胃肠炎，偶尔可见伤口感染或菌血症。不引起暴发流行。

（4）创伤弧菌：1976年首次被认定属于弧菌属。在致病性弧菌中，该菌引起的疾病最为严重，引起的菌血症和伤口感染的病程进展非常快而致命。感染通常发生在气温较高的季节，通过生食牡蛎等海产品，侵入肠黏膜淋巴结和门静脉，侵入血流导致菌血症，死亡率为50%。好发于青年人，特别是酒精性肝功能损伤或有免疫缺陷的人，这与患者体内的转铁蛋白有关。另外可引起伤口感染，导致蜂窝织炎，患者伤口通常接触过海洋生物或海洋环境。该菌引起的腹泻少见。

（5）溶藻弧菌：在海洋环境中非常普遍，是弧菌属中的最耐盐的致病菌，可以分离自软组织、伤口和耳部，偶尔也可分离自眼部。溶藻弧菌与这些部位的感染明确相关，尤其是能导致伤口和耳部感染。

（6）霍利斯弧菌：又称"EF13群"和"肠内42群"，是1982年命名的一种嗜盐弧菌，可引起散发的腹泻病例以及伤口感染和菌血症，所有的霍利斯弧菌都具有副溶血弧菌的热稳定性直接溶血素基因（tdh），该基因可能是在很久以前通过基因的水平传播获得的。

（7）河弧菌：又称"F群弧菌"或"EF6群弧菌"，于1981年命名，全世界都有散发腹泻病例报道。但也曾在孟加拉国引起腹泻的暴发流行。

（8）弗尼斯弧菌：又称"河弧菌Ⅱ型变种""产气河弧菌"，于1983年被确定属于弧菌属，在人类标本中少见，多分离自粪便。弗尼斯弧菌明显与腹泻相关，但其病因学作用尚不明确，仅有部分推测。

（9）麦氏弧菌：经常分离自新鲜的含盐海水中。但1981年Jean-Jacques等报道该菌株导致一位胆囊炎患者感染腹膜炎和菌血症。该菌还分离自两个患者的尿标本、一个脚部溃疡和五个腹泻的儿童。但其对腹泻的病因学作用还没有得到证实。

（10）辛辛那提弧菌：由Brayton等首次分离自菌血症和脑膜炎患者，后来还分离自粪便（肠道）、耳、足或腿部伤口、动物和水。

（11）创伤弧菌2和3群：关于创伤弧菌2、3群的报道较少。创伤弧菌2群最初分离自患病的鳗鱼，1995年Amaro和Biosca从人类感染分离出该菌。创伤弧菌3群于1999年由Bisharat等从伤口感染伴菌血症的患者分离出来，病例仅发生于以色列，患者曾接触过罗非鱼。

（12）海鱼弧菌：又称海鱼发光菌（*Photobacterium damsela*），海鱼发光菌海鱼亚种（*P.damsela* subsp.*damsela*），1981年由Love等发现，菌株分离自加利福尼亚海的雀鲷伤口感染和人类伤口感染。后来在没感染和感染了菌血症的患者的感染伤口中都分离到了该菌，因此它能导致人类严重感染。该菌也在海鱼、下水道、牡蛎和一只浣熊的伤口处分离出。

（二）弧菌感染性疾病

1. 急性（胃）肠炎 绝大多数弧菌，尤其是霍乱弧菌，可引起急性（胃）肠炎，表现为急性腹泻、呕吐、脱水和酸中毒。

2. 肠外感染

（1）菌血症：非O1群霍乱弧菌、副溶血弧菌和创伤弧菌等均可引起菌血症。

（2）耳和伤口感染：副溶血弧菌、创伤弧菌和霍利斯弧菌等均可引起耳、伤口感染，创伤弧菌甚至可以引起蜂窝织炎。

三、弧菌感染的病原学诊断

(一) 标本采集

1. **弧菌标本采集原则**　尽量在腹泻患者发病早期和抗菌药物使用之前采集标本。

2. **弧菌标本采集方法**　可采集患者米泔样便、水样便、呕吐物或肛门拭子。

弧菌还可从患者的血液、四肢伤口、眼和耳部感染局部以及胆汁中分离出来，但很少从脑膜炎、肺炎、生殖道或尿路感染的患者分离到。

(二) 标本的处理与运送

1. **弧菌标本的处理与运送原则**

(1) 采集标本后及时在床边接种碱性胨水增菌。

(2) 及时送检。

2. **弧菌标本的处理方法**　不能及时接种者可用棉签挑取标本或将肛拭子直接插入运送培养基中。不主张采用上述的运送培养基，仅作为应急处理。

3. **弧菌标本的运送方法**　及时将接种后的碱性胨水送检。

(三) 病原学诊断

1. **直接涂片镜检**　在盖玻片上滴加生理盐水 1 滴，用接种环取少量新鲜的米泔样粪便标本混匀，将凹槽载玻片的凹槽对准盖玻片上的液滴，然后迅速翻转玻片，用油镜观察有无活泼运动细菌。

2. **革兰氏染色镜检**　革兰氏阴性，菌体弯曲呈弧形或豆点状，大小为 0.5~0.8μm。

3. **分离培养**　最适生长温度为 36℃，但 20℃ 仍能生长。具有嗜碱性，pH 9.2 仍能生长。碱性胨水增菌 6~8 小时后转种在硫代硫酸钠、枸橼酸钠、胆盐和蔗糖（TCBS）琼脂平板上，孵育 18~20 小时，形成较大、黄色的菌落；在双氢链霉素洗衣粉琼脂平板上形成中心呈灰褐色的菌落。

4. **鉴定**

(1) 生化鉴定：肌醇、5% NaCl、精氨酸双水解酶、黏丝试验和氨苄西林(10) 和 O/129 敏感试验（150μg）等可以鉴别弧菌属、气单胞菌属和邻单胞菌属（表 48-4）。动力，氧化酶试验，蔗糖、乳糖、甘露醇发酵试验，赖氨酸、鸟氨酸脱羧酶和精氨酸双水解酶试验、硝酸盐还原试验，氯化钠生长试验等可用于鉴定弧菌属各菌种（表 48-4、表 48-5）。

(2) 血清凝集：在 TCBS 上形成黄色菌落，或在双氢链霉素洗衣粉琼脂平板上呈中心灰褐色的菌落为可疑菌落，采用 O1 群和 O139 群霍乱弧菌的多价和单价抗血清进行凝集，结合菌落特征和菌体形态作出初步报告。

表 48-4　弧菌属、气单胞菌属和邻单胞菌属的鉴别试验

菌名	肌醇	5% NaCl	精氨酸	黏丝试验	氨苄西林	O/129
霍乱 / 拟态弧菌	−	+	−	+	S	S
气单胞菌属	−	−	+	−	R	R
邻单胞菌属	+	−	+	−	R	S

+：90% 以上阳性；−：90% 以上阴性；S：敏感；R：耐药

表 48-5　弧菌属各菌种的生化特征

菌名	氧化酶	硝酸盐还原	蔗糖	乳糖	阿拉伯糖	甘露醇	水杨苷	赖氨酸	鸟氨酸	精氨酸	0% NaCl	6% NaCl	10% NaCl
霍乱弧菌	100	99	100	7	0	99	1	99	99	0	100	53	0
拟态弧菌	100	100	0	21	1	99	0	100	99	0	100	49	0
麦氏弧菌	0	0	100	50	0	96	9	35	0	60	0	78	4
辛辛那提弧菌	100	100	100	0	100	100	100	57	0	0	0	100	0
霍利斯弧菌	100	100	0	0	97	0	0	0	0	0	0	83	0
海鱼弧菌	95	100	5	0	0	0	0	50	0	95	0	95	0
河弧菌	100	100	100	3	93	97	0	0	0	93	0	96	4
弗尼斯弧菌	100	100	100	0	100	100	0	0	0	100	0	100	0
溶藻弧菌	100	100	99	0	1	100	4	99	50	0	0	100	69
副溶血弧菌	100	100	1	1	80	100	1	100	95	0	0	99	2
创伤弧菌	100	100	15	85	0	45	95	99	55	0	0	65	0
哈氏弧菌	100	100	50	0	0	50	0	100	0	0	0	100	0

(3) 特殊试验：霍乱红试验、黏丝试验、O/129 敏感试验、鸡红细胞凝集试验、多黏菌素 B 敏感试验等可用于弧菌鉴定，以及生物型的鉴别。

此外，还可运用 MALDI-TOF MS 鉴定系统进行菌种鉴定。

（四）结果的解释

1. 药物敏感性试验 CLSI 推荐霍乱弧菌的体外药敏试验可选用纸片扩散法、肉汤稀释法和琼脂稀释法。

纸片扩散法和琼脂稀释法推荐应用 MH 琼脂（MHA）、肉汤稀释法推荐用调整过阳离子的 MH 肉汤（CBMHA）。体外药敏试验的药物推荐用青霉素类的氨苄西林、四环素类的四环素和多西环素、磺胺类的甲氧苄啶 / 磺胺甲噁唑，以及氯霉素。氨苄西林、四环素、甲氧苄啶 / 磺胺甲噁唑及磺胺类纸片扩散法的药敏结果与微量肉汤稀释法有很好的重复性。

2. 耐药性及耐药机制 目前临床最常见的 O139 群霍乱弧菌对抗生素的耐药性呈上升趋势，并逐渐形成对氨苄西林、复方新诺明、链霉素、氯霉素、萘啶酸、四环素、红霉素和卡那霉素等多种抗菌药物的耐药性。

1. Ⅳ类整合子和 sxt 在 O139 霍乱弧菌中分布广泛，这三种基因元件均具有获得外源性耐药基因的能力，在细菌耐药性方面发挥重要作用。O139 群霍乱弧菌中拓扑异构酶Ⅱ及Ⅳ编码基因 *gyra* 和 *parc* 突变较普遍，多为点突变，*gyrb* 和 *pare* 突变较少，大部分菌株都存在 *gyra* 第 83 位和 *parc* 第 85 位氨基酸取代，*gyra* 第 87 位氨基酸替换对喹诺酮类耐药性具有重要作用。

3. 治疗 弧菌属细菌，尤其 O139 群霍乱弧菌是对头孢曲松和头孢克肟的敏感性很高，对头孢噻吩、多西环素、环丙沙星和头孢呋辛也大部分敏感，可考虑给予经验治疗，之后再根据体外药敏试验结果，调整治疗方案，选择敏感的抗菌药物及时控制感染。

弧菌感染，尤其是霍乱弧菌感染可引起肠液大量分泌，导致严重的腹泻、脱水和酸中毒，应及时补水、补充电解质、纠正酸中毒，对于挽救患者的生命非常重要。

第六节 放线菌属、诺卡菌属和红球菌属的病原学诊断

一、放线菌属的病原学诊断

（一）放线菌属

放线菌属（*Actinomyces*）属于细菌域，放线菌门，放线菌纲，属于不含分枝菌酸的放线菌目（*Actinomycetates*），其中衣氏放线菌（*A.israelii*）、内氏放线菌（*A.naeslundii*）、黏液放线菌（*A.viscosus*）、龋齿放线菌（*A.odontolyticus*）、格雷文尼茨氏放线菌（*A.graeveritzii*）、戈氏放线菌（*A.gerencseriae*）、麦氏放线菌（*A.meyeri*）、图列茨放线菌（*A.turicensis*）、罗放线菌（*A.radingae*）、加地夫（*A.cardiffensis*）、芬克放线菌（*A.funkey*）等种可以引起人放线菌病。

（二）放线菌属感染

放线菌多存在于人的口腔、上呼吸道等与外界相通的腔道中，为人体的正常菌群。当机体抵抗力下降，口腔卫生不良，拔牙或口腔黏膜受到损伤时，放线菌可引起内源性感染，表现为软组织的化脓性炎症。若无其他继发感染则多呈慢性肉芽肿，常伴有多发性瘘管的形成，流出的脓液中可找到特征性的硫磺样颗粒，称放线菌病（actinomycosis）。

根据感染途径和感染器官的不同，临床分为面颈部、胸部、腹部、盆腔和中枢神经系统放线菌病，其中以面颈部为最常见，约占 60%。面颈部放线菌病患者大多近期有口腔炎、拔牙或下颌骨骨折史，临床表现为后面颈部肿胀，不断产生新结节、多发性脓肿和瘘管形成。放线菌可沿导管进入泪腺和唾液腺，或直接蔓延至眼眶和其他部位，若累及颅骨可引起脑膜炎和脑脓肿。也可累及胸部或造成吸入性肺部感染，在肺部形成病灶，其症状和体征酷似肺结核。腹部放线菌病患者可出现便血和排便困难，常疑为结肠癌，体检时常可触及腹部包块与腹部粘连，术后标本切片可见多个散在的硫磺样颗粒。盆腔感染多继发于腹部感染，也可因避孕用具在子宫内放置不合适或使用不洁避孕用具所致。原发性皮肤放线菌病常由外伤或昆虫叮咬引起，先出现皮下结节，然后结节软化，破溃后形成窦道或瘘管。

内氏放线菌和黏液放线菌与龋齿和牙周炎有关，他们能产生一种多糖，即 6- 去氧太洛糖，该糖可将口腔中的放线菌和其他细菌黏附在牙釉质表面形成菌斑和生物膜，而细菌分解食物中的糖类产酸，酸化和腐蚀牙釉质形成龋齿，其他细菌可进一步侵入而引起牙龈炎和牙周炎。

（三）放线菌属感染的病原学诊断

1. 标本采集 可采集患者局部病灶、窦腔、瘘管的脓汁，痰液或活检组织。

2. 病原学诊断

(1) 形态染色：直或弯曲的杆菌，形状大小差别很大，丝状，可有树状分枝。以裂殖方式繁殖，常形成分枝状无隔营养菌丝，可以断裂成短杆状或球状。革兰氏阳性，但不规则着色呈柱状或条纹状，不抗酸，无芽孢。

脓汁标本中可见到“硫磺样颗粒”，将其置于玻片上，用盖玻片压平后镜检呈“菊花样”，中心为革兰氏阳性的丝状体，周围为粗大的革兰氏阴性棒状体，呈放射状排列。

(2) 培养特性：厌氧或兼性厌氧，多数菌种厌氧，培养困难，CO 能促进兼性厌氧菌株生长。在血平板上 35℃培养 3~7 天，形成灰白色或淡黄色粗糙而不规则的菌落，不溶血。菌落常黏于琼脂上，不易挑起和乳化。在牛脑心浸液琼脂培养基上经 35℃厌氧培养 18~24 小时的菌落有助于鉴定放线菌。

(3) 鉴定：多数菌种触酶试验阴性。将分离的纯培养菌落

分别做明胶液化，硝酸盐还原，水解淀粉、葡萄糖、木糖、棉子糖、甘露醇，甲基红等试验，厌氧环境 35℃ 3~7 天观察结果。衣氏放线菌分解葡萄糖、木糖、棉子糖、甘露醇产酸不产气，不水解淀粉，能将硝酸盐还原成亚硝酸盐。

借助 API 20A 可以鉴定衣氏放线菌、麦氏放线菌、内氏放线菌、黏液放线菌。此外，还可运用 MALDI-TOF MS 鉴定系统进行菌种鉴定。

3. 结果的解释

(1) 抗菌药物敏感性试验：目前，关于放线菌属药物敏感性方面的研究资料不多，但对于临床治疗具有重要的参考价值。曾有研究采用琼脂稀释法检测了 46 株衣氏放线菌的体外敏感性，结果表明所有菌株对青霉素 G 敏感 MIC ≤ 0.064μg/ml，对磺胺甲嘧唑的 MIC 为 4.0~32.0μg/ml。红霉素、四环素、克林霉素和林可霉素处于血清浓度时，均具有良好的体外活性，但菌株对甲硝唑和替硝唑的体外 MIC ≥ 4.0μg/ml。2005 年一项研究采用 Etest 法检测了衣氏放线菌、戈氏放线菌、芬克放线菌、格雷文尼茨氏放线菌的体外敏感性，所有菌株都对青霉素、阿莫西林和利奈唑胺敏感，格雷文尼茨氏放线菌对头孢曲松和哌拉西林 - 他唑巴坦耐药，所有菌株均对环丙沙星耐药。2007 年的一项研究用 Etest 法检测了内氏放线菌、戈氏放线菌、衣氏放线菌、黏放线菌和龋齿放线菌的体外敏感性，所检测药物的 MIC90 分别为：阿莫西林 0.19μg/ml，多西环素 0.25μg/ml，莫西沙星 0.50μg/ml，克林霉素 1.00μg/ml，甲硝唑对所有被测放线菌均无活性 (MIC90>256μg/ml)。CLSI 微量肉汤稀释法诺卡菌和需氧放线菌抗菌药物选择及判定折点如表 48-6 所示。

(2) 耐药机制及耐药性：对放线菌的耐药机制知之甚少，但放线菌可以通过形成生物膜提高其黏附性能力和耐药性。

(3) 治疗：放线菌通常为衣氏放线菌感染，首选方案为氨苄西林或青霉素，备选方案为多西环素或头孢曲松或克林霉素或红霉素。

二、诺卡菌属的病原学诊断

(一) 诺卡菌属

诺卡菌属 (*Nocardia*) 属于细菌域，放线菌门，放线菌纲，放线菌目，诺卡菌科 (*Nocardiaceae*)。目前，得到公认的诺卡菌属包含 92 个种，其中与医学有关诺卡菌包括：巴西诺卡菌 (*N.brasiliensis*)、星形诺卡菌 (*N.asterodies*)、短链诺卡菌 (*N.brevicatena*)、鼻疽诺卡菌 (*N.farcinica*)、新星诺卡菌 (*N.nova*)、肉色诺卡菌 (N.carnea)、类巴西诺卡菌 (*N.pseudobrasiliensis*)、豚鼠耳炎诺卡菌 (*N.otitidiscaviarum*)、南非诺卡菌 (*N.transvalensis*)、脓肿诺卡菌 (*N.abscessus*)、非洲诺卡菌 (*N.africana*)、少食诺卡菌 (*N.paucivorans*)、盖尔森基兴诺卡菌 / 圣乔治诺卡菌 (*N.cyriacigeorgica*) 和老兵诺卡菌 (*N.veterana*)。

(二) 诺卡菌属感染

诺卡菌属广泛分布于土壤，不属于人类的正常菌群。对于可引起诺卡菌病的菌种，不同地区的流行程度不同，我国以皮疽诺卡菌感染多见。诺卡菌的感染通常为吸入感染，直接的皮肤接触感染少见。诺卡菌病常常发生在三四十岁的成人，男性患者稍多，主要累及有严重免疫功能低下的患者。

表 48-6　CLSI M62ED1 微量肉汤稀释法诺卡菌和需氧放线菌选择抗菌药物及判定折点

抗菌药物	MIC/(μg·ml^{-1})		
	敏感 (S)	中介 (I)	耐药 (R)
阿米卡星	≤ 8	–	≥ 16
阿莫西林 / 克拉维酸钾	≤ 8/4	16/8	≥ 32/16
头孢曲松	≤ 8	16~32	≥ 64
环丙沙星	≤ 1	2	≥ 4
克拉霉素	≤ 2	4	≥ 8
多西环素	≤ 1	2~4	≥ 8
亚胺培南	≤ 4	8	≥ 16
利奈唑胺	≤ 8	–	–
米诺环素	≤ 1	2~4	≥ 8
莫西沙星	≤ 1	2	≥ 4
利福平 *	≤ 1	2	≥ 4
复方新诺明	≤ 2/38	–	≥ 4/76
妥布霉素	≤ 4	8	≥ 16
万古霉素 *	≤ 2	4~8	≥ 16

该表折点适用于诺卡菌属，可暂时作为其他需氧放线菌的折点。其他需氧放线菌的折点基于菌群分布、临床资料、其他菌种的折点和相关专家的经验，最终报告结果为待定，有待积累其他信息

* 仅马红球菌报告；参考菌 CLSIM100 中金黄色葡萄球菌的折点及解释分类，为暂时的，需要更多信息积累

诺卡菌主要由呼吸道或创口侵入机体，引起化脓性感染。侵入肺后可引起肺炎、肺脓肿，症状与肺结核和肺真菌病类似。若该菌经皮肤创伤感染，可侵入皮下引起慢性化脓性肉芽肿和形成瘘管，并流出含诺卡菌菌落小颗粒的脓液。另外诺卡菌也易通过血行播散，引起脑膜炎及脑脓肿。

诺卡菌也可侵入皮下组织引起慢性化脓性肉芽肿，表现为肿胀、脓肿和多发性瘘管的形成。因好发于腿部和足，故被称为足分枝菌病 (mycetoma)。本病亦可能由马杜拉放线菌及某些真菌引起。

诺卡菌病的临床症状多样，包括脑脓肿、角膜炎、菌血症和肺部、肾及皮肤的感染。诺卡菌感染呈增长趋势，这跟诊断的方法和诺卡菌在各个国家的流行情况有关，如在德国，皮疽诺卡菌就是占优势的诺卡菌。另有报道在法国、德国和美国，皮诺卡菌是心脏或血管外科手术后伤口感染的原因之一。

受感染者的临床症状、病情的严重程度和预后差异非常大，其差异主要取决于感染途径 (空气传播、人人传播) 和机体自身的免疫系统功能状态。在部分个体，皮下感染可能由于某次外科治疗或户外活动所致的皮肤创伤接触到这些微生物而具有免疫活性，使皮下感染局部化。在使用免疫抑制剂特别是类固醇类药物、肿瘤、器官和骨髓的移植、白血病、淋巴瘤、慢性支气管炎和艾滋病造成的严重免疫功能低下的患者

容易感染诺卡菌病。在一些免疫力正常的患者中也可以出现浸润性感染。

皮肤诺卡菌病临床分为四种类型：足分枝菌病、皮肤淋巴感染、表皮感染（脓肿或蜂窝织炎）和由播散性皮肤感染引起的二次皮下感染。肺部诺卡菌感染无特异性的临床症状，免疫力正常的人病情进展缓慢，而免疫力低下患者的感染可能是渐进性、播散性的，甚至可能威胁生命。最常见的临床症状是亚急性和慢性伴空洞的坏死性肺炎。诺卡菌肺部感染的并发症包括胸膜炎性渗出、积脓症、心包炎、纵隔炎和上腔静脉阻塞，很少发生局部胸壁和颈部脓肿。肺部感染的患者在患病初期体内就可能有转移性感染，但只有在患者接受抗菌药物治疗以后，这些部位的感染才会有明显的临床表现。播散性诺卡菌病常出现在晚期，很难诊断，可危及生命。

（三）诺卡菌属感染的病原学诊断

1. 标本采集 可采集组织渗出液、痰、脊髓液或其他病变部位的标本。

2. 病原学诊断

（1）形态染色：革兰氏阳性或革兰氏染色时着色不均的杆菌，无芽孢，无动力，有细长的分枝菌丝，也可同时有杆状或球状存在。丝状体呈粗细不等的串珠状，菌丝末端不膨大。

（2）培养特性：专性需氧，在普通培养基或沙保罗琼脂培养基上室温或37℃可缓慢生长，菌落大小不等，表面有皱褶。不同种类可产生不同的色素，如粉红、黄、紫等。

（3）鉴定：培养24~48小时后有小菌落缓慢生长，可呈黄色粗颗粒样，边缘陷入培养基中，表面干燥。延长培养（72小时）后，菌落皱褶堆叠如皮革样，表面有天鹅绒样气中菌丝，触之坚硬而不易乳化于生理盐水中，有泥土气味。在液体培养基中，常在表面生长成菌膜，深部的培养基澄清。

星形诺卡菌菌落呈黄色或深橙色，表面无白色菌丝。巴西诺卡菌菌落表面有白色菌丝生长。豚鼠耳炎诺卡菌类似星形诺卡菌，菌落呈黄色或橘黄色。可引起人类感染的诺卡菌鉴别见表48-7。

此外，还可运用MALDI-TOF MS鉴定系统进行菌种鉴定。

3. 结果的解释

（1）药物敏感性试验：耐药株的出现，使诺卡菌的药敏试验为临床所需。1997年，Ambaye等以星形诺卡菌为对象，比较了琼脂稀释法、肉汤稀释法、纸片扩散法与Etest法、放射测量肉汤法药敏结果的一致性，使用的抗菌药包括阿米卡星、阿莫西林-克拉维酸、氨苄西林、头孢曲松、环丙沙星、红霉素、亚胺培南、四环素和复方新诺明。结果表明：将所有药敏结果予以综合分析提示放射测量肉汤法的结果与其他方法结果最一致，琼脂稀释法一致性最差。对7个种140株诺卡菌属的药敏试验显示，利奈唑胺是唯一的对所有诺卡菌属细菌包括多重耐药的南非诺卡菌、非洲诺卡菌有效的抗菌药物。

CLSI M24仅建立了微量肉汤稀释法检测诺卡菌属抗菌物敏感性的折点，其中首选药物包括阿米卡星、阿莫西林-克拉维酸、头孢曲松、环丙沙星、克拉霉素、亚胺培南、利奈唑胺、莫西沙星、米诺环素、磺胺甲嘧唑或复方新诺明和妥布霉素。其中阿米卡星、米诺环素和磺胺甲嘧唑的折点与M100中对其他需氧菌的药敏折点不同；环丙沙星的敏感性可用于推测左氧氟沙星的敏感性；克拉霉素的敏感性可以预测新的大环内酯类药物；关于利奈唑胺仅有敏感折点（≤8μg/ml），目前还没有关于诺卡菌对其耐药的报道。

（2）耐药性及耐药机制：研究表明对某些抗生素如阿米卡星、阿莫西林-克拉维酸、氨苄西林、环丙沙星、红霉素和米诺环素的体外敏感性试验有助于鉴别诺卡菌属内不同的种。星形诺卡菌对阿米卡星、环丙沙星和壮观霉素敏感，对红霉素的耐药性最强。皮疽诺卡菌对阿米卡星、阿莫西林-克拉维酸、氨苄西林、环丙沙星、红霉素耐药，新星诺卡菌对阿米卡星、氨苄西林、红霉素和壮观霉素敏感，对阿莫西林-克拉维酸和环丙沙星有耐药性。J.Richard等通过对200株皮疽诺卡菌的研究发现，其对庆大霉素、妥布霉素、卡那霉素、头孢呋辛100%耐药，红霉素耐药率为93%，氨苄西林耐药率为95%，而对亚胺培南的敏感率为82%，复方新诺明的敏感率为100%，但近年来已经有了多例对复方新诺明耐药的皮诺卡菌的报道。诺卡菌属的RIF结合区位于RNA聚合酶β亚基的ropB2蛋白，因此该区域突变可以导致菌株对利福平耐药。由于皮疽诺卡菌对多种抗生素耐药，特别对广谱头孢菌素有天然耐药性，所以对其引发的感染治疗存在一定的困难。

（3）治疗：星形诺卡菌引起化脓性感染，如肺炎、肺脓肿、脑脓肿和皮肤脓肿。诺卡菌肺炎多见于星形诺卡菌及巴西诺卡菌，治疗首选复方新诺明，备选方案为亚胺培南+阿米卡星，然后改为复方新诺明。星形诺卡菌，首选复方新诺明、磺胺类（大剂量），次选米诺环素，脑脓肿用阿米卡星+（亚胺培南或头孢曲松或头孢呋辛）。巴西诺卡菌，首选复方新诺明、磺胺类（大剂量），次选氨苄西林-克拉维酸，或阿米卡星+头孢曲松。

三、红球菌属的病原学诊断

（一）红球菌属

红球菌属（*Rhodococcus*）属于细菌域，放线菌门，放线菌纲，放线菌目，诺卡菌科（*Nocardiaceae*）。包括了49个种：马红球菌（*R..equi*）、红串红球菌（*R.erythropolis*）、椿象红球菌（*R.rhodnii*）、紫红红球菌（*R.rhodochrous*）、嗜粪红球菌（*R.coprophilus*）、*R.fascians*、圆红球菌（*R.globerulus*）、海生红球菌（*R.marinonascens*）、胭脂红红球菌（*R.rhodochrous*）和赤红球菌（*R.ruber*）等。红球菌属很少引起人类感染，其中马红球菌的临床意义最大，是一种少见的条件致病菌，常见于严重的免疫力低下患者，而红串红球菌、椿象红球菌、紫红红球菌致病罕见。

（二）红球菌属感染

红球菌属很少引起人类感染。马红球菌是一种少见的条件致病菌，常见于严重的免疫力低下患者，近来在感染人类免疫缺陷病毒（human immunodeficiency virus，HIV）的患者体内常可分离到该菌。最常见的是患者由缓慢发展的肉芽肿性肺炎，伴有肺叶渗液，最终发展为X线检查上可见的肺空洞性损害。其他感染部位包括中枢神经系统、骨盆、皮下组织和淋巴结，均可形成脓肿。经呼吸道引起的吸入性肺部感染和外伤感染所致的皮下组织损伤已得到证实，而后者是马红

表 48-7 可引起人类感染的诺卡菌鉴别特点

特征	星形诺卡菌		巴西诺卡菌	短链诺卡菌	皮疽诺卡菌	新星诺卡菌	豚鼠耳炎诺卡菌	假巴西诺卡菌	南非诺卡菌群			
	Ⅰ型	Ⅱ型							星形诺卡菌Ⅵ	Sensu stricto	新分类Ⅰ	新分类Ⅱ
可分解：												
腺嘌呤	+	+	+	+	+	+	+	–	+	+	+	+
酪蛋白	–	–	+	–	–	–	–	+	–	–	–	–
次黄嘌呤	–	–	+	–	–	–	+	+	+	+	+	+
酪氨酸	–	–	+	–	–	–	–	+	–	–	–	–
黄嘌呤	–	–	–	–	–	–	+	–	–	–	–	–
可利用下列物质作为唯一碳源：												
核糖醇	–	–	–	–	–	–	–	–	–	+	+	+
L- 阿拉伯糖	–	–	–	–	–	–	–	V	–	–	–	–
柠檬酸	+	V	+	–	–	–	–	+	+	+	+	+
D- 半乳糖	–	V	+	–	–	–	–	+	–	+	V	V
D- 葡萄糖	+	+	+	–	+	+	+	+	+	+	V	V
D- 甘露醇	–	–	+	–	–	–	V	+	–	V	+	V
L- 鼠李糖	–	V	–	V	+	–	–	–	–	–	–	–
D- 山梨醇	–	–	–	–	–	–	–	–	–	+	+	–
D- 海藻糖	V	V	+	V	–	V	V	+	+	+	+	+
45℃生长	V	V	–	V	+	–	V	–	NT	NT	NT	NT
溶菌酶肉汤生长	+	+	+	V	+	±	+	+	+	+	+	+
乙酰胺水解	–	V	–	–	+	–	–	+	–	–	–	–
产生酰基硫酸酯酶	–	–	–	–	–	+	–	–	–	–	–	–
药物敏感性												
阿米卡星（MIC＞16μg/ml）	–	–	–	–	–	–	–	–	+	+	V	V
庆大霉素（抑菌环 ≤ 10mm）	–	–	NT	±	+	±	NT	NT	+	+	+	+
卡那霉素（MIC ≥ 16μg/ml）	–	±	NT	–	+	±	NT	NT	+	+	+	+
妥布霉素（抑菌环＜10mm）	–	–	NT	+	+	±	NT	–	+	+	+	+
环丙沙星（MIC ≥ 4μg/ml）	+	–	–	–	–	+	NT	–	NT	NT	NT	NT
阿莫西林 - 克拉维酸（MIC ≥ 64/32μg/ml）	NT	NT	–	V	–	+	+	V	V	+	V	–
头孢曲松（MIC ≥ 64μg/ml）	–	–	V	–	+	–	V	NT	NT	NT	NT	NT
红霉素（抑菌环＜10mm）	+	+	–	+	+	–	+	–	+	+	+	+

+：90% 以上的菌株为阳性；–：90% 以上的菌株为阴性；V：11%~89% 的菌株为阳性；NT：未测试。药敏纸片浓度：庆大霉素，10μg；妥布霉素，10μg；红霉素，30μg

球菌感染健康人群，尤其是儿童的唯一途径。由于马红球菌的感染非常隐蔽，临床表现与真菌和分枝杆菌感染非常相似，及时准确地诊断该菌的感染尚存困难，常延误诊断。严重免疫力低下患者的血培养常可分离到马红球菌。65% 的 HIV 感染者的血培养显示马红球菌阳性，而感染了马红球菌的 AIDS 患者的死亡率>50%，且在确认治疗有效的情况下也易复发。

由其他红球菌引起的人类感染也有报道。这些报道非常罕见，但这类感染并不少见，由于红球菌属靠传统方法很难鉴别，且缺乏对其潜在致病性的认识，因而这类感染尚未被认识清楚。从 HIV 患者、腹膜透析患者以及角膜慢性溃疡患者中都曾分离出红球菌。

（三）红球菌属感染的病原学诊断

1. 标本采集 按疾病和检查目的，可采集患者的痰液、气管肺泡灌洗液、开放性肺活检组织、肉芽肿或其他病变部位的标本。

2. 病原学诊断

（1）形态染色：革兰氏阳性，球形或短杆状，无芽孢，无动力。

（2）培养特性：红球菌属为需氧菌，大多数菌株在 30℃生长良好，有的菌株需要硫胺素（thiamin）。菌落可以粗糙、光滑或黏液性，颜色可浅黄、黄、橙或红。触酶阳性。

（3）鉴定：红球菌属各菌种在形态学特征、生化特性、生长方式和致病力方面均存在较大差异。马红球菌能分解尿素，能利用蔗糖、D- 半乳糖、乙醇、苹果酸盐、乳酸盐和对羟基苯甲酸盐，10℃、40℃均能生长。可分解腺嘌呤。本菌属弱抗酸染色阳性。黏液型马红球菌的 CAMP 试验呈强阳性。此外，还可运用 MALDI-TOF MS 鉴定系统进行菌种鉴定。

3. 结果的解释

（1）药物敏感性试验：CLSI M24 和 CLSI M62 规定的微量肉汤稀释法对红球菌属的药敏折点与诺卡菌属一致。

（2）耐药性及耐药机制：通常马红球菌对亚胺培南、氨基糖苷类、红霉素、万古霉素或利福平比较敏感，其次为环丙沙星、复方新诺明或克林霉素，万古霉素在体外有一定的活性，但由于马红球菌位于细胞内，故可能影响其药效。

曾有研究从土壤分离出的对万古霉素和替考拉宁耐药的红球菌中发现了 *vanA*、*vanB* 基因。与诺卡菌属相似，马红球菌的 *ropB* 基因突变也是导致其对利福平耐药的原因。另外，有研究表明，体外构建的马红球菌 *gyrA* 基因突变株可对氟喹诺酮类的耐药。

（3）治疗：马红球菌引起肺炎、肺脓肿和菌血症。治疗首选亚胺培南、氨基糖苷类、红霉素、万古霉素或利福平（可考虑选用两种药物），次选环丙沙星、复方新诺明、四环素或克林霉素，需注意，万古霉素在体外有活性，但红球菌位于细胞内时可能影响其药效。

第七节　分枝杆菌属的病原学诊断

一、分枝杆菌

分枝杆菌属（*Mycobacterium*）是一类细长略带弯曲的杆菌，有时呈分枝状，是分枝杆菌科（*Mycobacteriaceae*）唯一的一个属。本属细菌含有分枝菌酸，大多数具有抗酸性，能抵抗盐酸酒精的脱色作用，故又称抗酸杆菌（*acid-fast bacillus*），分枝杆菌迄今报道有 100 多个种。《伯杰系统细菌学手册》将分枝杆菌菌种划分为两大类：缓慢生长分枝杆菌与快速生长分枝杆菌。在营养丰富的培养基上，接种很稀的新鲜培养物，在适宜的培养温度下，7 天以上肉眼可见单个菌落，称为缓慢生长分枝杆菌，其代表菌种是结核分枝杆菌（*M.tuberculosis*）。在上述条件下，7 天以内肉眼可见单个菌落，称为快速生长分枝杆菌。

分枝杆菌属常见致病菌，根据国际分枝杆菌分类研究组（IWGMT）和按细菌产色素及生长速度的 Runyon 分类法可总结见表 48-8。

另外还有一些新的非结核分枝杆菌菌种：

缓慢生长菌种：波希米亚分枝杆菌（*M.bohemicum*），德氏分枝杆菌（*M.branderi*），出众分枝杆菌（*M.conspicuum*），半岛分枝杆菌（*M.heckeshornense*），海德堡分枝杆菌（*M.Heidelbergense*），中庸分枝杆菌（*M.interjectum*），中间分枝杆菌（*M.intermedium*），缓黄分枝杆菌（*M.lentiflavum*），三重分枝杆菌（*M.triplex*），托斯卡分枝杆菌（*M.tusciae*）。

快速生长菌种：戈地分枝杆菌（*M.goodie*），产免疫分枝杆菌（*M.immunogenum*），马德里分枝杆菌（*M.mageritense*），脓毒性分枝杆菌（*M.septicum*），沃林斯基分枝杆菌（*M.Wolinskyi*），草分枝杆菌（*M.phlei*），牡牛分枝杆菌（*M.Vaccae*）。

二、分枝杆菌感染

（一）结核分枝杆菌感染

1. 结核分枝杆菌致病性 结核分枝杆菌不产生内毒素和外毒素，无侵袭性酶。其致病性可能与细菌在组织细胞内大量繁殖引起的炎症、菌体成分及代谢产物的毒性以及机体对菌体成分产生的免疫病理反应有关。致病物质包括索状因子、磷脂、硫酸脑苷脂、蜡质 D 等脂质体，荚膜，蛋白质，多糖和分枝杆菌生长素等。

2. 结核分枝杆菌致病机制 含结核分枝杆菌的飞沫或尘埃经呼吸道侵入肺部后，其中，90% 的菌体可经黏膜纤毛运动而排除，只有一小部分进入肺泡，被肺泡中的巨噬细胞吞噬，因菌体的脂类等成分能抵抗溶酶体酶的作用，故能在巨噬细胞内繁殖，导致巨噬细胞裂解，释放出的细菌再次被其他巨噬细胞吞噬，带至其他部位，这种渗出性炎症，即为原发感染，

表 48-8　临床常见分枝杆菌分类

IWGMT 分类法	Runyon 分类法	致病菌种	不致病或偶尔致病菌种
缓慢生长菌	结核分枝杆菌群	人结核分枝杆菌	田鼠分枝杆菌
		牛分枝杆菌	卡介苗
		非洲分枝杆菌	
	Runyon Ⅰ群（光产色菌）	堪萨斯分枝杆菌	亚洲分枝杆菌
		海分枝杆菌	
		猿分枝杆菌	
	Runyon Ⅱ群（暗产色菌）	苏尔加分枝杆菌	戈氏分枝杆菌
		瘰分枝杆菌	
	Runyon Ⅲ群（不产色菌）	鸟分枝杆菌	胃分枝杆菌
		胞内分枝杆菌	无色分枝杆菌
		蟾分枝杆菌	地分枝杆菌
		马尔摩分枝杆菌	次要分枝杆菌
		嗜血分枝杆菌	
		溃疡分枝杆菌	
迅速生长菌	Runyon Ⅳ群（迅速生长菌）	偶发分枝杆菌	耻垢分枝杆菌
		龟分枝杆菌龟亚种	草分枝杆菌
		龟分枝杆菌龟脓	牧牛分枝杆菌
			转黄分枝杆菌
			副偶发分枝杆菌
不能培养菌		麻风分枝杆菌	副结核分枝杆菌
			鼠麻风分枝杆菌

包括原发灶、淋巴管炎及所属肺门淋巴结病变。原发感染见于学龄儿童及未感染过结核分枝杆菌的成人。机体免疫力低下时，原发感染灶恶化，结核分枝杆菌经气管淋巴道或血流播散，形成全身性粟粒性结核。当机体抵抗力强时，感染灶形成结核结节，淋巴结病灶逐渐纤维化和钙化，不治自愈。但病灶内常有一定量的细菌长期潜伏，不断刺激机体产生免疫，也可成为以后内源性感染的来源。

已痊愈的原发感染可以复活，成为活动性结核，称为继发感染。约有 2/3 的活动性结核病是由复活感染所致，多发生于 25 岁以上者。继发感染亦可由外界新侵入的结核分枝杆菌感染引起（外源性感染），其特征为慢性肉芽肿炎症，形成结核结节、干酪化和纤维化。继发感染常见于肺尖部位。

3. 结核分枝杆菌感染的临床特点　结核分枝杆菌是引起人类结核病的主要病原菌，可通过多种途径，如呼吸道、消化道、皮肤黏膜损伤等处入侵机体，肺、肠、肾、关节、淋巴系统、神经系统、泌尿系统等全身各器官组织皆可感染，临床以肺结核最为常见。此外，牛分枝杆菌除引起牛结核病外，少数人类结核病也由其引起。非洲分枝杆菌致病力较弱，是热带非洲人结核病病原体。田鼠分枝杆菌对人类无致病性。

人类对结核分枝杆菌的感染率甚高，但发病率不高，这表明人体对结核分枝杆菌有相当强的免疫力。结核的免疫为有菌免疫或称传染性免疫，这种免疫系指结核分枝杆菌（或卡介苗 BCG）进入机体后使机体对细菌再次侵入有免疫力，而当细菌或其成分从体内彻底消失后，机体的免疫力也随之消失。机体对结核分枝杆菌产生细胞免疫的同时，也产生迟发型超敏反应，这种情况可用郭霍现象（Koch phenomenon）来说明。

（二）非结核分枝杆菌（又称非典型分枝杆菌）

非结核分枝杆菌不是分类学上的名称，是指结核分枝杆菌和麻风分枝杆菌以外的分枝杆菌。因其在染色反应上具有抗酸性，故又称非典型抗酸性菌。此类菌广泛分布于外界环境和正常人及动物机体中。目前，世界上已发现 17 种以上的其他分枝杆菌能引起人类的疾病，引起世界各国的重视。见本章分枝杆菌分类表格中 Runyon Ⅰ～Ⅳ群。

非结核分枝杆菌对人类致病性有如下特点：与结核分枝杆菌比较，非结核分枝杆菌毒力和致病性均较低，通常属于机会性致病菌；引起人体疾病常为继发性和伴随性的，患者大多有慢性基础疾病或免疫损害；与结核分枝杆菌发生混合感染，主要是鸟 - 胞内分枝杆菌复合菌组；非结核分枝杆菌引起的肺部感染在临床上难以与结核分枝杆菌感染区别，而此类菌多数对常用抗菌药物和抗结核药物耐药，所以区分鉴别非结核分枝杆菌具有重要意义。

非结核分枝杆菌中与医院感染关系密切的是快速生长分枝杆菌，其中又以偶发分枝杆菌、脓肿分枝杆菌和龟分枝杆菌最为常见。这些分枝杆菌引起的感染性疾病主要是皮肤软组织感染，尤其是手术或创伤后容易发生皮肤软组织感染，以及由于注射器及注射药物的污染而发生注射部位感染的暴发流行。当然这些快速生长分枝杆菌也可引起肺部及骨、关节等部位的感染。

其他可引起人类疾病的非结核分枝杆菌主要有堪萨斯分枝杆菌，引起人类轻度肺结核样病变；海分枝杆菌，引起四肢皮肤脓肿和游泳池肉芽肿，可被误认为麻风；猿分枝杆菌，引起人类肺部病变，但很少见；鸟-胞内分枝杆菌和蟾分枝杆菌可引起肺结核样病变。

（三）麻风分枝杆菌

麻风分枝杆菌是麻风病的病原菌。麻风病是一种慢性、消耗性的肉芽肿性疾病，主要的症状有皮肤感觉障碍和由外周神经增厚引起的神经性疾病，晚期可侵犯深部组织和器官，形成肉芽肿，麻风病在世界各地均有流行。细菌随患者鼻分泌物、痰、汗、乳汁、精液和阴道分泌物排出，主要通过人与人的直接接触或由飞沫传播。人对麻风分枝杆菌的抵抗力较强，主要是细胞免疫，流行地区常呈亚临床感染而不发病。根据临床表现、免疫病理变化和细菌检查结果可将多数患者分为瘤型和结核样型两型，有少数患者处于两型之间，也可分为界限类与未定类两类，此两类均可向两个型转化。在我国以结核样型与未定类较多，瘤型较少。

三、分枝杆菌感染的病原学诊断

（一）标本采集

分离分枝杆菌的标本大多数来自呼吸道痰。组织、体液、尿液和胃液也是常用的标本。血和粪便标本多来自 AIDS 患者。最好在进行抗分枝杆菌化疗前收集标本，标本应无菌采集，尽量避免外部污染，同时也要减少体内菌群的污染。自来水或其他水源中可能有环境中可培养或不可培养的分枝杆菌，应避免标本交叉污染，因为腐生的分枝杆菌可能造成培养或涂片的假阳性结果。采集的标本应放在无菌、防漏并且是一次性的容器中。蜡质的容器可导致假阳性的涂片结果。一般不推荐使用棉拭子采集标本，咽拭子标本不适于涂片和培养结核菌。因为它能采集的标本数量有限，且分枝杆菌具疏水性，可吸附在棉棒上，使转移到固体或液体培养基上的分枝杆菌减少，倘若使用推荐将其接放置肉汤中进行运输。应尽量缩短标本运送时间，以避免污染的细菌和真菌过度生长。如果转运到实验室的标本超过 1 小时，除血标本和脑脊液外，其余标本需冷藏。

1. **痰液** 患者清晨咳肺部痰于无菌防渗漏的 50ml 锥形管，最小标本量为 3ml，最佳 5~10ml。切勿将唾液送检。室温下尽快运送，如果运输时间超过一个小时，将标本冷藏。送检频率为每天一次，连续三天。

2. **支气管肺泡灌洗液（BAL）、气管吸取物和毛刷** BAL 或气管吸取物最少需要 5ml，用无菌容器运输，毛刷置于 5ml 无菌盐水中。支气管冲洗液应接种于含小牛血清（终浓度为 1%~2%）和吐温 80（0.5%）的 10ml Middlebook 7H9 肉汤管中。在进行了支气管镜检后 1~2 天内采集的标本，有助于分枝杆菌的检出。

3. **胃冲洗液** 在患者清晨未进食前采集标本。用 25~50ml 无菌蒸馏水进行灌洗。采集 15ml 标本置于无菌且防渗漏的 50ml 锥形管，室温下尽快运送。如果运输时间超过一个小时，则在标本采集 1 小时内用 100mg 碳酸钠中和标本，以免标本中的酸杀死部分分枝杆菌，然后室温尽快运送。送检频率为每天一次，连续三天。在标本中对结果有影响的是胃液中的一些有抗酸性的腐生分枝杆菌，会引起假阳性的涂片结果。

4. **血和骨髓** 无菌程序抽取 1~5ml 新鲜血液或骨髓，由抽血人员直接注入分枝杆菌血培养瓶。对于免疫低下的患者，特别是 AIDS 患者，可用血标本来分离分枝杆菌。采集到的标本中，如含有 EDTA 或血样已凝固，则不能再使用。

5. **尿** 使用中段取尿法或尿导管，取不少于 40ml 的晨尿于灭菌容器。室温下尽快运送。送检频率为每天一次，连续三天。因过夜期间，菌体在膀胱中聚集，晨尿可提供最好的分离结果。导尿袋中的尿是不合格的标本。

6. **粪便** 患者留取粪便 5~10g（最少 1g），直接放于无菌、无蜡一次性的清洁容器中，不要使用运输培养基或防腐剂，室温下尽快运送。不推荐用直肠拭子做分枝杆菌培养。粪便涂片结果不能作为是否进行分枝杆菌培养的标准，因为粪便直接涂片的敏感性只有 32%~34%。

7. **脑脊液** 无菌采集 2~3ml 脑脊液（最佳为 10ml）置于无菌且防渗漏的容器中，如果标本量少，可直接加到肉汤中。室温下尽快运送，勿冷藏和冷冻。

8. **无菌体液** 无菌体液（包括胸腹水、胆汁、关节液，穿刺液，心包积液，滑液等）：无菌采集 10ml 或更多的体液标本置于无菌容器，建议最小标本量为 10~15ml，加大样本量会提高培养结果的阳性率。室温下尽快运送。不可用拭子采集体液。

9. **组织** 组织（淋巴结、皮肤及其他活检组织）至少需要 1g，无菌采集在不含固定剂（甲醛溶液）或防腐剂的容器中，组织需浸入 2~3ml 生理盐水，室温下尽快运送。

10. **脓肿（普通的或开放性的）、蜂窝织炎、眼分泌物、溃疡、皮肤损伤、伤口** 对于普通脓肿，用无菌盐水或 70% 乙醇清洁皮肤表面再用注射器采集脓液。对于开放性的破损或脓肿，从破损或脓肿边缘下的区域抽取标本。体积较少的抽取液应使用 7H9 肉汤转运。所有标本应尽量置于带帽的容器中。标本采集后要尽快送检，尽量避免污染杂菌大量繁殖。

11. **涂片标本** 如支气管毛刷涂片和骨髓涂片，应置于涂片盒中送检。

（二）病原学诊断

1. **形态染色** 体液标本中分枝杆菌的浓度比较低，而离心并不是很有效的浓缩分枝杆菌的方法，因为分枝杆菌的浮力密度接近于 1，因此会留在上清液中。连续数滴未经离心的液体滴在玻片上，可能是对于显微镜观察最有效的浓缩分枝杆菌的方法。

分枝杆菌革兰氏染色阳性，但因其含有特殊的脂肪酸，故一般的染色不易透过菌体，不易着色。分枝杆菌可与芳基甲烷类染料，如品红、金胺形成稳定的复合物。酚的作用可能促使染料进入细胞壁，细胞壁分枝菌酸的存在使着色后的菌体经酸性乙醇或其他强酸作用也不脱色。常用的染色方法为抗酸染色。

抗酸菌正常形态为细长微弯曲，两端钝圆的杆菌，镜下可见集聚成团状，常呈分枝状排列，无芽孢、荚膜及鞭毛。除菌型为杆状菌外，在染色标本上也可见到细长丝状、串珠状、球形及颗粒等。其发育分为五个阶段：滤过型、颗粒、球菌、短杆菌及成熟杆菌。抗酸染色方法包括：齐 - 内（Ziehl-Neelsen）染色法，金永（Kinyoun，冷染色）染色法，荧光染色法（金胺 O 法）。

齐 - 内光学显微镜油镜观察：物镜 ×100，目镜 ×10，观察 300 个视野或整个标本区。抗酸菌为粉红色，其他细菌及细胞呈为蓝色。

金胺 O 法荧光显微镜检查：蓝紫光滤片，物镜 ×40，目镜 ×10，观察 100 个视野。背景为黑色，抗酸菌呈黄绿色或黄橙色。此方法背景组织碎片的荧光大部分可被消除，视野清晰，但如复染过度可使抗酸菌荧光减弱。

金胺 O 染色镜检阴性，直接向临床报告“荧光法抗酸染色阴性”。金胺 O 染色镜检阳性，若菌体形态典型则可直接向临床报告“荧光法抗酸染色阳性”。若菌体形态不典型则需进行齐 - 内染色确证。齐 - 内染色阳性，向临床报告“荧光法抗酸染色阳性、齐 - 内法抗酸染色阳性”。齐 - 内染色阴性则向临床报告“齐 - 内法抗酸染色阴性”。

2. **培养特性**　无论是直接的或浓缩的抗酸染色，只能作为分离培养的一个补充。分枝杆菌病的准确诊断需要分离到分枝杆菌（麻风病除外）。用涂片检查，每毫升痰液中分枝杆菌的最少量为 5×10^3~1×10^4CFU，而分离培养只需有 10~100CFU 分枝杆菌即可。虽然培养法需要时间较长，但其作用是无法替代的。

结核分枝杆菌生长缓慢，在固体培养基约需 15~20 小时繁殖一代。该菌为专性需氧菌，需要一定湿度，5%~10% CO_2 可刺激其生长，最适温度为 35~37℃，最适 pH 为 6.8~7.2。结核分枝杆菌营养要求较高，初次分离培养时，需用含鸡蛋、血清、马铃薯、氨基酸、丙三醇等复杂有机物及少量无机盐类，磷、钾、硫、镁等才生长。分枝杆菌培养基上菌落特点：黄色或乳白色干燥颗粒状，不透明，表面呈皱纹状，形似菜花。来自皮肤和软组织的标本可能含有瘰疬分枝杆菌、溃疡分枝杆菌、龟分枝杆菌和嗜血分枝杆菌，其最适培养温度为 25~33℃。

大多数用于分离分枝杆菌的患者标本都含有杂菌污染，这些杂菌能够快速生长，从而掩盖分枝杆菌。为减少或消除污染的杂菌，标本需要前处理。目前最广泛使用的是 N- 乙酰 L 半胱氨酸（NALC）-2% NaOH 的消化 - 去污方法。

标本去污染处理后，接种到酸性改良罗氏培养基斜面，置 37℃温箱孵育。接种后，前 2 周每周观察 2 次，以后每周观察 1 次。应仔细观察观察斜面上有无分枝杆菌菌落生长以及有无细菌生长等，记录菌落形态、数量、色泽变化和出现时间等，并记录观察日期和观察结果。若有黄色干燥菌落生长，取出培养基在生物安全柜中涂片，经紫外线照射至少 1 小时后做齐 - 内染色。齐 - 内染色阳性结果随时报告。8 周后未见菌落生长者方可报告培养阴性结果。涂片阳性而培养阴性的标本，培养时间要再延续 4 周。

目前采用的快速分离技术，是通过测定细菌生长代谢而间接检测分枝杆菌生长情况的方法。BD MGIT960 全自动分枝杆菌培养监测系统是将荧光物质包埋在 7H9 液体培养管的底部，分枝杆菌生长过程中氧被消耗，底物产生荧光，仪器通过测定荧光强度，用生长指数来表示测定结果，培养时间通常需要 7~42 天。Bect/alert 3D 全自动快速细菌培养仪，分枝杆菌生长过程中代谢产生 CO_2，CO_2 的产生使瓶底颜色感受器产生不同的颜色变化。通过比色传感器来测定，CO_2 产生的速率和总量与细菌生长的速率和总量一致。

常见分枝杆菌可通过生长条件、生长的速度、菌落的形态学、尿素酶和耐热触酶及硝酸还原等生化反应进行鉴别，详见表 48-9。

另外，还可通过分子生物学方法对分枝杆菌进行种的鉴定，包括应用核酸探针、核酸扩增、核酸序列分析及分子生物学技术与色谱结合分析杆菌脂肪酸的组成等。

麻风分枝杆菌不能在体外培养。基于发现 1 个或更多的疾病特征，得到实验室证据的支持。实验室证据包括撕裂皮肤涂片或皮肤活检标本中发现抗酸杆菌，较结核分枝杆菌短而粗，抗酸染色均匀，呈束状或团状排列。麻风分枝杆菌为典型的胞内寄生菌，有麻风分枝杆菌存在的细胞质呈泡沫状，称为麻风细胞。用药后细菌可裂解为颗粒状、链杆状等，着色不均匀，称为不完整菌。革兰氏染色阳性，无鞭毛，无荚膜，亦无芽孢。

3. **非培养诊断方法**　虽然培养方法为结核病诊断的“金标准”，但由于阳性报警及后续药敏检测时间长达 2~6 周，特别对于 HIV、儿科及肺外结核的诊断，传统培养方法明显存在不足。基于以上原因，多种非培养诊断技术用于结核病早期、快速诊断逐渐发展起来，部分得到 WHO（世界卫生组织）的认可。

（1）GeneXpert MTB/RIF 试验：基于荧光定量 PCR 原理，该方法能直接从患者新鲜痰液里同时检测结核分枝杆菌及其是否具有利福平耐药性，靶序列为 *rpoB* 基因，整个检测时间不到 2 小时，且不需要手动操作，该法在涂片阳性和涂片阴性的患者中的检测灵敏度分别为 98.2% 和 72.5%，诊断特异性高 99.2%，在结核诊断史上具有里程碑式的意义。

（2）基因芯片技术：基于核酸杂交原理，将大量核酸分子以预先设计的方式固定在载体上，然后与标记的样品杂交。通过对杂交信号的检测分析，得出样品的遗传信息。与传统检测方法相比，具有检测时间短、通量高等优点，适用于常规实验室从临床分离株及临床标本中鉴定分枝杆菌，具有快速、准确的特点。目前已有商品化的分枝杆菌菌种鉴定试剂盒可以快速检测 17 种临床常见分枝杆菌，整个检测时间不到 6 小时。

（3）γ 干扰素释放试验：该检测方法的原理是：结核感染后体内长期存在抗原特异性的记忆性 T 细胞，当再次遇到抗原刺激时，能迅速活化增值，释放 γ 干扰素。T-SPOT.TB（结核感染 T 细胞检测）是目前 γ 干扰素释放分析诊断结核感染的最主要方法之一，其具有高度的敏感性和特异性，不受机体

表 48-9 常见分枝杆菌菌型鉴别

类型	分群	菌型	生长温度/℃			产生色素		菌落形状	生长速度	耐热触酶	硝酸还原	吐温 80 水解	尿素酶试验
			28	37	45	光	暗						
缓慢生长菌	结核菌群（TB complex）	人型结核菌	–	+	–	–	–	R	2~8 周	–	+	–	+
		牛型结核菌	–	+	–	–	–	R（S）	2~8 周	–	–	–	+
	Runyon Ⅰ	堪萨斯分枝杆菌	+	+	–	黄	–	R（S）	1~3 周	+	+	+	+
		海分枝杆菌	+	±	–	黄	–	S（R）	2~4 周	±	–	+	+
		猿分枝杆菌	+	+	–	黄	–	S	2~3 周	+	–	–	+
	Runyon Ⅱ	累分枝杆菌	+	+	–	橙	橙	S	2~3 周	+	–	–	+
		M.SzuLgai	+	+	–	橙	橙	S	2~3 周	+	+	±	+
		戈氏分枝杆菌	+	+	–	橙	橙	S	2~3 周	+	–	+	±
	Runyon Ⅲ	蟾分枝杆菌	–	+	+	黄（–）	黄（–）	S	3~4 周		–	–	–
		鸟分枝杆菌	+	+	+	–	–	S	2~3 周	+	–	–	–
		胞内分枝杆菌	+	+	±	–	–	S	2~3 周	+	–	±	–
		胃分枝杆菌	+	+	–	–	–	S	2~4 周	–	–	+	+
		无色分枝杆菌	+	+		–	–	S（R）	2~4 周	+	+	–	–
		溃疡分枝杆菌	+	–	–	–	–	S	4~7 周	+	–		–
迅速生长菌	Runyon Ⅳ	偶发分枝杆菌	+	+	–	–	–	R	<3 天		+	±	+
		龟分枝杆菌龟亚种	+	+	–	–	–	R	<3 天	+	–	–	+
		龟分枝脓肿亚种	+	+	–	–	–	R	<3 天	+	–	–	+
		转黄分枝杆菌		+	–	黄	黄	R（S）	<7 天	+	+	+	+
		草分枝杆菌	+	+	+	黄	黄	R（S）	<3 天	+	+	+	+
		耻垢分枝杆菌	+	+	+	–	–	R	<3 天	+	+	+	+
		牡牛分枝杆菌	+	+	–	黄	淡黄	R	<3 天	+	+	+	+

免疫力及卡介苗接种的影响。在培养或病理阳性的活动性结核患者及 HIV 阳性的结核患者中，T-SPOT.TB 的敏感性为 90%，T-SPOT.TB 特异性评价的研究显示其特异性高达 93%，T-SPOT.TB 在鉴别活动性结核和潜伏性结核感染、预测结核发病风险方面也具有一定意义，已被越来越多的国家认可并应用于临床诊断。

4. 结果的解释

（1）结核分枝杆菌复合体（MTBC）

1）药物敏感性试验：下列情况可进行分枝杆菌药物敏感性试验：初始结核患者观察起始耐药菌感染；复发结核患者；培养阴转后复阳者；化疗 3~6 个月培养持续阳性者；培养菌量减少后又持续增加者；流行病学检查；非结核分枝杆菌病等。无论药敏结果或临床治疗发现耐药，都应重复药敏试验，初始结果应立即报告给临床，并在报告中此为初始结果，确证检测正在进行之中。

分枝杆菌的药敏试验包括直接法和间接法，常见的方法包括琼脂比例法（agar proportion method）、放射计量法（radiometric method）、绝对浓度法（absolute-concentration method）、耐药率法和一些商品化的非放射性肉汤系统。

琼脂比例法是目前全球广泛使用的结核分枝杆菌药敏试验方法之一，也是 CLSI M24-A 推荐的标准方法。与 M100 不同，其对“耐药”的定义为临界浓度（critical concentration）的抗结核药物作用下，有 >1% 接种量的菌株生长。而临界浓度是指能够抑制 95% 以上从未接触过结核药物的野生结核分枝杆菌，而不能抑制分离自患者的耐药株的最低药物浓度。每个实验室都应当检测菌株对临界浓度药物的敏感性，菌株出现耐药后，则不能用于进一步的抗结核治疗。以临床浓度检测一线药物（包括异胭肼、利福平、乙胺丁醇和吡嗪酰胺）的体外敏感性，与药物的临床疗效有很好的一致性，但二线药物则具有相对局限性。而对于异胭肼，除检测对临界浓度是否耐药，还应增加一个更高的浓度，以便临床医生异胭肼耐药株采取不同的治疗方案。如果菌株对临界浓度异胭肼耐药而对高浓度敏感，在临床报告中应指出“菌株对异胭肼低水平耐药，部分专家认为患者可采用异胭肼长期治疗，请进一步向结核专家咨询适当的用药方案和剂量”。CLSI M24-A 推荐的琼脂比例法检测结核分枝杆菌的药物敏感性时，所用 Middlebrook 7H10 琼脂一线中药物的临床浓度为：异胭肼 0.2μg/ml、1.0μg/ml，乙胺丁醇 5.0μg/ml，利福平 1.0μg/ml。其中利福平可代表利福喷汀，而吡嗪酰胺由于在其检测浓度会酸化琼脂，使菌株无法生长，因而不能采用此方法。CLSI 推荐的二线药物包括，卷曲霉素（capreomycin）、乙硫异烟胺、高浓度乙胺丁醇、卡那霉素、氧氟沙星、对氨基水杨酸、利福布汀、链霉素低浓度和高浓度，卡那霉素可代表阿米卡星，氧氟沙星可代表氟喹诺酮类，而对于利福布汀也有一些研究增加另一个高浓度。

由于琼脂比例法培养时间长，为了更快地为临床提供药敏结果，CLSI和许多发达国家相应机构都推荐使用培养时间更短的肉汤来检测MTBC药敏。目前美国FDA通过了3种检测结核分枝杆菌药敏的肉汤系统，包括BACTEC 460TB（BD）、BACTEC ™ MGIT 960（BD）和ESP Ⅱ（Trek Diagnotics System），CLSI M24-A推荐其用于检测一线抗结核药物的初始药敏，其他的商品化系统还包括MB/BacT ALERT 3D（BioMérieux）。琼脂比例法可用于确证商品化系统的结果，或检测这些系统中没有的药物或浓度，体外评估新的抗结核药物。

目前结核分枝杆菌对吡嗪酰胺的耐药率仍然较低，因此CLSI指出在没有报道过吡嗪酰胺耐药的地区，对其他一线抗结核药物都敏感的菌株可以不用检测其对吡嗪酰胺的敏感性。由于吡嗪酰胺不适于采用琼脂比例法检测，CLSI推荐采用BACTEC 460TB系统作为检测吡嗪酰胺敏感性的参考方法。如果出现菌株只对吡嗪酰胺耐药，应该考虑重新鉴定，严格意义上的结核分枝杆菌多对吡嗪酰胺敏感，而牛分枝杆菌则对其耐药。

由于只有大环内酯类的药敏结果与临床疗效具有一致性，而乙胺丁醇、利福平、氯苯吩嗪体外药敏结果均与临床疗效不相符，因此CLSI仅推荐检测阿奇霉素和克拉霉素的药物敏感性。克拉霉素可以作为大环内酯类的代表药物，且更加便宜有效，因此可以只检测这一种药物。阿奇霉素也可以进行检测，但由于其在高浓度时水溶性较差，因而可能存在一定问题。

2）耐药性及耐药机制：近年来，结核分枝杆菌的耐药率一直处于上升趋势，且具有地区差别。20世纪80年代，发达国家原发或初始耐药率多在5%~10%，我国在10.4%~53.8%，平均31.9%，高于其他发展中国家的15%，且呈现上升趋势。继发耐药率国外报道在42%~54.8%，我国为69.5%~94%，平均81.4%，国内外均呈上升趋势，而我国则更为严重。

近年来又有多重耐药结核分枝杆菌（multiple drug resistant TB，MDR-TB）的出现，一般指体外至少对包括异胭肼和利福平在内的两种或两种以上药物同时耐药的结核分枝杆菌。2006年在WHO和美国CDC的一次联合调查报告首次描述了极度耐药/泛耐药的结核分枝杆菌（extreme drug resistant TB，XDR-TB），除异胭肼和利福平外XDR-TB还对任何氟喹诺酮类药物及3种二线注射药物硫酸卷曲霉素、卡那霉素和阿米卡星中的至少1种耐药。XDR-TB在南非Kwazulu-Natal地区造成53例感染患者中52例死亡。

结核分枝杆菌的主要耐药机制包括：① *rpoB*（RNA聚合酶β亚单位）基因突变导致的利福平耐药，一项关于全球500株利福平耐药结核分枝杆菌的研究发现，96%的菌株具有*rpoB*；② *KatG*（过氧化氢酶-过氧化物酶）、*inhA*（烯酰基还原酶）、*KasA*（β-酮酰基载体蛋白合成酶）基因突变导致的烟肼耐药，80%的异胭肼耐药由这三种突变引起；③ *rpsL*（核糖体蛋白S12）、rrS（16SrRNA）基因突变导致的链霉素耐药；④ *emb*（阿拉伯糖基转移酶）基因操纵子突变导致的乙胺丁醇（EMB）耐药，该操纵子由*embA*、*embB*和*embC*三个基因组成，其中起主要作用的是*embB*基因。目前已发现了21种不同的密码子突变；⑤与*pncA*（PZA酶）基因突变导致的吡嗪酰胺耐药，其突变位点多达100余个，且呈弥散分布，这在耐药性基因中是绝无仅有的；⑥ *gyrA*（DNA旋转酶的A亚单位）和*gyrB*（DNA旋转酶的B亚单位）基因突变导致的喹诺酮类耐药，*gyrA*基因突变能导致高水平耐药，而*gyrB*基因突变仅产生低水平耐药；⑦ *Rv2333c*外排泵导致的对壮观霉素和四环素天然耐药，研究表明将来自结核分枝杆菌的*Rv2333c*基因导入牛分枝杆菌质粒并对其进行抑制后，可降低菌株对壮观霉素和四环素的MIC。此外，结核分枝杆菌标准株H37Rv全基因图谱的完成，为结核分枝杆菌的研究提供了基因水平的研究平台。

3）治疗：对于肺结核患者，一经确诊，就要及时给予治疗。合理的化学治疗是消除传染性、阻断传播和治愈患者的关键措施。结核病的治疗原则是早期、适量、联合、规律、全程。常用的抗结核药物包括异烟肼（H）、利福平（R）、吡嗪酰胺（Z）、乙胺丁醇（E）、链霉素（S）等药物。

Ⅰ．对于初治活动性肺结核采用以下治疗方案：

a）$2H_3R_3Z_3E_3/4H_3R_3$

强化期：异烟肼、利福平、吡嗪酰胺、乙胺丁醇，隔日1次，共2个月，用药30次。

继续期：异烟肼、利福平，隔日1次，共4个月，用药60次。

b）2HRZE/4HR

强化期：异烟肼、利福平、吡嗪酰胺、乙胺丁醇，每日1次，共2个月，用药60次。

继续期：异烟肼、利福平，每日1次，共4个月，用药120次。

Ⅱ．对于复治涂阳肺结核采用以下治疗方案：

a）$2H_3R_3Z_3E_3S_3/4H_3R_3E_3$

强化期：异烟肼、利福平、吡嗪酰胺、链霉素、乙胺丁醇，隔日1次，共2个月，用药30次。

继续期：异烟肼、利福平、乙胺丁醇，隔日1次，共6个月，用药90次。

b）2HRZES/6HRE

强化期：异烟肼、利福平、吡嗪酰胺、乙胺丁醇、链霉素，每日1次，共2个月，用药60次。

继续期：异烟肼、利福平、乙胺丁醇，每日1次，共6个月，用药180次。

Ⅲ．其他结核病的治疗参考肺结核治疗方案。

（2）鸟分枝杆菌复合体（MAC）

1）药物敏感性试验：宏量肉汤法和微量肉汤法均可用于鸟分枝杆菌复合体MAC药敏试验，但对于阿奇霉素，由于其本身的水溶性问题，更适于使用宏量肉汤法。对于宏量肉汤法，使用12B培养基的放射计量法更加准确可靠，而对于微量肉汤法，可使用7H9肉汤或补充OADC或OAC的Mueller Hinton肉汤。另外pH会影响大环内酯类药物活性，其在弱碱性环境（pH 7.3~7.4）体外活性最强，因此推荐使用pH 7.4的肉汤培养基，但由于商品化放射性12B培养基为pH 6.8，CLSI也给出了pH 6.8情况下的判定折点，和将其碱化的方法及额外的质控方法。

目前关于MAC药敏试验的临床意义还没有达成一致，但MAC疾病专家认为以下情况应该检测其药物敏感性：从接受过大环内酯类药物治疗的患者分离出的具有临床意义的菌株；从预防性使用大环内酯类药物但发生菌血症的患者分离出的菌株；从接受大环内酯类治疗但仍复发的患者分离出的菌株；从播散性感染患者血、组织、痰、支气管灌洗液培养出的首次分离株，其药敏结果用于建立基线值，如不进行基线值检测，强烈推荐保留菌株用于日后必要时检测。播散性感染患者治疗 3 个月后，慢性肺部疾病患者治疗 6 个月后，如果仍然没有临床疗效或出现病情恶化，并且培养仍然阳性，应重复药敏检测。此时，如果没有进行过基线值检测，首次分离菌株和最新分离株应同时进行药敏试验。

2）耐药性、耐药机制及治疗：通常没有接受过治疗的野生型菌株不会对大环内酯类中介或耐药，因此如果出现这种情况，CLSI 建议在对结果进行复核前不要向临床报告，并且确认菌株的鉴定结果。如果确认为中介，可能提示所分离 MAC 为混合菌群，应继续观察是否发展为耐药。鸟分枝杆菌复合体对异烟肼和吡嗪酰胺天然耐药，对氨基糖苷类、利福霉素类的药物敏感性可变，因而通常用于联合治疗。野生型 MAC 通常对大环内酯类敏感，但使用大环内酯类单独或甚至联合治疗几个月后，很快会发展出耐药性。克拉霉素 MIC>32μg/ml（pH 6.8）、MIC>16μg/ml（pH 7.3~7.4）或阿奇霉素 MIC>256μg/ml（pH 6.8）即可定义为具有临床意义的耐药菌，而克拉霉素 MIC ≤ 4μg/ml 或阿奇霉素 MIC ≤ 32μg/ml 则可能有临床疗效。研究表明 95% 以上大环内酯类耐药的 MAC 临床菌株 23S rRNA 基因 V 结构域具有突变。

⑶堪萨斯分枝杆菌

1）药物敏感性试验：未经治疗的菌株通常对异烟肼、利福平和乙胺丁醇等药物敏感，因而可以不进行药敏试验。但对于治疗失败或初始治疗无效的患者，药敏试验尤为重要。商品化放射计量系统、使用 7H10 琼脂的改良比例法和微量肉汤法均可用于堪萨斯分枝杆菌的药敏试验。

对利福平耐药的菌株，应检测其对 8 种二线药物的敏感性，包括利福布汀、乙胺丁醇、链霉素、克拉霉素、阿米卡星、环丙沙星（可代表老氟喹诺酮类药物）、复方新诺明或磺胺甲噁唑、莫西沙星，但关于这些药物的临床资料有限。

2）耐药性及耐药机制：未经治疗的堪萨斯分枝杆菌通常在体外对结核分枝杆菌临界浓度的利福平和乙胺丁醇敏感，对临界浓度（2μg/ml）的异烟肼耐药，对高浓度（1.0μg/ml）异烟肼敏感性可变。虽然体外结果如此，但异烟肼在临床上仍然有效，因此不必检测其敏感性。另外，由于堪萨斯分枝杆菌可能在治疗过程中产生对利福平耐药，CLSI 推荐对所有首次分离株仅对利福平一种药物进行药敏试验。对利福平敏感的菌株均对利福布汀敏感。经过 3 个月合理治疗后，如果患者仍然培养阳性，应重复药敏试验。

3）治疗：通常用于治疗堪萨斯分枝杆菌的药物包括异烟肼、利福平和乙胺丁醇。对使用蛋白酶抑制剂的 HIV 感染患者则使用利福布汀替代利福平进行治疗。

⑷海分枝杆菌

1）药物敏感性试验：CLSI 推荐使用琼脂比例法以 Middlebrook 7H10 琼脂检测海分枝杆菌对利福平（1μg/ml）和乙胺丁醇（5μg/ml）的敏感性。也有研究采用放射计量法检测少量海分枝杆菌的药物敏感性，其中一项研究结果与 Middlebrook 法检测利福平、乙胺丁醇和多西环素的结果有很好的一致性。多西环素和米诺环素由于在琼脂中非常不稳定，且试验终点存在拖尾，因此其药敏检测存在一定问题。CLSI 推荐了海分枝杆菌对利福平、乙胺丁醇、多西环素、米诺环素、克拉霉素（代表大环内酯类）、复方新诺明和阿米卡星分别以琼脂比例法（仅利福平和乙胺丁醇）、微量肉汤法和琼脂盘洗脱法（agar disk elution method）（不包括克拉霉素和复方新诺明）的临界浓度。

2）耐药性及治疗：海分枝杆菌通常导致局部感染，对利福平、多西环素、米诺环素、复方新诺明、克拉霉素都很敏感，且 MIC 范围很窄，因此 CLSI 不建议对该菌进行常规药敏试验。另外，该菌很少因为获得耐药突变而产生药物敏感性的变化，因此单药治疗往往可以产生很好的效果，也可使用利福平联合乙胺丁醇。但是，对于治疗数月无效且培养仍然阳性的患者，药敏试验则非常重要。

(5) 戈登分枝杆菌：由于戈登分枝杆菌通常为污染菌株，很少导致人类感染，因此除非有足够的证据表明其在疾病中产生作用，否则不应进行药敏检测，因为这有可能对治疗产生误导，甚至导致误诊。目前 CLSI 没有建立针对该菌的标准药敏试验方法和解释标准，因此实验室人员必须与临床医生认真沟通，以理解药敏结果。

(6) 其他慢生长非结核分枝杆菌：还有其他一些能够导致人类疾病的非结核慢生长分枝杆菌，其中已有药敏研究的非苛养菌种包括土分枝杆菌、无色分枝杆菌、蟾分枝杆菌和玛尔摩分枝杆菌，琼脂法和肉汤法在研究中均有采用。CLSI 推荐对其采用与堪萨斯分枝杆菌同样的一、二线药物、药敏方法和判定标准。由于其菌株数量太少，临床资料有限，因而并没有建立起该菌种特定试验方法。苛养菌株包括嗜血分枝杆菌、日内瓦分枝杆菌和溃疡分枝杆菌，但由于对这些菌种缺乏了解，CLSI 没有推荐这些菌种的标准药敏方法。但有研究报道野生型嗜血分枝杆菌对喹诺酮类、利福平、克拉霉素和阿奇霉素敏感，对吡嗪酰胺和乙胺丁醇耐药，也很容易对异烟肼和链霉素耐药。

(7) 快生长分枝杆菌

1）药物敏感性试验：CLSI 推荐的快生长分枝杆菌药敏试验方法，适用于偶发分枝杆菌群［包括偶发分枝杆菌、外来分枝杆菌和偶发分枝杆菌生物变异群、龟分枝杆菌、脓肿分枝杆菌、产黏液分枝杆菌、耻垢分枝杆菌群（耻垢分枝杆菌、*M.goodii* 和 *M.wolinskyi*）］和临床上重要的产色素快分枝杆菌。所采用方法为微量肉汤稀释法，而对于不熟悉该方法或不常见到这类菌株的实验室，CLSI 建议将菌株送到参考实验室进行检测。进行药敏检测前建议将菌株鉴定到属的水平，至少也要区分出偶发分枝杆菌群和龟分枝杆菌 - 脓肿分枝杆菌群。

所有临床重要标本分离出的快生长分枝杆菌都应该进行药敏试验，包括血、组织、皮肤和软组织损伤等。这些菌株，尤其是脓肿分枝杆菌，可能导致肺部疾病，但也可能是污染菌株或暂时的定殖株，因此并不是所有分离自痰标本的菌株都具有临床意义。但如果多次痰培养阳性，菌量较多，或痰涂片 AFB 阳性，则该菌株极有可能有临床意义。如果菌量少，或只有一次痰培养阳性，所分离菌株可能不是致病菌，不推荐进行药敏检测。如果合理使用抗生素治疗 6 个月以上，仍无法清除分离自任何部分（尤其是呼吸道）的快生长分枝杆菌，建议确认菌株鉴定，并重复药敏试验。

菌株 MIC 可提示医生抑制感染部位菌株所需要的抗菌药物浓度，但其 MIC 并不代表其绝对浓度。菌株“真正”的 MIC 是所读取的 MIC 与其向上一个浓度之间的药物浓度。通常药敏结果可接受的重复性在一个对倍稀释浓度之内。

CLSI 推荐的检测药物包括阿米卡星、头孢西丁、环丙沙星、克拉霉素、多西环素、亚胺培南、利奈唑胺、磺胺甲噁唑和妥布霉素。对于阿米卡星，如果脓肿分枝杆菌 MIC>4μg/ml，应重复测定，如果重复结果≥64μg/ml，报告时应注明“其 MIC 大于该菌种通常的预期值，如果考虑使用阿米卡星治疗，请通知实验室将菌株送至参考实验室进一步确认”。环丙沙星可代表氧氟沙星和左氧氟沙星，但其体外活性逊于 8-甲氧基氟喹诺酮类（如加替沙星和莫西沙星），因此不能代表此类药物。克拉霉素可代表新大环内酯类，如阿奇霉素和罗红霉素，偶发分枝杆菌群如对克拉霉素出现拖尾现象，应判定为耐药，龟分枝杆菌和脓肿分枝杆菌的药敏结果应在第 3 天读取，最长不可超过 4 天。偶发分枝杆菌群、耻垢分枝杆菌群和产黏液分枝杆菌对亚胺培南的 MIC 如果>8μg/ml，应重复检测且培养时间不应超过 3 天，如果重复结果仍然>8μg/ml，临床报告中应注明“其 MIC 大于该菌种通常的预期值，如果考虑使用亚胺培南治疗，请通知实验室将菌株送至参考实验室进一步确认”。不应报告龟分枝杆菌和脓肿分枝杆菌对亚胺培南的 MIC，因为其可重复性较差且没有解释标准。对于磺胺甲噁唑，其 MIC 为 80% 抑制菌株生长。妥布霉素仅适于龟分枝杆菌，优于环丙沙星，如果其 MIC>4μg/ml，应重复测定，如果重复结果>4μg/ml，报告时应注明“其 MIC 大于该菌种通常的预期值，如果考虑使用妥布霉素治疗，请通知实验室将菌株送至参考实验室进一步确认”，仅在菌株对妥布霉素耐药的情况，可向临床报告阿米卡星敏感性。

2）耐药性及治疗：抗菌药物敏感性可有助于快生长分枝杆菌的鉴定。多黏菌素纸片可以使偶发分枝杆菌群产生 10mm 以上的抑菌环，而对龟分枝杆菌-脓肿分枝杆菌群则没有抑制作用。偶发分枝杆菌群通常对多数抗菌药物敏感，包括阿米卡星、喹诺酮类、磺胺类、利奈唑胺和亚胺培南，但大部分菌株能表达可诱导性 *erm* 基因而对红霉素天然耐药。龟分枝杆菌对头孢西丁完全耐药，而脓肿分枝杆菌则部分或完全敏感，此外脓肿分枝杆菌对阿米卡星、妥布霉素、利奈唑胺和加替沙星的敏感性也高于龟分枝杆菌。

第八节 临床常见革兰氏阳性杆菌的病原学诊断

一、炭疽芽孢杆菌的病原学诊断

（一）炭疽芽孢杆菌

炭疽芽孢杆菌（*Bacillus anthracis*）是芽孢杆菌属（*Bacillus*）中致病力最强的种，可引起人和动物的炭疽病。芽孢杆菌属还包括：枯草芽孢杆菌（*B.subtilis*）、蜡样芽孢杆菌（*B.cereus*）、地衣芽孢杆菌（*B.licheniformis*）、巨大芽孢杆菌（*B.megaterium*）、短小芽孢杆菌（*B.pumilus*）、球形芽孢杆菌（*B.sphaericus*）、苏云金芽孢杆菌（*B.thuringiensis*）等。本节主要介绍炭疽芽孢杆菌。

（二）炭疽芽孢杆菌感染

炭疽病是一种由炭疽芽孢杆菌引发的急性传染病，它主要发生在野生或家养的低等脊椎动物身上，人类感染炭疽的概率较低。人类主要通过接触患病的牲畜以及接触污染的毛皮等畜产品，进食感染本病的牲畜肉类，吸入含有该菌的气溶胶或尘埃而感染。患者作为传染源则少见。侵袭途径包括伤口或破损皮肤、呼吸道吸入和消化道食入。荚膜和炭疽毒素是本菌的主要致病物质。炭疽芽孢杆菌从损伤的皮肤、胃肠黏膜及呼吸道进入人体后，首先在局部繁殖，产生毒素而致组织及脏器发生出血性浸润、坏死和高度水肿，形成原发性皮肤炭疽、肠炭疽和肺炭疽等。人类以皮肤炭疽较多见，占炭疽的 98% 以上，病死率约 20%，经抗生素治疗后降至 1%。当机体抵抗力降低时，致病菌即迅速沿淋巴管及血管向全身扩散，形成败血症和继发性脑膜炎。人群普遍易感，感染后可获得较持久的免疫力，再次感染罕见。

除炭疽芽孢杆菌以外的芽孢杆菌所导致的机会性感染从 19 世纪晚期已有所报道。蜡状芽孢杆菌是仅次于炭疽芽孢杆菌的人类和其他动物致病菌，可引起食源性疾病和机会性感染。蜡状芽孢杆菌引起两种不同类型的食物中毒，腹泻型和呕吐型，均由蜡状芽孢杆菌芽孢引起，此芽孢在食品的烹调过程中未被杀死，且随后萌发为繁殖体，并在食物中增殖。蜡状芽孢杆菌对眼也是一种有毒且具破坏性的病原。在创伤后眼内炎中，蜡状芽孢杆菌可能是继表皮葡萄球菌外最常见的条件致病菌。枯草芽孢杆菌可引起许多种类的感染，如致死性肺炎和败血症、外科伤口及胸脑部手术后的切口引流部位的感染等。地衣芽孢杆菌可引起人类眼炎和菌血症。

（三）炭疽芽孢杆菌感染的病原学诊断

1. 标本采集 对皮肤炭疽患者用拭子采集病变早期发现的水疱渗出液或用镊子将焦痂的边缘夹起，无菌注射器抽取部分深部分泌物；肺炭疽患者取痰或血液；肠炭疽患者若患病不重，可采集粪便标本，若病情严重，应进行血培养；脑型炭疽患者取脑脊液或血液。疑似炭疽杆菌污染的物品，如皮革、土壤、污水等，固体标本取 10~20g，液体标本取 50~100ml。

2. 病原学诊断

（1）形态染色：新鲜材料直接镜检可见革兰氏阳性大杆

菌，两端平截、竹节状排列、有明显荚膜。人工培养后镜检可见芽孢，芽孢为卵圆形、位于菌体中央，菌体不膨大，可形成长链。无鞭毛。

荚膜荧光抗体染色，荧光显微镜下找到链状大粗杆菌周围有发荧光的荚膜者为阳性。

（2）培养特性：需氧或兼性厌氧菌，接种血琼脂平板 35℃培养 18~24 小时后可观察到较大、灰白色、干燥、无光泽、边缘不整齐、轻微溶血的菌落。在低倍镜下观察菌落边缘呈卷发状。在明胶培养基中 35℃培养 18~24 小时，细菌沿穿刺线向四周扩散生长，使明胶表面液化成漏斗状。有毒菌株在 $NaHCO_3$ 血琼脂平板上置 5%CO_2 35℃培养 24~48 小时可产生荚膜，变为黏液型菌落。

（3）鉴定：炭疽芽孢杆菌的生化反应特征有：触酶阳性，分解葡萄糖、麦芽糖、蕈糖，水解淀粉、还原硝酸盐为亚硝酸盐，不产生吲哚和硫化氢、不利用枸橼酸盐、不分解尿素等。另外，一些特殊的试验也可帮助其鉴定，包括：噬菌体裂解试验、串珠试验、青霉素抑制试验、重碳酸盐生长毒力试验、毒素动物试验、植物凝集试验等。此外，还可运用 MALDI-TOF MS 鉴定系统进行菌种鉴定。

3. 结果解释

（1）药物敏感性试验：CLSI M45 中介绍了包括炭疽芽孢杆菌在内的生物恐怖菌株的标准药敏试验方法，所用方法为肉汤稀释法。其中特别指出，如果发现可疑为炭疽芽孢杆菌的菌株，应通知疾控部门，只有参考实验室或疾控部门的实验室有条件确认菌株鉴定结果。在使用临床标本或诊断的感染培养物时应采取 2 级生物安全防护，如果使用大量或高浓度培养物以及高度可能产生气溶胶的物质，应采取 3 级生物安全防护。解释标准是根据菌株 MIC 分布、抗菌药物药代动力学和药效学、动物模型资料建立的。炭疽芽孢杆菌的药敏试验要求在 CO_2 条件下孵育，CO_2 会提高菌株对氨基糖苷类的 MIC，降低对四环素的 MIC，通常变化范围在一个对倍稀释浓度之内。

推荐的抗菌药物为青霉素、四环素、多西环素和环丙沙星。其中青霉素的敏感性可代表阿莫西林。

（2）耐药机制及耐药性：由于炭疽芽孢杆菌可能携带可诱导的 β- 内酰胺酶，因此菌株对青霉素的 MIC 在治疗过程中可能升高，这一点已经得到了动物实验的证实。但是不推荐进行炭疽芽孢杆菌临床株的 β- 内酰胺酶试验，因为其结果并不可信。如果根据 CLSI 推荐的折点，菌株对青霉素敏感，可以考虑使用阿莫西林作为儿童和孕妇的预防用药。通常对四环素敏感的菌株，也对多西环素敏感，但对四环素中介或耐药的菌株也可能对多西环素敏感。另外，CLSI 对四环素、多西环素和环丙沙星仅规定了敏感折点，这 3 种药物目前极少有菌株耐药，如果发现非敏感菌株，建议重复进行菌株鉴定和药敏试验，并保存菌株，将其送往参考实验室进一步确认。

（3）治疗：大部分炭疽芽孢杆菌对青霉素敏感，它同时对庆大霉素、红霉素和氯霉素敏感，用灵长类动物所做的试验表明环丙沙星和多西环素可以治疗感染。它通常对链霉素和窄谱头孢霉素敏感，但对广谱头孢霉素有抵抗力。对青霉素过敏的患者可以考虑使用四环素、氟喹诺酮类和氯霉素治疗，大部分菌株对红霉素仅中度敏感。环丙沙星和加替沙星有良好的体外活性，但对左氧氟沙星部分菌株存在耐药。大部分研究表明多西环素对炭疽芽孢杆菌 MIC 最低的药物，且不易产生耐药，因此多西环素和环丙沙星或左氧氟沙星推荐为初始治疗炭疽的药物。

二、棒杆菌属的病原学诊断

（一）棒杆菌属

目前，棒杆菌属（*Corynebacterium*）有 105 个不同的种（和 2 个分类群），其中有重要医学意义的共 50 种，包括白喉棒杆菌（*C.diphtheriae*）、假白喉棒杆菌（*C.pseudodiphtheriticum*）、假结核棒杆菌（*C.pseudotuberculosis*）、解脲棒杆菌（*C.urealyticum*）溃疡棒杆菌（*C.ulcerars*）、杰氏棒杆菌（*C.jeikeium*）、麦氏棒杆菌（*C.macginleyi*）、纹带棒杆菌（*C.striatum*）、棒杆菌属 CDC G 群（CDC group G）等。棒杆菌属中大多为条件致病菌，引起人类疾病的主要是白喉棒杆菌。

（二）棒杆菌属感染

白喉棒杆菌是人类白喉的病原菌，白喉是一种急性呼吸道传染病，患者咽喉部黏膜充血、肿胀，出现灰白色假膜，故名白喉。

白喉棒杆菌存在于白喉患者的咽喉气管及鼻腔的黏膜，有时在皮肤、结膜、女性阴道及浅表性创伤感染部位也可见到，易感者主要是儿童。传染源是白喉患者和带菌者，可经飞沫或接触被污染的物品（玩具、手帕、手、食具和污染的牛奶等）传播。白喉棒杆菌在侵犯的局部增殖，产生毒性很强的外毒素即白喉毒素致病。细菌和毒素可使局部黏膜上皮细胞产生炎症、渗出和坏死反应。渗出液中纤维蛋白将炎性细胞、黏膜坏死组织和菌体凝结在一起，形成灰白色膜状物，称为假膜（pseudomembrane）。该膜与黏膜紧密相连，不易拭去。若假膜延伸至喉内或脱落于气管内，即可致呼吸道阻塞、呼吸困难甚至窒息，成为白喉早期致死的主要原因。白喉棒杆菌本身一般不侵入血流，但外毒素易被吸收入血，迅速与易感组织细胞结合，引起各种临床症状，如心肌炎、软腭麻痹和肾上腺功能障碍等。约 2/3 患者的心肌受损，因心肌细胞内蛋白质转换率降低，故多发生在病后 2~3 周，成为白喉晚期致死的主要原因。此外，白喉棒杆菌偶可侵犯眼结膜，外耳道或阴道等处，亦能形成假膜。白喉痊愈后机体可获得牢固的免疫力。

（三）棒杆菌属感染的病原学诊断

1. 标本采集 用无菌棉拭子从假膜的边缘采集分泌物，未见假膜的疑似患者或带菌者可以采集鼻咽部或扁桃体黏膜上的分泌物。另外，也可采集皮肤、结膜、女性阴道及浅表性创伤感染部位的标本。

2. 病原学诊断

（1）形态染色：棒杆菌属为微弯曲的革兰氏阳性杆菌，有的末端略膨大，有的细菌染色不均匀，可形成异染颗粒，不抗酸，不形成芽孢，无动力。白喉棒杆菌异染颗粒明显。在液体培养基培养时棒杆菌可呈现单独的、成双的、V 形的、栅栏状的或汉字样的成簇状排列。

（2）培养特性：兼性厌氧，有的则需氧。触酶阳性，有致病性的菌种均无运动能力。但棒杆菌属的细菌中既有发酵的也有不发酵的种。白喉棒杆菌在血平板上长出灰白色不透明的S形菌落，在吕氏血清斜面上生长迅速、产生细小灰白色有光泽圆形菌落。分离培养白喉棒杆菌常用鉴别选择培养基，即含0.03%~0.04%亚碲酸钾的血平板，亚碲酸钾能抑制杂菌，白喉棒杆菌能形成黑色菌落。

(3)鉴定：对于检出的白喉棒杆菌，还必须进行毒力试验以确定其是否产生毒素。毒力试验包括双向琼脂扩散法做平板毒力试验、SPA协同凝集试验、对流电泳、动物试验(用豚鼠作毒素中和试验)。此外，还可运用MALDI-TOF MS鉴定系统进行菌种鉴定。

3. 结果的解释

(1)药物敏感性试验：CLSI M45-A3规定棒杆菌标准药敏试验方法为微量肉汤稀释法，所采用培养基为经过阳离子调节并添加细胞溶解马血(2.5%~5.0%，v/v)的Mueller-Hinton肉汤，要求培养时间为20~24小时，检测抗菌药物包括青霉素、头孢吡肟、头孢噻肟、头孢曲松、亚胺培南、美罗培南、万古霉素、达托霉素、庆大霉素、红霉素、环丙沙星、多西环素、四环素、克林霉素、复方新诺明、利福平和利奈唑胺。其中青霉素类、头孢菌素类和碳青霉烯类药物的折点不适用于脑膜炎致病菌；万古霉素、达托霉素、利奈唑胺只有敏感折点，如果发现不敏感菌株，应重新进行菌株鉴定和药敏试验，并保留菌株送参考实验室进一步确认；利福平不可单独用于治疗。耐药结果可以在24小时报告，而对β-内酰胺类敏感的菌株应继续培养至48小时再报告结果。M45-A3的补充说明中指出，棒杆菌属中许多种存在多重耐药现象，只有分离自无菌部分(血、深部组织、灌注修复装置等)的标本，尤其是来自免疫缺陷患者的标本，才需要进行药敏试验。过去也有许多研究采用Etest法和琼脂稀释法检测棒杆菌敏感性，其中对于棒杆菌属，Etest法与微量肉汤稀释法和琼脂稀释法都有很好的一致性。表48-10为CLSI M45-A3推荐的抗菌药物及药敏试验判定折点。

(2)耐药性及耐药机制：棒杆菌属中，麦氏棒杆菌通常对广谱抗菌药物敏感；棒杆菌属CDC G群存在多重耐药株，

表48-10　棒杆菌抗菌药物敏感性试验判定折点(CLSI M45-A3)

抗生素种类	抗生素	MIC/(μg·ml^{-1}) 解释分类		
		S	I	R
青霉素类				
	青霉素	≤0.12	0.25~2	≥4
头孢烯类				
	头孢吡肟	≤1	2	≥4
	头孢噻肟	≤1	2	≥4
	头孢曲松	≤1	2	≥4
碳青霉烯类				
	美罗培南	≤0.25	0.5	≥1
糖肽类				
	万古霉素	≤2	–	–
脂肽类				
	达托霉素	≤1	–	–
氨基糖苷类				
	庆大霉素	≤4	8	≥16
大环内酯类				
	红霉素	≤0.5	1	≥2
喹诺酮类				
	环丙沙星	≤1	2	≥4
四环素类				
	多西环素	≤4	8	≥16
	四环素	≤4	8	≥16

续表

抗生素种类	抗生素	MIC/(μg·ml⁻¹) 解释分类		
		S	I	R
林可霉素类				
	克林霉素	≤0.5	1-2	≥4
叶酸代谢途径抑制剂				
	甲氧苄啶-磺胺甲噁唑	≤2/38	–	≥4/76
安沙霉素类				
	利福平	≤1	2	≥4
链阳菌素类				
	奎奴普丁-达福普汀	≤1	2	≥4
噁唑烷酮类				
	利奈唑胺	≤2	–	–

尤其是经常对大环内酯类和林可酰胺类耐药；假结核棒杆菌通常对β-内酰胺类敏感，但由于其携带 *erm* 基因，因此有对大环内酯类和林可酰胺类耐药的报道；纹带棒杆菌由于具有 rRNA 甲基化酶而对大环内酯类耐药，也有可能对喹诺酮类和四环素类耐药；解脲棒杆菌几乎均为多重耐药株，几乎没有对青霉素敏感的菌株存在；杰氏棒杆菌中也存在多重耐药的现象，菌株对β-内酰胺类、氨基糖苷类和大环内酯类耐药；白喉棒杆菌对大环内酯类和利福平耐药。

4. **治疗** 这类菌株感染，尽可能将其鉴定到种的水平，可选择上文推荐的可能敏感的抗菌药物经验治疗。

三、李斯特菌属和丹毒丝菌属的病原学诊断

（一）李斯特菌属和丹毒丝菌属

李斯特菌属（*Listeria*）包括单核细胞增生李斯特菌（*L.monocytogenes*）、格氏李斯特菌（*L.gravi*）、无害李斯特菌（*L.innocua*）、伊氏李斯特菌（*L.ivanovii* subsp.*ivanovii*）、伊氏李斯特菌伦敦亚种（*L.ivanovii* subsp.*londoniensis*）、威氏李斯特菌（*L.welshimeri*）和斯氏李斯特菌（*Lseeligeri*）。主要为单核细胞增生李斯特菌对人和动物致病。

丹毒丝菌属（*Erysipelothrix*）包括4个种：猪红斑丹毒丝菌（*E.rhusiopathiae*）、意外丹毒丝菌（*E.inopinata*）、幼虫丹毒丝菌（*E.larvae*）和扁桃体丹毒丝菌（*E.tonsillarum*）。常见菌种为猪红斑丹毒丝菌。

（二）李斯特菌属和丹毒丝菌属感染

单核细胞增生李斯特菌广泛分布于自然界、水、土壤、人和动物粪便中，常伴随 EB 病毒引起传染性单核细胞增多症，也可引起脑膜炎、菌血症等。近年来在发达国家常因污染奶制品而引起食物中毒。健康带菌者是本病的主要传染源，传播途径是粪-口，也可通过胎盘和产道感染新生儿。与病畜接触可致眼和皮肤的局部感染。致病物质主要是溶血素和菌体表面成分。

李斯特菌污染的食品感染人群需要一定的条件：易感者、胃液酸度、细菌摄入量和细菌的毒力。兽医、屠宰师和养鸡场的工作人员是该菌的高危人群。老年人及细胞免疫力低下的人，尤其是淋巴瘤、艾滋病患者、肿瘤患者、酒精中毒、心血管疾病、糖尿病、结核病以及器官移植者较正常人更容易感染单核细胞增生李斯特菌，主要引起脑膜炎、脑炎或败血症，其临床表现因人而异，一般在进食感染此菌后大约十二小时内出现如感冒样症状及发热、头痛或胃肠不适。孕妇感染此菌时可能无症状或可出现发热、倦怠、腹泻、腰背痛等类似流行性感冒或泌尿道感染的症状，在孕初期感染可导致流产、早产或死胎的现象。若在孕晚期才感染通常症状较轻，但胎儿可在产道感染，在出生后1~4周内出现细菌性脑膜炎。此菌引起的败血症的致死率为50%，脑膜炎的致死率为70%，而新生儿感染的致死率更高达80%左右。

猪红斑丹毒丝菌为急性传染病红斑丹毒丝病的病原菌，主要发生在鱼类、家畜、家禽和兔类，人类也可感染发病，主要因接触动物或其产品经皮肤损伤而引起丹毒。以局部感染为主，全身感染者少见。急性的潜伏期1~2天，体温升到39℃以上，感染局部的皮肤发红、肿胀、疼痛或有痒感。继而可发展成淋巴管炎，可在1~2周逐渐消退。若两周内未痊愈，可转变成局部的关节炎。也可引起急性败血症或心内膜炎。

（三）李斯特菌属和丹毒丝菌属感染的病原学诊断

1. 李斯特菌属

（1）标本采集：全身感染的患者采集血液，脑膜炎患者采集脑脊液，局部损害部位可采集分泌物或脓液。另外还可采集咽喉拭子，新生儿脐带残端，羊水，喉头和外耳道的分泌物，粪便，尿液等。

（2）病原学诊断：

1）形态染色：革兰氏阳性短杆菌，无芽孢、无分枝，单个或呈短链状排列。培养时间较长的培养物可能呈6~20μm的丝状菌体。不抗酸，不形成荚膜。具有1~5根周鞭毛，但在37℃生长条件下无动力或运动缓慢，20~28℃培养的菌体有动力。

2）培养特性：兼性厌氧，营养要求不高。最适生长温度是30~37℃，但4℃环境下可缓慢生长。在血平板上35℃ 18~24

小时培养后，有的李斯特菌能产生狭窄的β-溶血环，菌落为灰白色。在胰蛋白胨琼脂上培养时，菌落呈小圆形（直径小于1mm），边缘整齐、突起呈现半透明状。在45°角斜视透视光照射下，呈蓝灰色。

3）鉴定：其生化反应特征有：触酶阳性，氧化酶阴性，水解七叶苷，不水解尿素、明胶，不产H_2S、吲哚。发酵葡萄糖和其他种类的糖产酸。CAMP、VP和甲基红试验阳性。单核细胞增生李斯特菌和伊氏李斯特菌伊氏亚种在血培养皿上呈现清晰的β-溶血特性，李斯特菌的溶血能力与其致病力相关。CAMP试验被认为是诊断单核细胞增生李斯特菌最重要的依据。

2. 丹毒丝菌属

（1）标本采集：败血症或心内膜炎患者采集血液，皮疹患者采集病灶处的脓液或渗出液，关节炎患者采集关节液。

（2）病原学诊断：

1）形态染色：革兰氏阳性短杆菌，不抗酸，无荚膜、无鞭毛，不形成芽孢。菌体两端圆钝，呈单个、短链或长丝状（60μm或更长）。该菌易被脱色呈革兰氏阴性杆菌，其间夹杂着革兰氏阳性颗粒。

2）培养特性：兼性厌氧，不能快速发酵。菌落小，无色半透明，在血平板上有窄的α-溶血环。可在5~42℃范围内生长，最适生长温度为30~37℃。耐碱，最适pH为7.2~7.6。能在高盐环境下生长（NaCl大于8.5%）。

3）鉴定：其生化反应特性有：触酶阴性，氧化酶阴性，不能水解七叶苷、尿素，可缓慢发酵葡萄糖产酸不产气，不分解甘露糖、木糖、蔗糖。甲基红、VP试验阴性，不产吲哚。可液化明胶，大部分菌株在三糖铁上产生H_2S。此外，还可运用MALDI-TOF MS鉴定系统进行菌种鉴定。

3. 结果的解释

（1）药物敏感性试验

1）单核细胞增生李斯特菌：CLSI M45-A3规定了单核细胞增生李斯特菌的药敏折点，所采用方法为微量肉汤稀释法，检测药物仅包括青霉素、氨苄西林、美罗培南和复方新诺明4种，4种药物只有敏感折点。其补充说明指出，单核细胞增生李斯特菌对头孢菌素类天然耐药，由于目前还没有发现对青霉素或氨苄西林耐药的临床分离株，因此只有在临床治疗失败或患者对青霉素过敏的情况下，才需要进行药敏试验。表48-11为CLSI M45-A3推荐的抗菌药物及药敏试验判定标准。

2）猪红斑丹毒丝菌：CLSI M45-A3建立了对猪红斑丹毒丝菌的药敏折点，所采用方法为微量肉汤稀释法，检测药物包括青霉素、氨苄西林、头孢吡肟、头孢噻肟、头孢曲松、亚胺培南、美罗培南、红霉素、环丙沙星、加替沙星、左氧氟沙星和克林霉素，除红霉素和克林霉素外，其他药物仅只有敏感折点。M45-A3的补充说明指出，由于猪斑班丹毒丝菌对万古霉素和氨基糖苷类天然耐药，因此不需要对这2类药物进行常规检测，目前还没有发现对β-内酰胺类和氟喹诺酮类耐药的菌株。另外，常规并不要求必须进行猪斑班丹毒丝菌的药敏试验，但是由于该菌在引起心内膜炎时有可能出现暴发式感染，因此快速鉴定非常重要，对青霉素过敏的患者可以检测其对红霉素和克林霉素的敏感性。表48-12为CLSI M45-A3推荐的抗菌药物及药敏试验判定标准。

表48-11　单核细胞增生李斯特菌抗菌药物敏感试验判定标准（CLSI M45-A3）

抗生素种类	抗生素	MIC/（$\mu g \cdot ml^{-1}$）解释分类		
		S	I	R
青霉素类				
	青霉素	≤2	–	–
	氨苄西林	≤2	–	–
叶酸代谢途径抑制剂				
	甲氧苄啶-磺胺甲噁唑	≤0.5/9.5		
碳青霉烯类				
	美罗培南	≤0.25		

表48-12　猪红斑丹毒丝菌药物敏感试验判定标准（CLSI M45-A3）

抗生素种类	抗生素	MIC/（$\mu g \cdot ml^{-1}$）解释分类		
		S	I	R
青霉素类				
	青霉素	≤0.12	–	–
	氨苄西林	≤0.25	–	–
头孢烯类				
	头孢吡肟	≤1	–	–
	头孢噻肟	≤1	–	–
	头孢曲松	≤1	–	–
碳青霉烯类				
	亚胺培南	≤0.5	–	–
	美罗培南	≤0.5	–	–
大环内酯类				
	红霉素	≤0.25	0.5	≥1
喹诺酮类				
	环丙沙星	≤1	–	–
	加替沙星	≤1	–	–
	左氧氟沙星	≤2	–	–
林可霉素类				
	克林霉素	≤0.25	0.5	≥1

（2）耐药性及耐药机制：单核细胞增生李斯特菌的抗菌药物敏感性多年来一直相对比较稳定，该菌在体外对青霉素、氨苄西林、庆大霉素、红霉素、四环素、利福平和氯霉素敏感，但对喹诺酮类仅中度敏感。动物实验表明氨基糖苷类能增强青霉素对单核细胞增生李斯特菌的活性。一些新的抗菌药物，如利奈唑胺、达托霉素和老虎霉素（tigecycline），均对其有良好活性，但目前检测菌株数量较少。头孢菌素虽然在体外敏

感，但在体内并不无活性，因而不能用于治疗。上述很多药物只是抑菌剂，而氨基糖苷类和复方新诺明则对其有杀菌作用，曾有过复方新诺明治疗成功的报道。

耐药质粒会引起单细胞增生李斯特菌耐药株在氯霉素、四环素、大环内酯类之间传播。

早期对李斯特菌细胞膜的研究发现，细胞膜上至少含有5种青霉素结合蛋白（PBP），对阿莫西林、青霉素等均有较强的结合力，而与头孢菌素类药物，特别是头孢噻吩的结合力低，因此李斯特菌对某些β-内酰胺类药物存在天然耐药。爱尔兰从食品中分离出1 001株李斯特菌，研究发现青霉素结合蛋白的构象发生改变可使其对青霉素的耐药性高达3.7%。

李斯特菌对甲氧苄啶的耐药并不多见，但Charpentier等研究发现当单核细胞增生李斯特菌中存在pIP823质粒时，菌株可对甲氧苄啶呈现高水平耐药，该质粒不仅广泛存在于粪肠球菌、金黄色葡萄球菌和枯草芽孢杆菌中，也存在于大肠埃希菌中。还有研究发现有耐药质粒可以导致临床菌株对氯霉素、大环内酯类和四环素类耐药。

1988年世界上首次报道单核细胞增生李斯特菌出现对四环素耐药的现象，随后来源不同的对一种或多种抗菌药物耐药的单核细胞增生李斯特菌在不同国家均有报道。有研究表明李斯特菌对四环素的耐药性来自肠球菌-链球菌接合性质粒及转座子。

李斯特菌可以通过获得在肠球菌-链球菌中广泛存在的*aad6*基因，产生6-N-链霉素腺苷酰基转移酶，而对链霉素耐药。对红霉素类耐药的李斯特菌通常携带有编码*ermB*或*ermC*基因的质粒，其中*ermC*基因不需要通过接合型质粒就能接合转移到单核细胞增生李斯特菌中。目前还未分离到对万古霉素耐药的李斯特菌，但有研究表明*VanA*有可能从肠球菌直接传递给致病性的李斯特菌，或由无致病性的李斯特菌作为中间媒介传递给单核细胞增生李斯特菌，从而产生对万古霉素的耐药株。多重耐药的李斯特菌非常少见，其耐药机制可能与肠球菌、链球菌中存在的耐药质粒的传播有关。

（3）治疗：单核细胞增生李斯特菌感染治疗首选抗菌药物为氨苄西林，次选抗菌药物为复方新诺明。备选红霉素，大剂量青霉素。

猪红斑丹毒丝菌感染治疗首选抗菌药物为青霉素G或氨苄西林，次选抗菌药物为注射用三代头孢菌素，氟喹诺酮类。

第九节 临床常见微需氧菌的病原学诊断

微需氧菌（*microaerophilic bacteria*）不是一个严格的细菌学定义，而是指一类生长的气体环境相对于专性需氧菌、兼性厌氧菌和专性厌氧菌有所不同的细菌，即一类在空气和厌氧环境中均不能生长、只能在含有一定浓度（5%~10%）二氧化碳（CO_2）和低浓度氧气（O_2）的条件下生长的细菌的总称。

一、微需氧菌

（一）微需氧菌的分类及其生物学特征

微需氧菌种类相对较少，主要有弯曲菌属（*Campylobacter*）、弓形菌属（*Arcobacter*）和螺杆菌属（*Helicobacter*）。

1. **弯曲菌属** 弯曲菌属包括空肠弯曲菌空肠亚种（*C.jejuni subsp.jejuni*）、空肠弯曲菌德莱亚种（*C.jejuni subsp.doylei*）、简明弯曲菌（*C.concisus*）、曲形弯曲菌（*C.curvus*）、直肠弯曲菌（*C.rectus*）、昭和弯曲菌（*C.showae*）、胎儿弯曲菌胎儿亚种（*C.fetus subsp.fetus*）、胎儿弯曲菌性病亚种（*C.fetus subsp.venerealis*）、红嘴鸥弯曲菌（*C.lari*）、猪弯曲菌（*C.hyoilei*）和黏膜弯曲菌（*C.mucosalis*）等24个种和亚种。

弯曲菌属细菌的生物学特征是菌体弯曲呈逗点状、弧形或S形，专性微需氧，氧化酶试验和触酶试验阳性，有动力。

2. **弓形菌属** 弓形菌属包含21个菌种，主要为嗜低温弓形菌（*A.cryaerophilus*）、布氏弓形菌（*A.butzleri*）、硝化弓形菌（*A.nitrofigilis*）和斯氏弓形菌（*A.skirrowii*），其中嗜低温弓形菌又分为1A群和1B群两个亚群。

弓形菌属与弯曲菌属同属弯曲菌科（Campylobacteraceae），其生物学特性与弯曲菌属细菌十分相似，即菌体弯曲、氧化酶和触酶试验阳性、有动力，微需氧，但在空气和厌氧环境中也能生长。

3. **螺杆菌属** 螺杆菌属共有39个菌种，其中幽门螺杆菌（*H.pylori*）、芬纳尔螺杆菌（*H.fennelliae*）、同性恋螺杆菌（*H.cinaedi*）、犬螺杆菌（*H.canis*）、肠胃炎螺杆菌（*H.pullorum*）、毕氏螺杆菌（*H.bizzozeronii*）、*H.westmeadii*和*H.rappini*等8个菌种寄居于人体内，与人类疾病有关。猫螺杆菌（*H.felis*）、*H.salomonis*等少数寄居于动物体内的螺杆菌也可引起人类胃肠道感染。

螺杆菌的生物学特征是菌体弯曲，专性微需氧，氧化酶试验阳性。

（二）微需氧菌的分布

弯曲菌属细菌往往寄居在人和动物胃肠道内，可随粪便排出，污染水源、土壤和空气，故在外界环境中分布很广。

弓形菌属细菌多存在于牛和猪的肠道和生殖道，引起这些动物的胃肠炎和流产。嗜低温弓形菌1B群和布氏弓形菌可寄生在人的肠道中。

螺杆菌属细菌大多寄居于哺乳动物和鸟类的胃肠道中。根据其寄生部位分为胃部寄生菌和肠道寄生菌。胃部寄生菌包括幽门螺杆菌、毕氏螺杆菌、猫螺杆菌和*H.salomonis*等，主要寄居在胃黏膜下，但很少侵入黏膜下的血流中。肠道寄生菌主要有犬螺杆菌、同性恋螺杆菌、芬纳尔螺杆菌、胃肠炎螺杆菌和幽门螺杆菌（*H.rappini*）等，主要寄生于小肠、结肠、直肠和肝胆管等部位，可侵入黏膜下的血管中，随血流传播到宿主机体的其他部位。

二、微需氧菌感染

（一）致病机制及临床特点

1. 弯曲菌属细菌的致病机制

（1）细菌的黏附和侵入：弯曲菌属细菌具有特殊的螺旋形菌体和鞭毛结构，可以帮助细菌穿透肠上皮细胞表面的黏液层，黏附于上皮细胞表面并侵入细胞内。

（2）肠毒素：空肠弯曲菌可产生一种不耐热的霍乱样毒素（cholera-like toxin，CIT），可致宿主上皮细胞大量分泌肠液，产生水样腹泻。

（3）细胞毒素：弯曲菌可产生多种细胞毒素，如细胞致死性肿胀毒素（cytolethal distending toxin）、志贺样细胞毒素（Shig-like cytotoxin，SLT）和溶血毒素，可引起肠黏膜上皮细胞肿胀、损伤。

（4）内毒素：弯曲菌细菌细胞壁中含有的脂多糖成分，具有典型的内毒素的结构和毒性，可引起宿主产生发热等毒性反应。

2. 弓形菌属细菌的致病机制　弓形菌属细菌的菌体结构和生物学特性与弯曲菌属细菌非常相似，也具有螺旋状的菌体和鞭毛，以及内毒素成分，其致病机制与弯曲菌属细菌非常相似。但弓形菌属细菌是否产肠毒素或其他细胞毒素，尚无文献报道。

3. 螺杆菌属细菌的致病机制　螺杆菌属细菌分为胃部寄生菌和肠道寄生菌，其致病机制各不相同。

寄生于肠道的犬螺杆菌、同性恋螺杆菌、芬纳尔螺杆菌、胃肠炎螺杆菌和 *H.rappini* 等的致病机制可能与这些细菌的特殊的螺旋形菌体结构和鞭毛，以及产生的多种毒素、酶类和内毒素等因素有关，可引起胃肠炎、菌血症和蜂窝织炎等疾病。

寄生于胃部的螺杆菌属细菌，尤其是幽门螺杆菌，具有特殊的螺旋形菌体和一端的多根鞭毛，有较强的运动和穿透能力，能够穿透胃黏液层；幽门螺杆菌还能够产生多种黏附因子，如N-乙酰神经氨酰乳糖结合型的原纤维血凝素和血型抗原结合黏附因子，而在胃上皮细胞表面则有相应的特异性受体，幽门螺杆菌可以通过这些黏附因子与特异性受体结合，定植于胃上皮细胞表面。幽门螺杆菌能够产生脲酶，分解尿素产生大量的氨，可中和细菌周围的胃酸，保护幽门螺杆菌免受胃酸的杀灭作用。幽门螺杆菌还能产生多种毒素和毒性酶，破坏胃黏膜屏障，并诱导胃和十二指肠的感染部位产生炎症反应，引起一系列病理生理变化。

4. 微需氧菌感染的临床特征　微需氧菌感染以胃肠道感染多见，多表现为肠炎，临床症状为腹痛腹泻。幽门螺杆菌则以胃炎和消化道溃疡为主，临床症状为胃痛胃胀。

（二）微需氧菌感染性疾病

1. 弯曲菌属细菌感染性疾病　弯曲菌属细菌所致的感染与需氧菌或兼性厌氧菌所致的感染相似，可累及全身各个组织和器官，引起各种类型的临床感染，但最多见的为肠道感染。还可以引起脑膜炎、化脓性关节炎肠外感染等。偶可继发血流感染。

2. 弓形菌属细菌感染性疾病　与弯曲菌细菌所致的感染相似，弓形菌细菌可引起多种类型的临床感染，累及机体的各种组织和器官，尤以胃肠炎多见。

嗜低温弓形菌1B群和布氏弓形菌引起的人类感染主要表现为肠道感染，即胃肠炎。布氏弓形菌，还可以引起肠外感染，包括菌血症、心内膜炎和腹膜炎等。

3. 螺杆菌属细菌感染性疾病　螺杆菌属细菌感染的临床类型相对较单纯，主要引起人和动物的胃肠道疾病。不同寄生部位（胃部或肠道）的螺杆菌可引起相应部位的感染。胃部寄生的螺杆菌，尤其是幽门螺杆菌感染主要与胃部疾病有关，即可能与慢性胃炎、消化性溃疡和胃癌有关。肠道寄生的螺杆菌的感染则主要引起肠道感染，表现为急慢性肠炎，也可侵入血流引起菌血症。

三、微需氧菌感染的病原学诊断

（一）标本的采集与运送

1. 弯曲菌属细菌标本的采集　弯曲菌属细菌感染以肠炎最为多见，其临床表现又以腹泻最为常见。应采集粪便（水样便或脓血便的脓血部分）送检，也可用肛拭送检。

怀疑是中枢神经系统感染者抽取脑脊液送检。无明确感染灶或怀疑菌血症者，采集血液标本。

2. 螺杆菌属细菌标本的采集

（1）胃黏膜组织块活检：通过胃镜夹取胃黏膜组织标本送检。

（2）粪便标本：肠道寄生的螺杆菌可从其胃肠炎患者的新鲜粪便标本中分离，可采集其粪便或肛拭。

（3）血液标本：怀疑菌血症时可采集血液标本。

3. 微需氧菌标本的运送原则

（1）尽快送检，立即接种：因微需氧菌的抵抗力不强，对酸（幽门螺杆菌除外）、碱、热、干燥等均敏感，在室温中很快死亡，应尽量减少在干燥、室温环境中的滞留时间，并应尽量少接触空气。

（2）如不能立即送检，可用运送培养基送检。用低琼脂浓度（1.6g/L）Cary-Blair培养基运送弯曲菌标本，用含有20%甘油的布氏肉汤运送幽门螺杆菌的胃活检标本。

（二）微需氧菌的病原学诊断

1. 分离培养

（1）培养基的选择

1）用于分离培养弯曲菌的培养基：临床上弯曲菌感染多以肠炎为主，多采集粪便或肛拭标本。故必须应用选择性培养基，如不含血液的木炭-头孢哌酮-去氧胆酸盐琼脂（charcoal cefoperazone deoxycholate agar，CCDA）和木炭选择培养基（charcoal-based selective medium，CSM），以及含血液的Skirrow培养基和头孢哌酮-万古霉素-两性霉素琼脂（campylobacter cefoperazone vancomycin amphotericin，Campy-CVA）。

2）用于分离培养螺杆菌的培养基：用于分离胃部寄生的幽门螺杆菌等，可选用非选择性培养基，如心脑浸液琼脂、布氏琼脂或哥伦比亚琼脂，但需加入5%~7%的马或羊血或血清；选择性培养基可选用Skirrow培养基。用于分离肠道寄生的螺杆菌的粪便标本或肛拭子，则必须选用富含营养的选择性培养基，如含有5%羊血的CVA培养基。

(2)接种与培养

1)弯曲菌标本的接种与培养：粪便标本接种CCDA、CSM、Skirrow或CVA培养基。血液、脑脊液等先接种血培养瓶内增菌，待有细菌生长后，再转种选择性培养基。

2)螺杆菌标本的接种与培养：胃黏膜活检标本可直接涂抹在琼脂表面，或研碎后取匀浆接种，应同时接种一块非选择性培养基和一块选择性培养基。粪便标本可接种在含有马血或羊血的CVA培养基上。

2. 鉴定

(1)形态学检查：腹泻患者的粪便标本、直接涂片、革兰氏染色、镜检，根据弯曲菌的典型形态特征，可以初步诊断。胃活检标本直接涂片或研磨后涂片、革兰氏染色、镜检，查见革兰氏阴性螺旋形弯曲的细菌，有辅助诊断意义。

(2)生化鉴定：

1)弯曲菌属细菌的生化鉴定：见表48-13。

2)螺杆菌属细菌的生化鉴定：见表48-14。

3)血清学鉴定：弯曲菌属细菌可用血清学方法进行鉴定。弯曲菌属细菌有菌体(O)抗原(又称耐热抗原)、不耐热抗原和鞭毛(H)抗原。用临床上最常见的空肠/大肠弯曲菌免疫动物，制备特异性抗体，再用特异性抗体包被乳胶颗粒，制成特异性诊断试剂盒。将待检菌株与包被的乳胶颗粒进行凝聚反应，出现肉眼可见的凝聚反应者为阳性，可鉴定空肠/大肠弯曲菌。

此外，还可运用MALDI-TOF MS鉴定系统进行菌种鉴定。

(三) 结果的解释

1. 微需氧菌的种类及其临床意义

(1)弯曲菌属细菌

1)空肠/大肠弯曲菌：人食入污染的食物或水源而感染空肠/大肠弯曲菌(粪-口途径)，引起急、慢性细菌性胃肠炎。空肠弯曲菌也可以通过其他途径累及全身其他各个组织和器官，引起各种类型的临床感染。

肠道感染：这是空肠/大肠弯曲菌感染最为常见的临床类型，尤以婴幼儿急性肠炎多见。主要表现为腹泻，起初为水样便，后转为黏液便或脓血便，少数出现黑便或肉眼血便。常伴有发热和剧烈腹痛。空肠弯曲菌还可引起肠系膜淋巴结炎、阑尾炎、胆囊炎等肠道感染的并发症。

肠外感染：空肠弯曲菌还可以引起脑膜炎，表现为发热、头痛，甚至喷射性呕吐等中枢神经系统感染的症状；偶尔可引起化脓性关节炎，表现为关节局部红、肿、痛、行动受限、关节积液等。

表48-13 弯曲菌属细菌的生化特征

种或亚种	触酶	脲酶	硝酸盐还原	亚硝酸盐还原	产H_2	H_2S(TSI)	马尿酸盐水解	醋酸吲哚酚水解	生长温度			生长条件			抗药性	
									15℃	25℃	42℃	3.5% NaCl	1%甘氨酸	麦康凯	萘啶酸	头孢噻吩
空肠弯曲菌空肠亚种	+	−	+	−	−	−	+	+	−	−	+	−	+	+	V	R
空肠弯曲菌德莱亚种	V	−	−	−	−	−	V	+	−	−	−	−	+	−	S	S
大肠弯曲菌	+	−	+	−	−	−	−	+	−	−	+	−	+	+	S	R
胎儿弯曲菌胎儿亚种	+	−	+	−	−	−	−	−	−	+	−	−	+	+	V	S
胎儿弯曲菌性病亚种	+	−	+	−	−	−	−	−	−	+	−	−	−	+	R	S
红嘴鸥弯曲菌	+	V	+	−	−	−	−	−	−	−	+	−	+	+	R	R
豚弯曲菌	+	−	+	−	V	+	−	−	−	+	+	−	+	+	R	S
黏膜弯曲菌	−	−	+	+	+	+	−	−	−	−	+	−	+	+	R	S
唾液弯曲菌唾液变种	−	−	+	+	−	+	−	−	−	−	+	−	+	+	S	S
唾液弯曲菌牛变种	−	−	+	+	−	+	−	−	−	−	+	+	+	−	R	S
唾液弯曲菌粪变种	+	−	+	+	−	+	−	−	−	−	+	−	+	+	R	S
简明弯曲菌	−	−	+	+	+	+	−	−	−	−	+	−	+	+	R	R
曲形弯曲菌	−	−	+	+	+	+	−	+	−	−	+	−	+	ND	S	ND
直线弯曲菌	−	−	+	+	+	+	−	+	−	−	W	−	+	ND	S	ND
昭和弯曲菌	+	−	+	ND	+	+	−	+	−	−	+	−	V	ND	R	S
乌普萨拉弯曲菌	W	−	+	−	−	−	−	+	−	−	+	−	V	−	S	S
瑞士弯曲菌	−	ND	+	ND	−	−	−	+	−	−	+	V	V	ND	S	S

+：90%以上阳性；−：90%以上阴性；V：不定；S：敏感；R：耐药；ND：无资料；W：弱反应

表 48-14　蝶杆菌属细菌的生化特征

菌名	触酶	脲酶	硝酸盐还原	碱性磷酸酶	醋酸吲哚酚水解	γ-谷氨酰转肽酶	生长条件		抗药性	
							42°C	1% 甘氨酸	萘啶酸	头孢噻吩
寄居人体内										
幽门螺杆菌	+	+	−	+	−	+	−	−	R	S
胃肠炎螺杆菌	+	−	+	−	−	ND	+	ND	R	S
同性恋螺杆菌	+	−	+	−	−	−	−	+	S	I
犬螺杆菌	−	−	−	+	+	ND	ND	+	ND	S
I　芬纳尔螺杆菌	+	−	−	+	+	−	−	+	S	S
H.bizzozeronii	+	+	+	+	+	+	+	−	R	S
H.westmeadii	+	−	+	+	ND	ND	−	ND	S	R
H.rappini	+	+	−	−	ND	+	+	−	R	R
寄居动物体内										
猎豹螺杆菌	+	+	−	+	−	+	−	−	R	S
胆汁螺杆菌	+	+	+	ND	−	ND	+	+	R	R
胆囊螺杆菌	+	−	+	+	−	−	+	+	I	R
猫螺杆菌	+	+	+	+	−	+	+	−	R	S
肝螺杆菌	+	+	+	ND	+	ND	−	+	R	R
鼠螺杆菌	+	+	−	+	+	−	−	−	R	R
鼬鼠螺杆菌	+	+	+	+	+	+	+	−	S	R
猕猴螺杆菌	+	+	−	+	−	ND	+	−	R	S
帕美螺杆菌	+	−	+	+	−	−	+	+	S	S
H.rodentium	+	−	+	−	−	−	+	+	R	R
H.salomonis	+	+	+	−	+	+	−	ND	R	S
H.trogontum	+	+	+	−	ND	+	+	ND	R	R

+:90% 以上阳性;−:90% 以上阴性;S:敏感;R:耐药;I:中度敏感;ND:无资料

2)胎儿弯曲菌:人通过食入未消毒的牛乳或未烧熟的牛、羊肉,也可以通过食入被家畜粪便污染的食物或水源而感染胎儿弯曲菌(粪-口途径)。胎儿弯曲菌胎儿亚种可通过多种途径侵入血流,引起菌血症等血流感染,表现为高热、寒战和中毒性休克等全身中毒症状;也可随血流侵入中枢神经系统,引起脑膜炎等;也可引起胃肠道感染,主要引起直肠炎或直肠结肠炎,表现为腹泻、腹痛。

(2)弓形菌属细菌——嗜低温/布氏弓形菌:人主要通过食入被家畜粪便污染的食物或水源而感染嗜低温/布氏弓形菌(粪-口途径)。嗜低温/布氏弓形菌主要引起急性胃肠炎,临床表现为腹泻、腹痛。布氏弓形菌还可以引起菌血症、细菌性心内膜炎、腹膜炎等其他部位的感染,表现出相应的临床症状。

(3)螺杆菌属细菌

1)幽门螺杆菌:人通过食入被幽门螺杆菌污染的食物或水源而感染幽门螺杆菌(粪-口途径),也有通过口腔唾液传播的报道,尚未证实。

幽门螺杆菌主要与胃部疾病有关,如急、慢性胃炎,表现为上腹部疼痛、腹胀、恶心、呕吐等;消化性溃疡,主要表现为十二指肠溃疡;胃部恶性肿瘤,主要为胃腺癌。也可引起胃肠炎,表现为腹痛、腹泻等。偶尔可引起消化系统外感染,表现为菌血症、蜂窝织炎、关节炎和脑膜炎等,并出现相应的临床症状。

2)犬螺杆菌:人误食入污染犬螺杆菌的水或食物(粪-口途径),主要引起急性胃肠炎,临床表现为腹泻、腹痛。犬螺杆菌还可侵入肠黏膜下的血管中,随血流传播到宿主机体的其他部位,引起菌血症、蜂窝织炎、单侧关节炎和脑膜炎,产生相应的临床症状。

2. **药物敏感性试验**　CLSI 推荐幽门螺杆菌的体外药敏试验选用琼脂稀释法,因部分微需氧菌在液体培养基中生长不佳,故一般不用肉汤稀释法。

(1)琼脂稀释法:推荐应用含 5% 脱纤维羊血(≥2 周龄)

的 MH 琼脂，从血平板上挑取培养 72 小时的培养物，用生理盐水制备菌悬液（1.0 麦氏单位），接种在含有不同抗菌药物浓度的上述 MH 琼脂上，置微需氧环境，培养 72h，观察细菌的生长情况。但该方法操作较繁琐，较难在临床常规开展。

(2) 纸片扩散法：非 CLSI 推荐方法，易受多种因素的影响，一般不作为微需氧菌的常规试验方法，仅在无条件做琼脂稀释法时，作为参考。培养基、菌液制备和培养方法同琼脂稀释法，培养 48~72h，观察细菌的生长情况。

3. 耐药性及其耐药机制 弯曲菌，尤其是临床常见的空肠弯曲菌和大肠弯曲菌，可产生 β- 内酰胺酶，故对青霉素类（如氨苄西林、阿莫西林和替卡西林等）和头孢菌素耐药。这种 β- 内酰胺酶可被酶抑制剂——克拉维酸所抑制，但对另两种酶抑制剂——舒巴坦和他唑巴坦则不敏感，也就是说产 β- 内酰胺酶的空肠弯曲菌和大肠弯曲菌对加入了克拉维酸的复合抗菌药物，如阿莫西林 / 克拉维酸等是敏感的。

螺杆菌，尤其是幽门螺杆菌在体外对大多数抗菌药物都是敏感，其耐药性和耐药机制目前尚不完全了解。

4. 治疗

(1) 弯曲菌属：弯曲菌属细菌感染主要选用敏感的抗菌药物进行治疗。绝大多数弯曲菌属细菌对红霉素敏感，尤其是空肠弯曲菌对红霉素敏感，其耐药率<5%（但大肠弯曲菌对红霉素的敏感性不稳定），故红霉素可作为除大肠弯曲菌之外的弯曲菌属细菌的首选药物。弯曲菌属细菌对环丙沙星敏感，可作为红霉素的替代药物。庆大霉素、卡那霉素、多西环素、氯霉素和林可霉素等对弯曲菌属细菌均有较强的抑菌作用。含克拉维酸的复合抗菌药物，如阿莫西林 / 克拉维酸对空肠弯曲菌和大肠弯曲菌有杀菌作用。

临床抗弯曲菌属细菌感染的口服药物治疗方案见表 48-15。

(2) 螺杆菌属：螺杆菌属细菌感染的治疗也是选用敏感的抗菌药物进行抗菌治疗。幽门螺杆菌对各种抗菌药物的敏感性见表 48-16。

从上表中可见幽门螺杆菌在体外对大多数抗菌药物都是敏感的。但由于幽门螺杆菌寄生于胃黏膜下的胃上皮细胞的表面，注射给药较难到达细菌寄生的部位，口服给药又因胃酸破坏、黏液层屏障以及胃的不断排空作用，使抗菌药物较难发挥杀菌作用。目前证实体内对幽门螺杆菌敏感的抗菌药物，即临床上可用于治疗幽门螺杆菌感染的抗菌药物有阿莫西林、甲硝唑、替硝唑、克拉维酸、四环素、呋喃唑酮和庆大霉素等。

为了降低胃酸对抗菌药物的破坏作用，提高抗菌药物对幽门螺杆菌的杀灭作用，在口服抗菌药物的同时给予一定剂量的制酸制剂，如有机胶态铋剂、胶体次枸橼酸铋，或质子泵抑制剂，如奥美拉唑，或 H_2 受体拮抗剂，如雷尼替丁。

表 48-15 抗弯曲菌属细菌感染口服药物的种类和剂量

药物种类	用药剂量	
	成人	儿童
大环内酯类		
红霉素硬脂酸酯	500mg/12h，×5d	10~15mg/(kg·8h)，×5d
阿奇霉素	250~500mg/24h，×5d（首日 500mg）	
罗红霉素	250mg/12h，×5d	未制定安全剂量
喹诺酮类		
环丙沙星	500mg/12h，×5d	未制定安全剂量
氧氟沙星	200~400mg/12h，×5d	未制定安全剂量
硝基呋喃类		
呋喃唑酮	100mg/6h，×5d	1.25mg/(kg·8h)，×5d
其他药物		
克林霉素	150~300mg/6h，×5d	2~4mg/(kg·6h)，×5d
四环素	250~500mg/6h	>8 岁，6~12mg/(kg·6h)

表 48-16 幽门螺杆菌对各种抗菌药物的敏感性（体外）

抗菌药物	最小抑菌浓度(MIC)/($\mu g \cdot ml^{-1}$)		
	范围	50%	90%
青霉素	0.015~0.12	0.06	0.12
氨苄西林	<0.003~0.03	0.015	0.03
克拉维酸	<0.01~0.64	0.16	0.64

续表

抗菌药物	最小抑菌浓度（MIC）/（μg·ml⁻¹）		
	范围	50%	90%
阿莫西林 / 克拉维酸	<0.01~0.02	0.01	0.01
头孢噻吩	0.025~0.04	0.2	0.2
	0.01~0.16	0.04	0.08
	5.12~41.0	20.5	41.0
头孢唑林		0.2	25.0
链霉素	0.04~1.28	0.32	0.64
卡那霉素	0.04~0.64	0.16	0.32
妥布霉素	0.04~0.64	0.08	0.16
庆大霉素	0.04~0.32	0.08	0.16
红霉素	0.1~0.8	0.2	0.4
交沙霉素	0.4~1.6	0.8	0.8
林可霉素	3.2~12.8	6.4	12.8
氯霉素	2.0~8.0	2.0	4.0
四环素	0.01~0.16	0.08	0.16
利福平	0.5~2.0	1.0	1.0
多黏菌素 B		6.25	50.0
黏菌素	2.0~64.0	8.0	32.0
万古霉素	50.0~100	>100	>100
磺胺甲噁唑		>100	>100
甲硝唑		1.56	>100
呋喃唑酮		0.05	0.2
克拉霉素		0.05	0.05
次硝酸铋		3.12	25.0

第十节　临床常见厌氧菌的病原学诊断

一、厌氧菌

人和动物的体表以及与外界相通的腔道中有大量的正常菌群寄生，其中厌氧菌，包括无芽孢厌氧菌和芽孢厌氧菌，作为体内正常菌群的主要组成成分，主要分布在肠道、口腔、上呼吸道和女性生殖道等部位。

厌氧菌种类繁多，有革兰氏阳性球菌和杆菌、革兰氏阴性球菌和杆菌，以及芽孢菌和非芽孢菌。目前厌氧菌分为 41 个属，300 多个种和亚种。

（一）厌氧菌的分类及其生物学特征

1. **梭状芽孢杆菌属**（*Clostridium*）　梭状芽孢杆菌（简称梭菌）为产芽孢的革兰氏阳性杆菌，有 150 多个菌种，大多数为腐物寄生菌，少数菌种可产生很强的外毒素和侵袭酶，对人和动物致病。与人类疾病有关的有产气荚膜梭菌（*C.perfringens*）、破伤风梭菌（*C.tetani*）、肉毒梭菌（*C.botulinum*）、双发酵梭菌（*C.bifermentans*）、丁酸梭菌（*C.butyricum*）、尸毒梭菌（*C.cadaveris*）、梭形梭菌（*C.clostridioforme*）、难辨梭菌（*C.difficile*）、溶组织梭菌（*C.histolyticum*）、无害梭菌（*C.innocuum*）、泥渣梭菌（*C.limosum*）、诺氏梭菌（*C.novyi*）、副产气荚膜梭菌（*C.paraperfringens*）、多枝梭菌（*C.ramosum*）、败血梭菌（*C.septicum*）、索氏梭菌（*C.sordellii*）、生孢梭菌（*C.sporogenes*）、次端梭菌（*C.subterminale*）第三梭菌（*C.tertium*）、楔形梭菌（*C.sphenoides*）等。

梭菌的特征为革兰氏阳性粗大杆菌，有芽孢。不同种类的梭菌的芽孢大小和位置各不相同，产气荚膜梭菌的芽孢呈椭圆形，较小，位于菌体中央或次极端；破伤风梭菌芽孢出现在陈旧培养物上，芽孢较大，位于菌体的末端，呈鼓槌状；而肉毒梭菌的芽孢在低温时产生，呈椭圆形，较大，位于菌体次极端，呈汤匙或网球拍状。

2. **革兰氏阳性无芽孢厌氧菌** 革兰氏阳性无芽孢厌氧菌包括双歧杆菌属（*Bifidobacterium*）、真杆菌属（*Eubacterium*）、丙酸杆菌属（*Propionibacterium*）、放线菌属（*Actinomyces*）、乳杆菌属（*Lactobacillus*）和蛛网杆菌属（*Arachnia*）。其中双歧杆菌、乳杆菌和大部分真杆菌为体内正常菌群的主要组成成分，放线菌则有一定的致病作用。

双歧杆菌属有22个种，与人类健康有关的有双歧双歧杆菌（*B.bifidum*）、青春双歧杆菌（*B.adolescentis*）、短双歧杆菌（*B.breve*）、长双歧杆菌（*B.longum*）、链双歧杆菌（*B.catenulatum*）、齿双歧杆菌（*B.dentium*）、球双歧杆菌（*B.glubosum*）和婴儿双歧杆菌（*B.infantis*）等。双歧双歧杆菌是该菌属的代表菌种，其特征是染色不均，具有高度多形性，常有分叉或呈棒状。菌落较小，生化反应不活跃。

真杆菌属（旧称优杆菌属）包括45个种，临床分离出的有：迟缓真杆菌（*E.lentum*）、黏液真杆菌（*E.limosum*）、产气真杆菌（*E.aerofaciens*）、不解乳真杆菌（*E.alactolyticum*）、扭曲真杆菌（*E.contortum*）、念珠真杆菌（*E.moniliforme*）、短真杆菌（*E.brachy*）、沙真杆菌（*E.suburreum*）、纤细真杆菌（*E.tenue*）、胆怯真杆菌（*E.timidum*）、大腹真杆菌（*E.ventriosum*）、缠绕真杆菌（*E.tortuosum*）、柯姆真杆菌（*E.combesii*）和产亚硝酸盐真杆菌（*E.nitritogenes*），其中迟缓真杆菌和黏液真杆菌较为常见。迟缓真杆菌的特征是菌体呈球杆状，菌落较小，不溶血，20%的胆汁可促进其生长，生化反应不活跃。

丙酸杆菌属因可发酵葡萄糖产生丙酸而命名。该菌属共有8个种，包括痤疮丙酸杆菌（*P.acnes*）、贪婪丙酸杆菌（*P.avidum*）、颗粒丙酸杆菌（*P.granulosum*）、丙酸丙酸杆菌（*P.propionicum*）、费氏丙酸杆菌（*P.freudenreichii*）、詹氏丙酸杆菌（*P.jensenii*）、特氏丙酸杆菌（*P.thoenii*）和嗜淋巴丙酸杆菌（*P.lymphophilun*）。与临床有关是前3个种，即痤疮丙酸杆菌、贪婪丙酸杆菌和颗粒丙酸杆菌，其中痤疮丙酸杆菌是痤疮的病原菌，其特征为菌体呈棒状，厌氧环境下多次转种后可变为兼性厌氧，吐温80刺激生长。

放线菌属严格说是一群兼性厌氧或微需氧菌，但多数菌种在厌氧环境生长更佳。该菌属包括衣氏放线菌（*A.israelii*）、内氏放线菌（*A.naeslundii*）、溶齿放线菌（*A.odontolyticus*）、化脓放线菌（*A.pyogenes*）、麦氏放线菌（*A.meyeri*）、黏性放线菌（*A.viscosus*）、伯尔德放线菌（*A.bernardiae*）、图列茨放线菌（*A.turicensis*）、钮氏放线菌（*A.neuii*）、戈氏放线菌（*A.gerencseriae*）、乔氏放线菌（*A.georgiae*）、猪阴道放线菌（*A.hyovaginalis*）等15个菌种。临床上以衣氏放线菌较为常见，其特征为菌体细长，具有分支的丝状体，兼性厌氧，但在厌氧环境中生长更佳。感染局部的分泌物中可见硫磺颗粒。

乳杆菌因能发酵糖类产生大量乳酸而命名。该菌属共有44种，包括嗜酸乳杆菌（*L.acidophilus*）、德氏乳杆菌（*L.delbrueckii*）、发酵乳杆菌（*L.fermentium*）、加氏乳杆菌（*L.gasseri*）、干酪乳杆菌（*L.casei*）、植物乳杆菌（*L.plantarum*）、卷曲乳杆菌（*L.crispatus*）、詹氏乳杆菌（*L.jensenii*）、唾液乳杆菌（*L.salivarius*）和短乳杆菌（*L.brevis*）等。临床最为常见的是嗜酸乳杆菌，其特征为菌体细长，可发酵葡萄糖、乳糖等糖类产生乳酸。

蛛网杆菌属只有一个种，即丙酸蛛网杆菌属（*A.propionica*）。其特征为形态与生化特征与放线菌非常相似，但其代谢产物不同，蛛网菌的代谢产物为丙酸，而放线菌的代谢产物为琥珀酸。

3. **革兰氏阳性厌氧球菌** 革兰氏阳性厌氧球菌包括消化链球菌属（*Peptostreptococcus*）、消化球菌属（*Peptococcus*）、链球菌属（*Streptococcus*）、阿托波菌属（*Atopobium*）、瘤胃球菌属（*Ruminococcus*）和厌氧球菌属（*Anaerococcus*）。

消化链球菌属包括厌氧消化链球菌（*P.anarobius*）、不解糖消化链球菌（*P.asaccharolyticus*）、吲哚消化链球菌（*P.indolicus*）、大消化链球菌（*P.magnus*）、微小消化链球菌（*P.micros*）、普氏消化链球菌（*P.prevotii*）、产生消化链球菌（*P.productus*）、四联消化链球菌（*P.tetradius*）等13个菌种，代表菌种为厌氧消化链球菌，其特征为菌体较小，呈链状排列，易转阴性，5%多聚茴香磺酸钠（SPS）纸片周围可形成直径大于12mm的抑菌圈。

黑色消化球菌（*P.niger*）是消化球菌属中唯一的菌种，其特征为生长缓慢，菌落较小，呈黑色，不溶血，不发酵糖类，仅触酶试验阳性。

链球菌属包括兼性厌氧链球菌和厌氧链球菌两类细菌，专性厌氧链球菌包括小链球菌（*S.parvulus*）、汉森链球菌（*S.hansenii*）和多形链球菌（*S.Pleomorphus*），其中小链球菌临床上较为常见，其特征为菌体和菌落均较小，不溶血，发酵多种糖类产酸。

阿托波菌属包括极小阿托波菌（*A.parvulum*）、阴道阿托波菌（*A.vaginae*）、微小亚历山大藻（*A.minutum*）和*A.rimae*等4个菌种，极小阿托波菌偶尔可从标本中分离出，其特征为小球菌，呈链状排列，菌落小，不溶血。

瘤胃球菌属包括卵形瘤胃球菌（*R.obeum*）、能动瘤胃球菌（*R.gnavus*）、布朗瘤胃球菌（*R.bromii*）、缠绕瘤胃球菌（*R.torguee*）、牛奶瘤胃球菌（*R.lactaris*）、灵巧瘤胃球菌（*R.callidus*）、生黄瘤胃球菌（*R.flavefaciens*）和白色瘤胃球菌（*R.albus*）等8个种。其中卵形瘤胃球菌是临床最常见的瘤胃球菌，其特征为菌体呈卵圆形或矛形，20~45°C均可生长，触酶试验阴性。

4. **革兰氏阴性厌氧杆菌** 革兰氏阴性厌氧杆菌为临床最多见的细菌，多为口腔、肠道等部位的正常菌群的主要组成成分，但迁徙至无菌部位则可引起感染，是医院感染常见的条件致病菌。这类细菌包括拟杆菌属（*Bacteroides*）、普雷沃菌属（*Prevotella*）、卟啉单胞菌属（*Porphyromonas*）、梭杆菌属（*Fusobacterium*）、二氧化碳噬纤维菌属（*Capnocytophaga*）、纤毛菌属（*Leptotrichia*）和沃廉菌属（*Wolinella*）等。

拟杆菌属是临床上最常见的革兰氏阴性无芽孢厌氧菌，现有18个种，其中耐20%胆汁的有11种，不产色素和不分解糖或弱分解糖的7种。耐20%胆汁拟杆菌：脆弱拟杆菌、吉氏拟杆菌（*B.distasonis*）、卵圆拟杆菌（*B.ovarus*）、多形拟杆菌（*B.thetaiotaomicron*）、单形拟杆菌（*B.uniformis*）、普通拟杆菌（*B.vulgatus*）、艾格拟杆菌（*B.eggerthii*）、屎拟杆菌（*B.merdae*）、粪拟杆菌（*B.caccae*）、粪便拟杆菌（*B.stercoris*）、内脏拟杆菌（*B.splanchnicus*）。不产色素和不分解糖或弱分解糖拟杆菌：多毛拟杆菌（*B.capillosus*）、凝固拟杆菌（*B.coagulans*）、福赛斯拟杆菌（*B.forsythus*）、腐败拟杆菌（*B.putredinis*）、化脓拟杆菌（*B.pyogenes*）、隐蔽拟杆菌（*B.ectum*）、解脲拟杆菌（*B.ureolyticus*）。脆弱拟杆菌（*B.fragilis*）是本属的代表菌种，其特征为染色不均，呈多形性。脆弱拟杆菌组细菌吐温80和胆盐可促进其生长，并分解七叶苷呈黑色菌落。

普雷沃菌属包括20个种，其中有产黑色素的8种，不产黑色素的有12种。产黑色素的菌种是：产黑色素普雷沃菌（*P.melaninogenica*）、人体普雷沃菌（*P.corporis*）、栖牙普雷沃菌（*P.denticola*）、中间普雷沃菌（*P.intermedia*）、洛氏普雷沃菌（*P.loescheii*）、变黑普雷沃菌（*P.nigrescens*）、谭氏普雷沃菌（*P.tannerae*）、苍白普雷沃菌（*P.pallens*）。不产黑色素的菌种是：颊普雷沃菌（*P.buccea*）、牙普普雷沃菌（*P.dentalis*）、解肝素普雷沃菌（*P.heparinolytica*）、口普雷沃菌（*P.oris*）、动胶普雷沃菌（*P.zoogleoformans*）、口颊普雷沃菌（*P.buccalis*）、栖居普雷沃菌（*P.enoeca*）、口腔普雷沃菌（*P.oralis*）、龈炎普雷沃菌（*P.oulorum*）、真口腔普雷沃菌（*P.veroralis*）、双路普雷沃菌（*P.bivia*）、解糖胨普雷沃菌（*P.disiens*）。临床以产黑色素普雷沃菌多见，其特征为菌体呈球杆状，染色不均，中间似有空泡；厌氧血琼脂平板上菌落在紫外线下产生红色荧光，数日后生成黑色素。

卟啉单胞菌属是从拟杆菌属中分出来的一个新菌属，共有13个菌种，分别为不解糖卟啉单胞菌（*P.asaccharolytica*）、牙髓卟啉单胞菌（*P.endodontalis*）、牙龈卟啉单胞菌（*P.gingivalis*）、卡氏卟啉单胞菌（*P.catoniae*）、利氏卟啉单胞菌（*P.leviii-like*）、犬嘴卟啉单胞菌（*P.cnoris*）、犬齿龈卟啉单胞菌（*P.cangingivalis*）、犬口腔卟啉单胞菌（*P.cansulci*）、牙周卟啉单胞菌（*P.circumdentaria*）、狗口腔卟啉单胞菌（*P.crevioricanis*）、狗齿龈卟啉单胞菌（*P.gingivicanis*）、猕猴卟啉单胞菌（*P.macacae*）和*P.gulae*，前3个菌种与人类有关。代表菌种为不解糖卟啉单胞菌，其特征为菌体呈杆状或球杆状，染色不均，厌氧血琼脂平板上菌落呈棕色，后转为黑色，紫外线照射有红色荧光，不发酵糖类。

梭杆菌属包括聚核梭杆菌（*F.nucleatum*）、坏死梭杆菌（*F.necrophorum*）、微生子梭杆菌（*F.gonidiaformans*）、死亡梭杆菌（*F.mortiferum*）、舟形梭杆菌（*F.naviforme*）、拉氏梭杆菌（*F.russii*）、可变梭杆菌（*F.varium*）和溃疡梭杆菌（*F.ulcerans*）。聚核梭杆菌为该菌属的代表菌种，其特征为菌体两端尖细中间膨大如梭状，菌落呈面包屑样，不发酵糖类，不分解七叶苷。

二氧化碳噬纤维菌属有7个种，即狗咬二氧化碳噬纤维菌（*C.canimorsus*）、犬咬二氧化碳噬纤维菌（*C.cynodegmi*）、牙龈二氧化碳噬纤维菌（*C.gingivalis*）、颗粒二氧化碳噬纤维菌（*C.granulosa*）、溶血二氧化碳噬纤维菌（*C.heamolytica*）、黄褐二氧化碳噬纤维菌（*C.ochracea*）和生痰二氧化碳噬纤维菌（*C.sputigena*）。其中黄褐二氧化碳噬纤维菌为其代表菌种，其特征为菌体一端为梭形，一端为钝圆形，菌体大小因培养条件变化而变化。只能在含有CO_2的厌氧环境中生长，形成典型的滑动性菌落。

纤毛菌属有2个菌种，即口腔纤毛菌（*L.buccalis*）和*L.sanguinegens*。临床常见的是口腔纤毛菌，其特征是菌体细长，幼龄培养物可呈革兰氏阳性，对厌氧环境的要求不高，次代培养即可在微需氧环境中生长。在厌氧血琼脂平板上形成凸起、边缘不整齐、似人脑盘旋形的无色菌落。

沃廉菌属也只有2个菌种，即直肠沃廉菌（*W.recta*）和产琥珀酸沃廉菌（*W.succinogenes*），后者仅从牛胃中分离出，而前者与人类疾病有关，其特征为菌体末端圆或尖，呈短杆状，菌落较小，不发酵糖类，不水解七叶苷。

5. 革兰氏阴性厌氧球菌　革兰氏阴性厌氧球菌共有3个菌属，分别为韦荣球菌属（*Veillonella*）、氨基酸球菌属（*Acidaminococcus*）和巨型球菌属（*Megasphaera*）。

韦荣球菌属有7个种，即小韦荣球菌（*V.parvula*）、非典型韦荣球菌（*V.apypical*）、殊异韦荣球菌（*V.diapar*）、啮齿韦荣球菌（*V.rodentium*）、仓鼠韦荣球菌（*V.criceti*）、大鼠韦荣球菌（*V.fatto*）和豚鼠韦荣球菌（*V.caviae*）。小韦荣球菌、非典型韦荣球菌和殊异韦荣球菌与人类健康有关。小韦荣球菌是该菌属的代表菌种，其特征为菌体小，菌落小、不溶血，触酶阴性，不发酵糖类。

氨基酸球菌属只有1个种，即发酵氨基酸球菌（*A.fermentans*），其特征是菌落中等大小，不溶血，不发酵葡萄糖等碳水化合物，触酶阴性。

巨型球菌属只有1个种，即埃氏巨球形菌（*M.elsdenii*）。其特征为菌体较大球菌，菌落也较大，不溶血，发酵葡萄糖，触酶阴性。

（二）人体常住的厌氧菌

1. 正常菌群的组成　厌氧菌是人体正常菌群的主要组成成分。不同种属的厌氧菌在体内不同部位的分布各不相同。

（1）肠道的正常菌群组成成分：梭状芽孢杆菌、脆弱拟杆菌、双歧杆菌、真杆菌和革兰氏阴性厌氧球菌等。

（2）女性生殖道的正常菌群组成成分：乳杆菌、革兰氏阴性厌氧球菌、真杆菌和双歧杆菌等。

（3）口腔的正常菌群组成成分：产黑色素普雷沃菌、卟啉单胞菌、具核梭菌、革兰氏阴性厌氧球菌等。

2. 具有生理功能的厌氧菌

（1）维持体内正常菌群的微生态平衡：厌氧菌寄生在肠道、女性生殖道等部位的黏膜表面，形成膜菌群，构成生物屏障结构，能够阻止外源性病原微生物的侵入，防止感染的发生。

（2）营养作用：双歧杆菌等厌氧菌可以合成多种维生素，如硫胺素、叶酸、泛酸和维生素B_{12}，供机体利用。厌氧菌在生长繁殖过程中产生的酸性代谢产物，能够降低肠道内的pH，有利于铁、钙等元素和维生素 D 的吸收。

(3) 免疫作用：双歧杆菌和乳杆菌等厌氧菌能够激活吞噬细菌的吞噬功能，促进分泌型 IgA 的产生，从而提高机体的非特异性和特异性的抗感染能力。

(4) 促进机体的生长发育，延缓机体的衰老等。

(三) 致病性及条件致病性厌氧菌

1. 致病性厌氧菌 破伤风梭菌、肉毒梭菌、艰难梭菌等梭状芽孢杆菌可以产生毒性很强的外毒素和侵袭酶，引起破伤风、食物中毒和假膜性肠炎等临床疾病。

2. 条件致病性厌氧菌 大部分无芽孢厌氧菌都具有一定的致病性，在一定的条件下单独或与其他兼性厌氧菌协同引起临床感染。

(1) 拟杆菌属：脆弱拟杆菌等拟杆菌属细菌为肠道和女性生殖道等部位的正常菌群的主要成分，可以通过多种外源性途径引起机体各个部位和各种组织的外源性感染，也可通过直接扩散方式侵入非寄生部位引起内源性感染。

(2) 普雷沃菌属：作为口腔的正常菌群的主要组成成分，主要引起牙龈炎、牙周炎、根尖周炎和女性生殖道炎症等继发感染。

(3) 卟啉单胞菌属：不解糖卟啉单胞菌主要引起牙周感染，如牙龈炎、牙周炎、牙髓炎等也可引起泌尿生殖道等部位的感染。

(4) 放线菌：衣氏放线菌主要引起头颈部皮下结缔组织感染，并沿着皮下结缔组织平面扩散，可在感染局部形成脓肿和肉芽肿，以及窦道。

二、厌氧菌感染

(一) 厌氧菌的致病机制及临床特征

1. 厌氧菌的致病性

(1) 外毒素：部分梭菌能产生毒性较强的外毒素，如破伤风梭菌产生的痉挛毒素，能引起骨骼肌痉挛；产气荚膜梭菌产生的 α- 毒素（卵磷脂酶）可以分解细胞膜上的磷脂和蛋白质的复合物，破坏细胞膜，引起溶血、组织坏死和血管损伤；肉毒梭菌产生的嗜神经毒素，能引起神经中毒症状；艰难梭菌产生的 A 毒素（肠毒素）能使肠壁出血，B 毒素（细胞毒素）可直接损伤肠壁细胞，造成假膜性肠炎。

(2) 内毒素：革兰氏阴性厌氧菌，尤其是梭杆菌细胞壁中的脂多糖成分，能引起机体产生发热反应、低血压休克和组织损伤。但脆弱拟杆菌等大多数无芽孢厌氧菌因其脂多糖成分中缺少 2- 酮基 -3- 脱氧辛酸（KDO）、庚糖和 β- 羟基肉豆蔻酸等内毒素活性基团，故其毒性作用不强。

(3) 荚膜：荚膜是部分有荚膜厌氧菌的主要致病因素，有荚膜的脆弱拟杆菌较无荚膜的脆弱拟杆菌致病性强，易形成脓肿。荚膜还能保护细菌抵抗吞噬细胞的吞噬和消化作用。

(4) 菌毛、纤毛：产黑色素普雷沃菌、不解糖卟啉单胞菌和脆弱拟杆菌等革兰氏阴性无芽孢厌氧菌表面具有菌毛、纤毛或类似物，这些菌毛样物质能凝集人或动物的红细胞及黏膜上皮细胞，有利于细菌侵入宿主组织中，引起感染。

(5) 毒性酶：牙龈卟啉单胞菌、产黑色素普雷沃菌等分泌的胶原酶，能够溶解组织中的胶原纤维；脆弱拟杆菌组的部分细菌能产生透明质酸酶和纤维蛋白溶酶，可参与细菌的入侵、扩散和繁殖；口腔普雷沃菌、产黑色素普雷沃菌和脆弱拟杆菌等能产生神经氨酸酶，破坏宿主上皮细胞表面的糖蛋白受体，与细菌的侵袭力有关。

2. 厌氧菌感染的致病机制

(1) 厌氧菌的种类及数量：少数芽孢梭菌，如破伤风梭菌、产气荚膜梭菌等在体内适合的生长条件下可以快速繁殖，并产生毒性较强的外毒素，引起严重的临床症状。但大多数厌氧菌，尤其是无芽孢厌氧菌的致病性不强，少量细菌侵入体内，不足以引起临床感染。

(2) 机体的全身及局部抵抗力：糖尿病、恶性肿瘤晚期和慢性肝、肾病晚期，接受类固醇激素治疗或免疫抑制剂治疗的器官移植患者和胶原病患者，以及老年人、婴幼儿，尤其早产儿等全身免疫功能低下的人群；或因外伤、手术、拔牙等破坏了皮肤黏膜的完整性，使厌氧菌易于进入非寄生部位，均易引起厌氧菌的继发感染。

(3) 厌氧菌生长及感染的条件：深部组织，或由于局部血管损伤、动脉硬化或血管压迫等因素造成组织缺血、缺氧，局部氧化还原电势（Eh）降低，有利于厌氧菌的生长繁殖，易继发厌氧菌感染。

3. 厌氧菌感染的特征

(1) 细菌感染的临床症状与体征：具有细菌感染的临床症状，如发热，感染局部红、肿、热、痛，血象升高。但单纯厌氧菌感染的严重程度不及兼性厌氧菌，多表现为低热。

(2) 感染局部特征：感染局部多有气体产生，尤以产气荚膜梭菌引起的气性坏疽最为典型。

(3) 分泌物特征：厌氧菌在生长与代谢过程产生多种具有腐败性臭味的物质，故厌氧菌感染的分泌物往往有恶臭；产黑色素普雷沃菌感染，其分泌物带血或呈黑色，在紫外线照射下有红色荧光；放线菌感染的分泌物中含有硫磺颗粒。

(4) 病原学特征：常规细菌培养阴性，但涂片染色镜检可查见细菌，且染色不均、形态各异、有空泡，具有明显的多形性。

(二) 厌氧菌感染性疾病

1. 呼吸道感染

(1) 吸入性肺炎：多发生于老年人和婴幼儿，或成年人醉酒、癫痫发作或全身麻醉状态下，误吸入含有厌氧菌的口腔分泌物。常见厌氧菌为口腔寄生菌，如产黑色素普雷沃菌、脆弱拟杆菌、梭杆菌和厌氧链球菌等。临床特征为有吸入史，以及咳嗽、咳痰、高热、寒战等明显的肺部感染症状。

(2) 胸膜炎及脓胸：吸入性肺炎或肺脓肿等扩散侵入胸腔，或膈下厌氧菌性脓肿穿过膈肌直接播散至胸腔。常见厌氧菌为产黑色素普雷沃菌或脆弱拟杆菌和梭菌等。临床特征为胸痛，随呼吸加剧；有胸腔积液。

2. 消化道感染

(1) 假膜性肠炎：误食入艰难梭菌可引起假膜性肠炎，临床特征为腹泻，粪便中有片状的假膜。

(2) 腹膜炎：肠道内的各种厌氧菌可通过肠道外伤、手术或穿孔等进入腹腔，引起继发性腹膜炎。因肠道内容物有各种类型的细菌寄生，故这种感染往往为厌氧菌与需氧菌或兼性厌氧菌的混合感染。常见的厌氧菌为脆弱拟杆菌、梭菌和消化链球菌等。临床表现为腹痛、腹胀、腹肌强直，厌氧菌感染的特征为腹腔胀气明显，抽出的气体和脓液有恶臭味。

(3)胆道系统感染：外科手术、造影检查和胆囊结石等因素损伤胆囊或胆管黏膜，或改变胆管和胆囊内压时，可继发胆囊或胆管的厌氧菌感染。常见的厌氧菌为脆弱拟杆菌、产黑色素普雷沃菌和产气荚膜梭菌等。临床表现为胆道系统感染症状，如右上腹疼痛，有压痛，部分患者有恶心、呕吐、厌食症状。

(4)肝脓肿：各种原因引起的腹腔感染，其脓液穿透肝脏包膜即可引起肝脓肿。常见厌氧菌为脆弱拟杆菌、产黑色素普雷沃菌、具核梭杆菌和消化链球菌等。常与需氧菌或兼性厌氧菌协同引起混合感染。

3. **泌尿道感染**　泌尿系统厌氧菌感染相对较少，但由于导尿管留置等因素，导致尿道口或会阴部寄生的厌氧菌逆行至尿道或膀胱，甚至输尿管和肾脏，可引起泌尿系统的感染。急慢性下尿道感染表现为尿路刺激症状(尿频、尿急、尿痛)，肾盂炎和肾盂肾炎，表现为发热、肾区疼痛和叩击痛。

4. **女性生殖道**　女性生殖道内有大量厌氧菌寄生。分娩、流产、妇产科手术、放置节育装置等，损伤女性生殖道黏膜或将厌氧菌带至子宫腔内，均可引起女性生殖道感染。女性生殖道感染多为厌氧菌与需氧菌或兼性厌氧菌混合感染，常见的厌氧菌为脆弱拟杆菌、肠黑色素普雷沃菌、梭菌和消化链球菌等。阴道厌氧菌感染常见为老年性非特异性阴道炎，表现为分泌物多，有恶臭或气泡，外阴瘙痒；盆腔脓肿表现为畏寒、发热，局部有压痛；宫内感染表现为持续发热，子宫有明显的压痛，阴道分泌物带血，有恶臭味。

5. **血流感染**

(1)菌血症、脓毒血症：常继发于胃肠道外伤或手术、产道损伤、压疮或拔牙等，常见病原菌为脆弱拟杆菌、产黑色素普雷沃菌、消化链球菌和产气荚膜梭菌等，表现为高热、寒战，部分患者出现中毒性休克等全身中毒症状，脆弱拟杆菌和产气荚膜梭菌引起的血流感染还可出现高胆红素血症和黄疸。拟杆菌和革兰氏阳性厌氧球菌引起的血流感染还可能出现脓毒血症。

(2)厌氧菌性心内膜炎：风湿性、先天性和冠状动脉硬化型心脏病患者，或心瓣膜置换手术后患者，在拔牙或口腔手术后易继发厌氧菌性心内膜炎。常见厌氧菌为消化链球菌、拟杆菌、丙酸杆菌、梭菌和梭杆菌等。临床表现出心脏瓣膜疾病的症状，伴有高热、畏寒等全身性感染的毒血症状。

(3)导管相关血流感染：往往继发于血管插管后，表现为高热、畏寒等全身性感染的毒血症状。

6. **口腔感染**　口腔中有大量厌氧菌寄生，主要寄生菌为牙龈卟啉单胞菌、不解糖卟啉单胞菌、产黑色素普雷沃菌、具核梭杆菌、口腔纤毛菌和直肠沃廉菌等，可通过牙周袋侵入牙周组织引起牙周感染，通过龋齿进入根管引起牙髓感染，或通过口腔其他破损处引起口腔其他部位的感染。牙髓炎表现为患牙酸痛，进食热食疼痛加剧，患侧面部肿胀；牙龈炎表现为牙龈红、肿、痛，遇酸、冷时疼痛加剧，伴牙龈出血；侵入牙周袋和牙周组织成为牙周炎，也表现为局部红、肿、痛。由牙髓炎发展成根尖周炎，使周围组织及骨质坏死并积脓，可产生窦道通向口腔或面部，表现为疼痛、肿胀、根尖敏感，分泌物有恶臭。

7. **皮肤和软组织感染**　皮肤表面的缝隙中有厌氧菌寄生，尤其是皮肤皱褶处和口腔、肛门周围。外伤、咬伤、烧伤或其他皮肤损伤，以及压疮等，均可引起皮肤及周围软组织厌氧菌感染。咬伤引起的感染主要为口腔寄生菌，如卟啉单胞菌、产黑色素普雷沃菌等；肛周感染主要为肠道中的寄生菌，如脆弱拟杆菌、梭菌和消化链球菌；其他部位的感染主要为皮肤表面的寄生菌，如丙酸杆菌、厌氧球菌、梭菌和拟杆菌等。可表现为局部的疖或痈、蜂窝织炎、肛周脓肿、压疮等。

8. **其他感染**

(1)颅内感染：牙周、中耳和鼻窦等部位厌氧菌感染可以直接浸润入脑，肺部或消化道厌氧菌感染也可经血流传播至脑部，引起颅内感染。常见厌氧菌为消化链球菌和拟杆菌。临床表现为头痛、嗜睡、喷射性呕吐等中枢神经系统感染症状和高热、畏寒等全身感染的毒血症症状。

(2)新生儿感染：母体的产道中有大量厌氧菌寄生，可通过子宫或产道感染胎儿，引起胎儿或新生儿感染。诱因有胎膜早破、早产、难产、产程过长等。常见的厌氧菌为女性生殖道寄生菌，如脆弱拟杆菌、具核梭杆菌、痤疮丙酸杆菌、产气荚膜梭菌和消化链球菌等。临床表现为脐炎、新生儿肺炎坏死性小肠结肠炎等。

三、厌氧菌感染的病原学诊断

(一) 标本的采集

(1)厌氧菌标本采集原则：

1)避免正常菌群的污染：避免在有厌氧菌寄生的体表以及与外界相通的腔道内采集标本。

2)严格无菌：严格消毒，避免污染。

3)尽量用无菌注射器抽取深部脓液或体液。

4)尽量避免接触空气。

5)抗菌药物用药前采集。

(2)厌氧菌标本采集方法：

1)循环系统：怀疑血流厌氧菌感染时，应在发热早期、抗菌药物用药前抽取血液作厌氧菌培养，采血前彻底消毒皮肤。

2)中枢神经系统：怀疑中枢神经系统厌氧菌感染时，采集脑脊液作厌氧菌培养。采集前彻底消毒皮肤。同时做需氧菌或兼性厌氧菌培养和革兰氏染色镜检。

3)呼吸系统：怀疑呼吸系统厌氧菌感染时，可从气管的环甲膜以下部位抽取肺部的分泌物，或直接肺穿刺抽取肺部的分泌物，也可用带有保护取样刷不被口咽部正常菌群污染的套管，通过纤维支气管镜从肺部抽取分泌物。

4)泌尿系统：怀疑泌尿系统厌氧菌感染时，直接从耻骨联合上腹经皮肤穿刺膀胱抽取尿液。采集前彻底消毒皮肤。

5）生殖系统：怀疑女性盆腔厌氧菌感染时，可在消毒女性生殖道后从后穹隆穿刺抽取盆底的脓液；怀疑宫腔内厌氧菌感染时，可用无菌套管抽取宫腔内容物。

6）胸腔、腹腔、心包腔和关节腔：怀疑胸膜炎或胸腔脓肿、腹膜炎或腹膜脓肿、心包炎、关节炎或关节脓肿时，可分别抽取胸、腹、心包或关节腔积液或脓液。采集前彻底消毒皮肤。

7）深部脓肿：封闭性脓肿用注射器抽取脓液，采集前彻底消毒皮肤。已破溃者，应用无菌棉拭去除表面的脓液和痂壳，取深部的分泌物。

（二）厌氧菌标本的处理与运送

1. 厌氧菌标本的处理原则与方法

（1）厌氧菌培养原则上主张床边接种，采集标本后应立即在病床边将标本接种在预还原的厌氧培养基上，并迅速放置在厌氧环境（厌氧袋、厌氧罐或厌氧手套箱）中。

（2）若无法进行床边接种时，应尽快送检，并尽量避免接触空气。

（3）厌氧菌标本送至实验室后，应尽快处理、接种，一般应在30分钟内接种完毕。

（4）运送、处理和保存厌氧菌标本时，室温即可，不主张冷藏。

2. 厌氧菌标本的运送方法 若无法床边接种时，可采用下列的运送方法。

（1）针筒运送法：针筒可运送各种液体标本。用注射器采集血液、脓液或各种穿刺液后，排出注射器内的空气，针尖插入无菌橡皮塞，隔绝空气，尽快运送至实验室。

（2）无氧小瓶运送法：用无菌小瓶装入0.5ml的厌氧菌液体培养基，去除小瓶中的氧气（用抽气换气法或置入厌氧手套箱内）后密封。高压灭菌后备用。

（3）用无菌注射器采集标本：排出注射器内的空气后将标本注入小瓶内，尽快运送至实验室。

（4）棉拭运送法：棉拭运送管分为A、B两管，A管内灌满CO_2，管中插入1只无菌棉拭；密封；B管内装有含有还原剂的半固体厌氧培养基。

（5）采集标本时：自A管中取出棉拭，蘸取标本后迅速插入B管的半固体培养基内，尽快送检。

（6）组织块运送法：组织块一般放入厌氧罐内送检。厌氧罐内可置各种产气或吸氧装置，去除罐内的氧气。

3. 接种前厌氧菌标本的核实与处理

（1）检查标本来源是否符合厌氧菌培养的要求，采自有厌氧菌寄生的部位的厌氧菌标本，如痰、中段尿等，不可做厌氧菌培养。

（2）检查标本运送是否符合厌氧菌培养的要求，送检容器是否无菌、密封，空气是否排空。

（3）核实标本采集时间。

（4）观察标本的性状，有无恶臭味、血液、黑色、气泡或硫磺颗粒，以及在紫外线下有无荧光等，并记录。

（三）厌氧菌的病原学诊断

1. 革兰氏染色镜检 除血液标本外，其他各种临床厌氧菌标本均需进行涂片、革兰氏染色和镜检。脑脊液、膀胱穿刺液和胸腹水等含菌量较少的液体标本，可离心后取沉淀物涂片染色镜检。

厌氧菌标本染色镜检具有重要的临床意义。①提示有无细菌和有无厌氧菌：若镜检有细菌存在，则提示有细菌感染；若镜检有细菌存在，而常规细菌培养无细菌生长，则提示有厌氧菌感染的可能（需排除苛养菌、微需氧菌等其他常规细菌培养阴性的细菌感染的可能性）。②大致估计标本中细菌的含量。③根据细菌的形态、染色性和排列方式，以及有无多形性、有无特殊结构，为厌氧菌鉴定提供参考。④根据芽孢的大小、形态、位置，为鉴定革兰氏阳性芽孢杆菌提供参考。

2. 分离培养

（1）培养基的选择：

1）培养基的营养条件要高：厌氧菌对营养要求较高，除需要胰酶水解蛋白、植物胨或大豆胨、心脑浸液、酵母提取物等，还要补充生长刺激因子，如氯化高铁血红素、维生素K_1等。

2）培养基的氧化还原电势要低：培养基要新鲜配制，减少微溶于培养基中的氧气；最好能将配制好的培养基放入厌氧手套箱等无氧环境中，将微溶于水中的氧气全部吸收掉，再用密封袋密封。也可在培养基中加入适量的还原剂，如L-半胱氨酸、硫乙醇酸钠或维生素C等。

3）培养不同种类的厌氧菌选择不同种类的培养基：所有厌氧菌标本均要选用一块基础营养培养基，如厌氧血琼脂平板，再根据标本的种类或厌氧菌的种类，加用一块选择培养基。如分离脆弱拟杆菌的胆汁七叶苷平板（BBE）、分离产黑色素普雷沃菌的卡那-万古霉素冻溶血琼脂平板（KVLB）、分离产气荚膜梭菌的卵黄琼脂平板（EYA）和分离艰难梭菌的环丝氨酸-头孢甲氧噻吩-果糖-卵黄琼脂（CCFA）等。

（2）培养：将接种后的厌氧平板迅速置入厌氧环境中，35°C孵育。厌氧环境的建立可采用厌氧袋、厌氧罐或厌氧手套箱。

3. 耐氧试验 因兼性厌氧菌在厌氧菌环境中也能生长，故在厌氧环境中分离培养出来的细菌尚不能确定是厌氧菌还是兼性厌氧菌。区分这两类细菌的方法是耐氧试验。

从厌氧琼脂平板上挑取可疑菌落（具有特征性或较小的菌落）同时接种在一块厌氧血琼脂平板和一块普通血琼脂平板的相同区域，再将厌氧血琼脂平板和普通血琼脂平板分别置厌氧环境和有氧（含5% CO_2）环境中孵育18~25小时。在厌氧和有氧环境中均生长者为兼性厌氧菌，仅在厌氧环境中生长者，为专性厌氧菌。

4. 鉴定 厌氧菌的鉴定分为以下三级步骤进行。

（1）一级鉴定（初步鉴定）：

1）标本来源：皮肤黏膜附近的感染绝大多数有厌氧菌感染的可能。

2）标本性状：有恶臭、气泡者提示有厌氧菌感染；脓液带血或呈黑色，在紫外线照射下发出红色荧光，提示有产黑色素普雷沃菌存在。

3）标本直接染色镜检：根据细菌有无多形性及染色不均，以及特殊形态，初步确定有无厌氧菌。

4）初代培养的菌落形态：厌氧菌在厌氧血琼脂平板上，尤其选择平板上的菌落特征，初步确认细菌类型。

（2）二级鉴定：经过耐氧试验确认为厌氧菌者，需观察：

1）纯培养物的染色和形态：染色性、形态和多形性、特殊结构（荚膜、鞭毛和芽孢）；

2）菌落形态特征和紫外线照射后的荧光产生；

3）抗生素纸片的抑菌作用：不同种属厌氧菌对卡那霉素、万古霉素、黏菌素、青霉素、红霉素、利福平和SPS等的敏感性各不相同，可作为鉴定的参考（表48-17）。生化试验：触酶、脲酶、酯酶、卵磷脂酶、吲哚、硝酸盐还原、胆汁生长、动力和乙醇芽孢试验等，结合上述染色、形态、菌落特征和抗生素敏感性，可将待检细菌鉴定到属、组或种（表48-18、表48-19）。

表48-17　厌氧菌对部分抗生素敏感性试验结果

菌名	卡那霉素（1 000μg）	万古霉素（5μg）	黏菌素（10μg）	青霉素（2μg）	红霉素（60μg）	利福平（15μg）	SPS（1 000μg）
革兰氏阴性厌氧菌	V	R	V	S	S	S	
革兰氏阳性厌氧菌	V	R	R	S	S	S	
脆弱拟杆菌组	R	R	R	R	S	S	
其他拟杆菌	S	R	S	S	S	S	
普雷沃菌属	R	R	V	S	S	S	
卟啉单胞菌属	R	S	R	S	S	S	
梭菌属	S	R	S	S	R	R	
韦荣球菌属	S	R	S	S	S	S	
厌氧消化链球菌	R	S	R	S	S	S	S
其他革兰氏阳性球菌	S	S	E	S	S	S	R

S：敏感；R：耐药；V：不定；SPS：多聚茴香脑磺酸钠

表48-18　革兰氏阳性厌氧菌属、组和种的鉴定（二级鉴定）

菌名	形态	芽孢	卡那霉素	万古霉素	黏菌素	SPS	吲哚	硝酸盐还原	触酶	精氨酸	卵磷脂酶	反向CAMP试验	双圈溶血	脲酶
梭菌属	B	+	V	S	R		V				V			
聂格试验阳性梭菌	B	+	S	S	R		V				+			
产气荚膜梭菌	B	+	S	S	R		−	−			+	+	+	−
双酶梭菌	B	+	S	S	R		+	−			+	−	−	−
索氏梭菌	B	+	S	S	R		+	−			+	−	−	+
聂格试验阴性梭菌	B	+	V	S	R		V	−			V	V		
艰难梭菌	B	+	S	S	R		−	−			−			
无芽孢杆菌	CB/B	−	S	S	R		V	V	V					
痤疮丙酸杆菌	B	−	S	S	R		−	+	+					
迟缓真杆菌	CB/B	−	S	S	R		−	+	−	+				
革兰氏阳性厌氧球菌	C	−	V	S	R	V	V		V					
厌氧消化链球菌	C/CB	−	R	S	R	S	−		−					
不解糖消化链球菌	C	−	S	S	R	R	+		−					
黑色消化球菌	C	−	S	S	R	R	+							

+：90%以上阳性；−：90%以上阴性；V：不定；S：敏感；R：耐药；B：杆菌；C：球菌；CB：球杆菌

表 48-19 革兰氏阴性厌氧菌属、组和种的鉴定（二级鉴定）

菌名	色素	卡那霉素	万古霉素	黏菌素	胆汁生长	对甲酸-延胡索酸	硝酸盐还原	吲哚	触酶	酯酶	脲酶	动力
脆弱拟杆菌组	–	R	R	R	R	–	–	V	V	–	–	–
其他拟杆菌	–	S	R	S	S	+	+	–	–	–	V	V
纤细拟杆菌	–	S	R	S	V	+	+	–	–	–	–	–
解脲拟杆菌	–	S	R	S	S	+	+	–	–	–	+	–
沃廉菌属	–	S	R	S	S	+	+	–	–	–	–	+
梭杆菌属	–	S	R	S	V	–	–	V	–	V	–	–
具核梭杆菌	–	S	R	S	S	–	–	+	–	–	–	–
坏死梭杆菌	–	S	R	S	S	–	–	+	–	+	–	–
死亡或可变梭杆菌	–	S	R	S	R	–	–	V	–	–	–	
卟啉单胞菌	+	R	S	R	S	–	–	+	–	–	–	–
普雷沃菌	V	R	R	V	S	–	–	V	–	V	–	–
中间普雷沃菌	+	R	R	S	S	–	–	+	–	+	–	–
其他普雷沃菌	–	R	R	V	S	–	–	–	–	–	–	–
革兰氏阴性球菌	–	S	R	S	S	–	V	–	V			–
韦荣球菌	–	S	R	S	S	–	+	–	–	–	–	–

+：90% 以上阳性；–：90% 以上阴性；V：不定；S：敏感；R：耐药

（3）三级鉴定：在一、二级鉴定的基础上，补充各种单糖分解试验、七叶苷和明胶水解试验、α- 葡萄糖苷酶等酶类试验和其他生化反应，结合 PYG 脂肪酸的气液相色谱分析和 G+C 含量的测定，最终确定待检厌氧菌的种与亚种。

此外，还可运用 MALDI-TOF MS 鉴定系统进行菌种鉴定。

（四）厌氧菌病原学诊断结果与解释

1. 厌氧菌的种类及其临床意义

（1）梭状芽孢杆菌

1）产气荚膜梭菌：产气荚膜梭菌是临床较常见的革兰氏阳性厌氧芽孢杆菌，是气性坏疽的主要病原菌。根据其产生的主要毒素的种类，将产气荚膜梭菌分为 A、B、C、D、E 5 个型，对人类致病的主要是 A 型和 C 型，其中 A 型主要引起气性坏疽和食物中毒，C 型则引起坏死性肠炎。产气荚膜梭菌侵入局部，尤其是下肢软组织，快速繁殖并产生各种毒素和侵袭酶，引起局部组织坏死、肿胀，表现为感染局部严重肿胀（水肿伴气肿）和剧烈疼痛，有腐败恶臭味和捻发音。产气荚膜梭菌 A 型的部分芽孢菌株在芽孢形成过程中可产生肠毒素。误食含菌的食物后，其肠毒素作用于十二指肠和空肠的肠黏膜细胞和上皮细胞，引起腹痛腹泻。产气荚膜梭菌 C 型可产生 β 毒素，引起人类坏死性肠炎表现为剧烈腹痛、腹泻、血便，甚至肠穿孔。

2）破伤风梭菌：破伤风梭菌是破伤风的病原菌。破伤风梭菌或其芽孢随铁钉或铁器刺伤皮肤而进入体内，在深部组织的厌氧环境中出芽繁殖。破伤风梭菌可产生两种外毒素，即破伤风痉挛毒素和溶血毒素，尤其是痉挛毒素作用于脊髓前角的运动神经细胞，阻止抑制性突触末端释放抑制性冲动的传递介质，破坏了正常的抑制性调节功能，引起骨骼肌痉挛性收缩、强直。发病早期表现为伤口周围的肌肉痉挛；随后发展为咀嚼肌痉挛，引起牙关紧闭和吞咽困难；后期累及躯干和四肢的骨骼肌，导致全身肌肉痉挛、强直，呈角弓反张；也可引起膈肌持续痉挛，导致呼吸困难，窒息而死。

3）肉毒梭菌：肉毒梭菌分为 8 个毒素型，其中 A、B、E、F 4 型对人致病，又以 A、B 型最常见。肉毒梭菌在厌氧条件下产生的外毒素——肉毒毒素是目前已知的毒性最强的毒素。与其他细菌产生的外毒素不同，肉毒毒素不是由肉毒梭菌在生长繁殖过程中产生和释放，而是先由肉毒梭菌产生无毒的毒素前体，待细菌死亡、裂解后释放出来，经肠道胰蛋白酶激活后才具有强烈的毒素作用。肉毒毒素有嗜神经性，可作用于脑神经核和外周神经 - 肌肉接头处以及自主神经末梢，阻止乙酰胆碱释放，影响神经冲动的传递，导致肌肉迟缓性麻痹。肉毒梭菌感染大多数引起食物中毒，包括成人肉毒病、婴儿肉毒病，也可经伤口或手术切口侵入体内，表现为神经麻痹症状。首先出现眼肌麻痹，表现为复视、斜视和眼睑下垂，随后发展为咽部肌肉麻痹，表现为咀嚼和吞咽困难；最后膈肌麻痹，导致呼吸困难。

4）艰难梭菌：艰难梭菌是假膜性肠炎（PMC）的主要病原菌之一。外界环境中的艰难梭菌可通过多种途径（如粪 - 口途径）进入机体，引起外源性艰难梭菌杆菌感染；在大量应用抗菌药物，引起肠道正常菌群失调后，肠道内寄生的艰难梭菌大量繁殖引起内源性感染。艰难梭菌可产生多种毒性因子，其中毒素 A 和毒素 B 最为重要。毒素 A 为一种肠毒素，可损伤肠黏膜并改变血管的通透性，引起肠液的过度分泌、肠腔积液和肠黏膜的出血、坏死。毒素 B 为一种细胞毒素，可诱导细胞肌动蛋白解聚，破坏细胞骨架，导致组织细胞变圆并缓慢死亡。艰难梭菌感染引起的肠炎主要病变部位在结肠段，临床表现为腹泻、腹痛和腹胀，可有血便。乙状结肠镜下可见肠黏膜炎性水肿和斑片样假膜。

艰难梭菌感染诊断标准为：患者出现中至重度腹泻或肠梗阻，并满足以下任一条件：粪便检测艰难梭菌毒素或产毒素艰难梭菌结果阳性；内镜下或组织病理检查显示假膜性肠炎。实验室的诊断方法包括厌氧培养、产毒素培养、细胞毒性试验、菌体及毒素抗原检测、毒素基因分子检测等，其中产毒素艰难梭菌培养和细胞毒性试验是目前实验室诊断艰难梭菌感染的“金标准”，但常规实验室实验难以开展。不同的诊断方法敏感性、特异性不同，国内外指南推荐多种方法联合检测以提高敏感性、特异性，缩短报告周期。常推荐以艰难梭菌抗原检测即谷氨酸脱氢酶试验作为初筛，阳性标本进一步检测毒素，两者不一致的结果使用第三种方法即分子检测进行确证。

5）诺氏梭菌和索氏梭菌：也是人类气性坏疽的病原菌之一，作用机制与产气荚膜梭菌相似，但致病性较产气荚膜梭菌弱。

（2）革兰氏阳性无芽孢厌氧菌

1）双歧杆菌属：双歧杆菌为共生菌，新生儿进食不久肠道中即可有双歧杆菌存在，并可永久寄生。双歧杆菌具有调节、维护体内微生态环境并提供宿主机体生长所必需的维生素 B 等营养物质的重要生理功能，而且无毒毒害，可用于婴幼儿保健和临床治疗。

2）真杆菌属：真杆菌不产生毒素，其细胞壁的脂多糖成分仅具有一定的内毒素活性，对人和动物的致病作用不显著，很少单独引起感染。可与其他细菌混合感染，引起心内膜炎等。

3）丙酸杆菌属：痤疮丙酸杆菌为人体皮肤表面的正常菌群，主要寄居在皮肤毛囊皮脂腺内，也可存在于人的鼻腔、口腔、肠道和下尿道口。痤疮丙酸杆菌是诱发痤疮的病因之一。侵入皮脂腺的痤疮丙酸杆菌能产生一种小分子多肽，吸引中性粒细胞等吞噬细胞聚集，释放水解酶和多种炎性介质，诱导局部产生炎症反应，最终破坏皮脂腺，形成痤疮。

4）放线菌属：临床最常见的衣氏放线菌主要寄生在人口腔、肠道和女生殖道中，为人口腔、肠道和女性生殖道正常菌群的组成成分之一，因此可以引起相邻各个部位的放线菌感染。衣氏放线菌主要引起皮下结缔组织感染，并沿皮下结缔组织平面扩散，可在感染局部形成脓肿和肉芽肿，主要表现为感染局部皮下结缔组织炎症，常形成有痛感、像木头似的硬块。慢性患者常形成窦道，长期流脓，脓液中有“硫磺颗粒”。硬块表面的皮肤呈紫色。衣氏放线菌还可引起眼部感染和子宫内膜炎等。

5）乳杆菌属：临床最常见的嗜酸乳杆菌是人类肠道、口腔和女性生殖道正常菌群的主要组成成分之一，对于维持肠道和女性生殖道的微生态平衡起着重要的作用，尤其是在维持女性生殖道的自洁作用方面起着主导作用。若嗜酸乳杆菌被大量杀灭，会引起肠道和女性生殖道的菌群失调。口腔中寄生的嗜酸乳杆菌与龋齿形成有关。加氏乳杆菌偶尔可引起亚急性细菌性心内膜炎。

6）蛛网菌属：丙酸蛛网菌为人口腔正常菌群的组成成分之一，可引起机体各个部位，尤其是面、颈部的皮下结缔组织感染，症状类似于放线菌病。

（3）革兰氏阳性厌氧球菌

1）消化链球菌属：临床最常见的厌氧消化链球菌寄生于口腔、肠道和女性生殖道，可通过多种途径引起机体各部位或各种组织的感染。但多与其他厌氧菌或兼性厌氧菌引起混合感染，通过协同作用发挥其毒性作用或致病作用。

2）消化球菌属：黑色消化球菌主要寄生在女性生殖道中，其致病作用不强，常与其他细菌混合感染。

3）链球菌属：链球菌属中厌氧球菌以小链球菌多见，主要存在于人的上呼吸道，无明显的致病作用。

4）瘤胃球菌属：临床上最常见的卵形瘤胃球菌寄生于人类肠道，主要是大肠和结肠，一般不会单独引起临床感染。

（4）革兰氏阴性厌氧杆菌

1）拟杆菌属：拟杆菌属细菌，尤其是脆弱拟杆菌是临床最常见的厌氧菌，也是人和动物口腔、肠道和女性生殖道的正常菌群。脆弱拟杆菌是一种条件致病菌，其具有荚膜、菌毛、脂多糖和毒性酶等多种致病因素，可通过外源性途径引起机体各个部位和各种组织的外源性感染，也可通过直接扩散的方式侵入非寄生部位引起内源性感染，表现为局部组织的感染和脓肿，或胸腔、颅内或女性生殖系统感染，也可侵入血液，引起血流感染，并扩散到机体其他部位。

2）普雷沃菌属：该菌属代表菌种产黑色素普雷沃菌寄生在人和动物的口腔，可通过其菌毛和荚膜，吸附或黏附于牙齿的表面，形成菌斑，再通过产生的多种酶和毒素，引起牙龈组织的炎症，最终引起牙龈炎、牙周炎或根尖周炎。

3）卟啉单胞菌属：该菌属代表菌种不解糖卟啉单胞菌主要寄生在人和动物的口腔。该菌虽没有菌毛和荚膜，但可通过细菌表面的纤毛黏附于牙龈或其他组织细胞表面，产生胶原酶、DNA 酶、免疫球蛋白分解酶和内毒素等多种毒性物质，损伤牙龈组织或其他感染部位的组织和细胞，诱发炎症反应，引起牙龈炎、牙周炎，或牙髓炎或根尖周炎。

4）梭杆菌属：具核梭菌是临床最常见的梭杆菌，主要寄生于人和动物的口腔、上呼吸道、肠道和泌尿生殖道。具核梭杆菌可通过其产生的植物血凝素黏附并定植在感染部位的组织细胞表面。其细胞壁中的脂多糖具有完整的内毒素结构和活性，可诱导局部组织细胞产生各种炎性因子，引起局部的炎症反应，包括牙周感染、牙髓感染，或通过误吸引起肺部感染，也可侵入血流，引起血流感染和肝脓肿等。

5）纤毛菌属：口腔纤毛菌也为人类口腔中的正常菌群。但其脂多糖缺少 KDO 成分，故其内毒素活性较弱。可通过龋洞侵入根管引起牙髓感染，通过牙周袋侵入牙周组织引起牙周感染，但症状均不严重。

6）沃廉菌属：唯一与人类有关的直肠沃廉菌主要存在于人类的口腔中，但其致病机制目前尚不清楚。可能与人类牙周组织或牙根管感染有关，或参与牙周病或牙根管炎的发生与发展。

（5）革兰氏阴性厌氧球菌

1）韦荣球菌属：其代表菌种小韦荣球菌是人体口腔的正常寄生菌，可通过其细胞壁的脂多糖成分引起组织的炎症反应，可通过龋洞、牙周袋或口腔的其他破损处直接浸润，引起牙髓、牙周、口腔和面颈部腺体感染，或误吸引起肺部感染。但多与其他厌氧菌混合感染。

2）氨基酸球菌属：发酵氨基酸球菌寄生于人类的口腔中，其毒性很弱，对人类无明显的致病作用。

（6）巨球形菌属埃氏巨球形菌：主要存在于任何动物的肠道中，其致病性很弱，很少单独引起感染。

2. **药物敏感性试验** CLSI 推荐厌氧菌的体外药敏试验可选用稀释法（包括肉汤稀释法和琼脂稀释法）和 Etest 法。纸片扩散法因影响因素较多，结果不准确，并且与“金标准”琼脂稀释法结果不相关，一般不作为厌氧菌的体外药敏试验，仅用于厌氧菌的二级鉴定。

（1）琼脂稀释法：推荐应用含 5%~10% 脱纤维羊血的布氏琼脂（含维生素 K_1 和氯化血红素），用布氏肉汤或硫乙纯酸钠肉汤制备菌悬液（0.5 麦氏单位），用多点接种仪将多株待检厌氧菌同时接种在含有不同抗菌药物浓度的上述布氏琼脂表面，迅速置厌氧环境，培养 24~48h，观察细菌的生长情况。

（2）肉汤稀释法：推荐选用含维生素 K_1 和氯化血红素的布氏肉汤。用上述布氏肉汤制备菌悬液（终浓度为 1×10^6CFU/ml），分别加入已稀释后的含有不同浓度的抗菌药物的布氏肉汤中，迅速置厌氧环境，培养 24~48h，观察细菌的生长情况。

（3）Etest 法：推荐应用含 5%~10% 脱纤维羊血的布氏琼脂（含维生素 K_1 和氯化血红素），用布氏肉汤或硫乙纯酸钠肉汤制备菌悬液（1.0 麦氏单位）接种在上述布氏琼脂表面，轻轻贴上 E-test 试条，迅速置厌氧环境，培养 24~48h，观察 E-test 试条周围细菌的生长情况。

3. **耐药性及其耐药机制** 厌氧菌，尤其是无芽孢厌氧菌具有一定的耐药性。部分厌氧菌对某些抗菌药物天然耐药，如临床最常见的脆弱拟杆菌对青霉素、卡那霉素、黏菌素和万古霉素耐药，产黑色素普雷沃菌对卡那霉素和万古霉素耐药，梭菌属细菌对红霉素、利福平和万古霉素耐药，所有厌氧菌对克林霉素耐药性增加，脆弱拟杆菌之外的革兰氏阳性球菌和杆菌也可对甲硝唑耐药，梭菌属对万古霉素、达托霉素等糖肽类和脂肽类药物耐药。

厌氧菌的种类较多，其耐药机制也很复杂，目前尚不完全清楚。较为清楚的耐药机制是脆弱拟杆菌组的细菌可以产生 β- 内酰胺酶，降解青霉素和头孢类抗菌药物的 β- 内酰胺环，可以抵抗青霉素和部分头孢类抗菌药物的杀菌作用。

4. **治疗**

（1）局部厌氧菌感染的治疗：局部厌氧菌感染最重要的治疗是暴露疗法，即用外科手术清创引流，包括局部坏死组织的清创、刮除和脓肿切开、引流等。

（2）全身厌氧菌感染的治疗：主要依靠抗菌药物治疗。

1）对厌氧菌低效或无效的抗菌药物：①氨基糖苷类抗菌药物：如链霉素、庆大霉素、卡那霉素、新霉素、妥布霉素、巴龙霉素等；②磺胺类药物：对临床常见的脆弱拟杆菌、产气荚膜梭菌和放线菌无效；③红霉素：对厌氧球菌、真杆菌、放线菌和产气荚膜梭菌等有一定的抑菌活性，但耐药严重，很少用于抗厌氧菌感染治疗。

2）对厌氧菌敏感或有效的抗菌药物：①青霉素类：对革兰氏阳性厌氧菌，尤其是阳性球菌有较好的抗菌活性。但临床最常见的脆弱拟杆菌组细菌因可产生 β- 内酰胺酶，可使青霉素类失活。含酶抑制剂的青霉素，如羧苄西林、头孢甲氧霉素等则对包括拟杆菌属在内的大多数厌氧菌感染有效；②头孢菌素：对大多数厌氧菌，尤其是革兰氏阳性厌氧球菌具有较好的抗菌活性，但Ⅰ代、Ⅱ代甚至部分Ⅲ代头孢菌素对临床最常见的脆弱拟杆菌组细菌无效。Ⅳ代头孢菌素，头孢西丁，或碳青霉烯类，如亚胺培南等，则对包括脆弱拟杆菌组在内的绝大多数厌氧菌有明显的杀菌活性；③林可霉素和克林霉素：林可霉素对许多厌氧菌有抑菌活性，但对脆弱拟杆菌、可变梭杆菌和部分梭菌的抗菌活性较差。克林霉素是林可霉素的衍生物，抗脆弱拟杆菌的活性较林可霉素强。但不易通过血脑屏障，不易用于中枢神经系统的厌氧菌感染。④硝唑：对绝大多数厌氧菌有较显著的杀灭活性，是抗厌氧菌感染的基本和首选药物。临床常见的厌氧菌对部分抗菌药物的敏感性见表 48-20。

表 48-20 临床常见厌氧菌对部分抗菌药物的敏感性

菌名	甲硝唑	氯霉素	克林霉素	羧苄西林	头孢甲氧霉素
脆弱拟杆菌 /%	100	100	95	95	95
其他拟杆菌 /%	100	100	97	96	96
梭杆菌属 /%	100	100	98	99	99
厌氧球菌 /%	98~99	100	97	100	100
梭菌属 /%	99	100	90	65	65
放线菌属 /%	25	100	100	100	100
血药浓度 /（μg·ml^{-1}）	16	16	4	128	32

第十一节　布鲁菌属的病原学诊断

布鲁菌为人兽共患性疾病的病原菌，通过接触感染动物（如绵羊、牛、山羊、猪或其他动物）的体液，或接触感染动物的食物制品（如未经巴氏消毒的牛奶和奶酪）或吸入含感染性颗粒的气溶胶而传播给人。进入人体的病原菌侵入血液，主要在淋巴结、脾脏、骨髓等处繁殖，可引起菌血症、反复发热、肝脾肿大、神经痛、衰弱无力、白细胞减少等症状、并可进一步侵入多种脏器或形成慢性感染。布鲁菌病是全世界分布最广泛的人兽共患病之一。布鲁菌属包括羊布鲁菌、牛布鲁菌、猪布鲁菌和犬布鲁菌和沙林鼠布鲁菌等。在世界范围内，绝大多数的人布鲁菌病都是由羊布鲁菌引起。

布鲁菌是不能运动的需氧短小杆菌，兼性细胞内寄生，其直径和长度分别为 0.5~0.7μm 和 0.6~1.5μm，革兰氏染色表现为单个的短小革兰氏阴性球杆菌。布鲁氏菌无荚膜、芽孢和鞭毛，氧化酶阳性，触酶阳性，脲酶阳性。布鲁菌培养时营养要求高，初次分离培养需要 5%~10% 的 CO_2 环境，且培养基需添加维生素 B_1、烟酸、生物素等。血琼脂平皿生长缓慢，培养 5~7 天后可形成微小、灰色、不溶血的菌落，涂片镜检可见短小的球杆菌，形态似沙滩样。

分离培养是诊断布鲁菌病的“金标准”，但培养要求苛刻且时间较长。血清学检查是诊断布鲁菌病的最常用的方法，包括试管或微量凝集法或 ELISA 法，用菌体 M 抗原（羊布鲁菌抗原）和 A 抗原（牛布鲁菌抗原）的特异血清可鉴别菌种。临床微生物实验室也可通过 PCR 或实时荧光定量 PCR 的方法特异性地扩增 *BCSP31* 基因、*BP26* 基因、16S rRNA 及插入序列 IS711 快速从标本中鉴定布鲁菌。MALDI-TOF MS 也可快速鉴定布鲁菌。注意生物安全，全程在安全柜中操作。

（郭莉娜　程敬伟　黄晶晶　赵 虎　王 辉　徐英春）

第四十九章 支原体、衣原体、立克次体、螺旋体感染的病原学诊断

第一节 支原体和脲原体

一、支原体和脲原体

(一) 支原体和脲原体分类及生物学特性

柔膜体纲(*Mollicutes*)含4个目、5个科、8个属和200个种。根据《伯杰系统细菌学分类手册》(2004)柔膜体纲支原体目(*Mycoplasmatales*)支原体科(*Mycoplasmataceae*)含2个与人类疾病有关的属,即支原体(*Mycoplasma*)属和脲原体属(*Ureaplasma*),2个属在人体上共计分离到15个种。

支原体首次被发现时被认为是病毒,因为支原体可以通过细菌不能通过的细菌过滤器。然而,与病毒不同的是支原体可以在无生命的培养基中生长,且同时含有核糖核酸(RNA)和脱氧核糖核酸(DNA)。支原体还曾经被错误地认为是细菌L型,但细菌L型与支原体不同的是其三层结构的细胞膜不含有甾醇,而且在适当的环境下可转变为具有细胞壁的细菌。支原体在普通的光学显微镜下不可见,由于没有细胞壁,支原体的形态为无定形,包括球形、杆状、棒状和丝状等,球形直径为0.2~0.3μm,杆状长为1~2μm、宽为0.1~0.2μm,从而可通过细菌过滤器(孔径0.45μm)。由于没有细胞壁,对于β-内酰胺类等抗生素不敏感,也不能被革兰氏染料所染色。

(二) 主要致病性支原体和脲原体

在支原体属和脲原体属的16个分离种中,2个支原体种和1个脲原体种与人类疾病的关系最大,即肺炎支原体(*M.pneumoniae*)是明确的病原体,人型支原体(*M.hominis*)和解脲脲原体(*U.urealyticum*)一般认为是机会感染病原体。生殖支原体(*M.genitalium*)由于培养较上述3种支原体/脲原体困难,虽然近年来有一些研究,但其致病性和感染的临床意义仍然需要进一步确认。肺炎支原体、人型支原体和解脲脲原体的生物学特性及引起人类疾病见表49-1。

二、支原体和脲原体感染

(一) 支原体和脲原体的致病性与免疫性

1. 肺炎支原体 肺炎支原体感染经呼吸道飞沫传播,吸附在呼吸道上皮细胞是常驻或感染的先决条件。肺炎支原体杆状一端的细胞器内的P1黏附蛋白与呼吸道纤毛或非纤毛上皮细胞上的糖蛋白受体上结合,随后发生纤毛的停滞,释放过氧化氢及其他超氧基团,造成上皮细胞破坏,随后发生浅层黏膜广泛性损伤。肺炎支原体诱导多种免疫调节物(如细胞素)的产生和T、B淋巴细胞的激活,后者产生的自身抗体与宿主的各种组织和白细胞上的I抗原结合,其中与白细胞上

表49-1 3个人类主要支原体和脲原体种生物学特性及相关疾病

	代谢分解			培养基pH	菌落直径/吸附红细胞	疾病
	葡萄糖	精氨酸	尿素			
肺炎支原体	+	–	–	7.8	10~100μm/+	呼吸道感染,包括支气管炎及肺炎等
人型支原体	–	+	–	7.0~7.2	200~300μm/–	泌尿生殖道感染、新生儿感染及免疫抑制患者播散性感染等
解脲脲原体	–	–	+	6.0	10~100μm/–	泌尿生殖道感染、不孕症、前列腺炎等

+:阳性结果;–:阴性结果

的I抗原结合导致冷凝集素的产生。激活后的B淋巴细胞产生局部和全身保护性抗体，抑制支原体的附着，促进调理作用及抗体 - 补体介导的支原体溶解作用。首次感染后肺炎支原体后，病原体可在呼吸道黏膜内形成常驻，时间达数月(在免疫低下患者甚至可达数年)之久，成为正常携带者。

2. **解脲脲原体和人型支原体** 人型支原体可穿透上皮细胞引起细胞的损伤和破坏。解脲脲原体和人型支原体在泌尿生殖道感染时产生局部IgA抗体和蛋白酶，且解脲脲原体分解尿素产生氨。人解脲脲原体和人型支原体可常驻在泌尿生殖道，但很少进入黏膜下，除非患者免疫功能存在抑制/缺陷。

(二) 支原体和脲原体感染的临床特点

1. **肺炎支原体** 肺炎支原体感染的大多数病例涉及呼吸系统感染。在美国肺炎支原体肺炎每年的发病率1/1 000，约两百万人，20%社区获得性肺炎住院患者系肺炎支原体所致，这一比例在社区获得性肺炎门诊患者中更高。刘友宁等2006年多中心研究结果显示肺炎支原体系社区获得性肺炎的第一病原体，阳性率为20.7%。王亚娟等2000年报道北京地区儿童急性下呼吸道感染中，肺炎支原体的检出率是13%。肺炎支原体感染呈散发发病，尽管可在任何年龄的人群发病，但发病率高峰人群是5~20岁年龄组，尤其以5~10岁年龄组为最高。肺炎支原体发病无季节性，但以秋冬季较多，潜伏期6~32天。在封闭的人群中，如新兵训练营和幼儿园等，肺炎支原体感染可产生小规模的流行，造成该人群25%~75%的感染，这种情况也经常发生在家庭内成员间的传播。

大多数肺炎支原体感染为临床显性感染，而非隐性感染。肺炎支原体呼吸系统感染最常见的临床表现是气管支气管炎，无特异性，开始有上呼吸道感染症状，如发热、咳嗽、咽喉痛、头痛、全身不适、声音嘶哑和寒战等，可持续数周或数月。肺炎支原体所致呼吸道感染与年龄有关系，3岁以下幼儿以上呼吸道感染多见，5~20岁年龄的人群主要表现为支气管炎和肺炎，成人则以肺炎多见。另外有些肺炎支原体感染患者可发生肺部以外并发症，如脑膜脑炎、脊髓炎和关节炎等。

近年来临床上出现越来越多难治性支原体肺炎，尤其是儿科患者，即使大环内酯类抗生素治疗2周但仍有咳嗽，肺部阴影持续无吸收好转。原因是肺炎支原体对大环内酯类抗生素耐药，机制是肺炎支原体23S rRNA的V区突变。

2. **解脲脲原体和人型支原体** 正常性活跃的男性尿道标本解脲脲原体阳性培养率为10%~20%，女性高达60%~70%，人型支原体在正常性活跃的女性生殖道阳性培养率为10%，提示解脲脲原体和人型支原体系条件病原体，在女性可能为正常菌群。与男性非淋球菌性尿道炎(nongonococcal urethritis，NGU)的明确病原体沙眼衣原体地位不同，解脲脲原体与NGU的发病仅存在可能的相关性，人型支原体则与NGU关系不大。在急性肾盂肾炎患者的上尿道和盆腔炎患者的子宫内膜及输卵管可分离到人型支原体，但解脲脲原体与盆腔炎发病的关系没有得到证实。

新生儿支原体感染是由于母体子宫内驻留的支原体经胎盘传播或下生殖道驻留支原体分娩时的直接接触，两者总传播率为18%~55%。多数新生儿支原体感染可能没有症状且不发生后遗症，仅少数可表现肺炎，菌血症，甚至死亡，这些多见于早产儿或极低体重新生儿(出生体重<1 000克)。

人型支原体及解脲脲原体可引起免疫抑制患者全身播散性感染，累及呼吸道和关节，特别是在低γ球蛋白血症患者中。

三、支原体和脲原体感染实验室诊断

(一) 标本采集

1. **标本的选择**

(1) 呼吸系统标本：鼻咽拭子或吸液/洗液、痰、胸膜积液、支气管肺泡灌洗物、气管吸液和肺组织，可用于肺炎支原体培养。

(2) 泌尿生殖道标本：尿道拭子及尿液标本(前者质量优于后者)、前列腺分泌物及精液；女性尿液标本、尿道及宫颈拭子标本；女性导尿和耻骨上穿刺尿液标本如果进行定量培养最有意义；盆腔炎及产后发热患者的子宫内膜组织、输卵管标本及直肠子宫凹陷穿刺液标本，用于生殖道支原体培养。

(3) 新生儿肺炎患儿标本：鼻咽拭子或气管吸出液，用于生殖道支原体培养，尤其是在出生体重低于1 500g的新生儿。

(4) 肺及生殖道以外解剖部位的标本：血液(不含抗凝剂，如普通全血1:10稀释)、脑脊液、心包积液标本；低γ球蛋白血症伴急性关节炎患者的关节滑膜液；慢性骨髓炎患者如果排除其他细菌病原学后，其坏死骨片、吸取物、活检组织，均可用于生殖道支原体培养。

2. **拭子标本采集**

(1) 拭子要求：海藻酸钙纤维(calcium alginate)、涤纶(dacron)、聚酯(polyester)纤维等材料制作的拭子头，柄为塑料或铝质。木质或竹质的棉拭子不宜使用，因为可能含有潜在的支原体生长抑制物。

(2) 拭子标本采集：持拭子用力擦下尽可能多的细胞，因为支原体与细胞相伴随。男性尿道标本：将尿道拭子插入尿道3~4cm，旋转数周后拔出。宫颈标本：用拭子擦去宫颈表面黏液，然后用专用拭子插入宫颈内口1cm左右，旋转数周后停留20秒，拔出拭子，注意不要将拭子接触阴道壁。标本采集过程中应当避免标本被滑石粉和防腐剂等污染。

(二) 标本运送

支原体对外界环境非常敏感，尤其是干燥和热。标本采集后最好能床边接种，如果能保证标本的湿润，也可在1小时内接种，否则标本应置于保存液中2~8°C冷藏，但时间不超过24小时。24小时内不能接种者，标本应置于-70°C以下或液氮内保存。常用的保存液有SP-4肉汤、10B肉汤或2SP(含10%灭活胎牛血清的0.2M的蔗糖磷酸盐缓冲液)。保存液或运送液也可使用商业成品。

(三) 实验室检测方法

1. **培养**

(1) 培养基：没有一种培养基适合所有的支原体培养。肺炎支原体及人型支原体用SP-4或改良的Hayflick肉汤和琼脂平板；解脲脲原体和人型支原体用Shepard's 10B肉汤和A8琼脂平板。商业成品培养基的出现使得许多临床实验室能够进行支原体培养。无论是自制培养基或使用商业成品培养基，均应进行质量控制(如阳性对照菌株与临床标本同时接种)以确认培养基的质量。肺炎支原体的培养使用双相培养基(肉汤 - 琼脂培养技术)则更好。

(2) 标本接种前的准备：标本在接种前应当混匀，液体标本离心沉淀（600g，15min），沉淀物用于接种。尿液标本如怀疑细菌污染应使用 0.45μm 孔径的滤膜过滤。组织标本在肉汤内剪碎（不是磨碎）后接种。无论液体标本还是剪碎的组织标本，在接种前需用相应的专用肉汤作 10 倍连续稀释，至少三个稀释度（如 1∶10，1∶100 和 1∶1 000），每一稀释度均做接种。稀释目的是减少标本中可能的抗生素、抗体和细菌的干扰。稀释接种是提高阳性分离率的重要步骤。

(3) 简要操作步骤

1) 呼吸道标本培养肺炎支原体：将系列稀释的标本接种 SP-4 或改良的 Hayflick 肉汤和琼脂平板，肉汤置有氧环境，琼脂平板置 5% CO_2 环境，37°C 培养。当培养环境干燥或培养时间延长，可使用加湿温箱。如果接种的肉汤在 4 天以后（4 天内产酸通常是细菌污染，此时通常伴肉汤浑浊）发生由红变黄的产酸反应时，检查原种的琼脂平板是否有菌落生长，若无生长，则将阳性肉汤转种琼脂平板，转种 4 天后每 2~3 天检查原种和转种的琼脂平板，通常在接种后 4~20 天生长直径为 10~100μm 的菌落，然后进行肺炎支原体鉴定，如豚鼠细胞菌落吸附试验，具体方法是将 0.5%-PBS 豚鼠细胞悬液倒入并覆盖琼脂平板，室温放置 30 分钟，倾去细胞悬液，PBS 洗涤（摇床）琼脂平板数次后观察菌落上是否细胞吸附。如果原种的肉汤在 10~21 天内没有颜色改变，将该肉汤转种琼脂平板，4 周后仍然没有菌落生长，则培养阴性。

非耐药肺炎支原体对大环内酯类抗生素敏感。对于难治性支原体肺炎感染患者，应当考虑大环内酯类抗生素耐药，阳性培养物应当检测大环内酯类抗生素耐药表型。

2) 泌尿生殖道标本培养解脲脲原体和人型支原体：将系列稀释后的标本接种 10B 肉汤和 A8 琼脂平板。肉汤培养温度 35~37°C，有氧环境。琼脂平板置 95% N_2-5% CO_2 的环境最好，5% CO_2 培养箱或烛缸同样可以接受。接种后的肉汤每天 2 次观察颜色改变，1~4 天出现由黄变红产碱改变时，检查原种的琼脂平板是否有菌落生长，如果没有，立即转接种变色的肉汤至琼脂平板（解脲脲原体在颜色改变后的肉汤培养基内数小时失去活性），每天检查原种和转种的琼脂平板，A8 琼脂平板在接种后 1~3 天出现的圆形棕色菌落，直径在 15~60μm，判断解脲脲原体；在接种 3~4 天出现的油煎蛋菌落，直径在 200~300μm，判断人型支原体；7 天时仍无菌落生长，判断解脲脲原体和人型支原体培养阴性。用放大镜可检查琼脂平板上的支原体菌落，但 ×4~×10 的显微镜更为可靠。不仅注意始划区，而且要注意尾区，因为后者可能是支原体菌落生长最好的部位。注意将支原体菌落与气泡，水及脂质滴物或其他杂质区分。

商业成品培养基和试剂盒，其基本操作应当是肉汤 - 琼脂平板培养步骤，否则需要证明其产品与肉汤 - 琼脂平板有类似阳性培养率。

2. 非培养方法

(1) 抗原检测：临床标本直接免疫荧光染色和酶免疫抗原捕获法检测等，这些方法因特异性和 / 或敏感性低，实际应用价值有限。酶免疫抗原捕获法可能在肺炎支原体分离物鉴定中具有较好的实用价值。

显微镜下的直接标本形态学不能用于支原体的检测，包括显微镜与计算机连接组成的超高倍镜显示系统，因为镜下不能将无固定形态的支原体与其他微生物、组织细胞碎片、颗粒及杂质区别。计算机成像显示系统仅是图像的放大，并没有提高分辨率。

(2) 核酸扩增试验（nucleic acid amplication tests，NAAT）：除用于新鲜标本支原体检测外，还可用于污染标本或已进行组织学染色标本中支原体的检测。对于容易培养分离的人型支原体和解脲脲原体，NAAT 价值不十分明显。对于生长缓慢的支原体，如肺炎支原体，PCR 具有很大的价值。在国外已有基于多重 PCR 技术的呼吸道病原体检测试剂盒，可同时检测 20 种以上呼吸道病毒等，包括肺炎支原体。

3. 血清学诊断

(1) 肺炎支原体血清学：血清学在肺炎支原体感染实验室诊断中具有重要的意义。首次感染肺炎支原体后抗体在 3~6 周达到高峰，持续数月或数年后逐渐下降。肺炎支原体 IgM 抗体阳性可作为急性感染的指标，尤其是儿科患儿。在成人中，IgM 抗体阳性也可作为急性感染的指标，但阴性时不能排除支原体感染，因为再次感染时 IgM 抗体可能缺如。急性期和恢复期血清 IgG 或总抗体 4 倍或以上升高作为肺炎支原体急性感染的指标，有些试剂盒单份血清抗体达到一定滴度也可作为急性感染的指标。肺炎支原体血清学有间接荧光法、微颗粒凝集法（microparticle agglutination test，MAG）、酶免疫吸附试验和补体结合试验等。

(2) 解脲脲原体和人型支原体：生殖道支原体血清学的临床意义不大，其抗体滴度的临床意义也很难解释。但如果发生生殖道以外的生殖道支原体感染，其血清学可能具有临床意义。检测方法包括 IFA、EIA 和微量免疫荧光试验等。

（四）结果的解释

1. 呼吸道标本接种 SP-4 肉汤分解葡萄糖产酸，接种或转种琼脂平板后 4~20 天产生圆形菌落，且培养皿加入 0.5% 豚鼠细胞后，菌落吸附试验阳性基本可以确定肺炎支原体报告，但如进行确诊，仍需使用 PCR 或酶免疫抗原捕获法检测分离物的肺炎支原体 DNA 或抗原。

2. 自呼吸道分离出肺炎支原体在大多数情况下非常重要，但需要与呼吸道疾病的临床表现相一致，因为有小比例人群的呼吸道存在肺炎支原体的定植。

3. PCR 越来越广泛应用于呼吸道标本中肺炎支原体的检测，但阳性结果也需要结合临床表现判断是否有意义。

4. 来自生殖道的标本，在含 $CaCl_2$ 的 A8 琼脂平板上生长颗粒状尿素酶阳性的棕色菌落，可报告解脲脲原体。自正常无菌体液或组织分离解脲脲原体，无论其数量多少均与临床疾病有重要的关系。

5. 来自生殖道的标本、分离物水解精氨酸、尿素酶阴性，在接种 3~4 天后生长油煎蛋菌落，可报告人型支原体，在大多数情况下不需要进一步的鉴定。自正常无菌体液或组织分离出人型支原体，无论其数量多少均与临床疾病有重要的关系。

6. 抗菌药物治疗 大环内酯类抗生素治疗 2 周仍有咳嗽，肺部阴影持续无吸收好转，应当考虑肺炎支原体对大环内酯类抗生素耐药。

第二节　衣　原　体

一、衣原体

(一) 衣原体的分类及生物学特性

衣原体过去是按照表型和形态学分类：衣原体(*chlamydia*)家族仅有 1 个与人类疾病密切相关的属(genus)，即衣原体属，包括 4 个种(species)，沙眼衣原体(*Chlamydia trachomatis*)，鹦鹉热衣原体(*Chlamydia psittaci*)，肺炎衣原体(*Chlamydia pneumoniae*)和家畜衣原体(*Chlamydia pecorum*)。近年来由于分子生物学研究进展，基于衣原体 16S 和 23S rRNA 基因序列分析对其进行重新分类，根据《伯杰系统细菌学分类手册》(2004)，衣原体纲衣原体目分为 4 个科，衣原体科(*Chlamydiaceae*)；副衣原体科(*Parachlamydiaceae*)；圣卡尼亚科(*Simkaniaceae*)和华地体科(*Waddliaceae*)，包括 WSU 86-1 044 株。衣原体科包括 2 个属，衣原体属(*Chlamydia*)和嗜衣体属(*Chlamydophila*)。衣原体属和嗜衣体属含有 3 个与人类疾病密切相关的种和 1 个与家畜感染有关的种，即沙眼衣原体(*Chlamydia trachomatis*)、鹦鹉热嗜衣体(*Chlamydophila psittaci*)、肺炎嗜衣体(*Chlamydophila pneumoniae*)和家畜嗜衣体(*Chlamydophila pecorum*)。目前科技文献中衣原体新、老分类并同使用。

衣原体革兰氏染色阴性，严格细胞内寄生，其独特的生活史与所有其他微生物均不相同。衣原体在宿主细胞质内增殖，形成光镜可见的典型细胞内包涵体，与病毒不同的是衣原体具有 DNA 和 RNA，以及与革兰氏阴性菌类似的细胞壁。衣原体拥有许多酶类和受限制的代谢能力，由于所有代谢均不产生能量，因此，衣原体被认为是利用寄生细胞产生 ATP 供自己需要的能量寄生虫。

衣原体对理化因素敏感，56℃ 5 分钟、0.1% 的甲醛、脂溶性溶剂(酒精、丙酮、乙醚)以及去污剂等均可使衣原体灭活。

衣原体细胞培养的生物安全级别是：沙眼衣原体及肺炎衣原体可在 BSL-2 级实验室进行，而鹦鹉热衣原体需要在 BSL-3 级实验室。

(二) 主要致病性衣原体

沙眼衣原体、鹦鹉热衣原体和肺炎衣原体系人类致病性衣原体。牛衣原体仅感染牛和羊，尚无引起人类疾病的报道。

二、衣原体感染

(一) 衣原体的致病性与免疫性

衣原体通过类似受体，介导细胞内摄取机制进入宿主细胞，即衣原体原体(elementary body，EB)在接触细胞表面的特殊位点后进入细胞内，从而开始了整个发育周期。衣原体具有防止被吞噬溶酶体融合的功能。一旦 EB(直径 0.25~0.3μm)进入细胞后，便转化为网织体(reticulate body，RB，直径 0.5~1μm)，又称始体(initial body)。大约在进入细胞内 8 小时，网织体开始以二分裂方式分裂。感染后 18~24 小时，网织体开始转化为原体，自受破坏的宿主细胞浆释放，从而感染新的宿主细胞并开始新一轮的感染周期。EB 是衣原体为适应细胞外环境的变异体，也是其感染方式。RB 是衣原体适应细胞内环境的代谢活动及增殖的变异体，该变异体在细胞外环境生长不良。

衣原体外膜含有热稳定的脂多糖(LPS)和主要外膜蛋白(the major outer membrane protein，MOMP)，后者分子量为 39~45kD，占衣原体外膜重量的 60%。衣原体具有 3 种抗原，即属、种和型特异性抗原。衣原体外膜 LPS 仍属特异性抗原(补体结合抗原)，血清学上是属内 3 个衣原体种共同具有的抗原，反应位点是 LPS 结构上的 KDO(酮脱氧辛酸)。某些革兰氏阴性菌可能与这种 LPS 具有同源性但这种交叉反应不影响血清学诊断。MOMP 含有种、亚种(sub-species 或 serogroups)及血清型(serovars 或 serotypes)特异性抗原。根据 MOMP 蛋白的氨基酸序列差异，将沙眼衣原体分为 3 个血清组(serogroup)，它们是 B 血清组(包括血清型 B、Ba、D、Da、E、L1、L2 和 L2a)，C 血清组(血清型 A、C、H、I、Ia、J、K 和 L3)和中间血清组(血清型 F、G、Ga)，每个复合体内部血清之间有广泛的交叉反应，而与其他复合体之间交叉反应很少。鹦鹉热衣原体究竟有多少血清型尚不清楚。肺炎衣原体目前仅发现一个血清型 TWAR。

(二) 衣原体感染的临床特点

1. 沙眼衣原体　沙眼衣原体有 3 个生物型(biovar)和 19 个引起人类疾病的血清型，即沙眼生物型(trachoma biovar)、性病淋巴肉芽肿生物型(Lymphogranuloma venereum，LGV biovar)和鼠生物型(murine biovar)。沙眼生物型包括血清型 A~C 和 D~K，A、B、Ba 和 C 的 4 个血清型引起地方性沙眼(最见可预防的致盲病因)，D~K 的 11 个血清型导致包涵体性结膜炎、男性非淋病奈瑟菌性尿道炎，附睾炎(导致男性不育症)、直肠炎(见于男性同性恋患者)、女性宫颈炎，尿道炎，子宫内膜炎、盆腔炎(输卵管炎症可致不孕症和异位妊娠)、新生儿肺炎(分娩时胎儿通过感染的产道)及免疫抑制患者肺炎(如 AIDS 患者)。LGV 生物型包括血清型 L1、L2、L2a 和 L3，是性病淋巴肉芽肿的病原体。血清型 D、E 和 F 占 CT 异性传播 75%，但 D，G 和 J 血清型占 MSM(men who have sex with men)的 85%。L2c 血清型培养分离于患出血性直肠结肠炎的 MSM 患者，系血清型 L2 与血清型 D 融合后的变异株。沙眼衣原体还可引起系统性感染且合并变态反应，如 Reiter 综合征。引起人类疾病的相关衣原体种、血清型及相关疾病见表 49-2。

表 49-2 引起人类疾病的相关衣原体种、血清型及相关疾病

衣原体种	血清型	自然宿主	传播途径	疾病
沙眼衣原体	A~C	人类	手 - 眼、污染物直接接触	沙眼
沙眼衣原体	D~K	人类	性传播 母婴传播	结膜炎 NGU、宫颈炎 盆腔炎
沙眼衣原体	L1、L2、L2a、L3	人类	性传播	生殖器溃疡 性病淋巴肉芽肿
肺炎衣原体	TWAR	人类	直接或间接接触 呼吸道飞沫	上呼吸道感染 社区获得性肺炎
鹦鹉热衣原体	许多	鸟、哺乳类	呼吸道气溶胶	鹦鹉热

2. **鹦鹉热衣原体** 鹦鹉热衣原体感染多种鸟类和低等哺乳类动物，所致疾病有鹦鹉热，鸟粪热，猫肺炎和多种家畜的流产，后者造成重要的畜牧业经济损失。人类鹦鹉热临床表现为呼吸道感染（如不典型肺炎）或以呼吸系统为主的全身性感染，往往发生在意外接触受感染的鸟类（疫鸟）。与禽流感颇有类似的是人类鹦鹉热尚未发现明确的人 - 人传播的感染途径。

3. **肺炎衣原体** 肺炎衣原体是 1989 年描述的衣原体种，系严格的人类病原体，目前仅发现一个血清型，即 TWAR。TWAR 名称来自肺炎衣原体的两个经典分离株 TW-185 和 AR-39 的合并。肺炎衣原体感染呈全球性分布，且感染率很高。国内肺炎衣原体感染也非常普遍，1993 年我国福建省南平地区调查显示儿童肺炎衣原体血清 IgG 抗体阳性率 20% 左右，随着年龄的增加感染率迅速上升，青壮年可达 50%~60%，老年 70%~80%（图 49-1），感染率没有性别差异。肺炎衣原体感染的临床表现为咽炎，支气管炎、肺炎和哮喘发作。调查显示有 10% 的住院及门诊肺炎是由于 TWAR 感染所致。早期研究发现肺炎衣原体感染与动脉粥样硬化、冠心病及脑血管意外的发病有关，但最新的研究否定这种关联。

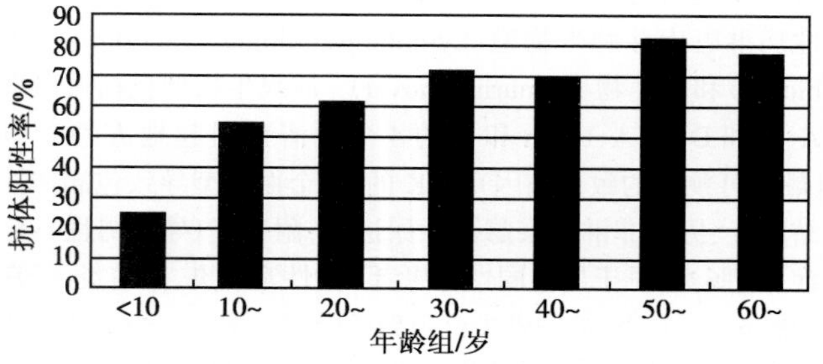

图 49-1 中国福建省南平地区 711 例正常人群血清肺炎衣原体感染率与年龄的关系

三、衣原体感染实验室诊断

（一）标本采集

1. **沙眼衣原体**

（1）眼和尿道拭子标本：拭子应为海藻酸钙纤维（calcium alginate）、涤纶（dacron）、聚酯（polyester）纤维等材料制作的拭子头，柄为塑料或铝质。木质或竹质的棉拭子不宜使用，因为可能含有潜在的衣原体抑制物。眼拭子标本采集：翻开眼睑并暴露眼结膜，无菌拭子涂擦可疑的眼结膜数次；男性尿道标本采集：尿道拭子插入前尿道 2~4cm，旋转数周后拔出。值得特别注意的两点是：用力刮（擦）下取材部位的上皮细胞；尿道脓性分泌物不应用于培养。

（2）宫颈拭子标本：用粗头拭子擦去宫颈口表面黏液，然后纤细拭子插入宫颈内口（柱状上皮或鳞状上皮 - 柱状上皮移行处），旋转数周后停留 20 秒，拔出拭子，注意不要将拭子接触阴道壁。标本采集后的处理同于尿道标本采集。

（3）盆腔炎患者可考虑无菌穿刺或在腹腔镜直视下采集受累输卵管标本，子宫内膜刮取物和直肠拭子可作为标本。

（4）LVG 患者，可采集淋巴结脓液，直肠拭子和活检。

2. **鹦鹉热衣原体** 经典的鹦鹉热患者采集标本包括痰和血。此外，鹦鹉热衣原体可通过活检或尸检方式从许多部位发现。

3. **肺炎衣原体** 后鼻咽部刷洗物或咽后壁拭子。

（二）标本运送

标本采集后应立即放置于盛有少量（2~3ml）衣原体运输保护液（0.2M 含抗生素的蔗糖 - 磷酸盐缓冲液，2SP）的密封容器内，如果 8 小时内接种，标本置于 2~8℃，否则应冻于 –60℃以下。

（三）实验室检测方法

1. **细胞培养法**

（1）培养系统：3 种培养系统可用衣原体的分离：接种鸡胚卵黄囊；离心接种细胞；鹦鹉热衣原体及沙眼衣原体 LGV 生物型直接接种细胞不离心。

（2）细胞培养：猴肾细胞（如 BHK-21 或 BGMK 细胞）、Hela229 和 McCoy 细胞。细胞生长液：含 10% 胎牛血清 Dulbecco's Modified Eagle Medium（D-MEM，杜尔贝科 改良伊格尔培养基）。衣原体分离培养液：在细胞生长液的基础上加万古霉素 50μg/ml，庆大霉素 50μg/ml，两性霉素 B 2.5μg/ml，放线菌酮 1~2μg/ml。

（3）操作步骤：McCoy 细胞（用于沙眼衣原体培养）或 BHK-21 或 BGMK 细胞（后两者用于肺炎衣原体培养）种植于一次性塑料瓶（直径 15mm）内的盖玻片（直径 12mm）上，

或24孔细胞培养板内的盖玻片上，或直接种植24孔细胞培养板内底部。McCoy细胞或BHK-21或BGMK种植48~72小时后长满成为单层细胞。为了获得满意结果，细胞应在长满后24~48小时内使用。临床标本应用玻璃珠剧烈摇动后接种，此方法比超声波粉碎过程安全。也可将标本瓶（管）直接在涡旋混匀器振荡15~30秒。吸出塑料瓶或培养板内细胞培养液，加入0.5ml接种物，用750g离心力，1小时和35℃温度将标本离心到单层细胞上。塑料瓶或培养板在35℃静置2小时后可洗涤细胞面及更换衣原体培养液，35℃培养48~96小时阳性标本可发现细胞内包涵体生长，但最终确定需染色鉴定。如果传代阳性分离物或盲传首次阳性分离物，需在前一次标本接种72~96小时后进行。单层细胞刮下后用玻璃珠及涡旋式混匀器打碎（也可考虑超声波粉碎，安全的操作是将超声波粉碎机置于生物安全柜内进行），然后低速离心（500g）除去细胞碎片，上清液按上述接种细胞。如果进行大宗标本的衣原体分离，方便的方法是使用平底96孔塑料板。细胞直接种植在孔底塑料板上，处理及培养过程如上述。

（4）衣原体分离物的鉴定：基本方法是显示细胞内的衣原体包涵体（碘和Giemsa染色法），荧光抗体染色技术则从形态学和免疫学两方面对分离物进行鉴定，故具有更高的敏感性和特异性。目前使用的荧光标记的衣原体单克隆抗体商品试剂盒分为两类，一类是抗沙眼衣原体MOMP的单克隆荧光抗体，系衣原体种特异性单抗。由于MOMP在EBs分布均匀，故此试剂染色衣原体荧光质量（形态和亮度）较好。另一类是抗LPS的单克隆荧光抗体，系衣原体属特异性单抗（与沙眼衣原体、鹦鹉热衣原体以及肺炎衣原体均可反应）。由于LPS在EBs上分布不均匀，故此种单抗荧光染色衣原体和荧光质量差于前者。操作步骤：将一次性塑料瓶或平底24孔或96孔塑料板内培养液吸出，PBS洗涤2次，无水乙醇固定15分钟，室温晾干。对于含盖玻片的一次性塑料瓶或24孔培养板，将盖玻片取出，滴加FITC标记的上述单克隆抗体于盖玻片上，然后将盖玻片反扣封片至载玻片上温育，目的是节省试剂；对于不含盖玻片的24孔或96孔塑料板，直接滴加荧光抗体于底部。室温或37℃温育15分钟或30分钟（根据试剂盒说明）后PBS洗涤，封片，在荧光（倒置）显微镜下观察结果，阳性标本可见荧光染色（苹果绿色）的包涵体和原体。抗LPS属特异性MAbs确定为衣原体，抗沙眼衣原体MOMP或肺炎衣原体种特异性MAbs可确定衣原体分离物的种。

碘染色方法是基于沙眼衣原体感染宿主细胞时产生含有类糖原样物质的包涵体（其他衣原体中产生的包涵体不含有类糖原样物质），后者可被碘染色，但碘染色仅限于沙眼衣原体培养物的鉴定，不可直接用于临床标本的检测，因为敏感性太差。

Giemsa染色：培养细胞用无水甲醇固定5分钟，覆盖稀释的Giemsa染液（当天配制），1小时后洗去过多的染液以增加反差，较厚的单层组织培养细胞染色时间为1~5小时，EBs被染成淡紫红色，网织体具有更强的嗜碱性，被染成淡色。

Giemsa直接染色临床标本上的唯一应用是检测急性沙眼或包涵体性结膜炎患者的结合膜刮片标本中的包涵体。

事实上，碘染色和吉姆萨染色技术均可被DFA取代，因为后者不仅在形态学而且在免疫学两方面对沙眼衣原体进行检测/鉴定。

2. 非细胞培养法

（1）DFA：荧光标记的单克隆抗体直接染色涂片标本中的衣原体原体，从而在病原学上快速（30分钟）诊断沙眼衣原体感染。DFA技术敏感性75%~85%，特异性为98%~99%。

需要强调的是，显微镜下的形态学不能用于未经染色临床标本的衣原体检测，包括显微镜与计算机连接组成的超高倍镜显示系统，因为上述镜下均不能将衣原体原体与其他微生物、组织细胞碎片、颗粒及杂质区别。计算机的使用仅是图像的放大，并没有分辨率的提高。上述系统用于衣原体包涵体检测也不可取，因为临床标本中衣原体绝大多数以游离的原体或网状体存在。

（2）EIA技术：一般为双抗体夹心法，其包被和标记抗体为抗衣原体LPS的单抗或多抗，因为LPS比MOMP具有更大的水溶性。从理论上说，该方法既可以检测沙眼衣原体，又可检测鹦鹉热衣原体和肺炎衣原体，但目前仅限于沙眼衣原体的检测。与DFA相比较，EIA的优点是大批标本检测时比较方便，即高通量，以及判断时无主观性。EIA不适合低衣原体感染率（<10%）人群的筛查，因为阳性预期值较低，但如果将阻断试验（用单克隆抗体阻断衣原体LPS特异性表位）与EIA共同使用时能够排除由于革兰氏阴性菌抗原污染造成的大多数假阳性，可提高EIA的特异性。EIA技术可整合至全自动酶免疫分析仪，操作更为简便。目前美国CDC不再推荐临床实验室使用酶免方法检测沙眼衣原体。

（3）POCT：免疫层析试纸条法的敏感性在62%~86%，特异性低于100%，其优势是操作简便，结果报告快速（30分钟）。由于快捷，POCT占据相当比例的市场份额。但是POCT检测沙眼衣原体存在问题：缺少室内质控品，尤其IFU/ml为单位的沙眼衣原体定量室内质控品，以评价POCT试剂盒的敏感性；试剂盒的质控线不是真正意义的质控。

（4）核酸探针：原理是非扩增方法DNA-RNA杂交检测衣原体的RNA，如商品试剂盒Gene-Probe。核酸探针与抗原检测及细胞培养法具有相同的敏感性，缺点是试剂价格昂贵。核酸探针商品试剂盒目前已经停产，被NAAT取代。

（5）核酸扩增试验（nucleic acid amplication tests，NAAT）：具有高度敏感性和特异性，逐渐成为沙眼衣原体检测的主要方法。女性患者自己采集标本，包括尿液和阴道拭子标本，而非临床医生采集宫颈和尿道拭子标本，提高无症状患者筛查的依从性，尤其是孕妇和无症状CT感染的育龄妇女，前者减少新生儿CT结膜炎和肺炎，后者减少盆腔炎和输卵管不孕发病率。NAAT可使用尿标本，这样避免了男性尿道拭子标本采集时患者的不适。另外，目前基于NAAT技术的沙眼衣原体与淋球菌联检试剂盒也已经上市。

肺炎衣原体尚没有美国FDA批准的上市NAAT试剂盒，原因是肺炎衣原体感染缺乏“金标准”检测方法。在国外已有基于多重PCR技术的呼吸道病原体检测试剂盒，同时检测20种以上呼吸道病毒，其中包括肺炎衣原体。

NAAT方法非常适用鹦鹉热衣原体检测，原因是鹦鹉热衣原体培养需要BSL-3级实验室设施。

3. **血清学**

(1)补体结合试验(CF)

1)原理：衣原体抗原和抗体反应形成的复合物能够吸附和激活补体，并使指示系统产生溶血。

2)CF 衣原体属特异性抗原的制备：7 天鸡胚卵黄囊接种衣原体(如鹦鹉热衣原体株 6BC)，剂量为在 5~7 天内能引起 50% 接种蛋死亡的衣原体量。接种后的鸡胚每天观察，废弃早死蛋。当 50% 死亡点到达时，剩下的鸡蛋(不论是死是活)均置于 2~8℃冰箱内 3~24 小时后收获。随机检查卵黄囊可见大量衣原体，所有卵黄囊可混合在一起，置于 -20℃等待进一步处理。将收获后的卵黄囊置于含无菌砂子的研钵内磨碎，加入牛心肉汤(pH 7.0)配成 20% 悬液，并检查是否有细菌污染。把悬液倒入含无菌玻璃珠的瓶内，2~8℃存放 3~6 周并每天摇动。约 500g 离心力离心除去粗块及杂质，然后将其转移至一厚玻璃瓶内煮沸或浸在沸水内 30 分钟，冷却后加入苯酚使其终浓度为 0.5%。抗原存放冰箱内至少 1 周内方可使用。制备的抗原如不发生污染，稳定性至少可达 1 年。抗原的滴度应保持在 1∶256 或更高。同样方法制备非感染的卵黄囊作为对照。

3)操作注意事项：CF 为试管法和微量反应板法，不管使用何种方法，试剂需要用试管法进行标准化，在筛选大量临床标本时微量反应板法更为有用。其余操作同一般 CF 试验。

CF 试验用于鹦鹉热诊断，急性期和恢复期双份血清(间隔 4 周以上)抗体滴度 4 倍以上升高即可诊断。肺炎衣原体感染者仅有 50% 为 CF 阳性。LGV 病程的特点不易采集到双份血清，但单份血清滴度超过 1∶64 强烈支持临床诊断。CF 不推荐用于沙眼包涵体结膜炎、生殖道感染及新生儿感染的诊断。

(2)微量免疫荧光试验(micro-immnunfluorescence，MIF)：系国际上衣原体血清学参考方法。

1)原理：待检血清与纯化的固定于载玻片上的沙眼衣原体抗原结合后，加入的荧光标记的抗人免疫球蛋白(IgG、IgM 和 IgA)抗体与待检血清中相应的免疫球蛋白结合，荧光显微镜下可见荧光染色的衣原体原体。

2)抗原制备：MIF 中沙眼衣原体抗原完美的形式应包括所有 19 个独立血清型，但这很难应用于实际，因为操作过于繁琐，替代方法是将 B，C 以及中间复合物内的若干血清型进行混合。单一抗原 L2 网织体可用于衣原体抗体筛选；鹦鹉热衣原体可用 6BC 作为标准株；肺炎衣原体仅有一个血清型，即 TWAR；抗原制备方法：将沙眼衣原体，鹦鹉热衣原体及肺炎衣原体毒株稀释于含放线菌酮的细胞生长液内，用 750g 离心力，历时 1 小时和 35℃将毒株离心至单层细胞上(L1、L2、L2a 和 L3，以及 6BC 不需要离心)，35℃培养 48~72 小时，肺炎衣原体最好培养 96 小时，待大部分细胞出现包涵体时，胰酶 -EDTA 消化或直接用细胞刷刮下病变细胞，匀浆器和 / 或超声波粉碎宿主细胞释放衣原体，500g 离心 10 分钟除去细胞粗块碎片，30 000g 离心 20~30 分钟沉淀衣原体，泛影葡胺阶层(19%、25%、37.5%、60%)梯度离心(80 000g，1h)纯化衣原体，并测定纯化后衣原体的浓度(如 Lowry 法)。纯化后的衣原体在滴片时应加少量的鸡胚卵黄囊悬液(1%~3%)以增加对玻片的附着能力，自然干燥后丙酮室温固定 15 分钟。固定后的玻片干燥环境下可保存在冻箱内。

3)检测步骤：将稀释后的待测血清滴在玻片上，37℃温育 30 分钟(检测 IgM 抗体时温育 90 分钟)，缓冲盐液洗涤 2 次，每次 5 分钟，加入相应抗人免疫球蛋白(IgG、IgM 或分泌型 IgA)荧光抗体，温育 30 分钟后洗涤，封片并在荧光显微镜下观察结果；

4)结果判断标准：对于任何衣原体种，IgG 滴度 ≥ 1∶512 和 / 或 IgM 滴度 ≥ 1∶32 提示近期感染；IgG 滴度 ≥ 1∶16 但 IgM 滴度<1∶512 认为既往感染。

(3)酶免疫测定(EIA)技术：该方法用于衣原体抗体测定已有报道，由于衣原体抗原包被时涉及部分 EBs 溶解，则无疑有 LPS 存在，故其结果是衣原体属特异性抗体。另外 EIA 检测时的抗体滴度也很难解释。

(四)结果的解释

1. **细胞培养** 在 DFA 和 EIA，核酸探针及 PCR 问世之前，细胞培养对衣原体感染的诊断起决定性作用，即为“金标准”。细胞培养法缺点是花费大、操作繁琐、培养周期长，且实验室技术要求高。由于细胞培养特异性是 100%，因此国外该方法在某些法律纠纷上仍具有重要意义，如寻找性虐待的证据。细胞培养的敏感性为 70%~96%，它受到标本采集、转运、保存以及实验室条件和技术的影响。因此，现代沙眼衣原体检测的“金标准”：培养方法 + 两个原理不同的非培养方法(如 DFA+ 核酸探针或 EIA+PCR)，如果培养阳性，则无需使用非培养方法。如果培养阴性，则使用两个非培养方法，只有在后者两个同时阳性才能判断为阳性，否则判断阴性。

2. **NAAT** 沙眼衣原体 NAAT 检测技术已经较为成熟，结果解释不难。对于肺炎衣原体的病原学诊断，NAAT 可能是具有潜力的实验室方法，但首先需要解决的是标本采集的问题，因为肺炎衣原体下呼吸道感染时，仅采集咽拭子等上呼吸道标本，可能造成漏检，另外，上呼吸道标本的 PCR 检测结果能否作为下呼吸道感染的病因也存在疑问。

与 HBV-DNA 定量检测不同，定量 PCR 检测沙眼衣原体与定性 PCR 在临床诊断意义方面并无大的差别，因为不同于血清 / 浆标本，生殖道等标本本身缺乏均一性，因而也就无法定量。出于同样的原因，在疗效观察方面，定量和定性 PCR 两者也无大的区别。

许多研究在尝试基因芯片技术检测沙眼衣原体，目前仍然处于研究阶段，如用于临床常规标本的检测，尚需进行大量的比对试验。

3. **血清学** 肺炎衣原体培养的技术要求更高，且阳性率很低，并非一般实验室所能培养，因此，血清学是实验室诊断的主要选择。鹦鹉热发病罕见，培养检测的实验室生物安全要求很高，因此实验室诊断也基本依靠血清学。沙眼衣原体血清学则应用较为局限，目前应用局限于新生儿沙眼衣原体肺炎、LGV 以及其他沙眼衣原体播散性感染和变态反应等(如盆腔炎、附睾炎和 Reiter 综合征等)。

在 CF、MIF 及 EIA 中，MIF 为推荐方法。CF 由于使用属特异性 LPS 抗原，因此特异性较差，目前已很少使用。重组 / 多肽抗原的 EIA，其特异性和敏感性均低于纯化衣原体原体作为抗原的 EIA。需要强调的是，由于鹦鹉热发病罕见，且临床症状与肺炎衣原体感染有类似之处，血清学存在交叉反应，因此，必须结合病史，在排除肺炎衣原体感染后才可诊断。

4. **抗菌药物治疗**　大环内酯类是抗衣原体感染的主要抗菌药物之一，阿奇霉素不仅为美国 CDC 推荐治疗性病沙眼衣原体一线药物，而且是地方性沙眼治疗推荐药物，且均有良好的疗效。除个例沙眼衣原体临床分离株耐药报道外，肺炎衣原体几乎没有耐药株，因此在常规实验室衣原体抗菌药物敏感性试验并非必需。

第三节　立克次体

一、立克次体

立克次体(*Rickettsia*)是一类严格细胞内寄生的原核细胞型微生物。1909 年，美国青年医师 Howard Taylor Ricketts (1971—1910) 在研究鼠型斑疹伤寒时首先发现，后不幸因感染斑疹伤寒而去世。1916 年，巴西学者 Da Rocha Lima 从患者的体虱中分离到斑疹伤寒病原体，并建议命名为普氏立克次体(*Rickettsia prowazekii*)，以纪念 Ricketts 医师，并将此后陆续发现的这一类微生物统称为立克次体(*Rickettsia*)。

立克次体的分类处于不断的进展中。根据 Bergey 系统细菌学手册第 2 版(2004 年版)，立克次体目(*Rickettsiales*)下分立克次体科(*Rickettsiaceae*)和无形体科(*Anaplasmataceae*)，其中对人有致病性的立克次体主要包括 4 个属，即立克次体科中的立克次体属(*Rickettsia*)和东方体属(*Orientia*)，无形体科中的无形体属(*Anaplasma*)和埃立克体属(*Ehrlichia*)。根据 16S rRNA 的基因序列分析，发现原来放在立克次体科的柯克斯体属(*Coxiella*)与嗜肺军团菌的关系更为密切，现将其归属于军团菌目(*Legionellales*)的柯克斯体科(*Coxiellaceae*)；依据限制性长度多态性(RFLP)、G+C% 摩尔数、16S rRNA 序列及表型特征，巴通体属(*Bartonella*)与立克次体目成员的关系相距较远，而与流产布鲁菌和某些植物病原菌(土壤杆菌和根瘤菌)更为相近，故现将巴通体归属于根瘤菌目(*Rhizobiales*)的巴通体科(*Bartonellaceae*)。与人类关系密切的主要病原性立克次体分类见表 49-3。

立克次体的生物学性状如形态结构、化学组成及代谢方式等与细菌类似，杆状或球杆状，大小介于细菌和病毒之间，长 0.6~2.0μm，宽 0.3~0.6μm，具有不同程度的多形性。革兰氏染色为阴性，但不易着色，常用 Gimenez 或 Giemsa 法染色，前者立克次体被染成红色，后者染成紫色。不同的立克次体在细胞内分布的位置不同，具有一定的鉴别意义。如普氏立克次体在细胞质中分散存在；恙虫病立克次体多在细胞质近核处堆积；立氏立克次体可在细胞质内和核内生长。

立克次体的结构与革兰氏阴性细菌非常相似，具有细胞壁和细胞膜，胞壁中含有胞壁酸和二氨基庚二酸，脂类含量多于细菌，青霉素作用于斑疹伤寒、斑点热群立克次体和埃立克体科立克次体可形成原生质球。斑疹伤寒和斑点热群立克次体含有脂多糖(LPS)，细胞壁中含 135kDa 的外膜蛋白和 17kDa 的脂蛋白。某些立克次体，如普氏立克次体细胞外有很厚的黏液层，可能与其黏附致病有关。立克次体的内部结构主要包括散在于胞质中的核蛋白体和一条连续的环状双链 DNA，基因组 DNA 大小为 $(1.2\sim2.0)\times10^6$bp。

立克次体对理化因素的抵抗力与细菌繁殖体相似，56℃经 30 分钟即被灭活，在室温放置数小时或 4℃放置 24 小时的水溶液中的立克次体，可失去感染活力。立克次体对低温及干燥的抵抗力较强，在干虱粪中能保持传染性半年以上，在 0.5% 的石炭酸或来苏中 5 分钟即被灭活。立克次体对四环素和氯霉素敏感。磺胺类药物不仅不能抑制立克次体的生长，反而有促进其繁殖的作用。

二、立克次体感染

(一) 立克次体的致病性与免疫性

1. **流行环节**　立克次体以节肢动物(如蜱、虱、蚤、螨等)为传播媒介或储存宿主，啮齿类动物亦可作为寄生宿主或储存宿主。

2. **致病物质**　立克次体的致病物质主要有两种：一是内毒素；另一种为磷脂酶 A，导致宿主细胞中毒(cytotoxicity)。此外立克次体的表面黏液层结构有利于黏附到宿主细胞表面和抗吞噬作用，增强其对易感细胞的侵袭力。

立克次体的内毒素由脂多糖组成，具有同肠道杆菌内毒素相似的多种生物学活性，如致热原性、损伤内皮细胞、致微循环障碍和中毒性休克等。

立克次体在进入细胞之前，先通过敏感胞膜上特异性受体与之结合，然后被吞噬入宿主细胞内。处于吞噬体内的普氏立克次体通过其磷脂酶 A 溶解吞噬体膜的甘油磷酸而进入胞质，随后在细胞内分裂繁殖，导致细胞中毒、溶解破裂。对红细胞，立克次体的磷脂酶 A 可直接水解其胞膜而产生溶血。

3. **致病机制**　各种立克次体以共生形式存在于节肢动物体内，立氏立克次体、恙虫病立克次体、小蛛立克次体等亦可经卵传代。媒介节肢动物的粪便中含有病原体，可随粪便排出体外。节肢动物体内的立克次体可进入唾液腺，通过节肢动物的叮咬经皮肤进入人体，先在局部淋巴组织或小血管内皮细胞中生长繁殖，并通过血流在全身各器官的毛细血管、小动脉、小静脉等小血管的内皮细胞内建立新感染灶。立克次体大量增殖后引起第二次菌血症和各种临床症状。病变

表 49-3 与人类关系密切的主要病原性立克次体分类

科	属	群	种	代表菌株
立克次体科	立克次体属	斑疹伤寒群（typhus group）	普氏立克次体（*R.prowazekii*）	ATCC VR 142
			斑疹伤寒立克次体（*R.typhi*）	ATCC VR 144
		斑点热群（spotted fever group）	小蛛立克次体（*R.akari*）	ATCC VR 148
			立氏立克次体（*R.rickettsii*）	ATCC VR 149
			澳大利亚立克次体（*R.australis*）	NIAID Phillips 32
			西伯利亚立克次体（*R.sibirica*）	ATCC VR 151
			康氏立克次体（*R.conorii*）	ATCC VR 613
	东方体属		恙虫病立克次体（*O.tsutsugamushi*）	ATCC VR 150
无形体科	无形体属		嗜吞噬细胞无形体（*A.phagocytophilum*）	
	埃立克体属		查菲埃立克体（*E.chaffeensis*）	ATCC CRL 10679
			腺热埃立克体（*E.sennetsu*）	ATCC VR 367

包括受侵细胞肿胀破裂、血管腔不同程度阻塞、组织坏死、凝血功能障碍、弥散性血管内凝血（DIC）等。立克次体产生的毒性物质随血液循环波及全身，使患者呈现较严重的毒血症症状。

人类感染立克次体后，可产生抗原抗体复合物，加重局部组织的损伤。在斑疹伤寒、斑点热的早期，患者尿中可测出免疫复合物的存在。

4. **免疫性** 立克次体是严格细胞内寄生性病原体，对其抗感染免疫以细胞免疫为主，体液免疫为辅。在体外细胞培养体系中，加入抗体不能阻止细胞内立克次体的生长，但当加入免疫动物的淋巴细胞时立克次体不能增殖。患立克次体病康复后，一般获得较强的免疫性。但在斑疹伤寒和恙虫病患者中，亦发现有少数长期带菌日后复发的。

（二）立克次体感染的临床特点

立克次体引起斑疹伤寒、斑点热、恙虫病、人粒细胞无形体病、人埃立克体病等疾病，虽然在流行病学上有所不同，但在临床表现上有许多共同之处。潜伏期多为 3~14 天，约有半数病例为突然发病，以发热、头痛、出现初疮、皮疹为主要临床特征。

1. **发热** 发热为患立克次体病开始的主要症状，发热第一天体温即可达 39~40℃，也有体温缓慢上升于 1 周末而达到这一水平的，多数呈稽留热，伴有剧烈头痛、肌肉痛等症状，也常出现寒战、乏力和食欲下降。

2. **初疮** 斑点热和恙虫病患者被蜱、恙螨叮咬后，叮咬部位初见红色丘疹，后变为小水疱，破裂后出现中心坏死，结成焦痂，大小不一，常为单个，鲜见 2~3 个。恙虫病焦痂脱落后形成溃疡，表面清洁平坦，无痛感。初疮时患者常伴有淋巴结肿大。

3. **皮疹** 在发热第 3~5 天，患者出现稀疏分散的红色斑丘疹，严重者可呈出血性丘疹，分散于整个躯干和四肢，也可见于脸部和手足掌。皮疹的出现率各地的立克次体病差别较大，大约 50% 或更多的患者有皮疹。

4. **其他症状和体征** 多数立克次体病患者伴有眼结膜炎、咽炎，可有恶心、呕吐。落基山斑点热、流行性斑疹伤寒往往累及患者中枢神经系统，出现神志不清、谵妄，甚至昏迷等。

（三）立克次体病

1. **斑疹伤寒** 普氏立克次体（*R.prowazekii*）是流行性斑疹伤寒（又称虱传斑疹伤寒）的病原体。患者是唯一传染源，体虱是主要传播媒介，传播方式为虱 - 人 - 虱（图 49-2）。该病的流行多与生活条件的拥挤、卫生条件差有关，因此多发生于战争、饥荒及自然灾害时期。当虱叮咬受染患者后，立克次体进入虱肠管上皮细胞内繁殖，该受染虱再去叮咬健康人时，立克次体随粪便排泄于皮肤上，进而可从搔抓的皮肤破损处侵入机体内。此外，普氏立克次体在干虱粪中能保持感染性达 2 个月左右，可经呼吸道或眼结膜使人感染。人感染普氏立克次体后，经 10~12 天潜伏期，突发高热、头痛、皮疹等症状，常伴有神经系统、心血管系统症状和器官实质性损害。病后有持久免疫力，消灭体虱是防止斑疹伤寒流行的有效措施。

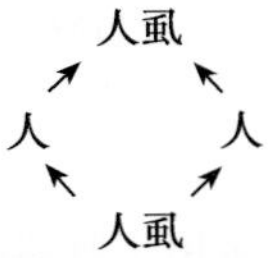

图 49-2　流行性斑疹伤寒传播方式

斑疹伤寒立克次体（*R.typhi*）是地方性斑疹伤寒（又称鼠型斑疹伤寒）的病原体。鼠是主要储存宿主，传播媒介主要是鼠蚤或鼠虱，猫蚤亦可充当媒介。感染的自然周期是鼠 - 蚤 - 鼠（图 49-3），鼠蚤叮吮人血时，可将立克次体传染给人。带有立克次体的干燥蚤粪有可能经口、鼻、眼结膜进入人体而致病。该病的临床症状与流行性斑疹伤寒相似，但发病缓慢、病情较轻，很少累及中枢神经系统、心肌及肾等。

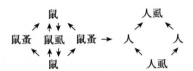

图 49-3　地方性斑疹伤寒传播方式

2. **斑点热**　斑点热群立克次体是引起斑点热的一组病原体。该组病原体主要经蜱或螨叮咬传播，专性细胞内寄生，具有明显的自然疫源性特征。目前知晓的斑点热有落基山斑点热、北亚热、南欧热、非洲热、立克次体痘等。这些斑点热类的疾病皆有类似的临床症状和体征：发热、皮疹、虫咬部位溃疡、局部淋巴结肿大等。主要疾病特点简述如下：

（1）落基山斑点热：立氏立克次体（*R.rickettsii*）引起，经蜱叮咬而传播，曾流行于美国广大地区，以落基山地区为多，其他尚有加拿大西部、南美等地区。潜伏期平均为 7~8 天，临床表现轻重悬殊。大多起病突然，伴寒战、高热、剧烈头痛和关节疼痛，明显毒血症表现，也可有表情淡漠、烦躁谵妄、昏迷、偏瘫等中枢神经系统症状。皮疹大多出现于病程第 3~5 天，很快形成瘀斑。病死率较高，死因为心、肾功能不全和休克等。

（2）北亚热：由西伯利亚立克次体（*R.sibirica*）所致的急性传染病，主要发生于西伯利亚地区和蒙古国，我国新疆、内蒙古和黑龙江等地也有病例和血清学阳性的报道。潜伏期 3~5 天，起病急，有发热、头痛、全身疼痛、眼结膜和咽部充血、相对缓脉等。蜱叮咬处有小焦痂，局部淋巴结肿大。皮疹分布于躯干和四肢，通常于病程的第 4~5 天出现，呈红色多形性斑丘疹，兼呈出血性。该病预后良好，一般无复发。

3. **恙虫病**　恙虫病立克次体（*O.tsutsugamushi*）是恙虫病的病原体。主要流行于东南亚、西南太平洋岛屿，因此又称东方立克次体（*R.Orientalis*）。国内主要见于东南和西南地区，如福建、台湾、广西、广东、江苏、浙江等。

恙虫病是一种自然免疫源性疾病，常流行于啮齿动物。野鼠和家鼠感染后多无症状，但体内长期保留病原体，故为主要传染源。此外，兔类、鸟类等也能感染或携带恙螨而成为传染源。恙螨是传播媒介，又是储存宿主（图 49-4）。恙虫病立克次体寄居在恙螨体内，可经卵传代。

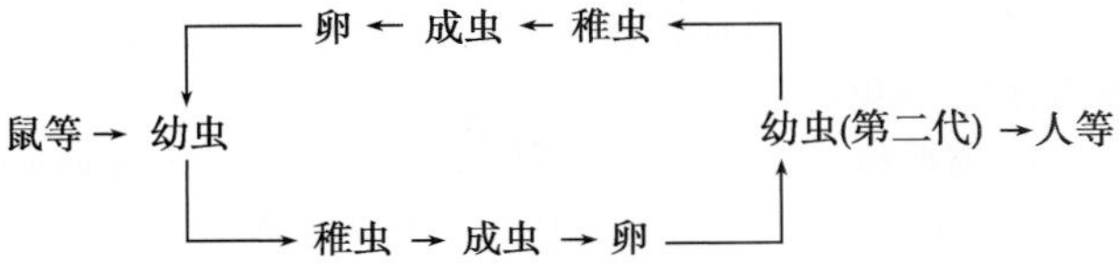

图 49-4　恙虫病的传播方式

立克次体借助恙螨的叮咬而在鼠间传播。恙螨幼虫叮咬人时，立克次体侵入人体，叮咬处先出现红色丘疹，成水疱后破裂，溃疡处形成黑色焦痂。病原体在局部繁殖后经淋巴系统进入血液循环，产生立克次体血症。病原体释出的毒素，可引起发热、皮疹、全身淋巴结肿大及各内脏器官的病变。

4. **无形体病**　即人粒细胞无形体病（human granulocytic anaplasmosis，HGA），是由嗜吞噬细胞无形体（*A.phagocytophilum*）引起的人兽共患自然疫源性疾病。嗜吞噬细胞无形体过去被称为人粒细胞埃立克体（*Human granulocyticehrlichiae*），为主要侵染人中性粒细胞的革兰氏阴性专性细胞内寄生菌。以蜱为传播媒介，野生动物、家畜动物和小型啮齿动物（白尾鹿、红鹿、牛、山羊、白足鼠等野鼠类）是重要的储存宿主。病原体经蜱叮咬受染宿主动物后，再叮咬人，进入人体，侵染粒细胞。潜伏期 7~12 天，起病急骤，主要症状为发热，体温在 38.5~39.5℃，呈稽留热型，最高可达 40℃以上。常见的症状为全身不适、乏力、头痛、肌肉酸痛，大部分伴恶心、呕吐、腹泻等消化道症状，少数伴有咳嗽、咽痛及呼吸窘迫综合征等。可有呼吸急促、心跳加快、表情淡漠、部分出现皮肤瘀点瘀斑，但浅表淋巴结肿大及皮疹较少见。重症病例可伴心、肝、肾等多脏器功能损害，出现肺水肿、急性呼吸窘迫综合征，皮肤、肺、消化道等出血，以及继发细菌、病毒以及真菌感染。少数患者可因救治不及时，最终因呼吸衰竭、感染性休克、急性肾衰等多器官功能衰竭以及弥散性血管内凝血（DIC）而死亡。

5. **人埃立克体病**　是 1986 年在美国阿肯色州发现的一种新立克次体病，1991 年从患者血液中分离出病原体，命名为查菲埃立克体（*E.chaffeensis*），与犬埃立克体（*E.canis*）的生物学特性非常相似，血清学与犬埃立克体有很强的交叉反应，16S rRNA 基因序列与犬埃立克体序列关系密切，同源性达 98.2%。病原体主要侵犯人巨噬细胞和单核细胞，流行于美国中、西部，血清学调查发现我国云南军犬及人群中抗查菲埃立克体抗体阳性率可达 5%~6%，提示我国可能也有埃立克体自然感染存在。人埃立克体病的临床表现主要有：发热、寒战、头痛、肌痛、恶心、呕吐、厌食、体重减轻等，这些症状与落基山斑点热相似，但后者有皮疹。人埃立克体病患者常伴有白细胞和血小板明显减少，肝功能异常。

6. **Q 热**　贝氏柯克斯体（*C.burnetii*）是引起 Q 热（query fever，疑问热，指最初不明病因的发热）的病原体，Burnet 等于 1937 年发现。Q 热的传播媒介为蜱，病原体在蜱体内可长期存活，且可经卵传代。贝氏柯克斯体通过蜱叮咬传给绵羊、山羊、牛等家畜，然后再通过感染动物的尿、粪污染环境，经接触、呼吸道等途径感染人类。在乳牛中可引起慢性乳房炎，故未经消毒的乳制品亦可传播 Q 热。潜伏期一般为 14~28 天，发病突然，高热寒战，伴有剧烈头痛、肌肉疼痛和食欲减退，很少出现皮疹。部分重症患者可并发心内膜炎。病后有一定免疫力，以细胞免疫为主。

7. **猫抓病** 汉赛巴通体（*B.henselae*）是猫抓病（cat scratch disease，CSD）的主要病原体。传染源主要为猫，尤其是幼猫。90% 以上的患者与猫或狗有接触史，75% 的病例有被猫或狗抓伤、咬伤的病史，猫口腔、咽部的病原体经伤口或通过其污染的毛皮、脚爪侵入而传播，多发于学龄前儿童及青少年。病原体从抓伤处进入体内，潜伏期 14 天左右，局部皮肤出现丘疹或脓疱，继而发展为以局部淋巴结肿大为特征的临床综合征，出现发热、厌食、肌痛、脾肿大等。常见的临床并发症是结膜炎伴耳前淋巴结肿大（Parinaud 眼淋巴结综合征），系猫抓病的重要特征之一。

三、立克次体感染的实验室诊断

我国卫生部颁布的《人间传染的病原微生物名录》(2006) 中将巴通体、埃立克体等立克次体的危害程度列为第三类，对其进行活菌操作或进行动物感染接种应在 BSL-2 以上的实验室中进行。贝氏柯克斯体的传染性强，可经空气传播，因而必须防止实验室感染，特别是在进行实验室病原学诊断操作时，应切实遵守国家生物安全操作规范和各项工作制度。

（一）标本采集与处理

各种立克次体病的发热期均有立克次体血症存在，因此血液为最常用的病原体分离标本。感染的立克次体可经血液累及全身各脏器的毛细血管、小动脉、小静脉等小血管内皮细胞，故脏器亦常用作立克次体病原学检查的标本，在发病初期或急性期较易检出立克次体，而在疾病晚期或恢复期的标本，一般很难获得阳性结果。

1. 病原体检测

(1) 患者血液：病程第 1 周内，尽量争取在使用抗生素前采血 5~10ml，立即在患者床侧接种动物或细胞，也可将血液置于容器内脱纤维，或加入肝素抗凝。若在发病 1 周后采血，最好使血液凝固，留血清供血清学诊断，再将血块制成 20%~50% 悬液接种动物或细胞，以避免血清中可能存在的抗体或抗生素（如已开始治疗）对病原体分离的影响。

(2) 活检或尸检标本：肺、肝、脾、淋巴结、心瓣膜赘生物等标本，除用于制作印片供直接检查及一部分固定作病理检验外，可分别研磨并稀释制成 10%~20% 悬液，低速离心后取上清接种动物或细胞。若考虑标本可能有细菌污染，可加青霉素 100~1 000IU/ml，室温作用半小时后接种。高浓度链霉素不仅能抑制立克次体的生长，而且对实验动物（如豚鼠）有毒性，一般不用。

2. 血清学诊断标本 一般采集 2~3 份血液标本。第 1 份尽可能在病程早期，第 2 份在发病后的第 10~14 天，再 1 份于发病后的第 21~28 天采集。待血液凝固，分离血清进行血清学检测。

（二）实验室诊断与结果解释

1. 直接检出

(1) 常规染色镜检：对于制作的血印片、脏器印片或细胞培养涂片，经丙酮或甲醇固定后行 Giemsa、Gimenez 或 Wright 染色，镜检。立氏立克次体血印片的 Gimenez 染色结果，可见细胞浆中散在的染成红色的立克次体；查菲埃立克体感染骨髓涂片 Wright 染色，可见单核细胞浆中紫色桑椹状成簇存在的埃立克体。

(2) 免疫荧光检测：多用于脏器标本的检查。将标本用锋利刀片切开，吸干创面血液，以切面轻触玻片，使印片薄而均匀，固定后用荧光或常规染色，镜检。必要时作切片检查，标本固定、包埋（用石蜡或碳蜡均可）、切片，也可用冰冻切片。石蜡切片较冰冻切片薄（不超过 3~4μm），组织结构清晰；冰冻切片能较好地保持检验材料的抗原性，操作时间短，切片的背景荧光少，特异性荧光较亮。荧光显微镜下常见脾、肺及心瓣膜赘生物中有立克次体，也可在肝脏、肾及皮疹活检组织中检出立克次体的存在。对于细胞培养中的立克次体的鉴定也常用单克隆抗体荧光染色法。

(3) PCR 和核酸探针检测：用立克次体编码属特异性 17kDa 抗原基因的序列设计寡核苷酸引物，可扩增 434bp DNA 特异性片段；用地高辛标记的 DNA 探针能证实急性普氏立克次体感染，大约测出 1ml 血中含 5×10^2 个病原体。由该抗原基因设计的 2 对引物（T2-15-19 和 T2-16-20，Rj5 和 Rj10）可分别从患者血液和血块标本中扩增出 246bp 和 357bp 产物，再经核酸探针证实其立克次体感染；用 Rr190·70bp 和 Rr190·602n 引物对作 PCR，可直接由临床标本快速诊断斑点热病例。以特异性恙虫病立克次体 56kDa 蛋白抗原基因的引物（34 和 55，10 和 11）作套式 PCR，其产物经型特异性引物（G、KP、KT、KW、KR）扩增，可证明患者血块中有恙虫病病原体存在并分型。

(4) 电镜检测：对于脏器标本、血块、细胞培养物，可作切片行透射电镜检查。标本经固定、包埋、切片，电镜下见球杆状、短杆状立克次体。

2. 病原体分离与鉴定 病原体的分离与鉴定必须保证在安全防护的条件下进行。斑疹伤寒、斑点热、恙虫病和 Q 热病原体分离多用动物，巴通体感染可用人工培养基分离，无形体、埃立克体的病原学分离用细胞培养。

(1) 立克次体分离：

1) 动物接种及观察：常用实验动物为豚鼠和小鼠。除恙虫病立克次体用小鼠、小蛛立克次体可用豚鼠和小鼠分离外，其他立克次体的初代分离多用豚鼠。实验动物应隔离饲养，以防止交叉感染。每日观察动物 1~2 次，注意其活动及饮食等有无异常。

2) 人工培养基培养：巴通体感染患者的血液和 / 或病变组织接种于脑心浸液双相琼脂或血琼脂培养基。病原体生长慢，原始菌落呈菜花状。传代后，生长加快，培养 4 天左右出现菌落。汉赛巴通体触酶、尿素酶、七叶苷水解、硝酸盐还原和氧化酶试验均为阳性。

3) 细胞培养：埃立克体不能在无生命的培养基上生长，

也不能在鸡胚中培养。腺热埃立克体可在人单核细胞、人血管内皮细胞和鼠巨噬细胞（P388DI）生长。3~5 天后可见细胞质内有散在菌体及出现包涵体，有时见到桑椹体比原菌体增大 3~4 倍。查非埃立克体分离用犬巨噬细胞系 DH82 细胞连续培养。嗜吞噬细胞无形体可在人白血病细胞系（HL60）中培养。培养时可用小盖片法或塑料板法。前者将小盖片［（6~9mm）×（18~22mm）］置于细胞培养瓶中，后者为细胞培养在塑料板的平底凹窝内。患者血液标本最好分离出白细胞（加 4ml 培养基悬浮）接种，37℃孵育（不需 CO_2），每周换液 2 次，取培养物常规染色（Giemsa 或 Gimenez 法）及荧光染色镜检，观察至少 5 周，不需盲传。待有 50%~60% 细胞感染时进行传代，并部分冻存保种。

⑵立克次体分离物的鉴定：用免疫荧光法鉴定动物脏器、鸡胚卵黄囊、细胞培养物中的特异性抗原；并以已知抗原测定动物恢复期血清中的相应抗体。必要时用补体结合实验、微量凝集实验、免疫力实验等，先作群的鉴别，进一步作种的鉴定。巴通体的鉴定除荧光抗体染色和生化反应外，还应分析其细胞脂肪酸和 16S rRNA 序列等加以判定。

⑶分离株繁殖及保存：分离株常需大量繁殖以制备抗原作进一步研究，或长期保存菌种，均用鸡胚卵黄囊及细胞培养法。

1）鸡胚卵黄囊培养：选用莱亨鸡（未喂含抗生素的食物）所产受精卵在 38~39℃、相对湿度 45%~60% 下孵育，4 天后用检卵灯观察鸡胚发育情况，活胚可见清晰血管小团或花纹，其中有鸡胚暗影，稍大者可见胚动。

接种时，取孵育 5 天（斑点热立克次体培养）或 6~7 天鸡胚（培养其他立克次体），无菌法在气室端中央卵壳刺一小孔，沿孔注入感染材料 0.2~0.5ml 于卵黄囊内，置 23℃或 35℃孵育。接种后 3 天内的死胚弃之。除恙虫病立克次体最好在鸡胚濒死时，斑点热立克次体感染鸡胚死后尚可继续孵育 2~3 天外，其他立克次体标本接种 4 天后死亡的鸡胚，均解剖收获卵黄囊。经涂片染色镜检，选择含立克次体较多而又未发现细菌污染的卵黄囊膜，将其制备成 20%（w/v）浓度的悬液，置 −70℃冰箱保存，或冷冻干燥保藏。

2）细胞培养：HeLa、Detroit-6、Vero 细胞，以及鼠成纤维细胞 L 株、人双倍体细胞 WI-38 株等均可用于立克次体的培养。将适当浓度的立克次体悬液种入已长成单层细胞培养瓶或板中，加新鲜细胞培养液（不加抗生素），32~35℃孵育。3 天后开始取培养物（或小盖玻片），常规染色或免疫荧光染色，镜检，至第 14 天若仍不见或只有很少立克次体，则收获细胞培养物传代。将立克次体繁殖丰富的感染细胞置干冰 /95% 酒精中速冻后，保存于 −70℃冰箱。

3. **血清学诊断**　血清学诊断是一种基于病原体抗原特异性的血清学试验方法。立克次体有两种主要抗原：一为可溶性抗原，与细胞壁表面的黏液层有关，具有群特异性；另一种为外膜抗原，具有种特异性。在斑疹伤寒群，可溶性群特异性抗原在普氏、斑疹伤寒和加拿大 3 种立克次体中均存在，与其他群的立克次体很少或不交叉，但结合于菌细胞的种特异性抗原，这 3 种立克次体间互不交叉。在斑点热群立克次体中情况类似，有共同的群特异可溶性抗原以及各个种的种特异性抗原，后者在某些种中有一定的交叉。恙虫病立克次体的种特异可溶性抗原与斑疹伤寒及斑点热群立克次体的群特异抗原相同，但恙虫病立克次体经充分洗涤后证实其不同株的种特异抗原并不一致。柯克斯体属的抗原性与其他属立克次体的抗原均不同，其Ⅰ相脂多糖主要抗原与光滑型的革兰氏阴性菌者有交叉反应。

立克次体病常用的血清学诊断方法除外斐反应（Weil-Felix Reaction）、间接免疫荧光（IFA）试验、酶联免疫吸附试验（ELISA）外，还有补体结合（CF）试验、微量凝集（MA）试验、间接血凝（IHA）试验、胶乳凝集（LA）试验等（表 49-4）。患者双份血清的试验结果，有利于立克次体病现症诊断。

表 49-4　立克次体病血清学诊断方法

诊断	最低阳性效价（倒数）	检出抗体时间	特点
外斐反应	>160	2~3 周	缺乏敏感性及特异性，抗原易得，方法简便
IFA	16~64，Q 热常 ≥128	2~3 周	需用抗原少，群特异性，敏感性佳
ELISA	OD 值 0.25 或为对照 2.1 倍以上	1 周	IgM 捕捉，可作早期诊断，大批及微量标本
CF	8 或 16	2~3 周	不如 IFA 或 ELISA 敏感，特异好
MA	≥8	1~2 周	抗原纯度要求高，敏感性不如 IFA，但优于 CF
IHA	50	1~2 周	敏感，群特异性，只在感染活动期才能检出
LA	64	1~2 周	恢复期血清不敏感，群特异性

⑴外斐反应：斑疹伤寒群等立克次体具有与变形杆菌某些 X 菌株的菌体抗原（O 抗原）中共同的耐热多糖类属抗原，因而，临床上常用特定的变形杆菌代替相应的立克次体抗原进行非特异性凝集反应，作人和动物血清中有关抗体的检测，这种交叉凝集试验称为外斐反应（Weil-Felix Reaction），作为立克次体疾病的辅助诊断。

本实验除 Q 热、立克次体痘及巴通体感染为阴性外，其他立克次体感染均可检测出阳性结果（表 49-5）。

表 49-5 立克次体外斐反应结果

疾病	变形杆菌抗原		
	OX_{19}	OX_2	OX_K
流行性斑疹伤寒	++++	+	-
地方性斑疹伤寒	++++	+	-
斑点热	++++ 或 +	+ 或 ++++	-
恙虫病	-	-	++++
人埃立克体病	-	-	++

外斐反应有试管法和玻片法两种。前者操作类似肥达反应，每份血清通常同时用变形杆菌 OX_{19}、OX_2、OX_K 三种抗原；后者将血清与浓缩抗原（经美蓝染色更好）在玻片上进行凝集试验。

立克次体病患者 OX 凝集素一般上升较晚，最早在病程第 5~6 天产生，但经常为 2 周左右方出现阳性，在退热前后达最高效价，以后很快下降。病程中采用双份或多份血清试验，若效价有 4 倍以上增长，方有诊断意义。往往有些病例在整个疾病过程中效价不见上升，如复发型斑疹（Brill 病）及约 15% 的经疫苗接种后而又感染斑疹伤寒的病例。有些轻症斑疹伤寒或某些发病严重者，其他血清学试验阳性，但其外斐反应可为阴性。斑点热患者外斐反应效价通常为 OX_{19} 高于 OX_2，但也有 OX_2 较高者。若仅出现 OX_2 阳性，则对诊断斑点热有特殊意义。

变形杆菌抗原很不稳定，特别是经保存后往往会使血清效价增高，尤以 OX_K 抗原为甚，因而一般不宜作长久保存，并应用阳性患者血清校正其凝集性。假阳性反应还发生在变形杆菌尿路感染、伤寒、钩端螺旋体病、回归热、疟疾及各种病因引起的严重肝病的患者血清检查，孕妇也往往呈现假阳性反应。因此，对外斐反应结果应结合临床作慎重分析和判断。

（2）间接免疫荧光试验：是目前诊断立克次体病常用的方法。用已知立克次体抗原（感染鸡胚卵黄囊或细胞培养悬液）制片（Q 热用Ⅱ相抗原，患者血清Ⅱ相抗原出现早，滴度高），以低稀释度的患者血清初筛，有典型立克次体形态的明亮荧光颗粒者，判为阳性。再将病程早期及晚期血清分别作双倍或 4 倍稀释以测定效价，如呈 4~8 倍增长者可明确诊断。由于恙虫病立克次体抗原性存在显著的株间差异，因而试验可采用 Gilliam、Karp、Kato、Kawasaki 和 Kuroki 等菌株同时检查。初试用 1∶40 患者恢复期血清加在多价抗原（相同浓度的各菌株混合抗原）上，如为阳性，再取急性期和恢复期血清稀释后分别与此 5 株抗原进行试验。或用微量 IFA 可一次试验多种（株）抗原，如用蘸水笔尖取以上各株或其他种抗原在玻片上点成若干组，室温干燥、固定，各组加用 1% 正常卵黄囊缓冲液（pH 7.2）稀释成不同稀释度的患者血清，再加抗人荧光血清反应，镜检。

（3）酶联免疫吸附实验：ELISA 间接法也是检测标本中特异性抗体的常用的方法，特别是捕捉 IgM，对早期诊断更有价值。将立克次体抗原（可溶性或颗粒性）吸附于固相酶联板，分别与不同稀释度的患者血清反应，再加酶标抗体作用和显色，测定各试验孔的吸光度值，对比阳性和阴性对照，作出结果判断。抗原纯度对 ELISA 的敏感度影响很大。经泛影葡胺梯度离心纯化并以乙醚处理所得到的可溶性抗原明显比一般乙醚提取的立克次体抗原优越，检出血清的抗体效价高。对恙虫病抗体的检测曾用一种纸上酶联免疫测定法，即将感染卵黄囊悬液加于玻片（经氯仿 - 甲醇洗净）上，晾干、固定，加稀释血清于抗原点上，每张玻片上包括阳性和阴性对照，加酶标兔抗人 IgG 于抗原 - 血清点上，作用后，将浸透新鲜配制的底物（5- 氨基水杨酸 -H_2O_2 水溶液）的无灰滤纸覆盖在玻片上约 4~6 分钟，可见滤纸条上阳性对照点位置呈紫 - 棕色，取下滤纸条（即终止反应），晾干，观察试验血清位置是否显色，与对照比较，判定结果。此法简便，并可保存实验记录。

（4）补体结合试验：补体结合试验原来是立克次体病血清学诊断的经典试验，虽然敏感性不如 IFA 和 ELISA，但特异高。一般在立克次体病发病 1 周内，血清中即有 CF 抗体出现，以后逐渐上升，升至第 3 周达最高峰，然后逐渐降至较低水平，并可保持几年不消失，但也有在病后几周即转阴者。患者恢复期血清与斑疹伤寒群及斑点热群立克次体可溶性抗原试验的阳性结果，只能说明该群立克次体的感染，而用洗涤过的立克次体悬液（颗粒性抗原）试验方能对群内立克次体病加以区别。

立克次体病急性期 CF 试验中，有所谓高价抗原需求（HAR）及不耐热性（HL）现象存在。血清 CF 试验效价随所用抗原量的增加而逐渐增高，而且血清灭活的温度，对滴度也有明显影响。例如原发性斑疹伤寒患者发病第 11 天的血清，用 1 个单位抗原试验为阴性（<1∶10），2 个单位抗原者为 1∶10，4 个单位为 1∶160，而用 8 个单位抗原检测则血清效价高达 1∶640。血清经 60℃ 30min 灭活，其效价比 56℃ 30min 灭活者减低 2~5 个稀释度。这些现象在病后 40 天的血清消失，可作为原发性流行性斑疹伤寒与 Brill 病的鉴别方法之一。

由于 CF 试验操作繁琐，目前除 Q 热诊断外，一般多被 IFA 和 ELISA 所替代。Q 热抗原相的选择对 CF 试验结果影响极大，对现症诊断主要看Ⅱ相抗体逐渐上升，若Ⅰ相抗体一直保持较高水平，则往往说明感染仍然存在，如慢性感染或隐性感染。

（5）凝集试验：MA、IHA 和 LA 试验都是凝集反应，被检患者血清（不同稀释度）与等量抗原在微量塑料板孔内（U 型底）混合，振摇数分钟，置室温反应，同时设血清、抗原等对照。阳性孔底铺一层平滑的凝聚物，有时边缘皱折；对照孔在底部中央形成圆点状或环形凝聚小团，边缘整齐。3 种试验只是所加抗原不同：MA 加染色的立克次体颗粒抗原；IHA 加立克次体 ESS 致敏的绵羊红细胞（或人 O 型细胞）。ESS 为斑疹伤寒及斑点热群立克次体经 NaOH 加热处理得到的红细胞致敏物质，为群特异性抗原。虽然 IgG 与 IgM 抗体均能凝集致敏的红细胞，但 IgM 抗体凝集红细胞的能力更强；在疾病的急性活动期间抗体效价特别高，即与 IgM 的存在有关。LA 与 IHA 一样，只是以胶乳颗粒代替红细胞作立克次体 ESS 的载体。

（三）立克次体实验室诊断方法评价与用药建议

立克次体病主要表现为发热，与其他许多细菌或病毒感染在临床上难以鉴别。立克次体检验同病毒检验相似，存在操作方法繁琐、条件要求高、出结果慢等问题，尚不能完全满足特异、敏感、简便、早期、快速、稳定的要求。例如免疫荧光技术作标本直接检查比较快速，但往往有非特异性，在群内种间甚至群间有交叉反应；IHA 和 LA 虽然敏感，但不能分型。当立克次体病暴发，采用快速检出法（如免疫荧光、核酸分析等）对某些标本进行初报，是完全必要而且可能的，同时结合临床表现和流行病学资料作出初步判定，对临床处理有重要帮助。对于一次未知的流行，分离到立克次体病原始终是确认流行发生的“金标准”。这不仅是为了确诊和阐明传播因素等的需要，而且还必须对分离出病原体的抗原性、毒力、对药物的敏感性等进行研究。病原学检验应着眼于准确，准中求快。可以把快速检验和常规检验结合起来，如将分离动物脏器或鸡胚、细胞培养标本作标记抗体染色检查，进行快速鉴定，可缩短准确报告时间。

氯霉素和四环素类抗生素对斑疹伤寒群和斑点热群立克次体所致疾病的治疗均有效，可缩短病程，降低死亡率。恙虫病的治疗采用氯霉素、四环素和阿奇霉素。Q 热的治疗用四环素和氯霉素有特效。巴通体病采用环丙沙星、红霉素、利福平等治疗，在治疗患者的同时，建议对携带巴通体的猫也进行治疗。埃立克体病的治疗首选多西环素，其次是利福霉素。人粒细胞无形体病治疗，应早期、足量使用；也可口服四环素类抗生素治疗，四环素毒副作用较多，孕妇和儿童慎用。

第四节　螺　旋　体

螺旋体（*Spirochete*）是一类细长、螺旋状、革兰氏染色阴性的微生物，大小为（0.1~0.5）μm ×（5~20）μm。螺旋体的基本结构和生物学性状与细菌类似，如具有细胞壁、原始的核质、二分裂繁殖方式和对抗生素敏感，因此在分类学上将螺旋体列为广义的细菌学范畴。

根据《伯杰系统细菌学分类手册》（2004），螺旋体纲（*Spirochaetes*）螺旋体目（*Spirochaetales*）包括 3 个科和 13 个属，引起人类疾病主要是 2 个科内的 3 个属，即螺旋体科（*Spirochaetaceae*）内的密螺旋体属（*Treponema*）和疏螺旋体属（*Borrelia*）以及钩端螺旋体科（*Leptospiraceae*）内的钩端螺旋体属（*Leptospira*），其相关病原体、传播途径及引起人类疾病详见表 49-6。

表 49-6　3 个致病性螺旋体属相关病原体、传播途径及引起人类疾病

	病原体	传播途径 / 媒介	疾病
螺旋体科			
密螺旋体属	苍白密螺旋体	性接触	性病梅毒
		皮肤黏膜	地方性梅毒
		皮肤接触	雅司病
	品他密螺旋体	皮肤接触	品他病
疏螺旋体属	回归热螺旋体	体虱	流行性回归热
	多种疏螺旋体种	软蜱	地方性回归热
	伯氏疏螺旋体等	硬蜱	莱姆病
钩端螺旋体科			
钩端螺旋体属	钩端螺旋体	感染尿液和疫水接触	钩端螺旋体病

一、密螺旋体

（一）密螺旋体（*Treponema*）

1. **密螺旋体分类及生物学特性** 螺旋体纲（*Spirochaetes*）螺旋体目（*Spirochaetales*）螺旋体科（*Spirochaetaceae*）内的对人类致病的密螺旋体属（*Treponema*）分为苍白密螺旋体（*T.pallidum*）种和品他密螺旋体（*T.carateum*）种，详细见表49-7。苍白密螺旋体种又包含3个亚种，即苍白亚种（*subsp. pallidum*）、地方亚种（*subsp.endemicum*）和极细亚种（*subsp. pertenue*），分别引起人类疾病性病梅毒、地方性梅毒和雅司病。品他螺旋体种引起人类品他病。上述各密螺旋体种及亚种之间在形态学（包括光镜和电镜）不能区别，且DNA的同源性超过95%。

苍白密螺旋体直径约0.18μm，长6~20μm。苍白密螺旋体在暗视野显微镜易观察，相差显微镜也同样可以看清。苍白密螺旋体在干燥和暴露在有氧空气极易死亡，未经染色的苍白密螺旋体在明视野显微镜下不可见，原因是细胞体太细。

不同于许多非致病性密螺旋体，强毒力的苍白密螺旋体在体外不能够培养，尽管存在有限的组织细胞增殖。基因组学序列发现与大多数致病性细菌不同，苍白密螺旋体功能活动区基因组缺乏明显可换位的片段，提示其基因组非常保守和稳定，这也解释了为什么青霉素应用于性病梅毒治疗已有60年历史，苍白密螺旋体仍然对青霉素高度敏感。

2. **主要致病性密螺旋体** 主要致病性密螺旋体见表49-7。

表49-7 主要致病性密螺旋体/亚种、传播途径及引起人类疾病

病原体	疾病	疾病地理分布	传播途径	先天性感染
苍白密螺旋体种（*T.pallidum*）				
苍白密螺旋体亚种（*subsp. pallidum*）	性病梅毒	全球性	性接触	有
雅司密螺旋体亚种（*subsp. pertenue*）	雅司病	热带地区，非洲、南美，加勒比地区，印尼、印度、斯里兰卡、柬埔寨	皮肤接触	无
地方性梅毒密螺旋体亚种（*subsp.endemicum*）	地方性（非性病）梅毒	非洲和中东	黏膜接触	罕见
品他密螺旋体种（*T.carateum*）	品他病	中南美洲	皮肤接触	无

（二）密螺旋体感染

1. **密螺旋体的致病性与免疫性** 苍白密螺旋体种和品他螺旋体种仅引起人类疾病（严格的人类寄生虫），目前尚未发现任何动物或环境储存宿主。

由于密螺旋体不能够体外培养，因此，很难研究其物理属性、代谢特征以及致病性。密螺旋体在体外生长有限不能形成较高浓度，因此检测其特异性的致病因子较为困难。但是，通过致病基因在大肠埃希菌中克隆及蛋白质的产物分析研究，发现密螺旋体外膜蛋白与宿主的吸附有关。致病性的密螺旋体产生透明质酸酶，可促进其在血管周围的浸润。另外，致病性的密螺旋体可包被上宿主细胞的纤维结合素，以保护其免受吞噬作用。

苍白密螺旋体致病性与免疫性在未经治疗的患者中分三个阶段：第一阶段是在苍白密螺旋体在侵入的一处或多处形成皮损（下疳），尽管苍白密螺旋体随后经血流快速播散，但下疳仍然标志为螺旋体初次感染及增殖的部位。组织学显示损伤部位为动脉内膜炎和动脉周围炎，溃疡部位有多形核白细胞和巨噬细胞的浸润，被吞噬的螺旋体通常仍然能够成活。尽管螺旋体增殖缓慢，但下疳及第二阶段的皮损均存在大量的螺旋体，从而使得患者在这两个阶段均具有高度的传染性。第二段为螺旋体人体淋巴系统和血流系统播散，致全身皮损（皮疹），并可累及任何器官均，以中枢神经系统更为突出。该阶段疾病的转归：约2/3患者自行缓解（自愈）；1/3患者疾病进一步发展，可累及全身所有组织器官，成为第三阶段。尽管以上三个阶段都存在螺旋体的局部增殖和机体组织的破坏，但第三阶段更为突出：损伤累及主动脉大血管，及中枢神经系统小动脉，或两者均受累；梅毒瘤的形成，病理特征为肉芽肿样病变，伴凝固状或无定形中心及小血管动脉内膜炎。皮肤、肝脾、骨骼及中枢神经系统为梅毒瘤最常见部位。

2. **密螺旋体感染的临床特点**

（1）一期梅毒：性病梅毒传播途径是性活动时直接接触含苍白密螺旋体的皮损，非性接触传播罕见。苍白密螺旋体在受染（接种）的部位形成一个或多个梅毒下疳皮损，直径为0.3~2.0cm。从性接触到下疳的形成潜伏期为3~90天。下疳最早以丘疹出现，然后逐渐坏死形成边缘隆起的无痛性溃疡，下疳内含大量的苍白密螺旋体。需要注意的是并非所有梅毒患者均有下疳的临床表现。下疳形成的部位一般在肛门与生殖道之间，对于女性患者，下疳可位于阴道或宫颈，因此有时不易发现。另外，下疳还可以发生在口唇、口腔黏膜、手指或其他接触部位。对于大多数患者，下疳出现后的1~2周可伴随局部淋巴结肿大，提示螺旋体在淋巴结浸润，并通过淋巴系统全身播散。

(2) 二期梅毒：二期梅毒是临床出现疾病播散的征象。二期梅毒通常发生在感染后的 6 周 ~6 个月。该期的典型临床表现是患者出现流感样疾病症状，如咽喉部疼痛、头痛、发热、肌肉酸痛、食欲减退、局部淋巴结肿大和全身皮肤黏膜丘疹。丘疹形态现不一，如斑点状、丘疹状或脓疱样，累及全身包括手掌、脚掌。症状消退顺序：流感样症状和局部淋巴结肿大首先消退，皮损在发病的数周或数月才逐渐消退，病程进入非活动阶段。二期梅毒通常在皮损愈合后不再具有传染性。二期梅毒累及神经系统时，称为急性期（早期）神经性梅毒，以头痛和脑膜炎为主要临床表现。

(3) 三期（晚期）梅毒：少部分梅毒患者病程进入三期，临床以播散和慢性炎症为特点，可造成机体任何组织和器官的损伤和破坏。骨、皮肤及其他组织可呈现肉芽肿（梅毒瘤）样改变。累及心血管系统和神经系统称为心血管梅毒和慢性（晚期）神经性梅毒，前者受累以单纯性主动脉炎、主动脉瓣闭锁不全和主动脉瘤多见。神经系统受累以慢性梅毒性脑膜炎、脊髓痨和麻痹性痴呆多见。AIDS 患者尽管经过早期适当治疗，神经性梅毒发病仍然较高。

(4) 隐性梅毒（潜伏梅毒）：指在经历一期或二期梅毒后，或者在一期和二期梅毒之间的时段，患者梅毒血清学为阳性，但无任何梅毒的临床表现，这种状态称为隐性梅毒或潜伏梅毒。感染时间 2 年以内为早期隐性梅毒，2 年以上为晚期隐性梅毒。大多数未经治疗的梅毒患者可终生保持隐性梅毒状态。在美国隐性梅毒占梅毒上报病例的大多数。隐性梅毒的诊断依靠梅毒血清学、病史及病例的随访等。

(5) 妊娠梅毒：孕期发生显性或隐性梅毒称为妊娠梅毒。妊娠梅毒密螺旋体可通过胎盘血流感染胎儿，造成胎儿先天性梅毒。需要注意的是孕妇隐性梅毒同样可导致胎儿先天性梅毒。妊娠梅毒还因小动脉炎造成胎盘组织坏死，导致流产、早产或死胎。

(6) 先天性（胎传）梅毒：先天性梅毒是梅毒感染孕妇体内的螺旋体经胎盘血路垂直感染胎儿，大多数情况下是由于梅毒感染孕妇未经治疗或治疗不当。垂直感染可发生在梅毒病程的任何阶段，但早期梅毒更为多见。胎儿宫内感染梅毒螺旋体因感染的严重程度不同，出现的结局包括晚期流产、死胎、新生儿死亡、活产婴儿呈现各种疾病。

1) 早期先天梅毒（2 岁以内）：临床表现类似获得性二期梅毒。先天性梅毒不存在一期梅毒病程，如下疳，因为梅毒螺旋体直接进入胎儿的血液循环。早期先天梅毒患儿可有严重播散性全身感染的临床表现；皮肤和黏膜的损伤，如红斑、丘疹、糜烂、水疱、大疱、皲裂等；梅毒性鼻炎及喉炎；骨损害如骨软骨炎；肝脾肿大、黄疸贫血等及中枢神经系统异常。先天性梅毒患儿如果不能在病程的早期进行适当的治疗，几乎注定进入晚期梅毒阶段，这也是先天性梅毒应早期诊断并治疗的原因。

2) 晚期先天梅毒（2 岁以上）：临床表现类似获得性三期梅毒，包括间质性角膜炎；骨和牙齿的异常，如赫秦生齿、马鞍鼻、神经性耳聋；其他晚期梅毒临床表现有皮肤黏膜树胶肿、神经性梅毒和心血管梅毒等。

(7) 其他梅毒：地方性梅毒、雅司病和品他病目前的流行区域较为局限，目前我国大陆地区罕见。传播方式是直接接触受染的皮损，或通过污染的手或餐饮器具。地方性梅毒、雅司病通常发生在儿童，而品他病通常在青壮年，临床表现与性病梅毒类似。

（三）密螺旋体感染实验室诊断

1. 标本采集及运送

(1) 抗原检测：采集一、二期梅毒患者以及早期先天性梅毒患儿的表皮和黏膜尚未愈合的皮损标本，因为这些标本内可含有大量的苍白密螺旋体。首先进行皮损创面的清洁，可使用无菌纱布和生理盐水清洁，直到出现组织渗出液。如果用于暗视野检查，直接将标本采集至玻片上，然后加盖盖玻片。如果用于 DFA-TP 染色，应将渗出液采集至玻片上，然后空气干燥。

(2) 抗体检测：血清标本可用于非梅毒螺旋体抗体试验和梅毒螺旋体抗体试验；血浆标本仅可用于 RPR 和 TRUST；全血标本可用于 POCT 测定；脑脊液标本，用于神经性梅毒的诊断，如非梅毒螺旋体抗体试验 VDRL，梅毒螺旋体抗体试验 FTA-ABS。

2. 实验室检测方法

(1) 病原学检测

1) 暗视野观察：用于有典型皮肤黏膜损害的一、二期梅毒检查。暗视野显微镜直接镜检苍白密螺旋体时，不易与在生殖道和肛周围的其他非致病性螺旋体区别，因为它们在形态学上相似。暗视野观察梅毒螺旋体阴性不能排除梅毒，原因包括：①皮损的梅毒螺旋体数量不足，如取材不佳或皮损接近消退；②抗菌药物使用，包括外用抗菌药物；③暗视野观察不够仔细或技术掌握不好。

2) DFA-TP：荧光素标记的抗苍白密螺旋体抗体直接染色标本，即直接荧光染色技术（DFA）。DFA-TP 可以从形态学和免疫学两方面检测梅毒螺旋体。由于荧光素标记的抗体是针对苍白密螺旋体特异性抗体，因此，DFA-TP 技术可以区别致病性苍白密螺旋体和其他非致病性螺旋体。由于取自于口腔和肛门的标本可能含有非致病性螺旋体，因此病原学检测必须使用 DFA-TP 方法而不能使用暗视野观察。DFA-TP 免疫组化技术可用于组织切片标本中苍白密螺旋体的染色鉴别。

3) PCR：PCR 用于苍白密螺旋体病原学检测已有较多报道，但目前多数停留在研究实验室。PCR 的优势在于检测①神经性梅毒脑脊液标本；②生殖道溃疡标本；③先天性梅毒羊膜腔液标本。

4) 兔感染试验（rabbit infectivity test，RIT）：将新鲜临床标本如 CSF 等直接接种兔睾丸，以观察兔睾丸炎产生兔梅毒血清学反应。兔感染试验是性病梅毒诊断的“金标准”，但缺点是试验过程复杂，等待时间太长，因此仅限于参考实验室应用。

(2) 血清学：苍白密螺旋体感染机体后体液免疫系统产生抗体，该抗体在临床一期梅毒阶段即可检测到。在二期梅毒阶段抗体浓度大大增加，三期梅毒抗体浓度可逐渐下降。血清抗体检测是对一、二期梅毒抗原检测的补充，对于三期梅毒和隐性梅毒，血清学试验是唯一实用的实验室诊断方法。

梅毒血清学分非梅毒螺旋体抗体试验和梅毒螺旋体抗体试验两种。非梅毒螺旋体抗体又称为反应素抗体，该抗体能够与含心磷脂的脂质颗粒结合。非梅毒螺旋体抗体试验用于梅毒螺旋体抗体的筛查，其优势是价格低廉、操作方便、并可用于疗效的观察。由于前带效应造成假阴性和使用的非特异性抗原造成的假阳性，非梅毒螺旋体抗体试验在较早期梅毒和晚期梅毒时敏感性较差。梅毒螺旋体抗体试验使用的抗原是天然的、或重组苍白密螺旋体抗原，用于确认非梅毒螺旋体抗体试验阳性标本，以及晚期梅毒患者抗体的检测。梅毒螺旋体抗体试验部分操作不如非梅毒螺旋体抗体试验方便，且检测抗体的滴度不能用于疗效的观察。常见的非梅毒螺旋体抗体试验和梅毒螺旋体抗体试验的敏感性和特异性见表 49-8。

表 49-8 梅毒血清学的敏感性和特异性

方法	敏感性 /%				特异性 /%
	一期梅毒	二期梅毒	潜伏期梅毒	晚期梅毒	
非梅毒螺旋体抗体					
VDRL	78（74~87）	100	95（88~100）	71（37~94）	98
RPR	86（77~100）	100	98（95~100）	73	98
TRUST	85（77~86）	100	98（95~100）		99
梅毒螺旋体抗体					
FTA-ABS	84（70~100）	100	100	96	97
TP-PA	88（86~100）	100	100		96
TP-HA	82（69~90）	100	100	94	99

VDRL：the venereal diseases research laboratory test，性病研究实验室试验；RPR：rapid plasma regain card test，血浆反应素卡片试验；TRUST：toluidine red unheated serum test，甲苯胺红不加热血清试验；FTA-ABS：fluorescent treponemal antibody absorption test，荧光梅毒螺旋体抗体吸收试验；TP-PA：Treponema pallidum particle agglutination，苍白密螺旋体颗粒凝集试验；TP-HA：treponema pallidum haemagglutination assay，梅毒螺旋体细胞凝集试验

1）非梅毒螺旋体血清学试验：梅毒螺旋体感染机体后，宿主体液免疫系统迅速对感染早期被损伤的宿主细胞及梅毒螺旋体细胞表面所释放的脂类物质产生免疫应答，即产生抗体（反应素）。抗原为心磷脂、卵磷脂和胆固醇。

非梅毒螺旋体血清学试验是将脂类物质颗粒与患者的血清混合于固相板上并摇动一定时间后产生絮状凝集反应，然后判读结果。由于通常情况下脂类物质颗粒太小，因此需将其包被在大而有颜色的颗粒上，这样才可产生肉眼可见的絮状凝集。所有的非梅毒螺旋体血清学试验敏感性和特异性基本相同。临床常用的非梅毒螺旋体血清学试验包括 RPR、TRUST 和 VDRL 等。

非梅毒螺旋体血清学试验通过系列稀释患者血清标本可获得半定量结果。患者在抗生素治疗前应测定其抗体滴度的基线，并以此衡量疗效。通常抗体滴度在治疗后至 4 倍以上下降才可认为治疗有效，抗体滴度升高意味治疗失败或再次感染。

非梅毒螺旋体血清学试验在 1%~10% 二期梅毒患者血清标本中可能发生前带反应，原因是血清标本中抗体浓度过高，抗原 - 抗体反应比例失调，从而造成检测结果假阴性。因此，对于任何未稀释的血清标本出现“微弱凝集”或“不典型凝集”时，均应稀释血清标本后重复检测。

由于非梅毒螺旋体血清学试验检测的是抗脂类物质抗体，这种抗体不仅在梅毒螺旋体感染后产生，还可在自身免疫性疾病、妊娠、非梅毒螺旋体急、慢性感染性疾病所造成的组织损伤等可产生，见表 49-9。因此，非梅毒螺旋体血清学试验阳性的患者标本均应使用梅毒螺旋体抗体试验进行确认，只有在确认试验阳性情况下才可报告梅毒血清学阳性。

表 49-9 梅毒血清学假阳性反应的原因

疾病或状态	受影响的试验	
	非梅毒螺旋体试验	梅毒螺旋体试验
自身免疫性疾病	（+）	（+）
疟疾	（+）	（–）
近期免疫接种	（+）	（–）
皮肤病	（+）	（+）
心血管疾病	（+）	（+）
结核病	（+）	（–）
麻风病	（+）	（+）
静脉毒品吸入	（+）	（–）
病毒感染	（+）	（–）
某些发热性疾病	（+）	（+）
妊娠	（+）	（–）
HIV	（+）	（–）
其他性传播性疾病	（+）	（–）
老年	（–）	（+）
多次输血	（+）	（–）
莱姆病	（–）	（+）
地方性梅毒	（+）	（+）

2）梅毒螺旋体血清学试验，梅毒螺旋体血清学试验最大的价值是：一是确认非梅毒螺旋体血清学试验结果；二是作为潜伏期和晚期梅毒不可替代的实验室方法。表 49-9 显示梅毒螺旋体抗体试验同样存在假阳性的问题，包括生物学假阳性的问题，从而导致不典型梅毒的临床诊断较为复杂和困难。① TP-PA 试验：通过梅毒螺旋体抗原致敏的明胶颗粒凝集反应检测血清中的梅毒螺旋体抗体。试验是将血清标本稀释后加入 U 形微孔板内，然后加入致敏的明胶颗粒，使其最终稀释度为 1∶40。如果血清存在抗梅毒螺旋体抗体，即可与致敏的明胶颗粒在 U 形微孔板形成凝集。试验时应设立阴性对照，即在含有患者血清的微孔板内加入非致敏的明胶颗粒，以排除非特异性反应。② TP-HA 试验：原理与 TP-PA 试验类似，即通过梅毒螺旋体抗原致敏的细胞凝集反应检测血清中的梅毒螺旋体抗体。检测过程较 TP-PA 试验多一个步骤即血清标本预吸收。③ FTA-ABS 试验：FTA-ABS 试验是间接免疫荧光抗体技术。原理是将苍白密螺旋体抗原预先固定在片上（抗原片），1∶5 稀释的患者血清标本先经体外培养的 Reiter 螺旋体（非致病性螺旋体）吸收，然后再滴加在抗原片上，温育洗涤后加入 FITC 标记的抗人免疫球蛋白 IgG 和 IgM 抗体，荧光显微镜下观察，阳性可见荧光染色的螺旋体。④ TP-EIA：即梅毒螺旋体抗体酶联免疫吸附试验，通常检测为特异性 IgG 抗体。包被抗原为天然的梅毒螺旋体或重组的梅毒螺旋体抗原。需要强调的是如果使用重组抗原，因抗原的种类、数量等差异可能存在漏检的问题。⑤ POCT：梅毒螺旋体快速血清学试验，在国外和国内均有上市试剂盒。试剂盒使用免疫层析技术和梅毒螺旋体重组多肽抗原，如 47、17 和 15.5kDa 等。由于不同制造商试剂盒使用抗原不同及重组抗原活性的差异，POCT 同样存在漏检的问题，用户在选择某一 POCT 快速试剂盒前应当对其性能进行充分的评估，包括与经典的梅毒螺旋体血清学试验进行比对。2006 年由世界卫生组织（WHO）牵头进行的多中心梅毒螺旋体快速血清学试验（POCT）评估试验中，9 家国外制造商的试剂盒评估结果是：敏感性为 84.5%~97.7%，特异性为 84.5%~98%。⑥免疫印迹试验：基于梅毒螺旋体重组抗原多肽 15kDa、17kDa、45kDa 和 47kDa 的免疫印迹试验在梅毒血清学也开始应用，判断标准可根据试剂盒说明书进行。需要指出的是免疫印迹试验并非梅毒螺旋体血清学试验的“金标准”，其性能应当与经典的梅毒螺旋体血清学试验相似。

3. 结果的解释

（1）病原学检测：暗视野观察、DFA-TP 和 PCR 阳性应进一步进行梅毒血清学检查。

（2）非梅毒螺旋体血清学试验：非梅毒螺旋体血清学试验敏感性与梅毒的病程早晚及是否接受治疗有关。早期梅毒和晚期梅毒患者非梅毒螺旋体血清学试验敏感性相对较低，一期梅毒敏感性为 80%~100%，晚期梅毒 60%~80%。由于检测过程因使用非特异性抗原可存在假阳性，因此阳性患者标本均应使用梅毒螺旋体抗体试验进行确认。

（3）梅毒螺旋体血清学试验：如果梅毒螺旋体血清学试验阳性，结合临床可诊断性病梅毒。如果有疑问或结果与非梅毒螺旋体血清学试验不符合，应当使用另外一种原理不同的梅毒螺旋体血清学试验进行补充检测。

梅毒血清学筛查程序经典是顺向筛查，即先非梅毒螺旋体血清学试验，如果阴性报告梅毒血清学阴性，如果阳性再使用梅毒螺旋体血清学试验确认。但是，目前越来越多的临床实验室采用逆向筛查方式，即先梅毒螺旋体血清学试验筛查。这种筛查程序的改变是因为梅毒螺旋体血清学试验自动化程度更高，检测通量更大。逆向筛查初筛阳性时应当使用另外一种更准确的方法进行确认，以减少假阳性结果。初筛及确认均阳性标本，应使用非梅毒螺旋体血清学试验确定疾病的活动性。

近年来医疗机构临床实验室注意到非梅毒螺旋体血清学试验和梅毒螺旋体血清学试验在 60 岁以上人群筛查中均出现假阳性问题。60 岁以上年龄组人群上述两种血清学初筛阳性率可能达到 20~30 岁年龄组的 3~4 倍，这在流行病学上显然是无法解释的。因此，60 岁以上人群血清学初筛阳性结果的解释应当慎重。

（4）神经性梅毒诊断：神经性梅毒的诊断基于临床表现及异常的脑脊液实验室检测结果。神经性梅毒的脑脊液检测包括：细胞计数的增加；蛋白增高；VDRL-CSF 阳性。需要注意的是 VDRL-CSF 阳性诊断神经性梅毒的特异性为 99.8%，但敏感性仅 50%，因此 VDRL-CSF 阴性不能排除神经性梅毒。FTA-ABS 检测 CSF 在诊断神经性梅毒具有非常高的敏感性，但特异性不如 VDRL-CSF，因此 FTA-ABS 阴性基本可排除神经性梅毒。

中华人民共和国原卫生部行业标准《梅毒诊断标准及处理原则》中神经性梅毒的诊断标准符合下列一种情况者：CSF-VDRL（高效价脑脊液性病研究实验室试验）阳性可诊断神经性梅毒；TRUST 和 TPHA 血清及 CSF 均呈阳性反应，可诊断神经性梅毒；CSF-TRUST 试验结果阴性，若血清 TRUST、TPHA 试验阳性，CSF-TPHA 试验阳性，以及 CSF 白细胞计数 $>10 \times 10^6$/L、蛋白含量 >500mg/L，能够排除其他神经系统疾病，也可以诊断为神经性梅毒。

美国 CDC 神经性梅毒确诊标准（满足 1 和 2 两条以及 3、4 条的其中 1 条）：①临床表现符合神经性梅毒；②梅毒螺旋体血清学试验阳性；③ CSF-VDRL 阳性；④ CSF 标本中显微镜或相关方法查到梅毒螺旋体。

（5）妊娠梅毒：所有孕妇在妊娠早期均应进行梅毒血清学筛查，如果梅毒螺旋体血清学筛查阳性，应进行非梅毒螺旋体血清学滴度试验。在梅毒高发地区或高发人群，妊娠后三个月及产前需要各进行一次梅毒检测。对孕妇进行梅毒血清学筛查并正规治疗妊娠梅毒患者是预防先天性梅毒最有效的方法。青霉素是妊娠梅毒治疗的首选药物。

（6）先天性梅毒诊断：先天性梅毒的实验室诊断确诊取决于在组织、病变的渗出液和分泌物发现梅毒螺旋体，其方法包括暗视野观察、FA-TP 和 PCR。血清学梅毒螺旋体 IgM 抗体检测可辅助诊断先天性梅毒。

中国疾病预防控制中心（CDC）先天性（胎传）梅毒确诊标准如下（同时符合 4 条）：①生母为梅毒患者；②有或没有先天性梅毒的临床表现；③非梅毒螺旋体抗体试验滴度是生母的 4 倍及以上或出生后滴度持续升高；④暗视野或梅毒螺旋

体抗体试验阳性，其 IgM 抗体检测阳性有确诊意义。

美国 CDC 确诊先天性（胎传）梅毒标准要求直接显微镜（如暗视野或 DFA-TP）在婴儿的皮肤黏膜、胎盘、脐带或尸检组织中查到梅毒螺旋体。

(7) 隐性梅毒诊断：符合以下 3 条标准可诊断为隐性梅毒或潜伏梅毒。①流行病学：有多个性伴，不安全性行为，或性伴感染史。②临床表现：无任何梅毒症状和体征。③实验室检测：非梅毒螺旋体血清学试验阳性；梅毒螺旋体血清学试验阳性；脑脊液检查无异常发现。对于诊断为隐性梅毒患者，临床医生应当仔细患者的皮肤和黏膜，包括口腔、女性会阴部和男性包皮下等，以免皮损的漏检。

(8) 梅毒血清固定：符合以下两种情况之一者称为梅毒血清固定。①早期梅毒接受正规抗梅治疗后 6 个月或晚期梅毒接受正规抗梅毒治疗后 12 个月，RPR 或 VDRL 一直维持阳性；② RPR 或 VDRL 降至某一水平后不再降低持续超过 3 个月。梅毒血清固定可能有以下原因：①梅毒再感染；②无症状神经性梅毒；③生物学假阳性；④实验室检测误差。

生物学假阳性在人群中的发生率约为 1%~20%，可持续较长时间，数月至数年，甚至持续终生。老年人、孕妇及静脉吸毒人员系生物学假阳性高发人群。生物学假阳性还常见于某些慢性疾病患者，如自身免疫性疾病（系统性红斑狼疮等）和慢性感染性疾病，如麻风病、慢性乙肝和 HIV 感染者等。

由于实验室检测误差原因造成的梅毒血清固定，应当在同一实验室使用同一方法检测，另外，如果出现一次血清固定结果，应当重复检测以进行确认。

(9) 梅毒治疗：青霉素 G 用于治疗梅毒已有近 60 年的历史，目前仍然是首选而且为最有效的药物。用药方法是苄星青霉素 G 240 万单位，一次肌内注射。对于青霉素过敏患者，美国 CDC 推荐脱敏疗法后仍然使用青霉素治疗。国内对于青霉素过敏患者，一般选择其他抗生素，如红霉素、阿奇霉素、四环素及多西环素，但对于妊娠梅毒的治疗不能使用四环素及多西环素治疗。

吉海反应（Jarisch-Heyxheimer reaction，J-H 反应），通常发生在初次使用有效抗菌药物（如青霉素）治疗梅毒时。患者表现为用药后的 1~2 小时呈现类似革兰氏阴性细菌败血症样全身性临床表现，包括突然发热、寒战、肌肉酸疼、头痛、皮肤潮红、呼吸心率加快、血压升高，症状持续时间 12~24 小时，一般预后良好。通常认为，吉海反应是由于强效药物大量消灭梅毒螺旋体后，其裂解产物引发的全身变态反应。因此，在抗菌药物首剂治疗梅毒之前，医生应提前告知发生吉海反应的可能性，并进行必要的准备，尤其是心血管梅毒和有症状的神经性梅毒以及妊娠梅毒患者的首次治疗。

二、疏螺旋体

（一）疏螺旋体（*Borrelia*）

1. 疏螺旋体分类及生物学特性 螺旋体纲（*Spirochaetes*）螺旋体目（*Spirochaetales*）螺旋体科（*Spirochaetaceae*）内的对人类致病的疏螺旋体属（*Borrelia*）为革兰氏染色阴性，体积（0.2~0.5）μm×（8~30）μm，大于其他两种致病螺旋体（梅毒密螺旋体和钩端螺旋体）。疏螺旋体具有高度的活动性，不同种的疏螺旋体有 7~20 个鞭毛，用于螺旋体的扭曲运动。疏螺旋体微需氧生长且需要多种营养成分，如长链饱和脂肪酸和不饱和脂肪酸。

2. 主要致病性疏螺旋体 疏螺旋体属引起的人类疾病有两种，即回归热和莱姆病，前者又包括流行性回归热和地方性回归热，详见表 49-6。

（二）疏螺旋体感染

1. 疏螺旋体的致病性与免疫性

流行性回归热，又称为虱传性回归热，呈全球性地理分布。病原体为回归热疏螺旋体（*B.recurrentis*），其感染仅限于人类，传播途径为经体虱的人 - 人传播。

两种不同类型的回归热是由于疏螺旋体在节肢传媒体内的生长方式不同。回归热疏螺旋体仅在虱的肠淋巴生长，并不侵入组织，由于不进入虱的卵巢，因此不经卵传代。人感染流行性回归热是由于虱叮咬后抓痒将虱粪压碎，螺旋体经皮损的皮肤或黏膜进入机体。地方性回归热，又称蜱传回归热，其病原体包括多种疏螺旋体，不同地区的地方性回归热来自不同的疏螺旋体种，如杜通疏螺旋体（*B.duttonii*）主要见于非洲中部、东部和南部；赫姆斯疏螺旋体（*B.hermsii*）主要见于美国西部；波斯螺旋体（*B.persica*）主要见于我国西部，埃及，伊拉克，印度，苏联等。不同于回归热疏螺旋体，引起地方性回归热的疏螺旋体在感染蜱以后，在蜱体内形成播散性感染，包括蜱的体腔、唾液粪便均可存在。当蜱叮咬人后，螺旋体可自蜱的唾液及粪便经被叮咬的创口进入人体。

回归热病原体进入人体后在血流中大量繁殖，机体的免疫反应以体液免疫为主。产生的抗体迅速清除螺旋体血症，但隐匿的螺旋体产生变异株并改变其外膜蛋白的成分，从而逃逸初次免疫产生的抗体进攻。当这些变异株在体内繁殖达到一定数量时，再次刺激机体产生针对变异株的抗体，以清除变异的螺旋体。如此反复多次，直到螺旋体变异株抗原不再能够躲避机体产生多种特异性抗体的进攻为止，此时也为疾病的恢复期。

莱姆病是一种自然疫源性疾病，病原体主要为伯氏疏螺旋体（*B.burgdorferi*）。传播媒介主要是硬蜱，自然储存宿主包括野生的啮齿类和驯养的哺乳类动物，后者主要为鹿、羊、马和狗等。伯氏疏螺旋体存在于硬蜱的消化道中段，当叮咬（吸血）宿主时，通过消化道内容物的反流经受伤的皮肤感染。

2. 疏螺旋体感染的临床特点

(1) 回归热：流行性回归热和地方性回归热临床表现类似，疾病的潜伏期约 1 周。突然起病，症状有寒战、发热、肌肉酸痛、头痛等，体征以肝脾大常见。约 3~7 天以后临床症状缓解，此时螺旋体血症被清除。在经历一周无发热期后，可再次出现螺旋体血症和发热，但症状比第一次有所减轻，且持续时间也比第一次短。总之，回归热的临床表现与螺旋体血症相一致。仅一个回合的回归热是流行性回归热临床特点，多个回合的回归热多见于地方性回归热。流行性回归热临床症状较地方性回归热严重，且预后也较差，在发生并发症时，如肝脏和心脏衰竭、脑充血，前者的病死率可高达 40%。

(2) 莱姆病：临床表现分三个阶段：第一阶段是在被蜱叮咬后的 3~30 天出现 1 个或多个慢性移行性红斑（erythema

chronicum migrans，ECM)，开始为红色的斑丘疹，随后的数周逐渐扩大为圆形平坦的皮疹，边缘呈鲜红色，中央稍淡，红斑的直径可达 5~50cm，皮损一般在 3~4 周自行消退。第一阶段其他症状包括发热、头痛、乏力、肌肉酸痛等。第二阶段见于部分患者，螺旋体经血流播散导致病情进一步发展，时间一般在起病的数周至数月。患者病情严重，发热、头痛、疲倦、全身不适、关节痛。15%~20% 患者累及神经系统，包括脑膜、脑实质、脊髓、外周神经和神经根，常见临床表现为单侧或双侧面神经瘫痪、脑膜炎和神经根病。第三阶段见于发病的数月至数年后，莱姆病关节炎、慢性萎缩性肢皮炎(ACA)和慢性神经性莱姆病是晚期(三期)莱姆病最常见临床表现。

(三) 疏螺旋体感染实验室诊断

1. 标本采集与运送

(1) 全血和血清标本：由于回归热的发热期血流中存在高浓度的螺旋体(可高达 10^6~10^8 螺旋体 /ml)，因此，应采集全血标本制备湿血片暗视野显微镜直接查找螺旋体，或制备血涂片染色后显微镜下观察螺旋体。另外，螺旋体培养也应采集发热期的全血标本。需要特别注意的是非发热期的血标本镜检和培养均不易获得阳性结果。

与回归热不同，莱姆病血标本镜检阳性率较低，即使在培养阳性的标本中仅有 50% 的镜检阳性率。用于回归热和莱姆病特异性抗体检测的血清标本，采集时间不局限于发热期。

(2) CSF 标本：当怀疑疏螺旋体脑病时，如神经性莱姆病，应采集 CSF 标本，进行细胞计数和分类，相关病原学诊断包括培养、PCR 和鞘内免疫球蛋白抗体(IgG 和 IgM)的检测。

(3) 关节腔液 / 关节腔活检标本：当怀疑莱姆病关节炎时，可采集关节腔液 / 关节腔活检标本用于 PCR 检测。关节腔液 / 关节腔活检标本不可用于培养，因为阳性率极低。

(4) 皮肤活检标本：未经抗生素治疗的皮肤慢性移行性红斑区和慢性萎缩性肢皮炎活检标本是伯氏疏螺旋体培养的最佳标本，培养的阳性率可达 86%。采集后的皮肤活检组织应放入少量的无菌生理盐水中尽快送检。

2. 实验室检测方法

(1) 镜检：直接镜检仅适用于回归热患者的诊断，莱姆病因血中螺旋体浓度过低而不适合镜检。全血标本制备湿血片暗视野显微镜直接查找螺旋体，可观察到运动的螺旋体。全血标本制备的血涂片(薄或厚血膜)染色(如 Giemsa)后可在显微镜下查找螺旋体。镜检未发现螺旋体不能排除回归热诊断。

(2) 培养分离：改良的 Kelly 培养基，或改良的 MKP 培养基均适用于螺旋体的生长。培养温度是 30~33℃，环境是微需氧。接种 4 天以内培养阳性率很低，大多数培养需要等待数周，阴性结果需培养 6 周才可判断为阴性。因此螺旋体培养费时费力，且报告等待时间长，阳性率中等水平，实用价值有限，因此培养分离技术一般用于螺旋体研究机构或参考实验室。

(3) 抗原检测：酶联免疫吸附方法可检测 CSF 和尿液标本中的疏螺旋体抗原，由于方法学的验证结果存在争议，因此该方法不推荐用于常规标本检测。

(4) 核酸检测：疏螺旋体的核酸检测技术的可靠性在多中心研究中已得到充分肯定，尤其是在培养和血清学不能诊断的情况下。核酸检测的敏感性可达 86%~96%，无论是核酸检测还是培养分离，组织标本优于体液标本。有研究结果显示，超过 70% 的皮肤活检标本疏螺旋体特异性 DNA 检测阳性的患者中，同时收集的尿标本核酸检测却阴性。因此，尿液标本不适合 PCR 检测。

(5) 血清学：血清学用于回归热的诊断价值不大，原因是引起回归热的疏螺旋体抗原经常发生变异，但血清学在莱姆病诊断上具有很大的价值。

1) 免疫荧光试验(IFA)：将疏螺旋体完整的菌体固定在玻片上作为抗原。如果使用免疫荧光疏螺旋体抗体吸收试验(IFA-ABS)，则特异性可大大提高。未治疗的患者血清 IgM 抗体在移行性红斑出现 2 周后可阳性，6~8 周达到高峰，4~6 个月可恢复至正常。IgM 抗体检测时血清最好经抗人 IgG 抗体处理，以避免类风湿因子造成的假阳性或血清高浓度的 IgG 抗体竞争抗原决定簇造成的 IgM 抗体假阴性。判断标准是非吸收试验 IgG 抗体滴度 ≥ 1 : 256，IFA-ABS 吸收试验 IgG 抗体滴度 ≥ 1 : 64 为阳性。

2) 酶联免疫吸附试验：包被抗原(如全菌体裂解物、纯化的天然抗原或重组抗原)间接酶免疫法检测 IgG 和 IgM 抗体，但 IgM 抗体检测时血清标本也应经抗人 IgG 抗体处理，以避免类风湿因子或高浓度的 IgG 抗体的干扰。如果使用抗 μ 链的捕获 EIA 方法，可减少上述干扰。

3) 免疫印迹法：免疫印迹法可检测 IgM 或 IgG 抗体。IgM 抗体阳性标准是：21-kDa(OspC)、39-kDa 蛋白带(BmpA)和 41-kDa 蛋白带(FlaB)中的两条或以上反应条带阳性。IgG 抗体的阳性标准是：以下条带 18、21(OspC)、28、30、39(BmpA)、41(FlaB)、45、58、66 和 93kDa 中至少 5 条或以上阳性反应。免疫印迹法在美国作为莱姆病血清学的补充方法，而在欧洲则作为确认方法。但两者有一点是一致的，即免疫印迹法检测的血清标本应当是初筛抗体阳性或可疑的标本。

3. 结果的解释

(1) 培养或 PCR 病原学检测：伯氏疏螺旋体培养阳性是莱姆病的最可靠的诊断。相比之下，PCR 特异性远低于培养。PCR 的阳性结果应结合临床表现和血清学综合分析，例如，关节炎的患者关节活检标本 PCR 阳性，但伯氏疏螺旋体血清学阴性，显然 PCR 假阳性可能性大。反之，如果血清学阳性，此时的 PCR 阳性则进一步确立莱姆病的诊断。

(2) 血清学：美国和欧洲推荐两步法血清学诊断莱姆病，即所有的血清标本应首先进行血清学筛查(IFA 或 EIA)，阳性或疑似的血清标本再进行免疫印迹试验确认，如果免疫印迹试验阳性则判断为阳性，否则为判断为阴性。

(3) 鞘内产生的抗体检测：应用特异性抗体指数(AI，specific antibody index)，即脑脊液疏螺旋体抗体单位 / 血清疏螺旋体抗体单位比值，评价脑脊液抗体是否自鞘内产生，以用于神经性莱姆病诊断。通常认为 AI ≥ 2.0 时，神经性莱姆病价值很大，但 AI<2.0 时，也不能排除神经性莱姆病。

(4) 抗菌药物治疗：引起回归疏热螺旋体种对青霉素 G、阿莫西林、头孢曲松钠、红霉素、阿奇霉素、多西环素和四环素敏感。引起莱姆病的伯氏疏螺旋体对大环内酯类、四环素类和半合成青霉素以及广谱头孢类抗菌药物敏感。

三、钩端螺旋体

（一）钩端螺旋体（*Leptospira*）

1. 钩端螺旋体分类及生物学特性 螺旋体纲（*Spirochaetes*）螺旋体目（*Spirochaetales*）钩端螺旋体科（*Leptospiraceae*）内的钩端螺旋体属（*Leptospira*），传统分为问号状钩端螺旋体（*L.interrogans*）和双曲钩端螺旋体（*L.biflexa*），前者为致病性钩端螺旋体，后者为非致病性钩端螺旋体。问号状钩端螺旋体和双曲钩端螺旋体均含有多个血清型。钩端螺旋体是细长、卷曲的螺旋体，大小为 0.1μm×（6.0~20.0）μm，在一端或两端有钩状结构，因此称为钩端螺旋体。钩端螺旋体是完全的需氧微生物，最适宜的生长温度为 28~30℃，最佳生长 pH 为 7.2~7.6。钩端螺旋体生长培养基不复杂，但需要补充维生素（如 B_1、B_{12} 及生长因子等）、长链脂肪酸以及铵盐。

2. 主要致病性钩端螺旋体 致病性钩端螺旋体为问号状钩端螺旋体（*L.interrogans*）。

（二）钩端螺旋体感染

1. 钩端螺旋体的致病性与免疫性 钩端螺旋体生活史包括生活于水中和与动物泌尿系统感染相关。人类感染钩端螺旋体通常是直接或间接接触感染动物的尿液。钩端螺旋体发病率在热带国家明显高于温带国家，夏、秋季和洪灾期是发病的高峰期。因此，钩端螺旋体病又可认为是水污染性传染病。人类感染钩端螺旋体病包括职业性和非职业性暴露途径。职业性暴露包括直接接触（如畜牧业农民、兽医、屠宰场工人）和间接接触（如剪草坪工人、稻田、甘蔗地农民和化粪池清洁工等）。非职业性暴露途径主要是由于接触钩端螺旋体污染的疫水。

由于钩端螺旋体细长且具有高度的运动性，可通过黏膜和小的皮损或擦伤皮肤进入机体，然后血路播散至各器官和组织，包括中枢神经系统。问号状钩端螺旋体快速增殖导致小血管内皮细胞损伤，临床表现为脑膜炎、肝肾衰竭和出血等。疾病的早期可在血液和脑脊液中发现螺旋体，晚期可在尿标本中发现螺旋体。机体的体液免疫系统产生的抗体将螺旋体清除。但是，需要指出的是钩端螺旋体病的一些临床表现是由于机体的免疫系统与钩端螺旋体反应时产生的。

2. 钩端螺旋体感染的临床特点 钩端螺旋体病的最常见的临床表现为亚临床感染、轻微的流感样症状伴有发热，严重的全身性感染仅占少数比例。典型的钩端螺旋体病包括两个阶段，第一阶段为败血症期，发生在疾病的第 1 周。第二阶段为免疫反应期，其特点是抗体的产生和钩端螺旋体经尿液排出。大多数患者以发热突然起病，伴随寒战、头痛、肌肉酸痛、腹痛和眼结膜充血。脑膜炎发生在约 25% 患者。5%~10% 患者发展为 Weil 病，即患者病情进展迅速，伴随黄疸、肝肾衰竭、肺出血、心律不齐甚至死亡。

（三）钩端螺旋体感染实验室诊断

1. 标本采集与运送 在发病的 10 天内，可采集外周血、CSF 和腹膜透析液进行钩端螺旋体培养。标本的采集应在抗生素使用前和 / 或患者处于发热期进行。血标本的采集可使用肝素或枸橼酸抗凝管，室温运送。尿标本的采集应在病程的第 2 周开始后进行，尽可能无菌过程采集中段尿标本，最好应在 1 小时以内进行接种。

2. 实验室检测方法

（1）显微镜检查：暗视野显微镜（×100）可观察血液、尿液、CSF 和腹膜透析液标本中的钩端螺旋体，但该方法相对敏感性较低，约 10^4 个钩端螺旋体 /ml 才可出现阳性。另外，组织学银染也有广泛的应用。如有条件，还可使用免疫组化染色技术。

（2）钩端螺旋体的培养分离：从出现临床症状到病程的第 1 周末，即疾病的第一阶段，患者可出现钩端螺旋体血症。因此，应在患者就诊后的最短时间内进行血培养。

培养基为半固体油酸白蛋白培养基，如 EMJH 或 PLM-5，含 0.1% 的琼脂和 200μg/ml 的 5- 氟尿嘧啶。血标本应 1∶10 或 1∶20 稀释后接种，以提高阳性率，因为血标本中含抑制钩端螺旋体生长的物质。疾病的第一阶段可培养的标本还包括 CSF 和腹膜透析液。

在病程的第 2 周开始后可选择尿标本培养，无菌尿液标本应加入少量 $NaHCO_3$ 溶液调节 pH 至中性，1 500×g 离心沉淀，沉淀物用 PBS 再悬浮，接种上述培养基。接种后的培养基瓶应密闭并置于 28~30℃环境，每周观察，如阴性应至少 13 周才可弃去。阳性生长的标志是距离培养基表面数厘米处出现不连续的线，称为 Dinger 线。培养物的鉴定包括血清学（血清抗体吸收试验或单克隆抗体技术）和分子生物学技术。

（3）分子生物学诊断：根据核糖体 16S 和 23S 上的特异性靶基因设计的引物 PCR 用于钩端螺旋体的检测，但其局限性是尚不能识别所有的钩端螺旋体血清型。

（4）血清学：在绝大多数实验室，血清学是钩端螺旋体病的主要实验室诊断方法。钩端螺旋体病血清学是特异性抗原凝集试验，热 / 甲醛灭活的问号状钩端螺旋体作为抗原，与血清标本混合后进行发生凝集反应，在暗视野显微镜下观察结果。在钩端螺旋体病出现症状后 5~7 天，患者血清标本可检测到钩端螺旋体抗体。抗体滴度在 1∶800~1∶100 之间为既往感染，急性期和恢复期血清抗体滴度 4 倍及以上升高，或单份血清标本抗体滴度 ≥1∶800，特别是 ≥1∶1 600 可诊断急性钩端螺旋体感染。

3. 结果的解释

（1）病原学检测：自血液、尿液及其他标本分离出钩端螺旋体，或 PCR 技术检测到钩端螺旋体 DNA，或免疫组合染色发现钩端螺旋体的存在，可诊断急性钩端螺旋体感染。

（2）血清学检测：急性期和恢复期血清抗体滴度 4 倍及以上升高，或单份血清标本抗体滴度 ≥1∶800，特别是 ≥1∶1 600 可诊断急性钩端螺旋体感染。

（3）钩端螺旋体通常对许多抗菌药物敏感，包括 β- 内酰胺类、大环内酯类、四环素和氟喹诺酮和链霉素等敏感。

（倪安平　饶贤才）

第五十章
真菌感染性疾病的病原学诊断

第一节　真菌的分类及医学上重要的真菌

一、真菌及其分类

真菌是微生物中的一个大类，属真核细胞型微生物，靠腐生或寄生的方式生活，能进行有性和 / 或无性繁殖。真菌的种类繁多，数量极大，广泛存在于自然界，在几十万真菌中，对人致病的有不足 500 种。

但真菌的分类与所有微生物一样，按界、门、纲、目、科、属、种依次排列，种是基本单位，在种以下还可分亚种、变种、型等。目前，国内外较广泛应用的分类系统将真菌分为五个亚门，见图 50-1。

二、医学上重要的真菌及主要真菌感染性疾病

与人类疾病有关的医学真菌主要有三类，即条件致病真菌、双相真菌及皮肤癣菌。下面分别叙述临床常见的真菌及其相关真菌感染性疾病。

(一) 念珠菌及念珠菌病

念珠菌又称假丝酵母菌，是条件致病菌，可存在于正常人皮肤、口咽、肠道、肛门、阴道中。白念珠菌在临床最常见，但近年来，非白念珠菌的分离率有增加趋势，其中主要有近平滑念珠菌、光滑念珠菌、克柔念珠菌、热带念珠菌、都柏林念珠菌等，在感染的组织中可见卵圆形孢子及假菌丝。由念珠菌引起的念珠菌病可表现为皮肤、黏膜及内脏的急性或慢性感染，念珠菌所致血流感染在临床已不少见，严重的侵袭性念珠菌感染可危及生命。

(二) 隐球菌及隐球菌病

隐球菌中新生隐球菌和格特隐球菌是主要的人类致病性隐球菌，前者可存在于鸽粪和被鸽粪污染的土壤中，后者与赤桉树的分布有关。新生隐球菌一般呈圆形或椭圆形，聚集成堆或分散在组织内。最常见的隐球菌病是中枢神经系统的隐球菌病，肺部症状可能为隐球菌病的最早表现。肺隐球菌病在免疫受损的患者可很快出现播散性感染。皮肤隐球菌病可为原发，也可继发于播散性感染之后。骨隐球菌病则往往出现在播散性隐球菌感染后。隐球菌病是艾滋病患者最严重的并发症之一，很难治愈。

真菌界
- 囊菌门
  - 囊菌纲
  - 单毛菌纲
- 新丽鞭毛菌门：新丽鞭毛菌纲
- 芽枝霉门：芽枝霉纲
- 微孢子门
- 球囊菌门：球囊菌纲
- 毛霉亚门
- 虫霉亚门
- 捕虫霉亚门
- 梳霉亚门
- 双核菌亚界
  - 子囊菌门
  - 担子菌门

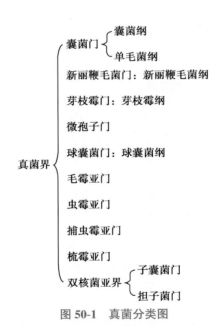

图 50-1　真菌分类图

(三) 毛孢子菌及毛孢子菌病

毛孢子菌又称丝孢酵母菌，此属的酵母菌来自土壤、动物或人体，引起人类感染的毛孢子菌有阿萨希毛孢子菌、星形毛孢子菌、皮肤毛孢子菌、皮瘤毛孢子菌、黏膜毛孢子菌以及卵状毛孢子菌。临床常见的毛孢子菌病有毛结节菌病和系统性毛孢子菌病。毛结节菌病是以毛干上附有约 0.5mm 大小的白色结节为特征的表面感染，阴毛结节菌病主要由皮瘤

毛孢子菌引起；头发毛结节菌病常由卵状毛孢子菌所致；星形毛孢子菌和皮肤毛孢子菌常与皮肤损害有关；系统性毛孢子菌病常发生于血液系统恶性肿瘤或接受免疫抑制治疗的患者，其病原常为阿萨希毛孢子菌或黏膜毛孢子菌。毛孢子菌在组织切片中表现为长方形关节孢子、菌丝、假菌丝和芽生孢子。

（四）红酵母及红酵母病

红酵母属中对人致病的主要是深红酵母，为条件致病性真菌，可从土壤、空气和水中分离得到。红酵母败血症是最常见的红酵母病，红酵母还可引起心内膜炎、腹膜炎、脑膜炎等。病变部位可找见芽生的圆形或卵圆形、薄壁孢子。

（五）马拉色菌及马拉色菌感染

马拉色菌是一类嗜脂性酵母样菌，可存在于正常人皮肤表面，现有七个种，即糠秕马拉色菌、球形马拉色菌、厚皮马拉色菌、合轴马拉色菌、钝形马拉色菌、限制马拉色菌和斯洛菲马拉色菌。马拉色菌感染表皮角质层可引起花斑癣，还可引起毛囊炎，在病变部位聚集有圆球形的厚壁孢子。近年来认为马拉色菌与脂溢性皮炎的发病有关。在静脉营养者马拉色菌可致导管相关败血症。

（六）地霉及地霉病

地霉是一种腐物寄生性真菌，广泛存在于自然界，如土壤、青草、肥料和蔬菜中。从正常人的皮肤、黏膜可检出地霉菌，主要有白地霉和头状地霉。这种条件致病性真菌往往在机体抵抗力下降如糖尿病、白血病、肿瘤和长期使用激素、免疫抑制剂患者中引起皮肤地霉病、肺部地霉病、口腔或肠道地霉病，少见情况下，皮肤、黏膜及内脏地霉可入血流，导致地霉败血症。在地霉感染的组织中可见散在或聚集的关节孢子，呈椭圆形、球形或长方形。

（七）曲霉及曲霉病

曲霉是环境中最常见的真菌，常存在于土壤、垃圾和腐败变质的食品中，也可寄生于活体和死亡的动植物体内。临床常见的曲霉有烟曲霉、黄曲霉及黑曲霉，其他还有构巢曲霉、土曲霉等。近年来，由曲霉引起的曲霉病不断上升。曲霉在组织中仅生长菌丝，菌丝分隔，分枝呈 45° 角。

1. **侵袭性肺曲霉病** 肺曲霉病多为局限性肉芽肿或广泛化脓性肺炎，伴脓肿形成。病灶呈急性凝固性坏死，伴坏死性血管炎、血栓及菌栓，甚至累及胸膜。以干咳、胸痛常见，部分患者有咯血，病变广泛时出现气急和呼吸困难，甚至呼吸衰竭。影像学特征性表现为 X 线胸部检查以胸膜为基底的多发的楔形影或空洞；胸部 CT 早期为晕轮征，后期为新月征。

2. **肺曲霉球** 系曲霉在慢性肺部疾病原有的空腔内繁殖、蓄积，与纤维蛋白、黏液及细胞碎屑凝聚成曲霉肿。曲霉球不侵犯组织，但可发展成侵袭性肺曲霉病，可有刺激性咳嗽，常反复咯血，甚至发生威胁生命的大咯血。因曲霉肿与支气管多不相通，故痰量不多，痰中亦难以发现曲霉。X 线胸部检查显示在原有的慢性空洞内有一团球影，随体位改变而在空腔内移动。

3. **变态反应性支气管肺曲霉病** 是由烟曲霉引起的气道高反应性疾病。对曲霉过敏者吸入大量孢子后，阻塞小支气管，引起短暂的肺不张和喘息的发作，亦可引起肺部反复游走性浸润。患者喘息、畏寒、发热、乏力、刺激性咳嗽、咳棕黄色脓痰，偶带血。痰中有大量嗜酸性粒细胞及曲霉菌丝，曲霉培养阳性。典型 X 线胸片为上叶短暂性实变或不张，可发生于双侧。

4. **眼、耳、鼻及鼻窦曲霉病** 眼曲霉病主要由外伤引起，以角膜损害为最常见，表现为深浸润溃疡或表浅结节，约 60% 伴有前房积脓，主要症状为局部疼痛、怕光、流泪等角膜刺激症状。如不及时治疗，可致失明。耳曲霉病是曲霉病中最常见的一种，曲霉刺激外耳道皮肤，产生炎性反应和鳞屑，耵聍增多；耵聍成管状或膜状，可阻塞耳道而致听力减退，自觉症状有痒或胀满感。如有继发感染，则有疼痛感。如病变累及鼓膜，可见鼓膜充血，如鼓膜穿孔，则曲霉侵入中耳引起中耳炎。鼻窦曲霉感染也较常见，曲霉可由鼻腔进入鼻窦，多数发生在鼻窦炎的基础上，引起化脓、坏死或肉芽肿。曲霉在鼻窦内大量生长繁殖，可阻塞窦腔，引起鼻塞，局部酸胀以致头痛等症状，窦腔穿刺可得暗褐色稠腻物质，可有绿色黏性脓液排出，镜检可发现大量曲霉，培养多为烟曲霉、黄曲霉或黑曲霉等。严重者，病变可侵及眼眶、颅骨、鼻腔及面颊部，并破坏骨质，甚至累及神经、脑膜及脑组织。

5. **中枢神经系统曲霉病** 比较少见，大脑曲霉病可由眼或邻近组织如耳、鼻、鼻窦等直接蔓延，或通过肺原发灶经血液循环而引起，多形成脑脓肿，临床表现为颅内占位性病变。

6. **皮肤黏膜曲霉病** 原发性皮肤曲霉病可有 1 至几个，甚至许多结节。皮肤曲霉病还可继发于原有皮损上，引起溃疡和坏死。如累及甲板，其表现类似甲癣，指、趾甲变成黄绿色，厚而脆，末端发生碎裂，偶可发生甲沟炎。曲霉败血症患者的皮损常表现为皮下脓肿，真皮内蜂窝织炎或脓疱。

7. **曲霉败血症** 多继发于肺曲霉病，主要发生于霍奇金淋巴瘤的晚期或心脏手术后，常产生多发性脓肿或肉芽肿，通过血行播散而累及全身各组织和器官。

8. **各系统曲霉病** 消化系统曲霉以肝脏受累为多见，其次是小肠、胃、食管、舌和胰腺。心血管系统曲霉病通过血液循环或直接蔓延而累及心内膜、心肌或心包，引起化脓、坏死或肉芽肿病变。曲霉常见侵犯中小动脉，引起血管壁坏死或血栓，但很少侵犯大血管。泌尿生殖系统曲霉病以肾为主，可达 40%，有时前列腺亦可受累，生殖器曲霉病两性均可发生，但较少见。

（八）毛霉及毛霉病

在环境中存在大量毛霉，土壤中和植物上的毛霉孢子可通过空气飞扬传播，毛霉容易导致实验室污染。毛霉科中的毛霉属、根霉属、根毛霉属、犁头霉属等可以引起毛霉病。毛霉病的特征性病变为菌丝侵犯大小动脉管壁导致梗死，引起邻近组织坏死。在血管及其周围可见粗大、无分隔的菌丝，分支呈直角。毛霉病的发病与严重基础疾病有关。鼻脑毛霉病常继发于糖尿病酸中毒，鼻、眼出现坏死性损害并有黑色脓液排出是其特征。肺毛霉病常见于肿瘤患者，特别是恶性血液病，如淋巴瘤、中性粒细胞减少者，也可因吸入鼻脑毛霉病的分泌物继发感染。胃肠毛霉病常见于营养不良的儿童或免疫抑制患者。皮肤毛霉病常有外伤、手术史，皮损可为红斑、丘疹、脓疱、溃疡、坏死等，继发性皮肤毛霉病来自鼻、脑、肺等其他部位的播散，初始有红斑、结节，继以中心坏死、溃疡和糜烂、焦痂形成，边缘呈灰白色。播散性毛霉病常见于伴有中性粒细胞减少的肺部感染患者，毛霉可广泛地播散至肺、肾、胃肠、心及脑等，以肺部最常受累。

（九）暗色真菌及暗色真菌病

暗色真菌是指一组菌丝和 / 或孢子的壁具有黑色素样颜色的真菌，细胞多为淡褐色至深褐色，菌落为黑色或褐色。暗色真菌的种类繁多，常见的致病性暗色真菌有：链格孢霉，卡氏枝孢瓶霉、新月弯孢霉、毛壳菌、皮炎外瓶霉、裴氏着色霉、疣状瓶霉、班替木丝霉等。暗色真菌广泛分布于自然界，易在潮湿地方，腐臭的树木或植物上生长。暗色真菌从伤口侵入皮肤而感染，一般人与人之间不直接传染。

由暗色真菌引起的暗色真菌病分为着色芽生菌病和暗色丝孢霉病。前者只感染皮肤和皮下组织，形成慢性肉芽肿性疾病，组织病理学检查可见分隔的硬壳小体。后者除感染皮肤及皮下组织外，还可引起系统性感染，当机体免疫功能降低时，可引发血行播散而累及脏器，在其寄生的组织可形成暗色菌丝，但无硬壳小体是暗色丝孢霉病与着色芽生菌病的区别。

（十）镰刀菌及镰刀菌病

镰刀菌为腐生菌，适应性强，在自然界分布极广，可广泛存在于土壤、植物、田间的谷物和仓库贮存的各种粮食中，在沙漠和北极地区也可存活。镰刀菌是人类的条件致病菌，常见的有轮枝镰刀菌，茄病镰刀菌，尖孢镰刀菌等。通过皮肤黏膜、呼吸道等部位引起感染，导致皮肤镰刀菌病、角膜镰刀菌病、镰刀菌性眼内炎。在免疫功能受损的个体，特别是中性粒细胞减少症及骨髓移植患者中，镰刀菌可导致播散性镰刀菌病，侵犯尿道，膀胱，脑，肾，肺，心，骨，胰腺等。对皮屑，脓液，角膜溃疡刮取物，活体组织标本等在显微镜下可见分枝，分隔的菌丝，类似曲霉的镜下特征。

（十一）尖端赛多孢霉及假阿利什病

尖端赛多孢霉是波氏假阿利什霉的无性期，波氏假阿利什霉可分离自土壤、污水和腐物等自然环境，由其引起的假阿利什病的临床表现形式类似于曲霉病。以足菌肿最多见，可定植于支气管或鼻窦内，形成真菌球，也可侵犯肺、脑、眼、骨、关节、皮肤及皮下组织，在免疫抑制患者，也可导致播散性感染。

（十二）耶氏肺孢子菌及耶氏肺孢子菌肺炎

以往认为卡氏肺孢子菌（*Pneumoncystis carinii*）是一种原虫。分子生物学研究则发现，卡氏肺孢子菌线粒体的 16S 和 5S rRNA 的核苷酸序列与真菌具有更好的同源性，因此，将其归属于真菌。近年来，为纪念其研究者，又将其更名为耶氏肺孢子菌（*Pneumocystis jiroveci*）。哺乳动物是该菌的唯一宿主，健康人受感染后，往往呈隐性或潜在感染。对于免疫低下患者，该菌可引起肺炎，表现为间质性肺炎，在支气管肺泡灌洗液或肺活检标本中找到该菌的包囊可确诊。

（十三）双相真菌及双相真菌感染

双相真菌是指在组织内和在培养基上 37℃培养时呈酵母相，而在普通培养基上 25℃培养时呈菌丝相的一类真菌。其菌丝相和酵母相可相互转化，即菌丝相在 37℃ 培养可转化为酵母相，酵母相在 25℃培养时又可转化为菌丝相。医学上重要的双相真菌包括申克孢子丝菌、荚膜组织胞浆菌、马尔尼菲篮状菌、皮炎芽生菌、粗球孢子菌及巴西副球孢子菌。

申克孢子丝菌是土壤、木材及植物的腐生菌，广泛分布于全世界，人类在生活和工作中常因外伤后接触植物、土壤、污水而感染，该菌所致皮肤孢子丝菌病初期表现为无痛性结节，以后中心坏死，形成溃疡，可有脓液，厚痂，病变沿淋巴管向心性排列是其特点，在病变的组织中可见到圆形、卵圆形或雪茄形小体。申克孢子丝菌也可引起皮肤外如肺、关节、骨及眼和脑膜的孢子丝菌病。

荚膜组织胞浆菌常存在于富含鸟粪和蝙蝠粪的土壤中，分布于全世界，但集中在美洲，我国南方地区有散在病例。该菌致病的严重程度与吸入孢子的数量及基础疾病的存在有关。荚膜组织胞浆菌病可表现为急性、慢性或播散性，从病变部位的组织切片中可发现圆形和卵圆形，芽生的真菌孢子，外围可有一圈透亮的荚膜，在吞噬细胞内也可见到真菌孢子。

马尔尼菲篮状菌分布于全世界，以东南亚发病最多，极易在甘蔗和竹笋中生长。该菌所致马尔尼菲篮状菌感染首先累及肺，出现肺部症状和体征，播散性马尔尼菲篮状菌病可侵犯多个器官，如肝、脾、骨、脑、肾等，艾滋病患者的增加与播散性马尔尼菲篮状菌病发病率的增加有关。在组织细胞内或周围可见圆形或卵圆形具有横隔的细胞，最有诊断意义的形态是两头钝圆的腊肠状细胞，呈杆状或弧形，内有横隔。

皮炎芽生菌主要分布在北美洲，常侵犯与土壤接触的户外工作人员，因吸入孢子而发病，故肺是最常受累的器官。该菌所致芽生菌病是一种慢性化脓性肉芽肿性疾病。肺芽生菌病在急性期的临床征象无特异性，之后，患者可以痊愈，或转为慢性肺部感染，或出现播散性感染，导致皮肤、骨关节、泌尿生殖道及中枢神经系统芽生菌病。在病变组织标本中查到大的、圆形、厚壁、宽基底、单极芽生的真菌细胞具有重要诊断意义。

粗球孢子菌呈地域分布，如美国的西南部及中南美洲等炎热、干燥地区，土壤中栖居的粗球孢子菌可在雨季增殖，产生大量的关节孢子随空气传播。吸入粗球孢子菌的关节孢子后，正常个体出现短暂的轻度肺部感染，部分患者可有结节性红斑和多形性红斑，在免疫受抑制的患者可发展为慢性肺球孢子菌病及播散性球孢子菌病。在组织内可找到大小不一的、厚壁球形体，内含内生孢子，如球壁破裂，可见游离的内生孢子，一般很少见到菌丝。

巴西副球孢子菌分布于热带森林地区，特别多见于巴西，在酸性土壤中可长期存活。正常人吸入病原菌后引起轻度短暂的肺部感染，因此发病隐匿，大部分患者不产生任何症状。陈旧的静止性损害再度活动可导致肺部和其他器官的慢性感染。病变部位标本直接镜检发现大的圆形母细胞的周边有多个与母细胞以细颈相连的芽生细胞，形如舵轮，具有重要诊断意义。

（十四）皮肤癣菌及皮肤癣菌病

皮肤癣菌主要有三种：小孢子菌属、毛癣菌属及表皮癣菌属。由其所致皮肤癣菌病以侵犯身体的部位分类，如头癣、体癣、股癣、手癣、足癣及甲癣。

（沈定霞）

第二节 真菌的形态结构

与其他微生物相比，真菌的形态结构较为复杂，是真菌鉴定和分类的重要依据。真菌有单细胞及多细胞两大类，习惯上分别把单细胞真菌和多细胞真菌称为酵母样真菌和丝状真菌。对人类致病的单细胞真菌如新生隐球菌、白念珠菌；多细胞真菌如孢子丝菌、毛霉等。真菌的基本结构是菌丝和孢子。

一、真菌的生长繁殖

（一）真菌的营养来源

所有真菌都从外部摄取有机含碳化合物作为碳源和能量以维持生命。

1. **腐生性真菌** 能在死亡的有机物上生长发育的真菌。这类真菌可产生各种细胞内、外酶，将死去的有机体加以分解，吸收，以获取能量，它们和细菌一样，腐解自然界有机物质。

2. **寄生性真菌** 需要生活在活的生物体的真菌。其中专性寄生真菌只在一定的寄主上营寄生生存；兼性寄生真菌能寄生在活的生物体上，也能在有机残质上发育。很多寄生性真菌是人和动物的病原性真菌。

（二）真菌的繁殖方式

1. **无性繁殖** 芽生是酵母菌及酵母样真菌的主要繁殖形式，首先由母细胞发芽，芽生长到一定程度后即脱离母细胞而成熟。其他无性繁殖形式还有裂殖、芽殖等。

2. **有性生殖** 真菌有性生殖包括原生质体的融合即质配及由核配形成双核细胞，双核细胞核融合，发生减数分裂。

（三）影响真菌生长的因素

1. **pH** 供真菌生长的培养基呈弱酸性，有利于真菌发芽。

2. **温度** 真菌生长的最适温度为22~28℃，深部真菌的最适生长温度为37℃。双相型真菌可因温度的改变而从酵母相（37℃）转变为菌丝相（25℃），或从菌丝相转变为酵母相。

3. **湿度** 真菌生长和繁殖需要一定的湿度，干燥则不利于真菌的生长繁殖，但高湿度反而不如中等湿度好。

4. **氧气和二氧化碳** 大多数真菌生长需要氧气，氧气充足时可产生分生孢子，不足时只形成菌丝。二氧化碳一般对真菌的生长不利。

（四）真菌的抵抗力

真菌对热的抵抗力不强，加热60~70℃时真菌在短期内死亡；对干燥抵抗力较强，相对湿度<75%时，不利于真菌繁殖；对低温抵抗力较强，很多真菌能在0℃生长；对紫外线敏感，孢子或菌丝暴露在紫外线下能被迅速杀死；对甲醛敏感，处理被真菌污染的用品时可采用甲醛蒸汽熏蒸法。抗生素对真菌无抑制作用。

二、真菌的菌落

真菌的孢子和菌丝经大量生长繁殖后形成的真菌集落，可用肉眼观察。真菌，特别是丝状真菌的鉴定应结合在不同培养基上形成的菌落特征（形态、大小、色泽、边缘等）及镜下观察到的菌丝及孢子的特征来综合判定。真菌菌落有酵母型、类酵母型和丝状型三种类型。

（一）酵母型

菌落柔软、光滑、湿润，显微镜下可见单细胞的芽生孢子，无菌丝及假菌丝，如隐球菌菌落。

（二）类酵母型（酵母样型）

菌落外观上与类酵母型菌落相似，但显微镜下可看到假菌丝。假菌丝是在单细胞真菌出芽后，芽管不与母细胞脱离而形成，假菌丝由菌落向下生长，伸入培养基中。类酵母型菌落见图50-2。

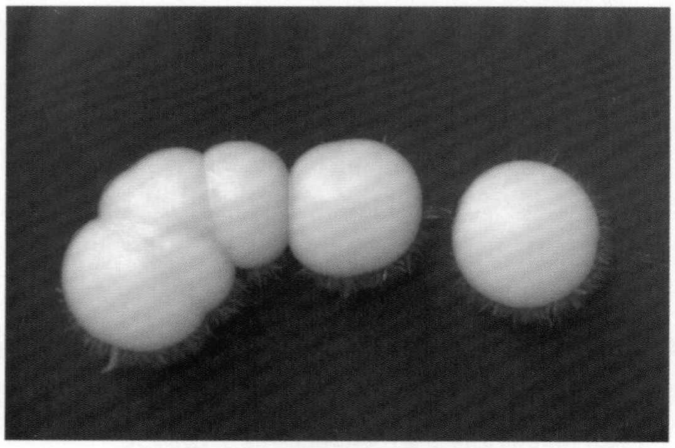

图50-2 类酵母型菌落

（三）丝状型

菌落肉眼观察有不同类型的菌丝体呈绒毛状、棉花状、粉末状等，显微镜下观察可见有隔或无隔，分枝或不分枝的菌丝。丝状型菌落见图50-3。

双相型真菌在室温（25℃）培养可呈丝状型菌落，而在37℃培养则呈酵母型或类酵母型菌落。如荚膜组织胞浆菌、

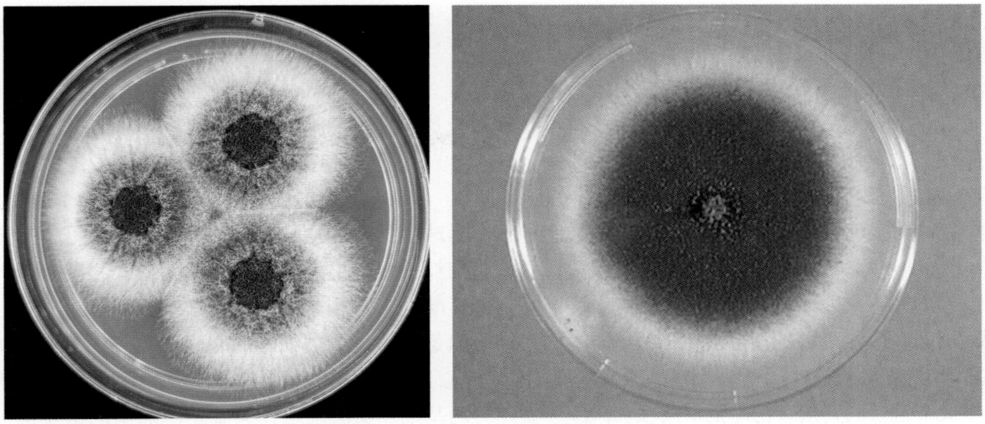

图 50-3　丝状型菌落

马尔尼菲篮状菌等。

三、真菌的菌丝

(一) 菌丝的概念

1. **菌丝**　真菌的每根单一的细丝，为微细的管状结构，有细胞壁、细胞膜、细胞浆和细胞核。

2. **菌丝体**　许多菌丝所形成的集团。

3. **隔膜**　菌丝在一定的间距形成的横隔。多数真菌的菌丝有横隔，叫有隔菌丝，少数真菌菌丝为无隔菌丝。

4. **营养菌丝**　伸入到培养基内的菌丝。

5. **气生菌丝**　露出于培养基表面的菌丝。

6. **生殖菌丝**　产生不同形状、大小、颜色和结构的各种有性或无性孢子的气生菌丝。

(二) 菌丝的形态

1. **单纯菌丝**　分支或不分支，有隔或无隔，有色或无色的管状组织。

2. **球拍状菌丝**　菌丝在隔膜部位一端大如球拍状，多见于小孢子菌属。

3. **梳状菌丝**　菌丝一侧有不规则的、凸起的梳齿状结构，常见于小孢子菌属及毛癣菌属。

4. **螺旋状菌丝**　菌丝有规律旋转，如似弹簧状，常见于石膏样癣菌。

5. **结节状菌丝**　由稍膨大的侧枝细胞或菌丝端的细胞所形成，并弯曲成团，多见于石膏样癣菌。

6. **鹿角状菌丝**　菌丝顶端不规则分支成鹿角状。

7. **假菌丝**　不是真正的菌丝，是由孢子延伸而形成。假菌丝与真菌丝的区别在于假菌丝两边时有交叉，而真菌丝两边永远是平行的。

各种菌丝的形态见图 50-4。

(三) 菌丝的结构

真菌菌丝的细胞壁主要由几丁质或纤维素等有机物组成。多数真菌的细胞壁具有(1-3)-β-D- 葡聚糖结构。

四、真菌的孢子

真菌的繁殖能力较强，仅菌丝的碎片就可能进行繁殖。在自然界真菌往往是通过各种有性或无性的孢子进行繁殖。不同的真菌都有其特有的孢子，其形状、大小、色泽等各异。因此孢子是鉴别真菌的重要依据。

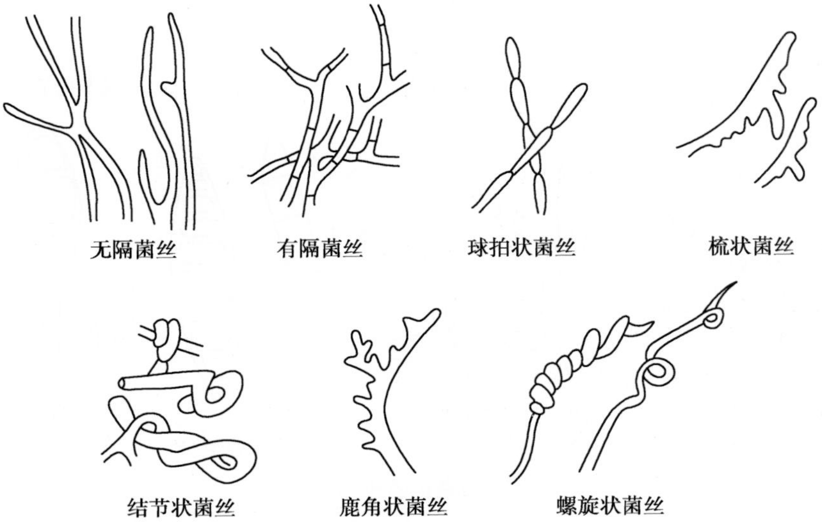

图 50-4　真菌的各种菌丝形态

（一）无性孢子

经过两性细胞的配合而形成的孢子叫无性孢子，这一繁殖过程称无性繁殖。无性孢子种类繁多，主要有以下三大类：

1. **叶状孢子** 由菌丝细胞直接形成。

(1) 芽生孢子：通过发芽方式而形成球形或卵圆形细胞，当芽细胞长到正常大小时即可脱离母细胞，也可与母细胞相连接而再行发芽。这样重复进行多次发芽后形成假菌丝。多见于酵母菌中。

(2) 关节孢子：由菌丝内横隔处断裂形成方形、长方形、圆形或椭圆形的结构。将关节孢子接种到新鲜培养基中，又可萌发成新的菌丝。形成关节孢子的真菌有粗球孢子菌、地霉等。

(3) 厚膜孢子：是真菌的一种休眠细胞，由菌丝中间的细胞质密集，然后在其四周形成较厚的壁而构成。常见于白念珠菌。

2. **分生孢子** 是真菌中最常见的一类无性孢子。分生孢子可由着生在菌丝或其分支的顶端细胞分化而成。分生孢子有大分生孢子及小分生孢子之分。大分生孢子的体积大，多细胞性；小分生孢子的体积小，单细胞性。

3. **孢囊孢子** 生长在孢子囊中的孢子，称为孢囊孢子。孢子囊的形状有球状、梨状或筒状，其中可有大量孢囊孢子。接合菌产生的孢囊孢子无鞭毛、不能运动，鞭毛菌产生的孢囊孢子具有一根或两根鞭毛，能运动。

（二）有性孢子

由不同性别的细胞配合（质配和核配）后产生的孢子。真菌的有性孢子有五类即卵孢子、接合孢子、子囊孢子、担孢子及休眠孢子。

真菌的各种孢子形态见图 50-5。

五、真菌的特殊结构

真菌具有与一般真核细胞相似的细胞结构，但还有区别于其他真核细胞的结构特点。

（一）细胞壁外成分

部分真菌在细胞壁外有一层低电子密度的物质，如新生隐球菌的荚膜层，在电子显微镜下观察，为直径 30~40A 的微细纤维，从细胞壁向外放射状突出，由甘露糖、木糖及尿苷酸等酸性多糖组成。隐球菌的荚膜与毒力相关，荚膜可保护菌体免受体内免疫细胞的吞噬。荚膜还可刺激机体发生免疫反应，产生抗体。荚膜特异抗原的存在是隐球菌快速试剂检测的基础。荚膜还可作为鉴定隐球菌的重要镜下形态依据。

（二）细胞壁的特殊化学成分与结构

真菌细胞壁的主要成分为多糖，其次是蛋白质、脂质及无机盐类。多糖有两种形式，一为不溶性多糖晶体所组成的微细纤维，组成细胞壁的骨架；二为高分子复合物组成的基质填入骨架中，使细胞壁十分致密，坚硬。组成微细纤维的骨架以几丁质（丝状菌）及葡聚糖（酵母菌）为主。几丁质分子由 β-(1,4) 葡萄糖苷键以 N- 乙酰葡萄糖胺残基的直链多聚体，借几丁质酶 DP-N- 乙酰葡萄糖胺转化而成。葡聚糖则是由 β-(1,3) 连接的葡萄糖残基作支柱，结合以一定间隔的分支状的 β-(1,6) 葡萄糖残基组成的侧链。几丁质及葡聚糖是真菌防御宿主免疫反应的重要成分，也是真菌细胞壁区别于其他植物细胞壁的特征。

甘露聚糖是真菌细胞壁含量最高的一类多糖，也是最重要的一类多糖，其抗原决定簇与真菌感染的血清学反应有关。皮肤丝状菌、烟曲霉等的细胞壁糖蛋白（半乳糖甘露聚糖肽以及葡萄糖甘露糖肽）是诱发宿主皮肤变态反应的特异抗原。

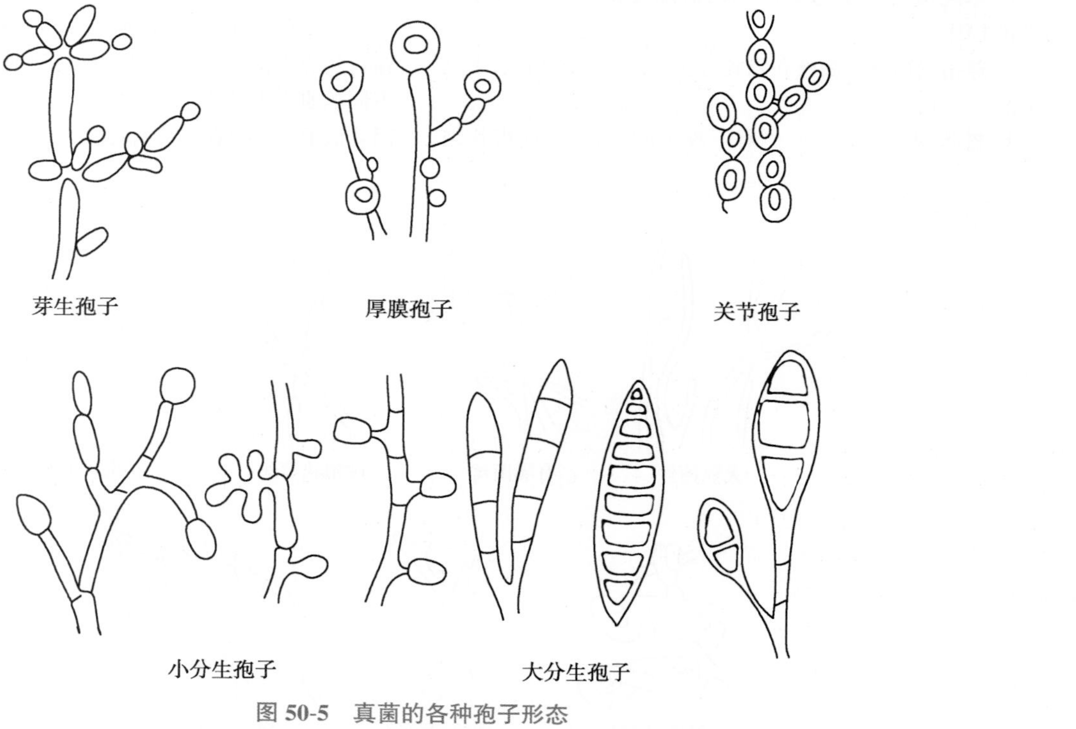

图 50-5 真菌的各种孢子形态

（沈定霞 孙长贵）

第三节　真菌的感染与免疫

引起人类疾病的病原性真菌和条件致病真菌已在百种以上，并且有增加趋势。一种真菌可引起不同疾病，同一种疾病也可由不同种类真菌引起。由于抗菌药物及免疫抑制剂的广泛应用，免疫功能低下人群的增加等因素使真菌感染越来越多，对真菌感染预防、诊断和治疗应引起临床医生的普遍重视。

一、真菌的致病物质及致病性

(一) 真菌的致病物质

对真菌致病的毒素虽不如对细菌毒素那样研究透彻，但真菌致病确实与其产生的致病物质有关。如新生隐球菌的荚膜具有抗吞噬作用；白念珠菌形成的芽管，可增强其黏附能力，产生的磷脂酶可破坏上皮细胞膜，使其容易侵入细胞进行生长繁殖；黄曲霉和烟曲霉的细胞壁糖蛋白有毒素样活性，可引起休克和化脓性反应，以及多器官的出血坏死。黄曲霉毒素的致癌性已逐渐被认识。此外，真菌本身的结构及生长特点能抵抗机体的防御功能。如真菌厚的弹性细胞壁也能抗吞噬，大分子孢子可使吞噬不完全；双相型真菌如组织胞浆菌、皮炎芽生菌等在体内转换成酵母型，不仅不被巨噬细胞杀灭，反而随巨噬细胞扩散。

(二) 真菌的致病性

1. 机体抵抗力下降及真菌的存在是真菌感染的基础　自广谱抗菌药物、皮质激素、免疫抑制剂、抗肿瘤药物等的广泛应用，以及器官移植、人工心脏瓣膜等手术的开展以来，使机体的抵抗力下降，或者在原发性疾病如白血病、肿瘤、肺结核、糖尿病等基础上继发真菌感染，使深部真菌病以及真菌性败血症的发病率逐年上升。以念珠菌特别是白念珠菌引起的感染多见，近年来非白念珠菌如光滑念珠菌、近平滑念珠菌、热带念珠菌所致条件感染也明显增加。丝状真菌如曲霉、根霉、毛霉等引起的肺部感染、尿路感染甚至全身感染已较少见。

2. 顽强的生长繁殖增加了真菌侵入机体的机会　真菌广泛存在于自然环境中，生长繁殖能力强，常存在于空气、土壤、污水、鞋、拖布等环境及物品中。尽管它们对热、紫外线抵抗力不强，但对低温抵抗力较细菌强。很多真菌能在 0℃生长，在相对湿度 70% 左右也能顽强地生长繁殖。一旦机体抵抗力下降，真菌就乘虚而入。即使机体抵抗力正常，但若吸入大量病原真菌，也能使机体感染。

(三) 真菌所致疾病

1. 感染　包括致病性真菌侵入机体引起深部和浅部的真菌感染，以及条件致病真菌致机会性感染。深部感染性真菌如荚膜组织胞浆菌、粗球孢子菌所致感染可引起组织慢性肉芽肿和组织坏死、溃疡。浅部感染性真菌如各种皮肤癣菌往往具有较强的传染性。条件致病真菌在我国最常见的是白念珠菌，当机体抵抗力降低时，如接受放疗或化疗的肿瘤患者、免疫抑制剂和激素的长期使用、艾滋病、糖尿病患者等，容易继发白念珠菌感染。

2. 过敏　由于吸入或食入某些真菌的菌丝或孢子而引发的过敏反应。常表现为哮喘、过敏性鼻炎、荨麻疹及接触性皮炎等。引起过敏性皮炎的真菌主要有曲霉、青霉、镰刀菌、交链孢霉和着色真菌等。

3. 中毒　许多真菌在污染的粮食、食品或油炸物中产生有毒的代谢产物，即真菌毒素，人食入后导致急性或慢性中毒和损伤。真菌毒素可分别引起肝、肾、脑、心肌等靶器官的疾病，有些真菌毒素如产毒的镰刀菌可引起以上器官的多器官病变，危及生命。与细菌或病毒感染不同的是，真菌所致中毒是因为食入真菌在污染的粮食或食品中产生的毒素，所以真菌中毒不具有传染性，一般也不引起流行。

4. 肿瘤　真菌毒素与肿瘤发生的关系已逐渐被认识，并引起广泛重视和深入研究。曲霉毒素有 20 多种衍生物，其中黄曲霉毒素 B_1 的致癌作用最强，大鼠饲料中添加微量黄曲霉毒素 B_1 可诱发肝癌。镰刀菌产生的 T-2 毒素可使大鼠产生胃癌、胰腺癌、垂体和脑肿瘤。

(四) 真菌感染流行病学

临床习惯根据感染来源、感染途径和感染部位对真菌感染性疾病进行分类。

1. 按感染来源分类

(1) 内源性感染：指某些真菌如念珠菌寄生在口腔、肠道等处，作为正常菌群的一部分，由于某些诱因，如手术中真菌孢子从切口边缘被带入，或真菌孢子侵入到血液或淋巴系统而引起感染。

(2) 外源性感染：指平时在人体内并不存在的真菌，从外界通过空气或直接接触等方式侵入人体而导致的感染。如组织胞浆菌、孢子丝菌等。

(3) 条件致病真菌感染：当机体特异性或非特异性免疫功能低下，或体内菌群失调时，真菌乘虚而入引起的感染。条件致病真菌感染可以是内源性的，也可以是外源性的。当长期使用激素、免疫抑制剂和广谱抗菌药物时应警惕条件致病真菌感染，一旦感染发生应积极抗真菌治疗。条件致病真菌感染有时很难控制，常成为癌症、白血病患者死亡的重要原因。

2. 按感染途径分类

(1) 呼吸道感染：因吸入而引起的肺部感染。如曲霉、毛霉的孢子均可由吸入而致支气管及肺部感染，隐球菌也可由呼吸道吸入感染致肺隐球菌病及隐球菌性脑膜炎。

(2) 消化道感染：因食入含真菌孢子的食物，可引起肠道感染。

(3)泌尿生殖道感染：女性阴道念珠菌可传给男性引起龟头包皮炎。

(4)直接接触感染 因接触带有病原性真菌的物品如毛巾、梳子等可致皮肤真菌的传播。患儿口腔念珠菌病可经哺乳而引起乳头皮肤的念珠菌病。

3. **按感染部位分类**

(1)浅部真菌感染：指由侵犯皮下及其附属器官（毛发、指甲）的真菌所引起的感染，即皮肤癣菌病。

(2)深部真菌感染：也称侵袭性真菌感染，指由侵犯皮下组织、内脏器官及中枢神经系统的真菌引致感染。如曲霉、毛霉、隐球菌及念珠菌均可引起深部真菌感染。

(3)局部性真菌感染：指侵犯特定器官、组织的真菌感染，如头癣、甲癣、口腔或阴道的念珠菌病等。

(4)全身性真菌感染：指侵犯全身各脏器、组织的真菌感染，为全身侵袭性或系统性真菌感染。可以在疾病一开始时就侵犯深部组织，或病变从局部开始发展为全身侵袭性感染。真菌入血，并在其中生长繁殖引起败血症称为真菌败血症。

二、抗真菌免疫

(一) 非特异性免疫

与抗其他微生物感染一样，机体生来就具有的非特异性防御功能在阻止真菌病的发生上起重要的作用，这也是尽管真菌在自然界广泛存在而真菌发病率却很低的原因。抗真菌非特异性免疫力主要有：

1. **机体的屏障作用** 皮肤黏膜屏障使皮肤丝状菌一般只侵犯皮肤浅层，不侵犯深层。儿童易患头癣，是因为其皮脂腺发育不完善，头皮分泌的不饱和脂肪酸量不足，影响对真菌的杀菌作用。成人易患手足癣，是因为手足部的汗较多，有利于真菌生长。

2. **正常菌群的拮抗作用** 白念珠菌是口腔、阴道、肠道的常居菌，肠道细菌可抑制其大量生长。当应用抗菌药物杀死或抑制这些具有拮抗作用的细菌后，白念珠菌可大量繁殖而致病。

3. **吞噬细胞的吞噬功能** 吞噬细胞对真菌的识别、吞噬、消化功能具有抗真菌作用。部分真菌产生的抗吞噬物质，如新生隐球菌荚膜可促进感染的形成。有些真菌能在细胞内增殖，刺激组织增生，细胞浸润，形成肉芽肿。有的可随吞噬细胞扩散至深部组织器官，引起内脏器官病变。

4. **体液中非特异性免疫因素** 如补体、调理素等。Tuftsin（促癣吞噬肽）是近年来发现的天然抗真菌物质之一，可结合至中性粒细胞膜，具有趋化作用并提高吞噬细胞的吞噬和杀灭真菌的活性。

(二) 特异性免疫

1. **体液免疫** 真菌感染后可刺激机体产生抗体，但抗体在抗真菌免疫中的作用尚不能肯定。例如用感染动物的血清抗体注射到正常动物，再用同种真菌攻击，如球孢子菌、新生隐球菌、荚膜组织胞浆菌、白念珠菌等，均无保护作用。阴道白念珠菌感染后，可见分泌型及血清型 IgA 升高，但不能终止白念珠菌感染。

2. **细胞免疫** 真菌感染后机体抗真菌特异免疫以细胞免疫为主。慢性黏膜皮肤念珠菌病患者多数细胞免疫功能受抑制。艾滋病患者细胞免疫功能缺陷，真菌感染后容易形成播散性感染。浅部真菌感染所致的癣菌疹与其产生的癣菌素导致皮肤迟发型变态反应有关。

（沈定霞）

第四节 真菌对抗真菌药物的主要耐药机制

数十年来针对真菌耐药机制开展了多项研究，其中研究较多且较清楚的是酵母样真菌尤其是念珠菌对唑类药物的耐药机制。真菌耐药与细菌有相似之处，可分为固有（或内在）耐药和获得性耐药，常见对唑类药物固有耐药的念珠菌有克柔念珠菌和光滑念珠菌。约 10% 临床分离的白念珠菌对 5-FC 存在固有耐药，30% 菌株暴露于 5-FC 后可发展为获得性耐药。葡萄牙念珠菌对两性霉素 B 也存在固有耐药。目前，国内外在真菌耐药机制研究方面也取得一些进展，以下简要介绍真菌对抗真菌药物的主要耐药机制。

一、对唑类药物的耐药机制

唑类抗真菌药物是目前临床上主要的治疗真菌感染药物，已有研究结果表明念珠菌对唑类药物的耐药机制主要涉及 4 个方面：①药物的靶酶产生增多或靶酶结构改变使得药物对其亲和力减低；②真菌细胞内药物累积减少；③代谢途径改变；④生物被膜形成等。

(一) 药物作用靶位改变

14α- 去甲基化酶（$P450_{14DM}$）是唑类药物的靶向酶。$P450_{14DM}$ 结构改变与过度表达均可导致念珠菌对此类药物耐药。与药物作用靶位改变相关的耐药机制主要有以下几个方面。

1. **靶酶基因突变** 靶酶基因 *Erg11*（以前称为 *CYP51*）编码区发生改变，可引起酶三维结构和活性发生改变，导致酶与药物的亲和力减低而产生耐药。Asai 等研究发现白念珠菌的 $P450_{14DM}$ 对唑类药物敏感性下降，但酶本身的催化活力并无显著改变。测序分析比较发现，耐药株靶酶基因 *Erg11* 编码区出现 12 个碱基的点突变，导致基因产物 4 个氨基酸改变。其中 7 个碱基突变可能与耐药株靶酶与底物的亲和力下降有关。每个耐药株靶酶基因 *Erg11* 编码区突变点位置和数量不完全相同。

2. **靶酶基因过度表达** 靶酶基因调控区和/或相应的调节基因发生改变，靶酶基因过度表达，细胞内药物不能完全抑制靶酶的活性而耐药。Marichal 等发现光滑念珠菌对唑类药物耐药株 *Erg11* 基因拷贝数比敏感株多 3.7 倍，*Erg11* mRNA 水平比敏感株高 8 倍。光滑念珠菌 *Erg11* 基因过度表达，可由体内、外药物诱导所致。

(二) 真菌细胞内药物累积减少

真菌细胞内药物累积减少是真菌产生耐药性的一个重要机制。一方面是因为膜通透性降低使进入的药物减少；另一方面细胞内的药物外排增强，近来研究表明，药物外排增强为其主要原因。

1. **细胞膜通透性降低** Ryley 等最早报道由于细胞膜通透性降低，而使进入细胞内药物减少引起唑类药物耐药。耐药菌株对唑类药物的透过性发生改变，系因细胞膜上磷脂及甾醇组成均发生变化，从而影响到细胞膜的流动性，继而影响到通透性。Hazel 等学者在对酿酒酵母的多药耐药基因筛选研究中发现 *PDR*(pleiotropic drug resistance)*16* 和 *PDR17* 基因与细胞通透性相关。*PDR16* 和 *PDR17* 基因主要调控细胞内脂质合成和脂质转运，改变细胞膜上脂质组成，继而影响细胞膜的通透性，阻碍药物进入细胞体内。*PDR16* 基因缺损，极大地改变了细胞膜上甾醇的组成，使酿酒酵母对咪康唑和酮康唑的敏感性提高了 10~20 倍；*PDR17* 基因缺损改变了细胞膜上磷脂的组成和比例，但不影响咪康唑和酮康唑的敏感性；*PDR16* 和 *PDR17* 基因同时缺损，可以使咪康唑和酮康唑的敏感性提高 50~100 倍。

2. **药物外排** 真菌细胞对药物外排致耐药，是通过细胞膜上依赖能量的药物外排泵的主动转运，使细胞内药物浓度降低所致。该药物外排泵为多药耐药(multiple drug resistance，MDR)相关蛋白质。MDR 蛋白有多种，根据其功能不同，可将其分为两大类。

(1) ATP 结合盒转运体(ATP-binding cassette transporters，ABCT)：ABCT 是 ATP 能量依赖型多药转运载体，是细胞膜上的外排功能泵。研究表明，与白念珠菌的 MDR 有关的 ABCT 转运载体编码基因 *CDR*(Candida drug resistance)家族中，除 *CDR1* 以外，至少还存在 9 个，其中 5 个(*CDR1*、*CDR2*、*CDR3*、*CDR4*、*CDR5*)与唑类药物耐药性有关。目前认为 CDR 针对的主要是脂溶性分子。*CDR1* 为白念珠菌中最先发现的外排泵基因，大多数氟康唑耐药的白念珠菌株中，都发现 *CDR1* 超表达，对咪唑药物都呈耐药性。*CDR1* 缺损或突变株对咪唑类药物以及特比萘芬、阿莫罗芬等其他抗真菌药物和抗代谢药物高度敏感。*CDR1* 基因表达产物为 Cdr1p，具有 ABCT 载体蛋白的共性，是一种膜蛋白。整个蛋白有 4 个区，其中 2 个区为疏水区，为穿膜部分，另 2 个区推测为与 ATP 结合区。

Sanglard 等研究发现 *CDR2* 超表达株显示对唑类药物以及特比萘芬和阿莫罗芬耐药。但 *CDR2* 单独破坏株并未显示对唑类药物高度敏感，而 *CDR1* 和 *CDR2* 同时破坏株显示对唑类药物高度敏感。临床分离的耐药株中，发现 *CDR1* 和 *CDR2* 都超表达，推测存在有这 2 个基因的共同激活因子。

(2) 易化扩散载体超家族(major facilitator superfamily，MFS)：这是一种通过电化学势能进行被动转运的 MDR 蛋白，属于非能量依赖型载体。在这个家族中由 *MDR1* 编码的 Mdr1p 是近年来研究的热点之一，目前认为 *MDR* 主要针对水溶性分子。Wirsching 等对一临床分离的 *MDR1* 基因过度表达的氟康唑耐药株进行研究，通过 *MDR1* 基因敲除发现，*MDR1* 基因过度表达与氟康唑耐药有关，但与酮康唑无关，Mdr1p 底物具有一定的特异性。Mdr1p 可在细胞膜上占领特定的位点，发挥抑制药物摄入的作用。由于 *MDR1* 的表达受限，并且 Mdr1p 也只能占领细胞膜上的特定位点，因此，Mdr1p 对药物摄入的抑制作用有一定限度，在耐药菌株中，仍有部分药物被摄入细胞内。

Cdr1p、Cdr2p 与 Mdr1p 等均属 MDR 蛋白，近年来对真菌耐药性的研究多集中在这些蛋白上。Cdr1p、Cdr2p 通过增加药物的外排，而 Mdr1p 通过抑制药物摄入降低细胞内药物浓度。

(三) 代谢途径改变

唑类药物通过抑制 14α- 去甲基化酶的活性，羊毛甾醇不能转换为 14 去甲基羊毛甾醇，从而阻断麦角甾醇的合成。羊毛甾醇在 14 还原酶的催化下生成 14α- 甲基类固醇，后者在由 *ERG3* 基因编码的 $\Delta^{5,6}$ 去饱和酶催化下生成 14α- 甲基 3，6- 二醇。缺乏麦角甾醇和 14α- 甲基 3，6- 二醇的堆积抑制了真菌的生长。部分真菌由于 *ERG3* 基因的突变，不能产生有活性的 $\Delta^{5,6}$ 去饱和酶，致使在细胞内累积的是 14α- 甲基类固醇而不是 14α- 甲基 3，6- 二醇，而 14α- 甲基类固醇能部分替代麦角甾醇的功能，维持真菌细胞生长，从而对唑类耐药。

(四) 生物被膜形成

生物被膜是指微生物分泌于细胞外的多糖蛋白复合物，将自身包裹其中于生物表面形成的膜状物。膜内菌细胞的形态常与浮游菌不同，且对药物的敏感性差。研究表明，许多念珠菌感染与念珠菌在内置医疗材料如静脉导管、尿道插管及人工合成瓣膜上所形成的生物被膜有关，且这些膜内真菌常表现出高度的耐药性。其耐药机制可能与下列因素有关：①膜内真菌生长速率慢；②胞外聚合物基质所形成的膜屏障作用；③表面诱导性耐药基因的表达。

二、对两性霉素 B 耐药机制

两性霉素 B(AmB)分子结构与膜磷脂相似，同时具有疏水基和亲水基，正是这种两歧性(amphipathic)，使 AmB 通过真菌细胞壁时能与胞膜发生作用。AmB 的作用机制就在于能与真菌细胞膜上的麦角甾醇、磷脂结合形成稳定复合物，在膜上形成微孔，改变膜的通透性，导致细胞内钾离子、氨基酸、核苷酸等重要物质外漏，从而破坏细胞正常代谢，抑制其生长。对两性霉素 B 耐药推测为细胞中甾醇的量和/或质发生改变引起，细胞膜上主要甾醇成分已不是麦角甾醇，而被其他甾醇所代替和/或细胞膜上总麦角甾醇量减少，这些变化可能与 *ERG2* 或 *ERG3* 基因突变有关。唑类抗真菌药物能抑制细胞膜上麦角甾醇的生物合成，导致细胞膜中缺乏 AmB 结合位点，使真菌对 AmB 产生耐药性，提示氟康唑与 AmB 不宜联合应用。

三、对氟胞嘧啶耐药机制

真菌对5-FC产生耐药性的主要机制是由于降低了药物的吸收(即失去了渗透酶的活性),或是当真菌由于缺少胞嘧啶脱氨酶或尿嘧啶磷酸核糖基转移酶时,使5-FC不能转化为5-氟鸟苷酸(FUMP)。

对5-FC固有耐药是较普通的表型,据估计约10%临床分离的白念珠菌是对5-FC固有耐药,而约30%菌株可进一步发展为获得性耐药。有学者研究了念珠菌对5-FC耐药的遗传特性,对5-FC耐药是隐性遗传,决定念珠菌对5-FC耐药的等位基因有3型:第1型为FCY/FCY纯合子,该等位基因决定念珠菌对5-FC敏感;第2型为fcy/fcy纯合子,该等位基因决定念珠菌对5-FC完全耐药;第3型为fcy/FCY杂合子,该等位基因决定念珠菌对5-FC轻度耐药,纯合子(fcy/fcy)耐药表型可由杂合子(FCY/fcy)进一步突变或有丝分裂重组产生。对5-FC固有耐药通常是胞嘧啶脱氨酶缺失的结果。在白念珠菌中对5-FC获得性耐药主要是由于尿嘧啶磷酸核糖基转移酶(UPRTase)活性减低引起。含FCY/FCY纯合子菌株具有高UPRTase活性(大约3U),含FCY/fcy杂合子菌株具有低的UPRTase活性(约1.5U),而具有fcy/fcy纯合子的菌株几乎检测不出UPRTase活性。在单倍体新生隐球菌中基因突变最可能引起5-FC耐药。遗传分析表明有两个遗传位点*FCY1*和*FCY2*,*FCY2*和*FCY1*突变可产生5-FC耐药。

四、对棘白菌素类耐药机制

FKs1为(1-3)-β-D-葡聚糖合成酶的主要催化亚基,是棘白菌素类药物的作用靶位。此类药物的耐药,与FKs1中2个关键区域的氨基酸被替换有关。突变体具有基因优势,可造成该类药物间的交叉耐药。真菌的FKs1突变体均出现耐药性,表明此机制可能广泛存在于真菌界。

总之,真菌耐药机制十分复杂,不同的真菌,不同的药物耐药机制不同。除上面述及的耐药机制外,还与宿主的免疫功能、药物的渗透性、分布部位,有无易滋生感染的因素(如静脉内置管)等诸多因素有关。菌株呈高度耐药可能是多种耐药机制共同作用的结果。对某一耐药菌株而言,各种机制既可以单独起作用,又可以两种或多种机制同时作用。通常来说,参与耐药的机制越多,耐药程度越重。要全面正确地阐明真菌耐药机制,有待进一步深入且细致的研究。

(孙长贵　黄晶晶)

第五十一章
病毒感染性疾病的病原学诊断

第一节 病毒总论

一、病毒的分类及生物学特征

(一) 病毒的分类

大部分人类与人类疾病有关的脊椎类动物病毒都已鉴定，国际病毒分类委员会(International Committee on Taxonomy of Viruses，ICTV)目前将病毒分为6个目、87个科、19个亚科、348个属、2 285个种。各病毒科的分类基础包括病毒核酸型、病毒形态、病毒颗粒大小、病毒结构和病毒的复制类型等；病毒属与种的确定主要依据病毒间抗原性及核苷酸序列的同源性等。ICTV采纳一种通用的分类方法，即采用目、科、亚科、属、种等级模式；并采用了正式的病毒命名法，不同的病毒门类有特定的后缀，目、科、亚科、属分别以后缀 -virales、-viridae、-virinae 和 -virus 结尾。

根据病毒是否具有包膜，病毒核酸的类型及核酸是双链还是单链等特性，病毒又可分为6个组，如具有包膜的双链DNA病毒；无包膜的双链DNA病毒及无包膜的单链DNA病毒；具有包膜的单链RNA病毒；无包膜的双链RNA病毒及无包膜的单链RNA病毒。

(二) 病毒的形态与结构

病毒的形态大小是病毒分类标准之一，病毒的形态多种多样，有球形(或近似球形)(如腺病毒)、杆状(如烟草花叶病毒)或丝形、砖形(如痘病毒)、子弹形(狂犬病毒)及蝌蚪形(噬菌体)。病毒个体微小，大小介于20~300nm之间，大多数病毒都在100nm左右。较大的病毒如痘病毒直径为200~300nm，在光学显微镜下可以观察到；中型病毒(如流感病毒)约100nm，小型病毒(如脊髓灰质炎病毒)直径仅为20~30nm，超过了普通光学显微镜的分辨能力，必须用电子显微镜才能观察到。

病毒主要是由核酸和蛋白质组成。核酸位于病毒的中心，构成了它的核心或基因组，蛋白质包围在核心周围，构成了病毒的壳体。核酸和壳体合称为核壳体。最简单的病毒就是裸露的核壳体。病毒形状往往是由于组成外壳蛋白的亚单位种类不同而致。此外，某些病毒的核壳体外，还有一层囊膜结构。

核酸构成各种病毒的核心，每种病毒由一种类型的核酸即DNA或RNA组成。除核酸外还可能有少量功能蛋白质如病毒核酸多聚酶、转录酶或逆转录酶等。核酸可以是单股或双股，也可以是线状或环状。除微小DNA病毒外，DNA病毒大多是双链结构；而RNA病毒大多是单链(呼肠孤病毒/轮状病毒例外)。单链RNA病毒有正链与负链之分。如果是正链，其RNA可作为mRNA；而负链则属于互补链。双链DNA或RNA皆有正链与负链。单链DNA或为正链或为负链。病毒核酸(基因组)储存着病毒的遗传信息，控制着其遗传变异、复制和对宿主的感染性等。病毒核酸分子量(MW)约(16~160)×10^6dal。病毒核酸可借助理化方法加以分离，这种分离的核酸因缺乏壳体的保护，较为脆弱，但部分病毒核酸仍具有感染性，称为感染性核酸，其感染范围比完整的病毒更广，但感染力较低。

病毒衣壳(viral capsid)是包围在病毒核心外面的一层蛋白质结构。它是由一定数量的壳粒(capsomer)组成。壳粒是衣壳的形态学亚单位，在电镜下可以观察到壳粒彼此都呈对称性排列；用X线衍射和化学检测，发现每一个壳粒可由一个或几个多肽组成，每一个多肽链是一个化学亚单位。不同的病毒核酸形态和结构不同，壳粒数目和排列方式也不相同。病毒结构有螺旋对称型(helical symmetry)(如正黏病毒、副黏病毒及弹状病毒等)；二十面体对称(icosahedral symmetry)或立体对称型(如腺病毒、疱疹病毒、微小RNA病毒)；复合对称型(complex symmetry)指既有立体对称又有螺旋对称的病毒(如痘病毒和噬菌体)。

病毒的包膜(viral envelope)是包围在病毒核衣壳外面的双层膜。它主要含有蛋白质、多糖及脂类。蛋白质是由病毒基因编码，多糖、脂类来自宿主细胞膜、核膜或空泡膜。因为有包膜的病毒都是芽生增殖，当其以“出芽(budding)”方式释放时，获得胞膜中的脂质、多糖成分和少许蛋白质。有些病毒其包膜表面有钉状突起，称为包膜子粒(peplomere)或刺突(spike)，赋予病毒一些特殊功能。例如，流感病毒包膜上有血凝素(hemagglutinin，HA)和神经氨酸酶(neuraminidase，NA)两种刺突。前者具有免疫原性，抗血凝素抗体可以中和流感病毒，在病毒进入宿主细胞的过程中扮演了重要角色；后者具有抗原性，协助成熟流感病毒脱离宿主细胞并感染新的细胞，在流感病毒的生活周期中扮演了重要的角色。但有些病毒(例如疱疹病毒)的包膜没有刺突。由于有包膜的病毒对脂溶剂(如乙醚、氯仿和胆汁)敏感，易被溶解破坏，故可作为鉴定病毒的一个指标。此外，有包膜的病毒(如呼吸道病毒)因可被胃酸或胆汁灭活，一般不能经消化道感染。病毒包膜含有糖蛋白或脂蛋白，它们具有抗原性，表现病毒种、型抗原的特异性。如流感病毒的HA与NA的抗原特异性不同，它们是甲型流感病毒划分亚型的主要依据。病毒的其他辅助结构如腺病毒在20面体的各个顶角上有触须样纤维(antennal fiber)，亦称纤维刺突或纤突，能凝集某些动物红细胞和毒害宿主细胞。理化因素对病毒的影响很大，失去感染性称为灭活。病毒对温度很敏感，绝大多数病毒耐冷不耐热，保存病毒必须低温。脂溶剂可使有包膜病毒失活，化学消毒剂可使大多数病毒灭活。

二、病毒对机体的致病作用

(一) 病毒感染细胞的类型

病毒与宿主细胞的相互作用中，病毒在细胞内复制是关键，据此可确定病毒感染细胞的类型和细胞的最终结局。

1. **杀细胞性感染**(cytocitic infection) 病毒在宿主细胞内复制增殖中，阻断了细胞自身的合成代谢，胞浆膜功能衰退，待病毒复制成熟后，在很短的时间内，一次释放出大量病毒，以致细胞裂解；同时，又引起细胞内溶酶体膜的通透性增高，释放出过多的水解酶于胞浆中，而使细胞溶解。释放出的病毒再侵犯其他易感的宿主细胞。脊髓灰质炎病毒、柯萨奇病毒及鼻病毒等无囊膜的小RNA病毒感染属于这一类。

2. **稳定性感染**(steady state infection) 有囊膜的病毒在细胞内增殖过程中，不阻碍细胞本身的代谢，也不改变溶酶体膜的通透性，因而不会使细胞溶解死亡。它们是以“出芽”方式从感染的宿主中释放出来，在一段时间内，逐个释放出，只有机械性损伤和合成产物的毒害，可使细胞发生混浊肿胀、皱缩、出现轻微的细胞病变，在一段时间内宿主细胞并不立即死亡。有时受染细胞还可增殖，病毒可传给子代细胞，或通过直接接触，感染邻近的细胞。单纯疱疹病毒等病毒的感染属于这一类型。

3. **整合感染**(integrated infection) 某些DNA病毒的全部或部分DNA以及逆转录病毒合成的cDNA插入宿主细胞基因中，形成前病毒(provirus)，导致细胞遗传性状的改变，称为整合感染。整合的宿主细胞不复制期间为潜伏感染，偶尔复制出完整病毒时为复发感染。在适宜条件下细胞也可转化为癌细胞，细胞膜上出现肿瘤抗原。EB病毒、乳头瘤病毒等病毒可造成这一类型的感染。

(二) 病毒感染机体的类型

病毒感染机体一方面取决于病毒的毒力或致病力，一定的数量和合适的侵入门户；另一方面取决于机体的免疫力。毒力一般指同一病毒不同毒株所致疾病的严重程度。致病力是指不同病毒所致疾病的严重程度。因此，病毒的特性及机体免疫应答状态决定了病毒感染机体的类型和结局。病毒的不同感染途径见表51-1所示。

1. **亚临床感染**(subclinical infection) 不出现临床症状的感染称为亚临床感染或隐性感染。许多病毒性疾病流行时为此类感染，是机体获得特异性免疫的主要来源。例如脊髓灰质炎流行时，隐性感染约占99%，但隐性感染的人仍能向周围环境传播病毒，而传染他人。

2. **急性感染**(acute infection) 临床所见的绝大多数病毒感染，如麻疹、乙型脑炎、流感、脊髓灰质炎、水痘等都为急性感染。病毒侵入机体内，在一种组织或多种组织中增殖，并经局部扩散，或经血流扩散到全身。经2~3天以至2~3周的潜伏期后，病毒繁殖到一定水平，由于局部或组织广泛损伤，引起临床感染。从潜伏期起，宿主动员了非特异性和特异性免疫力，除致死性疾病外，宿主一般能在症状出现后1~3周内，消除体内的病毒。通常在症状出现前后的一段时间内及病后数天到2周，从组织或分泌物中能分离出病毒。

根据病毒在体内的传播方式，可分为下列两类：

(1) 局部感染(local infection)：病毒仅在入侵部位的组织细胞中复制，扩散到邻近细胞或直接通过细胞间桥从一个细胞进入另一个细胞，病毒没有远距离扩散的能力，限于局部表面感染，引起局部或全身症状。如流感、副流感、呼吸道合胞病毒、腺病毒及轮状病毒的感染。

(2) 全身感染(systemic infection)：病毒从被感染的细胞释放出细胞外，再感染邻近细胞，并且往往通过血流传播至全身。脊髓灰质炎病毒从肠道侵入，先在肠道黏膜以至肠系膜淋巴结中增殖，进入血流形成第一次病毒血症，病毒随血液流入全身淋巴结及脾等合适部位增殖，形成第二次病毒血症，然后侵犯靶器官-中枢神经系统。

表51-1 人类病毒的感染途径

感染途径	传播方式	病毒种类
呼吸道感染	飞沫、痰、唾液、皮屑	流感、副流感、腺病毒、鼻病毒、麻疹、风疹、水痘、腮腺炎病毒等
消化道感染	饮食物(排泄物污染)	脊髓灰质炎病毒等肠道病毒、轮状病毒等
经皮肤(虫媒)感染	昆虫叮咬、动物咬伤、注射、输血、刺破皮肤	脑炎等虫媒病毒、狂犬病病毒、疱疹病毒、人类免疫缺陷病毒、乙型及丙型肝炎病毒等
眼及泌尿生殖道感染	面盆、澡盆、毛巾、分娩、尿液、分泌物	单纯疱疹病毒(1与2型)、腺病毒、巨细胞病毒、人类免疫缺陷病毒、乙型肝炎病毒等
胎内(垂直)与产道感染	经胎盘或出生时经产道感染	风疹、巨细胞、单纯疱疹(2型)等病毒等

3. **持续性感染**(persistent infection)　持续性感染包括潜伏感染、慢性感染及慢发性感染。造成持续感染的原因有病毒本身的特性因素,如整合感染倾向、缺损干扰颗粒(DIP)形成、抗原性变异或无免疫原性;同时也与机体免疫应答异常有关,如免疫耐受、细胞免疫应答低下,抗体功能异常、干扰素产生低下等。

(1)潜伏感染(latent infection):潜伏感染指病毒的DNA或逆转录合成的cDNA以整合形式或环状分子形式存在于细胞中,造成潜伏状态,无症状期查不到完整病毒,当机体免疫功能低下时病毒基因活化并复制完整病毒,发生一次或多次复发感染,甚至诱发恶性肿瘤。

(2)慢性感染(chronic infection):是指感染性病毒处于持续的增殖状态,机体长期排毒,病程长,症状长期迁延,往往可检测出不正常的或不完全的免疫应答。乙型肝炎病毒感染后10%的患者的血中持续存在HBsAg,血清中可检出免疫复合物,而细胞免疫功能低下者,可发展成慢性活动性乙型肝炎。又如,四个月内的胎儿感染风疹病毒后,母体抗体不能清除胎儿细胞内的风疹病毒,受染细胞分裂速度减慢,胎儿发育不正常,出生后出现多种多样的先天性缺陷或畸形,称为“先天性风疹综合征”,随着年龄的增长,细胞免疫功能增强,才能消除产生病毒的靶细胞。此外,与疣有关的乳头瘤病毒可形成慢性感染,这是由于病毒隐藏在无血管的上皮细胞内,逃避了免疫监视,该病毒基因也可整合到宿主细胞DNA中。

(3)慢发病毒感染(slow infection):是指病毒有很长的潜伏期,此时机体无症状,也分离不出病毒;以后出现慢性、进行性疾病,常导致死亡。如艾滋病、牛海绵状脑病、亚急性硬化性脑炎等。

(三)病毒感染对免疫系统的影响

1. **病毒感染引起的免疫抑制**　近年来研究发现许多病毒感染可引起暂时性免疫抑制。如麻疹病毒、风疹病毒、巨细胞病毒等感染,急性期和恢复期患者外周血淋巴细胞对特异性抗原和促有丝分裂原(PHA、ConA)的反应减弱。同时,对结核菌素皮肤试验也出现转阴的情况,一般可持续1~2个月,以后逐渐恢复。病毒感染所致的免疫抑制,可能成为某些病毒性疾病持续和加重的部分原因。免疫抑制也可能激活体内潜伏的病毒或促进某些肿瘤的生长,使疾病进程复杂化。

2. **病毒感染对免疫活性细胞的杀伤**　已发现引起艾滋病的人类免疫缺陷病毒对辅助性T细胞(CD4+)具有强亲和性和杀伤性。因而感染者出现CD4+细胞减少,CD8+细胞数相对增多,两种细胞比值倒置的现象。由于辅助性T细胞数量减少,细胞免疫功能低下,极易合并条件致病性微生物(真菌、病毒、细菌)或寄生虫(卡氏肺孢子虫)感染,或并发肿瘤(如Kaposi肉瘤),成为艾滋病病死率高的原因。

3. **病毒感染引起自身免疫性疾病**　病毒感染可能使正常情况下隐蔽在细胞内的一些抗原暴露或释放出来。病毒抗原也可能与机体细胞结合,改变细胞表面结构成为“非已物质”,这些细胞可成为靶细胞而受到免疫细胞和免疫因子的攻击,从而发生自身免疫性疾病。

(四)病毒与癌症

生物学、分子生物学研究证实许多动物和禽类中存在RNA肿瘤病毒,它们或以水平传播方式从一个动物传给另一个动物;或以垂直传播方式传给子代的生殖细胞和体细胞。前者为外源性感染,后者为内源性感染。20世纪70年代发现逆转录酶后把RNA肿瘤病毒归为逆转录病毒科(retroviridae)肿瘤病毒亚科(oncovirinae)。在DNA病毒中较早了解的是乳多空病毒,可引起恶性和良性肿瘤。当多瘤病毒感染体外培养的细胞后,细胞转化为肿瘤细胞,这在病毒致癌机制的研究中起了重要作用,此后发现许多DNA病毒也具有这种作用。

1. **病毒癌基因**　大多数逆转录病毒有一特殊的致癌基因,可使细胞发生恶性转化。除逆转录病毒外,其他RNA病毒无致癌作用。逆转录病毒首先与受体结合,进入胞浆脱去衣壳,病毒单链RNA逆转录为双链DNA,并整合到宿主细胞基因组(genome)中形成前病毒;而后可处于静止状态,前病毒持续存在;也可由宿主细胞的聚合酶转录出mRNA翻译成病毒结构成分,与病毒RNA组装成子代病毒出芽释放;也可能从病毒致癌基因转录mRNA,翻译癌基因产物(如蛋白激酶),修饰并活化细胞的某些蛋白,导致细胞转化,克隆增殖,形成恶性肿瘤。病毒癌基因产物不参与病毒结构的组成,但在转化的细胞表面出现肿瘤(T)抗原。

2. **细胞原癌基因**　在研究病毒癌基因时发现正常的鸟、鱼、哺乳动物细胞中有病毒癌基因的同源序列,分子结构略不同,但均编码相同功能的蛋白质,称为细胞原癌基因,可间接造成细胞恶性转化,这种现象被称为插入诱变作用(insertional mutagenesis)。此外,细胞生长抑制基因的缺失和突变,失去正常控制细胞增殖的能力,也是细胞恶性转化的因素。

癌症是由多种因素诱发的细胞恶性转化,细胞代谢增殖速率加快,失去接触抑制作用,分化为肿瘤细胞。除上述病毒与细胞本身的因素外,尚与宿主因素有关,如遗传因素、饮食习惯、激素水平、免疫抑制、免疫缺陷等;也与外界因素有关,多种诱变剂刺激可造成细胞恶性转化,包括离子射线、化学致癌物质。

(五)病毒的致病机制

1. **感染细胞的损伤和死亡**　许多病毒感染细胞的结局为细胞死亡。病毒在感染细胞内阻断了细胞自身RNA和蛋白质的合成,而病毒蛋白质和病毒颗粒大量积聚,或形成包涵体(inclusion body),而使感染细胞变形,常见细胞肿胀,细胞膜通透性改变,最后细胞本身溶酶体酶逸出,而导致细胞破坏。

包涵体是病毒感染细胞中独特的形态学变化。各种病毒的包涵体形态各异,单个或多个,或大或小,圆形,卵圆形或不规则形,位于核内或胞质内,嗜酸性或嗜碱性。荧光抗体染色和电镜检查证明包涵体是病毒复制合成场所。根据病毒包涵体的形态、染色性及存在部位,对某些病毒有一定的诊断价值。

(1)牛痘苗病毒:胞浆内嗜酸性染色的包涵体,又称“顾氏小体(Guarnieri body)”。

(2)单纯疱疹病毒:胞核内嗜酸性染色的包涵体(属于Cowdry氏A型包涵体)。

（3）呼肠孤病毒：胞质内嗜酸性染色的包涵体，围绕在细胞核外边。

（4）腺病毒：胞核内嗜碱性染色的包涵体。

（5）狂犬病病毒：胞质内嗜酸性染色的包涵体，又叫"内基氏小体（Negri body）"，在脑神经细胞内。

（6）麻疹病毒：胞核内和胞质内嗜酸性染色的包涵体。巨细胞内有多个核，核内和胞质内都有包涵体。

2. 细胞膜的改变 麻疹病毒和副流感病毒能使感染的细胞膜发生改变，而导致感染细胞与邻近未感染细胞发生融合。细胞融合（cell fusion）的结果是形成多核巨细胞（polykaryocyte）或合胞体（syncytium），这是这类病毒感染细胞的病理特征。另外，病毒感染的细胞膜上常出现由病毒基因编码的新抗原，流感病毒感染细胞膜上出现病毒血凝集和神经氨酸酶，就使感染细胞成为靶细胞即免疫攻击的针对细胞。

3. 病毒感染中炎症反应和免疫病理损伤 病毒感染病灶中最多见的是淋巴细胞和单核吞噬细胞浸润，它是特异性的细胞免疫反应，如麻疹和疱疹病毒引起的皮疹、流感病毒引起的黏膜炎症和肺炎。另一类炎性反应就是抗原抗体补体复合物引起的多形核粒细胞及单核细胞浸润，如急性黄疸型肝炎。

免疫病理损伤无非是第Ⅱ、Ⅲ、Ⅳ型变态反应及自身免疫所致。病毒感染偶尔会引起自身免疫，例如变态反应性脑炎，多发性神经炎，变态反应性血小板减少性紫癜等。发病机制可能为：①病毒改变宿主细胞的膜抗原；②病毒抗原和宿主细胞的交叉反应；③淋巴细胞识别功能的改变；④抑制性T淋巴细胞过度减弱。

4. 病毒感染引起的暂时性免疫抑制 近10~20年来，观察到许多病毒感染都能引起暂时性免疫抑制，如流感、流行性腮腺炎、麻疹、风疹、登革热、委内瑞拉马脑炎、单纯疱疹、巨细胞病毒感染等，急性期和恢复期患者外周血淋巴细胞对特异性抗原和促有丝分裂原（PHA、ConA）的反应都减弱，同时对结核菌素、念珠菌素、流行性腮腺炎病毒抗原的皮肤试验反应转阴或减弱。

（张 勇 朱 贞）

第二节 与人类疾病有关的主要病毒

病毒是生物界中成员众多的群体之一。临床约80%的感染性疾病由病毒引起，已发现对人类有致病作用的病毒多达400余种，涉及27个病毒科，它们统称为人类病毒。

病毒感染与临床疾病的关系十分密切，而所致疾病的临床表现多种多样。有些病毒感染后可出现特定的临床症状和体征，称为显性感染；有些病毒感染可无明显症状或呈亚临床感染状态，称为隐性感染；有些病毒感染呈急性和自限性临床经过，病后能使机体获得持久性免疫，如甲型病毒性肝炎；有些病毒感染可呈潜伏或静止状态，一旦机体受到某些因素的刺激或免疫力下降，可转变为活跃状态而引起发病，如水痘-带状疱疹病毒感染。有些病毒仅引起急性感染，而有些不仅可引起急性感染，还可转为持续性感染，引起严重的后果，如逆转录病毒感染。逆转录病毒还可导致潜伏感染，其将病毒基因整合至宿主细胞的染色体中并不复制。在特定的条件下，病毒基因活化、病毒复制与释放，造成组织损伤而出现临床症状，甚至可导致危及人类生命的疾病。

病毒对人类的感染机制较为复杂。不同的病毒可以引起同一器官或组织的病变，如已知的可引起腹泻的病毒有轮状病毒、腺病毒、冠状病毒以及其他肠道病毒等。可引起急性呼吸道疾病的病毒有腺病毒、流感病毒、副流感病毒、腮腺炎病毒、呼吸道合胞病毒和鼻病毒等。可引起中枢神经系统病变的病毒有流行性乙型脑炎病毒、脊髓灰质炎病毒、柯萨奇病毒、麻疹病毒和狂犬病病毒等。另一方面，同一种病毒可以引起多种器官或组织的病变。如单纯疱疹病毒可引起咽炎、生殖器炎、结膜炎和脑炎。肿瘤是严重危及人类健康及生命安全的疾病，是引起人类死亡的三大病因之一。许多人类肿瘤与病毒感染相关，如EB病毒（Epstein-Barr virus，EBV）与鼻咽癌，人乳头瘤病毒（human papilloma virus，HPV）与宫颈癌，人疱疹病毒8型与卡波西肉瘤，乙型肝炎病毒与肝细胞癌等。近年来器官移植发展迅速，而器官移植后由于大量免疫抑制剂的使用，导致CMV、V-ZV及HBV等病毒的感染，成为移植失败或肝炎复发的重要原因。

提高临床对病毒性疾病的认识，探索各种疾病与病毒感染的因果关系和发病机制，不断提高病毒性疾病的诊治技术，是临床防治病毒性疾病的研究方向和重要课题。

若根据病毒感染的临床特点对病毒进行分类，可将病毒分为肠道病毒、呼吸道病毒、虫媒病毒、出血热病毒、肝炎病毒、逆转录病毒、腺病毒、人类疱疹病毒、人乳头瘤病毒、发热伴血小板减少综合征布尼亚病毒、其他病毒以及亚病毒等，以下将逐一做简要介绍：

一、肠道病毒

肠道病毒（enterovirus，EVs）是最常见的人类病毒之一，它是小核糖核酸病毒科（picornaviridae）的一个属。与人类致病有关的主要肠道病毒包括脊髓灰质炎病毒（poliovirus）1~3型；柯萨奇病毒（coxsackie virus）A、B两组，A组包括1~24型（A23与埃可病毒9型相同，故实际是23个型），B组包括1~6型；埃可病毒（enteric cytopathogenic human orphan virus，简称ECHO病毒）1~34型（第10型被重分类为呼肠孤病毒1型，第28型被重分类为鼻病毒1型，第34型被重分类为柯萨奇病毒24型，故实际只有31个型）。1969年后陆续分离出的新型肠道病毒（new enterovirus），统一编号为68、

69、70、71 和 72 型，其中 72 型为甲型肝炎病毒，现单列为肝病毒属（hepatovirus）。近年来根据病毒的分子生物学特征，已将肠道病毒属分为 5 个种：脊髓灰质炎病毒（PV）包括 PV1、PV2、PV3 三个型；人肠道病毒 A（HEV-A）包括 CVA2-8、CVA10、CVA12、CVA14、CVA16 以及新肠道病毒 EV71、76、89、90 和 91 型；人肠道病毒 B（HEV-B）包括 CVA-9、CVB1-6、E1-E7、E9、E11-21、E24-27、E29-33 以及新血清型 EV69、EV73、EV74 和 EV75；人肠道病毒 C（HEV-C）包括 CVA1、CVA11、CVA13、CVA15、CVA17-22 和 CVA24；人肠道病毒 D（HEV-D）包括 EV68 和 EV70。动物实验表明：肠道病毒首先感染呼吸道或肠道的上皮细胞，然后通过病毒血症侵犯其他组织，如神经系统，心肌、胰腺等，导致脊髓灰质炎、心肌炎、心包炎等不同的临床综合征。不同型别的肠道病毒可引起相同的临床综合征，如散发性脊髓灰质炎样的麻痹症、暴发性脑膜炎、脑炎、发热、皮疹和轻型上呼吸道感染；而同一型的肠道病毒亦可引起几种不同的临床疾病。患者、隐性感染者及无症状病毒携带者是疾病的传染源，粪 - 口途径是肠道病毒主要的传播方途径；儿童是其易感人群。在 EV 感染流行期，儿童的感染率为 10%~20% 不等，甚至可达到或超过 50%。多数人感染肠道病毒后并不出现症状，为隐性感染。

甲型肝炎由甲型肝炎病毒（HAV）引起。HAV 的许多特性与肠道病毒属病毒不同，目前已将其归类于一个新属，即肝病毒属。HAV 经口进入人体后，经胃肠道进入血流，引起病毒血症，而后到达肝脏，病毒可通过胆汁排入肠道并出现于粪便中。HAV 引起肝细胞损伤的机制尚未阐明，可能是通过机体的细胞免疫应答介导实现。HAV 感染后可表现为隐性感染、亚临床感染或临床感染。临床感染可表现为急性黄疸型或急性无黄疸型肝炎，偶可发展为重型肝炎，一般不发展为慢性肝炎。甲型肝炎的主要传染源是甲型肝炎患者或隐性感染者。甲型肝炎的主要传播途径是粪 - 口途径。

二、呼吸道病毒

人类呼吸道感染最常见的病因是病毒感染。将主要以呼吸道为侵入门户，先在呼吸道黏膜上皮细胞中增殖并引起呼吸道局部感染或呼吸道以外组织器官产生病变的病毒统称为呼吸道病毒（viruses associated with respiratory infections）。呼吸道病毒分属于病毒各科，有正黏病毒科（orthomyxoviridae）的流感病毒，副黏病毒科（paramyxoviridae）的副流感病毒、呼吸道合胞病毒、麻疹病毒、腮腺炎病毒，小 RNA 病毒科（picornaviridae）的鼻病毒，冠状病毒科（coronaviridae）的冠状病毒，披膜病毒科的风疹病毒等。呼吸道病毒感染呼吸道上皮细胞，并在其内复制，引起细胞损伤及死亡，导致患者呼吸道黏膜广泛的炎性病变，黏膜损伤及水肿、纤毛清除机制异常等。呼吸道分泌物中的病毒量与疾病的严重程度密切相关。其中，流感病毒所致感染偶可引起严重的并发症，如原发性病毒性肺炎，进一步还可合并继发性细菌感染，它是病毒性下呼吸道疾病高死亡率的重要原因。另外，麻疹病毒所致的感染除出现典型的呼吸道异常及皮疹症状外，还可导致肺炎、心肌炎、麻疹后脑炎等并发症。急性呼吸道感染中 90%~95% 是由病毒引起，传染源主要是患者及病毒携带者，飞沫传播是呼吸道病毒主要的传播途径。此外，腺病毒科（adenoviridae）中的某些型、肠道病毒中柯萨奇病毒与 ECHO 病毒、呼肠病毒的某些型、疱疹病毒 1 型及巨细胞病毒也可引起呼吸道感染，引起咽炎、普通感冒、上呼吸道感染等。

禽流感即禽流行性感冒，它是由禽流感病毒（avian influenza virus，AIV）引起的一种呼吸道传染性疾病。禽流感病毒属于甲型流感病毒，病毒通过呼吸道感染人体，在呼吸道黏膜上皮细胞中增殖。其所致临床表现可因不同禽流感病毒亚型而有所不同，以感染 H5N1 亚型的患者病情最重。早期表现为发热、流涕、鼻塞、咳嗽、咽痛、头痛、肌肉酸痛和全身不适，部分患者可有恶心、腹痛或腹泻。患者病情可在短时间内迅速恶化表现为持续高热、出现病毒性肺炎、急性呼吸衰竭及多脏器衰竭，严重者导致死亡。禽流感的传染源主要为被高致病性禽流感病毒感染的禽类动物，此外，禽流感患者亦具备作为禽流感传染源的条件。人类禽流感病毒的主要传播途径是呼吸道传播，其他的传播途径还有密切接触传播、消化道传播和候鸟迁徙及家禽贩运的远程传播。

1965 年，英国 Tyrrell 和 Byneo 首次自一名患普通感冒的学生鼻腔分泌物标本中分离一株病毒，命名为 B814。1967 年，Almedia 等通过电镜及负染技术对 B814 及 229E 等分离株进行研究，发现这些病毒外膜均有突起，似日冕（solar corona），故命名为冠状病毒（coronavirus）。2002 年 11 月开始于广东省的严重急性呼吸综合征（severe acute respiratory syndrome，SARS）疾病，传播至全球 32 个国家和地区。根据 WHO 的资料，截至 2003 年 8 月，SARS 累计病例 8 422 例，死亡 916 例。SARS 病原体为过去从未在人类流行的新型冠状病毒，即 SARS 冠状病毒（SARS-CoV），由世界卫生组织（WHO）于 2003 年 4 月 16 日正式宣布，它是全球 10 个国家和地区的 13 个实验室共同努力的结果。SARS 病毒感染可造成肺损伤，以发热为首发症状，可伴有头痛、关节及肌肉酸痛、乏力、腹泻等，还可出现咳嗽（多为干咳、少痰）、胸闷，严重者出现呼吸加速、气促，或明显呼吸窘迫，即发生急性呼吸窘迫综合征（acute respiratory distress syndrome，ARDS），导致呼吸衰竭甚至死亡。SARS 的传染源是患者或无症状携带者，传播途径最主要的是飞沫传播，此外还有直接和间接接触传播、消化道传播和空气传播。中东呼吸综合征冠状病毒（middle-east respiratory syndrome coronavirus，MERS-CoV）首次报道于 2012 年 4 月的沙特阿拉伯，典型临床表现是发热、咳嗽和肺炎，部分患者伴有消化道症状。严重并发症包括肾功能衰减、急性呼吸窘迫综合征。截至 2017 年 9 月全球已经有 2 081 例实验室确认的 MERS-CoV 病例，覆盖 27 个国家和地区，其中 80% 病例来自沙特阿拉伯，2 081 病例中有 722 例死亡，死亡率 35%。MERS-CoV 传播途径是人和动物（主要系单峰骆驼）的直接接触（MERS-CoV 在骆驼间流行症状并不明显，但感染人类是致命的），尽管在中东地区和韩国等地医疗机构发生感染的传播，但一般认为 MERS-CoV 人 - 人传播是有限的。

三、虫媒病毒

黄病毒科（flaviviridae）包括 3 个病毒属，即黄病毒属（flavivirus）、瘟病毒属（pestivirus）和丙型肝炎病毒属（hepacivirus），共有60多种病毒。由于黄病毒在形态结构、传播媒介以及所致疾病等方面与披膜病毒科中的甲病毒属病毒相类似，曾经被归入披膜病毒科（togaviridae）的黄病毒属。根据黄病毒的基因组结构、复制方式及形态发生学等方面的特点，1984年被独立命名为黄病毒科黄病毒属，主要包括登革病毒、流行性乙型脑炎病毒和森林脑炎病毒等。由于黄病毒属的大多数病毒可以通过吸血昆虫媒介引起人类的多种疾病，故此类病毒也称为虫媒病毒（arbovirus）或节肢动物媒介病毒（arthropod borne virus）。除黄病毒科外，虫媒病毒还包括披膜病毒科、布尼雅病毒科等14个科的病毒。这类病毒能在节肢动物（如蚊、蜱、白蛉等）体内增殖，对节肢动物不致病，但可以通过昆虫叮咬传染给脊椎动物或人，引起自然疫源性疾病。登革热是由登革热病毒引起的一种急性传染病，经伊蚊传播。登革热病毒进入人体，在单核-吞噬细胞系统复制至一定数量后进入血液循环，其与相应抗体形成的免疫复合物激活补体，导致一系列病理生理反应，发生出血倾向，严重者危及生命。流行性乙型脑炎是由流行性乙型脑炎病毒引起的自然疫源性疾病，经蚊媒传播。人被带毒蚊叮咬后，多呈隐性感染，只有少数人发病患脑炎。病毒经皮肤毛细血管或淋巴管进入单核-吞噬细胞系统进行复制至一定数量后进入血液循环，到达各靶器官，引起全身性病变。当病毒数量大且毒力强，且受感染者免疫力低，则病毒可通过血-脑屏障侵入中枢神经系统，引起脑实质病变，出现中枢神经系统症状，而由此导致的呼吸衰竭是乙脑致死的主要原因。森林脑炎是由黄病毒科中蜱传脑炎病毒所引起的中枢神经系统急性传染病，野鼠等是本病的传染源，蜱为其传播媒介。病毒感染人体后进入单核-吞噬细胞系统复制至一定数量后进入血液循环，通过脑毛细血管间隙穿透而侵入神经细胞，而是否发病，取决于侵入人体病毒的数量、毒力及人体的免疫状态。森林脑炎的病理损害是广泛的，几乎是全脑的损害，且除中枢神经系统的病变外，尚可有心内膜、心外膜的出血，支气管肺炎等病变。由于节肢动物既是储存宿主又是传播媒介，其分布受地理与气候的影响，故虫媒病毒所致疾病具有明显的季节性和地域性。目前我国已发现的能引起病毒性出血热（viral hemorrhagic fever）的出血热病毒（hemorrhagic fever virus）除上述所及的登革热病毒外，还有汉坦病毒（hantavirus）、新疆出血热病毒（Xinjiang hemorrhagic fever virus）等。另外，近年在非洲流行的出血热，主要由埃博拉病毒（Ebola virus）或马堡病毒（Marburg virus）引起，由于发病迅速、病情严重和死亡率极高而受到世界各国的关注。

丙型病毒性肝炎是由丙型肝炎病毒引起。丙型肝炎病毒属黄病毒科丙型肝炎病毒属，它是黄病毒科中唯一的嗜肝病毒。丙型肝炎病毒感染人体，引起人体的免疫应答类型以细胞免疫为主。病毒感染早期机体强有力的细胞免疫反应与自限性丙型肝炎病毒感染及病毒清除有关。在慢性持续性感染中若这种免疫反应弱，且可能持续足够时间，可导致慢性肝炎，甚至肝硬化和肝细胞癌。丙型病毒性肝炎在临床上可以表现为急性或慢性肝炎，也可表现为急性重型肝炎。另外，丙型肝炎病毒还可合并乙型肝炎病毒的感染，也可合并人类免疫缺陷病毒的感染，合并感染的结果都可加剧肝损害，并加速发展为肝衰竭。丙型肝炎病毒与肝细胞癌的关系密切。肝细胞癌的发生常在丙型肝炎病毒感染的晚期，特别是有饮酒史的感染者和乙型肝炎病毒重叠感染者。丙型病毒性肝炎的传播途径主要是经血传播、医源性传播、性接触传播和母婴传播。

四、乙型肝炎病毒

乙型肝炎病毒属嗜肝DNA病毒科（hepadnaviridae）正嗜肝DNA病毒属（orthohepadnavirus）。乙型病毒性肝炎是由乙型肝炎病毒引起。乙型肝炎病毒有8个基因型，即A~H，其中还包括许多亚型。与乙型肝炎慢性感染最常见的基因型是B和C基因型，这两个基因型多见于东南亚地区及中国。B基因型乙肝感染者更容易发生抗原转换，即产生抗-HBe抗体，从而肝细胞损伤较轻。C基因型乙肝感染者则更容易发生肝硬化。乙型肝炎病毒感染人体后，通过人体对病毒的免疫应答而引起肝细胞的免疫损伤，造成肝组织的炎症和坏死病变。引起肝细胞免疫损伤主要是通过细胞免疫，通过机体免疫杀伤细胞如细胞毒淋巴细胞（CTL）、NK细胞、巨噬细胞等实现对病毒感染肝细胞的杀伤作用。其中，CTL是引起肝细胞免疫损伤的主要效应细胞。乙型病毒性肝炎的主要临床表现有乏力、食欲不振、恶心、呕吐、腹胀、黄疸、肝脾肿大、肝功异常，肝组织不同程度地损伤坏死，并可能导致肝硬化，部分患者可发展为肝细胞癌。乙型病毒性肝炎的传染源为病毒携带者和急性或慢性肝炎患者，传播途径有母婴垂直传播、破损的皮肤和黏膜传播、输血和血制品传播及性传播。

五、逆转录病毒

逆转录病毒科（retroviridae）是一大组含有逆转录酶（reverse transcriptase）的RNA病毒，按其致病作用可分为3个亚科，即RNA肿瘤病毒亚科、慢病毒亚科及泡沫病毒亚科。RNA肿瘤病毒亚科（oncovirinae）包括引起禽类、哺乳类及灵长类等动物的白血病、肉瘤、淋巴瘤等的多种病毒，还包括引起人类白血病的人类嗜T细胞病毒。慢病毒亚科（lentivirinae）包括引起人类免疫缺陷综合征的HIV和引起动物慢性感染症的病毒，如马传染性贫血病毒、绵羊脱髓鞘病毒及猫、猴免疫缺陷病毒等。泡沫病毒亚科（spumavirinae）包括牛、猪、灵长类及人泡沫病毒，主要引起培养细胞发生泡沫样变性及细胞融合。其中对人致病的主要是人类嗜T细胞病毒（human T cell leukemia virus，HTLV）和人类免疫缺陷病毒（human immunodeficiency virus，HIV）。

HTLV分为Ⅰ型和Ⅱ型。HTLV-Ⅰ型病毒感染具有致人白血病作用，其传播途径尚未完全阐明，可能存在多种传播方式，包括性行为、昆虫叮咬、输血等。而HTLV-Ⅱ型是一种不常见的病毒，目前对其来源、流行性及有关临床表现还缺乏足够的认识。

HIV感染人体，通过在T细胞和巨噬细胞内的大量复制，使部分细胞发生损伤性死亡；HIV还可导致抗原辅佐细胞功能丧失和T细胞功能障碍，造成机体免疫系统功能损害；而体内HIV毒力变异株的出现及其自由复制，使T细胞迅速减少耗竭，导致整个免疫系统崩溃，感染者迅速发展为获得性免疫综合征(acquired immunodeficiency syndrome，AIDS)。HIV感染引起免疫系统损害，出现多系统、多脏器的病变及多种病原体的机会感染，甚至导致恶性肿瘤的发生。HIV感染者是该病的传染源，而传播途径主要有性接触传播、血液传播及母婴垂直传播。

六、腺病毒

腺病毒(adenovirus，AdV)由Rowe等于1953年首次分离到，1962年正式命名为腺病毒(科)，分两个属，分别为哺乳动物腺病毒属(mastadenoviurs)和禽腺病毒属(aviadenoviurs)。共100余血清型，已知的人类腺病毒有49个型。根据其生物学性状可将人腺病毒分为A~F等6组(或亚属)。AdV主要侵犯呼吸道、眼结膜和淋巴组织，最初在咽、眼结膜或小肠内增殖，进入血流引起病毒血症，并导致多器官感染。感染后果：①在细胞内增殖，引起细胞溶解性坏死；所释放出的大量的病毒再侵犯其他细胞，导致急性感染的发生。②侵入某些腺样组织或上皮细胞，感染细胞并不发生坏死，病毒的释放呈波动性，被感染者可无临床症状，提示AdV存在潜伏或慢性感染形式。AdV在临床上可导致呼吸道感染、流行性角膜结膜炎、急性出血性膀胱炎及肠道感染等疾病。极少数腺病毒血清型还可引起动物的肿瘤。AdV的传染源是患者及带病毒者，而呼吸道传播是其主要的传播途径。

七、人类疱疹病毒

疱疹病毒科(herpesviridae)是有包膜的DNA病毒。根据基因组和同源性、病毒的宿主范围以及生物学性状，将疱疹病毒分为三个亚科(subfamily)，分别引起人和动物的多种疾病。引起人类疾病的疱疹病毒称为人类疱疹病毒(human herpes virus，HHV)有：人类疱疹病毒1型(HHV-1)，即单纯疱疹病毒1型(HSV-1)；人类疱疹病毒2型(HHV-2)，即单纯疱疹病毒2型(HSV-2)；人类疱疹病毒3型(HHV-3)，即水痘-带状疱疹病毒(VZV)；人类疱疹病毒4型(HHV-4)，即Epstein-Barr病毒(EBV)；人类疱疹病毒5型(HHV-5)，即人类巨细胞病毒；人类疱疹病毒6型(HHV-6)，即人类疱疹病毒6型；人类疱疹病毒7型(HHV-7)，即人类疱疹病毒7型；人类疱疹病毒8型(HHV-8)，即卡波西肉瘤(Kaposi sarcoma，KS)相关病毒。

HHV是引起人类单纯疱疹的病原体，其传播途径有多种，包括直接接触传播、呼吸道传播、消化道传播、性传播和垂直传播。单纯疱疹病毒入侵后，可在入侵局部造成感染，并沿该局部神经末梢上行至神经节内，在其内复制而并不产生完整的具感染性的病毒颗粒，病毒进入潜伏感染状态；在适当条件下，病毒被激活而大量复制，沿该神经节的神经分支下行播散到外周支配区域的细胞内引起疱疹发作。在机体免疫力低下时，可形成病毒血症，发生全身播散性感染。单纯疱疹病毒在临床上可导致皮肤疱疹、口腔疱疹、生殖器疱疹、眼疱疹等，还可引起单纯疱疹病毒性脑炎及全身播散性疱疹感染。

VZV是引起水痘的病原体。水痘是由VZV原发感染所引起的一种急性病毒性传染病。VZV的传播途径主要是通过来自鼻咽部的飞沫及其气溶胶经由空气传播，故传染性很强。VZV侵入呼吸道上皮细胞内复制，然后进入血流，造成病毒血症，病毒随血流到达全身各器官组织，引起全身病变。其主要临床表现有发热、头痛、肌痛、全身不适及水痘皮疹；严重者出现高热及全身中毒症状，且可出现局部皮肤及皮下组织大片坏死。VZV还可导致原发性水痘肺炎和水痘脑炎等。带状疱疹是由VZV隐性感染或复发性感染起病后所引起的感染，主要侵犯后根神经节，表现为受累根神经节所支配的皮肤区域出现疱疹和剧烈的神经性灼痛。根据受累神经的不同，带状疱疹可以有不同的临床表现，如胸腰部皮肤带状疱疹、头面部带状疱疹等。

EBV被认为是疱疹病毒科嗜淋巴细胞病毒属的成员，可导致传染性单核细胞增多症，并与鼻咽癌及非洲儿童的淋巴瘤有密切关系。

HHV-5即人类巨细胞病毒，是人类先天性病毒感染的最常见病原之一，可引起多种不同的感染综合征。该病毒可通过垂直传播使胎儿感染，导致胎儿中枢神经系统发育障碍，造成新生儿小头畸形、脑钙化和智力低下等。HHV-5的水平传播主要由接触病毒的阳性分泌物引起，多为隐性感染，当机体免疫功能下降时，体内的病毒激活而导致发病，表现为发热、身体不适、肌痛、肝功异常和异型淋巴细胞增多等。

HHV-8最初在艾滋病患者卡波西肉瘤(KS)组织中检出，它通常存在于KS肉瘤组织和艾滋病患者体内淋巴瘤组织中，在艾滋病和KS患者血清、血浆及单个核细胞中，亦可检测到HHV-8 DNA。HHV-8感染与临床多种疾病，包括KS的发生有关。皮肤KS表现为无症状的皮疹；KS侵犯肠道，可引起腹泻和吸收不良综合征。HHV-8感染还可能与人体肿瘤的发生相关。HHV-8的传播途径包括性传播、唾液传播、输血传播及器官移植等。

八、人乳头瘤病毒

乳多空病毒科包括2个属，即多瘤病毒属(polyomavirus)和乳头瘤病毒属(papillomavirus)。乳头瘤病毒较大，具有较大的基因组，引起人类疾病的意义比多瘤病毒属更为重要，主要致病病毒是人乳头瘤病毒(human papilloma virus，HPV)。HPV经直接或间接接触传播到达宿主皮肤或黏膜上皮细胞并进入上皮细胞核内复制并转录，然后从细胞内释放，逐渐感染邻近的细胞，通过这种自身接种与传播的方式使感染范围扩大。病毒DNA还可整合到宿主细胞DNA中，使机体处于潜伏感染状态或导致敏感组织的肿瘤。其感染所致主要的临床表现有皮肤疣、生殖器疣、癌前病变及生殖道恶性肿瘤等。

九、其他病毒

(一) 狂犬病病毒

狂犬病病毒(rabies virus)是一种嗜神经性病毒，属于弹状病毒科(rhabdoviridae)狂犬病病毒属(lyssavirus)。该病毒可以引起多种野生动物和家畜等的自然感染及其在动物间的传播，并且可以通过咬伤、抓伤或密切接触等形式传播给人类而引起狂犬病。狂犬病病毒进入人体后，首先在入侵部位的横纹肌细胞中小量繁殖，然后通过周围神经的轴索向中枢神经方向移动，到达脊髓背根神经节后开始大量繁殖，病毒再经传出神经向外扩散到周围神经及其支配的器官，患者可出现呼吸肌和吞咽肌痉挛，出现恐水、呼吸困难、吞咽困难等症状；还可出现流涎、汗多、心血管功能紊乱等症状。狂犬病是人畜共患的自然疫源性传染病，目前尚无有效的治疗方法，一旦发病，死亡率近乎 100%。

（二）细小 DNA 病毒

细小 DNA 病毒（parvoviruses）是最简单的动物 DNA 病毒，由于其基因编码能力太小，使病毒的复制依赖于宿主细胞或同时感染的辅助病毒。对人致病的细小 DNA 病毒仅有 B19 病毒，可引起儿童的传染性红斑（erythema infectiosum），成人感染可致多发性关节炎综合征（polyarthralgia-arthritis syndrome），原有溶血性损害的患者感染 B19 可引起再生障碍危象（aplastic crisis），免疫功能受损患者感染可致慢性贫血，妊娠妇女感染可导致胎儿水肿和死亡。传染源为患者、隐性感染者和病毒携带者；传播途径为呼吸道传播、母婴传播、经输血及血制品传播。其他细小 DNA 病毒如 RA-1 等不致人类疾病，猫和犬的细小 DNA 病毒也不能致人类疾病。

（三）痘病毒科病毒

引起人类疾病的痘病毒科（poxviridae）病毒主要有天花病毒和传染性软疣病毒。天花病毒通过飞沫吸附于上呼吸道上皮细胞，迅速到达局部淋巴结，经繁殖后入血形成第一次病毒血症，通过血流到达全身单核巨噬细胞并再次繁殖，导致第二次病毒血症，继而病毒更广泛播散到全身皮肤黏膜及内脏器官，引起致病。病程可分为三个阶段：前驱期、出疹期及结痂期。重型天花分为融合性天花和出血性天花两类，病死率高，可达 20%~50%。天花病毒曾危害了人类数千年，直至 Jenner（1776）发明了牛痘苗接种的预防方法，才有效地控制了天花的暴发流行。WHO 已于 1980 年宣告天花被消灭。传染性软疣病毒可引起人类皮肤局限性的良性肿瘤，多见于儿童及青年人，主要好发于躯干、四肢、肩胛等部位，常有痒感。

（四）丁型肝炎病毒

丁型病毒性肝炎是由丁型肝炎病毒与乙型肝炎病毒等嗜肝 DNA 病毒共同感染引起的以肝细胞损害为主的传染病。丁型肝炎病毒是一种缺陷 RNA 病毒，其外壳是嗜肝 DNA 病毒的表面抗原。丁型肝炎的发病机制尚未完全阐明，目前认为丁型肝炎病毒的复制对肝细胞有直接的致病作用，且与乙型肝炎病毒重叠感染时，肝细胞损害加重，并向慢性化发展。此外，机体免疫应答可能是丁型肝炎病毒导致肝细胞损害的主要原因。丁型肝炎病毒一般与乙型肝炎病毒的感染同时发生或继发于乙型肝炎病毒感染的患者中，其临床表现部分取决于乙型肝炎病毒的感染状态。丁型肝炎病毒与乙型肝炎病毒同时感染时以急性肝炎最为多见；而丁型肝炎病毒与乙型肝炎病毒重叠感染时可表现为急性肝炎样丁型肝炎或慢性丁型肝炎，甚至导致肝硬化或发展为重型肝炎。丁型肝炎的主要传染源是急、慢性丁型肝炎患者及丁型肝炎病毒携带者。传播途径与乙型肝炎病毒的传播途径相同。

（五）戊型肝炎病毒

戊型肝炎是由戊型肝炎病毒引起，其发病机制目前尚未阐明，可能为戊型肝炎病毒诱发机体的细胞免疫应答介导的肝细胞损害。临床戊型肝炎可表现为急性黄疸型、急性无黄疸型和重症肝炎。戊型肝炎的主要传染源是潜伏期末期和急性期早期的患者。传播途径主要是粪 - 口途径。

（六）埃博拉病毒

埃博拉出血热（Ebola hemorrhagic fever）是由埃博拉病毒引起的急性出血性传染病。埃博拉病毒属丝状病毒科，为 RNA 病毒。机体免疫应答在埃博拉出血热的发病机制中起着重要作用，主要表现在单核 - 吞噬细胞系统遭受刺激，淋巴系统受抑制及血管的损伤导致血管闭塞，血栓形成和出血。淋巴组织、肝脏和脾脏严重退行性变，出现坏死性损害。该损害还可见于胰腺、生殖腺和肾上腺等组织器官。感染埃博拉病毒典型的临床表现为突然起病，高热伴头痛，肌肉关节酸痛，继之发展为恶心、腹泻、血便，进而出现神志改变及不同程度的出血倾向。重症患者可死于出血、肝肾衰竭及其他致死性的并发症。埃博拉病毒的自然储存宿主及其在自然界的自然循环方式尚未阐明，首发病例的传染源也不清楚，但首发病例及续发病例均可作为传染源而造成流行。埃博拉病毒的传播途径有接触传播、注射传播、空气传播及性传播。

（七）轮状病毒

轮状病毒感染是引起新生儿和婴幼儿腹泻最主要的原因。人类轮状病毒归类于呼肠弧病毒科（reoviridae）轮状病毒属。轮状病毒感染后主要侵犯空肠的绒毛上皮细胞，导致上皮细胞脱落、机体水和电解质平衡紊乱，严重者可危及生命。人轮状病毒性肠炎在临床上可表现为无症状的隐性感染、轻微发病到致命性胃肠炎、脱水及电解质平衡失调。婴幼儿轮状病毒腹泻为急性起病，初期伴有低热和呕吐，继而频繁腹泻。幼儿可有腹痛，还可伴有呼吸道症状。少数患儿可发展为重症，多死于严重脱水及电解质紊乱。该病的传染源主要为患者和隐性感染者，传播途径主要为粪 - 口途径。

（八）口蹄疫病毒

口蹄疫是由口蹄疫病毒感染引起的人畜共患的急性传染病。口蹄疫病毒（foot-and-mouth disease virus）属于小 RNA 病毒科口蹄疫病毒属。口蹄疫病毒感染宿主细胞，出现明显的致细胞病变，甚至导致细胞破裂。口蹄疫最典型的临床表现是在皮肤或黏膜出现泡状斑疹，多集中在手指，偶见于足部和口腔内。感染初期常有发热和轻微头痛，水疱发生部位有蜇刺感和烧灼感。指甲可因发炎而疼痛，亦可因水疱侵及其邻近部位而致指甲脱落。口腔部位因发生水疱，饮食与说话痛苦不堪，伴之大量流涎及腐臭气息使痛苦加重。多数患者若及时对症治疗可实现完全康复。偶蹄类动物是本病的主要传染源，而人患口蹄疫主要是由于与患病动物直接接触，或借助带毒气溶胶或污染的食物引起。

十、亚病毒

亚病毒（subviruses）是一类比病毒更为简单，不具有完整的病毒结构，仅具有某种核酸而不具有蛋白质，或仅具有蛋白质而不具有核酸，能够侵染动植物的微小病原体，包括类病毒、卫星 RNA（拟病毒）及朊病毒。类病毒只含有具有单独侵染性的较小型的核糖核酸（RNA）分子，拟病毒只含有不具备侵染性的 RNA，而朊病毒是没有核酸但具有感染性的蛋白质颗粒。拟病毒有两种分子结构，一是环状 RNA 2，二是线状

RNA 3。RNA 2 和 RNA 3 是由同一种 RNA 分子所呈现的两种不同构型，其中 RNA 3 可能是 RNA 2 的前体，即 RNA 2 是通过 RNA 3 环化而形成的。拟病毒在核苷酸组成、大小和二级结构上均与类病毒相似，而在生物学性质上却与卫星 RNA（satellite RNA）相同，如：①单独没有侵染性，必须依赖于辅助病毒才能进行侵染和复制，其复制需要辅助病毒编码的 RNA 依赖性 RNA 聚合酶；②其 RNA 不具有编码能力，需要利用辅助病毒的外壳蛋白，并与辅助病毒基因组 RNA 一起包裹在同一病毒粒子内；③卫星 RNA 和拟病毒均可干扰辅助病毒的复制；④卫星 RNA 和拟病毒同辅助病毒基因组 RNA 比较，它们之间没有序列同源性。根据卫星 RNA 和拟病毒的这些共同特性，现在也有许多学者将它们统称为卫星 RNA 或卫星病毒。朊病毒（prion）的名称来源于蛋白性感染颗粒（proteinaceus infection particle）的字头组合，是引起传染性海绵状脑病（transmissible spongiform encephalopathy，TSE）的病原体。TSE 是一种特征性的致死性中枢神经系统慢性退化性疾病，其病理特点是中枢神经元细胞退化、空泡化、弥散性神经细胞缺失、胶质细胞增生、淀粉样斑块形成。临床上出现痴呆、共济失调、震颤等症状，随即昏迷死亡。Prion 感染人和动物引起 TSE，常见的动物 TSE 是羊瘙痒病和牛海绵状脑病，而人类 TSE 是库鲁病（Kuru disease）和克 - 雅病（Creutzfeld-Jakob disease，CJD）等。类病毒、卫星 RNA（拟病毒）及朊病毒的发现使人们对病毒的本质又有了新的认识。

（李京华　张远春）

第三节　实验室诊断

临床上大多数感染性疾病是由病毒引起的。由于病毒感染的复杂性，单凭流行病学资料和临床症状难以确定真正的病因，因此病原学的确诊需要实验室病原学诊断的支持。

经典的病毒学诊断方法有病毒分离、补体结合试验、血凝和血凝抑制试验及中和试验等。随着科学技术的发展，鸡胚培养、细胞培养、免疫学技术及分子生物学技术已逐步应用于临床病原学的检测，这些实验技术的应用使病毒性疾病的病原学诊断方法有了更多的选择性。在选择检测方法的同时，还应进行检测标志的选择。应根据病毒的生物学性状、潜伏期长短以及机体的免疫应答情况，选择检测病毒、病毒抗原、病毒抗体或病毒核酸等作为实验诊断的指标。对潜伏期较短的病毒感染，应选择检测病毒颗粒、病毒抗原及病毒核酸；对潜伏期超过 10 天的病毒感染，可选择检测特异性 IgM 抗体；对可在机体内形成持续感染或潜伏感染的病毒，可检测病毒双份血清的 IgG 抗体滴度有无 4 倍或以上改变，监测病毒核酸水平变化或检测病毒复制时所表达的抗原；对可由多种病毒感染引起的相同症状应同时检测几种相关病毒抗原或抗体；对病因不明或推测可能为新病毒感染时，应根据感染部位采集相应的标本做病毒分离，以便发现新的病原，同时应采集双份血清（间隔 2~4 周）来确定所分离病毒是否为病因病毒。对于多型别的病毒可检测属特异性病毒抗原或抗体进行诊断，必要时进一步做血清或基因分型。以下就病毒学实验诊断的方法逐一做详细介绍。

一、标本采集与运送

（一）标本采集类型

采集合适的标本对于病原学诊断至关重要。应根据临床症状和流行病学分析，推断可疑的感染病毒，确定拟选择的检测方法和检测指标，采取合适的标本类型。由于多数病毒感染可通过检测血清特异性抗体诊断，故最常采集的标本为患者的血液。少数病毒感染还可采集患者唾液进行特异性抗体的检测。对于神经系统感染可采集患者的脑脊液。当进行病毒分离或直接检测病毒时应根据感染发生的部位决定采取标本的类型，如呼吸道病毒感染时可采用痰液或支气管肺泡灌洗液作为采集标本；怀疑病毒性胃肠炎时，可采集粪便标本。通常采集的病毒感染的标本类型还有鼻咽分泌物、疱疹内容物、活检组织或尸检组织等，它们都可用来进行病毒性疾病的病原学诊断。病毒分离的适用标本见表 51-2 所示。

（二）标本采集注意事项

为了成功地进行病毒的分离培养及其他感染性指标的检测，所采集的标本的质量是重要的保证。在疾病期间，应注意选择采集合适标本的类型以及标本采集的时间、部位及方法。

1. **及时采集标本**　最好在发病初期（急性期）采集，可提升病毒的检出率；越迟采集，标本阳性率越低。对疑有急性病的患者，应在发病后 2~3 周进行第二份标本的采集。标本采集与检验结果之间的关系见表 51-3。

2. **直接从感染部位采集标本**　如呼吸道感染采集鼻咽洗漱液或痰液；肠道感染采集粪便；脑内感染采集脑脊液；皮肤感染采集病灶组织；有病毒血症时采集血液。

3. **及时送检**　由于病毒离活体后在室温下极易死亡，故采集完标本后应及时送检。若距离实验室较远，应将标本放入装有冰块或干冰的容器内送检。

（三）标本运送与保存

1. **血清**　标本在 2~8℃可保存 24 小时，若需更长时间，应保存于 -70℃。

2. **尿液**　用无菌容器收集清晨中段尿，盖紧盖子，置于冰上送到实验室。标本在 2~8℃可放置 72 小时，若需更长时间，应保存于 -70℃。

3. **白细胞**　使用 EDTA 抗凝血，以进行血白细胞的分离。

4. **组织**　无菌操作收集组织标本。若需采取不同部位的组织，应注意防止互相污染。尸检标本应在死亡后 24 小时内采集。所有标本应立即送往实验室。应保存于 50% 的甘油缓冲盐水等保存液中运送，切勿干透。标本于 2~8℃可放置 24 小时，若需更长时间，应保存于 –70℃。

5. **体液** 脑脊液、胸膜液及心包液等样本应放入无菌容器中，置于冰上立即送往实验室。标本于 2~8℃可放置 24 小时，长期保存应冷冻于 –70℃。

6. **粪便** 取 10~30g 粪便，置于能盖紧的洁净容器中（切不可加防腐剂），立即送检。粪便标本应冷藏保存。

7. **鼻咽分泌液** 将鼻咽分泌液移入运送培养基，置于冰上并立即送往实验室。标本于 2~8℃可放置 24 小时，长期保存应冷冻于 –70℃。

8. **黏膜皮肤水疱液** 选择一个含清澈液体的水疱（出现脓疱时病毒分离率会大大降低）。无菌抽取其中液体注入运送培养基，标本置于冰上立即送往实验室。标本于 2~8℃可放置 72 小时，长期保存应冷冻于 –70℃。

表 51-2 病毒分离的适用标本

临床表现	常见病毒	使用标本
呼吸道感染	腺病毒	咽拭或喉洗液、肛拭或粪便、尿液
	巨细胞病毒	咽拭或喉洗液、尿液、外周血白细胞
	流感病毒	咽拭或喉洗液
	副流感病毒	咽拭或喉洗液
	呼肠孤病毒	咽拭、粪便或肛拭
	合胞病毒	咽拭或喉洗液、鼻咽洗液
出疹疾病	柯萨奇病毒	粪便或肛拭、咽拭
	巨细胞病毒	咽拭或喉洗液、尿液
	埃可病毒	粪便或肛拭、咽拭
	EB 病毒	咽拭或喉洗液
	单纯疱疹病毒	水疱液体或拭子、喉或口腔拭子、阴道拭子
	麻疹病毒	咽拭或喉洗液、尿液、血液
	风疹病毒	咽洗液、喉拭子、粪便、尿液
	水痘 - 带状疱疹病毒	水疱液体或拭子、病灶处拭子
脑炎	虫媒病毒	血液、脑脊液
	单纯疱疹病毒	脑活检、脑脊液、疱疹棉拭或吸取液
	麻疹病毒	脑脊液、咽拭或含漱液、尿液
	脊髓灰质炎病毒	粪便或肛拭、咽拭、脑脊液
无菌性脑膜炎	柯萨奇病毒	脑脊髓液、粪便或肛拭、咽拭
	埃可病毒	脑脊液、粪便或肛拭、咽拭
	腮腺炎病毒	脑脊髓液、口颊黏膜棉拭
先天或新生儿感染	巨细胞病毒	尿液、咽拭或含漱液
	风疹病毒	咽拭或含漱液、尿液
	单纯疱疹病毒	病灶棉拭或吸取液、回拭
眼部感染	腺病毒	结膜棉拭、咽拭、肛拭
	单纯疱疹病毒	结膜棉拭、病灶棉拭或吸取液、咽拭
其他感染	巨细胞病毒	尿液、咽拭
巨细胞包涵体疾病	巨细胞病毒	尿液、咽拭
单核细胞增多综合征	EB 病毒	咽拭或洗液
	柯萨奇病毒 B 组	心包液、粪便、咽拭
心包炎、心肌炎	埃可病毒	心包液、粪便、咽拭

表 51-3 标本采集与检验结果之间的关系

采集标本时间	病毒及其成分的检出	抗体测定
潜伏期及前驱期	较难查见	未增多
刚发病或急性期	最多查见	未增多或增多不明显
恢复期及康复期	很难查见	明显增多（常超过 4 倍）

二、病毒分离与鉴定

病毒的分离与鉴定是诊断病毒感染的常规及经典方法。从理论上讲，只要具有合适的培养细胞，几乎所有的病毒都可通过分离来检测，而且只需标本中有少量的活病毒即可检出。病毒的分离是诊断病毒感染的最精确的方法。现在病毒的分离鉴定方法已做改进，首先可将样本接种到培养细胞上，12~24 小时后，用免疫组织化学的方法即可检测到所产生的早期病毒抗原。

（一）病毒分离

病毒分离的一般程序：

检验标本→杀灭杂菌（青霉素、链霉素）

→ 接种易感动物→出现病状
→ 鸡胚→病变或死亡→鉴定病毒种型（血清学方法）
→ 细胞培养→细胞病变

无菌标本（脑脊液、血液、血浆、血清）可直接接种细胞、动物、鸡胚；无菌组织块经培养液洗液洗涤后制成 10%~20% 悬液离心后，取上清接种；咽洗液、粪便、尿、感染组织或昆虫等污染标本在接种前先用抗生素处理，杀灭杂菌后再行接种。

（二）细胞培养（cell culture）

病毒能够在体外培养的细胞中增殖，并能导致细胞病变。细胞培养是用人和动物的组织，如人胚肾、肺、肝、肠、心肌、皮肤等组织，经过胰蛋白酶消化分散细胞，用营养液将分散的细胞培养在中性器皿内，长成单层细胞后更换维持液使细胞停止增殖，保持代谢，即可用于分离病毒及制备病毒抗原等。细胞培养常用于肠道病毒、呼吸道病毒和疱疹病毒的分离鉴定，所用营养液是含血清（通常为胎牛血清）、葡萄糖、氨基酸、维生素的平衡溶液，pH 7.2~7.4。细胞培养是病毒实验室的常规实验技术，其常见以下几种培养类型：

1. **原代细胞培养（primary cell culture）**　用胰蛋白酶将人胚（或动物）组织分散成单细胞，加一定营养液，37℃孵育 1~2 天后逐渐在培养瓶底部长成单层细胞，如人胚肾细胞、兔肾细胞。原代细胞均为二倍体细胞，可用于生产病毒疫苗，如兔肾细胞生产风疹疫苗，鸡成纤维细胞生产麻疹疫苗，猴肾细胞生产脊髓灰质炎疫苗。因原代细胞不能持续传代培养，故不便用于诊断。

2. **倍体细胞培养（diploid cell culture）**　原代细胞只能传 2~3 代细胞就退化。在多数细胞退化时，少数细胞能继续传下来，且保持染色体数为二倍体，称为二倍体细胞。二倍体细胞生长迅速，并可传 50 代保持二倍体特征，通常是胚胎组织的成纤维细胞（如 WI-38 细胞系）。二倍体细胞一经建立，应尽早将细胞悬浮于 10% 二甲基亚砜中，大量分装安瓿贮存于液氮（-196℃）内，作为“种子”，供以后传代用。目前多用二倍体细胞系制备病毒疫苗，也可用于病毒的实验室诊断。

3. **传代细胞培养（continous cell culture）**　通常是由癌细胞或二倍体细胞突变而来（如 Hela、Hep-2、Vero 细胞系等），染色体数为非整倍体，细胞生长迅速，可无限传代，在液氮中能长期保存。传代细胞培养目前已广泛用于病毒的实验室诊断，应根据病毒对细胞的亲嗜性，选择使用敏感的细胞系。

4. **淋巴细胞培养（lymphocyte culture）**　正常成熟的淋巴细胞不经特殊处理不能在体外传代培养。然而 EB 病毒感染的 B 淋巴细胞却能在体外持续传代，这是病毒转化细胞的例证，也是分离出 EB 病毒的标志。T 淋巴细胞在加入 T 细胞生长因子（IL-2）后可在体外培养，为研究人类逆转录病毒（HIV、HTLV）提供了条件，HIV 能在 T 淋巴细胞培养物中增殖形成多核巨细胞。

5. **动物实验**　动物实验是最原始的病毒分离培养方法。通过观察接种后的动物有无特殊变化或是否死亡，了解病毒在动物体内复制的情况，有些病毒可以从感染组织中提取血凝素确定其血清型；另有些病毒一旦从实验动物中分离后就能适应在细胞培养中生长并进行血清分型；还有些病毒只能用实验动物作为指示系统来分辨血清型。

如今动物培养已大部分被细胞培养所取代，但仍有不少病毒的最佳分离方法仍为动物培养。包括被膜病毒科、柯萨奇病毒 A 组型中的大部分型别和腺病毒科中的一些病毒。最常用的动物是小白鼠、田鼠、豚鼠、家兔及猴等。接种途径根据各病毒对组织的亲嗜性而定，可接种鼻内、皮内、脑内、皮下、腹腔或静脉，例如嗜神经病毒（脑炎病毒）接种鼠脑内，柯萨奇病毒接种乳鼠（一周龄）腹腔或脑内。接种后逐日观察实验动物发病情况，如有死亡，则取病变组织剪碎，研磨均匀，制成悬液，继续传代，并进一步做鉴定。

6. **鸡胚培养**　鸡胚培养是较早用于病毒分离培养的技术之一。许多人类病毒、动物病毒和立克次体都能在鸡胚上增殖，常用于痘类病毒、黏病毒、疱疹病毒等的分离鉴定。接种鸡胚分离病毒主要有三种途径：尿囊腔、羊膜腔和绒毛囊膜。用受精孵化的活鸡胚培养病毒比用动物更加经济简便。根据病毒种类的不同接种鸡胚的部位也不同，如分离流感病毒和流行性腮腺炎病毒，标本应接种在羊膜腔内和尿囊腔内；分离牛痘、天花和疱疹等病毒，需接种在绒毛尿囊膜上；分离立克次体需接种在鸡胚的卵黄囊内。接种后观察鸡胚变化，若绒毛囊膜上出现痘疱、尿囊液或羊水中产生血细胞凝集素或鸡胚死亡，则表明有病毒增殖。由于细胞培养较之鸡胚培养有病毒广泛敏感且易于保存等优点，因此大多数实验室已用细胞培养代替了鸡胚培养。

（三）分离病毒的鉴定

1. 病毒在细胞内增殖的指征

（1）致细胞病变效应（cytopathogenic effect，CPE）：病毒诱导细胞的致病变作用是判断病毒复制的最方便的方法之一。病毒可在细胞内增殖引起细胞退行性变，表现为细胞皱缩、变圆、出现空泡、包涵体形成和脱落。细胞病变作用是细胞死亡的开始。不同的病毒株，其致细胞病变作用及类型有所不同，即产生特征性 CPE，这样，通过观察病毒在各种种类细胞培养中的致病变作用以及病变类型及特征，结合流行病学资料及患者临床表现即可得出何种病毒感染的印象，作出预测性诊断（表 51-4）。细胞培养中病毒的确认，除可采用普通光学显微镜观察外，通常是采用更为可靠的免疫学方法进行。免疫荧光（IF）法用于鉴定病毒具有快速、特异等优点，细胞内的病毒或其抗原可被荧光素标记的特异性抗体着色,在荧光显微镜下可见斑点状黄绿色荧光,根据所用抗体的特异性判断为何种病毒感染。

表 51-4 病毒在细胞内增殖的指征

病毒	增殖指征
CPE 病毒	
小 RNA 病毒	
单纯疱疹病毒	细胞圆缩、单层破坏
腺病毒	细胞肿大变圆
副黏病毒	细胞变圆堆积成葡萄状
HIV	多核巨细胞(合胞体)
非 CPE 病毒	红细胞吸附现象
正黏病毒	干扰并阻止其他病毒(如 ECHO 病毒)的细胞致病作用
副黏病毒	
风疹病毒	
鼻病毒	

(2) 红细胞吸附现象(hemadsorption phenomenon):流感病毒和某些副黏病毒感染细胞后 24~48 小时,细胞膜上出现病毒的血凝素,能吸附豚鼠、鸡等动物及人的红细胞,发生红细胞吸附现象。若加入相应的抗血清,可中和病毒血凝素、抑制红细胞吸附现象的发生,称为红细胞吸附抑制试验。这一现象不仅可作为这类病毒增殖的指征,还可作为初步鉴定。

(3) 干扰现象(interference phenomenon):有些病毒在细胞培养时不产生细胞病变作用,也不引起红细胞吸附。细胞感染了这类病毒看起来是正常的,但这些细胞可抵抗其他病毒的双重感染,这种现象称干扰现象。前者为不产生 CPE 的病毒(如风疹病毒)但能干扰以后进入的病毒(如 ECHO 病毒)增殖,使后者进入宿主细胞不再生产 CPE。

2. 病毒感染的定量测定

(1) 空斑形成单位(plaque-forming unit,PFU)测定:这是一种测定病毒感染量比较准确的方法。将适当浓度的病毒悬液接种到生长单层细胞的玻璃平皿或扁瓶中,当病毒吸附于细胞上后,再在其上覆盖一层溶化的半固体营养琼脂层,待凝固后,孵育培养。当病毒在细胞内复制增殖后,每一个感染性病毒颗粒在单层细胞中产生一个局限性的感染细胞病灶,病灶逐渐扩大,若用中性红等活性染料着色,在红色的背景中显出没有着色的"空斑",清楚可见。由于每个空斑由单个病毒颗粒复制形成,所以病毒悬液的滴度可以用每毫升空斑形成单位(PFU)来表示。此法还可用于评价抗病毒药物的作用。

(2) 50% 致死量(LD50)或 50% 组织细胞感染量(TCID50)的测定:本法可估计所含病毒的感染量。方法是测定病毒感染鸡胚,易感动物或组织培养后,引起 50% 发生死亡或病变的最小病毒量。将病毒悬液作 10 倍连续稀释,接种于上述鸡胚、易感动物或组织培养中,经一定时间后,观察细胞或鸡胚病变及易感动物表现,如绒毛尿囊膜上产生痘斑或尿囊液有血凝特性,或易感动物发病而死亡等,经统计学方法计算出 50% 感染量或 50% 组织细胞感染量,可获得比较准确的病毒感染性滴度。

3. 病毒形态与结构的观察 由于病毒很小,直径只有 18~35nm,因此只能借助电镜来做形态学观察。用电镜检查,可直接观察病毒的形态、大小、所处部位及数量;做动态检查还可观察其复制过程及判断其复制率。用电镜检查病毒的技术有多种,如透射电镜技术、免疫电镜技术、扫描电镜技术、冷冻蚀刻免疫电镜技术和核酸原位杂交电镜技术等。应用电镜技术特别适用于一些难以培养的或迄今尚不能培养的病毒。此外,它对于发现新病毒也有着特殊重要的意义。

4. 血清学鉴定 传统的血清学方法在病毒性疾病的诊断中发挥着重要的作用。该法既可以用来帮助诊断急性或慢性病毒感染,也更多地用来了解患者对某一种病毒的易感状态,或一个特定人群对病毒疫苗的免疫状态。在血清学试验中,经典的方法有中和试验、补体结合试验、红细胞凝集试验和红细胞凝集抑制试验、红细胞吸附试验和红细胞吸附抑制试验。近年来,免疫荧光技术、间接血凝试验、免疫粘连血凝试验、酶联免疫检测、固相放射免疫测定、蛋白印迹等更加灵敏的检测技术,已广泛应用于临床与病毒感染相关的血清抗原抗体的检测。其中,中和试验常用于鉴定病毒、分析病毒抗原的性质、测定抗体效价及诊断病毒性疾病。补体结合试验常用于流行病学调查、临床病毒感染的诊断、测定抗体效价、检测病毒抗原及鉴定病毒科属。中和试验或血凝抑制试验均可鉴定病毒的种、型及亚型。

三、病毒核酸及抗原的直接检出

(一) 基因诊断

基因诊断技术原则上都是以核酸碱基互补的原理发展或衍生出来的一项新型的诊断技术。基因诊断有几点优势:能够用于常规细胞培养系统不能培养和分离的病毒的检测;仅需少量标本或标本中仅含少量病毒;在病毒感染的急性期抗体尚未出现之前或因免疫缺陷患者病毒感染后不出现抗体;对病毒进行定量检测,有助于疗效观察;可对病毒基因进行基因分型;通过对病毒耐药基因的检测,可预测或发现病毒的耐药性;可用于先天性或围产期获得性病毒感染的诊断;灵敏度高、特异性强;快速、简便。基因诊断技术已成为目前临床病毒性疾病诊断的常用技术。

1. 核酸杂交(nucleic acid hybridization) 核酸杂交的原理是采用带有放射性核素或非放射性物质标记的已知序列核酸单链(股)作为探针,在一定条件下,按照碱基互补原则与待测标本的核酸单链退火形成双链杂交体,通过杂交信号的检测,鉴定标本中有无相应的病毒基因。核酸杂交以所用载体分类,可分为固相、液相和液固相,以固相杂交最为常用。临床多采用以下几种核酸杂交技术:

(1) 斑点杂交(spot hybridization):是将待测病毒的 DNA 或 RNA 变性后直接点在硝酸纤维素膜上,与探针进行杂交反应,经放射自显影,阳性结果出现斑点状杂交信号。该技术简便快捷,适用于流行病学调查。目前斑点杂交技术已经广泛应用于临床病毒的检测,同时还可半定量反映样品中的病毒含量。斑点杂交技术的特异性较高,但敏感性偏低,对于低拷贝数的病毒往往难以检出，如丙型肝炎病毒等。

(2)DNA 印迹：又称凝胶电泳印迹转移杂交。先将待测标本病毒 DNA 分离，经限制性内切酶消化成一系列片段，进行琼脂糖凝胶电泳。然后碱处理凝胶，使分离的 DNA 片段变性，在原位将单链核酸转印到硝酸纤维膜上，经烘干、固定，与放射性核素标记的 DNA 探针进行杂交，最后洗膜及放射自显影，通过显影区带鉴定待测标本 DNA 片段。

(3)RNA 印迹：是指 RNA 的分子杂交技术。其原理和操作过程与 DNA 印迹基本相同。差别在于电泳标本是 RNA 片段，使用的探针是标记的 DNA。此法主要用于检测 RNA 病毒和研究病毒基因表达。

(4)原位杂交：指在组织切片或涂片上进行的核酸分子杂交，是细胞学技术与核酸杂交技术结合的一种特殊技术。该技术仍根据碱基互补配对原则，用放射性核素或非放射性物质标记核酸探针，与细胞涂片、压片、细胞悬液滴片或组织切片上具有互补序列的单链 DNA 或形成双链结构，然后通过放射自显影、酶底物显色或激发荧光等方法检测特定核酸分子所在的部位。原位杂交技术对于鉴定病毒基因靶序列在组织中的定位十分重要。

2. **聚合酶链反应**(polymerase chain reaction，PCR)　为体外基因扩增法。是指在体外条件下，模仿 DNA 正常复制，利用耐热的 DNA 聚合酶催化一对引物间的特异 DNA 片段合成。PCR 的过程由热变性、退火复性及延伸三个基本步骤的反复循环构成。先将待检标本 DNA 热变性为单股 DNA 作为模板，然后加一对人工合成的与模板 DNA 两端互补的引物，在耐热 DNA 多聚酶作用下，使四种脱氧核苷按模板 3′端引物向 5′端延伸 DNA 链，经 20~40 个循环，可使 1 个拷贝的核酸扩增至 106 以上，经琼脂糖电泳，可见到溴化乙锭染色的核酸条带，扩增片段的大小取决于两引物的间距。此法较核酸杂交敏感、快速，目前临床多用于肝炎病毒、HIV、疱疹病毒感染的诊断，尤其适用于不易分离培养及含量极少的病毒的诊断，有着较大的应用前景。由于 PCR 强大的扩增能力与检测的敏感性，极微量的污染就可导致实验结果的假阳性。污染来源有标本间的交叉污染、实验室质粒污染和 PCR 产物污染等，应予以足够重视。

基因诊断技术除上述核酸杂交和聚合酶链反应外，还包括凝胶电泳法、DNA 芯片技术和核酸序列测定。凝胶电泳制备方便、分辨率高，凝胶不仅是良好的支持介质，同时还具有分子筛效应。用琼脂糖或聚丙烯酰胺可制成各种形状、大小和孔径的凝胶，能在许多不同的装置上进行电泳，含不同碱基大小的 DNA 片段得以分离。DNA 芯片技术是近年出现的 DNA 分析技术，其突出特点在于高度并行性、多样性、微型化和自动化。DNA 芯片技术主要应用于病毒 DNA 测序、研究病毒基因的表达状况、基因诊断以及基因药物的设计。而核酸序列测定技术的应用对于研究病毒编码基因、病毒基因组突变及确定病毒耐药基因位点等具有重要的意义，也极大地推动着病毒学的发展。

(二) 直接检测病毒抗原

1. **免疫荧光(IF)技术**　如前所述 IF 可用于细胞培养病毒的鉴定，也适用检测临床标本中的病毒抗原，具有快速、特异的优点。直接免疫荧光技术是用荧光素直接标记特异性抗体，检测病毒抗原；间接免疫荧光技术是先用特异性抗体与标本中抗原结合，再用荧光素标记的抗体与特异性抗体结合，从而间接识别抗原。直接法简便、特异性较高，但敏感性较低，只能检测一种相应的病毒抗原。间接法比直接法敏感 5~10 倍，且一种标记的抗免疫球蛋白抗体，可用于多种抗原抗体系统的检测，但其缺点是参与反应的因素多，易出现非特异荧光。免疫荧光技术常用于呼吸道病毒感染的诊断，也可直接检测疱疹浆液中的单纯疱疹病毒和水痘 - 带状疱疹病毒。免疫荧光技术还可从活检和尸检标本中检测相关病毒抗原。免疫荧光技术是病毒学检测中应用最广泛的方法之一。近年来，随着单克隆抗体的普遍应用使免疫荧光技术的敏感性和特异性都有了大幅度的提高，使诊断阳性准确率达到了 75%~95%。

2. **免疫酶法(IEA)**　原理与应用范围同免疫荧光技术，IEA 是用酶(通常是过氧化物酶)取代荧光素标记抗体，酶催化底物形成有色产物，在普通光学显微镜下清晰可见，不需荧光显微镜，便于推广使用。

3. **放射免疫测定法(RIA)**　有竞争 RIA 和固相 RIA 两种方法。竞争 RIA 是同位素标记的已知抗原与标本中未标记的待检抗原竞争性结合特异性抗体的试验，将形成的复合物分离出来，用放射免疫检测仪测定放射活性，同时与系列稀释的标准抗原测定结果进行比较，确定待检抗原的浓度。固相 RIA 是用特异性抗体包被固相以捕获标本中的抗原，然后加入放射性标记的特异性抗体与抗原结合，测定放射活性，得知抗原的量。RIA 是最敏感的方法，已用于测定粪便中甲肝病毒、轮状病毒抗原及血液中乙肝病毒抗原。

4. **酶联免疫吸附试验(ELISA)**　先将特异性抗体包被(吸附)到塑料微孔板中以捕捉标本中相应抗原，然后加入酶标特异性抗体，相应抗原被夹在抗体之间，当加入酶的底物后显色，显色程度直接反应了标本中病毒抗原的量。因其敏感性接近 RIA，又不接触放射性物质，已被多数实验室广泛采用。

5. **时间分辨荧光免疫测定**(time resolved fluorescence immunoassay，TR-FIA)　时间分辨荧光免疫测定是一种新型检测技术。其基本原理是以镧系元素铕(Eu)螯合物作荧光标记物，这类荧光物质有很长的衰变时间，即有较长的荧光寿命。采用此类荧光标记物，可延长荧光测量时间，待较短荧光寿命的自然本底荧光完全衰退后再测定，所得信号完全为长寿命镧系螯合物的荧光，从而有效地消除非特异性本底荧光的干扰。而普通荧光素作为标记物的荧光免疫测定往往受血清成分、试管、仪器组件等的本底荧光干扰，以及激发光源的杂射光的影响，使灵敏度受到很大限制。而采用该技术，免疫反应中生成的抗原 - 抗体 - 铕标记物复合物在弱碱性溶液中，经激发后产生的荧光信号很微弱。当加入一种增强液，铕离子很容易从免疫复合物中解离出来，并与增强液中的 β- 二酮体生成带有强烈荧光的新的铕螯合物，可在时间分辨荧光光度计上测量到很强的荧光信号。时间分辨荧光光度计与一般的荧光分光光度计不同，它采用脉冲光源(每秒闪烁 1 000 次的氙灯)照射样品后即短暂熄灭，以电子设备控制延缓时间，当非特异本底荧光衰退后，再测定样品发出的长镧系荧光，检测灵敏度可达 0.2~1ng/ml。时间分辨荧光免疫测定技术的反应原理与放射免疫测定法完全相同。常用测定方法可分为双位点夹心法和固相抗原竞争法。

此外，对难以分离培养、形态特殊且病毒数量较多的标本，可用电镜或免疫电镜法直接观察，可以快速诊断与鉴定病毒，如轮状病毒、乙肝病毒。

四、特异性抗体的检测

病毒感染后通常诱发针对病毒一种或多种抗原免疫应答，特异性抗体效价升高或 IgM 抗体出现有辅助临床诊断的价值。

（一）补体结合试验（CF）

补体结合试验是属（族或组）特异性反应，该反应可分为两个阶段：

1. 被测系统中的特异性病毒抗原与相应的抗体（一个为已知，一个为待检）结合，形成免疫复合物。加入定量补体，与已形成的免疫复合物结合，补体由于被结合不再以游离形式存在。

2. 在上述混合物中加入溶血素致敏的绵羊红细胞，因补体已与免疫复合物完全结合，没有剩余的补体存在，此时绵羊红细胞不会溶血，结果为阳性。阳性结果时血清标本最高稀释度为抗体的效价。如被测系统中没有病毒抗原或相应抗体存在，即没有形成免疫复合物，则加入的定量补体不被结合仍以游离形式存在，再加入溶血素致敏的绵羊红细胞，则出现溶血反应，结果为阴性。

由于补体结合抗体产生早，消失快，因此补体结合试验适于诊断病毒近期感染。病毒感染不同取血时期的抗体效价见表 51-5。

表 51-5 病毒感染不同取血时期的抗体效价

取血时期	血清稀释倍数及试验结果							抗体效价
	1∶2	1∶4	1∶8	1∶16	1∶32	1∶64	1∶128	
发病 2~3 天内血清	+	+	+	−	−	−	−	1∶8
发病 2~3 周后血清	+	+	+	+	+	−	−	1∶32*

*指此例的抗体效价升高 4 倍以上时有诊断意义

（二）中和试验（NT）

中和试验是通过测试待测血清在细胞培养系统中中和或抑制病毒的感染能力的试验。试验时：

1. 须先测出病毒的半数致死量（LD_{50}）或半数感染量（ID_{50}）。

2. 随即取活病毒与被试血清按不同比例混合，放置 1~2 小时让其充分中和。

3. 将病毒与血清混合液注入各组动物、鸡胚或组织细胞培养管内培养。

4. 根据动物、鸡胚死亡数或细胞病变的管数，计算出百分比（%），然后再计算这些试验对象中的半数免于死亡或免于致病所需要的最少量血清（或最大量的病毒），就是该血清的中和抗体效价（称为 50% 终点的中和效价）。

诊断病毒性疾病时，须取患者双份血清同时做对比试验，病后血清的中和抗体效价也必须超过病初血清 4 倍，才能确诊（表 51-6）。用此法鉴定病毒时，须将病毒分别与免疫血清及血清正常血清（对照）混合做对比试验，免疫血清比正常血清多中和 50~100 倍剂量的病毒，才能断定是该病毒。具体如表 51-6 所示。

表 51-6 患者双份血清的病毒中和试验结果（组织细胞培养的中和试验）

试验病毒（用 100 个 $TCLD_{50}$）[1]	患者血清（取血时期）	活病毒 + 稀释血清对细胞致病[2]						50% 终点血清中和抗体效价[3]（血清稀释倍数）
		1∶5	1∶10	1∶20	1∶40	1∶80	1∶160	
甲病毒	病初（2 天）	0000	00++	++++	++++	++++	++++	10（1∶10）
	病后（20 天）	0000	0000	0000	0000	00++	++++	80（1∶80）

[1]：$TCID_{50}$= 组织培养半数感染剂量。[2]：每种稀释度接种 4 支组织细胞培养管；0= 未出现细胞致病作用；+= 出现细胞致病作用。[3]：此例的病后血清中和抗体效价比病初血清增高 8 倍，有诊断意义

病毒中和抗体的特异性高，持续时间久。以往有显性或隐性感染后，血中可长期存在中和抗体。中和试验的长处在于它适用于能在细胞培养或其他指示系统中增殖的病毒，而且结果有其重要的生物学意义。该方法适用于流行病学调查或人群免疫水平研究，但因为试验方法繁杂，耗用动物、鸡胚或细胞培养较多，故一般不作常规使用。目前中和试验在临床上多是肠道病毒血清学试验的主要方法。

（三）血凝抑制试验

血凝抑制试验（hemagglutination inhibition test，HIT）常常是用来检测针对包膜上存在血凝素的病毒的抗体。主要有流

感病毒、副流感病毒、麻疹病毒、腮腺炎病毒、风疹病毒，也用于某些虫媒病毒、腺病毒和多瘤病毒。患者血清中的抗体与病毒表面的血凝素结合，从而抑制了后者与红细胞结合而发生凝集的能力。本试验的技术要求高。试验用病毒需要预先滴定，要去除血清标本中含有的非特异性凝集剂和天然的血凝素。血凝抑制试验对流感和副流感病毒的特异性较高，对虫媒病毒较低，常用于对流感病毒分离株的分型。

（四）IgM 捕捉 ELISA

特异性 IgM 出现于病毒感染的早期或病毒感染的活动期，因此可从急性期患者单份血清中检出特异性 IgM，这是病毒感染实验室早期诊断的可靠方法。实验中先用 u 链血清包被微孔板，用以捕捉血清标本中的 IgM 类抗体，再加入特异性病毒抗原及酶标抗体以证实特异性 IgM 的存在。现已广泛用于病毒感染的早期诊断。在先天性感染中，IgM 检测有其特殊意义，因 IgM 不能通过胎盘，新生儿血清中若发现抗病毒 IgM，则提示为宫内感染。临床上可用于麻疹病毒、腮腺炎病毒、风疹病毒、巨细胞病毒、单纯疱疹病毒及 EB 病毒等病毒的 IgM 抗体的检测。

（五）免疫荧光技术

免疫荧光技术属于快速、简便的技术。检测病毒抗体一般采用间接免疫荧光或抗补体免疫荧光试验。间接免疫荧光技术是将倍比稀释的待测血清与固定在玻片上的病毒感染细胞共同温育，形成的抗原抗体复合物可通过荧光素标记的第二抗体检出。抗补体免疫荧光技术是在上述待测血清与固定在玻片上的病毒抗原温育以后，加入新鲜补体使之与抗原抗体复合物结合，结合的补体成分可以被荧光素标记的抗补体抗体显示。该方法比间接免疫荧光技术进一步扩增了荧光信号，增加了试验灵敏度，适用于检测微量抗体或低亲合力抗体。临床上常用来检测 EB 病毒核心抗原的抗体。

（六）乳胶凝集试验

乳胶凝集试验是一种简便快速、价格低廉的方法。实验时取一滴包被了病毒抗原的乳胶悬液，与一滴待检血清混合并悬摇数分钟，待测抗体可使乳胶颗粒发生肉眼可见的凝集。实验不需要专门的仪器设备。该方法不能区分 IgM 或 IgG 抗体，但灵敏度和特异性接近酶免疫检测法（EIA）和免疫荧光。判断结果有一定的主观性，且当血清中特异性抗体含量很高时，可出现前带现象而使结果出现假阴性。临床上常用来检测 CMV、VZV 和风疹病毒抗体。

（七）免疫印迹试验

免疫印迹试验是利用固定在纤维薄膜上的病毒抗原来检测相应的病毒抗体，因此本质上也是一种固相免疫测定。该方法是将灭活的病毒的裂解物中众多蛋白分子，经聚丙烯酰胺凝胶电泳按分子量与相对的迁移率分带，再平行转移到硝酸纤维素薄膜上，再与患者血清共同孵育，血清中的待检抗体与薄膜上的特异性抗原发生结合，从而被酶标记的抗人球蛋白（第二抗体）以及其底物显色。这一试验主要用于在初筛试验中得到的阳性标本做进一步的补充或确证试验。临床上常用于检测以下病毒抗体：HIV-1、HIV-2、HCV、HTLV-1 和 HTLV-2。最常用的免疫印迹试验是 Western blot。免疫印迹法的主要优点是可用肉眼见到抗原与抗体的特异性反应，具有较高的敏感性和特异性，但技术要求较高，价格亦较昂贵。

（八）固相免疫测定

固相免疫测定由于快速简便，并具有较高的敏感性和特异性，已逐渐成为很多血清学试验的首选方法，且由于其方法的灵活性，临床上适用于大多数病毒的检测。固相免疫测定有多种不同的类型，其中的酶免疫检测法（EIA）应用最为广泛。EIA 的基本方法是将病毒抗原包被在固相载体上，然后与待测血清中的相应抗体发生反应而使后者被固定（捕获）在固相载体上不被洗去，从而可以被酶标记的抗人免疫球蛋白抗体（第二抗体）及相应的酶底物测出。辣根过氧化物酶和碱性磷酸酶是最常用的酶，此外，荧光素（异硫氢酸盐、罗丹明等）和化学发光底物在固相免疫测定中亦十分常见。EIA 还有竞争性抑制试验和以利用纤维素薄膜吸附待检抗体为基础的免疫层析技术等，前者已应用于临床甲肝病毒抗体和乙肝病毒核心抗体的检测；后者已应用于临床 HIV 及登革病毒等病毒抗体的检测。

（李京华　张远春）

第四节　病 毒 各 论

一、痘病毒科病毒

痘病毒科（poxviridae）病毒是一群体型较大，结构复杂的 DNA 病毒，病毒颗粒呈砖形或椭圆形，病毒颗粒由核心、侧体和包膜组成，基因组为线形双链 DNA，在易感细胞的胞质内进行复制，形成嗜酸性浆内包涵体，致病特征为产生肉眼可见的痘疱样病损。根据抗原性及其病原生物学特征可分为 5 组，其中可寄生于人类的有 3 组：第一组为天花组，包括天花病毒、类天花病毒、牛痘病毒及猴痘病毒；第二组为副牛痘组，包括羊痘病毒及副牛痘病毒；第三组为传染性软疣病毒。

（一）天花病毒

天花病毒（variola virus）可引起烈性传染病天花（smallpox variola），该病传染性强，病死率高。临床表现为全身中毒症状严重，皮肤成批出现麻疹、丘疹、疱疹、脓疱，最后结痂、脱痂、遗留瘢痕。

1. 病原学　天花病毒属于正痘病毒属（orthopoxvirus），病毒颗粒呈砖形，大小为 300nm × 200nm × 100nm，外层为双层的脂蛋白包膜，核心为双链 DNA 和两个侧体，呈哑铃状，在光镜下勉强可见。天花病毒在体外生活力强，耐干燥和低温，不耐湿热。在4℃时对20%乙醚及1%苯酚有耐受力，可存活数周，但在37℃仅能存活24小时。对75%乙醇，1∶10 000高锰酸钾溶液敏感，在pH为3的情况下，1小时即被灭活。湿热55~60℃ 30分钟可将病毒灭活，紫外照射可使病毒迅速灭活，但存在于尘土及衣被上的天花病毒可长期存活，室温情况下可存活数月。

2. 致病性和临床特征 人类是天花病毒唯一的传染源，没有动物中间宿主，出疹期的皮疹渗出液、黏膜疹与痂皮内均含有病毒。病毒在人群中通过气溶胶或接触方式进行传播。重型天花胃肠道及泌尿道也可发生病变，故大小便内也可带有病毒。人群对天花普遍易感。种痘成功者可维持免疫力6年，患天花痊愈后可获得持久免疫力。本病流行已有数千年历史，自1796年，詹纳（Jenner）发现并推广接种牛痘以后，天花在全球的流行得到了控制。1966年世界卫生组织号召开展全球消灭天花运动，1975年亚洲消灭了天花。1980年5月8日，世界卫生组织宣布天花从世界上消失并停止种痘，目前，全世界仅有两处保存和研究天花病毒株，即美国的疾病预防控制中心和俄罗斯的国家病毒和生物技术研究中心。

天花病毒通过飞沫吸附于易感者上呼吸道的上皮细胞表面，并入侵在局部淋巴结、扁桃体等组织繁殖后入血，形成第一次病毒血症。通过血流感染全身单核巨噬细胞，并在其内再次繁殖，形成第二次病毒血症，继而病毒更广泛地扩散到全身皮肤黏膜和内脏器官，经过2~3天高热的前驱症状后即出现临床症状。因天花病毒生长的最高温度为38.5℃，故发热后血中难以再检出病毒，病毒只在皮肤等温度较低的组织中可检出。

（1）潜伏期：一般为8~12天。典型的天花病程可分为3个阶段，即前驱期、出疹期和结痂期。

（2）前驱期：一般持续3~4天，发病急，体温骤升至39~40℃，有头痛、烦躁、后背与四肢酸疼、咽痛、寒战、出汗、呕吐、稀便等症状，神志清楚，偶发生谵妄、惊厥及器官衰竭等表现。中毒症状轻重不一。发热1~2天后在下腹部、大腿内侧、腋下及腹部两侧可出现一过性前驱疹，呈麻疹样、猩红热疹样、荨麻疹样或出血疹，数小时即消退，易被忽视。

（3）出疹期：皮疹于起病后第3~4天出现，发疹顺序为：红斑→丘疹→水疱→脓疱→结痂→落屑。先见于额、腕，渐及面、臀、躯干而达下肢，1~2天遍及全身，皮疹呈离心性分布，以头部、四肢等暴露部位为多。最初为暗红色小斑，数小时后即有丘疹，摸之有坚实感，深藏皮内。丘疹出齐后，体温大都下降，甚至正常，中毒症状也随之减轻。经2~3天的丘疹期（即发病5~6天）渐成水疱状，即为痘疱，周围有红晕。至第7~8天疱疹灌浆，渐成脓疱，有痛感，周围红晕加深。此时体温再度升高，中毒症状加重，如合并细菌感染，症状更重，可并发肺炎、心力衰竭而死亡。皮疹出现同时，口腔及上呼吸道黏膜也有黏膜疹出现，黏膜疹转为疱疹阶段时，上皮层破裂形成炎性溃疡，出现流涎、声音嘶哑、畏光、咽痛、吞咽困难等症状。

（4）结痂期：病程第10~12天，体温渐降，脓痂渐干缩，或破裂结痂，终成痂盖。再经2~4周，痂盖自然脱落，有痒感，并留下终身存在的凹陷型瘢痕。

3. 实验室诊断

（1）标本采集：自病变部位取疱疹液、痂皮悬液或鼻咽部分泌物及静脉血。用基本型三重包装容器装入标本。

1）血液：5ml抗凝血标本。

2）血清：标本按常规定法处理。注意：血液凝块、血液中可能存在有病毒，血清分离用的试管、移液器、血液凝块等要进行高压灭菌处理。

3）痂皮：用钳子采取痂皮放入塑料管后密封，4℃冷藏运送。

4）水疱液、脓疱液：①用附有注射针（1ml）的注射器吸取0.1~0.2ml的PBS，从疱膜插入，来回2~3次混匀后吸取内容液。把吸取的内容液装入血清管，4℃冷藏运送。②没有生物安全柜等设备时，取皮疹上盖，装入2ml的塑料管里，密封后冷藏。取皮疹上盖，在玻片孔内侧涂抹并使其干燥，制作3~4枚涂抹标本。③如上盖不能打开或疱底带有湿性时，可直接把玻片表面压上采取涂抹标本。由于涂抹标本中的病毒没有灭活，把玻片装入玻片盒并用胶带密封，再装入塑料袋，冷藏。

（2）检测方法：直接涂片检查天花病毒包涵体：取疱疹液或疱疹溃疡底部上皮细胞涂于玻片上，干燥后，用苏木紫伊红染色（HE），在光学显微镜下观察，上皮细胞胞质内，可见嗜酸性病毒包涵体，又称顾氏小体。

1）电镜检查：从病变部位取材，电镜下可见砖形的天花病毒，即可确诊。

2）鸡胚接种和细胞培养：取疱疹液、痂皮悬液血或鼻咽部分泌物接种于鸡胚绒毛尿囊膜分离病毒；或接种猴肾细胞或羊膜细胞做培养，12小时后即可见到多数微小包涵体，48小时后包涵体显著增大，有时可见核内包涵体。

3）血清学检查：可应用补体结合试验、红细胞凝集抑制试验、中和试验检测患者血清中是否有特异性抗体存在。天花患者在病程第4天血中即可出现天花病毒抗体，红细胞凝集抑制试验可呈阳性，病后第7天补体结合试验大部分呈阳性反应，第10~11天效价可达1∶640，种痘者效价很少超过1∶40。有种痘史的可疑患者在病程后期血清抗体效价比早期增长4倍才具诊断价值。

（3）结果解释：电镜检查发现天花病毒颗粒、鸡胚绒毛尿囊接种及细胞培养见天花病毒的典型生长、包涵体的发现及血清学抗体的检查均有助于天花确诊。

4. 预防

（1）控制传染源：发现天花患者或疑似病例需立即报告疫情并送传染病医院严密隔离。严格消毒患者接触过的衣物用具，隔离期应延续至病后40天患者痊愈为止。

（2）接触者的处理：立即搜索全部接触者进行登记，一律单独隔离检疫16天，并立即种痘，不能种痘者，应给予高价抗天花免疫球蛋白肌注。

（3）实行交通检疫。

（二）传染性软疣病毒

传染性软疣病毒（molluscum contagiosum virus）属痘病毒科，是人体最大的病原性病毒之一，可引起人类皮肤局限性的良性肿瘤，特点为皮肤上形成顶端凹陷的小丘疹，即传染性软疣。

1. **病原学**　传染性软疣病毒大小约为300nm×200nm×100nm，电镜下呈砖形，核酸为DNA，衣壳完全对称，该病毒难以在体外培养。

2. **致病性和临床特征**　人类为本病毒的唯一自然宿主，通过直接接触而传染，也可自体接种，可通过性接触传播。病变主要发生在表皮，瘤体中的细胞异常肥大，含有大而透明的嗜酸性胞浆块，称为软疣小体。小体的海绵状间质被分隔成许多腔，腔中病毒颗粒集合成团块。疣底部细胞核增大，线粒体肿大，嵴不清晰。疣体棘层细胞核核膜模糊，甚至消失，线粒体嵴消失，严重时空泡化，胞质内有大量成熟病毒。

潜伏期1周至6个月。典型损害为受感染局部表皮细胞增生形成的丘疹，直径2~8mm，单发或多发，圆形或半球形，有蜡样光泽，中心脐凹状，并含有干酪样栓塞物，丘疹呈肉色或粉红色。初期质地坚硬，成熟变软，可挤压出干酪样物。

临床可分两个类型：

(1)儿童型：通过皮肤直接接触或经传染媒介感染，软疣见于面部、躯干及四肢。

(2)成人型：皮损可发生于除掌跖外的任何接触部位，也可出现于唇、舌及颊黏膜、结膜等，结膜损害可伴有反应性结膜炎或角膜炎。少数损害异常巨大，称为巨型软疣，有的可角化，称为角化性软疣。一般无自觉症状。若为性传播，软疣多见于外生殖器、臀部、下腹部、耻骨部及大腿内侧区，肛交者发生于肛门。

感染HIV的病例，传染性软疣的发病率增加，而且软疣广泛播散和出现大的损害，有报道AIDS患者面部有巨大的软疣，易与基底细胞上皮瘤混淆。此外，曾报道两例广泛的、急性的、数百个软疣的患者，有接受免疫抑制剂、泼尼松龙和氨甲蝶呤治疗史，认为发病与其免疫抑制状态有关。本病为自限性疾病，一般持续数月至数年，可自行消退。

3. **实验室诊断**　本病的临床上有蜡样光泽的圆形或半球形丘疹，中央脐凹状，可挤出干酪样物与组织病理具有特征样，易于诊断。

(1)标本采集：自病变部位直接取乳酪状物涂片染色镜检，或活检病损组织电镜观察，也可取患者血清做血清学试验。

(2)检测方法

1)涂片染色：从患者病变部位挤出乳酪样物，涂片染色后显微镜下检查。

2)电镜观察：活检标本，胞质内见成熟的病毒颗粒可确诊。

3)血清学检测：主要方法有琼脂凝胶沉淀试验(AGP)、补体结合试验(CF)、间接免疫荧光试验(IIF)、中和试验(NT)。

(3)结果解释：传染性软疣病毒感染临床症状典型，一般可根据典型病损作出诊断。直接检查病毒颗粒是最迅速的方法，血清学方法检出病毒抗原或抗体；组织病理学见到特征性的组织病理损伤，可帮助对不典型者作出诊断。

4. **预防**

(1)杜绝不洁性交。

(2)洗浴用品、洁具不混用。

(3)患病后患者衣服应煮沸消毒。

(4)不搔抓患病处，以免感染和传染。

(三)猴痘

猴痘(monkey pox)是由人感染猴痘病毒(monkeypox virus)引起的、类似于人天花的一种罕见病毒性传染病，也是一种人兽共患病，主要见于非洲中西部热带雨林地区。1958年首次在丹麦哥本哈根实验室的绿猴中发现，因可引起实验用灵长类动物发病而得名。后来发现许多非洲啮齿类动物，如鼠和兔子均能感染猴痘病毒。1970年刚果首次报道人类感染猴痘病例。2003年，美国开始出现此病例，至2023年1月，美国全国出现的猴痘病例总计9 980例，死亡21例。

1. **病原学**　猴痘病毒(monkey pox virus)是痘病毒科(poxviridae)正痘病毒属(orthopoxvirus genus)猴痘病毒种病毒。它与天花病毒、牛痘病毒、痘苗病毒(用于制备预防天花疫苗)同属正痘病毒属。这些病毒在抗原性、生物学特性、形态、结构及抵抗力等方面十分相似。该病毒为双链DNA病毒，大小约200~300nm，甲醛、乙醇、十二烷基磺酸钠、苯酚、氯仿均可灭活该病毒。病毒在56℃经20分钟可被灭活，在48℃以下可存活6个月，在低温干燥的条件下很稳定。

2. **致病性和临床特征**　本病的主要传染源是宿主动物、感染动物和猴痘患者。猴痘病毒在自然界普遍存在，主要的自然宿主是栖息于热带雨林的猴子和松鼠，感染的啮齿动物或其他哺乳动物是贮存宿主。

人类可因被感染动物咬伤或直接接触被感染动物的血液、体液和皮疹而感染。人群普遍易感。接种牛痘后可具有一定的免疫力。

人感染猴痘病毒后临床表现与天花相似，典型病程为2~4周，潜伏期为7~14天，前驱期约2~5天，急性起病，有发热、全身不适、头痛、咽痛及肌肉疼痛，发热1~2天后，大部分患者可出现浅表淋巴结肿大，病程第3天左右，出现全身发疹，皮疹表现类似天花，主要分布于头面部、四肢及掌跖。皮疹同时发生，依序发展成斑疹、丘疹、水疱、脓疱、结痂而后留下瘢痕。病程中可并发细菌感染，严重者可发生败血症及呼吸窘迫综合征。

3. **实验室诊断**

(1)标本采集：自病变部位取疱疹液、痂皮悬液或鼻咽部分泌物及静脉血。处理猴痘标本应在被认证的Ⅱ级生物安全柜(BSL2)和更严格的BSL3标准下进行检验。

(2)检测方法

1)鸡胚接种：用鸡胚绒毛尿囊膜分离病毒。

2)电镜检查：自病变部位取材，在无其他正痘病毒感染情况下，电镜下观察到正痘病毒。

3)核酸检测：临床标本PCR检测，证实有猴痘病毒DNA。

4)血清学检查：可用血凝抑制试验作为初筛试验，也可用ELISA或RIA方法检查抗原或抗体。

(3)结果解释：自患者的皮损刮片中分离培养出猴痘病毒或PCR法检测到猴痘病毒DNA；电镜示检出正痘病毒除外其他正痘病毒感染；免疫组化显示组织内存在正痘病毒，并除外其他正痘病毒感染时可确诊。血清学检查抗原和抗体可作为初筛试验，但敏感性较差。

4. 预防

(1) 严格控制传染源：对患病的动物及患者(疑似和确诊患者)进行严格的隔离。

(2) 切断传播途径：严格限制进口野生动物，检疫入境的疑似患者和患者，就地隔离和治疗患者和密切接触者。患者分泌物、痰液、血液、渗出物应严格消毒后处理。隔离患者选用抗生素以防继发感染，肌内注射丙种球蛋白或胎盘球蛋白。

(3) 保护易感者：接种天花疫苗可以保护人和动物免受猴痘病毒感染。

二、疱疹病毒科病毒

疱疹病毒科(Herpesviridae)病毒呈球形，外层是类脂双层包膜，病毒的衣壳呈 20 面体立体对称，病毒基因组为线性双链 DNA 分子，根据其生物学特性不同，又分为 α、β、γ 三个亚科，α 亚科以单纯疱疹病毒为代表，DNA 分子量较小，复制较快。β 亚科以人巨细胞病毒为代表，DNA 分子量较大，复制较慢。γ 亚科以 EB 病毒为代表。

(一) 单纯疱疹病毒

1. 病原学 单纯疱疹病毒(herpes simplex virus，HSV)为疱疹病毒科 α 疱疹病毒，单纯疱疹病毒属，是疱疹病毒的典型代表。HSV 有两种血清型：HSV-1 和 HSV-2。由于在感染急性期发生水疱性皮疹即所谓单纯疱疹(herpes simplex)而得名。本病毒已引起多种类型感染和疾病，日益受到重视。HSV 具有典型的疱疹病毒科病毒的形态特征，病毒呈球形(图 51-1)，20 面体立体对称，直径 120~300nm。其基因组为两个互相连接的长片段和短片组成的双股线状 DNA。HSV-1 和 HSV-2 两型病毒的 DNA 有 50% 同源性，既有型间共同抗原，也有型特异性抗原。HSV 病毒体中有 6 种同细胞膜相关的糖蛋白 gpB、gpC、gpD、gpE、gpG、gpH。其中 gpG 为型特异性抗原，为 HSV-1 所特有，据此可将两型 HSV 加以区别。在这 6 种糖蛋白中，以 gpD 引发中和抗体的能力最强，因此是研制亚单位疫苗的最佳选择；gpC 是补体 C3b 结合蛋白，gpE 是 Fc 受体，能与 IgG 的 Fc 段结合。病毒感染细胞后，CPE 发展迅速，表现为细胞肿胀、变圆和产生嗜酸性核内包涵体(图 51-2)。HSV 对动物的感染范围相当广泛。HSV 在人群中的感染较为普遍。患者及健康病毒携带者是传染源。病毒常存在于疱疹病灶或健康人唾液中，主要通过直接密切接触及两性接触而传播。病毒经呼吸道、生殖器黏膜及破损皮肤、眼结膜侵入体内。人感染 HSV 后大多无明显症状，常见的临床表现是黏膜或皮肤局部的疱疹(herpes)，偶尔可产生严重甚至致死的全身性感染。HSV 的感染可表现为原发感染、潜伏感染及先天性感染。HSV 的增殖周期短，8~16 周即可完成。HSV 的抵抗力较弱。

2. 致病性和临床特征 HSV 能够在人的二倍体细胞增殖，产生明显的细胞病变。可通过细胞间桥直接扩散。病毒包膜蛋白与易感细胞表面受体结合后，病毒体以膜融合或者受体介导的内吞方式进入细胞内，可通过增殖感染、潜伏感染、整合感染和先天性感染引起疾病。

(1) 原发感染：多见于 6 个月~2 岁的婴幼儿。因为 6 个月以后的婴儿来自母体的抗体多数消失，此时容易发生 HSV-1 的原发感染，约 90% 是隐性感染。HSV-1 最常引起龈口炎，在牙龈、咽颊部黏膜产生成群疱疹，疱疹破裂后形成溃疡。此外，还可引起疱疹性角膜炎、皮肤疱疹性湿疹或疱疹性脑炎。HSV-2 的原发感染多发生于性交后，主要引起生殖器疱疹(genital herpes)。原发性生殖器疱疹约 80% 由 HSV-2 引起，少数由 HSV-1 所致。

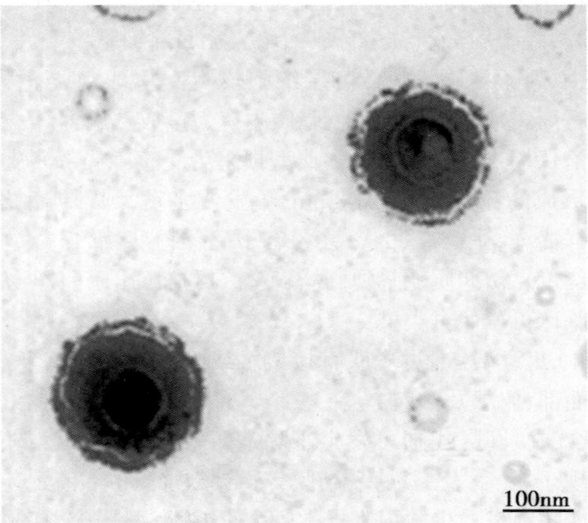

图 51-1 电镜下单纯疱疹病毒

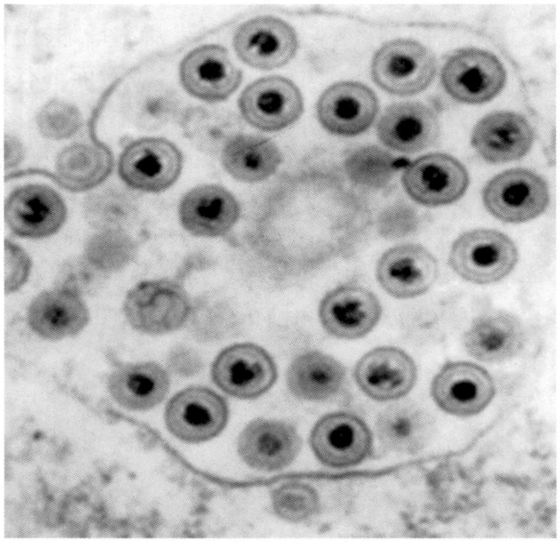

图 51-2 单纯疱疹病毒所致的 CPE

(2) 潜伏感染和复发：人体在 HSV 原发感染后很快产生特异性免疫，能将大部分病毒清除。但少数病毒可长期存留于神经细胞内，不表现临床症状，机体与病毒处于相对平衡状态。HSV-1 潜伏于三叉神经节和颈上神经节，HSV-2 潜伏于骶神经节。各种非特异性刺激，如发热、寒冷、日晒、月经、情绪紧张、或某些细菌、病毒感染或使用肾上腺皮质激素等，使这种平衡关系遭到破坏，潜伏的病毒被激活重新增殖，借助于神经轴突，通过轴浆下行到感觉神经末梢支配的上皮细胞内继续增殖，引起复发性局部疱疹。HSV 复发往往是在同一部位。

(3) 先天性感染及新生儿感染：HSV 在原发感染后 1 周

左右，血中出现中和抗体，3~4 周达高峰，可持续多年，对消除游离病毒，阻止病毒经血行播散有一定作用。但对潜伏在细胞内的病毒无作用，不能阻止再发。特异性细胞免疫可破坏被病毒感染的宿主细胞，同时在清除细胞内病毒方面也发挥较重要作用，但不能破坏有病毒潜伏的神经节细胞，故不能消除在体内的潜伏病毒。关于 HSV 潜伏感染形成的机制不清，除与免疫因素有关外，还涉及神经节、神经元的解剖生理特性等。HSV 可通过胎盘感染胎儿，影响胚胎细胞的有丝分裂，从而引起胎儿畸形、智力低下、流产等。分娩时胎儿通过有疱疹病毒的产道也可受到 HSV 感染，而发生新生儿疱疹。

(4) HSV-2 与子宫颈癌的关系

1) 患过生殖器疱疹的妇女，宫颈癌的发病率高。

2) 宫颈癌患者抗 HSV-2 抗体阳性率高，效价也高。

3) 用免疫荧光检查子宫颈癌脱落细胞涂片可在细胞中查到 HSV-2 抗原。

4) HSV-2 作用于地鼠胚成纤维细胞培养可引起细胞转化，将转化细胞注射地鼠可诱生肿瘤。

5) 宫颈疱疹与宫颈癌好发部位相似，都在鳞状上皮和柱状上皮交界处。

6) 分子杂交试验证明宫颈癌细胞中有 HSV-2 的基因片段并有特异性 mRNA 存在。一般生殖道疱疹的年龄比宫颈癌早 10~15 年。HSV-2 感染损害上皮细胞，病毒在长期隐伏过程中多次复发，使宫颈局部多次遭受病毒侵袭引起细胞转化而导致宫颈癌。鉴于以上原因 HSV-2 与宫颈癌的发生有密切关系，但仍不能作出 HSV-2 是宫颈癌病因的结论。

3. 实验室诊断

(1) 标本的采集：通常标本采集病损皮肤黏膜的。无症状感染者，可在先前出现病损的皮肤处采集。新鲜水疱含有高浓度的病毒，可用细针抽取水疱液。抽干水疱液后，除去水疱表面，以湿棉签吸取残留的水疱液，然后用棉签用力擦拭病损部位的基底部，以采集感染的上皮细胞。对疑似疱疹中枢感染者，可采集脑脊液直接进行病毒分离。在疑似播散性感染患者，可采集周围血的淋巴细胞进行病毒分离。但不宜用肝素作抗凝剂，以免干扰病毒分离。

(2) 标本的运送及保存：将拭子标本直接放入病毒运送液，并尽快送到实验室。4~22℃内，HSV 能够在病毒运送液中存活 2~3 天。但不能在 -20℃冻存。

(3) 实验诊断

1) 病毒的分离与鉴定：分离 HSV 较易成功。可采取水疱液、唾液、角膜拭子或刮取物、阴道棉拭子等接种于兔肾、人胚肾等易感细胞进行培养。一般 2~3 天即出现 CPE，特点是细胞肿胀、变圆、相互融合等，据此可初步判定。再用 NT 试验、单克隆抗体间接免疫荧光染色法以及 DNA 酶切分析等方法进行鉴定或分析。

2) 快速诊断：因近年报道有一些药物治疗 HSV 感染比较有效，故早期诊断对及时治疗有所帮助，对疱疹性脑炎和疱疹性角膜炎患者尤为重要。可用电镜直接检查水疱液中的病毒颗粒，或用免疫荧光技术、免疫酶染色等观察细胞内特异性抗原。亦可在标本接种细胞后，在出现细胞病变之前，做免疫荧光或免疫酶染色进行快速诊断，亦可用核酸杂交或 PCR 方法检测标本中 HSV 病毒核酸进行诊断。

3) 血清学诊断：可用于 HSV 血清学诊断的试验有 CF 试验、IFA、NT 试验及 ELISA 等。CF 抗体在体内持续时间长，不宜作为临床诊断，而主要用于血清流行病学调查，以了解 HSV 在人群中的感染率。IFA 的优点在于可测出 IgM、IgG 或 IgA 型抗体。用 ELISA 测 HSV 抗体敏感性可达 95%。

HSV-1 和 HSV-2 除用血清学方法分型外，还可根据细胞选择试验、药物敏感性试验以及病毒核酸的限制性内切酶酶切图谱等进行分型。酶切法还可区别出同型中不同株间的微小差异。因此可用于分子流行病学研究。HSV 可在多种细胞中增殖，最常用原代仔兔肾、人胚肺、人胚肾、人羊膜等细胞培养。常用的实验动物有家兔、豚鼠、小鼠等。由于接种的途径不同，感染的结果也不一样。如脑内接种引起疱疹性脑炎；接种角膜引起疱疹性角膜炎；接种鸡胚绒毛尿囊膜则可形成白斑。

目前最常用的快速检测方法是用荧光素标记或酶标记的单克隆抗体对感染组织进行免疫荧光染色或免疫组化染色，用荧光显微镜或光学显微镜检测细胞内 HSV 特异性抗原。也可采用 DNA 杂交技术或 PCR 法直接检测标本中的 HSV DNA，此方法有很高的敏感性和特异性。

(4) 结果解释：口咽部疱疹主要由 HSV-1 感染所致，生殖器疱疹多为 HSV-2 感染，疱疹性角膜结膜炎在新生儿可由 HSV-2 引起，在成人多由 HSV-1 引起，HSV-1 感染还可引起疱疹性湿疹，此外，HSV-1 感染是散发性致死性脑炎的最常见的原因之一。在检测抗体时，双份血清 HSV 抗体阳性，即可诊断为原发感染，但是无法区分 HSV 型别。抗 HSV IgM 抗体的检测无法区分原发感染和复发感染。复发感染时不一定伴有抗体效价的明显升高，并且在没有病毒复发感染时，HSV IgG 抗体效价也可波动 4 倍以上，故抗体检测不能用于诊断是否为复发感染。而单份血清检测出 HSV IgG 抗体表明既往有 HSV 感染。

4. 预防　因 HSV 有致癌可能，减毒活疫苗和死疫苗不宜用于人体。托幼机构出现 HSV 患者后应在家隔离至痊愈，患 HSV 的孕妇应采用剖宫产分娩，分娩后应给婴儿注射丙种球蛋白做紧急预防。

(二) 水痘 - 带状疱疹病毒

水痘（varicella，chickenpox）和带状疱疹（varicella-zoster）均是由水痘带状疱疹病毒（varicella-zoster virus，VZV）感染引起的急性传染病。水痘传染性极强，多见于儿童，临床表现为轻度全身症状，并伴有发热，之后分批出现皮疹，其特征为斑疹、丘疹、水疱、结痂，水痘病愈后病毒潜伏在脊神经后根和脑神经的感觉神经细胞内，一旦激活即引起带状疱疹。

1. 病原学　VZV 属人疱疹病毒 A 亚科，VZV 呈圆形，外有双层类脂蛋白包膜，其包膜糖蛋白有 6~8 种，其中 GP1 在病毒包膜上含量最高，是主要抗原，也是制备病毒亚单位疫苗的主要来源，其基因组为线性双链 DNA，全系列长度约 125kb，VZV 病毒基因组共有 71 个可编码蛋白多肽的阅读框架，可产生 30 种结构和非结构蛋白，其中至少 6 种糖蛋白与 HSV 的糖蛋白部分相似，因此与 HSV 的抗原部分交叉。VZV 对体外环境的抵抗力较弱，仅在 pH 6.2~7.8 范围内相对稳定，水疱液中病毒体及游离的病毒体均易失活，病毒的类脂膜对脂溶剂如乙醚、氯仿及蛋白酶类均极为敏感，易被灭活，在干燥的疱疹痂壳内很快就失去活性。

2. **致病性和临床表现** 水痘和带状疱疹患者是唯一的传染源，水痘患者在出疹前 2~5 天至出疹后 5~6 天，均有传染性。病毒通过破损的皮肤飞沫或直接接触传播，也可以经过接触被污染的用具传播，传染性极强。带状疱疹患者早期亦可经空气传播，使易感者发生水痘，但作为传染源的意义较小。VZV 病毒主要由空气飞沫传播，经呼吸道侵入人体。孕妇患水痘或带状疱疹可经胎盘传给胎儿，引起胎儿畸形、流产或死产。人群对 VZV 普遍易感，儿童和婴幼儿高度易感。

VZV 经上呼吸道口咽黏膜及皮肤侵入易感者体内，病毒先在局部淋巴结增殖后，进入血液，到达网状内皮系统大量增殖，再次入血，侵入各脏器，病毒也在单核巨噬细胞内增殖，并随此细胞带到全身各处。约经两周的潜伏期后，全身皮肤出现丘疹水疱，水痘发疹后 2~5 天体内开始产生 IgM、IgG 和 IgA 抗体，第 2~3 周达高峰。水痘病后免疫力持久，一般不会再次患水痘，但不能清除体内潜伏 VZV 或阻止 VZV 激活，保护人体免患带状疱疹。VZV 原发感染时，感觉神经节细胞亦受感染，病毒以静止状态存在于感觉神经节细胞内，当机体免疫功能低下时，潜伏的 VZV 重新激活。VZV 沿感觉神经轴突到达所支配的皮区，使其表皮基底层和棘细胞层受感染，细胞变性肿胀，形成带状疱疹，病毒在神经节细胞内复制时，还可引起急性神经节炎，导致神经节细胞坏死，病变多为单侧，以灰质改变为主。

水痘潜伏期 12~21 天，急性起病，往往先见皮疹，可同时伴有发热、头痛、肌痛、关节痛、全身不适、食欲不振、咳嗽等症状。出疹期约 1~6 天，愈后不留瘢痕。病后两周随机体免疫的建立，血中病毒消失，不会再出现新的皮疹。

带状疱疹仅发生于过去有水痘病史的人，成人、老人多发。皮损初起为红色小斑疹，1~2 天后转为疱疹，疱疹直径 1mm 左右，表面光滑，数日内皮损在受累神经所支配的皮区出现，根据受累神经不同，可有不同的临床表现，多局限于身体一侧，不超越正中线。病程约 2~4 周，一般不留。

3. **实验室诊断** 水痘和带状疱疹的临床表现都比较典型，一般不依赖实验室诊断。

(1) 疱疹刮片检查：从疱疹基底部取材，进行涂片染色，检到多核巨细胞及胞内嗜酸性包涵体。

(2) 电镜检查：应用免疫电镜技术，可直接观察泡液中的 VZV 颗粒。

(3) 血清检测：抗 VZV 特异性 IgM 阳性，或病程中特异性 IgG 效价升高 4 倍以上，均有诊断意义。

(4) 病毒分离：取疱疹液接种于敏感细胞以分离疱疹病毒。

4. **预防** 一般水痘患者应在家中隔离，直至痊愈。带状疱疹患者不必隔离。应用 VZV 减毒活疫苗免疫接种 1 岁以上未患过水痘的儿童和成人，可有效预防水痘的感染和流行。对于免疫缺陷的易感者，可使用水痘带状疱疹免疫球蛋白来预防或减轻水痘症状。

（三）巨细胞病毒

1. **病原学** 巨细胞病毒（cytomegalovirus，CMV）是巨细胞包涵体病的病原体。1956 年 Smith 等首先用组织培养方法从患者体内分离出该病毒，以感染的细胞肿大并具有巨大的核内包涵体而命名，又称人疱疹病毒 5 型，属 β 疱疹病毒亚科。CMV 的基因组容量是人疱疹病毒中最大的，长度为 240kb。CMV 具有典型的疱疹病毒的形态结构，与 HSV 极为相似。巨细胞病毒不耐酸、不耐热，乙醚及紫外线照射可灭活，-60℃以下稳定。CMV 在 20% 乙醚中最多存活 2 小时。pH<5、56℃ 30min、紫外线照射 5min 均可被充分灭活。CMV 的感染性对冻融或存于 -20℃或 -50℃均不稳定，10% 的家用漂白粉可使其感染性明显降低。

2. **致病性和临床特征** CMV 多为潜伏感染，常可由怀孕、多次输血或器官移植等因素被激活，也可发生显性感染；本病毒还可发生垂直传播，对胎儿危害较大，是引起先天性畸形的重要病原之一；也是器官移植、肿瘤、AIDS 死亡的重要原因，故受到越来越广泛的重视。但病毒感染的宿主范围和细胞范围均狭窄，种属特异性高：即人 CMV 只能感染人，细胞培养也只能在人的成纤维细胞中增殖。CMV 增殖缓慢，复制周期为 36~48 小时，比 HSV 复制周期（8 小时）长得多，初次分离有时需 1 个月才能出现局灶病变。病变特点是细胞变圆、膨胀、核变大、形成巨大细胞，核内出现周围绕有一轮“晕”的大型嗜酸性包涵体。

人体通过不同途径感染 CMV 后，该病毒经吞饮作用或与细胞膜融合进入宿主细胞，被感染细胞体积增大 3~4 倍，细胞质内首先出现嗜碱性包涵体，之后在细胞核内出现嗜酸性包涵体。嗜酸性包涵体的周围有一透亮晕环与核膜分开，酷似猫头鹰眼，颇具特征性。此种巨细胞可见于各种组织器官，可能依淋巴细胞或单核细胞散播，可在各种体液中发现。在健康人中，CMV 在其体内呈潜隐状态，但在免疫缺损情况下则可被活化，引起间质炎症或灶性坏死等病变，脑内可有坏死性肉芽肿及广泛钙化。CMV 在年长儿童，或成人中的原发感染，常会引起淋巴细胞的强烈反应，出现单核细胞增多症表现。特征性表现是：在末梢血中出现异常淋巴细胞，这些细胞主要为活化的 $CD8^+$T 淋巴细胞。另外，CMV 感染本身可进一步引起 T 淋巴细胞反应低下，从而增加其他机会性病原菌的二重感染，如卡氏肺孢子虫的感染。在间质性肺炎免疫缺损患者中，常能同时发现 CMV 与卡氏肺孢子虫的感染。在人体免疫缺陷病毒携带者中，CMV 还可能激活潜隐的人体免疫缺陷病毒感染。CMV 也可引起 B 细胞的多克隆活化，产生类风湿因子及其他自身抗体。CMV 感染可引起包括浆细胞、淋巴细胞以及单核 - 巨噬细胞等在内的细胞炎症反应，这种反应在肝脏尤为典型。免疫病理反应可引起巨细胞病毒病。在感染的婴儿中曾检测到免疫复合物，此与肾小球病变有时相关。免疫复合物型肾小球病变，还曾在肾移植后的 CMV 感染患者中观察到。

CMV 在人群中的感染极为普遍，初感染大多在 2 岁以下，通常呈隐性感染，少数人有临床症状。根据报道，60%~90% 成人有 CMV 抗体，但不管是否有高水平的血清抗体，多数都可长期带毒。病毒潜伏的部位是唾液腺、乳腺、肾脏、白细胞及其他腺体，长期或间歇地从尿、唾液、泪液、乳汁、精液、宫颈及阴道分泌物排出病毒。CMV的传染源为患者及无症状的隐性感染者，基本传染方式是人与人之间的密切接触，通过口-口或手-口传播，此外还可通过输血和器官移植等多种途径传播。

(1)先天性感染(胎儿的宫内感染)：孕妇发生原发性感染或潜伏感染的CMV被激活时，病毒可通过胎盘侵袭胎儿，引起子宫内感染。发生率为0.5%~2.5%，其中5%~10%引起临床症状，表现为黄疸、肝脾肿大、血小板减少性紫癜、溶血性贫血和不同程度的神经系统损害，包括小头畸形、智力低下、耳聋、脉络膜视网膜炎等，重者可导致流产或死产。CMV是能引起先天性感染的主要病毒之一，由CMV引起的先天性畸形远多于风疹病毒，是TORCH综合征的重要成员。因此在优生学方面，预防CMV先天性感染特别值得重视。

(2)新生儿感染指分娩经产道感染或出生后数周由母体的病毒(尿或乳汁中的病毒)或护理人员排出的病毒所引起的感染。多数临床症状轻微或无临床症状。如有临床症状可表现为轻度或明显的呼吸障碍、肝功能损害，通常全身症状轻，无神经损伤。

(3)免疫功能低下患者的感染：器官移植、AIDS、白血病、淋巴瘤等患者，由于机体免疫功能低下，或长期的免疫抑制治疗，致使体内潜伏的CMV被激活，易发生肺炎、视网膜炎、食管炎、结肠炎和脑膜脑炎。

(4)输血感染：输入大量含有CMV的新鲜血液，可发生输血后的单核细胞增多症和肝炎等病症。这种感染与由EBV所引起的传染性单核细胞增多症不同。此时血清中无异嗜性抗体及EBV的早期抗原和抗体。大约8%的单核细胞增多症的病原是CMV。CMV具有转化细胞作用和潜在的致癌能力。

3. **实验室诊断**

(1)标本的采集：采集的标本包括患者的血液、尿以及腺体组织等。尿液标本经2 500r/min离心10min，以除去细胞碎片，收集上清液。由于尿液中含有PCR抑制剂，因此需用聚乙二醇(PEG6000)进行预处理：50μl尿上清与50ul 20% PEG6000和25μl 2mol/L NaCl混合，置冰浴中6小时；15 000r/min离心30min收集沉淀，再于6 400r/min离心3min；尽可能吸去上清，将沉淀悬浮于蒸馏水中。该悬液可直接用于PCR扩增；扩增时应于100℃加热10min，迅速置冰浴中冷却。

(2)标本的运送：尽快送检，由全血制备的血沉棕黄层(buffy coats)可保存于-80℃；尿液标本可保存于液氮中。冷冻标本应避免反复冻融。

(3)检测方法：

1)病毒的分离与鉴定：将患者尿、唾液、阴道分泌物、肝活检组织、白细胞等标本按常规处理(加抗生素、离心等)后接种于人胚成纤维细胞，培养4~8周。出现典型CPE时，用吉姆萨染色镜检观察巨大细胞中有无包涵体。用离心法使病毒吸附于单层细胞，结合用单克隆抗体免疫荧光染色检测CMV的早期抗原，可于培养后第2天得到阳性结果。

2)血清学诊断：最常用的有补体结合试验(CF)、间接免疫荧光试验(IIF)、免疫酶试验(EIA)、间接血凝试验(IHA)和放射免疫试验(RIA)等检测CMV-IgG、IgM抗体。当单份血清标本已确定既往有CMV感染时，应当立即留血清标本，以及间隔2周、4周、8周再留血清标本，结合病毒分离可作原发感染诊断。应用ELISA检测CMV的IgM抗体，可帮助诊断CMV的近期感染。由于IgM不能从母体经胎盘传给胎儿，从新生儿血清中检测出CMV的IgM抗体，表示胎儿在子宫内即有CMV感染。

3)检测病毒DNA：用标记的DNA探针做核酸杂交法，以及用CMV特异的寡核苷酸引物做PCR检测CMV的DNA，有快速、敏感、准确的特点。

4)聚合酶链式反应(PCR)：PCR检测HCMV标本具有很高的敏感性。从HCMV感染的组织培养上清可检测到相当于几十个病毒的DNA分子或1~5PFU病毒的DNA序列。用非放射性寡核苷酸探针进行Southern杂交分析扩增产物，可从尿液标本中检测到1pg HCMV DNA序列的水平；利用该系统，在4×10^4个细胞中只有一个病毒基因组即可检测出，较斑点印迹杂交提高2×10^3倍。

PCR技术对HCMV感染的检测具有临床应用价值，因为体液中病毒DNA先于病毒感染的临床症状或血清学证据的出现，可作为HCMV感染的早期指标。由于HCMV可通过胎盘内感染、产道感染等途径传播，而且受感染的新生儿死亡率较高，因此利用PCR进行早期诊断及采取及时的治疗措施，对优生优育也有重要意义。利用这种方法，还可鉴定器官或组织移植手术中供体是否为HCMV与许多严重病症的关系。再者，PCR检测指标稳定，还可进行半定量分析，因此可作为评价各种抗病毒药物疗效的手段。

(4)结果解释

1)先天性感染的诊断：最敏感和特异的诊断依据是在出生后最初的3周内从新生儿尿液、呼吸道分泌物或者其他体液分离出HCMV，其中尿液为首选标本。血清学诊断的主要依据是在新生儿脐带血中检测出HCMV特异性IgM抗体。当母体双份血清HCMV抗体阳性，即可诊断为原发感染，此时胎儿发生先天性感染的机会大。若婴儿具有典型症状，并且HCMV抗体滴度持续与母体的相当或者更高，则存在先天性感染的可能性很大。若母婴的HCMV IgG抗体均为阴性，则可以排除先天性HCMV感染。

2)血清学试验结果分析：如果在出生后6个月以上的患儿体内检测出双份血清HCMV抗体阳性，即可作出原发感染的诊断。如疾病早期血清中含有HCMV抗体，数周后采集的第二份血清的抗体滴度有4倍或4倍以上的增长，即可诊断为近期感染。若在急性期和恢复期血清的HCMV抗体阳性、滴度没发生变化，即认为过去曾感染过HCMV。如果在发病后期采集的第一份血清，并且抗体的滴度较高，则提示活动性感染，可采集适当的标本进行病毒分离或者直接检测。总之，HCMV的血清学诊断应以病毒学方法加以确诊。

3)免疫功能缺损患者的结果分析：在免疫功能缺损的个体中检出HCMV，提示存在活动性感染，但不能确定其与疾病的相关性。常规从尿液、血液和呼吸道分泌物检测HCMV，能够确定易患HCMV疾病的器官移植受者和HIV感染者。无症状的感染者常从尿中和呼吸道排出HCMV，并不提示存在更为严重的疾病。

HCMV 检测结果分析必须结合患者的临床评价，才能对 HCMV 感染和疾病提供准确、可靠的诊断，及时进行对应的抗病毒治疗。

4. 预防 CMV 传染源广泛，且多为隐性传染者。主要的控制途径一般为消毒患者的分泌物和排泄物，对怀孕早期发现原发性感染的孕妇应终止妊娠，乳汁中排放巨细胞病毒的产妇应避免哺乳。已感染的新生儿应注意隔离。供血者及器官移植供者血清抗 CMV 抗体应为阴性。

（四）EB 病毒

1. 病原学 EB 病毒（Epstein-Barr virus，EBV）是 1964 年 Epstein 和 Barr 最先从中非洲儿童的恶性淋巴瘤（Burkitt lymphoma）体外培养的淋巴瘤细胞系中，用电镜发现的一种新的疱疹病毒，并命名为 EB 病毒。EB 病毒为疱疹病毒科 γ 疱疹病毒亚科、淋巴隐病毒属，分为 A、B 两种类型。EBV 形态结构与疱疹病毒组的其他病毒相似，圆形、直径 180nm，基本结构包括核样物、衣壳和囊膜三部分。核样物为直径 45nm 的致密物，主要含双股线性 DNA，其长度随不同毒株而异平均为 17.5×10^4bp、分子量 108。衣壳为 20 面体立体对称，由 162 个壳微粒组成。囊膜由感染细胞的核膜组成，其上有病毒编码的膜糖蛋白，有识别淋巴细胞上的 EB 病毒受体及与细胞融合等功能。此外在囊膜与衣壳之间还有一层蛋白被膜。

EB 病毒仅能在 B 淋巴细胞中增殖，可使其转化，能长期传代。被病毒感染的细胞具有 EBV 的基因组，并可产生各种抗原，根据 EBV 生活周期时相所表达的产物，将 EBV 抗原分为 3 类：

（1）潜伏期抗原（latent phase antigen）：是由潜伏感染的细胞合成的，包括 EBV 核抗原和潜伏感染膜蛋白。

1）EBV 核抗原（EB nuclear antigen，EBNA）：现已知有 6 种不同的 EBV 核抗原，即 EBNA1~EBNA6。EBNA1 与维持感染细胞内 EBV DNA 以环状附加体形式存在有关；EBNA2 与诱导 B 淋巴细胞转化有关。

2）潜伏感染膜蛋白（latent membrane proteins，LMP）：LMP 有 2 种，即 LMP1 和 LMP2。LMP1 类似一种活化的生长因子受体（actived growth factor receptor），对致癌作用、转化上皮细胞和 B 细胞以及阻止细胞凋亡（Apoptosis）起着重要作用。LMP2 是细胞酪氨酸激酶的底物，其作用有待研究。

（2）早期抗原（early antigen，EA）：是非结构蛋白，其表达表明病毒复制开始。

（3）晚期抗原（late antigens，LA）：是病毒的衣壳抗原（viral capsid antigen，VCA）和病毒的膜抗原（membrane antigen，MA）。在生产病毒感染的细胞中极其丰富。

2. 致病性和临床特征 EB 病毒在人群中广泛感染，根据血清学调查，我国 3~5 岁儿童 EB 病毒 VCA-IgG 抗体阳性率达 90% 以上，幼儿感染后多数无明显症状，或引起轻症咽炎和上呼吸道感染。青年期发生原发感染，约有 50% 出现传染性单核细胞增多症。主要通过唾液传播，也可经输血传染。EB 病毒在口咽部上皮细胞内增殖，然后感染 B 淋巴细胞，这些细胞大量进入血液循环而造成全身性感染，并可长期潜伏在人体淋巴组织中，当机体免疫功能低下时，潜伏的 EB 病毒活化形成复发感染。

由 EBV 感染引起或与 EBV 感染有关疾病主要有传染性单核细胞增多症、非洲儿童淋巴瘤（即 Burkitt 淋巴瘤）、鼻咽癌三种。

EBV 基因组可产生多种抗原。其中病毒潜伏感染时表达 EBV 核抗原和潜伏感染膜蛋白。病毒增殖时表达 EBV 早期抗原、EBV 衣壳抗原和 EBV 膜抗原。EBV 是一种嗜 B 细胞的人疱疹病毒。过去认为只有 B 细胞表面有 EBV 受体。但最近发现在咽部、宫颈外等的某些上皮细胞亦有 EBV 受体。因此，EBV 也可感染上皮细胞。EBV 在 B 细胞中少数引起显性感染，多数引起潜伏感染，极个别受 EBV 感染的 B 细胞可发生恶性转化。上述体液免疫系统能阻止外源性病毒感染，却不能消灭病毒的潜伏感染。一般认为细胞免疫（如 T 淋巴细胞的细胞毒反应）对病毒活化的“监视”和清除转化的 B 淋巴细胞起关键作用。

3. 临床特征

（1）传染性单核细胞增多症（infectious mononucleosis）是一种急性的全身淋巴细胞增生性疾病，在青春期初次感染较大剂量的 EBV 者可发病。典型的临床表现为发热、咽炎、颈淋巴结炎、脾肿大、肝功能紊乱和以异形淋巴细胞为特征的单核细胞显著增多。由唾液排出病毒可持续 6 个月之久，预后一般良好。

（2）非洲儿童恶性淋巴瘤（Burkitt lymphoma）发生在中非、新几内亚、南美洲某些温热带地区，呈地方性流行。多见于 6 岁左右儿童，好发部位为颜面、腭部。血清流行病学调查结果表明在 Burkitt 淋巴瘤发生前，儿童已受到 EBV 感染，所有患者的血清都含有 EBV 的抗体，其中 80% 以上的滴度高于正常人。在肿瘤组织中发现有 EBV 基因组。故多数学者认为 EBV 与 Burkitt 淋巴瘤有很密切的关系。

（3）鼻咽癌（nasopharyngeal carcinoma，NPC）主要发生在东南亚、北非和北极地区。我国广东、广西、福建、湖南、江西、浙江和台湾等七省为高发区，其中以广东省发病率最高。多发生在 40 岁以上中老年。EBV 与 NPC 的关系十分密切，其主要根据是：

1）从 NPC 活检组织中找到了 EBV 的标志（病毒核酸及病毒抗原）；

2）NPC 患者血清中 EBV 相关抗原（EA、VCA、MA、EBNA）的抗体效价高于正常人。有些患者在鼻咽黏膜发生病变前已查出这些抗体，NPC 经治疗病情好转者这些抗体滴度也逐渐下降。但是 EBV 在人群中的感染是非常普遍的，而 NPC 仅在某些特定的地区、特定的人群中高发。因此还不能认为 EBV 是 NPC 的唯一致病因素，可能是多种综合因素的一种。进一步研究 NPC 细胞中的 EBV 的基因表达以及调控病毒基因表达的因素，将有助于阐明 EBV 与 NPC 发生的关系。

4. 实验室诊断

（1）标本的采集：采集患者的唾液、咽漱液、外周血细胞以及肿瘤组织等。

（2）标本的运送：尽快送检。

（3）检测方法

1）病毒分离：由于 EBV 难以分离培养，故一般用血清学方法作辅助诊断。

2）核酸杂交法：在有条件的实验室，亦可用原位核酸杂交法检查标本中淋巴细胞或上皮细胞中的 EBV DNA。

3）免疫荧光法：用抗体免疫荧光法检查细胞中的 EBV 核抗原，以证明标本细胞中存在的病毒感染。

4）血清学检查：①免疫酶染色法及免疫荧光法免疫酶染色法，可用于检测 EBV 的 IgA、IgG 和 IgM 抗 VCA 抗体。IgG 抗 EA 抗体则可用间接免疫荧光法进行检测，抗 EBNA IgG 抗体可用抗补体免疫荧光法检查。抗 VCA、抗 EA 和 EBNA 抗体的出现，各有其不同的诊断意义；②异嗜性抗体凝集试验，主要用于辅助诊断传染性单核细胞增多症。患者在发病早期，血清中出现一种能非特异地与绵羊红细胞发生凝集的异嗜性抗体。此抗体滴度在发病 3~4 周内达高峰，恢复期下降，不久即消失，阳性率为 60%~80%。

(4)结果解释

1）鼻咽癌患者一般检测 EB 病毒的 VCA-IGA 抗体，因为 VCA 抗原具有很强的免疫原性。抗 VCA-IgA 测定呈阳性，阳性率可达 90% 以上。抗体水平随着病情发展和恢复而变化。故抗 VCA-IgA 的测定对鼻咽癌的诊断、病情监测、预报复发有重要意义。但尚有 7%~10% 的鼻咽癌患者结果为阴性。EBV 的感染广泛存在，EBV 除与鼻咽癌、传染性单核细胞增多症有关外，还同 Burkitt 淋巴瘤、免疫损伤性患者的淋巴瘤有关。同时也可能与霍奇金病（Hodgkin disease）、慢性疲劳综合征、移植后淋巴组织增生症等有关。

2）EBV-IgA（而非 IgM 或 IgG）的血清阳性率与 SLE 风险有关。非裔美国人存在此抗体 SLE 的风险增加了 5.6 倍，而白人只增加了 1.6 倍风险。EBVIgG 抗体阳性的患者中，SLE 风险随滴度增加而增大，而且此联系对非裔美国人更大。EBV-IgA 和 SLE 之间的联系受到 CTLA-4 基因型的限制，特别是对含有 -1661AA 基因型的，此联系更强。

5. 预防　因 EBV 传染源广泛，难以切断传播途径，预防的重点在于病毒疫苗的研发和推广使用。我国研制的同时表达 EBVgp320 和 HBsAg 的痘苗疫苗，目前主要在鼻咽癌高发区推广使用。

（五）人疱疹病毒 6 型、7 型及 8 型

人疱疹病毒 6 型（human herpes virus 6，HHV-6）与 1986 年由美国 NIH 的科学家首次从淋巴瘤、白血病和艾滋病患者外周血淋巴细胞中分离获得，该病毒在正常成人和儿童中普遍存在，可引起幼儿急疹和病毒性脑炎。

1. 病原学　HHV-6 病毒体直径为 160~200nm，内有一电子密度高的，不规则的核心，直径约为 65nm。核心外依次为衣壳、内膜和包膜。病毒衣壳是由 162 个壳粒组成的 20 面体立体对称结构，直径约 90~110nm，包膜厚 20~40nm。HHV-6 基因组为线性双链 DNA，基因组全长 162~170kb，包括 145kb 的特异序列片段和 2 段各 8~13kb 的重复序列，基因组共有 119 个开放读码框架。根据病毒 DNA 的限制性核酸内切酶分析，核苷酸序列分析，对单克隆抗体的反应性以及在不同 T 淋巴细胞株培养中的生长情况，可将病毒分为 HHV-6A 和 HHV-6B 两个型，其同源序列在 96% 以上。HHV-6 对乙醚脂溶剂敏感，干燥、反复冻融可灭活病毒。

HHV-6 的感染者是本病的重要传染源，包括患者和隐性感染者。一般认为 HHV-6 通过唾液传播，人群中约 90% 可在唾液中检测到 HHV-6 DNA。现在证实，母婴垂直传播也是一种重要的传播途径。HHV-6 是一种普遍存在的病原体，健康成人中约有 60%~90% 可以检出抗体。流行病学调查显示首次感染多发生于 1 岁以内，发病年龄高峰在 6~9 个月龄。

2. 发病机制和临床表现　HHV-6 可在单核细胞、淋巴细胞中长期潜伏，也可长期存在于脑、肝、扁桃体、涎腺及内皮组织等。HHV-6 可以通过多种途径改变机体免疫，以逃避机体免疫，并为其复制或者长期潜伏提供适宜内部环境。HHV-6 有嗜 T 细胞特性，尤其是 CD4 阳性 T 细胞。HHV-6 的糖蛋白通过与宿主细胞表面 CD46 分子作用，识别和穿入宿主细胞。HHV-6 与 CD46 结合后：①可抑制抗原提呈细胞（APC）分泌 IL-2，从而抑制 Thl 生成，抑制细胞免疫；②可抑制 CD46 表达，并与 CD46 结合，抑制了 CD46 分子的补体调节功能，造成补体对自身细胞的杀伤；③可促进调节性 T 细胞（Th）分化，抑制机体免疫。HHV-6 可通过上调 TNF 受体表达，诱导细胞凋亡。HHV-6 还可影响部分细胞表面受体的表达，如其可上调 $CD4^{+}T$ 细胞表达，这可能使 HIV 的感染范围扩大；也可抑制 DC 表面 DC-SIGN 表达，抑制适应性免疫；还可降低单核细胞表面受体表达等，抑制其抗原提呈能力。体外培养及临床检测表明，HHV-6 对神经系统细胞也有较强的亲嗜性，其可能通过直接破坏宿主细胞或间接的机体免疫改变，造成对神经系统的损伤。

HHV-6 原发感染多见于 6 个月至 2 岁的婴儿，可引起婴幼儿急性发热性玫瑰疹。表现为突然发热，持续 3~5 天后体温下降，皮疹一般在 2~48 小时后消失。患儿通常一般情况较好，严重者出现脑炎、重症肝炎、惊厥等合并症。成人中 HHV-6 原发感染少见，原发感染后，可出现单核细胞增多症。HHV-6 可能引起 Kikuchi 淋巴结病，为一种坏死性淋巴结炎。免疫缺陷患者如器官移植、肿瘤患者和艾滋病患者比正常人更易感染 HHV-6。HHV-6 感染还能引起骨髓抑制和骨髓衰竭。

3. 实验室诊断

(1)标本采集：可采集患者的唾液、气管分泌物、外周血淋巴细胞、器官组织、脑脊液等临床标本送检用于病毒的分离培养、PCR、血清学检测等。标本应尽快送检，避免冻存。

(2)检测方法：

1）病毒分离：可从早期原发感染患者的唾液和外周血单核细胞中分离病毒，接种经 PHA 激活的人脐血或外周血淋巴细胞。接种 2~4 天后可观察到细胞病变。

2）PCR 法：PCR 计数是目前常用的 HHV-6 检验的方法，可用于检查外周血、脑脊液、唾液中的病毒，灵敏度高。

3）血清学检查：通常采用 ELISA 和间接免疫荧光法检测 HHV-6 特异性的 IgG 和 IgM，抗体在发病后 7 天即可检出。

(3)结果解释：血清中检出 HHV-6 特异性的 IgM；或双份血清 IgG 滴度呈 4 倍以上升高；检出 HHV-6DNA；外周血淋巴细胞培养出 HHV-6，即可确诊。

4. 预防　目前尚无有效疫苗，因传染源广泛存在，且多为隐性，人群普遍易感，预防难度较大。

人疱疹病毒 7 型（human herpes virus 7，HHV-7）和 HHV-6 同属人疱疹病毒 β 亚科。

1. **病原学** HHV-7 是双链 DNA 病毒，与 HHV-6 高度同源，直径 170hm，由核心、核衣壳、内膜和包膜组成。基因组长约 145~153kb，编码至少 84 个不同蛋白。HHV-7 的细胞亲和性不如 HHV-6 广泛，主要感染 CD4 阳性 T 细胞。

2. **发病机制和临床特征** HHV-7 感染广泛存在于儿童、健康成人。约有 70% 的儿童在 5 岁前被感染，6 个月 ~2 岁期间为感染高发时期。HHV-7 感染的传播途径目前尚不十分明确。HHV-7 在唾液腺和唾液中持续存在，因此考虑唾液传播为主要途径。HHV-7 通过与靶细胞受体结合进入 $CD4^{+}T$ 细胞，下调 CD4 分子表达，引起 CTL 细胞免疫功能异常。体外培养的淋巴细胞感染 HHV-7 后，出现细胞肿胀，形成多核巨细胞。目前研究表明，HHV-7 可能与多种疾病相关，如幼儿急疹、玫瑰糠疹、肝炎、神经系统损害和移植后并发症。

3. **实验室诊断** HHV-7 的实验室检查包括血清学检查、PCR 法、分子杂交和病毒分离培养。

4. **预防** 目前尚无有效的疫苗，HHV-7 传染多为隐性，人群普遍易感，因此，预防的重点在于开发疫苗，对献血者的筛查是预防输血传播的重要措施。

人疱疹病毒 8 型（Human Herpes Virus 8，HHV-8）是 1994 年从艾滋病患者的 Kaposi 肉瘤组织中发现的人类疱疹病毒。HHV-8 属疱疹病毒 γ 亚科，病毒颗粒直径为 140nm。病毒基因组为线性双链 DNA。HHV-8 基因组长 165kb，中间为 140kb 的低 GC DNA，GC 含量 53.3%，至少含 90 个开放阅读框架；两边为 801 个核苷酸的高 GCDNA 串联重复，GC 含量达 84.5%。HHV-8 和 EB 病毒有较高的同源性，但与 HHV-6、HHV-7 的同源性不高。HHV-8 通常存在于 Kaposi 肉瘤组织和艾滋病患者体内淋巴瘤组织中。在 97% 的 Kaposi 肉瘤患者体内可检出 HHV-8 DNA，而正常对照组中仅为 2%。HHV-8 的传播方式包括性传播、唾液传播、器官移植和输血等。HHV-8 与 Kaposi 肉瘤的发生、血管淋巴母细胞增生性疾病及某些增生性皮肤疾病的发病有关系。PCR 法是目前常用的 HHV-8 特异性诊断方法，也可检测患者血清中的 HHV-8 特异性抗体。预防措施主要针对同性恋和静脉途径吸毒者，以及加强血液制品的筛选检测。

三、腺病毒科病毒

1. **病原学** 1953 年 Rowe 等用手术切除的小儿扁桃体做细胞培养以分离“感冒病毒”，不料在培养细胞中竟出现了细胞病变（CPE）。后来证明这种 CPE 是由于扁桃体内潜伏的病毒所致。因该病毒最初来自腺体，故命名为腺病毒。腺病毒存在于各种动物体内，根据宿主可分鸟腺病毒属（aviadenovirus）和哺乳类腺病毒（mastadenovirus）。目前，把人腺病毒的 41 个血清型分为 A~F 6 个组。在基因治疗的实验研究中常用腺病毒作为基因载体。A~E 组各型病毒均能在人的组织细胞（如肾细胞）常规培养中增殖，称为普通腺病毒；F 组的 40 和 41 型病毒是从粪便中发现用常规细胞培养不能增殖的腺病毒，称为肠道腺病毒。

腺病毒呈球形，无包膜，直径 70~80nm，含双链 DNA。在病毒 DNA 的 5′ 端以共价键结合着一种病毒 DNA 编码的蛋白质，作为引物启动病毒 DNA 的合成。如果用蛋白酶将其水解，则病毒的感染性至少降低为原来的 1/100。衣壳为 20 面体立体对称，由 252 个颗粒组成，其中 240 个为 6 邻体（Hexon），12 个顶角的壳粒称为 5 邻体（Penton），每个 5 邻体的基底伸出一根纤维状刺突（Antennal fiber，or fiber），末端膨大成小球状（图 51-3，图 51-4）。纤突对哺乳类动物的细胞有毒性作用。腺病毒具有血凝性，能凝集大白鼠或恒河猴的红细胞。各型腺病毒有共同抗原，存在于 6 邻体内部，可用 CF 试验检测。腺病毒表面抗原存在于 6 邻体及纤突的表面，是决定病毒血清型的特异性抗原，可用 NT 试验或 HI 试验进行病毒分型。人类腺病毒无敏感动物，也不能在鸡胚中生长。但能在来源于人的多种细胞培养中增殖，引起明显致细胞病变效应（cytopathic effect，CPE）。其特点为细胞肿胀变圆、集聚成葡萄串状，并可在感染的细胞核内形成嗜碱性包涵体（图 51-5）。腺病毒对理化因素的抵抗力较强，耐酸并能耐受蛋白酶及胆汁的作用。在室温中可存活 10 天以上，56℃ 30min 灭活。人类腺病毒根据物理、化学、生物学性质分为 A~G7 组，每一组包括若干血清型，共 42 型。根据对猴和大鼠红细胞的凝集能力又分为 Ⅰ ~ Ⅳ组。

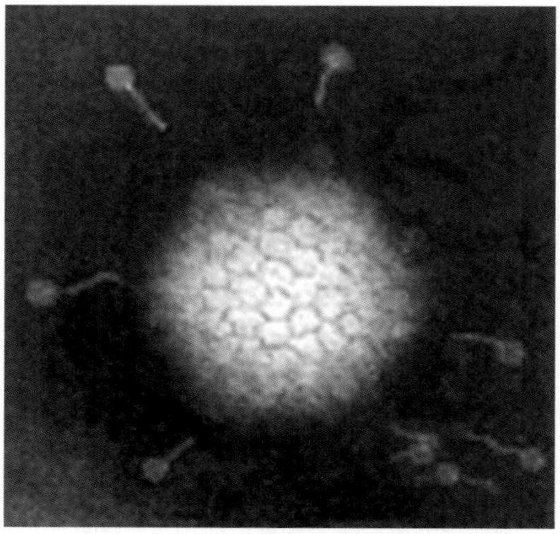

图 51-3 腺病毒的纤维状刺突

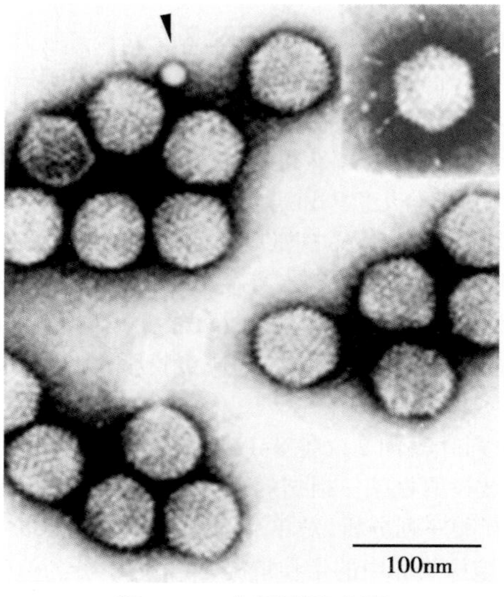

图 51-4 电镜下腺病毒

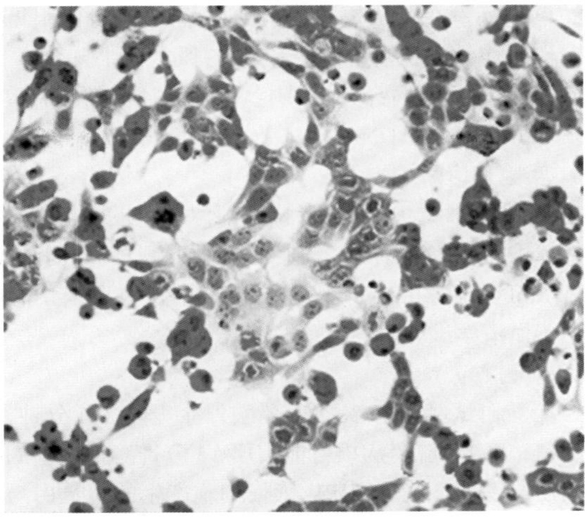

图 51-5 腺病毒所致的细胞病变

2. 致病性和临床特征 腺病毒是一群分布十分广泛的 DNA 病毒。腺病毒经呼吸道、消化道或眼侵入人体，在扁桃体、增殖腺、肠系膜淋巴结等局部淋巴组织中增殖，不形成病毒血症，能引起人类呼吸道、胃肠道、泌尿系及眼的疾病。腺病毒肺炎是我国北方儿童的一种常见病，1958 年曾有过大流行。人腺病毒中部分型别有致病性，最常见于 1~7 型。幼儿急性上呼吸道感染约 5% 由腺病毒引起，成人感染很少发生于呼吸道。传播以粪 - 口为主要途径，也可通过呼吸道或污染物品传播。病毒在咽、结膜尤其是小肠上皮细胞内增殖，偶尔波及其他脏器，隐性感染常见。疾病一般为自限性，感染后可获得长期持续的型特异性免疫力。

3. 实验室诊断

(1) 标本采集：可从患者的明显感染部位采集鼻咽拭子、眼分泌物拭子、粪便或直肠拭子、尿液、尿道或宫颈拭子用于病毒的分离培养，采集的标本应迅速接种于敏感细胞如 HeLa 细胞、人胚肾细胞、KB 细胞进行培养；也可采取双份血清标本用于诊断。

(2) 检测方法

1) 血清学检查：可采取患者早期和恢复期双份血清做 CF 试验、血凝抑制试验 (HI) 及 NT 试验。

2) 病毒分离：采取急性期患者咽喉、眼分泌物、粪便等标本，加抗生素，离心处理，取上清液接种于敏感细胞，37℃孵育后观察细胞肿胀、变圆、聚集成葡萄串状等典型病变进行鉴定。以分离株为抗原，用抗病毒诊断血清作补体结合试验 (complement fixation, CF) 试验，确定是否为腺病毒，但不能定型。用已知腺病毒型特异性免疫血清与分离株进行中和试验 (neutralization test, NT) 可定型别。亦可用直接或间接免疫荧光方法，检测临床标本中的腺病毒抗原。这种方法较为灵敏并且快速，取标本后 1~2 小时即可获得结果，达到快速诊断的目的。

3) PCR 法：可用以检测腺病毒 DNA，该方法敏感、快速、特异性高。

(3) 结果解释：恢复期血清抗体滴度比早期增长 4 倍以上有诊断意义。其中 CF 试验最为常用。取急性期和恢复期血清进行补体结合试验，抗体滴度升高 4 倍或以上，可判断为近期感染。发病第二周后，CF 试验即可检出抗体。血清滴度超过 1∶40 为流行病学可疑患者，超过 1∶160 为近期感染者。中和试验和血凝抑制试验可定病毒型别。

4. 预防 因存在大量健康带毒者，预防腺病毒感染比较困难。应注意个人卫生，加强饮用水、公共游泳池的卫生消毒，可降低暴发流行的危险性。研制高纯度的亚单位疫苗是今后预防工作的重点。

四、乳头瘤病毒科与多瘤病毒科病毒

乳头瘤病毒属于乳多空病毒科 (papovaviridae) 的乳头瘤病毒属，它包括多种动物的乳头瘤病毒和人乳头瘤病毒。HPV 能引起人类皮肤和黏膜的多种良性乳头状瘤或疣，某些型别感染还具潜在的致癌性。

1. 病原学 HPV 是一种小的 DNA 病毒，直径 45~55nm，衣壳呈二十面体立体对称，含 72 个壳微粒，没有囊膜，完整的病毒颗粒在氯化铯中浮密度为 1.34g/ml，在密度梯度离心时易与无 DNA 的空壳 (密度 1.29g/ml) 分开。

HPV 基因组是一闭环双股 DNA，分子量 5×10^6 道尔顿 (Da)。按功能可分为早期区 (E 区)、晚期区 (L 区) 和非编码区 (NCR) 三个区域。E 区分为 E1~E7 开放阅读框架，主要编码与病毒复制、转录、调控和细胞转化有关的蛋白。L 区分 L1 和 L2，分别编码主要衣壳蛋白和次要衣壳蛋白。NCR 是 E 区与 L 区间 6.4~1.0bp 的 DNA 片段，可负责转录和复制的调控。

通过对 HPV 克隆基因的 DNA 杂交试验及酶谱分析，以核苷酸同源性少于 50% 定为新型别，至今已鉴定出 70 多型 HPV。每一型别都与体内特定感染部位和病变有关。HPV 各型之间有共同抗原，即属特异性抗原，存在于 L1 蛋白，它与牛乳头病毒 (BPV) 有交叉反应。L2 蛋白为型特异性抗原，各型间不发生交叉反应。

HPV 在体外细胞培养尚未完成。它具有宿主和组织特异性，只能感染人的皮肤和黏膜，不能感染动物。HPV 感染后在细胞核内增殖，细胞核着色深，核周围有一不着色的空晕，此种病变细胞称为空泡细胞 (koilocytotic cell)。

2. 致病性与临床特征 HPV 主要通过直接或间接接触污染物品或性传播感染人类。病毒侵入人体后，停留于感染部位的皮肤和黏膜中，不产生病毒血症。临床常见的有：寻常疣 (主要为 1, 2, 4 型) 称刺瘊，可发生于任何部位，以手部最常见。跖疣 (主要为 2, 4 型) 生长在胼胝下面，行走易引起疼痛。扁平疣 (主要为 3, 10 型) 好发于面部，手、臂、膝、为多发性。尖锐湿疣 (主要为 6, 11 型)，好发于温暖潮湿部位，以生殖器湿疣发病率最高，传染性强，在性传播疾病中有重要地位，且有恶性变的报道。近年研究资料证明 HPV 与宫颈癌、喉癌、舌癌等发生有关。如 HPV16、HPV18 及 HPV33 等型与宫颈癌的发生关系密切，用核酸杂交方法检出癌组织中 HPV DNA 阳性率 60% 以上。

有关 HPV 免疫反应研究较少。在感染病灶出现 1~2 月内，血清出现抗体，阳性率为 50%~90%，病灶消退后，抗体尚能维持数月到数年，但无保护作用。用白细胞移动抑制和淋巴细胞转化等试验检测细胞免疫 (CMI) 的结果不一致，有人观察到病灶消退时CMI增强。

病毒感染人体后，可潜伏在基底角朊细胞间，在表皮细胞层复制，HPV侵入细胞核，引起细胞迅速分裂，同时伴随病毒颗粒的繁殖与播散，形成特征性的乳头瘤。晚期基因表达结构多肽，即出现结构蛋白装配颗粒，病毒主要集中在颗粒层中的细胞核内，在表皮的颗粒层出现凹空细胞增多，组织学上正常的上皮细胞也有HPV，治疗后残余的DNA常可导致疾病的复发。

患者感染后，潜伏期3周到8个月，平均3个月，多见于性活跃的青、中年男女，发病高峰年龄为20~25岁，病程平均在3~5个月的男女患者，在性接触后不久即发病，而病程平均在12个月的男性患者，其性接触者可不发病。多数患者一般无症状。损害大小及形状不等。可仅为数个，亦可为多数针头样大的损害：在阴肛部可长成大的肿瘤样物，有压迫感；有恶臭味；有时小的湿疣可出现阴部痛痒不适，患者可出现尿血和排尿困难；直肠内尖锐湿疣可发生疼痛、便血，而直肠内大的湿疣则可引起里急后重感。男性患者好发于包皮系带、冠状沟、包皮、尿道、阴茎、肛门周围和阴囊。病初为淡红或污红色粟状大小赘生物，性质柔软，顶端稍尖，逐渐长大或增多。可发展成乳头状或囊状，基底稍宽或有带，表面有颗粒。在肛门部常增大，状如菜花，表面湿润或有出血，在颗粒间常积存有脓液，散发恶臭气味，搔抓后可继发感染。位于湿度较低干燥部位的生殖器疣，损害常小而呈扁平疣状。位于湿热、湿润部位的疣常表现为丝状或乳头瘤状，易融合成大的团块。有严重肝病的患者湿疣可增大。妊娠可使湿疣复发或生长加快。

亚临床感染是指临床上肉眼不能辨认的病变，但用3%~5%醋酸液局部外涂或湿敷5~10分钟可致HPV感染区域发白，即所谓“醋酸白现象”。

HPV感染和肿瘤的发生。

(1) HPV与皮肤肿瘤的发生有关：它在皮肤癌和其他解剖部位的肿瘤似乎起决定作用。口腔良性赘生物和癌前病变，皮肤鳞状细胞癌组织中可发现HPV-11、16、18型DNA，曾报道喉部HPV-6乳头瘤恶变成喉癌，皮肤疣状表皮发育不良（ev）是HPV潜在致癌作用的证据，ev皮损中发现多种HPV型DNA，并在患者皮肤鳞状细胞癌中检出HPV-5、8、14、17及20型，皮肤鳞状细胞癌似乎是由先已存在的病毒性损害恶变而来。

(2) 尖锐湿疣与肛门生殖器癌：生殖器癌与HPV类型有一定的关系。利用DNA杂交技术发现生殖器癌组织中存在HPV-6、11、16、18型等。

(3) 宫颈癌：根据HPV与宫颈癌的关系，可将其分为两大类型：低危型主要指HPV-6、11型，高危型是指HPV-16、18型，并观察到在侵袭性宫颈癌中，有57.4%患者存在着HPV-16、18型，其他学者也有相同发现。还有人从侵袭性宫颈癌中分离出HPV-33和35型。

(4) 皮肤鳞状细胞癌（SCC）：HPV感染而发生的CA也可能是癌前损害，并可发展成肛门生殖器SCC，这表明HPV是女阴、阴茎及肛门生殖器SCC的重要因素。CA，巨大CA和疣状SCC组成一个生殖器癌前病变和癌的损害病谱，有些部位生殖器癌病例在其周围皮肤有CA存在，有时肉眼见为典型的CA，但组织学检查中发现SCC的孤立病灶。

(5) 鲍温样丘疹病：常见于阴茎、女阴或肛门周围，曾在皮损内发现HPV-16型DNA。

3. 实验室诊断

(1) 标本的采集：可从患者感染部位以刮板或生理盐水浸润的棉棒取分泌物和细胞，在进行细胞学检查的同时，需将标本放入5ml含有0.05%硫柳汞的PBS中。也可采集患者的血清用于血清学试验。

(2) 检测方法：

1) 醋酸白试验：用3%~5%醋酸外涂疣体2~5分钟，病灶部位变白稍隆起，肛门病损可能需要15分钟。本试验的原理是蛋白质与酸凝固变白，HPV感染细胞产生的角蛋白与正常的未感染上皮细胞产生的不同，只有前者才能被醋酸脱色。醋酸白试验检测HPV的敏感性很高，优于常规检测观察组织学变化。但偶尔在上皮增厚或外伤擦破病例中出现假阳性，假阳性变白迹象界限不清和不规则。美国CDC提示，醋酸白试验并不是特异试验，且假阳性较常见。

2) 液基细胞学（liquid-based cytology，LBC）筛查：宫颈刷拭子采集宫颈内、外口脱落细胞，将采集后的拭子在LBC介质液刷洗，然后制备液基细胞涂片，用于细胞学检测。该液基细胞还可以用于HPV检测和基因分型。

3) 免疫组织（细胞）化学抗原检查：常用过氧化物酶抗过氧化物酶方法（即PAP），显示湿疣内的病毒蛋白，以证明疣损害中有病毒抗原。HPV蛋白阳性时，尖锐湿疣的浅表上皮细胞内可出现淡红色的弱阳性反应。与HPV相关的肿瘤蛋白包括p16（肿瘤抑制蛋白）、MCM2和Ki-67等。

4) 血清学试验：采用免疫血清或单克隆抗体检测组织或局部黏液中的抗原，或者应用重组技术表达的抗原检测患者血清中的抗HPV抗体。

5) 病理检查：主要为角化不全，棘层高度肥厚，乳头瘤样增生，表皮突增厚，延长，其增生程度可似假性上皮瘤样。刺细胞和基底细胞有相当数量的核分裂、颇似癌变，但细胞排列规则，且增生上皮和真皮之间界限清楚。其特点为粒层和刺层上部细胞有明显的空泡形成。此种空泡细胞较正常大，胞浆着色淡、中央有大而圆，深嗜碱性的核。通常真皮水肿、毛细血管扩张以及周围较致密的慢性炎性浸润。Bushke-loewenstein巨大型尖锐湿疣，表皮极度向下生长，代替了其下面的组织，易与鳞状细胞相混，故须多次活检。若有缓慢发展倾向，则为一种低度恶变的过程，即所谓疣状癌。

6) 病毒核酸检测：HPV难以用传统的病毒培养技术检测，应用原位分子杂交或原位PCR技术，可对组织学改变不典型者作出诊断，具有特异、敏感、简便、快速等优点。HPV核酸的检测包括HPV-DNA和HPV-E6/E7 mRNA。核酸检测标本包括新鲜冷冻组织、石蜡包埋切片和液基细胞，其中液基细胞标本最为常用，检测的基因宫颈癌高风险*HPV*基因（如*HPV-16*、*HPV-18*、*HPV-52*和*HPV-58*等）。

(3) 结果解释：HPV感染临床症状典型，一般可根据典型病损作出诊断。检测到HPV-DNA；血清学方法检出病毒抗原或抗体；组织病理学见到特征性的组织病理损伤，可对亚临床和隐性感染作出诊断。

五、嗜肝 DNA 病毒科病毒

乙型肝炎病毒（hepatitis B virus，HBV）是乙型肝炎的病原体，1963 年 Blumberg 在两名多次接受输血的血友病患者血清中发现一种特异性抗体，该抗体能与澳大利亚土著人的血清起沉淀反应，并称之为“澳抗”，之后证实这种抗原与乙型肝炎病毒有关。1970 年 Dane 在电镜下从乙型肝炎患者的血清中发现 Dane 颗粒，后证实为 HBV 颗粒。1998 年 HBV 被国际病毒命名委员会证实划归新的病毒科——嗜肝 DNA 病毒科（Hepadnaviridae）。根据前核心区域突变，乙型肝炎病毒有 8 个基因型，即 A~H，其中还包括许多亚型。在我国，曾经约 10% 的人口携带 HBV，HBV 感染已成为影响人群健康的重要疾病。随着 1992 年乙肝疫苗的上市，HBV 携带率已经大幅度下降，1999 年以后出生的人群甚至低于 1%。

1. **病原学**　HBV 为直径 42nm 的球形颗粒，称 Dane 颗粒，由包膜、核壳和核心组成。HBV 感染患者的血清中，可见 3 种不同形态的颗粒：大球形颗粒、小球形颗粒和管形颗粒。大球形颗粒即 Dane 颗粒，是完整的感染性病毒颗粒，包膜由脂质双层和蛋白质组成，镶嵌有乙型肝炎表面抗原（hepatitis B surface antigen，HBsAg）和少量前 S 病原，内部有 28nm 的核心，表面相当于病毒内衣壳，含有乙型肝炎核心抗原（hepatitis B core antigen，HBcAg）和乙型肝炎 e 抗原（hepatitis B e antigen，HBeAg），内部为 HBV 的 DNA 及 DNA 聚合酶。血液中检出 Dane 颗粒标志着肝内病毒复制活跃。小球形颗粒直径 22nm，无感染性，由过剩的衣壳蛋白装配而成。管形颗粒直径 22nm，长 100~700nm，由小球形颗粒链接而成。

HBV DNA 是由 3 200（3 182~3 221）个碱基对（bp）组成的一部分呈单股的双链环状 DNA。环状结构是由较长的负链和较短的正链 5′末端的附着末端（约 224bp）维持的。其两侧存在 11bp 的重复序列 5qq′CACCTCT-GC 顺（正）向重复（direct repeat，DRl）。在负链 DNA 的 5′末端有一低分子量的蛋白质（引物蛋白），正链的 5′末端则有一段短 RNA. 它们是引导 DNA 合成的引物。HBV 有 4 个开放读框（ORF）分别命名为 S、C、X、P 区。其中 S 区长度为 1 185bp，由 pre-S1、pre-S2 和 S 三个区域组成，各区都有自己的起始密码 ATG，但三区共同合用 5′末端的终止密码子。它们分别编码 Pre-S1 抗原、Pre-S2 抗原和 HBsAg。C 区长 639bp，其中 pre-C 区长 87bp，编码 HBeAg，C 区编码 HBcAg。X 区是最小的一个 ORF，不同的亚型其长度有较大差异，长度为 435~ 462bp，编码 HBxAg。P 区长 2 532bp，编码 844 个氨基酸的 P 蛋白（即 HBV DNA 多聚酶），包括 4 个编码区域，从氨基端开始依次为：末端蛋白区（TP），位于 2307—2840nt；间隔区（SD），约位于 2841—0—132nt，该区具有耐受突变；逆转录酶区（RT），约位于 133—1128nt；RNase H 区，约位于 1129—1621nt，它可裂解逆转录过程中形成的 RNA-DNA 杂交体中的 RNA。

HBsAg 是机体受 HBV 感染的标志，也是制备疫苗的最主要成分。HBsAg 可刺激机体产生相应抗体，具有免疫保护作用。Pre-S1 抗原和 Pre-S2 抗原都有较强的免疫原性。抗 Pre-S1 和抗 Pre-S2 是保护性抗体，其中抗 Pre-S1 在 HBV 感染的潜伏期即可出现，故可作为 HBV 早期感染的指标。HBcAg 存在于 Dane 颗粒的核心和乙型肝炎患者的肝细胞内，一般在血液循环中检测不到。抗 HBc 无中和作用，检出抗 HBc 特别是抗 HBc IgM 提示 HBV 在肝内持续复制。HBeAg 是 HBV 复制及血液具有强感染性的指标，抗 HBe 有一定的保护作用，抗 HBe 的出现是预后良好的征象。

HBV 对外界抵抗力相当强，能耐受低温、干燥和紫外线，乙醇等一般消毒剂不能灭活病毒。病毒在 30~32℃可存活 6 个月，在 -20℃可存活 15 年。常用的灭活 HBV 的办法包括：121℃高压灭菌 20 分钟、160℃干烤 1 小时、100℃直接煮沸超过 20 分钟、0.5% 的过氧乙酸、5% 次氯酸钠和环氧乙烷的直接处理。

2. **致病性和临床表现**　HBV 的主要传染源是急慢性乙型肝炎患者及无症状携带者，其潜伏期 1~6 个月，疾病各个阶段的患者血清都有传染性。

HBV 的主要传播途径是：

（1）母婴传播：主要有三种方式，即产前宫内感染、分娩时感染和产后传播。分娩期感染是主要途径；

（2）输血和血制品传播：输入被 HBV 污染的血液和血制品如丙种球蛋白等，另外注射、手术、采血、针刺、拔牙、文身、内镜检查也可传播 HBV；

（3）密切接触传播：HBV 可通过唾液、性行为、公共卫生洁具、剃刀、共用牙具等传播。

人群对 HBV 普遍易感。新生儿、易感儿童和高危人群是重点预防对象。HBV 感染呈世界性分布，人群 HBsAg 阳性率大于 8% 的为高度流行区，主要分布在非洲、东南亚等地区。

一般认为 HBV 不直接损害肝细胞，而是通过机体对病毒的免疫应答引起肝细胞的损伤和破坏。成年人感染多表现为急性感染，而母婴感染或幼年期感染常表现为慢性感染。

HBV 进入血液中并迅速到达肝组织，正常情况下，网状内皮细胞可把 HBV 清除，但如果病毒量超过机体的清除能力，或机体处于免疫抑制状态，HBV 可在肝组织及其他肝外组织中定居、复制。一般认为是免疫因素，特别是细胞免疫应答，可能是 HBV 导致免疫病理损伤的关键。许多证据表明，CTL 应答在 HBV 的免疫损伤中发挥重要的作用，其靶抗原主要为 HBsAg 及 HBcAg。HBsAg 是 CTL 攻击的理想靶抗原。最早可检测到的特异性 T 细胞免疫应答的靶抗原为 Pre-S1，在肝细胞损伤前 1 个月出现，与血清中 HBV DNA 几乎同时出现。中国学者发现，HBV 感染患者的 HBsAg 特异性细胞免疫检出率与病情大致平行。感染的肝细胞数量较少，免疫应答水平正常，则表现为急性乙型肝炎（acute hepatitis B，AHB）；当感染的肝细胞多，免疫应答水平较高时，大量的肝细胞被破坏，常表现为急性暴发性 HB 或暴发性

HB；机体的免疫应答水平低下，HBV 的感染及免疫损伤将持续在肝细胞中进行，表现为慢性乙型肝炎（CHB）；而当机体对 HBV 无免疫应答时，即处于一种免疫耐受状态时，HBV 不会被清除，也不会导致肝细胞损伤，表现为 HBV 携带状态。

HBsAg 对肝细胞无明显的毒性作用，但 HBsAg、HBcAg 的过度表达、聚集则可导致明显的细胞损伤，也与 HBV 感染的慢性化、重症化等相关。HBV 感染肝细胞引起肝细胞自身抗原发生改变，机体免疫系统可识别并诱发自身免疫损伤，其中肝细胞特异性蛋白（LSP）在肝细胞的损伤中发挥重要的作用。LSP 可诱导机体产生自身抗体。

HBV 感染人体后慢性 HBV 的自然史可分为 4 期，一是免疫耐受期，此期患者对 HBV 很少发生免疫反应，临床无肝炎表现，HBV DNA 水平明显升高，血清 HBsAg 和 HBeAg 阳性，ALT 正常，临床表现为 HBV 携带者。二是免疫清除期，此期患者对 HBV 出现免疫反应，肝脏产生免疫损伤和肝炎病变，血清 HBV DNA 水平降低，血清 HBeAg 阳性，ALT 异常，临床表现为 HBeAg 阳性的慢性乙型肝炎。三是低复制期，HBV 呈低或无复制状态，HBV DNA 低于检测下限，血清 HBsAg 阳性，临床表现为慢性 HBs 抗原携带者。四是再活动期，部分非复制期患者，可出现病毒再明显复制和肝脏炎症病变再活动，临床表现为 HBeAg 阴性慢性乙型肝炎。

HBV 感染的潜伏期 6 周至 6 个月，一般 3 个月左右。

（1）急性乙型肝炎：可分为急性黄疸型和急性非黄疸型。黄疸型者常表现为黄疸前期发热、乏力、厌食、恶心呕吐、全身不适等症状，持续 3~7 天后进入黄疸期，表现为巩膜及皮肤发黄、尿色加深、肝脏轻度肿大等，此期持续 2~6 周后进入恢复期，黄疸逐渐消退，消化系统症状逐渐消失，整个病程约 2~4 个月。非黄疸型临床表现与黄疸型相似，但血清胆红素在正常范围，易被误诊或漏诊。

（2）慢性乙型肝炎：包括急性乙型肝炎迁延不愈或反复发作，病程超过半年；或原有的乙肝患者及慢性携带者 HBV 再活动者。患者症状表现多样，临床表现可无症状或有消化系统功能紊乱症状如食欲减退、厌油、恶心、腹胀等，多数患者乏力、肝区不适。常于劳累、气候变化、情绪改变时加重。

（3）肝衰竭：按发病经过和临床表现不同可分为急性、亚急性和慢性肝衰竭。

（4）乙型肝炎肝硬化：患者患慢性乙型肝炎，同时有门脉高压表现，如腹水、脾大、食管胃底静脉曲张等。

（5）隐匿性乙型肝炎病毒感染：本型的特征是血清 HBV-DNA 持续存在，但病毒复制表达低下，血清 HBsAg 阴性。

3. 实验室诊断 HBV 病毒核酸的检测，HBV DNA 检测常用方法为分子杂交或 PCR，是极敏感的方法，可作为早期感染患者的诊断依据，或对病毒 DNA 浓度做动态检测。

监测 HBV DNA 水平反映抗病毒治疗效果，以及确定是否需要更换抗病毒治疗方案。目前大多数使用的 HBV DNA 定量检测方法学，敏感性可达到 5~50 拷贝 /ml 至 10^6 拷贝 /ml。2001 年 WHO 批准 HBV DNA 定量检测的标准品，为 10^6IU/ml。HBV 核酸 1IU=5.4 基因拷贝，WHO 标准品使得 HBV DNA 不同的检测结果统一至 IU/ml 单位。

乙肝病毒的血清免疫性检测：用 ELISA 和 EIA 检测患者血清中的 HBV 抗原抗体，是诊断乙肝最常用的办法，但对隐性感染者可能造成漏检。

结果解释详见本书其他章节。

4. 预防 乙肝的预防主要以切断传播途径为主，加强对供血员的严格筛选及血液制品的检查，降低血源性感染，严格消毒患者的分泌物、排泄物和血液及所用过的器具物品。注射乙肝疫苗是预防乙肝的重要举措，目前，乙肝疫苗已被列入我国计划免疫的行列，预防效果良好。

六、逆转录病毒科病毒

（一）人类免疫缺陷病毒（human immunodeficiency virus，HIV）

人类免疫缺陷病毒于 1983 年 Montaginer 等首先从 1 例淋巴结病综合征患者分离到，命名为淋巴结病综合征相关病毒（lymphadenopathy associated virus，LAS）。随后 1984 年美国 Gallo 等从艾滋病患者分离到逆转录病毒，命名为嗜人类 T 淋巴细胞病毒Ⅲ型（human T cell lymphotropic virus type Ⅲ，HTLV-Ⅲ），后来证明这两种病毒是一样的。至 1986 年国际病毒命名委员统一称为人类免疫缺陷病毒。HIV 为艾滋病患者的病原体，是引起细胞病变的灵长类逆转录病毒之一，艾滋病大多由 HIV-1 引起。

1. 病原学 HIV 属于反转录病毒科，慢病毒属，灵长类免疫缺陷亚属。HIV 分为两型：HIV-1 型和 HIV-2 型，它们又有各自的亚型。不同地区流行的亚型不同，同一亚型在不同地区也存在一定差异。病毒呈球形，直径 100~120nm，电镜下可见一致密的圆锥状核心，内含病毒 RNA 分子和酶（逆转录酶、整合酶、蛋白酶），病毒外层囊膜系双层脂质蛋白膜，其中嵌有 gp120 和 gp41，分别组成刺突和跨膜蛋白。囊膜内面为 P17 蛋白构成的衣壳，其内有核心蛋白（P24）包裹 RNA。HIV 基因组长约 9.2~9.7kb，含 gag、Pol、env3 个结构基因及至少 6 个调控基因（Tat、Rev、Nef、Vif、VPU、Vpr）并在基因组的 5′ 端和 3′ 端各含长末端序列。HIV LTR 含顺式调控序列，它们控制前病毒基因的表达。已证明在 LTR 有启动子和增强子并含负调控区。*gag* 基因能编码约 500 个氨基酸组成的聚合前体蛋白（P55），经蛋白酶水解形成 P17，P24 核蛋白，使 RNA 不受外界核酸酶破坏。*Pol* 基因编码聚合酶前体蛋白（P34），经切割形成蛋白酶、整合酶、逆转录酶、核糖核酸酶 H，均为病毒增殖所必需。*env* 基因编码约 863 个氨基酸的前体蛋白并糖基化成 gp160、gp120 和 gp41。gp120 含有中和抗原决定簇，已证明 HIV 中和抗原表位，在 gp120V3 环上，V3 环区是囊膜蛋白的重要功能区，在病毒与细胞融合中起重要作用。gp120 与跨膜蛋白 gp41 以非共价键相连。gp41 与靶细胞融合，促使病毒进入细胞内。实验表明 gp41 亦有较强抗原性，能诱导产生抗体反应。*TaT* 基因编码蛋白（P14）可与 LTR 结合，以增加病毒所有基因转录率，也能在转录后促进病毒 mRNA 的翻译。*Rev* 基因产物是一种顺式激活因子，能对 *env* 和 *gag* 中顺式作用抑制序列（Cis-Acting repression sequance，Crs）去抑制作用，增强 *gag* 和 *env* 基因的表达，以合成相应的病毒结构蛋白。*Nef* 基因编码蛋白 P27 对 *HIV* 基因的表达有负调控作用，以推迟病毒复制。该蛋白作用于 HIV cDNA 的

LTR，抑制整合的病毒转录，可能是HIV在体内维持持续感集体所必需。*Vif*基因对HIV并非必不可少，但可能影响游离HIV感染性、病毒体的产生和体内传播。*VPU*基因为HIV-1所特有，对HIV的有效复制及病毒体的装配与成熟不可少。*Vpr*基因编码蛋白是一种弱的转录激活物，在体内繁殖周期中起一定作用。

*HIV-2*基因结构与*HIV-1*有差别：它不含*VPU*基因，但有一功能不明*VPX*基因。核酸杂交法检查HIV-1与HIV-2的核苷酸序列，仅40%相同。*env*基因表达产物激发机体产生的抗体无交叉反应。

2. 致病性与临床特征 HIV选择性地侵犯表达CD4分子的细胞，主要有T淋巴细胞、单核巨噬细胞、树突状细胞等。细胞表面CD4分子是HIV受体，通过HIV囊膜蛋白gp120与细胞膜上CD4结合后由gp41介导使毒素穿入易感细胞内，造成细胞破坏。其机制尚未完全清楚，可能通过以下方式起作用：①由于HIV包膜蛋白插入细胞或病毒出芽释放导致细胞膜通透性增加，产生渗透性溶解。②受染细胞内CD4-gp120复合物与细胞器（如高尔基氏体等）的膜融合，使之溶解，导致感染细胞迅速死亡。③ HIV感染时未整合的DNA积累，或对细胞蛋白的抑制，导致HIV杀伤细胞作用。④ HIV感染细胞表达的gp120能与未感染细胞膜上的CD4结合，在gp41作用下融合形成多核巨细胞而溶解死亡。⑤ HIV感染细胞膜病毒抗原与特异性抗体结合，通过激活补体或介导ADCC效应将细胞裂解。⑥ HIV诱导自身免疫，如gp41与T4细胞膜上MHC Ⅱ类分子有一同源区，由抗gp41抗体可与这类淋巴细胞起交叉反应，导致细胞破坏。⑦细胞程序化死亡（programmed cell death）：在艾滋病发病时可激活细胞凋亡（apoptosis）。如HIV的gp120与CD4受体结合，直接激活受感染的细胞凋亡。甚至感染HIV的T细胞表达的囊膜抗原也可启动正常T细胞，通过细胞表面CD4分子交联间接地引起凋亡$CD4^+$细胞的大量破坏，结果造成以T细胞损伤为中心的严重免疫缺陷。患者主要表现：外周淋巴细胞减少，T4/T8比例倒置，对植物血凝素和某些抗原的反应消失，迟发型变态反应下降，NK细胞、巨噬细胞活性减弱，IL2、γ干扰素等细胞因子合成减少。同时，$CD4^+$ T细胞是重要的免疫调节细胞，其数量和功能改变都将影响其他免疫细胞的状态。病程早期由于B细胞处于多克隆活化状态，患者血清中lg水平往往增高，随着疾病的进展，B细胞对各种抗原产生抗体的功能也直接和间接地受到影响。

艾滋病患者由于免疫功能严重缺损，常合并严重的机会感染，常见的有细菌（鸟分枝杆菌）、原虫（卡氏肺孢子虫、弓形虫）、真菌（白念珠菌、新型隐球菌）、病毒（巨细胞病毒、单纯疱疹病毒，乙型肝炎病毒），最后导致感染无法控制而死亡，另一些病例可发生Kaposis肉瘤或恶性淋巴瘤。此外，感染单核巨噬细胞中HIV呈低度增殖，不引起病变，但损害其免疫功能，可将病毒传播全身，引起间质肺炎和亚急性脑炎。

HIV感染后可刺激机体生产囊膜蛋白（Gp120，Gp41）抗体和核心蛋白（P24）抗体。在HIV携带者、艾滋病患者血清中测出低水平的抗病毒中和抗体，其中艾滋病患者水平最低，健康同性恋者最高，说明该抗体在体内有保护作用。但抗体不能与单核巨噬细胞内存留的病毒接触，且HIV囊膜蛋白易发生抗原性变异，原有抗体失去作用，使中和抗体不能发挥应有的作用。在潜伏感染阶段，HIV前病毒整合入宿主细胞基因组中，不被免疫系统识别，逃避免疫清除。这些都与HIV引起持续感染有关。

HIV感染人体后，往往经历很长潜伏期（3~5年或更长至8年）才发病，表明HIV在感染机体中，以潜伏或低水平的慢性感染方式持续存在。当HIV潜伏细胞受到某些因素刺激，使潜伏的HIV激活大量增殖而致病，多数患者于1~3年内死亡。

从感染艾滋病病毒到发病有一个完整的自然过程，临床上将这个过程分为四期：急性感染期、潜伏期、艾滋病前期、典型艾滋病期。不是每个感染者都会完整的出现四期表现，但每个疾病阶段的患者在临床上都可以见到。四个时期不同的临床表现是一个渐进的和连贯的病程发展过程。

（1）急性感染期：同时也称窗口期。此期患者出现发热、皮疹、淋巴结肿大、还会发生乏力、出汗、恶心、呕吐、腹泻、咽炎等。有的还出现急性无菌性脑膜炎，表现为头痛、神经性症状和脑膜刺激征。末梢血检查，白细胞总数正常，或淋巴细胞减少，单核细胞增加。急性感染期时，症状常较轻微，容易被忽略。在被感染2~6周后，血清HIV抗体可呈现阳性反应。此后，临床上出现一个长短不等的、相对健康的、无症状的潜伏期。

（2）潜伏期：感染者可以没有任何临床症状，但潜伏期不是静止期，更不是安全期，病毒在持续繁殖，具有强烈的破坏作用。潜伏期指的是从感染HIV开始，到出现艾滋病临床症状和体征的时间。艾滋病的平均潜伏期，现在认为是2~10年，这对早期发现患者及预防都造成很大困难。

（3）艾滋病前期：潜伏期后开始出现与艾滋病有关的症状和体征，直至发展成典型的艾滋病的一段时间。此期有很多命名，“艾滋病相关综合征”“淋巴结病相关综合征”“持续性泛发性淋巴结病”“艾滋病前综合征”等。这时，患者已具备了艾滋病的最基本特点，即细胞免疫缺陷，只是症状较轻而已。

主要的临床表现有：

1）淋巴结肿大：此期最主要的临床表现之一，主要是浅表淋巴结肿大。发生的部位多见于头颈部、腋窝、腹股沟、颈后、耳前、耳后、股淋巴结、颌下淋巴结等。一般有两处以上的部位，有的多达十几处。

2）全身症状：患者常有病毒性疾病的全身不适，肌肉疼痛等症状；约50%的患者有疲倦无力及周期性低热，常持续数月；夜间盗汗；约1/3的患者体重减轻10%以上，补充足够的热量也不能控制这种体重减轻；有的患者头痛、抑郁或焦虑，有的出现感觉神经末梢病变，可能与病毒侵犯神经系统有关，有的可出现反应性精神紊乱；3/4的患者可出现脾肿大。

3）各种感染：此期除了上述的浅表淋巴结肿大和全身症状外，患者经常出现各种特殊性或复发性的非致命性感染。反复感染会加速病情的发展，使疾病进入典型的艾滋病期。约有半数患者有比较严重的脚癣，通常是单侧的，对局部治疗缺乏有效的反应，患者的腋窝和腹股沟部位常发生葡萄球菌感染大疱性脓疱疮，患者的肛周、生殖器、负重部位和口腔黏膜常发生尖锐湿疣和寻常疣病毒感染。口唇单纯疱疹和胸部带状疱疹的发生率也较正常人群明显增加。口腔白念珠菌也相当常见，主要表现为口腔黏膜糜烂、充血、有乳酪状覆盖物。其他常见的感染有非链球菌性咽炎，急性和慢性鼻窦炎和肠道寄生虫感染。许多患者排便次数增多，变稀、带有黏液。可能与直肠炎及多种病原微生物对肠道的侵袭有关。此外，口腔可出现毛状白斑，毛状白斑的存在是早期诊断艾滋病的重要线索。

(4) 典型的艾滋病期：有的学者称其为致死性艾滋病，是艾滋病病毒感染的最终阶段。此期具有三个基本特点：严重的细胞免疫缺陷发生各种致命性机会性感染，发生各种恶性肿瘤。艾滋病的终期，免疫功能全面崩溃，患者出现各种严重的综合病症，直至死亡。

3. **实验室诊断**

(1) 标本的采集：

血标本的采集：指尖、耳垂末梢或静脉标本采集后应尽可能立即使用。抗凝血应在 24 小时内使用以避免溶血；血清 / 血浆标本：血清 / 血浆标本按常规方法采集，由静脉采血后离心获得，避免溶血，标本在 2~8℃ 可保存一周，如长期保存需冷冻，应避免反复冻融。

其他标本：可用作 ELISA 测定的标本十分广泛，除体液（如血清）外，分泌物（唾液）和排泄物（如尿液、粪便）等均可作标本以测定其中某种抗体或抗原成分。

(2) 标本运送：

1) 实验室间传递的样品应为血清或血浆，除特殊情况外一般不运送全血。

2) 应采用 WHO 提出的三级包装系统

第一层容器：装样品，要求防渗漏。样品应置于带盖的试管内，试管上应有明显的标记，标明样品的编号或受检者姓名、种类和采集时间。在试管的周围应垫有缓冲吸水材料，以免碰碎。随样品应附有送检单，送检单应与样品分开放置。

第二层容器：要求耐受性好、防渗漏、容纳并保护第一层容器，可以装若干个第一层容器。将试管装入专用带盖的容器内，容器的材料要易于消毒处理。

第三层容器：放在一个运输用外层包装内，应易于消毒。在第三层容器外面要贴标签（数量，收、发件人）。

3) 血清和血浆样品应在 2~8℃条件下由专人运送。用于 CD_4^+/CD_8^+T 淋巴细胞测定的样品应在室温下 18~23℃运送。每一包装的体积以不超过 50ml 为宜。

4) 运送感染性材料必须有记录。

5) 如分离血浆仍有困难，可直接将抗凝血 -20℃以下冻存，采用冰壶冷藏运输，避免冻融。

6) 特殊情况下如需对个别样品进行复测，可以用特快专递形式投寄，但必须按三级包装系统将盛样品的试管包扎好，避免使用玻璃容器，以保证不会破碎和溢漏。

(3) 检测方法

1) 抗体检测：①乳胶层析法快速检测，HIV1/2 试剂盒采用高度特异性的抗体抗原反应及免疫层析分析技术来定性检测血液中是否含 HIV1/2 抗体，试剂盒中含有被事先固定于膜上测试区（T）的重组 HIV 抗原和质控区（C）的相应抗体。测试时，血标本滴入试剂盒加样孔（S）内，血标本中的 HIV1/2 抗体与预包被在膜上的重组抗原 - 乳胶结合物反应。然后，混合物随之在毛细效应下向上层析，在测试区（T）与固定在膜上的重组 HIV 抗原反应。如果血液中含有抗 HIV-1 或 HIV-2 抗体，在测试区内（T）会出现一条红色条带，表明是阳性结果。如果在测试区内（T）没有出现红色条带，则血液中不含有抗 HIV1/2 抗体，表明是阴性结果。无论抗 -HIV1/2 抗体是否存在于血液中，混合物都会继续向上层析至质控区（C），质控区的相应抗体与乳胶结合物反应出现一条红色条带。质控区内（C）所显现的红色条带是判定层析过程是否正常的标准，同时也作为试剂的内控标准。②酶联免疫吸附试验（ELISA），ELISA 用去污剂裂解 HIV 或感染细胞液提取物作抗原。③免疫荧光试验（IFA），IFA 用感染细胞涂片作抗原进行抗体检测，如果发现阳性标本应重复一次。为防止假阳性，可做蛋白印迹进一步确证。④ WB 法，是用聚丙烯酰胺凝胶电泳将 HIV 蛋白进行分离，再经转移电泳将不同蛋白条带转移于硝酸纤维膜上，加入患者血清孵育后，用抗人球蛋白酶标抗体染色，就能测出针对不同结构蛋白抗体，如抗 gp120、gp41、P24 抗体，特异性较高。

2) 抗原检测：用 ELISA 检测 P24 抗原，在 HIV 感染早期尚未出现抗体时，血中就有该抗原存在。由于 P24 量太少，阳性率通常较低。现有用解离免疫复合物法或浓缩 P24 抗原，来提高敏感性。

3) 核酸检测：用 PCR 法检测 *HIV* 基因，具有快速、高效、敏感和特异等优点，目前该法已被应用于 HIV 感染早期诊断及艾滋病的研究中。

4) 病毒分离：常用方法为共培养法，即用正常人外周血液分离单个核细胞，加 PHA 刺激并培养后，加入患者单个核细胞诊断及艾滋病的研究中。

(4) 结果解释：HIV 感染 6~8 周后，血清中可检测到 HIV 抗体。血清抗体检测是最重要的筛选试验，使用大多数来自病毒结构组分的重要抗原。最常用的检查方法是 ELISA、胶体金免疫渗透试验、乳胶凝集试验等，其灵敏度可达 99% 以上，但可有一定的假阳性，如近期注射流感疫苗、结缔组织病等。当筛查试验反复检测为阳性时，应进行确诊试验来明确诊断。普通人群筛查试验阴性时排除感染的可能。易感高危人群应慎重，多次复查阴性并结合其他有关检查无阳性指征时，才可除外 HIV 感染。

其他检测方法由于存在 HIV 病毒感染外其他来源的交叉反应抗体，每个抗体筛选试验阳性结果应通过一个或更多的替代方法确认。免疫印迹法、放射免疫沉淀检测及间接免疫荧光法三种方法已被批准为确证试验。确诊及确证试验最常用的是免疫印迹法，灵敏度及特异性均较高，阳性结果可报告 HIV 抗体阳性。由于 HIV 感染早期、HIV-2 感染、某些自身免疫病、新近注射破伤风类毒素时，结果也可受到影响。因此 WB 试验结果阳性也应结合临床及其他检查，如血液 $CD4^+T$ 淋巴细胞计数等综合分析。

目前在我国一般临床检查室只能报告阴性结果，如果初筛试验抗体阳性时，将血液全部样品送至省、市 CDC 做确证试验，发出阳性结果。

4. **预防**　HIV 目前虽不能根治，但可通过预防来降低艾滋病的发病率，预防的主要措施包括：广泛开展宣传教育，普及艾滋病相关预防知识，切断传播途径，加强血制品的管理，保证血源安全，杜绝性滥交和吸毒等，防治母婴传播，建立和加强对 HIV 感染的检测体系，加强传染源的管理。目前尚未获得有效的 HIV 疫苗。

（二）人类嗜 T 淋巴细胞病毒Ⅰ、Ⅱ型

1. **病原学**　人类嗜 T 淋巴细胞病毒（HTLV）为单链 RNA 病毒，根据基因组及血清学反应可分为Ⅰ型（HTLV-Ⅰ）和Ⅱ型（HTLV-Ⅱ），是 20 世纪 80 年代初期分别从 T 淋巴细胞白血病和毛细胞白血病患者的外周血的淋巴细胞中分离出的人类反转录病毒。分类上属于 RNA 肿瘤病毒亚科，具有外膜。HTLV-Ⅰ和 HTLV-Ⅱ在电镜下呈球形，直径约 100nm，病毒包膜表面含有糖蛋白 GP120，可与 T 淋巴细胞表面的 CD4 分子结合，与病毒的感染、侵入细胞有关。内层衣壳含 P18、P24 两种结构蛋白，病毒核心为病毒 RNA 及反转录酶。病毒基因组两端均为 LTR，中间从 5′ 端到 3′ 端依次为 *jag*、*pol*、*env* 三个结构基因和 *tax*、*rex* 两个调节基因，这三个结构基因是所有反转录病毒所共有的。tax 基因编码一种反式激活因子，可激活 LTR，增加病毒基因的转录，也可激活淋巴细胞的 IL-2 和 IL-2 受体基因。*rex* 基因编码的两种蛋白对病毒的结构蛋白和调节蛋白的表达有调节作用。*HTLV-Ⅱ*与 *HTLV-Ⅰ*有 60% 的基因序列同源。

2. **致病性和临床特征**　两型 HTLV 均可通过其表面包膜糖蛋白与 T 淋巴细胞的 CD4 分子结合而感染，使受感染的 T 淋巴细胞转化，最后发展为 T 淋巴细胞白血病，此过程为一多阶段演变过程。病毒首先侵入 CD4 阳性 T 淋巴细胞，在病毒的反转录酶作用下，形成病毒 DNA，并整合于宿主细胞染色体，形成前病毒，在病毒 *tax* 基因产物的激活作用下，CD4 阳性 T 淋巴细胞的 *IL-2* 基因与 IL-2 受体基因异常表达使受感染细胞大量增殖。HTLV 前病毒整合于宿主细胞不同的染色体上，使细胞转化为不同的克隆，在细胞增殖过程中，某一克隆细胞的染色体发生突变而演变成白血病细胞。从 HTLV 感染 CD4 阳性细胞到形成白血病细胞克隆约 3~6 周，HTLV-Ⅰ除可引起人 T 淋巴细胞白血病外，尚能引起强直性下肢轻瘫，HTLV-Ⅱ则引起毛细胞白血病和慢性 CD4 阳性 T 细胞淋巴瘤。

HTLV-Ⅰ以严格的细胞 - 细胞形式传播，游离的病毒颗粒几乎不能感染细胞。HTLV-Ⅰ在体内主要感染 CD4 阳性 T 淋巴细胞。HTLV-Ⅰ/Ⅱ的传播主要通过性传播、母婴传播、输血及静脉注射共用针头等几条途径。母婴传播主要通过母乳喂养的方式进行，分娩时婴儿感染 HTLV 的概率很小，其主要原因是乳汁尤其是初乳中富含白细胞及病毒抗原。输血是传播 HTLV-Ⅱ的重要途径。据报道，输血传播 HTLV 的概率日本为 44%~63%，美国为 13%，导致这种差异的主要原因是血液成分贮存的时间不同。血液贮存时间超过 10 天将大大降低传染 HTLV-Ⅰ/Ⅱ的概率。对献血者进行 HTVL-Ⅰ/Ⅱ抗体筛查可有效地控制 HTLV 的输血传播。

目前 HTLV-Ⅰ导致的成人 T 淋巴细胞白血病在加勒比海地区、南美东北部、日本西南部及非洲的某些地区呈地方性流行。最近我国福建省的沿海县市也发现有少数成人 T 淋巴细胞白血病病例，当地人群血清 HTLV-Ⅰ抗体阳性率约为 2%。

3. **实验室诊断**

（1）标本采集：采集患者的外周血、骨髓细胞做细胞学检查，可采集患者脑脊液、血清做血清学检查。

（2）检测方法

1）病毒分离：采取患者新鲜外周血分离淋巴细胞，经 PHA 处理后，加入含有 IL-2 的培养液培养 3~6 周，电镜观察细胞中的病毒颗粒，并检查细胞培养上清液的反转录酶活性，最后用免疫血清或单克隆抗体等进行病毒鉴定。

2）抗体检测：ELISA 和明胶颗粒凝集法（PA）是检测 HTLV 抗体的初筛试验，采用培养人 T 细胞系中的病毒裂解物作为抗原，现采用最多的抗原是 gp46、p21e、p24 和 p40tax，该类试验敏感性很高，但特异性较低，适用于大规模的初筛。间接免疫荧光法（IFA）可用于 HTLV-Ⅰ/Ⅱ感染的确证。

3）蛋白印迹试验（WB）：WB 检测主要是通过转印技术将病毒标准株的特异性蛋白电泳带转移到特定载体上，再与待检者血清进行反应，从而达到检测血清中 HTLV 特异性抗体的目的，WHO 规定的 WB 阳性判定标准是 p24、p19、pr53 中的一条带或几条带和 gp21、gp46、gp68 中的一条带或几条带。

4）PCR：PCR 主要用于检测标本中整合的病毒基因序列。如病毒基因两端的长末端重复序列（LTR）、外膜蛋白（env）、gag、pol 和 tax 序列等，设计不同的引物和探针可对 HTLV-Ⅰ/Ⅱ不同亚型进行确证，HTLV 感染后病毒基因在细胞内的整合形式决定了 PCR 引物的选择。一般采用两种不同的基因引物，其中应包括 LTR 和 / 或 env。PCR 灵敏度和特异性都较高，常用于其他 HTLV-Ⅰ/Ⅱ检测方法的评价，但 PCR 的操作繁琐，容易发生污染，不适于常规使用。

（3）结果解释：急性 T 细胞白血病患者血清或脑脊液 HTLV-Ⅰ抗体阳性；外周血或骨髓细胞学检查如发现特征性的细胞有助于诊断。

4. **预防**　目前尚没有研制出有效的抗 HTLV 疫苗，预防 HTLV 的措施包括：避免与患者的体液接触；对供血者进行 HTLV 抗体检测，保证血源安全；强化对 HTLV 感染的监测；流行区产妇普查 HTLV-Ⅰ抗体，阳性者禁止哺乳。

七、呼肠孤病毒科病毒

1. **病原学**　人类轮状病毒归类于呼肠孤病毒科（reoviridae）轮状病毒属，是婴幼儿腹泻的主要病原。全世界因急性胃肠炎而住院的儿童中，有 40%~50% 为轮状病毒所引起。病毒体呈圆球形，有双层衣壳，每层衣壳呈二十面体对称。内衣壳的壳微粒沿着病毒体边缘呈放射状排列，形同车轮辐条。完整病毒大小约 70~75nm，无外衣壳的粗糙型颗粒为 50~60nm，具双层衣壳的病毒体有传染性。病毒体的核心为双股 RNA，由 11 个不连续的节段组成。轮状病毒外衣壳上具有型特异性抗原，在内衣壳上具有共同抗原。根据病毒 RNA 各节段在聚丙烯酰胺凝胶电泳中移动距离的差别，可将人轮状病毒至少分为四个血清型，引起人类腹泻的主要是 A 型和 B 型。

2. 致病性和临床特征

(1)致病性：人类轮状病毒感染常见于6个月~2岁的婴幼儿，主要在冬季流行，一般通过粪-口途径传播。病毒侵犯小肠细胞的绒毛，潜伏期2~4天。病毒在胞浆内增殖，受损细胞可脱落至肠腔而释放大量病毒，并随粪便排出。患者最主要的症状是腹泻，其原因可能是病毒增殖影响了细胞的搬运功能，妨碍钠和葡萄糖的吸收。严重时可导致脱水和电解质平衡紊乱，如不及时治疗，可能危及生命。

(2)免疫性：人类轮状病毒感染后血液中很快出现特异性IgM、IgG抗体，肠道局部出现分泌型IgA，可中和病毒，对同型病毒感染有作用。一般病例病程3~5天，可完全恢复。隐性感染产生特异性抗体。

3. 实验室诊断

(1)标本采集：腹泻患者的粪便。

(2)检测方法：

分离培养：轮状病毒在一般组织培养中不适应，需选用特殊的细胞株培养(如恒河猴胚肾细胞MA104株和非洲绿猴肾传代细胞CV-1株)。培养前应先用胰酶处理病毒，以降解病毒多肽VP3，该多肽能限制病毒在细胞中的增殖，在培养时细胞维持液中也应含有一定浓度的胰蛋白酶。

电镜观察法：可取粪便标本用患儿恢复期血清处理后再用电镜(免疫电镜法)观察，如发现具有形态特征的病毒颗粒呈现凝集现象，即可诊断轮状病毒感染。但耗时较长，且由于设备上的限制，较难普遍应用。

ELISA：检测粪便中的病毒抗原及血清中的抗体。世界卫生组织已将ELISA双抗体夹心法(检测病毒抗体)列为诊断轮状病毒感染的标准方法。

病毒核酸检测：从粪便中提取病毒RNA作聚丙烯酰胺凝胶电泳，染色后可对11个核酸片段分析RNA电泳图。目前所用的核酸分子杂交技术和PCR法检测病毒核酸，可用于流行病学调查与分析。此外核酸电泳和核酸杂交已渐成常规技术，在诊断、鉴别诊断及分子流行病学研究中发挥重要作用。

(3)结果解释：免疫电镜发现轮状病毒；分子生物学方法检出病毒核酸；血清学检出病毒抗原可确诊轮状病毒感染。

4. 预防　主要的预防措施是针对传染源的管理和切断传播途径，应提倡母乳喂养，重视水源卫生，严格消毒患者的分泌物及排泄物。此外，疫苗预防注射也是主要的预防措施。WHO已将轮状病毒感染纳入全球腹泻病控制和免疫规划，建议将轮状病毒疫苗列入儿童计划免疫。

八、弹状病毒科病毒

(一)狂犬病病毒(rabies virus)

狂犬病病毒为弹状病毒科(Rhabdoviridae)狂犬病毒属(Lyssavirus)中血清/基因1型病毒，而2~6型称“狂犬病相关病毒”，目前仅在非洲和欧洲发现。狂犬病病毒属核糖核酸型弹状病毒。

狂犬病病毒在野生动物(狼、狐狸、鼬鼠、蝙蝠等)及家养动物(狗、猫、牛等)与人之间构成狂犬病的传播环节。人主要被病兽或带毒动物咬伤后感染。一旦受染，如不及时采取有效防治措施，可导致严重的中枢神经系统急性传染病，病死率高。狂犬病毒易被紫外线、甲醛等灭活。其悬液经56℃ 30~60min或100℃ 2分钟即失去活力，对酚有高度抵抗力，在冰冻干燥下可保存数年。

1. 病原学　病毒外形呈弹状，(60~400)nm×(60~85nm)，一端顿圆，一端平凹，有囊膜，内含衣壳呈螺旋对称。核酸是单股不分节负链RNA。基因组长约12kb，从3′到5′端依次为编码N、M1、M2、G、L蛋白的5个基因，各个基因间还含非编码的间隔序列。五种蛋白都具有抗原性。M1、M2蛋白分别构成衣壳和囊膜的基质。L蛋白为聚合酶。G蛋白在囊膜上构成病毒刺突，与病毒致病性有关，N蛋白为核蛋白有保护RNA功能。G蛋白和N蛋白是狂犬病病毒的主要抗原，刺激机体可诱生相应抗体和细胞免疫。过去一直认为G蛋白是唯一诱生中和抗体，并能提供狂犬病保护性免疫的抗原，而近年研究表明，除G蛋白外，该病毒的核糖核蛋白(RNP)在诱生保护性免疫应答上也起重要作用。

狂犬病毒具有两种主要抗原。一种为病毒外膜上的糖蛋白抗原，能与乙酰胆碱受体结合使病毒具有神经毒性，并使体内产生中和抗体及血凝抑制抗体。中和抗体具有保护作用。另一种为内层的核蛋白抗原，可使体内产生补体结合抗体和沉淀素，无保护作用。从患者和病兽体内所分离的病毒，称自然病毒或街毒(street virus)，其特点是毒力强，但经多次通过兔脑后成为因病毒(fixed virus)，毒力降低，可制作疫苗。

2. 致病性和临床特征　狂犬病是人兽共患性疾病，主要在野生动物及家畜中传播。人狂犬病主要被患病动物咬伤所致，或与家畜密切接触有关，也可能通过不显性皮肤或黏膜而传播，如狗舔肛门，宰狗、切狗肉等引起感染，并有角膜移植引起感染的报道。在大量感染蝙蝠的密集区，其分泌液造成气雾，可引起呼吸道感染。

人被咬伤后，病毒进入伤口，先在该部周围神经背根神经节内，沿着传入感觉神经经纤维上行至脊髓后角，然后散布到脊髓和脑的各部位内增殖。狂犬病病毒对神经组织有很强的亲和力。发病原理分为三个阶段：①局部组织内小量繁殖期：病毒自咬伤部位入侵后，在伤口附近横纹细胞内缓慢繁殖；②从周围神经侵入中枢神经期：病毒沿周围传入神经迅速上行到达背根神经节后，大量繁殖，然后侵入脊髓和中枢神经系统，主要侵犯脑干及小脑等处的神经元；③向各器官扩散期：病毒自中枢神经系统再沿传出神经侵入各组织与器官，如眼、舌、唾液腺、皮肤、心脏、肾上腺髓质等。由于迷走神经核、舌咽神经核和舌下神经核受损，可以发生呼吸肌、吞咽肌痉挛。临床上出现恐水、呼吸困难、吞咽困难等症状。由于交感神经受到刺激，致使唾液分泌和出汗增多。迷走神经节、交感神经节和心脏神经节受损时，可发生心血管系统功能紊乱或猝死。

机体感染病毒后产生的抗体除中和、补体介导溶解和抗体依赖细胞毒作用外，特异性IgG抗体还能提高和调节T细胞对狂犬病病毒抗原反应，是接触狂犬病病毒后同时注射特异性抗体和疫苗的重要依据。细胞免疫也是抗狂犬病病毒主要免疫之一，如杀伤性T淋巴细胞针对靶抗原G,N蛋白可溶解病毒，单核细胞产生IFN和IL2对抑制病毒复制和抵抗病毒攻击起重要作用。

狂犬病毒感染的临床特点：潜伏期长短不一，短的10天，长的达10余年，多数1~3个月。时间长短与入侵病毒的数量、毒力及宿主的免疫力也有关。

典型病例临床表现分为三期：

(1)前驱期：大多数患者有低热、倦怠、乏力、头痛、烦躁、恐惧、恶心、周身不适等症状。对痛、声、风、光等刺激开始敏感，并有咽喉紧缩感。约50%~80%患者由于病毒繁殖刺激周围神经元，而引起已愈合的伤口部位及其附近有麻木、发痒、刺痛或虫爬、蚁走感。本期持续1~4天。

(2)兴奋期或痉挛期：兴奋性增高，患者多神志清楚而处于兴奋状态，表现为极度恐惧，烦躁，对水、风、声、触动等刺激非常敏感，引起发作性咽肌痉挛、呼吸困难等。

(3)麻痹期：痉挛减少或停止，患者逐渐安静，出现周期性麻痹，尤以肢体软瘫为多见。眼肌、颜面肌及咀嚼肌亦可受累。感觉减退，反射消失，呼吸变慢及不整，心搏微弱，神志不清，可迅速因呼吸麻痹和循环衰竭而死亡。本期约为6~18小时。病程一般在6天以内，超过10天者极少见。

3. **实验室诊断**　标本的选择及采集。

(1)标本选择：患者的唾液、咽部或气管分泌物、脑脊液、尿沉渣；

活检：角膜印片及有神经原纤维的皮肤切片、脑活检；

尸检：咬伤局部、心包、肾上腺、胰、肝等均可获阳性培养。

(2)标本采集：在狂犬病患者入院后，尽可能早期采集标本。

用于病原学检测的标本：患者唾液、脑脊液、尿液、鼻咽洗液、咬伤处皮肤组织或患者死后的眼角膜、脑组织等均可用于病毒的检测和分离，以脑组织阳性率最高。

用于抗体检测的标本：无菌采集病例或免疫后血液2~3ml，分离血清后用于狂犬病特异性抗体的检测。

(3)标本存放：用于病毒检测和分离的标本在-20℃或-20℃以下低温(-70℃)、液氮、或放在含50%甘油的PBS中以保持标本的感染性，应将标本盛于无菌容器内，放在密封的盒内并注明其危险性以防病毒的扩散。标本要求无菌采集，-20℃保存待检。用于病毒检测和分离的标本，应带冰、干冰或液氮条件下尽快运送至实验室。负责标本接收和检测的实验室，接到标本以后若暂时不检测，应立即冷冻保存。用于病毒检测和分离的标本可以在-70℃长期保存，没有条件的也可以在-20℃条件下短期保存。

(4)检测方法

1)病原检测：①免疫荧光法检测抗原，患者的脑脊髓液或唾液直接涂片、患者的角膜印片或咬伤部位皮肤组织或脑组织印片或冷冻切片，丙酮固定，抗狂犬病毒特异性荧光抗体染色检测狂犬病毒抗原。②快速狂犬病酶联免疫吸附法检测抗原，用pH 9.6的碳酸盐缓冲液稀释的抗狂犬病毒核衣壳IgG包被96孔酶标板，4℃过夜；用含0.3%牛血清白蛋白和5%蔗糖的pH 9.6碳酸盐缓冲液封闭30分钟；将采集到的标本研磨，用pH 7.4 PBS制成30%的悬液，离心取上清加入酶标板孔内，同时设阴性、阳性对照，200μl/孔，37℃孵育1小时；洗板四次后加入纯化的酶标记抗狂犬病毒抗体200μl/孔，37℃ 1小时后洗板，加入酶反应底物，室温作用30分钟，2M H_2SO_4终止反应，肉眼观察或酶标仪测定结果。

2)核酸检测：RT-PCR方法：以特异性扩增核蛋白(N)基因最保守区域为目的基因，设计一对引物：N1(+)：5′-587TTT GAG ACT GCT CCT TTT G605-3′；N2(-)：5′-1092CC CAT ATA GCA TCC TAC605-3′。唾液、脑脊液、皮肤或脑组织标本以及感染病毒后的细胞培养物或鼠脑均可用于病毒核酸的检测。基本步骤为：待检标本用细胞总RNA分离试剂提取病毒RNA，再通过逆转录反应合成与目的基因RNA序列互补的cDNA，PCR循环特异性扩增目的基因cDNA，电泳检测PCR扩增产物，判断检测结果。

3)病毒分离：抗原或核酸检测阳性标本可以进行病毒分离以便进行更深入的研究。①细胞培养法分离病毒：将唾液、脑脊液、皮肤或脑组织标本研磨后，用PBS或MEM制成30%悬液→4℃ 2 000r/min离心20分钟→取上清接种在96孔或24孔培养板内已形成单层的敏感细胞(鼠神经传代细胞、Vero细胞或BHK21细胞)上，吸附2小时后再加含2%血清的维持液，37℃ 5% CO_2孵育约4~5天，丙酮固定感染后的细胞，用抗狂犬病毒单克隆抗体观察特异性荧光包涵体判断结果。阳性时吸取上清液至一无菌容器内-70℃保存备用或继续传代。病毒通过细胞的多次传代可以适应细胞培养并得到扩增。②乳小白鼠接种法分离病毒：30%的患者或动物脑组织悬液，离心取上清，接种1~2天龄乳鼠脑内，每个样品注射一窝乳鼠；注射后的乳鼠应在具有高效滤过装置的负压饲养柜内饲养。症状不典型时可于接种第一代后取脑继续传代，连续传代后潜伏期逐渐规律，一般为5天左右。发病乳鼠若确定为狂犬病毒感染，无菌取脑，-70℃或用含50%甘油的PBS -20℃保存，也可研磨后加灭菌脱脂牛奶制成20%悬液，真空冷冻干燥，长期保存。未发病存活的鼠保留至21天后杀死作免疫荧光检测。

4)抗体检测：①特异性抗体检测，在自然感染情况下，狂犬病毒通常由被疯动物咬伤时通过其带有病毒的唾液进入机体伤口内，在入侵部位狂犬病毒基本上不增殖，一般也不侵入血流，故不能形成病毒血症。因此，在感染后的一段时间内狂犬病毒或其抗原不能与机体免疫系统广泛接触，不能有效刺激机体产生抗狂犬病毒感染的免疫应答反应。狂犬病的晚期因血脑屏障作用被破坏，脑内大量病毒抗原得以进入血流，可以刺激机体的免疫系统产生大量特异性抗体。因此，许多狂犬患者在发病早期血清中查不到抗体或抗体滴度很低，狂犬病特异性抗体只在临床疾病的晚期出现。②中和抗体检测，狂犬病疫苗免疫后血清中和抗体水平是测定疫苗免疫力程度的评判指标，WHO狂犬病专家委员会认为中和抗体水平等于或高于0.5IU/ml血清，表示能得到有效的保护。狂犬病毒中和抗体的检测可以用传统的小鼠中和试验或WHO推荐的快速荧光灶抑制试验(RFFIT)。RFFIT试验时倍比稀释已经灭活的血清样品，同时设阴、阳性血清对照。病毒用标准固定毒CVS株，细胞用BHK21细胞系。首先将稀释的被检及对照血清0.1ml加入96孔细胞培养板中，再在各血清孔中加入0.1ml标准病毒稀释液(100TCID50)，37℃中和1.5小时；然后每孔加入细胞，37℃、5% CO_2培养过夜后弃掉培养液，PBS洗一次，丙酮固定。干燥后，加荧光素标记的抗狂犬病毒抗体，37℃ 30分钟，PBS洗3次，荧光显微镜观察结果：比较实验组和阴性血清组的荧光灶，实验组中能使荧光灶抑制≥50%的血清最高稀释倍数，即为被检血清的中和抗体滴度。

(5)结果解释

1)免疫学试验血清中和抗体于病后6天测得，病后8天，50%血清为阳性，15天时全部阳性。疫苗注射后，中和抗体大多<10IU，而临床患者可达640IU。

2)病毒分离有活检与尸检二个途径，前者从唾液腺、脑活检、脑脊液及尿沉渣等均可分离出病毒，以脑组织阳性率最高。尸检时，咬伤局部、心包、肾上腺、胰、肝等均可获阳性培养。

3)2006年12月14日北京检验检疫局宣布一种新型狂犬病毒检测方法通过专家鉴定。这种方法可在4小时内检测出猫狗是否感染狂犬病病毒，而传统方法至少要2天。据介绍，传统方法是对动物的脑组织切片实施检测，而新检测技术则是提取其唾液进行检测，可以避免无谓的捕杀。

4. 预防 预防的主要措施包括：加强狂犬病相关知识的卫生宣教；控制传染源，加强犬类管理；对相关工作人员进行暴露前疫苗接种。

(二) 水疱性口炎病毒

水疱性口炎(vesicular stomatitis，VS)是因感染水疱性口炎病毒(vesicular stomatitis virus，VSV)所致的人畜共患疾病，是有包膜的单股负链RNA病毒。

1. 病原学 水疱性口炎病毒属弹状病毒科水疱性口炎病毒属，VSV呈子弹状，一端圆，一端扁平，长约180nm，宽约165nm。病毒颗粒表面有包膜，病毒的特异性抗原成分即在其中。VSV基因组长约11kb，从3′~5′依次编码核蛋白(N)、磷蛋白(P)、囊膜糖蛋白(G)、多功能基质蛋白(M)以及大聚合酶蛋白(L)。N、P、M、G是病毒衣壳蛋白，优先和前导RNA结合，形成核蛋白的RNA复合体。G蛋白组成同源聚体的棘突，锚定于病毒包膜之中，在病毒感染的起始步骤中发挥着重要功能。它负责病毒的吸附、病毒和细胞表面的结合以及介导胞吞作用后病毒包膜和内吞体膜之间的融合。M蛋白分布在细胞质和细胞核内，具有稳定G蛋白三聚体的功能，推测其具有连接细胞膜上的G蛋白和N蛋白的功能；在病毒感染期间能关闭宿主的转录、核细胞质的转运和翻译，是病毒主要的毒力基因，能抑制宿主的天然免疫反应。

VSV对氯仿、乙醚、脱氧胆酸盐和胰蛋白酶敏感，58℃、可见光和紫外线30分钟均可使其灭活，在土壤中于4~6℃可存活若干天。2%双氯芬溶液、1%甲醛溶液、0.1%次氯酸钙、0.1%阳离子表面活性剂和0.1%邻苯基苯酚均可在15分钟内灭活VSV。

2. 致病性和临床特征 患病动物是本病的主要传染源，人在自然条件下，人、牛、马、猪对本病易感，病畜通过唾液、水疱液排出大量病毒。可通过吸入含有病毒的气溶胶而使实验室人员感染，也可通过破损的皮肤接触含有病毒的动物唾液和疱疹液而感染，因接触饲料、饲养用具也可传染本病。人类感染多发生于密切接触患病动物和实验室中接触VSV的人员，动物宿主种类较多，常见的是马、牛、猪等，我国主要发生的是黄牛。

病毒通过破损的皮肤和黏膜感染动物，在上皮细胞内复制引起细胞溶解，局部渗出液形成小水疱，进而形成大水疱，感染后48小时，病毒入血发生病毒血症。患病动物体温升高，随后体温下降，感染处上皮溃烂脱落，多数可在几日内恢复。病毒也可经血液循环，到达肝、肾、中枢神经系统，导致非特异性炎症。

人感染VSV多为隐性感染，少数可表现为急性流感样症状。潜伏期为30小时至8天，患者出现发热、寒战、肌肉酸痛、头痛、胸痛、恶心、呕吐等症状，少数患者在口、咽、唇或鼻部形成疱疹样水疱，病程1周，可自行恢复。

3. 实验室诊断

标本采集：采集未破溃水疱的水疱液或水疱皮及患者的咽拭子或口咽洗漱液用于病毒分离；取患者血清用于血清学检查；采集患者外周血用于核酸检测。

病毒分离：将标本接种HeLa、Vero和BHK-21细胞或接种鸡胚尿囊膜、2~7天龄乳鼠或3周龄小鼠脑内，观察细胞病变效应。

核酸检测：以RT-PCR技术检测VSV，可用于早期快速诊断。

血清学检查：可用补体结合试验、荧光抗体技术、ELISA和中和试验进行抗体检测。用抗体捕获ELISA法检测动物血清中的病毒特异性IgM抗体，是鉴定VSV不同血清型的方法。动物感染后6天即为阳性，8天达峰值，单抗体消失快，常用于早期快速诊断。

结果解释：中和试验滴度8~16为可疑，≥32为既往感染，双份血清4倍或以上升高为近期感染；补体结合试验阳性；血清中病毒特异性IgM抗体阳性；PCR法检出病毒核酸可确诊感染。

4. 预防 为预防VSV传播，发现病畜应立即封锁疫区，隔离病患，现场消毒。从事VSV研究的工作人员需做好个人防护。为预防本病，在疫区可进行免疫接种，患者应隔离至症状消失。

九、丝状病毒科病毒

本部分主要讲埃博拉出血热病毒。

1. 病原学 埃博拉病毒(Ebola virus，EBOV)主要引起一种急性出血性人畜共患传染病即埃博拉出血热(Ebola hemorrhagic fever，EBHF)，埃博拉病毒属丝状病毒科(Filoviridae)，为RNA病毒。EBOV形态多样，多呈长丝状或杆状，外有包膜，病毒颗粒长300~1 500nm，平均为1 200nm，直径70~90nm，长度差异较大，感染能力最强的病毒长970nm，包膜上有呈刷状样整齐排列的突起，长约7nm，相互间隔10nm，染色观察内部有交叉条纹。目前已确定的EBOV分4个亚型，即：埃博拉病毒-扎伊尔型(EBOV-Z)、埃博拉病毒-苏丹型(EBOV-S)、埃博拉病毒-雷斯顿型(EBOV-R)和埃博拉病毒-科特迪瓦型(EBOV-C)。4种亚型毒力各不相同，但相互间存在血清学交叉反应。扎伊尔型毒力最强，其次为苏丹型，雷斯顿型对人的毒力较低，人感染后多为隐性感染，科特迪瓦型对黑猩猩是致死型，而在人类中发现的两名感染此病毒的患者均获康复。

EBOV 在常温下较稳定，对热有中度抵抗力，56℃加热不能完全灭活，需在 60℃加热 1 小时才可完全灭活，在 -70℃病毒十分稳定，可以长期保存；4℃可存活数天，冷冻干燥保存的病毒仍具传染性，但其对紫外线、伽马射线和 Co 照射敏感，紫外线照射 2 分钟可使之完全灭活。EBOV 毒粒的沉降系数为 1 400s。对多种化学试剂敏感，如过氧乙酸、高氯酸钠、甲基乙醇、乙醚、b- 丙内酯、甲醛溶液和去氧胆酸钠等可完全灭活病毒感染性。苯酚和胰酶不能使其完全灭活，只能降低其感染性。

埃博拉病毒的自然宿主至今尚未确定，但首发病例与续发病例均可作为传染源而造成流行，目前普遍认为感染后没有症状的携带者也是传染源。首发病例发生后，人与人之间或人与动物之间的传播主要通过密切接触患者或动物的血液及其他体液、呕吐物、排泄物等。急性期患者血液中病毒含量很高，并可持续到患者死亡。气溶胶在埃博拉病毒传播中起重要作用。埃博拉出血热患者精液中也可检查病毒，故存在性传播的可能，人群普遍易感。

2. **致病性和临床特点** 病毒进入机体后，可能在局部淋巴结首先感染单核巨噬系统的细胞（mononuclear phagocytic system，MPS）。一些感染的 MPS 细胞转移到其他组织，当病毒释放到淋巴或血液中，可以引起肝脏、脾脏以及全身的巨噬细胞感染。从 MPS 细胞释放的病毒可以感染相邻的细胞，例如肝细胞、肾上腺上皮细胞和成纤维细胞等。感染的 MPS 细胞同时被激活，释放大量的细胞因子和趋化因子。这些细胞活性物质可增加血管内皮细胞的通透性，诱导表达内皮细胞表面黏附和促凝因子，以及组织破坏后血管壁胶原暴露，释放组织因子等，最终导致弥散性血管内凝血（DIC）。埃博拉出血热的一个显著特点是抑制宿主的免疫反应，在感染晚期可发生脾脏、胸腺和淋巴结等大量淋巴细胞凋亡，患者经常在出现有效的免疫反应前死亡，甚至在幸存者的恢复期也检测不到病毒的中和抗体。感染后主要的病理改变是皮肤，黏膜，脏器的出血，在很多器官可以见到灶性坏死，但是以肝脏、淋巴组织最为严重。

患者感染后潜伏期为 2~21 天，平均 1 周。感染 EBOV 后可不发病或呈轻型，非重症患者发病后 2 周逐渐恢复。典型病例起病急，临床表现为高热、畏寒、头痛、肌痛、恶心、结膜充血。2~3 天后可有呕吐、腹痛、腹泻、血便等表现，半数患者有咽痛及咳嗽。病后 4~5 天进入急性期，患者可出现神志的改变，如谵妄、嗜睡等，重症患者在发病数日可出现咯血，鼻、口腔、结膜下、胃肠道、阴道及皮肤出血或血尿，第 10 天为出血高峰，50% 以上的患者出现严重的出血，并可因出血、肝肾衰竭及致死性并发症而死亡。急性期并发症有心肌炎、细菌性肺炎等。由于病毒持续存在于精液中，也可引起睾丸炎、睾丸萎缩等迟发症。在病程第 5 天至第 7 天可出现麻疹样皮疹，以肩部、手心和脚掌多见，数天后消退并脱屑，部分患者可较长期地留有皮肤的改变。

3. **实验室诊断**

（1）标本采集：可采集急性期患者的血液、尿液标本进行电镜、PCR、ELISA 检查确定病原体。

（2）检查方法：

病毒分离：可使用各种传代细胞如 Vero、SW13、MA104、BHK21 用于埃博拉病毒的分离，用间接免疫荧光检测试验或其他特异性免疫检测手段进行鉴定。

电镜法：可直接检测急性期患者的血、尿或组织培养的上清液。

ELISA 法：双抗体夹心法检测埃博拉病毒的糖蛋白，是目前病原学诊断最常用的方法之一。

PCR 法：常用逆转录 PCR 法可检出病毒 RNA。

血清学检查：埃博拉出血热存活患者最早可在症状出现 7~10 天从血清中检测出特异性 IgM、IgG 抗体，IgM 抗体可维持 3 个月，IgG 抗体可维持很长时间。多数患者抗体出现于发病后 10~14 天，许多重症者至死也未能检出抗体，故 IgG 抗体检测主要用于流行病调查，IgM 抗体可作为近期感染的血清流行病学调查指标，但不能作为早期诊断的需要。

（3）结果解释：电镜法检出病毒、PCR 法检出病毒 RNA、血清中检出特异性 IgM 抗体可诊断埃博拉病毒感染。

4. **预防** 因本病为动物源性传染病，故从国外进口动物要严格进行卫生检疫，切断传染源。一旦发现患病者应严格隔离，同时报告疫情。对患者的分泌物、排泄物要严格消毒，防止院内感染。目前埃博拉病毒尚无有效的疫苗。

十、副黏病毒科病毒

（一）副流感病毒

1. **病原学** 副流感病毒（parainfluenza virus）在分类上属副黏病毒科副黏病毒属。病毒呈球形，较大，直径为 125~250nm。核酸为 -ssRNA，不分节段，核蛋白呈螺旋对称。包膜上有两种刺突，一种为 HN 蛋白，具有 HA 和 NA 作用；另一种称融合糖蛋白或 F 糖蛋白，能使细胞融合及溶解红细胞。RNA 于胞浆内复制。根据抗原构造，副流感病毒可分为 5 型。

2. **致病性和临床特征** 病毒通过直接接触或飞沫传播，在呼吸道上皮细胞中增殖，病毒血症罕见。它可感染所有年龄组，尤其引起婴幼儿及儿童严重哮喘。副流感病毒 5 型与人类疾病的关系尚未证实。潜伏期在儿童感染尚不清楚，成人志愿者试验为 2~6 天，排毒期大约 3 周。所有婴儿可自母体被动获得抗副流感病毒抗体，然而没有保护作用；自然感染产生的 sIgA 对再感染有保护作用，但几个月内即消失。感染累及鼻部和咽部，引起鼻炎、咽炎等上感症状，严重者可累及气管和支气管，可进一步扩展到细支气管，引起严重的肺炎或支气管肺炎，多由 3 型所致，且主要发生在 6 个月以下的婴儿。

3. **实验室诊断**

（1）标本采集：可取患者鼻咽部分泌物或鼻咽冲洗液、鼻咽拭子进行病毒分离鉴定和快速病原诊断，采集患者抗凝血做血清学检查。

（2）检测方法：

病毒分离鉴定：取标本接种原代猴肾细胞、原代人胚肾细胞或人羊膜细胞进行病毒分离培养 5~10 天后用 0.1% 豚鼠红细胞进行吸附试验，可通过血凝抑制试验和红细胞吸附抑制试验来确诊。

PCR 法：检测病毒核酸，灵敏快速。

血清学检查：中和试验、补体结合试验及血凝抑制试验检查病毒特异性 IgG 抗体。

ELISA 法：检测特异性 IgM 抗体或副流感病毒荧光抗体，检测标本中的病毒抗原。

(3) 结果解释：ELISA 法检测到病毒特异性 IgM 抗体、免疫荧光法检出病毒抗原、PCR 法检出病毒核酸、双份血清 IgG 抗体效价 4 倍以上升高有诊断价值。

4. 预防 目前尚无有效的副流感病毒疫苗。

(二) 腮腺炎病毒（mumps virus）

1. 病原学 腮腺炎病毒分类上属于副黏病毒科副黏病毒属。病毒呈球形，直径为 100~200nm，核酸为单链 RNA，衣壳为螺旋对称（图 51-6）。包膜上有 HA、NA 和 HL。病毒可在鸡胚羊膜腔内增殖，在猴肾等细胞培养中增殖能使细胞融合，出现多核巨细胞。腮腺炎病毒只有 1 个血清型。

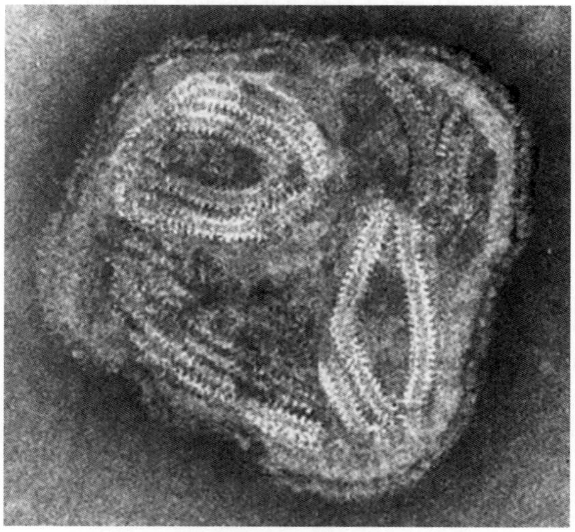

图 51-6 腮腺炎病毒电镜下结构

2. 致病性和临床特征 人是腮腺炎病毒唯一储存宿主，病毒主要通过飞沫传播。病毒最初于鼻或呼吸道上皮细胞中增殖，随后发生病毒血症，扩散至唾液腺及其他器官。腮腺炎病毒主要引起流行性腮腺炎，多流行于冬、春季，潜伏期较长，以腮腺肿胀、疼痛为主要症状的儿童常见病。有些患者的其他腺体如胰腺、睾丸或卵巢也可发炎，严重者可并发脑炎。疾病的潜伏期为 7~25 天，平均约 18 天。排毒期为发病前 6 天到发病后 1 周。患者表现为软弱无力及食欲减退等。前驱期过后，接着出现腮腺肿大，并伴有疼痛及低热。整个病程大约 7~12 天。病后免疫力持久；被动免疫可由母体获得，因此 6 个月内婴儿患腮腺炎者罕见。对典型病例很容易作出诊断，但不典型病例需做病毒分离或血清学诊断。预防腮腺炎应隔离患者，减少传播机会。可用减毒活疫苗预防，无有效药物治疗。

3. 实验室诊断

(1) 标本采集：可采集急性期患者的唾液、尿液、脑脊液进行病毒分离培养。采集患者血清进行抗凝血诊断。

(2) 检测方法：对于无腮腺肿痛或再发病例及不典型可疑病例，血清学及病毒方法有助于确诊。

补体结合试验：双份血清的效价 4 倍及其以上者可确诊，或一次血清效价达 1∶64 者有诊断意义。必要时可同时测定 S 抗体和 V 抗体。S 抗体增高表明新近感染，V 抗体增高而 S 抗体不增高时表示以往曾受过感染。

血凝抑制试验：恢复期患者血清能抑制腮腺炎病毒对鸡的红细胞凝集作用，而早期血清的抑制作用较弱，如抑制效价递增 4 倍或以上即属阳性。

病毒分离：必要时可取患者唾液、血液、脑脊液或尿，接种人胚肾或猴肾细胞培养管培养，以便鉴定。但由于手续繁杂，一般很少采用。

(3) 结果解释：本病临床表现典型，一般不需依赖实验室检查。急性期特异 IgM 抗体阳性、双份血清特异性 IgG4 倍以上升高、免疫荧光法检出病毒抗原对于不典型病例有诊断价值。

4. 预防 及时隔离患者，防止病毒传播。患者的食具用品应消毒处理。腮腺炎减毒活疫苗接种是唯一有效的预防措施。

(三) 麻疹病毒（measles virus）

1. 病原学 分类上属于副黏病毒科麻疹病毒属麻疹病毒为球形，直径约 120~250nm，核心为 -ssRNA，核衣壳呈螺旋对称，外有包膜，表面有两种刺突，即血凝素蛋白（hemagglutinin，HA）和溶血素（hemolysin，HL），它们的成分都是糖蛋白，但性质各异。麻疹病毒的 HA 只能凝集猴红细胞，还能与宿主细胞受体吸附。HL 具有溶血和使细胞发生融合形成多核巨细胞的作用，产生的抗体有保护作用。麻疹病毒可在许多原代或传代细胞（如人胚肾、人羊膜、Vero、HeLa 等细胞）中增殖，产生融合及多核巨细胞（CPE），在胞质及核内均有嗜酸性包涵体。麻疹病毒抗原性稳定，只有一个血清型。病毒抵抗力较弱，加热 56℃ 30min 和一般消毒剂都能使其灭活，对日光及紫外线亦敏感。

2. 致病性和临床特征 麻疹病毒经呼吸道进入的病毒于呼吸道上皮细胞增殖，继之侵入淋巴结增殖，然后入血（在白细胞内增殖良好），形成第 1 次病毒血症。病毒到达全身淋巴组织大量增殖后再次入血，形成第 2 次病毒血症。此时开始发热，继之由于病毒在结膜、鼻咽黏膜和呼吸道黏膜等处增殖而出现上呼吸道卡他症状。病毒也在真皮层内增殖，例如口腔两颊内侧黏膜出现中心灰白、周围红色的 Koplik 斑。3 天后出现特征性皮疹，皮疹形成的原因主要是局部产生超敏反应的结果。一般患儿皮疹出齐 24 小时后，体温开始下降，呼吸道症状 1 周左右消退，皮疹变暗，有色素沉着。有些年幼体弱的患儿，易并发细菌性感染，如继发性支气管炎、中耳炎，尤其易患细菌性肺炎，这是麻疹病儿死亡的主要原因。大约有千分之一患者发生脑脊髓炎，它是一种迟发型超敏反应性疾病，常于病愈 1 周后发生，呈典型的脱髓鞘病理学改变及明显的淋巴细胞浸润，常留永久性后遗症，病死率为 15%。免疫缺陷儿童感染麻疹病毒常无皮疹，但可发生严重致死性麻疹巨细胞肺炎。约有百万分之一麻疹患儿在其恢复后若干年（多在学龄期前）出现亚急性硬化性全脑炎（subacute sclerosing panencephalitis，SSPE）。SSPE 是一种急性感染的迟发并发症，表现大脑功能渐进性衰退，1~2 年内死亡。从死者脑神经细胞及胶质细胞内可检出麻疹病毒核酸和抗原，患者血清及 CSF 中有高效价的 IgG 或 IgM 抗麻疹病毒抗体。由于脑细胞内麻疹病毒缺乏合成结构蛋白 M 的能力，因此，将 SSPE 尸检脑组织细胞与敏感细胞（如 Hela 细胞、Vero 细胞）共同培养，才可分离出麻疹病毒。

麻疹病后可获得终生免疫力。感染后产生的 HA 抗体和 HL 抗体均有中和病毒作用，HL 抗体还能阻止病毒在细胞间扩散。细胞免疫也有保护作用。例如，免疫球蛋白缺陷的人患麻疹能够痊愈，并且抵抗再感染；而细胞免疫缺陷的人感染麻疹，则后果极其严重。这表明，细胞免疫在机体恢复中起主导作用。6 个月内的婴儿因从母体获得 IgG 抗体，故不易感染；但随着年（月）龄增长，抗体逐渐消失，易感性也随之增加。故麻疹多见于 6 个月至 5 岁的婴幼儿。

麻疹病毒是麻疹的病原体，唯一自然储存宿主是人。麻疹是儿童常见的一种急性传染病，急性期患者是传染源，患者在出疹前 6 天至出疹后 3 天有传染性，通过飞沫传播，也可经用具、玩具或密切接触传播。麻疹传染性极强，易感者接触后全部发病，发病的潜伏期为 9~12 天。麻疹病毒感染以皮丘疹、发热及呼吸道症状为特征，若无并发症，预后良好。

3. **实验室诊断**　典型麻疹病例无需实验室检查，根据临床症状即可诊断。对轻症和不典型病例则需做微生物学检查以求确诊。由于病毒分离鉴定方法复杂而且费时，至少需 2~3 周，因此多用血清学诊断。

（1）标本采集：取患者的眼、鼻咽分泌物经抗生素处理后接种敏感细胞用于病毒分离，发病早期患者鼻咽、上呼吸道脱落细胞用于免疫荧光检测或染色镜检，采集患者抗凝血用于血清学检查。

（2）检测方法

病毒分离：将标本接种于人胚肾、猴肾或人羊膜细胞中培养。病毒增殖缓慢，经 7~10 天可出现典型 CPE，即有多核巨细胞、胞内和核内有嗜酸性包涵体，再以免疫荧光技术确认接种培养物中的麻疹病毒抗原。

血清学诊断：取患者急性期和恢复期双份血清，用 HI、CF 或中和试验方法检测抗体，抗体滴度增高 4 倍以上即可辅助临床诊断。

快速诊断：用荧光标记抗体检查患者卡他期咽洗液中的黏膜细胞有无麻疹病毒抗原，直接法、间接法都可在数小时内获得结果。用 PCR 技术检测 SSPE 脑组织中麻疹病毒基因，方法准确、可靠。用核酸分子杂交技术也可检测细胞内的病毒核酸。

（3）结果解释：中和试验虽然特异、敏感，但需要细胞培养、无菌操作，因此一般多用 HI 检测抗体效价；补体结合抗体效价因敏感性差，故现多不采用。除此之外，也可用间接荧光抗体法或 ELISA 检测 IgM 抗体。

4. **预防**　麻疹减毒活疫苗是本病最有效的预防措施。对于接触麻疹的易感者可与丙种球蛋白进行人工被动免疫。对麻疹病毒感染者应隔离至出疹后 5 天。

（四）呼吸道合胞病毒

1. **病原学**　呼吸道合胞病毒（respiratory syncytial virus，RSV）简称合胞病毒，属于副黏病毒科，与鼠的肺炎病毒共同组成肺病毒属（pneumovirus）。病毒为球形，直径 120~200nm，基因组为 5×10^3dal、线性、不分节的 -ssRNA，有 10 个基因片段（图 51-7）。这些基因组编码 10 个蛋白，即 7 种结构蛋白（G、F、M、22K、N、P、L）和 3 种非结构蛋白（NS1、NS2、NS3）。G、F、M、22K 均为包膜蛋白。G 蛋白能与宿主细胞膜受体结合，介导病毒进入细胞内；F 蛋白经裂解后能使病毒包膜与宿主细胞膜融合形成多核巨细胞。病毒体有包膜，膜上有刺突，长 12~16nm，由糖蛋白组成；无 HA、NA 和 HL。RSV 在鸡胚中不生长，但可在多种培养细胞中缓慢增殖，约 2~3 周出现 CPE。

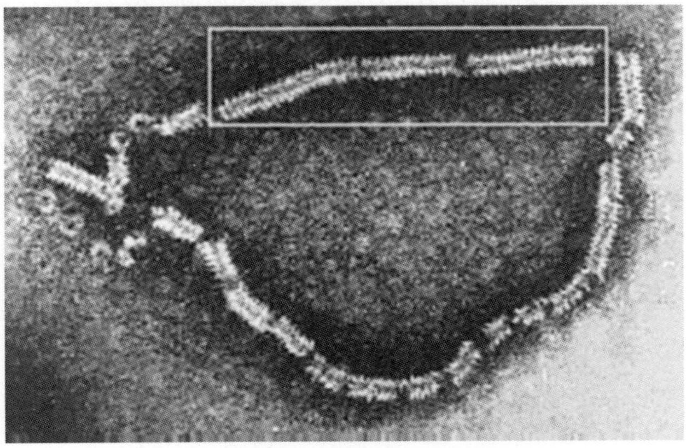

图 51-7　呼吸道合胞病毒电镜下结构

2. **致病性和临床特征**　呼吸道合胞病毒感染的病变特点是多数细胞融合为合胞体，胞浆内有嗜酸性包涵体。RSV 只有 1 个血清型。病毒抵抗力弱，对弱酸、胆汁及冻融均很敏感，因此标本不易冻存，易直接接种培养细胞。RSV 感染流行于冬季和早春，传染性较强，也是医院内交叉感染主要病原之一。RSV 经飞沫传播，也能经污染的手和物体表面播散。病毒开始于鼻咽上皮细胞中增殖，进而扩散至下呼吸道，不形成病毒血症。潜伏期 4~5 天，排毒可持续 1~3 周。RSV 对呼吸道纤毛上皮细胞的破坏轻微，但在婴幼儿，特别是 2~6 个月的婴儿却能引起严重呼吸道疾病，如细支气管炎和肺炎，其原因至今不明。一般认为除病毒直接引起破坏作用外，可能与婴幼儿呼吸道组织学特性、免疫功能发育未完善及免疫病理有关。从患儿鼻分泌物中检出组织胺和特异 IgE 可以证明，严重 RSV 感染时的免疫病理损伤系由于特异性 IgE 与 RSV 相互作用导致Ⅰ型超敏反应所致。

RSV 所致疾病在临床上与其他病毒和细菌所致类似疾病难以区别。呼吸道合胞病毒是 6 个月以下婴儿患细支气管炎和肺炎等的主要病原体，对较大儿童和成人可引起鼻炎、感冒等上呼吸道感染。有人统计，每年 45%~50% 住院治疗的婴幼儿毛细支气管炎及 25% 的婴幼儿肺炎是由 RSV 直接感染所致。

3. **实验室诊断**

（1）标本采集：采集患者鼻咽棉拭子或咳痰进行病毒分离培养；采集呼吸道脱落细胞用于免疫荧光、电镜、放免法检测标本中病毒抗原；采集抗凝血用于血清学检查。标本应冷藏运送到实验室。

⑵检测方法

病毒分离：将标本接种敏感细胞观察细胞病变效应。

血清学检查：可在发病后1~2周采集患者血清，通过ELISA或CF检测抗体。

快速诊断法：采集患儿咽部脱落细胞，用直接或间接免疫荧光法染色进行检查，检测RSV感染的阳性细胞，阳性符合率可达90%以上。但其检出率受取材部位、细胞数量和咽分泌物的影响。将咽拭子标本先接种于敏感细胞，然后用间接免疫荧光法或免疫酶法检测，可使检出阳性率提高。另外，由于婴幼儿感染RSV后，以IgM抗体出现最早，故可用金黄色葡萄球菌蛋白A（SPA）吸收患儿血清中的IgG后，用ELISA法测定特异性IgM以作早期诊断。

⑶结果解释：病毒分离是确诊的可靠依据，但因病毒生长较慢，不能及时诊断，故诊断时应结合其他检查。血清学检查抗体滴度≥1∶40时，具有流行病学意义。用elisa法检出鼻咽拭子或洗液中的抗原有诊断价值。

（五）亨德拉病毒（Hendra virus，HeV）

亨德拉病毒（Hendra virus，HeV）是一种新发现的可感染人畜的副黏病毒科病毒，尽管目前只报道了三例患者，但感染后可以引起许多物种及人的致死疾病，已引起全世界高度重视和关注。

1. 病原学 HeV为单链RNA，每个基因组长度为15 200~15 900bp，病毒有包膜，呈球形或丝状，直径150~200nm，长度为10 000~10 040nm，螺旋状对称。对HeV的超显微结构研究结果表明，病毒粒子大小不均（38~600nm），表面有15nm和18nm两种长度不同的双绒毛刺突。

HeV对理化因素抵抗力不强，离开动物体后不久即死亡。高温和普通消毒剂即可将其灭活。

2. 致病性和临床表现 澳大利亚果蝠是HeV主要的自然储存宿主，也是HeV的主要传染源。HeV可感染人、马、猫、小鼠、豚鼠，传播途径主要是通过呼吸道和密切接触。目前未发现人与人之间的传播，与感染马密切接触的人是高危人群。

HeV感染潜伏期为7~14天，人感染后主要表现为脑炎，而马感染后主要表现为肺炎。病畜主要表现为体温升高、萎靡不振、厌食、头颈部肿胀、呼吸困难、无目的走动和肌颤等。由于感染该病毒的人类病例较少，因此对于人感染后的临床表现缺乏足够认识。有2例病例出现流感样临床表现，出现咳嗽、呼吸困难等呼吸系统症状，并有头痛、嗜睡、步态不稳等神经系统症状，极似脑炎或脑膜炎，其中1例死于呼吸衰竭和肾衰竭，另1例死于脑炎。

3. 实验室诊断

⑴标本采集：采集患者的脑脊液、血清、血浆和脑组织用于血清学检查、病毒分离和病毒核酸检测。病毒分离必须在P4实验室条件下进行。

⑵检测方法

病毒分离：在患者或病畜的脑、肺、肾等组织取样，接种哺乳动物的原代细胞或传代细胞系，如Vero细胞。

电镜检查：病毒在细胞培养中能产生明显的CPE，特征为合胞体形成。免疫电镜可检测病毒与抗体之间的反应，可达到快速诊断的目的。

PCR法：RT-PCR可检出血清、血浆、脑脊液中的病毒RNA。

ELISA法：应用ELISA法可在血清或脑脊液中检测病毒的特异性IgM、IgG抗体。ELISA试验的缺点是特异性差，因此需要用中和反应对ELISA反应物进行进一步测试，只有当2个试验的结果一致时才可以认为是阳性。

⑶结果解释：血清学检查检出病毒特异性IgM、IgG抗体或RT-PCR检出病毒RNA可确诊该病。

4. 预防 针对HeV的预防措施主要有：持续监测疫情，做到尽早发现并采取积极的措施防止该病的播散。保护易感动物，减少与传染源接触。人类感染HeV均来自与患病动物密切接触，因此防止动物患病，对于预防人类感染至关重要；避免与已经明确感染此病毒的动物接触，如果必须与可疑动物接触，需要使用适当的个人防护设施。如发现病毒感染家畜后，应立即捕杀病畜及同群家畜，深埋处理，并对感染家畜场进行彻底消毒，对密切接触者进行隔离观察。

十一、正黏病毒科病毒

（一）流感病毒（influenza virus）

流行性感冒病毒简称流感病毒，属正黏病毒科（Orthomyxoviridae），包括甲、乙、丙3型。流感病毒呈球形，直径80~120nm，初次从患者分离出的病毒呈丝状或杆状。病毒体的结构从内向外依次为核衣壳、包膜和刺突（图51-8）。

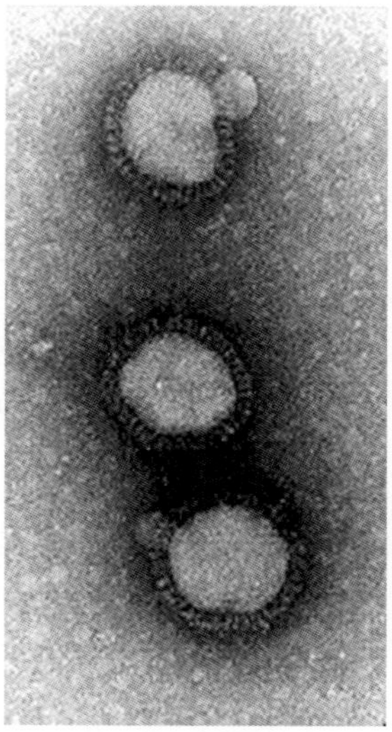

图51-8 流感病毒电镜下结构

1. 病原学 核衣壳由核酸和核蛋白组成的核糖核蛋白（Ribonucleoprotein，RNP）与3种分子量较大的蛋白质PB1、BP2、PA（RNA多聚酶）组成，位于病毒体最内层。流感病毒核酸为分节段的单链RNA，甲型和乙型为8个、丙型为7个节段。病毒进入细胞核内核酸拆开分节段复制，病毒成熟时再重新装配于子代衣壳中。每个节段为一个基因，分别编码不同的蛋白质，所以病毒在复制中易发生基因重组，出现新亚型。

核酸外包绕的衣壳蛋白称核蛋白(nucleoprotein,NP)。衣壳蛋白呈螺旋对称排列。NP 无感染性,抗原结构稳定,有型特异性,很少发生变异,其抗体无中和病毒能力。

刺突:病毒体的包膜上有 2 种刺突,即血凝素和神经氨酸酶,均以疏水末端插入到脂质双层中。血凝素的数量较神经氨酸酶多,为(4~5):1。

(1)血凝素(hemagglutinin,HA):单体呈三棱柱形,是由 3 条糖蛋白肽链以非共价键形式连接成 3 聚体,用胰蛋白酶可水解成 2 种不同的多肽,即亚单位 HA1 和 HA2。HA1 是同红细胞、宿主细胞的受体相连接的部位,因而与感染性有关;HA2 具有膜融合活性作用,使 HA 与病毒体包膜相结合。因此 HA 必须断裂成 HA1 和 HA2 才具有感染性。HA 抗原结构易发生改变,一个氨基酸的置换就可能改变其抗原性。根据抗原性分为 HA1~14,是甲型流感病毒分亚型的主要依据。HA1~HA3 见于人类流行株。HA 的主要功能:①凝集红细胞,能凝集多种动物或人的红细胞,这是因为 HA 与红细胞表面的糖蛋白受体结合,使红细胞发生凝集(简称血凝)。血凝现象可以被特异性抗体所抑制,称为血凝抑制(HI)现象。②吸附宿主细胞,病毒颗粒可借助于 HA 吸附到宿主细胞上,是病毒进入宿主细胞的先决条件。③具有抗原性,HA 刺激机体可产生中和抗体,具有保护作用。

(2)神经氨酸酶(neuraminidase,NA):是 4 聚体糖蛋白,4 聚体连接成纤维状,其一末端向外游离,为扁球形结构,另一末端锚在包膜上。HA 的抗原性也很不稳定,易发生变异。根据其抗原性分为 NA1~9。NA 与 HA 一起是甲型流感病毒分亚型的主要依据。其中人类流感病毒只有 NA1 和 NA2。NA 的主要功能有:①参与病毒释放,NA 可水解受染细胞表面糖蛋白末端的 N- 乙酰神经氨酸,使成熟病毒体自细胞膜出芽释放;②促进病毒扩散,NA 可以破坏细胞膜上病毒特异的受体,液化细胞表面的黏液,使病毒从细胞上解离,有利于病毒的扩散。

根据 NP 和 MP 的不同,流感病毒分为甲(A)、乙(B)、丙(C)3 型。甲型流感病毒根据其表面 HA 和 NA 抗原性的不同,又分为若干亚型。流感病毒表面抗原 HA 和 NA 变异,导致抗原性转变和抗原性漂移,抗原性转变(antigenic shift)形成新亚型。如 1918 年西班牙流行株抗原为 H1N1,1957 年亚洲流行株则是 H2N2,1968 年我国香港流行株是 H3N2。当抗原转变出现新亚型时,由于人群缺少对变异病毒株的免疫力,从而引起流感大流行。具体见表 51-7。抗原性转变而导致新亚型出现的周期在 10~40 年。抗原性漂移(antigenic drift)是由病毒基因点突变和人群免疫力选择所造成,引起的流行规模小。

表 51-7 甲型流感病毒不同时期的抗原变化

流行年代	病毒亚型	病毒株名	H 抗原	N 抗原
1934—1946	甲型(原甲型)	A/PR/8/34	H0	N1
1946—1957	甲 1 型(亚甲型)	A/FM/1/47	H1	N1
1957—1968	甲 2 型(亚洲甲型)	A/Singapore/1/57	H2	N2
1968 年以后	甲 3 型(香港甲型)	A/Hong Kong/1/68	H3	N2
1977	甲 1 型(亚甲型)	A/USSR/90/77	H1	N1

2. **致病性和临床特征** 流感病毒经过飞沫传播,侵入呼吸道,通过其 HA 吸附于呼吸道黏膜上皮细胞膜上的 HA 受体上,然后侵入这些细胞进行增殖。经 1~2 天的潜伏期,感染者即可出现流感症状。病毒在呼吸道黏膜上皮细胞内增殖,造成这些细胞变性,坏死脱落,黏膜充血水肿,腺体分泌增加,出现喷嚏、鼻塞、咳嗽等症状。病毒在上皮细胞内复制,很少入血,但可释放内毒素样物质入血,引起全身中毒症状:发热、头痛、全身酸痛、疲乏无力、白细胞数下降等。流感病毒感染一般数日内自愈,但幼儿或年老体弱患者易继发细菌感染,如合并肺炎等,病死率高。病后对同型病毒有免疫力,可维持 1~2 年,主要为分泌型 IgA 和血清中和抗体 IgM、IgG 共同的作用。这些抗体有两类:一类是抗病毒血凝素抗体,能阻止病毒侵入易感细胞,在抗感染中起重要作用,另一类是抗神经氨酸酶抗体,能减少细胞排毒和病毒扩散。此外细胞毒性 T 淋巴细胞(CTL)可杀伤流感病毒感染细胞,在促进受染机体的康复方面也起重要作用。抗 HA、抗 NA 的抗体是流感免疫的重要因素。抵抗感染的发生与 HA 抗体有关,而减轻病情和阻止病毒传播则与抗 NA 抗体有关。血清抗体和鼻分泌物中的 sIgA 具保护作用,局部分泌性抗体可能是防止感染的最重要因素。抗体还能减轻病情及缩短病程,具有一定抗体滴度的人虽也可感染,但病情轻微。3 个型别的甲型流感病毒在抗原上没有联系,因此不能诱导交叉免疫。当一种病毒发生抗原性漂移的时候,对该株病毒具有高抗体滴度的人对新株可患轻型感染。血清抗体可持续数月至数年,而分泌型抗体存留短暂,一般只有几个月。细胞免疫应答的作用尚不清楚,可能 CTL 溶解感染细胞有助于疾病的恢复。值得注意的是 CTL 反应是有交叉性的(能溶解任何病毒株感染的细胞),不具有株特异性,可能主要直接作用于病毒核蛋白,而不是作用于病毒体表面糖蛋白。

甲型流感病毒抗原性易发生变异,曾多次引起世界性大流行。在 1918—1919 年的灾难性大流行中,全世界有 2 000 万人死于流感,乙型流感病毒对人类致病性较低,常局部暴发;丙型流感病毒主要侵犯婴幼儿或只引起人类轻微的上呼吸道感染,很少流行。

流感病毒的传染源主要是患者，其次为隐性感染者。被感染动物也可能是传染源。流感病毒一般只引起表面感染，不引起病毒血症。潜伏期长短取决于侵入的病毒量和机体免疫状态，一般为1~4天。起病后患者有畏寒、头痛、发热、浑身酸痛、乏力、咳嗽等症状。在症状出现的1~2天，随分泌物排出的病毒量较多，可达10^4~10^7单位/ml，之后则迅速减少。无并发症患者发病后第3~4天就开始恢复；如有并发症，则恢复期延长。流感的特点是发病率高，病死率低。死亡通常由细菌性并发感染所致。常见的细菌有肺炎链球菌、金黄色葡萄球菌、流感嗜血杆菌等。并发症多见于婴幼儿、老人和慢性病患者（心血管疾病、慢性气管炎和糖尿病等）。Seye综合征（Seye syndrome）是儿童流感的并发症，常发生于2~16岁儿童和少年，其主要表现为急性脑病和肝脂肪变性，死亡率高达10%~40%，发病机制不清，但与服用水杨酸类药物有关。故儿童在流感时不宜用阿司匹林等水杨酸类药物降体温。患者在排毒后1天就可在呼吸道分泌物中检出干扰素。干扰素对疾病的恢复起一定作用，但维持时间短。流感病毒抵抗力较弱，不耐热，56℃ 30分钟即被灭活，室温下感染性很快消失；但在0~4℃能存活数周。对干燥、日光、紫外线及乙醚、甲醛等敏感；酸性条件下更易灭活，但在−70℃或冷冻干燥后活性可长期保存。

3. **实验室诊断** 流行期结合临床症状诊断流感并不困难。确诊则需进行病毒学检查或血清学反应。

(1) 标本采集：通常采取发病3天内患者的咽洗液或咽拭子用于病毒分离。采集患者急性期（发病3天内）和恢复期（病程2~4周）双份血清用于血清学检查。

(2) 检测方法

1) 病毒分离：将采集后的样本加入青霉素、链霉素等抗菌药物处理后接种于9~11天鸡胚羊膜腔和尿囊腔中，于33~35℃孵育3~4天后，收集羊水和尿囊液进行血凝试验。如血凝试验阳性，再进行血凝抑制（HI）试验，鉴定型别。若血凝试验阴性，则用鸡胚再盲目传代3次，仍不出现血凝则判断病毒分离为阴性。也可用组织培养细胞（如人胚肾或猴肾）分离病毒，用红细胞吸附（HAd）试验或荧光抗体方法判定病毒增殖。

2) 血清学检查：常用ELISA和IFT方法直接作抗原检测，用HI或CF方法作抗体检测。

(3) 快速诊断：对患者进行快速诊断，主要是采用直接检出病毒抗原的方法。例如，取患者鼻甲黏膜印片或呼吸道脱落上皮细胞涂片，再用荧光素标记的流感病毒免疫血清进行免疫荧光染色直接检测鼻分泌物中病毒抗原；也可用ELISA检查患者咽漱液中的抗原。用单克隆抗体经免疫酶法（IEA）仅24~72小时即可测出甲、乙型流感病毒在感染细胞内的病毒颗粒或病毒抗原。

(4) 结果解释：在血清学实验诊断中，如果恢复期比急性期血清抗体效价升高4倍以上，具有协助诊断意义。正常人血清中常含有非特异性抑制物，影响HI试验结果。因此在HI试验前要用霍乱弧菌受体破坏酶或胰蛋白酶处理血清，除去此种抑制物。HI试验所用的病毒应是与当前流行密切相关的毒株，反应结果才能确切；CF试验只能检测NP、MP的抗体。这些抗体出现早、消失快，所以CF试验只能作为新近感染的指标。通常不做中和（NT）试验。

4. **预防** 及时隔离和治疗流感患者是预防的有效措施。目前流感疫苗有灭活疫苗和减毒疫苗两种，我国应用的流感疫苗为灭活疫苗，疫苗接种是预防流感最有效的方法。

（二）人禽流感病毒（avian influenza virus，AIV）

1. **病原学** 人禽流感病毒（avian influenza virus，AIV）是正黏病毒科流感病毒属甲型流感病毒，为单股负链RNA，禽流感病毒属甲型流感病毒。人禽流感病毒呈多形性，其中球形直径80~120nm，有囊膜。基因组为分节段单股负链RNA。依据其外膜血凝素（H）和神经氨酸酶（N）蛋白抗原性的不同，目前可分为15个H亚型（H1~H15）和9个N亚型（N1~N9）。人禽流感病毒除感染人外，还可感染猪、马、海洋哺乳动物和禽类。人禽流感病毒可在体内存活10天。禽流感病毒对乙醚、氯仿、丙酮等有机溶剂均敏感。常用消毒剂容易将其灭活，如氧化剂、稀酸、十二烷基硫酸钠、卤素化合物（如漂白粉和碘剂）等都能迅速破坏其传染性。禽流感病毒对热比较敏感，65℃加热30分钟或煮沸（100℃）2分钟以上可灭活。病毒在粪便中可存活1周，在水中可存活1个月，在pH<4.1的条件下也具有存活能力。病毒对低温抵抗力较强，在有甘油保护的情况下可保持活力1年以上。病毒在直射阳光下40~48小时即可灭活，如果用紫外线直接照射，可迅速破坏其传染性。

2. **致病性和临床特征** 人禽流感病毒能够吸收重组其他病毒的遗传物质而迅速变异。一旦变异病毒传播到人身上，与人类普通流感病毒相结合，就会成为一种新型流感病毒，人类对新病毒不具备任何免疫力。该病毒的分离株也同样具有高致病性。家禽在感染H5N1病毒后即使幸存下来也具有传染性，至少在10天内病毒都会在家禽体内存活，通过排泄物等进一步感染其他家禽或候鸟。传染源主要为患禽流感或携带禽流感病毒的鸡、鸭、鹅等家禽，特别是鸡；但不排除其他禽类或猪成为传染源的可能。人禽流感病毒主要经呼吸道传播，通过密切接触感染的禽类及其分泌物、排泄物、受病毒污染的水等以及直接接触病毒毒株被感染。目前尚无人与人之间传播的确切证据。

人禽流感病毒感染的诊断主要依靠流行病学与临床表现，流行病学史包括是否到过疫区，或与家禽有密切接触，或与禽流感患者有密切接触史。1周内出现流感样临床表现并出现持续高热（>39℃）者应警惕禽流感。人禽流感病毒亚型主要为H5N1、H9N2、H7N7，其中感染H5N1的患者病情重，病死率高，引起急性呼吸道传染病流感，重症者可多器官衰竭甚至死亡。人禽流感病毒宿主以禽类最广泛，主要通过呼吸道水平传播，还可通过接触及消化道传播。从事禽类业或在发病前一周内去过饲养、销售及宰杀等场所者为高危人群，任何年龄均可发病，12岁以下儿童发病率较高。高致病性禽流感病毒例如H5N1等能引起重症流感并可能引起暴发，至今有多起H5N1感染人类发病并致死的报道。易感人群：一般认为任何年龄均具有易感性，但12岁以下儿童发病率较高，病情较重。与不明原因病死家禽或感染、疑似感染禽流感家禽密切接触人员为高危人群。主要并发症有原发性病毒性肺炎、继发性细菌性肺炎、Reye 综合征、心肌炎、肌炎等。临床上应注意与流感、普通感冒、细菌性肺炎、严重急性呼吸综合征（SARS）、传染性单核细胞增多症、巨细胞病毒感染、衣原体肺炎、支原体肺炎等疾病进行鉴别诊断。

3. **实验室诊断**

（1）标本采集：吸取 / 拭子采集患者的鼻咽分泌物，采集患者的漱口液以及急性期和恢复期血液 3ml（儿童 1ml）。死亡病例可采集尸检标本。

（2）检测方法

1）病毒分离：从患者呼吸道标本（如鼻咽分泌物、口腔含漱液、气管吸出物或呼吸道上皮细胞）中分离禽流感病毒。病毒分离是人禽流感病毒确诊的“金标准”，但因病毒分离的实验条件要求较高，并且有高致病性危险，其应用有严格的局限性。

2）血清学检查：目前多采用 ELISA 和免疫荧光法检测 AIV 抗原和抗体。检测甲型流感病毒和 H5 亚型特异性单克隆抗体直接免疫荧光法阳性，呼吸道标本（鼻咽或气管吸出物）酶联免疫法检测阳性者，应列为疑似病例；或血清微量中和试验检测流感病毒 A（H5N1）抗体阳性。发病初期和恢复期双份血清抗禽流感病毒抗体滴度有 4 倍或以上升高，有助于回顾性诊断。

3）RT-PCR：用 RT-PCR 法检测禽流感病毒亚型特异性 H 抗原基因。

a. 标本采集：鼻咽分泌物、含漱液、急性期和恢复期全血样本 3ml（儿童 1ml）、尸检组织。

b. 保存要求：冷冻，使用无菌密闭容器。

c. 结果分析：PCR 检测呼吸道标本 AIV 阳性结合病毒培养有助于快速准确诊断禽流感。与培养分离法相比，RT-PCR 法易于操作且快速，可为诊断禽流感提供可靠的实验室依据。更为敏感特异的荧光定量 RT-PCR 有望在不久的将来应用于禽流感的快速诊断。分子生物学检测的技术要求较高，同一患者取不同部位标本（例如呼吸道分泌物及粪便）、同一患者不同时间的两份标本或同一份标本在不同实验室检测（最好其一为参考实验室）结果一致，临床报告才更可靠。

注：禽流感病毒有高致病性，提取核酸及有活病毒的操作须在 P3 实验室进行。

十二、布尼亚病毒科病毒

（一）肾综合征出血热病毒

肾综合征出血热病毒（hemorrhagic fever with renal syndrome virus，HFRSV）是引起肾综合征出血热的主要病毒。该病毒主要通过鼠类传播，可引起自然疫源性急性病毒性传染病。以往此病在中国和日本被称为流行性出血热，在朝鲜和韩国被称为朝鲜出血热，在苏联被称为远东出血热和出血性肾炎，在斯堪的纳维亚国家被称为流行性肾病。1980 年世界卫生组织将其统一命名为肾综合征出血热。根据此病毒的形态学和分子生物学特征，目前已将其归入尼亚病毒科（bunyaviridae），另立为一个新属，命名为汉坦病毒属（hantavirus）。

1. **病原学**　已证实 HFRS 病毒与其他出血热病毒无关，与布尼亚病毒科其他 4 个属的病毒也无血清学关系。采用血清学方法（主要是空斑减少中和试验）以及 RT-PCR 技术和酶切分析方法，可将 HFRS 病毒分为不同型别，即汉坦病毒（Ⅰ型，又称野鼠型）、汉城病毒（Ⅱ型，又称家鼠型）、普马拉病毒（Ⅲ型，又称棕背鼠型）、希望山病毒（Ⅳ型，又称草原田鼠型）、泰国病毒（Ⅴ型）、Dobrava 病毒（Ⅵ型）、Thottapalaym 病毒（Ⅶ型）以及 1993 年在美国西南部暴发的汉坦病毒肺综合征的病原。其中前 4 型经世界卫生组织汉坦病毒参考中心认定，而后 4 型则尚未最后认定。从我国不同疫区、不同动物及患者分离出的 HFRS 病毒，分属于Ⅰ型和Ⅱ型，两型病毒的抗原性有交叉。病毒体呈圆形或卵圆形，直径 90~110nm，有囊膜，囊膜上有突起。HFRS 病毒的核酸为单股负链 RNA，分为 L、M、S 三个片段。分子量分别为 2.7×10^6、1.4×10^6 和 0.6×10^6 道尔顿。三个片段的碱基序列互不相同，但都具有同样的 3′末端，为“3′AUCAUCAUCUG”，这一序列不同于布尼亚病毒科的其他属病毒。HFRS 病毒由四种蛋白组成，即 N、G1、G2 和 L。N 为核蛋白，由 S 片段编码，其主要功能是包裹病毒 RNA 的三个片段，该蛋白免疫原性强。G1 和 G2 均为糖蛋白，由 M 片段编码，上面有中和抗原位点和血凝活位点。这二种抗原位点是独立存在的，但也可部分重叠。L 为 RNA 多聚酶，由 L 片段编码，在病毒复制中起重要作用。HFRS 病毒的成熟方式为芽生成熟，其成熟过程与细胞的高尔基体和内质网有关。病毒在 pH 5.6~6.4 时可凝集鹅红细胞。

2. **致病性和临床特征**　HFRS 的发病机制很复杂，有些环节尚未完全确认。目前一般认为病毒直接作用是发病的始动环节，而免疫病理损伤也起重要作用。病毒感染造成病毒血症以及全身毛细血管和小血管损伤，引起高热、寒战、乏力、全身酸痛、皮肤和黏膜出现出血点或出血斑，重者还可有腔道或各脏器出血、肾脏损害出现血尿、蛋白尿，电解质紊乱，广泛的毛细血管和小血管损伤引起的出血、血浆渗出和微循环障碍等造成低血压或休克。病程早期血液中 IgE 水平增高，提示Ⅰ型变态反应可能通过血管活性物质的作用，使小血管扩张，渗出增加。另外在早期患者体内即可出现大量循环免疫复合物，在血管壁、血小板、肾小球及肾小管上有免疫复合物沉积，血清补体水平下降；血清中也可检出抗基底膜和抗心肌抗体，这些现象表明Ⅲ型和Ⅱ型变态反应造成的免疫病理损伤也参与了 HFRS 的致病。

以往认为 HFRS 患者的细胞免疫功能呈抑制状态，而近年来的研究表明，细胞免疫在对 HFRS 病毒感染的免疫保护中同样起重要作用。特别是观察到 HFRS 患者的抑制性 T 细胞功能低下，致使杀死性 T 细胞和 B 细胞功能相对增强，一些细胞因子（如白细胞介素 1、干扰素、肿瘤坏死因子、白细胞介素 2 受体、前列腺素 E2 等）的水平在 HFRS 的不同病期也有明显变化。值得指出的是，上述细胞免疫（包括一些细胞因子）与特异性抗体一样，除参与抗感染免疫，具有抵御和清除病毒的作用以外，也参与变态反应。HFRS 病后可获持久免疫力，一般不发生再次感染发病，但隐性感染产生的免疫力多不能持久。

潜伏期一般为两周左右，起病急，发展快。典型病例具有三大主征，即发热、出血和肾脏损害。临床经过分为发热期、低血压休克期、少尿期、多尿期和恢复期。HFRS 的传播途径尚未完全肯定，认为可能的途径有 3 类 5 种，即动物源性传播（包括通过呼吸道、消化道和伤口 3 种途径）、虫媒传播和垂直传播。其中动物源性传播是主要的传播途径，即携带病毒的动物通过唾液、尿、粪排出病毒污染环境，人或动物通过呼吸道、消化道摄入或直接接触感染动物受到传染。螨类也可能是本病的传播媒介。目前世界上已发现能携带本病毒的鼠类等动物百余种，疫源地遍及世界五大洲，在亚洲、欧洲、非洲和美洲 28 个国家均有病例报道。我国是 HFRS 疫情较严重的国家，自 20 世纪 80 年代中期以来，我国每年发病人数已超过 10 万人，病死率为 3%~5%，有的地区高达 10%，疫区波及近 28 个省、市、自治区。主要宿主动物和传染源是黑线姬鼠和褐家鼠，此病有明显的地区性和季节性，这与鼠类的分布和活动密切相关。Ⅰ型 HFRS 发病多集中于秋冬之间，Ⅱ型则多集中于春夏之间。

3. 实验室诊断

（1）标本采集：采集患者急性期血液、尸检组织或感染动物的肺、肾等组织标本。

（2）检测方法：

1）病毒分离：患者急性期血液、尸检组织或感染动物的肺、肾等组织均可用于病毒分离，组织需研磨成悬液。常用 Vero-E6 细胞分离培养，培养 7~14 天后，用免疫荧光染色法检查细胞内是否有病毒抗原，胞浆内出现黄绿色颗粒荧光为阳性。也可取检材接种易感动物来分离病毒，常用者为小白鼠乳鼠，通过腹腔或脑内接种，接种后逐日观察动物有无发病或死亡，并定期取动物脑、肺等组织，冰冻切片或将组织研磨成悬液后分别用免疫荧光法或 ELISA 检查是否有病毒抗原。用细胞或动物分离培养阳性者继续盲传，连续三代阳性者方能肯定为阳性。此外在进行动物实验时采取严格的隔离及防护措施，以防止发生实验室感染。

2）血清学检查：①检测特异性 IgM 抗体，此抗体在发病后第 1~2 天即可检出，急性期阳性率可达 95% 以上，因此检测此抗体具有早期诊断价值。根据情况可选用间接免疫荧光法（IFAT）和 ELISA，后者又可分为 IgM 捕捉法和间接法，其中以 IgM 捕捉法的敏感性和特异性为最好。②检测特异性 IgG 抗体，病后特异性 IgG 抗体出现较早，维持时间很长，因此需检测双份血清（间隔至少一周），恢复期血清抗体滴度比急性期升高 4 倍以上可确诊。常用检测方法为 IFAT 和 ELISA。此两种方法还可用于血清流行病学调查。③检测血凝抑制抗体，采用血凝抑制试验检测患者血清中的特异性血凝抑制抗体，在辅助诊断和流行病学调查中也较常用。

（3）结果解释：人对 HFRS 病毒普遍易感。过去认为 HFRS 以显性感染为主，但近年来的监测研究表明，人群感染后仅少数人发病，大部分人呈隐性感染状态，特别是Ⅱ型疫区的人群隐性感染率更高。感染后抗体出现早，发热 1~2 天即可检测出 IgM 抗体，第 7~10 天达高峰；第 2~3 天可检测出 IgG 抗体，第 14~20 天达高峰，IgG 抗体在体内可持续存在 30 余年。近年来的研究结果表明，在不同的抗体成分中，对机体起免疫保护作用的主要是由 G1 和 G2 糖蛋白刺激产生的中和抗体和血凝抑制抗体，而由 N 蛋白刺激产生的特异性抗体在免疫保护中也起一定作用。

4. 预防 应做好疫情检测、防鼠灭鼠及食品卫生，目前我国应用的 HFRS 灭活疫苗，两年保护率在 90% 以上。

（二）发热伴血小板减少综合征布尼亚病毒

发热伴血小板减少综合征布尼亚病毒（severe fever with thrombocytopenia syndrome bunyavirus，SFTSV）系新近发现的病毒。2009—2011 年，我国中北部的湖北、河南、山东、江苏、安徽和辽宁等省份农村地区陆续报告了临床表现为发热、胃肠道症状、血小板减少和白细胞减少的疑似感染病例，死亡率约 30%。患者多为上述省份山区和丘陵地带从事农业生产劳动的农民。2011 年以中国疾病预防控制中心为主的研究团队最终确定该疾病病因为新型布尼亚病毒感染，命名为发热伴血小板减少综合征布尼亚病毒。

1. 病原学 血小板减少综合征布尼亚病毒分类属于布尼亚病毒科（*Bunyaviridae*）白蛉病毒属（*Phlebovirus*），为单股负链、分节段线性 RNA 病毒。病毒颗粒呈球形，直径 80~100nm，含有包膜，表面有棘突。基因组包含三个单股负链 RNA 片段（L、M 和 S），L 片段全长为 6 368 个核苷酸，包含单一读码框架，编码 RNA 依赖的 RNA 聚合酶；M 片段全长为 3 378 个核苷酸，含有单一的读码框架，编码 1 073 个氨基酸的糖蛋白前体；S 片段是一个双义 RNA，基因组以双向的方式编码病毒核蛋白和非结构蛋白。病毒基因组末端序列高度保守，与白蛉病毒属其他病毒成员相同，可形成锅柄状结构。

布尼亚病毒科病毒抵抗力弱，不耐酸、易被热、乙醚、去氧胆酸钠和常用消毒剂及紫外线照射等迅速灭活。

2. 致病性和临床特征 SFTSV 致病性尚不清楚，长角血蜱（*haemaphysalis longicornis*）可能是主要传播媒介。潜伏期尚不十分明确，可能为 1~2 周。急性起病，主要临床表现为发热，体温多在 38℃以上，重者持续高热，可达 40℃以上，部分病例热程可长达 10 天以上。伴乏力、明显食欲缺乏、恶心、呕吐等，部分病例有头痛、肌肉酸痛、腹泻等。少数病例病情危重，出现意识障碍、皮肤瘀斑、消化道出血、肺出血等，可因休克、呼吸衰竭、弥散性血管内凝血（DIC）等多器官功能衰竭死亡。绝大多数患者预后良好，既往有基础疾病、老年患者、出现精神神经症状、出血倾向明显、低钠血症等提示病重，预后较差。

3. 实验室检查

（1）血常规检查：外周血白细胞计数减少，多为 $1.0 \sim 3.0 \times 10^9/L$，重症可降至 $1.0 \times 10^9/L$ 以下，嗜中性粒细胞比例、淋巴细胞比例多正常；血小板降低，多为 $(30 \sim 60) \times 10^9/L$，重症者可低于 $30 \times 10^9/L$。

（2）尿常规检查：半数以上病例出现蛋白尿（+~+++），少数病例出现尿隐血或血尿。

（3）生化检查：可出现不同程度 LDH、CK 及 GOT、GPT 等的升高，尤以 GOT、CK-MB 升高为主，常有低钠血症，个别病例 BUN 升高。

（4）病原学检查：

1）新型布尼亚病毒核酸检测。

2）血清中分离新型布尼亚病毒。

(5)血清学检查：

1)新型布尼亚病毒 IgM 抗体。

2)新型布尼亚病毒 IgG 抗体。

4. 预防　由于长角血蜱可能是主要传播媒介，因此做好个人防护，清理杀灭蜱，预防蜱叮咬是主要预防措施。其他预防措施有避免直接接触患者的血液、分泌物或排泄物等。尽管 SFTS 存在家庭病例聚集现象，但 SFTSV 人 - 人传播途径尚无可靠证据。

(三) 新疆出血热病毒

新疆出血热病毒(Xinjiang hemorrhagic fever virus，CHFV)是引起自然疫源性传染病新疆出血热的主要病毒。通过硬蜱传播。本病于 1944 年发现于克里米亚，1956 年又发现于刚果。1965 年，我国首先发现于新疆的巴楚地区。除新疆外，云南、青海、四川等地区也发现本病抗体阳性的患者。这说明本病在我国西北和西南地区存在着较广泛的自然疫源地。克里米亚、顿河下游、伏尔加河盆地，以及非洲等地均有本病流行，亦称克里米亚出血热(Crimean hemorrhagic fever，CHF)，克里米亚 - 刚果出血热(Crimean-Congo hemorrhagic fever，CCHF)。

1. 病原学　本病病原体为虫媒 RNA 病毒，呈圆形或椭圆形，外面有一层囊膜，直径为 85~105nm，归类于布尼亚病毒科(*Bunyaviridae*)、内罗病毒属(*Nairovirus*)。新疆出血热病毒是从我国新疆塔里木地区出血热患者的血液、尸体的肝、脾、肾、淋巴结以及在疫区捕获的硬蜱中分离到的。其形态结构和抵抗力等与 HFRS 病毒相似，但抗原性、传播方式和致病性等均与 HFRS 病毒不同。小白鼠乳鼠对此病毒高度易感，可用于病毒分离和传代。

2. 致病性和临床特征　新疆出血热的发生有明显的季节性，每年 4~5 月为流行高峰，与蜱在自然界的消长情况及牧区活动的繁忙季节相符合。人被带毒蜱叮咬而感染，潜伏期 7 天左右，起病急骤，有发热、头痛、困倦乏力、呕吐等症状。患者早期面部、胸部皮肤潮红，继而在口腔黏膜及其他部位皮肤有出血点，严重患者有鼻出血、呕血、血尿、蛋白尿甚至休克等。病后第 6 天血清中可出现中和抗体，第 14 天达高峰，并可维持 5 年以上；补体结合抗体至第 2 周才出现，且上升缓慢，滴度也低。病后免疫力持久。我国已成功研制新疆出血热的疫苗，系采用感染鼠脑精制而成，在牧区试用的初步结果表明安全有效。

临床上以发热、头痛、出血、低血压休克等为特征。起病急骤，临床表现包括寒战、高热、头痛、腰痛、全身痛、口渴、呕吐、面与胸部皮肤潮红、球结膜水肿、软腭和颊黏膜出血点、上胸、腋下、背部有出血点和出血斑、有鼻出血。热程约 1 周。热退前后出现低血压休克、出血现象，如消化道出血、血尿、子宫出血等，病程约 10~14 天。传染源主要是疫区的绵羊和塔里木兔，此外，山羊、牛、马、骆驼、野兔、狐狸也可能为本病的传染源，急性期患者也是传染源。亚洲璃眼蜱(*Hyalomma asiaticum*，一种硬蜱)是本病的主要传播媒介，蜱主要存在于胡杨树下的树枝落叶内，通过叮咬传播给人和动物，病毒可经蜱卵传代，故亚洲璃眼蜱也是本病毒的储存宿主。此外，接触带毒的羊血或急性期患者的血液通过皮肤伤口感染人，摄入病毒污染的食物也可感染本病。人群普遍易感，但以青壮年为多，发病与放牧有关。疫区人群有隐性感染。发病后第 6 天出现中和抗体，两周达高峰，病后可获得持久免疫力。流行季节为 3~6 月，4~5 月为高峰，呈散发流行。本病病死率高，一般在 25% 左右。重型患者有严重出血现象或休克者预后差。防蜱、灭蜱是预防本病的主要措施。对患者要严格隔离治疗，患者血液、分泌物、排出物等要消毒处理。医务人员要加强防护，防止感染。

3. 实验室诊断

(1)标本采集：取患者早期血液或血清标本。

(2)检测方法

1)病毒分离：早期患者血液可分离到病毒。XHF 病毒属于生物安全四级操作的高危险性致病因子。

2)血清学检查：补体结合试验、中和试验、反向被动血凝试验、间接免疫荧光试验、血凝抑制试验、双相免疫扩散试验等，双份血清抗体效价递增 4 倍以上者有诊断意义。

(3)结果解释：人体感染后将产生 NT 抗体、CF 抗体和 HI 抗体，NT 抗体出现早，维持久，病后可获得持久免疫力。另外常规检查中也会出现相应变化，例如血常规检查中的白细胞和血小板数减少，分类中淋巴细胞增多，有异常淋巴细胞；尿中有蛋白；粪便隐血试验大多呈阳性；在凝血检查中出血、凝血时间延长，血块收缩不良等。

4. 预防　新疆出血热传播媒介主要是硬蜱，应采取防蜱叮咬措施以减少本病的发生。目前国产灭活的乳鼠脑精制疫苗注射 3 次后抗体阳性率达 70% 以上，应对重点人群进行预防接种。

十三、沙粒病毒科病毒

1. 病原学　淋巴细胞脉络丛脑膜炎病毒(*lymphocytic choriomeningitis virus*，LCMV)可感染人和许多动物，引起淋巴细胞脉络丛脑膜炎(lymphocytic choriomeningitis，LCM)。LCMV 为沙粒病毒科沙粒病毒属的 RNA 病毒，有包膜，呈球形为主多形性病毒，直径为 50~150nm。核酸为双链 RNA，有大小两片段，大片段 L 有 7.2kb，编码 RNA 依赖性 RNA 多聚酶，小片段 S 有 3.4kb，编码核衣壳蛋白和包膜糖蛋白。LCMV 对乙醚、0.05% 甲醛、紫外线和去污剂敏感，极不耐热，56℃加热 1 小时病毒失活。

2. 致病性和临床表现　鼠类为本病主要传染源。病鼠的尿粪、唾液、鼻腔分泌物均含病毒，可污染人的住处及周围环境的尘土、物品、食品，主要通过呼吸道与消化道传播，也可经皮肤伤口接触传播。本病多散发流行，秋冬季多见，人群普遍易感。病毒感染呈世界性分布，患者多为 15~40 岁的青壮年。

病毒通过呼吸道、消化道或皮肤黏膜进入人体后，在局部组织的内质细胞和淋巴细胞中繁殖后进入血流而成为病毒血症，可引起患者发热、全身不适等病毒血症反应，如能透过血脑屏障则可引起脑膜炎。

本病潜伏期为数日至数周，一般为 6~12 天，患者感染后可引起不同的临床表现，可分为 5 种类型，一是亚临床隐性感染，使感染者无任何临床症状和体征，血清中可测出

LCMV 的特异性抗体；二是类流感型，患者急性起病，高热可达 39℃，伴全身不适，肌痛和关节酸痛，还可出现鼻塞、流涕、咽痛等上感症状，病程多为 2 周左右；三是脑膜炎型，部分患者起病为脑膜炎，表现为发热、头痛、恶心、呕吐、嗜睡，脑膜刺激征，发热为双峰热型，病程约 2 周，预后良好；四是脑膜脑炎型，极少数患者可发展为脑膜脑炎型，表现为剧烈头痛、谵妄、幻觉，进而昏睡、昏迷，甚至死亡，部分患者遗有神经系统后遗症，如失聪、失语、复视、斜视、共济失调等不同程度语言和运动障碍；五是慢性感染型，有不规律长期发热、头痛、恶心、呕吐等症状或脑膜刺激征阳性，病程可达 1~2 年，一般可痊愈。

3. 实验室诊断

(1) 标本采集：采集患者急性期的血液、脑脊液用于病毒分离，采集患者抗凝血做血清学检查。

(2) 检测方法：

1) 病毒分离：可将患者鼻咽部分泌物、血液、脑脊液等接种于小白鼠或豚鼠脑内或腹腔内，也可接种于鸡胚、鼠胚或人胚成纤维细胞进行病毒分离培养，用荧光抗体法进行确认。

2) 血清学检查：免疫荧光法血清学检查在病程的第 1 周即可检查到特异性抗体，可用于本病的早期诊断。补体结合试验于病程第 10~14 天呈阳性反应，滴度在 5~8 周达高峰。

3) 病毒核酸检测：用 RT-PCR 法可检测 LCMV 的病毒核酸。

(3) 结果解释：如补体结合抗体达到 1∶8 或双倍血清抗体呈 4 倍增长、RT-PCR 法检出病毒核酸、组织培养时荧光抗体反应阳性即可确诊。

4. 预防 鼠为本病的传染源，预防以灭鼠为主，保护食物、水源不被鼠粪尿污染。

十四、小 RNA 病毒科病毒

（一）脊髓灰质炎病毒

1. 病原学 脊髓灰质炎病毒（poliovirus virus）具有典型的肠道病毒形态和结构特征。利用中和试验可将脊髓灰质炎病毒分为Ⅰ型、Ⅱ型、Ⅲ型，3 个型别间无交叉反应。从感染细胞释放的病毒区带离心可区分出两种颗粒，一种称 D 颗粒，具有感染性、带 RNA 的完整病毒颗粒，只与同型血清发生补体结合反应；另一种称 C 颗粒，是未装配核心的空衣壳，无感染细胞的能力，与 3 型脊髓灰质炎病毒的抗血清均发生补体结合反应。脊髓灰质炎病毒可在猴肾、人胚肾、人羊膜细胞中培养增殖，细胞变圆、坏死及脱落。脊髓灰质炎病毒对外界因素抵抗力较强，在粪便及污水中可存活数周，在酸性环境中较稳定，脊髓灰质炎病毒对胃酸及胆汁抵抗力较强，因而易于通过胃、十二指肠，有利于病毒传播。对热、干燥、紫外线等均敏感。56℃经 30min 可灭活；但 1mol/L 的 Mg^{2+} 可防止灭活。各种氧化剂如高锰酸钾、过氧化氢、漂白粉等可用于消毒，而石炭酸、甲醛溶液等消毒剂则效力较差。人受脊髓灰质炎病毒感染后，可建立起特异性免疫应答，以体液免疫为主。在肠道局部淋巴组织产生 sIgA，清除肠道内病毒，阻止病毒入血；血液中则出现 IgG、IgM 中和性抗体（NTAb），可清除血液中的游离病毒，阻止病毒侵入中枢神经系统。NTAb 维持时间久，对同型病毒感染有防御力，由于 3 型病毒间有部分共同抗原，故对异型病毒也有低度防御能力。血液中的 IgG 抗体可由母亲通过胎盘传给胎儿，出生后维持数月才逐渐消失，故出生后 6 个月以内的婴儿较少发病。本病一年四季均可发生，但流行都在夏、秋季。一般以散发为多，带毒粪便污染水源可引起暴发流行。引起流行的病毒型别以Ⅰ型居多。潜伏期通常为 7~14 天，最短 2 天，最长 35 天。在临床症状出现前后患者均具有传染性。自 20 世纪 50 年代末期开展活疫苗预防以来，发病率逐年大幅度下降，在某些发达国家已基本被消灭。

2. 致病性和临床特征 人是脊髓灰质炎病毒的唯一天然宿主，这是因为在人细胞膜表面有一种受体，与病毒衣壳上的结构蛋白 VP1 具有特异的亲和力，使病毒得以吸附到细胞上。病毒侵入机体，首先与宿主细胞膜受体结合，3 个型别的病毒有共同细胞受体。病毒与膜受体结合后，先在咽部、扁桃体、颈部淋巴结、小肠黏膜上皮细胞和肠系膜淋巴结内增殖，90% 以上感染者病毒只限于肠，引起隐性感染。少数人病毒可经淋巴系统入血形成第 1 次病毒血症。病毒随血流扩散至全身淋巴组织和其他易感的非神经组织内进一步繁殖，并再次入血形成第 2 次病毒血症。此时病毒可突破血脑屏障，侵犯中枢神经系统，脊髓灰质炎病毒破坏脊髓灰质前角运动神经元，导致肢体肌肉弛缓性麻痹。病毒也可沿外周神经轴突传到脊髓或脑。

脊髓灰质炎病毒引起脊髓灰质炎（poliomyelitis，or polio），又称为小儿麻痹，是一种危害中枢神经系统的传染病。人体受病毒感染后，绝大多数人（90%~95%）呈隐性感染，而显性感染者也多为轻症感染（4%~8%），只有少数患者（1%~ 2%）发生神经系统感染。脊髓灰质炎分布广泛，世界各地均有流行。脊髓灰质炎病毒经口感染，传染源为患者及无症状的隐性感染者，传播方式主要是通过粪 - 口途径。鼻咽分泌物虽也可排出病毒，但时间较短，在病毒传播上并不重要。约有 1% 的人出现临床症状，表现为如下几种类型：

(1) 顿挫感染型：顿挫感染型是最常见的病型，病毒只在侵入局部增殖或增殖后入血，但不侵犯中枢神经系统。患者出现发热、不适、嗜睡、头痛、恶心、呕吐、便秘或咽部疼痛等症状，几天内即可恢复。

(2) 无菌性脑膜炎型：患者除有上述症状外，还出现颈背部肌肉强直和疼痛，2~10 天后可完全恢复健康。

(3) 麻痹型：病毒在脊髓前角运动神经元内增殖，损害神经细胞，引起肌肉弛缓性麻痹，多发生在四肢，下肢尤为多见。病毒如侵犯延髓则导致麻痹、呼吸停止而死亡。病情轻重取决于多种因素：如病毒株的毒力、感染剂量、机体的免疫力等。此外，人体过劳、扁桃体切除、近期接受过预防接种等非特异刺激因素都可能减弱血脑屏障的功能，而促进麻痹的发生。

根据显性感染患者的临床表现可分为三种类型：①轻型，病症似流感，有发热、乏力、头痛、肌痛、有时伴有咽炎、扁桃体炎及胃肠炎症状。症状持续 4~5 天后即退去；②非麻痹型（又称无菌性脑膜炎型），患者具有典型的无菌性脑膜炎症状，下肢疼痛，颈或背痛，可查出有轻度颈项强直及脑膜刺激症状，脑脊液中淋巴细胞增多；③麻痹型，病毒从血液侵入中枢神经系统，当累及脊髓腰膨大部前角运动神经细胞时，造成肌群松弛、萎缩，最终发展为松弛性麻痹。在极个别患者，病毒可累及颅下神经及脊髓颈区前角神经细胞，造成咽、软腭、声带麻痹，患者常因呼吸、循环衰竭而死亡。上述临床表现的严重程度取决于多种因素，如毒株的毒力、感染病毒的相对数量、机体免疫功能状态等。过度疲劳、创伤、妊娠、扁桃体切除，近期有以明矾为佐剂的疫苗接种史等易促使麻痹发生。

3. **实验室诊断**　脊髓灰质炎的麻痹型病例，易于诊断。但因其他肠道病毒的某些型（如柯萨奇病毒 A7 型等）也可引起麻痹，仍需进行病毒分离或血清学诊断方能作出准确的病原学诊断。非典型及轻型病例尤其需要微生物学诊断。

(1) 标本采集：取患者粪便、发病早期的咽部分泌物等标本。

(2) 检测方法

1) 病毒分离：患者粪便、发病早期的咽部分泌物等标本加抗生素除去杂菌，然后将标本低速离心，取上清液接种猴肾、人胚肾或人羊膜细胞，逐日观察致细胞病变效应（CPE）。有 CPE 出现后，经传代测出 TCID50，用已知的 Ⅰ、Ⅱ、Ⅲ型免疫血清中和试验加以鉴定。

2) 血清学诊断：取病程早期和恢复期双份血清作 CF 试验或 NT 试验，恢复期血清抗体滴度较早期血清增高 4 倍或 4 倍以上者，有诊断意义。

(3) 结果解释：患者从粪便排出病毒可持续数周，因此粪便分离病毒阳性率较高。疾病早期从咽部分泌物也可检出病毒，但阳性率较低。

4. **预防**　灭活脊髓灰质炎疫苗和口服脊髓灰质炎疫苗是该病毒的主要预防手段。目前口服脊髓灰质炎疫苗是预防的主要方式。

（二）柯萨奇病毒

柯萨奇病毒（Coxsackie virus）是 1948 年在美国纽约州柯萨奇镇，从一名疑似脊髓灰质炎患者粪便中用接种乳鼠的方法首次分离，因而得名。

1. **病原学**　柯萨奇病毒（Cox）属于单链 RNA 病毒，根据对乳鼠引起的病理变化将病毒分为 A 组及 B 组。A 组有 23 型病毒，B 组有 6 型病毒。通过型特异性抗原，经中和试验、ELISA 方法等可以对各型进行鉴定。所有的 B 组及 A 组的第 9 型有共同的组特异性抗原，在 B 组内病毒之间有交叉反应，但是 A 组病毒没有共同的组特异性抗原。A 组某些型别的型特异性抗原可在 37℃引起人类 O 型红细胞凝集反应。柯萨奇病毒与脊髓灰质炎病毒的区别在于对新生小鼠（乳鼠）有无致病性。柯萨奇病毒 A 组可使乳鼠产生广泛性骨骼肌炎，引起弛缓性麻痹；B 组可引起乳鼠局灶性肌炎及痉挛性麻痹，并常有棕色脂肪坏死、脑炎和心肌炎。全部 B 组病毒及 A 组的 A7、A9、A16 及 A24 均可在猴肾细胞培养中增殖，产生典型的肠道病毒 CPE（图 51-9），而 A 组的其他各型病毒皆不能在培养细胞中增殖。

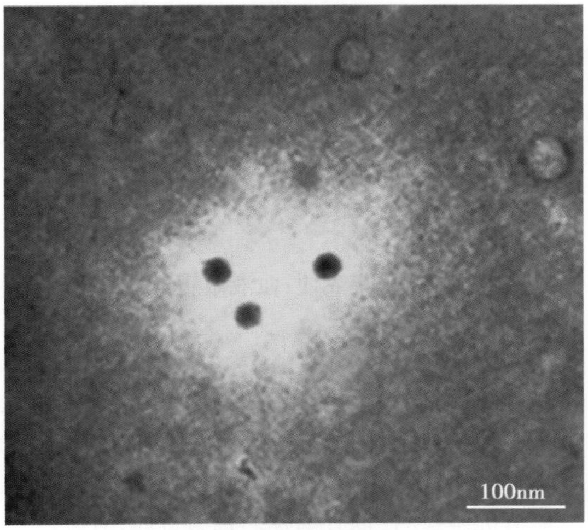

图 51-9　柯萨奇病毒 CPE

2. **致病性和临床特点**　柯萨奇病毒型别多、分布广，人类感染机会较多，主要经粪 - 口途径，亦可由呼吸道传播，可导致呼吸道感染、脑炎或脑膜炎及肌肉系统疾病。Cox 感染后血中可出现 IgM、IgG 型抗体。病毒在体内扩散过程与脊髓灰质炎病毒相似，但因其可侵犯呼吸道、胃肠道、肌肉、皮肤、心脏或中枢神经系统等多种组织器官，导致临床表现多样化，较重要的有类脊髓灰质炎麻痹、无菌性脑膜炎、出疹性发热病、急性心肌炎和心包炎、流行性肌痛、疱疹性咽峡炎、手足口病等。B 组中某些型病毒还可经胎盘传给胎儿，引起新生儿心肌炎或先天性心脏病。B4（CVB4）与 Ⅰ 型糖尿病有关。人体感染柯萨奇病毒后，血清中较早出现特异性中和抗体，对同型病毒有持久免疫力。柯萨奇病毒感染临床表现多种多样，同一型病毒可产生一种以上的临床综合征；同一临床综合征可由不同型病毒所引起。柯萨奇病毒、埃可病毒、新型肠道病毒引起的临床综合征及相关的病毒血清型见表 51-8 所示。

表 51-8　柯萨奇病毒、埃可病毒、新型肠道病毒引起的临床综合征及相关的病毒血清型

临床综合征	柯萨奇病毒		埃可病毒及新型肠道病毒（E）
	A 组	B 组	
无菌性脑膜炎	2，4，7，9，10	1，2，3，4，5	4，6，9，11，16，30；E70，E71
肌无力和麻痹	7，9	2，3，4，5	2，4，6，9，11，30；E71

续表

临床综合征	柯萨奇病毒		埃可病毒及新型肠道病毒(E)
	A 组	B 组	
皮疹、黏膜疹	4,5,6,9,10,16	2,3,4,5	2,4,5,6,9,11,16,18,25
心包膜炎、心肌炎	4,16	2,3,4,5	1,6,8,9,19
流行性肌痛、睾丸炎	9	1,2,3,4,5	1,6,9
呼吸道疾病	9,16,21,24	1,3,4,5	4,9,11,20,25
结膜炎	24	1,5	7;E70
全身性感染(婴儿)	-	1,2,3,4,5	3,6,9,11,14,17,19
疱疹性咽峡炎	2,6,8,10,16	-	-

"-" 指引起某综合征的血清型

3. **实验室诊断**

(1)标本采集：可采集粪便、血液做病毒分离培养，采集抗凝血做血清学检查。

(2)检测方法

1)病毒分离：必须采用乳鼠接种法分离病毒，可与细胞培养法同步进行，但不能省略，以免丢掉在细胞培养上不能增殖的病毒。

2)血清抗体检测：以分离株病毒为抗原，对流行区的患者或隐性感染者进行检测。标本中存在的特异抗 COXV 的 IgM 型抗体，就可以通过 COX 抗原，将酶标记物结合在固相上。所以酶的量与标本或质控品中的抗 COXV 的 IgM 型抗体的量成正比。通过加入无色的显色剂 / 底物溶液来测定酶的活性。酶将无色的显色剂 / 底物溶液催化为有色溶液，就可以用光度计来测量。若从 CSF、心包液或疱疹液分离出病毒，则可直接作出诊断。

(3)结果解释：由于病毒型别多，很难用检测患者血清中特异性抗体的方法来判断是由哪一型病毒引起的疾病，因而血清学诊断法只适用于集体发病者。由于人群中常有柯萨奇病毒携带者，因而从咽部或粪便取材分离出的病毒不一定是病原因子；只有取患者双份血清做中和试验，特异性抗体有 4 倍或 4 倍以上增高的结果才能辅助诊断柯萨奇病毒感染。

4. **预防** 对临床病例进行消化道隔离，隔离期一般为两周。加强饮食管理和个人卫生，对易感者可注射人丙种球蛋白做被动免疫。

(三) 埃可病毒

埃可病毒(ECHOV)是 1951 年脊髓灰质炎流行期间从患者粪便中分离的能使培养细胞发生病变的非脊髓灰质炎病毒。当时对该病毒与疾病有何关系尚不了解，故被命名为人类肠道致细胞病变孤儿病毒(enteric cytopathogenic human orphan virus，ECHOV)简称为埃可病毒(ECHOV)。

1. **病原学** 病毒形态与细胞培养特性与脊髓灰质炎病毒相似，在人胚肾或猴肾细胞内增殖产生 CPE，但对猴和乳鼠无致病性(9 型除外，能引起乳鼠麻痹)，不同于脊髓灰质炎病毒和柯萨奇病毒。依据中和试验有 31 个血清型。某些型别能与人的 O 型红细胞发生凝集反应，因此利用型特异血清做血凝抑制(HI)试验，有助于该病毒鉴定。感染后机体产生特异性中和抗体，对同型病毒感染有持久免疫力。埃可病毒最早在脊髓灰质炎流行期间从人的粪便中分离，当时不知与人类何种病毒相关，故称为人类肠道致细胞病变孤儿病毒。不同血清型的差异在于其衣壳上的特异性抗原，这可以用中和试验加以区别。埃可病毒没有属特异抗原，但有异型交叉反应。在埃可病毒 31 个型中，有 12 个型具有凝集人类 O 型红细胞的能力，血凝素是毒粒的主要部分。

2. **致病性和临床特征** ECHOV 对人的致病性类似柯萨奇病毒，引起出疹性发热病、呼吸道感染及婴儿腹泻等。ECHOV 感染不能根据临床表现进行诊断。对夏季流行的无菌性脑膜炎、儿童出疹性发热病或非细菌性儿童腹泻，应考虑该病毒感染。一岁以下婴儿由 ECHOV 和柯萨奇病毒引起的中枢神经系统感染，常导致神经后遗症和智力障碍，在基本消灭了脊髓灰质炎的国家已引起重视。

3. **实验室诊断**

(1)细胞培养法：采集患者咽部分泌物、粪便或 CSF 分离鉴定病毒。

(2)中和试验：同时采集双份血清与分离的病毒进行中和试验。如抗体效价明显升高，可确定分离病毒的致病作用。

(四) 口蹄疫病毒

1. **病原学** 口蹄疫是由口蹄疫病毒(foot-and-mouth disease virus，FMDV)感染引起的人畜共患传染病。FMDV 属于小 RNA 病毒科口蹄疫病毒属，呈球形，直径约 30nm，由长约 8 500bp 的单正链 RNA 和衣壳蛋白组成，病毒对外界抵抗力较强，在 4℃比较稳定，对热和消毒剂敏感，60℃半小时可灭活，80~100℃立即灭活。对 1% 甲醛或 5% 甲酚溶液敏感。

2. **致病性和临床表现** 偶蹄类动物是主要传染源，病毒存在于病畜的食管和咽部体液及呼吸道的气溶胶中。人患口蹄疫主要是由于直接或间接地与病毒接触，病毒经破损皮肤和口腔、肠道或呼吸道感染。口蹄疫呈全世界性分布。

口蹄疫病毒是一种嗜上皮性病毒，病毒从消化道黏膜或破损皮肤进入机体，在局部复制形成内疹或外疹，病毒进入血液或淋巴管，引起病毒血症，出现发热不适等全身反应。最典型的病变是皮肤或黏膜出现泡状斑疹，水疱外形为椭圆形或半球形，疱内充满透明苍黄液体，其内容物为浆液，内含坏死的上皮细胞、白细胞和少量红细胞。疱疹底部为红色的乳头层，死亡动物病例可见心肌实质变性坏死，俗称为“虎斑心”。

本病的潜伏期2~18天，临床主要表现为发热等全身症状和局部皮肤损害。具体表现为唇、口腔颊面、齿龈、舌边缘、咽部潮红，并出现水疱。手掌、手指尖、脚趾出现丘疹和水疱，同时伴有头痛、恶心、呕吐，常于2周内康复，预后良好。但有时可并发心肌炎。

3. 实验室诊断

(1) 病毒分离：可将口、鼻、足疱疹液接种小牛甲状腺细胞和猪肾细胞中分离培养FMDV。

(2) 血清学实验：FMDV血清学实验方法包括补体结合试验、中和试验、间接血凝抑制试验、免疫扩散沉淀试验和ELISA等。ELISA是最常用的诊断方法，可用双抗体夹心法检测抗原，并确定病毒的血清型，用间接法和液相阻断ELISA法检测抗体的效价。

(3) 病毒核酸检测：主要包括核酸杂交、荧光实时定量PCR技术等，其中RT-PCR为最常用的分子生物学诊断方法。

4. 预防　切断传染源，加强检疫措施，防止病畜输出，隔离所有确诊患者和疑似患者至局部和全身症状消失后出院。消毒患者的分泌物、污染物及居室，对流行区的牲畜接种FMDV疫苗。

（五）新型肠道病毒

自1969年以来分离的肠道病毒新血清型，不再将其归属于柯萨奇病毒和ECHO病毒，统称为新型肠道病毒。按抗原排列顺序分别命名为肠道病毒68、69、70和71型。68型是从患支气管炎或肺炎儿童的呼吸道分离出来的。69型是从墨西哥Toluca地区一名健康儿童直肠拭子中分离出来，尚未发现与人类任何疾病有关。72型即甲型肝炎病毒(HAV)。除此之外，肠道病毒可能还与吉兰-巴雷综合征(Guillain-Barre syndrome)的发生有关。吉兰-巴雷综合征是神经系统的一种炎症性和脱髓鞘性疾病，多发生在包括麻疹病毒、风疹病毒、VZV、腮腺炎病毒等一些病毒性感染之后，亦见于流感疫苗接种后，新近发现某些肠道病毒的感染亦可导致该综合征发生。

1. 分类及致病性

(1) 肠道病毒70型：肠道病毒70型引起急性出血性结膜炎，故又称急性出血性结膜炎病毒。1971年从患者眼结膜分离出并证明其致病作用。该病毒不同于其他肠道病毒，首先是它不具有肠道嗜性，病毒存在于眼结膜，由直接接触和间接接触传播。其次是病毒最适增殖的温度较低，为33℃，这一性质与其优先感染眼结膜有关。培养用人胚肾或猴肾细胞。病毒传染性强，在卫生条件不良、人群密集的地区传播迅速，1969—1971年在非洲和东南亚引起急性出血性结膜炎大流行，有数百万人发病。本病起病急，潜伏期为1天，病程8~10天，主要侵犯眼结膜，引起结膜下出血，预后良好。该病毒还具有一定的嗜神经性，侵犯中枢神经系统，出现腰骶部脊神经根炎引起下肢麻痹。1981年印度大流行时，约1 000人合并麻痹症状。

(2) 肠道病毒71型：肠道病毒71型从脑膜炎、脑炎或类似脊髓灰质炎麻痹患者体内分离得到，是世界各地引起中枢神经系统疾病的重要病因，有时导致死亡。1970年在美国加利福尼亚州曾引起脑炎流行。1975年在保加利亚引起感染，700名患者中有21%发生类脊髓灰质炎样麻痹，44人死亡。在某些地方特别是在日本和瑞典，该病毒引起手足口病流行，患者咽部发生溃疡，手掌与足底出现水疱，并向臂、腿部扩散，疱疹痊愈后不留瘢痕。

(3) 新肠道病毒72型：即甲型肝炎病毒(hepatitis A virus，HAV)：病毒的形态结构与生化性质与其他肠道病毒相似，比一般肠道病毒更耐热、耐化学消毒剂，可在粪便、污水中存活数月，易于通过食物和水源传播，主要经粪-口途径传播。潜伏期2~7周，起病急，病程约3个月，预后良好。恢复期产生IgG抗体，可在体内维持数年。HAV的诊断一般不做病毒的分离培养，而以检测病毒的抗原和血清抗体作为主要的检测手段。

2. 柯萨奇病毒、埃可病毒、新型肠道病毒感染共同的临床特点　柯萨奇病毒、埃可病毒、新型肠道病毒的致病机制与脊髓灰质炎病毒相似，但各自攻击的靶器官不同。脊髓灰质炎病毒往往侵犯脊髓前角运动细胞，而柯萨奇病毒、埃可病毒和新型肠道病毒更容易感染脑膜、肌肉和黏膜等部位。人体受感染后，约60%呈隐性感染。出现临床症状时，由于侵犯的器官组织不同而表现各异。肠道病毒血清型别繁多，不同型别病毒可以引起相同的病症，而同样型别的病毒在不同条件下也可引起不同的临床病症，因此确定任何一个型别作为某种病症的病原是困难的。柯萨奇病毒、埃可病毒、新型肠道病毒引起的重要临床病症如下：

(1) 无菌性脑膜炎：是肠道病毒感染中极为常见的一种综合病症。在夏季流行时，不易与轻型的流行性乙型脑炎相区别。发病特点为短暂的发热，类似感冒，相继出现头痛、咽痛、恶心、呕吐和腹泻。进一步发展可出现颈项强直，嗜睡，脑脊液细胞数和蛋白质含量增加，病程1~2周。

(2) 麻痹：在上述无菌性脑膜炎的基础上，部分病例可进入麻痹期，临床表现出特有的脊神经支配的肌群或部分肌群麻痹。

(3) 疱疹性咽峡炎：是一种发生于儿童的急性传染病，主要由柯萨奇A组病毒引起，常流行于春末和夏初。患者突然发热、咽痛厌食、吞咽困难。在咽腭弓、咽部、扁桃体及软腭边缘出现散在性小疱疹、破溃后形成小溃疡。

(4) 心肌炎和心包炎：在新生儿表现为皮肤发绀、呼吸困难；在儿童和成人表现为呼吸道感染症状，心动过速、心电图表现异常等，预后不良。

(5) 肌痛或肌无力：患者常有发热、头痛和肌肉酸痛。有的病例表现为肌无力。恢复后疼痛消失，预后良好。

(6) 急性出血性结膜炎：主要由肠道病毒70型引起，常发生于成年人，俗称“红眼病”。潜伏期短，起病急、侵犯双眼，引起眼睑水肿、眼球压痛、结膜下严重出血。人群对此病毒普遍易感，发病率高，但预后良好。

3. **实验室诊断**

（1）病毒分离：从患者体液（胸水、心包液、脑脊液、血液、疱疹液等）或活检及尸检组织分离出病毒有诊断价值，但单从咽拭子或粪便中分离到病毒不能确诊。如从有上述临床症状群患者的咽拭子或粪便中重复分离到同一型病毒，且从周围患同样疾病者中也检出相同的病毒，且病毒分离率远高于正常人群，则有诊断的参考价值。

（2）血清学检查：早期和恢复期血清中和抗体效价增高4倍以上，有诊断价值。

十五、杯状病毒科病毒

1. **病原学** 诺如病毒（norovirus）属于杯状病毒科（caliciviridae），诺如病毒属以前曾称诺瓦克病毒属。

1972 年从美国 Norwalk 地区流行的急性胃肠炎患者粪便中用免疫电镜法查出诺如病毒。病毒直径 27nm，球形、无包膜、耐酸、对热较稳定、60℃ 30min 不能完全灭活。用细胞培养法分离病毒至今尚未成功。其传播途径主要为粪 - 口传播，潜伏期仅 1 天左右，临床表现有恶心、呕吐、腹泻、低热等症状。一般 1~2 天自愈，但免疫力不持久，易再次感染。

2. **致病性和临床特征** 诺如病毒既可以感染人类，也可以感染动物，在特异的宿主体内，导致特异的疾病综合征，诺如病毒是导致急性胃肠炎最主要的病原之一，它与食物、水源等的污染造成的急性胃肠炎暴发密切相关。该病毒感染的急性胃肠炎临床症状主要包括：恶心、呕吐、腹泻、腹痛、发热、厌食等，血便未见报道。儿童呕吐多于腹泻，而成人腹泻较为常见。潜伏期一般为 24~48 小时，病程平均 12~60 小时。感染诺如病毒后产生血清型特异性的免疫力，感染后的 6~14 周内，对同一型别的诺如病毒的感染有抵抗力；而不同型别的病毒感染，仍可致病。

潜伏期 24~48 小时，可短至 18 小时，长至 72 小时。起病突然，主要症状为发热、恶心、呕吐、腹部痉挛性疼痛及腹泻。大便为稀水便或水样便，无黏液脓血，2 小时内 4~8 次，持续 12~60 小时，一般 48 小时。儿童一般呕吐多见，而年长者腹泻症状更严重，可伴有头痛、肌痛、咽痛等症状。病情多呈自限，不需用抗生素，预后较好。对儿童及病情较重者，需住院补液、对症治疗。Nakamura 等报道，在日本暴发的一次 644 例成人诺如病毒胃肠炎中，有 15 人出现眼睛不适，应予注意。

3. **实验室诊断**

（1）标本采集：一般采集急性期患者的便标本，必须使用没有任何添加剂的干净容器收集、运输和储存，要求温度为 2~8℃。如果标本保存或运输时间超过 3 天，温度必须在 −20℃。实验前，标本需要恢复到室温，且不能反复冻融。如果使用直肠拭子，标本的采集量不能小于 100mg。

便标本和直肠拭子的保存与运输的容器不得含有：防腐剂、动物血清、金属离子、氧化物和清洁剂，否则可能影响检测结果。

（2）检测方法

1）抗原检测：①电镜法，诺如病毒检测一直是以电镜为主要手段，具有直接、可靠的优点。由于诺如病毒属病毒在电镜下缺乏显著的形态学特征，且敏感性低、价格昂贵、技术条件要求高，不适于大规模流行病学调查；② ELISA 法，此法特异性强，灵敏度高，诊断迅速，且较经济，是目前可广泛应用的检测方法；③ RT-PCR 法，除准确度、灵敏度高，能检测低浓度的诺如病毒外，还可以进一步对病毒进行血清型和基因型的研究，不受获得分型单克隆抗体的限制，对流行病学研究具有重要意义。

2）血清学检测：放射免疫分析（RIA）和生物素 - 亲和素法：RIA 法检测抗原与免疫电镜技术相比，在灵敏度上没有明显差异，但用 RIA 法检测出急性期和恢复期之间抗体升高 4 倍以上，对流行病学调查更有意义。RIA 法实验时间需 6 天，同时还需要放射性同位素标记。美国疾病控制与预防中心（CDC）建立的生物素 - 亲和素免疫法，简化了实验方法，且灵敏度与 RIA 相当，成为检测诺如病毒抗原和抗体的标准方法。

（3）结果解释：ELISA 法样品吸光度超过 Cut-off 值 10%，则为阳性；样品吸光度在 Cut-off 值 ±10%，重测后结果仍在此范围，建议样品为阴性；样品吸光度低于 Cut-off 值 10%，则为阴性。

检测粪便标本中的诺如病毒抗原，其吸光度值与临床感染的严重度之间没有直接关系，检测结果必须结合临床症状判断病情。无症状携带者的检测结果也可能是阳性。阳性结果不排除其他病原微生物感染。阴性结果也不能完全排除诺如病毒的感染，因为病毒间断复制、取样方法、保存运输和操作过程等原因。如果患者贫血，并高度怀疑诺如病毒感染，请重取标本检测。

4. **预防** 加强食品卫生监督管理，管理水源是阻断传播的主要方法。

十六、星状病毒科病毒

1. **病原学** 星状病毒科（astroviridae）病毒呈球形，直径 28~30nm，无包膜，病毒基因组为单正链 RNA，大小为 6.8~7.9kb，电镜下病毒颗粒表面有 5~6 个尖角形突出，外观呈星状。星状病毒科含两个属，分别为哺乳动物星状病毒属和禽形状病毒属，前者包括牛、猫、人、羊、猪、水貂星状病毒，其中仅人星状病毒感染人类，后者均感染禽类。星状病毒对外界抵抗力较强，在 pH 3.0 时仍能保持病毒活性，耐热，加热 60℃十分钟才能灭活病毒，对紫外线照射以及含氯消毒剂有较强耐受性，乙醇、氯仿不能灭活病毒，但对 70%~90% 的甲醇溶液敏感。

2. **致病性和临床特点** 星状病毒急性胃肠炎患者和无症状带毒者是本病毒主要传染源，粪 - 口途径传播，人群普遍易感，以 5 岁以下的儿童为主。病毒感染呈全世界分布，多为散发，也可暴发流行。

人星状病毒经口摄入后在小肠黏膜细胞中繁殖，引起肠黏膜绒毛受损，细胞空泡形成，同时可见肠上皮内淋巴细胞和中性粒细胞浸润。由于肠黏膜绒毛的病变，影响小肠吸收功能而致腹泻。潜伏期 1~3 天，主要表现为水样便，伴呕吐和发热，偶有血便。患者一般无明显脱水，病程一般持续 1~4 天，一般不发生严重并发症。

3. **实验室诊断**

（1）检测方法

1）电镜法：发病初期粪便中病毒含量较多，可应用免疫电镜或固相免疫电镜检查标本中的病毒颗粒。

2）PCR 法：可通过 RT-PCR 法检查粪便中星状病毒科核酸，是目前星状病毒感染病原学诊断中最敏感的方法。

3）病毒分离：可取早期粪便滤液接种到易感的细胞株中进行病毒的分离培养。

4）血清学检查：可收集急性期和病后 14 天的血清测定星状病毒 IgG 抗体，或检测血清特异性 IgM 抗体。

5）放射免疫分析：可应用特异性单克隆抗体或多克隆抗体通过放射免疫测定实验检查粪便中的抗原。

（2）结果解释：PCR 法检出病毒核酸、患者血清 IgM 抗体阳性、酶免疫吸附试验在患者粪便中检出病毒抗原、在患者粪便中通过电镜检查发现病毒颗粒可确诊星状病毒感染。

4. **预防**　目前无有效的疫苗预防星状病毒感染，加强饮食卫生，提高饮水质量，切断星状病毒感染的主要传播途径是预防病毒传染的关键。

十七、冠状病毒科病毒

（一）冠状病毒（coronavirus）

1. **病原学**　冠状病毒在分类上属冠状病毒科（coronoviridae）冠状病毒属（coronavirus）。冠状病毒直径约为 100nm，核酸为单正链 RNA，核衣壳呈螺旋状，包膜来自细胞内膜，电镜照片显示有糖蛋白刺突伸出包膜，形如王冠（crown）。它可感染人和动物，引起呼吸道及肠道疾病，三分之一的普通感冒及严重急性呼吸综合征（severe acute respiratory syndrome，SARS）均由此病毒引起。

蛋白

1）S（spike）蛋白（150kD）：S 蛋白是一种跨膜糖蛋白，由三个区（domain）组成，分别为较大的外部区（由两个亚区组成），跨膜序列及较小的内部区。外部区（N 端）折叠成球状，在电镜照片中形成刺突结构。该区赋予病毒抗原性并含有细胞表面受体结合位点。外部区的内部呈螺旋卷曲并包含七价重复，其内部形成的蒂状结构可与其他 S 蛋白相连形成三聚体。在某些冠状病毒中，外部区被切割成两部分，但它们仍可通过离子间的相互作用相连（类似于 HIV 的 gp120 和 gp41）。S 蛋白的内部区在与宿主细胞结合后暴露出来，使得病毒外壳膜与宿主细胞膜发生融合。有趣的是，S 蛋白有一段区域与免疫球蛋白的 Fc-gamma 受体相似，因此病毒用这些蛋白进行自我包装可免受免疫系统的攻击（与疱疹病毒相似）。S 蛋白可与宿主细胞表面的唾液酸结合，因此具有血凝作用。针对 S 蛋白的抗体可起中和作用。

2）HE（hemagglutinin-esterase）蛋白（65kD）：仅有部分冠状病毒含有 HE 蛋白，它以二聚体形式存在，也在病毒表面形成刺突（比 S 刺突短）。HE 蛋白并非病毒复制所必需，它也可与唾液酸结合，其酯酶活性可以从糖链上切割唾液酸，辅助病毒从复制细胞中逃逸。抗 HE 蛋白的抗体也可中和病毒。

3）M（membrane）蛋白：M 蛋白是又一种跨膜糖蛋白，该蛋白大部分在膜内，只有靠近 N 端的一小段区域在膜外。M 蛋白三次跨膜，可辅助核衣壳与细胞内膜（如高尔基复合体）的吸附，在病毒包膜的形成及出芽过程中起重要作用。

4）E（envelope）蛋白（9-12kD）：E 蛋白是一种相对较小的蛋白质，主要存在于感染细胞的核周及细胞表面。

5）N 蛋白（nucleocapsid protein）（60kD）：N 蛋白通过前导序列与基因组 RNA（genomic RNA）结合，并在病毒包膜的内表面与 M 蛋白结合。不同于其他的 RNA 病毒，在冠状病毒的成熟粒子中，并不存在 RNA 病毒复制所需的 RNA 聚合酶，因此，它进入宿主细胞后，首先将直接以病毒基因组 RNA 为翻译模板，表达出 RNA 聚合酶。

2. **致病性和临床特征**　冠状病毒是成人普通感冒的主要病原之一，在儿童中可以引起上呼吸道感染，一般很少波及下呼吸道。冠状病毒感染的潜伏期一般为 2~5 天，平均为 3 天。典型的冠状病毒感染呈流涕、不适等感冒症状。不同型别病毒的致病力不同，引起的临床表现也不尽相同，OC43 株引起的症状一般比 229E 株严重。有报道冠状病毒感染可以出现发热、寒战、呕吐等症状。病程一般在 1 个星期左右，临床过程轻微，没有后遗症。冠状病毒还可以引起婴儿、新生儿急性肠胃炎，主要症状是水样大便、发热、呕吐，每天 10 余次，严重者可以出现血水样便。冠状病毒可导致呼吸系统感染，包括严重急性呼吸系统综合征（SARS）；肠道感染（婴儿偶尔发生）；神经系统症状（很少）。冠状病毒通过呼吸道分泌物排出体外，经唾液、喷气、接触传染。临床上，多数冠状病毒引起轻度和自愈性疾病，但少数可有神经系统并发症。与无包膜的鼻病毒相比，冠状病毒非常不稳定，它可通过鼻腔分泌物传播。病毒感染肠道上皮细胞可引起腹泻，这种感染常发生于婴儿。冠状病毒感染通常较局限，但也可扩散。该病毒还与某些感染性疾病相关，如人类的中耳炎，免疫抑制患者出现的肺炎及腹膜炎等。许多已有冠状病毒抗体的人仍可发生再次感染，这表明该病毒在人类有多种血清型。与大多数呼吸道感染相似，冠状病毒引起的感冒常发生于冬季。不同型别几年出现一个暴发周期。

3. **实验室诊断**　大多数冠状病毒感染是自限性的，未经诊断就已痊愈。临床上可通过免疫电镜技术及血清学方法进行诊断。

（二）SARS 冠状病毒

1. **病原学**　SARS-CoV 病毒属于冠状病毒科，SARS-CoV 为单股正链 RNA，与经典冠状病毒有 60% 同源性。病毒粒子多呈圆形，有囊膜，外周有冠状排列的纤突，病毒直径在 80~120nm 之间。

病毒散在分布于细胞质中。感染病毒的细胞线粒体肿胀，部分线粒体外膜或嵴溶解。病毒颗粒主要分布在胞质的内质网池、胞质空泡内和细胞外，多聚集成堆。感染病毒的细胞可见内质网扩张，线粒体肿胀、嵴溶解，细胞核染色质凝聚，边集。

2. **致病性和临床特点** SARS-CoV 引起的以严重急性呼吸综合征为主的多系统多脏器的严重传染病，感染以青壮年为主，多为显性感染，一般发生在冬春季节。SARS 病毒主要经过紧密接触传播，以近距离飞沫传播为主，也可通过手接触呼吸道分泌物，经口鼻眼传播，另有研究发现存在粪 - 口传播的可能，是否还有其他传播途径尚不清楚。SARS 起病急、传播快，病死率高，暂无特效药。隔离与防护是目前最好的防护措施。SARS 涉及世界近 30 个国家和地区。

3. **实验室诊断**

(1) 标本采集：SARS 临床检测标本包括血液、尿液、咽拭子、痰液、分泌物、排泄物及各种组织。由于 SARS 病毒传染性极强，标本的采集应由专业医护人员完成。病毒的分离必须在 P3 实验室进行。

(2) 检测方法：

1) 病毒分离：将 SARS 患者的标本接种猴肾细胞培养，进行病毒分离。

2) 血清学检测：SARS 病毒感染最早的抗体 IgM 出现要在 7 天左右，10 天时达到高峰，15 天左右下降，抗体 IgG 10 天后产生，20 天左右达到高峰。此时用两种不同的血清抗体快速诊断试剂检测，可以证明该患者是新感染的还是曾经有过冠状病毒感染，患者是否产生特异抗体。

3) 核酸检测：目前已研究出 7 对引物用于 RT-PCR、套式 PCR 检测不同标本中的病毒核酸。检测阳性率以 10 天左右的样品最高。

4. **预防** 预防 SARS 感染主要是隔离和治疗患者，提高易感人群的免疫力。

（三）中东呼吸综合征冠状病毒

1. **病原学** 中东呼吸综合征冠状病毒（Middle-East respiratory syndrome coronavirus，MERS-CoV）分类学在冠状病毒科 β 冠状病毒属。与其他冠状病毒一样，MERS-CoV 是线性单股正链 RNA 病毒，病毒颗粒呈球形，直径在 120~160nm，含有包膜。MERS-CoV 是动物传染病病毒，其来源尚不十分清楚。根据不同病毒基因组分析，该病毒最早来自蝙蝠，可能在久远的某一时候传播至骆驼。在中东地区多个国家，包括埃及、阿曼、卡塔尔、沙特阿拉伯等，均有单峰骆驼感染 MERS-CoV 的证据，即存在特异性抗 MERS-CoV 抗体。

2. **致病性和临床特点** MERS-CoV 于 2012 年 4 月在沙特阿拉伯被首次报道，典型临床表现是发热、咳嗽、气短，肺炎常见。部分患者伴有消化道症状，如腹泻等。严重并发症包括肾功能衰减、急性呼吸窘迫综合征（acute respiratory distress syndrome，ARDS）。但也有部分实验室确认的 MERS-CoV 病例没有临床症状。自 2012 年首次报道 MERS 以来，截至 2017 年 9 月全球已经有 2 081 例实验室确认的 MERS-CoV 病例，覆盖 27 个国家和地区，其中 80% 病例来自沙特阿拉伯。2 081 病例中有 722 例死亡，死亡率 35%。单峰骆驼是主要传播源，其途径是人和动物直接或间接接触（MERS-CoV 在骆驼间流行症状并不明显，但感染人类是致命的），尽管在中东地区和韩国等地医疗机构发生“人传人”感染，但一般认为 MERS-CoV 人 - 人传播是有限的。

3. **实验室诊断**

(1) 标本采集：上呼吸道标本，包括鼻咽拭子、鼻咽吸取物、痰液等；下呼吸道标本，肺泡灌洗物和肺组织活检等，下呼吸道标本优于上呼吸道标本，前者具有更高的检出率。此外，还可采集急性期和恢复期血清标本。

(2) 检测方法

1) 病毒分离培养：自呼吸道标本分离培养 MERS-CoV，但阳性分离率较低。

2) 核酸检测：系 MERS-CoV 实验室诊断的主要方法，RT-PCR 方法学最为常用。

3) 血清学：急性期和恢复期血清标本 MERS-CoV 抗体滴度 4 倍及以上升高有诊断意义。

4. **预防** MERS 尚无疫苗。根据一般预防原则，到访农场、牲畜棚舍、农贸市场等处应注意卫生，在接触动物，尤其是骆驼前后应当洗手，避免接触患病骆驼。食用动物的肉应当煮熟，避免饮用未经巴氏或其他方法灭菌的奶。

十八、披膜病毒科病毒

1. **病原学** 风疹病毒（rubella virus，RV）在分类上属于披膜病毒科（togaviridae）风疹病毒属，病毒为球形，直径 50~70nm，核心为 +ssRNA，核衣壳为螺旋对称，包膜上有 HA，能凝集鸽、鹅、鸡和人 O 型红细胞，只有一个血清型。用兔肾传代细胞系（RK13）培养可缓慢出现 CPE，胞质内有嗜酸性包涵体；在相当多细胞培养中可增殖并无 CPE，但能干扰其他病毒的增殖，因此常以干扰其他病毒增殖的现象作为检测病毒增殖的指标。

2. **致病性和临床特征** 孕妇在妊娠期感染风疹（rubella），胎儿可感染先天性风疹，并导致各种先天性畸形，其发生与风疹感染的早晚有关，一般在妊娠期初 3 个月，正在胎儿各种器官形成期，患风疹发生先天性畸形可达 40% 以上。先天性风疹患儿体内可长期带病毒，排病毒时间可达 12~16 个月。病毒通过呼吸侵入患儿呼吸道黏膜、颈淋巴结，在此繁殖后侵入血流导致病毒血症，引起全身浅淋巴结肿大及皮疹。除皮疹、呼吸道轻度炎症及淋巴肿胀外，不见其他病理改变。

风疹临床表现类似麻疹，但症状一般较轻，先有上感症状及耳后和枕下淋巴结肿大，随之出现浅红色斑丘疹。皮疹先出现于面部后迅速波及全身。人群对风疹普遍易感，但隐性感染较多。孕妇在妊娠开始 4 个月内感染风疹病毒易发生垂直感染，导致胎儿畸形或先天性风疹综合征（congenital rubella syndrome，CRS）。婴儿出生后表现心脏畸形、白内障及耳聋三大主征，还可表现出发育迟缓、肝脾肿大、血小板减少性紫癜、贫血及黄疸等。CRS 出现频率在妊娠第 1 个月为 58%、第 2 个月为 35%、第 3 个月为 15%、第 4 个月为 7%。包括风疹病毒在内的一组病原体能引起先天性感染，称为 TORCH 综合征（TORCH syndrome），包括弓形虫（toxoplasmosis，TOX）、其他病原体（other pathogens）、风疹病毒（rubella virus，RV）、巨细胞病毒（cytomegalovirus，CMV）及单纯疱疹病毒（herpes simplex virus，HSV），各取其第一个字母缩写为 TORCH。当孕妇免疫功能低下，胎儿免疫系统发育不完善（2~3 个月前）时，胎儿易受 TORCH 等病原体感染，出现畸形、发育迟缓等临床症状，称之为先天性 TORCH 综合征。对怀疑有风疹病毒感染的孕妇及胎儿确定诊断有十分重要的意义，可以减少畸形儿的出生。风疹病毒感染后免疫力持久。

3. 实验室诊断

(1) 标本采集

1) 咽部分泌物：适用于病毒分离、抗原检测；

2) 羊水或绒毛膜：适用于病毒分离、抗原检测、PCR 检测；

3) 血清：适用于血清学检测。

(2) 检测方法

1) 病毒分离：出疹前 1~2 天至出疹后 2 天，取咽部分泌物，能分离出病毒；取羊水或绒毛膜进行病毒分离鉴定。

2) 抗原快速检测：采用直接荧光试验法，在咽分泌物可查见风疹病毒抗原；检测胎儿绒毛膜中风疹病毒的特异性抗原。

3) 血清学检测：实验方法主要有中和试验、补体结合试验及血凝抑制试验，现在通常采用 ELISA 法，微粒子捕捉免疫发光技术（MEIA）、离子捕捉免疫发光技术（ICIA）、荧光偏振免疫发光技术（FPIA）等。

4) PCR 检测：取羊水或绒毛尿囊膜做核酸分子杂交试验或用 PCR 技术检测风疹病毒核酸。

(3) 结果解释：血清学检查：风疹病毒中和抗体、补体结合抗体及血凝抑制抗体在出疹 3 天后均高，1 个月达高峰，取急性期与恢复期双份血清，测定上述抗体，若恢复期增加 4 倍以上则可诊断；出生时抗风疹特异性抗体 IgM 增高，则可诊断为先天性风疹；母亲或胎儿血中风疹病毒的特异性 IgM 阳性可认为是近期感染。

4. 预防 应对育龄妇女接种风疹减毒活疫苗，该疫苗保护持续时间为 7~10 年，对于已接触风疹病毒且不能终止妊娠的孕妇需注射正常人免疫球蛋白、高滴度风疹免疫球蛋白。

十九、黄病毒科病毒

(一) 登革热病毒

登革热病毒（Dengue fever virus，DFV）可通过伊蚊传播引起一种急性传染病，即登革热（Dengue fever）。该病起病急骤，高热，全身肌肉、骨骼及关节疼痛，极度疲乏，部分患者可有皮疹、出血倾向和淋巴结肿大等临床特征。本病于 1779 年在埃及开罗、印度尼西亚雅加达及美国费城发现，并据症状命名为关节热和骨折热。1869 年由英国伦敦皇家内科学会命名为登革热。

1. 病原学 登革热病毒属披盖病毒科（*togaviridae*）黄热病毒属（*flavivirus*）。病毒颗粒呈哑铃状，700nm×（20~40）nm、棒状或球形（直径为 20~50nm）。髓核为单股线状核糖核酸（RNA）。病毒颗粒最外层为两种糖蛋白组成的包膜，包膜含有型和群特异性抗原，用中和试验可鉴定其型别。登革热病毒可分为 4 个血清型，与其他 B 组虫媒病毒如乙型脑炎病毒可交叉免疫反应。

登革热病毒耐寒冷，在人血清中贮存于普通冰箱可保持传染性数周，-70℃可存活 8 年之久；不耐热，50℃ 30min 或 100℃ 2min 可灭活；不耐酸、不耐醚。用乙醚、紫外线或 0.05% 甲醛溶液可以灭活。

2. 致病性和临床特征 患者和隐性感染者为主要传染源，未发现健康带病毒者。患者在发病前 6~8 小时至病程第 6 天，具有明显的病毒血症，可使叮咬伊蚊受染。流行期间，轻型患者数量为典型患者的 10 倍，隐性感染者为人群的 1/3，可能是重要传染源。传播迅速，发病率高，病死率低疫情常由一地向四周蔓延。

登革病毒通过伊蚊叮咬进入人体，第 1 次病毒血症，在网状内皮系统增殖至一定数量后，即进入血液循环；第 2 次病毒血症，再定位于网状内皮系统和淋巴组织之中，在外周血液中的大单核细胞、组织中的巨噬细胞、组织细胞和肝脏的 Kupffer 细胞内复制至一定程度，释出于血流中。体液中的抗登革病毒抗体，可促进病毒复制，与登革病毒形成免疫复合物，激活补体系统，导致血管通透性增加，同时抑制骨髓中的白细胞和血小板系统，导致白细胞、血小板减少和出血倾向。

病理变化有肝、肾、心和脑的退行性变；心内膜、心包、胸膜、胃肠黏膜、肌肉、皮肤及中枢神经系统有不同程度的出血；皮疹内小血管内皮肿胀，血管周围水肿及单核细胞浸润。重症患者可有肝小叶中央坏死及淤胆，小叶性肺炎，肺小脓肿形成等。登革出血热病理变化为全身微血管损害，导致血浆蛋白渗出及出血。消化道、心内膜下、皮下、肝包膜下、肺及软组织均有渗出和出血，内脏小血管及微血管周围水肿、出血和淋巴细胞浸润。脑型患者尸检可见蛛网膜下腔及脑实质灶性出血，脑水肿及脑软化。

潜伏期 5~8 天。按世界卫生组织标准分为典型登革热、登革出血热和登革休克综合征 3 型。

(1) 典型登革热：以发热、全身毒血症状、皮疹为主要临床症状，有 25%~50% 病例会出现不同程度的出血现象。重型登革热还将出现剧烈头痛、呕吐、谵妄、昏迷、抽搐、大汗、血压骤降、颈强直、瞳孔散大等脑膜脑炎表现。

(2) 登革出血热：开始表现为典型登革热，有发热、肌痛、腰痛，但骨、关节痛不显著，而出血倾向严重，如鼻出血、呕血、咯血、尿血、便血等。

(3) 登革休克综合征：具有典型登革热的表现。在病程中或退热后，病情突然加重，有明显出血倾向伴周围循环衰竭，表现皮肤湿冷，脉快而弱，脉压差进行性缩小，血压下降甚至测不到，烦躁、昏睡、昏迷等。病情凶险，如不及时抢险，可于 4~6 小时内死亡。

3. 实验室诊断

(1) 检测方法：

1) 病毒分离：将急性期患者血清接种于新生（1~3 日龄）小白鼠脑内、猴肾细胞株或白纹伊蚊胸肌内分离病毒，第 1 病日阳性率可达 40%，以后逐渐减低，在病程第 12 天仍可分离出病毒。最近采用白纹伊蚊细胞株 C6/36 进行病毒分离，阳性率高达 70%。用 C6/36 细胞培养第 2 代分离材料作为病毒红细胞凝集素进行病毒分型的红细胞凝集抑制试验，或作为补体结合抗原作补体结合试验分型，可达到快速诊断的目的。

2) 血清学检查：常用者有补体结合试验、红细胞凝集抑制试验和中和试验。

(2) 结果解释：单份血清补体结合试验效价超过 1∶32，红细胞凝集抑制试验效价超过1∶1 280者有诊断意义。双份血清恢复期抗体效价比急性期高4倍以上者可以确诊。中和试验特异性高，但操作困难，中和指数超过50者为阳性。

4. **预防** 登革热病毒预防的重点在于防蚊灭蚊，目前尚无安全有效的疫苗供临床应用。

（二）丙型肝炎病毒

丙型肝炎病毒（hepatitis C virus，HCV）是丙型肝炎的病原体，其致病机制主要是通过病理性免疫应答导致肝细胞损伤，它还有诱发原发性肝癌的可能。丙型肝炎症状一般较轻，我国人群HCV感染率约为3.2%，多数患者会演变为慢性丙型肝炎，其中20%左右可发展为肝硬化。1998年《中华人民共和国献血法》及2013年修订版《中华人民共和国传染病防治法》实施，我国丙型肝炎的发病率呈下降趋势，病例数比从2005年的1.47下降至2011年的0.99。

1. **病原学** 完整的HCV颗粒直径为55nm左右，包膜蛋白厚约7nm，表面有7nm长的突起，内有30~35nm核心颗粒，含病毒核酸。HCV是黄病毒科丙型肝炎属的单股正链线状RNA病毒。长度为9.4kb，由9个基因区组成。在HCV基因组57和3′端分别为非编码区（UTR）；中央部分为开放阅读码框，可分为结构区和非结构区，结构区又分为核心蛋白基因区（C区）和衣壳蛋白的基因区（El、E2区），而非结构蛋白基因区又分为NS2、NS3、NS4、NS5（NS5A、NS5B）等5个基因区。其中E2区包含包膜糖蛋白的高变异区；5′端UTR的核苷酸序列保守性强，变异少，是核酸杂交诊断的重要区段；C区保守程度也较高，含有多个抗原表位，是HCV感染血清学诊断的重要部位；NS5B编码RNA所依赖的RNA聚合酶为HCV复制所必需，是抗病毒治疗的重要靶位。根据*HCV*基因序列的差异，将HCV分为不同的基因型，根据基因序列同源性，分为Ⅰ~Ⅵ，我国多为Ⅱ型，欧美多为Ⅰ型。Ⅱ型HCV致病性强，复制较快，产生的病毒量多，症状较重，较难治疗。确定丙型肝炎病毒感染者基因型的临床意义是抗病毒治疗方案的选择不同。

HCV主要经血液传播，输血后肝炎中丙肝占60%~80%。虽然血液传播是主要传播途径，但也存在医源性传播、性接触传播、母婴传播和密切接触传播。

HCV抵抗力很强，在60℃的水中能活10个小时，100℃的水中能活10分钟。空气中能存活相当长的时间，特别在潮湿的环境中存活时间更长。HCV对有机溶剂敏感，0.1%甲醛可灭活病毒。

2. **致病性和临床特征** HCV感染后多为慢性持续性感染，其慢性化依赖于病毒变异，逃避宿主的免疫反应。HCV的清除依赖机体产生中和抗体，或依赖细胞毒性T细胞杀伤感染细胞，或通过释放调节性细胞因子抑制细胞内病毒。HCV慢性化的可能机制为：HCV感染是低载量的病毒血症，所产生的体液免疫和细胞免疫低下，不足以清除病毒。HCV的变异逃避了机体的免疫监视；HCV的变异常可出现在B细胞和CTL相关的表位上，限制了机体体液免疫和细胞免疫的监视，HCV感染有肝外嗜性，大量淋巴细胞可被HCV感染，致使机体免疫反应受损，同时存在于淋巴细胞中的HCV也可成为细胞感染的来源。HCV可能具有直接的细胞病变作用，主要是细胞毒性T细胞通过HLV-1限制性方式与HCV核心和包膜抗原相互作用，导致肝细胞凋亡。CD4+淋巴细胞也参与了发病。HCV感染与很多免疫性疾病有关，如脉管炎、肾小球性肾炎、冷球蛋白血症、甲状腺炎等，还可产生大量的自身抗体。

HCV感染的主要病例特征除汇管区淋巴细胞聚集外，尚有点灶样肝细胞坏死、胆管损伤、肝脂肪变性等病理改变。急性HCV感染初期，多无明显症状，其中80%~85%的患者会发展为慢性持续性感染，其中25%~35%患者缓慢并形成终末期肝病，大约需30~40年，其中1%~2%患者可发展为肝细胞癌。丙型肝炎的临床表现与其他病毒性肝炎相似，但病情较轻，病程长，更易发展为慢性肝炎。临床类型可表现为急性丙型肝炎、慢性丙型肝炎和无症状HCV携带者。

3. **实验室诊断**

（1）基因诊断：采用HCV RNA的RT-PCR核酸分子杂交和免疫PCR等技术，可用于早期诊断。HCV RNA阳性说明病毒仍在复制，有助于鉴别潜伏感染和活动性HCV感染。

（2）血清学检测：主要采用ELISA法检测血清中抗HCV用于筛选献血者和初步诊断，需要用确认试验来排除假阳性反应。

（3）确认试验：目前常用的是条带免疫法，主要用于ELISA初筛检测可疑者。第三代重组免疫印记法试剂增加了HCV抗原表位，如果两条带或以上阳性反应则确认试验为阳性。

4. **预防** 目前缺乏有效的预防疫苗，因此综合性的防治措施非常必要。HCV感染的主要来源是输血，筛查献血员是预防HCV感染的主要措施。防治医源性感染，加强医疗器械的消毒管理工作，杜绝静脉吸毒，对丙肝患者、HCV携带者及其家属进行必要的健康教育，减少家庭内的传播。

（三）流行性乙型脑炎病毒

1. **病原学** 流行性乙型脑炎病毒（epidemic encephalitis type B virus），简称乙脑病毒。于1934年在日本首先被分离出，为了和甲型（昏睡型）脑炎相区别，故命名为日本乙型脑炎病毒（Japanese B encephalitis virus），我国将其定名为流行性乙型脑炎病毒。此病毒通过蚊子传播。目前除西藏、青海、新疆3省（自治区）外，其他省、市、自治区均有流行性乙型脑炎流行。

流行性乙型脑炎病毒具有典型的虫媒病毒特性。病毒呈球形，20面体对称，直径20~30nm。核酸为单链RNA，衣壳外有脂蛋白包膜。已知其结构蛋白有3种，即M、C和E。M位于病毒包膜的内面，C在衣壳中，E是在病毒包膜上的糖蛋白，组成血凝素，具有血凝活性，其相应抗体能抑制血凝、有中和病毒的作用。

流行性乙型脑炎病毒抵抗力弱，对热敏感，56℃ 30min可灭活。对乙醚、丙酮也较敏感。低温中能较长时间保存。该病毒抗原性稳定，抗原性单一，因此疫苗预防效果较好。

2. **致病性和临床特征** 流行性乙型脑炎病毒在自然界中主要存在于蚊及家畜体内。在我国，三节吻库蚊是主要传播媒介。家畜是该病毒的扩增宿主，是三节吻库蚊的吸血对象。病毒在蚊肠与唾液腺内增殖至一定数量后，蚊（带毒期

14天）叮咬猪（幼猪多见）、牛、羊、马等家畜使之感染。家畜感染一般仅有短暂的（4天左右）病毒血症，不出现明显症状。在猪和三节吻库蚊之间形成自然感染循环。在猪体内增殖的病毒经三节吻库蚊传给人。在乙型脑炎流行区，猪发生病毒血症的时间比人群发病高峰早1~2个月。因此，在人群流行季节前，检查猪的病毒血症和带毒率，可预测当年人群的流行程度，并通过对猪采取特异性预防措施，有可能控制乙型脑炎在猪及人群中的流行。病毒侵入人体后，先在皮下毛细血管内皮细胞和局部淋巴结等处增殖，病毒入血，形成第1次病毒血症。病毒随血流播散到肝、脾的单核-巨噬细胞中继续增殖，经10天左右潜伏期，在体内增殖的大量病毒，再侵入血流造成第2次病毒血症，引起发热、寒战及全身不适等症状。若不再继续发展，则成为顿挫感染，数日后可自愈。但有少数（0.1%）患者体内病毒可越过血脑屏障而进入脑组织增殖，造成脑实质及脑膜病变，临床表现为突然高热、头痛、呕吐或惊厥、昏迷等脑膜刺激症状及脑炎症状。死亡率很高，一般为10%~30%。部分患者恢复后可留下精神障碍、运动障碍等复杂后遗症。

机体感染乙型脑炎病毒后，首先出现IgM型血凝抑制HI抗体，5~6个月后下降；其次是中和NT抗体，在病后1周内出现，可持续5年，甚至终生；补体结合CF抗体出现较迟，消失亦快，无保护作用。完整的血脑屏障和细胞免疫对抗病毒感染也具有重要作用。病后或隐性感染均可获得持久免疫。以往流行性乙型脑炎患者多为儿童，近年由于儿童和青少年广泛接种乙脑疫苗，故成人和老年人的发病率相对增高。

此病毒主要感染神经系统的星状细胞，并在神经元内增殖，使细胞产生病变。感染早期可诱导单核巨噬细胞分泌MDF等细胞因子，使血脑屏障的通透性增高，病毒易于侵犯神经组织。病毒感染细胞后，除了干扰细胞的正常代谢，还在感染细胞表面呈递有关的病毒抗原，导致细胞发生程序性死亡，并诱导T淋巴细胞释放TNF等细胞因子，造成神经系统损害。特异性IgM抗体与病毒抗原结合，沉积于脑实质和血管内皮细胞，激活补体，产生免疫损伤，血管发生炎性变化，导致局部淤血和血栓形成，进而缺氧，发生坏死。

人对乙脑病毒普遍易感，但绝大多数表现为隐性或轻型感染，只有少数患者发生显性感染。显性感染经5~15天的潜伏期后发病，病程可分四期：初期，病程的1~3天。表现为全身不适、头痛剧烈、体温急剧上升至39~40℃，常伴寒战，呕吐，但脑膜刺激征不明显。极期，4~10天。主要表现有高热、意识障碍、惊厥或抽搐、呼吸衰竭、脑膜刺激征和其他神经系统症状和体征。恢复期，8~11天。此期体温逐渐下降，约2周完全恢复。后遗症期，5%~20%患者留有失语、瘫痪和精神失常等后遗症。

3. 实验室诊断

（1）标本采集：通过腰椎穿刺术、或小脑延髓或脑室穿刺术获得脑脊液，低温立即送检。

（2）检测方法

1）病毒分离：由于病毒血症持续时间短暂，病毒滴度低，故从血液或CSF分离病毒极为困难。从尸体分离病毒较为容易，即取死者脑组织制成悬液进行小鼠脑内接种分离病毒。也有人用脑穿刺针经鼻孔穿通颅底骨，取下丘脑黑质部进行病毒分离。

2）荧光抗体法：检查病毒特异抗原。

3）血清学鉴定：对分离到的病毒用已知抗血清进行血清学鉴定，检测血凝抑制（HI）抗体、补体结合（CF）抗体及中和（NT）抗体。由于NT抗体产生后在体内持续时间较长，NT试验虽特异性和敏感性均高，但不宜做临床诊断用，常用于流行病学调查。

4）ELISA法：检测特异性IgM和IgG，敏感性和特异性较高，可用于临床早期诊断和大规模流行病学调查。

（3）结果解释：血清学诊断由于血凝抑制（HI）抗体、补体结合（CF）抗体及中和（NT）抗体出现和消失时间不同，因而检出意义各异。

1）HI试验：HI抗体产生早，特别是IgM型于病后5天就可出现，2~3周达高峰。因此HI试验可用于早期诊断。且阳性率比补体结合试验高，敏感性高，持续时间长，但特异性较差。同时进行2-巯基乙醇（2ME）耐性试验，即将待检血清用2ME处理，破坏血清中IgM抗体。如经2ME处理的血清效价比未处理的血清效价下降至1/4或更少，可视特异性IgM为阳性。间隔1~2周，采集患者双份血清做血凝抑制试验，若抗体效价增高4倍或4倍以上可以确诊，单份血清效价在1：320以上才有诊断意义。

2）CF试验：CF抗体出现较晚，常于病后第2周出现，3~5周达高峰。所以CF试验单份血清抗体效价1：2为可疑，1：4为阳性，1：16以上才有诊断价值；双份血清抗体效价升高4倍或4倍以上，才可确切诊断。CF抗体一般只持续2~4个月，因而只有新近感染者才能测出CF抗体。

3）ELISA检测特异性IgM：大多数患者病后4~8天可查出特异性IgM，第2~3周达高峰，急性期患者约75%为阳性。与血凝抑制试验同时测定，符合率可达95%。

4. 预防　预防乙脑的重点是防蚊灭蚊、人群免疫及动物宿主的管理。我国使用的疫苗为乙脑灭活疫苗，保护率为60%~90%，可获得持久免疫力。

（四）森林脑炎病毒

1. 病原学　森林脑炎病毒（forest encephalitis virus）又名俄罗斯春夏脑炎病毒（Russian spring-summer encephalitis virus）或蜱性脑炎病毒（tick-borne encephalitis virus）。此病毒引起的森林脑炎属于自然疫源性疾病，在疫区主要感染野外工作者。该病由蜱传播，主要发生在春夏季（5~7月份），在我国东北和西北的一些林区曾有流行。森林脑炎病毒的形态结构与乙型脑炎病毒相似，病毒呈球形，直径20~30nm，20面体立体对称，核心为单链RNA，衣壳外有脂质包膜。森林脑炎病毒的动物感染范围较广，其中以小鼠的易感染性最高。森林脑炎病毒对外界的抵抗力不强，加热60℃ 10min即被灭活，对乙醚及甲酚皂溶液等敏感，用50%甘油可长期保存。森林脑炎病毒的抗原性比较单一，但与羊跳跃病毒有交叉反应。不同来源毒株的毒力差异较大。

2. 致病性和临床特征　森林脑炎病毒的主要传播媒介是蜱。病毒在蜱中不仅能越期传播（从蜱的一个发育阶段传至另一个发育阶段），也能经卵传播（从一个世代传至另一个世代）。病毒在蛰伏越冬的蜱或蛰伏的脊椎动物（如刺猬或蝙蝠）体中越冬。自然情况下，病毒由蜱传染给森林中一些动物（如缟纹鼠、松鼠、刺猬、腮鼠）和野鸟（如红雀、金雀、金翅雀），构成感染循环。蜱在春夏季大量繁殖，易感人群进入林区，被蜱叮咬而感染。此外，山羊被带病毒蜱叮咬之后，在2~10天排病毒于羊奶中，人如饮用此生奶，也会受感染。

人受森林脑炎病毒感染，有相当一部分的患者表现为隐性感染，发病者潜伏期10~14天，起病急，突然出现高热，头痛、恶心、呕吐，继之出现昏睡、外周型弛缓性麻痹等症状。病死率一般为20%~30%，存活者中大约30%~60%留有后遗症。病后免疫力持久。

3. 实验室诊断

（1）标本采集：同乙脑病毒。

（2）检测方法：分离鉴定病毒的方法与乙型脑炎病毒大致相似，可从病死者脑组织分离鉴定病毒。实验室工作人员分离病毒时应特别注意防护。血清学检查包括补体结合试验、中和试验及酶联免疫吸附试验。

（3）结果解释：可取患者早期和恢复期双份血清做血清学检查，观察抗体效价增长情况，恢复期抗体效价增长4倍或4倍以上可以确诊。此外森林脑炎的预防应以灭蜱及防蜱叮咬为重点，尤其是林区工作者应当采取防护措施。接种灭活疫苗有预防效果。给患者早期注射高效价免疫血清可减轻病情。

4. 预防 野外工作人员应注意防蜱叮咬，目前我国使用的灭活疫苗其免疫力可维持一年。对被蜱叮咬者可注射高价免疫丙种球蛋白进行被动预防。

二十、亚病毒

1. 病原学 朊病毒（prion）又称传染性蛋白粒子、朊粒或朊毒体，是一种不同于细菌、病毒或类病毒的，在分类上尚未定论的病原因子。其本质为由正常宿主细胞基因编码的、构象异常的蛋白质，称为朊蛋白（prion protein，PrP），目前尚未检出任何核酸成分，是人和动物的传染性海绵状脑病（transmissible spongiform encephalopathy，TSE）的病原体。prion是一种不含核酸和脂类的疏水性糖蛋白，分子量为$(27\sim30)\times10^3$，因此又称为$PrP^{27\sim30}$。$PrP^{27\sim30}$存在两种不同的分子构型，一种构型的三维结构具有42%的α-螺旋，3%的β折叠。这种构型存在于正常组织及感染动物的组织中，是正常基因的产物，通常情况下是无害的，称为细胞朊病毒蛋白（cellular PrP，PrP^C）。另一种构型α-螺旋占30%，β折叠高达43%，仅存在于感染动物的组织中，称为羊瘙痒病朊蛋白（scrapie prion protein，PrP^{SC}），与致病和传染有关。PrP^C对蛋白酶K敏感，而PrP^{SC}对蛋白酶K有抗性。PrP与目前已知的任何蛋白质都不具同源性，可能是一个独立的蛋白家族。

编码人类PrP^C的基因位于第20号染色体的短臂上，小鼠PrP^C基因则位于第2染色体上，序列分析结果表明两者的同源性高达90%。人类的*PrP*基因有一个内含子和一个外显子，含单一的读码框。有实验表明，PrP^{SC}来自宿主自体细胞的表达，先与细胞表面的PrP^C相结合，经过一系列的翻译后修饰，触发PrP^C转变成更多的PrP^{SC}，在脑组织中聚合成特殊的淀粉样变性，进一步发展成海绵状脑病。在家族性prion疾病的家系中已发现*PrP*基因变异，多为重复片段的插入或点突变。转基因动物的实验证明，*prion*基因变异可导致传染性海绵状脑病。关于PrP的增殖机制，目前尚不清楚，最近已证明PrP在酵母细胞内能诱导酵母细胞蛋白质变构和聚集，成为致病性蛋白质。Prion对理化因素抵抗力很强，对蛋白酶K有抗性，对热、甲醛、β-羟丙酸乙醇、蛋白酶、紫外线、电离辐射具有很强的抗性。PrP^{SC}在土壤中可存活20年，标准的高压蒸汽灭菌法和γ射线均不能使其灭活，目前灭活prion的方法有：高压蒸汽202千帕134℃ 1小时以上；220nm，237nm的紫外线照射；10%的漂白粉溶液处理2小时等。

2. 致病性和临床特征 Prion病是一种人和动物的致死性中枢神经系统慢性退行性疾病，这类疾病的共同特征是潜伏期长，可达数年至数十年之久，一旦发病即呈慢性进行性发展，最终死亡。其病理特点是中枢神经细胞空泡化、弥漫性神经细胞缺失、胶质细胞增生、淀粉样斑块形成、脑组织海绵状改变等。临床上出现痴呆、共济失调、震颤等中枢神经系统症状。prion的致病机制尚未明了，目前认为，PrP^C转变为PrP^{SC}是疾病发生的基本条件，PrP^{SC}在中枢神经系统细胞内聚集而导致疾病的发生。人类prion病的获得途径较复杂，可以为遗传因素所致，即因编码PrP^C的基因突变所致。传染性病例主要通过食入病变的组织所致。

3. 实验室诊断

（1）标本采集：血液、脑脊液以及脑组织标本。血液进行白细胞分离、*PrP*基因型鉴定；脑脊液进行14-3-3蛋白检测；脑组织进行常规病理学检测和PrP^{SC}检测。

由于朊病毒病的特殊性，标本的采集比较困难，尤其是脑组织的活检和尸检。因而最好有固定的地方、固定的器材，专门用于脑组织标本的采集。

（2）检测方法

1）动物接种：检测疾病的传染性。

2）光学显微镜技术：取材脑组织，检测海绵样空泡。

3）免疫组织化学方法及免疫印迹法：检测脑脊液中14-3-3蛋白含量是否升高。

4）电镜法：检测杆状朊病毒蛋白。

5）基因分析：从患者外周血中提取DNA，检测20号染色体上的朊粒基因是否有突变。

（3）结果解释：Prion感染表现为复杂的神经系统症状与体征，诊断难度很大，需结合脑电图、影像学、实验室及病理检查加以诊断。目前诊断prion感染主要依赖神经病理学检查，海绵体病变稀疏分布于整个大脑皮质，神经元消失。典型病变为融合性海绵状空泡。PrP淀粉斑也是朊粒感染的特异标志。患者的脑组织经免疫印记或斑点免疫法检查出PrP^{SC}可作为诊断的"金标准"。

4. 预防 目前prion感染缺乏有效的治疗手段，因此预防是关键。必须彻底消灭传染源，对感染动物应全部焚烧或深埋，禁止用反刍类动物的骨肉粉作为饲料。Prion在体内不引起免疫反应，很难制备疫苗进行预防。

二十一、分类未定病毒

(一) 丁型肝炎病毒

丁型肝炎病毒(Hepatitis delta virus,HDV)是一种缺陷病毒,必须在嗜肝DNA病毒的辅助下才能复制并组装成有感染性的病毒颗粒。该病毒最早称为δ抗原,1983年国际病毒性肝炎会议正式将其命名为HDV。

1. **病原学**　HDV毒粒为直径35~37nm的球形颗粒,病毒颗粒外层由脂双层和HBsAg组成,内包含由HDAg和HDV RNA基因组结合组成的核蛋白体。HDV基因组为一环状单负链RNA,基因组长度约为1.7kb。HDV基因组易发生分子内互补,HEV RNA以滚环机制进行拷贝。HDV包膜来自辅助病毒HBV的包膜,并在HDV感染中发挥重要作用,HDV为缺陷病毒,不能独立进行复制,必须有HBV或其他嗜肝DNA病毒辅助。HDV病毒对各种灭活剂敏感,如甲醛、氯仿等,但比较耐热。HDV的传播途径与HBV相同,输血和血制品是传染HDV的主要途径之一,急慢性丁型肝炎患者和HDV携带者是主要的传染源。HBV感染者包括无症状HBsAg携带者,是HDV感染的高危人群。HDV感染呈全球性分布,我国各地HBsAg阳性者中,HDV感染率为0~32%。

2. **致病性和临床特征**　丁型肝炎的发病机制尚未完全阐明,目前认为HDV对肝细胞有直接的细胞毒作用,免疫应答也可能是HDV导致肝细胞损害的主要原因。HDV感染一般与HBV感染同时发生,或继发于HBV感染患者中,因而其临床表现部分取决于HBV感染状态,HBV、HDV同时感染多表现为自限性急性肝炎,肝脏损害轻微。因HDV感染后可抑制HBV复制,导致HBV减少,而HDV感染可随HBV感染的消失而消失,促使丁型肝炎病情恢复,预后良好。先感染HBV后感染HDV常使症状加重、恶化,易发展为重型肝炎。

3. **实验室诊断**

(1)血清学检查:HDV感染后早期即可出现HDVAg血症,可用放射免疫法和免疫酶法检测HDVAg,可用于早期诊断。也可用ELISA法检测抗HDV,抗HDV IgM阳性有早期诊断意义。抗HDV IgG在慢性HDV感染时多呈持续性高滴度,在感染终止后仍可保持阳性多年,故抗HDV IgG是慢性丁型肝炎的重要血清学指标。

(2)HDV RNA检测:RT-PCR法可在血清中直接检出HDV RNA,除可作为早期诊断方法,对慢性HDV感染的诊断和预后判断也有很大价值。

4. **预防**　目前对HDV感染无特异的预防办法,接种乙肝疫苗可预防丁型肝炎,严格控制输血和血制品感染对于预防HDV传播也有重要意义。

(二) 戊型肝炎病毒

戊型肝炎病毒(hepatitis E virus,HEV)是1982年发现的一种新病毒,是引起肠道传播非甲非乙型肝炎的主要病因。1983年苏联学者Balayan等首次用免疫电镜技术从一名志愿者粪便中观察到直径为27~30nm的病毒样颗粒,1989年东京国际会议正式将其命名为戊型肝炎病毒。

1. **病原学**　HEV是一种无包膜的单股正链RNA病毒。病毒颗粒呈球形,20面体立体对称,直径为27~34nm,表面有突起和缺刻。内部呈现两种不同形态:一种内部致密,为完整的病毒颗粒,另一种内部含电荷透亮区,为有缺陷的病毒颗粒。蔗糖梯度离心时,完整HEV颗粒的沉降系数为183s,缺陷HEV颗粒为165s。该病毒不稳定,经超速离心、反复冻融易降解,碱性环境中较为稳定。ICTV第8次报告建议将HEV暂归为戊型肝炎病毒科(family Hepeviridae),并为唯一的戊型肝炎病毒属成员。

HEV目前分为8个基因型。其中Ⅰ型和Ⅱ型只感染人类,Ⅲ型和Ⅳ型可引起人畜共患(包括猪、兔、野猪、人类等),Ⅴ型和Ⅵ型只在野猪中发现,Ⅶ型可感染骆驼和饮用其肉奶的人类,Ⅷ型一般只感染骆驼。

Ⅰ型主要在印度和中国流行;Ⅱ型以墨西哥株为代表,在非洲也有发现。Ⅲ型在欧洲广泛分布,也流行于北美、南美、日本、韩国等地。中国、越南以及日本多地区发现并以HEV Ⅳ型为主。不同地区分离克隆的HEV毒株的核苷酸序列差异较大,但其基因组结构基本相似。HEV基因组全长约7.5kb,包括3个开放读码框架(ORF),有长150~200腺苷酸的3′Poly(A)尾,5′端和3′端分别具有长为27和68个核苷酸的非编码区。

HEV不稳定,对高盐、氯化铯、氯仿敏感,在碱性环境中稳定。

2. **致病性和临床特征**　主要经粪口途径传播,人群对HEV普遍易感。HEV感染潜伏期为10~60天。HEV的传染源是潜伏期末期和急性期早期的患者。戊型肝炎主要发生在亚洲、非洲或中美洲等一些发展中国家,感染者以成人多见,孕妇感染病死率高,且可发生流产和死胎。

HEV的发病机制目前尚不清楚,动物实验显示,主要为HEV诱发的细胞免疫介导的肝细胞溶解。患者感染HEV后,多表现为发热、畏寒、咳嗽、鼻塞等上呼吸道症状。进而出现消化道症状,如食欲减退、恶心呕吐、肝区疼痛、腹胀腹泻等,部分患者可有肝脏轻度肿大,持续约10天后进入黄疸期。恢复期一般为2~3周,孕妇和乙肝病毒携带者感染HEV后易进展为重症戊型肝炎。人感染HEV后也可表现为亚临床型感染,患者无或仅有较轻的临床症状,不出现黄疸。黄疸型与无黄疸型之比为1:(5~10)。

3. **实验室诊断**

(1)免疫电镜法:采用戊肝患者急性期或恢复期血清做抗体检测粪便或胆汁中的HEV;

(2)PRC法:可采用RT-PCR法或实时定量PCR法检测血清中的HEV RNA;

(3)酶联免疫试验:抗HEV IgM阳性可诊断急性戊型肝炎,急性戊肝患者患病早期即可检测到抗HEV IgG,如急性期抗HEV滴度较高,或随病程动态变化,则可诊断为HEV急性感染;

(4)蛋白印迹试验:本法可作为EIA确证试验。

4. **预防**　戊型肝炎的主要预防策略以切断传播途径为主,如保护水源、防止水源污染,加强食品卫生,改善卫生设施,提高环境卫生水平。

(三) TT病毒

在肝炎患者中有相当一部分病例无法用已建立的实验室诊断方法进行病原学分型,提示还存在其他尚未发现的病原体,1997年日本学者Nishizawa等运用差异分析技术

(RDA)从一名输血后肝炎患者血清中获取 500bp 长的基因克隆 N22,其被称为输血传播病毒(transfusion transmitted virus, TTV)。现以病毒的组成结构特征命名为单链(teuo)环状(torque)DNA 病毒。

1. **病原学** TTV 为无包膜的小型病毒,呈球形,直径为 30~50nm,基因组长约 3.8kb,为单负链环状 DNA 病毒,病毒 DNA 具有高度的变异性。TTV 主要通过血液或血制品传播,也可通过消化道传播,人群普遍易感。感染呈全球性分布。

2. **致病性和临床特征** 目前 TTV 发病机制尚不清楚,感染 TTV 后,可表现为以下几种类型:无症状携带者;单项血清转氨酶增高;急性肝炎;慢性肝炎。可能与急性重型肝炎有关。

3. **实验室诊断 PCR 法** 采用巢式或半巢式检测血液中的 TTV DNA。

4. **预防** 目前无特异性预防方法,主要措施为严格筛选献血员,阻断输血途径传播。

(张 铁 张远春 倪安平)

第五十二章
寄生虫感染性疾病的病原学诊断

第一节　寄生虫概论

一、寄生虫的分类、命名及结构特点

(一) 寄生虫的分类

寄生虫的种类繁多,可分为以下几种类型。

1. 根据其与宿主的寄生关系

(1) 专性寄生虫(obligatory parasite): 指生活史的各个时期或某个阶段必须营寄生生活,不然就不能生存的寄生虫。如疟原虫(malaria parasite)的各个发育阶段都必须在人体和蚊体内进行,否则就不能完成其生活史;又如钩虫,其幼虫虽可在自然界营自由生活,但发育到某一阶段后必须侵入人体内营寄生生活,才能进一步发育为成虫。

(2) 兼性寄生虫(facultative parasite): 指主要在外界营自由生活,但在某种情况下可侵入宿主营寄生生活的寄生虫。如粪类圆线虫(strongyloides stercoralis)一般主要在土壤内营自由生活,但也可侵入人体,寄生于肠道营寄生生活。

2. 根据寄生部位

(1) 体内寄生虫(endoparasite): 系指寄生于宿主体内器官,如消化道、肝脏、肺脏和膀胱等,或组织细胞内的寄生虫。体内寄生虫又分为: 消化道内寄生虫,如蛔虫、钩虫、蛲虫、绦虫、溶组织内阿米巴和雅尔氏(旧译蓝氏贾第)鞭毛虫等;腔道内寄生虫,如阴道毛滴虫;肝内寄生虫,如肝吸虫、棘球蚴(包虫幼虫);肺内寄生虫,如卫斯特曼氏并殖吸虫(简称卫氏并殖吸虫);脑组织寄生虫,如猪囊尾蚴(猪囊虫)、弓形虫;血管内寄生虫,如血吸虫;淋巴管内寄生虫,如丝虫;肌肉组织寄生虫,如旋毛虫幼虫;细胞内寄生虫,如疟原虫(红细胞内寄生)、刚地弓形虫(寄生于各种有核细胞内)和利什曼氏原虫(巨噬细胞内寄生);骨组织寄生虫,如棘球蚴;皮肤寄生虫,如疥螨、毛囊螨;眼内寄生虫,如结膜吸吮线虫、猪囊虫等。

(2) 体外寄生虫(ectoparasite): 主要指一些昆虫,如蚊、白蛉、虱、蚤、蜱等。它们刺吸血液时与宿主体表接触,吸血后便离开。体外寄生虫也可称暂时性寄生虫(temporary parasite)。此外尚有机会性致病性寄生虫(opportunistic parasite),指有些寄生虫在宿主免疫功能正常时处于隐性感染状态,当宿主免疫功能低下时,原虫大量繁殖、致病力增强,导致宿主出现临床症状,此类寄生虫称机会性致病寄生虫。如刚地弓形虫、微小隐孢子虫(cryptosporidium garavum)等。

3. 另外,根据动物分类系统,寄生虫属于动物界中原生动物亚界的 3 个门,即肉足鞭毛门(phylum sarcomastigophora)、顶复门(phylum apicomplexa)和纤毛门(phylum ciliophora),以及无脊椎动物的 4 个门类,包括扁形动物门(phylum platyhelminthes)、线形动物门(phylum nemathelminthes)、棘头动物门(phylum acanthocephala)和节肢动物门(phylum arthropoda)。

动物的分类系统反应了存在于自然界中各类动物由低级到高级进化过程中的亲缘关系。了解寄生虫分类系统的目的是从不同侧面了解寄生虫本身。

(二) 寄生虫的命名

在医学上,一般将原生动物简称为原虫,将扁形动物、线形动物和棘头动物统称为蠕虫,棘头动物门中的棘头虫原认为属于线虫中的一类,但因其形态与线虫有明显不同,故自成一类。与医学有关的节肢动物,习惯上也将之称为医学昆虫,是指身体具有外骨骼、分节,有成对附肢的一类动物。

寄生虫的命名遵循动物命名的二名制(binomial system)原则,即学名由属名和种名组成,采用拉丁文或拉丁化的文字表示,属名(genus name)在前,种名(species)在后。如有亚种名,则放在种名之后。种名和亚种名之后是命名者的姓和命名的年份。例如,日本血吸虫(日本裂体吸虫)的拉丁名为 *Schistosoma japonicum* Katsurada,1904,表明该名是由 Katsurada 于 1904 年命名的。

（三）寄生虫的结构特点

为适应寄生生活，寄生虫从基因、形态到功能均可发生一系列的变化。

1. **形态变化** 由自由生活的环境变为寄生环境，寄生虫可发生形态结构变化，表现为体形的改变、器官的变化和新器官的产生。如肠道寄生线虫、绦虫多为线状或带状，以适应狭长的肠腔。体外寄生的跳蚤，虫体两侧扁平、无翅，外形如梭，便于在皮毛之间移动。寄生虫为适应寄生生活，某些器官可能更加发达或退化。如某些寄居于宿主消化道的吸虫和绦虫，演化产生了固着器官（吸盘、吸槽、顶突和小钩等），营寄生生活的绦虫通过体壁吸收宿主肠腔中的营养，其消化器官则完全退化；孢子虫纲的原虫寄生于组织细胞和体液中，无需运动，则运动细胞器缺如。为了增加在复杂环境中生存的机会，不少寄生虫具有发达的生殖系统，有些为雌雄同体，如大多数吸虫和绦虫。

2. **生理功能的变化** 自由生活的生物常用有氧代谢的三羧酸循环途径进行能量代谢，但肠道寄生虫处于低氧环境下，适应性地改为糖酵解方式获取能量。生理功能的增强也为寄生虫对其复杂寄生生活的一种适应。如每条雌性蛔虫每天产卵约有20万个，巨大的产卵量便于其种群的维持。又如吸虫具备有性生殖和无性生殖的世代交替（alternation of generations）现象，这种繁殖方式的多样性，也为其对寄生环境多样性的适应。

3. **侵袭力的变化** 寄生虫为增强入侵宿主的机会，其侵入机制得到强化，如刚地弓形虫（*toxoplasma gondii*）的棒状体能分泌一种穿透增强因子（penetration enhancing factor），增强其侵袭细胞的能力，又如溶组织内阿米巴（*entamoeba histolytica*）具有阿米巴穿孔素和半胱氨酸蛋白酶，而共栖型的结肠内阿米巴则无。

4. **免疫逃避功能的形成** 寄生虫在宿主体内寄生的同时也不断遭到宿主的免疫攻击，在两者长期相互适应过程中，寄生虫产生了逃避宿主免疫攻击的能力。如非洲锥虫在宿主体内能有序地更换表被糖蛋白，产生新的表面抗原，从而逃避宿主的免疫攻击；曼氏血吸虫肺期童虫表面可结合宿主血型抗原和主要组织相容性复合物抗原，从而以抗原伪装的方式逃避宿主的免疫攻击。

5. **基因变异** 寄生物由自由生活演化成寄生生活，在新环境变化的压力下当基因突变有助于生物体生存时，它便会固定于基因组中。可见的表型变化可以仅因调控或结构基因序列的微小变化而产生，但某些基因的变异可改变寄生虫的生理功能和致病能力，如中国台湾的日本血吸虫与中国大陆的日本血吸虫具有较大的遗传距离，由人兽共患株演化为亲动物株。寄生现象的进程无疑是由兼性而演化为专性的，暂时性的演化为长期性的，同时又由多宿主而集中于数个甚至一两个宿主，因此，营寄生生活较久的寄生虫可能大多是专性寄生虫。

二、可寄生于人体的常见寄生虫

在我国可寄生于人体的寄生虫有229种，其中线虫35种、吸虫47种、绦虫16种、原虫41种、其他寄生动物90种。其中常见的有以下种类（按系统分布）：

1. **消化道寄生虫** 消化道寄生虫或肠道寄生虫（intestinal parasites）寄生于人体胃肠道，也是人体寄生虫中种类最多、感染最常见、分布较广的一类，在热带和亚热带地区的人群感染较普遍。常见人体肠道寄生虫包括蛔虫、鞭虫、蛲虫、钩虫、旋毛虫、姜片虫、猪带绦虫、牛带绦虫、痢疾内阿米巴、贾第虫等；罕见或致病作用不明确的种类有圆线虫、膜壳绦虫、裂头绦虫、异形吸虫、棘口吸虫、隐孢子虫及某些滴虫等；消化道共栖性原虫（无致病作用），如结肠内阿米巴等；某些动物寄生虫，当侵入人体后可引起幼虫移行症，如犬弓蛔虫、异尖线虫、棘头虫等。有些自由生活蠕虫，偶可侵入人体消化道，并被误认为人体寄生虫，如蚯蚓、水蛭、蛞蝓等，应注意鉴别。

2. **血管和淋巴系统寄生虫** 在心血管系统中，疟原虫（plasmodium）通过蚊媒的叮咬吸血经皮侵入人体，主要在红细胞内生长发育破坏红细胞而导致疟疾（malaria）；利什曼原虫（Leishmania spp.）通过白蛉叮咬吸血经皮侵入人体，在巨噬细胞内增殖破坏细胞而导致利什曼病（leishmaniasis）；日本血吸虫（schistosoma japonicum）尾蚴经皮肤侵入人体，移居在门静脉，产出的虫卵大量沉积于肝脏与肠壁组织内，形成虫卵肉芽肿而导致血吸虫病（schistosomiasis）；在人体淋巴系统内，班氏丝虫（wuchereria bancrofti）和马来丝虫（filariasis malayi）经蚊叮咬吸血侵入人体，移居淋巴系统内，引起淋巴丝虫病（lymphatic filariasis）。

3. **肝脏和胆管内寄生虫** 常见的肝脏与胆管内寄生虫包括华支睾吸虫、肝片形吸虫、细粒棘球绦虫、多房棘球绦虫和肝毛细线虫等。

4. **皮肤与组织内寄生虫** 寄生于人体皮肤与组织内的寄生虫包括线虫、绦虫、吸虫、原虫以及医学昆虫中的部分种类，主要有旋毛虫、异尖线虫、斯氏狸殖吸虫、弓形虫、肉孢子虫、疥螨、蠕形螨、蝇蛆、虱以及潜蚤等。有些寄生虫侵入人体后，其幼虫阶段可寄生于皮肤组织（如猪带绦虫囊尾蚴），也可“异位寄生”于皮肤与组织（如皮肤阿米巴病）。

5. **呼吸系统寄生虫** 肺或支气管作为寄生部位，或在人体组织移行过程中途经呼吸系统而引起该系统损害的寄生虫种类较多，如肺吸虫（卫氏并殖吸虫、斯氏狸殖吸虫）、丝虫、钩虫、蛔虫、粪类圆线虫、旋毛虫、广州管圆线虫、血吸虫、曼氏迭宫绦虫、猪带绦虫、细粒棘球绦虫、多房棘球绦虫、溶组织内阿米巴、卡氏棘阿米巴、疟原虫、刚地弓形虫、卡氏肺孢子虫及尘螨等。

6. **泌尿生殖系统寄生虫** 寄生于泌尿生殖系统的寄生虫有肾膨结线虫、阴道毛滴虫等。日本血吸虫、曼氏迭宫绦虫裂头蚴、猪带绦虫囊尾蚴、蛲虫、艾氏小杆线虫、粉螨等偶尔可寄生或异位寄生于泌尿生殖系统，从而引起相应的病变。

7. **神经系统寄生虫** 寄生于人体神经系统的寄生虫种类较多。近年有些地区居民因生食福寿螺而感染广州管圆线虫病。其他如粪类圆线虫、旋毛虫、棘颚口线虫、肺吸虫、血吸虫、曼氏迭宫绦虫的裂头蚴、猪带绦虫的囊尾蚴、细粒棘球绦虫的棘球蚴、多房棘球绦虫、溶组织内阿米巴、致病性的自由生活阿米巴原虫（福氏耐格里阿米巴、卡氏棘阿米巴）、刚地弓形虫、锥虫和疟原虫等时有报道。

8. **眼部寄生虫**　寄生于眼部的寄生虫有结膜吸吮线虫(thelazia callipaeda)、盘尾丝虫和罗阿丝虫等。前者为果蝇(amiota okadai)传播，常见于犬眼；后两种在我国无流行。另外，犬弓首线虫(toxocara canis，简称犬蛔虫)和猫弓首线虫(简称猫蛔虫)的幼虫也能在人体内移行，引起眼幼虫移行症；猪囊尾蚴、曼氏迭宫绦虫裂头蚴、弓形虫等亦可寄生于眼部，分别引起眼囊尾蚴病、眼裂头蚴病和视网膜脉络膜炎。

三、需重点防治的寄生虫病

寄生虫的危害包括对人类健康的危害和对社会经济发展的影响。在世界范围内，特别是在热带和亚热带地区，寄生虫所引起的疾病一直是普遍存在的公共卫生问题。1975 年及 2000 年联合国开发计划署 / 世界银行 / 世界卫生组织热带病特别规划署(UNDP/World bank/WHO Special Program for Research and Training in Tropical Diseases，TDR) 联合倡议要求重点防治的主要热带病有：疟疾(malaria)、血吸虫病(schistosomiasis)、丝虫病(filariasis，包括淋巴丝虫病和盘尾丝虫病)、利什曼病(leishmaniasis)、锥体虫病(trypanosomiasis，包括非洲锥虫病和美洲锥虫病)、麻风(leprosy)、结核病(tuberculosis)和登革热(Dengue fever)。除后三种外，其余的都是寄生虫病，统称十大热带病。WHO(1999 年)报告，全球疟疾每年的发患者数达 3 亿 ~5 亿，感染血吸虫的人数为 2 亿，感染淋巴丝虫的人数为 1.2 亿，感染利什曼原虫的人数为 1 200 万，感染盘尾丝虫的人数超过 8 500 万，拉丁美洲感染美洲锥虫的人数为 1 800 万。估计每年因疟疾而死亡的人数超过 100 万，其中大部分是儿童，非洲每天有 3 000 名 5 岁以下儿童死于疟疾(2002 年)，平均每 30 秒钟就有一名儿童因疟疾而死亡。因利什曼病而死亡的人数为 5.9 万，因血吸虫病而死亡的人数为 1.5 万，因非洲锥虫病而死亡的人数为 5 万，因美洲锥虫病(恰加斯病，Chagas disease)而死亡的人数为 1.3 万，因登革热而死亡的人数为 2.1 万，因淋巴丝虫病而致残的人数达 4 000 万。此外，肠道寄生虫感染也十分严重，特别在亚洲、非洲和拉丁美洲的农业地区，据估计全球有 13 亿人感染蛔虫，13 亿人感染钩虫，9 亿人感染鞭虫，阿米巴感染者约占全球人口总数的 1%，蓝氏贾第鞭毛虫的感染人数达 2 亿。发展中国家由于经济和生活条件相对滞后，寄生虫病的流行情况远较发达国家严重，但在经济发达国家，寄生虫病也是一个重要的公共卫生问题，如感染阴道毛滴虫的人数在美国为 250 万，英国 100 万。蓝氏贾第鞭毛虫的感染在苏联特别严重，美国也几乎接近流行。2006 年，媒体报道在北京出现大批人因食入生的或半生不熟的福寿螺而感染广州管圆线虫的严重公共卫生事件。而一些机会致病寄生虫，如弓形虫、隐孢子虫等已成为艾滋病患者死亡的主要原因。长期使用免疫抑制剂，也有利于机会致病寄生虫的感染。此外，一些未引起注意的寄生虫病，如异尖线虫病、隐孢子虫病等在一些经济发达的国家也开始出现流行的迹象。

寄生虫病不仅影响患者的健康和生活质量，而且会给社会经济发展带来巨大的损失，如劳动力的丧失，工作效率的降低，额外的治疗费用及预防费用等。据估计，非洲国家因疟疾造成的经济损失占其国民生产总值的 1%~5%，近 10 年疟疾在非洲造成的经济损失已达数十亿美元，尼日利亚用于治疗疟疾的费用已占家庭总支出的 13%，这无疑会进一步加重贫穷国家的负担，阻碍社会和经济的发展进程。此外，某些人兽共患寄生虫病，如棘球蚴病、囊虫病、旋毛虫病等也常使畜牧业遭受巨大的经济损失，阻碍畜牧业国家和地区的经济发展。

第二节　寄生虫感染

一、寄生虫的致病性

寄生虫侵入人体并能生活或长或短一段时间，这种现象称寄生虫感染。在相当多的情况下，人体感染寄生虫后虽不出现明显临床症状，但可携带和传播病原体，称带虫者。有明显临床表现的寄生虫感染称寄生虫病。寄生虫感染后人体处于什么状态，这与人体内寄生虫的密度密切相关。当虫体的密度较低时，人体并没有明显临床症状，为带虫者；当虫体密度达到并超过“界限”时，才表现明显的症状，出现寄生虫病。此“界限”的高低因虫体和宿主个体遗传素质、营养及免疫功能等因素而异。

二、寄生虫感染的病理机制

寄生虫在宿主体内的移行、定居、发育和繁殖，均可对宿主造成损害。由寄生虫抗原引起宿主的免疫应答一方面可杀灭寄生虫，减少寄生虫对宿主的损害，另一方面也可产生不利于宿主的免疫病理损害。

(一) 寄生虫对宿主的损害

寄生虫对宿主的损害主要表现在三个方面：

1. **掠夺营养**　寄生虫在宿主体内生长、发育及繁殖所需的营养物质均来自宿主，寄生的虫荷越多，对宿主营养的掠夺也越严重。有些肠道寄生虫，不仅可直接吸收宿主的营养物质，还可妨碍宿主吸收营养，致使宿主更易出现营养不良。

2. **机械性损伤**　寄生虫在宿主体内移行和定居均可造成宿主组织损伤或破坏。如布氏姜片吸虫依靠强而有力的吸盘吸附在肠壁上，可造成肠壁损伤；并殖吸虫童虫在宿主体内移行可引起肝、肺等多个器官损伤；细粒棘球绦虫在宿主体内形成的棘球蚴除可破坏寄生的器官外还可压迫邻近组织，造成多器官或组织的损伤；蛔虫在肠道内相互缠绕可堵塞肠腔，引起肠梗阻。有些兼性或偶然寄生虫侵入人体或造成异位寄生，虫体在人体内的移行或定居引起宿主的组织损伤一般较专性寄生虫更为严重。如果寄生部位是脑、心、眼等重要器官，则预后相当严重，可致生活质量严重下降，甚至致命。

3. **毒性与免疫损伤** 寄生虫的排泄、分泌物，虫体、虫卵死亡的崩解物，蠕虫的蜕皮液等可能引起组织损害或免疫病理反应。如寄生于胆管系统的华支睾吸虫，其分泌物、代谢产物可引起胆管上皮增生，附近肝实质萎缩，胆管局限性扩张，管壁增厚，进一步发展可致上皮瘤样增生；血吸虫抗原与宿主抗体结合形成抗原抗体复合物可引起肾小球基底膜损伤；再如，钩虫成虫能分泌抗凝素，使受损肠组织伤口流血不止。

（二）宿主对寄生虫的抵抗

寄生虫一旦进入宿主，机体必然出现防御性生理反应，产生非特异性和特异性的免疫应答。通过免疫应答，宿主对寄生虫产生不同程度的抵抗。宿主与寄生虫相互作用，有三种不同结果：第一，宿主将寄生虫全部清除，并具有抵御再感染的能力，但寄生虫感染中这种现象极为罕见，目前已知的仅有杜氏利什曼原虫引起的皮肤利什曼病；第二，宿主能清除部分寄生虫，并对再感染产生部分抵御能力，大多数寄生虫与宿主的关系属于此类型；第三，宿主不能有效控制寄生虫，寄生虫在宿主体内发育甚至大量繁殖，引起寄生虫病，严重者可以致死，许多机会致病原虫感染属于此类。寄生虫与宿主相互作用会出现何种结果则与宿主的遗传因素、营养状态、免疫功能、寄生虫种类、数量、部位等因素有关，这些因素的综合作用决定了宿主的感染程度或疾病状态。

三、寄生虫感染的临床特点

寄生虫的生活史比较复杂，有不同的发育阶段，其中能使人体感染的阶段称感染阶段或感染期（infective stage）。寄生虫侵入人体并能生活或长或短一段时间，这种现象称寄生虫感染（parasitic infection）。寄生虫感染的结果可因虫种、宿主的遗传、营养和免疫功能等因素而异。

（一）带虫者、慢性感染和隐性感染

在大多数情况下，人体感染寄生虫后并不出现明显的临床症状和体征，这些人称带虫者（carrier）。广义上带虫者包括人和动物，由于带虫者能传播病原体，因此在流行病学方面具有重要意义。通常人体感染寄生虫后没有明显的临床症状和体征，或在临床上出现一些症状后，未经治疗或治疗不彻底，而逐渐转入慢性持续感染阶段。慢性感染（chronic infection）是寄生虫感染的特点之一。在慢性感染期，人体往往同时伴有组织损伤和修复，如血吸虫病流行区大多数患者属慢性感染，这些患者体内既有虫卵肉芽肿的形成，也伴有纤维化的产生。隐性感染（suppressive infection）是寄生虫感染的另一重要特征。隐性感染是指人体感染寄生虫后，既没有明显的临床表现，又不易用常规方法检获病原体的一种寄生现象。某些寄生虫，如蠕虫中的粪类圆线虫和原虫中的刚地弓形虫、隐孢子虫等机会致病寄生虫，在机体抵抗力正常时常处于隐性感染阶段，当机体免疫力下降或免疫功能不全时，这些寄生虫的增殖力和致病力大大增强，出现明显的临床症状和体征，严重者可致死。

（二）多寄生现象

人体同时感染两种或两种以上的寄生虫时，称多寄生现象（polyparasitism）。不同虫种生活在同一宿主体内可能会相互促进或相互制约，增加或减少它们的致病作用，从而影响临床表现。如蛔虫和钩虫同时存在时，对蓝氏贾第鞭毛虫起抑制作用，而有短膜壳绦虫寄生时则有利于蓝氏贾第鞭毛虫的生存。

幼虫移行症（larva migrans）和异位寄生（ectopic parasitism）是指一些蠕虫幼虫侵入非正常宿主后，不能发育为成虫，但这些幼虫可在体内长期存活并移行，引起局部或全身性病变。如犬弓首线虫（*toxocara cani*）是犬肠道内常见的寄生虫，然而，如果人或鼠误食了其感染性虫卵，由于人或鼠不是其适宜宿主，幼虫不能发育为成虫，而在体内移行，侵犯各组织器官，造成严重损害。根据幼虫侵犯的部位不同，幼虫移行症可分为内脏幼虫移行症（visceral larva migrans）和皮肤幼虫移行症（cutaneous larva migrans）两种类型。内脏幼虫移行症是以内脏器官损害为主，如犬弓首线虫是最常见的内脏幼虫移行症的病原，此外，猪蛔虫（*asacris suum*）、广州管圆线虫（*angiostrongyliasis cantonensis*）、肝毛细线虫（*capillaria hepatica*）和斯氏狸殖吸虫（*paragonimus skrjbini*）也是常见的引起内脏幼虫移行症的病原。皮肤幼虫移行症是以皮肤损害为主，如巴西钩口线虫（*ancylostoma.brasiliense*）和犬钩虫（*A.caninum*）引起的匐行疹（creeping eruption），禽类的血吸虫引起人的尾蚴性皮炎和斯氏并殖吸虫（*paragonimus skrjbini*）童虫引起的游走性皮下结节或包块。有的寄生虫，如上述的斯氏并殖吸虫，既可引起皮肤幼虫移行症，又可引起内脏幼虫移行症，对人体危害较大，应引起足够的重视。无论是皮肤或内脏幼虫移行症，在临床上均可出现明显的症状和体征，且常伴有嗜酸性粒细胞增多、高丙球蛋白血症以及 IgE 水平升高。有些寄生虫在常见的寄生部位以外的组织或器官内寄生，这种寄生现象称异位寄生，由异位寄生引起的损害称异位损害。了解寄生虫幼虫移行症和异位寄生现象，对于疾病的诊断和鉴别诊断至关重要。

第三节 寄生虫感染的实验诊断

一、标本采集

标本采集是寄生虫学教学和科学研究的重要内容，采集者应具有严谨求实的科学态度。在采集标本前，应熟悉所采集的寄生虫的形态、生活史、致病情况、在人体的寄生部位、流行因素和地理分布等知识。准备好标本采集必要的器材。

(一) 注意事项

标本采集前,应按照有关生物安全的要求做好个人防护及防止环境污染及标本的污染。做好必要的器材消毒灭菌,严格操作程序,杜绝实验室感染。解剖动物时,应先作充分麻醉,应文明操作和体现对动物的关爱,应戴橡皮手套。用毕的器具和实验台要消毒清洗,适当并安全地处置动物尸体。应详细作好记录和标签,包括患者姓名、采集地点、采集时间、标本来源、宿主种类、寄生部位、标本固定液的名称和采集者姓名等。对于某些寄生虫的检查,还要注意患者的病史信息如旅游经历等,以助实验室诊断。应保存标本的完整性,操作要细心,不可损坏标本的结构,如对于昆虫标本,其附肢、翅、体毛、鳞片等是分类鉴定的重要依据,应完好无损。在野外采集标本时应防止病媒昆虫的叮咬及意外的伤害。

(二) 体内寄生虫的采集

寄生在肠管和其他腔道(胆管、泌尿生殖道等)原虫的滋养体、包囊、蠕虫的虫卵及成虫,可从其相应的分泌排泄物中查获;大部分肠管内寄生的蠕虫成虫需驱虫后收集,也有些蠕虫自粪便排出后,受检者自行送检。血液和骨髓内的寄生虫需通过抽血或骨髓穿刺检查。组织内的寄生虫如肝脏、肺、脑、肌肉等则必须进行活组织检查或者尸体解剖获取标本。对于人兽共患寄生虫或可经实验动物感染、细胞培养分离的寄生虫(如弓形虫等),则可通过解剖相关的实验动物、细胞培养等获取标本。

(三) 体表和体外寄生虫的采集

要根据体表寄生虫的寄生部位,如毛发(虱)、皮肤(螨)、组织(蛆),并了解发育各期的形态收集标本;对于病媒节肢动物等体外寄生虫,则应根据种群繁殖的季节特征、生态环境和生活习性等从孳生地和栖息场所采集标本。

(四) 粪便标本的保存

如果新鲜粪便标本需要较长时间才能送达实验室,必须采取措施防止标本在检查前破坏,或病原体变形,影响形态学的鉴别。此时可将标本置洁净或灭菌的容器内并加固定液,以保护寄生虫的形态,并防止蠕虫卵的孵化。

固定液最好放在 15~30ml 塑料或玻璃螺口瓶内,拧紧防止漏出。粪便和固定液的比例要适当,混合要均匀,常用的粪便与固定液的比例为 1∶3(粪便 / 固定液)。保存粪便常用的固定液为聚乙烯醇(polyvinyl alcohol,PVA),Schaudinn(绍丁)固定液,5% 或者 10% 甲醛和硫柳汞 - 碘 - 甲醛(merthiolate-iodine-formalin,MIF,或称汞 - 碘 - 醛)。PVA 最适合用来保存肠道原虫待检标本;Schaudinn 固定液常用来固定新鲜粪便涂片(至少 30 分钟),以准备原虫的永久染色;5% 或 10% 的甲醛盐溶液(缓冲液)常用作固定保存粪便中的蠕虫卵、幼虫或原虫的包囊,以备采用醛 - 醚沉淀法或硫酸锌浮聚法浓集病原体。甲醛固定保存的粪便不适合做永久玻片染色。MIF 最适合进行野外调查时标本采集,用来检查肠道的蠕虫卵、幼虫和原虫的包囊。以上固定的标本均要放置在安全的地方,并标注生物安全警示。

盛装粪便的小瓶上要贴上标签。如果要求患者自己送检标本,要发给受检者收集盒(如果是纸盒,则要有塑料纸或蜡纸外包装),嘱其采集新鲜粪便,避免水、尿或其他物质的污染,避免大块的残渣,将适量的粪便盛在干净的容器内。采集者再用竹签挑取适量的粪便混合在固定液中。如果需要检查阿米巴原虫滋养体等活动的虫体,气温过低时要注意保温。

(五) 标本的送检次数和检查时间

由于病原体检查方法存在敏感性不高的弊端,加上原虫存在着间断排虫、蠕虫的排卵规律尚不清楚,因此在行粪便检查时,仅凭一次检查即作出阴性报告可能会有误差。在排除寄生虫感染前,应进行多次粪检,1 送 3 检或 2 送 6 检可显著提高检出率。如需检查肠道蠕虫,在初次检查阴性后,可慎用泻药以提高检出率。

标本的采集和检查时间会影响诊断的准确性。原虫的滋养体对外界抵抗力弱,尤其对低温较敏感,因此要从水样便、腹泻或稀便中采集,应使用新鲜粪便检查。如果不能立即检查,应保存在 PVA 或其他适当的固定液中。即使对于成形的粪便,也应尽快检查。标本不应冰冻或放在温箱内保存。

二、标本的运送或邮寄

新鲜粪便标本需要较长时间才能送达实验室,必须采取措施防止标本在检查前破坏,或病原体变形,影响形态学的鉴别。此时可将标本置洁净或灭菌的容器内并加固定液,以保护寄生虫的形态,并防止蠕虫卵的孵化。如果需要检查阿米巴原虫滋养体等活动的虫体,气温过低时要注意保温。

邮寄生物学样品要按照国家有关规定,并遵循邮政部门的规则,不得隐瞒。运送或邮寄的标本必须经过固定灭活,容器要防漏防碎,贴好标签,严密包裹,以防污染。对于涂片或组织切片标本,包装盒要坚固,要防震防碎。

三、实验诊断与结果解释

寄生虫病的病原学诊断是确诊寄生虫感染的主要依据,根据寄生虫生活史的特点,从患者的血液、组织液、排泄物、分泌物或活体组织中检查寄生虫的某一发育虫期,这是最可靠的诊断方法,广泛用于各类寄生虫病的诊断。但是,病原学诊断方法一般检出率较低,对轻度感染往往需反复检查,以免漏诊;对于在组织中或器官内寄生而不易取得材料的寄生虫,如异位寄生,其检出效果不理想,可应用免疫学诊断方法。

(一) 消化道寄生虫病的诊断

消化道寄生虫的感染,绝大多数种类是由于误食了被寄生虫感染阶段(蠕虫虫卵或囊蚴,原虫包囊或卵囊)污染的食物和水,或生食或半生食含寄生虫(如带绦虫囊尾蚴)的肉类而引起,少数是幼虫通过钻入皮肤而感染,如钩虫和粪类圆线虫。

大多数消化道寄生虫随粪便排出体外,蛲虫可移行到人体肛门周围产卵,绦虫的节片也可自肛门逸出。因此,对其感染的诊断基本采用病原学的方法。蠕虫的排出多为虫卵或虫体,检验较易。原虫由于虫体小,有些检查方法较复杂,诊断难度则较大。

消化道寄生虫病的病原学诊断常用方法有以下几种:

1. **粪便检查**　粪便检查是诊断肠道寄生虫病的基本方法。要取得粪便检查的准确结果,必须注意:保证粪便新鲜,送检时间一般不超过 24 小时,尤其对原虫滋养体检查,必须在粪便排出后半小时内进行，或暂时保存在35~37℃条件下待查；盛粪便的容器须干燥、洁净，无尿液或水混入，以及无药物、泥土和杂质污染；容器外贴有标签，注明受检者姓名和受检目的等；受检粪量一般为5~10g（约拇指末节大小），若要求作粪便自然沉淀或血吸虫毛蚴孵化，受检粪量一般不少于30g，检查蠕虫成虫或绦虫节片则留检1天内全部粪量。

要严格按照粪检程序进行操作，特别是镜检时要熟悉各病原体形态特点并遵顺序观察的原则，以免漏检。具体方法如下：

（1）直接涂片法（direct smear method）：用以检查蠕虫卵、原虫的包囊和滋养体。方法简便，连续作3次涂片，可以提高检出率。常见虫卵的形态（图52-1）。

1）蠕虫卵检查：滴1滴生理盐水于洁净的载玻片上，用牙签挑取绿豆大小的粪便块，在生理盐水中涂抹均匀；涂片的厚度以透过粪膜约可辨认玻片下的字迹为宜。一般在低倍镜下检查，如用高倍镜观察，需加盖片，以免污染镜头。镜检时光线要适当，过强的亮度会影响观察效果。应注意虫卵与粪便中异物的鉴别。虫卵都具有一定形状和大小，卵壳大多表面光滑整齐，具固有的色泽，卵内含卵细胞或幼虫。

结果解释：根据镜下观察所见与以下各虫卵五要素（大小、形状、颜色、卵壳、卵内结构）进行对比可得出结论。

2）姜片虫卵：是人体常见寄生虫卵中最大的。虫卵呈椭圆形，大小为（130~140）μm×（80~85）μm，淡黄色，卵壳薄而均匀，一端有一不明显的小盖。卵内含有一个卵细胞和约20~40个卵黄细胞。

3）阔节裂头绦虫卵：虫卵近卵圆形，长55~76μm，宽41~56μm，呈浅灰褐色，卵壳较厚，一端有明显的卵盖，另一端有一小棘；虫卵排出时，卵内胚胎已开始发育。

4）带绦虫卵：常见的有链状带绦虫卵和肥胖带绦虫卵，光镜下两者很难区别。虫卵卵壳很薄而且脆弱，在虫卵自孕节散出后多数已脱落。光镜下这种脱掉卵壳的虫卵呈球形或近似球形，直径31~43μm。外面是较厚的胚膜，呈棕黄色，具有放射状的条纹。在电镜下可见胚膜实际上是由许多棱柱体组成。胚膜内是球形的六钩蚴，直径约14~20μm，有3对小钩。

5）微小膜壳绦虫卵：圆球形或近圆球形，大小为（48~60）μm×（36~48）μm，无色透明。卵壳很薄，其内有较厚的胚膜，胚膜两端略凸起并由该处各发出4~8根丝状物，弯曲地延伸在卵壳和胚膜之间，胚膜内含有一个六钩蚴。

6）蛔虫卵：在人体粪便中查见的蛔虫卵有受精卵（fertilized egg）和未受精卵（unfertilized egg）之分。受精卵呈宽椭圆形，大小约为（45~75）μm×（35~50）μm。卵壳较厚，由外向内为受精膜、壳质层、蛔苷层，但在光镜下难以分清。卵壳外常有一层由分泌物形成的凹凸不平的蛋白质膜，被宿主胆汁染成棕黄色，卵内含有1个大而圆的卵细胞，在其两端与卵壳间可见新月形空隙。虫卵在外界适宜条件下渐发育，胚细胞不断分裂，最后形成含幼虫的感染期虫卵。未受精卵呈长椭圆形，大小为（88~94）μm×（39~44）μm，卵壳与蛋白质膜均较受精蛔虫卵薄，卵内充满大小不等的折光颗粒。蛔虫卵壳周围蛋白质膜脱落后，成为脱蛋白膜蛔虫卵，观察时应注意与其他虫卵相鉴别。卵壳厚而透明是蛔虫卵的主要特征。

7）鞭虫卵：呈纺锤形或腰鼓形，大小（50~54）μm×（22~23）μm，棕黄色，卵壳较厚，两端各有一透明塞状突起。虫卵随粪便排出时，卵内有1个尚未分裂的卵细胞。

8）钩虫卵：椭圆形，大小（57~76）μm×（36~40）μm，两端钝圆。卵壳较薄，无色透明，卵内通常含2~4个卵细胞，卵壳与卵细胞之间有明显空隙。在便秘者粪便内或粪便放置过久时，卵内细胞可继续分裂成桑椹状。

蠕虫卵与异物的区别见表52-1。

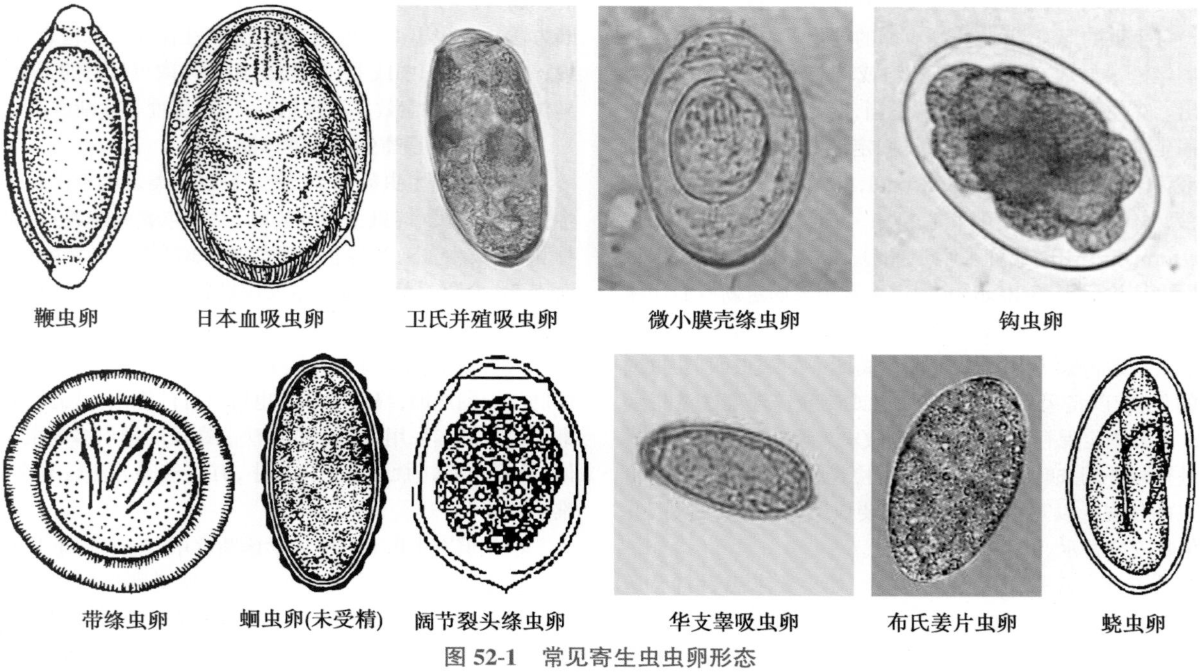

图52-1 常见寄生虫虫卵形态

表 52-1　蠕虫卵与异物的区别

区别点	虫卵	非虫卵
外形	有一定的形状	形状不固定
大小	有一定大小范围	大小不等
颜色	少数无色透明，大多有一定颜色	无固定颜色
卵壳	卵壳光滑整齐，同种卵壳厚薄一致	无卵壳结构，边缘不整齐
光泽	有固定的折光和光泽	无
内容物	有固定的内部结构（如卵细胞、幼虫、毛蚴）和特征	无固定的构造和特征

9）原虫检查：可根据原虫不同的排离阶段，采用不同的方法。

Ⅰ. 滋养体检查：涂片应较薄，方法同查蠕虫卵。对肠阿米巴病而言，粪检仍为最有意义的检查。直接涂片法可以检出活动的滋养体。一般在稀便或脓血便中滋养体多见，滋养体内可见被摄入的红细胞。但由于虫体在受到尿液、水等作用后会迅速死亡，故应注意快速检测、保持 25~30℃以上的温度，盛粪便的容器须洁净、干燥，并防止污染，粪便不可混入尿液及其他体液等，以免影响检查结果。还要注意某些抗生素、止泻药或收敛药、灌肠液等均可影响虫体的生存和活动，从而影响检出率。对脓肿穿刺液等亦可行涂片检查，但应注意虫体多在脓肿壁上，故穿刺和检查时应予注意。溶组织内阿米巴滋养体有折光性，可在视野较弱光线下观察。

结果解释：溶组织内阿米巴的滋养体，大小在 10~60μm 之间，当其从有症状患者组织中分离时，常含有摄入的红细胞，有时也可见白细胞和细菌。滋养体借助单一定向的伪足而运动，有透明的外质和富含颗粒的内质，具有一个球形的泡状核，直径 4~7μm。纤薄的核膜边缘有单层均匀分布、大小一致的核周染色质粒（chromatin granules）。但在培养基中的滋养体往往有 2 个以上的核，核仁小，大小为 0.5μm，常居中，周围围以纤细无色的丝状结构，见图 52-2。另外，镜下滋养体需与宿主组织细胞鉴别，鉴别要点为：①溶组织内阿米巴滋养体大于宿主细胞；②胞核与胞质大小比例小于宿主细胞；③滋养体为泡状核，核仁居中，核周染色质粒清晰；④滋养体胞质中可含红细胞和组织碎片。

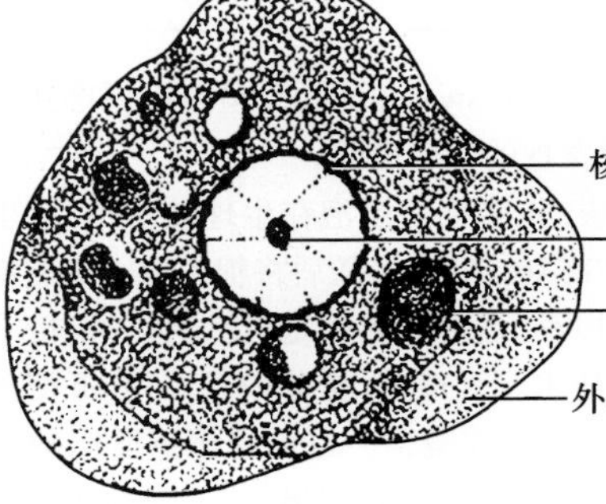

图 52-2　溶组织内阿米巴的滋养体

Ⅱ. 包囊的碘液染色检查：直接涂片方法同上，以 1 滴碘液代替生理盐水，粪便涂抹方法同上。若同时需检查活滋养体，可在玻片另一侧滴 1 滴生理盐水。同上法涂抹粪便标本，再盖上盖片。片中滴碘液的一侧查包囊；另一侧查活滋养体。碘液配方：碘化钾 4g，碘 2g，蒸馏水 100ml。

结果解释：溶组织内阿米巴包囊，成熟包囊有 4 个核，圆形，直径 10~16μm，包囊壁厚约 125~150nm，光滑，核为泡状核，与滋养体的相似但稍小；未成熟包囊可见一个核或两个核，同时可见短棒状的拟染色体。应注意与结肠内阿米巴包囊相区别：结肠内阿米巴包囊较溶组织内阿米巴包囊大，直径为 10~35μm，核 1~8 个，成熟包囊偶可超过 8 个核。未成熟包囊内含糖原泡和草束状的拟染色体。

Ⅲ. 隐孢子虫卵囊染色检查：目前最佳的方法为金胺 - 酚改良抗酸染色法，其次为金胺 - 酚染色法和改良抗酸染色法。对于新鲜粪便或经 10% 甲醛固定保存（4℃ 1 个月内）的含卵囊粪便都可用这三种方法染色。染色过程是先用金胺 - 酚染色，再用改良抗酸染色法复染。

Ⅳ. 金胺 - 酚染色法：染色待干后置荧光显微镜下检查。低倍荧光镜下，可见卵囊为一圆形小亮点，发出乳白色荧光。高倍镜下卵囊呈乳白或略带绿色，卵囊壁为一薄层，多数卵囊周围深染，中央淡染，呈环状，核深染结构偏位，有些卵囊全部为深染。但有些标本可出现非特异性荧光颗粒，应注意鉴别。

Ⅴ. 改良抗酸（modified acid fast）染色法：染色待干后，置显微镜下观察。染色后，卵囊呈玫瑰红色，圆形或椭圆形，背景为绿色。如染色（1~5 分钟）和脱色（2 分钟）时间短，卵囊内子孢子边界不明显；如染色时间长（5~10 分钟）脱色时间需相应延长，子孢子边界明显。卵囊内子孢子均染成玫瑰红色，子孢子呈月牙形，共 4 个。其他非特异颗粒则染成蓝黑色，容易与卵囊区分。不具备荧光显微镜的实验室，亦可用本方法先染色，然后在光镜下过筛检查。如发现小红点再用油镜观察以提高检出速度和准确性。

Ⅵ. 金胺 - 酚改良抗酸染色法：本法可克服上述染色法的缺点。具体方法是：先用金胺酚染色后，再用改良抗酸染色法复染。光学显微镜下观察，卵囊同抗酸染色法所见，但非特异性颗粒被染成蓝黑色，两者颜色截然不同，极易鉴别，使检出率和准确性大大提高。

（2）厚涂片透明法（改良加藤法）（modified Kato's thick smear），取约 50mg（已用 100 目不锈钢筛除去粪渣）粪便，置于载玻片上，覆以浸透甘油 - 孔雀绿溶液的玻璃纸片，轻压，使粪便铺开（20mm × 25mm）。置于 30~36℃温箱中约半小时或 25℃约 1 小时，待粪膜稍干，即可镜检。玻璃纸准备，将玻璃纸剪成 22mm × 30mm 大小的小片，浸于甘油 - 孔雀绿溶液（含纯甘油 100ml、水 100ml 和 1ml 3% 孔雀绿水溶液）中至少浸泡 24 小时，至玻璃纸呈现绿色。使用此法需掌握粪膜的合适厚度和透明的时间，如粪膜厚且透明时间短，虫卵难以发现；如透明时间过长则虫卵变形，不易辨认。

结果解释：镜检结果比对对象见直接涂片法结果解释。

（3）浓聚法（concentration method）。

（4）沉淀法（sedimentation method）：原虫包囊和蠕虫卵的比重大，可沉积于水底，有助于提高检出率。但比重较小的钩虫卵和某些原虫包囊则效果较差。

1）重力沉淀法：即自然沉淀法。本法主要用于蠕虫卵检查，蠕虫卵比重大于水，可沉于水底，使虫卵浓集。经水洗后，视野清晰，易于检查。取粪便 20~30g，加水制成混悬液，用金属筛（40~60 孔）或 2~3 层湿纱布过滤，再加清水冲洗残渣；过滤后的粪液在容器中静置 25 分钟，倒去上层液，重新加满清水，以后每隔 15~20 分钟换水 1 次（共 3~4 次），直至上层液清晰为止。最后倒去上层液，取沉渣作涂片镜检。如检查包囊，换水间隔时间宜延长至约 6 小时。

2）离心沉淀法（centrifuge sedimentation）：将上述滤去粗渣的粪液离心（1 500~2 000rpm）1~2 分钟，倒去上层液，注入清水，再离心沉淀，如此反复沉淀 3~4 次，直至上层液澄清为止，最后倒去上层液，取沉渣镜检。本法省时、省力，适用于临床检验。

3）汞碘醛离心沉淀法（merthiolate iodine formaldehyde centrifugation sedimentation method，MIFCS）：本法既可浓集，又可固定和染色，适用于原虫包囊、滋养体及蠕虫卵和幼虫的检查。如果准确称取 1g 粪便，即可作蠕虫卵的定量检查。取粪便 1g，加适量（约 10ml）汞碘醛液，充分调匀，用 2 层脱脂纱布过滤，再加入乙醚 4ml，摇 2 分钟，离心（2 000rpm）1~2 分钟，即分成乙醚、粪渣、汞碘醛及沉淀物 4 层。吸弃上面 3 层，取沉渣镜检。汞碘醛配制：①汞醛（MF）液：1/1 000 硫柳汞酊 200ml，甲醛（40%）25ml，甘油 50ml，蒸馏水 200ml；②卢戈氏液：碘 5g，碘化钾 10g，蒸馏水 100ml。检查时取汞醛液 2.35ml 及 5% 卢戈氏液 0.15ml 混合备用。但混合液保存 8 小时后即变质，不宜再用；碘液亦不宜于 1 周后再用。

4）醛醚沉淀法（formalin ether sedimentation）：取粪便 1~2g 置于小容器内，加水 10~20ml 调匀，将粪便混悬液经 2 层纱布（或 100 目金属筛网）过滤，离心（200rpm）2 分钟；倒去上层粪液，保留沉渣，加水 10ml 混匀，离心 2 分钟；倒去上层液，加 10% 甲醛 7ml。5 分钟后加乙醚 3ml，塞紧管口并充分摇匀，取下管口塞，离心 2 分钟；即可见管内自上而下分为 4 层。取管底沉渣涂片镜检。本法不仅浓集效果好，而且不损伤包囊和虫卵的形态，易于观察和鉴定。对于含脂肪较多的粪便，本法效果优于硫酸锌浮聚法。但对布氏嗜碘阿米巴包囊、贾第虫包囊及微小膜壳绦虫卵等的检查效果较差。

（5）浮聚法（flotation method）：利用比重较大的液体，使原虫包囊或蠕虫卵上浮，集中于液体表面。常用的方法有：

1）饱和盐水浮聚法（brine flotation）：此法用以检查钩虫卵效果最好，也可用于检查其他线虫卵和微小膜壳绦虫卵。但不适于检查吸虫卵和原虫包囊。用竹签取黄豆粒大小的粪便置于浮聚瓶（高 3~5cm，直径约 2cm 的圆形直筒瓶）中，加入少量饱和盐水调匀，再慢慢加入饱和盐水至液面略高于瓶口，以不溢出为度。此时在瓶口覆盖一载玻片，静置 15 分钟后，将载玻片提起并迅速翻转，镜检。（饱和盐水配制：将食盐徐徐加入盛有沸水的容器内，不断搅动，直至食盐不再溶解为止，其比重为 1.2）。常见蠕虫卵、原虫包囊的比重见表 52-2。

2）硫酸锌离心浮聚法（zinc sulfate centrifuge flotation）：此法适用于检查原虫包囊、球虫卵囊、线虫卵和微小膜壳绦虫卵。取粪便约 1g，加 10~15 倍的水，充分搅匀，按离心沉淀法过滤，反复离心 3~4 次，至水清为止，最后倒去上清液，在沉渣中加入比重为 1.18 的硫酸锌液（33% 的溶液），调匀后再加硫酸锌溶液至距管口约 1cm 处，离心 1 分钟。用金属环黏取表面的粪液置于载玻片上，加碘液 1 滴（查包囊），镜检。取标本时，用金属环轻轻接触液面即可，切勿搅动。离心后应立即取标本镜检，若放置时间超过 1 小时，会因包囊或虫卵变形而影响观察效果。

3）蔗糖溶液离心浮聚法（flotation method with sucrose solution）：此法适用于检查粪便中隐孢子虫的卵囊。取粪便约 5g，加水 15~20ml，以 260 目尼龙袋或 4 层纱布过滤。取滤液离心 5~10 分钟，吸弃上清液，加蔗糖溶液（蔗糖 500g，蒸馏水 320ml，苯酚 6.5ml）再离心，然后如同饱和盐水浮聚法，取其表面液镜检（高倍或油镜）。卵囊透明无色，囊壁光滑，内含一小暗点和呈蛋黄色的子孢子。隐孢子虫的卵囊在漂浮液中浮力较大，常紧贴于盖片之下，鉴于 1 小时后卵囊脱水变形不易辨认，故应立即镜检。也可用饱和硫酸锌溶液或饱和盐水替代蔗糖溶液。

表 52-2　常见蠕虫卵、原虫包囊的比重

虫卵或包囊	比重
华支睾吸虫卵	1.170~1.190
蛲虫卵	1.105~1.115
姜片吸虫卵	1.190
受精蛔虫卵	1.110~1.130
肝片形吸虫卵	1.200
未受精蛔虫卵	1.210~1.230
日本血吸虫卵	1.200
毛圆线虫卵	1.115~1.130
带绦虫卵	1.140
溶组织内阿米巴包囊	1.060~1.070
微小膜壳绦虫卵	1.050
结肠内阿米巴包囊	1.070
钩虫卵	1.055~1.080
微小内蜒阿米巴包囊	1.065~1.070
鞭虫卵	1.150
蓝氏贾第鞭毛虫包囊	1.040~1.060

（6）肛门拭子法（anal swab）：适用于检查肛周产卵的蛲虫或常可在肛门附近发现的带绦虫卵。

（7）棉签拭子法：先将棉签浸泡在生理盐水中，取出时挤去过多的盐水，在肛门周围擦拭，随后将棉签放入盛有饱和盐水的试管中，用力搅动，迅速提起棉签，在试管内壁挤干水分后弃去，再加饱和盐水至管口处，覆盖一载玻片，务使其接触液面，5 分钟后取下载玻片镜检。也可将擦拭肛门的棉签放在盛清水的试管中，经充分浸泡，取出，在试管内壁挤去水分后弃去。试管静置 10 分钟，或经离心后倒去上层液，取沉渣

镜检。

(8) 透明胶纸法(cellophane tape):用长约 6cm,宽约 2cm 的透明胶纸有胶面,粘贴肛门周围的皮肤,然后将有胶的一面平贴在玻片上,镜检。

结果解释:蛲虫虫卵:无色透明,长椭圆形,两侧不对称,一侧扁平,另一侧稍凸,大小约(50~60)μm×(20~30)μm,卵壳较厚,分为三层,由外到内为光滑的蛋白质膜、壳质层及脂层,但光镜下可见内外两层。刚产出的虫卵内含一蝌蚪期胚胎。带绦虫卵:见直接涂片法。

(9) 钩蚴培养法(culture method for hookworm larvae):根据钩虫卵内幼虫在适宜条件下可在短时间内孵出的原理而设计的方法。加冷开水约 1ml 于洁净试管内(1cm×10cm),将滤纸剪成与试管等宽但较试管稍长的 T 形纸条,用铅笔书写受检者姓名或编号于横条部分。取粪便约 0.2~0.4g,均匀涂抹在纸条竖部的上 2/3 处,再将纸条插入试管,下端浸泡在水中,以粪便不接触水面为度。在 20~30℃条件下培养。培养期间每天沿管壁补充冷开水,以保持水面高度。3 天后用肉眼或放大镜检查试管底部。钩蚴在水中常作蛇行游动,虫体透明。如未发现钩蚴,应继续培养观察至第 5 天。气温太低时可将培养管放入温水(30℃左右)中数分钟后,再行检查。此法亦可用于分离人体肠道内各种阿米巴滋养体及人毛滴虫滋养体,且能提高检出率。但每管粪便量应为 1.0g,适宜温度为 25~30℃,培养时间为 2~4 天。临床上为了及时报告致病原虫,可于培养 48 小时后镜检。

结果解释:①钩蚴:自卵内刚孵出的幼虫称杆状蚴(rhabditiform larva),为自由生活期幼虫,虫体体壁透明,前端钝圆,后端尖细,口腔细长,有口孔,咽管前段较粗,中段细,后段膨大成球状,杆状蚴有两期,第一期长约 0.23mm,第二期长约 0.4mm。丝状蚴(filariform larva)长 0.5~0.7mm,体表覆有鞘膜,口腔封闭,在与咽管连接处有 2 个角质状的矛状结构,称口矛或咽管矛,其形状有助于虫种的鉴定。丝状蚴的咽管细长,约占虫体的 1/5。②阿米巴滋养体见直接涂片法原虫检查。③人毛滴虫滋养体:滋养体呈梨形,形似阴道毛滴虫,具有 3~5 根前鞭毛和 1 根后鞭毛,见图 52-3。后鞭毛与波动膜外缘相连,游离于尾端。波动膜的内侧借助一弯曲、薄杆状的肋与虫体相连。肋与波动膜等长,染色后的肋是重要的诊断依据。活虫体可做急速而无方向的运动。波动膜在运动中起旋转作用,而前鞭毛起推动作用。胞核单个,位于前端,核内染色质分布不均匀。胞质内含有食物泡和细菌。一根纤细的轴柱由前向后贯穿整个虫体。

(10) 虫卵计数法(egg count):虫卵计数可用于估计人体内寄生虫的感染度,常用司徒尔(Stoll)氏法,即司氏稀释虫卵计数法。用特制的三角烧瓶(或普通三角烧瓶),容量为 65ml 左右,在烧瓶的颈部相当于 56ml 和 60ml 处有两个刻度。先把 0.1ml/L NaOH 溶液倒入瓶内至 56ml 处,再加入粪便直到液面上升到 60ml 处,然后放进玻璃珠 10 余颗,用橡胶塞塞紧瓶口,充分摇动,使其成为十分均匀的混悬液。计数时充分摇匀,立即用有刻度的小吸管吸取 0.075 或 0.15ml 粪液置于载玻片上,加盖片,在低倍镜下计数全片的虫卵数,乘以 200(取样 0.075ml)或 100(取样 0.15ml)即得每克粪便虫卵数。由于粪便的性状对估算结果有明显的影响,因此不成形粪便中的虫卵数应再乘粪便性状系数,即半成形粪便 ×1.5,软湿状粪便 ×2,粥状粪便 ×3,水泻粪便 ×4。雌虫数 = 每克粪便含卵数 ×24 小时粪便克数 / 已知雌虫数每天排卵总数,成虫总数 = 雌虫总数 ×2。

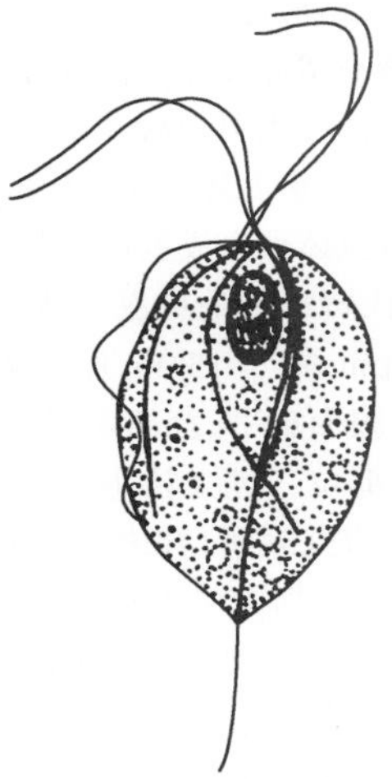

图 52-3　人毛滴虫滋养体

(11) 定量透明法:适用于各种粪便内蠕虫卵的检查及计数。此法系应用改良聚苯乙烯作定量板,大小为 40mm×30mm×1.37mm,模孔为一长圆定量板孔,大小为 8mm×4mm,两端呈半圆形,所取的粪样平均为 41.7mg。操作时将大小约 4cm×4cm 的 100 目尼龙网或金属筛网覆盖在粪便标本上,自筛网上用刮片刮取粪便,置定量板与载玻片上,用两指压住定量板的两端,将刮片上的粪便填满模孔,刮去多余粪便。掀起定量板,载玻片上留下一长形粪条,然后在粪条上覆盖含甘油孔雀绿溶液的玻璃纸条,展平后加压,使玻璃纸下的粪便铺成长椭圆形。1~2 小时透明后置镜下计数。将所得虫卵数 ×24,再乘上述粪便性状系数,即为每克粪便虫卵数(eggs per gram,EPG)。

结果解释:见直接涂片法。

(12) 淘虫检查法:为了考核驱虫效果,常需从粪便中淘取驱除的虫体进行鉴定与计数。取患者服药后 24~72 小时的全部粪便,加水搅拌,用筛(40 目)或纱布滤出粪渣,经水反复冲洗后,倒在盛有清水的大型玻皿内。检查混杂在粪渣中的虫体时,应在玻皿下衬以黑纸。

(13) 带绦虫孕节检查法:绦虫节片用清水洗净,置于两张玻片之间,轻轻压平,对光观察内部结构,并根据其子宫分支情况鉴定虫种。也可用注射器从孕节后端正中部插入子宫内徐徐注射碳素墨水或卡红,待子宫分支显现后计数。卡红染液配制:钾明矾饱和液 100ml,卡红 3g,冰醋酸 10ml。混合液置于 37℃温箱内过夜,过滤后即可应用。

结果解释:链状带绦虫成节及孕节:每一成节均具雌雄生殖器官各一套。睾丸 150~200 个,散部在节片的两侧,输精管由节片中部向一侧横走,经阴茎囊开口于生殖腔;阴道在输精管的后方并与其并行,也开口于节片边缘的生殖腔。各节的生殖腔缘均略向外凸出，沿链体左右两侧不规则分布。卵巢位于节片后 1/3 的中央，分为三叶，除左右两叶外，在子宫与阴道之间另有一中央小叶。卵黄腺呈块状，位于卵巢之后。孕节中仅见充满虫卵的子宫向两侧发出分支，每侧约 7~13 支，各分支不整齐并可继续分支而呈树枝状，每一孕节中含虫卵 3 万 ~5 万个。肥胖带绦虫成节及孕节：成节卵巢只分 2 叶，孕节子宫分支较整齐、每侧 15~30 支，支端多有分叉。

2. 十二指肠液引流 用十二指肠引流管抽取十二指肠液，以直接涂片法镜检；也可以经离心浓集后，取沉渣镜检。可检查蓝氏贾第鞭毛虫滋养体。引流中的贾第虫滋养体常附着在黏液小块上，或虫体聚集成絮片状物。

结果解释：蓝氏贾第鞭毛虫滋养体：呈纵切为半的倒置梨形，长约为 9~21μm，宽 5~15μm，厚 2~4μm。两侧对称，前端宽钝，后端尖细，腹面扁平，背部隆起。一对细胞核位于虫体前端 1/2 的吸盘部位。过去认为 2 个细胞核内各有一个核仁，然而，最近的研究表明，核内并无核仁结构。有前、后侧、腹侧和尾鞭毛 4 对，均由位于两核间靠前端的基体（basal body）发出。1 对前鞭毛由此向前伸出体外，其余 3 对发出后在两核间沿轴柱分别向体两侧、腹侧和尾部伸出体外。鲜活虫体借助鞭毛摆动作活泼的翻滚运动。1 对平行的轴柱沿中线由前向后连接尾鞭毛，将虫体分为均等的两半。1 对呈爪锤状的中体（median body）与轴柱 1/2 处相交。

3. 直肠黏膜活检和直肠镜检 主要用于检查溶组织内阿米巴。用乙状结肠镜观察溃疡形状，自溃疡边缘或深层刮取溃疡组织置于载玻片上，加少量生理盐水，盖上盖片，轻轻压平，立即镜检。也可取出一小块病变黏膜组织，固定后切片染色镜检。

（二）血管和淋巴系统寄生虫检查

心血管系统包括心脏、动脉、毛细血管和静脉四个部分，血液在其中循环流动；淋巴系统由淋巴管道、淋巴器官和淋巴组织三个部分所组成，淋巴液沿淋巴管道向心流动。心血管系统和淋巴系统彼此相通，在物质运输、新陈代谢、体内理化环境的相对稳定以及机体防御功能等方面有着重要的作用。

1. 血液检查 血液检查是诊断疟疾、丝虫病等血液内寄生虫的基本方法。涂制血膜用的载玻片用前需经洗涤液处理，再用自来水或蒸馏水冲洗，在 95% 酒精中浸泡，擦干或烤干后使用。采血针用前必须消毒或用一次性针头，1 人 1 针以免交叉感染。洗涤液配制：常用玻璃器皿的洗涤液为铬酸洗液，含工业浓硫酸 100ml、重铬酸钾 80g、水 1 000ml。先用冷水将重铬酸钾溶化，然后徐徐加入浓硫酸，同时用玻璃棒搅拌。

（1）检查疟原虫

1）采血与涂片：病原学诊断厚、薄血膜染色镜检是目前最常用的方法。从受检者外周血液中检出疟原虫是确诊的最可靠依据，最好在服药以前取血检查。取外周血制作厚、薄血膜，经姬氏或瑞氏染液染色后镜检查找疟原虫。薄血膜中疟原虫形态完整、典型，容易识别和鉴别虫种，但原虫密度低时，容易漏检。厚血膜由于原虫比较集中，易检获，但染色过程中红细胞溶解，原虫形态有所改变，虫种鉴别较困难。因此，最好一张玻片上同时制作厚、薄两种血膜，如果在厚血膜查到原虫而鉴别有困难时，可再检查薄血膜。恶性疟在发作初期采血可见大量环状体，1 周后可见配子体，而且恶性疟在外周血中也只能见到这两个时期。间日疟在发作后数小时至 10 余小时采血能提高检出率。

采血方法：用 75% 酒精棉球消毒耳垂，待干后用左手拇指与示指捏着耳垂下方，并使耳垂下侧方皮肤绷紧，右手持取血针、刺破皮肤，挤出血滴。

Ⅰ. 薄血膜的制作：在载玻片 1/3 与 2/3 交界处蘸血一小滴，以一端缘光滑的载片为推片，将推片的一端置于血滴之前，待血液沿推片端缘扩散后，自右向左推成薄血膜。操作时两载片间的角度为 30°~45°，推动速度应适宜，不宜太快或太慢。理想的薄血膜，应是一层均匀分布的血细胞，血细胞间无空隙且血膜末端呈扫帚状。

Ⅱ. 厚血膜的制作：于载玻片的另一端 1/3 处蘸血 1 小滴（约 $10mm^3$），以推片的一角，将血滴自内向外作螺旋形摊开，使之成为直径 0.8~1cm，厚薄均匀的厚血膜。厚血膜为多层血细胞的重叠，约等于 20 倍薄血膜的厚度。

2）固定与染色：血片必须充分晾干，否则染色时容易脱落。用小玻棒蘸甲醇或无水酒精在薄血膜上轻轻抹过以固定血膜。如薄、厚血膜在同一玻片上，切勿将固定液带到厚血膜上，因厚血膜固定之前必须进行溶血。可用滴管滴水于厚血膜上，待血膜呈灰白色时，将水倒去，晾干。在稀释各种染液和冲洗血膜时，如用缓冲液则染色效果更佳。

常用的染色方法有两种：姬氏染色法和瑞氏染色法。姬氏染色法染色效果良好，血膜褪色较慢，保存时间较久，但染色时间较长。瑞氏染色法操作简便，适用于临床诊断，但甲醇蒸发甚快，掌握不当易在血片上留下染液沉渣，且较易褪色，保存时间不长，故多用于临时性检验。结果解释：疟原虫在红细胞内发育各期的形态见表 52-3，各种疟原虫感染的血细胞图片镜下形态见图 52-4。

表 52-3 两种疟原虫的主要形态比较

	间日疟原虫	恶性疟原虫
被寄生红细胞的变化	除环状体外，其余各期均胀大色淡；滋养体期开始出现较多鲜红色、细小的薛氏小点	正常或略小，可有数颗粗大，紫红色的茂氏点
环状体（早期滋养体）	胞质淡蓝色，环较大，约为红细胞直径的 1/3；核 1 个，偶有 2 个；红细胞内只含 1 个原虫，偶有 2 个	环纤细，约为红细胞直径的 1/5；核 1~2 个；红细胞内可含 2 个以上原虫；虫体常位于红细胞边缘

续表

	间日疟原虫	恶性疟原虫
大滋养体（晚期滋养体）	核 1 个；胞质增多，形状不规则，有伪足伸出，空泡明显；疟色素棕黄色，细小杆状，分散在胞质内一般不出现在外周血液，主要集中在内脏毛细血管	体小，圆形，胞质深蓝色；疟色素黑褐色，集中
未成熟裂殖体	核开始分裂，胞质随着核的分裂渐呈圆形，空泡消失；疟色素开始集中外周血不易见到	虫体仍似大滋养体，但核开始分裂；疟色素集中
成熟裂殖体	虫体充满胀大的红细胞，裂殖子 12~24 个，排列不规则；疟色素集中，外周血不易见到	裂殖子 8~36 个，排列不规则；疟色素集中成团
雌配子体	虫体圆形或卵圆形，占满胀大的红细胞，胞质蓝色；核小致密，深红色，偏向一侧；疟色素分散	新月形，两端较尖，胞质蓝色；核结实，深红色，位于中央；疟色素黑褐色，分布于核周围
雄配子体	虫体圆形，胞质蓝而略带红色；核大，疏松，淡红色，位于中央；疟色素分散	腊肠形，两端钝圆，胞质蓝而略带红色；核疏松，淡红色，位于中央；疟色素分布核周

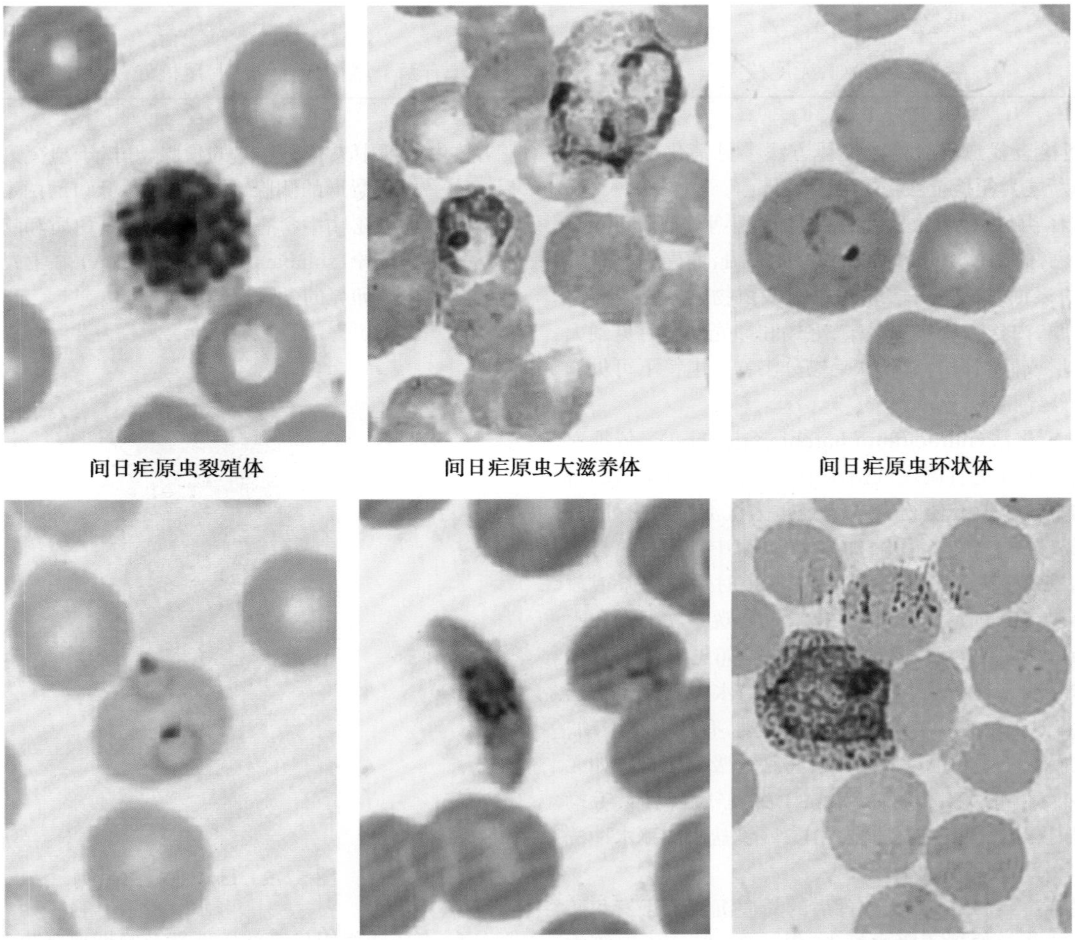

间日疟原虫裂殖体　间日疟原虫大滋养体　间日疟原虫环状体

恶性疟原虫环状体　恶性疟原虫雌配子体　间日疟原虫雌配子体

图 52-4　疟原虫感染的血细胞图片

（2）检查微丝蚴

1）新鲜血片检查：微丝蚴白天滞留于肺血管中，夜晚则出现于外周血液，一般夜晚 8 时以后开始出现，9~10 时数量已很多。但两种微丝蚴出现的高峰时间略有不同，班氏微丝蚴为晚上 10 时至次晨 2 时，马来微丝蚴为晚上 8 时至次晨 4 时。这种现象称为夜现周期性。采血时要注意采血时间，一般在晚上 10 时至次晨 2 时采血。取耳垂血 1 大滴滴于载玻片上，加盖片，在低倍镜下观察，发现蛇形游动的幼虫后，做染色检查，以确定虫种。

2）厚血膜检查：厚血膜的制作、溶血、固定与疟原虫的姬氏液染色法相同。但需取血3滴，也可用德氏苏木染色法染色。

3）活微丝蚴浓集法：在离心管内加蒸馏水半管，加血液10~12滴，再加生理盐水混匀，离心（3 000rpm）3分钟，取沉渣检查。或取静脉血1ml，置于盛有0.1ml 3.8%枸橼酸钠的试管中，摇匀，加水9ml，待红细胞破裂后，再离心2分钟，倒去上清液，加水再离心，取沉渣镜检。

结果解释：微丝蚴在光镜下可见虫体细长，头端钝圆，尾端尖细，外有鞘膜。角质层光滑具有纤细环纹。体内有圆形的体核，头部无核部位为头间隙。虫体前部1/5处有神经环，其后为排泄孔，排泄孔后有一个排泄细胞。腹侧有肛孔，尾部可有尾核。以上各结构的大小、长短比例及相对距离因虫种而异，借此可进行鉴别，班氏微丝蚴与马来微丝蚴的鉴别见表52-4。

表52-4 班氏微丝蚴与马来微丝蚴的鉴别

鉴别要点	班氏微丝蚴	马来微丝蚴
长宽/μm	（244~296）×（5.3~7.0）	（177~230）×（5~6）
体态	柔和，弯曲较大	硬直，大弯上有小弯
头间隙	长度与宽度相等或仅为宽度的一半	长度约为宽度的2倍
体核	圆形，较小，大小均匀，排列疏松，相互分离，清晰可数	卵圆形，排列紧密，常相互重叠，不易分清
尾部	后1/3较尖细，无尾核	有两个尾核，前后排列，尾核处较膨大

2. **粪便检查找血吸虫卵** 具体方法参见消化道寄生虫病病原学诊断之粪便检查法

结果解释：日本血吸虫卵：成熟虫卵大小平均为89μm×67μm，淡黄色，椭圆形，卵壳厚薄均匀，无小盖，卵壳一侧有一逗点状小棘，表面常附有许多宿主组织残留物。卵壳内侧有一薄层的胚膜，内含一成熟的毛蚴，毛蚴和卵壳间常可见到大小不等的圆形或椭圆形的油滴状毛蚴分泌物。电镜下可见卵壳有微孔与外界相通。

3. **毛蚴孵化法**（miracidium hatching method） 依据血吸虫卵内的毛蚴在适宜温度的清水中，短时间内可孵出的特性而设计的方法。取粪便约30g，先经重力沉淀法浓集处理，再将粪便沉渣倒入三角烧瓶内，加清水（城市中须用去氯自来水）至瓶口，在20~30℃的条件下，经4~6小时后用肉眼或放大镜观察结果，如瓶口后置一黑色背景更易观察。毛蚴在水面下（1~2cm）做直线运动，运动速度较快。如见水面下有白色点状物作直线来往游动，即是毛蚴。应与水中其他生物运动相区别：其他水中生物有的做螺旋状运动，有的上下滚动，运动速度较慢。必要时也可以用吸管将毛蚴吸出镜检。如无毛蚴，每隔4~6小时（24小时内）观察1次。气温高时，毛蚴可在短时间内孵出，因此在夏季要用1.2%食盐水或冰水冲洗粪便，最后1次才改用室温清水。

毛蚴促孵法：将用沉淀法处理后的粪便沉渣置于三角瓶内，不加水，或将粪便置于吸水纸上，再放在20~30℃温箱中过夜。检查前再加清水，2小时后就可见到孵出的毛蚴。采用此法，毛蚴孵出时间较一致，数量也较多。

结果解释：血吸虫毛蚴：从卵内孵出的毛蚴游动时呈长椭圆形，静止或固定后呈梨形，平均大小为99μm×35μm。周身被有纤毛，为其运动器官。前端有一锥形的顶突（亦称钻孔腺），体内前部中央有一袋状的顶腺，开口于顶突，顶腺两侧稍后各有一个长梨形的侧腺，开口于顶腺开口的两旁（图52-5）。毛蚴的腺体分泌物中含有中性黏多糖、蛋白质和酶等物质，是可溶性虫卵抗原（soluble egg antigen，SEA），在毛蚴未孵出前，此等物质可经卵壳的微管道释出。

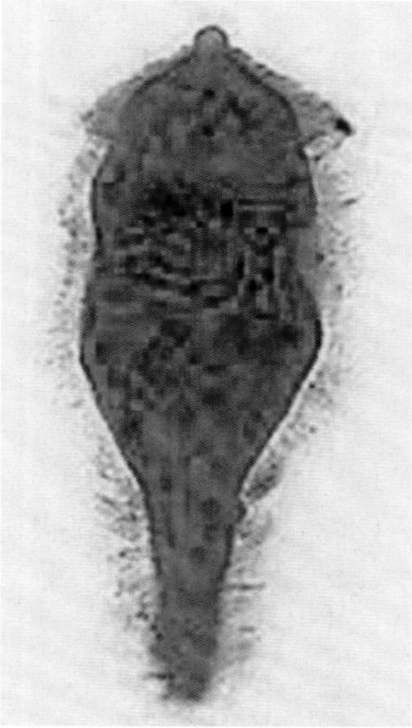

图52-5 日本血吸虫毛蚴

4. **直肠活组织检查法** 慢性及晚期血吸虫患者肠壁组织增厚，虫卵排出受阻，故粪便中不易查获虫卵，可做直肠活组织检查。用直肠镜观察后，自可疑病变处钳取米粒大小的黏膜一块，用生理盐水冲洗后，放在两个载玻片间，轻轻压平，镜检。

黏膜内未染色血吸虫卵鉴别见表52-5。

表 52-5　黏膜内未染色血吸虫卵之鉴别

活卵	近期变性卵	死卵（钙化卵）
淡黄至黄褐色	灰白至略黄色	灰褐至棕红色
卵壳较薄	卵壳薄或不均匀	卵壳厚而不均匀
轮廓清楚	轮廓清楚	轮廓不清楚
卵黄细胞或	浅灰色或黑色	两极可有密集的黑点
胚团或毛蚴	小点或折光	含网状均匀的颗粒或萎缩的毛蚴状结构或块状结构物

血吸虫卵肉芽肿治疗后病变长期存在。

5. **骨髓穿刺**　主要检查杜氏利什曼原虫无鞭毛体。一般常作髂骨穿刺，嘱患者侧卧，暴露髂骨部位，视年龄大小，选用 17~20 号带有针芯的干燥无菌穿刺针，从髂骨前上棘后约 1cm 处刺入皮下，当针尖触及骨面时，再慢慢地钻入骨内 0.5~1.0cm，即可拔出针芯，接一 2ml 干燥注射器，抽取骨髓液。取少许骨髓液作涂片，甲醇固定，同薄血膜染色法染色，油镜检查。

结果解释：无鞭毛体（amastigote）：又称利杜体（leishman donovan body），虫体卵圆形，大小为（2.9~5.7）μm ×（1.8~4.0）μm，常见于巨噬细胞内。瑞氏染液染色后，细胞质呈淡蓝色或深蓝色，内有一个较大的圆形核，呈红色或淡紫色。动基体（kinetoplast）位于核旁，着色较深，细小，杆状。在高倍镜下有时可见从虫体前端颗粒状的基体（basal body）发出一条根丝体（rhizoplast）。基体靠近动基体，在光镜下不易区分开。

6. **淋巴结穿刺**

（1）利什曼原虫：检出率低于骨髓穿刺，但方法简便、安全。对于以往治疗过的患者，因其淋巴结内原虫消失较慢，故仍有一定价值。穿刺部位一般选腹股沟部，先将局部皮肤消毒，用左手拇指和示指捏住一个较大的淋巴结，右手用一干燥无菌 6 号针头刺入淋巴结。稍待片刻，拔出针头，将针头内少量淋巴结组织液滴于载玻片上，做涂片染色检查。

（2）丝虫成虫：同上法获取淋巴组织液，染色后镜检。

结果解释：丝虫成虫：虫体细长线状，乳白色，表面光滑。雄虫尾端向腹面卷曲可达 2~3 圈。雌虫尾部钝圆，略向腹面弯曲。阴门靠近头端，生殖器官为双管形，卵巢起于虫体后部，子宫粗大，几乎充满虫体，近卵巢的一端内含无数小球，向前逐渐发育为不同阶段的虫卵。

7. **体液检查**　主要检查班氏微丝蚴。阴囊皮肤经碘酒精消毒后，用注射器抽取鞘膜积液作直接涂片检查，也可以加适量生理盐水稀释离心，取沉渣镜检。

动物接种法：

（1）利什曼原虫：取可疑利什曼患者骨髓或淋巴结穿刺液或皮肤刮取物，加适量生理盐水稀释后，取 0.5ml 注入中华仓鼠等动物腹腔内，3~4 周后解剖动物，取肝、脾、淋巴结或骨髓作涂片，经吉氏或瑞氏液染色后，镜检见到无鞭毛体即可确诊。

（2）疟原虫：感染人体疟原虫的动物模型均为灵长类动物，为疟疾的研究提供了有利的条件。用于疟疾诊断，其价格昂贵，且周期长。

8. **皮下或皮肤或组织检查**　主要检查皮肤型利什曼原虫病。在皮肤上出现丘疹和结节等疑似皮肤型黑热病患者，可选择皮损较明显之处，做局部消毒，用干燥灭菌的注射器，刺破皮损处，抽取组织液做涂片；或用消毒的锋利小剪，从皮损表面剪取一小片皮肤组织，以切面做涂片；也可用无菌解剖刀切一小口，刮取皮肤组织做涂片。以上涂片均用瑞氏或姬氏染液染色。如涂片未见原虫，可割取小丘疹或结节，固定后，作组织切片染色检查。

（三）肝脏与胆管寄生虫的检查

检查方法较多，如粪便直接涂片法、改良加藤厚涂片法（modified Kato's thick smear）、自然沉淀法、倒置沉淀法、离心沉淀法、醛醚沉淀法、汞碘醛离心沉淀法、氢氧化钠消化法、十二指肠引流液检查法、组织活检查法以及对痰液、尿液、腹水和胸水的直接镜检或离心镜检法等。下面主要介绍十二指肠引流液检查法及棘球蚴砂的直接镜检或离心镜检法。

1. **十二指肠引流液检查法**　用十二指肠引流管抽取十二指肠液及胆汁，以直接涂片法镜检；也可以经离心浓集后，取沉渣镜检。可检查华支睾吸虫卵、肝片形吸虫卵等。在急性阿米巴肝脓肿患者胆汁中偶可发现滋养体。检查方法：可将十二指肠引流液滴于载玻片上，加盖片后直接镜检。为提高检出率，常将引流液加生理盐水稀释搅拌后，分装于离心管内，以 2 000rpm，离心 5~10 分钟，吸取沉渣涂片镜检。如引流液过于黏稠，应先加 10% NaOH 消化后再离心。肝片形吸虫卵与姜片虫卵不易鉴别，但前者可出现于胆汁；而后者只见于十二指肠液中。

结果解释：华支睾吸虫卵，人体常见寄生虫卵中最小的。虫卵形似芝麻，黄褐色，一端较窄且有盖，卵盖周围的卵壳增厚形成肩峰，另一端有小瘤。卵甚小，大小为（27~35）μm ×（12~20）μm。从粪便中排出时，卵内已含有毛蚴，见图 52-1 中的华支睾吸虫卵。

2. **棘球蚴砂的显微镜检查**　肝脏内的棘球蚴可由于外伤、挤压、震动、穿刺等外因及炎症浸润穿孔或手术不慎等而造成破裂，大量囊液和棘球蚴砂（囊壁上脱落的原头蚴、生发囊、子囊等）外流，可进入胆道、腹腔、肺内和胸腔等部位。囊液和棘球蚴砂有可能随痰液和尿液排出，或者进入腹腔和胸腔后引起腹水或胸水，因此，从痰液、尿液、腹水和胸水查见棘球蚴砂或棘球蚴碎片具有确诊意义。从手术摘除的疑似棘球蚴肿物中查见棘球蚴砂也具有诊断意义。

方法步骤：将痰液、尿液、腹水和胸水等标本分别滴于载玻片上，加盖玻片后直接镜检；为了提高检出率，亦可用离心法浓集后再镜检，即将尿液或腹水和胸水等加适量生理盐水稀释混匀后，分装离心管内，以 2 000r/min 离心 5~10 分钟，吸取沉渣涂片镜检，如查见棘球蚴砂或棘球蚴碎片，即可确诊。

结果解释：原头蚴，椭圆形或圆形，大小为 170μm×122μm，为向内翻卷收缩的头节，其顶突和吸盘内陷，保护着数十个小钩。此外，还可见石灰小体等。原头蚴与成虫头节的区别在于其体积小和缺顶突腺。

（四）皮肤与组织内寄生虫的检查

有些寄生虫侵入人体后，人作为该类寄生虫的正常宿主，可完成发育、繁殖等；有些寄生虫可偶然侵入人体，人为非正常宿主，寄生虫可长期在宿主皮下和组织中寄生移行。皮肤组织的寄生虫病多为人兽共患寄生虫病，病原学检查方法比较特殊，有些组织内寄生虫病诊断较为困难，常用皮肤或活组织检查方法查找病原体确诊。其流行具有明显的地方性和自然疫源性。病史、流行病学及免疫学诊断资料常具有重要的临床辅助诊断价值。

1. 肌肉活检

(1) 旋毛虫幼虫：从患者腓肠肌、肱或股二头肌取米粒大小肌肉一块，置于载玻片上，加 50% 甘油 1 滴，盖上另一载玻片，均匀压紧，低倍镜下观察。取下的肌肉须立即检查，否则幼虫会变得模糊，不易观察。

结果解释：寄生在宿主横纹肌细胞内的幼虫卷曲于梭形囊包中，长约 1mm，其咽管结构与成虫相似；幼虫囊包大小为 (0.25~0.5) mm×(0.21~0.42) mm，1 个囊包内通常含 1~2 条幼虫，多时可达 6~7 条；囊包壁由内、外两层构成，内层厚而外层较薄，由成肌细胞退变以及结缔组织增生形成。

(2) 并殖吸虫、裂头蚴、猪囊尾蚴：摘取肌肉内的结节，剥除外层纤维被膜，在 2 张载玻片间压平、镜检。也可经组织固定后作切片染色检查。

结果解释：①并殖吸虫，成虫外形椭圆、虫体肥厚，背侧稍隆起，腹面扁平。活体红褐色，体形不断变化，固定后虫体在光镜下可见体表披细小皮棘，大多呈单生型排列，偶尔可见簇生及混生者。口、腹吸盘大小相似，口吸盘位于虫体前端，腹吸盘约在虫体腹面中部。消化器官包括口、咽、食管及两支弯曲的肠支。口腔接肌质咽球，食管短，两支弯曲肠支延伸至虫体后部，以盲端终。卵巢 6 叶，与子宫并列于腹吸盘之后，两个睾丸分支如指状，并列于虫体后 1/3 处。卵巢形态、口腹吸盘比例、睾丸长度比是并殖吸虫形态鉴别的重要特征。②裂头蚴，长带形，白色，大小约 300mm×0.7mm，头端膨大，中央有一明显凹陷，与成虫的头节相似；体不分节但具不规则横皱褶，后端多呈钝圆形，活时伸缩能力很强。③猪囊尾蚴：简称猪囊虫，为白色半透明、卵圆形的囊状体，约黄豆大小 (8~10) mm×5mm，囊内充满透明的囊液。囊壁分两层，外为皮层，内为间质层，间质层有一处向囊内增厚形成米粒大小的白点，是向内翻卷收缩的头节，其形态结构和成虫头节相同。头节：近似球形，其上除有 4 个吸盘外，顶端还具有能伸缩的顶突，顶突上有 25~50 个小钩，排列成内外两圈，内圈的钩较大，外圈的稍小。

2. 皮肤及皮下组织活检

(1) 囊尾蚴、裂头蚴、并殖吸虫：参见肌肉检查。

(2) 蠕形螨：常用的蠕形螨检查方法有 3 种。①透明胶纸粘贴法：用透明胶纸于晚上睡前，粘贴于面部的鼻、鼻沟、额、颧及颏部等处，至次晨取下贴于载玻片上镜检。检出率与胶纸的黏性，粘贴的部位、面积和时间有关。②挤刮涂片法：通常采用痤疮压迫器刮取，或用手挤压，或用沾水笔尖后端等器材刮取受检部位皮肤，将刮出物置于载玻片上，加 1 滴甘油，铺开，加盖玻片镜检。③挤黏结合法：在检查部位粘贴透明胶纸后，再用拇指挤压胶纸粘贴部位，取下胶带镜检。此法检出率较高。

结果解释：成虫体细长呈蠕虫状，乳白色，半透明，体长约 0.15~0.30mm，雌螨略大于雄螨。颚体宽短呈梯形，位于躯体前端，螯肢针状。须肢分 3 节，端节有倒生的须爪。足粗短呈芽突状，足基节与躯体愈合成基节板，其余各节均很短，呈套筒状。跗节上有 1 对锚叉形爪，每爪分 3 叉。雄螨的生殖孔位于背面足体前半部第 1、2 对背毛之间。雌螨的生殖孔位于腹面第 4 对足基节板之间的后方。末体细长如指状，体表有环形皮纹。皮脂蠕形螨粗短 (0.20mm)，末体约占虫体全长的 1/2，末端略尖，呈锥状；毛囊蠕形螨较细长 (0.29mm)，末体约占虫体全长的 2/3 以上，末端较钝圆。

(3) 疥螨：用消毒针尖挑破隧道的尽端，取出疥螨镜检；或用消毒的矿物油滴于皮肤患处，再用刀片轻刮局部，将刮取物镜检。也有采用解剖镜直接检查皮损部位，发现有隧道和其盲端的疥螨轮廓后，用手术刀尖端挑出疥螨。

结果解释：成虫体近圆形，背面隆起，乳白色。雌疥螨体长为 0.3~0.5mm，雄螨略小。颚体短小，位于前端。螯肢钳状，尖端有小齿。须肢分 3 节。无眼，无气门。体表遍布波状横纹。躯体背面有许多圆锥形皮棘及成对的粗刺和刚毛，其前部有盾板，雄螨背面后半部还有 1 对后侧盾板。腹面光滑，仅有少数刚毛。足短圆锥形，分前后两组。足的基节与腹壁融合成基节内突。前 2 对足跗节上有爪突，末端均有具长柄的吸垫 (ambulacra)；后 2 对足的末端雌雄不同，雌螨均为长鬃，而雄螨的第 4 对足末端具长柄的吸垫。雌螨产卵孔呈横裂缝状，位于躯体腹面足体的中央，在躯体末端有 1 纵列的阴道。雄螨的外生殖器位于第 4 对足之间略后处。雄螨肛门位于躯体后缘正中，雌螨位于阴道的背侧。

(4) 蝇蛆：绿蝇、金蝇等蝇类幼虫可在皮肤伤口寄生，纹皮蝇及牛皮蝇的一龄幼虫可在皮肤中形成结节或引起匐形疹。取出伤口表面或皮肤组织中的蝇蛆，置于 10% NaOH 溶液中浸泡 4~8 小时，用水洗数次后镜检。常见的种类有舍蝇、厩腐蝇、厩螯蝇、丝光绿蝇、巨尾阿丽蝇、大头金蝇、尾黑麻蝇、黑须污绳、肠胃蝇、羊狂蝇、牛皮蝇和纹皮蝇等。

(5) 虱

1) 体虱：常是在与腋窝接触处、腰带及领处的衣缝发现虱或虱卵，根据衣缝处的成虫及卵可以确诊体虱病。

2) 头虱：一般累及头皮，并且多累及儿童。枕部及耳后部受累最多。偶尔胡须及其他有毛的部位也可存有头虱。最有效的诊断方法是用篦子梳理头发，可以检出最小的一期若虫、虫卵和卵壳。如果没有发现虱成虫，应隔数天后再作检查。在用药后的两周内应随访观察疗效。从头皮和头发获得的可疑标本，应进一步作镜检确诊，区别空卵壳和发周角质套，后者松散地附着在发杆上，可沿着发杆移动。

3）耻阴虱：感染者自己取样时常未能采集难以采集的部位，或未采集到主要感染部位的耻阴虱，致使遗漏了为数不多的虱或虱卵而造成漏诊。在患者搔抓已除去了所有的虱和卵或患者已非常仔细地除去了所有的虱和虱卵时，应作推测性诊断。阴虱除常寄生在阴部外，也可在躯干、手臂、腿、腋窝以及胡须眉毛及睫毛上发现，睫毛寄生多见于儿童，也常见于头皮特别是头皮边缘，尤其是头发稀疏的老年人和婴儿。

3. **体液或活组织穿刺物涂片染色法** 主要用于检查弓形虫感染。可取急性期患者的腹水、胸水、羊水、脑脊液、骨髓或血液等，离心后取沉淀物作涂片，或采用活组织穿刺物涂片，经姬氏染液染色，镜检弓形虫滋养体。

结果解释：弓形虫滋养体：包括速殖子（tachyzoite）和缓殖子（bradyzoite）。游离的速殖子呈香蕉形或半月形，一端较尖，一端钝圆；一边扁平，另一边较膨隆。速殖子长 4~7μm，最宽处 2~4μm。经姬氏染剂染色后可见胞浆呈蓝色，胞核呈紫红色，位于虫体中央；在核与尖端之间有染成浅红色的颗粒，称副核体。细胞内寄生的虫体呈纺锤形或椭圆形，以内二芽殖法不断繁殖，一般含数个至 20 多个虫体，这个由宿主细胞膜包绕的虫体集合体称假包囊（pseudocyst），内含的虫体称速殖子。缓殖子形态与速殖子相似，但虫体较小，核稍偏后。缓殖子存在于包囊中，包囊呈圆形或椭圆形，直径 5~100μm，具有一层富有弹性的坚韧囊壁。囊内含数个至数千个缓殖子，可不断增殖。

4. **动物接种分离法或细胞培养法** 主要用于检查弓形虫感染。将待检样本接种于小鼠腹腔，一周后剖杀，取腹腔液，镜检滋养体，阴性需盲目传代至少 3 次；待检样本亦可接种于离体培养的单层有核细胞。

（五）呼吸系统寄生虫的检查

在此仅介绍痰液和气管镜检查。

1. **痰液** 痰中可能查见卫氏并殖吸虫卵、溶组织内阿米巴滋养体、棘球蚴的原头蚴、粪类圆线虫幼虫、蛔虫幼虫、钩虫幼虫、尘螨等。

（1）肺吸虫卵检查，可先用直接涂片法检查，如为阴性，改为浓集法集卵，以提高检出率。

1）直接涂片法：在洁净载玻片上先加 1~2 滴生理盐水，挑取痰液少许，最好选带铁锈色的痰，涂成痰膜，加盖片镜检。如未发现肺吸虫卵，但见有夏科 - 雷登结晶，提示可能是肺吸虫感染，多次涂片检查为阴性者，可改用浓集法。

2）浓集法：收集 24 小时痰液，置于玻璃杯中，加入等量 10% NaOH 溶液，用玻棒搅匀后，放入 37℃温箱内，数小时后痰液消化成稀液状，再分装于数个离心管内，以 1 500rpm 离心 5~10 分钟，弃去上清液，取沉渣涂片检查。

结果解释：卫氏并殖吸虫卵：虫卵金黄色，不规则椭圆形，大小（80~118）μm ×（48~60）μm，前端稍突，有扁平卵盖，肩峰明显程度不一，卵壳厚薄不匀，后端稍窄往往增厚。卵内含有 1 个卵细胞和 10 多个卵黄细胞。少数虫卵变形的卵盖不易察见。

（2）溶组织内阿米巴滋养体检查，取新鲜痰液作涂片。天冷时应注意镜台上载玻片保温。高倍镜观察，如为阿米巴滋养体，可见其伸出伪足并作定向运动。

上述其他蠕虫幼虫及螨类等宜用浓集法检查。

2. **气管镜检查** 用支气管镜取活检材料作切片、印片或组织研碎后涂片，染色镜检；或进行支气管肺泡灌洗，灌洗液经离心，取沉渣涂片，染色镜检。

（六）泌尿生殖系统寄生虫检查

1. **尿液检查** 取尿液 3~5ml，离心（2 000rpm）3~5 分钟后取沉渣镜检。但乳糜尿需加等量乙醚，用力振荡，使脂肪溶于乙醚，然后吸去脂肪层，离心，取沉渣镜检。尿液中可查见阴道毛滴虫、丝虫微丝蚴、埃及血吸虫卵等。

结果解释：阴道毛滴虫：活体无色透明，有折光性，体态多变，活动力强。固定染色后呈梨形，体长 7~23μm，前端有一个泡状核，核上缘有 5 颗排列成环状的毛基体，由此发出 5 根鞭毛：4 根前鞭毛和 1 根后鞭毛。1 根轴柱，纤细透明，纵贯虫体，自后端伸出体外，见图 52-6。体外侧前 1/2 处，有一波动膜，其外缘与向后延伸的后鞭毛相连。虫体借助鞭毛摆动前进，以波动膜的波动作旋转式运动。胞质内有深染的颗粒，为该虫特有的氢化酶体（hydrogenosome）。

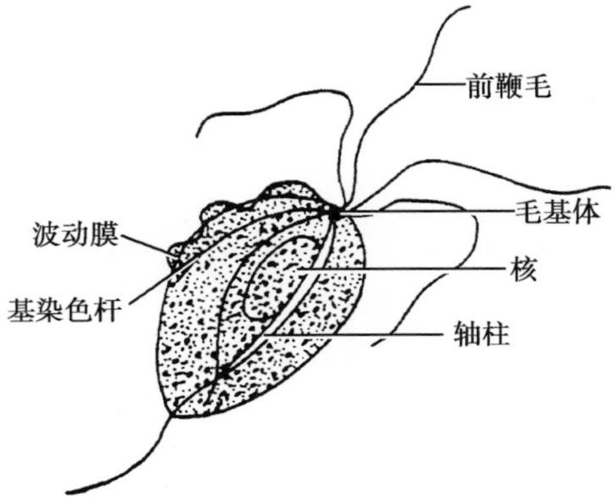

图 52-6 阴道毛滴虫

2. **阴道分泌物** 检查阴道毛滴虫。用消毒棉签在受检者阴道后穹隆、子宫颈及阴道壁上取分泌物，然后用生理盐水涂片镜检，可发现活动的虫体。天气寒冷时，应注意保温。

（七）神经系统寄生虫的检查

主要检测广州管圆线虫、弓形虫滋养体。

从脑脊液中查出广州管圆线虫幼虫或发育期雌性成虫或雄性成虫可确诊，但一般检出率不高。脑脊液离心后取沉淀物作涂片，或采用活组织穿刺物涂片，经姬氏染液染色，镜检弓形虫滋养体。该法简便，但阳性率不高，易漏检。此外也可切片用免疫酶或荧光染色法，观察特异性反应，可提高虫体检出率。

注意：脑脊液检查时用型号相对较粗的针头有助于提高检出率。

结果解释：广州管圆线虫：成虫线状，细长，体表具微细环状横纹。头端钝圆，头顶中央有一小圆口，缺口囊。雄虫长 11~26mm，宽 0.21~0.53mm，交合伞对称，呈肾形。雌虫长

17~45mm，宽0.3~0.66mm，尾端呈斜锥形，子宫双管形，白色、与充满血液的肠管缠绕成红白相间的螺旋纹，十分醒目，阴门开口于肛孔之前。

（八）眼部寄生虫检验

1. **眼底镜检查** 眼囊尾蚴病可用眼底镜检查发现囊尾蚴进行确诊。弓形虫视网膜脉络膜炎、黄斑部病变等可用眼底镜观察到特征性病变。

2. **眼部虫体鉴定** 用灭菌生理盐水冲洗眼结膜囊，从眼睛局部取出虫体，可见活跃的丝线状虫体，经鉴定可以确诊结膜吸吮线虫病。

附：发现和确定新发寄生虫感染(emerging parasitic infection)的策略和方法：

1. **临床医生及时报告群发疾病** 新发寄生虫感染的发现，往往从临床医生开始。患者出现不适，首先可能去看医生，医生应具有新发传染病的意识，对诊断不明的群发疾病现象，应注意采集患者的标本并及时向疾病控制中心报告。

2. **流行病学调查** 探讨可能的病因，通过疾病控制中心已有的疾病监测系统及时发现和收集疾病发生的异常情况，必要时建立专门的监测系统，同时开展流行病学调查，以阐明疾病的流行特点、传播环节、感染方式，确定其是否为新发寄生虫病。

3. **实验查找病原体** 传统的病原生物学技术与现代生物技术相结合是发现新现和再现寄生虫病(neo-and re-emerging parasitic diseases)病原体的有效手段。

通过流行病学调查可能可以确定寄生虫感染的危险因素，但最终致病原的确定，必须通过实验室研究。

传统的病原学检测方法可用形态学检测，与寄生虫感染相关的实验室检测方法如嗜酸性粒细胞计数等。还可从患者标本中分离病原体，体外培养或接种动物，再应用寄生虫学、免疫学、生物化学及分子生物学等多种技术进行鉴定，研究该病原体与疾病的关系。

（吴玉龙　管晓虹　沈一平）

第五十三章
抗菌药物的敏感性试验

自1940年人类发现青霉素从而开创了抗生素的新纪元以来，在与致病菌斗争的半个多世纪里，人类发现和制备(或合成)了许多不同种类的抗生素(或抗菌药)，如β-内酰胺类、大环内酯类、四环素类、氨基糖苷类、糖肽类和喹诺酮类等。抗生素和抗菌药(为了叙述方便，以下统称抗菌药)的广泛使用，使我们在与致病菌的斗争中成功地控制了细菌感染，与此同时，在抗菌药物的选择压力下，细菌发生耐药突变，耐药菌亦相继出现。纵观抗菌药的发现、发展史以及细菌耐药的发生、发展史，我们可以看出：只要一种新的抗菌药问世，少则几年，多则十几年，与之相应的耐药菌就会发生。这就是说抗菌药对致病菌的抗菌活性不是一成不变的。因此，在选择使用抗菌药物进行抗感染之前，必须进行抗菌药物的敏感性试验，以便正确选用抗菌药来有效地控制感染。

第一节　抗菌药物敏感性试验的目的和指征

抗菌药物敏感性试验(antimicrobial susceptibility test，AST)简称药敏试验，是指在体外测定抗菌药物抑制或杀灭细菌的能力，亦即是测定细菌对抗菌药物的敏感性(或耐药性)。为了正确发挥抗菌药物敏感试验在抗感染中的作用，必须明确抗菌药物敏感试验的目的和进行抗菌药物敏感试验的指征。

一、抗菌药物敏感性试验的目的

抗菌药物敏感性试验的目的主要包括：测定细菌对抗菌药物的敏感性，为临床提供有效抗菌药物的选用信息以控制感染；综合某地区某种属致病菌一定数量群体的药敏结果，可以了解该地区致病菌的耐药现状，为临床经验用药提供依据；对新研发的抗菌药物进行药敏分析，评价其抗菌药效；分析医院感染流行株的药敏谱，为是否是单株(a single strain)流行提供依据。

二、抗菌药物敏感性试验的指征

并非所有的临床分离菌都要进行抗菌药物敏感性试验。何时需要进行抗菌药物敏感性试验？何时不需要进行抗菌药物敏感性试验？要根据不同情况来决定：

(一)不需要进行药敏试验的情况

1. 当某致病菌的种属特征提示其对某抗菌药物高度敏感而从未见有耐药情况报告时，常规药敏试验可不进行。例如：迄今为止均未发现A群和B群链球菌对β-内酰胺类药物耐药，故标本中分离出A群或B群链球菌时不需做青霉素或其他β-内酰胺类药物的药敏试验，可直接用β-内酰胺类抗生素进行治疗；如患者对β-内酰胺类过敏，则属例外，可选取大环内酯(如红霉素)等进行药敏试验。

2. 自标本中分离出多种细菌(呈混合生长)，不能区别和确定致病菌，即分离菌可能来自环境或人体正常菌群的污染时，通常不必做药敏试验，以免试验结果误导临床治疗。

3. 分离自正常寄生部位的条件致病菌和非致病菌，不能说明其与感染的关系，故不需做药敏试验，以免误导临床。如粪便中分离出的非致病性大肠埃希菌。

(二)必须进行药敏试验的情况

当合格的临床标本中分离出的某致病菌或条件致病菌的药敏特点不能从其种属特征上了解时，或其药敏结果易变时，这些菌必须进行药敏试验。如：葡萄球菌、肠杆菌科的细菌和非发酵菌等。

第二节 药敏试验用药的选择和分组

一、常用抗菌药物

抗菌药物包括对细菌有活性的抗生素、半合成抗生素以及全化学合成药物。

(一) β- 内酰胺类

β- 内酰胺类(β-lactams)抗生素因有一个共同的四元 β- 内酰胺环而得名。其抗菌机制是抑制细菌的细胞壁合成。根据所附加的环状结构以及取代基团的不同,β- 内酰胺类抗生素可分为青霉素类、头孢菌素类、碳青霉烯类和单环类。

1. **青霉素类** 该类药物对不产 β- 内酰胺酶的需氧革兰氏阳性菌和某些苛氧菌,需氧革兰氏阴性菌以及某些厌氧菌具有抗菌活性。氨基青霉素(氨苄西林和阿莫西林)对肠杆菌目某些革兰氏阴性杆菌的抗菌活性有所增加。羧基青霉素(羧苄西林和替卡西林)和酰脲青霉素(美洛西林和哌拉西林)明显地扩展了对革兰氏阴性菌,包括假单胞菌(Pseudomonas)和伯克霍尔德菌(Burkholderia spp.)的抗菌谱。对青霉素酶稳定的青霉素(包括氯唑西林、双氯西林、甲氧西林、萘夫西林和苯唑西林)对大多数革兰氏阳性菌有效,包括产青霉素酶的金黄色葡萄球菌。

2. **β- 内酰胺类和 β- 内酰胺酶抑制剂的复方制剂** 常用的 β- 内酰胺酶抑制剂(β-lactamase inhibitor)包括克拉维酸(clavulanic acid)、舒巴坦(sulbactam)和他唑巴坦(tazobactam),除了舒巴坦对不动杆菌有一定抗菌活性外,它们的抗菌活性一般都很低,主要的作用是通过抑制 β- 内酰胺酶而使 β- 内酰胺类抗菌药发挥对产酶菌的杀菌活性。

3. **头孢烯类** 不同的头孢烯(cephem)类抗菌药对需氧和厌氧菌有不同的抗菌谱。头孢烯类的抗菌药包括头孢菌素类(cephalosporins)及其亚类头霉素类(cephamycins)、氧头孢烯类(oxacephems)和碳头孢烯类(carbacephem)。头孢菌素类根据其对革兰氏阳性菌和革兰氏阴性菌抗菌活性的不同可分为一代、二代、三代和四代头孢菌素。

4. **青霉烯类** 青霉烯类包括两个亚类:碳青霉烯类(carbapenems)和青霉烯类(penems)。它们对革兰氏阳性和革兰氏阴性菌具有广谱抗菌活性,并且对 β- 内酰胺酶有很高的稳定性。

5. **单环类** 迄今上市的单环 β- 内酰胺类(monobactams or monocyclic β-lactams)抗生素仅有氨曲南(aztreonam),它只对需氧革兰氏阴性菌有抗菌活性。

(二) 糖肽类

糖肽类(glycopeptides)抗生素包括万古霉素(vancomycin)和替考拉宁(teicoplanin),可抑制细胞壁合成,但作用位点与 β- 内酰胺类不同,主要对需氧革兰氏阳性菌有效。临床上多用于治疗 β- 内酰胺类耐药的革兰氏阳性菌,如耐甲氧西林金黄色葡萄球菌(MRSA)和 β- 内酰胺酶阳性肠球菌的感染。

(三) 氨基糖苷类

氨基糖苷类(aminoglycosides)抗生素在核糖体水平抑制细菌蛋白质的合成,主要用于治疗需氧革兰氏阴性杆菌的感染,亦可与抑制细胞壁合成的抗生素(如青霉素和万古霉素)合用来治疗耐药革兰氏阳性菌,如肠球菌的感染。

(四) 大环内酯类

大环内酯类(macrolides)抗生素在核糖体水平抑制细菌的蛋白质合成,可用于革兰氏阳性菌及某些苛养革兰氏阴性菌的感染。

(五) 四环素类

四环素类(tetracyclines)亦是在核糖体水平抑制细菌的蛋白质合成,对一些革兰氏阳性菌和革兰氏阴性菌均有抗菌活性。

(六) 喹诺酮类

喹诺酮类(quinolones)系化学合成药,包括喹诺酮类和氟喹诺酮类(fluoroquinolones),可抑制许多革兰氏阳性和革兰氏阴性菌的 DNA 旋转酶或拓扑异构酶的活性。

(七) 磺胺类和甲氧苄氨嘧啶

磺胺类和甲氧苄啶系化学合成药,均通过抑制细菌的叶酸代谢而抑制细菌的核酸合成。磺胺甲基异噁唑和甲氧苄啶常联合应用从而抑制叶酸代谢的两个步骤。

(八) 其他抗菌药物

除了上述常用的一些抗菌药外,还有一些抗菌药:抑制蛋白质合成的抗菌药,如氯霉素、克林霉素、利奈唑胺(linezolid)、泰利霉素(telithromycin)、替加环素(tigecycline)和呋喃妥因;作用于细胞膜的脂肽类抗生素,有多黏菌素 B(polymyxin B)和多黏菌素 E(colistin);抑制 RNA 合成的利福平(rifampin);抑制细胞壁合成的磷霉素(fosfomycin)。

二、药敏试验用药的选择依据

在选择药敏试验用药时,医院抗菌药物管理工作组(或委员会)应召集检验医师、检验技师、抗感染医师及临床药师进行充分讨论,通过对下列因素的综合分析来确定。

(一) 致病菌的固有耐药特点

固有耐药是指某一种属的细菌由于其结构和生理的特殊性而对于某种抗菌药物生来就具有的耐药性。若某种属的细菌对某抗菌药固有耐药,则这些菌的药敏试验就不可选用该抗菌药物。例如:由于细胞壁的特殊性所有革兰氏阴性杆菌对万古霉素均固有耐药,故革兰氏阴性杆菌的药敏试验不能选用万古霉素;同样,革兰氏阳性球菌对氨曲南固有耐药,故后者不用于革兰氏阳性菌的药敏试验。

(二) 本地流行株的耐药谱和耐药趋势

根据本地致病菌的流行病学和耐药性调查结果,分析哪些种属的细菌常引起感染以及它们的耐药模式，选取对当地流行株敏感和高效的抗菌药物；与此同时，还要考虑当地耐药菌的发展趋势以及抗菌药物诱导耐药菌产生的能力，要尽可能地选择耐药性发展慢和低（或无）诱导耐药能力的抗菌药，以减少耐药菌的发生。

（三）药物的活性和毒性

全面了解各种抗菌药物的抗菌活性及其毒性，权衡利弊，优先选用高效低毒的抗菌药物。

（四）药物的价格及其供应情况

从经济学和商业的角度考虑，在抗菌效果相近的情况下应该选用价格便宜、供应充足的抗菌药物。

（五）试验药物的正确选择

分析各种抗菌药物的结构特点、作用机制、抗菌谱及临床疗效，对于常见致病菌具有相同作用机制、相同抗菌谱且临床疗效相似的一类药（cluster of comparable agents），可以根据上述选择依据［（二）~（四）］选择一或两个进行试验。美国临床和实验室标准协会（Clinical and Laboratory Standards Institute，CLSI）建议的常规药敏用药推荐表中这些药被放在同一个格子里（表 53-1）。如果两个药具有接近完全的交叉耐药和交叉敏感，即两个药对于大量（至少含 100 株的耐药株）常见致病菌的药敏结果基本一致［一个敏感（或耐药）另一个中介的概率（小错误）小于 10%；或一个耐药（或敏感），另一个敏感（或耐药）的概率（严重错误）小于 3%］则用“or”置于其间，表示其药敏结果可以互相替代，药敏试验时只要选择其中一个药物即可。例如头孢曲松和头孢噻肟对于肠杆菌目细菌和流感嗜血杆菌的药敏结果是可以互相替代的，故而在相应格子里它们之间用“or”相连。如果同一个格子里的抗菌药之间没有用“or”连接，则其结果不能互相替代。

表 53-1　非苛养菌在常规药敏试验及其报告中抗菌药物的分组建议

第 1 级：适用于常规、初步检测和报告的抗菌药物	肠杆菌目（不包括沙门菌属 / 志贺菌属）	沙门菌属和志贺菌属	铜绿假单胞菌	不动杆菌属	葡萄球菌属	肠球菌属
	氨苄西林	氨苄西林		氨苄西林	阿奇霉素或克拉霉素或红霉素	氨苄西林 青霉素
	头孢唑啉		头孢他啶	头孢他啶	苯唑西林 头孢西丁（苯唑西林替代药物）	
	头孢噻肟或头孢曲松	头孢噻肟或头孢曲松	头孢吡肟	头孢吡肟	多西环素 米诺环素 四环素	
	阿莫西林 - 克拉维酸 氨苄西林 - 舒巴坦				万古霉素	
	哌拉西林 - 他唑巴坦		哌拉西林 - 他唑巴坦			
	庆大霉素		妥布霉素	庆大霉素 妥布霉素		
	环丙沙星 左氧氟沙星	环丙沙星 左氧氟沙星	环丙沙星 左氧氟沙星	环丙沙星 左氧氟沙星		
	甲氧苄啶 - 磺胺甲噁唑	甲氧苄啶 - 磺胺甲噁唑			甲氧苄啶 - 磺胺甲噁唑	
	仅尿道分离株					
	头孢唑啉（无并发症 UTI 的替代药物）			四环素		
	呋喃妥因				呋喃妥因	呋喃妥因
第 2 级：适用于常规、主要检测，但可按各机构制定的级联报告规则进行报告的抗菌药物	头孢呋辛	阿奇霉素			青霉素	万古霉素
	头孢吡肟				达托霉素	达托霉素
	厄他培南 亚胺培南 美罗培南		亚胺培南 美罗培南	亚胺培南 美罗培南	利奈唑胺	利奈唑胺
	妥布霉素					
	阿米卡星			阿米卡星		庆大霉素（仅检测高水平耐药）
	头孢替坦 头孢西丁			哌拉西林 - 舒巴坦		
	四环素			米诺环素		

续表

				甲氧苄啶-磺胺甲噁唑		
	仅尿道分离株					
			阿米卡星			环丙沙星 左氧氟沙星
第 3 级：为 MDROs 高危患者提供服务的医疗机构进行常规、主要检测，但仅应遵循各机构制订的级联报告规则进行报告的抗菌药物	头孢地尔		头孢地尔	头孢地尔	头孢罗膦	链霉素（仅检测高水平耐药）
	头孢他啶-阿维巴坦		头孢他啶-阿维巴坦		特地唑胺	特地唑胺
	亚胺培南-瑞来巴坦		亚胺培南-瑞来巴坦		利福平	
	美罗培南-韦博巴坦		头孢洛扎-他唑巴坦		来法莫林	
	普拉佐米星					
	仅尿道分离株					
	磷霉素（大肠埃希菌）					磷霉素
						四环素
第 4 级：如其他层级的抗菌药物因各种因素而不是最优选择，则可能需要根据临床医生的要求进行检测和报告的药物	氨曲南	厄他培南 亚胺培南 美罗培南	氨曲南	多西环素	环丙沙星或左氧氟沙星 莫西沙星	
	头孢他林	四环素		头孢噻肟 头孢曲松	达巴万星	达巴万星
	头孢他啶			黏菌素或多粘菌素 B	奥拉万星	奥拉万星
	头孢洛扎-他唑巴坦				特拉万星	特拉万星
					庆大霉素	

三、药敏试验用抗菌药物的分组

为了防止抗菌药的滥用而造成细菌耐药的发生，同时也考虑药物的上市情况、抗菌效果、副作用及其价格，通常将抗菌药的临床应用划分为一、二、三线。一线抗菌药为常用的、价格较便宜的、已有一定使用时间的有效抗菌药；三线抗菌药常为新开发的抗菌药，效果较好，价格通常亦较贵；一些效果好而副作用较大的抗菌药，通常也不放在第一线。CLSI 经常更新和发布临床微生物实验室常规药敏试验的药物选择、分组和报告指南，可供我们对抗菌药分组时的参考。该指南将抗菌药物分成 A、B、C、U 四组（表 53-1）：

A 组为常规药敏试验的首选药物，其结果应常规报告。

B 组为首选药物的补充，亦可作为首选药物，但只是选择性地报告给临床：当细菌对 A 组同类药物耐药时，可选择性地报告 B 组中的一些结果。报告 B 组药物的其他指征包括：①特定的标本来源，如脑脊液中分离到肠道杆菌时应报告三代头孢的药敏结果，尿路感染的分离株可报告复方新诺明的药敏结果；②多种细菌感染；③多部位感染；④ A 组药物过敏、不耐受或治疗无效的病例；⑤为了流行病学的目的向感染控制部门报告。

C 组为一些替代性或补充性的抗菌药物，可在以下情况选择并进行药敏试验：①医院内潜在有对数种首选基本药物耐药（特别是耐同一类药物，如 β- 内酰胺类或氨基糖苷类）的菌株的感染或流行时；②治疗对首选药物过敏的患者；③治疗特定致病菌的感染（如选择氯霉素用于肠道外分离的沙门菌属的感染）；为了流行病学的目的向感染控制部门报告。

U 组包含某些仅用于治疗泌尿道感染的抗菌药物（如呋喃妥因和某些喹诺酮类药物），对泌尿道以外感染部位分离的病原菌不应常规报告。其他一些具有较广泛治疗指征的药物也包括于 U 组，主要针对一些特定的泌尿道致病菌（如铜绿假单胞菌与氧氟沙星）。

除了上述四组外，还有 O 组（other），是美国通常未推荐的但可用于特定细菌感染的治疗药物；Inv 组，是正在研究观察中，尚未取得美国 FDA 认可使用的药物。

第三节　常用的抗菌药物敏感性试验

一、敏感、中介和耐药的概念

药敏试验的结果通常以试验菌对试验药物是“敏感”还是“耐药”来表示。这种结果的表示方法比较清晰且容易理解。然而我们必须了解，这种药敏试验结果的表示方法只是对抗菌药物临床治疗效果的一种预测。

（一）敏感

所谓敏感（susceptible，S）是指当使用常规推荐剂量的抗菌药物进行治疗时，该抗菌药在患者感染部位通常所能达到的浓度可抑制该感染菌的生长。

（二）耐药

所谓耐药（resistant，R）是指使用常规推荐剂量的抗菌药物进行治疗时，该抗菌药在患者感染部位通常所能达到的浓度不能抑制该感染菌的生长；或者该药对该感染菌的临床疗效尚未在以往的治疗研究中被证实是可靠的；或者抑菌圈直径落在特定细菌发挥耐药机制（如β-内酰胺酶）的可能范围。

（三）中介

一些抗菌药物敏感试验结果的表示方法还包括“中介”（intermediate，I），它包含几层不同的意思：①抗菌药对感染菌的MIC接近该药在血液和组织中的浓度，感染菌的临床应答率可能低于敏感菌。②根据药代动力学资料分析，若某药在某些感染部位被生理性浓缩，如喹诺酮类和β-内酰胺类药物通常在尿中浓度较高，则中介意味着该药治疗该部位的感染可能有效；与之相反，若某药由于通透性等原因在某个组织、器官或体液中浓度较低，甚至在炎症的情况下浓度亦较低，如一些药在脑脊液中，则中介意味着尽可能不用该药进行治疗，而应选用其他有效药物，若在临床上必须使用该药进行治疗时，应相当谨慎。③若某药在高剂量使用时是安全的（如β-内酰胺类药物），则中介意味着高剂量给药可能奏效。④在判断药敏试验结果时，中介的数据位置处于敏感与耐药之间，它可作为一个缓冲带，用以防止因为一些小的、不能控制的技术因素而引起的结果解释的偏差，特别对于那些药物毒性范围（pharmacotoxicity margin）较窄的药物来讲这个缓冲带相当重要。

（四）剂量依赖敏感

剂量依赖敏感（susceptible-dose dependent，SDD）是指抗菌药对感染菌的MIC接近该药在血液和组织中的浓度，感染菌的临床应答率可能低于敏感菌；当高剂量使用该药仍然安全时，则高剂量给药可能奏效。这个概念主要用于真菌的药敏试验，它有点类似细菌药敏试验的“中介”。

（五）不敏感

不敏感（nonsusceptible，NS），当某新的抗菌药问世时，由于尚未发现耐药株，故而早期的解释标准只有敏感折点；当某个分离株的MIC值高于该敏感折点时，就报告为不敏感。

二、常用的抗菌药物敏感性试验

常用的抗菌药物敏感性试验有几种不同方法，由于实验方法不同，实验结果的表达和临床意义也略有差别。

（一）纸片扩散法（disk diffusion method）

该法由Kirby和Bauer建立，故又称K-B法。将细菌悬液（0.5 McFarland turbidity standard）涂布在琼脂平板（常用Mueller-Hinton agar，MHA）上，再贴上含一定量抗菌药物的药敏纸片，在35℃培养的过程中，一方面细菌在琼脂平板上逐渐生长，另一方面药敏纸片上的药物逐渐从纸片上溶出并向琼脂平板中扩散，琼脂中药物浓度的分布是纸片边缘最高并放射状逐渐变低，药物形成类似于同心圆的等浓度圈，当某一圈的药物浓度恰好刚刚能抑制细菌生长时，细菌则仅能在此圈外面生长而形成药敏纸片的抑菌圈，抑菌圈的大小反应细菌对药物的敏感度，抑菌圈越大越敏感，抑菌圈越小越耐药，见图53-1。药物敏感性试验的解释标准可参照美国CLSI最新发布的有关文件（performance standards for antimicrobial susceptibility testing）。当抑菌圈直径大于等于敏感限（或称敏感折点）时为敏感（susceptible，S），当抑菌圈直径小于等于耐药限（耐药折点）时为耐药（resistant，R），直径在敏感限和耐药限之间时为中介（intermediate，I）。对于有些抗菌药物和试验菌的组合，解释标准中只有敏感标准，这意味着未见有耐药株报道或耐药株极少，如在这种药-菌组合中某菌株的试验结果为不敏感，则该菌的鉴定和药敏结果需进一步证实，必要时需将该菌送参考实验室。

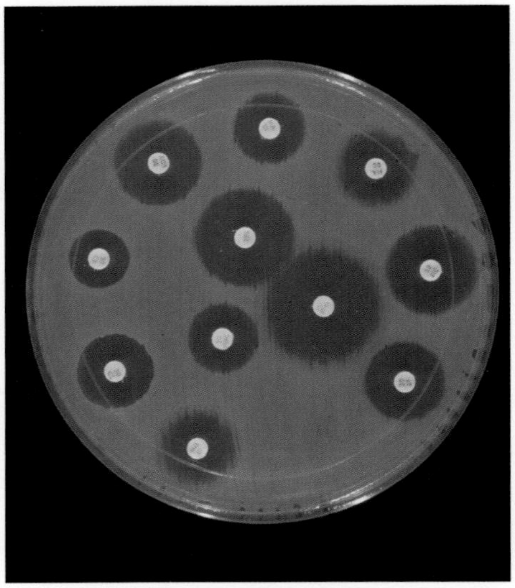

图53-1　纸片扩散法药敏试验（示抑菌圈直径）

纸片扩散法的优点是结果直观和易于理解；但是，纸片扩散法无定量结果，在同是敏感和耐药的情况下不能确切反映程度上的差别。对于慢生长菌（如结核菌和厌氧菌等）和扩散慢的药物纸片扩散法不适用。

（二）最小抑菌浓度的测定

将抗菌药物用肉汤培养基（常用 Mueller-Hinton broth，MHB）或琼脂培养基（MHA）进行倍比稀释，然后接种一定浓度的试验菌，经 35℃培养，以肉眼未见细菌生长的药物最小浓度为最小抑菌浓度。由于最小抑菌浓度（minimum inhibitory concentration，MIC）的测定过程需要对药物进行稀释，故上述测定方法又称作为稀释法（dilution method）药敏试验。根据稀释介质的不同，又分为肉汤稀释法（broth dilution method）和琼脂稀释法（agar dilution method）；根据试验在试管中进行和在微孔板中进行的不同，又分为常量稀释法和微量稀释法。

稀释法药敏试验的报告包括两个方面：① MIC 的实际测定值，以 mg/L 为单位表示（亦可以 μg/ml 表示）；②根据 MIC 的测定值，查阅试验药物与试验菌相应的 MIC 解释标准（见 CLSI 有关文件），当 MIC 值小于或等于敏感解释标准（又称敏感折点）时报告敏感，当 MIC 值大于或等于 MIC 解释标准时报告耐药，当 MIC 值在敏感和耐药解释标准之间时报告中介。

MIC 的测定不如纸片法药敏试验那样简单、方便，测定结果是一个浓度值，尽管可根据 MIC 值的药敏解释标准判断敏感、耐药和中介，但仍需要有经验的临床医师或检验医师根据临床情况加以分析和解释。MIC 测定是药敏试验的“金标准”方法，其结果准确可靠。在下列情况下常常需要作 MIC 的测定：①当临床所用药物的剂量必须严格监控时；②当纸片法不适用，如需要对于慢生长菌和扩散慢的药物进行药敏试验时；③当纸片法结果不肯定需要进一步证实药敏结果时；④当感染菌对无毒的 β- 内酰胺类药物耐药或中介，需要大剂量进行治疗时；⑤某些药物在尿或某个组织中浓度较高，因此使用常规剂量临床可能奏效，但需要了解确切的抑菌浓度。这些时候，MIC 的测定结果可帮助和指导临床合理用药。

（三）浓度梯度纸条扩散法药敏试验

浓度梯度纸条扩散法（gradient diffusion method）又称 E 试验（E test），它融合了纸片法操作简单和稀释法可给出定量结果（MIC）的优点，不仅可用于一般细菌的 MIC 测定，对于一些慢生长菌，如厌氧菌和真菌的药敏也适用；E 试验的缺点是成本较贵。

浓度梯度纸条扩散法与纸片扩散法在许多方面，如培养基的选用、菌液的制备、菌液的涂布和培养条件均是一样的，只是将药敏纸片换成了特制的药敏纸条。每一种药敏纸条上均含有一种抗菌药的涂层，且涂层中的药物含量是由高浓度端向低浓度端逐渐变化的。当药敏纸条贴在涂有试验菌的平板上时，药物就从纸条上向琼脂平板中扩散，在纸条与琼脂接触的边缘形成一个渐变的药物浓度梯度。在孵育的过程中试验菌只能在药物浓度低的平板表面生长，直至纸条边缘药物浓度恰好等于试验菌 MIC 的地方，细菌停止生长。读取细菌停止生长处在纸条上相应的药物浓度指示值，即为该药对该试验菌的 MIC 值（图 53-2）。

（四）抗菌药物的联合药敏试验

为了解两种抗菌药物联合应用时的抗菌效果，可做抗菌药的联合药敏试验。联合药敏试验的结果可以表现为协同（synergistic，1+1＞2）、相加（additive，1+1=2）、拮抗（antagonistic，1+1＜2）和无关（indifferent，活性等于两药中活性较高者）。抗菌药物的联合应用希望能够获得协同的效果，而避免出现无关和拮抗的情况。申请抗菌药物联合药敏试验时，对于抗菌药物的选择要有理论依据或文献依据，如理论和临床实践都证明 β- 内酰胺类（或万古霉素或氟喹诺酮类）和氨基糖苷类联合应用常可获得协同效果。抗菌药物的合理联合应用可提高疗效并减少细菌耐药的发生。通常对于威胁生命的严重细菌感染，如心、脑的严重感染，以及容易发生耐药的细菌感染，如结核菌感染，建议联合应用抗菌药物，可申请抗菌药物联合药敏试验。下面介绍两种联合药敏的试验：

1. 纸片法联合药敏试验 纸片法联合药敏试验所用的培养基、药敏纸片、菌液和培养条件等均和纸片法药敏试验相同。将所要试验的两种药敏纸片邻近贴在涂菌的琼脂平板上，使两纸片的中心距离恰好等于两药敏纸片单独试验时抑菌圈的半径之和，按规定条件孵育之后观察抑菌圈的形状改变，并据此判断两药联合药敏试验的结果（图 53-3）。

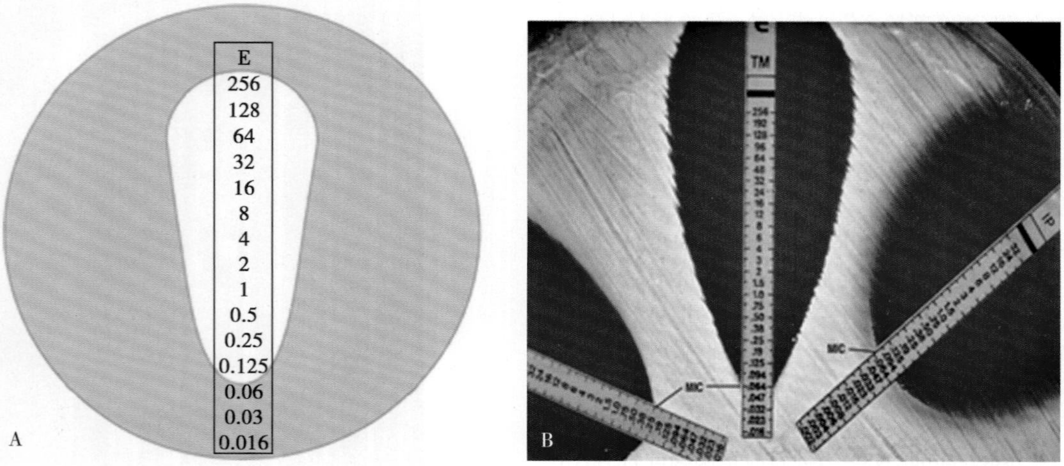

图 53-2 E 试验

A 为示意图，MIC=0.125μg/ml；B 为实物图

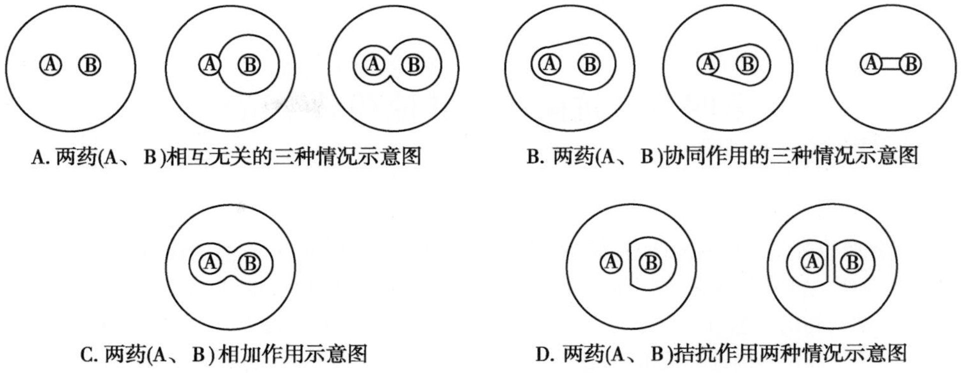
A. 两药(A、B)相互无关的三种情况示意图
B. 两药(A、B)协同作用的三种情况示意图
C. 两药(A、B)相加作用示意图
D. 两药(A、B)拮抗作用两种情况示意图

图 53-3　两药联合药敏试验的结果

2. **部分抑菌浓度指数测定**　部分抑菌浓度指数(fractional inhibitory concentration index,FICI)可用于分析抗菌药物联合药敏试验的结果。其操作方法是分别测定 A、B 两药的 MIC 值,然后根据 MIC 值将两药在试管中分别配成 0、0.5、1、1.5 和 2 MIC 浓度(实际试验时在 0~2MIC 浓度之间可以设更多的梯度,如 6~8 个梯度)的含药肉汤(肉汤因菌种而异),将各浓度的 A 药和 B 药肉汤两两等量混合,组成棋盘模式不同药物组合的含药肉汤。如 MIC 测定一样配制好试验菌液(约 10^6CFU/ml),等量加入到棋盘式含药肉汤管中。35℃培养 16~20h(时间和培养条件可因菌种不同而异),肉眼检视各行列中不长菌的最低药物浓度管,该管的药物浓度即为药物组合的 MIC 值,根据单药的 MIC 和药物组合中单药的 MIC 值可计算各药物组合(管)的部分抑菌浓度指数:

FICI=[组合中 A 药的 MIC/ 单药 A 的 MIC]+[组合中 B 药的 MIC/ 单药 B 的 MIC]

FICI 测定实际上是一种简化了的棋盘滴定法(checkerboard titration method),当 FICI 等于 1 时为相加,小于 1 时为协同,大于 1 时为拮抗或无关,无关时药物组合的 MIC 只等于浓度高的药物的 MIC 值(图 53-4)。

(五) 抗真菌药物的敏感性试验

抗真菌药物的敏感试验与抗细菌药物敏感试验相似,也有稀释法和纸片法。但是,由于真菌药敏试验的影响因素较多,特别是丝状真菌的接种物制备较难标准化,因此目前被认可的标准方法仍较少。另一个明显的不同是真菌药敏试验的结果报告类别通常为:敏感、剂量依赖敏感和耐药(详见本篇第四十七章)。

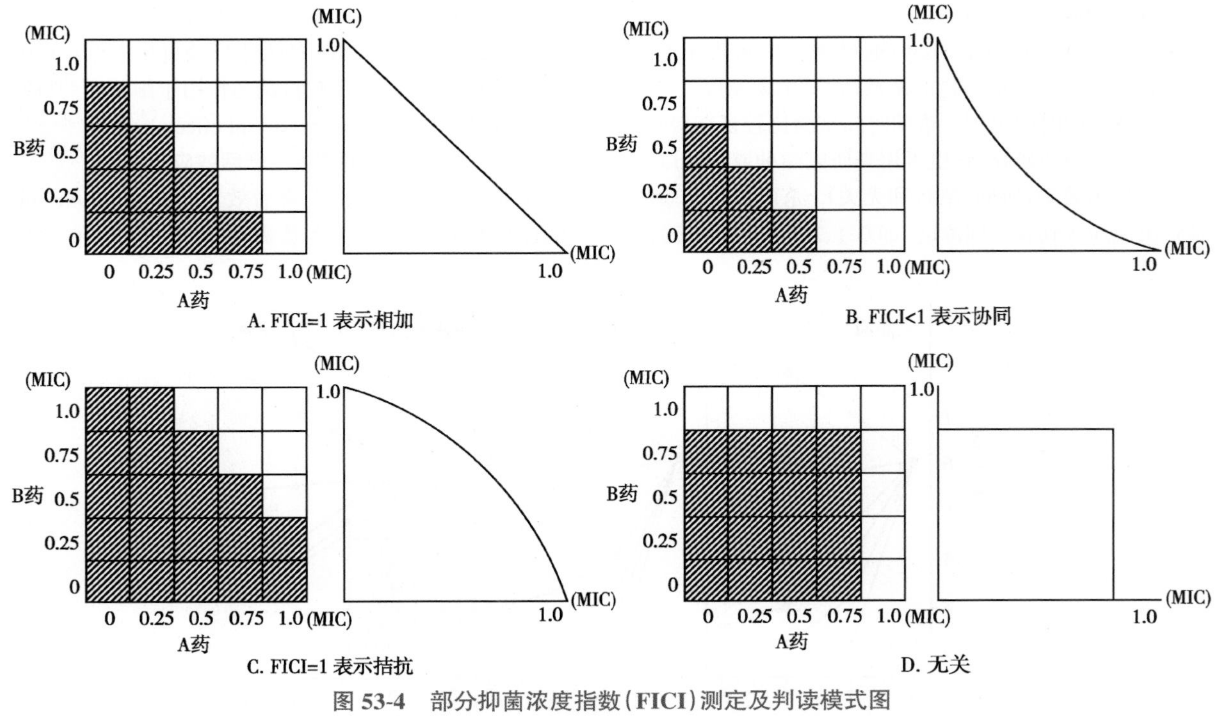
A. FICI=1 表示相加
B. FICI<1 表示协同
C. FICI=1 表示拮抗
D. 无关

图 53-4　部分抑菌浓度指数(FICI)测定及判读模式图

第四节 抗菌药的其他药效学试验

除抗菌药的敏感性试验以外，还有一些试验指标，它们属于抗菌药药效学试验的范畴，这些试验指标在全面评价抗菌药物的抗菌效果，确定抗菌药物的敏感折点（见后），针对不同患者、不同致病菌和不同感染部位正确选择抗菌药，正确选定给药方案实行个性化给药方面十分有用。

一、抗菌药物的杀菌活性

（一）最小杀菌浓度

最小杀菌浓度（minimum bactericidal concentration，MBC）是能够使试验菌减少99.9%以上的最小药物浓度。最小杀菌浓度的操作过程可以人为地分为两个阶段，第一阶段可以看作为MIC的测定阶段，既可以采用常量肉汤稀释法，也可以采用微量肉汤稀释法，肉汤培养基的选用、菌悬液的制备、接种方法、孵育条件和时间都和MIC的测定操作一样，35℃培养24h后，读取MIC值。然后分别取高于MIC值的各管（或孔）中的菌药混合肉汤（通常0.01ml）划线接种于血平板（或其他合适的平板），进行定量培养，24~48小时后准确计数平板上的菌落数，将计数结果与起始菌浓度比较，使菌浓度减少99.9%（3 logs）的最小药物浓度即为MBC。当某个抗菌药物的MBC与MIC的比值为1~4时，该抗菌药通常被认为是杀菌剂，如β-内酰胺类、糖肽类、氨基糖苷类和氟喹诺酮类抗菌药。

（二）杀菌时间试验

杀菌时间试验（time-kill assay）通过测定抗菌药在不同浓度下的杀菌时间来评价药物的杀菌活性（杀菌速度），它研究的是杀菌效果的时间过程。杀菌时间试验比较复杂费时，多用于抗菌药的药效研究，它也可用来研究两种或两种以上药物的联合抗菌效果（协同、拮抗和无关）。杀菌时间试验的操作是将菌液加入到含不同浓度（如0、1、2、4、16、64MIC）的抗菌药物肉汤中，使菌的终浓度约为10^6CFU/ml，于不同时间（如0、4、8、12、24h）取菌药混合物作菌落计数，计数的方法是取一定量的菌药混合物适当稀释，取一定量（如1ml）倾注MH琼脂平板（或其他合适的琼脂平板），24h培养后计数平板上的菌落数。平板上的菌落数在50~300CFU时，计数比较准确可靠，故菌药混合物通常要10倍稀释成三个滴度分别进行倾皿培养，取菌落数在上述范围内的平板进行计数。将菌落数取对数绘制时间-菌浓度曲线，即杀菌曲线（time-kill curves，图53-5）。与起始（0h）菌落数相比，菌落数降低3logs的时间为杀菌时间。药物联合作用的杀菌曲线在相同时间内菌落数的降低比其单药的降低多于或等于2logs时，即认为药物间具有协同作用。有些药物浓度越高杀菌速度越快，如氟喹诺酮类和氨基糖苷类，这些药物多属于浓度依赖的杀菌剂；而另一些药物当浓度为4~5倍MIC时杀菌活性已饱和，浓度再增高杀菌活性（速度）不再增高，如β-内酰胺类药物，这些药物常属于时间依赖的杀菌剂（见后文）。

二、抗菌药物的后效应

（一）抗生素后效应

抗生素后效应（postantibiotic effect，PAE）是指细菌暴露于一定浓度（如10×MIC）的抗菌药后，在洗去抗菌药的情况下，数量增加十倍（$1log_{10}$单位）所需的时间（与不暴露抗菌药之对照组的时间差）。PAE的大小反映抗生素作用后细菌再生长延迟相的长短，亦反映抗菌药作用于细菌后的持续抑制作用，故而又称持续效应（persistent effects）。

（二）亚抑菌浓度下的抗生素后效应

亚抑菌浓度下的抗生素后效应（postantibiotic sub-MIC effect，PA SME）是指细菌暴露于高浓度（如10×MIC）抗

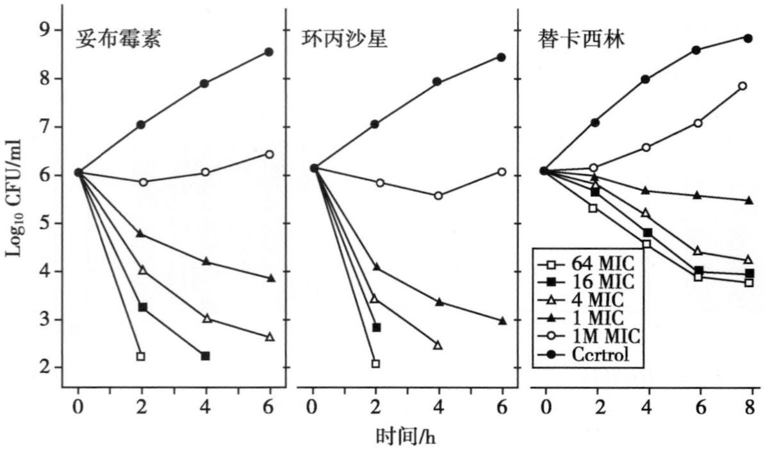

图53-5 时间-菌浓度曲线（杀菌曲线）

菌药后，继而置于低于 MIC 的药物浓度（通常用 0.1、0.2 和 0.3MIC）下，数量增加十倍（$1\log_{10}$ 单位）所需的时间（与不暴露抗菌药之对照组的时间差）。PA SME 的意义与 PAE 相似，但 PA SME 较之 PAE 更符合体内情况，因为药物进入机体后，对于敏感菌而言，总是药物浓度先在 MIC 以上，然后随着药物清除，药物浓度逐渐降低至 MIC 以下。

（三）抗生素后白细胞活性增强效应

抗生素后白细胞活性增强效应（postantibiotic leukocyte enhancement，PALE）指在某个抗菌药物的作用后，白细胞吞噬活性或胞内杀菌作用表现出明显的增强，这可以看作是另一种形式的抗生素后效应，可表现为体内和 / 或体外的 PAE 延长。

三、血清杀菌试验

血清杀菌试验（serum bactericidal test）测定的是患者摄取药物后其血清的杀菌活性。首先对患者进行给药，然后取患者血药浓度达到峰浓度和谷浓度时的血清，以正常人血清稀释，加入来自该患者的致病菌，进行杀菌试验，以能够使致病菌减少 99.9% 以上的血清最高稀释度作为血清杀菌滴度（serum bactericidal titer，SBT）。通常为了快速清除心脏赘生物中的细菌，应使峰 SBT ≥ 1∶64，谷 SBT ≥ 1∶32；慢性骨髓炎患者，应使峰 SBT ≥ 1∶16，谷 SBT ≥ 1∶4。

四、血清（血浆）抗菌药物浓度测定

血清（血浆）抗菌药物浓度测定［serum（plasma）antimicrobial level］是在患者给药后的一定时间内采血进行血清或血浆中的抗菌药物浓度测定，以了解药物在特定患者血液中的浓度及其动力学变化过程。结合感染菌的 MIC 测定结果以及药物的药效特点，可对治疗效果进行预测和分析，并作为确定或调整给药方案的依据。为了获得比较确切的药物体内动力学变化过程，采血点的选择相当重要，可参考所测药物在正常人体内的药代动力学数据，在吸收相至少选择 2 个采样点，峰浓度附近至少需要 3 个采样点，消除相至少需要 3 个采样点。

五、抗菌药的防突变浓度

在选择抗菌药的时候，除了注重药物的抗菌效果外，还必须关注药物在使用过程中是否会诱导耐药菌的发生。传统观念认为细菌之所以能够发生耐药突变，是由于药物使用疗程太短，或给药量太少等原因，使得感染部位的药物浓度未能达到 MIC 值以上，即细菌处于药物的亚抑菌浓度状态，这样就不能抑制细菌的生长而给了它发生耐药突变的机会。然而，试验证明在抗菌药的亚抑菌浓度下，细菌生长基本正常，并未导致耐药株的选择性富集。1999 年 Drlica K 提出了抗菌药防突变浓度（mutant prevention concentration，MPC）的理论，认为抗菌药的浓度只有在 MIC 之上，才存在对耐药株进行富集和选择的压力，细菌才会产生可见的耐药突变；但并不是任何高于 MIC 的浓度都会富集耐药株，当抗菌药的浓度达到某足够的高度时，细菌来不及突变就可能被杀死，这个能防止耐药突变株被选择性富集生长所需的最低抗菌药物浓度就称为 MPC（图 53-6），而 MIC 与 MPC 之间的浓度范围则称作抗菌药物的突变选择窗（mutant selection window，MSW）。

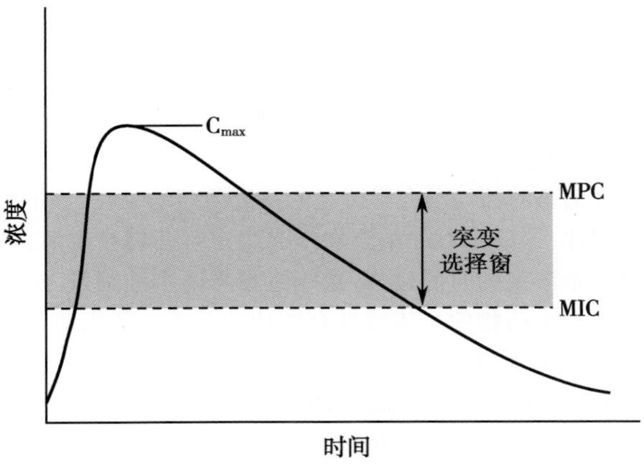

图 53-6　抗菌药的 MPC 和 MSW

不同抗菌药在防突变方面的能力是有差别的，选择的原则是突变选择窗越窄越好；常规给药时，如果血液（或组织）浓度高于 MPC 则比较理想；如果有其他药物可选，尽量不要选择血液（或组织）浓度大部分皆落在 MSW 内的药物（图 53-7）。

左旋奥硝唑给药 1.0g 时 Cmax/MIC 可达 8~10（疗效参数），血药浓度在安全范围之内；给药 1.5g 时血药浓度仍在安全范围内，且大部分时间均在 MPC 之上，可防止耐药突变。奥硝唑给药 1.0g，虽然 Cmax/MIC 也达到了 8~10，但已超出安全范围，且血药浓度大部分时间均落在 MSW 内。

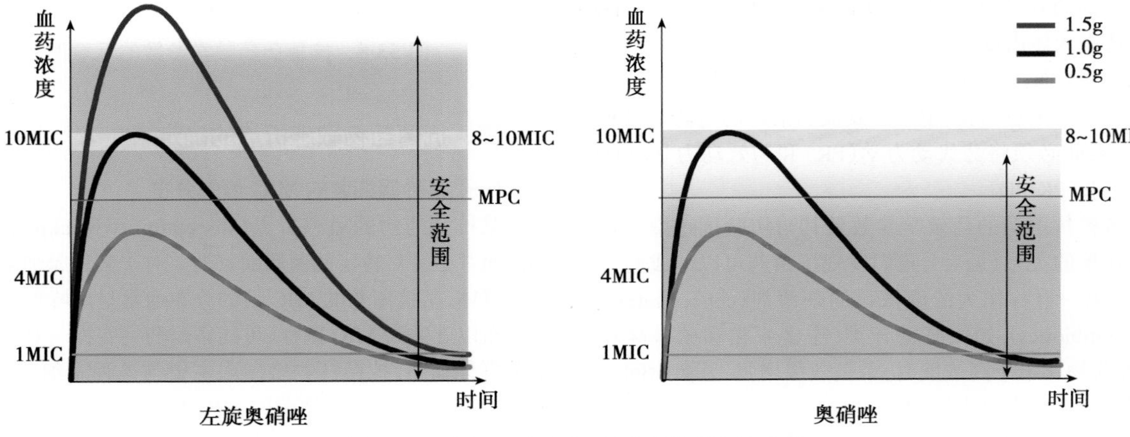

图 53-7　左旋奥硝唑和（混旋）奥硝唑的比较

第五节 抗菌药的 PK/PD 理论与抗菌药敏感折点的确定

一、抗菌药的 PK/PD 理论

20 世纪末，人们发现在临床实践中许多口服抗菌药物按照 NCCLS（现在是 CLSI）药敏试验的敏感、耐药分界点来判断药敏试验结果，常常与药代动力学、微生物学以及临床结果不符。这一发现引起了实验和临床抗感染专家的重视，他们通过许多实验和临床研究，将药代动力学（pharmacokinetics，PK）和药效动力学（pharmacodynamics，PD）结合起来，建立了一个全新的 PK/PD 理论。这个理论将临床转归，致病菌是否清除、药敏试验结果以及给药方法有机地结合起来，揭示了临床抗感染和实验抗感染之间的内部联系。

（一）抗菌药的药代动力学

抗菌药的药代动力学研究的是抗菌药的吸收、分布和清除的规律，这三个方面结合在一起决定着药物在血清、体液和组织中浓度的时间过程，这一过程与药物的剂量、给药方法和被给予药物的个体特性有密切的关系。药代动力学的主要参数包括生物利用度（bioavailability，F）、峰浓度（peak concentration，C_{max} 或 C_{peak}）、达峰时间（peak time，T_{max} 或 T_{peak}）、表观分布容积（apparent volume of distribution，Vd）、半衰期（half-life time，$T_{1/2}$）、清除率（clearance，CL）、消除速率常数（elimination rate constant，Ke）和血药浓度 - 时间曲线下的面积[area under（the plasma concentration-time）curve，AUC]等。

（二）抗菌药的药效动力学

抗菌药的药效动力学研究的是药物的作用机制以及药物浓度与药物效果、药物毒性的关系。抗菌药的主要药效学参数有：最小抑菌浓度（MIC）、最小杀菌浓度（MBC）、抗生素后效应（PAE）、亚抑菌浓度的后效应（PA SME）和时间杀菌曲线等。

（三）抗菌药的 PK/PD 理论

无论是抗菌药的药代动力学（药物浓度与时间的关系）还是抗菌药的药效动力学（药物浓度与效果的关系），都不能回答抗菌药进入体内以后其抗菌活性的时间过程（药物效果与时间的关系），而这一点恰恰是抗菌药学的核心问题，与临床疗效有着直接关系，它决定了达到成功治疗的给药剂量和给药方法，为此必须将药代动力学（PK）和药效动力学（PD）两者结合起来（PK/PD）。

分析各种抗菌药的药效学参数及其与实验抗感染或临床抗感染效果的关系（见后），我们发现抗菌药可以分成两个主要类群：第一群称作为浓度依赖的杀菌剂（concentration-dependent antibiotics），如氨基糖苷类、喹诺酮类和硝基咪唑类等，该群药物在给予高浓度时，杀菌效果增强，杀菌时间缩短（从杀菌曲线上看，不同浓度药物的杀菌曲线相分离，浓度越高杀菌速度越快、效果越好，图 53-5），欲提高疗效在于加大给药量以获得高的血药浓度；同时，这类药物常常具有较长的后效应，即当细菌暴露于高浓度的这类药物后，在低于 MIC 的浓度下生长较慢（PA SME 和 PAE 延长），因此给药间隔适当延长并不会降低疗效，故而可将一天的药物剂量集中给予以提高药物的峰浓度，达到最高疗效。对于浓度依赖的杀菌剂，峰浓度与 MIC 的比值（C_{peak}/MIC）或 24 小时药时曲线下的面积与 MIC 的比值（AUC/MIC）是主要疗效参数，比值越大疗效越好。第二群为时间依赖的杀菌剂（time-dependent antibiotics），如 β- 内酰胺类、大环内酯类和克林霉素等，其杀菌效力在低倍 MIC 时（通常 4~5 × MIC）即已饱和，在此浓度以上杀菌速度及强度不再因药物浓度的增加而增加；该群药物又分为两类，一类药物没有或几乎没有抗生素后效应，如红霉素和青霉素，一旦除去药物的作用，细菌很快复苏，因此其疗效不在于药物浓度的增高，而在于药物浓度在 MIC 之上时细菌的暴露时间，即药物浓度在 MIC 以上的时间（Time>MIC，常以该时间占给药间隔的百分数表示）是主要疗效参数；另一类药物，如阿奇霉素，虽然药物浓度增高杀菌活性会饱和，但有较强的抗生素后效应，这类药物的疗效参数也是 24 小时药时曲线下的面积与 MIC 的比值（AUC/MIC），见图 53-8 和表 53-2。

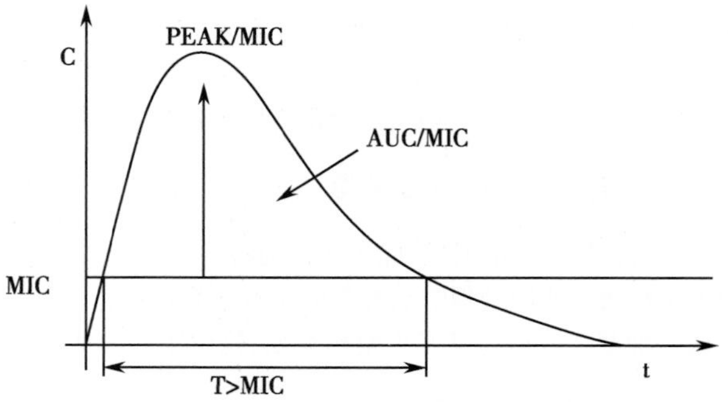

图 53-8 抗菌药药效学参数的示意图

二、抗菌药物敏感折点的确定

（一）某种属细菌的 MIC 值的分布

某抗菌药物的敏感折点（susceptibility breakpoints）或敏感限通常是针对特定的菌属而言的。对于某种属细菌的一个自然群体，某抗菌药的 MIC 值的分布通常呈单峰形。位于这个分布以外的高 MIC 菌株，可能系耐药突变株。对于该种属细菌群体而言，抗菌药物敏感限主要与该种属细菌的 MIC_{90}（被测定的一群同种属细菌的 MIC 数值中的一个 MIC 值，低于和等于该值的 MIC 的个数占测定总数的 90%）有关，某抗

表 53-2　常用抗菌药的 PK/PD 特征

抗菌药	类型	持续效应	药效学参数
β 内酰胺类	时间依赖型	轻度～中度	T>MIC
克林霉素	时间依赖型	轻度～中度	T>MIC
红霉素	时间依赖型	轻度～中度	T>MIC
TMP-SMZ	时间依赖型	轻度～中度	T>MIC
噁唑烷酮类	时间依赖型	轻度～中度	T>MIC
氟喹诺酮类	浓度依赖型	长效	AUC24/MIC，C_{max}/MIC
氨基糖苷类	浓度依赖型	长效	AUC24/MIC，C_{max}/MIC
甲硝唑	浓度依赖型	长效	AUC24/MIC，C_{max}/MIC
阿奇霉素	时间依赖型	长效	AUC24/MIC
链阳性菌素	时间依赖型	长效	AUC24/MIC
四环素类	时间依赖型	长效	AUC24/MIC
万古霉素	时间依赖型	长效	AUC24/MIC
酮内酯类	时间依赖型	长效	AUC24/MIC

菌药物按常规给药方法在组织（通常指血液）中的浓度如达到该种属细菌的 MIC_{90}，则该种属细菌的 90% 均可被该药抑制，这个 MIC_{90} 浓度通常可作为确定敏感限的参考依据之一，称之为野生型折点（wild-type cutoff value）或流行病学折点（epidemic cutoff value）。

（二）抗菌药的 PK/PD 类别的确定

如上所述，尽管我们可以根据抗菌药的药效学参数（杀菌曲线和后效应等）对抗菌药进行初步的 PK/PD 分类，但体外实验终究不能完全代替或推测体内的真实结果。如何才能获知抗菌药较为真实的体内抗菌特性和疗效参数呢？那就是通过动物实验和 / 或临床实验。

大量抗菌药的药效学研究表明：各种（哺乳）动物间在抗菌药的 PK 和 PD 参数以及疗效上十分相似，同时临床效果和细菌学疗效上也十分相似或相关。因此，动物感染模型实验性治疗效果的观察，可用来对抗菌药的初步 PK/PD 分类作进一步证实，并进而获得有关的敏感折点参数。图 53-9 显示了以肺炎克雷伯菌感染小鼠后用头孢噻肟进行治疗的结果分析，纵坐标为治疗 24h 后鼠肺中细菌数的对数，横坐标分别为峰浓度与 MIC 的比值（A）、AUC/MIC（B）和 T>MIC（C），由图可见：头孢噻肟的疗效仅与 T>MIC 相关（R^2 为 0.94），说明头孢噻肟系时间依赖的抗菌药。图 53-10 显示的是以青霉素（圆圈）和头孢菌素（三角）分别治疗肺炎链球菌感染模型 5 天后的死亡率与 T>MIC 的关系，由图可见：当 T>MIC 为 40% 给药间隔时死亡率已降至很低，增加 T>MIC 值已不能进一步提高疗效，故而可将 T>MIC 为 40% 作为敏感折点（临床有效）参数。

（三）根据 PK/PD 理论推算抗菌药的敏感折点

对于浓度依赖的杀菌剂，抗菌效果主要决定于抗菌药物在感染组织中的峰浓度（C_{max}），或该药的药物 - 时间曲线下的面积（AUC），对于氨基糖苷类和喹诺酮类浓度依赖的杀菌剂，为了防止细菌发生耐药突变并迅速杀死细菌从而取得好的临床疗效，通常取 C_{max}/MIC>8~10；亦有实验证明，对于喹诺酮类药物，当其 24h AUC/MIC ≥ 100 时，可 100% 地保护感染动物。对于时间依赖的杀菌剂，要有效地发挥体内抗菌作用必须使感染组织中的药物浓度超过感染菌 MIC 的时间（T 或 T>MIC）至少应达给药间隔的 40%（%T 或 %T>MIC 为 40%），%T 达 40% 以上（如 70%）则疗效更好。

在上述理论的指导下，我们可对抗菌药的敏感折点（PK/PD cutoff value）进行估计和计算。对于浓度依赖性抗菌药（如喹诺酮类）的敏感折点，若取 C_{max}/MIC_{90}=10 作为临床有效的参数，则将其按常规给药时所能达到的 C_{max} 除以 10，即为该药对于该种属细菌敏感折点的估计值（C_{max}/10）。

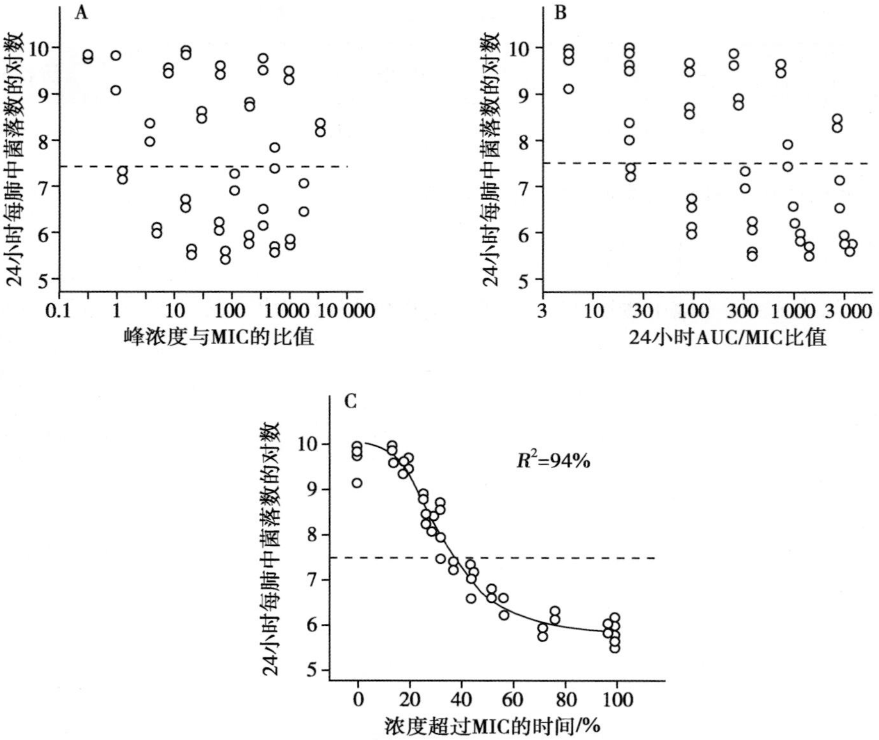

图 53-9 三种药效学参数与疗效（鼠肺中的菌数）的关系

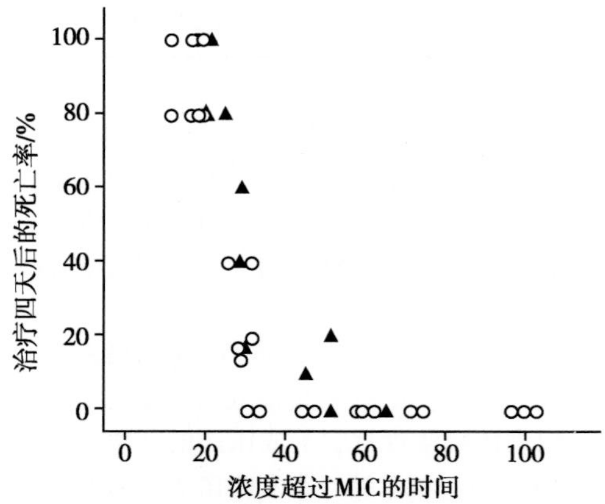

图 53-10 动物死亡率与 T>MIC 的关系

对于时间依赖性抗菌药的敏感折点，首先要获取其按常规给药时的峰浓度（C_{max}）和清除相半衰期（$T_{1/2\beta}$）这两个药代动力学参数，并了解其常规给药的时间间隔。由于在通常情况下抗菌药在体内的清除过程属一级动力学过程，故而抗菌药在体内的任一时间点的血药浓度可用下式计算：

$$A_t=A_0(1/2)^n \quad \text{式 53-1}$$

（1）式中的 At 为 t 时间点的血药浓度，A0 为起始时间点的血药浓度（此处即是 Cmax），n 为 t 时间点距离起始时间点的半衰期数。

若以 %T>MIC 为 40% 作为临床有效的参数，则先求出 40% 的给药间隔是多少时间：

$$T=I\times 40\% \quad \text{式 53-2}$$

（2）式中的 I 为两次给药的给药间隔。求出上式中的 T，相当于多少个半衰期：

$$n=T/T_{1/2\beta} \quad \text{式 53-3}$$

将式 53-3 中求得的 n 代入式 53-1，即可求出 At。At 实际上就是以 %T>MIC 为 40% 作为临床有效参数的敏感折点。

上面的计算方法可用于特定患者（药代参数已知），特定致病菌（MIC 已知），特定抗菌药（临床有效参数已知）的情况下之敏感折点的确定和疗效预测，是个性化抗感染用药的重要依据，若特定致病菌的 MIC 在折点以下，则治疗常可奏效，反之，则治疗可能失败。由于每个具体患者的药物代谢特点和参数是不同的，药物说明书中提供的正常人药代参数只能作为计算时的参考数据，要准确获得特定患者的药代参数，尚需在给药后具体进行药代参数的测定，然后才能进行比较准确的敏感折点计算。

对于群体化给药时折点的确定，应以某抗菌药对特定地区、特定种属细菌的 MIC_{90} 代替上述计算中的 MIC，这样计算出来的敏感折点将对该地区 90% 的某种属细菌有效。同时，所采用的药代参数应是（特定地区）人群的群体药代参数。在临床抗感染治疗的实践中，有时需要对现用的给药剂量进行疗效预测，即已知所用抗菌药的给药剂量、清除相半衰期以及对感染菌的 MIC，要计算该特定情况下的 %T>MIC。可采用下面的公式：

$$\%T>MIC=\ln(Dose/Vd\times MIC)\times(T_{1/2\beta}/\ln 2)\times(100/DI) \quad \text{式 53-4}$$

式中 Vd 为分布容积（L），$T_{1/2\beta}$ 为清除相半衰期（h），DI 为给药间隔（h）。

由上式可见，增加一倍剂量并不能增加一倍 %T>MIC，但给药间隔缩短一倍却可使 %T>MIC 增加一倍，所以对于时间依赖的杀菌剂多次给药常可获得较好的疗效。

（四）临床疗效与细菌学的应答率

上述敏感折点的估计值是否能够在临床疗效以及临床细菌学疗效上获得有效的应答？必须进一步通过临床确证试验（reality check），观察临床有效病例感染菌的 MIC 分布，特别是 MIC_{90} 与抗菌药物 PK/PD 参数之间的关系；观察以上述敏感折点作为判断标准其结果是否与临床或细菌学疗效一致。通常以临床或细菌学有效率达到 80% 以上作为敏感折点（clinical cutoff value）设置是否合理的最终判断依据。

（五）MIC 值与抑菌圈直径的相关性

一旦 MIC 的敏感限确定之后，就可以对大量试验菌（300 株以上）同时进行纸片法药敏试验和 MIC 的测定，将 MIC 值与抑菌圈直径在半对数坐标纸上作图，或将 MIC 值取对数与抑菌圈直径进行直线回归，由 MIC 的敏感限就可以求得抑菌圈直径的敏感限。

药敏试验的敏感限通常由各国的专业组织来确定，由于各国所用的敏感性试验方法不尽相同，抗菌药的给药方法不尽相同，临床治疗有效的标准等亦不尽相同，故而药物敏感性试验的敏感限亦不尽相同。由于我国尚无制定药敏试验敏感限的专业组织，故而目前多参照美国 CLSI 的标准来判断药敏试验的结果。

三、药物敏感性试验结果的相对性

由于药物敏感性试验敏感限的确定是以药代动力学中的血药浓度作为依据之一的，而组织中的浓度不一定与血药浓度相同，因此，不同组织感染时，以上述敏感限来判断药物治疗效果可能与临床不完全相符。同样，血药浓度与其他体液中的药物浓度亦不尽相同，故而疗效也不同。例如：尿液中药物浓度常高于血液，脑脊液中的药物浓度多受血脑屏障的影响常较低。一些药物的抗菌活性表现为对致病菌的抑制而非杀灭，或者说致病菌对药物耐受，这时，细菌的清除还需要免疫功能的参与，由于各个患者的免疫功能不同，治疗的结果也不同。对于免疫功能低下的患者，或许使用杀菌剂要优于抑菌剂。

第六节　抗菌药的药效学评价及其合理应用

抗菌药的药效学试验可以提供药物对于致病菌的敏感和耐药信息，在药敏试验的报告中我们常常会发现一个以上的敏感药，在这种情况下如何选用适当的敏感药，仅凭敏感和耐药的定性结果是远远不够的，我们还需要利用各种药效学参数定量地对这些敏感药进行分析和比较，从而选取对于特定部位特定致病菌感染的恰当疗剂。

一、抗菌药的药效评价与比较

抗菌药的药效学参数中，MIC 是一个重要指标。在比较两个抗菌药的药效时是不是 MIC 值越低越好呢？回答这个问题必须规定比较条件：

（一）血药浓度和组织浓度

不能离开给药后的血药浓度（或组织浓度）来比较 MIC。例如对于两个浓度依赖的同类抗菌药（例如氟喹诺酮类），A 药给药后的 C_{max} 为 10mg/L，B 药给药后的 C_{max} 为 30mg/L；A 药对于感染菌的 MIC 为 1mg/L，B 药的 MIC 为 2mg/L，请问哪个药疗效好？如果两个药在体内的清除速率相近，则 B 药的药效较高，因为 B 药的疗效参数 C_{max}/MIC 比值（为 15）要高于 A 药（10）。

（二）抗菌药的组织穿透性

不能离开感染部位（组织）的药物分布（组织穿透性）来比较 MIC。如：不能透过血脑屏障的药物，MIC 再低，对于中枢神经感染的疗效也不会好！所以在选用抗菌药治疗某组织感染时，需要查询该药在给药后的组织分布。在 MIC 相近的情况下，组织中浓度（或组织穿透率）越高越好。组织穿透率可用组织中浓度与血液（或血浆）中浓度的比值（%）来表示，例如：在骨组织中万古霉素的穿透力为 7%~13%（Graziani 1988），而利奈唑胺则为 60%（Lovering 2002）。Micek ST 等（2006）比较了常用抗菌药在肺组织中的穿透力：头孢他啶为 21%，哌拉西林 57%，美罗培南 17%，亚安培南 60%。

（三）抗菌药的药敏折点

不能离开抗菌药敏感性试验的敏感折点（$MIC_{breakpoint}$）来比较 MIC。MIC 值达到敏感折点只是临床有效的起点，药物浓度超过药敏折点越多效果越好。因此可以通过计算 $C_{max}/MIC_{breakpoint}$ 比值来比较两个抗菌药的疗效，当两药的半衰期和后效应（持续效应）相似时，$C_{max}/MIC_{breakpoint}$ 比值大者效果好。

（四）抗菌药的持续效应

不能离开抗菌药的持续效应来比较 MIC。无论是时间依赖的抗菌药还是浓度依赖的抗菌药，消除半衰期越长，在体内存留并杀菌的时间就越长；抗生素的后效应越长，则对致病菌的作用也就越长。这两个参数最后都表现为对于致病菌的持续效应。因此，在其他条件相近的情况下，抗菌药的半衰期或（和）后效应越长越好。譬如头孢曲松和头孢噻肟，两药在抗菌药效方面十分相似，但前者的半衰期要明显长于后者，为了提高后者的抗菌效果，就必须用多次给药来弥补。

二、抗菌药的安全性

用药的安全是选择药物的前提和重要依据，抗菌药也不例外。药物的半数中毒剂量（TD_{50}）和半数有效剂量（ED_{50}）的比值称作为治疗指数（therapeutic index），是药物的安全指标；与之相关的另一个安全性指标是药物的安全范围（TD_{50}~ED_{50}），通常应该选择治疗指数大或安全范围大的药物。为此，要熟知各种抗菌药的不良反应及其发生的概率，选择不良反应少且轻微的药物，尽量避免毒副作用大的抗菌药。要了解感染患者患有基础疾病（如肝肾功能不全）时的用药禁忌或用法差异，了解不同药物间的相互作用和配伍禁忌。这些虽然不属于本章的范畴，但在谈到抗菌药的评价和选择时必须给予提醒。

三、抗菌药的合理使用和个性化给药

按照PK/PD理论，时间依赖的抗菌药应该尽可能延长T>MIC，可采取多次给药、延长给药时间或连续给药的方式来实现；浓度依赖的抗菌药根据体外或体内模型的研究结果，或者提高C_{max}，或者提高AUC/MIC，最方便的方法就是在保证安全的前提下将一天的剂量一次给予。

根据最小防突变浓度和突变选择窗理论，在药物安全的浓度范围内，应力求使感染部位的药物浓度高于MPC，药物浓度尽量不要落在MSW内。必要时联合用药以关闭或减小MSW，因为一个细菌要同时发生针对两个抗菌药的耐药突变是十分困难的。

对于严重感染的患者，要尽可能地培养并确定致病菌株，根据药敏结果和其他药效学试验结果（或资料）选择最佳抗菌药；根据所选药物是浓度依赖还是时间依赖，参考文献资料确定主要药效学参数的大小；根据正常人的药代动力学数据，设计给药途径、给药剂量和给药间隔；给药后要定时采血做血药浓度检测，根据检测结果调整给药方案使其达到主要药效学参数的要求（如喹诺酮的C_{max}/MIC达到10倍）。这就是抗感染个性化给药的基本流程。只要我们切实做到了科学的个性化给药，有效控制感染、提高治愈率、降低死亡率和缩短住院时间的目的一定能达到。

以上是从PK/PD的角度对于如何评价、选择和合理使用抗菌药的问题作了简略的说明，由于篇幅的限制和本章的主题要求，不可能详尽地阐明上述各个领域的最新进展，如有需要，请参看有关抗菌药PK/PD的论著。

（童明庆　刘根焰）

第五十四章 细菌耐药机制及检测

第一节 细菌的耐药机制

近年来，由于抗菌药物的广泛应用使得细菌耐药问题日趋严重。为了和细菌的耐药性进行斗争，必须研究细菌的耐药机制。细菌耐药机制研究的主要目的在于：①了解致病菌的耐药机制，正确选用对耐药菌有效的抗菌药以控制感染；②了解当地致病菌耐药机制的发展现状，制定区域性的抗菌药物使用指南；③揭示细菌耐药性的发生原因，采取有效措施以阻止细菌耐药性的发展。

一、产生灭活抗菌药物的各种酶

（一）β- 内酰胺酶

β- 内酰胺类抗菌药物都具有一个共同的核心 β- 内酰胺环，其基本作用机制是与细菌的青霉素结合蛋白（penicillin-binding protein，PBP）结合。在 PBP 的蛋白分子中具有两个活性区域，即 N 末端糖基转移酶区和 C 末端转肽酶区，它们参与了细菌肽聚糖合成的最后阶段。β- 内酰胺类抗菌药物可与转肽酶区的活性位点丝氨酸发生不可逆酰化而使 PBP 失活，从而抑制细菌细胞壁的合成。

产生 β - 内酰胺酶（β -lactamase）是细菌对 β- 内酰胺类抗菌药物产生耐药的主要原因。细菌产生的 β- 内酰胺酶与 PBP 相似，亦具有丝氨酸活性位点，可与 β- 内酰胺类抗菌药物分子中的内酰胺环结合并打开 β- 内酰胺环，导致药物失活。1995 年 Bush 等在前人各种分类方法的基础上，建立 Bush-Jacoby-Mederios 分类法，将 β- 内酰胺酶分为四型：1 型为不被克拉维酸抑制的头孢菌素酶；2 型为能被克拉维酸抑制的 β- 内酰胺酶；3 型为不被所有 β- 内酰胺酶抑制剂抑制的金属 β- 内酰胺酶（需 Zn^{2+} 活化），可被乙二胺四乙酸和对氯汞苯甲酸（P-chloromercuribenzate）所抑制；4 型为不被克拉维酸抑制的青霉素酶（表 54-1）。迄今为止报道的 β- 内酰胺酶已超过 900 多种。

表 54-1 β- 内酰胺酶的分类

Bush-Jacoby-Mederios 分类	主要亚型	Ambler 分类	主要特点
1 型头孢菌素酶		C 型（头孢菌素酶）	通常由染色体介导，水解除碳青霉烯外的所有 β- 内酰胺类，不被克拉维酸抑制
2 型 β- 内酰胺酶（被克拉维酸抑制）	2a	A 型	葡萄球菌之青霉素酶
	2b	A	广谱 β- 内酰胺酶：TEM-1，TEM-2，SHV-1
	2be	A	超广谱 β- 内酰胺酶：TEM-3…，SHV-2…，PER-1，CTX-M
	2br	A	不被克拉维酸抑制的 TEM（IRT）
	2c	A	可水解羧苄西林，PSE-1，3，4
	2d	D（水解苯唑西林）	水解氯唑西林（OXA-1，10，21）
	2e	A	变形杆菌头孢菌素酶
	2f	A	碳青霉烯酶，可被克拉维酸抑制

续表

Bush-Jacoby-Mederios 分类	主要亚型	Ambler 分类	主要特点
3 型金属 β- 内酰胺酶	3a	B（金属酶）	Zn^{2+} 依赖碳青霉烯酶
	3b	B	
	3c	B	
4 型		未分类	多种酶，多数未测序

（二）AmpC β- 内酰胺酶

AmpC 一词的来源是 ampicillin cephamycinase（氨苄西林头霉菌素酶），是指革兰氏阴性菌产生的，不被克拉维酸抑制的“丝氨酸”头孢菌素酶，属 Bush 1 型酶和 Ambler C 类酶。迄今为止，至少发现十种 AmpC 酶类型（ACC、ACT、BIL、CFE、CMY、DHA、FOX、LAT、MIR、MOX）40 多个基因型。它既可以由染色体介导，又可以由质粒介导。其特点是可水解青霉素类、头孢菌素类、头霉素类和单氨类，而不能水解碳青霉烯类和四代头孢菌素。AmpC 酶存在于大多数革兰氏阴性菌中，多为持续低产酶。高水平 AmpC 酶的产生有 2 种可能：①在诱导剂存在时，酶暂时高水平产生。当诱导剂不存在时，酶产量随之下降；三代头孢菌素、克拉维酸和碳青霉烯类抗菌药物是诱导型 AmpC 酶的强诱导剂；当使用三代头孢菌素治疗肠杆菌、枸橼酸杆菌、沙雷菌和铜绿假单胞菌等引起的感染时，开始几天治疗有效，而随后发生耐药时，我们应怀疑高产诱导型 AmpC 酶的细菌感染；②染色体上控制酶表达的基因发生突变，导致 AmpC 酶持续稳定高水平表达。

（三）超广谱 β- 内酰胺酶

由普通 β- 内酰胺酶（TEM-1、TEM-2 和 SHV-1）突变（几个有限位点突变）而来，是由质粒介导的，能水解氧亚氨基 β- 内酰胺类（oxyimino-β-lactams）抗菌药物的一类 β- 内酰胺酶，其活性可被 β- 内酰胺酶抑制剂（如克拉维酸）所抑制。超广谱 β- 内酰胺酶（extended-spectrum β-lactamase，ESBL）的水解谱包括青霉素类、头孢菌素和氨曲南，不能水解头霉素类和碳青霉烯类。ESBL 属于 2be 酶，其起源于 2b 酶（TEM-1、TEM-2 和 SHV-1），e 代表具有超广谱（extended spectrum）的特性。ESBL 是一群酶的总称，包括许多氨基酸序列同源性不同的酶：① TEM 型酶，1965 年由 Datta 以患者 Temoneira 的名字命名；广谱青霉素酶 TEM-1 或 TEM-2 酶的基因发生 1~4 个位点的突变而形成一系列的 TEM 酶，迄今已达 160 多种，其中 TEM-1，TEM-2 和 TEM-13 系广谱 β- 内酰胺酶，而非 ESBL；TEM-30~TEM-41 以及 TEM-44（-45，-50，-51，-59，-65，-68，-73，-74，-76~79，-81~-84，-103）由于对 β- 内酰胺酶抑制剂的亲和力降低，而称为耐酶抑制剂 TEM 型 β- 内酰胺酶（inhibitor-resistant TEM β-lactamases，IRT）；② SHV 型酶，SHV 是 sulfhydryl variable 的缩写，因其可水解头孢噻吩的巯基而得名；迄今已有 100 多种 SHV，系由 SHV-1 的基因发生 1~4 个位点突变所致，绝大多数 SHV 型酶属于 ESBL，但和 TEM 型酶一样，有些仅是广谱 β- 内酰胺酶，有些则耐受酶的抑制剂而被称为 IRS（inhibitor-resistant SHV β-lactamases）；③ CTX-M 型酶，1989 年 Bauernfeind 报道了一个非 TEM、非 SHV 的 ESBL，因为其优先水解头孢噻肟（cefotaxime）而被命名为 CTX-M-1，迄今为止至少发现有 60 多种 CTX-M 酶，其区别于 TEM 和 SHV 型酶的标志之一是对头孢他啶的水解活性较弱；④ OXA 型酶，现已发现的 OXA 型酶已有 100 多种，此酶因可水解苯唑西林而被称为苯唑西林水解 β- 内酰胺酶（oxacillin-hydrolyzed enzymes，OXA），属 D 类酶，为 2d 亚型，主要由铜绿假单胞菌和不动杆菌产生，亦可由肠杆菌科细菌产生，各 OXA 型酶具有不同的 β- 内酰胺酶水解谱，一些具有水解碳青霉烯类的活性，应引起密切关注；⑤其他类型的 ESBL，如 OXY 型酶（K.oxytoca 产生），PER 型酶，GES 型酶（Guiana extended-spectrum β-lactamases），BES 型酶（Brazil extended-spectrum β-lactamases）等。

（四）金属 β- 内酰胺酶

金属 β- 内酰胺酶（metallo-β-lactamase，MBL）属 Ambler 分类的 B 类或 Bush-J-M 分类的 3 型酶，其主要特征是除单氨类抗菌药物（如氨曲南）以外，可水解碳青霉烯类（如亚胺培南）等各种 β- 内酰胺类抗菌药物；需要金属离子 Zn^{2+} 作为辅因子才具有活性，故而称作金属酶；该酶可被金属螯合剂 EDTA 或巯基化合物所抑制，不被克拉维酸等抑制。MBL 可由染色体介导，见于嗜麦芽窄食单胞菌、气单胞菌、黄杆菌和军团菌等，亦可由质粒或转座子介导，可见于铜绿假单胞菌、不动杆菌和部分肠杆菌目细菌。Bush 将 MBL 按功能的不同分为三个亚群：① 3a 亚群，是临床上的主要 MBL 类群，可广谱水解 β- 内酰胺类；② 3b 亚群，主要分布于气单胞菌中，优先水解碳青霉烯类，对青霉素和头孢菌素的水解活性较弱，不水解头孢硝噻吩，因此不能用头孢硝噻吩纸片检测该 β- 内酰胺酶；③ 3c 亚群，见于高曼军团菌。获得性金属 β- 内酰胺酶（aMBL）可在细菌中水平传播，迄今已发现 40 多种，包括 IMP 型、VIM 型、SPM 型、GIM 型和 SIM 型，其中 IMP 型（-1~-23 亚型）和 VIM 型（-1~-14 亚型）是主要临床流行型。日前，一种泛耐药超级细菌“NDM-1”引起热议，经研究它产生了一种新型的金属 β 内酰胺酶；由于分离出此种菌株的患者多在印度接受过治疗，故大多观点认为该菌株来源于印度并将其命名为新德里金属 beta- 内酰胺酶 1（简称 NDM-1）。与 IMP-1、VIM-2 相比，NDM-1 与碳青霉烯类的结合不如前者紧密，但其对碳青霉烯类的水解活性与 VIM-2 相似。产 NDM-1 菌株耐药谱极为广泛。该类菌株除对所有 beta- 内酰胺类耐药外，对单环 beta- 内酰胺类、喹诺酮类、氨基糖苷类也可耐药，仅对替加环素和黏菌素保持一定敏感性。经研究表明，产 NDM-1 菌株可同时携带多种耐药基因，如 *blaCTX-M-15*、*blaOXA-1*、*blaOXA-9*、*blaOXA-10*、*blaTEM-1*、*blaVIM-4*、*blaOXA-181*（编码 *blaOXA-48* 的突变体）、*blaOXA-23*、*blaOXA-51*、*blaCMY-4*、*blaDHA-1* 等，这表明该类菌株除携带金属酶外，还可同时携带超广谱 β- 内酰胺酶（ESBL）和头孢菌素酶（AmpC 酶）的活性，这将大大减少可选择的治疗药物。

（五）其他碳青霉烯酶

除了金属 β- 内酰胺酶外，能够水解碳青霉烯类抗菌药物的 β- 内酰胺酶还有 Bush-J-M 分类的：① 2f 亚群，其中 SME 型酶可水解碳青霉烯类、青霉素类、氨曲南、头孢孟多和头孢噻吩，但几乎不能水解头孢噻肟、头孢他啶、头孢吡肟、拉氧头孢和头孢西丁。KPC 型酶（*K.pneumoniae carbapenemase*），可水解除头霉素以外的所有 β- 内酰胺类抗菌药物，对美罗培南的水解能力最强。2001 年，美国报道了全世界第一例产 KPC-1 的肺炎克雷伯菌，它对亚胺培南和美罗培南的 MIC 值都为 16μg/ml。此株菌除了耐碳青霉烯类抗生素，对超广谱头孢菌素和氨曲南也是耐药的，此菌编码 KPC-1 酶的基因位于一个大约 50kb 的质粒上。自此，产 KPC 的肠杆菌科细菌在全世界许多国家纷纷报道，包括以色列、法国、希腊、哥伦比亚、中国、阿根廷、巴西和英国等。KPC 酶不仅存在于肺炎克雷伯菌中，而且存在于肠杆菌目细菌，包括大肠埃希菌、肠杆菌属、枸橼酸杆菌属、沙门菌属、沙雷菌属、变形杆菌属等。KPC 酶在恶臭假单胞菌和铜绿假单胞菌中也有报道。KPC 酶在美国纽约发生过暴发流行，KPC-2 酶在我国浙江地区也有小范围的流行。2f 亚群中还有一些酶亦具有碳青霉烯酶活性，如 IMI 型、Nmc-A 型和 GES-2 等。② 2d 亚群中的部分 OXA 型酶，亦属 Ambler 分类的 D 类酶，它们与 D 类苯唑西林酶（OXA-1~OXA-22）亲缘关系较远。在 100 多种 OXA 型酶中具有碳青霉烯酶活性者约有 45 种，我国流行的碳青霉烯类耐药的鲍曼不动杆菌大多数携带 OXA-23 酶。2f 和 2d 型碳青霉烯酶均属于 2 型酶，故均可被克拉维酸等所抑制。

（六）氨基糖苷修饰酶（或钝化酶 / 灭活酶）

在细菌对氨基糖苷类抗菌药物产生耐药的机制中，氨基糖苷修饰酶（aminoglycoside-modifying enzymes，AME）介导的耐药最为流行，酶促修饰的氨基糖苷类抗菌药物因不能与核糖体靶位作用，因而失去抗菌活性。修饰酶主要包括乙酰转移酶、磷酸转移酶和核苷转移酶。三类氨基糖苷修饰酶的作用机制各不相同：乙酰转移酶（acetyltransferase，AAC）修饰依赖于乙酰辅酶 A 的 N- 乙酰化；磷酸转移酶（phosphotransferase，APH）修饰依赖于 ATP 的 O- 磷酸化；腺苷酰基转移酶（adenyltransferase，ANT）修饰依赖于 ATP 的腺苷化。在革兰氏阴性病原菌中，最常见的氨基糖苷修饰酶是 AAC（6′），使氨基糖苷类抗菌药物 1-，3-，2′- 或 6′- 位乙酰化，如今已发现 16 种编码 AAC（6′）的基因。铜绿假单胞菌和肠杆菌科细菌趋向于产生 AAC（3）、AAC（6′）、ANT（2″）以及 APH（3′）；葡萄球菌和粪肠球菌经常产生 ANT（4′）（4″）或双功能的 AAC（6′）/APH（2″）。葡萄球菌对庆大霉素、卡那霉素和妥布霉素的耐药性和肠球菌的高度庆大霉素耐药性通常由双功能酶介导，这些酶通常由位于多重耐药质粒上的转座子编码。2006 年有学者在质粒上发现一种能介导妥布霉素、阿米卡星及卡那霉素耐药的新型氨基糖苷乙酰转移酶基因 aac-（6′）-Ib-cr，其相应的酶可作用于环丙沙星和诺氟沙星的哌嗪环，使胺基乙酰化而导致细菌对该喹诺酮类药耐药。

二、改变药物作用靶位

（一）青霉素结合蛋白（PBP）的改变导致 β- 内酰胺类抗菌药物耐药

细菌青霉素结合蛋白的改变导致 β- 内酰胺类抗菌药物与之结合的亲和力降低，使 β- 内酰胺类抗菌药物不能通过与 PBP 结合而使之失活，从而产生细菌对 β- 内酰胺类抗菌药物的耐药。细菌低亲和力 PBP 产生的可能原因很多，可以获自外源性低亲和力的 *PBP* 基因，如 PBP2a 的基因 *mecA*；可以来自天然的 *PBP* 基因和外源性低亲和力 *PBP* 基因的重组变异，如 *PBP1a*、*PBP1b*、*PBP2b*、*PBP2x* 和 *PBP3* 等；亦可因 *PBP* 基因的点突变而致亲和力下降，如 E.faecium 的 *PBP5*。另一种与 PBP 有关的耐药是 *PBP* 基因的过度表达。青霉素结合蛋白（PBP）的改变常导致如下几种临床重要的耐药菌：

1. 耐甲氧西林金黄色葡萄球菌（methicillin-resistant *Staphylococcus aureus*，MRSA）和耐甲氧西林葡萄球菌（MRS）　其耐药机制主要是由于 *mecA* 基因产物低亲和力的 PBP2a 的存在；另有两种 MRSA，不是由于低亲和力 PBP2a 的存在，*mecA* 基因阴性，其耐药机制一是由于 PBP（如 PBP4）的过度表达，二是 PBP 被修饰（modified）而致亲和力降低，后者又称 MOD-SA，这两种金黄色葡萄球菌对甲氧西林的耐药常为临界耐药。必须指出，还有一种获得性耐药是由质粒介导的，细菌获得耐药基因后，产生大量 β- 内酰胺酶（而不是 PBP），使耐酶青霉素缓慢失活，表现出耐甲氧西林，亦多为临界耐药。

2. 高度耐青霉素和氨苄西林的肠球菌　其耐药机制主要与 PBP 的改变（低亲和力 PBP5 的产生和过表达）有关。高度耐青霉素和氨苄西林的肠球菌应考虑为亚胺培南耐药。

3. 耐青霉素肺炎链球菌（penicillin-resistant *Streptococcus pneumoniae*，PRSP）　长期以来肺炎链球菌对青霉素高度敏感，MIC 在 0.005~0.01mg/L 之间，1967 年澳大利亚首次报道了耐青霉素肺炎链球菌，其 MIC 为 0.5mg/L，此后世界许多国家和地区均有报道，且耐药率迅速上升。PRSP 耐青霉素的机制亦是由于 PBP 的改变（产生 PBP2x、PBP2b、PBP1a）。

（二）肽聚糖交联靶位点改变所致的万古霉素耐药

万古霉素等糖肽类抗菌药物通过与细菌肽聚糖交联靶位点，即五肽聚糖前体的 D-Ala-D-Ala 部分结合而阻止细胞壁的合成。耐万古霉素肠球菌通过改变五肽聚糖前体而使万古霉素不能与改变了的肽聚糖交联靶位点（D-Ala-D-lactate）结合，从而阻止了万古霉素对细胞壁合成的抑制。根据肠球菌对万古霉素和替考拉宁的不同耐药水平，其耐药基因型分为 VanA，VanB，VanC，VanD，VanE 和 VanG 六型，其中 VanA，B，D，E 和 G 属于获得性耐药，而 VanC 属于固有耐药。在临床分离的肠球菌中，VanA 和 VanB 最常见。VanA 型主要介导对万古霉素和替考拉宁的高水平耐药，常由质粒介导可转移。它常与 Tn1546 样元件同时存在，并在 Tn1546 上存在变异，主要是不同插入序列（IS）元件的插入及其所引起的序列删除，导致转座子转座功能的增强，多见于屎肠球菌和粪肠球菌；VanB 型多介导对万古霉素的高水平耐药而对替考拉宁敏感，编码基因位于染色体或质粒上，耐药性可转移，也多见于屎肠球菌和粪肠球菌；VanC 属于固有耐药，常介导万古霉素低水平耐药，编码基因位于染色体，耐药性不转移，多见于鹑鸡肠球菌，铅黄肠球菌和黄色肠球菌。

（三）DNA 拓扑异构酶的改变引起喹诺酮类抗菌药物耐药

喹诺酮类药物的作用机制主要是通过抑制 DNA 拓扑异构酶从而抑制 DNA 的合成，进而发挥抑菌和杀菌作用。细菌 DNA 拓扑异构酶有Ⅰ、Ⅱ、Ⅲ、Ⅳ，喹诺酮类药物的主要作用靶位是拓扑异构酶Ⅱ和拓扑异构酶Ⅳ。拓扑异构酶Ⅱ又称 DNA 旋转酶（相关基因 *gyrA* 和 *gyrB*），参与 DNA 超螺旋的形成；拓扑异构酶Ⅳ（相关基因 *parC* 和 *parE*）则参与细菌染色质分配到子代细菌中。革兰氏阴性菌的 DNA 促旋酶是喹诺酮类的第一靶位，而革兰氏阳性菌的第一靶位是拓扑异构酶Ⅳ。

1998 年在美国发现一株肺炎克雷伯菌存在质粒介导的喹诺酮基因，命名为 *qnrA* 基因，其编码蛋白 QnrA 可保护 DNA 旋转酶和拓扑异构酶，使细菌对喹诺酮类的敏感性降低。近年又发现 *qnrB* 和 *qnrS* 等，其作用与 *qnrA* 相似。

（四）16S rRNA 甲基化酶引起氨基糖苷类抗菌药物耐药

16S rRNA 甲基化酶是由质粒介导的氨基糖苷类高水平耐药的又一机制。由于其为质粒介导，可在非发酵菌和肠杆菌科细菌中传播，其危害性不容忽视。质粒介导的 16S rRNA 甲基化酶参与氨基糖苷类与 16S rRNA 之间相接合的碱基的甲基化使得两者之间亲和力降低，从而导致高水平耐药。16S rRNA 甲基化酶介导细菌对 4,6- 二取代基 - 脱氧链霉胺类氨基糖苷（4,6-disubstituted deoxystreptamine aminoglycoside）高水平耐药，如卡那霉素、妥布霉素、阿米卡星、阿贝卡星、庆大霉素、西梭米星、异帕米星，但不介导链霉素耐药。目前在革兰氏阴性菌中发现六种 16S rRNA 甲基化酶基因，包括 *armA*、*rmtA*、*rmtB*、*rmtC*、*rmtD* 和 *npmA*。

三、限制抗菌药的进入和主动外排

（一）细胞壁和细胞膜屏障

细菌可以通过细胞壁的障碍或细胞膜通透性的改变，形成一道有效屏障，使得抗菌药物无法进入细胞内而发挥抗菌效能。这类耐药机制是非特异性的，主要见于革兰氏阴性菌，因为革兰氏阴性菌具有类脂双层组成的外膜和外层脂多糖，分子排列紧密，阻碍了疏水性抗菌药的进入，抗菌药分子越大，所带负电荷越多，疏水性越强，则越不易通过细菌外膜。细胞壁增厚是万古霉素敏感性下降金黄色葡萄球菌最显著的表型特征，细胞壁增厚，使更多的万古霉素分子就被阻挡在细胞壁中，到达其作用靶位（细胞质膜）的药物分子数量大大减少，造成金葡菌对万古霉素的敏感性下降。

（二）孔蛋白的变化

细菌外膜上存在着多种孔蛋白（porin），系营养物质和亲水性抗菌药物的通道。细菌发生突变造成某种孔蛋白减少、丢失或结构变异时，即可阻碍抗菌药进入细菌，导致细菌耐药性的发生。如铜绿假单胞菌特异性孔蛋白 OmpD 表达下调（减少）可导致对碳青霉烯类抗菌药物的耐药。

（三）药物的主动外排

另一种导致细菌耐药的机制是细菌主动外排泵（efflux pumps）的存在，它们可以将进入细菌体内的药物泵出膜外，从而逃避抗菌药的作用。如大肠埃希菌中的多药外排系统 AcrAB-TolC 可以导致细菌对包括四环素、氯霉素、红霉素、β- 内酰胺类、利福平、氟喹诺酮类、氧化剂、有机溶剂、碱性染料等多种结构不相关药物的耐药；铜绿假单胞菌的 MexAB-OprM 系统的主动外排作用是导致该菌多重耐药的重要因素之一。

（四）生物被膜的形成

在缺少营养或 / 和铁离子时，细菌分泌多糖、纤维蛋白、脂蛋白等，形成被膜多聚物，细菌的微克隆在被膜上融合而形成带负电的膜状物。被膜的形成使得营养成分和药物进入菌膜并进而接触细菌的过程受阻，即营养和药物的通透性降低，一方面使得细菌缺少营养生长慢，对繁殖期杀菌剂的敏感性降低；另一方面药物不易接触细菌而降低了有效杀菌浓度。再则免疫活性细胞和免疫分子不易通过菌膜杀灭细菌，导致细菌的免疫逃逸。菌膜骨架的形成需要一种藻酸盐，使用大环内酯等药物可抑制藻酸盐的合成，从而发挥抑制菌膜形成的作用。

第二节 细菌耐药表型的检测

一、β - 内酰胺酶的检测

细菌产生的抗菌药物修饰酶虽然很多，但临床实验室常规检测的仅限于 β- 内酰胺酶，而且只检测 β- 内酰胺酶中的一部分（表 54-2）。对于 β- 内酰胺酶阳性的菌株，根据所测 β- 内酰胺酶的种类，可以判断该菌对一些特定的 β- 内酰胺类抗菌药物具有耐药性；但是，对于 β- 内酰胺酶阴性的菌株，并不能说明其对 β- 内酰胺类抗菌药物敏感，因为细菌的耐药机制是复杂多样的。

表 54-2　临床实验室常规检测的 β- 内酰胺酶

菌种名	常用检测方法	阳性时的耐药预测
除脆弱拟杆菌群外的拟杆菌及其他革兰阴性厌氧菌	直接 β- 内酰胺酶试验	青霉素类 *
肠球菌	直接 β- 内酰胺酶试验	青霉素类
流感嗜血杆菌	直接 β- 内酰胺酶试验	青霉素类
卡他莫拉菌	直接 β- 内酰胺酶试验（仅头孢硝噻吩）	青霉素类
淋病奈瑟菌	直接 β- 内酰胺酶试验	青霉素类
葡萄球菌	直接 β- 内酰胺酶试验（先诱导）	青霉素类
大肠埃希菌、肺炎克雷伯菌、产酸克雷伯菌和奇异变形杆菌	CLSI 介绍的 ESBLs 筛查和确证试验	青霉素类、头孢烯和氨曲南
肠杆菌目细菌	改良 Hodge 试验	etapenem、亚胺培南、美罗培南

*：青霉素类，代表所有对青霉素酶不稳定的青霉素，包括氨苄西林、羟氨苄西林、阿洛西林、羧苄西林、美洛西林、哌拉西林和替卡西林

直接β内酰胺酶试验（direct β-lactamase tests）有三个方法，即产酸法（acidimetric method）、碘还原法（iodometric method）和色原法（chromogenic method）。其中，目前实验室最常用的是色原法。色原法的底物是色原头孢菌素（头孢硝噻吩，nitrocefin），可以将其用磷酸盐缓冲液（pH 7）配成溶液，置于试管中，再种入试验菌以观察颜色变化；亦可将其做成试纸片，挑取菌落涂在试纸片上，若试验菌产 β- 内酰胺酶，则涂菌部位的 nitrocefin 被水解而引起电子转移，纸片由黄色变为红色（阳性）。

金黄色葡萄球菌常需通过诱导才能产生 β- 内酰胺酶，如诱导前试验阴性，可用亚抑菌浓度的头孢西丁（0.25μg/ml）诱导后再测，或于青霉素或头孢西丁纸片抑菌圈的边缘取菌苔进行测定。葡萄球菌的直接 β- 内酰胺酶检测有时需要较长反应时间，至少 60min 后才能报告阴性。详细见表 54-3。

表 54-3　CLSI 推荐的葡萄球菌 β- 内酰胺酶检测方法

菌株	金黄色葡萄球菌，青霉素 MIC ≤ 0.12μg/ml 或抑菌圈直径 ≥ 29mm	金黄色葡萄球菌和凝固酶阴性葡萄球菌（包括路邓葡萄球菌），青霉素 MIC ≤ 0.12μg/ml 或抑菌圈直径 ≥ 29mm
实验方法	青霉素抑菌圈边缘实验	头孢硝噻吩实验
培养基	MH 琼脂平板	不适用
抗菌药物浓度	10 单位青霉素纸片	不适用
接种	标准纸片扩散法程序	诱导生长（在 MH 平板或血平板上生长 16~18h 的青霉素或头孢西丁纸片的抑菌圈边缘）
孵育条件	（35 ± 2）℃，空气	室温
孵育时间	16~18h	至少 1h
结果	锐利的抑菌圈边缘（“悬崖样”）判为 β 内酰胺酶阳性；模糊的抑菌圈边缘（“沙滩样”）判为 β 内酰胺酶阴性	黄色变为红色 / 粉红色：β 内酰胺酶阳性
附加检测或报告	β 内酰胺酶阳性葡萄球菌对青霉素 G、氨基 / 羧基 / 脲基青霉素耐药	金葡菌的头孢硝噻吩试验阴性需用青霉素抑菌圈边缘实验确认。β 内酰胺酶阳性葡萄球菌对青霉素 G、氨基 / 羧基 / 脲基青霉素耐药

二、超广谱 β- 内酰胺酶的检测

当临床微生物实验室分离到大肠埃希菌、肺炎克雷伯菌、产酸克雷伯菌和奇异变形杆菌时，如果仍使用旧的（CLSI M100-S19）的判定折点，应在常规进行药敏试验的同时，还要进行 ESBL 的筛查试验。筛查试验阳性时，进一步做确证试

验。筛查试验和确证试验既可以用纸片扩散法又可以用稀释法。

如果采用旧的判定折点，按照 CLSI 的要求，如果大肠埃希菌（E.coli）、肺炎克雷伯菌（K.pneumoniae）、产酸克雷伯菌（K.oxytoca）和奇异变形杆菌（P.mirabilis），ESBL 阳性，应报告该菌株对青霉素类、头孢类和单环类抗菌药物耐药。

2010 年 CLSI 更新了一些头孢菌素对肠杆菌目细菌的药敏判定折点。当使用新修订的解释标准时（表 54-4），在报告结果前不再需要常规测试 ESBL，也不需要将头孢菌素类、氨曲南或青霉素类的结果从敏感修正为耐药。但如果用于流行病学调查或感染控制的目的，检测 ESBL 是有益的。

表 54-4　CLSI 肠杆菌目细菌头孢菌素药敏新的 MIC 折点（μg/ml）和纸片扩散法折点（mm）与旧折点的比较

抗菌药物	MIC 折点（M100-S19）			MIC 折点（M100-S27）			纸片扩散法折点（M100-S19）			纸片扩散法折点（M100-S27）		
	敏感	中介	耐药	敏感	中介	耐药	敏感	中介	耐药	敏感	中介	耐药
头孢唑林	≤8	16	≥32	≤1	2	≥4	≥18	15~17	≤14	≥23	20~22	≤19
头孢噻肟	≤8	16~32	≥64	≤1	2	≥4	≥23	15~22	≤14	≥26	23~25	≤22
头孢唑肟	≤8	16~32	≥64	≤1	2	≥4	≥20	15~19	≤14	≥25	22~24	≤21
头孢曲松	≤8	16~32	≥64	≤1	2	≥4	≥21	14~20	≤13	≥23	20~22	≤19
头孢他啶	≤8	16	≥32	≤4	8	≥16	≥18	15~17	≤14	≥21	18~20	≤17
氨曲南	≤8	16	≥32	≤4	8	≥16	≥22	16~21	≤15	≥21	18~20	≤17
头孢吡肟	≤8	16	≥32	≤2	4~8（SDD）	≥16	≥18	15~17	≤14	≥25	19~24（SDD）	≤18

NA = 未确定

（一）纸片扩散法检测 ESBL

可用于筛查试验的抗菌药物纸片包括：头孢泊肟、头孢他啶、氨曲南、头孢噻肟和头孢曲松，至少选两种（如头孢他啶和头孢噻肟）进行试验，选用的含药纸片越多检出 ESBL 的敏感性越高。纸片的含药量与常规药敏试验相同。方法亦同于标准的纸片法。当纸片的抑菌圈直径小于 ESBL 筛查折点时（表 54-5），即为可疑 ESBL 阳性。确证试验采用两组纸片：头孢他啶（30μg）和头孢他啶 / 克拉维酸（30μg/10μg）以及头孢噻肟（30μg）和头孢噻肟 / 克拉维酸（30μg/10μg），同时做纸片法药敏试验，当任一加克拉维酸的含药纸片比单药纸片的抑菌圈直径大 5mm 或 5mm 以上时，即可确证为 ESBL 产生菌。

表 54-5　ESBL 筛查标准

受试菌	试验药物	抑菌圈直径 /mm	MIC/（mg/L）
大肠埃希菌	头孢泊肟	≤17	≥8
肺炎克雷伯菌和产酸克雷伯菌	头孢他啶	≤22	≥2
	氨曲南	≤27	≥2
	头孢噻肟	≤27	≥2
	头孢曲松	≤25	≥2
奇异变形杆菌	头孢泊肟	≤22	≥2
	头孢他啶	≤22	≥2
	头孢噻肟	≤27	≥2

（二）稀释法检测 ESBL

所用抗菌药物同纸片法。筛查试验的药物浓度应比筛查折点低一个滴度，例如：头孢泊肟对 E.coli 的筛查折点是 MIC ≥ 8mg/L，则筛查试验的肉汤（CAMHB）含药浓度为 4mg/L 即可（表 54-4）。将受试菌按常规稀释法接种于筛查试验肉汤中，孵育后观察结果，如肉汤中有肉眼可见的生长，则可疑 ESBL 阳性。确证试验采用两组肉汤：头孢他啶（0.25~128mg/L）和头孢他啶 / 克拉维酸（0.25/4~128/4mg/L）

以及头孢噻肟（0.25~64mg/L）和头孢噻肟 / 克拉维酸（0.25/4~64/4mg/L），同时做 MIC 测定，当任一加克拉维酸的含药肉汤比单药的 MIC 低 3 个 log2 滴度或 3 个 log2 以上时（例如头孢他啶的 MIC 为 8mg/L，复方的 MIC 为 1mg/L），即可确证为 ESBL 产生菌。

三、头孢菌素酶（AmpC 酶）的检测

将头孢西丁药敏纸片贴在涂有敏感大肠埃希菌（如 ATCC25922）的 MH 琼脂平板上，利用 AmpC 酶可以水解头孢西丁的特点，将被检菌或被检菌破碎后的菌内容沿着头孢西丁纸片的射线方向，以刀片在琼脂内接种或加入琼脂的切割槽中，在接种线或槽的近纸片端若出现抑菌圈减小（细菌长入），则提示 AmpC 酶阳性。另外，AmpC 酶可被 phenylboronic acid（苯基硼酸）和氟氯西林抑制，当将 phenylboronic acid 或氟氯西林与头孢西丁联合使用时，有增效作用（抑菌圈增加 5mm 以上），则示 AmpC 酶阳性。对于 AmpC 酶阳性菌，临床上可使用四代头孢菌素和碳青霉烯类抗菌药物进行治疗，因为它们对 AmpC 酶稳定。AmpC 酶不能被 β- 内酰胺酶抑制剂所抑制，故含酶抑制剂的复方制剂不能用于治疗产 AmpC 酶菌株的感染。

四、金属酶（metallo-β-lactamases）的检测

因为金属酶需要金属离子 Zn^{2+} 作为辅因子才具有活性，故而可采用 EDTA 或 2- 巯基丙酸等络合剂络合培养基中的 Zn^{2+} 离子，观察头孢他啶的抗菌活性是否改变，如头孢他啶的活性提高，说明 Zn^{2+} 离子的减少能降低酶水解头孢他啶的活力，提示 Zn^{2+} 离子是该酶的辅因子，则该酶系金属酶。

五、碳青霉烯酶的检测

为提高肠杆菌科细菌中碳青霉烯酶的检测，2010 年 CLSI 更新了碳青霉烯类的敏感折点。在采用新的折点时，不需进行改良 Hodge 试验检测碳青霉烯酶，即这些碳青霉烯类药物敏感性结果应按试验结果报告。然而，如果出于感染控制和流行病学调查等目的，应当进行碳青霉烯酶检测试验。

判断对碳青霉烯类药物是否耐药，常规药敏试验方法包括纸片扩散法、可以检测 MIC 法的琼脂稀释法、E 试验和仪器法。随着检测方法不断改进完善，出现了改良霍奇试验、改良碳青霉烯失活法、Carba NP 试验等。药物敏感试验可以初步确定药物对细菌的体外抗菌活性，但不同的药敏检测方法对耐药性的检出不同。常规碳青霉烯类体外药敏试验结果判读折点见表 54-6。

表 54-6 常规碳青霉烯类体外药敏试验结果判读折点

抗菌药物	纸片扩散法折点			检测 MIC 法的折点			折点基于下述给药方案建立
	S	I	R	S	I	R	
多尼培南	≥ 23	20~22	≤ 19	≤ 1	2	≥ 4	500mg，1 次 /8h
厄他培南	≥ 22	19~21	≤ 18	≤ 0.5	1	≥ 2	1g，1 次 /24h
亚胺培南	≥ 23	20~22	≤ 19	≤ 1	2	≥ 4	500mg，1 次 /6h 或 1g，1 次 /8h
美罗培南	≥ 23	20~22	≤ 19	≤ 1	2	≥ 4	1g，1 次 /8h

（一）改良霍奇试验

改良霍奇试验（modified Hodge test，MHT）是 CLSI 推荐的检测肠杆菌科细菌碳青霉烯酶表型的常规方法。特点是操作简便，试验材料容易获得且成本较低，无需特殊试剂。CLSI 认为 MHT 在确证碳青霉烯酶时敏感度和特异度均超过 90%。MHT 对肠杆菌目细菌中肺炎克雷伯菌碳青霉烯酶（KPC）具有很高的敏感性和特异性，但对 Ambler B 类金属酶检测尚具有不确定性。该法适用于肠杆菌目细菌且对一种或多种碳青霉烯类药物中介或耐药的菌株，对非发酵革兰氏阴性杆菌尚无更多的研究数据。

（二）改良碳青霉烯失活法

改良碳青霉烯失活法（modified carbapenem inactivation method，mCIM）可用来检测肠杆菌目细菌、非发酵糖革兰氏阴性杆菌（铜绿假单胞菌和鲍曼不动杆菌）是否产碳青霉烯酶。该方法成本低、实用性强、操作简单、不需要专业的设备和技能，而且不受细菌培养时间、药敏纸片孵育时间、药敏纸片生产厂商以及细菌是否产黏液的影响，结果易于解释。mCIM 敏感性和特异性高，适合在临床微生物实验室、医院感染控制室及疾病预防控制系统各单位普及应用。但抑菌环直径的大小是否与结果相关，有待探讨。不足之处在于，该方法在取菌量、温育时间等问题上仍需商榷，有待增加菌株和检测基因数量，进一步更加准确地评价其应用价值。不能检测产酶表型，且需隔夜孵育后观察，耗时较长。

（三）Carba NP 试验

是 CLSI 2015 推荐的碳青霉烯酶筛选试验，其原理：如果细菌产碳青霉烯酶，改变 pH，使酚红指示剂颜色发生改变，通过判断 A（红色）、B（橘色 / 橙色）管颜色差异来判断是否产酶。特点是适用范围广，分析速度快，2 小时即可读取结果并判断细菌产酶表型，且增补了锌离子，提高了检出 B 类碳青霉烯酶的能力。不足之处在于，操作复杂，需要试剂多，对操作人员技术水平要求高；以及结果表现为颜色变化，不易分辨，误差较大。碳青霉烯酶几种检测相关方法的比较结果见表 54-7。

表 54-7 碳青霉烯酶检测相关方法的比较

试验方法	改良霍奇试验（MHT）	Carba NP 试验	改良碳青霉烯失活法（mCIM）	其他（分子检测等）
细菌种属	肠杆菌目对一种或多种碳青霉烯类药物不敏感	肠杆菌目、铜绿假单胞菌、对一种或多种碳青霉烯类药物不敏感	肠杆菌目对一种或多种碳青霉烯类药物不敏感	检测一种或多种碳青霉烯类药物不敏感的肠杆菌目、铜绿假单胞菌是否产生碳青霉烯酶，或者确定 MHT 或 Carba NP 试验性阳性菌株碳青霉烯酶类型
优势	操作简单，无需特殊的试剂	快速	无需特殊的试剂	除了检测碳青霉烯酶存在与否，还确定其类型
局限性	假阳性：产 ESBL 或 AmpC 酶伴有孔蛋白缺失的菌株； 假阴性：偶尔出现（产 NDM）金属酶菌株； 只适用于肠杆菌目菌株	1. 需要特殊的试剂； 2. 部分菌株检测结果无效； 3. 无法检测：某些碳青霉烯酶类型（如 OXA 型，染色体编码）	1. 只适用于肠杆菌目菌株； 2. 需要过夜孵育	1. 需要特殊的试剂和设备； 2. 靶基因特异性：若存在特殊的碳青霉烯酶基因则会导致假阴性结果

对于 MHT 阳性分离物，碳青霉烯类抗生素体外药敏试验结果的解释没有变化

此外，国外近期开发了针对检测碳青霉烯酶或基因的快速检测试剂盒，如 β CARBA Test，BYG Carba，XpertCarba-R 等，并相继投入临床使用。

六、细菌的药物外排泵的检测

细菌的药物外排泵多数是质子泵，可使用外排泵抑制剂（efflux bump inhibitor，EPI）进行外排泵介导的耐药表型研究。使用微量肉汤稀释法，在加与不加外排泵抑制剂的条件下进行标准的药敏试验测定不同药物的 MIC 值，如果加了 EPI 后，抗菌药物的 MIC 比不加时降低 4 倍或 4 倍以上，则认为外排泵在细菌对该抗菌药物耐药中发挥了作用。常用的外排泵抑制剂有 16μg/ml 的氰化羰基 -3- 氯苯腙（carbonyl cyanide-chlorophenylhydrazone，CCCP）等。但目前此实验缺乏标准化，还未用于临床检测。

七、重要临床耐药菌的检测

临床上的耐药菌很多，除了各种产 β- 内酰胺酶的菌株外，还有一些重要耐药株，如耐甲氧西林和耐万古霉素的金黄色葡萄球菌和耐万古霉素的肠球菌等，这些细菌的感染常造成临床难题，故又称为难题微生物（problem organisms）。

（一）耐甲氧西林葡萄球菌

主要讲耐甲氧西林金黄色葡萄球菌（methicillin-resistant *Staphylococcus aureus*，MRSA）和耐甲氧西林葡萄球菌（methicillin-resistant *staphylococci*，MRS）。

MRS 多由 *mecA* 基因介导，其基因产物是低亲和力的 PBP2a。MRSA 和 MRS 之 PBP2a 的表达可以是匀质性的，也可以是异质性的，异质性的检测比较困难，因为可能仅有十万分之一的菌体为耐药表型。MRSA 和 MRS 名称中的甲氧西林只是作为对青霉素酶稳定的青霉素（如氯唑西林、双氯西林、氟氯西林、萘夫西林和苯唑西林等）的代表，由于苯唑西林更稳定，且较之甲氧西林和萘夫西林更利于检出异质性的 MRSA 和 MRS，故过去多用苯唑西林药敏纸片来检测 MRSA 和 MRS，所以甲氧西林耐药（methicillin resistance）亦可称作苯唑西林耐药（oxacillin resistance）。CLSI 建议用头孢西丁纸片来检测 MRSA 和 MRS，因为头孢西丁对于耐甲氧西林金黄色葡萄球菌（*S.aureus*）、*S.lugdunensis*、表皮葡萄球菌（*S.epidermidis*）、腐生葡萄球菌（*S.saprophyticus*）等菌的检出均适用，且结果观察方便。

1. 纸片扩散法 纸片扩散法用的是 30μg 头孢西丁或 1μg 苯唑西林纸片，用无菌棉签蘸取 0.5 麦氏金黄色葡萄球菌菌悬液涂布在 MHA 平皿上，33~35℃（35℃以上可能检测不到 MRSA）孵育 24 小时判读结果。头孢西丁为苯唑西林耐药检测试验的替代物，需根据头孢西丁结果来报告苯唑西林敏感或耐药。如果两个药物被同时用于检测金黄色葡萄球菌且任一药物耐药，则该菌株须报告为苯唑西林耐药。苯唑西林和头孢西丁同时耐药，此种耐药模式常见，为 *mecA* 介导的 MRSA；苯唑西林敏感但头孢西丁耐药，此耐药模式不常见，耐药机制为 *mecA* 低水平表达；苯唑西林耐药但头孢西丁敏感，此耐药模式罕见，其耐药机制为 PBP 改变或高水平产 β- 内酰胺酶（边界 MRSA）。菌株一旦检测为 MRSA，应该报告其他 β- 内酰胺类（除外抗 MRSA 的头孢菌素）都耐药或者不报告这些药物的药敏。

在 CoNS（除外表皮葡萄球菌）中由于苯唑西林纸片扩散法存在太多假“R”，所以被去除，应当用头孢西丁纸片法、苯唑西林或头孢西丁 MIC 法检测 *mec*A 介导的苯唑西林耐药。对于由凝固酶阴性葡萄球菌（除外表皮葡萄球菌）引起的严重感染，当苯唑西林 MIC 值在 0.5~2μg/ml 之间时，检测菌株的 *mec*A 基因或 PBP2a。

2. **微量肉汤稀释法**　用阳离子校正 MH 肉汤（CAMHB）作为培养基，检测苯唑西林、甲氧西林和萘夫西林的 MIC 值需要添加 2%NaCl，33~35℃（35℃以上可能检测不到 MRSA）孵育 24 小时判读结果。苯唑西林 MIC 值 ≥4mg/L 或头孢西丁 MIC 值 ≥8mg/L 报告 MRSA。不携带 *mecA* 基因的 MRSA 很少见，但是苯唑西林的 MIC ≥4μg/ml，即使不携带 *mecA* 基因也应该报告为 MRSA。

3. **琼脂稀释法**　琼脂稀释法检测 MRSA 采用的培养基是 MHA，检测苯唑西林、甲氧西林和萘夫西林的 MIC 值需要添加 2%NaCl，其他和微量肉汤稀释法相同。

4. **苯唑西林平皿筛选法**　用含 4% NaCl 和 6μg/ml 苯唑西林的 MHA 平皿筛选 MRSA。用 1μl 接种环在 10~15mm 直径大小的 MHA 平皿上均匀涂布 0.5 麦氏菌悬液，或者用无菌棉签蘸取 0.5 麦氏菌悬液涂布在 MHA 平皿上，33~35℃孵育 24 小时判读结果。有 ≥1 个菌落生长即为 MRSA，没有菌落生长为阴性。

5. **其他检测方法**　因为 MRSA 绝大多数菌株携带 *mecA* 基因，可以采用 PCR 扩增 *mecA*、*femB* 基因来检测 MRSA。采用乳胶凝集法检测 PBP2a 来检测 MRSA。葡萄球菌 *mecA* 介导耐药的检测方法见表 54-8。

表 54-8　葡萄球菌 *mecA* 介导耐药的检测方法

菌株	苯唑西林抑菌圈折点 /mm	苯唑西林 MIC 折点（$\mu g \cdot ml^{-1}$）	头孢西丁抑菌圈折点 /mm	头孢西丁 MIC 折点 /（$\mu g \cdot ml^{-1}$）	说明
金黄色葡萄球菌和路登葡萄球菌	–	S ≤ 2，R ≥ 4	S ≥22，R ≤21	S ≤ 4，R ≥ 8	苯唑西林纸片扩散法不可靠。根据头孢西丁的药敏结果来报告苯唑西林的敏感耐药性。在非 CAMHB 或 MHA 培养基上做的头孢西丁药敏实验不能可靠地检测金葡菌小菌落变异体的 *mecA* 介导耐药，此时需检测诱导菌落的 PBP2a 或 *mecA*
葡萄球菌属除外金黄色葡萄球菌、路邓葡萄球菌、假中间葡萄球菌、施氏葡萄球菌	–	S≤0.5，R≥1	S ≥25，R ≤24	–	对于除金黄色葡萄球菌、路邓葡萄球菌、表皮葡萄球菌，假中间葡萄球菌和施氏葡萄球菌外的葡萄球菌属，苯唑西林 MIC 折点可能高估其耐药性，某些苯唑西林 MIC 在 1~2μg/ml 的菌株，*mecA* 可为阴性。分离自严重感染患者的苯唑西林 MIC 在 1~2μg/ml 的菌株，可检测 *mecA* 或 PBP2a。*mecA* 或 PBP2a 阴性的菌株报告甲氧西林（苯唑西林）敏感
表皮葡萄球菌、假中间葡萄球菌、施氏葡萄球菌	S ≥ 18，R ≤ 17	S≤0.5，R≥1	–	–	头孢西丁 MIC 或纸片法均不能有效检出假中间葡萄球菌的 *mecA* 介导耐药

(二) 万古霉素耐药和万古霉素低敏感性葡萄球菌

1997 年日本发现一株金黄色葡萄球菌，其对万古霉素的药敏结果处于中介水平（4mg/L 或 8mg/L），此后，一些国家相继发现和报道了对万古霉素中介的金黄色葡萄球菌（vancomycin-intermediate *S.aureus*，VISA）。自 2002 年始，美国相继发现至少 9 株金黄色葡萄球菌，其万古霉素的 MIC 很高，在 16~1 024mg/L 之间（≥ 16mg/L），称作耐万古霉素的金黄色葡萄球菌（vancomycin-resistant *S.aureus*，VRSA），所有这些菌株均含有类似于肠球菌中的 *vanA* 基因。

1. **异质性万古霉素中介耐药的金黄色葡萄球菌**（heterogenous vancomycin-intermediate *S.aureus*，hVISA）　hVISA 被认为是 VISA 的前体，是指子代中含有少量对万古霉素耐药性中介（MIC ≥ 4μg/ml）的亚群，而其母代细菌对万古霉素敏感（MIC ≤2μg/ml）。目前，尽管 VISA 和 VRSA 较少，但 hVISA 可能更常见，尤其在治疗失败的持续性 MRSA 菌血症和心内膜炎中。对于 hVISA 检测而言，目前还没有适合常规实验室的标准方法。检测 hVISA 的方法有菌群谱型分析法（population analysis profiling，PAP）、脑心浸液琼脂（brain heart infusion agar，BHIA）筛选法以及宏量稀释 Etest 法（macrodilution Etest，MET）。目前，菌群谱型分析法（PAP）被公认为检测 hVISA 最准确的方法。然而，此方法费时费力，并且昂贵，不适合常规实验室开展。当临床上遇到万古霉素治疗 MRSA 无效病例时可用此方法检测以明确治疗方向。

2. **万古霉素中介耐药的金黄色葡萄球菌**（VISA）　随着 MRSA 感染率的上升和万古霉素的大量使用，金黄色葡萄球菌对万古霉素的 MIC 值也发生了变迁。为了提高对低水平耐万古霉素金黄色葡萄球菌的检出和保持实验室与临床的一致性，CLSI 于 2006 年将万古霉素对金黄色葡萄球菌折点做了一定的更改，VISA 的 MIC 折点由原来的 8~16mg/L 修改为 4~8mg/L。万古霉素纸片扩散法仅仅对于检测含 *van*A 的金葡菌（VRSA）是可靠的，在纸片（6mm）周围不产生抑菌圈。如果抑菌圈直径 ≥ 7mm，需要检测万古霉素的 MIC 值。纸片扩散法检测万古霉素的药敏不可靠，不能将 VSSA 和 VISA 区分开。CLSI 推荐采用含 6μg/ml 万古霉素脑心浸液（BHI）琼脂筛选万古霉素 MIC ≥ 8μg/ml 的金葡菌。对于金黄色葡萄球菌，在长时间用万古霉素，敏感的菌株可能变成 VISA，因此建议 3 到 4 天后应检测相同部位分离出的金黄色葡萄球菌，看是否仍对万古霉素敏感。

3. 万古霉素耐药的金黄色葡萄球菌（VRSA） VRSA 是由于万古霉素耐药的肠球菌（VRE）将耐药基因 *van*A 转移给金葡菌形成的，依据 CLSI 的标准，万古霉素 MIC 值 ≥ 16mg/L 即可判断为 VRSA。

（三）多药耐药肠球菌

1. 耐青霉素和氨苄西林的肠球菌 由于低亲和力 PBP 的产生或 β- 内酰胺酶的产生（较少见）可使肠球菌耐青霉素和氨苄西林（MIC ≥ 16mg/L）。纸片扩散法可用于检测低亲和力 PBP 引起的肠球菌耐药，而 β- 内酰胺酶引起的耐药则须用直接 β- 内酰胺酶试验来测定。对于非 β- 内酰胺酶引起的耐药肠球菌，氨苄西林是药敏的代表药，可代表氨苄西林、阿莫西林、哌拉西林以及上述药与 β- 内酰胺酶抑制剂的复方制剂。某些肠球菌可能高水平耐青霉素（MIC ≥ 128mg/L）或氨苄西林（MIC ≥ 64mg/L），对这些肠球菌联合使用氨基糖苷类抗菌药物与高剂量的青霉素类不能获得协同作用；对于非高水平耐青霉素类的肠球菌，如其对高水平氨基糖苷类不耐药的话，采用高剂量青霉素类加氨基糖苷类在临床上可获得协同作用。纸片扩散法不能区别肠球菌是否是高水平耐药，因此，对于耐青霉素和氨苄西林的肠球菌（抑菌圈直径分别为 ≥ 15mm 和 ≥ 17mm）应做 MIC 测定。

2. 耐万古霉素的肠球菌 用纸片扩散法检测耐万古霉素肠球菌（vancomycin-resistant *Enterococcus*，VRE），孵育时间应为 24h，在测量抑菌圈直径的同时用透射光细心检视抑菌圈内纸片周围有否微小菌落或片状轻微生长，当万古霉素纸片抑菌圈直径小于或等于 14mm 或 / 和抑菌圈内发现任何生长均为万古霉素耐药。对于中介的结果（15~16mm），需进一步测定 MIC，如 MIC 亦为中介（8~16mg/L），需观察试验菌的动力和色素产生，以区别获得性耐药肠球菌（具有耐药基因 *vanA* 和 *vanB*）和固有性中介水平耐药肠球菌（vanC），如 E.gallinarum（动力阳性，不产色素）和 *E.casseliflavus*（动力阳性，产黄色素）。

耐万古霉素肠球菌的检测亦可以采用琼脂平板筛查法，具体方法及结果观察与筛查耐万古霉素金黄色葡萄球菌的方法完全一样（表 54-8）。发现任何生长即提示中介或耐药，需进一步如上文所述做 MIC 测定以确证。

3. 高水平耐氨基糖苷类的肠球菌 对于肠球菌感染，氨基糖苷类抗菌药物与头孢类、克林霉素及磺胺类一样，体外药敏结果与临床不一致，故通常不报告敏感。但对于严重威胁生命的感染，如肠球菌引起的心内膜炎，在采用青霉素类或万古霉素（或替考拉宁）进行治疗时，对于非高水平耐氨基糖苷类的肠球菌，加用氨基糖苷类（庆大霉素或链霉素）常可获得协同作用。所以有必要检测肠球菌是否高水平耐氨基糖苷类（high-level aminoglycoside resistance，HLAR）。

（1）纸片扩散法筛查 HLAR：如常规纸片扩散法操作，采用含药量为 120μg 的庆大霉素纸片和 300μg 的链霉素纸片。抑菌圈直径大于或等于 10mm，为非 HLAR；抑菌圈直径小于或等于 6mm，为 HLAR；当抑菌圈直径在 7~9mm 时，需进一步用稀释法确证。

（2）稀释法筛查 HLAR：琼脂平板筛查法之庆大霉素的浓度为 500mg/L，链霉素的浓度为 2 000mg/L（表 54-9），24~28h 观察结果，发现多于 1 个菌落生长即为 HLAR；肉汤稀释法之庆大霉素浓度亦为 500mg/L，链霉素的浓度为 1 000mg/L，接种菌液等操作同常规 MIC 测定，24~48h 观察，发现任何肉眼可见的生长即为耐药。

表 54-9 重要耐药菌的琼脂平板筛查法比较

比较项目	重要耐药菌				
	MRSA	VRSA，VISA	VRE	HLAR 肠球菌	
琼脂平板	MHA（含 4% NaCl）	BHI agar	BHI agar	BHI agar	
平板中的药物	苯唑西林	万古霉素	万古霉素	庆大霉素	链霉素
药物浓度 /（mg/L）	6	6	6	500	2 000
0.5 号 McFarland 浊度之菌液接种量 /μl	1	10	1~10	10	10
判断标准	>1 个菌落	>1 个菌落	>1 个菌落	>1 个菌落	>1 个菌落

八、替加环素耐药性的检测方法

替加环素体外药敏结果受多种因素的影响，包括培养基因素和药物因素等，详细见表 54-10，不同检测方法对结果的影响见表 54-11，折点详见表 54-12。

表 54-10　替加环素体外药敏结果的影响因素

影响因素	推荐对策
药物因素	
保存条件	避光、干燥；日常使用替加环素纸片储存在 ≤ 8℃环境下，标准粉储存在 ≤ -20℃冰箱内；长期不使用的纸片和标准粉应密封、避光冻存于 -80℃冰箱内；尽量选择所需用量的药物包装，避免反复冻融，药物（包括纸片和标准粉）变色后不可使用
母液配制	配制过程需严格避光，尽量缩短配制时间；配制好的母液尽量一次性用完；未使用完的母液需分装、密封、避光冻存于 -80℃冰箱内（冷冻变色后不可再用）
培养基因素	
配制要求	含替加环素药物的培养基配制全过程需严格避光，尽量缩短药液与空气接触的时间；含替加环素药物的培养基需当天配制当天使用
保存条件	配制好的含替加环素药物的培养基需放置于避光处（黑布遮盖）

表 54-11　不同检测方法的影响

检测方法	影响
肉汤稀释法	参考方法，但不适用于厌氧菌
琼脂稀释法	在检测替加环素对鲍曼不动杆菌等体外药物敏感性时存在 MIC 值略高于肉汤稀释法 1~2 个稀释度现象，但整体与肉汤稀释法检测结果有较好的相关性
MTS 法	与肉汤稀释法有很好的相关性，且适用于厌氧菌 MIC 检测
Vitek2	检测替加环素对革兰氏阳性球菌及大肠埃希菌的 MIC 值与肉汤稀释法有很好的相关性
	但由于鲍曼不动杆菌、除大肠埃希菌以外的肠杆菌科细菌的 MIC 值明显高于肉汤稀释法
纸片扩散法	与肉汤稀释法相比，假耐药和假中介比例高。需大量临床样本验证不同菌种对应的折点判定标准。应保证药敏质控
Etest 法	在不同文献报道中存在争议，需进一步验证
	不动杆菌结果高于肉汤稀释法，尤其在 MIC 2~4mg/L 时易出现假耐药

表 54-12　替加环素药敏判定折点

	MIC/（μg·ml^{-1}）			抑菌圈直径 /mm		
	S	I	R	S	I	R
葡萄球菌属	≤ 0.5[a]	–	–	≥ 19	–	–
链球菌属（肺炎链球菌除外）	≤ 0.25[a]	–	–	≥ 19	–	–
肺炎链球菌	≤ 0.06[a]	–	–	≥ 19	–	–
肠球菌属	≤ 0.25[a]	–	–	≥ 19	–	–
肠杆菌科[b]	≤ 2	4	≥ 8	≥ 19	15~18[e]	≤ 14
鲍曼不动杆菌	≤ 2[e]	4[e]	≥ 8[e]	≥ 16[e]	13~15[e]	≤ 12[e]
不动杆菌属	≤ 2[e]	4[e]	≥ 8[e]	≥ 16[e]	13~15[e]	≤ 12[e]
厌氧菌[c]	≤ 4	8	≥ 16	n/a	n/a	n/a
流感嗜血杆菌	≤ 0.25[a]	–	–	≥ 19	–	–

a：当前不存在耐药分离株，因此 FDA 无耐药和中介的折点。对于 MIC 结果提示为“非敏感”的分离株应采用参考方法进行确证。b：替加环素的体外抗摩根菌属、变形菌属和普罗威登斯菌属的活性有所降低。c：琼脂稀释法。e.Jones RN，et al.J Clin Microbiol，2007，45（1）：227-230.

第三节 细菌耐药基因型的检测

细菌的耐药表型通常由其耐药基因型(genotype)所介导,耐药基因型的产生主要有:①获得具有耐药表型的外源性基因;②细菌自身基因的突变而引起表现型的改变,包括抗菌药靶位点的改变,增强了外排机制,引起外膜蛋白的改变,限制了药物的进入等。

细菌的耐药基因可通过细菌间的传递而使不具有耐药基因的细菌获得耐药基因。大多数耐药基因是表达的,故而某菌携带某药的耐药基因就意味着该菌会表现为对该药的耐药,于是我们就可以用基因试验方法(PCR 等)测定细菌的耐药基因,从而推知被测菌是否是耐药菌。然而,基因方法也不是绝对的,它在耐药菌的检出上也只能达到 90%~95% 的检出率,加之方法比较复杂,故而除少数耐药基因的检测在临床上有所应用外,基因方法多带有研究性,如基因的点突变与耐药性的关系研究,新耐药基因的分类和流行病学研究等。

基因方法在耐药性检测中的应用主要包括:①仲裁药敏结果,如 MIC 测定结果不定或 MIC 测定结果处于耐药折点附近,无法判定药敏结果时,可用基因方法检测耐药基因。如 MRSA 测定时,甲氧西林的 MIC 为 2~8mg/L,可以检测 *mecA* 基因,结果阳性可确诊 MRSA;②早于培养和药敏结果出来之前指导临床治疗,例如检测肺炎链球菌的 *pbpA* 和 *pbp2b* 基因与青霉素耐药有关的位点突变,可判断该菌是否耐 β- 内酰胺类及是否可能多药耐药;再如对于慢生长或难以生长的微生物,直接测定耐药基因或耐药突变,可早于培养法发出耐药报告,如测定结核分枝杆菌的利福平耐药基因 *rpoB*,其测序结果若显示有耐药突变则该结核菌不仅耐利福平,而且还可能多药耐药;③特定耐药菌的流行病学研究,如医院感染患病人群中耐药株的调查,采用基因方法更加准确可靠,例如检测医院内感染菌肠球菌耐万古霉素的 *vanA* 基因可跟踪其传播途径;④基因方法可作为"金标准"对新的敏感性试验方法进行评价,特别是对于药敏临界(borderline)菌的结果判断。

理想的基因方法所检测的靶核酸序列应该在耐药基因的开放阅读框架(open reading frame)或编码区(coding region)之中,要避免耐药基因外的序列,因为它们含有插入元件或启动子序列,后者可能存在于敏感菌或其他耐药菌之中。

耐药基因的检查方法很多,如探针和靶序列的核酸杂交法、靶序列 PCR 扩增法和靶序列测序法等。PCR 法的实例有:扩增葡萄球菌耐甲氧西林的 *mecA* 基因,扩增肠球菌耐万古霉素的 *vanA* 和 *vanB* 基因;测序法的实例有:大肠埃希菌耐氟喹诺酮相关基因 *gyrA* 的扩增和测序,结核菌耐利福平相关基因 *rpoB* 的扩增和测序。常见耐药基因检测举例见表 54-13。测序法对于基因位点突变引起的耐药特别适用。但是,通过测序法大约只能解释 60% 的已知耐药,其原因之一是突变的位点是不断发生的,新的位点突变与耐药的关系也是逐渐认知的,因此要不断把新的耐药突变加入到数据库中。

表 54-13 常见耐药基因检测举例

目标基因	引物名称	引物序	扩增片段大小
Ambler A 组碳青霉烯酶基因			
KPC	KPC-F	5′-tgtcactgtatcgccgtc-3′	1 010
	KPC-R	5′-ctcagtgctctacagaaaacc-3′	
NMC	NMC-A	5′-gcattgatatacctttagcagaga-3′	2 158
	NMC-B	5′-cggtgataaaatcacactgagcata-3′	
SME	SME-A	5′-agatagtaaattttatag-3′	1 138
	SME-B	5′-ctctaacgctaatag-3′	
IMI	IMI-A	5′-atagccatccttgtttagctc-3′	818
	IMI-B	5′-tctgcgattactttatcctc-3′	
GES	GES-C	5′-GTTTTGCAATGTGCTCAACG-3′	371
	GES-D	5′-TGCCATAGCAATAGGCGTAG-3′	

续表

目标基因	引物名称	引物序	扩增片段大小
Ambler B 组碳青霉烯酶基因			
IMP-1,4,5,6,9,10,18	IMP1-F	5′-ACCGCAGCAGAGTCTTTGCC-3′	587
	IMP1-R	5′-ACAACCAGTTTTGCCTTACC-3′	
IMP-1,4,5,6,9,10,18	IMP1 全长 -F(测序用)	5′-tgagcaagttatctgtattc-3′	740
	IMP1 全长 -R(测序用)	5′-ttagttgcttggttttgatg-3′	
IMP-2,8,13,19,20	IMP2-F	5′-GTTTTATGTGTATGCTTCC-3′	678
	IMP2-R	5′-AGCCTGTTCCCATGTAC-3′	
IMP-2,8,13,19,20	IMP2 全长 -F(测序用)	5′-ggcagtcgccctaaaacaaa-3′	737
	IMP2 全长 -R(测序用)	5′-tagttacttggctgtgatgg-3′	
VIM-1,2,4,5	VIM1-F	5′-AGTGGTGAGTATCCGACAG-3′	261
	VIM1-R	5′-ATGAAAGTGCGTGGAGAC-3′	
VIM-1,2,4,5	VIM1 全长 -F(测序用)	5′-TTATGGAGCAGCAACCGATGT-3′	920
	VIM1 全长 -R(测序用)	5′-CAAAAGTCCCGCTCCAACGA-3′	
VIM-2,6,8~11	VIM2-F	5′-ATGTTCAAACTTTTGAGTAAG-3′	801
	VIM2-R	5′-CTACTCAACGACTGAGCG-3′	
VIM-2,6,8~11	VIM2 全长 -F(测序用)	5′-AAAGTTATGCCGCACTCACC-3′	865
	VIM2 全长 -R(测序用)	5′-TGCAACTTCATGTTATGCCG-3′	
SPM-1	SPM1-F	5′-CCTACAATCTAACGGCGACC-3′	650
	SPM1-R	5′-TCGCCGTGTCCAGGTATAAC-3′	
GIM-1	GIM-F	5′-AGAACCTTGACCGAACGCAG-3′	748
	GIM-R	5′-ACTCATGACTCCTCACGAGG-3′	
SIM-1	SIM1-F	5′-tacaagggattcggcatcg-3′	571
	SIM1-R	5′-taatggcctgttcccatgtg-3′	
Ambler C 组 β 内酰胺酶基因			
ampC 多重 PCR			
MOX-1,MOX-2,CMY-1,CMY-8~11	MOXMF	5′-GCTGCTCAAGGAGCACAGGAT-3′	520
	MOXMR	5′-CACATTGACATAGGTGTGGTGC-3′	
LAT-1~4,CMY-2~7,BIL-1	CITMF	5′-TGGCCAGAACTGACAGGCAAA-3′	462
	CITMR	5′-TTTCTCCTGAACGTGGCTGGC-3′	
DHA-1,DHA-2	DHAMF	5′-AACTTTCACAGGTGTGCTGGGT-3′	405
	DHAMR	5′-CCGTACGCATACTGGCTTTGC-3′	
ACC	ACCMF	5′-AACAGCCTCAGCAGCCGGTTA-3′	346
	ACCMR	5′-TTCGCCGCAATCATCCCTAGC-3′	
MIR-1T ACT-1	EBCMF	5′-TCGGTAAAGCCGATGTTGCGG-3′	302
	EBCMR	5′-CTTCCACTGCGGCTGCCAGTT-3′	
FOX-1~5b	FOXMF	5′-AACATGGGGTATCAGGGAGATG-3′	190
	FOXMR	5′-CAAAGCGCGTAACCGGATTGG-3′	

续表

目标基因	引物名称	引物序	扩增片段大小
DHA-1	DHA1 全长 -F（测序用）	5′-CTGATGAAAAAATCGTTATC-3′	1 141
	DHA1 全长 -R（测序用）	5′-ATTCCAGTGCACTCAAAATA-3′	
CMY	CMY 全长 -F（测序用）	5′-TGTCAACACGGTGCAAATCA-3′	1 346
	CMY 全长 -R（测序用）	5′-AGCAACGACGGGCAAAATG-3′	
ACT-1	ACT 全长 -F（测序用）	5′-cgaacgaatcattattcagcaccg-3′	1 518
	ACT 全长 -R（测序用）	5′-cggcaatgtttactacacagcg-3′	
Ambler D 组碳青霉烯酶基因			
OXA 多重 PCR			
OXA23like	OXA23like-F	5′-gatcggattggagaaccaga-3′	501
	OXA23like-R	5′-atttctgaccgcatttccat-3′	
OXA24like	OXA24like-F	5′-ggttagttggcccccttaaa-3′	246
	OXA24like-R	5′-agttgagcgaaaaggggatt-3′	
OXA51like	OXA51like-F	5′-taatgctttgatcggccttg-3′	353
	OXA51like-R	5′-tggattgcacttcatcttgg-3′	
OXA58like	OXA58like-F	5′-aagtattggggcttgtgctg-3′	599
	OXA58like-R	5′-cccctctgcgctctacatac-3′	
Ambler A 组 *ESBL* 基因			
TEM	TP1079-F	5′-ATAAAATTCTTGAAGACGAAA-3′	1 079
	TP1079-R	5′-GACAGTTAGCAATGCTTAATCA-3′	
SHV	SHV-18	5′-GCCTTTATCGGCCCTCACTCAAG-3′	898
	SHV-19	5′-TTAGCGTTGCCAGTGCTCGATCA-3′	
CTX-M-1,3,10~12,15	CM3-F	5′-CGTCACGCTGTTGTTAGGAA-3′	823
	CM3-R	5′-ACCGTCGGTGACGATTTTAG-3′	
CTX-M-1,3,10~12,15	CM3 全长 -F	5′-TTTCGGAAGCATAAAATCGG-3′	1 021
	CM3 全长 -R	5′-GGCGATAAACAAAAACGGAA-3′	
CTX-M-2,4~7,Toho-1	P3	5′-ATGATGACTCAGAGCATTCG-3′	832
	P2b	5′-TCCCGACGGCTTTCCGCCTT-3′	
CTX-M-9,13~14,16~19,Toho-2	YW3459	5′-AAAAATGATTGAAAGGTGGT-3′	1 242
	YW3460	5′-GTGAAGAAGGTGTTGCTGAC-3′	
qnr 基因			
qnr 多重 PCR			
qnrA	qnrA-F	5′-ATTTCTCACGCCAGGATTTG-3′	516
	qnrA-R	5′-GATCGGCAAAGGTTAGGTCA-3′	
qnrB	qnrB-F	5′-GATCGTGAAAGCCAGAAAGG-3′	469
	qnrB-R	5′-ACGATGCCTGGTAGTTGTCC-3′	
qnrS	qnrS-F	5′-ACGACATTCGTCAACTGCAA-3′	417
	qnrS-R	5′-TAAATTGGCACCCTGTAGGC-3′	

续表

目标基因	引物名称	引物序	扩增片段大小
aac（*6'*）-*Ib* 基因	aac（6'）-Ib-F	5'-TTGCGATGCTCTATGAGTGGCTA-3'	482
	aac（6'）-Ib-R	5'-CTCGAATGCCTGGCGTGTTT-3'	
整合子基因	5'-CS	5'-GGCATCCAAGCAGCAAG-3'	可变
	3'-CS	5'-AAGCAGACTTGACCTGA-3'	
mecA	mecA-F	5'-TGGCTATCGTGTCACAATCG-3'	310
	mecA-R	5'-CTGGAACTTGTTGAGCAGAG-3'	
vanA	vanA-F	5'-GCTATTCAGCTGTACTC-3'	783
	vanA-R	5'-CAGCGGCCATCATACGG-3'	
vanB	vanB-F	5'-CGCCATATTCTCCCCGGATAG-3'	667
	vanB-R	5'-AAGCCCTCTGCATCCAAGCAC-3'	

第四节　细菌的基因分型

耐药细菌的克隆传播是导致其快速播散的一种重要方式，如耐甲氧西林金黄色葡萄球菌和泛耐药鲍曼不动杆菌就是成功克隆传播的范例。细菌基因分型对于细菌感染的诊断、治疗和流行病学监测意义重大。过去的二十年中，细菌分子分型的方法逐渐取代了表型分型的方法。目前，细菌分子分型的方法主要归于三类：一是基于 DNA 条带谱型分析的方法，通过扩增或酶解基因组 DNA 产生不同大小的 DNA 片段进行分型；二是基于 DNA 测序的方法，通过 DNA 测序研究菌株的多态性；三是基于 DNA 探针杂交的方法分型。

一、基于 DNA 条带谱型分析的分型方法

DNA 扩增产生数以亿计的基因组片段具有许多优势，包括敏感性高、快速以及应用范围广泛等。限制性酶可以在特定位点精确的识别和切断目标 DNA，是分型非常有效的工具。

（一）脉冲场凝胶电泳

脉冲场凝胶电泳（pulsed field gel electrophoresis，PFGE）采用电泳技术分离大 DNA 分子（10kb~10Mb），它被公认为细菌分子分型的“金标准”。目前，PFGE 广泛地应用于微生物的流行病学和进化研究。PFGE 谱型的快速增加需要制定标准化的操作规程和结果分析规则，同时也需要建立在线数据库方便不同实验室间的比较。尽管 PFGE 广泛应用于众多种属细菌的分型，但是它也存在一些缺点，例如耗时耗力、实验室间的重复性差等。

（二）限制性片段长度多态性分析

限制性片段长度多态性分析（RFLP）是第一个用于 DNA 序列多样性研究的技术，采用酶切位点众多的限制性内切酶切基因组 DNA 可以产生数百个短的限制性片段。如果两株菌的限制性酶切位点不同，那么限制性片段长度也不同。限制性片段谱型的相似性用于区分菌株和分析遗传相关性。

核糖体分型衍生于 RFLP，可以区分相近的基因型，如不同种的细菌，比 RFLP 简单。首先对足够量的 DNA 用内切酶进行酶切，随后凝胶电泳分离不同长度的片段。电转移到膜上，用标记的 16S rRNA 或 23S rRNA 探针杂交。由于一个生物的基因组中通常有多个核糖体基因，分别存在于不同长度的酶切片段中，因此核糖体分型可以得到类似指纹的结果。核糖体分型的一大优势是不需要预先知道基因组 DNA 序列就可以分型，因为核糖体操纵子是通用的。另外，核糖体分型的结果更容易解释，因为产生更少的片段。RFLP 也有一些缺点，例如它需要高质量的基因组 DNA、费时费力等。

（三）随机引物 PCR

随机引物 PCR（random amplified polymorphic DNA，RAPD 或 AP-PCR）是从经典 PCR 衍生的一种技术，采用随机引物扩增未知基因组序列。采用短的单条引物（<10bp）及低的退火温度，RAPD 可以扩增基因组 DNA 多个位点产生不同大小的片段。RAPD 成本低、快速并且敏感，因此它广泛地应用于研究细菌的遗传多态性。尽管如此，RAPD 也存在一些缺点，例如重复性欠佳，实验室间的结果难以比对；许多因素影响 RAPD 的结果，包括退火温度、序列；需要高纯度的 DNA 样本。

（四）细菌基因组重复序列 PCR 技术

细菌基因组重复序列 PCR 技术（REP-PCR）是扩增细菌基因组中广泛分布的短重复序列，通过电泳条带比较分析，揭示基因组间的差异。细菌基因组中广泛分布的短重复

序列，包括常用的基因外重复回文系列（repetitive extragenic palindromic，REP）（35~40bp）、ERIC（肠杆菌基因间重复一致序列）（124~127bp）和 BOX（154-bp），它们在菌株、种、属水平上分布有差异及进化过程有相对保守性。REP-PCR 目前发展迅速并被广泛应用于多种细菌基因分类，此方法操作方便，可以大样本进行。REP-PCR 分辨效果好，可重复性强，比 RFLP、生化分型，核糖体分型要好。REP-PCR 目前可自动化分型，并可建立各种细菌 REP、ERIC-PCR 分型标准数据库。商品化的 REP-PCR DiversiLab 微生物分型系统已经上市，比手工方法更简便。尽管如此，REP-PCR 也存在一些 PCR 方法的缺点，包括污染、需要多个对照品等。

（五）多位点可变数目串联重复序列分析

可变数目串联重复序列（VNTR）是“头 - 尾”重复 DNA 序列，拷贝数目可变，在人类和细菌基因组中广泛分布。在细菌基因组中，VNTR 位点在非编码区和基因中均存在，由于细菌的快速进化，这些 VNTR 可以作为细菌分型中遗传多态性的重要资源。在特定种属的细菌中，不同菌株间每个位点串联重复序列的数目是不同的，对于每个 VNTR 位点，重复序列的数目可以采用 PCR 扩增进行检测。重复序列的大小和数目使得不同菌株的条带谱型可能不同，可以采用软件分析条带谱型、基因型以及系统发育关系。通过不同荧光染料标记 PCR 扩增产物以及采用毛细管电泳分离扩增产物可以实现自动化，极大地提高了多位点可变数目串联重复序列分析（multiple Locus variable-number tandem repeat analysis，MLVA）的效率。自从 2000 年开始，MLVA 被证实是许多细菌分型高分辨率的方法。由于细菌基因组 VNTR 位点的快速进化，与大多数其他分型方法相比，MLVA 有相同或更高的分辨率。尽管 MLVA 是一种快速、易操作、成本低、重复性好和分辨率高的基因分型方法，但它不适合流行病学的长期监测。此外，对于屎肠球菌而言，MLVA 比多位点序列分析（MLST）和 PFGE 的分辨率低。VNTR 在一些细菌基因组中不常见，由于扩增区域的插入或缺失，VNTR 位点的数目差异不可能总是反应串联重复序列的真实数目。尽管如此，数据库中细菌基因组序列不断增长，通过选择合适的 VNTR 位点和准确的引物设计，可以大大改善 MLVA 分型技术。

（六）变性凝胶电泳

变性凝胶电泳（DGE）技术在一般的聚丙烯酰胺凝胶基础上，加入了变性剂（尿素和甲酰胺）梯度，从而能够把同样长度但序列不同的 DNA 片段区分开来。由于 16S rRNA 基因存在于所有细菌中，所以它是最常用到的靶基因。自从 1993 年开始，DGE 就广泛地应用于研究细菌的遗传多态性。DGE 中被选择的条带可以测序，因此，可以监测样本中特定种群型的存在。此外，由于 DGE 基于 PCR 技术，DGE 可以直接应用于环境样本。尽管如此，DGE 需要特定的电泳装置，而且一次不能运行多个胶。

（七）高分辨熔解曲线分析

高分辨熔解曲线分析（high-resolution melting analysis，HRM）是一种联合实时 PCR 和熔解曲线分析的技术，PCR 产物的熔解曲线谱型取决于它的 GC 含量、长度、序列和杂合性。HRM 无须探针就可以分辨单核苷酸多态性（SNP）。HRM 联合多种 PCR 技术用于细菌基因分型。HRM 的优点是它的同质性、快速（1~5 分钟）、可应用于环境标本、污染极低，它与其他物理分离方法相比有相似或更好的敏感性和特异性。尽管如此，HRM 需要实时 PCR 仪，不同实验室间的结果比对不容易实现。

（八）聚合酶链反应 - 限制性内切酶酶切长度多态性

聚合酶链反应 - 限制性内切酶酶切长度多态性（polymerase chain Reaction-restriction fragment length polymorphism，PCR-RFLP）对特定位点 PCR 扩增产物进行 RFLP 分析，克服了 RFLP 一些缺点。由于此方法基于 PCR，所以可以直接应用于人和环境的标本。采用毛细管电泳（PRACE）对 PCR-RFLP 进行分析大大提高了它的分辨率。因此，PCR-RFLP 是一种简单、快速、无辐射的 DNA 多态性检测方法，它可以应用于许多细菌的分型，包括布氏杆菌、结核分枝杆菌等。由于 PCR-RFLP 检测的是单个位点的遗传信息，因此限制了其分辨率，多为点的 PCR-RFLP 可以提高其分辨率。

（九）扩增片段长度多态性

扩增片段长度多态性（amplified fragment length polymorphism，AFLP）是基于 PCR 技术扩增基因组 DNA 限制性片段，基因组 DNA 先用限制性内切酶切割，然后将双链接头连接到 DNA 片段的末端，接头序列和相邻的限制性位点序列，作为引物结合位点。限制性片段用二种酶切割产生（通常为 MseI 和 EcoRI）。它结合了 RFLP 和 PCR 技术特点，具有 RFLP 技术的可靠性和 PCR 技术的高效性。由于 AFLP 扩增可使某一样本出现特定的 DNA 谱带，而在另一样本中可能无此谱带产生，因此，这种通过引物诱导及 DNA 扩增后得到的 DNA 多态性可应用于基因分型。AFLP 可在一次单个反应中检测到大量的片段，它是一种新的、功能强大的 DNA 指纹技术。荧光 AFLP（FAFLP）采用荧光素标记引物，可以自动化，它比传统 AFLP 有更高的分辨率。与其他基因分型方法相比，AFLP 的分辨率与 PFGE、RAPD 和 RFLP 相似，比 MLST 的分辨率高。AFLP 需要的 DNA 浓度低，无需预先知道 DNA 序列，重复性与其他基因条带谱型的分型方法相似，经济有效，并且可以自动化。尽管如此，由于 AFLP 需要对大量的片段进行分析，所以需要自动化的分析仪器。另外，AFLP 不适合含有两种或两种以上样本 DNA 的样品，这妨碍了 AFLP 直接应用于人类和环境样本。

二、基于测序的分型方法

DNA 序列是一种生物最基本的遗传信息，它可以直接用于细菌鉴别和种群分析。与基于 DNA 条带谱型分析的分型方法相比，基于 DNA 测序的分型方法最大的优势是高的重复性，可以建立在线数据库，结果很容易进行实验室间的比对。GenBank 是最大的 DNA 序列数据库，储存了大量的生物基因组和基因序列。DNA 测序技术深远影响了微生物学的发展，细菌基于 DNA 测序的基因分型方法通过识别 SNP、序列缺失或插入（包括序列重复，例如 VNTR）等实现。目前，主要有两大类 DNA 测序技术：传统的 Sanger 测序法和新研发的焦磷酸测序。Sanger 测序法昂贵、需要更多的 DNA、长序列需要克隆步骤，而焦磷酸测序相对便宜、高通量、短片段(25~250bp)、DNA 需要量少、组装困难。

(一) 16S rRNA 基因

16S rRNA 基因是细菌及其他原核生物的高度保守的序列，因为 rRNA 参与蛋白合成，是所有细胞存活的关键。16S rRNA 的扩增和测序被应用于原核生物种、属和科的鉴定和种群分析。另外，其他一些基因(如 *rpoB*、16S~23S rRNA 基因转录间隔区)也应用于细菌种属的鉴定和分型。

其他一些基因的序列分析也用于特定菌株的分型。*spa* 分型是以编码金葡菌 A 蛋白(*S.aureus* protein A)的 *spa* 基因的 X 区重复序列具有多态性为基础的一种分型方法，广泛地应用于 MRSA 的基因分型，被证实与 PFGE 的分辨率相似，*spa* 分型与其他分型方法联合使用能够提供更有用的信息。

(二) 多位点序列分析(MLST)

多位点序列分析(MLST)是采用 DNA 测序去发现几个保守基因(通常是 7 个基因)的等位基因变异，是目前细菌分型最流行的方法之一。MLST 应用于许多细菌的分型，例如金黄色葡萄球菌、肺炎链球菌、肠球菌、肠杆菌科细菌、鲍曼不动杆菌等。MLST 分型重复性好，可以在线分析数据，易于实验室间结果的比对。MLST 也存在一些缺点。等位基因以编号的形式表示，并不代表实际的基因序列，这使得被测试菌株种群分析可信性不强；采用高度保守的管家基因难以鉴别密切相关菌株间的变异；测序成本高并且费时。

(三) 多个基因间序列分析(MST)

多个基因间序列分析(MST)是一种新型的分型方法，2004 年最初用于鼠疫耶尔森菌分型，它通过对基因间高度变异区域进行测序分析来进行分型。基因间序列是非编码区，比基因的选择压力小，因此更容易发生变异，被认为更适合细菌的分型。MST 已经成功地应用于多个人类病原菌的分型，包括鼠疫耶尔森菌、立克次体、柯克斯体等。MST 比 MLST 有更高的分辨率。由于 MST 是基于 PCR 的技术，因此可以直接应用于非培养标本。MST 另一大优点是可以在基因保守区设计引物，使扩增更容易。目前，在线的 MST 数据库(MST-Rick)已经建立，这使得不同国家不同实验室间进行比对更加容易。

(四) 全基因组测序

全基因组测序可以得到细菌完全的遗传信息，因此是最终的基因分型方法。目前，Sanger 和焦磷酸测序分别或联合应用于全基因组测序。尽管基因组测序处于高速发展阶段，被测序的细菌种类和数目不断增加，但是它昂贵、费时，不能常规使用。

三、基于 DNA 杂交的分型方法

DNA 杂交广泛地应用于检测 DNA 突变，包括两大元素 - 探针和靶序列。探针是已知 DNA 序列，而靶序列是游离的核苷酸，通过与荧光标记的探针结合而得以检测。

(一) DNA 大阵列

DNA 大阵列(DNA macroarrays)是一种快速、特异、经济有效的基因分型方法，无需购买昂贵的设备，可以高效地检测目的基因，如耐药基因。例如，采用 DNA 大阵列检测 *rpoB*、*katG*、*inhA* 和 *ahpC* 中各种突变，可以预测结核分枝杆菌对利福平和异烟肼的耐药性，并且此方法敏感、特异，并且可以直接应用于临床标本。与基因芯片相比，DNA 大阵列便宜，但是其分辨率不如基因芯片，因为其包含的基因数目少。

(二) DNA 芯片

DNA 芯片(DNA microarrays)可以包被上万种探针，因此可以检测细菌大多数或全部的基因，是一种高通量的基因分型方法。目前，DNA 芯片已经成为研究细菌转录组和遗传多态性的有效工具。尽管如此，与其他基因分型方法相比，DNA 芯片昂贵，并且高质量的质控难以达到，因为许多因素影响 DNA 芯片核苷酸的杂交。目前，主要有两大类 DAN 芯片：cDNA 芯片和寡核苷酸芯片。cDNA 芯片采用 cDNA 作为探针，通常检测基因的存在与否，用于比较基因组学研究。而寡核苷酸芯片采用短的寡核苷酸作为探针，通常用于检测 SNP。

在过去十几年中，细菌基因分型的方法快速发展，目前，正在向计算机辅助分析的自动化方向发展，高分辨率、高通量、高重复性是其发展的目标。在众多的细菌基因分型方法中，我们应该根据实验目的、自身实验室条件进行选择。

第五节　药敏报告的规范

1. 感染部位

(1)脑脊液：正常和疾病状态下不能穿透血脑屏障的药物不应报告。下列抗菌药物不能常规用于报告脑脊液感染菌株，这些药物对脑脊液感染无效：仅可口服的药物；第一代和第二代头孢菌素(除了静脉用头孢呋辛)；克林霉素；大环内酯类；四环素类；氟喹诺酮类。

(2)尿液：呋喃妥因仅限于报告尿分离株，其他标本不应报告；尿标本不报告氯霉素。

(3)呼吸道标本：不报告达托霉素。

2. 药敏方法　严格参照 CLSI 文件或厂商说明书。

(1)Vancomycin vs Sau：不能用纸片扩散法

(2)Penicillin/Ampicillin vs Svi：不能用纸片扩散法

(3)厌氧菌药敏：不建议纸片扩散法和肉汤稀释法，建议琼脂稀释法

(4)达托霉素：肉汤稀释法(50mg/L Ca^{2+} CAMHB)

(5)磷霉素：推荐纸片扩散法和琼脂稀释法(琼脂中需加

入 25μg/ml 的葡萄糖 -6- 磷酸）

（6）奥利万星：肉汤稀释法（0.002% 聚山梨醇酯 CAMHB）

3. 判定标准

（1）至少采用近两年的折点。

（2）折点的适用性与菌种、药敏方法、感染部位、药物（种类、剂量、频次、途径）有关，上述条件符合规范要求时，折点方适用。

（3）对于 CLSI M100 没有给出折点的药物，建议采用 EUCAST 折点、国内外专家共识，权威文献等。

（4）实验室应每年评审本室药敏检测系统的折点范围；采用新折点前，应进行临床验证，并和临床科室进行咨询和沟通；因药敏板条浓度范围受限，无法采用新折点的，应补充相应的耐药表型检测试验，且告知临床。

4. 常规测试和报告药物选择

（1）CLSI M100 列出了美国常见细菌的测试和报告药物建议，M45 列出了部分少见细菌的测试和报告药物建议。

（2）可有选择性地报告测试药物，报告中可以标示出所测试药物的分组（A/B/C/U 等）。

（3）A 类药物是常规必测必报药物，但不等同于“临床首选药物”。B、C 也不等同于临床替代药物。

5. 预报药 / 指示药

（1）苯唑西林：预报葡萄球菌属对 beta 内酰胺类药物（除外头孢洛林）的敏感性。

（2）苯唑西林（纸片法）：预报肺炎链球菌对青霉素的敏感性。

（3）四环素敏感：预测多西环素和米诺环素敏感。

（4）非产 β- 内酰胺酶的肠球菌：氨苄西林的结果可以预测阿莫西林 - 克拉维酸、氨苄西林 - 舒巴坦、哌拉西林、哌拉西林 - 他唑巴坦的敏感性。青霉素敏感可以预测氨苄西林、氨苄西林 - 舒巴坦、阿莫西林 - 克拉维酸、哌拉西林、哌拉西林 - 他唑巴坦的敏感性。然而，对氨苄西林敏感的肠球菌不能认为对青霉素也敏感。

（5）头孢唑林：结果可以预报非复杂性泌尿系统感染的大肠埃希菌、肺炎克雷伯菌和奇异变形杆菌对口服头孢拉定、头孢地尼、头孢克洛、头孢丙烯、头孢泊肟、头孢呋辛的敏感性。（某些菌株对头孢唑林耐药但对头孢地尼、头孢泊肟或头孢呋辛敏感）

（6）红霉素敏感：预测克拉霉素、阿奇霉素、地红霉素敏感。

6. 特殊耐药性或耐药表型检测

（1）需要关注：耐甲氧西林金黄色葡萄球菌、红霉素诱导克林霉素耐药、万古霉素中介金黄色葡萄球菌、万古霉素耐药金黄色葡萄球菌、万古霉素耐药肠球菌、青霉素耐药肺炎链球菌、高水平氨基糖苷类耐药肠球菌、产超广谱 β 内酰胺酶菌、碳青霉烯类耐药肠杆菌科等。

（2）D 试验：适用于葡萄球菌属、肺炎链球菌、β 溶血链球菌。当红霉素耐药而克林霉素敏感时，需要做此试验。如“阳性”，则克林霉素修改为耐药。

（3）HLAR 试验：能够预测氨苄西林、青霉素或万古霉素与一种氨基糖苷类之间的协同效应。适用于肠球菌属。除了高浓度的庆大霉素和链霉素外，不需测试其他的氨基糖苷类。

（4）ESBL：多见于肠杆菌科，可以水解青霉素类、头孢菌素（包括三代、四代）和氨曲南。

（5）需要检测 β 内酰胺酶的菌种：葡萄球菌属、流感嗜血杆菌、卡他莫拉菌、淋病奈瑟菌、厌氧菌等。β 内酰胺酶阳性预测对青霉素酶不稳定的青霉素类耐药。

（6）当出现罕见或不常见耐药表型时，如 VRSA 时，要复核鉴定和药敏，并提交上级实验室。

（杨启文　王　辉　刘根焰）

第五十五章 医院感染的预防与控制

在全球范围内，医院感染广泛存在，成为重要的世界性公共卫生问题。在美国，约 10 个住院患者中有 1 个发生医院感染，导致住院时间延长，占用有限的医疗资源并接受额外的诊断、治疗。根据 2002 年的物价估计，美国、英国每年医院感染花费分别为 67 亿美元、10.6 亿英镑（约合 17 亿美元）。医院感染的高发病率是医院卫生工作质量欠佳的表现，导致出现本可避免的损失。引起医院感染的危险因素包括：住院患者免疫力低下；接受侵入性检查和治疗；临床诊疗、护理操作不规范，医院环境不良导致病原体在患者中传播；抗菌药物的广泛应用导致细菌耐药性增加。尽管医院感染的预防已经取得一定成绩，但医疗技术的发展、人口的增长与拥挤、免疫低下人群的增多、新微生物的出现、不断增长的抗菌药物耐药性，为医院感染的发生提供了新的机会。未来，医院感染将成为更加重要的公共卫生问题。

第一节 医院感染流行病学

医院感染（nosocomial infection），也称医疗机构相关感染（healthcare-associated infection，HAI），是指入院时不存在，也不处于潜伏期，而是在医院中发生的感染。医院感染包括在医院、医疗保健机构接受诊治的患者所发生的感染。医务工作者、探视者在医院或医疗保健机构获得的感染也是医院感染。以下属于医院感染：发生于入院 48 小时后的感染；超过平均潜伏期的感染；与上次住院有关的感染；在前一所医院获得的感染；住院期间新的部位、新的病原体感染；新生儿经产道发生的感染。

医院感染可分为散发性或流行性。散发性感染最常见。流行性感染出现在医院感染暴发时，为某种特殊的感染或感染病例远远高于本底水平。

一、医院感染来源

医院感染来源于人类、医院环境及医疗设施。

1. **人类** 分为内源性感染和外源性感染。内源性感染指患者在接受诊疗过程中，腔道或体表正常菌群引起的感染，又称为自身感染。内源性感染的发生与患者自身的正常菌群转移到其他部位，或组织受损、不合理的抗菌药物使用导致局部某些细菌过度生长有关。外源性感染来自其他患者、医务人员或探视者，通过直接接触（手、唾液或其他体液）、空气、污染的物品（包括器械）及工作人员的手等传播。感染源可能是患者或处于潜伏期的感染者，或病原携带者。

2. **医院环境和医疗设施** 感染来自物品（包括医疗设施）、食物、水或空气。病原体存在于不同的环境，如大肠埃希菌、克雷伯菌属、假单胞菌属等革兰氏阴性杆菌存在于潮湿环境，链球菌属、葡萄球菌属、分枝杆菌及不动杆菌属等耐干燥，可经空气或尘埃传播。来自环境的医院感染，病原体存在于贮菌所，因此，保持环境和物品的洁净，消除贮菌所，有助于控制医院感染。

通常将在医院内自其他患者或工作人员获得的感染称为交叉感染，接触污染的无生命物体引起的感染称为环境感染。交叉感染、环境感染均属于外源性感染。

二、医院感染传播途径

医院感染传播途径与社区感染相同，包括接触传播、空气传播、虫媒传播、共同途径。主要传播途径为：①直接接触，即直接接触感染源的手、唾液以及其他体液，或接触污染的环境、物品、水等；②经空气传播，即接触被感染源污染的飞沫或灰尘；③间接接触，即医务人员的手、工作服等被感染源污染，或鼻咽部被感染，携带病原体，成为暂时或永久携带者，随后在医疗、护理过程中通过直接接触将病原体传给其他患者、探视者或工作人员；或接触被感染源污染的物品（包括器械）、其他环境因素。结核分枝杆菌、军团菌、曲霉菌、水痘 - 带状疱疹病毒等常经空气传播；流感、呼吸道合胞病毒、化脓性链球菌（咽炎）经飞沫传播；金黄色葡萄球菌、化脓性链球菌（皮肤）、革兰氏阴性杆菌（尿道、尿道周围）直接接触传播；志贺菌、甲型肝炎病毒经粪 - 口传播；沙门菌属、假单胞菌属等肠道革兰氏阴性杆菌经污染的物品间接传播（如内镜）；沙门菌属、弯曲菌属污染食物，乙型肝炎病毒、艾滋病病毒污染血液及血液制品，静脉输液中的革兰氏阴性杆菌，消毒剂中的铜绿假单胞菌，通过其污染的媒介传播。

三、医院感染易感人群

医院感染易感人群为老年人、新生儿、严重基础病患者、术后患者、免疫抑制剂治疗患者、长期使用抗菌药物患者、接受侵入性诊疗操作患者。

根据病原体性质、机体状况，医院感染表现为定植、亚临床感染、疾病，甚至死亡。罹患肝脏疾病、糖尿病、恶性肿瘤、皮肤损伤、肾衰竭、中性粒细胞减少等非感染性疾病患者，使用降低宿主免疫力的药物，如细胞毒药物（包括移植后使用的免疫抑制剂）、类固醇药物患者，对感染敏感性增强；艾滋病病毒及其他免疫抑制病毒感染者、流感患者易继发细菌性肺炎，疱疹病毒感染损伤可继发葡萄球菌感染；抗菌药物导致正常菌群紊乱，筛选耐药病原体。此外，无论是意外创伤，还是诊疗操作导致的创伤，均因破坏机体正常防御机制而易发生感染。

四、医院感染的预防

预防医院感染是所有医疗卫生机构人员，包括医生、护士、治疗师、药剂师、工程师和其他人员的职责，基本原则为：①对患者进行诊疗过程中，采用正确的手卫生、戴手套、无菌操作、隔离措施、消毒和灭菌技术，减少病原体的传播；②保持洁净，控制环境危险因素；③保护患者，合理使用预防性抗微生物药物、营养和免疫接种；④通过减少侵入性操作和推动抗微生物药物的合理使用，减少内源性感染的危险性；⑤开展医院感染监测，及时识别和处理暴发；⑥预防工作人员感染；⑦加强继续教育，提高医务人员操作技能。

第二节 常见医院感染与预防

最常见的医院感染是泌尿道感染、手术部位感染、肺炎和血流感染，大多和侵入性诊疗操作有关，其他包括假膜性结肠炎、围产期 B 群链球菌疾病、医务人员职业暴露等。

一、泌尿道感染

泌尿道感染是最常见的医院感染，80% 与留置导尿管有关。预防医院泌尿道感染已证实的有效措施包括：除非有指征，否则应避免插入导尿管；必须插管时，应限制导尿管留置时间；插管前，使用抗菌溶液清洁会阴；实施导尿管插入、膀胱镜检查、排尿功能检测、膀胱造影术等泌尿道侵入性操作时，遵循无菌操作规程；使用润滑剂进行非创伤性导管插入；保持密闭引流系统。总之，应使用最小直径的导管，导管材料（乳胶、硅）不影响感染。

其他推荐但尚未证明有效的措施包括向患者提供充足的水分；会阴卫生；培训导管插入和护理技术；保持引流通畅，引流袋位置低于膀胱。

二、手术部位感染

手术部位感染的影响因素为手术技巧、手术伤口的污染程度、手术持续时间、基础疾病、手术室环境洁净度、手术医师及手术室工作人员携带微生物状况。

预防手术部位感染措施包括：精湛的手术技巧；限制人员进入手术环境并避免走动和交谈；合适的工作人员装束；使用无菌器械；正确的术前准备；预防性抗微生物药物的合理应用，以及手术部位感染的监测与反馈。对于择期手术，应治疗已有感染，尽量缩短术前住院时间，加强营养不良患者的营养。手术前夜，患者应用葡萄糖酸氯已定局部擦浴或淋浴，需要去除毛发时，应剪毛或使用脱毛剂而不是剃毛。

三、呼吸道感染

根据医院呼吸道感染危险因素采取相应的预防措施。

重症监护患者通气相关性肺炎预防措施包括正确消毒和处理使用中的导管、呼吸机、湿化器，以减少污染；常规更换呼吸管道；避免使用抗酸药和 H2 受体阻滞剂；无菌气管吸引；头部抬高体位护理。

内科医院获得性肺炎预防措施：限制使用镇静、麻醉等影响意识的药物；昏迷患者采取避免误吸的体位；避免给吞咽异常的患者喂食；病房新建或改建期间，预防中性粒细胞减少患者或移植患者暴露于真菌。

外科医院获得性肺炎预防措施：麻醉时使用无菌的侵入性器械；麻醉师在实施气管麻醉、静脉麻醉、硬膜外麻醉等操作时必须戴手套和口罩，使用一次性过滤器有助于预防气管插管患者发生经通气设备污染传播导致的感染；慢性呼吸道疾病患者术前物理治疗，以预防发生术后肺炎。

神经科气管切开术患者医院获得性肺炎预防措施：使用符合要求的呼吸机和其他器械；无菌吸引频率合适；实施物理治疗以引流分泌物。

四、导管相关性血流感染

留置血管装置引起的局部和全身感染在重症监护病房最

常见。预防留置导管相关性感染措施为：避免插管，除非有医学指征；插管和护理严格执行无菌操作；尽可能减少导管留置时间；培训插管和护理技术。

五、假膜性结肠炎

假膜性结肠炎是抗生素相关性结肠炎的一种。抗生素相关性结肠炎（antibiotic associated colitis，AAC）指应用抗菌药物而引起肠道菌群失调或二重感染导致腹泻性肠道疾病的总称，包括较严重的假膜性结肠炎和急性出血性结肠炎，以及较轻的无假膜或出血的抗生素相关性腹泻（antibiotic associated diarrhea，AAD）。金黄色葡萄球菌、白念珠菌肠道二重感染可归入AAC。

艰难梭菌相关性腹泻（Clostridium difficile-associated diarrhea，CDAD）是最常见的AAC，以往认为重症艰难梭菌相关性腹泻及死亡病例较为少见，因此，在很长时间内低估了艰难梭菌感染的重要性。近年发现，艰难梭菌感染成为一种新的威胁，命名为艰难梭菌相关性疾病（Clostridium difficile-associated diseases，CDAD）。在美国，每年30万～300万例住院患者罹患艰难梭菌相关性腹泻及结肠炎，重症病房发病率为3~25例/10 000患者住院日，几乎所有假膜性结肠炎均为艰难梭菌相关性疾病。因此，假膜性结肠炎又称为艰难梭菌相关性肠炎，主要发生于结肠及小肠的急性黏膜坏死性炎症，常发生于大手术后、肿瘤化疗期间或化疗后和一些慢性消耗性疾病患者，使用广谱抗菌药物导致肠道菌群失调，艰难梭菌异常繁殖，产生毒素引起肠道黏膜急性炎症变化。

假膜性结肠炎的病原学诊断包括：粪便厌氧菌培养艰难梭菌及艰难梭菌毒素检测。艰难梭菌是肠道正常菌群，因此，粪便中艰难梭菌毒素检测对诊断艰难梭菌相关性肠炎极为重要。对于严重腹泻且有抗菌药物暴露史，年龄超过6个月的所有患者，应行粪便艰难梭菌毒素检测。艰难梭菌毒素检测应作为年龄大于6个月、普通肠道病原体检查的住院患者的常规微生物学检查。

六、围产期B群链球菌疾病

B群链球菌（Group B *streptococcus*，GBS）是一种β溶血链球菌，约1/4健康女性生殖道携带该菌，大多数无症状。然而，生产时生殖道携带的GBS可能导致新生儿败血症、脑膜炎或肺炎。在美国，20世纪70年代导致新生儿死亡的第一位感染性疾病病因是GBS，早年，新生儿GBS感染病死率达50%。

发生于产后第1周的GBS感染称为早发性疾病，晚发性疾病发生于1周以后，大多数典型感染在出生3个月内发生。主要导致婴儿败血症或肺炎，较少出现感染性脑膜炎、骨髓炎或败血性关节炎，但晚发性疾病患儿中，脑膜炎比例高。

婴儿感染GBS的途径主要为：①宫内感染，误吸感染性羊水导致死产、新生儿肺炎或败血症；②经产道感染，大多数新生儿经产道感染，导致GBS定植于皮肤或黏膜。

胃肠道是GBS的天然寄居地，很可能是阴道GBS的来源。幼年女性阴道GBS定植少见，青春后期常见。10%~30%孕妇的阴道或直肠定植GBS，大多数情况下无症状，2%~4%孕妇发生GBS尿路感染，极少数怀孕及产后发生羊膜炎、子宫内膜炎、败血症，GBS疾病孕妇死亡病例极少见。

母体围产期GBS定植是婴儿早发性疾病的主要危险因素。GBS的垂直传播主要发生在分娩或羊膜破裂时，研究表明，产前GBS定植阳性的孕妇，其婴儿出现早发GBS疾病的概率是阴性妇女的25倍。然而，抗菌药物的使用，使围产期GBS疾病发生率明显下降。1990年美国GBS疾病发病率为1.8‰（早发性疾病1.5‰，晚发性疾病3.5‰），使用抗菌药物以后，早发性疾病的发生率下降了70%，1999年发病率为0.5‰，1999年的监测数据显示，使用抗菌药物预防了大约4 500例早发性疾病病例，其他国家采用与美国类似的预防方针，早发性疾病发病率亦明显下降。在美国，孕妇GBS感染发病率从1993年的0.29‰下降到1998年的0.23‰，下降了21%，使用抗菌药物可预防羊膜炎和子宫内膜炎。

因此，进行围产期GBS筛查，并治疗GBS携带者，可大大降低婴儿GBS感染，进而减少病死率，预防孕妇羊膜炎和子宫内膜炎。

围产期GBS筛查对象：除有GBS菌血症或先前产过GBS疾病患儿的妇女外，所有孕妇在孕期35~37周均进行阴道和直肠的GBS检查。

标本采集与运送：以棉签同时采集孕龄35~37周妇女阴道和直肠标本，或采集宫颈或阴道标本。由门诊患者按说明自行采集或由护理人员采集标本。采集阴道浅表部位（阴道口）及直肠（通过直肠括约肌）标本，两处标本可以使用同一拭子或不同拭子。不推荐采集宫颈部标本，不应使用窥阴镜。

标本置于非营养的运送培养基中运送。若阴道和直肠分别采集的两个拭子，可以放入同一个运送培养基。运送培养基在室温或冰箱中可保持GBS活性4天以上。运送培养基含庆大霉素（8μg/ml）和萘啶酸（15μg/ml）或黏菌素（10μg/ml）和萘啶酸（15μg/ml）。

标本应注明GBS检查，青霉素过敏的孕妇，还应注明青霉素过敏史。

培养和鉴定：选择性肉汤培养基在35~37℃，空气或5% CO_2环境中温育18~24小时，再转种于羊血平板，培养18~24小时，若不能识别GBS，再继续温育至48小时，鉴定可疑细菌。

抗菌药物敏感性试验：对青霉素过敏的患者进行克林霉素和红霉素的药敏试验。操作步骤遵循相应规范。GBS菌液接种于羊血MH平板，贴克林霉素纸片（2μg）及红霉素纸片（15μg），在35℃、5% CO_2的环境中温育20~24小时。抑菌圈直径判断：克林霉素≥19mm为敏感，16~18mm为中介，≤15mm为耐药；红霉素≥21mm为敏感，16~20mm为中介，≤15mm为耐药。

围产期GBS疾病的抗菌药物预防指征：①生产过GBS疾病患儿；②本次孕期内有GBS菌尿症；③本次妊娠GBS检查阳性（除非羊膜未破裂时行剖宫产）；④GBS检查结果未知；⑤妊娠低于37周，胎膜破裂超过18小时；⑥围产期体温高于38℃。以下情况不使用抗菌药物预防：①上次怀孕时GBS检查阳性（除非本次妊娠GBS检查阳性）；②羊膜未破裂时行剖宫产（无论母亲GBS培养结果如何）；③本次妊娠阴道和直肠GBS筛查阴性。

预防围产期GBS疾病的抗菌药物使用方案：推荐青霉素G，首剂500万单位，静脉推注，然后每4小时静脉推注250万单位，直至分娩；或氨苄西林，首剂2g，静脉推注，每4小时静脉推注1g，直至分娩。若青霉素过敏，但过敏风险低，可用头孢唑林，首剂2g，静脉推注，每8小时静脉推注1g，直至分娩。青霉素过敏，过敏风险高，GBS对克林霉素或红霉素敏感时，克林霉素900mg，静脉注射，每8小时一次，直至分娩；或红霉素500mg静脉注射，每6小时一次，直至分娩。青霉素过敏，过敏风险高，克林霉素或红霉素耐药或敏感性未知时，静脉注射万古霉素1g，每12小时1次，直至分娩。

抗菌药物预防的副作用：①孕妇对抗菌药物产生的过敏反应：与GBS抗菌药物预防相关的过敏性反应曾经发生，但十分少见，致死性过敏反应极其少见；②耐药性：GBS对青霉素或氨苄西林的耐药性尚未得到证实；GBS对克林霉素和红霉素耐药性正在上升，头孢西丁耐药的GBS也有报道；③非GBS病原体发生率和耐药性：大多数研究显示，使用抗菌药物预防GBS期间，非GBS所致的败血症保持不变或者减少。

值得注意的是：①直肠标本培养，明显提高阳性率；②推荐用两根棉签采集两个不同部位，两根棉签放置在同一个肉汤培养基中；③使用选择性肉汤，避免其他微生物过度生长，以提高GBS分离率；④直接接种平板代替选择性肉汤时，多达50%GBS携带妇女呈假阴性结果；⑤青霉素是首选药物，氨苄西林为替代药物；静脉注射是分娩中预防围产期GBS疾病的唯一途径，因为可以获得较高的羊膜内浓度；⑥对青霉素过敏妇女，当过敏反应风险高时，建议孕前筛查时测试GBS对克林霉素和红霉素的敏感性。如果对这两种药物都敏感，任选其中之一进行分娩期预防。对青霉素过敏妇女，若克林霉素和红霉素耐药或者其敏感性未知时，考虑使用万古霉素。因为已经出现了革兰氏阳性球菌对万古霉素耐药（如耐万古霉素的肠球菌和耐万古霉素的金黄色葡萄球菌），应该慎重使用万古霉素。⑦监测资料表明，围产期GBS疾病的预防治疗，不能有效预防晚发性GBS疾病。

七、医务人员职业暴露

医务人员可因感染或携带病原体，作为传染源，导致患者、探视者、其他医务人员感染；同样，医务人员也存在职业暴露获得感染的危险。因此，必须有计划预防和管理医务人员，防止职业暴露获得感染和作为传染源传播病原体。

医务人员职业性感染及被感染的预防和管理措施包括：招聘时健康检查并记录免疫接种史和以前暴露于传染病史（如结核）和免疫状况，通过血清学检查评估既往感染（如水痘-带状疱疹病毒），以结核菌素试验证明既往结核感染，并以该检查结果作为基线；免疫接种，包括甲肝、乙肝，每年接种流感、麻疹、腮腺炎、风疹、破伤风、白喉疫苗。制定暴露后处理方案。

1. **HIV的职业暴露** 因锐器伤暴露于人类免疫缺陷病毒（human immunodeficiency virus，HIV）阳性患者后感染HIV的可能性是0.2%~0.4%。针刺伤发生后应立即获得感染源患者、受伤者的血清学HIV检查。受伤者定期检查可能的血清转化，持续1年以上，受伤3个月内出现的任何病情应立即报告。暴露后的预防4小时内开始实施，推荐抗反转录病毒药物联合应用，应遵守当地或国家的准则。

2. **乙型肝炎病毒的职业暴露** 因锐器伤暴露于乙型肝炎病毒感染者后，感染乙型肝炎病毒的可能性约为19%~40%。受伤后，立即检查感染源，以确定其是否感染。若感染源乙肝表面抗原（HBsAg）或核心抗体（HBeAg）阳性，受伤者可能发生感染。当受伤者抗HBs抗体>10mIU/ml时，不需要进一步治疗，否则，预防性肌内注射乙肝免疫球蛋白和全疗程的乙肝疫苗。乙肝免疫球蛋白应尽早使用，最好在48小时内，最迟不超过1周。免疫接种后应进行血清学检查，以确定血清学反应是否满意。

丁型肝炎感染伴随乙型肝炎，传播途径相似。乙型肝炎的预防措施对丁型肝炎病毒有效。

3. **丙型肝炎病毒的职业暴露** 丙型肝炎病毒感染途径与乙型肝炎相同，缺乏暴露后的治疗，但必须检查血清转化。乙型肝炎病毒感染源患者，也必须检查HCV感染。

必须向所有血源传播病原体职业暴露者提供咨询、血清学随访。

脑膜炎奈瑟菌、结核分枝杆菌以及其他感染（水痘、甲肝和戊肝、流感、百日咳、白喉和狂犬病）也可发生职业性感染，但不常见。

第三节 医院感染调查与处理

预防医院感染是每位医务人员的职责，也是医疗卫生机构的职责。通过制定包括监测、预防措施、人员培训等全面、有效的医院感染控制计划，评价感染控制活动效果，并及时发现、及早调查、及时控制医院感染暴发，不断提高医务人员的医院感染控制水平。

一、医院感染控制计划

医院感染控制计划分全国、地方、医院三个层面，各级卫生行政部门的职责是制定全国或地方计划以支持医院减少医院感染的发生，保证医院计划的有效性。

医院和其他医疗卫生机构的工作重点是预防医院感染的发生。医院计划包括评估和推动良好的医疗卫生实践，如正确隔离、消毒与灭菌以及其他医疗实践；人员培训；流行病学监测，并提供足够的资源支持计划的实施。

医疗卫生机构应设立医院感染控制委员会和感染控制小组。医院感染控制委员会在医院感染控制工作中起着重要作用，由多学科组成，包括感染控制计划涉及的各方代表。委员会的职责为：审核每年的监测和预防工作计划；分析流行病学监测资料，确定感染控制工作重点；评估感染控制的有效性和促进改进行为；保证相关人员培训；调查、监测新诊疗技术发生医院感染的危险性；检查并参与流行病学调查；与医院药事管理委员会、抗微生物药物使用委员会、生物安全和健康安全委员会、输血委员会等其他委员会交流和合作。

感染控制小组是感染控制专业人员，由感染控制专家和感染控制工作者(通常是护士)参与。在许多国家，感染控制护士常为专职人员，感染控制专家为兼职，后者在行政上属于其他部门，如微生物实验室、感染科、医务处等。感染控制小组合理的人员结构因医疗机构类型、临床需要和资源而异。感染控制小组及感染控制工作者的职责是：负责感染控制的日常工作；起草感染控制计划供感染控制委员会和管理部门讨论；医院感染监测；评价医疗材料和产品发生医院感染的危险性；控制灭菌和消毒；医院感染培训；制订并更新感染控制手册，交感染控制委员会审批。

在医院中，每一个部门都与医院感染控制有关，所有医务人员包括管理者、医生、护士、微生物专业人员、药剂师、后勤人员等，必须履行相应的工作职责，以减少医院感染的发生。其中，微生物专业人员的职责是处理取自患者和医务人员的标本，尽可能检测其中的病原微生物；制订标本采集、运送规范，以获得合格、有价值的标本；建立科学、有效的标本处理程序，以获得准确的检测结果；建立生物安全规程，预防工作人员发生实验室感染；采用国际标准化的抗微生物药物敏感性试验方法，定期总结报告耐药性监测结果；监测消毒、灭菌效果，必要时进行环境监测；及时将具有流行病学意义的结果通知相关人员；必要时进行医院感染病原体的流行病学分型。

二、医院感染监测

近年来，医疗卫生机构在诊疗水平、医疗质量、患者安全方面取得了显著进步，然而，新技术的引进，新病原菌、耐药菌的出现，以及患者的免疫力降低、易感性增加，老年人增多等危险因素增加，需要通过监测，发现需要改善的医院感染控制措施。

医院感染监测的最终目标是减少医院感染及其造成的损失，其中包括增强医务人员、管理者，对医院感染和抗微生物药物耐药性的认识，理解感染控制预防措施的必要性；掌握医院感染的发生率、分布、流行趋势；及时调整医院感染控制计划，评价预防措施的效果；改善诊疗实践，开展危险因素分析等流行病学研究。

(一) 医院感染监测系统

有效的医院感染监测系统应具备以下特点：①简单，最大程度降低成本和工作量；②灵活，便于根据具体情况进行调整；③可接受，易于实施与评估；④一致性，采用标准的定义及方法；⑤敏感，目前常用的病例查找法敏感性低，但若敏感性保持一致，发现的病例具有代表性，则能有效地预测趋势；⑥特异，需要准确的病例定义并培训调查者。

医院感染监测分为主动监测和被动监测。主动监测是指由感染控制小组调查现患率或发病率；被动监测是指通过感染控制小组以外人员报告或自实验室监测资料、出院病历记录获得感染信息。被动监测敏感度较低，推荐采用主动监测。

近年来，医院感染监测的趋势是开展“目标性监测”，选择对死亡率、发病率、成本(如额外住院日、治疗费)有意义的、可以避免的感染为监测目标。常见的监测目标有：①以感染部位为目标，如病死率高的通气相关性肺炎、导管相关性血流感染、增加住院日和成本的手术部位感染；②以病房为目标，如重症监护病房、外科病房、肿瘤/血液病房、烧伤病房、新生儿病房等高危病房；③优先项目，与某机构有关的特殊项目，如长期护理机构导尿患者的泌尿道感染监测、多重耐药菌感染监测。

(二) 医院感染监测步骤

医院感染监测大致分为四个步骤，即：选择实用的目标开展监测(明确目标，收集资料)；有效、及时的反馈(资料分析、解释、比较、讨论、报告结果)；实施干预(制定并实施干预措施)；再监测(发现新的监测目标，评价干预措施效果)。

医院感染监测资料来源于：①微生物实验室检测报告，关注与感染有关的微生物的分离、抗微生物药物耐药谱、血清学检查，尤其是金黄色葡萄球菌、化脓性链球菌、结核分枝杆菌、沙门菌属、志贺菌属等。泌尿道感染、血流感染和多重耐药细菌的监测主要依据微生物学报告。②巡视病房及查阅病例，寻找感染线索。③其他，如尸检报告、医务人员健康记录、随访出院患者等。值得注意的是，微生物实验室报告敏感度较低，因为并非所有的感染都送培养，标本也可能不合格；有些感染病原体不能被分离(如病毒)；所分离的病原体可能是定植菌、污染菌，而非感染(如手术部位感染、肺炎)。若临床重视感染性疾病的病原学诊断，实验室检查对泌尿道感染、血流感染和多重耐药细菌感染的监测是可靠的，这些感染主要依据微生物学检查。

医院感染监测资料的分析包括人员描述、危险暴露和感染率、患者分组的比较(采用有意义的检测)、多次比较率等。为了获得满意的样本量和监测长期趋势，推荐持续监测或在足够时间内定期间断监测。所研究的危险因素根据危险性分层，采用危险修正率进行比较。修正率将病房或医院监测结果与其既往结果进行比较，也可以和其他相似病房、医院或有相似危险水平的患者群体进行比较。

总之，医院感染监测应注意以下几方面：采用主动监测方法进行现患率调查和发病率调查；开展目标监测，以部位、病房、优先项目为监测目标；调查者应接受良好的培训；方法学标准化；进行医院间和病房间的比较时，应计算危险修正率。

现患率调查(横断面调查)：在指定时间内，全院或所选择的病房住院患者中发现的指定感染的所有患者，经计算获得现患率。现患率调查简单、快速，相对便宜。开展现患率调查评估所有病房、所有感染类型、所有患者的当前问题，有助于确定后续的监测目标及监测计划；反复开展现患率调查，多次比较病房或医院的感染率有助于监测感染趋势。现患率受患者住院天数和感染天数的影响，感染患者住院时间较长，导致过高估计了患者获得感染的危险性。

发病率调查（持续 / 纵向调查）：在指定时间内，监测特定人群中的所有感染患者，可获得罹患率、感染比例和发病率资料。该监测比现患率调查需要投入更多的人力、时间和经费，因此，常选择高危病房动态监测（如重症监护病房），或在限定时间内重点开展所选择的感染和专科（如在外科开展 3 个月监测）。发病率调查有助于追踪感染趋势、分析感染和危险因素、进行医院间和病房间的比较。

三、感染暴发的调查及处理

暴发指病例定义、实验室诊断、监测方法不变的前提下，感染率异常增高或出现新感染性疾病。医院感染暴发应尽早发现、及时调查，否则导致病死率上升，损失增加，影响医疗机构信誉。一般而言，暴发是少数，是可以预防和控制的。研究表明，10% 的医院感染呈聚集性，其中 4% 为流行，6% 为聚集，而非暴发。

及早发现暴发，对于减少病原体通过医务人员或污染物品在患者中的传播很重要。暴发的识别常来自护士、医生、微生物学家、其他医务人员或医院感染监测。有效的调查应能发现暴发的来源以便采取控制措施。控制措施因病原体和传播方式而异。

医院感染暴发类型有：同源暴露（如共同来源），连续传播（如人 - 人传播），混合流行，间歇传播（病原体在一段时间内自同一感染源播散）。新病原体的出现、易感宿主增多、错误诊疗程序、不完善的装备等常是暴发原因。

暴发调查的目的是控制本次暴发，防止同类暴发再次发生。

暴发调查注意事项：①调查者应到现场，开展现场调查；②发现关联性，而非因果关系；③并非每例患者都能发现危险因素；④流行病学资料比微生物学资料更重要；⑤调查过程中，随时调整控制措施，以减少新发感染病例。

调查步骤：①初步评估，该暴发是否值得调查；②初步定义病例并发现病例；③初步收集资料及标本，制订病例资料收集表格，尽可能采集标本；④分析病例，按时间、患者、地点列表并画流行图；⑤描述流行病学，评估初步调查结果，要求能假设感染类型（外源性、内源性），推测感染来源和感染途径，提出控制措施的初步建议；⑥制订标准控制措施，重要的是要及时调整；⑦运用新定义进一步研究，资料 / 标本采集；⑧产生假设、整理资料；⑨证明假设，病例 - 对照研究、分型研究；⑩确定并实施控制措施，评估控制措施，书写并完成调查报告。

初步评估，证实暴发的发生，确定是否需要启动暴发调查是暴发调查的第一步。通过分析以下初步信息进行初步评估：可能的感染病例、微生物学资料、问题的严重性和人口学资料、地点、时间；快速寻找病例并分析，与同期报告病例数（或隔离数）比较，了解发病率是否高于本底、病例的严重性、相关重要的诊疗操作、其他医院 / 社区有无暴发；病例定义、实验室诊断、监测方法是否有改变；定义初始病例。

病例定义内容包括：时间、地点，特殊生物学和 / 或临床标准；诊断和排除病例标准；阐明最佳标本采集方法，选择性保留标本；尽可能利用相关信息，发现先证患者。病例定义随时间、新信息或诊断水平而调整，分级定义确定病例、可能病例或可疑病例，有助于暴发调查及控制。例如：一次鲍曼不动杆菌血流感染暴发调查时，病例定义为：2006 年 6 月 1 日至 10 月 6 日某院内科重症监护病房中具有败血症症状，且血培养为鲍曼不动杆菌的患者。

暴发的紧急控制措施：怀疑发生交叉感染（人员间感染）时，根据病原体确定隔离和屏障预防；怀疑发生手传播时，加强手卫生、分组护理；怀疑发生空气传播时，适当通风、隔离患者；怀疑发生水源传播时，检查水供应系统和所有液体容器，使用一次性器械；怀疑发生食物传播时，处理危险食物。

第四节　医院感染预防技术与措施

医院感染的预防涉及医疗服务全过程，预防措施包括：在诊疗、护理患者过程中，采用正确的手卫生、穿戴个人防护装备，执行无菌操作技术、隔离措施、消毒和灭菌技术，减少病原体在患者间的传播；清洁医院环境，规范器械的消毒、灭菌，控制感染的环境危险因素，预防医院感染环境传播；保护患者，合理使用预防性抗微生物药物、加强营养和预防接种；通过减少侵入性操作和提高抗微生物药物的合理使用，减少内源性感染的危险性；监测感染，识别和处理暴发；预防工作人员感染，加强工作人员的继续教育，规范其诊疗实践。

总而言之，通过手卫生、个人防护装备、免疫接种等技术和措施减少医院感染在人员之间的传播；通过清洁、消毒、灭菌等技术和措施减少医院感染经环境的传播。

一、消毒与灭菌

清洁、消毒、灭菌是减少医院感染微生物经器械、环境传播的有效技术和措施。根据发生医院感染的危险程度，将与诊疗、护理有关的器械分为三类。①高危险性：进入或接触血管系统、无菌腔隙、无菌组织的器械，如手术器械、活组织检查等，需要灭菌或高水平消毒；②中危险性：接触黏膜、破损皮肤，如胃镜等，需要中水平消毒；③低危险性：接触完整皮肤或不接触患者，如床、水池等，需要低水平消毒。所有穿透无菌部位的医疗器械以及胃肠外液体和药物均应灭菌。

常规清洁的目的是清除灰尘。因为90%的微生物存在于“肉眼可见的灰尘”中，所以，必须保证医院环境和所有重复使用的医疗器械清洁、没有灰尘。常规清洁使用的肥皂和清洁剂无抗微生物活性，主要依靠机械作用清除微生物。不推荐环境细菌学检测，除非在以下情况下：①流行病学调查所怀疑的环境；②透析水监测；③改变清洁措施时的质量控制。

消毒(disinfection)是去除或杀灭大多数微生物的过程。

灭菌(sterilization)是通过物理或化学方法杀灭或去除所有微生物的过程。

消毒、灭菌技术包括物理(热力、过滤、辐射)、化学(液体或气体)技术。

煮沸、低压蒸汽、过滤、辐射等物理消毒可以减少生物载量。有些物品、环境的清洁和消毒可使用热水、超热水，如卫生器械80℃，45~60s；餐具80℃，1min；被服70℃，25min或95℃，10min。

热力灭菌技术具有方便、经济、有效，效果监测标准化等优点，包括湿热灭菌、干热灭菌。

过滤技术可以去除溶液中的颗粒及热源，也可用于去除大容量液体中的少量微生物，如冷却塔水中的军团菌，并进行溶液中细菌定量。

γ辐射通过破坏DNA链发挥灭菌作用。主要用于注射针、注射器、导管、手套等小件物品的大批量灭菌。紫外线主要抑制细菌生长，由于其潜在的角膜、皮肤损伤，应用受到限制。

化学消毒剂的使用必须遵循生产厂商的建议。不同产品或程序达到的消毒水平不同，分为高水平消毒、中等水平消毒和低水平消毒。

高水平消毒能杀灭除细菌芽孢以外的所有微生物，包括过氧乙酸、二氧化氯、甲醛溶液、戊二醛、次氯酸钠、过氧化氢、琥珀酸脱氢酶等化学消毒剂。影响消毒效果的因素为消毒剂浓度、接触时间、温度、pH以及有机物、钙或镁含量。

中等水平消毒能消灭结核分枝杆菌、细菌繁殖体、大多数病毒和真菌，不能杀灭细菌芽孢，包括酚类衍生物、乙醇和异丙醇。

低水平消毒能杀灭大多数细菌，部分病毒和真菌，不能杀灭结核分枝杆菌等抵抗力强的细菌以及细菌芽孢。如季铵盐类消毒剂。

因为化学制剂令人担心的安全性和具有温室效应的气体释放等问题，许多国家正逐步淘汰环氧乙烷和甲醛溶液用于灭菌处理。

灭菌应满足以下要求：①重复使用器械灭菌前必须去除肉眼可见的灰尘；②灭菌物品必须进行包裹，并符合当地法律和/或规定；③正确的贮存；④使用前检查包装的完整性；⑤记载灭菌过程及质量控制指标；⑥必须执行并记录灭菌设施的常规保养。

二、手卫生

医务人员的手在医院感染传播中的重要性已经非常明确，正确的手卫生能预防和控制医院感染，提高医疗质量，保障医疗安全和医务人员的职业安全。

手卫生(hand hygiene)是洗手、卫生手消毒和外科手消毒的总称。

洗手是用肥皂或者皂液、流动水去除手部皮肤污垢、碎屑和部分致病菌的过程。下列情况应当洗手：①直接接触患者前后，接触不同患者之间，从患者的污染部位移动到清洁部位时，接触特殊易感患者前后；②接触患者黏膜、破损皮肤或伤口前后，接触患者的血液、体液、分泌物、排泄物、伤口敷料之后；③穿脱隔离衣前后，摘手套后；④进行无菌操作前后，处理清洁、无菌物品之前，处理污染物品之后；⑤当医务人员的手有可见的污染物或者被患者的血液、体液污染后。洗手方法是：①采用流动水洗手，使双手充分浸湿；②适量肥皂或者皂液，均匀涂抹至整个手掌、手背、手指和指缝；③认真揉搓双手至少15秒，应注意清洗双手所有皮肤，特别注意清洗容易污染微生物的部位，如指甲、指尖、指甲缝、指关节及佩戴饰物的部位等。具体揉搓步骤为：掌心相对，手指并拢，相互揉搓；手心对手背沿指缝相互揉搓，交换进行；掌心相对，双手交叉指缝相互揉搓；右手握住左手大拇指旋转揉搓，交换进行；弯曲手指使关节在另一手掌心旋转揉搓，交换进行；将五个手指尖并拢放在另一手掌心旋转揉搓，交换进行；必要时增加对手腕的清洗。④在流动水下彻底冲净双手，擦干，取适量护手液护肤。应当先清洁取液器，再更换皂液，禁止直接向取液器中添加皂液。推荐使用一次性包装皂液。

无可见污染物时，可以使用速干手消毒剂代替洗手。具体方法是：①取适量的速干手消毒剂于掌心；②严格按照洗手的揉搓步骤进行揉搓；③揉搓时保证手消毒剂完全覆盖手部皮肤，直至手部干燥，使双手达到消毒目的。

手消毒是指用手消毒剂擦手的过程。适用于下列情况：①检查、治疗、护理免疫功能低下的患者之前；②出入隔离病房、重症监护病房、烧伤病房、新生儿重症病房和传染病病房等医院感染重点部门前后；③接触具有传染性的血液、体液和分泌物以及被传染性致病微生物污染的物品后；④手被感染性物质污染以及直接为传染病患者进行检查、治疗、护理或处理传染患者污物之后，应先用流动水冲净，然后使用手消毒剂消毒双手；⑤需双手保持较长时间抗菌活性时。

外科手消毒指用手消毒剂清除或者杀灭手部暂居菌和减少常居菌的过程。其目的为：清除指甲、手、前臂的污物和暂居菌；将常居菌减少到最低程度；抑制微生物的快速生长。消毒剂选择原则为：能够显著减少皮肤细菌数量；含不刺激皮肤的广谱抗菌成分，作用时间长；作用快速；与其他物品不产生拮抗性。外科手消毒前应摘除手部饰物，修剪指甲，再完成以下步骤：①适量的肥皂或者皂液刷洗双手、前臂和上臂下1/3，特别注意清洁指甲下污垢，再用流动水冲洗，清洁毛巾擦干；②适量手消毒剂揉搓双手、前臂和上臂下1/3，2~6分钟，洁净流动水冲净，用无菌巾彻底擦干；如果使用免洗手消毒剂，则充分揉搓至消毒剂干燥。

手卫生设施应方便医务人员使用，要求：采用流动水洗手，手术室、产房、重症监护室等重点部门采用非手触式水龙头开关；装载肥皂或皂液的容器应定期清洁和消毒，固体肥皂保持干燥；干手物品或者设施应避免二次污染。

手卫生消毒剂分为手消毒剂、速干手消毒剂、免洗手消毒剂，有效化学成分包括乙醇、洗必泰、碘伏等。手消毒剂的选择原则为：符合国家有关规定；对皮肤刺激性小、无伤害，有较好的护肤性能；包装能够避免二次污染。

手卫生消毒效果的监测范围：重点部门每季度监测；当怀疑流行暴发与医务人员手有关时，及时进行监测。重点部门包括各型ICU、新生儿室、母婴室、骨髓移植病房、器官移植病房、血液透析病房、手术室、产房、导管室等。监测方法：①被检者手消毒后五指并拢，用浸有含相应中和剂的无菌洗脱液浸湿的棉拭子在手指曲面从指跟到指端往返涂擦2次，一只手涂擦面积约30cm^2，涂擦过程中同时转动棉拭子；②剪去棉拭子接触操作者部分，棉签投入10ml含相应中和剂的无菌洗脱液试管内；③将试管振荡80次，取1.0ml待检样品接种于灭菌平皿，每一样本接种2个平皿，平皿内加入已溶化的45~48℃的营养琼脂15~18ml，边倾注边摇匀，待琼脂凝固，置36℃ ±1℃温箱培养48小时，计数菌落数。

各类区域手卫生标准为：层流洁净手术室、层流洁净病房、普通手术室、产房、普通保护性隔离室、供应室洁净区、烧伤病房、重症监护病房等Ⅰ类和Ⅱ类区域医务人员的手应≤5cfu/cm^2。儿科病房、妇产科检查室、注射室、换药室、治疗室、供应室清洁区、急诊室、化验室及各类普通病房和房间等Ⅲ类区域医务人员的手应≤10cfu/cm^2。感染性疾病科、传染病科及病房为Ⅳ类区域，医务人员的手应≤15cfu/cm^2。各区域医务人员的手，均不得检出致病微生物。

三、标准预防及特殊传播途径感染的预防

患者医院感染预防措施取决于感染传播途径，常见的传播途径是：经空气传播（感染颗粒直径<5μm）；经飞沫传播（直径>5μm）；通过直接接触或间接接触传播（通过直接接触或通过污染物品的间接传播）。以下简述常用的预防措施。

标准（常规）预防：采取相应的有效措施，避免暴露于潜在感染。适用于所有患者的护理。例如：医务人员进行可能导致污染接触的操作时，必须戴手套，衣服或脸可能污染时应穿隔离衣、戴口罩和眼罩，以避免接触分泌物，或其他体液。

措施：接触感染物品后立即洗手；尽可能应用不接触技术；接触血液、体液、分泌物、排泄物、黏膜和污染物品时戴手套；脱手套后立即洗手；处理所有尖锐物品时避免锐器伤；感染物品溢出时立即清洁；被感染性物质污染的物品按规程丢弃、消毒或灭菌，保证使用合格的医疗器械、物品；正确处理废弃物。

除了上述措施外，某些患者还应执行以下预防措施：

1. **经空气传播的感染预防** 结核、水痘、麻疹等，飞沫核<5μm。要求：每个房间有合适的通风设备，包括尽可能使用负压、关门、每小时至少换气6次、从管道排出；工作人员戴高效过滤口罩；限制患者活动范围。

2. **经飞沫传播的感染预防** 细菌性脑膜炎、白喉、呼吸道合胞病毒等，飞沫核>5μm。要求：如有可能，设单人病房；医务人员戴口罩；限制患者活动，如果患者要离开病房应戴外科口罩。

3. **感染经接触传播的预防** 适用于肠道感染、难以控制的腹泻或难以控制的皮肤损害的患者。要求：患者尽可能住单人病房，或同种疾病的患者住同一间病房；工作人员进入病房时应戴手套，接触患者、污染的表面或物品时应穿隔离衣；接触患者前后、离开病房时应洗手；限制患者到病房外活动；正确的环境和器械清洁、消毒和灭菌。

4. **绝对（严密）隔离** 适用于被毒性高或其他特殊的病原体感染的危险区域，且感染传播有几种途径，如出血热、耐万古霉素金黄色葡萄球菌等。要求：单人病房，如有可能使用隔离病房；进入病房的所有人员必须戴口罩、手套、帽子、眼罩，穿隔离衣；进出病房要卫生洗手；焚烧针头、注射器；消毒医疗器械；焚烧排泄物、体液、鼻咽分泌物；消毒被服；限制探视者和工作人员；每天消毒，出院时终末消毒；使用一次性器械；正确运送和管理患者标本。

5. **防止耐药细菌传播** 抗微生物耐药菌的增加［如耐甲氧西林金黄色葡萄球菌（MRSA），耐万古霉素肠球菌（VRE），碳青霉烯类耐药肺炎克雷伯杆菌（CRKP）］成为重要的医疗问题。通常通过医务人员的手传播。预防耐药细菌传播的措施为：减少工作人员和患者转换病房；通过筛查高危患者等措施，及早发现病例；将感染或携带者隔离在单人病房、隔离病房或同一间病房；工作人员接触感染或携带者后洗手，考虑使用抗菌洗手剂；戴手套、穿隔离衣或围裙处理污染物品、感染患者以及携带者；考虑用莫匹罗星治疗鼻部携带者，携带者、感染者每天用抗菌清洁剂清洗或洗澡；按要求处理和丢弃医疗器械、被服、废弃物等；明确隔离措施终止时间。

四、废弃物的处理

医疗卫生机构应根据《医疗废物分类目录》，将医疗废物分置于符合《医疗废物专用包装物、容器的标准和警示标识的规定》的包装物或者容器内，确保容器无破损、渗漏和其他缺陷，且每个包装物、容器上系中文标签，内容包括：医疗废物产生单位、产生日期、类别及需要的特别说明等。废弃的麻醉、精神、放射性、毒性等药品及其相关的废物依照有关法律、行政法规和国家有关规定、标准处理；批量的废弃化学试剂、消毒剂交由专门机构处置；病原体的培养基、标本和菌种、毒种保存液等高危险废物，首先在产生地点进行压力蒸汽灭菌或者化学消毒处理，然后按感染性废物收集处理；隔离的传染病患者或者疑似传染病患者产生的具有传染性的排泄物严格消毒，达到国家规定的排放标准后方可排入污水处理系统；隔离的传染病患者或者疑似传染病患者产生的医疗废物使用双层包装物，并及时密封。盛装的医疗废物不得超过包装物或者容器的3/4，以便紧实、严密地封口。

应当对医疗废物进行登记，登记内容包括医疗废物的来源、种类、重量或者数量、交接时间、去向以及经办人签名等。登记资料至少保存3年。

五、实验室的生物安全

生物安全是采用微生物学技术、安全设施、安全保护设备防止实验室工作人员、环境和公众暴露于实验室中处理、储存的已知或潜在的感染性微生物。危险度评估是实验室生

物安全的核心。根据危险度评估结果，确定实验室生物安全水平，采取相应的防护措施，防止实验室相关感染（laboratory-associated infection，LAI）的发生，确保在最安全的状态下完成实验室工作。

（一）风险评估和生物安全水平

生物因子的风险评估是通过识别已知感染、潜在感染因子或物质的危害特性，识别可能导致人员暴露于已知感染、潜在感染因子或物质的活动，识别暴露后导致实验室相关感染的可能性和可能发生的感染，制定指南，以指导工作人员选择适当的生物安全水平和微生物活动、安全设备、安全防护，避免实验室相关感染的发生。风险评估应根据工作内容、科学发展及时修订。

风险评估的步骤为：①识别风险因子并进行初步风险评估；②识别实验操作风险（主要包括：风险因子浓度、悬液量、产生气溶胶和飞沫的仪器及其操作、锐器的使用）；③确定生物安全水平，根据风险评估选择适当的防护；④评估工作人员的安全操作技能和安全设备的状态；⑤定期进行风险评估评审。

微生物的危险度等级划分为四类。①危险度 1 级：无或极低的个体和群体危险。通常对人或动物不致病。②危险度 2 级：个体危险中等，群体危险低。对人或动物致病，但不严重。实验室暴露可能引起严重感染，然而，预防和治疗措施有效，传播危险性有限。③危险度 3 级：个体危险高，群体危险低。通常能引起人或动物严重疾病，但不发生传播，预防和治疗措施有效。④危险度 4 级：个体和群体的危险均高。通常能引起人或动物的严重疾病，容易发生直接或间接传播，缺乏有效的预防和治疗措施。许多国家（地区）根据危险度等级，以及微生物的致病性、传播方式和宿主范围，当地具备的预防、治疗措施，制订微生物分类目录。

实验室生物安全水平（biosafety level，BSL）一般分为四级：一级生物安全水平（BSL-1）实验室，属基础实验室，常为基础教学、研究实验室，处理危险度 1 级微生物。实验室墙壁、天花板和地板光滑、易清洁、防渗漏、耐腐蚀，地板防滑；实验台面防水，耐酸、碱、有机溶剂，耐中等热度；门有可视窗，达到适当的防火等级，最好能自动关闭；安全系统包括消防、应急供电、应急淋浴以及洗眼设施。二级生物安全水平（BSL-2）实验室属基础实验室，常为诊断、研究实验室，处理危险度 2 级微生物。除一级生物安全水平要求的设施外，还包括门保持关闭并贴适当的危险标志；配备生物安全柜；就近配备压力蒸气灭菌器或其他设施清除感染因子；已知的或潜在的感染废弃物与普通废弃物分开。配备个人防护装备。三级生物安全水平（BSL-3）实验室属防护实验室，为特殊的诊断、研究实验室，处理危险度 3 级微生物。在二级生物安全水平防护基础上，增加特殊防护服、进入制度、定向气流。四级生物安全水平（BSL-4）实验室属最高防护实验室，供危险病原体研究，处理危险度 4 级微生物。在三级生物安全水平防护基础上，增加入口气锁、出口淋浴、污染物品特殊处理；需Ⅲ级生物安全柜或Ⅱ级生物安全柜、穿正压服，双开门高压灭菌器（穿过墙体），空气过滤。

（二）实验室相关感染基本防护技术

1. 手卫生　做好手卫生能阻断感染传播链，减少人与人之间的传播，是最简单、最有效地防止感染传播，减少工作人员感染的方法。以下情形应执行手卫生：摘除手套后；使用卫生间前后；离开实验室前；接触黏膜、眼睛、皮肤破损处前；使用洗涤设施前后；接触每一位患者前后；在不同患者间进行操作时，应更换手套，戴手套前后应执行手卫生。

2. 个人防护设备的使用　个人防护设备（personal protective equipment，PPE）是用于防止人员受到化学和生物等有害因子伤害的器材和用品，常用物品包括帽子、鞋或鞋套、呼吸道防护装备（口罩、面具、个人呼吸器、正压服等）、防护服（围裙、防渗透外罩）、防护镜、护目镜、面罩、手套。PPE 不得带离实验室工作区域。根据操作过程中可能发生的暴露，选择并正确使用相应的 PPE。例如，根据风险评估，选择合适、舒适、灵活、握牢、耐磨、耐扎和耐撕的手套，以便防护可能发生的生物、物理、化学危险，干净 / 非灭菌的一次性手套用于常规操作；一次性无菌手套用于侵入性操作；耐用橡胶手套用于清洁设备、处理污染棉织品或溢出，可以清洗并重复使用；尸体解剖等可能接触尖锐器械操作时，应戴不锈钢网孔手套。不锈钢网孔手套只能防止切割损伤，不能防止针刺损伤。标本采集、接触患者黏膜或受损皮肤、接触及处理感染性或具有潜在感染危险的物质、使用贴生物危害标志的设备时，需戴一次性手套。手套使用方法是：先检查手套有无破损，不可使用破损手套；手套应完全遮住手及腕部，必要时，遮住防护服袖口；接触不同患者、同一患者不同部位、明显污染时更换手套；操作完成或中止时摘手套，并立即洗手；脱手套过程中，避免手被污染；脱下的手套弃于适当容器，然后洗手或用 70% 乙醇去污染。不推荐重复使用一次性手套；一次性手套不可洗后再用。

全套 PPE 穿戴顺序：手卫生→穿单衣→穿防护鞋 / 或鞋套→手卫生→戴帽→戴口罩→穿防渗透围裙（必要时）→穿防护服→戴护目镜→手卫生、干手→戴手套。脱卸 PPE 时应避免接触感染性或潜在感染性物质，若手被污染，应洗手或用 70% 乙醇去污染。全套 PPE 脱卸顺序：若防护服腰带系在前面，戴着手套解开腰带、脱鞋套→脱手套→手卫生→脱外罩和围裙→脱护目镜、口罩、帽子→脱防护鞋（必要时）→手卫生。

3. 锐器的安全使用　锐器的安全使用包括：①不回套针头套，若必须回套，应在附近方便的位置放一针头套，开口朝操作者。针头从血管拔出后，单手套入针头鞘中，不可手持针头套。②不移去一次性注射器的针头，若必须移去，需戴手套，手套被血液污染时应立即摘除。③不用注射器运送标本。若必须用注射器运送标本，用以上方法安全回套针头套后，置锐器盒运送。④回收锐器时，无论是否包含需处理的标本，均应置锐器盒，以便实验室内外运送。⑤不可回收及不回收的锐器使用后应立即放入锐器盒。⑥锐器盒不应装满，处理前保持盒盖关闭。

锐器盒采用金属、硬塑料、硬纸板等防渗漏、防穿刺材料制作，开口处易发现，尽可能放在锐器使用场所，易识别，贴有明显的生物危险标识。

4. 溢出处理　发生溢出时，按以下方法进行处理：①戴手套、穿防护服，必要时进行脸和眼睛防护；②用布或纸巾覆盖并吸收溢出物；③向纸巾上倾倒适当消毒剂，并立即覆盖周围区域，防止扩散。从溢出区域外围向中心倾倒消毒剂；④作用适当时间（如 30min）后，开始清理；⑤溢出区域再次消毒、清洁，必要时重复②～④；⑥清除物质置防渗漏、防穿刺的废弃物处理容器；⑦记录溢出事件。

5. **生物安全柜的使用** 生物安全柜（biological safety cabinet，BSC）是负压过滤排风柜，用于防止操作者和环境暴露于实验过程中产生的生物气溶胶。生物安全柜应安装在气流较少受干扰的地方，运行正常时才可使用。

生物安全柜使用注意事项：①风机运行至少 5min 后方可开始操作；②使用中不可打开玻璃挡板；③柜内尽量少放实验物品，以免影响后部压力排风系统的气流循环；④柜内不可使用酒精灯。最好使用一次性无菌接种环；⑤使用中应避免干扰气流，如避免手臂频繁出入、操作者身后人员频繁走动、阻挡空气格栅；⑥必须在柜腔中后部进行操作，并不影响透过玻璃挡板观察；⑦柜内不可进行文字处理；⑧风机运行至少 5min 后方可关机；⑨工作完成后、每天下班前，使用适当消毒剂擦拭生物安全柜台面。

6. **离心机的使用** 离心机放置高度以所有工作人员能够看到其内部，能够正确放置转轴和转子为宜。应使用由厚壁玻璃制成的离心管，最好为塑料制品，规定离心管内液面距管口的最小距离；离心前检查离心管的完整性；装标本的离心管、容器应始终盖紧，最好为螺旋盖；在生物安全柜内，或适当防护后装载、平衡、密封、打开转子。每次使用后，应清除转子和离心机腔的污染，应当每天检查转子和转轴是否有腐蚀或细微裂痕，检查转子、腔壁的污染或清洁状况，如污染明显，应重新评估离心操作规程。

7. **移液管和移液辅助器的使用** 移液管和移液辅助器的使用主要防止污染，避免产生气溶胶，易形成气溶胶时，在生物安全柜内操作。此外，所有移液管应带棉塞；使用移液辅助器，严禁用口吸取液体；工作台面应铺设浸有消毒液的布或纸，防止感染性物质自移液管滴出，造成播散，污染的移液管应完全浸泡在适当的消毒液中，浸泡一定时间后再处理，使用后的布或纸按感染性废弃物处理。

8. **匀浆器、研磨器、涡旋混合器、摇床、搅拌器和超声处理器的使用** 应使用封闭型搅拌器和消化器。匀浆器、摇床和超声处理器应在结实、透明的塑料箱内使用，操作完成后消毒塑料箱。密闭容器在 BSC 内或适当防护后打开。完成操作后消毒仪器。使用超声处理器时应保护听力。

9. **血液标本的采集** 采集血液标本时应戴手套、穿工作服或长罩服。台面铺设吸水纸，用后丢弃，发生污染时立即去污染。最好以一次性安全真空采血管取代传统的针头和注射器。当使用注射器或带翼的注射设备时，尽可能减少气溶胶、溅出、溢出。戳穿容器橡胶塞时，应将容器放在固定架上，不可手持。

10. **标本的运送和接收** 容器应坚固，盖子或塞子密闭，粘贴标签，外部清洁、无泄漏。申请单或标本说明书应与容器分开放置，最好放在防水袋中。在机构内传递标本时，应使用可消毒的二级容器，二级容器盖子最好有垫圈密封，内有架子，使标本容器保持直立。经气动管道转运标本时，应先测试所使用的一级和二级容器的防渗漏效果。发生溅漏时遵循生产商的说明书去污染。易燃物品不可使用气动管道转运。

11. **打开标本管和取样** 在 BSC 内或使用挡溅板或戴面罩，戴手套打开标本管并使用纸或纱布包裹塞子以防喷溅。

12. **冻干感染性物质安瓿的储存及开启** 冻干安瓿应储存在气相液氮罐中，不可浸入液氮。自液氮罐、低温冰箱或干冰等冷藏处取安瓿时，应进行眼睛和手的防护，在 BSC 内小心开启，避免感染性物质向空气扩散。

13. **信息有限标本的处理** 信息有限标本至少在二级生物安全水平实验室中处理，并遵循标准防护措施。

第五节 抗微生物药物的应用与微生物耐药性控制

20 世纪中期，随着磺胺和青霉素的发现和广泛使用，抗微生物药物拯救了无数患者的生命。然而，近年来抗菌药物的过度使用和滥用，导致耐药性日益严重，甚至出现几乎对所有抗微生物药物耐药的病原体，使抗感染治疗面临挑战。抗菌药物应用超过处方量、低于最佳使用剂量、疗程不足、诊断错误导致选药不当等都会使细菌耐药性增长。另一方面，医疗卫生机构中，手卫生、屏障预防、消毒灭菌等措施欠规范，促使耐药细菌传播。

一、抗微生物药物的合理应用

抗微生物药物合理应用计划旨在保证有效的处方，尽量减少微生物的耐药性。抗微生物药物合理应用基本原则是：抗菌药物必须在已知或怀疑感染得到临床证实后应用；抗菌药物治疗前，采集合格标本，进行病原学检查，作为针对性治疗的依据；抗菌药物的选择要考虑疾病和病原体的性质、抗菌药物敏感性、患者耐受性、费用等；医生应了解医疗机构耐药流行现状；尽可能使用窄谱抗菌药物，尽量避免联合应用抗菌药物；限制使用抗菌药物。此外，应注意使用剂量，剂量不足时不仅治疗无效，还会促使耐药菌株的生长，剂量过大时不良反应增加，并可能筛选出耐药细菌。总之，应限制抗菌药物使用时间，长时间使用抗菌药物时应加以说明。治疗三天无效者，应停止使用并重新评估临床情况。

经验性抗微生物药物治疗必须依据临床评估和病原体的抗菌药物敏感性资料。开始治疗前尽可能采集合格标本进行革兰氏染色、培养，以及抗菌药物敏感性试验。选择有效、毒性小、窄谱的抗菌药物治疗。以临床表现为基础（感染部位和感染严重程度),选择口服或注射抗微生物药物治疗方案。如有可能,首选口服给药。抗菌药物的联合使用选择性地用于特殊感染,如肠球菌的心内膜炎、结核和混合感染。

预防性抗菌药物只能用于证实为有效、毒副作用小的疾病,例如手术预防、心内膜炎预防、围产期B群链球菌的预防。

二、微生物耐药性控制

医院感染常由耐药菌引起。抗微生物药物的合理使用、控制耐药菌传播是很重要的干预措施。

微生物耐药性控制措施:抗菌药物的合理使用(药物选择、剂量和给药时间应基于医院抗菌药物政策、监测、抗菌药物耐药性以及最新的抗微生物药物使用准则);加强医院感染控制措施,提供合适的医疗设施和资源,特别是手卫生、屏障预防(隔离)和环境控制措施;制定规程(准则),通过教育和行政管理,提高抗微生物药物处方合理性,限制抗菌药物的局部使用。

耐甲氧西林金黄色葡萄球菌(methicillin-resistant *Staphylococcus aureus*,MRSA)易发生医院传播。MRSA菌株对多种抗菌药物以及耐青霉素酶的青霉素和头孢菌素类药物耐药,有时仅对万古霉素和替考拉林敏感。MRSA引起的感染和金黄色葡萄球菌敏感菌株相似,引起伤口感染、下呼吸道感染、泌尿道感染、败血症、侵入性器械局部感染、压疮、烧伤和溃疡。严重感染常见于重症监护病房和易感患者聚集的其他病房,如烧伤病房、心胸外科病房。一旦发生MRSA流行,极易造成广泛传播,发生地区性或全国性传播。

感染MRSA的危险因素:鼻、喉、会阴、腹股沟是定植和感染的可能部位,阴道或直肠较少见;卧床患者的臀部皮肤(表浅皮肤损伤、压疮、溃疡、皮炎);外科伤口和烧伤;侵入性装置(血管内导管和导尿管、造瘘管、气管造口导管)局部;长期住院者;老年患者,特别是活动减少、免疫力低下或以前接受过抗菌药物治疗者;特殊病房患者,例如重症监护病房(ICU)、烧伤病房或转诊医院;患者和工作人员在病房或医院频繁转移;抗菌药物使用过量的病房;患者密集;工作人员缺乏;手卫生和隔离设施不适宜。

肠球菌耐药性严重,出现耐万古霉素肠球菌(vancomycin-resistant *Enterococcus*,VRE),临床治疗困难。幸而,大多数VRE引起定植而非感染多重耐药(MDR)的革兰氏阴性菌已成为医院感染难治的病原菌,尤其CRKP面临无药可用、防止院内传播极其重要。

三、抗菌药物控制政策

医疗卫生机构应设立多学科组成的抗微生物药物使用委员会,成员包括感染病科医生、外科医生、感染控制护士、药学家、微生物学家、管理者以及其他相关专业人员。其作用是:促进抗微生物药物的合理使用;推荐抗菌药物处方集;制定处方制度;检查并核实实施状况,审查抗菌药物的使用;监督教育。

各医院的抗菌药物控制政策常将抗微生物药物分类管理,即:不受限制类(有效、安全、价廉,如苄基青霉素);受限制或保留类(具有专业知识者在严重感染、特别的耐药模式等特殊情况下使用)。

医院应针对具体疾病,结合本地抗菌药物敏感性和抗菌药物使用监测资料制定简单、灵活、常规更新的抗菌药物处方政策,以推动抗菌药物的合理使用。

(孙自镛)

参考文献

1. Dumitrescu O, Dauwalder O, Lina G. Present and future automation in bacteriology. Clin Microbiol Infect, 2011, 17 (5): 649-650.
2. 刘文静,谢秀丽,宋红梅,等. PREVI Isola自动化微生物接种仪评估. 现在检验医学杂志, 2016, 31 (1): 108-111.
3. Greub G, Prod'hom G. Automation in clinical bacteriology: what system to choose? Clin Microbiol Infect, 2011, 17 (5): 655-660.
4. Mischnik A, Mieth M, Busch CJ, et al. First evaluation of automated specimen inoculation for wound swab samples by use of the Previ Isola system compared to manual inoculation in a routine laboratory: finding a cost-effective and accurate approach. J Clin Microbiol, 2012, 50 (8): 2732-2736.
5. Nebbad-Lechani B, Emirian A, Maillebuau F, et al. New procedure to reduce the time and cost of broncho-pulmonary specimen management using the Previ Isola® automated inoculation system. J Microbiol Methods, 2013, 95 (3): 384-388.
6. Mulatero F, Bonnardel V, Micolaud C. The way forward for fast microbiology. Clin Microbiol Infect, 2011, 17 (5): 661-667.
7. Nolte O, Haag H, Kommerell M, et al. Automation in routine bacteriology-experience with the WASP inoculation robot. 21st ECCMID/27th ICC Milan, Italy, P1798.
8. 王贺,张林涛,程敬伟,等. 不同细菌分离法的临床应用比较研究. 中华检验医学杂志, 2016, 39 (4): 291-295.
9. 中国临床微生物质谱共识专家组. 中国临床微生物质谱应用专家共识. 中华医院感染学杂志, 2016, 26 (10): 前插1-前插4.
10. Jay P. Sanford. 桑福德抗微生物治疗指南. 40版. 中国协和医科大学出版社, 2010.
11. 陈东科,孙长贵. 实用临床微生物学检验与图谱. 北京:人民卫生出版社, 2011.
12. Boehme CC, Nabeta P, Hillemann D et al. Rapid molecular detection of tuberculosis and rifampin resistance. N Engl J Med, 2010, 363 (11): 1005-1015.
13. 贾文祥. 医学微生物学. 2版. 北京:人民卫生出版社, 2010.
14. 洪秀华. 临床微生物学检验. 2版. 北京:中国医药科技出版社, 2010.
15. Jorgensen JH, Pfaller MA. Manual of clinical microbiology.

11h ed. Washington DC: American Society for Microbiology, 2015.
16. CLSI. Reference method for broth dilution antifungal susceptibility testing of yeasts. Approved standard-Third edition. CLSI document M27-A3, CLSI, Wayne, Pennsylvania, 2008, 28 (14): 1-25.
17. 王鸿利 . 实验诊断学 . 2 版 . 北京：人民卫生出版社，2010.
18. CLSI. Performance Standards for Antimicrobial Susceptibility Testing; Twenty First Informational Supplement. 2016, M100-S26E.
19. Cornaglia G, Giamarellou H, Rossolini GM. Metallo-β-lactamases: a last frontier for β-lactams. Lancet Infect Dis, 2011, 11: 381-393.
20. Strahilevitz J, Jacoby GA, Hooper DC, et al. Plasmid-mediated quinolone resistance: a multifaceted threat. Clin Microbiol Rev, 2009, 22: 664-689.
21. XIao YH, Giske CG, Wei ZQ, et al. Epidemiology and characteristics of antimicrobial resistance in China. Drug Resist Updat, 2011, 14: 236-250.
22. 汪复 . 实用抗感染治疗学 . 2 版 . 北京：人民卫生出版社，2011.
23. CLSI. Clinical and Laboratory Standards Institute, Protection of Laboratory Workers From Occupationally Acquired Infections-Fourth Edition, 2014, M29-A4.

第六篇

检验医学进展篇

PRACTICE OF

LABORATORY MEDICINE

第五十六章 组学技术与精准医疗

人类基因组计划大规模测序工作的完成和后基因组计划研究的深入，推进了基因组医学的快速发展、拓宽了现代检验医学发展的新视野。基因组学、蛋白质组学、代谢组学、转录组学乃至环境基因组学等组学研究的发展，为揭示疾病的发病机制和早期快速诊断提供了新的理论基础和技术条件，无疑也对现代检验医学提出了更高的要求和挑战。那么，何为组学？有何特点？又如何应用以发展检验医学？这就需要认识组学并利用转化检验医学的思路将组学研究等实验室基础研究转化到检验医学应用中，即将新的、特异的生物标志物应用到临床实验室检测中，为实验室诊断提供更为快速简单的靶标，为临床治疗提供切实可行的服务，实现特异生物标志物的发现到临床的快速应用。尤其当我们进入以组学为基础的个体化医疗的时代，新的研究成果必将为疾病的快速诊断和治疗带来新的方向。

第一节　生物芯片与个体化诊断

一、生物芯片概述

（一）生物芯片的概念

随着人类基因组计划和后基因组研究的逐步实施以及分子生物学相关学科的迅猛发展，基因序列信息正在以前所未有的速度迅速增长，怎样去研究如此众多基因在生命过程中所担负的功能，解析生命本质并为人类疾病的个体化诊断和防治开辟新的途径，是全世界生命科学工作者共同的课题，生物芯片技术的发展为此提供了强有力的技术平台。生物芯片(biochip)是指能快速并行处理多个生物样品并对其所包含的各种生物信息进行解析的微型器件。生物芯片技术基于对生物大分子之间相互作用的大规模并行分析方法，结合微电子、机械化学、物理、计算机等领域的技术，将生命科学研究所涉及的反应、检测、分析等过程连续化、集成化、微型化，具有高通量、高特异性和高效等突出优点。

（二）生物芯片的分类

生物芯片的应用范围很广，分类方法也有很多标准。生物芯片根据其构造不同可分为微阵列芯片、微流控芯片、纳米芯片等；根据其分析的探针不同可分为基因芯片、蛋白芯片、糖芯片、细胞芯片、组织芯片等；根据载体形态不同可分为固相芯片和液相芯片；根据作用方式不同可分为主动式和被动式芯片；根据其应用不同可分为表达谱芯片、诊断芯片、检测芯片、基因组单核苷酸多态性(single nucleotide polymorphism，SNP)分析芯片、基因组染色体变异分析芯片以及药物分析芯片等。

与传统方法相比，生物芯片具有高通量、并行性、自动化、微型化、高特异性和高灵敏度等特点，也因此被应用在生命科学研究的多个领域。而不同的芯片在材料、结构、功能以及应用领域等方面也有其各自的特点。

1. 微阵列芯片　微阵列芯片主要包括基因芯片、蛋白质芯片和细胞芯片等生物芯片，是将数十甚至数万种生物探针分子以阵列的形式固定在厘米级别的固体载体上，利用生物分子间的相互作用，与样品中的靶分子结合，通过荧光、同位素放射显影、酶标显色及化学发光来显示出每个位点的复杂信息。微阵列芯片具有无微流通道、无液体流动、生物分子静态杂交高密度点阵的特征。常用的制备材料有硅片、玻璃、塑料、尼龙膜等，制备方法包括光导原位合成法、原位喷印合成法和直接点样等。基于快速、高效的检测特点，微阵列生物芯片在生物学和医学等领域获得了广泛应用，包括测定基因或蛋白质表达图谱、研究特定的基因或蛋白质功能、研究分子间交互作用、寻找疾病的生物学标记、微生物鉴别以及微生物族群分析等。

2. **微流控芯片**　微流控芯片(microfluidics)或芯片实验室(lab-on-a-chip,LOC),是指在一块几平方厘米的芯片上构建化学或生物实验室。它把化学和生物等领域中所涉及的样品制备、反应、分离、检测、细胞培养、分选、裂解等操作单元集成到一块芯片上,通过微通道形成网络,用可控流体贯穿整个系统,以实现常规化学或生物实验室的各种功能。微流控芯片的材料主要有玻璃、石英、单晶硅、无定形硅材料以及高分子聚合物材料(如聚二甲基硅氧烷、环氧树脂、聚碳酸酯、聚甲基丙烯酸甲酯和光敏聚合物)等。常用的制备方法包括软光刻和激光烧蚀技术。微流控技术所需样品体积小、使用成本低、检测效率高且易于和其他技术设备集成,具有良好的兼容性、有望实现便携式检测装置等特点。目前,微流控芯片主要应用于核酸,蛋白质和代谢物的分析研究,而随着微流控芯片功能的扩大,它研究的对象更多地从分子扩展到细胞,并以单个细胞的分析为重要特征。

3. **纳米芯片**　纳米技术是20世纪80年代出现的一门覆盖面极广、涉及多学科的高新技术。近些年,纳米医用材料、纳米生物传感器等纳米技术的发展扩大了生物芯片高灵敏度、高通量、高特异性等优势。例如,与金纳米条结合的一种新型微流控芯片,能够高效地捕捉人血中极少量的细胞,纯化检测的目标细胞。而基于氧化镍纳米棒制备的微流控芯片在测定人体血液中的总胆固醇浓度时,灵敏度高达0.12mA $mmol^{-1}cm^{-2}$。另外,纳米粒子可以固定在传感器芯片表面上,通过物理屏障形成不同的区域,检测这些孤立的区域在一定程度上实现了高通量检测。可以预言,纳米技术与生物医学的结合,特别是基于纳米结构阵列的生物芯片和微流控芯片技术将促进临床个性化诊断和治疗的新发展。

二、生物芯片在个体化诊断中的应用

作为一个已有二十余年发展历史的科学技术,生物芯片研究的主流已从平台构建和方法发展转为不同领域的广泛应用,并且以其高灵敏度、高通量、高特异性等优势被广泛应用于临床个性化诊断与治疗中。尽管人们会质疑生物芯片检测结果的准确性和重现性,但生物芯片高通量、高特异性的特性在疾病诊断方面仍具有独特的优势。而今,越来越多的生物芯片获批进入临床被应用于多种疾病的预防、个体化诊断、治疗和预后风险评估,包括遗传性疾病、感染性疾病、免疫相关疾病、心脑血管疾病和肿瘤。

(一) 遗传性疾病

遗传病主要包括三大类:单基因遗传病、多基因遗传病和染色体病。以往,对遗传病的诊断主要是通过病史、症状、体征,家系分析以及实验室检查等手段对疾病结果进行综合分析。而今,基因芯片技术通过对比患者和正常人的DNA图谱,找到患者DNA图谱上发生变化的特定基因,更加快速准确地检测基因突变,更适合对孕前、产前和新生儿出生缺陷的检测和分析,有助于临床尽早实施干预和预防。

1. **单基因病**　单基因病是指由一对等位基因控制的疾病或病理性状,是我国新生儿出生缺陷的常见原因之一。研究较多的单基因病有遗传性耳聋、β-地中海贫血、血友病、苯丙酮尿症、假肥大型肌营养不良症等。

(1) 遗传性耳聋基因检测,在所有致聋原因中,遗传因素是导致聋儿出生的主要原因,比例高达60%,而且还会通过父母遗传给后代,具有很大危害性。遗传性耳聋是一种感音性耳聋,位于多个不同基因上的突变均可导致该病,临床上亟需有效的基因诊断方法对遗传性耳聋进行出生缺陷预防和早期诊断。DNA芯片技术是一种高效、准确的DNA序列分析技术,DNA芯片用于检测分子突变,不仅可准确地确定突变位点和突变类型,更主要的是它的快速高效是目前所用的其他方法无法比拟的,它可以同时检测多个基因的突变。如一种遗传性耳聋基因检测试剂盒(微阵列芯片法)可以对感音神经性聋患者进行常见的4种耳聋基因的15个突变位点的检测:GJB2(35delG、235delC、176del16、299delAT)、SLC26A4(2168AG、IVS7-2AG、A1174T、G1226A、C1229T、G1975C、T2027A、IVS15+5GA)、mtDNA 12SrRNA(C1494T、A1555G)和GJB3(C538T),对未确诊的阳性结果进行基因全序列分析。2014年,该试剂盒通过国家食品药品监督管理总局的审核,获得医疗器械注册证。它不仅能够满足临床大量耳聋基因检测的需求,还适用于孕前筛查、产前筛查、新生儿筛查以及氨基糖苷类抗生素用药辅助诊断等领域,帮助临床医生从病因学角度辅助诊断耳聋,寻找真正的病因。

(2) 地中海贫血检测,地中海贫血症(简称地中海贫血)在人类遗传病中较常见,为单基因溶血性贫血症,是因珠蛋白合成肽链时受阻而引发的特异性隐性遗传病。该病具有多种亚型,以α、β两种亚型最常见。该病发病率高、死亡率高,目前尚无彻底根治的方案。因此,筛选恰当的地中海贫血诊断方法对该病的预防具有重要的意义。

对于地中海贫血症,一般根据临床特点和实验室检查,结合阳性家族史作出诊断,而通过基因诊断可获得更早期、更准确的结果,并可应用于产前筛查及辅助诊断。一种基于DNA芯片技术的地中海贫血诊断基因芯片可以识别中国地区地中海贫血基因型,快速检测α珠蛋白基因DNA缺失和β珠蛋白基因点突变,同时检测人全血样本中α珠蛋白上α-^{sea}、α-$^{3.7}$和α-$^{4.2}$基因位点的缺失及中国人群最常见的α地中海贫血的三种点突变类型,提高了检测结果的敏感性和特异性。

2. **多基因病**　多基因病是指某种疾病的发生受两对以上等位基因的控制,多为常见病和多发病,例如消化性溃疡、原发性高血压、先天性心脏病、糖尿病、精神分裂症、先天畸形(唇腭裂、脊柱裂、无脑儿)等。其中,哮喘和冠心病是由遗传因素和环境因素共同作用而发病的多基因遗传疾病,已成为危害人类健康的杀手,是现代生物学的研究热点之一。

(1) 哮喘:发生机制复杂,是由多种炎症细胞(嗜酸性粒细胞、T淋巴细胞、肥大细胞、巨噬细胞等)和气道结构细胞(上皮细胞、血管内皮细胞、平滑肌细胞等)及细胞组分(细胞因子、化学因子、黏附分子、酶类和受体)参与的一种慢性气道炎症性疾病。以往的哮喘研究多局限于气道炎症的局部,基因芯片技术克服了以往的缺点,能够更有效,更全面地从整体水平研究哮喘的病因,以期有效地干预和逆转哮喘。2012年,研究者利用基因芯片技术比较16例哮喘病患者与正常人外周血单核细胞之间差异表达的基因,筛选出差异表达2倍以上的基因有4 177条,差异表达2倍以上已知与哮喘相关的基因有19条，为哮喘的早期诊断及预防提供了分子标记。基于基因芯片的实验证实了哮喘的发生、发展是多基因、多步骤的复杂过程。

(2)冠心病：2014年，研究者发明了一种冠心病相关基因*SNP*检测芯片，该芯片包括固相支持物和固定在所述固相支持物上的寡核苷酸探针，寡核苷酸探针包含IL-8-251A/T，IL-17A02rs8193037G/A，IL-18-607C/A，MMP-1-519A/G，Connexin37-1019C/T在内的17~32个连续核苷酸。所制备的冠心病相关基因*SNP*检测芯片具有良好的信噪比，所设计的探针有良好的特异性，能准确区分各类型的突变位点，并且所述检测方法步骤简单，5个SNP位点可以一步检测完成。全自动化杂交过程更加方便快捷并且避免了人为操作过程中存在的诸多不确定因素。冠心病相关基因*SNP*检测芯片和应用方法可用于检测冠心病的易感基因，为冠心病的早期预防提供必要信息。

(3)染色体病：染色体病是指因染色体的数目或形态、结构异常引起的疾病。常见的染色体病包括唐氏综合征(21三体综合征)、18三体综合征、13三体综合征、特纳综合征、X三体综合征等。染色体病患儿由于智力低下、缺乏生活自理能力，往往给家庭和社会造成沉重的负担，如何通过产前诊断等预防措施来控制染色体病患儿的出生是临床面临的重要课题。

传统方法存在实验操作繁琐、分辨率低、不能覆盖全基因组等缺陷，难以提供染色体变异位点的精确定位。染色体基因芯片(chromosomal microarray analysis，CMA)是指在所有芯片基础上的基因组拷贝数变异分析，包括寡核苷酸芯片的比较基因组杂交(array-based comparative genomic hybridization，aCGH)和基于单核苷酸多态性(single nucleotide polymorphism，SNP)的基因分型芯片。CMA技术提供了一种高分辨率、全基因组范围检测染色体拷贝数不平衡改变的方法。CMA通过检测人体血液和组织的DNA样本，获得整个基因组染色体的变异结果，其检测通量和灵敏度远远高于核型分析和荧光原位杂交(FISH)等技术。CMA除了能检测常规核型分析发现的唐氏综合征、大染色体缺失等外，还能检测到常规核型分析不能发现的染色体微缺失或扩增。目前，在欧美国家，染色体基因组芯片分析已成为一项常规的临床遗传学诊断工具。

(二) 感染性疾病

感染性疾病多是由病毒或细菌感染引起的。除了理解感染性疾病的发病机制外，临床上，及时、准确、快速地检测和鉴定病原体对疾病的病因诊断与个体化治疗意义重大。目前，形式多样的生物芯片的引入大大加快了病原体的检测效率和准确性。

蛋白质芯片技术作为一种新开发的优越的蛋白质分析技术，在检测传染病病原体、研究其毒力、致病等方面较传统的蛋白检测法(SDS-PAGE、Western immunoblotting和ELISA)更安全快速，灵敏度更高，操作步骤也更简单。例如：①感染HIV的患者，常常合并感染HBV或HCV，而蛋白质芯片能够同时检测感染者血清中的HBV、HCV、HDV、HEV与HGV的相应的抗体；②一种电蛋白质芯片技术可以快速鉴定金黄色葡萄球菌与表皮葡萄球菌的致病因子；③一种Epstein-Barr病毒(EBV)蛋白芯片可以鉴定EBV蛋白激酶BGLF4的底物，并证明BGLF4对EBV裂解周期的影响不仅通过EBV裂解DNA的磷酸化复制于病毒蛋白，同时还受BGLF4的底物EBNA1的复制功能的干扰，因此，EBNA1成为了潜在的治疗靶点。此外，基因芯片也可以应用于微生物的检测。2013年，研究者利用基因芯片技术同时进行乙肝病毒基因分型及耐药突变基因的检测，结果显示基因芯片技术较PCR具有更高的特异性和灵敏度。

而同样的优势也体现在微流控芯片对微生物的检测。如2014年，研究者构建了一种微流控芯片用来同步检测泌尿系统感染的4种常见病原菌。检测结果与传统方法的一致性达96.3%，此芯片可以在15小时内完成细菌鉴定，检测限可达10cfu/ml。另一种微流控芯片被设计成一个小型的可移动的实验室，进行DNA/RNA提取，实时荧光PCR检测，成功地检测了沙门氏菌，霍乱弧菌等致病菌。更有研究人员在2015年将微流控芯片技术用于高通量微生物单细胞分析，同时对非标记微生物单细胞功能分选、单细胞水平基因型分析和功能单细胞培养进行了研究。此外，以现场即时检测(point of care testing，POCT)为代表的微流控芯片也具有小型、高敏、快捷等优点。一种POCT装置可用于传染病的早期检测。该装置可忠实地复制酶联免疫吸附法的所有步骤，不仅可以用1μl未处理的全血进行HIV的诊断，也可以对HIV和梅毒进行同时诊断。

此外，纳米技术也被用于微生物的检测。2012年，研究者介绍了一种细菌光学生物芯片基础上开发的DNA杂交检测方法。将鲍曼不动杆菌作为DNA样本的来源，用生物素标记的引物进行PCR扩增细菌DNA，以及用金-链霉亲和素纳米粒子和银-对苯二酚溶液来增强检测，使检测结果更容易观察。

(三) 免疫相关性疾病

免疫相关性疾病指的是一系列由于免疫调节失去平衡、影响机体正常免疫应答而引起的临床疾病。过敏性疾病是机体受过敏原刺激(例如花粉、粉尘、虫螨、药物等)后引起的组织损伤或生理功能紊乱。微阵列芯片不仅能帮助寻找更多的致敏原，揭示异常免疫反应的发生发展机制，而且可以基于已知过敏原而设计一系列诊断芯片，帮助患者快速确定过敏原的种类，辅助临床正确制订治疗方案以及对疾病进行有效预防。自身免疫性疾病是以体内存在多种针对自身抗原成分的自身抗体为特征的，多系统、多器官受累的一类疾病。自身抗体的检测对于临床早期诊断自身免疫性疾病十分关键，对于降低死亡率和致残率、改善预后和提高患者生活质量具有重要意义。

蛋白质芯片可利用微量样本筛查多项抗自身抗体标志物，提高自身免疫性疾病的诊断效率。

1. **过敏性疾病** 2014年，一种包括170种纯化的变应原分子的微阵列芯片被构建，这种芯片仅用微量血清即可检测出引起疾病的多种变应原的IgE反应谱。

2. **自身免疫性疾病** 2011年，研究者利用蛋白质芯片对风湿病患者的自身抗体进行检测，其灵敏度达到87.5%，特异性达到 96.7%，且与晚期风湿病组（病程>12 个月）和健康组相比，蛋白峰（m/z 分别为 1014 与 1061）在早期风湿病组（病程<12 个月）有显著上升。2012 年，一种用于检测强直性脊柱炎患者多种自身抗体的蛋白质芯片被研发，在临床应用中也取得良好效果。

除蛋白质芯片外，DNA 芯片也可用于免疫相关性疾病的检测。例如，在人组织相容性抗原系统，也称之为人类白细胞抗原（human leucocyte antigen，HLA）的分型检测中，利用寡核苷酸芯片技术在分析北非镰状细胞血症男性患者 HLA 的分型情况时，一种新的 HLA-B 等位基因被发现，即 HLA-B*5613，且与 B*5601 相匹配但只在密码子 180 的一个亚基不同。HLA 具有极高的多态性，基因芯片和传统 PCR 方法相比，具有更高的通量，更适用于 HLA 的精确分型。

（四）心脑血管疾病

心脑血管疾病是心脏血管和脑血管疾病的统称，是一种严重威胁人类健康的常见病，具有发病率高、致残率高、死亡率高、复发率高和并发症多的特点。全世界每年死于心脑血管疾病的人数高达 1 500 万人，居各种死因首位。而我国心脑血管疾病患者已经超过 2.7 亿人。怎样快速、方便又有效地诊断和预防心脑血管疾病成为人们关注的重点。相对于传统的检测手段，生物芯片以其检测周期短和灵敏度高的特性被应用于心脑血管疾病的预防、个体化诊断、治疗和预后风险评估。

1. 心肌梗死 2017 年，研究者建立了一种检测急性心肌梗死（acute myocardial infarction，AMI）生物标志物的高通量悬浮芯片新技术，可同时对肌钙蛋白 I（cardiac troponin I，cTn I）、肌酸激酶同工酶（creatine kinase isoenzyme，CK-MB）和肌红蛋白（myoglobin，MYO）同时进行快速检测，cTn I、CK-MB 和 MYO 的检出限（limit of detection，LOD）分别为 0.002μg/L、0.050μg/L 和 0.038μg/L，标准曲线的测量区间在 4~5 个数量级，方程决定系数 $R^2>0.99$；时间小于 2h，AMI 生物标志物的最低检出限、特异性、测量区间、准确度等性能指标可完全满足临床检测的需要，且操作简单，灵敏快速，成本低廉，为临床 AMI 的快速诊断提供了新方法。

目前，还有一些与心血管疾病检测相关的试剂盒：心脏功能检测试剂盒，可检测全血或血浆中的肌酸激酶 -MB（CK-MB），肌动蛋白，肌钙蛋白 I，作为急性心肌梗死的快速辅助诊断；BNP 检测试剂盒，用于检测全血或血浆中的 B 型利钠肽；D-Dimer 检测试剂盒，可用于弥散性血管内凝血、肺栓塞、深静脉血栓形成等的辅助诊断。

2. 神经退行性病变 阿尔茨海默病（Alzheimer's disease，AD）是一种逐渐推进性的大脑病变，估计国内目前患病人数已达数百万人，并以每年几十万人的数量增长。但是目前无药物可以根治，这一点已引起许多研究人员的广泛重视。2013 年有研究者利用 miRNA 芯片就 10 例 AD 患者和认知正常老年人脑脊液的 miRNA 表达谱进行检测，发现在 AD 患者和认知正常老年人脑脊液中共有 128 个差异表达 miRNA，其中 63 个上调，65 个下调。另外，应用 Real-Time PCR 对 miR-125b 和 miR-132 这 2 个上调的 miRNA 进行了验证，结果与芯片检测结果一致。

（五）肿瘤

肿瘤是在遗传、环境、饮食习惯等众多因素相互作用下产生的复杂疾病，涉及多种基因表达失常、突变或缺失等。根据目前人类对肿瘤的认识水平，基于病史、体征、影像学、血清学等辅助检查的常规诊断方法和放化疗等常规治疗方法并不能有效地预防、发现、遏制恶性肿瘤，微阵列芯片和微流控芯片以其不同的技术优势应用于肿瘤的研究中。

1. 微阵列芯片检测技术 微阵列芯片可以从核酸、蛋白、组织水平实现对肿瘤样品的高通量检测，使人们可以从分子水平对肿瘤发生发展的机制进行深入研究，通过微阵列芯片技术发现的一系列肿瘤特异性变化基因有可能为临床提供更多的检测标志物。

（1）基因芯片：采用基因芯片分析患者和肿瘤高发人群的基因表达谱，并与正常对照组进行比对，以期发现肿瘤的致病基因。通过检测突变基因，对具有发生肿瘤风险的个体提前预警。研究者用包含 4 096 个 cDNA 基因表达谱芯片研究一组肺癌组织样本的基因表达谱，结果共筛选出差异表达的基因 370 条，未知基因 224 条，提示基于 cDNA 微矩阵技术的肿瘤基因表达谱分析能够高通量筛选与肺癌发生密切相关的基因。

（2）蛋白质芯片：蛋白质芯片因其能高灵敏度地寻找到新的肿瘤标记物而在肿瘤的早期诊断中发挥着重要的作用。目前，蛋白质芯片已经成为临床医学领域最前沿的研究技术之一。利用蛋白芯片 SELDI-TOF-MS 技术，研究者在胃癌患者血清标本中发现五个蛋白峰（m/z 分别为 2046、3179、1817、1725 和 1929）组成的诊断模型可以作为检测胃癌的最佳标志物。同时，根据单一的蛋白峰（m/z4665）的变化可以鉴别出胃癌的不同阶段，其特异性达到 91.6%，灵敏度达到 95.4%；其他研究者在大肠癌患者大肠组织中蛋白质指纹图谱的分析中发现，由 15 个蛋白峰（m/z 分别为 3850、3570、3651、5012、3338、6618、3904、5224、2909、5208、3645、5034、3451、8424 和 3628）建立的诊断大肠癌组织模型的敏感度与特异度均达到 100%；此外，基于 SELDI-TOF-MS 技术，已建立的乳腺癌、肺癌、胰腺癌、卵巢癌的诊断模型对肿瘤的检测都具有高特异性和高敏感度，完全满足临床要求。

（3）组织芯片：与传统的病理学、免疫组织化学等技术相结合，组织芯片技术可做 HE 染色、特殊染色、免疫组织化学染色、DNA 和 RNA 原位杂交、荧光原位杂交等。因为一次实验可获得大量的实验结果，组织芯片技术是建立疾病，特别是肿瘤生物分子文库的高效分析平台。研究者采集了 54 例直肠癌组织和 40 例癌旁直肠黏膜组织制成组织芯片，采用免疫组织化学染色方法检测了多种蛋白因子的表达，结果发现，p53、CyclinD1、Bcl-2 的异常表达与直肠癌的发生有关，这种表达升高有助于直肠癌的早期诊断。

2. 微流控芯片检测技术 微流控芯片应用在肿瘤方面的研究最受关注，亦取得了较大的进展。包括肿瘤标志物的检测、循环肿瘤细胞的检测、单细胞分析以及即时诊断等来实现肿瘤的早期诊断和预防，建立个体化治疗方案，对于有效治疗肿瘤、降低恶性肿瘤的死亡率、提高生存率和患者的生存质量有着十分重要的意义。

（1）肿瘤标志物的检测，在肿瘤标志物检测方面，微流控芯片不仅可以检测糖类抗原标志物和激素类标志物，而且可以通过检测 DNA 标志物对癌症作出早期诊断。一种由聚甲基异丙烯酸酯构建的芯片，在微通道内表面修饰寡核苷酸，可以从一万个正常序列中检测出一个突变的 *K-ras* 基因序列，为直肠癌的早期诊断提供灵敏、准确的检测平台。此外，EGFR 等蛋白酪氨酸激酶功能缺失与肿瘤细胞的增殖、血管生成、肿瘤侵袭、转移及细胞凋亡的抑制有关。我国肺癌患者 EGFR 突变率达 30% 以上。研究者应用微流控芯片构建了 EGFR 一体化检测平台，可以实现床旁快速检测 EGFR 突变，从而实现对患者的靶向药个体化诊断和治疗。还有研究者为了提高复杂样本中低浓度物质的检测灵敏度，将预浓缩手段整合到微流控芯片上，设计了具有离子选择性纳米多孔结构的 Nafion 膜，用于浓缩酶联免疫吸附试验（ELISA）反应产物，提高荧光强度，从而提高检测灵敏度。该芯片有 5 个通道，可同时检测 5 个样本。通过该芯片的富集作用，前列腺癌标志物前列腺特异性抗原（PSA）、胰腺癌 / 胃肠道癌标志物 CA19-9 的检测灵敏度提高了将近 100 倍。

（2）循环肿瘤细胞的检测：循环肿瘤细胞（circulating tumor cell，CTC）是指从原发肿瘤脱落进入外周血里的肿瘤细胞，检测循环肿瘤细胞对癌症的预防诊断、治疗及预后评估有重要意义。2007 年，人们首次尝试利用微流体芯片对 CTC 进行有效分离，他们用特异性抗上皮细胞黏附分子（EpCAM）包被的微柱对转移性肺癌、前列腺癌、胰腺癌、乳腺癌和直肠癌患者外周血中的 CTC 实现了识别和捕获，并且发现 CTC 数量的变化跟病情的临床进展有很好的相关性。2017 年，研究者又应用微流控芯片技术构建 CTC 联合检测装置，装置由确定性侧方位移芯片（deterministic lateral displacement，DLD）分选芯片、磁场负性纯化平台及免疫亲和捕获平台三部分构成，最终，CTC 特异性表达 EpCAM+/CK+/DAPI+/CD45- 而被识别。值得注意的是微流控液滴芯片也可以对循环肿瘤细胞 CTC 等单个细胞和单个分子进行高通量筛选。微流控液滴芯片是微流控芯片的一种重要模式，液滴通量极高，体积极小，核心功能是微反应器。液滴的直径从 5~ 120μm，也即体积从 0.05pl 到约 1nl，通常的产生速率为 1kHz，一天处理的样本量多达 10^8。

（3）单细胞分析：肿瘤异质性是恶性肿瘤的特征之一，同一肿瘤中存有不同基因型或者亚型的细胞，在生长增殖、转移能力以及预后等方面存在着显著差异。因此，单细胞水平研究肿瘤对疾病的个性化诊断和治疗方面有重要的意义。单细胞研究的重要内容之一是细胞内含物的分析，它有助于获得特异细胞的信息，对疾病作出早期诊断。但是，由于单细胞内在基因和蛋白质等物质含量极低，长期以来缺乏灵敏的单细胞检测方法，只能对细胞群体进行分析。而微流控芯片因为具有微通道等结构能够精确操控小体积样品，并且随着细胞分选和捕获技术的迅速发展，微流控芯片也被应用来研究完整的单细胞或分析裂解的单细胞中的内容物，单细胞分析技术得到了突破性的进展。目前，光镊或超声捕获、光穿孔、电穿孔、细胞裂解、电泳分离和细胞流式技术等单元操作已被尽可能地集成到一块微流控芯片上，并把从互补的各种单元技术得到的信息汇集在一起，用以完成对单个细胞的精准操控分析。例如，一款高通量细胞微流控芯片，集成了细胞操控、快速溶胞、芯片电泳和激光诱导荧光检测等功能，细胞内容物的分离能在 2.2s 内完成，细胞分析速度达每分钟 7~12 个细胞。而今，微流控芯片分析单细胞技术的发展为单细胞基因组、转录组、蛋白质组和代谢组的研究提供了技术支持，也将更清晰地揭示被肿瘤细胞群体性研究所掩盖的肿瘤细胞异质性。① 单细胞基因表达分析：基因表达分析是研究单细胞异质性的重要技术，而常用的基因表达分析方法是 RT-qPCR。单细胞基因表达分析是通过单个细胞的基因分析来降低由细胞异质性引起的基因变异的复杂性，并可以揭示胞内分子机制和调控路径。现已用于个性化医疗、药物研发以及胚胎肿瘤干细胞研究，但由于单个细胞中 RNA 含量很低（10-30pg）以及 RNA 的易降解性，这使得原有的分析方法面临着很大挑战。而微流控技术可以用极少量的样品快速精确定量分析，适用于单细胞基因表达分析。一种单细胞 RT-qPCR 芯片，可以将包括细胞分离、固定、裂解、纯化、逆转录以及定量 PCR 过程整合在一起。所有的过程都依靠磁珠，无需芯片外操作，这不仅简化了操作及装置，也降低了样品损失和样品污染。② 单细胞基因组测序：传统的单细胞基因扩增方法具有强烈的扩增偏好性，而一项单细胞基因组扩增新技术即多次退火环状循环扩增技术，利用特殊引物在扩增过程中可以形成闭合环，可以抑制 DNA 片段被重复复制，确保 DNA 均匀扩增，从而解决了在基因组扩增过程中对微量初始模板产生过大的扩增偏倚。这项技术不仅在单细胞水平实现了全基因组 93% 的高覆盖率，还能准确检测出单个肿瘤细胞中染色体拷贝数变异。

（4）即时检测：即时检测（point of care testing，POCT）的原始含义是指在患者身边直接进行检测的一种技术，广义的 POCT 仪器需直接置于家庭、社区、事故灾害现场或资源匮乏地区的被检对象身边，满足突发事件或公共健康需求。POCT 是当前既代表世界检验医学最先进的理念与技术，又贴近中国基层医疗的“适宜”医学检测技术和手段。微流控检测分析芯片是即时检测精准有效的主流技术。近 20 年来，基于微流控芯片的即时检测的研究工作大多集中于以核酸分析为代表的分子检测、以蛋白质分析为代表的免疫检测和以代谢物分析为代表的生化检测。近几年，基于微流控芯片的 POCT 研究开始挑战体量极小，预处理复杂的样本，并把对象从分子逐渐拓展到细胞，进而开始仿生人器官的各种感觉（包括嗅觉、视觉、味觉等）。研究者把小分子或某些代谢物用于作为标记物，模拟人的嗅觉接收系统，他们把嗅觉接收系统连到一个碳纳米管场效应传感器，借助于静电原理，使化学键合能转化为一个电信号，由此在微流控芯片上构建出一种仿生电子鼻，用于“嗅”出肺部肿瘤，用作潜在的肺肿瘤诊断工具，具有样本用量少，检测速度快等优点。

（王莺燕　何　昕）

第二节 单细胞测序与液体活检

一、概述

单细胞测序技术(single-cell sequencing,SCS)是指在单个细胞的水平上,对基因组进行高通量测序、分析的一项新技术。传统的检测方法需要从大量细胞中获取足够的 DNA 或者 RNA 样品,测序结果反映的是细胞群体的总体平均水平。而通过单细胞测序可以获得单个细胞间遗传物质和蛋白质信息的差异,更有助于理解单个细胞在其微环境中的功能。另外,对于一些难以培养的微生物和珍贵的生物研究材料(如循环肿瘤细胞等),由于细胞数目有限,单细胞测序技术也有现实的必要性。SCS 在各个学科都有广泛的应用,如肿瘤学、RNA 组学、微生物学、发育生物学和神经科学领域等。

二、单细胞测序的主要步骤

单细胞测序的主要步骤包括单细胞分离、全基因组扩增、测序与数据分析。

(一) 单细胞分离

单细胞测序始于单个目的细胞的分离。目前单细胞分离的主要技术包括显微操作技术、流式细胞荧光分选技术(fluorescence activated cell sorting,FACS)、微流控技术和激光捕获显微切割法等。

显微操作法是指在显微操作仪的辅助下人为进行细胞挑选,但此法受主观判断影响较大,细胞识别容易出错;且对于大量细胞样品进行人为识别、挑选费时费力,通量低。

FACS 利用流式细胞仪对标记的细胞群进行分析、分选,进而得到准确的单个细胞,此法以其高准确度、高灵敏度、高通量等优势而被广泛应用。

微流控技术是在芯片上对大量单个细胞样本进行平行化的处理,由于大规模的集成化和仪器控制的自动化,通量得到大大提高,同时各种因素可控性高,可获得高度准确的结果。

激光捕获显微切割法则利用激光在组织切片的特定位置(无需制备细胞悬液)对目的细胞进行显微切割,由于在原位获得细胞,其空间位置信息得以保留,在肿瘤等组织切片中具有较大应用价值。缺点是在切割过程中激光可能会对目的细胞造成损害,而且有可能带有邻近细胞基因组 DNA 污染。

(二) 扩增

由于单个细胞的基因组 DNA(或 RNA)含量有限,达不到二代测序(next generation sequencing,NGS)的样本量要求,故在获得单个细胞之后,需要利用全基因组扩增(whole genome amplification,WGA)等方法扩增目的基因。常见的扩增技术包括简并寡核苷酸引物 PCR 技术(DOP-PCR)、多重置换扩增(MDA)和多重退火滚环扩增技术(MALBAC)等。

DOP-PCR 利用简并寡核苷酸引物(在引物两端共有限定序列但在靠近 3′ 末端含有六个可变的核苷酸)进行 PCR 扩增。由于基因组中的某些区域可能被优先扩增,造成该方法具有较高的扩增偏倚,使其较适合于检测单细胞的拷贝数变异,而对于单个核苷酸变异(SNV)的检测则会带来一定的误差。

MDA 使用随机六核苷酸引物与单个细胞的变性 DNA 退火合成新的 DNA 链。新合成的链又可被替换作为新的模板,进而实现指数扩增,使得基因组 DNA 被有效放大。但 MDA 存在一定的扩增偏倚且基因组覆盖范围不均匀,在突变检测中存在一定的假阴性率,也不太适合于拷贝数检测和分析。

MALBAC 通过设计特殊引物使得扩增产物的两端互补成环,避免了指数扩增,降低了扩增过程中可能存在的偏倚,具有较高的扩增覆盖度和扩增均一性。MALBAC 的保真度低,使用该法进行突变检测存在一定的假阳性,但对于拷贝数变异的检测却具有较高的准确性。

单细胞 RNA 检测的基本步骤是以 mRNA 为模板进行逆转录,得到 cDNA,然后通过 PCR 进行 cDNA 扩增,再对扩增产物进行测序、分析。主要有 Smart-seq、Quartz-seq、CEL-Seq、STRT 等方法。

单细胞基因组甲基化检测可以使用 RRBS(reduced representation bisulfite sequencing)技术。此法利用限制性内切酶(如 MspI)识别并酶解基因组中富含 CpG 的区域,然后收集富含 CpG 的 DNA 片段,用亚硫酸氢盐处理,最后通过高通量测序来分析 DNA 甲基化水平。

(三) 测序与数据分析

单个细胞内的目的 DNA 或 RNA 被扩增放大之后即可达到二代测序的检测要求。SCS 的测序分析方法与普通二代测序类似,但是单细胞测序更容易产生测序错误,如扩增效率太低导致等位基因丢失(allele dropout)、扩增和测序错误导致假阳性结果等,所以数据分析和结果解读需要更谨慎。三代测序(nanopore sequencing)技术目前尚不成熟,但是可能具有更长的读长,在单细胞测序中的应用有待挖掘。

三、单细胞测序的应用与液体活检

(一) SCS 与植入前基因诊断 / 胚胎植入前遗传学筛查

当父母双方均为明确遗传病的携带者而且正在通过体外受精(in vitro fertilization,IVF)进行人工受孕时,可以在胚胎移植前对植入的胚胎进行鉴定,进而选择正常的胚胎植入母体。植入前基因诊断(pre-implantation genetic diagnosis,PGD)和胚胎植入前遗传学筛查(preimplantation genetic screening,PGS)是评估胚胎质量的主要方法。利用 MDA 和 Sanger 测序(MDA-SS)已成功诊断出具有单基因突变和染色体异常的胚胎。例如，利用此技术鉴定分离自具有 Meckel-Gruber 综合征 3 型（MKS3）家族史的夫妇胚胎的单个卵裂球，随后挑选不具有 TMEM67 突变的胚胎并移植入母体，孕育出一个健康的婴儿。利用 MDA 和 qPCR 技术，对遗传性 B 型短指（趾）（常染色体显性遗传病）的 9 号外显子进行测序分析，发现在 ROR2 中存在突变。此外，基于 MALBAC 和 NGS 的 MARSALA 技术可同时检测单基因疾病（基于单核苷酸变异，SNV）和非整倍体改变（基于 CNV）。然而，SCS 在植入前胚胎筛查的临床应用尚处于起步阶段。因为没有一种 WGA 方法可以准确而有力地识别人类胚胎中的全部基因组突变和染色体异常。

（二）SCS 与无创产前筛查和诊断

无创产前筛查（non-invasive prenatal testing，NIPT）和无创产前诊断（non-invasive prenatal diagnosis，NIPD）检测和分析的对象包括孕妇外周血中的胎儿有核红细胞（fnRBC）、胎儿滋养层细胞（CFTC）、白细胞和胎儿未分化的干细胞 / 祖细胞的 DNA。有研究报道，利用 SCS 检测分离自绒毛穿刺标本的单个细胞，准确诊断了 2 例 21 三体综合征，2 例 18 三体综合征和 1 例 15 三体综合征。对单个胎儿有核红细胞进行单细胞 PCR 和测序，成功检测出造成 β- 地中海贫血的 β- 珠蛋白基因改变。对分离自母亲宫颈的 CFTC 进行 SCS 检测（父母双方均为致病基因携带者），可以准确检测出囊性纤维化（常染色体隐形遗传病）DelF508 突变，进而判断出胎儿为携带者。

（三）SCS 与肿瘤

针对细胞群体的分析掩盖了肿瘤异质性带来的差异和少数突变群体的识别。对单个肿瘤细胞进行分析，更有助于理解肿瘤的发生发展和侵袭转移机制。因为所需样本量少，应用 SCS 分析液体活检或肿瘤活检组织将推动临床医生进行可能的非侵入性检查或微创操作，减轻患者的痛苦。Navin 等应用单细胞测序技术对来自两例乳腺癌患者的各 100 个单细胞进行测序分析，发现一位患者的肿瘤细胞存在三种截然不同的细胞亚群，而另一位患者的肿瘤则由一群遗传上相同的细胞构成。利用 SCS 在肾透明细胞癌中进行的研究发现肾肿瘤细胞之间的突变频率和突变位置并不完全一致。Suzuki 等人利用单细胞 RNA 测序技术对一系列肺腺癌来源的细胞系进行分析研究，发现不同细胞系之间的基因表达情况是不一样的，并且在药物治疗过程中，会发生改变。此外，SCS 也被广泛应用于其他癌症研究中。

（四）SCS 与循环肿瘤细胞

循环肿瘤细胞（circulating tumor cell，CTC）是从实体肿瘤病灶（原发灶、转移灶）中脱落的活细胞，携带着实体肿瘤的遗传信息。大部分 CTC 在进入外周血后发生凋亡或被吞噬，少数能够逃逸并锚着发展成为转移灶，增加恶性肿瘤患者死亡风险。利用 SCS 对来自Ⅳ期结直肠癌患者的 CTC 中的 68 个癌症相关基因进行研究，发现在原发性肿瘤和转移灶中可以观察到大多数突变，特别是在驱动基因中发生的突变在 CTC 中也可以检测到。但也有研究发现在乳腺癌患者中，*TP53* 的突变情况在不同个体的 CTC 之间有所不同，其中一些 CTC 具有与相应的原发肿瘤相同的突变，而其他 CTC 却有与原发肿瘤不一致的突变。NiX 等人利用 SCS 研究来自 11 位肺癌患者的 CTC，通过单个细胞外显子组测序揭示出了个体 CTC 中的单核苷酸变异（SNVs）、插入 / 缺失（Ins/Del，Indel）的情况。此外，他们还发现每个患者的 CTC 的拷贝数变异（CNV）模式是高度一致的，并且来自同一亚型（肺腺癌）不同患者的 CTC 的 CNV 模式是相似的，但不同亚型患者的 CTC 之间的 CNV 模式是不同的。在治疗过程中 CTC 中的 SNVs/Indel 会发生改变，而 CNV 模式保持不变。

存在于原发性肿瘤中的突变异质性常常反映在 CTC 的基因组中，然而，促进肿瘤转移的关键基因组改变可能仅发生在 CTC 中。单细胞水平上的这种异质性可能反映了肿瘤进展过程中发生的动态和持续的基因组突变情况。因此，针对某一癌症患者的多个 CTC 的基因组标签可能比传统的原位肿瘤活检更具信息性，可被用于设计靶向治疗和监测治疗反应。

（五）液体活检

液体活检（liquid biopsy）是一类利用血液、尿液等体液样品进行检测的诊断方法，能够快捷、无创地对疾病进行筛查、诊断和治疗监测，在产前诊断和肿瘤学研究和治疗中的应用日益广泛，展现出广阔前景。基于循环游离 DNA（circulating cell-free DNA，cfDNA）检测的液体活检技术在肿瘤的筛查、早期诊断、治疗监测和预后评估等多个方面受到极大的关注。

大多数健康人的 cfDNA 来源于血液中的细胞，半衰期从 16min 到 2.5h 不等。cfDNA 中来自肿瘤的 DNA 称为循环肿瘤 DNA（circulating tumor DNA，ctDNA），其浓度与肿瘤大小、分期等相关。研究表明，在结直肠癌患者的外周血中，*KRAS* 基因突变检测敏感度为 87.2%，特异性达 99.2%，且突变含量与患者的生存时间存在负相关。Karachaliou 等的研究表明，ctDNA 检出 EGFR 激活突变的患者服用厄洛替尼后无进展生存期延长。一项对患者系列血 ctDNA 进行全外显子测序的研究发现，用药后的 6 例患者肿瘤突变谱发生变化，包括耐药相关突变频率的增加和新发突变的产生。因此液体活检 ctDNA 检测可以为恶性肿瘤患者提供治疗指导、用药选择、复发监测和预后评估等方面的信息。目前美国 FDA 和中国 CFDA 已经批准，在肿瘤组织样本不可评估的条件下，可采用外周血 ctDNA 作为补充标本评估 *EGFR* 基因突变，并以此作为第三代酪氨酸激酶受体抑制剂的用药依据。此外，肿瘤 DNA 的 CNV 变化也可以通过液体活检进行检测。

由于 DNA 甲基化具有组织特异性，且在肿瘤中呈现肿瘤特异的 DNA 甲基化变化，分析 ctDNA 甲基化状态可能为肿瘤早期诊断与治疗提供潜在标志物。如在结直肠癌早期诊断中，SEPT9 甲基化在Ⅰ期结直肠癌患者血清中阳性率达 42.9%，且阳性率随分期增加而升高。FDA 也已于 2014 年批准血浆 SEPT9 甲基化检测筛查结直肠癌试剂盒进入临床应用。

虽然随着技术的进步和研究的深入，基于 cfDNA 的液体活检取得了长足的进展。但是，目前尚有许多问题等待我们进一步探索和规范。一方面，分析前、分析中和分析后的标准化缺乏统一标准，不同实验室给出的检测结果通常存在差异，造成检测结果互认和比较的障碍。其次，由于 cfDNA

浓度较低，如何实现样品有效提取和准确检测是目前面临的一大挑战，需要随着技术的更新和研发的深入逐步解决。由于受种族、人群分布、临床验证规模等影响，现有检测标志物尚不能满足临床检测的需求，需要开展大规模、多中心的临床试验，为cfDNA标志物的临床应用提供足够的循证医学基础。

四、主要瓶颈问题

（一）扩增效率均一性和扩增错误

由于单个细胞中的DNA或RNA含量有限（pg水平），达不到二代测序所需的最低量，所以必须对分离自单个细胞的核酸进行扩增。如前所述，已有多种方法被应用于单细胞核酸扩增，但几乎每一种方法都存在扩增偏移，且基因组覆盖度低，在扩增过程中还可能会产生扩增错误或引起等位基因丢失。研发提高整体覆盖率的更敏感的方法和保证不同DNA/RNA序列扩增效率的均一性是迫切需要解决的问题。

（二）测序错误

二代测序技术本身也是不完善的，会产生测序错误。在常规的针对细胞群体的DNA测序时，可以通过提高测序深度等方法来发现并去除测序错误。然而，单细胞测序的扩增和测序错误的发现和去除更为困难。

（三）单细胞检测数目

单个细胞间的异质性可能反映了肿瘤进展过程中发生的动态和持续的基因组突变情况。那么，需要检测多少个单细胞，才能反映出细胞间的不均一性？目前并没有统一的标准。一项针对乳腺癌患者的研究发现来自同一个体的100个CTC中存在三种截然不同的细胞亚群。或许检测更多的CTC，会揭示出新的细胞亚群吗？一项针对肾透明细胞癌（从肿瘤中分离出25个单细胞）的研究并没有发现明显的细胞亚群，有没有可能是检测的细胞数目太少导致假阴性结果？检测的单细胞数目是否越多越好？这些都是需要解决的问题。

（丁春明）

第三节　转录组学与非编码RNA

一、转录组学的概述

随着人类基因组计划大规模测序工作的完成和后基因组计划研究的深入，发现人类只有3万个基因，数量远远少于10万种蛋白质，由此对"一个基因一个酶（蛋白质）"的认识提出了质疑。蛋白质是由基因经转录成mRNA后翻译而成的，难道一个基因可以转录出多个mRNA？或是一个mRNA可以翻译成多个蛋白质？研究的焦点很快集中到基因转录的产物，转录组（transcriptome）的概念被提出。从广义上讲，转录组就是由基因组转录出来的所有RNA的总和，包括mRNA和非编码RNA，如微小RNA（microRNA，miRNA）、长链非编码RNA（long non-coding RNA，lncRNA）和小干扰RNA（small interfering RNA，siRNA）等。由于转录过程受到时空调节及转录后调节的多样性，因此不同人群、不同个体之间转录组存在差异，即使同一个体处于不同的环境或不同的状态时其转录组也存在着差异。转录组学（transcriptomics）是在整体水平上研究细胞在某一特定环境或某一功能状态或疾病状态下转录组的差异及其调控规律的学科。

研究转录组的差异性，可以了解基因与基因产物之间的相互作用，了解相同基因在不同细胞或疾病和治疗状态下的表达水平，了解细胞功能及其生化代谢途径在疾病发生发展中的作用，了解药物如何在细胞和组织中作用，以及基因产物如何发挥治疗作用。因此，转录组学研究有助于对疾病作出诊断或早期诊断，对疾病的发展和转归进行判断，对药物疗效及不良反应作出评估。

二、转录组学的研究方法

转录组学研究最直接的方法是将mRNA反转录成cDNA，然后对构建好的cDNA文库中的每个cDNA测序，再将其与基因组序列对比，即可获得指导mRNA转录的基因信息。该方法需要得到大量不同的cDNA序列，既费时又费力，显然不能普及应用，随着分子生物学技术的发展，转录组学的研究方法也在不断涌现。

转录组学的研究方法主要有RNA的种类鉴定和RNA的相对丰度测定。RNA种类鉴定主要方法有：RT-PCR、差异显示反转录PCR（DDRT-PCR）、微阵列技术、基因表达系列分析（serial analysis of gene expression，SAGE）、Northern杂交、RNA测序、抑制性消减杂交（SSH）等。RNA相对丰度测定方法主要有：光谱分析和定量、Northern杂交、定量RT-PCR、核糖核酸酶保护、RNA测序、SAGE等。

基因表达系列分析（SAGE）是一种以测序为基础，采用数字化分析手段，在转录物水平上研究细胞或组织基因表达模式的有效工具。它不需要研究完整cDNA，以构建能特异代表基因转录本序列的标签为宗旨，标签长度约9~12bp，同一标签在某组织中出现的频率反映了该标签所代表基因在该组织中的表达丰度。SAGE其显著特点不仅可以快速、高效、接近完整的获得基因组表达的类别与丰度，而且可比较不同组织、不同时间空间条件下基因表达的差异。在病理条件下，如癌细胞等差异表达谱的研究中，检测基因表达谱的改变，有助于获得完整转录组学图谱，发现疾病相关新基因及其功能和作用机制，特别是对低表达量致病基因的研究。该技术已成功地应用于特异组织或细胞的转录组研究和mRNA群体间差异表达基因的鉴定。目前NCBI提供了多种来源的肿瘤组织、细胞系及相应正常组织SAGE文库数据，为转录组学研究提供资源共享。

大规模平行信号测序系统（massively parallel signature sequencing，MPSS）是对SAGE的改进，它能在短时间内检测细胞或组织内全部基因的表达情况，通过与已知基因数据库进行比对，定量显示出基因在细胞或组织内的表达状况，为基因发现和转录组研究提供更有力的工具。MPSS能够测定表达水平较低、差异较小的基因，且符合基因组时代基因功能分析高通量、自动化、微型化的要求。

微阵列分析（microarray）是目前用于大规模快速检测基因表达、基因组表达谱、DNA序列多态性、致病基因或疾病相关基因的研究技术。构建含有代表全部基因的DNA克隆样本的芯片。转录组mRNA被特异地反转录成cDNA，标记cDNA，制于芯片上。杂交位点显示代表相应的DNA克隆样本，这些DNA的转录产物组成该转录组。将不同转录组的cDNA与同种芯片杂交，对比两个相关的转录组，每个转录组的标记物依次与微阵列上的cDNA杂交，根据发出杂交信号的强度差异来判断mRNA的组成的区别（图56-1）。

转录组测序技术RNA-Seq，是近年发展起来的利用深度测序技术进行转录组分析的方法，已成为研究基因表达调控的主要手段。它能够在单核苷酸水平分析某一状态下几乎所有转录本的结构和表达水平，可以更高通量、更全面、更准确地对全转录组进行系统的研究。RNA-Seq可进行全基因组水平的基因转录研究，例如疾病与对照样本间基因的差异表达；还可应用于检测未知转录本、稀有转录本以及转录本结构变异，例如疾病中的基因融合和可变剪接；以及在非编码RNA研究中的应用，如miRNA和lncRNA。RNA-Seq在检测基因的数量、准确性（尤其是低丰度基因的准确性）、重复性和信息含量等方面均优于微阵列分析技术，随着测序技术的进一步发展以及测序成本的降低，RNA-Seq将在转录组学的研究中起重要作用。此外，三代测序技术的单分子实时测序技术也可应用于转录组学的研究。

三、转录组学在临床中的应用

转录组学可以研究不同环境、不同生理状态及不同生长阶段的细胞和组织表达图谱，对不同状态下基因表达水平进行定性或定量比较，无论是编码RNA还是非编码RNA，特别是在疾病组织与正常组织的比较方面发展迅速。

1999年，转录组在肿瘤诊断的研究中首次有了突破，Golub等人发现急性淋巴母细胞白血病细胞的转录组与急性髓系白血病细胞的转录组不同，在研究的27种淋巴母细胞白血病和11种髓系白血病中，虽然转录组差异不大，但建立的转录组差异表达谱足以进行鉴别。随着转录组学的发展，时至今日，它在帮助我们判断疾病预后，评估疾病复发风险方面有着良好的应用。例如，已获美国食品和药物管理局（FDA）批准的乳腺癌21-基因表达谱复发评分（Oncotype DX）、70-基因谱（MammaPrint）和50-基因谱（Prosigna），均已显示出显著的预测能力并对治疗干预起指导作用。Oncotype DX的使用已被纳入2007年美国临床肿瘤学会指南，70-基因谱（MammaPrint）已被纳入2017年美国临床肿瘤学会指南，根据基因表达谱的差异，对患者进行复发风险评分，作为评估雌激素受体-阳性，人类表皮生长因子受体2（human epidermal growth factor receptor 2，HER2）-阴性，淋巴结无转移或1-3枚转移的乳腺癌患者复发预测的量化指标，在判断辅助化疗是否获益方面更具优势，高危者可从化疗中获益，低危者则不一定需要化疗。这不但避免了低风险患者因化疗产生的不良反应，节约了医疗费用，而且对于高危患者进行化疗，降低了复发风险，患者也获得了生存获益，通过基因检测为患者提供了精准治疗策略。

Caron等人将神经母细胞瘤、正常结肠、结肠癌、正常脑、脑间质母细胞瘤、脑胶质母细胞瘤、正常乳腺、乳腺癌等8种不同细胞的转录组在人类基因组序列草图上标定，不仅使我

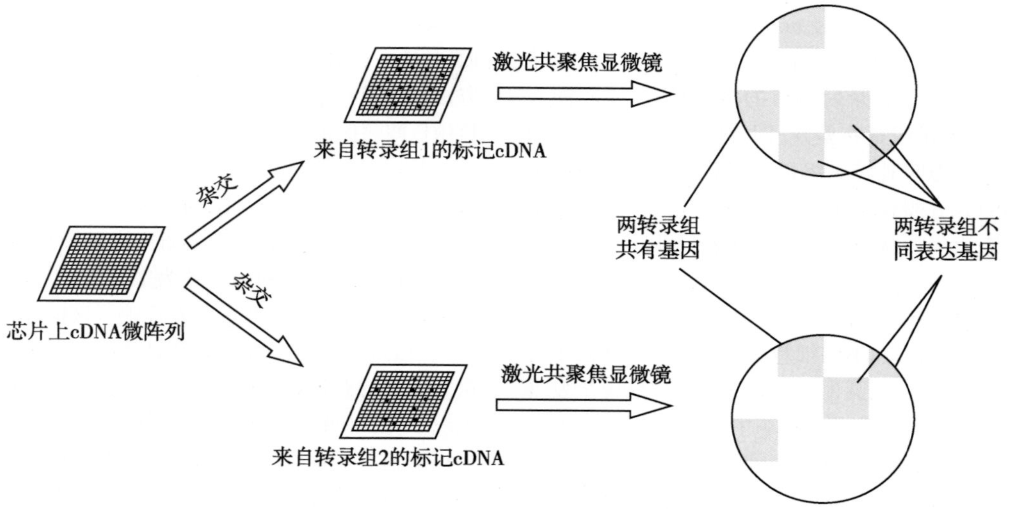

图56-1 微阵列分析技术转录组分析图

们对基因表达有了整体了解，而且还强调了癌组织和正常组织转录组间的差异程度。如 Wiegand KC 等人利用 RNA-seq 技术发现子宫内膜异位卵巢癌驱动基因 *ARID1A*，表明 *ARID1A* 是一个肿瘤抑制基因，该基因经常在卵巢透明细胞癌和子宫内膜样癌中被破坏而失活。由于 *ARID1A* 突变和 *BAF250a* 的缺失可见于癌前病变组织中，暗示这是一种子宫内膜异位症向癌症转化过程的早期发生的事件。另外，转录组的研究还可将临床上表面看似相同的疾病分为多个亚型，如 B 细胞淋巴瘤，通过转录组差异表达谱的建立，指导医生为不同亚型淋巴瘤实施个体化治疗方案。

转录组学研究也可以对临床表现不明显或是缺乏诊断“金标准”的疾病具有诊断参考意义，如阿尔茨海默病（AD）、自闭症等。患有阿尔茨海默病时，神经原纤维缠结的大脑神经元细胞与正常神经元细胞的转录组存在差异，所以在还未出现纤维缠结等病理形态时，基因表达谱的差异可作为分子标志物提示病情，为 AD 的早期诊断提供参考依据。

转录组研究还可应用于微生物感染的诊断。Marc Jacobsen 等人通过对外周血白细胞的转录组分析，对结核分枝杆菌感染进行诊断，并对感染后患结核病风险进行评估。免疫功能正常的个体，感染结核分枝杆菌后，90% 的人不会患结核病。虽然体内 γ-INF 水平可发生明显改变，但并不能作为该菌感染的特异性临床指标。研究者通过基因芯片比较结核病患者和结核分枝杆菌感染但无临床症状人群的外周血单核细胞的基因表达谱，筛选结核病的诊断生物标志物，发现乳铁蛋白、CD64 和 Rab33A 在结核病患者、结核分枝杆菌感染但无临床症状人群及无感染的健康人群中差异显著，可能作为潜在的结核分枝杆菌感染的临床检测指标，为微生物的诊断提供了新思路。2009 年甲型 H1N1 流感的广泛传播流行，引起了全球恐慌，很多研究者应用转录组学和蛋白质组学研究 H1N1 的诊断、治疗及其与宿主的相互作用，为阐明 H1N1 的致病机制和控制流行传播提供有力依据。

从 2002 年美国俄亥俄州立大学 Croce 等人首次报道 miRNA 与肿瘤相关，开启了非编码 RNA 在医学领域中的研究。自此 21 年间，非编码 RNA 在肿瘤、生殖健康、传染病防治和基因治疗等领域研究中取得了重要的进步。通过转录组研究可分析非编码 RNA 突变谱和表达谱与细胞功能及疾病进程的关系，并可通过研究非编码 RNA 与疾病的各种表型，解析非编码 RNA 与疾病相关的分子标志及信号调控网络。非编码 RNA 中的长链非编码 RNA（lncRNA）是新近研究较热的一类非编码 RNA，其广泛参与染色质修饰、基因表达调控、转录激活、转录干扰、核内运输等机体多种生理病理过程。lncRNA 通常为一类大于 200 核苷酸的非编码 RNA，它们以 RNA 的形式调控基因转录和修饰等，其本身并不编码蛋白质。虽然大部分的 lncRNA 主要由 RNA 聚合酶Ⅱ催化转录生成，少部分则由 RNA 聚合酶Ⅲ催化转录生成，但有关 lncRNA 的来源目前仍未完全明确。lncRNA 参与了许多生物学功能的调控，其表达具有细胞特异性和时空特异性，即 lncRNA 的表达与细胞环境和发育有关，且受转录水平调控。相比蛋白水平调控，lncRNA 无需翻译，其转录剪切折叠为高级结构，即能快速发挥生物学功能，调控细胞功能。随着转录组技术的不断发展，lncRNA 的异常调控与各种疾病关系的研究报道也日益增多，尤其在肿瘤中，lncRNA 表达多有异常，lncRNA 是肿瘤发生、发展及发生转移中的一类重要的新型作用分子。美国宾夕法尼亚大学 Hu 等人在 12 种共 2 000 多例肿瘤标本中发现，lncRNA-FAL1 在肿瘤组织中表达显著上调，并可进一步抑制 p21 的表达促进肿瘤的生长。在乳腺癌中，发现 lncRNA BCAR4 可通过调控转录因子活性促进乳腺癌的恶性转移。近年来，国内外研究者对循环非编码 RNA 在各种疾病中的临床应用研究发现，血清或血浆中的 miRNA 和 lncRNA 可能作为肺癌、肝癌、胰腺癌、乳腺癌和前列腺癌等肿瘤早期诊断和预后评估的标志物。目前已经被证实有多种 lncRNA 在肝癌中有重要作用，如 lnc RNA HULC 在肝癌组织中异常高表达，并可通过调控 miR-372 等 miRNA 调控肝癌的发生，该 lncRNA 也与乙肝病毒及肝癌组织学分级有关；lncRNA HOTTIP 在肝癌细胞中高表达，其主要通过与 WDR5/MLL 复合物相互作用，进而调控 *HOXA* 基因的表达，并可用于肝癌进展的预测等。lncRNA MALAT1 在肺和胰腺中表达较高，其主要通过调节 *caspase3*、*caspase8*、*Bax* 等基因表达，影响细胞生长和存活，该 lncRNA 与肺癌的转移复发有关。lncRNA PCGEM1 在胰腺癌细胞中高表达，该 lncRNA 与细胞增殖和克隆形成能力有关。在胰腺癌中 PCGEM1 与胰腺癌的复发有重要关系。此外，在乳腺癌中，lncRNA HOTAIR 与原发和转移性乳腺癌均高表达，通常与乳腺癌患者预后不良关系密切。lncRNA HOTAIR 能通过形成 PRC2 复合物和 LSD1/CoREST/REST 复合物，并进一步锚定在特定基因区域，调控 DNA 的甲基化，影响基因表达，最终与肿瘤细胞的侵袭和转移能力有关。

在自身免疫性疾病如红斑狼疮（SLE）中，Chen 等通过转录组测序技术对 SLE 患者和对照人群 miRNA 进行测序分析，发现了 61 个 miRNA 发生差异表达。还有研究发现，SLE 患者中有 4 种 lncRNA 参与 T 细胞受体信号调控，进而影响 SLE 疾病的发生发展。在尿毒症患者中，Sui 等人通过微阵列分析发现，相比健康对照人群，尿毒症患者中有 1 961 个 lncRNA 表达上调，1 947 个 lncRNA 表达下调，这些差异表达的 lncRNA 可能通过调控多种功能蛋白编码基因而导致肾脏代谢功能紊乱，引起尿毒症。

另外，除了长链非编码 RNA 外，非编码 RNA 中还有一类被称为环状 RNA（circRNA）也广泛存在于组织和细胞中，是一种内源性的环状 RNA 分子，circRNA 能形成特殊的共价闭合环状结构，既没有 5′-3′ 极性，亦无多聚腺苷酸尾，且具有结构稳定、丰度高和组织表达特异等特点。随着转录组技术的不断发展发现 circRNA 也参与转录及转录后水平的许多基因的表达调控，许多 circRNA 已经证实与许多疾病的发生发展密切相关，其中包括肿瘤、心血管疾病、神经系统疾病和糖尿病等。以肿瘤为例，circRNA 调控癌症信号通路往往以调控 miRNA 为靶点，如 miR-7 可调控肿瘤相关的信号蛋白 EGFR、IRS-1 等，而 CDR1as 可通过与 miR-7 结合，影响 miR-7 对靶基因转录的影响，间接影响肿瘤的发生发展。在基底细胞癌中，目前已经发现至少 71 个异常表达的 circRNA 通过影响 354 多个 miRNA 结合位点，与癌症恶性转变有关。此外，circRNA has_circ_002059 在胃癌组织中异常低表达，circRNA has_circ_001988 在大肠癌中异常低表达，且其表达水平与肿瘤分化程度和侵袭转移有关。这些异常表达的 circRNA 有望成为潜在的新型肿瘤诊断标志物。

（吕建新　张　杰）

第四节　蛋白质组学

一、蛋白质组学的概述

生命科学研究一代接一代，螺旋式发展，逐渐揭示生命的本质和规律。自 20 世纪 50 年代，从 Crick 和 Watson 发现 DNA 双螺旋结构起，生命科学进入了分子生物学时代。该学说认为所有细胞核内的染色体都是以碱基对为基础的双螺旋状 DNA 组成，DNA 携带了生命的遗传密码，DNA 遗传信息转录到 RNA 上，RNA 又根据密码子，合成特定的多肽、蛋白质。在 DNA 指导下形成了不同的生命体和各自的生命活动。基因及其表达产物的异常导致体内生理、生化过程异常，是许多疾病产生的根源。

20 世纪 90 年代基因检测技术实现了突破，DNA 测序技术使大规模基因组序列测定成为可能，获得的 DNA 数据呈对数增长，搞清了机体基因的主要框架，明确了人体有 20 000~30 000 个基因，大约 26 000 个（2000 年公布数据）。自此之后研究进入了后基因组时代，目标从单个基因转向一群基因（基因组学）和功能基因，转向了蛋白质和蛋白组学，拉开了生物研究的新一页。

Wasinger 1995 年在 *Electrophoresis* 中首先提出蛋白组（proteome）的概念，由英文“蛋白”和“基因组”合成的新英文名词，表示由基因组表达的全部蛋白质群，之后 Williams 和 Wilkins 撰写了第一部有关蛋白组的专著。目前学术界认为蛋白组学是研究一个细胞、一类组织或一种生物的基因组表达的全部蛋白的技术平台。和传统观念不同，对应疾病，蛋白组学着眼于一群变化中的蛋白，比单一蛋白质更准确反映了机体复杂的变化。此后，蛋白组学（或称蛋白质组学，proteomics）成为生命科学研究的新领域。基因组学和蛋白质组学都从整体看待机体及其功能，是目前生命科学研究的重点，但两者也有不同：①基因组在每一细胞中是相同的，蛋白质组却有很高的细胞特异性；②基因组相对稳定，其构成成分不随时间而变化，而蛋白质组是动态的，随细胞发育和生理状态而变化；③从 DNA 到蛋白质有 3 个层次的调控：转录水平调控、翻译水平调控、翻译后水平调控及修饰，从 mRNA 到蛋白质表达率约为 40.0%~50.0%。基因组序列翻译为相应的功能蛋白成为生命活动的执行者，使生物学功能得以实现。二维的基因组学难以充分预测蛋白质的三维结构及其动力学，基因本身的多态性使基因有多种表型，给单纯基因诊断带来了不确定因素。要彻底了解生命本质，必须了解蛋白质在生长、发育、衰老和整个生命现象中的作用和相应机制。机体内绝大多数调控过程、疾病的发生机制、药物的靶标均发生在蛋白质水平。有人认为，后基因组学，特别是蛋白质组学，将成为 21 世纪生命科学研究最重要的内容。就临床角度而言，蛋白质组学更具有应用价值。

二、蛋白组学的基本分析方法

对于高丰度蛋白大都有了比较成熟的方法（详见下册第二十四章）。蛋白组学的基本技术是把目前分离蛋白质较好的几种方法组合起来检测低丰度蛋白，其目的有二：①将混合蛋白质分离成单一蛋白质或蛋白质组群，使复杂的蛋白质混合物简化，减少蛋白质间互相干扰，提高检测的灵敏度；②由于很难分离和检测到大量的低丰度蛋白，可行方法是比较健康人群组和患者组两组蛋白质的不同表达，通过差异蛋白寻找疾病标志。可见，蛋白质组学是发现疾病标志的新途径。

目前主要的蛋白质分离技术有双向电泳（two-dimensional gel electrophoresis，2-DE）、高效液相层析（high-performance liquid chromatography，HPLC）、毛细管电泳（capillary electrophoresis，CE）、亲和层析（affinity chromatography）、蛋白芯片（protein microarray）、磁性微球（magnetic beads）和免疫组学（immunomics）技术等，然后再通过质谱仪进一步分析。蛋白芯片和磁性微球两项新的蛋白指纹图谱技术克服了以往技术的缺点，有可能在检测体液中潜在肿瘤标志（tumor marker）方面创造革命性突破。2006 年，一种崭新的技术，免疫质谱（immuno-massspectrometry，IMS）分析技术诞生。免疫质谱分析技术采用免疫组（或抗体组）特异性捕获蛋白质完成定量分析，然后用质谱仪完成蛋白质或蛋白质修饰的定性分析。免疫质谱分析技术又称抗体组 - 质谱仪联合检测技术，是一种专利性技术（专利号 ZL 200610140652.0）。10 年来，已有数千篇免疫质谱分析技术的论文被发表。免疫质谱分析技术首次解决了质谱仪近百年来在定量领域的弱点，并在解释蛋白质组之间、被修饰的蛋白质之间、蛋白质代谢产物之间的量子调控效应作出贡献。

（一）蛋白质双向凝胶电泳技术

双向电泳是当前蛋白质分离技术中分辨力较高的方法之一，其基本原理是：①荷电蛋白质在电泳槽中泳动；②不同的蛋白质有各自的形状和大小，在用于普通电泳的聚丙烯酰胺凝胶中加入 SDS，制成 SDS-PAGE 胶。这时不同大小的分子将会有不同的泳动速率。在等电聚焦电泳后，转向 90°，再进行 SDS-PAGE 就可以使蛋白得以分离。后来又发展了荧光双向差异凝胶电泳技术（fluorescence two-dimensional differential gel electrophoresis，2-D DIGE），在同一凝胶上分别加入不同荧光染料标记的样品，其中每个蛋白点都有自己的内标，并由软件根据内标表达量进行校准，这一技术可使尚未完全分离的少数蛋白因不同荧光而分别显示，使表达差异<10%，统计学可信度达 95% 以上。

（二）生物质谱技术

质谱分析法首先使样本在离子源中发生电离，生成不同质荷比（m/z）的离子，在质谱仪的电场和磁场作用下先后到达检测器，呈现不同的质谱峰。常见的质谱图呈现的是棒图（bar graph）。

质谱原理和一般的生化分析原理不同，它的分离增加了分析范围。目前临床应用较多的是基质辅助激光解吸离子化 / 飞行时间质谱（matrix assisted laser desorption ionization/time of flight，MALDI-TOF-MS）。将样品和基质（常用的有 α- 氰基 -4 羟基肉桂酸 CHCA，3，5- 二甲氧基 -4- 羟基肉桂酸 SPA，2，5- 二羟基苯甲酸 DHB）混合放入质谱仪样品室，再由激光气化与电离，样品解析、离子化后进入质谱真空飞行管。现用的生物质谱分析法多数是飞行时间质谱（time of flight MS），随串联的第一级分离的方法不同，有不同的名称和应用范围。

由 2002 年诺贝尔化学奖得主田中耕一和美国科学家约翰·芬恩发明的表面增强激光解吸电离飞行时间质谱技术（surface-enhancedlaser desorption/ionization time of flight mass spectrometry，SELDI-TOF-MS 或 SELDI），国内常称其为“飞行质谱”或“飞行时间质谱”，由蛋白芯片（实质是不同原理的微型色谱片）和质谱仪组成。SELDI 把基质改为以色谱原理设计的蛋白芯片，芯片整合集成了色谱超微化、多样化、快速等优点，增强了分离能力。

在飞行质谱的检测系统中，蛋白芯片根据色谱原理，表面经化学（阳离子、阴离子、疏水、亲水和金属离子螯合等）或生物化学（抗体、受体、DNA 等）处理，芯片和血清中测定蛋白特异结合，再通过选择性清洗，获得高分辨率的保留蛋白谱（第一次分离）。当加入能量吸收分子（energy absorb molecular，EAM）后，芯片上保留的蛋白形成晶体。在特异的激光照射后，晶体发生解离作用，带电分子在通过电场时加速，记录仪记录飞行时间的长短，质量越轻，相对所带的电荷越多（质荷比 m/z 越小），飞行时间越短。信号由高速的模拟数字转化器转化并记录，被测定的蛋白质及其片段以一系列峰的形式呈现，这些特异的峰犹如指纹，是侦查罪犯的依据，可看成发现疾病的线索，称为“指纹”。

蛋白组学诞生不久，已显示了其强大的生命力，获得了许多显著的成果。最著名的是由美国癌症研究院和美国药品食品管理局（FDA）参加的课题用飞行质谱检测了 50 例Ⅰ期卵巢癌患者、55 例健康人和 65 例非癌症患者，阳性率为 100%，正常人和非肿瘤患者的特异性分别为 100% 和 97%。Patricia A 等应用 SELDI 检测了转移性黑色素瘤、肉瘤和肾癌，敏感性达 87%。他们认为，该方法独特的 8~24 条蛋白指纹图可以用于多种癌症的诊断，如肝癌、前列腺癌、乳腺癌、膀胱癌、卵巢癌、食管癌，其检测限为 fmol/L。近十年来，飞行质谱在国内外应用日渐广泛，且取得了较好的效果，远好于当前临床基于肿瘤标志所得到的敏感性和特异性。

三、蛋白组学在临床中的应用及前景

（一）蛋白组学分析策略和数据库

由于蛋白质种类繁多，特性不一，检测时互相干扰，用常规的方法去分析上万种蛋白是非常困难的。蛋白组学曾经期望走基因路线，即搞清每一个基因，再追踪其编码的每一个蛋白质，建立蛋白质数据库。由于基因本身有许多问题尚未搞清，短期也难以实现。目前，国内外比较认可的是比较蛋白质组学，或称差异蛋白组学。不管是哪一蛋白质，也不考虑生理、病理特性，只比较健康人和疾病状态的差异，如果这一差异有统计学意义，即有足够大的样本，且能重复，就可能成为疾病的标志。蛋白组学的数据库收集了各种方法检测蛋白质的结果，包括了基因蛋白、实体蛋白、功能蛋白，也包括了多种方法获得的差异蛋白，是蛋白质研究的基础。人们可以通过差异蛋白还原为部分实体蛋白，生物信息学的发展为进一步综合利用蛋白质组学数据库提供了支持。

蛋白质组学的发展离不开蛋白质数据库的发展及检索方法的改进，同时又由于蛋白质组学的发展，使得蛋白质数据库日益丰富。数据库的专一性和综合性越来越强，而且通过生物信息学的应用，可以对多个不同的数据库进行衔接。蛋白质组学常用的数据库按研究内容可分为两类，结构蛋白质数据库和系统蛋白质数据库。结构蛋白质数据库包括蛋白质结构及蛋白质功能等数据库，这类蛋白质数据库主要提供蛋白质的序列、功能、主要结构等信息以帮助鉴定蛋白质，如 NCBInr、Genpept、Swiss Prot、Owl 及 dbEST 等数据库。系统蛋白质数据库包括双向凝胶电泳及蛋白指纹图谱库等，这类蛋白质数据库主要提供生命体各个系统或器官的总体蛋白质系统动态变化帮助对某个系统或疾病的全景蛋白质水平进行观察，如 expasy 等数据库。

（二）临床血浆蛋白组学研究应用的标准化

在应用蛋白质指纹图谱技术发现疾病标志进行临床诊断和治疗前，关键在于建立方法，统一仪器、试剂，规范操作标准，使得结果在不同条件下可重复，有可比性，才能实现推广应用。

2004 年，美国国立肿瘤研究所（NCI）组织的早期疾病探测研究机构（EDRN）多中心（6 大机构）统一了血清及仪器标准化质控。蛋白指纹图谱仪也经原国家食品药品监督管理局批准进入中国市场。中国的质谱标准化质控血清制备定义符合如下标准：供血者男女各半，血型为 O 型；年龄为 18~30 岁；民族为汉族。生化指标正常，包括：总胆固醇、甘油三酯、空腹血糖、乙肝表面抗原、肝功检查、肾功检查；无遗传病家族史；无重大传染病史。女性无怀孕，男性无吸烟史。

使用蛋白指纹图谱技术已成为研究比较蛋白质组学和发现生物标志可选用的方法，尤其在多肽及低分子量蛋白指纹图谱分析的研究中非常有用。但是，在进行蛋白指纹图谱分析时发现血液样本离体后如不及时分离血清，对结果影响很大，因而及时分离血清成为实验的首要保障。接下来便是血清样本的质量和保存的稳定性问题了，这对一些外院或外地送检的样本显得尤其重要。根据 WCX 阴离子磁珠与质谱的实验结果建议血液标本的处理、运送、操作及储存的蛋白指纹图谱分析的标准条件是：4℃下处理血液标本，2小时内尽快分离血清及细胞。用9M Urea缓冲液稀释血清后，可24小时内室温下运送或对血清及磁珠结合过程进行操作。血清可长期储存在-80℃，但限冻融1次。对溶血标本，应重新取血。蛋白指纹图谱仪标准化质控及定量性质谱调控：每次测试前，用质谱的标准化质控血清，将标准化质控血清中用于定量的标准峰4091.1Da或6634.0Da等强度调至50%信号强度的最大值。

建立统一的、标准的质谱技术流程，整合国内约20~40家三甲医院及研究机构开展蛋白指纹图谱技术多肿瘤、多中心的临床试验，每种肿瘤将选择经病理诊断确诊的肿瘤患者各200名进行临床试验。每年测试完成2 000例以上我国常发肿瘤的指纹图谱，建立中国的肿瘤蛋白指纹图谱库，以期大幅度提高我国肿瘤的早期检测能力。如果蛋白组学达到标准化、规范化，我们能在计算机内预存各种癌症的蛋白指纹图谱，在检测未知标本时，与内部已知的数据库比对，将能确定患者有无肿瘤、严重程度甚至预后，并大大地提高早期肿瘤的检出率。

中国必须建立自己的疾病蛋白指纹图谱库；中国科学院于2016年组建了医用质谱技术研究中心。目前国内已初步完成此类数据库，该数据库可逐渐发展成为中国精准医学检测的数据平台。随着经济的发展和人们生活水平的提高，越来越多的人要求健康普查，以便及时发现疾病、及时防治。已有研究证实：前列腺癌的蛋白指纹较PSA增高提前出现3~5年，当发现受检者有这类生物标志出现即进行严密追踪观察，早期诊断并治疗，可能使患者痊愈。相信随着蛋白指纹图谱技术的不断完善，其将在实验诊断与临床医学的研究等方面发挥日益重要的作用。目前，医用质谱仪已经成为了临床检验的分析仪器。在未来20年，生物技术将蓬勃发展，很可能成为继信息技术之后推动经济发展和社会进步的主要动力。

（邹雄 许洋）

第五节 代谢组学

一、代谢组学的概述

（一）代谢组学的定义

代谢组学是在新陈代谢的动态进程中，系统研究代谢产物的变化规律，揭示机体生命活动代谢本质的科学。

代谢组学研究的对象为相对分子质量1 000以下的小分子。由于代谢物可以反映细胞所处的环境，研究完整的生物体中代谢物随时间变化的情况，可以作为确定疾病的生物标志物，为临床疾病的诊断提供更为准确、灵敏的依据，从而以代谢物作为研究对象的代谢组学也迅速发展。1999年Jeremy K Nicholson提出代谢组学是定量测量机体对病理生理刺激或遗传变异的动态多参数代谢应答。现代医学领域对代谢组学的研究多利用各种谱学方法对生物体液进行系统分析，对由病理、生理改变引起的内源性小分子代谢产物谱的变化进行检测并定量，经数据分析，可进一步确定相关的生物标志物，从而通过对这些小分子标志物的检测，实现对疾病发生发展的监测。

（二）代谢组学的应用

质谱分析的方法由于可以快速简单地对庞大的代谢小分子物质进行定量分析，目前已经应用到生物医学的众多领域，例如通过代谢组学的分析用于疾病诊断，尤其是疾病的早期诊断，包括癌症、糖尿病、心血管疾病等；同时代谢组学研究在药剂发展、生理监测、药物安全评估方面均有所应用；另外代谢组学的研究还有利于个体化医疗的实施。

代谢组学的研究可以分为四个层次：①代谢物靶标分析（metabolite target analysis）针对某个或某几个特定组分的定量分析；②代谢谱分析（metabolic profiling analysis）也是针对某一些代谢产物的定量分析，其研究对象为一类结构、性质相似的化合物，或者是某一种代谢途径的所有标志性产物；③代谢组学（metabolomics）是在限定条件下的特定生物系统内所有代谢物成分的定性和定量分析；④代谢指纹分析（metabolic finger printing analysis）不分离鉴定具体的单一组分，而是针对样品进行快速分类。严格地说只有第三层次才是真正意义上的代谢组学研究。目前代谢组学还未能有一种涵盖所有代谢物质的分析技术，但代谢谱分析组分的范围在不断扩大。近来采用针对代谢谱的分析以及代谢物靶标分析例如针对脂类代谢组学的分析，在发现疾病新的生物标志物、药物研发等方面的进展提供了更为广阔的平台。

二、代谢组学研究方法与流程

（一）代谢组学研究方法

代谢组学主要研究方法包括有核磁共振、色谱-质谱联用、毛细管电泳-质谱联用技术等。

1. 核磁共振技术 核磁共振（nuclear magnetic resonance，NMR）在代谢组学研究中应用较多，能够对样品实行非破坏性、无偏向性分析，包括1D sequences、CPMG、diffusion-edited sequence、2D J-RES等方法。NMR方法中存在灵敏度低、分辨率不高，有可能形成信号重叠，低丰度的代谢产物容易被高丰度的代谢产物所影响的普遍缺点。除了NMR技术外，常用的还有质谱分析技术。由于NMR方法本身对标本无破坏，因此标本采用NMR方法检测后还可以用于质谱检测，目前也有研究者将两者结合起来用于代谢组学分析研究。

2. 质谱技术 质谱也是目前应用广泛的代谢组学分析

方法之一。质谱方法又可以分为液相色谱 - 质谱联用技术（liquid chromatography MS，LC-MS）、气相色谱 - 质谱联用技术（gas chromatography MS，GC-MS）以及高效液相色谱 - 质谱联用技术（high-performance liquid chromatography MS，HPLC-MS）等。

LC-MS 方法采用液相色谱和质谱联用技术来分离代谢产物，由于其样品准备过程较为简单，因此普遍用于高通量检测。此方法尤其适用于体液代谢组学分析例如尿液、血清等样品。但缺点是会有离子抑制现象影响结果。

GC-MS 与 LC-MS 相似，采用气相色谱和质谱联用技术来分离代谢产物，由于方法较 LC-MS 更为灵敏，重复性更好，因此比 LC-MS 方法分离效率高。但是样品准备过程时间比较长，并且部分代谢产物用此方法不能分离。另外样品衍生物会增加数据分析的复杂性。

超高效液相色谱分析法（ultra-performance liquid chromatography，UPLC）在 LC 的基础上加以改进，在高噪声背景下提高了对于信号的检测效率。

3. 毛细管电泳 - 质谱联用技术　毛细管电泳对于极性代谢产物具有很好的分离效果，分辨率较高，耗费的溶剂少，成本较低。它与质谱联用在代谢组学研究中得到了广泛应用，例如对于核苷酸合成、修饰等的分析。但是毛细管电泳也有固有的缺点，例如稳定性较差，且由于毛细管电泳分离缓冲液需要适合质谱检测的要求，因此不是所有的毛细管电泳分离模式都能与质谱联用。

（二）代谢组学研究基本过程

代谢组学研究一般包括四个部分：样品制备、代谢产物分离、检测与鉴定、数据分析与模型建立。代谢组分可以来自血浆或血清、尿液、组织等。由于代谢组分析方法对于不同来源的样品敏感性不完全相同，因此在分析样品时应根据样品选择合适的代谢组学方法来进行分析。另外，样品的代谢组学研究还受饮食、用药等因素影响，在样品采集时应根据研究需要予以注意。

三、代谢组学在医学中的应用

（一）肝病

肝脏是人体重要的代谢器官，参与了多种物质的体内代谢。肝脏病变必然引起代谢产物组分发生改变，对这些代谢组分进行分析将有助于对病情作出合理判断，并可能作为将来指导临床用药的重要参考指标。

由不同药物引起的肝损伤中，代谢组学研究存在明显差异。在四氯化碳诱导的肝损伤小鼠模型尿液中，发现有 23 种代谢组分与四氯化碳引起的肝损伤密切相关。在四氯化碳和 α- 萘基异硫氰酸盐造成的大鼠肝损伤模型中，部分胆汁酸改变明显。研究者发现在甲酸烯丙酯引起的肝毒性小鼠模型中，血肌酸和酪氨酸升高，尿牛磺酸和肌酸升高，尿三羧酸循环中间体减少。在溴苯引起的大鼠肝损伤模型中，5- 羟脯氨酸尿存在明显异常。

研究者采用 HPLC/MS 技术对肝炎、肝硬化和肝癌的代谢组学进行分析鉴别，发现有 8 种代谢组分在三种疾病中存在较大差异。该代谢组学分析对肝癌诊断的准确率为 83%，肝硬化诊断的准确率为 88.9%，可以较好地鉴别诊断肝癌与肝炎、肝硬化。另外，有研究基于 NMR 的代谢组学分析发现在肝癌组织和癌旁组织的代谢谱存在着差异，同时癌症恶性程度低和高的患者癌组织代谢谱也存在着差异。这些有差异的代谢物质主要包括乳酸、磷酸乙醇胺、胆碱磷酸、氨基酸、葡萄糖以及糖原。

（二）肿瘤

1. 乳腺癌　目前已经有大量代谢组学研究集中在对乳腺癌新标志物的筛选上。研究发现乳酸盐、脂质、胆碱磷酸、胆碱以及甘氨酸与乳腺癌存在着密切关系，且乳腺癌上皮细胞中脂肪酸合成增加。基于 NMR 数据的多元统计分析可以区分乳腺癌和癌旁组织，特异性为 100%，敏感度为 82%。也有研究通过呼出气体的差异对乳腺癌进行诊断，研究发现通过呼出的挥发性气体的差异可以使得癌症患者的检出率特异性为 94.1%，敏感度为 73.8%。

2. 卵巢癌　研究者采用 ^{1}H NMR 方法对卵巢癌和非卵巢癌（包括良性卵巢囊肿和正常对照）进行检测，发现某些代谢物质对于两者的区分度可以达到 97%~100%。但是这些存在明显差异的物质包含有两个来自脂质代谢以及 3- 羟基丁酸（3-hydroxybutyrate）代谢的非特异性的代谢物质，这两组物质的代谢产物也在其他代谢组学的研究中以及肠道微生物群代谢物中发现。另外采用 GC-MS 方法研究发现 51 种代谢产物在卵巢癌和癌旁组织中存在明显差异，对于区别两者的准确率可达 88%。

3. 肺癌　近年来，对于肺癌代谢组学的研究主要基于 GC-MS 的方法对呼吸道气体标本进行代谢组学分析。虽然目前已经有许多气体代谢组分被证明在肺癌患者和正常人中存在明显差异，但是诊断的准确度尚未达到 90%。研究者也尝试从其他体液标本例如血液、尿液中寻找新的生物标志物。基于 GC-MS 的研究发现，肺癌患者血清中两种醛类物质 - 己醛和庚醛，含量明显高于正常人。研究者建立了小鼠肺癌模型，对其尿液代谢组学进行研究，发现肺癌小鼠尿液与正常小鼠尿液相比存在着大量不同的代谢产物，这些代谢产物主要来自嘌呤代谢通路。

除此之外，代谢组学还广泛用于其他肿瘤包括前列腺癌、子宫颈癌、肾癌等新的肿瘤标志物的筛选，目前这些在癌症患者和正常人中存在的差异代谢物质是否可以成为新的肿瘤标志物尚待进一步的研究证明。

（三）糖尿病

对于非胰岛素依赖的 2 型糖尿病（noninsulin-dependant type 2 diabetes mellitus，DM2），目前有两种方法用于其代谢组学分析。一种是针对特定代谢产物的靶标分析；另一种是不针对特定代谢产物的非靶标分析。

针对 DM2 特定代谢产物的标靶分析，主要集中在酯化脂肪酸（esterified fatty acid，EFA）和非酯化脂肪酸（nonesterified fatty acid，NEFA）的研究上。研究发现 DM2 患者血浆中 EFA 和 NEFA 结构与正常人没有差别，但是浓度上有明显差异。总 NEFA 浓度在 DM2 患者血浆中增加，其中 16∶0、18∶1n-9 和 18∶2n-6 在 DM2 患者和正常人中差别最为显著。另外糖尿病患者血浆中的一些磷脂分子也和正常人存在明显差异，这些磷脂包括脑磷脂（phosphatidylethanolamines，PE）16∶0/22∶6 和 PE 18∶0/20∶

4以及溶血磷脂胆碱（lysophosphatidylcholines，LPC）16∶0和LPC 18∶0，这些分子可能是糖尿病的潜在生物标志物。

另一方面采用非靶标代谢组学方法对DM2也展开了研究。糖尿病患者除了与能量代谢相关的包括脂肪氧化以及糖异生的代谢谱发生变化以外，核苷酸代谢谱也发生了明显变化。研究发现N-甲基烟酰胺（N-methylnicotinamide）和N-甲基-2-羟基吡啶-5-羟胺（N-methyl-2-pyridone-5-carboxamide）在糖尿病患者中增加明显，为DM2病程发展的监测提供了潜在的生物学新指标。另外，NMR分析发现，虽然葡萄糖和丙酮酸盐在糖尿病患者血浆中明显增加，但是肌酸酐和醋酸盐与正常人相比明显减少。非靶标代谢组学方法也应用到了糖尿病并发症的研究中，包括糖尿病肾病、糖尿病视网膜病变以及糖尿病引起的心血管疾病等。

（四）肠道微生态

肠道微生态作为人体四大微生态中最重要的一环，组成非常复杂，大约有15 000~36 000个菌种，几乎参与了所有与肠道有关的人体生理功能。研究发现肠道微生态失衡与肥胖、糖尿病、急或慢性肠道炎症、肿瘤等诸多疾病密切相关。肠道微生态相当于一个重要代谢“器官”，肠道微生态失衡必会导致代谢组分的改变，通过代谢组分分析和菌群测定，可有助于对病情的了解，发现潜在药物治疗靶点。

对于肥胖和糖尿病（DM）的代谢组学研究，发现DM患者产丁酸盐的细菌丰度下降，使肠道内丁酸盐等SCFA水平降低。SCFA作为信号分子可与G蛋白偶联受体（G-protein-coupled receptor，GPCR）41和Gpr43结合，在肠道内皮细胞、脂肪细胞和免疫细胞中广泛表达。且研究显示，GPCR缺陷的小鼠更易肥胖和发生胰岛素抵抗。肠道微生态通过调节胃肠道激素分泌、肠屏障功能和炎症反应参与脂肪代谢。研究发现，在小鼠接受7d高脂饮食后，肠道中共生细菌如大肠埃希菌等会在脂肪细胞和血液中大量出现。可见在DM之前，细菌就发生了移动，促进了炎症反应。

对于炎症性肠病（inflammatory bowel disease，IBD）的代谢组学研究，发现中链脂肪酸如戊酸盐和己酸盐在IBD患者肠道中含量处于降低趋势。同时由于参与蛋白质合成的细菌的减少，导致甲基吲哚和对甲酚等蛋白质代谢产物的减少。在溃疡性结肠炎中，产丁酸的细菌丰度常降低，使肠道内丁酸浓度下降。肠蠕动、肠道分泌功能及肠道血容量都受到影响，且阻止NF-kB激活，而无法发挥抗炎作用。

（五）药理与毒理

由于代谢组学能够分析生物在化学物质作用下，与毒性作用靶位和作用机制密切相关的体液中内源性代谢产物的浓度的特征性变化，以确定毒性靶组织、毒性作用机制和生物标志物，反应了毒性的“终点”变化，且能把毒理药理与基因组学、蛋白组学等很好地联系起来，所以被认可用于评价候选药物的毒性。其基本原理是：毒性破坏正常细胞的结构功能，改变细胞代谢过程中内源性代谢物的稳态，从而直接或间接地改变流经靶组织的血浆成分。通过NMR技术测定生物体液，获得具有丰富生物标志物信息的代谢图谱，进行数据分析，从而了解机体不同代谢途径对化学物毒性的生物学效应。

研究显示，以肼作为肝毒性模型药物，以氧化汞作为肾毒性模型药物，采用SD和Wistar两种品系大鼠作为实验动物，采用代谢组学方法同时，比较种系间代谢组的差异和毒性对代谢物模式的影响，通过大鼠尿液代谢组数据的前3个主成分对空白组、肝毒性组和肾毒性组大鼠进行分类，98%的测试样本得到了正确分类。另有人采用四氯化碳和α-萘基异硫氰酸盐作为肝毒性建模药物，2-溴乙胺和4-氨基酚作为肾毒性建模药物进行类似研究，两种药物均以高、低两个浓度给药，收集给药前、后1~4d和最后1天（d10）的24h尿液进行NMR分析，用PCA处理数据，结果显示代谢组学可以方便地区分毒性的发生与反转。这些毒性筛选模型及毒性标记物，特别是毒性早期征兆代谢组的发现，可能会产生新的毒性筛选方法，对于新药的研究开发具有重要意义。

除了以上疾病之外，代谢组学还广泛应用于多种疾病的研究中，包括多种心血管系统疾病、神经系统疾病等。随着代谢组学进一步的研究，这些新的潜在的生物标志物将可能应用到临床实验室检测中，为实验室诊断提供更为快速简单的指标，并及时监测病程进展以利于临床治疗。

（陈 瑜 陈保德）

第六节 表观基因组学

一、表观基因组学概述

（一）表观基因组学的概念

表观基因组学（Epigenomics）是近年来一门新兴的学科，主要研究基因组上的表观遗传修饰。遗传基因组学主要研究基因序列上的改变进而导致基因表达水平上的差异变化，主要包括基因突变、基因杂合丢失和微卫星不稳定等方面。表观基因组学是指基因序列水平上没有改变而基因表达水平上出现了差异变化，其中主要包括DNA甲基化、组蛋白修饰等。现有大量研究表明，表观基因组学的差异变化能够造成多种疾病的发生，其中包括肿瘤、免疫性疾病及神经系统疾病等。

（二）表观基因组学调控形式

表观遗传修饰的改变是表观基因组基因表达调控的主要方式，主要包括DNA甲基化和组蛋白修饰。在DNA甲基化修饰中，CpG岛中的胞嘧啶的甲基化修饰最为常见，该修饰过程主要是在CpG甲基化结合蛋白（methyl-CpG binding protein，MBD）和DNA甲基化转移酶（DNA methyltransferase，DNMT）的共同作用下，将 S- 腺苷基甲硫氨酸（S-adenosyl methionine，SAM）上甲基转移到 CpG 二核苷酸 5' 端的胞嘧啶上，使其转变成为 5' 甲基胞嘧啶。目前已报道哺乳动物基因组编码 5 种 DNMT：DNMT 1、DNMT 2、DNMT 3A、DNMT 3B 和 DNMT 3L。其中，DNMT 1、DNMT 3A 和 DNMT 3B 是经典的胞嘧啶甲基转移酶。目前，大量研究显示脊椎动物基因组 DNA 中都含有一定量的胞嘧啶被甲基化修饰，以成簇的形式分布在各个基因的 5' 端非编码区。已有研究表明 DNA 的甲基化可以导致基因的沉默，其原因可能是 DNA 经过甲基化修饰后，导致其空间构象发生改变，进而干扰了蛋白因子与 DNA 之间的相互作用；另外，基因启动子区的甲基化 CpG 岛与甲基化结合蛋白的相互作用，导致转录因子与启动子结合受阻。组蛋白修饰是表观基因组学中另外的一种重要的调控方式，在真核生物中，组蛋白是染色质核小体结构中主要的元件，组蛋白 H2A、H2B、H3 和 H4 各两个分子形成一个八聚体结构，然后 DNA 缠绕于该结构上形成核小体。组成核小体的组蛋白核心部分状态大致是均一的，而游离在核小体之外 N- 端的氨基酸残基可以发生多种翻译后修饰，包括乙酰化，甲基化，磷酸化和泛素化等。目前已有研究发现，组蛋白的乙酰化修饰通常是基因转录激活的一个标志，而去乙酰化修饰往往与基因抑制表达相关，但组蛋白乙酰化修饰与基因的表达和调控具体的分子机制至今尚不完全清晰。组蛋白的甲基化修饰主要通过组蛋白甲基转移酶（histone methyltransferase，HMT）催化完成，根据目前的研究发现，组蛋白甲基转移酶大致分为两类，分别为组蛋白精氨酸甲基转移酶（histone arginine methyltransferase，HRMT）和组蛋白赖氨酸甲基转移酶（histone lysine methyltransferase，HKMT）。组蛋白的甲基化修饰与异染色质的形成、基因的印记及基因的转录调控极其相关，其中在不同氨基酸及不同位点上进行甲基化修饰，其生物学功能可以完全不同。精氨酸甲基化发生在组蛋白 H3（R2、R17、R26）和 H4（R3）上，一般对基因表达起激活作用。而赖氨酸随着甲基化位点不同，对基因表达调控起着相反的作用，在 H3K4 和 H3K36 等位点发生的甲基化修饰后一般会激活基因的转录，而在 H3K9、H3K27、H3K79 和 H4K20 等位点甲基化后一般抑制基因的表达。组蛋白的磷酸化修饰也是一种常见的修饰方式，目前发现组蛋白 H3 的磷酸化位点主要在其第 10 位和 28 位的丝氨酸残基上以及在其第 3 位和 11 位的苏氨酸残基上；H4 的磷酸化位点主要在其第 1 位丝氨酸残基上，同时还有研究报道在组蛋白 H2 和 H1 上也普遍存在磷酸化修饰。随着近年来组蛋白磷酸化研究的不断深入，发现其在基因的表达调控、DNA 的修复及染色质凝集等生命活动中发挥重要的作用。组蛋白的泛素化修饰是一种非常重要的修饰作用，它与组蛋白的乙酰化、甲基化以及磷酸化修饰都紧密相关。与经典的蛋白质的泛素调节途径相比，组蛋白泛素化修饰一般不会导致蛋白质的降解，其功能主要参与调控 X 染色体的失活、DNA 损伤应答和基因转录等。小泛素相关修饰物（small ubiquitin-like modifier，SUMO）是新发现的一种蛋白质修饰。SUMO 是一种类泛素修饰剂，可以和组蛋白中的赖氨酸残基进行共价结合，进而发挥生物学功能，目前研究表明组蛋白的SUMO 化修饰在调控蛋白质的相互作用、蛋白稳定性以及蛋白质核质间转运等方面起到重要的调控作用。

二、表观基因组学的研究方法

表观基因组学是指非基因序列改变而是由于 DNA 甲基化和组蛋白修饰等原因导致基因表达水平发生变化，因此对表观基因组学的研究主要集中在 DNA 甲基化和组蛋白修饰的研究。伴随着对 DNA 甲基化研究深入，对其研究方法也日渐完善和成熟，对于组蛋白修饰的研究方法近年来也得到了完善。目前，对于 DNA 甲基化修饰研究的方法大都是基于二代测序（next generation sequencing，NGS），主要包括全基因组亚硫酸氢盐测序法（whole genome bisulfite sequencing，WGBS）、简化表观亚硫酸氢盐测序法（reduced representation bisulfite sequencing，RRBS）和甲基化 DNA 免疫共沉淀测序（methylated DNA immunoprecipitation sequencing，Me DIP-Seq）等。此外还可以通过甲基化芯片进行检测分析。组蛋白的修饰方式较多，包括甲基化、乙酰化、磷酸化和泛素化等，目前高通量研究组蛋白修饰的方法最常用的是质谱技术。

全基因组亚硫酸氢盐测序法是基于亚硫酸氢盐转换法和二代测序两种方法产生的一种新型测序技术，其中亚硫酸氢盐转换法的基本原理是采用亚硫酸氢钠处理 DNA 样品，使 DNA 序列中没有甲基化的胞嘧啶脱氨基转变成为尿嘧啶，而甲基化的胞嘧啶则不会被脱氨基，然后，对 DNA 样本进行二代测序，通过对亚硫酸氢盐处理和未处理 DNA 序列比对后，就可以确定 DNA 序列中哪些碱基是被甲基化修饰。

Me DIP-Seq 是通过 5′- 甲基胞嘧啶抗体特异性富集及联合测序技术发展而来的一种全基因组甲基化检测技术。其原理是将抽提样本中的 DNA 通过超声的方法裂解成片段，然后采用 5′- 甲基胞嘧啶抗体对甲基化 DNA 进行免疫共沉淀，最后通过高通量测序比对，分析出不同样本间相同 DNA 片段的甲基化修饰差异。

随着对组蛋白修饰检测技术研究发现，传统的组蛋白修饰检测方法都存在一定的缺陷和不足，比如通过抗体技术检测组蛋白修饰，就存在不能够高通量检测组蛋白修饰的位点或者没有足够多的特异抗体来检测每一种修饰位点等问题。目前研究蛋白修饰谱系最常用的是液相色谱 - 串联质谱技术，通过该技术及数据库比对，可以一次性鉴定出成百上千个修饰位点。

三、表观基因组学在临床上的应用及展望

近年来，随着对各种重大疾病致病机制的深入研究，研究人员发现表观基因组学调控的异常在其中扮演了重要的角色。已有研究报道，表观基因组学的差异变化可以作为疾病风险、诊断和预后的新型生物标志物。

（一）表观基因组学与疾病

表观基因组学是近年来研究的热点，伴随着该领域研究的深入，发现表观基因组学与很多疾病的发生发展极其相关。比如异常的 DNA 甲基化和组蛋白的去乙酰化是肿瘤发生和发展的重要因素，有研究报道抑癌基因失活与其启动子区域 CpG 岛高甲基化直接相关，更为重要的是 DNA 甲基化与组蛋白去乙酰化在沉默抑癌基因表达方面具有协同作用，所以

表观基因组学的异常在肿瘤的发生和发展过程中起到关键的作用。有研究报道DNA甲基化的异常还会造成精神分裂症和情绪障碍等精神疾病的发生，以及与系统性红斑狼疮等免疫性疾病存在关联。组蛋白修饰的异常也会导致多种疾病的发生，比如组蛋白的乙酰化修饰异常与缺血性心肌病的发生密切相关。还有研究表明表观基因组学的异常与糖尿病及炎症等疾病也存在关联。

近年来，大量肿瘤样本研究发现抑癌基因和DNA修复基因的启动子区的CpG岛处于异常高甲基化状态，进而导致这些抑癌基因沉默和修复基因的失活。有文献报道在肝癌样本研究中发现抑癌基因*APC*、*SOSC-1*、*GSTP*、*E-cadherin*和*P15*等基因的启动子都处于高甲基化状态。在非小细胞肺癌、结直肠癌和多种血液恶性肿瘤中*P16/INK4A*基因的启动子处于高甲基化状态。在胃癌中发现*P16*、*APC*、*CDH1*、*RASSF1A*、*PTEN*和*RUNX3*等抑癌基因启动子均处于高甲基化状态而失活。组蛋白修饰变化也会影响肿瘤的发生，组蛋白修饰会影响核小体结构，进而影响转录因子与DNA的结合，最终影响基因的表达。已有大量研究表明组蛋白的甲基化、乙酰化和磷酸化等修饰异常都参与了多种肿瘤的发生发展。

随着对精神分裂症和情绪障碍等多因素疾病的研究深入，现已发现表观基因组学的差异变化在其发病过程中至关重要。有研究发现*RELN*基因的甲基化修饰异常与精神分裂症发病相关。*RELN*基因编码的reelin是一种细胞外基质糖蛋白，主要功能是调控神经元细胞迁移和定位以及与胚胎期大脑结构的正常发育极其相关，已有研究发现在精神分裂症、双相情感障碍和孤独症患者脑中reelin的表达量明显降低，同时另有研究发现在精神分裂症中*RELN*基因的启动子处于超甲基化状态，提示reelin的表达量下降可能是*RELN*基因的启动子超甲基化修饰造成的。有研究通过对精神分裂症脑组织的额叶前皮质中组蛋白修饰与正常组织比较分析后，显示去乙酰化酶表达量明显升高，该结果提示在精神分裂症中组蛋白的去乙酰化修饰极有可能增强。

糖尿病是一种由于胰岛素分泌缺陷或胰岛素抵抗所引起的慢性高血糖为特征的代谢性疾病。近年来，统计发现糖尿病发病率逐年增高，而关于糖尿病的发病的分子机制至今尚未完全阐明。最新研究发现表观基因组学在糖尿病的发病中发挥着重要的调控作用。

（二）表观基因组学在临床应用

综上所述，我们发现表观基因组学在疾病状态下存在显著的差异变化，该变化能否作为疾病诊断和预后的新型生物标志物是当前研究和转化医学的热点。目前已有一些研究发现在疾病患者的血浆或血清中表观基因组学修饰异常，可以作为疾病早期诊断和预后标志物，具有潜在的临床转化应用价值。有研究显示，结直肠癌血清的*ALX4*基因启动子甲基化水平可作为该疾病的早期诊断潜在生物标志物；另有研究发现，血浆中*SEPT9*、*IKZF1*、*EMBP1*、*KCNQ5*、*CHST11*、*APBB1IP*和*TJP2*等基因的高甲基化水平能够有效筛选出结直肠癌患者。非小细胞肺癌患者的血浆中*KMT2C*基因启动子甲基化水平可以预测其患者的不良预后。最新研究发现肿瘤患者血清中的组蛋白修饰（H4K16Ac、H4K20Me3、H3K27Me3、H3K9Me3）出现显著的差异变化，该成果提示这种差异变化极有可能成为新型生物标志物。除此之外，有研究发现很多基因在精神分裂症患者外周血中呈超甲基化状态。在糖尿病研究中，发现糖尿病患者和正常人的外周血和唾液中的DNA甲基化水平存在明显的差异。

（三）展望

基于的科学研究快速发展，表观基因组学在体液中的差异变化具有成为新型疾病生物标志物的潜能。随着二代测序和医用质谱技术的普及，再加上各种先进技术和计算机大数据时代的到来，表观基因组学很有可能在医学检验领域有重大突破。

（洪叶挺）

第七节 环境基因组学

一、环境基因组学概述

（一）环境基因组的概念

随着基因组研究的深入，人们发现即使是相同遗传背景的人群，如果所处的环境不同，基因组表达产物存在差异。引起差异的主要原因是环境应答基因的差异表达。将某些因环境因素的作用而产生特定应答反应的基因称为环境应答基因。所谓环境基因组是指环境应答基因的总和。环境基因组学则是研究环境应答基因在疾病发生、发展机制中作用的科学，其研究内容包括研究与环境应答密切相关的基因突变，研究环境暴露与基因突变之间的程度，以及环境暴露与机体的相互作用等。

机体的发病不仅与有害环境暴露的程度有关，还与遗传易感性密切相关。因此研究清楚环境和遗传的相互关系，将为更好地防治疾病提供新的方向。基于不同的遗传背景，个体对相同环境暴露的应答不同，导致疾病的发生发展也不相同。由于存在个体性差异，相同的个体对同样的环境暴露发病的机制不一致。研究清楚环境-遗传-个体应答之间的关系，通过改变遗传背景，提高易感个体对环境应答的耐受性，对疾病易感个体进行早期环境干预，能够为重大疾病的防控和治疗提供重要的方向。

（二）环境基因组学计划

1. 环境基因组计划的确立 1997年10月，美国国立环境科学研究所提出环境基因组计划。1998年美国国立顾问环境卫生科学委员会正式投资专项资金进行该项研究。环境基因组计划拟收集美国5个种族约1 000个美国居民的血样进行研究。其目的是研究与环境相关疾病的遗传易感性，寻找对化学损伤易感的基因，鉴定对环境发生反应基因中发挥重要功能的多态性，并确定它们在环境暴露引起疾病危险度方面的差异；在疾病流行病学中研究基因与环境的相互作用，从而改善遗传分析技术，优化研究设计，建立样品资源库，把公用的多态性应用于社会、法律和伦理学。

2. 环境基因组计划拟研究的环境相关疾病与缺陷，包括癌症（肺癌、膀胱癌、乳腺癌和前列腺癌）、呼吸系统疾病（哮喘和纤维囊性肿）、退行性神经系统疾病（阿尔茨海默病、帕金森病和肌肉萎缩内侧硬化症）、发育障碍（智力低下和注意力缺陷 - 多动症）、先天缺陷（面部和唇裂）、生殖系统疾病（绝育、子宫肌瘤、子宫内膜异位，青春期早熟）、自身免疫疾病（系统性红斑狼疮和多发性硬化）。

3. 环境基因组计划确定了 10 类候选基因进行多态性的研究，包括 DNA 修复基因，有毒物质代谢和解毒基因、代谢基因、信号转导基因、受体基因、介导免疫和感染反应的介质基因、参与氧化过程的基因、介导营养因素的基因、细胞循环控制基因、细胞内药物敏感基因。

（三）环境基因组的研究内容

1. **DNA 序列分析**　DNA 序列的分析是发现和认识多态性的前提。环境基因组计划资助的 DNA 序列分析项目包括 DNA 序列测定和序列分析、以确定遗传变异为目的的再测序，同源性鉴定，载体构建，旁侧序列及内含子 / 外显子区域分析，增强子及其他调控区域的分析。

2. **多态性功能分析**　功能分析是环境基因组计划的重点内容。研究内容涉及结构和功能研究，包括酶学、细胞内定位、蛋白质结构、组织 - 器官特异性基因表达模型、功能基因组学、转基因与其他动物模型以及体外和细胞培养等多方面的研究。

3. **技术研究**　技术研究是环境基因组计划的重要保障。为了更好更快地分析基因的多态性和多样性，优先发展高效率的基因及蛋白质功能分析技术，如微阵列技术、质谱、毛细管电泳、变性高效液相色谱等。

4. **人群研究**　人群研究是环境基因组计划的重要基础。将遗传学的理论及概念与流行病学方法结合，扩展流行病学的研究领域，更好地认识常见慢性病及肿瘤的遗传病因，认识基因与环境相互作用的分子机制。

5. **生物统计学与生物信息学研究**　生物信息研究主要涉及环境作用相关的大分子 DNA、RNA 及蛋白质的数据库的建立。

6. **伦理、法律及社会意义研究**　环境基因组计划鼓励由此而引起的伦理、法律和社会问题的探讨和研究。

二、环境基因组学研究方法与应用

环境基因组学的研究是以基因组学技术为依托的。传统的减法杂交、差异筛选等技术已被广泛用于鉴定污染环境中的差异表达基因。近年来，基因组学研究新技术、新方法不断涌现，如各种微阵列技术、转基因和基因敲除技术、基因表达序列分析技术、差异显示反转录 PCR 技术、实时荧光定量 PCR 技术、蛋白组学技术等，为环境基因组学研究提供了便利的技术平台。

三、环境基因组学的进展及展望

在过去的十多年中，科学家们在环境基因组学方面做了大量的研究，尤其在 DNA 序列分析、人群研究、技术研究等方面取得了许多突破。

1. **SNP 数据库的建立**　环境基因组计划的目标在于加速发现和鉴定环境应答基因；了解基因的结构和功能；深入了解其在细胞内的联系；确定环境暴露风险易感疾病的重要 SNP。将这些分散的 SNP 及其信息集合在一个数据库中，供全球的流行病学专家研究共享。2003 年 EGP 完成了 GeneSNP（基因单核苷酸多态性）数据库的编辑工作。2006 年，dbSNP（寡核苷酸多态性数据库）/HapMap（人类基因组单体型图）为 GeneSNP 数据库更新，更引入了来自 GWAS 研究的数据。2007 年，Open Helix 公司开发了多媒体动画来介绍该数据库中的各种工具，以指导该数据库的使用。

2. **SNP 的发现**　NIEHS SNP 计划系统鉴定和分型环境应答基因，第一期计划为候选基因测序：计划重点研究与凋亡、周期调控、DNA 修复、药物代谢、氧化应激相关的基因（647 个）的多态性。该期工作已完成，相应的数据可见 dbSNP。如，DNA 修复基因 XRCC1 基因多态性位点 C26304T、G27466A、G28152A 与前列腺癌、肺癌、乳腺癌等发病明显相关，并且受吸烟程度影响，突变型吸烟个体发生肿瘤的概率较野生型大大增加。随着测序技术的快速发展，第二期计划对来自美国人群的 95 个基因编码区进行全基因组测序，以发现更多与环境暴露相关的基因及其多态性，该期计划仍在进行。

3. **环境基因组计划在中国的进展**　中国拥有众多人口，在复杂疾病的研究方面具有重要优势，如包含大量罕见或常见疾病的个体；地区人群异质性较大，各民族的遗传相对单纯；分层相差较远；城市 / 乡村和地理上环境因素和疾病发生的情况相差很大；家系成员趋于聚集性；流行病学调查较西方国家的费用低。近年来，随着分子生物学技术的迅猛发展，环境基因组研究在中国也取得了大量成果。如在 DNA 序列研究方面，通过对各民族尤其是遗传相对封闭的少数民族地区群体 DNA 序列的研究，为建立中华民族特有的 DNA 序列数据库提供基础资料。Lin 等研究了云南少数民族人群 3 号染色体上 10 个微卫星标记的分布，Qin 等通过线粒体研究对西藏地区居民进行了基因普查。

目前对环境和基因共同作用研究比较深入的疾病有哮喘 / 过敏性疾病、肿瘤等。例如哮喘及过敏性疾病与 *CD14* 基因多态性及环境微生物暴露的关系。哮喘 / 过敏性疾病受微生物暴露的影响，如家庭内毒素水平，饲养宠物，从事动物相关工作，与农用动物接触等。在这些研究中，*CD14*-159T 携带者在微生物高暴露的群体中，更易患哮喘及过敏性疾病，应该尽量避免饲养宠物或从事动物相关工作，从而减少哮喘及过敏性疾病的发生。而对于 *CD14*-159T 的个体，尽管接触微生物后发生哮喘的概率较小，但是应该注意其他可能引起哮喘发病的因素（图 56-2）。

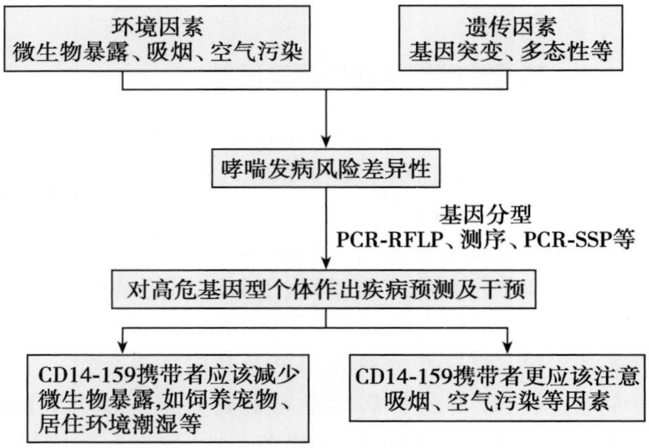

图 56-2 哮喘 / 过敏性疾病与 *CD14* 基因多态性

环境基因组学是继人类基因组计划后的重要研究领域，在过去的十多年间，推动了分子毒理学、分子流行病学等学科乃至整个预防医学的发展。但目前仍存在一些亟待解决的理论和技术问题，如，环境基因组学是跨学科的研究工程，需要流行病学家、分子遗传学家、生物化学家以及其他相关领域科学家联合起来，共同研究易感基因的作用机制；环境应答基因的表达程度是否真实可靠；基因表达的变化和蛋白的功能与疾病的具体联系如何；环境 - 基因相互作用的模式复杂，当前研究大多关注个体主要危险因子与某一易感基因的相互作用，但是对复杂环境与易感基因群之间的共同作用研究不够；新技术的开发；环境基因组学研究成果的转化问题。此外，环境基因组学还面对着如何将比较基因组学、功能基因组学、生物信息学等联系起来的任务。

（吕建新）

第五十七章
个体化医学中的检验医学

21 世纪临床医学发展的趋势就是个体化医学，其本质是综合疾病的基因标志、分子生物学标记、大体影像学和分子影像学、药物基因组学等因素制定出科学合理的个性化治疗方案。个体化医疗模式不仅能够有效的控制疾病，还可以减少治疗中的副作用，减轻患者的痛苦，节约有限的医疗资源，提高患者的生存质量。尽管目前个体化医学模式尚在探索和尝试阶段，人类医学理想与社会现实仍然存在较大差距，但随着人类基因组计划的完成、分子生物学检测技术的不断进步，个体化医学的梦想正逐步变成现实。无论是个体化诊断还是个体化治疗，检验医学都将发挥重要作用，本章将对个体化医学的概念、检验医学在感染性疾病、血栓性疾病、肿瘤以及药物分析等个体化医疗中的应用加以阐述。

第一节　个体化医学概述

一、个体化医学的概念及背景

世界卫生组织提出了 21 世纪的医学将从“疾病医学”向“健康医学”发展；从群体治疗向个体治疗发展，个体化医学思想正逐步渗入临床实践中，代表着现代医学的发展方向。

个体化医学可以分为广义上和狭义上的概念。广义上，当有医学实践时就产生了个体化医学，医生使用体外试验、成像技术以及症候学等诊断工具，以确定某一特定疾病状况，然后采用合适的治疗方式和药物进行治疗。狭义上，个体化医学是指通过分子诊断技术检测个体基因及表达上的差异，然后进行针对性的药物治疗。个体化医学主要是指狭义上的概念。个体化医学的概念最早于 20 世纪 70 年代提出，相继出现了个体化医学（individualized medicine）、个体化治疗（individualized treatment）、个体化医疗（individualized care）、个体化医疗保健（individualized health care）等概念。20 世纪 90 年代末多数学者主张定义为个体化医学。个体化医学的提出顺应了医学发展的时代需求，不仅有助于实现医学治愈疾病的基本目标，更有助于医学向预防医学及提高健康水平方向调整。通过个体化医学，能够在检测个体基因差别基础上，预测疾病的易感性，进行早期诊断，评估药物的反应性，并据此为患病个体制订特异的综合治疗方案，做到因人施治。

二、个体化医学特点

在疾病的发生、发展及治疗过程中，不同个体之间存在很大差异，这是由于人体具有不同的基因型。它直接影响和决定着个体对疾病的易感性、临床表现、药物反应和疾病预后。如在相同环境下，有些人发病，有些人则不发病；而即使同一种疾病在不同个体之间的临床表现也不尽相同。在治疗上，相同药物对不同个体产生的有效性及不良反应也千差万别。因此，明确个体间差异的机制是提高疾病预防和诊治水平的关键，也是个体化医学逐渐被关注的重要原因。

随着分子生物学技术的飞速发展，人类基因组计划顺利完成。由此，人类遗传信息的秘密将被逐步揭开，它标志着现代医学的发展已经进入细胞及分子水平。同时也预示着生命科学研究开始进入后基因组研究时代，正是基于这一发展，对疾病的认识，预防及诊治开始向个体化迈进。

基因组 DNA 是决定生物体各种生理、病理性状的遗传基础。人类众多个体的基因组序列的一致性高达 99.9% 以上，这是人类基因的共性。但正是由于 0.1% 的微小差异，决定了不同个体间生命特征的差异，每一个体都具有独一无二的遗传学特征或者说基因型表现，甚至在近亲之间这些特征也会有很大差别，包括个体的生命表现及对周围环境的反应等，如对疾病的易感性、临床表现及对治疗药物的反应等均呈现多样性。这种基因组中决定个体差异的部分被称作单核苷酸多态性(single nucleotide polymorphism，SNP)。它在处于健康状态的人群中表现不很明显，而当人处于疾病状态时，这种差异就显得格外重要。SNP 比其他的遗传标记物更能揭示不同个体间生物活性物质的功能及效应存在差异的本质。因而，SNP 可以更好地服务于临床医学，将为疾病的诊断、治疗和预防带来革命性的变化。虽然对于基因的各种功能以及基因与疾病发生及治疗关系的确定尚需时日，但基于 SNP 分析的个体化医学特点已经基本确立。在基因组时代，对每个患病个体来说，疾病的本质及治疗的反应都将在基因及分子水平上重新体现。理论上，通过对 SNP 的测定获得个体的特异遗传信息后，就可能预测其对某种疾病的易感性，同时也将在治疗前预测患者对不同药物的反应性。据此，医生将选择针对性强、疗效最好且副作用最小的药物，以达到最佳治疗目的。随着生物技术的发展，如此理想化的模式也将成为可能。这种注重个体差异、以患者为中心的个体化医疗，将彻底改变以往仅注重外因作用的疾病诊疗模式，转向注重内因如基因多态性的诊疗模式。

三、个体化医学的相关技术

个体化的治疗，取决于个体全基因组的测定和单核苷酸多态性的分析；取决于基因变异与疾病和药物治疗的关联性分析；取决于疾病遗传性标记的识别和判定；取决于药物基因组的分析和应用。可见个体化医学的形成是建立在基因组学、蛋白质组学等分子生物学技术发展的基础上，而推进个体化医学还需要检验医学、生物信息学、药物遗传学、药物基因组学等多交叉学科的共同发展来实现。SNP 标记的确立，将与现有的遗传标记物结合，从而加速检验医学从表型诊断向基因型诊断的过渡。个体化医疗需求的增多必然导致对取材于个体样本的分子银行的需求不断增加。这就需要在临床实践中更多地采集人体的体液或组织标本，获取特异性的生物原料进行检测。基因芯片的应用将使这些临床检验工作中难以解决的问题得以解决，它所提供的高通量、多指标组合检测为个体化医学提供了更有效的检测平台。由于不同个体对药物疗效及毒性反应存在差异，而这种差异的根本原因大多源于基因差异，因此提出药物基因组学概念。药物基因组学可以说是基因功能学与分子药理学的有机结合，这一概念区别于一般意义上的基因组学，它以药物效应及安全性为目标，研究各种基因突变与药效及安全性的关系。通过合理利用基因信息将更加准确地预见药物反应以达到优化治疗的目的。

四、个体化医学的现状

随着人类基因组计划的推进，个体化医学的关键所在 - 基因检测已逐步被推广并应用于科研及临床实践当中，包括疾病的早期诊断，疾病发展的分子基因表征及对治疗反应的预测等。在人类 30 亿个碱基对中，已经被确定功能定位的基因只占极少数。某些基因型可能并不直接导致疾病的发生，但却增加了个体对疾病的易感性。研究已发现了一些遗传标志物对慢性疾病如糖尿病、克罗恩病和某些癌症具有较强预测能力。如果确定某些疾病的“高危基因型”后，就可以筛选出相应的高危人群，以达到“个体化预防”的目的。人类白细胞抗原(*HLA*)基因是临床上有关基因多态性的早期研究对象之一，*HLA-B27* 等位基因与强直性脊椎炎发生密切关联，因此可作为诊断的依据。也有研究发现，在脓毒性休克患者体内 B 型钠尿肽(BNP)水平显著增加，且不受充血性心衰的影响。因此，BNP 水平可作为诊断脓毒性休克和评价脓毒性休克患者死亡危险的指标。

除了上述多基因疾病外，还有一些疾病已经确定与单基因的变异有关。如镰刀形贫血症是由于编码 β 血红蛋白的 11 号染色体突变造成的，这种突变部位则可能成为基因治疗的有效靶点。另外，在对药物反应性的相关研究中发现，在接受适当剂量的硫代嘌呤治疗时，有些患者反应强烈，可发生中毒甚至引起致死性的骨髓抑制。造成这种现象的主要原因可能是基因多态性引起的硫嘌呤甲基转移酶(thiopurine S-methyltransferase，TPMT)在不同个体之间存在活性差别，有的个体 TPMT 活性不足，甚至完全缺陷。在这种情况下，如果事先检测这些酶的活性，就可能预测出患者对药物的反应性并调整合适的剂量以达到安全治疗的目的。这些研究虽然在诊治和预防疾病方面取得了一定进展，然而，大多数危害人类健康的疾病如糖尿病、高血压、动脉硬化、支气管哮喘及肿瘤等多基因遗传病，其发生受人类行为及环境等各种因素的影响，其表现远比单基因疾病更复杂，需要研究人员深入研究以了解各种基因之间及与环境的相互关系和作用，才能找到有效的预防及诊治方法，实现真正的个体化。值得庆幸的是，在对复杂的多基因疾病研究中已经发现，有些只需要确定相关基因在表达上的差异，而不必详细确定每个基因的功能及相互之间的关系，这在一定意义上给疾病的诊治提供了非常有利的条件。

目前，个体化医学在肿瘤的研究中表现最为突出，这是由肿瘤的生物学特征决定的。肿瘤是一种异质性、多形性、分化程度不等的细胞群体，其个体化差异更加明显。无论是肿瘤的预防还是治疗，均应遵循个体化的原则。如，研究发现，有乳腺癌易感基因(*BRCA*)突变的女性更易患乳腺癌，检测该基因有助于预测乳腺癌的发生；也有研究表明，在中度风险的 AML 患者中，*DNMT3A* 基因突变预示着预后不良，因此，对于有 *DNMT3A* 突变患者来说，化疗并不是最好的治疗选择；而目前采用的体外药敏指导下的化疗就是肿瘤个体化治疗的一个重要体现。应用这种方法，可以针对不同患者筛选出有效的药物，减少治疗的盲目性及药物的副作用。

肿瘤是从单个体细胞、经突变积累的多阶段过程而形成；每一个癌细胞均有形成新肿瘤的能力。随着分子技术的发展，高通量测序是用于癌症基因组深度测序的主要技术，因为它提供了点突变、融合基因、插入缺失和拷贝数变异的广泛信息，同时还提供了染色体的复杂重排、核苷酸置换突变和重复序列，以及肿瘤的整个基因组的结构重排，包括倒位、易位和复杂重排的信息，有助于我们更进一步研究癌症的发生、发展、增殖、迁徙等生物学特征的分子机制。了解获知肿瘤特定基因突变及相关致病通路，对发现新的肿瘤诊断标志物及治疗靶点具有重大意义。

近年来，分子靶向抗肿瘤药物迅速发展，给肿瘤的治愈带来了新的希望。寻找肿瘤细胞的生物学靶点，采用分子靶向药物联合细胞免疫等治疗方法已成为重要的肿瘤治疗模式。特异肿瘤分子标志物是识别患者个体差异的重要依据，靶向治疗是针对可能导致细胞癌变的环节，如细胞信号转导通路、原癌基因和抑癌基因、细胞因子及受体、抗肿瘤血管形成、自杀基因等，从分子水平来逆转这种恶性生物学行为，从而抑制肿瘤细胞生长。美国FDA批准用于临床的肿瘤分子靶向制剂已有西妥昔单抗等十数种，取得了极好的社会与经济效益。随着靶向药物研究的不断深入，将会发现越来越多与药物路径有关的靶标。肿瘤个体化治疗的靶标检测也将从目前的单一靶标检测发展为多靶标联合检测，最终形成靶标检测系统，由此寻找最适合的药物，并根据不同患者的遗传学特点制订出针对性强的最佳治疗方案，以提高治疗效率，降低毒副反应。另外，肿瘤疫苗也是肿瘤个体化治疗的一个有力的补充，它与放、化疗最大的不同点是可以产生肿瘤特异性杀伤细胞，并能产生免疫记忆，特异性、安全性均显著优于放、化疗。因此，肿瘤疫苗治疗与肿瘤三大常规疗法有明显的互补性，对防止肿瘤的复发和转移具有重要意义。

美国医学界在2011年首次提出了“精准医学”的概念，2015年1月20日，时任美国总统奥巴马在美国国情咨文中提出“精准医学计划”，希望精准医学可以引领一个医学新时代。精准医疗的重点不在“医疗”，而在“精准”。与个体化医疗相比，精准医疗更重视“病”的深度特征和“药”的高度精准性；是在对人、病、药深度认识基础上，形成的高水平医疗技术。美国财政预算在2016年拨付给美国国立卫生研究院（NIH）、美国食品药品监督管理局（FDA）、美国国家医疗信息技术协调办公室（ONC）等机构共2.15亿美元用于资助这方面的科学研究与创新发展。因此针对特定基因情况和靶点的诊断与治疗必然是未来发展的方向。

（王　琪　于若飞）

第二节　检验医学的个体化医学应用

检验医学在个体化医学中具有举足轻重的地位。通过个体化检测，帮助临床医生利用个体基因型或基因表达谱信息在分子水平上作出临床诊断，从而增加诊断的准确性并根据患者的遗传特征选择合适的治疗。目前，我国在这方面应用较多的领域包括感染性疾病、血液病、肿瘤以及药物分析等，为临床进行个体化治疗发挥了重要作用。

一、检验医学与感染性疾病的个体化医学应用

感染性疾病是由各种病原体，包括病毒、细菌、真菌、寄生虫等侵入人体引起的局部或全身性疾病。检验医学对确定感染性疾病的病原学意义重大。只有正确的实验室诊断，临床医生才能针对病原菌，采取个体化的治疗方案，合理使用抗菌药物，改善患者的预后。

（一）检验医学为感染性疾病提供正确的病原学诊断，为临床尽快实现靶向治疗提供依据

感染性疾病成功治疗的前提条件是明确病原体，对于复杂性感染，只有找到病原体，才能正确选择抗菌药物、合理用药，避免耐药的发生，同时节省医疗花费，减少住院时间，降低病死率。然而，目前临床医生对病原学诊断的重要性认识不足，常常满足于经验性治疗；临床和检验缺乏沟通，送检意识弱，对标本的正确取材认识不足；而实验室未走向临床，回报时间晚，阳性率低；这些均限制了病原学诊断的发展。

1. 建立双向的、顺畅的实验室和临床的沟通机制。人体处于复杂的微生态环境中，这使微生物学检验变得异常复杂。如何准确评价检验结果，需要临床和实验室从检验前、中、后三方面建立顺畅的双通机制，正确区别定植、感染、污染。

临床医生应及时向实验室介绍患者病情、治疗状况、可疑的病原菌类型，征求实验室的意见，确定正确的标本取材、送检方式；实验室应走向临床，主动参与标本的取材，对于疑难病例，一定要进行床边接种。实验室应建立三级报告制度，及时将检验结果快速反馈给临床，同时应根据临床情况，提供咨询服务，必要时提供治疗建议并参与临床会诊工作。

2. 临床医生应当注意标本的正确取材和送检方式。所有微生物标本应尽可能在抗菌药物使用前取材，实验室应向临床发放标本采集和送检手册。

（1）呼吸道标本：包括合格痰（以晨起后采集为佳，应涂片做细胞学评估，低倍镜下计数WBC和上皮细胞的数量，以评价痰标本的质量）、气管及支气管抽吸液、支气管肺泡灌洗液、支气管毛刷、支气管活检、肺抽吸液或肺活检。对于组织标本，临床常常重视病理检查，而忽略了微生物的检验。对于疑难病例，送病理的同时，应同时送微生物室，进行涂片、镜检和培养。送检时，将肺组织标本浸在0.2~0.5ml生理盐水中，以防止其干燥。下呼吸道标本应在采集后立即送至细菌室，并于1h内接种（有条件的应接种含有抗生素的选择性培养基）。特别注意：肺炎链球菌、流感嗜血杆菌等苛氧菌不喜低温，标本勿冷藏。不可接受的标本：唾液样的痰，24h收集的痰、拭子。临床医生应当督导患者咳出合格的痰标本，而非唾液。

（2）血液：对于体温超过38.5℃的患者，应当及时抽血作2~3份血培养。所谓的“份数”是指“穿刺点”的数量，而非瓶子数。血量应当是每瓶8~10ml。抽血时，做好皮肤消毒，防止污染。

（3）当怀疑厌氧菌感染或其他特殊细菌感染时，应当及时与细菌室联系，以便细菌室制备相应的新鲜的特殊培养基，并在必要时，进行床边接种。

（4）外科部位标本：不推荐拭子采样，规范的标本类型应当是组织标本或用注射器吸取脓液标本。

(5)加强组织标本微生物送检意识：临床非常重视手术标本的病理检查，而忽略了微生物的检验。对于怀疑感染的病例，送病理的同时，应同时送微生物室，进行细菌学的涂片、镜检和培养。

3. 临床和实验室重点加强快速显微镜检查和染色技术，尽早采取靶向治疗，临床应多开具涂片染色检查，特别是无菌体液、或已使用过大量抗菌药物患者的标本。因而实验室应当提高直接涂片镜检的水平，培养具有经验的微生物镜检专家，并应临床的需求，不断开展新的涂片染色技术，建立系统的多种染色技术：革兰氏染色、10% 的 KOH 压片（查孢子和菌丝）、抗酸染色、荧光染色、弱抗酸染色（查诺卡菌）、六胺银染色（查真菌和卡氏肺孢子菌），必要时，进行 Warthin-Starry 染色（查巴尔通体、螺旋体、军团菌等）。

显微镜检查的作用在于：①简单快速，通常 2~4 小时可以报告结果。而普通细菌培养鉴定时间至少 2~3 天，真菌和分枝杆菌的时间更长。因此直接涂片可以快速指导临床选药。②对于某些难生长的菌，直接涂片可能是唯一的诊断手段。如卡氏肺孢子菌，该菌无法体外培养，诊断只能靠直接涂片或 PCR 技术。③直接涂片可以为培养提供方向。呼吸道标本，如痰标本，杂菌相对比较多，特别是一些快生长的菌因生长较快，会掩盖慢生长的、真正的致病菌，而涂片可以发现这些慢生长的菌。某肺部空洞的患者黄脓痰革兰氏染色发现：较多的假菌丝和孢子、少量着色不匀的革兰氏阳性的长丝状菌。24h 培养发现白念珠菌遍布整个平皿。此患者口服 200mg 氟康唑 3d 后，痰培养 48h 后长出诺卡菌。④评价标本的质量，如炎性细胞和污染的上皮细胞的比例。

4. 病原菌快速的抗原和核酸检测技术，为个体化治疗提供依据。为了提高病原菌诊断的阳性率，目前许多快速检测技术如军团菌尿抗原检测、肺炎链球菌尿抗原检测、流感病毒的抗原检测、β-(1-3)-D- 葡聚糖的检测（G 试验）、曲霉菌半乳甘露聚糖（GM）试验、隐球菌抗原检测等已在临床开展和应用。侵袭性真菌感染多发于免疫力低下，如血液肿瘤患者，病死率高，治疗费用昂贵。由于真菌培养时间长，往往无法满足临床诊治的需要。G 试验和 GM 试验为侵袭性真菌感染的快速诊断带来希望。目前多项大样本、多中心的临床研究结果均支持这些实验可在临床症状和影像学尚未出现前数天达到阳性，对高危患者连续动态监测（每周 2 次）具有早期诊断价值。对于 GM 高于 0.5 的患者，要连续取材进行动态观察，如果连续两次出现，则提示临床可以进行先发治疗，而不必等培养的结果。同时这些实验可以作为抗真菌药物疗效评价指标之一。

以检测病原菌核酸为基础的分子生物学技术可以同时检测多种病原微生物，包括病毒、支原体、衣原体、军团菌等。随着这些分子技术的标准化和临床应用，无疑会极大提高病原菌的诊断水平，同时对临床调整抗菌药物的使用方案，尽快变经验用药为针对特定病原菌的靶向用药，提供广阔的前景。

（二）检验为临床提供准确的药敏结果，依照药代动力学和药效学理论优化抗菌治疗方案

药代动力学（pharmacokinetics，PK）和药效动力学（pharmacodynamics，PD）是药理学的两个重要组成部分。PK 为药物在体内的吸收、分布、代谢与排泄；而 PD 则为药物剂量对药效的影响以及药物对临床疾病的效果。目前随着对药物的体内过程和药效的相关性的进一步了解，使得 PK/PD 的研究已成为现代抗菌药物治疗学的研究热点。

1. PK/PD 参数

药代学（PK）参数描述包括：①生物利用度（bioavailability）：给药后进入血液循环的药量比例。静脉给药的生物利用度通常为 100%，其他给药方式则低于 100%。②峰浓度（Cmax）：单次给药后药物所能达到的最高血清浓度。③达峰时间（Tmax）：给药后达到最高血药浓度的时间。④分布容积 Vd：药物在体内分布的相对体积。⑤药时曲线下面积 AUC。⑥消除半衰期 $t_{1/2}$ ：血清药物浓度降低一半所需的时间。

药效学（PD）参数包括：最低抑菌浓度（MIC）和最低杀菌浓度（MBC）、杀菌曲线、抗生素后效应（PAE）等。MIC、MBC 是指抑制（或杀灭）细菌的抗菌药物最低浓度，是抗菌活性的重要指标，可比较不同药物的药效强度。MBC 与 MIC 值比较接近时说明该药可能为杀菌剂。杀菌曲线是抗菌药物的药效动力曲线，是以药物作用时间为横坐标，不同时间点细菌计数为纵坐标绘制的时间 - 菌落数对数曲线。

浓度依赖性抗菌药物是在较大的浓度范围内，随着浓度的增加，杀菌速度和程度也增大，并且抗生素后效应倾向于被延长。非浓度依赖性抗菌药物的特征是一旦其浓度达到一个阈值，即使再增加浓度，杀菌速度和程度也保持相对稳定。

PAE 是评价抗菌药物疗效的一个重要指标，指细菌与抗生素短暂接触，当药物清除后，细菌生长仍然受到持续抑制的效应。抑制细菌蛋白质和核酸合成的抗生素对革兰氏阴性杆菌和革兰氏阳性球菌均有 PAE，β 内酰胺类药物对金黄色葡萄球菌有 PAE，但对革兰氏阴性杆菌和链球菌没有 PAE。

PK/PD 主要参数有：T>MIC、Cmax/MIC、AUC/MIC（AUIC）。T>MIC：指给药后，血药浓度高于 MIC 的持续时间；Cmax/MIC：抗菌药物血药峰浓度和 MIC 的比值；AUIC：指血药浓度 - 时间曲线图中，AUC 与 MIC 的比值，一般以 24h AUC 与 MIC 的比值表示。

抗菌药物 PK/PD 研究将药物动力学与体外药效动力学参数综合，依据抗菌作用与血药浓度或作用时间的相关性，大致可将抗菌药物分为以下三类（表 57-1），该分类为优化不同药物给药方案的设计提供重要的理论意义。

表 57-1 各种抗菌药物决定疗效的 PK/PD 参数

药物	抗生素类别	PK/PD 参数
青霉素类、头孢菌素类、氨曲南、碳青霉烯类、克林霉素、噁唑烷酮类、氟胞嘧啶	时间依赖性（短 PAE）	T>MIC
大环内酯类、链阳霉素、四环素、万古霉素、替考拉宁、氟康唑	时间依赖性（长 PAE）	AUC24/MIC
氨基糖苷类、氟喹诺酮类、达托霉素、酮内酯、甲硝唑、两性霉素 B	浓度依赖性	AUC24/MIC 或 Cmax/MIC

各种药物根据 PK/PD 参数以及达到治疗效果所需的参数值，通过数学拟合分析后可以得到 PK/PD 折点。

2. 根据 PK/PD 优化不同抗菌药物的给药方式

(1) 时间依赖型抗生素伴随短的 PAE：对于时间依赖型的抗生素，只要达到某一阈值杀菌即可进行，当药物浓度低于这一阈值时，其杀菌作用也随之停止。抗菌药物的浓度不要求在整个给药间隔中均高于 MIC。T>MIC 是这类抗生素与杀菌效果相关的 PK/PD 参数。此 PK/PD 参数可以通过增加给药次数、延长给药时间等方式来增大。这类药物在高于 MIC 的血药浓度基础上增加浓度对于细菌的清除是没有太大帮助的，以通常剂量给药，血清药物浓度达到 MIC 值的 4~5 倍，其杀菌作用即处于饱和状态，再增加给药剂量一般不能改善疗效。一般而言，对于 β- 内酰胺类药物，不论感染病原菌的种类和耐药水平，T>MIC 值达到 40%~50% 即可获得较好的细菌清除效果，对于碳青霉烯类药物仅需要更低的 T>MIC 值 (20%~30%) 即可获得较好的抗菌疗效。

临床用药剂量及用药方法应依病情和药敏折点来灵活设计：例如对于某菌株 MIC 值为 8μg/ml，头孢他啶达到 T>MIC 靶值为 60% 的治疗目标，PK/PD 理论告诉我们可采用 1g，每 8 小时一次；若某菌株 MIC 值为 16μg/ml，要达到 T>MIC 靶值为 60% 的治疗目标，则采用 2g q8h 可能取得成功。为保持重症且高危患者在治疗感染的全过程血药浓度 80%~100%T>MIC，还可在用药方法上想办法，如将一剂药点滴时间由通常的 30 分延长到 1 小时，2 小时或 3 小时，甚至可以 24 小时持久点滴。

(2) 时间依赖型抗生素伴随长的 PAE：对于这类药物给药方案的目标是尽量增大药物的浓度，而 AUC/MIC 值是与抗菌疗效相关的主要 PK/PD 参数。相对于红霉素，阿奇霉素和克拉霉素有更好的口服生物利用度、更长半衰期和 PAE 以及更高的细胞内浓度，这些药代学参数的差异影响了它们的药效学。动物模型证明对大多数的大环内脂类和克林霉素，其游离药物的 AUC/MIC 当达到 25~50 即可获得对肺炎链球菌较好的杀菌效能。

(3) 浓度依赖型抗生素：对于浓度依赖型抗生素，Cmax/MIC 和 AUC/MIC 是主要的 PK/PD 参数。AUC/MIC>125~250 时不但起效快，且能有效杀灭细菌和抑制耐药菌株产生，临床有效率可达>90%。氟喹诺酮药物可以广泛分布于中性粒细胞、巨噬细胞和肺组织中，且浓度要高于血药浓度。一般而言，对于革兰氏阳性球菌，AUC/MIC 至少达到 20~30 才能使喹诺酮类药物获得良好的抗菌活性；对于革兰氏阴性杆菌，该比值则需至少达到 100~125。对于氨基糖苷类药物治疗革兰氏阴性菌感染时，Cmax/MIC 达到 8~10 即可获得最大杀菌率，故应该大剂量每日 1 次给药。

综上所述，采用 PK/PD 优化抗菌药物治疗方案，要求微生物学检验提供给临床准确的药敏数据，特别是 MIC 结果。根据 PK/PD 理论、患者具体的临床状况、病原菌的 MIC 水平，将有助于我们优化个体化的抗菌治疗方案，合理使用抗菌药物，防止耐药菌株的产生。

(三) 药物耐药基因的快速检测与个体化治疗

抗菌药物是治疗细菌感染的重要手段，然而细菌对抗菌药物耐药率逐年上升，医院感染中 70% 以上为多重耐药细菌 (multiple resistant bacteria，MDR) 引起的感染，给临床治疗带来严峻挑战。当前，威胁人类健康的 MDR 包括甲氧西林耐药的金黄色葡萄球菌 (MRSA)、万古霉素耐药的屎肠球菌 (VRE)、碳青霉烯类耐药的鲍曼不动杆菌 (CRAB)、碳青霉烯类耐药的铜绿假单胞菌、碳青霉烯类耐药的肠杆菌科细菌，这些病原菌常常造成院内传播，使临床治疗陷入困境。大量研究显示，MDR 所致感染的病死率高于敏感菌，同时患者住院时间延长，医疗花费大幅增加。

由于 MDR 不断增长，临床迫切需要准确快速的检验方法，以便及时正确选用抗菌药物、及时采取适当的感染控制措施阻止耐药的传播。传统方法培养周期长，通常需要 3~5 天，远远不能满足临床快速诊断、早期治疗以及早期控制 MDR 传播的需要。近年来，一些快速检测 MDR 的新技术涌现出来，包括实时荧光定量 PCR、多重 PCR、肽核酸荧光原位杂交 (PNA-FISH)、反向线性杂交、高效液相色谱 (HPLC)、基因芯片、质谱、新一代测序技术等。

与传统方法相比，快速检测技术显示出巨大的优势：①可以直接检测标本中的病原体和耐药基因，无需培养和药敏，缩短检测时间；②敏感性高，能够检测出一些低水平耐药性；③快速检测法结果明确，即耐药基因有或者无，而表型药敏试验因不同国家敏感折点不同，判定结果可能不同；④降低传统病原体培养过程中的生物危害风险。因此，新技术快速而准确的检测能力有望指导 MDR 的早期治疗，早期采取控制措施，切断传播链，从而降低耐药。

金黄色葡萄球菌菌血症 (staphylococcus aureus bacteremia，SAB) 是一种严重的疾病，具有高的发病率和病死率。目前，病死率约 20%。宿主相关因素，例如年龄和基础疾病，一直是金黄色葡萄球菌菌血症患者死亡的预测指标。相反，病原特异因素的作用了解得还非常少，很大程度上是由于细菌毒力的复杂性和可变性。最近，为了弥补这种认知上的缺陷，有学者对 SAB 患者分离的金黄色葡萄球菌临床分离株进行全基因组测序 (whole-genome sequencing，WGS) 研究，并综合细菌基因型和表型数据、30 天病死率相关数据的预测模型，鉴别出特异的病原因素与死亡风险之间的相关性。类似的研究强调了病原微生物的遗传背景在感染结局中可能发挥更重要的作用，也证实了个体化医学的益处。因此重要的病原特异基因或因子的鉴定可以激发进一步的靶向治疗或干预研究。

宏基因组测序技术对于个体化医学和感染性疾病管理具有潜在的作用。例如菌血症，诊断方法依赖于血培养，获得药敏结果需要 2~3 天的时间。宏基因组测序技术可以直接从患者的临床标本中无偏移地检测可能的病原微生物，24 小时内为临床提供治疗依据。当然该技术的性能确认和验证需要大量的研究工作。此外，病原菌世系、种群的鉴定、特异致病因子、耐药基因谱的鉴定联合临床数据有助于对患者进行目标管理。

当然，在宏基因组测序技术和 WGS 用于临床之前，需要具备足够的知识储备，并解决一些技术瓶颈。首先，更详细的了解病原感染的规律和抗菌药物的耐药机制。其次，发展自动化程度高的方法提取标本中病原微生物的 DNA。最后，开发生物信息学分析软件。总之，二代和三代测序技术将很可能在个体化治疗和感染性疾病管理中发挥重要作用，最终节约时间、成本和挽救患者生命。

我国是结核感染的大国。多重耐药结核菌（MDR-TB）的检测是结核病感染控制的关键。美国 CDC 报道 MDR-TB 暴发流行时病死率高达 70%~89%。我国约有 MDR-TB 患者 50 万，每年新发 MDR-TB 患者约 12 万。近年来分子诊断技术在耐药结核菌检测中已开始应用。较为成熟的是针对利福平和异烟肼的耐药基因，即检测 *rpoB* 及 *katG* 基因突变。方法包括：聚合酶链反应 - 单链构象多态性分析（PCR-SSCP）、等位基因特异性 PCR、DNA 测序、基因芯片、实时荧光定量 PCR、变性高效液相色谱等技术。这些方法检测多种耐药基因比传统的药敏试验更快、更可靠，同时降低在微生物培养过程中所造成的生物危险性。连续的分子检测方法可以追踪 TB 在治疗过程中的耐药演变过程，指导临床选择抗菌药物。

（四）感染性疾病的基因多态性检测与个体化治疗

影响感染性疾病结局的因素主要有病原体和宿主因素，其中宿主是不可忽视的重要因素。不仅不同种群感染同一病原体的结局可能不同，不同个体感染同一病原体的结局也可能不同，而且不同个体对同一种治疗措施的反应亦可不同，这些都是由于个体的遗传背景差异造成的。研究表明，个体的遗传背景主要与免疫系统，如 HLA、细胞因子及其受体、黏附分子、补体受体等有关，阐明这些因子或受体的多态性是实现感染性疾病个体化医学的重要基础。目前，在结核、艾滋病、病毒性肝炎、疟疾等一些重大感染性疾病的基因多态性研究方面已有巨大进展。例如，关于艾滋病，研究发现，HIV 病毒感染人的免疫淋巴细胞时，需要淋巴细胞表面的趋化因子受体 2 和 5（CCR2，CCR5）的参与。在 HIV 病毒阳性的感染者中，凡是携带一种 *CCR2* 变异的个体，其发展到艾滋病的过程要比其他未携带的感染者晚 2~4 年；凡带有 *CCR5* 缺失变异的个体，就不易受到 HIV 病毒的感染。约有 9% 白种人的个体，其 *CCR5* 基因有一段 32 个核苷酸长度的序列缺失，而这种缺失在西非、中非和日本人群中不存在。关于病毒性肝炎，有研究报道了乙肝患者 2′，5′- 寡腺苷酸合成酶（*OAS*）基因多态性在 γ 干扰素治疗反应中起到关键作用；慢性乙肝患者白介素的多态性，如 *IL-10* 和 *IL-20* 基因多态性可以影响感染的结局与转归。为了实现感染性疾病的个体化治疗，目前多利用实时定量荧光 PCR、质谱等分子生物学技术。

可见检验医学特别是基因易感多态性的快速发展，在感染性疾病的个体化医学中发挥着至关重要的作用，预计未来随着各种新技术、新方法不断出现，检验医学将会对感染性疾病个体化医学的发展产生更进一步的推动作用。

（王 辉）

二、检验医学与血栓性疾病的个体化医学应用

血栓性疾病是机体促凝与抗凝活性失衡所造成的一类疾病，在我国的发病率和病死率呈逐年上升趋势。近年来，随着分子生物学技术的发展，医学上倾向于认为血栓性疾病是多基因、多因素的疾病，获得性因素（如年龄、血脂、血压、吸烟、糖尿病、肥胖等）与疾病的发生发展有密切关系，遗传性因素也受到广泛关注，遗传与获得性因素的相互作用日益得到重视。其中，识别相关基因在血栓性疾病中的作用逐渐成为研究的热点，个体化医疗的兴起为以基因为基础的快速诊断和有效治疗提供了新的技术手段，围绕诊断展开的有效性和经济效益研究也取得了迅速发展。

（一）初期止血中的遗传多态性研究

血管受损时首先启动初期止血，其核心是血液与血管壁的相互作用：血管破损后，血管收缩，血小板黏附到破损的血管壁上，形成止血块，阻止血流，反之则造成出血。

1. 血小板膜糖蛋白 血小板膜糖蛋白是细胞黏附受体整合素家族的成员，在血栓形成过程中起关键作用。血小板膜 GP 的基因多态性能改变其抗原性，调节血小板的黏附、聚集和活化反应，进一步促进血栓形成，是血栓性疾病的遗传危险因素。血液流动中产生的高剪切力可促使血小板在内皮上迅速滚动，此过程血小板膜糖蛋白Ⅰb（Glycoprotein Ⅰb，GP Ⅰb）、膜糖蛋白Ⅱb/Ⅲa（Glycoprotein Ⅱb/Ⅲa，GP Ⅱb/Ⅲa）、膜糖蛋白Ⅰa-Ⅱa（Glycoprotein Ⅰa-Ⅱa，GP Ⅰa-Ⅱa）的基因多态性对血小板活性有重要影响，从而影响血小板的黏附和聚集，导致血栓形成性疾病。

（1）血小板膜糖蛋白Ⅰb：GP Ⅰb 为常染色体共显性遗传，GP Ⅰbα 是其亚单位。GP Ⅰbα 氨基端的球形区域（1~282 残基）是 GP Ⅰb-Ⅸ-Ⅴ复合物的配体主要结合区，GP Ⅰb-Ⅸ-Ⅴ的高表达可能会增加血小板在受损血管局部的反应性，从而促进血栓形成，GP Ⅰb-Ⅸ-Ⅴ的结构改变可能会影响 vWF 结合区与血小板膜的距离，从而影响其与 vWF 的有效结合，进而影响血栓形成。GP Ⅰbα 为含糖量最多的血小板膜 GP，基因定位于 17p12，全长 3 530bp，共含 610 个氨基酸，是调节切变力诱导的血小板活化、黏附、聚集的主要血小板受体。目前，已有研究证实 GP Ⅰbα 至少存在 5 种遗传多态性：①人类血小板同种抗原 HPA-2 多态性；②巨糖肽区 VNTR 多态性；③位于起始密码子上游的 Kozak 序列 -5T/C 多态性；④ EF 多态性；⑤ KL 多态性。其中前三者备受关注，可能与血栓性疾病有关联。VNTR 和 HPA-2 多态性影响蛋白质的结构，而 Kozak 序列多态性可能与蛋白质的表达水平有关。后两者位于 *GP Ⅰbα* 基因编码区，但并不改变相应氨基酸的编码。

（2）膜糖蛋白Ⅱb/Ⅲa：*GP Ⅱb/Ⅲa* 基因多态性也可能导致血小板激活和聚集的改变，增加血栓性疾病的危险。GP Ⅱb/Ⅲa（CD41/CD61）也称整合素 αⅡbβ3，GP Ⅱb 和Ⅲa 的生物合成是由不同基因决定的。*GP Ⅱb* 基因位于 17 号染色体长臂 2 区 1~3 带，长 17.2kb；GP Ⅲa 也位于 17 号染色体，两者相距 250kb，基因长度 46kb，属于单拷贝基因。迄今已发现 C157T、A1163C、A1553G、T1565C 等多个 GP Ⅲa 多态性位点，较为常见的是外显子 2 第 1 565 位氨基酸的突变，即 T1565C（Leu33Pro），编码 Leu 的位点称为 PLA1（HPA-1a），编码 Pro 的位点称为 PLA2（HPA-1b）。*PLA2* 等位基因频率在我国较低。关于 *GP Ⅱb* 基因多态性的研究较少，主要有 GP ⅡbMax-/Max+（G2603A，V837M），HPA3a/3b（T2622G，Ile843Ser），GP Ⅱb G1063A（Glu324Lys）等多态现象，其中研

究最为广泛和深入的是 GP Ⅱb 残基 843 位 Ile/Ser 的变异，它与人类血小板抗原 3（HPA-3）相关。

2. **P- 选择素** 活化的血小板表达 P- 选择素（P-selectin），是反映血小板活化程度的一个主要标志。P- 选择素属于选择素家族成员，是一类重要的细胞黏附分子，主要分布于活化的血小板 α 颗粒及内皮细胞的棒状（Weibel-Palade）小体，经凝血酶、组胺、补体、氧自由基刺激后迅速与质膜融合而在血小板和内皮细胞表面表达，介导血小板聚集、与内皮细胞和白细胞黏附，进而促进血栓的形成。在血浆中以可溶性 P- 选择素（Soluble P-selectin，sPs）形式存在。

近来研究发现，*PS* 基因多态性与循环 sPs 水平增高和血栓形成的危险性存在一定的关系。编码 PS 的基因为人类 1 号染色体（1q 21~24）上一段长 50kb 的 DNA 序列，包含 17 个外显子和 16 个内含子，存在 13 个多态性位点。其中已有研究表明 THR715 Pro、2123C/G、1817T/C 基因多态性与 sPs 水平及静脉血栓形成的危险性密切相关，但目前尚未见 *PS* 基因多态性与 sPs 浓度的相关性研究。

3. **血小板反应蛋白 -1** 血小板反应蛋白（thrombospondin，THBS）是一个多结构域的细胞外基质糖蛋白家族，在 5 个家族成员中 THBS-1 被认为是最有功能特征的家族成员。THBS-1 最初是从血小板 α 颗粒中分离，在血小板激活时释放，起血小板聚集作用。人类 *THBS-1* 基因位于 15 号染色体 q15 上，此基因在外显子上有 5 个多态位点，已有报道第 13 外显子上 N700S 多态性与早发冠心病有关。*THBS-1* 基因 G1678A 基因多态性可能是脑血栓的遗传因素之一。

4. **血管性血友病因子** 血管性血友病因子（von Willebrand factor，vWF）是在内皮细胞和巨核细胞合成的一种血浆大分子多聚糖蛋白。编码 vWF 的基因位于 12 号染色体（12p12-pter），全长 178kb，含 52 个外显子和 51 个内含子，含有 2 813 个氨基酸。在早期止血过程中起桥接作用的血管性血友病因子 *vWF* 基因多态性多达 160 余种，*vWF* 基因的启动子、外显子和内含子区域的 SNP 均与血栓性疾病相关。

（二）遗传多态性导致的二期止血差异

一期止血形成的血小板血栓不够牢固，还需要二期止血加强凝集。随着对血栓性疾病发病机制研究的深入，已经发现并证实了与血栓形成密切相关的抗凝通路的异常。已知体内存在三种抗凝系统：抗凝血酶（antithrombin，AT）、蛋白 C- 蛋白 S（protein C-protein S，PC-PS）和组织因子通路抑制剂（tissue factor pathway inhibitor，TFPI）。PC 系统是由 PC、PS、F Ⅴ和血栓调节蛋白（thrombomodulin，TM）组成。

1. **纤维蛋白原在凝血共同途径中的作用** 纤维蛋白原（fibrinogen，Fib）对血液均衡、血流变、血小板聚集以及血管内皮功能也有重要影响，并参与动脉粥样硬化病变过程。纤维蛋白原是一种复杂的糖蛋白，由 α、β 和 γ 等 3 条不同的多肽链组成，由 29 个二硫键连接后形成二聚体（Aα、Bβ 和 γ）。纤维蛋白原基因中存在 20 多个多态性位点，与血浆纤维蛋白原水平增高及动脉血栓性疾病的发病成正相关。相关多态性基因如 Hae Ⅲ（Bβ-455G/A）与高血压患者的缺血性卒中呈正相关并不依赖于其他危险因素；Bc ⅡB（纤维蛋白原 -β 基因）多态性对血栓性疾病的影响不仅是通过使纤维蛋白原水平升高，而且可能通过使纤维蛋白原分子结构改变或与其毗邻基因连锁的不平衡所致；Aα+312 改变了 F ⅩⅢ的交叉重组，使形成的纤维蛋白凝块更易栓塞。

2. **凝血酶原** 在凝血酶原（prothrombin，F Ⅱ）非翻译区 G20210A 多态性位点可导致中等程度的高凝血酶血症，血浆凝血酶原Ⅱ活性增加 25%，且与静脉血栓形成也具有一定的相关性，该位点具有人群差异性。F Ⅱ编码基因上的另一个与其血浆水平有轻微相关的多态性位点是 A19911G 与 G20210A 呈连锁不平衡，这两个多态性位点（单独或联合）均不会增加动脉血栓发生的危险性。在特定的人群分类中（如年轻人、吸烟等），当与其他危险因素相互协调作用时可增加发生动脉血栓的危险性。

3. **凝血因子Ⅴ** 1993 年 Dahlback 等在静脉血栓患者中发现对活化蛋白 C 抵抗现象；次年，Bertina 等发现并报道了引起活化蛋白 C 抵抗现象的遗传原因，即凝血因子Ⅴ（*F Ⅴ*）基因核苷酸 1 691 位 Arg 被 Gln 替代（FV Leiden），从而导致机体处于高凝状态。该突变与静脉血栓的关系已有较多报道，认为其是静脉血栓发生的危险因素之一，但与动脉血栓的关系尚在研究中。

4. **凝血因子Ⅶ** 凝血因子Ⅶ（F Ⅶ）是维生素 K 依赖的血浆糖蛋白，以酶原的形式存在于血浆中，被 FⅨa、Ⅹa 和ⅫⅡa 激活。与 FⅦ血浆水平相关的研究较多的编码基因为 Arg353Gln 和 HVR4。Arg353Gln 位于 FⅦ的催化部位，Gln353 等位基因可导致 FⅦ的血浆水平和抗原活性降低；HVR4 是位于 7 号内含子的多态性部位，有 H5、H6、H7 等位基因，分别具有不同的碱基数。有研究显示，H7 和 Arg353 两个等位基因可使 FⅦ水平升高。另外，在 *FⅦ* 基因的启动子区 323 位有十个核苷酸的插入，该多态性位点与 Arg353G ln 位点呈强连锁不平衡。在启动子区还有四个多态性位点（G401T，G402A，T59G，A32C），前两者通过减低或增加 *F Ⅶ* 基因转录而使其血浆水平降低或升高，后两者则可使 F Ⅶ活性降低 50%~80%。目前的研究认为 F Ⅶ基因多态性与动脉血栓不相关。

5. **凝血因子Ⅷ** 凝血因子Ⅷ（*FⅧ*）基因位于 Xq28，*F Ⅷ* 基因缺陷会导致临床上常见的遗传性出血性疾病 - 血友病 A。血浆 F Ⅷ水平与动脉血栓的发生相关，其机制尚待进一步研究。

6. **凝血因子ⅩⅢ** 凝血因子ⅩⅢ（FⅩⅢ）作为一种转谷氨酰胺酶与纤维蛋白原共价结合，从而起到稳定纤维蛋白原的作用，在凝血的最后途径起关键作用，因而与其相关的基因水平研究也成为热点之一。从理论上讲，FⅩⅢ活性升高可增加纤维蛋白原的牢固性及抗纤溶的能力，从而增加发生血栓的危险性。FⅩⅢ亚单位上多种基因具有多态性，研究较多的有 Val34Leu、Tyr204Phe、Pro564Leu 等。研究表明，FⅩⅢ Val34Leu 多态性与出血性卒中呈正相关，与缺血性卒中呈负相关；Tyr204Phe 和 Pro564Leu，携带有以上两种基因型之一者会增加 3 倍以上的出血性卒中的危险。但上述两种多态性与不同的出血性卒中的相关性不同，*Tyr204Phe* 基因多态性与蛛网膜下腔出血关系更密切，而 Pro564Leu 多态性与脑出血关系更加紧密。

（三）抗凝系统的遗传学多态性

1. **蛋白C系统** 抗凝血酶、蛋白C、蛋白S是抗凝系统中主要的抗凝因子，在一般人群中极少有此类因子的基因缺陷，但在血栓前状态和静脉血栓危险性增高的人群中大多有基因缺陷存在，此类因子基因缺陷在动脉疾病中的作用尚不清楚。在儿童不明原因的卒中疾病中，抗凝因子的缺陷可能与血栓形成有关。

2. **血栓调节蛋白** 血栓调节蛋白（thrombomodulin，TM）是存在于内皮细胞表面的一种糖蛋白，通过与凝血酶结合激活蛋白C（PC），从而发挥抗凝作用。*TM* 基因位于20号染色体P12（20p12），全长6.1kb，分为编码基因和调控基因，不含内含子。*TM* 基因1 418位上C/T的多态性可导致成熟的TM蛋白分支上Ala455Val表达差异。此氨基酸位于TM分子的第6个EGF部位，而该部位参与了凝血酶的结合和PC的活化。Ala455Val可能影响了TM的功能，导致血栓形成。

3. **组织因子途径抑制物** 组织因子途径抑制物（tissue factor pathway inhibitor，TFPI）是外源性凝血途径的重要抑制因子，通过形成TF、FⅦa、FⅩa和TFPI四聚体而发挥其抑制作用。在对 *TFPI* 基因序列分析后发现了四个多态性位点：Pro151Leu、Val264Met、4号外显子T384C和7号内含子C33T。有文献报道Val264Met可导致TFPI水平降低。

（四）血栓性疾病的药物治疗

随着新技术的应用以及制药水平的突飞猛进，临床诊断和疾病治疗的水平取得了前所未有的提高，但是，在很多情况下仍然存在着盲目性。个体化医疗的出现提高了诊断的针对性、有效性，主要体现在抗凝和溶栓治疗两个方面。

1. **抗凝药物** 抗凝药物（anticoagulants drugs）是一类干扰凝血因子合成及活性，阻止血液凝固的药物，主要用于血栓栓塞性疾病的预防与治疗。临床常用抗凝药物有三类，即维生素K拮抗剂、肝素和低分子肝素、直接凝血酶抑制剂。

（1）维生素K拮抗剂：维生素K拮抗剂（vitamin K antagonists）结构与维生素K相似，可竞争性抑制维生素K环氧化物还原酶，阻止其还原成氢醌型维生素K，妨碍维生素K的循环再利用而产生抗凝作用。华法林钠是双香豆素的衍生物之一，作用强而稳定，且价格低。其作用与肝素比，应用方便且作用持久。

（2）肝素（heparin，UFH）和低分子肝素（low molecular weight heparin，LMWH）：因起效迅速，在体内、外均有抗凝作用，可防止急性血栓形成而成为抗血栓首选药。低分子肝素包括依诺肝素、那屈肝素钙、达肝素钠、替他肝素等。

（3）直接凝血酶拮抗剂：直接凝血酶拮抗剂（direct thrombin antagonists）主要针对凝血酶（因子Ⅱa）和Ⅹa因子，用于临床的直接抗凝血酶制剂有水蛭素、重组水蛭素；阿加曲班也是主要针对凝血因子Ⅱa和Ⅹa因子的抑制剂，已被FDA批准在临床上使用，为选择性的直接凝血酶抑制剂。合成戊糖和口服直接凝血酶抑制剂还有希美加群等。

2. **溶栓药物** 溶栓药又称为纤维蛋白溶解药，可激活纤溶酶而促进溶栓。提高溶栓药物的特异性和血栓靶向性，使药物选择性地作用于血栓部位，减少药物的不良反应和临床并发症，成为当前溶栓治疗亟待解决的问题。随着基因工程技术和蛋白质工程技术的发展，针对一代（链激酶、尿激酶等）、二代（阿替普酶、葡激酶等）溶栓药纤维蛋白特异性差，体内半衰期短，需大剂量连续用药等弊端，应用蛋白质工程开发出了第三代溶栓药（蚓激酶、瑞替普酶、降纤酶及BATPA等），此类药的滴注速度更快，专一性更强。它们都是通过对组织型纤溶酶原激活剂（t-PA）进行蛋白质工程技术的改造获得。

3. **抗血小板药物** 抗血小板药物具有抑制血小板的黏附、聚集和释放功能，从而防止血栓形成，可有效防止心血管疾病的发生，并延长患者的生存期。根据其作用机制分为抑制血小板代谢类药物和血小板膜GP Ⅱb/Ⅲa受体拮抗剂两类。血小板膜GP Ⅱb/Ⅲa受体拮抗剂是一类新型抗血栓药，在治疗心肌梗死时可增加血栓的溶解速度，减轻血栓栓塞脑缺血造成的组织损伤，并可增加再灌注的次数。GP Ⅱb/Ⅲa受体拮抗剂将血栓患者死亡和心肌梗死的危险分别降低34%和41%。

（五）实验室检验方法的选择

止血与血栓试验的目的是通过各种因子的检测，从不同的侧面、不同环节了解发病原因、病理过程，进而进行疾病的诊断和治疗。用于临床诊断的试验大致分为两部分，即筛选试验和确诊试验。目前用于筛选的试验包括：出血时间（BT）、血小板计数（PLT）、血小板平均体积（MPV）、凝血酶原时间（PT）、活化部分凝血活酶时间（APTT）、纤维蛋白原定量（Fg）、纤维蛋白（原）降解产物（FDP）和D-二聚体（D-dimer）测定。用于确诊的试验包括：①诊断血管病变，血管性假性血友病因子（VWF）、血浆内皮-1（ET-1）、血栓调节蛋白（TM）等因子的检测；②用于血小板功能的估计，血小板聚集试验（PAgT）、血小板黏附试验（PAdT），特别是应用血小板功能仪检测血小板alpha颗粒释放蛋白（Gmp-140）、血栓烷B2；③凝（抗凝）血因子分析，Ⅷ、Ⅹ、a、AT-Ⅲ等因子活性及含量分析，凝血酶原标志物（凝血酶原片段F1+2，纤维蛋白原片段A肽、B肽、凝血酶-抗凝血酶复合物、纤维蛋白单体测定）；④纤溶系统检查，组织型纤溶酶原激活物（t-PA）、纤溶酶原激活物抑制物（PAI）、纤溶酶原活性及纤溶酶-抗纤溶酶复合物等。

（六）展望

个体化治疗的理念就是以单个患者的信息为基础，从基因组成或/和表达变化的差异来把握疗效或毒副作用。在血栓性疾病的个体化医疗中，通过研究疾病相关基因多态性和基因表达信息，获取药物应答相关或疾病候选基因（群），明确其核苷酸序列、变化及其功能意义，并通过临床研究证明多态性与药物应答的相关性。这不仅是该类疾病个体化医疗研究的基础内容，也是临床应用的主线。

（李 健）

三、检验医学与肿瘤的个体化医学应用

恶性肿瘤是严重危害人类生命和健康的重要疾病之一，随着环境污染的加重和人类生活方式的变化，过去二三十年来，肿瘤发病以每年3%~5%的速度逐年上升，世界上每年死于恶性肿瘤的患者达700多万。尽管医疗技术不断发展，新的抗肿瘤药不断问世，但是肿瘤患者的生存率仍然不尽如人意。原因之一是由于肿瘤患者之间存在明显的个体差异，

包括患不同肿瘤的易感性，临床表现的多样性，治疗反应及预后的差异性等。传统的放疗、化疗方法，在杀死肿瘤细胞的同时，很大程度上也伤害了机体的正常细胞，降低了免疫力，同时疗效也欠佳，这始终是困扰科研人员和临床工作者的一大难题。人类基因组计划的完成使科学家在基因及分子水平上揭示肿瘤发生、发展的本质规律成为可能。同时也提示我们造成肿瘤个体差异的主要原因是基因组的单核苷酸多态性。随着药物遗传学及药物基因组学的进一步发展，个体化医学模式逐渐形成，这代表着未来医学的发展趋势。肿瘤的个体化治疗，就是要根据具体患者的预期寿命、治疗耐受性、期望的生活质量和患者自身的愿望及肿瘤的异质性（heterogeneity）来设计具体的多学科综合治疗方案，也就是具体问题具体分析，根据不同种类肿瘤，不同病理组织学类型、不同分期、不同生物学行为及机体一般状况、免疫功能状态、重要脏器功能等合理而有计划地使用现有治疗手段尽可能最大限度地提高治愈率或延长生存期。而随着基因组学研究的不断深入，未来肿瘤个体化治疗的主要方向是能够根据个体携带的独特的遗传信息来制订有针对性的肿瘤早期防治策略及药物选择方案、并实施疗效评估和预后监控，这种全新的医疗模式将在一定程度上改变传统的肿瘤治疗模式，为实现肿瘤的彻底治愈带来了新的希望。

人类肿瘤个体化医疗的实施需要多交叉学科的理论指导及技术支持。随着医学、生物工程学及信息学的发展，生命科学的研究不断完善与深入，各项高新技术的应用和各类自动化仪器的相继问世，为检验医学的发展提供了巨大的机会，检验医学也发生着翻天覆地的变化。它作为临床医学中的一门新兴学科完成了从临床实验医学中的医学检验到检验医学的转变，形成了检验与诊断相结合的学科。具体地说，检验医学是一门以生物学、生物化学、病理学、微生物学、免疫学与分子生物学等专业为基础的，面向临床的与多学科交叉的应用学科。医学检测的方法也正在从传统的临床生化和免疫检测逐渐发展到基因、分子水平的检测。如聚合酶链反应（PCR）的应用给检验医学带来了巨大进步；各种生物芯片，包括基因芯片、微流控芯片等的开发进一步实现检测的高通量及集成化、自动化，为个体化治疗研究及临床实践提供了全新的技术平台。目前常用的基因芯片主要包括 DNA 芯片，RNA 芯片，蛋白质芯片及组织芯片，它们已经用于科学研究，最终将服务于临床实践。基因芯片及蛋白芯片标志着高通量检测手段的实现，因此检验医学正步入一个快速发展的时期，它在肿瘤个体化医疗的进程中正发挥着日益重要的作用，同时分子生物学的飞速发展及个体化医学进程的不断推进，也为检验医学提供了巨大的机遇和挑战。

（一）医学检验与肿瘤个体化预防、筛查及诊断

目前医学界面临的一大难题是缺乏有效的筛查和早期诊断疾病的方法，特别是肿瘤，绝大多数恶性肿瘤患者就诊时已经处于晚期。肿瘤是一种多基因病，由多种癌基因、抑癌基因参与的多阶段多途径协同作用的结果。原癌基因的突变、扩增、重排、易位和 / 或抑癌基因的缺失使正常的原癌基因变为癌基因，从而导致正常细胞转化为恶性肿瘤细胞。在这个漫长的过程中，会发生一系列生物学、遗传学、免疫学的改变，并可能反映在人体的体液、血液系统中，使我们有可能从分子水平发现一些特异性的基因或蛋白质的变化。随着对肿瘤发生、发展的基因水平研究的深入及现代检验医学的发展，我们阐明这些变化规律从而建立相关的数据库的设想将成为可能，肿瘤的诊断不再停留在简单的器官部位阶段，而是逐渐向细胞学、分子生物学标记乃至基因组学分类诊断方向纵深发展。因此，对某些恶性肿瘤，完全可以实现早期预防及风险评估或进行早期分子诊断，以有效降低死亡率。比如利用 NGS 技术（二代次序技术）实现的原癌基因的早期筛查技术可对肿瘤易感人群进行筛查诊断，从而为进一步的治疗干预提供指导。能够更早地发现并降低肿瘤的发病可能，对远期提高肿瘤治疗疗效具有重大意义。

目前，应用于临床的对肿瘤进行早期检测的指标主要是肿瘤标记物（TM）。TM 是在肿瘤的发生和增殖过程中，由肿瘤细胞本身所产生的或者由机体对肿瘤细胞反应而产生的，是反映肿瘤存在和生长的一类物质。这类物质包括蛋白质、激素、酶（同工酶）、多胺及癌基因产物等。它们或不存在于正常成人组织而仅见于胚胎组织，或在肿瘤组织中的含量大大超过在正常组织里的含量，可通过生物化学、免疫学、分子生物学或蛋白质组学等方法在血液、体液、细胞或组织中测定它们的含量。肿瘤标志物的存在或量变可以提示肿瘤的性质，借以了解肿瘤的组织发生、细胞分化、细胞功能，以辅助肿瘤的早期诊断和分类，进行个体化用药指导、疗效观察、判断预后及监测复发等，将成为一些传统的技术如细胞和组织化学染色检测的必要补充。目前，对肿瘤标志物的检测主要是蛋白水平及基因水平的测定，其中，本周蛋白（Bence-Jones protein，BJP）是最早发现的诊断多发性骨髓瘤的典型标志物。近年来，随着分子生物技术的不断发展，已经研究出多种用于预测肿瘤发生及可用于肿瘤早期检测的特异性标志物，如乳腺癌易感基因（*BRCA1*）。乳腺癌是女性发病率最高的一种恶性肿瘤，占全部女性恶性肿瘤总数的 21%。Anderson 等人研究发现，有一级亲属患乳腺癌的美国妇女其发生乳腺癌的概率较无家族史的明显增高。有 *BRCA1* 基因胚系突变的妇女发生乳腺癌的风险是普通人群风险的 10 倍左右。因此，通过对有乳腺癌家族史患者和家系中正常女性进行 *BRCA1* 基因胚系突变检测，有利于乳腺癌高危人群的早期发现及预防。国内 2006 年一项研究报道了一种高效、灵敏和操作简便的方法变性高效液相色谱 - 测序技术可以确定乳腺癌患者可能发生的 9 种突变类型，为乳腺癌的早期预防提供了有效方法。此外，也发现了许多作为消化道肿瘤早期诊断的标志物。遗传性非息肉性结直肠癌（hereditary nonpolyposis colorectal cancer，HNPCC）及家族性腺瘤性息肉病（familial adenomatous polyposis，FAP）是消化系统常见的常染色体显性遗传性肿瘤。错配修复基因 *MLH1*、*MSH2* 的突变是 90% 的 HNPCC 的发病原因。而 FAP 的发生与位于染色体 5q21 上结肠腺瘤性息肉病（adenomatous polyposis coli，*APC*）基因突变密切相关，通过对有结肠癌家族倾向高危人群进行 *MLH1*、*MSH2* 及 *APC* 基因突变检测，有利于结肠癌的早期发现、早期诊断和早期治疗。*K-ras* 基因在许多恶性肿瘤中均发生异常改变，75%~100% 的胰腺癌发生 *K-ras* 基因第 12 密码子的突变。

有学者发现粪便 *K-ras* 和 *p53* 基因突变诊断胰腺癌的敏感性分别为 77.8% 和 27.8%，特异性分别为 82.2% 和 95.2%。因此在粪便中联合检测 *K-ras* 及 *p53* 突变，通过胰腺癌可能性积分，可以显著提高胰腺癌的诊断效率。此外用于原发性肝癌的特异性较高的标志物甲胎蛋白（AFP）已经应用于临床多年。女性子宫颈癌细胞学检查，HPV-DNA 病毒筛查，新柏氏液基细胞学检测（TCT 细胞检查）已被广泛应用于临床实践。前列腺特异抗原（PSA）的检测也已经成功应用于临床诊断。糖链抗原 CA12-5 是存在于卵巢肿瘤上皮细胞内的糖蛋白类相关抗原，是作为卵巢癌辅助诊断的重要标志物。不仅如此，用于恶性肿瘤早期筛查的各种试剂盒也应运而生，它们具有快速灵敏，方法简便，易于推广的特点。然而，虽然肿瘤标记物的种类很多，但具有强特异性的还不多，相信随着各种检测技术的发展，更多特异性强、灵敏度高的标志物可能会不断被发现。肿瘤的复杂性，决定了单一检测指标诊断作用的局限性，而芯片技术的引入为此提供了更好的解决思路，可实现多指标组合的高通量检测，如国外报道的白血病诊断芯片等。基因芯片中 DNA 芯片可用于 DNA 测序，能够筛选出被检样本中 DNA 特异性基因序列的异常，这一技术扩大了精确分子诊断在单个基因异常或复合型基因疾病中的应用范围。如 Wang 用 cDNA 微阵列监测了卵巢癌的基因表达全貌的改变，发现了正常卵巢组织和卵巢癌组织具有不同的基因表达，对卵巢癌的诊断和干预提供了新的线索。有学者通过对原发性肺癌的研究发现，基因芯片 p53 测定是一种快速、适当、准确检测 *p53* 突变的方法。随着免疫治疗的到来，免疫检查点抑制剂的研发及审批的进步，TMB（tumor mutation burden）作为免疫治疗的 predictor 之一，或者说潜在标志物，已经在许多大型临床试验中得到了验证。TMB 的定义为全基因组中计入胚系 DNA 变体后体细胞突变数目。比如 Lawrence 团队在 Nature 上发表的研究中，将超过 100 个突变 /Mb 称之为高 TMB。高 TMB 的实体瘤患者对 PD-1 抑制剂响应率高，临床获益显著；而低 TMB 患者却无获益。somatic 突变为获得性突变，在诱变剂的影响下发生突变，可表现在 RNA 和蛋白水平，产生的新抗原（或新表位）、蛋白片段、肽段等被自身免疫系统识别为非自我（non-self）抗原，激活 T 细胞，引起免疫反应。体细胞突变到激活免疫攻击分 6 个步骤：①体细胞突变；②转录成突变 mRNA；③蛋白酶加工突变蛋白；④ TAP 介导的肽段转运进入内质网腔；⑤与 MHC Ⅰ类复合物结合；⑥ T 细胞识别细胞表面新抗原。体细胞突变可能受到外源性诱变因素的影响，比如肺癌中烟草（吸烟）诱导的 C → A 的突变。恶性黑色素瘤中，紫外线照射引起的 C → T 的突变。内源性因素引起的突变可以是 DNA 错配修复突变，比如结直肠癌和食管癌中的 MSI（微卫星不稳定）。在实体肿瘤中，95% 的突变为单个碱基的替换，造成的非同义突变（一个核苷酸突变改变一个蛋白的氨基酸顺序），错义突变（非同义点突变，单个核苷酸改变导致一个密码子编码一个不同的氨基酸）和无义突变（非同义点突变使一个密码子变为终止密码子引起多肽链合成提前终止），共同构成了体细胞非同义突变的基本要素。

目前研究获悉，EMT（上皮细胞间质化）过程是肿瘤细胞远端转移的主要机制，参与 EMT 过程控制的信号通路有酪氨酸激酶受体（receptor tyrosine kinases，RTK）、转化生长因子 β（TGF-β）、Notch 蛋白、内皮素 A 受体（endothelin A receptor，ETAR）、整联蛋白（Integrin）、Wnt 蛋白、缺氧以及基质金属蛋白酶（matrix metalloproteinase，MMP）等。另外，细胞外基质的重构也能触发 EMT 过程，因为很多诱发 EMT 的因子都能上调细胞外基质蛋白（比如纤维连接蛋白 fibronectin 和胶原蛋白 collagens）、蛋白酶（比如 MMP）以及其他一些重构酶（比如赖氨酸氧化酶 lysyl oxidase）的表达水平。这些蛋白、糖、核酸序列皆为肿瘤诊断、治疗的重要生物标志物及治疗靶点。除了各种信号通路之间的相互作用之外，促进 EMT 过程的细胞因子和 miRNA 之间也存在着非常复杂的相互调控作用。高 TMB（肿瘤突变负荷）的肿瘤样本有繁多的体细胞突变，并且临床中发现高 TMB 患者更容易发生肿瘤转移。因此基于 NGS 技术的肿瘤 TMB 检测亦是肿瘤诊疗、治疗过程中的重要检测项目。而将基因芯片和 PCR 技术结合在一起，采用荧光探针作实时定量分析，在肿瘤的诊断、基因多态性和疾病易感性鉴定、遗传性疾病的基因诊断等方面将会有广泛应用前景。已有公司将 *p53* 基因的全长序列和已知突变的探针集成在芯片上，该芯片可检测 *p53* 基因所有编码区错义突变和单碱基缺失突变，将在癌症的早期诊断中发挥重要作用。

（二）检验医学在肿瘤个体化用药、药效评估与预后预测中的作用

目前肿瘤的主要治疗手段是手术、放疗及化疗，而化疗是必不缺少的方法，但由于化疗药物具有较强的毒性，不当的化疗不仅给患者造成极大的痛苦，而且不能达到缓解病情的目的，更重要的是还有可能诱发多重耐药，导致治疗的彻底失败。因此如何更有效地筛选应用抗肿瘤药，预测个体肿瘤对药物的敏感性，指导临床用药成为临床化疗界瞩目的问题。化疗药敏检测的方法能为临床肿瘤医生提供有效的指导依据。近年来，国内外开发了一系列用于体内外预测肿瘤化疗敏感性的检测方法。研究证明，目前体外药敏测定能够准确地筛选出体内化疗时不敏感的药物，总体的阴性预测准确度为 90%~99%，而阳性预测准确度为 50%~70%。可见，化疗前药敏测定可准确地将化疗不敏感的药物筛选出来，而化疗前及化疗过程中动态检测药物敏感性和抗药性，这是实现肿瘤个体化治疗和提高化疗疗效的重要基础，也更有利于合理选择化疗药物、减少盲目化疗导致的毒性反应、延长肿瘤患者生存期。目前，用于肿瘤药物敏感性检测的方法有多种，如 MTT 法、人肿瘤细胞集落形成测定法（human tumor colony-forming assay，HTCA）、三磷酸腺苷法（ATP 法）、流式细胞术（flow cytometry，FCM）及荧光细胞印迹分析（fluorescent cytoprint assay，FCA）等。MTT 法又称甲基噻唑基四唑（MTT）药敏实验法，它是利用细胞线粒体中的琥珀酸脱氢酶可以将 MTT 分子分解并产生颜色反应的原理，通过对体外细胞培养中的线粒体琥珀酸脱氢酶的活力测定，来判断肿瘤细胞对化疗药物的敏感性。MTT 法具有测试时间短、方便、费用低的特点，是近年国内外广泛用于检测药物对肿瘤细胞系增殖影响及抗癌药筛选的新方法，适用于手术拟化疗的恶性肿瘤患者、晚期不能手术患者、术后复发或经一段时间化疗无效者。MTT检测药盒已经商业化，具有良好的发展前景。此外，体外肿瘤细胞培养加三磷酸腺苷生物荧光法指导下的肿瘤个体化治疗已经在乳腺癌、肺癌、食管癌及大肠癌中开展，取得了良好的效果，Kurbacher等进行了该方法的非随机对照研究，结果显示该方法进行卵巢癌化疗方案筛选的评价成功率为93%，实验指导化疗方案的临床有效率为64%，而经验选择方案有效率为37%。有研究报道一种新的肾包膜下肿瘤移植法(SRC)，将患者肿瘤组织植入裸鼠肾包膜下，然后采用不同药物试验，筛选出疗效最好的一至两种药物，它是较公认的最符合肿瘤真实环境和药物代谢动力学的半定量检测法，具有较高的准确性、敏感性和特异性，并被美国国立癌症研究所确定为化疗药物的关键检测方法。

目前，随着以基因组学为基础的肿瘤研究不断深入，肿瘤全基因组突变测序结果指导下的肿瘤靶向治疗已经成为最大的研究热点。肿瘤分子靶向治疗，是在分子水平上，针对已经明确的致癌位点来设计的治疗药物，能够靶向性地与肿瘤的特异性靶位点发生作用，从而杀死肿瘤细胞。因为药物以肿瘤细胞的异常特性为作用靶点，对正常组织影响较小，在发挥更强的抗肿瘤活性的同时，具有较低的不良反应毒副作用，能明显提高患者的生活质量。它是传统的肿瘤治疗模式(手术、放疗、化疗)的重要补充，也是肿瘤个体化治疗的深刻体现。目前已经有很多分子靶向药物不断问世。如美国批准上市的以细胞表面Her家族为靶点的单抗，曲妥珠单抗(trastuzumab)，以及以VEGF/VEGFR为靶点，已批准作为晚期直结肠癌一线用药的贝伐珠单抗(bevacizumab)等。应用分子靶向药物时，要根据不同患者的基因序列和蛋白质功能信息，确定与肿瘤发生、发展密切相关的分子靶点，选择对该患者最佳的分子靶向药物。由于肿瘤的复杂性，同种肿瘤并非都有同样的异常靶点，相反不同肿瘤可能有相同的异常靶点。要进行靶向治疗，首先需要过硬的检测技术以准确地寻找分子靶标，即筛选、诊断出差异表达，再根据其结果选择合适的靶向药物。也就是说必须先检测再治疗，做到"有的放矢"。多数实体瘤形成的机制复杂，多基因参与，靶向治疗难度很大。随着医学的发展，更多的肿瘤基因突变靶点将被发现。因此，检测多种肿瘤相关基因及其蛋白产物的功能将是检验医学所面临的巨大挑战，而生物芯片能够简化这一进程。如在食管癌、乳腺癌、胃癌等研究中，采用基因芯片筛选出的基因表达谱已经在药物筛选及临床药效评价方面显现出巨大的优势。应用NGS测序技术对患者的远期疗效和生存率进行预测，可以在治疗早期就获得有价值的疗效信息。随着免疫治疗的到来，既DC-CIK过继免疫治疗之后，CAR-T治疗的推广和免疫检查点抑制剂的研发和审批的进步，*PD-L1*基因突变概率及TMB作为免疫治疗的预测点，或者说潜在标志物，已经在许多大型临床试验中得到了验证，因此我们有理由相信，随着测序技术的发展，肿瘤相关新基因及新机制的发现及突破，会有更多的测序芯片产品不断问世，这些检验医学相关技术将会对肿瘤个体化治疗产生深远影响。

(王　琪　于若飞)

四、检验医学与个体化药物分析

临床药学是以患者为对象，研究药物及其剂型与机体相互作用和应用规律的综合性学科。其核心问题是最大限度地发挥药物的临床疗效，确保患者合理、安全用药。长期以来，临床用药通用方法是针对同一种疾病应用相同的药物和剂量。在世界各国，当医生给患者使用药物时，都是根据开发这一药物的国家，以当地种族人群为试验对象得出的给药剂量用药，结果因为这种药物剂量可能并不适合其他用药国家的人群而导致药物疗效不好，甚至出现严重不良反应。在我国，患者应用的药物剂量基本上也是依据国外剂量标准来使用，结果由于个体差异和种族差异常导致我国相当比例的患者药物治疗效果差。现在普遍认为，绝大部分的药物反应个体差异是由遗传因素造成的。药物遗传学就是着重研究遗传因素对药物效应影响的学科。近年来，由于人类基因组计划的顺利实施，以及分子生物学技术和生物信息学的快速发展，药物遗传学得到了强有力的推动，个体化医学的概念也在此背景下逐步发展起来。药物遗传学如何更好地应用于个体化医学，已经受到高度重视。对于患相同疾病的不同患者，现在的用药方法是用同样的药；而在将来的个体化医学中，由于可以预测不同患者的药物效应，所以即使是治疗同一种疾病，医生也可能根据患者的遗传背景来选择合理的药物和最合理的剂量。除环境因素外，药物代谢酶、药物转运蛋白以及药物作用受体或靶位等药物反应相关蛋白的基因变异是引起药物反应个体差异的主要原因。因此，以基因为导向的个体化用药将为临床更安全、有效和更经济合理使用药物提供重要的途径。

个体基因多态性与药物反应关系密切。人体的DNA序列及其变异，反映了人类的进化过程。研究不同人群和不同个体的DNA序列变异，有助于了解人类疾病的发生、发展以及药物的疗效反应。随着生物信息学的介入，科学家可以更合理地进行新药的设计，加快新药在前临床期及临床期的发展，并加强药物使用的安全性和有效性。所以说，人类基因组图谱的完成不仅对我们了解人类生物学具有指导意义，而且为我们的医学实践提供了革命性的诊断和治疗工具。要了解遗传因素对药物效应的影响，研究SNP的功能意义非常重要。所谓单核苷酸多态性即在不同个体的同一条染色体或同一位点的核苷酸序列中，绝大多数核苷酸序列一致而仅有一个碱基不同的现象。根据人类基因组的研究资料，DNA的核苷酸序列在不同个体中至少有99.9%是相同的；但在任意选定的两个个体中，DNA序列可以有数以百万计的变异点，其中绝大多数都属于SNP。SNP是人类基因组DNA序列中最常见的变异形式。据估计，发生在基因编码区约4万个SNP，可以导致蛋白质合成时氨基酸的"错义"改变。现已知，至少93%的人类基因都存在SNP。SNP也可发生于基因编码区以外的区域，并通过改变相关基因的调控来影响基因的功能。正是这些基因组DNA序列的变异，被认为是决定人们疾病易感性和药物反应的决定因素。

血浆药物结合蛋白存在基因多态性。药物与血浆蛋白的结合，是决定药物分布和作用的一个重要因素。可与药物结合的主要血浆蛋白为白蛋白(albumin)和α1酸性糖蛋白(α1-

acid glycoprotein，AAG）。白蛋白主要结合酸性类药物，而AAG主要结合中性和碱性类药物。这两类蛋白质的质和量的改变，是导致血浆蛋白与药物结合能力个体差异的主要原因。在肾衰竭、肝硬化等疾病条件下，白蛋白水平会下降，而在感染或风湿性疾病所致的炎症反应中，AAG水平可增高。有人曾比较过华法林同人血清白蛋白的不同变异体的结合常数，发现有些变异体白蛋白的结合能力可因蛋白质中某一氨基酸残基的改变而大大降低。

药物运输蛋白存在个体差异。人体内有很多负责输送药物出入细胞的蛋白质，称为药物运输蛋白（transporters）。其中一大类为MRP蛋白，它们输送的药物包括抗癌药物和抗病毒的核苷类药物等。在不同个体中，这类蛋白质的表达可有极大差异。如在肝癌患者的癌周组织中，属于MRP一种的P糖蛋白（P-glycoprotein）的表达水平，要比正常肝组织低。这类表达水平以及活力的差异，可以直接影响到药物在细胞内的有效浓度，进而影响药物的疗效。

细胞色素P450酶系诱导的个体差异。P450酶系诱导个体差异的影响因素可以有许多，例如：P糖蛋白或其他药物运输蛋白的调节以及诱导物的代谢，可改变诱导物在细胞内的作用浓度；P450酶系基因的变异，可影响基因的表达或有关蛋白质结构或活力的改变；有关受体和调节蛋白由于基因变异而致的表达或活性的改变；影响诱导过程的生理和环境因素，如炎症反应、年龄、体内激素水平以及某些食物中的化学物质等。

药物与药物相互作用存在个体差异。在患者同时接受两种或两种以上的药物时，要高度重视因潜在的药物相互作用所致的药物代谢动力学以及功效和毒性的改变。这种药物相互作用同样存在极大的个体差异，可能的决定因素包括：口服药物时不同个体对可相互作用药物的吸收差异，细胞内可相互作用药物的浓度差异，以及药物代谢酶动力学的差异。在药物代谢酶动力学方面，对于清除率高的药物而言，由于其很大程度上是经历初级代谢，所以更易表现出P450酶系抑制作用的影响，而增加可相互作用的药物在血液中的滞留时间。另外，不同个体由于基因多态性或环境因素等造成的P450酶系基础表达水平的不同，也是药物相互作用个体差异的产生因素。

不同个体对于药物治疗的反应殊异可由多种因素造成，并产生不同的相应后果。就遗传因素而言，药物靶体的基因变异会改变药物与靶蛋白间的相互作用，影响靶蛋白合成的有关基因变异，可以改变药物的效应；药物运输蛋白的基因变异会影响药物的吸收、分布和排出；药物代谢酶的基因变异会改变药物的代谢。但是，就药物总的药理学作用来说，则是由编码参与多种药物代谢途径、药物处置和药物效应的多种蛋白的若干基因决定的。在应用某种药物时，如果代谢这种药物的酶基因或转运这种药物的转运体基因发生变异而具有多态性时，不同个体可能产生显著不同的药物浓度，引起浓度依赖性效应差异；相应地，如果药物相关代谢酶基因或转运体基因不具有多态性特征，但药物作用位点基因发生变异，则不同作用位点基因型个体即使面对同一种药物血浆浓度，也会发生作用位点基因型依赖性反应差异；而如果用药个体既具有药物代谢酶或转运体基因的变异，同时又有药物作用位点基因的变异，其联合影响就会引起更多、更复杂的反应差异。因此，依据患者基因组特征优化给药方案，真正做到因人而异、"量体裁衣"，实现由"对症下药"到"对人下药"，即给药方案个体化，才能取得高效、安全、经济的最佳治疗效果。

对于医学实验室而言，配合用药个体化的方式是治疗药物监测（therapeutic drug monitoring，TDM）。TDM是指在临床进行药物治疗过程中，观察药物疗效的同时，定时采集患者的血液或体液，测定其中的药物浓度，探讨药物的体内过程，以便根据患者的具体情况，以药动学和药效学基础理论为指导，借助先进的分析技术与电子计算机手段，并利用药代动力学原理和公式，使给药方案个体化，从而达到满意的疗效及避免发生毒副反应，同时也可以为药物过量中毒的诊断和处理提供有价值的实验室依据，将临床用药从传统的经验模式提高到比较科学的水平，这是临床药学工作的一个重要方面，也是药物治疗学的重要内容。进行TDM也需满足必要的条件其结果对临床用药才有指导意义，这些条件包括药物的治疗作用和毒副作用必须与该药在体内的浓度具有一定的相关性；药物在较长时间内保持其治疗作用而非一次性或短暂性给药；药物已有治疗浓度数据和药代动力学的参数并且该药已建立快捷、灵敏、准确和特异的测定方法。

TDM历程如下：治疗决策（医师/临床药师）→处方剂量（医师/临床药师）→初剂量设计（医师/临床药师）→调剂（药师）→投药（护师/药师）→观察（医师/临床药师/护师）→抽血（医师/临床药师/护师/检验师）→血药浓度监测（临床药师/检验师）→药动学处理（临床药师/医师）→调整给药方案（医师/临床药师）。

TDM也是随着分析技术的发展、先进仪器的使用而发展起来的。紫外分光光度法、薄层色谱法用于体液分析，因灵敏度、专属性差等问题，能分析的品种很少，气相色谱也只适用于一些特定的药物品种。高效液相色谱（high performance liquid chromatography，HPLC）、气-质联用的发展，特别是HPLC，在TDM中使用较广，它可测定除了地高辛、锂盐少数几个药以外的大部分药品，且干扰小，还可测定代谢物，在新药研究中又不需要免疫试剂盒，价格相对便宜，又能促进药剂科的科研工作，在体内药物测定中发挥着重要的作用。放射免疫分析（radioimmunoassay，RIA）、酶多种免疫（enzyme-multiplied immunoassay technique，EMIT）分析法也应用普遍。荧光偏振免疫分析法（fluorescence polarization immunoassay，FPIA）的应用因其简便、快速、准确，在常规TDM工作中应用较多。但由于试剂和仪器较贵，某些品种样本较少，不少医院还未配备FPIA开展TDM工作。目前，高效毛细管电泳色谱法（high performance capillary electrophoresis，HPCE）、液-质（HPLC/MS）联用，也正在TDM工作中发挥越来越多的作用，值得一提的是随着毛细管电泳技术的迅速发展，应用毛细管电泳分离药物、药物对映体、研究药物蛋白结合已越来越引起大家的重视。先进仪器促进了TDM工作的发展，而在基层单位利用UV法、微生物法、RIA法等方法同样也开展了不少工作。

药物分析技术是治疗药物监测中至关重要的部分，只有准确快速地测定体内药物的浓度，才能更好地了解药物的药动学、药效学特点，并将之应用于个体化治疗之中。临床药物分析中的液相-色谱质谱联用（LC-MS）技术对化合物的选择性强，灵敏度高，分析速度快，分析时间短，样品前处理简便，建立方法快，自动化程度高，是目前最为重要也是应用最为普遍的分析技术，是药物定量分析最强有力的工具。尽管它有着比其他分析方法更为先进的特点和技术，但其定量分析方法的建立却仍然有很多需要解决的问题。今天，串联质谱技术尤其是气相色谱质谱联用技术 GC-MS 和 LC-MS，由于它们高灵敏度、高选择性和广谱的特点，在临床毒理和法医毒理领域中具有不可替代的作用，被广泛地应用于毒物和药物及其在体内代谢产物的筛选、鉴别和定量分析。此外，GC-MS 和 LC-MS 技术对药物和毒物代谢产物的研究也可用来进行生物标本的筛查和毒理学的危险评估。由于 LC-MS 的高灵敏度，可以对尿液等复杂生物基质中的化合物进行分析，因此在兴奋剂的监测中也有着非常重要的作用。过去的兴奋剂监测主要以 GC-MS 为主，但对一些不耐热化合物则不易测定。目前，大部分的 GC-MS 方法已很好地转换为 LC-MS 方法，并且如胰岛素和促肾上腺皮质激素等多肽类药物和激素类药物的测定方法都已建立。因此，有了 LC-MS，兴奋剂监测实验室的工作范围和工作能力都大大提高，能更好地应对当今越来越多禁用药物的筛查。

在临床中，需要进行 TDM 情况包括：

(1) 药物有效血药浓度范围（治疗窗）较窄，血药浓度稍高则出现毒副作用，稍低则无效，如地高辛，奎尼丁等。

(2) 药物剂量小，毒性大，如地高辛，利多卡因等。

(3) 药物具有非线性药物代谢动力学过程，如苯妥英钠、氨茶碱、他克莫司等。

(4) 药物体内过程个体差异大，不易估计给药后的血药浓度，并且难以通过剂量来控制，如苯妥英钠等。

(5) 患某些疾病时，如胃肠道疾病影响药物的吸收，肝脏疾病影响药物的代谢，肾脏疾病影响药物的排泄，有必要监测血药浓度。

(6) 患者接受多种药物治疗而有中毒危险时，要监测血药浓度。

(7) 一些药物的毒副作用表现和某些疾病本身的症状相似，如地高辛有时会引起与疾病相似的房颤毒性反应，通过监测血药浓度，可区别症状是血药浓度过高引起的，还是症状尚未得到控制，并由此确定剂量增减。

(8) 某些需长期使用的药物，氯氮平，环孢菌素 A。

(9) 某些药物采用特殊治疗方案时，如大剂量氨甲蝶呤化疗时。

(10) 其他情况，如常规剂量下出现毒性反应的诊断和处理过量中毒，需要提供治疗上的法律依据，确定患者是否按医嘱服药等。

靶浓度干预：传统的 TDM 只关注测得的浓度是否在治疗窗中，没有特别的关注如何干预的问题，而靶浓度干预则是指通过预测个体的用药剂量来达到药物治疗的目标浓度。在个体化用药的治疗中，临床医生需要知道某种药物的完全性和有效性在不同个体之间的差异，以便在安全有效的范围内进行剂量的调整。临床治疗中可接受的个体间的差异称为安全有效变异（safe and effective variability，SEV），当药物浓度的变化可以反映疗效的变化时，SEV 是通过血药浓度的变异来表示的。因此，SEV 要求调整和评估与临床疗效相关的血药浓度数据。估算 SEV 既要考虑安全有效的血药浓度范围，又要考虑特定患者的情况。

个体化医学要成为现实，还有待各方面的努力。科学家要了解疾病发生发展的机制；患者要愿意配合做有关的基因型和表型相互关系的实验；医生要根据患者的基因型选择特定药物和最佳剂量；药剂师要对药物安全性有充分的理解，并提醒患者可能存在的药物间相互作用；广大群众要掌握合理用药的有关知识；政府要建立有关方针，以鼓励和督促安全有效药物的研发；对于制药工业而言，要着重发展低剂量高药效的高特异性药物。理想的药物应具有较大的有效剂量范围，这样当因个体差异而需改变剂量时，不至于影响疗效和安全性。对于某一特定的疾病，还需尽可能研发针对不同靶分子的多种药物，并根据特定的基因型进行药物设计。最后，对于每一种新药，都要清楚地了解其代谢途径、药物的分布输送过程以及有关的酶。简单地说个体化医学的理想是，在不远的将来，患者就医时随身带上一张智能卡，上面除了姓名、性别、年龄、生活史等常规资料外，还存储着与药物代谢以及与疗效有关的各种基因型资料。据此，医生可以预测各种药物的效应，并“量体裁衣”式地对患者合理用药。

（邓新立）

五、伴随诊断与个体化治疗

（一）伴随诊断的概念及背景

伴随诊断（companion diagnostics，CDx）是一种与个体靶向药物治疗相关的体外诊断技术，主要通过体外诊断设备或者虚拟工具筛选出最适用药人群并了解不同患者对特定药物的治疗反应，从而达到个体化治疗的目的。伴随诊断的概念最早于 20 世纪 80 年代提出，美国科学家 Dennis J.Slamon 发现了 *HER2* 基因扩增与乳腺癌疾病不良预后之间的联系，并对患者进行了特异性的 HER2 受体拮抗剂治疗，形成了药物与诊断并行的分析体系，从而开启了整个伴随诊断领域的序幕。2006 年 *Nature Biotechnology* 上发表的一篇文章首次提出“伴随诊断”这一术语，文中指出，该类分析可简化药物的研发过程，使临床试验更加高效化和信息化，并应用于个性化治疗。近年来，“伴随诊断”已成为各监管机构用于描述预测生物指标及靶向药物的分析体系。

（二）伴随诊断的技术手段

目前，伴随诊断大多被应用于肿瘤领域，主要涉及核酸分子杂交、聚合酶链反应和生物芯片等技术。在伴随诊断基础上进行的肿瘤治疗基本都采用“一药一测”的模式以选择合适的治疗药物，常见的肿瘤伴随诊断技术有：

1. DNA 或 RNA 水平检测突变基因　部分癌基因（*K-Ras*、*BRAF* 等）的活性位点发生突变，这些突变往往会在不同肿瘤患者中重复发生。分析这些特定突变可为治疗方案的选择提供依据。

现有的常规做法是将肿瘤组织裂解物进行 PCR 反应，再对其产物进行突变分型。对肿瘤组织进行病理检查时，利用探针在显微镜下直接识别突变基因，则能简化这一工作流程。这种直接在肿瘤组织切片中进行原位基因分型的技术不仅可以提供突变细胞及正常细胞的分布信息，还可以揭示克隆异质性的迹象。

2. **循环肿瘤细胞的检测** 循环肿瘤细胞（CTC）水平的检测有助于评估肿瘤的扩散风险及治疗效果，在恶性肿瘤的伴随诊断中扮演着愈发重要的角色。通过检测 CTC 的总量反映 CTC 对靶向治疗的反应，进而达到疗效监测的目的。

3. **血液和组织裂解物中蛋白质含量的测定** 蛋白质表达分析一直被用作癌症的诊断工具。通过 MS 及夹心 ELISA 等技术对正常组织及病理组织的蛋白质组分进行对比分析，检测灵敏度高，蛋白分子信号强。

邻近连接测定（PLA）技术利用寡核苷酸修饰的亲和试剂与靶蛋白分子或蛋白复合物结合并进行聚合酶链式反应。该技术通过双重识别和扩增检测确保了高特异性和灵敏度，使用 DNA 偶联抗体避免了交叉反应，确保仅特异性抗体可以产生检测信号。

（三）伴随诊断的应用

伴随诊断是以体外诊断试剂提供患者信息，并利用靶向药物进行治疗的联合过程。伴随诊断类体外诊断试剂是指可为患者提供特定药物应用安全性及有效信息的体外诊断试剂。此类试剂的预期用途主要包括：①筛选出适合接受特定药物治疗的患者；②筛选出具有较高应用风险，即可能产生严重不良反应的患者；③患者接受治疗后的监测，用于指导治疗方案的调整（如用药计划、用药剂量及停药时间等）。而靶向药物是指针对伴随诊断类体外诊断试剂检测的关键靶点进行治疗干预，干扰肿瘤各个过程的特定分子，实现抑制或阻断肿瘤进展的药物。

伴随诊断市场可细分为肿瘤学、心血管疾病、中枢神经系统疾病、炎性疾病、病毒性疾病等。其中肿瘤学是伴随诊断市场创收最高的部分，也是最成功的部分。典型范例如肺癌的个体化治疗：首先通过临床检测非小细胞肺癌（NSCLC）的多种伴随诊断指标如变性淋巴瘤激酶（*ALK*）基因、表皮生长因子受体（*EGFR*）基因、*ROS1* 基因，其次筛选出适合应用于不同癌基因的靶向抑制剂如吉非替尼（gefitinib）、克唑替尼（crizotinib）治疗的患者进行治疗，同时对靶向药物进行更新换代以应对药物的副作用以及耐药性，最后对某些有需要的患者进行联合用药治疗，以达到提高药物应用安全、有效性的最终目的。除此之外，HER2 特异性拮抗药曲妥珠单抗（ttrastuzumab）用于治疗乳腺癌，靶向组合疗法康奈非尼（encorafenib）+ 比美替尼（binimetinib）用于治疗由 BRAF 突变（V600E 或 V600K）引起的不可切除或转移性黑色素瘤等，均获得了良好的疗效。

（四）展望

在个体化医疗的时代，伴随诊断在其中扮演着不可或缺的重要角色，推动了诊断技术以及个体化用药的发展，并为个体化医疗提供重要的指导信息。同时，伴随诊断有望促进肿瘤药物的研发过程，成为肿瘤患者个体化治疗的重要工具。目前，伴随诊断已用于指导多种靶向抗癌药物的临床使用，对于这些药物，患者的治疗方案（药物种类、剂量等）必须取决于伴随诊断的结果，因此，伴随诊断在患者的治疗中显得尤为重要。同时，为了避免“假阳性”和“假阴性”的检测结果，任何伴随诊断都必须有相应文件证明其临床有效性。尤其是对于严重的慢性病，治疗方案应基于生物标志物的数据而不是一种“反复试验”的经验学方法。药物与诊断的结合对某些疾病的良好疗效已经证明了伴随诊断在癌症治疗中的价值，引起了监管机构的普遍关注。然而，迄今为止，通过 FDA 审批的伴随诊断药物及诊断试剂组合并不多，大多数癌症相关的伴随诊断项目应用率相对较低。同时数据显示，国内 2021 年伴随诊断市场规模仅为 7.41 亿美元，但自主研发产品相对薄弱，多被进口肿瘤基因检测产品把控。从总体而言，随着 NGS 测序技术的进一步发展及政府的大力支持，国内伴随诊断行业前景将会愈加乐观。

（吕建新　陈德余）

第三节　检验医学在个体化医学应用中的前景展望

随着公众健康意识的加强和生活水平的提高，对临床医学实验室提出了更高的要求，传统的“医学检验”已经转变为“检验医学”。这表明临床实验室的主要工作目的已经由过去的单一辅助临床医生诊治疾病，转为向健康状态检查、亚健康评估、辅助疾病诊断和鉴别诊断、指导治疗及对治疗过程进行适时监控等综合医学领域发展。检验医学技术发展大致有两方面趋势，第一是随着基础医学的发展和高新技术的应用，极大地拓宽了临床检验的范围，特别是随着基因测序工作逐步完善，后基因时代逐步到来。人类基因组计划完成后，生命科学研究进入到“组学”研究时代，研究重点由基因结构研究转移到对基因结构与功能关系的探寻，除“基因组学”外，“蛋白质组学”“转录组学”“代谢组学”等都开始迅速发展，这些研究力图将宏观生命现象分解，还原为分子水平，尤其是基因水平的事件，并根据许多前所未有的细节，提出各种作用机制的假设来解释观察到的现象，通过探求各种疾病的分子机制来达到生命科学研究追求的终极目标。在结构基因组学、功能基因组学和环境基因组学蓬勃发展的形势下，分子诊断学技术将会取得突破性进展。这些工作正逐步从实验基础研究进入临床实践，给检验医学带来了崭新的环境，为学科发展提供了新的机遇。其次是实验技术向小型化、简单化、“床边”化发展。床旁检测是检验医学发展的一种新趋势，最常用的床旁即时检测（point of care testing，POCT）是指近患者床旁进行的一种快速检测分析技术，它能在床旁、病房或中心实验室之外的其他地方开展，使检验人员（或医护人员）可在患者身边进行各项试验并即刻得出结果，大大方便了患者和临床。POCT 是一类极具潜力的检测技术，它快速简便、效率高、成本低、检验周期短、标本用量少等优点。同时，其试剂稳定便于保存和携带，已经被广泛用于临床甚至自我检测。随着新技术的发展，POCT 使用更为便捷，范围更广，可监测血凝状态、心肌损害、酸碱平衡、感染性疾病、药物浓度、内分泌等。

纵观个体化检测的发展史不难看出个体化检测的发展依赖于相关基础性领域的发展：人类基因组测序的完成和发展使得个体化医学的概念被提出；全基因组关联研究促进新的疾病基因标志物的发现；基因组技术、蛋白质组技术和代谢组技术的发展进一步促进了个体化检测的发展。组学技术融入检验领域，带动了检验的诊断技术，主要体现为生物芯片（biochip）、生物传感器（biosensor system）、可穿戴设备、生物质谱、基因编程、干细胞研究、全基因组关联性研究（genome-wide association study，GWAS）、大数据分析挖掘、物联网技术等。芯片技术在分子生物学的应用使核酸和蛋白质分析达到了新的里程碑，并逐步进入医学实验室，呈现广阔的应用前景。质谱技术用于蛋白质分析，对发病机制特别是肿瘤早期诊断取得的进展，为临床检验的发展提供了新思路。人类基因组工程的完成，分子遗传技术的逐步开展，使多基因疾病（心血管疾病、肿瘤、痴呆症等）的预测、预防及个体化医疗成为可能。GWAS 主要通过基因组规模微阵列基因分型平台（确定 SNP 和 CNV），比较基因组杂交芯片（CGH array，检测染色体拷贝数变化）和转录水平的基因表达平台（检测 mRNA 表达水平）以及一些大型数据集分析软件的开发等来完成。GWAS 研究的深入将有助于最佳风险的识别、疾病筛查、疾病诊断、治疗和监测等个体化医学领域的发展。这些技术不同程度地使医学检验朝向仪器的自动化，技术的床边化（小型化、简便化）、分子化、标准化发展。尤其是技术的分子化，使基因诊断、蛋白质组学、代谢组学等研究技术在医学检验得以充分应用，从而使疾病的预测、早期诊断、个体化医疗成为可能。

随着分子技术的发展，肿瘤基因测序及第二代高通量测序技术（next generation sequencing，NGS）使癌症基因组深度测序成为可能，其提供了肿瘤患者肿瘤基因的点突变、融合基因、插入缺失和拷贝数变异等广泛信息，同时还提供了染色体的复杂重排、核苷酸置换突变和重复序列，以及肿瘤的整个基因组的结构重排，包括倒位、易位和复杂重排的信息，有助于我们更进一步研究肿瘤细胞的发生、发展、增殖、迁移等生物学特征的分子机制。目前，肿瘤的分子治疗发展迅猛，已经有对应特定基因突变的靶向治疗药物大量应用于临床，如针对肺癌 *EGFR*、*ALK* 等基因突变药物已有多代药品大量应用于临床，极大地提高了肿瘤患者的生存期及生活质量。关于具体基因突变及其初步致病机制以及对应治疗药物（表 57-2）。

表 57-2　常见基因突变及其意义解读

突变基因	生物学特点与功能	常见突变与肿瘤
ALK 基因 NM_004304.4	*ALK* 基因编码产物为间变性淋巴瘤激酶，为酪氨酸激酶受体家族（RTK）成员，通过磷酸化信号转导作用将细胞表面的信号传递到胞内，参与多种重要细胞程序如细胞生长和分裂（增殖）或成熟（分化）。在中国非小细胞肺癌人群中，突变概率约为 4%	*ALK* 基因异常主要包括 *ALK* 基因异位重组、*ALK* 基因突变和扩增等，与多种人类肿瘤的形成相关。*ALK* 基因重排在非小细胞肺癌的发生约占非小细胞肺癌的 3%~5%。尽管 ALK 阳性肺癌患者的使用克唑替尼获益明显，但患者往往在 1~2 年内出现对克唑替尼耐药。耐药机制包括 ALK 耐药突变，L1196M，G1269A 等；临床数据表明，*ALK* 基因重排阳性还与 EGFR-TKI 耐药相关。目前临床病理标本也常使用 VENTANA ALK 免疫组化检测。目前已上市药物还包括色瑞替尼、艾乐替尼，及三代药物劳拉替尼
BRAF 基因 NM_004333.4	*BRAF* 基因编码 MAPK 通路中的丝苏氨酸蛋白激酶，该酶将信号从 KRAS 转导至 MEK1 或 MEK2，从而参与调控细胞内多种生物学事件。*BRAF* 基因突变在多种恶性肿瘤细胞中都有报道。*KRAS* 和 *BRAF* 基因突变检测已被美国癌症综合网络（NCCN）列为《直肠癌临床治疗指南》临床用药必检项目	受到外源性 BRAF V600E 突变影响的 CRC 细胞，对于西妥昔单抗和帕尼单抗这两种药物的敏感性明显降低。*KRAS* 基因无突变、*BRAF* 基因突变的转移性结直肠癌患者对西妥昔单抗或帕尼单抗治疗无反应，因此如果 *KRAS* 基因无突变时，必须排除 *BRAF* 基因突变。因此检测肿瘤患者 *BRAF* 基因突变情况可用于指导 EGFR-TKI 的靶向用药。除结直肠癌外，BRAF 在恶性黑色素瘤、甲状腺癌、肺癌等均存在不同比例的突变

续表

突变基因	生物学特点与功能	常见突变与肿瘤
BRCA1 基因 NM_007294.3	*BRCA1* 基因突变引起的乳腺癌只侵袭女性，且连带引发卵巢癌。*BRCA1* 是重要的抑癌基因，它编码的 BRCA1 蛋白在 DNA 损伤修复、基因转录调节、中心体复制、细胞周期调控和细胞凋亡等过程中起重要作用	家族遗传性乳腺癌、散发性乳腺癌等肿瘤均可见 *BRCA1* 基因各种类型的突变，在低危人群和普通人群妇女中血液中也可发现 5% 至 25% 的 *BRCA1* 基因突变率。在美国生活的中国人家族遗传性乳腺癌也有 80% 以上的 BRCA1 突变率。BRCA1 突变热点区域为外显子 2、11、20。临床研究表明：铂类药物的疗效与肿瘤组织中 *BRCA1* 基因 mRNA 表达水平密切相关，*BRCA1* 基因表达水平低的患者对铂类药物敏感，反之表达水平高的患者表现耐药。抗微管药物疗效与肿瘤组织中 *BRCA1* 基因 mRNA 表达水平密切相关
EGFR 基因 NM_005228.3	EGFR（表皮生长因子受体）是原癌基因 *c-erbB1* 的表达产物，是表皮生长因子受体（HER）家族成员之一，普遍表达于人体的表皮细胞和基质细胞，在膜信息转换中起重要作用，并在多种人类恶性肿瘤中高表达。其所介导的信号转导效应具有多向性，包括增殖、迁移、细胞分化和内环境的稳定等，并与细胞的再生和恶性肿瘤的发生、发展密切相关	*EGFR* 基因的突变和扩增所导致的 EGFR 蛋白激酶功能异常或其相关信号通路中关键因子的活性或细胞定位异常。美国国家癌症综合网络（NCCN）癌症治疗指南中明确指出 EGFR 突变，尤其是外显子 19 的缺失突变和外显子 21 的 L858R 突变，可导致 EGFR 通路过度激活，与肿瘤对酪氨酸激酶抑制剂如吉非替尼、厄洛替尼治疗敏感性有重要关系。因此 EGFR 的基因突变检测对于指导这些患者选择能否选用 TKIs 治疗具有重要意义。EGFR T790M 突变会导致患者对常见 EGFR 抑制剂厄洛替尼和吉非替尼产生耐药性。三代 EGFR-TKI 药物奥西替尼（AZD-9291）对于 T790M 突变治疗有效。*EGFR* 基因扩增或过表达可受益于 EGFR 单抗类药物
KIT 基因 NM_000222.2	*KIT* 基因又称 c-Kit，为原癌基因，位于人类染色体 4q12-13；其产物是一种跨膜糖蛋白（CD117），属于受体酪氨酸激酶家族。*KIT* 基因表达产物及其配体是人类多种组织细胞生长发育的重要调控因素，与多种实体肿瘤及血液病的发生密切相关。胃肠道间质肿瘤（GISTs）是消化道最常见的间叶源性肿瘤，绝大部分均表达 c-Kit 蛋白。在分子层面上，大部分的 GISTs 均存在 *KIT* 基因突变，从而导致 c-Kit 蛋白的活化不需要配体 SCF 参与就能刺激肿瘤细胞的持续增殖和抗凋亡信号的失控	*KIT* 基因可发生功能缺失或功能获得性突变，多发生于外显子 9、11、13、17。*KIT* 基因体细胞突变可见于侵袭性系统性肥大细胞增生症、肥大细胞白血病、骨髓增生性疾病、结肠癌、胃肠道间质肿瘤及生殖细胞瘤等肿瘤中，种系突变则可发生于家族性胃肠道间质肿瘤中。GISTs 中，*KIT* 基因突变是导致 c-kit 蛋白高度表达的原因，突变率约为 90%，且突变形式多样，其中位于 11 号外显子 Lys550-Val560 区段的变异最为常见（约占 60%~70%）。检测 *KIT* 基因突变对于指导 GISTs 患者的合理用药，具有重要的参考价值。临床研究表明，GISTs 中 *KIT* 基因外显子 13 p.K642E 突变与伊马替尼（600mg/d）疗效正相关，外显子 11 突变与舒尼替尼疗效负相关
KRAS 基因 NM_004985.3	*KRAS* 基因编码一种膜结合型的蛋白，定位于细胞膜内侧；同时位于 EGFR 信号通路上，对于肿瘤的发生及发展非常重要。正常情况下 KRAS 蛋白和 GDP 结合没有活性，当细胞外的生长分化因子把信号转导到 KRAS 蛋白时，增强了其与 GTP 结合活性，使蛋白和 GTP 结合成为激活状态，信号系统开放。肿瘤细胞的生长、增殖、血管生成等过程都需要细胞内蛋白进行信号转导，而 *KRAS* 基因是传导蛋白的决定性因素	*KRAS* 基因可发生耐药性突变，突变位点主要是 12、13 及 61 位密码子碱基突变造成的氨基酸突变（p.G12、p.G13、p.Q61），与西妥昔单抗、帕尼单抗及 EGFR-TKI 的耐药有关，其中 12、13 位密码子耐药性突变占 98% 以上，61 号密码子的突变小于 2%。*KRAS* 突变型编码异常的蛋白，刺激促进恶性肿瘤细胞的生长和扩散；并且不受上游 EGFR 的信号影响，所以对抗 EGFR 治疗效果差。当 *KRAS* 呈突变状态并且持续活化，阻断 EGFR 就可能无法影响到下游事件的发生，肿瘤会持续生长、增殖以及扩散。因此，用单克隆抗体阻断 EGFR 对于那些野生型 KRAS 的肿瘤会更加有效

续表

突变基因	生物学特点与功能	常见突变与肿瘤
MET 基因 NM_001127500.1	*MET* 基因编码肝细胞生长因子受体(c-Met),属于酪氨酸激酶,在肺癌、结肠癌、肝癌、直肠癌、胃癌、肾癌、卵巢癌、乳腺癌以及前列腺癌等组织中呈现扩增和过表达等现象。在对靶向药物治疗产生抗药性的肺癌、胃癌等肿瘤患者中也出现 *MET* 基因的扩增	研究显示,*MET* 基因扩增与非小细胞肺癌患者的不良预后相关,携带 *MET* 扩增的患者总生存率较低。有研究显示,MET 扩增与吉非替尼和埃罗替尼患者抗药性相关,长期接受吉非替尼治疗的非小细胞癌患者中,恶性程度比较高的肿瘤患者 *c-MET* 基因扩增率较高。*MET* 原癌基因的种系突变与 1 型遗传性乳头状肾癌(*HPRC*)已知的 10 个错义突变集中在第 16~19 外显子的酪氨酸激酶结构域中。目前有证据表明,其对于克唑替尼治疗敏感,具体机制有待研究
MTOR 基因 NM_004958.3	mTOR 是一种丝氨酸 - 苏氨酸蛋白激酶。通过调节磷酸肌醇 3 激酶 - 蛋白激酶 B(PI3K-Akt)信号及其下游信号途径,mTOR 在细胞生长、增殖、分化、细胞周期调控、存活和肿瘤耐药中起关键作用。近年来发现 mTOR 相关的信号通路复杂且涉及面广泛,其中多个元素的调控异常均与肿瘤的发生密切相关	超过 50% 的恶性肿瘤存在 mTOR 信号通路的过度激活,激活的靶蛋白 mTOR 影响 PI3K-AKT-TSC-mTOMRC1 信号通路、as-MAPK-TSC-mTORC1 信号通路、LKB1-AMPK-TSC-mTOR 信号通路,引起肿瘤细胞的快速增殖、癌蛋白分泌增加、细胞周期加快、G1 期时程缩短,引发多种肿瘤且利于肿瘤的发展
MYC 基因 NM_002467.4	*MYC* 是最早被鉴定的一组核内原癌基因,包括 *C-Myc*、*N-Myc*、*L-Myc*,编码多功能核磷蛋白核转录因子,接受来自细胞表面生长信号,刺激基因表达,能够促进细胞增殖,永生化,去分化和转化等	伯基特淋巴瘤中 *cMYC* 基因通过易位与免疫球蛋白基因(*IgH*、*IgK*、*IgL*)融合发生激活。*MYC* 基因扩增与多种肿瘤相关,包括乳腺癌、宫颈癌、大肠癌、头颈鳞状细胞癌、黑色素瘤、非霍奇金淋巴瘤、肝癌、胃癌和卵巢癌等
NOTCH1 基因 NM_017617.3	Notch 信号通路广泛存在于各种动物体内,在进化过程中高度保守,其受体和配体相互作用对胚胎发育、血细胞发育、肿瘤形成等生理、病理过程起重要作用。*NOTCH1* 基因编码 Notch 信号通路中的 Notch1 蛋白,与多种血液系统肿瘤有密切关系,已成为血液系统肿瘤发病的关键信号分子。*NOTCH1* 基因首次从人类 T 淋巴母细胞白血病中被鉴定	*NOTCH1* 基因在 T 细胞淋巴瘤(TCL)发病中起着重要作用。T 细胞淋巴瘤中,70.0% 的 Notch1 蛋白阳性表达,56.7% 的 *NOTCH1* 基因发生突变,揭示其突变可能是 TCL 发病的重要机制。Notch1 蛋白高表达为进一步研究淋巴瘤靶向治疗提供了现实依据。但 Notch1 在不同的肿瘤组织中有不同的作用,在同一肿瘤不同阶段也可能有截然相反的作用。如在宫颈癌发生的早期阶段有促癌的作用,而在晚期阶段则有抑癌的作用,而食管鳞癌的发生与 Notch1 蛋白低表达有关
PTEN 基因 NM_000314.4	*PTEN* 基因是编码具有磷酸酶活性产物的抑癌基因,在细胞的分化、增殖和凋亡过程中起重要作用,并参与细胞的黏附和运动。其不仅能诱导细胞凋亡及抑制细胞有丝分裂,还能调节细胞黏附、转移、分化等。目前发现在多种恶性肿瘤组织和肿瘤细胞系中有 *PTEN* 基因的缺失或突变及蛋白表达异常	肺癌患者中发生 PTEN 失活突变或功能缺失可引起 AKT 激活,导致 *EGFR* 突变型患者对厄洛替尼产生耐药。PTEN 表达也可预测曲妥珠单抗、EGFR 单抗及 EGFR-TKI 疗效,PTEN 低表达的患者,接受上述药物治疗预后较差。PTEN 可通过 PTEN-FAK 信号转导通路下调 FAK 及 p-FAK 表达抑制白血病细胞增殖、迁移及侵袭能力。*PTEN* 基因突变多为插入或缺失突变
RET 基因 NM_020975.4	*RET* 原癌基因是钙黏素家族成员,编码一种跨膜的酪氨酸蛋白激酶受体,传递细胞生长和分化信号,参与细胞增殖、细胞迁移和细胞分化的调控,在神经嵴细胞发育过程中重要作用;*RET* 基因突变与 2A 型和 2B 型多发性内分泌腺肿瘤、先天性巨肠症以及甲状腺髓样癌的发生相关	约 1.3% 的肺癌中发生 *RET* 基因融合,尤其是肺腺癌,可单独突变诱发肺癌的发生。非小细胞肺癌中,由 inv(10)(p11;q11)引起中 10 号染色体上驱动蛋白家族基因 *KIF5B* 和受体酪氨酸激酶基因 *RET* 之间形成的融合驱动基因 *KIF5B-RET*,导致 *RET* 原癌基因的高表达。NIH3T3 细胞系研究显示,RET 激酶抑制剂凡德他尼可抑制 *KIF5B-RET* 融合基因突变细胞的增殖

续表

突变基因	生物学特点与功能	常见突变与肿瘤
ROS1 基因 NM_002944.2	ROS1 是胰岛素受体家族的一种受体酪氨酸激酶。*ROS1* 重排最早在胶质母细胞瘤中被发现，位于 6 号染色体上。近年来，*ROS1* 融合基因被认为是 NSCLC 的驱动基因	*ROS1* 重排现象常见于年轻、从未吸烟或轻度吸烟的肺癌患者，此外 *ROS1* 重排通常不与其他致癌驱动基因突变重叠。在肿瘤患者中，原癌基因形式的 *ROS1* 被看作是激活与恶性肿瘤形成相关的下游信号通路物质。目前肺癌患者中 *ROS1* 突变已获批克唑替尼用药适应证
SOX2 基因 NM_003106.3	*SOX2* 基因位于 *SOX2OT* 基因的内含子区内，编码蛋白属于 SRY 相关 HMG-同源盒（SOX）家族转录因子，参与胚胎发育及细胞命运的决定；参与中枢神经系统干细胞的维持，及胃部基因表达调控。该基因突变与视神经发育不良及小眼综合征相关	*SOX2* 基因在肺部和食管鳞状细胞癌中特别活跃。对食管和气管的发育来说，SOX2 在重新程序化成熟细胞、使之成为干细胞的过程中发挥重要作用。27% 小细胞肺癌 SCLC 样本发现存在 *SOX2* 基因扩增，这意味着 *SOX2* 基因作为致癌基因在 SCLC 中扮演重要角色。*SOX2* 在恶性胶质瘤普遍高表达，其阳性表达率为 6%~66%
STAG2 基因 NM_006603.4	*STAG2* 基因编码基质抗原 2，是黏连蛋白复合体的组成成分，为正常染色体分离所必需，在细胞有丝分裂中纺锤体的组装中有一定作用	*STAG2* 基因突变或 STAG2 蛋白缺失导致其失活，维持染色体稳定性增加，与恶性胶质瘤、尤因肉瘤、黑色素瘤、胃癌、结肠癌、前列腺癌相关。T 细胞急性淋巴细胞白血病中检测到由染色体 t（X；11）（q25 ；p13）易位引起的 *STAG2-MBNL1* 基因的并置融合，该易位引起 LIM 结构基因 *LMO2* 的激活，引起白血病的发生
TP53 基因 NM_001126112.2	*TP53* 基因是人类肿瘤中发生变异频率最高的重要抑癌基因，编码 TP53 蛋白是一个转录因子，可通过转录活化区与通用转录因子结合并相互作用，大多数组织和细胞有 *TP53* 表达，正常情况下 *TP53* 可以控制细胞循环周期，调节转录，DNA 复制和诱导细胞程序死亡及抗血管生成	TP53 缺失失活与半数以上（约 60%）癌症的发生发展密切相关。*TP53* 基因突变多为错义突变，最常发生于 5、6、7、8 外显子的保守区。遗传性 *TP53* 突变能够引发 Li-Fraumeni 综合征（LFS）。*TP53* 突变还发生于包括 CML、ANLL、MDS 及 B-NHL 在内的多种恶性血液肿瘤以及黑色素瘤、基底细胞癌、鳞状细胞癌等皮肤癌等多种类型肿瘤及恶性肿瘤
UGT1A1 基因 NM_000463.2	*UGT1A1* 基因编码 UDP- 葡萄糖醛酸基转移酶，参与类固醇、胆红素、激素和药物等葡萄糖苷酸化代谢过程。*UGT1A1* 基因突变可导致 Crigler-Najjar 综合征和 Gilbert 综合征（先天性非溶血性黄疸）的发生	突变纯合子 *UGT1A1* 灭活 SN-38 的能力仅是野生型的 35%，因此更容易产生剧烈腹泻等毒副作用。美国 FDA 要求在伊立替康药品标签上加入警示，建议患者在使用伊立替康前应检测是否带有 *UGT1A1*28* 突变

随着各种大型生化仪的问世，检测速度的提高、功能的改善，免疫化学的兴起及信息网络技术的发展，全自动化实验室成为实验室学科建设的重要内容。全自动化实验室是集血液、免疫、生化等多技术于一体，将标本录入、识别、转运、检测、报告形成自动化流水线。随着检验医学的发展，临床检验全自动化是检验科的发展方向。

近年来，随着我国检验医学的迅速发展，检验设备不断更新，医学检验事业在技术上取得了长足的进步。但在硬件建设逐步与国际接轨的同时，凸显出的是软件建设的相对滞后，特别是实验室质量管理水平的滞后。目前影响检验质量与能力的主要因素已不仅是技术人员的水平和仪器落后，还包括临床实验室的质量管理方面。为了保证临床实验室的质量，一些国家的政府都制定了相关的临床实验室管理法规。如国际上出台了针对临床医学实验室质量与能力专用要求的国际标准 -ISO/IEC15189 体系。我国的实验室质量建设也逐渐借鉴先进经验，走上制度化、规范化的管理轨道。目前原卫生部颁发的 PCR 实验室管理办法对 PCR 技术应用的健康发展起到了关键作用。为解决 PCR 交叉污染问题，从标本制备到检测全封闭系统及相应的自动化仪器已在国内逐步普及。

“医学检验”转变为“检验医学”，使检验学科建设的理念和内涵发生了明显的变化，现代化仪器的应用和标准化进程的推进，特别是临床医学与基础医学的密切结合，使检验科工作任务在保证实验质量的基础上更应结合临床。基础医学的发展及与临床医学的密切结合，要求实验室的工作不断地与临床医护人员进行学术交流和信息沟通，把有限的实验数据变为高效的诊断信息，更多地、更直接地参与临床的诊断和治疗。此外，还需要加强对临床医生的培训以提高对个体化检测结果的综合分析处理能力，从而采用针对性的治疗，尽可能地避免副作用、减轻患者的痛苦和负担。

在不远的将来，我们也许可以看到这样的画面：当我们身体不适的时候，医生只要采一滴血，通过基因扫描，寻找对某种药物敏感的基因型，“量体裁衣”式地选择适合他或她的药物，患者将很快得到治愈。患者就医时只要随身带上一张智能卡，上面除了姓名、性别、年龄及生活史等常规资料外，还存储着与药物代谢与疗效等相关基因型资料，实现“疾病医学”向“健康医学”转化。个体化医学的发展将可以使生命、使患者的幸福得到更大的尊重。

（王 琪 于若飞）

第五十八章
循环标志物

循环标志物是指可在外周血液循环中检测到的，能够标记系统、器官、组织、细胞及亚细胞结构或功能改变的指标，可用于疾病诊断、判断疾病分期、评价治疗安全性及有效性等。“液体活检”这一概念最早在1974年由Sorrells等提出，当时指关节腔的滑液分析用于诊断滑膜疾病。而近期重新提出的液体活检的概念，则是指循环核酸（circulating nucleic acid，CNA），细胞外囊泡和循环肿瘤细胞（circulating tumor cell，CTC），通过非侵入性取样方法获得肿瘤细胞信息，辅助肿瘤治疗的突破性检测技术，是精准医疗代表性诊断技术之一。液体活检的标本来源主要为以血液为主的体液，还有胸水、腹水等其他体液成分，而血液是最容易获得的临床标本。与传统的穿刺活检等方法比较，液体活检具有以下独到的优势：①无创，重复性好。对于晚期或不宜手术患者，可以再次或多次取材，监测疾病进展；②取样全面，避免肿瘤异质性带来的取样不全；③精准，直接获得肿瘤基因组信息，同时用于指导后续靶向治疗；④ CTC和CNA半衰期很短，均小于24h，因而其反映的是患者的实时信息；⑤多种基因联合筛查可以提高敏感性及特异性。

第一节　循环核酸

循环核酸（circulating nucleic acid，CNA）是指存在于血液（血清或血浆）等体液中的细胞外游离DNA、RNA和microRNA（miRNA），与生理和病理状态下的细胞代谢密切相关，CNA的检测及其在基因诊断等方面的应用对于恶性肿瘤等疾病的诊断和监测具有十分重要的意义。近年来，随着对游离循环核酸研究的不断深入，CNA检测已经在疾病监控、胎儿产前诊断和肿瘤研究中取得众多进展。

一、血液循环中的DNA

（一）血液循环中DNA的来源与存在形式

血液循环DNA（circulating cell-free DNA，cfDNA）是指血浆中具有DNA双螺旋结构的核苷酸片段。肿瘤患者血浆DNA水平远高于正常人，不同疾病条件下其含量有不同程度的升高。近年来，随着分子生物学技术的迅猛进展，血液循环DNA的定量及定性研究日趋深入，前者主要是检测血浆DNA总量，后者则是检测外周血肿瘤特异性基因水平的改变。

血液循环DNA主要由双链DNA、单链DNA及其混合物组成，其存在形式有两种：一部分以游离形式存在于血浆中，另一部分通过与蛋白质结合成复合体的形式或者附着在血细胞表面存在于血液中。DNA-脂蛋白复合体是最新发现的血液循环DNA的形式，血浆DNA与蛋白质结合呈单核小体（mononucleosome）或低聚糖核小体（oligonucleosome）的形式，单核小体包含一个八聚体组成的核心微粒，外周由一圈可伸展的146bp螺旋DNA环绕而成，低聚糖核小体由单核小体通过DNA连接体组成。细胞死亡后DNA-蛋白质复合物的连接点被内切酶切断从而进入循环中，一旦释放入血液循环，核小体可保护其结构免受内切酶降解。

血液循环DNA主要来自细胞核DNA和线粒体DNA，健康个体血液循环DNA含量极其微弱，通常每毫升仅为纳克水平，常小于10ng/ml，大部分被肝清除，少部分被肾脏清除。细胞释放DNA量少或DNA被理想的清除机制快速清除，当这种平衡被打破时，血液循环DNA浓度增高。

血液循环DNA的长度与其释放机制有关，目前血液循环DNA的释放机制尚不清楚，但有报道坏死、凋亡、吞噬或活跃分泌可能起作用。关于血液循环DNA的长度，短的血液循环DNA长度小于200bp，较长的循环DNA长度大于1 000bp。血液循环DNA和基因组DNA在核苷酸及碱基组成上基本一致，与机体生理和病理状态密不可分，详细分析血液循环DNA片段的长度有助于区分循环核酸的来源，坏死和吞噬作用可导致DNA降解成片段，但很少小于1 000bp。细胞凋亡时核小体间的连接断裂，产生低聚糖DNA梯度条带，可释放长度约180~200bp的DNA。

血液中核酸酶能够影响DNA循环的时间，其浓度大约是0.004 4~2.46U/ml。因此，DNA在血液中会被迅速降解。其次，在血液中DNA通过蛋白、脂蛋白及糖蛋白将其与核酸酶分离开，而血液中的水解酶通过分解这些物质，增加DNA与核酸酶的亲和力而影响核酸循环的时间，因此通常通过调节血液中酶的活性而非浓度来发挥作用。在关于胃癌、结肠癌患者及健康人群中DNA酶对循环DNA作用的研究中发现，癌症患者血浆中DNA含量的升高与总的DNA酶活性的降低密切相关。

（二）血液循环中DNA的检测方法

目前提取cfDNA最常用的方法主要有传统的酚-氯仿-异戊醇法、磁珠法（SIGMA）、硅胶膜吸附柱法等。由于循环DNA的量少且片段小，对它的检测造成了很大的阻碍。循环DNA检测技术可分为两个阶段。第一阶段为基于PCR技术的检测技术，如直接测序法（Sanger法）、突变扩增阻滞系统（amplification refractory mutation system，ARMS）法、微滴数字化PCR（droplet digital PCR，ddPCR）法、BEAMing数字PCR法、COBAS法等。第二阶段为在NGS基础上发展起来的检测方法。基于NGS的技术目前又可分为靶向扩增子测序（targeted amplicon Seq，TAS）及目标序列捕获测序（targeted capture sequencing，TCS）：前者是针对目的基因设计几十对甚至上百对PCR引物，利用多重PCR扩增富集，代表性方法有标记扩增深度测序（tagged-amplicon deep sequencing，TAM-Seq）、环化单分子扩增与重测序技术（circulating single-molecule amplification and resequencing technology，cSMART）等；而后者是针对目的基因设计探针，通过捕获杂交的方法富集，该方法较为经典的是深度测序肿瘤个体化建档法（cancer personalized profiling by deep sequencing，CAPP-Seq）。NGS技术不仅可以用于检测已知基因变异，更重要的是可以进行全基因组范围内的基因变异分析，包括基因突变、重排以及基因组拷贝数变异（copy number variation，CNV），并可以发现未知的基因变异。然而，这些新技术还是有它的局限性。首先，NGS相关的检测方法能检出约50%的早期患者，因此敏感性要求需进一步提高。此外，成本相对较高，限制了其临床应用。幸运的是，第三代测序技术，高通量测序成本逐渐降低使循环DNA的检测更有希望广泛应用于临床领域。

（三）血液循环中DNA的应用

1. 血液循环中DNA与肿瘤　对于癌症患者而言，cfDNA不仅来源于体内凋亡的细胞释放DNA入血，也来源于脱离肿瘤组织入血的CTC，这种来源于肿瘤细胞的DNA被称为循环肿瘤DNA（ctDNA）。ctDNA是由肿瘤细胞释放到血液循环中的DNA片段，因此含有原发肿瘤的突变信息，如单碱基突变、甲基化和拷贝数突变等。ctDNA的来源有三种：①肿瘤细胞凋亡或坏死；②循环肿瘤细胞；③活细胞。健康人体内巨噬细胞和溶酶体的清除作用，使其血液中的cfDNA含量维持在较低水平。肿瘤细胞呈指数增长，大量癌细胞播散及坏死所释放的核酸超过机体正常的清除能力，癌症患者ctDNA升高，因此ctDNA可以鉴别肿瘤细胞。因此，越来越多的研究者将目光投向ctDNA，期望ctDNA能在辅诊、预后等方面发挥更好的参考价值。

2. 血液循环中DNA与感染性疾病　鼻咽癌在中国南方和东南亚发病率很高，几乎所有的患者都有EB病毒感染。采用实时荧光PCR技术定量检测鼻咽癌患者血浆中EB病毒DNA，并对接受放疗的患者进行了长期随访研究，结果显示，95%（55/57）的患者血浆EBV DNA阳性，其水平与疾病分期相关，而正常对照组阳性率仅为7%。人乳头瘤病毒感染是宫颈癌的重要原因之一，研究表明，早期宫颈癌患者血清HPV DNA阳性提示预后较差，可作为疾病复发的监测指标。乙型肝炎病毒感染与肝细胞性肝癌的关系很早就被阐明，血浆血清HBV DNA载量与患者恶性转归密切相关，且可提示患者的预后情况。

3. 血液循环中DNA与产前诊断　传统产前诊断获取胎儿组织样本的方法包括羊膜腔穿刺、绒毛膜取样、脐带取血等均具有创伤性，对胎儿和孕妇都有一定的危险性。1997首次报道在孕妇的外周血中存在非细胞性cfDNA，后续的研究证实在这些“碎片化”的DNA中有多达10%~20%来源于胎儿。胎儿cfDNA最早可在妊娠第4周的母体外周血中被检测出来，在孕10周后可在几乎所有的孕妇外周血中检出。通常而言，被检出的cfDNA片段长度约为150bps，而且呈现出的是胎儿全基因组DNA，这一点对于cfDNA被应用于无创性产前诊断是至关重要的。另外，cfDNA的半衰期非常短，在分娩后极短的时间内母血中即检测不出胎儿cfDNA，这样的特点使cfDNA同样可以应用于多孕次孕妇的产前诊断，而不受前一次妊娠时胎儿cfDNA的干扰。鉴于上述特点，通过分析母体外周血中cfDNA而进行的无创产前筛查（non-invasive prenatal testing，NIPT）已经在诊断胎儿非整倍体畸形方面显示出巨大的优势和发展潜力。

NIPT技术相对于羊膜腔穿刺、绒毛取样、脐血穿刺而言，不需要经“有创穿刺”即可获得胎儿遗传物质进行相关的检测分析。孕妇血浆样品中可检测到母源性和胎源性的DNA分子，如果母体健康正常，基因组是整倍体，孕妇血浆DNA分子拷贝数的非整倍体偏差，一定是由胎儿染色体异常所致。采用高通量测序技术通过对孕妇外周血中各条染色体对应cfDNA拷贝数的检测，计算来源于21号、18号、13号等染色体的cfDNA是否增加，可检出21三体综合征（唐氏综合征）、18三体综合征、13三体综合征以及性染色体非整倍体疾病。NIPT技术筛查阳性有很高的准确率，NIPT技术包括鸟枪法大规模平行测序（s-MPS）技术、靶向大规模平行测序（t-MPS）技术、基于单核苷酸多态性的NIPT技术。

4. 血液循环中DNA与其他疾病　除了肿瘤学和胚胎医学，游离循环DNA的检测也被有效地应用在对其他疾病的研究中。这些疾病包括外伤、卒中、糖尿病和自身免疫性疾病等。对于外伤患者的研究发现，其体内的血浆游离循环DNA的浓度在受伤1小时内会上升，同时游离循环DNA浓度与受伤的程度有关。此外，对于治疗中的患者游离循环DNA

的检测可以预测其在器官衰竭、急性肺损伤以及死亡方面的情况。对卒中患者研究发现，其体内游离循环的β-globin DNA浓度升高，可作为预测卒中患者死亡情况的标志物。研究发现，胸痛患者血浆中的游离循环DNA浓度上升，且上升水平与损伤程度相关；在2年内死亡的患者，其血浆内游离循环DNA浓度呈最高。对游离循环DNA的检测也有效地应用在器官移植排斥的检测中。对捐献者特异游离循环DNA的检测可以有效地预测肾移植排斥情况。

（四）问题与展望

由于存在大量的背景DNA，使得检测容易出现假阴性结果，同时并不是所有肿瘤细胞中存在的遗传改变都可以在游离循环DNA上检测到。目前，普遍采用荧光定量PCR的方法对游离循环DNA进行检测，提高了检测敏感度。但今后还需要进一步实现检测技术的标准化。

自血浆和血清中游离循环DNA的发现，至今，该领域以迅猛的形势不断发展。在许多国家，孕妇血浆中胎儿DNA的检测已经应用在胎儿血型鉴定的常规检查中。虽然对于游离循环DNA的来源仍存在争议，且对于游离循环DNA的研究方法仍需改进。但是，随着分子生物学技术的快速发展，游离循环DNA研究必将不断深入，未来将会更多地应用到疾病诊断和监测中，特别是在肿瘤的诊断和预后判断以及产前诊断中有极大的应用前景。

二、血液循环中的RNA

（一）血液循环中RNA的来源与存在形式

与血液循环中DNA相同，核酸RNA也是一种存在于体液中细胞外游离状态的核酸。目前，游离循环RNA已经被应用在一些疾病的治疗研究中。从检测恶性黑色素瘤患者血清酪氨酸酶（tyrosinase）mRNA开始，相继从鼻咽癌、乳腺癌、肺癌、结直肠癌、滤泡性淋巴瘤患者的血清/血浆中发现肿瘤相关RNA的存在，如端粒酶成分（telomerase components）RNA、不同肿瘤相关基因编码的mRNA和病毒RNA等，循环RNA这一标志物才开始被人们所接受。一般认为正常人血清/血浆中微量的循环RNA来源于自身的淋巴细胞，而恶性肿瘤患者的循环RNA则大多数来源于肿瘤细胞。肿瘤转移过程中，脱落的肿瘤细胞在血液循环中凋亡，或被机体免疫系统识别后消灭，释放核酸入血，而原发灶肿瘤生长代谢过程中也会不断因细胞坏死释放核酸入血，导致循环RNA的浓度升高。

游离循环RNA表现出很高的甲基化，为单链，相对分子质量（2.5~4S）低，未发现tRNA的存在。在体外实验中，游离循环RNA对DNA合成具有刺激作用。在正常人血浆中RNase的浓度很高，癌症患者血浆中其浓度更高，但仍然能够在正常人和癌症患者的血浆中检测到游离循环RNA的存在，说明游离循环RNA应该是以复合体的形式存在于血浆中，避免被血浆中普遍存在的RNase所降解。

（二）血液循环中RNA的检测方法

利用碱基延伸反应和MALDI-TOF-MS（基质辅助激光解析串联飞行时间质谱仪）检测胎盘特异性因子4（placental-specific4，*PLAC4*）基因表达产物诊断胎儿非整倍体的研究结果显示诊断的敏感性为90%，特异性为96%。该方法的不足之处在于受检胎儿的SNP位点必须是杂合子，这种基因型只出现在大约50%的被检者中，因此必须发现更多的SNP位点，或增加21号染色体特异的细胞游离胎儿RNA的种类。胎儿基因表达谱的研究将有助于这项工作的进一步开展。由于MALDI-TOF-MS检测方法的局限性，将数字PCR用于RNA-SNP的检测，可以准确计数微量模板拷贝数变化，其优于质谱之处在于胎儿不必是SNP位点杂合子，对纯合子胎儿也可以检测，不仅简化了操作，而且扩大了应用范围，提高了检测的有效性和准确性。

选择细胞游离胎儿RNA进行无创伤性产前诊断的主要优势在于基因转录mRNA的多拷贝性。另一优势是胎盘表达特异的mRNA种类是母体任何组织都不表达的，易于检测，与利用表观遗传学差异选择胎儿特异标志物一样，分析胎盘来源的RNA类似利用胎儿DNA检测Y特异序列或RhD血型，母体血浆中完全缺乏这种物质，因此检测不受强大的母体DNA背景的干扰。

（三）血液循环中RNA的应用

1. 血液循环中RNA与产前监测 随着在孕有男胎的孕妇血浆中检测到了编码Y染色体特异锌指结构蛋白的mRNA，证实了孕妇血浆中游离循环胎儿RNA的存在，又在孕妇血浆中成功检测到了2种来自胎盘的mRNA：编码人胎盘催乳素（human placental lactogen，hPL）的mRNA和编码人绒毛膜促性腺激素（human chorionic gonadotropin，hCG）的mRNA。同时研究发现随着孕妇孕龄的改变，游离循环的hPL mRNA和hCG mRNA的水平及其编码蛋白的水平也在改变。在孕妇生产之后，hPL mRNA会很快消失。对孕妇血浆中胎儿RNA的检测可以应用在无创伤胎盘基因表达图谱的绘制中，同时还可以应用在对孕妇妊娠疾病的监测中。利用表达芯片的方法对母体血浆中的游离循环RNA进行检测，可以作为一种快速鉴定母体血浆中游离循环RNA种类的新方法。

2. 血液循环中RNA与肿瘤 在肿瘤患者的血清中，RNA以脂蛋白复合体的形式存在，游离mRNA多来源于细胞凋亡，存在于凋亡小体中，因此肿瘤患者血液中的游离mRNA稳定性较高。这些特征使游离mRNA检测应用于临床成为了可能。多种mRNA的定量检测均体现出了一定的价值。研究发现游离循环*β-catenin* mRNA含量的增加与结肠癌的发生相关。在肿瘤患者进行肿瘤手术切除后，游离循环*β-catenin* mRNA的浓度显著下降。同样对结肠癌患者进行了血浆中游离循环*hTERT*（human telomerase reverse transcriptase）mRNA的检测，发现与正常人相比，肿瘤患者血浆中游离循环*hTERT* mRNA的浓度升高，但其浓度的升高与肿瘤的性质无关。在乳腺癌患者的血浆中可以检测到*Cyclin D1* mRNA的患者总体生存率明显低于血浆*Cyclin D1* mRNA阴性的患者。鼻咽癌患者血浆mRNA完整性降低，放疗后血浆游离mRNA完整性明显上升，上升的游离mRNA水平可作为病情缓解的指标。

（四）问题与展望

对游离循环RNA以何种形式存在现仍有争论，目前可以确定游离循环RNA是以一种复合体的形式存在,但是究竟这种复合体是凋亡小体还是最近被发现的外切酶体还无法肯定。对游离循环RNA的来源同样存在着争论。一种说法认为,游离循环RNA是细胞死亡的副产物。另一种说法认为,游离循环RNA是细胞分泌到胞外的。目前尚不确定。

理论上,游离循环RNA可以像游离循环DNA一样被作为一种疾病的标志物。在一些报道中,也发现患者与正常人相比其血浆中某一基因的mRNA水平存在差异。但是游离循环RNA的释放不能严格地认为是由于某一特定疾病所影响的,而应该看作是细胞、器官或者整个有机体在压力下的非特异性反应。同时,目前的研究存在结果不一致的现象,这主要是由于研究人员提取游离循环RNA的方法和检测方法不同所致。因此,游离循环RNA的定量检测是否可以应用到临床还需要进一步研究;游离循环RNA检测是否可应用于高危人群的肿瘤早期诊断及疾病监控,还有待于进一步评估。随着分子生物学技术的发展,人们对游离循环RNA的研究将会越来越深入,以上的问题也将随之逐步解决。

三、血液循环中的microRNA

(一) 循环中microRNA的来源与存在形式

microRNA(miRNA)是一类长度为21~25个核糖核苷酸的非编码内源性小单链RNA分子。miRNA在细胞内通过碱基互补与相应的信使核糖核酸(mRNA)的3′-非编码区(3′-UTR)结合,抑制其翻译或使其降解,从而达到了转录后调控的作用。miRNA在多种生理和病理过程中发挥作用,如细胞周期、细胞凋亡、细胞分化调控、伤口愈合和免疫系统等。miRNA的表达谱具有组织特异性,不同的疾病中有各自特异的循环miRNA的表达谱。正常人和疾病患者体内循环miRNA的表达谱存在明显的差异,因此循环miRNA很可能成为肿瘤等疾病的非侵入性的、准确的新型生物标志物。

miRNA分子同已知的循环核酸(DNA和RNA)一样,广泛存在于正常人和不同种患者的血清和血浆中,并且随着生理状况、疾病种类和病程的不同,miRNA分子在血清和血浆中存在的种类和数量将发生变化。循环miRNA来自凋亡或坏死的细胞,细胞的主动释放,以及循环细胞的裂解。但对于特定循环miRNA的真实来源还存在许多未知因素。内源循环miRNA分子多数不是以游离形式存在的,常与蛋白等构成颗粒存在,因而内源循环miRNA分子具有良好的抗RNase降解能力,有较高的稳定性。这一特点也为循环miRNA发挥生物学功能提供了前提保证。

(二) 循环microRNA的检测方法

目前不同实验室采用的循环miRNA检测方法主要有:高通量测序法NGS、miRNA芯片、RNA印迹(Northern blot)法和荧光实时定量逆转录PCR(qRTPCR)法。新一代测序技术在无需任何序列信息的前提下即可进行miRNA表达谱研究,并在此基础上发现和鉴定新的miRNA分子,但是测序方法价格依然偏高。miRNA芯片(microarray)要比高通量测序方法价格便宜许多,但是芯片检测方法的重现性和准确性比较差,因此只用于疾病相关循环miRNA的初筛。此外,芯片检测方法只能对已知的miRNA进行检测,无法寻找和发现新的miRNA分子。循环miRNA表达与定量检测最常用的方法是qRT-PCR法,此方法操作快速、简便、高效,而且具有很高的敏感性和特异性。随着研究的深入,miRNA检测方法将会不断完善和规范化,最终将建立一套高灵敏度、高精确度的循环miRNA检测方法。

(三) 循环microRNA的应用

1. 循环microRNA与肿瘤诊断　miRNA在基因表达、转录后调控中具有重要作用,并可能发挥原癌基因或抑癌基因的作用。它们在血浆或血清中有极高的稳定性,与肿瘤发生、发展密切相关,这些特质使得miRNA成为一种潜在的肿瘤标志物。正常组织和肿瘤组织中miRNA表达明显不同,miRNA在不同肿瘤中具有特定的表达模式。miRNA在肿瘤中表达的特点在肝癌、肺癌、肠癌、卵巢癌和白血病等多种恶性肿瘤中得到了证实。miR-155、miR-202、miR-425、miR-302b和miR-125b等在健康人群和乳腺癌患者血浆或血清中表达有明显差异,在乳腺癌的早期筛查中有潜在价值;此外,miR-115在激素敏感与激素不敏感的乳腺癌患者血清中的水平有差异,miR-10b在雌激素受体阴性的患者血清中水平升高。对于结肠癌患者,miR-92a在早期检测中体现出了较高的敏感性;miR-21的升高、miR34a的降低也具有较高的诊断效力;miR-141和miR-221则被认为与不良预后相关。

2. 循环microRNA与其他临床诊断　miRNA与1型糖尿病(type 1 diabetes mellitus,TIDM)发生的关联性:有44种microRNA在TIDM患者与正常对照组比较差异有统计学意义,其中has-miR-148a和hsa-miR-27b在长期患病者与新发TIDM患者中表达显著增高,提示该microRNA或可作为TIDM发生及进展的标志。研究表明子痫前期患者胎盘中存在异常表达的miRNA,分析母体外周血液循环中的miRNA表达谱有助于该病的早期预测。循环miR-126参与了冠心病的许多环节,但其内在的调节机制仍需更深入研究。就目前的大量研究成果可以推测miR-126是一种潜在的冠心病生物标志物。

(四) 问题与展望

miRNA分子广泛参与基因表达调控、生物应激和非生物应激反应。miRNA分子不仅自身作为功能分子发挥作用,还广泛参与和决定基因表达调控和蛋白质翻译,进而影响细胞新陈代谢等所有生命过程。miRNA标志物将成为疾病发生发展相关基因标志物、蛋白质标志物和代谢物标志物整体"网络"中的"节点",实现从蛋白质、DNA和RNA三大生物分子方面对肿瘤的发生和发展进行预警和预后。因此,循环miRNA分子标志物,将改变和补充对肿瘤发生发展的传统认识,整合血清基因组、蛋白质组、多肽组和代谢组等研究结果发现的肿瘤生物标志物,将全方位认识肿瘤发生和发展的分子机制,有可能提供肿瘤诊断和治疗的组合生物标志物。随着循环miRNA检测方法的标准化,以及对循环miRNA的生成机制、生物学功能与相关肿瘤的关系的逐步阐明,可以相信循环miRNA在未来的临床无创疾病诊断和预后中将展示出广阔的临床应用前景。

目前,有关循环miRNA在心血管疾病诊断和治疗中的研究正如火如荼地进行。但是还存在一些问题有待解决,例如目前对于各类疾病循环miRNA表达谱的研究,所纳入的患者过少，而 miRNA 的表达具有高度特异性，在相同疾病不同个体间，以及同一个体不同阶段，其表达谱都存在差异。而 miRNA 的靶点众多，因此在不同的疾病中可能会有相同的一种或多种 miRNA 表达改变。因此只有大量纳入患者进行研究，发现其中共同的循环 miRNA 表达谱，并在大规模临床试验中得到验证，才能应用于临床实践。同时，对于循环 miRNA 产生机制及其作用和靶点尚未完全清楚，因此通过对其进行干预而达到治疗的目的还缺乏基础。但是随着技术的发展、新的高通量 miRNA 检测技术的出现，会使检测灵敏性和特异性提高，成本大大降低，这将使在大量人群中筛查循环 miRNA 表达谱成为可能。

（何 吉）

第二节 血液循环中的细胞外囊泡

一、血液循环中细胞外囊泡的来源与存在形式

细胞外囊泡（extracellular vesicles，EVs），是指在正常和病理状态下，机体内活细胞经过“内吞－融合－外排”等过程而形成并释放到循环中的 30~1 000nm 的微小囊泡。根据囊泡直径大小，可分为：凋亡小体（>1 000m）、微囊泡（microvesicles，MVs，100~1 000m）、外泌体（exosome，30~100m）。EVs 存在于体内多种体液中；目前已证明存在 EVs 的体液包括：胸水，血浆，房水，乳汁，腹水，羊水，精液，唾液，泪液，鼻腔分泌物，脑脊液，支气管肺泡灌洗液，关节腔滑液，胆汁以及尿液等体液。

对其生物来源、物质构成及运输、细胞间信号的传导以及在体液中的分布进行的大量研究发现，EVs 具有多种多样的功能，其功能主要取决于所来源的细胞类型。EVs 是由磷脂双分子层构成的膜性微小囊泡，可携带和传递信号分子，形成一种全新的细胞间信息传递方式。EVs 携带的分子内容物主要由脂质、蛋白质、核酸组成，这些内容物在 EVs 脂质双分子层膜的保护下仍可保持其结构和功能的完整性且可经 EVs 转运至其他特定部位，参与到机体免疫应答、抗原提呈、细胞迁移、细胞分化、肿瘤侵袭等方面。

EVs 中的蛋白可能介导其与靶细胞特异性结合并与细胞信号转导相关，在免疫、凝血、肿瘤等生理病理过程中发挥作用。如肠上皮细胞来源 EVs 携带的 MHC-Ⅱ类分子可经树突状细胞激活 T 细胞，在黏膜表面发挥免疫监督作用等。EVs 还可运载大量不同种类的核酸，包括 miRNA、rRNA、DNA、IncRNA 等，这些核酸可参与受体细胞的信息传递，并调控其功能：如心肌细胞分泌的 EVs 中含有可调节细胞代谢的 mRNA 和 DNA 等。除了蛋白质和核酸，EVs 中还富含一定的脂质成分，如胆固醇、神经酰胺、鞘脂类等，这些脂类成分参与维持受体细胞稳态，也与 EVs 的生成与释放机制有关。

目前已证实在各种生物流体中均存在不同形状和大小的 EVs，它们的结构、内容物和功能等特征存在差异，这些特征与细胞的生理及病理状态，肿瘤和其他疾病的发生和发展密切相关，在疾病的诊断、预后预测和疗效判定等方面具有广阔的前景。

二、血液循环中 EVs 生物标志物的检测方法

EVs 生物标志物检测技术主要分为 EVs 样本的采集保存、EVs 分离与鉴定技术和疾病特异 EVs 生物标志物检测技术。

（一）EVs 样本的采集保存

样本的采集与保存，是临床上对 EVs 检测重要的第一步，影响后续分离纯化检测等步骤。据报道，机体的状态例如年龄、性别、体重指数、疾病史等、采集的时间、标本的类型与预处理例如是否需要在血液标本中加入抗凝剂（抗凝剂的种类）或是尿液标本中是否需要加入蛋白酶抑制剂等因素均会对 EVs 产生影响。此外，相关研究表明 EVs 的保存条件、反复融冻等亦会对 EVs 产生影响，目前各研究中 EVs 多保存在 −80℃环境下。EVs 仍属于一个较新的领域，人们对 EVs 的认识还远远不够，未能确定合适的体液 EVs 标本的采集、保存方法。因此，对 EVs 的采集与保存的最适条件与规范化流程仍需进一步研究，目前可参考 2018 细胞外囊泡研究的最低实验要求 MISEV 2018（minimal information for studies of extracellular vesicles 2018）。

（二）EVs 分离与鉴定技术

EVs 的有效分离与准确鉴定是疾病特异 EVs 生物标志物检测的必要保障。EVs 分离主要是根据其理化性质或免疫学性质将其分离出来，不同提取方法获得 EVs 的回收率、特异性和颗粒完整性差异较大；分离所使用技术主要包括：超高速离心法（经典方法）、免疫亲和沉淀法（免疫磁珠、商业化试剂盒等）、尺寸排阻法（超滤、层析柱分离等）或微流控等，这些方法各有其优缺点，研究者可根据研究需要进行选择（表 58-1）。EVs 的鉴定包括形态学分析和分子生物学鉴定两方面，常用的鉴定方法如表 58-2 所示；2017 年 11 月国际细胞外囊泡协会（International Society For Extracellular Vesicles，ISEV）发布的 EVs 鉴定最低要求文件中重申需结合透射电子显微镜（TEM）、动态光散射（DLS）、纳米颗粒跟踪分析（NTA）和 Western blots 技术分别对 EVs 形态学、粒径分布与粒子计数和 EVs 通用标志物（如 CD63、CD9 和 CD81 等）进行鉴定，以确保不同研究机构研究结果的可信度与重复性。

表 58-1 常用 EVs 分离技术、原理及优缺点

技术	具体方法	原理	优势	缺点
离心法	超高速差速离心法、蔗糖/碘克沙醇密度梯度离心法	物理密度浮力	“金标准”，特异性高	耗时，耗力，回收率低
尺寸排阻法	微孔膜过滤，超滤，层析柱分离	粒子大小、形状、材料孔径	操作简单，回收率高	过膜易损耗变形，蛋白污染，质量不能保证
免疫亲合法	免疫磁珠法	抗原抗体反应	特异性高	效率低
聚合沉淀法	商品化试剂盒(ExoQuick，Exo-Spin)	免疫沉淀法	快速简便，回收率高	特异性低，污染多，颗粒形态差，成本高
微流控法	微流体芯片	微电子、纳米技术	快速，液体流动可控，样本和试剂需求量低，回收率好	样本引入，前处理等有关研究不成熟，仪器昂贵

表 58-2 常用 EVs 鉴定技术、原理及优缺点

技术	仪器或方法	原理	优点	缺点
电镜	透射/扫描/冷冻/原子力电镜	电子光学，重金属染色	直观，分辨率高，可免疫金标 EVs 蛋白标志物	前处理复杂，浓度测量受限，效率有限
光学粒子跟踪	纳米颗粒跟踪分析仪	光散射，布朗运动	分辨率极高，直接测量浓度及粒径分布，可分析荧光样品，荧光功能强	样本纯度要求高，受折射率影响，区分不同粒径粒子灵敏度低
动态光散射	动态光散射粒度仪	光散射，布朗运动	样品制备简单，测量速度较快，敏感度高	不能进行大小不一的复杂 EVs 样本的测量，浓度测量受限
免疫印迹法	免疫印迹试验(Western Blot)	聚丙烯酰胺凝胶电泳	通过非特异性蛋白(CD9、CD63 等)鉴定	非定量，无法判断是否污染
荧光法	流式细胞术	前向、侧向光散射，荧光信号	可识别定量囊泡亚群，多参数分析	仅能检测体积大的囊泡，重复性较差，易受背景噪声干扰
免疫定量法	ELISA(酶联免疫吸附)	抗原抗体结合，酶与底物反应	可实现直接定量，检测灵敏度和特异性高	试剂盒开放有限，易受温度和时间影响，假阳性率高

(三) 疾病特异 EVs 生物标志物检测技术

EVs 携带了多种细胞生物信息分子，是颇具临床诊断价值的循环生物标志物。因此，对疾病特异 EVs 的检测技术是疾病临床诊断的研究热点。由于特异性脂质和糖类物质检测受技术的限制，目前国内外研究多集中于 EVs 核酸和蛋白质标志物检测。

在疾病特异 EVs 核酸标志物的研究中，研究者多采用与血清核酸类似的检测技术：采用测序或基因芯片技术筛选出 EVs 差异表达的核酸，再用实时荧光定量 PCR 或数字 PCR 进行验证。

疾病特异 EVs 蛋白质标志物的检测是 EVs 亚群分类分析的另一重要组成部分。目前已有研究报道了基于光学、电学(电化学和电动力学)、小型微流控技术、质谱技术对 EVs 亚群蛋白质标志物检测技术，并将其用于前列腺癌、肝癌、结直肠癌等疾病的诊断与预后监测(表 58-3)。南方医科大学郑磊等首次报道了一种基于液滴微流控技术的乳腺癌 EVs 数字化检测的新方法，实现了 EVs 亚群的绝对定量，并且用于乳腺癌的诊断；厦门大学颜晓梅等开发了一种超敏流式分析仪，突破了传统流式分析仪检测粒径的极限，将检测灵敏度提高至 20nm，在大幅度提升流式技术分析 EVs 能力的同时，实现 EVs 表面蛋白标志物的三通道检测，超敏流式分析仪的应用可加速 EVs 特异性蛋白标志物的发现，并有望成为临床实验室 EVs 生物标志物的理想检测平台。

表 58-3 EVs 特异性蛋白质标志物检测技术

检测平台	检测方法	样本类型	疾病类型	检出限（EVs/μl）	时间 /min	体积 /μl
光学	比色法	细胞系	乳腺癌	5.2×10^5	40	100
	表面等离子共振	腹水	卵巢癌	4×10^2	30	150
	拉曼光谱法	细胞系	乳腺癌	1.2×10^3	30	100
电学	循环伏安法	血清	乳腺癌	2×10^2	无	1.5
	量子点阳极溶出伏安法	血清	大肠腺癌	10^2	无	10
	差分脉冲伏安法	细胞系	乳腺癌	4.7×10^5	120	5
	电动力学	血清	乳腺癌	2.76×10^3	120	500
微流体	ExosSearch 芯片	血浆	卵巢癌	7.5×10^2	无	$10 \sim 10^3$
	超敏 ELISA 芯片	血浆	卵巢癌	50	无	20
	微流体芯片	血浆	肺癌 / 卵巢癌	10^4	100	30
	微液滴芯片	血清	乳腺癌	10	90	10

三、血液循环中 EVs 的应用

随着越来越多的证据表明 EVs 中携带丰富的生物分子和其在细胞间通信中的重要作用，可用于监测临床状态，治疗反应，疾病进展等。EVs 作为一种能够以无创方式从体液中提取、结构稳定且具有丰富生物学信息资源的新型生物标志物，其临床应用也在不断增长，疾病衍生出的 EVs 不断被研究以产生更优的诊断检测。此外，由于它们具有递送生物分子的功能，因此它们还有发展成临床药物递送载体的潜力。

（一）EVs 浓度作为生物标志物

在不同的生理病理情况下，组织源源不断向周围环境中释放 EVs，并通过与周围正常细胞的交互作用来维持机体的生理功能以及促进疾病的进展。EVs 的浓度充分反映了组织中细胞新陈代谢的快慢及疾病的进展程度，而且在众多研究中均发现，肿瘤细胞分泌的 EVs 量明显多于正常细胞。因此可通过检测体液标本中 EVs 的浓度实现对疾病诊断，进而评估、监测疾病的进展，为临床治疗提供新的思路。

（二）EVs 蛋白作为生物标志物

EVs 蛋白主要来自细胞质膜，胞液，而非其他胞内细胞器（例如，高尔基体，内质网和细胞核）。与传统血清蛋白生物标志物相比，EVs 蛋白在脂质双分子层的保护作用下，在体液中稳定存在且保存完整，更具有作为生物学标志物的潜力。EVs 蛋白作为生物标记的有力证明，是多糖磷脂酰肌醇蛋白聚糖 1（GPC-1）在胰腺导管腺癌（PDAC）中的诊断效能，EVs-GPC-1 的表达量不仅可区分 PDAC 患者与良性胰腺疾病患者，而且可反映 PDAC 的进展状态，其灵敏度和特异性明显优于常规标志物 CA19-9，同时这也是 EVs 发展的一个里程碑。近期，武汉大学陈刚等在转移性黑色素瘤中研究发现外泌体 PD-L1 有助于免疫抑制并与抗 PD-1 响应有关，该研究揭示了肿瘤细胞系统性抑制免疫系统的机制，并为外泌体 PD-L1 作为抗 PD-1 治疗预测因子的应用提供了理论依据。如今蛋白质组学技术的快速更新，基于质谱的蛋白质组学技术迅速开展，为 EVs 蛋白标志物的筛选和应用研究提供了良好契机。

（三）EVs 核酸作为生物标志物

除蛋白质外，EVs 还含有不同形式的 RNA 和 DNA。RNA 是 EVs 的主要核酸物质。与细胞 RNA 部分相比，EVs 携带的 RNA 通常较短，主要是非编码 RNA，包括 microRNA（miRNA），tRNA，以及长链非编码 RNA（lncRNA）和大部分片段化的 mRNA，研究表明 RNA 可以转移到受体细胞中并在其中保持功能。自 2007 年首次发现肥大细胞来源 EVs 含有特异性 miRNA，到目前为止已有多项研究表明肿瘤患者 EVs-miRNA 可改变肿瘤生长的微环境，参与到肿瘤的发生与发展中，有研究表明，EVs-miRNA 在乳腺癌、鼻咽癌、黑色素瘤等多种肿瘤诊断中尽显优势。与组织 miRNA 和循环 miRNA 相比，EVs 中存在的 miRNA 不受 RNase 降解的影响，取材方便、易于检测等，是稳定的循环生物标记物，更适用于临床常规应用。不仅 miRNA，癌症患者血液中分离的 EVs-DNA 和 RNA 可以检测到肿瘤特异性突变，尿液来源的 EVs-mRNA 也可以将前列腺癌患者与前列腺良性疾病患者区分开。同时，在 miRNA 调节基因表达方面具有重要作用的长链非编码 RNA（lncRNA），也可作为一种 EVs 新型生物标志物。此外，蔡东升等研究发现下丘脑干细胞及其分泌的外泌体 miRNA 能够延缓衰老，找到了对抗衰老的一种新方法。最近的研究表明，某些 EVs 含有 DNA 片段，这些 DNA 是双链片段，片段大小 100bp~2.5kbp，这些片段代表整个基因组 DNA，可用于鉴定亲代肿瘤细胞中存在的突变。虽然有令人信服的证据证明 EVs 中存在 DNA，但它们的功能尚未确定，需要进一步探索。核酸提取技术、测序技术以及不断完善的分析技术的蓬勃发展，为 EVs 核酸生物标志物的应用研究奠定了重要基础。

（四）EVs 脂质作为生物标志物

脂质尤其是血液中脂质异常所引起的动脉粥样硬化性疾病是目前关注的研究热点，但血脂检测值不仅受生物学因素的影响，某些疾病如感染、炎症性疾病也会对血脂浓度产生暂时性的影响。有研究发现在 EVs 中每毫克蛋白质具有 8.4 倍的脂质富集，且在囊泡膜的保护下 EVs 脂质相比体液中脂质更加稳定存在，这为 EVs 脂类作为生物标志物奠定了基础。已有研究利用脂质组学检测方法深入分析转移性前列腺癌细胞系 PC-3 EVs 来源脂质，该研究发现前列腺癌患者和健康对照人群中的尿液 EVs 中的磷脂酰丝氨酸和乳糖基神经酰胺具有显著差异，提示液体活检 EVs 中特定脂质同样可用于肿瘤的诊断。

(五) EVs 糖类作为生物标志物

CA19-9、CA12-5、CA15-3 等糖类抗原是一种在癌症中广泛使用的生物标志物，对于胰腺癌、卵巢癌以及乳腺癌的诊断、治疗效果监测和复发监测有重要应用。而有研究发现胰腺癌来源的 EVs 中也含有 CA19-9。此外，有研究表明在 ExoSearch 芯片上使用微流体方法可大量富集血浆来源的 EVs-CA12-5、EVs-EpCAM 和 EVs-CD24，并展示出良好的卵巢癌诊断能力。

随着高灵敏度基因组学、转录组学、蛋白质组学、脂质组学和代谢组学技术的出现，预计未来以 EVs 为首的非侵入性无细胞生物标记物将会成为癌症以及其他疾病诊断的新力量。

四、问题与展望

EVs 作为 "液体活检" 的重要组成部分在疾病的精确诊疗方面具有巨大的应用前景。EVs 是大分子信息物质的载体，在机体细胞信息交流、信号转导过程中发挥着重要的生理作用。稳定性强、含有丰富的内容物、无创性及检测迅速，使 EVs 有望成为应用前景广阔的新型循环生物标志物，辅助临床疾病的实验诊断。由于 EVs 检测技术的不断完善，EVs 内容物及功能的研究越发成熟，疾病相关 EVs 生物标志物被大量发现，但目前 EVs 的临床应用研究较少。当前 EVs 的研究多偏重基础，未来发展的趋势是将 EVs 应用于精准医疗与转化医学中，作为新型循环标志物协助临床制定诊疗方案。对于 EVs 的研究还有大量关键的问题需要解决，EVs 的分离、分类、保存及后续鉴定方法的标准化都需要进一步研究；由于体内正常的细胞也可以分泌 EVs，如何分离获取疾病特异性来源的 EVs 也是目前尚未解决的技术性难题；除此之外 EVs 内大分子内容物如蛋白、RNA 等在细胞间信息传递、疾病发生、发展中的作用也有待研究。近期不断关于 EVs 有重要成果出现，相信不久的将来会有更多的 EVs 诊断治疗产品进入临床。与 CTC、ctDNA 一样，EVs 在肿瘤诊治中具有极大的应用前景。

（郑　磊）

第三节　循环肿瘤细胞

一、循环肿瘤细胞的来源与生物学特性

循环肿瘤细胞（circulating tumor cell，CTC）是指由原发或转移肿瘤病灶主动或被动脱落，并进入血液或淋巴循环中的肿瘤细胞。1869 年 Ashworth 在一名转移性肿瘤患者的外周血中发现了与肿瘤细胞类似的细胞，首次提出了 CTC 的概念。肿瘤细胞可通过上皮 - 间质转化（epithelial-mesenchymal transition，EMT）从肿瘤病灶脱离，释放入血而形成 CTC；或者直接穿过血管膜入血，形成 CTC 细胞团（circulating tumor microemboli，CTM）。但是，外周血 CTC 由于受到免疫杀伤和流体剪切力等作用，大部分在短时间内被清除，极少数 CTC 能存活下来并播散至远处器官，最终形成转移灶。

CTC 的数量十分稀少，大约为每 10^6~10^7 个白细胞中存在 1 个 CTC。但外周血 CTC 的存在形式并不是单一的，包括单细胞 CTC、CTM 和血小板包裹的 CTC，也有部分 CTC 是以与白细胞形成混合团块（WBC-CTC）的形式存在。有研究表明 CTC 可诱导血小板凝聚，形成 CTC 保护屏障；同时，血小板激活会抑制树突状细胞的发育和功能，导致免疫系统对 CTC 的杀伤作用下降；此外，血管内皮生长因子、血小板反应蛋白 -1、肿瘤生长因子 -β 等调节因子的释放，可增强 CTC 的迁移能力并促进肿瘤血管新生，因而与肿瘤转移复发密切相关。

肿瘤的异质性已被广为证实，自肿瘤灶脱落的 CTC 同样也是一个异质性群体。CTC 的异质性包括形态和功能异质性两个方面。在 EMT 过程中，肿瘤细胞的上皮标志（EpCAM、CKs、E-cadherin 等）表达下调甚至缺失，而间质标志（Vimentin、Twist、N-cadherin 等）表达上调。因此，CTC 形态表型包括上皮型、间质型和混合型三种。从功能来看，CTC 中具有干性、亲器官性等特性的细胞亚群才是真正有高转移潜能的 CTC。CTC 的干性（stem-like）可能是肿瘤转移之源，这种特性使 CTC 保持自我更新和增殖能力。亲器官性是肿瘤转移前的调控特征之一，有研究发现首先到达肺组织的 CTC 可释放微粒吸引免疫细胞并被吞噬，为其他 CTC 的种植铺平道路。另外，CTC 的成簇性也与其侵袭转移能力关联紧密。血液中的 CTM 本质上来源于克隆肿瘤细胞群而非肿瘤细胞在血管内的聚集。虽然 CTM 数量较单个 CTC 数量少，其转移潜能却比 CTC 高出 23~50 倍。

二、循环肿瘤细胞的检测方法

由于 CTC 数量稀少且血液中 CTC 的平均半衰期只有 1.0~2.4h，在 CTC 发现初期，检测技术的落后限制了 CTC 的应用。近年来生命医学和分子生物学技术的发展，给 CTC 研究带来了新的机遇。

(一) CTC 分离和富集技术

基于免疫学原理分离的方法是根据抗原抗体结合反应，

针对肿瘤细胞特异性标志进行阳性分选，或者针对白细胞标志物CD45进行阴性分选，如CellSearch法、Anda Test法、MagSweeper法等。其中，CellSearch是目前唯一通过FDA批准用于恶性肿瘤疾病管理的商业化CTC检测产品。其主要利用EpCAM抗体来捕获全血中上皮源性的肿瘤细胞，同时利用CD45抗体排除白细胞的干扰。临床研究表明该方法在转移性乳腺癌、前列腺癌和结肠直肠癌预后评估中有重要价值。但是，由于CTC产生和播散的过程中存在EMT动态变化的现象，这种基于上皮标志物捕获CTC的方法可能导致CTC的漏检。

基于物理学特性分离的CTC检测技术主要利用CTC与血细胞的大小、密度、电泳特征等物理学特点差异实现CTC的分离富集，包括过滤法、密度梯度离心法、微流控技术等。其中，经典的方法是基于上皮肿瘤细胞体积的分离技术（isolation by size of epithelial tumor cells，ISET），已成功应用于肝癌、黑色素瘤、肺癌、前列腺癌等癌症CTC的富集和分析。此外，基于流体力学设计的微流体分选技术也能较好地分离CTC，据报道其检测阳性率超过90%。与免疫学方法相比，物理分离方法具有灵敏性高、漏检率低的优点，且由于不需要经过固定、标记等处理，捕获的CTC能保持较好的完整性和细胞活性，有利于后续的功能和分子特性分析。但这类方法有可能漏检部分体积较小的肿瘤细胞，且回收样本中的白细胞背景较高，导致富集的CTC纯度降低。因此，也有将两种原理结合起来的方法，例如CTC-iChip技术可先根据细胞大小进行第一次分离，然后利用特异性抗体（CKs或CD45）对CTC进行二次富集（阳性或阴性分选）。

随后出现了基于纳米材料、核酸适体技术的新兴CTC检测系统，在提升检测性能和缩减时间成本、经济成本方面效果显著。纳米材料有粒径小、比表面积大的特点，与待检测的活性分子相互作用时有较高的表面能。例如利用光刻影印技术和反应离子蚀刻技术，在玻璃表面形成多个特定的纳米粗糙表面，可以不依赖于细胞大小和任何抗体，根据细胞黏附性能的差异实现对CTC的捕获。该方法对EpCAM阳性和阴性的乳腺癌细胞捕获率可达93.3%和95.4%。核酸适体是一类对靶分子具有高度亲和力和特异性的单链DNA或RNA片段，因其细胞毒性和免疫原性很小而被广泛应用于细胞标记领域。利用靶向EpCAM蛋白的SYL3C-DNA适体，能特异性识别乳腺癌、结直肠癌及胃癌来源的EpCAM阳性细胞，捕获的肿瘤细胞纯度可达80%。此外，还有基于声学原理、肿瘤细胞端粒酶活性的分离体系，以及CTC体内捕获技术等，这些方法有望在一定程度上提高检测的灵敏度和特异性。

（二）CTC鉴定及分析技术

CTC分离富集后的鉴定主要是细胞形态观察结合肿瘤特异标志物的基因或蛋白水平检测，包括上皮细胞标志如EpCAM、CKs以及肿瘤器官特异的标志物如HER-2（乳腺癌）、PSA（前列腺癌）、BIRC5（结直肠癌）和MUC-1（肺癌）等。利用免疫细胞化学法（immunocytochemistry，ICC）可结合细胞化学染色和抗原抗体反应对CTC进行形态学分析和特异蛋白检测。流式细胞术（flow cytometry，FCM）可以对分离的CTC进行多参数的定量分析和定向分选，并获得细胞数量、大小、颗粒等信息。荧光定量PCR和FISH技术可以分析CTC中药物治疗靶点的表达及突变，如EGFR、ALK等基因。

在CTC分离计数的基础上，近年来逐渐建立了一些基于形态或功能亚群分析的CTC检测策略。利用多重原位RNA杂交技术的同时检测EMT相关的上皮和间质标志物，可以将CTC分为上皮型、间质型和混合型，在肝癌、结直肠癌、乳腺癌等临床研究中均检测到具有不同EMT表型的CTC。根据肿瘤细胞代谢重编程特性设计代谢标志物如PGK1、G6PD检测CTC的代谢活性，可以鉴定代谢活跃的CTC功能亚型。利用侵袭性肿瘤细胞与CAM间具有亲和力的特性可分离出侵袭性CTC（iCTC）亚群，结合肿瘤组织类型特异的抗体，可以检测外周血具有高转移倾向的iCTC。干细胞标志比如CD44、ALDH1、CD133等也可以用于CTC的功能分型，体外培养及动物模型均已证实干性CTC亚群具有肿瘤发生和转移促进能力。

此外，随着单细胞分离技术和二代测序技术的发展，以单细胞测序为主体的单细胞组学技术在CTC特征分析中的应用也越来越多。血液中的CTC被富集后可经显微切割技术获得单个的CTC，提取细胞核酸并扩增建库后，通过基因组或转录组测序获得与疾病发展相关的基因遗传信息。

（三）CTC体外培养技术

除了上述直接特征分析，还可对分离的CTC进行体内或体外扩增后再进行分析，这就要求分离时保证细胞的完整性和生物活性。在体内扩增方面，将肺癌患者血液中分离的CTC注射到小鼠皮下获得的CTC来源的瘤体组织，其分子特征与患者的组织病理结果高度契合。体外扩增的要求更高，有研究者利用CTC-iChip技术从乳腺癌患者外周血中分离出活的CTC，用含表皮生长因子和成纤维细胞生长因子的无血清培养基进行低氧培养，能够使CTC以球状体扩增生长，据此建立的乳腺癌CTC细胞系可用于后续的动物小鼠药物敏感性试验和单细胞RNA测序分析。此外，采用3D共培养模型设计的细胞原位捕获及培养，可成功实现CTC的体外增殖。培养的细胞系被证实具有在SCID小鼠体内成瘤的能力，并且在生物学特性上与原发肿瘤及淋巴结转移灶的特征非常相似。不过，因受到分离效率和纯度的限制，CTC体外培养十分困难，如何优化细胞生长条件以保证培养前后细胞特性的一致性也是挑战之一。

三、循环肿瘤细胞的应用

CTC检测和分析技术的发展不仅丰富了肿瘤转移和疾病进展的机制，也为疾病的临床诊疗策略带来了革命性的变化。相比于传统的影像学和病理学肿瘤检测手段，CTC检测具有采样方便、患者接受度高、便于实时动态监测等优点，在肿瘤诊断、用药指导、治疗监测、预后及复发监测等方面有重要的指导价值。

（一）肿瘤早期诊断及分期

早期诊断对于提高肿瘤治疗效果和改善患者预后有重要意义，研究表明CTC可以早期提示肿瘤的发生风险。在临床排除肺癌的COPD（慢性阻塞性肺气肿）患者中，部分CTC阳性的患者在随后1~4年内会出现CT可检测到的肺癌结节。

用流式细胞术比较非小细胞肺癌患者与肺部良性疾病患者和健康对照者的CTC水平，发现非小细胞肺癌患者CTC平均水平明显高于后两者，而且肿瘤患者的CTC阳性率显著高于已有的血清学标志物CEA、CYFRA21-1和NSE。此外，在乳腺癌、胰腺癌等肿瘤中的研究表明，CTC与TNM分期密切相关，提示其可作为肿瘤分期的辅助诊断标志物。最新版乳腺癌NCCN指南(2017.v3)将CTC列入了TNM分期系统，作为一个新的M分期(远端转移)标准，即cM0(i+)分期，出现在M0和M1之间。cM0(i+)期的定义为：无任何转移性临床症状、体征或影像学证据，但通过分子检测或显微镜检，在循环血液、骨髓或其他非区域淋巴结组织中发现肿瘤细胞或≤0.2mm的微小转移灶。2018年1月1日在全球启用的新版AJCC指南(第八版)也保留了这一分期。

(二) 个体化用药指导

CTC检测分析在临床用药策略的选择和调整中也有重要的指导作用。在非小细胞肺癌患者中，检测CTC的Pt-GpG加合物可作为铂类药物选择和剂量控制的标志物。Pt-GpG加合物的活跃指数与顺铂耐药有关，在判断患者对治疗的反应性方面，敏感性和特异性分别为80%和83%。同时，检测EGFR突变和ALK重排以及在乳腺癌患者中检测*HER2*基因融合等，都是确定临床化疗方案的重要指征。在CTC中检测这些分子的改变不仅可以指导临床用药决策，而且便于在治疗中实时监测患者病程的发展。此外，有研究发现部分HER2阴性的乳腺癌患者的外周血中也存在HER2阳性的CTC，因此也可以考虑使用拉帕替尼等针对HER2位点的靶向药物进行治疗。

(三) 治疗效果及预后评估

CTC作为治疗反应性和预后相关因子的重要性在多种肿瘤中均有体现。研究发现CTC数量多的乳腺癌患者免疫细胞的应答明显降低，CTC的水平可能影响患者对肿瘤治疗的反应性。治疗后CTC转阳或持续阳性是乳腺癌转移的高危因素，利用CTC检测对治疗效果进行监测有利于适时调整更好的治疗方案。在前列腺癌研究中，CTC数目多于5个/7.5ml的患者内分泌治疗有效期相对于CTC数目少于5个/7.5ml的患者明显缩短。研究者按照EMT的不同时期将CTC分为E~M5种类型，发现疾病进展的胃癌患者治疗后M型(间质型)CTC的比例升高，表明监测CTC亚型的变化有助于判断治疗后病程的发展。

第八版AJCC指南(2018.01.01)除了保留cM0(i+)分期，还将CTC列为继ER/PR、HER2、Ki67和肿瘤组织学分级四项生物学指标之后的又一项乳腺癌预后评估工具，认为乳腺癌外周血中存在CTC提示预后不良。有研究报道，$HER2^+$的炎性乳腺癌患者采用贝伐单抗和曲妥珠单抗治疗时，CTC可作为3年无病生存率的独立预测因子，基线CTC数小于1个和大于1个/7.5ml的患者生存率分别为81%和43%。对结直肠癌患者的外周血CTC进行分析，发现基线下组(小于3个/7.5ml)患者的无进展生存期和总体生存期都比基线上组(大于3个/7.5ml)高出一倍左右，且CTC数目随着治疗过程逐渐下降的患者其生存期较长。此外，在一些肿瘤来源不明的患者中也检测到化疗后CTC水平比治疗前明显降低，表明CTC检测可能可以用于这类患者的预后分析。

(四) 转移和复发监测

肿瘤治疗后转移和复发是导致患者高死亡率的主要原因，利用CTC检测早期发现肿瘤的转移和复发对改善患者预后非常关键。研究表明CTC是乳腺癌早期微小转移的标志物。在结直肠癌研究中发现，基线CTC水平高的Ⅳ期患者，其肝脏的肿瘤负荷、血清CEA水平也比较高，两者有显著的关联性，提示CTC在早期转移检测中的示警作用。而对于Ⅰ~Ⅲ期的结直肠癌患者，术后24h在外周血检测CTC如果阳性，则提示复发的可能性将会增加。此外，在胰腺癌中，同时表达CK和Vimentin的CTC可作为复发的预测因子，且外周血检出CK^+ $Vimentin^+$ CTC的复发患者与未检出CTC的复发患者相比，前者的中位复发时间明显缩短。

(五) 肿瘤转移机制研究和新药研发

CTC是了解肿瘤血源性转移过程的关键，通过CTC的检测分析有望进一步揭示肿瘤转移的内在机制。随着近年来单细胞分离和二代测序技术的发展，可以实现在单细胞水平上检测分析CTC的基因组、转录组、甲基化组，获得相较于实体肿瘤不同、且更易获取的信息。通过研究CTC的分子特征可能发现一些因肿瘤异质性而被传统的组织活检漏检的新突变，有助于丰富肿瘤转移的机制学说和发现新的药物作用靶点。CTC来源于实体肿瘤，因此借助CTC细胞系体外模型和动物移植体内模型，有可能实现治疗方案的临床前测试，或获得患者对药物敏感性的个体化信息；同时可以开展功能学和机制学实验以验证肿瘤转移机制或耐药机制，并设计肿瘤靶向新药的临床前研究。不过，目前CTC的体外培养和异种移植还存在着许多技术难题，例如建立从无菌分离、无损鉴定、品系传代到种植/转移成瘤的研究体系等，有待研究者们进一步攻克。

四、问题与展望

CTC作为一种易于获得的液体活检标志物，可以提供丰富的生物学信息，正在迅速成为肿瘤监测中的重要工具。但是，目前CTC检测方法尚不完善，亟需建立更加灵敏、特异、快速、有效的检测体系。已有的CTC检测技术多种多样，建立统一的评价标准和严格的标准化质量控制系统，有助于实现不同方法之间的比较分析，从而对分析结果进行更为全面、准确的解读。另一方面，由于肿瘤异质性因素和CTC分离检测技术的限制，单纯CTC计数的临床应用受到了局限。与之相比，如何区分真正具有转移能力的细胞亚群以及对富集CTC所携带分子信息的全面解析更具有临床应用价值，是未来重要的发展方向。此外，CTC联合其他循环肿瘤标志物(如ctDNA/RNA和外泌体)分析可以实现信息互补和资源整合，从而准确获得真正有益于临床实践的信息，促进包括CTC检测在内的液体活检技术在临床诊疗中的推广应用，并推动个体化医疗的发展进程。

(郑 磊)

第五十九章
细胞移植与再生医学

选择胎儿游离细胞 RNA 进行无创伤性产前诊断的主要优势在于基因转录的 mRNA 的多拷贝性。另一优势是胎盘表达特异的 mRNA 种类是母体任何组织都不表达的，易于检测，与利用表观遗传学差异选择胎儿特异的标志物一样。

再生医学是应用生命科学、材料科学、临床医学、计算机科学和工程学等学科的原理与方法，研究和开发用于替代、修复、重建或再生人体各种组织器官的理论和技术的新兴学科和前沿交叉领域，它标志着医学将步入重建、再生、“制造”、替代组织器官的再生医学新时代，也为人类面临的大多数医学难题带来了新的希望，如白血病、自身免疫性疾病、糖尿病、恶性肿瘤、帕金森病、先天性遗传缺陷等疾病和各种组织器官损伤的治疗。其涵盖了干细胞生物学、克隆技术、细胞重编程技术、组织工程学、组织器官代用品、诱导组织再生的材料和药物、器官移植等多项现代生物技术的内容，将成为现代医学中一类全新的治疗手段或“药物”，同时也将在基因组和蛋白质组研究、疾病与发育生物学模型、基因治疗、新药开发与药效及毒性评估等领域产生极其重要的影响。

第一节　细胞移植技术提要

一、干细胞的种类

干细胞是一类具有无限自我更新能力的细胞，能够产生至少一种类型的、高度分化的子代细胞。一般来说，在干细胞和其终末分化的子代细胞之间存在着被称为定向祖细胞的中间祖细胞群，目前大多数生物学家将干细胞定义为一个具有自我更新、克隆形成和多向分化潜能的细胞实体。

按照发生学来源，干细胞可以分为胚胎干细胞（embryonic stem cell，ESC）和组织干细胞（somatic stem cell）或成体干细胞。胚胎干细胞是指由胚胎内细胞团经体外抑制培养而筛选出的细胞。组织干细胞或成体干细胞是指存在于一种已分化组织中的未分化细胞，这种细胞能够自我更新并且能够特化形成该类型的组织。

根据分化潜能，干细胞可以被分为全能干细胞、多能干细胞和单能干细胞。全能干细胞是指具有自我更新和分化形成任何类型细胞的能力，有形成完整个体的分化潜能，如胚胎干细胞。多能干细胞是指具有产生多种类型细胞的能力，但却失去了发育成完整个体的能力，发育潜能受到一定的限制。单能干细胞常被用来描述在成体组织、器官中的一类细胞，意思是此类细胞只能单一方向分化，产生一种类型的细胞。

诱导性多能干细胞（induced pluripotent stem cell，iPSC）是通过将特定的重编程因子导入体细胞从而产生一种具有与胚胎干细胞相似特征的细胞。胚胎干细胞在再生医学、组织工程和药物发现与评价等领域极具应用价值，但是胚胎干细胞在细胞来源、免疫排斥、伦理、宗教和法律等方面存在诸多限制，诱导性多潜能干细胞技术的出现使人们从上述限制中解脱出来，因其在形态学、干细胞标志物表达、表观遗传学、基因表达谱以及细胞类型特异的分化潜能方面与胚胎干细胞极其相似，并且个体特异来源的 iPSC 不涉及免疫排斥问题，所以 iPSC 成为细胞治疗以及组织器官再生最有前景的种子细胞。

二、干细胞的获取

（一）成体干细胞分离纯化技术原理

1. 组织解离法　目前较为常用的方法有机械分离法和酶解法。机械分离法常用于分离结缔组织较少的组织，比如脾脏。酶解法则是依据组织中细胞与细胞间质的构成不同，采用化学方法将已经剪切为小体积的组织块进一步分散为单细胞悬液。消化试剂主要为胰蛋白酶和胶原酶。

2. **选择性细胞凝集法** 依据细胞与某些物质有特殊的凝集反应而达到分离的目的。比如血液或骨髓中的T细胞可以通过与绵羊红细胞发生凝集而去除。羟乙基淀粉或甲基纤维素则可以使外周血或骨髓中的红细胞形成大的“钱串”,从而比其他细胞更快地从细胞悬液中沉降出去,是一种常用的物理凝集方法。

3. **离心法** 包括离心淘洗、差速离心与密度梯度离心。离心淘洗是根据细胞的形状、大小和密度分离细胞的一种速度沉降法。差速离心指在密度均一的介质中由低速到高速逐级离心,用于分离不同大小的细胞。由于此法“分辨率”较低,一般只用于初步分离大小悬殊的细胞。现在各种干细胞分离实验中应用较多的是聚蔗糖 - 泛影酸钠与Percoll非连续性密度梯度离心法。

4. **差速黏附处理法(贴壁培养法)** 某些细胞对于玻璃及塑料的黏附能力较强,有些细胞则不具有这样的生物学性质,因此可以根据细胞悬液中各种不同细胞的不同黏附性质,即是否具有贴壁生长的能力,贴壁生长的先后、快慢等,进行反复贴壁淘汰以达到分离的效果。

5. **单抗贴壁铺展法** 此方法的基本原理是基于抗原 - 抗体的特异性结合反应,因此称为单抗贴壁铺展法。由于它是一种在固相表面进行亲和分离细胞的技术,也称为平面黏附分离法。它利用蛋白质分子可吸附于聚苯乙烯塑料的特性,以其作为亲和剂的不溶性基质,将抗原(或抗体)、配体(或受体)蛋白吸附于其表面,然后与异质性的细胞共孵育,这样表达所包被抗体对应抗原的细胞就选择性结合到培养瓶或培养板的表面而与其他未结合的细胞群分开。收集未黏附细胞群,即阴性选择;漂洗培养瓶或培养板后,收集黏附细胞群,即阳性细胞选择。

6. **免疫磁珠分选法** 这项技术的基本原理是将磁性微珠直接或间接耦联在抗体上,通过抗原抗体反应使磁珠耦联的抗体与表达相应抗原的细胞特异性结合,磁性标记的细胞在经过一个带有梯度的高强度磁场时会被滞留在磁场中,而不表达相应抗原的细胞因为没有磁性标记而首先流出来,从而达到磁性分离的目的。离开磁场后,磁性标记细胞不再受磁场作用,可以被洗脱下来。该方法最直接、最特异,尤其适用于富集稀有的细胞。

7. **流式细胞分选法** 流式细胞仪(flow cytometer)是一项集激光技术、电子物理技术、光电测量技术、计算机技术以及细胞荧光化学技术、单克隆抗体技术为一体的新型高科技仪器;流式细胞术就是对处在快速直线流动状态中的细胞或颗粒进行多参数的、快速的定量分析和分选的技术。用荧光染料分离细胞的流式细胞术也称为流式细胞荧光分选技术(fluorescence activated cell sorting,FACS),它是用流式细胞仪将目的活细胞从异质性细胞群中分离出来,获得高纯度的细胞制剂,以进行有关活细胞的特性及其功能的各种研究。

(二) 几种成体干细胞的分离纯化

1. **造血干细胞的分离纯化** 无论骨髓、外周血还是脐血造血干细胞的富集大多是利用细胞特异性的表面标志而进行的。通常对样本先使用甲基纤维素以初步去除成熟红细胞,然后再采用密度梯度离心法去除成熟粒细胞,获得单个核细胞,最后使用免疫磁珠分选或流式细胞分选获得纯度较高的造血干细胞。

2. **间充质干细胞的分离纯化** 根据骨髓及脐血来源的间充质干细胞贴壁生长的特点,目前主要采用密度梯度离心法联合贴壁培养法进行分离纯化;而脂肪来源的间充质干细胞则采用组织酶解法将脂肪组织分散成单细胞悬液,再采用贴壁培养法对目的细胞进行富集。

(三) 诱导性多潜能干细胞的制备流程

iPSC系的建立主要包括以下几个步骤:①重组因子的选择;②目的细胞的选择;③重组因子的导入;④重组因子在目的细胞内的表达;⑤ iPSC的产生;⑥重组细胞的鉴定。

三、干细胞的体外培养与扩增技术

(一) 造血干细胞的培养与扩增

造血干细胞是人类最早利用干细胞移植治疗疾病的干细胞。研究人员在造血干细胞的体外扩增培养方面做了大量的研究工作,建立起来的用于体外扩增造血细胞的培养体系通常分为以下几类。

1. **基质支持的培养体系** Dexter等于1977年建立了骨髓液体培养体系。此培养法的基础是建立骨髓基质细胞支持层(包括成纤维细胞、巨噬细胞、脂肪细胞、内皮细胞和网状细胞等),形成二维空间结构,培养体系不但提供了营养、细胞因子,而且提供了类似于体内的细胞 - 细胞关系,通过模拟体内造血微环境,实现造血干细胞的长期培养。我们可以根据实验需要自行分离培养骨髓基质细胞或购买已经建系的基质细胞,如MS-5、HESS-5等。

2. **无基质悬浮培养体系** 直接将适当浓度的外源性重组造血生长因子加入含血清或无血清的液体培养基中培养需扩增造血细胞称为无基质悬浮培养体系,较适于临床应用扩增培养纯化的$CD34^+$细胞。

很多造血生长因子对造血干 / 祖细胞的增殖分化都具有重要的调控作用,包括SCF、FL、IL-6、IL-11、IL-12、LIF、G-CSF、TPO等。实验证明多因子组合对造血干 / 祖细胞的扩增是非常必要的。但由于不同来源、不同表面标志分离的造血干 / 祖细胞对细胞因子的反应有所不同,可用于扩增造血干 / 祖细胞的因子有很多,所以人们尝试的细胞因子组合也比较多。

3. **持续灌注式生物反应器** 全封闭的动态培养自动化装置,从整体装置到整个操作过程都易于规范化处理,减少甚至避免了细胞污染,并保证维持细胞因子、营养物质、代谢产物水平及其他培养条件的相对稳定,从而有利于各阶段造血细胞的有效扩增和扩增质量的控制。该方法适用于培养扩增骨髓或脐血单个核细胞,在培养过程中,单个核细胞中的各种辅助细胞可形成天然基质层,有利于维持或扩增早期造血祖细胞。该体系更适用于造血细胞扩增的临床应用。

(二) 间充质干细胞的培养与扩增

1976年,Friedenstein等人以确切的证据证明,骨髓中除含有造血干细胞外,还含有梭形的集落成纤维祖细胞,这些细胞在体内处于休眠状态,在体外适当条件的刺激下可以进入细胞周期，从而形成类似于骨或软骨碎片的细胞集落。在此基础上，Friedenstein 等又于 1987 年发现在塑料培养皿中培养的贴壁骨髓单个核细胞在一定条件下可分化为成骨细胞、成软骨细胞、脂肪细胞和成肌细胞，这类细胞被称为骨髓间充质干细胞。

依赖于血清的间充质干细胞培养体系已经被多个实验室所采用。血清在体外细胞培养中发挥巨大作用，可以提供很多关键因子如氨基酸、生长因子、激素等，提供维生素、黏附因子及蛋白酶抑制剂，同时还可以作为 pH 调节的缓冲液。

第二节 干细胞移植的治疗应用

一、造血干细胞移植

造血干细胞移植（hematopoietic stem cell transplant，HSCT），泛指在患者接受超剂量化（放）疗后，将各种来源的正常造血干细胞通过静脉输注移植入受体内，以替代原有的病理性造血干细胞，从而使患者正常的造血及免疫功能得以重建，其在血液系统疾病、实体瘤、免疫缺陷性疾病、遗传性疾病、自身免疫性疾病等的支持治疗、免疫治疗、替代疗法中具有广泛的用途。

（一）造血干细胞移植的分类

按照供者遗传学分类，造血干细胞移植可分为自体造血干细胞移植（autologous haematopoietic stem cell transplantation，AHSCT）、同基因造血干细胞移植（autogeneic haematopoietic stem cell transplantation）和异基因造血干细胞移植（allogeneic haematopoietic stem cell transplantation，Allo-HSCT）。

根据造血干细胞的主要来源可分为骨髓造血干细胞移植（bone marrow transplantation，BMT）、外周血造血干细胞移植（peripheral blood stem cell transplantation，PBSCT）和脐带造血干细胞移植（umbilical cord blood stem cell transplantation，UCBT）。

（二）造血干细胞移植的临床应用

20 世纪 90 年代以来，造血干细胞移植技术飞速发展，已成为治疗多种恶性血液病的重要手段。急性白血病、慢性粒细胞白血病、淋巴瘤的长期生存率分别为 50%~70%、70%~80% 和 60%~80%，明显高于常规化疗。重症再生障碍性贫血治愈率也达到 70%~80%。

有研究证明，异基因、同基因、自体造血干细胞移植对自身免疫性脑脊髓炎、药物性关节炎和系统性红斑狼疮等自身免疫性疾病均有较好的疗效。在治疗中，受体的自身免疫排斥反应能够得到缓解或出现逆转的表现，或者诱导良好的免疫耐受。在临床应用中，异基因造血干细胞移植能使类风湿关节炎、多发性硬化、银屑病和溃疡性结肠炎等自身免疫性疾病得到显著缓解，甚至能够治愈。克罗恩病、溃疡性结肠炎、类风湿关节炎、非侵蚀性多关节炎、银屑病和系统性红斑狼疮通过自体造血干细胞移植取得了缓解或改善，但部分移植期复发也已有报道。

异基因造血干细胞移植是当前唯一治愈慢性粒细胞性白血病的方法。因此，当患者缺乏 HLA 配型相合的同胞供者时，人们开始把目光转向配型相合的无关供者或配型近似的家庭成员。现一般采取 DNA 检测技术检测供、受者的 HLA Ⅰ类和Ⅱ类抗原以进行挑选。基于对异基因干细胞移植是通过淋巴细胞介导的抗白血病效应的认识，近年来兴起了非清髓性移植或小移植，它采用患者更易耐受的毒性较小的预处理方案，通过移植后的供者淋巴细胞输注以获得长期无病生存。

随着常规综合治疗的发展，恶性淋巴瘤的短期和长期疗效有了明显的提高，但复发和具有高危因素的患者，常规治疗不能取得满意的效果。而大量临床研究表明，由于异基因造血干细胞移植的不良反应较大，较少用于恶性淋巴瘤，自体造血干细胞移植更适合这类患者，自体移植失败后可以再选择异基因造血干细胞移植。自体造血干细胞移植风险小，造血功能恢复快，费用低，比常规的挽救治疗有更好的效果，已成为恶性淋巴瘤首选治疗的一部分。

二、干细胞移植治疗神经系统疾病

中枢神经系统神经元的产生只发生于胚胎及出生后的一段时间，成熟的神经元缺乏再生修复能力，因而数目恒定，一旦遇到损伤，其缺失将是永久性的，不能通过神经元的分裂增殖以替换死亡的神经元，只能由胶质细胞增殖充填，导致相应功能损失的不可逆性。近几年的研究发现，将干细胞移植到病损或受伤的脑组织中，可能产生新的神经细胞，促进脑的再生修复。

（一）脊髓损伤

脊髓损伤是中枢神经系统的重大创伤，损伤后果严重。新兴的干细胞移植可在促进脊髓损伤恢复的多个方面发挥作用，如补充外伤后缺失的受损细胞，如神经元和胶质细胞，分泌促进再生的多种神经营养因子，改善脊髓局部的微环境，保护神经元，减轻继发损伤；启动再生相关基因的顺序表达促使轴突再生；使残存髓鞘的神经纤维和新生的神经纤维形成髓鞘，保持神经纤维的完整性等。移植干细胞的类型包括：胚胎干细胞、神经干细胞和间充质干细胞。移植方法包括单纯干细胞移植、干细胞联合基因治疗和复合生物支架干细胞移植。

（二）帕金森病

帕金森病是发生于中年以上的黑质和黑质纹状体通路变性的疾病，其病因不明。主要病理表现是脑黑质致密部多巴胺神经元变性、缺失和 Lewy 小体形成。目前的主要治疗方法为药物替代疗法，但经历5~10年的治疗后，患者对其反应性降低，疗效差。随着科技的发展，人们尝试应用干细胞移植治疗此病。印度加尔各答医院对12位帕金森病患者进行了胎脑细胞移植，移植后1个月的得分较移植前轻度及中度改善的各占41.6%，无明显变化的占16.8%。

第三节 器官移植

器官移植技术始于20世纪50年代，1954年美国Murry等人首次在同卵双生兄弟间实施了肾脏移植，开创了器官移植的新纪元。此后，随着新型免疫抑制剂的不断出现，HLA组织配型、HLA抗体检测及分子生物学技术的不断发展，使得移植器官的存活率得到明显的提高。在20世纪，全世界约有100万人接受器官移植手术，如今器官移植已成为临床上治疗器官功能衰竭的有效手段。

一、HLA组织配型技术原理和方法

（一）血清学分型

采用Terasaki（60/72）微孔板，孔中包被1种单克隆或多克隆抗体的已知HLA抗体来识别淋巴细胞所带有的未知HLA抗原。HLA细胞毒抗体属于免疫球蛋白IgG和IgM类型的抗体，此抗体在补体存在的情况下，与细胞表面的靶抗原结合后经过活化补体经典途径破坏靶细胞膜，加入曙红或荧光生物染料使死亡的淋巴细胞染成红色，相差显微镜下清楚地观察着色细胞比例（活细胞在曙红染色下未着色，荧光染色下呈绿色），根据死细胞占全部检测细胞的百分比进行打分，进而确定被检抗原是否存在与该抗体相对应的抗原。以着色细胞孔进行棋盘分析确定HLA-A、HLA-B、HLA-DRB抗原特异性。

血清学检测HLA-Ⅰ类抗原准确率较高，HLA-Ⅱ类抗原的结果不准确，重复性差，难以与分子生物学方法相比。目前，各中心已很少采用血清学分型方法。

（二）分子生物学分型

*HLA*基因分型方法适用于任何有核细胞，它能分辨所有血清学、细胞学分型的抗原特异性，而且还能发现血清学、细胞学分型不能测定的许多等位基因特异性，有助于进一步研究HLA系统的多态性和基因的结构与功能。随着分子生物学技术的发展，建立在DNA分子水平上的快速准确*HLA*基因分型已逐步取代传统的血清学、细胞学分型方法，为临床移植提供高分辨的HLA配型。

确定*HLA*等位基因（*HLA-A*、*HLA-B*、*HLA-C*、*HLA-DR*、*HLA-DQ*、*HLA-DP*）的分子生物学分型方法比血清学免疫技术更好地反映等位基因的多态性，目前*HLA*基因分型主要以5种分子生物学技术为基础：限制性内切酶消化、寡核苷酸杂交、PCR、构象分析、核苷酸测序。广泛应用于临床及基础研究的*HLA*基因分型方法包括：①限制性片段长度多态性（restriction fragment length polymorphism，RFLP）和PCR-RFLP；②序列特异性引物PCR（sequence specific primers，PCR-SSP）；③PCR序列特异性寡核苷酸探针（sequence specific oligonucleotide probes，PCR-SSOP）；④PCR单链构象多态性（single stand conformation polymorphism，PCR-SSCP）；⑤PCR指纹图（PCR-finger printing）；⑥PCR-序列测定（PCR sequencing）。

二、肾脏移植排斥反应的实验室检查

（一）常规检查项目

血清肌酐及肌酐清除率是诊断急性排斥反应最基本和最常用的指标。一般认为血肌酐比原来水平值升高26.5~40.0μmol/L或升高值超过原来的25%常预示有排斥反应，连续两天增加9μmol/L也值得怀疑，而连续两天均升高但无其他原因，应高度怀疑急性排斥反应。对于可疑发生或高危因素的患者，在临床上应对血肌酐进行连续动态监测，以早发现并及时处理。

（二）免疫学检测

移植物进入机体后其HLA抗原致敏机体免疫细胞，激活的免疫细胞通过识别移植物细胞，产生的多种细胞因子在急性排斥反应中起重要作用，可作为排斥反应的早期诊断指标。IL-2在肾移植排斥反应发生时明显升高，而IL-10较肾功能正常者明显减少。肾移植术后急性排斥反应发生时TNF-α、IL-6水平亦较肾功能稳定者明显升高，且时间早于临床诊断和血清肌酐变化（1天），随着糖皮质激素冲击治疗的见效，TNF-α下降。还有研究显示，肾移植患者外周血中IL-4、IL-5、IL-13的基因表达在急性排斥反应时明显增高，而在成功治疗后降低。有学者以外周血IL-18的表达来判断肾移植急性排斥反应，敏感性高达93%（5~7天）和82%（8~10天）。

Fas/FasL在排斥反应中具有重要作用，测定血清中的sFas、FasL可作为肾移植及其他器官移植后发生排斥反应的监测指标，并可据此与炎症反应区分。肾移植急性排斥反应时穿孔素和颗粒酶B表达上调，当两者升高，尤其是与FasL的水平同时上升时对急性排斥反应的诊断非常敏感且特异性很高。

肾移植术后动态检测外周血T淋巴细胞亚群被认为是可以预测急性排斥反应的一种可行性方法。有报道认为CD4/CD8比值大于1.3时，提示为急性排斥反应。但使用免疫抑制药物者其结果可能受影响，但当其比值小于0.5时，提示为免疫抑制剂用量过度或存在巨细胞病毒感染。

C4d是补体经典途径活化过程中C4活化后的裂解产物，能在活化部位固着于附近组织，是补体活化的一个组织学标志。现已明确 C4d 与体液性排斥反应存在关系。当移植肾失功能时，C4d 在肾周围毛细血管内大量沉积。检测 C4d 的沉积可以作为诊断体液性排斥反应、决定治疗方案和判断预后的有效指标，且有高度特异性。

三、器官移植术后病毒感染的实验室检测

（一）人巨细胞病毒（HCMV）感染的实验室检测

1. 病毒分离法

（1）常规病毒分离法：即病毒培养及病理鉴定，为 HCMV 实验室诊断的“金标准”。该方法是将检测标本接种于人成纤维细胞后观察细胞病理学变化，但因 HCMV 只能在人成纤维细胞中增殖，且速度非常缓慢，检测周期需 7~21 天，不适宜作为临床快速检测方法，现主要用于科研方面。

（2）快速病毒分离法：是将标本接种于人二倍体细胞（通常是人胚肺成纤维细胞）中，经 36℃培养 16~36 小时后用巨细胞病毒（CMV）的即刻早期蛋白的单抗进行免疫荧光或酶联免疫法检测。据文献报道，该法与常规病毒分离法比较，特异性相近，敏感性提高，检测时间缩短。故此法常被用作 HCMV 感染的确认试验。

2. 血清中特异性抗体的检测 HCMV 感染后可刺激人体产生特异性 IgM、IgG、IgA 和 IgE，通过检测血清中 CMV-IgM、IgG 可间接证实体内 HCMV 的存在。若 IgM 滴度迅速增高后 IgG 滴度才增高表示 HCMV 为原发感染；若 IgM 和 IgG 平行增高表示为继发感染，IgM 阳性或 IgG 滴度比原值增加 4 倍以上表示 HCMV 活动感染。IgM 抗体 2~4 周后下降消失，IgG 常保留数月后才下降。感染后 2~4 周才会出现抗体，此检测对早期诊断不适宜。

3. HCMV DNA 的 PCR 检测 HCMV 的 PCR-DNA 检测分为定性、半定量及定量检测等。现临床应用及研究较多的是定量 PCR，移植后病毒含量超过 1 000 拷贝 /10^5 白细胞的患者均发生 CMV 病。定量 PCR 检测有两种量化技术：一种是 PCR-ELISA，扩增的产物通过与包被在微孔板内的特异性探针结合，用 ELISA 法对扩增产物定量；另一种是荧光定量 PCR（fluorescence quantitative PCR，FQ-PCR）技术，其方法主要是把基因扩增、分子杂交及荧光化学合为一体，使 PCR 扩增、产物分析全过程在单管封闭条件下进行，解决了 PCR 扩增产物污染和不能定量的问题。用 FQ-PCR 检测器官移植术后患者 HCMV 感染情况，其敏感性可超过 pp65 法，可对 HCMV 感染后症状进行预测及对抗病毒治疗进行监测。

4. 抗原学检测 pp65 在感染周期的早晚期均有表达，是活动性 HCMV 感染时外周血白细胞中的主要抗原，多形核白细胞中的 HCMV-pp65 抗原已被公认为活动性感染的重要标志。运用免疫组化染色方法，通过检测荧光素标记的 HCMV-pp65 单克隆抗体，以阳性白细胞的计数>9 个 /10^5WBC 来预测 HCMV 活动性感染。抗原染色阳性细胞核呈黄色或棕黄色，阴性细胞核呈蓝色，阳性结果以每一张细胞片上（含 5 万 WBC）阳性细胞总数（抗原指数）来表示。

5. *HCMV* 基因转录产物 mRNA 的检测

（1）HCMV 早期基因（IE-mRNA）的检测：HCMV 早期基因（*IE-mRNA*）为调节基因，病毒感染后 1 小时即可被检出，故检测 IE-mRNA 可以达到早期诊断的目的。IE-mRNA 的表达与活动性感染关系密切，是病毒活动性感染的早期特异的诊断指标。近年来出现应用核酸基础序列扩增法（nucleic acid sequence-based amplification，NASBA）检测移植术后 IE-mRNA。NASBA 法是依赖引物的核酸扩增技术，以扩增 mRNA 为根本目标，可以在 2 小时内使 mRNA 扩增一百万倍。它将 Boom 法核酸提取技术和电子化学荧光仪检测系统整合在一起，使 mRNA 从抽取扩增到读取结果变为一个精简、快速、连续的自动检测过程，减少了人为误差，使结果更客观、准确。因其准确可靠在国外较大的移植中心受到了重视，并作为临床预防性抗病毒治疗的依据。

（2）HCMV 晚期基因（*L-mRNA*）的检测：Oldenbrug 等人对 50 例器官移植患者术前和术后外周血中的 L-mRNA 进行检测，并与血清学检测、抗原血症检测和感染的临床症状相比较，提出 HCMV L-mRNA 是一项准确性高、特异性强的诊断指标，对药物治疗也有重要意义。故已有越来越多的学者将 HCMV 的 L-mRNA 检测用于诊断 HCMV 感染、指导药物治疗及监测预后等。

（二）EB 病毒感染的实验室检测

1. EBV 的分离 选取患者唾液、咽洗液或外周血细胞及肿瘤细胞等，接种于人脐血淋巴细胞，通过转化淋巴细胞的效率来确定 EBV 量。此方法十分耗时，常达数周以上，且需要特殊的组织培养条件，故难以常规采用。

2. 在病变组织中检出 EBV 标记 可通过 PCR 等分子生物学方法检测 EBV-DNA，或应用免疫荧光法检测。急性传染性单核细胞增多症中外周淋巴细胞 EBV-DNA 的检出率第一周为 5%~20%，第二周降至 2% 以下。此外，通过 EBER-1 的原位杂交对感染细胞的 EBV 编码 RNA 进行标记，可帮助临床诊断。

3. 检测 EBV 特异性抗体 包括检测 EBV 核心抗原，病毒膜抗原 IgM 抗体的存在及恢复期患者抗病毒膜抗原 IgM 效价升高（>4 倍）等。这是我国目前较常用的方法，常用的应用技术为间接免疫荧光法和间接免疫酶联法。

（三）单纯疱疹病毒感染的实验室检测

单纯疱疹病毒（herpes simplex virus，HSV）的检测主要包括直接检查、病毒分离培养、免疫学检查及基因检查几种方法。直接采用疱疹液及皮肤黏膜刮取物涂片检查病毒颗粒的方法较为简单，但敏感性及特异性不高。外周血 HSV 病毒分离培养是检测单纯疱疹病毒的“金标准”，但分离率低，培养周期较长，不利于临床治疗。较为常用的方法为血清抗体测定如酶联免疫吸附测定（ELISA）、间接免疫荧光法（IF）等，近年来，PCR 技术发展较快，可作为检测 HSV 病毒的一种高敏感性和特异性的方法。

（四）BK 病毒感染的实验室检测

1. 细胞学检查 最早诊断 BK 病毒（BK virus，BKV）感染的主要方法即从尿液标本中寻找“decoy 细胞”。Decoy 细胞是一种受 BKV 感染而脱落的尿路上皮细胞或肾小管细胞，其细胞核中存在 BKV 包涵体。Decoy 细胞阳性仅表明体内存在感染，对 BKV 诊断的预测值仅为 25%~30%，因此 decoy 阳性与肾功能恶化并无联系。但是尿检 decoy 阴性结果基本

可以排除 BKV 的感染，阴性诊断的预测值高达 99%。

2. **血清学检测**　近年来，PCR 方法作为一种敏感的方法应用于检测 BKVN（BK 病毒性肾病）感染，其对 BKV 感染的阳性预测值和阴性预测值分别为 50% 和 100%。实时定量 PCR 进一步提高了 PCR 检测病毒感染的能力，当 BKV 载体量血液检测大于 1×10^4 拷贝 /ml 或尿液检测大于 1×10^7 拷贝 /ml 时，进一步发展为 BKVN 的危险性较高。与细胞学检查相比较，PCR 分析具有较高的敏感性，但特异性较低。因此，作为一项常规检查对 BKV 诊断的帮助不大，目前主要应用于病理活检证实的 BKVN 患者的疗效评估和随访。

3. **病理学检测**　病理活检仍是目前诊断 BKV 的“金标准”。其典型的组织学特征性表现为肾小管上皮细胞核内病毒包涵体和病毒介导的肾小管上皮细胞灶性坏死溶解。

目前将病毒包涵体形态分为四种类型：Ⅰ型为无定形嗜碱性毛玻璃样物，最为常见；Ⅱ型为嗜酸性颗粒，周围大多数绕着不完整的晕环，与 CMV 感染的病毒包涵体相似；Ⅲ型为无光晕的光滑颗粒；Ⅳ型为含有明显肿大细胞核和成簇不规则染色质的囊泡状物质。

肾小管上皮细胞坏死由病毒的复制所致，常伴有基底膜侵蚀，以远端肾小管和集合管系统坏死最为常见。特征性改变为受感染的肾小管细胞肿胀变形，细胞核增生大小不均，染色质染色过深，周边呈浑浊、团块或空泡样染色改变。核质比例往往增大 2~5 倍。

根据 BKV 病毒损伤肾脏的程度，目前将 BKV 感染分为三期：A 期：病毒激活的特征在皮质和髓质区，可由免疫组化或原位杂交技术鉴定，病毒包涵体阳性，病理改变不明显，无或轻微的间质炎性改变。肾小管萎缩和间质纤维化改变不超过整个活检标本的 10%。此阶段基本不出现明显的肾功能损害，早期的诊断和治疗有助于长期移植物存活。B 期：病毒激活的表现为在皮、髓质区可以找到明显的由病毒介导的上皮细胞溶解，肾小管基底膜遭受侵蚀、剥脱，间质炎性水肿。浸润的炎症细胞包括多形核细胞、单核细胞和浆细胞，分布方式多样。中等比例的间质纤维化和肾小管萎缩，一般保持在 50% 以下。根据病毒介导的肾小管损伤或炎性浸润可将 B 期进一步细分。即 B1 期（活检标本受累组织 ≤ 25%）、B2 期（活检标本受累组织 26%~49%）和 B3 期（活检标本受累组织 ≥ 50%）。C 期：病毒大量复制伴随肾小管上皮损伤，间质炎性改变轻重不等。间质纤维化及肾小管萎缩在此期已发生不可逆变化，移植肾功能严重受损或完全失功能。

（五）水痘 - 带状疱疹病毒感染的实验室检测

主要方法有补体凝结法、免疫荧光法、病毒抗原测定、病毒分离培养等。可直接从水疱液中分离水痘 - 带状疱疹病毒（varicella-zoster virus，VZV）并进行培养，但阳性率较低。当前主要应用的敏感性及特异性较高的方法有：酶联免疫吸附法（ELISA）、膜抗原荧光抗体法（FAMA）、免疫吸附凝血反应（IAHA）、放射免疫法（RIA）、补体扩大中和实验（CENT）等。近些年来主要采用 DNA 扩增（PCR）法来检测 VZV DNA，敏感度及特异性均较高。

（石炳毅　魏玉香）

第六十章
POCT 进展

在科学技术全球化的大背景下，我国医学检验中的许多理念和技术越来越与世界接轨；同时随着我国医疗体制改革的深化，迫切需要一些符合中国国情的医学检验技术，POCT就是这样一种既代表世界检验医学最先进的理念与技术，同时又贴近中国基层医疗的“适宜”的医学检测技术和手段。基于不受时间、地点及操作人员的限制，可及时获得检测结果，对患者实施及时诊治，且仪器和试剂具有便于携带的特点，使得POCT产品可广泛用于医院、乡镇卫生院、社区诊所，以及个人健康管理、重大疫情监控、现场执法检测和军事与灾难救援等领域。

第一节 概 述

一、POCT 的概念

POCT（point of care testing）是指在采样现场进行的、利用便携式分析仪器及配套试剂快速得到结果的检测方式。其核心内容包括以下三个要素：从时间上来说是快速检测；从空间来说是在患者和被测对象身边的检测；从检测的实施和操作者来说可以是非专业检验师，甚至是被检测对象本人。

POCT的中文译名有很多：即时检测、现场快速检测、即时即地检验，还有更多称谓，如床边检测（bedside testing），家庭检验（home use testing），实验室外检验（extralaboratory testing）及医学诊所检验（physicians office testing）等。2013年，国家标准化管理委员会发布了国家标准《GB/T29790-2013 即时检测质量和能力的要求》，正式将POCT命名为“即时检测”。新版标准为GB/T 29790—2020《即时检验质量和能力的要求》。

二、POCT 的发展史

人类最早对疾病的诊断是依据患者的症状、体征等同某种疾病的关联，基本上是经验和主观的观察、判断。早在公元1500年前，传说用含糖尿液吸引蚂蚁来检测糖尿病的方法被认为是最早的POCT。POCT的广泛开展是在近几十年内发生的。1957年Edmonds以干化学纸片检测血糖及尿糖，随后Ames公司将其干化学纸片法检测项目扩大并商品化，由于方法简便快速，很快被普遍应用。其后，胶乳试验、免疫分析试验和生物传感器技术等简便、快速的方法相继出现，受到了患者、临床医师以及医学检测人员的青睐，这些快速检测方法在美国被首次称为POCT。1995年，在美国临床化学学会（AACC）的年会上辟出一个特殊的展区，专门展示一些可以快捷移动、操作简便、结果准确可靠的技术和设备，这些新颖的技术和设备令所有参观者耳目一新，人们开始逐渐了解POCT技术。在第二届国际实验诊断学学术交流暨教学研讨会上，这一临床诊断方式被列为实验室诊断教学与临床研究的发展方向。医院经济成本核算要求缩短患者留驻时间（length of stay，LOS）、降低成本和消耗、加快病床周转时间（turn around time，TAT）等因素也促使医院大量开展简单、快速的POCT；同时基层医疗的需求以及个体健康管理的需求，都使得POCT在争论声中不断地快速发展壮大。

2016年全球POCT市场规模在200亿美元左右，并保持8%的复合增速。2020年来，我国POCT行业市场规模在93亿元左右。预计2027年，我国即时检测行业市场规模约为180亿左右。在细分领域内，家庭和个人用POCT产品增速达70%；血糖检测、血气分析、妊娠和排卵监测试剂仍然是POCT最常用的产品；心脏疾病和感染性疾病的POCT产品在临床中越来越大量应用；POCT产品在滥用毒品检测、食品安全监测、应急救灾和军事等领域也有很好的应用。新技术的不断创新和发展，以及不断发展扩大的市场规模和需求，为POCT提供了广阔的发展空间和机会。

第二节　技术平台

POCT 的快速发展，主要得益于一些新技术的应用。POCT 技术的实现方式分为四类：①把传统方法中的相关液体试剂浸润于滤纸和各种微孔膜的吸水材料内，成为整合的干燥试剂块，然后将其固定于硬质型基质上，成为各种形式的诊断试剂条；②把传统分析仪器微型化，操作方法简单化，使之成为便携式和手掌式的设备；③把上述两者整合为统一的系统；④应用生物感应技术，利用生物传感器检测待测物。主要技术平台包括免疫层析技术、免疫荧光技术、电化学技术、干式化学技术、生物传感技术、生物芯片技术及微流控技术等。

一、免疫层析技术

免疫层析技术（immunochromatography assay）又称侧向流动试验（lateral flow test，LFT），其原理是待检测的样本在毛细作用下沿着固相载体侧向流动，样本中的待测物先与固相载体上的标记物结合，继续向前流动到达载体中预先吸附好的捕捉分子（抗原或抗体）区，与捕捉分子发生高特异、高亲和性的免疫反应，通过颜色改变或光电磁等信号变化达到检测目的。根据标记物种类的不同，可分为胶体金免疫层析技术（colloidal gold immunochromatography assay，GICA）和荧光免疫层析技术（fluorescence immunochromatography assay，FICA）。胶体金免疫层析技术是 POCT 中最简单、最广泛应用的方法。其操作简单，不需要特别培训，可在家中或其他现场进行检测，结果肉眼可判定，不需要任何仪器设备，如妊娠检测试纸。荧光免疫层析技术以荧光物质为标记物，可实现定量检测，如检测心脏标志物、炎症标志物等。除了传统的有机荧光染料，目前还发展了量子点（quantum dot，QD）、上转发光（up-converting phosphor，UCP）颗粒等新型标记物。

另一种常用的快速检测是流经试验或称渗滤试验（flow-through tests，FTT）。其原理是在多孔膜表面预先吸附上能特异结合待检测生物标记物的分子，当待检测样本加入后，用于捕捉其中的待测物，洗去未结合的非特异性成分后，加入显色剂，根据检测点颜色的变化来判断样本中待测物的存在与否。FTT 检测的优点是快速，可以在 3~5 分钟出结果，缺点是期间有几次加样和冲洗，不像 LFT 那么简单和敏感，试剂也需要低温贮运。

二、免疫荧光技术

免疫荧光技术（immunofluorescence assay，IFA）又称荧光抗体技术，是发展最早的一种标记免疫技术，利用抗体分子与一些示踪物质结合，通过抗原抗体反应进行组织或细胞内抗原物质的定位。Coons 等于 1941 年首次将荧光分子标记在免疫分子中的抗体（或抗原）上，通过检测荧光强度的方法来判断免疫反应的结果。相较于过往用酶分子标记，催化底物颜色变化的方法，荧光分子更加稳定，释放的能量和信号更强，结果更加稳定和敏感。

近年来随着纳米材料的发展，可以将荧光分子直接掺入到荧光纳米颗粒中，每个纳米颗粒可以含有成千上万的荧光分子，释放更强的荧光，能大大提高检测结果的敏感性，此外，荧光纳米颗粒中的荧光分子被其中疏水分子分隔，避免了在高浓度荧光分子聚集时出现的“荧光漂白”现象。由于某些荧光分子有相对较长的衰变周期，当采用一种延迟检测模式时，背景荧光已经完全衰退，检测的本底非常低，提高了检测的敏感性和特异性。这种纳米技术与免疫荧光技术的结合，使得检测快速、简便和灵敏，为 POCT 产品提供了新的技术平台。

三、电化学技术

电化学（electrochemistry）是指电极与电解质溶液之间的化学反应，该反应在外加电压作用下被称为电化学反应。POCT 的一个标志性产品 - 血糖检测系统就是利用电化学技术平台，辅助以生物传感器和酶固定化技术，把生物活性物质（葡萄糖氧化酶或者葡萄糖脱氢酶、电子介质等）固定到电极表面，形成一个完整的电化学反应膜体系。当样本加入到电极虹吸区时，血液中葡萄糖经扩散，与生物活性物质发生生物电化学反应，产生的信号继而被相应的物理或化学换能器转变成可定量和可处理的电信号（电流强度或者是库伦电量），该电信号强度和样本中葡萄糖浓度呈一定的线性关系，故可通过传感器中单片机换算得出待测物浓度。同时还可利用传感技术检测或感应测试温度、样本体积、样本血细胞比容（Hct）、试纸的批号信息等，从而实现血糖试纸检测的温度补偿、加样量检测、Hct 补偿、免调码等技术，保障了血糖检测操作简便和结果的精准可靠。

利用电化学和生物传感技术，还可实现对不同待测物如血酮、尿酸、乳酸、胆固醇、甘油三酯等的检测，开发出操作简便、结果精准的便携式血酮检测仪、尿酸检测仪、乳酸检测仪、胆固醇检测仪和甘油三酯检测仪及其配套试剂。

四、干式化学技术

早在 19 世纪，人们将从地衣（苔藓）中提取的有色成分涂抹在纸上，制成干燥的石蕊试纸来检测溶液的酸碱性，被认为是干式化学技术（dry chemistry；solid state chemistry）的最早期形式，其原理也是其他干式化学技术的基础。

干式化学分析技术是相对于湿化学而言的，是将一种或多种反应试剂干燥固定在固体载体上（纸片、胶片等），用被测样品中所存在的液体作反应介质，被测定成分直接与固化于载体上的干试剂进行呈色反应，是集化学、光学、酶学、分子生物学、化学计量和计算机技术于一体的多学科分析技术，代表着生物化学即时检验分析技术的发展趋势。干式化学分析技术包括：①干试纸技术（dry strip），包括单项检测试纸和多项检测试纸，区别在于一次检测项目数目的不同，检测项目越多技术相对复杂些；②干试片技术（dry slide），采用感光胶片的多层涂覆技术制成干片，包括扩散层、试剂层和支持层。待测样品加入干片后首先通过扩散层，样品中的蛋白质、有色金属等干扰成分被扩散层中的吸附剂过滤后，液体成分渗入试剂层进行显色反应，光线通过支持层对反应物进行比色，以此通过计算机计算样品中待测物质的含量。此技术目前广泛用于血糖、血脂、血氨及心脏、肝脏等生化指标 POCT 检测。

干式化学分析技术在国外已有几十年的发展史，早在 20 世纪 80 年代就基于显色反应和酶技术开发出了较为成熟的干式化学分析仪和配套干式化学分析试剂片，有较大的技术优势。但国外该技术及产品也还存在一些缺陷，一方面仍有大量的检测指标不能用此方法实现检测。另外，目前的干式化学分析仪以大型生化仪器居多，缺乏便携式、低成本、适于我国基层卫生医疗机构的干式化学分析仪器。

五、生物传感器技术

生物传感器（biosensor）是一个生物学反应同物理化学检测结合的检测平台，是指能感应（或响应）生物和化学量，并按一定的规律将其转换成可用信号（包括电信号、光信号等）输出的器件或装置。它一般由两部分组成，其一是生物或生化分子识别元件（或感受器），由具有对生物或化学分子识别能力的敏感材料（如由电活性物质、半导体材料等构成的化学敏感膜和由酶、微生物、DNA 等形成的生物敏感膜）组成；其二是信号转化器（换能器），主要是由电化学或光学检测元件（如电流、电位测量电极、离子敏场效应晶体管、压电晶体等）组成。生物传感器通过转化器能将生物学反应产生的信号转换成能被检测器识别、分析的光电或数字信号，再通过结果显示系统把检测结果简单明了地显示出来。

以血糖检测仪为例，葡萄糖氧化酶降解血液中的葡萄糖，在电极间产生电荷和电流，电流被检测器捕捉后转化成数字信号，在屏幕上显示血糖浓度的高低。其中葡萄糖氧化酶就是葡萄糖氧化反应中的活性物质，血糖检测仪中的电极就是转换和检测系统，最终把结果显示在屏幕上。同样的血糖检测仪器中可以选择使用不同的酶化学反应系统。

生物传感器与其他传感器的最大区别在于生物传感器的信号检测器中含有敏感的生命物质。根据敏感物质的不同，生物传感器可分酶传感器、微生物传感器、组织传感器、细胞器传感器、免疫传感器等。

六、生物芯片技术

生物芯片技术（biochip）是建立在芯片（通常是玻璃片或是矽薄膜）上的检测技术，通常采用光导原位合成或微量点样等方法，将大量生物大分子如核酸片段、多肽分子甚至组织切片、细胞等生物样品有序地固化于支持物（如玻片、硅片、聚丙烯酰胺凝胶、尼龙膜等载体）的表面，组成密集二维分子排列，然后与已标记的待测生物样品中靶分子杂交，通过特定的仪器比如激光共聚焦扫描或电荷偶联摄影像机（CCD）对杂交信号的强度进行快速、并行和高效的检测分析，从而判断样品中靶分子的数量，是一个理想的筛检多种疾病的平台。

生物芯片技术是由核酸杂交技术发展而来。根据检测指标的不同，分为以下不同的生物芯片：

（1）DNA 芯片：通过核苷酸引物同待检测样本中的 DNA 杂交，检测基因标记物的技术。广泛用于遗传疾病、传染病和肿瘤等的检测和诊断。根据芯片上打印的核苷酸引物的不同，可同时检测多种疾病。

（2）蛋白质芯片：是生物芯片技术同免疫学方法结合的产物，利用结合在固相载体表面的抗原或抗体，捕捉待检测样本中的蛋白质标志物，通过标记好的二抗等形成免疫夹心复合物，实现对多种疾病标志物的同步检测。传统的免疫检测方法只能检测一种生物标记物，无法做到同时检测多种疾病标志。蛋白质芯片技术改变了这一限制，是对传统免疫学检测的革命。

（3）其他：根据生物标记物间特异结合的原理和特性，相应地发展了检测各种化学分子、药物、细胞和组织等生物芯片平台。

七、微流控技术

微流控装置（microfluidic device）简单说就是芯片上的实验室（laboratory on the chip），能够把需要在实验室完成的多步的反应放在由很多管道组成的若干个分区的玻片（或其他材质）上完成。微流控装置的最大特点是容易实现自动化检测，减少对实验室和检测人员的要求，只需将待检测样品加入检测孔，整个检测过程就能自动完成，检测结果的稳定性和可靠性也因此得到保障。正是因为微流控检测装置具备在现场应用、低消耗、低成本、小量样本、小型化、快速检测和尽早干预等特点，从 20 世纪 90 年代该技术出现，即成为 POCT 很好的技术平台。

微流控技术是研究液体在很小空间（通常是微米级）内流动的行为，如何精确控制液体于其中的流动是其关键。在微米级，甚至纳米级的微小空间内，液体流动的特性发生极大的改变，分子间的转移更多的是通过渗透，而不是传统上所见的碰撞。从 20 世纪 80 年代开始，微流控技术主要用于喷墨打印机，现在被广泛用于制备基因芯片、临床检测的微流控装置等，未来的发展将探索采用新的材料，如采用纸作为支撑物；开放式通道系统；新检测系统，如阻抗检测、非标记系统等；以及新用途，如基因序列分析、分子检测等。

第三节 应用现状

目前,POCT产品的检测与应用范围日益广泛,应用的领域已涵盖医疗、重大疫情的监测、个体健康管理、食品卫生安全监测、禁毒、司法(法医)、军事与灾难救援等。

一、临床检验

POCT作为临床检验领域中的一种快速检测手段,受到了医护人员及患者的高度重视和青睐。其不但能在医院临床检验实验室内进行检测,还可在门诊、病房、手术室、监护室、诊所及医院外任何急救现场进行检测,医生、护士甚至患者都可操作,免去了繁琐的标本收集送检等过多的样本传送流程,缩短了发报告的时间,同时也减少了发生差错的机会。POCT几乎可以检测所有临床检验实验室检测的项目。

二、重大疫情监控

人类还很难做到对疫情完全和准确的预测,对疫情的监控主要依赖于敏感和特异的检测方法实现快速检测和诊断,这对控制重大疫情的蔓延和扩散至关重要。如疫情暴发时,采用POCT产品快速筛检、及时发现感染源、迅速切断传播途径,对控制整个疫情起到极其重要的作用。据WHO资料统计,截至2003年8月,急性重症呼吸道综合征(severe acute respiratory syndrome,SARS)在全球有8 422人感染,916人死亡,成为当时最严重的公共卫生事件。由于SARS是一种全新的病毒,当时没有合适的POCT产品,影响了对SARS的监测和控制。2009年3月始于墨西哥的甲型H1N1流感,短短数月几十万人感染,上千人死亡。由于现代交通工具发达,人员交流往来频繁,更加快了流感病毒的传播。而在此次应对甲型H1N1的防控中,我国政府快速反应,集全国之力组织相关预防、检测及监控的方法和产品研制,开发出快速免疫诊断、基因诊断的高灵敏度和特异性产品,为疫情防控提供了有效的技术和产品支撑,POCT产品在重大疫情控制上的作用也越来越得到认可。

三、个体健康管理

随着人们对有关医疗、保健知识及自我保健意识的不断提高;家庭健康关怀产业(home health care industry)的快速发展;以及国家医疗改革中"战略前移,重点下移和治未病的方针政策"要求防病治病走出医院,面向社区,走进家庭。POCT适应了这种观念的改变和医疗市场的需求,也极大地推动了家庭和个人用POCT的普及和发展。

目前,在个人健康管理方面大量应用的POCT产品是血糖检测系统和妊娠检测试条。据国际糖尿病联盟公布的数据显示,2015年全球成年糖尿病患者数量达4.15亿,用于治疗糖尿病和管理并发症的全球卫生支出约为6 730亿美元。其中,中国成年糖尿病患者数量超过1亿,居全球首位,美国约为中国的三分之一。目前血糖仪及血糖试纸在美国、中国以及其他国家已广泛用于家庭个人糖尿病管理、医院和诊所糖尿病管理以及人群糖尿病筛检等。妊娠检测方面,随着国家生育政策放开,受全面二孩政策影响,国内妊娠检测产品增长空间巨大。妊娠检测试剂的大量使用,主要是因为POCT检测方法简单、准确和快速,加上出于隐私考虑,很多人也更愿意选择自己在家中检测。

个人健康检测的POCT产品还包括疾病的自我诊断(传染病、胃肠道疾病、女性激素改变等)与疗效监测(肿瘤标志物放化疗监测等);居家健康自检产品,包括健康监测(如血脂、血糖、女性生殖道健康、骨健康)、营养评价(维生素和矿物质检测)、食品安全(牛奶抗生素残留、瘦肉精等)与家居环境(甲醛、过敏原、螨虫等)对人体健康影响、健康干预评价等。

四、食品安全监控

食品安全越来越成为关注的热点。十多年来,骇人听闻的"苏丹红""三鹿奶粉""瘦肉精""染色馒头"等事件频频发生,增加了人们对食品安全的忧虑。2020年10月17日第十三届全国人民代表大会常务委员会第二十二次会议通过的《中华人民共和国生物安全法》,进一步要求加强食品安全隐患应急检验,对导致食品安全事故的食品及其原料应立即检验。食品安全监控主要包括对食源性疾病、食品污染及食品中有害因素进行监控。由于食品安全监控工作具有的特殊性(分散、数量大、环节多等),食品安全监管迫切需要大量POCT产品。如:瘦肉精系列快速检测卡、食品安全快速检测箱等,它们都具有POCT检测方法的优势。特别是食品安全快速检测箱,是由多功能食品安全现场检测产品优化组合而成,其功能齐全,检测快速、携带方便和结果稳定,平均能在30分钟内完成,非常适合现场快速检测。以上仪器检测项目齐全,可快速检测食品中农兽药残留(甲胺磷、莱克多巴胺、盐酸克伦特罗等)、亚硝酸盐、甲醛、吊白块、乳制品中的蛋白、二氧化硫、铅、汞、碘、黄曲霉素、毒鼠强、氰化物、苏丹红、食用油中的矿物油及巴豆油、餐具及食品水中的大肠菌群等数十种项目。

五、现场执法检测

证据是正确执法的前提。现场执法就更是需要在现场及时获得必须的证据。最典型的例子就是现场判断酒醉驾车和吸毒后驾车,POCT快速检测方法能在即刻或数分钟内提供检测结果,为正确执法提供依据。如食物中添加成分的鉴定,有毒药物的快速筛检等,为交警、边防、海关等执法人员检查提供及时证据。鉴于现场执法的严肃性,对POCT检测的准确性和速度提出了更高的要求,结果必须可靠、有效和快速。

第四节 展 望

一、市场规模和技术发展前景

目前，POCT 已经形成近两百亿美元的市场规模，仍然以约 8% 的增长率发展，尤其是家庭和个人使用 POCT 产品近年来更是以 70% 的比率增长。2017 年，习近平同志在十九大报告指出，实施健康中国战略，深化医药卫生体制改革，要"加强基层医疗卫生服务体系和全科医生队伍建设"，"预防控制重大疾病"，"实施食品安全战略"，"积极应对人口老龄化"。而 POCT 在基层医院临床检验、重大疫情监控、食品安全监控、个体健康管理方面均有应用且优势明显，可以预见，POCT 在我国具有非常广阔的市场前景。

随着科技的蓬勃发展，POCT 技术含量不断提高，应用范围逐步扩大。

（1）产品设计方面更加简单、容易操作，结果判断更加简单明了。采用微制备工艺使检测装置进一步小型化，甚至制备可植入到皮下或肌肉内的小型检测装置（implantable analytical device），实现全天候长期监测，对类似血糖、血脂等的检测非常有意义。

（2）在检测样本的选择方面尽可能做到不需要对样本做任何处理，如直接应用全血样品，而不是通常使用的血清或血浆，尽量消除不同样本间的差异等。

（3）在取样方面更注重非损伤性（non-invasive）取样，比如从前臂、上臂、大腿等多脂肪部位采血，就比从指尖等少脂肪、多神经的部位采血要更容易被接受。真正意义上的非损伤性取样和检测将是 POCT 产品发展的方向之一，比如非损伤性的血氧浓度监测仪。

（4）核酸检测是 POCT 发展的一个重要方向。核酸检测是诊断很多遗传性疾病的重要工具，许多传染性疾病的早期检测，以及耐药基因的筛检，也依赖核酸检测，但目前的市场上 POCT 产品还很少用于检测核酸。

（5）POCT 检测数据（结果）的管理和远程控制技术是 POCT 进一步普及和发展的重要一环。医院或是社区的中心实验室的作用应该加入对 POCT 数据的综合分析、管理和反馈，使得 POCT 检测结果得到最有效的应用。

二、POCT 在实验室重构中的作用

飞速发展的 POCT 将对传统检验形成巨大的挑战，将使传统实验室在观念、就诊方式和检验流程等方面产生重大的变革和重构。

其一是诊断流程的变革：POCT 是现场分析，减少了样品转送流程，改变了患者挂号、就诊、检查，花费数日等待报告，再挂号、就诊这一传统流程。

其二是就诊方式的改变：POCT 的个性化服务及快速的结果反馈，使二级以下医院及社区医院的诊治水平得到提高，改变过去"问病拿药"的状态，而是使用 POCT，以数据为准，同样实施循证医学的行医模式。

其三是对传统检验的巨大挑战：随着 POCT 的发展，检测的地点将转移到病房、门诊、急诊、监护室和手术室，更接近患者；工作的份额将重新分配，现有的组织机构、管理模式、操作程序都将因此而变化。POCT 的快速发展，使传统检验科地位受到挑战，由于功能定位不同，传统检验与 POCT 将发挥各自优势，根据各种不同的场合和项目的需要，以相辅相成的互补形式存在。

（李文美 康可人）

第六十一章
循证医学与循证检验医学

目前大部分疾病的诊断、鉴别诊断、治疗和预后都需要临床检验证据的支持，有些甚至完全根据检验的结果，例如空腹血糖≥7.0mmol/L 就可以诊断为糖尿病。随着现代医学科学和高新检验技术的发展，一方面我们对疾病的认识不断深入，发现了许多与疾病相关的检测指标；另一方面，实验室自动化程度不断提高，供临床医生选择的检验项目，包括项目组合也愈来愈多。国内外的调查均表明，目前开展的检验项目和试验组合的确存在或多或少的不合理现象，这种情况下，如何选择和评价检验项目及其组合，避免或减少实验室和特殊检查技术的误用和滥用就成为迫在眉睫的任务。20 世纪 90 年代以来循证医学浪潮席卷全球，正在改变着沿袭千古的医学实践模式，将其引入到检验医学领域，可以为解决上述问题提供思想和方法，本章对此加以介绍。

第一节　概　述

一、循证医学的概念

(一) 什么是循证医学

循证的思想古已有之，但循证医学(evidence-based medicine，EBM)作为一种模式则是由加拿大 McMaster 大学 Gordon Guyatt 领导的循证医学工作组于 1992 年正式命名。著名的临床流行病学家 Sackett 等人在 1996 年发表于英国医学杂志的文章中提出，EBM 是指对个体患者的临床医疗决策的制订应基于当前最佳的科学研究的成果。2000 年 Sackett 在其主编的第二版《循证医学：如何实践和教学》一书中进一步指出，EBM 是最佳的证据、临床经验和患者价值的有机结合。即任何临床医疗决策的制订仅仅依靠临床经验是不够的，应当基于当前最佳的科学研究成果，并充分考虑患者对治疗的选择、关注和期望，此即所谓的循证临床决策。

循证医学与传统医学实践的关键区别在于对证据的定义和定位不同，它强调医学实践必须基于“现有最好的证据”。因此，对证据进行分级和评价成了实践循证医学不可缺少的重要步骤。

一般认为，直接可以用于指导医学实践的证据来自以人为基本研究单位的关于疾病和健康一般规律的医学观察和科学研究。其次，系统性的人群研究证据的可靠性一般好于非系统性的病例观察和个人经验。第三，不同种类的研究设计适宜于研究不同的问题，提供的证据的质量也各不相同，随机对照试验不是提供所有证据的最好方法，回答不同的临床问题要使用不同的研究设计。例如：评价干预措施效果和常见不良反应的最佳证据来自随机对照试验；研究常见病因和疾病预后的最佳设计是前瞻性研究；研究罕见疾病的病因，最切实可行的设计是病例对照研究；评价诊断方法的准确性，只需与“金标准”比较研究；罕见的毒副作用常常来自个案报道的提示。第四，虽然有争议，但是多数学者认为，对于同一种设计类型的原始证据，综合多个高质量原始研究结果的系统综述的证据质量应高于单个小样本的原始研究。所以，系统综述适于总结各类问题的原始研究。第五，即使研究设计类型相同，证据的质量也会有差别，主要在于该研究的设计和实施的质量。

关于诊断试验准确性的证据强度可以参考牛津大学循证医学中心提出证据分级系统(表 61-1)。

表 61-1 诊断试验准确性研究的证据分级系统

强度	诊断	鉴别诊断 / 症状研究
1a	同质性一级诊断试验研究的系统综述；CDR 结合来自不同临床中心的 1b 强度的研究	同质的前瞻队列研究的系统综述
1b	在队列研究中采用独立的参考标准进行诊断试验的真实性评价；或 CDR 在一个临床中心得到检验	随访情况较好的前瞻性队列研究
1c	特异度和灵敏度均极高的诊断，使所有的患者诊断为阳性，所有的非患者诊断为阴性	全或无的病例系列研究
2a	同质性的诊断研究（强度等级>2）的系统综述	2b 强度和更好等级的同质性研究的系统综述
2b	具有较好的参考指标的探索性队列研究	回顾性队列研究，或质量较差的随访
2c		生态学研究
3a	同质性的 3b 和更好等级的研究的系统综述	同质性的 3b 和更好等级的研究的系统综述
3b	不一致的研究；或缺乏一致的可应用的参考标准	不一致的队列研究，或人群很小
4	病例对照研究，参考标准质量不好或没有独立的参考标准	病例系列或参考标准不定
5	没有严格评价的专家意见，或完全基于生理学和基础研究	没有严格评价的专家意见，或完全基于生理学和基础研究

（二）如何开展循证实践

循证实践（evidence-based practice，EBP）是指发现、评价和应用科学证据制订临床决策和进行保健系统管理的整个过程，通常包括提出问题，检索证据，评价证据，应用证据和自我评估五个基本步骤，最终目的是为决策者提供思想和方法，即应用当前最佳的研究成果来制订临床和保健决策，以减少甚至消除无效的、不恰当的、昂贵的和可能有害的任何实践活动。

二、循证检验医学

（一）不恰当的检验项目及其组合的现状

Carlvan Walraven 等对 1966—1997 年发表的临床检验文章进行了系统综述，发现在项目选择、检验频次、时机等方面不恰当的比例为 4.5%~95%；2002 年在加拿大开展的人群调查显示，在 1 周、1 个月、3 个月和 1 年中，成人 8 个常规项目重复检验率分别为 6.5%、10.1%、15.6% 和 22.6%，由此导致的年花费为 13.9 百万元 ~35.9 百万元；对意大利一家有 535 张床位，年住院 27 000 例的综合医院 2005 年全年出院数据进行分析表明，不恰当的检验高达 21.7%（950/4 385），为此人均支出 31.20 里拉；J Kwok 等 2005 年对一所公立医院免疫实验室的审计同样发现，不必要的重复检验比例较高。国内学者近年来也多次指出，由于国内目前还没有统一制定各项目的组合标准规范，各级医院间的项目组合还较为杂乱，有些医院片面注重经济效益，在项目组合上大做文章，损害了患者的利益。如何尽早地制定较为合理的、统一的项目组合，使临床能根据患者的具体情况、依据病情科学地选择组合项目检测，是目前较为突出的问题，也是卫生行政主管部门及临床检验中心关注的问题，因此，十分有必要开展循证检验。

（二）循证检验医学的概念

将循证医学的原则运用到检验医学中就形成了循证检验医学（evidence-based laboratory medicine，EBLM）。1999 年 Moore RA 提出了 EBLM 的概念和原理，国内一些学者也在 2001 年撰文介绍了相关的概念。EBLM 旨在提供最佳检测结果以协助临床作出诊断、治疗和预防的抉择；证实与评估检验结果的准确、可靠、有效与经济性能；对实验研究和文献进行评估，不断改进现行医学检验技术。在具体的临床工作中可以按循证实践的五部曲，即提出问题，检索证据，评价证据，应用证据和自我评估五个基本步骤逐一或有选择地实施。

（三）开展循证检验医学的意义

开展循证检验医学，具有十分重要的现实意义。首先，通过严格的循证评价，可以帮助确定恰当的检验项目及其组合，从而为临床诊治决策提供充分的科学依据，还可以节约费用。对新的实验室检测项目只有在充分评价其准确性、可靠性、是否有助于医疗决策，以及经济有效后才能运用于医疗实践。缺乏严格的评价之前不能推向临床应用，避免给临床医疗工作造成错误导向，也避免阻碍新的检验技术的推广使用及检验医学的发展；其次，通过证据的总结，可以发现研究与实践的裂痕，从而指导检验医学领域的科研方向和科研活动，帮助提出问题、解决问题、验证结论，促进学科发展；第三，有助于加强检验医学领域的管理工作，包括质量管理工作，促进新实验方法建立、新实验项目开展等多种医疗活动的科学化、规范化。

（四）检验项目的循证评价

在检验项目及其组合的循证评价中，按证据等级依次涉及技术性能、诊断性能、临床效应和经济效益的评估。

1. **技术性能评价** 技术性能评价是对检验项目最基本的评价，主要涉及评价方法或技术的精密度、准确性、特异性、分析范围、生物学变异等。技术性能的评价属于检验医学的基本范畴，此处不再赘述。

2. **诊断性能评价**　诊断性能评价一般采用临床诊断试验设计，评估某检测项目或不同项目组合的诊断特性，即真实性（validity）、可靠性（reliability）和可行性（feasibility）。具体指标有灵敏度、特异度、预测值、似然比等。详见第二节。

3. **临床效应评价**　临床效应评价旨在评估对诊断决策和治疗决策的影响。即评价检验项目的使用是否改善了诊断、治疗和预防策略，使患者得到了最佳健康服务的结果。详见第三节。

4. **经济学评价**　经济学评价即评估投入产出比，评价其是否减少了患者的住院时间、减少了工作人员、节省了有关设施和资源，患者结果如何等。详见第三节。

第二节　临床诊断试验

一、临床诊断试验研究的程序

临床诊断试验研究首先选择一个“金标准（gold standard）”，用“金标准”去筛选一定数量的患有和未患有某种疾病的研究对象，然后用所要研究的新诊断技术再对这些患者和非患者做一次测试，将所获得的结果与“金标准”的诊断结果进行比较，用一些特殊的指标来评价新诊断技术的诊断特性。

1. **“金标准”的确定**　“金标准”是指目前医学界公认的诊断某种疾病最准确的方法，如活体病理组织检查、手术探查、尸体解剖等；临床上常常还用到其他一些诊断技术作为疾病确诊的依据，例如特殊的影像诊断、感染部位分泌物的微生物培养、人类免疫缺乏病毒及其抗体检测等。

2. **研究对象的选择**　考虑到诊断技术的普遍适用性和鉴别疾病的能力，在临床诊断试验研究中研究对象选择的总原则是：研究对象应能代表诊断技术可能应用的靶人群。具体地讲，病例组应当包括所研究疾病的各种临床类型：轻、中、重型，早、中、晚期，典型和不典型的，有和没有并发症的，治疗过与未治疗过的，以使病例组对该病的患者总体具有代表性，使临床诊断试验的结果对该病具有普遍的意义。非病例组应选自确实无该病的其他病例，并且还应该包括容易与该病产生混淆的其他疾病，这主要是为了考察诊断技术的临床鉴别诊断的能力。保证研究对象具有代表性的另一个需要注意的问题是：在选择研究对象的过程中必须遵循随机化的原则，避免随意选择研究对象。此外，病例组和非病例组应同时进入研究，同时接受“金标准”和所研究的新诊断技术的检测，以避免一些偏倚的发生。

3. **样本量的估计**　样本量的大小同样关系到研究对象的代表性问题，在临床诊断试验研究的设计中必须加以考虑。样本量的估计可以采用对率做抽样调查时的样本量的估计公式，即：

$$n=\left(\frac{u_\alpha}{\delta}\right)^2(1-p)p \qquad 式 61\text{-}1$$

式中 n 为所需样本量；

u_α 为正态分布中累积概率等于 $\alpha/2$ 时的 u 值，例如 $u_{0.05}=1.960$ 或 $u_{0.01}=2.576$；

δ 为容许误差，一般取总体率 $100(1-\alpha)\%$ 置信区间宽度的一半；

p 为所研究的新诊断技术的灵敏度（sensitivity，SN）和特异度（specificity，SP）的估计值。

此公式的应用条件是要求灵敏度和特异度均接近 50%。当灵敏度和特异度均接近 0% 或 100% 时，样本率的分布呈偏态，此时需对 p 做 $\sin^{-1}\sqrt{p}$ 转换，则利用下面的公式估计样本量：

$$n=\left[57.3u_\alpha/\sin^{-1}\left(\delta/\sqrt{p(1-p)}\right)\right]^2 \qquad 式 61\text{-}2$$

实际上，两者的计算结果相差不大，临床上多选择前一个公式来估计样本量。

从以上的公式可知，样本量的估计主要取决于灵敏度、特异度和容许误差三个参数。对灵敏度和特异度的估计主要根据试验的目的来确定。通常，如果为了排除疾病，需要诊断技术的灵敏度较高；如果为了确诊疾病，需要诊断技术的特异度较高。

利用上述公式，病例组和非病例组的样本量分别由灵敏度和特异度来估算。即在估算病例组的样本量时，公式中的 p 值代表灵敏度的估计值；在估算非病例组的样本量时，公式中的 p 值代表特异度的估计值。

例如，为了评价血中检测前列腺特异性抗原（prostate specific antigen，PSA）方法对诊断前列腺癌的价值，某临床研究中心计划开展一次临床诊断试验。假定血中检测前列腺特异性抗原方法的灵敏度为 71%，特异度为 95%。问病例组和非病例组各需要多少人？

已知灵敏度 =0.71，特异度 =0.95

设 $\alpha=0.05$，双侧 $u_{0.05}=1.96$，$\delta=0.03$

则利用公式 60-1，

$$病例组\ n=\left(\frac{u_\alpha}{\delta}\right)^2(1-p)p=\left(\frac{1.96}{0.03}\right)^2(1-0.71)0.71=879$$

$$非病例组\ n=\left(\frac{u_\alpha}{\delta}\right)^2(1-p)p=\left(\frac{1.96}{0.03}\right)^2(1-0.95)0.95=203$$

故，开展这项试验研究需要病例 879 人，非病例 203 人。

4. **试验结果的整理**　根据“金标准”和新诊断技术检测结果的相关性，可以将研究对象分成四种情况：新诊断技术检测阳性而实际患病，为真阳性（true positive）；新诊断技术检测阳性而实际无病，为假阳性（false positive）；新诊断技术检测阴性而实际患病，为假阴性（false negative）；新诊断技术检测阴性而实际无病，为真阴性（true negative）；具体见表 61-2，为了便于计算和分析，用 A、B、C、D 分别代表相应的结果。

表 61-2 诊断试验结果整理表

		"金标准"		合计
		患者	非患者	
新诊断技术	阳性	真阳性 A	假阳性 B	A+B
	阴性	假阴性 C	真阴性 D	C+D
合计		A+C	B+D	N

二、临床诊断试验研究的评价指标

（一）真实性评价指标

真实性是指新诊断技术的检测结果与"金标准"的检测结果的符合程度，反映的是诊断技术甄别个体是否患病和区分个体间是否相似的能力。一般用灵敏度和特异度来评价诊断试验的真实性。

1. **灵敏度** 灵敏度是指在"金标准"确诊的患者中新诊断技术检测出的阳性人数所占的比例，即真阳性率（true positive rate）。公式为：

$$SN=\frac{A}{A+C}\times 100\% \qquad \text{式 61-3}$$

对应地，1- 灵敏度为假阴性率（false negative rate，FNR）或漏诊率。公式为：

$$FNR=\frac{C}{A+C}\times 100\%=1-SN \qquad \text{式 61-4}$$

2. **特异度** 特异度是指在"金标准"确诊的非患者中新诊断技术检测出的阴性人数所占的比例，即真阴性率（true negative rate）。公式为：

$$SP=\frac{D}{B+D}\times 100\% \qquad \text{式 61-5}$$

对应地，1- 特异度为假阳性率（false positive rate，FPR）或误诊率。公式为：

$$FPR=\frac{B}{B+D}\times 100\%=1-SP \qquad \text{式 61-6}$$

（二）可靠性评价指标

可靠性又叫精确度（precision）或可重复性（repeatability），在临床诊断试验研究中，可靠性是指在相同条件下针对同一研究对象，诊断技术重复检测其结果的稳定程度，在循证检验医学中属于技术性能评价，针对计量资料可以用标准差及变异系数来表示，针对计数资料可以用观察符合率与 Kappa 值表示，分析过程请参考相关统计书，此处不再赘述。

（三）可行性评价指标

可行性是指诊断技术的临床价值，即应用临床诊断试验的结果来估计患病的可能性的大小，因此又叫预测值（predictive value），包括阳性预测值（positive predictive value 或 predictive value of positive test，记为"PV+"）和阴性预测值（negative predictive value 或 predictive value of negative test，记为"PV–"）两个指标。PV+ 是指临床诊断试验阳性者患病的可能性，PV– 是指临床诊断试验阴性者未患病的可能性。由于预测值反映的是临床诊断试验后患病与否的可能性（概率），又称为验后概率或后验概率。具体到个人，则指某人在得到诊断试验的阳性结果后患相应疾病的概率或得到阴性结果后无相应疾病的概率。基于表 61-2，阳性和阴性预测值的计算公式如下：

$$PV+=A/(A+B) \qquad \text{式 61-7}$$

$$PV-=D/(C+D) \qquad \text{式 61-8}$$

由于预测值与患病率有关，在计算预测值时就应该考虑疾病在人群中的水平，这样计算出来的预测值才能反映真实的情况。患病率（prevalence，P）指在某特定的时间点、某一人群中患某种疾病者所占的比例，也称验前概率，即在获得诊断性试验结果前某一人群患病者的比例。验前概率具体到个人，则指某人在接受诊断性试验前的患病概率。通常，有几种信息资源可以用来估计患病率，包括医学文献和当地的调查统计数据，而对个人的患病概率可以通过病史和体征作出判断。当考虑患病率时，预测值的计算公式如下：

$$PV+=SN\times P/[SN\times P+(1-SP)\times(1-P)] \qquad \text{式 61-9}$$

$$PV-=SP\times(1-P)/[(1-SN)\times P+SP\times(1-P)] \qquad \text{式 61-10}$$

预测值与患病率之间的关系为：当灵敏度和特异度不变时，阳性预测值随患病率的上升而上升，阴性预测值随患病率的上升而下降，且阳性预测值的上升速度快于阴性预测值的下降速度，即患病率对阳性预测值的影响较明显。

此外，预测值还与灵敏度和特异度有关，在患病率不变的情况下，随着灵敏度的升高，阴性预测值上升；随着特异度的升高，阳性预测值上升。

三、临床诊断试验的综合评价指标

（一）ROC 曲线及其应用

ROC 曲线又叫"受试者工作特征曲线"（receive operator characteristic curve），是以某试验的假阳性率（1- 特异度）为横坐标，灵敏度为纵坐标，依照连续分组测定的数据，分别计算灵敏度和假阳性率，据此绘制散点图并连成曲线，即为 ROC 曲线。ROC 曲线以坐标图的形式反映一项诊断技术的灵敏度和特异度的变化趋势，在诊断试验界值点的选择和比较多个诊断技术的真实性时具有直观、简洁、方便的优点。

1. **选择诊断试验界值点** 以 1960 年美国公共卫生服务中糖尿病项目的数据（表 61-3）为依据绘制糖尿病餐后 2h 血糖试验的 ROC 曲线（图 61-1）。

从图 61-1 可以看出，糖尿病餐后 2h 血糖试验的 ROC 曲线位于坐标的左上部，随着灵敏度的下降，特异度在上升，反之亦然。在曲线上任取一点，即可获得相应的灵敏度和特异度。通过比较曲线上的多个点，可以得到诊断技术理想的灵敏度或特异度。通常，当患病率接近 50% 时，坐标内曲线上最靠左上角的点代表最优的分界点（诊断阳性标准值）。本例中，A 点为血糖试验的最优分界点，此点对应的灵敏度为 85.7%，特异度为 84.1%，假阳性和假阴性均低。当患病率接近 0 或 100% 时，最优的分界点不一定在最靠左上角的位置。

表 61-3 餐后 2h 血糖试验不同血糖水平的灵敏度和特异度分布

餐后 2h 血糖 /（mg·100ml^{-1}）	SN/%	SP/%	1-SP/%
70	98.6	8.8	91.2
80	97.1	25.5	74.5
90	94.3	47.6	52.4
100	88.6	69.8	30.2
110	85.7	84.1	15.9
120	71.4	92.5	7.5
130	64.3	96.9	3.1
140	57.1	99.4	0.6
150	50.0	99.6	0.4
160	47.1	99.8	0.2
170	42.9	100.0	0.0
180	38.6	100.0	0.0
190	34.3	100.0	0.0
200	27.1	100.0	0.0

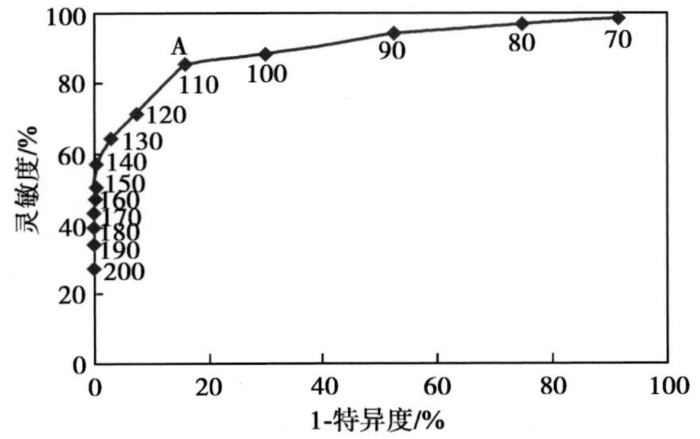

图 61-1 糖尿病血糖试验的 ROC 曲线

2. **优选诊断技术** ROC 曲线可以比较多个诊断技术的诊断价值，以选择最优的诊断技术。例如，有研究者在老年人中开展了 CAGE 和 MAST 两项试验以检测酗酒者。试验结果的 ROC 曲线绘于图 61-2。

在图 61-2 中，以虚线表示的对角线上的任意一点所对应的灵敏度和假阳性率（或特异度和假阴性率）完全相等。ROC 曲线越靠近坐标的左上角，诊断技术的灵敏度和特异度越高。CAGE 试验的 ROC 曲线位于 MAST 试验的 ROC 曲线的上方更靠近坐标的左上角。这表明在横轴上的任意一点（1- 特异度），相对应的 CAGE 试验的灵敏度皆高于 MAST 试验的灵敏度。此外，横轴上曲线下的面积越大，诊断技术的灵敏度和特异度越高。即我们可以通过比较 ROC 曲线下的面积来评价诊断技术的真实性。

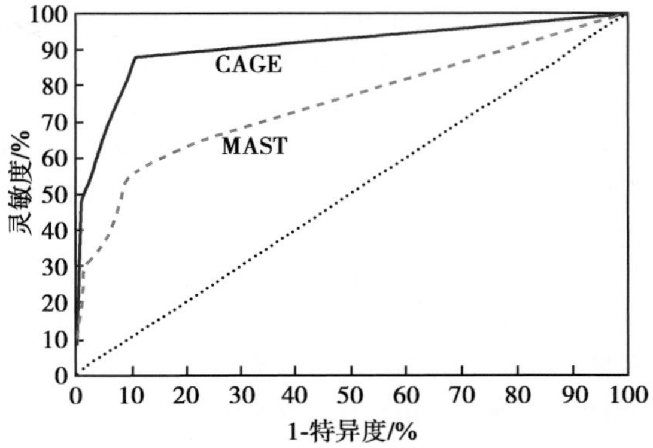

图 61-2 老年人酗酒检测的 CAGE 和 MAST 试验的 ROC 曲线

（二）似然比及其应用

在临床诊断试验研究中，特定诊断技术的似然比（likelihood ratio，LR）被界定为：患者中出现某种检测结果的概率与非患者中出现相应结果的概率之比，说明患者出现该结果的机会是非患者的多少倍。由于检测结果通常分为阳性和阴性，因此，似然比也相应的分为阳性似然比（positive likelihood ratio，记为“LR+”）和阴性似然比（negative likelihood ratio，记为“LR–”）。LR+ 是指真阳性率与假阳性率之比，说明患者中出现某种检测结果阳性的机会是非患者的多少倍。其计算公式是：

$$LR+=\frac{A/(A+C)}{B/(B+D)}=SN/(1-SP) \qquad \text{式 61-11}$$

而阴性似然比是指假阴性率与真阴性率之比，说明患者中出现某种检测结果阴性的机会是非患者的多少倍。其计算公式是：

$$LR-=\frac{C/(A+C)}{D/(B+D)}=(1-SN)/SP \qquad \text{式 61-12}$$

为了说明阳性似然比和阴性似然比的计算，以急性化脓性咽炎的临床诊断试验为例。某临床医师为了评价物理检查和实验室血象分析在急性化脓性咽炎诊断中的真实性，以咽拭子培养甲组乙型溶血性链球菌作为“金标准”，结果见表 61-4。

表 61-4 急性化脓性咽炎临床诊断试验结果

		患者	非患者	合计
物理检查与实验室血象分析	阳性	54	21	75
	阴性	11	142	153
合计		65	163	228

对表中数据计算阳性似然比和阴性似然比：

$$LR+=\frac{54/65}{21/163}=6.45 \quad LR-=\frac{11/65}{142/163}=0.19$$

阳性似然比为 6.45，说明急性化脓性咽炎患者中出现物理检查与实验室血象分析结果阳性的机会是非急性化脓性咽炎患者的 6.45 倍。阴性似然比为 0.19，说明急性化脓性咽炎患者中出现物理检查与实验室血象分析结果阴性的机会是非急性化脓性咽炎患者的 0.19 倍。

通常，阳性似然比大于 1、阴性似然比小于 1，诊断技术才可能具有临床价值，并且阳性似然比越大、阴性似然比越小越好。因此，从似然比的角度选择诊断技术的原则是：当灵敏度和特异度均大于 50% 时，阳性似然比越接近 100，阴性似然比越接近 0 越好。

似然比除了综合反应灵敏度和特异度的信息外，还可以对服从连续性分布的诊断技术的任意测量值计算似然比，从而避免单一取值把试验结果简单粗略地分为正常和异常的缺陷，同时也就避免了仅用一对灵敏度和特异度来描述诊断技术真实性的不足。

例如，某研究者为了分析血清甲状腺素值（T_4）对甲状腺功能低下的诊断价值，从医院门诊募集了 120 名甲状腺功能低下的疑诊患者，并以血清促甲状腺素（thyroid stimulating hormone，TSH）升高，其他相应检查结果和治疗反应与甲状腺功能低下吻合作为确诊的标准，试验结果见表 61-5。

表 61-5 按不同的诊断试验测量值（T_4 值）分别累计甲状腺功能低下和非甲状腺功能低下的人数及其相应的比例，并计算了 T_4 值为 4.1~、5.1~、6.1~ 和 7.1~ 四个组的阳性似然比。本例中，最高似然比出现在 T_4 值为 4.1~ 组，最低出现在 T_4 值为 7.1~ 组。并且有 T_4 值<4.1 的情形仅出现在甲状腺功能低下者中，因此，这个值可以用于诊断。而 T_4 值 ≥8.1 的情形仅仅出现在非甲状腺功能低下者中，因此，这个值可以用于排除诊断。显然，对多个或所有诊断试验测量值计算似然比能够更详细地刻画诊断技术的诊断特性，为临床诊断提供更多的信息。

表 61-5 甲状腺功能低下临床诊断试验结果

T_4/(μg·dl^{-1})	甲状腺功能低下 /%	非甲状腺功能低下 /%	阳性似然比
<1.1	2(7.4)		
1.1~	3(11.1)		
2.1~	1(3.7)		
3.1~	8(29.7)		
4.1~	4(14.8)	1(1.1)	13.5
5.1~	4(14.8)	6(6.5)	2.3
6.1~	3(11.1)	11(11.8)	0.9
7.1~	2(7.4)	19(20.4)	0.4
8.1~		17(18.3)	
9.1~		20(21.5)	
10.1~		11(11.8)	
11.1~		4(4.3)	
>12		4(4.3)	
合计	27(100.0)	93(100.0)	

四、联合试验

所谓联合试验是指采用多个诊断技术去检测一种疾病，达到提高诊断的灵敏度或特异度的目的，以满足临床对诊断准确性的需要。联合试验分为串联（serial test）和并联（parallel test）两种。

（一）串联和并联

串联又称序列试验，是指先后采用几项诊断技术去检测疾病，只有全部检测结果皆为阳性者才判为阳性，凡有一项检测结果为阴性者即判为阴性。并联又称平行试验，是指同时采用几项诊断技术去检测疾病，只要有一项检测结果为阳性者就判为阳性。

例如，某肿瘤医院对前来就诊的疑诊前列腺癌患者进行了联合试验，检测方法包括触诊、癌胚抗原和超声，检测结果见表 61-6。

表 61-6 乳腺癌检测的联合试验结果

检测结果			患者	非患者
触诊	癌胚抗原	超声		
+	+	+	8	7
+	+	−	6	10
+	−	+	2	3
+	−	−	2	9
−	+	+	38	21
−	+	−	1	1
−	−	+	26	21
−	−	−	6	40
合计			89	112

1. 独立试验的灵敏度和特异度

触诊：

$$SN=\frac{8+6+2+2}{89}\times 100\%=20.22\%$$

$$SP=\frac{21+1+21+40}{112}\times 100\%=74.11\%$$

癌胚抗原：

$$SN=\frac{8+6+38+1}{89}\times 100\%=59.55\%$$

$$SP=\frac{3+9+21+40}{112}\times 100\%=65.18\%$$

超声：

$$SN=\frac{8+2+38+26}{89}\times 100\%=83.15\%$$

$$SP=\frac{10+9+1+40}{112}\times 100\%=53.57\%$$

2. 联合试验的灵敏度和特异度

串联试验：

$$SN=\frac{8}{89}\times 100\%=8.99\%$$

$$SP=\frac{10+3+9+21+1+21+40}{112}\times 100\%=93.75\%$$

并联试验：

$$SN=\frac{8+6+2+2+38+1+26}{89}\times 100\%=93.26\%$$

$$SP=\frac{40}{112}\times 100\%=35.71\%$$

从计算的结果来看，串联试验使特异度升高，灵敏度下降。并联试验使灵敏度升高，特异度下降。

（二）联合试验的临床决策

联合试验的目的在于提高试验的灵敏度或特异度。但是，提高其中一方时是以牺牲另一方为代价的，即提高灵敏度时降低了特异度，反之亦然。因此，选择时机和策略十分重要。

1. 串联试验的选择

（1）当临床无需对患者作出快速诊断，而强调诊断的准确性时，例如对于随访的患者。

（2）当某项诊断技术比较危险或者费用昂贵，且有安全或者便宜的诊断技术可供利用时，这时可以先选择安全或者便宜的诊断技术，一旦结果提示可能有病，再选择危险或者复杂的诊断技术。例如在诊断21-三体综合征时，临床医师通常要根据孕妇的年龄和血液检查（胎儿球蛋白、绒毛膜促性腺激素和雌激素等）来进行初步诊断，然后才确定是否做羊膜穿刺术。

（3）当临床需要高特异度的诊断，但可供利用的多项诊断技术特异度较低时，例如诊断心肌梗死的三种酶试验：肌酸磷酸激酶（creatine phosphokinase）、谷草转氨酶（glutamic oxaloacetic transaminase）和乳酸脱氢酶（lactate dehydrogenase）。

2. 并联试验的选择

（1）当临床急需对患者作出快速诊断时，例如对于急诊患者、住院患者和家住异地复诊困难的患者。

（2）当临床需要高灵敏度的诊断，但可供利用的多项诊断技术灵敏度较低时，例如诊断前列腺癌的两种技术：前列腺特异性抗原和肛门指检。

第三节　临床效应评价和经济学评价

一、临床效应评价

检验项目本身即使有很好的诊断性能，但用于临床能否改善诊断、治疗和预防策略，使患者得到了最佳健康服务的结果，同样需要评价。有学者对2005—2006年4个杂志（*Clinical Chemistry*，*Clinical Chemistry and Laboratory Medicine*，*Lancet*，*New England Journal of Medicine*）进行回顾发现，仅有7篇（0.8%）为诊断性生化检验的结果研究。可见，相关的循证医学证据还很少，迫切需要与临床结合，开展此类研究。临床效应评价可以采用的研究设计有：

1. 随机对照临床试验（RCT） RCT的基本原理是将人群随机分为实验组和对照组，实验组接受待评价的检验项目，对照组接受传统方法。在相同条件下，随访并比较两组人群的结局以判断检验项目的临床效果。例如，在1993—2001年期间，76 693名55~74岁的美国男性被随机分为两组，主动干预组接受定期的PSA筛查（38 343），而对照组（38 350）只是因症就诊检查，经过7~10年随访，通过比较两组前列腺癌的死亡率来评价PSA筛查是否能降低前列腺癌的死亡风险。

在这种设计中，实验研究对象对处理因素的暴露是由研究者分配的。研究者在分配处理因素时是随机的。可控制各种外部因素的影响，结论可靠，因此能够验证因果关系假设，是循证医学中干预效果评价的最高等级的证据。

2. 队列研究 队列研究的基本原理是追踪观察接受检验项目组与未接受组某种结局的发生情况，以检验项目与结局之间的关联。例如，为了了解急性炎性标志物［白细胞数，血糖，IL-6，C反应蛋白（CRP），纤维蛋白原（fibrinogen）］是否与卒中后的不良结局有关，进而评价增加这些检测指标能否更好地预测卒中患者的不良结局，William Whiteley等人开展了队列研究。他们于2002—2005年期间前瞻性募集844名卒中急性期患者，并检验各种炎性标志物，之后利用邮寄问卷和死因监测系统随访这些患者卒中后6个月时的功能情况和是否死亡；在调整各种混杂因素后发现，虽然急性炎性标志物，尤其IL-6与卒中后的不良结局有关，但增加这些检测项目对卒中后不良结局的预测并没有临床意义的贡献，对此，还需要进一步研究。

队列研究可以是前瞻性的，也可以是回顾性的。回顾性队列研究是根据已掌握的历史记录确定研究对象是否接受某种检验项目，并从历史资料中获得有关结局的发生情况，这样一来，检验项目与结局虽然跨越时间较长，但资料搜集与分析却可在较短时期内完成。

二、经济学评价

在检测项目临床效应评价的基础上，为了控制诊疗费用的过度上涨，十分有必要进行临床经济评价。

在进行经济学评价时，首先需要明确经济评价的目的或者出发点，是单纯从患者的角度出发，还是从医疗费用的实施者（医院）、提供者或者全社会的角度出发。其次，要选择合适的经济学评价类型以准确估计各种成本，采用合理的临床结果测定单位。常用的经济学评价包括：

1. 最小成本分析（cost-minimization analysis，CMA） 即

比较结果相似的各种诊疗方法，并根据成本提出最佳策略。

2. **成本-效果分析**（cost-effectiveness analysis，CEA） 是将成本和效果结合在一起考虑，它测定某项措施的净成本以及成本消耗后得到的效果。其表示方法为每一效果单位所耗费的成本（成本效果比），或每一个增加的效果所需要耗费的增量成本（增量比）等。这就使两种不同的诊疗措施在进行比较选择时，有了相同的评价单位，从而为临床决策单位提供科学的依据。

3. **成本效用分析**（cost-utility analysis，CUA） 是CEA分析的一种特殊形式，即以质量调整生命年（quality adjusted year，QALY）作为效果指标来分析。

4. **成本效益分析**（cost-benefit analysis，CBA） 是将医疗服务的成本和效果都用货币单位来表示，用相同的单位来分析所花的成本是否值得，常用效益成本比或净效益（效益-成本）来表示。

第四节 证据整合：系统综述与 meta 分析

一、系统综述与 meta 分析的基本概念

系统综述又叫系统评价，属于二次研究，是在复习、分析、整理和综合原始文献的基础上进行。一个系统综述研究可能只包括一种类型的研究，也可以是不同研究方法的综合。meta 分析是系统综述中使用的一种统计方法，是以综合研究结果为目的，通过查阅文献收集与某一特定问题相关的多个研究，并对这些研究的结果所进行的统计分析。通常情况下，针对同一研究目的可能有多篇研究报道。单独任一研究都可能因为样本量太少或研究范围过于局限而很难得到一个明确的或具有一般性的结论。将这些结果进行整合后所得到的综合结果（证据）无疑比任何一个单独的研究结果更有说服力，因此，系统综述和 meta 分析是循证决策的良好依据。

Cochrane 系统综述是国际循证医学组织 Cochrane 协作网发布的系统综述。该组织要求，在开始系统综述前综述者首先要联系 Cochrane 50 余个工作组中相关的一个评价组，以注册系统综述的题目；进一步将研究方案提交该组评审、修改，合格后将在 Cochrane 系统综述数据库中发表，并接受来自用户的评论或批评；系统综述全文在研究方案发表后的两年内完成，否则，该研究方案将从发表的 Cochrane 图书馆中撤除。发表后的系统综述也要定期更新。Cochrane 系统综述均采用统一的格式，主要使用协作网免费提供的 Review Manager（RevMan）软件进行，在 Cochrane 图书馆（Cochrane Library，一本电子光盘杂志，12 期/年）上发表。

二、诊断试验的系统综述和 meta 分析

诊断试验的系统综述和 meta 分析目前主要涉及两种类型，一类针对诊断试验真实性评价指标，如灵敏度、特异度、ROC 曲线进行汇总，另一类针对诊断试验临床效应评价指标，如发病率、死亡率等进行汇总，后者是把诊断试验作为一种干预措施来评价，因此，无异于干预研究的系统综述和 meta 分析。无论针对哪种类型，实施步骤基本相同。

（一）拟定研究计划

meta 分析是对已有研究结果的综合，可以视为证据的观察性研究，因此与开展其他研究一样，首先要拟定一个详细的课题计划书。计划书中应阐明本次 meta 分析的目的，检验假设，特殊注意的亚组，确定和选择研究的方法和标准，提取和分析资料的方法和标准等。

首先，研究选题要有比较重要的临床意义，而且目前没有肯定一致的结论。研究问题要宽窄适宜，研究目的简单明确。例如，“炎性标志物能预测卒中后的不良结局吗？”这样的问题过大很难进行 meta 分析，对此可以采用 PICO［研究对象（participant），干预（intervention），对照（control），结局（outcome）］格式将研究问题结构化，即对研究对象的特征、采取什么检测项目、与什么进行比较，观察的结局指标明确定义，从而精练研究目的，并提出一个明确的检验假设。

其次，要根据研究目的确定文献入选和排除标准。如疾病的诊断标准，研究对象的特征，暴露或干预的明确定义，是否排除伴发疾病；研究类型是仅限于随机对照试验还是包括观察性研究；是选用已发表的文章还是包括未发表的研究；对文章的语种有无限定；观察时间和终点是什么。通常可以定义一个基本的入选和排除标准，待收集资料后进行彻底的敏感性分析，以估计不同的入选标准所得结果的稳定性（Robustness）。

第三，拟定一个标准的资料摘录表，从每篇入选的文献中提取相关信息，如杂志名称、作者姓名及单位、研究基金的来源、文章类型（全文或摘要）等一般资料；研究类型、样本量、研究对象基线特征、暴露或干预的内容、结局指标等研究资料。由于一般资料可能影响摘录者对文章质量的评价，是否对摘录者盲这部分内容也应事先规定。如果采用盲法，可以复印原文，将文章标题页的内容覆盖，再由摘录者提取研究资料。

（二）收集资料

资料收集的原则是多途径、多渠道、最大限度地收集相关文献。即使利用最好的 Medline 系统进行检索也只能获得五分之二的相关文献，因此，必须同时利用其他途径广泛收集资料，如参考文献的追溯、手工检索等，特别要注意灰色文献（grey literature），如会议专题论文、未发表的学位论文、专著内的章节、制药工业的报告等很难检索到的文献，请教相关领域的专家以获得文献信息也是一个有效的途径。此外，利用近

年来国内外发展的各种网上资源也可以获得相关文献。

（三）根据入选标准选择合格的研究

通过各种途径，尤其是计算机检索查到的文献可能很多，必须根据本次研究的入选和排除标准进行仔细筛选，挑出合格的研究进行 meta 分析。

（四）复习每个研究并进行质量评估

meta 分析结果的真实性与各研究的质量密切相关，只有从高质量的独立研究中才可能获得高质量的综合结论。目前对诊断试验真实性研究的质量评价可以采用 QUADAS（quality assessment of diagnostic accuracy studies）清单（表 61-7）。该清单包括 14 个条目，对每个条目作出“是”（低度偏倚或适用性好）、“否”（高度偏倚或适用性差）和“不清楚”（缺乏相关信息或偏倚情况不确定）的判断。

表 61-7　QUADAS 清单

	条目
1	病例谱是否包含了各种病例及易混淆的疾病病例？
2	研究对象的选择标准是否明确？
3	“金标准”是否能准确区分有病、无病状态？
4	“金标准”和待评价试验检测的间隔时间是否足够短，以避免出现疾病病情的变化？
5	是否所有的样本或随机选择的样本均接受了“金标准”试验？
6	是否所有病例无论待评价试验的结果如何，都接受了相同的“金标准”试验？
7	“金标准”试验是否独立于待评价试验（即待评价试验不包含在“金标准”中）？
8	待评价试验的操作是否描述得足够清楚且可进行重复？
9	“金标准”试验的操作是否描述得足够清楚且可以进行重复？
10	待评价试验的结果判读是否是在不知晓“金标准”试验结果的情况下进行的？
11	“金标准”试验的结果判读是否是在不知晓待评价试验结果的情况下进行的？
12	当解释试验结果时可获得的临床资料是否与实际应用中可获得的临床资料一致？
13	是否报告了难以解释 / 中间试验结果？
14	对退出研究的病例是否进行解释？

（五）提取变量，填写摘录表，建数据库

每一个研究都应按事先制订的资料摘录表内容提取相应变量并填表，进一步使用专用的 meta 分析软件如 MetaView 或其他统计软件如 SPSS、SAS、EXCEL 等建立数据库。需要注意的是对计量资料必须注明单位，如浓度用 mmol/L 还是 mg/dl，以便合并结果时使用统一的单位；比较的两组除了有均数还要有标准差；计数资料也要使用相同的比率来表示，如统一用百分率、千分率或万分率。

通常在文献检索、纳入 / 排除、质量评估和资料提取、数据录入等过程都要求双人独立进行，如出现分歧，需要讨论并由第三人（一般为项目负责人）裁定。

（六）计算各独立研究的效应大小

数据录入后可以采用相应的公式计算各独立研究的效应大小。通常两组间比较时，连续变量用平均差值表示效应的大小；二分变量用率差（rate difference）、比值比（*OR*）、相对危险度（*RR*）等来表示效应的大小。

（七）异质性检验和综合效应的计算

异质性检验（heterogeneity）即统计量的齐性检验，是 meta 分析的重要一环。一般认为当 P 值 >0.10 时，各独立研究结果一致性较好，采用固定效应模型（fix effect model）进行分析。如果存在异质性，调查者对资料的汇总就要慎重，若合并资料仍然具有临床意义，可采用随机效应模型（random effect model）分析；但如果异质性严重，建议不要进行 meta 分析，而应寻找异质性的来源，异质性的来源一般存在三方面：①临床异质性，如对象特征、诊断、干预、对照、研究地点、评价结局等不同；②方法学异质性，研究设计与质量不同；③统计学异质性，不同试验中观察到的效应，其变异性超过了机遇本身所致的变异性。因此，当异质性严重时，研究者可以根据异质性的来源进行亚组分析，或进行敏感性分析，或考虑协变量的影响进行 meta 回归分析等。

（八）识别和减少证据合并过程中的偏倚

由于 meta 分析是文献的二次研究，在文献查找和选择过程中，如果处理不当，会引入偏倚，如发表偏倚（publication bias）和定位偏倚（location bias）等，导致合并后的结果歪曲了真实的情况。发表偏倚是指具有统计学显著性意义的研究结果较无显著性意义和无效的结果被报告和发表的可能性更大。此外，阳性结果的文章更容易以英文发表在国际性杂志，被引用的次数可能更多，重复发表的可能性更大，从而带来文献定位中的偏倚。如果系统综述和 meta 分析只是基于已经发表的研究结果和部分数据库的结果，可能会夸大疗效，甚至得到一个虚假的疗效。根据不同的入选标准进行彻底的敏感性分析是检查上述偏倚的最佳途径。此外还可以采用漏斗图

分析（funnel plots）、剪切 - 添补法和计算失效安全数（fail-safe number，NFs）来评估发表偏倚对研究结果的影响。但解决发表偏倚的根本途径是在医学伦理委员会或其他机构批准研究之际就将所有的 RCT 进行登记，一些国际组织已经建立这类登记系统。中国循证医学中心也于 2006 年发起成立“中国临床试验注册和发表协作网（chinese clinical trial registration and publishing collaboration，ChiCTRPC）”。

（九）敏感性分析

敏感性分析是检查一定假设条件下所获结果稳定性的方法，其目的是发现影响 meta 分析研究结果的主要因素，解决不同研究结果的矛盾性，发现产生不同结论的原因。敏感性分析最常用的方法是分层分析，即按不同研究特征，如不同的统计方法、研究的方法学质量高低、样本量大小、是否包括未发表的研究等，将各独立研究分为不同组后，按 Mental-Haenszel 法进行合并分析，再比较各组及其与合并效应间有无显著性差异。

（十）总结报告

采用标准规范的格式撰写总结报告。近年来多位学者指出，国内发表的 meta 分析文章的共同问题是报告不规范，导致无法判断是研究本身质量不高还是报告书写的问题。可以参考 2009 年国际上提出的系统综述和 meta 分析的优先报告条目 PRISMA（preferred reporting items for systematic reviews and meta-analyses）的要求进行总结报告。

第五节 诊治指南的制定和评价

制定和推广循证临床诊治指南，作为当前规范医疗卫生服务的重要举措已受到许多国家的重视。美国国立临床实践指南文库、英国国家卫生和临床技术优化研究所（NICE）及其苏格兰地区苏格兰学院间指南网络（SIGN）、加拿大医学协会（CMA）、新西兰临床实践指南研究组（NZGG）及国际指南网络等都收录了大量的临床指南。以美国国立临床实践指南文库为例，涉及诊断的指南超过 1 700 篇，其中，实验室技术和操作的指南 800 余篇。2022 年 3 月 15 日《中华医学杂志》发表《中国制订 / 修订临床诊疗指南的指导原则（2022 版）》，为我国临床实践指南的高质量制订提供了循证方法和科学程序。

指南的制定具有重要的意义，因为遵循指南可降低临床实践的不一致性，减少不同医疗机构和不同临床医师间医疗水平的差异、避免不必要的诊断试验，防止采用无效的治疗手段，给患者以最经济有效的治疗。但如何保证指南的科学、公正和权威，则是指南制定过程中必须要考虑的问题。

一、临床实践指南的制定应当以科学证据为基础

临床实践指南（clinical practice guideline，CPG）是指针对特定的临床情况系统地制定出的帮助临床医师和患者作出恰当处理的指导性意见（推荐意见），对于规范临床行为具有重要的指导意义（IOM，1990）。CPG 不是新生事物，传统的教科书在某种程度上也可以视作指南。但早期制定指南主要基于非正式的专家共识方法，这种指南受专家个人经验和主观判断的影响较大，还可能受到具有强势话语权专家的左右，因此或多或少会影响到指南的科学性。随着循证医学的提出和发展，近 10 年来循证指南（evidence-based guidelines）的权威性日益彰显，采用循证的方法制定指南已经成为国际上临床指南开发的主流趋势。循证指南与一般的临床实践指南的区别在于它更强调在复习和评价现有临床证据的基础上制定指南，在没有证据的情况下通过严格共识达成一致性推荐意见。因此，2011 年美国医学研究所（IOM）更新指南的定义，提出指南就是“通过系统综述生成的证据以及对各种备选干预方式进行利弊评价之后提出的最优指导意见”。由此可见，科学证据，尤其是证据整合是指南制定的基础。

二、循证指南的制定过程应当规范

为保证指南的科学性、及时性和可用性，循证指南的制定过程要客观、公正、透明，苏格兰指南制定组织 SIGN（scottish intercollegiate guideline network）将该过程具体归纳为：①指南题目的遴选；②陈述临床问题；③收集证据；④评价证据；⑤将证据整合成指南建议；⑥对指南建议进行分级；⑦考虑患者的意愿；⑧讨论成本效果；⑨更新计划。其中，从收集证据到将其综合成指南建议是制定指南的核心部分，需要系统检索文献，使用正确的方法对证据的级别进行评分，再根据证据的级别和强度提出推荐意见。

临床指南的制定要以证据为核心，但很难完全依靠研究获得的证据，多数情况下需要融入专家们的共识。如果制定指南时达成共识的方法不够正规，缺乏足够的透明度，势必影响指南的公正性和权威性。目前制定指南主要采用名义群体法（nominal group technique）、德尔菲法（Delphi 法）和两者并用的方法。为了提高透明度，应该使每一个指南的目标明白无误，例如，有效性、成本效益比和公平性何者为主，还是都要兼顾；还要提供制定指南小组内部意见不一的原因及有关信息，例如，对研究文献的解释差异，个人经验差异，对成本的不同理解或是不同反应；此外，不仅发表针对一个建议达成共识的信息，也发表对此建议支持力度方面的信息。新近提出的 GRADE 打分表格（GRADE grid）对指南制定小组达成公开、透明的共识也很有帮助。

制定指南要遵循三项基本原则：充分的人力、物力资源：包括卫生行业各领域的专家及赞助者；每个指南都要以系统综述为核心；指南制定组成员由多学科组成。高质量指南还需特别考虑到利益冲突、种族差别、社会经济状况和及时更新等问题。例如，一项对 192 位参与 44 个指南制定的专家进

行的调查发现：87% 与药品企业有关系，58% 接受企业资助，38% 作为药企的雇员或咨询顾问；59% 与生产写入指南的药物的企业有关系；7% 认为他们自己与企业的关系会影响推荐建议；19% 认为他人的推荐建议受企业的影响。由此可见，参与指南制定的专家或多或少会与企业有关联，保证公平性的重要措施就是指南制定组的成员提供潜在利益冲突的声明，并纳入全文版的指南之中。

三、指南也需要评价

世界各国已经发布了大量的指南，但质量良莠不齐，相当比例的指南制定过程不够严谨、规范。例如，国外学者对1999—2007 年发表的糖尿病临床指南进行系统评价，结果发现，26 个诊断性指南均有方法学缺陷。

为提高指南制定的方法学质量，2003 年由 13 个国家的研究者共同制定了如何制定和评价临床实践指南的“指南　”，AGREE（the appraisal of guidelines research and evaluation collaboration）。AGREE 包括 6 个部分总共 23 个条目：范围和目的、使用事宜、制定的严谨性、清晰性与可读性、应用性、编辑独立。2009 年，该国际协作组织对 2003 版 AGREE 评估系统进行更新，发布了 AGREE Ⅱ及其用户手册，并于 2017 年再次更新。

为了解近年来国内指南的情况，我们针对 2010 年在医学期刊发表的 75 篇指南，采用 AGREE 工具由四位评价者进行方法学的质量评价。结果显示，制定规范严谨的指南仅有 2 篇（2.7%），基本规范的为 7 篇（9.3%），其余 66 篇（88.0%）指南由于本身没有提供制定上的信息而无法进行客观的评价。各评价部分中，“应用性”和“编辑独立性”两部分存在明显缺陷。各评价项目中，“考虑到患者的观点和偏好”“指南在适应者中已被试行”“有工具支持指南的应用”“指南考虑了潜在的费用问题”得分较低。这与本次纳入的指南为期刊发表的指南以及 AGREE 系统不适合评价这种精华版的指南等有关。因此，制定或改编适合期刊指南的评价量表，建立指南评审机制和发布平台，运用循证医学规范指南的制定等都是今后有待提高和完善的地方。

四、检验医学指南的循证评价

美国国家临床生化科学院（NACB）2006 年对 12 个 POCT 指南是否循证进行了评价，涉及经皮胆红素检测、血凝、急诊、糖尿病、毒品和酒精、传染病、便隐血、术中甲状旁腺激素、pH、肾功能、生殖的即时检验，是检验医学与循证医学相结合的样板。在指南评价过程中，NACB 的推荐建议强度分为：

A：NACB 强烈推荐采纳；有良好的证据表明可以改善重要的健康结局，利肯定大于弊。

B：NACB 推荐采纳；至少有证据表明可以改善重要的健康结局，利大于弊。

C：NACB 推荐不采纳；有证据表明无效或弊大于利。

I：NACB 认为证据不充分，无法作出推荐；因为有效性的证据缺乏或质量差，或者结果矛盾，无法判定利弊。

NACB 将研究证据的质量分为 3 个等级：

Ⅰ级：证据来自在代表性的人群中通过良好设计和实施获得的研究结果。

Ⅱ级：虽然证据可以确定效果，但因研究数量、质量、研究间的一致性、外推到常规实践或证据的间接性导致证据强度受限。

Ⅲ级：证据不足以评估对健康结局的效果，因为研究的样本量小、把握度低，设计或实施有严重缺陷，证据链不完整，或缺乏信息。

以 HbA1c 检测为例，NACB 认为，与中心实验室检测相比，即时检测的 HbA1c 结果，如果从改进患者的临床结局角度来看，由于有 2 个 RCT 和 2 个对照试验，证据充分，给予强烈推荐（A 级）；但从经济效益的角度考虑，由于证据不充分，无法作出推荐（Ⅰ级推荐 / Ⅱ级证据，小样本的 RCT 和对照试验）；至于患者自己检测 HbA1c，由于没有相关研究，无法作出推荐；同样，对 HbA1c 检测的最佳频率也无法作出推荐。

第六节　诊断试验文献的评价和报告规范

一、诊断试验文献的评价

对大量发表的诊断试验文献可以从有效性、重要性和实用性三方面评价。

（一）有效性

有效性评价可以通过提出一些简单的问题来解决，并且答案就在原文摘要中。这些问题是：

（1）临床诊断试验中是否设立了“金标准”，并且采用了盲法与之相比较？

（2）临床诊断试验中所选择的研究对象是否恰当？也就是研究对象是否能够代表诊断技术可能应用的靶人群？

（3）无论临床诊断试验的结果是阴性或阳性，“金标准”是否都一定被使用？这对确定诊断技术的真实性至关重要。

（4）临床诊断试验的有效性是否在另外一个独立的患者组中被证实？

（二）重要性

临床诊断试验的重要性主要通过其真实性和可靠性来把握，具体地讲主要有灵敏度、特异度、似然比和预测值等。具体见第二节。

（三）实用性

1. 这项临床诊断试验在我们的临床过程中是否可以获得？是否支付得起？是否真实可靠？

2. 是否可以对我们患者的患病率做一个准确的估计？这可以从个人的经验，统计学的估计，实际的资料或者一些基础性研究中得到。

3. 验后概率（阳性预测值）是否对我们的工作和患者有利？有关诊断试验准确性的证据是否有效？

4. 这个（有效的）证据是否表明该诊断试验可以准确区分患者和非患者？

5. 我们如何将这个有效的、准确的诊断试验应用于某一个具体的患者？

二、诊断试验准确性研究报告规范

如果要撰写规范诊断试验准确性研究的报告，可以参考国际上提出的STARD（standards for reporting of diagnostic accuracy，诊断准确性研究报告标准）。该标准包括25个条目组成的清单（表61-8）和一个反映研究设计的流程图（图61-3）。

表61-8 报告诊断准确性研究的STARD清单

部分与主题	项目	要求
题目/摘要/关键词	1	把文章标记为诊断准确性（推荐使用MeSH主题词“灵敏度与特异度”）
介绍方法	2	陈述研究问题或目的，如估计诊断准确性或比较不同试验或不同患者群体之间准确性
研究对象	3	描述研究人群：纳入和排除标准，数据收集的机构和场所
	4	描述研究对象的募集：募集基于表现的症状，还是以前试验的结果，还是研究对象已经接受过目标试验或参考标准的事实？
	5	描述研究对象的抽样。研究人群是一个根据第3项或第4项定义的选择标准下的连续系列吗？如果不是，说明研究对象是如何选择的
	6	描述数据收集：数据收集的计划是在目标试验和参考标准实施之前（前瞻性研究）还是之后（回顾性研究）？
试验方法	7	描述参考标准和它的原理
	8	描述所使用的材料和方法的技术说明，包括何时、如何进行测量，列出目标试验和参考标准的引用文献
	9	描述目标试验和参考标准结果单位、截断值和/或分类的定义和原理
	10	描述实施目标试验和参考标准以及阅读结果的人员数量，培训情况和经验
	11	描述目标试验和参考标准里读取结果的人是否对另一个试验的结果设盲，描述任何读取结果者可以获得的临床信息
统计方法	12	描述计算或比较诊断准确性测量结果的方法，以及对结果不确定性定量的统计方法
	13	如果可能，则描述计算试验可重复性的方法
结果	14	报告研究完成的时间，包括征集研究对象开始和停止的日期
	15	报告研究人群的临床和人口学特征（如年龄，性别，症状谱，其他伴随疾病，当前治疗，征集中心）
	16	报告满足入选标准进行或未进行目标试验和/或参考标准的研究对象的数量，描述研究对象未能参加试验的原因（强烈推荐使用流程图）
试验结果	17	报告从目标试验到参考标准的时间间隔，以及期间采取的任何治疗措施。
	18	具有目标状态的研究对象，报告疾病严重性的分布程度；对没有目标状态的，描述其他的诊断
	19	报告根据参考标准结果的目标试验结果（包括不确定和缺失的结果）的交叉表；对于连续型结果，报告根据参考标准结果的目标试验结果的分布。
	20	报告实施目标试验或参考标准期间的任何不良事件
结果估计	21	报告诊断准确性估计结果和统计学不确定性的测量结果（如95%可信区间）
	22	报告目标试验里不确定结果，缺失结果和异常结果是如何处理的
	23	报告诊断准确性在不同亚组，不同读取结果者或不同中心之间差异的估计
	24	如果可能，则报告试验可重复性的估计结果
讨论	25	讨论研究结果的临床适用性

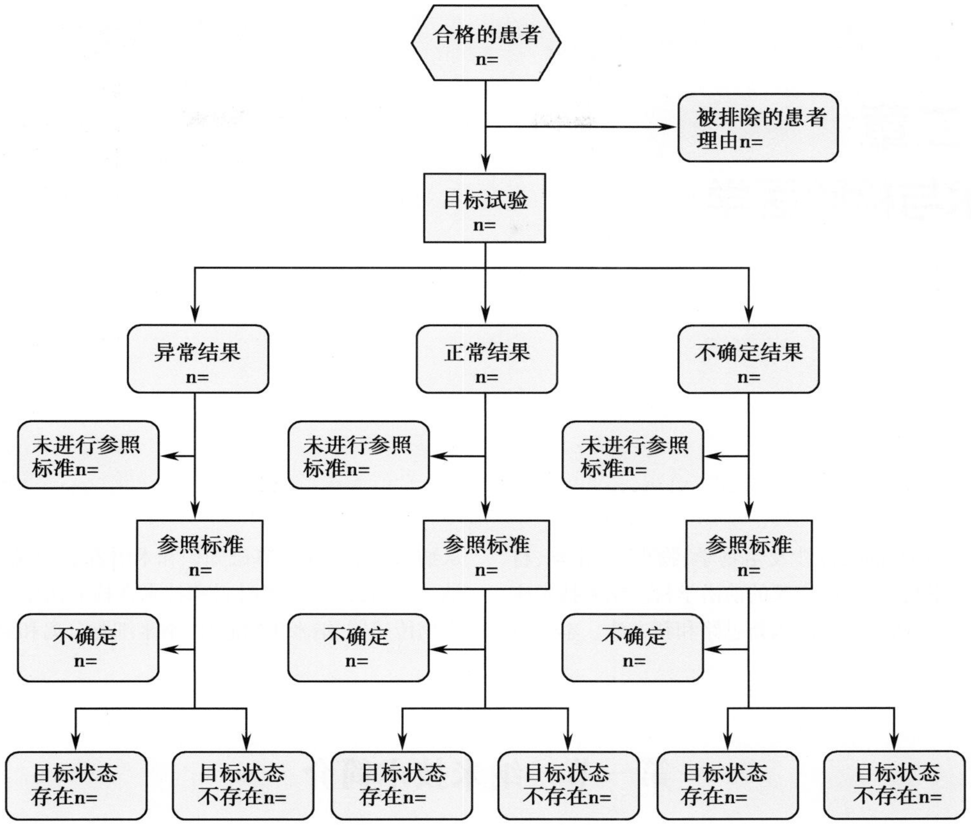

图 61-3　STARD 流程图

STARD 清单条目可以帮助作者描述研究设计、研究实施、试验实施和研究结果中的重要内容。流程图提示了研究对象抽样和选择的过程(外部有效性),研究对象按照试验时间和结局的流动,未能接受目标试验和 / 或参考标准的个体的数量(可能提示证实偏倚),以及在研究各个阶段的患者数量。STARD 清单和流程图的应用,对提高诊断准确性研究报告标准具有重要的意义,从而为诊断试验的研究和临床应用提供积极的影响。另一方面,设计和实施诊断准确性研究的方法学仍在不断成熟,对变异和潜在偏倚的理解也在不断增加,STARD 清单也会进一步更新和完善。总之,诊断性试验是医学的一个重要组成部分,完整、丰富的诊断准确性研究报告一定会导致更科学的临床决策。

(詹思延　李 萍)

第六十二章 纳米技术与检验医学

纳米技术(nanotechnology)涉及生物学、物理学、化学、材料学和医学等众多学科，是广泛交叉的前沿学科。纳米技术应用到检验医学，为检验医学发展注入新思路和新方法。本篇将从纳米技术相关的基础知识和术语着手，重点论述几种常见的纳米材料，以及纳米材料和技术在检验医学中的应用，如纳米生物传感器、纳米生物芯片、纳米细胞分离和染色技术等。

第一节 纳米技术简介

一、纳米技术概论

纳米(nanometer，nm)，对人们而言并不陌生。大到军工产品小到日常生活中经常可以看到或听到“纳米技术”“纳米材料”等名称，与之相关的产品似乎也成了高科技的代名词，显得既神秘又具有争议。究其本源，正如“厘米”“分米”和“米”一样，“纳米”可以是一个长度计量单位。1nm 相当于人类头发丝的六万分之一粗细、10 个氢原子排列的长度或 DNA 双螺旋结构的半径(图 62-1)。

然而，纳米不仅仅只是一个长度计量单位。众所周知，原子和分子一般都处于纳米尺度，且往往表现出与宏观物体截然不同的性质。而构成我们人体的蛋白质和核酸——这

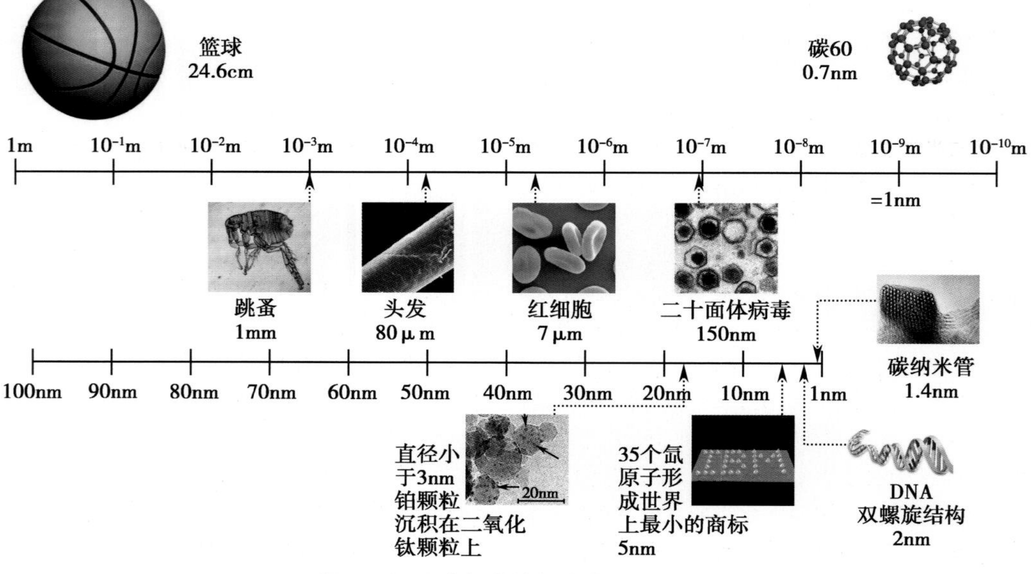

图 62-1 纳米与其他长度单位的关系

些自然界亿万年自然选择的进化结果，大多也是纳米尺度的分子。随着人类文明逐渐从宏观世界向微观世界发展，人们希望将来能直接操纵原子和分子来构建具有特定性质和功能的材料和器件等。而纳米技术正是连接微观世界和宏观世界的桥梁。什么是纳米技术？在纳米尺度上(1~100nm)研究物质性质、结构、功能及其应用的多学科交叉的综合性技术，一般而言，纳米技术具备以下三个特征：①至少有一个维度在1~100nm的尺度范围(有些时候也把下限放宽到0.1nm)；②其设计过程必须体现微观操控的能力，即能够从根本上操纵分子尺度的结构的物理性质与化学性质；③能够组合起来形成更大的结构并显示出有别于常规结构的优异的电学、化学、机械与光学等性能。

远在人类认识纳米这个计量单位之前，纳米技术就已经在人类社会中发挥了重要的作用。例如，我们几千年来使用的墨就包含着很多纳米级的材料，这些材料对墨的性能发挥着重要的作用，可谓是最原始的纳米材料。而纳米技术的源头可以追溯到著名科学家爱因斯坦(Albert Einstein)，1905年爱因斯坦在博士论文中曾根据糖在水中扩散实验估计出一个糖分子的直径约为1nm，首先将纳米与分子大小联系在一起。美国著名物理学家理查德·费曼(Richard Feynman)在1959年美国物理学会年会上做了*There's Plenty of Room at the Bottom*的演讲，提出“如果我们能按自己的意愿操纵一个个原子，我们将有许多激动人心的发现”。这次演讲在当时听起来无疑是天方夜谭，然而在30年后被认为是纳米技术发展的真正起点。1974年日本科学家谷口纪南(Norio Taniguchi)在论文中率先使用“纳米技术”一词描述精密机械加工。1990年7月召开了第一届国际纳米科技会议，标志着纳米技术正式诞生，从而引发了纳米技术研究的热潮。

二、纳米技术常用测量仪器

但是在20世纪70年代时，大多数主流科学家对纳米技术仍持怀疑态度。虽然使用X射线衍射等技术可以获得原子级分辨率的信息，比如在20世纪50年代初期，科学家们就在X射线晶体衍射图谱基础上推测出DNA双螺旋结构。另外，早在20世纪30、40代就出现了透射电子显微镜(transmission electron microscope，TEM)和扫描电子显微镜(scanning electron microscope，SEM)也常用于纳米技术的研究中，它们的原理与光学显微镜相似，但是用电子束和电磁透镜分别代替了可见光和光学透镜，并使用荧光屏将肉眼不可见的电子束成像。但是，人们一直期望能直接“看”到原子或分子。1981年IBM公司苏黎世实验室的海因里希·罗勒教授和他的研究生格尔德·宾宁(Gerd Binnig)成功研制了扫描隧道显微镜(scanning tunneling microscope，STM)，使人类第一次能够真正“看”到单个原子和对单个原子进行操纵。它的原理当导电针尖离样品表面足够近(通常约0.5~1nm)，即使不接触也会产生电流，且这种电流是随着间距的减少而指数上升的，这种现象是由量子力学中的隧道效应产生的，见图62-2。若针尖很细，其顶端甚至只有一个原子，STM可以达到原子级的分辨率。扫描隧道显微镜推动了纳米技术的发展，但它要求样品必须具有一定的导电性，半导体观察的效果就差于导体，绝缘体根本无法直接观察，这在很大程度上限制了它的使用范围。1985年格尔德·宾宁等发明的原子力显微镜(atomic force microscopy，AFM)利用原子之间的范德华力作用来得到样品的表面特性。AFM在扫描样品时，针尖和样品之间的作用力会随距离的改变而变化，造成连接针尖的悬臂梁偏移，通常偏移量通过聚集在悬臂梁上的激光监控，从而得到样品的表面形貌信息，分辨率也可达到原子级。1988年初，中国科学院化学所的白春礼教授等人研制成功我国的第一台AFM。根据观察时环境不同，AFM可分为气相和液相两种环境。后者更接近于大多数生物样品的真实自然结构。

随着STM和AFM的出现，相继出现了一系列在纳米尺度上的其他纳米技术测量仪器，比如磁力显微镜、静电力显微镜、摩擦力显微镜、光子扫描隧道显微镜和激光粒度分析仪等，推动了纳米科技的兴起和发展。为此，三位纳米测量技术的主要开创者——STM的发明人海因里希·罗勒与格尔德·宾宁和制造世界上第一台电子显微镜的恩斯特·鲁斯卡(Ernst Ruska)，分享了1986年诺贝尔物理学奖。

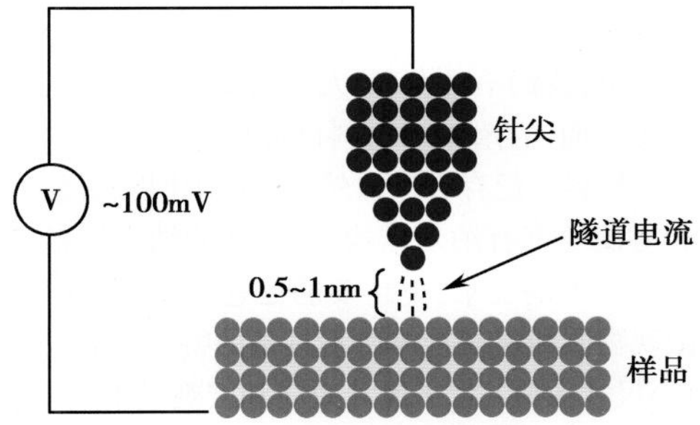

图62-2　STM的原理示意图

三、国内外研究现状

纳米技术带动了与纳米相关的很多新兴学科的发展，1993年，国际纳米科技指导委员会将纳米技术划分为纳米电子学、纳米物理学、纳米化学、纳米生物学、纳米加工学和纳米计量学等6个分支学科。近年来的纳米技术发展有了新变化，纳米医学、纳米材料学和纳米电子学成为三个主流方向。有专家预测，到2020年纳米医学对于研究疾病的预防、早期诊断和治疗将产生重大的影响。

诺贝尔物理学奖获得者海因里希·罗勒(Heinrich Rohrer)说：“未来将属于那些明智接受纳米，并且首先学习和使用它的国家。”近年来，各国政府都不惜重金发展纳米技术，竞相增大对纳米技术创新的投入，力图抢占纳米技术领域的战略高地。美国、日本、欧盟和中国等国家政府从战略上高度重视，纷纷制定中长期发展规划，相关的产业已初具规模，迅速推动科研成果走向市场。2000年1月21日，时任美国总统克林顿正式宣布开始实施“国家纳米技术计划”(National Nanotechnology Initiative，NNI)，并将其作为联邦政府科技研究与开发的第一优先计划，到2015年已经累计投入将近240亿美元；欧盟推出研究和创新框架计划，致力于欧盟占领或保持世界某些领域的领先水平，其中已完成的2002—2006年计划和2007—2013年计划以及新的2014—2020年计划

(预算总额为 702 亿欧元),纳米技术都是其特定优先发展领域。另外,欧盟各国也纷纷制定了本国的纳米科技发展计划,例如德国政府 2011 年启动了"纳米技术行动计划 2015"(Nanotechnology Action Plan 2015),并陆续成立了多个全国性的纳米技术研发网。

我国纳米材料研究始于 20 世纪 80 年代末,从"八五"开始,纳米技术研究与应用一直被列入国家攀登计划、攻关计划(支撑计划)、863 计划等重大科技项目重点支持领域。2001 年 3 月 15 日第九届全国人民代表大会第四次会议批准《国民经济和社会发展第十个五年计划》,明确提出了将新材料、纳米科学等作为"十五"规划中科技进步和创新的重要任务。2001 年 7 月国务院批准了《国家纳米科技发展纲要(2001—2010 年)》,并由科学技术部、国家发展计划委员会、教育部、中国科学院和国家自然科学基金委员会联合发文。2003 年成立了国家纳米科学中心,引领我国纳米技术各学科领域的总体研发战略规划,其目标是建成具有国际先进水平的、面向国内外开放的纳米科学研究公共技术平台和研究基地,并于 2010 年顺利通过了国家发展和改革委员会的验收。2006 年国务院发布了《国家中长期科学和技术发展规划纲要(2006—2020 年)》,并于同年由科学技术部启动实施我国纳米科学技术的旗帜性研究计划——纳米研究国家重大科学研究计划,连同国家高技术研究发展计划、国家科技支撑计划等,进一步强化了我国在纳米技术领域的投入。

第二节　纳米材料简介

回顾历史,我们不难发现,人类的文明史几乎就是一部材料的发展史。而当今,纳米材料已经成为最活跃的科学领域之一。纳米材料广泛存在于自然界,动物牙齿、骨骼、鲨鱼皮、珊瑚礁和海藻等都有纳米结构,是天然的纳米材料。纳米材料不仅仅有尺度的要求,更重要的是它在纳米尺度上表现出的一些微观物质和宏观物体所不具备的特性,如表面效应、体积效应(小尺寸效应)、量子尺寸效应和宏观量子隧道效应。

纳米材料按照不同标准可以有不同的分类。按照维数,纳米材料可以分为四类:零维纳米材料、一维纳米材料、二维纳米材料和三维纳米材料;按照组成,纳米材料通常可以分为无机纳米材料、有机纳米材料、复合纳米材料等;按照用途,纳米材料可分为纳米电子材料、纳米生物材料、纳米敏感材料、纳米储能材料等;按照形貌,纳米材料又可分为纳米微粒、纳米纤维、纳米膜、纳米块体等。综合这些分类方法,按照纳米材料的组成,下面对几种常见纳米材料分别进行论述。

一、无机纳米材料

(一) 纳米金

纳米金(gold nanoparticles,AuNPs)是指颗粒尺寸为纳米数量级的金微小颗粒,通常在水溶液中以胶体的形态存在,故又称胶体金。纳米金颗粒从小到大的变化过程中,其颜色由红色变为紫色。纳米金优异的光学性质、电学性质、化学活性等,使其在生物医学领域被广泛应用,最早可以追溯到 20 世纪 70 年代纳米金在生物成像中的应用。纳米金独特的生物兼容性,能广泛地应用于 DNA、抗体、抗原和酶等物质的标记。近年来,国内外的研究机构相继报道了利用纳米金为载体偶联多个生物分子进行信号放大的生物学检测策略。

纳米金不仅性能优异、用途广泛,在纳米技术的发展史上也有其独特的地位。2007 年,美国斯坦福大学罗杰·科恩伯格(Roger Kornberg)教授获得了由 102 个金原子和 44 个硫醇分子组成的纳米金的 X 射线晶体结构。在这之前,研究者们普遍认为纳米物质是杂乱、不确定的混合物,而这一工作第一次获得了一种纳米物质的晶体并确定其结构,从而被誉为"奠定了纳米技术领域的基石"。之后,在 2008 年的 *Nature* 杂志上同期发表了美国西北大学 Chad Mirkin 教授和布鲁克海文国家实验室的 Oleg Gang 博士领导的两个课题组的两篇文章,分别介绍了以纳米金和 DNA 的复合物构建微米尺度的面心立方体和体心立方体等高级晶型结构。

(二) 银纳米材料

银纳米材料就是结构组成单元至少有一个维度小于 100nm 的银单质材料,包括银纳米颗粒、银纳米棱柱体和银纳米线等。制备银纳米材料的方法很多,主要分为离子注入法、物理蒸镀沉积法和化学湿法三大类。银纳米材料典型的特性就是广谱的抗菌性和微弱的耐药性,目前已用作治疗烧伤、烫伤或用于外科手术时的抗菌纱布等。另外,由于它还具有奇异的光、电和化学性能,被广泛应用于光学、电学及生物医药等多个领域。

(三) 磁性纳米材料

磁性纳米材料是一种新型磁性材料。其特性不同于常规的磁性材料,与磁相关的特征物理长度恰好处于纳米数量级,例如磁单畴尺寸、超顺磁临界尺寸和交换作用长度等都大致处于 1~100nm 数量级。此时,其多种电磁特性或物理特性即发生变化,可能由原来的抗磁性而变成顺磁性,或由顺磁性变成反磁性等。这些现象不仅仅有丰富的物理内涵,而且使材料具有更加优异的应用功能。在生物医学领域,磁性纳米材料被广泛应用于药物或基因载体、生物分离、医学造影剂、肿瘤磁过热治疗等。

(四) 量子点

量子点(quantum dots,QDs)是粒径小于或接近激子玻尔半径的半导体纳米晶,通常由周期表中Ⅱ~Ⅳ,Ⅲ~Ⅴ或Ⅳ~Ⅵ等族元素组成。由于量子点的三个维度尺寸均属于纳米尺度,是一种零维纳米材料,所以其展现出许多与表面特性相关的特殊的物理化学性质和发光特性。其中，最为特别的就是量子点的荧光性质。与传统的有机荧光染料和荧光蛋白相比，量子点的荧光发射波长是由其粒径大小决定的，范围较窄且呈盖斯对称，斯托克斯（stokes）位移大；激发波长范围较宽，且连续分布等优点。基于以上特性，量子点在光电子器件、太阳能电池和生物医药等方面具有极为广阔的应用前景。1998 年，*Science* 杂志上同期发表了美国加州大学 A.Paul Alivisatos 和印第安纳大学聂书明等人的两篇文章，将量子点应用于生物标记，开启了新一代荧光探针的技术改革。

（五）二氧化钛纳米颗粒

传统的二氧化钛，俗称钛白，被认为是目前世界上性能最好的一种白色颜料，具有无毒、最佳的不透明性、白度和亮度等特性，广泛应用于涂料、塑料、造纸、印刷油墨、化纤、橡胶、化妆品等工业。而纳米二氧化钛颗粒一般是指尺寸在纳米级别的二氧化钛颗粒，具有更独特的性能，如比表面积大、透明无毒、紫外线屏蔽和光化学催化作用优异等，且能有效地将有机污染物转化为无机小分子，使其一经面世即备受青睐，在环保、建筑、医药、化妆品、抗菌剂等方面均有重要用途。但是纳米二氧化钛在实际应用中存在一些缺陷，如它一般只能利用紫外线进行光分解，光能利用率低。近年来，科学家逐渐发现纳米二氧化钛复合物有着比纳米二氧化钛本身更大的应用潜力，例如能够将可利用的光谱由紫外光区扩展到可见光区，更有效地利用太阳光进行污染治理等。

（六）碳纳米管

碳纳米管（carbon nanotube）是由呈六边形排列的碳原子构成单层或数层到数十层的同轴圆管，分为单臂碳纳米管和多臂碳纳米管。多臂碳纳米管的层间距约为 0.34nm，管径一般为 2~20nm，而长度一般为微米级甚至毫米级。碳纳米管的发现极具争议，多位科学家均声称最早发现了单根的碳纳米管，人们甚至在世界三大名刀之一的大马士革刀中发现了碳纳米管。日本 Sumio Iijima 教授在 1991 年的 *Nature* 杂志上独立发表的一篇文章，第一次清晰阐述了碳纳米管。目前，制备碳纳米管的方法主要有气相化学沉积、电弧放电和激光烧蚀三种方法。碳纳米管具有纳米材料独特的物理化学性能，其原子之间以 C-C 键相结合，具有极高的轴向强度、韧性和弹性，它的质量只有同体积钢的 1/6，强度却是钢的 100 倍；且其表面可以进行活化和化学修饰，具有良好的生物相容性。正是这些独特的性能使碳纳米管广泛应用于复合材料、催化剂载体、微电子器件，纳米探针和纳米传感器等领域。

（七）石墨烯

石墨烯（graphene）即单层石墨，是继富勒烯、碳纳米管之后，2004 年刚发现的一种新型的碳纳米材料，它具有由 sp^2 杂化的碳原子紧密堆积成的单层二维蜂窝状晶格结构，是迄今为止最薄和强度最高的纳米材料。它的出现彻底打破了之前人们普遍认为的二维晶体结构在热力学上是不稳定的而不能存在的观点，因此成为研究热点，其两位发明者（Andre K. Geim 和 Kostya Novoselov）以异乎寻常的速度被授予诺贝尔物理学奖。完美的石墨烯是二维的，只包括六角元胞，如果有五角元胞和七角元胞存在，会构成石墨烯的缺陷，少量的五角元胞存在会使石墨烯翘曲，12 个五角元胞会形成零维的富勒烯（fullerene），而卷曲石墨烯则可以形成一维的碳纳米管（carbon nanotube）。尽管目前石墨烯的研究和应用仍面临很多的挑战，大多数科学家认为它必将被广泛应用于高性能电子器件、传感器和能量存储等领域，甚至替代硅带来一场新的石墨烯半导体革命。

二、有机纳米材料

与无机纳米材料相比，有机纳米材料的研究还处于起步阶段，但其所呈现的新颖性质和在光电领域的重要应用前景，展现出诱人的应用前景，例如其中的共轭导电高分子。它是一类具有共轭体系的电子导电型聚合物材料，由于其共轭骨架上有很多大 π 键，电子和能量可以在链上自由流动，因此又被称为“分子导线”。近年来，以共轭高分子为信号转导材料的生物传感器等得到了迅猛的发展。尤其是聚乙炔、聚噻吩、聚吡咯等典型代表，由于具有独特的光电性能、自组装性能和结构与性能的可调控性，受到生物传感器研究者的高度青睐。

三、复合纳米材料

复合纳米材料是由两种或两种以上的固相至少在一个维度以纳米级大小（1~100nm）复合而成的材料，可以是无机物复合、或有机物复合或两者兼有。实际上，动物的牙齿和骨骼都可视为由纳米磷灰石晶体和高分子组成的复合纳米材料。复合纳米材料的性能并不是复合纳米材料各组分的简单加合，复合纳米材料各组分具有协同效应。因此复合纳米材料仅有十几年的发展历史，却已成为最引人注目的研究领域之一，并且有些纳米复合材料已经开始市场化，例如已用于汽车上的尼龙 - 黏土复合纳米材料。

第三节　纳米技术在检验医学中的应用

检验技术力求应用最少的环节和步骤、最简单的操作模式和材料、最短的时间达到最佳的检测效果。纳米技术的发展为检验医学提供了新途径新方法。人们在纳米尺度上认识生物分子结构及其与功能的联系，利用纳米技术研制生物传感器和生物芯片、进行细胞分离和细胞染色等，最终将纳米技术应用于检验医学以协助人体健康状态及生理功能的评估，疾病的诊断、评估、治疗及追踪等各个方面。

一、纳米生物传感器

1962 年，Clark 和 Lyons 首次提出使用葡萄糖氧化酶和电极结合来检测葡萄糖的设想，经过几十年的研究发展，生物传感器（biosensor）已成为现代生物技术的重要研究领域之一，被广泛应用于临床诊断、环境监测、食品工业和军事等领域。生物传感器是基于模拟自然界中的类似于“锁和钥匙”之间的作用来设计的，其结构包括两部分：分子识别元件和信号传输元件。生物传感器的识别元件是生物分子，其原理是通过生物分子特异性识别和结合过程所产生的变化来分析和检测各种生命物质和化学物质。

纳米技术与生物传感器的融合创造了新一代的生物传感器——纳米生物传感器（nanobiosensor），其研究涉及生物技术、纳米技术、信息技术、界面科学等多个重要科学领域，并综合应用光、电等多种先进检测技术，已成为当前国际上的研究前沿。纳米生物传感器因为具有了纳米级别的尺寸，往往具有体积小、分辨率高、响应时间短、所需样品量少等诸多特点，因此大大提高了生物传感器的检测性能。例如，美国西北大学 Chad A Mirkin 教授的课题组从 1996 年开始报道了一系列基于纳米金的 DNA 检测方法，其利用纳米金连接的寡核苷酸为识别元件，对互补的目标 DNA 序列进行了光学方法检测（图 62-3）。当溶液中没有目标 DNA 存在时，纳米金之间由于 DNA 的保护作用而表现出良好的分散性；当目标 DNA 与互补的寡核苷酸探针混合并杂交时，纳米金之间产生聚集的网络结构，颜色也会发生由红到紫的变化，这样可以检测低至 10fmol 浓度的目标 DNA；当把温度升高至 DNA 的解链温度时，原来的聚集体又因为 DNA 变性解链而重新分散，颜色便由紫到变回红色。进一步通过绘制“光吸收值 - 温度”曲线，可以区分错配序列与完全互补的目标 DNA 之间的解链温度值的微小差别，实现单碱基错配的检测。

被称为“纳米孔”（nanopore）的纳米生物传感器，最早由哈佛大学的 Daniel Branton 和加州大学的 David Deamer 等在 1996 年的美国国家科学院院刊上报道。它们采用了一种双层脂质膜，这种膜含有 2.6nm 孔径的纳米孔。此时给予纳米孔一定的跨膜电压，只有单链的 DNA 或 RNA 可以被拉过纳米孔。这一过程会立刻改变纳米孔的离子流，从而确定 DNA 或 RNA 的序列。但是这种方法真正实施起来却困难重重，比如如何大量生成同样大小的纳米孔？人们开始尝试改良纳米孔，最终蛋白通道成为了纳米孔测序（nanopore sequencing）的主流。人们也开始开发稳定可靠的纳米孔测序平台，2012 年，英国一公司发布了 U 盘大小的 MinION 测序系统。2014 年该公司开启了先期体验项目，研究者们只需花费 1 000 美元的押金和相应的运费，就可以在自己的研究中使用 MinION 测序系统。2015 年初开始，先期体验项目的数据陆续发布出来，作为首个基于商业化的纳米孔测序仪，MinION 很有前景，但是仍然处于发展初期，需要进一步降低错误率和提高平行测序能力。最近，多个研究组在这两方面取得了突破性进展，如 Hagan Bayley 教授等将纳米孔的离子流变化转化可以直接检测的荧光改变，能够同时检测大量的纳米孔。

随着适配体（aptamer）的出现，纳米生物传感器又扩展到检测小分子（如离子和农药残留物）、生物大分子（如酶，多肽以及蛋白质），甚至病毒、细菌等。适配体是一类通过体外筛选技术—指数富集配体系统进化（systematic evolution of ligands by exponential enrichment，SELEX），从随机单链寡核苷酸文库中筛选得到的具有高度亲和力和能够高度特异性识别结合目标分子的寡核苷酸序列。我们可以将适配体直接或通过修饰后连接到纳米材料上，组装成各种适配体纳米生物传感器：如图 62-4，组装在聚丁二炔纳米囊泡上的适配体与其特异的脂多糖结合后，会引起聚丁二炔纳米囊泡的颜色变化，这样可以通过比色响应值的改变来定性或定量检测溶液中的肠致病性大肠埃希菌（enteropathogenic *Escherichia coli*，EPEC）；也可以利用人凝血酶的适配体与纳米金组装成复合探针，当反应体系中有凝血酶存在的情况时，纳米金复合探针、凝血酶和凝血酶适配体标记的磁性微粒三者形成夹心结构，磁性收集该复合物并洗去未结合的探针之后，用 TMB 显色底物进行显色反应，可成功地对人凝血酶进行了光学法检测，其检测灵敏度低至 0.1nm。总之，纳米生物传感器在微生物检测、体液代谢物监测以及肿瘤早期生物标志物的发现等方面应用已多有报道。它有望发展成便携、一次性快速检测的分析检测仪器，可广泛用于检验医学各个领域的快速检测。

二、纳米生物芯片

生物芯片（Biochip）是运用分子生物学和分析化学等原理进行设计，以硅晶圆、玻璃或高分子为载体，配合微机电自动化或其他精密加工技术，所制作的高科技元件。按照固定

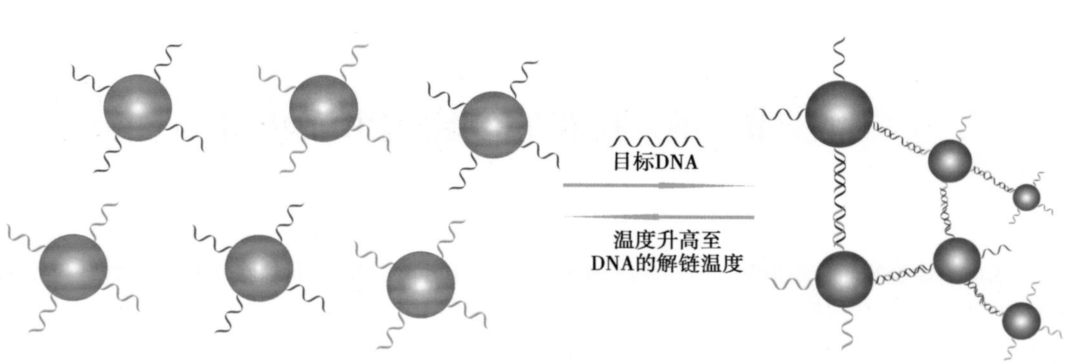

图 62-3 DNA 杂交诱导纳米金变色示意图

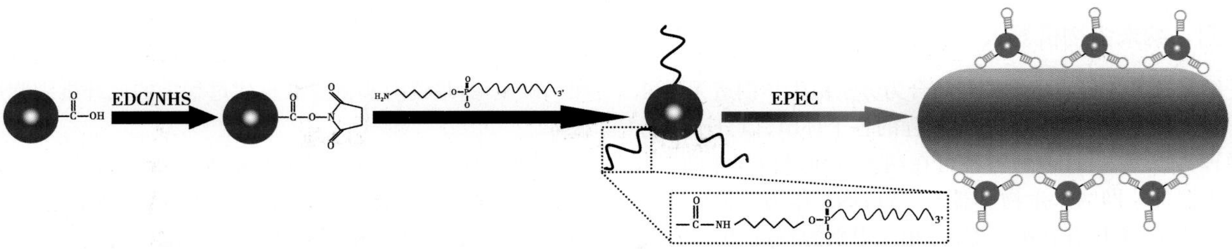

图 62-4　适配体纳米生物传感器组装和比色检测肠 EPEC 原理示意图

在载体上的物质，生物芯片可以分为基因芯片、蛋白质芯片以及芯片实验室等；按照其结构和工作机制，又可以分为微阵列芯片和微流控芯片。目前，利用纳米材料的特性制备生物芯片已成为研究热点。纳米生物芯片是融合分子生物学、医学、纳米技术、计算机等多个学科前沿成果的产物。传统的生物芯片有不少局限性，如不能很好地固定核酸、蛋白质等生物探针分子，易改变空间构象失去生物活性，且难以正确定位。而纳米生物材料在生物活性保持方面具有独特的优势，将纳米技术应用到生物芯片上后，极大改善传统生物芯片的局限性并大大提高检测灵敏度和检测效率。如中国科学院上海生化与细胞所阮康成课题组利用量子点这种新型的具有非常优秀的荧光光谱学性质的纳米材料报道了一种新型的 miRNA 检测技术，相比 Northern 杂交等方法，该技术提高了检测效率，同时灵敏度也大大增强。该课题组利用 miRNA 的 3′ 端都是邻羟基的特征，经高碘酸氧化产生双醛基而为酰肼生物素化，与芯片上的特异探针杂交，最后用偶联了链霉亲和素的量子点检测。模型实验显示用 633nm 激光器激发量子点其检测灵敏度达到 0.4fmol，如果用更短波长的 488nm 激光器激发检测灵敏度则更高，可达到 0.05~0.1fmol。另外，该课题组还将基于纳米金颗粒和银增强的简单低成本的比色法成功应用到 miRNA 芯片检测中，为不具备生物芯片扫描仪的实验室提供了一种解决方案。

微流控芯片是用于操作流体（气体或液体）的一整套微观尺度的集成装置。目前，用于微流控芯片的纳米颗粒和纳米涂层技术已经得到发展。例如设计和制作了聚二甲基硅氧烷（polydimethylsiloxane，PDMS）微流控芯片，并将 Hg^{2+} 离子特异多聚寡核苷酸（poly T DNA）修饰的纳米金探针和无动力微流控技术结合，利用通道内的层流效应，成功检测了重金属 Hg^{2+} 离子。其检测原理是（图 62-5）：封接好的 PDMS 芯片经过抽气处理造成微流控芯片内的近真空环境，然后将纳米金探针和待检测样品滴到进样孔上，组装好的纳米金探针和 Hg^{2+} 离子在通道内外压力差的作用下进入到微流控芯片的进样通道，然后流入汇合反应通道，由于通道里面的层流效应，两股流体的成分（纳米金探针、Hg^{2+} 离子或其他重金属离子、$NaClO_4$）在相邻界面处发生反应。而聚集的纳米金探针很容易沉积在 PDMS 通道表面，从而可以在通道中间附近的位置观察到一条明显的深颜色的细线，如果是其他离子则不会形成细线。该方法具有很高的特异性、灵敏度，仅仅用放大镜甚至肉眼就能快速、便携地观察。

三、分子马达

分子马达（molecular motor）即分子机器（molecular machine），是能够在分子水平上实现纳米尺度的运动或能力转换的装置。它的驱动方式是通过外部刺激（一般有化学驱动、电驱动和光驱动等）使生物大分子结构、构型或构象发生较大程度的变化，并且保证这种变化是可控的，而不是无规则的，从而具备对外做机械功等的可能性。例如，DNA 以其精确的互补配对能力、序列的可编程性和结构的多样性等成为构建分子马达的优越材料。它运转的基础是 DNA 不同结构或构象间的可控转化，按转化的控制条件上大体分为两大类：①链交换反应驱动的 DNA 分子马达，即利用 DNA 双链互补配对的性质，并通过不同长度的互补双链间结合能的不同，将特异性的 DNA 单链作为燃料来驱动装置的运转；②环境因素驱动的 DNA 分子马达，它的构象取决于溶液的环境条件，如某种金属离子浓度或 pH 等，因此通过加入酸、碱、盐等方法改变溶液的环境条件即可驱动装置的运转。

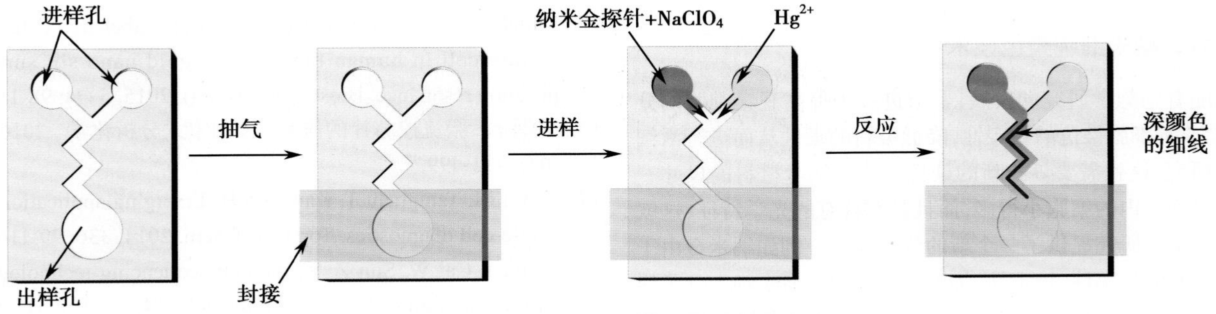

图 62-5　微流控芯片检测汞离子原理示意图

四、纳米生物机器人

纳米技术与分子生物学的结合为分子仿生学创造无限可能。分子仿生学模仿细胞生命过程的各个环节，以分子生物学原理为原型，设计制造各种可在纳米空间进行操作的“功能分子器件”，即纳米生物机器人。如DNA作为一种特殊的生物大分子，不仅有着精确配对、相互识别的特点，更具有结构的多态性和功能的多样性，通过适当的序列设计和条件控制可人为地操纵DNA结构或构象变化，甚至实现纳米尺度的可控运动或者功能的变化。因此，DNA分子机器人也是纳米生物机器人的研究热点和代表。纳米生物机器人无疑是纳米生物学中最具诱惑力的内容，但是它的研究尚处于初始阶段，具备更多功能、结构更加复杂的纳米生物机器人正待我们去开发和研究。

五、纳米细胞分离技术

传统的细胞分离技术主要采用离心法，如差速离心、密度梯度离心等，时间长效果差，而利用纳米技术进行细胞分离，可以实现快速、高效制备细胞标本，达到早期诊断的目的。例如利用SiO_2纳米颗粒进行密度梯度离心可以将孕妇血液样品中的极少量的胎儿细胞分离出来，从而判断胎儿是否有遗传缺陷。其基本原理是在SiO_2纳米颗粒表面包覆能特异结合胎儿细胞的单分子层，将包覆好的SiO_2纳米颗粒均匀分散到含有多种细胞的聚乙烯吡咯烷酮胶体溶液中，利用密度梯度原理分离胎儿细胞。其中，SiO_2纳米性能稳定，比表面积大，一般不与胶体溶液和生物溶液反应，既不会污染细胞，也更易形成密度梯度。这种先进技术已在美国等多个发达国家获得临床应用。

磁性纳米颗粒因其特异的电磁特性，在细胞分离方面也有着广泛的应用。但纯的磁性纳米颗粒在实际应用中具有一定的局限性，如易形成团聚体和不稳定性等，直接暴露在生物体系中时，易发生结构改变。为了避免这些局限性，在磁性纳米颗粒表面引入一个合适的涂层，如氧化硅、聚苯乙烯等。近年来，伦敦的儿科医院、挪威工科大学、美国Whitehead生物医学研究所和美国喷气推进实验室利用磁性纳米细胞分离技术成功地分离出人体骨髓中癌细胞，从而达到治疗病患的效果。各国科学家正在研究利用这种技术在恶性肿瘤患者早期的胆汁、唾液、血液、尿液、胃液中检查出癌细胞，而不需要等到恶性肿瘤达到一定的大小，从而实现癌症的早期诊断和治疗。

六、纳米细胞染色技术

随着细胞学研究的发展，要求进一步提高观察细胞的分辨率，改善细胞染色的稳定性，降低染料的毒性从而进行活细胞的研究，这就需要寻找新的染色方法。纳米材料的尺寸一般比生物体内的细胞小得多，而且具有特有的光学特征，这就为细胞染色研究提供了一个新的研究途径。例如纳米金由于具有良好的光学性、稳定性、细胞穿透性和易与生物大分子偶联等优点，特别适合细胞的快速染色。如通过多聚L赖氨酸与纳米金形成阳离子纳米金复合物，在生理pH条件下，标记到小鼠上皮成纤维细胞的阴离子位点，采用双光子荧光显微和荧光寿命成像技术，对纳米金标记的成纤维细胞进行二维和三维成像，最终对小鼠皮肤重建过程中的成纤维细胞进行跟踪。

1998年美国加州大学A.Paul Alivisatos等人在*Science*上介绍了基于功能化量子点的生物荧光标记技术，引起了人们的普遍关注。他们利用静电引力、氢键作用或特异的配体受体相互作用将生物分子结合在量子点的表面，采用两种大小不同的量子点标记小鼠成纤维细胞，在单一的激发波长（515nm）下，一种发射红色荧光特异地标记在F-肌动蛋白丝上，一种发射绿色荧光则通过与尿素和乙酸结合标记细胞核，从而在细胞中同时观察到红色胞浆肌动蛋白和绿色的细胞核。量子点的这种优异荧光特性，非常适合应用于多色、多重荧光检测，可在多种组织标记实验中发挥其特有的优势。

另外，使用量子点作为细胞染色或标记的另两个显著特点是它的低毒性和高度光稳定性，这就为研究活细胞内的信号传递及其分子机制开辟了新的途径。印第安纳大学的Shuming Nie等人制备了ZnS包覆的CdSe量子点，通过巯基乙酸中的巯基与量子点表面的Zn原子络合，游离的羧基一方面使量子点具有可溶性，另一方面可与不同的生物分子共价结合。他们将转铁蛋白与量子点共价交联，通过受体介导下发生内吞作用，即可将量子点转运进Hela细胞中，说明连接了量子点的转铁蛋白仍然具有生物活性。同时，他们将该量子点与罗丹明进行了一系列比较研究，表明此量子点的稳定性是罗丹明的100倍，亮度是罗丹明的20倍，但发射峰宽度只有罗丹明的1/3。美国洛克菲勒大学Sanford M.Simon等人用二氢硫辛酸包被的量子点与活细胞在37℃共孵育，观察到量子点通过内吞作用进入细胞。进入细胞的量子点在超过一周的时间内并不影响细胞的形态和生长，甚至在培育12天后还可观察到细胞内量子点的荧光。

（吕建新 吴文鹤）

参考文献

1. Ali MA, Solanki PR, Patel MK, et al. A highly efficient microfluidic nano biochip based on nanostructured nickel oxide. Nanoscale, 2013, 5 (7): 2883-2891.
2. Mousavi MZ, Chen HY, Hou HS, et al. Label-free detection of rare cell in human blood using gold nano slit surface plasmon resonance. Biosensors (Basel), 2015, 5 (1): 98-117.
3. 林炳承．微流控芯片的研究及产业化．分析化学，2016, 44 (04): 491-499.
4. Shirai M, Taniguchi T, Kambara H. Emerging applications of single-cell diagnostics. Top Curr Chem, 2014, 336: 99-116.
5. Liang J, Cai W, Sun Z. Single-cell sequencing technologies: current and future. J Genet Genomics, 2014, 41 (10): 513-528.
6. Lu Y, Peng H, Jin Z, et al. Preimplantation genetic diagnosis

for a Chinese family with autosomal recessive Meckel-Gruber syndrome type 3 (MKS3). PLoS One, 2013, 8 (9): e73245.
7. Hellani A, Abu-Amero K, Azouri J, et al. Pregnancy after preimplantation genetic diagnosis for brachydactyly type B. Reprod Biomed Online, 2009, 18 (1): 127-131.
8. Yan L, Huang L, Xu L, et al. Live births after simultaneous avoidance of monogenic diseases and chromosome abnormality by next-generation sequencing with linkage analyses. PNAS, 2015, 112 (52): 15964-15969.
9. Hua R, Barrett AN, Tan TZ, et al. Detection of aneuploidy from single fetal nucleated red blood cells using whole genome sequencing. Prenat Diagn, 2015, 35 (7): 637-644.
10. Di Naro E, Ghezzi F, Vitucci A, et al. Prenatal diagnosis of beta-thalassaemia using fetal erythroblasts enriched from maternal blood by a novel gradient. Mol Hum Reprod, 2000, 6 (6): 571-574.
11. Pfeifer I, Benachi A, Saker A, et al. Cervical trophoblasts for non-invasive single-cell genotyping and prenatal diagnosis. Placenta, 2016, 37: 56-60.
12. Zhu W, Zhang XY, Marjani SL, et al. Next-generation molecular diagnosis: single-cell sequencing from bench to bedside. Cell Mol Life Sci, 2017, 74 (5): 869-880.
13. Navin N, Kendall J, Troge J, et al. Tumour evolution inferred by single-cell sequencing. Nature, 2011, 472 (7341): 90-94.
14. Xu X, Hou Y, Yin X, et al. Single-Cell Exome Sequencing Reveals Single-Nucleotide Mutation Characteristics of a Kidney Tumor. Cell, 2012, 148 (5): 886-895.
15. Suzuki A, Matsushima K, Makinoshima H, et al. Single-cell analysis of lung adenocarcinoma cell lines reveals diverse expression patterns of individual cells invoked by a molecular target drug treatment. Genome Biol, 2015, 16: 66.
16. Heitzer E, Auer M, Gasch C, et al. Complex tumor genomes inferred from single circulating tumor cells by array-CGH and next-generation sequencing. Cancer Res, 2013, 73 (10): 2965-2975.
17. Fernandez SV, Bingham C, Fittipaldi P, et al. TP53 mutations detected in circulating tumor cells present in the blood of metastatic triple negative breast cancer patients. Breast Cancer Res, 2014, 16 (5): 445.
18. Ni X, Zhuo M, Su Z, et al. Reproducible copy number variation patterns among single circulating tumor cells of lung cancer patients. PNAS, 2013, 110 (52): 21083-21088.
19. Deng G, Krishnakumar S, Powell AA, et al. Single cell mutational analysis of PIK3CA in circulating tumor cells and metastases in breast cancer reveals heterogeneity, discordance, and mutation persistence in cultured disseminated tumor cells from bone marrow. BMC Cancer, 2014, 14: 456.
20. Ellsworth DL, Blackburn HL, Shriver CD, et al. Single-cell sequencing and tumorigenesis: improved understanding of tumor evolution and metastasis. Clin Transl Med, 2017, 6 (1): 15.
21. Van Loo P, Voet T. Single cell analysis of cancer genomes. Curr Opin Genet Dev, 2014, 24: 82-91.
22. Gawad C, Koh W, Quake SR. Single-cell genome sequencing: current state of the science. Nat Rev Genet, 2016, 17 (3): 175-88.
23. Calin G A, Dumitru C D, Shimizu M, et al. Frequent deletions and down-regulation of micro-RNA genes miR15 and miR16 at 13q14 in chronic lymphocytic leukemia. PNAS, 2002, 99: 15524-15529.
24. 陈晓敏，张栋栋，骆健俊，等．长非编码 RNA 研究进展．生物化学与生物物理进展，2014, 41 (10): 997-1009.
25. Hu X, Feng Y, Zhang D, et al. A functional genomic approach identifies FAL1 as an oncogenic long noncoding RNA that associates with BM1 and represses p21 expression in cancer. Cancer cell, 2014, 26: 344-357.
26. Xing Z, Lin A, Li C, et al. lncRNA Directs Cooperative Epigenetic Regulation Downstream of Chemokine Signals. Cell, 2014, 159: 1110-1125.
27. Cheng G. Circulating miRNAs: roles in cancer diagnosis, prognosis and therapy. Adv Drug Deliv Rev, 2015, 81: 75-93.
28. Takahashi K, Yan I, Haga H, et al. Long noncoding RNA in liver diseases. Hepatology, 2014, 60: 744-753.
29. Wang J, Liu X, Wu H, et al. CREB up-regulates long noncoding RNA, HULC expression through interaction with microRNA-372 in liver cancer. Nucleic Acids Res, 2010, 38: 5366-5383.
30. Quagliata L, Matter MS, Piscuoglio S, et al. Long noncoding RNA HOTTIP/HOXA13 expression is associated with disease progression and predicts outcome in hepatocellular carcinoma patients. HEPATOLOGY, 2013, 59: 911-23.
31. Xu C, Yang M, Tian J, et al. MALAT-1: a long noncoding RNA and its important 3′ end functional motif in colorectal cancer metastasis. Int J Oncol, 2011, 39: 169-175.
32. Romanuik TL, Wang G, Morozova O, et al. LNCaP Atlas: gene expression associated with in vivo progression to castrationrecurrent prostate cancer. BMC Med Genomics, 2010, 3: 43.
33. Wang KC, Chang HY. Molecular mechanisms of long noncoding RNAs. 2011, Mol Cell, 43: 904-914.
34. Tsai MC, Manor O, Wan Y, et al. Long noncoding RNA as modular scaffold of histone modification complexes. Science, 2010, 329 (5992): 689-693.
35. Rasmussen TK, Bak RO, Andersen T, et al. MicroRNA-21 can regulate Apoptosis of CD4+ T cells in systemic lupus Erythematosus. Rheumatology (Sunnyvale), 2015, 5 (3): 1-6.
36. 彭武建，王红蕾，欧阳昕，等．系统性红斑狼疮患者长链非编码 RNA 差异性表达研究．中国现代医学杂志，

2012, 22 (11): 42-47.
37. Sui W, Yan Q, Li H, et al. Genome-wide analysis of long non-coding RNAs expression in peripheral blood mononuclear cells of uremia patents. J Nephrol, 2013, 26 (4): 731-738.
38. Hansen TB, Kjems J, Damgaard CK. Circular RNA and miR-7 in cancer. Cancer Res, 2013, 73: 5609-5612.
39. Sand M, Bechara FG, Sand D, et al. Circular RNA expression in basal cell carcinoma. Epigenomics,2016, 8: 619-632.
40. Li P, Chen S, Chen H, et al. Using circular RNA as a novel type of biomarker in the screening of gastric cancer. Clin Chim Acta, 2015, 444: 132-136.
41. 晏强，周献青，薛雯，等．表观遗传 DNA 甲基化和组蛋白修饰与疾病关系的研究进展．医学综述，2017, 23 (16): 3160-3163.
42. 黎伟，秦俊，汪晖，等．表观遗传生物标志物在人类疾病早期诊治中的研究进展．遗传．2018, 40 (2): 104-115.
43. 沈圣，屈彦纯，张军．下一代测序技术在表观遗传学研究中的重要应用及进展．遗传．2014, 36 (3): 256-275.
44. C. David Allis, Marie-Laure Caparros, Thomas Jenuwein. Epigenetics. 2 Ed. Cold Spring Harbor Laboratory Press, 2015.
45. Meyers RA. Epigenetic regulation and epigenomics. Weinheim: Wiley-Blackwell, 2012.
46. Ferguson-Smith AC, Greally JM, Martienssen RA. Epigenomics. Dordrecht: Springer; 2009.
47. 曾益新．肿瘤学 .4 版．北京：人民卫生出版社，2014.
48. 孙燕．临床肿瘤学高级教程．北京：中华医学电子音像出版社，2017.
49. Kewal KJ. Textbook of Personalized Medicine. Springer, 2008.
50. Collins FS. The Language of Life: DNA and the Revolution in Personalized Medicine. New York: Harper, 2010.
51. Qing Yan. Pharmacogenomics in Drug Discovery and Development. Humana Press, 2008.
52. Willard HW, Ginsburg GS. Genomic and Personalized Medicine. Academic Press, 2009.
53. 胡凯文．癌症的个体化预防与康复．北京：人民军医出版，2010.
54. Amit A, Dan R, Glenn S. The current and future state of companion diagnostics. Pharmgenomics Pers Med. 2015, 8: 99-110.
55. Jørgensen JT. Clinical application of companion diagnostics. Trends Mol Med, 2015, 21: 405-7.
56. Olsen D, Jørgensen JT. Companion diagnostics for targeted cancer drugs-clinical and regulatory aspects. Front Oncol 2014, 4: 105.
57. Jørgensen JT. Companion diagnostics in oncology-current status and future aspects. Oncology, 2013, 85: 59-68.
58. Papadopoulos N, Kinzler KW, Vogelstein B. The role of companion diagnostics in the development and use of mutation-targeted cancer therapies. Nat Biotechnol, 2006, 24: 985-95.
59. Pignatti F, Ehmann F, Hemmings R, et al. Cancer drug development and the evolving regulatory framework for companion diagnostics in the European union. Clin Cancer Res, 2014, 20: 1458-68.
60. Leon SA, Shapiro B, Sklaroff DM, et al. Free DNA in the serum of cancer patients and the effect of therapy. Cancer Re, 1977, 37 (3): 646-650.
61. Margolin G, Petrykowska HM, Jameel N, et al. Robust Detection of DNA Hypermethylation of ZNF154 as a Pan-Cancer Locus with in Silico Modeling for Blood-Based Diagnostic Development. J Mol Diagn, 2016, 18: 283-298.
62. González-Masiá JA, García-Olmo D and García-Olmo DC: Circulating nucleic acids in plasma and serum (CNAPS): Applications in oncology. Onco Targets Ther, 2013, 6: 819-832.
63. Fleischhacker M, Schmidt B. Circulating nucleic acids (CNAs) and cancer-a survey. Biochim Biophys Acta, 2007, 1775: 181-232.
64. Crowley E, Di Nicolantonio F, Loupakis F, et al. Liquid biopsy: monitoring cancer-genetics in the blood. Nature Reviews Clinical Oncology, 2013, 10: 472-484.
65. van der Vaart M, Pretorius PJ. Circulating DNA. Its origin and fluctuation. Ann N Y Acad Sci, 2008, 1137: 18-26.
66. Etheridge A, Gomes CP, Pereira RW, et al. The complexity, function and applications of RNA in circulation. Front Genet, 2013, 4: 115.
67. Turchinovich A, Weiz L, Burwinkel B. Isolation of circulating microRNA associated with RNA-binding protein. Methods Mol Biol, 2013, 1024: 97-107.
68. Iorio MV, Croce CM. MicroRNAs in cancer: Small molecules with a huge impact. J Clin Oncol, 2009, 27: 5848-5856.
69. Chen X, Ba Y, Ma L, et al. Characterization of microRNAs in serum: A novel class of biomarkers for diagnosis of cancer and other diseases. Cell Res, 2008, 18: 997-1006.
70. Shen J, Liao J, Guarnera MA, et al. Analysis of MicroRNAs in sputum to improve computed tomography for lung cancer diagnosis. J Thorac Oncol, 2014, 9 (1): 33-40.
71. Diaz Jr LA, Bardelli A. Liquid biopsies: genotyping circulating tumor DNA. J Clin Oncol, 2014, 32 (6): 579-586.
72. 黄依瑶，郑磊．重视外泌体的实验诊断价值．中华检验医学杂志，2015, 38 (11): 724-726.
73. Huilin Shao, Hyungsoon Im, et al. New Technologies for Analysis of Extracellular Vesicles [J]. Chem Rev, 2018, 118, 1917-1950.
74. Melo S A, Luecke L B, Kahlert C, et al. Glypican-1 identifies cancer exosomes and detects early pancreatic cancer. Nature, 2015, 523 (7559): 177-182.
75. Liu C, Xu X, Li B, et al. Single-Exosome-Counting Immu-

noassays for Cancer Diagnostics. Nano Letters, 2018.

76. Tian Y, Ma L, Gong M, et al. Protein Profiling and Sizing of Extracellular Vesicles from Colorectal Cancer Patientsvia Flow Cytometry. ACS Nano, 2018, 12 (1): 671-680.

77. Hoshino A, Costa-Silva B, Shen TL, et al. Tumour exosome integrins determine organotropic metastasis. Nature, 2015, 19; 527 (7578): 329-335.

78. Chen G, Huang AC. Exosomal PD-L1 contributes to immunosuppression and is associated with anti-PD-1 response. Nature, 2018 Aug; 560 (7718): 382-386.

79. Cristofanilli M, Budd GT, Ellis MJ, et al. Circulating tumor cells, disease progression, and survival in metastatic breast cancer. N Engl J Med, 2004, 351 (8): 781-791.

80. Jansson S, Bendahl PO, Larsson AM, et al. Prognostic impact of circulating tumor cell apoptosis and clusters in serial blood samples from patients with metastatic breast cancer in a prospective observational cohort. BMC Cancer, 2016, 16: 433.

81. Labelle M, Begum S, Hynes RO. Direct signaling between platelets and cancer cells induces an epithelial-mesenchymal-like transition and promotes metastasis. Cancer Cell, 2011, 20 (5): 576-590.

82. Baccelli I, Schneeweiss A, Riethdorf S, et al. Identification of a population of blood circulating tumor cells from breast cancer patients that initiates metastasis in a xenograft assay. Nat Biotechnol, 2013, 31 (6): 539-544.

83. Headley MB, Bins A, Nip A, et al. Visualization of immediate immune responses to pioneer metastatic cells in the lung. Nature, 2016, 531 (7595): 513-517.

84. Aceto N, Bardia A, Miyamoto DT, et al. Circulating tumor cell clusters are oligoclonal precursors of breast cancer metastasis. Cell, 2014, 158 (5): 1110-1122.

85. Khamenehfar A, Li PC. Microfluidic devices for circulating tumor cells isolation and subsequent analysis. Curr Pharm Biotechnol, 2016, 17 (9): 810-821.

86. Zhao R, Cai Z, Li S, et al. Expression and clinical relevance of epithelial and mesenchymal markers in circulating tumor cells from colorectal cancer. Oncotarget, 2017, 8 (6): 9293-9302.

87. Chen J, Cao S, Situ B, et al. Metabolic reprogramming-based characterization of circulating tumor cells in prostate cancer. J Exp Clin Cancer Res, 2018, 37 (1): 127.

88. Yu M, Bardia A, Aceto N, et al. Cancer therapy. Ex vivo culture of circulating breast tumor cells for individualized testing of drug susceptibility. Science, 2014, 345 (6193): 216-220.

89. Sun Y F, Guo W, Xu Y, et al. Circulating tumor cells from different vascular sites exhibit spatial heterogeneity in epithelial and mesenchymal composition and distinct clinical significance in hepatocellular carcinoma. Clin Cancer Res, 2018, 24 (3): 547-559.

90. Samiksha N, Nicole RB, Tassaneewan L, et al. Point-of-care diagnostics: recent developments in a connected age. *Analytical Chemistry*, 2017, 89 (1): 102-123.

91. Vladimir G, Leanne FH, Antonio JR, et al. Point of care diagnostics: status and future. Analytical Chemistry, 2012, 84 (2): 487-515.

92. Amy LO, Janice JL, David EC, et al. Evolving point-of-care diagnostics using up-converting phosphor bioanalytical systems. Analytical Chemistry, 2009, 81 (9): 3216-3221.

93. Samuel KS, Larry JK. Microfluidics and point-of-care testing. Lab Chip, 2008 (8): 1982-1983.

94. Tomoteru A, Yuji S, Hidetoshi W, et al. Point-of-care testing system enabling 30 min detection of influenza genes. Lab Chip, 2011, 11 (6): 1166-1167.

95. Huang X, Liu Y, Yung B, et al. Nanotechnology-Enhanced No-Wash Biosensors for in Vitro Diagnostics of Cancer. ACS Nano 2017, 11 (6): 5238-5292.

96. 樊春海，刘冬生. DNA 纳米技术. 北京：科学出版社，2015.

97. 郭春亮，陈雷，张美玲. 现代检验技术诊断学. 广州：世界图书出版公司，2014.

98. 阎锡蕴. 纳米材料新特性及生物医学应用. 北京：科学出版社，2014.

中英文名词对照索引

A

B

C

D

E

F

G

H

J

K

L

M

N

O

P

Q

R

S

T

W

X

Y

Z